妇产科病理学

第 3 版

主　编　郑文新（Wenxin Zheng）　沈丹华　朱慧庭　姜彦多　宁　燕

上卷

GYNECOLOGIC AND OBSTETRIC PATHOLOGY

科学出版社

北　京

内 容 简 介

《妇产科病理学》第 3 版在继承前两版深入浅出、理论与实践相结合的特色基础上，全面更新了女性生殖系统疾病的病理学知识。本版特别强调了基于 2020 年第 5 版《WHO 女性生殖道肿瘤分类》的最新进展，包括疾病分类、发病机制、病理特征及其与临床治疗和预后的关联。新增内容涵盖了如女性下生殖道 HPV 相关性及 HPV 非依赖性肿瘤的分类，子宫内膜癌的分子分型与 FIGO 新分期相关参数的应用，以及免疫组化标准的判定及其临床意义等。此外，本书还介绍了子宫间叶肿瘤中的新发现特异基因变异的亚型及其分子特征。本版对第 2 版中的表格进行了全面修订和补充，并新增了诊断流程图和表格，以更清晰的方式展示疾病的分类、鉴别诊断的关键点、免疫标记及分子特征等核心内容。同时，在保留原有的近 3000 幅精美的妇产科疾病与肿瘤大体标本及显微病理形态图的基础上，增加了 650 余幅图。

本书主要面向全国病理医师，尤其适用于从事妇产科病理诊断的医师，同时也是妇产科医师、住院医师和医学生学习妇产科病理学的理想参考书。

图书在版编目（CIP）数据

妇产科病理学：全2卷 / (美) 郑文新 (Wenxin Zheng) 等主编. -- 3版. -- 北京：科学出版社, 2025. 5. -- ISBN 978-7-03-079913-5

Ⅰ. R710.2

中国国家版本馆CIP数据核字第2024AW2226号

责任编辑：杨小玲　魏静姝　王先省 / 责任校对：张小霞
责任印制：肖　兴 / 封面设计：有道文化

科学出版社 出版
北京东黄城根北街16号
邮政编码：100717
http://www.sciencep.com
北京中科印刷有限公司印刷
科学出版社发行　各地新华书店经销
*
2013年11月第　一　版　开本：889 × 1194　1/16
2025年 5 月第　三　版　印张：91　3/4
2025年 5 月第六次印刷　字数：2 860 000

定价（全 2 卷）：699.00元

（如有印装质量问题，我社负责调换）

致　　谢

To my dear wife Wenda and my beloved family (Yuxin, Genfu, and Deshun) for their constant love and endless support! In memory of my parents Maoguan Zheng and Jinxian Wang as well as my ultimate mentor Dr. Stuart C. Lauchlan.

郑文新（Wenxin Zheng）

非常荣幸能自2013年开始，追随郑文新教授连续参与了3个版本的《妇产科病理学》的编写工作，从中学习和收获很多，感谢郑文新教授的信任，感谢共同参与第3版《妇产科病理学》编写的姜彦多教授、朱慧庭教授和宁燕教授3位主编的辛勤付出，感谢每一位参与本书编写工作的专家，正因为大家的一起努力使得第3版《妇产科病理学》顺利出版。最后特别感谢我挚爱的家人们一直以来的默默支持和关爱！

沈丹华

感谢郑文新教授的信任，使我有幸再次参与本书的编写，并加入主编团队；感谢母校的教育和多年的实践给我打下的坚实专业基础；感谢参与本书写作的每位作者的奉献；感谢家人对我的倾力支持与关爱。

朱慧庭

感谢郑文新教授邀请我参加本书第1版到第3版的编写，这也是一种学习机会。感谢参与编写的各位同仁。感谢将我带入妇产科病理领域并给予我长期引领的陈乐真教授。感谢默默支持我的家人。

姜彦多

非常荣幸能与郑文新教授、沈丹华教授、姜彦多教授、朱慧庭教授共同组织编写《妇产科病理学》第3版，感谢为此付出辛苦努力的每一位编者。特别感谢我挚爱的家人们所给予我的鼓励、支持和关怀。

宁　燕

主编简介

郑文新（*Wenxin Zheng*）

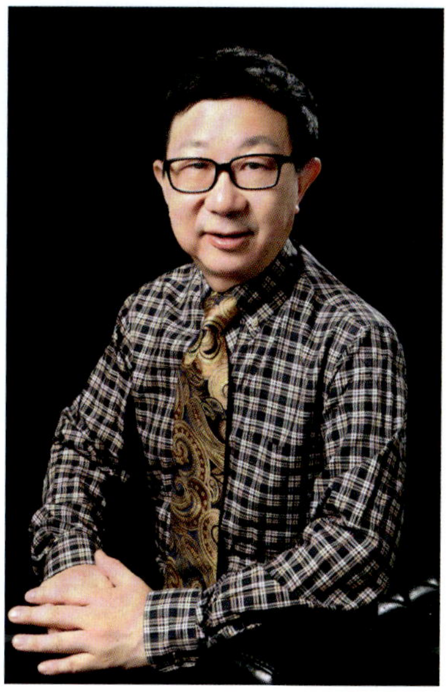

世界著名妇产科及妇产科病理学家。现任美国得克萨斯大学西南医学中心终身教授、Mark and Jane Gibson 冠名荣誉教授、妇产科病理系主任。

郑教授 1983 年毕业于上海医科大学获学士学位，1986 年赴美，先后在哥伦比亚大学研修生殖医学、康奈尔大学完成病理专业住院医师培训、布朗大学完成妇产科病理专业培训。郑教授作为病理学和妇产科学双料专家，曾任职于南加利福尼亚大学（助理教授）、耶鲁大学（副教授）、亚利桑那大学（终身教授）、得克萨斯大学西南医学中心（终身教授）。

郑教授在妇科三大恶性肿瘤（子宫内膜癌、卵巢癌及宫颈癌）的发病及防治研究上有原创性贡献，这些领域的学术成果得到世界妇产科病理界的广泛认可，例如，界定子宫内膜浆液性癌的癌前病变（EmGD）及其致癌作用；探讨激素对散发型卵巢上皮性癌发生发展的影响，并提出促性腺激素 FSH 联系输卵管黏膜及卵巢上皮的直接证据；揭示子宫内膜癌孕激素抵抗的分子机制；发现低级别卵巢浆液性癌起源于输卵管上皮细胞，认为绝大多数盆腔浆液性癌也来源于输卵管；探讨卵巢子宫内膜异位症及相关卵巢癌的输卵管来源等。其创建的宫颈癌前病变一站式诊治（OSCC）方法，对宫颈癌的早期筛查和诊治有重要影响。

郑教授是享誉世界的著名病理学家和科学家。作为资深专家和顾问，其临床会诊及咨询覆盖美国、中国及世界其他多个国家和地区。迄今在高影响因子专业期刊上发表论文和论著 320 余篇，著有中英文版《妇产科病理学》等多部专著。在 CAP、USCAP、IGCS、ASCCP、GOG 等多个国际权威学术机构担任要职，担任 50 余种重要专业期刊的编委，是中国国家自然科学基金特约评审专家、长江学者及特聘教授评审专家、教育部百名海外名师，曾荣获多个医学病理领域的奖项。

沈丹华

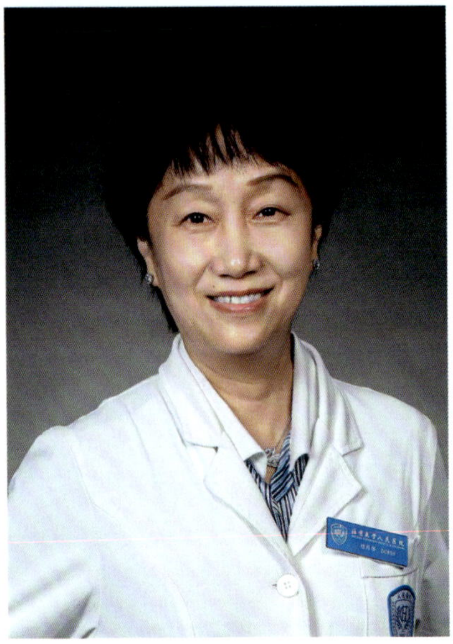

北京大学人民医院病理科主任医师，副教授。2005～2023 年曾任病理科主任。长期从事临床外科病理诊断及相关的研究工作，在妇科、骨肿瘤及乳腺病理诊断方面有专长，曾主持及参与多项国家自然科学基金项目。现任中国优生科学协会阴道镜和宫颈病理学分会（CSCCP）副主任委员，中华医学会妇产科学分会病理学组组长，中华医学会病理学分会女性生殖系统疾病学组副组长，中国研究型医院学会超微与分子病理学专业委员会副主任委员兼妇儿疾病学组组长，北京肿瘤病理精准诊断研究会（常务）副会长，国际妇科病理学会（ISGyP）委员，《中华病理学杂志》和《中华妇产科杂志》编委，《诊断病理学杂志》及《中国妇产科临床杂志》常委，《国际妇科病理学杂志》（中文版）副主编。作为主编或副主编撰写临床及病理相关专著 9 部，在《妇产科病理学》第 1 版、第 2 版及第 3 版中担任主编，作为主译或副主译翻译专著 4 部，以第一作者及通信作者在 SCI 期刊发表论文 50 余篇，国内核心期刊发表论著及专家述评等百余篇，参与第 5 版《WHO 女性生殖器官肿瘤分类》的编写工作。

朱慧庭

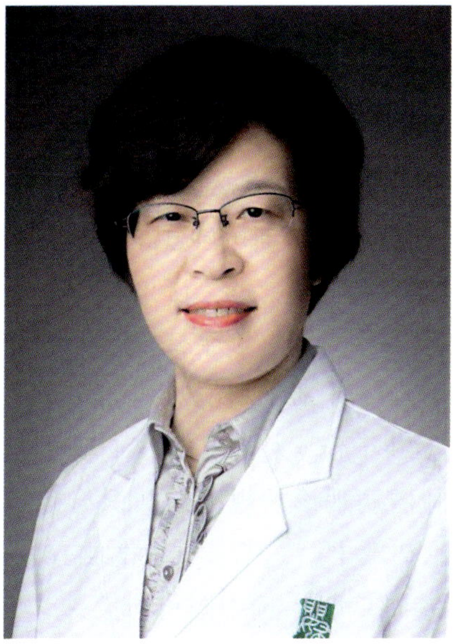

上海市第一妇婴保健院主任医师。1985 年毕业于上海医科大学（现复旦大学上海医学院），并进入复旦大学附属妇产科医院工作，2009 年进入上海市第一妇婴保健院，任病理科主任。专心致力于妇产科病理诊断与教学近 40 年。曾任或现任：中国研究型医院学会超微与分子病理学专业委员会常务委员及妇儿疾病学组副组长，中国妇幼保健协会第一届病理专业委员会常务委员，中国医药教育协会细胞病理专业委员会常务委员，中华医学会病理学分会细胞病理学组委员，中国优生科学协会阴道镜和宫颈病理学分会（CSCCP）委员，中国医药教育协会疑难肿瘤专业委员会委员，长三角地区临床病理质量控制联合体细胞病理专科工作组专家，上海市医学会病理专业分会及上海市医师协会病理科医师分会委员等。参编《妇产科病理学》及其他专业著作 4 部，任《国际妇科病理学杂志》（中文版）常务编委。

姜彦多

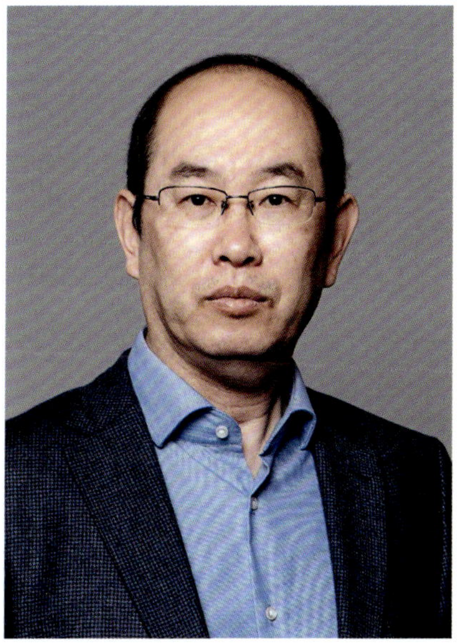

中国医科大学附属第一医院肿瘤研究所主任医师，医学博士。1985 年毕业于中国医科大学临床医学专业，1990 年和 1995 年在中国医科大学先后获硕士学位和博士学位。先后在锦州医科大学、中国人民解放军第 202 医院（全军优生优育研究所）、中国人民解放军北部战区总医院和中国医科大学附属第一医院工作，一直从事病理学教学、科研和诊断工作。在国内外学术期刊发表论文 70 余篇，主编、副主编和参编学术专著 8 部。现任中华医学会病理学分会女性生殖学组副组长，中华医学会妇产科学分会病理学组副组长，中国优生科学协会阴道镜和宫颈病理学分会（CSCCP）常委，中国研究型医院学会超微与分子病理学专业委员会妇儿疾病学组委员，《国际妇科病理学杂志》（中文版）副主编，《诊断病理学杂志》编委。曾任中华医学会病理学分会儿科学组委员，全军病理学专业委员会委员，沈阳军区病理学专业委员会副主任委员，辽宁省医学会病理学分会副主任委员。

宁 燕

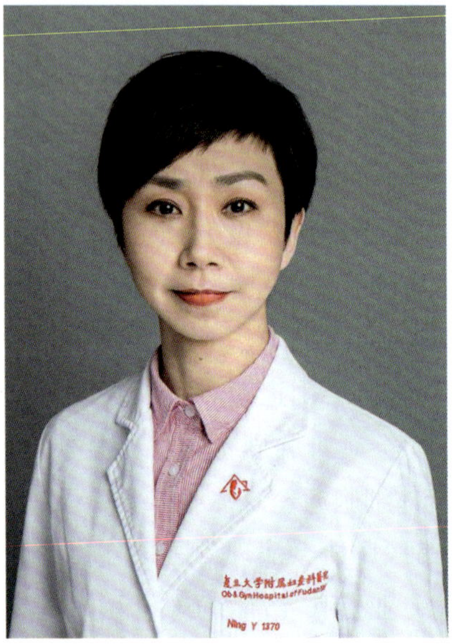

复旦大学附属妇产科医院病理科主任医师，医学博士。现任中华医学会病理学分会女性生殖学组副组长；国际妇科病理学会（ISGyP）委员；《国际妇科病理学杂志》（中文版）副主编；中国优生科学协会阴道镜和宫颈病理学分会（CSCCP）华东区及上海市临床病理质控中心宫颈细胞学诊断规范化培训讲师。曾作为访问学者在美国亚利桑那大学病理学系学习。

长期从事妇产科病理诊断工作及相关研究，擅长妇产科病理常规诊断、冰冻诊断、宫颈脱落细胞诊断，对妇科疑难病理诊断经验丰富，承担院内外的疑难病理诊断工作，为国内培养了较多妇科病理专业医生。参与国内妇科肿瘤病理诊断规范的共识与指南的制定。在国内外学术期刊发表论文数十篇，其中 SCI 收录 10 余篇，单篇最高影响因子 30 余分；参评病例入选中国科协第一、二届临床案例成果数据库优秀案例；参与完成多项国家自然科学基金项目和上海市科委及卫生局研究项目；作为副主编撰写 *MRI of Gynaecological Diseases: Cases and Illustrations*，参编《妇产科病理学》第 1 版和第 2 版、《实用妇产科学》、《卵巢肿瘤学》、《病理诊断技术指南》等专著。

《妇产科病理学》（第3版）编写人员

主　编　郑文新 (Wenxin Zheng)

沈丹华

朱慧庭

姜彦多

宁　燕

编　委（以姓氏笔画为序）

王　昀
中国人民解放军总医院第一医学中心
北京，中国

王文杰
山西省儿童医院（山西省妇幼保健院）
太原，山西，中国

平　波
复旦大学附属肿瘤医院
上海，中国

卢珊珊
北京大学人民医院
北京，中国

申　彦
天津市中心妇产科医院
南开大学附属妇产医院
天津，中国

包　磊
绍兴市妇女儿童医院（绍兴市妇幼保健院）
绍兴，浙江，中国

宁　燕
复旦大学附属妇产科医院
上海，中国

朱慧庭
上海市第一妇婴保健院
同济大学附属第一妇婴保健院
上海，中国

刘从容
北京大学医学部/北京大学第三医院
北京，中国

刘业强
上海市皮肤病医院（同济大学附属皮肤病医院）
上海，中国

刘宇欣 (Yuxin Liu)
西奈山伊坎医学院
(Icahn School of Medicine at Mount Sinai)
纽约州，美国
(New York, USA)

刘爱军
中国人民解放军总医院第七医学中心
北京，中国

江庆萍
广州医科大学附属第三医院
广州，广东，中国

李　丽
山东大学基础医学院／山东大学齐鲁医院
济南，山东，中国

李　娟
山东第一医科大学附属济南妇幼保健院
济南，山东，中国

杨文涛
复旦大学附属肿瘤医院
上海，中国

沈丹华
北京大学人民医院
北京，中国

周　峰
上海交通大学医学院附属国际和平妇幼保健院
上海，中国

周　萍
山东第一医科大学第一附属医院/山东省千佛山医院
济南，山东，中国

张　询
中国医学科学院肿瘤医院
北京，中国

张　静
空军军医大学西京医院
西安，陕西，中国

张存仙 (Cunxian Zhang)
布朗大学沃伦阿尔伯特医学院
(Warren Alpert Medical School of Brown University)
普罗维登斯，罗得岛州，美国
(Providence, Rhode Island, USA)

张丽华
东南大学附属中大医院
南京，江苏，中国

张晓飞
浙江大学医学院附属妇产科医院
杭州，浙江，中国

张晓波
北京大学人民医院
北京，中国

张雅贤 (Annie N.Y. Cheung)
香港大学玛丽医学院
(The University of Hong Kong Queen Mary Hospital)
香港特别行政区，中国

张慧娟
上海交通大学医学院附属国际和平妇幼保健院
上海，中国

陈　汶
中国医学科学院肿瘤医院
北京，中国

陈晓端
浙江大学医学院附属妇产科医院
杭州，浙江，中国

林万润 (Wanrun Lin)
美国国立卫生研究院
(National Institutes of Health)
贝塞斯达，马里兰州，美国
(Bethesda, Maryland, USA)

明　健
北部战区总医院
沈阳，辽宁，中国

庞淑洁
天津市中心妇产科医院
南开大学附属妇产医院
天津，中国

郑文新 (Wenxin Zheng)
得克萨斯大学西南医学中心
(The University of Texas, Southwestern Medical Center)
达拉斯，得克萨斯州，美国
(Dallas, Texas, USA)

赵瑞皎 (Ruijiao Zhao)
河南省人民医院
郑州，河南，中国

姜彦多
中国医科大学附属第一医院
沈阳，辽宁，中国

顾依群
北京市海淀区妇幼保健院
北京，中国

顾伟勇
复旦大学附属妇产科医院
上海，中国

郭晓静
深圳市人民医院
深圳，广东，中国

高　英
中国医科大学附属第四医院
沈阳，辽宁，中国

陶　祥
复旦大学附属妇产科医院
上海，中国

梅　平
广东省人民医院 / 广东省医学科学院
广州，广东，中国

章宜芬
南京中医药大学附属医院 / 江苏省中医院
南京，江苏，中国

董　颖
北京大学第一医院
北京，中国

蒋艳霞
青岛大学附属医院
青岛，山东，中国

魏建军 (Jian-Jun Wei)
西北大学
(Northwestern University)
芝加哥，伊利诺伊州，美国
(Chicago, Illinois, USA)

参编人员（以姓氏笔画为序）

于　静
上海市第一妇婴保健院
上海，中国

于秀杰
天津市中心妇产科医院
天津，中国

王玉湘
北京大学医学部/北京大学第三医院
北京，中国

王爱春
北京市海淀区妇幼保健院
北京，中国

王懿琴
复旦大学附属妇产科医院
上海，中国

叶品正 (Philip P.C. Ip)
香港大学玛丽医学院
(The University of Hong Kong Queen Mary Hospital)
香港特别行政区，中国

毕　蕊
复旦大学附属肿瘤医院
上海，中国

刘劲松 (Jinsong Liu)
得克萨斯大学MD安德森癌症中心
(University of Texas MD Anderson Cancer Center)
休斯敦，得克萨斯州，美国
(Houston, Texas, USA)

孙笑非
北京市海淀区妇幼保健院
北京，中国

李再波 (Zaibo Li)
俄亥俄州立大学韦克斯纳医学中心
(The Ohio State University Wexner Medical Center)
哥伦布，俄亥俄州，美国
(Columbus, OH, USA)

宋　艳
中国医学科学院肿瘤医院
北京，中国

罗容珍
中山大学肿瘤防治中心
广州，广东，中国

罗斐斐
香港大学深圳医院
深圳，广东，中国

金玉兰
首都医科大学附属北京妇产医院
北京，中国

赵苗青
山东省肿瘤医院
济南，山东，中国

赵晶晶
上海市第一妇婴保健院
上海，中国

赵澄泉 (Chengquan Zhao)
匹兹堡大学医学中心Magee妇产医院
(Magee Womens Hospital University of Pittsburgh Medical Center)
匹兹堡，宾夕法尼亚州，美国
(Pittsburgh, Commonwealth of Pennsylvania, USA)

梁　云
浙江大学医学院附属妇产科医院
杭州，浙江，中国

第 2 版序

妇产科病理的学科发展正处于十字路口，十年来，我们已经目睹一些享有盛誉并在这一领域做出巨大贡献的前辈们先后离开，同时面临着无数新信息带来的巨大挑战，这涉及疾病发生机制、诊断预期及患者预后等诸多方面。当今，病理医师遵循师从长者、按部就班的陈旧成长模式正在迅速改变，传承不再是简单地学习已有知识，而是在原有知识基础上不断发扬光大与开拓创新。

由郑文新（Wenxin Zheng）教授、沈丹华教授及郭东辉主任主编的《妇产科病理学》便是这沧海巨变的象征。我们都听说过请孙辈们帮忙来解决计算机难题的笑谈，然而我们中间又有多少人能向年轻同事们求助，以对最新的有关妇科癌症处理方面的基因组信息进行解读？拥有这一潜质对我们自身的进步和学科发展都至关重要。

第一主编郑文新教授是一位长期致力于创新的典范，他与沈教授、郭主任一起，为年轻有为的后起之秀搭建平台：在本书的第 2 版编写过程中，不断吸纳有才华的中青年妇产科病理专家加入，许多章节的年轻作者、包括本书第 1 版的新人们以其奉献、创造力及在中国妇产科病理学界发挥的作用让我们瞩目，他们的加入无疑会成为这部致力于女性健康的著作及其今后的版本在中国居于前沿地位的有力保证。

充沛的精力和敏捷的思维驱动新发现，但对于实践性很强的病理学，经验同样必不可少。本书主编们组织了非常好的编写团队，具有才华的后起之秀与著名专家协同互补，使该书有关诊断、鉴别诊断及与临床处理相关问题的描述更加详尽和与时俱进。

当今世界的新知识及对实践的影响几乎瞬间全球化，人们无须长途跋涉就可了解到洲际的妇产科病理方面的知识。正是意识到这一点，郑文新教授还与 Fadare 和 Quick 教授等合作编撰了英文版的《妇产科病理学》，将融入新发现、新进展的病理知识分享给应用英语读写的各国病理学家及患者。据我所知，这本书将是第一部以此种方式实现真正国际化的著作，我相信第 2 版《妇产科病理学》也由此成为中国妇产科病理学的引领者。主编和所有作者的贡献有目共睹，我期待他们在女性生殖道病理学的历史上开启崭新的篇章！

Christopher P. Crum, MD

哈佛大学医学院病理学系教授

妇产科病理学系

布莱根妇女医院

波士顿，马萨诸塞州

美国

Foreword

The field of gynecologic and obstetric pathology is at a cross-roads. In the past decade we have begun to witness the departure of venerated contributors to this discipline and now we are being inundated with new information about pathogenesis that informs diagnostic expectations and patient outcome. The old model in which the next generation sits at the knee of the learned and patiently awaits their turn at the helm is rapidly fading. Succession is now not simply achieved by learning the old language but by speaking a new one.

The textbook *Gynecologic and Obstetric Pathology*, edited by Drs. Zheng, Shen, and Guo is emblematic of the sea change. We've all heard the joke about resorting to one's grandchild to solve a computer conundrum. How many of us turn to our younger colleagues to interpret emerging genomic information in the management of gynecologic cancer? An appreciation of such talent is crucial to our evolution as well as that of our discipline.

The senior editor in this project, Dr. Wenxin Zheng, has a long track record of innovation. Together with Drs. Shen and Guo, Dr. Zheng has come a facility to recognize the most talented young clinician-investigators and to recruit them into the second edition of this book. Many chapter authors including those involved in the first edition of this book and younger chapter authors are well on their way, having already put us on notice that by their dedication, creativity and their role in the development gynecologic pathology in China. Their input is what will keep this and subsequent editions at the forefront of pathology texts dedicated to women's health.

Energy and intellect drive discovery but experience is essential to provide a needed perspective when this information is transmitted to the practicing pathologist. The editors wisely balance the list of talented newcomers with recognized experts in the field. Together they provide the finer details of diagnosis and differential diagnosis while eliciting the nuances relevant to clinical management.

In the current world, where discoveries and their impact on practice can become global almost instantaneously, one does not need to travel far to realize that expertise in obstetric and gynecologic pathology is intercontinental. In recognizing this, Drs. Zheng, Fadare, and Quick, et al will also provide an edition written in English, bringing this message to pathologists (and their patients) in countries where the language is read and spoken. To my knowledge, this book will be the first of its kind to accomplish this, creating a truly international presence that, I believe, will place this second edition as the leading texts in the field in China. The editors and authors are to be commended for their contribution and I look forward to their success in opening a new chapter (and book!) in the history of the pathology of the female reproductive tract.

Christopher P. Crum, MD
Professor of Pathology, Harvard Medical School
Division of Women's and Perinatal Pathology
Brigham and Women's Hospital
Boston, MA
USA

Preface 前　言

郑文新 (Wenxin Zheng) 教授主持编写的《妇产科病理学》于 2013 年首次出版发行，获得了国内病理医师与妇产科临床医师的充分肯定和称赞，成为国内具有重要影响力的妇产科病理学专著。2016 年末，郑文新教授启动并组织编写第 2 版《妇产科病理学》，并于 2018 年完成编写工作，由于疫情等原因，第 2 版《妇产科病理学》于 2021 年正式出版发行，其间的一些新进展和知识点未能体现，在郑文新教授的倡导下，经与科学出版社洽谈后，于 2023 年初决定启动第 3 版《妇产科病理学》的编写工作，经过 1 年余的时间，第 3 版《妇产科病理学》完成编写并将与读者见面了！这里要特别感谢第 1 版和第 2 版主编之一郭东辉主任对于前两版专著的撰写及出版做出的杰出贡献，由于年龄的原因，郭主任不再参与第 3 版的编写工作，为了加强第 3 版《妇产科病理学》的编写工作，新版主编团队增加了 3 位主编，同时对编写专家团队也进行重新梳理和调整，因而在第 3 版的整体编写团队中，既有经验丰富、在国内外具有较高知名度的妇产科病理专家，也有近年活跃在国内病理学术平台上的中青年病理才俊。第 3 版《妇产科病理学》延续了前两版注重理论性与实用性相结合的特点，同时对于近几年在妇产科病理学领域中有关疾病分类、发病机制、病理特征与临床治疗及预后等方面的新进展进行了更新与补充。例如，女性下生殖道 HPV 相关性与 HPV 非依赖性肿瘤的分类及与临床预后的关系、子宫内膜癌分子分型的应用及与 FIGO 新分期的相关参数、免疫组化的判定标准及意义、子宫间叶肿瘤中新近发现的特异基因改变的亚型及其分子特征等内容，这使得本书除了是一部妇产科病理学专著，对于妇科临床医生也具有指导和帮助。女性生殖道肿瘤相关内容仍是本书重点，除了结合近年来国内外相关领域新进展，本书也着重介绍了作者的相关系列研究成果，并将病理诊断实际工作中的难点及经验与读者分享。在关注肿瘤性病变的同时，本书也予以妇产科非肿瘤性病变足够的章节，特别对于胎盘疾病相关章节进行了较大篇幅的修订。第 3 版延续了第 2 版书中的表格数量多的优点，并对原有的表格进行了修订和补充，同时增加了一些新的表格及诊断流程图，以更简洁的方式呈现疾病的分类、鉴别诊断要点、免疫标记及分子特征等重点内容，便于读者一目了然地查阅相关内容。第 3 版在保留原有近 3000 余幅妇产科疾病与肿瘤的大体标本及镜下病理形态精美图片基础上，新增及替换了 650 余幅图片，图片质量进一步提高。本书还对附录部分“妇产科病理学常用术语英汉对照表”进行了重新梳理，以英文与推荐的中文名称对照的形式列表，当同一词汇中存在 2 个同义词时，以斜杠(/)进行区分。这些术语绝大多数与近年妇产科病理学的最新研究进展同步，但为了帮助大家在阅读文献时参考，其中也纳入个别既往长期使用但近年不推荐使用的词汇。

本书与施普林格（Springer）出版社出版的第 2 版 *Gynecologic and Obstetric Pathology*（《妇产科病理学》英文版）同步出版。两个版本虽然同名，内容也一脉相承，但有各自的专家编写团队，也非版本间的直接翻译，而是各有所长和特色，基于不同版本所针对的读者群体进行编写，因此将其称为《妇产科病理学》的中英文姐妹版更为合适。《妇产科病理学》英文版为那些喜欢读英文来补充自己专业知识的读者提供了最佳的知识来源。郑文新教授是中英文两个版本的第一主编。这为读者提供了一个全面的、国际化的视角，不仅丰富了专业知识的广度和深度，还促进了中外医学界的交流与合作。希望通过这本书，能够为广大病理学者、妇产科医生及相关专业的读者提供一份宝贵的参考资料，推动妇产科病理学的发展与进步。

最后，我们谨向各位参编作者表达深深的谢意，并感谢广大读者对本书的期望与厚爱，对于本书中的不足或有争议的内容，也欢迎各位专家提供宝贵意见，进行磋商。

郑文新（Wenxin Zheng） 沈丹华 朱慧庭 姜彦多 宁 燕

Preface 第 2 版前言

由郑文新 (Wenxin Zheng) 教授主持编写的《妇产科病理学》于 2013 年首次出版，发行后获得了国内病理医师与妇产科临床医师的充分肯定和称赞，成为一本有重要影响力的妇产科病理学专著。随着近几年对各种疾病的进一步认知及分子遗传学技术的广泛应用，妇产科病理学领域在疾病分类、发病机制、病理特征与临床治疗及预后等方面又有了许多新进展，为此我们决定进行再版。《妇产科病理学》第 2 版在延续第 1 版注重理论性与实用性的基础上，对全书进行重新整理与补充，以崭新的面目呈现给国内外读者。

与第 1 版相比，本书内容有了大幅度扩展与更新。分子遗传学改变在各个章节中均作为重要条目，旨在更深入地诠释妇产科相关疾病与肿瘤的发生和发展。女性生殖道肿瘤，特别是宫颈癌、子宫内膜癌和卵巢癌仍然是本书的重点，结合近年来国内外相关领域新进展、包括作者的一系列研究成果进行介绍，并将实践中的丰富经验与心得与读者分享。例如，有关宫颈腺癌 HPV 相关性与无关性肿瘤的分类、子宫内膜癌分子分型及在病理诊断中的应用、有关浆液性内膜癌及高级别内膜癌的认识、生殖道发育的分子机制及与一些常用免疫组化标志物相关性等内容都别具特色。第 2 版对于新近认识的肿瘤类型、宫颈腺癌的浸润模式、诊断与鉴别诊断、免疫组化标志物的结果判定，以及采用规范术语进行报告等实践中的热点问题进行了更为详尽的介绍与讨论。书中表格数量增多，以更简洁的方式表达重点内容，便于病理医师在工作中查阅。新增或替换的图片达 1300 余张，且图片质量有进一步提高。增加了“术中妇科病理诊断要点”一章与妇科细胞学章节中“盆腹腔冲洗液细胞学”的内容。附录亦有较大调整，新增的“妇产科病理学常用术语英汉对照表”，不同于一般书籍的主题索引，旨在引导国内广大病理医师与妇科医师采用统一的诊断术语，以便于病理术语的规范化，以及病理医师之间、临床与病理之间、国际的沟通与交流。

另外，本书将由中国的科学出版社与德国的斯普林格（Springer）出版社以英文形式合作出版 *Gynecologic and Obstetric Pathology*（《妇产科病理学》英文版）。中文版（第 2 版）与英文版在中国境内与境外同步发行。两个版本虽然同名，内容也一脉相承，但有各自的专家编写团队，并非版本间的直接翻译，而是彼此取长补短，注重不同版本所针对的读者群进行编写，因此将其称为《妇产科病理学》的中英文姐妹版更为恰当。郑教授是中、英文两个版本的第一主编，鉴于两版间的密切关系，英文版的另两位共同主编 Dr. Oluwole Fadare 和 Dr. Charles Matthew Quick 也列入本书主编团队。同样，沈丹华教授和郭东辉主任也进入英文版主编行列。

《妇产科病理学》第 2 版的编写是由郑教授带领数十位国内外妇产科病理领域的专家共同完成的，经过 1 年多的艰苦努力与付出，终于如期完稿。需特别说明的是，参与第 2 版编写的一些中青年作者是近年妇产科病理学界的后起之秀，在本书的编写中发挥了积极的作用，也使我们看到了中国妇产科病理学的传承与希望。在本书付梓之际，我们谨向各位参编作者表达深深的谢意，并感谢广大读者对本书的期望与厚爱。

郑文新（Wenxin Zheng）　沈丹华　郭东辉

第 1 版前言 *Preface*

妇产科病理诊断在临床工作中起着举足轻重的作用，随着近年国际妇产科病理领域获得的大量重要进展，有关妇产科病理的传统理论亟须更新。为此，本书不仅对妇产科病理进行了全面与详细的阐述，还力求体现出这一领域的先进性与实用性。本书从 2006 年开始酝酿到完稿历经 6 年，凝聚了作者大量心血。国内外许多资深妇产科病理专家及临床专家参与编写，共同克服了许多意想不到的困难。在本书出版之际，谨向所有的协助者表示谢意。

本书除了对女性生殖道疾病的病理学知识进行系统的阐述，还涉及了如何避免病理诊断的陷阱、正确解决签发病理报告时遇到的问题、应该废弃的一些专业术语和理论及相关疾病的临床处理原则等实用性内容。为保证全书内容的一致性，所有章节均经过主编团队成员的反复审阅与修改，对妇科病理新进展的相关内容进行补充。本书章节的编排以近年国际上有关妇科领域的最新认识为依据，不拘泥于传统的形式。例如，将卵巢上皮性肿瘤分为三个章节，摒弃了以往将其视为来自卵巢表面上皮这一错误观念；鉴于对子宫内膜癌的最新认识，其癌前病变和发病机制都有独立的章节。本书还包括一些国内外妇产科疾病流行病学资料与统计数据，其中不少来自国内大样本的分析。精选的2000多幅彩色病理图片，配以清晰明了的文字叙述；为方便读者阅读，还绘制了大量的图表，使内容一目了然。参考文献采取在文内加角码的方式，方便阅读和参考。文末采取双语索引，以便查找和进一步阅读中英文相关书籍和文献。在附录中，本书还介绍并提供了病理医师与临床医师的合作、女性生殖系统手术标本取材指南、女性生殖道肿瘤的FIGO分期、模板化病理报告，以及女性生殖系统肿瘤病理术语与国际疾病编码等内容。

为了方便读者，《妇产科病理学》使用了纸质出版与网上阅读（P+W）双重模式，不仅出版纸质书，还可通过网站（http://reading.sciencepress.cn）在线阅读。读者通过注册、登录、输入纸质书上的激活码获得授权后，在网上阅读本书的全部内容，并可根据目录跳转进行全文搜索，这将大大提升本书的使用功能。本书主要面向全国各级医院的病理医师，特别是从事妇产科病理诊断工作的病理医师，相信将会成为他们案头的一部重要参考书。此外，本书密切结合妇产科临床实际，因而也会对妇产科临床医师提供有益的帮助。本书也可作为尚无足够专业知识和临床经验的医学生和临床住院医师学习妇产科病理学的专业教科书。

本书虽经反复推敲修改，但书中错误在所难免，一些学术观点也可能会有争议，我们非常欢迎读者来信与我们交流和探讨各种学术思想与问题。相信随着医学的进步与发展，本书还会再版，进一步丰富内容和提高质量。

郑文新（Wenxin Zheng）　沈丹华　郭东辉

Contents 上卷目录

第八章 外阴和阴道软组织肿瘤及瘤样病变

第九章 阴道良性疾病

第十章 阴道肿瘤

第十一章 宫颈癌发生发展、检测和预防

第十二章 宫颈鳞状细胞肿瘤

第十三章 宫颈腺性病变

第十四章 宫颈神经内分泌肿瘤、混合性上皮-间叶性肿瘤、间叶性肿瘤及其他杂类病变

第十五章 子宫内膜周期性变化及外源性激素的影响

第一章

女性生殖系统的发生与发育异常

Development and Maldevelopment of the Female Reproductive System

王文杰　郑文新（Wenxin Zheng）

众所周知，副中肾管和泌尿生殖窦是女性生殖系统的胚胎学起源，生殖系统所包括的性腺、生殖管道与外阴从胚胎第 4 周开始发生，经过一系列复杂的演化过程而形成[1，2]。

对于这些发育转变过程，近年除了传统组织学研究，已有越来越多的分子学发现[3]。这些进展不仅能使临床病理医师更深入地认识相关疾病，而且能为病理诊断提供许多有用的免疫标志物，如 SALL4、FOXL2、WT1 和 PAX8。熟悉生殖系统的发生过程及其胚胎学结构还有助于理解生殖系统多样化的先天性发育不良及肿瘤发生机制。胚胎期的组织形态与免疫表型在一些肿瘤生物学行为的判定、组织学分型与分级上都是重要的参照物。以前认为宫颈、子宫和卵巢的恶性上皮性肿瘤具有不同的细胞 / 胚胎起源，近年提出它们很可能共同起源于副中肾管的上皮层[4，5]。此观点可能为以往一些令人困惑的疾病提供了理论依据，如在人体多个部位发生的类似宫颈、子宫内膜或输卵管 - 卵巢复杂表型的肿瘤。本章在上一版的基础上增加了最新进展，特别是对某些分子与器官发生发育关系的认知进行了进一步阐述。

第一节　性腺与生殖道发育

女性生殖道与性腺的胚胎起源不同，其中生殖道的大部分组织起源于间介中胚层（intermediate mesoderm），但生殖细胞起源于内胚层。有 4 种胚胎学和解剖学上独特的原基及细胞最终形成女性生殖道与卵巢，包括原始生殖细胞、生殖嵴、双侧副中肾管和泌尿生殖窦[1，6]。这些原基的最初形成和随后的发育过程是在整个胚胎 / 胎儿期间协调进行的，各部位发生的顺序总结见表 1-1。

一、原始生殖细胞与生殖嵴

（一）原始生殖细胞

生殖细胞负责遗传信息的传递和物种的繁殖，最初形成的生殖细胞被称为原始生殖细胞

表 1-1　女性生殖系统的发育

胎龄	卵巢	输卵管/子宫/阴道	外阴
第 3 周	卵黄囊壁出现原始生殖细胞		原始间充质形成生殖结节及泄殖腔褶
第 4～6 周	生殖细胞沿着背侧肠系膜迁移进入尿性腺嵴，形成初级性索	性腺嵴头端外侧，体腔上皮陷入形成副中肾管 具备中肾管和副中肾管两套生殖道始基	泄殖腔褶分化形成尿道褶及肛褶，尿生殖褶的外侧形成阴唇阴囊隆起
第 7～8 周	表面体腔上皮穿透间充质形成皮质条索，间质雌二醇产物决定卵巢结局	双侧副中肾管继续发育，上端开口于腹腔，尾端开始汇合，成为 Y 形	外生殖器呈未分化状态
第 3 个月	次级性索形成	副中肾管头端分化形成双侧输卵管 子宫阴道腔形成 阴道板出现	开始女性外阴分化
第 4～5 个月	次级性索细胞围绕卵原细胞形成原始卵泡 卵巢形成 原始卵泡达最大数目	至第 5 个月末，子宫基本分化完成 阴道腔化	外生殖器发育完全 （1）生殖结节发育为阴蒂 （2）尿生殖褶发育为小阴唇 （3）阴唇、阴囊隆起发育为大阴唇 （4）尿道沟及尿生殖窦下段发育为阴道前庭
第 7 个月	卵原细胞停止增殖，进入减数分裂		
足月	至出生时每侧卵巢大约仅有 50 万个原始卵泡		

（primordial germ cell，PGC），来自内胚层，是一种胚胎干细胞，为精原细胞或卵原细胞的前身，具有双向分化的潜能。人类原始生殖细胞是在性腺外通过细胞间的相互作用和外部信号的诱导逐渐形成的[7]，当其由性腺外向性腺迁移时，性腺还不具备卵巢或睾丸的分化特征。

人类胚胎第 3 周，即卡内基分期（Carnegie stages）第 9 期[8]，原始生殖细胞开始出现在尿囊附近的胚外卵黄囊囊壁中[9]（图 1-1），最突出的特点是其体积明显大于周围体细胞，直径达 25～30μm。细胞呈圆形或椭圆形，胞质透明，细胞核呈泡状，偏心，染色质均匀，有 1～2 个核仁，动态表达特定的标记[10]。原始生殖细胞可合成糖原与碱性磷酸酶，免疫组织化学 PLAP（placental alkaline phosphatase，胎盘碱性磷酸酶）、CD117（c-kit，细胞表面受体酪氨酸激酶）或生殖细胞发育重要基因 *VASA* 标记阳性（图 1-2）[11，12]，也表达胚胎干细胞最早出现的多能性基因，如 *Oct4*[13] 和 *Sall4*[14]，而这些基因在体细胞中的表达被抑制。

原始生殖细胞形成后，就开始远距离迁移[15]，从卵黄囊开始，通过包括后肠在内的各种胚胎结构，最终在第 8 周到达性腺原基，即生殖嵴。在迁移过

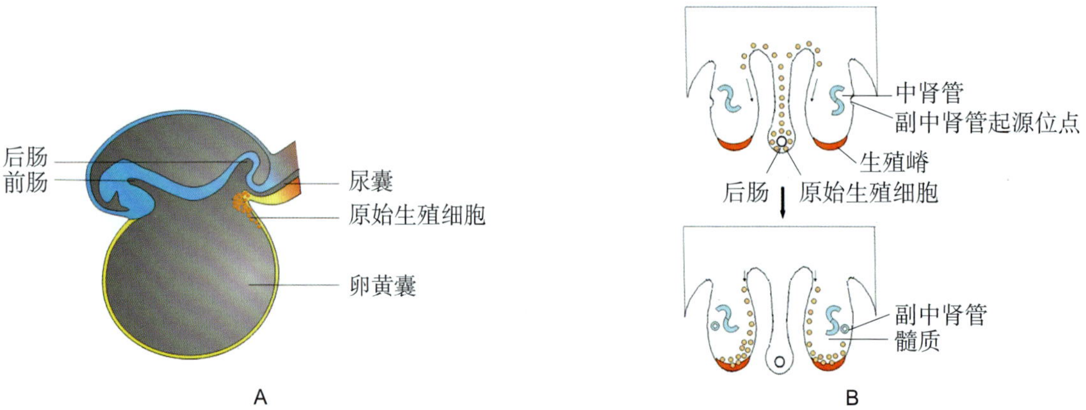

图 1-1　原始生殖细胞的位置及迁移

A. 原始生殖细胞的位置；B. 原始生殖细胞的迁移与早期卵巢的发育

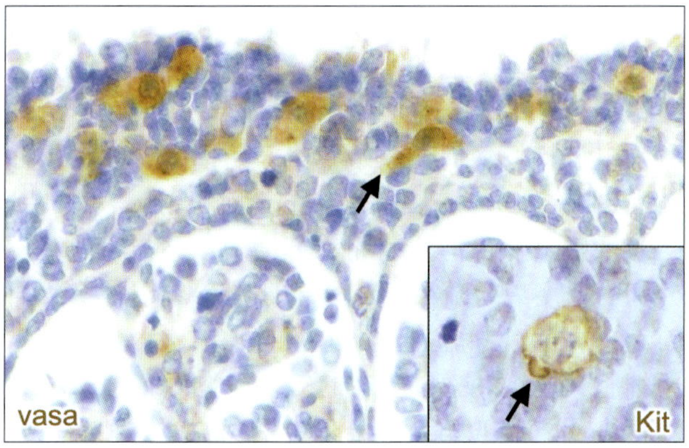

图 1–2　原始生殖细胞迁移到生殖嵴，人类胚胎第 8 周

顶层细胞是生殖嵴的一部分；下层小管是中肾管的部分区域。插图：Kit 免疫组织化学染色显示靠近性腺嵴的 PGC 的细胞膜表达。箭头所指为伪足

程中，原始生殖细胞采取变形虫样的伪足运动[9]，并且以惊人的速度大量分裂增殖（图 1-1B）。原始生殖细胞的快速增殖是生殖储备建立的基础，但目前对 PGC 的基因组稳定性维持机制尚不清楚。PGC 中存在高频率转录 - 复制冲突（transcription-replication conflicts，TRC），TRC 能够激活范科尼贫血（Fanconi anemia，FA）通路，通过稳定复制叉可有效应对 TRC，从而维持 PGC 的快速增殖。FA 通路失活则导致 TRC 的解除障碍和 R-loop 聚集，使 DNA 损伤增加，进而激活 p53 通路引起 PGC 增殖障碍，最终引起不孕不育。该研究为 FA 患者的生育障碍提供了新的机制解释，同时也为生殖细胞基因组稳定性维持机制研究提供了新的方向[16]。迁移到性腺后的原始生殖细胞变圆，不再具有迁移细胞的特征。

原始生殖细胞的分化发生在胚胎发育的早期，伴随一些值得注意的分子特征，也至关重要，包括 *DAZ* 基因（在无精子症中缺失）、*Nanos* 相关基因和 DEAD-box RNA 解旋酶。对原始生殖细胞起源和机制的探讨促使进一步研究早期发育过程中的细胞分化[17，18]。

按照正确路径及规则的迁移对胚胎发育和组织内稳态非常关键，异常的细胞迁移可导致免疫失常和癌症，包括卵巢肿瘤[19]。目前除了 Kit 受体和细胞黏附分子[20-22]以外，对引导原始生殖细胞到生殖嵴的外部信号和归巢机制知之尚少。尽管胚胎期生殖细胞由性腺外向性腺迁移属于生理现象，但这一过程有可能涉及性腺外生殖细胞肿瘤的发生。一些学者提出，骶尾部、纵隔或头盖骨内发生的畸胎瘤可能与原始生殖细胞在胚胎期间的迁移有关，畸胎瘤也可能来源于多能干细胞或上胚层（epiblast）细胞，它们常出现在原始生殖细胞迁移的路径上[23，24]，这些理论尚待证实。

尽管原始生殖细胞的分子特征备受关注，但由于无法直接进行人类胚胎早期植入的研究，大量的基础研究都在小鼠中进行。人类和小鼠的原始生殖细胞特异性分化有许多相似之处，但也有显著的分子差异。例如，SOX2 是小鼠原始生殖细胞增殖所必需的，而人类原始生殖细胞缺少 SOX2，需要 SOX17 参与[25]。同时，人类原始生殖细胞还表达一系列与生殖细胞发育相关的基因（如 *KIT*、*TNAP*、*AP2γ* 和 *NANOS3* 等）[26]。

生殖细胞发育的一个重要方面是重新设置表观基因组（即基因组印记）[27]。在哺乳动物的合子受精后和在早期原始生殖细胞发育期间，通过 DNA 去甲基化发生了表观遗传重编程。作为基因组印记基础的 DNA 甲基化可以通过细胞分裂稳定遗传，在合子中进行重编程可消除从配子中获得的表观遗传标记（除了印记基因座上的标记，如编码 $p57^{KIP2}$ 的 *CDKN1C*）。当原始生殖细胞增殖时，甲基化过程和维持甲基均被抑制，导致 DNA 合成期间的被动去甲基化，由于这种低甲基化状态，亲本表观遗传的记忆被擦除。当然，还有其他机制也可能参与原始生殖细胞的 DNA 去甲基化[25]。人类原始生殖细胞在第 10～11 周时，DNA 甲基化水平从植入后早期胚胎中的 92% 降低到此时的 7% 左右。这是人类所有已知正常细胞中 DNA 甲基化程度最低的细胞，说明原始生殖细胞的 DNA 甲基化组具有鲜明的独特性[26]。

（二）生殖嵴

生殖嵴（genital ridge）即性腺嵴（gonadal ridge），是两性生殖腺的一对前体（即原基）。胚胎的第 3 周，未分化的间充质细胞沿着肠系膜根部向两侧延伸。约第 5 周，在主动脉外侧和中肾管内侧的背侧体腔壁上形成两个小的凸起，后者由被覆的体腔上皮（coelomic epithelium）和其下未分化的间充质组成[28]。当女性原始生殖细胞到达后，刺激此处的体腔上皮增殖，形成卵泡细胞及生殖嵴。接着，基底膜碎裂，激增的卵泡细胞向内迁移（这也是上皮 - 间质转化的实例），促进原始生殖细胞的生长并供给营养，如果没有卵泡细胞的滋养，原始生殖细胞则退化[29]。在原始生殖细胞到来之前，两性的性腺在组织学上是相同的（即双向潜能性腺），其中的细胞具有分化成两种形态和功能上完全不同的器官（卵巢或睾丸）的独特能力。在以后的发展中，女性胎儿的性腺原基最终分化成卵巢髓质，而体腔上皮则分化成为卵巢皮质及表面上皮。生殖嵴与早期卵巢的发育和毗邻关系见图 1-1B[11]。

成人卵泡细胞包括粒层细胞和卵泡膜细胞，它们的胚胎细胞来源仍有争议[30，31]。触发和引导体腔上皮细胞增殖分化的信号仍然未知，研究证明在双向潜能性腺中高度表达转录因子：WT1、Emx2、Lhx9 和 Gata4，而利用基因工程去除这些因子的小鼠无法形成生殖嵴[32-35]。

二、性别决定和卵巢发育

性别决定是一个由多基因调控的复杂过程，尽管性染色体在性别决定中起主导作用，但性别决定还受到其他调控基因、转录因子、母体或外源性激素及生殖细胞发育等各种因素的影响。卵巢的正常发育存在诸多复杂的环节，包括不同来源与发展阶段的细胞，尤其是生殖嵴间充质细胞、体腔上皮细胞及迁移来的原始生殖细胞之间的相互作用。

以下分别讨论性别决定及卵巢发生的形态学表现和相关的分子学进展。

（一）性别决定

1. 双向潜能的性腺　人类生殖系统的主要器官均起源于胚胎早期的中胚层（mesoderm）。第 5 周时，由间介中胚层形成生殖嵴，后者出现体腔上皮，称为表面上皮或生殖上皮（germinal epithelium），随后这些表面上皮日益增厚，并以条索状长入下方的间充质，形成许多不规则的上皮细胞索，称为初级性索（primary sex cord）。在原始生殖细胞沿着后肠的背侧肠系膜迁入初级性索时，生殖腺尚无性别分化，称为未分化性腺（indifferent gonad）。如果原始生殖细胞未完成迁移，生殖腺就不能发育。

2. *SRY*、*SOX9* 及男性通路　性别决定是一个由多基因调控的复杂过程，*SRY*（sex determining region on Y，Y 染色体性别决定区）基因位于 Y 染色体上，在诸多与性别决定相关的调控基因中起到首要作用，其存在或缺失是决定性别的关键因素[36，37]。*SRY* 基因在与其他性别相关基因的协同作用下，可使胎儿性别发育为男性。

缺乏 *SRY* 基因或该基因突变时，胎儿性别将发育为女性，也可出现两性畸形（hermaphroditism）。正常 X 染色体及常染色体缺乏 *SRY* 基因，但在核型为 XX 的男性中，其 X 染色体上则存在该基因，意味着具有 *SRY* 基因的 46，XX 女性胚胎可发育为男性表型[38]，*SRY* 基因导致此类患者的性腺性别及表型性别与染色体核型不一致，称为“性逆转”（sex reversal）[39]。在一些罕见的情况下，*SRY* 基因单个碱基对的点突变或者影响基因表达的启动子区域的突变都可以导致核型为 XY 的个体发育成为女性[40]，详见第二节“性腺分化与发育异常”。

自胚胎第 7 周，原始性腺开始性别分化，男性胚胎因具有 *SRY* 基因，其未分化性腺向睾丸分化，初级性索进一步向生殖嵴深部增殖，并与表面上皮分离后演变为曲精小管与深部的网状结构即睾丸网，前者内含两种细胞，即由原始生殖细胞分化来的精原细胞和初级性索分化来的支持细胞（Sertoli cell）。生精小管之间的间充质分化为睾丸的间质和间质细胞（Leydig cell），后者分泌雄激素，髓质消失。

Sry 蛋白（sex determining region Y protein，性别决定区 Y 蛋白）由 Y 染色体上的 *SRY* 基因编码，是 SOX（Sry-related HMG box）家族的转录因子，充足的 Sry 蛋白对于诱导睾丸发育是必需的[41]，其唯一的功能就是诱导常染色体（人类第 17 号染色体）第二个 SOX 家族成员基因 *SOX9* 的表达，此过程至关重要。研究者推测，由于 Y 染色体易受攻击，并且更易积累突变，导致其功能在一定程度上“弱化”[42]，而一旦 SOX9 蛋白的表达建立，则在前馈回路中保持其自身表达，此时不再需要持续的 Sry 信号，这就保证了性腺细胞对于支持细胞或粒层细胞“全或无”方向的选择，从而确保完全男性或完全女性的性别差异。这种情况可以比喻为“一个相对简单的起动电机（Sry），其短暂脉冲唤醒了一个强大的引擎并保持自运行（SOX9）”[43]。SOX9 的表达紧接着启动下游基因。

在 XY 性腺中，SOX9 表达增加，而在 XX 性腺中则相反。研究者发现，SOX9 缺失在 XY 小鼠性腺中导致卵巢的发育，而 SOX9 过度表达在 XX 小鼠性腺中导致睾丸的形成。因此，同 Sry 一样，充分的 SOX9 对于睾丸分化是必要的（图 1-3）。

目前认为在双潜能性腺中存在前体细胞，由于 SOX9 的诱导可分化成睾丸支持细胞或卵巢粒层细胞，据信也存在另一类前体细胞可分化成睾丸间质细胞或卵泡膜细胞。同时，转录因子 WT1 也促进睾丸支持细胞分化并参与 *SRY* 的激活[44]。

男性和女性生殖道发育的性别分化最终取决于支持细胞与粒层细胞的形成。如果睾丸支持细胞发育，它们会分泌诱导睾丸分化的因子，支持细胞和睾丸间质细胞的共同作用左右着之后的性别。

3. 女性生殖细胞启动减数分裂　如上所述，当原始生殖细胞迁移到生殖嵴时，生殖嵴开始向卵巢或睾丸发展，生殖细胞现在受到其周围环境性别特征的影响。雄性生殖细胞嵌入小管内，进入有丝分裂

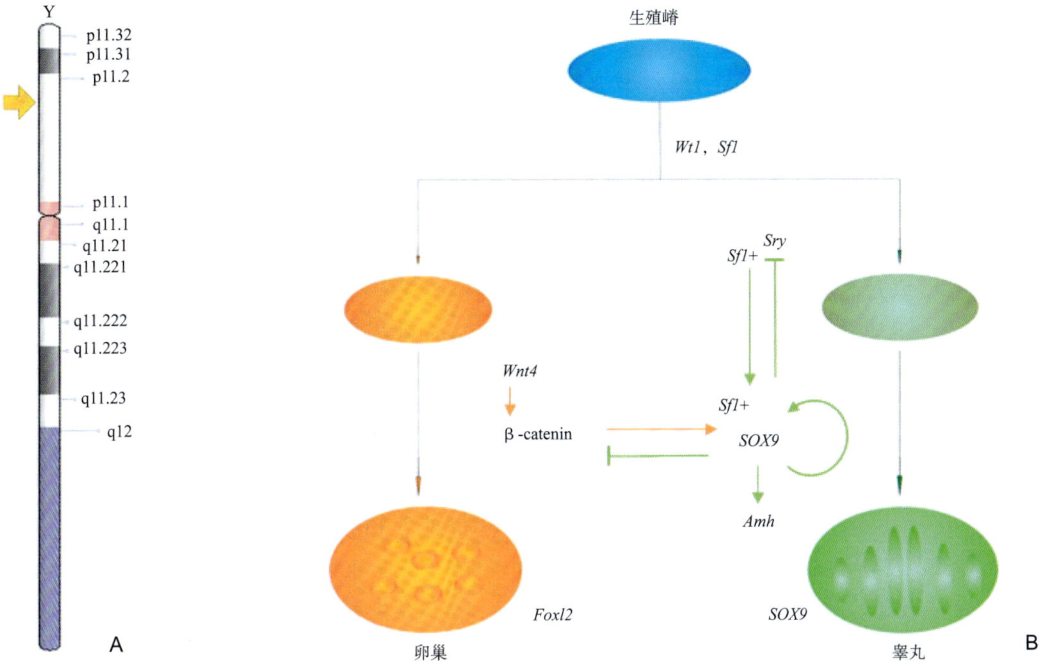

图 1-3　*SRY* 基因

A. 人类 *SRY* 基因位于 Yp11.3；B. 性腺决定的分子途径

停滞状态，并且在青春期之前不开始减数分裂，那些未能融入小管的细胞被消除。而卵巢仍然是相对无结构的，包含散在的卵泡细胞和雌性生殖细胞[45]，后者开始启动减数分裂。

进入减数分裂是生殖细胞向女性发育的第一个标志。人类卵原细胞减数分裂的开始是非同步的，也就是说，减数分裂并不是在各种情况下同时被触发的。最早在胚胎 10～11 周时观察到卵原细胞处于减数分裂的细线 I 期[46]，但是其他的卵原细胞继续增殖并且持续到 16 周仍然不开始减数分裂。卵原细胞进入减数分裂的前期后停留数年或数十年，直到受精后才完成减数分裂进程。

女性减数分裂的启动取决于视黄酸（retinoic acid，RA）信号。中肾（mesonephros）表达编码 RA 合成酶 Aldh1a1、Aldh1a2 和 Aldh1a3 的基因，导致生殖腺暴露于相对高水平的 RA。RA 是一种可扩散的信号因子，在 XX 性腺中，这些高水平的 RA 诱导下游 RA 靶基因的表达，减数分裂得以进展。然而，在 XY 性腺中，如前所述的 SOX9 可以将 Cyp26b1（P450 家族的 RA 降解酶）上调，Cyp26b1 在体细胞内的表达有效地降解 RA 信号，并且不启动减数分裂。

这就意味着，SOX9 对 Cyp26b1 的作用将性别决定途径与生殖细胞减数分裂的启动联系起来[41，45，47]（图 1-4）。

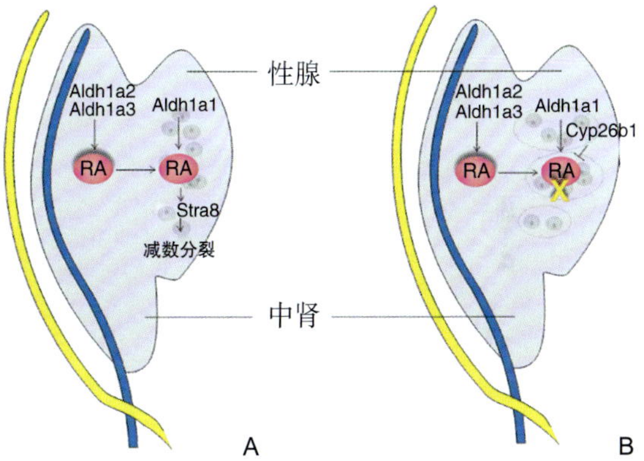

图 1-4　视黄酸在性腺减数分裂中的作用

A. 视黄酸促进女性生殖细胞减数分裂的启动；
B. 男性性腺视黄酸代谢受到抑制，减数分裂未启动

4. *Foxl2* 与卵巢决定通路　男性和女性生殖系统之间的另一个显著差异是，早期性索中的精原细胞是独立的，即在物理上彼此分开，而卵原细胞在减数分裂开始前的有丝分裂最初为不完全的胞质分裂，导致女性生殖细胞通过细胞间桥连接形成合胞巢（syncytial nest），卵泡细胞滋养迁移而来的原始生殖细胞在女性最终成为粒层细胞，构成原始卵泡[29]。

Foxl2（forkhead transcription factor）在卵巢的形成中具有核心作用，并具有进化保守性[48]，但目前尚未进行系统的研究。在 XX 性腺中特异性诱导 *Foxl2* 的机制及在 XY 性腺中缺乏 *Foxl2* 的机制尚不清楚。

Foxl2 是发育卵巢中最早诱导的基因之一，也是卵巢粒层细胞分化的最早标志物。在小鼠 XX 性腺中，*Foxl2* 首先在围绕生殖细胞巢的卵泡细胞中表达[49]。在胚胎后期和产后早期的小鼠卵巢中，粒层细胞和间质细胞均有 *Foxl2* 表达，但在后者中随着年龄的增长而下降[50]。这种现象可以解释为什么 *Foxl2* 是性索间质肿瘤的免疫组化标志物[51]。

小鼠卵巢形成过程中 *Foxl2* 不是必需的，因为 *Foxl2* 缺陷型小鼠的卵巢可以发育。然而，*Foxl2* 缺陷型雌性小鼠在出生后粒层细胞 / 滤泡发育中出现异常，导致异常卵泡、大量滤泡闭锁，卵巢早衰和不育[52]。而参与睾丸形成途径的基因在 *Foxl2* 缺陷型小鼠卵巢中异常活跃，表明 *Foxl2* 同时抑制睾丸基因的表达通路[53]。

产后敲除 *Foxl2* 导致成年卵巢发生显著改变，随着 SOX9 的异常表达，将卵巢滤泡转化为类似于睾丸索 / 生精小管的索状结构，并且睾酮水平类似于具有 XY 核型的细胞。这些结果表明 *Foxl2* 有维持卵巢及抑制睾丸细胞表型的作用[54]，*Foxl2* 对于成年卵巢中粒层细胞的维持是必不可少的（图 1-5）[49, 54]。

尽管 *Foxl2* 在卵巢发育中具有核心作用，但迄今为止，*Foxl2* 在人类卵巢中的表达尚未进行系统的评估。在人类，*Foxl2* 表达同样仅限于眼睑发育期周围的间质及粒层细胞前体。人类遗传性 *Foxl2* 功能缺失性突变不会导致性反转，而是导致与眼睑畸形和卵巢早衰相关的遗传性常染色体显性睑裂综合征（blepharophimosis-ptosis-epicanthus inversus syndrome，BPES）。

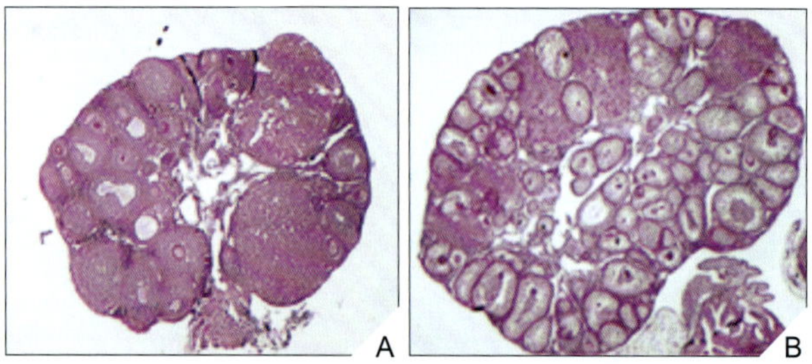

图 1-5 *Foxl2* 是卵巢决定通路中的关键因子，是诱导卵巢分化的最早期基因，也是粒层细胞最早的标志物

当成年小鼠卵巢发育开始后，敲除 *Foxl2* 导致性别表型逆转，卵泡转化为类似曲细精管样的管状结构。A. 对照；B. 敲除 *Foxl2* 后

（二）卵巢发生

在男性胎儿发育晚期，睾丸解剖结构已经形成，由于男性生殖细胞处于静止状态，因此直到青春期才开始产生精子。而女性胎儿在晚期和出生后 1 周内的发育恰恰是卵巢分化的重要阶段，其特征是伴随卵母细胞凋亡发生着显著的细胞重组，并最终形成完全独立和静止的原始卵泡（图 1-6）。原始卵泡在唤醒（reawakening）前一直保持静止。原始卵泡数量有限，在生殖期作为成熟卵泡的储备池，因此它们的数量和功能维持对女性生育具有重大意义。本节将介绍三个相互交织的过程：原始卵泡的形成、卵原细胞凋亡和原始卵泡的重新唤醒及相关的分子机制。

1. 原始卵泡的形成　女性胚胎因缺少 *SRY* 基因，与卵巢发生相关的基因被活化，如前所述，生殖细胞由于在有丝分裂过程中不完全的胞质分裂而形成合胞巢。细胞间桥（intercellular bridge）介导卵原细胞之间的物质传输[55]，使用 Tex14 可以免疫定位细胞间桥，每个卵原细胞可与 1～3 个卵原细胞相连形成链状（图 1-7）[56]。卵原细胞巢（oogonial nest）与卵泡细胞相关联，虽然卵泡细胞包围的松散结构被描述为“卵细胞索”（ovigerous cord），但它们不像睾丸那样形成真正的索条[57]，可以通过网状染色显示周围的基底膜，从而勾勒出巢的轮廓。当卵泡细胞“侵入”巢时，随着细胞间桥被分解，卵母细胞发生物理分离，这个过程被称为“囊肿破裂”（cyst breakdown）[58]。

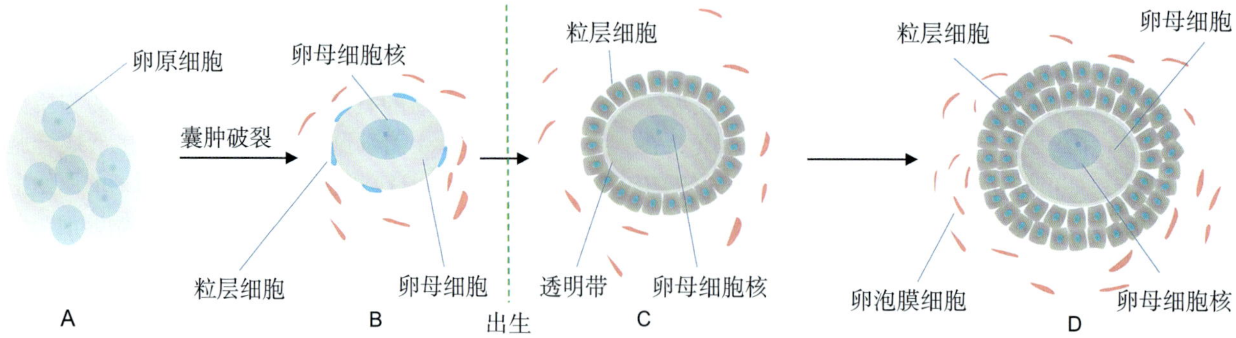

图 1-6 卵泡发生示意图

A. 生殖细胞巢；B. 原始卵泡；C. 初级卵泡；D. 次级卵泡

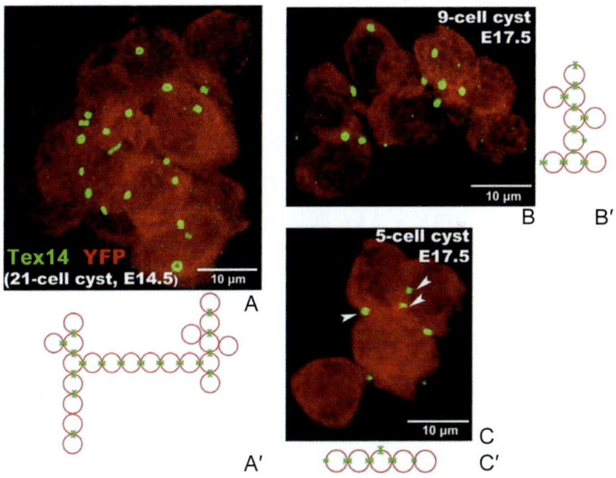

图 1–7　Tex14、环管（ring canals）和卵原细胞囊肿（oogonial cyst）在小鼠卵原细胞囊肿破裂前的结构

连接的环管由 Tex14（绿色）的免疫荧光标记。A、A′. 21 细胞卵巢囊肿；B、B′. 9 细胞卵巢囊肿；C、C′. 5 细胞卵巢囊肿。E. 胚胎日；YFP. 黄色荧光蛋白

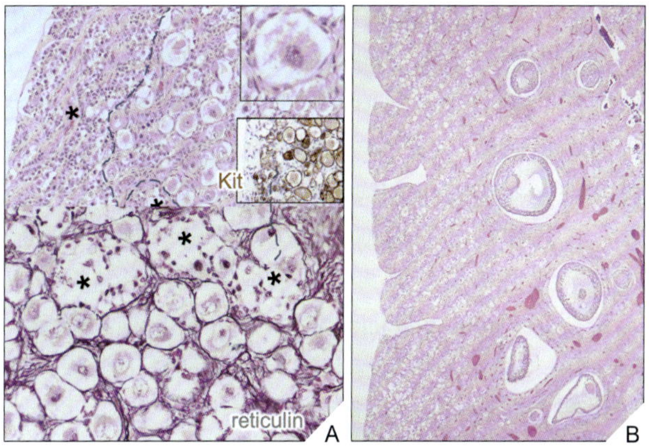

图 1–8　人类新生儿卵巢（足月妊娠）

A. 上图，HE 染色显示由卵原细胞和卵泡细胞（星号）组成的卵原细胞囊肿，以及由虚线划分的完全独立的原始卵泡的独立区域。在 HE 染色的切片中看不到环管。上部插图为单个原始卵泡的高倍放大图，包括卵母细胞和前颗粒细胞。下部插图为免疫组化 Kit 染色。原始卵泡膜 Kit 强表达。下图为网织红蛋白染色，显示卵母细胞囊肿及其周围的单个原始卵泡；B. 同一卵巢的低倍放大图显示了许多出生时显著不同步的卵泡

卵原细胞由原始生殖细胞分化而来，原始生殖细胞不断进行有丝分裂，细胞数增多，体积增大形成卵原细胞。卵原细胞也是干细胞，能自我复制、不断增多。最后，卵原细胞分裂为卵母细胞被封闭在由次级性索衍化的单层扁平细胞即前粒层细胞（pregranulosa cell）形成的细胞薄层中，原始卵母细胞（primary oocyte）及其周围的单层扁平化前粒层细胞鞘被称为原始卵泡（primordial follicle）（图 1-8）。原始卵泡在被重新唤醒前保持其大小和形状，至今仍未揭示触发卵泡个体化和调节原始卵泡形成的信号[59]。虽然 Kit 在卵原细胞和原始卵母细胞中高度表达，但原始卵泡形成的过程似乎并不依赖 Kit，因为 Kit 缺陷的生殖细胞在小鼠卵巢中并未受到影响[60]。

当第 8 周未分化性腺向卵巢衍化时，由于卵巢的分化在时间上比睾丸晚 1～2 周，因此女性性腺的未分化期与分化早期包含有相当于初期睾丸分化的组织，但是发育程度很低，且为时短暂，形成不久就退化消失，少许残留在卵巢门，被称为卵巢门细胞（hilus cell）。卵巢门内也可见平滑肌成分。这些平滑肌及卵巢门细胞可能是卵巢平滑肌瘤和 Leydig 细胞瘤的主要来源。

人胚第 10 周，初级性索向深部生长并形成不完善的卵巢网，随后初级性索与卵巢网都退化，被血管和基质所替代，成为卵巢髓质。髓质最初以间充质细胞为主，其中血管丰富。第 17 周后可见少数原始卵泡。卵巢髓质由疏松结缔组织构成，与皮质无明显分界，含有许多血管和淋巴管等。

卵巢白膜来自卵巢表面上皮下的间充质，见于第 26 周，至第 38 周时形成完整的薄层（早期白膜），含有纤维和少量成纤维细胞（图 1-9），与成人卵巢白膜相比，新生儿卵巢白膜间质细胞疏松。当卵巢与退化的中肾管分离时，形成自己的卵巢系膜。残留的中肾管及中肾小管可位于输卵管系膜或卵巢门等部位，后者又称为卵巢旁体。这时女性的内生殖器均已基本发育完成。

2. 卵原细胞凋亡　女性胚胎早期生殖细胞高

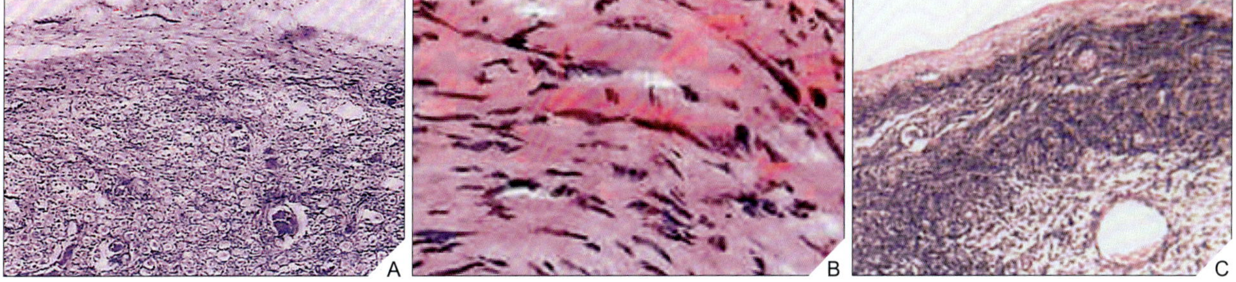

图 1–9　新生儿卵巢间质和白膜

A. 卵巢表面可见层状的纤维与成纤维细胞；B. 放大后的成纤维细胞；C. 成人卵巢白膜

达600万个，胚胎第5个月后，生殖细胞大量退化消失，仅有一小部分卵原细胞将来分化为初级卵母细胞[61]。胎儿7个月时，约有100万个卵原细胞进入第一次减数分裂并停止于分裂前期，形成初级卵母细胞。初级卵母细胞体积增大，核也变大，呈泡状，核仁深染。卵泡细胞增生，由扁平变为立方形或柱状，由单层变为多层，形成一个球形结构，出现透明带（zona pellucida），称为初级卵泡（primary follicle）。原始生殖细胞与卵原细胞都是干细胞，而初级卵母细胞不是干细胞，不能自我复制。因此，在出生后的卵巢内，初级卵母细胞不再增多。

随着卵原细胞减数分裂的进行，卵巢才真正意义上脱离了未分化性腺的结构。卵巢皮质较厚，含有不同发育阶段的卵泡和退变的闭锁卵泡等，卵泡之间的间充质分化形成卵巢间质，为富有网状纤维和梭形基质细胞的结缔组织。

在胎儿早期，原始卵泡占满卵巢的皮质部，大多数尚未达到成熟阶段即已退化，至出生时，每侧卵巢大约仅有50万个原始卵泡[62]，以后还不断消失[63，64]（图1-10）。

TUNEL细胞凋亡测定发现在此期间大量卵母细胞凋亡，即在减数分裂开始和原始卵泡形成过程中，大部分卵原细胞发生程序性死亡，仅有一小部分分化为初级卵母细胞。有学者认为这种大规模的细胞凋亡是胎儿剔除有缺陷卵母细胞的过程。例如，减数分裂中许多双链DNA断裂重组，这一过程可产生异常卵母细胞，细胞凋亡可能有助于消除有缺陷的卵母细胞以保留生育所需的具有减数分裂能力的卵母细胞[65]。

预防或触发女性生殖细胞凋亡的分子途径已经在小鼠模型中被广泛研究。Kit细胞表面受体和PI3K /Akt通路同样在卵母细胞的存活中发挥重要作用；缺少通路中特定成分（如Akt1、Pdk1和Kit）的小鼠凋亡显著增加，导致几乎所有卵母细胞逐渐丧失。说明PI3K / Akt通路不仅是重新唤醒的关键调节器，而且是平衡重新唤醒和凋亡关系的关键因子[66]。

在接受化疗、辐射或接触环境毒物之后，原始卵母细胞中高度表达的其他因子包括p63、Bcl-2（凋亡调节因子BH3蛋白家族的成员）和BH3蛋白，也在预防与触发卵母细胞凋亡方面发挥不同作用[67，68]。这种机制可能是女性生殖功能的重要调节方式，因为原始卵母细胞凋亡在整个生命过程中持续存在，并导致原始卵泡逐渐消失，最终导致更年期发生[66]。

Turner综合征（Turner syndrome）也称为先天性卵巢发育不全，可能通过凋亡机制引发生殖细胞丢失和卵巢衰竭[69]。细胞凋亡也可以用来消除非减数分裂异常的生殖细胞。例如，在一项小鼠早期胚胎的研究中，那些将细胞质内容转移的卵母细胞发生凋亡，而接受大多数细胞器的卵母细胞则选择性存活[55]。这就意味着一些卵母细胞在“牺牲自我”，而通过细胞间桥“护理”其他卵母细胞生存下去。综上所述，凋亡似乎是影响出生时卵母细胞数量的主要机制之一。

特发性原发性闭经（idiopathic primary amenorrhea，IPA）和特发性原发性卵巢功能不全（idiopathic primary ovarian insufficiency，IPOI）也称为卵巢早衰，可表现在不同年龄段，往往出现在月经初潮前后或

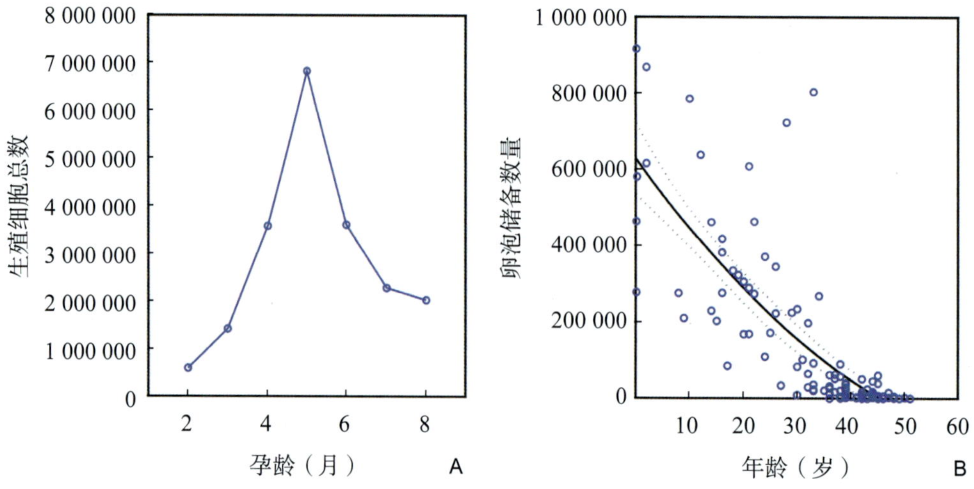

图1-10　卵巢中生殖细胞和卵泡储备数量与发育年龄的关系

A. 生殖细胞总数在妊娠5个月时达到高峰。B. 卵泡储备（原始卵泡）数量在出生时达到最高峰，但卵母细胞凋亡和苏醒导致卵泡储备逐渐耗尽，最终导致排卵周期停止（更年期）。图表数据取自《伦敦皇家学会院刊生物科学》和《人类生殖》

成年期，可能具有共同胚胎学起源，其基本机制都是早期原始卵泡消耗、原始卵泡形成或保存障碍[70]。IPA可以看作初潮之前所有原始卵泡的消耗，因此是更为严重的IPOI表现[66]。

3. 原始卵泡的重新唤醒 也被称为卵泡启动或卵泡激活（follicle initiation or activation），是将沉睡数年或数十年的原始卵泡从卵泡的长期储备池中唤醒进入生长卵泡池的过程[71]，唤醒是一个特定的不依赖促性腺激素的生理过程，可以类比为沙粒从沙漏落下的现象。重新唤醒原始卵泡是卵泡成熟的第一步，形态学上，唤醒的特点是卵母细胞的生长，粒层细胞从扁平细胞过渡到立方细胞并增殖。

在青春期前，初级卵母细胞均停滞在第一次减数分裂前期，最长可达45～55年之久。卵母细胞为人体最大细胞，直径约为300μm。这也是卵母细胞能用于体外受精的基础。出生时，初级卵母细胞处于初级卵泡中等待完成减数分裂，经过10～14年，自青春期开始，每月有少数初级卵母细胞被“唤醒”，细胞质中陆续积累卵黄、mRNA和酶等物质而逐渐长大，卵泡逐渐增大。卵泡细胞分裂增殖到多层，在卵泡细胞间出现大小不等的液腔，卵泡腔内逐渐充满卵泡液，初级卵母细胞已达到最大体积，在此期间，通常情况下只有一个初级卵母细胞在排卵前36～48小时完成第一次减数分裂形成次级卵母细胞（secondary oocyte），之后迅速开始第二次减数分裂，并停留在分裂中期。次级卵母细胞从卵巢中排出，在输卵管中受精之后完成第二次减数分裂。如果排出的次级卵母细胞没有受精，就会退化。从出生到围绝经期，只有少数原始卵泡等待被重新唤醒，而且是单向过程，如果没有排卵，卵泡则发生闭锁[72]。在女性一生中，只有300～400个初级卵母细胞能达到成熟和排卵阶段。一般来说，每个月经周期只有1～2个初级卵泡达到成熟排卵，围绝经期意味着原始卵泡基本被消耗殆尽。

从出生到绝经期间原始卵泡数量逐渐减少，归因于原始卵母细胞的凋亡和重新唤醒。因此，必须严格控制唤醒过程，以确保在每个排卵周期中可以获得一定数量的生长卵泡，但同时限制生长卵泡数目，防止原始卵泡过早和过多消耗。

研究者在小鼠卵巢实验中发现，唤醒早期卵泡是在卵巢内部进行的，不受激素调节[71, 72]。因此，从唤醒到卵泡成熟的整个过程可分成两个独立“阶段”，即第一个非促性腺激素依赖阶段和第二个促性腺激素依赖性成熟阶段。

在众多的卵泡中单个原始卵泡如何引发重新唤醒的机制仍未明了，但是该过程取决于Kit细胞表面受体及其配体。Kit配体在粒层细胞中高度表达，而Kit在小鼠和人的原始卵母细胞中高度表达。Kit超激活突变的小鼠在原始卵泡形成后进行普遍唤醒，最终导致卵巢衰竭和不育。相反，特异性灭活小鼠的卵母细胞Kit表现出唤醒失败，原始卵泡保持静止，这种情况下可见许多原始卵泡但没有生长卵泡。

小鼠实验表明，Kit激活PI3K/Akt/Pten信号通路[73, 74]，该通路的最终下游介导物质是Foxo3[75, 76]，而Foxo3在小鼠原始卵母细胞核中高度表达，Kit/PI3K信号通路导致Foxo3磷酸化，并从细胞核转移到细胞质，从而阻止其与卵母细胞内下游转录靶标的结合，并关闭Foxo3[77]。在人类中，Foxo3在卵母细胞中的表达并不高，这表明可能其他Foxo因子如Foxo1和Foxo4也参与调节重新唤醒过程[78, 79]（图1-11）。

另外，尚有多种基因与卵巢的发生相关。如*LHX9*与卵巢间质发生相关，该基因缺失时尽管生殖细胞正常迁移，但是生殖嵴不发育，影响性腺的形成。与*SRY*有关的基因*SOX9*可启动生殖嵴的未分化细胞向支持细胞分化，其突变时可导致XY核型的胎儿向女性发育[80]。另一种孤核受体*SF1*是*SOX9*的辅助调节基因，表达于生殖嵴支持及间质前驱细胞。*SF1*作为生殖系统的主要调节因子，可调节许多与性腺发生及激素合成相关的基因表达。该基因的突变可能是造成与性腺发育不全相关肾上腺功能不全的原因[81]。*DAX1*可抑制*SOX9*的功能[82]，它是核激素受体家族成员之一，是胚胎睾丸发生阶段许多节点所必需的基因，而且在性别分化中起关键作用。该基因的过表达会导致不同程度的性腺发育不全，研究发现，小鼠体内该基因过高的表达会发生雄性-雌性反转。*WNT*是卵巢决定基因[83]，可调节*DAX1*的表达及其他与卵巢发育有关的基因，存在*WNT4*基因缺陷的患者表现出Mayer-Rokitansky-Hauser样症状，可有副中肾管结构缺失及单侧肾发育不全，以及雄激素分泌过多的临床表现[84]。卵巢生殖细胞的维持有赖于X染色体的完整，X染色体异常如Xp11、Xq13或特殊的基因*ZFXA*与*DAZLA*缺失，可导致卵泡闭锁加速。

（三）卵巢的下降

男性与女性生殖腺最初都位于后腹壁的上方，随着在发育中不断增大，逐渐突向腹腔，以系膜悬于腹腔，将卵巢悬在腹腔中的系膜称为卵巢系膜（mesovarium）。在生殖腺的尾侧到大阴唇之间，有一条由中胚层形成的纵索，称为引带（gubernaculum）。

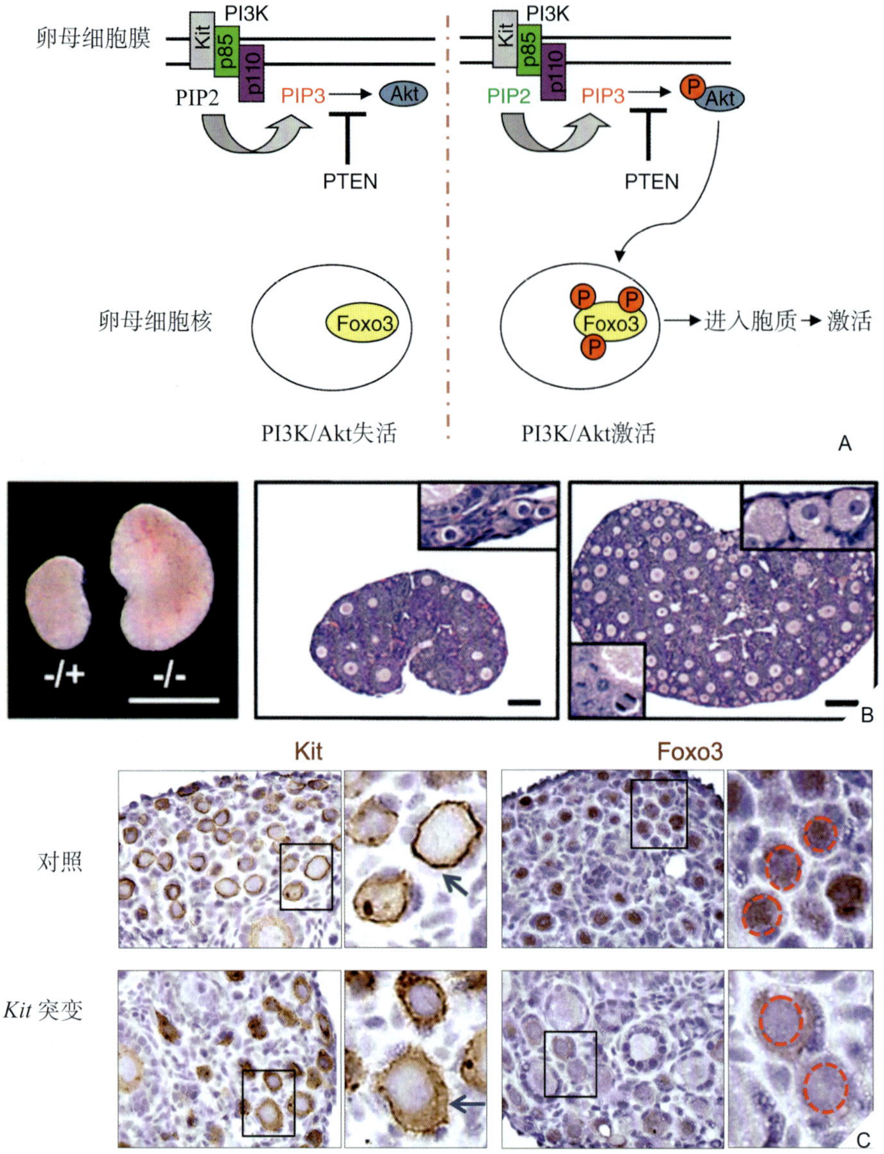

图 1-11 通过 Kit-Foxo3 轴对原始卵泡的重新唤醒进行调节

A. 通过 PI3K/Akt 通路进行调节，此通路不仅调节女性生殖管腔的发育，而且其突变与子宫内膜癌相关，如 PTEN；B. Foxo3 敲除导致原始卵泡普遍被激活，导致卵巢早衰；C. Kit 激活突变后，Kit 的表达不受突变影响（箭头），但其激活会导致 Foxo3 核表达变化（红色虚线圆圈），从而引发原始卵泡苏醒

引带末端与阴囊阴唇隆起相连，随着胚体长大，超过引带的生长速度，引带相对逐渐缩短，导致生殖腺的下降。到第 18 周时，生殖腺的位置已移至骨盆边缘，卵巢停留在骨盆缘稍下方，位置由最初的纵位变为横位。睾丸则继续下降到腹股沟管内口附近，最后于胚胎第 7～8 个月时降至阴囊。

三、女性生殖道的分化

胚胎早期中肾管与副中肾管两套系统同时存在，中肾管在副中肾管的发育中起到导线的作用，而决定生殖道分化方向的关键是胎儿是否存在功能性睾丸。生殖道的分化晚于性腺，9 周前为未分化期，之后其中一套退化，另一套继续发育，直至 7 个月之后分化完全。以下将重点讨论副中肾管的形成与分子学进展。

（一）中肾管

生殖道与泌尿系统在胚胎发育上有密切联系，其中人胚肾的发生可分为 3 个阶段，即从胚体颈部向尾部相继出现的前肾、中肾和后肾。前肾和中肾是生物进化过程的重演，后肾是人的功能肾，存留终身。

最初的原基发生于体节外侧的生肾索。前肾发生于胚胎 4 周时，位于生肾索的头端、第 7～14 体节外侧，形成数条前肾小管与一条前肾管，前肾小管在 4 周末退化，前肾管则保留并向尾端延伸，参与中肾管的形成。

中肾发生于第4周末，由中肾小管和中肾管组成。继前肾之后，第14～28体节外侧的中肾嵴内，从头至尾相继发生许多横行小管，称为中肾小管（mesonephric tubule）。两侧中肾小管共约80对，起初为泡样结构，后演变为横行的“S”形小管。中肾小管内侧端膨大并凹陷成双层的肾小囊，包绕来自背主动脉的毛细血管球；中肾小管外侧端与向尾侧延伸的前肾管相吻合，于是前肾管改称为中肾管（mesonephric duct），又称为沃尔夫管（Wolffian duct）（图1-12），中肾管逐渐发展为男性生殖道。中肾管尾端向下延伸，从外侧通入泄殖腔。中肾管及其相连的中肾小管共同形成体腔后壁中线两侧的椭圆形中肾。在人类，中肾可能有短暂的功能活动，直至后肾形成。至第2个月末，中肾的头端大部退化，尾端存留小部分中肾管与中肾小管。邻近泄殖腔的中肾管在第5周时长出输尿管芽，参与后肾的发生，后肾继续发育为肾脏。

中肾对于泌尿与生殖系统的发育具有双重意义，除参与肾脏的发展，在男性生殖系统的发生上也不可缺少。女性胎儿的中肾组织大部退化，但在新生儿与成年女性中仍常常可见到它们的残迹。中肾管残留组织最常出现在输卵管系膜中，包括来自中肾小管近头端的卵巢冠残余及泡状附件。另外为位于卵巢门的网状残体，亦可见于宫颈侧壁与阴道[7]。

（二）副中肾管

副中肾管（paramesonephric duct）又称为米勒管（Müllerian duct），是以德国解剖学家和胚胎学家Johannes Peter Müller的名字命名。Müller并不是第一个指出副中肾管是女性生殖道胚胎学前体的人，但是首先强调了它与中肾管的区别及其独特性[85, 86]。一直以来，人们认为副中肾管发展为双侧输卵管、子宫体与子宫颈、阴道上1/3部分，但目前多数学者认为副中肾管并不参与阴道上部的形成（相关讨论见泌尿生殖窦的分化及女性生殖道器官的分化）。

1. 副中肾管的形成与形态　副中肾管来自体腔上皮，出现于胚胎6周，较中肾管晚2周。胚胎第5周时，左、右侧尿生殖嵴头端外侧的体腔上皮增厚，而后纵行内陷呈沟状，至第6周时表面闭合形成副中肾管。副中肾管沿着尿生殖嵴的侧面向尾端伸展，上段沿背侧体壁纵行向下，平行走行于同侧中肾管的外侧；中段向内侧斜行，在进入骨盆时越过中肾管到其内侧；下段为两侧副中肾管在中线部位的汇合。此时，副中肾管成为“Y”字形，其上端有两个端口，分别开口于腹腔；下端为盲端，从两侧中肾管之间插入尿生殖窦的后壁。插入尿生殖嵴后，尾端的中肾管与副中肾管的间隔开始有间叶组织，之后仅有基底膜，到最末端时基底膜消失，两种上皮直接相贴。

副中肾管的形成受诸多因素影响，中肾管不仅是其形成的先决条件，还从多个方面影响其正常发育，如通过物理或遗传方法消除中肾管，将导致副中肾管继发性缺如[87-89]。中肾管与副中肾管具有不同的结构，但在发育中相互依赖又相互排斥[90, 91]，最终其中一套保存并发育，另一套退化。这一过程取决于染色体/性腺性别，最主要的影响因素是有无抗米勒管激素（anti-Müllerian hormone，AMH）与睾酮。男性胚胎（46，XY）的睾丸分泌AMH与睾酮。AMH属于TGF-β家族蛋白[92]，来自睾丸支持细胞，以旁分泌的方式与副中肾管间充质中表达的Ⅰ型和Ⅱ型AMH受体结合，诱导副中肾管退化[93]。睾酮由睾丸间质细胞产生，通过与中肾管中的雄激素受体结合来抑制中肾管消退。女性胚胎（46，XX）由于缺乏睾丸信号（AMH和睾酮），因此其具有与男

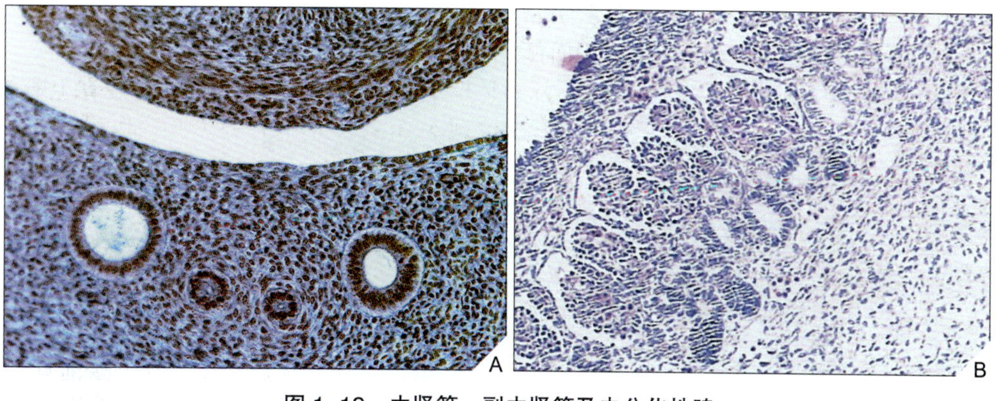

图1-12　中肾管、副中肾管及未分化性腺

A. 胚胎6周的中肾管和副中肾管，两侧较大的腺体结构为早期形成的中肾管，中间较小的腺体为副中肾管（Miesfeld教授惠赠）；B. 未分化性腺，显示中肾管、中肾小管，左上方为生殖嵴

性胚胎相反的结果：保持副中肾管并促进中肾管退化。转录因子 COUP-TFII 的作用是消除女性胚胎的中肾管，但 COUP-TFII 与雄激素受体之间的相互作用仍未确定[94]。

2. 副中肾管的融合　副中肾管是配对器官，两侧副中肾管最初完全分离。在之后的发展中，每侧副中肾管的上中段各自发育成一条输卵管，下段则在中线融合，形成单一的器官——子宫。

副中肾管的融合是女性内生殖道分化的关键阶段，这一过程从第 8 周开始，大约与副中肾管接触泌尿生殖窦的时间相同，并在第 9 周完成。首先发生的是双侧副中肾管间的间充质分离与消失，继之两个副中肾管的基底膜直接接触并逐渐消失，最后左右两侧副中肾管的上皮细胞直接融合，如拉链一样，隔膜已完全吸收并消失，形成单个宫腔的子宫。其后于第 14 周子宫肌层形成，此时可以区分子宫内膜和肌层。到第 22 周，子宫肌层分化完成。在第 24 周时，子宫呈现明显的成人型。双侧副中肾管的融合受多种因素影响，如未能融合或融合不全，未来生殖道的形态将停留在与之相应的阶段（详见本章第三节）。

3. 泌尿生殖窦的分化　在胚胎第 8 周副中肾管进行中线融合时，其尾端的窦结节（也称 Müller 结节，Müllerian tubercle）首先接触泌尿生殖窦（图 1-13）。泌尿生殖窦为尿道和外生殖器的发育提供了组织学基础。起初，阴道板呈现为由间质包围的鳞状上皮的固体管。第 16 周阴道板开始形成管道，并在第 19 周完成。经典理论认为阴道上皮可能为副中肾管（上段阴道）和泌尿生殖窦上皮（下段阴道）双重来源。最近人类胚胎发育研究利用免疫组化发现 PAX2 和 Foxa1 分别在副中肾管与泌尿生殖窦上皮细胞中表达。在从第 12～21 周的多个人类胚胎的研究中，PAX2 表达于子宫颈黏膜与子宫体内膜上皮，Foxa1 表达于阴道口至阴道穹的上皮，这些发现支持整个阴道上皮来源于泌尿生殖窦上皮，不支持双重起源学说[3]。但是，因为不同物种在生殖系统发育方面存在一些显著的分子 / 形态差异，目前确定人类阴道上段的胚胎学起源仍有困难。

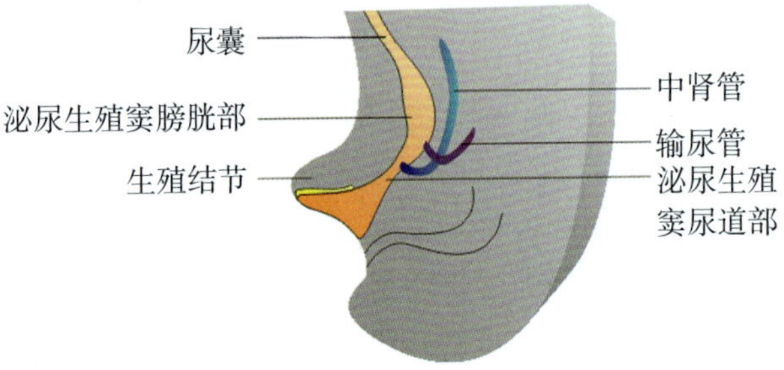

图 1-13　胚胎 53 天泌尿生殖窦的分化示意图

（三）女性生殖道分化的分子基础

众多基因及蛋白对副中肾管的发生、分化及融合的过程进行非常精准的调控（图 1-14），目前很多进展来源于小鼠基因工程，所以一些内容会包括来自动物尤其是小鼠的研究，但仍会集中于人类的研究，以下结合临床病理介绍当代研究中的几个热点。

1. 副中肾管的初始、内陷与伸长　副中肾管的形成分为 3 个阶段：初始、内陷和伸长。

第一阶段，初始化开始于胚胎第 6 周左右，在小鼠模型中，这与转录因子 Lhx1 在卵泡细胞区域中的表达相关，并引起副中肾管发生。Lhx1 也在中肾管上皮中表达，在 Lhx1 缺陷的小鼠胚胎中，中肾管形成失败导致继发的副中肾管消失。在副中肾管上皮细胞中 Lhx1 失活导致副中肾管延长和子宫发育不全，其特征是丧失整个子宫内膜，表明 Lhx1 在副中肾管内具有独立的功能[95]。

第二阶段，来自中肾管间充质的分泌蛋白 Wnt4 指导副中肾管前体开始内陷[75, 83]。像 Wnt 家族的所有 19 个成员一样，Wnt4 通过经典的 Wnt/β-catenin 途径，以稳定 β-catenin 并允许其转运至细胞核，在核内 β-catenin 作为转录的共同激活因子影响细胞分化、增殖和迁移。Wnt4 在发育中的副中肾管间充质中高度表达，在 Wnt4 缺陷型男性或女性胚胎中，副中肾管均未发育[96, 97]。其他 Wnt 家族成员（Wnt5a、Wnt7a）在副中肾管发展中也是必不可少的，证明 Wnt 信号在副中肾管发展中的重要性（以下详细讨论）。

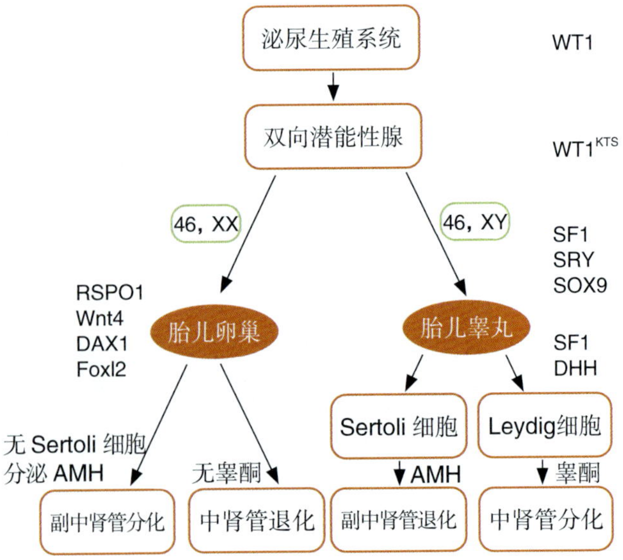

图 1-14　副中肾管发生的分子基础

副中肾管发展的第三阶段是伸长，开始时，内陷的副中肾管头端与中肾管接触，副中肾管上皮增生并紧邻中肾管进行延长，直到副中肾管与泌尿生殖窦融合。在这个过程中，发育中的副中肾管以中肾管作为“引导”，尽管副中肾管和中肾管上皮之间并没有基底膜的阻隔可以直接接触，但副中肾管和中肾管的上皮细胞并未混合（图 1-15）[98]。PI3K/Akt 通路（介导子宫内膜癌的主要通路，也参与输卵管卵巢癌形成）影响副中肾管伸长过程中的形态变化。PI3K/Akt 信号通路的激活促进了细胞沿副中肾管方向的增殖，同时也促进了副中肾管周围的基底膜和细胞外基质的分解，否则会抑制副中肾管的伸长[99]。在女性胚胎副中肾管完成伸长后，如前所述，中肾管由于没有睾丸 AMH 和睾酮的影响而退化。

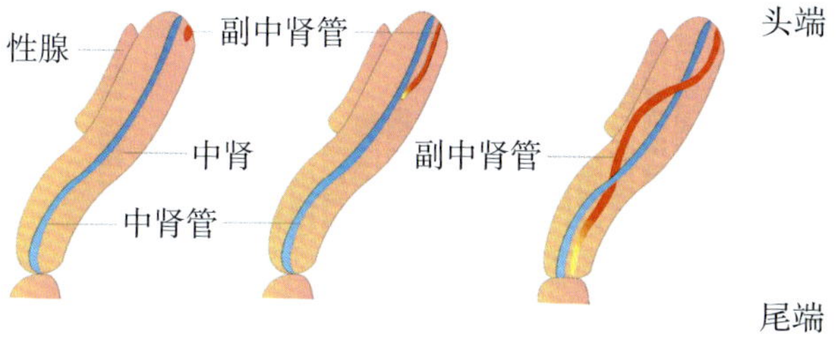

图 1-15　副中肾管的伸长

2. *Wnt* 和 *HoxA* 基因的协同作用　*Wnt* 和 *HoxA* 基因在副中肾管的早期特异分化中起着重要作用，也参与出生后副中肾管的成熟，包括腺体发生[100]。目前的研究热点包括如何利用副中肾管发展早期的因子调控成人的生理功能，基质如何提供诱导信号控制上皮分化。

Wnt7a 在整个发育副中肾管上皮中高度表达，但出生后仅限于子宫和输卵管上皮细胞，Wnt7a 缺陷的雌性小鼠由于子宫和输卵管的严重发育不良而不孕。Wnt7a 缺陷的子宫是无腺体的，并且上皮经历从柱状（子宫内膜样）到复层鳞状上皮的转变，Wnt7a 缺陷小鼠的输卵管上皮没有细胞类型转化[101，102]，表明 Wnt /β-catenin 途径在成熟女性生殖道的不同解剖区域对不同上皮细胞类型的转化发挥作用。Wnt7a 在副中肾管上皮细胞中的表达可被孕激素治疗完全抑制，并且 Wnt7a 似乎是维持副中肾管中 *HoxA10* 和 *HoxA11* 表达所必需的，同时提供了黄体酮和 *Wnt* / *HoxA* 基因之间的连接。

其他 Wnt 如 Wnt4 和 Wnt5a 也在副中肾管中表达，并有助于副中肾管的发育[88]。Wnt4 在子宫内膜间质中表达[103]，出生后消除 Wnt4 也使子宫腺体数目减少和子宫内膜上皮向鳞状上皮转化导致雌性小鼠继发不育，类似于 Wnt7a 缺陷子宫的表型[104]。

3. Wnt /β-catenin 通路　Wnt 通路包括一组信号传导系统，通过受体蛋白传递信号，在胚胎发育中起着至关重要的作用。Wnt 信号包括体轴的形成、细胞分化、细胞增殖和迁移[105]。它在体轴形成中非常关键，尤其是前后轴和腹背轴。它参与诱导细胞分化，迅速形成重要器官，如肺和卵巢。Wnt 通过适当调节细胞增殖和迁移，进一步确保这些组织的发育。Wnt 经典途径可导致基因转录调控，部分由 *SPATS1* 基因进行负调节[106]。

Wnt 基因在副中肾管及之后成熟的雌性生殖道中表达多样化，Wnt 之间也表现出很多重叠或冗余的功能。在经典的 Wnt 途径中，Wnt 以旁分泌或短距离的方式通过 Frizzled 跨膜受体发挥作用，*Wnt* 和 *Frizzled* 基因由此形成复杂的相互作用网络[107]（图 1-16）。Wnt-Frizzled 特异性的决定因素知之甚少，潜在的配体 / 受体相互作用的大量组合使分析 Wnt 和 Frizzled 受体的研究更为复杂[108]。

Axin、GSK3-β 和 APC 蛋白也被称为“破坏性复合物”（destruction complex），靶向降解 β-catenin。然而，与 Frizzled 蛋白结合的 Wnt 使该复合体失活，允许 α-catenin 积聚并定位在细胞核中，从而稳定并活化 β-catenin 与 TCF/ LEF 转录因子形成复合物，从而激活特定基因表达程序并诱导 Wnt 靶基因表达[109]，而 β-catenin 是经典 Wnt 信号传导通路的中心效应器和靶标。人体的胚胎干细胞处于一个 Wnt /β-catenin 通路被活化的环境之中，从而抑制细胞的自我更新能力（self-renewal），促进细胞分化[110]。

4. β-catenin 的作用　作为 Wnt4、Wnt5a、Wnt7a 和其他在副中肾管上皮或间充质中表达的 Wnt 的效应物，β-catenin 对于副中肾管发展至关重要。在小

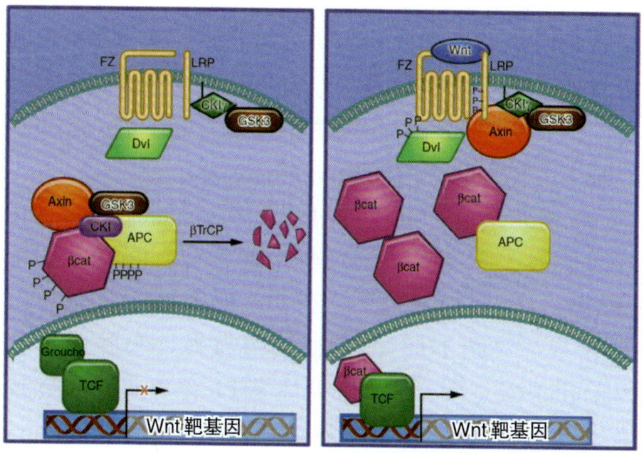

图 1-16　经典的 Wnt/β-catenin 信号通路控制着女性生殖道发育和恶性转化的许多方面

鼠发育中的副中肾管间充质，通过遗传工程敲除可以降解 β-catenin 的 3 号外显子，导致不育、输卵管生成障碍及严重缺乏腺体的子宫，同时子宫腺体上皮增殖减少，子宫腺体形成延迟[111]。相比之下，出生后在上皮细胞和间质细胞中消除 β-catenin（即功能性失活）导致子宫内膜样柱状上皮向鳞状上皮显著转化，类似于在 Wnt7a 和 Wnt4 缺陷的子宫中观察到的“尾移”（caudal shift）[112]。因此，上皮 / 基质内的 β-catenin 信号传导对于正常副中肾管发展和女性生殖道功能（包括上皮细胞的发展）是必不可少的。

值得注意的是，副中肾管发展所必需的这一途径在癌症晚期也经常失调，特别是在子宫内膜癌中。例如，子宫内膜样腺癌中，30% 编码 β-catenin 的 *CTNNB1* 基因发生突变[113]。在子宫内膜癌或前驱病变中，β-catenin 失调（包括突变）可能是鳞状分化等常见现象的基础[114]。

5. *HoxA* 基因簇的影响　副中肾管在结构上始终是均匀的，在 *HoxA* 基因与 *Wnt* 基因共同调节下逐渐分段，形成子宫颈、子宫体和输卵管，是否参与阴道上段形成尚不确定。39 个小鼠 / 人类 *Hox* 基因在不同染色体上组成 4 个簇（HoxA-D），每个簇由连续阵列的单个 *Hox* 基因组成，其中 *Hox* 基因表达顺序为 3'→5' 顺序，3' 端基因在发育早期表达更多，偏重于头部，5' 端表达较晚，偏于尾部。以这种方式，并且通过下游靶标的转录控制，*Hox* 基因特异性决定了胚胎节段 / 轴向的不同方面。

在副中肾管中，4 种 *HoxA* 基因（*HoxA9*、*HoxA10*、*HoxA11*、*HoxA13*）按照其 3'→5' 顺序在部分重叠的结构域中转录。*HoxA9* 在副中肾管头侧部分表达，逐步转化为输卵管，*HoxA10* 和 *HoxA11* 引起子宫及宫颈的转化，*HoxA13* 在宫颈上皮和阴道表达[115]。这 4 种 *HoxA* 基因的表达模式在小鼠和人类的副中肾管中似乎是保守的[116]。敲除小鼠 *HoxA* 基因导致女性生殖道相应的区域缺陷，如 *HoxA13* 缺失的小鼠显示副中肾管尾部的发育不全[117]，而 *HoxA10* 失活将子宫的头部转化为输卵管样结构，所以从空间上 *HoxA* 分布控制副中肾管的分段（图 1-17）。

6. *WT1* 基因　*WT1*（Wilms tumor suppressor gene 1）基因从多个方面调节泌尿生殖器发育，同时是一种典型的肿瘤抑制基因，位于 11p 染色体，编码 WT1 蛋白[118-120]（图 1-18），WT1 蛋白与另一个肿瘤抑制因子 p53 相关[121, 122]。先天性 WT1 突变或缺失导致泌尿生殖道畸形如 WAGR 综合征（Wilms tumour，aniridia，genitourinary anomalies and retardation）[123]及肾母细胞瘤的发生显著增加。WT1 作用于生殖腺，

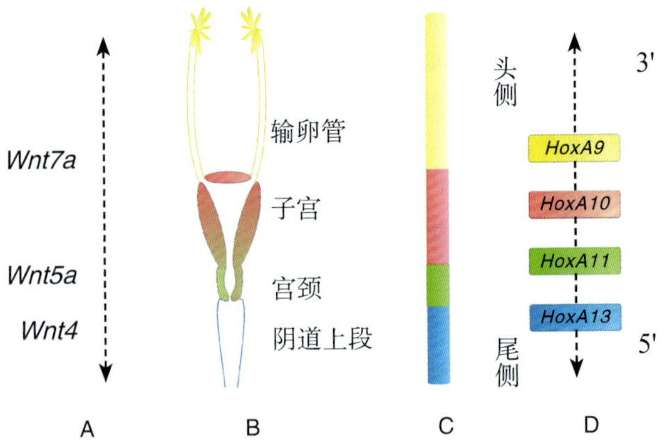

图 1-17　*HoxA* 基因簇对胚胎子宫分段的影响

A. *Wnt* 基因；B. 内生殖系统与阴道上段；C. 副中肾管；D. *HoxA* 基因

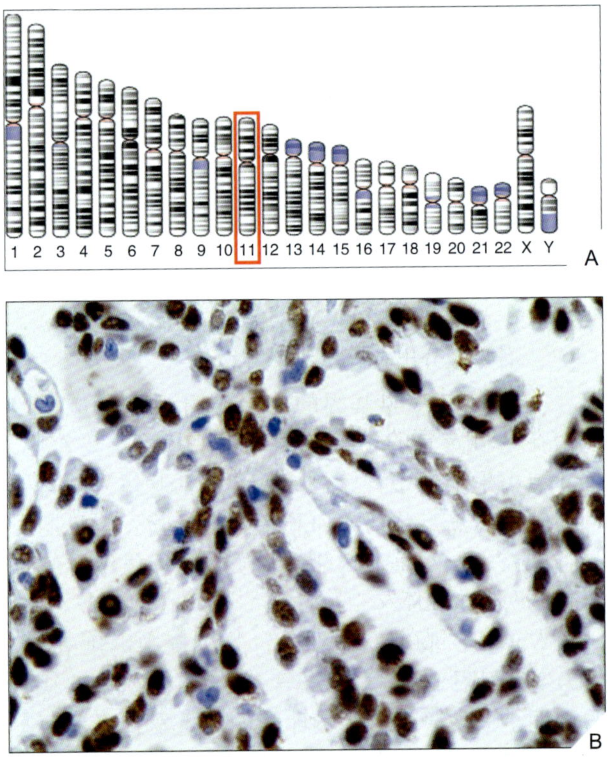

图 1-18　人类第 11 号染色体（A）与 WT1 阳性染色（B）

参与支持细胞中 Sry 的活化[44]，是生殖腺发育所必需的。敲除 *WT1* 的小鼠没有肾脏、性腺或肾上腺，最终导致胚胎死亡，在女性胚胎的副中肾管中，WT1 通过促进 Amh2 受体的表达而保持副中肾管[124]。应用免疫组化染色发现，WT1 蛋白表达于 75% 的恶性间皮细胞瘤、93% 的卵巢浆液性癌、间皮细胞和输卵管上皮细胞，WT1 还可作为输卵管来源的浆液性肿瘤的标志物[125-127]，这在临床可以用作鉴别诊断[128]。

7. PAX2/PAX8 的作用　PAX2 和 PAX8 在副中肾管发展中起重要作用。中肾管和副中肾管均显著

表达 PAX2。在 PAX2 缺陷型小鼠中由于中肾管的延长缺陷而继发副中肾管缺失，但是在副中肾管内 PAX2 高表达说明 PAX2 也在副中肾管内有自主作用以促进副中肾管的形成和维持[129]。

PAX8 与 PAX2 一样，在整个副中肾管发育中也高度表达[83]，而 PAX8 缺陷的雌性小鼠因为副中肾管发育不良而导致不育[130]。PAX2 和 PAX8 在副中肾管中的部分功能重叠，就像在这两个因子参与的其他过程中那样可以互补[131，132]。PAX8 在两个部位都强烈表达，WT1 在人类成人输卵管上皮细胞中表达，但不在子宫内膜中表达，使其成为输卵管（相对于子宫）起源的浆液性肿瘤标志物的选择（图 1-19）[133]。

8. 副中肾管的上皮分化与腺体发生　胚胎期副中肾管的细胞学形态单一，包括上中段及下段融合后的头端至尾端，均衬覆着同样形态的单层柱状上皮。这种上皮具有多相分化的潜能，受周围间叶的诱导，因而具有器官特异性。一致的细胞形态随着副中肾管向输卵管、子宫体与子宫颈分化，最终会衍化为 3 种类型，即输卵管上皮、子宫内膜上皮与宫颈管上皮。尽管在细胞学上分为不同的类型，但它们有共同的细胞起源并受性激素影响，被统称为米勒型上皮。在胎儿期，副中肾管的细胞分化还不成熟，不能区分出具体的细胞类型。

腺体发生（adenogenesis）指由原始单层上皮形成腺体并发育的过程。副中肾管在胚胎时分化分段，其成熟过程主要表现在胎儿出生后立即出现显著的腺体发生。人类子宫内膜腺体的形成开始于胚胎 15～18 周[2]，但出生时结构仍然相当简单[134]，只有浅表内陷，腺体发生主要在出生后进行（图 1-20A）。腺体发生也出现在宫颈管部位，胎儿 20 周时子宫颈腺体开始形成[4]，并在出生后第一年得到良好发育[135]。输卵管也经历了类似的上皮发育和成熟过程，尽管其特点是形成了黏膜皱襞而不是腺体[4]。

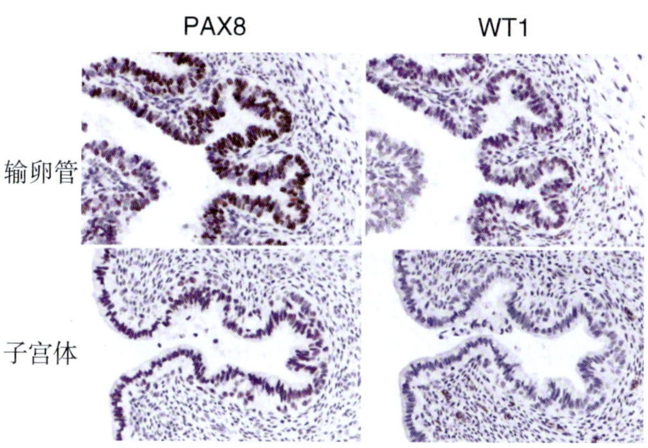

图 1-19　PAX8 和 WT1 在新生儿输卵管和子宫体中的表达

9. 子宫腺肌病和 β-catenin 异常　在腺体形成过程中，上皮细胞呈一定程度的侵袭性生长，但在子宫肌层界面应该停止，并不延伸到子宫肌层。这种控制生长的分子基础还不明了，推测来自子宫肌层中的“抗侵入”信号与来自子宫内膜间质中的“侵入”信号两者的拮抗作用形成了平衡。

子宫腺肌病（adenomyosis）导致成年女性疼痛、低生育力和异常子宫出血。在一些女性中，子宫腺肌病可以广泛累及整个子宫，导致严重的子宫肥大和相关症状，必须进行子宫切除术。子宫腺肌病的病因学和生物学基础尚不清楚[136]，但可能与出生后早期腺体形成异常相关。在小鼠子宫间充质中构建的 β-catenin 通路激活后，可观察到子宫腺肌病[137]，这些实验指出 Wnt / β-catenin 信号异常可能是子宫腺肌病的一个潜在原因。虽然子宫内膜癌可能在子宫腺肌病中出现，但子宫内膜癌的风险与之并无显著相关[138，139]。

10. Foxa2 参与子宫腺体发生　Foxa2（forkhead box protein a2）[140]是由 *FOXA2* 基因编码的蛋白，也称为 HNF-3β（hepatocyte nuclear factor 3β）或 TCF-3β（transcription factor 3β），在细胞增殖和发育中起多重作用，并在成人的上皮中广泛表达，在腺体形成中具有核心作用。小鼠子宫内膜上皮细胞从第一个内陷芽到整个生命过程持续在腺上皮中表达 Foxa2[141]。

特异性消除新生小鼠子宫中的 Foxa2 可导致成年小鼠子宫腺体的缺失，继之不孕，表明在腺上皮中的 Foxa2 表达是腺体发生所必需的。在成年小鼠中消除 Foxa2（即在腺体发生完成后）的子宫虽然具有正常腺体结构，但可导致胚泡（blastocyst）植入的缺陷而不能维持妊娠，揭示了 Foxa2 即使在正常的腺体形成后仍然在内分泌调节下以细胞自主方式继续影响子宫功能[142]。尽管 Foxa2 在人类腺体发生中的功能还不清晰，但 Foxa2 在人类子宫内膜上皮中强烈表达（图 1-20B）提示 Foxa2 在腺体发生中的作用。值得注意的是，Foxa2 是人类子宫内膜样癌中主要的肿瘤抑制因子，其中 5% 的病例发生 Foxa2 突变[99]。

11. p63 和副中肾管的鳞状分化　p63（p53 肿瘤抑制因子的家族成员）在不同解剖部位的鳞状分化过程中均有所需，是胚胎中鳞状分化的早期标记，p63 在整个生命过程中都保留在鳞状上皮细胞中，所以是鳞状分化的一个敏感和有用的指标[143]。p63 缺陷的小鼠在阴道和宫颈中可出现鳞状上皮细胞缺失[144，145]。阴道和宫颈上皮中 p63 表达的诱导取决于 BMP4-SMAD、A-RUNX1 和 FGF7/10-MAPK 途径，当选择

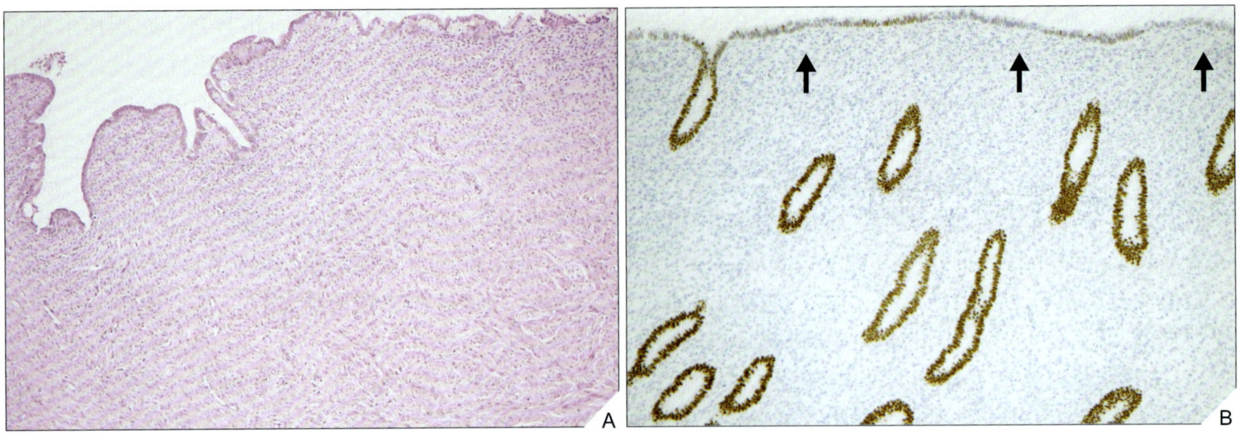

图 1-20 新生儿与成人子宫内膜

A. 新生儿子宫内膜结构简单，仅见表面上皮与凹陷，未见明确腺管；B. 成人子宫内膜形成良好的腺体，Foxa2 高表达，但表面上皮无明显着色（箭头）

性破坏 *Smad4*、*Runx1* 或 *Fgfr2* 基因使这些通路缺失时，阴道和子宫颈上皮细胞不能表达 p63，只保持简单柱状上皮 [146-148]。

12. 上皮 - 间充质的相互转换　如前所述，副中肾管形成的第一步是一些体腔上皮细胞内陷，形成一个芽，然后形成一个独特的导管。形成该导管的细胞在形态学上完全是上皮，但是除经典的上皮标记（如细胞角蛋白）外，还表达波形蛋白 [149]。波形蛋白一般是间充质标志物，但由于子宫内膜和输卵管上皮细胞（不同于大多数上皮细胞）强烈表达波形蛋白，因此其可能不是完全特异性的 [150]。

另一种解读是这些副中肾管来源的上皮细胞保留了一些间充质特征。由此，副中肾管的波形蛋白表达可以被看作是副中肾管上皮细胞的“间叶上皮特征”的证据，如成人子宫内膜和输卵管上皮细胞（波形蛋白不在宫颈鳞状细胞或宫颈内膜上皮中表达）。由于体腔上皮不表达波形蛋白，因此意味着副中肾管内陷的早期可以出现上皮 - 间充质转变。副中肾管退化（仅在男性中发生）可能持续出现初始上皮 - 间充质转变的延续，在退化过程中，副中肾管上皮周围的基底膜被溶解，上皮细胞采取间充质形态，似乎融入周围间质 [151]。在小鼠中进行的谱系追踪研究中，子宫内膜上皮和间质在正常循环期间保持独立，然而出生后，部分子宫内膜间质细胞分化成子宫内膜上皮细胞的现象持续存在 [152]。这些结果意味着在副中肾管的发展及功能上存在一定程度的可塑性，同时具有上皮 - 间充质双向转变的潜能。

前面已讨论，副中肾管间充质（即基质）在副中肾管分化和分段的过程中不是被动地参与，而是部分决定了上皮的分化。从新生小鼠阴道或子宫中分离间充质和上皮细胞，纯化后再混合植入雌性宿主中，发现向阴道或子宫上皮的分化依赖于其下的间充质，而非上皮细胞本身，9 天后，上皮细胞对间充质的诱导已无反应 [153]。这些实验结果表明间充质诱导被覆上皮的分化，间充质中 *Hox* 基因的表达控制特定 Wnt 蛋白的分泌。

13. 卵巢类固醇激素的作用　雌激素和孕酮影响子宫所有重要的生理过程，包括月经周期和妊娠，但在女性生殖道早期发育中却作用有限。在成人子宫内膜中，雌激素有效地促进增殖，而孕激素通过抑制增殖和促进分化来强有力地抵消雌激素的作用。

胎儿出生后的几天内，子宫上皮细胞就开始快速增殖，并出现萌芽和分支，与腺体发生相关的增殖与类固醇激素无关 [154]，这与成人子宫内膜不同。事实上，胎儿从母体内暴露于高水平的黄体酮环境中娩出，似乎是诱发新生儿子宫内膜腺体发生的主要原因。动物实验中给新生母羊施用合成黄体酮会阻止上皮细胞增殖并永久性阻断腺体发生，导致成年母羊完全没有子宫内膜腺体，并且无法维持妊娠。从动物模型的研究中发现：①腺体发生仅发生在固定的窗口期间（出生后）；②黄体酮撤退停药是触发腺体发生的信号；③在不同的哺乳动物物种的受孕过程中，子宫内膜腺体均起重要作用。

（四）女性生殖道器官的分化

女性胎儿生殖道的分化始于妊娠第 9 周，由于缺乏睾丸间质细胞分泌的雄激素和支持细胞分泌的抗米勒管激素，中肾管退化，副中肾管则充分发育。在其后的发育中，副中肾管衍化为输卵管与子宫，尿生殖窦参与整个阴道的发生。

1. 输卵管　由同侧副中肾管的上段与中段分化而成，最初细长，沿背侧体壁向尾侧纵行分布，以后随卵巢的下降转为横位。副中肾管头端开放为伞端，中段与子宫相连处为峡部。肌层与结缔组织大约在12周时发生，到妊娠中期可识别出肌层与黏膜层，19周出现纤毛细胞，至28周以后形成黏膜皱襞。

2. 子宫 由两侧副中肾管的下段合并而成，此过程在8周左右开始，至12周末完成。两侧副中肾管融合后形成“Y”形的子宫阴道管或子宫阴道原基，初合并时中间明显内凹，有中隔与两个腔，11周后中隔吸收消失，变为单一的子宫阴道腔。9～10周时，子宫阴道原基的间叶组织增生形成宫颈梭形增厚，16周形成子宫肌层，19周后可分出黏膜、肌层与浆膜层，20周出现内膜腺芽。子宫的轮廓早期呈“V”字形，以后子宫顶部变为马鞍状，到26周时宫底部平坦，宫腔宽大。

足月胎儿的子宫发育基本完善，但宫体显著小于宫颈，两者之比为1∶2，青春期后子宫发育成熟，宫体与宫颈比逆转为2∶1。新生儿的子宫内膜受母体激素影响，可出现类似增殖或分泌性的改变，但很快消失。

宫颈阴道部位于阴道顶端，有学者认为其表面被覆的上皮最初与宫颈管一样为副中肾管来源的单层柱状上皮，从12周时开始逐渐被尿生殖窦的立方上皮自下而上的生长所替代。这种替代过程至胚胎第5个月时停止。在后期，由于母体雌激素的影响，这些立方上皮逐渐通过化生转化为复层鳞状上皮。这种转变一般止于宫颈外口处，形成柱状上皮和复层鳞状上皮的交界。随着月经周期雌激素水平的周期性变化，此交界会周期性地向内或向外移行，这个移行区域就是移行带。宫颈腺体在17周时出现，发育早于子宫内膜腺体，7个月时宫颈管黏膜出现皱襞，腺体形成分支与裂隙，8.5个月时腺上皮能合成酸性黏多糖，具有黏液柱状上皮的特征（图1-21）。

3. 阴道 长期以来认为阴道是双重来源，阴道穹与阴道上段上皮来自副中肾管，最初衬覆着副中肾管的柱状上皮，以后被尿生殖窦的鳞状上皮自下而上取代。阴道下段上皮来自尿生殖窦，衬覆尿生殖窦的鳞状上皮。但两种起源的上皮各占多少比例其说法不一。近年提出的阴道单一发生理论逐步得到大家的赞同，认为全部阴道由尿生殖窦发育而成[4]。

大约在9周时，副中肾管延伸至尿生殖窦后壁，其末端伸至尿生殖窦的背壁，与内胚层上皮紧贴，这些上皮在副中肾管诱导下增生形成窦结节（也称为Müller结节），两侧有中肾管开口。尿生殖窦在中肾管与窦结节之间的组织增生形成窦阴道球，其中内胚层组织增生成实心的细胞索，即阴道板（vaginal plate）。5个月时，阴道板中间的细胞退化，逐步腔化形成阴道。阴道板头端围绕宫颈的部分演变为阴道穹，下端与尿生殖窦之间的薄膜为处女膜（hymen），开口于阴道前庭。阴道衬覆的鳞状上皮一般认为来自尿生殖窦的内胚层细胞，肌壁来自外周的间充质（图1-16）。

胎儿期阴道的发育随孕周的增长而增长，国内一组研究资料表明孕晚期的增长速度快于孕中期，至出生时长度达到3～4cm。由于母体激素影响，阴道黏膜肥厚，可见中层、表层鳞状上皮分化。但在母体激素清除后，阴道黏膜恢复静止状态。

4. 内生殖器官周围的韧带 女性内生殖器周围的韧带来自生殖嵴的残余与中肾体的系膜。胚胎期，

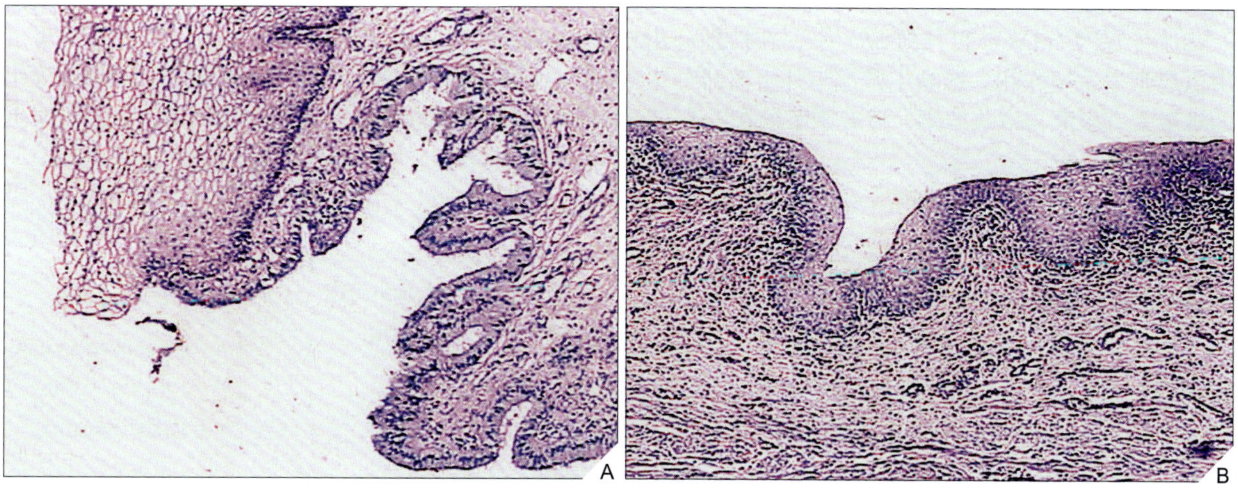

图1-21 足月胎儿的宫颈和阴道壁

A. 足月胎儿的宫颈管，宫颈管腺体有简单的分支，胞质内有黏液，宫颈阴道部被覆鳞状上皮；B. 足月胎儿的阴道壁，表面被覆鳞状上皮，下方为纤维结缔组织与平滑肌

生殖嵴与中肾管有共同的生殖中肾系膜，随着卵巢发育、中肾管退化与副中肾管发育，残存的生殖嵴与中肾系膜结合，形成内生殖器韧带。两侧副中肾管的融合把两个腹膜褶连在一起，形成左右子宫阔韧带，并形成直肠子宫陷凹和膀胱子宫陷凹。

在子宫和卵巢周围还有一些坚固的肌性韧带，由纤维与平滑肌组织增生而成，包括骨盆漏斗韧带（卵巢悬韧带）、卵巢固有韧带、圆韧带、主韧带及子宫骶骨韧带，它们起到连接、固定与支撑女性内生殖器官的作用。

四、外生殖器的分化

外生殖器又称为外阴，外阴的分化过程分为未分化期与分化期两个阶段。未分化期一般在胚胎3～8周，这一时期的外阴处于原基状态，不具有性别特征。9～10周进入分化期，至12～13周性别分化完成，4～5个月时女性外阴发育完全。

外阴的发育需在周围组织正常发育的基础上或与之同步进行，包括前腹壁的形成、直肠与尿生殖窦的分离、诱导尿路分化及直肠与尿路的发育。发育完全的女性外阴包括大阴唇（labia majora）、小阴唇（labia minora）、阴阜、阴蒂、阴道前庭、会阴与后连合，在阴道前庭中有尿道口、阴道口、处女膜、前庭大腺、尿道旁腺与前庭球。

外阴的分化受胎盘与性腺产生的性激素影响，分化过程尚未完全揭示。女性胎儿的外生殖器分化尽管与卵巢和副中肾管的发育协调一致，不过其发育并不依赖于胎儿卵巢，在缺少性腺时也能分化，但在雌激素刺激下发育得更好。以往认为只要无雄激素影响，胎儿外生殖器将分化为女性。近年认为，一些遗传基因如*DAX1*可拮抗*SRY*[155]，在性别分化中也起到了重要作用。影响生殖道与外生殖器分化的雄激素有睾酮与双氢睾酮，后者系睾酮在5α-还原酶作用后的转化产物，主要影响尿生殖窦与男性外生殖器发育，但阴茎的发育主要受睾酮的影响，中肾管的发育也主要依赖睾酮。女性胎儿靶细胞中也含有5α-还原酶，但缺少睾酮，因此生殖道与外生殖器分化为女性[19]。

（一）未分化期

人胚第9周前，外生殖器为原基状态，不能分辨性别。第3周末随着柱形胚体的建立，内胚层形成原始消化管，其尾段称为后肠，后肠的尾端膨大形成泄殖腔，是肠与泌尿部分共有的腔，称为一穴肛（cloaca），又称为泄殖腔。一穴肛与外界相隔之处为一穴肛膜，即泄殖腔膜。胚胎3周后，随着泄殖腔膜的前端回缩，脐带下方的前腹壁形成。胚胎一穴肛的残余位于直肠齿状线上方狭窄的环形区，被覆上皮由柱状上皮、鳞状上皮和移行上皮或三种上皮混合组成，该区发生癌变时称为泄殖腔源性癌。

人胚第5周初，外生殖器原基开始形成，泄殖腔膜两侧的间充质增生，在泄殖腔膜的两侧形成一对纵行的隆起，称为泄殖腔褶（cloacal fold）。泄殖腔褶分为位于腹侧较大的尿生殖褶和位于背侧较小的肛褶（anal fold）。两侧尿生殖褶之间的凹陷为尿生殖沟，沟底覆有尿生殖膜。尿生殖褶逐渐在头端靠拢形成一个隆起，称为生殖结节（genital tubercle）。原始尿生殖窦在中肾管进入的水平面划分为上下两部分，上部分以后发育为膀胱，下部分成为确定的尿生殖窦。随后在尿生殖褶外缘又出现一对更大的纵行隆起为阴唇阴囊隆起（labioscrotal swelling）（图1-22）。

尿直肠隔出现于泄殖腔褶出现之后，于6周末与泄殖腔膜融合，将其分为背侧的原始直肠与腹侧的原始尿生殖窦，以及肛膜与尿生殖膜，肛膜和尿生殖膜之间的部位将分化为会阴。进一步分化，原始尿生殖窦的上部发育为膀胱，下部为尿生殖窦，并继续分化为尿生殖窦的盆腔部分与外阴。7周时，肛膜与尿生

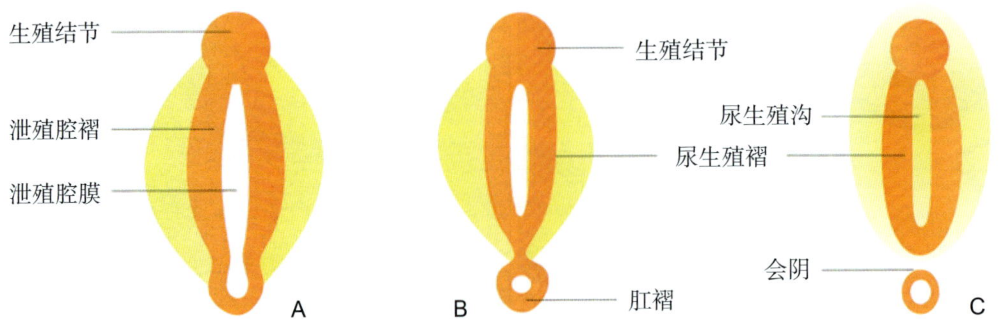

图1-22 外生殖器原基的分化模式图

A.约4周胚胎；B.约6周胚胎；C.约5个月胎儿

殖膜破裂，分别形成肛门与尿生殖孔。未来女性的尿道与阴道将开口于这一部位，亦称阴道前庭[156]。生殖结节在生殖膜破裂后延长为阴茎或阴蒂原基。

（二）分化期及分化完成

胎儿9周时，外生殖器进入分化阶段，雄激素对于外生殖器的男性分化起到关键性作用，而外生殖器的女性分化需在没有雄激素影响的背景下完成。

1. 外生殖器的男性分化　在雄激素影响下，来自生殖结节的原基增长成阴茎，两侧尿生殖褶在中线部位合拢，形成管状的尿道海绵体部，与尿道前列腺部相通，开口于阴茎远端。两侧的阴唇阴囊隆起在中线融合形成阴囊。

男性外生殖器的分化在12～14周完成，女性胎儿在此阶段结束前受到雄激素影响会发生不同程度的外生殖器男性化。14周之后暴露于雄激素状态下也会导致女性外生殖器部分男性化。

2. 外生殖器的女性分化　在无雄激素干扰的情况下，外生殖器向女性外阴分化。生殖结节略增大，发育为阴蒂，阴蒂内的血管扩大形成海绵体，有丰富的神经纤维。前庭球是位于阴唇结构前部分下面的静脉聚合，是阴蒂海绵体的一部分。

尿生殖窦的结节头端腹侧部分增殖，向尾端延伸后形成尿道阴道隔，将尿道与阴道分离。尿道沟扩展，并与尿生殖窦下段共同形成阴道前庭。12周末，尿生殖窦上皮向两侧陷入，形成前庭大腺。

尿生殖褶不合并，分化为小阴唇，小阴唇主要含有血管性结缔组织，其游离缘为内外胚层交界处。因此，小阴唇的外侧面具有皮肤的特征，有许多皮脂腺，可直接将分泌物分泌至皮肤上面，但相对缺乏表面角蛋白和颗粒层及皮下组织的毛囊；内侧面为黏膜，属于内胚层。两侧阴唇阴囊隆起发育为两侧大阴唇，并在阴蒂前方融合为阴阜，后方融合为阴唇后连合（表1-2）。阴阜是由皮肤及其附属物覆盖的脂肪垫。

在胎儿第5个月时阴道完成腔化，其尾端与阴道前庭间存留很薄的片状组织，即处女膜，由尿生殖窦的内胚层上皮构成。处女膜中间部分被吸收后形成孔洞，称为处女膜孔，使阴道与体外相通[1, 19]。外阴由三胚层来源的组织演化而成，经过一系列复杂而特异的上皮-间充质交互作用。最初的发展以泄殖腔为中心，该结构来自内胚层，因此尿生殖窦及其衍化的组织阴道前庭来自内胚层。生殖结节和阴唇阴囊隆起由中胚层来源的间充质与外胚层组织组成，衍化的组织阴蒂、阴阜与大阴唇被覆皮肤组织。小阴唇的游离缘是内外胚层组织交界处，其内面被覆内胚层来源的黏膜组织，外侧面被覆外胚层来源的皮肤。

女性外生殖器的性分化在胎儿期完成，出生后为幼稚型，然而作为性激素的靶器官，已具备对性激素的反应能力，其发育成熟有赖于足够的性激素刺激。新生儿的处女膜充血肿胀，阴道可见分泌物或少量出血，系在子宫内受母体雌激素影响所致，随着体内雌激素水平下降，上述表现在2周左右很快消失。对于外生殖器的形态，整个婴幼儿期变化不大。一直到青春期之前，大阴唇还未完全发育（图1-23）。其脂肪皱襞被具有不同程度的表面成熟和角化的复层鳞状上皮及类似男性化阴囊肉膜的结

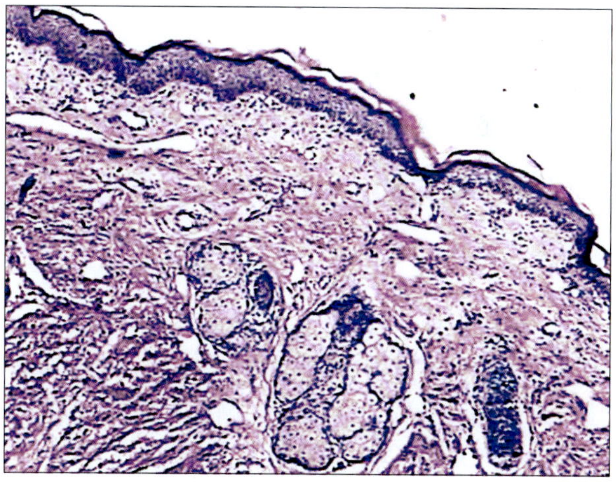

图1-23　足月胎儿的大阴唇

表面被覆较薄的鳞状上皮，皮下有毛囊和皮脂腺外生殖器原基的分化模式图

表1-2　外生殖器的女性分化

未分化期	分化期	包含的组织
生殖结节	阴蒂	海绵体、前庭球
尿生殖窦下段与尿道沟	阴道前庭	阴道外口与处女膜、尿道口、前庭大腺、尿道旁腺
尿生殖褶	小阴唇	
阴唇阴囊隆起	大阴唇、阴阜、阴唇后连合	

缔组织所覆盖。大阴唇发育主要是脂肪沉积，为第二性征之一，标志着青春期发育的来临。成熟的外生殖器阴阜隆起，阴毛出现，大阴唇丰满，大阴唇的皮肤色素沉着，含有丰富的毛囊、皮脂腺和大汗腺。大汗腺的分泌开始于青春期，具有随着卵巢功能而有周期性活动的特征，对此种周期性活动的理解，有助于对有些外阴病（如 Fox-Fordyce 病）的诊断和治疗。

第二节　性腺分化与发育异常

性腺异常可见于其分化与发育历程中的任何阶段，种类繁多。性腺的发育受染色体核型与多基因的调控，各种影响因素均可导致性腺分化与发育异常。由于性腺的发育在时间上先于生殖道与外阴，并可产生性激素，常直接影响其靶器官生殖道与外阴的形态与功能。

性腺发育紊乱大多在出生后即被发现，提示性腺发育异常的体征包括外生殖器明显模糊；女性外阴伴阴蒂肥大、阴唇后部融合和腹股沟阴唇肿块；男性外阴伴隐睾或小阴茎，单纯性尿道下裂或半隐睾；有完全性雄激素不敏感综合家族史；外生殖器表型与染色体核型不符等[157]。轻度的性腺发育异常可无明显临床症状，生殖道发育异常往往在青春期因原发闭经、腹痛或婚后因性生活困难、流产或早产就医时而被确诊。

一、卵巢发育异常

（一）卵巢缺如

卵巢缺如（absence of the ovary）包括以下两种情况。

（1）双侧卵巢缺如：通常伴有异常核型及性腺发育不全综合征。这种情况下，表现为双侧条索状性腺或一侧为条索状性腺，对侧常有腹腔内睾丸。核型通常为46，XY，少数情况下为46，XX。有时伴有共济失调性毛细血管扩张症的患者在腹腔镜下常找不到卵巢组织。真正无任何性腺组织的个体也有报道但极为罕见，患者染色体为女性型，发生原因在于生殖嵴未形成。

（2）单侧卵巢缺如：极少见，可见于表型正常妇女，故无明显临床表型，通常于术中或尸检时偶然发现。常伴有同侧输卵管、圆韧带、肾、尿道不发育或畸形，这些部位的异常可单独或混合出现。

（二）卵巢不发育

卵巢不发育（agenesis of the ovary）指卵巢始基已形成，但未进一步发育，停留在始基阶段，有生殖细胞，但无卵泡发育及相应的内分泌功能。本病与性腺发育不全的区别在于后者为生殖腺发育不良，呈条索状性腺，内无或有极少生殖细胞，余为纤维基质。

本病与染色体异常无关，患者核型正常，原始生殖细胞既不发育，也不迁移，由于母体胎盘雌激素的存在，外生殖器及副中肾管的发育正常。

（三）分叶状卵巢

分叶状卵巢（lobulated ovary）为正常卵巢组织被一个以上的沟或裂分割形成2个以上小叶（图1-24A）。小叶之间可以是完全分离的，也可以由纤维组织或卵巢间质相连，不影响卵巢的组织结构和功能。少数情况下双侧卵巢均可受累。在胚胎发生中可能来自于卵巢始基的分叶，很少伴有其他器官的发育异常。

（四）副卵巢

副卵巢（accessory ovary）指位于正常卵巢附近有一个较正常卵巢组织为小的卵巢组织，并与原位卵巢直接或以蒂带样组织相连（图1-24B）。结构上含有正常的卵巢成分，也有卵泡和排卵功能，比较罕见，可能为发育早期的始基卵巢分离出来的卵巢组织，其位置接近卵巢的正常位置或与正常卵巢相连接，在阔韧带近卵巢处最常见。典型者为直径1cm以下的小结节，多孤立存在，手术或病理检查时易误认为淋巴结或小纤维瘤，经显微镜检查可确诊。

（五）额外卵巢

额外卵巢（supernumerary ovary）指有相似的卵巢结构，但与原位卵巢有一定距离且与原位卵巢不相连。其可以位于盆腔内，子宫、膀胱、盆壁或腹膜后、网膜内、主动脉旁、小肠、肠系膜或腹股沟等位置。多数情况下额外卵巢小于1cm，更小的则不易识别，一些病例中可以是多发的或双侧的。

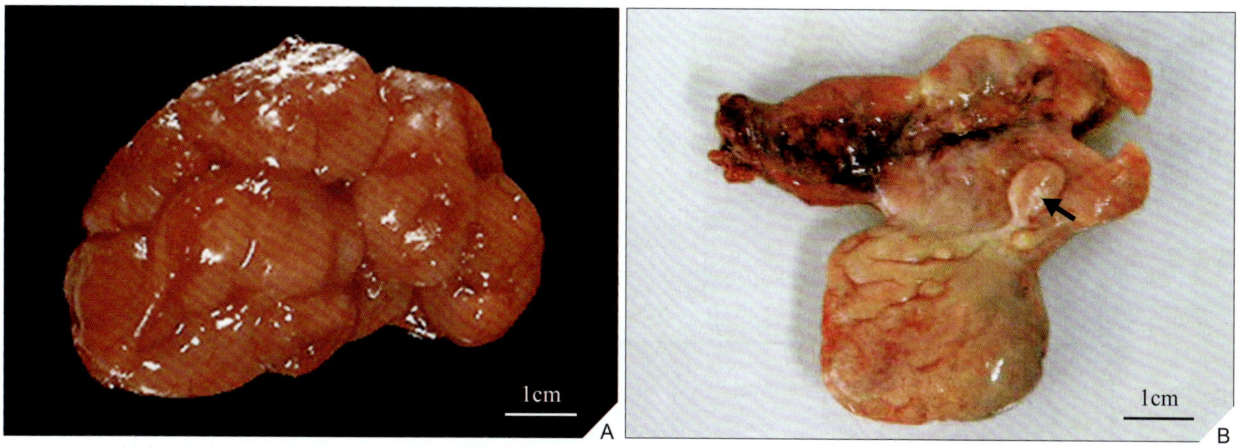

图 1-24　分叶状卵巢和副卵巢

A. 分叶状卵巢，卵巢表面可见许多不规则沟裂；B. 副卵巢，位于输卵管系膜内，以蒂带样结构与原位卵巢相连（箭头）

额外卵巢与正常卵巢的功能相同，因此双侧卵巢切除术后仍可有月经。额外卵巢可能是卵巢外部位发生卵巢型肿瘤的组织学发生基础，如阔韧带内发生的非上皮性肿瘤、粒层 - 卵泡膜细胞瘤，不太可能是间皮或第二米勒系统起源。

发生机制可能为生殖细胞迁移后，生殖嵴中迁移的部分畸变，或为一些迁移的生殖细胞在异位的位置被捕获，并受周围组织诱导并转化为卵巢组织。

（六）异位卵巢

异位卵巢（ectopic ovary）指一侧或双侧卵巢结构和功能均正常，仅位置异常，由下降入盆腔时的过程异常导致。通常位于肝脏水平面，高达肾下极，低至腹股沟，可位于网膜内或腹股沟疝囊内。卵巢上极高于盆腔边缘时也称为卵巢下降异常，卵巢下降异常并不严重影响生育[158]。

（七）脾 – 性腺融合

脾 – 性腺融合（splenic-gonadal fusion）是一种极其罕见的发育畸形，由于胚胎发育早期脾脏始基位于卵巢始基和中肾管附近，两者相融合所致。可伴有卵巢部分未降或多发性生殖道畸形。脾脏与卵巢及周围组织可以纤维条索状结构相连，或者表现为卵巢周围伴多发性脾组织的结节，应与外伤后脾碎片种植区别（图 1-25）。

（八）卵巢子宫样肿块

卵巢子宫样肿块（ovarian uterus-like mass）目前仅报道了 10 例，多见于成人，少数发生于青春期早期。特征为肿块中心是一空腔，内覆内膜并有平滑肌壁，在肿块周围可见卵巢皮质。其他的表现包括

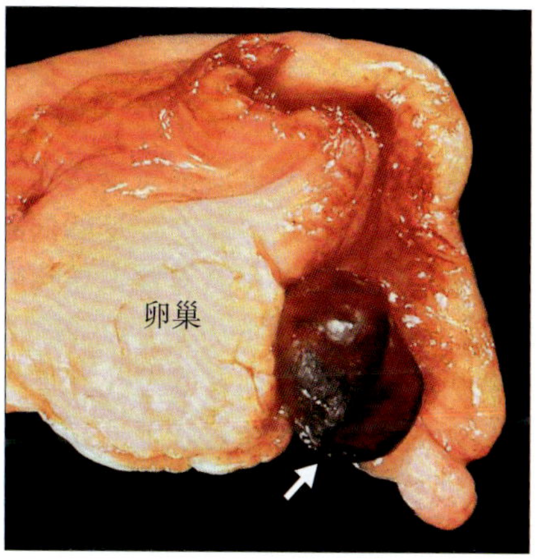

图 1-25　脾卵巢融合

卵巢右侧可见一额外始基脾脏（箭头）(Norris 医师惠赠)

CA125 升高，可伴有乳腺癌及子宫内膜样癌。尽管此病可解释为子宫内膜异位囊肿子宫样间质平滑肌化生，尚有部分病例由一侧副中肾管先天性畸形导致（图 1-26）。

二、性腺发育不全

性腺发育不全（gonadal dysgenesis）是由胚胎期发育中的性腺丧失生殖细胞而导致的先天性生殖系统发育障碍，具有女性表型。性腺主要由无功能的纤维组织组成，显示为介于正常卵巢和典型萌芽状性腺之间的胚条状性腺，造成性腺发育不良和功能丧失，伴随而来的是性激素没有分泌，第二性征未发育，导致性器官发育幼稚和不孕[159，160]。

如前所述，无论其染色体是 XY 还是 XX，如果性腺不能分泌相应激素，则都会发育为女性外生殖器。而女性内生殖器（主要是子宫）的发育与否取决

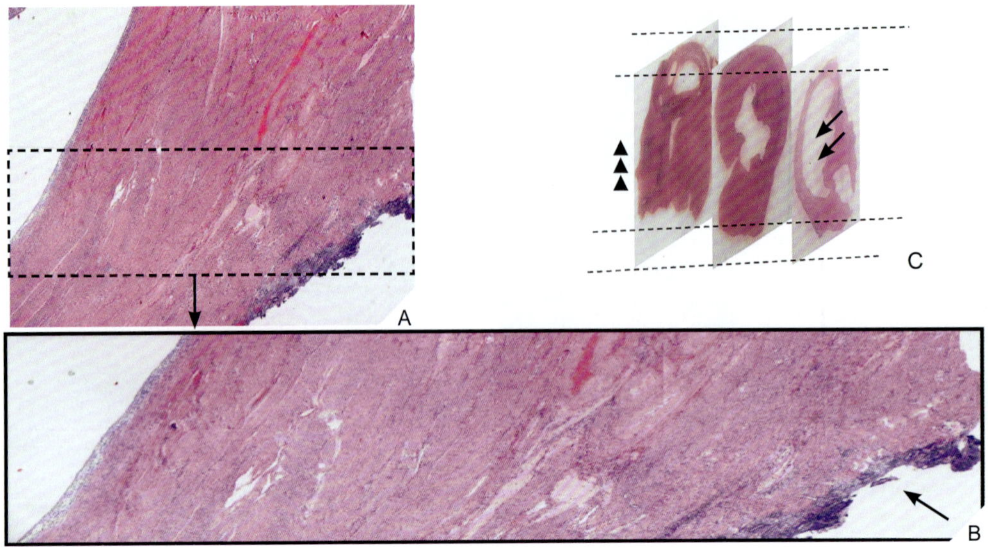

图 1-26 卵巢内子宫样肿块

A. 低倍镜；B. 局部，(A) 方框内放大，内外两侧可见内膜（箭头）；C. 裸眼，连续切片可见类宫腔（箭头）

于病因。青春期的开始和进展都需要功能性腺，与下丘脑和垂体协调起作用，以产生足够的激素，在性腺发育不全伴随的激素分泌异常也导致第二性征的发育障碍，从而导致女性幼稚性器官和不育。

睾丸激素的缺乏导致中肾管退化，正常的男性内生殖器不会发育。抗米勒管激素（AMH）也称为米勒管抑制激素（MIH），是来自 TGF-β 超家族的糖蛋白激素，在男性中，AMH 主要由睾丸的支持细胞分泌，诱导米勒管的退化[161]。在女性中，AMH 主要由卵巢的颗粒细胞分泌，其关键作用是生长分化和卵泡发育[162]。没有 AMH，副中肾管将分化成输卵管和子宫。总之，患者内外生殖特征如同女性，但缺乏第二性别特征。基因型可以是 45，XO、46，XX 或 46，XY[163]。

（一）单纯型性腺发育不全

单纯型性腺发育不全（pure gonadal dysgenesis，PGD）又称为 Swyer 综合征（Swyer syndrome，XY gonadal dysgenesis），由英国内分泌学家 Gerald Swyer 命名，患者染色体核型为 46，XY。PGD 患者染色体核型正常，但在染色体上可能存在特定基因缺陷，生殖腺未能分化为睾丸而呈条索状[164，165]。

双侧胚条状性腺，虽然染色体为男性，但无雄激素和 AMH 分泌，副中肾管亦不退化，患者表型为女性，有发育不良的子宫、输卵管，阴道较小，但组织结构正常，外生殖器呈女性型，青春期阴蒂肥大，身材高大，乳房及毛发发育差，无月经来潮。

胚条状性腺呈灰白色，体积小，一般长 2～3cm，但仅数毫米厚，仍保留与周围的正常解剖学关系。镜检发现成人性腺发育不良几乎完全由致密但生长不活跃、相对富于细胞的卵巢间质组成，无法区分皮髓质，无卵泡及其残留结构。性腺发育不全的患者的生殖腺可发生恶变，特别是无性细胞瘤（dysgerminoma）（图 1-27）的恶变频率较高，且发病年龄可能很小，故在确诊后应尽早切除未分化的生殖腺。

（二）混合型性腺发育不全

混合型性腺发育不全（mixed gonadal dysgenesis）患者染色体核型为 45，X 染色体与另一含有至少一条 Y 染色体的嵌合型，以 45，X/46，XY 多见，又称为 45，X/46，XY 嵌合体，或 XO/XY 嵌合体。在正常情况下，所有细胞都有 46 条染色体，其中包含 XX 或 XY，但在早期复制期，各种复杂的原因导致一条染色体丢失，在 45，X/46，XY 嵌合体中往往是 Y 染色体丢失，造成由其生成的细胞均没有 Y 染色体。一侧为异常睾丸，另一侧为发育不良的性腺、胚条状性腺、生殖腺缺如、卵睾或性腺肿瘤（在这些组合中很少有卵巢）（图 1-28，图 1-29）。混合型性腺发育不全的胚条状性腺（steak gonad）与其他的性腺发育不全者不同，可见卵巢样间质或粒层细胞环绕一中心为伊红物质的聚合体。

青春期前睾丸结构正常，青春期后则曲细精管只含支持细胞，曲细精管边缘或基底膜增厚且透明样变，但无曲细精管闭锁或纤维化。在条索状性腺一侧有输卵管，在睾丸的一侧有输精管或输卵管，或输精管和输卵管同时存在。体内有幼稚子宫，外生殖器不

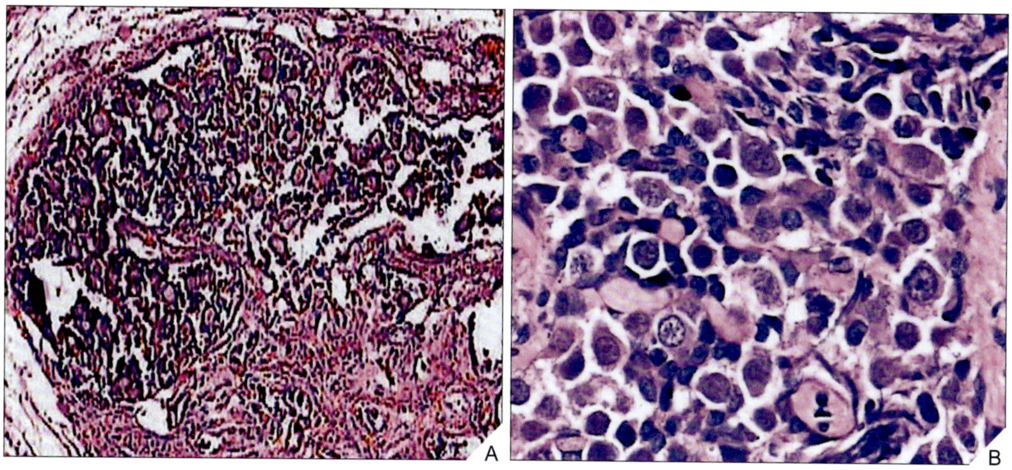

图 1-27　性腺发育不全伴发无性细胞瘤

A. 条索状性腺内显示无性细胞瘤；B. 放大后可见典型的无性细胞瘤细胞

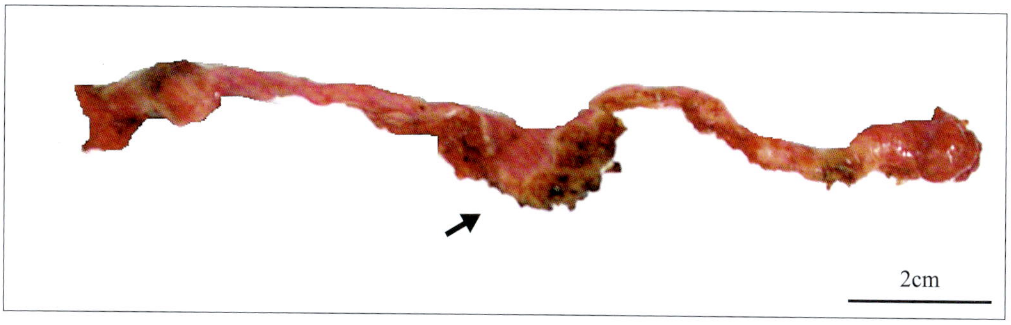

图 1-28　混合型性腺发育不全伴始基子宫

双侧输卵管发育良好，右侧为胚条状性腺位于输卵管下方很难辨认，左侧为发育不良睾丸，伴附睾分化，中间为始基子宫（箭头）

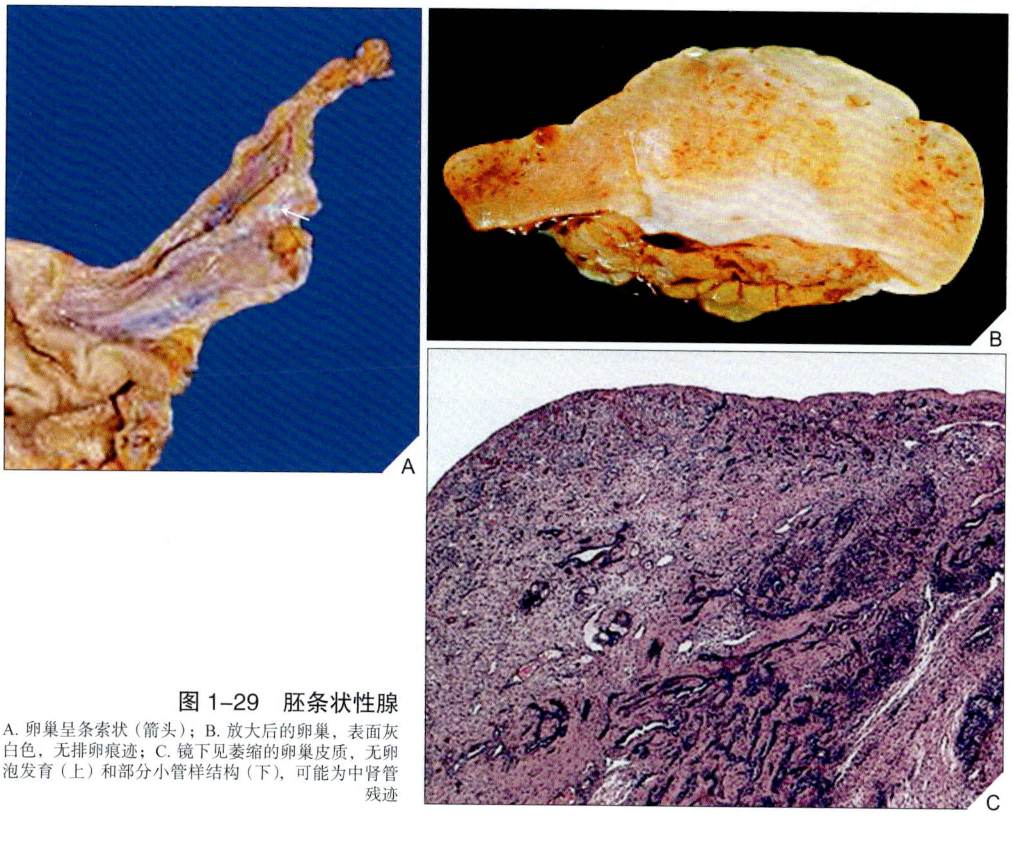

图 1-29　胚条状性腺

A. 卵巢呈条索状（箭头）；B. 放大后的卵巢，表面灰白色，无排卵痕迹；C. 镜下见萎缩的卵巢皮质，无卵泡发育（上）和部分小管样结构（下），可能为中肾管残迹定，可为女性（常有阴蒂肥大、小阴唇肥大）、低生育能力的男性或正常男性表型，青春期有时可为完全男性。对本病单纯根据外观表型或遗传型都难以诊断，只有以病理检查发现两侧性腺不一致为准。

此类患者性腺生殖细胞往往有不典型增生。此类性腺特别容易患性腺母细胞瘤（gynandroblastoma）（图 1-30）或无性细胞瘤，当怀疑但不明确诊断时可做 PLAP 免疫组化协助诊断。发生肿瘤时可伴有乳腺发育，可通过早期摘除性腺预防肿瘤发生。

（三）先天性卵巢发育不全

先天性卵巢发育不全（congenital ovarian hypoplasia）由 Turner 于 1938 年首次描述，又称为 Turner 综合征（Turner syndrome，TS）[166]。1964 年该病被确认为染色体异常，TS 的病理基础是由于患者的一条 X 染色体完整，另一条性染色体完全或部分缺失，或者发生结构异常所致。典型核型为 45，XO，其是人类唯一能生存的单体综合征。其典型临床表现为身材矮小、性腺发育不良，以及特殊的一些躯体特征如颈蹼、盾状胸、肘外翻等。发生数量占新生婴儿的 10.7/100 000 或女婴的 22.2/100 000，约 99% 的病例发生流产，占胚胎死亡的 6.5%[167]。

Turner 综合征为 X 染色体异常中最常见的疾病，病因为性染色体缺少一条 X 染色体，其染色体核型为 45，X（又称为 45，XO 或 X 单染色体）。单一的功能性 X 染色体来自母亲，由于父亲的精母细胞性染色体不分离导致另一条 X 染色体丢失。原始生殖细胞向生殖嵴迁移，但未能诱导卵泡发育而退化，到 6 个月时形成了一个没有生殖细胞的卵巢。双侧性腺均未发育，呈条索状，含有少量模糊的性索结构及卵巢皮质，无卵母细胞。子宫为一小而未发育的幼稚子宫，由于无卵泡发育及雌激素产生，因此表现为原发闭经。外生殖器为女性型，于青春期不发育，仍呈幼稚型。乳腺不发育，乳头小且距离宽，无女性第二性征。可伴有体格发育异常、身材矮小、蹼颈、智力迟钝及心血管和肾脏畸形[168]（图 1-31）。

45，XO 是 Turner 综合征的典型核型，其发生率为 40%～60%。除此之外，20%～30% 为嵌合型[169]，如 45，XO/46，XX，其余多为另一条 X 染色体结构异常。嵌合型临床突出特征为身材矮小、生殖器与

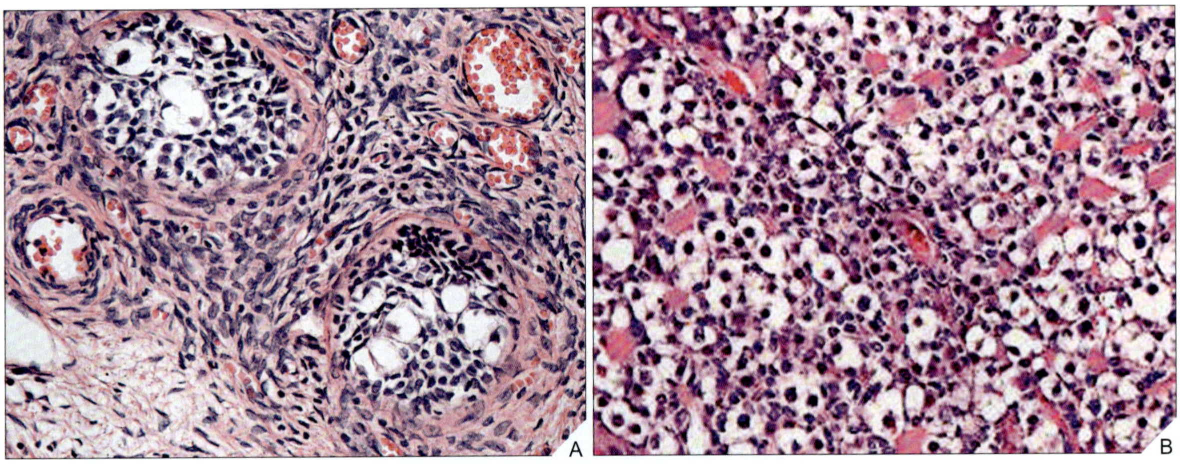

图 1-30　性腺母细胞瘤继发于发育不全的性腺

A. 肿瘤细胞由支持 - 粒层样细胞及生殖细胞组成，呈巢状、团状分布，其间有纤维间隔；B. 生殖细胞单个零星地分布于瘤巢内，细胞体积大，呈圆形，胞质透明

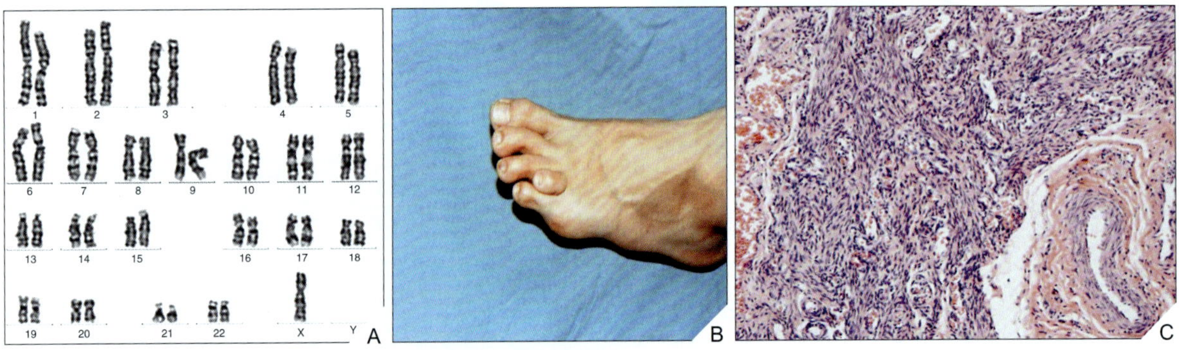

图 1-31　先天性卵巢发育不全

A. 45，X，右下侧可见未配对的 X 染色体；B. 第 4 趾骨短；C. 高倍镜仅见卵巢皮质纤维细胞而不见卵泡发育

第二性征不发育和不同的躯体发育异常。含Y染色体或有来源于Y染色体物质的患者，临床表型差异较大，可为女性表型，也可为男性表型。体检发现无睾丸存在，或者两侧大阴唇内触及包块。外周血染色体核型分析是诊断TS的金标准，此外需结合生长缓慢的病史、第二性征发育不良的表型、性激素水平及影像超声检查等辅助结果综合诊断。纯粹45，X基因型的患者发生性腺肿瘤的危险性并不增高；而伴有Y染色体隐匿*SRY*基因成分的Turner综合征女性表型患者则相对更易发生性腺肿瘤[170]。

（四）先天性睾丸发育不全综合征

先天性睾丸发育不全综合征又称为克兰费尔特综合征（Klinefelter syndrome，KS），于1942年Klinefelter在麻省总医院内发现。KS的标准核型为47，XXY，可见于80%～90%的KS患者；其余10%～20%的KS患者为“46，XY/47，XXY嵌合型”、“48，XXYY”、“48，XXXY”及结构异常的X染色体型“47，X，i（Xq），Y”（图1-32）。其发生的原因主要是生殖细胞在减数分裂或早期受精卵有丝分裂时性染色体不分离所致[171]。

KS各种染色体核型中均有Y染色体，因此总表型为男性，但额外X染色体的基因表达削弱了Y染色体对男性的决定作用。KS的临床表现具有高度差异性和时序性，严重程度与额外X染色体基因的剂量效应（X染色体数目）、雄激素受体（androgen receptor，AR）基因的CAG重复序列多态性、额外X染色体的亲代来源和嵌合型染色体核型有关。在新生儿和婴儿期、儿童期、青春期及成人期表现不尽相同，需要注意的是，相当一部分的KS患者只有轻微症状，增加了漏诊概率。临床上表现为高促性腺激素性性腺功能减退症，包括睾丸硬小、类无睾症身材、男性乳腺发育、性功能障碍、不育，以及糖脂代谢紊乱、肥胖、骨质疏松、肌力下降、认知受损和精神心理问题等多种临床表现[172]。

患者性腺在胎儿期可见生殖细胞，成年后无生殖细胞，几乎所有“47，XXY”核型患者的精液分析结果都为无精症。睾丸活检可见生精小管进行性玻璃样变性、精原细胞丧失、Leydig细胞假瘤样增生，这些间质细胞尽管形态上正常，但其分泌雄激素的功能下降。

（五）其他性腺发育异常

其他性腺发育异常如XYY综合征等，可存在染色体核型与表型不符，性腺发育异常，从而出现两性畸形。

三、性发育紊乱

性发育紊乱（disorder /differences of sex development，DSD）以往称两性畸形（hermaphroditism），是先天性生殖器官发育畸形的特殊类型，包含一系列先天的代谢异常和畸形[173]。表现为先天性染色体异常、性腺发育异常及性器官解剖学异常或不匹配，在新生儿中其发病率约为1/4500。

正常情况下，人们可以通过外表的外生殖器形态和第二性征，以及内部的生殖腺结构和性染色体判断性别[174]。但是有些患者在胚胎期性分化障碍，导致染色体与性腺、外生殖器表型不一致，外阴性别模糊，对患儿的抚育、心理、生活、工作等带来诸多困扰，并且容易发生多种恶性肿瘤，须及早诊断和处理[175]。

大部分DSD的性别是可选择的，因此性别决定是DSD治疗中的最重要一环，性别决定之后才能进行相应的外生殖器整形。性别决定是一个复杂的过程，需要多学科诊疗团队（multiple disciplinary team，

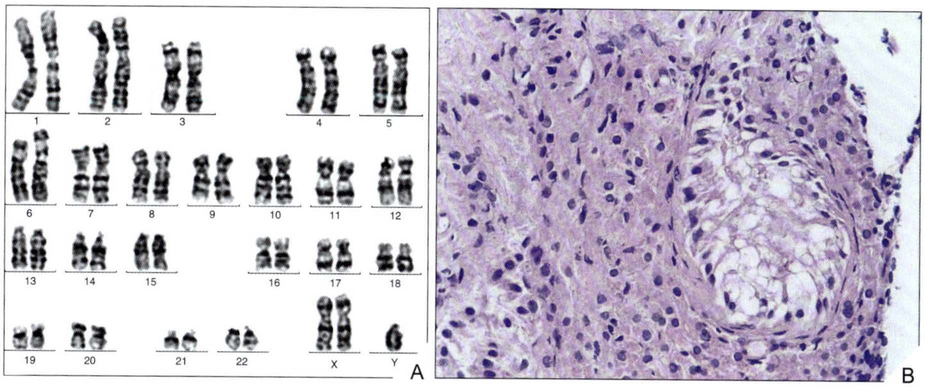

图1-32　先天性睾丸发育不全综合征

A.染色体核型；B.成年时睾丸活检可见生精小管透明变性，间质细胞增生（HE染色）

MDT)、家长和（或）患儿本人共同参与和讨论后才能得出结论，而且决定后的性别仍然有再改变的可能。性别决定需考虑疾病诊断、性腺类型及功能、性腺癌变风险、外生殖器形态、性和生育潜能、心理性别和状态、父母的观点和社会文化环境等问题。尽管每一个DSD患儿都是独一无二的，性别决定需要遵从个性化的原则，但我们仍然可以针对一些常见的DSD类型给出性别选择的推荐（表1-3）[176, 177]。

2006年欧洲儿科内分泌学会（ESPE）、美国劳森威尔金斯儿科内分泌学会（LWPES）提出应使用保护性术语性发育紊乱（DSD）代替以往使用的雌雄间体、两性畸形及性反转等患儿及家庭难以接受的术语（表1-4）[178]。我国中华医学会小儿外科学分会泌尿外科学组于2019年发布《性别发育异常中国专家诊疗共识》，推荐使用“DSD”术语，并认为广义而言，DSD可以定义为染色体、性腺、表型或性心理的不一致。考虑术语普及的过渡期，以下内容仍兼用两种术语。

（一）病因与分类

DSD的发生与染色体异常、先天性腺发育异常、性激素合成代谢障碍、靶组织受体功能障碍及外源性激素应用等多种原因有关[178, 179]，详见表1-5及图1-14。

表1-3 基于诊断对常见性发育紊乱性别选择的推荐

诊断	推荐性别
CAH	女性，Prader Ⅴ级伴性别焦虑可考虑男性
KS	男性
Turner综合征	女性
46，XX睾丸型DSD	男性
卵睾型DSD	女性或男性（女性存在生育潜能）
小阴茎	男性
CAIS	女性
PAIS	男性或女性
5α-还原酶缺乏症	男性或女性（男性存在生育潜能）
17β-羟基类固醇脱氢酶缺乏症	男性或女性
完全性腺发育不良	女性
部分性腺发育不良	男性或女性
混合性腺发育不良	男性或女性
米勒管永存综合征	男性

注：CAH，先天性肾上腺皮质增生症；CAIS，完全型雄激素不敏感综合征；PAIS，不完全型雄激素不敏感综合征。

表1-4 有关性发育紊乱的术语

传统术语	建议使用的新术语
间性/两性畸形	DSD
男性假两性畸形	46，XY DSD
46，XY男性性征发育不良	
46，XY男性性发育不良	
女性假两性畸形	46，XX DSD
XX女性呈男性性征	
XX女性男性化	
真两性畸形	卵睾型DSD
性反转综合征	
XX男性或XX性反转	46，XX睾丸型DSD
XY性反转	46，XY完全性性腺发育不全DSD

表1-5 性发育紊乱可能的病因

真两性畸形
男性假两性畸形
雄激素不敏感综合征
（1）完全型
（2）部分型
（3）细胞内睾酮代谢异常（如5α-还原酶缺乏）
胎睾间质细胞发育不良或功能障碍
睾酮合成代谢功能障碍
（1）20，22-碳链酶缺陷
（2）3β-羟基类固醇脱氢酶缺乏
（3）17，20-羟化酶缺乏
（4）17β-羟基类固醇脱氢酶缺乏
医源性男性假两性畸形
女性假两性畸形
先天性肾上腺皮质增生症
（1）21-羟化酶缺乏
（2）11β-羟化酶缺乏
（3）3β-羟基类固醇脱氢酶缺乏
外源性雄激素应用
（1）母亲摄取过量的雄激素或孕激素
（2）母亲先天性肾上腺皮质增生征
（3）可导致男性化的卵巢或肾上腺肿瘤
胎盘过量雄激素的产生
胎盘P450芳香化酶缺乏
医源性胎儿男性化
先天性假两性畸形
性腺发育异常
XY单纯性腺发育不全
混合型性腺发育不全
先天性睾丸发育不全综合征（KS）
性反转综合征

目前广泛采用的传统分类依据性腺与内外生殖器是否一致分为真两性畸形（true hermaphroditism）和假两性畸形（pseudohermaphroditism）[180, 181]。真两性畸形是指体内同时存在卵巢和睾丸两种性腺组织，染色体核型可能为正常女性型、正常男性型或嵌合型，生殖道和外生殖器表型异常。假两性畸形体内性腺性别同性染色体保持一致，但生殖道和外生殖器存在异性或两性表现[182]。

2006 年 ESPE、LWPES 依据染色体核型将 DSD 分为性染色体异常的 DSD、46，XY DSD 与 46，XX DSD 三类（表 1-6）[179]。性发育紊乱的病因诊断有很大难度，相当多的病例未明确病因。基因的突变和变异是导致 DSD 的最重要原因，随着检测方法的改进，基因分子诊断率逐步提高。已有 30%～50% 的 DSD 患儿能得到准确的基因学诊断，但大多数 DSD 患儿仍无法在分子水平找到病因[183, 173]。总体而言，已知 DSD 患儿中最常见的突变类型是单核苷酸变异（SNV），如错义突变、剪接位点改变和过早出现终止密码子。检出率较高的突变基因有：①与性激素合成和作用相关的基因，如 *CYP21A2*、*SRD5A2*、*HSD17B3*、*HSD3B2*；②与性腺发育相关的基因，如 *NR5A1*、*DHH*、*MAP3K1*、*SOX9*、*SRY*、*WT1*；③导致低性腺功能障碍的基因，如 *CHD7*、*WDR11*；④导致尿道下裂和隐睾的基因，如 *MAMLD1*、*INSL3*。

（二）真两性畸形

真两性畸形又称为卵睾性 DSD，是指由于性腺分化异常导致两性性腺（卵巢和睾丸）同时存在于患者体内，外生殖器呈两性状态，第二性征介于男女之间，极为罕见。染色体核型多数为 46，XX，其次为 46，XX/46，XY 嵌合型，46，XY 较少见。

该类患者体内的性腺组成存在几种可能：

（1）双侧的性腺同时含有卵巢及睾丸两种组织，称为卵睾（ovotestis）(图 1-33）。

（2）一侧为卵巢或睾丸，另一侧为卵睾。

（3）一侧为卵巢，另一侧为睾丸。

患儿卵巢往往正常，青春期后可有卵泡发育，有黄体和白体。卵睾内卵巢组织与睾丸组织共存，之间有纤维组织将两者分开，在卵巢皮质内可见由支持细胞形成的曲细精管，并伴有睾丸间质细胞和中肾管残留。在卵睾中，卵巢比较突出，卵泡可能会发育并有黄体形成；相反，睾丸组织通常很小，位于卵巢门处，呈一微小灶，可有曲细精管形成，其中有支持细胞和原始生殖细胞，在青春期后生殖细

表 1-6 性发育紊乱的新分类

性染色体异常的DSD	46，XY DSD	46，XX DSD
A. 47，XXY（Klinefelter综合征与变异）	A. 性腺（睾丸）发育障碍 （1）完全或部分性性腺发育不全（如*SRY*、*SOX9*、*SF1*、*WT1*、*DHH*等） （2）卵睾性DSD （3）睾丸退化	A. 性腺（卵巢）发育障碍 （1）性腺发育不全 （2）卵睾性DSD （3）睾丸性DSD（*SRY+*、*dup SOX9*、*RSP01*）
B. 45，X（Turner综合征与变异）	B. 雄激素合成障碍或功能障碍 （1）雄激素合成障碍：黄体生成素（LH）受体突变；Smith-Lemli-Opitz综合征；类固醇基因急性调节蛋白突变；胆固醇侧链分裂（CYP11A1）；3β-羟基类固醇脱氢酶（HSD3B2）缺乏；17α-羟化酶/17，20裂解酶（CYP17）缺乏；P450氧化还原酶（POR）缺乏；17β-羟基类固醇脱氢酶（HSD17β3）缺乏；5α-还原酶2（5RD5A2）缺乏 （2）雄激素功能障碍：雄激素不敏感综合征，药物与环境调节	B. 雄激素过剩 （1）胎儿：3β-羟基类固醇脱氢酶（HSD3B2）缺乏；21-羟化酶（CYP21A2）缺乏；P450氧化还原酶（POR）缺乏；11β-羟化酶（CYP11B1）缺乏；糖皮质激素受体突变 （2）胎儿胎盘：芳香化酶（CYP19）缺陷；氧化还原酶（POR）缺陷 （3）母体：母体男性化肿瘤（如黄体瘤），服用雄激素类药物
C. 45，X/46，XY（混合型性腺发育不全）	C. 其他 （1）男性生殖发育相关的综合征（如泄殖腔异常） （2）副中肾管永存综合征 （3）睾丸缺失（vanishing testis）综合征 （4）孤立性尿道下裂（*Cxorf6*） （5）先天性低促性腺激素性性腺功能减退 （6）隐睾（*INSL3*、*GREAT*） （7）环境影响	C. 其他 （1）相关的综合征（如泄殖腔异常） （2）副中肾管退化或发育不全（如MURCS） （3）子宫畸形（如MODY5） （4）阴道闭锁（如McKusick-Kaufnan综合征） （5）阴唇融合
D. 46，XX/46，XY（嵌合体）		

胞退化，曲细精管透明变性，间质细胞增生，精子生成罕见。

患者均有子宫，多数有输卵管，部分有附睾或输精管，外生殖器多为两性畸形，或以男性为主或以女性为主，但往往具有能勃起的阴茎，青春期多有乳房发育，约半数患者有月经来潮或周期性血尿（图 1-34）。这些性腺内可发生多种肿瘤，如性腺母细胞瘤和无性细胞瘤[184]。

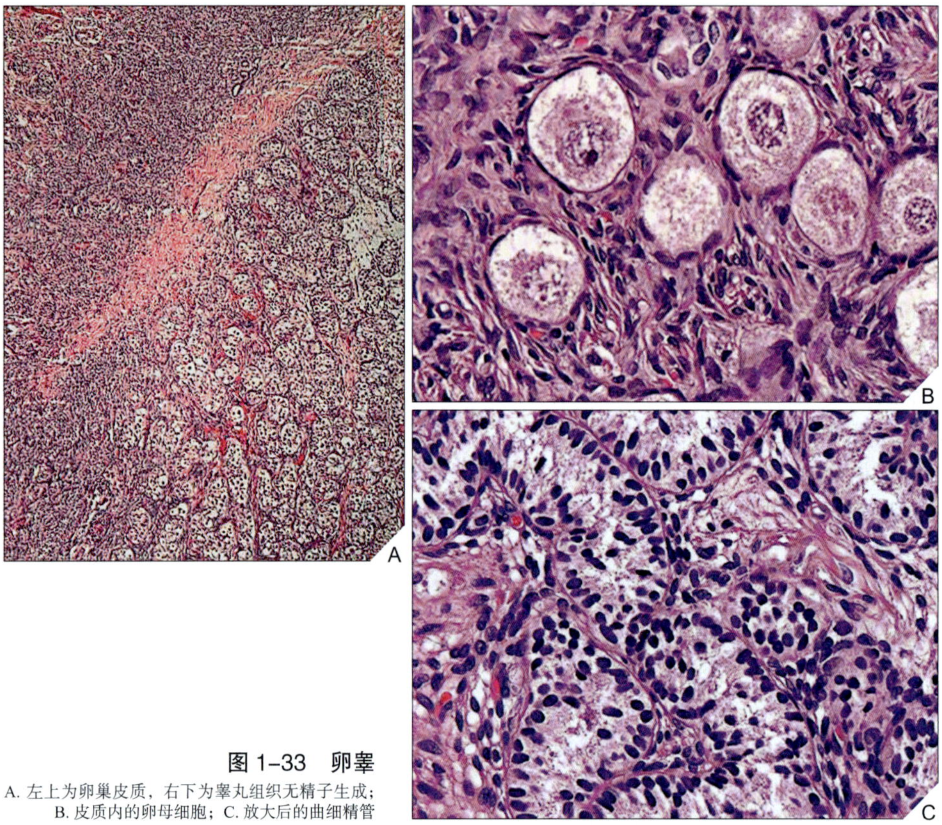

图 1-33 卵睾

A. 左上为卵巢皮质，右下为睾丸组织无精子生成；B. 皮质内的卵母细胞；C. 放大后的曲细精管

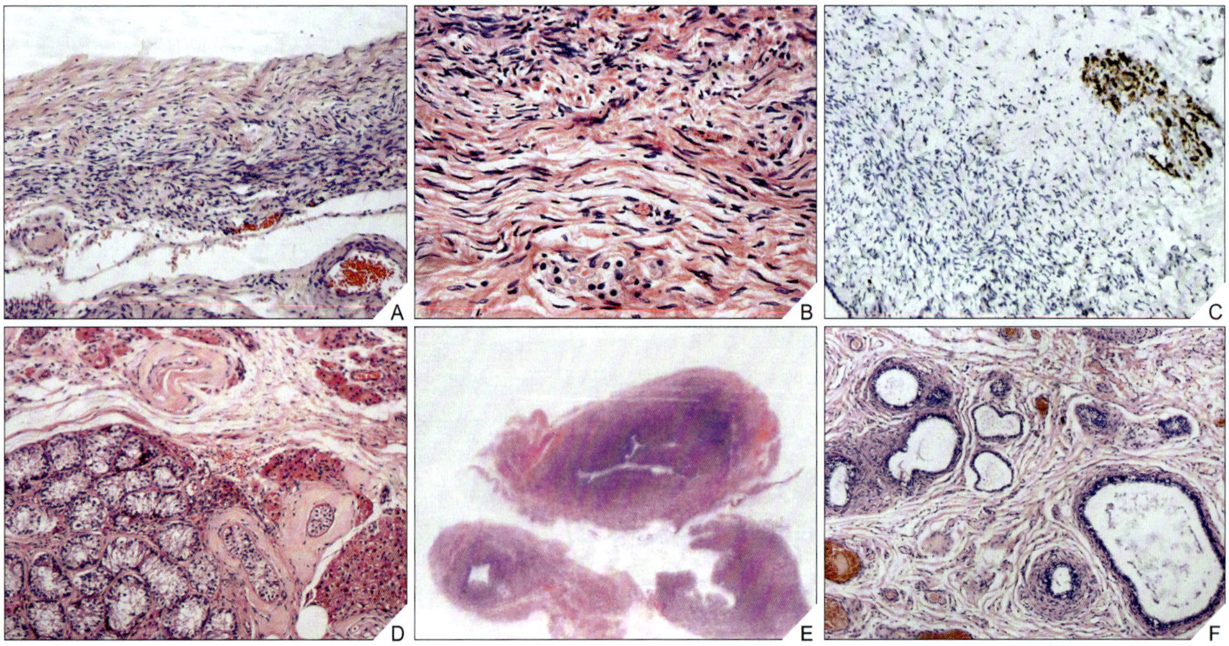

图 1-34 真两性畸形

该病例 19 岁，染色体核型为 46，XX/46，XY 嵌合型。体内一侧生殖腺为发育不良的卵巢，一侧为隐睾，有子宫、输卵管和附睾，外生殖器呈女性表型。A. 发育不良的卵巢；B. 卵巢组织中可见 Leydig 细胞；C. Leydig 细胞显示 inhibin 阳性；D. 睾丸组织内有曲细精管透明变性，间质细胞增生；E. 幼稚子宫和输卵管；F. 发育不良的附睾及输精管

治疗时，患儿的性别确认不能单纯依赖诊断，还应综合外生殖器表型、潜在的生育能力、选择何种手术方式、长期的性激素替代及家庭背景因素。由于多数患者出生时阴茎较大，往往按男婴抚育，但若能及早确诊，绝大多数患者以按女婴抚育为宜。个别有子宫的患者在切除睾丸或卵睾组织后，不但月经来潮，还具有正常生育能力。

（三）假两性畸形

假两性畸形是指患者的外生殖器介于男女之间，但体内只有一种不发达的男性性腺睾丸（男性假两性畸形）或女性性腺卵巢（女性假两性畸形），并且其内生殖器的性别与遗传学的性别一致。

1. 男性假两性畸形（male pseudohermaphroditism）　该类患者染色体核型为46，XY，性腺为与染色体一致的睾丸，但外生殖器存在两性畸形。先天性睾酮合成障碍、睾酮代谢酶缺乏或缺陷、间质细胞功能障碍及靶组织雄激素受体功能障碍等均可能导致男性假两性畸形，其中雄激素不敏感综合征是男性假两性畸形最常见的原因。

雄激素不敏感综合征（androgen insensitivity syndrome）是一种X连锁隐性遗传病，常在同一家族中发生，体内睾酮合成正常，主要病因是靶细胞雄激素受体缺乏或功能异常[185]。根据外阴组织对雄激素的不敏感程度不同，可分为完全型雄激素不敏感综合征、不完全型雄激素不敏感综合征及轻型雄激素不敏感综合征。

（1）完全型雄激素不敏感综合征（complete androgen insensitivity syndrome，CAIS）：该类患者出生时外生殖器完全为女性，又称为睾丸女性化综合征（testicular feminization syndrome）或先天性雄激素受体缺乏症。其在男性中的发生率为1/（20 000～64 000）。完全型雄激素不敏感综合征是男性假两性畸形最常见的类型。

双侧睾丸大小正常，位于腹腔内、腹股沟或大阴唇内，睾丸往往发育不良，常含有结节状团块状的不成熟的曲细精管，以及间质细胞增生（图1-35）。一方面，尽管患者体内雄激素水平正常，但因体细胞和中肾管细胞缺乏雄激素受体，中肾管不能发育为男性生殖管道，外生殖器也未向男性方向分化。另一方面，由于睾丸支持细胞产生的抗米勒管激素抑制副中肾管的发育，故输卵管与子宫也不能发育。临床上可见患

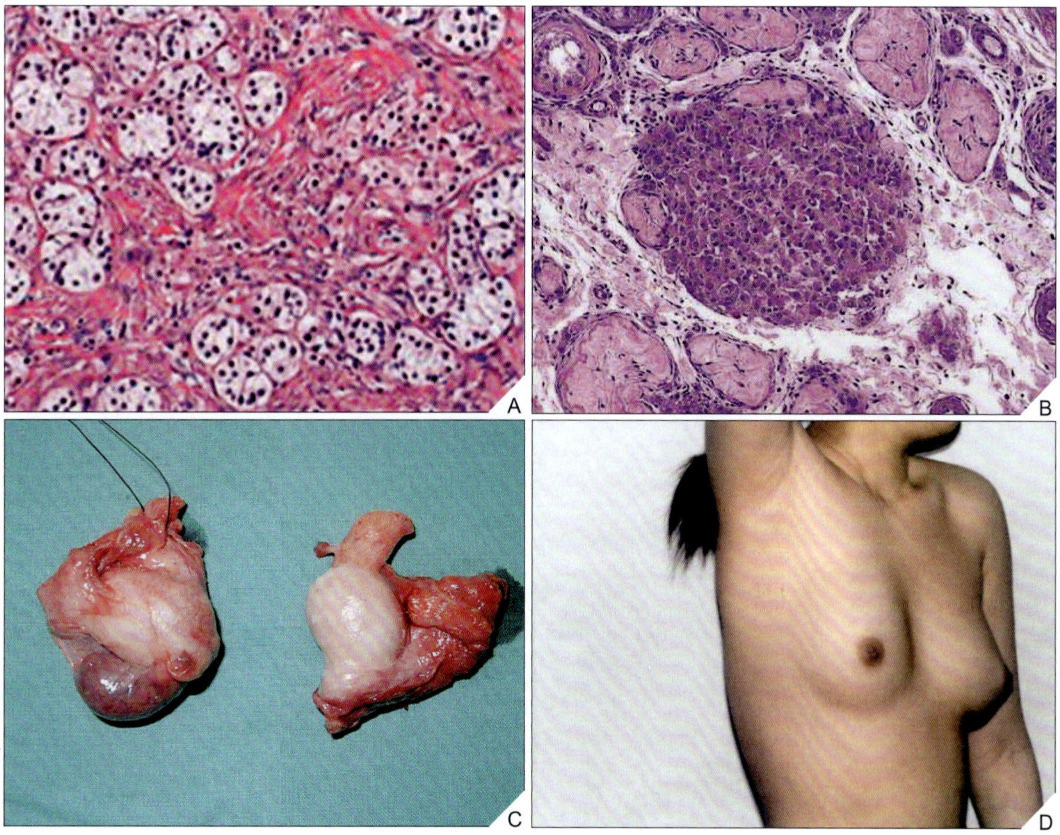

图1-35　雄激素不敏感综合征患者

A. 睾丸内见不成熟曲细精管和局部间质细胞增生；B. 其他部位可见萎缩的曲细精管和明显的间质细胞增生；C. 切除的睾丸组织；D. 完全型雄激素不敏感综合征患者，除乳房发育外，腋下无毛

者外生殖器呈女性型，阴道短且为盲端，具有女性第二性征，乳房发育丰满，但乳头小，乳晕较苍白，阴毛、腋毛缺如。患者血睾酮、卵泡刺激素（FSH）、尿17-孕酮均为正常男性值，血LH较正常男性增高，雌激素略高于正常男性。大约90%此类患者的睾丸可发生恶变，因此应在进入青春期后摘除并给予雌激素补充疗法。

（2）不完全型雄激素不敏感综合征（partial androgen insensitivity syndrome，PAIS）：该类患者外生殖器多呈两性畸形，其临床表现主要取决于外生殖器对雄激素的敏感程度。典型表现为阴蒂肥大或小阴茎、阴唇部分融合或尿道下裂、阴道极短或仅有浅凹陷（图1-36）。中肾管可部分或完全发育，其发育程度主要取决于雄激素受体的水平。也可见子宫、输卵管及附睾或输精管。青春期可出现阴毛、腋毛增多和阴蒂继续增大等男性特征。

（3）轻型雄激素不敏感综合征（mild androgen insensitivity syndrome）：患者较少见，与不完全型雄激素不敏感综合征患者相比较，轻型雄激素不敏感综合征患者外生殖器呈男性，偶存在尿道下裂或阴囊突出的中线嵴。青春期可出现乳房发育、音调变高、阴毛稀疏等特征，部分患者精子生成能力受损而导致不孕，部分患者生育能力正常。

对于完全型或不完全型患者，外阴多呈女性或两性畸形，阴茎极小及生精功能异常，一般无生育能力，应以按女性抚育为宜。完全型雄激素不敏感综合征患者可待其青春期发育成熟后切除双侧睾丸以防恶变，术后长期给予雌激素以维持女性第二性征。不完全型雄激素不敏感综合征患者有外生殖器男性化畸形，应提前做整形术并切除双侧睾丸。对于轻型雄激素不敏感综合征患者，则以促进精子生成、改善患者的生育能力为主要目的。

2. 女性假两性畸形（female pseudohermaphroditism）此类患者染色体核型为46，XX，生殖腺为卵巢，子宫、宫颈和阴道均存在，但外生殖器出现部分男性化。男性化的程度与胎儿接触雄激素的时间和剂量大小密切相关，可出现阴蒂肥大、阴道和尿道同一开口、阴唇部分融合，严重者类似小阴茎（图1-37）。女性假两性畸形形成的主要原因包括：①先天性肾上腺皮质增生症；②妊娠期母体摄入或产生过量的雄激素；③其他非激素类因素。

（1）先天性肾上腺皮质增生症（congenital adrenal hyperplasia）：又称为肾上腺生殖综合征（adrenogenital syndrome），为常染色体隐性遗传病，是导致女性假两性畸形的最常见类型，约占50%。其基本病变为胎儿肾上腺合成皮质醇的一些酶缺乏，如21-羟化酶缺乏、11β-羟化酶缺乏、3β-羟基类固醇脱氢酶缺乏等均导致皮质醇合成量减少，对下丘脑和腺垂体的负反馈作用消失，从而促进腺垂体促肾上腺皮质激素（ACTH）分泌量增加，导致肾上腺皮质增生，保证其分泌的皮质醇量趋于正常。然而，ACTH分泌的增加同样也促进肾上腺网状带产生大量雄激素，

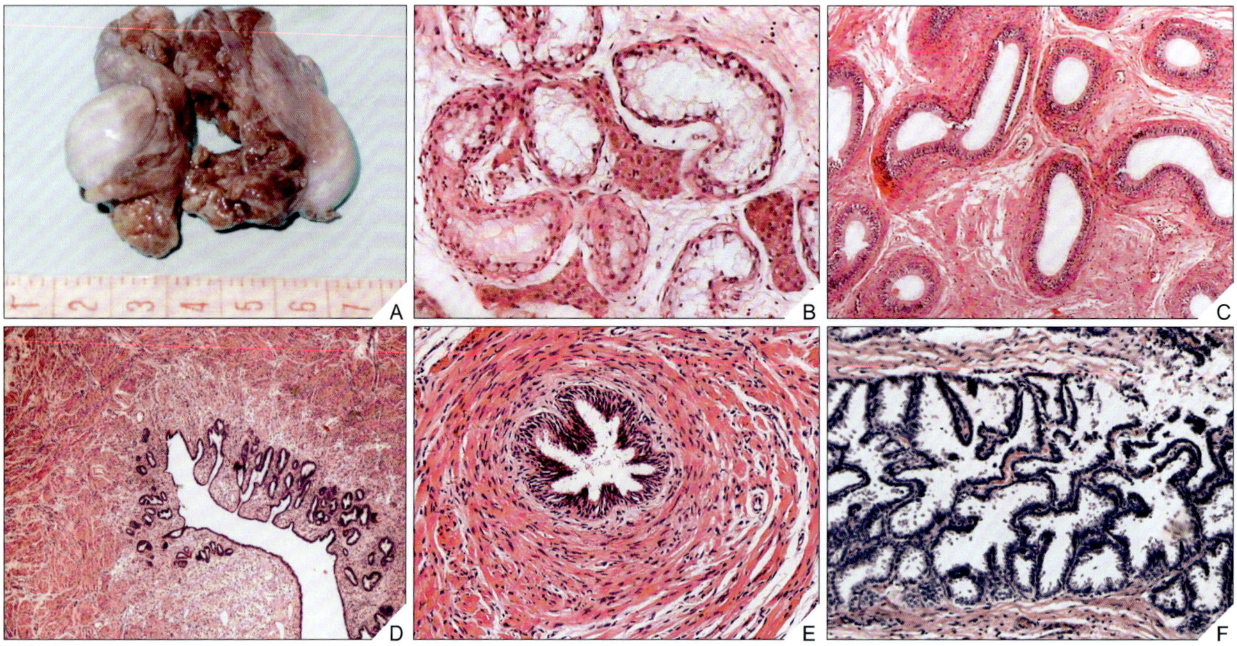

图1-36 不完全型雄激素不敏感综合征

该病例23岁，染色体核型为46，XY。生殖腺为睾丸，外生殖器及第二性征均为间性表型。血清睾酮：6.38nmol/L，雌二醇：63.00ng/L，孕酮：0.87μg/L，FSH：21.46U/L，LH：11.62U/L。A. 睾丸及附睾组织；B. 双侧睾丸组织曲细精管内仅见支持细胞；C. 部分曲细精管基底膜增厚，间质细胞轻度增生；D. 子宫；E. 输精管；F. 精囊腺

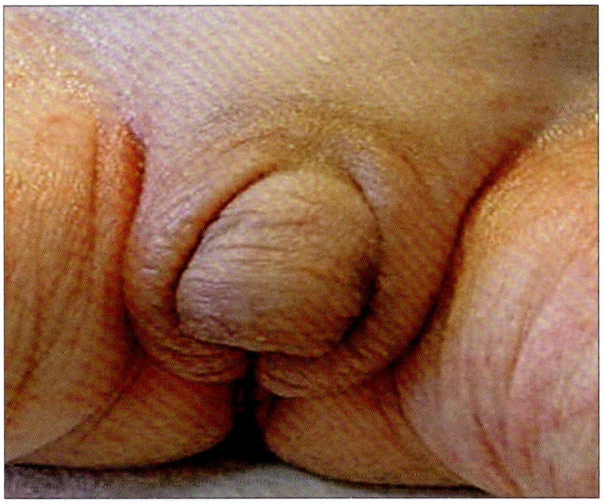

图 1–37　女性假两性畸形

该新生儿染色体核型为 46，XX，显示外生殖器性别模糊，阴茎小，同时外阴 / 阴囊皱褶部分融合（Garcia 教授惠赠）

致使女性胎儿外生殖器部分男性化。

临床上表现为阴蒂肥大，阴唇融合遮盖阴道口和尿道口，仅在阴蒂下方见一小孔，尿液由此排出。严重者两侧大阴唇肥厚，形成皱褶，并有程度不等的融合，状似阴囊，但其内无睾丸。子宫、输卵管和阴道均存在，但阴道下段狭窄，难以发现阴道口。随着婴儿长大，男性化日益明显，几岁时即有阴毛和腋毛出现，至青春期乳房不发育，内生殖器发育受抑制，无月经来潮。虽然幼女期身高增长快，但因骨骺愈合早，至成年时反较正常妇女矮小。实验室检查：血雄激素含量增高，尿 17α- 羟孕酮呈高值，血雌激素、FSH 皆呈低值，血清 ACTH 及 17α- 羟孕酮均显著升高。

该类患者确诊后及早并终生给予皮质类固醇类药物，以抑制垂体促肾上腺皮质激素的过量分泌和防止外阴进一步男性化及骨骺提前闭合；还可促进女性生殖器官发育和月经来潮，甚至有受孕和分娩的可能。外阴部有融合畸形者，应予以手术矫治，保持女性型。

（2）妊娠期母体摄入或产生过量的雄激素：母体在妊娠期间应用雄激素、人工合成的孕激素或服药过程中受孕，均可导致女胎外生殖器男性化，类似于先天性肾上腺皮质增生症所致的畸形，但程度轻，且在出生后不再加剧，至青春期月经来潮，还可有正常生育。血雄激素和尿 17- 羟孕酮值均在正常范围。此外，妊娠合并黄素化囊肿、肾上腺肿瘤等也可引起女胎男性化。

（3）其他非激素类因素：如先天性尿生殖窦发育异常，也可导致患者外生殖器男性化，但此类患者多同时伴有其他器官发育畸形，如合并先天性肛门闭锁、肠道畸形、尿道畸形或肾脏畸形等。

（四）性反转综合征

性反转综合征（sex reversal syndrome）又称为性逆转综合征，是一种特殊类型的两性畸形，与通常的真、假两性畸形不同，性反转综合征患者的性发育异常并非局限在性腺与表型之间，而主要表现为性腺性别与遗传性别相反。本病临床十分罕见，依据遗传学染色体核型与性腺性别进行分类，包括 46，XX 男性、46，XY 女性及 45，X 男性性反转综合征。临床表现有很大的异质性，46，XX 男性多因婚后不育就诊，46，XY 女性常因原发性闭经就诊。

Y 染色体在人类性别决定中起主导作用，然而单纯依赖染色体核型不能解释为何会出现 46，XX 男性或 46，XY 女性等矛盾现象。随着分子生物学与分子遗传学的发展，人们发现还有许多其他因素在诸多环节对性别发育产生影响，其中最重要的是 20 余年前发现的 *SRY* 基因，该基因正常情况下位于 Y 染色体的性别决定区（Yp11.32），与其他相关基因一起促使原始性腺向睾丸发育[186]。多数 46，XX 男性可检测出该基因，然而 46，XY 女性却常表现为 *SRY* 基因缺失。含有父系 *SRY* 基因的 Yp-DNA 可在精子减数分裂时发生 Xp-Yp 端易位。该基因的异常获得或丢失、性染色体与常染色体易位等均可导致性反转。此外，*SOX9* 基因的过度表达与缺失、*NR5A1* 基因等突变或异常表达也可能干扰性分化[187-189]。

1. 46，XX 男性性反转综合征　46，XX 男性在性反转综合征中是最常见的类型，又称为 46，XX 睾丸性性发育紊乱，多为散发，新生儿中的发生率为 1/30 000～1/20 000。患者遗传性别为女性的 46，XX，而社会性别与性腺性别均为男性。

依据 *SRY* 基因检测结果分为两类。SRY 阳性者占 90%，其 X 染色体上有父源 Y 染色体片段易位，临床表现外生殖器与第二性征发育接近正常男性，但身材矮小，青春期前不易发现，常在成年后因不育就诊。

SRY 阴性者仅占 10%，为其他基因异常导致的睾丸发育失败，患者外生殖器常发育不良或呈两性畸形，一般在出生后早期发现。46，XX 男性患者的性腺发育不良，常有隐睾、睾丸小，伴有无精症，雄激素水平低。部分患者有女性乳房发育。

病理组织学检查见性腺为睾丸，可见支持细胞，但精原细胞缺乏，同时睾丸间质细胞增生，输精管发育不良，伴有透明变性与周围纤维化。

2. 46，XY 女性性反转综合征　46，XY 女性的发病率约为1/10万，以往被归在男性假两性畸形，又称为46，XY完全性性腺发育不全或Swyer综合征（相关内容见性腺发育不全）。患者遗传性别为男性，但社会性别与性腺性别为女性。临床表现有很大变异，外生殖器可接近正常，但无正常性腺；也可表现为女性幼稚型外阴与发育不全的内生殖器。性腺常发育不良，原发性闭经。*SRY*基因的突变与缺失是导致这些患者性反转的最重要原因。病理检查见索条性腺，20%～30%合并性腺肿瘤，尤其是性腺母细胞瘤，其他包括无性细胞瘤、纤维腺瘤等良、恶性肿瘤。

3. 45，X男性性反转综合征　45，X男性在性反转综合征中是最少见的类型，其性腺与生殖器呈男性分化，而不是通常45，X表现出的女性。由于体内含有Y染色体中的*SRY*基因，45，X男性性反转综合征患者有发生性腺肿瘤的风险。

四、性早熟

性早熟（premature puberty）是一种常见的发育异常，指儿童在青春期前提前出现第二性征。本病有别于先天性发育畸形，患者的性腺与生殖道并无解剖学异常，然而在性激素的刺激下提前发育。患儿体内性激素水平高于正常，它们作用于性激素敏感的靶器官（组织），症状具有多样性，对患儿生理和心理均有不同程度的影响[190]。

（一）临床表现

女孩表现为过早的乳房发育，阴毛、腋毛早现，阴道黏膜和小阴唇增厚、色素增深甚至可有分泌物溢出或月经来潮。男孩除有阴毛出现、中后期喉结呈现或变声表现外，还表现为睾丸和阴茎增大和过早的阴茎勃起及遗精等。对于男女两性，阴毛、腋毛可以与以上性征同时出现，亦可呈孤立性早现。

体格发育方面，患儿表现为身高、体重的生长高峰提前，因此患儿常比同龄儿高大。骨骼发育早，成熟亦早，导致骨骺过早闭合，故早熟患儿最后往往较矮。既不影响患者的智力方面，也不影响其成年后的生育功能。

（二）分类

按发病机制不同分为促性腺激素释放激素（gonadotropin releasing hormone，GnRH）依赖性性早熟（中枢性性早熟、真性性早熟、完全性性早熟）、非GnRH依赖性性早熟（外周性性早熟、假性性早熟）和不完全性性早熟（部分性性早熟）。

（1）真性性早熟：是由儿童下丘脑-垂体-性腺轴（hypothalamic pituitary gonadal axis，HPGA）功能提前启动所致，造成血清中LH、FSH和类固醇性激素浓度的提前升高及配子开始形成，其GnRH的分泌模式与青春期相同。单纯乳房发育和单纯性阴毛早发育属真性性早熟的变异型，因其会自然缓解、逆转，亦可向真性性早熟转化，是由于提早的部分性中枢发动。

临床表现患儿除有与性别相一致的第二性征发育的特征外，同时有生长加快，骨龄提前，具备生育能力。真性性早熟又分为特发性真性性早熟和器质性真性性早熟。女孩多数（69%～98%）都是特发性，而男孩存在器质性病变的比例高（25%～90%）[191]。器质性病变主要位于下丘脑后部的灰结节区域和松果体，表现为松果体瘤、下丘脑错构瘤、神经纤维瘤、颅咽管瘤等脑炎及脑外伤等脑部病变。Williams综合征为一种多系统功能紊乱的疾病，由染色体7q11.23的一个包含25个基因片段的半合子缺失所造成。其女孩中18%出现性早熟[192]。此外，原发性甲状腺功能减退、颅内放疗化疗、性发育相关基因变异（*MKRN3*基因失活、*DLK1*基因、*KISS1*和*KISS1R*基因、*Lin28b*等基因的变异）也可导致真性性早熟。

（2）假性性早熟：无HPGA的成熟和启动，主要为内源性或外源性激素的作用，导致第二性征提早出现。与真性性早熟的不同之处在于，性腺并不提前发育，因而不具备生育能力，第二性征可以与其性别一致，也可以不一致。一些性腺肿瘤可因分泌雌激素或雄激素导致假性性早熟，见表1-7。21-

表1-7　可以导致假性性早熟的卵巢肿瘤

可以分泌类固醇激素的性索间质肿瘤
粒层细胞瘤
卵泡膜细胞瘤
支持细胞瘤
Sertoli-Leydig细胞瘤
类固醇细胞瘤
伴有环状小管的性索瘤
可以分泌雌激素及促性腺激素的生殖细胞肿瘤
无性细胞瘤
绒毛膜癌
畸胎瘤
胚胎癌
其他
McCune Albright综合征

羟化酶缺乏症是先天性肾上腺皮质增生症最常见的类型，亦是导致男童外周性性早熟的最常见原因。去除病因即可使症状消退。

外源性因素是假性性早熟最常见的原因，主要由于摄入含性激素的药物或食物。据报道，儿童性早熟与长期喜好肉禽、水产食品及饮料（如牛奶及酸奶）有关，可能与食物中含有过量类固醇激素有关。依据外源性激素与性别是否相同分为同性假性性早熟及异性假性性早熟。女童同性假性性早熟主要为雌激素增多，表现为乳房发育、乳晕色素沉着明显、小阴唇色素沉着、阴道分泌物增多或阴道出血，停止摄入激素后症状多于半年内消退。异性假性性早熟主要为雄激素增多，使女性患儿出现胡须、多毛等征象。

（3）不完全性性早熟：单纯乳房早发育为女童不完全性性早熟的最常见类型，即除乳房发育外，不伴有其他性发育的征象，无生长加速和骨骼发育提前，不伴有阴道出血，中国女童患病率约为4.8%。

第三节　常见的女性生殖道发育异常

女性生殖道发育异常主要指输卵管、子宫、阴道、外阴先天性畸形，不包括性决定及性分化异常（参见本章第二节）。各种形态的生殖道发育异常在外科病理检查中相当常见，而且不少病例同时合并泌尿系统畸形，因为在胚胎期泌尿与生殖系统有共同的起源，甚至还涉及肠道与肛门的异常。此外，生殖道发育异常可与一些增生性病变及某些肿瘤相混淆，造成诊断困难。

根据发育异常的类型及年龄，生殖道异常的症状主要包括：①副中肾管不发育引起的闭经；②梗阻性发育异常引起的痛经；③有交通的子宫引起的月经后出血；④产科并发症及流产、异位妊娠等，主要与子宫发育异常有关；⑤经血残留及逆流引起子宫内膜异位症及盆腔肿瘤；⑥非妇科症状如泌尿道、骨骼肌、听力异常等。女性外生殖器官的发育异常在出生后即可见到，然而内生殖器官的发育异常很少在青春期前发现。患者常在青春期因第二性征发育不良、原发性闭经、腹痛或婚后因性生活困难、流产或早产就医时而被确诊。以下根据不同解剖部位的异常依次予以介绍。

一、外阴发育异常

（一）阴蒂肥大

阴蒂肥大（clitoris hypertrophy）：成年女性的阴蒂长约16mm，直径为3.5～5mm，产后妇女略大。身高及体重不影响阴蒂大小。阴蒂肥大（图1-38）在女性外生殖器发育异常中最为常见，可单独发生或伴有整个外阴增大。单纯性阴蒂肥大确诊前必须与假两性畸形相鉴别。

新生儿阴蒂肥大的常见原因包括肾上腺综合征、母体应用外源性雄激素及两性畸形[193]。单纯性阴蒂肥大可行部分阴蒂切除术予以矫正。有报道阴蒂肥大可伴有脂肪发育不良（Lawrence-Seip综合征）[194]。

（二）小阴唇肥大

小阴唇肥大（hypertrophy of labia minora）：正常女性小阴唇中部的宽度小于2cm，立位时两侧小阴唇贴拢于双侧大阴唇间、微露、不超出大阴唇1cm。引起小阴唇肥大的原因可见于慢性刺激如长期佩戴尿管的患者，真正的小阴唇肥大不常见，可能是类固醇合成障碍的一种表现。应与混合型性腺发育不全相鉴别，小阴唇肥大患者可进行整形手术治疗。

（三）阴唇融合

当大小阴唇解剖结构不能明确界定时，称为阴唇融合（labium fusion）（图1-39）。可见于两性畸形，这种情况下多为发育异常。母体应用雄激素类药物可致大阴唇融合，越早期受到雄激素的影响，融合程度越大，一般在出生后做体格检查时即可发现。

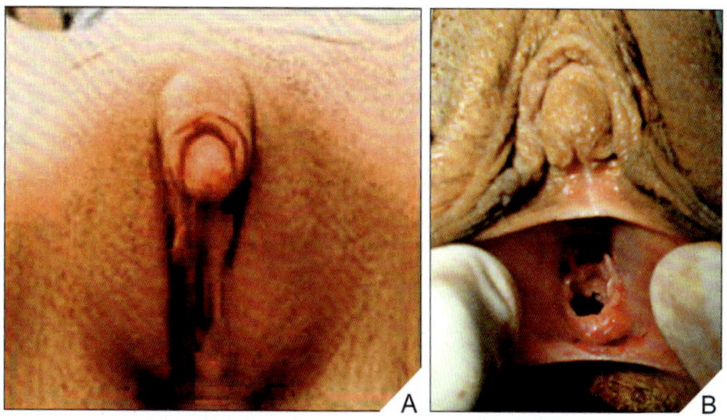

图1-38　阴蒂肥大

A、B. 此两位患者的阴蒂直径均接近1cm，明显增大

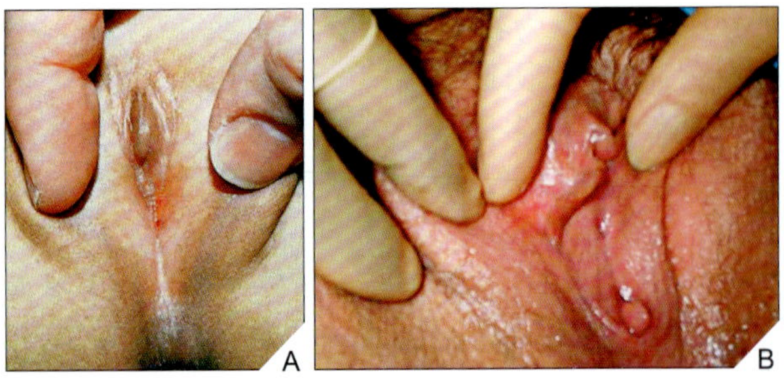

图 1–39　阴唇融合
大小阴唇部分融合。A. 婴儿；B. 成年妇女（Hatch 教授惠赠）

与外阴炎性疾病相关的外阴变形不属发育异常，如继发于硬化性苔藓、斑块状苔藓或炎性疾病后随之而来的粘连。继发性阴唇融合大多见于 12 岁以下的女孩，主要由外阴卫生不佳引起，有明确的外阴感染性病史。新生儿轻度小阴唇融合原因不明，局部应用雌激素软膏治疗有效。

（四）处女膜闭锁

处女膜闭锁（imperforate hymen）为最常见的先天性阴道异常，发生率约为 0.014%。新生儿期多漏诊，婴儿期出现厚的黏液并使阴道扩张可提供诊断线索。通常于青春期（10～18 岁）月经初潮引起腹痛及经血潴留而被发现。处女膜完全闭锁时又称为无孔处女膜，此膜为一个隔，导致阴道与外界不相通。不完全闭锁时，开口很小，亦可表现为多个小孔，形成筛状。

处女膜闭锁由胚胎发育期间构成处女膜的泌尿生殖窦未能与阴道穿通造成，而内生殖器（包括卵巢、输卵管、子宫和阴道）往往都是正常的。处理不及时可因经血逆流、子宫内膜异位、盆腔粘连等原因导致不孕。治疗采取处女膜局部切开造口。

（五）儿童不对称性大阴唇增大

儿童不对称性大阴唇增大（childhood asymmetric labium majus enlargement）是一种特征性病变，也称为青春期前外阴纤维瘤[195]，多发生于 3～13 岁的青春期前女孩。病因尚不清楚，可能由外阴软组织对激素反应不对称所致[196]，并非真性肿瘤。临床上表现为逐渐增大的无痛性肿块或肿胀，病变位于大阴唇，大多发生在单侧，以右侧略多见，少数发生于双侧[197]。

大体上，病变无明显边界，与周围组织相似，大阴唇可形成肿块。组织学上，病变边界不清，由稀疏的梭形成纤维细胞样细胞组成，间质内含有数量不等的胶原纤维。梭形细胞常向邻近的脂肪组织浸润性生长，或在血管之间和神经周围穿插性生长，形成类似错构瘤样的结构。梭形细胞无异型性，核分裂象罕见。免疫组化染色示梭形细胞表达波形蛋白（vimentin）和 CD34，不表达 actins、desmin、S-100、雌激素受体（estrogen receptor，ER）和孕激素受体（progesterone receptor，PR）。临床诊断要与深层（侵袭性）血管黏液瘤（deep aggressive angiomyxoma）、细胞性血管纤维瘤（cellular angiofibroma）及血管肌成纤维细胞瘤（angiomyofibroblastoma）相鉴别。有限的随访观察到病变可增大或减小，但病变呈良性过程，不宜手术治疗[198]。

（六）外阴部其他发育异常

双外阴极其罕见，常伴有双套副中肾管系统及直肠，其生物学基础未知[199]。先天性阴蒂及外生殖器缺如也有报道，常为先天性生殖器发育异常的局部表现。因阴道与尿道间隔缺损，尿道也可开口于阴道，异位尿道口偶尔邻近处女膜。

二、阴道发育异常

阴道是沟通内外生殖器的重要管道，依据双重来源理论，阴道上 2/3 可能来自副中肾管及窦结节或尿生殖窦，下 1/3 来源于尿生殖窦，在其发育的过程中容易出现各种不同形式的异常。如前所述，基于 PAX2 和 Foxa1 表达的研究表明，整个阴道可能均来源于尿生殖窦[2，3]，即尿生殖窦单一起源学说，但是此理论尚未完全证实。

阴道发育异常包括多种形态，从完全性发育不良、部分性发育不良到垂直性或侧面融合异常。胚胎 18 周，阴道板再发育形成管腔，向尿生殖窦靠近，24 周时才形成畅通的管腔。在这一过程中，可出现管腔形成不全导致闭锁或阴道隔。阴道部各种发育异常与胚胎发育的关系总结于表 1-8[169，200]，但目前尚不能对所有类型进行合理的解释。

基于胚胎发育、解剖学、临床标准及手术处理方案，2012 年经过分析 167 例患者后提出一种复杂阴道畸形的分类方案供参考，见表 1-9[200，201]。

（一）先天性无阴道

先天性无阴道（congenital vaginal agenesis）多数为 MRKH 综合征（Mayer-Rokitansky-Küster-Hauser 综合征），其发病率为 1/5000～1/4000，系双侧副中肾管不发育或尾端发育不良所致，几乎全部阴道与大部分子宫缺如。首先是无阴道或短浅阴道盲端，

表 1-8　阴道发育异常的胚胎发生

胚胎发生	各种发育异常	妊娠周数
副中肾管未发育	MRKH 综合征	第 6～8 周
副中肾管未融合	双阴道	第 7 周
尿道直肠隔未发育	变异一穴肛	第 7 周
实性阴道板未能腔化	阴道闭锁	第 8 周
副中肾管会合后中隔未完全消失	阴道纵隔	第 9 周
窦结节发育缺陷	阴道闭锁合并尿道阴道瘘	近端瘘管第 9～14 周 远端瘘管第 13～18 周
阴道板未完全贯通	阴道横隔	第 12～17 周

其次是子宫缺如或始基子宫（primordial uterus），极个别患者有发育正常的子宫。

患者核型为 46，XX，卵巢正常，故第二性征和外阴为女性表型。常合并其他系统先天性异常，包括骨骼系统、泌尿系统，特别是肾脏发育异常或肾脏移位。临床上应与完全型雄激素不敏感综合征相鉴别，后者染色体核型为 46，XY，阴毛、腋毛极少或缺失，血睾酮升高。

（二）阴道闭锁

阴道闭锁（atresia of vagina）为尿生殖窦发育缺陷所致，子宫多发育正常，不同于先天性无阴道的副中肾管发育不良，表现为子宫阴道均缺如。根据解剖学不同分为两种类型。

1. 阴道下段闭锁　系副中肾管发育正常而泌尿生殖窦受累未参与形成阴道下段所致。阴道中、上段及子宫发育正常，阴道下段有 2～3cm 缺如，请参见表 1-9（分类Ⅲ）。

2. 阴道完全闭锁　系双侧副中肾管融合后，尾端发育障碍，副中肾管结节未发育，窦阴道球也未能从泌尿生殖窦突出并与副中肾管结节融合发育成阴道板，可合并副中肾管其他部分和（或）融合部发育异常，多伴有子宫颈闭锁，子宫体也常发育不良，请参见表 1-9（分类Ⅱ）。

阴道闭锁属于生殖道梗阻性疾病，多见于青春期少女。患者性腺发育正常，子宫内膜可发生周期性变化，但经血无法排出体外而潴留。主要表现为无月经来潮，但有周期性腹痛及盆腔包块，症状轻重与子宫发育程度和经血潴留的程度相关。阴道下段闭锁患者症状出现早、就诊及时，阴道完全闭锁患者往往由于子宫发育不良、子宫内膜分泌不正常，反而症状出现较晚。潴留的经血可使上段的阴道或宫腔扩张，并常经输卵管逆流至盆腔，导致盆腔粘连，并常常伴发子宫内膜异位症。

（三）阴道横隔

阴道横隔（transverse septum of vagina）系胚胎发育过程中阴道板未完全腔化或贯通不完全所致，发生率为 1/50 000。通常发生在阴道的中部，最常见于上中 1/3 的交界处，亦见于阴道的任何部位，直至阴道顶端接近子宫颈。厚薄不一，有的薄如纸，有的较厚，为 1～1.5cm。其分为 2 种类型：完全型阴道横隔和不完全型阴道横隔，不完全型阴道横隔多见，隔的中央或侧方有一小孔，月经血可自小孔排出，横隔位置高且经血引流通畅者多无症状，横隔孔隙小，可伴有经血淋漓不净、痛经等症状。横隔位置低者少见，可引起性交痛。完全型阴道横隔较少见，可引起类似于处女膜闭锁的阻塞症状。手术切除横隔是主要的治疗方式，请参见表 1-9（分类Ⅳ）。

镜下表现为纤维血管性间质，两面被覆上皮。上皮为非角化复层鳞状上皮，末端通常可见柱状上皮，表明来自于胚胎期异常。两层黏膜组织中间的间质内可含丰富的胶原纤维及平滑肌，偶可混有中肾样成分。

（四）阴道纵隔与双阴道

阴道纵隔（longitudinal septum of vagina）是由双侧副中肾管尾端融合的中隔未消失或仅部分消失导致（图 1-40）。两侧副中肾管完全融合异常时形成完全性阴道纵隔，有对称性的特点，即双阴道畸形，常合并双宫颈和双宫体；如不合并子宫畸形，症状不明显。两侧副中肾管部分融合异常时导致部分性或不完全性阴道纵隔，表现为非对称性梗阻，可以影响性生活及阴道分娩。

表 1-9 复杂阴道畸形的分类方案

分类	畸形	次级分类	特征	图例
Ⅰ	发育不全 完全无阴道	ⅠA	与子宫发育不良相关（MRKH 综合征）	
		ⅠB	与子宫不相关	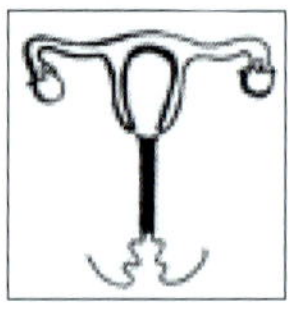
Ⅱ	阴道闭锁 无阴道管腔	ⅡA	近端	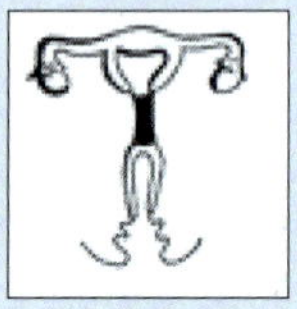
		ⅡB	远端	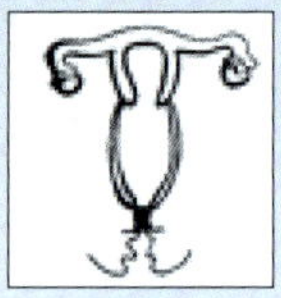
Ⅲ	阴道闭锁（远端 1/3） 伴尿道阴道瘘 - 泌尿生殖窦	ⅢA	近端瘘管（尿道括约肌上方） 高位窦	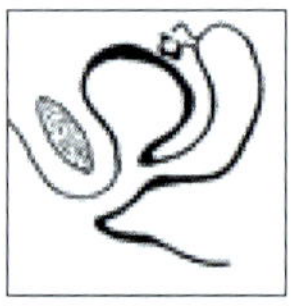
		ⅢB	远端瘘管（尿道括约肌下方） 低位窦	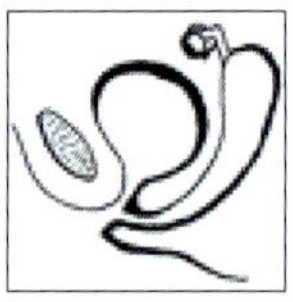
Ⅳ	隔膜闭锁（主要在近端） 阴道横隔可出现于阴道各个位置	ⅣA	横隔 • 完全性 • 不完全性	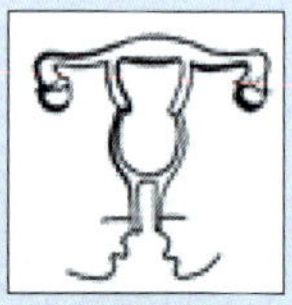
		ⅣB	处女膜闭锁	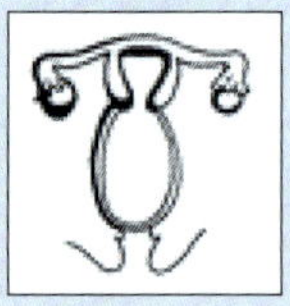
Ⅴ	重复 （副中肾管融合障碍）	ⅤA	完全重复（两个阴道，无肠道异常）	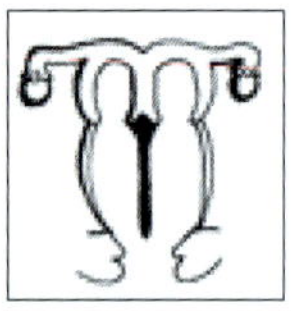
		ⅤB	阴道纵隔（将阴道分为两侧；其中一个可以在远端闭锁）	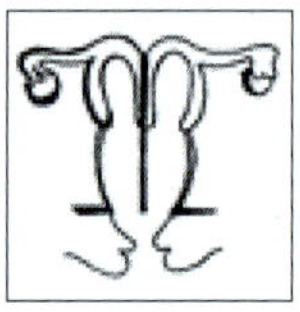
Ⅵ	泄殖腔 尿道，内生殖器和直肠共同汇入尿道	Ⅵ		

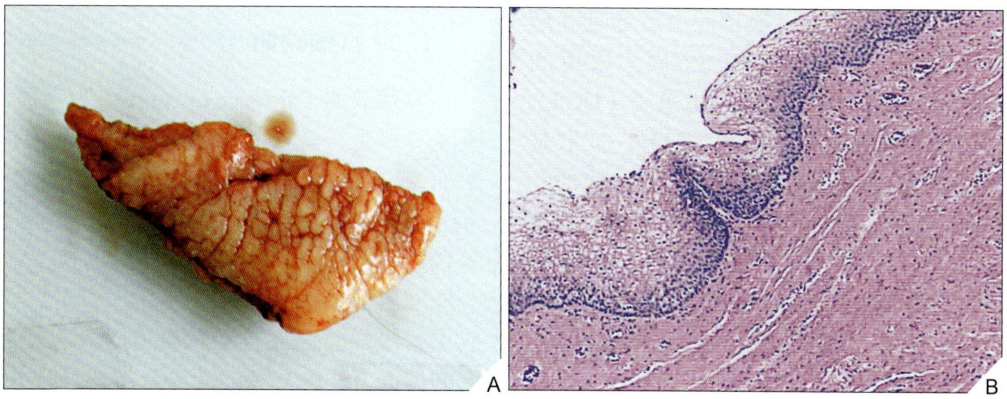

图 1-40　阴道纵隔

A. 切除的纵隔大体表被黏膜；B. 镜下与正常阴道黏膜无异

双阴道（double vagina）是指在胚胎发育中两侧副中肾管会合失败而形成两个分开的尾端或窦结节，形成两个阴道板，以后形成双阴道，常合并双宫颈、双子宫（表 1-9）。

（五）阴道斜隔

阴道斜隔是一种并非罕见的生殖道畸形，又称阴道斜隔综合征。常合并双子宫、阴道阻塞（单侧、部分或完全）及同侧肾脏发育不良。阴道斜隔为一片两面均覆盖阴道上皮的膜状组织，起源于两个宫颈之间，斜向延伸附着于一侧的阴道壁。

发生机制可能如下，中肾管与副中肾管均起源于泌尿生殖嵴，副中肾管的发育依赖于中肾管，中肾管发育受阻，副中肾管的发育也会受到影响，从而导致肾脏、阴道发育的一系列非对称性畸形。阴道斜隔可能是副中肾管向下延伸未到尿生殖窦而形成的一个盲端。

阴道斜隔可分为 3 种类型[202]。

1. 无孔斜隔（Ⅰ型）　单侧阴道完全阻塞、两侧宫腔无交通。对于该类畸形临床应该给予足够的重视，青春期月经周期建立后，主张早诊断、早治疗，应减少经血逆流。

2. 有孔斜隔（Ⅱ型）　隔上有微小的孔洞，使该侧阴道不全阻塞，但两侧宫腔无交通。往往会表现为隔后宫腔经血排出与宫颈分泌物引流不畅，易致感染等症状。

3. 无孔斜隔合并宫颈瘘管（Ⅲ型）　单侧阴道完全阻塞，但隔后腔与对侧宫颈间有通道或两侧宫颈之间有瘘管相通，两侧的经血均从一侧排出。无明显引流障碍时很少有月经症状，因而容易漏诊。

（六）变异一穴肛

变异一穴肛（persistent cloaca）又称为先天性泄殖腔（congenital cloaca），为阴道近端部分发育异常，形成肠、泌尿道和阴道皆开口于一公共的腔道。主要表现为出生后发现无正常肛门，只有一个集排尿、排便和生殖于一体的腔道，简称“变异一穴肛”（图 1-41）。被覆柱状上皮、鳞状上皮或移行上皮，或由三种混合上皮组成，均有可能发生癌变，称为泄殖腔源性癌，但是外阴原发性泄殖腔源性癌很少见。

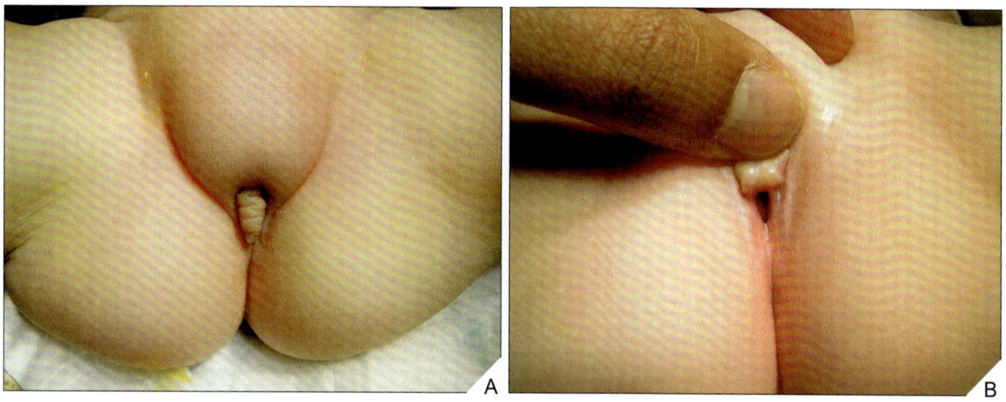

图 1-41　变异一穴肛

A. 该新生儿外阴显示异常增大的阴蒂；B. 异常增大的阴蒂盖住了单一开口（Warne 教授惠赠）

在人类胚胎第5周左右，泄殖腔由后肠延续形成（图1-42）。正常情况下，第5～6周，尿道间隔形成并将泄殖腔分隔成原始泌尿生殖窦（UGS），UGS发育为泌尿生殖器结构和直肠。变异一穴肛是患者在母体内受到内外致病因素的影响下而发生的一种严重而复杂的先天性发育畸形，常累及生殖、泌尿和消化三大系统，可合并消化道的短结肠、双阑尾、阑尾缺如；泌尿系统的肾及输尿管、膀胱的先天性畸形；生殖系统畸形如双阴道，阴道隔膜，子宫阴道积水、积脓，双子宫，子宫缺如等；同时还可合并循环系统和骨骼系统的先天性畸形。以恢复肠道、泌尿和性功能为目标的手术修复相当复杂[203, 204]（表1-9）。

（七）尿道阴道瘘

一些阴道畸形与尿道阴道瘘（urethro-vaginal fistula）有关，尿道阴道瘘可能发生在尿道括约肌的下方或上方，请参见表1-9（分类Ⅱ）。

三、宫颈发育异常

副中肾管尾端发育障碍或下段延伸颈管形成时发育异常，包括宫颈缺如、先天性宫颈闭锁、先天性宫颈管狭窄、宫颈延长、双宫颈等形态。

（一）先天性宫颈闭锁

先天性宫颈闭锁（congenital atresia of cervix）临床罕见。副中肾管合并后，子宫阴道原基头段发育为子宫底和子宫体，尾段子宫颈发育不良或不发育，则无子宫颈管腔，可伴有各种类型的宫体发育异常，并可伴发泌尿系统发育异常。若患者子宫内膜无功能则伴发原发性闭经。若患者子宫内膜有功能则青春期后可因宫腔积血而出现周期性腹痛，经血还可经输卵管逆流入腹腔，引起盆腔子宫内膜异位症。治疗时可手术穿通子宫颈，使子宫与阴道相通或行子宫切除术。

（二）宫颈缺如

宫颈缺如（absence of cervix）为宫颈发育不良或不发育所致，常伴有子宫或阴道缺如或仅发生宫颈缺如，输卵管可正常，表现为青春期后无月经。

（三）双宫颈

双宫颈多为双子宫畸形的一部分，合并双宫体或子宫纵隔。但也有文献报道，双宫颈且无子宫纵隔的病例，一侧宫颈上端为盲端，可合并阴道纵隔，双附件发育正常[205]。

四、子宫发育异常

（一）ESHRE / ESGE分类系统

子宫发育异常为女性生殖道中最常见的发育异常，据报道在所有女性中其发生率为7%～10%[206]。胚胎第10周双侧副中肾管的中下段及尾端跨过中肾管的前方并在中线处会合，形成子宫体及宫颈。12周时，双侧副中肾管间的中隔融合形成宫腔及颈管腔。若在这个过程中受到内外因素的影响，发育停止或融合不全，则形成各种类型的子宫发育畸形。一般人群近端副中肾管发育异常相对较多，统计数一般包括弓形子宫（arcuate-shaped uterus），而弓形呈鞍状子宫被认为是正常的解剖变异[207]。大多数病例为偶发，但也有家族性因素。有证据表明，*HOXA13*、*WNT9B*和*HNF1B*等少数基因座的突变具有遗传因果关系。尽管如此，目前仅有少部分病例（<10%）可归因于遗传因素[208]，特定基因突变的百分比要低得多。一级亲属患病风险小于5%，同卵双生子表型不一致[209]，支持表观遗传学或环境因素共同导致这些先天性畸形的观点。

按发生原因，子宫发育异常可分为以下几类（图1-43）：

（1）副中肾管形成障碍导致未发育或发育不全

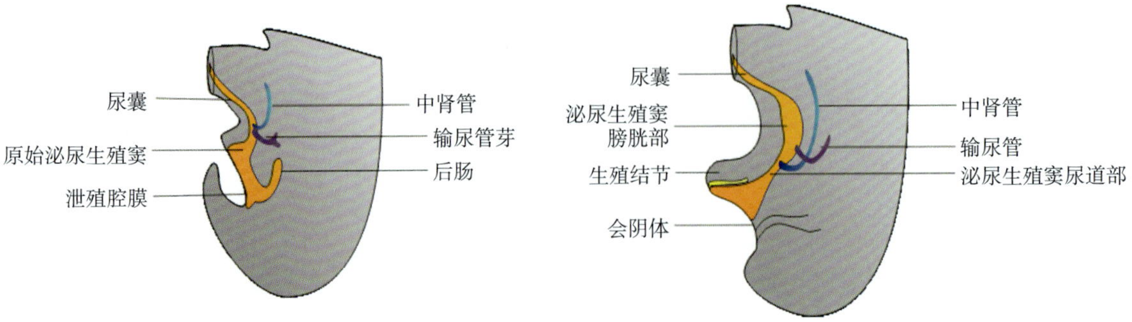

图1-42　原始泌尿生殖窦与后肠

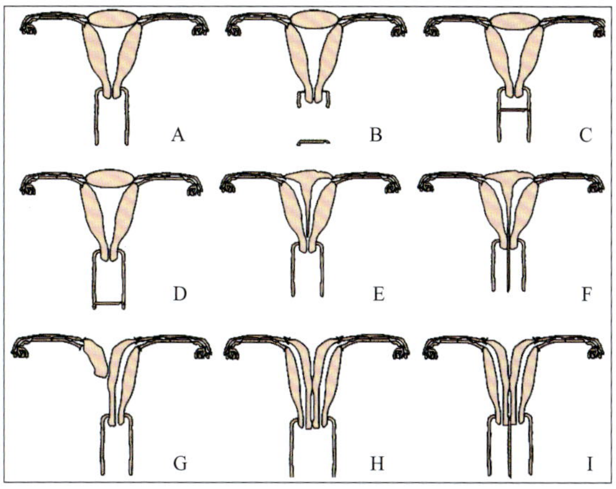

图 1-43　子宫及阴道发育异常示意图

A. 正常解剖；B. 阴道闭锁；C. 阴道横隔；D. 处女膜闭锁；E. 纵隔子宫；F. 子宫阴道纵隔；G. 单角子宫伴残角子宫；H. 双子宫，双宫颈，单阴道；I. 双子宫，双宫颈，双阴道

（如无子宫、始基子宫、幼稚子宫），包括单侧副中肾管形成障碍（单角子宫及残角子宫）。

（2）副中肾管融合失败（如双子宫、双角子宫、鞍状子宫）。

（3）副中肾管壁或中隔吸收失败，未能启动程序性死亡（如纵隔子宫）。

子宫畸形包括各种异常，根据解剖关系、副中肾管的形成、融合缺陷或中隔吸收等因素可以将这些复杂的畸形分类，为了简化分类、减少主观因素并增加临床可操作性，欧洲人类生殖与胚胎学学会（European Society of Human Reproduction and Embryology，ESHRE）和欧洲妇科内镜学会（European Society for Gynaecological Endoscopy，ESGE）成立了先天性子宫异常（congenital uterine anomalies，CONUTA）工作组，并提出 ESHRE / ESGE 分类系统，可供参考（图 1-44，表 1-10）。ESHRE / ESGE 系统根据胚胎学起源做出如下分类：U0，正常子宫；U1，异形子宫；U2，纵隔子宫；U3，双角子宫；U4，半子宫；U5，子宫发育不全；U6，未分类，请见表 1-10[210]。宫颈阴道畸形在其中是独立的分类，因为宫颈阴道异常可以独立发生或与子宫 / 输卵管相伴发生。另一分类方案来自美国生殖医学会（ASRM），目前正在深入讨论这两种分类的关系与优缺点[211-213]，本部分的描述基于 ASRM 与 ESHRE / ESGE 两个系统。

异形子宫（U1）指子宫外形正常但子宫腔形状异常（不包括中隔）的改变。U1a 指 T 型子宫，宫腔狭窄并有侧壁增厚，宫体 / 宫颈的比例为 2 ∶ 1。U1b 为幼稚子宫，亦有宫腔狭窄，但无侧壁增厚，宫体 / 宫颈的比例为 1 ∶ 2。U1c 包括子宫腔的所有其他轻微畸形，如宫底中线水平向内陷入 <50% 肌层厚度的内凹。异形的子宫通常很小，并且临床不易妊娠及分娩正常胎儿[214]。值得注意的是，ESHRE / ESGE 分类系统不包括以子宫壁轻度增厚（<50%）为特征的弓形子宫，弓形子宫可能是正常的变异，其生殖功能正常[210, 214]。

纵隔子宫（U2）指子宫外形正常，但在子宫底

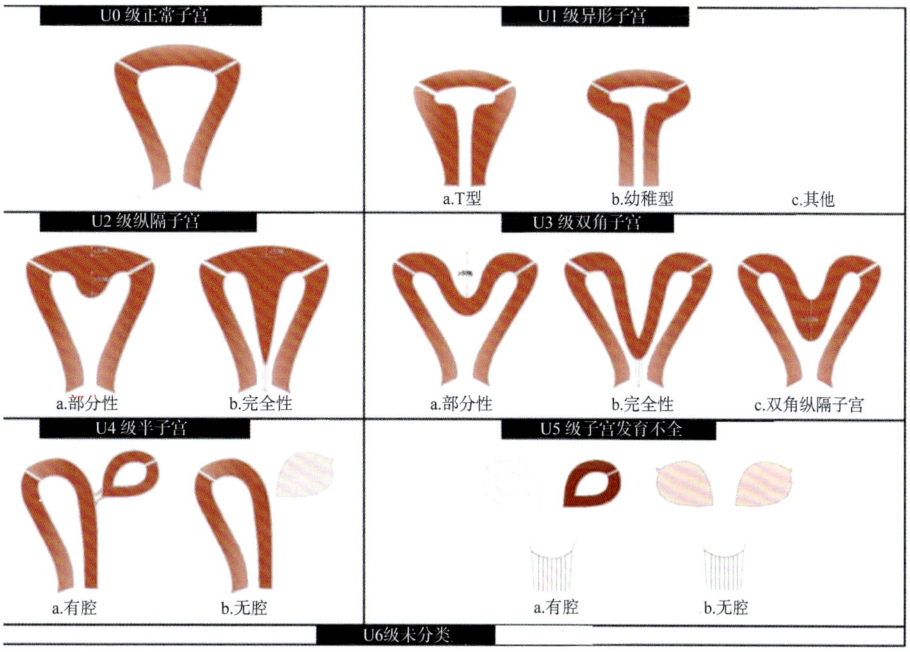

图 1-44　ESHRE / ESGE 分类系统

表 1-10　ESHRE / ESGE 分类系统

分类	子宫		宫颈/阴道
	主要分类	次要分类	伴随表现分类
U0	正常子宫		
U1	异形子宫 (dysmorphic uterus)	a.T 型 b. 幼稚型 c. 其他	C0　正常宫颈 C1　分隔宫颈 C2　双“正常”宫颈
U2	纵隔子宫 (septate uterus)	a. 部分性 b. 完全性	C3　单侧宫颈发育不良 C4　宫颈发育不良
U3	双角子宫 (bicornuate uterus)	a. 部分性 b. 完全性 c. 双角纵隔子宫	V0　正常阴道
U4	半子宫 (hemi-uterus)	a. 有腔(with rudimentary cavity) b. 无腔(without rudimentary cavity)	V1　无阻塞症状的纵隔 V2　有阻塞症状的纵隔
U5	子宫发育不全 (aplastic/dysplastic)	a. 单 / 双侧残角有腔 b. 残角无功能或全子宫发育不全	V3　横隔伴 / 无处女膜闭锁 V4　阴道发育不良
U6	未分类 (unclassified malformation)		

中线部位向内陷入超过 50% 宫壁厚度，代表子宫正常融合但中隔吸收异常。中隔可部分性（U2a）或完全性（U2b）分隔子宫腔，后者可达到或超过宫颈内口，甚至可以延伸到宫颈和（或）阴道[210]。

双角子宫（U3）系双侧米勒管融合缺陷导致，定义为子宫底外形异常，在中线部位表面凹陷（至少超过 50% 宫壁厚度），从而将宫体部分或完全分离，宫腔也被相应地分隔，类似纵隔子宫。有时宫颈与阴道也会受累。具体表现为 U3a（部分性双角子宫），宫体被部分分离，但未达宫颈；U3b（完全性双角子宫），宫体完全分离至宫颈；U3c（双角纵隔子宫），在米勒管融合缺陷基础上还合并中隔吸收不全。宫底中部凹陷的宽度超过 50% 肌壁厚度，部分病例可伴有宫颈双宫颈 / 形成双子宫或阴道隔。

在 ESHRE / ESGE 分类中，为了更准确地定义及分类，具有单个或双重宫颈的双子宫被归类为 U3b 类（完全性双角子宫），而在 ASRM 分类方案中，双角子宫（bicornuate）和双子宫（didelphys uterus）是分开的。

半子宫（U4）是指由单侧米勒管发育形成的子宫（unilaterally formed uterus），具备主宫腔与子宫内膜，另一侧为残角子宫或完全缺如，并据此分为 2 型：U4a 为残角子宫有腔（与主宫腔相通或不通）；U4b 为无残角子宫或残角子宫无腔[210]。

U5 是严重的先天性畸形，请见 MRKH 综合征子宫发育不全（U5）、宫腔发育障碍或仅有单侧宫腔发育，有时存在带有宫腔的双侧或单侧宫角，亦可仅有无腔的子宫残迹。上述病例常伴有其他异常，如阴道发育不良 /MRKH 综合征。U5a 为伴有单侧或双侧功能性（有腔）子宫残角；U5b 为子宫残角无功能或全子宫发育不全。

其他未分类的子宫发育异常分类为 U6。

（二）子宫未发育或发育不全

1. 先天性无子宫（congenital absence of uterus）为双侧副中肾管的中下段向下延伸及会合的过程中停止发育所致，无子宫形成，临床表现为原发性闭经。常合并先天性无阴道，但有正常的卵巢及输卵管，第二性征不受影响。

2. 始基子宫（primordial uterus）　又称为痕迹子宫，为双侧副中肾管会合后不久，早期即停止发育所致。子宫极小，仅长 1～3cm，为结缔组织的痕迹结构（图 1-45）。多数无宫腔或有宫腔但无内膜，临床表现为原发性闭经。

3. 子宫发育不全（uterine hypoplasia）　又称为幼稚子宫（infantile uterus），为双侧副中肾管会合后受到干扰停止发育，终止在胎儿晚期、幼儿期或青春期前的形态。正常情况下，婴幼儿期子宫体长与宫颈长之比为 1∶2，青春期后为 2∶1。子宫发育不全时子宫较正常小，宫体发育不良，子宫内膜薄（图 1-46），有时极度前屈或后屈，宫颈相对较长，宫颈与宫体之比为 3∶2 或 1∶1。临床常表现为月经量少、不孕。

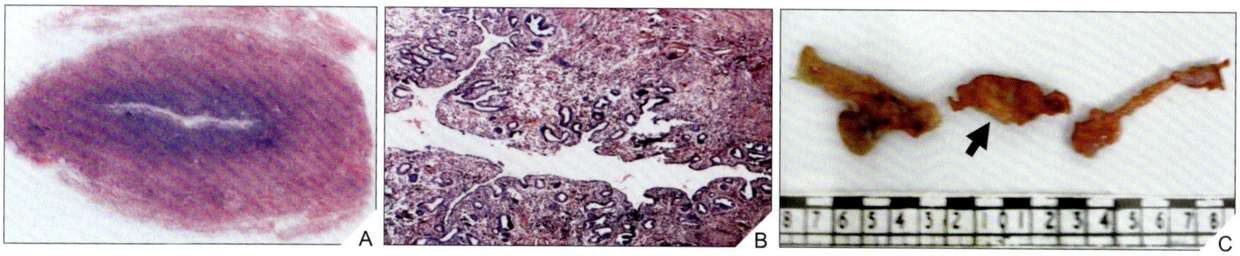

图 1-45　始基子宫

A. 子宫体积小；B. 子宫内膜和肌层发育不良；C. 两侧为发育不良的附件，中间为始基子宫（箭头）

4. 实质子宫　双侧副中肾管融合后未形成腔。子宫近似正常大小，无宫腔，无月经。因原发性闭经就诊，B 超检查无宫腔波，刮宫时确诊。

5. MRKH 综合征（Mayer-Rokitansky-Küster-Hauser syndrome）为先天性无子宫和子宫颈缩短的阴道盲端，有时简称为 MRK 或 MR 综合征。在某些情况下，可能有子宫或输卵管残余，有或没有基本的功能性宫腔[210]，请参考表 1-10 中的 U5 项。身高一般正常，包括外生殖器在内的女性第二性征正常。

MRKH 综合征可分为 1 型（无其他显著的先天性畸形）或 2 型（伴显著的先天性异常，包括泌尿生殖器或肌肉骨骼异常，以及听力损失和心脏并发症）[215]。MRKH 综合征是严重的先天性畸形。通常在青春期后期由于原发性闭经被诊断并引起临床关注。在文献中也被称为副中肾管发育不全、副中肾管障碍、子宫发育不全或先天性子宫缺如（congenital absence of the uterus）（图 1-47）。

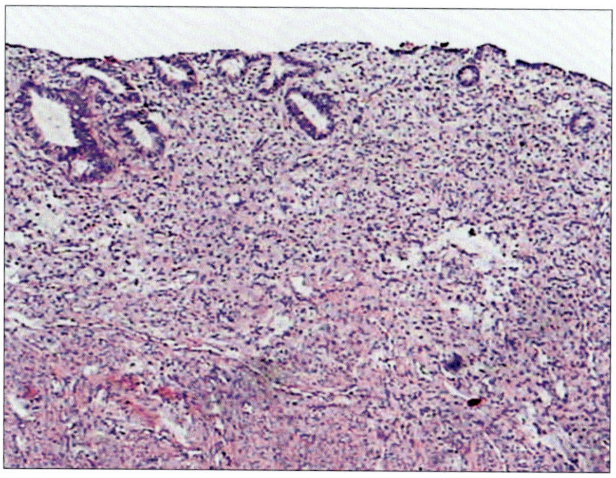

图 1-46　子宫发育不全的子宫内膜

子宫内膜层薄，腺体稀少，小管状，间质细胞幼稚，子宫肌层仅厚 0.2cm

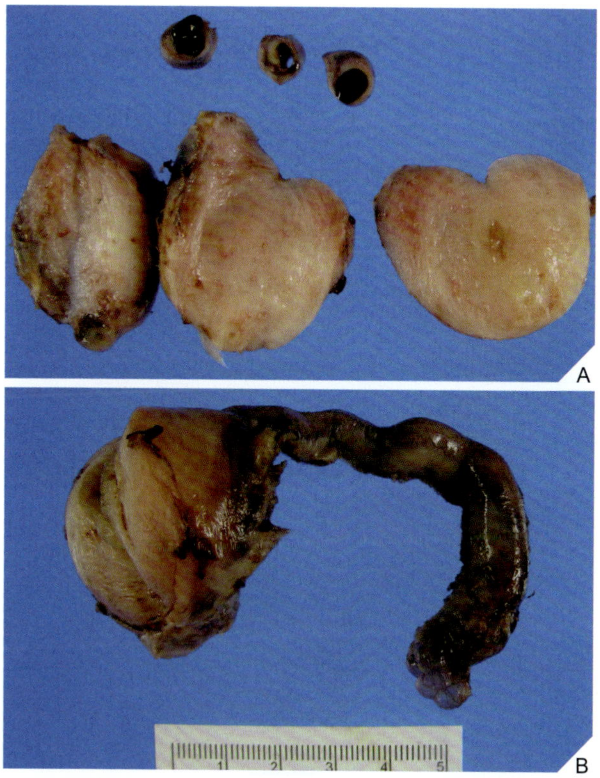

图 1-47　女性，14 岁，MRKH 综合征，左侧输卵管和子宫角残留（B），残余子宫角仅有一个非常原始的空腔（A）

图片由 Amanda Strickland 博士和 Dinesh Rakheja 博士（UT Southwestern）惠赠

（三）纵隔子宫

纵隔子宫（septate uterus）系双侧副中肾管融合后，中隔被不同程度地吸收不全所致。发生率为 0.009%～12%，在子宫发育异常中最常见。其分为 2 种类型，纵隔从宫底延伸至宫颈内口甚至达宫颈外口处称为完全性纵隔子宫，将宫腔完全分隔为 2 个部分。纵隔终止于宫颈内口以上的任何部位为不完全性纵隔子宫。纵隔子宫的外形正常（图 1-48）。

纵隔子宫易致不孕、流产、早产和胎位异常，可通过宫腔镜切除纵隔或经腹手术切除纵隔。

（四）双子宫（附双角子宫及弓形子宫）

双子宫（uterine didelphys）为双侧副中肾管会合后未融合所致，各自发育形成两个独立的子宫及两个宫颈。附有各自的输卵管及卵巢，圆韧带及阔韧带。早年双角子宫亦称双子宫，Buttram 分类将双子宫定义为有两个分离的子宫及宫颈（图 1-49）。双子宫的每一侧宫腔在形态上与单角子宫基本相似，上

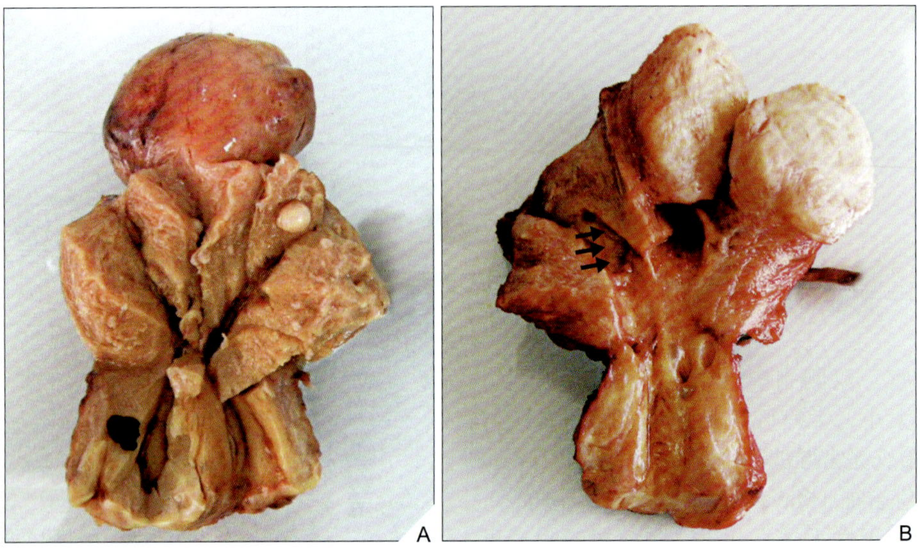

图 1–48　纵隔子宫

A. 完全性纵隔子宫，纵隔从宫底延伸至宫颈口；B. 不完全性纵隔子宫，见部分纵隔（第一箭头），纵隔逐渐消失（第二、三箭头）

端狭窄偏于一侧，顶端仅见一个输卵管开口。两个宫颈可分开或相连，毗邻宫颈之间可有交通。可伴有阴道纵隔及斜隔。双子宫可无症状，一般在人工流产或妊娠分娩时偶然发现，妊娠结局相对较好。一般无须特殊处理。

双角子宫（bicornuate uterus）与弓形子宫（acuate uterus）均为双侧副中肾管底部融合缺陷所致，但程度不同，双角子宫双侧副中肾管未完全融合，宫底部明显凹陷呈双角状，只有 1 个宫颈，重者形成两个完全或部分分离的宫腔（图 1-50），可分为两种类型。双侧宫角从宫颈内口处分开，形成双宫体，为完全性双角子宫。在宫颈内口之上任何部位分开为不完全性双角子宫。双角子宫一般无症状，有时月经量较多，有不同程度的痛经。妊娠结局较差，易习惯性流产及胎位异常。发生反复流产者可行子宫矫形术。

弓形子宫又称为鞍状子宫（saddle form uterus），系双侧副中肾管会合后融合不全导致宫底部发育不良。特点为子宫形状基本正常，单宫体，但宫底中间稍凹陷，宫肌略向宫腔突出而呈鞍状，宫颈正常。一般无症状，不予处理，若反复流产可行子宫矫形术。ESHRE / ESGE 分类系统不包括弓形子宫。

（五）单角子宫及残角子宫

单角子宫（unicornuate uterus）及残角子宫（rudimentary uterine horn）两者均为单侧副中肾管形成障碍所致。单角子宫为一侧副中肾管未发育，但另一侧发育良好，形成单侧的子宫及输卵管。发病率为 0.001%，占子宫发育异常的 1%～2%。未发育

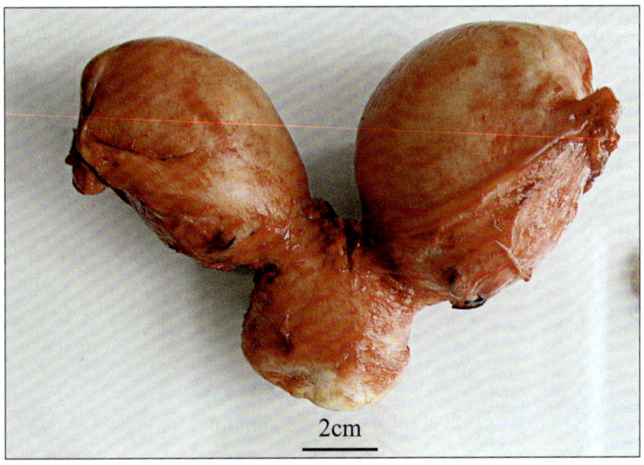

图 1–49　双子宫

有独立的宫体及宫颈，两个宫颈相连（未切开）

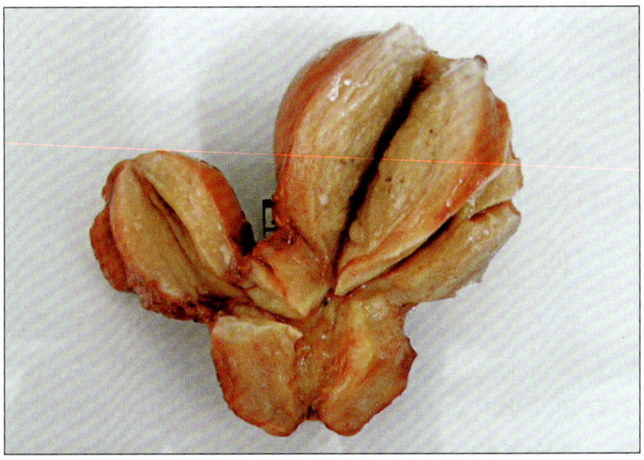

图 1–50　双角子宫

见两个独立的子宫体，右侧宫体合并腺肌病，两侧宫体会合于宫颈内口。单宫颈，较肥大

一侧的输卵管和肾脏往往同时缺如。

残角子宫为一侧副中肾管发育正常（即一侧为单角子宫），另一侧副中肾管中下段发育缺陷形成残角子宫。单角子宫约 2/3 合并残角子宫，且多位于其右侧。残角子宫相连有正常的输卵管、卵巢及韧带，偶有附件缺如的报道。

按残角子宫形态，是否与发育侧的子宫相通，主要分为 3 个亚型：A 型，残角子宫发育不全，无宫颈有宫腔，与发育侧的子宫相通；B 型，残角子宫发育不良，无宫颈有宫腔，与发育侧的子宫不相通，也称为梗阻性残角子宫（图 1-51）；C 型，残角子宫为发育不良的始基子宫，无宫腔无宫颈，以纤维组织与发育侧的子宫相连，多位于其中下侧，少数位于宫底。此型约占残角子宫的 1/3。

妊娠可发生在单角子宫，但流产、早产较多见。A 型残角子宫一般无症状，可有痛经；B 型残角子宫可引起周期性腹痛，宫腔积血，内膜异位，盆腔粘连；C 型残角子宫无月经及周期性腹痛，如果与发育侧的子宫相连的纤维带较长时可形成腹股沟疝。残角子宫妊娠后果严重，约 90% 致子宫破裂。残角子宫确诊后应予以手术切除。

（六）与己烯雌酚有关的发育异常

己烯雌酚（diethylstilbestrol，DES）是一种口服活性雌激素，曾被用于妊娠期预防流产。它在 20 世纪 40 年代开始使用，1947 年获得美国食品药品监督管理局（FDA）批准。1953 年，一项大型盲控研究发现 DES 在预防早产中无效。尽管之后的研究也没有显示临床受益，DES 仍被继续使用。在美国直到 1971 年，因胎儿发育期间暴露于 DES 被证明伴生殖道透明细胞癌后才停止使用该药。在欧洲国家直到 20 世纪 70 年代末期才停止使用 [216]。

DES 是一种比雌二醇强 5 倍的合成雌激素。据信对基因表达有不同的作用，但作为致畸的作用方式仍然不甚了解。除其他作用之外，女性胎儿生殖道暴露于 DES 可抑制 HoxA10 的表达 [217]。

在宫内暴露于 DES 治疗的女性中，透明细胞癌的发生率仅为 0.1%，但阴道腺病（vaginal adenosis）的发生率很高（40%）。DES 也导致副中肾管异常的发生率增高，包括阴道间隔畸形或纵隔子宫 [218]。暴露在 DES 的妇女有 1.3 的相对风险造成不孕 [219]。由于药物在 1971 年被停用，因此目前的临床实践中不太可能诊断出新的 DES 相关恶性肿瘤或 DES 相关的结构缺陷。DES 长期的影响未知，可能包括乳腺癌的发病率增加 [220]。我国先兆流产的治疗较少使用

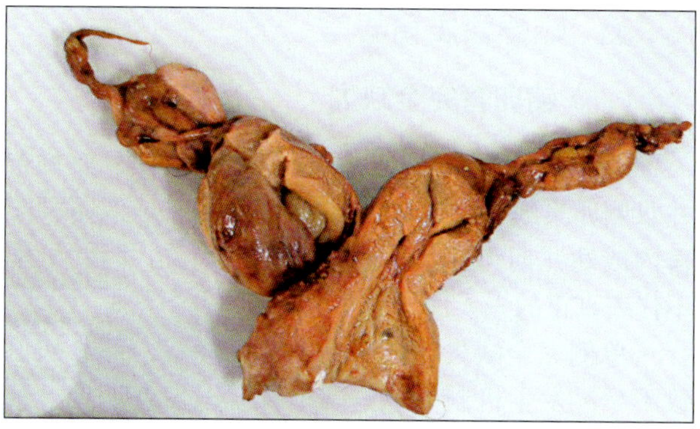

图 1–51　单角子宫合并残角子宫

单角子宫（右）有独立的宫腔；残角子宫（左）有宫腔但与单角子宫不相通，各自有独立的输卵管及卵巢（两侧）

DES，因此少有报道。

（七）子宫发育异常的遗传基础

目前研究的许多基因，其致病性尚未确定，并且仅占子宫异常的一小部分，临床罕见。如前所述，*HoxA* 基因簇（*HoxA9*、*HoxA10*、*HoxA11* 和 *HoxA13*）在胚胎发生过程中的空间差异性表达将副中肾管分化为子宫颈、子宫和输卵管，人类 *HoxA13* 失去功能的突变是手足生殖器综合征（hand-foot-genital syndrome，OMIM：140000）的原因。这种遗传性疾病是常染色体显性遗传病，临床表现为小脚、异常拇指、泌尿生殖系统异常及由副中肾管融合或中隔退化等各种缺陷引起的子宫异常 [221，222]。*HoxA10* 和 *HoxA11* 突变在有子宫异常的妇女中也有报道 [223，224]。

Wnt7A 纯合突变导致一系列肢体畸形和异常泌尿生殖器 / 副中肾管发育，包括子宫 / 阴道发育不全（OMIM：276820）[225]。研究者分析了一系列 MRKH 综合征和其他副中肾管异常患者的 *Wnt4* 和 *Wnt9B*，鉴定了几个杂合错义变体，暗示这些突变的致病性，但需要更多的数据来确定 [91]。

Hnf1 β（肝细胞核因子 -1 也称为 Tcf2）蛋白是在中肾管和副中肾管中强烈表达的 POU 结构域转录因子 [226]，并且是正常表达 Wnt9b 和 PAX8 所必需的 [227]。*Hnf1β* 突变导致肾囊肿和糖尿病综合征（RCAD，OMIM：137920），是常染色体显性遗传病，其特征为肾发育异常、糖尿病和异常副中肾管发育，包括阴道发育不良和子宫发育不良（MRKH 综合征）。这种情况是由单个等位基因突变引起的。*Hnf1β* 突变常合并肾畸形，在孤立子宫异常的妇女中似乎很少或不存在 [91]。有趣的是，在卵巢和子宫的绝大多数透明细胞腺癌中 Hnf1β 蛋白过表达，其成为区分透明细胞腺癌和相似病变的免疫组化标志物。这种过度表达的生物学基础及与副中肾管发展中的关联尚不清楚 [228]。

五、输卵管发育异常

（一）输卵管完全缺失

双侧缺失极其罕见，常合并子宫缺如，亦见合并双侧卵巢缺失[229]，可能与生殖嵴异常或双附件于宫内或幼儿期无症状性扭转及吸收有关，因此可能不代表真正的先天性异常[230]。

单侧完全缺失比较罕见。多无症状，部分病例致不孕。发生机制为单侧副中肾管未发育所致，最常见的情况是合并单角子宫，或因宫内、婴儿或幼儿期输卵管发生无症状性扭转，并导致缺血性坏死、自溶及组织吸收。

（二）输卵管部分缺失或闭锁

输卵管部分缺失或闭锁罕见，通常无症状，常因不孕症而进行输卵管碘油造影或腹腔镜检查时发现。可单侧或双侧，单侧常见，主要包括近端峡部及近端壶腹部（即中部）和远端缺失，前二者最为常见，部分病例伴有子宫发育畸形如单角或双角子宫[231]。部分病例合并卵巢缺失或不发育[232]。

致病机制有两种：第一种为发育异常，副中肾管部分缺陷可导致输卵管不同程度缺失。副中肾管在发育的过程中尾端部分血供不足也可以导致输卵管形成障碍。第二种可能为幼儿期或宫内时发生输卵管和（或）卵巢无症状性扭转并吸收。

（三）输卵管发育不良

输卵管发育不良较多见，输卵管细长弯曲，呈高度弯曲螺旋状，是由输卵管肌层发育不良所致，无管腔或部分管腔不通，可导致不孕。

（四）副输卵管及输卵管副口

副输卵管是指在子宫和输卵管发育正常的情况下，在一侧或双侧输卵管各部分发生的带柄的囊性物，位置多接近伞端。副输卵管的柄长10～25mm，柄端有发育程度不同的伞部与小囊肿，内腔与输卵管相通或不通。文献报道其发生率为6%～13%，可致不孕及异位妊娠。据报道，有患者右侧出现三根输卵管：主管大小及解剖结构正常，而另外两根副管纤薄且末端附有毛刺[233]。

输卵管副口可发生于输卵管各部，多见于壶腹部，单侧或双侧，单个或多个，大小不定，有时比正常输卵管伞端开口还要大，导致主副颠倒，难以分辨。输卵管副口边沿多由发育程度不同的伞部包围，形成花冠样漏斗，探针检查副口可以通至主管腔。行输卵管结扎术后，在结扎处的近端亦可见副口，即新生伞。输卵管结扎术失败的原因有时也与副口有关。

（五）输卵管憩室

在输卵管的某一部分出现小型囊性扩张，突出的盲端无开口，称为输卵管憩室。

六、女性生殖道的胚胎发育残件

有些组织仅存在于胚胎期，到胎儿期逐渐萎缩、退化、消失，如胚胎发育早期的中肾管在副中肾管发育后应退化，如果出生后仍然存在，就称为胚胎发育剩件或残留组织。

绝大多数中肾管残件保持较为静止的状态，无明显病理意义，偶尔继发肿瘤。副中肾管在发育过程中可异常迷离于正常结构之外，称为副中肾管剩件。副中肾管剩件可能与一些上皮性肿瘤或瘤样病变有关。

中肾管的胚胎残余根据部位不同分为卵巢冠、卵巢旁体及Gartner管。

卵巢冠（epoophoron）是指输卵管系膜内靠近卵巢门处的一组中肾小管，其排列方向与卵巢长轴相垂直。卵巢冠纵管是指中肾管的头端部分，位于输卵管系膜内，与输卵管平行，是卵巢冠的一部分。

卵巢旁体（paroophoron）是居于卵巢、子宫之间阔韧带中的中肾小管残余，其与中肾管不相连。

Gartner管（Gartner duct）又称为残留输精管，相当于男性输精管部分的中段，为中肾管下段的剩件，位于子宫和阴道侧壁，可沿宫颈、阴道及外阴延伸。

莫氏小泡（hydatid of Morgagni）指单个或多个带柄的小囊，与输卵管近伞端系膜相连，由中肾管头端闭锁形成，又称为泡状附件或输卵管旁囊肿。

以上各段剩件均可膨大形成囊肿，然而临床常见的阔韧带囊肿绝大多数并非来自“卵巢冠”，而是来自副中肾管或间皮。子宫旁、阴道侧壁内的Gartner囊肿较少见。Gartner囊肿可衬覆鳞状上皮。

在组织学上，中肾管残余组织均被覆低柱状或立方形上皮，一般无纤毛，可有少量分泌，核呈网状，深染，位于胞体中央。上皮下为梭形间质细胞，其壁为平滑肌组织，呈内纵外环排列。中肾小管不一定具有平滑肌或仅有少量平滑肌纤维，黏膜下无基底膜（图1-52）。中肾管上皮表达CD10，这将有助于中肾管与其他来源肿瘤的鉴别。

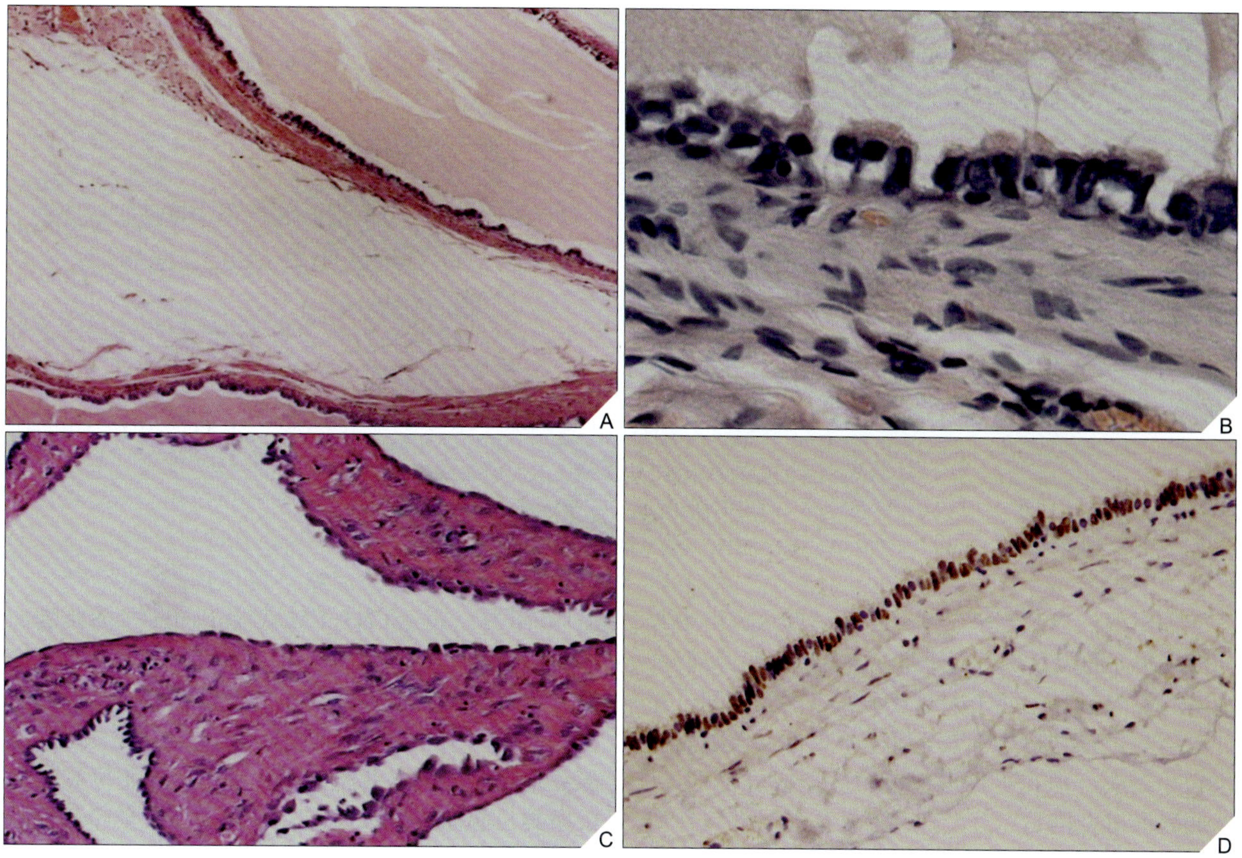

图 1-52　中肾管残余组织

A、B. 被覆上皮呈柱状或立方形，无纤毛，无分泌；C. 上皮下为梭形间质细胞，有平滑肌组织或仅有少量平滑肌纤维；D. 上皮细胞 CD10 染色阳性

（一）输卵管部位的中肾管残件

在输卵管系膜与阔韧带中常可见残存的中肾小管组织，表现为单个或多个腺样结构，常散在成群，被覆立方或低柱状上皮，看不到纤毛，无明显分泌。上皮下有基底膜，周围绕以较厚的平滑肌（图 1-53）。早年的研究中发现，至少 43% 的输卵管系膜可见中肾小管残留组织，常为双侧。每个输卵管系膜中残留的小管数目为 1～25 个，平均为 6.4 个。由于残余的中肾小管在组织发育过程中可发生变位与重叠，加之受取材局限，镜下所见的数目并不代表实际数目。这些管样结构大多微小，平均直径为 98.7μm，缺少周期性改变，看不到腺腔的扩张形态[234]。

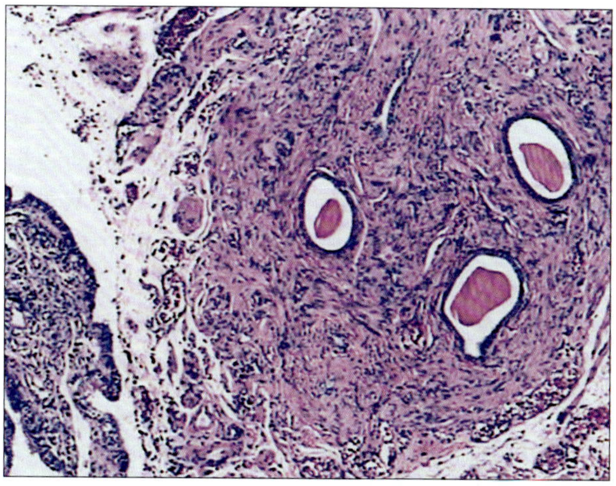

图 1-53　输卵管系膜处的中肾残件

由多个圆形小管组成，分布于富于平滑肌性间质中，右侧为伞端黏膜的副中肾管型上皮，两者形态不同

（二）卵巢网及门细胞

卵巢网（rete ovarii）又称为网状残体，与男性睾丸网同义。通常见于卵巢门部，由相互交通或吻合的不规则小管组成，小管被覆扁平、立方或柱状细胞，无纤毛，具有少量嗜酸性或透明胞质（图 1-54），部分学者认为卵巢网可以含有纤毛细胞。小管通常缺少基底膜，上皮下 PAS 染色阴性可以证实。电镜下可见两类细胞，纤毛细胞和顶端有微绒毛的无纤毛细胞。细胞质中含有许多线粒体、粗面内质网、游离的多聚核糖体，还有一些糖原。许多桥粒和相关的张力纤维束连接相邻的细胞。

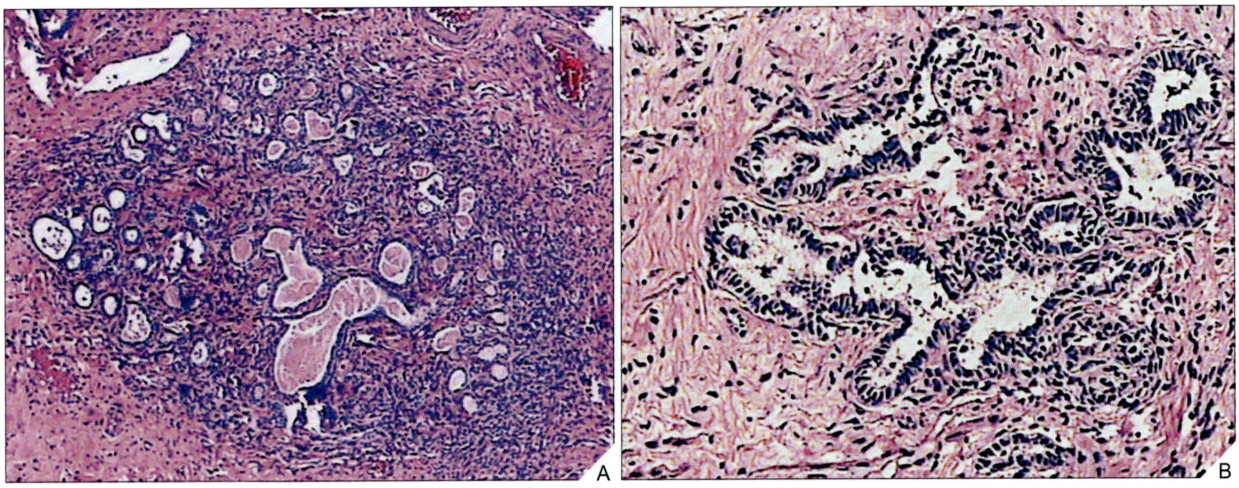

图 1–54 卵巢网

A. 由相互吻合的小管组成，位于卵巢门部。当这些小管超过正常数量时，称为卵巢网增生；B. 放大后显示小管上皮呈立方形，几乎无纤毛

卵巢网的起源有争议。大多数学者认为由中肾起源，较新的观点认为是体腔上皮及性腺胚芽起源，而其组织学形态也处于中肾管和卵巢性索之间。在卵巢网与中肾之间的所谓泌尿生殖单位在性腺发生过程中消失，但在男性重新获得并形成排出管道，因此男性睾丸网是充分发育并有功能的。在女性此过程不出现或不完整，因此卵巢网是一种无功能的退化结构。似乎在早期性腺形成中发挥重要作用，与原始性索形成有关。

卵巢网的位置在人群中有所不同，最常见于卵巢门部，也可表现为小管或索状结构跨过髓质完全位于卵巢外，如卵巢系膜处邻近卵巢门部。在胎儿期，卵巢网较大，柱状小管上皮形成的网状结构在门部跨越卵巢的长径。从出生至青春期，其所占据比例越来越少，随着结缔组织越来越多，网状小管彼此分离。至成人，其所含数量不等，从无至大量，至老年，其变得越来越萎缩，可呈实性、腺瘤性、囊性或多囊性。有学者认为，一些罕见的门部良性囊肿与卵巢网细胞增生相关，称为卵巢网囊肿（Rete cyst）或卵巢网囊腺瘤（Rete cystadenoma），部分患者可能出现血清睾酮水平升高。病理诊断的必要条件是囊肿发生于卵巢门部，囊壁衬覆单层扁平、立方或柱状无纤毛的细胞，囊壁中有不规则裂隙，有或无 Leydig 细胞[235]。卵巢网上皮可发生移行上皮化生，可能与卵巢门部的小 Brenner 瘤有关。

卵巢网的 ER、PR 表达水平低，表明这种结构对激素刺激的反应程度很低，增生指数低于女性生殖道的其他组织，因此卵巢网的肿瘤罕有报道。认识这种结构的重要性在于，与其他良性及恶性病变相鉴别，如子宫内膜异位症。卵巢网上皮约有 70% CD10 阳性，表达 CK、EMA、vimentin 和桥粒蛋白（desmoplakin）[236]。

卵巢门细胞的染色体虽为女性模式，但形态学与睾丸间质细胞相同，可见于胎儿期、青春期、大多数绝经后妇女，儿童期不可见。门细胞可能起源于卵巢门部的成纤维细胞，可能是在卵巢门部神经诱导下形成[235]。

门细胞呈圆形或卵圆形，少数情况下呈梭形，细胞质丰富、嗜酸性，细胞核圆形、空泡状，可呈奇异核。门细胞特殊的 Reinke 结晶周围常可见透明空晕。门细胞巢没有包膜，在卵巢门部和相邻的卵巢系膜内可见大小和形状各异的卵巢门细胞聚集，可呈结节状突入大的卵巢门静脉和淋巴窦腔内，还可位于神经纤维内。罕见情况下，远离门部的卵巢间质内、输卵管腹膜和伞端内膜也可见到门细胞。超微结构可见门细胞含有分泌类固醇激素的超微结构，Reinke 结晶由致密平行排列的六角形微管构成。免疫组化表达抑制素、钙视网膜蛋白和 melan-A[237]。

门细胞应该与肾上腺皮质残余相鉴别，后者在近 1/4 女性的卵巢系膜内可见，偶位于卵巢门部。

（三）宫颈中肾残件

宫颈中肾残件（mesonephric remnant）可见于 1%～22% 的成年人的宫颈及高达 40% 的新生儿及幼儿的宫颈。这些数据波动较大，主要是由于取材的广泛程度与部位的差异。常位于宫颈侧壁（3 点和 9 点）深层，呈结节状。特征性的结构为成团聚集的小管或小囊状，且衬覆上皮为矮立方或低柱状，无纤毛，大小规则，分化良好，细胞较透明，但不含糖原及黏液，管腔内常见粉染、均质的 PAS 阳性分泌物。

中肾管增生（图 1-55）表现为旺炽型小管囊性增生并累及宫颈黏膜。一些学者将其分为小叶型增生与弥漫型增生。中肾管增生与中肾残件的诊断是比较主观的，但均属良性病变。在罕见的情况下，这些中肾管残件不典型增生或形成腺癌，需与宫颈胃型腺癌及中肾样癌进行鉴别，详细的论述请见宫颈腺癌章节。

（四）外阴及阴道的中肾管囊肿

外阴及阴道的中肾管囊肿偶见于外阴及阴道的侧壁，为薄壁囊肿，含透明无色液体，被覆单层低柱状或立方上皮，黏膜下区域可见多少不等的平滑肌。

（五）副中肾管剩件

在胚胎发育过程中，部分副中肾管系统组织残留，末端可达阴道近外口。副中肾管与输卵管结构相同，被覆柱状或立方上皮，有分泌，有或无纤毛，其间可见插入钉细胞，具有黏膜皱襞形成趋向，但在黏膜下无基底膜（图 1-56）。

副中肾管剩件可形成囊肿。囊肿直径多为

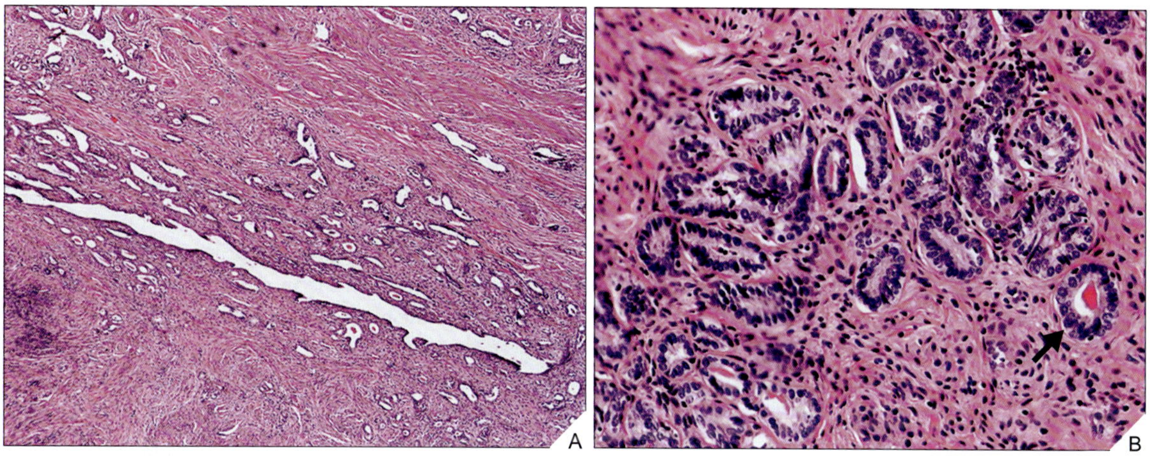

图 1–55　宫颈中肾管增生

A. 宫颈两旁组织切片显示中肾小管腺体多于正常数量；B. 排列为成团聚集的小管样结构，衬覆矮立方或低柱状上皮，腔内有时有嗜伊红分泌物（箭头）

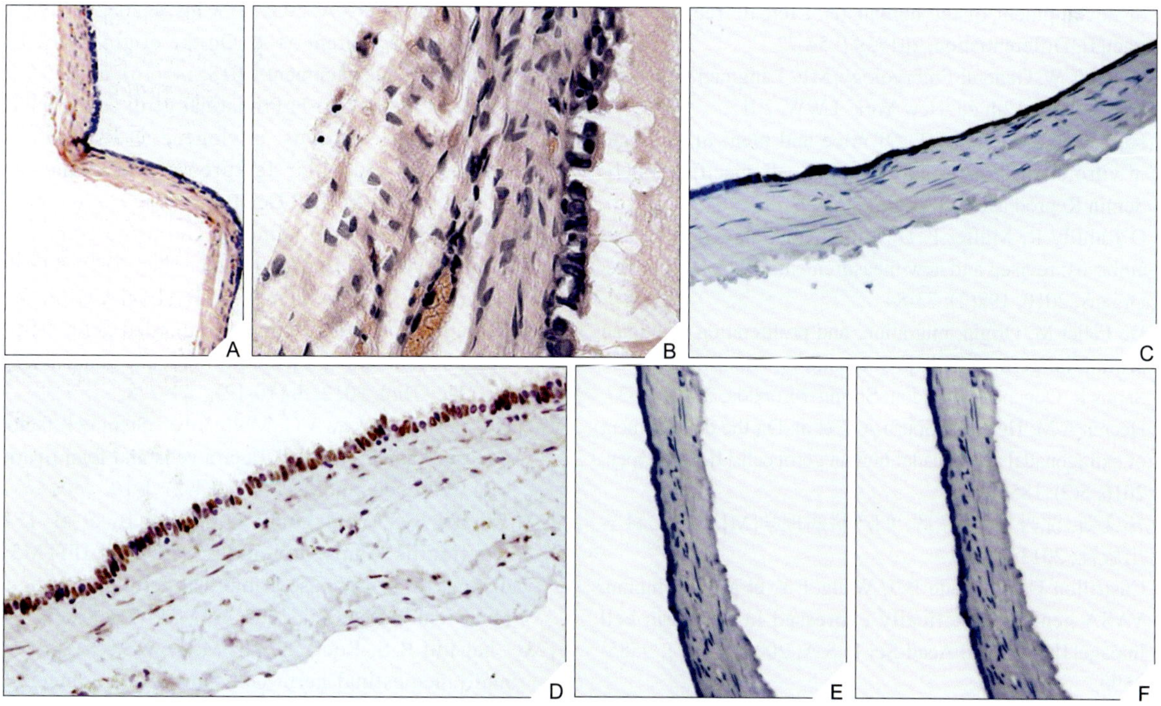

图 1–56　副中肾管残余组织

A、B. 被覆柱状或立方上皮，有分泌，有或无纤毛，其间可见插入钉细胞，具有黏膜皱襞形成趋向，黏膜下无基底膜，壁为结缔组织及极少平滑肌纤维；C. 上皮细胞 CK 阳性；D. ER 阳性；E. CD10 阴性；F. Calretinin 阴性

2～5cm。囊内容物为浆液或黏液，囊壁衬以子宫内膜样、输卵管黏膜样或子宫颈黏膜上皮，囊肿壁为结缔组织或有少量平滑肌纤维，但罕见于小阴唇。

长时期以来，“卵巢冠”一词被错误地应用在阔韧带或卵巢旁囊肿的病理诊断中（图 1-57），甚至以胚胎早期中肾管的解剖走行图示来解释阔韧带囊肿。实际上，阔韧带囊肿大多衬覆副中肾管上皮，可见纤毛与分泌细胞，甚至可有乳头状突起与卵巢样间质，属于副中肾型的浆液性上皮。而残余的中肾小管衬覆的是中肾管上皮，长期保持静止状态，发展为阔韧带囊肿的可能性极小。

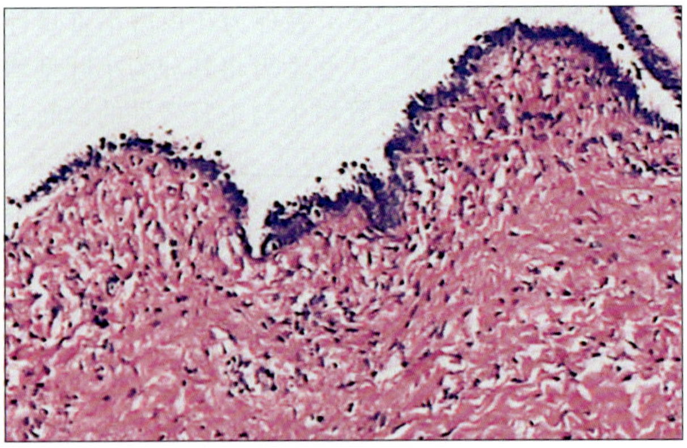

图 1–57　阔韧带的副中肾管囊肿

与输卵管结构相同，被覆柱状或立方上皮，有分泌，有或无纤毛，其间可见插入钉细胞，具有黏膜皱襞形成趋向，但在黏膜下无基底膜

参・考・文・献

[1] Sadler T W. Urogenital system[M]// Langman's medical embryology. 12th ed. New York: LWW, 2012: 232-259.

[2] Haniffa M, Taylor D, Linnarsson S,et al. A roadmap for the Human Developmental Cell Atlas[J]. Nature, 2021, 597(7875): 196-205.

[3] Sun Y C, Sun X F, Dyce P W, et al.The role of germ cell loss during primordial follicle assembly: a review of current advances[J]. Int J Biol Sci, 2017, 13(4): 449-457.

[4] Robboy S J, Kurita T, Baskin L, et al. New insights into human female reproductive tract development[J]. Differentiation, 2017, 97: 9-22.

[5] Cunha G R, Kurita T, Cao M, et al. Molecular mechanisms of development of the human fetal female reproductive tract[J]. Differentiation, 2017, 97: 54-72.

[6] Sadler T W. General Embryology[M]// Langman's medical embryology. 12th ed. New York: LWW, 2012.

[7] Kumar D L, DeFalco T. Of mice and men: in vivo and in vitro studies of primordial germ cell specification[J]. Semin Reprod Med, 2017, 35(2): 139-146.

[8] O'Rahilly R, Müller F. Developmental stages in human embryos: revised and new measurements[J]. Cells, Tissues, Organs, 2010, 192(2): 73-84.

[9] De Felici M. Origin, migration, and proliferation of human primordial germ cells[M]//Coticchio G, Albertini D F, De Santis L. Oogenesis. London: Springer London, 2012: 19-37.

[10] Heeren A M, He N, de Souza A F, et al. On the development of extragonadal and gonadal human germ cells[J]. Biol Open, 2016, 5(2): 185-194.

[11] 郑文新, 沈丹华, 郭东辉. 妇产科病理学[M]. 北京: 科学出版社, 2013: 1-28.

[12] Castrillon D H, Quade B J, Wang T Y, et al. The human VASA gene is specifically expressed in the germ cell lineage[J].Proc Natl Acad Sci U S A, 2000, 97(17): 9585-9590.

[13] Møllgard K, Jespersen A, Lutterodt M C, et al. Human primordial germ cells migrate along nerve fibers and Schwann cells from the dorsal hind gut mesentery to the gonadal ridge[J].Mol Hum Reprod, 2010, 16(9): 621-631.

[14] Eildermann K, Aeckerle N, Debowski K, et al. Developmental expression of the pluripotency factor sal-like protein 4 in the monkey, human and mouse testis: restriction to premeiotic germ cells[J].Cells Tissues Organs, 2012, 196(3): 206-220.

[15] Richardson B E, Lehmann R. Mechanisms guiding primordial germ cell migration: strategies from different organisms[J].Nat Rev Mol Cell Biol, 2010, 11: 37-49.

[16] Yang Y, Xu W, Gao F, et al. Transcription-replication conflicts in primordial germ cells necessitate the Fanconi anemia pathway to safeguard genome stability[J]. Proc Natl Acad Sci U S A, 2022, 119(34): e2203208119.

[17] Kobayashi T, Surani M A. On the origin of the human germline[J]. Development, 2018, 145(16): dev150433.

[18] Hansen C L, Pelegri F. Primordial germ cell specification in vertebrate embryos: phylogenetic distribution and conserved molecular features of preformation and induction[J]. Front Cell Dev Biol, 2021, 9: 730332.

[19] Cheng H, Shang D, Zhou R.Germline stem cells in human[J]. Signal Transduct Target Ther, 2022, 7(1): 345.

[20] Mamsen L S, Brøchner C B, Byskov A G, et al. The migration and loss of human primordial germ stem cells from the hind gut epithelium towards the gonadal ridge[J]. Int J Dev Biol, 2012, 56(10-12): 771-778.

[21] Høyer P E, Byskov A G, Møllgård K. Stem cell factor and c-Kit in human primordial germ cells and fetal ovaries[J]. Mol Cell Endocrinol, 2005, 234(1-2): 1-10.

[22] Tanaka S S, Yamaguchi Y L, Tsoi B, et al. IFITM/Mil/fragilis family proteins IFITM1 and IFITM3 play distinct roles in mouse primordial germ cell homing and repulsion[J]. Dev Cell, 2005, 9(6): 745-756.

[23] Chaganti R S, Rodriguez E, Mathew S. Origin of adult male mediastinal germ-cell tumours[J]. Lancet, 1994, 343(8906): 1130-1132.

[24] Sanchez A, Amatruda J F. Zebrafish germ cell tumors[J]. Adv Exp Med Biol, 2016, 916: 479-494.

[25] Tang W W, Kobayashi T, Irie N, et al. Specification and epigenetic programming of the human germ line[J]. Nat Rev Genet, 2016, 17(10): 585-600.
[26] Guo F, Yan L, Guo H, et al. The transcriptome and DNA methylome landscapes of human primordial germ cells[J]. Cell, 2015, 161(6): 1437-1452.
[27] Clark A T. DNA methylation remodeling in vitro and in vivo[J]. Curr Opin Genet Dev, 2015, 34: 82-87.
[28] Satoh M. Histogenesis and organogenesis of the gonad in human embryos[J]. J Anat, 1991, 177: 85-107.
[29] Schoenwolf G C, Bleyl S B, Brauer P R, et al. Development of the urogenital system[M].Amsterdam: Elsevier, 2009: 479-541.
[30] Liu C, Peng J, Matzuk M M, et al. Lineage specification of ovarian theca cells requires multicellular interactions via oocyte and granulosa cells[J]. Nat Commun, 2015, 6: 6934.
[31] Karl J, Capel B. Sertoli cells of the mouse testis originate from the coelomic epithelium[J]. Dev Biol, 1998, 203(2): 323-333.
[32] Hu Y C, Okumura L M, Page D C. Gata4 is required for formation of the genital ridge in mice[J]. PLoS Genet, 2013, 9(7): e1003629.
[33] Miyamoto N, Yoshida M, Kuratani S, et al. Defects of urogenital development in mice lacking Emx2[J]. Development, 1997, 124(9): 1653-1664.
[34] Birk O S, Casiano D E, Wassif C A, et al. The LIM homeobox gene Lhx9 is essential for mouse gonad formation[J]. Nature, 2000, 403(6772): 909-913.
[35] Kreidberg J A, Sariola H, Loring J M, et al. WT-1 is required for early kidney development[J]. Cell, 1993, 74(4): 679-691.
[36] Carré G A, Greenfield A. Characterising novel pathways in testis determination using mouse genetics[J]. Sex Dev, 2014, 8(5): 199-207.
[37] Brennan J, Karl J, Martineau J, et al. Sry and the testis: molecular pathways of organogenesis[J].J Exp Zool, 1998, 281(5): 494-500.
[38] Valenzuela N. Sexual development and the evolution of sex determination[J]. Sex Dev, 2008, 2(2): 64-72.
[39] 赵保静,林 丛.性逆转综合征研究进展[J].国际生殖健康/计划生育杂志 2011, 30: 247-250.
[40] Mendes J R, Strufaldi M W, Delcelo R, et al. Y-chromosome identification by PCR and gonadal histopathology in Turner's syndrome without overt Y-mosaicism[J]. Clin Endocrinol (Oxf), 1999, 50(1): 19-26.
[41] Eggers S, Ohnesorg T, Sinclair A. Genetic regulation of mammalian gonad development[J]. Nat Rev Endocrinol, 2014, 10: 673-683.
[42] Hughes J F, Page D C. The biology and evolution of mammalian Y chromosomes[J]. Annu Rev Genet, 2015, 49: 507-527.
[43] Koopman P. The curious world of gonadal development in mammals[J].Curr Top Dev Biol, 2016, 116: 537-545.
[44] Hastie N D. Wilms' tumour 1 (WT1) in development, homeostasis and disease[J]. Development, 2017, 144(16): 2862-2872.
[45] Spiller C, Koopman P, Bowles J. Sex determination in the mammalian germline[J]. Annu Rev Genet, 2017, 51: 265-285.
[46] Kurilo L F. Oogenesis in antenatal development in man[J]. Hum Genet, 1981, 57(1): 86-92.
[47] Kashimada K, Svingen T, Feng C W, et al. Antagonistic regulation of Cyp26b1 by transcription factors SOX9/SF1 and FOXL2 during gonadal development in mice[J]. FASEB J, 2011, 25(10): 3561-3569.
[48] Crisponi L, Deiana M, Loi A, et al. The putative forkhead transcription factor FOXL2 is mutated in blepharophimosis/ptosis/epicanthus inversus syndrome[J]. Nat Genet, 2001, 27(2): 159-166.
[49] Schmidt D, Ovitt C E, Anlag K, et al. The murine winged-helix transcription factor Foxl2 is required for granulosa cell differentiation and ovary maintenance[J]. Development, 2004, 131(4): 933-942.
[50] Mork L, Maatouk D M, McMahon J A, et al. Temporal differences in granulosa cell specification in the ovary reflect distinct follicle fates in mice[J]. Biol Reprod, 2012, 86(2): 37.
[51] Al-Agha O M, Huwait H F, Chow C, et al. FOXL2 is a sensitive and specific marker for sex cord-stromal tumors of the ovary[J]. Am J Surg Pathol, 2011, 35(4): 484-494.
[52] Uda M, Ottolenghi C, Crisponi L, et al. Foxl2 disruption causes mouse ovarian failure by pervasive blockage of follicle development[J]. Hum Mol Genet, 2004, 13: 1171-1181.
[53] Ottolenghi C, Omari S, Garcia-Ortiz J E, et al. Foxl2 is required for commitment to ovary differentiation[J]. Hum Mol Genet, 2005, 14(14): 2053-2062.
[54] Uhlenhaut N H, Jakob S, Anlag K, et al. Somatic sex reprogramming of adult ovaries to testes by FOXL2 ablation[J]. Cell, 2009, 139(6): 1130-1142.
[55] Lei L, Spradling A C. Mouse oocytes differentiate through organelle enrichment from sister cyst germ cells[J]. Science, 2016, 352(6281): 95-99.
[56] Ikami K, Nuzhat N, Abbott H, et al. Altered germline cyst formation and oogenesis in Tex14 mutant mice[J]. Biol Open, 2021, 10(6): bio058807.
[57] Konishi I, Fujii S, Okamura H, et al. Development of interstitial cells and ovigerous cords in the human fetal ovary: an ultrastructural study[J].J Anat, 1986, 148: 121-135.
[58] Sforza C, Vizzotto L, Ferrario V F, et al. Position of follicles in normal human ovary during definitive histogenesis[J].Early Hum Dev, 2003, 74(1): 27-35.
[59] Pepling M E. Follicular assembly: mechanisms of action[J]. Reproduction, 2012, 143(2): 139-149.
[60] Saatcioglu H D, Cuevas I, Castrillon D H. Control of oocyte reawakening by kit[J]. PLoS Genet, 2016, 12(8): e1006215.
[61] Wallace WH, Kelsey TW. Human ovarian reserve from conception to the menopause[J]. PLoS One, 2010, 5(1): e8772.

[62] Baker T G. A quantitative and cytological study of germ cells in human ovaries[J]. Proc R Soc Lond B Biol Sci, 1963, 158: 417-433.
[63] Albamonte M I, Albamonte M S, Stella I, et al. The infant and pubertal human ovary: Balbiani's body-associated VASA expression, immunohistochemical detection of apoptosis-related BCL2 and BAX proteins, and DNA fragmentation[J]. Hum Reprod, 2013, 28(3): 698-706.
[64] Hansen K R, Knowlton N S, Thyer A C, et al. A new model of reproductive aging: the decline in ovarian non-growing follicle number from birth to menopause[J].Hum Reprod, 2008, 23(3): 699-708.
[65] Tilly J L. Commuting the death sentence: how oocytes strive to survive[J].Nat Rev Mol Cell Biol, 2001, 2(11): 838-848.
[66] Sullivan S D, Castrillon D H. Insights into primary ovarian insufficiency through genetically engineered mouse models[J]. Semin Reprod Med, 2011, 29(4): 283-298.
[67] Livera G, Petre-Lazar B, Guerquin M J, et al. p63 null mutation protects mouse oocytes from radio-induced apoptosis[J]. Reproduction, 2008, 135(1): 3-12.
[68] Hutt K J. The role of BH3-only proteins in apoptosis within the ovary[J]. Reproduction, 2015, 149(2): R81-R89.
[69] Qin Y, Jiao X, Simpson J L, et al. Genetics of primary ovarian insufficiency: new developments and opportunities[J]. Hum Reprod Update, 2015, 21(6): 787-808.
[70] Rafique S, Sterling E W, Nelson L M. A new approach to primary ovarian insufficiency[J]. Obstet Gynecol Clin North Am, 2012, 39(4): 567-586.
[71] McGee E A, Hsueh A J. Initial and cyclic recruitment of ovarian follicles[J]. Endocr Rev, 2000, 21(2): 200-214.
[72] Peters H, Byskov A G, Himelstein-Braw R, et al. Follicular growth: the basic event in the mouse and human ovary[J].J Reprod Fertil, 1975, 45(3): 559-566.
[73] Reddy P, Liu L, Adhikari D, et al. Oocyte-specific deletion of Pten causes premature activation of the primordial follicle pool[J]. Science, 2008, 319(5863): 611-613.
[74] John G B, Gallardo T D, Shirley L J, et al. Foxo3 is a PI3K-dependent molecular switch controlling the initiation of oocyte growth[J].Dev Biol, 2008, 321(1): 197-204.
[75] John G B, Shirley L J, Gallardo T D, et al. Specificity of the requirement for Foxo3 in primordial follicle activation[J]. Reproduction, 2007, 133(5): 855-863.
[76] Castrillon D H, Miao L, Kollipara R, et al. Suppression of ovarian follicle activation in mice by the transcription factor Foxo3a[J]. Science, 2003, 301(5630): 215-218.
[77] Peters H, Byskov A G, Lintern-Moore S, et al. The effect of gonadotrophin on follicle growth initiation in the neonatal mouse ovary[J]. J Reprod Fertil, 1973, 35(1): 139-141.
[78] Tarnawa E D, Baker M D, Aloisio G M, et al. Gonadal expression of Foxo1, but not Foxo3, is conserved in diverse Mammalian species[J]. Biol Reprod, 2013, 88(4): 103.
[79] John G B, Shidler M J, Besmer P, et al. Kit signaling via PI3K promotes ovarian follicle maturation but is dispensable for primordial follicle activation[J]. Dev Biol, 2009, 331(2): 292-299.
[80] MacLaughlin D T, Donahoe P K. Sex determination and differentiation[J]. N Engl J Med, 2004, 350(4): 367-378.
[81] Park S Y, Meeks J J, Raverot G, et al. Nuclear receptors Sf1 and Dax1 function cooperatively to mediate somatic cell differentiation during testis development[J]. Development, 2005, 132(10): 2415-2423.
[82] Barrionuevo F, Bagheri-Fam S, Klattig J, et al. Homozygous inactivation of Sox9 causes complete XY sex reversal in mice[J]. Biol Reprod, 2006, 74(1): 195-201.
[83] Bernard P, Harley V R. Wnt4 action in gonadal development and sex determination[J]. Int J Biochem Cell Biol, 2007, 39(1): 31-43.
[84] Fleming A, Vilain E. The endless quest for sex determination genes[J]. Clin Genet, 2005, 67(1): 15-25.
[85] Müller J P.Bildungsgeschichte der Genitalien[M]. Düsseldorf: Arnz, 1830, xviii, 152.
[86] Adelmann H B, Marcello Malpighi and the evolution of embryology[M]. New York: Cornell University Press, 1966: 1851-901.
[87] Gruenwald P. The relation of the growing müllerian duct to the wolffian duct and its importance for the genesis of malformations[J]. Anat Rec, 1941, 81(1): 1-19.
[88] Kobayashi A, Behringer R R. Developmental genetics of the female reproductive tract in mammals[J].Nat Rev Genet, 2003, 4(12): 969-980.
[89] Torres M, Gómez-Pardo E, Dressler G R, et al. Pax-2 controls multiple steps of urogenital development[J]. Development, 1995, 121(12): 4057-4065.
[90] Mullen R D, Behringer R R. Molecular genetics of Müllerian duct formation, regression and differentiation[J]. Sex Dev, 2014, 8(5): 281-296.
[91] Jacquinet A, Millar D, Lehman A. Etiologies of uterine malformations[J].Am J Med Genet, 2016, 170(8): 2141-2172.
[92] Josso N, di Clemente N, Gouédard L. Anti-Müllerian hormone and its receptors[J]. Mol Cell Endocrinol, 2001, 179(1/2): 25-32.
[93] Klattig J, Englert C. The Müllerian duct: recent insights into its development and regression[J]. Sex Dev, 2007, 1(5): 271-278.
[94] Zhao F, Franco H L, Rodriguez K F, et al. Elimination of the male reproductive tract in the female embryo is promoted by COUP-TFII in mice[J]. Science, 2017, 357(6352): 717-720.
[95] Huang C C, Orvis G D, Kwan K M, et al. Lhx1 is required in Müllerian duct epithelium for uterine development[J]. Dev Biol, 2014, 389(2): 124-136.
[96] Vainio S, Heikkilä M, Kispert A, et al. Female development in mammals is regulated by Wnt-4 signalling[J]. Nature, 1999, 397(6718): 405-409.
[97] Prunskaite-Hyyryläinen R, Skovorodkin I, Xu Q, et al. Wnt4 coordinates directional cell migration and extension of the Müllerian duct essential for ontogenesis of the female reproductive tract[J]. Hum Mol Genet, 2016, 25(6): 1059-1073.

[98] Kurita T. Developmental origin of vaginal epithelium[J]. Differentiation, 2010, 80(2-3): 99-105.
[99] Fujino A, Arango N A, Zhan Y, et al. Cell migration and activated PI3K/AKT-directed elongation in the developing rat Müllerian duct[J].Dev Biol, 2009, 325(2): 351-362.
[100] Cooke P S, Spencer T E, Bartol F F, et al. Uterine glands: development, function and experimental model systems[J]. Mol Hum Reprod, 2013, 19(9): 547-558.
[101] Miller C, Sassoon D A. Wnt-7a maintains appropriate uterine patterning during the development of the mouse female reproductive tract[J]. Development, 1998, 125(16): 3201-3211.
[102] Parr B A, McMahon A P. Sexually dimorphic development of the mammalian reproductive tract requires Wnt-7a[J]. Nature, 1998, 395(6703): 707-710.
[103] Hayashi K, Yoshioka S, Reardon S N, et al. WNTs in the neonatal mouse uterus: potential regulation of endometrial gland development[J]. Biol Reprod, 2011, 84(2): 308-319.
[104] Franco H L, Dai D, Lee K Y, et al. WNT4 is a key regulator of normal postnatal uterine development and progesterone signaling during embryo implantation and decidualization in the mouse[J]. FASEB J, 2011, 25(4): 1176-1187.
[105] Gilbert S F.Developmental biology. 9th ed: Sunderland: Sinauer Associates, 2010.
[106] Nusse R. Wnt signaling in disease and in development[J]. Cell Research, 2005, 15(1): 28-32.
[107] Clevers H. Wnt/beta-catenin signaling in development and disease[J]. Cell, 2006, 127(3): 469-480.
[108] Wang Y, Chang H, Rattner A, et al. Frizzled receptors in development and disease[J]. Curr Top Dev Biol, 2016, 117: 113-139.
[109] MacDonald B T, Tamai K, He X. Wnt/beta-catenin signaling: components, mechanisms, and diseases[J]. Dev Cell, 2009, 17(1): 9-26.
[110] Berndt J D, Moon R T. Making a point with Wnt signals[J]. Science, 2013, 339(6126): 1388-1389.
[111] Stewart C A, Wang Y, Bonilla-Claudio M, et al. CTNNB1 in mesenchyme regulates epithelial cell differentiation during Müllerian duct and postnatal uterine development[J]. Mol Endocrinol, 2013, 27(9): 1442-1454.
[112] Jeong J W, Lee H S, Franco H L, et al. Beta-catenin mediates glandular formation and dysregulation of beta-catenin induces hyperplasia formation in the murine uterus[J]. Oncogene, 2009, 28(1): 31-40.
[113] Kandoth C, Schultz N, Cherniack AD,et al.Integrated genomic characterization of endometrial carcinoma[J]. Nature,2013, 497(7447):67-73.
[114] Saegusa M, Okayasu I. Frequent nuclear beta-catenin accumulation and associated mutations in endometrioid-type endometrial and ovarian carcinomas with squamous differentiation[J]. J Pathol, 2001, 194(1): 59-67.
[115] Du H, Taylor H S.The role ofHoxGenes in female reproductive tract development, adult function, and fertility[J].Cold Spring Harb Perspect Med, 2015, 6(1): a023002.
[116] Taylor H S, Vanden Heuvel G B, Igarashi P. A conserved hox axis in the mouse and human female reproductive system: late establishment and persistent adult expression of the hoxa cluster genes[J]. Biol Reprod, 1997, 57(6): 1338-1345.
[117] Warot X, Fromental-Ramain C, Fraulob V, et al. Gene dosage-dependent effects of the Hoxa-13 and Hoxd-13 mutations on morphogenesis of the terminal parts of the digestive and urogenital tracts[J]. Development, 1997, 124(23): 4781-4791.
[118] Burgin A B, Parodos K, Lane D J, et al. The excision of intervening sequences from Salmonella 23S ribosomal RNA[J]. Cell, 1990, 60(3): 405-414.
[119] Call K M, Glaser T, Ito C Y, et al. Isolation and characterization of a zinc finger polypeptide gene at the human chromosome 11 Wilms' tumor locus[J]. Cell, 1990, 60(3): 509-520.
[120] Gessler M, Poustka A, Cavenee W, et al. Homozygous deletion in Wilms tumours of a zinc-finger gene identified by chromosome jumping[J]. Nature, 1990, 343(6260): 774-778.
[121] Huang A, Campbell C E, Bonetta L, et al. Tissue, developmental, and tumor-specific expression of divergent transcripts in Wilms tumor[J]. Science, 1990, 250(4983): 991-994.
[122] Rauscher F J 3rd. The WT1 Wilms tumor gene product: a developmentally regulated transcription factor in the kidney that functions as a tumor suppressor[J]. FASEB J, 1993, 7(10): 896-903.
[123] Fischbach B V, Trout K L, Lewis J, et al. WAGR syndrome: a clinical review of 54 cases[J]. Pediatrics, 2005, 116(4): 984-988.
[124] Klattig J, Sierig R, Kruspe D, et al. Wilms' tumor protein Wt1 is an activator of the anti-Müllerian hormone receptor gene Amhr2[J]. Mol Cell Biol, 2007, 27(12): 4355-4364.
[125] Shimizu M, Toki T, Takagi Y, et al. Immunohistochemical detection of the Wilms' tumor gene (WT1) in epithelial ovarian tumors[J].Int J Gynecol Pathol, 2000, 19(2): 158-163.
[126] Kommoss F, Faruqi A, Gilks C B, et al. Uterine serous carcinomas frequently metastasize to the fallopian tube and can mimic serous tubal intraepithelial carcinoma[J]. Am J Surg Pathol, 2017, 41(2). 161-170.
[127] Nafisi H, Ghorab Z, Ismill N, et al. Immunophenotypic analysis in early müllerian serous carcinogenesis[J].Int J Gynecol Pathol, 2015, 34(5): 424-436.
[128]Leong S A, Cooper K, Leong F J W M.Manual of Diagnostic Cytology[M]. 2th ed. London:Greenwich Medical Media, 2003.
[129] Atsuta Y, Takahashi Y. Early formation of the Müllerian duct is regulated by sequential actions of BMP/Pax2 and FGF/Lim1 signaling[J]. Development, 2016, 143(19): 3549-3559.

[130] Mittag J, Winterhager E, Bauer K, et al. Congenital hypothyroid female pax8-deficient mice are infertile despite thyroid hormone replacement therapy[J]. Endocrinology, 2007, 148(2): 719-725.

[131] Batista M F, Lewis K E. Pax2/8 act redundantly to specify glycinergic and GABAergic fates of multiple spinal interneurons[J].Dev Biol, 2008, 323(1): 88-97.

[132] Bouchard M, de Caprona D, Busslinger M, et al. Pax2 and Pax8 cooperate in mouse inner ear morphogenesis and innervation[J]. BMC Dev Biol, 2010, 10: 89.

[133] Castrillon D H. Development and maldevelopment of the female reproductive system[M]//Zheng W X, Fadare O, Quick C M, et al. Gynecologic and Obstetric Pathology. Volume 1. Singapore: Springer Singapore, 2019: 1-40.

[134] Fluhmann C F. The developmental anatomy of the cervix uteri[J]. Obstet Gynecol, 1960, 15: 62-69.

[135] Valdes-Dapena MA. Uterine development in late fetal life, infancy, and childhood[M]. //Norris HJ, Hertig AT, Abell MR, et al. The uterus. Baltimore: The Williams and Wilkins Company, 1973: 40-67.

[136] Abbott J A. Adenomyosis and Abnormal Uterine Bleeding (AUB-A)-Pathogenesis, diagnosis, and management[J]. Best Pract Res Clin Obstet Gynaecol, 2017, 40: 68-81.

[137] Oh S J, Shin J H, Kim T H, et al. β-Catenin activation contributes to the pathogenesis of adenomyosis through epithelial-mesenchymal transition[J]. J Pathol, 2013, 231(2): 210-222.

[138] Gün I, Oner O, Bodur S, et al. Is adenomyosis associated with the risk of endometrial cancer?[J]. Med Glas (Zenica), 2012, 9(2): 268-272.

[139] Vercellini P, Parazzini F, Oldani S, et al. Adenomyosis at hysterectomy: a study on frequency distribution and patient characteristics[J].Hum Reprod, 1995, 10(5): 1160-1162.

[140] Friedman J R, Kaestner K H. The Foxa family of transcription factors in development and metabolism[J]. Cell Mol Life Sci, 2006, 63(19-20): 2317-2328.

[141] Dunlap K A, Filant J, Hayashi K, et al. Postnatal deletion of Wnt7a inhibits uterine gland morphogenesis and compromises adult fertility in mice[J]. Biol Reprod, 2011, 85(2): 386-396.

[142] Kelleher A M, Peng W, Pru J K, et al. Forkhead box a2 (FOXA2) is essential for uterine function and fertility[J]. Proc Natl Acad Sci U S A, 2017, 114(6): E1018-E1026.

[143] Crum C P, McKeon F D. p63in epithelial survival, germ cell surveillance, and neoplasia[J]. Annu Rev Pathol, 2010, 5: 349-371.

[144] Yang A, Schweitzer R, Sun D, et al. p63 is essential for regenerative proliferation in limb, craniofacial and epithelial development[J]. Nature, 1999, 398(6729): 714-718.

[145] Ince T A, Cviko A P, Quade B J, et al. p63 Coordinates anogenital modeling and epithelial cell differentiation in the developing female urogenital tract[J].Am J Pathol, 2002, 161(4): 1111-1117.

[146] Kurita T, Mills A A, Cunha G R. Roles of p63 in the diethylstilbestrol-induced cervicovaginal adenosis[J]. Development, 2004, 131(7): 1639-1649.

[147] Laronda M M, Unno K, Ishi K, et al. Diethylstilbestrol induces vaginal adenosis by disrupting SMAD/RUNX1-mediated cell fate decision in the Müllerian duct epithelium[J]. Dev Biol, 2013, 381(1): 5-16.

[148] Terakawa J, Rocchi A, Serna V A, et al. FGFR2IIIb-MAPK activity is required for epithelial cell fate decision in the lower müllerian duct[J]. Mol Endocrinol, 2016, 30(7): 783-795.

[149] Orvis G D, Behringer R R. Cellular mechanisms of Müllerian duct formation in the mouse[J]. Dev Biol, 2007, 306(2): 493-504.

[150] Castrillon D H, Lee K R, Nucci M R. Distinction between endometrial and endocervical adenocarcinoma: an immunohistochemical study[J]. Int J Gynecol Pathol, 2002, 21(1): 4-10.

[151] Allard S, Adin P, Gouédard L, et al. Molecular mechanisms of hormone-mediated Müllerian duct regression: involvement of beta-catenin[J]. Development, 2000, 127(15): 3349-3360.

[152] Huang C C, Orvis G D, Wang Y, et al. Stromal-to-epithelial transition during postpartum endometrial regeneration[J]. PLoS One, 2012, 7(8): e44285.

[153] Cunha G R. Stromal induction and specification of morphogenesis and cytodifferentiation of the epithelia of the Mullerian ducts and urogenital sinus during development of the uterus and vagina in mice[J].J Exp Zool, 1976, 196(3): 361-370.

[154] Ogasawara Y, Okamoto S, Kitamura Y, et al. Proliferative pattern of uterine cells from birth to adulthood in intact, neonatally castrated, and/or adrenalectomized mice, assayed by incorporation of[125I]iododeoxyuridine[J]. Endocrinology, 1983, 113(2): 582-587.

[155] Goodfellow P N, Camerino G. DAX-1, an ‘antitestis’ gene[J].Cell Mol Life Sci, 1999, 55(6-7): 857-863.

[156]Gilbert-Barness, Enid; Kapur, Raj P; Oligny,et al. Potter’s pathology of the fetus, infant and child[M]. 2th ed. New York: Mosby, 2007.

[157] Houk C P, Hughes I A, Ahmed S F, et al. Summary of consensus statement on intersex disorders and their management. International Intersex Consensus Conference[J]. Pediatrics, 2006, 118(2): 753-757.

[158] Verkauf B S, Bernhisel M A. Ovarian maldescent[J]. Fertil Steril, 1996, 65(1): 189-192.

[159] Nieschlag E, Behre HM, Nieschlag S.Andrology: Male Reproductive Health and Dysfunction.3th ed. Berlin: Springer, 2009.

[160] Lightner E S. Pediatric endocrinology[M]. Amsterdam: Elsevier Health Sciences, 1983.

[161] 李蓉,徐慧玉,金丽,等. 抗米勒管激素临床应用专家共识（2023年版）[J].中国实用妇科与产科杂志, 2023, 39 (4): 431-439.

[162] Rzeszowska M, Leszcz A, Putowski L, et al. Anti-Müllerian hormone: structure, properties and appliance[J]. Ginekol Pol, 2016, 87(9): 669-674.

[163] Carrell D T.Reproductive Endocrinology and Infertility: Integrating Modern Clinical and Laboratory Practice[M]. Berlin: Springer, 2010.

[164] E Z, Xu X L, Li C, et al. A familial XY gonadal dysgenesis causing high incidence of embryonic gonadal tumors- a report of the fourth dysgerminoma in sibling suffering from 46, XY gonadal dysgenesis (author's transl)[J].Zhonghua Zhong Liu Za Zhi, 1981, 3(2): 89-90.

[165] Massanyi E Z, Dicarlo H N, Migeon C J, et al. Review and management of 46, XY disorders of sex development[J]. J Pediatr Urol, 2013, 9(3): 368-379.

[166] Turner H H. A syndrome of infantilism, congenital webbed neck, and cubitus valgus1[J]. Endocrinology, 1938, 23(5): 566-574.

[167] 中华医学会儿科学分会内分泌遗传代谢学组,《中华儿科杂志》编辑委员会.Turner综合征儿科诊疗共识[J].中华儿科杂志,2018, 56:406-413.

[168] 秦爽,罗颂平,鞠蕊. 特纳综合征中国专家共识（2022年版）[J]. 中国实用妇科与产科杂志, 2022, 38 (4): 424-433.

[169] Kozlowski D, Luciano A A. Bilateral atresia of the proximal ampullary segment of the fallopian tubes[J]. J Am Assoc Gynecol Laparosc, 1995, 3(1): 99-101.

[170] Gravholt C H, Andersen N H, Conway G S, et al. Clinical practice guidelines for the care of girls and women with Turner syndrome: proceedings from the 2016 Cincinnati International Turner Syndrome Meeting[J]. Eur J Endocrinol, 2017, 177(3): G1-G70.

[171] 中华医学会内分泌学分会性腺学组.克莱恩费尔特综合征诊断治疗的专家共识[J]. 中华内分泌代谢杂志, 2021, 37(2): 94-99.

[172] Bonomi M, Rochira V, Pasquali D, et al. Klinefelter syndrome (KS): genetics, clinical phenotype and hypogonadism[J].J Endocrinol Invest, 2017, 40(2): 123-134.

[173] Munger S C, Capel B. Sex and the circuitry: progress toward a systems-level understanding of vertebrate sex determination[J]. Wiley Interdiscip Rev Syst Biol Med, 2012, 4(4): 401-412.

[174] Dong Y, Yi Y, Yao H,et al. Targeted next-generation sequencing identification of mutations in patients with disorders of sex development[J]. BMC Med Genet, 2016, 17: 23.

[175] Miller L, Leeth E A, Johnson E K, et al. Attitudes toward 'Disorders of Sex Development' nomenclature among physicians, genetic counselors, and mental health clinicians[J]. J Pediatr Urol, 2018, 14(5): 418. e1-418e7.

[176] 中华医学会小儿外科学分会泌尿外科学组. 性别发育异常中国专家诊疗共识[J].中华小儿外科杂志, 2019, 40(4): 289-297.

[177] Houk C P, Lee P A. Approach to assigning gender in 46, XX congenital adrenal hyperplasia with male external genitalia: replacing dogmatism with pragmatism[J]. J Clin Endocrinol Metab, 2010, 95(10): 4501-4508.

[178] Hughes I A, Nihoul-Fékété C, Thomas B, et al. Consequences of the ESPE/LWPES guidelines for diagnosis and treatment of disorders of sex development[J]. Best Pract Res Clin Endocrinol Metab, 2007, 21(3): 351-365.

[179] Lambert S M, Vilain E J, Kolon T F. A practical approach to ambiguous genitalia in the newborn period[J]. Urol Clin North Am, 2010, 37(2): 195-205.

[180] aubert F, Nihoul-Fékété C, Lortat-Jacob S, et al. Hermaphroditism pathology[J]. Ann Pathol, 2004, 24(6): 499-509.

[181] Jaubert F, Nihoul-Fékété C, Lortat-Jacob S, et al. Hermaphroditism pathology[J]. Rom J Morphol Embryol, 1999-2004, 45: 41-51.

[182] Zdravković D, Milenković T, Sedlecki K, et al. Causes of ambiguous external genitalia in neonates[J]. Srp Arh Celok Lek, 2001, 129(3-4): 57-60.

[183] Dujardin E, André M, Dewaele A, et al. DMRT1 is a testis-determining gene in rabbits and is also essential for female fertility[J]. eLife, 2023, 12: RP89284.

[184] Wang D, Hu Y, He Y,et al. Pure ovarian choriocarinoma mimicking ectopic pregnancy in true hermaphroditism[J]. Acta Obstet Gynecol Scand, 2009, 88(7): 850-852.

[185] Hughes I A, Deeb A. Androgen resistance[J]. Best Pract Res Clin Endocrinol Metab, 2006, 20(4): 577-598.

[186] Sultan C, Lobaccaro J M, Belon C, et al. Molecular biology of disorders of sex differentiation[J]. Horm Res, 1992, 38(3-4): 105-113.

[187] Anaya G, Moreno-Millán M, Bugno-Poniewierska M, et al. Sex reversal syndrome in the horse: four new cases of feminization in individuals carrying a 64, XY SRY negative chromosomal complement[J]. Anim Reprod Sci, 2014, 151(1-2): 22-27.

[188] Bagheri-Fam S, Ono M, Li L, et al. FGFR2 mutation in 46, XY sex reversal with craniosynostosis[J]. Hum Mol Genet, 2015, 24(23): 6699-6710.

[189] DU X, Zhang X, Li Y, et al. 46, XY female sex reversal syndrome with bilateral gonadoblastoma and dysgerminoma[J].Exp Ther Med, 2014, 8(4): 1102-1104.

[190] 熊英, 程萌, 徐克惠. 中枢性性早熟诊断与治疗专家共识(2022)解读[J]. 实用妇产科杂志, 2023, 39 (6): 422-424.

[191] Kim E Y, Lee M I. Psychosocial aspects in girls with idiopathic precocious puberty[J]. Psychiatry Investig, 2012, 9(1): 25-28.

[192] de Vries L, Kauschansky A, Shohat M, et al. Familial central precocious puberty suggests autosomal dominant inheritance[J].J Clin Endocrinol Metab,2004, 89(4): 1794-1800.

[193] Mustafa R, Hashmi H A, Ullah S. Congenital adrenal hyperplasia causing clitoromegaly[J].J Coll Physicians Surg Pak, 2008, 18(6): 378-379.

[194] FONTAN, VERGER, COUTEAU, et al. Generalized muscular hypertrophy with early onset, with facial lipodystrophy, hepatomegaly and clitoris hypertrophy in an 11-year-old girl[J]. Arch Fr Pediatr, 1956, 13(3): 276-285.

[195] Iwasa Y, Fletcher C D. Distinctive prepubertal vulval

fibroma: a hitherto unrecognized mesenchymal tumor of prepubertal girls: analysis of 11 cases[J]. Am J Surg Pathol, 2004, 28(12): 1601-1608.
[196] Vargas S O, Kozakewich H P, Boyd T K, et al. Childhood asymmetric labium majus enlargement: mimicking a neoplasm[J]. Am J Surg Pathol, 2005, 29(8): 1007-1016.
[197] Hornick J L. Practical soft tissue pathology: a diagnostic approach[M]. Amsterdam: Elsevier, 2013.
[198] 王坚, 朱雄增. 软组织肿瘤病理学[M]. 北京: 人民卫生出版社, 2017.
[199] Khunda S, Nakash A. Double vulva[J]. J Obstet Gynaecol, 1999, 19(1): 94-95.
[200] Ruggeri G, Gargano T, Antonellini C, et al. Vaginal malformations: a proposed classification based on embryological, anatomical and clinical criteria and their surgical management (an analysis of 167 cases)[J]. Pediatr Surg Int, 2012, 28(8): 797-803.
[201] Wester T, Tovar J A, Rintala R J. Vaginal agenesis or distal vaginal atresia associated with anorectal malformations[J]. J Pediatr Surg, 2012, 47(3): 571-576.
[202] 华克勤, 陈义松. 阴道发育异常的分类及诊治[J]. 实用妇产科杂志, 2009, 25(9): 513-515.
[203] Peña A. Cloaca: Historical aspects and terminology[J]. Semin Pediatr Surg, 2016, 25(2): 62-65.
[204] Gupta A, Bischoff A, Peña A, et al. The great divide: septation and malformation of the cloaca, and its implications for surgeons[J]. Pediatr Surg Int, 2014, 30(11): 1089-1095.
[205] Candiani M, Busacca M, Natale A, et al. Bicervical uterus and septate vagina: report of a previously undescribed Müllerian anomaly[J]. Hum Reprod, 1996, 11(1): 218-219.
[206] Acién P, Acién M, Sánchez-Ferrer M. Complex malformations of the female genital tract. New types and revision of classification[J]. Hum Reprod, 2004, 19(10): 2377-2384.
[207] Chan Y Y, Jayaprakasan K, Zamora J, et al. The prevalence of congenital uterine anomalies in unselected and high-risk populations: a systematic review[J]. Hum Reprod Update, 2011, 17(6): 761-771.
[208] Hammoud A O, Gibson M, Peterson C M, et al. Quantification of the familial contribution to müllerian anomalies[J].Obstet Gynecol, 2008, 111(2 Pt 1): 378-384.
[209] Duru U A, Laufer M R. Discordance in Mayer-von Rokitansky-Küster-Hauser Syndrome noted in monozygotic twins[J]. J Pediatr Adolesc Gynecol, 2009, 22(4): e73-e75.
[210] Grimbizis G F, Gordts S, Di Spiezio Sardo A, et al. The ESHRE/ESGE consensus on the classification of female genital tract congenital anomalies[J]. Gynecol Surg, 2013, 10(3): 199-212.
[211] Ludwin A, Ludwin I, Kudla M, et al. Reliability of the European Society of Human Reproduction and Embryology/European Society for Gynaecological Endoscopy and American Society for Reproductive Medicine classification systems for congenital uterine anomalies detected using three-dimensional ultrasonography[J]. Fertil Steril, 2015, 104(3): 688-697. e8.
[212] Ludwin A, Martins W P, Nastri C O, et al. Congenital Uterine Malformation by Experts (CUME): better criteria for distinguishing between normal/arcuate and septate uterus?[J]. Ultrasound Obstet Gynecol, 2018, 51(1): 101-109.
[213] Kives S. Müllerian Anomaly Classification Systems[M]. Cham: Springer International Publishing, 2016: 3-12.
[214] Prior M, Richardson A, Asif S, et al. Outcome of assisted reproduction in women with congenital uterine anomalies: a prospective observational study[J]. Ultrasound Obstet Gynecol, 2018, 51(1): 110-117.
[215] Bombard D S 2nd, Mousa S A. Mayer-Rokitansky-Kuster-Hauser syndrome: complications, diagnosis and possible treatment options: a review[J]. Gynecol Endocrinol, 2014, 30(9): 618-623.
[216] Veurink M, Koster M,Berg LT.The history of DES, lessons to be learned[J]. Pharm World Sci, 2005, 27(3): 139-143.
[217] Ma L, Benson G V, Lim H, et al. Abdominal B (AbdB) Hoxa genes: regulation in adult uterus by estrogen and progesterone and repression in müllerian duct by the synthetic estrogen diethylstilbestrol (DES)[J]. Dev Biol, 1998, 197(2): 141-154.
[218] Kaufman R H, Adam E, Binder G L, et al. Upper genital tract changes and pregnancy outcome in offspring exposed in utero to diethylstilbestrol[J].Am J Obstet Gynecol, 1980, 137(3): 299-308.
[219] Goldberg J M, Falcone T. Effect of diethylstilbestrol on reproductive function[J]. Fertil Steril, 1999, 72(1): 1-7.
[220] Swan S H.Intrauterine exposure to diethylstilbestrol: long-term effects in humans[J]. APMIS, 2000, 108(12): 793-804.
[221] Mortlock D P, Innis J W. Mutation of HOXA13 in hand-foot-genital syndrome[J]. Nat Genet, 1997, 15(2): 179-180.
[222] Jorgensen E M, Ruman J I, Doherty L, et al. A novel mutation of HOXA13 in a family with hand-foot-genital syndrome and the role of polyalanine expansions in the spectrum of müllerian fusion anomalies[J]. Fertil Steril, 2010,94(4): 1235-1238.
[223] Cheng Z, Zhu Y, Su D, et al. A novel mutation of HOXA10 in a Chinese woman with a Mullerian duct anomaly[J]. Hum Reprod, 2011, 26(11): 3197-3201.
[224] Liatsikos S A, Grimbizis G F, Georgiou I, et al. HOX A10 and HOX A11 mutation scan in congenital malformations of the female genital tract[J]. Reprod Biomed Online, 2010, 21(1): 126-132.
[225] Schinzel A. Phocomelia and additional anomalies in two sisters[J]. Hum Genet, 1990, 84(6): 539-541.
[226] Coffinier C, Barra J, Babinet C, et al. Expression of the vHNF1/HNF1beta homeoprotein gene during mouse organogenesis[J]. Mech Dev, 1999, 89(1-2): 211-213.
[227] Lokmane L, Heliot C, Garcia-Villalba P, et al. vHNF1 functions in distinct regulatory circuits to control ureteric bud branching and early nephrogenesis[J]. Development, 2010, 137(2): 347-357.

[228] Lim D, Ip P P, Cheung A N, et al. Immunohistochemical comparison of ovarian and uterine endometrioid carcinoma, endometrioid carcinoma with clear cell change, and clear cell carcinoma[J]. Am J Surg Pathol, 2015, 39(8): 1061-1069.
[229] Mylonas I, Hansch S, Markmann S, et al. Unilateral ovarian agenesis: report of three cases and review of the literature[J].Arch Gynecol Obstet, 2003, 268(1): 57-60.
[230] Liu Q, Liu H Q, Jiang Y Y, et al. Is unilateral uterine adnexa absence a congenital developmental abnormality or posteriority? Summary of 39 cases and literature review[J]. Arch Gynecol Obstet, 2013, 288(3): 555-561.
[231] Nawroth F, Nugent W, Ludwig M. Congenital partial atresia of the Fallopian tube[J]. Reprod Biomed Online, 2006, 12(2): 205-208.
[232] Uckuyu A, Ozcimen E E, Sevinc Ciftci F C. Unilateral congenital ovarian and partial tubal absence: report of four cases with review of the literature[J].Fertil Steril, 2009, 91(3): 936. e5-936.e8.
[233] Uçar M G, Ilhan T T, Gül A, et al. Patient with three fallopian tubes at right adnexa[J]. J Clin Diagn Res, 2017, 11(2): QJ03-QJ04.
[234] 郭东辉. 输卵管系膜的胚胎残留与卵巢冠囊肿[J]. 中华妇产科杂志, 1988, 23(6): 365-366.
[235] Mills S E.Histology for pathologists[M]. 5th ed. Philadelphia: Wolters Kluwer, 2020.
[236] Woolnough E, Russo L, Khan M S, et al. An immunohistochemical study of the rete ovarii and epoophoron[J]. Pathology, 2000, 32(2): 77-83.
[237] Pelkey T J, Frierson H F Jr, Mills S E, et al. The diagnostic utility of inhibin staining in ovarian neoplasms[J]. Int J Gynecol Pathol, 1998, 17(2): 97-105.

第二章

外阴非感染性炎症改变

Non-infectious Inflammatory Disorders of the Vulva

江庆萍　庞淑洁　郑文新（Wenxin Zheng）

外阴作为女性生殖道的入口，兼具皮肤和生殖器的特征。事实上，几乎所有类型的良性非感染性炎症性皮肤病均可累及女性外阴。患者既可能就诊于皮肤科，也可能就诊于妇产科。但由于其特定的局部条件（密闭，高水分、摩擦和其他刺激），在临床上和组织学上对这些疾病的识别，比在生殖器外部位要困难得多。理解了这个特点，对了解疾病的发生、发展、转归及治疗方法的选择均有重要意义。

病理常常被临床视为诊断的金标准，但是对于皮肤病的诊断来说并不完全如此。外阴非感染性炎症性疾病通常缺乏特异性的病理改变，如扁平苔藓、慢性单纯性苔藓、银屑病等虽具有一些病理特点，但不具备特征性，单纯依靠组织学形态常常难以判断，必须结合患者的临床特点做出合理的临床病理诊断。另外，一些皮肤病的临床和病理均不具特征性变化，只能从大的方面归于某类炎性皮肤病，如真皮血管周皮炎、结节性皮炎、棘层水肿性皮炎等，有的甚至无法归类，只能进行描述。因此，病理与临床的密切交流至关重要。

本章内容主要涉及外阴非感染性炎症性疾病的病理组织学改变，并对近年的分类与术语进行介绍，兼顾一些临床表现及治疗方面的进展。

第一节　分类与术语

外阴良性非感染性疾病种类繁多，不少病因不清或缺乏特征性的形态，存在一病多名或异病同名现象，诊断标准各家不一，导致各种疾病常相互混淆，临床处理困难。为改变这一复杂局面，国际外阴阴道病研究学会（International Society for the Study of Vulvovaginal Disease，ISSVD）专家组多次对相关疾病的分类与术语进行讨论和更新。

一、历史分类

1975 年，ISSVD 认识到需对外阴良性非感染性疾病（白色病变）进行定义和分类，以便和容易混淆的癌前病变或癌区分。为此采用“营养不良”(chronic vulva dystrophy）作为此类病变的统称，分为硬化性苔藓、增生性营养不良与混合性营养不良 3 个亚型，替代外阴白斑、白斑性外阴炎、硬化性萎缩性苔藓、神经性皮炎、外阴干枯等多个名称。这一名称在 10 余年间被广泛采用，但应用中发现其范围过于局限，诊断依据组织形态，临床医师无法凭肉眼进行判断，而且缺少明确的证据表明这一病变确与血管神经营养失调有关。

1987 年，ISSVD 与国际妇科病理学家协会共同决定废弃外阴营养不良的名称及其亚型，在分类中将外阴上皮内瘤变（vulvar intraepithelial neoplasia, VIN）与非肿瘤性病变分开，这些重要改变获得广泛赞同，但该分类以非特异性鳞状上皮增生的名称替代以往的增生性营养不良又引起争议。因为其他部位的类似疾病并无此命名，并且鳞状上皮增生是组织形态术语，可能描述的并非疾病，而是某种疾病的继发性改变，难以对临床选择治疗方式起到指导作用。这一缺陷成为 4 年后再次修订外阴皮肤病分类的重要原因。

二、近年分类

目前的外阴皮肤病分类限于非肿瘤与非感染性疾病，不包括梅毒、尖锐湿疣等性传播疾病，以及鳞状上皮内病变和癌，它们分别被归入下生殖道感染与肿瘤性病变范畴。新近的外阴皮肤病分类包括 ISSVD 发布的 2006 年病理分类[1, 2]与 2011 年临床分类[3]。两个分类分别选取不同的切入点，帮助临床医生通过正确解读病理类型而获得明确诊断；或凭自己的肉眼所见获得诊断。此外，还有助于规范外阴疾病的组织形态分型及外阴皮肤病术语。

1. 病理分类　2006 年病理分类采取了与之前完全不同的方式：按照组织学形态进行分类，并标明与病理类型对应的最常见疾病名称（表 2-1）。这一分类主要是帮助临床医师在临床检查未能诊断或病理

表 2-1　2006 年 ISSVD 外阴皮肤病分类（病理亚型及其临床对应）

病理亚型	组织学特征	临床对应
棘层水肿型	细胞间水肿，细胞间隙增宽	特应性皮炎 过敏性接触性皮炎 刺激性接触性皮炎
棘层增厚型 (以往称为鳞状上皮增生)	上皮细胞数量增多，表皮增厚	银屑病 慢性单纯性苔藓 原发性（特应性） 继发性（硬化性苔藓、扁平苔藓或其他外阴疾病）
苔藓样型	真皮上部带状淋巴细胞浸润，伴表皮基底层损伤（细胞凋亡空泡变）	硬化性苔藓 扁平苔藓
真皮均质化 / 硬化型	真皮胶原化，形成均质的毛玻璃状或透明变	硬化性苔藓
大疱型	含有液体的水疱，位于表皮或与真皮间	类天疱疮，瘢痕型 线状 IgA 病
棘层松解型	表皮细胞间桥粒损伤，导致细胞分离产生细胞间裂隙	Hailey-Hailey 病 Darier 病 丘疹性生殖股棘层松解症
肉芽肿型	上皮样巨噬细胞、炎症细胞与数量不等的巨细胞，常位于真皮或皮下脂肪	克罗恩病 Melkersson-Rosenthal 综合征
血管病变型	皮肤炎性病变导致的血管损伤	口疮性溃疡 白塞病 浆细胞外阴炎

只报告组织类型而不是明确诊断的情况下获得正确诊断，成为实践中的有效工具。临床医师面对仅有组织类型的皮肤活检病理报告能够很快进行文献复习，而后参照临床与病理的对应，几乎均能确定最后诊断。有观察显示，在病理检查缺少明确诊断的病例中，应用2006年分类后临床明确诊断率从以往的56%上升至近80%[4]。

2. 临床分类与术语 2011年发布的外阴皮肤病分类与术语包括两部分。

（1）临床分类：根据临床肉眼所见分为8组：带有皮色的病变、红色病变、白色病变、深色病变、水疱、糜烂溃疡及水肿，列出每组最常见与虽少见但不应忽略的重要疾病名称，其中包括感染性与肿瘤性病变。这一方案旨在规范对病变的肉眼形态描述，帮助临床医师根据肉眼所见缩小鉴别范围，进而一步步做出明确诊断（图2-1）。

（2）有关湿疹性与苔藓样病变术语的讨论意见分别见表2-2与表2-3。

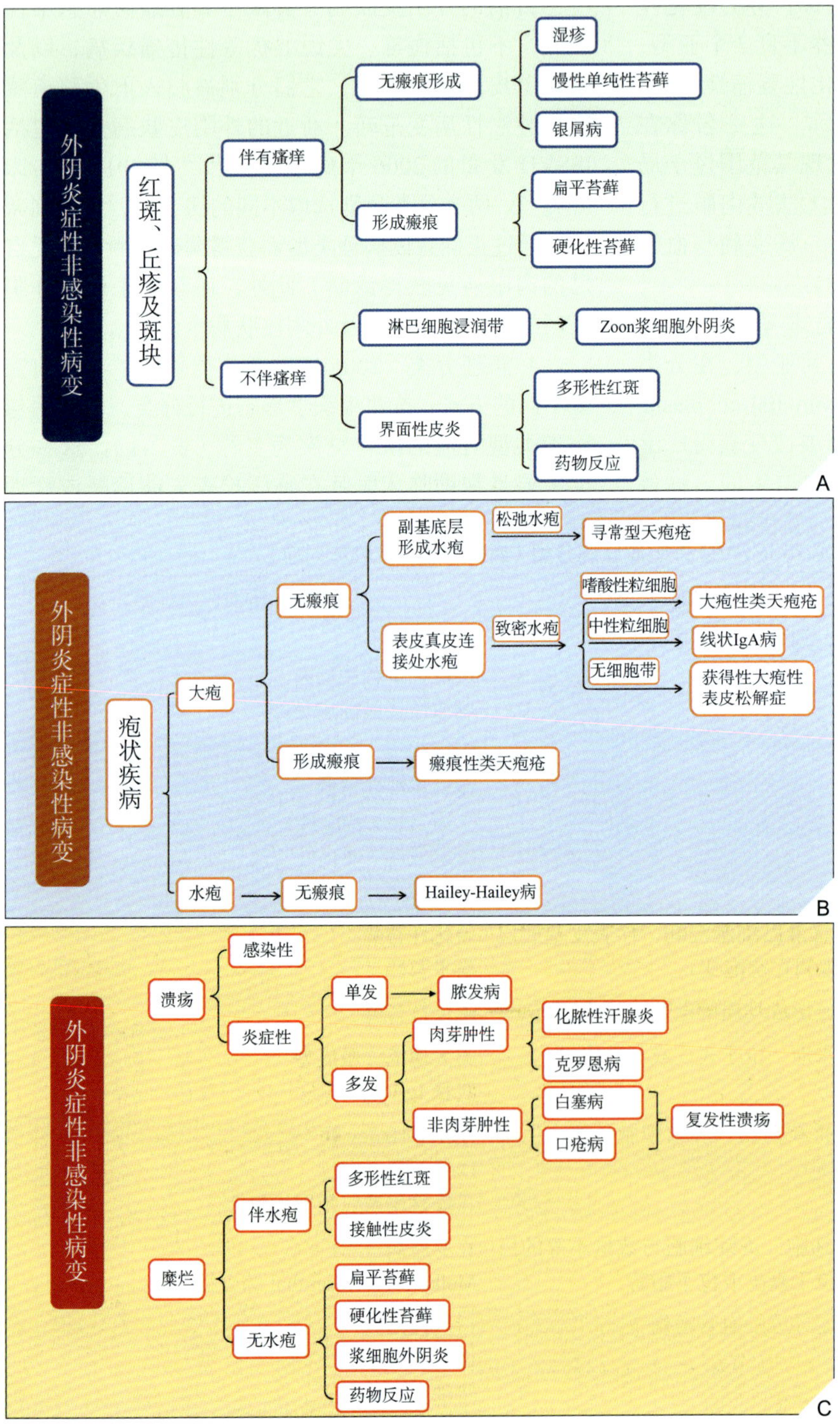

图2-1 炎症性非感染性病变的临床肉眼所见结合病理诊断示意图

A. 显示形成红斑、丘疹及斑块性病变；B. 形成水疱性病变；C. 形成溃疡及糜烂的病变

表 2-2　有关外阴湿疹的术语（ISSVD，2011）

术语与特征	释义
定义	一组炎性疾病，典型临床特征包括瘙痒、病灶红色片状边界不清、伴微小水疱和（或）更为常见的继发性表皮损伤
组织学特征	棘细胞层水肿，慢性湿疹性病变可发展成鱼鳞样改变和（或）苔藓化
表皮损伤	肉眼可见表皮损伤：渗液、结痂、小水疱、褶皱处裂口及糜烂（常为搔抓后的结果）
皮炎	为湿疹的同义词（如遗传性过敏性皮炎或遗传性过敏性湿疹），或不恰当地作为非特异性术语用于任何皮肤炎症

表 2-3　有关外阴苔藓化及其他术语（ISSVD，2011）

术语与特征	释义
苔藓化	为慢性反复搔抓的结果，主要累及外阴皮肤，组织学表现棘层增厚型
慢性单纯性苔藓	苔藓发生于既往正常的皮肤，除外下方的皮肤异常；多见于遗传性过敏症或在其他部位有遗传性过敏性皮炎的患者
特应性皮炎（同义词：特应性湿疹）	皮肤瘙痒性慢性炎性疾病，发生在既往正常的皮肤

第二节　棘层水肿性皮炎（湿疹）

外阴棘层水肿性皮炎即湿疹，为慢性生殖器瘙痒的首要原因，包括多种疾病，病因可为内源性及外源性。它们具有共同的组织学特征，即病变的某个阶段出现表皮棘层细胞内及细胞间水肿，导致细胞间隙增大。病理诊断的棘层水肿性皮炎不具特异性，具体类型需临床依据病变位置、类型及程度而定。病变过程分为急性期、亚急性期和慢性期。

一、急性棘层水肿性皮炎

“湿疹”（eczema）一词源自希腊语“*ekzein*”，意指沸腾，用于描述皮肤急性病变的临床表现。湿疹性皮炎是外阴的常见病，临床症状以剧烈瘙痒、渗出及容易复发等为特点。大体上表现为红斑性斑点（图 2-2）、丘疹、斑块。随着棘层水肿程度的加深，病变可形成水疱或大疱，开始流液或渗出。水疱常破溃，内容物干涸后形成表面硬痂。

【组织病理学】

本病表现为不同程度的棘层水肿（图 2-3A），过度角化（图 2-3B）及角化不全，伴炎症细胞外渗。棘层水肿到一定程度可使表皮角化细胞之间的连接受损并形成表皮内水疱。水疱内可含有淋巴细胞、中性粒细胞、嗜酸性粒细胞及朗格汉斯细胞（图 2-3B，图 2-3C）。这些水疱最终可以融合形成较大的水疱甚至大疱。严重者还可以出现真皮和表皮交界处灶状分离并发生继发性角化细胞坏死。真皮乳头轻度水肿，导致胶原纤维分离，浅层毛细血管扩张，血管周围混合性炎症细胞浸润，以淋巴细胞为主（图 2-3D），有时伴有嗜酸性粒细胞及中性粒细胞。

病灶因瘙痒反复摩擦和搔抓导致表皮脱落或慢性单纯性苔藓的发生。也可叠加感染形成脓疱病，表现为角质层中性粒细胞浸润，需要病理医生进行

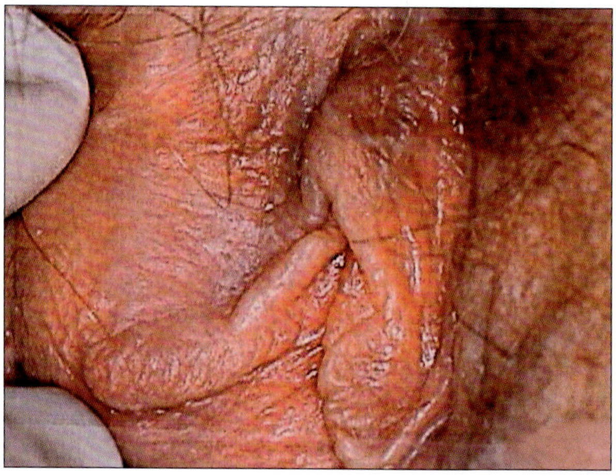

图 2-2　外阴湿疹性皮炎
显示局部黏膜红斑水肿

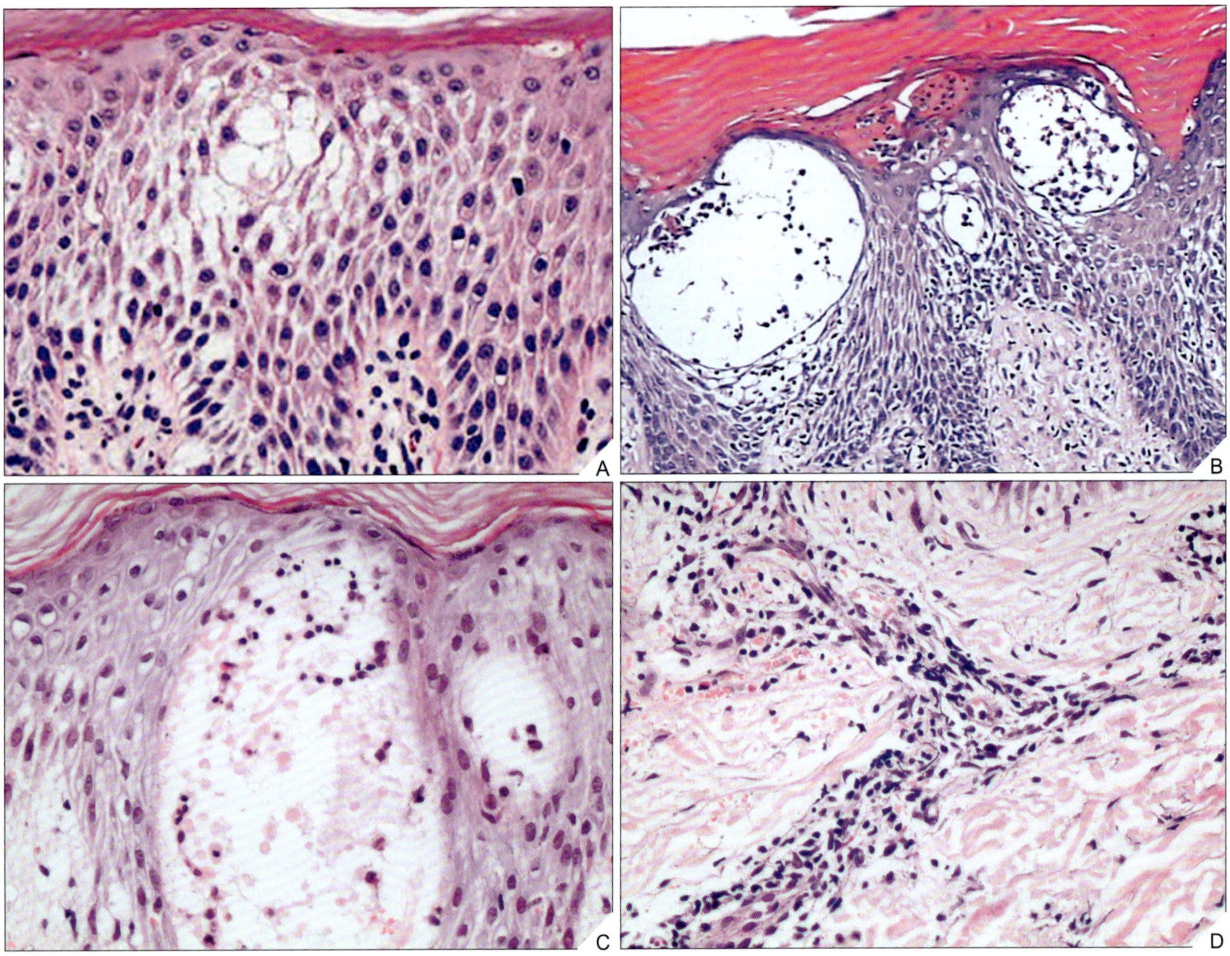

图 2-3 湿疹性皮炎

急性期时棘细胞水肿（A），表皮角化过度（B），棘细胞水肿伴水疱形成，水疱腔内含有淋巴细胞（C），浅表真皮乳头内的炎症细胞以淋巴细胞为主（D）

特殊染色以除外真菌或细菌感染。

【鉴别诊断】

最重要的是与真菌感染相鉴别，因为两者的形态学表现可能十分类似，而如果真菌感染被误诊为湿疹性皮炎而局部应用类固醇激素治疗，会使感染加剧。因此，在湿疹性皮炎的诊断中必须通过 PAS 染色或六胺银染色首先排除真菌感染，然后才能做出棘细胞层水肿性皮炎或湿疹性皮炎的诊断。

二、慢性棘层水肿性皮炎

慢性棘层水肿性皮炎较急性更多见，因为急性皮炎很少进行活检诊断。临床上表现为皮肤呈皮革样外观伴皮纹加深。皮色的改变从红色（急性皮炎的特征）至棕色或色素沉着。由于剧烈瘙痒而搔抓导致表皮创伤（图 2-4）。

【组织病理学】

不同程度的表皮增生，其特征为显著的角化过度

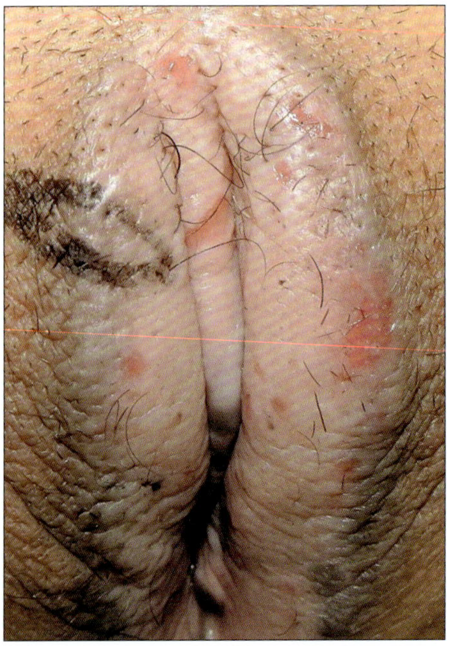

图 2-4 慢性湿疹性皮炎

显示大阴唇增生肥厚，局部可见搔抓导致的浅表溃疡（郝进教授惠赠）

和颗粒层增生（图 2-5）。此时棘细胞层水肿已减轻，有时甚至不易分辨，上皮脚下延被真皮乳头分隔。真皮乳头内明显的毛细血管增生，厚的胶原纤维可垂直于表面（图 2-6），淋巴细胞常见于真皮上部血管周围。

亚急性期在慢性皮炎的基础上具有急性炎症的表现，特别是不同程度的棘细胞层水肿，除此之外还可出现棘层增厚或表皮增生，伴轻微的角化过度和颗粒层增生（图 2-7）。

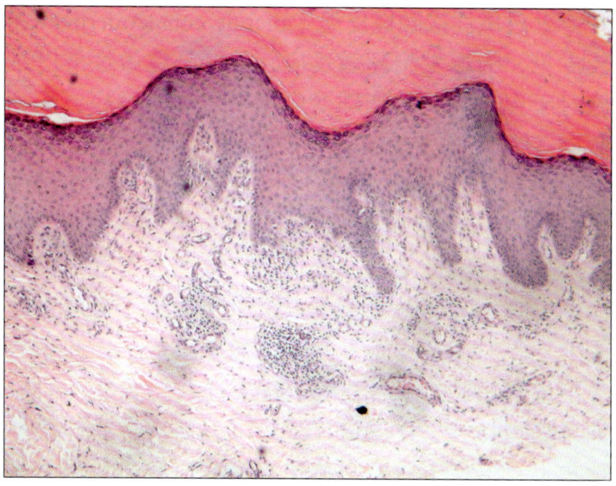

图 2-5　湿疹性皮炎

慢性期角化过度伴颗粒层增生，真皮层毛细血管增生，淋巴细胞浸润

三、外阴棘层水肿性皮炎的临床分型

（一）外源性棘层水肿性皮炎

外源性棘层水肿性皮炎（exogenous vulvar spongiotic dermatitis）是由外源性因素造成的皮肤反应性炎症改变，主要有两种类型：刺激性接触性皮炎和过敏性接触性皮炎[5, 6]。两者急性期临床表现有显著的交叉重叠，随时间最终发展为慢性单纯性苔藓。

1. 刺激性接触性皮炎（irritant contact dermatitis）是由于对皮肤屏障功能的损伤超过皮肤的修复机制而发生，是由物理、化学、机械损伤的直接毒性作用而引起的炎症反应，是外源性皮炎中最常见的类型。刺激物能去除皮肤表面脂质及锁水物质，损伤细胞膜，导致角质变性、细胞外直接毒性反应及释放细胞因子等。外阴组织裂伤、水肿、闭塞、摩擦等均会增加炎症倾向。

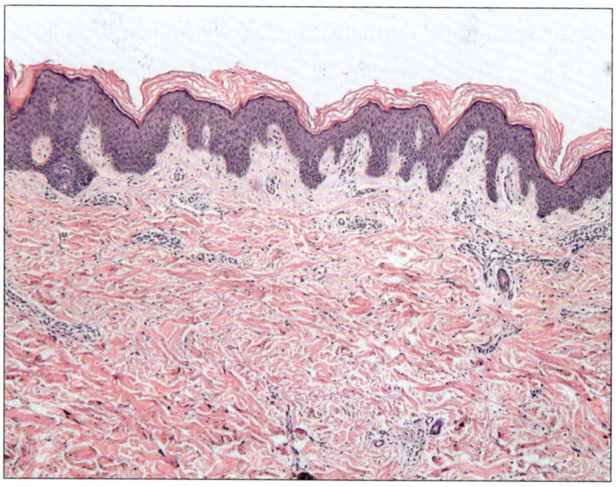

图 2-6　慢性湿疹性皮炎

真皮层毛细血管增生，胶原纤维垂直于表面

刺激性接触性皮炎最常见的形式就是由于尿液浸泡而形成的尿布性皮炎，见于压力性尿失禁的成年女性。此外常见婴儿外阴与肛周的尿布疹（diaper rash）。常见的刺激物除尿液、汗液外见表 2-4。一般常在接触后数分钟到数小时内出现反应。

临床表现[7]为境界清楚的红斑样丘疹和斑块，伴有痛痒的症状。急性期破溃可引起流液，慢性病例形成苔藓样病变（见慢性单纯性苔藓）。治疗方法主要是避免刺激物和不必要的激惹，有些患者还需局部应用类固醇药物以减轻炎性反应。

表 2-4　外阴外源性棘层水肿性皮炎常见的刺激物

刺激性接触性皮炎	过敏性接触性皮炎
水（过度清洗） 香皂、沐浴露 抗菌乳液或霜	香水 面霜中的防腐剂 地域性局部麻醉剂（如苯唑卡因）
湿巾	局部应用抗生素、防腐剂
除臭剂	指甲油
化妆品成分如香水、防腐剂	避孕装置中的橡胶化学成分

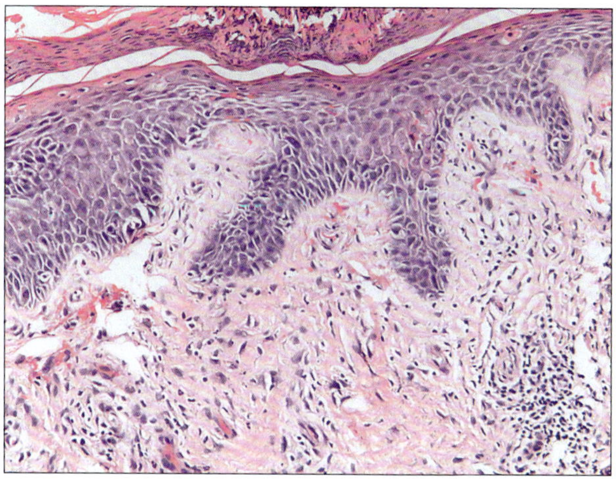

图 2-7　亚急性湿疹性皮炎

棘层轻度水肿颗粒层增生，伴角化不全，真皮层炎症细胞浸润

2. 过敏性接触性皮炎（allergic contact dermatitis）较少见，为迟发型超敏反应，主要是致敏性淋巴细胞对于穿过皮肤的特殊变应原所产生的反应。病变倾向于发生明显的红斑，随后常常伴有大疱形成。患者可以仅仅接触过一次变应原，这时常常在接触变应原后48小时内出现病变，但更常见的是在之前有过长期接触此变应原的历史。常见的刺激物或变应原见表2-4。5岁以下儿童及老年人由于免疫系统不发达，对变应原不发生Ⅳ型超敏反应，因此不容易罹患过敏性接触性皮炎。皮炎通常持续2～3周。如果病变持续，皮肤斑片试验可以证实过敏性接触性皮炎。治疗上应完全避免接触变应原，并尽量减少局部用药的剂量。

（二）内源性棘层水肿性皮炎

两种最常见的内源性棘层水肿性皮炎（endogenous vulvar spongiotic dermatitis）就是特应性皮炎及脂溢性皮炎。两种疾病均表现为从红斑脱屑至渗出形成水疱，并最终形成苔藓的湿疹整个谱系病变。只有少数在急性期诊断，多数病例直到亚急性及慢性期才会引起注意。正确的诊断主要取决于识别更多明显的外生殖器病变。

1. 特应性皮炎（atopic dermatitis） 通常也称为特应性湿疹（atopic eczema），是一种慢性瘙痒性炎症病变，累及具有个人或家族过敏体质的病例（包括特应性湿疹、哮喘、季节过敏性腱鞘炎）。主要的诊断标准包括慢性瘙痒、过敏病史或家族史及典型的形态学改变（如屈曲部位的分布特点）。具有慢性、复发性及全身性的特征，伴有表皮功能紊乱，外阴受累只是全身性病变的一部分。

尽管病因及致病机制各不相同，但是IgE介导的晚期反应、细胞因子的不平衡性及细胞介导的免疫反应可能起到重要作用。此外，遗传因素也可能参与其中，有2个可能的致病基因。其中一个可能的致病基因位于染色体11q13.5，编码FCγRI的β亚基，而IgE的高亲和力受体则位于染色体11q12—13。另一个可能的致病基因位于染色体16q11—p13，与*IL4R*基因有关。

特应性皮炎在发病时瘙痒症状突出，而非疼痛或者刺激。搔抓及反复刺激可使瘙痒加剧并形成瘙痒-搔抓的反复循环。成年女性倾向形成生殖器红斑，早期病灶病变轻微，可表现为局部皮肤及黏膜色素沉着或局限性红斑等（图2-2）；继之可出现小水疱，水疱融合可导致大疱，若破裂常可见结痂及炎症性外观；瘙痒剧烈者常可见表皮增厚粗糙，有时可见皮肤纹理加深。通常不需活检，诊断主要通过对皮质类固醇的良好反应来判断。

2. 脂溢性皮炎 是一种慢性、复发性皮炎，症状轻微，表现为薄层的红色斑块伴有黄色脂样脱屑，累及产生皮脂的区域。糠秕马拉色菌是花斑糠疹的致病菌，可能通过过敏反应导致脂溢性皮炎。

外生殖器脂溢性皮炎在皮肤皱褶处比较明显，主要累及大阴唇及会阴带有毛发的部位。明确诊断需要认真识别头皮、面部中央及皮肤皱褶区的红色脱屑斑块。皮肤刮片培养表明没有念珠菌感染。与特应性皮炎相似，对治疗反应良好可有助进一步明确诊断。

第三节 棘层增厚性皮肤病

棘层增厚性皮肤病是指上皮细胞的数量增多，导致表皮增厚的一组疾病。临床典型表现为局部增厚的白色斑片。这些病变通常为良性经过，少数硬化性苔藓或扁平苔藓在治疗不佳时有向鳞状细胞癌发展的潜能。还应注意，棘层增厚是极为常见的非特异性组织形态，不仅见于皮肤病，还见于感染性疾病与鳞状上皮肿瘤，这些疾病具有独特的临床与病理特征。

一、慢性单纯性苔藓

慢性单纯性苔藓（lichen simplex chronicus）以往被称为鳞状细胞增生症或增生性营养不良，但在2006年ISSVD分类中已不建议继续使用这两个名称[1, 2]。本病的特征是由于反复瘙痒、摩擦及搔抓而形成的厚的鳞状上皮斑块，可以是湿疹性皮炎发展的最终表现，也可以是一些其他炎性病变的前驱，如扁平苔藓、银屑病及硬化性苔藓等。

【大体病理学】

临床上，“苔藓”一词是指皮肤增厚、皮纹增强，就像平滑石头上长满了苔藓一样。外阴病变通常是对称性的，可以比较局限，常累及大阴唇及阴阜。病变呈灰白色或变红，皮纹加深，有皮肤水肿及慢性摩擦的症状。视瘙痒程度的不同可伴有脱皮或裂纹。阴唇可有收缩、狭窄及粘连。

【组织病理学】

慢性单纯性苔藓最重要的组织学特征就是表皮颗粒层及棘层的增厚（图 2-8），并伴有真皮浅层慢性炎症细胞浸润。几乎所有病例都具有相当明显的表皮角化过度，有时也可见灶性的角化不全现象，但程度不如银屑病那样连续。组织学上另一个显著特征就是真皮浅层慢性炎症细胞浸润及真皮乳头垂直方向的胶原带。

有时可见表皮抓痕所致溃烂并伴有炎症，当炎症反应较重时应采用特殊染色（如 PAS 染色或 GMS 染色）排除合并真菌或细菌感染的可能。当病变缺乏炎症反应和真皮胶原束时，报告为鳞状上皮增生也是恰当可行的，这一术语实际上是对病变的描述。

【鉴别诊断】

慢性单纯性苔藓常合并其他病变，如前述慢性湿疹性皮炎，实际上二者是一个连续的疾病谱系，有时准确区分存在困难。慢性单纯性苔藓与精神因素有关，而湿疹是由于过敏所致，为了鉴别孤立性慢性单纯性苔藓与慢性湿疹性皮炎，必须仔细寻找表皮棘细胞层水肿，即使是局灶性的棘细胞层水肿，或角质层内出现均一红染物质则支持为湿疹。

其他需要鉴别的疾病还有真菌感染及银屑病，真菌感染也常伴瘙痒，如果在表皮或角化层内见到中性粒细胞，应排除真菌感染；慢性单纯性苔藓具有显著但不规则的表皮棘层增厚，且伴角化过度及颗粒层增生，通常较少中性粒细胞浸润，这些可与银屑病相区别。慢性单纯性苔藓与分化性 VIN 的不同在于没有细胞异型性。

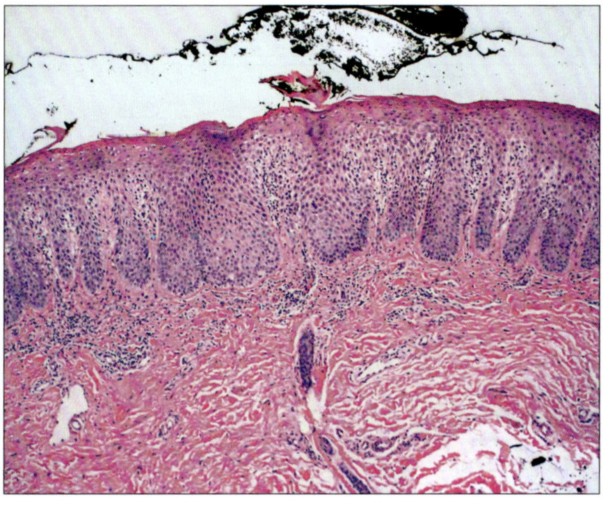

图 2-8 慢性单纯性苔藓

显示明显角化过度及棘细胞层增厚

二、银屑病

【临床特征】

银屑病（psoriasis）俗称“牛皮癣”，为一种原因不明的慢性丘疹鳞屑性皮肤病，常累及外阴，且可以外阴受累为首发症状，但单纯孤立的外阴银屑病很少见，通常只是全身症状的一部分。据报道，仅局限于外阴的银屑病占 2%～5%[8]。发生在外阴或其他对摩部位的病例可以不产生银屑[9]。患者有轻重不等的外阴瘙痒灼热感或极度不适感；有些患者的鳞屑显著增厚变硬，妨碍皮肤伸缩，导致皮肤出现裂口而疼痛。其发生发展主要与遗传、感染、内分泌、免疫异常及精神等因素相关，此外，还与代谢障碍、内分泌障碍、药物及食物等因素有关。位于染色体 17q、4q、1q 及 6p 的基因似乎与此病有关；另有研究认为 *HLA-C*、*HLA-B13* 及 *HLA-B17* 基因也参与了银屑病的发病。最近的研究显示，γ 干扰素（IFN-γ）可能是银屑病发病最重要的启动因子[10]。

根据银屑病的临床特征，可分为寻常型、红皮病型、脓疱型、皮褶型及关节病型等多种类型。与外阴有关的主要是寻常型与皮褶型。无论何种类型，外阴病变累及的是皮肤而不是黏膜。

1. 寻常型银屑病 此型最常见，通常也是病情最轻的一型。一般急性起病，可无任何明显诱因。皮损可局限在身体某一部位，也可全身多发，表现为典型的银白色鳞屑、薄膜现象及点状出血三联征。

2. 红皮病型银屑病 是较严重、较少见的一种，多见于成人，由外用刺激性药物诱发或脓疱型银屑病消退后产生，使用大量激素后突然停药也会诱发。此型是指全身皮肤的 70% 以上呈弥漫性红色、暗红色浸润性皮损，表面见大量糠皮样鳞屑，不断脱屑。有时在皮肤薄弱处因肿胀而使表皮剥脱和渗出。患者口咽部及眼结膜可充血发红，常有畏寒发热、头痛及全身不适等系统性症状。外阴尿道及肛周的黏膜常糜烂，分泌物较多，排尿时疼痛较明显，且易并发会阴部感染。

3. 脓疱型银屑病 在原有皮损的基础上表现为急性红斑表面有密集的针头到粟粒大小的无菌性脓疱，1～2 周后自行干涸，脱屑后又有新的脓疱出现，反复发作，病程顽固。本病分为局限性及泛发性。局限性脓疱型银屑病多发生于手掌及足跖部，外阴部亦可出现类似皮损，且该部位因易摩擦而导致水疱壁破裂、糜烂结痂及渗液。泛发性脓疱型银屑病多急性起病，可数日至数周内脓疱遍及全身，先有密集的针尖大小的小脓疱，很快融合为较大的脓疱，患者常伴高热、关节肿痛等全身症状，血常规检查可见白细胞增多。

4. 皮褶型银屑病　倾向发生在皮肤皱褶部位，外阴较常见，表现为非特异的红斑，边界不清，很少有鳞屑。

【大体病理学】

病变早期在阴阜、阴唇等处见针帽大小不等的红色小点或斑丘疹，逐渐长大成淡红色钱币状、地图状、环状或不规则形的斑丘疹，边界清楚，相邻的皮损可以互相融合。典型者丘疹表面覆有干燥的银白色鳞屑（图 2-9，图 2-10A），周围有轻度红晕，搔抓时，鳞屑呈碎末样脱落，露出基底为半透明薄膜，称为薄膜现象；剥去薄膜可见针头大小的出血点，称为 Auspitz 征，为银屑病的特征性表现。

【组织病理学】

银屑病的组织学特点是角质细胞增生和明显的炎症细胞浸润，所有病例均表现为表皮角化过度伴角化不全，颗粒层减少或消失，棘细胞层发生细胞间水肿但无水疱形成，表皮钉突下延，末端增宽呈杵状（图 2-10B）。在角化不全区或其下方常可见到已变性坏死的中性粒细胞群，这些细胞同一些变性的表皮细胞混杂在一起，成为微小脓肿，形成 Munro 微脓肿，是银屑病的病理特征之一（图 2-10C）。真皮乳头毛细血管扩张迂曲，真皮浅层血管周可见较多炎症细胞浸润（图 2-10D），以淋巴细胞为主。乳头顶端水肿膨大而呈杵状，嵌入表皮层而接近皮肤表

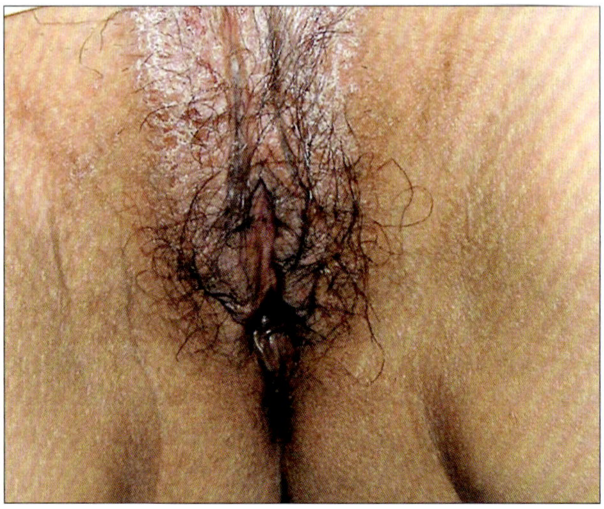

图 2-9　外阴银屑病

可见丘疹表面覆干燥银白色鳞屑，并伴薄膜现象（郝进教授惠赠）

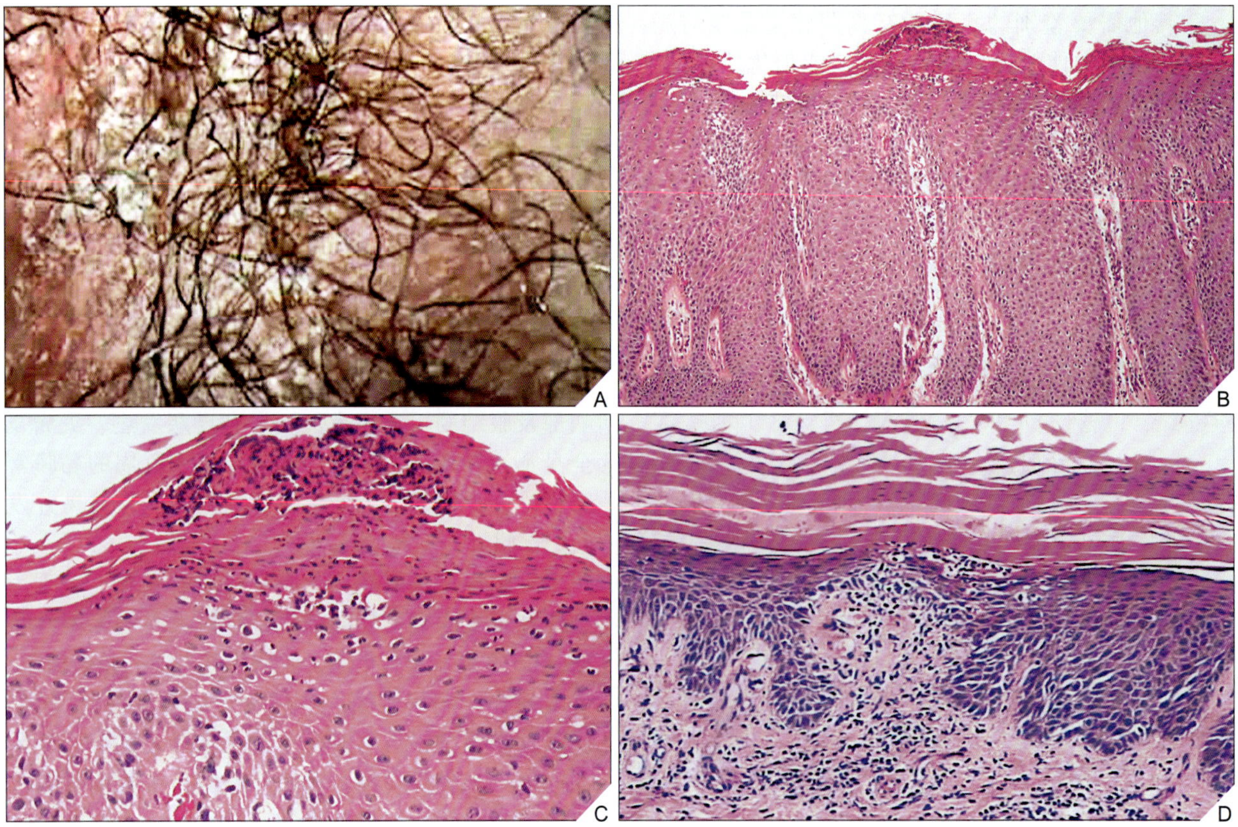

图 2-10　银屑病

外阴可见丘疹表面覆有干燥的银白色鳞屑（A），镜下显示表皮钉突下延，末端增宽呈杵状（B），放大后见坏死中性粒细胞在表皮形成 Munro 微脓肿（C），当真皮内有明显的炎症细胞浸润时，可见真皮乳头水肿和毛细血管扩张，顶端接近角质层（D）

面的角质层，因此，临床上剥离鳞屑时，很容易将乳头露出，并损伤乳头的血管而引起小的出血点。

红皮病型银屑病除具有银屑病的基本组织学特点外，还可出现慢性湿疹性皮炎的改变，并伴较多的炎症细胞浸润。

脓疱型银屑病组织学特点与寻常型银屑病基本相同，但表皮棘细胞间水肿较明显。由于水肿的表皮细胞破裂后连成海绵状，真皮内中性粒细胞游走至海绵状疱腔内，成为海绵状微脓肿（Kogoj 脓疱），容易出现于表皮的上部。有时也可于表皮内见到中性粒细胞。

【鉴别诊断】

根据本病的临床表现，特别是皮疹的特征及组织病理的特点，一般不难诊断。鉴别诊断主要与慢性棘层水肿型皮炎及脂溢性皮炎相鉴别。两者均可伴有银屑病样增生，但是上皮脚下延与银屑病不同，不能至均匀一致的长度。与脂溢性皮炎的鉴别通常困难，后者常有明显的棘细胞层水肿，因此有时被划分在湿疹性皮炎之内。银屑病还应与真菌感染相鉴别，特殊染色有助于在炎性背景中查见病原体而鉴别；慢性单纯性苔藓也可有表皮的增生，但一般无银屑病特征的炎性改变。

三、Reiter 综合征

【临床特征】

Reiter 综合征（Reiter syndrome）又称为尿道-眼-滑膜综合征，罕见。本病由 Reiter 于 1916 年首先报道，病因不明，目前认为可能和遗传（HLA-B27 阳性表达）及感染因素有关。在英、美多认为 Reiter 综合征与淋病、非淋菌性尿道炎有关。而其他一些地区报道的病例则常发生于痢疾等肠道感染流行之后，所以可将 Reiter 综合征分为性病型（或散发型）和肠病型（流行型）两种。1981 年美国风湿病学会制定的 Reiter 综合征的诊断标准为外周关节炎持续 1 个月以上，合并尿道炎或宫颈炎。

本病主要表现为非化脓性关节炎、尿道炎、结膜炎及皮肤黏膜病变。若关节、眼部、泌尿生殖道三联征同时具备称为完全型 Reiter 综合征；若不具备所有的病征，称为不完全型 Reiter 综合征。完全型 Reiter 综合征较为少见。李和莲[11]总结了至 2002 年底中文文献报道的 Reiter 综合征共 173 例，其中男性 146 例，女性 27 例，男女之比 5.4∶1。发病年龄 4～80 岁，其中 92 例为 15～30 岁青中年。

女性患者 Reiter 综合征的生殖器损害主要表现为类似于环状龟头炎的外阴炎，损害为表浅圆形红色糜烂，边缘稍隆起，相邻损害可融合成多环状。我国张莉敏等（2002 年）报道 2 例女性 Reiter 综合征患者，除眼、口腔、关节及皮肤损害外，还出现外阴肿胀、糜烂及阴道口脓性分泌物等临床表现。患者第一次发病后可完全恢复，但隔数月或数年后又多次复发，一般复发时病情逐渐减轻，到晚期关节病成为唯一的临床表现。因此，有学者将 Reiter 综合征定义为继发于泌尿生殖道或肠道感染后发生的关节病。但是 Reiter 综合征类风湿因子检查常阴性，无类风湿皮下结节。

【大体病理学】

Reiter 综合征外阴皮肤黏膜病损表现为红色斑点或斑块，后期可融合形成伴有破溃的红色斑块区，可有局部溃疡及结痂。

【组织病理学】

组织病理学见早期病变表现为表皮上部出现海绵状大脓疱，可伴非常显著的角化不全；继而可出现角化不全的角化层增厚，其间可有中性粒细胞核碎片；晚期病变海绵状脓疱消失，常出现棘层松解，仅在部分区域还可见角化不全。这些镜下改变无特异性。

【鉴别诊断】

Reiter 综合征外阴病变与银屑病（尤其是脓疱型银屑病）非常相似，仅靠组织学鉴别非常困难，尤其是其早期出现的海绵状脓疱；结合临床出现的其他症状方可与银屑病区别开来。与银屑病一样，Reiter 综合征也要行 PAS 染色与真菌感染相鉴别，因为真菌感染也可引起类似的病理变化。

第四节　苔藓样皮肤病

一、扁平苔藓

【临床特征】

扁平苔藓（lichen planus）是外阴相对常见的非感染性慢性炎症性皮肤病，病因不明，可能与神经精神因素、病毒感染和自身免疫等有关，细胞介导的免疫反应在扁平苔藓的发病机制中起着重要作用[12]。

年龄分布比较广，最常见于 40 岁以上女性。患者外阴瘙痒、烧灼感最常见，也可无自觉症状。病变发生于外阴的皮肤与黏膜，多见于大阴唇内侧、小阴唇、阴蒂、前庭，并可持续至阴道。其病损表现为特征性的紫红色扁平丘疹或斑丘疹，用液体石蜡涂搽后，可见小白点及细纹，称威克姆纹。

当扁平苔藓累及口腔、外阴和阴道黏膜时，称为外阴-阴道-齿龈综合征（vulvo-vaginal-gingival syndrome），是一种糜烂形式的扁平苔藓，呈白色花边状斑块[13]。患者表现为外阴疼痛、性交困难及烧灼感，还有报道性交后出血症状。可以导致严重的前庭与阴道粘连、瘢痕及硬化。

病变多呈慢性反复发作，发生于黏膜者持续时间较发生于皮肤者更长。与发生于身体其他部位皮肤及口腔黏膜的扁平苔藓一样，个别伴有慢性溃疡者可以发生癌变。治疗主要是局部采用类固醇药物。

【大体病理学】

外阴的大体表现变化较大，可大致分为糜烂型、丘疹鳞屑型与肥厚型。糜烂型病变最为多见，通常局限于外阴前庭并常累及阴道。丘疹鳞屑型不多，主要累及有毛发的部位，如大阴唇。肥厚型少见，典型累及会阴和肛门周围。

扁平苔藓的皮损可为鲜红色糜烂的斑片，边缘有白色网状花边围绕。也可呈粟粒大至绿豆大的多角形扁平丘疹，紫红色，边界清楚，多数密集呈斑片或斑块（图2-11）。有些患者可伴有水肿、充血、水疱、糜烂及溃疡。严重者有时病变可累及阴道和宫颈。进展期病变小阴唇粘连消失，上皮变薄，炎症后色素减少及阴道口硬化挛缩。在晚期阶段可能难与硬化性苔藓相鉴别。

【组织病理学】

扁平苔藓的基本病理表现为表皮角化过度，颗粒层灶性楔形增厚，棘层不规则增厚，表皮钉突呈锯齿状延长，基底细胞液化变性，有时完全消失，表皮与真皮层之间的界面模糊，真皮浅层血管丛周围及乳头层淋巴细胞呈带状浸润，可见嗜黑素细胞，表皮和真皮浅层中可见变性的角质形成细胞（Civatte小体、胶样小体）（图2-12）。其中颗粒层楔形增厚、基底细胞液化变性和真皮浅层的淋巴细胞浸润带在扁平苔藓的病理诊断中具有重要价值。

糜烂性扁平苔藓的镜下形态常表现为非特异性，应注意选取邻近的白色网状部位的活检，比糜烂处更容易发现特异性的组织学特征[14]。肥厚性扁平苔藓除具有上述组织学特征外还伴有过度的棘层肥厚（acanthosis），类似慢性单纯苔藓。

【免疫荧光】

表皮真皮交界处常见纤维素沉积，偶见颗粒IgM沉积，少数情况下为C3或IgG沉积。87%的胶样小体IgM阳性，有时为C3、IgM阳性，有助于鉴别诊断。

【鉴别诊断】

扁平苔藓应与硬化性苔藓早期改变相鉴别（详见本节“二、硬化性苔藓”）。

应警惕活检前局部麻醉对组织形态的影响，包括表皮苍白、上皮轻度海绵状与棘层松解、真皮乳头淤血与红细胞外渗等，这些继发性改变可能会掩盖病变最初的形态。

【预后】

扁平苔藓可以导致严重的阴道前庭及阴道粘连、瘢痕及硬化。有报道糜烂性扁平苔藓发生鳞状细胞癌的风险约为3%。

二、硬化性苔藓

外阴硬化性苔藓（lichen sclerosus）是以外阴及肛周皮肤变薄为主要特征的疾病，临床非常常见，占外阴非肿瘤性上皮病变的30%～40%。病因未明，

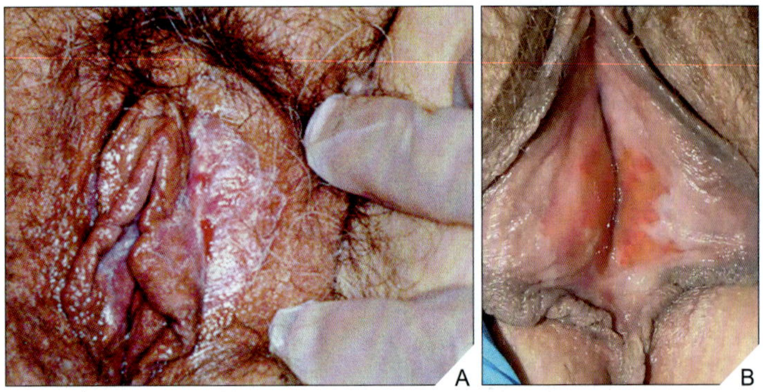

图2-11 扁平苔藓显示外阴皮肤斑片状扁平丘疹

A. 伴水肿和局部溃疡；B. 显示鲜红色糜烂的斑片

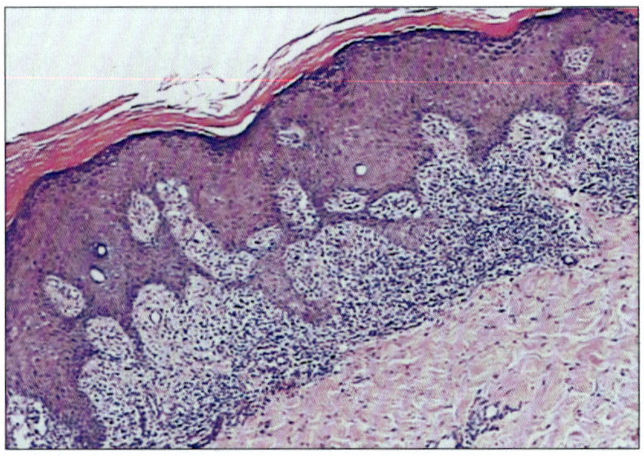

图2-12 扁平苔藓

表皮角化过度，不规则棘层肥厚与表皮钉突延长，真皮带状淋巴细胞浸润

可能与遗传、激素及自身免疫因素相关，约21%的硬化性苔藓患者伴自身免疫性疾病。最常发生于围绝经期和绝经期妇女，但也见于育龄期妇女及幼女。

本病在临床上往往被描述为“外阴白斑”，但这一名称不应用于病理诊断。以往使用的病理术语“外阴萎缩性营养不良”或“混合性营养不良”均已被淘汰，目前大多数学者认为本病具有独特的临床病理特征，是一种独立的疾病。该病由于病变上皮变薄，也被称为硬化性萎缩性苔藓，然而经氚（^{3}H）标记胸腺嘧啶检测，显示其表皮代谢仍甚活跃，并非真正的“萎缩”，所以不建议在术语中加上“萎缩”两字。

【临床特征】

本病好发于阴蒂、大阴唇内侧、小阴唇、舟状窝与会阴后联合，可波及肛周，造成皮肤萎缩与组织损害。Saunders 等[15]报道约0.6%的患者伴发口腔扁平苔藓，也有报道11%的患者伴生殖器外的皮损。主要症状为外阴瘙痒、性交痛，可因骑车、排便或性交致会阴部皮肤裂开。外阴皮肤硬化萎缩，小阴唇变小甚至消失，可与阴蒂粘连，大阴唇变薄，阴蒂萎缩而致包皮过长；常有疼痛或烧灼感。严重患者大小阴唇、阴蒂及系带可完全萎缩，致阴道口狭窄，严重者出现排尿困难。多数幼女患者的病变在青春期后可自行缓解消失。

虽然硬化性苔藓并非是癌前病变，但是其增生的上皮可以发生癌前病变或者癌，在超过60%的外阴浸润性或原位鳞状细胞癌的病灶附近均可见到硬化性苔藓病变。因此，对本病患者应进行长期追踪观察。

【大体病理学】

典型病变为境界清楚的白色斑片，周围皮肤呈浅红色、水肿，发亮发硬，弹性减弱，可有皱缩，形成所谓“卷烟纸”样外观（图2-13）。病灶常累及双侧外阴，呈对称性分布，合并肛周受累时形成“8”字形外观。常因瘙痒而抓挠导致皲裂或溃疡。由于局部环境潮湿，加上不断搔抓和摩擦，皮损表面糜烂，偶见水疱、大疱及出血。

【组织病理学】

组织学改变取决于活检时病变所处时期及取材部位。病变早期表皮有不同程度增厚，基底细胞有空泡样改变，并常有斑块状苔藓样或带状的淋巴细胞浸润区，真皮乳头水肿并伴不同程度的胶原变粗、变性，弹力纤维朝深部推移（图2-14A，图2-14B）。

病变中期表皮萎缩，鳞状上皮层表面角化过度，有时可见角化栓形成，颗粒层薄但完整，棘细胞层萎缩，基底细胞空泡变性消失，上皮内色素细胞减少消失，表皮钉突明显减少或完全消失。真皮乳头及真皮浅层可有水肿，血管及细胞成分均减少，并可形成上皮下裂隙或水疱。真皮浅层弹力纤维被破坏，典型者呈增厚的均质化变性胶原带（图2-14B），明显嗜伊红着色。其下方可见慢性炎症细胞浸润带，浸润细胞主要为淋巴细胞，其间夹杂组织细胞，偶可见浆细胞。病变早中期也可见到硬化性改变包裹在血管周围（图2-14C，图2-14D）。见到血管周围硬化和均质化变性胶原带是帮助诊断硬化性苔藓的组织学特征。

病变晚期表皮萎缩及真皮硬化性改变可同中期，但慢性炎症细胞浸润可减少或消失。真皮深层附属器萎缩，胶原纤维变性。神经末梢肿胀，小动脉壁增厚，管腔变小甚至闭塞。值得注意的是，可在邻近区域见到显著增生的上皮伴角化过度及角化不全等变化。

【鉴别诊断】

典型的硬化性苔藓容易诊断，但在病变早期阶段，有可能与扁平苔藓很难鉴别，仔细辨认真皮乳头、浅层的水肿及胶原变性，弹力纤维的减少及淋巴细胞的浸润有助于诊断。与慢性单纯性苔藓不同，硬化性苔藓有真皮浅层硬化。放射性改变有时与硬

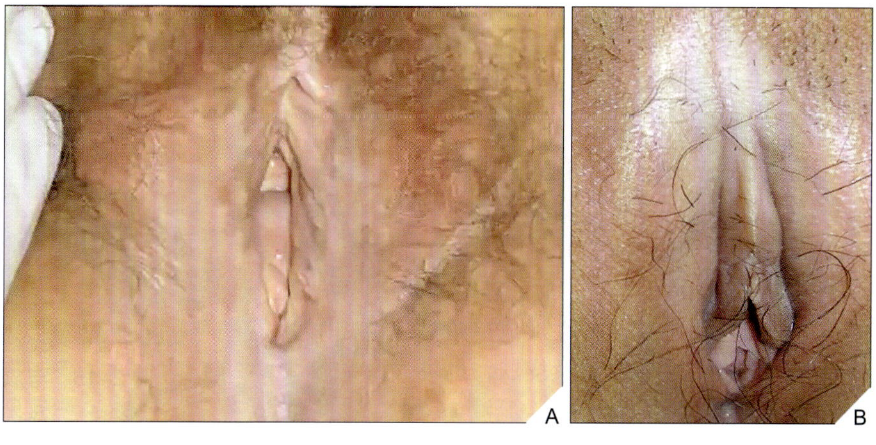

图2-13　硬化性苔藓

外阴皮肤显现境界清楚的白色斑片，病变累及阴蒂、大阴唇内侧、小阴唇、舟状窝和会阴后联合，周围皮肤呈浅红色，大、小阴唇萎缩（A）；早期硬化性苔藓显示境界清楚的白色斑片，但萎缩不明显（B）（郝进教授惠赠）

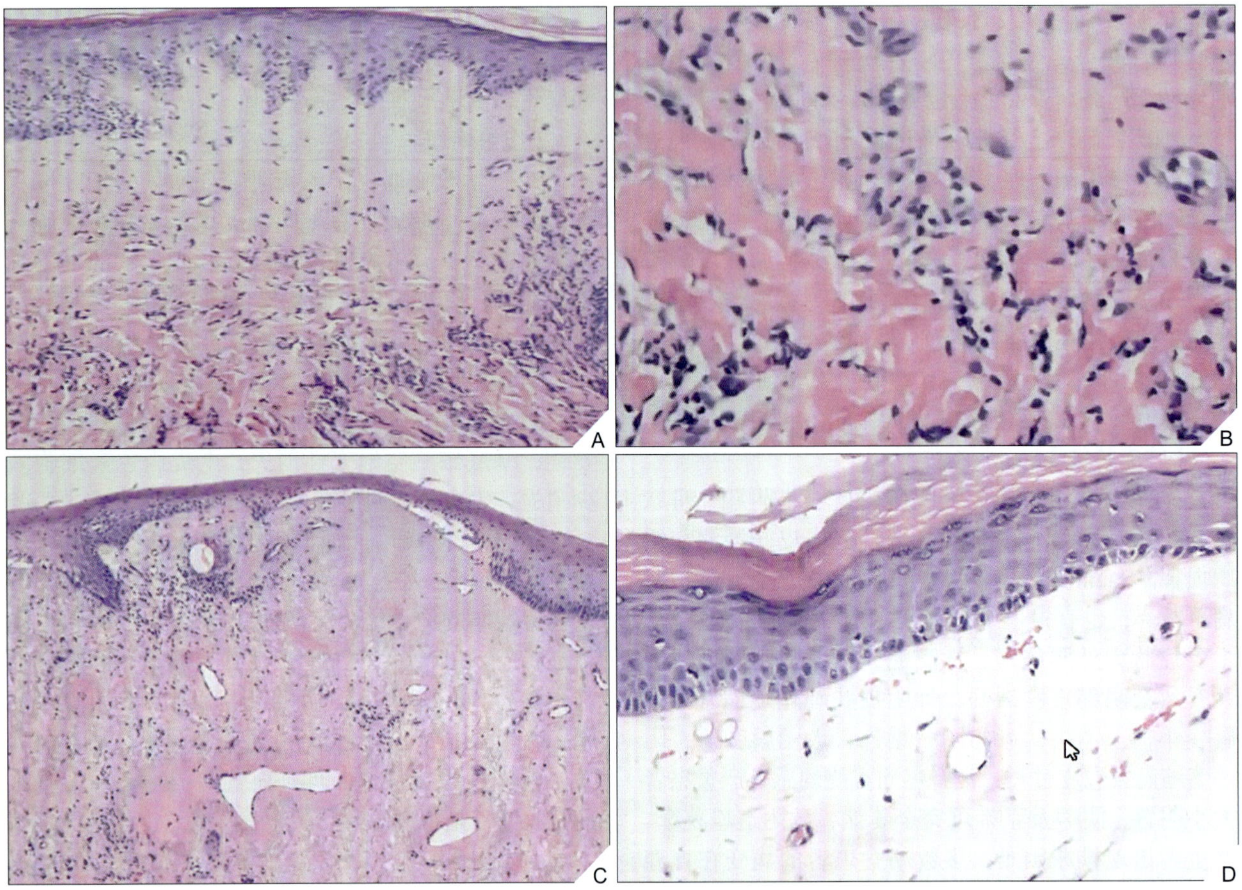

图 2–14　硬化性苔藓

显示萎缩表皮下的均质胶原带，其下可见慢性炎症细胞浸润带（A），真皮浅层弹力纤维被破坏，呈增厚的均质化变性胶原带（B），硬化性改变包裹在血管周围（C、D）

化性苔藓类似（图 2-15），二者均具有真皮下硬化改变，但前者的硬化带较不规则且并非总是局限于真皮浅层，并且常可见到具有一定核异型性的与放射相关的反应性成纤维细胞及较多的厚壁血管，当然，此时临床病史是必须要了解的。

【预后】

本病继发鳞状细胞癌的风险为 2%～5%。

第五节　大疱性皮肤病

大疱性皮肤病变在 ISSVD 组织分类中定义为在表皮内或表皮与真皮之间出现含有液体的较大的（直径≥ 5mm）囊腔（水疱），但不包括水疱中伴有棘层松解的表皮细胞的形态，后者被归入棘层松解型。病因主要与先天性或获得性形成抗角化细胞黏附性的抗体有关。许多病变累及皮肤，也可累及黏膜部位。临床上通常表现为湿润、流液、糜烂、溃疡性

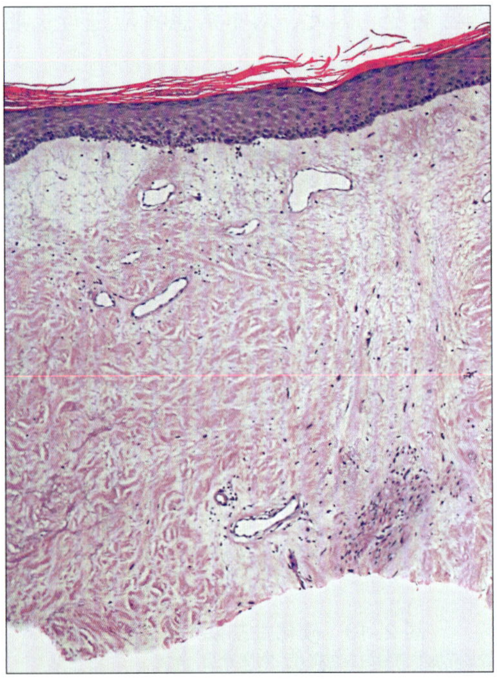

图 2–15　与放射性相关的皮肤炎性改变也可见真皮内胶原硬化带

病变，多数水疱不完整。患者出现糜烂的症状时需高度怀疑此病。除详细询问病史及仔细的体格检查外，对病变进行活检加上病变周围皮肤的直接免疫荧光检查也至关重要。最常累及外阴的大疱性疾病主要包括寻常型天疱疮和增殖型天疱疮，瘢痕性类天疱疮及线状 IgA 病（特别是女童）。这些水疱性病变的主要鉴别要点见表 2-5。

一、寻常型天疱疮及增殖型天疱疮

天疱疮分为 4 个亚型，即寻常型、增殖型、红斑型和落叶型。这 4 个亚型共同的特点均是由棘细胞松解所致的表皮内疱，不同之处在于松解的层次不同。本节主要讨论寻常型天疱疮和增殖型天疱疮。这两型的棘细胞松解都发生在基底细胞层上。

（一）寻常型天疱疮

寻常型天疱疮（pemphigus vulgaris）是一种获得性自身免疫性大疱性疾病，占所有天疱疮的 80%[5]，形成针对桥粒蛋白、桥粒黏蛋白 3 的自身抗体。这些抗体位于角化细胞间，导致棘层松解、大疱形成，并易于破溃形成糜烂[16]。

【临床特征】

多数患者在口腔黏膜大疱数周至数月之后出现皮肤病变。外阴病变表现为复发性表浅溃疡及糜烂，呈红色潮湿糜烂性斑块，在斑块边缘可见完好的水疱。经典的皮肤病变在正常或者红斑性皮肤上形成松弛的水疱。水疱易于破溃形成糜烂面或溃疡（图 2-16），以及硬痂。本病常累及躯干、腹股沟、腋窝、头皮及面部。如果大疱的头部受压，病变可扩散（Asboe-Hansen 征阳性），治愈后不留瘢痕。

【组织病理学】

典型的病理改变见于刚出现的小水疱处，主要表现为基底细胞层上可见水疱，基底层与棘细胞层之间的连续性分离；副基底细胞裂隙或水疱上方的表皮一般完整，棘细胞仍彼此黏合在一起；裂隙或水疱内可见棘层松解细胞（图 2-17）；裂隙可一直向下伸至皮肤附属器的结构如毛囊、真皮内的小汗腺导管等；真皮层改变为非特异性的，浅层血管周围炎症细胞浸润，主要有淋巴细胞、组织细胞、数量不等的中性粒细胞和嗜酸性粒细胞。

不幸的是，由于分离的上层表皮常在活检操作的过程中脱落，因此可能仅能保留真皮及完好的单层基底细胞。此时，有用的组织学线索包括出现深达皮肤附件的裂隙结构。活检如能包含水疱的边缘则可见到一些残存的棘层松解细胞。

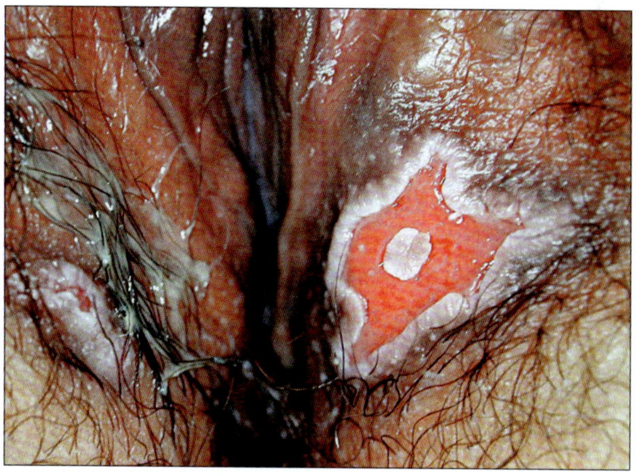

图 2-16 寻常型天疱疮

显示外阴大疱破裂后形成的溃疡，边界清楚（Morrow 教授惠赠）

表 2-5 大疱性皮肤病的鉴别特征

分类	寻常型天疱疮	增殖型天疱疮	大疱性类天疱疮	瘢痕性类天疱疮	线状IgA病
年龄分布	成人	成人	老年人，罕见儿童	中老年	儿童及成人
生殖器受累	80%	对摩部位	9%	55%	不定
黏膜受累	大部分	经常	常见	常伴有大块瘢痕	常见
分离部位	副基底层	副基底层	基底膜透明板区域	基底膜透明板区域	基底膜透明板区域
浸润细胞	中性及嗜酸性粒细胞	嗜酸性粒细胞	中性及嗜酸性粒细胞	中性粒细胞	中性及嗜酸性粒细胞
免疫荧光	鳞状细胞间呈花边样	鳞状细胞间呈花边样	基底膜呈线性	基底膜呈线性	基底膜呈线性
自身抗体	IgG	IgG	C3，IgG	C3，IgG	IgA
抗原部位	位于表皮下层 细胞间桥 / 黏膜层	桥粒	半桥粒	半桥粒	锚丝
靶点	桥粒蛋白 3/1	桥粒蛋白 3	BPA-1	BPA-2	LAD-1-ladinin

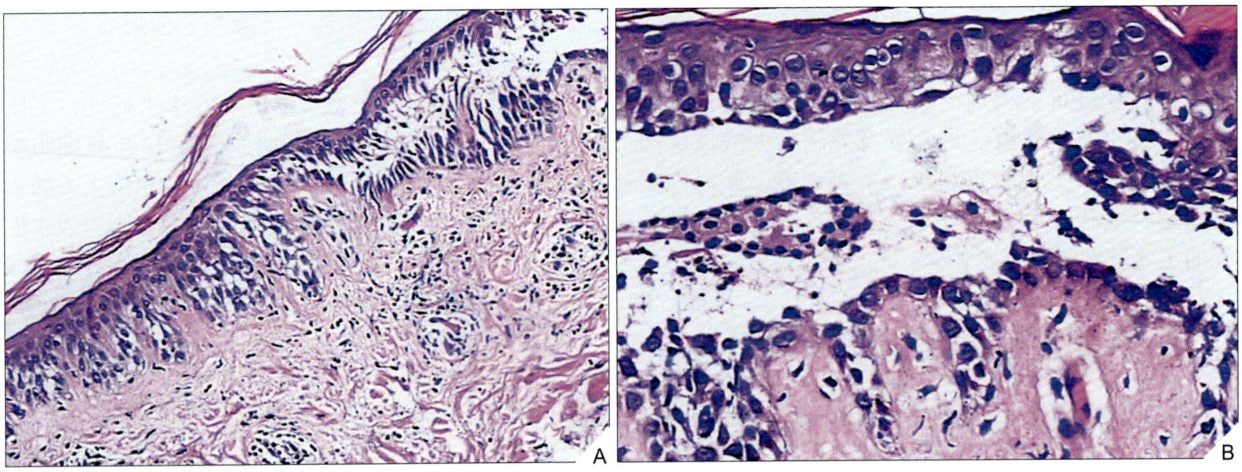

图 2-17 寻常型天疱疮

可见棘层松解与形成裂隙，伴炎症细胞浸润（A），表皮内水疱，可见真皮乳头突向疱腔（B）

【实验室检查】

检测疾病活性可通过 ELISA 法测量循环中的桥粒黏蛋白 3。取皮损周围正常皮肤做直接免疫荧光检查，显示棘细胞间荧光 IgG 沉积，主要是 IgG1 及 IgG4。

【治疗】

治疗包括大量系统性皮质类固醇、细胞毒药物治疗，净化血浆及支持疗法。主要的致死原因为皮质类固醇治疗后继发感染。致死率为 5%～15%。

（二）增殖型天疱疮

增殖型天疱疮（pemphigus vegetans）为寻常型天疱疮的变异型，很少见。一般发生于免疫力较强的年轻人。皮损好发于骶骨、会阴及肛周区域。表现为界限清楚的疣状红斑或伴有潮湿的溃疡性表面。少数情况下在斑块的边缘可以发现水疱。“增殖”一词暗指此病的疣状外观。本病为慢性病程，预后较好，可以认为是寻常型天疱疮的良性型。

【组织病理学】

基本病理改变与寻常型天疱疮相似，但本型病变表皮呈明显疣状增生，在增生的棘细胞层内可见主要由嗜酸性粒细胞组成的微脓肿（图 2-18）。诊断的关键是：①在基底细胞层上可见到半月形的裂隙，一般见不到水疱，尤其是较大的水疱。可见棘层松解细胞。②表皮增厚，其内可见到嗜酸性粒细胞微脓肿。

出现嗜酸性粒细胞微脓肿及局限性自限性特征有助于寻常型天疱疮的鉴别。重度的棘皮症可能提示鳞状细胞癌。

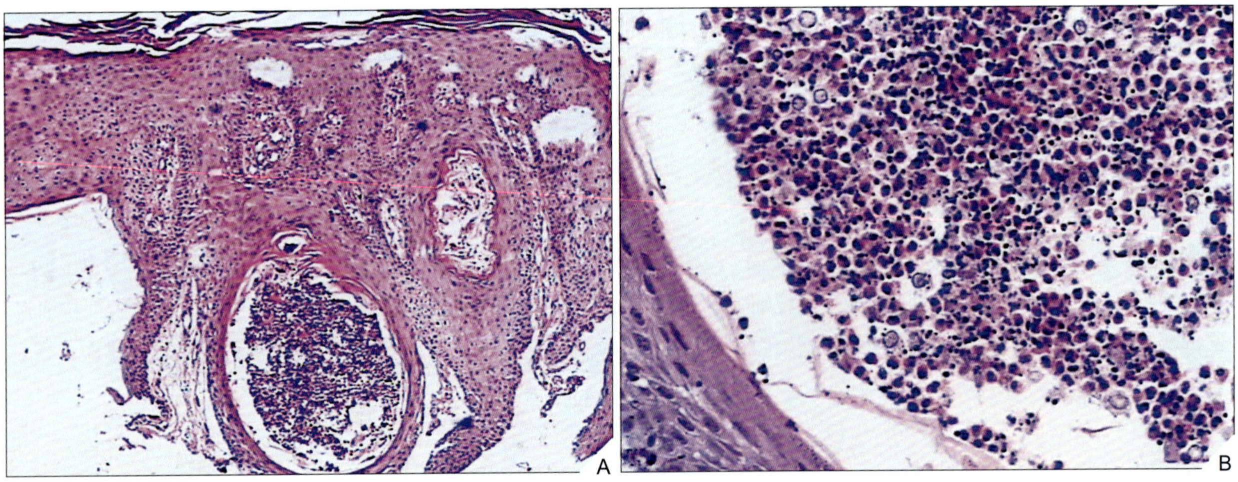

图 2-18 增殖型天疱疮

表皮增生，伴微脓肿（A），高倍镜下可见微脓肿内大量嗜酸性粒细胞（B）

二、大疱性类天疱疮及瘢痕性类天疱疮

【发病机制】

大疱性类天疱疮是一种慢性表皮下获得性自身免疫性水疱性疾病[17]，在红色斑块或正常皮肤的基础上可见多发的致密水疱。这种患者形成了以基底细胞基底膜为靶向的自身抗体，并连接形成斑块（半桥粒）。

【临床特征】

大疱性类天疱疮的大体特征为累及小阴唇、大阴唇及会阴部的潮湿细软的溃疡，有时可见充满液体的致密水疱。新鲜溃疡活检如果包含了邻近正常的皮肤，表现为形成表皮下水疱的特征。在进展阶段，溃疡区域的活检仅表现为肉芽组织。

瘢痕性类天疱疮是一种慢性大疱性疾病，主要影响口腔黏膜及视网膜并形成瘢痕与狭窄，肛门生殖器受累见于约 20% 的患者。大疱及瘢痕性天疱疮可能是药物过敏反应的结果。大体表现为糜烂、红斑及外阴小水疱。肛周及肛门黏膜伴有慢性灼痛及痛性溃疡。外阴的复发性瘢痕一般在口腔黏膜或视网膜受累后才显现出来。重度瘢痕伴挛缩提示为硬化性苔藓及扁平苔藓，然而瘢痕性类天疱疮与之不同的 2 个主要特征是可伴有小水疱及尼氏征阳性（即轻压未受累组织可形成水疱）。

【组织病理学】

表皮下水疱，表皮与真皮分离。真皮层为混合炎症细胞浸润，可见大量的嗜酸性粒细胞。瘢痕性类天疱疮可见上皮下瘢痕形成。

【免疫学检查】

直接免疫荧光（DIF）检查显示 IgG 和（或）C3 在表皮真皮交界处呈线性带状分布。IgA 见于 20% 的病例。

【鉴别诊断】

本病主要应与妊娠期类天疱疮相鉴别，后者为罕见的与妊娠相关的自身免疫性大疱性皮炎，与 HLA-DR3 和 HLA-DR4 有密切关联。组织形态依活检时间及病变程度有变化，典型表现包括上皮下水疱、嗜酸性粒细胞性海绵层水肿及表皮嗜酸性粒细胞与淋巴细胞浸润（图 2-19）。也常见非特异性皮炎、上皮下空疱、血管周围炎症细胞浸润及表皮溃疡。DIF 检查显示在表皮基底膜区域有 C3 沉着，少数有线性 IgG 分布。

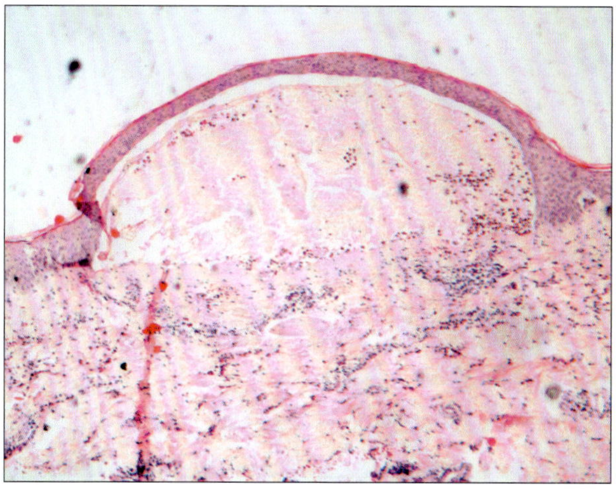

图 2-19　大疱性类天疱疮

显示表皮下水疱，水疱内可见嗜酸性粒细胞浸润

三、线状 IgA 病

线状 IgA 病是一种原因不明的皮肤免疫性大疱性病变，IgA 线性沉积在表皮下大疱内，有两种常见的临床变异型，即儿童期线状 IgA 大疱性皮肤病及成人期线状 IgA 大疱性皮肤病。

【临床特征】

儿童期线状 IgA 大疱性皮肤病常见于 5 岁以下的儿童，表现为突然（24 小时内）出现的大个致密的水疱或水疱群，好发于口周及生殖器周围，但蔓延至大腿及下腹部。一开始水疱充满了透明液体，但是继发感染导致形成脓疱，也可破溃形成溃疡及结痂。通常情况下，这种病变数个月内可好转。成人患者常见于 60～65 岁女性，临床表现是千变万化的，并类似其他大疱性病变。胺碘酮、万古霉素、锂及抗炎药物能诱导这种免疫性大疱性病变。

【组织病理学】

典型表现为表皮下含有中性粒细胞的水疱，有时也混杂有嗜酸性粒细胞，有报道与药物诱导相关的病例，其嗜酸性粒细胞更显著。真皮乳头形成中性粒细胞微脓肿。

【免疫学检查】

DIF 显示 IgA 呈线性沉积在基底膜上，此外还可见其他的免疫球蛋白及补体 C3。

【鉴别诊断】

本病与疱疹样皮炎的组织学表现非常相似，几乎无法鉴别。疱疹样皮炎罕见累及外阴，在真皮乳头的尖端见到纤维素伴有白细胞增多倾向于疱疹样皮炎，但是中性粒细胞出现在平行于表皮真皮交界处则为线状 IgA 病（图 2-20）。免疫荧光可区分两种病变。大疱性类天疱疮与线状 IgA 病的鉴别就是通过 IgG 基底膜的线性沉积（表 2-5），表皮下水疱内中性粒细胞浸润也支持为线状 IgA 病。

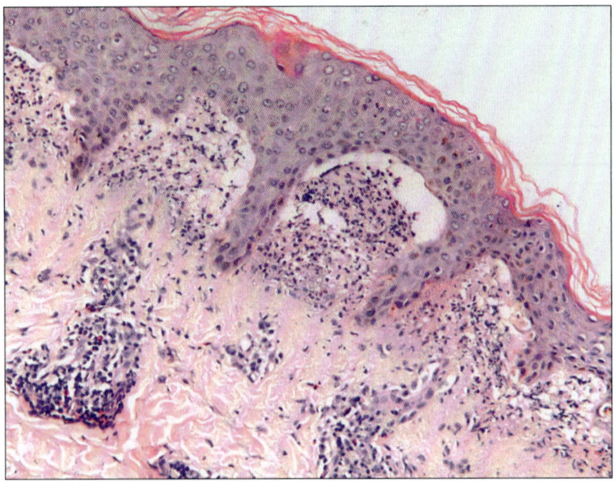

图 2-20 线状 IgA 病
示表皮下形成水疱，中性粒细胞平行于表皮真皮交界处

四、多形性红斑

多形性红斑（Stevens–Johnson 综合征）是一种由药物或感染触发的自限性细胞毒性反应。应用药物如抗生素、口服避孕药、非甾体抗炎药等是最常见的病因。感染特别是支原体、病毒感染容易诱发，其他的病因还包括恶性病变或放疗。疱疹病毒感染也可引起复发性小型的多形性红斑，预防性应用抗病毒药物可以防止复发。有报道称外阴 Stevens-Johnson 综合征为多形性红斑的严重形式。以累及口、眼及皮肤，伴有高热及其他系统性症状为特征。

【临床特征】

本病可发生于任何年龄，皮肤为其靶器官，皮肤的病变主要表现为中心带坏死、水疱、糜烂，糜烂面周围环绕红斑水肿表现。最常累及四肢并呈对称性分布。生殖器部位病变通常形成大疱。多形性红斑的诊断通常需要依赖临床病史、症状及外阴以外其他部位的病变。病变易于复发，持续时间平均 2 周，无后遗症。

【组织病理学】

组织学特征复杂，取决于患者的病变年龄。多数表现为表皮内散布凋亡的角质细胞、表皮内水疱形成、真皮上部水肿及血管周围淋巴细胞浸润。表皮与真皮分离并伴有基底细胞水肿变性。真皮内有明显的慢性炎症细胞浸润，主要由淋巴细胞及组织细胞组成（图 2-21）。此外，真皮炎性病变中可见红细胞外渗。

【免疫学检查】

DIF 显示非特异性血管周围补体 C3 及 IgM 沉积在真皮表层血管内。

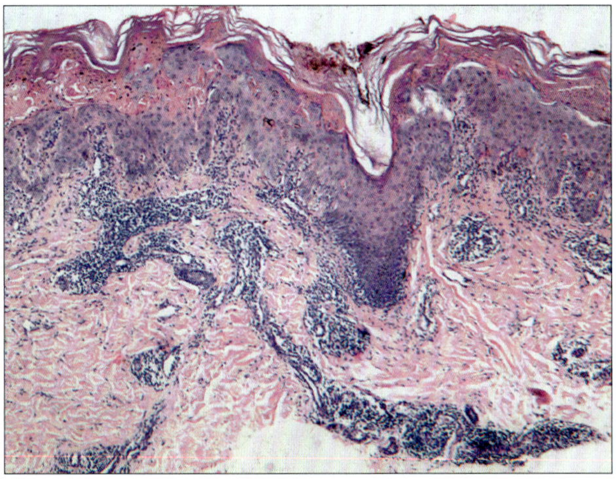

图 2-21 多形性红斑
显示表皮内小水疱以及表皮真皮分离，真皮淋巴细胞组织细胞浸润及红细胞外渗

第六节 遗传性皮肤病

一、Hailey-Hailey 病

Hailey-Hailey 病（Hailey-Hailey disease）为常染色体显性遗传性皮肤病，其发生与钙泵（calcium pump）基因 *ATP2C1* 突变有关，该基因定位于染色体 3q21—q24，钙代谢失常时影响细胞连接，导致表皮棘层水解。病变倾向累及身体的屈曲或皱褶部位，如颈部、腋部或腹股沟。

【临床特征】

通常于 20～40 岁发病，发病率随年龄增大而增多，约 1/3 的患者缺乏家族史。患者患有复发性丛状小水疱并进展成大水疱，水疱破溃形成硬痂、红斑性糜烂（图 2-22）。发生在会阴区域的病变常扩散至外阴。极少数病例局限于外阴，有些扩展至阴道。病变也可发生在腋下和腹股沟。

【组织病理学】

病变典型表现为棘层松解与水肿，早期病变可见上皮副基底层裂隙。棘层松解细胞围成裂隙或游离于空腔内。随时间进展棘层松解累及整个表皮，很类似于荒废崩塌的砖墙图像（图 2-23A）。棘

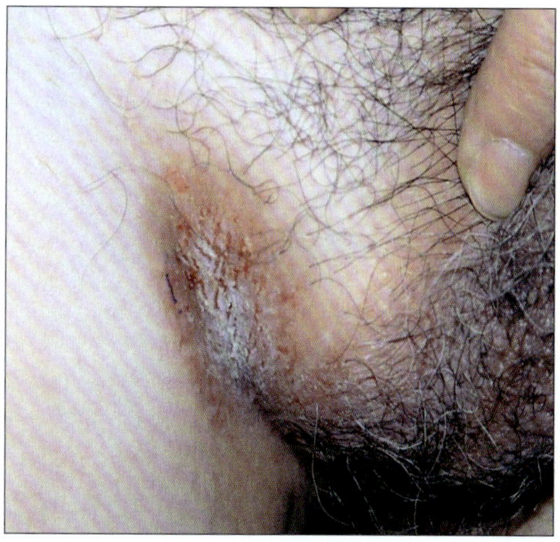

图 2-22　肛周见片状红斑

部分糜烂、浸渍，该患者父亲和兄弟均有类似皮疹（郝进教授惠赠）

层水肿比 Darier 病严重。宽广的病变及炎症的程度（图 2-23B）有助于与其他棘层松解性皮肤病相鉴别。

【预后】

本病偶有伴发鳞状细胞癌 [18]，有必要长期随访。

二、毛囊角化病

毛囊角化病（keratosis follicularis）又称 Darier 病（Darier disease），是一种慢性棘层松解性皮肤病，为常染色体显性遗传病，累及 *ATP2A2* 基因，位于染色体 12q23—24.1。

【临床特征】

通常见于青春期后或成年人，但仅半数有家族史。典型表现为无数角化性丘疹分布于躯干，好发于皮脂腺丰富的部位，常累及外阴（图 2-24）。患者常伴有指 / 趾甲变薄、易碎等异常，易于合并细菌、真菌及病毒感染。由于少数病例合并鳞状细胞癌，建议随访 [19]。

【组织病理学】

镜下特点为副基底层细胞松解并形成从基底层至颗粒层的裂隙，棘层松解细胞可见于裂隙内（图 2-25A）。真皮乳头通常突入腔隙被覆单层基底细胞形成所谓的绒毛样形态。其上可伴有角化病伴局部角化不全。伴随特征为角化不良细胞形似玉米粒或谷粒（图 2-25B）。玉米粒细胞位于上部的角质生发层及角质层伴有一个小的固缩核、核周空晕，明亮的嗜酸性胞质。胞质边缘致密明亮代表张力微丝及透明角质颗粒的沉积。谷粒细胞是一种小细胞，具有拉长的核及少量胞质。

电镜下显示张力微丝的不成熟聚集。电镜下透

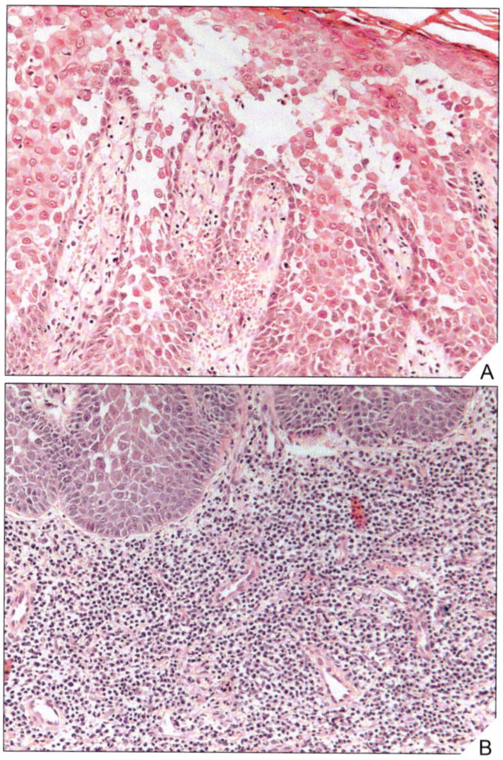

图 2-23　Hailey-Hailey 病

显示棘层松解，似崩塌的砖墙（A），表皮下炎症细胞浸润（B）

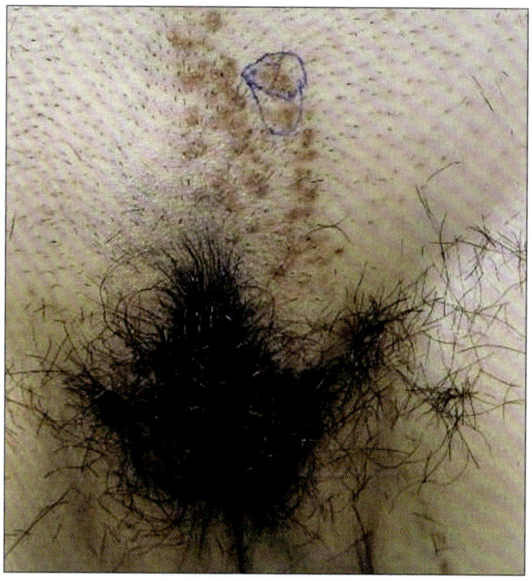

图 2-24　毛囊角化病

左侧会阴见线状排列分布绿豆大小扁平丘疹（郝进教授惠赠）

明角质的合成伴有成群的张力微丝是毛囊角化病的特征，并可与 Hailey-Hailey 病相区别。

【鉴别诊断】

疣状角化不良瘤（warty dyskeratoma）与毛囊角化病的不同在于其是孤立性病变。Hailey-Hailey 病的棘层松解较毛囊角化病更广泛。

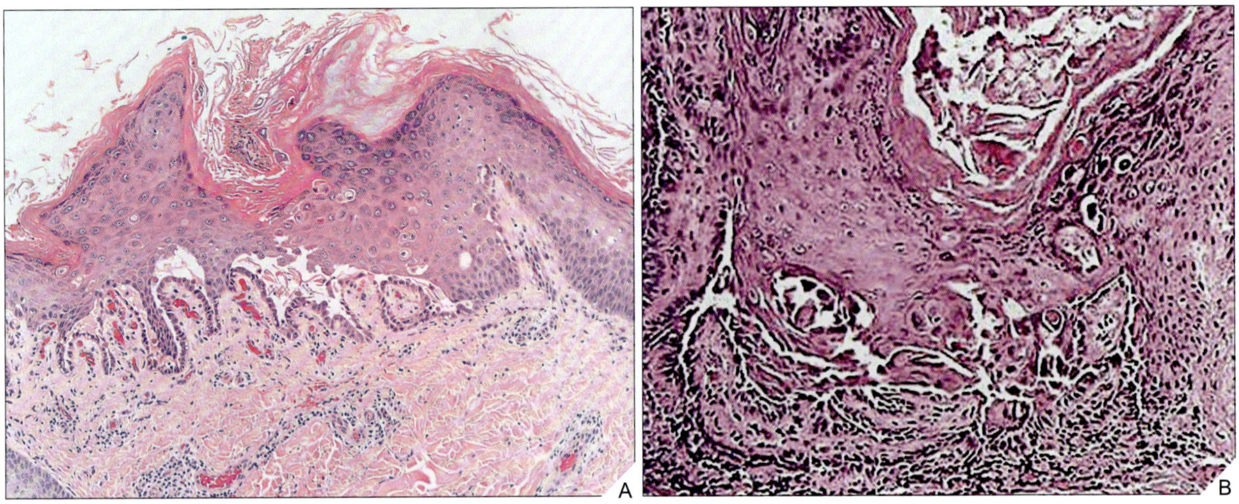

图 2–25 毛囊角化病

表皮明显角化过度伴基底层细胞增生，棘层细胞松解在副基底层形成裂隙（A）；表皮内可见角化不良细胞似玉米粒或谷粒（B）

第七节 与系统性疾病相关的皮肤病

一、白塞病

白塞病（Behcet disease）又称眼 - 口 - 生殖器综合征，是主要以血管炎为病理基础发生的慢性多系统受累疾病。本病病因不明，可能与遗传和环境因素相关。损害呈进行性发生和反复发作。该病在土耳其、中东国家及亚洲常见。病变全身各系统泛发，可累及眼、口腔、皮肤、生殖器、关节、心脏和大血管、肺、肾、消化道、神经系统及附睾等多个系统或器官。据有关资料报道，生殖器的发生率一般可达 60% 以上，甚至 100%。我国曹书杰等[20]总结了 45 例白塞病，其中 15 例伴发生殖器溃疡（33.33%）。

【临床特征】

患者多为 20～30 岁，低龄与 >50 岁的老年患者少见，发病时年龄较轻者病情常较重，病程随着时间延长趋向稳定。典型表现为复发性口腔溃疡、外阴溃疡、眼虹膜睫状体炎三联征，皮肤损害多种多样，常见的是毛囊炎和结节性红斑。外阴病变主要位于大阴唇和小阴唇黏膜及其邻近皮肤，通常不伴有阴道及尿道受累。生殖器溃疡多发生在口腔和皮肤损害发生之后，开始为丘疹，迅速变成大小不一的疼痛性溃疡。溃疡数目比口腔溃疡少，但更大更深、疼痛更剧烈、愈合较慢，需 10～30 天。愈合后 2/3 可遗留萎缩性瘢痕。两次发作之间间隔时间较长，有时可间隔数年才发作一次。

【大体病理学】

外阴病变为溃疡性病变，无特异性，若伴感染，可有异味及溢液等炎性变化（图 2-26）。

【组织病理学】

本病的基本组织学病变是非特异性溃疡性病变，病变较重时可累及真皮深层。最重要的病理改变是不同程度的坏死性血管炎，常累及真皮及皮下组织内的各种类型血管，也可表现为血管内皮细胞肿胀和血管周围炎（图 2-27），或开始为白细胞碎裂性血管炎，后转变为淋巴细胞性血管炎，有时可见血栓形成。若取溃疡周围组织进行活检，则在溃疡周围可见纤维素样物质沉积，常见中性粒细胞核碎片，但无肉芽肿性炎改变，真皮内可见致密的中性粒细胞浸润；但血管炎改变是引起疾病的原因或是溃疡性病变的后果，目前仍不清楚。

【鉴别诊断】

白塞病根据其典型的临床表现并不难诊断，但病理组织学改变不特异。需要与所有能引起外阴溃疡的疾病，如外阴炎性溃疡、梅毒、性病性淋巴肉芽肿、坏疽性脓皮病等相鉴别，甚至需要同外阴恶性肿瘤如鳞状细胞癌引起的癌性溃疡相鉴别，通过病史及全身广泛检查，必要时借助病原学、免疫荧光及免疫组化染色等可以做出正确诊断。当白塞病累及肠道时，需要同 Crohn 病相鉴别，后者溃疡一般更深，常有窦道形成，而组织学改变以肉芽肿性炎为主，这些都可以同白塞病相鉴别。

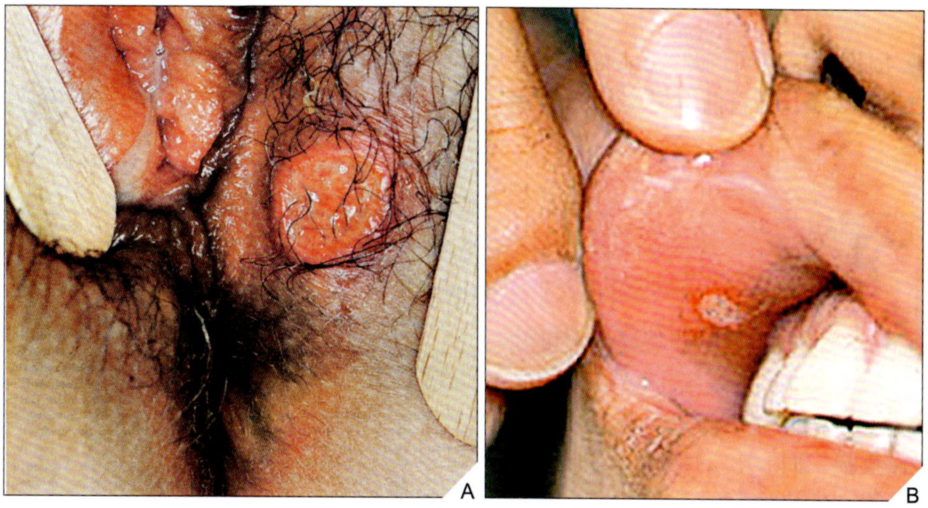

图 2-26　白塞病

外阴显示隆起的溃疡（A），同一患者有口腔溃疡（B）（Morrow 教授惠赠）

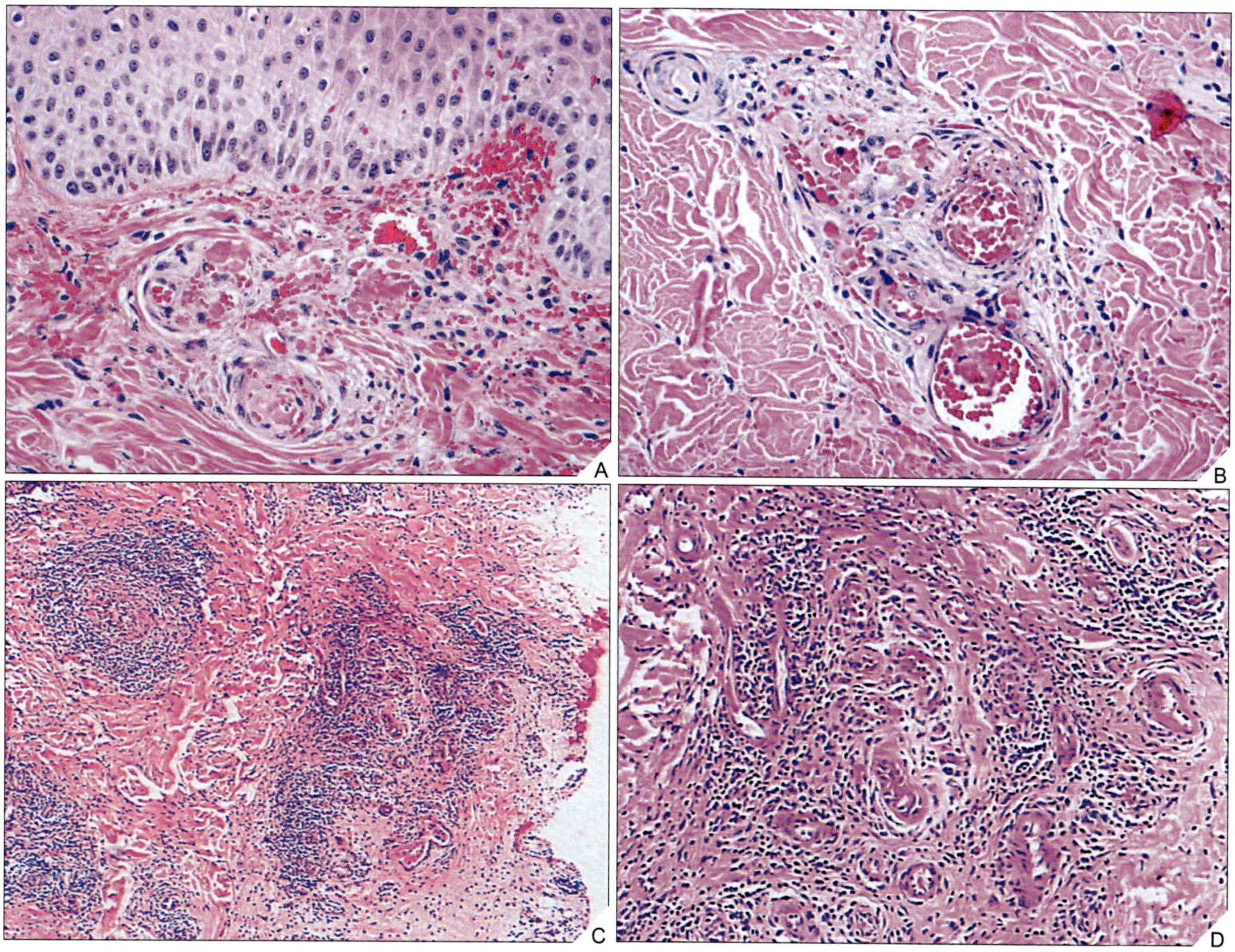

图 2-27　白塞病

显示真皮内血管炎及血管周围炎（A、B），深层真皮也有明显的血管炎和血管周围炎（C），血管内皮细胞肿胀（D）

【治疗】

系统性应用秋水仙碱和己酮可可碱（pentoxifylline），以及必要的对症支持治疗，是目前对白塞病的推荐治疗方案。

二、外阴克罗恩病

【临床特征】

克罗恩病（Crohn 病）是胃肠道非特异性的慢性炎性疾病，可同时累及全身多个系统。Parks 等首先于 1965 年报道累及皮肤。大约 30% 的小肠 Crohn 病有肛门生殖器部位皮损，而 80% 的结肠 Crohn 病患者有皮肤、黏膜受累。皮肤病变的严重度与肠道病变无明显相关性，男女发病之比为 1 ∶ 2。Crohn 病患者常伴发一些肠外表现，有些肠外表现可在肠道表现之前出现。

本病好发年龄为 5～71 岁，平均年龄为 34.5 岁。该病最常见于直肠或结肠 Crohn 病的患者，大多数患者有明确的肠道病史。按发病的部位又可分为生殖器型（占 56%）和非生殖器型（占 44%）。前者较为常见，好发于会阴部、外生殖器及腹股沟，主要表现为境界清楚的红斑、肿胀和溃疡，大约 2/3 的儿童患者和 1/2 的成人患者有生殖器受累。非生殖器型 Crohn 病主要表现为溃疡、结节、斑块、丘疹、脓疱及脓肿[21]。其中下肢和足底占 38%，腹部及躯干占 24%，上肢和手掌占 15%，面部和唇部占 11%，肢体屈侧占 8%，泛发者占 4%。

【大体病理学】

外阴 Crohn 病可有多种皮损表现，早期表现为红斑、肿胀，后期可发展为脓肿、溃疡、瘘管或窦道。主要以红色斑块、结节或者溃疡为主（图 2-28A）。溃疡位于外阴周围，纵形似刀刃状。

【组织病理学】

累及皮肤的 Crohn 病组织学特征是真皮内散在结节病样的非干酪性肉芽肿，由上皮样细胞和多核巨细胞组成，伴有淋巴细胞浸润，甚至形成淋巴滤泡（图 2-28B）。可有浆细胞、中性粒细胞和嗜酸性粒细胞散在分布，有时病变深达皮下组织。肉芽肿中心有时可出现程度不等的坏死及溃疡，但很多时候仅见不明显的组织细胞聚集，伴不同数目的淋巴细胞浸润。曾有 1 例报道真皮内出现广泛渐进性坏死。Acker 等[22]报道 1 例患者的真皮结缔组织发生广泛变性，并形成囊腔，特别强调伴有混合性炎症细胞浸润的肉芽肿是诊断皮肤 Crohn 病的要点。

【鉴别诊断】

发生于外阴的 Crohn 病要与外阴的其他肉芽肿性炎疾病相鉴别，尤其是当外阴症状早于肠道症状被发现时。结核及麻风是首先需要排除的疾病，抗酸染色有助于鉴别；其次还有特殊感染引起的肉芽肿性炎，进行 PAS 染色等特殊染色也是必需的。对于诊断为外阴肉芽肿性炎的患者除建议检测可疑病原体之外，还应当注意随访或建议检查消化道以确定外阴病变是否为肠道 Crohn 病的皮肤病变。

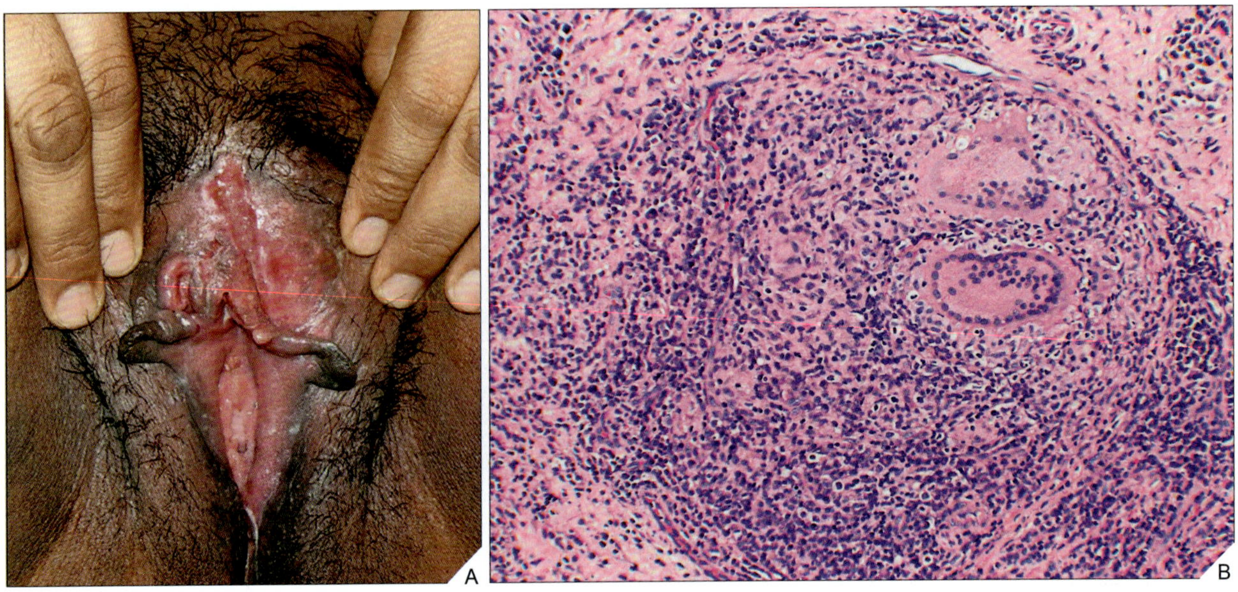

图 2-28 外阴 Crohn 病

外阴病灶表现为红色斑块或结节（A，P. Morrow 教授惠赠），镜下见真皮内散在结节病样的非干酪性肉芽肿（B）

第八节　其他炎症性皮肤病

一、浆细胞性外阴炎

浆细胞性外阴炎（plasma cell vulvitis）罕见，又称Zoon外阴炎（Zoon vulvitis）、浆细胞性局限性外阴炎（vulvitis circumscripta plasmacellularis）及最近提出的特发性淋巴浆细胞性黏膜炎-皮炎（idiopathic lymphoplasmacellular mucositis-dermatitis）。病因不清，可能与局部激惹、卫生状况较差、病毒感染、自体免疫反应及不明抗原等因素相关。

【临床特征】

患者以中老年妇女居多，大多无明显自觉症状，也可有瘙痒、烧灼感、疼痛或分泌物增多。

【大体病理学】

本病皮损特点为单个或多个经久不退的红色至棕色斑块，常边界较清楚且局限（图2-29A，图2-30A）。皮损表面光滑、脱屑或湿润，不易破溃，表面可见细小斑点。

【组织病理学】

组织病理学以真皮乳头层大量浆细胞带状浸润为特征。表皮变薄，海绵层细胞间广泛水肿，上皮细胞受压似菱形，颗粒层与角质层缺失，表皮钉突平坦。真皮上部致密，炎症细胞呈带状浸润，缺乏交界面，炎症细胞浸润以浆细胞为主（图2-29B，图2-30B，图2-30C），混有淋巴细胞及肥大细胞，偶见嗜酸性粒细胞，一般不形成淋巴滤泡；有时炎症细胞也可累及较深部的结缔组织。毛细血管扩张，红细胞可外渗出血管外。含铁血黄素沉着常可见到。

【鉴别诊断】

浆细胞性外阴炎首先要与梅毒相鉴别，恰当的血清学检查或组织化学染色可以帮助检测螺旋体。扁平苔藓的苔藓样淋巴细胞浸润带可含有浆细胞，但数量较少，且具有明显的交界面改变，浆细胞性外阴炎则没有这些特点。当浆细胞数量众多且浸润深度较深时，可通过免疫组化检测免疫球蛋白轻链

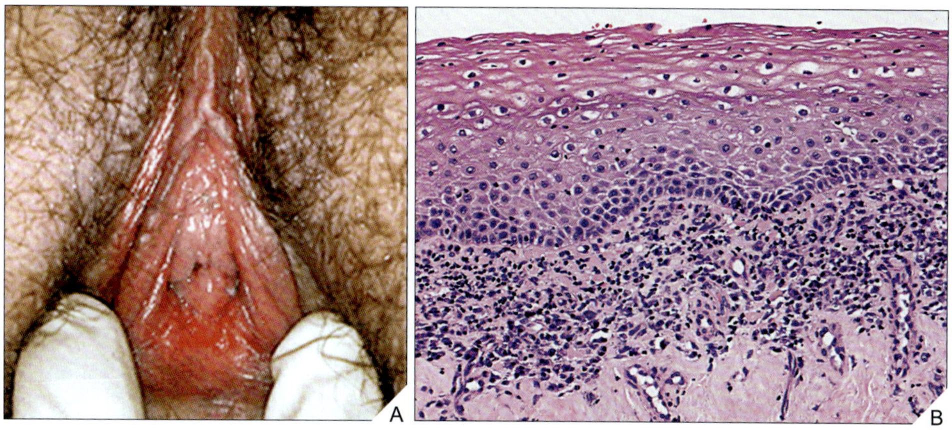

图2-29　浆细胞性外阴炎

阴道入口处见红色斑块，边界较清楚（A，Hatch教授惠赠），镜下见表皮下大量浆细胞浸润（B）

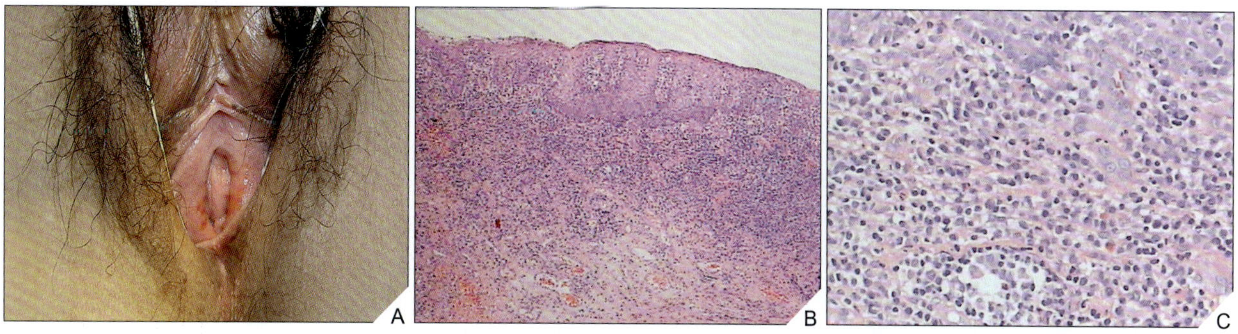

图2-30　浆细胞性外阴炎

小阴唇、阴道口片状红斑，表面糜烂（A），镜下见炎症细胞带状浸润，以浆细胞为主（B、C，郝进教授惠赠）

限制性表达或 PCR 检测免疫球蛋白轻链或重链克隆性重排以排除浆细胞肿瘤的可能。

二、Fox-Fordyce 病

【临床特征】

Fox-Fordyce 病（Fox-Fordyce disease）又称大汗腺性痒疹或汗腺毛囊角化病，是一种少见的皮肤瘙痒性丘疹性病变，它由皮脂腺发育的生理表型及增殖所致，形成无明显症状的慢性皮脂腺疾病，其本质是一种顶浆分泌漏入真皮的慢性炎性过程。该病多发生于腋窝、女性的大小阴唇及男性的包皮和龟头等部位，90% 病例发生在女性，并可见于妊娠期及绝经后妇女。本病病因不明，可能和内分泌因素有关，此外，局部刺激和创伤也可使皮脂腺增生。我国叶兆龙等[23] 1998 年调查了 772 例女性，发现 43 例，发病率为 5.57%。患者可无任何自觉症状，也可有轻度至中度瘙痒[24]。目前尚无行之有效的治疗方法。

【大体病理学】

皮损为数目不一的针尖大小至直径 2～3mm 的扁平或圆顶状丘疹（图 2-31），孤立分布，呈淡黄色或浅棕色，表面平滑。可单个发生或稀疏分布，亦可密集成片或融合成斑片状。

【组织病理学】

每个丘疹就是一组小的、成熟的皮脂腺小叶，包含一个毛囊和中央被角质阻塞的顶浆分泌大汗腺导管。此外，毛囊壁海绵层水肿性水疱，大汗腺导管扩张，毛囊漏斗部棘层肥厚，局灶性棘细胞层水肿，毛囊周围纤维化和慢性炎症细胞浸润都是常见的组织学改变，但均不具有特异性（图 2-32）。

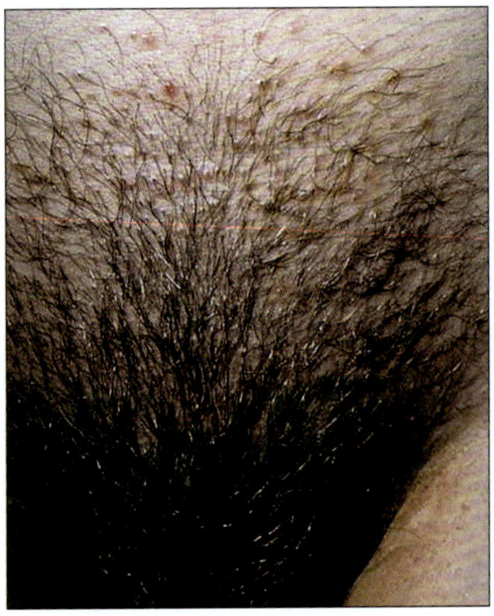

图 2-31 Fox-Fordyce 病
外阴毛发根部见许多孤立圆顶丘疹（潘盟教授惠赠）

【鉴别诊断】

本病主要与淀粉样苔藓、毛囊角化病、汗腺腺瘤、慢性单纯苔藓及棘细胞层水肿性皮炎相鉴别。

三、坏疽性脓皮病

【临床特征】

坏疽性脓皮病（pyoderma gangrenosum）由 Brunsting 于 1930 年首先描述，是一种少见的炎症性、溃疡性皮肤病。其病因不明，大部分学者认为其与自身免疫性疾病有关；发病诱因常与外伤、劳累和上呼吸道感染等因素有关。本病多见于成人，最常见的发病年龄为 30～50 岁，男性略多。约 50% 的患者伴发系统性疾病。常见的并发症有非风湿性关节炎、风湿性关节炎、血液病、骨髓增生性疾病、溃疡结肠炎、局限性肠炎、慢性活动性肝炎、糖尿病及 Sweet 综合征等。

临床可见典型皮损，初起为丘疹或水疱，很快演变为慢性破坏性溃疡，局部疼痛明显。好发于下肢、臀部及躯干，自觉疼痛，病程缓慢。根据皮损形态不同，临床上将其分为溃疡型、大疱型、脓疱型及增殖型，其中以溃疡型最常见。

【大体病理学】

溃疡型的皮损好发于四肢、臀部等易受外伤部位。初起为炎性斑丘疹、水疱、脓疱或结节，中心部位坏死并形成境界清楚的溃疡，边缘皮肤呈紫红色，水肿，溃疡边缘下组织有潜行性破坏。溃疡中心可不断愈合，形成菲薄的瘢痕，同时不断向四周远心性扩大，形成大的向周边伸展的崩蚀性溃疡。皮损可单发或多发，直径大小不等，可达 10cm 或更大。

大疱型也称表浅型，好发于躯干部，皮损初为红色炎症斑块，后逐渐变暗，出现浅表糜烂，基底较干净，周围有大疱，边缘增生，进展缓慢，疼痛轻。对治疗反应较好。

脓疱型的原发性化脓性损害可能不发展为溃疡。

增殖型常发生于胸部，为筛状浅表性溃疡，皮损逐渐扩大，边缘增高呈肉芽肿样，无痛。

【组织病理学】

坏疽性脓皮病表现为两种不同的组织反应，中心为坏死性的化脓性炎症，通常伴溃疡形成，真皮全层乃至皮下组织中有以中性粒细胞为主的炎症细胞弥漫浸润（图 2-33）；外周则以淋巴细胞性血管反应为主，表现为血管周及透壁性淋巴细胞浸润，通常没有纤维素沉积及血管壁坏死；二者移行区可见中性粒细胞松散地分布在血管中心性淋巴细胞浸润灶

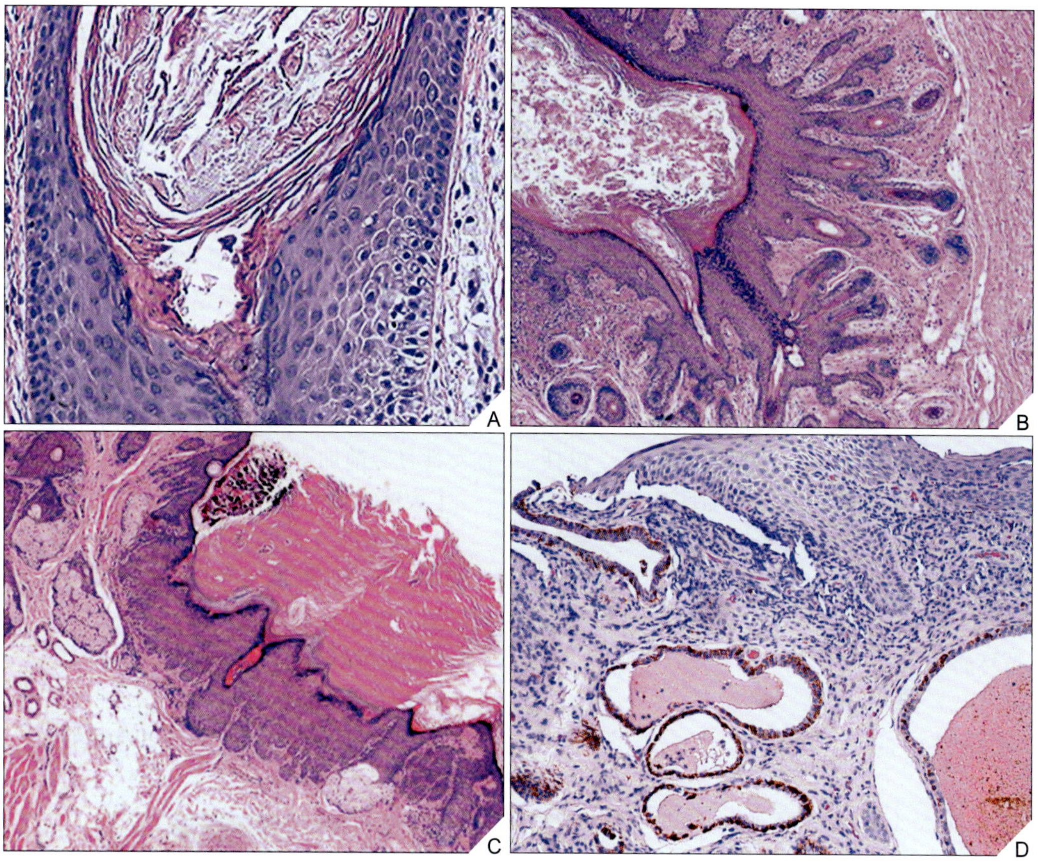

图 2-32　Fox-Fordyce 病

毛囊中央被角质阻塞（A、B），毛囊壁海绵层水肿（C），大汗腺导管扩张，真皮内慢性炎症细胞浸润，PAS 染色见个别黏液分泌细胞（D）

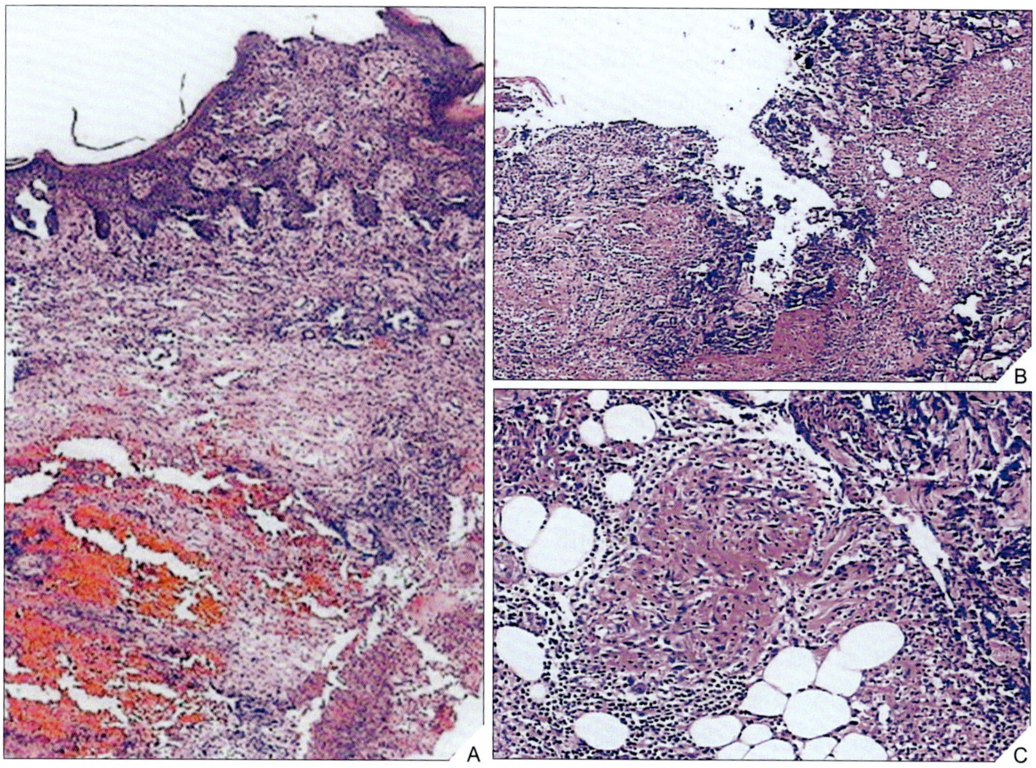

图 2-33　坏疽性脓皮病

主要表现为真皮全层中性粒细胞浸润，可累及皮下组织（A），形成潜行性溃疡（B），伴显著的血管炎（C）

周围，这种混合性的淋巴细胞及中性粒细胞血管反应被称为“Sweet样血管反应”。

溃疡边缘的活动性损害处可见表皮细胞间水肿，并可致表皮内水疱形成；表皮内可出现中性粒细胞聚集而形成的小脓肿；真皮内可见血管炎改变，或为淋巴细胞性血管炎（即血管周淋巴细胞浸润），血管壁纤维素样坏死；或为白细胞碎裂性血管炎，中性粒细胞在血管周浸润，可见白细胞核碎片，血管壁纤维素样物质沉积，有血管外红细胞；真皮乳头水肿，严重时可致表皮下水疱形成。

【鉴别诊断】

坏疽性脓皮病需要鉴别的疾病范围广泛，包括各种原因引起的皮肤溃疡。因其溃疡性病变缺乏特异性，因此对于取自外阴的溃疡标本，应要想到坏疽性脓皮病的可能，做出正确诊断必须了解足够的临床信息，并行PAS染色或革兰氏染色等必要的检测以排除特殊感染。

四、化脓性汗腺炎

化脓性汗腺炎（hidradenitis suppurativa）是一种慢性破坏性疾病，是由于大汗腺感染后在皮内和皮下组织反复发作、广泛蔓延形成的，表现为范围较广的慢性炎症伴小脓肿，进而形成复杂性窦道和瘘管。本病的病因复杂，与痤疮相似，与汗腺及毛囊的堵塞、细菌感染及雄激素的作用有关。细菌感染在诊断化脓性汗腺炎中虽然不是决定性的因素，但是起着重要作用。病原菌主要为厌氧链球菌。大汗腺、皮脂腺及其开口所在的毛囊在发育上都受雄激素的控制，化脓性汗腺炎又常与寻常型痤疮、多毛症或雄激素性脱发同时发生，因此可能与这几种疾病一样，与雄激素密切相关。有报道本病长期不愈可能恶变[25]，大多发生在病后10～20年。外阴是其常见发病部位。

【临床特征】

本病的发病高峰年龄为20～40岁，常发生在身体健康、皮肤油脂过多、肥胖多汗及常发生痤疮的青壮年，女性多于男性。发病部位多位于具有顶浆分泌的大汗腺分布区，如腋下、肛门生殖器周围、臀部、腹股沟、乳晕、脐部和外耳道等。

病变最初为在外阴部单发或多发的、皮下或皮内大小不等、与汗腺毛囊一致的红色炎性条索状结节、脓疱或疖肿，伴有明显触痛。可与疖相混淆。随着病变进展，因化脓性反应发生溃疡、深部脓肿和窦道形成，排出恶臭的脓性分泌物，有的病例在脓肿上方或周围常可见到黑头粉刺。在一些慢性病例中可能引起行走困难，并有臭味，愈合后常导致硬化和瘢痕形成。患者常常月经不规律，不孕症的比例较高，月经前多病情加重，妊娠期可以改善，绝经后化脓性汗腺炎不再活动[25]。自觉症状主要是疼痛和触痛，全身症状轻微，但严重的病变可伴有贫血，个别不治疗的慢性病例可发展成鳞状细胞癌[24]。

Mortimer[26]等提出了化脓性汗腺炎的主要诊断标准：皮肤大汗腺部位反复发生的多发性深在炎性结节，持续至少3个月，可不伴排脓或波动感，但有条索状融合的倾向；皮肤大汗腺部位和耳后有黑头粉刺存在。次要的诊断标准是伴发寻常型痤疮，以及在女性月经前加剧。

【大体病理学】

化脓性汗腺炎的病灶表现为单个或多个温热的红褐斑样丘疹（图2-34A），伴有继发性感染时常有表面破溃、溃疡及窦道的形成。

【组织病理学】

本病镜下改变缺乏特异性，主要表现为：①急性和慢性炎症（图2-34B）；②多发性黑头粉刺；③复

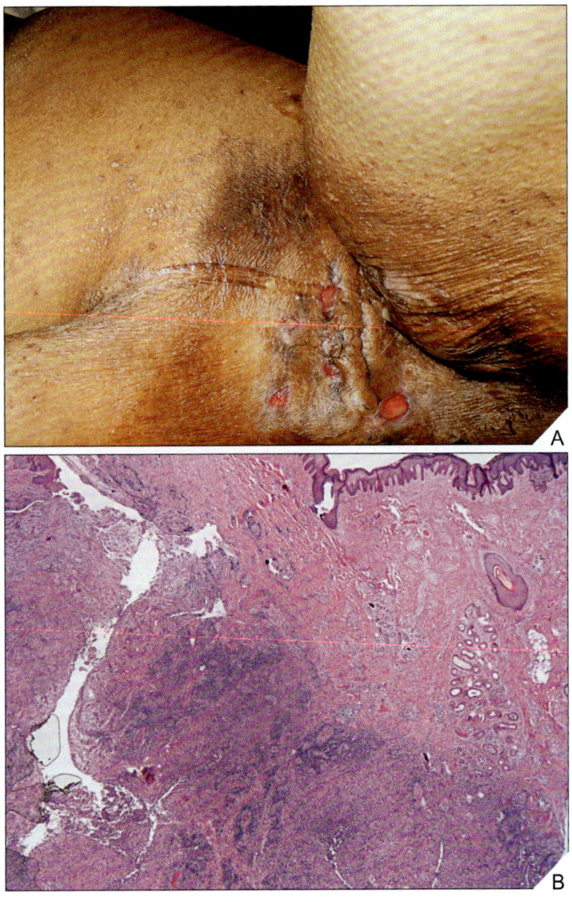

图2-34 化脓性汗腺炎

外阴显示几个融合的红褐斑样丘疹（A，Hatch教授惠赠），镜下见真皮内大量急慢性炎症细胞的弥漫浸润（B）

发时可见窦道。早期主要表现为真皮内汗腺和毛囊周急慢性炎症细胞的浸润（图 2-35），晚期可形成溃疡及窦道等，伴有不同程度的纤维化及肉芽肿性炎。

【鉴别诊断】

本病结合病史及典型的临床表现诊断并不困难，主要应与疖相鉴别。疖呈圆锥形，破溃后顶部有脓栓，毛囊炎性浸润明显，病程短，无一定好发部位。此外，本病还应与其他呈肉芽肿性炎的疾病相鉴别，如严重的皮肤 Crohn 病、结核、表皮样囊肿破裂等。皮肤 Crohn 病一般有肠道症状，皮肤的病灶并不疼痛。结核病灶肉芽肿性炎常伴有干酪样坏死，抗酸染色可查见阳性杆菌。表皮样囊肿可见薄层鳞状上皮及丝状角化物质，一般较局限且不累及毛囊。

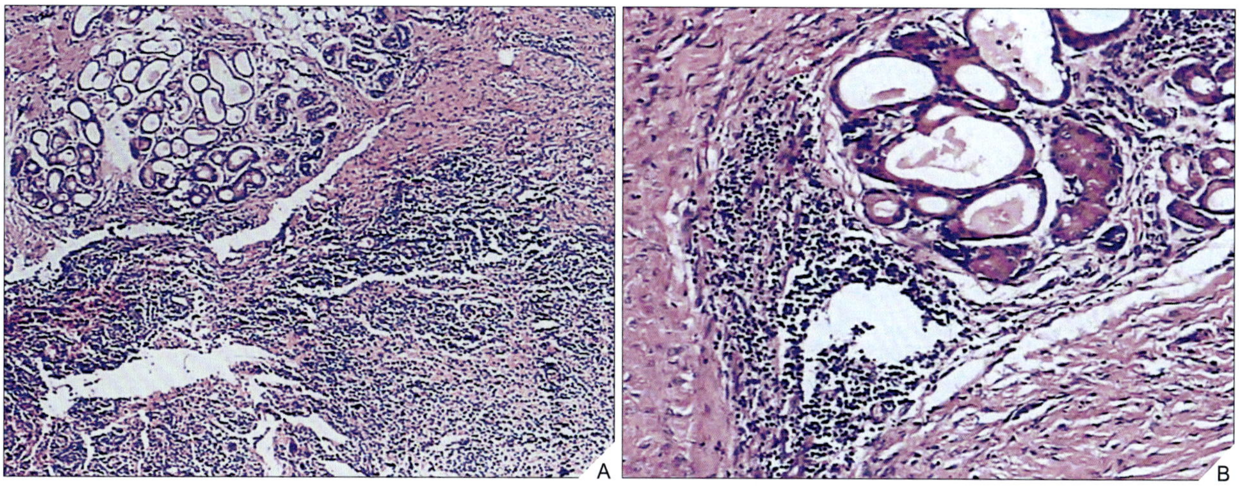

图 2-35　化脓性汗腺炎

大汗腺周围和腺管之间有大量炎症细胞浸润（A、B）

第九节　外阴炎症性病变与分化型外阴上皮内病变的鉴别诊断

上述外阴炎症性病变如硬化性苔藓、慢性单纯性苔藓和棘层松解性皮炎等常伴有棘细胞层水肿、增厚，伴角化过度或不全角化，在形态上与分化型外阴上皮内病变常难以区别。后者镜下表现为表皮增厚，角化不全，钉突延长分支，以及突出的细胞间桥，并且后者约 80% 常在先前或同时伴有这些炎症性病变[27]。p53 免疫组化可有助于区分。Liu AY 等[28]发现 p53 在分化型外阴上皮内病变中呈中 - 强阳性，或者呈现完全阴性表达，并且延伸至基底旁层。但这些炎症性病变的大部分 p53 弱阳性，或弱至中等阳性表达，偶尔这些炎症性病变会出现 p53 强阳性表达，但只局限于基底层，而基底旁层为斑驳表达。

参・考・文・献

[1] Lynch P J. 2006 International Society for the Study of Vulvovaginal Disease classification of vulvar dermatoses: a synopsis[J]. J Low Genit Tract Dis, 2007, 11(1): 1-2.

[2] Lynch P J, Moyal-Barracco M, Bogliatto F, et al. 2006 ISSVD classification of vulvar dermatoses: pathologic subsets and their clinical correlates[J].J Reprod Med, 2007, 52(1): 3-9.

[3] Lynch P J, Moyal-Barracco M, Scurry J, et al. 2011 ISSVD Terminology and classification of vulvar dermatological disorders: an approach to clinical diagnosis[J]. J Low Genit Tract Dis, 2012, 16(4): 339-344.

[4] Kelekci K H, Adamhasan F, Gencdal S, et al. The impact of the latest classification system of benign vulvar diseases on the management of women with chronic vulvar

pruritus[J]. Indian J Dermatol Venereol Leprol, 2011, 77(3): 294-299.
[5] Barchino-Ortiz L, Suárez-Fernández R, Lázaro-Ochaita P. Vulvar inflammatory dermatoses[J].Actas Dermosifiliogr, 2012, 103(4): 260-275.
[6] Bauer A, Rodiger C, Greif C, et al. Vulvar dermatoses: irritant and allergic contact dermatitis of the vulva[J]. Dermatology, 2005, 210(2): 143-149.
[7] Schlosser B J. Contact dermatitis of the vulva[J].Dermatol Clin, 2010, 28(4): 697-706.
[8] Meeuwis K A, de Hullu J A, Massuger L F,et al. Genital psoriasis: a systematic literature review on this hidden skin disease[J]. Acta Derm Venereol, 2011, 91(1): 5-11.
[9] Wang G, Li C, Gao T, et al. Clinical analysis of 48 cases of inverse psoriasis: a hospital-based study[J]. Eur J Dermatol, 2005, 15(3): 176-178.
[10] 朱波, 马海燕, 高雪芹, 等. 银屑病与免疫分子关系的研究进展[J]. 山东医药, 2006, (35): 77-79.
[11] 李和莲, 杨桂兰, 唐宁枫. Reiter综合征: 附2例报告及文献复习[J]. 罕少疾病杂志, 2002, 9(6): 9-11.
[12] 田伟, 李俊燕, 于志湖, 等. 扁平苔藓发病机制的研究进展[J]. 中国麻风皮肤病杂志, 2005, 21(8): 632-634.
[13] Kirtschig G, Wakelin S H, Wojnarowska F. Mucosal vulval lichen planus: outcome, clinical and laboratory features[J]. J Eur Acad Dermatol Venereol, 2005, 19(3): 301-307.
[14] Lotery H E, Galask R P. Erosive lichen planus of the vulva and vagina[J]. Obstet Gynecol, 2003, 101(5 pt 2): 1121-1125.
[15] Saunders H, Buchanan J A, Cooper S, et al. The period prevalence of oral lichen planus in a cohort of patients with vulvar lichen sclerosus[J]. J Eur Acad Dermatol Venereol, 2010, 24(1): 18-21.
[16] Malik M, Ahmed A R. Involvement of the female genital tract in Pemphigus vulgaris[J]. Obstet Gynecol, 2005, 106(5 pt 1): 1005-1012.
[17] Goldstein A T, Anhalt G J, Klingman D, et al. Mucous membrane pemphigoid of the vulva[J]. Obstet Gynecol, 2005, 105(5 Pt 2): 1188-1190.
[18] von Felbert V, Hampl M, Talhari C, et al. Squamous cell carcinoma arising from a localized vulval lesion of Hailey-Hailey disease after tacrolimus therapy[J]. Am J Obstet Gynecol, 2010, 203(3): e5-e7.
[19] Vázquez J, Morales C, González L O, et al. Vulval squamous cell carcinoma arising in localized Darier's disease[J].Eur J Obstet Gynecol Reprod Biol, 2002, 102(2): 206-208.
[20] 曹书杰, 龙飞, 王立平. Behcet病临床表现分析[J]. 中国伤残医学, 2009, 17(5): 77-78.
[21] Barret M, de Parades V, Battistella M, et al. Crohn's disease of the vulva[J]. J Crohns Colitis, 2014, 8(7): 563-570.
[22] Acker S M, Sahn E E, Rogers H C, et al. Genital cutaneous Crohn disease: two cases with unusual clinical and histopathologic features in young men[J].Am J Dermatopathol, 2000, 22(5): 443-446.
[23] 叶兆龙, 包建峰, 竺如兰, 等. 女阴Fordyce病现况调查(附43例临床分析)[J]. 中国皮肤性病学杂志, 1998(3): 46,55.
[24] Kao P H, Hsu C K, Lee J Y. Clinicopathological study of Fox-Fordyce disease[J]. J Dermatol, 2009, 36(9): 485-490.
[25] Short K A, Kalu G, Mortimer P S, et al. Vulval squamous cell carcinoma arising in chronic hidradenitis suppurativa[J]. Clin Exp Dermatol, 2005, 30(5): 481-483.
[26] Mortimer P S, Dawber R P, Gales M A, et al. Mediation of hidradenitis suppurativa by androgens[J]. Br Med J (Clin Res Ed), 1986, 292(6515): 245-248.
[27] Watkins J C, Yang E, Crum C P, et al. Classic vulvar intraepithelial neoplasia with superimposed lichen simplex chronicus: a unique variant mimicking differentiated vulvar intraepithelial neoplasia[J]. Int J Gynecol Pathol, 2019, 38(2): 175-182.
[28] Liu Y A, Ji J X, Almadani N,et al. Comparison of p53 immunohistochemical staining in differentiated vulvar intraepithelial neoplasia (dVIN) with that in inflammatory dermatoses and benign squamous lesions in the vulva[J]. Histopathology, 2021, 78(3): 424-433.

第三章

下生殖道感染性病变

Infectious Disorders of the Lower Genital Tract

申　彦　于秀杰　郑文新（Wenxin Zheng）

女性下生殖道包括外阴、阴道和宫颈，因其独特的生理特点或内分泌影响，易于发生多种感染性疾病，病原体几乎涉及微生物所有的类别，如病毒、真菌、细菌、螺旋体、立克次体、衣原体与寄生虫等，除立克次体外，其他均可通过性传播，并累及下生殖道多个部位。性传播疾病（sexually transmitted disease，STD）是一个全球性的公共卫生问题，近年来性传播疾病数量不断增加，影响女性生殖健康。大多数女性下生殖道感染是临床诊断的，很少进行组织活检，然而，熟悉这些病变及其组织病理学特征是很重要的，以免误诊这些常见的感染。例如一些疾病，如念珠菌病、滴虫性阴道炎和细菌性阴道病的病原体经常出现在细胞学标本中，并有相应的细胞学与组织学改变。然而，在更多情况下病理切片中难以发现病原体，组织学并非病原诊断的主要方式。下生殖道发生感染性病变时，局部皮肤或黏膜上皮形态常有明显改变，但“炎症”表现不一定突出或呈非特异性，加上高危 HPV 的持续感染有可能导致相关癌的发生，病变是否为特殊感染或肿瘤成为临床选择病理活检的主要目的。为此，本章将以此为重点，根据病原体的分类对这些疾病逐一进行介绍。

第一节　与病毒感染有关的病变

一、人乳头状瘤病毒感染

人乳头状瘤病毒（human papillomavirus，HPV）属于乳头瘤病毒科，为双链无包膜环状DNA核衣壳病毒。目前已发现有200多种基因型，其中40多个亚型与下生殖道感染有关，可致癌[1]，根据致癌能力分为高危与低危亚型。HPV感染根据临床表现分为一过性与肿瘤性两种不同的生物学过程。

HPV感染已成为近年来生殖道最主要的性传播疾病，可累及外阴、阴道、宫颈、尿道、肛门及肛门周围皮肤，患者多为年轻女性或育龄妇女。大多数研究显示，外阴HPV的感染率低于子宫颈[2]，可能与宫颈移行带上皮不够成熟、易于受到创伤并经常发生修复反应有关。几乎所有性活跃的男性和女性在一生中某个时候都会感染这种病毒[1]，90%的HPV感染为一过性[3]，60%～70%的病例在感染HPV病毒1年内可自行消除[4]，90%的病例在感染HPV病毒2年内可自行消除[5]，少数HPV感染者会出现临床可见的下生殖道疾病，包括尖锐湿疣、上皮内病变和癌。HPV可感染鳞状上皮与腺上皮，目前对鳞状上皮病变的谱系已有较多了解，但对腺上皮的良性与癌前病变形态还需要进行更多的研究。另外，近年来一些分子生物学研究表明，HPV感染与合并其他下生殖道感染和阴道微生态失调有关[3]。有关HPV相关癌前病变和癌的内容详见第十一、十二章，本节主要对尖锐湿疣进行描述。

（一）尖锐湿疣

尖锐湿疣（condyloma acuminatum）是HPV感染常见的表现形式，是由HPV感染引起的良性疣状、乳头状病变[6]，组织学上以形成伴有血管轴心的分支状乳头及表面被覆具有HPV感染细胞学特点的复层鳞状上皮为特征。这一病变可理解为大体可见的变异型低级别鳞状上皮内病变（low-grade squamous intraepithelial lesion，LSIL），其发生主要与低危HPV感染相关，95%的病例为HPV6型与HPV11型所致，其中以HPV6型最常见，1/4为HPV11型，并可有混合性低危HPV感染，少数情况下伴有高危HPV感染。

【临床特征】

尖锐湿疣常见于性活跃的年轻妇女，病变可见于下生殖道各个部位，尤其多见于外阴、阴道下1/3、会阴及肛周，宫颈较少见，少数病变可能累及尿道[6]。30%～50%的外阴尖锐湿疣患者同时伴有子宫颈HPV感染[7]。尖锐湿疣通常较小，但也可能在外阴及肛周区域形成大的菜花样肿物。大多数患者无症状，偶尔伴有瘙痒、发红或不适，继发感染时症状加重。仅通过阴道镜检查发现或组织学可疑病灶行HPV检测发现的称为亚临床表现[8]。尖锐湿疣通常与阴道炎、妊娠、糖尿病、口服避孕药、不良卫生习惯及多个性伙伴有关，婴幼儿的外阴尖锐湿疣可能来自感染HPV的母亲或与性侵犯有关。多发性、广泛性、巨大尖锐湿疣常与免疫抑制有关。

人体细胞免疫状态是影响尖锐湿疣发生、转归的重要基础之一。与正常人群相比，免疫抑制患者不仅感染HPV的概率加大，而且感染的类型增多。HIV患者合并HPV感染时病灶往往呈弥漫性，伴有细胞异型，且多为亚临床表现。一项对58例肾移植患者的研究显示，其中2例罹患广泛性生殖器尖锐湿疣[9]。另有研究证实，免疫抑制状态下（如罹患范科尼贫血、霍奇金淋巴瘤），尖锐湿疣伴发鳞状细胞癌的风险显著增加[10]。因此，建议对免疫抑制患者采取更为积极的检查措施，外阴与肛周任何可疑病变都应进行阴道镜检查与活检。

【大体病理学】

尖锐湿疣在皮肤和黏膜上呈外生性乳头状、疣状或丘疹状生长，病灶可为孤立性，但常为多发且融合，形成菜花状肿物，无痛（图3-1）。部分病变表现为界限不清的、轻微凸起的粗糙区，肉色或色素沉着。多数病灶通常较小，直径1～5mm，偶尔达到数厘米。不伴有外阴、阴道尖锐湿疣，孤立的宫颈外生性尖锐湿疣是罕见的。

【组织病理学】

镜下表现为乳头状病变，鳞状上皮副基底层细胞增生，细胞核染色质呈泡沫样或毛玻璃样，细胞间桥易见；棘细胞层肥厚；颗粒层突出；表层细胞角化不良、角化不全或角化过度并伴有表浅的慢性炎症细胞浸润，纤维血管轴心突出。中表层的挖空细胞是尖锐湿疣特征性的改变，核周胞质出现空晕，细胞核轻度增大，核膜不规则，可为双核或多核。鳞状上皮分化成熟有序，核分裂象限于基底层或副基底层（图3-2A，图3-2B）。

需说明的是，典型的挖空细胞在诊断中并非必备条件，尤其是外阴或会阴尖锐湿疣，有时符合尖锐湿疣的其他特征，但缺少典型的挖空细胞仍可诊断[11]。在日常实践中，缺少典型挖空细胞的尖锐湿疣远比含有典型挖空细胞的尖锐湿疣多见。这是因为挖空细胞的出现只是低危 HPV 感染后某一段时间内的形态学改变，这种情况下，只要镜下结构典型，符合临床表现，诊断不必犹豫。此外，少数尖锐湿疣可隐藏着高级别鳞状上皮内病变，此种情况主要见于黏膜（宫颈、肛管），与高危 HPV 感染或同时混有低危与高危 HPV 感染（尤其是 HPV16 型）有关。尖锐湿疣在免疫功能低下患者中挖空细胞可有明显的细胞非典型性（图 3-2C，图 3-2D），需与高级别鳞状上皮内病变累及尖锐湿疣相鉴别，这时 p16 染色有助于诊断。

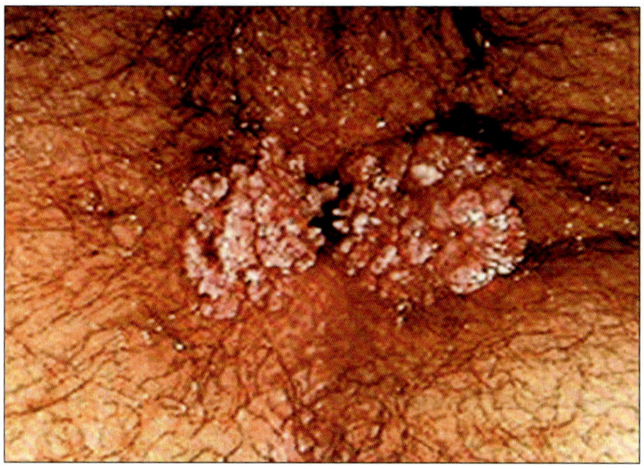

图 3–1　外阴尖锐湿疣
可见 2 个菜花状肿物

【诊断】

通常通过临床大体检查、结合 HPV 检测可进行诊断，组织活检可确诊。

【鉴别诊断】

1. 鳞状上皮乳头状瘤与纤维上皮性间质息肉　两者均为与 HPV 感染无关的良性增生，鳞状上皮乳头状瘤曾被称为假性湿疣，典型位于小阴唇内面、阴道或前庭，可为多发性的微小突起（微小乳头状瘤病）或孤立性的乳头状瘤，镜下具有乳头状结构，并可见纤维血管轴心，但上皮分化成熟，缺少 HPV 感染的细胞形态。纤维上皮性间质息肉通常为孤立性病变，表面光滑带蒂，间质成分突出，可见星形细胞或多核间质细胞。重要的是这些病变均无 HPV 感染的上皮细胞特征（图 3-3，图 3-4）。

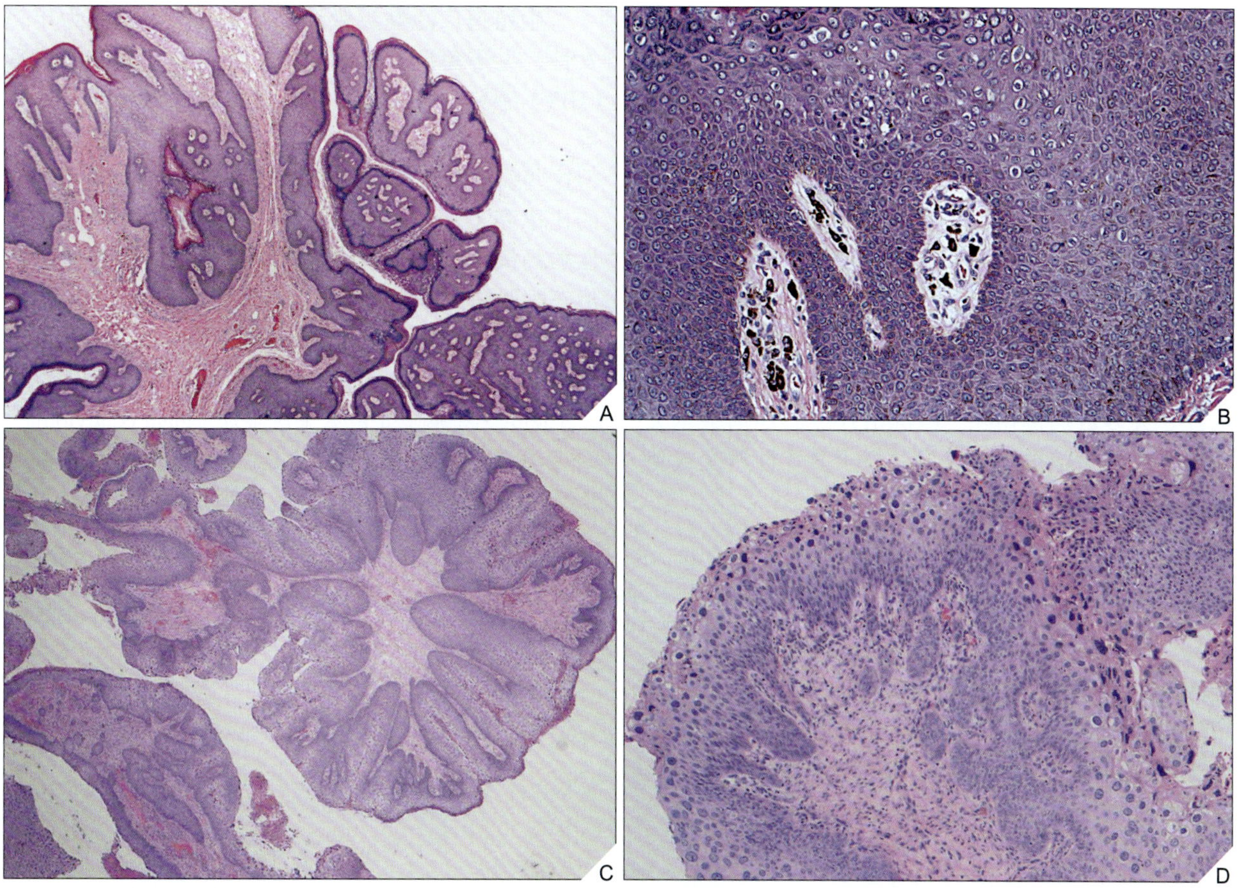

图 3–2　尖锐湿疣
A、C. 镜下显示鳞状上皮乳头瘤样增生；B. 棘层明显增厚，表层可见挖空细胞；D. 挖空细胞伴有明显的非典型性

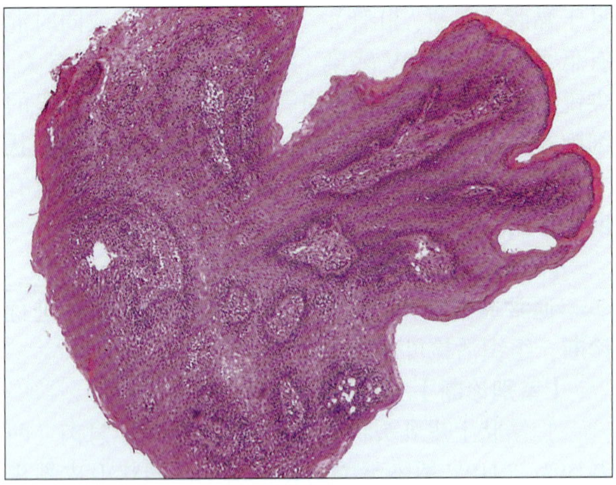

图 3-3 鳞状上皮乳头状瘤

单个的乳头状瘤，伴有分支，表面上皮角化不全，无细胞异型，缺少 HPV 感染的细胞特征

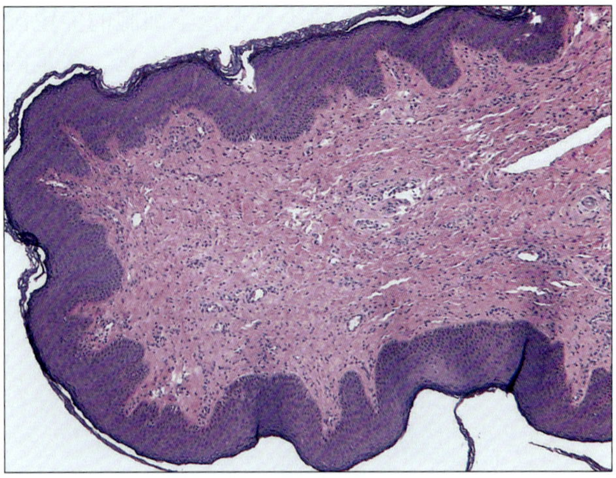

图 3-4 纤维上皮性间质息肉

息肉样组织，在丰富的纤维性间质中散在星形或多核细胞，表面被覆的鳞状上皮形态正常，缺少 HPV 感染的细胞特征

2. 普通型外阴鳞状上皮内病变（uVIN） 当外阴 uVIN 表现为隆起型或疣状斑块，镜下呈湿疣样或鲍温样时很难与尖锐湿疣鉴别，具体鉴别点见表 3-1。

3. 低级别鳞状上皮内病变（LSIL） 是 HPV 感染的另一重要表现形式，在下生殖道各部位均可发生，最常见于子宫颈，外阴较少。尽管与尖锐湿疣同为低危 HPV 感染性病变，但合并高危 HPV 感染的比例在宫颈 LSIL 中更高。LSIL 缺乏外生性乳头结构是最主要的鉴别特征。免疫组化有 1/3 的病例 p16 弥漫核阳性，不应据此诊断为高级别鳞状上皮内病变。需说明的是，LSIL 与尖锐湿疣同为低级别病变，在微小的活检标本或细胞学标本中难以明确区分时，可采用 LSIL 的术语进行报告。

【治疗】

该病为良性病变，大多病变可在 1 年内自发消退。可观察、局部切除、烧灼或局部给予咪喹莫特治疗。大多数病例切除、冷冻治疗或其他消融术去除外生疣体后消退不再复发。对于多灶性病变或免疫抑制患者，复发常见。

【预后】

预后良好，通常不进展为高级别鳞状上皮内病变或癌，少数宫颈尖锐湿疣可合并小灶高级别鳞状上皮内病变。

（二）与免疫抑制相关的广泛性尖锐湿疣

生殖道广泛性尖锐湿疣罕见，多数病例为年轻女性，见于免疫抑制的患者，如人类免疫缺陷病毒（HIV）感染、移植术后、妊娠或合并多种严重疾病等。90% 的病例由 HPV6 型或 HPV11 型感染引起，但这些病例会伴有高危 HPV，尤其是 HPV16 型感染的比率高于一般尖锐湿疣，一些病变含有隐匿或灶性的高级别鳞状上皮内病变。实践中应特别注意与形态相似的良恶性病变，尤其是疣状癌区分。

与免疫抑制相关的广泛性尖锐湿疣（generalized condyloma with immunosuppression）为良性病变，与之不同的另一病变是巨大尖锐湿疣（giant condyloma），病变大于 5cm，即所谓的 Bushke-Loewenstein 瘤或 Bushke-Loewenstein 巨大尖锐湿疣，后 2 个名称因含

表 3-1 外阴尖锐湿疣与 uVIN 的鉴别

项目	外阴尖锐湿疣	uVIN
形状	疣状、乳头状	扁平、斑状突起
细胞特点	可见挖空细胞 副基底细胞增生 细胞间桥与颗粒层突出 表层细胞角化不良或角化过度 核增大，核分裂象少见，无异常核分裂象	可见挖空细胞 细胞核大小、形状不一，异型明显 核染色质深染 核分裂象可见，且为异常核分裂象
核型	二倍体、四倍体或八倍体	非整倍体

义模糊已不建议使用。文献中"巨大尖锐湿疣"一词可能被用在不同的疾病，包括广泛性尖锐湿疣、大型尖锐湿疣，不同的诊断标准得出其具有较高的局部复发或癌变潜能的结论。

【组织病理学】

病灶数量多、范围广（图 3-5）。镜下形态与典型尖锐湿疣相同，显著增生的鳞状上皮外生性生长，呈疣状或伴有纤维轴心的乳头状结构。上皮分化成熟，棘层细胞增生、角化不全、角化过度，可有中表层细胞轻度核增大、深染与核膜不规则、核周空晕及双核等 HPV 感染的细胞学特征。病变基底部平滑，缺少间质浸润。

【鉴别诊断】

1. 疣状癌　主要见于绝经后老年妇女，上皮高度分化，乳头宽大但无纤维血管轴心，看不到典型的挖空细胞，上皮脚呈球茎样推挤性浸润间质，免疫组化 p16 不表现弥漫强阳性表达。世界卫生组织（WHO）分类建议，对于有典型挖空细胞与 HPV 阳性的病例，应诊断巨大尖锐湿疣。

2. 湿疣状癌与乳头状鳞癌　湿疣状癌有明显细胞异型性，乳头状鳞癌由类似高级别鳞状上皮内病变的细胞组成。重要的是，它们均伴有间质浸润，高危 HPV 检测阳性。

【预后】

通常呈良性病程，但合并高级别鳞状上皮内病变的比率增大，应注意避免遗漏微小的高级别上皮内病变或癌。伴有 HIV 感染或其他免疫抑制状态的患者，因 CD8 阳性细胞毒性 T 细胞对 HPV 蛋白 E6 和 E7 的反应性降低导致病毒消除不足，对标准治疗更具抵抗力。

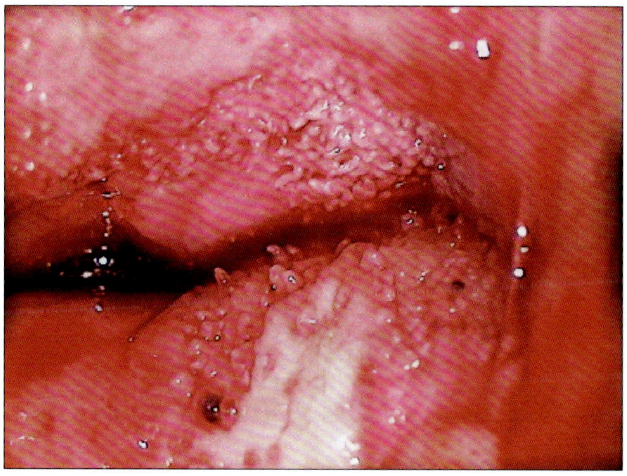

图 3–5　广泛性尖锐湿疣

阴道、宫颈可见大量乳头状突起且融合成片，患者为宫颈癌手术及放化疗后

（杨丽红医师惠赠）

（三）不成熟乳头状鳞状上皮化生

不成熟乳头状鳞状上皮化生（immature papillary squamous metaplasia）为尖锐湿疣的变异形态，又称不成熟尖锐湿疣，推测是 HPV 感染不成熟鳞化上皮所致，属于外生性 LSIL 范畴。本病发生在下生殖道与肛门区的鳞柱交界带，包括宫颈管近端与肛管。其病因与典型尖锐湿疣相同，大多数病变与 HPV6 型或 HPV11 型相关，少数伴有其他亚型，如 HPV31 型或 HPV16 型。病变呈外生性乳头状生长，罕有挖空细胞，兼具传统不成熟鳞化及 HPV 感染的一些组织学与细胞学特征，可能代表 LSIL 的早期形态。近年随着肛门镜开展的增多，这种疾病的发现率也会增加。这一病变易被误认为高级别鳞状上皮内病变（high-grade squamous intraepithelial lesion，HSIL）的乳头状变异，并需与其他不成熟鳞化上皮病变相鉴别，但目前对其了解不如对成熟鳞状上皮形态的同类病变深入。

【临床特征】

宫颈病变常无明显临床症状，为偶然发现。宫颈或肛门管 / 口下发现外生性肿物，细胞学检查可能被判读为意义不明确的非典型鳞状细胞（ASCUS）、高级别鳞状上皮内病变或未见明显异常。

【组织病理学】

宫颈或肛管鳞柱交界带黏膜有细长的乳头状突起，纤维轴心常常窄而短小，被覆着不同厚度的不成熟鳞状上皮，类似副基底层细胞，顶端可见残存的黏液柱状上皮，缺少成熟的表层鳞状细胞分化。细胞极向保留或有轻度紊乱，但排列不拥挤，核轻 - 中度深染，染色质匀细或有轻度核膜不规则，偶见双核细胞。当病变向鳞状上皮中层细胞分化时，可出现挖空细胞样细胞。核分裂象多位于上皮下半部分，无异常核分裂象（图 3-6，图 3-7）。

【辅助诊断】

多数病例检测出 HPV6 型或 HPV11 型阳性，少数有其他 HPV 亚型感染。免疫组化标记 p16 多数阴性表达。

【鉴别诊断】

1. HSIL 乳头状变异亚型　细胞排列密集伴明显异型，核分裂象常达上皮中上层，免疫组化 p16 阳性（图 3-8）。

2. 不成熟鳞化与非典型不成熟鳞化　前者为反应性上皮修复改变，与 HPV 感染无关，缺少乳头状结构。后者定义模糊，为异质性病变，可能包括与 HPV 无关或相关的病变，一些病变的组织形态可能

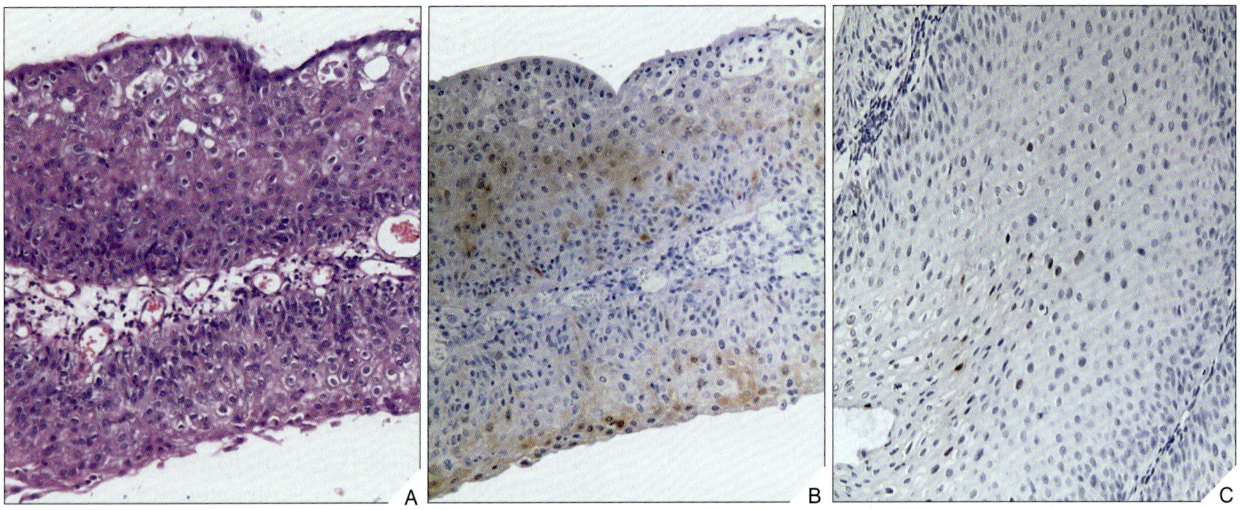

图 3-6 不成熟乳头状鳞状上皮化生（不成熟尖锐湿疣）

A. 乳头状结构，纤维轴心窄小，表面被覆不成熟的鳞状上皮，细胞排列轻度紊乱，中表层上皮似有 HPV 感染的细胞学特征，但未见典型挖空细胞；上皮顶端可见残存的黏液柱状上皮；B. p16 斑片状着色，判读为阴性表达；C. HPV6 型、HPV11 型阳性

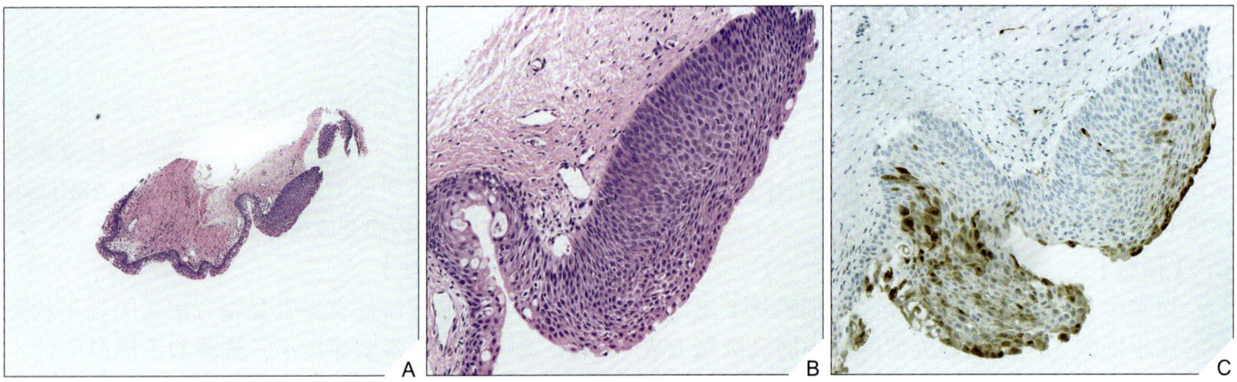

图 3-7 肛管不成熟乳头状鳞状上皮化生

A. 不成熟的鳞状上皮很像高级别鳞状上皮内病变，细胞形态温和，顶端可见残存的黏液上皮；B. 另一区域可见乳头状突起；C. 免疫组化 p16 为很浅的斑片状着色，判读为阴性表达

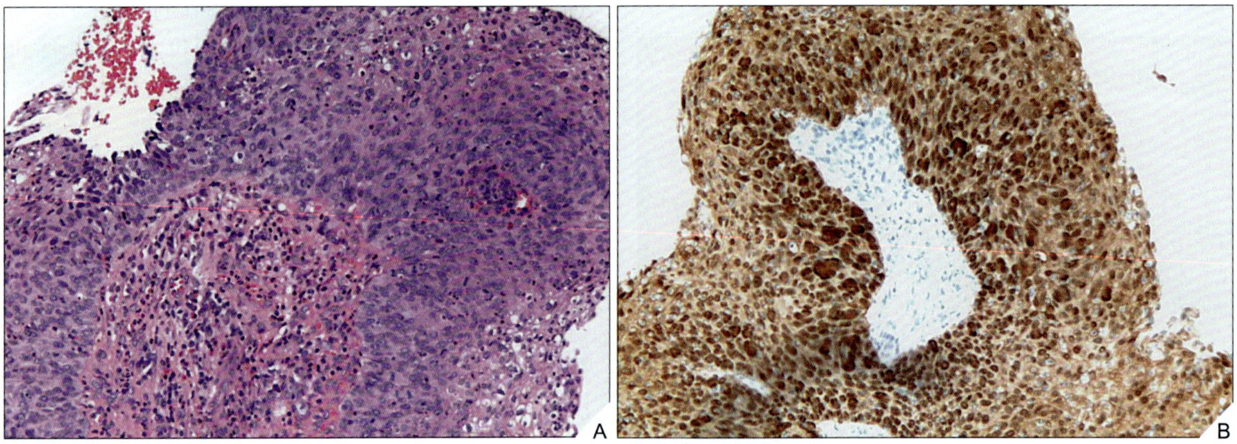

图 3-8 HSIL 乳头状变异亚型

A. 细胞排列密集伴明显异型，核分裂象常达上皮中上层；B. p16 阳性表达

与不成熟乳头状鳞状上皮化生有形态重叠，但缺少乳头状形态。

【预后】

本病可采取局部切除的方式进行治疗，预后良好。部分病例可能与经典尖锐湿疣、LSIL或HSIL并存。

二、生殖器疱疹

生殖器疱疹（genital herpes）是最常见的性传播疾病之一，由单纯疱疹病毒（herpes simplex virus，HSV）感染引起，全球每年新发病例2000万，位居性传播疾病的第四位。西方国家的该病发病率仅次于非淋球菌性尿道炎/宫颈炎和淋病而居第三位，是生殖器溃疡最常见的原因；我国的该病发病率约为2.79/10万，位居我国性病发病率的第五位[12]。

HSV是一种双链DNA病毒，包括HSV-1和HSV-2二个血清型，都能引起生殖器疱疹，通过黏膜表面或损伤皮肤感染并持续终生，人类是其唯一宿主。HSV-1主要与口唇面部的感染有关，亦可通过口交引起生殖器疱疹；HSV-2只与生殖器疱疹有关，是生殖器疱疹的主要病因。生殖器疱疹约占HSV感染的56.8%，其中HSV-2占62%～71%，HSV-1占22%～40%。近年HSV-1感染显著增多，尤其是年轻女性[13, 14]。一组研究发现无症状人群中宫颈HSV的感染率达到30%，与HPV十分接近，多数为HSV-1型。

生殖器疱疹可发生HSV的原发、复发及潜伏性感染，原发感染中80%～90%表现为隐性。感染可累及下生殖道的皮肤与黏膜，患者尤其是亚临床感染者及未识别症状患者的分泌物为感染源，包括含有病毒的皮肤和黏膜渗出液、宫颈及阴道分泌液、精液及前列腺液[15]。大多数外阴生殖器疱疹患者的宫颈可分离出HSV，但常常被忽略，罕见表现为宫颈溃疡，但缺少典型的皮肤病变。HSV在妊娠期间从母亲传染胎儿并不常见；然而，妊娠后期获得的新感染通常在分娩时具有传播给新生儿的高风险[16]。

近年发现生殖器疱疹患者存在明显的细胞免疫抑制[17]，HSV对机体的直接损伤、T细胞免疫水平低下及病毒诱发的机体氧化应激失衡等综合因素作用促成了病程长、易复发的临床特点。患者较易出现疱疹病毒播散性疾病，并可能激活HIV复制，增加HIV的感染概率[13]。同时，HSV是HIV-1感染者中常见的一种感染，发生率为50%～90%[18]。HSV与肿瘤的关系不明确，常合并HPV感染，一些研究认为其与HPV及巨细胞病毒（CMV）有协同作用，可参与外阴癌或宫颈癌的发生。

【临床特征】

单纯疱疹病毒无症状感染相当常见，若出现症状，多在病毒感染后的3～14天。大小阴唇、阴蒂、阴道、宫颈、尿道及周围皮肤均可受累。典型表现为外阴局部疼痛、瘙痒或烧灼感，阴道异常分泌物如水样白带，接触性出血，黏膜或皮肤表面出现红斑、丘疹或水疱（图3-9），可伴有局部淋巴结肿大。随后1～2天水疱破溃，形成溃疡，10天左右结痂。若无继发细菌感染，通常于3周内皮损消退，治愈后不留瘢痕。初次发病多伴有头痛、低热、咽痛、肌肉痛、排尿困难和淋巴结肿大等全身症状，女性生殖器疱疹由于受累上皮范围与病毒载量较大，全身症状尤为严重。

初发皮损的扩散只发生于神经及神经节，随后病毒返回到上皮，再向外周延伸，累及邻近皮肤或黏膜。HSV感染的一个重要特点是感染后能在宿主体内建立潜伏感染（长期潜伏于骶神经节中），并在应激、疲劳、免疫功能低下等情况下再次激活而致病情反复发作。

生殖器疱疹的复发率为50%～65%，常发生于原发病变后8个月内，可反复发作，HSV-1型引起的感染通常较轻，每年复发1～2次[16, 19]。大多数复发感染主要由HSV-2型引起（约占89%），每年复发4～6次[16, 19]。复发前可有局部瘙痒或烧灼感，症状较原发者轻，皮损小，一般均在原处，只有轻微的隆起。全身症状不明显，在5～7天消退。免疫功能低下的患者发生广泛和复发性HSV的风险增加。HSV在免疫缺陷患者中有种不太常见的表现，称为“刀切征”，表现为

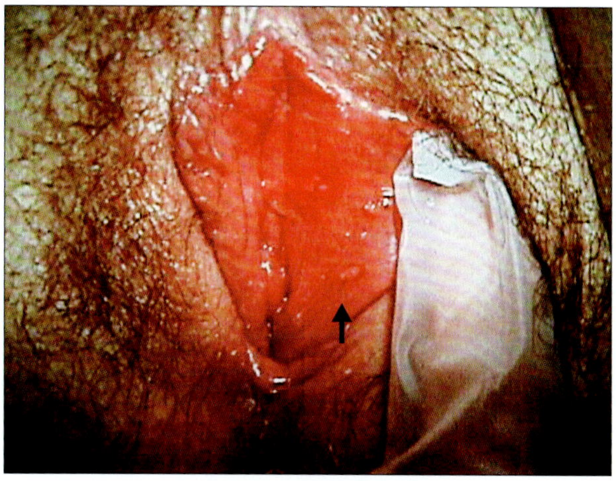

图3–9　疱疹性外阴炎

小阴唇内侧散在多发疱疹，并有表浅溃疡（箭头）

三叉间区线状溃疡和裂隙，如腹股沟区、外阴和其他有褶皱的区域[20]。

【组织病理学】

生殖器疱疹表皮的早期改变是棘细胞明显水肿，呈气球样改变，邻近的角质层细胞融合形成多核大细胞。部分细胞出现棘层松解，部分细胞由严重的气球样变导致细胞破裂（即网状变性），继而形成水疱。早期完整的水疱可延伸至表皮的深层，而后出现溃疡。受感染细胞的最初表现为细胞核染色质的同质性，形成毛玻璃样表现，随后形成的嗜酸性核内包涵体是单纯疱疹病毒感染的特征性表现。核内包涵体直径3～8μm，周围有空晕，可见于表皮细胞、内皮细胞、脂肪、外分泌腺、上皮细胞、成纤维细胞、巨噬细胞及神经膜细胞内[21]，常常出现在病灶边缘。病灶中可出现伴有HSV感染效应的多核细胞。受感染细胞周围可见假淋巴瘤样反应，即大量淋巴样细胞浸润，其间有非典型淋巴细胞、类血管及数量不定的嗜酸性粒细胞，因而形成假淋巴瘤样形态[22]。其免疫表型主要为CD3阳性，并有数量不定的细胞CD4、CD8、CD30、CD56及TIA1阳性。非典型淋巴细胞的楔形浸润及部分细胞CD30阳性与淋巴瘤样丘疹病相似。对渗出液进行TCR-γ基因的分子研究可证明浸润细胞克隆性是单克隆还是多克隆[22]。神经周围淋巴细胞浸润更加明显，可形成神经周围炎，甚至累及神经，偶见施万细胞增大及神经萎缩。有时可形成浅表性血管炎。大部分病例可累及毛囊导致疱疹性毛囊炎。

随着受感染细胞经历核碎裂、溶解，溃疡形成，镜下表现为弥漫性上皮细胞坏死，并伴有嗜酸性粒细胞聚集，可累及真皮。溃疡性病变不具有诊断价值，除非边缘上皮细胞有细胞内水肿、多核细胞及核内包涵体（图3-10，图3-11），因此活检取材部位尤为重要，一定要取自溃疡性病变的边缘，并带有完整的上皮。对新鲜的溃疡或刚破溃的水疱基底及边缘进行细胞学检查可见典型的HSV感染的细胞学特征（图3-12）。水疱吸出物的细胞学检查敏感性类

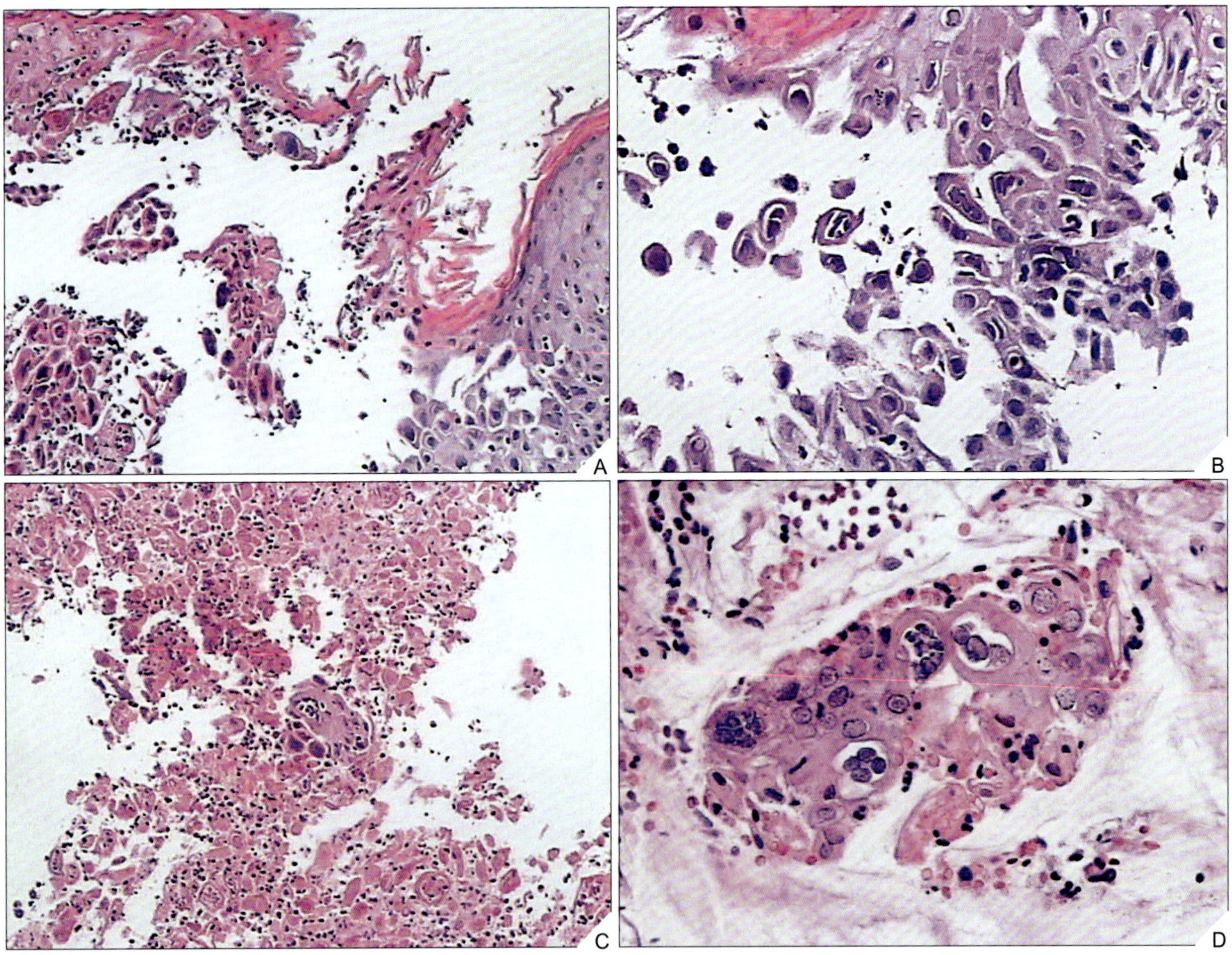

图3-10 单纯疱疹

A. 棘细胞水肿、松解；B. 细胞气球样变；C. 有时可见特征性的上皮坏死性嗜酸性粒细胞带，真皮层大量炎症细胞浸润；D. 核内包涵体，周围有退变的多核细胞

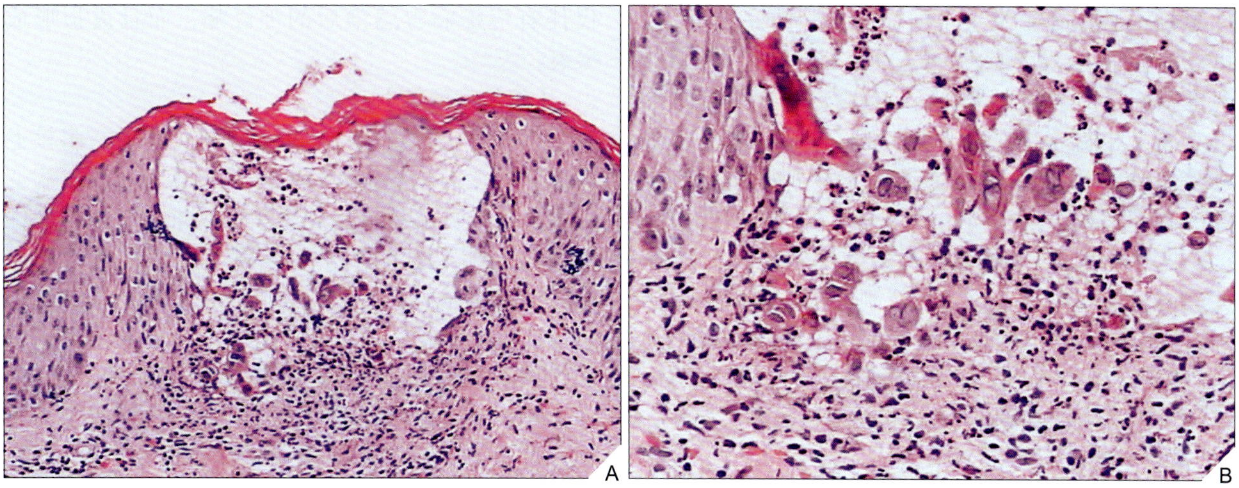

图 3-11　复发性疱疹

A. 表皮层内完整的水疱，病变局限；B. 细胞核染色质具有同质性，呈毛玻璃样

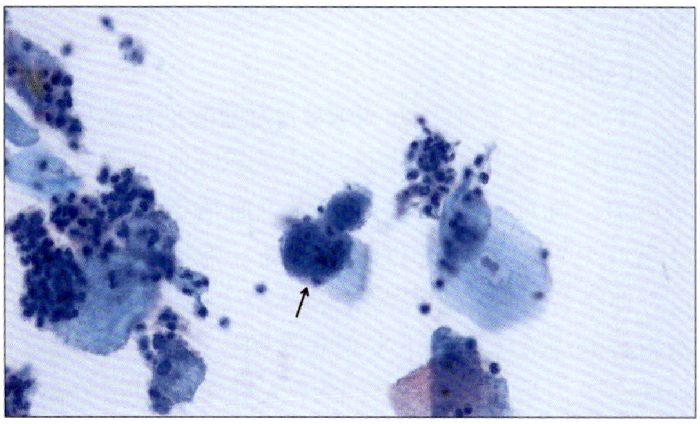

图 3-12　疱疹病毒

细胞核呈毛玻璃样外观，多核，核膜增厚，可见核内包涵体感染的细胞（箭头）

似病毒分离。用盐水浸泡的海绵湿润溃疡，然后用木制的刮板刮取，可增加检出率。

急性、水肿性外阴水疱性皮肤炎活检病理中曾有报道 HSV-2 相关的嗜酸性蜂窝织炎（即 Wells 综合征），主要表现为表皮海绵层水肿，真皮大量嗜酸性粒细胞浸润，部分嗜酸性粒细胞周围有组织细胞包绕[23]。外生结节活检可见表皮不同程度的溃疡与假上皮瘤样增生[24，25]。

HSV-1 型、HSV-2 型、原发与复发性 HSV 感染具有相同的病毒产物，因此难以通过细胞学或组织形态进行区分。

【辅助诊断】

HSV 病毒分离培养阳性或 RT-PCR 检测 HSV 病毒 DNA 阳性可确诊生殖器疱疹。对于组织学不能明确辨认的病毒包涵体，可借助免疫组化 HSV-1 型和 HSV-2 型单克隆抗体以建立正确的诊断。对于无皮损、亚临床无症状感染者，血清学检测 HSV 特异性 IgM 抗体阳性，可确诊有近期感染史；HSV 特异性 IgG 抗体滴度升高大于 4 倍多见于恢复期患者，血清学抗体检测对区分急性和慢性感染不敏感。由于敏感性低，不推荐行直接免疫荧光抗原染色[26]。

【鉴别诊断】

本病需与其他溃疡性生殖器疾病和性传播疾病进行鉴别。如外阴带状疱疹、软下疳、梅毒等，需结合病史及实验室检验进行区分（详见以下内容）。非感染性疾病，如口疮、白塞综合征、Stevens-Johnson 综合征和克罗恩病也可引起外阴溃疡，通过临床表现、累及其他部位、病变的临床病程及实验室检查有助于将疱疹与这些全身性疾病区分开来。

【治疗】

对于原发及复发的疱疹，主要应用抗病毒药物如阿昔洛韦、伐昔洛韦[27]治疗以控制全身症状，但不能杀灭潜伏的病毒，降低复发风险。局部用药很少能改变症状。阿昔洛韦可降低病变的程度，应尽早使用。

三、水痘－带状疱疹

外阴水痘 - 带状疱疹（varicella-zoster）是由水痘 - 带状疱疹病毒（varicella-zoster virus，VZV，又称疱疹水痘病毒）感染引起的急性疱疹性皮肤病，发病率不清。“水痘 - 带状疱疹”一词代表了该病的 2 个类型，即原发感染 - 水痘（varicella）与复发感染 - 带状疱疹（zoster）。

VZV 是一种双链 DNA 嗜神经型病毒，其形态与 HSV 相同，不同的是 VZV 仅有一个血清型，并且病损主要限于皮肤。人体通过呼吸道感染 VZV 后，大部分人群会发生水痘，少部分人群表现为隐性感染。不论是否发生水痘，VZV不能完全清除，可长期潜伏于脊髓神经后根。一旦机体免疫力下降，病毒重新激活引起脊髓神经后根炎，压迫神经而产生疼痛，并使局部皮肤出现红斑、肿胀和水疱，形成带状疱疹。外阴病变通常系寄居于骶神经节的VZV活化所致。

潜伏的VZV重新激活可能与细胞免疫缺陷有关。VZV通过各种免疫逃避机制，在初次感染的病毒血症时期、背根神经节潜伏期、激活开始期等各个时期逃过免疫监视，使病毒能有足够的时间复制、传播，造成机体的损害或者在机体中长期潜伏存在。

【临床特征】

外阴带状疱疹罕见，多见于绝经后或骨髓移植、系统性红斑狼疮等免疫抑制患者[28]。发病初期表现为外阴灼痛或针刺样痛，可伴有前庭炎、头痛或发热，而后在红斑基础上出现数群集簇、粟粒至绿豆大小的水疱。病损通常为单侧性，限于1～2个皮节，沿周围神经分布。水痘的出疹顺序为红斑基础上出现绿豆大小的水疱，呈向心性分布。由于皮疹分批出现，因此同时可见不同发展阶段的皮疹是水痘的一个特点。上述皮损可完全消退，但病毒会在感觉神经节内潜伏，可能有长期的、伴有受累皮肤区域的疱疹后神经痛，甚至导致长期外阴与阴蒂疼痛。

免疫抑制患者水疱可出现泛发性皮肤损害，表现为水疱、脓疱、血疱、溃疡和黑痂，偶有出现疣状、角化过度性损害。AIDS患者感染VZV可有不寻常的表现，包括类似病毒疣的疣状皮损及无皮肤损害的播散性带状疱疹，而且感染易复发，较严重，可致命，皮损可超出一个皮区受累。因病程长，不仅伴有疱疹病毒感染后的神经痛，而且皮损形成瘢痕。

【组织病理学】

组织学上，表皮内水疱、细胞内水肿、多核上皮细胞及核内包涵体是其特征性的表现，新发病变细胞学检查可见特征性的毛玻璃状细胞核或嗜酸性核内包涵体（图3-13）。真皮浸润、纤维素性渗出与脓性渗出常见，但没有诊断价值。早期带状疱疹病变活检可发现毛囊部位有VZV感染的细胞。偶见VZV感染导致真皮血管炎而无相关表皮损害。

AIDS患者感染VZV出现的疣状皮损表现为角化过度、疣状棘层肥厚及病毒所致的细胞学改变，受感染的角质形成细胞一般很少被破坏，并且真皮炎症细胞浸润少见。与免疫抑制有关的VZV感染组织病理学上可有苔藓样炎症反应，而不是角质形成细胞破坏。

【辅助诊断】

Tzanck试验（Tzanck test）为刮取疱疹基底部皮肤组织标本做显微镜检查，发现多核巨细胞具有诊断价值。除此，根据临床表现、血清学检查、病毒分离或电镜检查可进行辅助诊断。血清学检查指通过补体结合试验检出特异性补体结合抗体；电镜检查指新鲜疱疹液体中镜下发现病毒颗粒；病毒分离是在起病3天内取疱疹液体接种于人胚羊膜组织分离出病毒或细胞培养分离出病毒后，用免疫荧光、酶联免疫吸附试验及放射免疫等方法鉴定。

【鉴别诊断】

外阴带状疱疹主要与单纯疱疹相鉴别。带状疱疹具有外阴疼痛先于皮损、皮损按皮节分布（不会越过中线）及治疗后神经性外阴痛等特征。单纯疱疹是

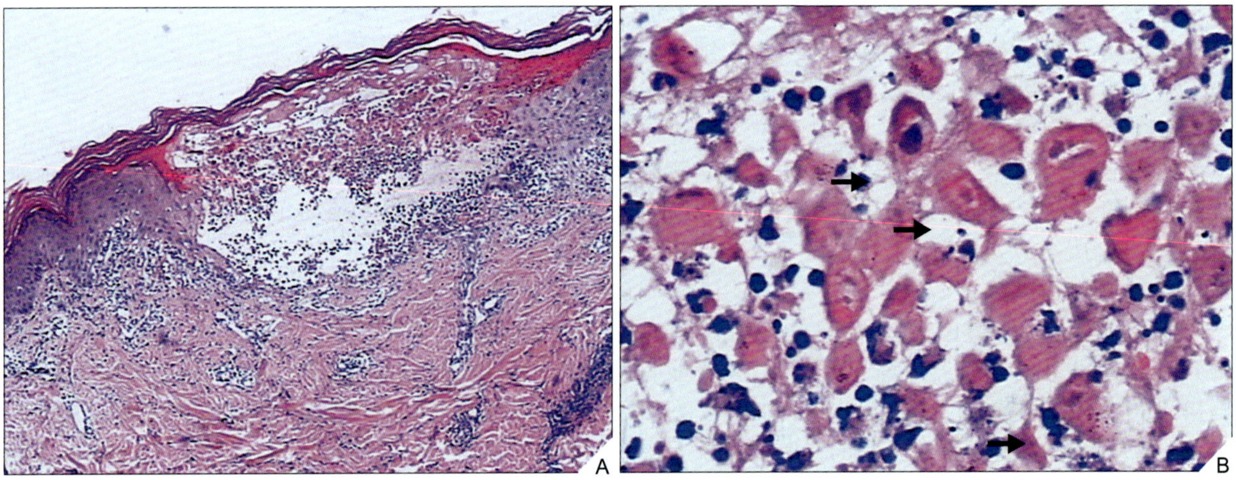

图3-13　水痘-带状疱疹

A. 表皮内可见水疱；B. 水疱内可见鳞状细胞核内包涵体

在红斑基础上发生的集簇性小水疱，自觉灼痒，无疼痛感，好发于皮肤黏膜交界处，缺乏沿周围神经分布的特点。因为二者都具有类似的核内包涵体和变性改变，常规光镜检查不能准确地将它们区别开来，但应用免疫组化学检查可以加以鉴别。

【治疗】

以抗病毒、止痛、消炎、营养神经、防治并发症为治疗原则。常采用抗病毒药阿昔洛韦口服或静脉注射等方式给药。

四、传染性软疣病毒感染

传染性软疣（molluscum contagiosum）是传染性软疣病毒（molluscum contagiosum virus，MCV）感染引起的一种自限性表皮丘疹性疾病。传染性软疣病毒是痘病毒属的一种双链 DNA 病毒，包括 4 个病毒亚型，1 型是最为常见的感染类型，这些亚型与临床表现、生殖器发病部位均无关。最近证实传染性软疣病毒是最大的纯人类病毒，只在人的表皮细胞中复制[29]。传染性软疣病毒感染（molluscum contagiosum virus infection）好发于儿童面部、躯干及四肢，通过皮肤直接接触或媒介间接传染；而发生在成人外阴与肛周的病变主要通过性接触传播，属于 STD。传染性软疣的发病率逐年递增，在西方国家性病门诊中的发病率为 1.5%～2.5%，近年在我国性病门诊中生殖器部位的传染性软疣占 3.4%～3.79%[29, 30]，在有多个性伴侣的女性中的发生率约为 10.3%[30]。目前认为该病的发病除病毒感染外，主要与细胞免疫功能有关，在免疫功能低下时更易发病，如 HIV 阳性人群，传染性软疣更为常见，据统计 AIDS 患者中传染性软疣的发病率为 5%～18%[31]，并可表现为广泛的病变。

【临床特征】

病毒潜伏期为 2～7 周，主要感染皮肤和滤泡上皮，表现为表皮单个或多个病变，病灶以圆顶、蜡样光泽、中心有脐状凹陷的半球形皮肤丘疹为其特征，能挤出乳酪样软疣小体。丘疹直径 1～5mm，大多为多发，常见 5～15 个，散在分布；偶见单发皮损大小可达 10～15mm；罕见数十至上百的丘疹群集成片。多数患者无症状，部分患者尤其病变位于肛周时局部瘙痒，皮损周围伴有红晕。

女性好发于阴阜、大阴唇及股上部（图 3-14）。约 10% 的患者在软疣丘疹周围可发生湿疹样皮炎。病变发展缓慢，可长期保持稳定状态。通常持续 2 个月，具有自限性，大多于 6～9 个月自愈，但亦因多个不同发展阶段的皮损致病程长达数年。

AIDS 患者合并传染性软疣可能表现为非典型特征，包括巨大传染性软疣（直径 >1cm）、疣状丘疹或数百个小病变的聚集。儿童患者单独发生外阴传染性软疣不常见，大多为播散性疾病的一部分。

【组织病理学】

特征性表现是表皮细胞向下呈杵状生长，形成梨形小叶。小叶内基底细胞在向颗粒层细胞转化过程中出现大量变性细胞，部分变性细胞松解、脱落使小叶中心形成空腔，空腔中的变性细胞内有大量包涵体形成，而将细胞核推向一边。包涵体呈卵圆形，最初为嗜酸性，而后转变为嗜碱性，称为软疣小体（Henderson-Patterson 小体），具有诊断意义（图 3-15）。若中心的角质层破裂，排出软疣小体，则形成火山口样结构。有时颗粒层和角质层明显增厚，呈网眼海绵状，角质层见大量嗜碱性软疣小体，形似石榴籽（图 3-16）。通常真皮内没有炎症细胞浸润，但如果病毒和包涵体进入真皮可以引起假淋巴

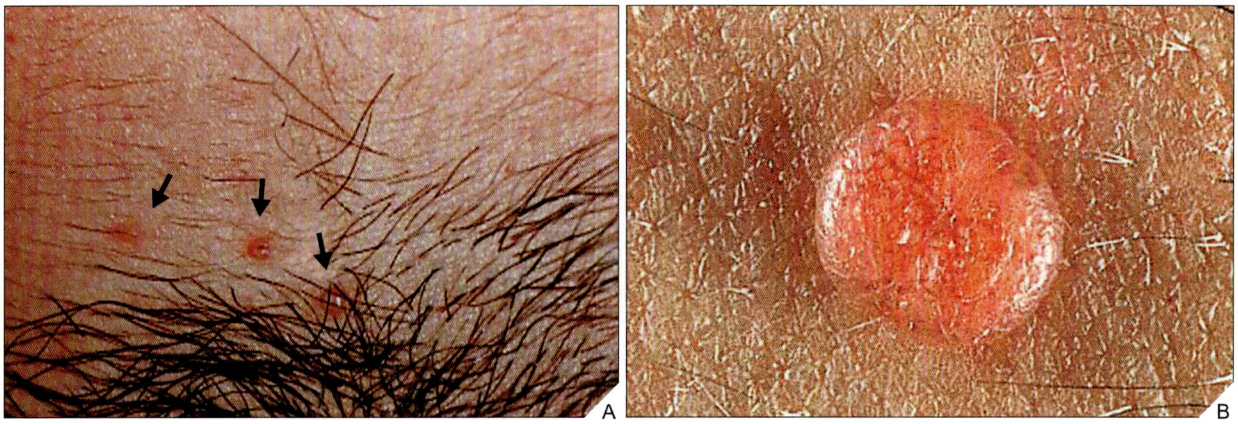

图 3-14 传染性软疣

A. 阴阜部多发性扁平丘疹（箭头）；B. 表面光亮，有特征性中央脐窝

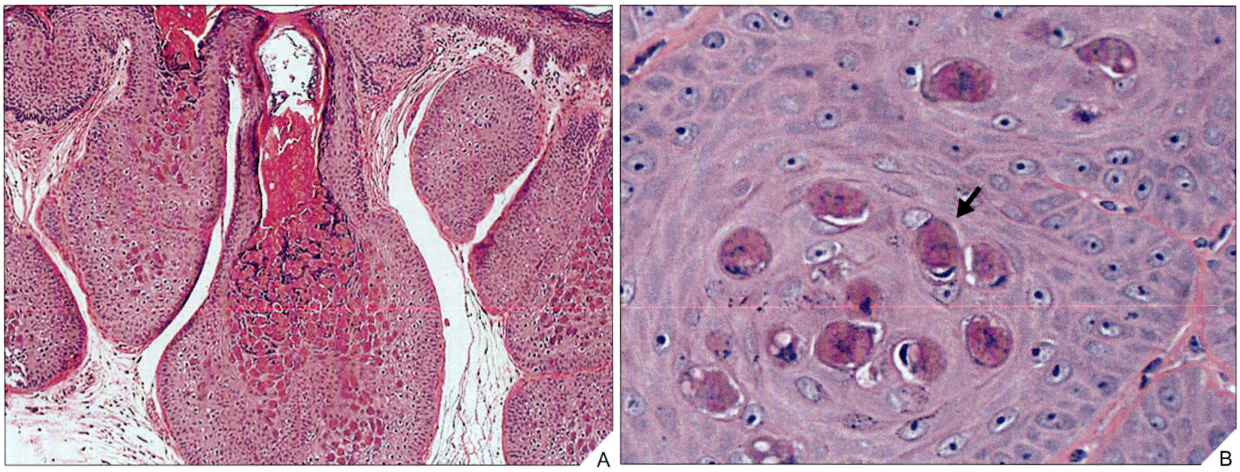

图 3-15 传染性软疣

A. 可见梨形小叶；B. 软疣小体

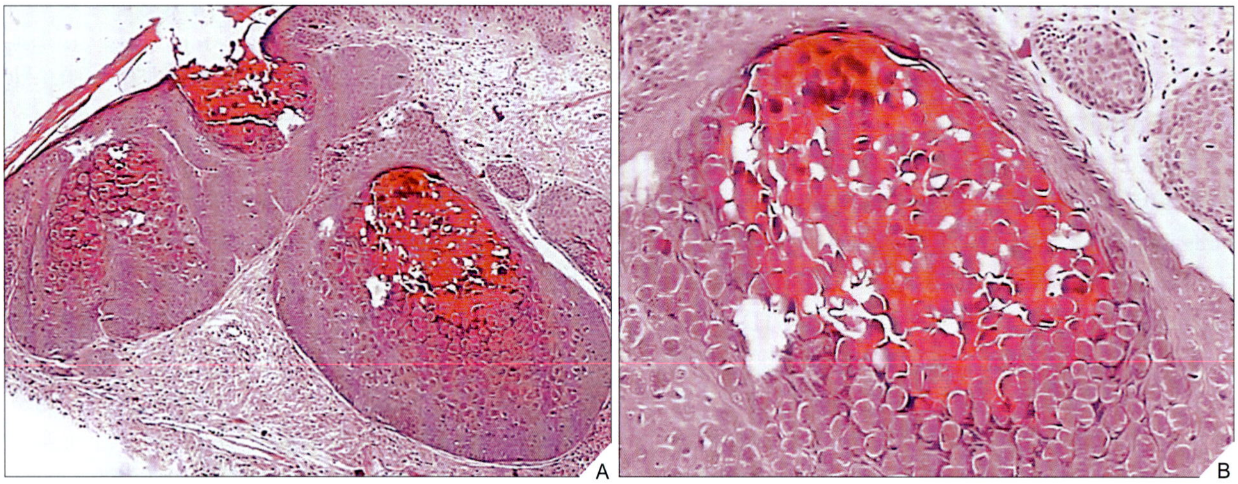

图 3-16 传染性软疣

软疣小体似石榴籽。A. 低倍镜；B. 高倍镜

瘤样的炎症反应。此时大量淋巴细胞浸润，若特征性软疣小体不明显，需与淋巴瘤相鉴别。电镜观察：细胞质内可见病毒颗粒。

刮取皮损表面做细胞学检查是一种快速诊断方法，在丘疹内可发现典型的细胞内包涵体。

【辅助诊断】

大多数病例根据临床表现即可做出诊断。细胞学检查或切除病变的组织病理学检查可确诊传染性软疣。也可进行传染性软疣病毒的 DNA 原位杂交检测，但对于诊断一般不是必需的。

【鉴别诊断】

生殖器部位的皮疹形态不典型，如角化过度的皮疹易被误诊为尖锐湿疣，有色素沉着的皮疹易误诊为鲍温样丘疹病。传染性软疣表皮高度增生，向下伸入真皮，周围真皮结缔组织受压而形成假包膜，角质层内可有很多嗜碱性软疣小体，而鲍温样丘疹病的病理特点为细胞核大、深染，具有多型性，且不规则排列成被风吹倒的样子，故二者容易鉴别。出现糜烂、结痂者易误诊为湿疹，继发感染者易误诊为毛囊炎等。事实上，只要仔细询问病史，认真检查原发皮疹，一般都能做出诊断，必要时可用刮匙试刮，刮出软疣小体即可确诊。对不典型皮疹需进一步做组织病理检查以明确诊断。

【治疗】

传统认为传染性软疣是一种良性的、无症状的自限性疾病，但对该病及时有效的局部治疗可以缩短病程，对于预防自身接种和相互传染是有益的。局部治疗方法较多，采用针挑、电灼、液氮冷冻、微波疗法均有效，性伴侣应同时治疗。经治疗的患者每 2～4 周要随访一次，约 3 个月，以观察是否彻底治愈。

五、巨细胞病毒感染

巨细胞病毒（cytomegalovirus，CMV）是人类疱疹病毒科中最大、结构最复杂的病毒，呈球形，直径约为300nm，为线性双链DNA病毒，只有一个血清型。因受感染，细胞呈巨细胞化，胞质、胞核内可见包涵体，故又称巨细胞包涵体病（cytomegalic inclusion disease，CID）。

CMV是一种普遍存在的病毒，影响世界上大多数人群。CMV感染（cytomegalovirus infection）可累及女性内外生殖器，包括下生殖道的外阴、阴道及宫颈。有报道其在无症状女性宫颈中的检出率为5.8%，低于HPV的32.7%、HSV-1/2型的30.8%及EBV的9.6%[32]。另有报道其在细胞学正常女性宫颈中的感染率高达29%[33]，提示宫颈CMV感染可能较以往认为的更常见。CMV感染主要见于年轻女性，因影响胎儿发育及妊娠结局，在产科受到重视，但在非妊娠期很少诊断。尽管CMV感染多无明显临床症状，但与HPV及EB病毒有协同作用，可能参与宫颈癌及其前驱病变的发生，有必要从组织形态角度进行识别。

【临床特征】

CMV感染大多呈亚临床型，免疫功能正常的宿主通常无症状或存在单核细胞增多综合征，在免疫功能缺陷的患者中，可能导致致死性疾病。HIV阳性的妇女似乎最易感染CMV，这些女性宫颈分泌物中CMV DNA的检出率高达66%[33, 34]。女性下生殖道CMV感染的临床表现无特异性，可引起皮肤的斑丘疹、溃疡、硬化性色素沉着结节、水疱、出血点、斑块及假血管瘤性间质增生等各种改变。溃疡性病变可以单发或多发，大小不定，类似疱疹病毒感染。偶尔表现为急性外阴、阴道或宫颈炎。宫颈CMV感染时可出现细胞学异常，但通常为轻度异常或意义不明。

与疱疹病毒科其他成员一样，CMV对宿主形成终身潜伏感染，病毒主要潜伏在血管内皮细胞和血管平滑肌细胞，也可潜伏于淋巴细胞、单核细胞和成纤维细胞，免疫正常时无症状，免疫力下降或激素改变时可被激活，导致局部炎性病变的发生。

【组织病理学】

CMV感染可累及局部上皮、间质及血管内皮等组织，受感染细胞具有以下特点：细胞体积显著肿大，达10～40μm，呈巨细胞样；胞核增大；胞质显得相对较少，呈颗粒状；胞质及胞核内均可出现嗜酸性包涵体。胞核内的包涵体周围绕以透亮晕环，与核膜分开，使其整个外观似猫头鹰眼状。扩张的毛细血管内皮细胞中可检见巨大的胞核内嗜酸性包涵体，直径约10μm[35]。溃疡基底部肉芽组织中可见包涵体，并伴有白细胞破碎性血管炎和血栓形成。包涵体还可见于角质细胞、外分泌腺上皮、巨噬细胞与成纤维细胞。活检组织中巨细胞的数量不一，稀少时很容易被忽略。

CMV感染时宫颈的表现与外阴有所不同，含有包涵体的巨细胞几乎不见于鳞状上皮，主要见于腺上皮，亦可见于血管内皮或间质，包涵体主要出现在胞质中。病灶伴有致密的中性粒细胞、淋巴细胞与浆细胞浸润，可形成典型的淋巴滤泡。此外，间质中小血管还可见到纤维素性血栓及在腺上皮中可有中性粒细胞的胞质空泡等，这些均提示有CMV感染的可能。腺上皮细胞可伴有轻度异型，为非特异性的反应性改变。

胞核内嗜酸性包涵体检出率并不高，且不能仅以此作为确诊的依据。采用免疫组织化学技术进行CMV抗原的检测可以提高阳性检出率，包涵体标记阳性则能明确诊断。

【诊断与鉴别诊断】

巨细胞病毒感染的临床表现无特异性，确诊依据为病原学和血清学检查。病毒分离是最可靠、特异性最强的方法。用光镜直接在样本中寻找上皮细胞和内皮细胞内特征性的CMV包涵体，或免疫组化、原位杂交技术检测病毒抗原，或PCR检测HCMV DNA、HCMV mRNA，或电镜检查病毒颗粒均可有助于诊断。血清学诊断主要是血清抗HCMV IgG和IgM的检测。抗HCMV IgM是原发感染或活动后感染的标志；抗HCMV IgG感染后终身存在。

【治疗】

局部感染的预后好于全身播散性疾病的感染。本病迄今尚无满意的抗病毒治疗药物。阿昔洛韦对本病无效。更昔洛韦和膦甲酸钠是两种治疗CMV感染的抗病毒药物，已用于治疗AIDS、器官移植术后合并CMV感染的患者，也有作为器官移植术后的预防性用药，不过临床使用后的效果尚不理想。

六、EB病毒感染

EB病毒（Epstein-Barr virus，EBV）属于人类疱疹病毒，在口咽与涎腺等部位的上皮与淋巴细胞中复制，通过唾液传播，还可感染泌尿道与生殖道上皮。我国一组研究统计，EB病毒感染（Epstein-Barr virus infection）在女性STD中的发生率为18.2%

（465/2500），其中1/4为单纯EB病毒感染，3/4合并其他STD[36]，宫颈感染率为10%～40%。EB病毒与人体多种肿瘤的发生有关，但与宫颈癌的关系尚不确定。目前认为HPV仍是导致普通宫颈鳞癌和淋巴上皮瘤样癌最主要的病因。28%的白塞病患者外周血EB病毒DNA阳性[37]，EB病毒是否参与白塞病的发生有待研究。青春期前少女的生殖道EB病毒感染可能来自血液循环，而非性传播。

【临床特征】

患者多为青春期前少女或20岁左右女性，亦见于其他年龄组，表现为不同程度的非特异性临床症状，如外阴瘙痒、分泌物增多、会阴不适等。少数出现外阴成簇的水疱或糜烂，偶尔引起急性疼痛性外阴溃疡。此时疼痛为主要症状。溃疡出现前可有疲劳、头痛、低热等全身症状。外阴溃疡常为EB病毒感染的首发症状，也可为感染性单核细胞增多症的全身表现之一。

EBV是反应性非性病相关急性生殖器溃疡（Lipschütz溃疡）及性病相关急性外阴溃疡的常见病原之一，主要发生在小阴唇内侧，单发或多发，单发溃疡直径多为1～2cm，多发溃疡常较小。溃疡较深且边界不规则，表面黏着较清洁的纤维素性渗出物、浆液性黄色膜状物，或呈红斑状，可伴有坏死。

【组织病理学】

病理组织学上无特异性表现。外阴溃疡活检可见急慢性炎症细胞浸润与淋巴细胞性血管炎，后者可能与免疫复合物沉积相关。

EB病毒感染的病原学检测主要采用PCR或原位杂交等方法，EBER RNA探针对石蜡切片和细胞涂片进行原位杂交，有较高的特异性和敏感性。部分外阴溃疡组织呈原位杂交阴性，但PCR阳性，提示溃疡的发生主要为局部组织对病毒的炎性反应，而不是大量的病毒感染。

【诊断与鉴别诊断】

生殖道EB病毒感染的症状有时与非淋菌性尿道/宫颈炎及生殖器疱疹相似。外阴溃疡应与单纯白塞病、多种性传播与非性传播疾病导致的外阴皮损相鉴别，应结合临床表现和病原学检测综合判断。

【治疗】

本病可采用抗病毒、调节免疫的药物如干扰素、更昔洛韦进行治疗，配合支持疗法，有很好的疗效。外阴溃疡多在2周左右愈合，偶尔迁延至2个月，一般不复发。

七、人类免疫缺陷病毒感染

人类免疫缺陷病毒（human immunodeficiency virus，HIV）是一种感染人类免疫系统细胞的慢病毒，属反转录病毒家族，1983年在美国首次被发现，主要亚型为HIV-1与HIV-2。HIV-1的感染遍布全球，HIV-2以往主要见于南非，近年逐步向其他地区蔓延。HIV主要攻击人体的辅助性T细胞系统，破坏机体的免疫能力，使免疫系统失去抵抗力，从而导致各种疾病，甚至癌症。HIV一旦侵入机体细胞，将会和细胞整合在一起，终生难以消除。HIV广泛存在于感染者的血液、精液、阴道分泌物、乳汁、脑脊液、有神经症状者的脑组织液中，其中以血液、精液、阴道分泌物中的浓度最高，宫颈炎与溃疡时宫颈分泌物中的HIV载量显著升高。

外阴和阴道黏膜屏障的完整性是防止病原体入侵的关键，细胞免疫、微生物群和黏液是维持组织屏障完整性的因素。黏膜炎症会增加HIV感染（human immunodeficiency virus infection）的风险，其原因是促炎细胞因子升高并通过中性粒细胞蛋白酶活性破坏黏膜，增加作为病毒靶细胞如$CD4^{+}$T细胞的数量。性传播疾病与HIV感染有很高的流行病学相关性，HIV感染改变了黏膜屏障的完整性，并在其他性传播疾病的获得中发挥作用。早在1983年就注意到HIV与生殖器疱疹有关，HIV造成的免疫缺陷可导致生殖器疱疹的发生，并呈现特殊的临床表现，而生殖器疱疹又可以促进HIV的感染与传播。另外，因HIV感染破坏人体的特异性免疫系统，容易导致阴道菌群失衡，提高阴道感染，如细菌性阴道病、外阴阴道念珠菌病、滴虫性阴道炎等疾病的发病率，这可能与$CD4^{+}$T细胞减少并诱导阴道免疫损伤后改变阴道微生态相关[38]。

HIV感染相关的外阴溃疡多为疼痛性溃疡，大体病理学与组织病理学检查均无特异性，全身的临床表现与实验室检查有助于诊断。

从HIV感染女性的生殖器溃疡中偶尔可以培养出HIV，虽然一项研究发现这组人群中多数生殖器溃疡并不含有HIV，但推测其在HIV感染相关的女性生殖器溃疡的成因或恶化过程中有一定作用。

第二节 与真菌感染有关的病变

一、外阴阴道念珠菌病

念珠菌病又称假丝酵母菌病，旧称霉菌性炎，常侵犯外阴和阴道浅表上皮，有时感染宫颈。外阴阴道念珠菌病（vulvovaginal candidiasis，VVC）在育龄妇女中十分常见，75%的妇女一生中曾患VVC，近5%～8%的育龄妇女有复发性VVC[39]。我国资料显示其感染率为4.3%～10.8%，在妇科门诊患者中高达11.6%[40]，仅次于细菌性阴道病，居下生殖道感染的第二位。在微生物引起的阴道炎中，占25%～30%[41]。

假丝酵母菌亦称念珠菌，是人体阴道内20余种微生物中的一种，正常在人体口腔、上呼吸道、肠道和阴道黏膜等部位与宿主共栖生存，当机体免疫力下降或阴道局部微环境改变时发病。念珠菌种类很多，但能对人体致病的仅有几种，以白色念珠菌最常见，致病力也最强。VVC的病原体中近80%～90%为白色念珠菌，有酵母相与菌丝相，前者又称为芽生孢子，10%～20%的正常妇女及30%的妊娠妇女阴道内可以检见，一般不引起症状，但一定条件下可大量繁殖并转变为菌丝相。菌丝相为芽生孢子伸长形成的假菌丝，侵袭局部黏膜组织并产生症状。另外10%～20%的VVC由非白色念珠菌引起，主要是光滑球拟酵母菌，系假丝酵母菌的变异形态，无假菌丝。近年发现非白色念珠菌的比率在逐渐上升，对阴道黏膜的黏附性、病原相关产物及对药物的反应均不同于白色念珠菌。

VVC主要为内源性感染，诱因主要是糖尿病、妊娠、肥胖、类固醇激素、内分泌改变、避孕药、近期使用抗生素或免疫抑制剂等，这些因素可使阴道组织中的糖原增加、酸度上升，适宜念珠菌生长，乳酸杆菌显著减少或消失，也常有其他病原体混合感染。青春期前和老年女性很少患VVC，因为雌激素低落时阴道pH呈碱性，不利于念珠菌生长。但接受外源性雌激素替代治疗的绝经期妇女患VVC的风险增高。

【临床特征】

患者外阴刺激性瘙痒，甚至坐立不安，外阴、阴道烧灼感，甚至出现尿痛与性交痛。白带增多呈白色豆渣、凝乳或奶酪样，也有的为稀薄水样，症状常在经前1周加重。40%的患者无明显症状，非白色念珠菌感染者症状较轻或无症状。妇科检查见外阴、阴道潮红，小阴唇内面与阴道黏膜有白色膜状物附着（图3-17A），擦去后可见下方的黏膜糜烂面。

【组织病理学与细胞病理学】

一般为亚急性或慢性非特异性炎。重度VVC的阴道黏膜表皮增生，棘细胞层水肿，鳞状上皮角化过度与角化不全。真皮亦可水肿。中性粒细胞或嗜酸性粒细胞浸润表皮和真皮，严重时可形成微脓肿。念珠菌的孢子与菌丝可出现在鳞状上皮的角化层中，也可出现在真皮肉芽肿或脓肿内。孢子呈圆形或卵圆形，直径3～6μm，菌丝呈细长丝状，似竹节，长2～4μm（图3-17B，图3-17C）。值得注意的是，念珠菌的不同类别在镜下难以区分，而且一些复发性VVC活检时经过抗真菌或类固醇药物治疗，组织形态可能发生改变，如类固醇药物的应用可能减少中性粒细胞浸润。不典型病例可通过PAS染色或银染色证实菌丝或孢子的存在，其他的诊断性试验包括寡聚核苷酸探针等。

细胞学涂片可见嗜酸性菌丝与孢子（图3-18），

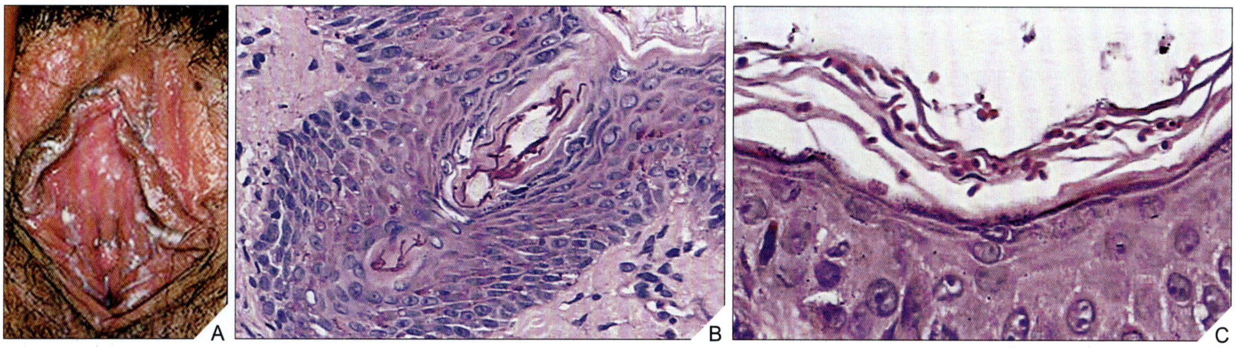

图3-17 外阴念珠菌性炎

A.小阴唇内面与阴道口黏膜有白色膜状物；B.PAS染色在鳞状上皮角质层中可见深紫色丝状的假菌丝；C.卵圆形为孢子

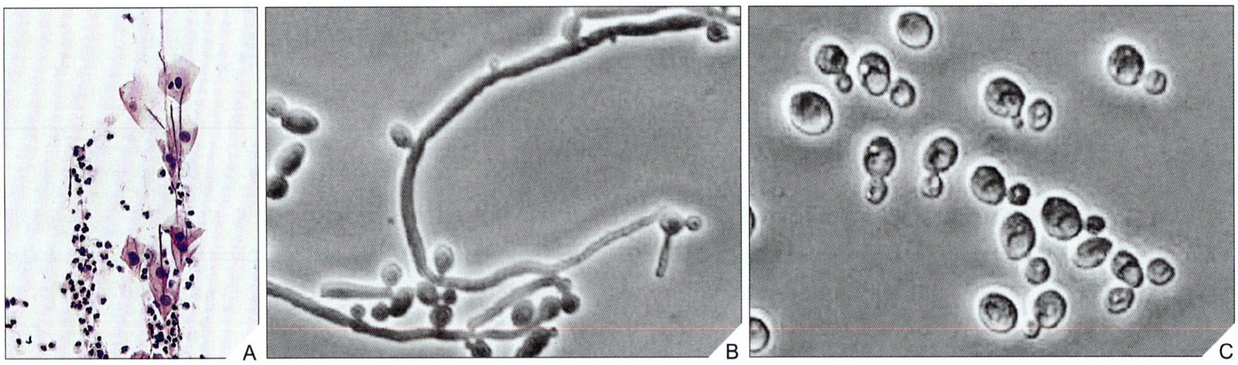

图 3–18　念珠菌感染

A. 细胞学涂片中可见假菌丝；B. 假菌丝如竹节状；C. 孢子（Robboy 教授惠赠）

鳞状上皮角化或角化不全，有时上皮细胞被菌丝串成缗钱状，上皮细胞的反应性改变包括胞质空亮，核周空晕及核形状不规则等，个别细胞有轻度非典型改变，可能被判读为 ASCUS。

【治疗】

VVC 的治疗除合并妊娠患者，可根据情况采用全身或局部抗真菌药物治疗，并结合去除诱因、调整机体免疫及重建以乳酸杆菌为主的阴道环境等综合疗法。一般健康女性如无症状，为单纯的念珠菌携带者，无须治疗。对妊娠合并 VVC 的无症状者是否治疗有争议，考虑到阴道分娩可能会导致新生儿感染，建议选择阴道局部用药。

二、股癣

股癣（tinea cruris）是浅表皮肤真菌感染，为体癣的一种，是指发生于腹股沟、大腿内侧、会阴、肛周和臀部的皮肤癣菌感染，最常见的病原菌是红色毛癣菌。可发生于任何年龄，青年男性的患病率明显高于女性，局部潮热、过度出汗、肥胖和摩擦与发病相关。股癣大多由手足癣传染而来，80% 以上通过非性交途径传播，也可间接接触患者衣物传染。本病往往夏季发作或加重，冬季减轻或消退。

【临床特征】

股癣多见于臀部和大腿上内侧，但也常侵犯外阴及腹股沟皱褶部。可单侧或双侧发生，初起皮肤潮红，可见小丘疹、丘疱疹或水疱，针头到绿豆大小，然后由中心逐渐向周围等距离扩展蔓延，形成边缘为断断续续的环状凸起，中央为平坦（炎症较轻）的圆形或多形性皮损，常伴鳞屑或色素沉着。症状主要表现为不同程度的瘙痒，患者因经常搔抓可引起局部湿疹样改变或继发细菌感染。但由于该部位温暖潮湿，易摩擦，常表现为下侧边界清楚、炎症明显的红斑（图 3-19）。病变持续较长时间后，皮损可失去典型表现，或因搔抓致表皮增厚，呈苔藓样改变。

【组织病理学】

股癣呈非特异性改变，表皮轻度增厚与角化不全，可伴有轻度棘细胞层水肿，持久皮损可导致皮肤增厚苔藓化。角质层中有中性粒细胞浸润，真皮血管略增多。有时可在表皮角质层中发现菌丝，但常常稀少。

【诊断与鉴别诊断】

确诊可通过 PAS 染色或银染色寻找孢子或菌丝。当组织学检查未发现病原菌，不能明确诊断时，一般借助真菌培养或反复皮肤鳞屑镜检寻找菌丝。阴性结果往往不能除外本病，有时需反复检查或真菌培养。本病有时应与环形红斑、玫瑰糠疹、湿疹、神经性皮炎或念珠菌病等相鉴别，发现真菌有助于最终确诊。

【治疗】

全身或局部抗真菌药物治疗。

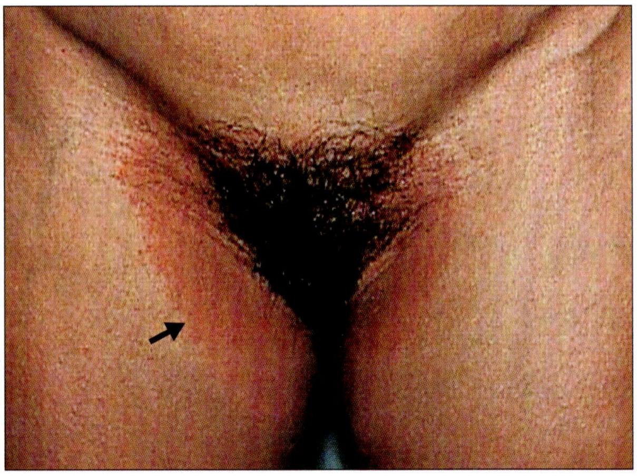

图 3–19　股癣

外阴、腹股沟与大腿上内侧形成大片红斑，下侧边界清楚（箭头）

第三节　与细菌感染有关的病变

一、淋病

淋病（gonorrhea）是生殖道最常见的性传播疾病之一，由奈瑟淋球菌引起，传染性强，我国统计占所有性传播疾病的 27%～41%[42]。居我国性传播疾病的首位，但近 10 年有下降趋势。英美国家每年新增病例 60 万～70 万，年发病率为 99/10 万，是女性生殖道第二常见的传染病，仅次于衣原体感染。北欧地区育龄妇女生殖道淋病的发病率为 1.9% [43]。

淋球菌为革兰氏阴性双球菌，人类是其唯一的宿主。该菌为一种嗜二氧化碳的需氧菌，常寄居于多形核白细胞内，对柱状上皮和移行上皮有特别的亲和力，引起泌尿生殖器化脓性炎。下生殖道感染主要表现为宫颈炎，还可见化脓性前庭大腺炎。阴道与外阴皮肤由于被覆鳞状上皮，抵抗力较强，一般不受侵犯或表现轻微，但幼儿例外。上生殖道感染占 15%～20%[44]，主要来自经宫颈 - 子宫内膜 - 输卵管的上行性感染，典型表现为淋菌性盆腔炎，包括化脓性输卵管炎、输卵管卵巢脓肿及盆腔腹膜炎等。输卵管表现突出，常继发输卵管粘连与瘢痕引起不孕（20%）、异位妊娠（9%）、慢性盆腔痛（18%）。子宫内膜通常呈一过性感染或隐匿表现，偶有全身播散性淋病的报道。

本病好发于性活跃期，20～35 岁者居多。成人几乎全部通过性交传播，儿童则来自间接接触传染或母婴直接传播。患者常合并淋菌性尿道炎。有症状、无症状或症状轻微的女性均具有传染性。

【临床特征】

淋球菌感染潜伏期短，为 2～3 天，首先出现外阴瘙痒，行走时疼痛，相继出现尿道炎、宫颈炎、阴道炎、尿道旁腺炎、前庭大腺炎及直肠炎，其中宫颈炎最常见。

急性期约 70% 的女性淋病患者存在尿道感染，宫颈炎多与尿道炎同时出现，也可伴有前庭大腺脓肿。扩阴器下可见多量的脓性白带（图 3-20），宫颈口充血，有脓性分泌物溢出或将其堵塞。

慢性期表现为下腹坠胀、腰酸背痛及白带较多。症状虽然轻微，但致病菌可长期潜伏于尿道旁腺、前庭大腺或子宫颈管深部，反复发作成为重要的传染源。

【组织病理学】

组织学表现不具有特异性，主要为生殖道黏膜的急、慢性化脓性炎，亦可表现为轻微或无明显炎症表现。

【诊断】

淋球菌培养或 PCR 检测对症状很轻或无症状者均敏感，是目前诊断筛查淋病可靠的方法。由于女性宫颈分泌物中杂菌较多，有的在形态上与淋球菌很像，故 WHO 不推荐对女性患者的宫颈分泌物做革兰氏或亚甲蓝染色涂片，其阳性率仅 60%。

【治疗】

治疗常用青霉素，青霉素过敏者可用大观霉素、红霉素、四环素或头孢曲松等作为替代。早期、无合并症的单纯性淋菌性尿道炎，治疗效果好。当伴

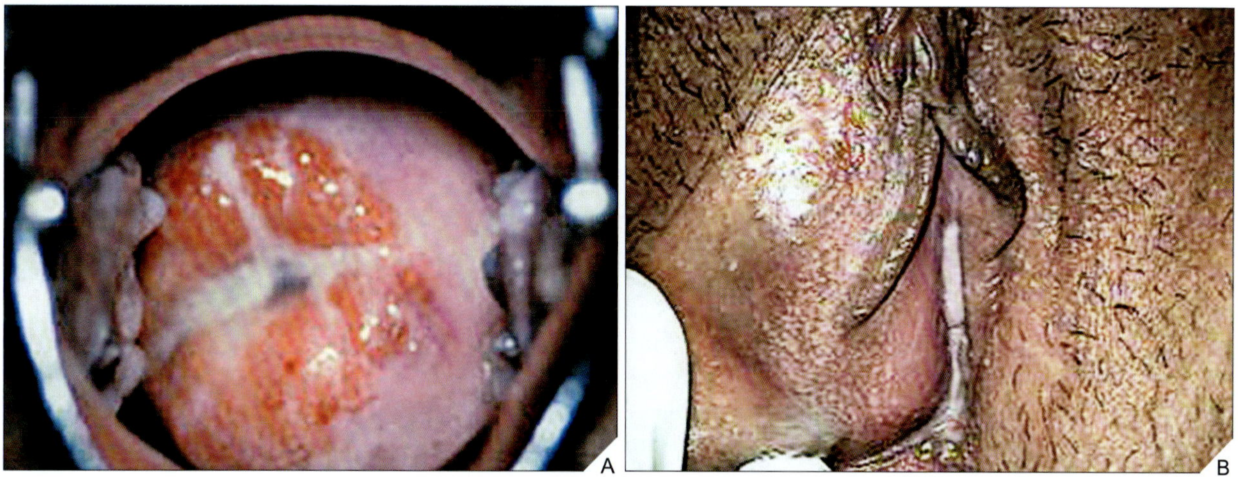

图 3-20　下生殖道淋球菌感染

A. 扩阴器下见宫颈口多量的脓性白带附着及充血；B. 该患者同时合并左侧前庭大腺脓肿

有合并症时，治疗疗程要适当延长。由于与沙眼衣原体共同感染的概率很高，应同时治疗。同时适用于这两个病原体的治疗方案包括头孢克肟、头孢曲松、环丙沙星等。

二、细菌性阴道病

细菌性阴道病（bacterial vaginosis）指阴道正常菌群失衡，多种厌氧菌混合感染，但无阴道黏膜炎症表现的一组临床综合征，以阴道内乳酸杆菌明显减少或消失，而加德纳菌和其他厌氧菌等大量繁殖为特征。本病既往被称为加德纳菌阴道炎、嗜血杆菌性阴道炎和非特异性阴道炎，目前大多赞成应用"细菌性阴道病"这一术语，旨在更准确地描述本病特征，并有别于特异性阴道炎。细菌性阴道病非常常见，是育龄妇女中最常见的阴道感染，发生于约15%的妇科就诊患者、10%～30%的妊娠期妇女及5%～25%的大学生。在性传播疾病的流行病学调查中，其发病率为12%～61%。

细菌性阴道病确切病因和流行病学尚不清楚，研究表明该病与多个性伴侣存在显著相关性，但性传播在本病中的作用还存在争议。一度认为细菌性阴道病无不良影响，但新近的研究显示它可使上生殖道感染的风险增加3～15倍，包括输卵管炎和子宫内膜炎。对无症状的子宫内膜炎或有症状的输卵管炎患者的子宫内膜或输卵管组织进行厌氧菌培养，发现与细菌性阴道病有关。妊娠期间，罹患细菌性阴道病可能是一些妊娠期不良炎症（如绒毛膜羊膜炎）、胎膜早破所致的早产等妊娠期并发症的触发因素[45]。另外，细菌性阴道病会增加其他病原体感染的风险，如阴道毛滴虫、淋病奈瑟菌、念珠菌、HPV的感染，甚至可以增加HIV的感染和传播风险。研究表明，上皮细胞与细菌之间相互作用导致细胞因子和HIV增强蛋白的分泌上调，从而增加对HIV感染的易感性[46，47]。

【临床特征】

临床表现主要为阴道分泌物增多，于性交后或月经期加重，典型的呈鱼腥臭味，系厌氧菌大量繁殖产生胺类物质所致。其次为外阴瘙痒与烧灼感，但通常较滴虫病和念珠菌病轻，10%～40%的患者无临床症状。细菌性阴道病还可引起上生殖道感染，如子宫内膜炎、输卵管炎或盆腔炎，并有可能继发不孕、异位妊娠或早产、胎膜早破等产科并发症。妇科检查示阴道黏膜常无明显充血，可见特征性的灰白色稀薄分泌物，黏度低，均匀一致，似乳汁或牛奶样。

【组织病理学】

细菌性阴道病的组织学表现不具有特异性。细胞学检查发现缺乏乳酸杆菌，背景中大量炎症细胞，且可见线索细胞（clue cell），即加德纳菌等阴道内厌氧菌感染正常形态的阴道鳞状上皮细胞，使鳞状上皮细胞边缘模糊、有斑点颗粒及透明度下降等（图3-21）。

【诊断及鉴别诊断】

因多数无症状的妇女阴道分泌物中也可培养出此类细菌，所以微生物定性培养意义不大，已不再作为诊断方法。细菌性阴道病还可应用其他的实验室方法协助诊断，包括Amsel诊断标准：满足三条可诊断，①阴道分泌物pH>4.5；②阴道分泌物呈灰白色且稀薄均质；③向阴道分泌物中加入10%氢氧

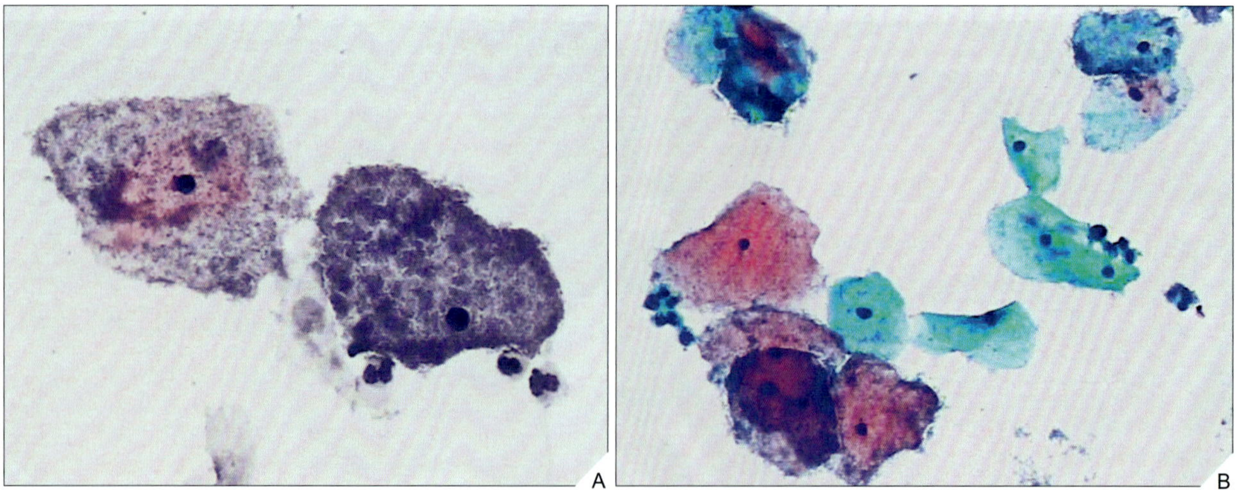

图3-21 细菌性阴道病

A. 鳞状上皮表面黏附大量球杆菌；B. 背景中乳酸杆菌消失

化钠溶液后出现鱼腥味；④通过湿法显微镜检测出线索细胞。Amsel 诊断标准虽然在临床上广泛应用，但还存在诸多弊端，受操作者的影响很大。革兰氏染色（革兰氏阴性菌和革兰氏染色不定菌替代革兰氏阳性杆菌与乳酸菌）或 DNA 探针检测 [48]，如 VP Ⅲ型微生物确认或检测高浓度加德纳菌的核苷酸探针，对细菌性阴道病的诊断敏感性和特异性较高。目前，随着技术的发展，高通量测序技术可以检测传统诊断方法中难以培养且与细菌性阴道病发病密切相关的病原体，可以辅助细菌性阴道病的诊断 [45]。

细菌性阴道病的鉴别诊断包括念珠菌病、衣原体、淋病、疱疹病毒或滴虫性阴道炎，这些疾病有各自的临床特征，病原学检测可明确诊断。

【治疗】

选用抗厌氧菌的药物口服或局部用药，但性伴侣无须治疗。有症状的妊娠期患者与高危孕妇需要治疗。

三、毛囊炎

毛囊炎（folliculitis）是指毛囊部位的炎症，可累及毛囊周围、开口、皮脂腺及邻近的皮肤。好发于大阴唇与阴部的生毛皮肤，形成浅层或深层毛囊炎。外阴皮肤经常处于潮湿的环境中，适于细菌生长；搔抓、摩擦、高温、潮湿、多汗为本病的诱发因素。当全身免疫力下降、糖尿病、肥胖、妊娠、外阴局部不洁、毛囊口堵塞、皮肤擦伤或术前备皮之后，毛囊及其周围组织易被细菌感染，导致急性、亚急性或慢性化脓性毛囊炎。毛囊炎通常为自限性疾病，不需临床处理，但有时反复发作，甚至迁延难愈。外阴感染性毛囊炎的病原体多为金黄色葡萄球菌，不太常见的病原体包括铜绿假单胞菌、马拉色菌和皮肤癣菌等 [49-51]，偶尔可由真菌、螺旋体等其他病原体所致，尤其是免疫抑制患者。

【临床特征】

表浅型毛囊炎最常见，毛囊口周围红肿，局部瘙痒或刺痛，逐渐形成粟粒大小脓疱，中央为阴毛，疱壁薄，含少量脓性分泌物，排出脓液后炎症逐渐消退，但常反复发作，一般无全身症状。脓疱可多发，严重者相邻的小脓疱可相互融合形成大脓疱。葡萄球菌侵犯毛囊深部时，外阴明显红肿及疼痛。当炎症累及整个毛囊或至毛囊峡部以下时称为深部毛囊炎。

【组织病理学与细胞病理学】

细菌性毛囊炎表现为以阴毛为中心的浅表性脓疱，镜下见毛囊和周围间质中有炎症细胞浸润，急性细菌性毛囊炎以中性粒细胞为主，慢性细菌性毛囊炎可见淋巴细胞、浆细胞与组织细胞，一般炎症较轻，浸润不深，可伴有皮脂腺破坏与肉芽肿反应（图 3-22）。

真菌性毛囊炎呈慢性炎症表现，毛囊漏斗部扩张，其内及皮肤角质层可见深红色圆形、卵圆形或弧形的孢子与芽生孢子。毛囊上部及浅层血管周围有单核细胞和淋巴细胞浸润。可合并鳞状上皮增生。扩张的毛囊破裂可导致大量炎症细胞浸润，表现为化脓性感染或异物巨细胞反应。

【诊断与鉴别诊断】

PAS 染色或真菌培养有助于真菌性毛囊炎的诊断。

外阴化脓性毛囊炎首先应与疖病相鉴别，毛囊炎病变较表浅且围绕毛囊部，疖病为毛囊炎向深部

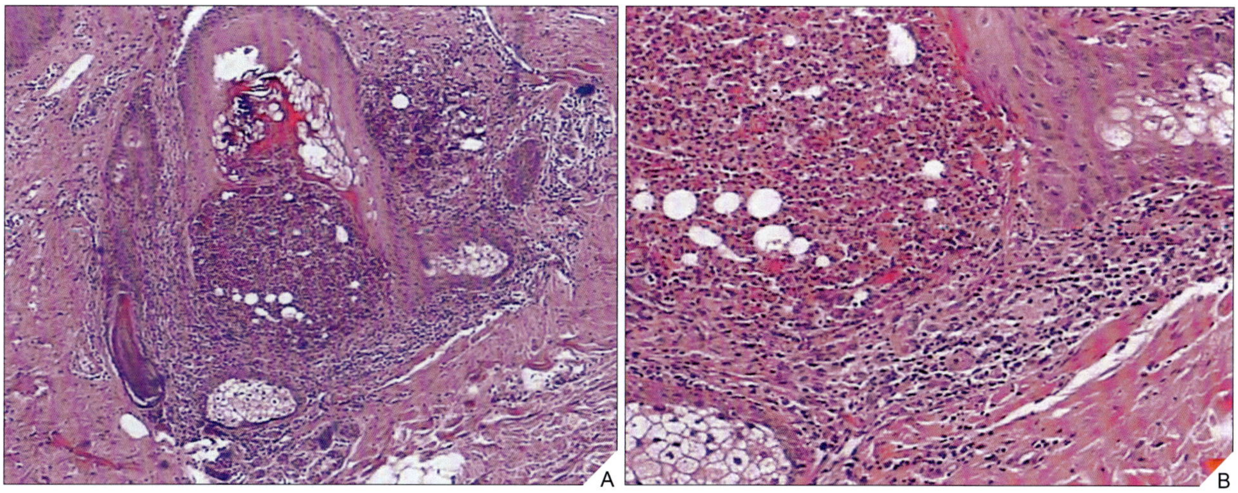

图 3–22　毛囊炎

A. 炎症累及毛囊周围与皮脂腺；B. 放大后见局部化脓性表现

发展而形成的急性脓肿。其次与刺激性或接触性外阴炎相鉴别，后者病损表现为皮疹或红斑，与含碘、汞、溴剂的药物使用有关，近期药物使用史是非常重要的提示。此外，还应与多种感染性与非感染性皮肤病相鉴别，如寻常痤疮、毛发角化病、疥疮等。

【治疗】

给予去除脓头，局部热疗，消炎与抗生素治疗，保持外阴清洁干燥。如果毛囊炎反复发作，应注意检查是否有全身性疾病，必要时进行细菌培养与药敏试验。

四、软下疳

软下疳（chancroid）是由杜克雷嗜血杆菌引起的一种生殖器部位的溃疡性病变，常伴有同侧腹股沟淋巴结肿大。通过性接触传播。在一些热带与亚热带发展中国家该病比较常见，我国较少见。病原体杜克雷嗜血杆菌为一种革兰氏阴性杆菌及兼性厌氧菌，一般呈链状排列，有时平行排列，细菌培养时需要严格的条件。女性病变通常位于大小阴唇、阴蒂及阴唇系带周围、前庭、阴道壁及宫颈。

【临床特征】

本病潜伏期短，为3天至2周，平均7天。外伤容易导致杜克雷嗜血杆菌侵入皮肤和黏膜表面。最初表现为细菌入侵部位一过性、疼痛性丘疹或脓疱，周围环绕一圈红斑。摩擦和搔抓后很快破裂形成小溃疡。溃疡边界清楚，边缘隆起，参差不齐，基底较软，无硬结，质脆，呈化脓性红斑样。该溃疡疼痛明显，且基底不硬，称为软下疳。原发病灶可单发或多发，单发病灶直径通常1～2mm，可自身接种而呈多个卫星状小溃疡，合并直径接近3cm。常为多发性溃疡（图3-23）。病变不治疗很难自行消退，并可导致瘘管形成。如自行消退往往留有瘢痕。

生殖器病变出现后1～2周约50%的病例发生腹股沟淋巴结肿大，其中约50%为化脓性淋巴结炎。若不治疗可破溃形成溃疡并导致窦道形成，排出乳白色的渗出物。软下疳形成的生殖器溃疡可增加AIDS病毒的感染和传播。

【组织病理学与细胞病理学】

软下疳皮损或黏膜病变呈肉芽肿性反应，中央为溃疡，溃疡边缘表皮增生。

溃疡的组织学从表面到深层表现为三个不同的炎症带：表面由渗出的纤维蛋白、红细胞、中性粒细胞、细菌及细胞碎片组成；中间层较宽，为水肿的肉芽组织，可见增生的毛细血管、血栓形成与纤维素

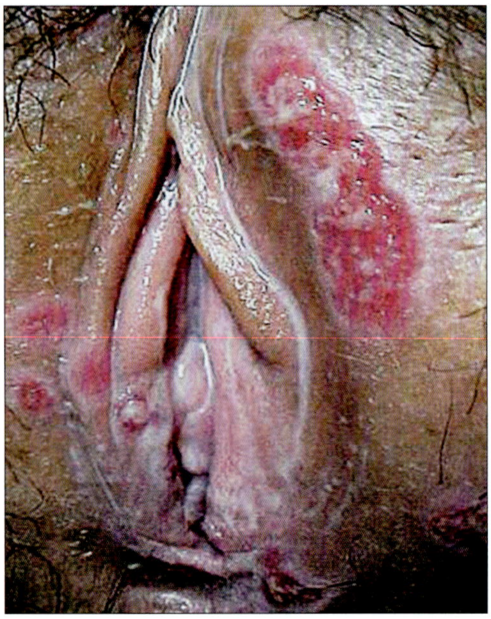

图3-23　外阴软下疳
多发性溃疡，溃疡边界清楚，边缘隆起，参差不齐，基底较软，化脓性红斑样（Robboy教授惠赠）

样坏死；真皮深部伴有多种慢性炎症细胞浸润，以淋巴细胞、浆细胞和组织细胞为主，尤以血管周围为著[52]。

肿大的淋巴结中央坏死，周边有中性粒细胞和巨噬细胞等多种炎症细胞浸润。

【诊断与鉴别诊断】

组织学活检不是诊断软下疳的常用方法，但可排除其他疾病。脓性吸出物或溃疡边缘活检，通过银染色、吉姆萨染色和革兰氏染色中可以见到成串或平行排列的微生物，也称为鱼群、铁轨或链式排列，但最终确诊需依赖特征性的临床表现和细菌培养[52, 53]。溃疡边缘刮取组织，在33℃的条件下，用含血清及万古霉素的培养基培养，可见链状生长的细菌，但常继发其他细菌感染，因此抽取淋巴结中的坏死组织培养更有助于诊断。然而，细菌培养的敏感性不高，近年来PCR方法兼备快速和敏感性高的优点。

本病主要应与外阴其他溃疡性疾病相鉴别：①生殖器疱疹，常表现为成群的小水疱，随后可能形成糜烂和溃疡，伴有多种炎症细胞浸润。软下疳的溃疡缺少病毒性的细胞病变如病毒包涵体等。必要时免疫组化可能有助于诊断。②梅毒硬下疳，通常为质硬、单发、无痛性溃疡。两者均可有浆细胞浸润，应结合临床、组织学、血清学及病原体染色进行综合判断。③生殖器溃疡还可能是多种病原体混合感染。DNA杂交或PCR有助于诊断。

【治疗】

抗生素如阿奇霉素、头孢曲松、环丙沙星等可治愈本病。溃疡症状通常3天内改善，7天消退。患者应同时检测HIV，对性伴侣也应同时检查及治疗。晚期病例即使治疗成功也会有瘢痕形成。

五、腹股沟肉芽肿

腹股沟肉芽肿（granuloma inguinale）又称性病肉芽肿或杜诺凡病（Donovanosis），是由革兰氏阴性肉芽肿荚膜杆菌引起的外生殖器与邻近区域的慢性肉芽肿性溃疡病变，少数伴有内脏和其他部位感染的表现。主要通过性接触传播，皮肤病损和粪便中也常见病原体，多见于热带与亚热带地区，我国罕有报道。

【临床特征】

本病通常累及外阴、阴道、宫颈与肛周，病灶大多位于阴唇内侧、阴唇系带或阴蒂周围，约10%发生于腹股沟区。最早表现为坚硬的斑丘疹或小结节，其后形成溃疡，无痛，高度血管化。溃疡边缘不整，底部如生牛肉样，易碎、出血，伴随组织破坏、纤维增生与瘢痕，可隆起或形成肿块。无继发感染时淋巴结不大，但腹股沟区受累时很易被误诊为淋巴结肿大，称为假性腹股沟淋巴结炎。病变潜伏期为接触后1周至1个月，可迁延数年，甚至10余年，在妊娠期加剧。病变可扩散并影响会阴、大腿和下腹部邻近皮肤，晚期并发症与瘢痕或组织粘连有关，淋巴管阻塞可导致外阴水肿，还可伴发尿道、阴道或肛门狭窄，导致生殖器变形，极个别发生鳞癌。

【组织病理学】

腹股沟肉芽肿的主要特征是肉芽组织伴有大量炎症细胞浸润，包括浆细胞、单核细胞、巨噬细胞、中性粒细胞、淋巴细胞等，表皮与真皮内常见中性粒细胞性微脓肿。常规HE染色后，在巨噬细胞的胞质内可见空泡状的细菌包涵体，即Donovan小体，为特征性改变。Donovan小体呈卵圆形，两端染色深，Warthin-Starry染色、吉姆萨染色及银染色可使其更清楚地被显现。病原体还可存在于皮损部位的中性粒细胞内或细胞外。溃疡边缘表皮增生，有时呈假上皮瘤样，伴海绵层水肿。

【诊断与鉴别诊断】

病变涂片经Wright染色或吉姆萨染色显示单个核细胞伴大量胞质内Donovan小体。病菌很难培养，所需的专门培养基也无法常规获得。接受对症治疗的患者，Donovan小体难以捕捉到。当仅有炎症背景，不足以诊断腹股沟肉芽肿时，PCR或核苷酸测序可以帮助诊断。真菌和原虫感染也可以出现在组织细胞的胞质内，但二者主要为肉芽肿性反应，组织细胞呈泡沫样，胞质内的病原体更大些，为圆形或椭圆形，而不是被拉长的杆状[54, 55]。假上皮瘤样增生需要与鳞状细胞癌相鉴别，腹股沟肉芽肿伴有鳞状细胞癌偶有发生，诊断鳞状细胞癌的标准应该严格。

【治疗】

建议给予阿奇霉素治疗至少3周，直到所有病变完全愈合。

六、结核病

结核病（tuberculosis，TB）是由结核分枝杆菌或牛分枝杆菌感染引起的，见于女性生殖系统各个器官，具体发生率：输卵管为24%～100%，子宫内膜为50%～80%，卵巢为12%～30%，宫颈为5%～15%，外阴为1.8%，阴道为0.9%[56]。尽管输卵管与卵巢TB的发生率在各地区有很大差异，但一致的是下生殖道TB不多见，尤其罕见于外阴和阴道。

下生殖道TB根据不同来源分为原发性TB与继发性TB。原发性TB主要通过泌尿生殖系统TB活跃期性伴侣的精液传播，并可造成邻近组织或生殖道其他部位的上行性感染。虽然“性”传播的病例已有报道，但分枝杆菌直接接种引起的下生殖道结核非常罕见。多数下生殖道TB为继发性，可能来自肺、肾及其他肺外部位TB灶经血行、淋巴道传播，或输卵管、子宫内膜TB的直接扩散。在获得性免疫抑制的情况下，结核病有相当高的发病率，如糖尿病、皮质类固醇使用、接受肿瘤坏死因子-α抑制剂治疗的患者。发生活动性结核病最常见的危险因素是HIV-1感染，曾有肾移植患者免疫抑制治疗中罹患外阴结核的报道[57]。

【临床特征】

女性生殖道TB患者的年龄不一，在发展中国家倾向发生于育龄期（20～40岁），在发达国家多见于绝经前。临床表现与结核分枝杆菌的毒力、数量、传播途径和患者免疫状态密切相关，故表现不定。外阴结核好发于小阴唇或前庭黏膜，临床主要表现为寻常狼疮，即皮损初为针头至黄豆大小的结节，缓慢进行可形成经久不愈的溃疡或瘘管，即液化性结核，也称瘰疬性结核，可有稀薄脓液排出。病变可扩散至会阴、尿道及肛门，使阴唇变形，甚至形成瘘管或继发外阴及下肢淋巴水肿。增生型患者外阴似象皮病，外阴肥厚肿大，小便困难，性生活不便或性交疼痛。外阴结核本身不引起疼痛，但摩擦或尿液刺激可诱发剧痛。宫颈与阴道TB可出现阴道异常出血、分泌物增多、伴有异味等非特异表现。由于许多患者伴有子宫内膜或输卵管TB，常合并不孕症。

【大体病理学】

外阴结核大体检查分为溃疡型及增生型两型。溃疡型者初起为红色丘疹或为一局限性小结节，破溃后形成边缘软、薄且不整齐的溃疡或质地较硬的椭圆形溃疡。溃疡底部凹凸不平，苍白色肉芽组织表面覆盖黄色干酪样物质。增生型者多为三四个融合的结节，境界分明，约粟粒大小，呈灰白半透明状，有干酪样坏死时则略呈黄色，可微隆起于外阴皮肤表面。前庭大腺受累时局部肿胀，可形成TB性冷脓肿。宫颈TB可位于颈管或前后唇，宫颈肥大，组织发红易碎，局部突起或溃疡，外观甚至与恶性肿瘤相似。阴道TB亦可形成溃疡。

【组织病理学】

组织学改变与其他部位的结核性病变相同，基本病变为结核结节。早期的结核结节主要由巨噬细胞、组织细胞组成，可伴有少数或不伴有上皮样细胞，边界不清，易被漏诊。典型的结核结节由聚集的上皮样细胞围绕结节中央的干酪样坏死与多核巨细胞（主要是朗汉斯巨细胞）呈放射状排列，具有诊断价值。多个相邻的结核结节融合成大而不规则的肉芽肿性病变后，其内可发生大片的干酪样坏死（图3-24）。

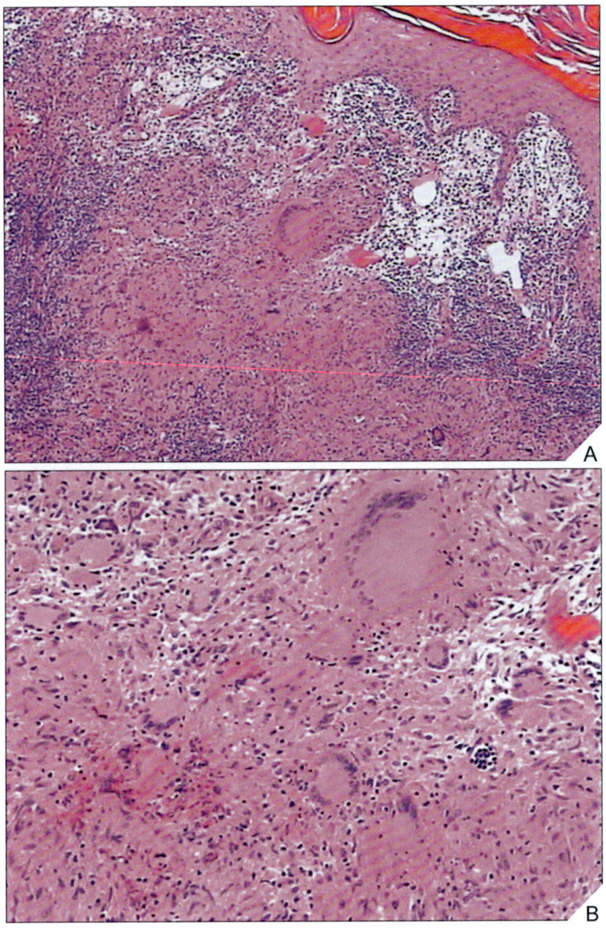

图3-24 外阴皮肤结核

A. 表皮下可见结核结节；B. 结节内有许多上皮样细胞与朗汉斯巨细胞，并有少量淋巴细胞和中性粒细胞浸润

皮损处活检通常可以确诊。病变不典型时，Ziehl-Neelsen染色虽然敏感性较低，但特异性很强，足以证实抗酸杆菌的存在。脓液涂片或培养也可发现抗酸杆菌。应用PCR方法检测结核分枝杆菌DNA特异性序列片段亦有助于诊断。

【诊断与鉴别诊断】

本病需与其他肉芽肿性外阴炎或溃疡性外阴炎（特别是性病）相鉴别。根据病因分为：①由细菌、病毒或真菌等引起的感染性肉芽肿，通过感染史、缺乏干酪样坏死、病原体培养、血清学检查及特殊染色可予以鉴别；②异物性肉芽肿，曾有异物接触史或外阴皮损处活检史；③恶性肿瘤性肉芽肿，罹患肿瘤的病史。另外继发于肉瘤样病的外阴溃疡已有报道[58]，依据缺乏干酪样坏死而与本病相鉴别。

【治疗】

治疗包括联合应用异烟肼、利福平、乙胺丁醇和吡嗪酰胺，长期给药，这些药物是治疗结核病的一线药物。早期外阴结核药物治疗已经足够，如果疾病广泛，可考虑手术切除。

七、阴蒂周围脓肿

阴蒂周围脓肿（periclitoral abscess）很少见，可发生于一侧或包绕整个阴蒂，并可引起外阴炎性水肿。临床表现为红肿热痛等急性炎症表现，并可触及具有波动感的结节。脓肿可由多种感染因素导致，包括细菌、真菌、原虫等。

【组织病理学】

急性化脓性炎初期有大量中性粒细胞浸润，而后出现淋巴细胞、浆细胞、组织细胞与多核组织细胞浸润，最后可呈现肉芽肿样改变。炎症消退时有成纤维细胞增生与纤维化。对于慢性化脓性疾病如深部真菌病，由于炎症常反复发作，往往急、慢性炎与修复并存。病理表现取决于取材部位炎症情况，可以某一阶段改变为主。

脓肿若因毛囊囊肿破裂所致，可在脓肿中，特别是组织细胞聚集的部位或多核异物巨细胞内见到角化的上皮碎屑及角质物；若因异物继发感染所致，可见到异物如木刺、手术缝线等。脓肿还可见于毛囊阻塞三联征（follicular occlusion triad），即化脓性汗腺炎、聚合性痤疮和脓肿穿掘性毛囊炎。

八、软斑病

软斑病（malacoplakia）也称软化斑，是一种罕见的感染性慢性肉芽肿性炎性反应性病变，最早由Michaelis和Gutmann于1920年描述[59]。本病通常由肠道细菌引起，可以累及多个器官，最常发生于泌尿系统，其次为胃肠道，皮肤较少受累。组织学以伴有PAS染色阳性的Michaelis-Gutmann（MG）小体为特征。女性内生殖器及下生殖道各个部位均有软斑病的报道，总体少见。

本病的发病机制尚不清楚，可能涉及微生物、异常免疫反应和巨噬细胞功能受损等几个因素[60]。大多数病例中发现大肠杆菌感染，也有一些微生物，如结核分枝杆菌、变形杆菌和金黄色葡萄球菌等也与此病有关。半数病例与免疫缺陷和自身免疫性疾病包括高γ球蛋白血症、免疫抑制治疗、恶性肿瘤、慢性严重疾病、类风湿关节炎和AIDS等有关。目前认为这种病变是巨噬细胞功能缺陷，阻断了溶酶体对吞噬细菌的降解，从而细胞质内未消化的细菌碎屑过多导致发病。推测为微管的缺陷使溶酶体向巨噬细胞胞液的运动受到影响，并减少溶酶体酶在巨噬细胞内的释放。MG小体可能是磷酸钙和其他矿物质在这些过多的溶酶体酶上沉积所形成。

【大体病理学】

大体表现为黄色柔软的轻微隆起，常常融合成3～4cm的斑块，也可呈息肉样或肿块。病灶多数局限在黏膜，皮肤受累时形成单个或多个结节，1例前庭大腺受累形成囊肿。

【组织病理学】

典型的斑块由密集的巨噬细胞组成，还可见淋巴细胞、浆细胞和多核细胞。巨噬细胞含有大量泡沫状的PAS染色阳性胞质。巨噬细胞内或细胞外可见数量不等的、呈同心圆排列的、嗜碱性的包涵体，即具有诊断价值的MG小体，直径4～10mm，呈蓝灰色，PAS染色呈强阳性。

【治疗】

复发比较常见，甲氧苄啶、环丙沙星等抗菌药可改善预后。

九、杆菌性血管瘤病

杆菌性血管瘤病（bacillary angiomatosis）亦称杆菌性上皮样血管瘤病（bacillary epithelioid angiomatosis）或上皮样血管瘤病（epithelioid angiomatosis），是由球杆菌巴尔通体属*henselae*或巴尔通体属*quintana*感染引起的小血管增生性疾病，1983年由Stoler首先报道，多见于HIV/AIDS患者[61]。本病可以累及皮肤与内脏，女性下生殖道受累罕见，但已有外阴与宫颈受累的报道[62]。

【临床特征】

患者多伴有免疫抑制，极少数为具有免疫功能的个体，20%病例近期有猫抓史。出现皮损是杆菌性血管瘤病的第一个症状，也是最常见的体征，皮损有皮肤型及皮下型两种类型。皮肤型见于60%的患者，表现为隆起的、松软的、针尖大小的血红色丘疹，可逐渐增多、变大。皮损直径由1mm到数厘米，数目由1个到1000个以上。个别情况下可形成四周领口状高起的类似化脓性肉芽肿样疹。大的皮损容易溃烂，渗出血清样的液体。皮下型见于约半数的患者，主要表现为真皮或皮下的结节或脓肿，容易被误诊为结核或肿瘤。结节直径一般数厘米，圆形，呈肤色或暗灰色，通常有压痛，临床表现类似蜂窝织炎。合并免疫抑制的患者可同时伴有全身症状，如持续发热、菌血症或败血症。如果没有适当的抗生素治疗，疾病广泛播散，发病率与死亡率显著升高。

【组织病理学】

本病的主要特征为小叶状血管增生，间质可见大量中性粒细胞、细胞碎片及内皮细胞团。增生的血管病理形态独特，表现为血管内皮细胞呈立方形，胞质丰富，紧密相连，似“组织细胞样”突入血管腔（图3-25）。细胞可见异型性和核分裂象。血管周可见成簇的嗜伊红颗粒状团块，Warthin-Starry染色可清楚辨认出此团块由杆菌集聚而成。浅表损害可伴有息肉样结构或相邻表皮衣领样延伸。表皮可显著增生，似假上皮瘤样。溃疡、假上皮瘤样增生与融合的中性粒细胞浸润不常见。

【诊断与鉴别诊断】

血清学和微生物学检查有助于明确诊断。

本病需与以下疾病相鉴别：①卡波西肉瘤，妇女中非常少见，呈弥漫的裂隙样血管、缺乏水肿背景上显著的中性粒细胞浸润与核碎片，显著的含铁血黄素沉积与透明小体，疱疹病毒8型（HHV-8）相关核蛋白染色阳性；②分叶状毛细血管瘤，显著的小

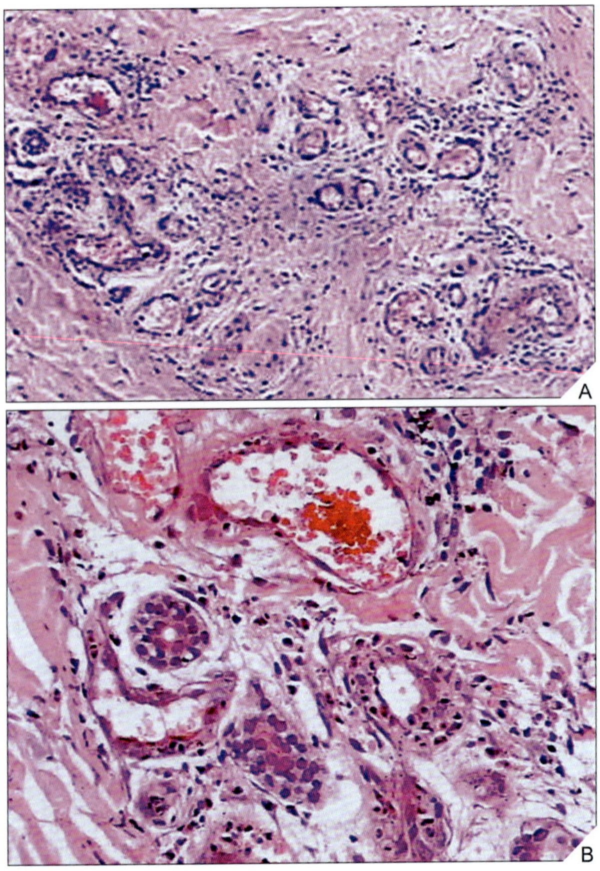

图 3-25　杆菌性血管瘤病

A. 毛细血管内皮细胞肿胀，伴有炎症细胞浸润；B. 间质中可见积聚的内皮细胞团

叶状结构，中性粒细胞仅见于溃疡表面附近；③血管肉瘤，细胞具有非典型性，呈浸润性生长方式。

【治疗】

经过3～4天抗生素治疗，临床症状一般可得到明显改善，3～4周病变可完全消退。病变广泛时可能需要长时间的治疗。

十、坏死性筋膜炎

坏死性筋膜炎（necrotizing fasciitis，NF）是一种以浅筋膜和皮下组织的多种微生物感染为特征的罕见的致命性感染性病变。临床上该病具有起病急，发展迅速、凶险，局部软组织广泛坏死，且极易播散的特点。NF分为4型：Ⅰ型为多种细菌混合感染；Ⅱ型仅由化脓性链球菌感染；Ⅲ型为海洋弧菌属、梭菌属感染；Ⅳ型为真菌感染。

外阴坏死性筋膜炎是会阴、外生殖器及肛门周围软组织发生的，以皮下组织和浅筋膜广泛迅速坏死及小动脉闭塞而肌肉受累较轻为特征的一类微生物感染性疾病，其典型病例称为“Fournier坏疽”，也称为特发性坏疽，由Baurienne于1764年首次描述，可累及男性阴茎、阴囊、会阴、腹壁和女性外阴（少见）。外阴坏死性筋膜炎属Ⅰ型NF，常因起病隐匿、临床表现不典型造成误诊，延误治疗时机导致败血症、多器官功能衰竭，甚至危及生命。男女发病比例约为10：1，多继发于外阴切开术或外阴脓肿。最新报道1例因哺乳期免疫力低下、继发于痔疮的外阴坏死性筋膜炎[63]。

外阴坏死性筋膜炎一般由3个或3个以上的微生物引起，是需氧菌和厌氧菌协同致病[64]。常见的需氧菌有金黄色葡萄球菌、A组链球菌、大肠杆菌肠球菌、变形杆菌、假单胞菌、克雷伯杆菌等；常见的厌氧菌有厌氧链球菌、脆弱类杆菌、梭状芽孢杆菌等。免疫抑制性疾病或糖尿病是坏死性筋膜炎的易感因素，病原体可由体内其他部位血行播散到患处引起继发性坏死性筋膜炎。近年发现，随易感因素不同，感染的病原体亦不同，如与免疫抑制有关的坏死性筋膜炎常为假单胞菌、大肠杆菌感染。

【临床特征】

坏死性筋膜炎发生于筋膜和皮下组织，最初皮肤不受累，表现为会阴局部红肿硬痛，并见片状黑色病变；随着时间的推移，迅速蔓延至肛周、腹壁，皮肤出现破损，伴有多发溃疡及灰色到透明的、洗碗水样的、奇臭的渗出物，并可出现坏死和皮肤脱落。有时溃疡周围皮肤可以出现捻发音。组织坏疽前，病变部位异常疼痛，随着皮肤与筋膜间的穿支血管栓塞及神经坏死，患处皮肤疼痛减轻并出现感觉缺失或无痛觉。疾病的晚期可出现寒战、高热等明显毒血症症状和体征。

本病可以为暴发性、急性或亚急性，致病菌通过创伤或原发病灶扩散，软组织迅速坏死；也可为隐匿发病，以蜂窝织炎为主，与免疫抑制有关的坏死性筋膜炎多隐匿发病。

【组织病理学】

没有能够确诊坏死性筋膜炎的特异性组织学特征，而且不同病变区的组织学表现可能不同。病变组织边缘可能缺乏急性炎症表现，而其他区域可表现为急性化脓性炎并伴有脓肿形成，且沿着筋膜和脂肪小叶之间的间隙蔓延。同时，外分泌腺和导管可出现坏死。由于组织中存在大量细菌，常导致低倍镜下弥漫的嗜碱性改变。病变部位活检行快速冰冻切片检查，可见炎性反应和动静脉血栓形成。

【诊断与鉴别诊断】

目前认为，伤口探查和软组织活检是诊断坏死性筋膜炎的金标准[65]，但建立诊断必须结合临床。

细菌学检查对诊断特别重要，尤其是伤口脓液的涂片经革兰氏染色和细菌培养，后者证实有需氧菌和厌氧菌感染常有助于明确诊断。

Fiasher 等提出坏死性筋膜炎的 6 项诊断标准：①浅筋膜广泛坏死，伴有广泛潜行病灶，逆行向周围扩散；②全身中毒症状伴神志改变；③未累及肌层；④伤口血培养未发现梭状芽孢杆菌；⑤有血管堵塞症状；⑥清创组织检查有广泛红细胞浸润、筋膜邻近组织灶性坏死及微小血管栓塞。

本病需与以下疾病相鉴别：①坏死性蜂窝织炎，致病菌主要为溶血性链球菌，其次为金黄色葡萄球菌和厌氧菌。病变只累及皮下组织，筋膜正常，值得注意的是，只有在深度足够的标本中完全没有皮下累及才可以诊断为坏死性蜂窝织炎。大多数坏死性蜂窝织炎单纯应用抗生素即可治愈，而坏死性筋膜炎经抗生素治疗后效果不明显，多需手术处理。②坏疽性脓皮病及 Sweet 综合征，二者缺乏真正的组织坏死，急性炎症改变仅集中在真皮而不是皮下，且经培养和染色后未发现明确的细菌。

【治疗】

高龄、肾衰竭、腹壁大范围的感染、感染性休克是死亡的主要影响因素。早期诊断坏死性筋膜炎（冰冻切片组织学检查）、早期彻底扩创手术（保留皮肤，切除包括皮下脂肪或浅筋膜的坏死组织）、积极的液体复苏、联合应用广谱抗生素将较大幅度地改善患者预后。

第四节　与螺旋体感染有关的病变

梅毒

梅毒（syphilis）是由苍白密螺旋体（亦称梅毒螺旋体）引起的慢性系统性感染性疾病。主要通过性传播，也可通过间接接触及母婴垂直传播。临床上分为三期，一期传染性强，而对患者危害性小，三期传染性小，但对患者危害性大。梅毒为慢性疾病，病程相当长，传染概率高，传播危害性大，应予以重视。梅毒螺旋体可在妊娠期间的任何感染阶段由母体向胎儿垂直传播，导致死胎或先天性梅毒。梅毒常合并 HIV 感染，HIV 病毒可加速梅毒的临床病程导致不典型表现。自 20 世纪 40 年代以来，随着青霉素在临床上的应用，大大降低了梅毒的发病率，但近年有上升趋势，男性同性恋及黑种人中发病率较高。我国报道其发病率逐年上升，部分地区达到 93.56/10 万 [66]，总体人群的发病率为 2.16%[67]，多见于 20～60 岁人群，隐性梅毒的比率高达 51%。

（一）一期梅毒

【临床特征】

典型表现是在接触部位出现硬下疳，见于约 1/3 的患者，潜伏期为 10～90 天。硬下疳为无痛性溃疡性病变，70% 单发，直径 1～2cm（图 3-26）；呈圆形或椭圆形，边缘整齐，呈堤状轻微隆起，周围有暗红色浸润带，表面清洁，基底平坦，覆一层浆液或薄纤维膜；质地硬韧，如软骨样。90%～95%

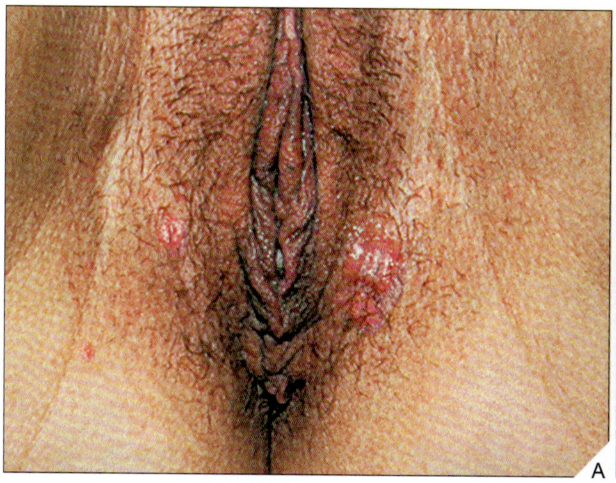

A

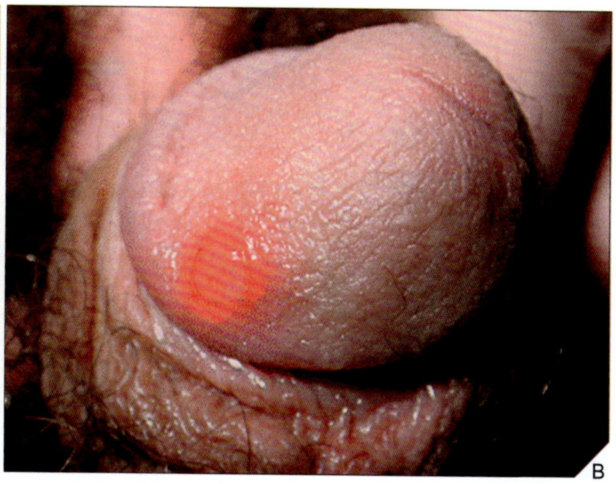

B

图 3-26　一期梅毒——硬下疳

A. 圆形或椭圆形，边缘整齐，呈堤状轻微隆起，周围有暗红色浸润带，右侧病变更明显；B. 阴茎硬下疳（Robboy 教授惠赠）

的病例为生殖器硬下疳，发生于女性阴唇、阴道口、阴蒂和宫颈部，尤其多见于子宫颈。外阴部位的硬下疳往往有水肿，不如其他部位坚硬，与皮肤接触可形成对吻下疳。发生于宫颈及阴道部位的硬下疳不易被发现。5%～10% 的病例为生殖器以外硬下疳，还见于口唇、咽喉、乳房及示指等。感染后 4～6 周或硬下疳出现后 1 周，硬下疳附近的淋巴结肿大，以双侧腹股沟淋巴结多见，称梅毒性横痃。

此阶段可排出大量的梅毒螺旋体，具有高度传染性，如果不治疗，可通过血液传播到全身。病变经治疗 1～2 周消退，即使不经治疗，3～6 周可自愈，不留瘢痕。

【组织病理学】

硬下疳是一种以淋巴细胞、中性粒细胞浸润为主的非特异性、渗出性和增殖性炎症。浸润的炎症细胞也有一些浆细胞（一期梅毒时可不明显，但有一定诊断提示意义）。溃疡底部为闭塞性动脉内膜炎和血管周围炎（淋巴细胞、浆细胞围绕小血管，尤其是围绕小动脉浸润）。溃疡边缘表皮增生，棘层肥厚，常呈假上皮瘤样增生。渐近中心部表皮变薄，病损中央表皮坏死、消失（图 3-27，图 3-28）。下疳较硬是由于组织中含有大量的黏液样物质。肿大的淋巴结有明显的皮质区滤泡性淋巴样增生，萎缩的副皮质有组织细胞浸润，为非化脓性增生性反应。暗视野显微镜下可以找到病原体，银染色法（Warthin-Starry 法或 Steiner 法）有助于发现病原体，病原体常位于血管周围。

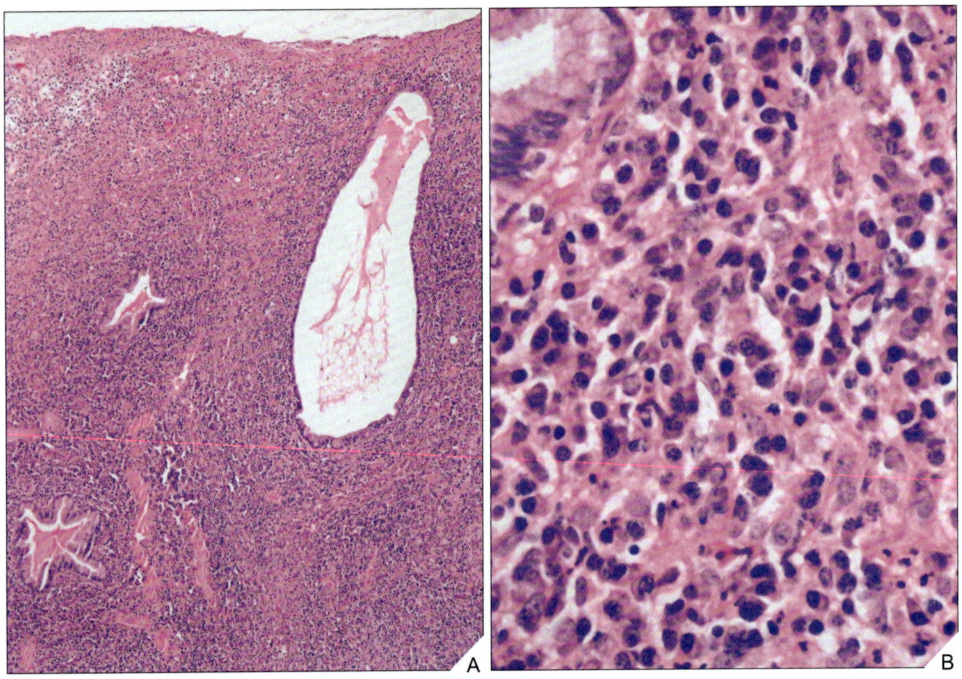

图 3-27 子宫颈硬下疳

A. 宫颈表面溃疡；B. 溃疡内有大量淋巴细胞、浆细胞、中性粒细胞浸润（张乃鑫教授惠赠）

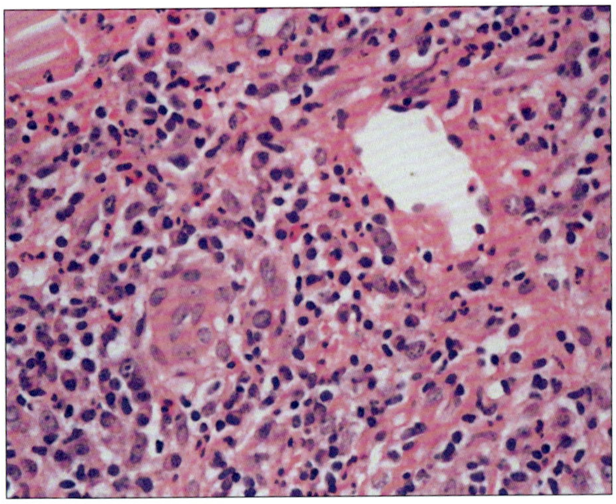

图 3-28 子宫颈硬下疳

显示弥散性小动脉内膜炎与小动脉周围炎（张乃鑫教授惠赠）

（二）二期梅毒

【临床特征】

未经治疗的一期梅毒数周或数月后可发展为二期梅毒，或称梅毒血症（菌血症）期。常发生在硬下疳愈合之后 6～8 周 [68]，也可同时存在。此期梅毒螺旋体经血液循环播散，表现为多脏器、多系统受累。主要引起全身皮肤黏膜广泛的梅毒疹和全身非特异性淋巴结肿大。梅毒疹反复发生，广泛而对称，不痛不痒，愈后多不留瘢痕。疹型多样，主要有斑疹样、丘疹样、苔藓样、银屑病样、湿疣样及脓疱样。梅毒性湿疣是二期梅毒的一个重要表现，在女性外阴更为常见，表现为顶部扁平的斑块状隆起或丘疹，颜色呈灰白色或红棕色，最大直径可达3cm，可误诊为尖锐湿疣。50%～80%的患者淋巴结肿大，常为多发，无痛。同时出现全身症状，包括发热、关节疼痛等。此期所有梅毒实验室检查均为阳性，传染性强。

【组织病理学】

二期梅毒皮损的改变轻重不等，主要包括非特异性炎及伴发的上皮改变。淋巴细胞、浆细胞及组织细胞等在真皮浅层形成带状炎症细胞浸润，常伴深部血管周围炎。梅毒螺旋体多时，中性粒细胞聚集，形成表皮海绵状脓疱和微脓肿。真皮乳头层毛细血管增生、扩张，血管内皮细胞肿胀，伴有明显的血管周围炎、血管内膜炎及闭塞性血管内膜炎。后期可形成肉芽肿。表皮表现出多种变化，如不同程度增生或银屑病样表皮增生，角化不全，界面空泡变性等改变（图3-29）。

梅毒性湿疣的形态：表皮局限性增生，棘层肥厚，上皮脚下延明显。除表皮增生外，亦可侵犯毛囊上皮。病变中央角质层、颗粒层缺陷，形成糜烂面；棘细胞层高度水肿、混浊、肿胀，胞体略呈圆形（图3-30，图3-31）。真皮呈现弥散性炎症细胞浸润。炎症细胞外渗明显，形成海绵状脓疱和微脓肿。真皮乳头毛细血管增生、扩张。可见明显的血管内膜炎改变。肿大的淋巴结改变同一期梅毒。病灶内易找到苍白螺旋体。

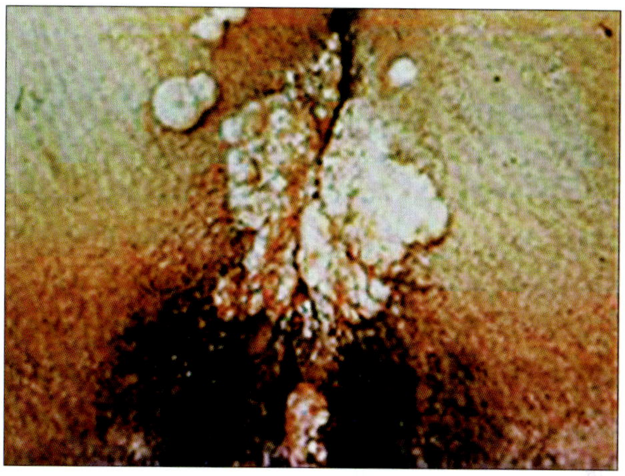

图3-30　梅毒性湿疣

多处斑块状隆起（Robboy教授惠赠）

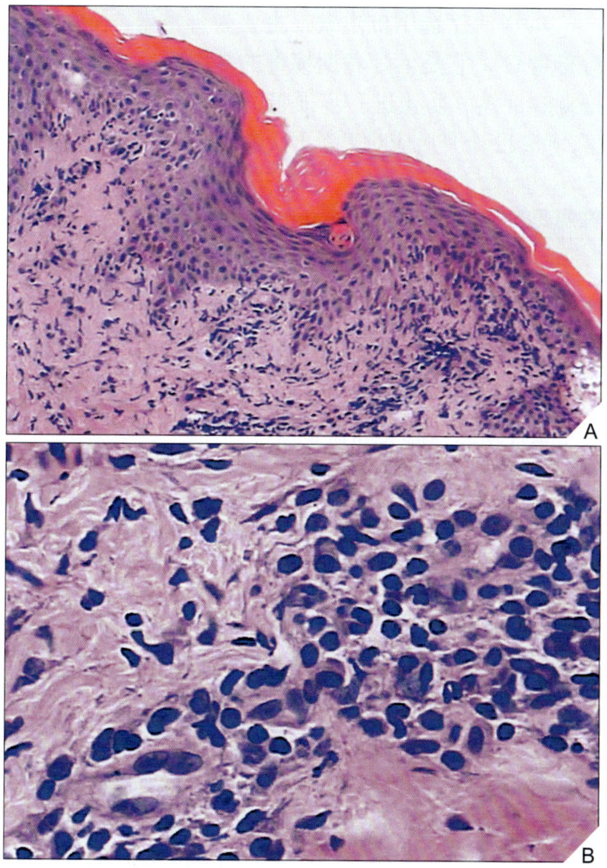

图3-29　二期梅毒

A. 表面上皮角化过度及角化不全；B. 小血管内皮细胞肿胀，周围可见较多淋巴细胞及浆细胞浸润

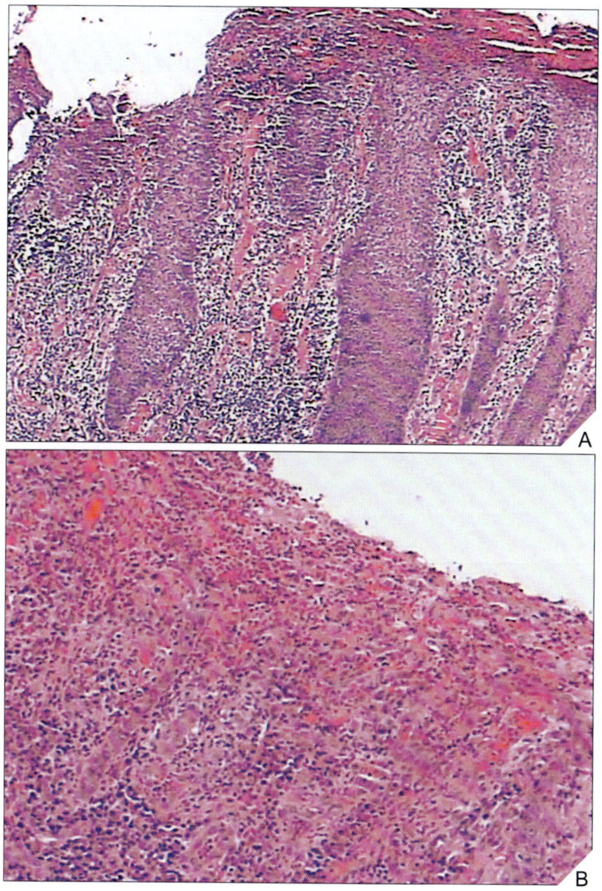

图3-31　梅毒性湿疣

A. 真皮大量炎症细胞浸润，伴上皮角下延；B. 局部溃疡形成

（三）三期梅毒

【临床特征】

如果不接受治疗，1/3 的患者进入三期梅毒，常见于感染后 4～5 年，其余患者进入潜伏期。临床表现主要有晚期良性梅毒（树胶肿）、心血管梅毒和神经梅毒。病灶内梅毒螺旋体很少，但组织破坏能力很大，愈合时可留瘢痕。

【组织病理学】

树胶肿病变：病灶灰白色，大小不一，小者仅镜下可见，大者可达 3～4cm。质韧有弹性如树胶，为慢性肉芽肿性炎，是细胞介导的迟发型超敏反应。镜下结构颇似结核结节，中央为凝固性坏死，形态类似干酪样坏死，但不如干酪样坏死彻底，可检见原有组织的轮廓。弹力纤维尚保存。坏死灶周围有大量淋巴细胞、浆细胞，而上皮样细胞和朗汉斯巨细胞较少，纤维组织包绕明显。常见闭塞性小动脉内膜炎和血管周围炎，此点也有别于结核结节。

弥漫性炎症：以淋巴细胞、浆细胞为主的炎症细胞弥漫性浸润，小血管因内膜、外膜增生而发生闭塞性血管炎，并广泛纤维化。

【诊断与鉴别诊断】

梅毒的诊断根据病史（有不安全的性接触史、孕产妇梅毒感染史、输注血液史）、临床表现及实验室检查（暗视野显微镜检查病原体或血清学检测）可以明确。一些实验室利用 PCR 方法对梅毒螺旋体进行了分子检测，检测血清、脑脊液、羊水、病变渗出液及组织中的梅毒螺旋体[69，70]。另外，组织学上，一期和二期梅毒可通过银染色或免疫组化染色方法确认病变在真皮血管内和周围，而且表皮真皮交界处存在梅毒螺旋体，三期梅毒不常见。三期梅毒患者在妇科检查、超声或磁共振检查时可能因宫颈肿块而被考虑为宫颈癌，在活检病理中因组织学坏死明显，细胞有反应性改变，没有经验的病理医生容易跟随临床或影像检查诊断为宫颈癌，或者临床因没有获得癌症的确切病理证据而重复活检，因此，对于这些病例应该想到采用上述方法进行鉴别。

梅毒硬下疳通常不典型，需与软下疳、生殖器疱疹等局部溃疡性病损相鉴别（表 3-2），临床医师对于所有生殖器溃疡性病变均应考虑到梅毒的可能。二期梅毒病变可类似炎性皮肤病，如扁平苔藓、湿疹、银屑病和药疹等，累及真皮深层和以浆细胞为主的炎症细胞浸润是诊断梅毒的线索。

梅毒性湿疣需与尖锐湿疣相鉴别，前者缺乏 HPV 感染的特征性挖空细胞。

【治疗】

本病治疗选用抗生素，主要为青霉素（长效苄星青霉素 G)，它是治疗各期梅毒的常用药。治疗会杀死梅毒螺旋体并防止进一步损害，但不会修复已有的损害，6～12 个月后应对患者再次进行临床及血清学检查。

表 3-2　常见引起外阴溃疡性病变的疾病鉴别要点

疾病	大体表现	镜下形态	确诊手段
生殖器疱疹	成群的小水疱→形成糜烂和溃疡	多种炎症细胞浸润，可见病毒包涵体	免疫组化
软下疳	质软、疼痛性溃疡	中央为溃疡，边缘表皮增生	细菌培养 PCR
硬下疳	质硬、单发、无痛性溃疡	可见闭塞性动脉内膜炎和血管周围炎，组织中含有大量黏液样物质	临床 组织学 血清学 病原体染色

第五节　与立克次体感染有关的病变

阴虱病

阴虱病（pediculosis pubis/pubic lice）是由阴虱感染引起的皮肤传染性疾病，因主要见于阴部而得名。阴虱是立克次体病原体的传播媒介，近年随着性传播疾病的显著上升，我国阴虱病患者逐渐增多，我国报道在一般人群中该病发病率为 1.17/10 万，但在 STD 者中该病发病率高达 5.88%[71]，在 STD 中所占的比率为 0.6%～1.5%[72，73]，夫妻或性伴侣常同时患病。

【临床特征】

阴虱主要寄居于阴毛与肛周体毛上，该处温暖、潮湿的环境适合阴虱生长，也可寄生在睫毛、胡须和腋毛等处，发育为成虫的阴虱平均可存活 3～4 周。阴虱病较其他性传播疾病更容易传染，95% 以上的患者通过性交传染，直接或间接接触污染的衣物和床铺也可造成阴虱病传播，在流动人口、大学校园及性行为活跃人群中相对多见。

患者常因外阴瘙痒、刺痛或局部皮损就诊。若在短时期内遭受大量阴虱叮咬，可能出现全身症状，如轻度发热、乏力或烦躁。阴虱病常可并发其他性传播疾病，如淋病和梅毒等。

体格检查可发现阴毛根部针帽大小的棕褐色附着物，紧贴皮肤，不易拔出。毛囊口或毛干上可见针尖大小的铁锈色或淡红色小粒状附着物，有时似点状血痂，即为阴虱卵[74]。偶尔可以见到阴虱在皮肤表面移动。阴毛部位及附近常见有抓痕、血痂或毛囊炎、脓疱疮等继发感染的表现；部分患者阴部皮肤可见特征性青灰色淤斑。色斑很少超过 1cm，可持续数日，与阴虱叮咬后皮肤微量出血及阴虱唾液中的物质使血红蛋白变色有关，用手指压之不褪色[75]。患者内裤在与阴毛区域相对应的部位常能见到大量散在分布、针尖大小的血迹。

【组织病理学】

显微镜下典型的阴虱虫体呈蟹样形态，即棕褐色，胸腹相连，腹部短宽，似螃蟹状，体前部有 3 对足，前足细小，后 2 对足粗壮有钩[76]（图 3-32）。

【诊断与鉴别诊断】

实验室检查发现病原体即可确诊。实验室检查：夹取阴毛根部棕褐色附着物置于载玻片上，滴加一滴浓度为 10% 的氢氧化钾溶液，略加热后，于显微镜下检见阴虱虫体即可确诊。

本病需与多种疾病相鉴别，如毛囊炎、湿疹、疥疮、脓疱疮、脂溢性皮炎、外阴瘙痒症和接触性皮炎等。认真细致地体格检查，寻找阴虱虫体或虫卵，很容易与上述疾病相鉴别。

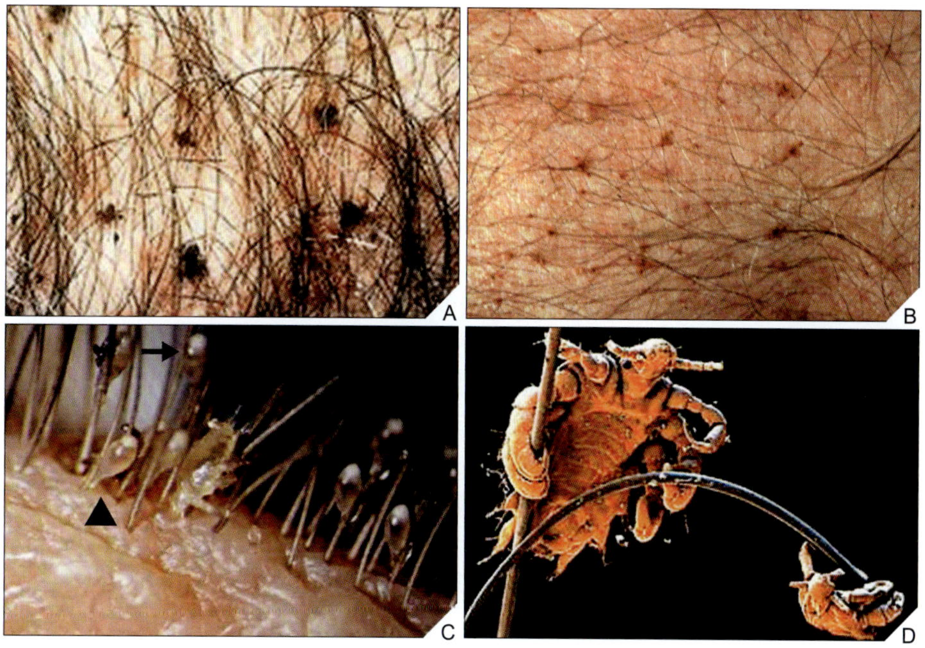

图 3-32　阴虱病

A、B. 外阴显示阴毛间皮疹；C. 高倍镜下见阴虱（三角）及虱卵（箭头）；D. 典型的阴虱附着于毛发的蟹样形态（Robboy 教授惠赠）

第六节　与衣原体感染有关的病变

一、生殖道衣原体感染

生殖道衣原体感染（genital chlamydial infection）是全世界最常见的性传播疾病之一，导致妇科感染的类型主要是沙眼衣原体，近年发现肺炎衣原体也是病原体之一。不同地区或人群中生殖道衣原体感染的发病率不一，在美国加利福尼亚地区为 5.5%～22.5%，我国上海报道在普通妇科门诊中为 3.7%，但在性病门诊中高达 56.6%[77]。患者多为 20～40 岁青壮年，30 岁以后感染率明显下降。沙眼衣原体有 18 个血清型，其中衣原体 D-K 主要侵犯柱状上皮或移行上皮，所以下生殖道感染衣原体主要表现为前庭大腺炎和子宫颈炎，且常合并泌尿道感染，如不治疗，可上行感染导致子宫内膜炎、输卵管炎或盆腔炎及其并发症，包括不孕和异位妊娠。

【临床特征】

一般感染后 2～3 周发病，可表现为无症状感染或出现轻微的疼痛和渗液。后者阴道可有脓样、黏液或浆液性分泌物。分泌物量中等，稍有臭味。妇科检查见阴道黏膜为正常颜色，但常伴有宫颈糜烂或明显充血、水肿。

前庭大腺炎多表现隐匿，少数出现急性化脓性炎，慢性前庭大腺炎可致腺管闭塞形成潴留性囊肿。

【组织病理学】

本病表现为慢性非特异性炎症，间质中有大量急慢性炎症细胞浸润，并形成明显的淋巴滤泡。被覆上皮反应性增生，细胞核增大、深染或多核，核质比亦增大，易误诊为低级别鳞状上皮病变。胞质内检见包涵体，细胞核受压偏心，提示为感染，但此种表现缺乏敏感性与特异性。到目前为止，本章共介绍了 7 种可出现细胞核内或胞质内病原包涵体的疾病，现总结如下，见表 3-3。

【诊断】

利用阴道拭子采集标本，对标本进行组织培养、荧光标记、PCR 等实验室检查可明确诊断。

【治疗】

首选阿奇霉素或多西环素，复方磺胺甲噁唑亦有效。需要说明的是，衣原体阳性被治愈后，部分患者 3～6 个月内可存在假阳性反应，即体内病菌实际已经得到治疗，但检测结果仍然显示阳性。此时可让患者 3～6 个月后复查，以明确是否转阴。还有一种比较特殊的情况，衣原体检查转阴，但是症状仍存在，这可能是衣原体在侵害人体时分泌的毒素已使机体受损，受损的机体在衣原体被消灭后仍未恢复所致。

二、性病淋巴肉芽肿

性病淋巴肉芽肿（lymphogranuloma venereum, LGV）又称腹股沟淋巴肉芽肿，是由沙眼衣原体血清型 L1、L2 及 L3 所导致的性传播疾病，与梅毒、淋病和软下疳统称为经典性病。性病淋巴肉芽肿主要发生在热带及近热带地区，印度、非洲国家等 2%～10% 的生殖器溃疡为该病，以男性患者居多。LGV 在新中国成立初期占经典性病的 2%，20 世纪 60 年代后基本绝迹，近年有个别疑似病例报道。

沙眼衣原体血清型 L1、L2 及 L3 主要寄生于组织细胞，并在其内增殖。衣原体在细胞内繁殖，使感染细胞死亡，由此逃避宿主免疫防御功能，故可得到间歇性保护。衣原体的致病机制是抑制感染细胞代谢，溶解破坏细胞并导致溶解酶释放，其代谢产物的细胞毒作用是引起变态反应和自身免疫。

【临床特征】

本病在阴部的原发灶一般症状轻，不易被发觉，直到腹股沟等处淋巴结肿大或出现阴部、肛门、直肠等处脓肿破溃及狭窄综合征时才被发觉。本病主要表现为 3 个阶段。

1. 初期（感染后 3～30 天） 为极小的无痛性疱疹、水疱或溃疡糜烂，易被忽略（图 3-33）。多发生于前庭、阴唇系带、小阴唇、阴道口及尿道口周围。皮损常为单个，有时数个，边缘整齐，周围有红晕，无明显症状，不痛、不痒，持续 1～3 周自愈，不留瘢痕。

2. 中期（感染后 10～30 天） 表现为腹股沟或直肠肛门区淋巴结病，淋巴结可肿大、化脓、破溃与纤维化，炎症蔓延至周围组织。累及腹股沟淋巴结更常见于男性，因女性阴道和子宫颈的淋巴引流是向腹膜后淋巴结而不是腹股沟淋巴结。

3. 晚期 主要表现为生殖器象皮肿和肛门直肠

表 3-3 可见细胞内包涵体的下生殖道感染性病变与定位

疾病	病原体类型	定位
生殖器疱疹	单纯疱疹病毒	多种细胞的细胞核内
水痘 - 带状疱疹感染	水痘 - 带状疱疹病毒	多种细胞的细胞核内
传染性软疣	传染性软疣病毒	变性细胞的细胞质内（软疣小体）
巨细胞病毒感染	巨细胞病毒	主要见于腺上皮、血管内皮或间质细胞的细胞质和（或）细胞核内
腹股沟肉芽肿	肉芽肿荚膜杆菌	巨噬细胞或中性粒细胞的细胞质内（Donovan 小体）
软斑病	肠道细菌	巨噬细胞的细胞质内（MG 小体）
衣原体感染	衣原体	上皮细胞的细胞质内

综合征。由于慢性淋巴管炎而致阴唇象皮肿，其皮肤表面可发生疣状增殖及息肉样生长。生殖器肛门直肠综合征早期是由于直接接种或直肠周围淋巴结炎破溃所致，肛门和直肠黏膜水肿、出血或脱落，出现腹泻、里急后重、腹痛和交替性便秘等症状。由于进行性狭窄，可出现便秘、腹痛。晚期因肛门环附近管样或环状直肠狭窄，可致直肠阴道和（或）肛门瘘及直肠周围脓肿。

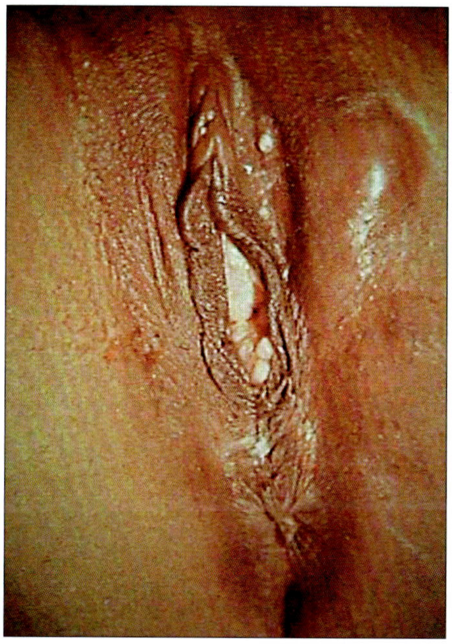

图 3-33　性病淋巴肉芽肿

大、小阴唇可见丘疹样突起（Robboy 教授惠赠）

【组织病理学】

初期主要表现为非特异性炎症反应，即溃疡表面纤维蛋白渗出与中性粒细胞浸润，溃疡深部可有中性粒细胞、单核细胞与巨细胞浸润。而后，淋巴结滤泡性增生，逐渐发展为特征性的、具有诊断价值的、伴有星状脓肿形成的肉芽肿，即肉芽肿中央为坏死组织，周围可见呈带状环绕、栅栏状排列的上皮样细胞、巨细胞和淋巴细胞。最后，中央坏死灶细胞减少、均质嗜酸性变，直至完全纤维化。

【诊断与鉴别诊断】

病原学检测对 LGV 的确诊有重要意义，可采集溃疡处的分泌物、病损部位的组织或尿液等标本，采用实时 PCR 或 RT-PCR 方法检测衣原体。该方法敏感、特异、快速，被广泛采用。血清学补体结合试验特异性较低，分离培养沙眼衣原体敏感性较低，现已很少应用。

鉴别诊断包括脓肿、早期猫抓病、梅毒、软下疳、疱疹和口疮性溃疡、结核性淋巴结炎、HIV 感染和淋巴瘤等。

【治疗】

性病淋巴肉芽肿的治疗越早越好。初期患者用药后，全身性症状可迅速消失，但局部淋巴结病的愈合有限。常用药物有多西环素、四环素、红霉素、复方磺胺甲噁唑、磺胺噻唑等。晚期患者可采用磺胺剂或抗生素与皮质激素（泼尼松）联合疗法以减轻下腹痛、减少直肠分泌物、缓解纤维化，一旦出现严重并发症，往往需手术治疗。

第七节　与寄生虫感染有关的病变

一、阴道滴虫病

滴虫感染是最常见的非病毒性的性传播疾病，在女性主要引起滴虫性阴道炎和尿道炎，也与不良妊娠结局有关，如早产儿及低体重儿；另外，还可能增加女性感染和传播 HIV 的风险。滴虫病以性传播为主，也可通过公共便器、浴具、衣裤等物品间接传播。世界范围内每年约有 1.8 亿人感染，且有逐年上升的趋势。然而大约 50% 的妇女及 70% 的男性患者无症状[78]，由于治疗简单、容易治愈，因此阴道滴虫病（trichomonas vaginalis）不被重视而易导致重复感染。滴虫感染还可作为载体增加 HIV 的感染及传播，并与宫颈癌的发生有关。

【临床特征】

美国每年有 800 万～1000 万人感染，约占可治愈性传播疾病的 50%[78]，育龄期妇女的感染率达到 3.1%，青少年为 2.8%，妊娠妇女为 3.9%。我国妇科门诊中滴虫感染率为 2.55%～7.52%。据报道，40 岁以上的女性阴道滴虫感染率较高（>11%）[79]。滴虫感染在患有其他性传播疾病和 HIV 感染的女性中更为普遍[80, 81]。滴虫的致病机制不明，它常见于阴道内，紧邻鳞状上皮，但不见于柱状上皮细胞内。研究表明，滴虫隐藏于黏膜并释放蛋白酶，导致阴道和宫颈上皮脱屑[82]。滴虫适宜在 pH 5.5～6 的环境中生长，发病与阴道正常菌群改变有关。滴虫不但寄生于缺氧的阴道内，也可侵入尿道和尿道旁腺，甚至上行至输尿管及肾盂。尽管性激素作用不明，但口服避孕药妇女中总体发病率较低。

临床表现为阴道瘙痒、刺激、分泌物明显增多，均质，典型的呈黄绿色或灰色泡沫状，有恶臭。同时伴有剧烈瘙痒及性交痛，月经期加重。妇科检查示阴道黏膜或宫颈黏膜出现红斑或点状出血，特别在宫颈，通常表现为草莓状或蚤咬状。

【组织病理学与细胞病理学】

在组织活检标本中见不到滴虫，但是可以观察到不同程度的炎症反应。鳞状上皮细胞内常见大量的中性粒细胞，有时可形成上皮内脓肿。间质血管扩张，伴有大量的淋巴细胞及浆细胞浸润。宫颈外口及阴道黏膜通常棘层水肿、不规则增厚伴假上皮瘤样增生。溃疡性病灶可见纤维素性脓性渗出物，主要由坏死性碎屑、中性粒细胞及淋巴细胞组成。

滴虫比白细胞大 2～3 倍，长 23～29μm，宽约 5μm，头部前方有四根与虫体等长的鞭毛，还有一根形成波纹膜的复发鞭毛。在细胞学涂片中，滴虫呈灰蓝色，核常偏心，呈梨形，偶尔会发现变形虫形式，滴虫边缘形状不规则，呈不均匀的毛玻璃状（图 3-34），胞质嗜酸性颗粒较明显，但通常见不到鞭毛。纤毛菌常与滴虫混合感染，如发现纤毛菌，应进一步寻找是否有滴虫感染。在液基涂片中滴虫显得更圆更小，有时呈风筝状，可见一根以上的鞭毛（图 3-35）。

【诊断与鉴别诊断】

临床上很少进行活检，常取分泌物涂片检查或培养。大多数情况下，涂片显微镜下找到滴虫可以明确诊断，敏感度为 60%～70%。由于滴虫感染可以引起显著的多形核白细胞浸润，容易漏诊，因此需要在白细胞相对较少的区域观察。对于怀疑有滴虫感染而涂片阴性的患者，可采用病原体培养，该方法是最敏感的诊断手段。培养需要特殊的培养基，如 Diamond 或 Kupferberg 培养基。阴道分泌物 PCR 检测具有 100% 的敏感性及特异性，且对于有或无阴道排液症状的妇女均适用，不会与阴道滴虫以外的微生物发生交叉反应[48]。

细胞学涂片检查的敏感性差，滴虫与基底细胞及老年性鳞状上皮细胞有时难以区别，容易漏诊，但如果在宫颈液基涂片中发现病原体，则特异性很高。另外滴虫感染时涂片的背景往往很污秽，且滴虫的核常偏心、呈梭形等特征有助于诊断。涂片的背景中可见纤维蛋白渗出物、细胞碎屑、溶解的上皮细胞及红细胞、黏液及球杆菌，炎症细胞常围绕及覆盖在鳞状细胞的表面形成所谓的“炮弹球”。鳞状细胞有反应性改变，包括核中度增大，胞质嗜酸性或呈橘红色，核周有空晕，细胞溶解，核碎裂及核浓缩。细胞核周空晕、鬼影细胞（细胞不完整，细胞核模糊或见不到）及炮弹球均可强烈提示滴虫感染。

【治疗】

对滴虫检查阳性的患者不论有无症状均应治疗，其配偶也应同时治疗。治疗可采用局部用药和全身用药，一线治疗药物为甲硝唑或替硝唑，预后良好。

二、疥疮

疥疮（scabies）是由疥螨（疥虫）寄生在人体皮肤表层所致的传染性皮肤病，在世界范围内皆有流行，发病与居住拥挤或个人卫生条件差有关。成人可能来自性传播、直接或间接接触，而在儿童则多来自家庭成员，为非性传播途径。

【临床特征】

患者见于各年龄组，好发年龄为 10～30 岁。与

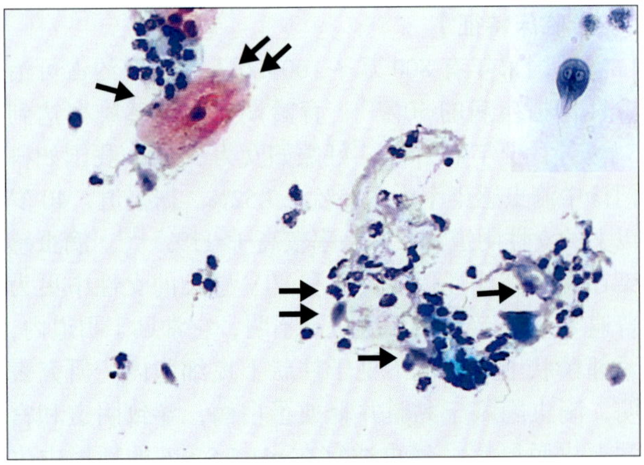

图 3-34 阴道滴虫感染

可见游离散在或附着在上皮边缘的滴虫（箭头），隐约可见淡染与偏位的细胞核。右上角为双箭头放大后的滴虫形态

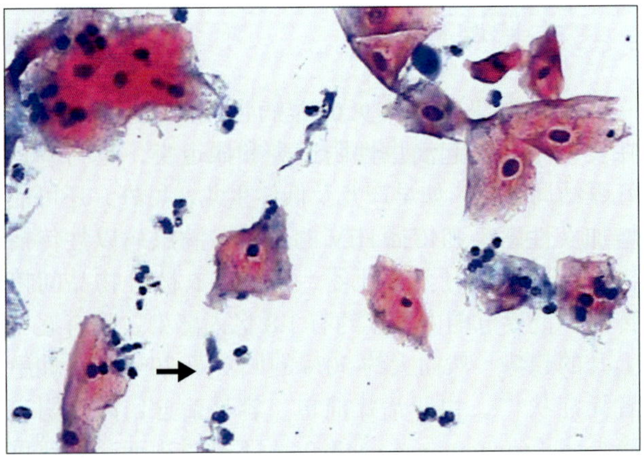

图 3-35 阴道滴虫感染

部分鳞状上皮细胞核轻度增大，伴核周空晕，可见滴虫（箭头）

受感染者密切接触（包括性接触）或间接接触带有疥螨的衣物、用品等都可能导致感染。

疥螨感染人体后，雌螨钻入皮肤角质层中，在其中行进、排卵与排粪便，皮肤将出现特征性的隧道。疥虫钻入皮肤处可见丘疹与水疱，并导致一系列的症状与体征。疥螨经常累及皮肤细嫩或皱褶的部位，如腕部、指间、肘、腋窝、会阴、大腿内侧及臀部，手指间常是最先累及的部位。一般疥螨感染4～6周后出现症状，3～4周逐渐加重。反复感染的患者，症状发生相对更迅速，通常在数小时内发生。疥疮患者血清IgE水平升高，大部分症状可能是患者对疥螨的宿主反应。

疥螨感染后主要表现为皮肤瘙痒和皮疹。瘙痒是疥螨在皮肤角质层掘凿隧道引起的机械刺激及螨虫粪便、卵的碎片和死螨等物质刺激机体导致的迟发型超敏反应，可以很严重，通常夜间加剧。体检可能发现皮肤表面的隧道、丘疹、红斑及持续瘙痒的结节。隧道长5～10mm，其末端可以发现细小的灰色或白色的尘埃样病原体。长时间搔抓可导致皮肤湿疹样或苔藓化，皮肤破损后可继发细菌感染。偶有对疥螨粪便过敏发生全身丘疹样荨麻疹，继发感染，甚至引起急性肾炎的报道。

【组织病理学】

在皮肤上表现为疥螨结节（图3-36A，图3-36B）处活检，显微镜下于表皮角质层内可见弯曲的隧道形成，长0.5～1cm，以很浅的角度向下延伸。在90%以上的疥螨结节中可找到疥螨及相关产物，并可引起皮肤非特异性炎反应，类似节肢动物叮咬后的局部过敏反应。隧道是疥螨寄居之处，位于皮肤表面角质层中，在切片中呈波纹状或较污秽的线状。对疥疮隧道进行观察发现，50%以上的隧道可见卵壳和虫便，28%的病例可见疥螨。此外，还可能见到带胚卵或卵，只有5%可见幼虫。疥螨位于隧道的盲端，每个隧道只有1个疥螨。卵壳壁薄，容易卷曲变形，数目可达20余个。疥螨的粪便呈黄褐色，在隧道内成堆。

病变局部表皮不规则棘层增厚，伴角化不全、角化过度、海绵状水肿与表皮内水疱形成。真皮炎症细胞浸润，其中含有数量不等的嗜酸性粒细胞，有时形成组织细胞或嗜酸性粒细胞微脓肿。此外，还可见到轻度的血管炎和血管周围炎。结节性皮损时，真皮常有大量炎症细胞浸润，包括组织细胞、浆细胞、嗜酸性粒细胞与淋巴细胞。当淋巴细胞显著增生时可见非典型细胞与深染的细胞，呈假淋巴瘤样形态[83]。丘疹性皮损时，真皮浅层中的炎症细胞包括淋巴细胞、组织细胞、中性粒细胞及嗜酸性粒细胞可缺乏。角化过度性皮损时，常可见到大量的疥螨和卵（图3-36C，图3-36D）。

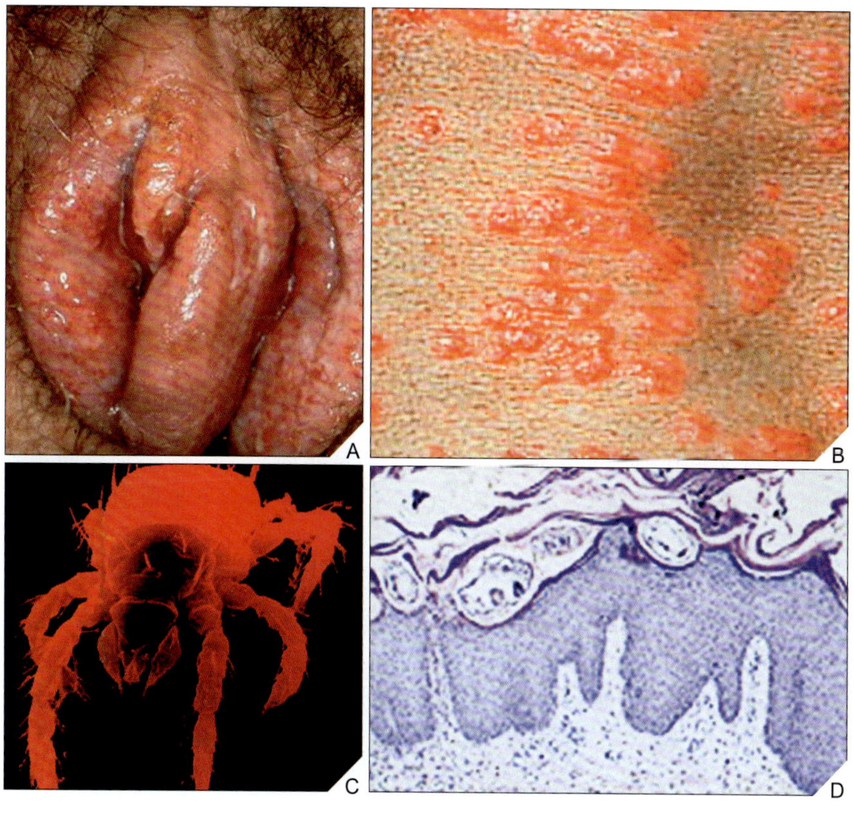

图3-36　外阴疥疮

A. 大小阴唇上许多疥螨结节；B. 两股也可见类似疥螨结节；C. 疥螨典型形态；D. 镜下显示表皮角质层螨虫卵

【诊断与鉴别诊断】

疥螨隧道具有诊断意义。观察时可使用放大镜，加上墨汁染色以便清楚显示隧道。然而，大多数病例隧道并不很明显，只有小的红斑样、表皮剥脱的丘疹，需要显微镜下观察到疥螨及其虫卵，或于皮肤隧道中观察到疥螨粪粒以确诊。采集新鲜标本可以增加检测出疥螨的概率，推荐获取标本的方法首选皮肤搔刮。针吸抽取疥螨、表皮刮取活检、隧道墨汁试验、隧道搔刮、使用黏性玻璃纸进行拭子试验或钻取组织检查也可使用。当未见到疥螨及其产物时，组织形态与其他过敏反应很难区分，但临床起病隐匿、夜间加重的瘙痒、多形性皮损及特征性的病变分布可强烈提示疥疮的诊断。若家族成员也有瘙痒症状应高度提示疥疮。

需与疥疮鉴别诊断的疾病包括皮肤瘙痒症、湿疹、急性荨麻疹、脓疱性皮炎、阴虱病、红癣、虫咬皮炎、神经性皮炎及疱疹样皮炎。

【治疗】

局部治疗，原则上为杀虫，止痒，处理并发症。疥疮的成功治疗需要患者及其性伴侣、家庭成员一同治疗，使用正确有效的杀螨药。患者的内衣裤、睡衣、床单被套及枕头套等都应严格消毒。

三、血吸虫病

女性下生殖道血吸虫感染是全身血吸虫病的一部分，通过接触受污染的淡水而感染。血吸虫尾蚴穿过皮肤或黏膜进入血液，成年血吸虫存在于人类宿主的血管内，通常见于肠系膜上静脉、膀胱静脉丛和直肠小静脉。成虫由门静脉系统进入盆腔静脉丛时，可感染外阴、阴道和宫颈而发病，其发生率远超过输卵管和卵巢。下生殖道血吸虫病（schistosomiasis）通常由埃及血吸虫、日本血吸虫或曼氏血吸虫引起，患者常合并泌尿道血吸虫病，虫体可能是经膀胱静脉丛与子宫阴道静脉丛间的吻合转运，若血吸虫感染膀胱，可累及宫颈和阴道上 1/3。

本病发生在血吸虫病流行地区，尤其是非洲、中东、南美和东南亚等热带与亚热带地区。据估计，全世界有 900 万～1300 万的女性生殖道病变与血吸虫有关[43]。血吸虫病可导致不孕或异位妊娠，增加 HIV 感染的风险，但尚无证据表明与宫颈癌有关。

【临床特征】

患者多为育龄期妇女（15～49 岁），全身症状为发热、头痛或无症状，泌尿道症状是尿急、尿频与血尿。下生殖道症状可在感染数月甚至几年后出现，大阴唇受累多于小阴唇，推测与早期感染时血吸虫卵经过大阴唇静脉有关。局部症状主要是外阴疼痛与瘙痒。皮损表现为红斑、群集的丘疹与疣状突起。慢性感染时外阴或阴蒂可肥大，还可出现尿道周围肉芽肿、溃疡、结节或肿块。重者可导致处女膜或阴蒂破坏、尿失禁甚至膀胱阴道瘘与瘢痕。阴道镜下见宫颈和阴道壁有不规则突起或斑块，也可形成溃疡、结节、息肉样或疣样病变（类似尖锐湿疣）。

【组织病理学】

本病表现为非特异性炎，早期出现真皮或黏膜水肿，炎性渗出及淋巴细胞和中性粒细胞浸润，后期有嗜酸性粒细胞浸润，可见多核巨细胞，常见纤维化。息肉或乳头状病变由大量急性炎症细胞与成堆的血吸虫卵组成，斑片状病灶常仅有少量炎症细胞围绕在崩解的虫卵周围。上皮反应性增生，鳞状上皮棘细胞层肥厚，可伴广泛的假上皮瘤样改变，晚期病灶纤维化，表面上皮可表现为萎缩。

血吸虫毛蚴头腺分泌毒素引起急性炎症反应。在虫卵周围聚集大量细胞，细胞浸润的中央常发生坏死，使局部形成嗜酸性脓肿，继而发生黏膜破溃。有时可在会阴部见到瘘管，多数窦道可使病变形成蜂窝状的特殊外观。还可引起血吸虫肉芽肿性湿疣。宫颈因血吸虫可引起鳞状上皮假上皮瘤样增生。病灶处形成瘢痕、溃疡及钙化。

【诊断与鉴别诊断】

病原体是确诊的重要证据，可在细胞学涂片、新鲜组织压片或活检组织切片中寻找虫卵。埃及血吸虫卵呈卵圆形，大小约为 150μm × 50μm，末端有纤细的棘刺。曼氏血吸虫卵缺乏末端的棘刺，但有侧棘。虫卵通常位于炎性脓肿或肉芽肿性组织的包裹中，死亡的虫卵有钙化。偶尔在皮肤深静脉、淋巴管、患者的尿液或阴道分泌物中可见到成虫。

检测阴道分泌物中的嗜酸细胞阳离子蛋白（ECP）、IgA 或免疫功能或特异性 IgG、IgM 和 IgA 均可辅助诊断女性生殖道血吸虫病。

鉴别诊断主要与湿疣或鳞状上皮内病变鉴别，下生殖道血吸虫病的上皮细胞分化成熟、无显著异型、缺乏 HPV 感染细胞特征等有利于与鳞状上皮内病变相鉴别。

【治疗】

吡喹酮是治疗血吸虫病的首选药物，有很好的疗效。外阴局部对症治疗，包括消炎、止痒与防止继发感染。

四、外阴阿米巴病

外阴阿米巴病（amoebiasis of vulva）是由溶组织阿米巴侵犯外阴皮肤黏膜而引起的病变，多继发于肠道阿米巴病，或通过性交直接蔓延。肠道内阿米巴滋养体侵入外阴、阴道后，造成外阴黏膜坏死，形成溃疡。外阴可以是阿米巴病唯一的发病部位。

溶组织阿米巴又称阿米巴原虫，是人体唯一的致病型阿米巴，它在生活过程中有两种不同形态，即滋养体和包囊。在中性或弱碱性环境中，包囊转化为滋养体；当局部的环境对阿米巴原虫不利时，它们会形成包囊并长期存活，一般不会引起临床症状。包囊对外界抵抗力强，是该病的重要传染源，也是传播疾病的主要形态。滋养体能使宿主组织发生广泛性溶解性坏死，从而形成脓肿及溃疡。阿米巴原虫不能侵犯完整的皮肤，只有当皮肤受损，才能引起皮肤黏膜的损害，所以皮肤阿米巴病是一种罕见的疾病。

【临床特征】

本病主要表现为外阴溃疡、疼痛和脓性分泌物。

早期表现为局部红肿、形成质硬的脓疱，继而破溃，形成溃疡，伴有强烈刺痛。溃疡呈圆形或不规则形，多发，界限清楚，有的边缘外翻，内缘向内凹陷，形成很深的穿凿状，溃疡向四周及深部迅速扩散，并互相融合成数厘米至十几厘米的大溃疡，进而大片坏死。溃疡暗红色，表面覆盖坏死组织及脓液，有恶臭。

后期溃疡底部肉芽组织增生形成增生性肉芽肿，呈高低不平的乳头瘤样结节或菜花状隆起，质地较硬，触之易出血，表面有脓血性分泌物。分泌物中可查到阿米巴原虫。体弱患者，其破坏性更强，可发生腹股沟淋巴结炎。

【组织病理学】

液化性坏死为阿米巴引起病变的显著特点，即无结构的淡红染病灶，附近组织炎症反应轻微，仅见充血、出血及少量淋巴细胞和浆细胞浸润。溃疡形成时，在溃疡底和边缘可见残留的坏死组织，周围炎症反应不明显，可伴有假上皮瘤样增生、上皮萎缩、窦道或瘘管形成。如继发细菌感染则可有中性粒细胞浸润。在坏死组织与活组织的交界处常可找到阿米巴滋养体或侵犯血管。

组织切片上，滋养体一般呈圆形，直径为20～40μm，核小而圆，隐约可见；胞质略呈嗜碱性，其中可见细小的粉红色颗粒，即被吞噬的红细胞、淋巴细胞和组织碎片等。通过观察胞质内吞噬的红细胞可以区分阿米巴原虫是否处于致病的滋养体期。滋养体周围常有一空隙，可能为组织被溶解所致。

【诊断与鉴别诊断】

外阴阿米巴病的诊断主要依靠从溃疡边缘的皮损部位刮片或组织切片取材，找到病原体。新鲜涂片上有时可以见到阿米巴原虫活动的伪足。

阿米巴病的血清学检查在临床上应用不多，因为血清抗体反应常常在阿米巴侵入组织后数周才会出现。无症状携带者抗体检测常常阴性。检测方法有间接血凝、免疫荧光抗体及酶联免疫吸附试验等。血清中抗体效价在痊愈后会持续数月至数年，故可用于协助诊断和流行病筛查。

首先需与外阴肿瘤鉴别，如鳞状细胞癌、疣状癌和基底细胞癌；其次应与感染性病变相鉴别，如尖锐湿疣、疣状皮肤结核、结核性脓肿、梅毒、软下疳、疱疹性溃疡等；最后，溃疡性病变还应与本章介绍的其他可出现同样表现的感染性疾病相鉴别，详见表3-4。

【治疗】

口服或静脉滴注甲硝唑是全身药物治疗的首选方法。局部清洗患处，外敷甲硝唑软膏，根据皮损情况进行手术或电灼、微波、激光等理疗。

表3-4　可引起下生殖道溃疡性病变的相关病原体类型

疾病	病原体类型	溃疡的疼痛症状
生殖器疱疹	单纯疱疹病毒	有
EB病毒感染	EB病毒	有
软下疳	杜克雷嗜血杆菌	有
外阴结核	结核分枝杆菌	无（刺激可诱发疼痛）
腹股沟肉芽肿	肉芽肿荚膜杆菌	无
会阴坏死性筋膜炎	多种微生物	有
梅毒（硬下疳）	梅毒螺旋体	无
性病淋巴肉芽肿	沙眼衣原体	无
外阴阿米巴病	溶组织阿米巴	有

参 • 考 • 文 • 献

[1] Chilaka V N, Navti O B, Al Beloushi M, et al. Human papillomavirus (HPV) in pregnancy - An update[J]. Eur J Obstet Gynecol Reprod Biol, 2021, 264: 340-348.

[2] Kulski J K, Demeter T, Rakoczy P, et al. Human papillomavirus coinfections of the vulva and uterine cervix[J]. J Med Virol, 1989, 27(3): 244-251.

[3] 伊欣, 张蕾, 陈汶, 等. 高危型人乳头瘤病毒与女性下生殖道感染联合检测专家共识[J]. 中国实用妇科与产科杂志, 2022, 38(5): 524-528.

[4] Gravitt P E. The known unknowns of HPV natural history[J]. J Clin Invest, 2011, 121(12): 4593-4599.

[5] Smith J S, Backes D M, Hoots B E, et al. Human papillomavirus type-distribution in vulvar and vaginal cancers and their associated precursors[J]. Obstet Gynecol, 2009, 113(4): 917-924.

[6] WHO Classification of Tumours Editorial. Female Genital Tumours[M]. 5th ed. WHO Classification of Tumours Editorial, 2020.

[7] Walker P G, Colley N V, Grubb C, et al. Abnormalities of the uterine cervix in women with vulval warts. A preliminary communication[J]. Br J Vener Dis, 1983, 59(2): 120-123.

[8] Handsfield H H. Clinical presentation and natural course of anogenital warts[J]. Am J Med, 1997, 102(5A): 16-20.

[9] Ghazizadeh S, Lessan-Pezeshki M, Nahayati M. Human papilloma virus infection in female kidney transplant recipients[J]. Saudi J Kidney Dis Transpl, 2011, 22(3): 433-436.

[10] Wilkinson E J. Normal histology and nomenclature of the vulva, and malignant neoplasms, including vin[J]. Dermatol Clin, 1992, 10(2): 283-296.

[11] Kurman R J, Carcangiu M, Herrington C. WHO classification of tumours of female reprofuctive organs[J]. 4th ed. 2014, 17(3): 223-227.

[12] 于艳秋, 于洪钧. 生殖器疱疹研究和治疗进展[J]. 中国中西医结合皮肤性病学杂志, 2014, 13(2): 130-133.

[13] Gilbert M, Li X, Petric M, et al. Using centralized laboratory data to monitor trends in herpes simplex virus type 1 and 2 infection in British Columbia and the changing etiology of genital herpes[J]. Can J Public Health, 2011, 102(3): 225-229.

[14] Mckee P H, Calonje E, Granter S R. 皮肤病理学: 与临床的联系[M]. 3版.朱学俊, 孙建方, 译. 北京: 北京大学医学出版社, 2007, 838-991.

[15] 赖伟红, 叶顺章, 韩国柱. 生殖器疱疹临床研究的某些新进展[J]. 国外医学皮肤性病学分册, 2000(3): 162-166.

[16] Johnston C, Corey L. Current concepts for genital herpes simplex virus infection: diagnostics and pathogenesis of genital tract shedding[J]. Clin Microbiol Rev, 2016, 29(1): 149-161.

[17] 林路洋, 李常兴, 武明昌, 等. 生殖器疱疹患者皮损HSV-2病毒载量与外周血细胞免疫功能的关系[J]. 岭南皮肤性病科杂志, 2008, 15(6): 327-331.

[18] Strick L B, Wald A, Celum C. Management of herpes simplex virus type 2 infection in HIV type 1-infected persons[J]. Clin Infect Dis, 2006, 43(3): 347-356.

[19] Fatahzadeh M, Schwartz R A. Human herpes simplex virus infections: Epidemiology, pathogenesis, symptomatology, diagnosis, and management[J].J Am Acad Dermatol, 2007, 57(5): 737-763.

[20] Cohen P R. The “knife-cut sign” revisited: a distinctive presentation of linear erosive herpes simplex virus infection in immunocompromised patients[J]. J Clin Aesthet Dermatol, 2015, 8(10): 38-42.

[21] 中国医师协会皮肤科医师分会临床诊疗指南委员会. 生殖器疱疹临床诊疗指南(2009)[J]. 中华皮肤科杂志, 2009, 42(12): 877-878.

[22] Leinweber B, Kerl H, Cerroni L. Histopathologic features of cutaneous herpes virus infections (herpes simplex, herpes varicella/zoster): a broad spectrum of presentations with common pseudolymphomatous aspects[J]. Am J Surg Pathol, 2006, 30(1): 50-58.

[23] Ludwig R J, Grundmann-Kollmann M, Holtmeier W, et al. Herpes simplex virus type 2-associated eosinophilic cellulitis (Wells’ syndrome)[J]. J Am Acad Dermato, 2003, 48(5): S60-S61.

[24] Frimer M, Chudnoff S, Hebert T, et al. Pseudoepitheliomatous hyperplasia mimicking vulvar cancer in a patient with AIDS[J]. J Low Genit Tract Dis, 2011, 15(1): 66-68.

[25] Maharaj R, Parboosing R, Moodley M, et al. An unusual hypertrophic genital mass lesion: a diagnostic and treatment dilemma[J].J Clin Virol, 2009, 46(4): 303-304.

[26] Beauman J G. Genital herpes: a review[J]. Am Fam Physician, 2005, 72(8): 1527-1534.

[27] Balestrieri M, Carnovale-Scalzo C, Garbuglia A R, et al. Conventional therapy for genital herpesvirus and remission of HPV-related lesions: a case series[J]. Infect Agent Cancer, 2023, 18(1): 36.

[28] Pope J E, Krizova A, Ouimet J M, et al. Close association of herpes zoster reactivation and systemic lupus erythematosus (SLE) diagnosis: case-control study of patients with SLE or noninflammatory musculoskeletal disorders[J]. J Rheumatol, 2004, 31(2): 274-279.

[29] 吴音, 周维康, 雷山川. 生殖器部位传染性软疣379例[J]. 中国麻风皮肤病杂志, 2002, 18(2): 126-127.

[30] 代晓琴, 吴音, 张君. 女性性工作者生殖器部位传染性软疣调查[J]. 重庆医学, 2007, 36(3): 253-254.

[31] Douglas J M. Mollusum contagiosum[M]// Sparling P F, Mardh P A. Sexually transmitted diseases. New York: MC-Graw Hill, 1999, 385-389.

[32] Staykova J, Belovska T, Murad A, et al. Cervical viral infections among asymptomatic Bulgarian women[J]. Cent Eur J Public Health, 2016, 24(3): 176-179.

[33] McGalie C E, McBride H A, McCluggage W G. Cytomegalovirus infection of the cervix: morphological observations in five cases of a possibly under-recognised

condition[J]. J Clin Pathol, 2004, 57(7): 691-694.
[34] Slyker J, Farquhar C, Atkinson C, et al. Compartmentalized cytomegalovirus replication and transmission in the setting of maternal HIV-1 infection[J]. Clin Infect Dis, 2014, 58(4): 564-572.
[35] Ryan C, De Gascun C F, Powell C, et al. Cytomegalovirus-induced cutaneous vasculopathy and perianal ulceration[J]. J Am Acad Dermatol, 2011, 64(6): 1216-1218.
[36] 李燎, 颜丹, 钟桂书. 女性生殖道EB病毒感染及治疗[J]. 中国妇幼保健, 2007, 22(24): 3419-3420.
[37] 马百芳, 张爱华, 王淑敏, 等. 白塞病与EB病毒感染及干扰素治疗观察[J]. 中华皮肤科杂志, 2001, 34(1): 63.
[38] 王佩芝, 梁慧超, 龙滨. HIV感染合并阴道感染性疾病临床回顾性分析[J]. 中国妇产科临床杂志, 2020, 21(1): 10-12.
[39] Sobel J D. Vaginitis[J]. N Engl J Med, 1997, 337(26): 1896-1903.
[40] 刘朝晖, 廖秦平. VVC高发区与低发区患者的流行病学研究[J]. 中国妇幼保健, 2006, 21(13): 1852-1853.
[41] 王新. 复发性外阴阴道假丝酵母菌病耐药性进展分析[J]. 中国处方药, 2018, 16(6): 27-28.
[42] 沈志祥, 李国庆, 丁丽青. 9735例淋病流行特征分析[J]. 中国艾滋病性病, 2008, 14(3): 296.
[43] Laga A C, Lazar A J F, Granter S R, et al. Infectious disorders of the lower genital tract[M]//Diagnostic Gynecologic and Obstetric Pathology. Amsterdam: Elsevier, 2011, 55-84.
[44] Walker C K, Sweet R L. Gonorrhea infection in women: prevalence, effects, screening, and management[J]. Int J Womens Health, 2011, 3: 197-206.
[45] 孙艺歌, 陈小贝, 张文莉, 等. 高通量测序技术在阴道感染性疾病的病原鉴定及诊断中的应用[J]. 中国微生态学杂志, 2021, 33(10): 1220-1223.
[46] Eade C R, Diaz C, Chen S, et al. HIV-enhancing factors are secreted by reproductive epithelia upon inoculation with bacterial vaginosis-associated bacteria[J]. Protein Pept Lett, 2015, 22(8): 672-680.
[47] Mitchell C, Marrazzo J. Bacterial vaginosis and the cervicovaginal immune response[J].Am J Reprod Immunol, 2014, 71(6): 555-563.
[48] Fredricks D N, Fiedler T L, Thomas K K, et al. Targeted PCR for detection of vaginal bacteria associated with bacterial vaginosis[J].J Clin Microbiol, 2007, 45(10): 3270-3276.
[49] Bakardzhiev I, Chokoeva A, Tchernev G, et al. Tinea profunda of the genital area. Successful treatment of a rare skin disease[J]. Dermatol Ther, 2016, 29(3): 181-183.
[50] Ramsey M L. Pseudomonas folliculitis associated with use of hot tubs and spas[J].Phys Sportsmed, 1989, 17(5): 150-162.
[51] Zisova L G, Dobrev H P, Tchernev G, et al. Tinea atypica: report of nine cases[J]. Wien Med Wochenschr, 2013, 163(23-24): 549-555.
[52] Freinkel A L. Histological aspects of sexually transmitted genital lesions[J]. Histopathology, 1987, 11(8): 819-831.
[53] Abeck D, Freinkel A L, Korting H C, et al. Immunohistochemical investigations of genital ulcers caused by Haemophilus ducreyi[J].Int J STD AIDS, 1997, 8(9): 585-588.
[54] Hinshaw M, Longley BJ. Fungal diseases[M]//Elder D E, Elenitsas R, Johnson B L, et al. Lever's histopathology of the skin. Philadelphia: Lippincott Williams & Wilkins, 2009, 591-620.
[55] Sellheyer K, Heneke E. Protozoan diseases and parasitic infestations[M]//Elder D E, Elenitsas R, Johnson B L,et al. Lever's histopathology of the skin. Philadelphia: Lippincott Williams & Wilkins, 2009, 621-636.
[56] Mondal S K. Histopathologic analysis of female genital tuberculosis: a fifteen-year retrospective study of 110 cases in eastern India[J]. Turk Patoloji Derg, 2013, 29(1): 41-45.
[57] Tham S N, Choong H L. Primary tuberculous chancre in a renal transplant patient[J]. J Am Acad Dermatol, 1992, 26(2 Pt 2): 342-344.
[58] Decavalas G, Adonakis G, Androutsopoulos G, et al. Sarcoidosis of the vulva: a case report[J]. Arch Gynecol Obstet, 2007, 275(3): 203-205.
[59] Fishman A, Ortega E, Girtanner R E, et al. Malacoplakia of the vagina presenting as a pelvic mass[J]. Gynecol Oncol, 1993, 49(3): 380-382.
[60] Yousef G M, Naghibi B, Hamodat M M. Malakoplakia outside the urinary tract[J]. Arch Pathol Lab Med, 2007, 131(2): 297-300.
[61] Wong R, Tappero J, Cockerell C J. Bacillary angiomatosis and other Bartonella species infections[J]. Semin Cutan Med Surg, 1997, 16(3): 188-199.
[62] Tappero J W, Koehler J E. Images in clinical medicine. Bacillary angiomatosis or Kaposi's sarcoma?[J].N Engl J Med, 1997, 337(26): 1888.
[63] 缪红卫. 坏死性筋膜炎误诊1例报道[J]. 中医外治杂志, 2011, 20(2): 53.
[64] 许争, 温东朋, 陆莹莹, 等. 会阴部坏死性筋膜炎的研究现状[J]. 临床外科杂志, 2016, 24(5): 389-391.
[65] Headley A J. Necrotizing soft tissue infections: a primary care review[J]. Am Fam Physician, 2003, 68(2): 323-328.
[66] 付志智, 董柏青, 龚健, 等. 广西2005—2009年3种法定报告性传播疾病流行病学持征分析[J]. 现代预防医学, 2011, 38(8): 1407-1409.
[67] 朱澜. 2007—2009年38 641例梅毒检测结果分析[J]. 检验医学与临床, 2011, 8(6): 739-740.
[68] Baughn R E, Musher D M. Secondary syphilitic lesions[J]. Clin Microbiol Rev, 2005, 18(1): 205-216.
[69] Buffet M, Grange P A, Gerhardt P, et al. Diagnosing Treponema pallidum in secondary syphilis by PCR and immunohistochemistry[J]. J Invest Dermatol, 2007, 127(10): 2345-2350.
[70] Grange P A, Gressier L, Dion P L, et al. Evaluation of a PCR test for detection of treponema pallidum in swabs and blood[J].J Clin Microbiol, 2012, 50(3): 546-552.
[71] 白连贵, 李云. 性病患者中阴虱感染率的调查[J]. 医学动物防制, 2005, 21(5): 344.
[72] 李雅芹. 2000例STD流行病学调查与控制措施[J]. 黑河科技, 2000(2): 78-80.

[73] 温良恒, 陈延生. 600例性传播疾病的流行病学调查[J]. 中国国境卫生检疫杂志, 1995(4): 197-199.

[74] 叶千运, 徐文严, 邵长庚, 等. 性传播疾病[M]. 江苏: 江苏科学技术出版社, 1990, 78-79.

[75] 张炜, 周永华. 阴虱病. 中华皮肤科杂志, 1994, 27(3): 186-187.

[76] 韩国柱, 徐宏彬. 儿童眉毛和发际毛发阴虱病一例[J]. 中华皮肤科杂志, 2000, 33(3): 204.

[77] 张峥嵘. 不同人群宫颈分泌物中沙眼衣原体感染状况分析[J]. 中国皮肤性病学杂志, 2008, 22(1): 36-37.

[78] Harp D F, Chowdhury I. Trichomoniasis: evaluation to execution[J]. Eur J Obstet Gynecol Reprod Biol, 157(1): 3-9.

[79] Sutton M, Sternberg M, Koumans E H, et al. The prevalence of Trichomonas vaginalis infection among reproductive-age women in the United States, 2001-2004[J]. Clin Infect Dis, 2007, 45(10): 1319-1326.

[80] Meites E, Gaydos C A, Hobbs M M, et al. A review of evidence-based care of symptomatic trichomoniasis and asymptomatic Trichomonas vaginalis infections[J].Clin Infect Dis, 2015, 61(Suppl 8): S837-S848.

[81] Van Der Pol B. Clinical and laboratory testing for Trichomonas vaginalis infection[J]. J Clin Microbiol, 2016, 54(1): 7-12.

[82] Harp D F, Chowdhury I. Trichomoniasis: evaluation to execution[J]. J Obstet Gynecol Reprod Biol, 2011, 157(1): 3-9.

[83] Haber M H.外科病理鉴别诊断学[M]. 回允中, 译. 北京: 清华大学出版社, 2004, 934.

第四章

外阴良性囊肿、异位组织及肿瘤

Vulvar Benign Cyst, Ectopic Tissue, and Tumor

宁　燕　王懿琴

第一节　女性外阴的解剖和组织学

外阴位于两侧生殖股皱襞之间，向前延伸至阴阜，向后延伸至肛门，横向延伸至腹股沟 - 臀部皱襞，由阴阜、大阴唇、小阴唇、阴蒂（阴蒂包皮和阴蒂系带）、前庭及前庭阴道球、尿道口、阴道口和处女膜组成。组织学上，整个外阴均被覆复层鳞状上皮，其中前庭区黏膜与阴道黏膜更接近，为富含糖原的非角化鳞状上皮，其余为角化鳞状上皮。除表皮和附件外，大、小前庭腺和肛门生殖器乳腺样腺体均为外阴的组织学成分[1, 2]。青春期后，阴阜和大阴唇外侧表面皮肤长出呈倒三角形分布的阴毛，皮下脂肪沉积；大、小阴唇皮肤色素沉着，阴蒂增大。阴阜是位于耻骨联合上方的脂肪组织的圆形突起，它被皮肤覆盖，由复层鳞状角化上皮、毛囊、小汗腺和感觉受体组成[2]。阴阜内的毛囊深度最大，可达2.72mm[3]。

大阴唇是两条大的纵向皮肤皱襞，从阴阜延伸，在外侧与腹股沟 - 臀部皱襞合并，并在后方与会阴体合并。大阴唇与小阴唇平行，由阴唇内沟与小阴唇隔开[3]。组织学上，大阴唇由平滑肌和脂肪组成，而小阴唇缺乏脂肪，但富含弹力纤维和血管。大阴唇的皮肤附属器不仅有普通皮肤组织，也有毛囊、皮脂腺和小汗腺，还有大汗腺，而小阴唇仅有皮脂腺[4]。在小阴唇内侧见到的 Hart 线标志着外阴皮肤具有由薄角蛋白层的复层鳞状上皮到由更光滑的非角质层覆盖的皮肤变化。阴蒂位于外阴的前方，相当于男性的阴茎，有特化的海绵体和丰富的环层小体的神经末梢，但无腺体。

前庭是指处女膜环的外侧、Hart 线内侧和前方，以及阴蒂系带后方的区域，是胚胎期泌尿生殖窦的残留部分。前庭的前上部有尿道的开口，尿道口两侧各有一尿道旁腺（Skene 腺），相当于男性的前列腺，腺体导管开口于尿道口两侧的外表面。腺上皮（glandular epithelium）为假复层柱状黏液上皮，导管上皮为移行上皮，近开口处移行上皮与前庭鳞状上皮相移行。前庭的中央是阴道口，其两侧有前庭大腺（Bartholin 腺）的开口。前庭大腺共一对，分别位于前庭两侧内，在小阴唇和处女膜之间的阴唇沟内。前庭大腺是复管泡状腺，腺泡由单层立方 - 低柱状黏液细胞构成，黏液细胞外周有单层肌上皮环绕，小导管由单层立方上皮组成，小导管逐渐合并为较大导管，管腔上皮也过渡为复层柱状上皮，大导管为复层移行上皮，至导管开口处为非角化复层鳞状上皮[1, 5]。前庭小腺环绕前庭周围，从阴道两侧的系带和处女膜环的周围向阴唇系带延伸。前庭小腺腺泡也是由单层黏液上皮构成，鳞化常常发生在这些小腺体，甚至可完全取代它们而形成前庭裂隙。

外阴的淋巴回流主要至腹股沟淋巴结，而阴蒂与其他部位不同，有双重淋巴引流，既可回流到腹股沟淋巴结，也可到盆腔淋巴结。

外阴的动脉主要来自髂内动脉的阴部内动脉支和股动脉的阴部外动脉支。静脉伴随动脉而行。

外阴的肌肉和皮肤由阴部神经、髂腹下神经、髂腹股沟神经和生殖股神经支配，阴部神经为体干神经（包括运动和感觉），外阴有丰富的神经末梢。

第二节　外阴良性非肿瘤性病变

一、囊肿性病变

（一）尿道旁腺囊肿

尿道旁腺又称Skene腺，成对位于尿道两侧，相当于男性前列腺。当尿道旁腺感染引起导管阻塞时分泌物潴留而形成囊肿。尿道旁腺囊肿（Skene cyst）较少见，位于尿道旁隆起结节，一般小于2cm，可引起排尿困难。镜下见被覆移行上皮，少数可见胞质内黏液。由于本病组织形态学类似前庭大腺囊肿，因此需要对两者进行鉴别，但两者的发生部位不同有助于正确诊断[6]。

（二）中肾管囊肿

中肾管囊肿（mesonephric cyst）是中肾管残留来源的囊肿，偶见于外阴部位，最主要原因在于中肾管的末端止于阴道口和处女膜侧壁，因此此囊肿发生部位位于处女膜、小阴唇内侧近阴道口及尿道两侧。囊肿较小，壁薄，内见透亮清液；镜下见囊壁被覆单层立方或矮柱状上皮，周围见少量平滑肌组织围绕，囊内可见嗜酸性分泌物。

（三）表皮包涵囊肿

【临床特征】

表皮包涵囊肿（epidermal inclusion cyst）又称表皮囊肿。常由皮肤创伤后或手术外伤引起，自发性发生十分罕见。其可发生于任何年龄。多见于大阴唇，囊肿通常单发，也可以多发，临床无症状且生长缓慢，位置较表浅，大小一般在2～5mm，罕见报道一例囊肿大小达8cm[7]。

【病理发现】

大体囊壁光滑，囊内含有灰白色或黄色豆渣样物。镜下可见囊内壁被覆复层鳞状上皮，囊内压力过大可压迫鳞状上皮呈一单层扁平上皮，这时囊内的角化物是确诊的依据。囊壁周围间质内有时可见异物巨细胞反应，原因是囊壁破裂囊内角化物漏出引起的异物反应（图4-1，图4-2）。

【治疗】

无症状的小囊肿无须进一步处理，如果出现症

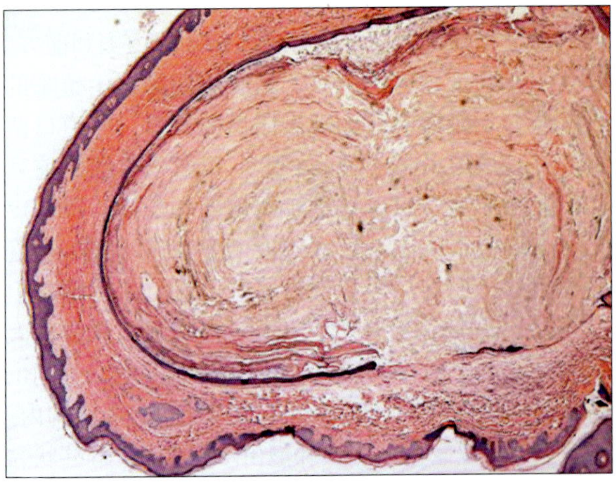

图4-1　表皮包涵囊肿
低倍镜下所见

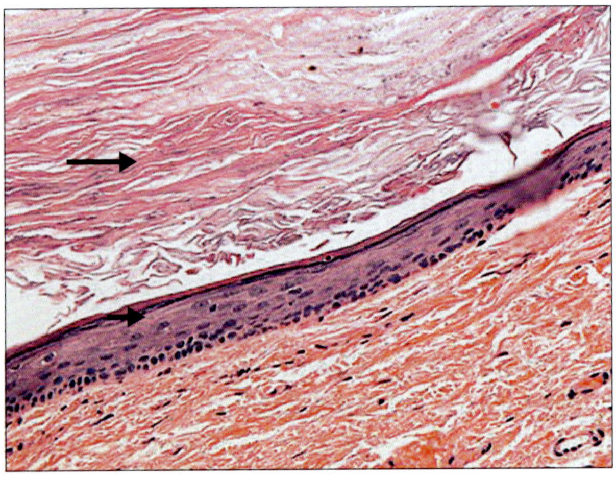

图4-2　表皮包涵囊肿
囊肿由扁平的鳞状上皮覆盖内壁，如同皮肤表皮，可见到颗粒细胞层（短箭头），囊肿中心积聚脱落的层状角质物（长箭头）

状或伴有感染时则需要手术切除。

（四）前庭大腺囊肿（Bartholin gland cyst）

前庭大腺又称 Bartholin 腺，分布于前庭两侧，开口于阴道口外 4～8 点前庭位置，主要由腺泡状黏液腺体组成，前庭大腺导管主要被覆移行上皮，开口处被覆鳞状上皮 [8]。前庭大腺囊肿及脓肿是其最常见病变。

【病因】

前庭大腺导管开口处隐藏于前庭位置，易于堵塞，导致分泌物潴留引起腺泡扩张形成囊肿。阻塞的原因多为慢性炎症或细菌感染引起管腔狭窄闭锁。未感染的分泌物为半透明黏液，细菌感染中多见淋球菌和衣原体感染，急性感染时伴明显肿胀和压痛。

【临床特征】

任何年龄段妇女均可发生，多见于 40 岁以上妇女。

【病理发现】

囊肿位于小阴唇下半部，隆起有波动感，直径为 1～4cm。

镜下显示囊壁内衬移行上皮、黏液上皮或鳞状上皮，如果囊内压力过高，则内衬上皮被压迫变得扁平而难以识别。囊壁或邻近组织中有时可见残存的黏液腺体。伴急性感染时，前庭大腺脓肿表现为囊壁内有脓性渗出物，囊壁周围间质可见显著的急性炎症反应 [9]（图 4-3～图 4-8）。

【鉴别诊断】

本病主要需要与被覆移行上皮的尿道旁腺囊肿进行鉴别，这就需要做出诊断时了解囊肿的发生部位。尿道旁腺囊肿位于尿道周围两侧，而前庭大腺囊肿位于前庭下方，如果能在囊肿周围发现黏液腺泡状结构，则能明确诊断前庭大腺囊肿。绝经后女性需要注意在发现前庭大腺囊肿后，经过切开引流或抗生素治疗后仍然有可触及的肿块，此时需警惕

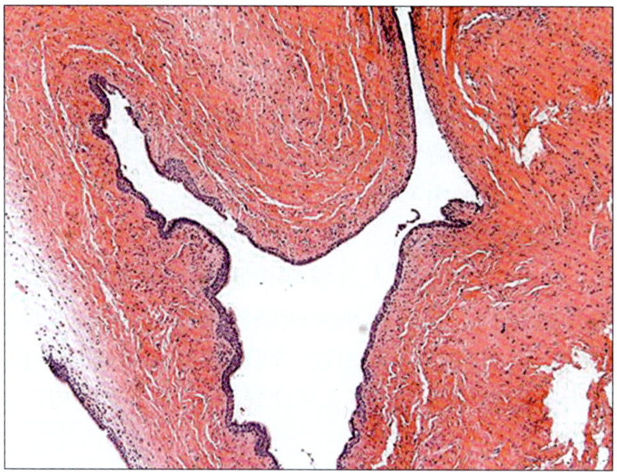

图 4-3 前庭大腺囊肿
低倍镜下前庭大腺囊肿全景

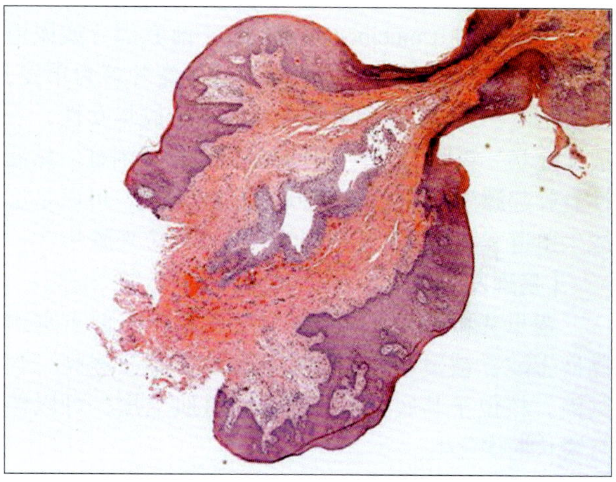

图 4-4 前庭大腺囊肿
前庭大腺囊肿总管

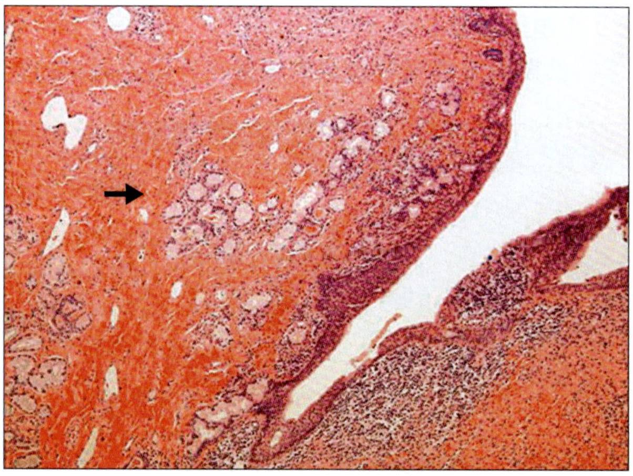

图 4-5 前庭大腺囊肿
囊肿周围残留的前庭大腺腺体（箭头），有助于正确的诊断

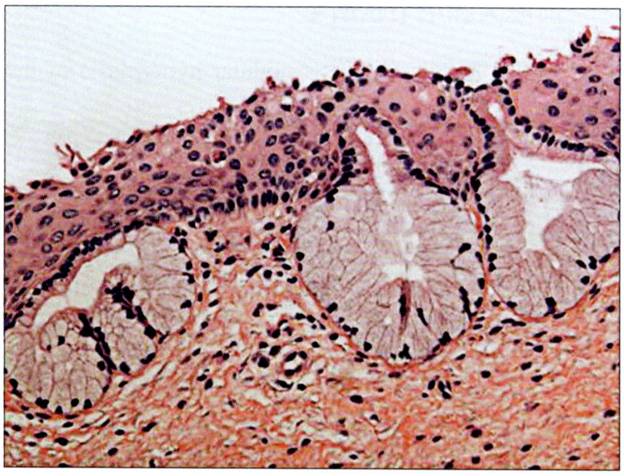

图 4-6 前庭大腺囊肿
其内壁可以见到非角化鳞状上皮和残留的黏液腺体

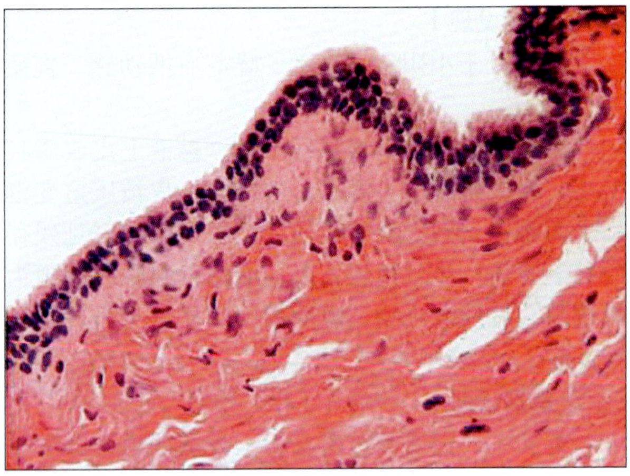

图 4-7　前庭大腺囊肿
有时上皮变得扁平，类似尿路上皮

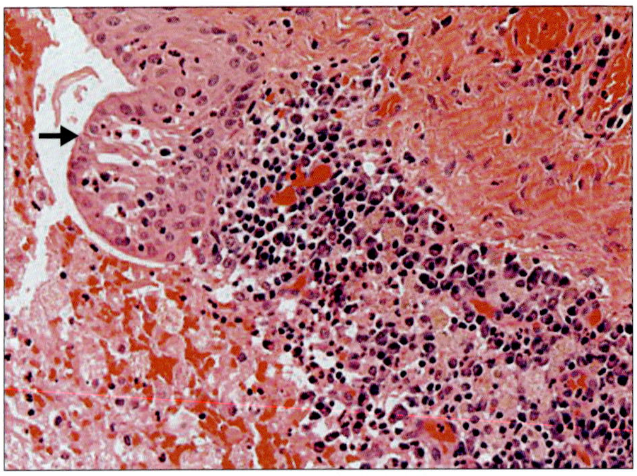

图 4-8　前庭大腺囊肿
脓肿周围严重的炎性反应，仅有小部分的上皮残存（箭头），脓肿内可见各种急性和慢性炎症细胞及组织残余

同时伴发前庭大腺癌的可能[10]。

（五）黏液囊肿

【临床特征】

黏液囊肿（mucinous cyst）位于前庭部分或尿道周围，可能由前庭小腺体阻塞导致。囊肿多为单发，直径为 2～3cm。黏液囊肿主要发生于成年女性，一般无症状，囊肿增大时可伴有压痛或排尿困难。黏液性囊肿起源尚有争论，多种起源均有可能，可以是泌尿生殖道、米勒管、沃尔夫管化生或异位来源[2, 4]。

【病理发现】

囊壁光滑，内含透亮液体。镜检：类似于宫颈黏液上皮，被覆单层黏液柱状上皮，胞质透亮，含黏液，核位于基底部，周围不伴有肌上皮，可以伴有鳞状上皮化生。

二、良性增生性病变

前庭大腺结节状增生

前庭大腺结节状增生（nodular hyperplasia of the Bartholin gland）很少见[11]，表现为正常前庭大腺腺体和导管组织的膨大，可能是前庭大腺最常见的实性病变[12]。组织学上结节性增生显示小叶结构，分泌性腺泡数量增加，并保留正常导管结构。可以看到腺泡弥漫性生长的区域。腺泡细胞呈立方形或柱状，细胞质充满黏蛋白，细胞核温和。在结节性增生中有导管扩张、导管上皮鳞状化生、轻度淋巴组织细胞浸润和导管破裂伴有基质黏蛋白外渗的报道[4, 11-14]（图 4-9，图 4-10）。

【鉴别诊断】

本病应与前庭大腺腺瘤相鉴别，腺瘤缺乏正常腺体的结构，表现为小簇状密集腺体和小管，结构紊乱，可见胶冻样分泌物。两者都经常被误诊为前庭大腺囊肿[15]。

三、异位组织

（一）异位乳腺组织

【组织起源】

长期以来传统观念认为聚集在外阴阴唇沟的这

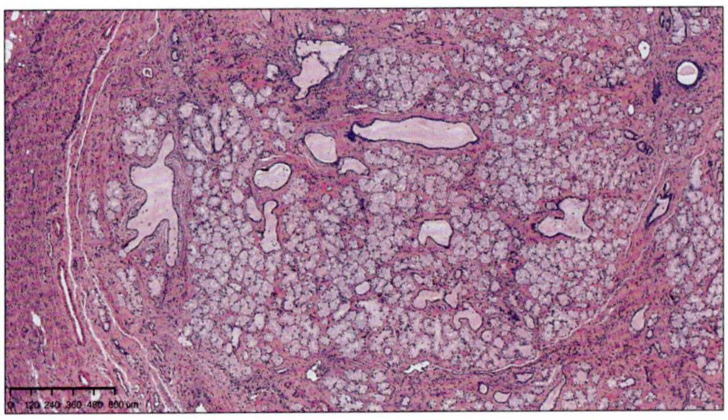

图 4-9　前庭大腺结节状增生
低倍镜下见病变区域呈结节状，与周围组织边界清晰

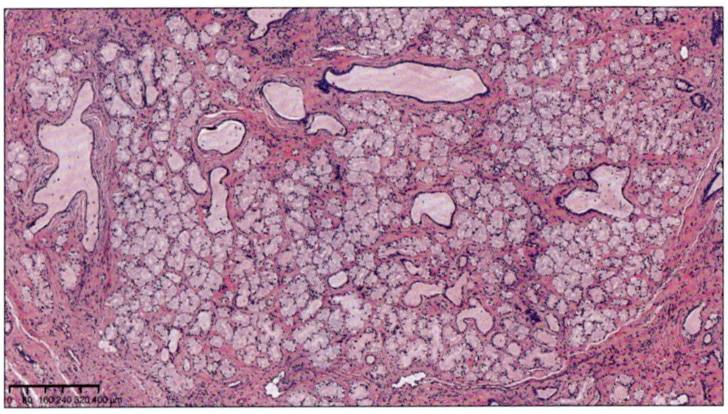

图 4-10　前庭大腺结节状增生
病变区域黏液腺体增生聚集，导管扩张，但仍维持正常结构

些乳腺样腺体是胚胎发育过程中成对线状分布的乳腺始基未完全消退或退化不全所致，故称为异位乳腺组织（ectopic breast tissue）。但目前众多研究认为，胚胎发育过程中乳腺始基分布于乳腺周围，止步于腋胸线，而外阴部位的肛门生殖器乳腺样腺体是外阴部的正常组织结构[16-20]。

【临床特征】

乳腺样腺体主要位于大小阴唇沟内，正常情况下不易被发现，当发生感染或肿瘤等病理改变时才被偶然发现。

【病理发现】

正常外阴乳腺样腺体表现出不同的细胞结构复杂性，多数呈单一腺腔结构，也可见复杂小叶结构，深度可达皮下 3.9mm（0.6～3.9mm）[21]，腺体被覆两层上皮，最内层为有顶浆分泌的单层柱状上皮，外层围绕肌上皮细胞，导管长而卷曲，开口于前庭表面，周围围绕疏松或致密的纤维间质，类似于乳腺部位的乳腺组织[22]（图 4-11）。

由于具有类似正常乳腺组织的结构，因此发生于正常乳腺的病变同样也可以发生在外阴部位乳腺样腺体，包括乳头状汗腺瘤、泌乳腺瘤、乳腺纤维腺瘤、叶状肿瘤及导管原位癌、浸润性导管癌、小叶癌等恶性乳腺肿瘤[5]。在免疫组织化学上，管腔细胞显示低分子量 CK、ER、PR、AR 的中等至强表达，以及 EMA、GCDFP -15 和 GATA3。AGMLG 的内层细胞对高分子 CK、CK5、CK5/6、P16 呈阳性，外层细胞对肌上皮标志物呈阳性，并且主要对高分子量 CK 呈阳性[23]。虽然发生于外阴部位的乳腺样腺体的相关病变较罕见，但是病理医生在诊断此部位的恶性肿瘤时需要慎重，一些良性病变如乳头状汗腺瘤也可以出现复杂腺管筛状分布，需要进行鉴别，同时需要除外转移性肿瘤的可能。

（二）子宫内膜异位症

【组织来源】

外阴也可以发生子宫内膜异位症（endometriosis），主要原因是分娩时脱落的子宫内膜种植在会阴部损伤伤口或侧切切口处，偶然也可以是月经期脱落的子宫内膜种植于外阴损伤处。最近也有报道称外阴部感染也增加了子宫内膜异位症的风险[24, 25]。

【临床特征】

病灶常位于阴唇下方系带处，表现为紫蓝色结节或深在性包块，肿块可伴随月经周期出现周期性肿大和缩小[26-28]。

【病理发现】

诊断同其他部位的子宫内膜异位症，出现子宫内膜样腺体和间质，周围可伴有纤维间质反应和吞噬含铁血黄素的巨噬细胞及多核巨细胞反应。在接受黄体酮治疗和妊娠的妇女中可以观察到蜕膜化。可以发现范围广泛的微观变化，包括增生和多种类型的米勒管上皮化生改变[2, 5]。患者多有外阴手术病史可进一步明确诊断（图 4-12，图 4-13）。需要注意的是，与子宫内膜异位相关的恶性肿瘤——子宫内膜透明细胞癌（clear cell carcinoma）可以发生在外阴部位[29]。

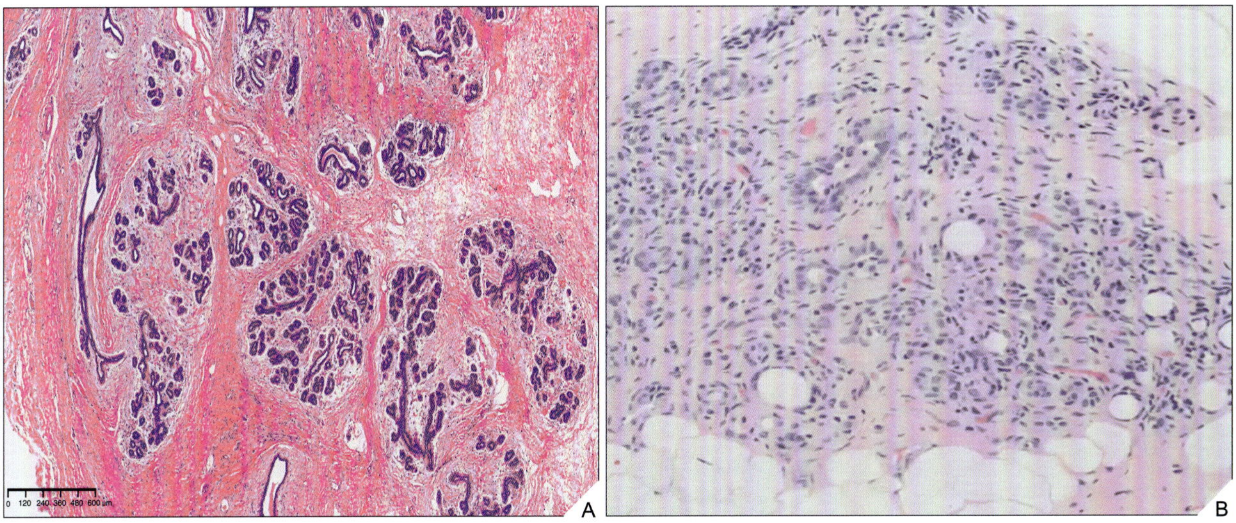

图 4-11　异位乳腺组织

低倍镜下类似正常乳腺组织（A）。腺体被覆双层上皮，周围见疏松或致密间质（B）

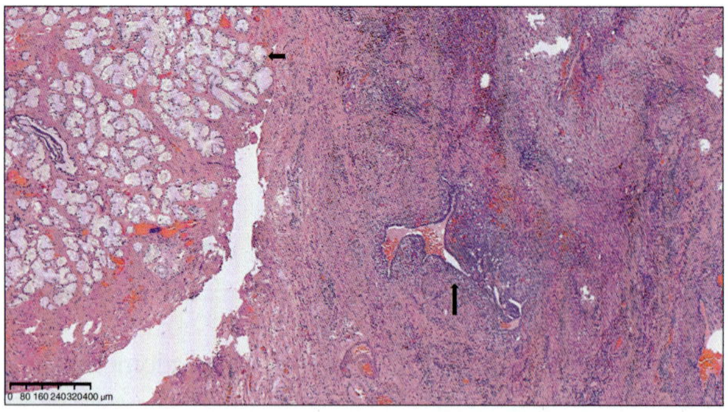

图 4-12　子宫内膜异位症

纤维间质中见子宫内膜腺体及间质（长箭头），周围纤维组织中见陈旧性出血。异位灶旁见前庭大腺腺泡（短箭头）

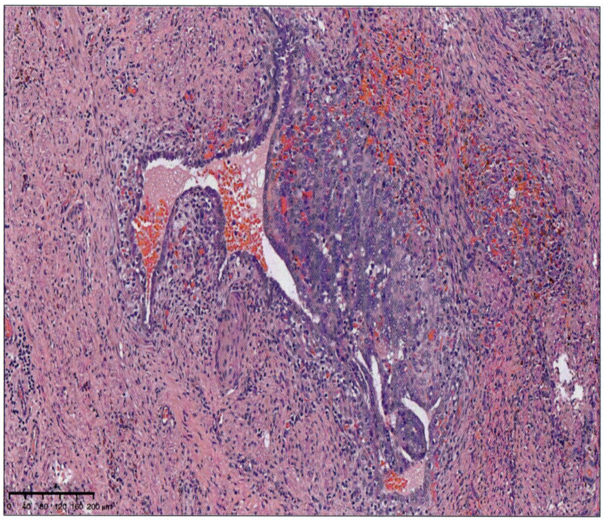

图 4-13　子宫内膜异位症

高倍镜下异位的子宫内膜腺体和周围间质

第三节　外阴良性肿瘤

一、皮肤附属器良性肿瘤

（一）汗管瘤

【组织起源】

外阴汗管瘤（syringoma）是外阴部的良性附属器肿瘤，起源于小汗腺导管。成年人及青少年均可发生，外阴汗管瘤通常与生殖器外病变有关[30, 31]。

【临床特征】

汗管瘤的临床特点见表 4-1。

表 4-1　汗管瘤的临床特点[32, 33]

项目	内容
中位年龄	29.5 岁（21～60 岁）
定位	双侧 78%，单侧 22%
病灶数量及大小	通常多发性，1～5mm
表现	无症状，可能有瘙痒或者疼痛
表面皮肤	61% 伴有多发性肉色或棕色丘疹，17% 为白色囊性丘疹，22% 为苔藓样斑块
生物学行为	良性：需要治疗（CO_2 激光、冷冻治疗及电切手术）

【病理学特征】

大体一般为位于大阴唇深色皮肤内的多个对称分布的圆形结节，临床无症状，结节表面光滑，呈肤色、粉红色或褐色，多为 1～4mm，很少大于 3cm[32]。镜下可见肿瘤通常局限于真皮上部，边界清，间质内可见小而扩张的管腔聚集，内衬双层上皮，单层立方上皮细胞核小，核仁不明显，有时由于受压而萎缩，通常细胞为嗜酸性[34]。腺体特征性表现类似逗点形状。细胞胞质积聚丰富的蛋白而呈现透明样变[35]。管状结构周围基质可见结缔组织增生（图 4-14）。

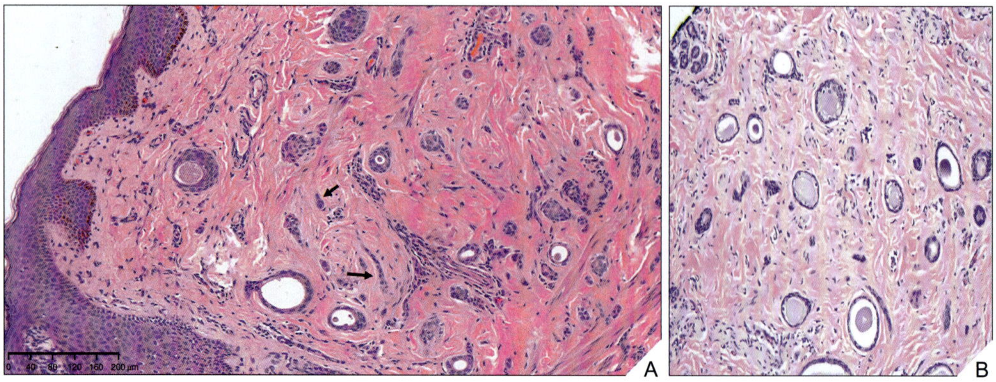

图 4-14　汗管瘤

肿瘤位于真皮内，见小而扩张的管腔聚集，部分腺体形成特征逗点状（箭头）(A)，部分见扩张小管聚集（B）

主要鉴别诊断包括汗管瘤样导管增生，后者可能与多种炎症和肿瘤病症相关，包括乳房外佩吉特病、基底细胞癌、再切除标本、结节性痒疹等。微囊性附属器癌（microcystic adnexal carcinoma，MAC）和汗管瘤在形态学上可能有重叠，但临床表现不同。当汗管瘤位于组织深部时尤其需要与MAC相鉴别（图4-15）。MAC在外阴极为罕见，通常是一种深度浸润性肿瘤，具有神经周围延伸，不对称且范围更广[2, 5, 13, 33, 36]。MAC比汗管瘤更大（>10mm）且通常表现为单发的肿块，通常有少量核分裂象及细胞不典型性[34, 37, 38]。

【预后】

其病因不明，但预后依然良好，从未有恶性转化的报道。激光切除效果很好。

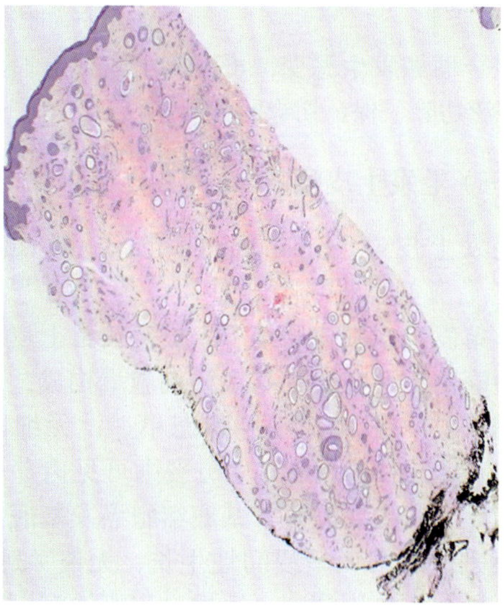

图4–15　汗管瘤

肿瘤位于组织深部，可见密集小管，局部扩张呈囊性，但细胞温和，未见核分裂象。需要与微囊性附属器癌相鉴别，后者可见细胞不典型及核分裂象

（二）混合瘤

【定义】

混合瘤（mixed tumor）是一种罕见的良性汗腺肿瘤，由上皮、肌上皮和间叶成分组成，又称软骨样汗管瘤（Chondroid Syringoma）。常为皮下实性肿瘤，可累及大阴唇及前庭大腺[39]。

【临床特征】

混合瘤的临床特点总结见表4-2。

表4–2　混合瘤的临床特点[40–43]

项目	内容
定义	边界清晰，由上皮及肌上皮细胞、间质组成的肿瘤，间质成分可能有黏液样、脂肪或软骨样、骨分化
中位年龄	通常绝经后
定位	分布广泛，包括前庭大腺、前庭小腺及大阴唇
病灶数量及大小	通常小于3cm，边界清，切面实性带光泽或呈囊性
表现	孤立性的长期生长缓慢的无痛性肿块
生物学行为	良性，如切除不完全可复发；罕见病例可能发生恶变（恶性混合瘤）

【病理学特征】

组织学类似发生于腮腺及唾液腺的多形性混合瘤，表现为孤立性的生长缓慢的肿块[40-42]，镜下可见管状或巢状上皮细胞混合存在于含有软骨、骨及黏液样纤维成分的间质中[41, 43]。通常为良性，但可复发，对于极少数病例，有报道发现恶性成分来源于混合瘤[42, 43]（图4-16）。

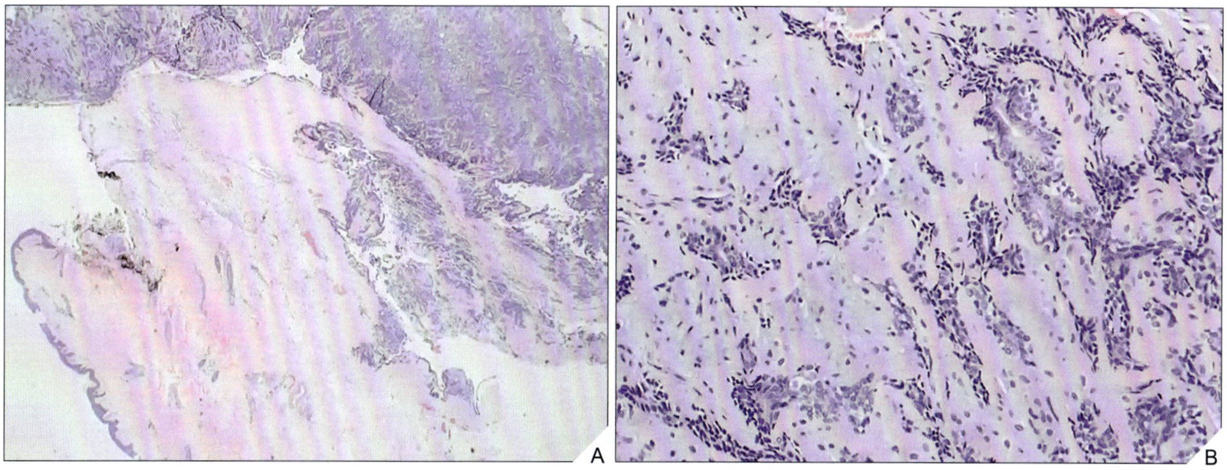

A　B

图4–16　混合瘤

肿瘤内可见管状或巢状上皮细胞混合存在于含有软骨、骨及黏液样纤维成分的间质中

【预后】

混合瘤如发生恶变，可仅存上皮成分，治疗一般为广泛切除，保证切缘阴性[41]。

（三）毛发上皮瘤

毛发上皮瘤（trichoepithelioma of the vulva）是起源于毛囊的良性肿瘤，外阴较为罕见[44]。大体一般呈单发或多发皮肤结节，被覆正常上皮。镜下可见肿瘤由相互交织的基底样细胞巢构成，可形成角化珠[45]。一般肿瘤细胞形态单一，无细胞异形（图 4-17，图 4-18），如发生破裂则可见肉芽肿性反应伴随。本病主要需要与基底细胞癌及基底细胞样癌相鉴别，后两者呈浸润性生长，无肉芽肿成分，可在癌周见上皮内瘤变。毛发上皮瘤治疗以手术切除为主。

（四）毛根鞘瘤

毛根鞘瘤（trichilemmal tumor）在外阴罕见，发生于大阴唇真皮内，大体可见实性肿块，中央可有囊腔，镜下可见鳞状细胞呈叶状增生，边缘推挤性[46]。肿瘤内见小叶结构并被嗜酸性玻璃样变胶原环绕，小叶内的外周细胞呈栅栏状排列，中央可突然转换为嗜酸性角化物，类似外根鞘角化，可出现局灶钙化[47]。治疗以局部切除为主（图 4-19，图 4-20）。

二、肛周 - 生殖器乳腺样腺体的良性肿瘤

（一）乳头状汗腺瘤

乳头状汗腺瘤（papillary hidradenoma，HP）是外阴部位最常见的良性附属器腺上皮肿瘤，起源于外阴部位和肛殖区腺体，类似发生于皮下的同类及乳腺导管内乳头状瘤[48]。一般多发生于中年妇女，平均年龄 46 岁（26～84 岁）。肿瘤位于大阴唇和小阴唇之间或者肛门附近。

【临床特征】

HP 的临床特点见表 4-3。

【大体病理学】

本病表现为圆形的、质地坚硬的 0.5～2cm 大小的实性无症状结节或囊性病灶。体积大的肿块可发生出血和溃疡。恶性病变罕见。

【组织病理学】

肿瘤同时表现出大汗腺和小汗腺的组织特征。组织切片上可见肿瘤与周围组织界限分明。肿瘤内部形态多变，部分由复杂的反复分支的乳头状及管状结构

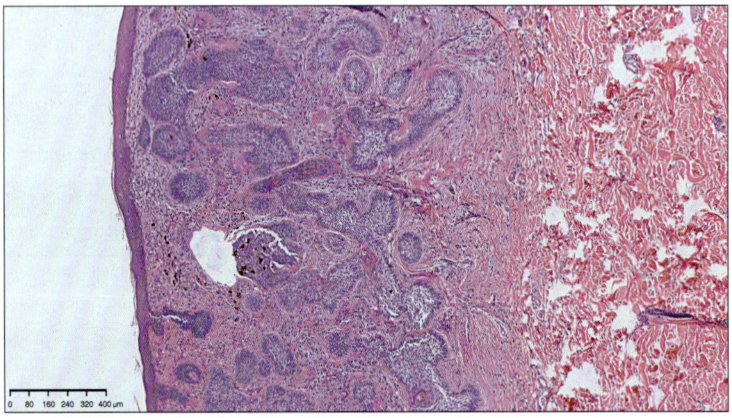

图 4–17 毛发上皮瘤

低倍镜下肿瘤内可见基底样细胞巢，肿瘤表面可见正常上皮

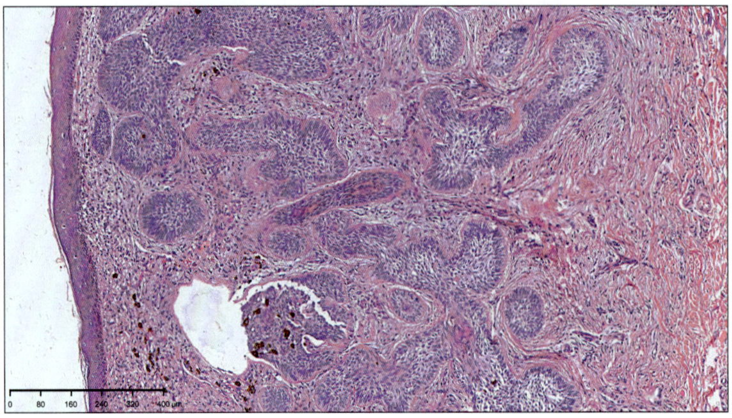

图 4–18 毛发上皮瘤

肿瘤细胞巢内细胞单一，形态温和，无浸润性生长

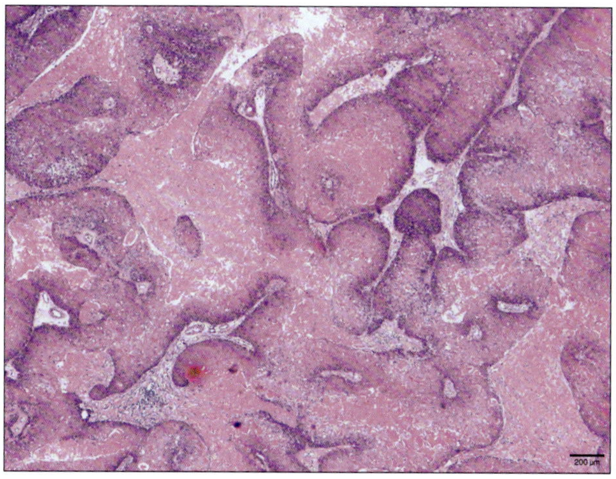

图 4-19　毛根鞘瘤

低倍镜下肿瘤内鳞状细胞呈叶状增生，小叶结构被嗜酸性玻璃样变胶原环绕，可见钙化

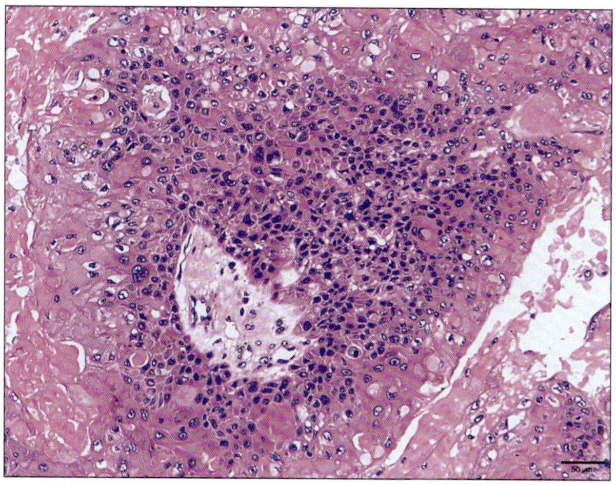

图 4-20　毛根鞘瘤

高倍镜下细胞可具有不同程度的非典型性

表 4-3　乳头状汗腺瘤的临床特点 [49, 50]

项目	内容
定义	良性肿瘤，由复杂分支及互相连接的内生导管和乳头构成，乳头由纤维间质中心及被覆的柱状、单层立方、透亮或大汗腺细胞构成，细胞下方伴有肌上皮细胞
年龄	46 岁（26～84 岁）
定位	小阴唇 50%，大阴唇 40%，阴唇系带 7%，阴蒂 3%
病灶数量	94% 单发，3% 多发
大小	75% 小于 1cm，25% 大于 1.1cm
表面皮肤	囊性 42%，溃疡性 33%，实性 25%
生物学行为	良性：无复发，罕见起源于乳头状汗腺瘤的恶性病变

形成迷路样形态，其中可见纤维组织分隔（图 4-21）；而其他部分可为囊性结构 [14, 48, 49, 51-53]。乳头均由双层上皮细胞及纤维血管轴心构成。其双层上皮细胞的外层基底层细胞是体积小、S-100 染色阳性的肌上皮细胞；其内层细胞是 PAS 染色阳性的高柱状细胞，具有顶浆分泌的功能，如同正常大汗腺细胞 [54, 55]。乳头之间的空隙含腺细胞分泌物。因为其复杂的乳头状结构可伴随出现化生性改变，如黏液化生、鳞状分化、透明细胞化生等，如出现嗜酸性化生时通常细胞核温和且胞质丰富呈嗜酸性（图 4-22）。也可出现类似良性乳腺病的形态改变（如硬化性腺病样改变、不典型 / 普通型导管增生等）。有时肿瘤可见核分裂象，核分裂象可高达 13/10HPFs[56]（图 4-23）。免疫组化通

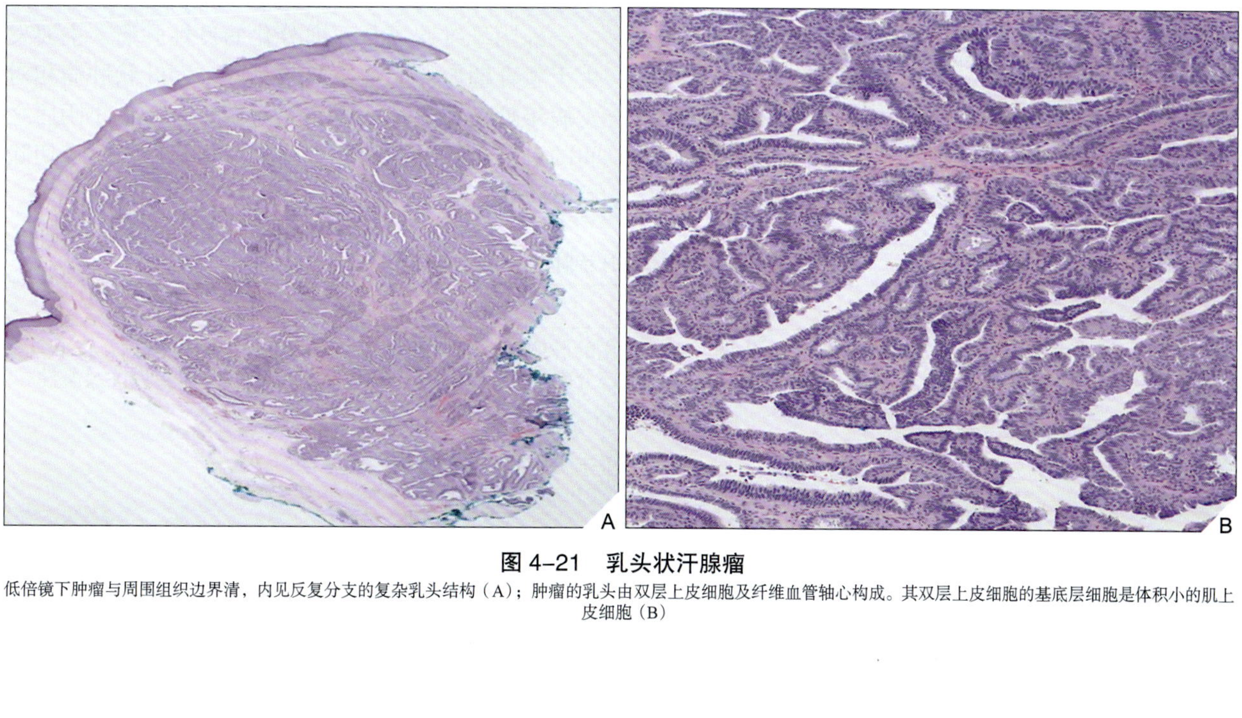

图 4-21　乳头状汗腺瘤

低倍镜下肿瘤与周围组织边界清，内见反复分支的复杂乳头结构（A）；肿瘤的乳头由双层上皮细胞及纤维血管轴心构成。其双层上皮细胞的基底层细胞是体积小的肌上皮细胞（B）

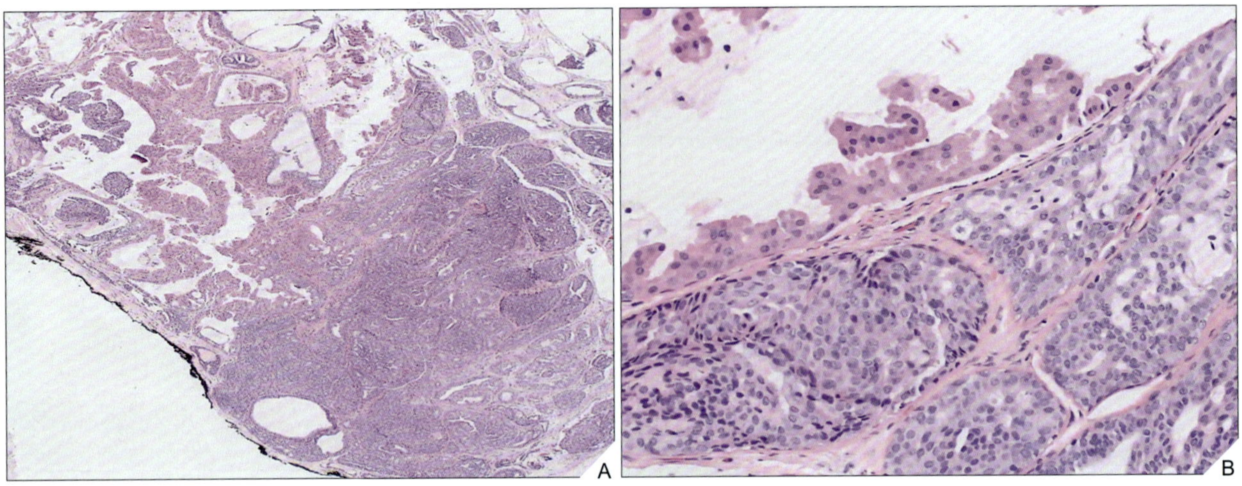

图 4-22 乳头状汗腺瘤

伴嗜酸性化生（A），出现嗜酸性化生时通常细胞核温和且胞质丰富嗜酸性（B）

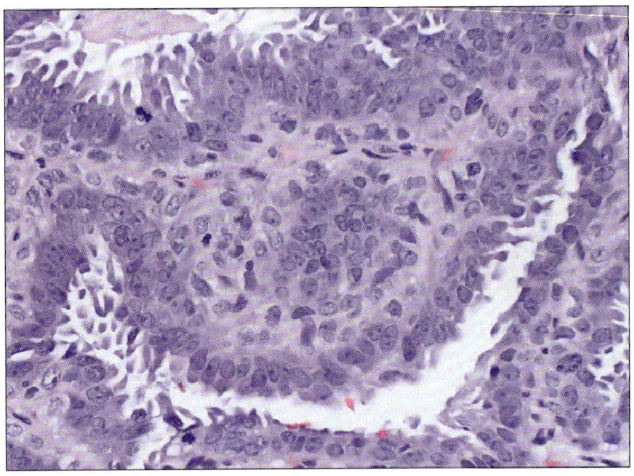

图 4-23 乳头状汗腺瘤

肿瘤内可见核分裂象

常 ER 阳性，肌上皮 P63 可阳性，mammaglobin 阳性。研究发现 HP 中存在 PI3K/AKT/MAPK 信号通路中的主要驱动基因致病突变，提示 PI3K/AKT 信号通路异常调控可能是 HP 发生的主要分子机制[57]。

HP 需与高分化腺癌，如转移的子宫内膜癌或前庭大腺癌相鉴别。最重要的诊断依据是恶性肿瘤缺乏双层细胞结构。HP 也需要与其他伴有反应性表皮增生及显著炎症细胞浸润的乳头状汗管囊腺瘤相鉴别[55]。

【预后】

尽管有病例报道在这种肿瘤中观察到非常高的核分裂象，其预后依然良好。有报道高龄绝经后妇女可发生来源于外阴 HP 的浸润性腺癌，在局部切除后预后良好[58]。

（二）纤维腺瘤和叶状肿瘤

【定义】

纤维腺瘤和叶状肿瘤（fibroadenoma and phyllode tumor）均类似于乳腺同名肿瘤。

【临床特征】

纤维腺瘤和叶状肿瘤的临床特点见表 4-4。

【流行病学】

外阴纤维腺瘤是双向分化的良性肿瘤，主要发生于生育期妇女或绝经期妇女[59]，而叶状肿瘤相对发病年龄较轻[60，61]。两者均起源于位于大小阴唇之间的肛门生殖器乳腺样腺体，叶状肿瘤在手术切除后可局部复发[62，63]。

表 4-4 纤维腺瘤和叶状肿瘤的临床特点

对比项	纤维腺瘤	叶状肿瘤
定义	边界清晰的上皮-间质双相分化的良性肿瘤，类似乳腺同名肿瘤	双相分化的肿瘤，以显著的叶片结构为特征，间质细胞分布不匀，可见核分裂象。分类参考乳腺同名肿瘤：良性、交界性及恶性
中位年龄	44.5 岁（30～51 岁）	40 岁（31～46 岁）
定位	大部分位于大阴唇；孤立性	大部分位于大阴唇；孤立性
大小	1.5～3.5cm（平均 2.6cm）	1.5～4cm（平均 2.4cm）
临床表现	孤立性结节或肿块	孤立性结节或肿块
生物学行为	良性，切除后一般不会复发	即使是良性，切除后也至少有 20% 的复发率

【病理学特征】

纤维腺瘤大体表现为位于大小阴唇之间的孤立性皮下结节，妊娠期可增大[64]。镜下可见形似乳腺纤维腺瘤的腺体均匀分布于稀疏的梭形间质内，一般无细胞异形或核分裂[65]。小管周围生长模式的典型特征是保留圆形或椭圆形导管腔，而小管内生长模式的特征是间质压缩管腔，有时会产生裂隙状结构。可以见到管腔囊性扩张、大汗腺分泌和管腔内乳头状突起[5, 22, 66]（图 4-24，图 4-25）。叶状肿瘤在大体上与纤维腺瘤类似，可见分叶状结构，镜下间质不均匀分布，形成围绕小叶的袖套状结构，可见间质致密、细胞异型性和核分裂象，具体分类与乳腺同名肿瘤相同[66]，目前外阴报道的叶状肿瘤均为良性或交界性[22, 66]（图 4-26）。在某些情况下，纤维腺瘤与良性或交界性叶状肿瘤之间的鉴别可能非常困难。叶状肿瘤的间质比纤维腺瘤的细胞更多，并且在病变的不同病灶中是可变的。复发性叶状肿瘤具有低度恶性[66]。此外，叶状肿瘤的轮廓不如纤维腺瘤规则，纤维腺瘤通常是边界清晰的病变[5]。

【治疗和预后】

治疗以手术切除为主，两者均存在复发风险。

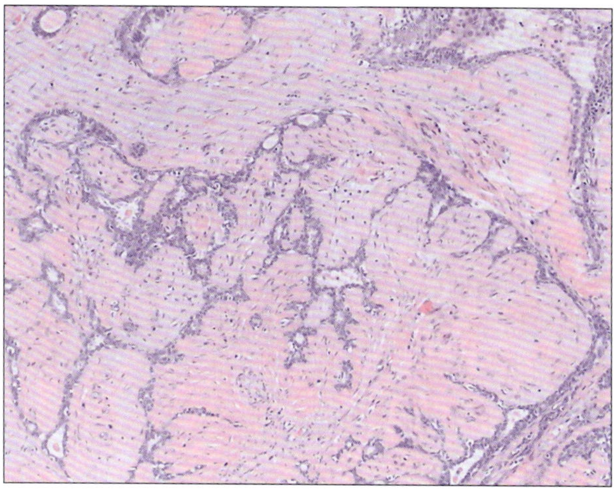

图 4–25　外阴纤维腺瘤

镜下可见形似乳腺纤维腺瘤的腺体均匀分布于稀疏的梭形间质内，一般无细胞异形或核分裂

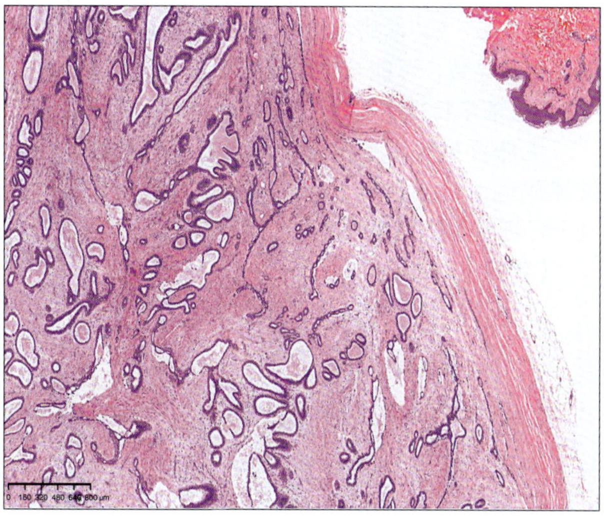

图 4–24　外阴纤维腺瘤

发生于外阴的乳腺纤维腺瘤

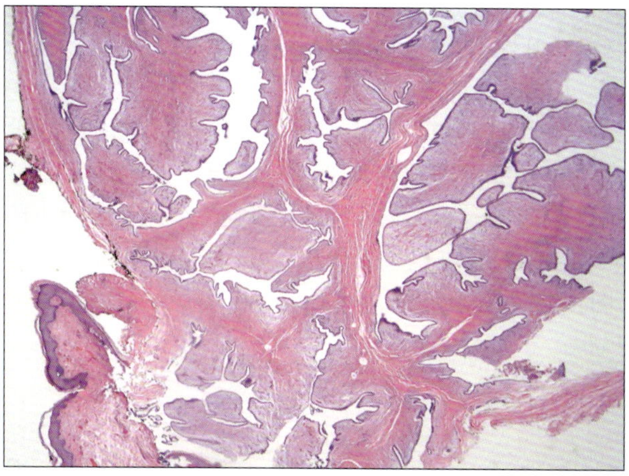

图 4–26　外阴叶状肿瘤

可见分叶状结构，镜下可见间质不均匀分布，形似乳腺同名肿瘤

第四节　尿路上皮的良性病变

一、尿道肉阜

【定义】

尿道肉阜（urethral caruncle）是发生于尿道口的宽基底无蒂息肉状肿块。

【流行病学】

本病好发于绝经妇女[67]。通常无症状，也可有血尿或排尿困难。

【病理学特征】

组织学上黏膜下层内大静脉扩张充血，支持组织中见扩张的毛细血管、肉芽肿形成及增生的移行上皮细胞，伴炎症细胞浸润。尿道肉阜可发生鳞状细胞癌[68]（图 4-27，图 4-28）。

【治疗】

治疗包括保守治疗及手术切除。保守治疗包括坐浴、应用雌激素软膏及糖皮质激素等，对保守治

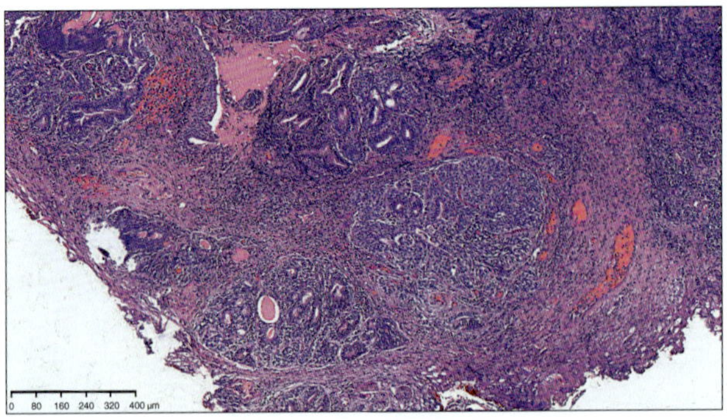

图 4-27 尿道肉阜
镜下见炎症的背景中散在增生的移行上皮巢

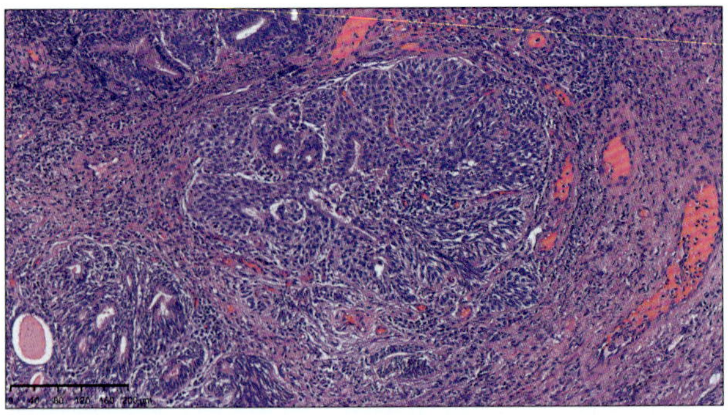

图 4-28 尿道肉阜
移行上皮巢中心见黏液腺体，周围血管扩张充血

疗无效的病例或进展性缓慢生长的病例采用基底部电凝或切除的手术治疗。但手术切除可能会引起尿道周围组织硬化，从而导致尿道狭窄[69]。需与尿道癌相鉴别。

二、尿道软化斑

【定义】

尿道软化斑（malacoplakia of the urethra）是一种慢性肉芽肿性炎，常同时累及尿道及膀胱。

【病理学特征】

大体见尿道口息肉样肿物。镜下可见泡沫样组织细胞、淋巴细胞和浆细胞[70]。组织细胞内可见特征性 Michaelis-Gutmann 小体（即 MG 小体，层状或环状排列，PAS 染色呈粉红色），从而可以明确诊断[71]（图 4-29，图 4-30）。

【治疗】

手术切除后送病理可确诊，抗生素治疗可能有效。

三、尿道脱垂

【定义及流行病学】

尿道脱垂（prolapse of the urethra）最常见于儿童及绝经妇女[72]。本病由腹压增加或尿道周围支撑性筋膜松弛导致，可能与雌激素缺乏相关。

【病理学特征】

大体可见脱出组织为鲜红色息肉状肿物，镜下被覆尿道上皮伴黏膜下水肿，可形成溃疡，间质内见炎症细胞聚集及血管充血。

【治疗】

冷冻切除对尿道脱垂有效[73]。

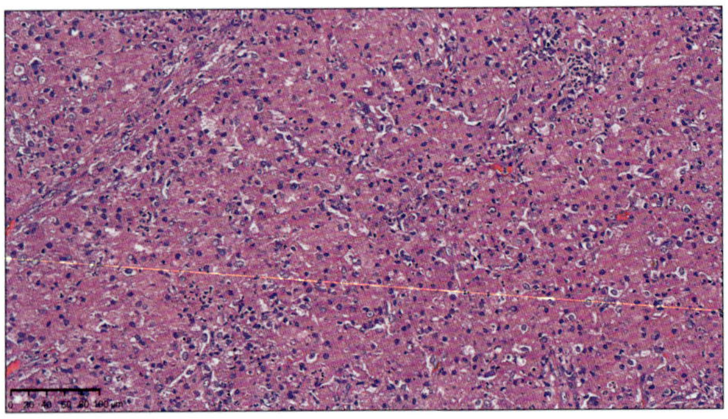

图 4-29 尿道软化斑
镜下可见泡沫样组织细胞聚集

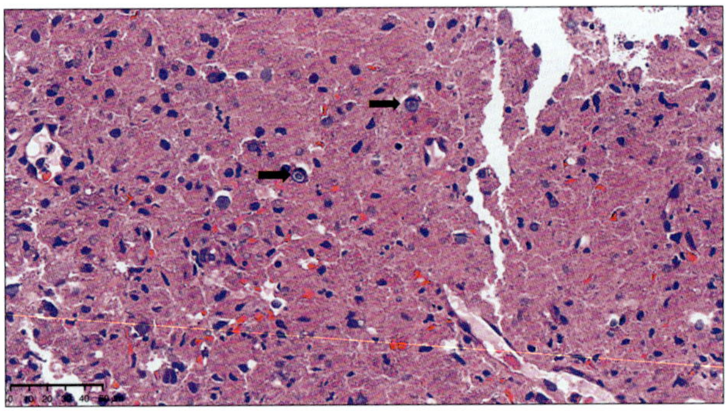

图 4-30 尿道软化斑
特征性的 MG 小体是诊断的重要依据（箭头）

参・考・文・献

[1] Mills S E.Histology for pahologists[M]. 4th ed. Philadelphia: Wolters Kluwer, 2012.

[2] Hoang MP, Selim MA. Vulvar pathology[M]. New York:Springer, 2015, 31.

[3] Shatz P, Bergeron C, Wilkinson E J, et al. Vulvar intraepithelial neoplasia and skin appendage involvement[J]. Obstet Gynecol, 1989, 74(5): 769-774.

[4] Ross MH, Kaye GI, Pawlina W.Histology: a text and atlas with cell and molecular biology[M]. 4th ed.Philadelphia:Lippincott Williams & Wilkins, 2003.

[5] Kazakov D V.Cutaneous adnexal tumors[M]. Philadelphia: Wolters Kluwer, 2012.

[6] Ejnès L, Toullalan O, Fayad S, et al. Very large Skene's duct cyst[J]. Acta Obstet Gynecol Scand, 2004, 83(6): 598.

[7] Al-Ojaimi E H, Abdulla M M. Giant epidermoid inclusion cyst of the clitoris mimicking clitoromegaly[J]. J Low Genit Tract Dis, 2013, 17(1): 58-60.

[8] Hill R V. The contributions of the Bartholin family to the study and practice of clinical anatomy[J]. Clin Anat, 2007, 20(2): 113-115.

[9] Heller D S, Bean S. Lesions of the Bartholin gland: a review[J].J Low Genit Tract Dis, 2014, 18(4): 351-357.

[10] Ouldamer L, Chraibi Z, Arbion F, et al. Bartholin's gland carcinoma: Epidemiology and therapeutic management[J]. Surg Oncol, 2013, 22(2): 117-122.

[11] Tresserra F, Grases P J, Cararach M, et al. Nodular hyperplasia of the bartholin gland increasing in size during sexual intercourse[J]. J Low Genit Tract Dis, 2000, 4(1): 18-20.

[12] Koenig C, Tavassoli F A. Nodular hyperplasia, adenoma, and adenomyoma of Bartholin's gland[J]. Int J Gynecol Pathol, 1998, 17(4): 289-294.

[13] Kurman R, Carcangiu M, Herrington C, et al. WHO classification of tumors of female reproductive organs[M]. Lyon: IARC, 2014.

[14] Kazakov D V, Curik R, Vanecek T, et al. Nodular hyperplasia of the bartholin gland: a clinicopathological study of two cases, including detection of clonality by HUMARA[J]. Am J Dermatopathol, 2007, 29(4): 385-387.

[15] Hjortø S P, Pehrson C, Gernow A. Nodular hyperplasia of the Bartholin gland[J]. Ugeskr Laegerr, 2010, 172(12): 969-970.

[16] van der Putte S C. Anogenital "sweat" glands. Histology and pathology of a gland that may mimic mammary glands[J].Am J Dermatopathol, 1991, 13(6): 557-567.

[17] Van der Putte S C. Ultrastructure of the human anogenital "sweat" gland[J]. Anat Rec, 1993, 235(4): 583-590.

[18] van der Putte S C. Mammary-like glands of the vulva and their disorders[J]. Int J Gynecol Pathol, 1994, 13(2): 150-160.

[19] van der Putte S C, van Gorp L H. Cysts of mammarylike glands in the vulva[J]. Int J Gynecol Pathol, 1995, 14(2): 184-188.

[20] van der Putte S C. Clear cells of Toker in the developing anogenital region of male and female fetuses[J]. Am J Dermatopathol, 2011, 33(8): 811-818.

[21] Konstantinova A M, Kyrpychova L, Belousova I E, et al. Anogenital mammary-like glands: a study of their normal histology with emphasis on glandular depth, presence of columnar epithelial cells, and distribution of elastic fibers[J]. Am J Dermatopathol, 2017, 39(9): 663-667.

[22] Kazakov D V, Spagnolo D V, Kacerovska D, et al. Lesions of anogenital mammary-like glands: an update[J].Adv Anat Pathol, 2011, 18(1): 1-28.

[23] Konstantinova A M, Stewart C J R,Kyrpychova L,et al.An immunohistochemical study of anogenital mammary-like glands[J].Am J Dermatopathol, 2017, 39(8): 599-605.

[24] Lin W C, Chang C Y, Hsu Y A, et al. Increased risk of endometriosis in patients with lower genital tract infection: a nationwide cohort study[J].Medicine (Baltimore), 2016, 95(10): e2773.

[25] Buda A, Ferrari L, Marra C, et al. Vulvar endometriosis in surgical scar after excision of the Bartholin gland: report of a case[J].Arch Gynecol Obstet, 2008, 277(3): 255-256.

[26] Katz Z, Goldchmit R, Blickstein I. Post-traumatic vulvar endometriosis[J]. Eur J Pediatr Surg, 1996, 6(4): 241-242.

[27] Kazakov D V, Ondic O, Zamecnik M, et al. Morphological variations of scar-related and spontaneous endometriosis of the skin and superficial soft tissue: a study of 71 cases with emphasis on atypical features and types of müllerian differentiations[J].J Am Acad Dermatol, 2007, 57(1): 134-146.

[28] Mihmanli V, Ózkan T, Genc S, et al. Endometriosis of episiotomy scar: a case report[J]. Clin Exp Obstet Gynecol, 2015, 42(4): 543-544.

[29] Kwon K E, Kim S J, Kim J H, et al. Imaging sonographic findings of in a case of proliferating trichilemmal tumor of a finger: a case report[J]. J Clin Ultrasound, 2018, 46(3): 215-217.

[30] Young A W Jr, Herman E W, Tovell H M. Syringoma of the vulva: incidence, diagnosis, and cause of pruritus[J]. Obstet Gynecol, 1980, 55(4): 515-518.

[31] Scherbenske J M, Lupton G P, James W D, et al. Vulvar syringomas occurring in a 9-year-old child[J]. J Am Acad Dermatol, 1988, 19(3): 575-577.

[32] El Makrini N I, Zaouri H, Benzekri L, et al. Vulvar syringoma[J]. Ann Dermatol Venereol, 2016, 143(8-9): 579-580.

[33] Ozdemir O, Sari M E, Sen E, et al. Vulvar syringoma in a postmenopausal woman: a case report[J]. J Reprod Med, 2015, 60(9-10): 452-454.

[34] Kazakov D V, Bouda J Jr, Kacerovska D, et al. Vulvar syringomas with deep extension: a potential histopathologic mimic of microcystic adnexal carcinoma[J]. Int J Gynecol Pathol, 2011, 30(1): 92-94.

[35] Huang Y H, Chuang Y H, Kuo T T, et al. Vulvar syringoma: a clinicopathologic and immunohistologic study of 18 patients and results of treatment[J]. J Am Acad Dermatol, 2003, 48(5): 735-739.

[36] Heller D S. Benign tumors and tumor-like lesions of the vulva[J]. Clin Obstet Gynecol, 2015, 58(3): 526-535.

[37] Buhl A, Landow S, Lee Y C, et al. Microcystic adnexal carcinoma of the vulva[J]. Gynecol Oncol, 2001, 82(3): 571-574.

[38] DuPont N C, Mabuchi S, Ries S, et al. Sclerosing ductal carcinoma of the clitoris with microcystic adnexal carcinoma-like features[J]. J Cutan Pathol, 2009, 36(3): 359-361.

[39] Chome J, Giard R. Case report of an unusual tumor of the vulva; epithelioma of rearranged stroma or so-called mixed tumor[J]. Bull Fed Soc Gynecol Obstet Lang Fr, 1956, 8(5): 562-565.

[40] Rorat E, Wallach R C. Mixed tumors of the vulva: clinical

outcome and pathology[J]. Int J Gynecol Pathol, 1984, 3(3): 323-328.
[41] Ordóñez N G, Manning J T, Luna M A. Mixed tumor of the vulva: a report of two cases probably arising in Bartholin's gland[J]. Cancer, 1981, 48(1): 181-186.
[42] Dykgraaf R H, van Veen M M, van Bekkum-de Jonge E E, et al. Pleomorphic adenoma of the vulva: a review illustrated by a clinical case[J]. Int J Gynecol Cancer, 2006, 16(2): 920-923.
[43] Gemer O, Piura B, Segal S, et al. Adenocarcinoma arising in a chondroid syringoma of vulva[J]. Int J Gynecol Pathol, 2003, 22(4): 398-400.
[44] Cho D, Woodruff J D. Trichoepithelioma of the vulva. A report of two cases[J]. J Reprod Med, 1988, 33(3): 317-319.
[45] Byrd L, Wells S, Mayers F. Trichoepithelioma of the vulva[J]. J Obstet Gynaecol, 2000, 20(1): 99.
[46] Avinoach I, Zirkin H J, Glezerman M. Proliferating trichilemmal tumor of the vulva. Case report and review of the literature[J]. Int J Gynecol Pathol, 1989, 8(2): 163-168.
[47] Moraloğlu Ö, Güngör T, Ozyer S, et al. Recurrent proliferating trichilemmal tumor of the vulva: a case report[J].J Low Genit Tract Dis, 2013, 17(1): 71-74.
[48] Woodworth H Jr, Dockerty M B, Wilson R B,et al. Papillary hidradenoma of the vulva: a clinicopathologic study of 69 cases[J]. Am J Obstet Gynecol, 1971, 110(4): 501-508.
[49] Scurry J, van der Putte S C, Pyman J, et al. Mammary-like gland adenoma of the vulva: review of 46 cases[J]. Pathology, 2009, 41(4): 372-378.
[50] El-Khoury J, Renald M H, Plantier F, et al. Vulvar hidradenoma papilliferum (HP) is located on the sites of mammary-like anogenital glands (MLAGs): Analysis of the photographs of 52 tumors[J]. J Am Acad Dermatol, 2016, 75(2): 380-384.
[51] Konstantinova A M, Michal M, Kacerovska D, et al. Hidradenoma papilliferum: a clinicopathologic study of 264 tumors from 261 patients, with emphasis on mammary-type alterations[J]. Am J Dermatopathol, 2016, 38(8): 598-607.
[52] Meeker J H, Neubecker R D, Helwig E B. Hidradenoma papilliferum[J]. Am J Clin Pathol,1962, 37: 182-195.
[53] Kazakov D V, Mikyskova I, Kutzner H, et al. Hidradenoma papilliferum with oxyphilic metaplasia: a clinicopathological study of 18 cases, including detection of human papillomavirus[J].Am J Dermatopathol, 2005, 27(2): 102-110.
[54] Donna A, Torchio B, Lampertico P. Papillary hidradenoma of the vulva: case reports and review[J]. Pathologica, 1978, 70(1005-1006): 359-375.
[55] Schramm G. Diagnosis of a papillary hidradenoma of the vulva by simultaneous cytology and colposcopy[J]. Acta Cytol, 1979, 23(1): 57-60.
[56] Sington J, Chandrapala R, Manek S, et al. Mitotic count is not predictive of clinical behavior in hidradenoma papilliferum of the vulva: a clinicopathologic study of 19 cases[J]. Am J Dermatopathol, 2006, 28(4): 322-326.
[57] Pfarr N, Allgäuer M, Steiger K, et al. Several genotypes, one phenotype: PIK3CA/AKT1 mutation-negative hidradenoma papilliferum show genetic lesions in other components of the signalling network[J]. Pathology, 2019, 51(4): 362-368.
[58] Shah S S, Adelson M, Mazur M T. Adenocarcinoma in situ arising in vulvar papillary hidradenoma: report of 2 cases[J]. Int J Gynecol Pathol, 2008, 27(3): 453-456.
[59] Cantú de Leon D, Perez Montiel D, Vázquez H, et al. Vulvar fibroadenoma: a common neoplasm in an uncommon site[J]. World J Surg Oncol, 2009, 7: 70.
[60] Konstantinova A M, Shelekhova K V. Fibroepithelial tumors of the anogenital mammary-like glands[J]. Arkh Patol, 2017, 79(4): 40-47.
[61] Zhang J, Chen Y, Wang K, et al. Prepubertal vulval fibroma with a coincidental ectopic breast fibroadenoma: report of an unusual case with literature review[J]. J Obstet Gynaecol Res, 2011, 37(11): 1720-1725.
[62] Tbakhi A, Cowan D F, Kumar D, et al. Recurring phyllodes tumor in aberrant breast tissue of the vulva[J]. Am J Surg Pathol, 1993, 17(9): 946-950.
[63] Heffernan T P, Sarode V R, Hoffman B, et al. Recurrent phyllodes tumor of the vulva: a case report with review of diagnostic criteria and differential diagnosis[J]. Int J Gynecol Pathol, 2010, 29(3): 294-297.
[64] Lev-Cohain N, Kapur P, Pedrosa I. Vulvar fibroadenoma with lactational changes in ectopic breast tissue[J]. Case Rep Obstet Gynecol, 2013, 2013: 924902.
[65] Ayadi-Kaddour A, Khadhar A, Mlika M, et al. Fibroadenoma in an ectopic vulvar breast gland: a common neoplasm in an uncommon site[J]. Pathologica, 2014, 106(1): 32-34.
[66] Kazakov D V, Spagnolo D V, Stewart C J, et al. Fibroadenoma and phyllodes tumors of anogenital mammary-like glands: a series of 13 neoplasms in 12 cases, including mammary-type juvenile fibroadenoma, fibroadenoma with lactation changes, and neurofibromatosis-associated pseudoangiomatous stromal hyperplasia with multinucleated giant cells[J]. Am J Surg Pathol, 2010, 34(1): 95-103.
[67] Ferrier PA. Urethral Caruncle[J]. Cal West Med, 1926, 24(4): 500-501.
[68] Taylor C, Pedroso J, Gutierrez M, et al. Squamous cell carcinoma in a urethral caruncle[J]. J Minim Invasive Gynecol, 2015, 22(6): S248.
[69] Ahmad S, Pati A B, Mahalik S K, et al. Urethral caruncle with associated renoureteric anomalies[J]. Sultan Qaboos Univ Med J, 2023, 23(1): 113-115.
[70] Hausmann H, vd Linde J. Malacoplakia of the urethra[J]. Z Urol Nephrol, 1989, 82(3): 155-158.
[71] Karaiossifidi H, Kouri E. Malacoplakia of the urethra: a case of unique localization with followup[J]. J Urol, 1992, 148(6): 1903-1904.
[72] Bryant T. A case of extreme prolapse of the female urethra in a child aged six, with remarks[J].Med Chir Trans, 1894, 77: 247-254.
[73] Popli K, Puri M, Gupta A. Cord prolapse though the urethra[J]. Aust N Z J Obstet Gynaecol, 2002, 42(4): 413.

第五章

外阴鳞状细胞肿瘤

Squamous Neoplasms of the Vulva

朱慧庭　赵晶晶　郑文新（Wenxin Zheng）

鳞状细胞肿瘤是外阴最常见的肿瘤，其中最主要的病变为外阴鳞状细胞癌（vulvar squamous cell carcinoma，VSCC）及癌前病变。VSCC 不足女性生殖道恶性肿瘤的 5%，但在外阴恶性肿瘤中占 83%～90% 及以上，全球每年新确诊病例 30 000 例，发达国家发生率为每年（2～3）/10 万[1，2]，发病率随着年龄的增长而升高，绝经后老年患者外阴癌的发生率（20/10 万）远高于一般人群（1.5/100 万），高发年龄为 60～70 岁及以上[1，2]。VSCC 的癌前病变表现为不同的年龄分布，发病率在 40～49 岁达到高峰，50 岁之后明显下降。近 30 年来，VSCC 发病率相对平稳，癌前病变发病率却明显上升[1，3]。国外一组数据显示，自 20 世纪 70 年代以来，在外阴癌前病变增长 411% 的同时，外阴癌仅增加了 20%[4]。但由于 VSCC 是少见的妇科恶性肿瘤，总体数量上增加得并不多，显著低于宫颈鳞状细胞癌的增幅。苏格兰的一项报道称，外阴癌的发病率在过去 30 年中增加了约 64%，诊断时的中位年龄却从 2001 年的 76 岁下降到 2014 年的 64 岁，年轻女性发病率增加尤其明显[5，6]。另一份奥地利的报道也显示在 50 岁以下的妇女中，VSCC 的诊断增加了 157%，年轻女性在 VSCC 患者中的比例从 5% 增加到 16%[7]。偶见十几岁的少女患者。这些年轻患者中许多人之前曾患宫颈不典型增生或宫颈癌，提示与 HPV 相关，但预计随着 HPV 疫苗的使用增加，这一比例将在未来几年下降。相比之下，HPV 非依赖性 VSCC 病例数量预计将随着预期寿命的增加而增加[8]。

外阴鳞状细胞癌是一种异质性疾病，其发生是一个多步骤、渐进的过程。与宫颈鳞状细胞癌及其癌前病变几乎全部由人乳头状瘤病毒（human papilloma virus，HPV）致病不同，强有力的证据表明，VSCC 及其癌前病变至少有两个不同的致病途径：HPV 感染相关和 HPV 感染无关[1，2，9-13]。文献表明 1/5～1/2 的 VSCC 和超过 4/5 的癌前病变与 HPV 感染有关，以 HPV16 型、18 型、31 型、33 型、45 型和 52 型最为常见[14]，这意味着这部分 VSCC 与宫颈鳞状细胞癌具有相同的危险因素。而大部分 VSCC 与 HPV 感染无关，其发生与局部慢性炎性皮肤病相关，因此又被称为炎症性皮肤病相关性鳞状细胞癌。相关因素包括单纯性苔藓、硬化性苔藓。不同致病因素导致的外阴癌前病变与 VSCC 具有形态上的谱系性。不同致病途径的 VSCC 有不同的流行病学、临床、病理和分子特征，应被视为各自独立的实体。

目前从传统的 VSCC 分类方法转向病因学分类方法已被广泛接受，将 VSCC 及其前驱病变分为 HPV 相关和 HPV 非依赖性两大类，根据不同的临床和形态学特征及 p53 状态，HPV 非依赖性病变现在再被分为两类：p53 突变和 p53 野生型[8]。HPV 相关 VSCC 起源于普通型外阴上皮内瘤变（usual-type vulvar intraepithelial neoplasia，uVIN）或高级别鳞状上皮内病变（high-grade squamous intraepithelial lesion，HSIL）。分化型外阴上皮内瘤变（differentiated-type vulvar intraepithelial neoplasia，dVIN）是传统的非 HPV 相关 VSCC 的前驱病变，但约 30% 的外阴鳞状细胞癌在诊断时与任何传统的前体病变无关[15]。最近被称为非 HPV 相关 TP53 野生型疣状棘层增生性 VIN [HPV-independent，p53-wild-type verruciform acanthotic vulvar intraepithelial neoplasia，HPVi（p53wt）vaVIN] 的病变被认为是第三种类型的 VSCC 的前驱病变[16]。流行病学研究发现，外阴浸润性癌及癌前病变明显高发于白种人和吸烟者，肥胖、高血压、糖尿病在 VSCC 的病因学中有着独特的作用，癌前病变的重要风险因素除 HPV 相关因素外还包括离婚/分居、多个性伴侣、口服避孕药和激素替代及免疫功能低下[17]。

外阴作为女性的外生殖器，不仅与性生活、生殖及泌尿等重要功能相关，并且在患者心理上有非常重要的地位，因此对外阴恶性肿瘤的手术应更为慎重。组织活检在外阴鳞状上皮肿瘤的诊断过程中必不可少，诊断性活检要求有足够的病变范围与必要的深度，以使病理诊断时能对病变做出尽可能准确的评估。由于外阴病变常有表面上皮角化过度（hyperkeratosis），因此不应采取表面上皮刮取的方式。对可疑 VIN 与早期外阴癌的病例，活检标本应包括间质，以除外浸润。此外，对于与 HPV 相关的外阴鳞状上皮病变，应同时检查患者的宫颈、阴道、会阴 - 肛门区等其他下生殖道部位，以确定是否存在伴发的同型的肿瘤与病变。正确诊断依赖于临床医师和病理医师之间的合作，病理医生应该要求临床医生提供关于基础皮肤病、病变部位、外观及大小的描述，以提高对肿瘤形成的警惕。

第一节　鳞状细胞癌前病变

一、分类与术语

人类发现外阴癌前病变有 100 年的历史，在这过程中，产生了许多种不同的术语，体现了对这种疾病的认识进展。历史上主要的术语系统见表 5-1。

2012 年美国病理学家协会、美国阴道镜及宫颈病理学会开展了“肛门与下生殖道 HPV 相关鳞状上皮病变术语的标准化项目”（LAST 项目），鉴于在不同性别人群中肛门与下生殖道不同部位 HPV 相关鳞状上皮内病变具有相似的组织学表现，推荐在组织学上采用统一的两级分类术语：低级别鳞状上皮内病变（LSIL）和高级别鳞状上皮内病变（HSIL）[14]。这个术语源自 Bethesda 宫颈细胞学报告系统（The Bethesda System for Reporting Cervical Cytology，TBS），反映了对 HPV 生物学的最新认识；可以提高诊断的一致性和可重复性；可以用生物学标记方法使分类更精确；低级别鳞状上皮内病变表现为较高的自发消退率，称为上皮内病变，此说法比上皮内瘤变（intraepithelial neoplasia，IN）更合适；两级分类与临床处理原则一致；在宫颈可以与宫颈细胞学术语相对应，因此已被广泛接受。其缺陷在于仅特指与 HPV 相关的病变，没有提到有更大恶性潜能的“分化型外阴上皮内瘤变”（dVIN），可能导致其被忽视而产生潜在危险。

2014 年 WHO 女性生殖器官肿瘤分类采用了 LAST 分类，以“鳞状上皮内病变”（squamous intraepithelial lesion，SIL）取代以往的“鳞状上皮内瘤变”（SIN）术语，并对其进行了补充与修订，将外阴 SIL 分为 LSIL、HSIL 和 dVIN 三个类别[18]。这一方案于 2015 年被国际外阴阴道病研究学会（ISSVD）采纳，ISSVD 并对该方案进行了补充说明[19]（表 5-1），强调 LSIL 并不是癌前病变，而是 HPV 感染性病变，除非有症状，否则不需要治疗。推荐在使用 HSIL 术语时，在括号中加上传统的名词，如普通型 VIN。

然而，大约 1/3 的非 HPV 相关 VSCC 与 dVIN 无关[16]，早在 2004 年 Nascimento 等命名的“外阴棘层增生伴分化改变（VAAD）”，以及 2017 年 Watkins 等提出的“分化性外生型外阴上皮内病变（DEVIL）”被 2020 年 WHO 分类纳入非 HPV 相关 VSCC 的癌前病变（表 5-2）。加上疣状慢性单纯性苔藓（vLSC）等，这些外阴上皮不典型疣状病变名称包含的病变特征相互重叠，2020 年 ISSVD 疑难病理诊断委员会提出用“外阴异常成熟（vulvar aberrant maturation，VAM）”的名称来包含上述这些病变[20, 21]。2022 年由美国和加拿大病理学会（USCAP）授权的国际妇科病理专家小组对多年来使用的术语进行了评估，提出用“HPV 非依赖的 p53 野生型疣状棘

表 5-1 历史上外阴鳞状上皮内病变主要的术语系统

年份	术语系统	非癌前病变	癌前病变			
1976	ISSVD	增生型营养不良不伴不典型	增生型营养不良伴 轻度不典型	中度不典型	重度不典型 原位癌	
1986	ISSVD		VIN1	VIN2	VIN3（CIS）	dVIN
1994	WHO		VIN1 （轻度不典型）	VIN2 （中度不典型）	VIN3 （重度不典型，原位癌）	
2003	WHO		VIN1	VIN2	VIN3（CIS）	dVIN
2004	ISSVD	扁平湿疣或 HPV 感染		uVIN （鲍温样型、基底细胞样型、混合型）		dVIN
2010	ARPF		VIN1	VIN2 （湿疣样型、基底细胞样型、湿疣样 - 基底细胞样混合型、Paget 样型）	VIN3	dVIN
2012	LAST	LSIL （VIN1）		HSIL （VIN2）	（VIN3）	
2014	WHO	SIL				
		LSIL		HSIL		dVIN
2015	ISSVD	LSIL（扁平湿疣或 HPV 感染）		HSIL（uVIN）		dVIN
2020	WHO	LSIL （VIN1）		HSIL （VIN2/uVIN2）	（VIN3/uVIN3）	dVIN DEVIL VAAD

注：ISSVD，International Society for the Study of Vulvovaginal Disease，国际外阴阴道疾病研究学会；WHO，女性生殖器官肿瘤 WHO 分类；ARPF，American Registry of Pathology Fascicle，美国病理学分类登记处；LAST，肛门与下生殖道 HPV 相关鳞状上皮病变术语的标准化项目；VIN，vulvar intraepithelial neoplasia，外阴上皮内瘤变；uVIN，usual type VIN，普通型外阴上皮内瘤变；LSIL，low-grade squamous intraepithelial lesion，低级别鳞状上皮内病变；HSIL，high-grade squamous intraepithelial lesion，高级别鳞状上皮内病变；DEVIL，differentiated exophytic vulvar intraepithelial lesion，分化性外生性外阴上皮内病变；VAAD，vulvar acanthosis with altered differentiation，伴分化改变的外阴棘皮病。

表 5-2 2020 年 WHO 外阴鳞状细胞癌和癌前病变分类

外阴鳞状上皮内病变或瘤变，HPV 相关	
LSIL（VIN1）	良性病变
HSIL（VIN2、VIN3 或 uVIN2、uVIN3）	癌前病变
外阴鳞状上皮内瘤变，非 HPV 相关	
dVIN	癌前病变
分化性外生性外阴上皮内病变（DEVIL）	癌前病变
伴分化改变的外阴棘皮症（VAAD）	癌前病变
外阴鳞状细胞癌，HPV 相关	浸润性病变
外阴鳞状细胞癌，非 HPV 相关	浸润性病变
外阴鳞状细胞癌，非特指	浸润性病变

层增生性外阴上皮内瘤变”[HPV-independent，p53-wild-type verruciform acanthotic vulvar intraepithelial neoplasia，HPVi（p53wt）vaVIN] 这一术语来取代 VAAD、DEVIL、VAM 等命名，因为 HPVi（p53wt）vaVIN 的术语不仅能更好地传达疾病的病理学特征，还能更好地传达这些病变所固有的肿瘤性质和生物学性质，与 WHO 分类的命名原则相符。仅在无法获得或难以解释 p16/HPV/p53 状态时才使用形态学术语“疣状棘皮性 VIN（vaVIN）”替代（图 5-1）[16]。目前，这些术语还存在着争议[22, 23]，我们比较赞成 HPVi（p53wt）vaVIN 名称。

大量证据已经证明，不同类型的外阴癌前病变基本对应于外阴鳞状细胞癌的不同致癌途径。大

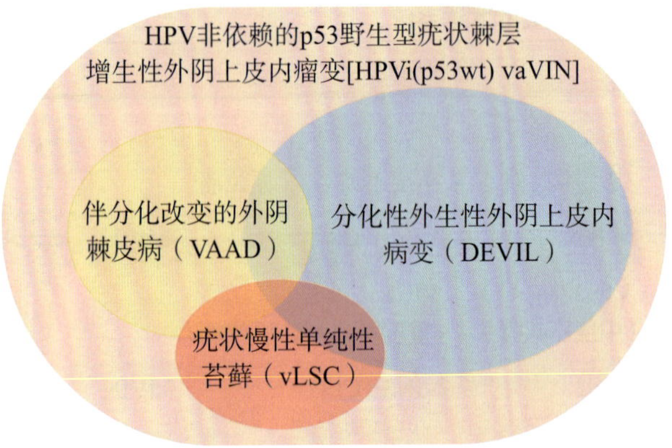

图 5-1 HPV 非依赖的 p53 野生型疣状棘层增生性外阴上皮内瘤变 [HPVi(p53wt) vaVIN] 示意图

HPVi（p53wt）vaVIN 包括分化性外生性外阴上皮内病变（DEVIL），后者与伴分化改变的外阴棘皮病（VAAD）和疣状慢性单纯性苔藓（vLSC）的特征重叠，并包括其他疣状异型病变

多数 uVIN 与高危型 HPV 密切相关，这个比例占 52%～100%，并且以 HPV16 型为主，由于病毒基因产物 E6 和 E7 造成 p53 和视网膜母细胞瘤抑制因子基因产物失活导致恶性转化，与之相对应的是基底细胞样或湿疣样型 VSCC[9]。而大多数 dVIN 与 HPV 无关，通常与相邻的硬化性苔藓和（或）慢性炎症性皮肤病有关，经常显示 p53 突变，但是也有 1.5% 的病例检测到 HPV 阳性，尤其是 <40 岁的年轻妇女[24]。一份来自荷兰的报道显示从 1992 年到 2005 年 uVIN 发病率从 1.2/10 万上升到 2.1/10 万，患者数量几乎是原来的 2 倍；dVIN 的发病率更是从 0.013/10 万上升到 0.121/10 万，患者约增加到原来的 9 倍。同时，VSCC 的发病率保持相对不变[24]。这些趋势可能反映了 VIN 检测的增加和 VSCC 发展前更有效的治疗，尤其 HPV 疫苗接种已经或将导致 HPV 相关肿瘤明显减少，包括 uVIN 发生率的预期下降、人口年龄的增长和对 dVIN 认识的增加等多种因素可能会导致 dVIN 相对率和绝对率的增加。

二、鳞状上皮内病变，HPV 相关

外阴鳞状上皮内病变（SIL）也称为外阴上皮内瘤变（VIN），与 HPV 相关，是由 HPV 感染驱动的鳞状细胞增生，表现为成熟异常和核深染，未超出基底膜。其包括低级别鳞状上皮内病变（LSIL）和高级别鳞状上皮内病变（HSIL）。

（一）低级别鳞状上皮内病变

低级别鳞状上皮内病变（LSIL）是指在临床与形态学上具有 HPV 感染表现的鳞状上皮内病变，同时伴有癌或发展为癌的风险很低。ISSVD 强调，LSIL 不是癌前病变，而是代表扁平湿疣或 HPV 感染的改变，除非有症状，否则不需要治疗。

以前使用的名词外阴上皮内瘤变 1 级（VIN1）、普通型 VIN1 级、轻度鳞状上皮异型增生、扁平湿疣、非典型挖空细胞、挖空细胞形成等全部归入到 LSIL 中，可保留 VIN1 作为 LSIL 的同义词。

【临床特征】

LSIL 是由 HPV 感染导致的，其中 90% 以上是由低危型 HPV6/11 型引起的[25]，亦可与高危型 HPV 相关。LSIL 好发于育龄期妇女，部分患者主诉瘙痒或烧灼感，另有患者无症状或存在自检异常。

【大体病理学】

斑疹或丘疹状皮肤隆起，或伴过度角化（图 5-2）。

【组织病理学】

鳞状上皮增生，但仅限于下 1/3 层内，上 2/3 层细胞发育成熟，可见角化不全或过度角化。但上皮全层可见细胞及核异型性，核质比增加，细胞核大

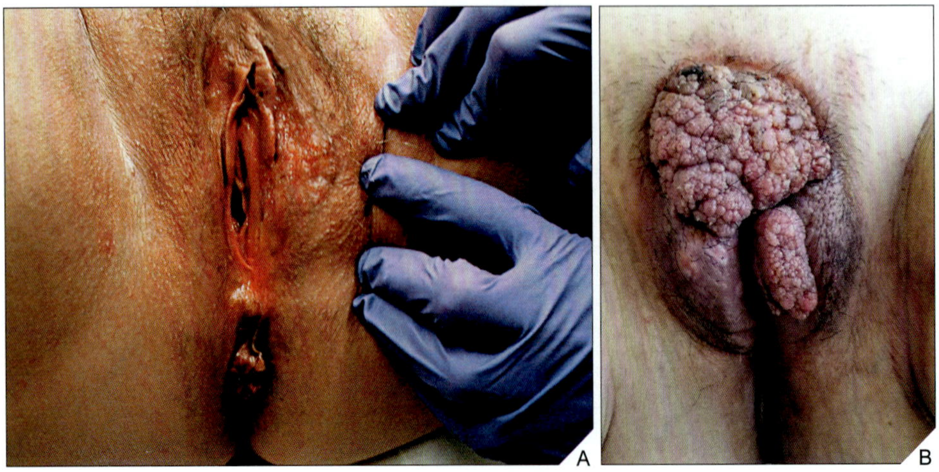

图 5-2 LSIL 的大体表现

呈湿疹样改变（A）；外阴 LSIL 主要表现为尖锐湿疣，表面呈菜花样（B）（张慧娟教授惠赠）

小不一，核膜不规则，常见双核及多核，可见挖空细胞，核分裂象少见并局限于下 1/3 层（图 5-3）。然而，这种病变在子宫颈很常见，在外阴是不常见的。事实上，外阴的大多数显示明确 HPV 感染伴低级别不典型的病变都是典型的外生性尖锐湿疣（图 5-4）。

【免疫组化】

p16 免疫组化通常全阴性或斑片状，但有 1/3 的 LSIL 可以连续表达于下 1/3 层内的细胞核及胞质（块状阳性），诊断明确时不应该把 p16 作为常规辅助手段（参见 HSIL）。Ki-67 是细胞增殖指标，在正常鳞状上皮基底细胞层阴性是一个独特的特性，仅表达于旁基底层，在反应性和炎性条件下，表达轻度增加，但仍维持在旁基底层内，在 LSIL 中低表达，阳性不超过下 1/3 层[11, 26]。

【鉴别诊断】

LSIL 的诊断通常并不困难，但是许多其他皮肤病变存在乳头状结构或上皮增生时需要认真鉴别诊断。LSIL 与某些 HSIL 具有许多相同的形态特征，必须避免误诊为 HSIL，这是很重要的，因为 HSIL 是癌前病变，需要外阴局部切除治疗。p16 弥漫片块状阳性及 Ki-67 阳性细胞占上皮全层 1/3 层以上至全层有助于 HSIL 的诊断。各种鉴别要点见表 5-3。

【预后及治疗】

大部分病变可以自行逆转，进展为癌的风险极低，除非有症状，否则不需要治疗。出现症状者给予对症治疗。

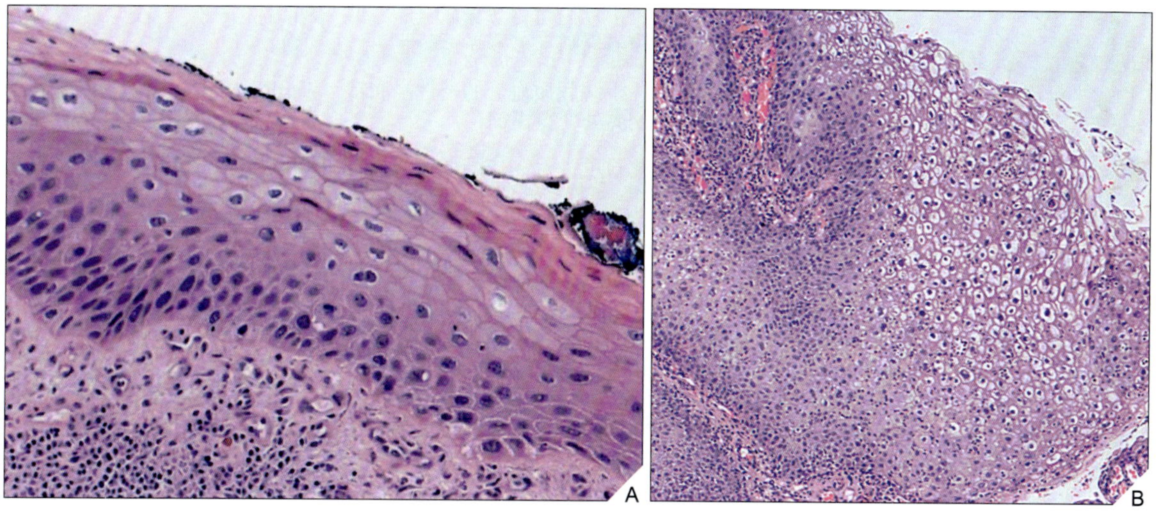

图 5-3　LSIL

鳞状上皮基底层与旁基底层增生，限于上皮下 1/3 层内，上皮细胞核质比增加，见双核及角化不全，上皮中表层可见挖空细胞（A）。上皮全层可见细胞及核异型性，细胞核大小不一，可见挖空细胞，核分裂象少见（B）

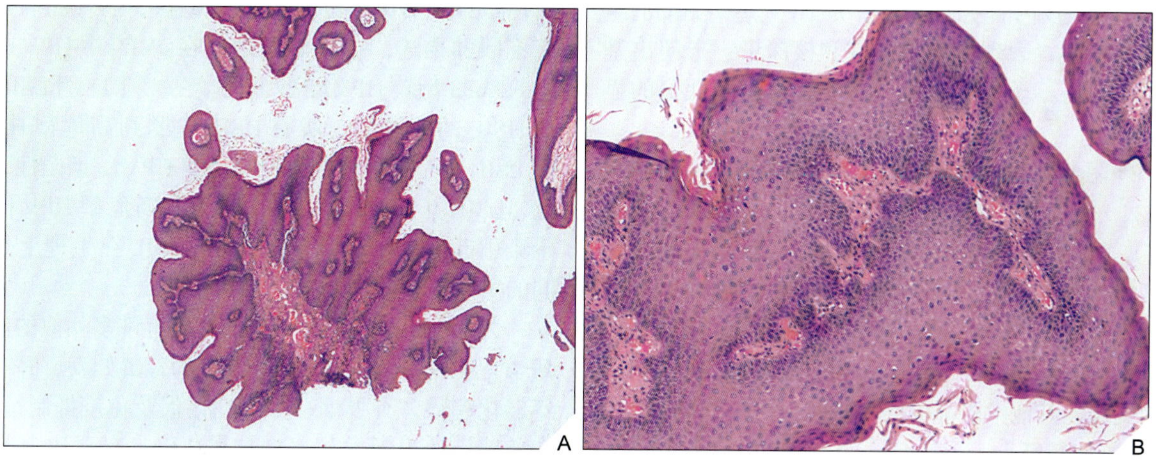

图 5-4　尖锐湿疣

表面乳头状突起，具有纤维血管轴心（A），可见角化不全或过度角化。上皮全层可见细胞及核异型性，但上 2/3 层细胞发育成熟，细胞核大小不一，核膜不规则，常见双核及多核，可见挖空细胞（B）

表 5-3 外阴低级别鳞状上皮内病变的鉴别诊断

外阴疾病	组织学特点	辅助检查
尖锐湿疣及 LSIL	非典型细胞及核分裂象局限于上皮下 1/3 层	p16 阴性或局限于下 1/3 层块状阳性，Ki-67 低表达
鳞状细胞增生	上皮细胞缺乏非典型性，分化成熟，排列有序，基底部平坦	p16 阴性，Ki-67 低表达及基底层阴性
感染及反应性改变	上皮棘层增生，角化过度，可有炎症、反应性改变，有均匀的核增大和突出的核仁，而核膜光滑，细胞核无显著异型性。应严格遵守诊断标准（核特征），用低至中倍物镜（4× 和 10×，而不是 40×）进行评估，以避免对反应性变化过度解释为 HPV 感染	p16 阴性，Ki-67 低表达及基底层阴性，在炎症或溃烂的标本中，排除病毒性细胞病变和外阴真菌感染的特殊染色（如 PAS、GMS 染色）是必要的
假上皮瘤样增生	细胞增生，无不典型，上皮脚延伸吻合，无角化细胞及角化珠，核分裂象少或无	p16 阴性，Ki-67 低表达及基底层阴性
纤维上皮 / 鳞状上皮乳头状瘤	单发性，表面乳头状，乳头轴心纤细，棘层增生肥厚，缺乏细胞异型性及挖空细胞	p16 阴性，Ki-67 低表达及基底层阴性
前庭鳞状上皮乳头状瘤	单发或多发性，乳头状病变，纤维血管轴心常见明显中央血管，被覆扁平鳞状上皮，上皮内可富含糖原空泡，但无细胞核增大、深染、核膜不规则、多核等异型性	p16 阴性，Ki-67 低表达及基底层阴性
梅毒性扁平湿疣	乳头状病变，棘层细胞增生，围绕间质血管的炎性浸润富含浆细胞，皮肤表皮真皮交界处变得模糊	Warthin-Starry 银染色阳性，螺旋体免疫组化阳性，p16 阴性
脂溢性角化病	乳头状病变，棘层肥厚，角化过度，上皮内陷形成假角化囊肿，基底细胞样细胞增生。可能与低危型 HPV 相关	p16 阴性，Ki-67 低表达及基底层阴性
外阴多核性不典型	上皮中下层多核聚集是一个关键的特征，核异型性极温和，可见核仁。与 HPV 感染无关，病因不确定，尤其在年轻的育龄妇女中可见	p16 阴性，Ki-67 低表达及基底层阴性
慢性单纯性苔藓	棘层增生、颗粒层增厚、角化过度、角化不全和真皮散在慢性炎症。有时呈疣状，但缺乏核异型性	p16 阴性，Ki-67 低表达及基底层阴性
湿疣样型 uVIN	非典型细胞及核分裂象增多可达下 1/3 层以上至全层，伴有异常核分裂象	p16 块状阳性及 Ki-67 阳性占上皮至少 1/3 层、甚至全层

（二）高级别鳞状上皮内病变

外阴高级别鳞状上皮内病变（HSIL）等同于普通型外阴上皮内瘤变（uVIN），是 HPV 感染驱动的鳞状细胞增生，表现为成熟异常和核深染，未超出基底膜。如果不予以治疗，具有发展为浸润性癌的显著风险。

外阴 HSIL（uVIN）以前使用多种名词：VIN2、VIN3、普通型 VIN（uVIN）、经典型 VIN（classic VIN）、鳞状上皮中度不典型增生、鳞状上皮重度不典型增生、鳞状上皮原位癌、鲍温病、鲍温样异型增生（bowenoid dysplasia）等。在 2020 版 WHO 分类中，除 VIN2、VIN3、普通型 VIN（uVIN）的术语可以接受外，其他术语都不推荐使用。

【临床特征】

外阴 HSIL（uVIN）占外阴癌前病变的绝大多数，与高危型 HPV 感染密切相关，文献报道 uVIN 中 HPV 阳性率为 52%～100%[9, 19]，大部分高达 80%，相关的 HPV 类型主要是 HPV16 型，与在 CIN 中所见类似或高于 CIN（70%～91% 与 50%～75%）[27]，而在 CIN 中居第 2 位的 HPV18 型在 VIN 中是否常见有不同的描述，一些研究表明在 uVIN 中 HPV31 型与 HPV33 型较 HPV18 型多见。在一项 11 例 LSIL 并发 HSIL 的调查中，所有 HSIL 检测到高危型 HPV，而 LSIL 都是低危型的 HPV6 型或 HPV11 型阳性，因此，LSIL 并发 HSIL 是由低危型和高危型 HPV 同时感染引起的。结果重申 LSIL 和 HSIL 在生理上是不同的实体[28]。

外阴 HSIL（uVIN）与 CIN 具有许多相似的流行病学特征，多发生在 20～49 岁的育龄妇女，并有呈年轻化趋势，有吸烟、多个性伴侣及免疫抑制情况，HIV 感染使患者发病率增加了 3 倍，有高达 30% 的患者并发单纯疱疹病毒感染[14]。

外阴 HSIL（uVIN）临床表现多样，可有外阴皮肤或黏膜的不适、瘙痒、烧灼感、排尿困难和性交痛，20% 无症状或自检异常[24, 29]，或在检查宫颈病变时偶然发现。常合并尖锐湿疣，通常表现为下生殖道或肛周其他部位的同步或异时 HPV 感染、鳞状上皮病变与肿瘤，高达 60%～85% 合并宫颈 SIL[24, 30]，具有多中心特点。因此，对外阴 HSIL（uVIN）患者应进一步检查阴道、宫颈、肛周皮肤及肛管，上述部位可能隐藏类似的病变。外阴 HSIL（uVIN）可分布在外阴各个部位，小阴唇、阴蒂周围与会阴体较常受累，肛周的病变可延伸到肛管黏膜。3/4 的 uVIN 为多灶性病变。

1% 甲苯胺蓝外阴染色是临床上确诊 VIN 的一种行之有效的手段，然而对此在我国尚未形成惯例。本病可以呈醋酸白试验阳性（局部喷涂 3%～5% 醋酸溶液后病变处明显变白色）。

【大体病理学】

本病呈湿疹样、隆起于皮肤的斑丘疹样或融合形成疣状斑块，外观白色、灰红色或灰黑色，表面粗糙，色素性病变约占 1/4，发生于有角化的皮肤部位。病灶大小不一，外形不规则，可单一但多为多灶性，有时可表现为疣状新生物（图 5-5）。

【组织病理学】

外阴 HSIL（uVIN）表现与肛门下生殖道其他部位 HPV 相关的 HSIL 具有相似的组织病理学特征，类似于传统分类中 VIN 或 CIN 的 2、3 级，不需要进一步的组织学分型。

鳞状上皮增厚，细胞密集，棘层细胞增生，上皮 1/3 层以上至全层细胞成熟现象部分或全部缺失，可见细胞及核异型性，高核质比，细胞核深染，核分裂象增多可达全层，伴有异常核分裂象，也常见嗜酸性细胞质和固缩核的凋亡细胞；可见角化不全。基底膜完整。

根据细胞形态与分化程度不同，uVIN 可表现为湿疣样型（warty/condylomatous type）和基底细胞样（未分化）型（basaloid/undifferentiated type）两种形态模式，很多情况下表现为混合型。这一区分的意义主要在于形态的描述，并与相应类型的外阴浸润性鳞状细胞癌相对应。有报道湿疣样型患者的年龄较基底细胞样型年轻，但并无明显的预后意义。在病理诊断中，一般没有必要区分亚型，因为不同的形态常相互重叠，并且过多的术语有可能产生歧义[31]，重要的是在病理学检查中明确 VIN 的诊断。

湿疣样型 uVIN 表面高低不平，有尖的或乳头状突起，上皮脚深而宽，细胞体积较基底细胞样细胞大，胞质常呈嗜酸性，挖空细胞、角化不良细胞和多核细胞明显，细胞核大小不一，多形性，核膜不规则，形成典型的湿疣样表现（图 5-6）。表层细胞角化不全与角化过度，不典型角化细胞提示 HPV 感染的早期阶段。核分裂活跃，伴有异常核分裂象（图 5-6，图 5-7）。

基底细胞样型 uVIN 表面平坦，没有乳头，未分化的基底与旁基底样细胞取代了全层或近全层的上皮。细胞小而密集，相对一致，异型性不显著，但核质比高，核大、染色质深，凋亡小体多见。可见单细胞角化及表层细胞角化不全，很少伴有挖空细胞改变（图 5-7）。在色素性 VIN 中，病变的基底层与真皮乳头有丰富的噬黑色素细胞，表皮全层的上皮细胞内外也均可见到色素颗粒。

湿疣样型和基底细胞样型这两种形态常常会重叠（图 5-8），并可同时见于同一个病例，而且，它们可有相同的临床特点和 HPV 基因型，因此被认为是 uVIN 的形态变异，而不是两种不同的亚型或独立的病变实体[32, 33]。

罕见情况下，HSIL 可以模拟或混合 dVIN 的形态，以及 Paget 样 VIN 和 VIN 伴黏液分化。

uVIN 中的 1/3 病例可延伸到棘突或常累及皮肤

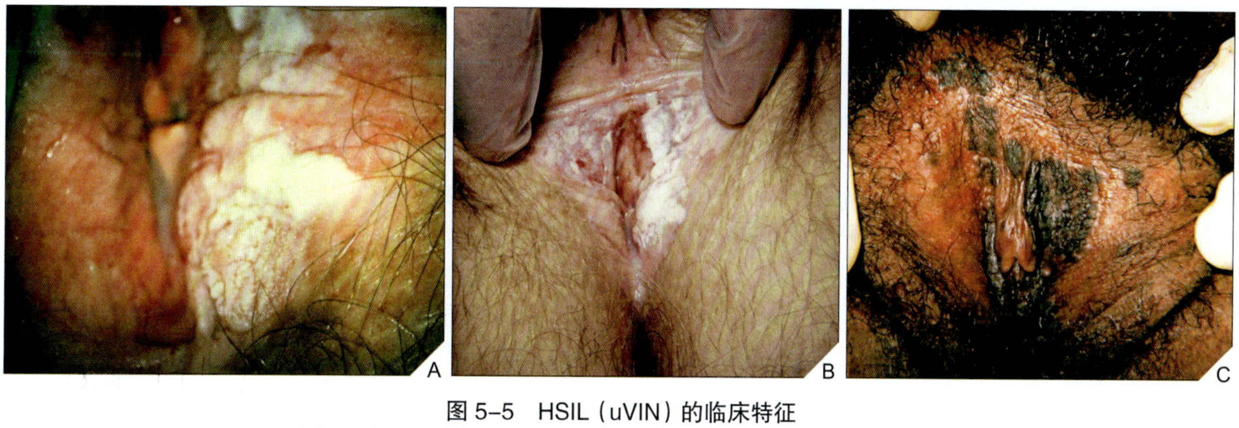

图 5–5　HSIL（uVIN）的临床特征

白色的丘疹样斑块样病变（A）；白色斑块样 VIN（B）；色素性病变（C）（Hatch 教授惠赠）

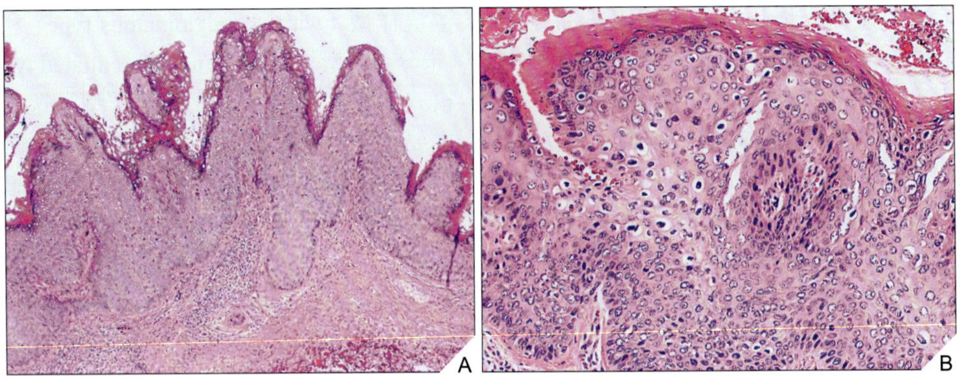

图 5-6　湿疣样型 HSIL（uVIN）

表面高低不平，有尖的或乳头状突起，上皮脚深而宽，形成湿疣样外观（A）。上皮中出现挖空细胞，多核细胞明显，细胞核大小不一，多形性，核膜不规则，表层细胞角化不全与角化过度（B）

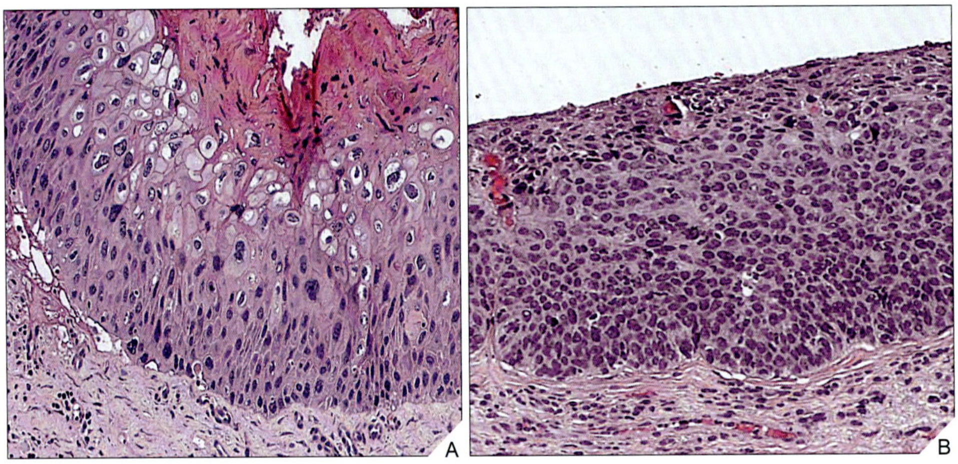

图 5-7　外阴 HSIL（uVIN）

湿疣样型 HSIL（uVIN），细胞体积较基底细胞样细胞大，非典型细胞及核分裂象增多并上升至下 1/3 层以上至全层，伴有异常核分裂象（A）。基底细胞样型 HSIL（uVIN），全层细胞为不成熟的基底细胞样细胞，伴有异型，核分裂达上皮上 1/3（B）

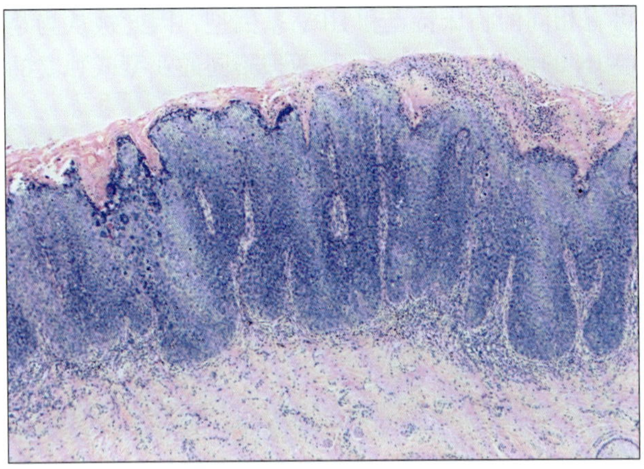

图 5-8　外阴 HSIL（uVIN）

表层角化不全及角化过度，表面及上皮脚高低不平，局部见挖空细胞，细胞分化不成熟，呈湿疣样型和基底细胞样型混合模式

附属器，如毛囊、皮脂腺和汗腺等（图 5-9），与 CIN 累及腺体类似，但很少累及顶端汗管[31, 32]。累及有毛发的区域时可深达 2.7mm，但小汗腺受累时比较表浅，平均深度为 0.52mm。在临床上，这种现象有两层含义：首先，如果切片横切，有可能与浅表性浸润相混淆。其次，对于去除局部病变表面的治疗方式，如激光切除、局部应用 5-FU，有可能漏治累及汗腺管或毛囊的 VIN 病变。因此，当出现高级别 SIL 时，病理报告中描述皮肤附属器是否受累非常重要，因为这直接影响复发风险的评估及治疗方法的选择。

【免疫组化】

p16：已被证明是高危 HPV 感染的敏感和特异性的可靠替代标志物，与 HPV DNA PCR 检测的一致性为 83%。p16 强而弥漫的“块状”阳性结果支持外阴 HSIL（uVIN）的诊断。这种阳性染色被定义为在鳞状上皮中细胞核和细胞质连续的强染色占上皮全层至少达下 1/3 的厚度。阴性或斑片状染色强烈倾向于低级别病变或非 HPV 相关病变（图 5-10）[14]。在活检标本的游离上皮中或在仅显示转移性癌的淋巴结活检中，不能识别病变表面和基底层，p16 染色的判读标准不太明确，可以参照美国临床肿瘤学会（ASGO）/ 美国病理学家学会（CAP）指南用于解释头

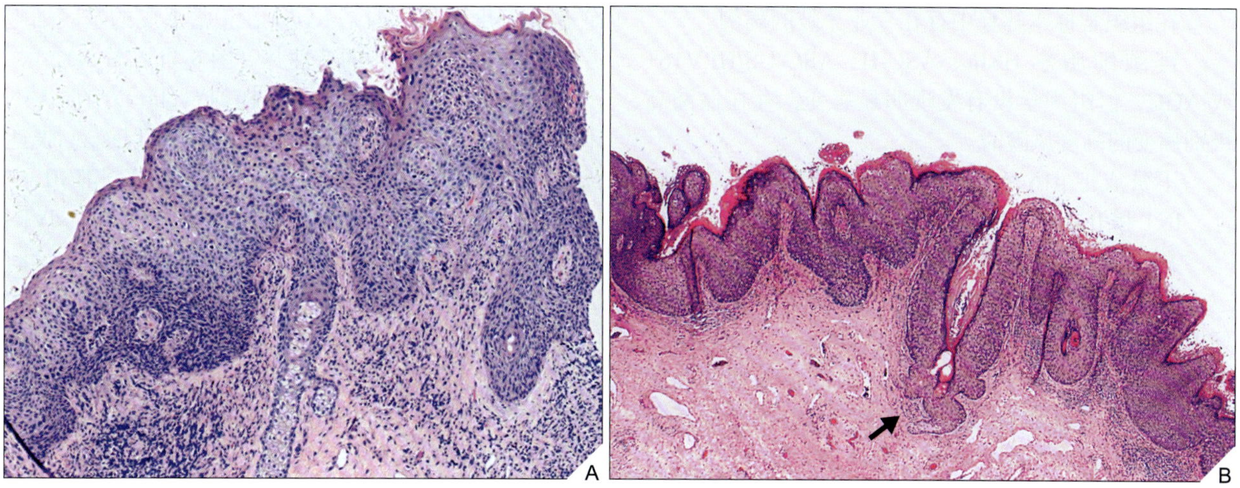

图 5-9　湿疣样型 HSIL（uVIN）

结构紊乱，多形性明显，累及皮肤附件（箭头）

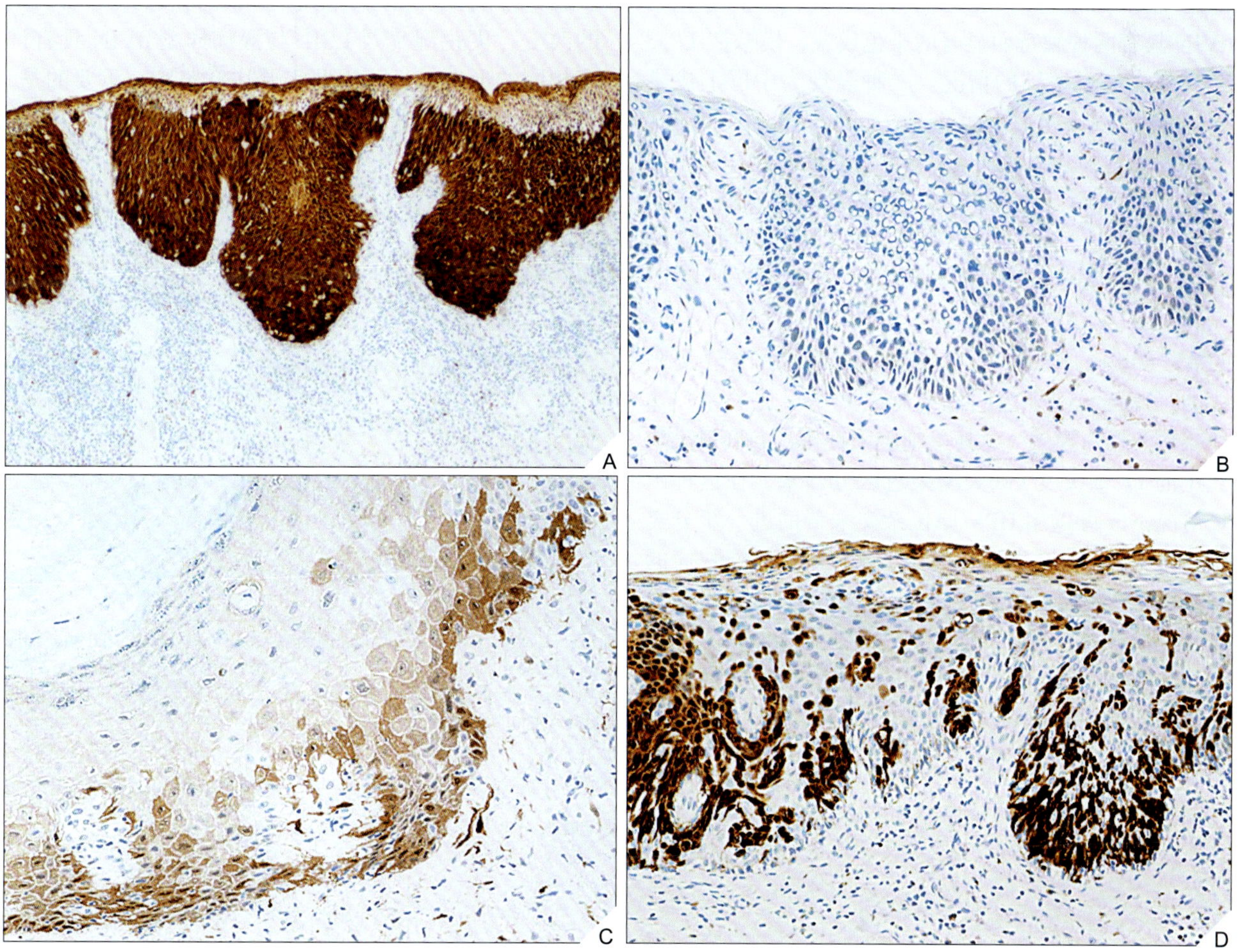

图 5-10　p16 表达模式

块状阳性：鳞状上皮中细胞核或细胞质加细胞核连续的强染色占上皮全层至少达下 1/3 的厚度（A）。阴性：完全不染色（B）。斑片状染色也属于阴性（C、D）

颈部鳞状细胞癌中 p16 免疫染色的标准，采用≥70% 肿瘤细胞的细胞核和细胞质中至强的异常染色作为阳性标准。值得注意的是，外阴 Paget 病可以表达 p16 并模拟 uVIN[8]。

LAST 项目建议在下述情况下使用 p16 免疫组化作为对活检标本形态学评估的辅助指标：

在对 HSIL 和疑似癌前病变进行鉴别诊断时。

在诊断有疑问的 IN2 时。

在组织学标本解释中存在专业分歧的病例。

宫颈细胞学 HSIL、ASC-H、ASC-US/HPV16+ 或 AGC，但组织学没有发现明显病变，存在遗漏高级别病变的高度风险时。

不赞成把 p16 免疫组化作为活检诊断明确为阴性、IN1 和 IN3 的常规辅助手段[14]。

总之，p16 在评估 HSIL 时可能极其有帮助[19]。

文献报道，95% 的 VIN3 和基底细胞样型或疣状型 VSCC（76/80）及 4% 的角化型 VSCC（2/48）有符合上述标准的 p16 块状阳性，中度至强度的弥漫性 p16 免疫染色和 HPV 检测阳性对 VIN3 及基底细胞样型或疣状型 VSCC 的阳性预测值（PPV）分别为 97% 和 95%[34]。

p53：在外阴 HSIL（uVIN）中呈野生型表达。但是 Thompson 等[35]研究表明，HPV 相关肿瘤包括 uVIN 具有两种独特而显著的染色模式，模拟在 *TP53* 突变癌症中观察到的情况。一种表现为中层上皮染色而基底层未染色［基底上型（suprabasilar pattern）］，旁基底层的强烈染色可能是野生型 p53 对 HPV 感染的代偿性上调，这种模式可能被误解为 *TP53* 错义突变 / 过表达模式。少数表现为内对照阳性时仅散在单个或小簇状细胞或外周细胞强染色的“缺失样”（null-like）染色模式（见图 5-12D），这是 HPV 介导的 p53 降解的结果，因为 HPV mRNA 原位杂交阳性的细胞与 p53 染色阴性细胞之间呈反比关系，这种“缺失样”模式（尤其单细胞阳性模式）将很难与真正的 *TP53* 突变 / 缺失型染色区分开来，在这种困难情况下，可以用 HPV 原位杂交来帮助进一步分类（表 5-4）。病理医生应该认识这些 HPV 相关肿瘤的 p53 染色模式，避免与真正的 *TP53* 突变免疫组化模式混淆，但在报告中只需用 p53 野生型表示。

Ki-67（MIB-1）：在 HSIL（uVIN）时通常大部分至全层上皮细胞核染色，在反应性和炎性条件下，它也会轻度增加，但是 Ki-67 在正常上皮的基底细胞层呈阴性是一个独特的特性[11]（图 5-11，图 5-12）。

另外，在零星的报道中，提到 cyclin D1 在 uVIN 和 p16 阳性 VSCC 中特征性失表达，而 fascin 表达上调[26]。另一项研究表明，Stathmin 在外阴 HSIL 中 100% 表达，而只有 20% 的 LSIL 表达，10% 的 dVIN 表达，硬化性苔藓及正常皮肤全部阴性，是用于诊断外阴 HSIL 的一种高度敏感和特异的生物标志[36]。这些标志还需更多的实验证实。有限数量的研究报道了在 uVIN 中 ProEx C、端粒酶、β-catenin 和骨桥蛋白免疫组化表达增加及钙黏蛋白异常丢失，但他们的诊断效用都不超过 p16[24]。

【鉴别诊断】

1. HSIL（uVIN）与外阴良性病变、尖锐湿疣及 LSIL　外阴许多良性病变也可出现类似 HSIL（uVIN）的改变，尖锐湿疣及 LSIL 与湿疣样型 uVIN 具有许多相同的形态特征，因此需要注意鉴别，重要的是，这些病变缺乏显著或上皮全层的非典型性，p16 阴性

表 5-4　p16 与 p53 免疫组化分类外阴鳞状细胞癌及癌前病变

p53	p16–	p16+
基底上型	HPVa	HPVa
野生型	HPVi/p53wt	HPVa
缺失 / 缺失样型	HPVi/p53abn	HPV ISH+ HPVa HPV ISH– HPVi/p53 abn
过表达 / 胞质型	HPVi/p53abn	HPVi/p53 abn

注：HPVa，HPV associated carcinomas，HPV 相关癌；HPVi，HPV independent carcinomas，非 HPV 相关癌；p53wt，p53wild type，p53 野生型染色；p53abn，p53 abnormal，p53 异常染色；HPV ISH，HPV in situ hybridization，HPV 原位杂交。

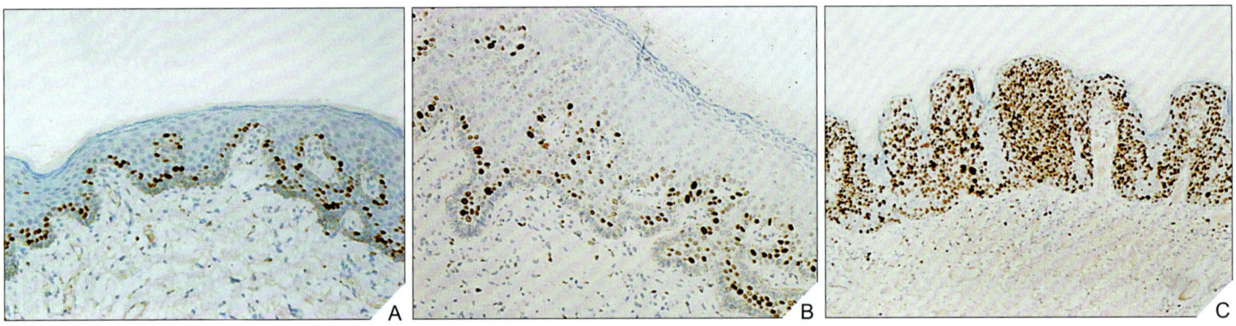

图 5-11　Ki-67 表达模式

正常上皮的基底细胞层阴性是一个独特的特性（A）。在反应性和炎性条件下，它也会轻度增加，但基底细胞层阴性（B）。在 HSIL（uVIN）时通常大部分或全层上皮细胞核染色（C）

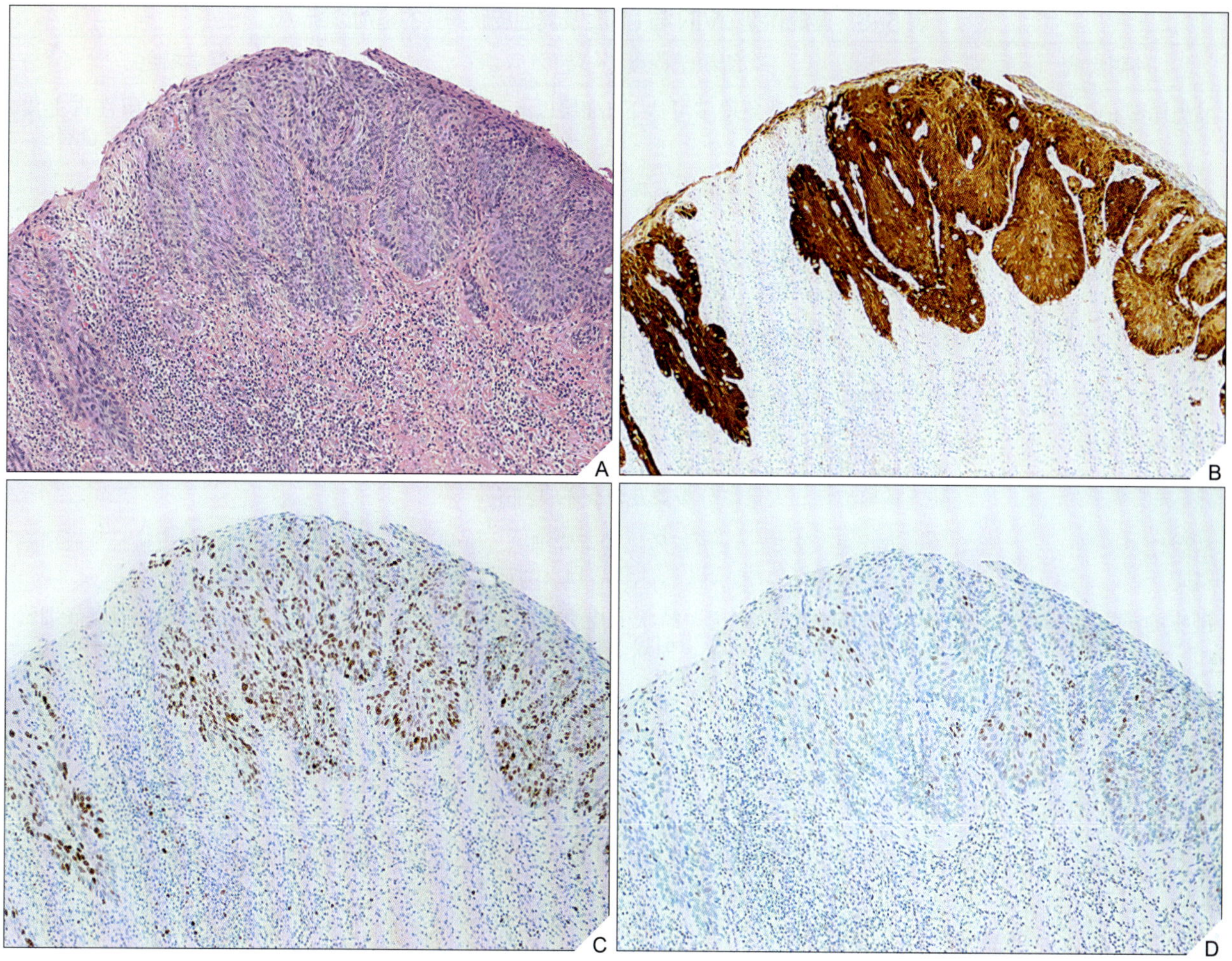

图 5-12　HSIL（uVIN）

非典型细胞及核分裂象增多达全层（A）。p16 大块状阳性，近全层（B）。Ki-67 指数高，阳性达近上皮全层（C）。p53 簇状“缺失样”染色（野生型）(D)

或斑片状阳性，细胞增殖活性指标 Ki-67 低表达，并特征性地在基底细胞层中表现为阴性。鉴别要点见表 5-5。

2. 外阴 HSIL（uVIN）与 dVIN　HSIL（uVIN）与 dVIN 是外阴癌前病变的两大类，对应于外阴鳞状细胞癌的两个不同的致癌途径，具有不同的流行病学、临床、病理和分子特征，尤其基底细胞样型 uVIN 与具有基底细胞样特征的 dVIN 具有相似的形态特征，需要认真鉴别，参见 dVIN 鉴别诊断（见下文）。

【预后及治疗】

目前的临床证据表明 HPV 4 价及 9 价疫苗可以有效降低 HSIL 的发病风险，因此建议对 11～12 岁幼女接种 HPV 疫苗。吸烟能显著增加 HSIL 发病及进展风险，因此建议戒烟。对于 HSIL 如果不予以治疗，具有显著发展为浸润性癌的风险。文献表明，在未经治疗的患者中，进展到 VSCC 的比例为 9%～16%，在治疗的患者中达 3% 以下。似乎在基底细胞样亚型中稍高一些。据报道，1.2% 的 uVIN 患者病变会自发消退。年龄小于 35 岁的妇女有多发病灶者，有较高的消退率，而且，这种可能性随着年龄的增长会降低。妊娠与自发消退和恶性前病变的进展均有关[9]。苏格兰的一项研究表明，与高危型 HPV 相关的鳞状上皮内病变具有更低的浸润性癌进展率（危险比为 0.22）[5]。一项总结了 97 篇文献、3322 名 VIN3 级患者数据的大型报道显示，有 6.5% 的患者发展为浸润性外阴癌，3.2% 的患者被诊断为隐匿性癌，3.3% 的病例在治疗后随访中被诊断为癌，9% 未经治疗的 VIN 患者在 12～96 个月进展到 VSCC，只有 1.2% 的患者表现出完全的消退，消退主要是在确诊后的前 10 个月，其中 41% 与妊娠有关[29]。年龄大、吸烟、有免疫抑制或有既往放疗史者病变进一步发展的风险增加。VIN 的复发率为 13%～36%，但究竟是真正的复发还是新病灶并不明确。总体来说，VIN 的转归与患者自身免疫状况相关。目前尚没有通过早期检测外阴 HSIL 进行外阴癌预防的相关筛查策略。对于临床上不能明确诊断的、

表 5-5 湿疣样型 uVIN 与 LSIL 及其他皮肤病变的鉴别诊断

外阴疾病	组织学特点	免疫学染色
湿疣样型 uVIN	非典型细胞及核分裂象增多可达下 1/3 层以上至全层，伴有异常核分裂象	p16 块状阳性及 Ki-67 阳性占上皮全层下 1/3 层以上，甚至全层
尖锐湿疣及 LSIL	非典型细胞及核分裂象局限于上皮下 1/3 层	p16 阴性、斑片状阳性或局限于下 1/3 层块状阳性，Ki-67 低表达
感染及反应性改变	上皮棘层增生，角化过度，可有炎症、反应性改变，核均匀增大，核仁突出，而核膜光滑，细胞核无显著异型性	p16 阴性，Ki-67 低表达且基底细胞层阴性
外阴多核性不典型	上皮中下层多核聚集是一个关键的特征，核异型性极温和，可见核仁。与 HPV 感染无关，病因不确定，尤其在年轻的育龄妇女中可见	p16 阴性，Ki-67 低表达且基底细胞层阴性
脂溢性角化病	乳头状病变，棘层肥厚，角化过度，上皮内陷形成假角化囊肿，基底细胞样细胞增生。可能与低危型 HPV 相关。缺乏核异型性、大量核分裂象及角化不良细胞	p16 阴性，Ki-67 低表达且基底细胞层阴性
放射性不典型	有放射治疗史。多核、保留核质比的奇异细胞、细胞质空泡化、间质纤维化和（或）均质化、内皮细胞异型性	p16 阴性，Ki-67 低表达且基底细胞层阴性
湿疣的药物治疗反应	有 1 周内鬼臼树脂治疗史。鳞状上皮下层可见大量坏死性角化细胞和核分裂象，但缺乏核异型，并保持有序成熟	p16 阴性，Ki-67 低表达且基底细胞层阴性

可疑恶性的、临床诊断后对治疗不敏感的、伴有异型血管病变或既往病变稳定但是近期病变在颜色、大小、边界上发生改变的患者，建议进一步行病理活检。对于绝经后妇女出现明显的生殖器疣或任何年龄妇女可疑尖锐湿疣，但对常规治疗不敏感的患者，建议行病理活检。

外阴 HSIL 应给予治疗。治疗方式多采用保守性手术、激光、药物或光动力治疗等。美国妇产科医师学会联合美国阴道镜和子宫颈病理学会（ACOG-ASCCP）推荐用于 HSIL 的首选治疗方法是局部切除，去除所有肉眼可见的病灶，有 0.5～1.0cm 切缘，并避免伤到阴蒂、尿道、肛门或其他重要结构，以保存患者外阴的正常解剖结构与生殖功能。当怀疑浸润时，推荐局部广泛切除术。切缘阳性者有很高的局部复发率。Jones 等对 1962～2003 年 406 例 VIN2～3 患者的自然病史和预后进行了分析。结果发现，约 85% 的病变切缘阴性者经初次手术即治愈，仅 15% 的患者需再次手术；而由于复发，50% 的病变切缘阳性者在 5 年内需要接受至少一次手术 [37]。对于不考虑恶变的，也可行冷冻消融和激光烧蚀治疗，这两种方法尤其适用于多发性、手术难以切除的病灶 [32]，如病变发生在外阴前庭黏膜或肛门周围等特殊部位，但冷冻或激光治疗后的复发风险高于手术切除。药物治疗可采用 5% 咪喹莫特乳膏（imiquimod）、细胞毒性药物 5-FU 及免疫制剂等。部分临床证据表明光动力治疗也有效。

对于 uVIN，无论采用何种方法进行治疗，均应长期随访，对于治疗有效的患者，初始治疗后 6 个月、12 个月复查，之后每年随诊。并注意伴发的其他下生殖道相关病变的治疗。

三、鳞状上皮内瘤变，非 HPV 相关

非 HPV 相关鳞状上皮内瘤变，根据不同的临床和形态学特征及 p53 状态，现在被再分为分化型外阴上皮内瘤变（dVIN）和非 HPV 相关 p53 野生型疣状棘层增生性外阴上皮内瘤变 [HPVi（p53wt）vaVIN]。

（一）分化型外阴上皮内瘤变

分化型外阴上皮内瘤变（dVIN）是与 HPV 无关的外阴上皮内瘤变（VIN），是外阴鳞状细胞癌的非侵袭性前体，其特征是在分化良好的上皮中，基底细胞和旁基底细胞具有非典型性。不建议使用以往的名词单纯型 VIN 和单纯型原位癌。文献报道，dVIN 在 VIN 中所占比率为 2%～29%，但却见于约 40% 的外阴鳞状细胞癌邻近组织中，提示 dVIN 较 uVIN 有更高的癌变趋势 [24]。

【临床特征】

dVIN 是与 HPV 感染无关的外阴癌前病变，但是文献报道 1.5% dVIN（2/134 例）患者的 HPV 呈阳性 [24]。dVIN 与 *TP53* 突变有关。dVIN 通常发生在绝

经后妇女[33]，平均年龄67岁（55～82岁），但偶然见于40岁以下年轻妇女[38]。通常患有慢性外阴皮肤疾病，尤其单纯性苔藓或硬化性苔藓是HPV非依赖性肿瘤形成的主要潜在原因[20]。多达60%的病例有长期外阴瘙痒、疼痛、烧灼不适、皮肤皲裂、外阴白斑，局部皮肤增厚、粗糙、糜烂、粉红色或红色斑点斑块甚至结节，病变轮廓模糊不清。但临床表现无特异性，难以与邻近的VAM区分[39]。10%的患者是无症状的[20]，建议对久治不愈的慢性皮肤疾病区域，尤其局部出现增厚或其他异常的区域进行活检，规范的组织活检是目前诊断VIN并除外鳞状细胞癌的唯一手段。不推荐用醋酸评估dVIN，因为其不表现为醋白突起或增强，并会引起患者疼痛。

【大体病理学】

通常认为，与uVIN不同，dVIN病变往往是单中心，单个较小病灶，然而，20%～50%的女性有2个或更多不连续的病灶[21]，一般直径为0.5～3.5cm，呈表面粗糙不规则的白色或灰白色斑片、增厚或斑块，少数表现为粉红色或红色斑块伴糜烂，边界模糊，缺乏弹性。

【组织病理学】

dVIN是一种分化程度相当高的病变，常常不容易识别。病变可发生在萎缩或增厚的表皮，具有广泛的形态，包括角化型（76.5%）、非角化型（10%）及混合型（14%），角化型又分为传统型、棘层松解型、萎缩型、肥厚型和细微型[20]。角化型dVIN表现为在完全分化的鳞状上皮背景下，上皮分化紊乱，表层角化过度、角化不全。由于细胞内角蛋白积聚，胞质丰富、明亮且嗜伊红。在表层以下的中低层内出现"过早分化与角化"，有散在单个的角化不良细胞、细胞外角蛋白或形成不全的角化珠，但缺乏在uVIN中常见的广泛性结构紊乱。明显的棘层松解（细胞间桥非常明显）支持dVIN。基底细胞明显增生，上皮脚延长伴形态异常，呈棒状或球根状、分支或相互吻合伴上述异常角化。缺少上皮全层的细胞异型，特征性的表现是基底层和靠近基底层的细胞显著异型，胞核增大深染或呈泡状核，大小均匀，染色质粗糙，核仁明显，核分裂活跃伴非典型核分裂象（图5-13）。少数胞核表现为长梭形，似乎被细胞外液压缩。dVIN罕有累及皮肤附属器。在HE染色下，非HPV相关和HPV相关前体病变的形态学特征可以呈现重叠的特征。单独使用形态学会导致至少20%的错误分类[20]。Ordi等报道了一种少见的dVIN变异型，具有基底细胞样型uVIN形态，即非角化型，非典型未分化细胞占上皮全层，HPV阴性，免疫组化支持dVIN[40]。此外，大约83%的病例在紧

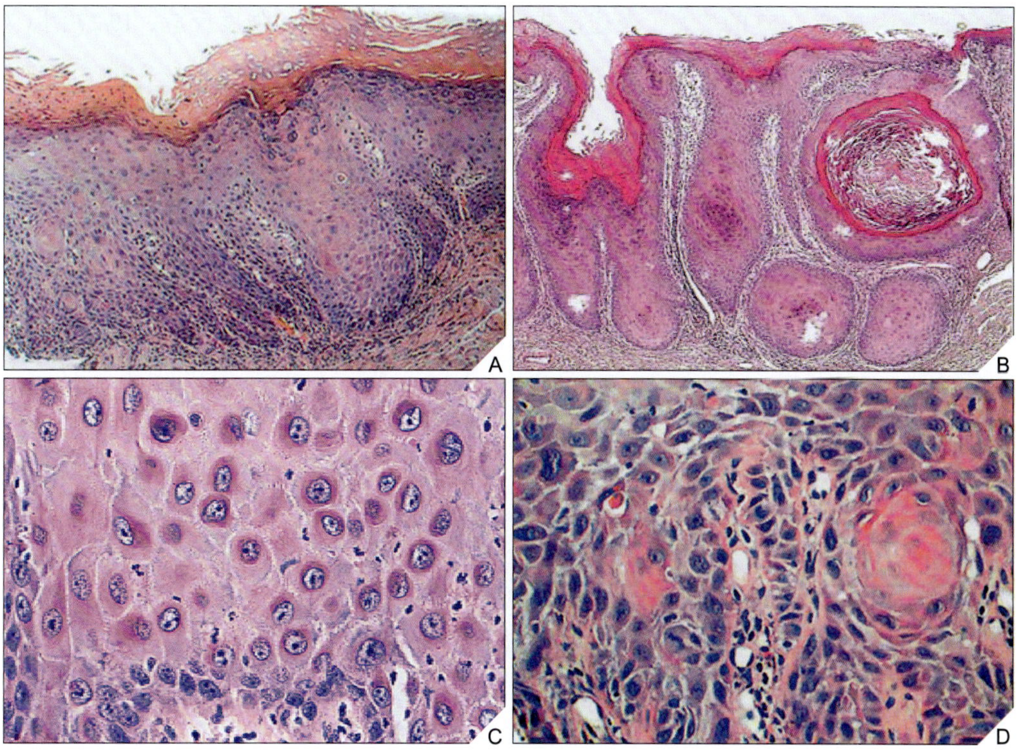

图5-13　分化性VIN

鳞状上皮增生，伴有角化过度（A），上皮脚延长（B）；鳞状上皮分化成熟，胞质显著嗜酸性，细胞间桥明显，胞核增大，核仁突出，染色质泡状变（C）。细胞呈漩涡状排列，可见明显的角化珠（D）

邻 dVIN 或其周围组织中见到硬化性苔藓或单纯性苔藓等炎症性皮肤病变，以及鳞状上皮增生[41]周围的炎症反应常使基底异型性评估复杂化，特别是在萎缩/非棘层增生表现的病例中。病理医师不应在有炎症背景、存在异型性的情况下轻易排除 dVIN 的诊断（表 5-5）。活检应该包括病变与周围组织交界处。总之，dVIN 在形态学上存在异质性，基底细胞不典型是唯一相同的组织学特征[20]。

【免疫组化】

p16：如上所述，除个别病例外，dVIN 与 HPV 感染无关。因此可以理解 p16 在 dVIN 中为阴性，即使少数出现斑片状染色。研究显示，2% 的 dVIN 表现为 p16 块状阳性，但同时有 p53 异常表达。此时 p16 阳性并不表明 HPV 感染，这种特殊组合的肿瘤最适合 HPV-/p53abn 组，在实践中不需要 *TP53* 测序来确认[42]。

p53：*TP53* 突变是 dVIN 的常见发现，p53 免疫组化是反映 *TP53* 突变状态的准确替代物，当怀疑但不能明确诊断分化型 VIN 时，p53 免疫染色有重要价值。文献报道，在 66%～100% 的 dVIN 中 p53 免疫组化阳性，阳性染色从下 1/3 层到全层，超过 90% 的基底细胞被染色，通常与 *TP53* 错义突变（missense mutation）有关，与正常上皮阴性或不到 10% 的基底细胞阳性形成对比。令人困扰的是，*TP53* 突变的免疫染色有多种表达方式，p53 的“无”表达模式（nonsense mutation）在 27% 的 dVIN 中被报道。后者与真正的 p53 阴性的鉴别非常困难。p53 的解释陷阱还在于，可能由于氧化应激反应，在 5%～61% 的硬化性苔藓和 40% 的鳞状细胞增生及个别的 uVIN 中也可出现 p53 染色增加（在上皮中斑片状、非连续的基底细胞弱阳性）[24, 43]（图 5-14）。由于缺乏更多的细节定义，在实际判读中会有许多困难。2020 年，Tessier-Cloutier 等对 p53 在外阴鳞状上皮内病变及肿瘤的表达进行了深入的研究，总结了 6 种主要的染色模式，两种野生型模式，四种突变型模式（表 5-6）。在这 6 种模式的框架中，61 例 VSCC 中的 58 例（95%）和 42 例原位病变中的 39 例（93%）的免疫组化模式与 *TP53* 突变状态一致[20, 44]。基底层过表达是 dVIN 中最常见的 p53 模式[20]。

Ki-67（MIB-1）：其表达在正常或炎性反应性上皮的基底层为阴性、硬化性苔藓基底层阳性、dVIN 上皮下 1/3 的基底到旁基底层阳性和 uVIN 中上皮 2/3 层到全层的阳性，可以作为一个重要的鉴别诊断标志物。综上所述，尽管 p53 和 Ki-67 的使用有一定的价值，但是在各种类型的病变中，p53 和 Ki-67 的表达都有不同程度的表现，显示了对 dVIN 的有限的鉴别力，需要一个更好的免疫组织化学标志物。

CK17：研究表明[45]，100%（29 例）dVIN 病例全部显示了 CK17 的免疫活性，其中 93%（27 例）表现为弥漫的中 - 强度反应，19/27 例（70%）是全

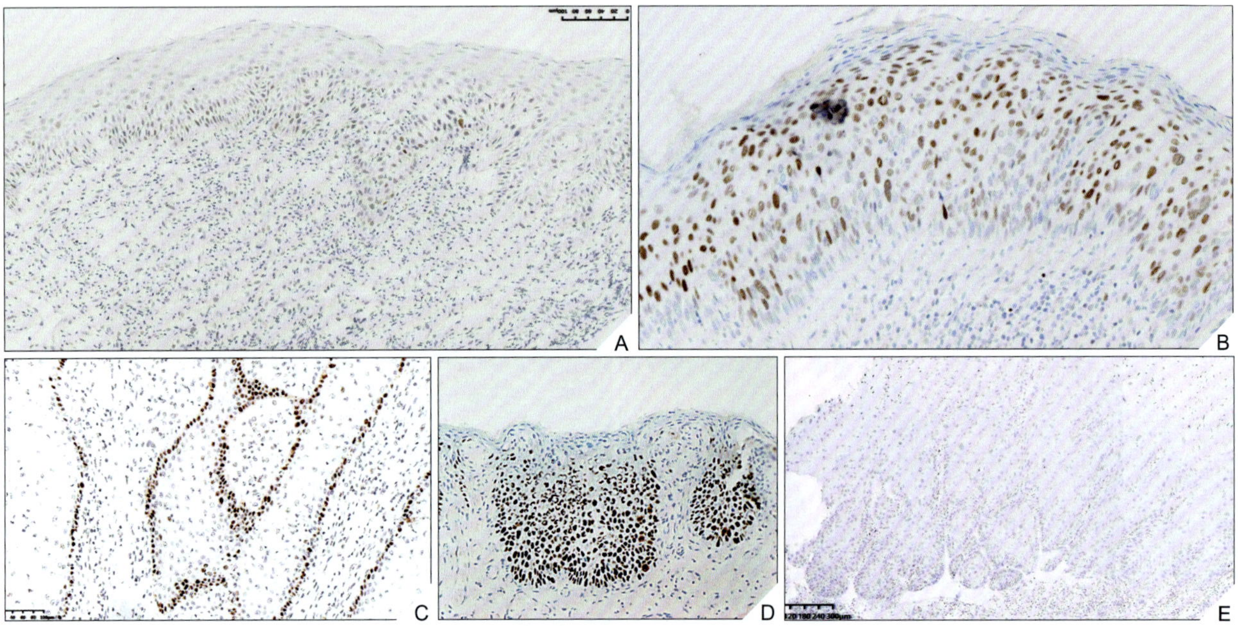

图 5-14　p53 表达模式

野生型/散在表达：正常上皮基底层和旁基底层不同强度的不均一核染色（A）；野生型/中 - 表层表达：中 - 表层细胞强度不均的染色，基底层极少染色，这种基底上型染色模式为 HPV 相关肿瘤的独特表现（B）；突变型模式：基底层过表达，至少 80% 的基底细胞核均匀强染色，没有明显的旁基底细胞染色（C）；旁基底层/弥漫过表达：dVIN 中 p53 至少 80% 的基底细胞核均匀强染色，向旁基底层延伸（D）；染色完全缺失：dVIN 中上皮完全无染色，相邻间质细胞和炎症细胞核阳性可作为内对照（E）

表 5-6 p53 在外阴鳞状上皮内病变及肿瘤中的表达模式

模式		描述
TP53 野生型模式	散在表达	基底层和旁基底层不同强度的不均一核染色
	中 - 表层表达（基底层缺乏）	中 - 表层细胞强度不均的染色，基底层极少染色（有时旁基底下层细胞也有极少染色）
TP53 突变型模式	基底层过表达	≥ 80% 的基底细胞核均匀强染色，没有明显的旁基底细胞染色
	旁基底层 / 弥漫过表达	≥ 80% 的基底细胞核均匀强染色，向旁基底层延伸
	染色完全缺失	内部对照阳性时上皮完全无染色（相邻间质细胞和炎症细胞核阳性可作为内对照）
	细胞质表达	内部对照阳性时，胞质伴或不伴胞核染色（相邻间质细胞和炎症细胞核阳性可作为内对照）

层或基底上层阳性。100% 的 uVIN 和慢性单纯性苔藓没有这种弥漫的中 - 强度反应，而表现为仅局限于上皮上半部的部分表达，并且绝大部分为局灶的表达，染色强度弱 - 中等。但 7/8 例硬化性苔藓表现为弥漫性染色，其中 5 个（63%）病例显示出了 CK17 全层弥漫的强阳性，研究认为可能这些病例与 *TP53* 的错义与无义 / 缺失突变有关，并且有增加到 SCC 的风险。不管怎样，CK17 可以作为辅助工具帮助建立 dVIN 的诊断，特别是在 p53 和（或）Ki-67 的结果与组织学上的发现冲突时，有强而弥漫的 CK17 的染色可以支持诊断。与 p53 和 Ki-67 相似，CK17 并不是完全敏感的或特异的，不应该作为做出这个诊断的唯一标准，需要结合临床和组织学特征，在考虑 dVIN 和慢性单纯性苔藓的情况下，它可能会有更好的诊断特异性 [45]。

ORF1p：最新研究显示，长散在核成分 1 编码蛋白（long interspersed nuclear element 1 encoded protein）ORF1p 在 93% 的 dVIN 和 77% 的 HSIL 呈阳性表达，表现为上皮基底和旁基底层或全层呈中 - 强度表达，显著高于在其他炎性病变和正常上皮的表达，并且后者基底层无表达，有助于外阴癌前病变的诊断，相对于 CK17，具有更好的特异性，尤其对那些 p53 野生型的 dVIN，并结合 p16 表达，可以将 dVIN 和 HSIL（uVIN）区分开来 [46]。

在一些零星的报道中还提到的 GATA3、磷酸化 -s6、CK13、ProEx C、SOX2、E-cadherin 和 B-catenin，这些方法都不能可靠地将 dVIN 与类似表现的诊断区分开来，因此它们的使用还需得到更多研究证实其价值 [21]。

还没有发现单一可靠的能排除 HSIL 和非肿瘤性疾病的检测 dVIN 的免疫标志物 [21]。

【鉴别诊断】

dVIN 病理变化细微，与许多其他良性和恶性皮肤病变存在着各种疑似之处，给正确诊断带来挑战，以下是一些常见的需要鉴别诊断的病变。

1. dVIN 与 HSIL（uVIN） 外阴 HSIL（uVIN）与 dVIN 是外阴癌前病变的两个大类，对应于外阴鳞状细胞癌的两个不同的致癌途径，具有不同的流行病学、临床、病理和分子特征，见表 5-7。具有基底细胞样型特征的 dVIN 不同于其他 dVIN，具有明显的结构紊乱，非典型未分化细胞占上皮全层，组织形态上容易与基底细胞样型 uVIN 产生混淆，但 HPV 检测及 p16、p53 免疫组化结果与其他 dVIN 相同，与 uVIN 不同（图 5-15）。p16 阴性或斑片状和 p53 突变型是诊断 dVIN 和排除 HSIL 的基础。需要注意的是不要将 HSIL 的基底上型或缺失样型 p53 染色误判为突变型。

2. dVIN 与硬化性苔藓 dVIN 周围经常伴发硬化性苔藓，硬化性苔藓的特征是表皮萎缩变薄，上皮脚消失，真皮内均质状胶原带，下方淋巴细胞浸润带（图 5-16），一般不难识别。当硬化性苔藓发生变异时，疑似 dVIN，上皮增生，上皮脚伴角化不良和角化不全，但缺乏基底、旁基底层显著异型，核分裂少或无，据此可以鉴别。

3. dVIN 和 HPVi（p53wt）vaVIN 参见 HPVi（p53wt）vaVIN 鉴别诊断及表 5-8。

4. 基底细胞样型 uVIN、基底细胞样型鳞状细胞癌与基底细胞癌 参见基底细胞癌鉴别诊断（表 5-20）。

【预后及治疗】

虽然 HSIL（uVIN）发病远多于 dVIN，但在 VSCC 中，由 uVIN 进展而来的占 20%，而由 dVIN 进展而来的占 80%[47]。dVIN 更经常在发病之前、同时或发病之后发生 VSCC（85.7% vs uVIN 的 25.7%）[48]。另一组数据显示，dVIN 进展为 VSCC 的风险是 uVIN 的 5.6 倍（32.8% vs 5.7%），进展时间更短

表 5-7 外阴 HSIL（uVIN）与 dVIN 的临床病理特征比较

临床病理特征	外阴HSIL（uVIN）		dVIN
变异型	基底细胞样型	湿疣样型	
发生率	占绝大多数		2%～29%
危险因素	HPV 感染、吸烟、免疫抑制、多个性伴侣		年龄、刺激、炎症、氧化及缺血应激
好发年龄	生育年龄，30～50 岁		绝经后，60～80 岁
病变累及部位	多中心、多病灶		单中心、单病灶
结构紊乱和细胞异常	明显，容易辨认		细微，不易识别
表面	平坦无乳头	尖状或乳头状表面，呈湿疣样	较平坦
表皮	增厚	增厚	增厚或萎缩
棘细胞层	基底或旁基底细胞样细胞取代全层	增厚	增厚，基底细胞明显增生，少见变异型 dVIN，基底细胞样细胞占上皮全层
特点	未成熟细胞上升到全层	结构紊乱明显	角化不良下延到基底层
细胞成熟现象	无	有	完全分化，过早分化或角化，分化紊乱，成熟异常，中表层角化更明显
角化现象	单细胞角化不良 表层角化不全 无角化过度 无角化珠	多细胞角化不良 表层角化不全 有角化过度 无角化珠	单或多细胞角化不良 偶有角化不全 有角化过度 有角化珠
上皮脚	平坦	深而宽的棘突下延到真皮	棘突延长分支，吻合成网
细胞间桥	无	不明显	明显
细胞体积	小而密集	较大	大
胞质	稀少	嗜酸	丰富，嗜酸
细胞异型性	不显著	全层异型	基底、旁基底层显著异型
细胞多形性	相对一致	多形性明显	细胞大小不一
细胞核	深染，核质比大	挖空细胞	增大深染或泡状核，核膜不规则，核仁明显
核分裂	增加	活跃	活跃
累及皮肤附属器	1/3 有	1/3 有	罕见
p16	阳性	阳性	阴性
p53	野生型	野生型	90% 突变型
Ki-67	阳性，达上皮全层	阳性，达上皮 2/3 层或全层	阳性，在上皮基底层与旁基底层
周围病变		湿疣	硬化性苔藓或其他慢性炎症性皮病
HPV 检测	100% 阳性		偶有阳性
预后及进展	进展到 VSCC 的风险为 5.7%，13%～36% 复发，基底细胞样型稍高；1.2% 自发消退		进展到 VSCC 的风险为 32.80%，治疗后复发率为 9%～50%
进展时间	41.4 个月		22.8 个月
相关 VSCC	基底细胞样型	湿疣样型	角化型（60%）

（22.8 个月 vs 41.4 个月）。提示 dVIN 具有更高比例和更迅速发展为 VSCC 的潜能[1]。这或许与其轻微的组织学特征导致 dVIN 有一个较高的诊断不足率或低估率有关。作为癌前病变，dVIN 主要与 HPV 阴性的外阴鳞状细胞癌有关，最常见的是角化型鳞状细胞癌。*TP53* 和 *PIK3CA* 共突变的患者临床预后较差。虽然认识 dVIN 很重要，但避免过度诊断和不必要的外阴部分切除术也至关重要。

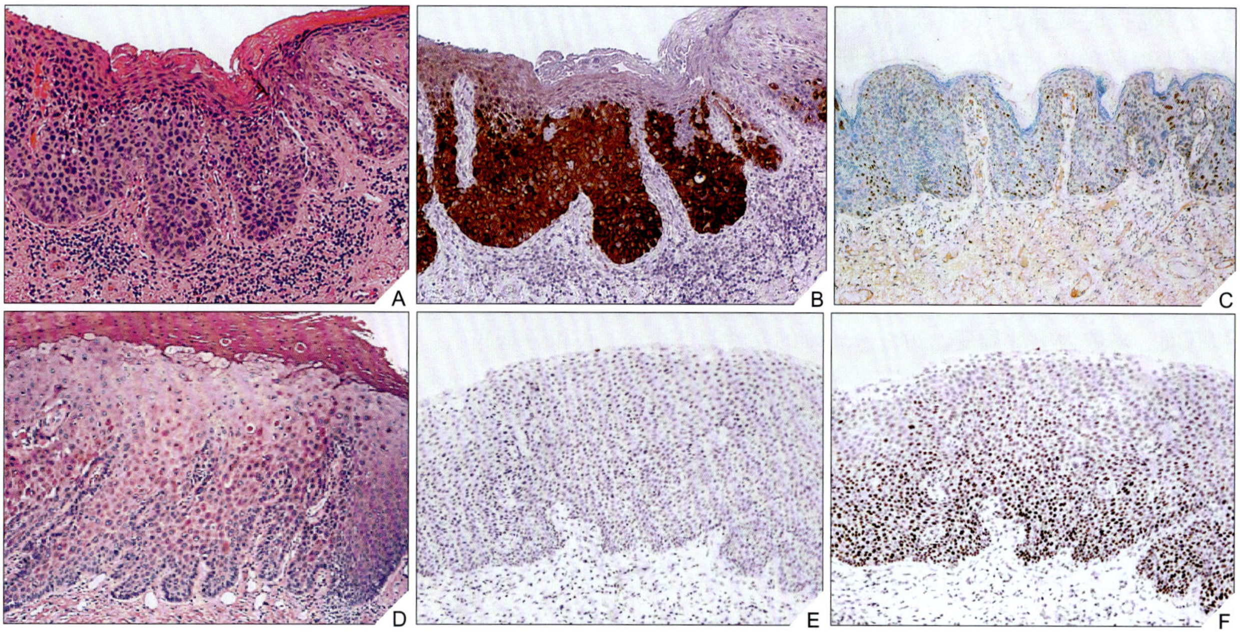

图 5-15 基底细胞样型 uVIN 与 dVIN 的鉴别

A～C. 基底细胞样型 uVIN 的经典表现。表皮表层的病变区域有部分角化（A）。p16 弥漫强阳性表达（B），而 p53 呈野生型阴性（C）。
D～F. dVIN 的经典表现。dVIN 分化程度相当高，细胞异型轻微，不容易识别（D），p16 不规则弱染色，属阴性（E），而 p53 染色阳性（F）

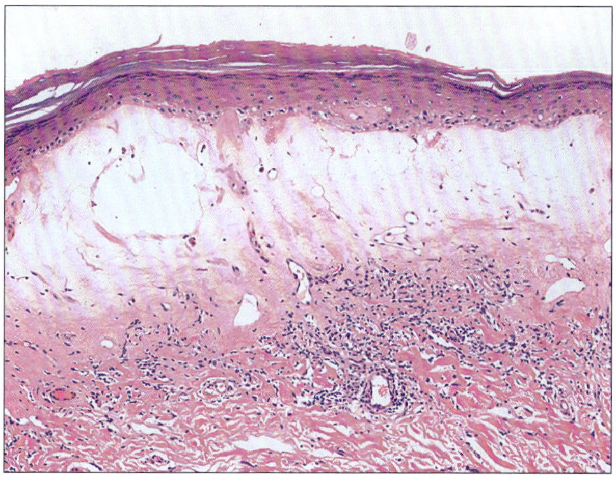

图 5-16 硬化性苔藓

表皮萎缩变薄，上皮脚消失，真皮内均质状胶原带，下方淋巴细胞浸润带

dVIN 一经诊断，应立即进行治疗。局部扩大切除是目前最主要的治疗方式，手术原则与 HSIL 一致，切除范围为切缘到肿瘤距离为 0.5～1cm，以期达到切缘阴性，同时应避免损伤周围脏器。对于多灶性病变，可能需要单纯性外阴切除术。dVIN 与外阴皮肤病变相关，因此应积极治疗外阴皮肤病变，特别是硬化性苔藓。由于 dVIN 病变可散在不连续，并常与其他恶性潜能未定的棘层肥厚性病变（如慢性单纯性苔藓和硬化性苔藓）共存，所以应积极治疗外阴皮肤病变，特别是硬化性苔藓，未明确诊断时主要依靠认真随访，并对可疑部位进行活检。激光切除或冷冻消融方式无法对病变进行病理检查。5-FU、5% 咪喹莫特乳膏及其他局部药物治疗的有效性也未得到确认。患者治疗后复发率为 9%～50%，切缘阳性患者复发率更高，手术治疗后复发率较低。对于治疗有效的患者，初始治疗后 6 个月、12 个月复查，之后每年随诊。

（二）非 HPV 相关的 p53 野生型疣状棘层增生性外阴上皮内瘤变 [HPVi(p53wt) vaVIN]

大约 1/3 的非 HPV 相关 VSCC 与传统的前体病变 dVIN 无关，这些病变在临床、组织病理学和生物学上存在显著重叠，但均未携带 *TP53* 突变，而与 PIK3CA、HRAS 有关，提示可能代表外阴癌的第三种途径 [15, 49]，这已被越来越多地承认。如前所述，这组病变已经被赋予各种各样的名称，包括伴分化性改变的外阴棘皮病（VAAD）、外阴分化性外生性病变（DEVIL）、疣状慢性单纯性苔藓（vLSC）和外阴异常成熟（VAM），但最近被称为非 HPV 相关的 p53 野生型疣状棘层增生性外阴上皮内瘤变 [HPVi(p53wt) vaVIN][16]。

【临床特征】

HPVi（p53wt）vaVIN 主要见于绝经后妇女，与 dVIN 患者年龄范围相似，为 41～94 岁，不同研究的中位年龄为 66～71 岁，约比 HPV 相关病变患者大 10 岁，而疣状癌为 70 岁。患者常有瘙痒、疼痛，部分伴有慢性单纯性苔藓、硬化性苔藓。病变经常复发，常同时或异时患有疣状癌[15, 49, 50]。高龄女性表现为离散的凸起肿块，此是诊断本病最有帮助的临床线索。

【大体病理学】

病变大体表现可比细微的组织病理学表现更为显著，表现为非常广泛的外阴和会阴皮肤异常，最常发生于阴蒂周围和小阴唇，包括无毛皮肤、黏膜皮肤交界处和非角化鳞状上皮区域；其次常见的部位是会阴和肛周。多数为单灶病变，20%～50%的女性有2个或更多不连续的疾病部位。通常呈界限清晰的白色丘疹、结节、斑块或红色斑块，表面不规则，质地粗糙或疣状。病变的平均厚度高于dVIN[16, 20, 21]。

【组织病理学】

这组病变的主要表现特征如下：

1. 疣状、乳头状结构　病变常常为外生性，呈"教堂尖顶"状、球茎状，上皮脚明显伸长和不规则，也可以有平坦的斑块状表面和宽基底。伴棘层细胞增生增厚。

2. 鳞状分化改变　呈斑块样角化过度和（或）角化不全，保留了成熟的鳞状细胞，无成熟前角化。多数病变颗粒层减少或消失导致上层细胞苍白，少数病变颗粒层增厚而缺少上皮苍白特征。

3. 缺乏明显的核异型性　核异型性的存在包括挖空细胞增多、核染色过深、核质比高或核多形性是排除本病的依据，核分裂活性很低，并局限于基底和旁基底层。

真皮层间质水肿可以显著预测浸润性进展[16, 20, 21, 50]（图5-17）。

【免疫组化】

p16与p53应作为常规诊断的生物标志物，p16染色阴性或斑片状，p53野生型表达。建议仅在无法获得p16/HPV/p53状态时（如无法进行检测，染色难以解释）才使用"疣状棘层增生性外阴上皮内瘤变（vaVIN）"的诊断。

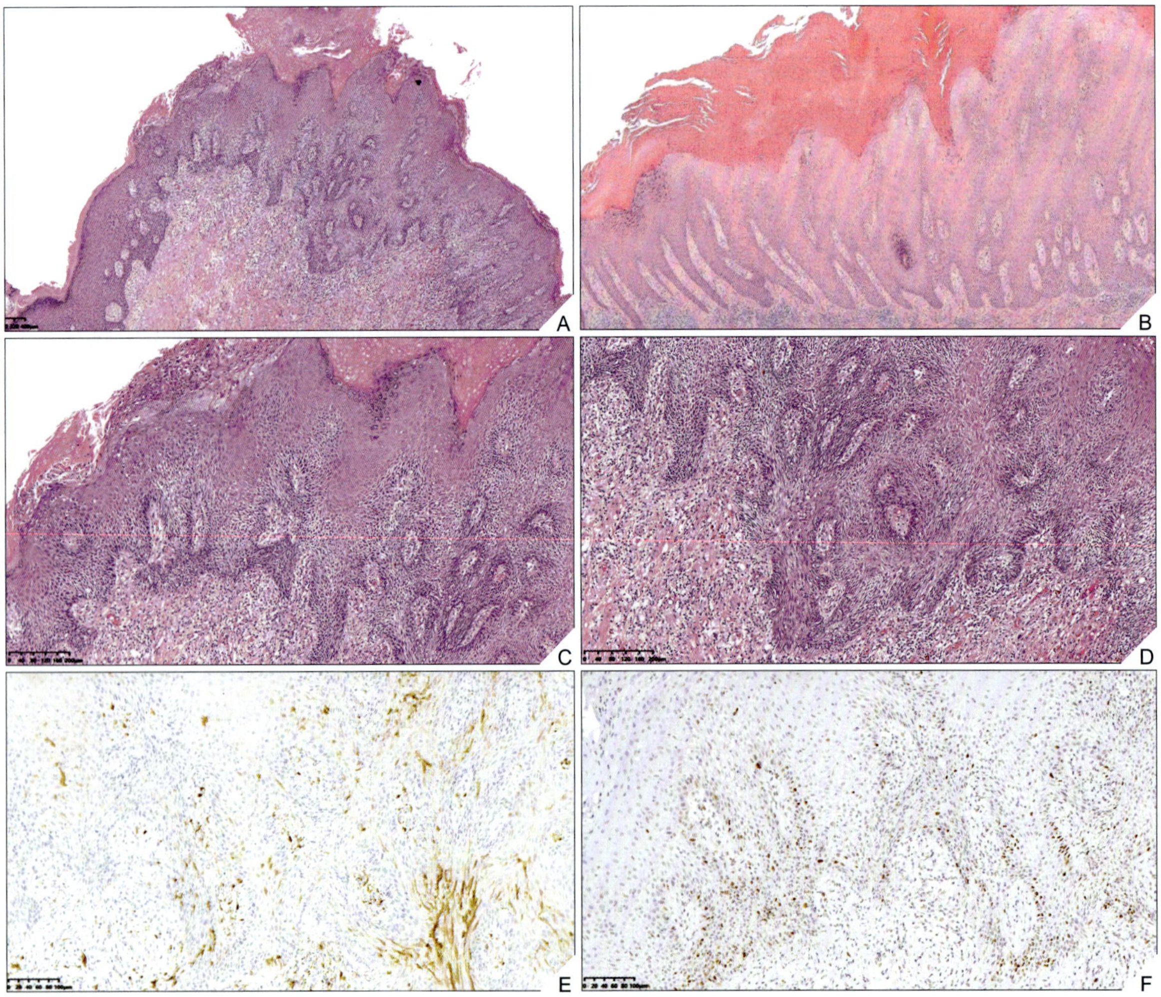

图5-17　HPVi (p53wt) vaVIN

病变呈外生性，表面尖顶状伴角化过度，上皮脚不规则（A）；呈斑块样角化过度，正常鳞状成熟保留，上层细胞苍白，上皮脚明显伸长（B）；颗粒层减少（C）；细胞无明显异型性（D）；p16斑片状（E）；p53野生型（F）

【分子遗传学】

病变组织 HPV DNA/mRNA 检测阴性，*TP53* 野生型，高频率的 *PIK3CA*（73%）、*ARID2*（55%）和 *HRAS*（37%）突变是 HPVi（p53wt）vaVIN 的特征，但没有这些改变并不排除这种诊断。然而，HPVi（p53wt）vaVIN 可以通过获得功能性 *TP53* 和其他细胞周期畸变而发展为更具侵袭性的鳞状细胞肿瘤[16]。

【鉴别诊断】

1. dVIN　由于其相当轻微的形态外观，dVIN 经常被误诊为 HPVi（p53wt）vaVIN。后者的角化程度较好，平均上皮厚度是角化型 dVIN 的 2 倍，主要特征包括颗粒层消失导致上层细胞苍白，有斑片状角化不全，却无 dVIN 的成熟前角化、基底层核不典型和 p53 异常染色，发现 *PIK3CA*、*ARID2* 和（或）*HRAS* 突变将支持 HPVi（p53wt）vaVIN。但是，两者可能在特定情况下共存，提示它们存在于一个谱系上[8]（表 5-8）。

2. HSIL（uVIN）　细胞成熟缺失，显著的细胞核异型性，p16 块状阳性，HPV 原位杂交阳性，p53 基底上层阳性都足以与 HPVi（p53wt）vaVIN 区分（表 5-8）。

3. 外阴尖锐湿疣　两者在外形上相似，上皮是棘层增生的，可以显示角化不全和可变的颗粒细胞层。存在挖空细胞，但可不明显，有时鉴别困难，通过 HPV 基因分型或原位杂交以明确诊断。

4. 外阴疣状癌　HPVi（p53wt）vaVIN 为疣状癌前驱病变，并常同时或异时发生，经常需要鉴别。而疣状癌的特征是内生生长超出正常的真皮表皮交界面，以上皮巢的形式生长，这些上皮巢轮廓光滑，与表皮表面成分不连续，通常呈拼图状密集排列，而 HPVi（p53wt）vaVIN 与外阴间质的交界面具有光滑或仅轻微卷曲的分界线。在困难的病例中，“至少有 HPVi（p53wt）vaVIN，不能排除疣状癌”的诊断可能是谨慎的，并应建议行保守的完全手术来切除病变。

5. 其他非肿瘤性病变　还需跟以下病变相鉴别，包括慢性单纯性苔藓、硬化性苔藓、银屑病、疣状黄色瘤、化脓性汗腺炎、角化棘皮瘤、假上皮瘤样增生等。对于单发、持续生长或药物治疗失败的病变，应强烈怀疑 HPVi（p53wt）vaVIN 的诊断。

【预后和管理】

对于 HPVi（p53wt）vaVIN 采用完全手术切除，保证切缘阴性，并密切监测，对任何新的或进展的病变做随访活检。手术不可行时可以接受局部强效类固醇治疗，并进行短间隔随访。复发率为 44%，浸润性癌的进展率为 37%。

四、其他少见类型外阴上皮内瘤变

1. Paget 样型 VIN（pagetoid VIN）　是 uVIN 中非常罕见的变异形态，占大约 5% 的 VIN[33]。非典型细胞显示出独特的苍白的细胞质，孤立、巢状或成簇分布在鳞状上皮各层，这些细胞有明显异型，细胞核大，空泡状，核仁明显，核分裂象易见，并可累及皮肤附件（图 5-18）。周围的上皮可表现出正常

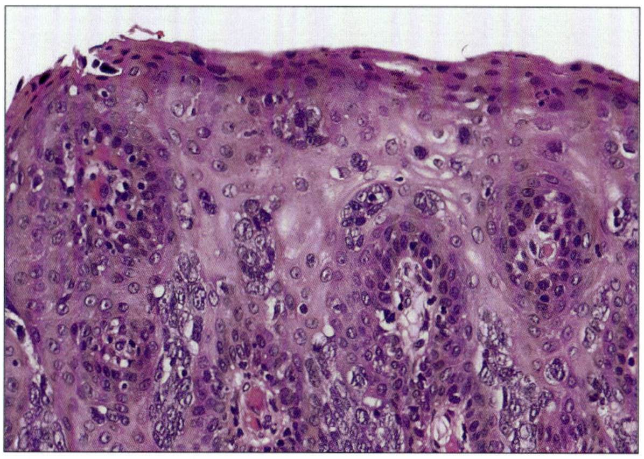

图 5-18　Paget 样型 VIN

非典型细胞显示出独特的苍白的细胞质，孤立、巢状或成簇分布在鳞状上皮的各层，这些细胞有明显异型，细胞核大，空泡状，核仁明显，核分裂象易见

表 5-8　外阴上皮内瘤变的鉴别诊断

HPV相关外阴上皮内瘤变 高级别鳞状上皮内病变 (HSIL)	非HPV相关p53突变型外阴上皮内瘤变 分化型VIN (dVIN)	非HPV相关p53野生型外阴上皮内瘤变 疣状/棘皮样VIN（vaVIN）
非典型性延伸到上层 大的深染核 极性和结构的丧失 成熟缺失，呈现基底样外观 核分裂活跃，延伸至基底层以上	非典型性通常局限于基底层 细胞核大，呈泡状核 核仁明显 成熟保留但有成熟前角化 棘层松解 上皮脚拉长和（或）融合	无细胞学异型 疣状棘皮病伴扁平 (VAAD) 或外生生长模式 (DEVIL) 成熟保留但有角化过度等，无过早角化 伴有颗粒层减少和细胞质苍白 (VAAD/DEVIL) 或颗粒层增厚 (vLSC)
p16 块状阳性 p53 野生型（基底上型）	p16 通常阴性或斑片状 p53 异常染色	p16 阴性或斑片状 p53 野生型（散在）

或异常细胞等不同形态，当其表现正常时，由于与Paget样细胞有明显差异，很像双相分化，与乳腺外Paget病相似。在2004年ISSVD的分类中，Paget样型VIN归在未分类的VIN范畴中，2015年ISSVD分类未涉及这个名词。文献报道，Paget样型VIN可见p16免疫组化呈强而一致的染色，推测就像外阴的非Paget样鳞状细胞肿瘤一样，很可能有两种潜在的致病途径[51]。

Paget样型VIN可见uVIN的一些特征，如轻度乳头状瘤样增生，伴角化过度与角化不良，有时表面上皮细胞可见挖空细胞样改变，特征性的表现是Paget样细胞，与乳腺外Paget病相似，但不同的是Paget样型VIN不含细胞内黏液，可见共存的非Paget样型VIN。Paget样型VIN与继发于肛门直肠癌的Paget病和继发于泌尿道上皮癌的Paget病也有相似之处，但后两者或有肛门直肠腺癌存在，或具有尿路上皮原位癌特点。Paget样型VIN和色素型VIN与原位恶性黑色素瘤也具有一些相似性，但后者细胞高度非典型性，核仁大。鉴别诊断主要依据免疫组化，目前认为Paget样型VIN中CK7阳性代表肿瘤细胞的异质性表达。对于诊断困难病例，建议选择一组抗体进行鉴别，见表5-9。

2. VIN伴黏液分化（vulval intraepithelial neoplasia with mucinous differentiation） 2009年，McCluggage等[52]报道了2例典型的VIN，在上皮全层和向下生长的上皮细胞内，含有胞质内黏液，这些黏液性细胞是温和的，细胞核小而整齐，核偏心排列，具有与Paget病相似的免疫组化表达，CAM5.2、CEA、EMA和CK7呈阳性，另外，p16强阳性，高危型HPV阳性。推测这些黏液性细胞很可能是化生的，并且是恶性的鳞状上皮细胞异常分化的结果。VIN伴黏液分化主要需与Paget病或Paget样型VIN相鉴别。

表5-9 Paget样型VIN与乳腺外Paget病及其他相似病变的免疫组化鉴别

指标	HSIL（uVIN）	Paget样型VIN	乳腺外Paget病	继发于肛门直肠癌的Paget病	继发于尿路上皮癌的Paget病	原位黑色素瘤
p16	+	+	–/+	–	+/–	–
p40、p63	+	+	–	–	+	–
CK7	–	–	+	+/–	+	–
CK20	–	–	–/+	+	+	–
CDX-2	–	–	–	+	–	–
CEA	–	–	+	+/–	–	–
GCDFP-15	–	–	+	–	–	–
GATA3	–	–	+	–	+	–
S-100	–	–	+/–	–	–	+
HMB45、melan-A	–	–	–	–	–	+
其他		CK5/6、CK19和CK 13+，HER2	HER2、CA125和AR+，ER和PR–	MUC-2+	Uroplakin-Ⅲ +	

第二节 鳞状细胞癌

外阴鳞状细胞癌（VSCC）是外阴最常见的恶性肿瘤，已经基本公认有三种不同的致癌途径，包括与HPV相关、与HPV无关TP53突变和与HPV无关TP53野生型三大类别，并分别对应三种主要类型的外阴癌前病变HSIL（uVIN）、dVIN和HPVi（p53wt）vaVIN（表5-10）。虽然超过80%的外阴癌前病变与HPV相关，然而与HPV相关的VSCC却只占20%～50%[9]，非HPV相关/TP53野生型VSCC占所有病例的15%[50]提示与HPV相关的外阴癌前病变进展到VSCC的比例较低，其主要发生于35～65岁的相对年轻的妇女。有约5%的外阴癌发生于40岁以下的年轻女性，其中85%与HPV相关[38]，报道的最年轻外阴癌患者仅12岁[53]。与HPV无关的VSCC患者多为55～85岁的老年人。外阴鳞状细胞癌大多数发生在大阴唇，其次为小阴唇、阴蒂与阴唇系带，临床常见肿物，80%为单发，10%～20%为多发。

表 5-10　三种致病途径的外阴鳞状细胞癌及癌前病变

致病途径	癌前病变	浸润性癌	癌常见组织学类型
HPV 相关	HSIL（uVIN）	鳞状细胞癌，HPV 相关	基底细胞样，湿疣样，混合形态
非 HPV 相关 TP53 突变型	dVIN	鳞状细胞癌，非 HPV 相关	角化型
非 HPV 相关 TP53 野生型	HPVi(p53wt) vaVIN	鳞状细胞癌，非 HPV 相关	疣状癌

尽管人们已经认识到 VSCC 有三种独立的发病途径，但不同途径发生的 VSCC 组织形态存在相当大的重叠，仅根据常规 HE 染色无法区分，有 10%～20% 的病例被错误分类。在临床实践中，根据组织学形态将 VSCC 视为单一疾病实体来讨论仍然很常见，在本章中也是如此。外阴鳞状细胞癌主要有 5 种组织学类型，见表 5-11。然而，没有一个组织学特征能可靠地鉴别三种类型的 VSCC，因为所有组织学特征在这三种类型的肿瘤都有一定比例的存在。基底细胞样鳞状细胞癌或湿疣样鳞状细胞癌的百分比在 HPV 相关的肿瘤中稍有升高（49.8%），而角化型鳞状细胞癌的百分比在与 HPV 无关的肿瘤中略有增加（81.2%）[54]。三种肿瘤类别在流行病学、临床表现、病理学改变、癌前期病变及分子遗传学等其他方面都各具特征（表 5-12）。

值得注意的是，以上三种致癌因素可同时存在，有报道在与硬化性苔藓相关的外阴鳞状细胞癌中约 40% HPV 检测阳性，而 1/3 的角化型鳞状细胞癌伴有 uVIN。也有的外阴鳞状细胞癌 HPV 和 p53 检测均阴性，肿瘤的发展可能存在其他影响因素[55]。Yap 等研究也表明，近 1/3 的 VSCC 患者切除的肿瘤样本中有硬化性苔藓、uVIN 和 dVIN 相互共存[56]。这一

表 5-11　外阴鳞状细胞癌的主要组织学类型

鳞状细胞癌（squamous cell carcinoma）
角化型（keratinizing）
非角化型（non-keratinizing）
基底细胞样型（basaloid）
湿疣样型（warty）
疣状型（verrucous）

发现提出了一个问题，即两种 VSCC 发展的途径是否互相排斥？同样值得注意的是，由于 HPV 生命周期的复杂性，在肿瘤样本中检测到高危型 HPV DNA 并不一定意味着有转录活动的病毒存在，因为病毒可能已经经历了整合，并且形成了甲基化和转录沉默。另外，高危型 HPV DNA 的存在可能是短暂的重新激活或新的感染，这与病毒驱动的肿瘤形成不一定相关[56]。因此，需要进一步的研究来检测高危型 HPV 致癌基因和它代理标记的标志（E7、$p16^{INK4a}$ 和 MCM7）表达水平：这些生物标志物将证实肿瘤是否是通过高危型 HPV 途径形成的[57]。在一项包含 1594 例外阴鳞状细胞癌的大型研究中，把 HPV DNA+/p16+ 的肿瘤称为无可争议的 HPV 相关肿瘤，HPV DNA-/p16- 的肿瘤称为毫无疑问的不依赖 HPV

表 5-12　外阴三类鳞状细胞癌的临床与病理特征

临床病理特征	非HPV相关VSCC		HPV相关VSCC
	TP53突变型	TP53野生型	
好发年龄	老年 (55～85 岁)		相对年轻 (35～65 岁)
患病率	较常见 (35%～65%)	少见（约 15%）	较少见 (20%～50%)
病史	长期外阴皮肤病，如硬化性苔藓	长期外阴皮肤病，如硬化性苔藓	下生殖道高危型 HPV 感染
分子特征	*TP53* 突变	*PIK3CA*、*ARID2*、*HRAS* 突变	高危型 HPV
前驱病变	dVIN	HPVi(p53wt) vaVIN	HSIL（uVIN）
肿瘤分布	限于外阴，多为单灶	限于外阴，多为单灶	易合并宫颈或阴道鳞状上皮肿瘤，多为多灶
组织类型	主要为角化型	主要为疣状型	近半数为基底细胞样型或湿疣样型
肿瘤免疫标记	p16-，p53 突变型	p16-，p53 野生型	P16+，p53 野生型
对放疗敏感性	不大敏感	不大敏感	较敏感
预后	较差	处于中间	较好

的肿瘤，研究表明，6.0% 的肿瘤存在着混合型组织学特征，多个组织学特征与 HPV 相关（HPV DNA+/p16+）的肿瘤更相关，如挖空样的变化、坏死、中度到明显的多形性、巢状的侵袭性前沿（*P*<0.001），而个别细胞角化、角化珠、高度分化的细胞和弥漫性侵袭性前沿更常与 HPV 无关（HPV DNA-/p16-）的 VSCC 相关（*P*<0.001）。考虑到 HPV 的高患病率，简单地检测 HPV DNA，即使检测到致癌基因型，也可能只是反映出与疾病无关的偶然发现，因此，尽管这些检测方法很敏感，但在将 VSCC 分类为 HPV 相关或非 HPV 相关方面缺乏特异性。推荐通过 RNA 原位杂交来检测病毒癌基因 mRNA，因为后者反映了病毒基因组的整合和所关注基因的转录。二代测序能够评估 HPV 进入基因组的情况，未来可能成为一种临床可用的检测方法 [8]。

流行病学研究发现，外阴浸润性癌及癌前病变明显高发于白种人和吸烟者，肥胖在 VSCC 的病因学中有着独特的作用，癌前病变的重要风险因素除 HPV 相关因素外还包括离婚 / 分居、口服避孕药和激素替代 [17]。

由于 VSCC 常常发生在慢性皮肤疾病基础上，早期诊断困难，30%～40% 的外阴癌患者诊断时已达晚期。近年研究显示，相对于肿瘤大小，外阴癌的 5 年生存率与淋巴结受累的状况有更为密切的关系，这也成为国际妇产科联盟（International Federation of Gynecology and Obstetrics, FIGO）2009 年修订外阴癌分期标准的重要参考依据。

一、浅表浸润性鳞状细胞癌

浅表浸润性鳞状细胞癌（superficially invasive squamous cell carcinoma，SISCC）并不是鳞状细胞癌的一种亚型，而是间质浸润深度最浅的鳞状细胞癌，在外阴鳞状细胞癌中约占 17%[58]。SISCC 可以被完全切除，淋巴结转移的风险极低，可以接受局部扩大切除术的保守性外科治疗，是外阴癌中唯一可以忽略淋巴结转移风险的阶段。

外阴 SISCC 对应于美国癌症联合委员会（American Joint Committee on Cancer，AJCC）分期和 FIGO 分期的外阴癌ⅠA 期，定义为肿瘤限于外阴或会阴，最大直径≤ 2cm，浸润深度≤ 1mm，无淋巴结转移。不论是否有脉管侵犯 [14, 59]。需要说明的是，SISCC 并不等于肿瘤微小，一些 SISCC 肉眼可见，因此 WHO、ISSVD 及 AJCC 等机构都不赞成继续使用“微小浸润性鳞状细胞癌”这一术语 [60]。外阴 SISCC 可表现不同的生长类型与组织分化，但这些似乎没有明显的预后意义，因此有关外阴 SISCC 的定义未将这些内容包括在内。当肿瘤直径 >2cm 或浸润深度 >1mm，或肿瘤呈多灶性时，预后不明确，不属于 SISCC 范畴。

符合 SISCC 定义的肿瘤淋巴结转移风险小于 1%，而浸润深度 3mm 的浸润性 SCC 大约有 10% 的病例发生了淋巴结转移；肿瘤浸润达 4mm 以上时，这一数字上升到 40%。1～2mm 间质侵犯的肿瘤存在小但未明确的腹股沟淋巴结转移的风险。ⅠA 期肿瘤通常只需要进行局部扩大切除，有 1cm 的外侧和深部切缘，而不需要切除腹股沟淋巴结；而ⅠA 期以上的显著浸润性 SCC 通常应给予根治性局部切除和腹股沟淋巴结清扫治疗 [24, 61]。因此，准确评估浸润深度对指导临床治疗是至关重要的。

【临床特征】

外阴 SISCC 的临床表现相对于 VIN 并无特异性，患者除了外阴不适、刺激性症状或疼痛等非特异症状外，还可出现局部糜烂、溃疡、发红，以及结节或斑块。与 HPV 无关的病例有长期慢性皮肤疾病，妇科检查可见外阴白色病变、局部皮肤增厚或结节。与 HPV 相关的病例往往伴有宫颈或阴道等其他下生殖道的鳞状上皮病变。

【大体病理学】

肿瘤呈不规则斑片状、丘疹样隆起，见色素沉着或因角化过度而变白，或呈外生性肿物，常常形成溃疡（图 5-19）。半数以上的肿瘤邻近可见到其癌前病变 uVIN 或 dVIN，但肉眼往往不能区分 VIN 与鳞状细胞癌，需结合组织学镜检判断，在测量时不应将 VIN 区域包括在鳞状细胞癌的直径内，因为 VIN 属于癌前病变。

【组织病理学】

识别 SISCC 对患者临床处理和预后具有重要的意义。但是 SISCC 在临床上难以与 VIN 相鉴别，3.2%～18.8% 的活检可能有肯定的间质浸润 [24]，病理医师广泛彻底地取样标本是发现隐匿性浸润的必要条件，需要临床医师提供完全切除的病变和充分的上皮下间质组织来评估浸润深度，正确的组织学包埋方向对于准确测量浸润深度和判断分期也是至关重要的，并且通常需要几个或多个切面来可靠地诊断 SISCC 并进行分期。

在显微镜下识别 SISCC 同样具有挑战性，以下形态特征可以作为 SISCC 的诊断线索（图 5-19，图 5-20）。

最早的浸润证据是非典型细胞出芽或呈不规则

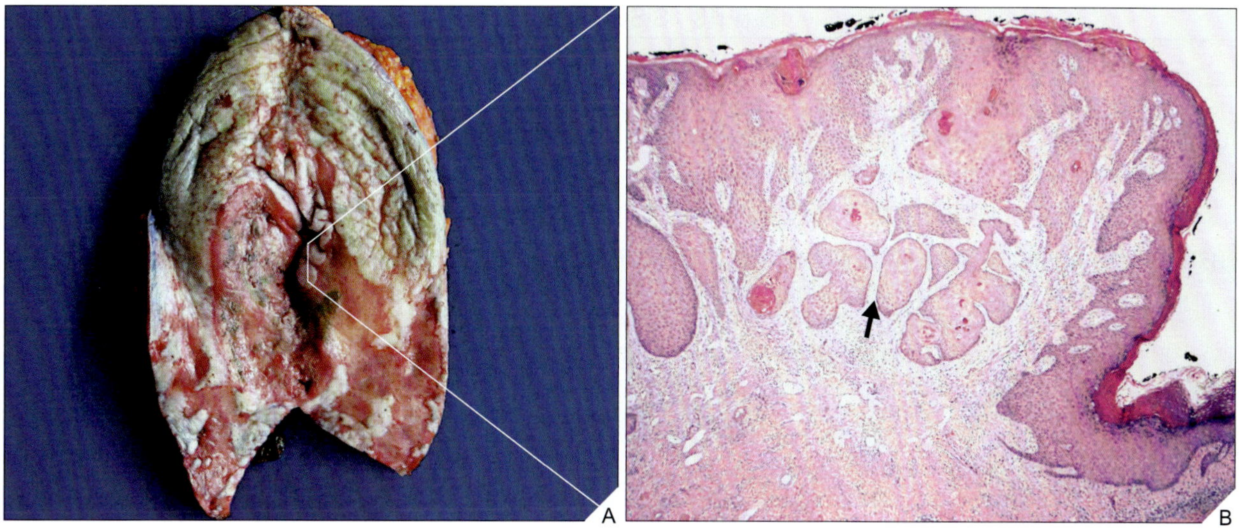

图 5-19　浅表浸润性鳞状细胞癌

大体上，浅表浸润癌与 HSIL 或 dVIN 表现类似，以白色斑块样病变为主（A）；镜下见间质中有不规则巢状的肿瘤组织，浸润深度≤1mm（箭头），伴间质水肿与炎症细胞浸润，邻近伴有典型的高级别 VIN（右下方）(B)

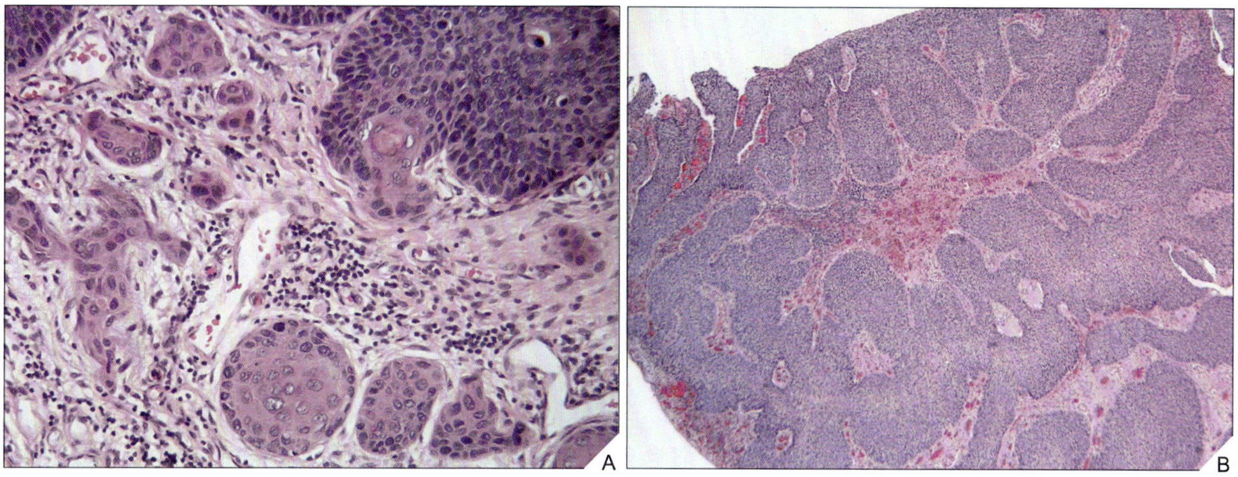

图 5-20　浅表浸润性鳞状细胞癌

非典型细胞呈不规则舌状穿透上皮基底膜，基底细胞的栅栏样外围消失，间质中见不规则细胞巢，胞质丰富嗜酸性，间质疏松伴炎症细胞浸润（A）。HSIL（uVIN）组织横切造成上皮脚断离，真皮间质内见孤立性细胞巢，产生了假的浸润现象（B）

舌状穿透上皮基底膜。上皮 - 间质交界处呈扇贝状，基底细胞的栅栏样外围消失。在间质中可见孤立的鳞状细胞或边缘成角的不规则细胞巢。浸润灶内的细胞形态不同于邻近的基底细胞，显示“异常成熟”现象，胞质丰富，呈嗜酸性，可能出现单个角化细胞、角化灶和角化珠。明显的核变化，核轮廓不规则，核仁显著。上皮脚纤细伸长、复杂分支和吻合成网。经常出现的间质反应包括间质疏松或水肿，促结缔组织增生反应和炎症细胞浸润，特别是嗜酸性粒细胞的浸润，在邻近小浸润灶处可能存在巨细胞。在 VIN 中存在嗜酸性粒细胞，这是早期浸润的强烈暗示，应对可疑病灶行进一步检查，但这一现象并不绝对。

有关间质浸润及其他相关参数的测量详见以下描述。

【免疫组化】

免疫组化可选择Ⅳ型胶原或 Laminin 染色，但价值有限。因为浸润至间质的癌细胞可刺激周围组织产生基底膜样物质，致癌巢周围出现不连续的Ⅳ型胶原或 Laminin 染色阳性物质。血管和淋巴内皮细胞免疫组化（IHC）染色可用于证实淋巴血管侵犯的存在。然而，IHC 染色的缺失并不排除淋巴血管侵犯的存在，因为各种各样的前处理和技术因素可能导致内皮细胞的阴性 IHC 染色[14]。目前免疫组化在 SISCC 的诊断中并无确认和辅助诊断的意义。

【鉴别诊断】

SISCC 主要需与反应性或修复性变化和 VIN 相鉴别，见表 5-13。

表 5-13 SISCC 的鉴别诊断

鉴别对象	疑似SISCC表现	鉴别要点
反应性/修复性变化（反复擦伤、溃疡、炎症或活检后）	上皮再生性异型（上皮增生，嗜酸性胞质，出现核仁） 间质反应（水肿、炎症、纤维化） 上皮间质交界参差不齐 间质中孤立细胞巢	之前的活检病史 周围表层上皮正常 核仁小，核整体结构温和 细胞巢轮廓圆形光滑
HSIL（uVIN）/dVIN	组织包埋面不平整、横切或斜切等（上皮脚断离，真皮间质内孤立性细胞巢） 病变累及皮肤附件（病变上皮包埋在纤维结缔组织中） 人工假象（病变细胞移位入间质空隙或裂隙）	细胞巢轮廓圆形光滑，巢间距均匀 上皮形态和极向与表皮一致 缺乏异常成熟现象 缺乏细胞索或单个细胞浸润 外周栅栏状轮廓 缺乏结缔组织生成反应 缺乏嗜酸性粒细胞浸润 连切后与表面病变上皮连续

【预后及治疗】

SISCC 的 5 年和 10 年无瘤复发生存率分别为 100% 和 94.7%[61]，淋巴结转移风险 <1%[24]。目前ⅠA 期外阴鳞状细胞癌的外科手术管理是一种局部扩大切除术（wide local excision），而没有腹股沟淋巴结切除或前哨淋巴结活检。建议切除至少 2.0cm 的切除边缘，如果手术切缘阳性或切缘到肿瘤距离 <8mm，可考虑再次手术切除至切缘阴性。如术后病理证实病灶浸润深度≤ 1mm，不需要再加其他治疗。由于有复发或再发可能，术后需要长期随访。

二、浸润性鳞状细胞癌

浸润性鳞状细胞癌由不同分化程度的鳞状细胞组成，伴或不伴 HPV 感染，包括多种组织类型。

【临床特征】

外阴浸润性鳞状细胞癌的临床表现各异，与 HSIL 和 dVIN 相似，患者可能无症状，但多有经久不愈的慢性皮肤疾病或下生殖道 HPV 感染，一半以上的患者诉发现局部肿物和瘙痒症状。其他一些症状有阴道排液、出血、烧灼痛、性交痛、排尿困难和异味。此外，偶有外阴鳞状细胞癌伴有血钙升高，患者可出现相应的精神异常症状，但未见骨转移。肿瘤切除后上述症状缓解，推测高血钙与肿瘤产生的甲状旁腺激素（PTH）或 PTH 样物质有关。

【大体病理学】

浸润性鳞状细胞癌常表现为外阴异常斑块、结节或菜花状肿物，呈瓷白色、棕红色、灰黑色或灰红色，表面常有破溃，形成溃疡和出血，与周围界限不清。肿瘤通常为孤立性，少数为多发。与 HPV 无关的外阴癌有时可见肿瘤发生在双侧小阴唇的对称部位，呈对吻样形态。肿瘤周围组织的形态依病因而不同，与 HPV 无关的外阴癌常有大片慢性炎性皮肤疾病表现，皮肤色素减退，表面常呈白色，缺乏弹性，表面粗糙。也有的肿瘤周围看不到明显的潜在病变。与 HPV 相关的外阴鳞状细胞癌周边多为基本正常的皮肤，其间常可见多发的斑丘疹样隆起或疣样突起（图 5-21）。

【组织病理学】

镜下可见肿瘤源自表皮并浸润间质，与表皮相连时可形成粗大的指状突起或细长分支，间质中有杂乱与不规则的鳞状细胞巢或片状肿瘤组织，周围有结缔组织反应。细胞分化不等，从基底细胞样至高度角化，呈异常分化与反向成熟，伴有不同程度的异型性，常可见核仁、核分裂象增多。邻近组织中可见硬化性苔藓、扁平苔藓、HPV 感染等良性相关病变，癌前期病变主要包括分化型或普通型 VIN 。此外，不同类型的鳞状细胞癌各有不同的组织学特征。各种亚型可混合存在。

【组织学亚型】

1. 角化型癌（keratinizing carcinoma） 此型是 VSCC 中最常见的一种类型，以不同成熟度的细胞伴有角化珠与不成熟角化细胞，以及 p53 阳性为特征。该型肿瘤大多与 HPV 无关（HPV-/p16-），在与 HPV 无关的外阴癌中占 81.2%。少数与 HPV 相关（HPV+/p16+），在与 HPV 相关肿瘤中占 36.5%[54]。大多数肿瘤为高分化，表层细胞异型性轻微，浅表组织活检常无法诊断。

肿瘤在低倍镜下表现为不规则舌状浸润，形成独立的小的细胞巢和单个细胞浸润，引起纤维黏液样间质反应（fibromyxoid stromal response）。可伴有周围皮肤的 dVIN 和硬化性苔藓改变。高倍镜下，恶

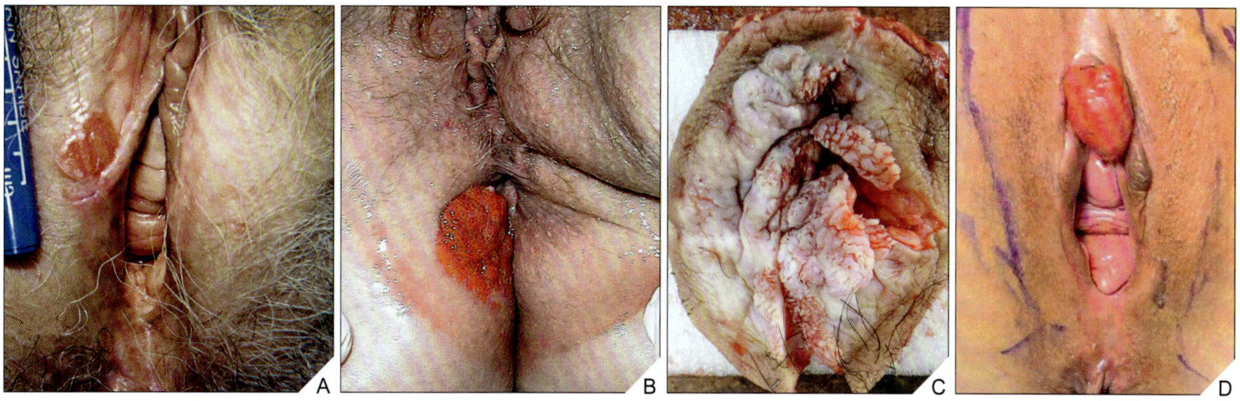

图 5–21　浸润性鳞状细胞癌的大体形态

肿瘤分别发生于小阴唇（A）和肛周（B）(Hatch 教授惠赠)。癌表面呈菜花样，周围白色斑块样为 HSIL 区（C）(陈晓端教授惠赠)。阴蒂部结节状肿瘤（D）

性肿瘤细胞表现为成熟和角化，没有挖空细胞，其细胞特征与 dVIN 中所见到的非常相似。细胞趋向于朝向表面或浸润巢内部的成熟。角化细胞一般是大的，伴丰富嗜酸性胞质，巢中经常有角化珠形成。尽管细胞成熟，但在细胞学上呈恶性，有大核和突出的核仁，以及正常和异常的核分裂象。核不典型可能局限于巢外周的细胞中，核分裂象可能相对稀少，随着分化的逐渐消失，细胞的成熟程度越低，核不典型性越明显，有丝分裂的程度也就越高（图 5-22，图 5-23）。

2. 非角化型癌（non-keratinizing carcinoma）　非角化型鳞状细胞癌由片状或巢状鳞状上皮组成，可见细胞间桥，但与角化型鳞状细胞癌不同，角化细胞少见，无角化珠。其镜下表现与基底细胞样癌相似，后者的典型特征见图 5-24，图 5-25。需要注意的是，非角化型鳞状细胞癌在宫颈和其他部位 HPV 相关的鳞状细胞癌中是最常见的亚型，在外阴却很少被诊断。而在外阴基底细胞样型和湿疣样型鳞状细胞癌这些典型与 HPV 相关的肿瘤，在子宫颈却很少被诊断。这些差异与组织学类型的真正差异无关，但可能是组织学术语约定的结果[9]。

3. 基底细胞样癌（basaloid carcinoma）　基底细胞样鳞状细胞癌与 HSIL（uVIN）有关。HPV16 DNA 检测阳性率高[62]。肿瘤全层由形态及大小相对一致的幼稚细胞组成，几乎没有鳞状细胞的成熟，癌细胞小，胞质少，细胞核质比高，类似于表皮基底层的细胞。细胞核深染，染色质均匀分布，核分裂象及核仁均不明显。癌细胞汇集成带状或条索状，向间质浸润，引起明显的纤维黏液样促结缔组织增生性间质反应（图 5-24，图 5-25）。角化细胞罕见，细胞巢中心可能显示灶性角化珠形成。虽然此类癌细胞核异型性小，但是我们仍将其列为低分化鳞状细胞癌的一种。p16 通常阳性。

4. 湿疣样癌（warty carcinoma）　湿疣样鳞状细胞

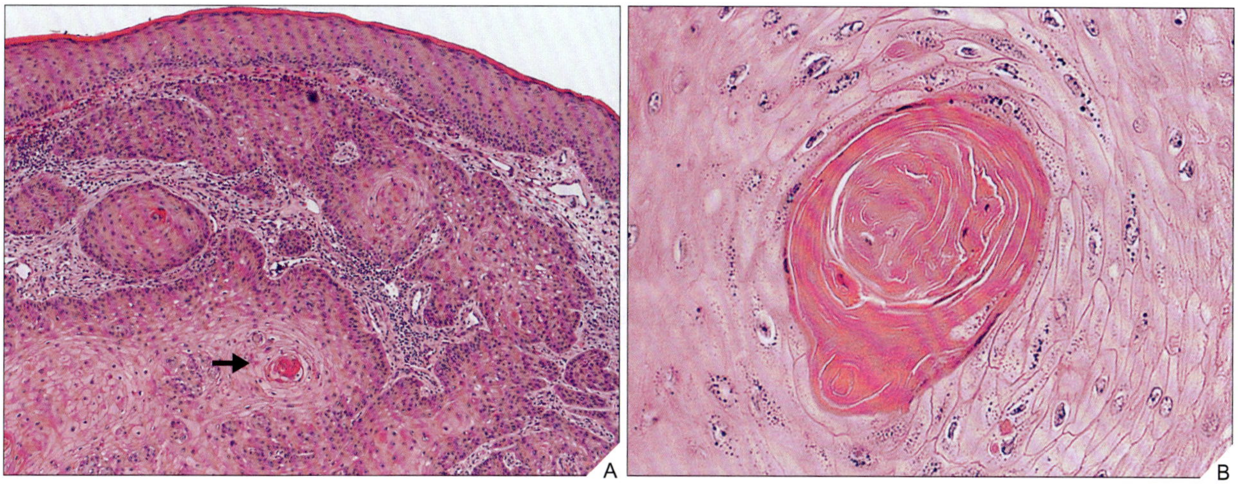

图 5–22　角化型鳞状细胞癌

A. 有角化珠形成；B. 高倍镜下的角化珠

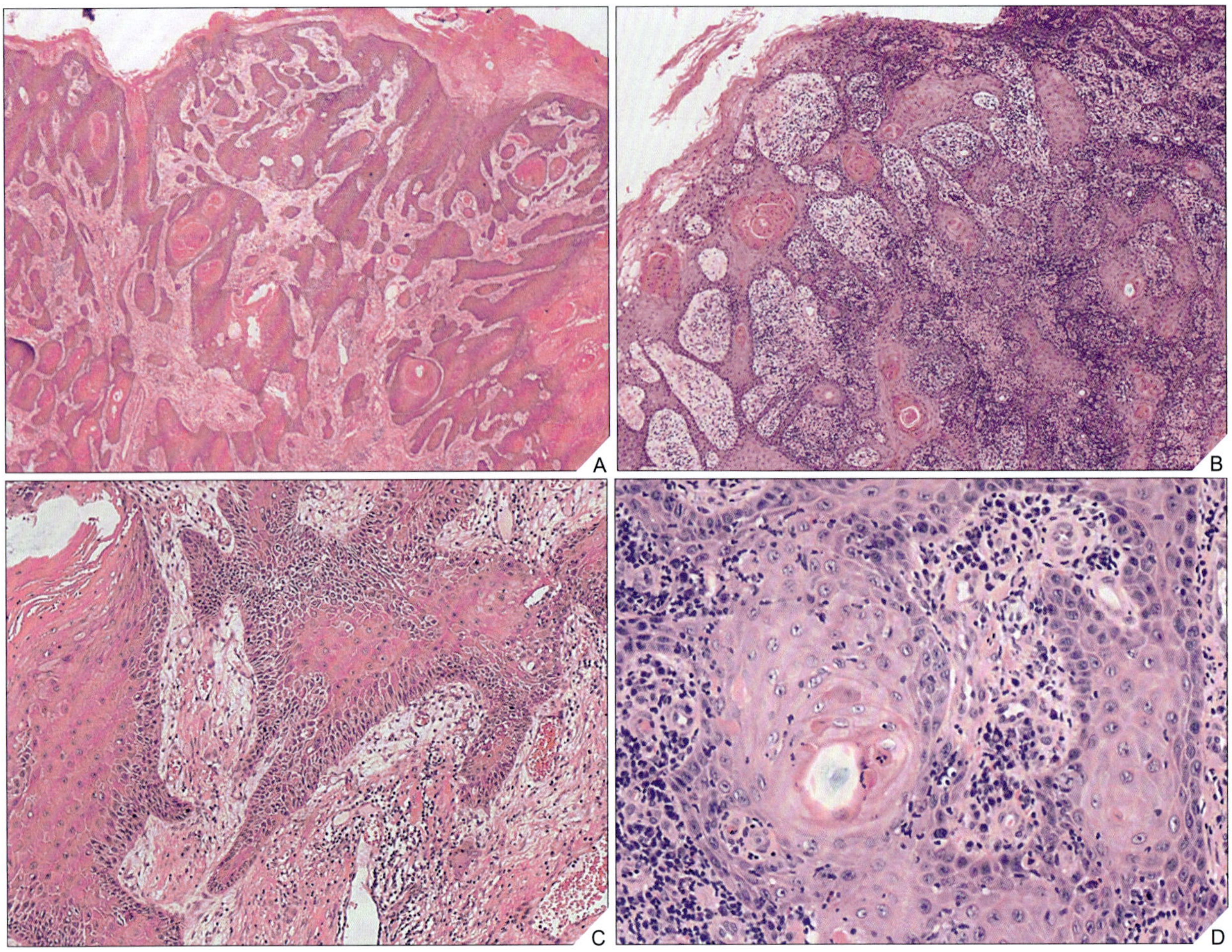

图 5-23　角化型鳞状细胞癌

A. 细胞趋向于朝向表面或浸润巢内部的成熟，呈侵袭性浸润伴纤维黏液样间质反应；B. 细胞趋向于朝向表面或浸润巢内部的成熟，呈侵袭性浸润伴纤维黏液样间质反应混合淋巴浆细胞间质反应；C. 细胞特征与 dVIN 中所见到的非常相似；D. 细胞成熟，但在细胞学上呈恶性，有大核和突出的核仁

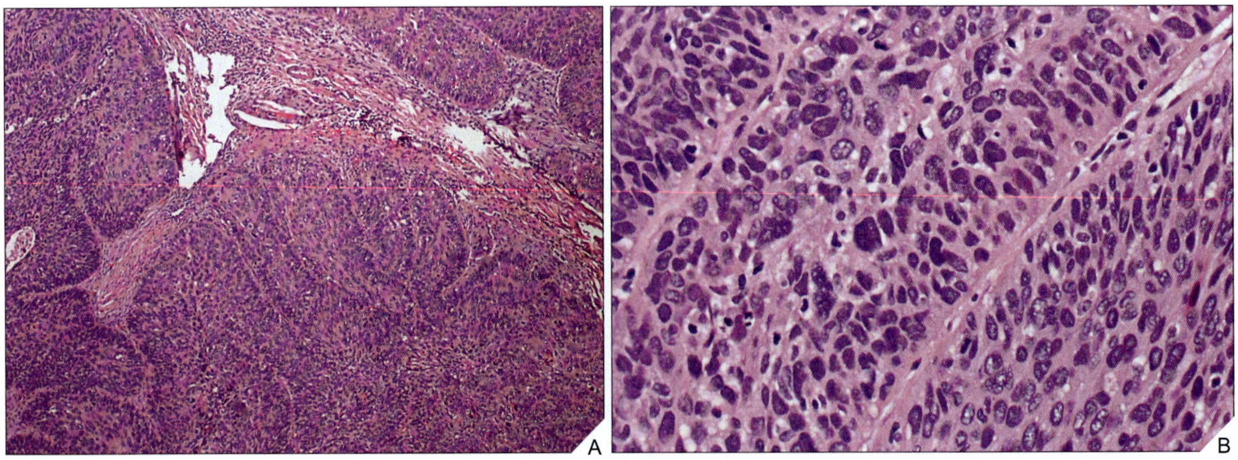

图 5-24　基底细胞样鳞状细胞癌

A. 瘤细胞密集排列，形态类似基底细胞样或 HSIL，没有明显的细胞间桥与角化珠，呈结节状浸润；B. 瘤细胞深染，多形性明显

癌通常与 HPV16 型感染有关[62]。肿瘤表现出一种有多个指状或乳头状突起的外生性湿疣样的生长模式，伴明显的挖空细胞样改变，故称为湿疣样癌（warty/condylomatous carcinoma）。乳头内见纤维血管轴心，表面被覆不典型鳞状上皮细胞，异型细胞尤其多见于基底层及旁基底层，角化珠形成明显，浸润灶前沿由恶性角化细胞呈不规则和参差不齐的岛屿组成。湿疣样癌具有突出的角化细胞非典型性和明显的

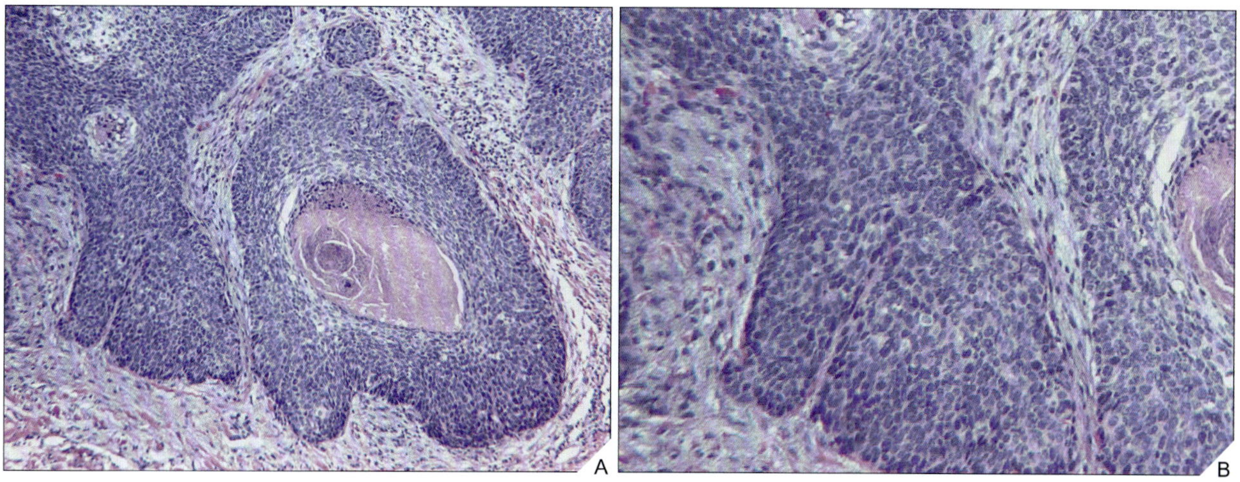

图 5–25　基底细胞样鳞状细胞癌

肿瘤细胞小而均匀，细胞不成熟，高核质比，较大的肿瘤细胞巢中央可出现粉刺样坏死，呈推挤性浸润间质

多形性恶性细胞，包括多核的形成、核分裂象活跃（图 5-26）、周围常见 HSIL（uVIN）。

5. 疣状癌（verrucous carcinoma）　外阴疣状癌是一种罕见的高度分化的鳞状细胞癌。现在被认为是非 HPV 相关 /p53 野生型 VSCC 的典型代表。多见于老年妇女。其临床病程较长，病程相对缓慢，预后良好，5 年生存率为 80%。然而，疣状癌诊断困难，这是由于其镜下形态具有欺骗性：上皮与间质间钝性交界，而不是尖形舌状浸润，这不同于传统的角化型鳞状细胞癌[63]；另外，缺乏细胞非典型性。

典型的镜下改变为突出的鳞状上皮增生，呈高分化疣状，乳头宽，无纤维血管轴心，基底宽大钝圆的鳞状细胞突呈广泛“推挤性”浸润间质，与间质分界清楚（图 5-27，图 5-28）。有显著的表面角化过度和角化不全，无角化不良，胞质丰富嗜酸性，最多仅有轻微的胞核非典型性，核分裂象罕见，无明显挖空细胞。任何核异型性的存在，包括挖空细胞增多、核染色过深、核质比高或核多形性排除了疣状癌的诊断。同样，任何不规则或明显侵袭性间质浸润排除了疣状癌的诊断。间质常有明显慢性炎症细胞浸润。疣状癌表现为局部生长，可能复发，但很少发生远处器官和淋巴结转移。预后介于 HPV 相关肿瘤（表现较好）和非 HPV 相关 /TP53 突变肿瘤（表现较差）之间[50]。治疗选择局部扩大切除术。若肿瘤较大，可行外阴切除术。

6. 其他罕见类型的鳞状细胞癌　除了以上五种类型，文献上还报道过其他罕见类型的 VSCC，所有这些少见的变异型通常都是 HPV 阴性[9]，如皮肤棘层松解型（腺样或假血管肉瘤样）[64,65]、梭形细胞（假肉瘤）变异型[66, 67]、有显著的纤维黏液样间质假血管反应的癌[68, 69]、巨细胞性鳞状细胞癌[70]及角化棘皮瘤样癌[71, 72]等。像小细胞癌和 Merkel 细胞癌这

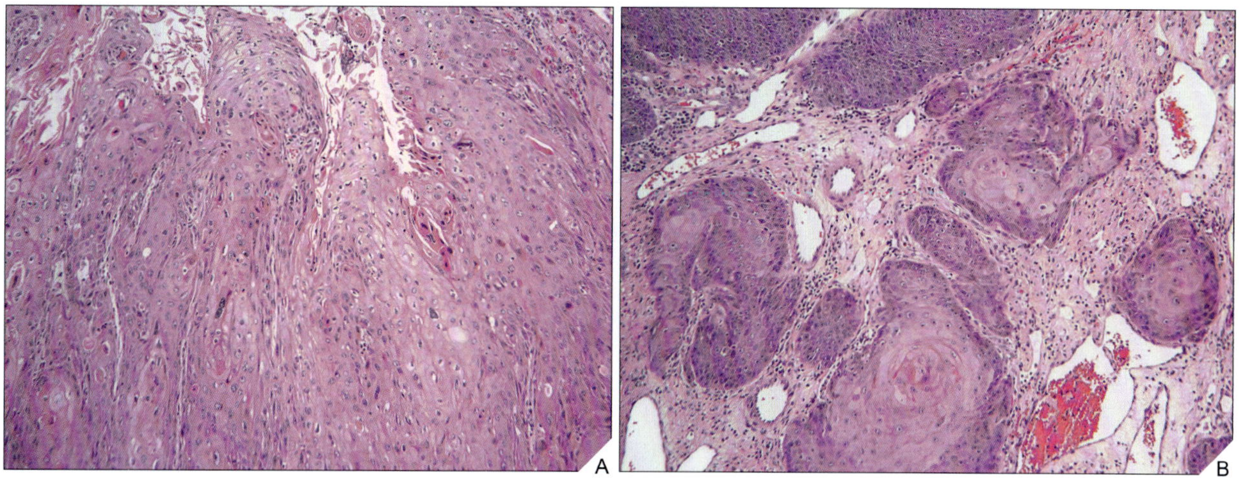

图 5–26　湿疣样鳞状细胞癌

表面尖刺 / 乳头状伴角化，有明显的核多形性、挖空细胞和角化珠形成

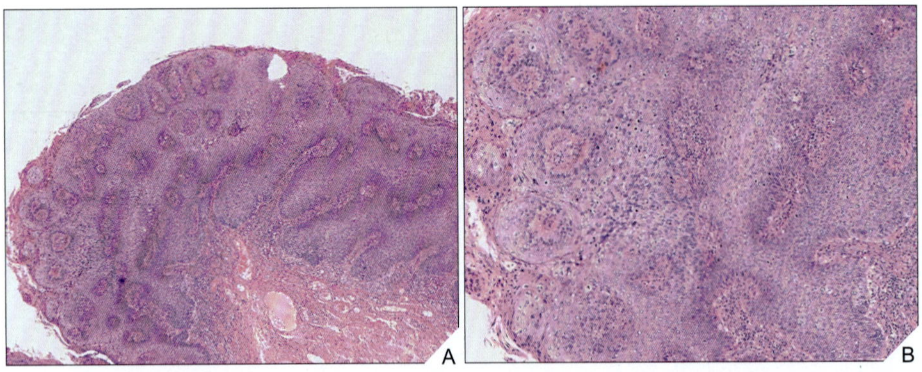

图 5-27 疣状鳞状细胞癌

鳞状上皮呈疣状增生，乳头宽，无纤维血管轴心，基底宽大钝圆的鳞状细胞突呈广泛"推挤性"浸润间质，伴淋巴浆细胞间质反应（A）。表面角化不全，无角化不良（B）

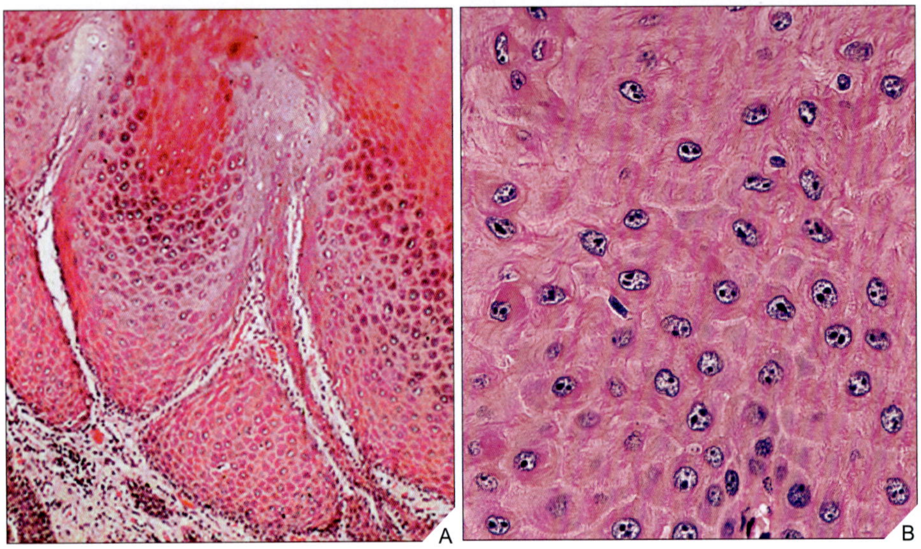

图 5-28 疣状鳞状细胞癌

由特征性的球形鳞状细胞巢组成，基底部呈"推挤性"边缘（A）。有显著的表面角化过度和角化不全。高倍镜下，胞质丰富，呈嗜酸性，核轻度异型（B）

样的神经内分泌肿瘤很少出现在外阴，这些肿瘤可能与基底细胞样癌相混淆，因为它们具有高核质比，细胞质稀少，核分裂活跃。然而，神经内分泌肿瘤具有独特的细沙状染色质，缺乏鳞状细胞分化的证据。免疫组化在有诊断不确定性的地方是有用的，在神经内分泌肿瘤中，Syn（突触素）、CgA（嗜铬蛋白，chromogranin A）和 CD56 阳性[61]。此外，还有浆细胞样鳞状细胞癌、淋巴上皮瘤样癌等报道。

（1）皮肤棘层松解型（腺样或假血管肉瘤样）鳞状细胞癌 [acantholytic（adenoid/pseudoangiosarcomatous）squamous carcinoma]：外阴皮肤棘层松解型鳞状细胞癌又称为腺样或假血管肉瘤型鳞状细胞癌，是一种罕见但具有侵袭性的癌，组织学上与血管肉瘤相似，肿瘤细胞巢中心形成圆形腔隙或假腺管结构，内衬薄层鳞状上皮，周围可能见硬化性苔藓和 uVIN。肿瘤发病可能与 p53 肿瘤抑制基因相关[64, 65]。

（2）梭形细胞或肉瘤样鳞状细胞癌（spindle cell or sarcomatoid squamous cell carcinoma）：是非 HPV 相关外阴鳞状细胞癌的一种罕见的变体，迄今为止只有少数病例报道。最近一项 8 个病例的较大队列研究表明，肉瘤样成分经常出现在接受放射治疗（75%）和化疗（63%）的普通型 VSCC 中，转化期分别为 5.3 年和 5.4 年[73]。Trietsch 等将具有"梭形细胞形态"的 VSCC 定义为一个高倍视野（40×，0.65 物镜）中可见 10 个梭形细胞，以区别于仅由梭形细胞组成的梭形细胞癌[74]。肿瘤形态学上可能是双相或单相性，异源性成分少见，梭形细胞呈束状、巢状和索状排列，随意排列或混合排列模式也较常见，形态类似于肉瘤，肉瘤样成分占肿瘤总体的 25%～80%，并可见瘤巨细胞，容易与间叶源性肿瘤混淆。肿瘤发生在硬化性苔藓的背景下常常与非 HPV 相关癌前病变相关，也可以在肿瘤复发时出现。免疫组化 CK 阳性，借此可与间叶源性肿瘤相鉴别，p16 均为阴性，多数有 p53 异常表达，也可有 p53 野生型表达。这些肿瘤似乎比常见的 VSCC 更具侵袭性[66, 67]。患者通常位于疾病进展期，通常有淋巴结受累，并迅速出现局部复发或死亡[8, 73]。

（3）巨细胞性鳞状细胞癌（squamous cell carcinoma with tumor giant cells）：是一种极为罕见而独特的外阴原发性肿瘤，恶性程度比常见的 VSCC

高。镜下见多核瘤巨细胞，核多形性明显，核仁大且不规则，核分裂象多见，胞质嗜酸性。形态上需要与具有多核肿瘤巨细胞的结节性无黑色素性黑色素瘤进行鉴别，后者通常形成多核瘤巨细胞，核仁显著，典型者可见核内包涵体，文献报道一组免疫组化包括 AE1/AE3、35βH-11、CEA、上皮膜抗原（EMA）、HMB45、S-100、白细胞共同抗原（LCA）、胎盘碱性磷酸酶（PLAP）、α1-抗糜蛋白酶（AAT）和波形蛋白（VIM）能区分此两种肿瘤[70]。

（4）角化棘皮瘤样癌（keratoacanthoma-like carcinoma）：是一类罕见而又有争议的亚型[71, 72]。外观上类似角化棘皮瘤，有角化细胞形成的火山口结构。瘤变细胞呈条索或巢状式浸润真皮层。据说这些病灶可以自行消退，但免疫机制了解甚少，尚需进一步研究。

【鳞状细胞癌的相关参数及其测量】

1. 浸润模式　文献中描述了 VSCC 的两种浸润模式，第一种称为侵袭性浸润（infiltrative pattern of invasion），又称为“喷射状”浸润（“spray” pattern of invasion），由索状或单个肿瘤细胞浸润周围的间质，这些侵袭性浸润的肿瘤通常是角化型 VSCC。第二种称为推挤 / 巢状式浸润（pushing or nested pattern of invasion），肿瘤细胞呈实性片状或大的地图样肿瘤巢，肿瘤 - 间质交界处界限明确，这些推挤 / 巢状式浸润的肿瘤通常表现为基底细胞样型或湿疣样型 VSCC 的组织学特征。同时，肿瘤浸润有两种间质反应，一种是纤维黏液样（fibromyxoid，FMX）间质反应，由松散的胶原蛋白和成纤维细胞在无定形的黏液样组织的背景下形成；另一种是淋巴浆细胞（lymphoplasmacytic，LPC）间质反应。具有侵袭性浸润和 FMX 间质反应的肿瘤与淋巴结转移、周围神经侵犯和复发明显相关，比推挤 / 巢状式浸润的肿瘤更有侵袭性（图 5-29）。因此，应报道这种浸润模式和间质反应的亚型，因为它可能影响治疗规划和 VSCC 患者的总体预后[68, 75]。

2. 浸润深度的测量　对于外阴鳞状细胞癌的间

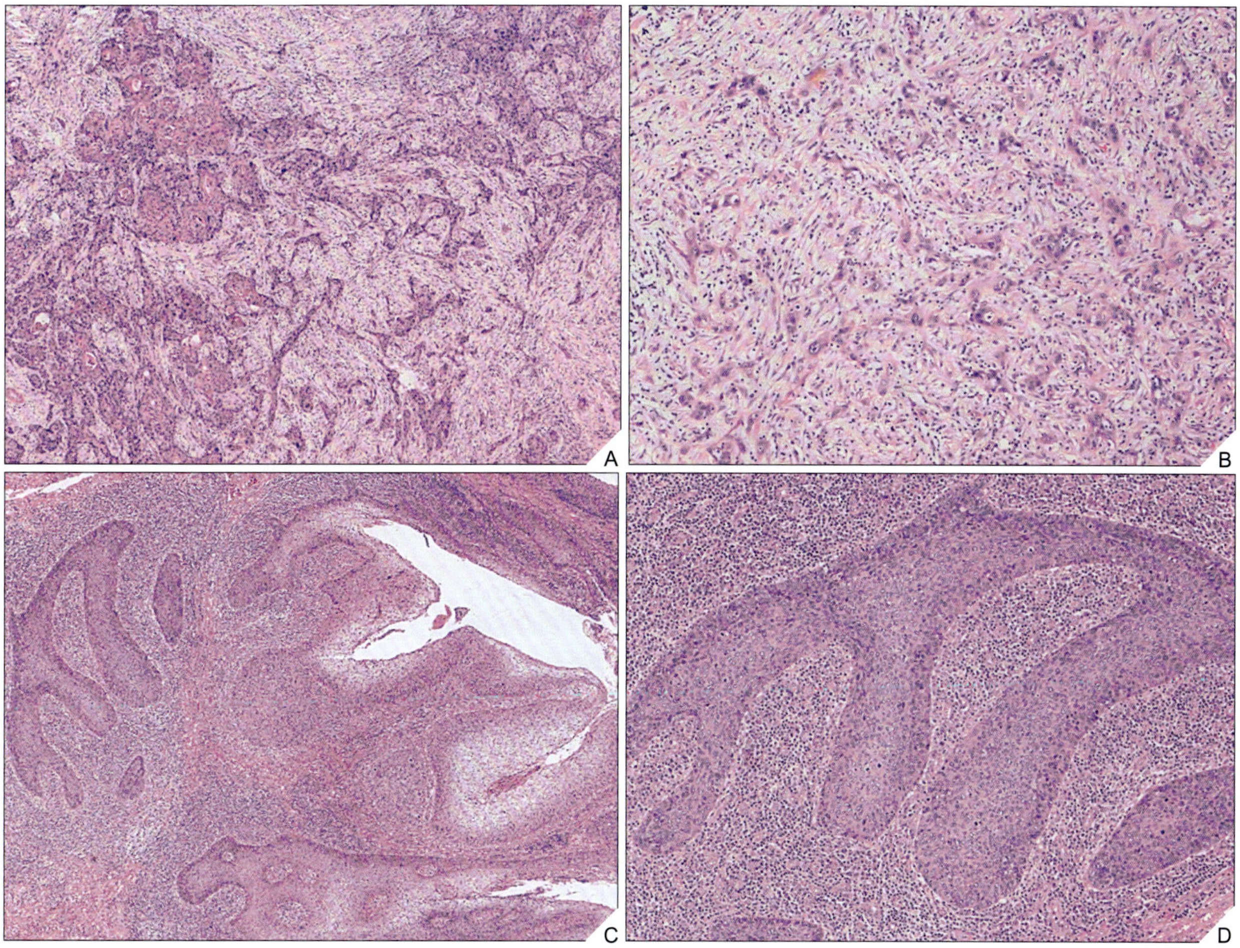

图 5-29　VSCC 的两种浸润模式

A、B. 侵袭性浸润，索状或单个肿瘤细胞在间质中杂乱分布，周围伴显著的纤维黏液样间质反应；C、D. 推挤 / 巢状式浸润，浸润间质的肿瘤上皮组织前沿宽大并呈钝性，周围伴淋巴浆细胞间质反应质浸润，一般采取镜下垂直测量肿瘤浸润深度的方式，以往的测量方法是从其邻近组织最表浅的表皮间质交界（真皮乳头）处至浸润灶最深处的垂直距离（图 5-30）。但这种方法缺乏科学性，诊断者之间的诊断一致性较差。

2015 年 van den Einden 等提出另一种测量浸润深度的方法（图 5-31），即从肿瘤最邻近的不典型增生的棘突到浸润最深处的距离。这使得 19% 的 FIGO ⅠB 期患者降低到ⅠA 期，分期下降的患者与仍然是 FIGO ⅠB 期的患者相比更少复发（15% vs 39%），并且疾病相关生存率更高（100% vs 84%）。这些患者可以不需要腹股沟手术，从而导致更低的治疗相关的发病率[76]。2021 年更新的 FIGO 外阴癌分期采用了这种方法[77]。浸润深度仅涉及ⅠA、ⅠB 期外阴癌的区分。

因此，对于 SCC 来说，浸润深度是对肿瘤真实深度的更精确测量。正确的组织学包埋方向对于准确测量浸润深度和判断分期是至关重要的，并且通常需要几个或多个切面来可靠地诊断 SISCC 并进行分期。应该谨慎评估皮肤毛囊的病变，因为 1/3 的鳞状细胞癌可能会累及皮肤附属器，深度可达 2.7mm[24]，不应将其视为间质浸润。

3. 浸润厚度的测量　肿瘤厚度是从肿瘤表面到浸润最深点的垂直距离。

（1）当上皮表面未受影响时，如果 SCC 表面没有角化，那么测量肿瘤厚度就是从肿瘤的表面到浸润的最深处。如果 SCC 表面角化，那么测量肿瘤厚度从颗粒细胞层的顶层到浸润的最深处。

（2）当肿瘤溃疡时，测量肿瘤厚度从溃疡性肿瘤的表面到浸润的最深处（图 5-32）[14]。

由于溃疡、角化过度、表皮增生或 VIN 的存在，

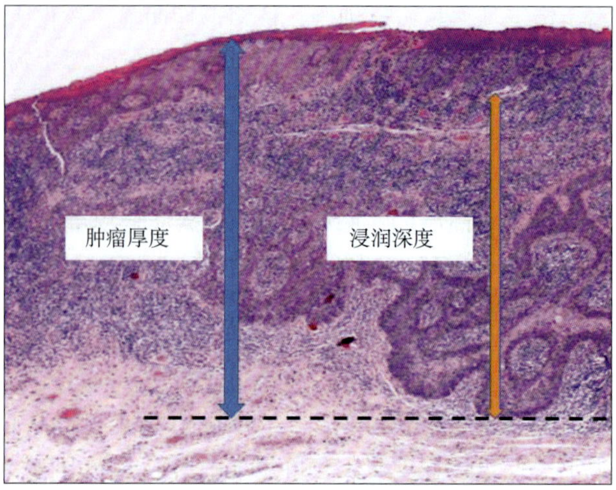

图 5-30　鳞状细胞癌的测量

肿瘤厚度是从皮肤表面到肿瘤浸润的最深处的距离；浸润深度是指从最邻近不典型增生的异常棘突到浸润最深处的距离

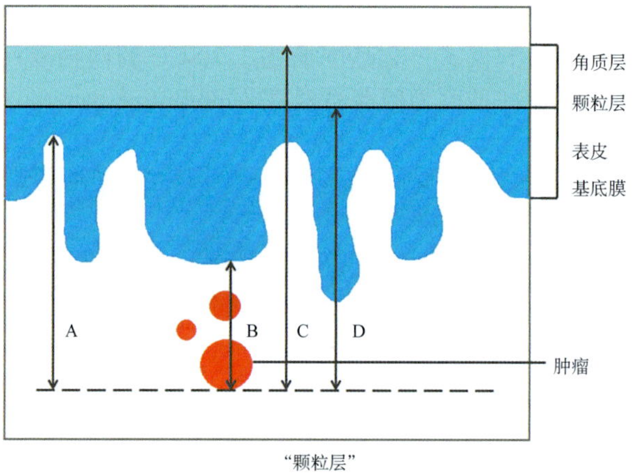

图 5-31　皮肤的示意图，采用不同的方法测量外阴鳞状细胞癌的浸润深度

方法 A：测量从最表浅的表皮乳头的上皮交界处到浸润的最深处，为 ISSVD 和 ISGYP 推荐的方法；方法 B：测量从最邻近不典型增生的异常棘突到浸润的最深处，改良自 Wilkinson 等描述的一种测量方法，该方法于 2021 年被 FIGO 外阴癌分期采用；方法 C：从表面到浸润最深处的测量 = 肿瘤厚度；方法 D：从颗粒层到浸润最深处的测量[76]

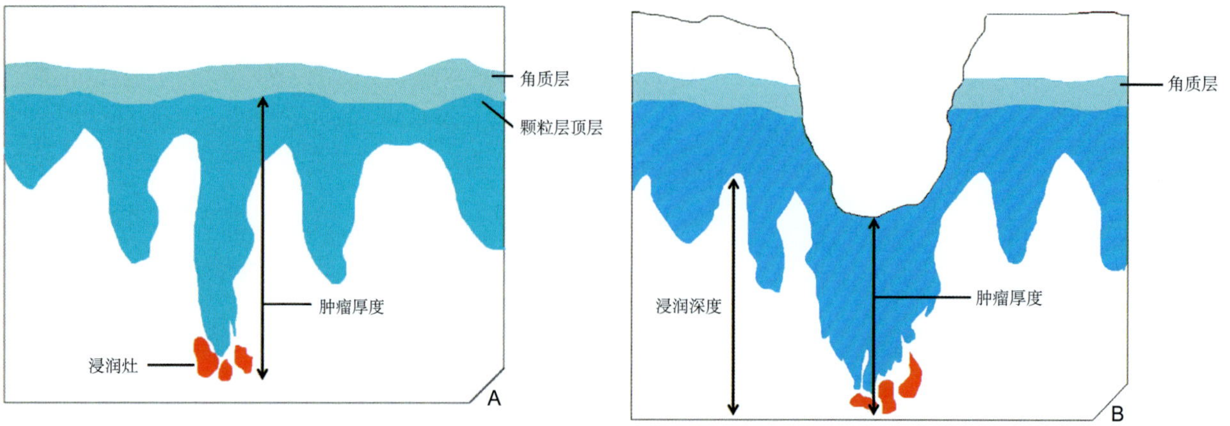

图 5-32　皮肤肿瘤厚度测量示意图

A. 当上皮表面未受影响时，如果 SCC 表面没有角化，那么肿瘤厚度就是从肿瘤的表面到浸润的最深处的距离。如果 SCC 表面角化，那么肿瘤厚度是从颗粒细胞层的底层到浸润的最深处的距离。B. 当肿瘤溃疡时，肿瘤厚度是从溃疡性肿瘤的表面到浸润的最深处的距离

测量肿瘤厚度容易对真正的浸润深度产生低估或高估，相比之下，间质浸润深度的诊断一致性较高。

目前关于外阴癌的预后文献使用深度作为最重要的测量方法。虽然肿瘤厚度已被用于非外阴的皮肤鳞状细胞癌的预后参数，但是目前在下生殖器部位的皮肤浅表浸润性鳞状细胞癌（SISCCA）的分期方法中不推荐使用厚度（Breslow 厚度），而是推荐使用浸润深度。对 Breslow 厚度数据的前瞻性收集可能会在未来提供预测[59]。

4. 水平范围的测量　是外阴浸润性癌分期的决定性参数之一。所有Ⅰ期的侵袭性癌包括ⅠA 期，测量直径必须不超过 2cm 或更少。水平测量应只包括浸润性癌，与 VIN 无关。事实上大多数外阴 SISCCA 的病例是非常局灶的，可能在临床上是不可见的，通常是在 VIN 的背景下发生的，因此水平范围应该用显微镜来测量[59]。

SISCC 只有在病变完全切除后才会被确诊，如果先前的活检或局部切除标本具有阳性的切缘，则需要对后续的切除标本进行评估以最终诊断。

5. 淋巴血管浸润（lymphovascular invasion，LVI）　虽然 LVI 不是 SISCC 的诊断条件，但是大型外阴癌的临床研究表明，LVI 在预测腹股沟淋巴结累及时是一个独立的危险因素和预后差的因素。虽然 SISCC 的淋巴结转移风险小于 1%，但是 LVI 可能在治疗中起着重要的作用，因此 LAST 项目建议应该报道这个参数[14，59]。

LVI 最可靠的定义是在 HE 组织学切片中有以下明确的特征：

（1）肿瘤细胞岛周围存在一个空隙。

（2）这个空隙有明显的内皮细胞被覆。

（3）肿瘤黏附于内壁。

（4）空隙不是由人工收缩造成的。

（5）这些发现超出了浸润范围，然而，病灶常常是在浸润灶内被鉴别，这样这个标准则不能起作用[14]。

6. 病灶数目　目前普遍认为，外阴鳞状细胞癌有多个病灶时，不论病变的深度及每一个病灶的大小如何，即使每一个小于 1mm，多病灶病变都不应被归类为 FIGO ⅠA 期，即排除出 SISCC 范畴。

7. 淋巴结转移　根据 2021 年 FIGO 外阴癌分期要求，淋巴结转移阳性应该如宫颈癌分期共识一样，分为微小转移（镜下可见）和宏转移（肉眼可见）；孤立性肿瘤细胞（ITC）不计入淋巴结转移[77]。

8. 外阴癌病理报告格式　2022 年国际癌症报告合作组织（International Collaboration on Cancer Reporting，ICCR）推荐了外阴癌报告数据集，描述了外阴癌病理报告中应包括的“核心”和“非核心”要素（表 5-14，表 5-15）。

表 5-14　原发外阴癌切除标本病理报告中的核心要素

临床	大体	显微镜下	其他
临床信息	标本尺寸	肿瘤的组织分型	辅助性检查
病史及既往癌史	肿瘤位置	淋巴血管浸润	对于鳞状细胞癌进行 p16 免疫组化染色和（或）HPV 检测
既往新辅助治疗	肿瘤尺寸	切缘状态	
手术过程	最大水平尺寸	切缘状态到浸润癌的距离	
	浸润深度	前驱病变的切缘	
		淋巴结状态	
		前哨和非前哨淋巴结	
		淋巴结数目	
		阳性淋巴结数目	
		最大的肿瘤面积	
		包膜外的扩散	
		共存病理 / 前驱病变	
		LSIL	
		HSIL	
		外阴上皮内病变，HPV 非依赖型	
		硬化性苔藓	
		病理确定的远处转移	
		临时病理分期	
		FIGO 或 TNM 分期系统 [国际抗癌联盟（UICC）/AJCC 第 8 版]	

【免疫组化】

鉴别肿瘤是否与HPV相关在VSCC诊断中很有意义，但是没有一个组织学特征能可靠地鉴别两种类型的VSCC，HPV DNA检测由于存在假阳性和假阴性，可能对10%的病例进行错误分类。相比之下，免疫组化p16和p53染色是一组更为简便有效的方式。83.2%的HPV DNA阳性肿瘤对p16免疫组化有阳性反应；而91.9%的HPV DNA阴性肿瘤p16免疫组化阴性。在一项1594例外阴鳞状细胞癌的研究中，p16在各组织学亚型的阳性率见表5-16。p16免疫组化虽然尚不完美，但是已显示出较好的敏感性和特异性[54]。值得注意的是，在肿瘤进展期间，突变可能导致p16表达缺失，但这似乎在HPV相关VSCC中罕见。侵袭性VSCC中p16免疫反应性的局灶性缺失是一种不常见的发现，被认为反映了编码p16的*CDKN2A*突变，或肿瘤进展过程中该基因的表观遗传沉默。p16阳性与良好预后之间存在令人信服的关联[8]。

p53免疫组化异常在HPV相关肿瘤（HPV DNA+/p16+）中仅占5%，而在HPV无关肿瘤（HPV DNA-/p16-）中占62.9%[54]。在少数基底细胞样型和角化型VSCC中，存在p16和p53共表达[78, 79]。在HPV相关VSCC中，p53显示一种不同寻常的反应模式，即基底细胞为阴性，基底上细胞为强阳性。识别这种模式很重要，它并不意味着潜在的*TP53*突变。

p63和p40是鳞状细胞分化的特异性标志物，在鉴别诊断中，细胞核阳性有利于鳞状细胞癌的诊断。但有少量鳞状细胞癌标记为阴性，因此必须结合组织学特征及其他免疫组化诊断（图5-33，图5-34）。

据报道，表皮生长因子（EGFR）扩增是VSCC中出现的驱动突变，EGFR在细胞膜上的免疫组化表达趋势与p16表达呈负相关，与p53表达呈正相关[78]。另一项研究表明，EGFR在VSCC细胞质的表达与较好的预后相关，而在细胞膜的表达与侵袭性肿瘤相关，是外阴鳞状细胞癌预后不良的重要标志[65]。

【分子遗传学】

强有力的证据表明，VSCC及其癌前病变至少有两个不同的致病途径：HPV感染相关和HPV感染无关[1, 2, 9-13]。

HPV相关肿瘤的发病机制已被很好描述。在持续性HPV感染时，高危HPV的E6蛋白使肿瘤抑制基因*TP53*降低，导致对细胞周期停滞的调控降低，E7蛋白导致另一个肿瘤抑制基因视网膜母细胞瘤蛋白pRb功能性失活，扰乱与转录因子E2F结合的能力，阻止正常细胞周期循环，失去对细胞周期蛋白依赖性激酶抑制剂p16和p14转录的抑制，导致细

表5-15 原发外阴癌切除标本病理报告中的非核心要素

大体	镜下	其他
肿瘤位置 组织块识别标识	神经侵犯 切缘状态 高级别前驱病变到切缘的最近距离	辅助研究 对于鳞状细胞癌进行除p16免疫组化染色和HPV检测以外的研究（如p53免疫组化） 对非HPV鳞状细胞组织学类型进行p16免疫组化染色、HPV检测及其他辅助方法

表5-16 p16及p53在不同类型外阴鳞状细胞癌的表达

组织学亚型	例数（*n*）	HPV+/p16+例数	HPV–/p16–例数	HPV–/p16+例数	HPV+/p16–例数	p16染色阳性率（%）
角化型	1090	134	861	44	51	16.3
非角化型	197	49	124	17	7	33.5
基底细胞样型	215	152	27	28	8	83.7
湿疣样型	71	31	29	4	7	49.3
疣状型	16	0	15	0	1	0.0
梭形细胞型	5	1	4	0	0	20.0
合计	1594	367	1060	93	74	28.9
p53染色阳性率	192	2/40（5%）	88/144（62.9%）	0/6（0）	4/6（66.7%）	

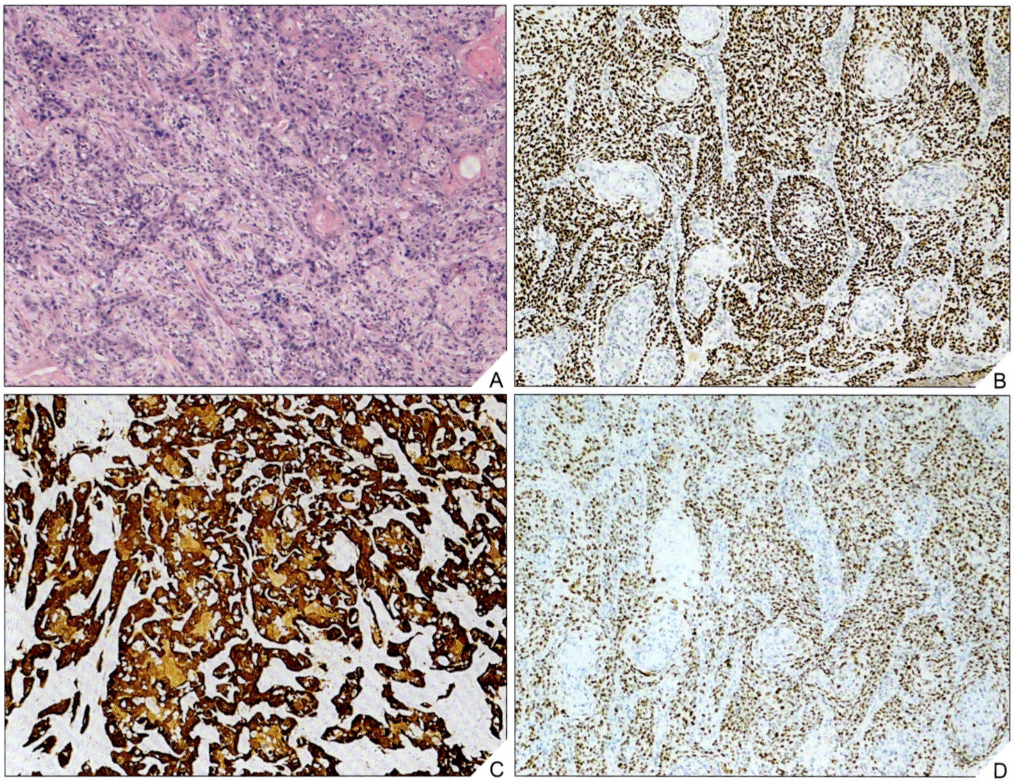

图 5-33 角化型鳞状细胞癌

有角化珠形成，呈侵袭性浸润伴纤维黏液样间质反应（A）。p63 阳性（B）。p16 块状阳性（C）。Ki-67 阳性指数高（D）

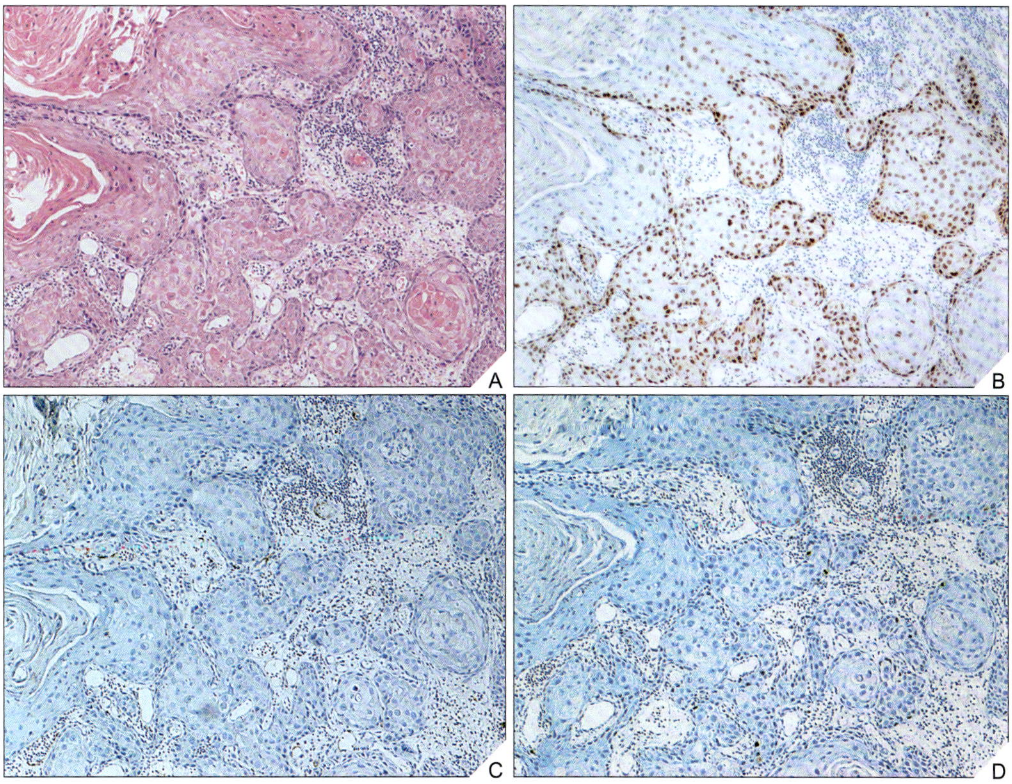

图 5-34 角化型鳞状细胞癌

有角化珠形成，呈侵袭性浸润伴纤维黏液样间质反应及淋巴浆细胞间质反应（A）。p53 旁基底层过表达：≥80% 的基底细胞核呈均匀强染色，并向旁基底层延伸（B）。p16 阴性（C）。Ki-67 阳性指数很低（D）

胞过度增殖，因此 HPV 相关的恶性肿瘤和癌前病变通常显示细胞周期的生物标记 p16INK4a 和 p14arf 过度表达及 p53 弱到无表达。p16INK4a 免疫染色强烈支持 HPV 在肿瘤发展中的病因学，可能有助于对 HPV 感染的肿瘤有归属意义。充分的证据表明，uVIN 和 VSCC 是一个实体谱系中的不同步骤。从 uVIN 到 VSCC 的克隆关系和演化过程中已经显示有 X 染色体失活和杂合性丢失。Ueda 等是第一个用单克隆扩展的演示来证明 VSCC 和邻近的 uVIN 均来自同一个细胞，以后的实验也证明了 uVIN 到 VSCC 的发展是一种单克隆增生进展，共享不同的分子事件 [9, 24, 80]。

另外，与 HPV 无关的 VSCC 的发病机制现在逐渐清晰起来。研究发现，在 VSCC 和相邻 dVIN 有完全相同的 *TP53* 突变，确认了它们的克隆关系。此外，不同的 dVIN 病灶显示不同的 *TP53* 突变，突显出多个肿瘤克隆的存在。关于 VSCC 及其前驱病变的遗传和表观遗传变化的许多研究表明，与 HPV 相关肿瘤相比，HPV 无关肿瘤的体细胞突变发生率更高，*TP53* 突变是最常见的（67%～79%）[8]，而且在 dVIN 中也被发现，这表明这些突变是与 HPV 无关的外阴癌发生的早期变化。高 p53 表达和 DNA 非整倍体之间的强相关性已经被观察到。*TP53* 突变经常与 p53 蛋白的过度表达有关，这是 HPV 无关的 VSCC 和 dVIN 的常见发现。然而，约 1/3 的 HPV 无关的外阴癌缺乏 *TP53* 突变。Watkins 等在一组 HPV 无关的外阴非典型疣状病变中发现，缺乏 *TP53* 突变与高频率的 *PIK3CA*（73%）和 *ARID2*（55%）突变相结合，推测 PI3K/AKT/mTOR 通路可能是外阴鳞状细胞癌第三种（较不常见）通路（图 5-35）[81]。这种推测已经得到更多研究的支持。

在不典型增生和浸润性癌的较高阶段中，常见的等位基因失衡或杂合性丢失更常见，但它并不局限于 HPV 阴性肿瘤。比较基因组杂交已经显示出不同染色体的改变可以区分 HPV 相关与 HPV 无关的 VSCC，HPV 阳性肿瘤经常显示获得 3q 和 HPV 阴性肿瘤获得 8q。最近的研究表明，大多数 dVIN 中都有 3q26 的获得，而在 uVIN 中只有不到一半。在与 dVIN 或硬化性苔藓相关的 VSCC 中发现 *CDKN2A*、*RASSF2A*、*MGMT* 和 *TSP1* 基因启动子的超甲基化等表观遗传变异，这提示在 HPV 无关的外阴癌形成通

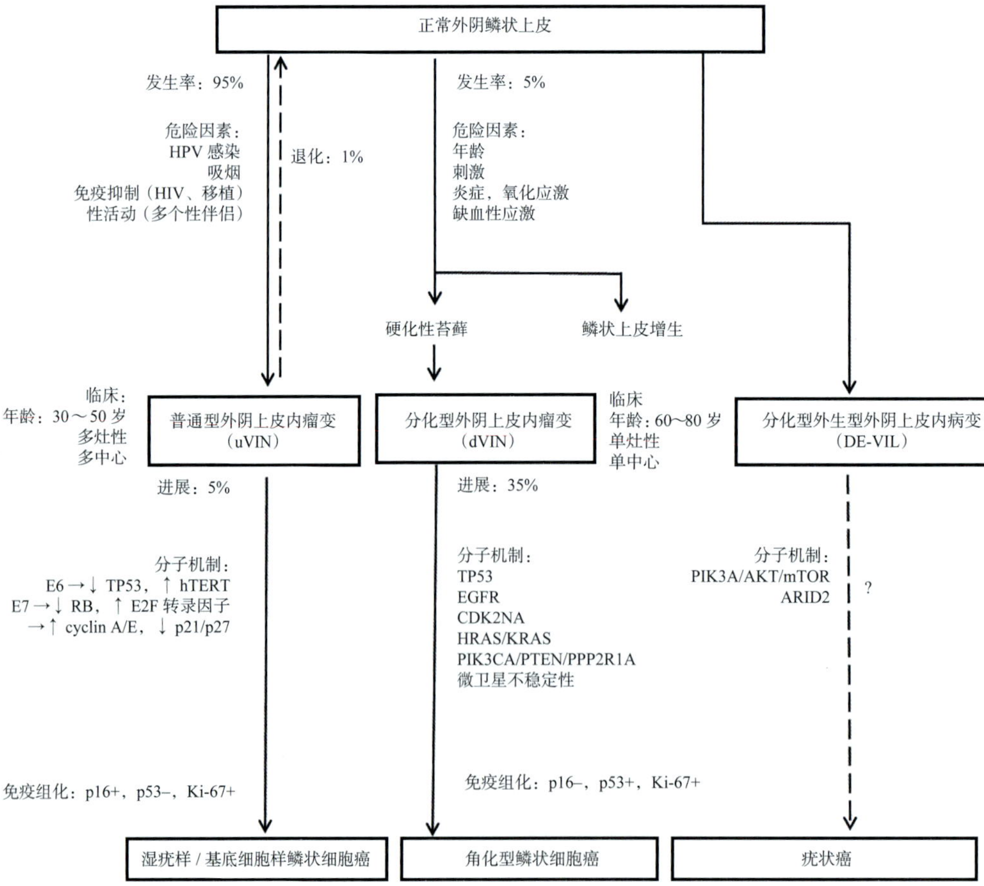

图 5-35　外阴鳞状细胞癌发生的分子通路

编自 Hoang et al. [24]

路中这些沉默基因的可能作用，对大多数基因来说，在外阴鳞状细胞癌中，超甲基化发生的频率高于癌前病变。期待用全基因组或下一代测序来确定外阴鳞状细胞癌的基因和表观遗传变化的真实情况[9, 24, 80]。

TP53 在肿瘤进展中很重要，与邻近的原位病变相比，5/26（19%）的肿瘤在侵袭性成分中显示出额外的 *TP53* 突变。TP53 突变在肿瘤进展（原位 vs 侵袭性病变，原发 vs 复发性 VSCC）中的获得已在其他研究中有所报道。Regauer 等报道，在原发 VSCC 中，60% 的野生型 *TP53* 患者有携带 *TP53* 突变的复发。随着时间的推移，与 p53 功能障碍相关的多种结构变异可能会增加恶性潜能，但这一过程的细节仍然未知[82]。

【病理学分级】

肿瘤的病理学分级对预测预后有重要参考价值，但目前还没有一个普遍接受的外阴癌病理学分级系统，因此在外阴鳞状细胞癌中，很难估计病理学分级作为独立预后因素的重要性。有两个提议的分级方案，其中使用最广泛的分级系统是 AJCC 分级，另一个为美国妇科肿瘤学组（Gynecologic Oncology Group，GOG）分级。GOG 的分级标准是基于未分化的肿瘤细胞的百分比，这些细胞被定义为肿瘤细胞小，分化差到未分化，胞质少，呈簇状或束状浸润间质（表 5-17）。我们在日常工作中，病理分级主要以细胞核的异型性来衡量。尽管 WHO 的分类中仍把外阴鳞状细胞癌分为角化型和非角化型，但我们不依赖有无角化珠来判定分化程度。也就是说有角化的鳞状细胞癌也可能是低分化的。此外，外阴基底细胞样鳞状细胞癌及湿疣样鳞状细胞癌不须分级。

表 5-17　外阴鳞状细胞癌病理学分级

分级	AJCC分级方案[83]	GOG 分级方案[84]
Gx	分级不能评估	分级不能评估
G1	高分化	没有未分化的细胞
G2	中分化	< 50% 的细胞未分化
G3	低分化	> 50% 的细胞未分化
G4	未分化	所有的细胞未分化

【鉴别诊断】

外阴鳞状细胞癌主要与其他一些皮肤肿瘤相鉴别，仅依靠大体形态学特征很容易相混淆。很多病变可同时适用于浸润性及非浸润性鳞状细胞癌的鉴别诊断，本章主要讨论如下几种疾病。

1. 乳腺外 Paget 病（extramammary Paget disease）极为少见，但外阴是相对较为常见的受累部位，外阴的该病发病率与鳞状细胞癌相仿，是最常需要与鳞状细胞癌相鉴别的一种肿瘤。外阴 Paget 病是一种腺癌，细胞来源不明，原发于皮肤或附属器的腺癌少见，主要继发于肛门直肠及尿路上皮的腺癌及转移性乳腺癌。通常表现为红色斑块，边界清晰，上覆结痂，伴有渗出。组织学检查时表皮下层出现大而淡染的癌细胞，其聚集成巢，分布于腺体间隙或沿基底膜排列。毛囊皮脂腺管或汗腺管内也能见到 Paget 细胞。其典型特征为胞质丰富，核大，核仁明显。癌细胞团邻近的基底膜依然可见。有时真皮乳头内可见明显的苔藓样淋巴细胞浸润（图 5-36）。Paget 病邻近可同时伴有 VIN 病变。除了以上典型的镜下改变，免疫学染色有助于诊断，参见表 5-9。

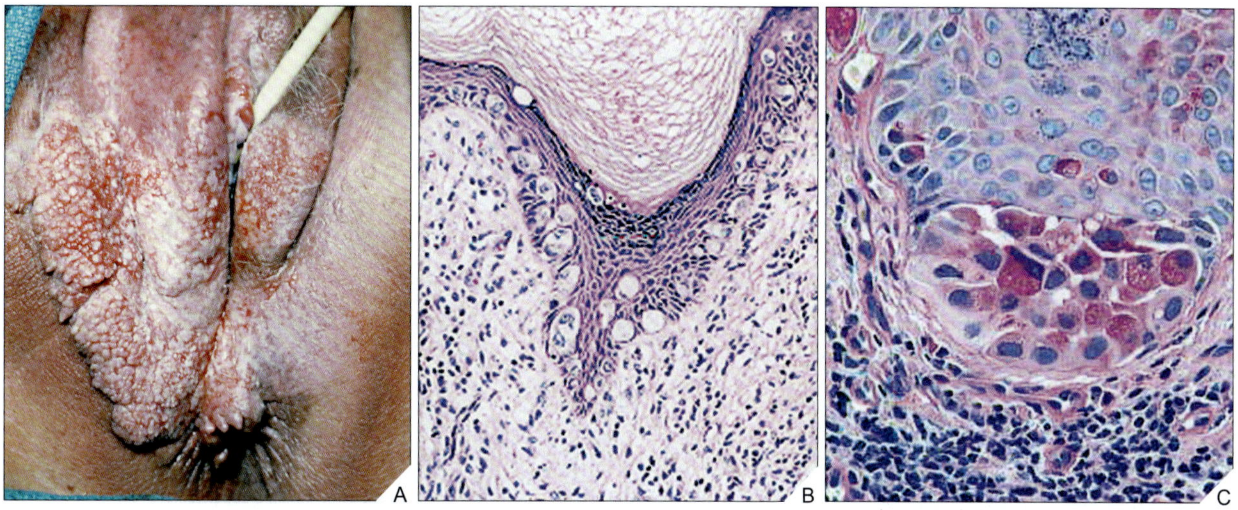

图 5-36　外阴 Paget 病

病变位于大小阴唇，表现为红色、结痂、边界清楚的斑块（A）。Paget 细胞主要位于表皮下层（B）。PAS 染色阳性（C）（大体图片由 Hatch 教授惠赠）

2. 其他皮肤肿瘤　表 5-18 列出了其他需要鉴别的外阴皮肤肿瘤的一些诊断要点，简明扼要，非常实用。尽管如此，有些情况下，病理医师仍然会面临挑战。

【预后及治疗】

HPV 疫苗可以预防大约一半的 69 岁以下 VSCC 病例[1]。与 HPV 阴性肿瘤相比，HPV 阳性的 VSCC 减少了 70% 的疾病进展风险，在统计学上有显著意义，HPV 阳性 VSCC 的 5 年总生存率为 78%，而 HPV 阴性 VSCC 的 5 年总生存率为 47%。HPV 还与总生存率改善相关（*P*=0.005）[30]。而 p53 免疫阳性患者复发可能比较大，更明显可能死于 VSCC[5]。非 HPV

表 5-18　外阴浸润性鳞状细胞癌的鉴别诊断

鳞状细胞癌	需要鉴别的疾病	组织学要点	免疫组化
角化型鳞癌	湿疣样鳞癌	后者见特征性的乳头状表面与纤维血管轴心，非典型挖空细胞，多核及多形性核	后者 p53 阴性，p16 弥漫强阳性
角化型鳞癌	角化棘皮瘤	后者呈倒生性生长模式，中央充满角化物的火山口，至多轻度细胞不典型	前者 p53 和（或）p16 弥漫强阳性
基底细胞样鳞癌	基底细胞癌	二者细胞改变相似，但前者与 HSIL（uVIN）相邻，累及上皮全层；而后者基底细胞从成熟的上皮细胞基底部“脱落”，周边细胞呈栅栏状排列和环绕细胞巢裂隙，细胞相对温和	后者 EMA 阴性，Ber-Ep4 阳性；p16 与 p63 可以阳性，诊断价值有限
基底细胞样鳞癌	小细胞癌	后者细胞核呈镶嵌样，染色质呈胡椒盐样，核分裂活跃，广泛坏死，不伴有鳞状上皮分化	后者 CK 核旁点状阳性，p40、p63 通常阴性，Syn、CgA、TTF-1 阳性，CK20 阴性
基底细胞样鳞癌	Merkel 细胞癌	后者表现为小蓝细胞呈器官样、巢状、梁索状排列，核分裂活跃，常伴凋亡小体	后者 CK 核旁点状阳性，p40、p63 通常阴性，Syn、CgA、CK20 阳性，TTF-1 阴性
巨细胞性鳞癌	无色素性黑色素瘤	两者都可出现局部鳞状上皮分化，癌旁组织有 VIN 改变；后者病变附近有黑色素前体细胞	后者 S-100，SOX10，HMB45，melan-A 阳性，CK 可局灶阳性，p40、p63 阴性
疣状鳞癌	湿疣样鳞癌	前者呈推挤性浸润，无挖空细胞；后者呈侵袭性浸润，可见不典型挖空细胞	后者 p16 阳性
湿疣样鳞癌	巨大尖锐湿疣	前者表现为大量非典型性细胞，核分裂活跃	前者 P16 弥漫强阳性
基底细胞样鳞癌	假上皮瘤样增生（图 5-37）	后者细胞增生，无不典型，上皮脚延伸吻合，无角化细胞及角化珠，核分裂象少或无，无间质反应	后者 p16 阴性，Ki-67 低表达，尤其在基底细胞层阴性

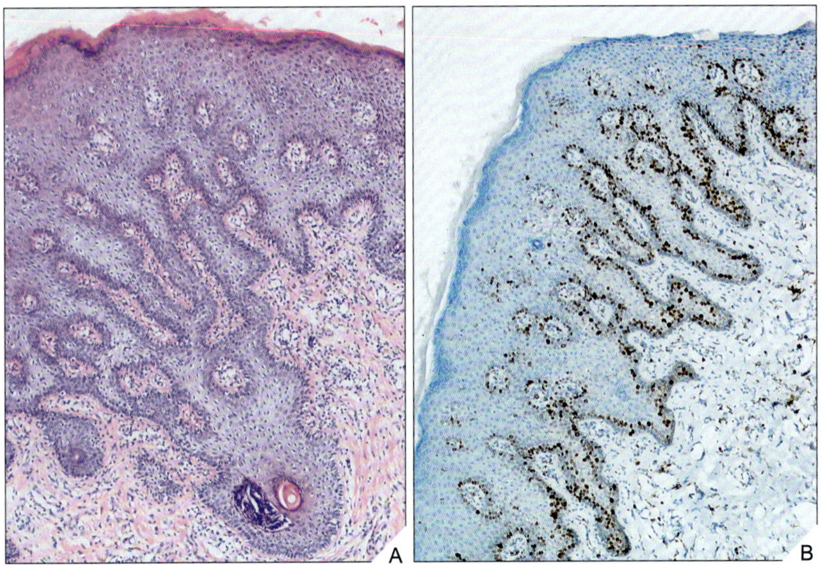

图 5-37　假上皮瘤样增生

细胞增生，无不典型，上皮脚延伸吻合，核分裂象少或无，无间质反应（A）。Ki-67 低表达，尤其在基底细胞层阴性（B）

相关/TP53野生型VSCC预后介于HPV相关VSCC和非HPV相关/TP53突变型VSCC之间[50]。*TP53*和*PIK3CA*突变联合是较差结局的强预测因素[82]。

VSCC进展以直接蔓延到邻近组织并转移到区域（腹股沟-股骨）淋巴结为主，远处转移罕见。不论哪一种致癌路径，VSCC的预后主要取决于肿瘤分期，在肿瘤大小、浸润深度、毗邻结构和淋巴结状态等因素中，浸润深度是预测淋巴结转移的唯一重要的组织学特征，淋巴结累及是最重要的预后因素之一，肿瘤大小对预后影响不大。

1. 分期与淋巴结转移　外阴鳞状细胞癌目前采用2009年FIGO与AJCC第8版TNM分期，不论肿瘤大小，限于外阴且无淋巴结转移时均为Ⅰ期，Ⅱ期有邻近器官受累。有淋巴结转移即为Ⅲ期或Ⅳ期（见附录1）。5年生存率大致为Ⅰ期95%，Ⅱ期90%，Ⅲ期70%，Ⅳ期10%～20%。

新分期强调淋巴结状态，外阴淋巴管极为丰富，除了浸润深度在1mm以下（早期浸润）的肿瘤基本上不发生淋巴结转移外[85-87]，间质浸润超出1mm后淋巴转移的概率显著增加，详见表5-19。一侧肿瘤可沿同侧腹股沟淋巴管转移，转移至腹股沟浅淋巴结和内侧的淋巴结者较为常见。直接转移至盆腔淋巴结者少见。中线或者靠近中线1cm以内的病灶可向任何一侧转移[88]。淋巴结转移的数目、直径及包膜外扩散等都与预后相关。有报道双侧淋巴结阳性的患者较单侧预后差[89]，但多数研究认为双侧淋巴结受累不具有独立的预后意义。病理报道应有淋巴结的详细情况，相关内容包括阳性淋巴结的分组、数目、直径、有无包膜外扩散，而不能简单地描写为有淋巴结转移。

具有侵袭性浸润和纤维黏液样间质反应的肿瘤与淋巴结转移、周围神经侵犯和复发明显相关，比推挤性/巢状式浸润的肿瘤更有侵袭性，上皮-间充质转化（epithelial-mesenchymal transition，EMT）的概念被认为是这些更具侵略性的VSCC的潜在机制[68, 75]，在今后的研究中应该更多关注这些因素。

表5-19　外阴鳞状细胞癌的淋巴结转移[85]

浸润深度*	病例数	淋巴结转移病例数	淋巴结转移率（%）
<1mm	108	0	0
1.1～2mm	92	5	5.4
2.1～3mm	79	7	8.9
3.1～4mm	42	13	25
4.1～5mm	25	7	28
>5mm	31	10	32

* 病变宽度均<2cm。

2. 治疗模式　根治性外阴切除术是VSCC治疗的主要手段，手术的范围取决于多种因素，包括肿瘤的大小、生长部位和距重要器官的距离、经受大手术的适应性、FIGO分期和患者的愿望[57]。目前治疗主要根据美国国立综合癌症网络（NCCN）外阴鳞状细胞癌临床实践指南。2018年NCCN外阴鳞状细胞癌临床实践指南指出，治疗前可根据临床分期大致分为以下3种情况：①早期肿瘤，即T1期和小病灶的T2期。以手术为主，行根治性局部切除术（radical local resection）或改良根治性外阴切除术（modified radical vulvectomy）+单侧或双侧腹股沟淋巴结评估（前哨淋巴结活检术或单侧腹股沟、股淋巴结切除术）。术后均根据原发灶及淋巴结的病理结果决定辅助治疗。②局部晚期肿瘤，即大病灶的T2期（指肿瘤直径>4cm）和T3期。行手术结合放疗，腹股沟、股淋巴结切除术或穿刺活检，确认转移后行原发灶、腹股沟区、盆腔外照射放疗+同期化疗。③肿瘤转移超出盆腔，行局部控制或姑息性外照射放疗和（或）全身治疗，或者采用最佳的支持治疗。

HPV相关的VSCC比非HPV相关的VSCC对放疗更敏感，对于非HPV相关的VSCC，更积极的手术方式可能会立即带来益处，而患HPV相关VSCC的年轻女性可以继续接受损伤较少、更保守的手术治疗[8]。

VSCC初始治疗后复发很常见，影响至少1/4的患者，主要发生在会阴区内。研究发现，VSCC的局部复发有两种不同模式，即肿瘤出现在原发肿瘤的部位和发生在距原发肿瘤至少2cm或以外处。关于复发时间并没有达成一致，Bosquet等将复发定义为在治疗5年中复发的一种疾病，而那些在5年后复发的人被称为“再发生”。另一些学者认为，在治疗3个月内的复发是治疗失败的结果。除了不充分的切除边缘外，还有其他影响了局部复发的临床决定因素，包括腹股沟淋巴结转移、存在与原发性肿瘤相邻的硬化性苔藓和癌前病变（HSIL和dVIN）、老年群体、肿瘤大小、多灶性肿瘤、组织学分级、侵犯淋巴脉管、浸润周围神经、肿瘤发生部位和手术类型等[57]。

第三节　基底细胞癌

基底细胞癌（basal cell carcinoma，BCC）是主要由类似于皮肤基底细胞组成的浸润性肿瘤，为皮肤癌中最常见的类型，多发生于长期受日光照射的皮肤。外阴基底细胞癌罕见，发生率在外阴癌中不足5%，在所有的基底细胞癌中小于1%[90, 91]。皮肤基底细胞癌的发生可能是遗传和紫外线等环境因素相互作用的结果[92]，但发生在外阴的BCC病因尚不清楚。基底细胞痣综合征（Gorlin综合征）等遗传性疾病容易导致BCC的发病。高龄、长期暴露于致癌物质砷、反复微损伤、局部慢性刺激及放疗后等均可能增加风险，既往放疗可在远隔部位发生BCC[93]。非紫外线损伤时Sonic hedgehog（Shh）通路成分（PTCH1、SMO、SUFU、TP53）的突变也增加本病易感性[92, 94, 95]。本病与外阴慢性皮肤炎性疾病如硬化性苔藓的关系不明确，并且与HPV感染无关[96]。

【临床特征】

外阴基底细胞癌通常发生于老年妇女，平均年龄超过70岁。外阴局部或单侧瘙痒是最主要的症状，其他可有不适、烧灼感、出血或疼痛等，也可无明显症状。多数肿瘤位于外阴皮肤，尤其大阴唇占近90%的病例[97, 98]，极个别为双侧或多灶性，也可有其他部位的皮肤癌病史。临床经常误诊为慢性皮肤病，导致诊断延误，直至肿块明显增大并常出现溃疡[99, 100]。

【大体病理学】

典型表现为单发的肿瘤结节，平均直径2.1cm（1～5cm），境界清楚，伴有特征性树枝状毛细血管扩张，肉眼可见表皮下血管（图5-38）。1/4以上有溃疡，其他比较少见的生长方式有红斑型及硬化型（硬斑病），只有很少的病变为色素性[94]。

【组织病理学】

组织学与其他皮肤部位基底细胞癌一致，并有多种预后相关亚型，每种亚型都可显示组织学和细胞学变异。浅表型和结节型居多[98]。典型表现为密集一致的未成熟蓝染细胞，汇集成条索状或巢状分布，周边栅栏状排列，上皮巢与周边常形成裂隙，由于表面上皮为成熟鳞状上皮，因此形成一种肿瘤细胞从表面上皮细胞基底部“脱落”现象（图5-39）。

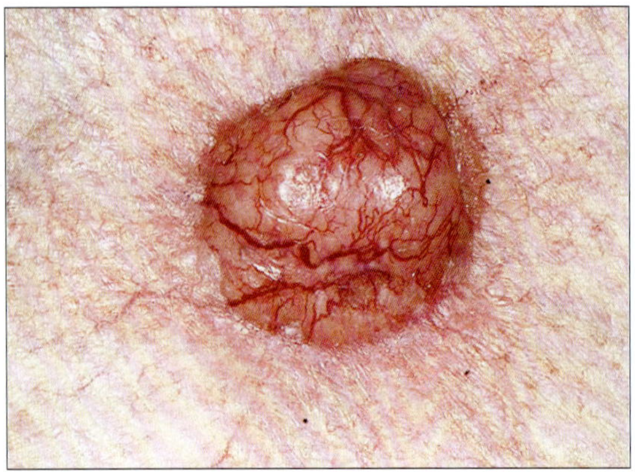

图5-38　外阴基底细胞癌大体

隆起结节状肿物，边界清楚（Hatch教授惠赠）

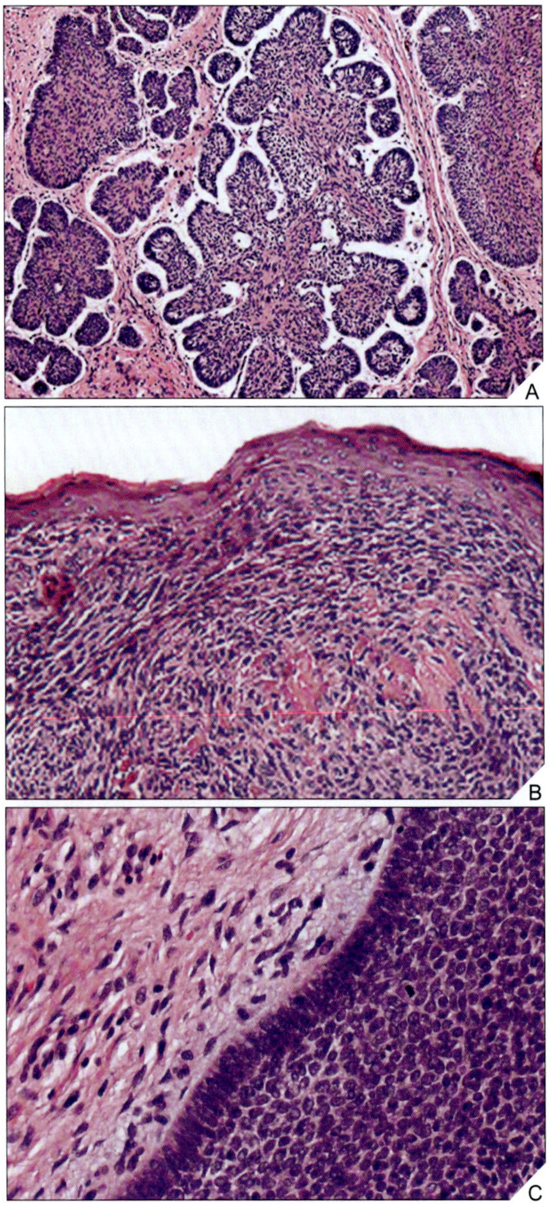

图5-39　外阴基底细胞癌

癌细胞聚集成条索状或巢状（A、B），外周癌细胞栅栏状排列（C）

高倍镜下，肿瘤由基底细胞组成，胞质稀少，核深嗜碱性，多形性少见。常见核分裂象及凋亡小体。少数病例肿瘤细胞巢可含有充满坏死碎屑的中央囊性腔隙或腺样结构，为腺样基底细胞癌（adenoid basal cell carcinoma）亚型。巢中可以出现明显的鳞状上皮分化，通常不影响预后，但鳞状细胞呈恶性形态，并有浸润性时，则为变异型基底细胞癌（metatypical basal cell carcinoma）或基底鳞状细胞癌（basosquamous cell carcinoma）亚型，应按鳞状细胞癌处理。

【免疫组化】

免疫组化染色有助于鉴别诊断。一般情况下，基底细胞癌 Bcl-2、Ber-EP4、角蛋白及 p63 阳性表达。Ki-67 指数低（图 5-40）。EMA 及 CEA 均阴性。诊断主要以形态学为主。研究提示，Ber-EP4 是诊断基底细胞癌很有用的指标，在 SCC 呈阴性，在 BCC 鳞化区也不表达。p16 在 BCC 中可能呈斑片状表达，与 HPV 相关 SCC 的块状型阳性不同。因此，p16 和 Ber-EP4 联合使用可以用来与外阴鳞状细胞癌（主要是基底细胞样鳞癌）相鉴别，尤其是在诊断具有挑战性、表浅的活检等病变结构不完整的组织中可作为首选[101，102]。值得注意的是，p63 亦可在 BCC 中阳性表达，因此在与基底细胞样鳞癌的鉴别诊断中价值有限。

【鉴别诊断】

本病主要与基底细胞样型鳞癌、基底细胞样型 uVIN、小细胞神经内分泌癌、黑色素瘤和毛发上皮瘤相鉴别。鉴别要点见表 5-20。

【预后及治疗】

外阴基底细胞癌生长缓慢，总体预后较好。通常无症状或症状不特异，因此往往发现较晚。如果不引起注意或者处理不当，可发生局部浸润和损害。肿瘤大于 2cm 预后差。仅 0.4% 发生转移，一旦发生转移，患者均死于该疾病[98]。

治疗主要采用局部扩大切除术。单纯局部切除后因切缘不足，约 20% 的患者局部会复发，需再次

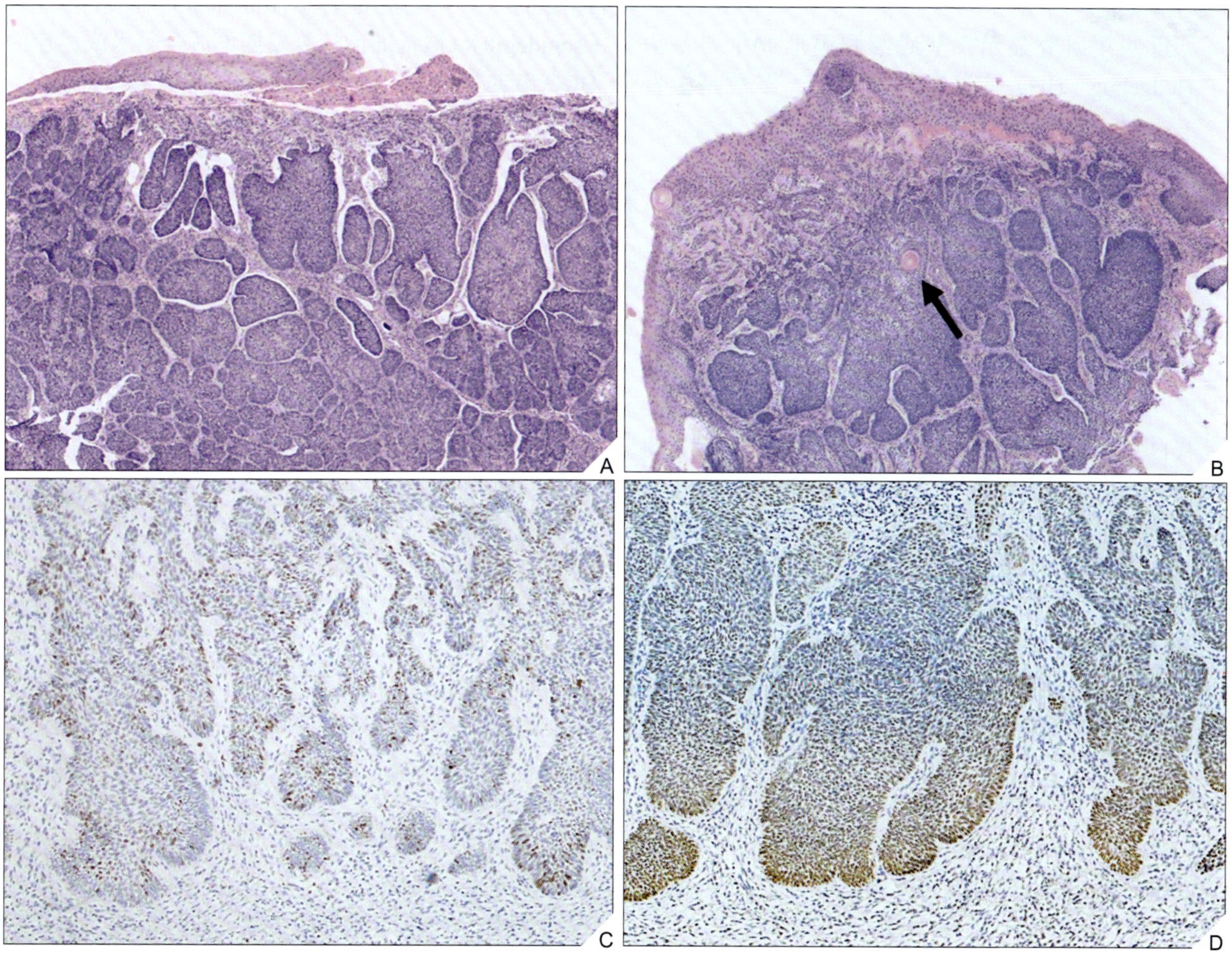

图 5-40　外阴基底细胞癌

A. 基底细胞显示从成熟的上皮细胞基底部“脱落”，见环绕细胞巢的裂隙；B. 癌巢中可以出现明显的鳞状上皮分化（箭头）；C. Ki-67 指数低；D. p63 部分阳性

表 5-20 外阴基底细胞癌的鉴别诊断

鉴别对象	组织学特点	免疫组化
基底细胞癌	基底细胞显示从成熟的上皮细胞基底部“脱落”，周边细胞栅栏状排列和环绕细胞巢的裂隙，细胞相对温和	EMA 阴性，Ber-EP4 阳性，p16 与 p63 可以阳性
基底细胞样鳞癌	肿瘤累及上皮全层，浸润性生长，见间质反应，细胞多形性比 BCC 明显，与 HSIL(uVIN) 相邻	p40/p63 阳性，常常 p16 阳性，p53 阴性
基底细胞样 uVIN	几乎全层被基底细胞样细胞占据，细胞巢轮廓圆形光滑，巢间距均匀，缺乏浸润证据	p40/p63 阳性，常常 p16 阳性，p53 阴性
小细胞神经内分泌癌	细胞核呈镶嵌样，染色质呈“胡椒盐样”，核分裂活跃，广泛坏死，不伴有鳞状上皮分化	CK 核旁点状阳性，p40、p63 通常阴性，Syn、CgA、TTF-1 阳性，CK20 阴性
黑色素瘤	细胞异型性大，核分裂活跃，病变附近有黑色素前体细胞	S-100，SOX10，HMB45，melan-A 阳性，CK 可局灶阳性，p40、p63 阴性
毛发上皮瘤	含角化囊肿及肉芽肿，可有毛发形成成分，呈非浸润性	Ber-EP4、p16 阴性

手术。但是对于那些病变范围较广、浸润较深的患者，应行根治性外阴切除。术后需加强随访，以排除局部复发。

近些年研究显示，基底细胞癌形成主要是由于 Hedgehog（HH）信号通路的激活，多数是散发病例和家族 BCC 病例。癌症的分子发病机制的研究导致了新的靶向治疗的发展，如 SMO 抑制剂（HH 抑制剂）——维莫德吉（vismodegib）和索尼德吉（sonidegib），被批准治疗复发或不适合手术或放疗的 BCC 患者[92，103，104]。

第四节 角化棘皮瘤

角化棘皮瘤（keratoacanthoma）是一种常见的皮肤肿瘤，通常发生在阳光照射的皮肤部位，外阴罕见[105]。目前认为角化棘皮瘤是一种良性病变，并具有自发性消退的倾向[106]，是由 TGF-β1 信号通路改变所引起的具有独特分子特征的病变[107]。角化棘皮瘤的诊断主要依据 3 个方面：①典型的临床表现；②增殖期、成熟期、消退期 3 个临床阶段；③组织病理学诊断。

【临床特征】

典型的角化棘皮瘤常发生在老年人日光照射的部位，孤立性病变常见。病变初期，病损常表现为微小的丘疹，在几周内快速增大到 1～2cm，形成质硬的圆形病变，病变中央凹陷形成脐状，内部填充黄褐色的角化栓。随着肿瘤消退及角化栓消失，可能形成凹陷或瘢痕。典型的角化棘皮瘤病程为 4～6 个月。病灶 >3cm 者称为巨大角化棘皮瘤，在外阴部位尚无报道。外阴的多发性角化棘皮瘤可能与多发性自愈性皮肤鳞状上皮瘤（Fergusson-Smith 综合征）有关，与常见类型相比，皮损消退更慢，形成的瘢痕更明显[108]。

【病理学表现】

角化棘皮瘤分为 3 个临床阶段，分别是增殖期、成熟期和消退期[106]。

增殖期表现为毛囊漏斗部有几个充满角蛋白的内陷结构，这些内陷结构可相互融合但尚未形成中央角化栓。周围深部鳞状细胞的胞质丰富，呈嗜酸性毛玻璃样。深部边界有时不清，但细胞无异型性。成熟期为内生性生长的实性肿块，表现为典型的火山口结构，中央形成明显的角化栓，病变基本对称，周围呈推挤样边界。肿块中的鳞状上皮向上隆起呈火山口或衣领状围绕栓子，细胞体积增大，分化良好，胞质丰富，仅具有轻度异型性。病变中可见中性粒细胞或嗜酸性粒细胞浸润，并可形成微脓肿。消退期表现为较薄的鳞状上皮形成的充满角蛋白的浅杯状结构，基底部可变为乳头状，其下有慢性炎症和纤维化，周围可见异物巨细胞（图 5-41）。

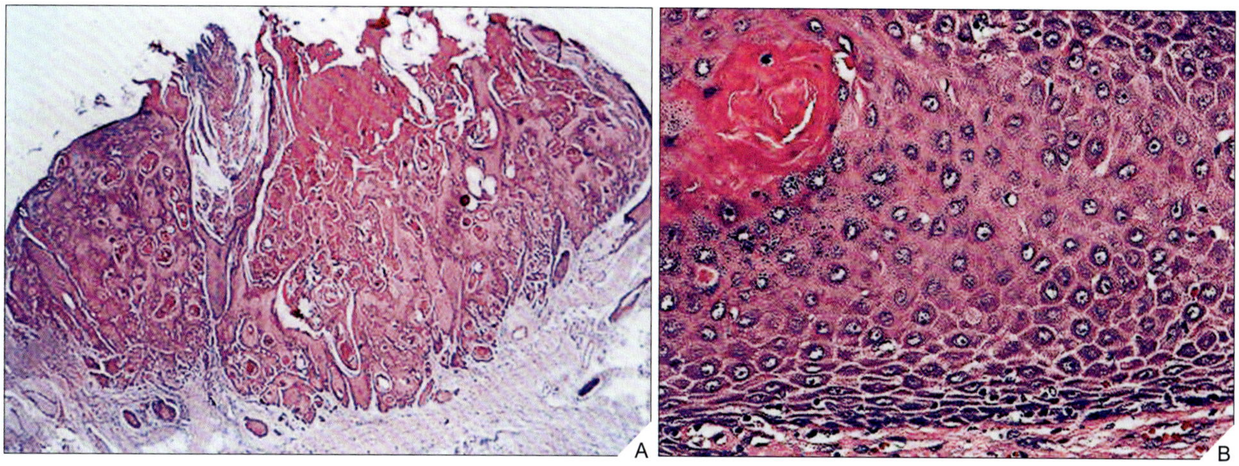

图 5–41　角化棘皮瘤

A. 鳞状上皮增生，中间出现充满角化物的火山口结构；B. 细胞无明显的非典型性

外阴的角化棘皮瘤需要与鳞状细胞癌进行鉴别（表 5-21）[106]。外阴的角化棘皮瘤远不如鳞状细胞癌常见。外阴角化棘皮瘤周围无鳞状上皮内病变（VIN），宫颈脱落细胞学检查常为阴性[105, 109]。角化棘皮瘤发病年龄较小，鳞状细胞癌发病年龄较大[110]。其他部位的角化棘皮瘤可能与HPV感染相关，但外阴部位尚无报道。角化棘皮瘤具有特征性的增殖期、成熟期、消退期3个临床阶段，而鳞状细胞癌无此动态生长过程，是进展性生长的恶性肿瘤。角化棘皮瘤表现为特征性的火山口结构，细胞仅有轻度异型性，而鳞状细胞癌表现为重度异型性。CK17 和 Ki-67 可能是鉴别角化棘皮瘤和鳞状细胞癌的有用标志物。角化棘皮瘤促凋亡因子 P2X7 和 Bak 表达水平更高[111-113]。鳞状细胞癌抗凋亡因子如 Bcl-2、Bcl-xL、Bcl-X 及促凋亡因子 AIF 和 M30 表达水平更高[113-116]。

【预后及治疗】

虽然角化棘皮瘤可以自发转归，但是首选的治疗方案仍是进行完整病变切除。其次可以选择包括病灶内化疗、局部和全身药物、激光、冷冻疗法和光动力疗法等其他疗法[117]。如果病变位置难以切除或患者一般情况差不能耐受手术，可以进行综合评估后采用观望治疗[118]。在其他部位的皮肤上发生的角化棘皮瘤有复发的报道，但是在外阴发生的角化棘皮瘤预后良好，未见复发[113]。

表 5–21　外阴角化棘皮瘤和鳞状细胞癌的临床病理表现

项目	外阴角化棘皮瘤	外阴鳞状细胞癌
发病率	罕见	常见
发病年龄	较小	较大
临床经过	增殖期、成熟期、消退期	持续生长
镜下特征结构	充满角蛋白的火山口结构	不规则浸润性肿块
周边 VIN	无	有
不典型	无 - 轻度	中 - 重度
核分裂	少见	多见
HPV 检出率	无	高
肿瘤微环境	促炎细胞因子增多和淋巴细胞活化	调节性 T 细胞、免疫耐受性树突状细胞及肿瘤相关巨噬细胞增多，T 细胞衰竭
细胞内改变	促凋亡因子增多	抗细胞凋亡因子增多
细胞核内改变	生长阶段 Wnt 信号通路被激活	频繁发生的 p53 突变，继发 SOX2、Notch、TPL2、TP63，染色体不稳定

参·考·文·献

[1] van de Nieuwenhof H P, Massuger L F, van der Avoort I A,et al. Vulvar squamous cell carcinoma development after diagnosis of VIN increases with age[J]. Eur J Cancer, 2009, 45(5): 851-856.

[2] Schuurman M S, van den Einden L C, Massuger L F, et al. Trends in incidence and survival of Dutch women with vulvar squamous cell carcinoma[J]. Eur J Cancer, 2013, 49(18): 3872-3880.

[3] Judson P L, Habermann E B, Baxter N N, et al. Trends in the incidence of invasive and in situ vulvar carcinoma[J]. Obstet Gynecol, 2006, 107(5): 1018-1022.

[4] Akerman G, Dussour C, Haddad B, et al. Epidemiology of vulvar intra-epithelial neoplasias[J]. Gynecol Obstet Fertil, 2007, 35(12): 1251-1256.

[5] Wakeham K, Kavanagh K, Cuschieri K,et al.HPV status and favourable outcome in vulvar squamous cancer[J]. Int J Cancer, 2017, 140(5): 1134-1146.

[6] Wakeham K, Kavanagh K. The burden of HPV-associated anogenital cancers[J]. Curr Oncol Rep, 2014, 16(9): 402.

[7] Joura E A, Lösch A, Haider-Angeler M G, et al. Trends in vulvar neoplasia. Increasing incidence of vulvar intraepithelial neoplasia and squamous cell carcinoma of the vulva in young women[J]. J Reprod Med, 2000, 45(8): 613-615.

[8] Singh N, Gilks CB.Vulval squamous cell carcinoma and its precursors[J]. Histopathology, 2020, 76(1): 128-138.

[9] Del Pino M, Rodriguez-Carunchio L, Ordi J. Pathways of vulvar intraepithelial neoplasia and squamous cell carcinoma[J]. Histopathology, 2013, 62(1): 161-175.

[10] Gadducci A, Tana R, Barsotti C, et al. Clinico-pathological and biological prognostic variables in squamous cell carcinoma of the vulva[J]. Crit Rev Oncol Hematol, 2012, 83(1): 71-83.

[11] van der Avoort I A, Shirango H, Hoevenaars B M, et al. Vulvar squamous cell carcinoma is a multifactorial disease following two separate and independent pathways[J]. Int J Gynecol Pathol, 2006, 25(1): 22-29.

[12] McCluggage W G. Premalignant lesions of the lower female genital tract: cervix, vagina and vulva[J]. Pathology, 2013, 45(3): 214-228.

[13] Raspollini M R, Asirelli G, Moncini D, et al. A comparative analysis of lichen sclerosus of the vulva and lichen sclerosus that evolves to vulvar squamous cell carcinoma[J]. Am J Obstet Gynecol, 2007, 197(6): 592. e1-592. e5.

[14] Darragh T M, Colgan T J, Cox J T, et al. The lower anogenital squamous terminology standardization project for HPV-associated lesions: background and consensus recommendations from the college of American pathologists and the American society for colposcopy and cervical pathology[J]. J Low Genit Tract Dis, 2012, 16(3): 205-242.

[15] Akbari A, Pinto A, Amemiya Y, et al. Differentiated exophytic vulvar intraepithelial lesion: Clinicopathologic and molecular analysis documenting its relationship with verrucous carcinoma of the vulva[J]. Mod Pathol, 2020, 33(10): 2011-2018.

[16] Parra-Herran C, Nucci M R, Singh N, et al. HPV-independent, p53-wild-type vulvar intraepithelial neoplasia: a review of nomenclature and the journey to characterize verruciform and acanthotic precursor lesions of the vulva[J]. Mod Pathol, 2022, 35(10): 1317-1326.

[17] Brinton L A,Thistle J E,Liao L M,et al.Epidemiology of vulvar neoplasia in the NIH-AARP Study[J]. Gynecol Oncol, 2017, 145(2): 298-304.

[18] Lu Z, Chen J. Introduction of WHO classification of tumours of female reproductive organs, fourth edition[J]. Zhonghua Bing Li Xue Za Zhi, 2014, 43(10): 649-650.

[19] Bornstein J, Bogliatto F, Haefner H K, et al. The 2015 international society for the study of vulvovaginal disease (ISSVD) terminology of vulvar squamous intraepithelial lesions[J]. J Low Genit Tract Dis, 2016, 20(1): 11-14.

[20] Day T,Marzol A,Pagano R,et al. Clinicopathologic diagnosis of differentiated vulvar intraepithelial neoplasia and vulvar aberrant maturation[J]. J Low Genit Tract Dis, 2020, 24(4): 392-398.

[21] Heller D S,Day T,Allbritton J I,et al.Diagnostic Criteria for Differentiated Vulvar Intraepithelial Neoplasia and Vulvar Aberrant Maturation[J]. J Low Genit Tract Dis, 2021, 25(1): 57-70.

[22] Bohl T, Day T, Heller D,et al.Comment on HPV-independent, p53-wild-type vulvar intraepithelial neoplasia: a review of nomenclature and the journey to characterize acanthotic precursor lesions of the vulva[J]. Mod Pathol, 2022, 35(12): 2031-2032.

[23] Parra - Herran C, Nucci M R, Singh N, et al. Reply to comment on HPV-independent, p53-Wild-type vulvar intraepithelial neoplasia: a review of nomenclature and the journey to characterize acanthotic precursor lesions of the vulva[J]. Mod Pathol, 2023, 36(2): 100053.

[24] Hoang L N, Park K J, Soslow R A, et al. Squamous precursor lesions of the vulva: current classification and diagnostic challenges[J]. Pathology, 2016, 48(4): 291-302.

[25] Léonard B, Kridelka F, Delbecque K, et al. A clinical and pathological overview of vulvar condyloma acuminatum, intraepithelial neoplasia, and squamous cell carcinoma[J]. Biomed Res Int, 2014, 2014: 480573.

[26] Stewart C J, Crook M L. Fascin and cyclin D1 immunoreactivity in non-neoplastic vulvar squamous epithelium, vulvar intraepithelial neoplasia and invasive squamous carcinoma: correlation with Ki67 and p16 protein expression[J]. J Clin Pathol, 2014, 67(4): 319-325.

[27] Srodon M, Stoler M H, Baber G B, et al. The distribution of low and high-risk HPV types in vulvar and vaginal intraepithelial neoplasia (VIN and VaIN)[J]. Am J Surg Pathol, 2006, 30(12): 1513-1518.

[28] Maniar K P, Ronnett B M, Vang R, et al. Coexisting high-grade vulvar intraepithelial neoplasia (VIN) and condyloma acuminatum-independent lesions due to different HPV types occurring in immunocompromised patients[J]. Am J Surg Pathol, 2013, 37(1): 53-60.
[29] van Seters M, van Beurden M, de Craen A J. Is the assumed natural history of vulvar intraepithelial neoplasia III based on enough evidence? A systematic review of 3322 published patients[J]. Gynecol Oncol, 2005, 97(2): 645-651.
[30] Nitecki R,Feltmate C M.Human papillomavirus and nonhuman papillomavirus pathways to vulvar squamous cell carcinoma: a review[J]. Curr Probl Cancer, 2018, 42(5): 476-485.
[31] McCluggage W G. Recent developments in vulvovaginal pathology[J]. Histopathology, 2009, 54(2): 156-173.
[32] Todd R W, Etherington I J, Luesley D M. The effects of 5% imiquimod cream on high-grade vulval intraepithelial neoplasia[J]. Gynecol Oncol, 2002, 85(1): 67-70.
[33] Hart W R. Vulvar intraepithelial neoplasia: historical aspects and current status[J].Int J Gynecol Pathol, 2001, 20(1): 16-30.
[34] Riethdorf S,Neffen E F,Cviko A,et al. p16INK4A expression as biomarker for HPV 16-related vulvar neoplasias[J]. Hum Pathol, 2004, 35(12): 1477-1483.
[35] Thompson E F, Chen J, Huvila J, et al. p53 Immunohistochemical patterns in HPV-related neoplasms of the female lower genital tract can be mistaken for TP53 null or missense mutational patterns[J]. Mod Pathol, 2020, 33(9): 1649-1659.
[36] Nooij L S, Dreef E J, Smit V T,et al.Stathmin is a highly sensitive and specific biomarker for vulvar high-grade squamous intraepithelial lesions[J]. J Clin Pathol, 2016, 69(12): 1070-1075.
[37] Jones R W, Rowan D M, Stewart A W. Vulvar intraepithelial neoplasia: aspects of the natural history and outcome in 405 women[J]. Obstet Gynecol, 2005, 106(6): 1319-1326.
[38] Al-Ghamdi A, Freedman D, Miller D,et al.Vulvar squamous cell carcinoma in young women: a clinicopathologic study of 21 cases[J]. Gynecol Oncol, 2002, 84(1): 94-101.
[39] Carli P, Cattaneo A, De Magnis A,et al.Squamous cell carcinoma arising in vulval lichen sclerosus: a longitudinal cohort study[J]. Eur J Cancer Prev, 1995, 4(6): 491-495.
[40] Ordi J, Alejo M, Fusté V, et al. HPV-negative vulvar intraepithelial neoplasia (VIN) with basaloid histologic pattern: an unrecognized variant of simplex (differentiated) VIN[J]. Am J Surg Pathol, 2009, 33(11): 1659-1665.
[41] Yang B, Hart W R. Vulvar intraepithelial neoplasia of the simplex (differentiated) type: a clinicopathologic study including analysis of HPV and p53 expression[J]. Am J Surg Pathol, 2000, 24(3): 429-441.
[42] Yang H, Almadani N, Thompson E F,et al.Classification of Vulvar Squamous Cell Carcinoma and Precursor Lesions by p16 and p53 Immunohistochemistry: Considerations, Caveats, and an Algorithmic Approach[J]. Mod Pathol, 2023, 36(6): 100145.
[43] Jeffreys M, Jeffus S K, Herfs M, et al. Accentuated p53 staining in usual type vulvar dysplasia-a potential diagnostic pitfall[J]. Pathol Res Pract, 2018, 214(1): 76-79.
[44] Tessier-Cloutier B,Kortekaas KE,Thompson E,et al. Major p53 immunohistochemical patterns in in situ and invasive squamous cell carcinomas of the vulva and correlation with TP53 mutation status[J]. Mod Pathol, 2020, 33(8): 1595-1605.
[45] Podoll M B, Singh N, Gilks C B, et al. Assessment of CK17 as a marker for the diagnosis of differentiated vulvar intraepithelial neoplasia[J]. Int J Gynecol Pathol, 2017, 36(3): 273-280.
[46] Hofstetter G, Mildner M, Tschandl P, et al. ORF1p is a potential novel diagnostic marker for differentiated vulvar intraepithelial neoplasia[J]. Int J Gynecol Pathol, 2023, 42(2): 201-206.
[47] Sideri M, Jones R W, Wilkinson E J, et al. Squamous vulvar intraepithelial neoplasia: 2004 modified terminology, ISSVD Vulvar Oncology Subcommittee[J]. J Reprod Med, 2005, 50(11): 807-810.
[48] van de Nieuwenhof H P, van Kempen L C, Massuger L F, et al. "Differentiated-type vulval intraepithelial neoplasia has a high-risk association with vulval squamous cell carcinoma"[J]. Int J Gynecol Cancer, 2010, 20(1): 194.
[49] Watkins J C. Human papillomavirus-independent squamous lesions of the vulva[J]. Surg Pathol Clin, 2019, 12(2): 249-261.
[50] Neville G, Chapel D B, Crum C P, et al. Interobserver reproducibility of the diagnosis of differentiated exophytic vulvar intraepithelial lesion (DEVIL) and the distinction from its mimics[J]. Histopathology, 2021, 79(6): 957-965.
[51] Armes J E, Lourie R, Bowlay G,et al.Pagetoid squamous cell carcinoma in situ of the vulva: comparison with extramammary paget disease and nonpagetoid squamous cell neoplasia[J]. Int J Gynecol Pathol, 2008,27(1): 118-124.
[52] McCluggage W G, Jamison J, Boyde A, et al.Vulval intraepithelial neoplasia with mucinous differentiation: report of 2 cases of a hitherto undescribed phenomenon[J]. Am J Surg Pathol, 2009, 33(6): 945-949.
[53] Rabah, R. and D. Farmer, Squamous cell carcinoma of the vulva in a child[J]. J Low Genit Tract Dis, 1999, 3(3): 204-206.
[54] Rakislova N, Clavero O, Alemany L, et al. "Histological characteristics of HPV-associated and -independent squamous cell carcinomas of the vulva: A study of 1,594 cases"[J]. Int J Cancer, 2017, 141(12): 2517-2527.
[55] Biscotti C V. Atlas of gynecologic surgical pathology[J]. Am J Surg Pathol, 2008, 32(10): 1591.
[56] Yap J K, Fox R, Leonard S, et al. Adjacent Lichen Sclerosis predicts local recurrence and second field tumour in women with vulvar squamous cell carcinoma[J]. Gynecol Oncol, 2016, 142(3): 420-426.
[57] Yap J, O'Neill D, Nagenthiran S, et al.Current insights into the aetiology, pathobiology and management of local

disease recurrence in squamous cell carcinoma of the vulva: a review paper[J]. BJOG, 2017, 124(6): 946-954.
[58] Preti M, Rouzier R, Mariani L, et al. Superficially invasive carcinoma of the vulva: diagnosis and treatment[J]. Clin Obstet Gynecol, 2005, 48(4): 862-868.
[59] Heller D, Colgan T, Allbritton J.Superficially invasive squamous cell carcinoma of the vulva and vagina[J]. AJSP, 2013, 18(4): 190-194.
[60] Atamdede F, Hoogerland D. Regional lymph node recurrence following local excision for microinvasive vulvar carcinoma[J]. Gynecol Oncol, 1989, 34(1): 125-128.
[61] Bigby S, Al-Nafussi A. Histopathological challenges in assessing squamous neoplasia of the vulva[J]. Current Diagnostic Pathology, 2006, 12(5): 347-363.
[62] Kurman R J, Toki T, Schiffman M H. Basaloid and warty carcinomas of the vulva. Distinctive types of squamous cell carcinoma frequently associated with human papillomaviruses[J]. Am J Surg Pathol, 1993, 17(2): 133-145.
[63] Partridge E E, Murad T, Shingleton H M, et al.Verrucous lesions of the female genitalia. I. Giant condylomata[J]. Am J Obstet Gynecol, 1980, 137(4): 412-418.
[64] Horn L C, Liebert U G, Edelmann J, et al.Adenoid squamous carcinoma (pseudoangiosarcomatous carcinoma) of the vulva: a rare but highly aggressive variant of squamous cell carcinoma-report of a case and review of the literature[J]. Int J Gynecol Pathol, 2008, 27(2): 288-291.
[65] Kagie M J, Kenter G G, Hermans J, et al.The relevance of various vulvar epithelial changes in the early detection of squamous cell carcinoma of the vulva[J]. Int J Gynecol Cancer, 1997, 7(1): 50-57.
[66] Bigby S M, Eva L J, Jones R W.Spindle cell carcinoma of the vulva: a series of 4 cases and review of the literature[J]. Int J Gynecol Pathol, 2014, 33(2): 203-212.
[67] Trietsch M D,Peters A A,Gaarenstroom K N,et al. Spindle cell morphology is related to poor prognosis in vulvar squamous cell carcinoma[J]. Br J Cancer, 2013, 109(8): 2259-2265.
[68] Jeffus S K, Gehlot A, Holthoff E, et al. A fibromyxoid stromal response is associated with an infiltrative tumor morphology, perineural invasion, and lymph node metastasis in squamous cell carcinoma of the vulva[J].Am J Surg Pathol, 2015, 39(9): 1226-1233.
[69] Ambros R A, Malfetano J H, Mihm MC Jr. Clinicopathologic features of vulvar squamous cell carcinomas exhibiting prominent fibromyxoid stromal response[J]. Int J Gynecol Pathol, 1996, 15(2): 137-145.
[70] Wilkinson E J, Croker B P, Friedrich E G Jr, et al. Two distinct pathologic types of giant cell tumor of the vulva. A report of two cases[J]. J Reprod Med, 1988, 33(6): 519-522.
[71] Tavassoli F A, Devilee P, WHO. Pathology and genetics of tumours of the breast and female genital organs. International Agency for Research on Cancer, 2003.
[72] Hodak E, Jones R E, Ackerman A B. Solitary keratoacanthoma is a squamous-cell carcinoma: three examples with metastases[J]. Am J Dermatopathol, 1993, 15(4): 332-342; discussion343-352.
[73] Miller S, Do D, Gershon A, et al. Longer-term effectiveness and tolerability of adjunctive open lurasidone in patients with bipolar disorder[J]. J Clin Psychopharmacol, 2018, 38(3): 207-211.
[74] Trietsch M D, Peters A A, Gaarenstroom K N, et al.Spindle cell morphology is related to poor prognosis in vulvar squamous cell carcinoma[J]. Br J Cancer, 2013, 109(8): 2259-2265.
[75] Holthoff E R, Spencer H, Kelly T, et al. Pathologic features of aggressive vulvar carcinoma are associated with epithelial-mesenchymal transition[J]. Hum Pathol, 2016, 56: 22-30.
[76] van den Einden L C, Massuger L F, Jonkman J K, et al. An alternative way to measure the depth of invasion of vulvar squamous cell carcinoma in relation to prognosis[J]. Mod Pathol, 2015, 28(2): 295-302.
[77] Olawaiye A B, Cotler J, Cuello M A, Bet al. FIGO staging for carcinoma of the vulva: 2021 revision[J]. Int J Gynaecol Obstet, 2021, 155(1): 43-47.
[78] Dong F, Kojiro S, Borger D R, et al. Squamous Cell Carcinoma of the Vulva: A Subclassification of 97 Cases by Clinicopathologic, Immunohistochemical, and Molecular Features (p16, p53, and EGFR)[J]. Am J Surg Pathol, 2015, 39(8): 1045-1053.
[79] Santos M, Montagut C, Mellado B, et al. Immunohistochemical staining for p16 and p53 in premalignant and malignant epithelial lesions of the vulva[J]. Int J Gynecol Pathol, 2004, 23(3): 206-214.
[80] Trietsch M D, Nooij L S, Gaarenstroom K N, et al. Genetic and epigenetic changes in vulvar squamous cell carcinoma and its precursor lesions: a review of the current literature[J]. Gynecol Oncol, 2015, 136(1): 143-157.
[81] Watkins J C, Howitt B E, Horowitz N S, et al. Differentiated exophytic vulvar intraepithelial lesions are genetically distinct from keratinizing squamous cell carcinomas and contain mutations in PIK3CA[J]. Mod Pathol, 2017, 30(3): 448-458.
[82] Tessier-Cloutier B, Pors J, Thompson E, et al. Molecular characterization of invasive and in situ squamous neoplasia of the vulva and implications for morphologic diagnosis and outcome[J]. Mod Pathol, 2021, 34(2): 508-518.
[83] Runowicz C D.Vulvar Cancer[M]. The American Cancer Society's Oncology in Practice: Clinical Management, 2018: 310.
[84] Homesley H D, Bundy B N, Sedlis A, et al. Assessment of Current International Federation of Gynecology and Obstetrics staging of vulvar carcinoma relative to prognostic factors for survival (a Gynecologic Oncology Group Study)[J]. Am J Obstet Gynecol, 1991, 164(4): 997-1003; discussion 1003-1004.
[85] Oonk M H, Hollema H, de Hullu J A,et al. Prediction of lymph node metastases in vulvar cancer: a review[J]. Int J Gynecol Cancer, 2006, 16(3): 963-971.
[86] Hacker N F. Current management of early vulvar cancer[J].

Ann Acad Med Singap, 1998, 27(5): 688-692.
[87] Hacker N F, Nieberg R K, Berek J S, et al.Superficially invasive vulvar cancer with nodal metastases[J]. Gynecol Oncol, 1983, 15(1): 65-77.
[88] Figge D C, Tamimi H K, Greer B E.Lymphatic spread in carcinoma of the vulva[J]. Am J Obstet Gynecol, 1985, 152(4): 387-394.
[89] Rutledge F N, Mitchell M F, Munsell M F, et al. Prognostic indicators for invasive carcinoma of the vulva[J]. Gynecol Oncol, 1991, 42(3): 239-244.
[90] Cruz-Jimenez P R, Abell M R. Cutaneous basal cell carcinoma of vulva[J]. Cancer, 1975, 36(5): 1860-1868.
[91] Renati S, Henderson C, Aluko A, et al. Basal cell carcinoma of the vulva: a case report and systematic review of the literature[J]. Int J Dermatol, 2019, 58(8): 892-902.
[92] Dika E M, Scarfi F, Ferracin M, et al. Basal cell carcinoma: a comprehensive review[J]. Int J Mol Sci, 2020, 21(15): 5572.
[93] Betti R, Bruscagin C, Inselvini E, et al. Basal cell carcinomas of covered and unusual sites of the body[J]. Int J Dermatol, 1997, 36(7): 503-505.
[94] de Giorgi V, Salvini C, Massi D, et al. Vulvar basal cell carcinoma: retrospective study and review of literature[J]. Gynecol Oncol, 2005, 97(1): 192-194.
[95] Peacock C D, Rudin C M. Skin deep and deeper: multiple pathways in basal cell carcinogenesis[J]. Cancer Prev Res (Phila), 2010, 3(10): 1213-1216.
[96] Elwood H, Kim J, Yemelyanova A, et al. Basal cell carcinomas of the vulva: high-risk human papillomavirus DNA detection, p16 and BerE-P4 expression[J]. Am J Surg Pathol, 2014, 38(4): 542-547.
[97] Flipo R, Bani M A, Rejaibi S, et al. Vulvar basal cell carcinoma: clinical and histopathologic features[J]. Int J Gynecol Pathol, 2022, 41(1): 86-92.
[98] Chen X, Hou Y, Chen C, et al. Basal cell carcinoma of the external genitalia: a population-based analysis[J]. Front Oncol, 2021, 10: 613533.
[99] Pisani C, Poggiali S, De Padova L, et al. Basal cell carcinoma of the vulva[J]. J Eur Acad Dermatol Venereol, 2006, 20(4): 446-448.
[100] Rudd J C, Li C Z, Hajiannasab R, et al. Diagnosing basal cell carcinoma of the vulva: a case report and review of the literature[J]. Cureus, 2021, 13(12): e20791.
[101] 张召潮, 胡珏, 孔蕴毅, 等. Bcl-2、Ber-EP4、CD10、CK20和Ki-67免疫组织化学染色在毛母细胞瘤和基底细胞癌鉴别诊断中的应用[J]. 中华病理学杂志, 2021, 50(4): 376-381.
[102] Tellechea O, Reis J P, Domingues J C, et al.Monoclonal antibody Ber-EP4 distinguishes basal-cell carcinoma from squamous-cell carcinoma of the skin[J]. Am J Dermatopathol, 1993, 15(5): 452-455.
[103] Von Hoff D D, LoRusso P M, Rudin C M, et al. Inhibition of the hedgehog pathway in advanced basal-cell carcinoma[J]. N Engl J Med, 2009, 361(12): 1164-1172.
[104] Silapunt S, Chen L, Migden M R. Hedgehog pathway inhibition in advanced basal cell carcinoma: latest evidence and clinical usefulness[J]. Ther Adv Med Oncol, 2016, 8(5): 375-382.
[105] Ozkan F, Bilgiç R, Cesur S. Vulvar keratoacanthoma: Case report and review of the literature[J]. APMIS, 2006, 114(7-8): 562-655.
[106] Tisack A, Fotouhi A, Fidai C,et al.A Clinical and Biologic Review of Keratoacanthoma[J].Br J Dermatol, 2021, 185(3): 487-498.
[107] Gleich T, Chiticariu E, Huber M, et al. Keratoacanthoma: a distinct entity?[J]. Exp Dermatol, 2016, 25(2): 85-91.
[108] Goudie D. Multiple self-healing squamous epithelioma (MSSE): a digenic trait associated with loss of function mutations in TGFBR1 and variants at a second linked locus on the long arm of chromosome 9[J]. Genes (Basel), 2020, 11(12): 1410.
[109] Chen W, Koenig C. Koenig, Vulvar keratoacanthoma: a report of two cases[J]. Int J Gynecol Pathol, 2004, 23(3): 284-286.
[110] Leblebici C, Pasaoglu E, Kelten C, et al. Cytokeratin 17 and Ki-67: Immunohistochemical markers for the differential diagnosis of keratoacanthoma and squamous cell carcinoma[J]. Oncol Lett, 2017, 13(4): 2539-2548.
[111] Slater M, Barden J A.Differentiating keratoacanthoma from squamous cell carcinoma by the use of apoptotic and cell adhesion markers[J]. Histopathology, 2010, 47(2): 170-178.
[112] Fernandez-Flores A. Apoptotic markers in the differential diagnosis of keratoacanthoma versus squamous cell carcinoma[J]. Histopathology, 2007, 50(2): 284-285.
[113] Batinac T, Zamolo G, Brumini G, et al. Cell apoptosis as assessed by M30 expression in keratoacanthoma and squamous cell carcinoma[J]. Coll Antropol, 2008, 32(2): 499-504.
[114] Vasiljević N, Andersson K, Bjelkenkrantz K, et al. The Bcl-xL inhibitor of apoptosis is preferentially expressed in cutaneous squamous cell carcinoma compared with that in keratoacanthoma[J].Int J Cancer, 2009, 124(10): 2361-2366.
[115] Tan K B, Lee Y S. Immunoexpression of Bcl-x in squamous cell carcinoma and keratoacanthoma: differences in pattern and correlation with pathobiology[J]. Histopathology, 2009, 55(3): 338-345.
[116] Skyrlas A,Hantschke M, Passa V, et al. Expression of apoptosis-inducing factor (AIF) in keratoacanthomas and squamous cell carcinomas of the skin[J]. Exp Dermatol, 2011, 20(8): 674-676.
[117] Kwiek B, Schwartz R A.Keratoacanthoma (KA): An update and review[J]. J Am Acad Dermatol, 2016, 74(6): 1220-1233.
[118] Takai T. Advances in histopathological diagnosis of keratoacanthoma[J]. J Dermatol, 2017, 44(3): 304-314.

第六章

外阴腺癌及其他恶性肿瘤

Glandular and Other Neoplasms of the Vulva

刘宇欣（Yuxin Liu） 包 磊 朱慧庭

外阴与阴道是女性生殖系统原发腺癌（adenocarcinoma）或恶性腺上皮肿瘤发生率最低的部位，腺上皮肿瘤在外阴恶性肿瘤中仅约占 5%，远低于该部位的鳞状细胞癌，外阴腺癌的来源较生殖道其他部位的腺癌复杂，包括来自皮肤附件（毛囊、汗腺和皮脂腺等）、前庭的腺体（前庭大腺与尿道旁腺等）、表皮中多潜能的干细胞，以及会阴肛门部特化的腺体等，所以这个部位腺癌的组织学特征和米勒型上皮无关。近年来 HPV 相关的下生殖道鳞癌的发生率大幅度上升，外阴腺癌的发病多数认为与 HPV 的关系不大，而近年有学者研究发现下肛门生殖道，如累及阴道、肛肠、外阴的肿瘤与 HPV 感染相关，其最显著的形态学特征是存在乳头状或绒毛状 / 绒毛腺结构肿瘤，表现出与通常高危型 HPV 相关的宫颈内膜腺癌相似的特征，呈弥漫性 p16 强阳性。该研究提示我们要重视外阴腺癌与 HPV 感染的关系及发展趋势。同时另有研究者报道外阴汗腺癌可有肉瘤样转化，这可能也与 HPV 有关[1, 2]。本章将重点对外阴腺癌和前庭大腺癌进行论述，并简单介绍其他一些具有腺上皮分化的恶性肿瘤，如腺鳞癌及更为罕见的肿瘤与转移癌。

第一节 外阴腺癌

一、Paget 病

外阴 Paget 病（Paget disease）又称为乳腺外 Paget 病，定义为具有大汗腺或小汗腺样特征的表皮内腺癌，主要侵犯表皮，以含有胞质丰富的独特大细胞即 Paget 细胞为特征。外阴 Paget 病与乳腺 Paget 病有两种重要的不同：第一，外阴 Paget 病大部分是原位癌，Paget 细胞侵袭鳞状上皮和皮肤附属器，没有浸润到皮下组织，只有少数的外阴 Paget 病（4%～17%）伴有浸润癌或皮肤附属器癌[3]。第二，几乎所有的乳腺 Paget 病是继发于相关的乳腺癌，而外阴 Paget 病大部分是皮肤原发性的，只有极少数的病例是继发于邻近的癌症，通常是直肠癌或膀胱癌的表皮浸润转移[4, 5]。

关于外阴 Paget 细胞的来源，有以下几种理论：皮肤原发的肿瘤可能来自于毛囊表皮和毛囊 - 大汗腺 - 皮脂腺单位的表皮多潜能胚胎干细胞，上皮下的皮肤附属器，外阴其他腺样结构如尿道旁腺、阴肛部特化腺体，以及最近发现外阴乳腺样腺体的Toker样细胞[6-8]，该细胞具有透明细胞质，CK7免疫组化染色阳性。外阴继发性Paget病（非皮肤起源）占20%～30%，主要来自肛周直肠癌或尿道癌，亦可来自胃、乳腺、膀胱、宫颈或子宫等肿瘤[5]。因此，在首次诊断外阴Paget病时应该用免疫组化和结合临床检查的方法来排除继发性Paget病的可能性，之后才能诊断为外阴原发Paget病。

【临床特征】

Paget病在外阴肿瘤中占2%，常见于老年妇女，平均年龄为65岁，也可以发生于年轻妇女，最常见的表现是湿疹样斑块，通常累及前庭和邻近有毛发的皮肤，病变的范围可以非常局部，也可以广泛，延伸至肛门周围、大腿上内侧或其他相邻部位。较少见的表现是息肉样、潮湿和红色的病变，伴有溃疡。外阴瘙痒是最常见的主诉症状，可持续多年[9]。

【大体病理学】

大阴唇是最常见的发生部位（其次是小阴唇、阴蒂、会阴和前肛门区），进展期可侵犯阴道黏膜。双侧阴唇受累概率较高。外阴患处常呈现为境界清晰的糜烂状红斑。病灶大小不一，略凸出于皮肤表面，表面粗糙，常伴有白色角质，可形成浅表溃疡，有时结痂及渗出，故又称为癌性湿疹（cancerous eczema）。临床上易误诊为慢性湿疹或皮炎。典型病例见图6-1。

【组织病理学】

Paget病表现为单个或群集的Paget细胞分散在鳞状上皮的基底层和副基底层。Paget细胞和周围的鳞状细胞形态很不一样，显示腺细胞的特征，如体积大、呈卵圆形、胞质很有特色，比周围鳞状细胞的颜色浅，丰富的嗜碱性胞质有细微的颗粒感，也可似印戒细胞样的胞质空泡，呈PAS染色和黏液染色阳性；细胞核很大，圆形，有小核仁。核分裂象不多见。

Paget细胞可以向上扩散到上皮的全层和向两侧延伸，累及的范围常常超过肉眼所见病灶的范围。因此，Paget病很难切除干净，易复发，需反复切除[10]。研究发现，外阴Paget病高复发率与阳性切缘有直接关系。因此，检查标本的切缘，明确切缘的阴性或阳性是病理报告的重要内容。也有采用术中冰冻技术或新的手术方式（Mohs显微手术）来确保切除干净，使复发率下降[11，12]。但是，在冰冻切片上诊断Paget细胞是很困难的。

Paget细胞常常向下延伸到毛囊和皮肤附属结构中，这种情况仍然是原位腺癌，不应诊断为浸润癌。浸润性Paget病不多见（～25%），诊断有时很困难，特别是有严重的炎症反应的病例，鳞状上皮和皮下组织的交界不是很清晰[13]。镜下检查多个切面和采用免疫组化CK7（阳性信号使Paget细胞更容易辨认）可以帮助诊断。浸润性Paget病一般表现为大小不一的Paget细胞团，不规则地向皮下或黏膜下延伸（图6-2）。浸润的深度和预后关系密切，有病例报道当浸润的深度超过1mm，则有淋巴结转移的可能性[14]。少数Paget病来自下方的前庭大腺癌或外阴鳞状细胞癌。继发性外阴Paget病多位于邻近原发癌，如肛周，组织形态与皮肤原发肿瘤相似，免疫组化有助于区分。

在大约1/3的外阴Paget病中，外阴鳞状上皮的增生可以非常显著，表现为乳头状增生，容易误诊为外阴的尖锐湿疣。

【免疫组化】

外阴原发性与继发性Paget病组织形态相同，但是免疫组化结果截然不同，有助于区分（表6-1），继发性Paget病的免疫组化表达是和其原发癌一致的（图6-3）[15，16]。

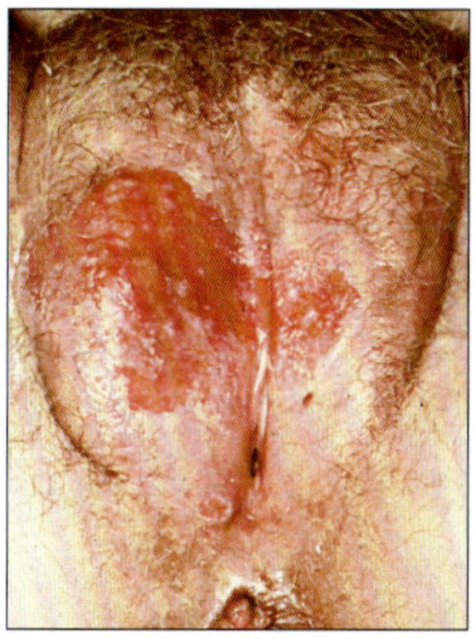

图6–1　外阴Paget病

外阴患处呈现境界清晰的糜烂状红斑，累及双侧，以右侧为主

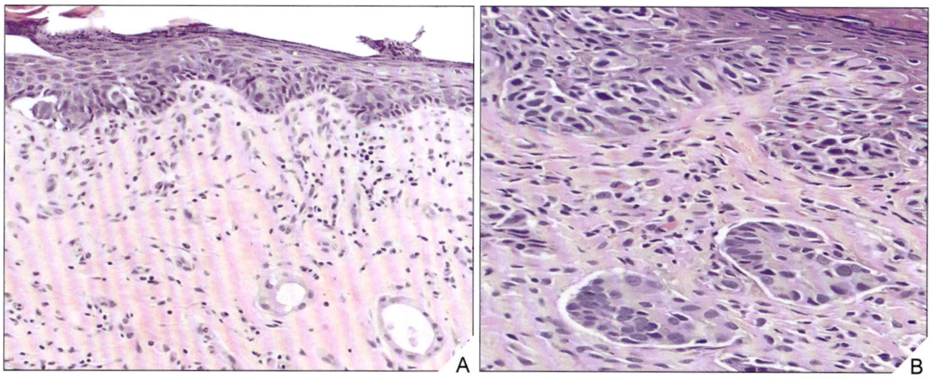

图6–2　外阴Paget病

A. 表皮内的Paget细胞；B. 皮下间质可见异型的Paget细胞巢

表 6-1 外阴 Paget 病的免疫组化表达

病变	免疫特征
原发性外阴 Paget 病	表达 CK7、CAM 5.2、CEA、GCDFP-15、HER2、CA125 和 AR；不表达 ER、PR、CK20 及 CDX2
继发于尿路上皮癌的 Paget 病	表达 Uroplakin-Ⅲ、CK7 和 CK20
继发于肛门直肠癌	表达 CK20、CDX2 和 MUC-2，不表达 CK7

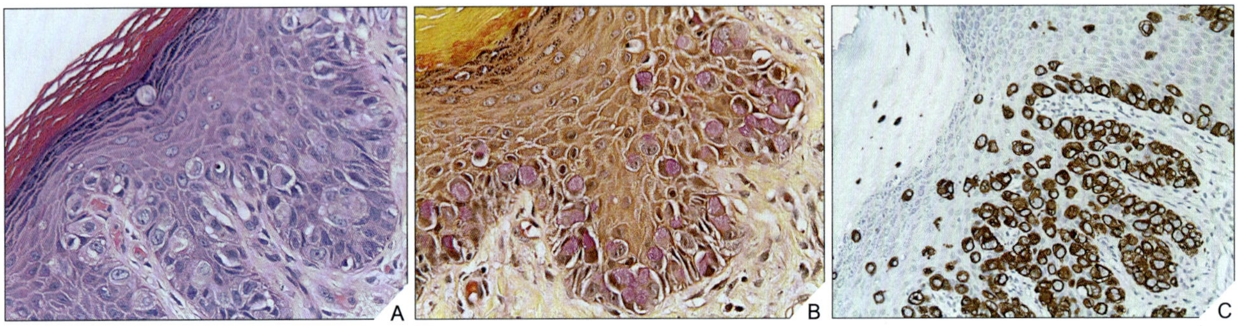

图 6-3 外阴 Paget 病

A. HE 染色可见在鳞状上皮层中有典型的 Paget 细胞；B. PAS 染色和黏液染色阳性；C. 免疫组织化染色 CK7 阳性

【鉴别诊断】

Paget 病的鉴别诊断主要包括原位及浸润性黑色素瘤、Paget 病样外阴鳞状上皮内瘤变（pagetoid VIN），以及延伸到外阴的来自于膀胱的移行上皮癌或大肠癌。表 6-2 列出了 Paget 病的鉴别诊断要点。

【治疗和预后】

外阴 Paget 病的治疗较困难，局部切除是主要的治疗方法。病变的扩散程度常超过肉眼所见，因此在手术时对切缘应行冰冻切片检查，以将病灶尽可能完全切除。预后取决于肿瘤类型与范围。伴有下方浸润、皮肤附件癌或外阴腺癌者需要扩大手术范围。肿瘤复发率超过 30%，尤其是病变累及切缘者，但总体死亡率远远低于 10%。有研究显示，浸润性 Paget 病或 Paget 病伴上皮下腺癌者预后与浸润深度密切相关，浸润深度以 1mm 为界，≤ 1mm 者死亡率在 0～5%，大于 1mm 者死亡率则在 29% 以上[17]。

二、乳腺型腺癌

原发性外阴乳腺型腺癌（adenocarcinoma of mammary gland）很少见，组织形态与乳腺的肿瘤相同。以往将这些肿瘤解释为来自异位的乳腺组织，现在有学者认为这些腺体属于外阴的正常结构成分，即位于阴唇间沟的特化的阴肛型乳腺样腺体，并非异位的乳腺组织。

有关外阴乳腺型腺癌的文献报道少于 50 例[18, 19]，多为老年患者，中位年龄为 74 岁（53～86 岁），个别合并乳腺癌。肿瘤大小 1.8～7cm（平均 3.4cm），可表现为多种组织类型，如乳腺样导管癌（图 6-4，图 6-5）、小叶癌、混合性导管 - 小叶癌、小管 - 小叶癌、黏液癌（图 6-6）和腺样囊性癌。约 57% 为高分化腺癌，43% 为中分化。可分泌 α - 乳清蛋白和乳脂

表 6-2 外阴 Paget 病的鉴别诊断要点

肿瘤	免疫组化染色特征
黑色素瘤	S-100 和 HMB45 阳性，CK7 阴性
鳞状上皮内病变	P63、P16 阳性，PAS 染色和黏液染色阴性
膀胱移行上皮癌累及外阴	CK5/6、CK7、CK20 阳性，GCDFP 阴性
大肠癌累及外阴	CK7 阴性，CK20、CDX2 阳性

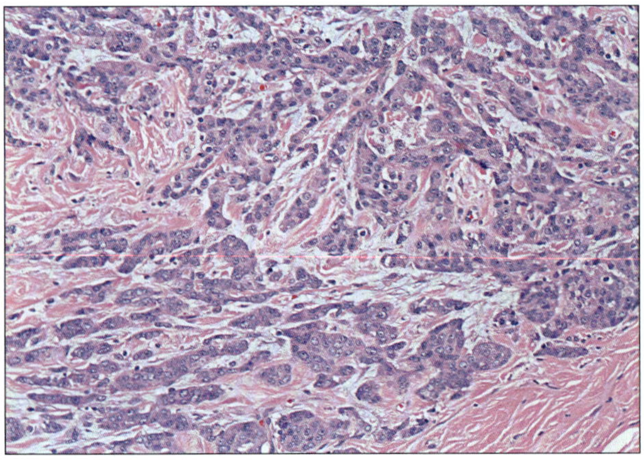

图 6-4 起源于外阴的乳腺型浸润性导管癌

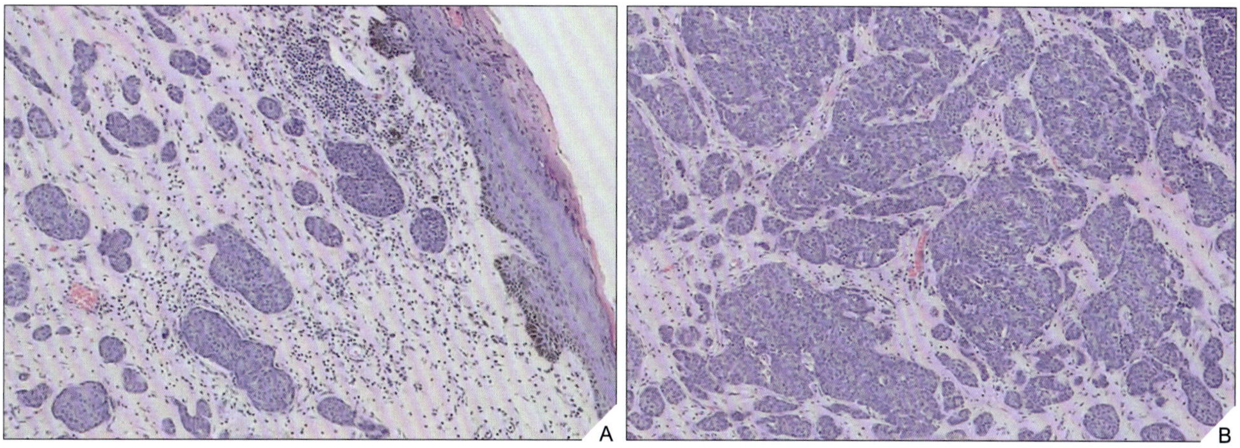

图 6-5　起源于阴唇间沟的特化的阴肛型乳腺型浸润性导管癌

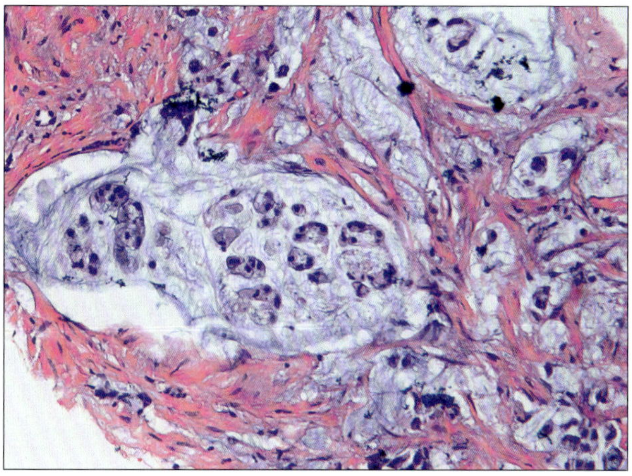

图 6-6　起源于外阴的乳腺型黏液癌
单个或几个肿瘤细胞悬浮在黏液中

球蛋白，表达 ER 与 PR 分别约 57% 和 43%，而且 43% HER2 高表达[19]。大约 60% 的病例可有深部浸润和区域淋巴结转移。诊断时使用与乳腺相同的标准与术语。

原发性外阴乳腺癌需要与转移性乳腺癌相鉴别，如果有残留的良性乳腺样腺体，原发癌的可能性大。而转移癌一般见不到与肿瘤并存的良性乳腺样组织。但有些病例还是无法进行区分。

本病治疗与乳腺癌治疗相似，以外阴根治性切除并做腹股沟淋巴结切除加他莫昔芬（也称为枸橼酸他莫昔芬）(tamoxifen) 治疗。外阴乳腺型腺癌的预后尚不清楚，大多数仅是局灶浸润性损害。

三、叶状肿瘤

外阴叶状肿瘤（phyllodes tumor）非常罕见，至 2015 年文献报道仅 10 余例，肿瘤源自特化的阴肛型乳腺样腺体[20]。通常表现为单侧性无痛性的肿物，大多位于大小阴唇与阴唇间沟，与周围组织有边界。组织形态与乳腺同型肿瘤相似，可见乳腺型腺上皮与丰富的间质两种成分，形成典型的叶状结构，可有局部富细胞及核分裂增多，和乳腺诊断标准一样，其分为低级别肿瘤与高级别肿瘤。

外阴叶状肿瘤完整切除后预后良好，少数有局部肿瘤复发，尚未见转移的报道。

四、Skene 腺癌

Skene 腺即尿道旁腺，相当于男性前列腺，偶尔发生浸润性腺癌，迄今文献报道不足 10 例[21]。Skene 腺癌（Skene adenocarcinoma）患者多为绝经后老年妇女，可出现血尿或外阴肿物，检测血 PSA 值升高。肿瘤位于尿道周围或阴道前部黏膜下，组织形态与男性前列腺癌相似，免疫组化染色前列腺标志物时呈 PSA 和（或）PSAP 阳性表达，其中 1 例伴有肠型上皮分化。

五、皮肤附属器腺癌

外阴皮肤附属器包括毛囊、顶浆汗腺、排泄汗腺和皮脂腺。尽管外阴皮肤含有丰富的皮肤附属器，但是发生在外阴的皮肤附属器腺癌却很少见。外阴皮肤附属器腺癌（skin appendages adenocarcinoma）属低度恶性，多来自大汗腺，亦可由小汗腺或皮脂腺发生，是具有不同临床病理特征的肿瘤，通常发生于老年人，HPV 阴性。肿瘤常位于大阴唇，局部呈暗红色小结节或肿块，可凸出皮肤表面。在镜检形态学上，外阴皮肤的汗腺癌与发生在其他部位的皮肤附属器癌没有区别，可表现为腺样囊性癌、小汗腺汗孔癌、黏液癌、附件微囊性癌、黏液表皮样癌、导管内分泌腺癌、透明细胞腺癌、大汗腺癌等（图 6-7～图 6-9）。

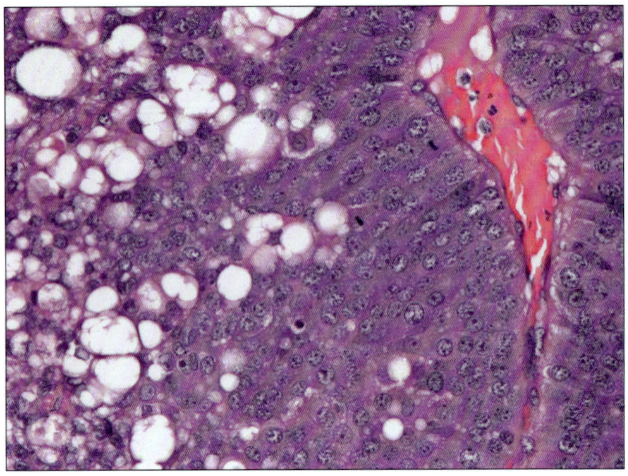

图 6–7 皮脂腺癌

肿瘤细胞呈基底细胞样，胞质中大小不一的脂质空泡是诊断的特点

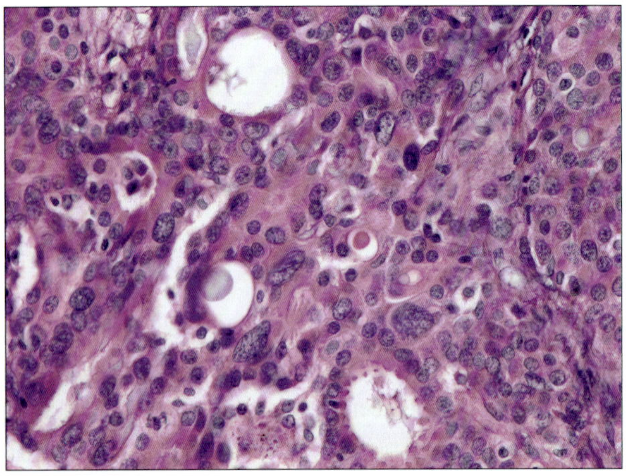

图 6–8 大汗腺癌

高度恶性的肿瘤细胞围成腺体，腺腔中的分泌物和顶浆分泌是诊断的特点

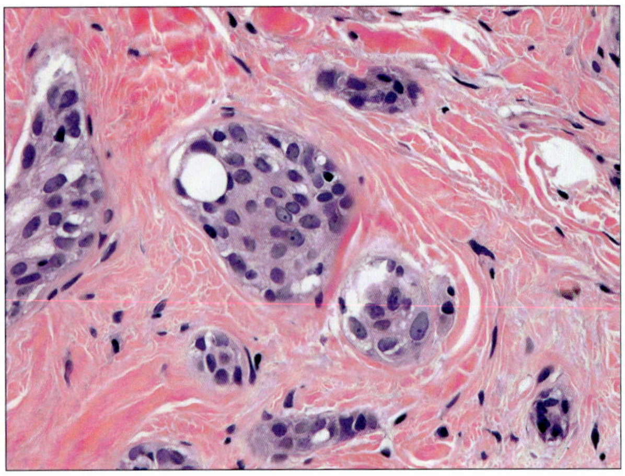

图 6–9 微囊性附属器癌

低度恶性的肿瘤细胞呈小团状或条索状生长，侵袭到皮下的组织和肌肉

第二节　前庭大腺癌

前庭大腺（巴氏腺）癌（greater vestibular glands/Bartholin gland carcinoma）是指源自巴氏腺上皮的一组恶性肿瘤，有多种组织学类型，在女性外阴恶性肿瘤中约占 5%[22]，在一项 429 例外阴癌的研究中前庭大腺癌约占 7.7%，其病因不明确，10% 的患者以往有前庭大腺炎病史，近年来与 HPV 的关联引起关注。一些研究推测巴氏腺鳞癌或腺癌的发生可能类似于宫颈癌，与巴氏腺开口处移行带的 HPV 感染有关，有报道在巴氏腺导管开口处分离出 HPV16 型或鳞状细胞癌内发现 HPV DNA[23]，但这一理论尚未完全确定。

正常巴氏腺由多种上皮构成，包括鳞状上皮（前庭处的导管开口）、移行上皮（导管）、黏液柱状上皮（终末小管与腺泡）、神经内分泌细胞（导管与腺泡）及肌上皮（腺泡）。肿瘤可发生在巴氏腺的腺体或腺管，主要为上皮癌，偶见肉瘤。巴氏腺不同的上皮或细胞类型成为该部位肿瘤类型多样化的基础。由于巴氏腺癌罕见，许多肿瘤最初被误诊为巴氏腺囊肿或脓肿，导致诊断和治疗的延误，半数以上病例诊断时已达 FIGO Ⅲ期或Ⅳ期。由于巴氏腺癌主要见于老年妇女，对于老年患者巴氏腺部位的肿块应特别警惕恶性肿瘤的可能。

【临床特征】

本病多见于中老年妇女，平均年龄为 56 岁（23～92 岁），比外阴鳞状细胞癌发病年龄小约 10 岁，年轻患者少见。没有特异的症状，早期表现为位于小阴唇内侧深部的硬结节，表面光整，有一半的患者被误诊为前庭大腺炎性囊肿[24]。晚期可延伸到大阴唇和阴道下部，肿块表面破溃，有浆液性分泌物渗出，深部固定，并可侵犯会阴与肛提肌。常伴有疼痛或瘙痒史。部分患者表现为外阴溃疡，经久不愈，晚期患者还有脓性或血性分泌物增多、尿痛等症状。

【大体病理学】

肿瘤绝大多数为单侧发生，左侧略多于右侧。表现为巴氏腺部位质硬的实性肿块或囊性肿块，平均直径为 3.9cm。

【组织病理学】

最常见的组织类型是鳞状细胞癌（约 40%）、腺癌（40%）和腺样囊性癌（15%）。其他还可有腺鳞癌、移行细胞癌等罕见类型。主要的 4 个类型概述如下。

1. 鳞状细胞癌　是巴氏腺癌中最主要的组织类型，来自巴氏腺导管在前庭开口处的鳞状上皮，巴氏腺鳞癌的镜下形态学特征与其他部位的鳞状细胞癌相同。应特别注意与来自外阴的鳞状细胞癌累及前庭大腺相鉴别，主要区分点在于肿瘤的位置（阴唇深部），以及在肿瘤边缘见到残留的前庭大腺腺体。此外，肿瘤前驱病变也有助于判断，如 HPV 相关的外阴鳞癌常在邻近组织中可以见到高级别鳞状上皮内病变，非 HPV 相关外阴鳞癌可见分化型外阴上皮内瘤变，并有硬化性苔藓的背景。另外，外阴鳞状细胞癌可表现为假腺样生长模式（图 6-10）。这一点很容易与原发性或转移性腺癌混淆，应注意鉴别。

2. 黏液腺癌　巴氏腺癌为黏液性癌，来自分泌黏液的腺泡上皮。肿瘤细胞分泌大量的细胞外黏液，形成黏液湖，散在的或形成腺体的肿瘤细胞悬浮于黏液湖中（图 6-11）。

3. 腺样囊性癌　外阴原发性的腺样囊性癌非常罕见，所以首先应排除从其他器官转移来的腺样囊性癌，如唾液腺、泪腺、鼻咽、乳腺、皮肤、宫颈或子宫[25]。外阴原发癌多数为生长缓慢的肿块，长达几个月甚至几年。镜下形态和其他器官的腺样囊性癌相似，主要有两个类型：①由管状上皮细胞形成的筛状假腺体结构，腺腔内充满均匀的嗜酸性 PAS 染色阳性分泌物；②肌上皮细胞在透明嗜酸性基质中呈管状、小巢状或条索状生长（图 6-12）。癌细胞围绕神经生长是该肿瘤最常见的特征。免疫组化中 S-100 可以显示出肌上皮细胞成分。腺样囊性癌的鉴别诊断要点见表 6-3。

4. 外阴腺鳞癌（vulvar adenosquamous carcinoma）是指同时具有鳞状和腺样双相分化的肿瘤，较少见，仅占外阴癌的 13%。其来源不明，2014 年与 2020 年 WHO 分类均将其列在前庭大腺癌范畴，根据超微结构的研究，有理论认为腺鳞癌是来源于毛发的黏液分泌细胞，可能属于鳞状细胞癌的一个变异形态[4]。其恶性度比普通的鳞状细胞癌要高，更容易发生转移，且伴有区域淋巴结受累的病例超过 70%，所以应该将其与普通的鳞状细胞癌进行区分[26]。腺鳞癌与 HPV 的关系还不太明确，在 16 例病例报道中仅

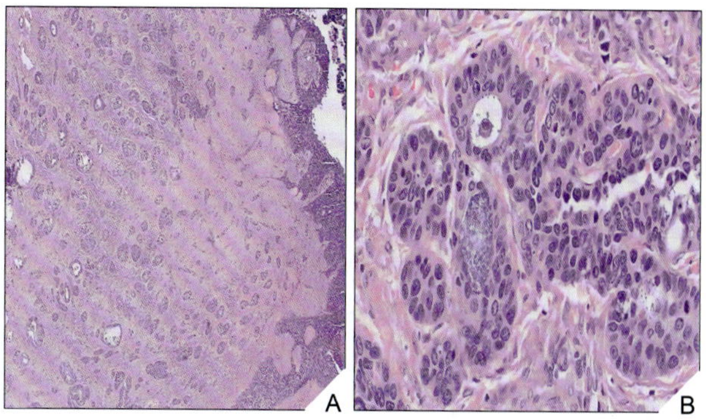

图 6-10　鳞状细胞癌

A. 低倍镜下表面鳞状细胞癌下间质内见较多大小不等、实性或中空的癌巢；B. 中空癌巢细胞呈腺样

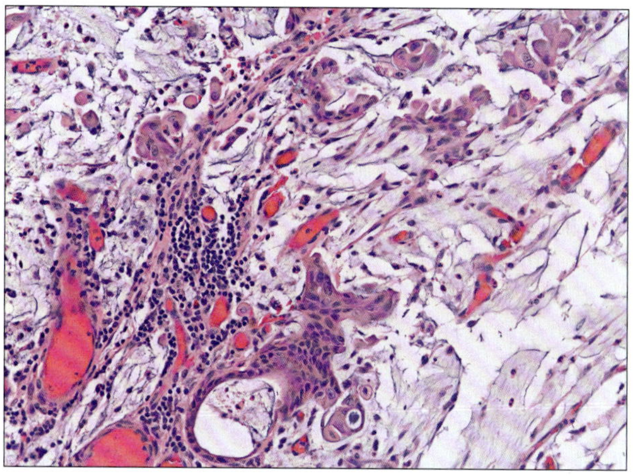

图 6-11　前庭大腺黏液腺癌

肿瘤细胞分泌大量细胞外黏液

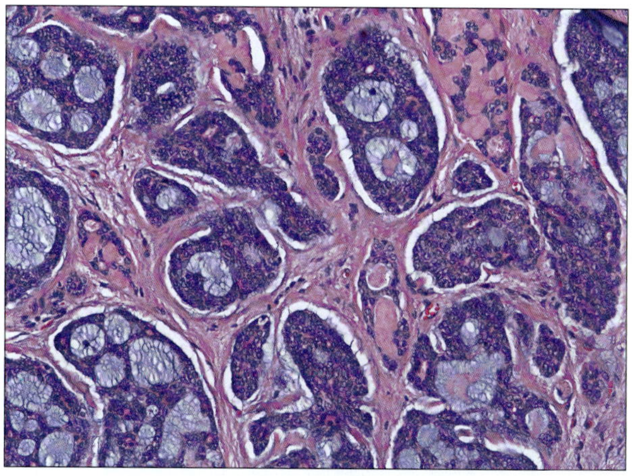

图 6-12　前庭大腺腺样囊性癌

肿瘤生长呈管状、筛状、实质性巢索状

表 6-3　腺样囊性癌的鉴别诊断要点

肿瘤	特征
基底细胞样鳞状细胞癌	局灶性角化，可见原位鳞状细胞癌，免疫组化染色 calponin 阴性
腺样基底细胞癌	位于皮肤浅表层，细胞核排列更规则，呈栅栏样
腺样囊性癌	缺乏角化，没有原位鳞状细胞癌，免疫组化染色 calponin 阳性

有1例发现了HPV DNA[27, 28]。考虑到患者年龄大多在65～70岁，常伴有长期的外阴炎症病史，所以HPV可能不是其致癌因素。

【临床特征】

腺鳞癌常发生在大阴唇，也会涉及小阴唇，没有特异性的临床表现，可有瘙痒及溃疡形成。就诊时一般已经是晚期。大体表现与鳞状细胞癌类似，可参见第五章。

【组织学特征】

肿瘤表现腺体和鳞状细胞双相分化，二者密切地混合在一起。腺样成分常常出现在肿瘤边缘，由单层或多层低柱状、立方、扁平或多角形上皮细胞围成小的腺腔，一些立方细胞中可见嗜酸性胞质颗粒。鳞状上皮常出现在肿瘤中心，细胞有丰富的胞质与空泡状的核，部分细胞呈梭形，可以见到角化现象。总体来说，细胞分化比典型的鳞状细胞癌幼稚。有的病例中也可见到移行细胞成分，后者可能来源于前庭大腺或胚胎泄殖腔残余组织向泌尿或肠上皮的分化。鳞状与腺样成分均可单独或混合出现在淋巴结转移灶中。

【鉴别诊断】

腺鳞癌的鉴别诊断包括鳞状细胞癌伴有假腺体形成，Paget病，皮肤附件腺癌及无色素黑色素瘤（图6-13，图6-14，表6-4）。

【治疗和预后】

外阴腺鳞癌的治疗以手术切除为主。近年来，由于放射设备及治疗技术的改进，放射治疗也受到重视。近年已有多篇文献报道对晚期外阴癌同时采用放疗与化疗的综合治疗，少数是作为主要治疗方法，多数是作为手术前的治疗，都获得较为满意的效果，缓解率高，完全缓解率在50%左右。

表6-4　腺鳞癌的鉴别诊断要点

肿瘤	特征
鳞状细胞癌	没有腺癌成分
Paget病	没有鳞状细胞癌成分，PAS染色和黏液染色阳性
皮肤附件腺癌	没有鳞状细胞癌成分
无色素黑色素瘤	免疫组化S-100、HMB45阳性

外阴腺鳞癌的预后较普通的鳞状细胞癌差，腹股沟淋巴结转移率高，5年生存率低。

Di Donato等对文献中260例巴氏腺癌的组织亚型与免疫组化特征进行了总结（表6-5）[29]。

诊断巴氏腺原发癌需符合下列条件：①肿瘤位于巴氏腺区域，由巴氏腺来源的组织组成；②组织学上可见巴氏腺正常组织与肿瘤的移行；③无其他部位原发性肿瘤的证据，尤其是外阴癌。

【治疗和预后】

巴氏腺癌因症状不明显易被误诊为巴氏腺囊肿而延误早期的诊断和治疗。往往当肿瘤浸润至阴道壁及肛周后才引起重视。40%的患者有淋巴结的转移，而腺样囊性癌会有肺和骨转移[30]。首选的治疗方法仍是手术切除，可在术前放疗，以缩小肿块范围，阻止远处转移[31]。手术采取外阴广泛切除术或侵犯的直肠及阴道切除，必要时行结肠造瘘术。术后若发现切缘有癌灶，也应追加放疗。此恶性肿瘤复发率高达76%，5年生存率大约为67%[32, 33]。预后不清楚；在一个以鳞状细胞癌为主的系列研究中，5年生存率为67%，其中55%的患者平均在73.5个月内复发；另一项研究的结论是巴氏腺癌与非巴氏腺鳞癌预后相同[13]。

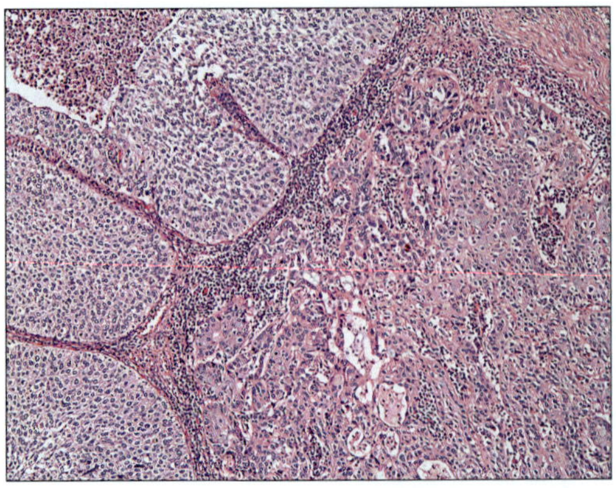

图6-13　外阴腺鳞癌

鳞癌和腺癌的两种成分彼此密切混合

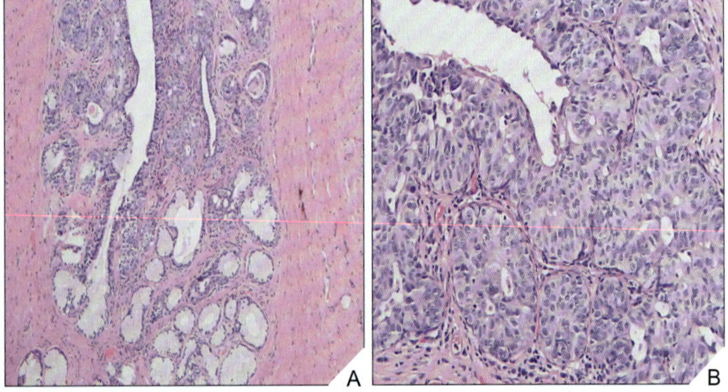

图6-14　外阴腺鳞癌

A. 肿瘤由上部鳞癌成分和下部黏液腺癌成分构成；B. 以鳞癌为主要成分

表 6-5　巴氏腺癌的组织类型、细胞来源与免疫组化特征

组织类型	主要起源部位	细胞类型	免疫组化表达
鳞状细胞癌	腺管前庭开口	鳞状上皮	CEA、CK13、CK14、CK19、vimentin、p63
移行细胞癌	腺管	移行上皮	CK7、CK20
神经内分泌癌	腺管	神经内分泌细胞	Cam 5.2、NSE、Syn、CgA、CD56、CD10、S-100、EMA、calponin、CD3、CD20、CD45RO
腺癌	腺泡	柱状黏液上皮	CAM 5.2、CA19-9、CEA
腺鳞癌	腺泡	柱状黏液上皮	CK 5/6、CK 7、p63
腺样囊性癌	腺泡	上皮细胞	AE1/AE3、CK8/18、SMA、SMM、p63、S-100、EMA、c-KIT/CD117、CD43、CEA、lysozyme
平滑肌肉瘤	腺泡周围	肌上皮细胞	vimentin、desmin、SMA、ER、PR
上皮样 - 肌上皮癌	腺泡周围	肌上皮细胞	actin、vimentin、desmin、SMA、P63、S-100

第三节　Merkel细胞癌

Merkel 细胞癌（Merkel cell carcinoma）是发生于皮肤的神经内分泌癌，来源于表皮基底层的触觉感受器细胞——Merkel 细胞，属于小细胞神经内分泌癌的变异形态。外阴 Merkel 细胞癌极其少见[34]。

【临床特征】

患者发病年龄为 28～79 岁，平均年龄为 63 岁。病因可能与阳光或紫外线过度照射（银屑病患者）有关，也有病例报道表明其与免疫抑制有关。在大约 80% 的肿瘤中检测出 Merkel 细胞多瘤病毒（polyomavirus）DNA[35]。

外阴 Merkel 细胞癌一般都表现为外阴部位的活动性、无痛性肿块，短期内增大，多呈结节状，也可表现为斑块状，部分可伴表面皮肤接触性出血和溃疡。病程为数周至数月不等。本病主要见于大阴唇，还可发生于小阴唇、前庭大腺、阴蒂周围及后阴唇系带。半数以上患者出现腹股沟淋巴结转移。

【大体病理学】

肿瘤位于表皮，侵犯真皮，呈黄色或红紫色肿块，表面光滑，大小为 1.5～9cm，质硬。切面灰白色，边界不规则，伴局灶出血、坏死。黏膜下丘疹或结节状。

【组织病理学】

Merkel 细胞癌属于典型的蓝色小细胞肿瘤，镜检可见无明显分化的细胞呈团状或片状生长（图 6-15）。细胞之间的界限不清楚，圆形或卵圆形的细胞核，核质比高，细胞核呈镶嵌状排列，常见被挤碎的样子，通常没有明显的核仁，核分裂象多见，可见单个细胞的凋亡或大片细胞的地图样坏死。偶尔伴有典型的鳞状上皮或腺样分化。癌细胞呈带状或索状向真皮侵犯，可累及皮下脂肪组织。肿瘤间质血管丰富伴有增生的血管内皮细胞团。外阴 Merkel 细胞癌可伴有 Paget 病。电镜下，瘤细胞胞质内含有致密的神经内分泌颗粒，紧密排列于细胞膜下并包绕在核周，类似于其他神经内分泌肿瘤[36]。

【免疫组化】

各种角蛋白免疫组化染色（CK20、CAM5.2 和 AE1/AE3）在 Merkel 细胞都是阳性的（图 6-16），并且很有特点，表现为粗大的点状阳性颗粒围绕在细胞核周围，非常有助于诊断[37]。偶尔也会有 CK20 阴性的病例。常用的神经内分泌标志物 synaptophysin 和 chromogranin 多为阳性。近年发现约 95% 的 Merkel 细胞癌为 CD117 阳性[38]。而 S-100、HMB45、CD43 和白细胞共同抗原（CD45）在大多数病例中呈阴性表达，有助于鉴别诊断。在 Merkel 细胞癌中，常见染色体 1p36 的丢失和 3p21 的杂合性缺失，因此认为该肿瘤的发生可能与 1p36.33 上的 *p73* 抑癌基因或 3p21 上的 *RASSF1A* 基因的丢失有关[39]。

【鉴别诊断】

Merkel 细胞癌的细胞没有明显的形态分化，与其他肿瘤的鉴别主要依靠免疫组化。鉴别诊断主要包括恶性淋巴瘤（CD45 阳性、CK 阴性）、黑色素瘤（S-100 和 HMB45 阳性，synaptophysin 和 chromogranin 阴性）、周围神经外胚层肿瘤（peripheral neuroectodermal tumor，低分子量角蛋白 CAM5.2 阴性）和基底细胞样

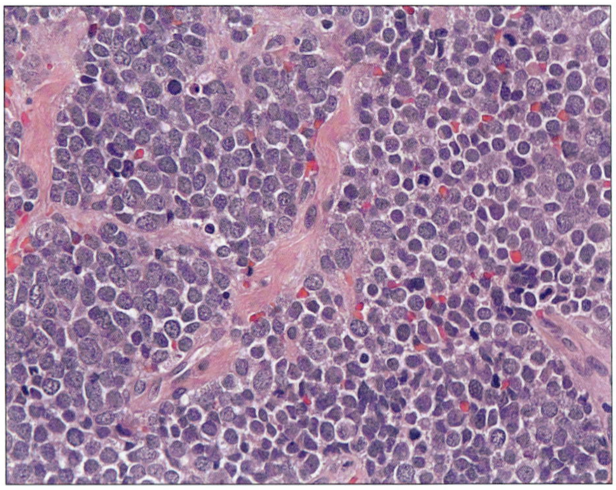

图 6-15 Merkel 细胞癌
无分化的蓝色小细胞呈团状或片状生长

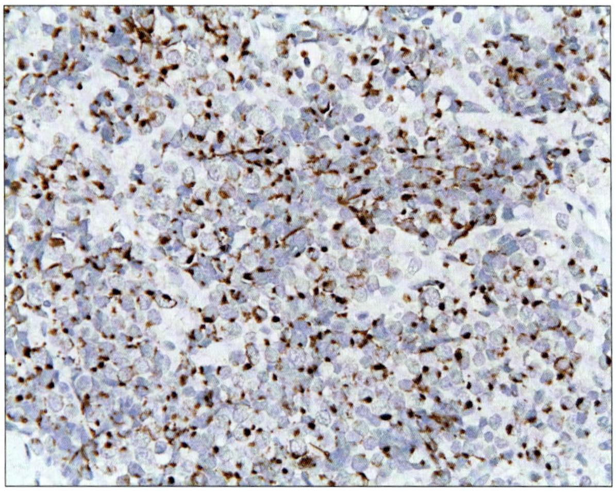

图 6-16 Merkel 细胞癌免疫组化染色
CK20 阳性，可见粗大的点状的阳性颗粒围绕在细胞核周围，非常有助于诊断

鳞状细胞癌（synaptophysin 和 chromogranin 阴性）。转移癌也需要排除，特别是来源于肺部的燕麦细胞癌（大多是 CK7 阳性，CK20 阴性），有时需要结合临床和影像学检查。

【治疗和预后】

外阴 Merkel 细胞癌属高度恶性肿瘤，应争取早期手术切除，大多采用局部病灶广泛切除或根治性外阴切除加腹股沟淋巴结清除，对已复发或淋巴结转移者可扩大切除范围，多发性患者需植皮。晚期患者只能采用化疗和放疗[40]。

Merkel 细胞癌细胞对放疗敏感，在术后对原发部位和受累淋巴结给予放疗可能阻止局部复发。

由于 Merkel 细胞癌患者大多为 60 岁以上，因此其对化疗的耐受性差，尤其是外阴 Merkel 细胞癌患者对化疗的敏感性较肺、皮肤等部位的 Merkel 细胞癌更差。因此，对于转移病灶，虽然也可用化疗方案，但是效果欠佳，而生物制剂干扰素和肿瘤坏死因子的应用也仅在临床试用阶段。

Merkel 细胞癌细胞侵袭性强，病程发展迅速，预后差，有 17% 的病例死于广泛转移。

第四节 外阴泄殖腔源性肿瘤

外阴泄殖腔源性肿瘤（cloacogenic neoplasm）起源于外阴泄殖腔残余（cloacal remnant），非常罕见，其形态和种类分型与大肠肿瘤类似。常见的有良性息肉（图 6-17）、管状或绒毛状腺瘤及恶性腺癌（图 6-18，图 6-19）。胚胎初期的泄殖腔分化为直肠及尿生殖窦，尿生殖窦两侧隆起为尿生殖褶，褶的前方会合成为生殖结节，发展为初阴。受 Y 染色体及其形成的性腺支配向雄性发展，雌激素受体和孕激素受体染色阴性发展，否则向雌性发展，生殖结节发展为阴蒂，两侧生殖褶形成大阴唇。因此，泄殖腔残余组织常常分布于外阴的阴道开口处。

外阴泄殖腔源性息肉（cloacogenic polyp）：组织学上其由增生的黏膜组成，上皮是混合性的鳞状上皮和肠黏液上皮，常可见片状移行带上皮。

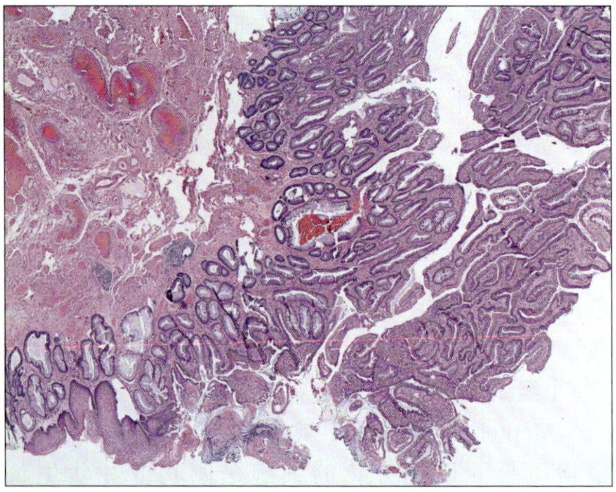

图 6-17 外阴泄殖腔源性息肉
镜检可见增生的肠黏膜及黏膜下血管扩张

外阴泄殖腔源性管状绒毛状腺瘤（tubulovillous

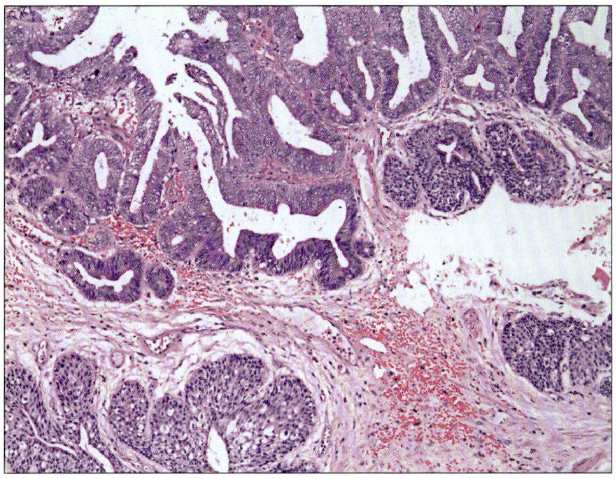

图 6-18　外阴泄殖腔源性癌
镜检可见典型浸润性肠腺癌

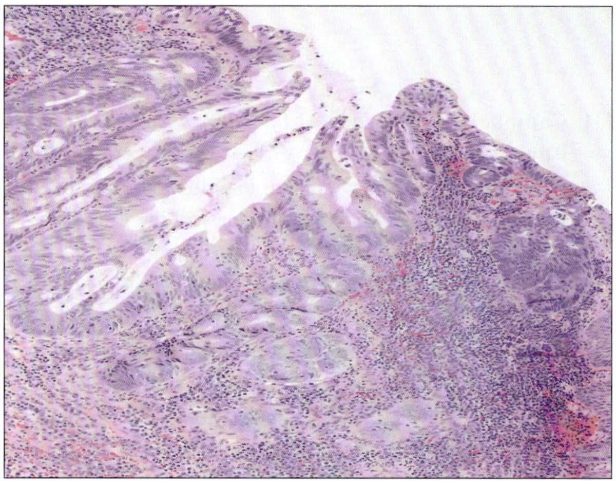

图 6-19　外阴泄殖腔源性癌
肠型腺癌（右上方见外阴鳞状上皮）

adenoma）是由腺管和绒毛共同构成的腺瘤，每一种成分均超过肿瘤的 20%。镜下，瘤组织由腺管状、乳头状或绒毛状结构混合组成。

外阴泄殖腔源性癌（cloacogenic carcinoma）是指起源于胚胎泄殖腔残余的恶性肿瘤，到目前为止，仅有不到 10 例的病例报道[41，42]。临床常见表现为肿块、出血、疼痛、有分泌物、性交困难。多数病例具有大肠腺癌形态及免疫组化特征，呈绒毛腺状或腺状、印戒细胞、杯状细胞、黏液上皮样、部分肉瘤样。CK7 通常阳性，腺瘤样病变或上皮内癌成分可能存在 CDX2/CK20 阳性。雌激素受体和孕激素受体染色阴性。由于其罕见性，首先要排除大肠癌转移到外阴的可能性。预后不十分清楚，约 45.5% 的患者发生淋巴结转移，生存率低。

第五节　转　移　癌

外阴转移癌占外阴恶性肿瘤的 5%～8%，全身各部位的恶性肿瘤都有可能通过血行或淋巴途径转移至外阴，在一项 66 例外阴转移性癌的研究中[43]，大阴唇是最常见的受累部位，常见的表现为结节性肿块，约 8% 出现溃烂，一旦外阴出现转移，患者预后很差。最多见的原发癌是宫颈鳞状细胞癌和子宫内膜癌，少数来自卵巢、阴道、肺、胃肠道（图 6-20）、肾、膀胱和乳腺[44-46]。转移通路可通过血行或淋巴途径。晚期宫颈癌、子宫内膜癌、直肠癌也可以直接蔓延到阴道，再至外阴。转移癌呈单个或多个皮下结节，表面的皮肤初期无明显变化，晚期可发生溃疡。转移性腺癌往往侵犯表皮，使肿瘤与皮肤紧密粘连。

外阴转移性癌的诊断标准包括存在外阴以外的原发灶；镜下外阴肿瘤的病理形态和原发灶相似；无原发于外阴肿瘤的可疑依据；常需免疫组化的帮助来确诊。最困难的两个鉴别诊断是：①外阴原发性 Paget 病和转移的膀胱癌（参见 Paget 病）；②外阴特化的阴肛型乳腺样腺体癌变与转移来的乳腺癌[47]。如果二者组织学类型一致，没有残存的阴肛型乳腺样腺体，则转移癌的可能性大。

外阴转移癌是疾病的晚期，预后差，不同疾病时期采用不同的治疗方式，早期予以局部广泛手术切除及化疗，晚期主要以放疗方法为主。

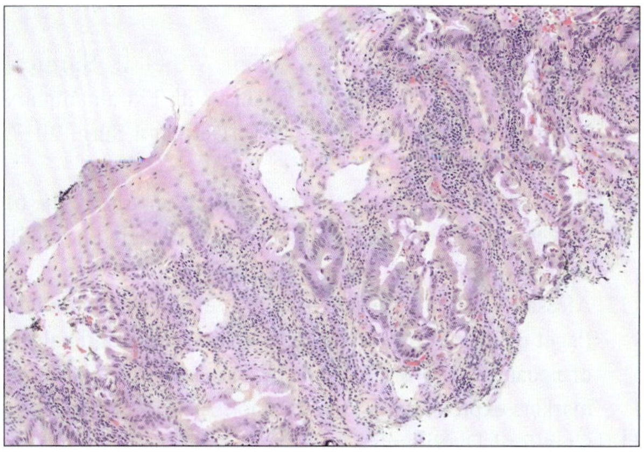

图 6-20　结直肠腺癌转移至外阴小阴唇
左上侧可见未角化的鳞状上皮

参·考·文·献

[1] Campbell K, Quiroga E F, Dunn A, et al. Eccrine Porocarcinoma of the Vulva With Sarcomatoid Transformation, a New Human Papillomavirus-associated Malignancy? Case Report and Review of the Literature[J]. Int J Gynecol Pathol, 2023, 42(6): 561-566.

[2] Voltaggio L, McCluggage W G, Iding J S, et al. A novel group of HPV-related adenocarcinomas of the lower anogenital tract (vagina, vulva, and anorectum) in women and men resembling HPV-related endocervical adenocarcinomas[J]. Mod Pathol, 2020, 33(5): 944-952.

[3] Parker L P, Parker J R, Bodurka-Bevers D, et al. Paget's disease of the vulva: pathology, pattern of involvement, and prognosis[J]. Gynecol Oncol, 2000, 77(1): 183-189.

[4] Underwood J W, Adcock L L, Okagaki T. Adenosquamous carcinoma of skin appendages (adenoid squamous cell carcinoma, pseudoglandular squamous cell carcinoma, adenocanthoma of sweat gland of Lever) of the vulva: a clinical and ultrastructural study[J]. Cancer, 1978, 42(4): 1851-1858.

[5] Lam C, Funaro D. Extramammary Paget's disease: Summary of current knowledge[J]. Dermatol Clin, 2010, 28(4): 807-826.

[6] Willman J H, Golitz L E, Fitzpatrick J E. Vulvar clear cells of Toker: precursors of extramammary Paget's disease[J]. Am J Dermatopathol, 2005, 27(3): 185-188.

[7] Belousova I E, Kazakov D V, Michal M, et al. Vulvar toker cells: the long-awaited missing link: a proposal for an origin-based histogenetic classification of extramammary Paget disease[J]. Am J Dermatopathol, 2006, 28(1): 84-86.

[8] Kuan S F, Montag A G, Hart J, et al.Differential expression of mucin genes in mammary and extramammary Paget's disease[J]. Am J Surg Pathol, 2001, 25(12): 1469-1477.

[9] Liu G, Yuan B, Wang Y, et al. Clinicopathologic study of vulvar Paget's disease in China[J]. J Low Genit Tract Dis, 2014, 18(3): 281-284.

[10] Long B, Schmitt A R, Weaver A L, et al. A matter of margins: Surgical and pathologic risk factors for recurrence in extramammary Paget's disease[J]. Gynecol Oncol, 2017, 147(2): 358-363.

[11] Kim S J, Thompson A K, Zubair A S,et al. Surgical Treatment and Outcomes of Patients With Extramammary Paget Disease: A Cohort Study[J]. Dermatol Surg, 2017, 43(5): 708-714.

[12] Horn L C, Wagner S. Frozen section analysis of vulvectomy specimens: results of a 5-year study period[J]. Int J Gynecol Pathol, 2010, 29(2): 165-172.

[13] Alessandrini L, Clemente N, Perin T, et al. Extramammary Paget disease of the vulva: immunohistochemical analysis of neoangiogenesis and epithelial-mesenchymal transition markers expression[J]. Diagn Pathol, 2018, 13(1): 2.

[14] Crawford D, Nimmo M, Clement P B, et al. Prognostic factors in Paget's disease of the vulva: a study of 21 cases[J]. Int J Gynecol Pathol, 1999, 18(4): 351-359.

[15] Goldblum J R, Hart W R. Vulvar Paget's disease: a clinicopathologic and immunohistochemical study of 19 cases[J]. Am J Surg Pathol, 1997, 21(10): 1178-1187.

[16] Nowak M A, Guerriere-Kovach P, Pathan A, et al. Perianal Paget's disease: distinguishing primary and secondary lesions using immunohistochemical studies including gross cystic disease fluid protein-15 and cytokeratin 20 expression[J]. Arch Pathol Lab Med, 1998, 122(12): 1077-1081.

[17] 李华, 章文华, 张蓉, 等. 外阴Paget's病临床分析[J]. 肿瘤, 2005, (1): 90-92.

[18] Abbott J J, Ahmed I. Adenocarcinoma of mammary-like glands of the vulva: Report of a case and review of the literature[J]. Am J Dermatopathol, 2006, 28(2): 127-133.

[19] Irvin W P, Cathro H P, Grosh W W, et al. Primary breast carcinoma of the vulva: a case report and literature review[J]. Gynecol Oncol, 1999, 73(1): 155-159.

[20] Mannan A A, Kahvic M, Aziz A H.Phyllodes tumor of the vulva: Report of a rare case and review of the literature[J]. Am J Dermatopathol, 2010, 32(4): 384-386.

[21] Kazakov D V, Stewart C J, Kacerovska D, et al. Prostatic-type tissue in the lower female genital tract: a morphologic spectrum, including vaginal tubulosquamous polyp, adenomyomatous hyperplasia of paraurethral Skene glands (female prostate), and ectopic lesion in the vulva[J]. Am J Surg Pathol, 2010, 34(7): 950-955.

[22] Bhalwal A B, Nick A M, Dos Reis R, et al.Carcinoma of the Bartholin Gland: A Review of 33 Cases[J]. Int J Gynecol Cancer, 2016, 26(4): 785-789.

[23] Felix J C, Cote R J, Kramer E E, et al. Carcinomas of Bartholin's gland. Histogenesis and the etiological role of human papillomavirus[J]. Am J Pathol, 1993, 142(3): 925-933.

[24] 杨振华, 陈亚琼, 宋海燕, 等. 前庭大腺癌误诊1例[J]. 武警后勤学院学报(医学版), 2008, 17(2): 136-136.

[25] Woida F M, Ribeiro-Silva A. Adenoid cystic carcinoma of the Bartholin gland: an overview[J]. Arch Pathol Lab Med, 2007, 131(5): 796-798.

[26] Bannatyne P, Elliott P, Russell P. Vulvar adenosquamous carcinoma arising in a hidradenoma papilliferum, with rapidly fatal outcome: case report[J]. Gynecol Oncol, 1989, 35(3): 395-398.

[27] Saraiya M, Watson M, Wu X,et al.Incidence of in situ and invasive vulvar cancer in the US, 1998-2003[J]. Cancer, 2008, 113(10 Suppl): 2865-2872.

[28] Carson L F, Twiggs L B, Okagaki T, et al. Human papillomavirus DNA in adenosquamous carcinoma and squamous cell carcinoma of the vulva[J]. Obstet Gynecol, 1988, 72(1): 63-67.

[29] Di Donato V, Casorelli A, Bardhi E, et al. Bartholin gland cancer[J]. Crit Rev Oncol Hematol, 2017, 117: 1-11.

[30] Alsan C I, Vinh-Hung V, Eren F, et al.Adenoid cystic carcinoma of the Bartholin's gland: case report and

systematic review of the literature[J]. Eur J Gynaecol Oncol, 2011, 32(5): 567-572.
[31] Ouldamer L, Chraibi Z, Arbion F, et al. Bartholin's gland carcinoma: epidemiology and therapeutic management[J]. Surg Oncol, 2013, 22(2): 117-122.
[32] Wheelock J B, Goplerud D R, Dunn L J, et al. Primary carcinoma of the Bartholin gland: a report of ten cases[J]. Obstet Gynecol, 1984, 63(6): 820-824.
[33] Cardosi R J, Speights A, Fiorica J V, et al. Bartholin's gland carcinoma: a 15-year experience[J]. Gynecol Oncol, 2001, 82(2): 247-251.
[34] Nguyen A H, Tahseen A I, Vaudreuil A M, et al. Clinical features and treatment of vulvar Merkel cell carcinoma: a systematic review[J]. Gynecol Oncol Res Pract, 2017, 4: 2.
[35] Amber K, McLeod M P, Nouri K. The Merkel cell polyomavirus and its involvement in Merkel cell carcinoma[J]. Dermatol Surg, 2013, 39(2): 232-238.
[36] Gil-Moreno A, Garcia-Jiménez A, González-Bosquet J, et al. Merkel cell carcinoma of the vulva[J]. Gynecol Oncol, 1997, 64(3): 526-532.
[37] Hierro I, Blanes A, Matilla A, et al. Merkel cell (neuroendocrine) carcinoma of the vulva. A case report with immunohistochemical and ultrastructural findings and review of the literature[J]. Pathol Res Pract, 2000, 196(7): 503-509.
[38] Su L D, Fullen D R, Lowe L, et al. CD117 (KIT receptor) expression in Merkel cell carcinoma[J]. Am J Dermatopathol, 2002, 24(4): 289-293.
[39] Goessling W, McKee P H, Mayer R J. Merkel cell carcinoma[J]. J Clin Oncol, 2002, 20(2): 588-598.
[40] Loret de Mola J R, Hudock P A, Steinetz C, et al. Merkel cell carcinoma of the vulva[J]. Gynecol Oncol, 1993, 51(2): 272-276.
[41] Dubé V, Veilleux C, Plante M, et al. Primary villoglandular adenocarcinoma of cloacogenic origin of the vulva[J]. Hum Pathol, 2004, 35(3): 377-379.
[42] Willén R, Békássy, Carlén B, et al. Cloacogenic adenocarcinoma of the vulva[J]. Gynecol Oncol, 1999, 74(2):298-301.
[43] Neto A G, Deavers M T, Silva E G, et al. Metastatic tumors of the vulva: a clinicopathologic study of 66 cases[J]. Am J Surg Pathol, 2003, 27(6): 799-804.
[44] Sheen-Chen S M, Eng H L, Huang C C. Breast cancer metastatic to the vulva[J]. Gynecol Oncol, 2004, 94(3): 858-860.
[45] Lu Y Y, Lu C H, Wang H Y. Clitoral Metastasis From Advanced Cervical Carcinoma on 18F-FDG-PET/CT[J]. Clin Nucl Med, 2017, 42(1): 54-55.
[46] Abdullah A, Seagle B L, Bautista E, et al. Vulvar metastasis of an early-stage well-differentiated endometrial cancer after minimally invasive surgery[J]. J Minim Invasive Gynecol, 2014, 21(4): 708-711.
[47] Miliaras D. Breast-like cancer of the vulva: primary or metastatic? A case report and review of the literature[J]. Eur J Gynaecol Oncol, 2002, 23(4): 350-352.

第七章

女性下生殖道黑色素病变

Melanocytic Lesions of the Female Low Genital Tract

刘业强　李　杰　朱慧庭

女性下生殖道的黑色素病变经常引起患者的忧虑，尤其是外阴恶性黑色素瘤因其部位特殊，早期较难发现，就诊时病变已经较厚而且多数会有深部浸润，预后差。因此，临床上妇科医师放宽了对外阴黑色素病变活组织检查的指征。

对于病理科医师，熟悉并掌握不同类型的下生殖道黑色素病变的特征十分重要。事实上，发生在身体任何部位的黑色素病变都可以发生在下生殖道。对于各种皮肤黑色素病变的更详细的描述，读者可以参阅皮肤病理学专著，以便更深入地掌握皮肤黑色素病变的特点。本章主要讨论下生殖道外阴黑色素病变的特点和类型，使读者熟悉日常工作中所见黑色素病变的鉴别诊断和所用术语。

第一节　外阴黑变病

一、临床表现

人类皮肤的颜色主要取决于黑色素细胞产生黑色素的能力。影响黑色素代谢的因素繁多，许多疾病都可以伴发皮肤色素异常。本节讨论的内容不包括继发于炎症性皮肤病后的色素沉着[1, 2]。外阴黑变病（melanosis of the vulva）人群的患病率大约为 3%，占育龄妇女外阴色素性病变的 68%[1]，其发病机制未明，可能与激素变化、硬化性苔藓继发或人乳头瘤病毒感染有关，病灶可以单发或多发，通常表现为直径 2～15mm 的大小不一、边界不清的棕褐色或黑褐色斑疹、斑片。病变最常见的部位是小阴唇，有时也可以累及阴道和宫颈[3-5]。一般情况下，病变长期稳定存在，色素沉着发展缓慢，但重者可扩展至整个外阴。临床上单发的外阴黑变病很难与早期的交界痣相鉴别。

本病为良性，但也有极个别外阴黑变病部位发生恶性黑色素瘤的报道。黑色素瘤很少起源于外阴黑变病，因为该病变是基底层细胞内黑色素颗粒增多，而不是黑色素细胞的数量增加。外阴多发性黑变病伴口腔色素沉着称为 Laugier-Hunziker 病（特发性皮肤黏膜色素沉着）[6]。外阴黑变病最常发生在绝经前妇女，当发生在儿童时，应注意排除 Peutz-Jeghers 综合征、Laugier-Hunziker 综合征、Cockayne 综合征、LEOPARD 综合征、Carney 综合征和库欣病等遗传性疾病[3, 7]。

二、组织病理学

外阴黑变病的主要组织学表现是基底层黑色素颗粒增多，真皮表皮交界处黑色素细胞数量正常或略多，细胞单个排列。其他可能的特征包括表皮突延长、真皮表皮交界处可见树突状黑色素细胞，真皮乳头可见噬黑色素细胞（图 7-1）。

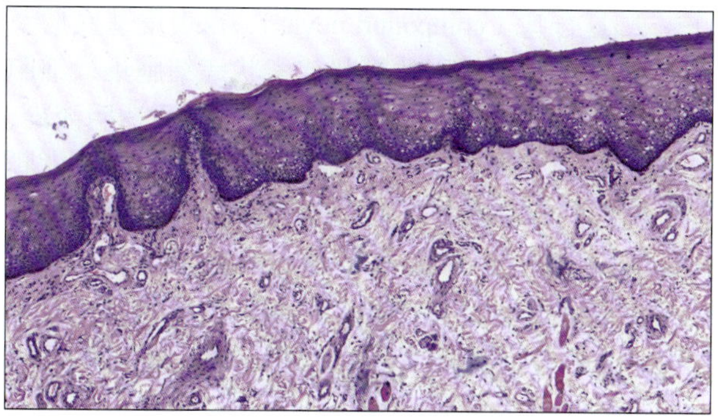

图 7–1　外阴黑变病

表皮基底层黑色素颗粒明显增多，黑色素细胞的数目正常，表皮与真皮交界处无黑色素细胞增生，真皮乳头内可见噬色素细胞

外阴黑变病主要应该与单纯性雀斑样痣相鉴别。后者可见黑色素细胞的数量轻度增多，细胞无异型性，表皮增生肥厚较黑变病明显。

第二节　外阴黑色素细胞痣

生殖道的色素痣较少见，2% 的成年女性患有外阴痣，占所有外阴色素性病变的 23%[1]。通常是因为患者有其他部位恶性黑色素瘤或非典型性痣而进行皮肤检查时发现，或是在常规体格检查或妇科检查时发现。女性生殖道色素痣最常见于外阴（如大阴唇、小阴唇和阴蒂），偶可发生于会阴或阴阜。

外阴色素痣与其他部位一样主要为交界痣、复合痣和皮内痣，另外也包括蓝痣、Spitz 痣等，极少数为非典型性痣（dysplastic nevus，DN）。此外，尚可见生殖道型非典型性黑色素细胞痣（atypical melanocytic nevus of the genital type，AMNGT）。AMNGT 有着特殊的组织学表现，有时形态学上很难与恶性黑色素瘤相鉴别。因此，AMNGT 与非典型性痣和恶性黑色素瘤的鉴别诊断就显得尤为重要。但是目前尚缺少有关生殖道黑色素病变的临床病理学研究。

一、普通型黑色素细胞痣

（一）临床表现

普通型黑色素细胞痣（common melanocytic nevus）的临床表现多样，其形态特点与组织学类型有关。交界痣常呈棕黑色的斑疹或丘疹，直径约数毫米，皮损边缘规则，色素均匀一致[5]。复合痣常隆起，呈圆顶状或疣状，颜色较深，色素均匀一致。皮内痣常不含色素，表现为圆顶状结节或呈乳头瘤样。色素痣的大小不一，从几毫米到 1cm。临床上需与其他黑色素细胞肿瘤或脂溢性角化病、鲍温样丘疹病、血管角皮瘤等疾病相鉴别。

（二）组织病理学

1. 交界痣（junctional nevus）　表现为痣细胞组成的细胞巢散在分布于真皮表皮交界处，通常位于表皮突。痣细胞巢排列规则，界限清楚，极少融合。痣细胞呈多角形上皮样或淋巴细胞样，大小、形态一致，偶尔呈梭形，细胞质透明或淡嗜酸性，胞质内密集分布数量不等的黑色素颗粒，细胞核小、形态一致，呈圆形或卵圆形，核仁清楚（图 7-2），有丝分裂罕见或缺乏。真皮浅层可见噬色素细胞和少量的淋巴细胞浸润。

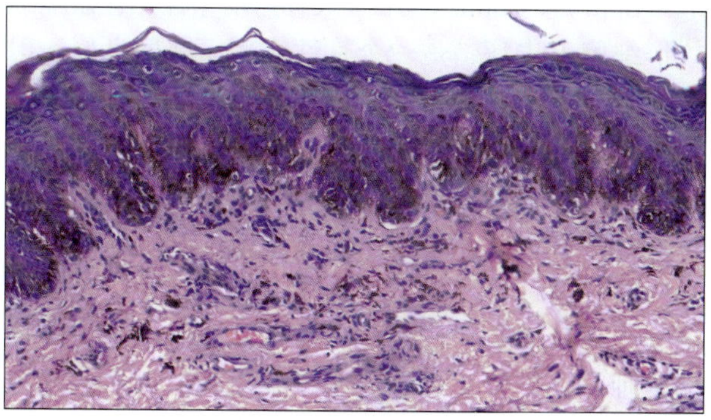

图 7–2　外阴交界痣

真皮与表皮交界处可见痣细胞巢

2. 复合痣（compound nevus） 在表皮基底层及真皮内均有排列规则的巢状或索状痣细胞巢，细胞巢边界清晰，排列规则，形态对称，胞质透明淡染，细胞质内常含有数量不等的、均匀分布的黑色素颗粒，圆形到卵圆形的形态一致的细胞核，核仁清楚。位于真皮浅层的痣细胞通常呈立方形；真皮深层的细胞通常较小且含黑色素少，细胞核致密深染，有时可见凋亡，但无核分裂象。被覆于复合痣表面的表皮平坦，但有时可伴有棘上皮增生、角化过度或脂溢性角化病样改变（图 7-3）。

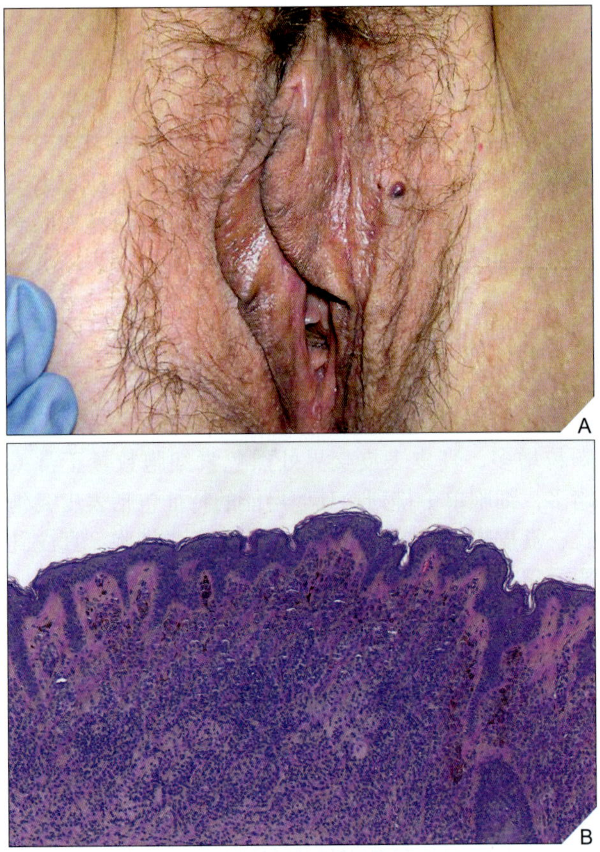

图 7–3 外阴复合痣

A. 大体显示病灶略高出皮面，呈均匀一致的褐色；B. 镜下示痣细胞巢均匀分布在真皮表皮交界处，真皮层内的痣细胞分化良好，没有异型性

3. 皮内痣（intradermal nevus） 皮内痣的痣细胞呈巢状或条索状排列，位于不同深度的真皮层内，不突破表皮（图 7-4）。在真皮的痣细胞巢和表皮之间相隔一薄层胶原纤维。痣细胞巢周围通常有疏松的纤维组织包绕，也可见致密纤维分隔包绕痣细胞。在成熟的皮内痣可见多核痣细胞，核小而深染，排列成花簇样；在病变深处痣细胞可向神经分化，呈现神经纤维瘤样表现。痣细胞有时排列成同心圆性，构成类似于 Meissner 触觉小体的结构。然而，上述神经样分化的细胞本质上还是黑色素细胞，其超微结构观察发现细胞内含有黑色素小体；免疫组化染色这些细胞 S-100 阳性，髓鞘碱性蛋白（MBP）阴性；组织化学染色呈多巴阳性。临床病理诊断上主要应与神经纤维瘤相鉴别，神经纤维瘤通常灶状表达 Leu 7、GFAP 和 MBP，而在神经分化的黑色素痣细胞不表达上述抗原标记。随着病变的老化，真皮内的痣细胞可以被胶原纤维、脂肪、弹力纤维和细胞外基质代替。

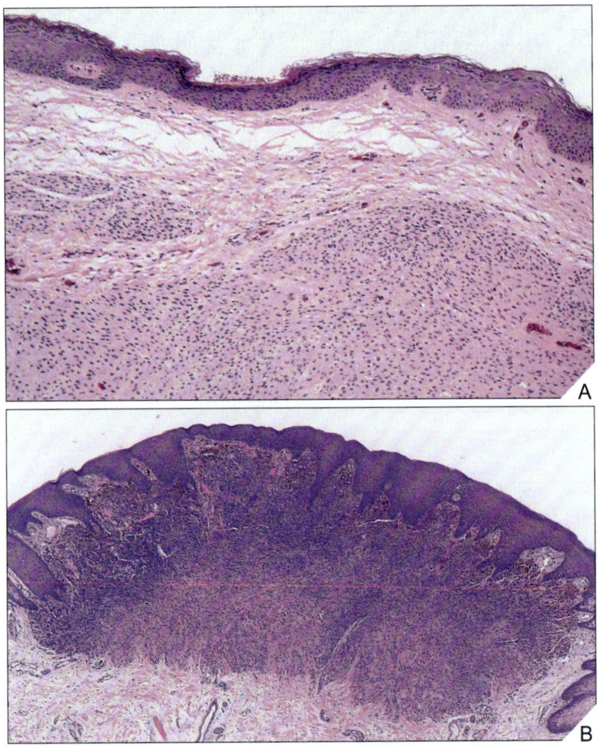

图 7–4 皮内痣

A. 真皮表浅部呈典型的皮内痣；B. 深部可见神经纤维瘤样变

另外，HMB45 在皮内痣浅层常呈阳性，深层呈阴性表达，但在黑色素瘤中为全层阳性，可作为良恶性黑色素疾病的鉴别点之一。

二、Spitz 痣

（一）临床表现

Spitz 痣（Spitz nevus）又称为幼年性黑色素瘤或梭形细胞上皮痣，是一个良性病变，预后良好，但组织学与恶性黑色素瘤存在交叉，需进行鉴别诊断，防止误诊[8]。

Spitz 痣可以发生在任何部位和任何年龄，但通常以儿童和青少年好发，常见于面部及下肢，但也可出现在女性下生殖道。临床上可表现为圆顶状丘疹、小斑疹或斑块，颜色从棕褐色、粉红色、红色到各种深浅的棕色。病变常很快出现，大多数呈孤立分布，小（直径 <6mm），对称并且局限，有时皮损也可多发，呈播散性分布。

（二）组织病理学

Spitz 痣与普通色素痣结构相似，通常小而对称，边界清晰。以复合痣结构最为常见，表皮常见角化过度及棘层肥厚，也可表现为交界痣和皮内痣结构。典型的 Spitz 痣表面呈半球形隆起，痣细胞巢呈楔形分布。痣细胞呈梭形或上皮样，比例各不相同。梭形细胞可以是细长的或丰满的和多边形的，胞质丰富，嗜酸性，可见泡状核及明显的嗜酸性核仁（图 7-5）。上皮样细胞常多核，胞核可呈圆形、椭圆形、多角形等多种形态，排列呈巢状，彼此不粘连，较大的上皮样细胞具有丰富而不透明的细胞质，通常呈毛玻璃样外观，可见核内包涵体；在水平方向，细胞大小形态较为一致，在垂直方向，真皮痣细胞呈现向深部逐渐成熟的趋势，即细胞体积缩小，胞质减少，小巢状或单个存在于增生的纤维组织中。核分裂指数通常较低（≤ 2 个 /mm^2），在幼儿中，Spitz 痣仍可以接受较高的核分裂指数，但一般在表层活跃，到深层应该明显减少或消失，一旦深层病变核分裂象增多且呈非典型性时，需要警惕恶性黑色素瘤的可能。

镜下有时可见圆形或卵圆形嗜酸性团块，常位于表皮内或真皮乳头层，即 Kamino 小体，常见于交界性和复合性 Spitz 痣中。出现较多、较大、形态规则的 Kamino 小体往往是 Spitz 痣重要的诊断线索，而在黑素瘤中 Kamino 小体少见。

此外，Spitz 痣在组织病理学上有许多少见的变异类型（表 7-1），包括血管瘤样 Spitz 痣、促结缔组织增生性 Spitz 痣、上皮样 Spitz 痣、Paget 样 Spitz 痣及色素性梭形细胞痣等[9]。

Spitz 痣要注意与 Spitz 样黑色素瘤相鉴别，痣细胞密度是判断良恶性的重要因素，尤其是核质比。在 Spitz 痣中，痣细胞分布密度明显低于黑色素瘤，核质比也较低。此外，一些免疫组化染色有助于鉴别 Spitz 痣及 Spitz 样黑色素瘤。P16 蛋白是 *CDKN2A* 基因编码的产物，是重要的肿瘤抑制因子，在 Spitz 痣中弥漫表达，但在黑色素瘤中常表达减少或缺失[10]；HMB45 在表皮内未成熟、活化的黑色素细胞胞质呈阳性表达，Ki-67 指数与黑色素细胞肿瘤生物学行为和患者的预后相关[11]，恶性黑色素瘤的 Ki-67 指数相

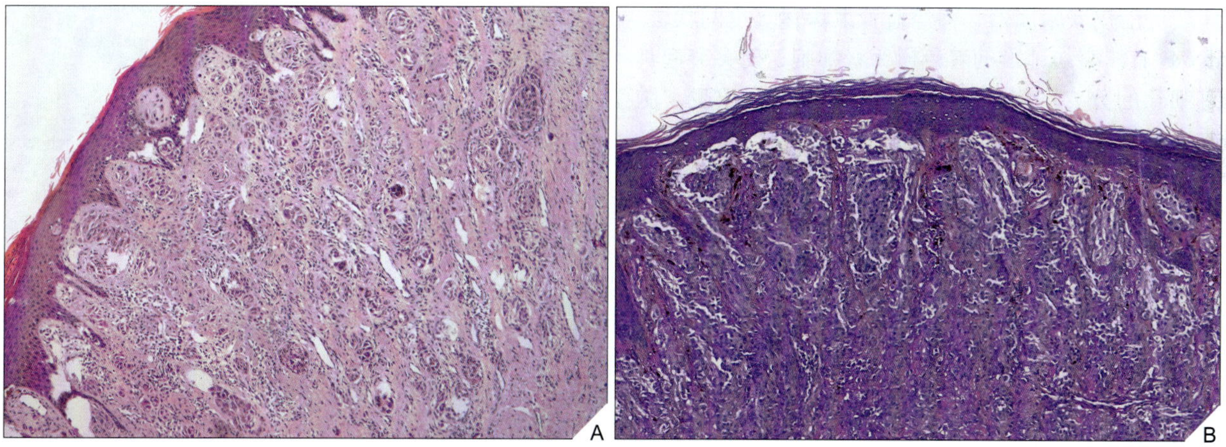

图 7–5　Spitz 痣

呈皮内痣改变（A），位于乳头处的痣细胞，胞质丰富，嗜酸性，泡状核，嗜酸性大核仁（B）

表 7–1　Spitz 痣的组织病理学变异

组织病理学变异类型	镜下特征
血管瘤样 Spitz 痣	Spitz 痣伴血管增生、扩张
促结缔组织增生性 Spitz 痣	伴有明显间质纤维化
上皮样 Spitz 痣	以大的上皮样黑色素细胞为主
Paget 样 Spitz 痣	基底层上 Spitz 样黑色素细胞局限性分布
色素性梭形细胞痣	色素性梭形细胞密集呈巢状分布，真皮可见噬黑色素细胞
丛状痣 Spitz 痣	沿着神经血管束丛状生长
梭形细胞 Spitz 痣	主要为梭形的黑色素细胞

对较高；P21 在 Spitz 痣中呈阳性，在普通痣中缺失，而在黑色素瘤中低表达；S-100A6 在 Spitz 痣中呈弥漫阳性，而在 Spitz 痣样黑色素瘤中呈阴性或弱阳性。

三、蓝痣

（一）临床表现

蓝痣（blue nevus，BN）是一种起源于皮肤黑素细胞的良性色素性病变。临床表现为孤立的色素性丘疹、斑块或结节，呈深蓝色或蓝黑色，边界清楚，偶可发生恶变。根据其组织学特征可将蓝痣分为普通型蓝痣、细胞性蓝痣、上皮样蓝痣。普通型蓝痣较为常见，可发生在皮肤任何部位，以背、手足、臀部及面部好发，也可发生在口腔、上颌窦、眼眶、淋巴结、乳腺、子宫颈、阴道、前列腺等部位。普通型蓝痣表现为直径小于 5mm 的深蓝色或蓝黑色斑疹或丘疹。细胞性蓝痣为坚硬的蓝黑色至蓝灰色的圆顶状结节。

（二）组织病理学

1. 普通型蓝痣（common blue nevus） 表皮正常，病变可沿皮肤附属器、神经血管束深达真皮网状层。BN 含有树突纺锤形的着色树突状细胞，树突突起具有细长的分支网络。细胞呈树突状及双极改变，胞质丰富，富含黑色素；细胞核小、深染，可见数量不等的梭形或上皮样黑色素细胞，有些类似于普通的 A 型和 B 型痣细胞。黑色素细胞在真皮中部和（或）上部的对称性增生呈倒楔形结构，排列成束状或弥漫分布，其长轴与表皮平行，间质纤维组织增生及胶原化（图 7-6）。细胞核多形性和核分裂活性异常罕见。免疫组化染色显示 BN 树突状黑色素细胞 S-100、SOX10、HMB45、MART-1 阳性。

2. 细胞性蓝痣（cellular blue nevus） 少见，女性好发。好发于骶尾部和臀部，也可发生于子宫颈、阴道和乳腺等部位[12]。病变位于真皮，界限清晰，由细胞核圆形、卵圆形，胞质丰富、淡染的梭形细胞和含黑色素颗粒的树突状黑色素细胞组成。

3. 上皮样蓝痣（epithelioid blue nevus） 较少见，上皮样蓝痣的显著特征是多发性，并与 Carney 综合征有关。好发于四肢及躯干，也可发生于黏膜及下生殖道。组织学表现为真皮内界限不清的多边形上皮样黑色素细胞团，痣细胞由大小不等的两类细胞组成：多角形细胞，胞质淡染，泡状核，嗜酸性核仁明显；球形细胞，细胞核小，嗜酸性小核仁，胞质富含色素。少量病例可出现细胞非典型性及远处转移[13]。

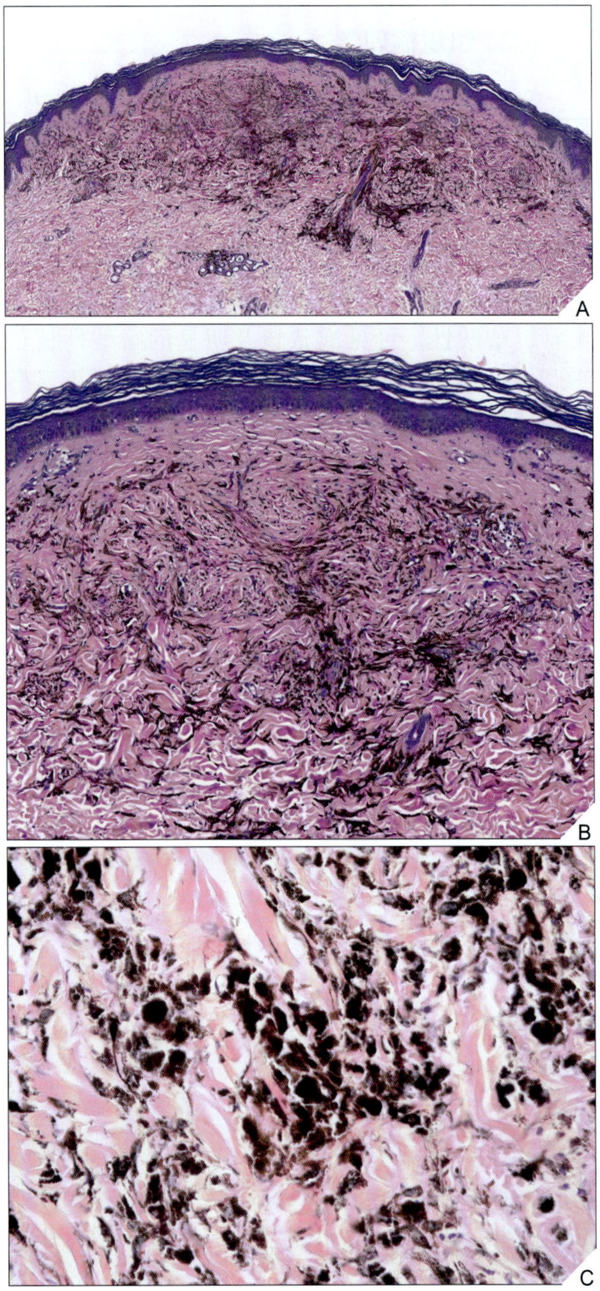

图 7–6 普通型蓝痣

A、B. 富含黑色素的树突状细胞位于真皮乳头及真皮深层；C. 真皮深层的痣细胞胞质丰富，富含黑色素

四、非典型性痣

非典型性痣（dysplastic nevus，DN）在 30～40 岁的人群中发病率较高，通常在青春期开始发病，皮损好发于躯干、头颈部等身体各处，皮损表现为 5mm 左右的斑疹或丘疹。表 7-2 为 WHO 关于非典型性痣组织学诊断的主要及次要标准，非典型性痣的诊断需满足以下三项特征中的两项：①色素沉着改变；②轮廓不规则或不对称；③边界模糊。组织学特征包括非

典型黑色素细胞增生、具有恶性黑色素细胞学特征的黑色素细胞、乳头状真皮间质纤维变性（嗜酸性纤维组织增生）和淋巴细胞浸润[14]。真皮与表皮交界处痣细胞出现“肩部现象”（即表皮内痣细胞成分播散超过真皮内痣细胞成分的最外侧缘）和（或）表皮脚不规则延长、扭曲或融合呈“搭桥”现象及真皮层纤维组织增生等。细胞核的大小不一，核深染，有多形性，染色质的分布不均匀，核仁明显（图 7-7～图 7-9），其组织病理学分级标准见表 7-3。

非典型性痣的患者有发生恶性黑色素瘤的高度危险性，因此对存在中度和重度异型细胞的非典型性痣应建议切除范围达皮损边缘 5mm。对于切缘阳性的中度和重度非典型性痣，一定要再次手术将病变完全切除，尤其是年龄超过 30 岁的患者。

需要强调的是，非典型性痣必须与生殖道型非典型性黑色素细胞痣相鉴别。女性生殖道非典型性痣是极其少见的。

表 7-2　WHO 关于非典型性痣组织学诊断的主要和次要标准

标准	内容
主要标准	1）非典型黑色素细胞基底部增殖，必须延伸至少三个表皮突或超出真皮 2）以雀斑样或上皮样细胞模式增殖
次要标准	1）存在层状纤维化或同心嗜酸性纤维化 2）新血管形成 3）炎症反应 4）表皮突融合

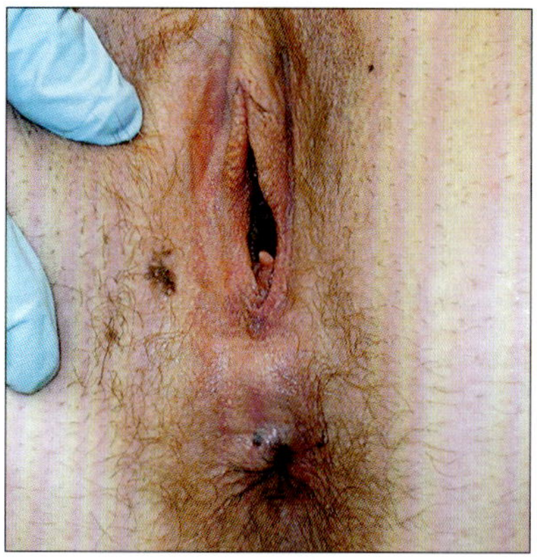

图 7-7　外阴非典型性痣
边界不规则的棕褐色丘疹

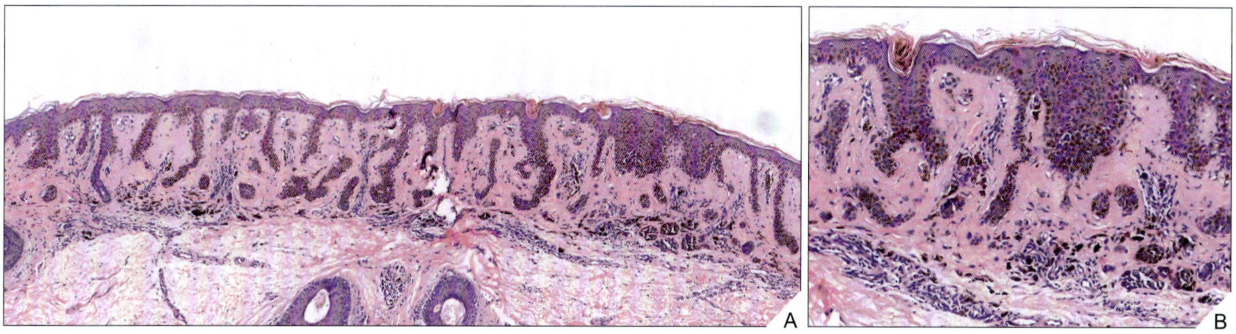

图 7-8　外阴非典型性痣
表皮突延伸，真皮表皮交界处单个痣细胞和痣细胞巢沿真皮浅层散在分布（A），真皮浅层见纤维组织增生和色素失禁（B）

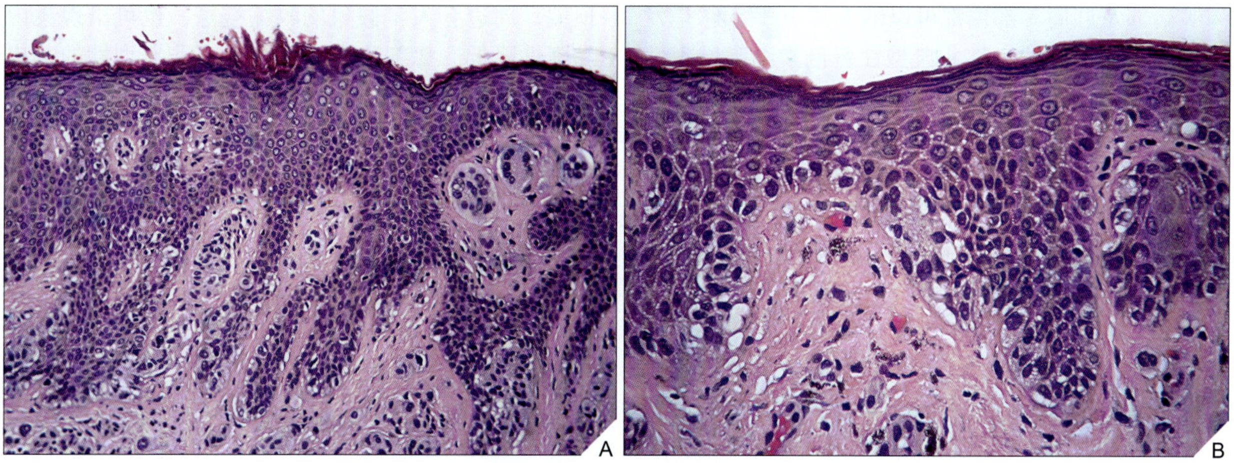

图 7-9　外阴非典型性痣
痣细胞中度异型，表皮突延伸，真皮表皮交界处单个痣细胞和痣细胞巢沿真皮浅层散在分布，真皮表皮交界处的单个黑色素细胞呈中度异型，真皮浅层见纤维组织增生和噬色素细胞

表 7-3 非典型性痣组织病理学分级标准

特征	普通痣	轻度异型非典型性痣	中度异型非典型性痣	重度异型非典型性痣
边界	清晰	稍微模糊	中度模糊	边界不清晰
对称性	好	好	好	通常不对称
表皮真皮交界处延长	不常见	常见	常见	常见
上皮脚扭曲，搭桥	罕见	罕见	常见	必见
纤维化形成	少见	常见	必见	必见
黑色素细胞分布	散在分布	散在分布	散在分布	散在分布
痣细胞向上迁移	罕见	罕见	偶见集中	偶见集中
真皮乳头黑色素浸润	罕见	罕见	可见	常见
细胞核大小	与角化细胞核大小相仿	与角化细胞核大小相仿	是角化细胞核的 1～2 倍	是角化细胞核的 2 倍以上
细胞核多形性	少见	轻度	中度	重度
染色质	浓染	浓染	浓染或空泡状	空泡状
核仁	缺失	缺失 / 小	缺失 / 小	大且明显
细胞质	通常少，色素沉积少见	通常少，有时可见色素沉积	通常少，有时可见色素沉积	通常可见明显色素沉积

五、生殖道型非典型性黑色素细胞痣

生殖道型非典型性黑色素细胞痣（atypical melanocytic nevus of the genital type，AMNGT） 也称为非典型性外阴痣或特殊部位痣，最初是在掌跖皮肤和生殖器上被描述。然而随着不断的观察，这些特殊部位痣的范围也在不断扩大，包括头皮、耳部、眼睑、结膜、腋窝、乳房、脐部、膝盖、腹股沟皱褶部及肛周等部位都可以纳入其中[15]，它是发生在生殖道部位的良性非典型性黑色素细胞增生性病变，约占良性外阴痣的 5%[3]，是不同于恶性黑色素瘤和非典型性痣的一种独特的临床病理类型。由于 AMNGT 的特殊组织学表现，有时形态学上很难与恶性黑色素瘤相鉴别。有文献报道，大约 1/3 的 AMNGT 患者首诊时被诊断为恶性黑色素瘤，这对患者的处理和预后将会产生重要的影响[16]。

（一）临床表现

一般见于 20 岁左右的年轻女性[2, 17, 18]，通常无症状，在体检或自我检查时发现，典型的病灶较小，通常只有几毫米，病变颜色较深，形状不规则，可见于外阴的任何部位，多见于小阴唇[2]。

（二）组织病理学

AMNGT 的组织病理学检查中可被观察到的一个特征即痣细胞巢的不对称性，圆形及椭圆形的痣细胞巢集中在真皮表皮交界处，可出现痣巢的融合。病变区表皮显著增生，常可呈乳头状瘤样，上方表皮可出现局灶性痣细胞 Paget 样扩散。与普通色素痣不同，痣细胞巢通常较大，分布于表皮突的侧缘和顶端，周边有人工假象的收缩空隙，也可出现巢内黏附性降低。痣细胞巢由大的伴有非典型性的上皮样痣细胞构成（图 7-10～图 7-12）。多数表现为轻到中度的细胞异型，核呈空泡状，核仁明显。真皮

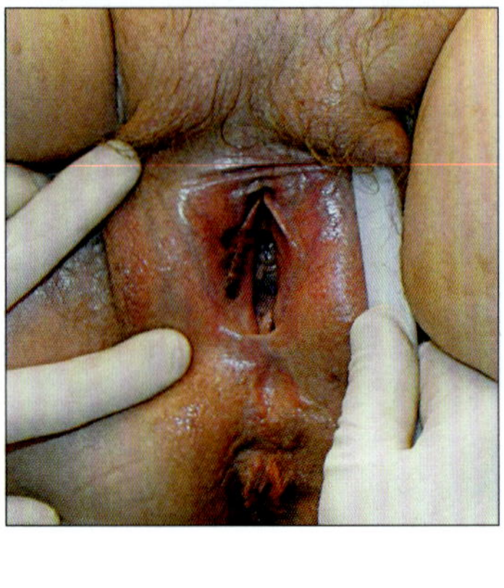

图 7-10 生殖道型非典型性黑色素细胞痣

右侧大小阴唇间有棕褐色、较大的、表面光滑但边缘不规则的病变

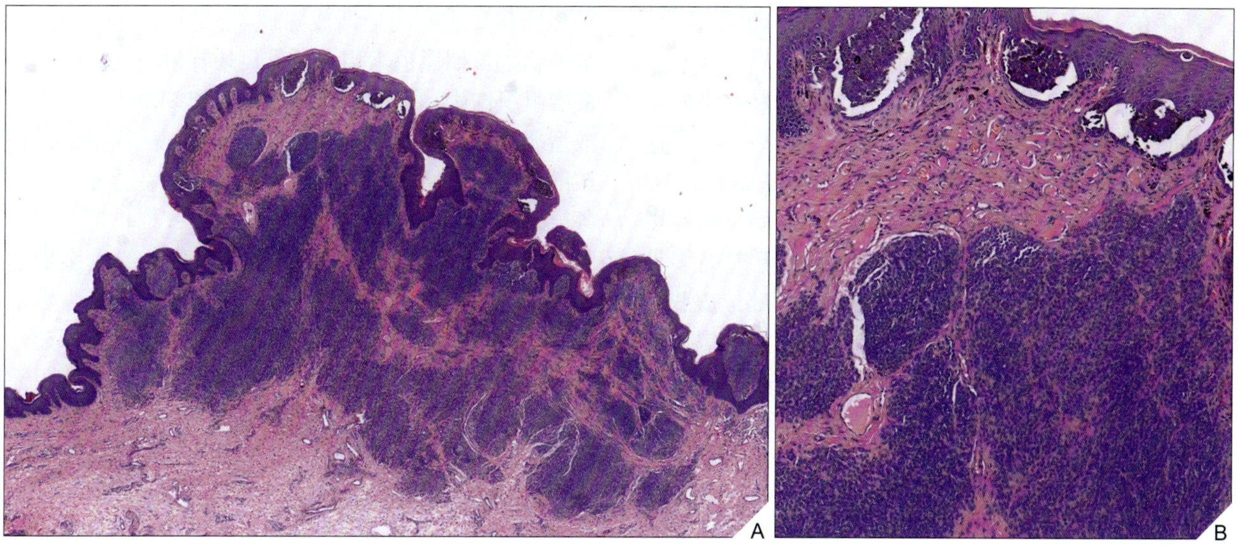

图 7-11　生殖道型非典型性黑色素细胞痣

真皮表皮交界处可见大小不等的痣细胞巢，真皮内痣细胞巢界限清楚（A），上皮样痣细胞均匀分布，轻度异型性（B）

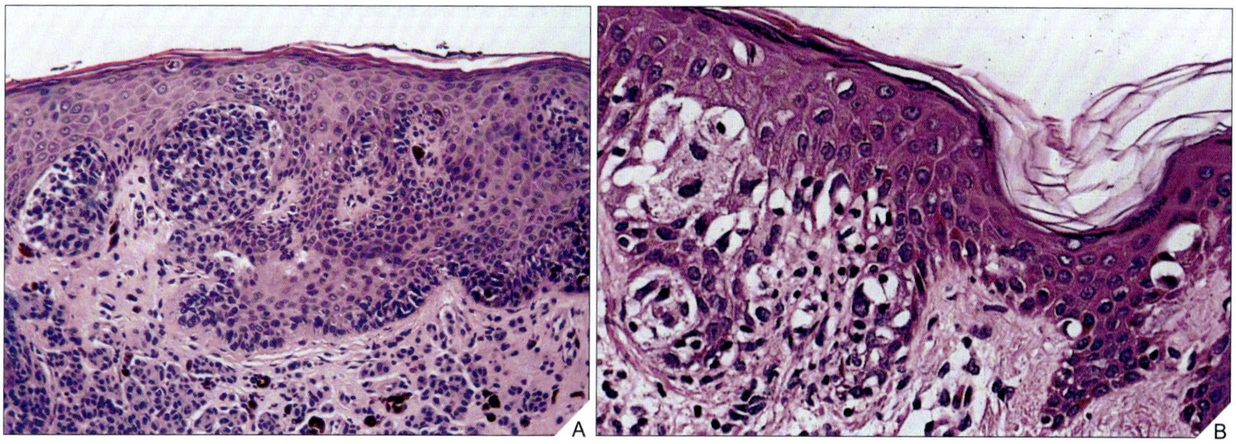

图 7-12　生殖道型非典型性黑色素细胞痣

表皮内分布大小不等的痣细胞巢，大的圆形或椭圆形痣细胞巢与表皮或真皮交界呈垂直排列（A），局灶性单个痣细胞呈雀斑样增殖，Paget 样扩散至颗粒层（B）

层内可见形态与表皮内相似的痣细胞，由真皮浅层至深层痣细胞逐渐成熟，部分病例真皮浅层可见异型痣细胞，偶尔异型性可很明显，少数病例真皮内可见核分裂象。约一半的病例病变累及皮肤附属器。AMNGT 中通常可观察到非特异性基质模式，包括真皮纤维化和程度不同的炎症细胞浸润。

上述的病变特征再加上真皮层不常见的核分裂象，有时易将其误诊为恶性黑色素瘤。生殖道恶性黑色素瘤通常见于老年妇女，而 AMNGT 见于年轻女性。AMNGT 治疗首选完整的病灶切除，要求切缘阴性。

（三）鉴别诊断

1. 非典型性痣（DN）　AMNGT 要与 DN 相鉴别。DN 可以发生在身体任何部位，但是很少发生在生殖道[19]，与 AMNGT 相比较，发生于黏膜表面的 DN 很少见。组织学上 DN 呈雀斑样增生，单个或小巢状黑色素细胞沿着伸长的上皮脚杂乱排列。AMNGT 主要由大而排列疏松的细胞构成，而且不伴有上皮脚的延长。AMNGT 有时也可以见到单个痣细胞呈雀斑样痣排列，但只是一小部分位于病灶边缘。与 AMNGT 比较，DN 异型的痣细胞呈灶状且随机分布，而绝大多数 AMNGT 的轻到中度异型的痣细胞呈均一分布。在 DN 可以见到两个特征性的间质纤维组织增生类型，即向心性嗜酸性纤维组织增生和板层纤维组织增生，这些改变罕见于 AMNGT[17, 20]；AMNGT 通常表现为真皮乳头层和网状层宽带样的致密纤维组织增生或无纤维组织增生改变。DN 常见含有粉尘样黑色素颗粒的细胞，血管周围淋巴细胞浸润及色素沉着，这在 AMNGT 上很少见。虽然组织学上二者存在上述不同，但临床上鉴别诊断仍非易事[21]。AMNGT 患者的临床随访与 DN 患者相同[22, 23]。

2. 恶性黑色素瘤 在临床工作中更为重要的是 AMNGT 与外阴恶性黑色素瘤的鉴别（表 7-4）。这在病理诊断中尤为困难。Clark 19[17] 等调查显示，1/3 的 AMNGT 患者初诊时被误诊或高度怀疑为恶性黑色素瘤。与 AMNGT 不同，外阴恶性黑色素瘤多见于绝经后妇女，年轻女性很少见。与其他部位皮肤黑色素瘤相比，外阴恶性黑色素瘤以结节状恶性黑色素瘤（20%）和雀斑痣样恶性黑色素瘤（63%）亚型多见，但是在组织形态上易与 AMNGT 相混淆的浅表扩散型恶性黑色素瘤仍在外阴黑色素病变中占一定比例。有大规模调查表明浅表扩散型恶性黑色素瘤约占外阴黑色素瘤的 3.5%[23-25]。恶性黑色素瘤多表现为肿瘤细胞孤立存在，细胞排列紊乱，异型明显，缺乏对称性和真皮层内逐渐成熟现象；与 AMNGT 相比，水平状生长期黑色素瘤中可见斑块样淋巴细胞浸润的纤维组织增生和弥漫性嗜酸性纤维组织增生，浅表扩散型恶性黑色素瘤可见到恶性黑色素瘤细胞 Paget 样扩散，黑色素瘤细胞如同大小铅弹样散在分布于表皮各层，而 AMNGT 的黑色素细胞 Paget 样扩散是局部的，仅限于病灶内，而颗粒层内罕见。绝大多数恶性黑色素瘤病灶的真皮层可见核分裂象，极少数的 AMNGT 病例真皮层内可见核分裂象，但通常不超过 1 个 /mm^2。AMNGT 常伴有皮内痣成分，而外阴恶性黑色素瘤很少由原有的色素痣恶变而来。近期调查显示，由色素痣恶变而来的黑色素瘤比例很小，而且均发生于有毛发覆盖的部位[18]，大多为浅表扩散型，从原有病灶的不对称一侧恶变而来，这与 AMNGT 的双侧对称的帽状形态和伴有皮内痣成分不同。

表 7-4 生殖道非典型黑色素痣与外阴恶性黑色素瘤的鉴别要点

镜下组织形态学指标	生殖道型非典型性黑色素细胞痣	外阴恶性黑色素瘤
大小	小（小于 1cm）	通常较大（大于 1cm）
毗邻表皮的肩部现象	偶见	常见
表皮内痣细胞呈雀斑样排列	偶见	常见
Paget 样扩散	偶见	可见
表皮真皮交界处痣细胞巢融合	偶见	可见
不规则的交界巢	偶见	可见
真皮内痣细胞分布不对称性	无	常见
细胞学特征		
异型的痣细胞	浅层可见	大量散在分布
嗜酸性核仁	可能出现	可见
成熟现象	可见	无
核分裂象	偶见	常见
坏死	无	可见

第三节 恶性黑色素瘤

恶性黑色素瘤（malignant melanoma）是来源于黑色素细胞的恶性肿瘤。近十年来，其发病率和死亡率呈增长趋势。大约 20% 的黑色素瘤患者可发生转移，患者死亡率极高。早期诊断和彻底的病灶切除可以使 90% 以上的低危恶性黑色素瘤（Breslow 浸润深度 <1mm）患者得到治愈。因此，早期诊断和早期治疗是战胜恶性黑色素瘤的最佳途径。恶性黑色素瘤危害严重，但很多人甚至包括医师都对此没有足够的认识，导致大多数患者没有被及早诊断而延误治疗。恶性黑色素瘤的误诊及由此引发的医疗纠纷在临床上并不少见，早期恶性黑色素瘤的诊断目前还有很多问题亟待解决。

流行病学调查显示种族遗传因素和日光照射与恶性黑色素瘤的发生有关。一般认为恶性黑色素瘤的高危因素包括：①肤色（肤色浅）；②多发性雀斑；③皮肤易被晒伤；④日光照射；⑤光化学治疗（psoralen plus ultraviolet A, PUVA）史；⑥非典型性痣；⑦基因改变：*BRAF*、*NRAS*、*CDKN2A*、*CDK4* 突变，

p16 基因表达部分或完全缺失；⑧着色性干皮病；⑨免疫抑制状态；⑩化学物质接触史等。

研究显示，与恶性黑色素瘤发病相关的最常见的突变基因是 *BRAF* 基因，在皮肤黑色素瘤中检测到的 *BRAF* 突变是错义突变，80%～90% 的 *BRAF* 突变是 V600E（缬氨酸到谷氨酸）。此外，与 *BRAF* 基因同属 MAPK 通路的 *NRAS* 基因为恶性黑色素瘤的第二大常见突变基因，*NF1* 基因为第三大常见突变基因。

CDKN2A 基因是一种重要的抑癌基因，其突变可导致 *p16* 的失活，从而增加细胞分裂前诱变的 DNA 修复逃逸；另一种酪氨酸激酶受体 c-MET 及其配体 HGF（肝细胞生长因子）的过表达与黑色素瘤进展相关，c-MET 能控制繁殖、存活、运动和侵袭等多种生物学功能。*CDKN2A* 位于 2 号染色体，是一种重要的抑癌基因，属于细胞周期依赖性激酶抑制因子基因家族，具有调节细胞增殖和凋亡的作用。*CDKN2A* 的进一步双等位基因失活是黑色素瘤侵袭性表型的后续步骤，*c-KIT* 基因在生理上通过 PI3K/AKT 和 RAS/RAF/MEK/ERK 通路参与黑色素瘤的增殖与存活。

与皮肤黑色素瘤相比，*SF3B1* 和 *KIT* 在黏膜黑色素瘤中突变率更高[26, 27]，相关文献表明，外阴黑色素瘤 *KIT* 突变频率较高，*KIT* 突变和 CD117 的过表达是黏膜黑色素瘤无进展生存期更好的标志物，*KIT* 和 *NRAS* 突变频率高于 *BRAF* 基因，将来可以作为外阴黑色素瘤的治疗靶点[27, 28]。

此外，程序性细胞死亡蛋白 1（PD1）是通过抑制 T 细胞活化来调节免疫稳态的免疫检查点。针对 PD1 的单克隆抗体的开发，解除了 T 细胞活性的抑制并恢复了 T 细胞的识别能力，为黑色素瘤患者提供了更好的疗效，从而提高了患者的长期生存期。恶性黑色素瘤的发生有遗传易感性，目前正采用细胞遗传学、分子生物学和功能基因学等相结合的方法研究恶性黑色素瘤的疾病易感基因，为本病的早期诊断和基因治疗开辟了新的途径。

一、临床表现

外阴黑色素瘤（vulvar melanoma，VM）占女性所有黑色素瘤的 1%，占所有外阴恶性肿瘤的 5%，仅次于鳞状细胞癌。虽然外阴的皮肤仅占女性体表面积的 1%～2%，却有 3%～7% 的女性恶性黑色素瘤发生于此，提示外阴部位发生恶性黑色素瘤的易感性较高。

外阴恶性黑色素瘤多发生于 50～70 岁的绝经后妇女，白种人的发病率高于其他人种[29]。外阴黑色素瘤很少是由原来存在的痣恶变而来，少数恶性黑色素瘤患者有不典型或普通型色素痣的病史，而皮内痣极少恶变为恶性黑色素瘤[24]。大约 85% 的患者原发灶位于小阴唇、阴蒂或大阴唇内侧光滑无毛发的部位，大约 15% 原发灶位于大阴唇外侧有毛发覆盖的部位[24, 30, 31]。其症状与其他类型的外阴癌类似，最常见的症状是外阴出血，其次可见异常分泌物、瘙痒和肿块。皮损常表现为边界不规则、不对称、色素不均的斑疹 / 斑块、结节、息肉，可继发溃疡。外阴恶性黑色素瘤恶性程度高，易局部复发和远处转移，预后较差，5 年生存率为 46.6%[32]，其生存率低于身体其他部位的皮肤恶性黑色素瘤（72%～81%）及外阴鳞状细胞癌（平均 72%）[24, 25, 33, 34]。

无色素性恶性黑色素瘤在临床上需要与鳞状细胞癌或乳房外 Paget 病相鉴别，通常表现为无色素扩散型硬化斑块。瑞典学者的研究表明，在 219 例患者中，27% 的外阴恶性黑色素瘤是无黑色素性恶性黑色素瘤[24]。临床上，外阴恶性黑色素瘤需要与非典型性痣、乳房外 Paget 病、鲍温病、色素性基底细胞癌和伴有血栓形成的血管瘤等疾病相鉴别。

二、病理变化

（一）巨检

可用“ABCDE”五个词头来概括外阴恶性黑色素瘤的大体特征：A. 病变不对称性（asymmetry）；B. 边缘不规则（border irregularity）；C. 色素沉着不均匀（color variegation）；D. 病灶直径超过 6mm（diameter greater than 6mm）；E. 隆起或皮损进展（elevation/evolving）[35]。任何形状、大小、结构、颜色或症状的变化都是恶性肿瘤的潜在指标。恶性黑色素瘤的形态表现多种多样，可以是平坦的，也可以是高起呈息肉样、结节状或蕈状。一般为棕黑色或蓝黑色，也可以是无色，有的病灶可有溃疡形成（图 7-13）。

（二）镜检

外阴黑色素瘤的病理组织学特征与其他部位的黑色素瘤类似，主要表现为黑色素细胞呈均匀一致的重度非典型性增生。肿瘤的形态学特点与肿瘤的组织学类型及肿瘤是局限于表皮内还是累及到真皮层内有关，其主要的病理诊断标准如下：

1. 组织结构标准

（1）病变不对称性：主要是指病变两侧黑色素细胞的密度，分布不一致，或病变两侧黑色素细胞排列不一致，如一侧细胞聚集成巢而另一侧以单个细胞散在分布，或病变两侧黑色素细胞学形态不一致等。

（2）病变的边界不清楚，表皮突变平，真皮与表皮交界处呈虫蚀状。

（3）表皮内黑色素细胞巢的表现：细胞巢融合，大小不一、形态各异，呈杂乱无章状排列。

（4）表皮内孤立的黑色素细胞表现：多为基底层以上单个黑色素细胞散在分布或在基底层连续性分布，排列不规则，常见瘤细胞 Paget 样或铅弹样散布。

（5）真皮内细胞巢表现：细胞巢相互融合，形态及大小不一，成熟现象缺失，黑色素颗粒大小及分布不均。

（6）肿瘤浸润累及附属器、血管或神经。

2. 细胞学标准

（1）细胞核多形性。

（2）核大小不一。

（3）核仁明显。

（4）真皮深部细胞不典型核分裂象。

（5）细胞凋亡增多。

3. 组织学类型　外阴黑色素瘤主要有三种组织学类型：黏膜雀斑样型、表浅扩散型和结节型。约 57% 的外阴黑色素瘤是黏膜雀斑样型，常见于黑种人和日本人，是外阴恶性黑色素瘤最常见的类型。4% 的患者为表浅扩散型黑色素瘤，22% 的患者为结节型黑色素瘤，约 12% 的患者肿瘤无法分类，此外也可有无色素性黑色素瘤、促纤维组织增生型和亲神经性黑色素瘤亚型 [24]。

（1）黏膜雀斑样型恶性黑色素瘤（mucosal lentigo maligna melanoma）：真皮内上皮样不典型细胞成巢分布，可逐步累及基底层，向表皮内延伸。肿瘤细胞呈圆形或卵圆形，可以单独或成巢存在，弥漫浸润真皮浅层，成单行排列，似雀斑样病变。间质常有明显结缔组织增生或不同程度的淋巴细胞为主的炎症细胞浸润，严重时可形成淋巴滤泡。黏膜雀斑样恶性黑色素瘤的瘤细胞深层浸润不多见（图 7-14）。

（2）表浅扩散型恶性黑色素瘤（superfacial spreading malignant melanoma）：表皮内非典型黑色素细胞增生，可单个细胞或成巢分布。表皮各层可见恶性黑色素瘤细胞散乱呈 Paget 样扩散，有时被描绘

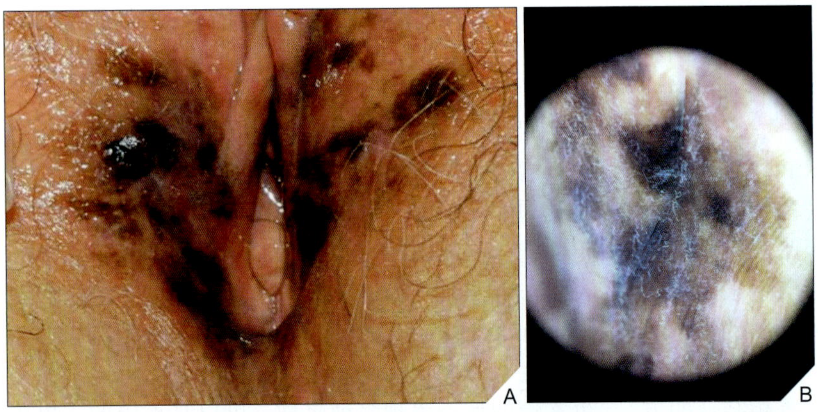

图 7-13　恶性黑色素瘤大体观

A. 外阴多发大小不等黑色斑片；B. 恶性黑色素瘤皮肤镜下观，色素不均，边界不清

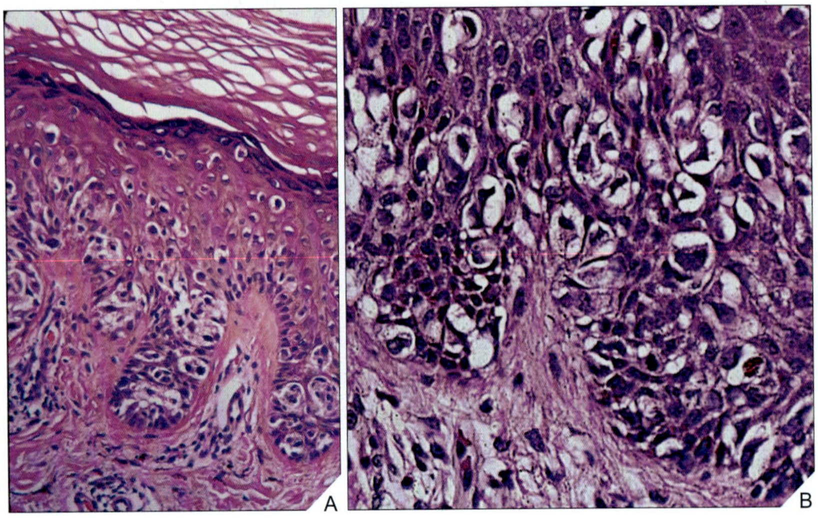

图 7-14　黏膜雀斑样型恶性黑色素瘤

水平生长期，不典型的黑色素细胞呈雀斑样生长，肿瘤细胞核不规则、多角形，染色深，肿瘤细胞在表皮内 Paget 样扩散（A）及放大后表现（B）

成"如同大小铅弹样散在分布"（图 7-15）。病变可累及真皮浅层，有时可以累及浅层皮肤附属器、血管、神经等。浸润的瘤细胞可呈实性或束状排列，瘤细胞可以是上皮细胞样、痣细胞样或梭形细胞样。

（3）结节型恶性黑色素瘤（nodular melanoma）：肿瘤细胞通常呈结节样局限在真皮层，但也可侵犯部分表皮。与其他部位的黑色素瘤一样，真皮内肿瘤由椭圆形和圆形的上皮样瘤细胞构成。肿瘤细胞缺乏成熟现象。细胞核质比高，常见核多形性，核大小不一，核仁明显。核分裂象、细胞凋亡增多（图 7-16）。

（4）无色素性梭形细胞恶性黑色素瘤（amelanotic spindle-cell malignant melanoma）：在表皮真皮交界处有梭形的肿瘤细胞，细胞弥漫分布，浸润周围真皮。常见核多形性，核大小不一，核仁明显。核分裂象、细胞凋亡增多（图 7-17）。这种形态常常很难与其他梭形细胞肿瘤相鉴别，免疫组化染色将会有助于鉴别诊断。

（三）恶性黑色素瘤的深度和厚度

外阴黑色素瘤的生存率与病变累及的范围密切相关，1967 年 Clark 首次提出判断黑色素瘤浸润水平的标准 [36]，其后于 1969 年 Breslow 发表了测量黑色素瘤浸润厚度的文章 [36]。Clark 浸润水平和 Breslow 厚度都是判断黑色素瘤预后的良好指标。但近年来，Clark 浸润水平逐渐被 Breslow 厚度所取代，因为后者可以更客观地反映瘤细胞的浸润深度。Clark 浸润水平分级标准如下：

Ⅰ级：瘤细胞局限于表皮层（原位恶性黑色素瘤）。

Ⅱ级：瘤细胞浸润至真皮乳头层浅表，尚未充满真皮乳头，细胞单个分布或聚集成巢。

Ⅲ级：瘤细胞充满真皮乳头层，并使真皮乳头扩张。

Ⅳ级：瘤细胞浸润至真皮网状层。

Ⅴ级：瘤细胞浸润至皮下脂肪或更深部组织。

Breslow 厚度是测量从被覆表皮颗粒层的顶部到

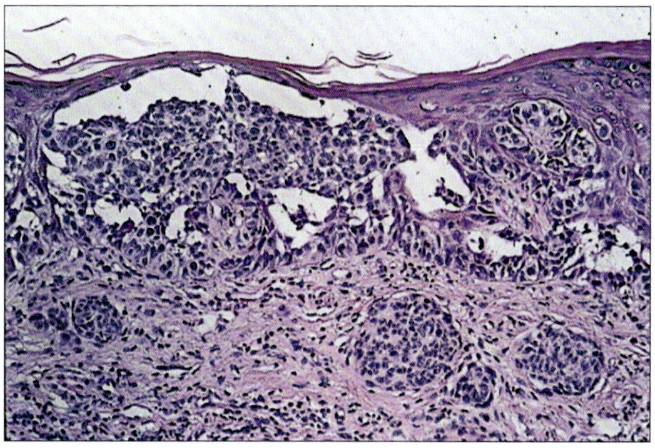

图 7-15　浅表扩散型恶性黑色素瘤

有明显的交界性病变，不典型的黑色素细胞散在分布于表皮各层，浸润的肿瘤细胞核呈多形性

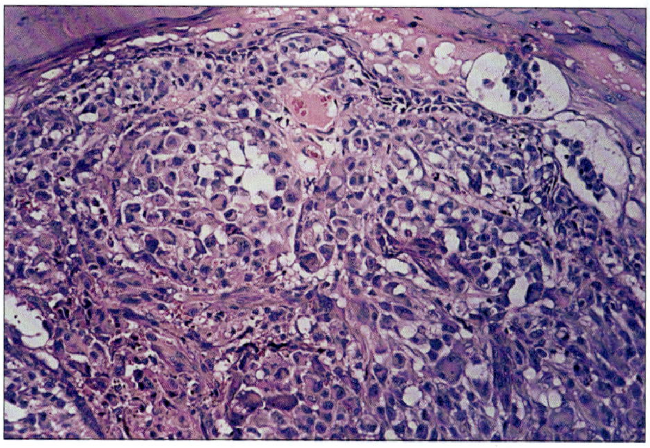

图 7-16　结节型恶性黑色素瘤

真皮浅层内见不典型的黑色素细胞结节样增生，表皮真皮交界处未见病灶

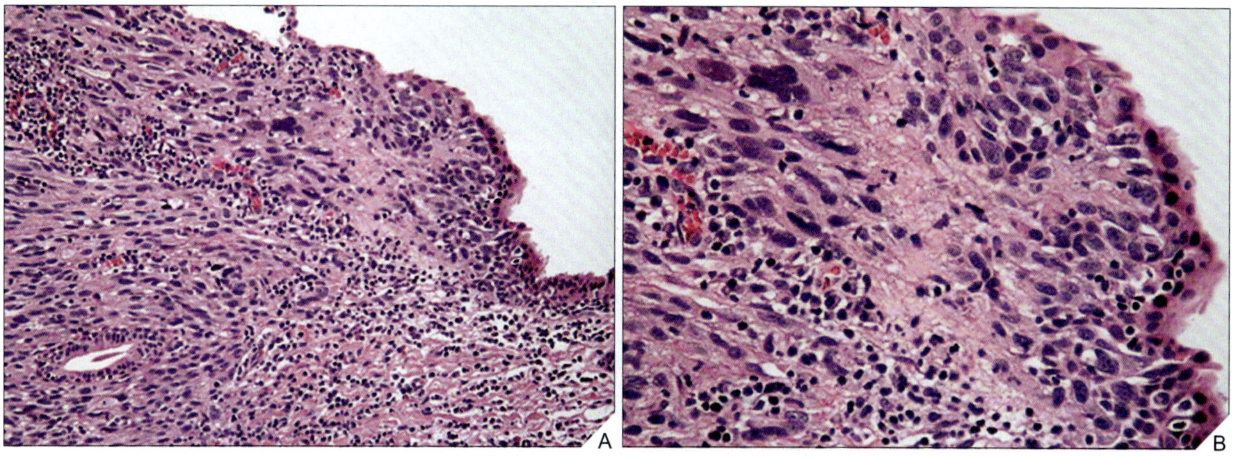

图 7-17　无色素性梭形细胞恶性黑色素瘤

梭形细胞增生伴浅表溃疡形成（A），高倍镜下见无色素的肿瘤细胞有异常核分裂象（B）

肿瘤浸润最深处的距离，如有溃疡，则应从溃疡底部算起（图 7-18）。根据测量结果具体报告肿瘤的浸润深度。浸润深度 <0.76mm 者称为微小恶性黑色素瘤，预后好。目前有专家提出以浸润深度 1mm 为界似乎更合理[37]。

（四）恶性黑色素瘤的其他组织学关注点

恶性黑色素瘤的切缘状况与其预后密切相关。切除标本行涂墨标记有利于判断四周切缘及底部切缘的状况，明确切缘是否受累，若无受累，需标明距切缘的距离（mm）。脉管及神经受累状况影响预后，核分裂象数量也与恶性黑色素瘤的预后有关。

三、特殊诊断方法

对可疑的恶性黑色素瘤病例可以采用特殊的染色方法协助诊断，包括 Masson-Fontana 染色、改良的 Warthin-Starry 染色、电子显微镜识别黑色素小体及免疫组化方法等。

免疫组化染色：S-100、HMB45、melan-A 和 NKI/C-3 免疫标记阳性（图 7-19，图 7-20）。S-100 和 SOX10 可染色大多数黑色素瘤，是一个敏感性很强的指标，几乎所有的恶性黑色素瘤病例均呈阳性表达，实际工作中可以看到只有 S-100 阳性的恶性黑色素瘤（图 7-21）。近年来，S-100 阴性的恶性黑色素瘤病例不断出现，这部分患者 HMB45 和（或）melan-A 可能为阳性。色素痣、朗格汉斯细胞和皮肤神经源性肿瘤 S-100 也可呈阳性表达。melan-A 和 HMB45 是恶性黑色素瘤敏感性很高的标志物，但促纤维增生性恶性黑色素瘤 HMB45 常不表达，而少数乳腺癌病例可以有 HMB45 和 NKI/C-3 的表达。melan-A 在良性和恶性黑色素细胞疾病中均呈明显阳

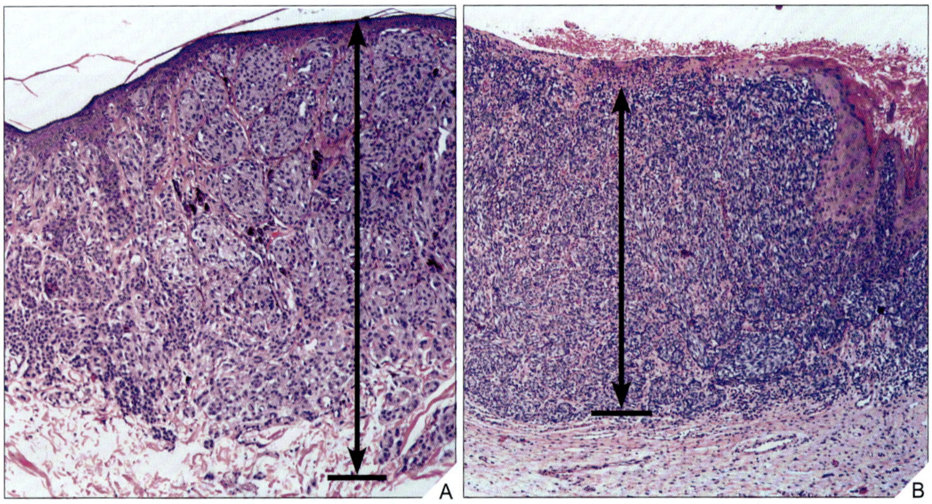

图 7-18 恶性黑色素瘤的 Breslow 厚度测定
需要测量从被覆表皮的颗粒层顶部到肿瘤浸润最深处的距离（A），或测量从溃疡底部到肿瘤浸润最深处的距离（B）

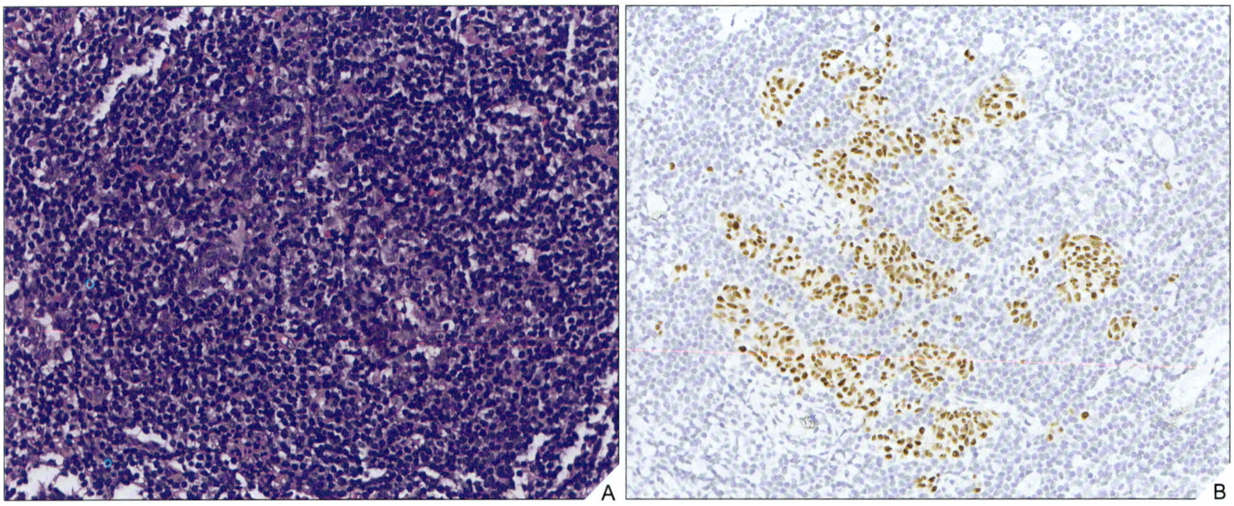

图 7-19 恶性黑色素瘤 SOX10 染色
恶性黑色素瘤转移至淋巴结（A），SOX10 染色后恶性黑色素瘤转移灶很清晰（B）

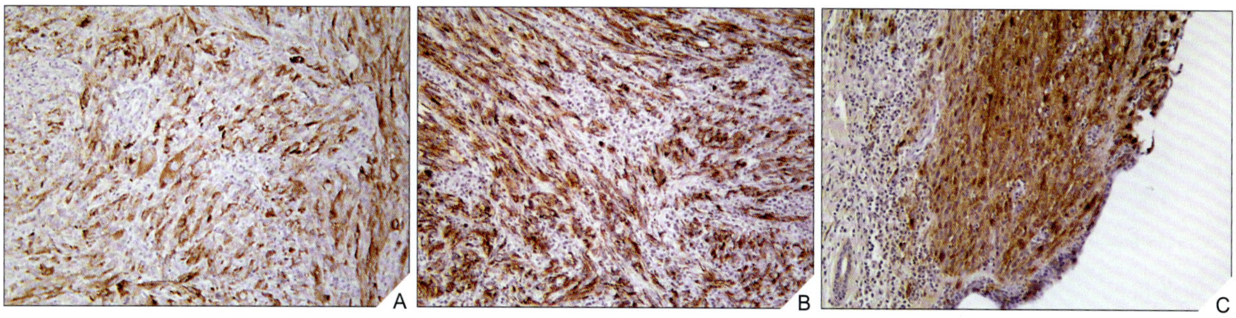

图 7-20　恶性黑色素瘤免疫组化染色

分别显示 melan-A（A）、HMB45（B）和 S-100（C）阳性

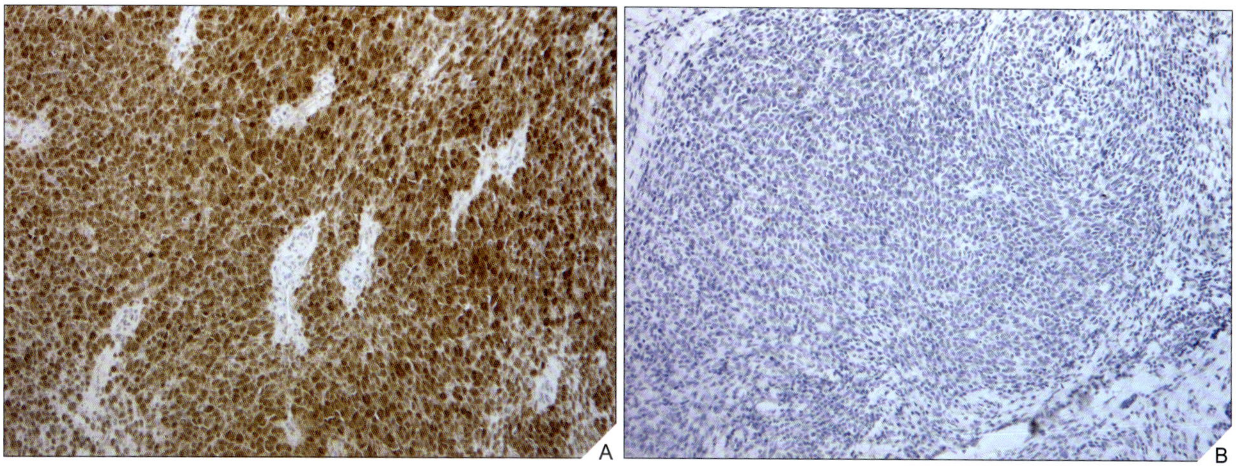

图 7-21　恶性黑色素瘤呈梭形细胞改变

S-100 阳性（A），HMB45 阴性（B）

性表达，melan-A 比 HMB45 敏感性高，比 S-100 蛋白染色特异性强。PRAME 是一个黑色素瘤优先表达的抗原，在对黑色素瘤和良性黑色素细胞痣的区分上有很强的特异性和敏感性[38]。Ki-67 抗原是细胞增殖的标志物，色素痣很少表达，在恶性黑色素瘤中其表达水平不一致。对于大多数恶性黑色素瘤病例 Ki-67 的表达没有独立的预后价值，但 Ki-67 标记有助于交界性病变的诊断[39]。

四、鉴别诊断

黑色素细胞痣与黑色素瘤的鉴别在于后者具有病变不对称型，细胞分化不成熟，瘤细胞多形性，病变深部核分裂象、数量多少不等的黑色素沉积及肿瘤组织内淋巴细胞浸润等特点（表 7-5）。

无色素性梭形细胞黑色素瘤在组织形态学上不易与其他的皮肤梭形细胞肿瘤相鉴别，包括平滑肌肉瘤、低分化或梭形细胞鳞状细胞癌、不典型性纤维黄色瘤及隆突性皮肤纤维肉瘤等。针对上述病例，免疫组化染色对鉴别诊断很有帮助，如 S-100、HMB45、melan-A、广谱角蛋白 AE1/AE3、平滑肌特异性抗体和 CD34 等。

乳腺外 Paget 病是外阴黑色素瘤的另一个重要的鉴别诊断，特别是因为 Paget 细胞可在表皮各层散乱分布，就像表浅扩散型黑色素瘤一样。此外，色素沉着常发生在乳腺外 Paget 病中。细胞质内黏蛋白（可通过黏液卡红染色突出显示）的存在、管腔形成及 CK7、AE1/AE3、EMA、GATA3 和 GCDFP-15 的表达支持原发性乳腺外 Paget 病。

外阴黑色素瘤还需要与上述良性外阴黑色素病变、低度或高度鳞状上皮内病变、外阴上皮内瘤变和色素性脂溢性角化病相鉴别。

细胞高度异型的无色素性恶性黑色素瘤应与间变性癌或罕见的间变性淋巴瘤相鉴别。应用下列免疫组化标记如 CK、EMA、CEA、LCA 及检测 T 和 B 淋巴细胞抗原等有助于鉴别诊断。

五、扩散和转移

恶性黑色素瘤可局部浸润，也可通过血行转

表 7-5 外阴恶性黑色素瘤、非典型性黑色素痣和后天获得普通痣的鉴别

特征	恶性黑色素瘤	非典型性黑色素痣	后天获得普通痣
巨检			
边界	极不规则且不清晰	有些不规则	一般都很规则
大小	较大	中等大小	较小
对称性	差	好	好
色素沉积	很杂乱	有些杂乱	均匀
镜检			
痣细胞聚集成巢	形态大小多样	主要成巢分布	主要成巢分布
痣细胞巢	融合	架桥现象	散在分布
上皮脚	不规则	规则延伸，搭桥现象	整齐
黑色素细胞	上皮细胞样和（或）梭形细胞样	各种混杂	痣细胞样
核异型性	明显异型性	中 - 重度，随机发生	少见，轻至中度
有丝分裂	多见	罕见	无
纤维组织增生	弥漫性纤维组织增生	局灶性纤维组织增生	少见
淋巴细胞浸润	带状，苔藓样浸润	片状，血管周围淋巴细胞浸润	少见
退化	常见	罕见	无

移、淋巴结转移扩散。区域转移包括移行转移、微卫星转移和淋巴结转移，通常首先累及区域淋巴结（图 7-22），前哨淋巴结受累状况及前哨淋巴结的孤立肿瘤细胞等均与预后相关[40]。淋巴结转移的概率与 Breslow 厚度和是否有溃疡有关。厚度小于 1mm 的恶性黑色素瘤很少发生淋巴结转移[37, 41]。厚度大于 4mm 的病灶，超过 50% 的患者伴有淋巴结转移。有研究发现，梭形细胞性恶性黑色素瘤淋巴结转移的可能性相对较小。恶性黑色素瘤常转移至皮下组织及肺、肝、中枢神经系统等，淋巴结转移是影响外阴黑色素瘤预后的独立危险因素。

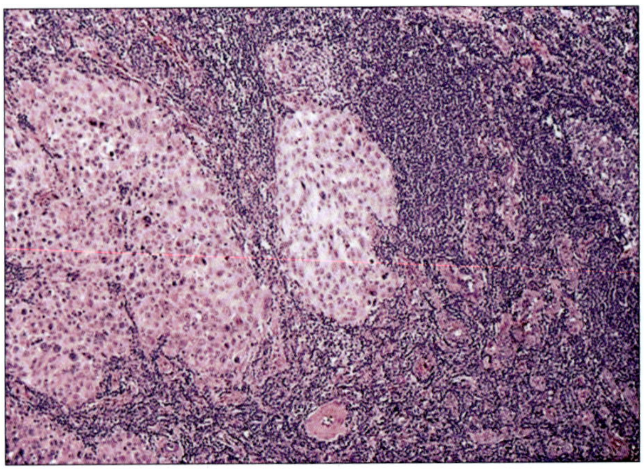

图 7-22 淋巴结内恶性黑色素瘤转移

六、恶性黑色素瘤的自然退化

约有 1/3 的恶性黑色素瘤在生长的过程中可以发生部分退化，尤其是微小恶性黑色素瘤。活跃的退化在镜下通常表现为真皮层内大量淋巴细胞浸润和肿瘤细胞变性或消失[42]。退化是细胞毒性淋巴细胞介导的细胞杀伤作用破坏了恶性肿瘤细胞。黑色素瘤的完全退化可以伴有转移性扩散，约有 2% 的恶性黑色素瘤患者首发表现为远处转移，原发瘤难以寻觅[43]。有时患者可能会想起曾经有过大且黑的扁平病变颜色消退的病史。陈旧的退化在镜下表现为真皮内血管纤维结缔组织增生、淋巴细胞浸润，伴有或不伴有噬色素细胞浸润。

七、分期和预后

（一）分期

恶性黑色素瘤的分期主要根据肿瘤的原发部位、淋巴结和远处转移情况。黑色素瘤的预后与分期密切相关。根据美国癌症联合委员会（AJCC）的标准，恶性黑色素瘤的分期包括原发肿瘤（T1～T4）、区域淋巴结转移（N1～N3）和远处转移（M1a～M1c）（表 7-6～表 7-8）。

分期是恶性黑色素瘤最重要的预后指标。随着

表 7-6 恶性黑色素瘤 AJCC 分期（2017 年）

原发肿瘤（T）		
Tx		原发灶厚度无法评价（如薄片活检）
T0		无原发瘤的证据（原发灶未知或原发瘤消退）
Tis		原位黑色素瘤
T1		肿瘤厚度≤ 1.0mm
	T1a T1b	肿瘤厚度 <0.8mm，不伴溃疡 肿瘤厚度 <0.8mm，伴溃疡 肿瘤厚度 0.8～1.0mm，伴或不伴溃疡
T2		肿瘤厚度超过 1.0～2.0mm，伴或不伴溃疡
	T2a T2b	不伴溃疡 伴溃疡
T3		肿瘤超过厚度 2.0～4.0mm，伴或不伴溃疡
	T3a T3b	不伴溃疡 伴溃疡
T4		肿瘤厚度 >4.0mm
	T4a T4b	不伴溃疡 伴溃疡
区域淋巴结（N）		
Nx		区域淋巴结无法评价（如未行前哨淋巴结活检，局部淋巴结以前因其他原因已切除），Ⅰ期黑色素瘤不需要淋巴结病理评估，可采用临床淋巴结评估信息
N0		无区域淋巴结转移
N1		1 个淋巴结转移或无淋巴结转移但出现以下转移：中途转移，卫星结节和（或）微卫星转移
	N1a N1b N1c	淋巴结隐性转移（镜下转移，如前哨淋巴结活检诊断） 1 个淋巴结显性转移（影像学或查体可明确判断的转移） 无区域淋巴结转移，但出现中途转移，卫星结节和（或）微卫星转移
N2		2～3 个淋巴结转移或 1 个淋巴结转移伴有中途转移，卫星结节和（或）微卫星转移
	N2a N2b N2c	2～3 个淋巴结隐性转移（镜下转移，如经前哨淋巴结活检诊断） 2～3 个淋巴结转移中至少 1 个淋巴结显性转移 至少 1 个淋巴结显性 / 隐性转移，同时伴有中途转移，卫星结节和（或）微卫星转移
N3		4 个及以上淋巴结转移或 2～3 个淋巴结转移伴有中途转移，卫星结节和（或）微卫星转移，或淋巴结相互融合伴 / 不伴中途转移，卫星结节和（或）微卫星转移
	N3a N3b N3c	4 个以上淋巴结隐性转移（镜下转移，如前哨淋巴结活检诊断） 4 个及以上淋巴结转移，其中至少 1 个临床显性淋巴结转移或可见任何数量的淋巴结融合 2 个及以上临床隐性或显性淋巴结转移和（或）任何数量的融合淋巴结
远处转移（M）		
M0		无远处转移
M1		有远处转移
	M1a M1a(0) M1a(1)	远处转移至皮肤、软组织（包括肌肉）和（或）远处淋巴结受累 LDH 不升高 LDH 升高
	M1b M1b(0) M1b(1)	肺转移，伴或不伴 M1a 转移 LDH 不升高 LDH 升高
	M1c M1c(0) M1c(1)	非中枢神经系统的其他内脏转移，伴或不伴 M1a 或 M1b 转移 LDH 不升高 LDH 升高
	M1d M1d(0) M1d(1)	转移至中枢神经系统受累，伴或不伴 M1a、M1b 或 M1c 转移 LDH 不升高 LDH 升高

表 7-7 恶性黑色素瘤临床分期

0 期	Tis	N0	M0
ⅠA 期	T1a	N0	M0
ⅠB 期	T1b	N0	M0
	T2a	N0	M0
ⅡA 期	T2b	N0	M0
	T3a	N0	M0
ⅡB 期	T3b	N0	M0
	T4a	N0	M0
ⅡC 期	T4b	N0	M0
Ⅲ期	任何 T，Tis	≥ N1	M0
Ⅳ期	任何 T	任何 N	M1

注：临床分期包括原发灶病理分期和临床/影像学所确认的局部和远处转移灶。常规来说，应在原发灶切除和分期检查完成后确定分期。

表 7-8 恶性黑色素瘤病理分期

0 期	pTis	N0	M0
ⅠA 期	pT1a	N0	M0
	pT1b	N0	M0
ⅠB 期	pT2a	N0	M0
ⅡA 期	pT2b	N0	M0
	pT3a	N0	M0
ⅡB 期	pT3b	N0	M0
	pT4a	N0	M0
ⅡC 期	pT4b	N0	M0
ⅢB 期	pT0	N1b、N1c	M0
ⅢC 期	pT0	N2b、N2c、N3b 或 N3c	M0
ⅢA 期	pT1a/b～T2a	N1a 或 N2a	M0
ⅢB 期	pT1a/b～T2a	N1b 或 N2b	M0
	pT2b/T3a	N1a～N2b	M0
ⅢC 期	pT1a～pT3a	N2c 或 N3a/b/c	M0
	pT3b/pT4a	任何 N ≥ N1	M0
	T4b	N1a～N2c	M0
ⅢD 期	T4b	N3a/b/c	M0
Ⅳ期	任何 T，Tis	任何 N	M1

注：病理分期包括对原发灶、部分或全部切除的区域淋巴结进行病理评估。对于 0 期或ⅠA 期患者，不需要淋巴结的病理学评估。

疾病早期诊断水平的提高，恶性黑色素瘤的生存率逐渐提高。据报道，女性恶性黑色素瘤的 5 年生存率约为 85%，甚至更高，男性为 75% 左右。表浅型恶性黑色素瘤的生存率可以高达 100%。临床Ⅱ期的恶性黑色素瘤患者 5 年生存率为 35%～50%。伴有淋巴结转移的患者，如仅累及前哨淋巴结，原发灶薄，特别是病变位于四肢末端者预后好。

（二）预后

外阴的恶性黑色素瘤在发现时通常已经浸润较深，因此预后比身体其他部位的皮肤恶性黑色素瘤差，外阴黑色素瘤的 5 年生存率为 46.6%[32]。恶性黑色素瘤的预后与下列因素有关。

1. 肿瘤浸润深度　当前公认在临床Ⅰ期的恶性黑色素瘤其肿瘤厚度是最重要的独立预后指标。Breslow 厚度是评估黑色素瘤的垂直浸润深度，绝大多数学者认为 Breslow 厚度比 Clark 浸润水平更能有效地反映预后。肿瘤厚度 >2mm，Clark 浸润水平Ⅳ级或以上预后不良。Balch 等（1982）报道的 1442 例恶性黑色素瘤疗效分析，其中 357 例原发灶≤0.75mm 的患者 5 年生存率为 89%，≥4mm 的患者仅为 25%。

2. 溃疡形成　肿瘤有溃疡形成，特别是病灶大于 3mm 时预后不良。溃疡形成病变内常可见更多的核分裂象，核分裂指数≥2/mm^2，提示预后变差，≥10/mm^2，预后更差[44, 45]。

3. 淋巴结转移情况　综合文献报道，1～3 个淋巴结有转移者的 5 年生存率为 41%～58%，4 个以上淋巴结转移者为 8%～26%。虽然病灶厚度和淋巴结转移均为影响预后的重要因素，但是否有淋巴结转移对预后的影响更大，有文献表明，淋巴结状态和核分裂指数是患者预后最重要的预测指标，淋巴结阳性的患者可能适合辅助治疗。

4. 其他　临床统计资料显示，伴有原发灶周围镜下卫星灶的黑色素瘤预后不良。肿瘤细胞核体积增大及异二倍体的患者预后不良。有学者认为肿瘤的脉管浸润和肿瘤的远处转移有关，因此也是预后不良的因素。同样厚度的不同亚型的黑色素瘤，如表浅扩散型、结节型、肢端/黏膜雀斑样黑色素瘤在预后上没有太多的区别。促纤维增生性恶性黑色素瘤也与预后不良无关。肿瘤底部广泛的淋巴细胞浸润被认为是预后好的表现。皮内痣和恶性黑色素瘤共存的预后意义尚存在很多争议，但有学者认为这可能是一个预后好的征象。此外，肿瘤的脉管密度、肿瘤退化、病灶的形状、细胞类型、色素沉着及病灶切除前是否进行活组织检查等与预后关系不大。

八、临床防治

外阴黑色素瘤的防治包括预防、疾病筛查、病史、体检、组织学检查、实验室检查、影像学检查、分期、预后估计、治疗和随访。

（一）手术切除

原发性外阴黑色素瘤的早期诊断和处理对预后十分重要。肿瘤的厚度与预后密切相关。多年以来，对于外阴恶性黑色素瘤的推荐手术方式是广泛外阴切除术。现在越来越多的学者认为外阴恶性黑色素瘤的切除范围应该根据肿瘤的厚度、大小、部位及浸润深度进行综合考虑[31, 46, 47]。Irving 及其同事发现对恶性黑色素瘤患者实行不同的手术方式，如广泛外阴切除术、单纯外阴切除术、部分外阴切除术和原发病灶扩大切除术，并未降低复发率和延长生存期[44, 48]。因此保守性手术，如原发病灶的扩大切除术（wide local excision，WLE）逐渐被人们接受并取代了以往的广泛外阴切除术[49]。

对于较大的外阴恶性黑色素瘤，即使行原发病灶扩大切除术，如果想要达到切缘无瘤的标准也就意味着外阴的大部分或全部切除。目前的研究推荐外阴原发恶性黑色素瘤行病灶扩大切除术的范围要根据病理报告中 Breslow 厚度决定[50]。临床推荐的手术切缘见表 7-9。

表 7-9　外阴恶性黑色素瘤的临床推荐手术切缘

肿瘤厚度	临床推荐切除边缘
原位恶性黑色素瘤	0.5～1cm
<1mm	1cm
1.01～2mm	1～2cm

恶性黑色素瘤的局部复发是指距离原肿瘤手术切除瘢痕 2cm 以内出现病灶，这可能与初次手术切除范围不足有关。根据部位不同，对复发灶广泛切除是最常见和有效的治疗方案，手术切缘为 3cm。有证据显示局部复发与卫星灶和中途转移有关。目前尚无证据显示因原发病灶切除不足导致的局部复发与预后不良有关。但是有一项研究得出了相反的结论，该研究资料显示局部复发的恶性黑色素瘤患者预后差[51]。

手术对于恶性黑色素瘤的治疗意义重大。不论是对早期恶性黑色素瘤患者，还是局部进展期，甚至远处转移的患者，如果通过手术有可能完全切除所有病灶，患者都应该尽早手术。

（二）腹股沟淋巴结清扫

淋巴结状态是评估肿瘤转移及预后的重要依据。区域淋巴结转移的阳性率与恶性黑色素瘤的肿瘤厚度有关。如果有临床或影像学技术（包括超声）诊断的区域淋巴结转移，需要行区域淋巴结切除术[52]。前哨淋巴结（SLN）是肿瘤引流的第一站淋巴结。前哨淋巴结活检（SLNB）是一种可靠的估计盆腔淋巴结是否转移的手段，对前哨淋巴结阴性的患者不必要做彻底的区域淋巴结清扫而破坏整个盆腔淋巴引流。前哨淋巴结的活检和检查可以明确是否有淋巴结转移及是否需要行淋巴结清扫[34, 49, 53, 54]。对于切除的前哨淋巴结处理包括连续切片和免疫组化检查［如 S-100、HMB45 和 melan-A（MART-1）等］。如果组织学检查提示 SLN 内有黑色素瘤转移，则建议该患者行彻底淋巴结清扫并考虑辅助治疗。

外阴的区域引流淋巴结主要是腹股沟淋巴结；阴道上 1/3 段主要引流至盆腔淋巴结，阴道下 1/3 主要引流至腹股沟淋巴结，阴道中 1/3 段引流则两者兼有。一般认为，单侧病灶引流至同侧的区域淋巴结，而中线部位的病灶可引流至双侧腹股沟淋巴结。

（三）放射治疗

下列情况的外阴恶性黑色素瘤可以考虑放射治疗[47, 49, 55]：①患者不能耐受手术或拒绝手术治疗者。②外阴恶性黑色素瘤患者伴有显著肿大的转移性淋巴结者，建议先切除肿大淋巴结后再对相应区域进行放疗[56]。③手术后有复发、转移的患者。

但部分研究发现，术后辅助放疗并不增加患者的生存率，目前不推荐术后辅助放疗[57]。

（四）化疗和生物治疗

鉴于免疫检查点抑制剂和靶向治疗在黏膜黑色素瘤的应用缺乏有效的证据，化疗在外阴、阴道黑色素瘤中仍具有一定的地位。多种应用于皮肤恶性黑色素瘤的化疗和生物治疗的方法也被应用于外阴恶性黑色素瘤的治疗[58]。Harting 和 Kim[58] 的研究显示，对进展期的外阴、阴道恶性黑色素瘤的 11 位患者采用化疗和生物治疗（顺铂、长春碱、达卡巴嗪、α 干扰素或 IL-2），自化疗和生物治疗开始之日起计算中位生存时间是 10 个月（5～51 个月）。建议原发肿瘤病灶较大或肿瘤生长部位复杂，初始手术难以切除干净的患者术前可采用新辅助化疗，以提高手术切除率[58]。

（五）靶向治疗

近年来，恶性黑色素瘤的免疫治疗和靶向治疗的研究成为新的热点，有些药物已用于临床并取得了一定的疗效。

（1）免疫治疗：伊匹木单抗是针对免疫节点CTLA-4的单克隆抗体，其作用主要是活化T淋巴细胞，激发免疫反应以杀灭肿瘤细胞。能明显提高恶性黑色素瘤初治患者的总生存率，但免疫介导的毒副作用严重，小剂量伊匹木单抗对外阴黑色素瘤的毒副作用较低且获益最佳[59]。PD1抑制剂帕姆利珠单抗在晚期黏膜黑色素瘤中具有良好的临床治疗效果，能够使一部分患者病情持续缓解[60]。相对伊匹木单抗单药治疗，联合PD1抑制剂治疗黑色素瘤的疗效相对较好[61]。

（2）靶向治疗：*KIT*突变/扩增常见于外阴黑色素瘤，*KIT*抑制剂推荐作为具有*KIT*突变的不可切除或晚期转移性黑色素瘤的二线治疗用药，代表药物为伊马替尼。*NRAS*基因突变的外阴黑色素瘤患者预后较差，MEK抑制剂（如比美替尼）可能对一部分*NRAS*突变者有效，但上述两种药物对患者获益短暂[62, 63]。

（3）联合靶向治疗：单药靶向治疗的初起治疗反应率高，但半数患者在半年左右复发，因此可以用曲美替尼联合达拉替尼治疗，患者治疗反应率和无进展生存率可获得改善[64, 65]。

总之，对下生殖道出现黑色素病变的女性要给予恰当和及时的处理。病理医师要熟悉黑色素病变的诊断要点，并能够对黑色素细胞的良性病变、非典型增生性病变和恶性病变做出正确的病理诊断。恶性黑色素瘤的病理报告应该包括解剖部位、组织学类型、肿瘤细胞浸润的深度（Clark浸润水平）、肿瘤厚度（Breslow厚度）、有无溃疡、核分裂象、有无微卫星灶及有无神经侵犯、脉管浸润和淋巴结转移等。对手术切缘阳性的黑色素瘤需描述是原位病变还是浸润性病变，切缘阴性需报告显微镜下测量的肿瘤与切缘的横向或纵向距离。若有淋巴结转移需切除淋巴结者，需报告转移数目、有无淋巴结膜外侵犯等。规范的病理报告将对肿瘤的规范化治疗和预后判断有重要的指导意义。

参·考·文·献

[1] Gupta G, Williams R E, Mackie R M. The labial melanotic macule: a review of 79 cases[J]. Br J Dermatol, 1997, 136(5): 772-775.

[2] Blessing K. Benign atypical naevi: diagnostic difficulties and continued controversy[J]. Histopathology, 1999, 34(3): 189-198.

[3] Murzaku E C, Penn L A, Hale C S, et al. Vulvar nevi, melanosis, and melanoma: an epidemiologic, clinical, and histopathologic review[J]. J Am Acad Dermatol, 2014, 71(6): 1241-1249.

[4] Ferrari A, Zalaudek I, Argenziano G, et al. Dermoscopy of pigmented lesions of the vulva: a retrospective morphological study[J]. Dermatology, 2011, 222(2): 157-166.

[5] Edwards L. Pigmented vulvar lesions[J]. Dermatol Ther, 2010, 23(5): 449-457.

[6] Gerbig A W, Hunziker T. Idiopathic lenticular mucocutaneous pigmentation or Laugier-Hunziker syndrome with atypical features[J].Arch Dermatol, 1996, 132(7): 844-845.

[7] De Giorgi V, Gori A, Salvati L, et al. Clinical and dermoscopic features of vulvar melanosis over the last 20 years[J]. JAMA Dermatol, 2020, 156(11): 1185-1191.

[8] Casso E M, Grin-Jorgensen C M, Grant-Kels J M. Spitz nevi[J]. J Am Acad Dermatol, 1992, 27(6 pt 1): 901-913.

[9] Yeh I, Busam K J. Spitz melanocytic tumours - a review[J]. Histopathology, 2022, 80(1): 122-134.

[10] Oaxaca G, Billings S D, Ko J S. p16 Range of expression in dermal predominant benign epithelioid and spindled nevi and melanoma[J]. J Cutan Pathol, 2020, 47(9): 815-823.

[11] Torres-Cabala C, Li-Ning-Tapia E, Hwu W J. Pathology-based biomarkers useful for clinical decisions in melanoma[J]. Arch Med Res, 2020, 51(8): 827-838.

[12] Casadei G P, Grigolato P, Cabibbo E. Blue nevus of the endocervix. A study of five cases[J]. Tumori, 1987, 73(1): 75-79.

[13] Smith K J, Barrett T L, Skelton H G 3rd, et al. Spindle cell and epithelioid cell nevi with atypia and metastasis (malignant Spitz nevus)[J]. Am J Surg Pathol, 1989, 13(11): 931-939.

[14] Duffy K, Grossman D. The dysplastic nevus: from historical perspective to management in the modern era: part I. Historical, histologic, and clinical aspects[J]. J Am Acad Dermatol, 2012, 67(1): 1.e1-1.e16; quiz 17-18.

[15] Ahn C S, Guerra A, Sangüeza O P. Melanocytic nevi of special sites[J].Am J Dermatopathol, 2016, 38(12): 867-881.

[16] Ribé A. Melanocytic lesions of the genital area with attention given to atypical genital nevi[J].J Cutan Pathol, 2008, 35(Suppl 2): 24-27.

[17] Clark W H Jr, Hood A F, Tucker M A, et al. Atypical melanocytic nevi of the genital type with a discussion of reciprocal parenchymal-stromal interactions in the biology of neoplasia[J]. Hum Pathol, 1998, 29(1): S1-S24.

[18] Haupt H M, Stern J B. Histologic features in benign and malignant lesions[J].Am J Surg Pathol, 1995, 19(7): 792-797.

[19] Rock B, Hood A F, Rock J A. Prospective study of vulvar nevi[J].J Am Acad Dermatol, 1990, 22(1): 104-106.

[20] Culpepper K S, Granter S R, McKee P H. My approach to atypical melanocytic lesions[J]. J Clin Pathol, 2004, 57(11): 1121-1131.

[21] González-Cámpora R, Galera-Davidson H, Vázquez-Ramírez F J, et al. Blue nevus: classical types and new related entities. A differential diagnostic review[J]. Pathol Res Pract, 1994, 190(6): 627-635.

[22] Arumi-Uria M, McNutt N S, Finnerty B. Grading of atypia in nevi: correlation with melanoma risk[J]. Mod Pathol, 2003, 16(8): 764-771.

[23] Scheistrøen M, Tropé C, Kærn J, et al. DNA Ploidy and Expression of p53 and C-erbB-2 in Extramammary Paget's Disease of the Vulva[J]. Gynecol Oncol, 1997, 64(1): 88-92.

[24] Ragnarsson-Olding B K, Kanter-Lewensohn L R, Lagerlöf B, et al. Malignant melanoma of the vulva in a nationwide, 25-year study of 219 Swedish females: clinical observations and histopathologic features[J]. Cancer, 1999, 86(7): 1273-1284.

[25] Verschraegen C F, Benjapibal M, Supakarapongkul W, et al. Vulvar melanoma at the M. D. Anderson Cancer Center: 25 years later[J]. Int J Gynecol Cancer, 2001, 11(5): 359-564.

[26] Bobos M. Histopathologic classification and prognostic factors of melanoma: a 2021 update[J].Ital J Dermatol Venerol, 2021, 156(3): 300-321.

[27] Nassar K W, Tan A C. The mutational landscape of mucosal melanoma[J]. Semin Cancer Biol, 2020, 61: 139-148.

[28] Rouzbahman M, Kamel-Reid S, A l Habeeb A, et al. Malignant melanoma of vulva and vagina: a histomorphological review and mutation analysis: a single-center study[J]. J Low Genit Tract Dis, 2015, 19(4): 350-353.

[29] Sugiyama V E, Chan J K, Shin J Y, et al. Vulvar melanoma: a multivariable analysis of 644 patients[J]. Obstet Gynecol, 2007, 110(2 Pt 1): 296-301.

[30] Dunton C J, Berd D. Vulvar melanoma, biologically different from other cutaneous melanomas[J]. Lancet, 1999, 354(9195): 2013-2014.

[31] Piura B, Rabinovich A, Dgani R. Malignant melanoma of the vulva: report of six cases and review of the literature[J]. Eur J Gynaecol Oncol, 1999, 20(3): 182-186.

[32] Siegel R L, Miller K D, Jemal A. Cancer statistics, 2020[J]. CA Cancer J Clin, 2020, 70(1): 7-30.

[33] Patrick R J, Fenske N A, Messina J L. Primary mucosal melanoma[J]. J Am Acad Dermatol, 2007, 56:828-834.

[34] Irvin W P, Legallo R L, Stoler M H, et al. Vulvar melanoma: a retrospective analysis and literature review[J]. Gynecol Oncol, 2001, 83(3): 457-465.

[35] Elder D E, Bastian B C, Cree I A, et al. The 2018 World Health Organization classification of cutaneous, mucosal, and uveal melanoma: detailed analysis of 9 distinct subtypes defined by their evolutionary pathway[J]. Arch Pathol Lab Med, 2020, 144(4): 500-522.

[36] McGovern V J, Mihm M C Jr, Bailly C, et al. The classification of malignant melanoma and its histologic reporting[J]. Cancer, 1973, 32(6): 1446-1457.

[37] Büttner P, Garbe C, Bertz J, et al. Primary cutaneous melanoma. Optimized cutoff points of tumor thickness and importance of Clark's level for prognostic classification[J]. Cancer, 1995, 75(10): 2499-2506.

[38] Lezcano C, Jungbluth A A, Nehal K S, et al. PRAME expression in melanocytic tumors[J]. Am J Surg Pathol, 2018, 42(11): 1456-1465.

[39] Biesterfeld S, Kusche M, Viereck E, et al. Limited value of the NKI/C3-antibody for the differential diagnosis of Paget's disease of the nipple and intra-epidermal malignant melanoma[J]. Histopathology, 1996, 28(3): 269-270.

[40] Scheri R P, Essner R, Turner R R, et al. Isolated tumor cells in the sentinel node affect long-term prognosis of patients with melanoma[J]. Ann Surg Oncol, 2007, 14(10): 2861-2866.

[41] Balch C M, Murad T M, Soong S J, et al. Tumor thickness as a guide to surgical management of clinical stage I melanoma patients[J]. Cancer, 1979, 43(3): 883-888.

[42] McGovern V J. Spontaneous regression of melanoma[J]. Pathology, 1975, 7(2): 91-99.

[43] Velez A, Walsh D, Karakousis C P. Treatment of unknown primary melanoma[J]. Cancer, 1991, 68(12): 2579-2581.

[44] Wohlmuth C, Wohlmuth-Wieser I, May T, et al. Malignant melanoma of the vulva and vagina: a US population-based study of 1863 patients[J]. Am J Clin Dermatol, 2020, 21(2): 285-295.

[45] Yu Y, Tse K Y, Lee H H Y, et al. Predictive biomarkers and tumor microenvironment in female genital melanomas: a multi-institutional study of 55 cases[J]. Mod Pathol, 2020, 33(1): 138-152.

[46] Piura B, Egan M, Lopes A, et al. Malignant melanoma of the vulva: a clinicopathologic study of 18 cases[J]. J Surg Oncol, 1992, 50(4): 234-240.

[47] Gökaslan H, Şişmanoğlu A, Pekin T, et al. Primary malignant melanoma of the vagina: a case report and review of the current treatment options[J]. Eur J Obstet Gynecol Reprod Biol, 2005, 121(2): 243-248.

[48] Xia L, Han D, Yang W, et al. Primary malignant melanoma of the vagina: a retrospective clinicopathologic study of 44 cases[J]. Int J Gynecol Cancer, 2014, 24(1): 149-155.

[49] Suwandinata F S, Bohle R M, Omwandho C A, et al. Management of vulvar melanoma and review of the literature[J]. Eur J Gynaecol Oncol, 2007, 28(3): 220-224.

[50] Zitelli J A, Brown C D, Hanusa B H. Surgical margins for excision of primary cutaneous melanoma[J]. J Am Acad Dermatol, 1997, 37(3 Pt 1): 422-429.

[51] Balch C M, Soong S J, Smith T, et al. Long-term results of a prospective surgical trial comparing 2 cm vs. 4 cm excision margins for 740 patients with 1-4 mm melanomas[J]. Ann Surg Oncol, 2001, 8(2): 101-108.

[52] Garbe C, Amaral T, Peris K, et al. European consensus-based interdisciplinary guideline for melanoma. Part 2: Treatment - Update 2019[J]. Eur J Cancer, 2020, 126: 159-177.

[53] Dhar K K, Das N, Brinkman D A, et al. Utility of sentinel node biopsy in vulvar and vaginal melanoma: report of two cases and review of the literature[J]. Int J Gynecol Cancer, 2007, 17(3): 720-723.
[54] Morton D L, Thompson J F, Cochran A J, et al. Sentinel-node biopsy or nodal observation in melanoma[J].N Engl J Med, 2006, 355(13): 1307-1317.
[55] Rodriguez A O. Female genital tract melanoma: the evidence is only skin deep[J]. Curr Opin Obstet Gynecol, 2005, 17(1): 1-4.
[56] Stehman F B, Ali S, Keys H M, et al. Radiation therapy with or without weekly cisplatin for bulky stage 1B cervical carcinoma: follow-up of a Gynecologic Oncology Group trial[J]. Am J Obstet Gynecol, 2007, 197(5): 503. e1-503. e6.
[57] Iacoponi S, Rubio P, Garcia E, et al. Prognostic factors of recurrence and survival in vulvar melanoma: subgroup analysis of the VULvar CANcer study[J]. Int J Gynecol Cancer, 2016, 26(7): 1307-1312.
[58] Harting M S, Kim K B. Biochemotherapy in patients with advanced vulvovaginal mucosal melanoma[J]. Melanoma Res, 2004, 14(6): 517-520.
[59] Bertrand A, Kostine M, Barnetche T, et al. Immune related adverse events associated with anti-CTLA-4 antibodies: systematic review and meta-analysis[J]. BMC Med, 2015, 13: 211.
[60] Robert C, Ribas A, Wolchok J D, et al. Anti-programmed-death-receptor-1 treatment with pembrolizumab in ipilimumab-refractory advanced melanoma: a randomised dose-comparison cohort of a phase 1 trial[J]. Lancet, 2014, 384(9948): 1109-1117.
[61] Wohlmuth C, Wohlmuth-Wieser I, Laframboise S. Clinical characteristics and treatment response with checkpoint inhibitors in malignant melanoma of the vulva and vagina[J]. J Low Genit Tract Dis, 2021, 25(2): 146-151.
[62] Dummer R, Schadendorf D, Ascierto P A, et al. Binimetinib versus dacarbazine in patients with advanced NRAS-mutant melanoma (NEMO): a multicentre, open-label, randomised, phase 3 trial[J]. Lancet Oncol, 2017, 18(4): 435-445.
[63] Hodi F S, Corless C L, Giobbie-Hurder A, et al. Imatinib for melanomas harboring mutationally activated or amplified KIT arising on mucosal, acral, and chronically Sun-damaged skin[J]. J Clin Oncol, 2013, 31(26): 3182-3190.
[64] Flaherty K T, Infante J R, Daud A, et al. Combined BRAF and MEK inhibition in melanoma with BRAF V600 mutations[J]. N Engl J Med, 2012, 367(18): 1694-1703.
[65] Ribas A, Daud A, Pavlick AC, et al. Extended follow-up results of phase Ib study (BRIM7) of vemurafenib (VEM) with cobimetinib (COBI) in -mutant melanoma[J]. Clin Cancer Res, 2020, 26(1): 46-53.

第八章
外阴和阴道软组织肿瘤及瘤样病变
Vulva and Vaginal Soft Tissue Tumors and Tumor-like Lesions

李　丽　周　萍　郑文新（Wenxin Zheng）

外阴和阴道软组织肿瘤与瘤样病变可以分为两大类：部位特异性肿瘤和非部位特异性肿瘤。部位特异性肿瘤包括纤维上皮性间质息肉、浅表肌成纤维细胞瘤、血管肌成纤维细胞瘤、肌成纤维细胞瘤、浅表血管黏液瘤、深部血管黏液瘤、富于细胞性血管纤维瘤及青春期前外阴纤维瘤等间质肿瘤及瘤样病变。非部位特异性肿瘤为常见于其他部位，但也可发生在该区域的肿瘤，包括纤维组织细胞、神经、横纹肌、平滑肌源性肿瘤及与血管、淋巴管相关的肿瘤。此外，本章还将介绍近年来新认识的一组伴有基因融合（如 *NTRK* 融合）或缺失（如 *SMARCB1* 缺失）的肿瘤。除了纤维上皮性间质息肉外，下生殖道的软组织肿瘤并不常见。

第一节 外阴和阴道部位特异性肿瘤和瘤样病变

下生殖道间质肿瘤起源于上皮下特化的间质细胞，具有部位相对特异性。该区域的间质细胞具有激素应答性，因此外阴和阴道的大多数间质病变ER和PR阳性，desmin和CD34阳性也很常见。鉴于这些肿瘤有一些共同的形态和免疫组化特征，诊断需要结合部位、大小、生长方式等临床和影像学表现进行。部位特异性间质肿瘤大多属于成纤维细胞/肌成纤维细胞性肿瘤，均为惰性，大部分肿瘤边界清晰、形态温和；浅表血管黏液瘤和深部（侵袭性）血管黏液瘤属于分化未定的肿瘤，其中，深部血管黏液瘤呈局部浸润性生长，具有明显的复发风险，应将其与其他相似肿瘤相鉴别。

一、纤维上皮性间质息肉

【临床特征】

纤维上皮性间质息肉（fibroepithelial stromal polyp）是女性下生殖道独特的、起源于上皮下间质细胞的良性病变，大多发生于育龄期女性，尤其是妊娠期妇女的外阴、阴道，少数发生于宫颈，也可发生于服用外源性激素的老年妇女。患者通常无明显症状。

【大体病理学】

本病为孤立或多发，后者常见于妊娠期。大体病理表现为有蒂的息肉或无蒂的乳头状突起，类似于湿疣，一般小于5cm。切面呈灰白色或灰红色，质软或韧。

【组织病理学】

息肉表面被覆鳞状上皮，中央为纤维血管轴心（图8-1）。间质有不同表现，水肿或纤维性，散在形态温和的细长梭形细胞，在上皮间质交界区和血管周围可见特征性的星芒状和多核间质细胞（图8-2A）；也可富于细胞，特别是在妊娠期间间质细胞数目可显著增加，或出现奇异型细胞，表现为细胞体积大，核深染（图8-2B），核分裂象众多（>10/10HPFs），甚至出现非典型核分裂象等，这些特征不影响其生物学行为。息肉与下方正常组织缺乏明显界限。免疫组化显示desmin、actin、vimentin、ER、PR和SMA（部分病例）阳性有助于诊断。间质细胞表达类固醇受

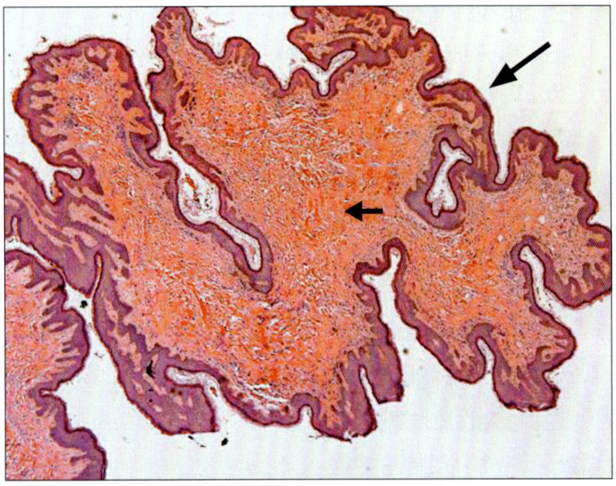

图8-1 纤维上皮性间质息肉

息肉表面被覆鳞状上皮（长箭头），中央为纤维血管轴心（短箭头）

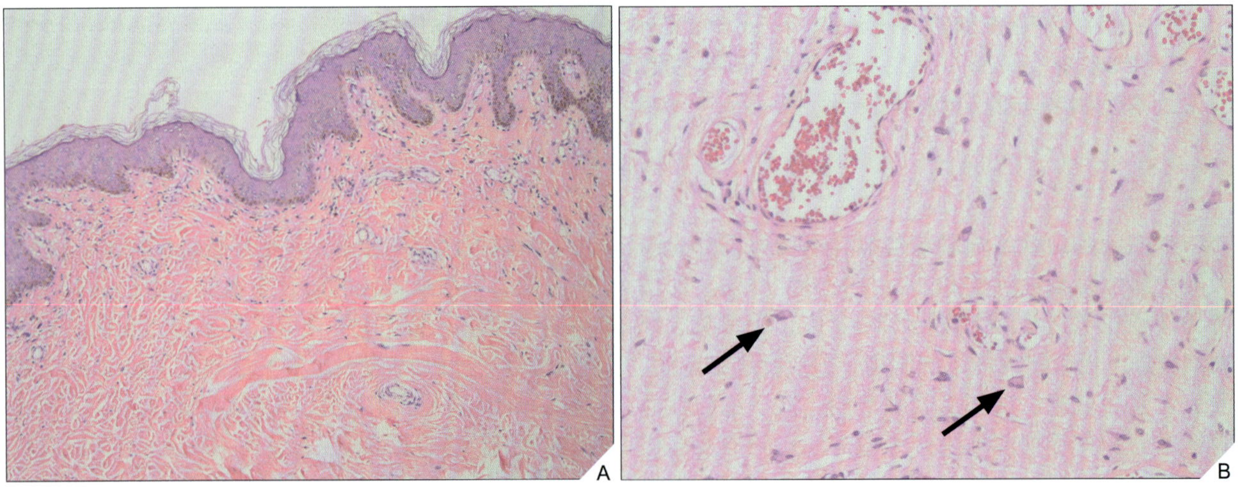

图8-2 纤维上皮性间质息肉

A.纤维性间质，细胞稀疏，聚集在鳞状上皮和结缔组织交界处，表现为形态温和的梭形、星芒状细胞；B.水肿间质，散在多核间质细胞（箭头）

体，且多见于妊娠期妇女，支持其发生与妊娠相关。

【鉴别诊断】

纤维上皮性间质息肉扭转可造成组织水肿，可被误诊为深部血管黏液瘤。深部血管黏液瘤发生于深部的软组织，边界为浸润性生长，血管均匀分布于整个肿瘤。当纤维上皮性间质息肉细胞数目显著增加和细胞多形性较明显时，可误诊为胚胎性横纹肌肉瘤。二者临床特征和组织结构有显著的区别。纤维上皮性间质息肉很少见于青春期前，而胚胎性横纹肌肉瘤多发生于儿童。息肉的间质细胞多聚集于息肉中央；横纹肌肉瘤细胞多聚集于上皮下层，形成“生发层”，胞质可见横纹，且横纹肌标志物阳性表达。

【治疗和预后】

纤维上皮性间质息肉是良性病变，但可以局部复发，特别是当息肉没有完全切除时。因此，治疗需局部完整切除。与妊娠相关的息肉在分娩后可自行消退，进一步证明了这种息肉起源于女性下生殖道的激素依赖性上皮下间质细胞。

二、浅表肌成纤维细胞瘤

【临床特征】

浅表肌成纤维细胞瘤（superficial myofibroblastoma）是一种少见的、发生于成年妇女外阴 - 阴道区、间质细胞来源的良性肿瘤，也称浅表宫颈 - 阴道肌成纤维细胞瘤[1]或外阴 - 阴道肌成纤维细胞瘤[2]。阴道较为常见，其次是宫颈，也可见于外阴[2, 3]。大多数病例表现为单侧无痛性外阴肿胀。据报道与使用他莫昔芬和激素替代疗法有关[1]。

【大体病理学】

肿瘤通常小于 5cm，呈圆形或卵圆形结节状，切面白色，质硬韧。

【组织病理学】

肿瘤边界清楚，无包膜，位于真皮或上皮下。肿瘤与上皮之间有一层未被累及的 Grenz 带，厚度不一（图 8-3A）。肿瘤由肌成纤维细胞构成，细胞卵圆形、梭形或星芒状，波浪状核，细胞质稀少，无核分裂，无细胞异型性。肿瘤细胞中等密度，也可细胞较丰富，呈花边状、束状或网状排列，此是其特点之一（图 8-3B）。间质富含纤细的胶原纤维。血管位于中央，壁薄、扩张，常呈鹿角状。肿瘤无坏死。细胞表达 ER、PR、vimentin、desmin、Bcl-2 和 CD99，不同程度表达 CD34 和 SMA，不表达 S-100（图 8-4）[1, 2, 4-6]。

【鉴别诊断】

浅表肌成纤维细胞瘤与肌成纤维细胞瘤具有相似的形态和免疫表型，但与肌成纤维细胞瘤不同，浅表肌成纤维细胞瘤有上皮下 Grenz 带，常出现花边状、束状或网状排列，缺乏肌成纤维细胞瘤常见的脂肪组织。此外，本病需与纤维上皮性息肉、富于细胞性血管纤维瘤、血管肌成纤维细胞瘤相鉴别。纤维上皮性间质息肉具有患者较年轻、缺乏 Grenz 带、结构多样性不明显等特点，有助于与浅表肌成纤维细胞瘤相鉴别。同样为边界清楚的结节，富于细胞性血管纤维瘤更富于细胞，血管为玻璃样变的厚壁血管，desmin 阴性表达。血管肌成纤维细胞瘤 desmin 也为阳性表达，但呈现细胞密集区与疏松区交替出现的特点。

【治疗和预后】

本病为良性肿瘤，目前无复发病例的报道[1, 4]。

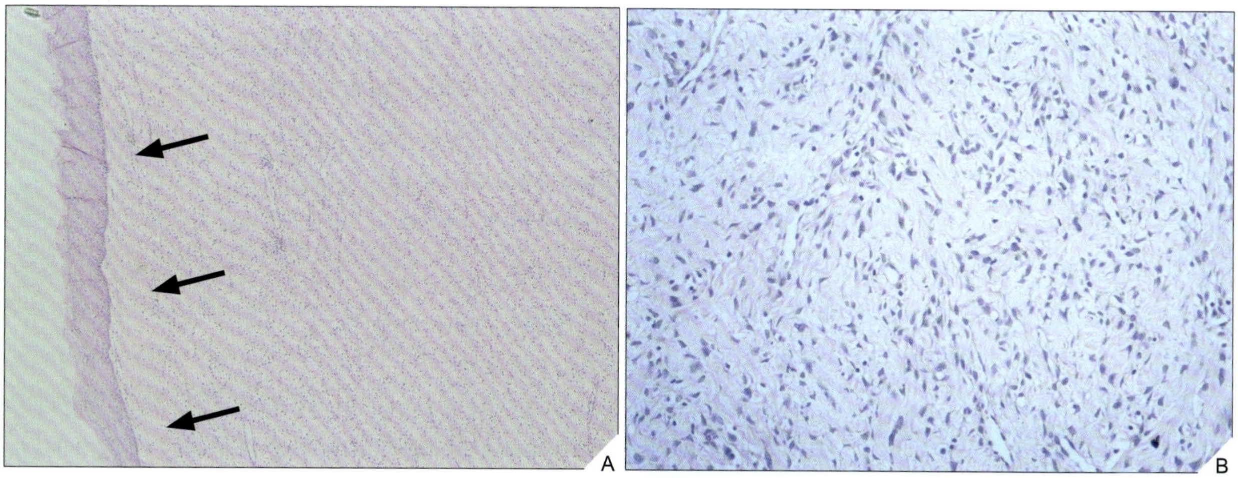

图 8-3　阴道浅表肌成纤维细胞瘤

A. 肿瘤位于上皮下，边界清晰、无包膜，与上皮之间有一薄层 Grenz 带（箭头）；B. 肿瘤细胞卵圆形、梭形，杂乱分布，间质富含纤细的胶原纤维

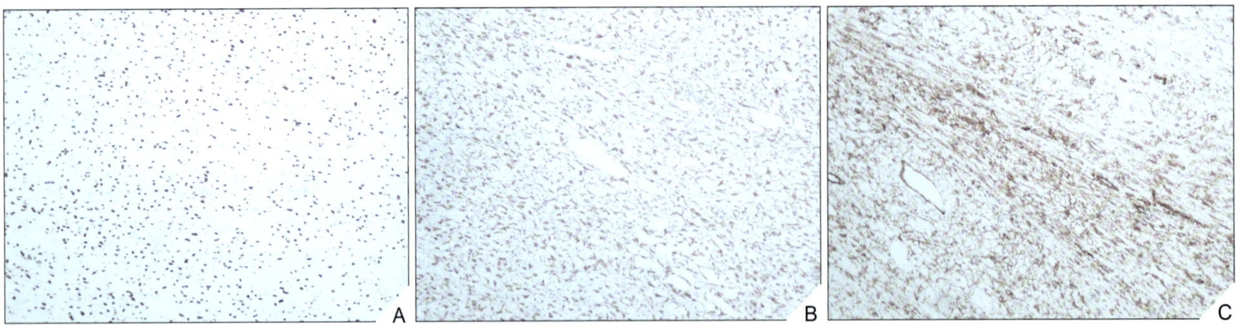

图 8-4 浅表肌成纤维细胞瘤免疫组化染色

A. ER；B. desmin；C. CD34

三、血管肌成纤维细胞瘤

【临床特征】

血管肌成纤维细胞瘤（angiomyofibroblastoma）是具有肌成纤维细胞分化的良性肿瘤，非常少见。除文献报道的少数发生于男性腹股沟和阴囊，以及女性上生殖道的病例外，血管肌成纤维细胞瘤主要发生在育龄期妇女的外阴和阴道，可能起源于该部位的间质细胞。肿瘤一般小于 5cm，有明确的边界，临床上表现为无痛性肿块，容易误诊为前庭大腺囊肿。

【大体病理学】

肿瘤边界清（图 8-5），无包膜，质地韧，橡皮样，切面呈灰褐色。

【组织病理学】

肿瘤由数目众多的小至中等大小的薄壁血管、毛细血管和多角形、圆形或梭形细胞构成。肿瘤细胞呈上皮样或浆细胞样，有丰富的粉红色胞质，细胞核染色质均匀，很少见到核仁，核分裂象罕见，有时可以见到双核或多核细胞。肿瘤细胞常呈簇状围绕在薄壁的血管周围（图 8-6）。肿瘤的其他区域为黏液样基质，血管和细胞成分少。这种细胞密集区与疏松区交替出现是最具诊断意义的组织学特征[1, 7]。肿瘤细胞被纤细的胶原束或粗大的胶原条带分隔，间质可见淋巴细胞和肥大细胞浸润。肿瘤内部有时可以出现脂肪组织，个别病例可以非常明显，有学者称其为脂肪瘤样亚型（图 8-7）。肿瘤细胞 vimentin、desmin、ER 和 PR 阳性，SMA 常呈灶性阳性，大部分病例 CD34 阴性（图 8-6）。近期两项研究采用 RT-PCR 检测及 RNA 测序发现大部分肿瘤中存在 *MYG1-CYP2E1* 基因融合[8, 9]。

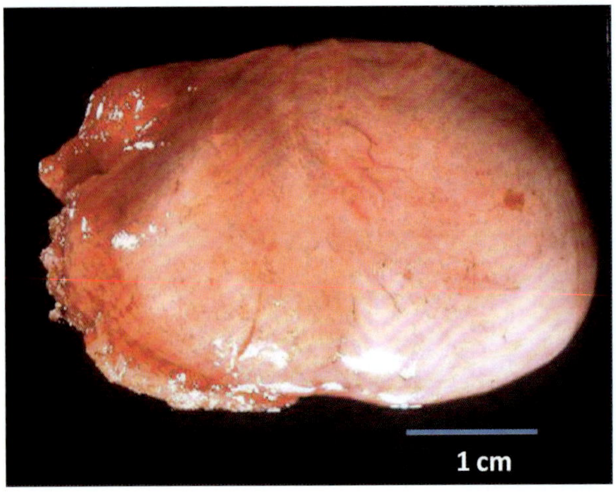

图 8-5 血管肌成纤维细胞瘤大体观

【鉴别诊断】

重要的鉴别诊断是侵袭性血管黏液瘤，二者的预后显著不同，它们的主要区别在于肿瘤的边界、生长方式及血管成分。血管肌成纤维细胞瘤虽然没有被膜，但与周围正常组织分界清晰，其血管是细小的毛细血管，有交替出现的细胞密集区和稀疏区；而侵袭性血管黏液瘤为浸润性生长，与周围正常组织之间没有明显的边界，更重要的是其血管是较大管径的厚壁血管，整个肿瘤细胞稀疏，没有细胞密集区。

【治疗和预后】

血管肌成纤维细胞瘤是良性肿瘤，局部切除是主要的治疗方法。如果局部切除干净，很少复发[10]。至今仅有一例恶性转变的报道[11]。

四、肌成纤维细胞瘤

下生殖道肌成纤维细胞瘤（myofibroblastoma）是一种少见良性肿瘤，类似于乳腺同名肿瘤，又称乳腺型肌成纤维细胞瘤。

【临床特征】

本病最常发生于阴道，也可发生于宫颈和外阴。患者年龄范围很广（4～96 岁），多发生于绝经前后，尤其是 50 岁以后妇女。通常为生长缓慢、无痛（或偶尔疼痛）的孤立性结节，表现为阴道或外阴的息肉

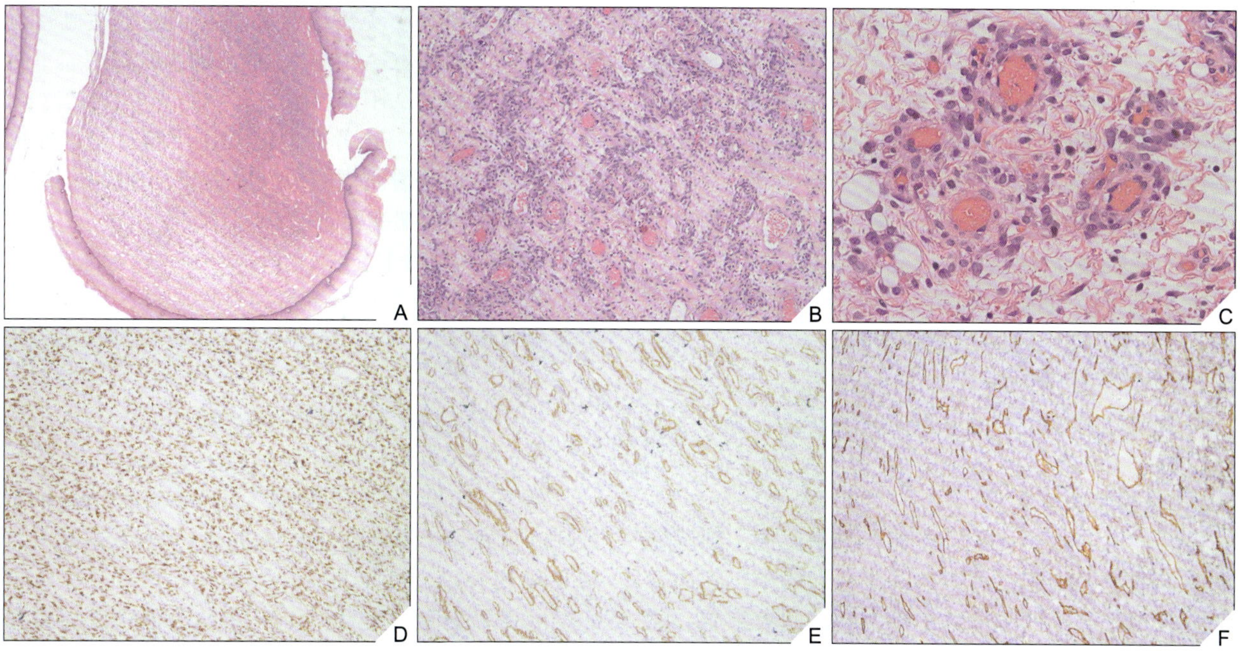

图 8-6　血管肌成纤维细胞瘤

A. 肿瘤边界清楚；B. 肿瘤细胞为梭形或多角形，胞质丰富、红染，围绕在薄壁血管周围，细胞密集区与疏松区交替出现；C. 梭形和多角形细胞具有上皮样或浆细胞样外观，缺乏异型性，排列在薄壁血管周围；D. 免疫组化示 desmin 弥漫阳性；E. SMA 阴性；F. CD34 阴性

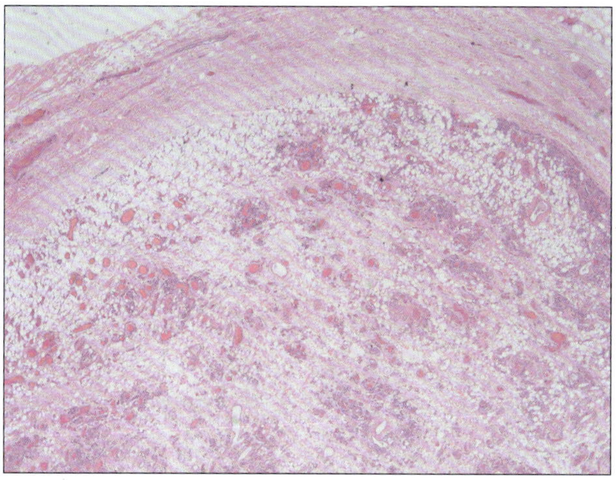

图 8-7　血管肌成纤维细胞瘤伴大量脂肪组织

肿瘤边界清楚，肿瘤内部出现大量脂肪组织

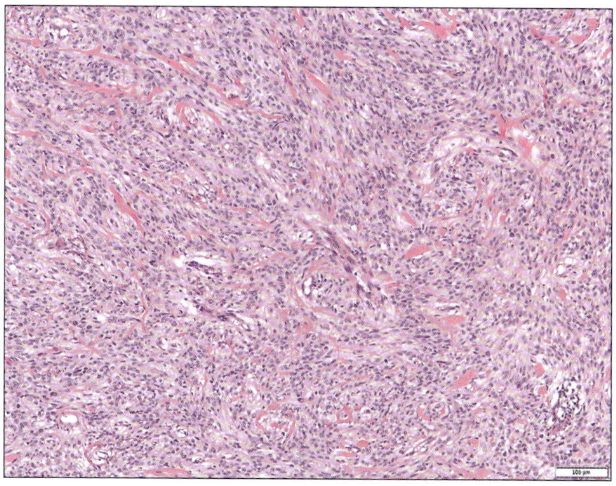

图 8-8　肌成纤维细胞瘤

梭形肌成纤维细胞排列成大小不一、杂乱的短束，细胞之间穿插着胶原束

样或“囊性”病变，也可以为妇科检查偶然发现。

【大体病理学】

肿瘤最大直径通常小于 5cm，实性，缺乏特异性大体观。

【组织病理学】

肿瘤界限清楚，无包膜，由梭形肌成纤维细胞构成，肿瘤细胞排列成大小不一、杂乱的短束，中间穿插着玻璃胶样变的胶原或粗大的胶原束（图 8-8）。细胞核较粗短，染色质细腻，核仁小或不明显，细胞质嗜酸性至嗜两性，细胞界限不清楚，通常可以查见散在分布的肥大细胞。不同区域肿瘤细胞密度不一，可见富于细胞区及显著玻璃样变的寡细胞区。多数病例混以不同比例的成熟脂肪组织，脂肪成分可以很少，也可占据主要成分。可以见到少数病例出现车辐状或栅栏状排列，局灶可见上皮样或圆形细胞，偶尔因退行性变出现核大、深染和奇异型核。大多数肌成纤维细胞瘤弥漫表达 ER、PR、desmin 和 CD34，约 1/3 病例表达 SMA，与乳腺同名肿瘤一样，近 90% 的肿瘤存在由 13q14 缺失导致的 RB1 失表达。

【治疗和预后】

本病为良性肿瘤，即使边缘为阳性，局部复发也很罕见。

五、富于细胞性血管纤维瘤

富于细胞性血管纤维瘤（cellular angiofibroma）是一种富于细胞且血管丰富、由成纤维细胞构成的良性肿瘤。

【临床特征】

一般发生于中年妇女的会阴和阴道部位，男性患者可见于腹股沟阴囊区，表现为体积较小（小于3cm）、边界清晰、无痛的皮下结节。

【大体病理学】

肿瘤结节状，质地中等或较硬，切面呈白色或灰白色，纤维状。

【组织病理学】

肿瘤由一致的短梭形或梭形细胞组成，细胞密度中等或富于细胞，散布在纤维性间质中，间质含纤细的相互交错的胶原纤维束，常见肥大细胞。瘤细胞含少量淡粉色胞质，细胞边界不清晰，核分裂象罕见，但部分病例可以见到核分裂象及多核细胞。另一个组织学特点是散在分布的中小厚壁血管，伴玻璃样变（图 8-9）。肿瘤界限清楚，但无被膜，有时见到一些成熟的脂肪组织陷入。最近报道局灶出现重度非典型性和肉瘤转化的少数病例，同时伴 p53 异常表达，但均未出现复发或转移[12, 13]。肿瘤细胞一般表达 vimentin、ER 和 PR，通常表达 CD34（～60%），desmin、h-caldesmon 和 SMA 阴性[14, 15]。RB1 染色通常丢失，与 13q14 缺失相关。

【鉴别诊断】

1. 深部（侵袭性）血管黏液瘤　位置较深，浸润性生长，细胞成分相对稀疏，血管是具有诊断意义的厚壁大血管。富于细胞性血管纤维瘤的细胞较为丰富，边界清楚。免疫组化显示富于细胞性血管纤维瘤 desmin、HMGA2 阴性，而深部血管黏液瘤一般 desmin 和 HMGA2 阳性。

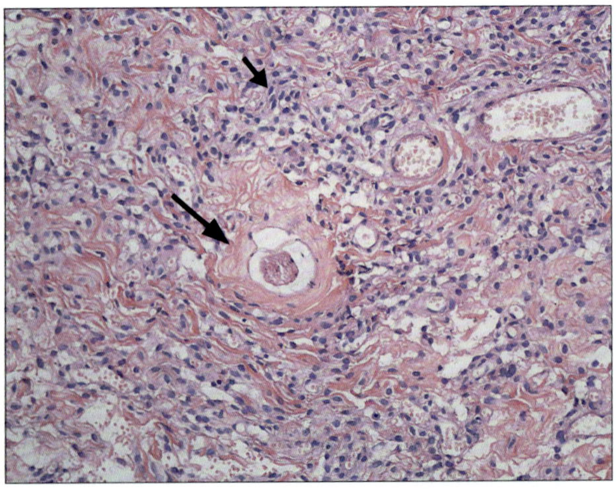

图 8-9　富于细胞性血管纤维瘤

梭形肿瘤细胞（短箭头）散布在相互交错的胶原纤维束中，可见中等管径的厚壁血管，伴玻璃样变（长箭头）

2. 平滑肌瘤　二者类似之处在于相互交错的梭形细胞束，但平滑肌瘤的纤维束更长，胞质更丰富、红染，细胞核两端钝圆。

【治疗和预后】

富于细胞性血管纤维瘤为良性肿瘤，局部切除后不易复发。

六、青春期前外阴纤维瘤

青春期前外阴纤维瘤（prepubertal fibroma of vulva）是发生于青春期前女孩外阴（多在大阴唇）的梭形细胞肿瘤，可能为成纤维细胞起源，又称儿童不对称大阴唇肥大症[16]。有作者认为该病变为青春期前和青春期早期激素变化导致的外阴不对称性生理性增大[17]。

【临床特征】

该病表现为单侧、无痛性皮下肿块（通常在大阴唇），生长缓慢。患者年龄为 3～13 岁。

【大体病理学】

肿瘤大小 2～8cm，切面呈粉灰色到棕褐色，质地柔软或较韧。

【组织病理学】

青春期前外阴纤维瘤界限不清，周围或肿瘤内可见脂肪、血管、神经及纤维结缔组织。病变主要位于黏膜下和真皮，可见陷入其中的皮肤附件（图 8-10）。细胞稀少，温和的梭形细胞在水肿、胶原化或黏液样间质内无序生长，细胞核仁不明显，细胞质淡染，边界不清晰（图 8-11）。缺乏细胞多形性、出血坏死及核分裂象。见小至中等大小厚壁血管。CD34 通常弥漫阳性，S-100、SMA 和 desmin 阴性表达，ER 和 PR 可阳性、局灶阳性或阴性。

【鉴别诊断】

1. 深部（侵袭性）血管黏液瘤　见于育龄期妇女，位置较深，细胞稀疏，呈梭形或星形，间质为黏液性，血管是具有诊断特征的厚壁大血管。青春期前外阴纤维瘤则基本发生于青春期前女孩，多见于大阴唇，细胞为一致的梭形细胞，间质水肿、胶原化或黏液样，见小至中等大小厚壁血管。

2. 真皮纤维瘤　发病年龄、部位、肿瘤细胞排列模式及免疫组化特点有助于鉴别诊断。真皮纤维瘤位于真皮内，少数可延伸至皮下脂肪浅层，边界相对清晰，肿瘤细胞为成纤维细胞样梭形细胞，呈

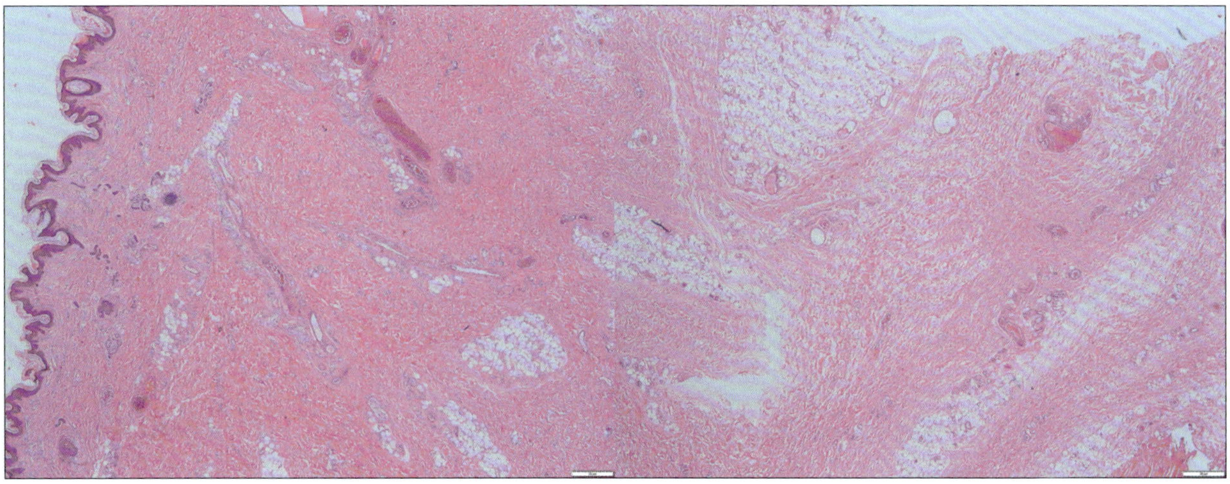

图 8-10　青春期前外阴纤维瘤

患者为 8 岁女孩，肿瘤位于大阴唇，界限不清，由纤维组织、脂肪组织和血管杂乱混合，周边可见陷入的皮肤附件

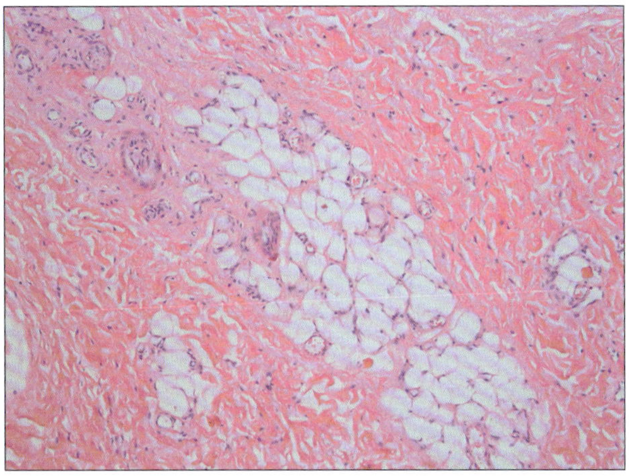

图 8-11　青春期前外阴纤维瘤

肿瘤主要由玻璃样变的纤维组织构成，细胞稀少，含有脂肪组织

席纹状或车辐状排列。青春期前外阴纤维瘤则发生于青春期前女孩，多位于大阴唇，细胞稀少，无序排列，免疫组化 CD34、ER、PR 可阳性。

【治疗和预后】

青春期前外阴纤维瘤为良性，但由于切除不完全，至少 30% 的患者有局部复发。

七、浅表血管黏液瘤

浅表血管黏液瘤（superficial angiomyxoma）又称皮肤黏液瘤，多见于头颈部和躯干，偶可发生在生殖道部位。如果多个表浅的血管黏液瘤同时见于躯干或乳房，应考虑 Carney 综合征。生殖道部位的浅表血管黏液瘤则没有这种联系。

【临床特征】

外阴部浅表血管黏液瘤多发生于 40 岁左右妇女，也有青少年和绝经后老年患者的报道[18]。该病表现为生长缓慢、无痛的息肉状肿物。

【大体病理学】

肿瘤为息肉状或分叶状，一般小于 5cm，界限清楚，肿瘤切面呈灰白色，黏液胶冻状。

【组织病理学】

浅表血管黏液瘤位于真皮及浅表皮下组织，边界清晰，由单个或多个黏液样结节构成（图 8-12A）。在黏液基质中，细胞稀少，缺乏恶性特征，可见到纤细的梭形细胞、星形细胞、急性炎细胞和薄壁的弓形血管（图 8-12B），中性粒细胞浸润具有特征性。约 30% 的病例可见衬覆鳞状上皮的囊肿或鳞状上皮条索，后者并不提示肿瘤浸润性生长（图 8-13）。细胞表达 vimentin、CD34，不表达 ER、PR、desmin、SMA、actin 与 S-100[19]。

【鉴别诊断】

浅表血管黏液瘤易被误诊为侵袭性血管黏液瘤，二者都表现为细胞成分较少的黏液性肿瘤。二者的区别在于肿瘤所在的位置、边界及血管形态（表 8-1）。

【治疗和预后】

手术完全切除是主要的治疗方式。术后 30%～40% 浅表血管黏液瘤有局部非破坏性复发。

八、深部（侵袭性）血管黏液瘤

深部（侵袭性）血管黏液瘤（deep/aggressive angiomyxoma）是一种局部侵袭性生长但不具有转移能力的良性黏液性肿瘤。

【临床特征】

该病主要发生于女性的盆腔和外阴、阴道部，

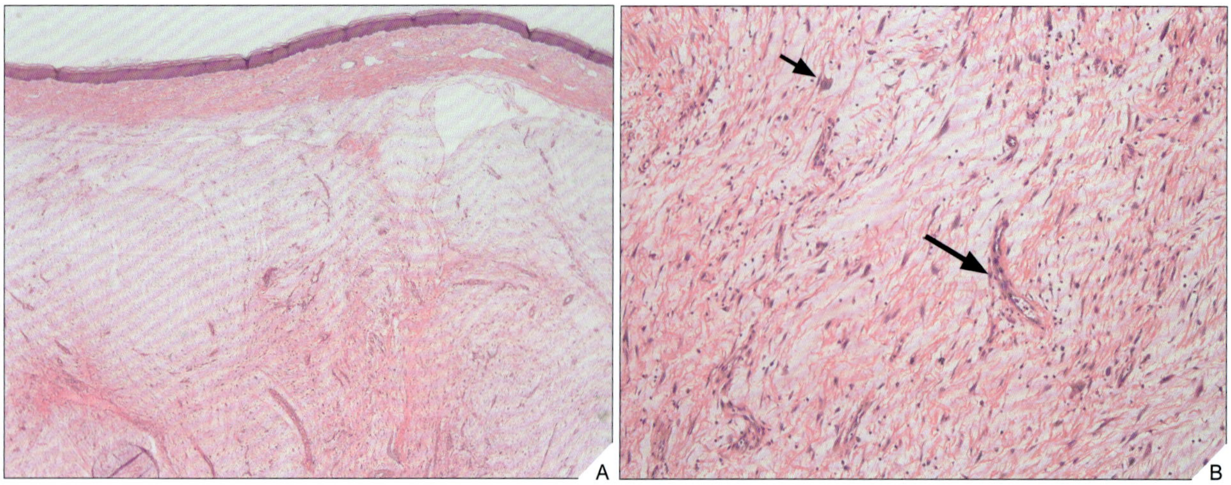

图 8-12 外阴浅表血管黏液瘤

A. 肿瘤位置表浅，位于真皮下，边界清晰，多结节状，间质富有黏液；B. 肿瘤细胞呈梭形或星芒状（短箭头），具有诊断特征的薄壁的中小管径弓形血管（长箭头）和黏液样基质，间质内散在中性粒细胞浸润

表 8-1 浅表血管黏液瘤与深部血管黏液瘤的鉴别

鉴别项	浅表血管黏液瘤	深部血管黏液瘤
位置	腹股沟、外阴，位于真皮及浅表皮下组织	外阴阴道、盆腔和会阴区深部组织
边界	多个结节，与周围正常组织边界清晰	侵袭性生长，边界不清，体积巨大
血管	中小管径的薄壁弓形血管	厚壁血管
免疫组化	ER、PR、CD34 阳性，desmin 阴性，HMGA2 基本阴性	ER、PR、CD34 阳性，desmin 阳性，HMGA2 大部分阳性
分子特征	缺乏 *HMGA2* 重排	*HMGA2* 重排（30%）

常见于育龄期妇女。临床上易误诊为囊肿，特别是前庭大腺囊肿。肿瘤体积一般较大（常大于 10cm），生长迅速，导致正常解剖结构的紊乱。

【大体病理学】

肿瘤一般体积巨大，边界不清，质地柔软，有光泽，胶冻状，纤维化时可较为硬或韧（图 8-14）。

【组织病理学】

肿瘤边界呈浸润性生长，边缘区域可见陷入的脂肪组织及骨骼肌（图 8-15）。瘤细胞为小的卵圆形、梭形和星形细胞，稀疏分布于大量黏液样基质中。细胞形态温和，边界不清，具有单极或双极的胞质突起，偶尔可见多核巨细胞，几乎无核分裂和

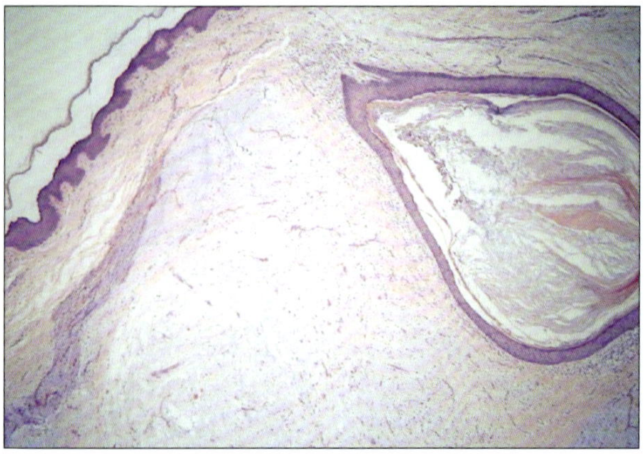

图 8-13 外阴浅表血管黏液瘤

肿瘤内上皮包涵囊肿

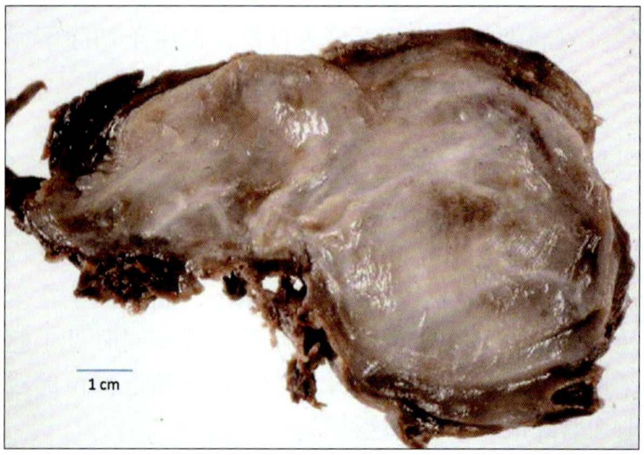

图 8-14 深部血管黏液瘤

肿瘤体积巨大，边界不清，侵袭至周围脂肪组织，切面呈灰白色，质地略呈胶状

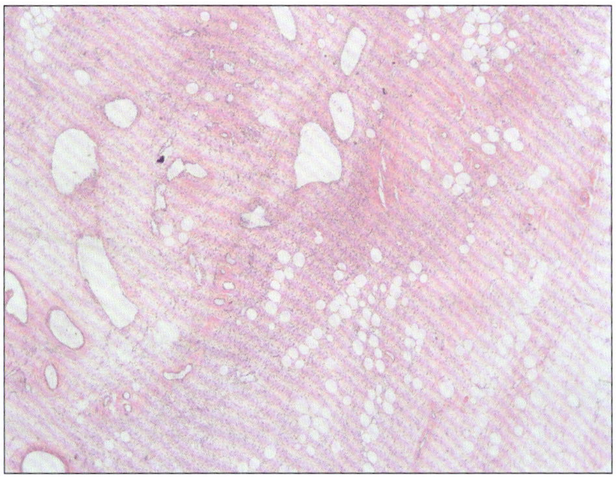

图 8–15　深部血管黏液瘤

肿瘤边界不清，侵袭至周围脂肪组织

细胞异型性。间质内含有纤细的胶原纤维和大小不一的薄壁或厚壁血管，最具诊断意义的是中等大小或大的厚壁血管，管壁常有玻璃样变（图 8-16），常见胶原纤维和增生的平滑肌细胞围绕在血管周围或间质内（图 8-17）。此外，可见红细胞外渗现象（图 8-18）。肿瘤细胞通常表达 desmin、actin、vimentin、ER、PR，部分病例 CD34、SMA 染色也可阳性[1]，S-100 一般阴性。HMGA2 细胞核着色见于大部分病例，该蛋白也见于其他间叶性肿瘤（如部分平滑肌瘤、脂肪源性肿瘤和纤维上皮性间质息肉）[20]，但正常组织无表达，因此可用于证实肿瘤浸润性生长及确认肿瘤边界（图 8-19）。约 1/3 的病例存在染色体 12q15 上结构转录因子 *HMGA2* 基因重排[1，2，5]。

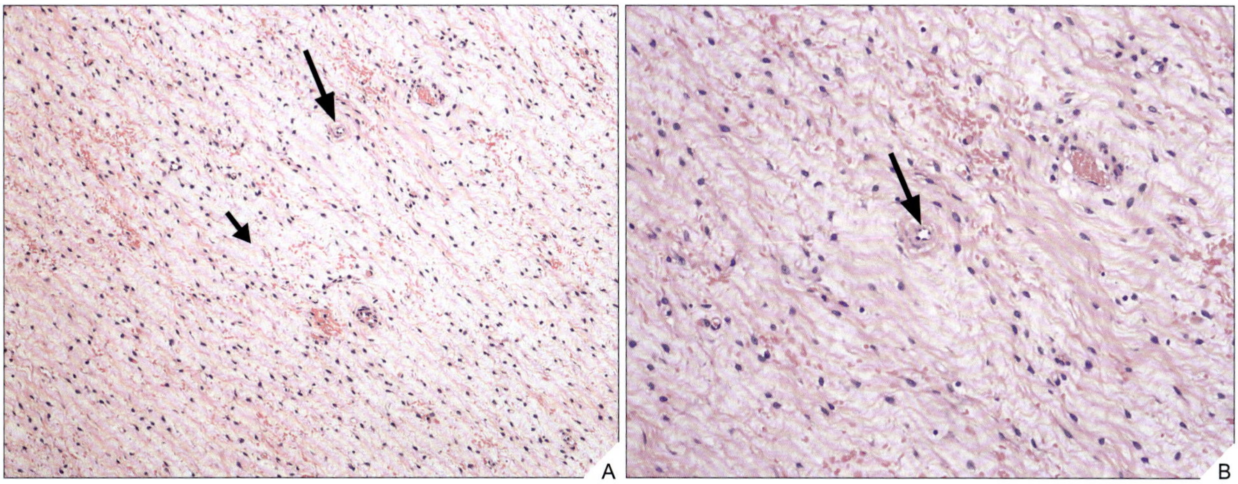

图 8–16　深部血管黏液瘤

A. 低倍镜下可以见到许多中等或大型的厚壁血管（长箭头），分布于黏液基质中（短箭头）；B. 肿瘤细胞呈梭形或星芒状，形态温和，稀疏地分布于黏液样基质中，可见中等大小的厚壁血管（箭头）

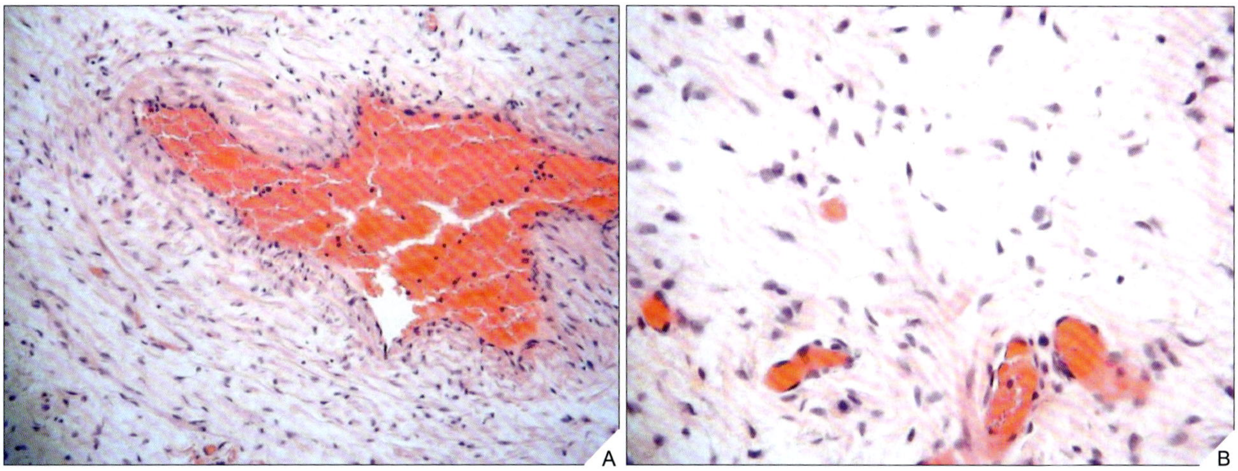

图 8–17　深部血管黏液瘤

血管周围（A）及间质内（B）可见成束平滑肌

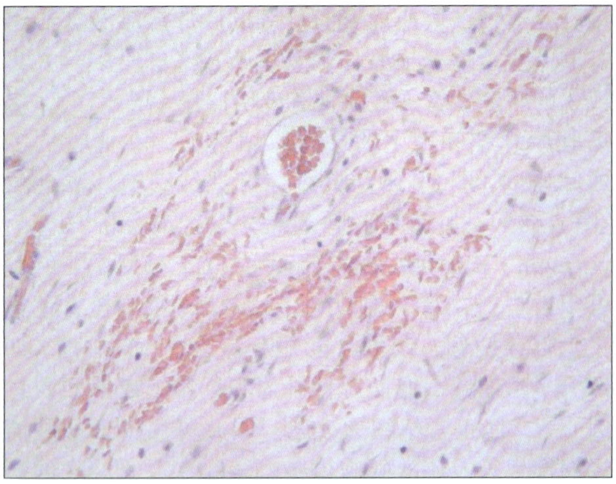

图 8–18 深部血管黏液瘤
间质内红细胞外渗

【鉴别诊断】

本病需与浅表血管黏液瘤相鉴别（表 8-1），还需与梭形细胞脂肪瘤、黏液性神经纤维瘤、黏液性脂肪肉瘤、黏液性平滑肌肉瘤及胚胎性横纹肌肉瘤相鉴别。除了黏液性间质以外，这些肿瘤常有不同的大体特征，缺乏侵袭性黏液性的特征性组织学改变，此外，黏液性肉瘤具有明显的细胞异型性和核分裂象。

【治疗和预后】

由于肿瘤浸润性生长，深部血管黏液瘤具有局部复发的特点，切除不干净则有显著的局部复发倾向，有多达 40% 的病例很多年后复发，多次复发常见。较大边界（至少大于 1cm）的手术切除是最佳的手术方案[2]。

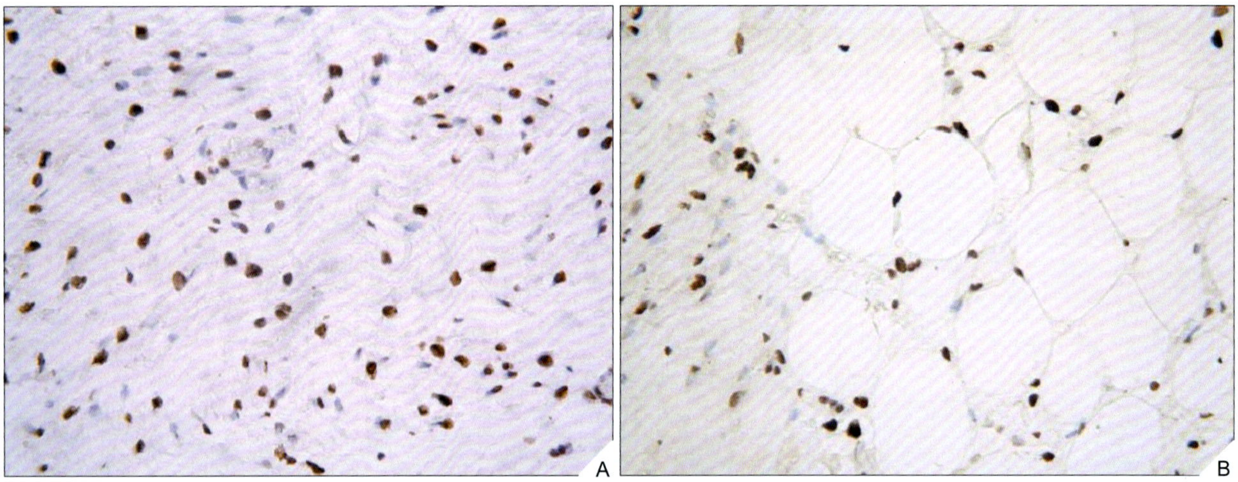

图 8–19 深部血管黏液瘤
A. 肿瘤细胞 HMGA2 核着色；B. 肿瘤细胞浸润至周围正常脂肪组织，肿瘤细胞 HMGA2 核阳性，脂肪组织则无着色

第二节 纤维组织细胞肿瘤与成纤维细胞瘤/肌成纤维细胞肿瘤及瘤样病变

一、真皮纤维瘤

真皮纤维瘤（dermatofibroma）即纤维组织细胞瘤，是发生于真皮的以梭形和（或）圆形细胞为特征的良性肿瘤。

【临床特征】

本病可发生于身体任何部位，最常见于成人四肢及躯干部，也可见于会阴区。临床表现为缓慢生长的孤立性肉色或褐色结节，约 1/3 的病变为多发。

【大体病理学】

本病可表现为无包膜的结节或肿块，直径大小不等，一般在 1cm 左右，切面呈灰白色、灰黄色或暗红色等，质地硬或偏软。

【组织病理学】

真皮纤维瘤位于真皮内，少数可延伸至皮下脂肪浅层，边界相对清晰，由类似成纤维细胞的梭形细胞构成。肿瘤细胞呈席纹状或车辐状排列（图 8-20），肿瘤内常散在泡沫细胞和图顿巨细胞。肿

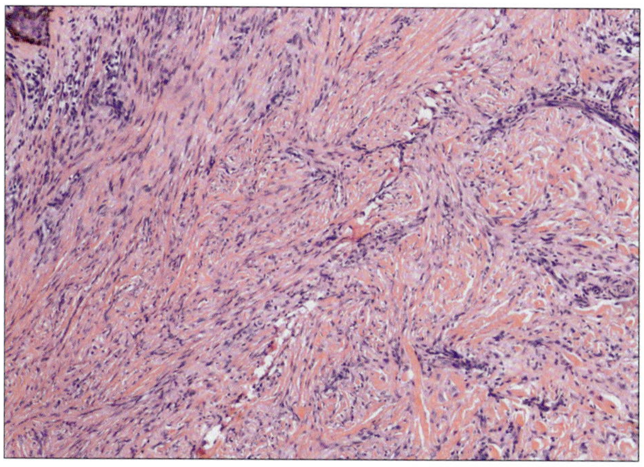

图 8-20　真皮纤维瘤
肿瘤位于真皮，细胞呈车辐状排列

瘤边缘可见梭形细胞围绕一些玻璃样变的真皮胶原束。肿瘤上方的真皮常有棘层增生、上皮角延长和基底层色素细胞增多。免疫组化表现为广泛的Ⅷ α因子（真皮树突细胞标记）阳性，CD34 阴性，灶性表达 SMA、desmin，不表达 h-Caldesmon。该肿瘤有多种变异型，包括血管周细胞瘤样型、黄色瘤样型、上皮样细胞型、非典型性等。上皮样细胞型真皮纤维瘤的肿瘤边缘 CD34 染色可呈阳性，但一般不会像隆突性皮肤纤维肉瘤那样广泛阳性。

【治疗和预后】

真皮纤维瘤的预后与肿瘤的组织类型有关。典型的真皮纤维瘤是良性肿瘤，手术切除即可。变异型真皮纤维瘤有局部复发倾向，需要反复切除。少数非典型性病例有局部淋巴结转移及肺转移。

二、术后梭形细胞结节

术后梭形细胞结节（postoperative spindle cell nodule，PSCN）是由手术或外伤引起的一种非肿瘤性的反应性梭形细胞增生，伴程度不等的间质水肿，易被误诊为肉瘤，又称术后假肉瘤，常见于下泌尿生殖道。

【临床特征】

术后梭形细胞结节比较少见，病变发生于原先手术部位，通常为术后数周至数月发生。年龄范围比较广泛，但通常发生在育龄期，阴道或外阴均可发生。

【大体病理学】

病变无明确边界，直径可达数厘米，通常小于3cm。

【组织病理学】

病变由交错束状排列的梭形细胞构成，细胞较丰富，胞质嗜酸性或嗜双色性，核分裂象常见，但细胞大小一致，缺乏显著的异型性，间质不同程度水肿，有丰富的纤细的网状小血管和慢性炎症细胞浸润（图 8-21，图 8-22），炎症细胞可延伸到周围组织中。表面可有浅表溃疡，伴急性炎症细胞浸润。增生的梭形细胞表达 vimentin、SMA、desmin、actin，值得注意的是，广谱 CK 和低分子量 CK 也常阳性着色。

【鉴别诊断】

分化好的平滑肌肉瘤、炎性肌成纤维细胞瘤和纤维瘤病是主要的鉴别诊断。高分化平滑肌肉瘤至少局灶会出现显著的异型性。炎性肌成纤维细胞瘤的成纤维细胞和肌成纤维细胞呈束状或漩涡状排列，间质内大量浆细胞、淋巴细胞、嗜酸性粒细胞和少数中性粒细胞浸润，部分病例可见一些奇异型细胞，大部分病例 ALK 胞质阳性。纤维瘤病常为明显的浸润性生长，成纤维细胞或肌成纤维细胞通常为纤细

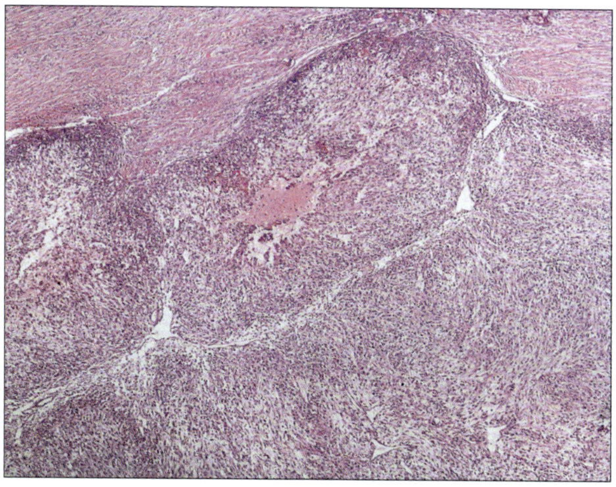

图 8-21　术后梭形细胞结节
病变边界不清，梭形细胞呈束状交错排列

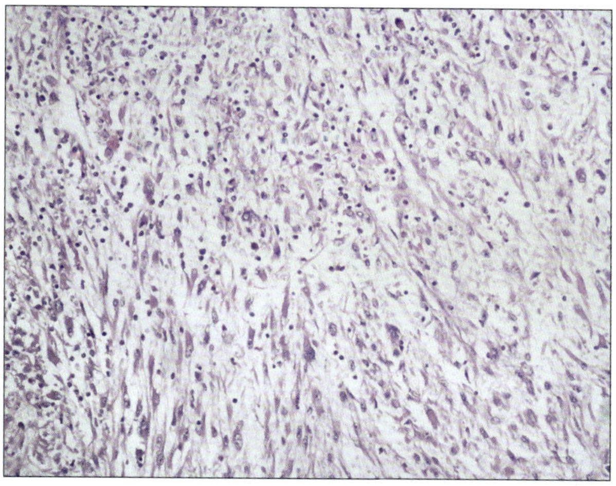

图 8-22　术后梭形细胞结节
间质水肿，散在炎症细胞浸润，细胞丰富，但细胞异型性不明显

的梭形，细胞核波浪状，肿瘤常富含胶原纤维。术后梭形细胞结节患者近期有手术史对鉴别诊断尤为重要。

【预后】

本病为良性病变，但可能局部复发。

三、孤立性纤维性肿瘤

孤立性纤维性肿瘤（solitary fibrous tumor，SFT）是一种成纤维细胞性肿瘤，以突出的分支、薄壁、鹿角状血管和 *NAB2-STAT6* 基因重排为特征。

【临床特征】

SFT 好发于胸膜、软组织、腹腔和腹壁，在女性生殖系统，外阴是最常见的部位，其次是阴道和子宫颈。在下生殖道，SFT 往往比在上生殖道更常见于年轻的患者。

【大体病理学】

SFT 大小不等，达 1～10cm 及以上，平均 5～6cm，边界清楚，质硬，切面呈灰白色或灰褐色。

【组织病理学】

SFT 由梭形或卵圆形细胞组成，胞质稀少，染色质呈空泡状，无明显异型性，核分裂象少见，通常无坏死。肿瘤细胞疏密不等，无结构样排列，细胞密集区和细胞稀疏区常交替分布，还可表现为席纹状、梁状、疏松的条束状排列。另一特征为肿瘤细胞间含有粗细不等、形态不一的胶原纤维，以及特征性的血管结构（大量鹿角样、血管外皮细胞样血管，常见血管周玻璃样变性）（图 8-23）。下生殖道 SFT 表达 CD34 和 STAT6，ER 和 PR 阳性率不等（分别为 43% 和 33%）。

【治疗和预后】

SFT 治疗为完整切除肿瘤并使切缘阴性。30% 的 SFT 会发生复发或转移。细胞异型性、肿瘤 >5cm、核分裂象 >4/10HPFs、肿瘤性坏死、细胞密度增加等提示非典型或恶性 SFT，判断标准参照软组织相应肿瘤。

四、隆突性皮肤纤维肉瘤

隆突性皮肤纤维肉瘤（dermatofibrosarcoma protuberans，DFSP）是发生于皮肤的具有局部侵袭性的低度恶性成纤维细胞性肿瘤。

【临床特征】

本病多发生于 20～50 岁中青年，平均年龄为 40 岁，男女比例约 1.5 ∶ 1。好发于躯干和四肢近端，发生在会阴部位者少见。病变常生长缓慢且持续生长，常持续数年。

【大体病理学】

肿瘤呈扁平的斑块，斑块基底之上可长出单个或多个结节，表现为红蓝色，切面呈灰白色，质较硬，偶尔可以出血或呈囊性变，一般无坏死。肿瘤主要位于皮下，可与表皮紧密粘连。

【组织病理学】

肿瘤位于真皮和皮下组织，弥漫浸润真皮并侵及皮下组织，表皮通常不受累。肿瘤组织由单一形态的梭形细胞构成，梭形细胞较致密、纤细，与胶原纤维形成特征性的车辐状结构（图 8-24A），细胞轻度异型，可见核分裂象，一般 <5/10HPFs。偶尔可见到一些特殊的组织变化，包括纤维肉瘤样变（细胞“人”字形排列，众多的核分裂象）、黏液样变等。一

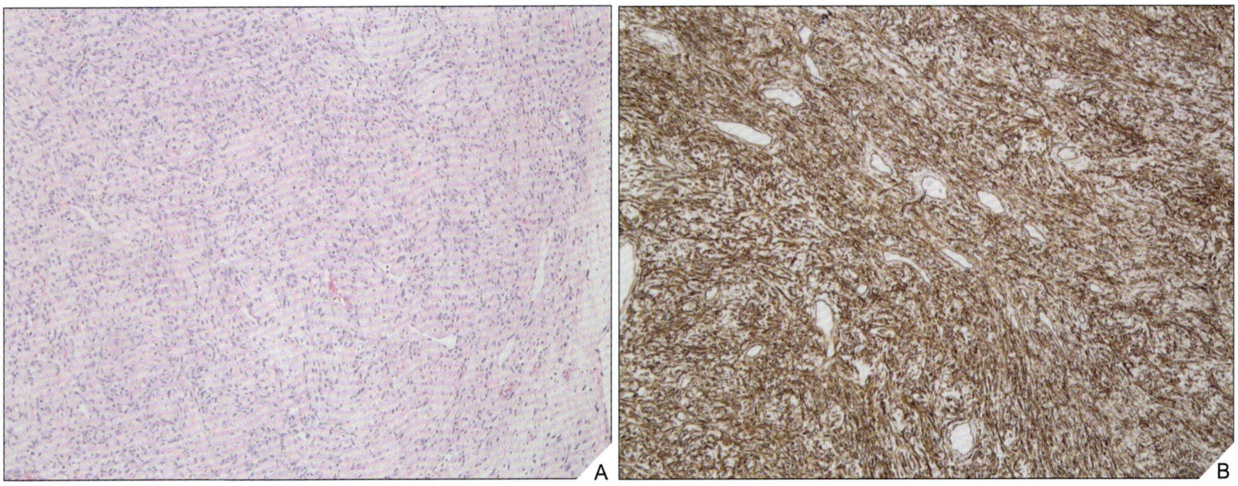

图 8-23 外阴孤立性纤维性肿瘤

A. 肿瘤细胞呈席纹状或条束状排列，肿瘤细胞间含有粗细不等、形态不一的胶原纤维，间质血管呈鹿角样；B. 肿瘤呈 CD34 弥漫着色

般在肿瘤和表皮之间有一带状的正常组织区域，肿瘤上方的真皮没有显著的增生，皮肤附属器可被肿瘤围绕，而不受到破坏。免疫组化显示肿瘤细胞一致表达CD34（图8-24B），部分表达CD117，EMA可灶性弱阳性，伴有肌样分化者表达SMA，CK、S-100及desmin通常阴性。肿瘤有染色体17和染色体22的易位，导致两个基因*COLIAL1*和*PD6FB*的融合，可通过FISH检测*COLIAL1-PD6FB*融合基因，也可采用RT-PCR检测。

【鉴别诊断】

本病主要与真皮纤维瘤相鉴别，二者的区别见表8-2。对于中老年妇女会阴部梭形细胞肿瘤，鉴别诊断包括梭形细胞鳞状细胞癌，以及恶性黑色素瘤的变型。诊断的关键在于检查表皮是否有原位鳞状细胞癌或原位黑色素瘤。免疫染色（CD34、CKpan、S-100、MART-1、HMB45）有助于鉴别诊断。

【治疗和预后】

隆突性皮肤纤维肉瘤有局部复发的潜能，术后易复发，因此扩大边缘的手术切除是适当的治疗方法，推荐切缘距离为2～3cm。转移很少见，但如果有纤维肉瘤转化，则具有转移潜能。

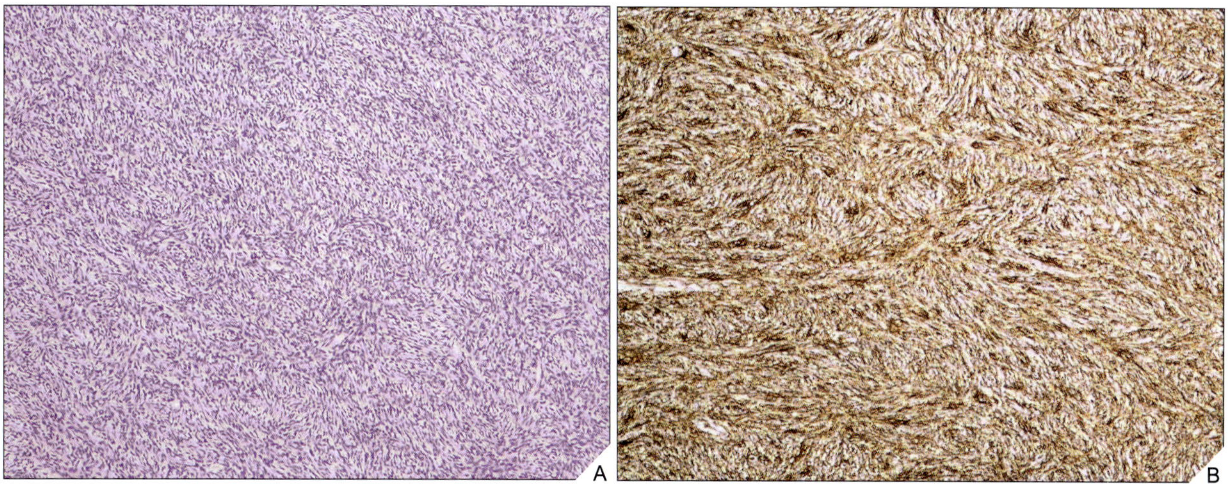

图8-24　外阴隆突性皮肤纤维肉瘤

A. 梭形肿瘤细胞呈车辐状排列；B. 肿瘤细胞弥漫表达CD34

表8-2　真皮纤维瘤与隆突性皮肤纤维肉瘤的鉴别

鉴别项	真皮纤维瘤	隆突性皮肤纤维肉瘤
边界	边界相对清晰	侵袭周围的正常组织
上皮	上皮显著增生	没有上皮增生
CD34	阴性	阳性（84%～100%病例）
XⅢα 因子	阳性	阴性（有一些病例二者具有交错性）

第三节　脂肪源性肿瘤

一、脂肪瘤

脂肪瘤（lipoma）是由成熟的脂肪细胞构成的良性肿瘤。

【临床特征】

一般生长在大阴唇、阴阜等部位，通常表现为位置表浅、缓慢生长、质软、可移动、界限分明的无痛性包块。一般发生于育龄妇女，也可发生于儿童。

【大体病理学】

表面有包膜，直径大约在1cm以内，体积较大者可以发生出血、坏死和表面溃疡。

【组织病理学】

肿瘤由大小相对均匀一致的成熟脂肪细胞组成，呈片状排列和（或）被纤细的纤维间隔分隔成小叶（图 8-25）。脂肪细胞和间隔的间质细胞无细胞异型性。如果肿瘤较大，可以发生黏液样变性及脂肪坏死。肿瘤不表达 MDM2 或 CDK4、p16。缺乏 MDM2 扩增有助于鉴别非典型脂肪瘤。

【治疗和预后】

此瘤生长缓慢，脂肪瘤和梭形细胞脂肪瘤切除后很少复发。

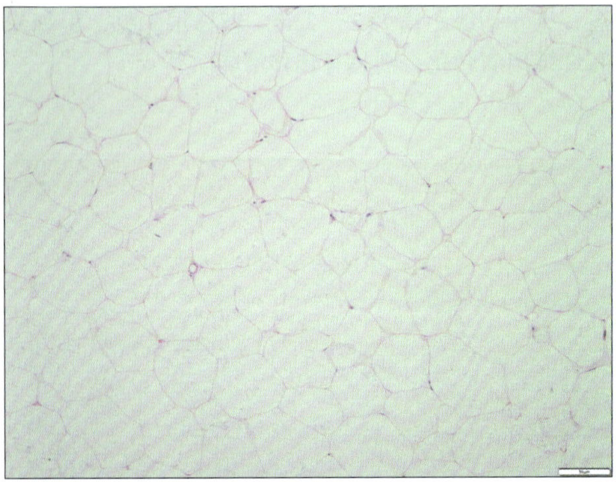

图 8-25　外阴脂肪瘤

成熟的脂肪细胞夹杂着纤维血管组织，扁平的细胞核位于胞质的一侧

二、外阴脂肪母细胞瘤样肿瘤

外阴脂肪母细胞瘤样肿瘤（lipoblastoma-like tumor of the vulva）属于 RB1 缺失的软组织肿瘤家族，是一种少见的脂肪细胞分化的良性间叶性肿瘤，来源于异常增生的不成熟的脂肪细胞，具有脂肪母细胞瘤、黏液样脂肪肉瘤和梭形细胞脂肪瘤的部分特征。2002 年 Lae 等首次报道并命名[21]，目前共报道不到 30 例。

【临床特征】

患者多为年轻女性，中位年龄为 35 岁，肿瘤发生于外阴，表现为逐渐增大的肿块，部分患者可有疼痛。

【大体病理学】

肿瘤通常界限清楚，大小不一，最大可达 30cm，平均 6cm，呈分叶状，切面呈胶冻样。

【组织病理学】

其组织形态学特征兼有脂肪母细胞瘤、黏液样脂肪肉瘤、梭形细胞脂肪瘤的组织学特征。肿瘤被纤维组织分隔成分叶状，在显著黏液样变的间质背景中混杂分布着成熟脂肪细胞、单泡或多泡的脂肪母细胞，以及数量不等的、形态温和的梭形细胞。肿瘤细胞核较一致，呈圆形至卵圆形，染色质细腻，核分裂罕见，没有坏死。间质富含薄壁分支的血管，类似于黏液样脂肪肉瘤和脂肪母细胞瘤中的血管。一般不同程度表达 CD34，不表达 S-100、MDM2、CDK4、PLAG1 和 HMGA2[20]，RB1 表达可完全缺失或为镶嵌状核着色。FISH 检测显示缺乏 *DDIT3* 和 *PLAG1* 基因重排[5, 22, 23]，没有基因拷贝数的显著改变。

【鉴别诊断】

鉴别诊断中包括黏液样脂肪肉瘤、梭形细胞脂肪瘤和脂肪母细胞瘤。黏液样脂肪肉瘤很少发生在生殖器，呈分叶状或结节状生长，黏液样基质、分支状薄壁血管、圆形或短梭形原始间叶细胞及不同分化阶段的脂肪母细胞为其特点，小叶周边细胞相对密集。对于困难病例，*DDIT3* 基因重排支持黏液样脂肪肉瘤的诊断。与脂肪母细胞瘤样肿瘤相似，梭形细胞脂肪瘤包括不同比例的梭形细胞、黏液样基质和脂肪细胞，此外，这两种病变都可以显示 RB1 染色的丢失。然而，梭形细胞脂肪瘤主要发生在成年男性的背部和肩部，缺乏脂肪母细胞瘤样肿瘤中常见的分叶状结构和分支状毛细血管。脂肪母细胞瘤在组织学上可以接近脂肪母细胞瘤样肿瘤，但它主要见于婴儿（<10 岁），很少发生在生殖器。此外，大多数脂肪母细胞瘤含有 PLAG1 的重排，导致蛋白质过度表达，可以用免疫组化染色证明。

【治疗和预后】

本病的生物学行为是完全良性，一般预后良好，无恶变及转移的报道，手术是其唯一的治疗方式，因其位置相对表浅且容易复发，一般建议手术完整切除。术后复发率为 13%～46%，多复发于术后 4 个月至 10 年，平均为 3 年。该肿瘤比较罕见，术前容易误诊，均需病理检查确诊。

三、脂肪肉瘤

脂肪肉瘤（liposarcoma）是一种具有局部浸润和远处转移潜能的恶性脂肪细胞肿瘤。

【临床特征】

外阴和阴道部脂肪肉瘤非常罕见，目前报道不足 20 例[24]，其形态类似于其他部位脂肪肉瘤。外阴部脂肪肉瘤的病例报道大多数分化良好[24, 25]，非典型脂肪瘤样肿瘤 / 高分化脂肪肉瘤（atypical lipomatous tumor/well-differentiated liposarcoma，ALT/WDLPS）和黏液样脂肪肉瘤较多见，去分化和多形性脂肪肉瘤极为罕见。诊断时的年龄在 50～60 岁。黏液样脂肪肉瘤的患者年龄相对较小，为 20～40 岁。

【大体病理学】

ALT/WDLPS界限清楚、分叶状，切面呈黄色至棕褐色，具有薄的纤维性包膜。未分化的区域为红褐色，实性或鱼肉状。黏液样脂肪肉瘤切面呈棕褐色或灰白色。多形性脂肪肉瘤形态多样，边界尚清或呈明显浸润性生长，切面棕褐色，有或没有坏死。

【组织病理学】

ALT/WDLPS由相对分化良好的脂肪细胞构成，由多少不一、厚而不规则的纤维条带分隔成小叶状。脂肪细胞大小和形状各不相同，至少局灶可见核的异型性和核深染。纤维分隔区或纤维条带间散在多少不等的非典型间质细胞，核增大、深染，单核或多核（图8-26）。可以存在数量不等的单泡或多泡脂肪母细胞，但不是诊断所必需的。

去分化脂肪肉瘤中，去分化成分组织学形态多样，通常由较高级别的肉瘤组成，可以表现出各种同源（未分化多形性肉瘤或黏液纤维肉瘤等）和异源性去分化成分（横纹肌肉瘤、平滑肌肉瘤、骨肉瘤、软骨肉瘤等）。

黏液样脂肪肉瘤表现为丰富的黏液样间质和明显的树枝状薄壁血管，散在分布的单泡或多泡脂肪母细胞，分叶状或多结节状，小叶/结节周围细胞密度较高。

多形性脂肪肉瘤是形态学异源性的高级别肉瘤，具有脂肪母细胞分化，呈大而深染的多泡脂肪母细胞形态。去分化脂肪肉瘤与多形性脂肪肉瘤的区别在于有ALT成分。

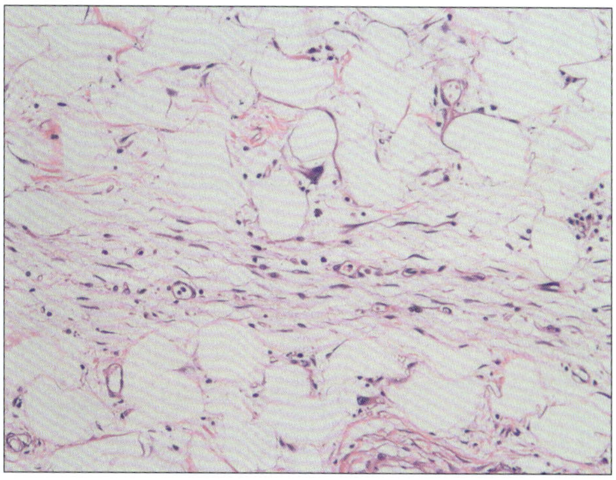

图8-26　高分化脂肪肉瘤

肿瘤主要由较为成熟的脂肪细胞构成，查见少数核大深染的脂肪母细胞，纤维分隔内散在多少不等的非典型梭形细胞

ALT/WDLPS和去分化脂肪肉瘤与MDM2和CDK4扩增有关。多数黏液样脂肪肉瘤（>90%）具有t（12：22）(q13；p11），产生*FUS-DDIT3*基因融合。少数病例具有t（12：22）(q13：q12），产生*EWSR1-DDIT3*基因融合。多形性脂肪肉瘤具有非反复性复杂的核型异常和*TP53*高频突变。

【治疗和预后】

脂肪肉瘤的治疗为完整切除肿瘤并使切缘阴性。大多数脂肪肉瘤可有局部复发和远处转移。除ALT为中间性肿瘤外，其他均为恶性肿瘤。圆形细胞或高密度细胞区域≥5%的黏液样脂肪肉瘤被认为是高级别的，患者的预后通常较差。

第四节　下生殖道平滑肌肿瘤

平滑肌肿瘤很少发生在会阴及阴道部位，相比之下，子宫是更为常见的部位。但是在外阴阴道区非部位特异性病变中，平滑肌肿瘤最为常见，分为平滑肌瘤、恶性潜能未定的平滑肌肿瘤和平滑肌肉瘤。

一、平滑肌瘤

【临床特征】

平滑肌瘤（leiomyoma）多见于40～60岁女性，表现为无痛的皮下肿块，无蒂，基底广，呈结节状或哑铃状，常被误诊为囊肿。

【大体病理学】

肿瘤边界清晰，直径多小于3cm，与子宫平滑肌瘤相似，切面呈灰白色至棕褐色，质韧，可以出现囊性变，局灶可有出血灶。

【组织病理学】

肿瘤由温和的相互交错的梭形细胞构成，细胞具有典型的平滑肌形态（图8-27），无明显异型性，核分裂罕见，可以出现缺血坏死或玻璃样变性，但不会出现肿瘤性坏死；间质可局灶或弥漫性透明变性或黏液样变。黏液性平滑肌瘤、上皮样平滑肌瘤、伴奇异核的平滑肌瘤及核分裂活跃的平滑肌瘤等亚型罕见。各亚型的分类标准可采用与子宫平滑肌瘤相似的标准。

【治疗和预后】

良性肿瘤，完全切除可治愈。术后多年可局部

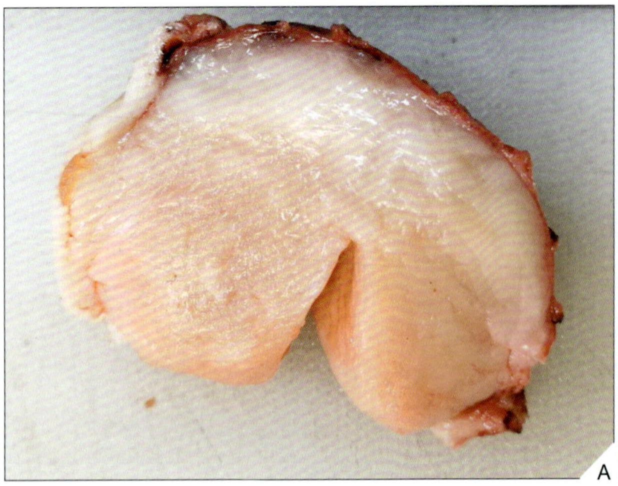

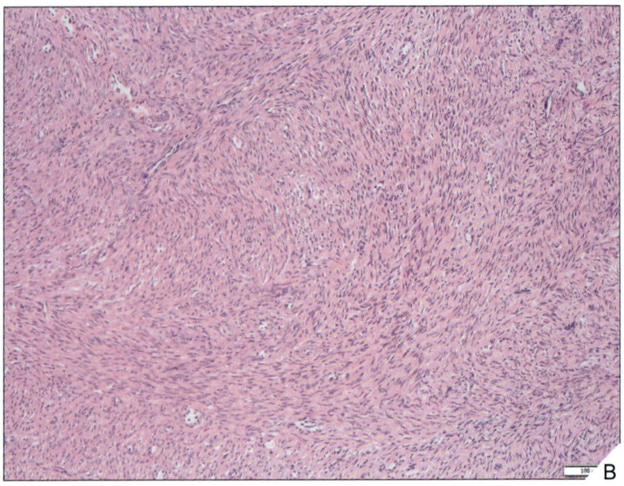

图 8-27 外阴平滑肌瘤

A. 肉眼观，肿瘤结节状，切面均匀，略编织状，类似于子宫平滑肌瘤，左上角可见少量外阴皮肤；B. 镜下见梭形细胞束状排列，相互交错，细胞温和，无核分裂象

复发，特别是切除不干净者。

二、恶性潜能未定的平滑肌肿瘤

恶性潜能未定的平滑肌肿瘤（smooth muscle tumor of uncertain malignant potential，STUMP）指形态学特征超出良性平滑肌瘤的标准，但还不足以诊断平滑肌肉瘤的平滑肌肿瘤。

【临床特征】

临床表现无特异性，同子宫平滑肌瘤，多发于育龄或绝经后妇女，一般无症状，肿瘤较大者可以有压迫症状。

【大体病理学】

大体可以同平滑肌瘤，表现为边界清、灰白、质韧、编织状，也可类似平滑肌肉瘤边界不清，切面呈灰白灰黄色，质韧或较细腻。

【组织病理学】

STUMP 组织学特征通常介于良性或恶性之间，或不能明确良恶性。根据细胞异型性、核分裂象计数和肿瘤性坏死，如果出现部分特征，但不足以诊断平滑肌肉瘤时，应考虑为 STUMP。有学者建议评估潜在 STUMP 的病理性核分裂象、上皮样形态、血管侵犯和浸润 / 不规则肿瘤边缘，因为这些组织学特征与不良预后有关。

【治疗和预后】

目前，尚无文献报道术后辅助激素治疗或化疗能够降低该病的复发率。应给予较宽的切除范围（大于 1cm）并进行密切的长期随访。复发率与手术不能完全切除相关。对于复发病例，手术切除仍然是治疗肿瘤的最佳选择。

三、平滑肌肉瘤

【临床特征】

外阴和阴道平滑肌肉瘤罕见，却是该部位最常见的肉瘤。患者年龄一般在 40～50 岁，表现为逐渐增大的无痛性或疼痛性肿块。

【大体病理学】

肿瘤通常大于 5cm，边界清楚或呈浸润性生长。切面质软或韧，呈灰黄色、灰褐色至红褐色，可伴有出血、坏死和囊性变。黏液性平滑肌肉瘤切面黏滑感、胶冻状；上皮样肿瘤质地较软，呈黄褐色。

【组织病理学】

平滑肌肉瘤通常边界不规则或浸润性生长。大多数下生殖道平滑肌肉瘤为传统的梭形细胞型，由梭形细胞组成，排列呈束状，含丰富的嗜酸性胞质，细胞核两端钝圆，核仁明显，分化差的肿瘤常由圆形或多形性细胞构成（图 8-28）。上皮样和黏液样平滑肌肉瘤也可发生。

关于外阴阴道平滑肌肿瘤的分类，目前已经提出多种标准。根据 1979 年 Tavasoli 和 Norris 分类系统，阴道平滑肌肿瘤存在浸润性边缘或同时存在以下两种情况时被归类为平滑肌肉瘤：①中至重度细胞异型性；②核分裂象≥ 5/10HPFs。根据 1996 年修订的标准，具有以下 4 种诊断特征中的 3 种诊断为外阴平滑肌肉瘤：①直径≥ 5cm；②中至重度细胞异型性；③核分裂象≥ 5/10HPFs；④浸润性边缘。

虽然传统上认为子宫平滑肌肿瘤的良恶性鉴别

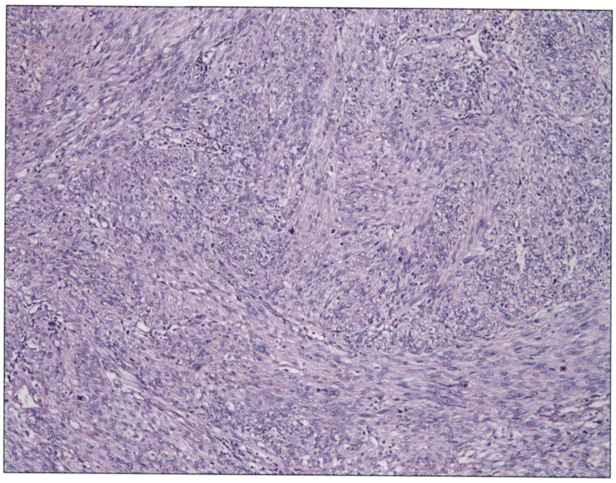

图 8-28　阴道平滑肌肉瘤

梭形肿瘤细胞不规则束状排列，伴显著异型性及较多核分裂象，可见病理性核分裂象

标准不适用于会阴和阴道部位肿瘤，但最近的研究支持对子宫和外阴阴道肿瘤采用统一的方法，子宫平滑肌肿瘤标准与部位特异性标准同样敏感，也更具特异性，同时也可将外阴阴道平滑肌肿瘤分为良性、STUMP 和恶性，而单独的浸润性生长并不是恶性肿瘤的预测因素。WHO 下生殖道平滑肌肿瘤分类第 5 版也采用了子宫体平滑肌肉瘤的诊断标准，即具备以下 3 项特征中的至少 2 项：显著异型性（中度至重度），肿瘤性坏死，核分裂指数 >4/mm^2（相当于 >10/10HPFs）。

【鉴别诊断】

当平滑肌瘤出现细胞密度升高、上皮样细胞、异型性明显及核分裂增多时，要注意与平滑肌肉瘤相鉴别，浸润性的边缘也与恶性行为相关。平滑肌肉瘤的免疫组化染色与平滑肌瘤是一样的，对于二者鉴别没有帮助。

【治疗和预后】

外阴和阴道平滑肌肉瘤为高级别肿瘤，与子宫体的平滑肌肉瘤相似，局部和远处复发率很高，且常发生肺、肝和其他器官的转移，大范围切除手术是首选的治疗方法。

第五节　横纹肌肿瘤

一、横纹肌瘤

横纹肌瘤（rhabdomyoma）是具有成熟骨骼肌分化的罕见良性肿瘤。

【临床特征】

下生殖道横纹肌瘤非常罕见，大多数发生在阴道，少数见于会阴和宫颈。患者一般为中年妇女，年龄在 25～54 岁。临床一般无症状，多偶然发现，少数可出现性交困难或尿路阻塞等症状。

【大体病理学】

肿瘤多为单一、息肉状或结节状病变，通常小于 3cm。切面呈灰白色或棕色，边界清楚。

【组织病理学】

上皮下方梭形或带状肿瘤细胞略呈束状或杂乱排列，瘤细胞大，边界清晰，胞质丰富，嗜伊红，颗粒状，多数细胞胞质内可见横纹，细胞核居中或偏位，核仁明显，无核分裂象及异型性（图 8-29）。横纹肌标记 desmin、myoglobin、myoD1、myogenin、myf4 染色阳性。

【鉴别诊断】

本病主要与胚胎性横纹肌肉瘤相鉴别。二者的区别在于横纹肌瘤发生于中年人，没有细胞异型性，缺乏核分裂象，也没有胚胎性横纹肌肉瘤最具诊断特征的生发层。此外，需要与颗粒细胞瘤相鉴别，颗粒细胞瘤的细胞界限不清，胞质内无横纹，弥漫表达 S-100 和 SOX10。

【治疗和预后】

横纹肌瘤为良性肿瘤，没有侵袭性，也无恶性潜能，以局部手术切除为主，切除后一般无复发。

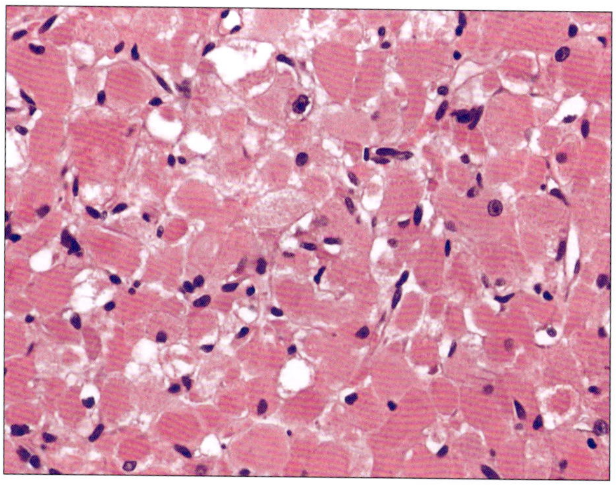

图 8-29　阴道横纹肌瘤

肿瘤细胞大、多边形，边界清晰，胞质丰富，嗜伊红，颗粒状，细胞核居中或偏位，核仁明显

二、横纹肌肉瘤

横纹肌肉瘤（rhabdomyosarcoma）是显示骨骼肌分化的一类原始间叶恶性肿瘤。该组肿瘤具有显著异质性，根据临床特点、光镜形态、免疫组化及分子遗传学特征可分为胚胎性、腺泡状和多形性三种主要亚型。大多数病例为散发性，但 DICER1 综合征（携带 *DICER1* 胚系突变）患者有发生宫颈胚胎性横纹肌肉瘤的风险。研究显示，几乎全部宫颈的胚胎性横纹肌肉瘤均携带 *DICER1* 突变。

【临床特征】

几乎均发生在 20 岁以下女性。胚胎性横纹肌肉瘤是最常见的类型，占 75% 以上，多见于 5 岁以下女童和婴幼儿。不同类型的好发部位不同。胚胎性横纹肌肉瘤最常见于儿童的阴道，青少年和成人则多发生在宫颈和子宫体；腺泡状横纹肌肉瘤最常见于成年女性的外阴。

患者多表现为异常阴道出血和局部肿块，胚胎性横纹肌肉瘤自黏膜下息肉样突出阴道口，常表现为黏膜下多发性、息肉状肿块，看上去像葡萄簇，故称葡萄状肉瘤（sarcoma botryoides）。

【大体病理学】

肿瘤通常为息肉状（图 8-30A），表面覆以完整的阴道黏膜或形成溃疡，切面呈灰白色或灰红色，质地均匀且柔软，有水肿，部分肿瘤有显著出血、坏死和黏液样变。

【组织病理学】

肿瘤表面部分被覆鳞状或腺上皮。低倍镜下，富细胞区和少细胞区交替出现。胚胎性横纹肌肉瘤由原始细胞和不同分化阶段的横纹肌母细胞构成。原始细胞较小，呈圆形、卵圆形或星状，胞质稀少，核深染，与原始间叶细胞相似。随着细胞逐渐分化成熟，细胞变为卵圆形、梭形、带状或多边形，胞质逐渐增多，部分细胞可有丰富的嗜酸性胞质，少数病例胞质中可见横纹，胞质往往位于核的一端，使得整个细胞形状像网球拍状，偶见多核巨细胞。上皮下常见特征性的细胞丰富的生发层，由密集排列的原始细胞组成。肿瘤中心细胞稀疏，黏液样变和水肿明显（图 8-30，图 8-31）。肿瘤表现出活跃的有丝分裂和凋亡。部分病例中尚见数量不等的瘤巨细胞，约 40% 的肿瘤含有胎儿型软骨成分。组织学上，DICER1 相关横纹肌肉瘤与一般胚胎性横纹

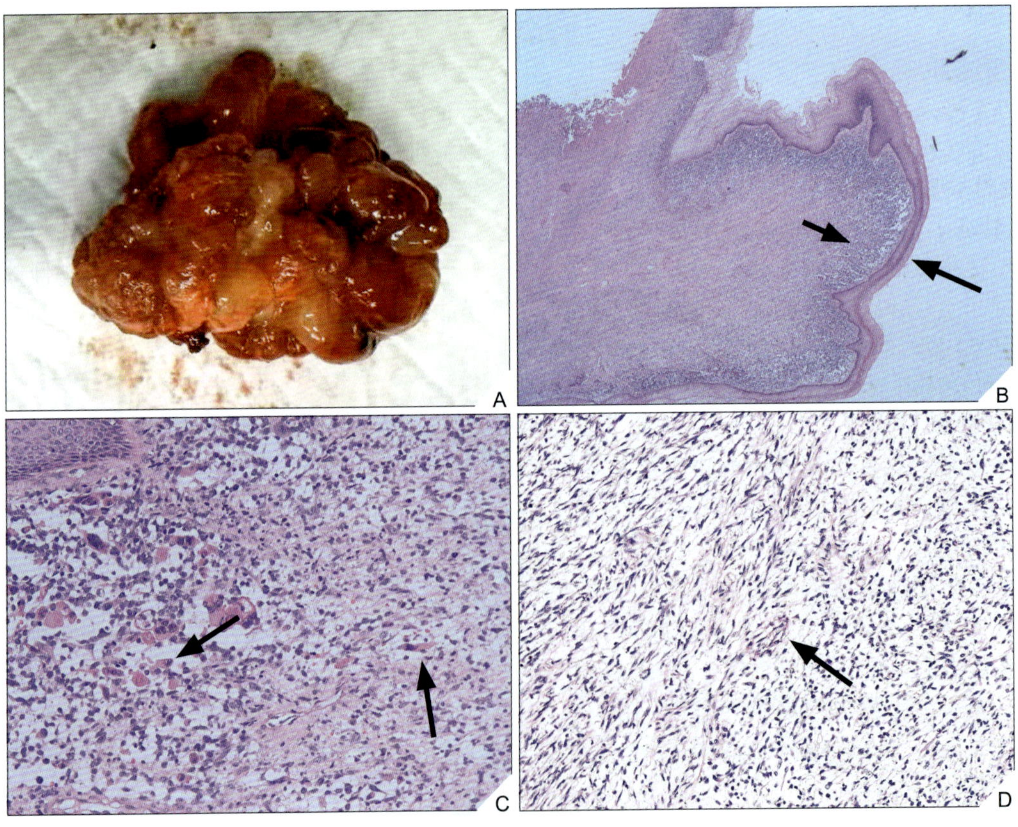

图 8–30 阴道胚胎性横纹肌肉瘤

A. 11 岁女孩阴道葡萄状横纹肌肉瘤，肿瘤形成复杂的息肉，呈葡萄簇状；B. 肿瘤细胞在阴道上皮下（短箭头）聚集成最具有诊断特征的生发层（长箭头）；C. 阴道上皮下聚集的横纹肌母细胞（箭头），细胞小，细胞核呈卵圆形，部分细胞在核的一端可见嗜伊红染色的胞质，形状呈网球拍状或带状；D. 在肿瘤的深部区域，细胞较稀疏，梭形的肿瘤细胞分散在疏松的黏液样基质中，可见胞质红染的横纹肌母细胞（箭头）

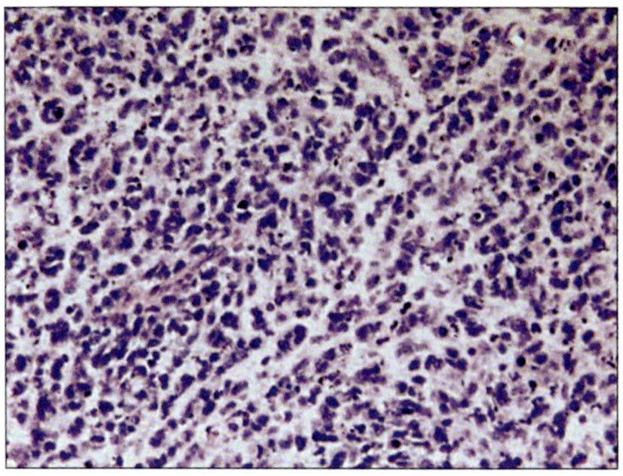

图 8-31　胚胎性横纹肌肉瘤

另一病例显示更密集的原始的横纹肌母细胞

肌肉瘤无法鉴别。腺泡状横纹肌肉瘤由蓝染小圆细胞形成特征性的腺泡样或巢状结构，其间散在数量不等的横纹肌母细胞，腺泡间为纤维性间隔。多形性横纹肌肉瘤类似多形性未分化肉瘤，由显著异型的圆形、多边形和梭形细胞构成，呈束状或交织排列，可以见到一些胞质嗜伊红的大细胞，提示骨骼肌分化。免疫组化有助于诊断，肿瘤细胞通常表达 desmin、actin，横纹肌标志物 myoglobin、myogenin 及 myoD1 呈灶性核阳性（图 8-32），SMA 为阴性。

【鉴别诊断】

1. 纤维上皮性间质息肉　特别是一些细胞丰富或伴有非典型细胞的息肉，此病变多发生于青春期后的女性；细胞聚集于肿瘤的中央，而不是在上皮的下层；由纤维细胞构成，没有横纹肌细胞，也不表现横纹肌分化的标记。

2. 横纹肌瘤　由成熟的横纹肌细胞构成，而不是有恶性特征的肉瘤细胞。

【治疗和预后】

本病主要通过手术治疗，下生殖道横纹肌肉瘤 5 年总生存率约 70%。影响预后的因素包括年龄、病理类型、临床分期和治疗方式。年轻患者、胚胎性横纹肌肉瘤、无淋巴结或远处转移者预后较好。葡萄状肉瘤有很好的预后（10 年生存率达 92%），手术后辅以化疗或放疗，可保证长期的无疾病生存期。事实上，大多数儿童和婴幼儿患者，通过手术切除（局部切除或根治性切除）联合化疗和放疗，预后良好。而其他类型，特别是腺泡型，预后不良。胚胎性横纹肌肉瘤中出现间变成分提示预后不良。

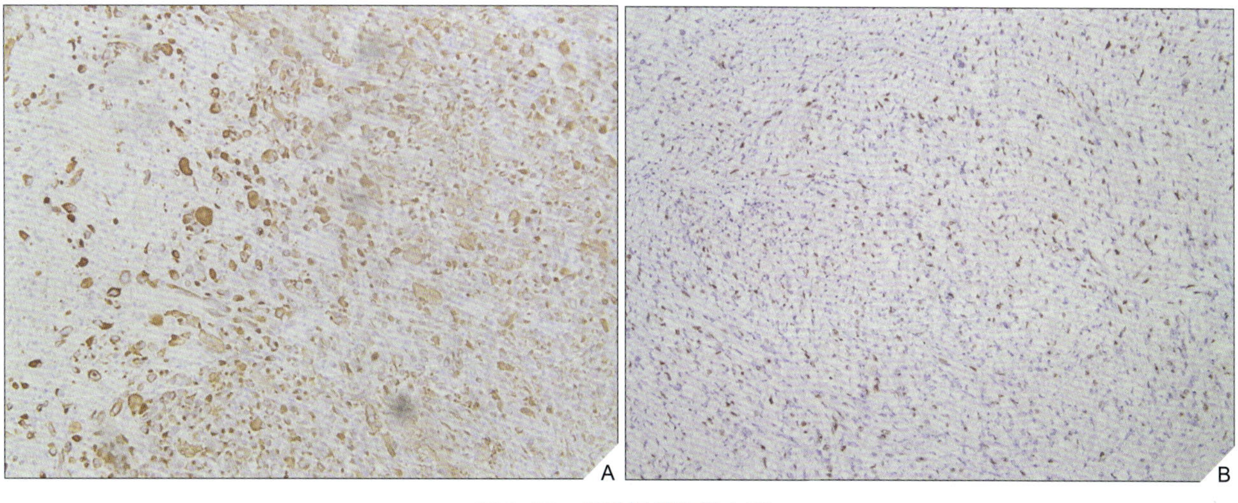

图 8-32　胚胎性横纹肌肉瘤

A. 肿瘤细胞 desmin 阳性；B. 部分肿瘤细胞 myogenin 阳性

第六节　血管及相关肿瘤

一、血管瘤

【临床特征】

外阴血管瘤（hemangioma）较少见，包括毛细血管瘤、海绵状血管瘤等，表现为淡蓝色的软组织肿块。在外阴部位还有一种特殊类型的血管瘤称为血管角皮瘤（angiokeratoma），一般见于老年人，表现为单发或多发蓝色的丘疹，常发生在会阴部真皮下，可以累及大阴唇，体积一般不会超过 1cm。体积小者无疼痛等症状，体积大的可引起外阴肿胀、疼痛、性生活障碍，偶尔会出现溃疡或出血。

【大体病理学】

肿物呈结节状，边界清或不清，质软。

【组织病理学】

血管角皮瘤的结节界限清晰，主要表现为浅层血管扩张和继发性表皮改变。真皮乳头可见大量扩张的毛细血管，这些血管密集排列，几乎背靠背。结节上方的表皮显著增厚，表现为角化过度和棘层肥厚（图 8-33）。如果多个血管角皮瘤同时出现，应考虑一种非常罕见的疾病——法布里病（Fabry disease）[26]。该病是一种罕见的 X 连锁遗传性疾病，由于 X 染色体长臂中段编码 α-半乳糖苷酶 A（α-Gal A）的基因发生胚系突变，导致 α-半乳糖苷酶 A 的结构和功能异常，为脂质代谢紊乱性疾病。该病表现为内皮细胞、周细胞和成纤维细胞的胞质中可见脂质空泡。

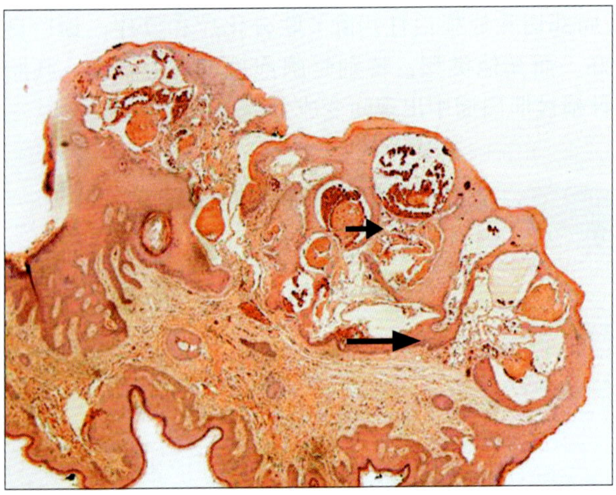

图 8-33　外阴血管角皮瘤

真皮乳头内可见大量扩张的毛细血管（短箭头），上方的表皮显著增厚（长箭头），且环绕血管

【治疗和预后】

血管瘤可以自行消退，不需要治疗。如果发生了溃疡或其他病变，活检是必要的。

二、卡波西肉瘤

卡波西肉瘤（Kaposi sarcoma，KS）是一种局部侵袭性血管内皮细胞增生性病变，与人类疱疹病毒 8 型（human herpes virus，HHV8）感染相关，是病毒诱导血管增殖的典型肿瘤。

【临床特征】

本病较为少见，常发生于绝经后女性，平均发病年龄是 50 岁，占所有外阴恶性肿瘤的 1%～3%。最常发生部位是大阴唇，其次是前庭大腺、阴蒂、小阴唇、阴阜。无症状或伴有疼痛或瘙痒。

【大体病理学】

大体表现为蓝红色的单个或多个肿块或外生硬结节，或类似乳头状瘤或脓肿。

【组织病理学】

在斑片期，胶原纤维内见许多衬覆扁平至卵圆形内皮细胞的小的裂隙状血管。肿瘤细胞异型性极小或没有异型性，与浸润的淋巴细胞、浆细胞及外渗的红细胞混合，其中可见含铁血黄素沉积。在结节期，皮肤形成较为明显的结节，交织状排列的梭形细胞呈束状排列，在梭形细胞和血管之间可见含有红细胞的裂隙样腔隙，有时还混有细胞内 / 细胞外透明小球。肿瘤细胞表达内皮标志物（如 CD31、CD34、ERG）和淋巴管标志物（如 D2-40），几乎所有的病例 HHV8 细胞核均阳性着色。

【治疗和预后】

本病主要通过手术治疗，对病情进展、症状明显者采用放疗、化疗，使用 α 干扰素也有一定疗效，对获得性免疫缺陷综合征（acquired immunodeficiency syndrome，AIDS）相关性 KS 可采用高效抗反转录病毒治疗。肿瘤易复发，疾病的发展取决于 KS 的类型和阶段、机体的免疫功能等因素。AIDS 相关性 KS 的侵袭性最强，KS 多脏器累及者预后差。

三、血管肉瘤

血管肉瘤（angiosarcoma）是显示血管内皮细胞分化的一种恶性间叶性肿瘤，可以累及外阴和阴道，异质性显著。

【临床特征】

外阴血管肉瘤非常罕见，大多数属于继发性病变，可以继发于慢性淋巴水肿、各种恶性肿瘤局部放疗、某些化学暴露和家族性综合征等。可出现阴道出血、贫血和（或）胃肠道非特异性症状。外阴的肿瘤可表现为白色丘疹。主要发生于 17~87 岁的女性，中位年龄为 47 岁。

【大体病理学】

大多数肿瘤形成大而易碎的出血性肿块，边界不清，表面溃疡，切面呈微囊状或海绵状，暗红色。

【组织病理学】

不同肿瘤或同一肿瘤的不同区域可形态差异很大。大多数血管肉瘤呈分叶状，形成浸润性生长并相互吻合、沟通的血管，血管大小、形状不规则，常伴实性、低分化区域。肿瘤细胞呈扁平或立方形，核大深染，胞质不明显，核分裂易见，常有出血和坏死（图 8-34）。免疫组化显示肿瘤细胞 CD31、CD34、Ⅷ因子、FLI-1 和 ERG 阳性，一些血管肉瘤表达 D2-40 或 CK，ER 和 PR 阴性。

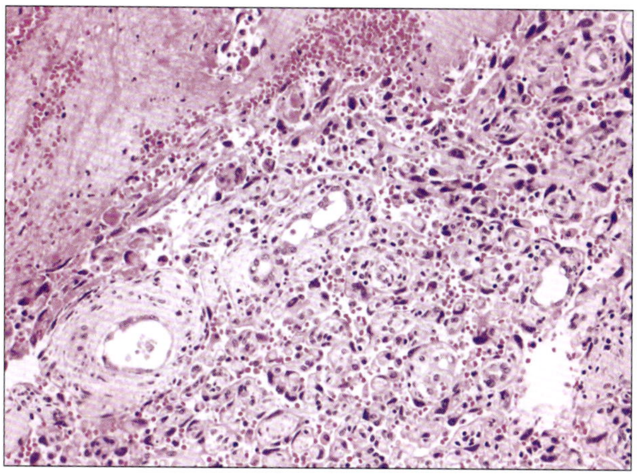

图 8–34　外阴血管肉瘤

肿瘤由相互吻合、沟通的不规则血管构成，肿瘤细胞呈扁平或立方形，核大深染，伴出血和坏死（左上角）

【治疗和预后】

本病缺乏有效治疗手段，原则上尽可能将肿瘤完整切除，术后辅以放疗。肿瘤具有高度侵袭性，容易发生局部浸润和远处转移。因此，致死率很高。预后取决于分期，高级别肿瘤的总平均生存时间小于 30 个月。最常见的远处转移部位是肺，其次是淋巴结、软组织、骨和肝脏。

四、淋巴管瘤

外阴淋巴管瘤（lymphangioma）是由先天性淋巴管畸形或发育障碍导致的淋巴管扩张而引起的增生性疾病，实质并非真正的肿瘤，可能由手术、外伤、放疗、感染等原因引起。

【临床特征】

淋巴管瘤或淋巴管畸形占血管性肿瘤的 4% 左右。多见于儿童，一半病例于出生时发现。多位于大阴唇，表现为外阴皮肤表面数量不等的半透明水疱，偶尔有瘙痒或疼痛感。

【大体病理学】

一般体积比较小，直径 2～10mm，可单发或者多发，表面有张力，也可表现为肉色扁平结节或突起，呈灰白色或灰红色。

【组织病理学】

真皮或者皮下组织内呈囊性扩张的薄壁淋巴管增生，可与皮下厚壁血管相通，其内层被内皮细胞覆盖，囊腔内含有淋巴液及淋巴细胞（图 8-35）。表皮可显示角化过度和棘层肥厚。

【治疗和预后】

淋巴管瘤一般不会自行消退，通常继续生长而扩大，主要是手术切除，有复发可能。

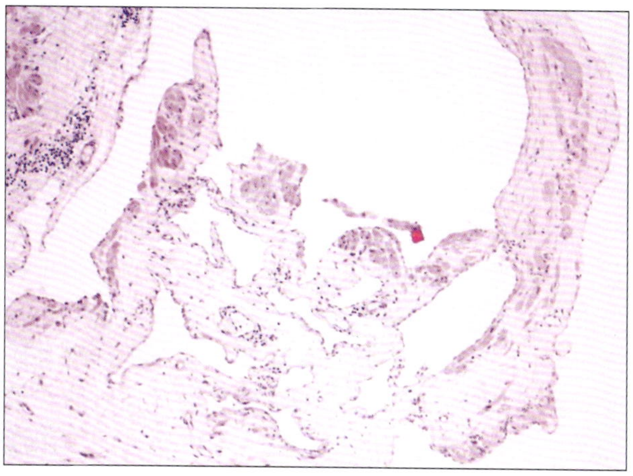

图 8–35　外阴淋巴管瘤

肿瘤由大量扩张的薄壁淋巴管构成，部分管腔呈囊性扩张

第七节　周围神经鞘膜肿瘤

一、神经鞘瘤

神经鞘瘤（schwannoma）是完全或几乎完全由施万细胞组成的良性周围神经鞘膜肿瘤。

【临床特征】

本病发病年龄为 0～71 岁，常见于大阴唇，亦可见于小阴唇、阴阜及肛周。一般无自觉症状，少数出现腹部或盆腔疼痛和压痛。妇科检查常常表现为皮下孤立性圆形结节，生长缓慢。

【大体病理学】

肿瘤一般呈圆形或分叶状，有完整包膜，切面呈实性，灰白色或淡黄色，有光泽，可伴囊性变及出血。

【组织病理学】

光镜下，典型神经鞘瘤由交错分布的束状区（Antoni A 型）和网状区（Antoni B 型）组成。束状区细胞呈梭形，界限不清，相互紧密平行排列呈栅栏状或不完全的漩涡状，后者称 Verocay 小体；网状区细胞稀少，排列成稀疏的网状结构，细胞间有较多的液体，常有小囊腔形成。两种结构之间有过渡或分界清楚，多数以其中一型为主（图 8-36）。免疫组化染色显示 S-100 和 SOX10 弥漫阳性，肿瘤近包膜处可表达 CD34。

【治疗和预后】

生长缓慢的良性肿瘤，手术完整切除即可。

二、神经纤维瘤

神经纤维瘤（neurofibroma）是一类良性的周围神经鞘膜肿瘤，由施万细胞、神经束膜样细胞及成纤维细胞组成，肿瘤内常残留有髓或无髓神经。

【临床特征】

本病较为少见，常位于大阴唇，常为全身多发性神经纤维瘤病的一部分，大约 18% 的神经纤维瘤累及外阴，生长缓慢，发生在青春期后通常没有疼痛，很少恶变，但在妊娠时有明显增大。

【大体病理学】

本病呈结节状或息肉状，界限清楚或不甚清晰，切面质地较一致，呈灰白色或黄白色，质韧，部分呈胶冻状。

【组织病理学】

本病可为局限性、弥漫性或丛状，肿瘤境界清楚但无包膜。神经纤维瘤由外周神经所有成分构成，主要为施万细胞和成纤维细胞。肿瘤细胞排列呈束状，细胞核细长、波浪状，两端尖，胞质较少，淡伊红色，形成纤细的细胞突起，分布于纤维基质或黏液样基质中，瘤细胞间见胡萝卜丝样胶原纤维（图 8-37）。免疫组化 S-100 和 SOX10 阳性，但阳性细胞数较神经鞘瘤少。

【治疗和预后】

良性肿瘤，局部切除多可治愈，极少数多发性神经纤维瘤可恶变。

三、颗粒细胞瘤

颗粒细胞瘤（granular cell tumor，GCT）是具有施万细胞分化的良性肿瘤，由胞质丰富、颗粒状的圆形或多边形细胞组成。超微结构和免疫组化研究支持其起源于外阴周围神经末梢的施万细胞。

【临床特征】

本病比较少见，任何年龄均可发生，主要发生于成人，也可发生于儿童。外阴是女性生殖道中最常见的受累部位，最常见于大阴唇。临床表现为生长缓慢的孤立性、无痛性小结节，位于皮下或黏膜下，甚至肌肉内。

【大体病理学】

本病表现为皮下单个或多个结节，通常体积较小，界限不清。切面呈淡黄色或灰黄色。

【组织病理学】

肿瘤呈推挤性边界或界限不清，由圆形或多边形细胞组成，细胞体积较大，呈巢团状、片状分布，胞质丰富，嗜酸性，内含粉红色颗粒。细胞核小、圆形，位于中央，染色质呈固缩状或空泡状，无异型性，也无核分裂象（图 8-38，图 8-39）。电镜下胞质内颗粒为被覆质膜的溶酶体复合物，PAS 染色阳性。免疫组化显示肿瘤细胞 S-100、SOX10 染色阳性（图 8-40），证明为神经嵴起源。此外，肿瘤细胞表达 CD68、NSE、Galectin-3 和 HBME1，多数病例 TFE3

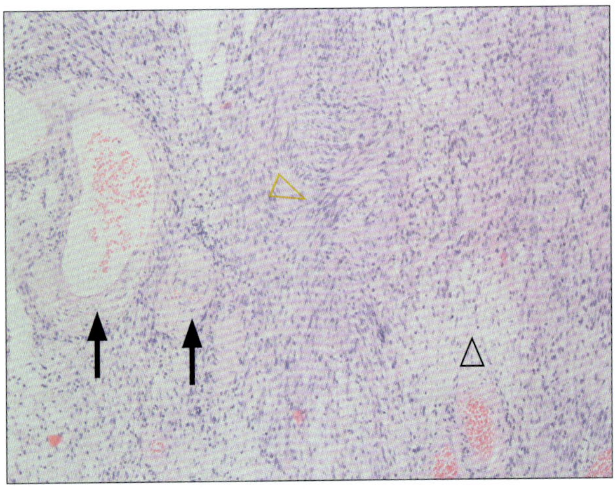

图 8-36 大阴唇神经鞘瘤

显示交替分布的致密区（黄色三角）和疏松区（黑色三角），致密区可见栅栏状排列，疏松区可见厚壁血管（箭头所示）

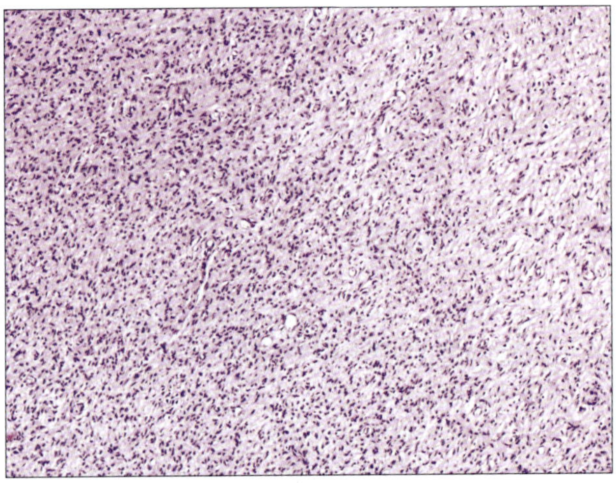

图 8-37 外阴神经纤维瘤

梭形肿瘤细胞交织排列，细胞核细长呈波浪状，逗点状或蝌蚪样，瘤细胞之间可见胶原纤维和黏液样基质

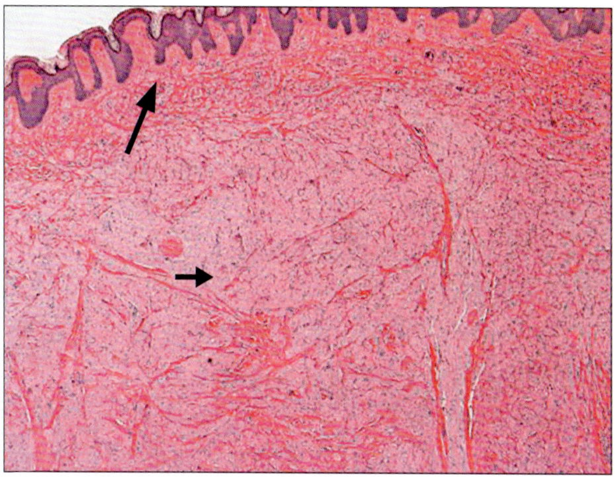

图 8–38　外阴颗粒细胞瘤

肿瘤位于上皮下（长箭头），由粉红色的颗粒细胞团构成（短箭头）

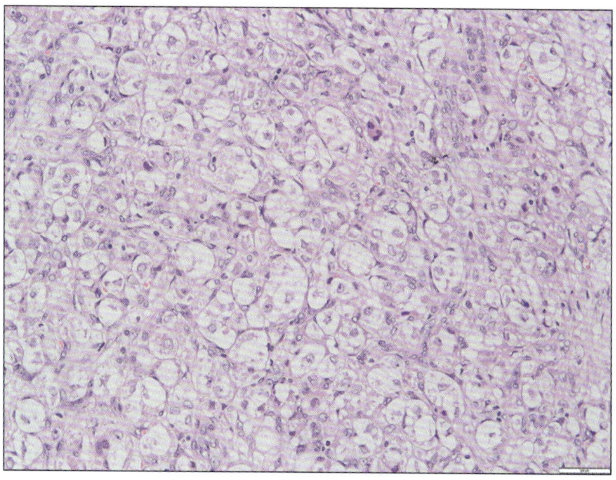

图 8–39　宫颈颗粒细胞瘤

肿瘤细胞胞质为特征性粉红色颗粒状

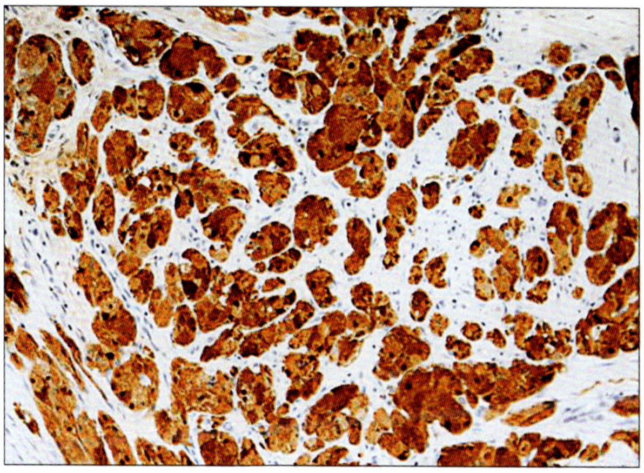

图 8–40　颗粒细胞瘤

S-100 染色阳性

阳性。颗粒细胞瘤可出现浸润性生长，经常延伸至手术边界，并不代表恶性转变。肿瘤上方的鳞状上皮可呈假上皮瘤样增生，有时在表浅的活检标本中会被误诊为鳞状细胞癌。

【鉴别诊断】

鉴别诊断包括一些发生颗粒样变的平滑肌肿瘤。特异的平滑肌染色（desmin、caldesmon）有助于正确诊断。

【治疗和预后】

完全的手术切除是主要的治疗方式，如切除不完全可局部复发。即便局部多次复发，颗粒细胞瘤仍然是良性肿瘤，恶性转变很少见。

第八节　下生殖道SMARCB1缺陷肿瘤

SMARCB1 是 SWI/SNF 复合体的组成部分，其丢失主要见于 3 种软组织肿瘤：上皮样肉瘤、恶性横纹肌样瘤和肌上皮癌。该类肿瘤可发生于全身各部位软组织，因此也见于外阴会阴区。这些肿瘤有共同的横纹肌样细胞形态，生物学行为均为侵袭性。此外，2015 年日本学者 Yoshida A 报道了一组肿瘤，该肿瘤具有软组织肌上皮瘤的部分特征，但又不同于软组织肌上皮瘤，并将其命名为“外阴部位肌上皮瘤样肿瘤”[27]。这些肿瘤可能代表了外阴 SMARCB1 缺陷肿瘤谱系的良性病变。

一、上皮样肉瘤

上皮样肉瘤（epithelioid sarcoma，ES）是一种组织起源不明、部分或完全表现为上皮样细胞形态和免疫表型的恶性间叶肿瘤。其分为两种临床病理亚型：①经典型（或远端型），好发于肢端，常围绕坏死呈假肉芽肿样生长；②近端型（大细胞型），主要位于近端/躯干，常见于盆腔、肛旁、外生殖区，由上皮样大细胞组成，呈多结节状、巢状或片状排列。SMARCB1（INI-1）表达缺失是该类肿瘤的共同特征，可能也是早期分子改变。

【临床特征】

该肿瘤少见，但在女性生殖道中，外阴是最常见的部位，多为近端型。患者年龄范围很广，总体较远端型发病年龄大，发病高峰年龄为 30～50 岁，平均 40 岁。临床主要表现为软组织深部快速生长的肿块，并引起相应症状。

【大体病理学】

肿瘤通常小于6cm，切面呈灰白色，结节状，常伴出血和坏死。

【组织病理学】

典型的上皮样肉瘤由上皮样或梭形细胞组成，肿瘤呈多结节状或花环状生长，结节中央伴有坏死，呈模糊的肉芽肿样形态，多个结节可融合成地图状。肿瘤细胞体积大，异型明显，有丰富的嗜酸性胞质及偏心性空泡状核，核仁明显，部分细胞呈横纹肌样形态（图8-41），这时与恶性横纹肌样瘤难以鉴别。免疫组化显示肿瘤细胞表达CKpan、CAM5.2、EMA和vimentin，而INI-1表达缺失。大约一半的病例表达CD34，偶尔表达actin和desmin。

【治疗和预后】

对该肿瘤宜采取局部根治性切除和区域淋巴结清扫，术后可辅以放疗和（或）化疗，但效果不确定。近端型侵袭性程度比经典型高，更易复发和转移。

二、外阴肌上皮瘤样肿瘤

外阴肌上皮瘤样肿瘤（myoepithelioma-like tumors of the vulvar）罕见，目前已经报道20余例，主要发生在亚洲人群中，组织起源不明。

【临床特征】

肿瘤多为浅表性，发生于外阴及其周围皮下，多结节状。常见于24～65岁的成年女性。

【大体病理学】

本病不同于上皮样肉瘤和肌上皮癌的浸润性生长，肿瘤呈推挤式生长，境界清楚，分叶状，可局部有包膜。切面呈灰白色或灰黄色，质地中等。

【组织病理学】

本病的形态学类似于软组织肌上皮瘤，由形态一致的梭形或上皮样细胞构成，肿瘤细胞呈巢状、条索状或束状排列，胞质丰富，呈细颗粒状，嗜双

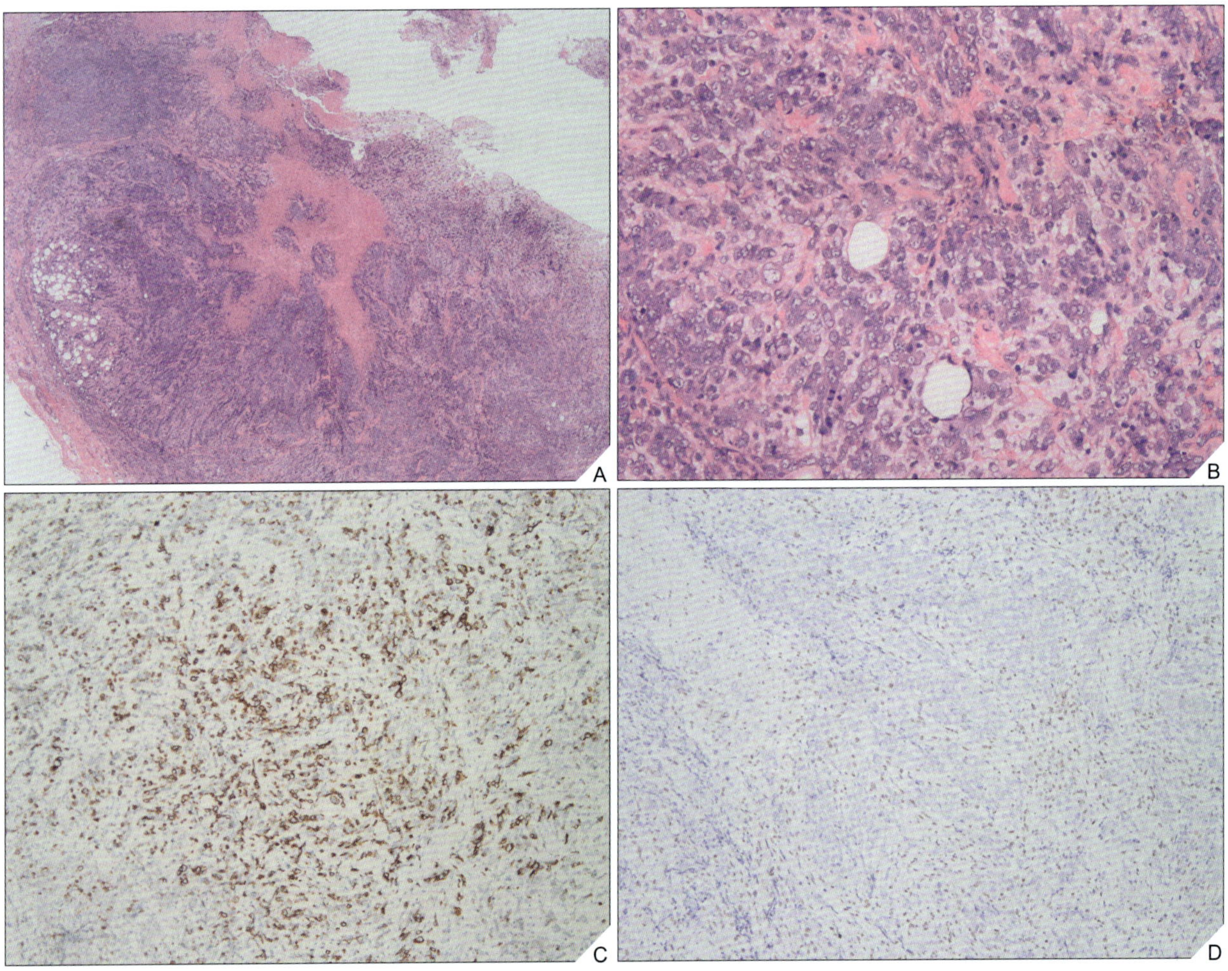

图8-41 外阴上皮样肉瘤

35岁，女性，外阴肿物。A.肿瘤多结节状，并融合成地图状，伴典型中央坏死；B.肿瘤细胞上皮样或胖梭形，胞质丰富，细胞核空泡状、偏位，核仁明显；C.CK局灶阳性；D.INI-1表达缺失

色性或透明，细胞核略空泡状，有明显核仁。肿瘤细胞较温和，缺乏明显的异型性，核分裂罕见，无坏死，背景为多少不等的黏液样或软骨样间质，富含血管（图 8-42）。肿瘤细胞 EMA、vimentin、ER、PR、calponin 阳性，部分肿瘤表达 CK，通常为局灶性，INI-1 表达缺失。所有报道的肿瘤 S-100、GFAP、CD34、p63、desmin 均阴性。

【鉴别诊断】

本病的形态学需与肌上皮瘤、肌上皮癌、软组织透明细胞肉瘤相鉴别。前两者均可有 *EWSR1* 基因断裂融合。

【治疗和预后】

报道的肿瘤均经过手术治疗，部分肿瘤切除后复发，但尚无转移的病例。

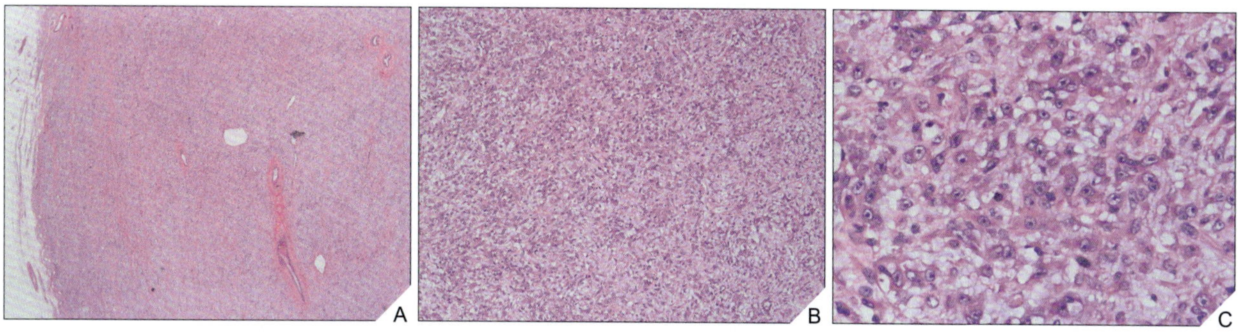

图 8-42 外阴肌上皮瘤样肿瘤

20 岁女性患者，大阴唇内下方肿物。A. 肿瘤边界清楚，由梭形细胞构成，束状排列；B. 肿瘤细胞呈束状排列，上皮样或横纹肌样；C. 细胞形态温和，胞质丰富，细胞核空泡状，核仁明显

第九节 其他肿瘤和瘤样病变

一、NTRK 重排梭形细胞肿瘤 /NTRK 重排肉瘤

NTRK 重排梭形细胞肿瘤是一种携带 *NTRK* 基因重排的低度恶性梭形细胞肉瘤，组织学具有纤维肉瘤样形态。在妇科病理学中，本病曾被称为 NTRK 融合子宫肉瘤，而在软组织中，暂时命名为伴 NTRK 融合梭形细胞肿瘤，其命名将来仍有可能变化。Mills 及其同事于 2011 年首次描述了 3 例这种肿瘤 [28]。由于 *NTRK* 基因 C 端酪氨酸激酶结构域与融合伴侣基因的 N 端发生融合，导致 Trk 受体和下游通路激活，从而发挥致癌作用。

【临床特征】

绝大多数发生于子宫颈，伴或不伴子宫下段受累。患者都为绝经前妇女，迄今为止，所有报道病例的中位年龄为 32 岁（23～49 岁）。大多数患者表现为阴道出血或宫颈肿块。

【大体病理学】

NTRK 重排梭形细胞肿瘤通常是以宫颈间质为中心的质硬肿块，切面略显鱼肉样，大小为 3～12cm。

【组织病理学】

组织学呈“纤维肉瘤样”形态，肿瘤由密集增生的梭形细胞构成，呈束状、鱼骨样或杂乱排列（图 8-43）。细胞含有中等大小的细胞核、团块状染色质和丰富的嗜酸性细胞质，核仁不明显。细胞核通常轻、中度异型，少数病例也可出现显著多形性，核分裂象多少不等［（1～50）/10HPFs］。血管可为大而厚壁，也可为薄壁而纤细，偶尔可呈血管周细胞瘤样。不同程度的淋巴细胞浸润，可见肿瘤性坏死，无脉管侵犯。梭形细胞表达 S-100、CD34 和 cyclin D1，TRK 为胞质弥漫着色，可局灶表达 SMA，但不表达 desmin、ER、PR、SOX10 和 BCOR。上述

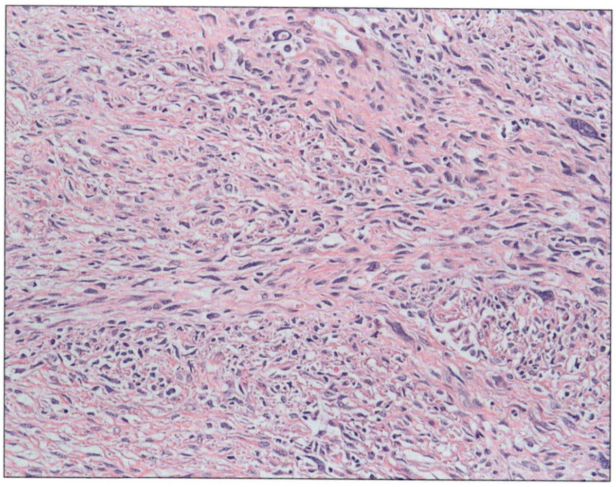

图 8-43 宫颈 NTRK 重排肉瘤

免疫组化特征缺乏特异性，且 TRK 免疫组化的敏感性和特异性不高，因此需要通过分子检测如 RNA 测序来确定 *NTRK* 融合。

【治疗和预后】

NTRK 重排宫颈肉瘤的临床过程是可变的，目前报道的病例数量有限，临床数据有限，无法确定预后或预测标志物。通常临床分期低，超过 90% 的病例在初次切除时肿瘤局限于子宫，但老年患者似乎有更高的疾病进展风险。目前已有该肿瘤复发和转移的报道，因此应将其视为有低度恶性潜能。1 例在手术切除和放化疗后出现胸膜转移的患者对 TRK 抑制剂有显著持久的反应。

二、腺泡状软组织肉瘤

腺泡状软组织肉瘤（alveolar soft part sarcoma，ASPS）是一种主要发生于青少年的罕见软组织肿瘤。起源尚不明确，多见于四肢和躯干，且女性多见，男女比例为 1∶2。在女性生殖系统中，子宫、宫颈、阴道和外阴是常见部位。

【临床特征】

一般表现为缓慢生长的无痛性肿物，缺乏特异性症状，因而易被忽视。

【大体病理学】

肿瘤呈圆形、椭圆形或结节状，通常界限不清，质地软，切面呈灰白色、灰红色或灰褐色，可有灶性坏死或出血。

【组织病理学】

镜下以肿瘤细胞器官样、巢状或腺泡状排列为特征，“腺泡”结构的形成是中央的肿瘤细胞失黏附发生脱落所致。细胞巢总体上大小和形状较为一致，但有时可有差异，间以丰富的血窦。部分病例尤其是儿童患者，肿瘤细胞可呈弥漫片状生长，缺乏明显巢状结构。肿瘤细胞大小和形状较为一致，细胞体积大，呈圆形或多边形，胞质丰富、嗜酸性、颗粒状。细胞内经常含 PAS 染色阳性的针状或棒状结晶体，耐淀粉酶消化。细胞核大，核仁明显，可见多核或不典型核，核分裂不常见（图 8-44）。肿瘤周围可见血管内瘤栓。该肿瘤具有特异性染色体 der（17）t（X；17）(p11；q25)，产生 *ASPSCR1-TFE3* 融合基因。因此，免疫组化显示几乎所有肿瘤呈现 TFE3 弥漫核着色（图 8-45）。相对 TFE3 免疫组化染色，FISH 检测 ASPSCR1-TFE3 的敏感性和特异性更高。此外，肿瘤细胞还表达 myoD1（胞质颗粒状染色）、Cathepsin K，部分病例可表达 desmin（50%）和 Calretinin（46%），约 1/4 的病例还表达 S-100 和 NSE，CD34 标记显示肿瘤之间丰富的窦样血管网，不表达 CK、Syn、HMB45。

【治疗和预后】

本病治疗采用局部根治性切除。放疗和化疗效果均不肯定。安罗替尼、培唑帕尼、舒尼替尼和帕博利珠单抗对部分患者有一定疗效。该肿瘤在最初阶段可呈惰性经过，但容易早期发生血行转移，部分病例以肺或脑转移为首发症状，因而总体预后不佳。尽管数据有限，发生在女性生殖道的肿瘤可能比其他部位的肿瘤预后更好。

三、血管球瘤

血管球瘤（glomus tumor，GT）是一种由类似正常血管球修饰的平滑肌细胞组成的肿瘤，起源于神经肌动脉球。该肿瘤比较少见，常见于手指甲床下，

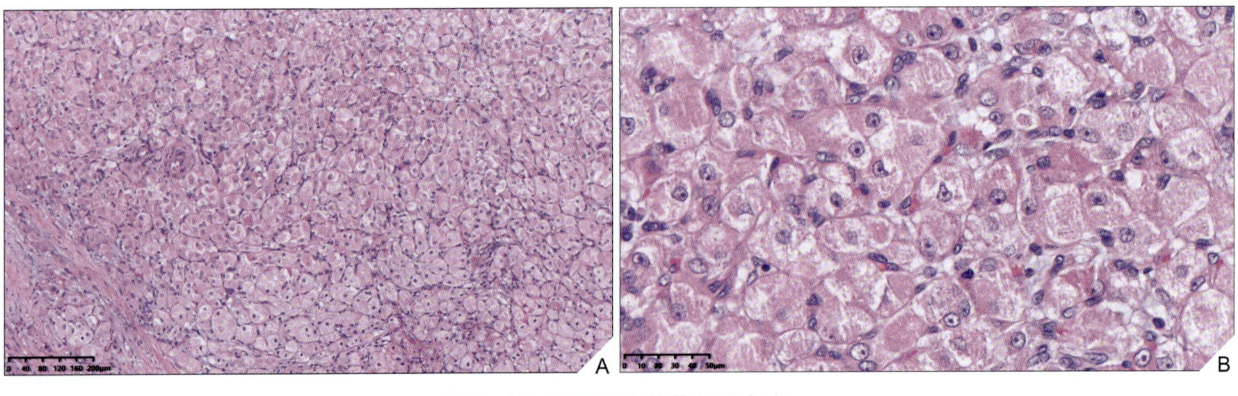

图 8-44　宫颈腺泡状软组织肉瘤

33 岁，女性，阴道 3cm × 1.5cm × 1.0cm 肿块。A. 肿瘤细胞呈腺泡状排列，腺泡间为窦隙样血管网；B. 细胞体积大，形态和大小较为一致，胞质丰富，充满嗜酸性颗粒，核仁明显

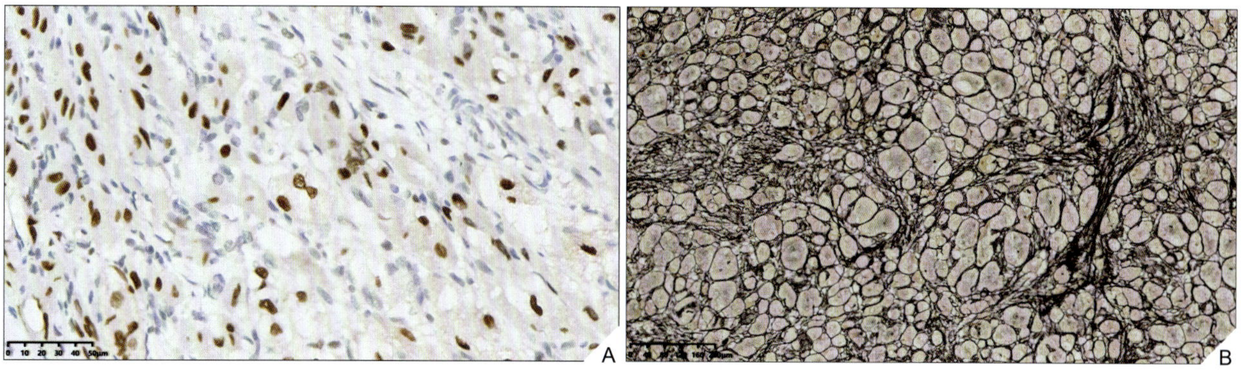

图 8–45　腺泡状软组织肉瘤

A. TFE3 标记；B. 网状染色显示网状纤维围绕单个或数个细胞

但几乎可发生于全身任何部位，女性下生殖道为血管球结构稀疏部位，目前只报道少数病例，主要见于阴唇、阴道和宫颈[29-31]。

【临床特征】

临床上表现为发作性疼痛，尤其是寒冷或触摸时可引起疼痛发作。B 超显示低回声肿块。

【大体病理学】

肿瘤通常体积较小，直径多在 1～2cm 及以下，边界清楚，无包膜，质软，呈灰红色或蓝紫色，似肉芽组织。

【组织病理学】

肿瘤界限清楚，由形态一致的血管球细胞组成。根据球细胞、平滑肌和血管的相对比例，可以分为实体型血管球瘤、球血管瘤和球血管平滑肌瘤。肿瘤细胞呈片状分布在血管之间或围绕在血管周围，血管为毛细血管样或有大而不规则的血管腔，每个细胞周围都有基底膜围绕，间质可伴有黏液变性或玻璃样变性。细胞小而一致，圆形，边界清楚，细胞核位于中央，胞质嗜双染或略微嗜酸（图 8-46）。肿瘤细胞表达 SMA、h-Caldesmom、calponin、vimentin，一般不表达 desmin、CK 和 S-100，偶尔表达 Syn。

【治疗和预后】

该肿瘤为良性肿瘤，局部切除即可治愈，但少数病例可发生局部复发，特别是切除不干净时。极少数血管球瘤为恶性，表现为侵袭性生物学行为。

四、骑车人结节

骑车人结节（cyclist nodule）是一种由于反复损伤导致的反应性假肿瘤性病变，主要表现为成纤维细胞和肌成纤维细胞增生。多见于自行车竞技选手，病因可能是由自行车鞍座的压力或振动引起的外阴反复损伤，从而导致成纤维细胞和肌成纤维细胞的修复性与反应性增殖。在我国较为罕见。

【临床特征】

本病通常累及会阴和单侧或双侧大阴唇，表现为会阴或单侧大阴唇结节或肿胀[32]。患者通常出现会阴疼痛和压痛，影响骑车。

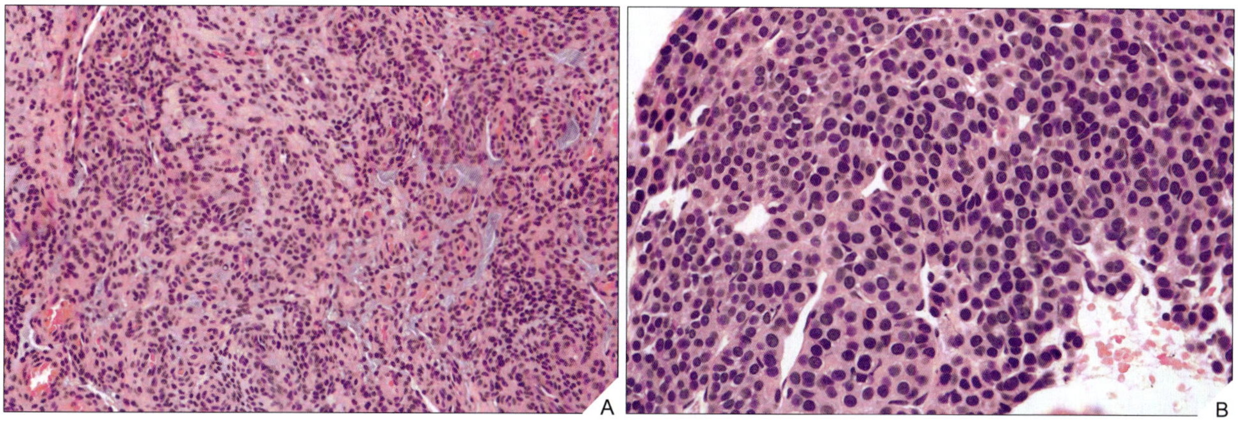

图 8–46　阴道血管球瘤

47 岁，女性，阴道入口处 0.8cm 结节。A. 毛细血管周围绕以一致的球细胞巢，间质有黏液变性；B. 肿瘤细胞圆形，胞质嗜双色，细胞界限清楚，核位于中央，形态一致

【大体病理学】

病变大小不一，切面纤维样，质硬韧，界限不清。

【组织病理学】

镜下，病变由增生的纤维组织、脂肪、血管/淋巴管及神经纤维混合组成。纤维组织常有玻璃样变，呈瘢痕疙瘩样，或局灶黏液变性或水肿，其中可见特征性上皮样、浆细胞样或神经节样的间充质细胞[32, 33]。类似细胞也见于结节性筋膜炎或增生性肌炎，为肌成纤维细胞，表达SMA。脂肪组织可出现坏死，甚至囊性变。部分病例血管周围伴淋巴细胞浸润。病理诊断需结合临床病史。

【治疗和预后】

治疗包括类固醇激素、透明质酸酶注射或手术切除。病变切除后可以复发[34]。

参・考・文・献

[1] McCluggage W G. Recent developments in vulvovaginal pathology[J]. Histopathology, 2009, 54(2): 156-173.

[2] WHO Classification of Tumours of Female Reproductive Organs[M]//WHO Classification of Tumours. 5th ed. Lyon: WHO Press, 2020, 490.

[3] Abdelaziz M, Eziba N, Sharma S, et al. Cervical superficial myofibroblastoma: Case report and review of the literature[J]. SAGE Open Med Case Rep, 2017, 5: 2050313X17726936.

[4] Laskin W B, Fetsch J F, Tavassoli F A. Superficial cervicovaginal myofibroblastoma: fourteen cases of a distinctive mesenchymal tumor arising from the specialized subepithelial stroma of the lower female genital tract[J]. Hum Pathol, 2001, 32(7): 715-725.

[5] Croce S, Perret R, Le Loarer F. Update on mesenchymal lesions of the lower female genital tract[J]. Surg Pathol Clin, 2022, 15(2): 341-367.

[6] Zhang M, Shi P, Zhou B,et al.Superficial myofibroblastoma of the lower female genital tract: A clinicopathological analysis of 15 cases[J]. Ann Diagn Pathol, 2022, 60: 152010.

[7] Mallya V, Sahai K, Rathi K R,et al. Angiomyofibroblastoma: A diagnostic dilemma[J]. J Cancer Res Ther, 2015, 11(3): 655.

[8] Tajiri R, Shiba E, Iwamura R, et al. Potential pathogenetic link between angiomyofibroblastoma and superficial myofibroblastoma in the female lower genital tract based on a novel MTG1-CYP2E1 fusion[J]. Mod Pathol, 2021, 34(12): 2222-2228.

[9] Boyraz B, Tajiri R, Alwaqfi R R, et al.Vulvar angiomyofibroblastoma is molecularly defined by recurrent MTG1-CYP2E1 fusions[J]. Histopathology, 2022, 81(6): 841-846.

[10] Ducarme G, Valentin M, Davitian C, et al. Angiomyofibroblastoma: a rare vulvar tumor[J]. Arch Gynecol Obstet, 2010, 281(1): 161-162.

[11] Nielsen G P, Young R H, Dickersin G R, et al. Angiomyofibroblastoma of the vulva with sarcomatous transformation ("angiomyofibrosarcoma")[J]. Am J Surg Pathol, 1997, 21(9): 1104-1108.

[12] Chen E,Fletcher C D.Cellular angiofibroma with atypia or sarcomatous transformation: clinicopathologic analysis of 13 cases[J]. Am J Surg Pathol, 2010, 34(5): 707-714.

[13] Kandil D H, Kida M, Laub D R, et al. Sarcomatous transformation in a cellular angiofibroma: a case report[J]. J Clin Pathol, 2009, 62(10): 945-947.

[14] Chen B J, Mariño-Enríquez A, Fletcher C D, et al. Loss of retinoblastoma protein expression in spindle cell/pleomorphic lipomas and cytogenetically related tumors: an immunohistochemical study with diagnostic implications[J]. Am J Surg Pathol, 2012, 36(8): 1119-1128.

[15] Maggiani F, Debiec-Rychter M, Vanbockrijck M, et al. Cellular angiofibroma: another mesenchymal tumour with 13q14 involvement, suggesting a link with spindle cell lipoma and (extra)-mammary myofibroblastoma[J]. Histopathology, 2007, 51(3): 410-412.

[16] Iwasa Y, Fletcher C D. Distinctive prepubertal vulval fibroma: a hitherto unrecognized mesenchymal tumor of prepubertal girls: analysis of 11 cases[J].Am J Surg Pathol, 2004, 28(12): 1601-1608.

[17] Vargas S O, Kozakewich H P, Boyd T K, et al. Childhood asymmetric Labium majus enlargement: mimicking a neoplasm[J]. Am J Surg Pathol, 2005, 29(8): 1007-1016.

[18] Lee S H, Cho Y J, Han M, et al. Superficial angiomyxoma of the vulva in a postmenopausal woman: a case report and review of literature[J]. J Menopausal Med, 2016, 22(3): 180-183.

[19] Alameda F, Munné A, Baró T, et al. Vulvar angiomyxoma, aggressive angiomyxoma, and angiomyofibroblastoma: an immunohistochemical and ultrastructural study[J]. Ultrastruct Pathol, 2006, 30(3): 193-205.

[20] McCluggage W G,Connolly L,McBride H A.HMGA2 is a sensitive but not specific immunohistochemical marker of vulvovaginal aggressive angiomyxoma[J]. Am J Surg Pathol, 2010, 34(7): 1037-1042.

[21] Lae M E, Pereira P F, Keeney G L, et al. Lipoblastoma-like tumour of the vulva: report of three cases of a distinctive mesenchymal neoplasm of adipocytic differentiation[J]. Histopathology, 2002, 40(6): 505-509.

[22] Anderson W J, Mariño-Enríquez A, Trpkov K, et al. Expanding the clinicopathologic and molecular spectrum of lipoblastoma-like tumor in a series of 28 cases[J]. Mod Pathol, 2023, 36(10): 100252.

[23] Mirkovic J, Fletcher C D.Lipoblastoma-like tumor of the vulva: further characterization in 8 new cases[J]. Am J Surg Pathol, 2015, 39(9): 1290-1295.

[24] Kwak J H, Shin S M, Kim J W, et al. Unusual bilateral vulvar liposarcoma[J].Obstet Gynecol Sci, 2014, 57(6): 549-552.

[25] Nucci M R, Fletcher C D. Liposarcoma (atypical lipomatous tumors) of the vulva: a clinicopathologic study of six cases[J]. Int J Gynecol Pathol, 1998, 17(1): 17-23.

[26] Albano L M, Rivitti C, Bertola D R, et al. Angiokeratoma: a cutaneous marker of Fabry's disease[J]. Clin Exp Dermatol, 2010, 35(5): 505-508.

[27] Yoshida A, Yoshida H, Yoshida M, et al. Myoepithelioma-like tumors of the vulvar region: a distinctive group of SMARCB1-deficient neoplasms[J]. Am J Surg Pathol, 2015, 39(8): 1102-1113.

[28] Mills A M, Karamchandani J R, Vogel H, et al. Endocervical fibroblastic malignant peripheral nerve sheath tumor (neurofibrosarcoma): report of a novel entity possibly related to endocervical CD34 fibrocytes[J]. Am J Surg Pathol, 2011, 35(3): 404-412.

[29] Sonobe H, Ro J Y, Ramos M, et al. Glomus tumor of the female external genitalia: a report of two cases[J]. Int J Gynecol Pathol, 1994, 13(4): 359-364.

[30] Kohorn E I, Merino M J, Goldenhersh M. Vulvar pain and dyspareunia due to Glomus tumor[J]. Obstet Gynecol, 1986, 67(3 Suppl): 41S-42S.

[31] Xie H, Ansar S, Anderson L, et al. Glomangiomyoma of the clitoris: a case report and literature review[J]. Case Rep Womens Health, 2020, 29: e00269.

[32] McCluggage W G, Smith J H. Reactive fibroblastic and myofibroblastic proliferation of the vulva (Cyclist's Nodule): a hitherto poorly described vulval lesion occurring in cyclists[J]. Am J Surg Pathol, 2011, 35(1): 110-114.

[33] Khedaoui R, Martín-Fragueiro L M, Tardío J C. Perineal nodular induration ("Biker's nodule"): report of two cases with fine-needle aspiration cytology and immunohistochemical study[J]. Int J Surg Pathol, 2014, 22(1): 71-75.

[34] Egli H, Totschnig L, Samartzis N, et al. Biker's nodule in women: a case report and review of the literature[J]. Case Rep Womens Health, 2023, 39: e00539.

第九章

阴道良性疾病

Benign Lesions of the Vagina

顾伟勇　宁　燕　陈晓端

阴道是月经血排出的通道，是性交的器官，也是受孕、胎儿娩出、宫颈与宫腔操作的必经之道。阴道的良性疾病远远多于肿瘤性疾病，其中最常见的是炎症，大多数表现为混合性感染，且容易反复发作，与阴道的生态学改变有关。另外，阴道易发生创伤性病变，容易受到性交、润滑剂、乳膏、药膜、卫生棉条和异物植入等带来的创伤。医源性因素如子宫切除手术治疗或放疗等也可引起相应的病理改变。本章描述阴道的正常解剖学、组织学、生态学，阴道的常见病和多发病，并对瘤样病变包括容易与肿瘤相混淆的阴道软斑病、阴道间质硬化病和阴道腺病等做了重点介绍。

第一节　阴道的解剖学、组织学和生态学

一、阴道解剖学

阴道是一种有弹性的管状肌性结构，从外阴前庭延伸至子宫颈，位于骨盆中央、膀胱尿道后方和直肠前方。阴道前壁长6～7cm，后壁长9～10cm，扩张后呈漏斗状。阴道前壁和后壁相互接触，而侧壁分离，横切面上呈“H”形。阴道上端环绕子宫颈形成的环形腔隙称为阴道穹。临床上为叙述方便，根据方位将环形穹窿分为前、后、左、右穹四部分。阴道前壁与子宫颈、膀胱底部和尿道接触，尿道大约1/3的长度与阴道上段由疏松的结缔组织分隔。输尿管沿阴道上1/3两侧壁延伸，并与子宫动、静脉交叉，最终进入膀胱壁。阴道后穹与盆腔的最低位置子宫直肠陷凹（Douglas窝）紧邻，仅隔以阴道壁和

腹膜，临床抽液、手术等经常选择此处进行。阴道中部的外膜通过直肠阴道隔与直肠相邻。阴道的下1/4由会阴体和肛门直肠括约肌与肛管分开。阴道的下端开口于阴道前庭，处女膜是阴道和外阴前庭的分界处。

阴道由髂内动脉的分支子宫动脉、阴道动脉、直肠中动脉及阴部内动脉供血，血管互相吻合形成血管网，提供了充足的血液供应，最大限度地减少了缺血性损伤的可能。阴道周围静脉回流形成复杂的静脉网，与子宫、会阴和直肠静脉相通，最后汇入髂内静脉。

阴道淋巴系统复杂多变，阴道前侧上段和阴道穹的淋巴管与子宫颈的淋巴管相连，汇入髂外淋巴结的内侧链，阴道中部的淋巴管流入髂内淋巴结。阴道后部淋巴管流入盆腔深部淋巴结。阴道远端和外阴的淋巴管都流入腹股沟淋巴结。由于广泛的淋巴管吻合，盆腔、肛门直肠或腹股沟淋巴结都可能参与阴道某一部位的淋巴引流。因此，阴道上部的肿瘤可以以类似于宫颈癌的方式扩散，阴道下部的肿瘤和外阴癌类似，更倾向于累及髂浅淋巴结和盆腔深部淋巴结。

阴道的神经支配主要来自自主神经系统的上腹下神经丛。

二、阴道组织学

（一）阴道组织学概述

阴道壁由黏膜层、肌层和外膜层组成。黏膜面外观有很多横行皱襞，未产妇较明显，经产妇变得平滑，老年后阴道黏膜萎缩，变得更薄更平滑。

黏膜层由上皮和固有膜组成。表面上皮为非角化的复层鳞状上皮，分为基底层、旁基底层、中间层及表层。上皮的层次随不同年龄阶段、激素水平厚薄略有不同。基底膜呈细波浪状起伏，与固有膜有明确分界。核分裂象通常局限于基底层和旁基底层。基底层由单层柱状细胞组成，细胞的长轴垂直于基膜。基底细胞胞质稀少，胞核呈卵圆形，染色质均匀深染，核浆比高。大约3%的女性偶尔会发现黑色素细胞，是正常形态学表现。旁基底层通常由2～5层立方细胞组成，细胞核居中、圆形，染色质均匀深染。中间层细胞厚度不一，细胞稍扁平，含有中等量胞质，细胞间桥较明显，胞核呈卵圆形，染色质淡染，可见核仁。胞核和胞质的长轴平行于基底膜。表层细胞厚度也不相同，细胞为多角形，含有丰富的嗜酸性细胞质，细胞质中可见透明角蛋白颗粒。细胞核位于中心，小而圆，深染，固缩。在中间和表面细胞层中存在大量的糖原，糖原最初聚集在核周位置，导致核周围形成一个透明区域。这种形态类似于HPV感染挖空细胞的核周空晕。正常阴道黏膜没有腺体，阴道分泌物不仅来自自身的上皮细胞，更主要的是混合了大量的宫颈黏液。各层上皮细胞间有一种细胞闰管，起黏膜和阴道腔内物质交换的通道作用。上皮细胞合成的糖原和微丝状物质等由细胞闰管排出。阴道腔中的某些物质，如性交时精液中的前列腺素等由细胞闰管吸收。在性刺激时起润滑作用的分泌液也是从细胞闰管流入阴道腔的。固有膜由厚层致密结缔组织组成，浅层含大量弹性纤维，深部主要是胶原纤维和成纤维细胞。

肌层位于黏膜层外，由排列不规则的平滑肌束组成，肌束纵行和环形互相交错，肌束间含有较多的结缔组织和弹性纤维。外膜层为纤维膜，由结缔组织构成，内含丰富的弹性纤维、静脉丛、淋巴管和神经。

（二）卵巢性激素对阴道上皮的影响

卵巢性激素调节女性生殖道上皮细胞的增殖和分化，主要通过细胞核内性激素受体介导。激素受体存在于阴道壁的黏膜、肌层和外膜中，在阴道黏膜的鳞状细胞中表达最强[1]。阴道上皮的厚度和分化成熟主要由雌激素调节，并在整个月经周期和生命周期的各个阶段（出生、儿童期、育龄期和绝经后几年）发生变化。阴道上皮激素受体特别是雌激素核受体1（ESR1，以前称为ERα）整合雌激素和生长因子信号，调节细胞增殖和分化[2]。

在月经周期的增殖期，上皮细胞在雌激素的作用下逐渐增殖并分化成熟。此时增殖标志物Ki-67的高表达与高血清雌激素水平呈正相关[3]。在分泌期，孕激素水平升高，抑制阴道中层细胞的成熟，上皮变薄。

青春期前雌激素水平低，阴道上皮不能分化成熟，因此上皮很薄。由于胎盘雌激素的影响，新生儿的阴道上皮能分化成熟，约在4周内迅速退化至萎缩。

绝经后，阴道黏膜上皮由于雌激素减少，表层细胞和中间层细胞衰退和减少，最后上皮变薄，仅留下6～8层旁基底层细胞，阴道黏膜皱襞消失，组织弹性和润滑性降低。绝经前妇女也可能出现阴道萎缩，最常见的原因是医源性雌激素水平降低，或者是产后胎盘雌激素丢失和催乳素对哺乳期雌激素产生的拮抗作用。萎缩可导致阴道干燥、瘙痒、不适、脱垂、阴道分泌物改变或性交困难等局部症状，局部或全身使用雌激素会使阴道鳞状细胞分化成熟。

雌激素还影响阴道平滑肌束密度、阴道上皮层下血管和非血管平滑肌的生长和功能、神经末梢形态及密度。此外，雌激素能提高生殖器官的感觉、增强免疫力、保持阴道湿润和维持阴道健康环境。

三、阴道生态学

阴道是对抗病原菌上行性感染的首要防线。阴道处于有菌环境中，正常情况下阴道内菌群处于平衡状态，一般不致病，但阴道内菌群是动态变化的。阴道的生态环境控制着菌群，而菌群也控制着阴道环境。阴道内环境与多种因素有关，如内分泌、性生活、病原体、免疫状态、经期、妊娠、治疗等。正常女性阴道的主要细菌是乳酸杆菌，可分解细胞内糖原产生乳酸，维持阴道的酸性环境，不利于致病菌生长。当上述内环境出现变化时，容易引发阴道的炎症性疾病。

第二节　阴道发育异常

参见第一章“女性生殖系统的发生与发育异常”。

第三节　阴道炎症性疾病

一、细菌性疾病

正常人体阴道内寄存有细菌，包括链球菌、葡萄球菌、乳酸杆菌及真菌等，处于一种生态平衡状态，当这种平衡被破坏，机体免疫力降低时，某种病原体大量繁殖就会产生疾病。

（一）细菌性阴道病

细菌性阴道病（bacterial vaginosis，BV）是妇女的常见病、多发病，特指阴道内正常菌群失调、乳酸杆菌明显减少、多种致病菌大量繁殖并伴有阴道分泌物性质改变的一组症候群。其诊断标准：①阴道分泌物找到线索细胞。②氨试验阳性：阴道分泌物中滴加1～2滴10%氢氧化钾，可闻到鱼腥样臭味为阳性。③阴道pH>4.5。正常阴道内pH为3.8～4.2，pH>4.5诊断的敏感度高，但特异度低。④均质稀薄的阴道分泌物。以上四项具备三项即可诊断。

线索细胞是指阴道脱落的鳞状上皮表面覆盖大量的球杆菌（主要是加德纳杆菌等），细胞膜模糊不清（图9-1），液基涂片中鳞状细胞被球杆菌覆盖，背景干净。细菌性阴道病的诊断应结合临床表现、实验室检查与阴道涂片进行。细胞学上宜使用2018年TBS分类建议的“提示细菌性阴道病”这一术语。老年性阴道的鳞状上皮可覆盖有嗜碱性的纤维素样物质，可能与线索细胞相混淆，应进行鉴别。细菌性阴道病的病理改变不明显，黏膜可有轻度炎症病变或仅有少量白细胞浸润[4，5]。

（二）淋病

淋病（gonorrhea）是另一种细菌性疾病，大多通过性传播感染。淋病是由淋病奈瑟菌（俗称淋球菌）引起的泌尿生殖系统黏膜的急性或慢性化脓性感染。临床表现为脓性白带，阴道红肿、疼痛，伴有尿道炎等，转为慢性，可产生宫颈炎、输卵管炎和盆腔炎，部分妇女可出现不孕或宫外妊娠。病理表现为黏膜的化脓性炎症。镜下可见阴道固有膜水肿，鳞状上皮内有大量白细胞和脓细胞。

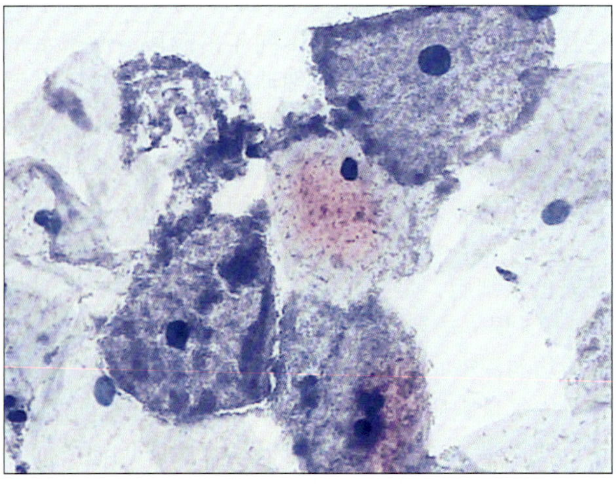

图9-1　阴道菌群改变

细菌性阴道病，可见线索细胞，鳞状上皮表面覆盖大量球杆菌，细胞边缘模糊不清

（三）放线菌病

放线菌（*Actinomyces*）是一种具有分支菌丝体的革兰氏阳性厌氧菌，在培养特征上与真菌相似。多达27% 无症状的健康女性的阴道可分离出放线菌[6]，是一种正常的共生微生物。放线菌病（Actinobacillosis）在长期佩戴宫内节育器具的女性中发病率较高，常引发子宫内膜和子宫体 / 肌层的放线菌感染。阴道内异物包括节育环尾丝促使放线菌过度生长而引起阴道炎。阴道放线菌病并不常见，感染缓慢而持续，形成广泛的肉芽肿和化脓性脓肿。临床表现包括性交后出血、恶臭阴道分泌物、瘙痒，如果发生盆腔脓肿，则出现腹痛。在显微镜下，巴氏涂片和组织学切片可以识别放线菌菌落，呈浓密的菌团，中央呈紫蓝色，从中央核心呈放射状发出细小蓝色的菌丝（图 9-2）。

（四）其他

B 组链球菌（group B streptococcus，GBS）或无乳链球菌是阴道菌群的正常组成部分，因此在阴道内是不致病的。目前还没有文献描述 GBS 阴道炎组织病理学改变。B 组链球菌与早产和低出生体重婴儿的风险增加有关，也与新生儿败血症有关，其确切因素尚不清楚。A 组 β - 溶血性链球菌（group A beta-haemolytic streptococci，GAS）又称化脓性链球菌，是蜂窝织炎、坏死性筋膜炎、丹毒、脓疱疮和产褥期感染的致病菌。GAS 阴道炎通常发生于青春期前的女性，成年女性的发病率也在增加。GAS 阴道炎的临床症状比其他类型阴道炎引起的症状更为严重，最常见的症状是阴道疼痛，经常蔓延到肛周、外阴区域，引起瘙痒和性交困难，伴有黄色、恶臭的化脓性分泌物。阴道壁可出现明显的水肿和红斑。中毒性休克综合征（toxic shock syndrome, TSS）是一种潜在致命的急性全身性疾病，由细菌（主要是金黄色葡萄球菌和链球菌）所释放的毒素引起，这些毒素与宿主免疫系统的相互作用产生大量的炎症细胞因子，包括 TNF-α、TNF-β、IL-1、IL-2 和 IL-6，引起严重休克反应和器官衰竭。

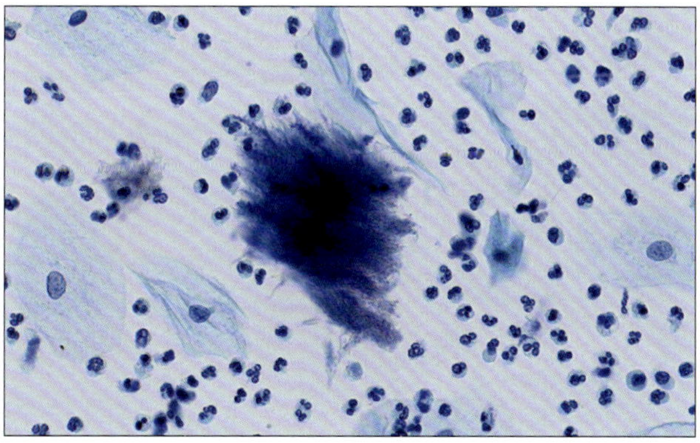

图 9–2 放线菌

呈浓密的菌团，从中央核心呈放射状发出细小蓝色的菌丝

二、真菌性疾病

阴道念珠菌病

阴道真菌性疾病主要为阴道假丝酵母菌病（vaginal candidiasis），又称念珠菌病，80%～90% 的病原体为白假丝酵母菌（白色念珠菌）。正常情况下，念珠菌与机体处于共生状态，不引起疾病。乳酸杆菌可抑制其生长。白色念珠菌有酵母相（芽生孢子）和菌丝相，在一些情况下，阴道生态系统中的这种平衡会被扰乱，诱发因素包括糖尿病、频繁使用抗生素、口服避孕药，激素替代疗法和免疫抑制[7]，念珠菌局部大量繁殖，由酵母相转化为菌丝相，引发阴道疾病。最常见的症状是强烈的外阴瘙痒、疼痛、性交困难和排尿困难。检查受感染的部位有不等量的凝乳块或豆渣样分泌物和不同程度的阴道黏膜水肿、红斑或红肿。阴道分泌物检查很容易找到病原体，芽生孢子在巴氏染色中呈嗜酸性的红色亮点，有时难以辨认，假菌丝由长形芽孢组成，似竹节或树枝样，甚至可“串起”鳞状细胞（图 9-3），是诊断的重要证据。细胞学涂片中鳞状细胞胞质内可见棉絮状空晕、背景污秽。病理检查常见黏膜剥脱，组织水肿、充血和炎症细胞浸润及找到真菌菌体。因为真菌感染是组织活检的禁忌证，所以很少见到严重感染。

三、病毒性疾病

（一）尖锐湿疣

【定义】

尖锐湿疣（condyloma acuminatum）是一种乳头状、鳞状上皮增生性病变，伴 HPV 相关性挖空细胞，乳头有纤维血管轴心。

【一般特征】

本病多发生于青春期和育龄期的女性，又称为阴道疣、湿疣，常同时伴有外阴和宫颈的湿疣或合并其他阴道感染。尖锐湿疣是由 HPV 引起的感染性疾病，最常见的病毒类型是低危型 HPV6 型、HPV11 型，也可同时感染其他类型 HPV（混合型 HPV）或合并高危型 HPV 感染[8, 9]。HPV 感染主要通过性接触传播。

阴道湿疣早期可为丘疹或扁平状，分散存在，易被检查者疏漏。典型者乳头细小密集，或融合呈

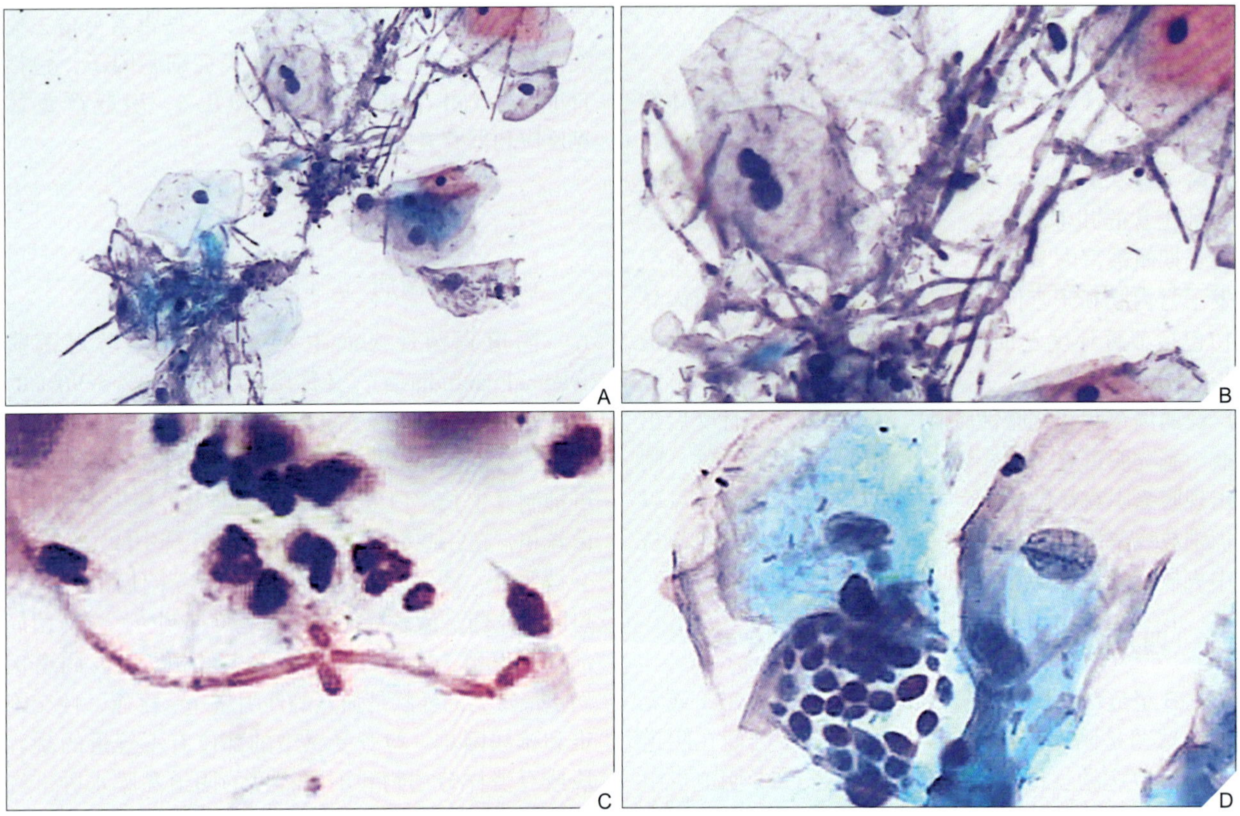

图 9-3 阴道假丝酵母菌感染

可见分枝与竹节状的假菌丝（A～C），以及孢子（C、D）

菜花状，可充满阴道或与宫颈上的菜花状肿块连续，极易被误诊为恶性肿瘤。

【大体病理学】

肉眼可见大小不等的乳头状或菜花状赘生物，或仅见绒毛状、疣状或颗粒状隆起（图 9-4），用 3%～5% 的醋酸试验，呈白色阳性反应。阴道镜下，典型的外生性湿疣为具有血管轴心的指状突起，形成环状和点状结构。涂抹醋酸呈现为长形花穗状、刺状或棒状突起，与正常黏膜界限清楚（图 9-5）。

【组织病理学】

镜下见鳞状上皮乳头状突起，朝向“营养”血管方向，棒状上皮脚融合。以棘细胞层增生为主，也可伴有基底细胞的增生，形成乳头状、分支状结构（图 9-6）。上皮的中、表层细胞可出现特征性的挖空细胞，表现为细胞核增大，胞质空化，集簇性细胞排列紊乱，常伴有单细胞角化、双核和多核细胞，表面

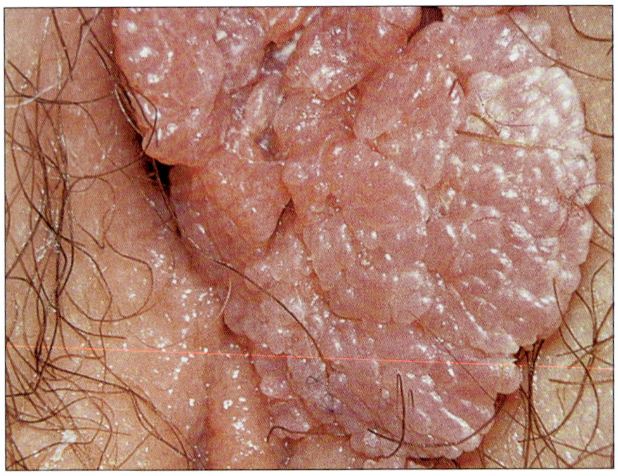

图 9-4 尖锐湿疣

阴道前庭巨大尖锐湿疣呈鸡冠花样，将阴道口遮盖

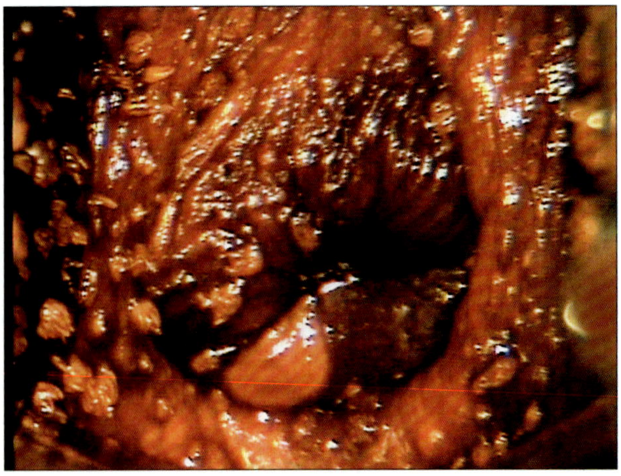

图 9-5 尖锐湿疣

涂醋酸后呈刺状或棒状突起，与正常黏膜界限清晰

角化不全。但这种HPV感染后的细胞学改变可不明显。中心部纤维血管轴心小血管扩张，常有慢性炎症细胞浸润。感染早期或恢复期时，上述特征可相对不典型，或只具备部分特征，此时需要结合临床病史、肉眼所见或大体特征和HPV检测进行诊断（图9-7）。

【亚临床HPV及湿疣样改变】

多数子宫颈和阴道部位的HPV感染是亚临床型的一过性感染，有自限性病程。肉眼观病变不明显，阴道镜下可观察到扁平醋白上皮或醋酸小白点及细小微乳头状突起[10, 11]。阴道细胞学检查可见挖空细胞。镜下表现为部分湿疣样（不典型）特点或仅有挖空细胞改变。

【鉴别诊断】

HPV相关挖空细胞需要与富含糖原的上皮细胞鉴别，前者核大异型、核不规则、排列紊乱，后者核小规则，排列整齐有极性。另外还需要与反应性鳞状上皮增生和鳞状上皮乳头状瘤相鉴别，后两者挖空细胞不明显。低级别鳞状上皮内病变（LSIL）同样伴有典型的挖空细胞，有别于尖锐湿疣的是缺少外生性乳头状生长，一些病例可能与高危型HPV感染相关。当有些病变兼有尖锐湿疣和LSIL改变时，可用湿疣型LSIL的诊断。

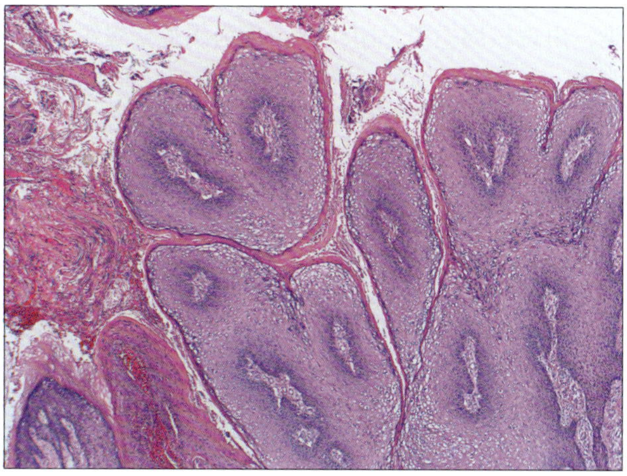

图9-6　尖锐湿疣

鳞状上皮呈乳头状突起

（二）疱疹

【一般特征】

阴道疱疹（herpes）由单纯疱疹病毒2型（HSV-2）引起。年轻女性好发，尤其是有多个性伴侣的女性。病毒由性接触传播。HSV-2感染后不易治愈，机体抵抗力降低时容易反复复发。阴道疱疹常合并外阴和宫颈的感染，宫颈比阴道更容易受累。临床表现为感染开始于接触后约3天至2周，外阴、阴道的瘙痒、灼痛，阴道分泌物增多。病灶大者可有剧痛、性交痛。累及尿道口、膀胱可有尿痛、排尿困难等。由于临床有特征性表现，一般不做活检诊断。诊断方法中更常见的有PCR方法、血清抗体效价测定、宫颈、阴道分泌物拭子标本细胞学检查或DNA诊断。HSV-2与肿瘤的关系目前尚未确定。

【大体病理学】

肉眼见阴道前庭、阴道部位局部一簇簇小疱状物，大小不一，直径1～5mm，内含透明淡红色液体。小疱周围的上皮充血、水肿。水疱常在24～72小时内自然破裂，之后形成溃疡。广泛的病变融合可导致大面积的阴道溃疡。病变反复发作，可以呈现不同阶段的愈合过程。

【组织病理学】

镜下见鳞状上皮棘层松解，单细胞坏死，水疱形成，可伴有广泛的海绵状变性。疱疹溃疡部位见坏死碎屑、凝固性坏死和感染病毒的细胞，这些细

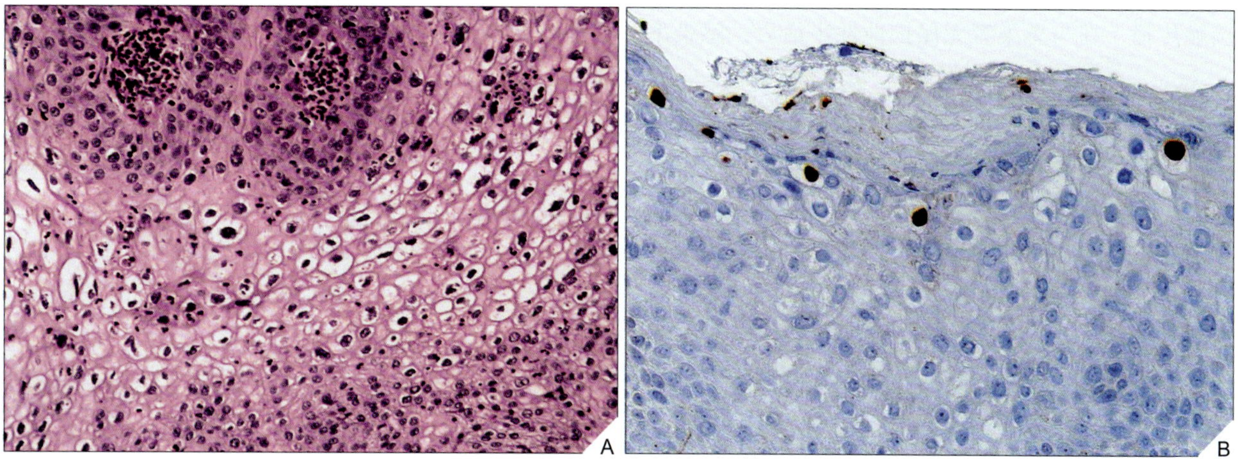

图9-7　尖锐湿疣

A. 乳头中表层见挖空细胞；B. 免疫组化显示低危HPV（HPV6型、HPV11型），可见少量阳性细胞集中在中表层

胞含有特征性的核内和胞质内的病毒包涵体。亦常见多核巨细胞，呈毛玻璃状，胞质内含有大的包涵体。未融合的溃疡可以完全愈合不留瘢痕（图 9-8）。

（三）获得性免疫缺陷综合征

截至 2023 年 12 月 31 日，中国疾病预防控制中心性病艾滋病预防控制中心通报全国 31 个省（自治区、直辖市）（不含港澳台）现生存人类免疫缺陷病毒（human immunodeficiency virus，HIV）感染者和获得性免疫缺陷综合征（acquired immunodeficiency syndrome，AIDS）患者共 1 289 700 例，其中 HIV 感染者 719 464 例，AIDS 患者 570 236 例。病毒存在于精液或精子中，当患阴道炎或其他性传播疾病，尤其是并发阴道黏膜溃疡时，人类免疫缺陷病毒（HIV）的感染率明显增加。HIV 是一种能攻击人体免疫系统的病毒，攻击人体免疫系统中最重要的 $CD4^{+}$T 淋巴细胞，使人体免疫功能低下甚至丧失，因此会出现各种机会性感染。AIDS 患者的阴道一般无大体和特异性组织学改变。发生机会性感染时会引起相应的临床症状和组织学改变，机会性感染最常见的致病生物是病毒和真菌。HIV 感染可以通过各种实验室手段确诊，常用的实验室方法包括病毒分离、电镜检查、抗体检测、免疫荧光、免疫过氧化物酶染色、瑞特 - 吉姆萨染色或帕氏染色（检查胞质或核内有无包涵体）等。

四、原虫引起的疾病

（一）阴道滴虫病

【一般特征】

阴道滴虫病（trichomoniasis）是最常见的原虫感染性阴道炎，是可治愈的性传播疾病。WHO 估计全世界每年有约 1.8 亿滴虫病患者。传播途径主要为性接触传播，在与感染者无保护性性生活后，感染率达 70% 以上。另外也可经公共用品等间接传播。临床症状主要表现为外阴瘙痒、灼痛，黄绿色泡沫状分泌物，阴道 pH 升高（>5）。感染有三种类型，一是无症状滴虫病，即所谓带虫者，阴道肉眼和组织学检查无明显异常，占 10%～20%；二是慢性滴虫病，较为常见，有临床症状，肉眼检查无明显病变，组织学改变轻微；三是急性滴虫病，阴道检查黏膜充血、水肿，微小溃疡和点状出血，严重的充血和炎症可导致所谓的“草莓”样或“猩红热”样改变。滴虫病最常见的妇科并发症包括子宫内膜炎、附件炎、输卵管积脓和盆腔炎。滴虫病对妊娠有不良影响，包括胎膜早破、早产和出生体重低。

【组织病理学】

细胞学检查可找见滴虫，滴虫形似梨形，15～30μm，核梭形，多偏位于胞质中，胞质灰蓝色，有时见嗜伊红小颗粒（图 9-9）。滴虫常在上皮细胞的边缘，与中性粒细胞混杂，鞭毛看不清。滴虫感染时炎细胞背景明显，可见大量脓细胞，上皮细胞胞质红染，出现核周空晕。组织学表现为阴道壁组织水肿、充血，并有淋巴细胞、浆细胞和多量的白细胞、脓细胞浸润。局灶上皮内微脓肿形成，很少在表层上皮间发现病原体。表面上皮细胞胞质嗜伊红、细胞核增大，可出现胞质颗粒和核周空晕等。

（二）阿米巴阴道炎

阴道阿米巴感染罕见，多数继发于肠道阿米巴痢疾后，大多为患者粪便中的原虫自肛门部直接侵入阴道所致。阴道溃疡是阿米巴感染的基本病变。当阿米巴侵入阴道黏膜后，其伪足的活动和分泌的溶组织酶使黏膜细胞坏死，形成溃疡，边缘隆起，酷似肿瘤。病灶周围有淋巴细胞、浆细胞浸润。溃疡表面被覆黄棕色坏死物质，内含溶解的细胞碎片、黏液和阿米巴滋养体。

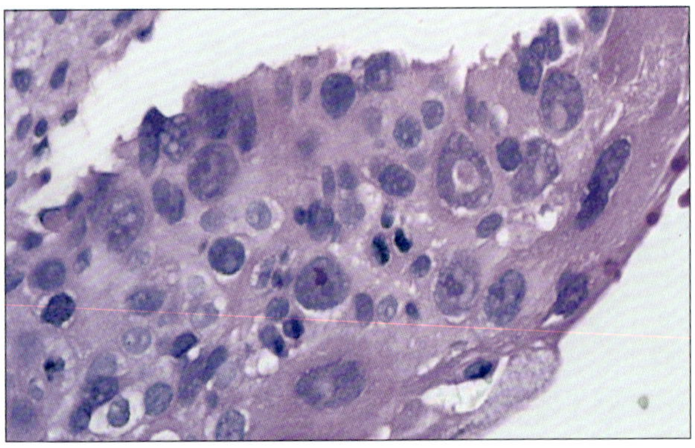

图 9-8 疱疹病毒感染

鳞状上皮内见较多大的异型细胞，核内和胞质见特征性病毒包涵体

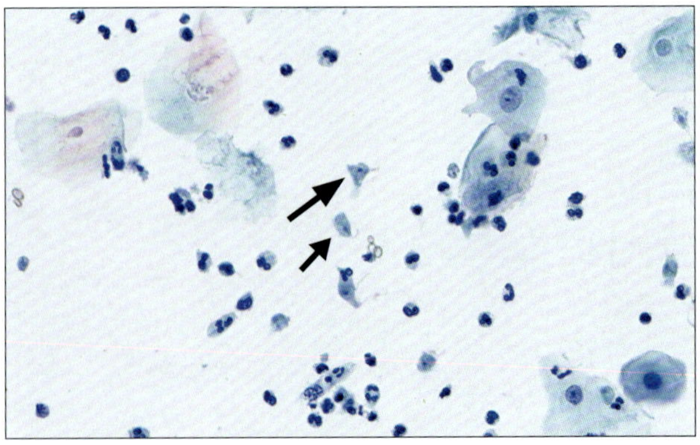

图 9-9 阴道滴虫病

滴虫形似梨形，核梭形，多偏位于胞质中，胞质呈灰蓝色，见鞭毛（箭头）

第四节　阴道的其他类型疾病

一、软斑病

【一般表现】

软斑病（malakoplakia，MP）是一种炎症引起的罕见的瘤样病变，由 Michaelis 和 Gutmann 于 1902 年首次报道，其发病机制尚不完全清楚，与原发性或获得性免疫功能缺陷有关。目前认为 MP 是巨噬细胞对细菌感染反应低下、不能破坏所吞噬的细菌所致。患者体内分离出的致病菌种类繁多，以大肠杆菌最为多见（70%～90%）[12，13]。该病多发于尿道，也可累及阴道，甚至可广泛累及全身多个器官。

【病理发现】

阴道软斑病表现为阴道壁多发性黄色结节，可伴有坏死和溃疡形成。镜下主要表现为慢性肉芽肿性改变，见大量组织细胞聚集，胞质中含有丰富的嗜酸性颗粒。成片的组织细胞背景中见多少不等的浆细胞、淋巴细胞，可有出血及少量中性粒细胞。组织细胞内外可见嗜碱性包涵体，称为软斑小体（Michaelis-Gutmann 小体），呈球形，5～10μm，与细胞核大小相似，边界清晰、有折光性、嗜碱性均质状，或有环层结构，似"枭眼"，有时伴有钙化。PAS 染色显示软斑小体呈紫红色，含有可以染色标记的铁和钙（图 9-10）。巨噬细胞部分含有被消化的细菌和中性粒细胞。

二、黄色肉芽肿样假瘤

阴道黄色肉芽肿样假瘤多为炎症感染性病变，绝经后妇女多见，为革兰氏阴性杆菌感染，多为大肠杆菌的感染所致，常与阴道软斑病密切相关。临床表现和一般性阴道炎症相似。阴道检查见阴道黏膜有黄色息肉状结节。镜下表现与其他部位的病变一致，表现为大量的组织细胞、散在的浆细胞和淋巴细胞结节或团块，伴有血管及纤维组织的增生。组织细胞胞质丰富，呈颗粒状或淡染泡沫样（von hansemann）细胞。易被误诊为少见的肿瘤。革兰氏染色、银染或电镜发现大量的革兰氏阴性棒状细菌可以确诊[8，12]。与软斑病不同的是缺乏特征性的软斑小体。

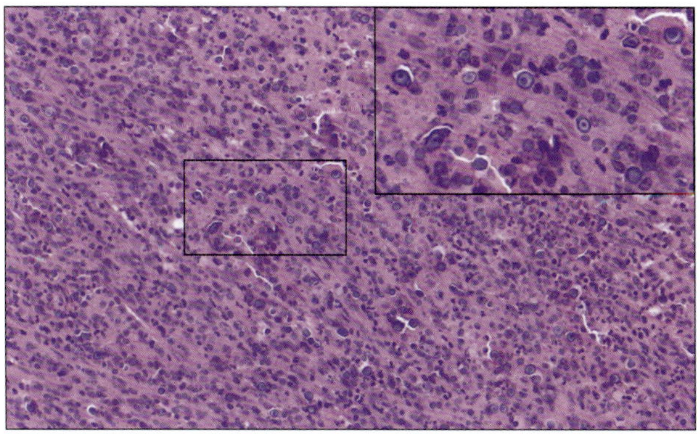

图 9–10　阴道软斑病
右上角显示 Michaelis-Gutmann 小体

三、创伤性及医源性病变

阴道可因多种原因受到创伤，包括性行为、产科创伤、物理性创伤、化学性损伤和机械性损伤等。因为阴道壁肌层薄，内含丰富的静脉丛和弹性纤维，伸展性大，血液循环极为丰富。发生损伤时较易引起阴道出血、形成血肿，失血过多时可导致休克，甚至死亡。病理改变多为挫伤、撕裂伤、血肿、淤血和出血。损伤严重可导致直肠穿孔，膀胱 - 阴道瘘等。医源性病变主要有放射性损伤、手术对阴道的创伤等。放疗后，阴道黏膜可发生糜烂、红斑，常见于阴道顶部。红斑可持续数月或数年，以后阴道黏膜萎缩瘢痕组织增生，阴道狭窄。手术治疗后常引起阴道肉芽组织增生，表现为红色赘生物，表面充血水肿、颗粒状。创伤性神经瘤也是子宫切除术后引起的病变，表现为疼痛性阴道穹结节。

四、气肿性阴道炎

气肿性阴道炎（pneumatic vaginitis）很罕见，迄今约有 200 例的报道。病因未明，推测与循环阻滞有关，如妊娠、充血性心力衰竭、雌激素治疗和热灌洗，或由于空气被压入软组织中。一般见于 20～40 岁妇女，多见于妊娠期[14，15]。主要表现为阴道分泌物增多。检查发现阴道壁不等量的充气小泡，从针尖大至 2cm，有时还可见于阴道外口。组织学检查黏膜固有膜中有一些腔隙和囊肿，常为多发性，直径可达 2cm。周围有淋巴细胞、组织细胞和多核巨细胞，有时伴有囊腔表面上皮的疣状增生和脱屑。细菌或原虫产生的气体可能穿过黏膜通道进入间质，但具体的发病机制还不清楚。病变有自限性，一般在数周或数月后消失。

五、脱屑性炎性阴道炎

脱屑性炎性阴道炎（desquamative inflammatory vaginitis）是一种罕见的疾病，由 Gardneo 于 1968 年首次报道。发生于雌激素水平正常的年轻人，但症状类似绝经后的阴道萎缩性改变。大体见阴道黏膜皱襞消失变薄，弥漫性或局灶性红斑，偶尔附有灰色假膜。阴道细胞涂片上可见大量的白细胞和旁基底层细胞。组织学上主要表现为萎缩性炎症改变，表面鳞状上皮变薄、脱落或有溃疡形成。黏膜下层有重度的充血、水肿，炎症细胞浸润，包括淋巴细胞、组织细胞和中性粒细胞。脱屑性阴道炎病因和发病机制不清，有学者认为可能与累及黏膜的扁平苔藓有关。

六、阴道结石

原发性阴道结石（vaginal stones）一般都伴随膀胱阴道瘘。因阴道内尿液反流和其他原因造成尿液中的尿酸盐在阴道内滞留形成结石。继发的阴道结石均在阴道异物周围形成，偶尔输尿管、膀胱结石可能迁徙至阴道。

七、萎缩性阴道炎

萎缩性阴道炎（atrophic vaginitis）又称老年性阴道炎，是由雌激素缺乏引起的阴道炎，常见于绝经后老年妇女，也可见于哺乳期、卵巢功能早衰或手术切除卵巢的妇女。阴道检查时见阴道呈萎缩性改变，皱襞消失，穹隆变平，腔呈管形，弹性丧失。黏膜有少量出血点或出血斑，有时可见表浅溃疡。由于体内雌激素水平低下直接影响鳞状上皮的成熟，镜下见上皮萎缩变薄，表层细胞脱落消失，基底层变得平直。表面可见糜烂、溃疡，伴有充血、出血和炎症反应。

萎缩性鳞状上皮应与高级别鳞状上皮内瘤变相鉴别，两者都细胞小而深染，以基底与旁基底层细胞为主，核质比升高，病理诊断尤其细胞学的判读应特别注意区分。尽管老年高级别鳞状上皮内病变并不罕见，但更多情况下是将萎缩性上皮误诊为高级别鳞状上皮内病变，两者的鉴别详见表 9-1 和图 9-11。此外，阴道萎缩的黏膜薄而干燥，糖原

表 9-1 萎缩性上皮与高级别鳞状上皮内病变的鉴别

形态特征	萎缩性上皮	高级别鳞状上皮内病变
组织切片	细胞层次少 缺乏细胞异型与核分裂 无 HPV 感染细胞反应	细胞层次多 伴有细胞异型与核分裂 可伴有 HPV 感染细胞反应
细胞涂片	萎缩性背景 细胞平铺有极向 可见灰蓝色的小核仁，核膜规则	依据年龄而不同 细胞缺乏一致性 染色质粗，核膜不规则
免疫组化	p16 阴性 Ki-67 仅底层细胞表达	p16 阳性 Ki-67 全层高表达

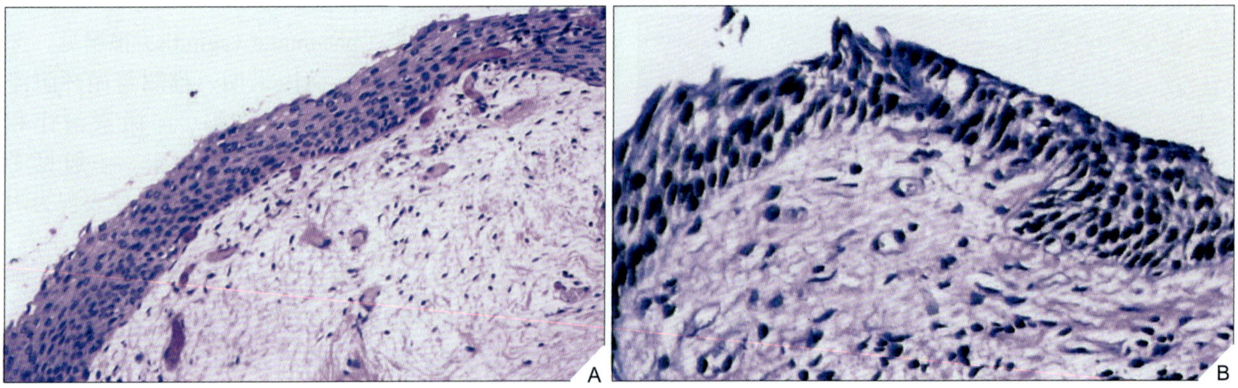

图 9-11 鳞状上皮萎缩性改变

A. 细胞层次变薄，基底细胞增生，无异型改变；B. 萎缩上皮基底部细胞可以有轻度异型改变，但无核分裂，需要与高级别鳞状上皮内病变相鉴别

丢失，乳酸杆菌缺失，阴道 pH 升高，阴道菌群发生变化，薄而萎缩的阴道黏膜更容易受到葡萄球菌、B 组链球菌和大肠杆菌等致病菌的伤害和感染。全身和外用雌激素治疗萎缩性阴道炎均有效。与口服雌激素治疗相比，阴道外用雌激素效果更好，不良反应更少。

第五节　阴道囊肿和瘤样病变

一、阴道囊肿

（一）鳞状上皮包涵囊肿

鳞状上皮包涵囊肿（squamous cell inclusion cyst）又称表皮囊肿、角质囊肿，多见于损伤、手术或分娩过程中缝合部位的包裹和种植。囊肿直径大多小于 8mm，单发或多发。病变多见于阴道口，触诊为质硬小结节。大体见囊内壁光滑，囊内容为豆渣样物或皮脂样物。镜下囊内壁衬覆鳞状上皮，上皮层次厚薄不均，囊腔较大时，上皮变得菲薄。囊肿由上皮增生、脱屑和液化形成（图 9-12）。

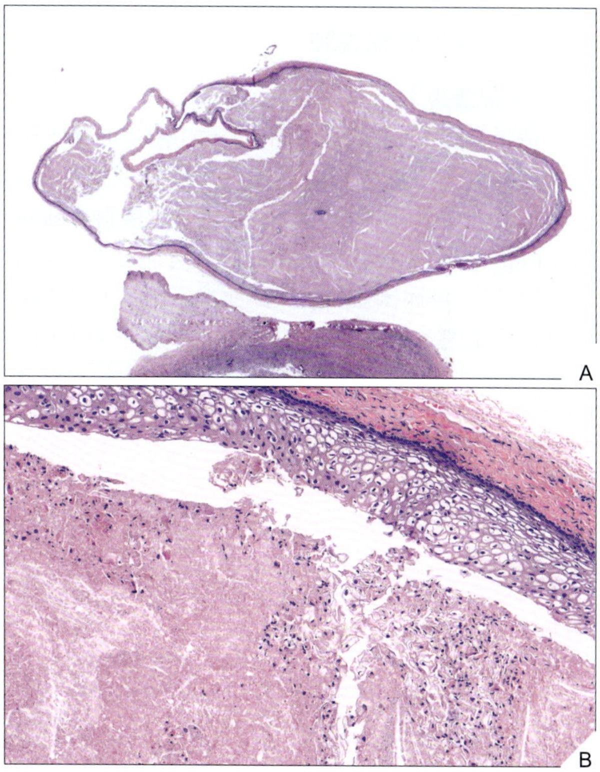

图 9-12　鳞状上皮包含囊肿

A. 低倍镜下的囊肿性病变；B. 高倍镜下，囊内壁衬覆鳞状上皮，囊内含角化碎屑

（二）中肾管囊肿

【一般表现】

中肾管囊肿（mesonephric cyst）是胚胎发育时期中肾管残留部分形成的囊肿，位于阴道的前侧壁。从输卵管系膜向子宫内侧壁、宫颈、阴道侧壁至阴道口，中肾管走行部位都可形成囊肿，阴道段的囊肿又称 Gartner 囊肿。单发或多发，可呈串珠状或结节状。多为 2～3cm，大的可达 10cm，向阴道内膨出。一般无自觉症状，少数严重者可影响性生活和阴道分娩，或引起膀胱刺激症状，甚至排尿困难。

【组织病理学】

镜下囊壁衬覆单层立方、扁平上皮，无纤毛。囊内为透明、淡红或浅褐色清亮液体。囊肿外有平滑肌组织围绕（图 9-13）。

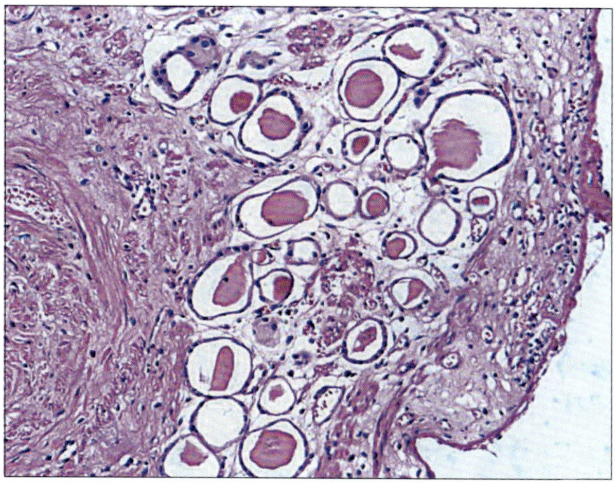

图 9-13　中肾管囊肿

囊肿壁可见腺样结构，腺体衬覆单层立方上皮，腺腔内有淡红色液体

（三）副中肾管囊肿

【一般表现】

副中肾管囊肿（paramesonephric cyst）可以发生在阴道各个部位，以位于阴道穹部和阴道上 1/3 段多见。根据形成的原因分为先天性残留囊肿、后天性获得性囊肿及真性肿瘤性囊肿。先天性原因是胚胎发育早、中期副中肾管的尾端和泌尿生殖窦的转变过程受到干扰，使部分腺上皮残留下来，遇到诱发因素形成腺囊肿。其中母体妊娠期服用雌激素是主要的原因。后天性原因多为创伤形成的种植性包涵

囊肿及鳞状上皮的基底细胞化生转化形成的腺囊肿。阴道腺病的囊肿型有时也归入此类囊肿。

【组织病理学】

镜下表现为副中肾管来源的组织形态，囊内壁衬覆上皮可以是输卵管型浆液上皮、宫颈黏液上皮，也可以是宫内膜样上皮，可以伴有鳞化，其中以宫颈黏液腺型最多见。诊断主要与中肾管囊肿和子宫内膜异位症相鉴别，见表 9-2。

（四）尿道旁腺囊肿

【一般表现】

尿道旁腺（S 腺，尿道周腺）位于阴道前壁下部、远端尿道附近。腺体感染通常可导致导管阻塞，囊肿形成，主要发生于成年人。尿道旁腺囊肿（skene duct cyst）小时无症状，最初的症状可能是尿道阻塞（如尿不尽，排尿困难）或尿路感染。偶有更大的囊肿可以引起性交疼痛。囊肿也可能形成脓肿或引起尿道梗阻和反复发作的尿道感染。

【病理学特征】

大多数尿道旁腺囊肿 <1cm（图 9-14）。

显微镜下，它可内衬尿路上皮或无特征性良性上皮，有时可见鳞状上皮或黏液样上皮细胞。囊壁通常很薄，由纤维或肌纤维组织组成（图 9-15）。对于外阴阴道的囊肿，病理医师必须了解囊肿确切部位，如果没有意识到这个概念，许多这样的囊肿会被诊断为副中肾管囊肿，或与未取到腺泡的前庭大腺囊肿相混淆。

二、阴道瘤样病变

（一）阴道壁肉芽组织

阴道壁肉芽组织（vaginal granulation tissue）多见于全子宫切除术后阴道顶端缝合部位，是一种伤口愈合过程中的增生性病变，多为米粒至黄豆大小，色

表 9-2 副中肾管囊肿鉴别诊断

鉴别项	中肾管囊肿	副中肾管囊肿	子宫内膜异位症
好发部位	阴道前侧壁多见	阴道任何部位，上段多见	受创伤部位
形成原因	先天残留	先天残留、创伤、化生	异位种植或邻近病灶
巨检	单发或多发，含清液	色红，含浆液或稀薄黏液	无蒂紫蓝色结节，有触痛
形态特点	上皮呈立方、扁平、低柱状，基底膜清晰，外围平滑肌	副中肾管上皮，可有纤毛、黏液型或有分泌，基底膜欠清晰	有子宫内膜样上皮、间质，有出血性改变，有纤维间质增生
组织化学	PAS（-）	PAS 或 Alcian blue（+）	

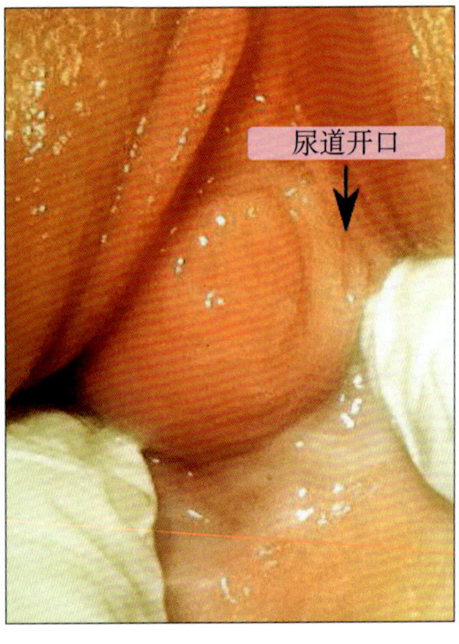

图 9-14 尿道旁腺囊肿

囊肿明显，呈淡红色，位于尿道开口旁，箭头所示为尿道开口，本图由 Kenneth Hatch 教授惠赠

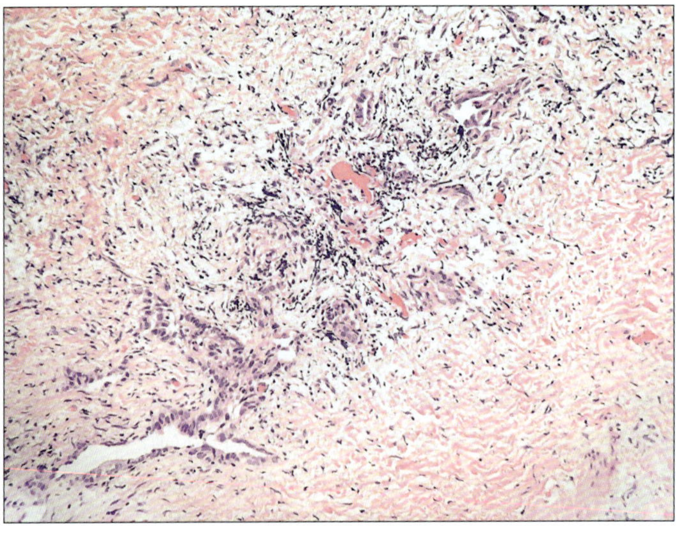

图 9-15 尿道旁腺

腺体不规则，衬覆单层或复层立方上皮，部分腺体呈分泌样改变，间质由纤维组织及肌纤维组织组成

红。镜下由肉芽组织形成，早期有较多的毛细血管、成纤维细胞和急、慢性炎症细胞，充血水肿；手术后间隔时间长则毛细血管减少，血管壁增厚，炎症细胞减少，纤维组织增生（图 9-16）。

（二）纤维上皮性息肉

【定义】

纤维上皮性息肉（fibroepithelial polyp）具有显著的中心性纤维血管组织，表面被覆鳞状上皮的息肉样病变。

【一般表现】

纤维上皮性息肉又称为阴道息肉，中胚层间质性息肉，葡萄簇状假肉瘤（不建议使用），有时与肿瘤难以区别。一般认为来自女性生殖道远端上皮下间质的所谓的星状细胞层，呈局灶性良性息肉样增生。病变可见于各种年龄，中位年龄为 35 岁，1/3 发生于妊娠期。推测可能是激素诱导下的上皮下疏松结缔组织带局部增生的表现。纤维上皮性息肉可发生于阴道各处，多位于阴道下 1/3 侧壁。患者多无临床症状，少有异常阴道出血或性交困难。

【大体病理学】

以单发的孤立性息肉多见，大小不一，最大直径可达 8cm。有蒂或无蒂，灰白色或淡红色，呈指状、泡状、结节状或绒毛状，表面光滑或不规则，质软或偏韧。

【组织病理学】

息肉有纤维组织中轴，表面被覆正常的鳞状上皮。可含有散在奇异型、星形成纤维细胞和多核间质细胞，以及不规则的薄壁血管。上皮下的纤维结缔组织致密或疏松水肿，有时伴有黏液样变（图 9-17）。有一种亚型具有富细胞性间质，核分裂象大于 10/10HPFs，偶见异常核分裂象。免疫组化染色，波形蛋白和 ER、PR 阳性，结蛋白多阳性，肌动蛋白通常阴性，也有学者认为免疫组化标记无太大价值。

【鉴别诊断】

含有异型细胞的纤维上皮性息肉需要与葡萄簇肉瘤、胚胎性横纹肌肉瘤、米勒管混合瘤相鉴别。纤维上皮性息肉主要见于成年女性，部位表浅，体

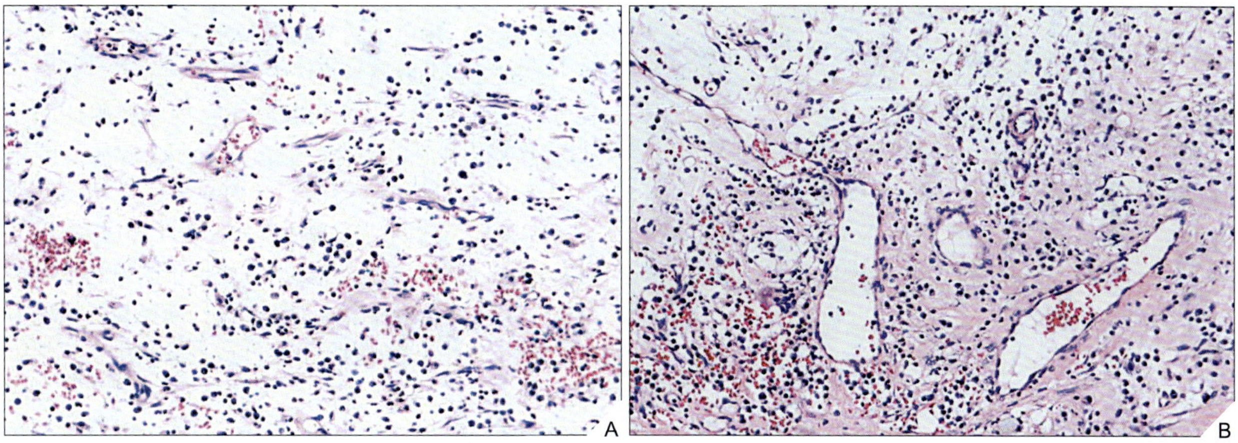

图 9-16　阴道壁肉芽组织

A. 早期肉芽组织疏松水肿；B. 后期肉芽组织、纤维组织增生

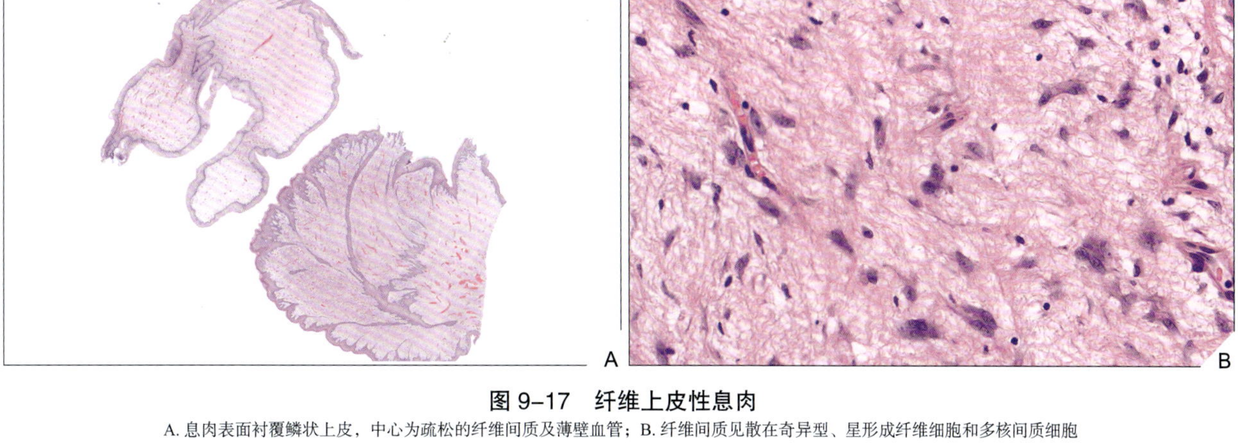

图 9-17　纤维上皮性息肉

A. 息肉表面衬覆鳞状上皮，中心为疏松的纤维间质及薄壁血管；B. 纤维间质见散在奇异型、星形成纤维细胞和多核间质细胞

积多不大，生长缓慢，核分裂象罕见，无浸润，无新生层，也无横纹肌母细胞等可以鉴别。

（三）术后梭形细胞结节

术后梭形细胞结节（postopertive spindle cell nodule）又称为术后反应性肉瘤样病变，是一种非肿瘤性局部组织增生性病变。发生在手术切口部位，位于表皮下，多在术后1～3个月内出现。镜下见结节由增生的梭形细胞和毛细血管构成，常向周围组织浸润性生长。梭形细胞排列紧密，交织成束。细胞短梭形，核较肥胖，胞质淡染或嗜伊红，染色质匀细（图9-18）。毛细血管丰富纤细，可见活跃的核分裂象，常伴有多核巨细胞、泡沫细胞及较多的炎症细胞，表面上皮有时形成溃疡。本病需要与平滑肌肉瘤及其他梭形细胞肿瘤相鉴别。有助于鉴别诊断的特征：细胞核无多形性或深染，无病理性核分裂象，病变部位有近期手术史。

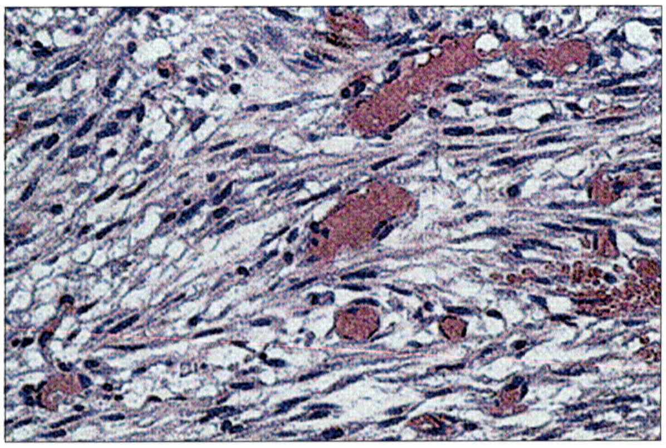

图9-18 术后梭形细胞结节
镜下见梭形细胞和毛细血管

（四）输卵管脱垂

输卵管脱垂为输卵管伞端组织经阴道切口处突入阴道，偶尔继发于各种方式的子宫切除，包括经腹、经阴道及联合腹腔镜等多种子宫切除方式，以及经阴道行其他腹腔手术之后。临床表现为疼痛、性交困难。

大体检查见阴道残端有红色的肉芽状肿块或息肉样肿物。镜下见乳头状或腺样结构，表面被覆输卵管型浆液性上皮，伴有肉芽组织和炎症性背景（图9-19）。本病需要与阴道腺病、子宫内膜异位及腺癌相鉴别。有经腹或经阴道子宫手术史、病变部位、组织结构特点可以鉴别。

（五）子宫内膜异位症

阴道子宫内膜异位症（endometriosis）可能因阴道壁损伤处子宫内膜种植，或通过子宫直肠陷凹及直肠阴道隔的子宫内膜异位累犯。病理表现为黏膜面的表浅紫蓝色、褐色小结节或深部肿块。小的可芝麻大小，大的可触及数厘米肿块，甚至形成囊腔，被当成囊肿或恶性肿瘤。镜下可找到子宫内膜样腺体和间质，伴有出血征象的含铁血黄素沉积，腺体周围纤维肉芽组织增生。息肉样子宫内膜异位症是少见的子宫内膜异位症的特殊表现形式，于1980年首先由Mostoufizadeh和Scully[16]提出，发生于阴道的情况很罕见。术前、术中临床检查及病理诊断极易被误诊为恶性肿瘤。大体表现为呈外生性或息肉状生长，肿块

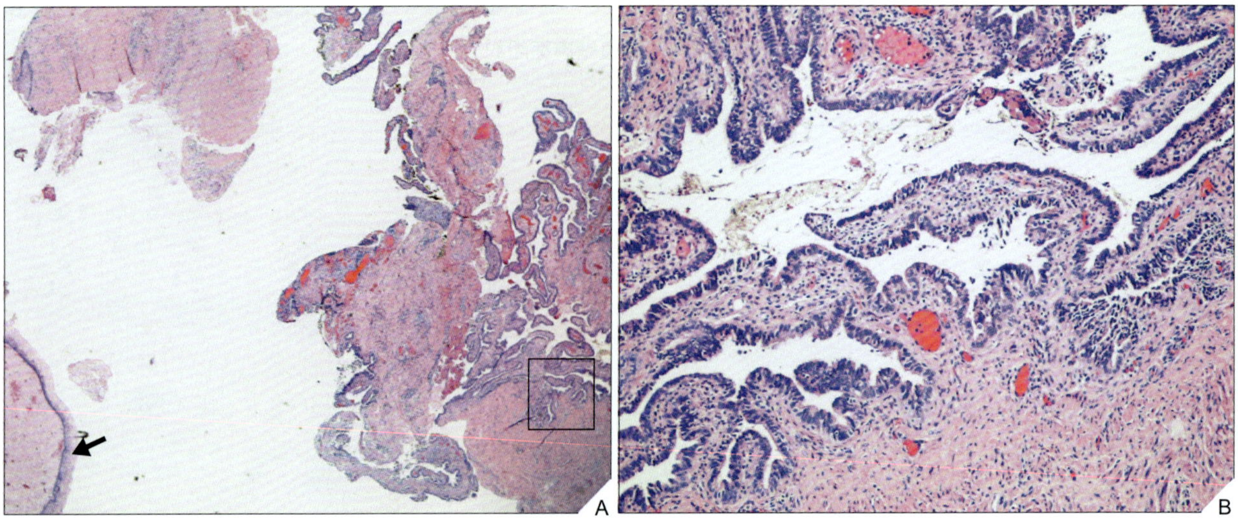

图9-19 输卵管脱垂
A. 镜下见浆液性乳头状腺样结构，活检标本内见良性阴道壁黏膜组织（箭头）；B. A图方框内图像放大后可见输卵管细胞构成明显。

呈灰黄、灰褐色，切面呈蜂窝状、质软。镜下由子宫内膜样腺体和间质组成，形态学类似子宫内膜息肉（图 9-20），可伴奇异型间质细胞（详见第三十一章）。

（六）阴道间质硬化病

阴道间质硬化病（vaginal stromal sclerosis）比较罕见，Fadare[17] 报道了 3 例，近 10 年来未有新增病例的报道。此病多见于绝经后的老年妇女，有阴道萎缩的临床表现及性交痛。大体可表现为阴道单发的实性结节或远端多发的质硬斑块，活动性差，通常小于 1cm。镜下突出的特点为间质弥漫性透明样变。此透明变性区域细胞稀少，边界不清，主要由纤细的胶原纤维及弹性纤维组成，可蔓延至被覆上皮下的基底膜层。间质细胞形态单一，具有不规则的固缩的核及小的胞质突起。无核分裂及组织坏死。在透明变性区域的上层有一些小的薄壁血管，类似毛细血管大小，深层血管则较大（图 9-21）。阴道上皮萎缩变薄，上皮脚消失，可有过度角化。弹性纤维染色显示间质内弹性纤维增多。免疫组化染色 vimentin 通常弥漫阳性，ER 局灶性阳性，CD34、desmin、SMA、PR、p53 通常阴性。阴道间质硬化病对雌激素治疗无反应，可能为间质的一种修复性改变，通常由阴道萎缩相关的炎性刺激或损伤所致。

（七）管状鳞状上皮息肉

管状鳞状上皮息肉（tubulosquamous polyp）是一种罕见的由鳞状上皮和管状结构组成，位于纤维血管间质内的良性病变。类似子宫颈异位前列腺组织，目前认为起源于尿道旁腺（即 Skene 腺），分为息肉样亚型和囊肿型。息肉样亚型见于绝经后，发生于阴道上部。囊肿型见于绝经前，呈囊性、单发，位于阴道下部，可累及尿道口周围。息肉呈实性或囊性，比例各占一半。镜下见阴道上部病变含有实性鳞状上皮巢，细胞巢中央有微囊和吻合的基底样细胞。阴道下部的病变为囊性，被覆分泌黏液的腺上皮细胞，囊腔中央有鳞状细胞岛，似腺体鳞化（图 9-22）。免疫组化染色腺上皮表达 PSA，有时表达前列腺酸性磷酸酶（PrAP）[18]。最近文献报道标记前列腺及前列腺癌的免疫组化标志物 NKX3.1 在管状鳞状上皮息肉中也有表达[19]。

（八）移行细胞化生

阴道表面黏膜出现与移行尿路上皮相似的上皮，主要见于老年人。镜下见上皮细胞复层，平行排列或巢团状分布，类似尿路上皮，可见伞细胞。无异型改变，p16、Ki-67 无表达。

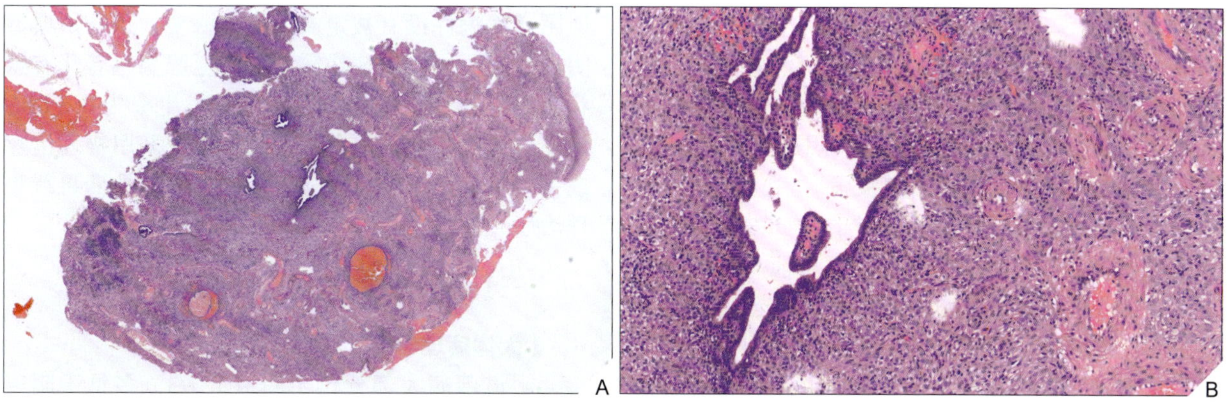

图 9-20　阴道息肉样子宫内膜异位症

A. 低倍镜下病变呈外生性或息肉状生长，表面被覆鳞状上皮（右上）；B. 高倍镜下见病变由子宫内膜腺体及间质组成，见大量紊乱的厚壁血管，类似子宫内膜息肉

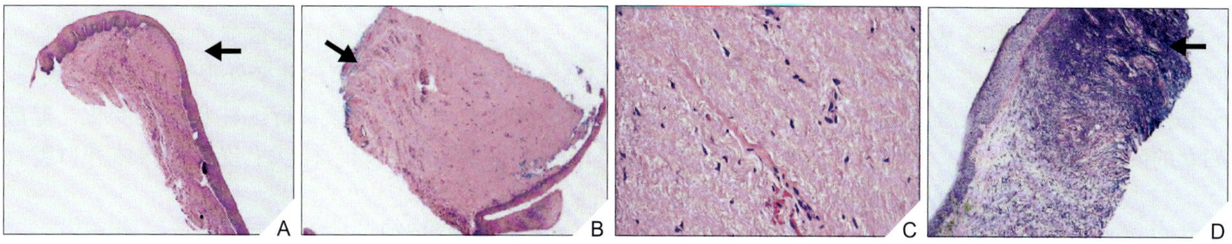

图 9-21　阴道间质硬化病

A. 阴道间质内显示一边界不清的透明样变病变，其向上生长造成局部阴道上皮变薄（箭头）；B. 部分区域见丰富的薄壁血管（箭头）；C. 高倍镜下见透明变性区，以胶原纤维为主；D. 弹性纤维染色可见丰富的弹性纤维（箭头）。图片由 Fadare 教授惠赠

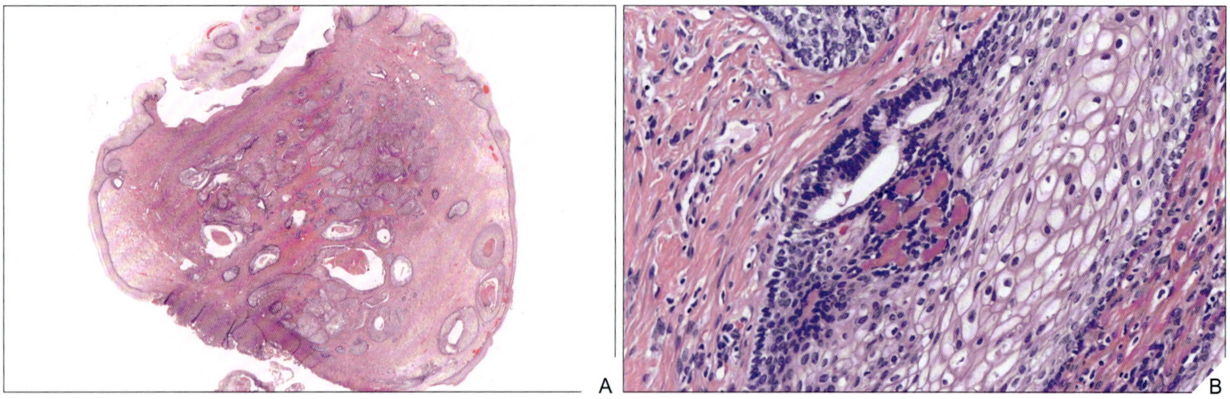

图 9-22 管状鳞状上皮息肉

A. 低倍镜下，病变呈赘生物样外观，间质中见细胞巢聚集；B. 高倍镜下，鳞状细胞巢内见小囊腔，被覆黏液腺上皮

第六节 阴道腺病

一、腺病

（一）一般特征

阴道壁出现良性腺体称为腺病（adenosis）。发病年龄 22～65 岁，育龄期女性多见。腺病的确切病因未明，推测为胚胎性米勒管上皮持续存在的结果。已发现的相关因素：母亲妊娠期使用过己烯雌酚（DES）、处女膜闭锁、生殖器官发育不全、药物、损伤等。DES 是一种人工合成的非类固醇雌激素，在 20 世纪 70 年代前曾被广泛应用于治疗流产和妊娠合并症。DES 影响胎儿副中肾管及阴道上皮的分化，可致女性胎儿出生后发生阴道腺病[17, 20, 21]。弥漫的阴道腺病与处女膜闭锁有关。对于无 DES 接触史的阴道腺病的病因，目前尚不明了。可能与阴道正常上皮受某些理化因素影响，如药物、激光、产伤等，或阴道正常酸性环境被改变，阴道内 pH 升高，使阴道鳞状上皮化生被柱状上皮取代，并进一步形成腺体结构，最后发展为阴道腺病。局部应用氟尿嘧啶（5-FU）或激光治疗阴道尖锐湿疣或阴道上皮内病变（VaIL）后继发阴道腺病支持此机制，但也可能因为 5-FU 或激光治疗破坏了表层鳞状上皮，使黏膜内隐匿型阴道腺病暴露[22, 23]。亦有观点认为低雌激素水平易发生阴道腺病及雌激素治疗可能引发年龄大的妇女的阴道腺病。

口服避孕药与获得性阴道腺病有关，这类腺病停药后可自行消退，考虑这部分患者的阴道上皮基底层可能有两种分化潜能的细胞，在激素刺激下向柱状上皮分化[24]。

（二）临床特征

腺病大多无临床症状，病变范围广泛时可有黏液分泌物增多，出现血性分泌物，阴道烧灼感，性交疼痛或不适等。

阴道腺病有可能与阴道透明细胞癌及鳞状细胞癌相关，与黏液腺癌及小细胞癌相关的报道较少。但阴道腺病并没有被定义为癌前病变，这与不典型阴道腺病不同。DES 暴露史的阴道腺病患者伴有鳞状上皮不典型增生的鳞状细胞癌发生率为 0～5%，最高可达 15%[25]。阴道腺病的治疗可采用物理治疗或手术治疗，可疑患者应先活检排除恶性变再行物理治疗[26]。

（三）病理发现

【大体病理学】

阴道腺病大部分位于阴道上 1/3，多见于阴道穹部、阴道前壁（图 9-23）。部分可蔓延至阴道中 1/3，少数可达阴道下 1/3，甚至处女膜。窥阴器检查见阴道壁有点状或片状糜烂，呈红色浅表的斑点与颗粒样，有时呈息肉样或囊肿样突起，直径为 0.5～5cm，也有隐匿型的病变外观无任何异常表现。阴道镜检查病变似宫颈移行区柱状上皮变化，醋酸试验可见葡萄状组织、柱状上皮岛和腺体开口替代原有的黏膜鳞状上皮。

【组织病理学】

黏膜组织中出现腺体，甚至取代表面鳞状上皮。腺体可局限，呈微腺型增生或形成大小不一的

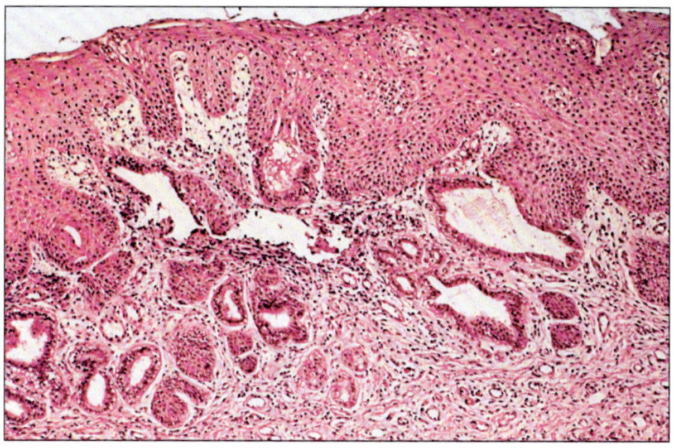

图 9-23　阴道腺病

肉眼见阴道壁部分为红色糜烂，斑点状或颗粒样改变（Robboy 教授惠赠）

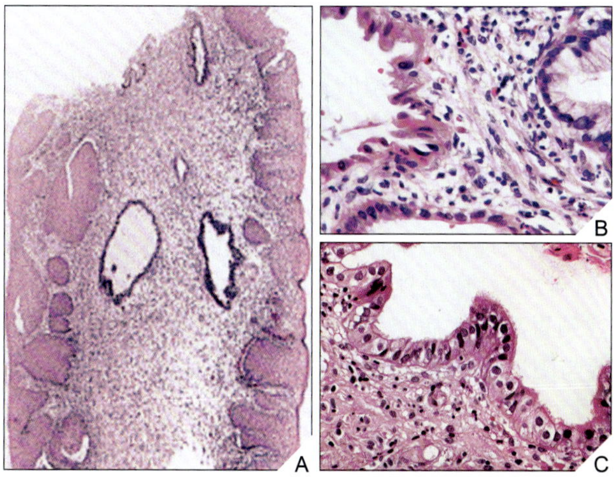

图 9-24　阴道腺病

A. 阴道黏膜组织中出现良性腺体；B. 可为宫颈黏液样；C. 亦可为输卵管上皮样

囊腔或低矮的乳头。腺上皮有宫颈内膜型、子宫内膜型、输卵管上皮型，也可呈透明细胞型（图 9-24，图 9-25）。53.7%～76% 的阴道腺病是宫颈内膜型，可伴有不同程度的鳞状上皮化生、肠上皮化生及罕见的胚胎样上皮[21]，如受孕激素影响，还可出现阿斯（Arias-Stella）反应等。腺体周围或鳞状上皮下常有淋巴细胞和浆细胞浸润。细胞学检查也可找到黏液腺上皮或鳞化上皮。鉴别诊断包括中肾管残留、不同类型的腺囊肿和子宫内膜异位症等。

二、不典型腺病

如阴道壁出现不典型增生的腺体，应考虑为不典型腺病（atypical adenosis）。其腺体结构更加复杂，形成密集的微腺型、乳头状、管状的腺体结构。被覆不典型增生的上皮，多由立方或柱状上皮构成，可有“鞋钉样”细胞。有多形性、深染、异型的核，并有明显的核仁（图 9-26）。核分裂不常见，在透明细胞癌旁常可见不典型腺病，因此提示不典型腺病可能是透明细胞癌的前驱病变，需要与透明细胞癌相鉴别，后者浸润生长特点突出，具有细胞多样性（透亮细胞、“鞋钉样”细胞及嗜酸性细胞）及结构多样性（囊管状、乳头状及实性片状），免疫组化显示 Napsin A、P504S 及 HNF-1β 阳性表达。

值得注意的是，少见情况下阴道腺病也会出现胃型分化，类似于宫颈胃型分化腺体病变。Wong 等[27]报道了 11 例伴有胃型分化的原发性阴道腺体病变，包括 5 例腺癌和 6 例腺病；11 例中 8 例伴有不典型腺病。临床症状包括水样阴道分泌物、宫颈涂片显示腺上皮异常、阴道肿块等。形态学上均具有胃型分化的腺体特征，即细胞具有大量透明、苍白的和（或）嗜酸性胞质及突出的清晰的细胞膜，通常伴有杯状细胞和潘氏细胞，可形成类似宫颈叶状

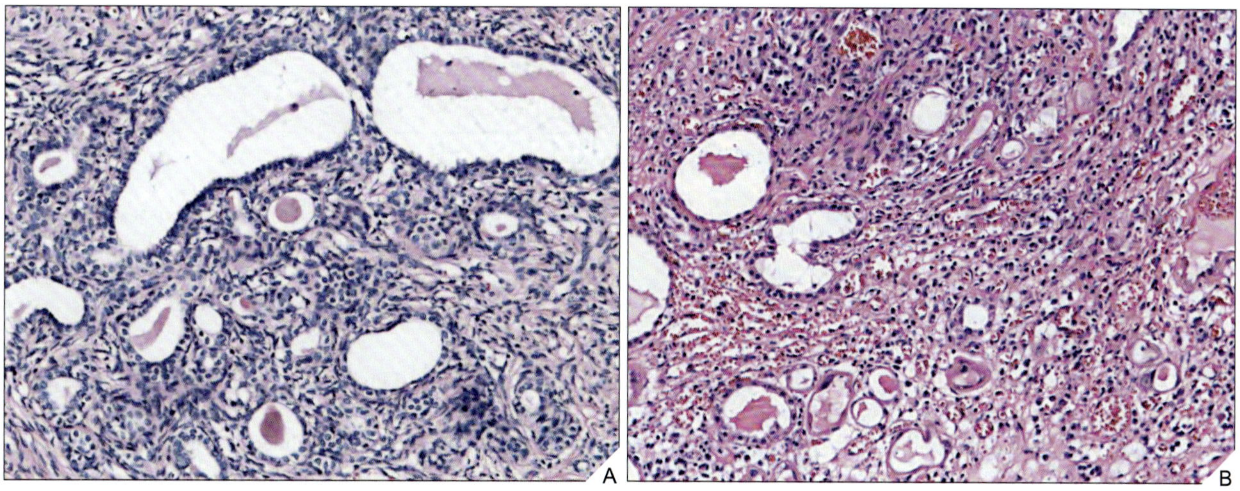

图 9-25　阴道腺病

A. 阴道黏膜组织中的米勒管来源的腺体；B. 腺体分散分布，衬覆上皮形态不一

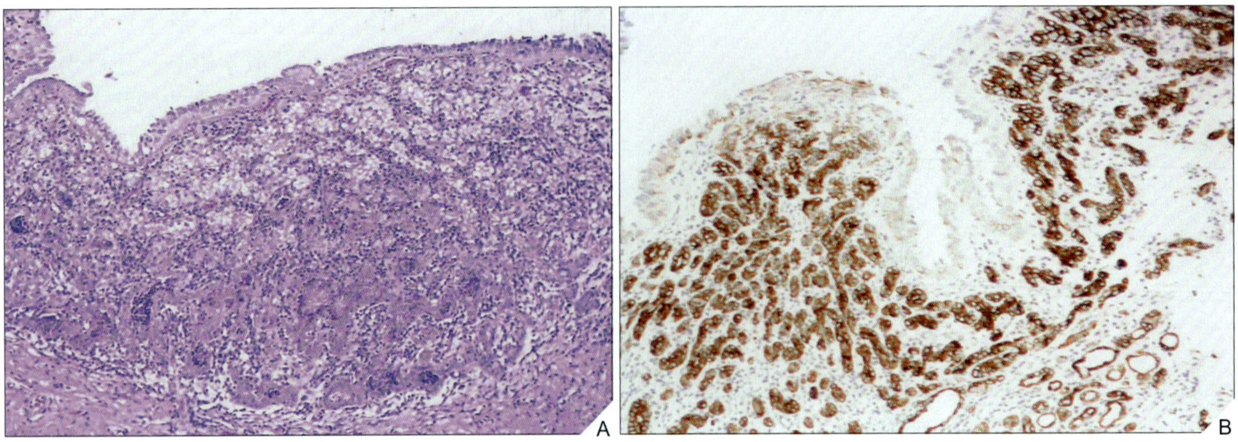

图 9–26 阴道不典型腺病

A. 阴道黏膜组织中见密集的微腺及管状腺体，腺上皮胞质透亮，异型不明显；B. 上皮性免疫标记显示密集的微腺体结构

增生的小叶结构。腺体有不典型增生时为不典型腺病，上皮增生或向纤维血管间质中形成乳头状突起，细胞增大，细胞核轮廓不规则，可见核仁，染色质增粗，偶见核分裂象。出现间质浸润时为胃型腺癌。免疫组化 MUC-6、p53、HIK-1083 等有助于诊断。从腺病向腺癌转变时，ER 表达缺失，p53 从野生表型转变为突变表型。这组病变的形态从良性胃型黏液化生到不典型腺病到胃型腺癌，在同一病例中也能出现不同类型的胃型腺体病变，从而推测阴道胃型腺癌的发生途径类似于宫颈胃型腺癌。Wong 等认为阴道胃型腺病是腺病的一个新亚型，而胃型腺癌是阴道腺癌的一个独特组织学亚型。笔者在工作中也发现了一例伴有胃型分化的不典型阴道腺病（图 9-27）。原发性阴道胃型腺体病变的诊断需除外宫颈胃型腺体病变累及阴道后才可诊断，同时还需要与阴道透明细胞癌鉴别。

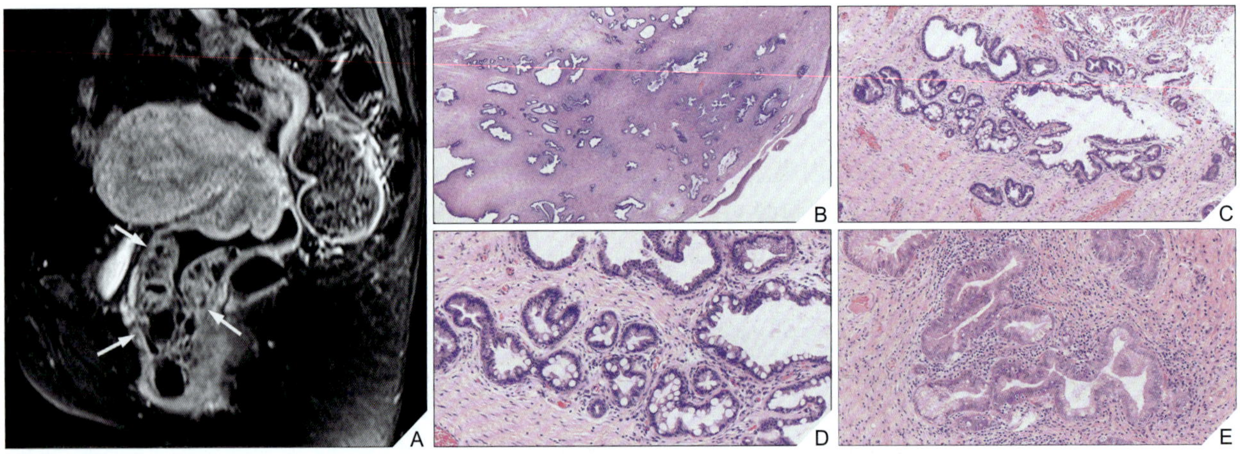

图 9–27 伴有胃型分化的不典型阴道腺病

36 岁女性，A. MRI 图像矢状位 T_2WI 显示阴道壁弥漫增厚，蜂窝状，病灶自阴道上段到下段弥漫性分布（箭头）。B. 低倍镜下阴道壁组织中见大小不一、弥漫分布的黏液腺体。C. 黏液腺体呈小叶状分布。D. 小叶状分布的黏液腺体上皮呈假复层增生，细胞边界清晰，胞质丰富、核增大深染，见散在杯状细胞。E. 上皮增生呈假复层，胞质嗜酸性，细胞核增大伴明显的核仁，可见核分裂象

参・考・文・献

[1] Hodgins M B, Spike R C, Mackie R M, et al. An immunohistochemical study of androgen, oestrogen and progesterone receptors in the vulva and vagina[J]. Br J Obstet Gynaecol, 1998, 105(2): 216-222.

[2] Miyagawa S, Iguchi T. Epithelial estrogen receptor 1 intrinsically mediates squamous differentiation in the mouse vagina[J]. Proc Natl Acad Sci USA, 2015, 112(42): 12986-12991.

[3] Blakeman P J, Hilton P, Bulmer J N. Cellular proliferation in the female lower urinary tract with reference to oestrogen status[J]. BJOG, 2001, 108(8): 813-816.

[4] 石一复. 外阴阴道疾病[M]. 北京：人民卫生出版社，

2005, 153-259.
[5] 陈乐真. 妇产科诊断病理学[M]. 2版. 北京: 人民军医出版社, 2010, 72-96.
[6] Asia A J, Tapre V N. Primary actinomycosis of vulva with inguinal lymphadenopathy[J]. Indian Dermatol Online J, 2016, 7(5): 402-405.
[7] Yano J, Noverr M C, Fidel P L Jr. Vaginal heparan sulfate linked to neutrophil dysfunction in the acute inflammatory response associated with experimental vulvovaginal candidiasis[J]. mBio, 2017, 8(2): e00211-e00217.
[8] Kurman RJ. Blaustein's pathology of the female genital tract[M]. 5th ed. New York: Springer, 2002: 141-157.
[9] 曹泽毅. 妇产科学[M]. 2版. 北京: 人民卫生出版社, 2014, 2086-2096.
[10] Mayeaux E J, J Jr, Thomas Cox. 2016. 现代阴道镜学[M]. 3版. 魏丽惠, 赵昀, 译. 北京: 北京大学医学出版社, 2016, 449-451.
[11] Berek J S, Hacker N E. Berek and Hacker's Gynecologic Oncology. 5th ed. Philadelphia: Lippineott Williams & Wilkins, 2009: 268-340.
[12] Lin J I, Caracta P F, Chang C H, et al. Malacoplakia of the vagina[J].South Med J, 1979, 72(3): 326-328.
[13] van der Voort H J, ten Velden J A, Wassenaar R P, et al. Malacoplakia. Two case reports and a comparison of treatment modalities based on a literature review[J]. Arch Intern Med, 1996, 156(5): 577-583.
[14] Gardner H L, Fernet P. Etiology of vaginitis emphysematosa: report of ten cases and review of literature[J]. Am J Obstet Gynecol, 1964, 88: 680-694.
[15] Riethdorf L,Nehmzow M, Straube W, et al. Vaginitis emphysematosa during immunosuppressive therapy[J]. Arch Gynecol Obstet, 1995, 256(1): 39-41.
[16] Mostoufizadeh M, Scully R E. Malignant tumors arising in endometriosis[J].Clin Obstet Gynecol, 1980, 23(3): 951-963.
[17] Fadare O. Vaginal stromal sclerosis: a distinctive stromal change associated with vaginal atrophy[J]. I Int J Gynecol Pathol, 2011, 30(3): 295-300.
[18] International Agency for Research on Cancer. World health organization classification of tumours[M]. Lyon, France: IARC Press, 2020.
[19] Hawari R, Fernandes L, Park K J, et al. Skene's gland derivatives in the female genital tract and cervical adenoid basal carcinoma are consistently positive with prostatic marker NKX3.1[J]. Int J Gynecol Pathol, 2021, 40(4): 400-407.
[20] Kurman R J, Scully R E. The incidence and histogenesis of vaginal adenosis An autopsy study[J]. Hum Pathol, 1974, 5(3): 265-276.
[21] Robboy S J, Hill E C, Sandberg E C, et al. Vaginal adenosis in women born prior to the diethylstilbestrol era[J].Hum Pathol, 1986, 17(5): 488-492.
[22] Emberger M, Lanschuetzer C M, Laimer M, et al. Vaginal adenosis induced by Stevens-Johnson syndrome[J]. J Eur Acad Dermatol Venereol, 2006, 20(7): 896-898.
[23] Georgiev D, Karag'ozov I, Velev M, et al. Three cases of vaginal adenosis after topical 5-fluorouracil therapy for vaginal HPV-associated lesions[J].Akush Ginekol (Sofiia), 2006, 45(3): 59-61.
[24] Kranl C, Zelger B, Kofler H, et al. Vulval and vaginal adenosis[J]. Br J Dermatol, 1998, 139(1): 128-131.
[25] Saitoh M, Hayasaka T, Ohmichi M, et al. Primary mucinous adenocarcinoma of the vagina: possibility of differentiating from metastatic adenocarcinomas[J]. Pathol Int, 2005, 55(6): 372-375.
[26] Cebesoy F B, Kutlar I, Aydin A. Vaginal adenosis successfully treated with simple unipolar cauterization[J]. J Natl Med Assoc, 2007, 99(2): 166-167.
[27] Wong R W, Moore M, Talia K L, et al. Primary vaginal gastric-type adenocarcinoma and vaginal adenosis exhibiting gastric differentiation: report of a series with detailed immunohistochemical analysis[J]. Am J Surg Pathol, 2018, 42(7): 958-970.

第十章

阴道肿瘤

Vaginal Neoplasia

张晓飞　梁　云　陈晓端

本章包括阴道的良性肿瘤、恶性前期病变和恶性肿瘤，内容涵盖上皮性肿瘤、间叶肿瘤、上皮/间叶混合性肿瘤、淋巴和髓系肿瘤、黑色素细胞肿瘤及其他少见的阴道原发性和继发性肿瘤，术语及定义以第 5 版 WHO 女性生殖道肿瘤中阴道肿瘤分类（表 10-1）为依据。阴道最常见的病变为鳞状上皮内病变（VaSIL），又称为阴道上皮内瘤变（VaIN），阴道肿瘤少见，良性肿瘤以平滑肌瘤最常见。恶性肿瘤多为鳞状细胞癌或透明细胞癌。阴道原发癌罕见，在鉴别诊断中必须始终考虑来自宫颈或外阴原发癌的扩散或转移。本章重点介绍了阴道上皮内病变的诊断要点和鉴别诊断。在肿瘤的诊断和鉴别诊断方面，突出了简洁明了的特点。

表 10-1　阴道肿瘤分类

上皮性肿瘤	阴道上皮内瘤变，2 级	囊肿	尿道旁腺、尿道球腺和利特里腺癌
尖锐湿疣	阴道上皮内瘤变，3 级	腺癌，NOS	腺鳞癌
鳞状上皮乳头状瘤，NOS	鳞状细胞癌，HPV 相关性	腺癌，HPV 相关性	腺样基底细胞癌
前庭微乳头状瘤病	鳞状细胞癌，HPV 非相关性	子宫内膜样腺癌，NOS	混合性上皮和间叶肿瘤
孤立性阴道乳头状瘤	鳞状细胞癌，NOS	透明细胞腺癌，NOS	腺肉瘤
萎缩	绒毛状腺瘤，NOS	黏液性癌，胃型	杂类肿瘤
管状鳞状上皮息肉	管状绒毛状腺瘤，NOS	黏液腺癌	生殖细胞肿瘤，NOS
低级别鳞状上皮内病变	米勒管乳头状瘤	中肾腺癌	卵黄囊瘤，青春期前型
阴道上皮内瘤变，1 级	阴道腺病	癌肉瘤，NOS	成熟性畸胎瘤，NOS
高级别鳞状上皮内病变	宫颈管内膜异位	混合瘤，NOS	皮样囊肿，NOS

注：此表格根据 WHO2020 女性生殖道肿瘤修订。NOS，非特指。

第一节　上皮性肿瘤及相关病变

一、鳞状上皮肿瘤及前驱病变

（一）鳞状上皮乳头状瘤

鳞状上皮乳头状瘤（squamous papilloma）是一种少见的阴道上皮起源良性肿瘤，表现为具有纤维血管轴心，衬覆增生鳞状上皮的乳头状病变，大体与尖锐湿疣难以区别，通常出现在年轻或中年女性。确切的病因不明，不通过性生活传播，利用 PCR 和原位杂交技术证实与 HPV 感染无关。妇科检查显示此病变包括两种变型：微乳头状瘤病和孤立性乳头状瘤，以前者更为多见。微乳头状瘤病通常发生在阴道远端或外阴前庭。在前庭部位又称为前庭乳头状瘤病，呈线性对称性分布，它被认为是一种正常的解剖学变异，无须治疗。孤立性乳头状瘤最常见于阴道远端侧壁。大体上一般体积较小，直径通常仅数毫米，由单个或多个颜色正常的黏膜指状突起组成，呈小菜花状或许多乳头状突起。每个突起都有明显的基底，与尖锐湿疣不同[1-3]。在组织学上，肿瘤被覆不明显或轻度增厚的鳞状上皮，鳞状上皮成熟，没有挖空细胞及细胞非典型性（图 10-1），内见纤维血管组织轴心，乳头无复杂分支。与湿疣的鉴别要点在于乳头状瘤的乳头表面光滑，不具有复杂的分支结构和挖空细胞。需要注意的是，不成熟性湿疣或湿疣在形成过程中或恢复期有时也难以见到典型的挖空细胞。HPV 检测有助于鉴别。

（二）鳞状上皮内病变

【定义及一般特征】

阴道鳞状上皮内病变（squamous intraepithelial lesions，SIL）是 HPV 相关性病变。在组织学上分为低级别（LSIL）和高级别（HSIL）病变，对应于 Bethesda 宫颈阴道细胞学分类术语。一些机构对生殖道上皮内病变仍然使用三层分类术语——1、2 和 3，其中阴道上皮内瘤变（VaIN）1 对应 LSIL，而 VaIN2 和 VaIN3 对应 HSIL。下生殖道与肛门鳞状上皮分类术语（LAST）允许在 2 级诊断的基础上加入 3 级诊断，以便根据需要与临床医生进行更好的沟通[4]。VaIN 病例常与宫颈上皮内瘤变（CIN）并存，可原发于阴道，也可由宫颈原发性病变蔓延至阴道。以往统计，VaIN 仅占所有下生殖道上皮内瘤变的 1%[5]，但近年有升高趋势。发生年龄分布广泛，平均年龄 50 岁，好发于年龄较大的妇女[6, 7]，较 CIN3 年长 10 余岁。一般缺乏临床症状，偶见白带增多或接触性阴道出血。VaIN 病例常与 CIN 并存。

【病因】

阴道上皮内病变的病因学调查显示，大多数 VaIN 伴有 HPV 感染。LSIL 可以由高危或低危亚型 HPV 感染引起，HSIL 多由高危亚型 HPV 持续性感染引起，最常见的亚型是 HPV16 型。阴道 LSIL 不如宫颈常见。阴道 HSIL（VaIN 2/3）则比宫颈 HSIL 要少得多。阴道上皮内病变来源于固有鳞状上皮，SIL 发生率低于宫颈，可能与阴道不存在未成熟上皮细胞移行区有关。Daling 报道了 119 例 VaIN 病例，其中 80% 的肿瘤组织 HPV 阳性，与 HPV16 型明显相关，与性伴侣的数量、初次性交的年龄及曾患生殖道肿瘤相关[8]。低级别 VaIN 多为一过性 HPV 感染，趋向于自愈。妊娠期暴露于己烯雌酚的妇女可以存在广泛的阴道移行区域，容易发生 HPV 感染，这些妇女的阴道 SIL 多为低度病变。

【VaIN 及阴道癌的自然病史】

VaIN 的自然病史还没有很好地界定。一般认为与 CIN 相似。但 VaIN3 已被肯定有恶性变潜能，其恶性变率为 2%～9%。然而绝大多数低级别的 VaIN 包括 VaIN1 及湿疣可以自行消退[9]。VaIN 的复发更常见于 HSIL、多发病变及其他肛门生殖器部位伴有鳞状上皮瘤变，以及免疫抑制的患者。阴道癌的发病年龄高峰为 68 岁，表明阴道黏膜从 VaIN 进展至阴道癌需要 25 年以上的时间[10]。

【临床特征】

VaIN 大多（92.4%）发生于阴道的上 1/3，阴道

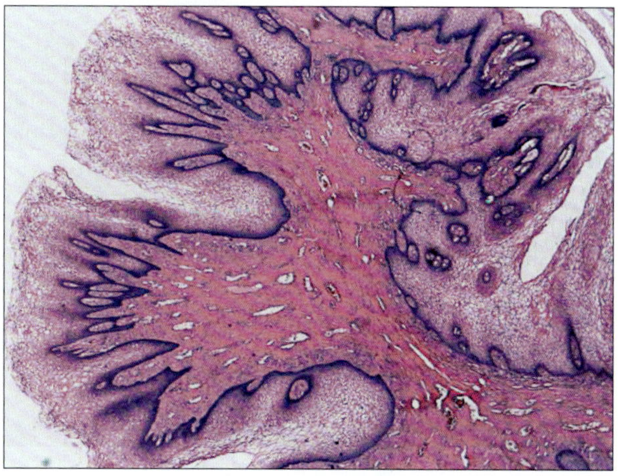

图 10-1　鳞状上皮乳头状瘤
具有纤维血管轴心的以鳞状上皮增生为主的良性乳头状肿瘤

后壁受累明显多于前壁（57% vs 27%）。病变孤立、多发或弥漫性分布，多发性更为常见。孤立性病变主要见于子宫切除术后阴道上 1/3 和阴道穹。阴道检查多数无异常改变，也可表现为阴道黏膜粗糙，隆起，质地改变，呈灰白色或粉红色。阴道镜检查表现为病变区碘不着色，可见边界清晰的点状、片状醋白上皮，尤其在细胞学检查异常、阴道镜检查宫颈正常时，应注意观察阴道情况。阴道镜下直视活检是正确诊断的有效方法。典型的 VaIN 在阴道镜下的表现见图 10-2～图 10-5。阴道镜检查是发现 VaIN 病变的重要检测方法，临床应用至今已有 80 余年的历史。通过阴道镜可将黏膜组织放大 10～40 倍，借以观察到肉眼看不到的较微小的病变，以便准确地选择可疑部位做活组织检查。病理医师尽管不做阴道镜检查，但了解阴道镜基本知识对病理实践是有帮助的。一般来说，以下情况可作为阴道镜检查的指征[11]。

（1）细胞学检查可疑或异常：包括宫颈瘤变积极治疗后细胞学异常；宫颈取材或宫颈阴道镜检查均无法解释异常细胞学结果，需要再次检查者。

（2）肉眼可见或可疑阴道病变，无论细胞学结果。

（3）任何伴有宫颈、阴道、肛周 / 肛门部位的 HPV 感染相关病变的妇女。

（4）所有未发现原因的、不正常的、持续阴道流液或出血的患者。

正确认识这些临床适应证有助于病理医师对病变的解释及与妇科医师的交流。

【组织病理学】

1. 低级别鳞状上皮内病变（LSIL、湿疣或 VaIN 1） VaIN 的病理学特征与 CIN 相似。出现明显的 HPV 感染细胞学变化（如挖空细胞）或具有 VaIN1 的组织学特点的病变，可以被诊断为 LSIL。挖空细胞的典型特征包括细胞核的增大和深染，形状不规

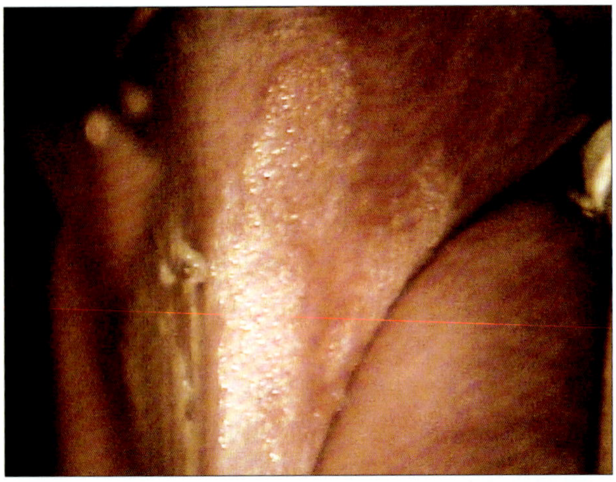

图 10-2　阴道镜下低级别 VaIN

右侧阴道上段黏膜粟粒样醋白上皮为相对典型的 VaIN1 或湿疣样病变

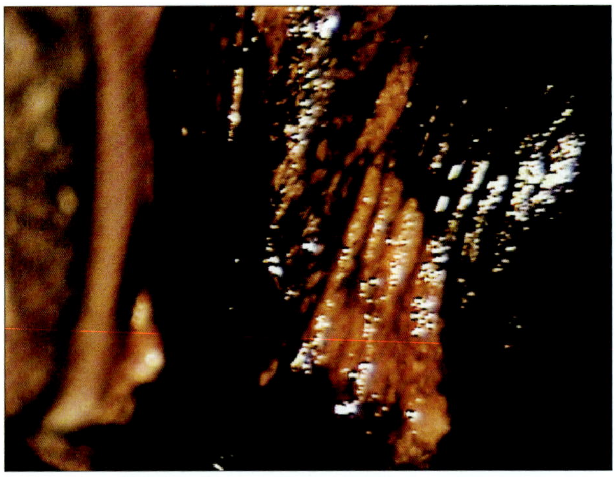

图 10-3　阴道镜下低级别 VaIN

阴道穹后部的碘不着色区边界清晰，略突出于黏膜表面，是碘染后的典型改变

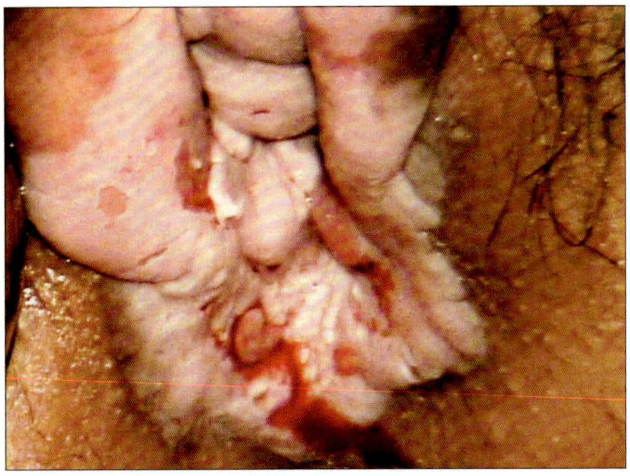

图 10-4　VaIN3

阴道口及小阴唇内侧广泛性病变，黏膜增厚，色素减退，边界清晰，部分表面上皮剥脱糜烂

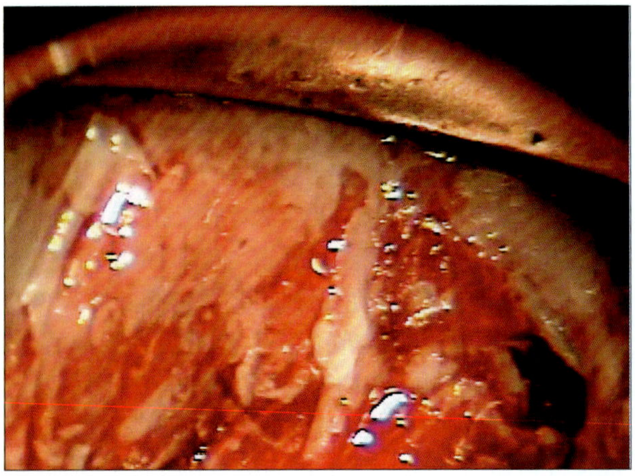

图 10-5　VaIN3

子宫全切术后，阴道全段黏膜醋白，上皮剥脱，碘染不着色

则，以及核周围边界不清晰且有明显的胞质空泡，胞质周边显著染色。低级别的鳞状上皮内瘤变（VaIN1）表现为基底样细胞的增生和核分裂，一般不会有非典型的核分裂。这些基底样细胞仅限于上皮组织的下1/3部分；而挖空细胞多分布在上皮层的上1/3。诊断LSIL的难点主要在于难以明确识别含糖原的假性挖空细胞。真正的挖空细胞的核增大应与基底旁细胞相比，通常是后者的2～3倍。另外，细胞排列的无序及多核细胞的出现也是诊断的辅助指标。

2. 高级别鳞状上皮内病变（HSIL、VaIN2/VaIN3） 包括VaIN2与VaIN3，细胞异型增大，表现为核大，核膜不规则，核质比增加，伴有核分裂及非典型核分裂。VaIN2表现为基底样形态的细胞和核分裂延伸到上皮层的上1/3到2/3，表面有成熟现象，保留有挖空细胞。VaIN3表现为上皮无成熟现象，或局限于上皮层的上1/3有成熟现象，上皮大部分或全层的上皮均有明显的核异型，核分裂象出现于上皮各层。以往原位癌的概念已融入VaIN3的范畴。VaIN3病变常伴有角化过度和角化不全。VaIN的细胞学检查有一定的诊断意义，细胞学检查方法同宫颈病变。典型的VaIN在显微镜下的表现见图10-6～图10-8。其诊断要点与CIN相同。

【鉴别诊断】

VaIN需要与阴道上皮萎缩、放疗性阴道炎、腺病伴未成熟鳞状上皮化生等疾病相鉴别。鳞状上皮萎缩突出表现为细胞层次减少，近基底细胞增生，细胞小而拥挤，可见核仁，缺乏核异型和核分裂。放疗性阴道炎有放疗病史，鳞状细胞体积增大，核也增大。核染色质模糊不清，出现多核或异型核。胞质常空泡变性，缺乏核分裂象；阴道腺病伴未成熟鳞状上皮化生，应具备腺病特征，化生的鳞状上皮仅表现为不成熟，缺乏异型性。LAST项目建议在

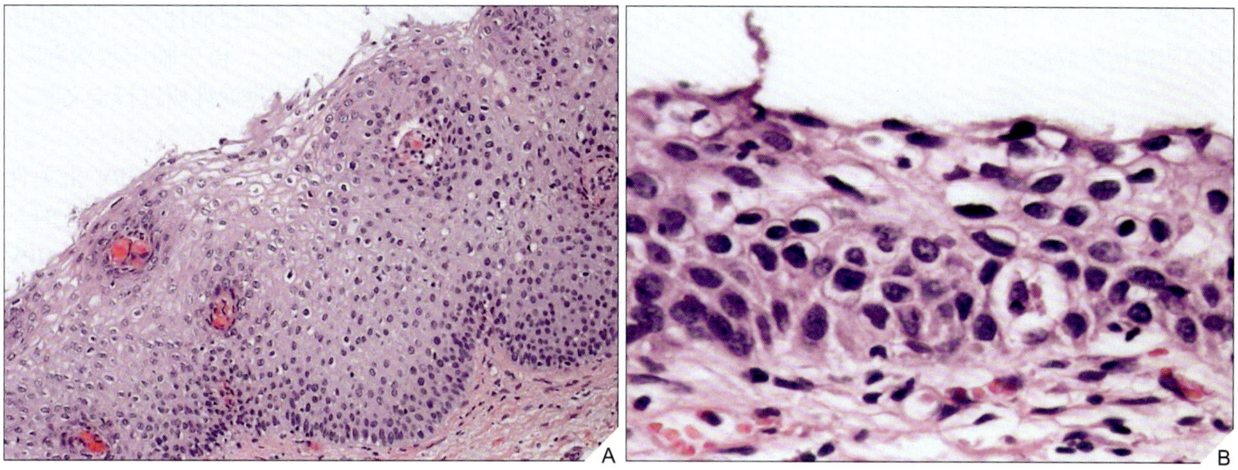

图10-6　VaIN1

A. 鳞状上皮增生；B. 基底部细胞有异型改变，可见挖空细胞

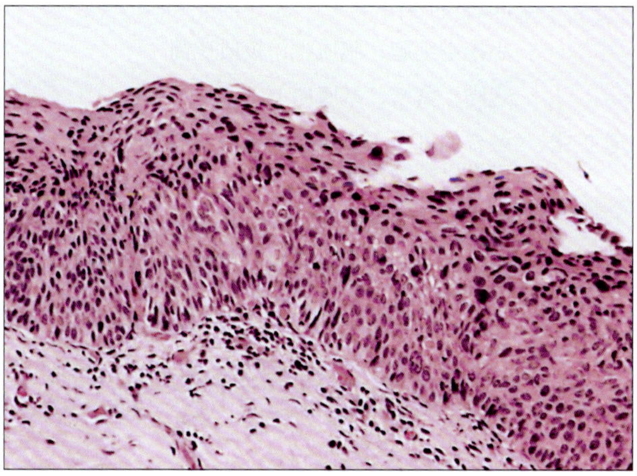

图10-7　VaIN2

不成熟异型细胞已进入上皮中层，在表层也可见少量挖空细胞

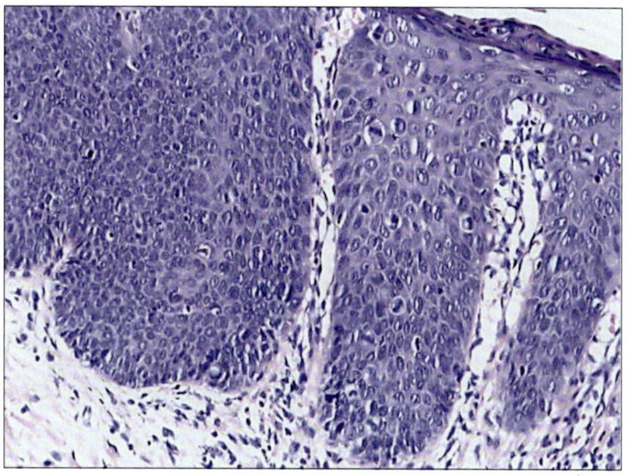

图10-8　VaIN3

不成熟异型细胞占据全层

特定情况下使用免疫标记p16，p16片块状阳性是高危HPV的替代标记，可用于区分HSIL与萎缩等良性相似病变[4]，鳞状上皮病变中Ki-67通常表达于基底层及以上；然而，Ki-67表达程度与分级无关。

以往将湿疣分为尖锐湿疣和扁平湿疣两种类型，前者与低危型HPV6型、HPV11型感染相关，WHO已将其归入为良性鳞状上皮病变。扁平湿疣中包括低危或高危型HPV感染，已被LSIL的名称所代替[7]。LSIL与HSIL的鉴别见表10-2。此外由于阴道的组织结构与子宫颈不同，有相对大量的弹性组织，表现出皱褶结构，尤其是钳取的活检标本病变组织会出现假乳头状结构，容易过度诊断为湿疣；应该注意诊断湿疣性病变需要明确的核不典型性。

【临床处理】

LSIL进展风险低，病变大多可自行消退，可采用临床观察或药物治疗，如5-FU、三氯醋酸、20%鬼臼类药物（普达非林）、干扰素等治疗。HSIL通常采用激光或局部手术治疗，病变广泛的VaIN3可采用全阴道切除或放疗。

（三）阴道鳞状细胞癌

【定义及一般特征】

第5版WHO女性生殖道肿瘤将阴道鳞状细胞癌（vaginal squamous cell carcinoma）分为HPV相关性、HPV非相关性和非特指（NOS），后者是指HPV状态不明的病例，即无法进行p16或HPV检测的病例[7]。阴道鳞状细胞癌大多数是HPV相关的。阴道癌约占妇科恶性肿瘤的2%，大多数病变发生在老年妇女的阴道上部，偶有年轻患者报道。目前诊断原发性阴道癌的标准十分严格，需满足FIGO的3个条件：①原发肿瘤位于阴道；②宫颈、外阴不受累及；③无临床转移征象。依此标准，阴道恶性肿瘤中只有10%～20%诊断为原发性，累及宫颈或外阴的阴道癌被认为是来自宫颈癌或外阴癌（表10-3）。同样，对于既往有宫颈癌史的患者，距宫颈原位癌手术2年后，距浸润性宫颈癌的手术治疗5年后，距接受放疗的宫颈癌10年后，才能诊断原发性阴道癌[12]。

阴道鳞状细胞癌的组织学诊断标准与宫颈鳞状细胞癌相同，但对表浅浸润性鳞状细胞癌的标准存在质疑，因为阴道壁本身的厚度仅为5mm，当间质浸润达2.5mm时已达到阴道壁的1/2，而该深度在宫颈则为表浅的浸润，宫颈浅表浸润性癌对应于FIGO ⅠA1期肿瘤，治疗不同于其他浸润性癌，但是阴道癌FIGO Ⅰ期没有进一步细分。由于临床数据有限，LAST项目并没有对阴道浅表浸润性癌进行定义[4]。

【病因】

70%～80%的阴道鳞状细胞癌是HPV相关性鳞状细胞癌，其发生与高危型HPV（最常见的是HPV16型）持续感染有关。由于阴道没有易于HPV感染的类似宫颈移行区的组织学基础，HPV感染可能

表10-2　LSIL与HSIL的鉴别

鉴别项	LSIL	HSIL
致病因素	低危或高危型HPV	高危型HPV
主要病变细胞	棘细胞（中表层细胞）	基底细胞、旁基底细胞
成熟（分化）过程	明显	不明显
核密度（核/总面积）	不高（<60%）	高（>60%）
挖空细胞	大挖空细胞，胞质多，核质比不高	小挖空细胞，胞质少，核质比高
挖空细胞分布	不规则，集簇性，乳头周围分布	规则，紧密，基底向上
其他特点	乳头状增生，较规则，中心轴索小血管扩张，以中性粒细胞浸润为主	融合的乳头不规则旋绕，炎症背景不突出，以淋巴细胞浸润为主
主要特征	感染或非肿瘤性	肿瘤性、单克隆性
免疫组化特征	p16+/–，Ki-67基底层以上细胞表达	p16片块状+，Ki-67基底层及以上细胞表达

表10-3　FIGO有关阴道癌的定义

1. 原发肿瘤位于阴道，应除外任何继发于生殖道或生殖道外肿瘤的阴道肿瘤
2. 阴道内的肿瘤如累及部分宫颈外口，应划归为原发性宫颈癌
3. 累及阴唇的肿瘤应归于原发性外阴癌
4. 局限于尿道的肿瘤应归于尿道癌

是通过性交或在阴道内使用棉塞等造成黏膜损伤而引起的。有高达30%的原发性阴道癌曾经患有CIN或宫颈癌。这种现象被称为“区域效应”（field effect）学说，认为一旦下生殖道曾经发生过癌变，整个下生殖道的鳞状上皮将处在发展为鳞状细胞癌的危险中。报道的HPV非依赖性鳞状细胞癌的比例差异很大，从0～79%不等。这种差异与HPV检测方案差异和不同地域HPV感染率不一有关。在最大的一项研究中，26%的阴道鳞状细胞癌中没有发现HPV DNA[13]。

【临床特征】

阴道鳞状细胞癌的发病年龄为34～90岁，主要发生于老年妇女，中位年龄为68岁，很少发生于40岁以下者。临床症状主要表现为阴道出血，75%左右的患者有无痛性阴道出血或性交后出血，也可以完全无症状或有泌尿道症状。肿瘤半数为溃疡性，1/3为外生型，其余为环形或缩窄形。肿瘤大小不一，可见于阴道各个部位。大多数鳞状细胞癌见于阴道上1/3，发生在前、后和侧壁的比率各家描述不同，近年报道依次为40%、30%和28%；30%～50%为临床Ⅰ期[14]。

【组织病理学】

阴道浸润性鳞状细胞癌与宫颈浸润性鳞状细胞癌的组织学类型相同，HPV相关性或非相关性癌也并无分别，分为角化型（keratinizing）、非角化型（non-keratinizing）、基底细胞样（basaloid）、乳头状（papillary）、湿疣样（warty）、疣状（verrucous）等亚型，但没有明确临床意义。角化型含有角化珠，细胞间桥明显；大多数病例为非角化型，癌细胞较大，多角形。基底细胞样癌由不成熟的基底细胞型鳞状细胞巢构成，胞质稀少，类似宫颈原位鳞状细胞癌的细胞特点，细胞巢中心可有角化，但很少形成角化珠；乳头状癌以外生性乳头状生长为特征；湿疣样癌呈乳头状，有角化亢进，核大、深染呈挖空细胞样，核膜皱缩和多核细胞是其典型特征。

疣状癌是鳞状细胞癌的一种罕见亚型，生长缓慢，呈宽乳头状，乳头无纤维血管轴心，基底部推挤性生长，棘层增厚，上皮脚呈球杵状，核异型性轻，表面有角化不良和角化亢进的成熟表现。该肿瘤应当与巨大尖锐湿疣（Buschke-Löwenstein瘤）相鉴别。疣状癌具有疣状外观及推挤性浸润边缘，这是诊断要点。HPV在阴道疣状癌的作用尚不明确，但已有大量文献报道在阴道疣状癌中检测出HPV。

鳞状移行细胞癌，作为鳞状细胞癌的一种亚型，具有乳头状结构。通过免疫组化可以将其与膀胱原发性移行细胞癌的转移区分开来。阴道的鳞状移行细胞癌通常是CK7+/CK20−，p16染色阳性，与高危HPV有关，而从膀胱转移的移行细胞癌则是CK7+/CK20+，并且没有HPV感染的证据。

【治疗及预后】

阴道鳞状细胞癌的治疗原则应强调个体化。根据患者的年龄、肿瘤的类型、肿瘤的分期和位于阴道的部位确定治疗方案。总的原则是阴道上段癌可参照宫颈癌的治疗，阴道下段癌可参照外阴癌的治疗。Ⅰ期患者手术可进行根治性阴道上段切除术和盆腔淋巴结清扫术。大多数患者将选择放疗，包括盆腔外照射和腔内放疗。

基于FIGO系统及AJCC TNM系统的临床分期是最重要的预后影响因素。Ⅰ期疾病的5年生存率高达85%，生存率随着疾病的进展而迅速下降。其他与预后不良相关的指标包括肿瘤直径>4cm，位于阴道上1/3以外，以及发病时年龄较大。肿瘤分级的作用尚不清楚。存在高危HPV似乎与更好的临床结果有关。阴道有丰富的淋巴引流系统，这可能是预后相对较差的原因之一。阴道上段癌扩散到髂淋巴结，阴道下段癌扩散到腹股沟淋巴结。远处转移并不常见，最常见的部位是肺、肝和骨。

二、腺上皮肿瘤

（一）米勒管乳头状瘤

米勒管乳头状瘤（Müllerian papilloma）是一种少见的良性乳头状肿瘤，多见于婴幼儿和年轻女性。病因不清，可能与副中肾管残迹有关。临床表现为阴道出血、排液。阴道可见单发或多发的息肉样或乳头状赘生物，或表现为阴道壁内囊实性肿块，直径一般小于2cm。

镜下瘤体形成分支乳头状结构，表面衬覆单层或复层黏液柱状上皮或其他米勒管上皮，也可为化生的非角化型鳞状上皮，细胞无异型性。具有复杂的分支状纤维血管轴心（图10-9）。手术切除后呈现良性经过，偶有复发的报道[15]。

（二）绒毛状腺瘤

绒毛状腺瘤（villous adenoma）是一种良性腺体肿瘤，发生在阴道内，较为罕见，仅有个案报道。有学者称为泄殖腔源性肿瘤，又称为腺瘤样息肉。患者多为绝经前后的妇女，临床检查发现阴道息肉状肿物，直径多小于5cm。组织学表现类似结直肠腺瘤，分为管状、绒毛管状、绒毛状三种类型，上皮为肠型假复层黏液柱状上皮，细胞核呈椭圆形或长圆形，可

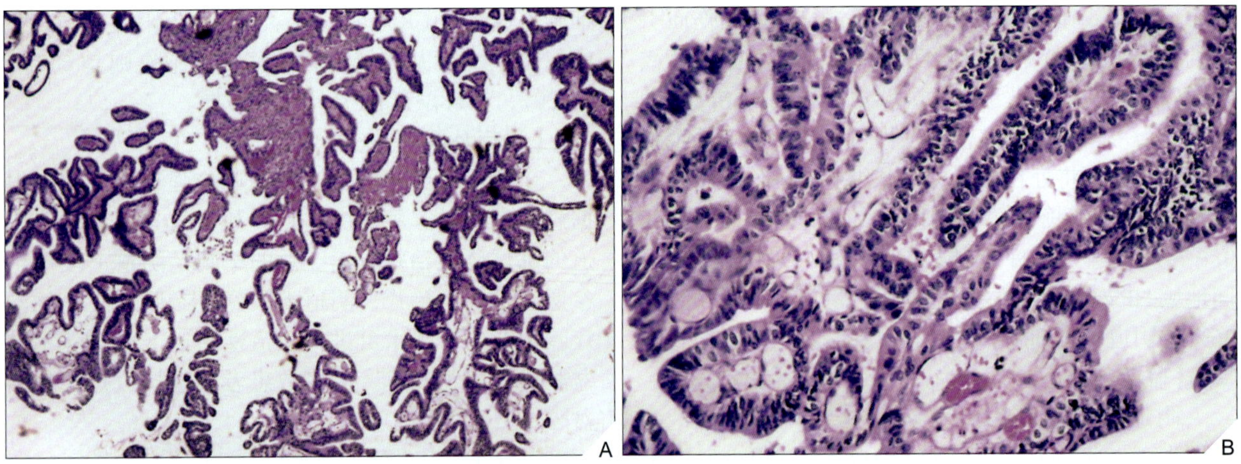

图 10-9 米勒管乳头状瘤

A. 外生性、分支状、乳头状赘生物；B. 乳头衬覆柱状米勒管上皮，细胞无异型，中心部位为疏松的纤维血管轴心

有异型性，需要与腺癌相鉴别。腺癌结构紊乱，浸润性生长；腺瘤息肉状，边缘无浸润。免疫标记 CK20、CDX2 通常阳性，CK7 表达不定。鉴别诊断包括结肠腺癌、转移性宫颈腺癌或子宫内膜癌、输卵管脱垂和子宫内膜异位症。组织起源可能来自错位的肠道、泄殖腔、尿路或米勒管（腺病）上皮，与 HPV 感染无关。个别绒毛管状腺瘤继发肠型腺癌[16]。

（三）阴道腺癌

阴道腺癌（vaginal adenocarcinoma）占阴道恶性肿瘤的 2%～10%。大多数阴道腺癌发生在阴道上部，比鳞状细胞癌更有可能发生在阴道前壁。如果在阴道内发现腺癌，必须先考虑转移性疾病。原发于阴道的腺癌少见，多来自残余的中肾管、副中肾管及阴道的子宫内膜异位。阴道腺癌组织类型多样，以前以透明细胞癌为多见，但随着己烯雌酚的禁用，与阴道腺病相关的透明细胞癌越来越少见。阴道腺癌的形态学和免疫表型特征与女性生殖道其他部位具有相同组织类型的肿瘤一致。目前没有公认的治疗方案和预后，治疗方案个性化，由手术、放疗和化疗等一系列方案组成。阴道中丰富的淋巴管导致了整体预后不佳。

Ⅰ. 阴道透明细胞癌（vaginal clear cell adenocarcinoma）

【病因】

对于存在子宫内己烯雌酚暴露的女性，阴道原发性透明细胞癌大多与阴道腺病有关。非己烯雌酚相关透明细胞癌可能与阴道腺病或子宫内膜异位症相关，或没有可识别的前驱病变。

【一般特征】

透明细胞癌的发病年龄有两个高峰，一个高发年龄为 7～34 岁，平均年龄 19 岁。多数患者有出生前母体接触过己烯雌酚或相关的雌激素的病史。另一个高发年龄为 70 岁左右（50～80 岁），与己烯雌酚接触史无关。Herbst[17] 收集了 500 多例阴道或宫颈的透明细胞癌，发现有 60% 的患者宫内接触过己烯雌酚或类似人工合成的雌激素，其中 60% 发生阴道癌，40% 发生宫颈癌。宫内接触过己烯雌酚者患阴道或宫颈透明细胞癌的绝对风险估计为 1∶1000。在妊娠 16 周前接触过己烯雌酚的危险性更大。在对新生小鼠给予己烯雌酚的实验中发现，阴道上端及宫颈均有存留的柱状上皮。推测人类在妊娠时使用己烯雌酚对胎儿有类似的影响，导致阴道腺病。阴道透明细胞癌与阴道腺病的米勒管上皮有关。自 20 世纪 70 年代以来，已避免在妊娠期使用己烯雌酚，因此近年与宫内己烯雌酚暴露相关的阴道透明细胞癌的发生数量明显降低，而非己烯雌酚暴露相关的阴道透明细胞癌的发生数量相对增多，罕见阴道透明细胞癌多中心性或源自子宫内膜异位，透明细胞癌常有微卫星不稳定性及野生型 TP53 等遗传学变化。

【临床表现】

透明细胞癌可发生在阴道的各个部位，2/3 发生于阴道上段。阴道前壁尤为常见，该处也是腺病发生的最主要部位。多数呈息肉状、结节状或乳头状，有些扁平或形成溃疡。肿瘤小者肉眼不可见，大的可达 10cm（图 10-10）。

【组织病理学】

镜下肿瘤形态与子宫、卵巢的同型肿瘤相同，多由腺管和小囊组成，或形成实性、管状与囊状、乳头状或混合性结构，很少以乳头状结构为主。癌细胞透亮或呈“靴钉样”，部分囊性区域的细胞可呈扁平状。胞质空亮或嗜酸性，胞核突出或有跳跃感，形态多样，异型性大小不一。核分裂多少不等。偶尔可见

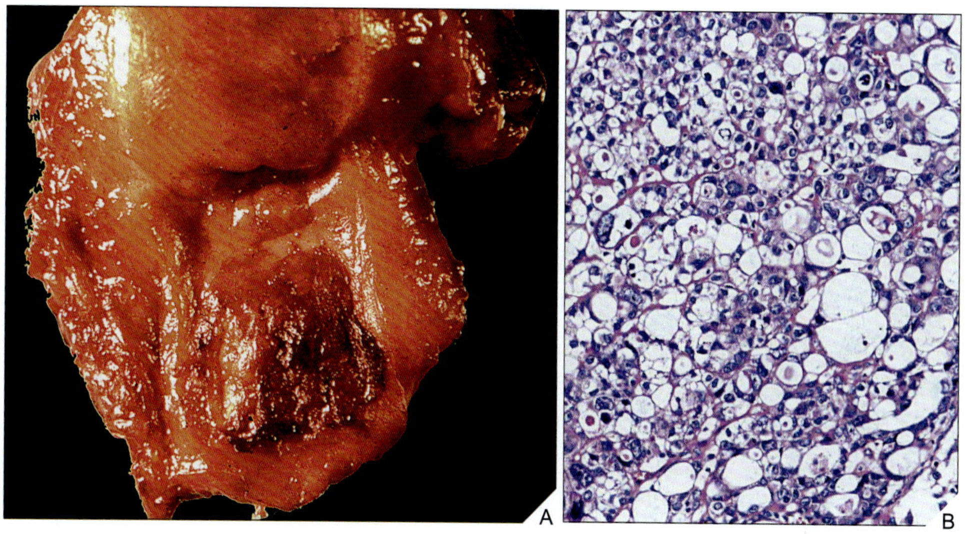

图 10-10 阴道透明细胞癌

A. 肿瘤位于阴道部位，宫颈未累及；B. 肿瘤细胞胞质透亮，胞核突出，异型明显，与其他妇科来源的透明细胞癌无异

沙砾体和玻璃样小体。阴道细胞学检查可见单个或簇状异型不等的腺细胞，核大，核仁明显（图 10-10），免疫表型与妇科其他部位的透明细胞癌相同，通常 Napsin A、P504S 和 HNF1β 染色呈阳性[18]。

【预后】

阴道透明细胞癌Ⅰ期肿瘤 5 年生存率大于 90%，淋巴转移率为 16%，可见 20 年以上长期无病生存的病例。Ⅲ期和Ⅳ期病例的长期生存率小于 30%。Herbst 比较了 255 例在宫内接触过己烯雌酚的阴道透明细胞癌和 63 例宫内未接触过己烯雌酚的阴道透明细胞癌患者的 5 年生存率分别是 84% 和 69%，10 年生存率分别是 78% 和 60%，肺转移率分别是 9% 和 24%，死亡率分别是 21% 和 37%。多数肿瘤复发在 3 年以内[17]。

Ⅱ. 阴道子宫内膜样腺癌（vaginal endometrioid adenocarcinoma）

阴道子宫内膜样腺癌是继阴道透明细胞癌之后，第二种最常见的腺癌类型。病变通常发生在阴道上部，常与子宫内膜异位相关。患者常伴有阴道出血，且年龄跨度大。组织学表现类似子宫的内膜样癌，可存在鳞状分化、黏液分化、分泌性改变等形态[19]。肿瘤周围如见到子宫内膜异位灶或阴道腺病的良性腺体，有助于推测病因。

Ⅲ. 阴道 HPV 相关性腺癌（vaginal adenocarcinoma, HPV-associated）

HPV 相关性阴道腺癌罕见，必须首先排除同时或之前发生的宫颈腺癌。Voltaggio 等报道了 4 例阴道 HPV 相关性腺癌病例，其中 2 例存在阴道腺病[20]。肿瘤形态类似于宫颈 HPV 相关性腺癌，肿瘤以乳头状或绒毛状结构为主。可见典型的恶性肿瘤特征，包括核分裂（大多位于腔缘侧）、细胞凋亡和核深染。柱状细胞可能含有或缺乏黏液（图 10-11）。片块状阳性的 p16 免疫染色支持此类病变。此病变被认为可能起源于阴道腺病或宫颈管内膜异位。

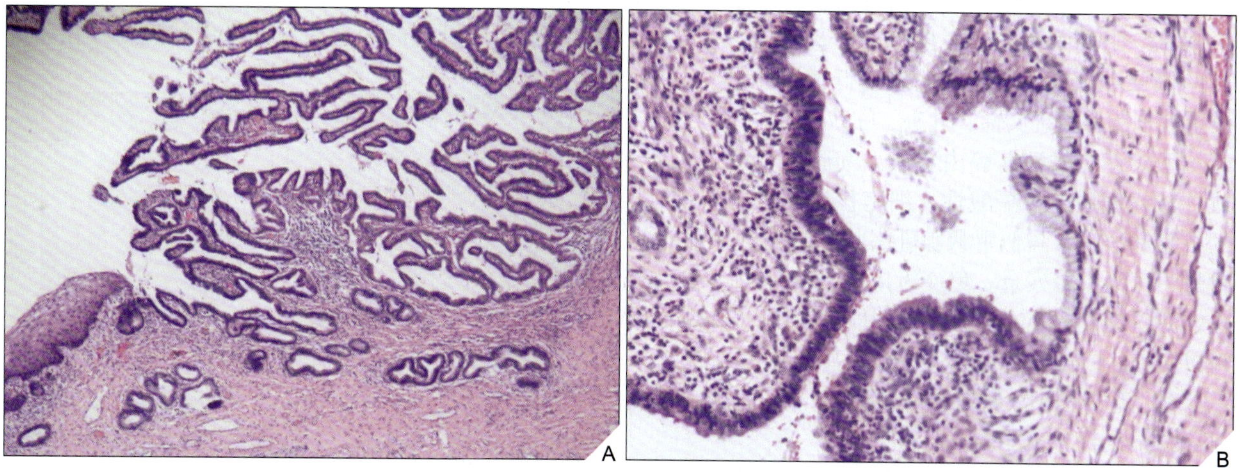

图 10-11 阴道 HPV 相关性腺癌

A. 肿瘤为绒毛、乳头状结构，周围见正常阴道鳞状上皮；B. 肿瘤细胞可见明显恶性特征，核增大深染，与阴道腺病的黏液腺上皮相延续

Ⅳ. 阴道黏液腺癌，胃型（vaginal mucinous adenocarcinoma，gastric type）

胃型黏液腺癌多集中于宫颈。少见情况下，胃型黏液腺癌也可以发生在阴道。这种肿瘤与HPV无关。它由黏液性、透明或嗜酸性细胞组成，有明显的细胞边界。可见到散在杯状细胞。这些肿瘤被认为来自具有胃型分化的阴道腺病或非典型腺病[21]。免疫组织化学通常显示MUC6、HIK1083、CDX2、CK7、CEA、CA19-9和CA125阳性染色，PAX8和CK20的染色不定。激素受体通常为阴性，p16通常阴性，但偶尔会显示团块状阳性。大约50%的病例表现出p53突变型染色。肿瘤具有侵袭性生物学行为。

Ⅴ. 阴道黏液腺癌，肠型（vaginal mucinous adenocarcinoma，intestinal type）

肠型阴道腺癌罕见，必须与转移性肿瘤区分，尤其是来自胃肠道的肿瘤。这种鉴别有时非常困难，因为原发性阴道肠型腺癌表达CK20和CEA及CDX2，但对CK7阴性，这种染色模式与结肠肿瘤相似[16]。这些病变的起源理论包括胃肠道化生、异位症、阴道腺病、中肾或泄殖腔残留，或由化生的子宫内膜异位演变而来。

在组织学上，肠型阴道腺癌类似于结肠腺癌，表现为拥挤的恶性腺上皮，核增大，空泡状。可见胞质内黏液及杯状细胞。具有结肠腺癌的免疫组化特征。实际上，转移性结肠癌更为常见。肿瘤附近是否存在异型增生的腺瘤性上皮，还是肿瘤与正常阴道鳞状黏膜突然过渡，对确定肿瘤是否为原发性具有辅助作用，临床情况对排除转移性疾病也很重要。有少数发生在新生儿阴道的黏液腺癌的报道。

Ⅵ. 阴道中肾腺癌（vaginal mesonephric adenocarcinoma）

中肾腺癌在阴道罕见，相对而言，在子宫颈更加常见。阴道中肾腺癌来自阴道中肾残件，位于阴道的侧壁和顶部中肾管在阴道的行走途径上。组织学上表现为腺管、实性、乳头、筛状等多种结构的混合。可能存在嗜酸性腔内物质。细胞通常呈立方体或柱状，胞质少，嗜酸性。细胞核通常具有不规则的核膜和核沟，类似甲状腺乳头状细胞癌的细胞核，背景中可见中肾残余。免疫组化CK、EMA、PAX8、GATA3、CD10（腔缘）通常阳性。TTF-1、Calretinin可以阳性，ER，PR阴性，与HPV感染无关。

Ⅶ. 阴道Skene腺来源的腺癌（vaginal adenocarcinoma of Skene gland origin）

Skene腺癌非常少见，Skene腺被认为是前列腺在女性的类似物，因此两者的肿瘤在形态和免疫表型上相似。大体常表现为阴道肿块，血清PSA水平可能升高。镜下肿瘤由立方或柱状上皮构成分化不一的腺体，细胞质淡染或嗜酸性，核圆形，核仁突出，存在核异型性。筛状结构常见，可出现单个腺体、实体区域或单行条索等排列方式[22]。可能存在残留的良性Skene腺。前列腺免疫标志物，如PSA、PAP、NKX3-1，Prostein等阳性。

三、其他上皮性肿瘤

（一）阴道混合瘤

阴道混合瘤（mixed tumor）是罕见的良性病变，主要见于绝经前妇女，通常发生在阴道下部处女膜环附近。这些病变与发生在唾液腺的同名，但本质不同，后者被认为是肌上皮来源。混合瘤在阴道内的起源尚不清楚，可能为前庭腺残迹。大体观为边界清晰的黏膜下肿物，但没有包膜，直径1～6cm，切面呈灰白色，质软或韧。镜下肿瘤包括上皮细胞和梭形细胞（图10-12），通常以后者为主要成分，排列成束状、条索状、团巢状或网状，间质内常见玻璃样小球聚集，上皮细胞为成熟的鳞状上皮和被覆黏液上皮的腺体，腺上皮立方或柱状，常伴有鳞化。上皮细胞和梭形细胞分界明显，异型轻微。免疫表型为上皮及间叶标志物的共表达，包括CK-pan、EMA、CD10、SMA等。梭形细胞虽然外观表现为间质细胞，但细胞角蛋白CK染色阳性。由于没有特定的免疫谱系，诊断应依靠组织学。肿瘤可能来自多潜能细胞。治疗方法是手术切除，完整切除后肿瘤很少会复发。

（二）阴道布伦纳瘤

布伦纳瘤（Brenner tumor）占卵巢肿瘤的1%～2%，但也有发生在阴道的报道。大多数表现为老年妇女偶然发现的阴道内小的息肉状病变，在阴道

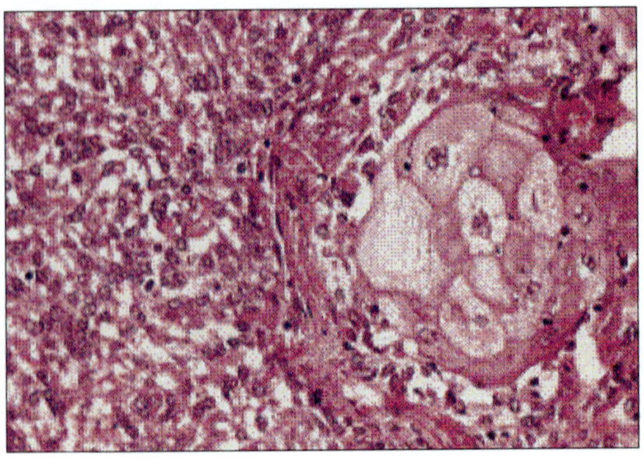

图10-12　良性混合瘤

肿瘤以梭形或卵圆形细胞为主，其中夹杂有成熟的鳞状上皮

各个部位都有描述。有时仅有镜下表现，称为阴道Brenner细胞巢。在组织学上，类似于卵巢的Brenner瘤，表现为有核沟的鳞状移行上皮构成的细胞巢团嵌入纤维结缔组织间质中。在上皮细胞巢中可见含有嗜酸性分泌物的囊腔。阴道Brenner瘤的起源尚不清楚，但有学者推测它们来源于米勒管上皮化生。另一种较新的理论认为起源于Walthard细胞巢，因为瘤细胞GATA3免疫染色为阳性。绝经后妇女阴道上部的一种良性息肉性病变被称为管状鳞状上皮息肉，其构成细胞具有鳞状细胞和移行细胞的特征，可能与一些报道中的布伦纳（Brenner）瘤是同一病变。浙江大学医学院附属妇产科医院病例：患者71岁，阴道上段右侧壁见一直径1.2cm赘生物，广基质中，切面呈灰黄色。镜下见密集的类似尿路上皮或鳞状上皮巢，形态规则，边界清晰，周围纤维组织增生（图10-13）。

（三）阴道癌肉瘤

女性生殖道癌肉瘤（carcinosarcoma of the vagina）通常见于绝经后妇女的子宫内膜。原发性阴道癌肉瘤很罕见，文献中仅有少数报道。肿瘤大体表现为外生性息肉样肿块或浸润性生长。镜下肿瘤由高级别的上皮和间叶成分组成，两者之间分界截然；近年研究表明，该肿瘤遗传学表现大多为单克隆性，即本质上为癌。阴道癌肉瘤中的恶性上皮成分可以是鳞状细胞癌、腺癌、腺鳞癌、腺样囊性癌或未分化癌，其中以鳞状细胞癌最常见，而在子宫中更可能是浆液性癌或高级别内膜样癌。间叶成分可以是同源性或异源性的。阴道癌肉瘤具有高度侵袭性，预后差，常出现早期复发及转移。癌肉瘤的诊断应以组织学上存在明确的、高级别的上皮和间质成分为准。免疫组化对诊断有帮助，但是不能仅根据免疫组化来做出诊断。由于阴道癌肉瘤罕见，需要排除转移性肿瘤，特别是来自子宫体的肿瘤转移。一般来说，原发性阴道癌肉瘤为外生性病变，病变较表浅。其他部位转移至阴道的癌肉瘤可能病变较深。

（四）阴道腺鳞癌

阴道腺鳞癌（vaginal adenosquamous carcinoma）罕见，发病平均年龄为55岁，但这些肿瘤也可能发生在年轻患者身上。最常见的发生部位为阴道的上1/3，尤其是前壁。镜下肿瘤由恶性腺体成分和恶性鳞状上皮成分混合组成，类似宫颈腺鳞癌。部分与HPV感染相关。鳞状成分通常p63和p40阳性，腺成分CK7、PAX8和CEA阳性。该肿瘤具有局部侵袭性和转移潜力。

（五）阴道腺样囊性癌

腺样囊性癌（adenoid cystic carcinoma）是唾液腺的常见肿瘤，但在巴氏腺和阴道也有罕见的病例报道，为非HPV相关性肿瘤[23]。肿瘤生长方式包括筛状、管状和实性。其中筛状结构最具有特征性，几乎总是存在。表现为大小不同，外形光滑，散在或融合的岛状结构。瘤巢由大小一致的基底样细胞构成，其中有圆形的间隙，形成“瑞士奶酪”样外观。间隙内为嗜碱性黏液样物或嗜酸性玻璃样变物（图10-14）。在此需要与腺样囊性癌鉴别的肿瘤是多形性低度恶性腺癌，该肿瘤已被报道出现在外阴和阴道内[24]。多形性低度恶性腺癌具有多种生长方式。包括单纯或复杂的腺管结构，管状乳头状结构，小梁状结构，旋涡状细胞排列，实性细胞巢，在肿瘤不同区域有非常不同的生长方式，肿瘤细胞形态单

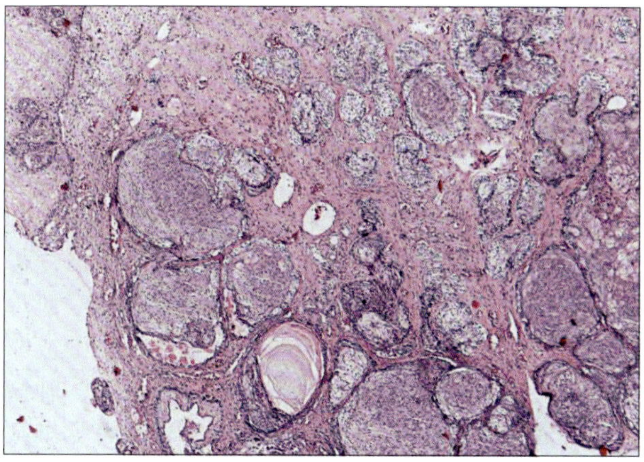

图10-13　阴道布伦纳瘤

类似卵巢的布伦纳瘤，细胞巢团大小不一，个别腔内可见角化物，细胞无异型性

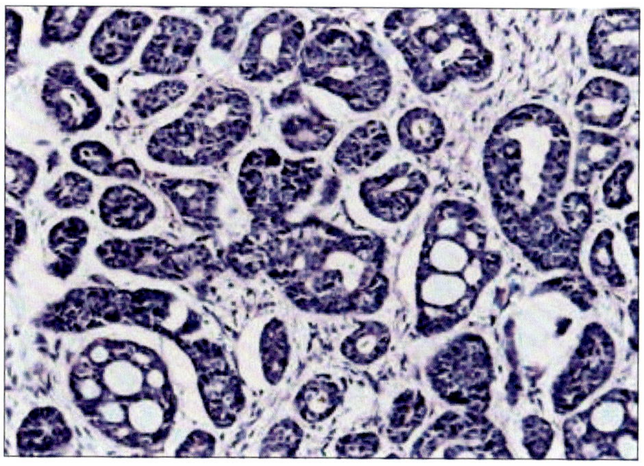

图10-14　阴道腺样囊性癌

肿瘤细胞小而一致，围绕在囊腔周围形成筛状结构，缺少肌上皮成分

一、温和、核圆形淡染、胞质量中等。免疫组化在腺样囊性癌中 CD117 通常弥漫表达，Myb、p63 在基底样细胞核表达，而在多形性低度恶性腺癌中均为弱表达或阴性。这两种病变在阴道中出现的频率太低，无法确定预后；但是在唾液腺中，腺样囊性癌可以转移，而多形性低度恶性腺癌表现为局部复发。

（六）阴道腺样基底细胞癌

腺样基底细胞癌（adenoid basal cell carcinoma）主要发生在宫颈，在阴道只有零星病例报道。在宫颈中，该病变在大多数情况下是偶然发现的，肿瘤不会转移，通常与高危 HPV 感染有关。肿瘤常与鳞状细胞癌相伴随，病变由上皮下的基底细胞巢团组成，没有间质反应，基底细胞巢团中心可显示腺体或鳞状分化。由于阴道管状鳞状上皮息肉可能含有大量的基底层细胞巢，因此两者需要鉴别。然而，管状鳞状上皮息肉存在大量形态温和的鳞状分化区域及管状成分。此外，管状鳞状上皮息肉即使存在基底细胞巢，也不会出现明显的栅栏样排列。

（七）阴道神经内分泌癌

神经内分泌癌（neuroendocrine carcinoma）在宫颈中常见，但很少会在阴道中出现。病变分为小细胞型或大细胞型。阴道的小细胞神经内分泌癌由 Scully 等首次描述。在组织学上，阴道小细胞神经内分泌癌与肺部原发癌相似，小细胞片状排列，细胞质极少，染色质颗粒状，呈“盐和胡椒”样，核仁不明显。通常有大量坏死和核分裂及细胞挤压塑形的特征。肿瘤神经内分泌标志物染色阳性，如 CgA 和 Syn。小细胞癌侵袭性强，通常在晚期出现出血、疼痛和排尿困难等症状。少数病例由于异位 ACTH 产生，出现库欣综合征。由于病变罕见，标准化的治疗方法尚未建立，目前通常采用与肺部肿瘤类似的化疗方案进行治疗。这些肿瘤起源尚不清楚。阴道大细胞神经内分泌癌（LNEC）罕见，目前仅有一例报道，在形态学上，肿瘤由分化不良的恶性细胞呈片状或器官样排列，细胞质比小细胞肿瘤多；没有核塑型，核仁突出[25]。发生在阴道或宫颈的小细胞神经内分泌癌尤应注意与低分化小细胞鳞状细胞癌相鉴别，大细胞神经内分泌癌需要与鳞状细胞癌和低分化癌相鉴别。

（八）阴道未分化癌

阴道未分化癌（vaginal undifferentiated carcinoma）罕见，是由成片的原始未分化细胞组成，组织学或免疫组织化学均没有特定的表型。

第二节　间叶性肿瘤及相关病变

一、阴道平滑肌瘤

阴道平滑肌瘤（vaginal leiomyoma）是阴道最常见的良性间叶性肿瘤，好发于育龄期女性[26, 27]。发病原因未明。阴道平滑肌瘤与子宫平滑肌瘤无关。在妊娠时容易复发，提示有激素依赖性。小的平滑肌瘤患者无症状，肌瘤增大患者有下坠或疼痛感及性交困难，压迫直肠、膀胱时可有相应的压迫症状。平滑肌瘤术前常不能明确诊断，检查为质硬实性肿块，边界清晰，表面光滑。肿瘤通常凸向黏膜下，大小不等，大多小于 5cm。肿瘤巨大时表面可溃破形成溃疡。大体表现和组织结构类似子宫平滑肌瘤，可见梭形平滑肌细胞的条纹状结构（图 10-15），可伴有水肿和黏液变性。当细胞密度增高，出现异型性或上皮样细胞及核分裂象时要注意鉴别，上述诸方面和恶性变的标准与子宫平滑肌肿瘤的判别标准相同。

二、阴道横纹肌瘤

阴道横纹肌瘤（vaginal rhabdomyoma）是一种少见的发生在女性下生殖道的、有横纹肌分化特点的良性肿瘤。肿瘤发生在中年女性，年龄多在 30～48 岁，最高可达 57 岁[27]。一般无临床症状，多在阴道检查时发现息肉样或结节状肿物，可发生在阴道各个部位。

肿瘤大小为 1～11cm 不等，多为单发的息肉样肿瘤，或孤立性、结节状肿块，表面黏膜完整。切面灰白质韧。镜下肿瘤表面可见正常的鳞状上皮覆盖，肿瘤由梭形、椭圆形或条带状的成熟横纹肌母细胞构成，胞质嗜酸性，有明显的横纹，核圆或卵圆形，可见核仁，无细胞异型性和核分裂象，肿瘤细胞散在分布于疏松纤维间质中，间质内可见丰富的小而扩张的淋巴血管（图 10-16）。有些肿瘤中，瘤细胞非常丰富，呈片状排列；或瘤细胞非常稀少，

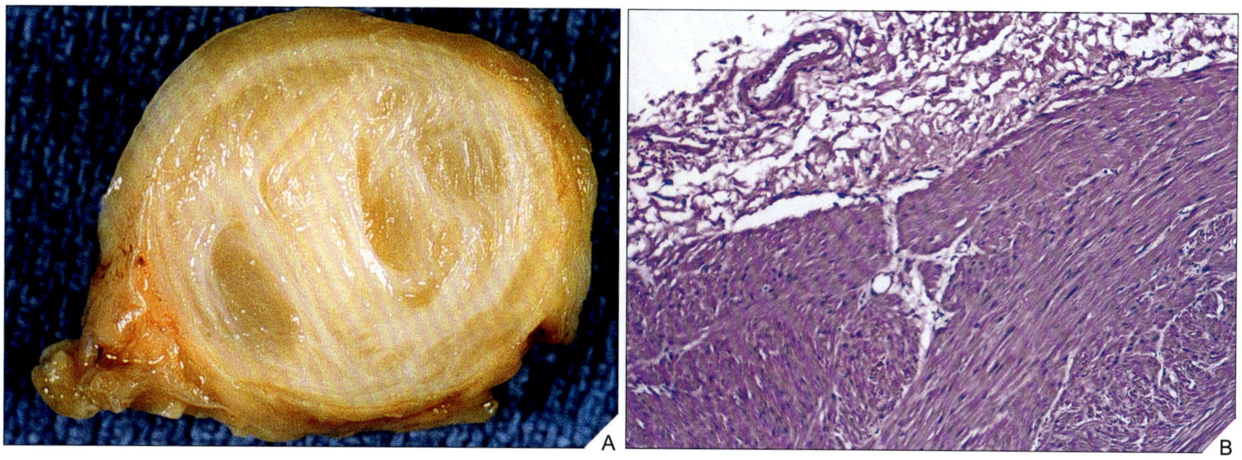

图 10–15　阴道平滑肌瘤

A. 阴道平滑肌瘤的大体观；B. 镜下与子宫平滑肌瘤无异

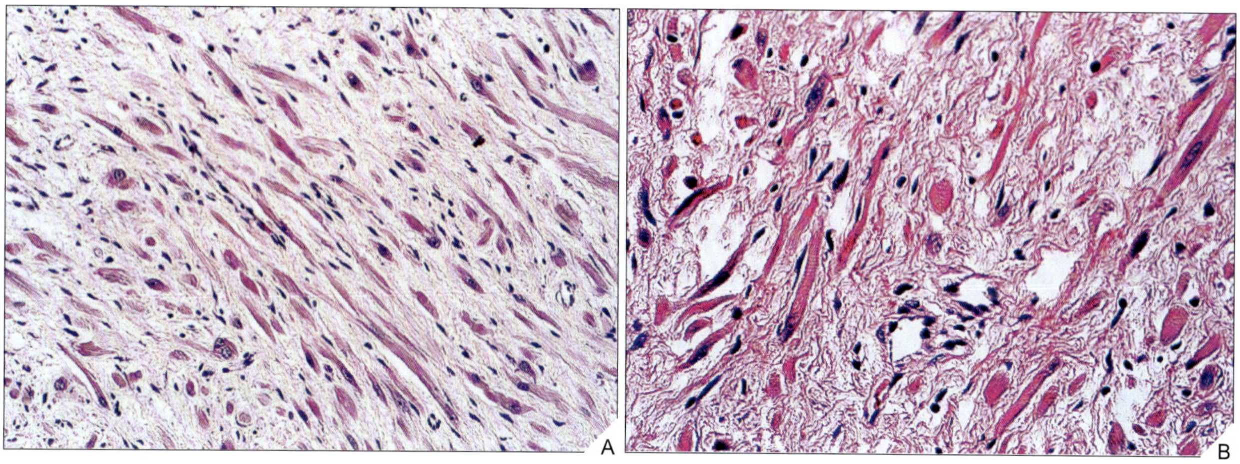

图 10–16　阴道横纹肌瘤

A. 镜下可见成熟的横纹肌母细胞，胞质红；B. 高倍镜下可见肿瘤细胞清晰的横纹

仅在纤维间质中偶见。要注意和横纹肌肉瘤、葡萄状肉瘤及异源性米勒管混合瘤相鉴别。年龄、良性形态特点、无浸润表现是鉴别要点。阴道横纹肌瘤局部完整切除后无复发的报道。

三、肌成纤维细胞瘤

肌成纤维细胞瘤（myofibroblastoma）又称为乳腺型肌成纤维细胞瘤，发生部位广泛，约 50% 位于腹股沟区，包括外阴、阴道、会阴等。肿瘤边界清晰，但无包膜，通常由胖梭形细胞或卵圆形细胞排列成短束状，与玻璃样变的胶原纤维相穿插。细胞核染色质纤细，核仁不明显。胞质嗜酸性或淡染。肿瘤细胞数量不定，从明显富于细胞到少细胞或透明变性。常有脂肪细胞混在其中。间质内可见肥大细胞，血管小而不明显（图 10-17）。免疫组化大多数病例同时表达 desmin 和 CD34。部分病例表达 ER 和 PR。研究显示，位于 13q14 上的 RB1 存在单等位或双等位基因缺失，提示该肿瘤与 13q/RB1 肿瘤家族中浅表性肌成纤维细胞瘤、富于细胞性血管纤维瘤、梭形细胞脂肪瘤关系密切。

四、浅表性肌成纤维细胞瘤

浅表性肌成纤维细胞瘤（superficial myofibroblastoma）最常发生于阴道，也可发生于宫颈和外阴，平均年龄 55 岁。大多表现为孤立性肿块。肿瘤好发于绝经前后，多为妇科检查时偶然发现，部分病例与他莫昔芬有关。表现为息肉样或“囊性”病变，最大径线通常小于 5cm。大体呈实性改变，边界清晰。镜下见肿瘤界限清楚，无包膜，位于鳞状上皮下方。在肿瘤与鳞状上皮之间可见“境界带”（grenz zone），即表皮和肿瘤之间存在的一个狭窄的未受累区域。肿瘤由梭形或星形细胞构成，形态一致。通

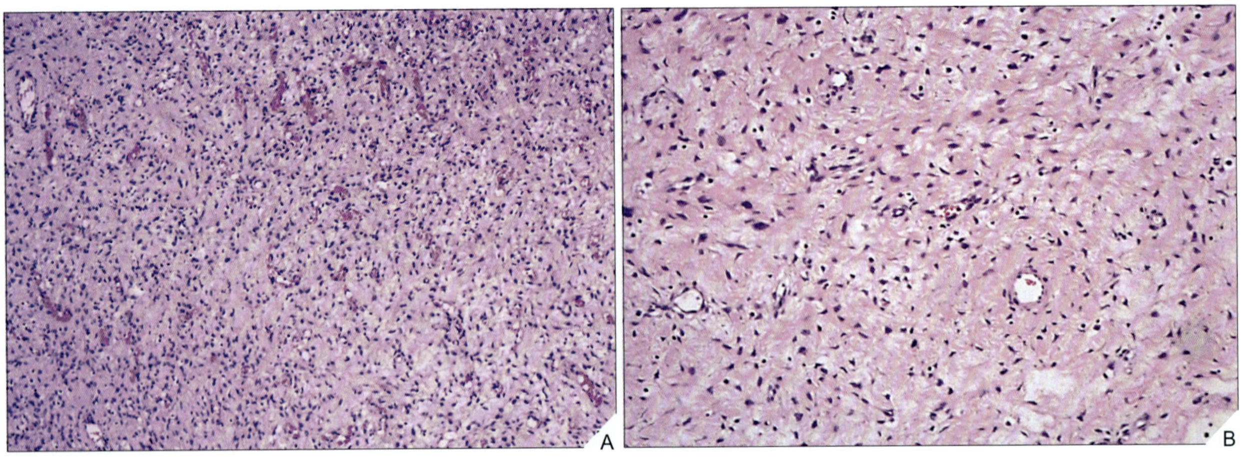

图 10-17 阴道肌成纤维细胞瘤

A. 肿瘤实性，细胞呈短梭形及星形；B. 放大后可见胶原样物质

常位于浅表区域的瘤细胞稀疏，间质水肿黏液样变性，位于中心区域的瘤细胞相对密集，间质胶原变性。在细胞稀少区瘤细胞可呈花边状、筛状或束状排列，瘤细胞密集区瘤细胞束状或波浪状排列。肿瘤含有中等量血管，无内陷脂肪[28]。肿瘤细胞常表达 vimentin、desmin，部分表达 ER、PR、CD34 和 SMA，不表达 AE1/AE3、EMA 和 S-100。肿瘤有 13q14 缺失（含 RB 基因座），提示该肿瘤与乳腺型肌成纤维细胞瘤关系密切。肿瘤切除后偶尔局部复发，但无转移或恶性转化的报道[29]。

五、富于细胞性血管纤维瘤

富于细胞性血管纤维瘤（cellular angiofibroma）是发生在成人的罕见肿瘤，发病高峰在 50 岁。肿瘤位于外阴或阴道的浅表软组织，发生于阴道者可为带蒂肿块。临床表现为缓慢生长的无痛性肿块，肿块大体为柔软或橡胶样，边界清晰的结节。常在术前诊断为巴氏腺囊肿。镜下肿瘤边界清晰，由形态一致的短梭形细胞组成，位于纤细的胶原纤维间质中，间质含有大量均匀分布、小到中等大小的厚壁血管，管腔圆形或不规则扩张，部分血管壁玻璃样变性，肿瘤细胞丰富，随机分布于病变中，偶尔呈束状排列，细胞核卵圆或梭形，核仁不明显，胞质稀少，嗜酸性或淡染，边界不清。可出现不同程度的间质水肿、透明或黏液样变性，肥大细胞常见。在约 50% 的病例中可见脂肪细胞，可出现肉瘤样转化[30]。瘤细胞表达 vimentin，部分表达 CD34、ER、PR、SMA、desmin。存在 13 号染色体的部分或全部丢失（含 RB 基因座）。

六、血管肌成纤维细胞瘤

血管肌成纤维细胞瘤（angiomyofibroblastoma）是一种少见的良性软组织肿瘤，主要发生在外阴，部分位于阴道。本病多见于中年妇女，高峰年龄为 50 岁。其表现为无痛性肿块，生长缓慢，边界清晰，柔软，常在术前诊断为巴氏腺囊肿（图 10-18A）。长径多小于 5cm，个别可达 12cm[31]。镜下肿瘤形态可有多样性变化。肿瘤细胞呈梭形、星形、浆细胞样或上皮样。胞质多嗜伊红。细胞常呈链状围绕血管排列。细胞核外观温和或有轻度异型，单核、双核或多核，无核分裂象。有特征性的细胞丰富区和少细胞水肿区相交替现象。在细胞丰富区，瘤细胞呈胖梭形，在细胞稀疏区，瘤细胞呈纤细的梭形。血管丰富，大多为薄壁小血管，也有扩张的海绵状血管，可见少量波浪状胶原束和肥大细胞，间质轻度黏液样（图 10-18B，图 10-18C）。免疫组化：瘤细胞 desmin、vimentin、ER、PR 阳性，部分表达 actin，CD34 多为阴性，CK、S-100 阴性。肿瘤手术切除无复发，但也有恶性的报道。

七、浅表性血管黏液瘤

【定义及一般特征】

浅表性血管黏液瘤（superficial angiomyxoma）也称为皮肤黏液瘤（cutaneous myxoma），是一种位置表浅、分叶状的黏液性肿瘤，非破坏性的局部复发风险约为 30%。浅表性血管黏液瘤最常累及头颈及躯干，高峰年龄约 40 岁。偶见于外阴、会阴区，好发于十几岁至 20 余岁。通常表现为生长缓慢、无痛性

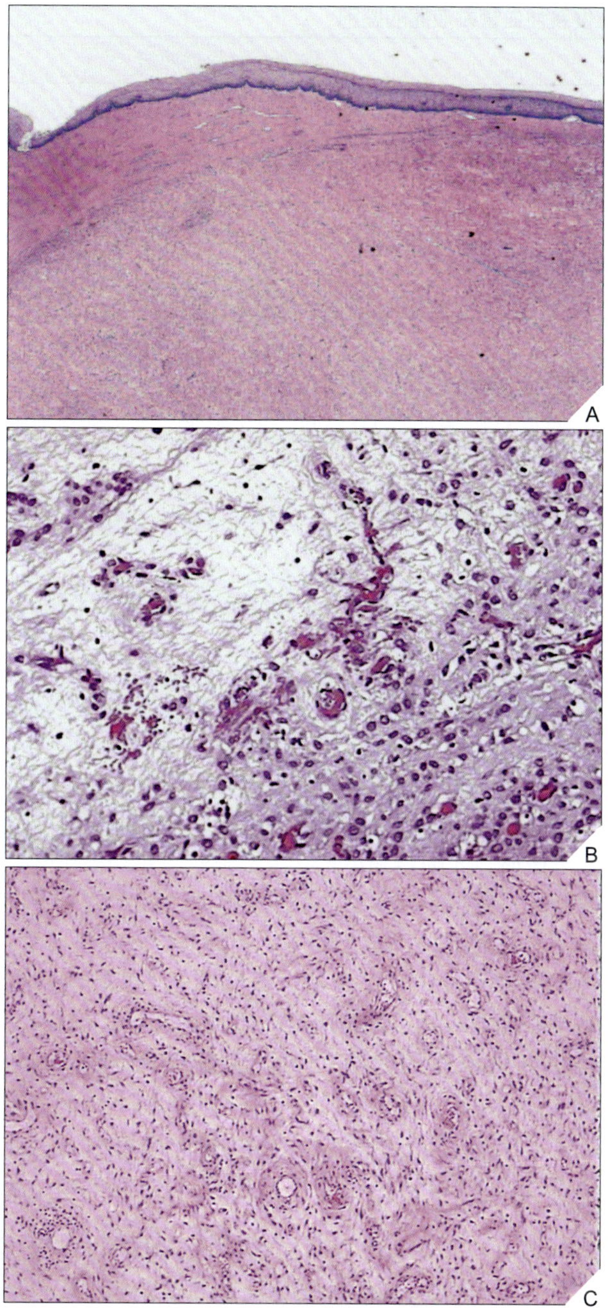

图 10–18 血管肌成纤维细胞瘤

A. 阴道内肿块边界清晰；B. 肿瘤细胞呈梭形、星形、浆细胞样或上皮样，小血管丰富；C. 上皮样细胞呈链状围绕血管排列

的息肉状肿块，长径通常小于 5cm，常见单发，多发病灶也可出现[32]。

【病理发现】

肿瘤位于表浅的皮下组织，具有分叶状或多结节样的生长方式，边界相对清晰。结节或小叶内见散在的短梭形或星芒状成纤维细胞，细胞无异型性，可见薄壁狭长的血管，缺乏厚壁血管（图 10-19），背景为大量的黏液样间质。此外，一些病例可出现上皮成分，通常为鳞状上皮，可能为皮肤附属器包裹

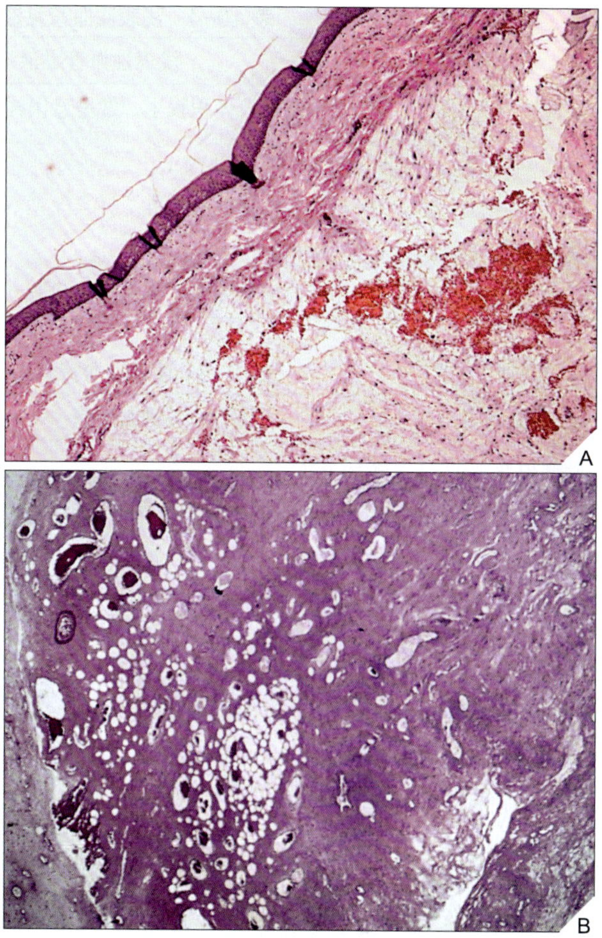

图 10–19 阴道浅表性血管黏液瘤

A. 肿瘤实性，黏液样基质，血管丰富，肿瘤边界清晰；B. 高倍镜下细胞稀少，血管腔大小不一，以薄壁血管为主

的结果或者肿瘤对表面上皮的刺激造成。免疫组化：vimentin、CD34 阳性，desmin、SMA、S-100、ER、PR 均阴性。

【鉴别诊断】

本病主要与侵袭性血管黏液瘤和血管肌成纤维细胞瘤相鉴别，详见表 10-4、表 10-5。

【生物学行为与临床处理】

浅表性血管黏液瘤为良性肿瘤，但约 30% 的病例可以出现复发。以手术治疗为主，手术切除不彻底可以复发。

八、侵袭性血管黏液瘤

【定义及一般特征】

侵袭性血管黏液瘤（aggressive angiomyxoma）是一种好发于中青年女性盆腔或会阴深部的黏液性肿瘤，局部浸润性生长，有时破坏性生长，易于复发，但不转移，主要由无明显异型的短梭形、卵圆

表 10-4　浅表性血管黏液瘤与侵袭性血管黏液瘤的鉴别

鉴别项	浅表性血管黏液瘤	侵袭性血管黏液瘤
巨检	皮下浅表，体积较小，常呈息肉样外观	位置较深，体积较大
边界	多结节状生长	浸润性生长
血管	血管小，壁薄，扩张，缺乏厚壁大血管	血管大小分布不一，壁厚，有玻璃样变
免疫表型	desmin（–）	desmin（+）
其他	中性粒细胞浸润，可见上皮成分	无

表 10-5　浅表性血管黏液瘤与血管肌成纤维细胞瘤的鉴别

鉴别项	浅表性血管黏液瘤	血管肌成纤维细胞瘤
肿瘤边界	多结节状	清晰
间质背景	黏液性，多少不等的中性粒细胞浸润	水肿，胶原束
细胞形态	短梭形，星芒状	多样化，双核多核易见
细胞分布	少，稀疏弥漫	围绕血管分布，富细胞密集区和少细胞水肿区交替
免疫表型	desmin（–）	desmin（+）
其 他	25%～30% 含上皮成分	不含上皮成分

形细胞和丰富的黏液样基质构成。肿瘤年龄分布广（18～70 岁），高峰年龄为 30～50 岁。AFIP 回顾性分析了 71 例肿瘤病例，发现 18% 的病例 ≥ 60 岁，提示绝经后病例并非少见。相反，对青春期前的病例诊断要更慎重。临床症状表现为缓慢加重的泌尿生殖器官或直肠的压迫症状。肿瘤为 3～60cm，平均为 12cm。

【病理发现】

大体观肿瘤为边界不清的分叶状肿块，无包膜，侵袭性生长。灰红色或灰褐色，切面质地均匀，质韧或呈胶冻状。镜下：黏液样间质背景明显，浸润性生长，周界不清。肿瘤细胞少或中等，均匀、弥散分布于黏液间质内。部分瘤细胞间可见胶原纤维。瘤细胞呈短梭形、卵圆形和星芒状。细胞核温和，呈圆形或椭圆形，偶有多核或空泡状核（图 10-20）。胞质界限不清，弱嗜酸性，含有较多扩张的薄壁或厚壁血管，可汇集成簇，血管壁增厚有玻璃样变。多数病例可见疏松排列的肌样细胞聚集在血管或大神经周围[33]。间质可见红细胞外渗现象。免疫组化：vimentin、ER、PR 阳性；不同程度表达 actin、desmin，S-100 阴性，HMGA2 呈核阳性。Alcianblue 染色阳性。细胞遗传学分析和 FISH 显示 12q15 发生基因重排，导

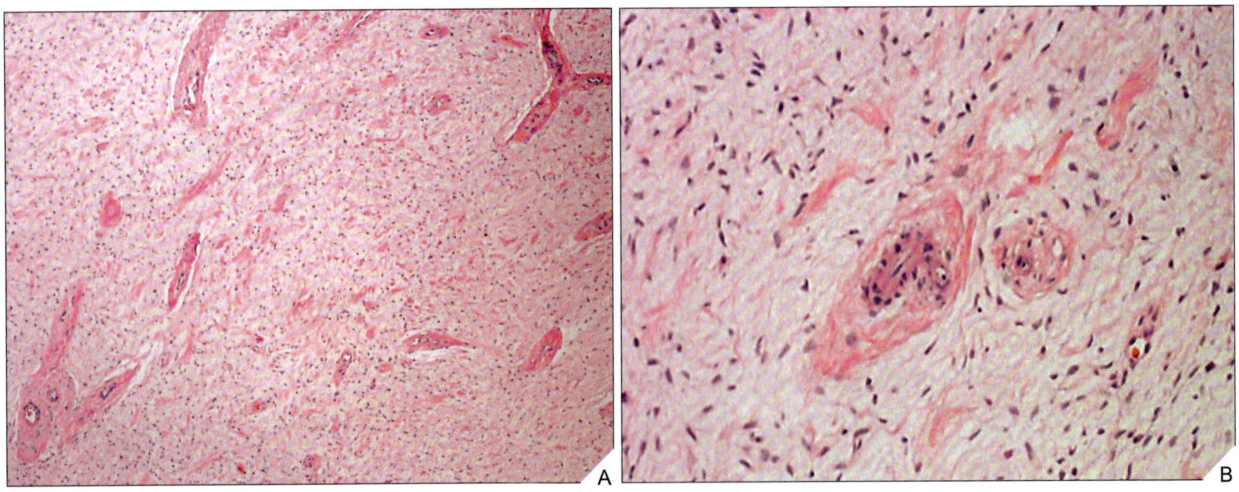

图 10-20　侵袭性血管黏液瘤

A. 镜下见黏液样间质背景和许多血管；B. 肿瘤细胞稀疏弥散，呈星形或梭形

致 *HMGIC*（*HMGA2*）基因异常表达[34]。

【鉴别诊断】

鉴别诊断包括表浅血管黏液瘤、血管肌成纤维细胞瘤及水肿的纤维上皮间质息肉。侵袭性血管黏液瘤可以局部显示血管肌成纤维细胞瘤样特征的区域，不同的特点为具有浸润性边界，含有血管成分，细胞一致、稀少。鉴别诊断详见表 10-6。与水肿性纤维上皮间质息肉不同点在于其位置较深，具有浸润性边界，缺少表面息肉状生长的特征，具有良性细胞形态，同时缺少典型间质息肉特征性的星形细胞及多核细胞。

【生物学行为与临床处理】

侵袭性血管黏液瘤基本属于良性肿瘤，不会发生远处转移。但肿瘤易在局部浸润性生长，手术切除不净容易复发。治疗以手术切除为主，约 30% 的病例术后复发，且多发生在 2 年内，复发可再次手术。有患者在数年内多次复发，经多次手术后可长久生存。

九、胚胎性横纹肌肉瘤（葡萄状肉瘤）

【一般特征】

胚胎性横纹肌肉瘤（embryonal rhabdomyosarcoma）是婴儿及儿童最常见的阴道恶性肿瘤，因为绝大多数肉眼观似“葡萄状”多发性息肉样，又称为葡萄状肉瘤（sarcoma botryoides）。本病是由胚胎性横纹肌母细胞组成的肿瘤。90% 以上发生在 5 岁以下的儿童，平均发病年龄为 2 岁，少数可发生在年轻女性，甚至绝经后妇女，还有妊娠期发病的报道。临床表现为阴道分泌物增多或出血，阴道口肿物。当病灶累及尿道、膀胱，可出现相应症状。典型的肿瘤为结节状、乳头状、息肉状或葡萄样的肿块突出在阴道里，甚至长出阴道口外（图 10-21），或呈浸润性生

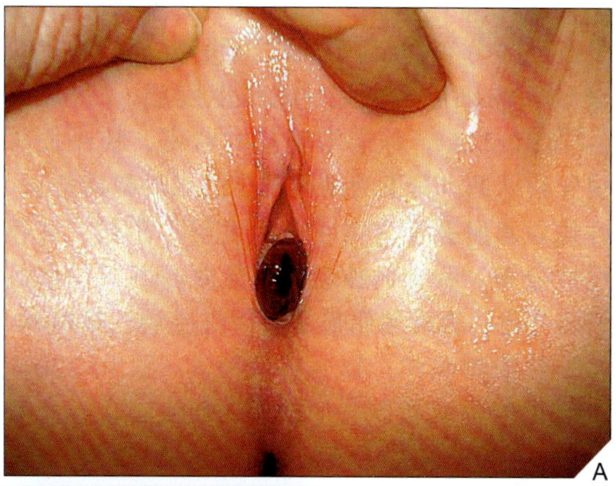

A

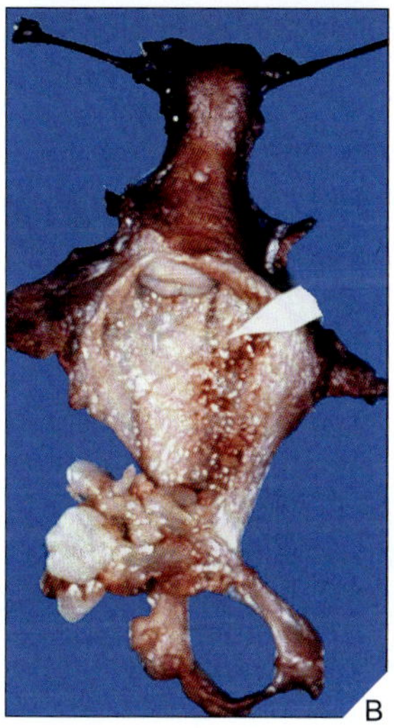

B

图 10-21　葡萄状肉瘤

A. 幼女阴道口出血性泡状物；B. 阴道切除标本见阴道壁下端簇状水泡样息肉状肿瘤组织，大小不一，表面光滑，水肿半透明

表 10-6　侵袭性血管黏液瘤与血管肌成纤维细胞瘤的鉴别

鉴别项		血管肌成纤维细胞瘤	侵袭性血管黏液瘤
巨检	位置	较浅	较深
	体积	较小，通常 <5cm	较大，通常 >5cm
	边界	清楚	不清
间质细胞	量	较多	较少
	分布	有疏细胞区和富细胞区，有细胞围绕血管分布现象	稀疏弥漫均匀、疏密交替和围绕血管特征不突出
	形态	梭形，星形，浆细胞样，上皮样，双核多核易见	星形 / 梭形，有纤细的胞质突起
血管		丰富、较小、壁薄，以毛细血管为主	大小、分布不一、壁厚、玻璃样变
间质		水肿或胶原性，黏液阴性，丰富的肥大细胞，偶见脂肪，边界清晰	黏液样背景明显，红细胞外渗，浸润性边界
免疫表型		desmin 阳性，Alcian blue 染色阴性，HMGA2 阴性	desmin 反应不一，Alcian blue 染色阳性，部分 HMGA2 核阳性
基因重排		无 *HMGA2* 基因重排	约 33% 存在 *HMGA2* 重排

长，累及周围组织或远处转移。肿瘤表面光滑，呈灰红色或淡红色，直径为0.2～12cm，有蒂或无蒂。表面可有完整黏膜被覆，或有溃疡或有出血。切面组织疏松水肿，似黏液瘤样，可间杂有出血。

【组织病理学】

低倍镜下常呈现出宽乳头状或分叶状。肿瘤通常具有交替分布的细胞密度。紧邻表面鳞状上皮下方是致密的细胞形成层（或称生发层，cambium layer）（图10-22A），该层细胞排列紧密，核小而深染，核分裂易见。其下为细胞稀少的水肿黏液样区，有些肿瘤以水肿黏液区为主，生发层不明显，或仅为局灶性分布。所有的肿瘤均可见多少不等的横纹肌母细胞分化，表现为明显的嗜伊红胞质，蝌蚪样，梭形、带状或蜘蛛样，部分可见横纹（图10-22B）。大约40%的肿瘤含有胎儿型软骨。免疫组化标志物actin、desmin、myoglobin和myogenin均阳性。当形成层不完整或不明显时极易与良性纤维上皮性息肉相混淆，要注意其临床特点、有无生发层和横纹肌母细胞、核分裂象和免疫组化标志物可以鉴别。

【生物学行为与临床处理】

该瘤是一种高度恶性的肿瘤，过去统计预后差，随着手术、化疗和放疗的综合应用，预后有所改善，生存率提高，生存率高于90%[5]。治疗应以手术为主，辅以放疗和化疗。根据肿瘤的大小、病变部位、患者年龄、期别来决定。手术范围不统一，多主张全子宫、部分阴道或全阴道及部分外阴切除，必要时加盆腔淋巴结清扫。该病患者一般年龄很小，需要考虑治愈后的正常发育，尤其是内分泌和女性性征的发育问题。

十、阴道平滑肌肉瘤

阴道平滑肌肉瘤（vaginal leiomyosarcoma）是阴道较常见的肉瘤，占阴道恶性肿瘤的2%～3%[31]。大体表现为孤立的肿块，通常大于5cm，边界清晰或浸润性边界，切面呈灰红色或灰黄色，鱼肉状，可伴出血、黏液变和坏死。目前鉴别良性和恶性平滑肌肿瘤的标准尚不十分确定，WHO分类（2020）推荐诊断标准与子宫平滑肌肉瘤诊断标准一致[7]。要求符合下述3个条件中的两个：中-重度细胞异型，核分裂象 >10/10HPFs（视野直径0.53mm），肿瘤性坏死。阴道原发的上皮样或黏液样平滑肌肉瘤，推荐使用相对应子宫肿瘤的诊断标准，但由于病例罕见，数据有限，标准的准确性有待进一步研究。

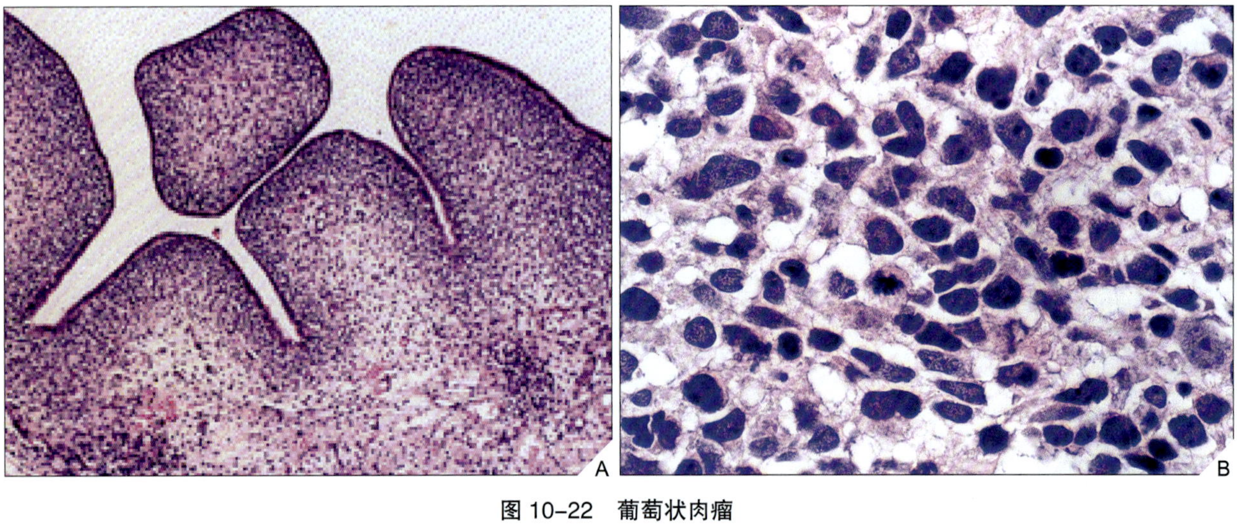

图10-22 葡萄状肉瘤

A. 低倍镜下见典型的生发层；B. 放大后见横纹肌母细胞

第三节 混合性上皮和间叶性肿瘤

腺肉瘤

子宫外腺肉瘤，包括阴道腺肉瘤，是罕见的病变[35]。多为从子宫、宫颈或其他女性生殖部位转移至阴道。病例大多发生在中年或绝经后妇女，部分患者之前有子宫切除病史。阴道腺肉瘤被认为来自子宫内膜异位或来自多潜能细胞。与子宫腺肉瘤一样，是由恶性间质和良性腺体组成的混合上皮 - 间质肿瘤。病变通常是较大的息肉样肿物，在组织学上，具有肉瘤样间质衬覆上皮细胞构成突起的“叶状”结构。肿瘤由良性的子宫内膜样腺体和表面上皮及恶性梭形细胞间质组成，间质细胞在腺体周围有形成袖套样结构的倾向。可以存在异源性成分如横纹肌肉瘤、软骨肉瘤或脂肪肉瘤。尽管是恶性，但腺肉瘤通常是惰性的；然而，如果发生肉瘤性过度生长，肿瘤具有侵袭性，预后不良。

第四节 其他少见肿瘤

一、黑色素细胞肿瘤

（一）黑色素细胞痣

阴道黑色素细胞痣（melanocytic nevus）少见，好发于阴道外口。其诊断和发生与皮肤或外阴的相应病变相同（详细内容参见第七章第二节“外阴黑色素细胞痣”）。

（二）蓝痣

阴道蓝痣（blue nevus）偶有报道。这些良性病变可能因担心黑色素瘤而被活检。大体观普通型蓝痣表现为蓝黑色斑疹，富细胞性蓝痣表现为蓝色小结节，因此被称为蓝痣。病灶长径多为 0.5cm 以下，最长不超过 1.5cm。镜下病变位于真皮内，梭形色素细胞有长的树枝状突起，细胞集合成束，与表皮平行。有时可伸展到皮下脂肪组织内。细胞丰富、排列呈巢状或短束状漩涡状结构时称为富细胞性蓝痣。有时要和黑色素瘤或平滑肌肿瘤相鉴别，可根据细胞形态、核的异型性、核分裂象多少、免疫组化标记进行鉴别（详细内容参见第七章第二节三、“蓝痣”部分）。

（三）恶性黑色素瘤

阴道恶性黑色素瘤（malignant melanoma）约占阴道恶性肿瘤的 3%。这种侵袭性肿瘤通常诊断较晚，恶性度高，侵袭性强，预后差。发病年龄为 38～90 岁，大多数发生在绝经后妇女。临床表现为阴道出血、排液、阴道肿块，还有特征性的黑水样的“黑带”。肿瘤可发生于阴道的任何部位，多数位于阴道的下 1/3 和阴道前壁[36]。

大体观为色素性病变，蓝色、棕色或黑色，直径为 0.2～10cm，多为 2～3cm。肿瘤形态多样，可呈斑片状、结节状、息肉状、菜花状，常继发溃疡，合并出血及感染。镜下黑色素瘤细胞似上皮样细胞、梭形细胞或混合型细胞，形态多样，弥漫分布或聚集成堆成团。瘤细胞核大、核仁明显，核分裂象活跃。细胞内含有色素颗粒，可见瘤巨细胞。阴道黑色素瘤主要有 3 种生长方式，即浅表蔓延型、结节型和雀斑型，以雀斑型最多见。免疫组化：HMB45、melan-A 和 S-100 阳性。要注意与“非典型”或“交界性”黑色素性病变相鉴别，以及和低分化癌及肉瘤相鉴别，尤其对无色素者要特别注意鉴别。与外阴肿瘤一样，在评估阴道黑色素瘤切除标本时，应提供肿瘤大小和 Breslow 厚度。黏膜黑色素瘤通常比其皮肤黑色素瘤更具侵袭性；因此阴道黑色素瘤通常比外阴黑色素瘤表现得更具侵袭性，复发率高，长期生存率极低[37]（详细内容参见第七章第三节“恶性黑色素瘤”）。

二、生殖细胞肿瘤

（一）皮样囊肿 / 成熟性囊性畸胎瘤

皮样囊肿 / 成熟性囊性畸胎瘤（dermoid cyst/mature cystic teratomas）和卵巢相应肿瘤相同，组织成分均为成熟组织。阴道皮样囊肿被认为是在胚胎发育过程外胚层细胞内陷形成的，但是也有由 3 个胚层细胞构成，类似典型的卵巢畸胎瘤。鉴别诊断包括阴道胚胎残留囊肿（加特纳管囊肿和米勒管囊肿），以及表皮包涵囊肿。有报道阴道皮样囊肿病例发生在之前有外阴切开术的妇女，这可能是真皮附属物内陷造成，因此实际上是表皮包涵囊肿。

（二）卵黄囊瘤

阴道卵黄囊瘤是发生于性腺外最常见的卵黄囊瘤，报道不到 100 例[38, 39]，曾用名“内胚窦瘤”现在已不建议使用。确切的卵黄囊瘤发生机制尚不明确，推测可能的发生机制：①起源于胚胎发育期错位或迷路的生殖细胞；②生殖细胞的反向迁移；③体细胞的异常分化；④起源于多能干细胞的分化；⑤残存胚胎组织的干细胞；⑥隐匿性性腺组织的转移。本病是发生于婴幼儿的少见的恶性肿瘤，通常见于3岁以下的女童，临床表现为无痛性的异常阴道出血或排液。血清AFP可以升高。麻醉下行阴道检查可见阴道内无蒂的、息肉状的、质脆的新生物，多为3cm大小。基底部多位于阴道上端的后壁，有10%～15%来自宫颈。肿瘤的组织形态与卵巢的同名肿瘤相似，常表现为多样化特点。基本形态有疏网状结构，典型的Schiller-Duval小体，透明小球，乳头状结构等，其中微囊结构最常见。免疫组化标记SALL4、Glypican-3、AFP强阳性，HCG也可阳性，需要与葡萄状肉瘤、透明细胞癌相鉴别。肿瘤可以直接侵袭周围组织器官，也可以通过血行或淋巴远处转移。未治疗的病例预后差，多在症状出现后的2～4个月死亡。该肿瘤手术结合化疗效果较好，甚至可以无瘤生存期达到20年以上。

三、其他少见肿瘤

（一）血管球瘤

血管球瘤（glomus tumor）起源于动静脉吻合壁的变异平滑肌细胞（球细胞）。主要发生在富于球形动静脉吻合的肢体末端，甲下及手足部的真皮或皮下软组织是肿瘤好发部位。肿瘤也可发生于深部的内脏，如肺、胰腺、胃肠道、阴道及外阴等，但较为少见。镜下肿瘤类型：①经典实体型，肿瘤界限清晰，由大量形态一致的圆形球细胞组成，呈片状分布在血管之间，瘤细胞呈规则的圆形，胞质淡染透明状或呈淡嗜伊红色，细胞边界清晰，核圆形，位于细胞中央，肿瘤的间质可伴有玻璃样变性或呈黏液样（图10-23）。②球血管瘤（占20%），界限不清，瘤内血管多为扩张的海绵状血管，血管周围的球细胞簇少而菲薄。③球血管肌瘤，除圆形的球细胞之外，瘤内还含有平滑肌束，球细胞与平滑肌细胞相互之间有过渡现象。免疫组化：肿瘤常表达SMA、MSA、calponin、h-caldesmon；而CK、CD31、S-100表达一般阴性。肿瘤通常是良性的，但切除不完全可能复发。罕见情况下表现为恶性潜能未定或恶性血管球瘤。

（二）神经外胚层肿瘤

神经外胚层肿瘤（neuroectodermal tumor）[原始神经外胚层肿瘤（PNET），尤因肉瘤]多为骨和软组织病变，但阴道内也有罕见病例的报道。这些病变属于小蓝圆细胞肿瘤，组织学表现和阴道外的类似。镜下为一致性的弥漫性分布的小细胞，胞质稀少、浅染，核质比高，核圆形，染色质分布均匀。核分裂象多，可见菊形团结构。肿瘤细胞通常表现为CD99细胞膜着色和Fli-1染色，上皮标记和神经内分泌标记可能阳性。这类病变大多数可见到特征性的（t11；22）(q24；q12）易位，可帮助确诊[40]。

（三）滑膜肉瘤

阴道内的滑膜肉瘤（synovial sarcoma）异常罕见[41]。滑膜肉瘤是一种软组织肿瘤，表达上皮和间叶的免疫组化标记。它可以是单相的梭形细胞肿瘤，或含有腺体、乳头状上皮成分的双向肿瘤。部分病例可能含有分化差的成片的多形性肿瘤细胞。肿瘤生物学行为恶性。鉴别诊断包括癌肉瘤。与癌肉瘤相比，滑膜肉瘤可出现于年轻女性。此外，癌肉瘤的上皮和间质成分通常比滑膜肉瘤异型程度更显著，

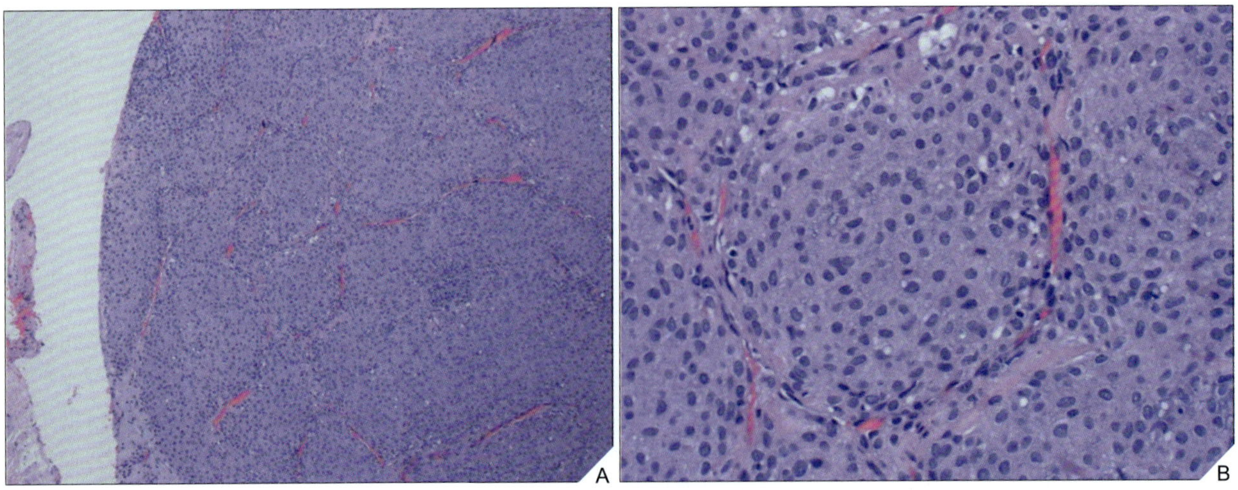

图10-23 阴道血管球瘤

A.肿瘤边界清晰，瘤细胞呈片状分布在分支状毛细血管之间；B.瘤细胞呈规则的圆形，胞质淡染呈嗜伊红或嗜双色性，细胞边界清晰，核圆形，位于细胞中央

后者通常主要由温和的梭形细胞构成。然而，这种区分可能是困难的，因为这两种肿瘤均表现为上皮和间质成分分界明显，表达双相免疫标记，而且都可能存在异源性成分。阴道混合瘤也在鉴别诊断范围中，但混合瘤通常有鳞状上皮和腺上皮成分，梭形细胞成分通常形态温和，没有核分裂。混合瘤更倾向为CK的弥漫性阳性，而滑膜肉瘤的梭形细胞成分通常是CK的局灶性阳性。单相梭形细胞滑膜肉瘤需要与多种发生在阴道的梭形细胞肿瘤相鉴别，可通过免疫组化和分子遗传学研究加以区分[42]。

（四）淋巴瘤和白血病

1. 淋巴瘤　阴道恶性淋巴瘤少见，通常是作为全身疾病的一部分。大多数为非霍奇金淋巴瘤。发病年龄为7～79岁，平均发病年龄为50岁[43]。阴道检查80%可见阴道肿块，长径2.5～12cm不等，触痛明显，部分表面黏膜溃疡，常累及阴道周围组织。83%的阴道淋巴瘤都是弥漫性大B细胞性淋巴瘤。肿瘤细胞圆形、核大，染色质空泡状，有核仁。弥漫性分布，有时可有硬化。免疫组化标记为B细胞，CD20阳性。另外，还有NK/T细胞淋巴瘤、滤泡型淋巴瘤、边缘带B细胞淋巴瘤等[44]。治疗是非手术性的，通常使用化疗。将淋巴瘤与其他可能发生在阴道的小蓝圆细胞肿瘤（如小细胞神经内分泌癌）区分开来至关重要，因为治疗方法有很大的不同。

2. 粒细胞性肉瘤　发生在阴道罕见，是由髓系前体细胞构成的实性肿块。包括原发或转移性[45]。肿瘤在髓过氧化物酶的作用下，大体上显示出绿色，因此这些肿瘤曾被称为“绿色瘤”。病变通常以黏膜下结节的形式出现。临床上可见于急性髓细胞白血病或慢性骨髓增殖性疾病，也可无任何血液系统疾病。镜下肿瘤细胞弥漫性分布，核染色质细，有丰富的强嗜酸性胞质，似不成熟的骨髓细胞。发现嗜酸性粒细胞有助于诊断，但不是所有肿瘤都可见到嗜酸性粒细胞。免疫组化标记氯乙酰脂酶、溶菌酶、髓过氧化物酶、CD43、CD68阳性，CD45可能阳性，CD20、CD3阴性。

四、继发性肿瘤

阴道继发性恶性肿瘤远多于原发性肿瘤，占阴道恶性肿瘤的80%～90%。肿瘤可以直接浸润至阴道，或者经血行、淋巴转移，或者直接种植至阴道。对于鳞状细胞癌，转移大多来自宫颈（79%）或外阴（14%）。腺癌最常见于宫颈（32%），其次为子宫内膜（18%）、结直肠、卵巢、外阴、泌尿道及乳腺[5]。滋养细胞肿瘤也易转移至阴道[46]，因为阴道到子宫的静脉没有静脉瓣膜，子宫的静脉血向阴道或外阴部可不受阻止地反流。此外皮肤黑色素瘤、子宫平滑肌肉瘤也可转移到阴道。组织学形态与原发性肿瘤一致。为避免误诊，了解患者的病史并采用辅助性免疫组化非常重要。

参・考・文・献

[1] O'Connell T X, Nathan L S, Satmary W A, et al. Non-neoplastic epithelial disorders of the vulva[J]. Am Fam Physician, 2008, 77(3): 321-326.

[2] 陈乐真. 妇产科诊断病理学[M]. 2版. 北京: 人民军医出版社, 2010, 72-96.

[3] Kurman RJ, Ellenson LH, Ronnett BM. Blaustein's pathology of the female genital tract[M]. 6th ed. New York: Springer, 2010, 114-146.

[4] Darragh T M, Colgan T J, Cox J T, et al. The lower anogenital squamous terminology standardization project for HPV-associated lesions: background and consensus recommendations from the College of American Pathologists and the American Society for Colposcopy and Cervical Pathology[J]. Arch Pathol Lab Med, 2012, 136(10): 1266-1297.

[5] Clement P B, Young R. Atlas of gynecologic surgical pathology[M]. 2nd ed. New York: Saunders, 2008, 60.

[6] Lebreton M, Carton I, Brousse S, et al. Vulvar intraepithelial neoplasia: Classification, epidemiology, diagnosis, and management[J]. J Gynecol Obstet Hum Reprod, 2020, 49(9): 101801.

[7] Herrington CS, Kim K-R, Kong CS, et al, Tumours of the vagina[M]//Female Genital Tumours: WHO Classification of Tumours.5th ed. Lyon (France): IARC Publications, 2020: 392-418.

[8] Daling J R, Madeleine M M, Schwartz S M, et al. A population-based study of squamous cell vaginal cancer: HPV and cofactors[J]. Gynecol Oncol, 2002, 84(2): 263-270.

[9] Sopracordevole F, De Piero G, Clemente N, et al. Vaginal intraepithelial neoplasia: histopathological upgrading of lesions and evidence of occult vaginal cancer[J]. J Low Genit Tract Dis, 2016, 20(1): 70-74.

[10] Kurman R J, Euenson L H. Blausteins Pathology of the Fernale Genital Tract[M]. 6th ed. Benlin: Springer, 2011.

[11] Mayeaux EJ, Cox JH. 现代阴道镜学[M]. 3版. 魏丽惠, 赵昀, 译. 北京: 北京大学医学出版社, 2016, 449-451.

[12] 中国抗癌协会妇科肿瘤专业委员会. 阴道恶性肿瘤诊断与治疗指南(2021年版)[J]. 中国癌症杂志, 2021, 31(6): 546-560.

[13] Bertoli H K, Rasmussen C L, Sand F L, et al. Human

papillomavirus and p16 in squamous cell carcinoma and intraepithelial neoplasia of the vagina[J]. Int J Cancer, 2019, 145(1): 78-86.
[14] Lima M, Rio G, Horta M, et al. Primary vaginal malignancies: a single oncology centre experience[J]. J Obstet Gynaecol,2019, 39(6): 827-832.
[15] Dudič R, Dudičová V, Urdzík P. The rare cause of childhood bleeding–recurrent Müllerian Papilloma[J]. J Obstet Gynaecol, 2019, 39(3): 432-433.
[16] Staats P N, McCluggage W G, Clement P B, et al. Primary intestinal-type glandular lesions of the vagina: clinical, pathologic, and immunohistochemical features of 14 cases ranging from benign polyp to adenoma to adenocarcinoma[J]. Am J Surg Pathol, 2014, 38(5): 593-603.
[17] Herbst A L. Behavior of estrogen-associated female genital tract cancer and its relation to neoplasia following intrauterine exposure to diethylstilbestrol (DES)[J]. Gynecol Oncol, 2000, 76(2): 147-156.
[18] Talia K L, Wong R W, McCluggage W G. Expression of markers of müllerian clear cell carcinoma in primary cervical and vaginal gastric-type adenocarcinomas[J]. Int J Gynecol Pathol, 2019, 38(3): 276-282.
[19] Staats P N, Clement P B, Young R H. Primary endometrioid adenocarcinoma of the vagina: a clinicopathologic study of 18 cases[J]. Am J Surg Pathol, 2007, 31(10): 1490-1501.
[20] Voltaggio L, McCluggage W G, Iding J S, et al. A novel group of HPV-related adenocarcinomas of the lower anogenital tract (vagina, vulva, and anorectum) in women and men resembling HPV-related endocervical adenocarcinomas[J]. Mod Pathol, 2020, 33(5): 944-952.
[21] Wong R W, Moore M, Talia K L, et al. Primary vaginal gastric-type adenocarcinoma and vaginal adenosis exhibiting gastric differentiation: report of a series with detailed immunohistochemical analysis[J]. Am J Surg Pathol, 2018, 42(7): 958-970.
[22] Muto M, Inamura K, Ozawa N, et al. Skene's gland adenocarcinoma with intestinal differentiation: a case report and literature review[J]. Pathol Int, 2017, 67(11): 575-579.
[23] Nieuwenhuyzen-de Boer G M, Dasgupta S, Ewing-Graham P C, et al. Adenoid cystic carcinoma of the Bartholin gland is not HPV-related: a case report and review of literature[J]. Pathol Res Pract, 2020, 216(6): 152968.
[24] Young S, Leon M, Talerman A, et al. Polymorphous low-grade adenocarcinoma of the vulva and vagina: a tumor resembling adenoid cystic carcinoma[J]. Int J Surg Pathol, 2003, 11(1): 43-49.
[25] Jin B, Pickens A, Shah M B, et al. Primary large cell neuroendocrine carcinoma of the vagina: cytomorphology of previously unreported case[J].Diagn Cytopathol, 2010, 38(12): 925-928.
[26] Hameed N. Leiomyoma of the vagina[J]. J Ayub Med Coll Abbottabad, 2003, 15(2): 63-64.
[27] Imai A, Furui T, Hatano Y, et al. Leiomyoma and rhabdomyoma of the vagina Vaginal myoma[J].J Obstet Gynaecoly, 2008, 28(6): 563-566.
[28] Nucci M R. Mesenchymal lesions of the lower genital tract[J]. Surg Pathol Clin, 2009, 2(4): 603-623.
[29] Zhang M, Shi P, Zhou B, et al. Superficial myofibroblastoma of the lower female genital tract: a clinicopathological analysis of 15 cases[J]. Ann Diagn Pathol, 2022, 60: 152010.
[30] Mandato V D, Santagni S, Cavazza A, et al. Cellular angiofibroma in women: a review of the literature[J].Diagn Pathol, 2015, 10: 114.
[31] Stewart C. Angiomyofibroblastoma of the vagina[J]. Pathology, 2009, 41(2): 199-201.
[32] Nucci M R, Fletcher C D. Vulvovaginal soft tissue tumours: update and review[J]. Histopathology, 2000, 36(2): 97-108.
[33] Magro G, Angelico G, Michal M, et al. The wide morphological spectrum of deep (aggressive) angiomyxoma of the vulvo-vaginal region: a clinicopathologic study of 36 cases, including recurrent tumors[J]. Diagnostics (Basel), 2021, 11(8): 1360.
[34] McCluggage W G.Recent developments in vulvovaginal pathology[J]. Histopathology, 2009, 54(2): 156-173.
[35] McCluggage W G. Mullerian adenosarcoma of the female genital tract[J]. Adv Anat Pathol, 2010, 17(2): 122-129.
[36] Puri S, Asotra S. Primary vaginal malignant melanoma: a rare entity with review of literature[J]. J Cancer Res Ther, 2019, 15(6): 1392-1394.
[37] Rouzbahman M, Kamel-Reid S, Al Habeeb A, et al. Malignant melanoma of vulva and vagina: a histomorphological review and mutation analysis: a single-center study[J]. J Low Genit Tract Dis, 2015, 19(4): 350-353.
[38] Ravishankar S, Malpica A, Ramalingam P, et al. Yolk sac tumor in extragonadal pelvic sites: still a diagnostic challenge[J]. Am J Surg Pathol, 2017, 41(1): 1-11.
[39] Yuan Z, Cao D, Yang J, et al. Vaginal yolk sac tumors: our experiences and results[J]. Int J Gynecol Cancer, 2017, 27(7): 1489-1493.
[40] Gaona-Luviano P, Unda-Franco E,González-Jara L,et al. Primitive neuroectodermal tumor of the vagina[J]. Gynecol Oncol, 2003, 91(2): 456-458.
[41] Kolin D L, Crum C P, Baranov E, et al. Synovial sarcoma of the female genital tract: a protean mimic of müllerian neoplasia[J]. Am J Surg Pathol, 2020, 44(11): 1487-1495.
[42] Sumathi V P, Fisher C, Williams A, et al. Synovial sarcoma of the vulva and vagina: a clinicopathologic and molecular genetic study of 4 cases[J]. Int J Gynecol Pathol, 2011, 30(1): 84-91.
[43] Contreras-Chavez P, Aliaga R, Samee M, et al. Primary vaginal non-Hodgkin lymphoma[J]. Cureus, 2018, 10(12): e3713.
[44] Kosari F, Daneshbod Y, Parwaresch R, et al. Lymphomas of the female genital tract: a study of 186 cases and review of the literature[J]. Am J Surg Pathol, 2005, 29(11): 1512-1520.
[45] Skeete D H, Cesar-Rittenberg P, Jong R, et al. Myeloid sarcoma of the vagina: a report of 2 cases[J]. J Low Genit Tract Dis, 2010, 14(2): 136-141.
[46] Berry E, Hagopian G S, Lurain J R. Vaginal metastases in gestational trophoblastic neoplasia[J]. J Reprod Med, 2008, 53(7): 487-492.

第十一章

宫颈癌发生发展、检测和预防

Cervical Carcinogenesis, Detection, and Prevention

刘宇欣（Yuxin Liu） 陈 汶 张 询 郑文新（Wenxin Zheng）

宫颈癌是女性生殖系统常见的恶性肿瘤之一，主要有鳞状细胞癌和腺癌两大组织类型。2020 年国际癌症研究署（International Agency for Research on Cancer，IARC）数据显示，宫颈癌为女性第四大恶性肿瘤，全球新发病例高达 60 万，死亡人数超过 34 万[1]。流行病学、临床和实验室研究已经证实，绝大多数的宫颈癌的发生与 HPV 感染，特别是高危型 HPV 的感染密切相关，称为 HPV 相关性宫颈癌。也有少数的宫颈癌，特别是腺癌，与 HPV 感染无关，称为 HPV 非依赖性宫颈癌。

宫颈癌的发生具有明显的地域差别，近年 HPV 疫苗的应用使这一差别进一步加大。2020 年，全球宫颈癌的人口年龄标化发病率为 13.3/10 万，死亡率为 7.3/10 万。不发达国家的年龄标化发病率（18.8/10 万）和死亡率（12.4/10 万）远远高于发达国家（11.3/10 万、5.2/10 万）。前者包括非洲东部、西部和中部；后者包括北美洲、澳大利亚和新西兰地区及西亚地区。这种地域差别与各个国家和地区预防和筛查宫颈癌的政策和措施密切相关。在很多发达国家，HPV 预防性疫苗已经纳入常规的接种计划，在年轻女性中的接种率高达 80%，加上对高发年龄组的常规筛查，有效地降低了宫颈癌的发病率。相反，在不发达的国家，由于没有相应的预防和筛查，发病率明显高于发达国家。

可见宫颈癌是一种可以通过疫苗和筛查来预防的癌症。2018 年，WHO 提出了“全球消除宫颈癌”的行动号召，2020 年颁布了 194 个国家共同承诺的“加速消除宫颈癌的全球战略”[2]。我国防治宫颈癌的任务还很艰巨，粗发病率以每年 3.55% 的速度上升，由 1990 年的 7.09/10 万人上升至 2019 年 15.74/10 万人[3]。

HPV 感染本身还不足以引起宫颈上皮细胞的恶性转化，很多女性在感染后并不产生明显的临床症状和组织的病理改变，依靠自身的免疫机制，有可能完全清除 HPV。当然在清除之后，也有可能再次感染和多次反复感染。HPV 介导的癌变过程是一个多步骤的长时间的过程，需要多种分子生物学机制的参与，病毒基因和蛋白通过对宿主多种基因和蛋白的调控逐步促使正常细胞发生癌变。HPV 持续感染—鳞状上皮不典型增生—恶性转化这一过程中的详细分子机制还需进一步地明确。本章主要介绍宫颈癌发生的高危因素，HPV 相关性和非依赖性宫颈癌的发病机制，以及宫颈癌的筛查和预防。

第一节 宫颈癌发生的危险因素

流行病学研究已经确认，宫颈癌发生的主要风险因素是感染高危型 HPV。在感染的女性中，其他因素，如吸烟、免疫抑制和长期使用口服避孕药等可能导致高级别宫颈上皮内瘤变和浸润癌的风险增加一倍或两倍，其具体的作用机制尚不清楚。

一、HPV 感染

近 30 年来，人类肿瘤研究的一个重要突破就是发现 HPV 感染是宫颈癌发生的一个必要条件和主要危险因素。高度敏感的检测方法可以在 99.7% 的宫颈鳞状细胞癌和大于 80% 的宫颈腺癌中检测出高危 HPV[4，5]。HPV 也可以在 70%～90% 的高级别和 20%～50% 的低级别宫颈上皮内瘤变中检测到[6]。

HPV 是双链的 DNA 病毒，其感染途径主要是通过性行为传播，39%～55% 的女性在开始性行为的 24～36 个月内可检测到 HPV 感染[7]，有性生活的女性一生中感染 HPV 的风险为 75%[8]，女性性生活的方式和性伴侣的数量直接影响 HPV 的感染率。HPV 感染的主要高危因素：①过早开始性生活，在生殖道尚未发育成熟时开始性生活，宫颈黏膜容易受到损伤而发生 HPV 感染。②多个性伴侣。③性生活频繁。④性伴侣因素，HPV 感染同样可发生于男性，因而携带 HPV 的男性可导致女性伴侣发生感染；此外，如果男性有多个女性伴侣、未进行包皮环切术、前性伴侣曾患宫颈癌或男性为阴茎癌患者，其伴侣发生宫颈癌的概率明显增加。⑤性行为因素，避孕套能够有效阻止 HPV 感染，因而性生活时不使用避孕套可增加 HPV 感染率。

二、其他相关危险因素

HPV 感染是宫颈癌发生的必要条件，但不是充分条件，尚需要其他因素的协同作用。从 HPV 感染进展至宫颈浸润性癌的漫长过程，以及仅有少数 HPV 感染者进展至宫颈癌的事实均证明了这一点，即宫颈癌的发生是多种因素共同作用的结果。

（一）吸烟

吸烟是宫颈癌发生的一个已知高危因素。多项研究结果表明，吸烟与宫颈癌的发生存在正相关性[9]。主要依据：①吸烟或被动吸烟的女性宫颈黏膜中的尼古丁和烟碱的水平显著高于其血清中的水平[10]；②吸烟的代谢产物可以影响宫颈内的某些免疫调节和效应细胞，如朗格汉斯细胞的数量和分布[11]。

（二）多次分娩

分娩时宫颈创伤可以使宫颈癌的发生风险增高。在宫颈癌高发地区美洲中南部的研究表明，女性生育次数与宫颈癌的发生呈线性关系[12]。

（三）口服避孕药

目前，人们已经认识到口服避孕药是宫颈癌前病变和宫颈癌的高危因素。一项大规模数据分析显示，与从未使用过避孕药的女性相比，使用者的宫颈癌的相对风险随着使用时间的延长而增加：对于使用时间少于 5 年、5～9 年和 10 年以上的女性，相对风险分别为 1.1、1.6 和 2.2；对于 HPV 阳性的女性，相对风险分别为 0.9、1.3 和 2.5[13，14]。避孕药对宫颈癌发生的影响机制可能是多方面的，如外源性激素对 HPV 基因组的直接作用、导致血液循环叶酸浓度降低引发的间接作用等。当然避孕药使用者一般不用避孕套也可能是增加宫颈癌的风险因素。

（四）免疫抑制

机体的免疫反应是决定 HPV 感染转归的主要因素，即病毒被清除或持续性感染[15]。因此机体的免疫功能低下是宫颈癌前病变和浸润癌发生的一个高危因素。例如，肾移植患者由于应用免疫抑制剂，其患宫颈原位癌的风险是普通人群的 13.6 倍[16]。HIV 和 HPV 具有协同作用，HIV 感染者的 HPV 感染率更高，而且感染更为广泛，可以同时感染生殖道肛门等多个部位，更易转变为持续性的感染。大量研究证明 HIV 感染者具有更高的宫颈肿瘤患病率。在美国纽约市，HIV 感染者的宫颈癌发病率是无 HIV 感染者的 9.2 倍[17]。其恶性程度更高且治疗效果较差[18]。

（五）其他影响因素

目前关于饮食与宫颈癌的关系的研究较少，有些研究表明叶酸、维生素 A 和维生素 E 具有保护作用，缺乏则可能会增加宫颈癌的发生[19，20]。其他一些营养元素如胡萝卜素、番茄红素等与宫颈癌发生具有反向关系[21]。另外，肥胖、高雌激素和雌激素受体水平也是宫颈癌发生的独立风险因素[22]。其他一些因素，如女性自身基因易感性、病毒的感染量、病毒是否整合至宿主细胞及其他一些感染如沙眼衣原体感染等可能也与宫颈癌的发生存在关联。

第二节　HPV相关性宫颈癌的致癌机制

一、HPV

20世纪70年代后期，德国学者Harald zur Hausen在宫颈癌标本中发现了HPV，并首次提出HPV与宫颈癌的发生存在关联[23]。为此，Hausen获得了2008年的诺贝尔生理学或医学奖。目前，大量的流行病学、临床病理学及分子生物学的研究资料充分地证实了这种相关性，并且确定了高危型HPV感染是宫颈癌及其癌前病变发生的主要原因[24]。

（一）HPV的结构和分型

HPV为环状双链DNA病毒。病毒颗粒呈二十面体对称，含72个壳微粒（每个微粒由1个衣壳蛋白L1五聚体和1个衣壳蛋白L2组成），无类脂质包膜，直径45～55nm。其基因组由7000～8000bp的闭合环状DNA组成，相对分子量为5×10^6，可分为早期区、晚期区和非编码调控区或称长控制区（简称LCR区）3个功能区。LCR区为非编码序列，主要是调控下游编码序列的复制和转录。早期区含有6个开放读码框，可编码E6、E7、E1、E2、E4和E5六种早期蛋白，分别参与病毒DNA的复制、转录调控和诱导宿主细胞发生转化等。其中E5、E6和E7蛋白具有转化细胞的能力，特别是E6和E7蛋白包含锌指结合序列，能够与宿主细胞的基因相结合，是目前研究最多的致癌作用靶点。晚期区含有两个开放读码框，编码主要衣壳蛋白L1和次要衣壳蛋白L2两种结构蛋白，L1蛋白高度保守，在体外可以组装成病毒样颗粒（VLP），可以作为疫苗的主要组成部分，用于预防性疫苗的研制。HPV具有种族特异性，其唯一的宿主是人类。

目前已克隆并测序的HPV共200余种类型，依据L1基因结构和对人类上皮组织的趋向性不同分为五个属：α-、ν-、μ-、β-和γ-属，其中导致宫颈癌的病毒主要是α-属[24]。根据感染细胞的不同，HPV可分为表皮型与黏膜型两类，有40多种HPV主要感染人肛门生殖道系统的黏膜。根据致癌能力的高低，HPV又分为低危型和高危型两类。低危型包括HPV6型、HPV11型、HPV42型、HPV43型、HPV44型、HPV53型等，90%以上的肛门生殖道疣和复发性呼吸道乳头瘤由HPV6型和HPV11型引起[24]。国际癌症研究机构（IARC）将13种基因型定为高危型，包括HPV16型、HPV18型、HPV31型、HPV33型、HPV35型、HPV39型、HPV45型、HPV51型、HPV52型、HPV56型、HPV58型、HPV59型和HPV66型[24]。几乎100%的宫颈癌、90%的肛门癌、50%的外阴、阴道和阴茎癌及12%的口咽癌与高危型HPV感染有关[6]。在世界范围内，HPV16型和HPV18型是最常见的与宫颈癌有关的基因型，分别导致了50%和15%以上的宫颈癌[25]。其次HPV31型、HPV51型和HPV52型也是宫颈癌中常见的类型，10%～12%的宫颈癌由它们引起[6]。目前一项国内最大的研究报告（包括来自7大区、19家医院的浸润癌和癌前病变的病例），在中国，HPV16型和HPV18型是宫颈鳞状细胞癌的主要类型，HPV16型占76.7%，HPV18型为7.8%，两者合计为84%[26]。另一项大宗数据分析显示，在中国女性癌前病变中最常见的HPV型别依次为HPV16型、HPV52型、HPV58型，与世界范围大宗数据分析所得的结果一致[27]。从年龄分布看，HPV16型在35岁以下患者中的感染率更高，而HPV52型、HPV58型和HPV39型在60岁以上妇女中更多见。

（二）HPV的生命周期

目前，人们对HPV感染宿主后的整个生命周期已有了初步的了解[28, 29]。大多数肛门生殖道HPV是通过性接触感染的。当宫颈上皮层存在微小的损伤，游离的HPV病毒可以经过破口接触到暴露出来的基底细胞，并与基底细胞上特异的受体结合。HPV在感染基底细胞后，可以进入两个截然不同的阶段称为潜伏感染和增殖型感染。

在潜伏感染期（又称为非增殖型感染），基底细胞的细胞核内仅存在少量的游离的HPV基因组拷贝，它与宿主细胞DNA同步复制，并随宿主细胞的分裂而分裂，HPV DNA仅存在于基底细胞内部，不向体液中释放。在这一阶段，不产生感染性病毒颗粒，且病毒DNA拷贝数较低，因而对宿主细胞不产生明显的刺激，容易逃避宿主的免疫反应。宫颈上皮细胞的形态也没有明显的改变。因此，在HPV潜伏感染期，常规的检测手段，如阴道镜和显微镜检查都无法观察到组织的改变，分子生物学的检测也很难检测到病毒的产物。

当基底细胞逐步分化成熟，HPV 的感染方式则主要是增殖型感染，即在成熟的上皮细胞中复制产生大量新的病毒颗粒。此时 HPV 的 DNA 不再依赖于宿主 DNA 的复制，而是进行大量的自主复制，主要发生在相对成熟的鳞状上皮中间层及表层细胞内。随着被感染的细胞的不断分裂与分化，子细胞向宫颈上皮的上层迁移，病毒 E5、E6 和 E7 蛋白在子细胞中高度表达，驱动其进入新的细胞周期，同时，刺激 *E1* 和 *E2* 基因表达，导致病毒基因组进一步扩增，在每个细胞中，病毒基因组拷贝可达到数千个。当含有病毒 DNA 的细胞迁移至宫颈上皮的表层时，晚期衣壳蛋白基因 *L1* 与 *L2* 表达，与病毒基因组装成成熟的病毒颗粒，从上皮表面释放，使感染进一步扩散。这一阶段细胞形态发生明显的改变，阴道镜可以观察到宫颈上皮的变化，显微镜下 HPV 感染的细胞与正常细胞的形态明显不同，通过分子生物学的方法也可以检测到 HPV 的 DNA 和 RNA。

（三）HPV 感染的转归

在普通人群中，85% 以上的女性在一生中都至少感染过一次 HPV，大多是一过性的，不会引起任何症状或者健康问题。一半以上的女性在感染后的 6 个月内可以清除病毒，90% 以上的感染会在 1～2 年内被清除。HPV 也可能转入潜伏期，只有小部分女性持续地感染 HPV，逐步发展为癌前病变和浸润癌。HPV 感染的转归结局主要是与宿主免疫状态有关，特别是细胞介导的免疫[30]。高危型 HPV 感染的半衰期是 8～10 个月，其中 HPV16 型感染持续的时间最长，可持续 16 个月，低危型 HPV 的半衰期减半[31]。极少数人在感染后会产生抗体，而这种抗体对新一轮的 HPV 感染的防御能力非常低。大约 20% 持续感染的人，宫颈细胞会发生形态的改变，发展为轻度（CIN1）或者中度上皮内瘤变（CIN2），此过程需要 2～3 年[29, 32]。大约 65% 的 CIN1 会逆转为正常，20% 持续在 CIN1 的状态，而 15% 进展为 CIN2 或 CIN3。在机体自身免疫的作用下，大约 40% 的 CIN2 会在 6～24 个月内逆转为 CIN1 或正常，特异性的 HPV 检测转为阴性。即使是重度上皮内瘤变（CIN3），仍有一部分病灶会自行消退或逆转为 CIN1，只有小部分 CIN3 继续进展，成为浸润癌，时间为 10～30 年。高进展风险多与持续感染超过 5 年、高病毒拷贝量、DNA 甲基化和无 E4 蛋白表达相关[32]。可见，对健康的有免疫力的人来说，从 HPV 感染到浸润癌是一个相对漫长的过程，而且各个级别的病变都处于一种动态的状态中，即病变可能进展、维持不变或者自行消退。在这个过程中的任何阶段进行干预，都可以阻止癌变的进程，因此，早期诊断和治疗癌前病变可以有效地降低宫颈癌的发病率。整个 HPV 感染后的转归过程总结于图 11-1。

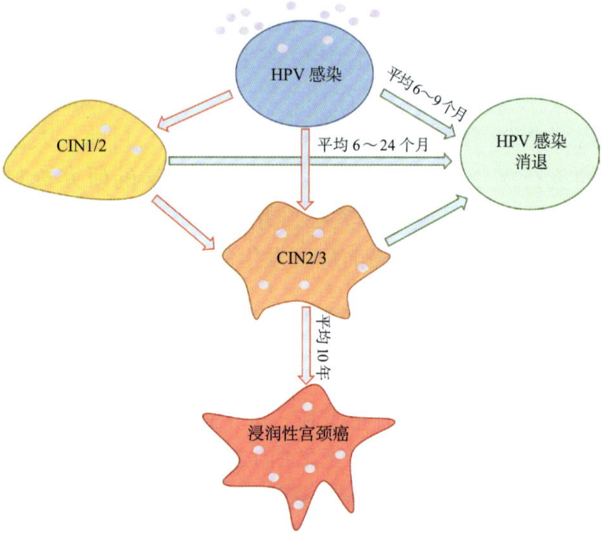

图 11-1　HPV 感染后的转归

大多数人感染 HPV 后会在 1～2 年内自行消退，但有小部分人发展为 CIN。70%～90% 的 CIN1 和 40% 的 CIN2 患者由于机体自身免疫应答作用可以在 6～24 个月内自愈。宫颈癌前病变平均大约需 10 年时间发展为宫颈癌

二、HPV 致癌机制

（一）HPV 的直接致癌作用

1. HPV 病毒蛋白的致癌机制　宫颈癌的发生涉及 3 个重要步骤：增殖、凋亡和血管化。HPV 的蛋白表达与上皮细胞的状态相关，病毒首先感染基底层细胞或未成熟化生性鳞状上皮细胞，此时仅有病毒早期基因的限制性表达，如 *E1* 和 *E2*，主要参与病毒 DNA 的复制过程；当基底细胞开始发生鳞状分化时，病毒 *E6*、*E7* 基因开始表达，*E2* 负性调节 *E6* 和 *E7*，维持凋亡和细胞周期的调控。因此通常在病毒基因整合到宿主基因组的过程中，*E2* 基因遭到破坏而失活。*E6*、*E7* 刺激病毒的增殖，随着感染细胞的分化成熟，晚期蛋白得以表达而组装成完整的病毒颗粒。值得注意的是，在感染的初期，HPV DNA 是以游离状态存在的，而在大部分宫颈癌中，病毒基因组是完全整合入宿主基因组的，说明病毒 DNA 整合入宿主基因组是 HPV 致癌机制的关键步骤，致癌机制是在整合之后启动的。E4 蛋白可以结合并破

坏细胞角蛋白网，形成挖空细胞的外观。E5 蛋白能够与上皮生长因子受体（EGFR），血小板源性生长因子受体（PDGFR）和克隆刺激因子受体（CSFR）-1 结合，同时能抑制凋亡[29]。*E5* 基因常在整合过程中丢失，说明它不是致癌的关键因子。在 HPV 所导致的宫颈癌发生中起决定性作用的是 *E6*、*E7* 基因及其蛋白产物。在大部分宫颈癌中都可以检测到 *E6*、*E7* 的表达，体外实验中 *E6*、*E7* 基因能够独立介导多种人类细胞株的永生化[33]。

E6 蛋白通过 E6AP 与 p53 蛋白结合，导致其泛素化和降解，丧失转录活性。抑癌基因 *TP53* 是“基因卫士”，当细胞遭遇放射、紫外线或化学损伤时，细胞启动自我修复系统修复受损的 DNA，当损伤严重不能修复时，*TP53* 诱导受损细胞发生凋亡。因此 *TP53* 基因在防止肿瘤形成的过程中具有重要作用，50%～60% 的肿瘤都与 *TP53* 基因的突变有关。*TP53* 基因可以两种不同方式参与宫颈癌的发生。第一，如前所述，在 HPV 阳性的宫颈癌中，E6 蛋白结合野生型 p53 蛋白使其逐渐失活并被降解，由于失去了野生型 p53 蛋白的抑癌功能，基因组不稳定性增加，体细胞积累各种突变，感染的细胞进行肿瘤性转化。第二，在 HPV 非依赖性的宫颈癌中，*TP53* 基因发生点突变，突变型 *TP53* 基因不仅丧失了抑癌功能，其编码的蛋白还获得了促进细胞增殖、抑制细胞凋亡等功能，在生长调控上具有直接性肿瘤转化作用[34]。E6 蛋白的其他作用还包括抑制前凋亡 BAK 蛋白，而 BAK 蛋白能够通过提高线粒体膜的渗透性，导致线粒体内细胞色素 C 的释放从而诱导细胞凋亡。当 BAK 蛋白受到 E6 蛋白抑制时，细胞进一步增生。此外，E6 蛋白的功能还包括激活端粒酶及稳定活化的 Src 族激酶，从而使感染后的细胞瘤变。

E7 蛋白能够与视网膜母细胞瘤（retinoblastoma，RB）蛋白结合。*RB* 基因是早期被确认的肿瘤抑制基因之一。转录因子 E2F 是调节肿瘤细胞由 G1 期进入 S 期的关键因子，RB 蛋白通过与 E2F 的结合而抑制细胞的增殖。大量的 E7 蛋白与去磷酸化的 RB 结合，使其与 E2F 的结合受到抑制，E2F 被释放，启动 DNA 复制，驱动细胞进入 S 期，由此引发细胞异常的增殖。RB 的另一个下游基因是 *p16*，也因为 RB 的失活而大量表达，进一步促进细胞的增生。正常细胞可以通过 TP53 依赖的凋亡反应来调节 E2F 所介导的过度生长信号，E6 蛋白通过影响 TP53 和 BAK 蛋白的活性而抑制细胞凋亡。E6、E7 蛋白在宿主细胞内的协同作用能使两种重要的调节细胞周期的抑癌基因失活，导致细胞无法对“损伤”进行修复或程序性死亡。E6、E7 蛋白在 HPV 介导的细胞克隆性增生、转化中发挥着关键性的作用。位于早期转录区的 E6 和 E7 蛋白，表达于所有 HPV 阳性的宫颈癌细胞中，因此这些蛋白被认为是 HPV 的主要致癌蛋白，在宫颈上皮细胞发生癌变的整个过程中，必须有 *E6*、*E7* 基因的持续表达（图 11-2）。

TP53 和 *RB* 是人体最重要的抑癌基因，能够有效调控细胞的凋亡。病毒基因组整合入宿主基因组之后，*E6*、*E7* 基因所导致的 *TP53* 和 *RB* 途径失活是宫颈癌发生的基础之一，细胞生长失控无疑将导致克隆性增殖。在体外 *RB* 和 *TP53* 基因产物的失活能使鳞状上皮细胞转化并长期存活，但不形成肿瘤，这时如果再转染一个突变的 *RAS* 基因就会引起完全

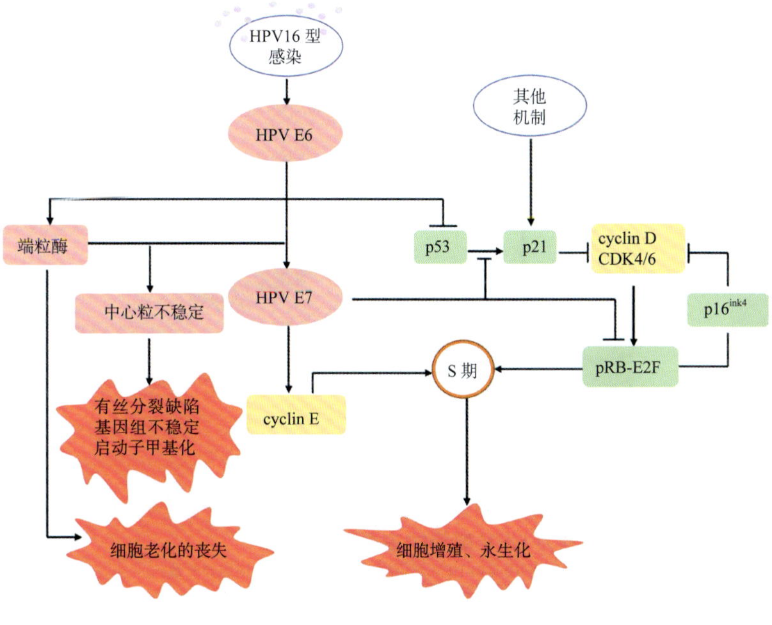

图 11-2 HPV 与宫颈癌变

此结构图概扩了 HPV16 型感染导致肿瘤发生涉及的 3 种分子生物学途径。HPV16 型感染主要通过 *E6* 抑制 *TP53* 及其下游基因功能和 *E7* 抑制 *pRB-E2F* 及其下游基因功能，失去对细胞周期的调控，致使细胞无限增殖。同时 *E6* 和 *E7* 通过上调端粒酶的活性导致细胞丧失老化的能力，造成染色体中心粒的不稳定，从而导致有丝分裂缺陷、基因组不稳定和启动子区甲基化。此外，*E7* 还可以激活 cyclin E 活性而使癌变过程加剧

的恶性转化。说明 HPV 的致癌作用只是作为始动因子，仍需要其他体细胞突变的协同。

在生理和病理情况下，血管化现象均可发生，血管化对 1～2mm 的肿瘤生长至关重要[35]。学者们已经证实在宫颈癌的发生中存在着明显的血管化过程，一旦肿瘤细胞跨越鳞状上皮基底膜，血管化便随之开始。E6 蛋白诱导 p53 蛋白的降解，E7 激活缺氧诱导因子 1α 并灭活 pRB，最终导致血管内皮生长因子（VEGF）的表达上调，从而导致肿瘤血管生成[36]。许多研究表明血管化也存在于晚期和复发的宫颈癌中，因此血管化对于肿瘤的形成、维持及进展都具有重要作用。抗血管生成药物的临床试验已经取得了一定的成效[37]。

2. 宫颈鳞柱交界的胚胎干细胞理论　在宫颈鳞状上皮和柱状上皮的交界处（鳞柱交界），聚集着一些胚胎干细胞。虽然尚不完全清楚，很多学者包括笔者认为，这个细胞群是宫颈癌及其癌前病变的起源细胞，HPV 感染这个位置的胚胎干细胞是宫颈癌发生发展的基础[38]。这些干细胞与 90% 以上的高度鳞状上皮内瘤变和宫颈癌具有相同的免疫表型（CK7 强阳性）[39]（图 11-3）。最近有学者提出了宫颈鳞柱交界区“自上而下”分化（“top down” differentiation）的理论[40]。该理论认为，在生命早期，胚胎干细胞分布在整个宫颈，随着年龄的增长，干细胞的数量逐渐减少，进入成年后，少量的残留的干细胞存在于鳞柱交界处。鳞柱交界处的单层柱状上皮细胞表达基底细胞相关的生物标志物，其中最有代表性的是细胞角蛋白 7（CK7），在其向下分化成基底细胞的过程中，CK7 由阳性变为阴性，随后基底细胞产生鳞状上皮化生。这种从柱状干细胞下行演变为基底细胞的过程被称为“自上而下”的分化。

因此，发生在鳞柱交界处的 HPV 感染，这些 CK7 阳性的干细胞受到感染和转化，进而进展为 CK7 阳性的上皮内瘤变和宫颈癌[41]。相反，大多数的轻度上皮内瘤变是 CK7 阴性，这意味着 HPV 感染的是后生的子代细胞，不是最初的干细胞，因此，这些病变几乎没有可能进展为宫颈癌[40]。这些 CK7 阳性的细胞经过高危 HPV 感染后，由于细胞周期的改变表现为 p16 强阳性（图 11-4）。所以临床上可以用免疫组化 p16、CK7 及 Ki-67 来帮助诊断宫颈高级别上皮内瘤变和预测其预后。

与宫颈相比，阴道和外阴没有鳞柱交界也没有残留的干细胞，因此，这个理论在一定程度上解释了宫颈对于 HPV 诱导的上皮内瘤变和癌变的高度易感性，宫颈鳞状细胞肿瘤比阴道和外阴肿瘤高 25 倍[42]。近期的一些研究通过对大样本宫颈肿瘤检测鳞柱交界处细胞的特异性标志物（CK7 和囊性纤维化跨膜转导调节子 CFTR）的表达，进一步证实了这些鳞柱交界细胞在 HPV 诱导的宫颈癌中的重要作用[36, 41]。

这个鳞柱交界干细胞理论具有重要的临床意义，切除或者灭活这些干细胞是否能够降低宫颈肿瘤的发生？初步的研究结果指出这些干细胞在被

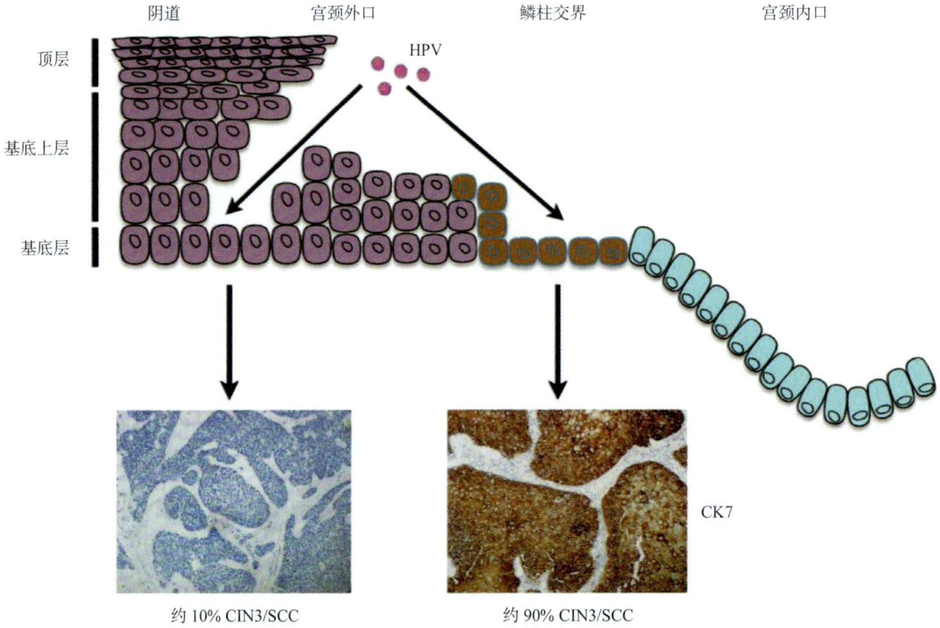

图 11-3　宫颈鳞柱交界 CK7 阳性细胞为 HPV 感染的主要靶细胞

HPV 可感染宫颈和阴道上皮，其中以鳞柱交界为主。约 90% 的 CIN3 和浸润癌是由 HPV 感染鳞柱交界 CK7 阳性细胞群所致，其余约 10% 的病变是由 HPV 感染 CK7 阴性细胞所致

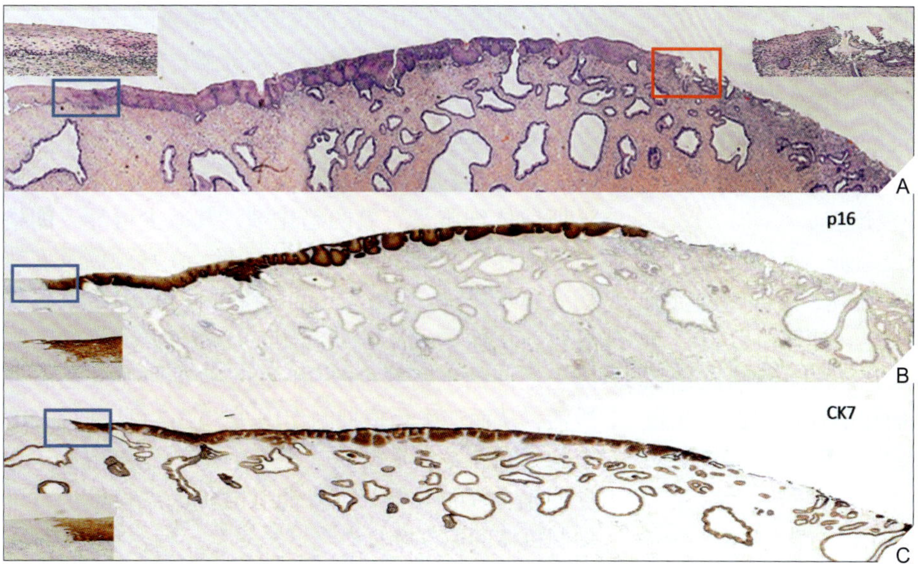

图 11-4　转化区内高级别 CIN 的形成

左上角显示为蓝色方框的放大图像，即以前的或者旧的鳞柱交界区域（SCJ），而右上角显示的红色方框的放大图像为现在的 SCJ。旧与新 SCJ 间的区域为转化区（T-Zone）。图中可见鳞状上皮高级别上皮内瘤变发生于 T-Zone（A）。该高级别上皮内瘤变呈 p16（B）和 CK7（C）免疫组化染色强阳性。临床研究也支持 T-Zone 是 HPV 的最易感区域

切除（LEEP）以后不会再生[39]，经过宫颈预防性冷冻消融治疗的妇女，宫颈 HPV 的感染率显著降低[43]，产后妇女经过宫颈电灼治疗后对宫颈癌有预防作用[44]。一项临床研究报道在 131 例患者接受宫颈 LEEP 后，随访结果发现 CIN2/3 的复发率显著降低[45]。因此，鳞柱交界带细胞的活跃程度可能是决定宫颈高级别上皮内瘤变及宫颈癌是否发生的一个重要因素。仍然需要大样本的随机对照试验来确定创伤性较小的预防性消融技术（如冷冻疗法）对鳞柱交界细胞灭活的程度及其效果，特别是对具有高危因素的女性的作用（如免疫力低下、HIV 感染、多性伴侣）。这一领域的进一步研究具有重要的价值。

（二）HPV 的免疫逃逸

肿瘤的发生是多阶段、涉及多个信号通路的病理过程，同时也涉及全身多个系统。神经、内分泌及免疫系统的功能失调与肿瘤的发生发展密切相关。“免疫逃逸”对于肿瘤的生存和发展至关重要，是指肿瘤细胞不断发生改变，拮抗、阻断或抑制机体的免疫应答，最终逃脱免疫系统的识别和攻击。HPV 有效的免疫逃逸是其致癌的重要机制，从病毒感染到宫颈癌要经历很长的潜伏期，这表明病毒具有逃避宿主的免疫监视并建立持续感染的机制。

1. 非特异性免疫逃逸（non-specific immune escape）　非特异性免疫是机体在长期的种系发育和进化过程中逐渐建立起来的天然防御功能，包括一些生理性屏障、细胞因子及吞噬细胞、杀伤细胞等。HPV 抑制多种细胞因子的分泌，干扰细胞因子发挥作用，从而达到逃避免疫攻击的目的。

（1）对干扰素（IFN）的抑制作用：IFN 是抗病毒免疫系统中的重要成员，研究表明，HPV16 E6 蛋白可以结合 IRF-3 阻碍 IFN-β mRNA 的转录，也可以与 Tyk2 结合抑制 Tyk2 与 IFN-α 的结合，间接干扰其信号转导；此外 E6 蛋白还可以下调核 STAT-1，减少 STAT-1 与 IFN 刺激反应元件结合，阻断 IFN 信号通路[46-48]。HPV E7 也可以抑制 IFN-α 介导的信号通路并通过结合 IRF-1，阻碍 IFN-β 启动子的活化[49]。因此，HPV E6 和 E7 蛋白均能抑制 IFN 合成和阻断 IFN 介导的信号通路。

（2）对白细胞介素（IL）的抑制作用：HPV 感染时，IL-18 的表达下调，可能与 E6 和 E7 蛋白抑制 IL-18 启动子的转录有关。另外，HPV E6 蛋白可以通过 TP53 通路下调 IL-18 表达，通过泛素通路等增强 IL-18 的降解，以及竞争性地与 IL-18 受体结合，从而多方面阻碍 IL-18 与 IFN-α 的结合，导致相应的 NK 细胞功能降低[50, 51]。

（3）对 NK 细胞的作用：NK 细胞是机体固有免疫的一个重要组成部分，其免疫活性受到受体表达的严格调控。在宫颈病变中，NK 细胞的受体 NKp30、NKp46 通常出现下调，导致 NK 细胞的免疫活性减低[52]，促进疾病进展。

2. 特异性免疫逃逸（specific immune escape）　非特异性免疫是免疫系统的第一道防线，宿主对 HPV 的清除更多的则是依赖于特异性免疫机制。HPV 的低表达、分子模拟、抗原提呈作用的抑制和辅助细胞因子的分泌异常是其逃逸特异性免疫的重要机制。

（1）病毒蛋白低表达：HPV 感染宫颈基底细胞后，病毒 DNA 在细胞内仅有少量的复制，限制性地

表达少量的非分泌性病毒蛋白，这些病毒蛋白主要位于细胞核内，因为没有有效的抗原提呈，机体免疫清除机制难以发挥作用。HPV 的整个生命周期是感染的基底细胞分化成熟的过程，HPV 都隐藏在上皮细胞内，细胞没有解体，病毒就不会暴露于免疫系统，也就不会激活有效的免疫反应。

（2）分子模拟：人体的免疫系统具有识别“自己”和“非己”的能力，对自身物质耐受，对异物进行清除，从而维护机体内环境的稳定。计算机分析显示 HPV16 型的 E7 蛋白与人类多个参与关键调控过程的蛋白质具有高度的和广泛的相似性。因此，病毒蛋白通过高度模拟人体自身蛋白，降低其免疫原性，从而获得机体的免疫耐受[53]。

（3）抑制抗原提呈作用：HPV16 型 E5 可引发高尔基复合体和内涵体的碱化，破坏 MHC-Ⅰ的抗原提呈作用；同时还可以与 MHC-Ⅱ的抗原结合槽结合，阻碍 MHC-Ⅱ的抗原提呈作用；阻断成熟 MHC-Ⅱ二聚体的形成从而减少细胞表面 MHC-Ⅱ的表达等[54, 55]。另外，HPV16 型 /HPV18 型的 E7 蛋白可以抑制 MHC-Ⅰ重链表达的启动子，并可以诱导 E7 特异性 CTL 前体细胞耐受[56, 57]。这些均影响感染细胞的抗原提呈作用，从而逃避免疫系统的攻击。

（4）辅助细胞因子的异常分泌：局部细胞因子在细胞免疫中也发挥着重要的调节作用，其失调也会影响免疫应答。如 HPV 感染后，上皮细胞中巨噬细胞炎症蛋白 3α（MIP-3α）生成较少，作为朗格汉斯前体细胞最有效的趋化剂，其减少可导致朗格汉斯前体细胞迁移减少[58]。再者，在宫颈癌及癌前病变中 TNF-α 及受体Ⅱ浓度降低，相反 IL-10 显著升高，从而导致 T 辅助细胞 Th1 和 Th2 分泌的细胞因子之间的平衡发生改变，朗格汉斯细胞无法有效激活，从而产生免疫抑制作用[59]。Th2 可以抑制 NK 细胞的活化，在宫颈病变进展中，Th 细胞由 Th1 主导逐渐向 Th2 主导转变，即 Th1/Th2 漂移学说，可抑制机体的免疫应答[60]。

总之，HPV 感染后通过与抑癌基因的直接作用及间接的免疫调节作用等多方面影响宫颈上皮细胞，最终导致细胞向恶性转化。并非所有的 HPV 感染都会进展为宫颈癌，说明 HPV 感染只是初始致病因素，癌变需要多种机制的参与，其他协同因素包括病毒基因整合入宿主基因组的情况、宿主免疫状态、宿主基因易感性和内外源激素情况等。

第三节　HPV非依赖性宫颈癌的致癌机制

即使使用最敏感的 HPV 检测方法，也会有一小部分宫颈癌检测不到 HPV。应该强调的是，在诊断 HPV 非依赖性宫颈癌之前，必须首先排除“HPV 假阴性”的可能性[61]。很多原因可以导致 HPV 假阴性的结果，如标本的质量问题，检测手段的局限性，病毒水平低于检测的范围，或是感染了罕见的尚未鉴定的病毒类型，也可能是 HPV 在导致基因水平的改变后被免疫机制清除。临床上常用的 HPV 检测方法具有不同的敏感度和特异度，如依赖 HPV L1 片段的检测方法，如果 HPV L1 片段在和宿主基因组整合过程中丢失，测试结果就会呈假阴性。在这种情况下，如果换成一种测试 E6/E7 区域的方法，就能成功地测到病毒。

真正的 HPV 非依赖性宫颈癌是指排除了以上因素，确实与 HPV 无关的宫颈癌。流行病学研究对比了患有 HPV 非依赖性和 HPV 相关性鳞状上皮内瘤变的女性，发现了非常不同的危险因素，提示至少鳞状上皮内瘤变可以在无 HPV 感染的情况下发生[62]。HPV 非依赖性宫颈癌的发病途径不同于 HPV 相关性的宫颈癌，可能的发病机制：① *TP53* 基因的突变。Nicolás 等的研究发现，在 21 例 HPV 非依赖性的宫颈癌患者中，*TP53* 基因突变率达 72%，且预后均不佳[63]。不少研究同样显示 HPV 非依赖性的宫颈癌或肿瘤细胞株常有 *TP53* 基因的突变，其与 HPV E6 蛋白具有相似的致瘤性[64, 65]，② *PRAD1* 基因的异常，*PRAD1* 基因定位于 11q13，可促进细胞由 G0 进入 G1 期[66, 67]。

HPV 非依赖性宫颈癌的组织类型主要是腺癌，鳞状细胞癌非常少见（<1%）。HPV 非依赖性腺癌在宫颈腺癌中占 10%～20%，包括一些非常特殊的亚型：透明细胞癌（clear cell carcinoma，CCC），胃型腺癌（gastric-type adenocarcinoma，GAS）及中肾管癌[68, 69]。这些腺癌都非常少见，多见于年轻女性，其发生机制尚不完全清楚。有研究表明年轻女性的宫颈 CCC 与其母亲在妊娠期应用己烯雌酚相关[70]。己烯雌酚是 20 世纪 40～70 年代一些孕妇用的雌激素药物。在子宫内暴露于己烯雌酚的女性，其阴道和宫颈 CCC 的风险增加 40 倍，但总体发病率还是

相对较低的（约 1.6/1000）[71]。由于己烯雌酚已经被禁用 40 多年，现在临床上基本见不到这样的病例。Boyd 等发现了微卫星不稳定性（microsatellite instability）存在于 100% 的己烯雌酚相关病例和 50% 的非己烯雌酚病例中，并没有发现 *KRAS*、*HRAS*、*WT1*、*ER* 或 *TP53* 的突变[72]。与发生在卵巢的 CCC 类似，异位到宫颈的子宫内膜也有可能是一些宫颈 CCC 的来源。

GAS 是最多见的 HPV 阴性宫颈黏液性腺癌，是最近的一个诊断和研究的热点。GAS 具有胃黏膜（或肠黏膜）腺上皮的细胞形态和免疫特征（胃幽门腺黏液标志物 HIK1083 和 MUC6 阳性）。其中高度分化的亚型称为微小偏离性腺癌（minimally deviated adenocarcinoma，MDA），是与 Peutz-Jeghers 综合征和 *STK11* 基因突变相关的肿瘤。目前 GAS 的发生机制和癌前病变尚不完全清楚。宫颈腺上皮发生胃分化的原因可能与慢性炎症有关。有一组宫颈良性病变是以胃分化为特征的，包括小叶性腺体增生（lobular endocervical glandular hyperplasia，LEGH），简单胃幽门腺化生和隧道样腺丛。如果 LEGH 表现出一定的细胞特异性和结构异常，则称为非典型 LEGH（atypical LEGH）[73]。类似非典型 LEGH 但是没有小叶状结构的病变称为胃型原位腺癌（gastric-type AIS，gAIS）[74]。在很多 GAS 病例中，在 GAS 病灶附近可见非典型 LEGH 或 gAIS，与 GAS 同时存在，紧密相关。比较基因组杂交技术进一步显示，21% 的非典型 LEGH 具有和 GAS 相同的染色体的改变，即获得染色体 3q 及丢失染色体 1p，这也证明了二者的相关性[75]。因此，有学者提出了 LEGH-GAS 癌变途径的假设，认为非典型 LEGH 和 gAIS 有可能是 GAS 的前驱病变[76, 77]。为了强调这种潜在关系和进一步的研究，在图 11-5 中总结了这些病变之间的相互关系。

在基因水平，Park 等在 21 例 GAS 病例中发现，*TP53*（52.4%）、*STK11*、*HLA-B*、*PTPRS*（19%）和 *FGFR4*（14.3%）的表达都发生了改变，这些基因参与信号传导、DNA 损伤修复和上皮 - 间质转化等过程[78]。多项研究表明，与 HPV 相关性宫颈腺癌相比，GAS 具有更多的 *TP53*、*STK11*、*CDKN2A*、*ATM* 和 *NTRK3* 突变，较少的 *PIK3CA* 突变[79]。

总之，宫颈癌的发生是多种因素综合作用的结果，HPV 感染是宫颈癌发生的主要病因，但也存在多个独立于 HPV 之外的致癌机制。

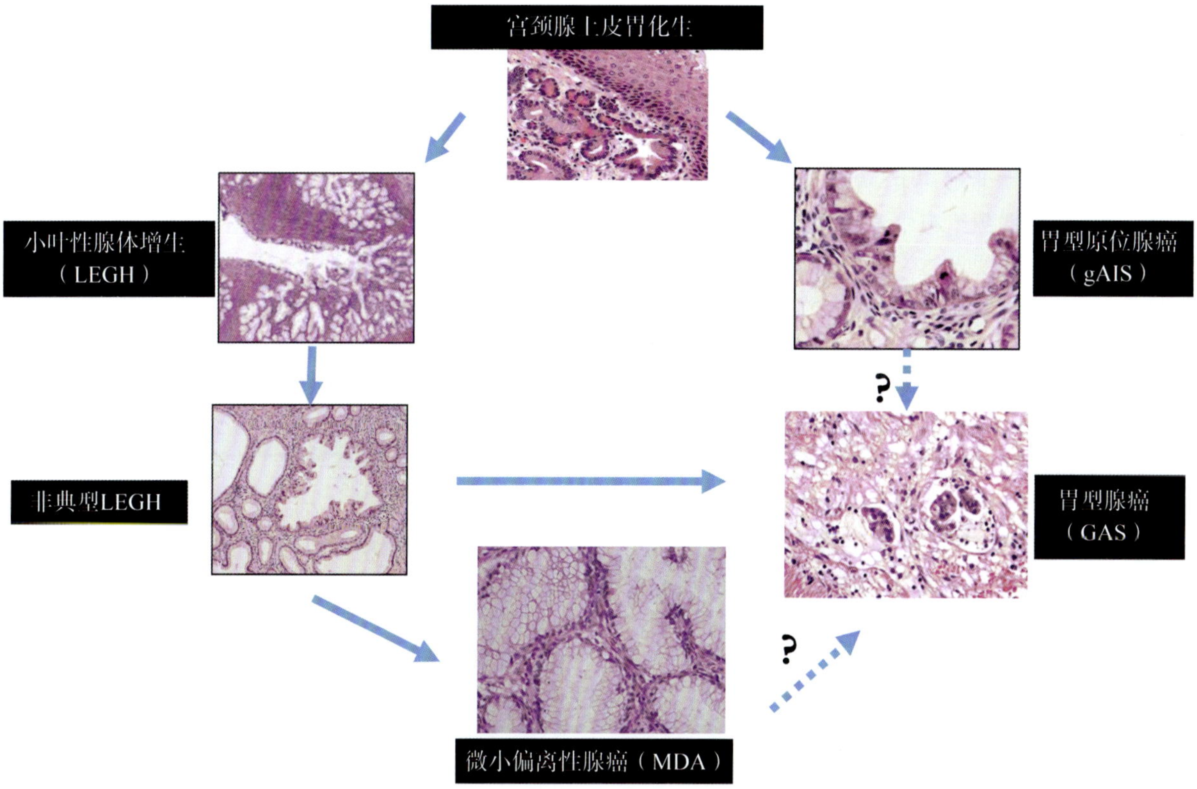

图 11-5 宫颈 HPV 阴性胃型腺癌发生及其可能的前驱病变

宫颈腺上皮发生胃化生，化生的上皮可能通过两个前驱病变发展成胃型腺癌，一个是 LEGH 和非典型 LEGH，另一个是 gAIS。非典型 LEGH 可向 MDA 或 GAS 直接发展，MDA 也可能发展为 GAS，但机制不明。另外 gAIS 也可能直接发展为 GAS，然而病例太少，证据尚不充分

第四节　宫颈癌与临床相关的分子改变

宫颈癌的发生发展是一个非常复杂的过程，有很多学者对其基因改变做了大量的研究，但是仍需要更深入的研究去了解其基因组、转录组和蛋白组的改变及相互的作用过程和机制。此外，宫颈癌与临床相关的分子亚型也尚未确定。癌症基因组图谱（the Cancer Genome Atlas，TCGA）组织在 2017 年对 115 例宫颈癌 - 正常配对样本进行了全外显子测序分析，对 79 例进行了转录组测序，对 14 例配对样本进行了全基因组测序 [80]。此研究是迄今最大的宫颈癌综合性基因组研究，重要的发现是确定了宫颈癌中新的与临床相关的分子改变及关键信号通路，可以作为预后或治疗的生物标志物，为继续的探索提供了线索和思路。

一、体细胞基因组的改变

研究首先发现样本共有 43 424 个体细胞突变，其中固有免疫系统中的一个重要家族：载脂蛋白 B mRNA 编辑酶催化多肽样蛋白（apolipoprotein B mRNA-editing catalytic polypeptide-like protein）的编码基因发生显著突变。并鉴定出新的突变基因 *SHKBP1*、*ERBB3*（*HER3*）、*CASP8*、*HLA-A* 和 *TGFBR2*，其中 *ERBB3* 是一个已知的治疗靶点。研究还证实了免疫靶点 CD274（亦称为 PD-L1）和 PDCD1LG2（亦称为 PD-L2），以及长链非编码 RNA BCAR4 的扩增。其中 PD-L1 在正常宫颈组织中不表达，在宫颈上皮内瘤变和宫颈癌中高度表达。宫颈鳞状细胞癌和腺癌中 PD-L1 的表达率分别为 55%～85% 和 64%[81]。因此，PD-L1 是宫颈癌的典型生物标志物，PD-1/PD-L1 通路的治疗可以增强机体的抗肿瘤免疫反应，已被作为肿瘤治疗的重要靶点用于临床治疗。BCAR4 的扩增有助于宫颈癌细胞的增殖和迁移 [82]，目前已被报道是抗肿瘤药物“拉帕替尼”的间接作用靶点 [83]。与宫颈癌有关的 *PIK3CA* 基因也被确定为有临床治疗意义的治疗靶点 [84]。此外，70% 以上的宫颈癌在 PI3K-MAPK 和（或）TGF-β 信号通路中有较为显著的基因组改变。因此针对这两条信号通路靶点的治疗也具有重要意义。

二、分子亚型的整合分析

通过宫颈癌的 HPV 特征和分子特征（拷贝数，甲基化，信使 RNA 和微小 RNA），有研究者用 iCluster 将 178 例样本（144 例鳞状细胞癌患者、31 例腺癌患者和 3 例腺鳞癌患者）整合聚类分析 [85]，确定了低角蛋白鳞状细胞癌亚型（低表达角蛋白基因），高角蛋白鳞状细胞癌亚型（高表达角蛋白基因）和富含腺癌的亚型，三个亚型的分类大部分是基于信使 RNA 的分子特征。前两型在鳞状细胞癌中占 133/144 例，而富含腺癌亚型在腺癌中占 29/31 例。*KRAS*、*ERBB3* 和 *HLA-A* 的突变与此分类高度相关。其中 *KRAS* 突变在高角蛋白鳞状细胞癌亚型中缺失，HLA-A 突变在富含腺癌的亚型中缺失。一些角化基因的家族成员及 *ARID1A*、*NFE2L2* 和 *PIK3CA* 基因在低角蛋白和高角蛋白鳞状细胞癌亚组表达具有显著性差异。另外，一些 miRNAs（miR-375、miR-205-5p、miR-944、miR-99a-5p、miR-203a 和 miR-200 家族）及 EMT 相关的转录因子（ZEB1、ZEB2 和 SNAI2）也与此分型相关。通过与子宫内膜癌基因对比，研究确定了一组独特的子宫内膜样宫颈癌，占总宫颈癌的 8/178，主要是 HPV 阴性的病例（7 例）。其中 6 例属于富含腺癌亚型，2 例属于低角蛋白鳞状细胞癌亚型。这组宫颈癌分型具有相对高频率的 *KRAS*、*ARID1A* 和 *PTEN* 基因突变，而 ARID1A 和 PTEN 蛋白也是潜在的治疗靶点。

有学者利用单细胞 RNA 测序（scRNA-seq）技术检测了来自 3 个宫颈癌及其相应正常组织的 57669 个细胞的转录组。结果显示，宫颈癌具有广泛的细胞异质性，并识别出 4 种不同的宫颈癌亚型：缺氧（S-H 亚型）、增殖（S-P 亚型）、分化（S-D 亚型）和免疫活跃（S-I 亚型）。其中缺氧亚型的预后最差，而免疫活跃亚型的患者的总生存时间最长 [86]。

三、HPV 基因型和变异体

在 178 例宫颈癌的整合分析中，169 例（95%）HPV 阳性，120 例（67%）为 α-9 型（103 例为 HPV16 型），45 例（25%）为 α-7 型（27 例为 HPV18 型），9 例（5%）是 HPV 非依赖性。所有 HPV 相关性的病例中都检测到了 HPV E6 和 E7 mRNA 的表达。它们的表达可以分别抑制 TP53 和 RB 蛋白的功能 [87, 88]。

第五节　宫颈癌的筛查

宫颈癌是一种“可防可治”的恶性肿瘤。对具有正常免疫力的人来说，从 HPV 感染到浸润癌是一个漫长的过程，在这个过程中的任何阶段进行治疗，都可以阻止癌变的进程，因此，常规筛查是重要且有效的防癌措施。随着 19 世纪 40 年代巴氏涂片的应用，宫颈癌的发病率和死亡率显著下降，数据证明定期筛查可将宫颈癌的死亡风险降低 80%～90%[89]。理论上估计，有效的筛查可以使宫颈癌的发生率从 28/10 万下降至 4/10 万，甚至更低[90]。中国的数据也证明了这一点，70 年代我国宫颈癌的死亡率为 10.7/10 万，90 年代降为 3.89/10 万，降低了 63.64%[91]。目前，筛查手段主要有细胞学和 HPV 检测两种方法，如何应用这两种方法有很多不同的策略，如可以首选细胞学筛查，再用 HPV 检测，或者以 HPV 作为主导和首选方法，或者二者同时进行。我国地域辽阔，医疗资源不均衡，需要根据本地的具体情况来选择最有效和最经济的筛查策略[92]。

一、宫颈细胞学

随着技术的进步，液基细胞学检测（thinprep cytologic test）筛查（包括 ThinPrep 和 SurePath 两种方法）已经逐步取代了传统的巴氏涂片。目前，我国以液基细胞学检测为主要筛查手段。相比之下，液基细胞学检测排除了杂质的影响，更加清晰，涂片质量明显提高（图 11-6）。液基细胞学检测的发展（图 11-7）促使宫颈癌筛查的产业化，并提高了早期病变的检出率。有多个研究将其与巴氏涂片相比较，显示应用液基细胞学检测方法可以更好地检测出 ASCUS、LSIL 和 HSIL 病变[93, 94]。细胞学的优势是简便、经济、特异度高，但是其敏感度较低，且依赖于细胞学医师的主观判断。

二、HPV 检测

直接检测 HPV 的 DNA 或是转录的 RNA，特

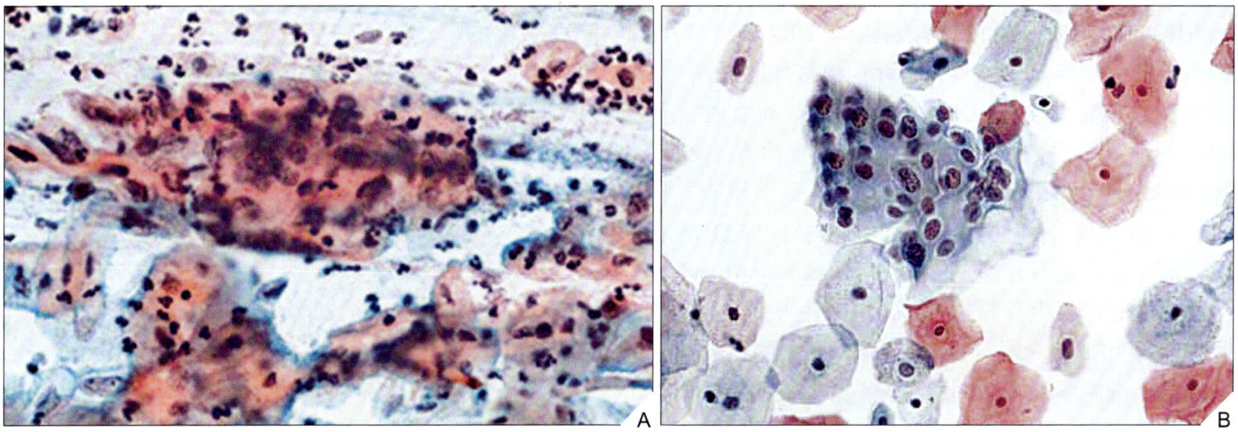

图 11-6　宫颈细胞学检测

普通巴氏涂片（A）示背景较多的炎症细胞，而液基细胞涂片（B）背景干净，细胞结构清晰，涂片质量明显提高

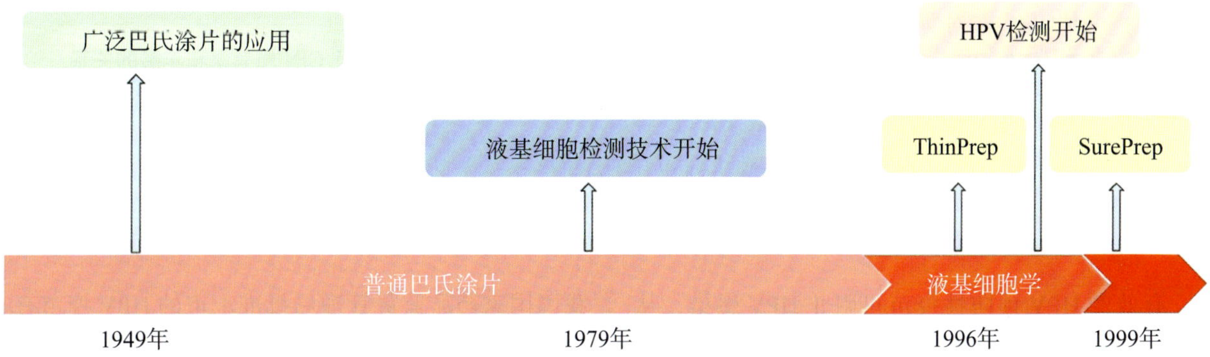

图 11-7　宫颈癌筛查的年代标记

别是高危病毒型HPV16型和HPV18型，是一种有效的筛查高危患者的方法。HPV检测方法在20世纪90年代后开始于欧美大规模临床使用。2000年HC2®HPV（检测14种高危HPV亚型）被美国食品药品监督管理局（FDA）批准，这是最早的HPV检测方法，目前已成为临床检测的标准方法。随后10余年里，FDA先后批准了Cervista HPV、Cobas 4800、APTIMA-mRNA和Onclarity四种HPV检测方法，用于宫颈癌的筛查和分流。现有HPV检测技术主要包括杂交捕获法、酶切信号放大法、PCR-荧光探针法、转录介导的核酸扩增技术及PCR-杂交法等。越来越多的证据表明，与细胞学相比，单独采用HPV检测或与细胞学联合使用可以显著提高CIN2+检测的敏感度，而且筛查阴性者的发病率明显降低[95-97]。针对细胞学检查异常患者的分流，HPV检测也表现颇佳[98]。

三、检测策略

2002年美国癌症协会（ACS）首次推荐结合HPV检测进行宫颈癌筛查。2012年ASCCP中期指南指出HPV DNA检测可用于初筛，可参考HPV16型/HPV18型结果进行阴道镜转诊。2021年，WHO发布了宫颈癌前病变筛查和治疗预防宫颈癌指南[99]，该指南建议使用HPV DNA检测作为普通女性人群的主要筛查手段，而不是宫颈醋酸可视检查（visual inspection with acetic acid，VIA）或细胞学检查。同时，指南建议在普通女性人群中使用HPV DNA初筛检测（分诊或不分诊）以预防宫颈癌。但由于不同的国情，医疗卫生资源的不同，指南并未完全否定细胞学检测和VIA。同时，HPV DNA检测的特异度目前略低于细胞学检查，这意味着不必要的阴道镜转诊数量将会增加，可能会造成患者不必要的恐慌和医疗资源的浪费。指南建议HPV DNA筛查从30岁开始，因为30岁前HPV阳性率太高，其阳性预测值太低（图11-8）。根据Myers对美国人群的计算推测，HPV DNA的阳性率在青春期女性中快速上升，在21岁时可达峰值25%，随着年龄增长而逐渐下降，在35岁后仅有5%～7%[100]。

来自中国的一项研究[101]以病理活检作为金标准，评价了6种筛查方式，其中HPV DNA直接检测法的检出率最高：对CIN2、CIN3及癌的阳性检出率分别为92.9%、96.6%和100%。另外，当液基细胞学与HPV同时检测时，敏感度和特异度都有提高。例如，对1万名妇女进行筛查，假定CIN2/CIN3的患病率为1%（100人），单用液基细胞学检测的敏感度为74%，也就是会有26个假阴性（漏检26名患者）；若用HPV DNA来检测，其敏感度为94%，则漏检6名患者；当同时使用液基细胞学和HPV DNA检测时，其敏感度可达98%，只漏检2人。虽然同时使用两种方法显著降低了漏检人数（24人），但是1万个HPV检测的费用是很可观的。因此，如何平衡筛查方法的成本和效率至关重要，是决定宫颈癌筛查策略的重点。

目前HPV DNA检测的成本逐步下降，有可能成为最具成本效益的筛查方式[102-105]

我国HPV检测技术也正处于蓬勃发展的阶段。2015年我国国家药品监督管理局发布《人乳头瘤病毒（HPV）核酸检测及基因分型、试剂技术审查指导原则》，针对HPV试剂做出了详细规定。HPV检测在中国的广泛常规使用尚需时日，未来仍旧需要我国自己的大样本数据支持，从而确定出一种统一、规范的HPV检测方法。

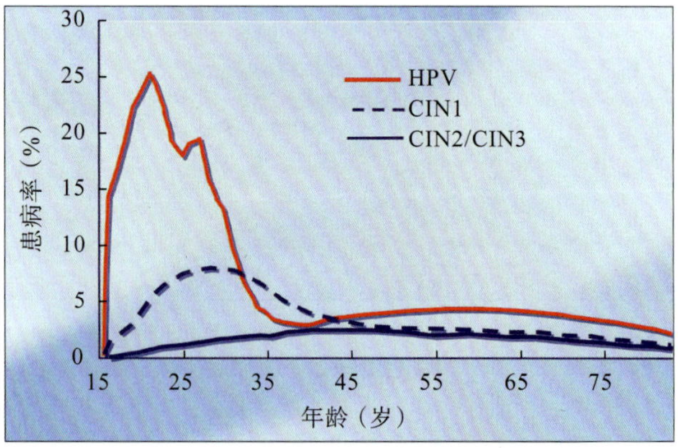

图11-8 HPV及CIN患病率和年龄的关系

HPV阳性率在20余岁的女性中可高达25%，随着年龄增长而逐渐下降。CIN1在35岁前较多，随之逐渐下降。CIN2/CIN3的高峰在40岁左右的妇女[100]

第六节 宫颈癌的预防

有效的HPV预防性疫苗可阻止HPV感染，从而降低宫颈上皮内瘤变和宫颈癌的发生，以及其他HPV相关癌症的发生，如口腔癌和肛门癌等。目前，我国国家药品监督管理局批准上市的HPV疫苗有5种，其中3种是针对HPV16型/HPV18型的二价疫苗，分别是英国葛兰素史克公司（Glaxo Smith Kline

Biologyicals，UK）的 Cervarix®、中国厦门万泰公司的馨可宁及中国沃森生物公司的沃泽惠。另外两种疫苗由美国默沙东公司（Merck & Co.，USA）研制生产，分别是针对 HPV6 型 /HPV11 型 /HPV16 型 /HPV18 型感染的四价疫苗 Gardasil® 和针对 HPV6 型 /HPV11 型 /HPV16 型 /HPV18 型 /HPV31 型 /HPV33 型 /HPV45 型 /HPV52 型 /HPV58 型的九价疫苗 Gardasil®9。这 5 种疫苗均为病毒样颗粒（VLP）疫苗，利用 DNA 重组技术将 L1 基因序列克隆重组，经纯化后辅以佐剂制成疫苗[106]。L1 VLP 有着很强的免疫原性，类似一个天然的病毒颗粒，但其中并不含有 HPV DNA，所以不会引起实际的疾病[107]。除了沃泽惠的适用人群为 9～30 岁外，其余 4 种疫苗的适用人群均为 9～45 岁。五种疫苗的说明书显示，推荐接种的程序为 0、1 或 2、6，即在接种第 1 针后 1 个月或 2 个月接种第 2 针，接种第 2 针后 6 个月接种第 3 针，所有 3 剂次疫苗需在 1 年内完成。

许多大型的临床试验已经证明 HPV 疫苗具有良好的免疫原性、保护效力和安全性[108-110]。来自中国女性的数据表明，接种 3 次九价疫苗 1 个月后的血清阳转率大于 99%[111]，一项纳入了 14 215 人的研究表明，九价疫苗 HPV6 型、HPV11 型、HPV16 型、HPV18 型的抗体反应不低于其余价次的疫苗，对于与 HPV31 型、HPV33 型、HPV45 型、HPV52 型和 HPV58 型别相关的疾病的保护效力为 96.7%（95%CI：80.9%～99.8%）[112]。大部分妇女应用疫苗后仅出现一些注射部位的轻度疼痛和红疹，目前尚无与 HPV 疫苗相关的死亡病例的报道。因此，HPV 疫苗是预防 HPV 感染及相关宫颈病变的一个强有力并且安全的武器。需要指出的是，HPV 疫苗的高疗效主要是对还没有感染和感染已清除的女性，对于正在感染的女性是否有同样的预防作用尚不明确。因此，应该在青春期女性发生性行为之前接种疫苗以达到最大的保护作用。

2020 年 11 月，WHO 提出宫颈癌消除的“90-70-90”战略计划，第一个 90 即“90% 的女孩在 15 岁前完成 HPV 疫苗的接种”[2]。2022 年，全球已有 117 个国家和地区将 HPV 疫苗接种纳入本国的国家免疫计划体系。然而，目前疫苗的覆盖率仍旧不足，截止到 2021 年，只有 13% 的接种率[113]，许多低资源地区的女性没有条件接种疫苗[114]。另外，尚有 30% 的宫颈癌是由非疫苗型的 HPV 感染引起，因此对即使接种了 HPV 疫苗的妇女，其宫颈癌的筛查仍是不可缺少的。但是筛查的周期和效率是否会在广泛接种了疫苗的人群中发生改变，还有待进一步地评估。

参・考・文・献

[1] Sung H, Ferlay J, Siegel R L, et al. Global cancer statistics 2020: GLOBOCAN estimates of incidence and mortality worldwide for 36 cancers in 185 countries[J]. CA Cancer J Clin, 2021, 71(3): 209-249.

[2] World Health Organization. Global strategy to accelerate the elimination of cervical cancer as a public health problem[EB/OL]. 2020. https://www.who.int/publications/i/item/9789240014107.

[3] 李宏，高蓓，王媛. 1990—2019年我国宫颈癌疾病负担变化趋势分析[J]. 中国慢性病预防与控制, 2022, 30(9): 672-675, 681.

[4] Walboomers J M, Jacobs M V, Manos M M, et al. Human papillomavirus is a necessary cause of invasive cervical cancer worldwide[J]. J Pathol, 1999, 189(1): 12-19.

[5] Zielinski G D, Snijders P J, Rozendaal L, et al. The presence of high-risk HPV combined with specific p53 and p16INK4a expression patterns points to high-risk HPV as the main causative agent for adenocarcinoma in situ and adenocarcinoma of the cervix[J]. J Pathol, 2003, 201(4): 535-543.

[6] Castellsagué X. Natural history and epidemiology of HPV infection and cervical cancer[J]. Gynecol Oncol, 2008, 110(3 Suppl 2): S4-S7.

[7] Robboy, Mutter S J, Prat G L, et al. Robboy's pathology of the female reproductive tract[M]. 2th ed. Churchill Livingstone: an imprint of Elsevier Limited, 2009.

[8] Baseman J G, Koutsky L A. The epidemiology of human papillomavirus infections[J]. J Clin Virol, 2005, 32 Suppl 1: S16-S24.

[9] Szarewski A,Cuzick J.Smoking and cervical neoplasia: a review of the evidence[J]. J Epidemiol Biostat, 1998, 3: 229.

[10] McCann M F, Irwin D E, Walton L A, et al. Nicotine and cotinine in the cervical mucus of smokers, passive smokers, and nonsmokers[J]. Cancer Epidemiol Biomarkers Prev, 1992, 1(2): 125-129.

[11] Szarewski A, Maddox P, Royston P, et al.The effect of stopping smoking on cervical Langerhans' cells and lymphocytes[J]. BJOG, 2001, 108(3): 295-303.

[12] Brinton L A, Hamman R F, Huggins G R, et al.Sexual and reproductive risk factors for invasive squamous cell cervical cancer[J]. J Natl Cancer Inst, 1987, 79(1) 23-30.

[13] Smith JS, Green J, Berrington de Gonzalez A, et al. Cervical cancer and use of hormonal contraceptives: a systematic review[J]. Lancet, 2003, 361(9364): 1159-1167.

[14] Appleby P, Beral V, Berrington de González A, et al.

Cervical cancer and hormonal contraceptives: collaborative reanalysis of individual data for 16 573 women with cervical cancer and 35 509 women without cervical cancer from 24 epidemiological studies[J]. Lancet, 2007, 370(9599): 1609-1621.
[15] Stanley M.Genital human papillomavirus infections-current and prospective therapies[J]. J Natl Cancer Inst Monogr, 2003, 117-124.
[16] Wright T, Kuhn L.Immunosuppression and the cervix,human immunodeficiency virus (HIV)[M]// The Cervix. Jordan JA, Singer A. Malden, MA: Blackwell Publishing, 2006, 450-517.
[17] Fordyce E J, Wang Z, Kahn A R,et al.Risk of cancer among women with AIDS in New York City[J]. AIDS Public Policy J, 2000. 15(3-4): 95-104.
[18] Maiman M.Management of cervical neoplasia in human immunodeficiency virus-infected women[J]. J Natl Cancer Inst Monogr, 1998(23): 43-49.
[19] Garcıéa-Closas R, Castellsagueé X, Bosch X, et al. The role of diet and nutrition in cervical carcinogenesis: a review of recent evidence[J].Int J Cancer, 2005, 117(4): 629-637.
[20] Steben M, Duarte-Franco E. Human papillomavirus infection: epidemiology and pathophysiology[J]. Gynecol Oncol, 2007, 107(2 Suppl 1): S2-S5.
[21] Castle P E, Giuliano A R.Chapter 4:Genital tract infections, cervical inflammation, and antioxidant nutrients- assessing their roles as human papillomavirus cofactors[J]. J Natl Cancer Inst Monogr, 2003, (31): 29-34.
[22] Ramachandran B. Functional association of oestrogen receptors with HPV infection in cervical carcinogenesis[J]. Endocr Relat Cancer, 2017, 24(4): R99-R108.
[23] zur Hausen H. Human papillomaviruses and their possible role in squamous cell carcinomas[J]. Curr Top Microbiol Immunol, 1977, 78: 1-30.
[24] IARC Working Group on the Evaluation of Carcinogenic Risks to Humans. Human papillomaviruses[J]. IARC Monogr Eval Carcinog Risks Hum, 2007, 90: 1-636.
[25] IARC Working Group on the Evaluation of Carcinogenic Risks to Humans. Biological agents[J]. IARC Monogr Eval Carcinog Risks Hum, 2012, 100(Pt B): 1-441.
[26] Chen W, Zhang X, Molijn A, et al. Human papillomavirus type-distribution in cervical cancer in China: the importance of HPV 16 and 18[J]. Cancer Causes Control, 2009, 20(9): 1705-1713.
[27] Zhang J, Cheng K, Wang Z. Prevalence and distribution of human papillomavirus genotypes in cervical intraepithelial neoplasia in China: a meta-analysis[J]. Arch Gynecol Obstet, 2020, 302(6): 1329-1337.
[28] Crosbie E J, Einstein M H, Franceschi S, et al. Human papillomavirus and cervical cancer[J]. Lancet, 2013, 382(9895): 889-899.
[29] Snijders P J, Steenbergen R D, Heideman D A, et al. HPV-mediated cervical carcinogenesis: concepts and clinical implications[J]. J Pathol, 2006, 208(2): 152-164.
[30] Burchell A N, Winer R L, de Sanjosé S, et al. Chapter 6: Epidemiology and transmission dynamics of genital HPV infection[J]. Vaccine, 2006, 24 Suppl 3: S3/52-61.
[31] Woodman C B, Collins S, Winter H, et al. Natural history of cervical human papillomavirus infection in young women: a longitudinal cohort study[J]. Lancet, 2001, 357(9271): 1831-1836.
[32] Kremer W W, Steenbergen R, Heideman D, et al. The use of host cell DNA methylation analysis in the detection and management of women with advanced cervical intraepithelial neoplasia: a review[J]. BJOG, 2021, 128(3): 504-514.
[33] Münger K,Phelps W C,Bubb V,et al.The E6 and E7 genes of the human papillomavirus type 16 together are necessary and sufficient for transformation of primary human keratinocytes[J]. J Virol, 1989,63(10): 4417-4421.
[34] Tidy J A, Wrede D.Wrede, Tumor suppressor genes: new pathways in gynecological cancer[J]. Int J Gynecol Cancer, 1992, 2(1): 1-8.
[35] Jiang X, Wang J, Deng X, et al.The role of microenvironment in tumor angiogenesis[J]. J Exp Clin Cancer Res, 2020, 39(1): 204.
[36] Yetkin-Arik B, Kastelein A W, Klaassen I, et al. Angiogenesis in gynecological cancers and the options for anti-angiogenesis therapy[J]. Biochim Biophys Acta Rev Cancer, 2021, 1875(1): 188446.
[37] Eskander R N, Tewari K S. Targeting angiogenesis in advanced cervical cancer[J]. Ther Adv Med Oncol, 2014, 6(6): 280-292.
[38] Doorbar J, Griffin H. Refining our understanding of cervical neoplasia and its cellular origins[J]. Papillomavirus Res, 2019, 7: 176-179.
[39] Herfs M, Yamamoto Y, Laury A, et al.A discrete population of squamocolumnar junction cells implicated in the pathogenesis of cervical cancer[J]. Proc Natl Acad Sci U S A, 2012, 109(26): 10516-10521.
[40] Herfs M, Vargas S O, Yamamoto Y, et al. A novel blueprint for 'top down' differentiation defines the cervical squamocolumnar junction during development, reproductive life, and neoplasia[J]. J Pathol, 2013, 229(3): 460-468.
[41] Mills A M, Paquette C, Terzic T, et al.CK7 immunohisto-chemistry as a predictor of CIN1 progression: A retrospective study of patients from the quadrivalent HPV vaccine trials[J]. Am J Surg Pathol, 2017, 41(2): 143-152.
[42] de Martel C, Plummer M, Vignat J,et al.Worldwide burden of cancer attributable to HPV by site, country and HPV type[J]. Int J Cancer, 2017, 141(4): 664-670.
[43] Taylor S, Wang C H, Wright T C, et al. Reduced acquisition and reactivation of human papillomavirus infections among older women treated with cryotherapy: results from a randomized trial in South Africa[J]. BMC Med, 2010, 8(1): 40.
[44] Younge P A. Cancer of the uterine cervix; a preventable disease[J]. Obstet Gynecol, 1957, 10(5): 469-481.
[45] Herfs M, Somja J, Howitt B E, et al.Unique recurrence patterns of cervical intraepithelial neoplasia after excision

of the squamocolumnar junction[J]. Int J Cancer, 2015, 136(5): 1043-1052.

[46] Ronco L V, Karpova A Y, Vidal M,et al.Human papillomavirus 16 E6 oncoprotein binds to interferon regulatory factor-3 and inhibits its transcriptional activity[J]. Genes Dev, 1998, 12(13): 2061-2072.

[47] Nees M,Geoghegan J M, Hyman T,et al.Papillomavirus type 16 oncogenes downregulate expression of interferon-responsive genes and upregulate proliferation-associated and NF-κB-responsive genes in cervical keratinocytes[J]. J Virol, 2001, 75(9): 4283-4296.

[48] Li S, Labrecque S, Gauzzi M C, et al. The human Papilloma virus (HPV)-18 E6 oncoprotein physically associates with Tyk2 and impairs Jak-STAT activation by interferon-alpha[J]. Oncogene, 1999, 18(42): 5727-5737.

[49] Barnard P, McMillan N A. The human papillomavirus E7 oncoprotein abrogates signaling mediated by interferon-alpha[J]. Virology, 1999, 259(2): 305-313.

[50] Cho Y S, Kang J W, Cho M, et al.Down modulation of IL-18 expression by human papillomavirus type 16 E6 oncogene via binding to IL-18[J]. FEBS Lett, 2001, 501(2-3): 139-145.

[51] Lee S J, Cho Y S, Cho M C, et al.Both E6 and E7 oncoproteins of human papillomavirus 16 inhibit IL-18-induced IFN-gamma production in human peripheral blood mononuclear and NK cells[J]. J Immunol, 2001,167(1): 497-504.

[52] Garcia-Iglesias T, Del Toro-Arreola A, Albarran-Somoza B, et al. Low NKp30, NKp46 and NKG2D expression and reduced cytotoxic activity on NK cells in cervical cancer and precursor lesions[J]. BMC Cancer, 2009, 9: 186.

[53] Natale C, Giannini T, Lucchese A, et al. Computer-assisted analysis of molecular mimicry between human papillomavirus 16 E7 oncoprotein and human protein sequences[J].Immunol Cell Biol, 2000, 78(6): 580-585.

[54] Schapiro F, Sparkowski J, Adduci A, et al.Golgi alkalinization by the papillomavirus E5 oncoprotein[J]. J Cell Biol, 2000, 148(2): 305-315.

[55] Ashrafi G H, Haghshenas M R, Marchetti B, et al. E5 protein of human papillomavirus type 16 selectively downregulates surface HLA class I[J]. Int J Cancer, 2005, 113(2): 276-283.

[56] Alcami A, Koszinowski U H. Viral mechanisms of immune evasion[J]. Trends Microbiol, 2000, 8(9): 410-418.

[57] Frazer I H, Thomas R, Zhou J, et al. Potential strategies utilised by papillomavirus to evade host immunity[J]. Immunol Rev, 1999, 168: 131-142.

[58] Guess J C, McCance D J. Decreased migration of Langerhans precursor-like cells in response to human keratinocytes expressing human papillomavirus type 16 E6/E7 is related to reduced macrophage inflammatory protein-3alpha production[J]. J Virol, 2005, 79(23): 14852-14862.

[59] Bais A G, Beckmann I, Lindemans J, et al. A shift to a peripheral Th2-type cytokine pattern during the carcinogenesis of cervical cancer becomes manifest in CIN Ⅲ lesions[J]. J Clin Pathol, 2005, 58(10): 1096-1100.

[60] 余杨, 邹晶晶. 高危型人乳头状瘤病毒和Th细胞因子与宫颈病变的关系及意义[J]. 中国妇幼卫生杂志, 2016, 7(2): 51-54.

[61] Xing B, Guo J, Sheng Y, et al. Human papillomavirus-negative cervical cancer: a comprehensive review[J]. Front Oncol, 2020, 10: 606335.

[62] Burger M P, Hollema H, Pieters W J, et al. Epidemiological evidence of cervical intraepithelial neoplasia without the presence of human papillomavirus[J]. Br J Cancer, 1996, 73(6): 831-836.

[63] Nicolás I, Marimon L, Barnadas E,et al.HPV-negative tumors of the uterine cervix[J]. Mod Pathol, 2019, 32(8): 1189-1196.

[64] Crook T, Wrede D, Tidy J A, et al. Clonal p53 mutation in primary cervical cancer: association with human-papillomavirus-negative tumours[J]. Lancet, 1992, 339(8801): 1070-1073.

[65] Crook T, Vousden K H. Properties of p53 mutations detected in primary and secondary cervical cancers suggest mechanisms of metastasis and involvement of environmental carcinogens[J]. EMBO J, 1992, 11(11): 3935-3940.

[66] Hunter T, Pines J. Cyclins and cancer. Ⅱ: Cyclin D and CDK inhibitors come of age[J]. Cell, 1994,79(4): 573-582.

[67] Kurzrock R, Ku S, Talpaz M.Abnormalities in the PRAD1 (CYCLIN D1/BCL-1) oncogene are frequent in cervical and vulvar squamous cell carcinoma cell lines[J]. Cancer, 1995,75(2): 584-590.

[68] Jenkins D, Molijn A, Kazem S, et al. Molecular and pathological basis of HPV-negative cervical adenocarcinoma seen in a global study[J]. Int J Cancer, 2020, 147(9): 2526-2536.

[69] Park K J, Kiyokawa T, Soslow R A,et al.Unusual endocervical adenocarcinomas: an immunohistochemical analysis with molecular detection of human papillomavirus[J]. Am J Surg Pathol, 2011, 35(5): 633-646.

[70] Hoover R N, Hyer M, Pfeiffer R M, et al. Adverse health outcomes in women exposed in utero to diethylstilbestrol[J]. N Engl J Med, 2011, 365(14): 1304-1314.

[71] Troisi R, Hatch E, Titus-Ernstoff L, et al. Cancer risk in women prenatally exposed to diethylstilbestrol[J]. Int J Cancer, 2007, 121(2): 356-360.

[72] Boyd J, Takahashi H, Waggoner S E, et al.Molecular genetic analysis of clear cell adenocarcinomas of the vagina and cervix associated and unassociated with diethylstilbestrol exposure in utero[J]. Cancer, 1996, 77(3): 507-513.

[73] Nucci M R, Clement P B, Young R H. Lobular endocervical glandular hyperplasia, not otherwise specified: a clinicopathologic analysis of thirteen cases of a distinctive pseudoneoplastic lesion and comparison with fourteen cases of adenoma malignum[J]. Am J Surg Pathol, 1999, 23(8): 886-891.

[74] Mikami Y, Kiyokawa T, Hata S, et al. Gastrointestinal

immunophenotype in adenocarcinomas of the uterine cervix and related glandular lesions: a possible link between lobular endocervical glandular hyperplasia/ pyloric gland Metaplasia and 'adenoma malignum'[J]. Mod Pathol, 2004, 17(8): 962-972.
[75] Kawauchi S, Kusuda T, Liu X P,et al.Is lobular endocervical glandular hyperplasia a cancerous precursor of minimal deviation adenocarcinoma?a comparative molecular-genetic and immunohistochemical study[J]. Am J Surg Pathol, 2008, 32(12): 1807-1815.
[76] Talia K L, Stewart C J R, Howitt B E, et al.HPV-negative gastric type adenocarcinoma in situ of the cervix: a spectrum of rare lesions exhibiting gastric and intestinal differentiation[J]. Am J Surg Pathol, 2017, 41(8): 1023-1033.
[77] Mikami Y, McCluggage W G. Endocervical glandular lesions exhibiting gastric differentiation: an emerging spectrum of benign, premalignant, and malignant lesions[J]. Adv Anat Pathol, 2013, 20(4): 227-237.
[78] Park E, Kim S W, Kim S, et al. Genetic characteristics of gastric-type mucinous carcinoma of the uterine cervix[J]. Mod Pathol, 2021, 34(3): 637-646.
[79] Pirog E, Park K J, Kiyokawa T, et al. Gastric-type adenocarcinoma of the cervix: tumor with wide range of histologic appearances[J]. Adv Anat Pathol, 2019, 26(1): 1-12.
[80] Ojesina A I, Lichtenstein L, Freeman S S, et al. Landscape of genomic alterations in cervical carcinomas[J]. Nature, 2014, 506(7488): 371-375.
[81] Heeren A M, Punt S, Bleeker M C, et al. Prognostic effect of different PD-L1 expression patterns in squamous cell carcinoma and adenocarcinoma of the cervix[J]. Mod Pathol, 2016, 29(7): 753-763.
[82] Zou R, Chen X, Jin X, et al. Up-regulated BCAR4 contributes to proliferation and migration of cervical cancer cells[J]. Surg Oncol, 2018, 27(2): 306-313.
[83] Godinho M F, Wulfkuhle J D, Look M P, et al.BCAR4 induces antioestrogen resistance but sensitises breast cancer to lapatinib[J]. Br J Cancer, 2012,107(6): 947-955.
[84] Sun G, Zhang Q, Liu Y, et al. Role of phosphatidylinositol 3-kinase and its catalytic unit PIK3CA in cervical cancer: a mini-review[J]. Appl Bionics Biomech, 2022, 2022: 6904769.
[85] Integrated genomic and molecular characterization of cervical cancer[J]. Nature, 2017, 543(7645): 378-384.
[86] Li C, Wu H, Guo L,et al.Single-cell transcriptomics reveals cellular heterogeneity and molecular stratification of cervical cancer[J]. Commun Biol, 2022, 5(1): 1208.
[87] Roman A, Munger K. The papillomavirus E7 proteins[J]. Virology, 2013, 445(1-2): 138-168.
[88] Vande Pol S B, Klingelhutz A J. Papillomavirus E6 oncoproteins[J]. Virology, 2013, 445(1-2): 115-137.
[89] Peto J, Gilham C, Fletcher O, et al. The cervical cancer epidemic that screening has prevented in the UK[J]. Lancet, 2004, 17-23; 364(9430): 249-256.
[90] Bryans F E, Boyes D A, Fidler H K. The influence of a cytological screening program upon the incidence of invasive squamous cell carcinoma of the cervix in British Columbia[J]. Am J Obstet Gynecol, 1964, 88: 898-906.
[91] 杨玲, 皇甫小梅, 张思维, 等. 中国20世纪70年代与90年代子宫颈癌死亡率及其变化趋势[J]. 中国医学科学院学报, 2003, (4): 386-390.
[92] 王铁英,王悦,乔友林,等. 中国宫颈癌筛查未来之路——细胞学初筛的弃或守[J]. 中国实用妇科与产科杂志, 2017, 33(3): 324-326.
[93] Obwegeser J H, Brack S.Does liquid-based technology really improve detection of cervical neoplasia? A prospective, randomized trial comparing the ThinPrep Pap Test with the conventional Pap Test, including follow-up of HSIL cases[J]. Acta Cytol, 2001,45(5): 709-714.
[94] Lee K R, Ashfaq R, Birdsong G G, et al. Comparison of conventional Papanicolaou smears and a fluid-based, thin-layer system for cervical cancer screening[J]. Obstet Gynecol, 1997, 90(2): 278-284.
[95] Mayrand M H, Duarte-Franco E, Rodrigues I, et al. Human papillomavirus DNA versus Papanicolaou screening tests for cervical cancer[J]. N Engl J Med, 2007, 357(16): 1579-1588.
[96] Naucler P, Ryd W, Törnberg S, et al. Human papillomavirus and Papanicolaou tests to screen for cervical cancer[J]. N Engl J Med, 2007, 357(16): 1589-1597.
[97] Ogilvie G S, van Niekerk D, Krajden M, et al.Effect of Screening With Primary Cervical HPV Testing vs Cytology Testing on High-grade Cervical Intraepithelial Neoplasia at 48 Months: The HPV FOCAL Randomized Clinical Trial[J]. Jama, 2018, 320(1): 43-52.
[98] Arbyn M, Roelens J, Simoens C, et al. Human papillomavirus testing versus repeat cytology for triage of minor cytological cervical lesions[J]. Cochrane Database Syst Rev, 2013, 2013(3): CD008054.
[99] Organization W H. WHO guideline for screening and treatment of cervical pre-cancer lesions for cervical cancer prevention[M]. Geneva: World Health Organization, 2024.
[100] Myers E, Huh W K, Wright J D, et al. The current and future role of screening in the era of HPV vaccination[J]. Gynecol Oncol, 2008, 109(2 Suppl): S31-S39.
[101] 乔友林, 章文华, 李凌, 等. 子宫颈癌筛查方法的横断面比较研究[J]. 中国医学科学院学报, 2002, (1): 50-53.
[102] C Kitchener H, Canfell K, Gilham C, et al. The clinical effectiveness and cost-effectiveness of primary human papillomavirus cervical screening in England: extended follow-up of the ARTISTIC randomised trial cohort through three screening rounds[J]. Health Technol Assess, 2014, 18(23): 1-196.
[103] Lew J B, Simms K, Smith M, et al. Effectiveness modelling and economic evaluation of primary HPV screening for cervical cancer prevention in New Zealand[J]. PLoS One, 2016, 11(5): e0151619.
[104] Lew J B, Simms K T, Smith M A, et al. Primary HPV testing versus cytology-based cervical screening in women in Australia vaccinated for HPV and unvaccinated: effectiveness and economic assessment for the National

Cervical Screening Program[J]. Lancet Public Health, 2017, 2(2): e96-e107.

[105] Shi J F, Canfell K, Lew J B, et al. Evaluation of primary HPV-DNA testing in relation to visual inspection methods for cervical cancer screening in rural China: an epidemiologic and cost-effectiveness modelling study[J]. BMC Cancer, 2011, 11: 239.

[106] Roden R B S, Stern P L. Opportunities and challenges for human papillomavirus vaccination in cancer[J]. Nat Rev Cance, 2018(4): 240-254.

[107] Stanley M. Prophylactic HPV vaccines: prospects for eliminating ano-genital cancer[J]. Br J Cancer, 2007, 96(9): 1320-1323.

[108] Ferris D G, Samakoses R, Block S L, et al. 4-valent human papillomavirus (4vHPV) vaccine in preadolescents and adolescents after 10 years[J]. Pediatrics, 2017, 140(6): e20163947.

[109] FUTURE Ⅱ Study Group.Quadrivalent vaccine against human papillomavirus to prevent high-grade cervical lesions[J]. N Engl J Med, 2007, 356(19): 1915-1927.

[110] Garland S M, Hernandez-Avila M, Wheeler C M, et al. Quadrivalent vaccine against human papillomavirus to prevent anogenital diseases[J]. N Engl J Med, 2007, 356(19): 1928-1943.

[111] Lv H, Wang S, Liang Z, et al. Immunogenicity and safety of the 9-valent human papillomavirus vaccine in Chinese females 9-45 years of age: a phase 3 open-label study[J]. Vaccine, 2022, 40(23): 3263-3271.

[112] Joura E A, Giuliano A R, Iversen O E, et al. A 9-valent HPV vaccine against infection and intraepithelial neoplasia in women[J]. N Engl J Med, 2015, 372(8): 711-723.[PubMed.

[113] World Health Organization. HPV Vaccine Global Market Study[EB/OL]. https://www.who.int/publications/m/item/who-hpv-vaccine-global-market-study-april-2022. [2022-09-08].

[114] Bruni L,Diaz M,Barrionuevo-Rosas L,et al. Global estimates of human papillomavirus vaccination coverage by region and income level: a pooled analysis[J]. Lancet Glob Health, 2016, 4(7): e453-e463.

第十二章

宫颈鳞状细胞肿瘤

Cervical Squamous Cell Neoplasia

张晓波　张丽华　沈丹华　郑文新（Wenxin Zheng）

宫颈癌是女性常见的恶性肿瘤之一，已成为严重威胁人类健康的公共卫生问题[1]。据世界卫生组织/国际癌症研究署（WHO/IARC）2020 年数据显示，宫颈癌为女性第四大恶性肿瘤，2020 年全球新发宫颈癌 60.4 万例，粗发病率 15.6/10 万，死亡 34.2 万例，粗死亡率 8.8/10 万，在多个国家女性癌症的死亡顺位仍居首位[2]，其发病率位于女性生殖系统肿瘤的第二位，仅次于乳腺癌，并且不同地区发病率相差较大。在过去几十年中，由于宫颈癌防治体系的建立与不断完善，宫颈癌的发病率已在显著下降，特别是在一些发达国家，发病率甚至降至第三位，居于子宫内膜癌之后[3]；而在经济和医药卫生发展相对滞后的国家和地区，如非洲和印度等发病率显著高于其他地区，其形势仍不容乐观。令人欣慰的是近几十年来有关宫颈癌发病机制的研究获得了重大突破，已明确高危型（HPV）感染是宫颈癌发生中最主要的病因和始动因素，人们对宫颈癌和癌前病变谱系的认识不断更新，除薄层液基细胞学检测外，HPV DNA/RNA 检测广泛应用于宫颈癌筛查后极大地提高了筛查的敏感性及筛查效率。HPV 预防性疫苗的成功研发更使人们期待通过疫苗、筛查等行之有效的综合性防治体系而最终有效控制宫颈癌[4]，目前 HPV 疫苗也已在国内批准上市并应用，相信国内宫颈癌发病率会有明显的降低。

第一节　宫颈癌前病变——宫颈鳞状上皮内病变

一、命名与变化

宫颈鳞状上皮内病变是宫颈鳞状细胞癌的癌前病变，在近二十几年，其命名经历了不断地演进与变化：最初使用的名称是轻度、中度、重度非典型增生及原位癌，2003 年第 3 版 WHO 分类推出了宫颈上皮内瘤变（CIN），并且依据细胞分化程度、细胞异型性及核分裂象等将其分为三级，即 CIN1、CIN2 和 CIN3。这一命名广为应用，至今妇科临床医生及临床宫颈病变的管理指南中仍采用这一名称。但是随着对于宫颈鳞状细胞癌发病机制的深入了解，特别是明确其发病与持续性高危型 HPV 感染之间的关系后，CIN 这一诊断术语也受到质疑。首先 CIN 诊断术语采用瘤变（neoplasia）一词来命名，即认为无论其分级如何，都是肿瘤性病变，然而绝大部分 HPV 一过性感染所导致宫颈鳞状上皮内病变有自限性，可以经过自身的免疫系统清除病毒，使病变消退，将它们统称为“瘤变”并不合适，对于 CIN1 级及部分 CIN2 级病变临床可随诊观察。再者宫颈鳞状上皮从癌前病变进展为浸润性癌的发生与发展过程，也并非严格遵循 CIN1 → CIN2 → CIN3 → 浸润性癌的阶段性历程。另外在病理诊断中，对于 CIN2 级病变诊断的重复性差，不同病理医师对于 CIN2 级病变的诊断一致性仅为 43%[3]。因此，美国病理医生学会（CAP）和美国阴道镜及宫颈病理学会（ASCCP）在 2012 年提出了下生殖道 HPV 相关的鳞状上皮内病变的命名标准化方案（the lower anogenital squamous terminology standardization project for HPV-associated lesions），简称为 LAST 方案，在这一方案中提出了对包括宫颈在内的所有与 HPV 感染相关的下生殖道及肛管发生的鳞状上皮病变命名进行修订，推荐采用鳞状上皮内病变（squamous intraepithelial lesion，SIL）来命名，并且将其分为两级：低级别鳞状上皮内病变（low-grade squamous intraepithelial lesion，LSIL）和高级别鳞状上皮内病变（high-grade squamous intraepithelial lesion，HSIL）[5]。之后在世界范围内，均在宫颈鳞状细胞癌前病变中采用了这一命名方案[6, 7]。虽然 LAST 两级分类的推出提高了病理诊断的重复性，且与病变的预后进展的相关性有所提高，但是由于目前大多数临床操作指南，仍采用 CIN 命名系统，并且临床上对于特殊人群，如年轻女性在 CIN2 与 CIN3 的临床处理上仍有区别，一般来说，初诊时年龄小于 30 岁的 CIN2 患者，可随访，因其两年内自然消退率可达 70% 左右[8]。从这个角度看，病理诊断时应对 HSIL 进一步注明是 CIN2 还是 CIN3，以便于更为精准地管理。宫颈鳞状上皮癌前病变的不同术语对比见表 12-1。

二、SIL/CIN 的发生部位

鳞状上皮内病变可发生于宫颈的任何部位，包括宫颈阴道部、宫颈口或颈管，但绝大多数病变发生在移行带或转化带（transformation zone，T-Zone）（图 12-1），即指原始鳞柱交界和后来由于鳞状上皮化生形成的鳞柱交界之间的区域，又称鳞柱交界（SCJ）。以黏膜层出现的第一个宫颈管黏液腺体为组织学标志[9]。宫颈移行带的鳞状上皮具有一定的不成熟性，它们来自颈管柱状上皮旁细胞（储备细胞）的化生，经增生与不成熟鳞状化生的发展阶段，加上大多位于宫颈口，经常会受到感染与创伤的刺激，很容易成为 HPV 感染的靶细胞。只有 9% 的 SIL/CIN 发生于宫颈外口的固有鳞状上皮。有学者认为来自宫颈储备细胞化生的鳞状上皮与宫颈外口的固有鳞状上皮为胚胎学上截然不同的两种上皮细胞，

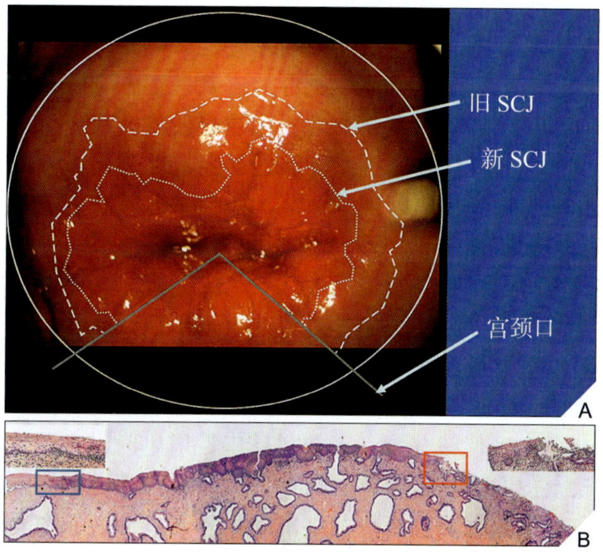

图 12-1　宫颈移行带

A. 育龄妇女的阴道镜图像显示宫颈移行带或转化区（T-Zone）；B. 镜下显示移行带的 SCJ，左上角显示为蓝色方框的放大图像，即旧的 SCJ 区域，而右上角显示的红色方框的放大图像为现在的 SCJ。旧与新 SCJ 间的区域为 T-Zone

表 12-1　宫颈鳞状上皮癌前病变的术语

传统（不典型增生/原位癌）	2003 WHO（宫颈上皮内瘤变）	2012 LAST/2014 WHO（鳞状上皮内病变）	2020 WHO（鳞状上皮内病变/宫颈上皮内瘤变）
轻度不典型增生	CIN1	LSIL	LSIL(CIN1)
中度不典型增生	CIN2	HSIL	HSIL(CIN2)
重度不典型增生	CIN3	HSIL	HSIL(CIN3)
原位癌	CIN3	HSIL	HSIL(CIN3)

其发生的肿瘤类型也存在较大差异。化生鳞状上皮发生的肿瘤，大多数为大细胞非角化型鳞状细胞癌，而固有鳞状上皮来源的肿瘤大多为角化型鳞状细胞癌，肿瘤的类型在一定程度上提示了其起源细胞的特征。另外，SIL/CIN 可发生在宫颈表面上皮或腺体（累及腺体），单灶或多灶性，连续或跳跃性分布。育龄期妇女随着 SIL/CIN 级别的提升，病变累及范围可以大小不一。HSIL 常累及宫颈前唇或后唇，大多涉及两个以上的象限，并向颈管内延伸。这些特点提示宫颈癌的筛查应特别注意对移行区的观察与取材，宫颈锥切和宫颈环形电切（loop electrosurgical excision procedure，LEEP）手术也要根据临床情况涵盖适当的范围。

三、SIL/CIN 的病理诊断与组织学分级

（一）SIL 的形态特点与分级

SIL 的基本病理变化及评判方式，均是从以下三方面观察上皮的形态改变[10]。

细胞的分化成熟度：是指鳞状上皮是否具有正常结构层次，即基底层、副基底层、中间层、致密层和浅表层，各层上皮所占的比例是否正常。正常情况下，越接近表层细胞分化越成熟，核浆比例越小。因此，核浆比是评价上皮细胞是否分化成熟的指标之一。

细胞核的异型性：①核多形性，即大小和形状是否均匀，是否核增大；②染色情况，即是否富含染色质而导致核深染及染色质不规则块状聚集，核膜皱褶及细胞核的排列极向等；③核分裂活性，反映细胞增生的程度。注意观察核分裂的数量，分布，有无病理性核分裂。正常和反应性增生时，宫颈鳞状上皮中可有少数核分裂象，但局限于基底和副基底层。随着上皮病变的级别增加，其核分裂象数量增多，并常出现在上皮的中表层。

值得注意的是，HPV 感染所导致鳞状上皮内病变，其组织学改变常是上皮全层的改变，即使低级别病变，其异型细胞也可以出现在上皮的表层，而并非以往描述的细胞异型仅局限于上皮的下 1/3 层。另外，挖空细胞代表了 HPV 感染后病毒复制导致的上皮细胞的反应，典型者出现在低级别病变中，但亦可见于少部分高级别病变（CIN2）中，但在 CIN3 中不会出现挖空细胞，因此评判病变的级别需结合病变上皮整体的分化程度、细胞异型性及核分裂象等综合考虑。各级 SIL 的特点见表 12-2。

1. 低级别鳞状上皮内病变（LSIL/CIN1） LSIL 是由 HPV 感染引起的临床及病理形态学改变的一种鳞状上皮内病变，这一病变同时或将来发生癌变的风险较低。LSIL 的同义词包括 CIN1、轻度非典型性增生、扁平湿疣及挖空细胞病等，后三种名称不推荐使用。鳞状上皮上 2/3 层细胞分化成熟，表层细胞轻度异型（含挖空细胞），细胞的异型性可出现在上皮全层，但非常轻微。鳞状上皮下 1/3 层细胞核的极性轻度紊乱，大小不等，核浆比轻度增加，有轻度的异型性，可见核分裂象，但很少出现病理性核分裂象（图 12-2）。LSIL 中常出现挖空细胞，表现为鳞状上皮的细胞核增大、深染，核膜不规则，核周围出现空晕，有时可见双核或多核改变（图 12-3）。这种细胞主要分布在上皮的上半部，注意不能根据挖空细胞在上皮中所占的比例和位置来确定 SIL 的级别。也有学者依据 LSIL 上皮是否呈现乳头状生长将其分为以下两种病变。

（1）扁平湿疣（flat condyloma）：此类病变上皮仅显示病变处鳞状上皮增厚，但不形成乳头状增生。主要表现为上皮中、表层成熟，下 1/3 层细胞增多，极性轻度紊乱，细胞大小不等，有轻度异型，棘层肥厚，可伴有角化不全及角化过度。增生的上皮中常可见特征性的挖空细胞，以表层居多，绝大部分宫颈 LSIL 都呈现这一特点。

（2）尖锐湿疣（condyloma acuminatum）：其与扁平湿疣最大的不同是病变呈现外生性生长，在宫颈表面呈无蒂的突起，这一病变通常与低危型 HPV6 和 HPV11 感染相关，多数病例在治疗后消退，有其独特临床病理特点。组织学表现为明显的乳头状增生，每个乳头中心都有纤维血管轴心，乳头表面被

表 12-2　鳞状上皮内病变分级的形态特征

形态特征	LSIL（CIN1）	HSIL（CIN2）	HSIL（CIN3）
细胞分化程度	上 2/3 层上皮细胞成熟	上皮下 2/3 层缺乏细胞成熟，仅中及表层 1/3 层有分化成熟	上皮全层缺乏分化，无挖空细胞
细胞异型性	可见增大、核深染、具有空晕的挖空细胞	核浆比例增加，有时表层可见挖空细胞	全层细胞核浆比例高，细胞异型明显
核分裂象	上皮下 1/3 层	超过下 1/3 层面，到达上皮 1/2 层面	超过上皮的 2/3 层或到全层

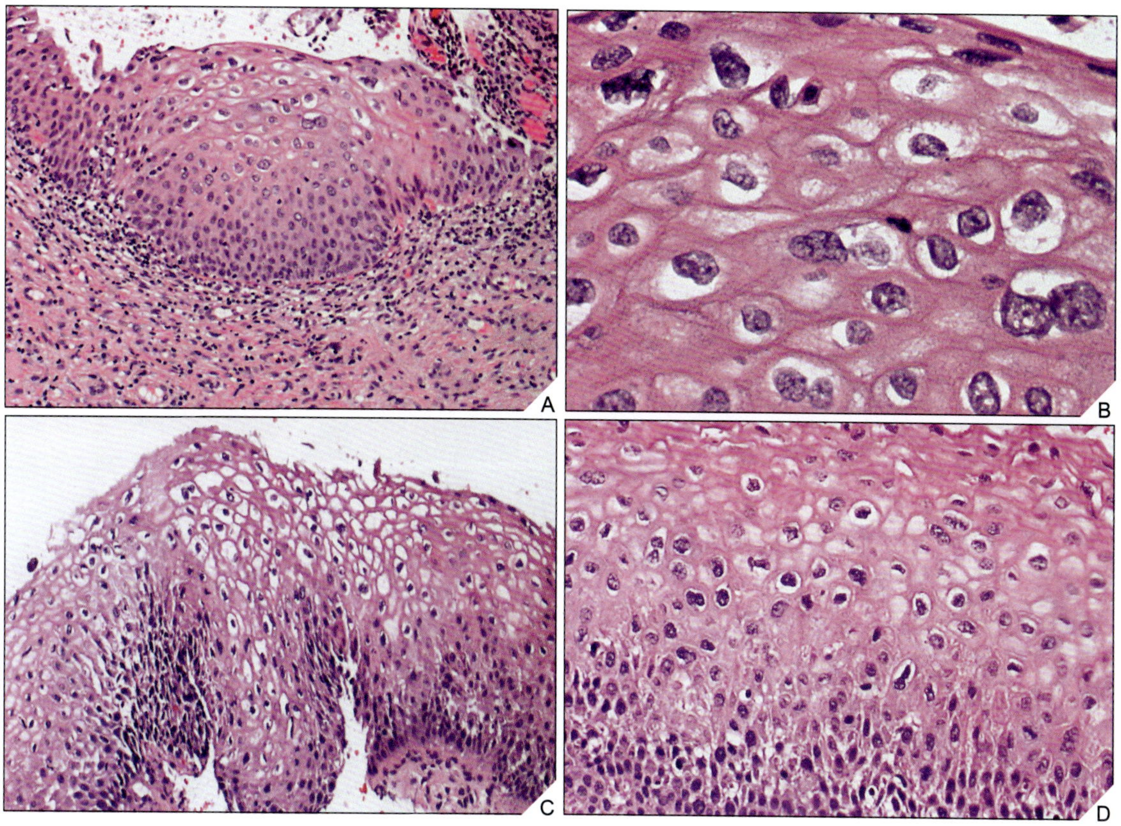

图 12-2　LSIL/CIN1

A. 上皮中、表层成熟，下 1/3 层细胞增多；C. 细胞核的极性轻度紊乱，大小不等，有轻度的异型性；B、D. 表层可见挖空细胞

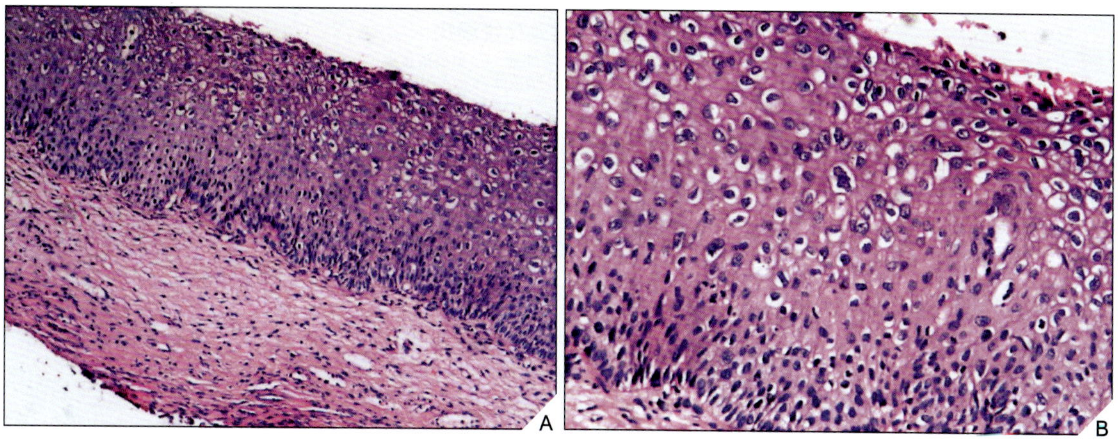

图 12-3　LSIL/CIN1

A. HPV 感染所致的挖空细胞细胞核增大，核膜有皱褶，细胞核周围可见空晕；B. 为图 A 的高倍图

覆的鳞状上皮可呈现与 LSIL 类似的改变，增生上皮中可以出现挖空细胞，但根据经验，不少尖锐湿疣找不到挖空细胞，这种情况下可根据尖锐湿疣的乳头状增生特点做诊断。免疫组化染色，p16 一般为阴性或是斑片状阳性，Ki-67 增生指数较低（图 12-4）。在临床上，尖锐湿疣更常见于外阴及阴道，发生在宫颈处较为少见。有时病变明显增大，称为巨大尖锐湿疣，大体上可以形成菜花样肿物，易被误诊为癌（图 12-5）。需要注意的是，如果形态学没有达到 LSIL 诊断标准，不要勉强做诊断。LSIL 在世界范围内有过度诊断倾向和重复性差的特点。另外也不建议使用描述性诊断，如“基底细胞增生性改变、湿疣样改变、部分挖空细胞”等。这些描述性诊断会给临床医生和患者带来困惑。

2. 高级别鳞状上皮内病变（HSIL/CIN2 和 HSIL/CIN3）　根据新近提出的宫颈癌管理指导建议及分类

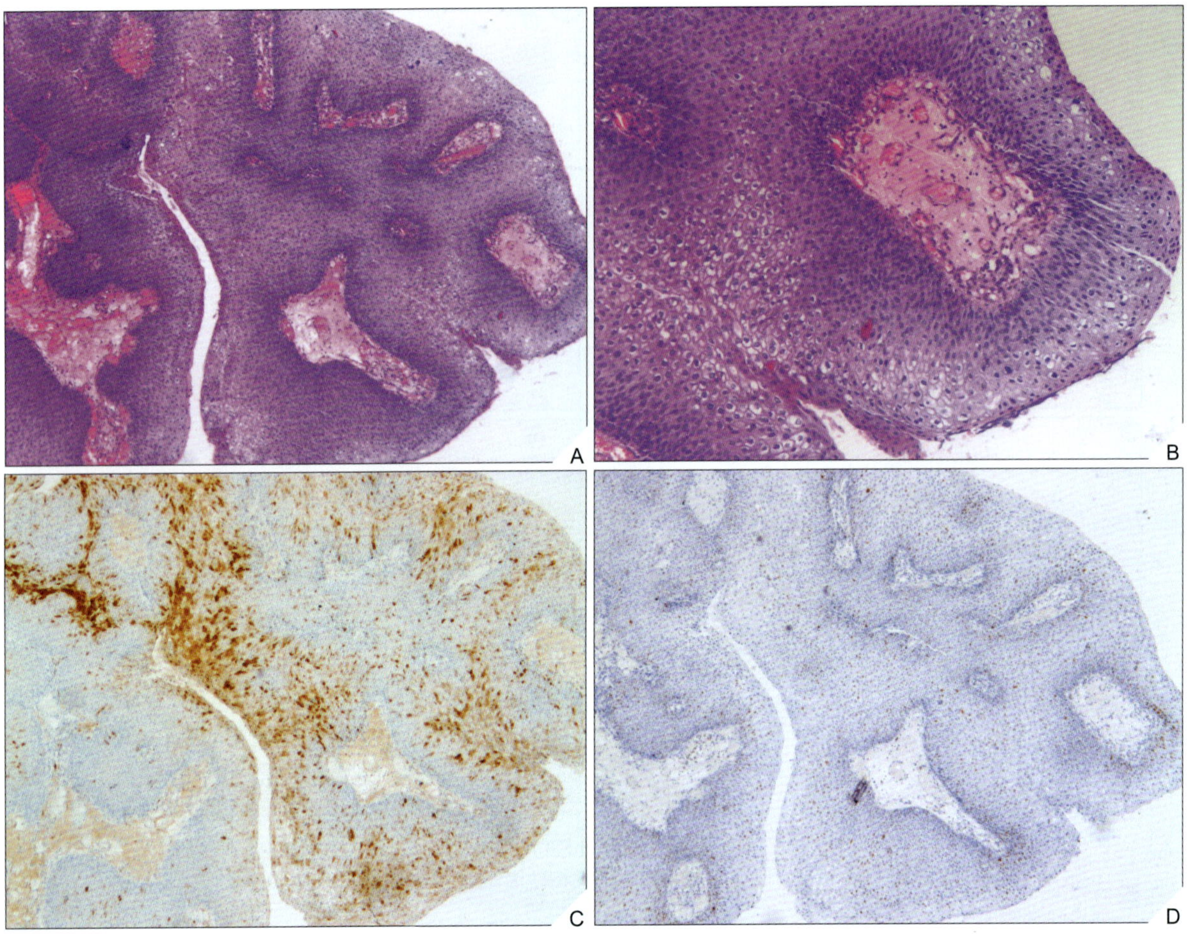

图 12-4 宫颈尖锐湿疣

A. 鳞状上皮乳头状瘤样增生；B. 乳头被覆上皮增生肥厚，表层可见挖空细胞；C. 免疫组化染色显示 p16 斑点状阳性；D. 免疫组化染色显示 Ki-67 增生指数低

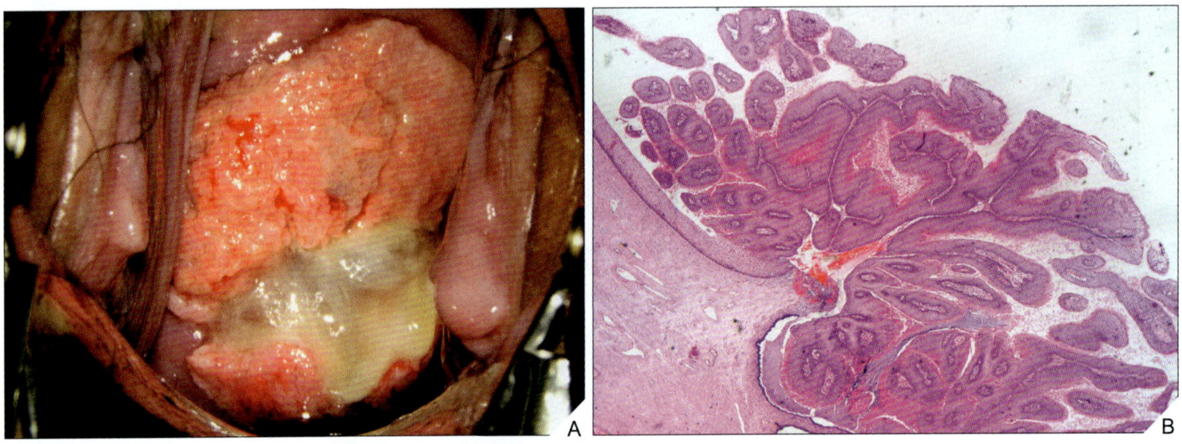

图 12-5 宫颈巨大尖锐湿疣

A. 阴道镜下见菜花状肿物，占据宫颈上唇；B. 显微镜下可见鳞状上皮呈乳头状生长，棘层肥厚

系统，且便于更为精细化管理，将 HSIL 分为 HSIL/CIN2 和 HSIL/CIN3，前者是指传统旧分类中的中度非典型增生，后者包括重度非典型增生及原位癌。与 LSIL 相比，HSIL 病变的范围扩展到下 2/3 层，细胞异型的程度和范围超出了描述 LSIL 的限度。HSIL 的形态学特点表现为鳞状上皮的分化程度降低，仅上 1/3 层保留少量分化成熟的细胞，甚至全层上皮缺乏分化成熟的鳞状细胞，当病变细胞超过上皮的 1/3 层面，诊断为 HSIL/CIN2（图 12-6），当全层缺乏成熟现象，病变细胞扩展到 2/3 乃至全层，则诊断为

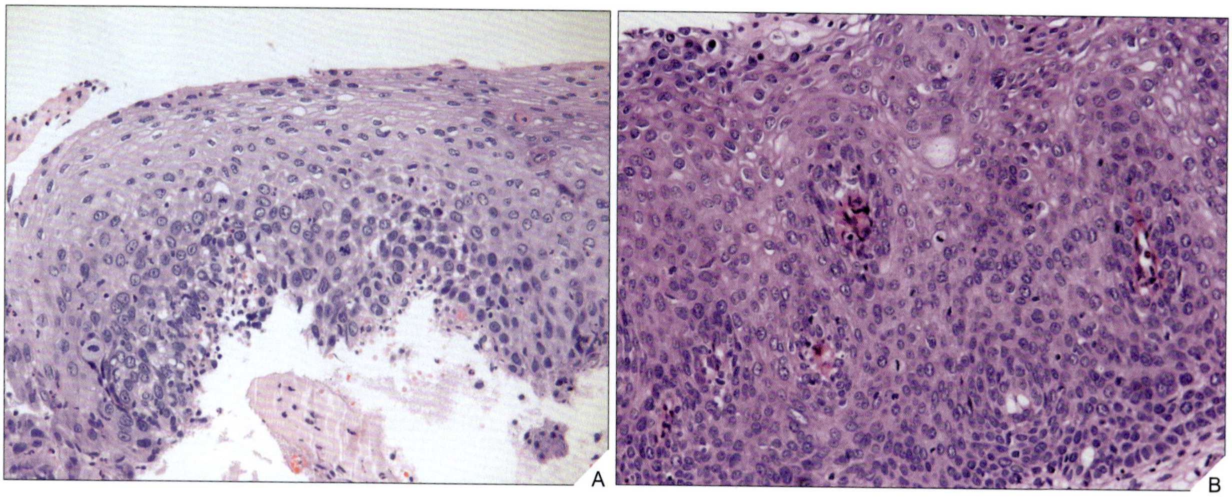

图 12-6 HSIL/CIN2

A、B. 上皮的下 1/2 不成熟，细胞核的异型性比 CIN1 时更为明显，细胞核极向消失，表层亦可见挖空细胞

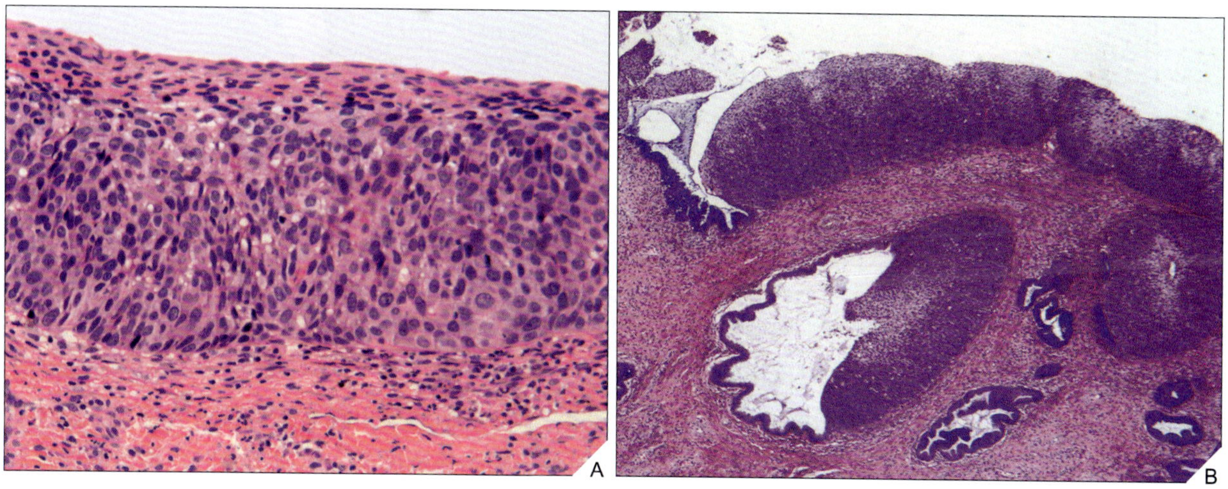

图 12-7 HSIL/CIN3

A. 超过 2/3 或是全层上皮细胞异型增生，核分裂象易见，表层几乎没有成熟鳞状上皮；B. 病变累及腺体

HSIL/CIN3（图 12-7）。上皮细胞极向紊乱，核深染，染色质粗糙，核膜增厚，不规则，核分裂象和病理核分裂象增多，而且位置上升，并可在上皮各层均发现核分裂象，甚至病理性核分裂象。少部分病例还可见挖空细胞（CIN2）。

（二）特殊类型的 SIL

多数 SIL 诊断和分级并不困难，但由于宫颈转化带正常时即存在多种细胞类型，如柱状上皮，储备细胞，不同阶段的鳞状化生上皮及成熟的鳞状上皮，它们在 HPV 感染后的形态学改变不尽相同，因此 SIL 形态具有多样性。

1. 特殊类型的 LSIL

（1）不成熟湿疣（immature condyloma）：不成熟鳞状化生的上皮被低危型 HPV（HPV6 型、HPV11 型）感染，导致一种不同于典型尖锐湿疣的 LSIL。病理表现为较为纤细的乳头，被覆鳞状上皮细胞核轻度拥挤，表层细胞中少有挖空细胞，总体上乳头被覆的鳞状上皮形态类似不成熟化生的上皮[11]，免疫组化染色，p16 一般为阴性或斑片状阳性，Ki-67 增生指数低（图 12-8）。

（2）发生于不成熟鳞状化生的 SIL：多数伴有不成熟鳞化的 SIL 可与单纯不成熟鳞状化生相区别，病变兼具不成熟鳞状化生与 SIL 的部分特征。当难以分级时，可做描述性诊断：非典型不成熟鳞状化生（atypical immature metaplasia，AIM）。

鳞状化生是一种生理性改变，在化生的早期储备细胞增生，这种细胞核圆形、略增大，显得核浆比高，有可能被误诊为 HSIL。但化生的鳞状上皮整体感觉形态温和，细胞大小相对一致，细胞核的异

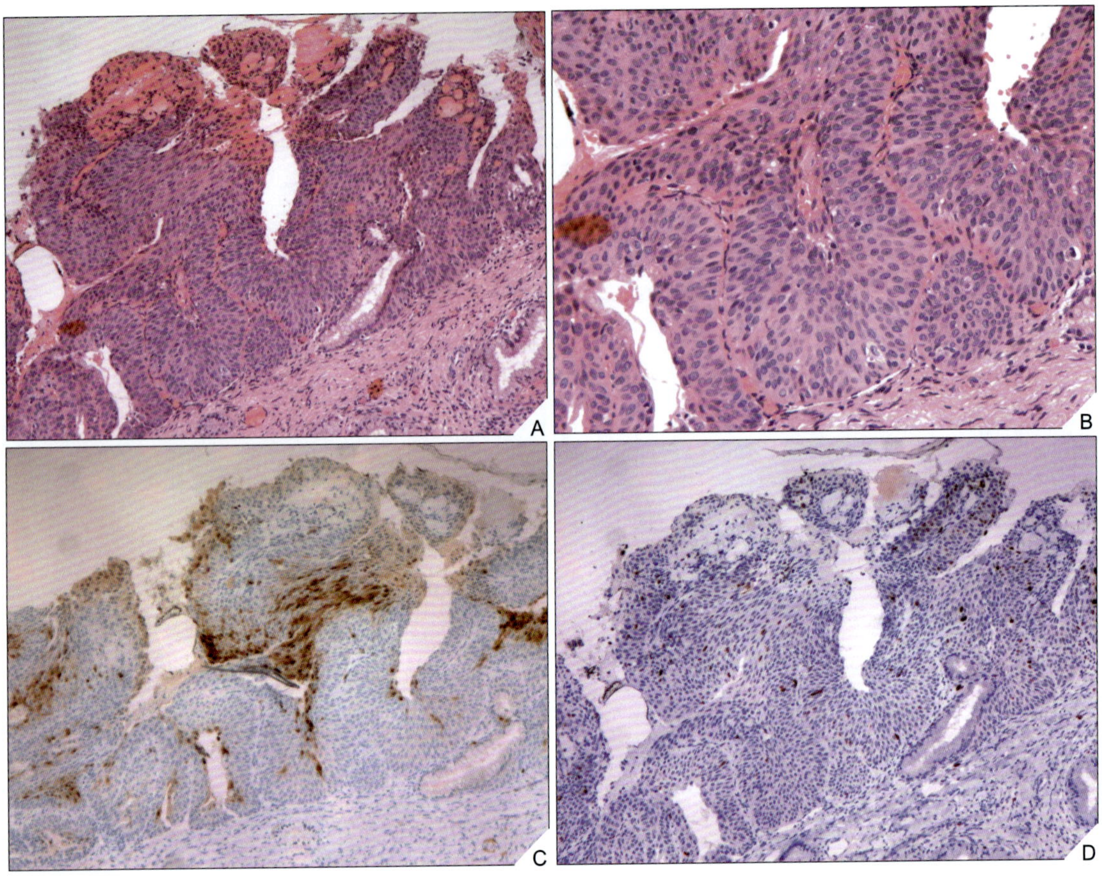

图 12-8 不成熟湿疣

A. 表面可见乳头状病变；B. 被覆不成熟化生鳞状上皮，细胞核轻度拥挤，表层细胞极少有挖空细胞；C. 免疫组化染色显示 p16 斑片状着色；D. 免疫组化染色显示 Ki-67 低表达

型性不明显，染色质均匀，含核内包涵小体（图 12-9A），可偶见核分裂象，但都位于基底层，没有病理性核分裂象，表面常还保留有宫颈黏液柱状上皮。不成熟鳞状上皮化生可以出现一定程度的核染色和大小的变化，表面细胞核异型或多核，特别是在炎症背景下。但如果出现显著的核增大深染，染色质粗糙，细胞核密度高，极向消失时，则应高度怀疑为 HSIL，需要与非典型不成熟鳞状化生相鉴别。对这类病变应做 p16 和 Ki-67 染色，如果 p16 大块状弥漫阳性，Ki-67>30%，并且高危型 HPV 阳性，则这

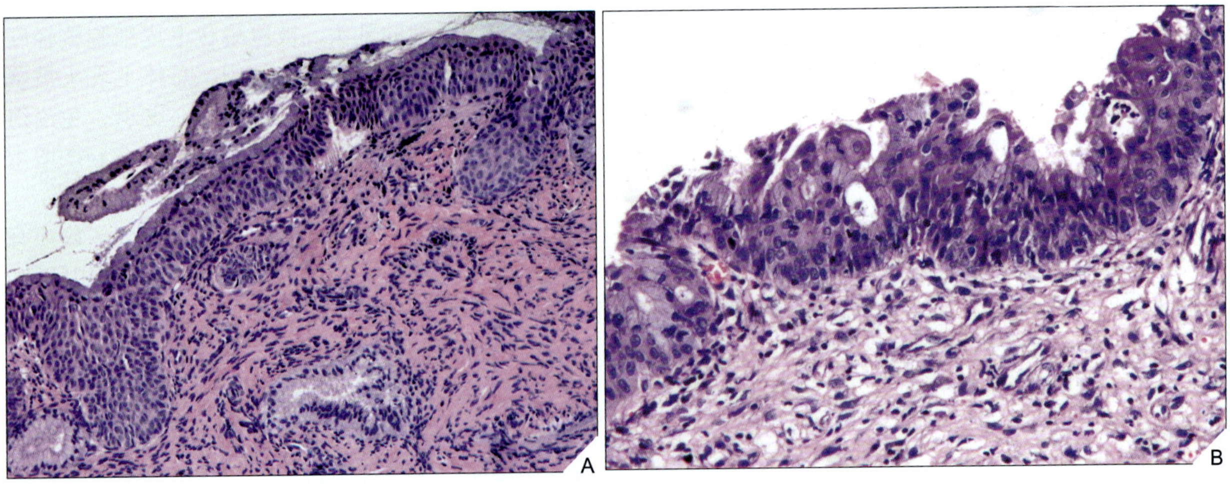

图 12-9 不成熟鳞状化生与类似非典型不成熟鳞状化生的 HSIL

A. 不成熟鳞状化生其化生的鳞状上皮整体感觉形态温和，细胞大小相对一致，细胞核的异型性不明显，部分表面还保留黏液柱状上皮；B. 类似非典型不成熟鳞状化生的 HSIL 则同时兼具不成熟鳞状化生和显著的核增大深染，细胞核密度高，极向消失

些病例应被诊断为高级别鳞状上皮病变（HSIL/CIN2或CIN3）（图12-9B）。如果p16非弥漫阳性，Ki-67增生指数<30%，或高危型HPV阴性，则支持其为不成熟鳞状化生。有学者认为这类病变可能是低级别鳞状上皮内病变的一种特殊形态学表现，应作为一种独立的组织形态加以描述[12，13]。近年，随着p16、Ki-67及HPV染色的常规应用，非典型不成熟鳞状化生的诊断越来越少，因此，建议摒弃或在诊断中不再使用该名称。

（3）LSIL，但伴有副基底层细胞增生：通常有一定程度的细胞核增大（图12-10），这种改变并不少见，特别是在感染性病变中。这种情况下通常造成与HSIL鉴别的困难。一般认为如果细胞极向存在，细胞核多形性不显著，染色质不粗糙，则仍然诊断为LSIL。

（4）核异型轻微的扁平不成熟病变：一些扁平湿疣样病变，副基底层细胞数量轻度增加，上层细胞核密度增大，大小不均，但缺乏挖空细胞典型的核周空晕（图12-11），一般不建议使用扁平湿疣的诊断，如果低危型HPV原位杂交阳性，可诊断为LSIL，否则可做描述性诊断。

2. 特殊类型的HSIL

（1）宫颈嗜酸性异型增生（cervical eosinophilic dysplasia，CED）：被认为是一种新的SIL/CIN组织学变形[14]。CED作为宫颈HSIL的一种组织类型，级别和生物学行为相当于CIN2。

CED兼具异型增生和化生的特点，典型的表现是在化生的鳞状上皮中有少量异型增生的细胞分布。病变缺乏普通型HSIL的典型形态特征，异型增生的细胞胞质丰富呈嗜酸性，细胞之间的分界更加清晰；核浆比轻到中度增加；局灶细胞不典型性（异型细胞在一个高倍视野中通常大于3个），核大，染色质粗糙，核膜不规则，出现核仁（图12-12）。在邻近组织中常同时存在鳞状上皮化生和普通型的CIN。大多数CED病变存在p16弥漫阳性、Ki-67高表达（图12-13）。由于兼具上皮异型增生和化生的特点，认为这种病变可能是在鳞状上皮化生的基础上，又发生高危型或中间型HPV病毒感染。随访和进一步的分析支持CED是宫颈上皮化生、异型增生到高级别CIN病变谱系过程的中间改变。

CED与以往描述的AIM完全不同，AIM核浆比高，胞质少，并具有不成熟鳞状化生的特点，这些特点是CED所不具备的。但由于两者都常与成熟鳞状化生和异型增生并存，因此推测两者都是在鳞状上皮化生基础上感染HPV所致的形态不同的两种改变。

（2）薄层HSIL：被认为是子宫颈HSIL的变异类型，是指HSIL的细胞层数<10层[6]，日常外检中最多见的是细胞层数>10层的HSIL，薄层HISL可以单独发生，也可与经典的HSIL混合存在，文献报道单纯的薄层HSIL比较少见，仅占4%～6%[15，16]。约3/4的薄层HSIL是由高危型HPV诱导的。约1/4的薄层HSIL病变可能与非高危型HPV感染相关。在高危型HPV亚型中，HPV16型是薄层HSIL中检测到的最常见亚型（37%）[17]。薄层HSIL可能发生在非常薄的未成熟鳞状上皮中，HSIL也可以从早期鳞状上皮化生发展而来[18]，这解释了为什么某些HSIL的发展中没有事先发现的LSIL病变[19]。薄层HSIL可能被误认为不成熟或非典型不成熟化生，诊断时应注意鉴别，免疫组化p16弥漫阳性表达可以帮助明确诊断（图12-14）。

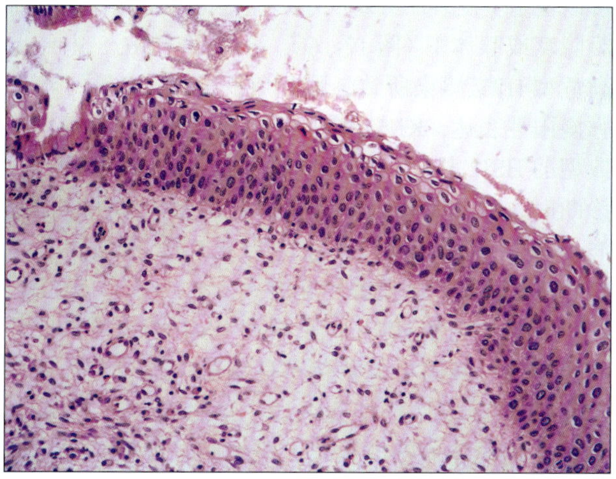

图12-10　LSIL

伴有副基底层细胞增生，细胞核增大，但细胞极向存在

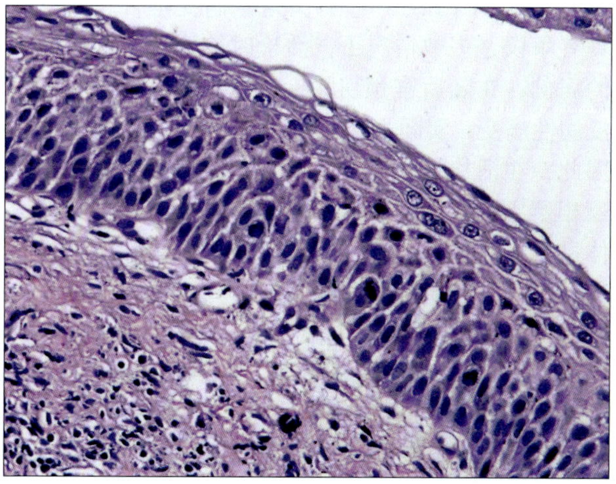

图12-11　核异型轻微的扁平不成熟病变

以副基底层细胞增生为主，上层缺乏典型的核大异型的挖空细胞

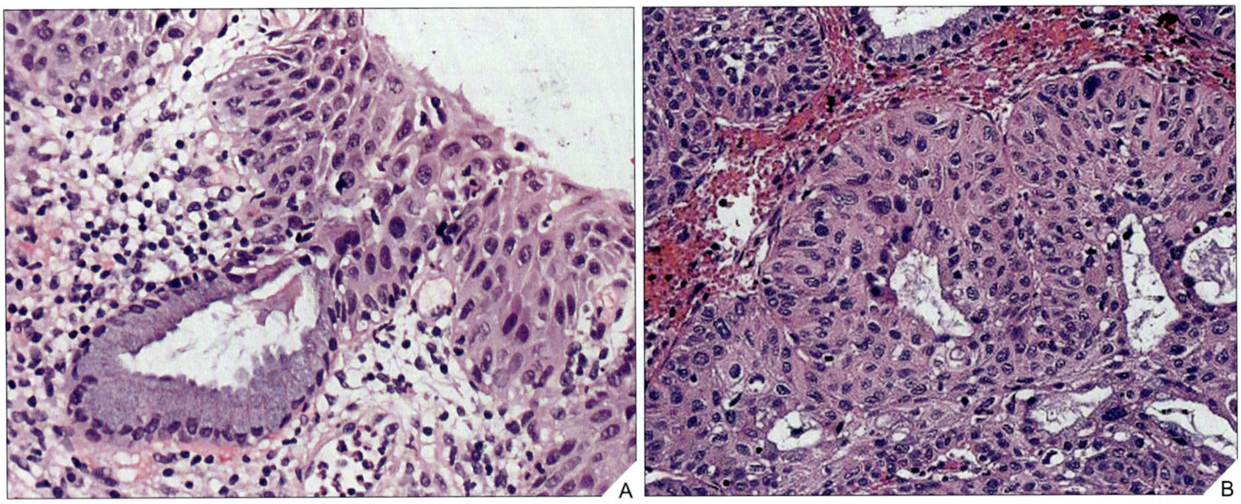

图 12-12　CED

A. 异型增生的细胞胞质丰富呈嗜酸性，细胞之间的分界清晰；B. 核浆比轻到中度增加，其中可见少数核异型性明显的不典型细胞，CED 异型增生的上皮中可见保留的柱状上皮，提示同时存在鳞状上皮化生，但细胞核异型性较不成熟鳞状上皮化生显著

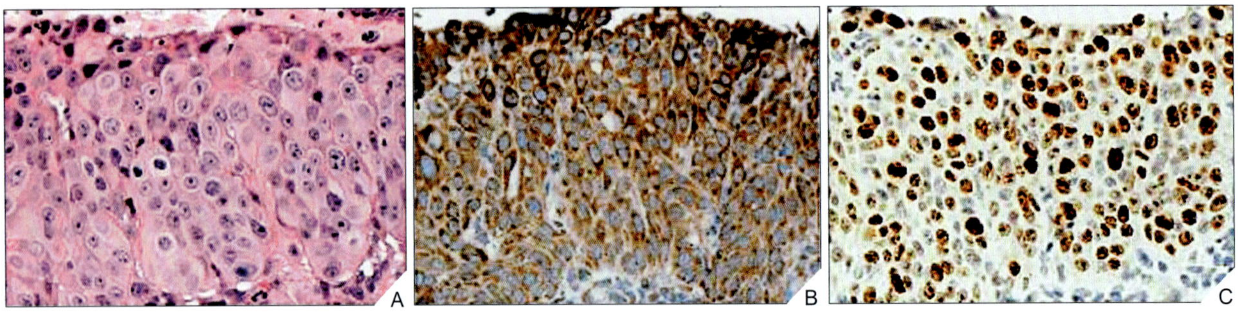

图 12-13　CED

A. 异型增生的细胞胞质丰富呈嗜酸性，细胞之间的分界清晰；核浆比轻到中度增加，细胞核异型性较不成熟鳞状上皮化生显著；B. 免疫组化染色显示 p16 弥漫阳性；C. 免疫组化染色显示 Ki-67 增生指数较高

（3）乳头状鳞状上皮原位癌 / 非浸润性乳头状鳞状 - 移行细胞癌：亦有称其为乳头状 HSIL[20]，该病变呈现乳头状结构，可见纤维血管轴心，表面被覆显示 HSIL 特征的上皮，一些上皮也可呈现类似尿路上皮特征（图 12-15）。有关这一病变是否真实存在具有争议，多数情况下，活检时被诊断为这一病变的病例，在随后宫颈切除标本中，常可见基底部的浸润性病变，实际为乳头状鳞状细胞癌（详见后述），因此，在活检诊断时一定要注意和乳头状鳞状细胞癌相鉴别，此时，临床信息非常重要，如果临床大体检查可见明显的病变或呈外生性乳头状的生长方式，且镜下细胞异型较明显，排列紊乱，即使没有明确的间质浸润，也应考虑到乳头状鳞状细胞癌的可能性。如果临床信息不明，在活检中出现该形态时，建议至少诊断为 HSIL，需待手术切除标本除外乳头状鳞状细胞癌。只有在病变完整切除后，排除间质浸润后再做这一诊断。

（4）多形性 HSIL：最初由 Stewart 等[21]提出，经典的 HSIL 主要由单一的核浆比例高的基底样细胞组成，而多形性 HSIL 与之不同，表现为病变鳞状上皮部分呈现分化表现，细胞胞质丰富，细胞核明显增大，核形奇异，染色深，这些奇异型的细胞成分，可以位于上皮表层或基底层，但是更多出现在宫颈内膜隐窝或腺体中（图 12-16）。多形性 HSIL，主要由高危型 HPV 感染所致，因此免疫组化染色 p16 常呈弥漫阳性表达，Ki-67 增生指数高。该病变预后与经典型的 HSIL 相同，并不增加浸润癌发生的风险[21]。诊断时，特别是出现腺体隐窝的病变，应注意与浸润性癌相鉴别，此外，还需与非 HPV 感染相关病变，如滋养细胞肿瘤等相鉴别。

（5）角化型 HSIL：是指在 HSIL 的表层出现异常角化层，其间可见角化不良细胞。不同于普通型 HSIL 主要以基底样细胞组成，角化型 HSIL 中表层可以出现分化成熟的鳞状上皮细胞，可伴有明显的角化亢进，细胞核异型明显，而没有 LSIL 病变中的挖空细胞。这种病变常见于宫颈外口，组织学表现

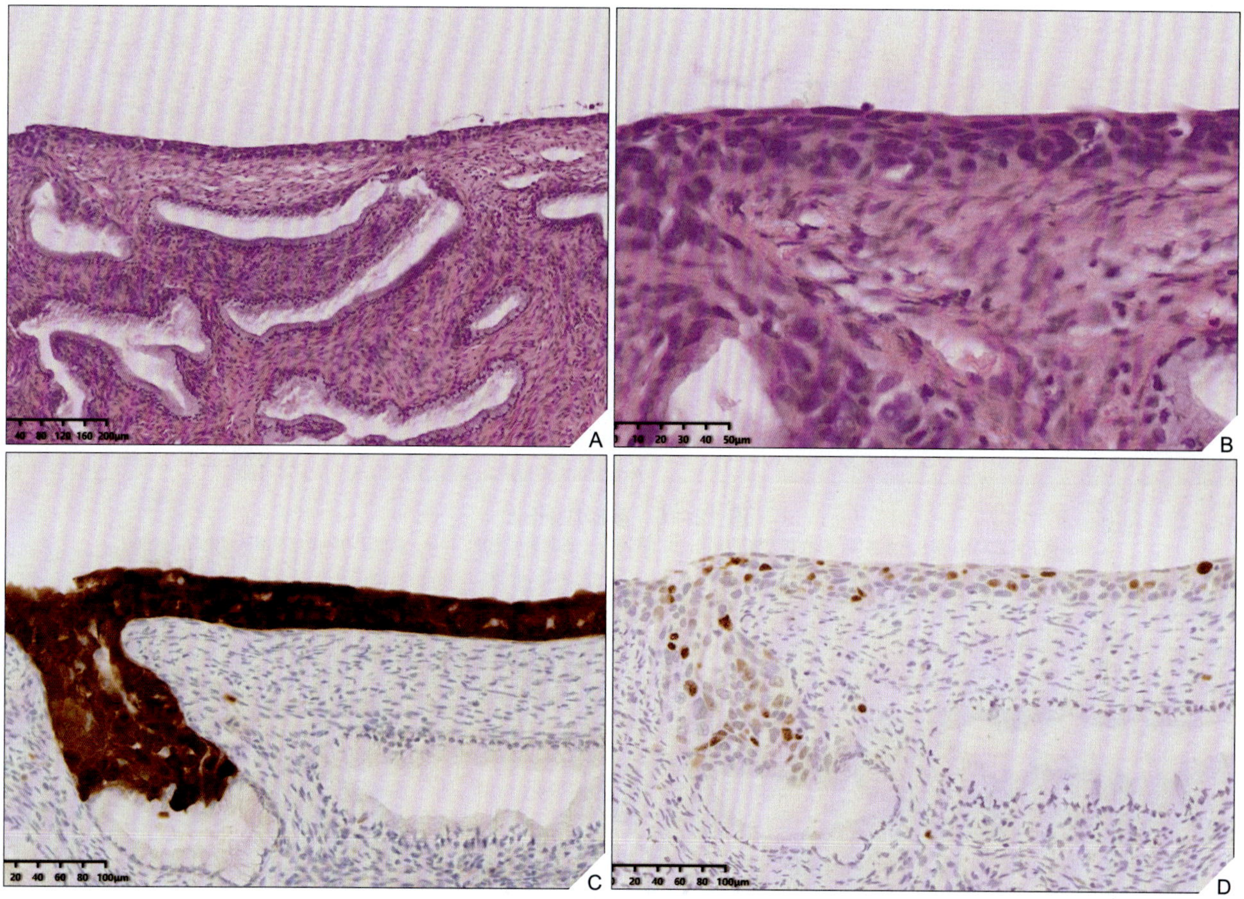

图 12-14　薄层 HSIL

A. 鳞状上皮仅有 2～3 层，低倍镜显示细胞排列紊乱，缺乏极向；B. 高倍镜可见细胞有异型，并可见局灶累及周围腺体开口处；C. 免疫组化染色显示 p16 呈现弥漫阳性表达；D. 免疫组化染色显示部分细胞 Ki-67 阳性

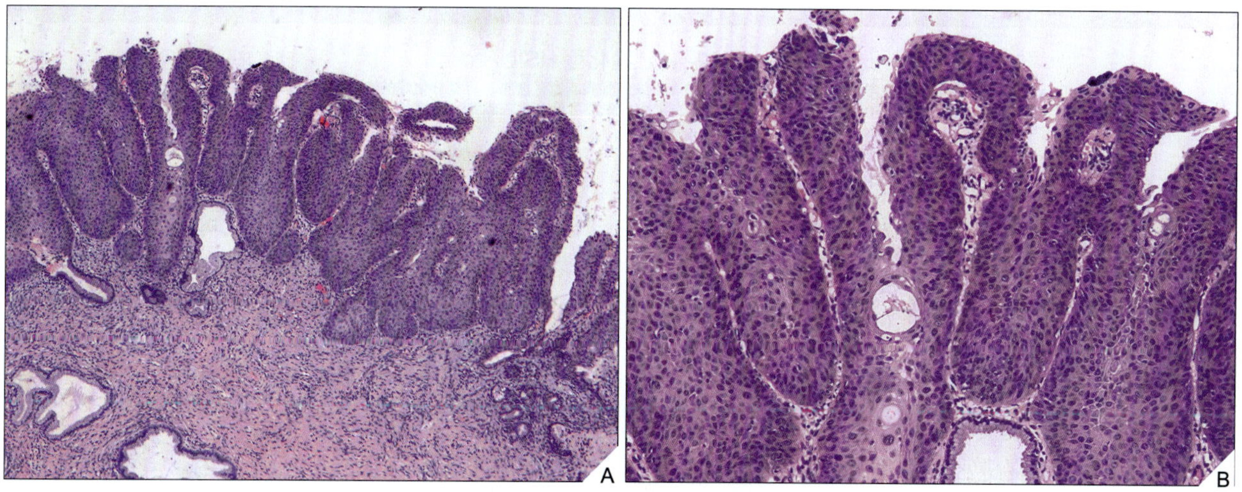

图 12-15　乳头状鳞状上皮原位癌（锥切标本）

A. 低倍镜下，病变呈现乳头状结构，乳头中心可见纤维血管轴心，基底部未见浸润性病变；B. 中倍镜下，可见被覆的鳞状上皮呈现 HSIL 特征

类似于在外阴或肛周所见的 HPV 感染病变，有些病例周围可见浸润性的角化型鳞状细胞癌（图 12-17），病因机制不明。

（6）妊娠期及孕激素治疗后的 HSIL：妊娠后及使用孕激素类药物可以改变 HSIL 病变的组织学和细胞学特征。这是由于孕激素引起病变上皮发生改变，这些变化包括细胞核变小，核浆比的比值降低，细胞学非典型性降低[22]，可能导致呈现类似未成熟的

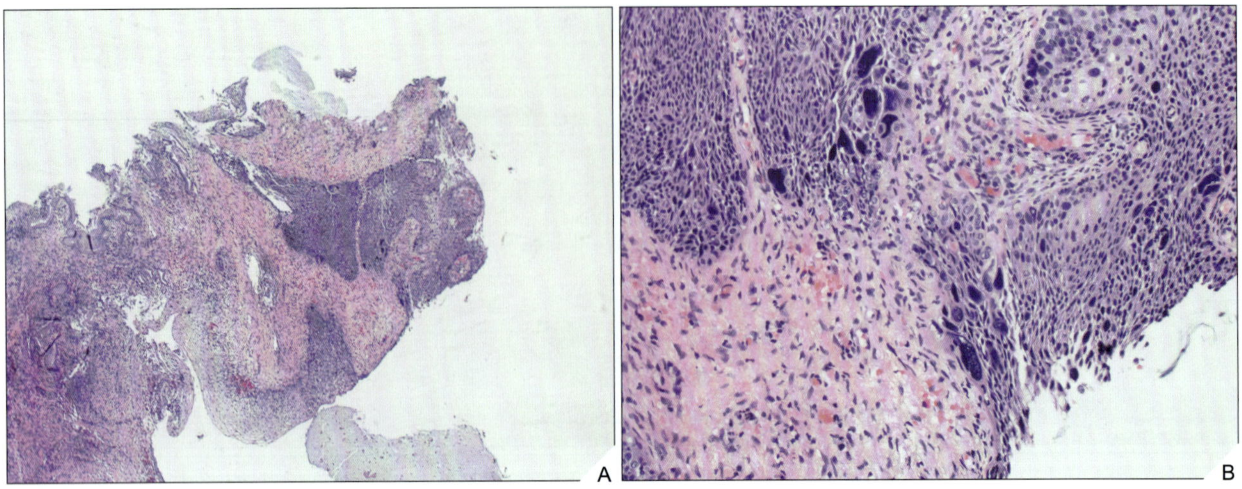

图 12-16 多形性 HSIL

A. 低倍镜下可见 CIN3 累及宫颈腺体，散在核大异型细胞；B. 高倍镜下，细胞核型奇异，深染，类似于奇异型核平滑肌瘤中的细胞核

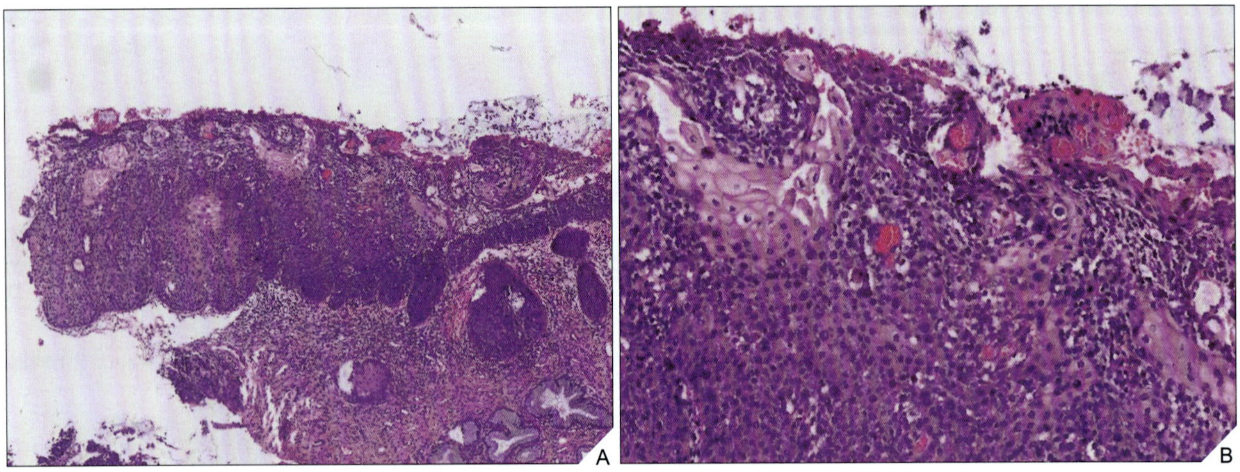

图 12-17 角化型 HSIL

A. 低倍镜下，表层上皮增厚，呈现 HSIL 表现，中表层细胞胞质丰富，淡染，可见分化好的鳞状细胞，基底膜完整；B. 中倍镜下，表层可见角化不良细胞，中层可见分化较成熟的鳞状上皮成分

化生样外观，故容易与未成熟的鳞状上皮化生，甚至萎缩的良性上皮相混淆，从而导致低诊断，甚至漏诊（图 12-18）。此外，黄体酮的使用与 HSIL/CIN3 病变中有丝分裂计数的减少有关。有丝分裂指数降低和非典型性程度的降低，可能导致 HSIL 的诊断更加困难。孕激素类药物的使用似乎并没有改变患者体内 HPV 病毒载量。但有文献报道，使用黄体酮可能抑制宫颈癌的发生，并促进宫颈癌和癌前病变的消退，宫颈上皮可能受到激素环境的影响[23]。因此，了解患者的妊娠及黄体酮用药等相关临床信息可能有助于病理医师的诊断，在这种情况下，应用免疫组化可有助于鉴别，因为妊娠后及使用黄体酮后，病变的上皮对 p16 免疫反应性、Ki-67 增生指数、ER、PR 和 HPV RNA 水平的表达没有明显的影响。

（6）尖锐湿疣合并 HSIL：尖锐湿疣背景中可出现细胞核异型明显，甚至达上皮上 1/3 层，细胞分化不成熟，无明显的挖空细胞，或可以出现异常核分裂象，有些病变类似嗜酸性异型增生。鉴别诊断主要是尖锐湿疣。当 p16 弥漫阳性时，应诊断为尖锐湿疣合并 HSIL（图 12-19）。

（三）难以判断级别的上皮内病变

形态典型的病例，分级并不困难。但日常工作中经常会有一些令人困惑的中间性病例，难以明确诊断和分级。

（1）宫颈上皮乳头状病变，但其形态改变超出了不成熟湿疣。有些情况下，很难将宫颈上皮乳头状病变归入尖锐湿疣，不成熟湿疣或乳头状癌，则可以采用“不能明确分级的 SIL”，但对这类病变应遵循 HSIL 的处理原则，予以切除。

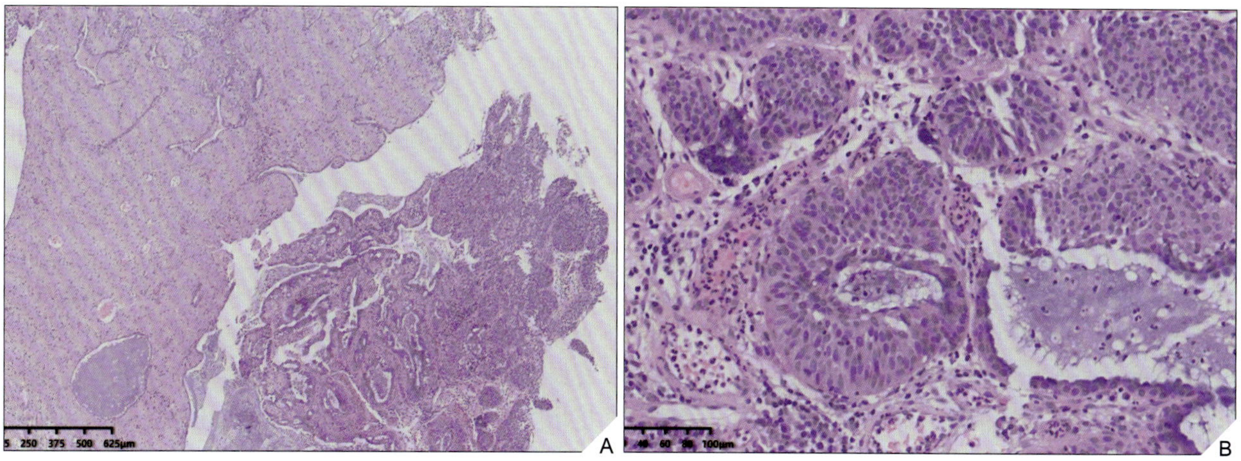

图 12-18　妊娠期 HSIL
A. 低倍镜下可见宫颈黏膜部分间质呈现蜕膜变（左侧），部分黏膜上皮被覆复层上皮；B. 中倍镜下，被覆复层上皮的细胞缺乏分化，呈现不成熟鳞状上皮化生样表现，核分裂象少见

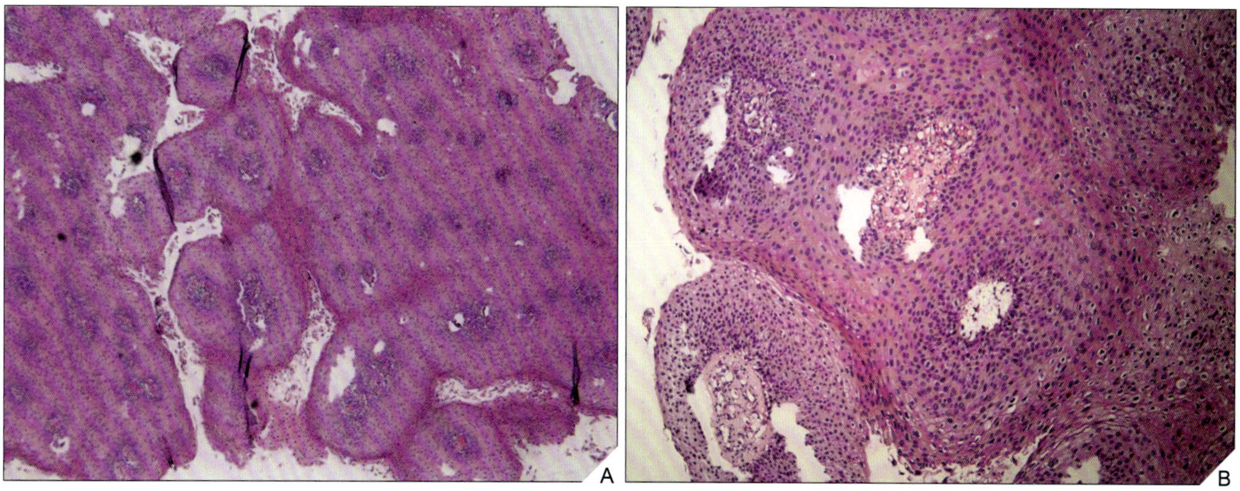

图 12-19　尖锐湿疣中的 HSIL
A. 低倍镜下湿疣改变明显；B. 放大后有嗜酸性异型增生的特征

（2）发生于宫颈微腺性病变中的 SIL：此种改变非常少见，为 SIL 累及腺体的特殊形式。形态与单纯宫颈微腺形态伴有不成熟鳞状化生非常类似。病理表现为宫颈微腺形态基础上伴鳞状化生与细胞异型，不成熟化生的鳞状细胞呈分叶状或巢状结构，核轻度密集，分布均匀，核增大，可见多核，少量的核分裂象。

以上两种情况都可以用免疫组化 p16 和 Ki-67 助诊。当 p16 弥漫阳性，Ki-67 表达上调时，可诊断为 HSIL，但不确定 CIN2 或 CIN3。但当没做 p16 和 Ki-67 免疫组化时，可归入“SIL，分级不确定”更为恰当。

（四）HPV 阴性的 SIL

宫颈浸润性鳞状细胞癌分为 HPV 相关和 HPV 非依赖性两种类型，与宫颈腺癌不同，绝大部分宫颈鳞状细胞癌都与 HPV 感染相关，只有极少数为 HPV 非依赖性，但之前尚未发现与之对应的癌前病变。最近有少数 HPV 阴性 SIL 和 HPV 非依赖性浸润性鳞状细胞癌的报道[24]，值得关注。

综上所述，当我们遇到上述相对少见的宫颈 SIL 的变异类型，明确诊断有困难时，应参考免疫组化染色，如 p16，Ki-67（MIB-1）和 HPV 原位杂交检测结果等。由于 HPV 原位杂交检测较免疫组化技术相对复杂，敏感度不高，因此在实际工作中几乎已被免疫组化 p16 染色所替代，其在这类疾病的诊断和鉴别诊断中具有良好的价值。

四、SIL/CIN 的鉴别诊断

1. SIL 累及腺体　对 SIL 累及腺体的准确诊断和

评价关系到治疗和预后。研究表明，SIL 累及腺体可能为病变残存和复发的独立因素之一。虽然理论上任何级别的 SIL 都可累及腺体，但随着 SIL 级别的升高，腺体受累的频率及数量也相应升高，因此更多情况下可见的是 HSIL 累及腺体。SIL 累及腺体，特别是 HSIL 累及腺体时，如果仅累及部分腺体，则可见残留的宫颈腺体的黏液柱状上皮，这种情况准确诊断并无困难（图 12-20）。但如果整个腺体完全被 SIL 所取代，且病灶与表面上皮不连续时，容易误诊为浸润癌。注意 SIL 累及腺体时，病灶呈圆形或卵圆形，边缘光滑，周围间质正常，没有促结缔组织增生性反应。当然在宫颈活检组织中，如果见到 HSIL 广泛累及腺体，应警惕早期浸润癌的可能性（详见本章第二节）。此时，应连续切片仔细寻找，如果病变与周围结构的关系不清，难以准确评价，则给予客观描述。

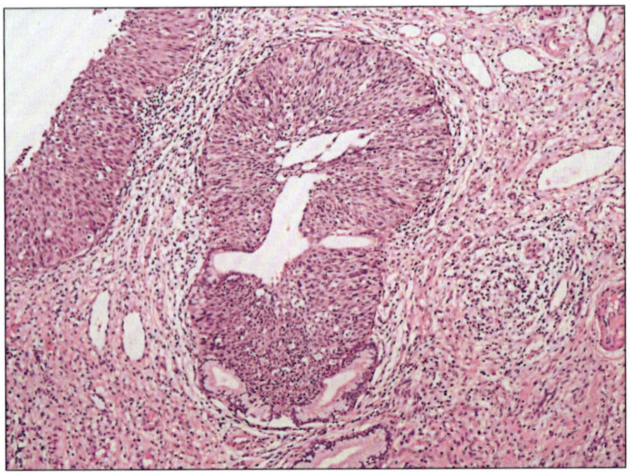

图 12-20 HSIL 累及腺体

局灶区域可见残留的宫颈腺体的黏液柱状上皮

2. 鳞状上皮伴反应性改变（reactive epithelial changes） 宫颈鳞状上皮由于其所处环境的特殊性，经常受到各种损害，除 HPV 感染外，最多见的是性生活所致的微小创伤及与此相关的细菌感染，因此导致了鳞状上皮发生各种反应性变化以应对环境中的各种不利因素。在形态学上，这些反应性改变最容易被误诊为 SIL，熟悉鳞状上皮反应性改变的形态特点能帮助我们正确诊断。鳞状上皮反应性改变通常发生在炎症背景下，反应性改变常以中下层明显，有时基底层细胞密度增加。反应性改变时上皮细胞核增大，但细胞极性较好，核浆比例正常，细胞核形态较一致，核膜光滑，常有轻微的异型性，核仁明显，可见核内包涵体，但染色质纤细，均匀，无病理性核分裂象（图 12-21A）。而 SIL 很少伴有显著的炎症，特别是很少出现中性粒细胞的浸润，但细胞核的异型性常较为明显、核染色质粗糙，LSIL 则可见典型挖空细胞（图 12-21B）。免疫组化染色：反应性鳞状上皮增生与 SIL 病变不同，p16 阴性，Ki-67 阳性细胞少于 20% 并位于上皮的基底层。

3. 基底细胞增生（basal cell hyperplasia） 表现为基底细胞层次增加和细胞核轻度增大，但细胞极性正常，不出现细胞核的异型性、核深染等特征，细胞形态与正常的基底细胞基本类似，而且表层细胞的成熟度正常（图 12-22）。目前对基底细胞增生的意义还不明确，认为可能是原始鳞状上皮不典型增生的早期表现或斜切所致。尽管在实践中经常遇到这种情况，因其临床意义不明，不建议在病理报告中做出这样的诊断。

4. 鳞状上皮萎缩 绝经后妇女、少女或各种因素导致雌激素水平降低时，宫颈鳞状上皮常变

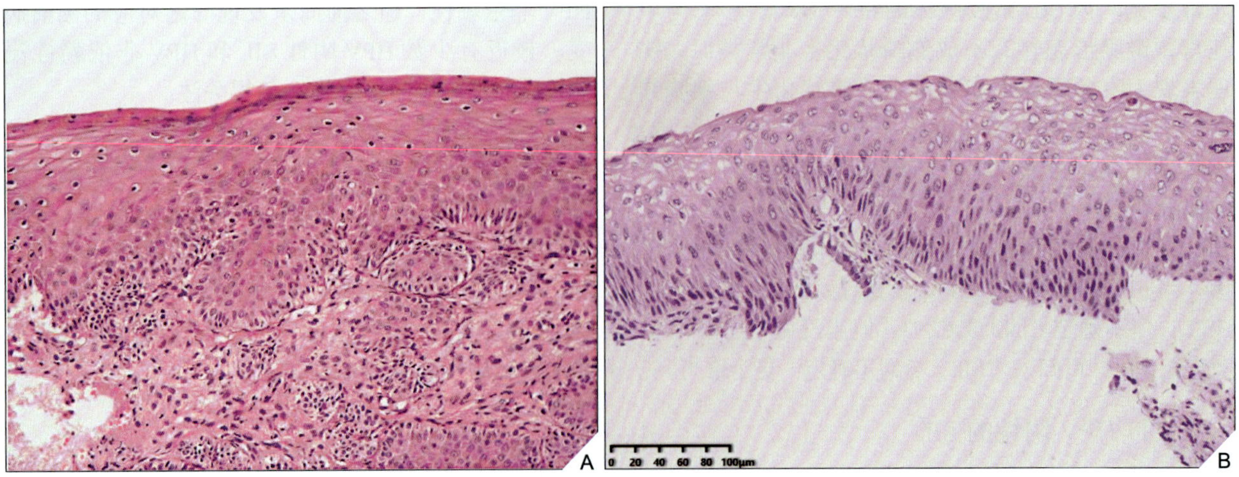

图 12-21 反应性鳞状上皮增生与 LSIL

A. 宫颈鳞状上皮显示基底层及副基底层细胞增生，但细胞无异型性，可见核仁；B. LSIL，基底及基底层细胞增生，可见核分裂象，细胞有异型，中表层可见挖空细胞

薄，主要或是完全由基底层及副基底层细胞构成，宫颈细胞涂片中常提示有不典型细胞，经验不足的病理医师也容易将其误诊为薄层HSIL。活检组织学可见细胞核染色略深、大小稍有不同，偶见多核细胞，但是细胞大小和形状比较一致，异型性不明显，细胞核染色质细腻、分布均匀，没有核分裂象（图12-23）。免疫组化染色显示Ki-67增生指数低，p16阴性，有助于鉴别。

另外在绝经后妇女，宫颈鳞状上皮常存在形态与挖空细胞类似的细胞，表现为核旁空晕，但是空晕较小，并且这种细胞核无明显增大，染色质细腻，分布均匀，不出现双核及多核细胞，无核分裂象。此种假挖空细胞还可见于正常的富糖原的鳞状上皮及一些反应性增生上皮中。只要结合年龄，细胞核特点，必要时进行HPV检测，即可与SIL病变相鉴别。

5. 移行上皮化生　老年女性还可见移行上皮化生，宫颈上皮被类似于泌尿道的移行上皮所替代，细胞核呈卵圆形或梭形，淡染一致，深层细胞一般垂直排列，细胞排列成流水状或漩涡状，表层罕见伞细胞。移行上皮化生，细胞核染色质细腻，核仁不明显，有时可见纵形核沟，不出现或罕见核分裂象（图12-24）。免疫组化染色显示CK13、CK17和CK18阳性，但CK20阴性，且Ki-67增生指数低，p16阴性，有助于与HSIL相鉴别。

6. 宫颈鳞状上皮没有核非典型性但伴有核分裂象

一般情况下，宫颈上皮中核分裂象不常见，基底层可有散在的核分裂象，特别是在感染和修复状态下，但不应出现异常的病理性核分裂象，异常的病理性核分裂象提示SIL。Wenxin Zheng小组的研究[25]显示正常或良性改变的宫颈鳞状上皮内可存在

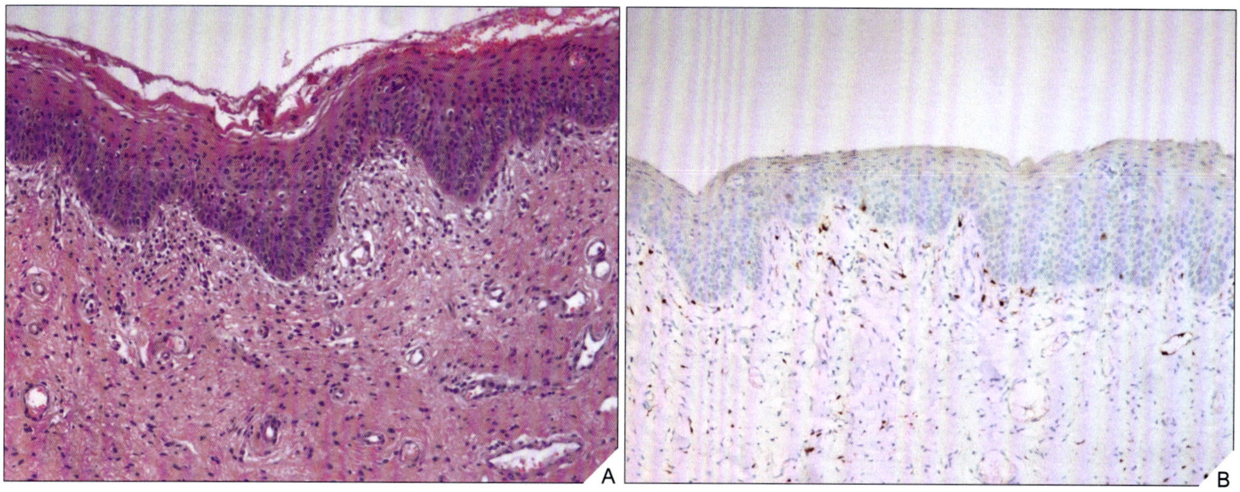

图12-22　基底细胞增生

A. 基底细胞层次增加，细胞核轻度增大，细胞极性正常，细胞形态与正常的基底细胞基本类似；B. 免疫组化染色显示p16阴性

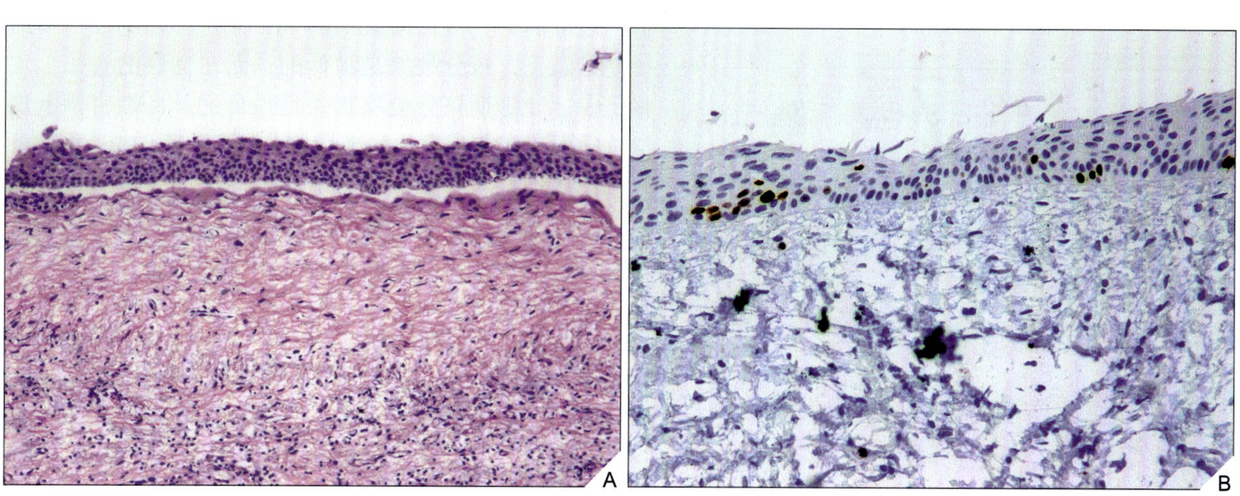

图12-23　绝经后萎缩性鳞状上皮

A. 上皮层次变薄，细胞核浆比例增加；B. 免疫组化染色显示Ki-67增生指数只局限在基底层

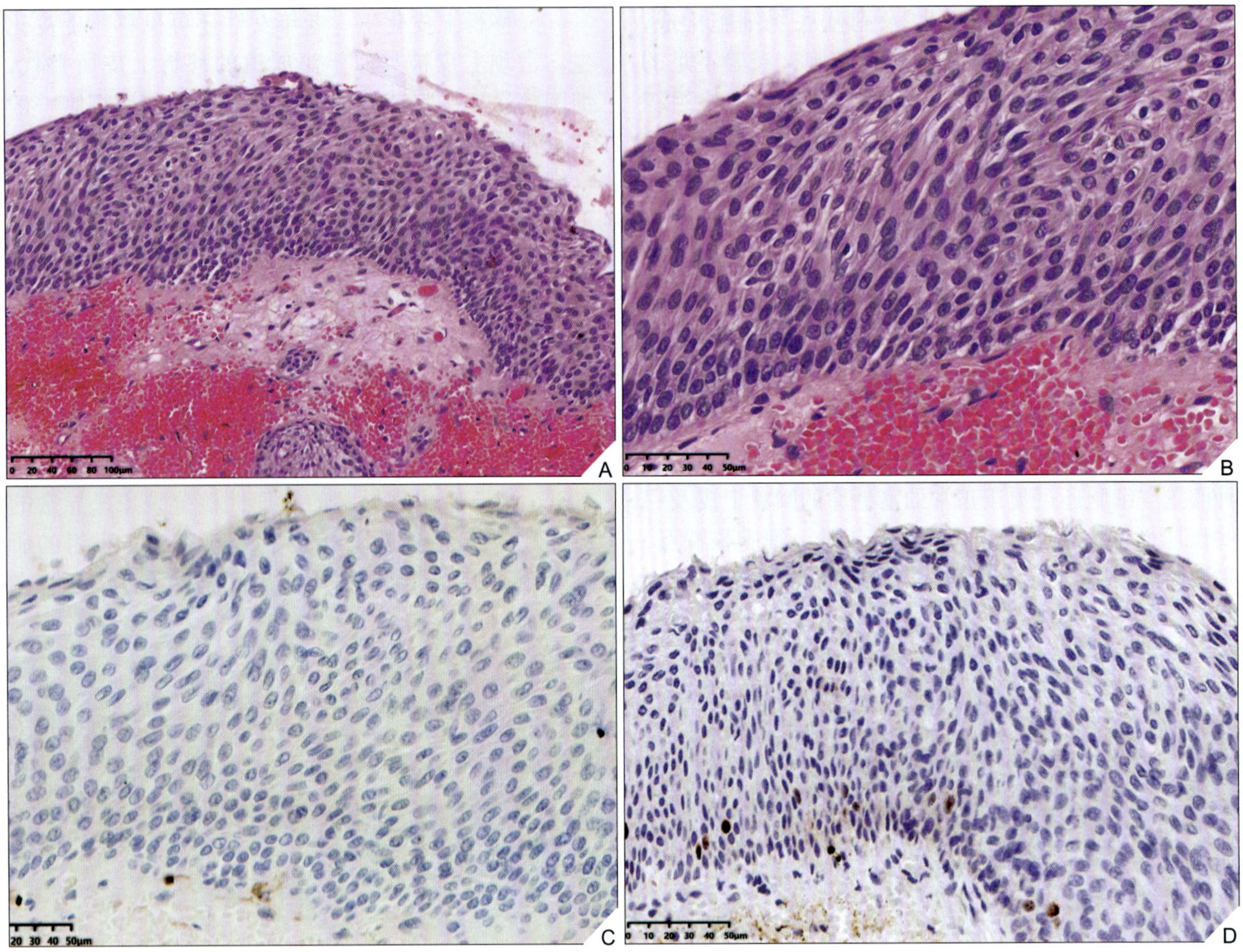

图 12–24 宫颈移行上皮化生

A. 低倍镜下，宫颈鳞状上皮被类似于泌尿道的移行上皮所替代；B. 高倍镜下，细胞核呈卵圆形或梭形，淡染一致，可见核沟；C. 免疫组化染色显示 p16 阴性，D. 免疫组化染色显示 Ki-67 增生指数低

核分裂象（图 12-25），受激素水平影响，其数量随着月经周期变化。月经周期各个时段和绝经后内膜萎缩状态下，HSIL 中的核分裂象总是高于 LSIL。但有两种情况例外：①增生晚期和增生早期的 LSIL 中核分裂象高于萎缩性和分泌期时的 HSIL/CIN2。②增生晚期的 LSIL 中核分裂象数量高于萎缩性和分泌期 HSIL/CIN3。可见在增生期，无论哪种级别的 SIL，还是子宫颈良性病变的鳞状上皮，核分裂象指数都是最高的；对任何级别的 SIL 来讲，在绝经后萎缩状态下，核分裂象是最低的；而在良性的宫颈上皮中，分泌期核分裂象指数是最低的。良性宫颈上皮中不存在非正常的病理性核分裂象，而 HSIL 中常可见病理性核分裂象[25]。在诊断 SIL 时，细胞核的异型性是最主要的标准，只有伴有不典型的细胞核时，核分裂象才有意义。此外，核分裂象所在位置也很重要，良性宫颈上皮中核分裂象通常位于副基底层，而 SIL 时，核分裂象分布广泛，从副基底层至上皮表层。因此，在实际工作中不能仅凭核分裂象数量诊断 SIL，还应注意结合是否出现病理性核分裂象、核分裂象所在位置及细胞的异型性等因素综合考虑[25]。

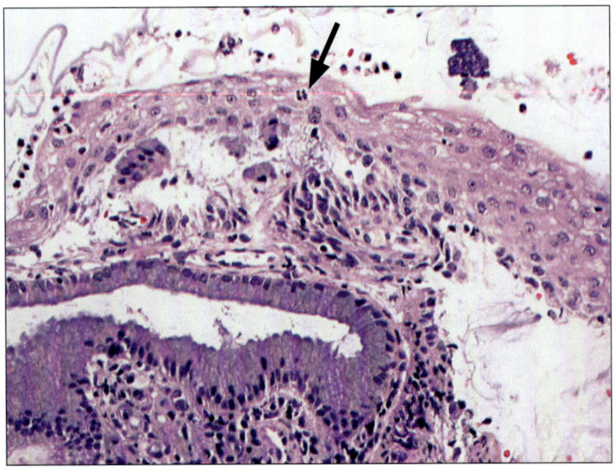

图 12–25 正常宫颈鳞状上皮中的核分裂象（箭头）

7. 浸润性鳞状细胞癌 在小块活检时，常见组织破碎，间质成分少或缺失，在判断是浸润性鳞状

细胞癌还是HSIL时，会有困难。病理医师可以做描述性诊断，如“至少为HSIL，并结合临床情况进一步考虑”（详见本章第二节）。

8. 人工假象的干扰　LEEP及宫颈锥切治疗使组织破碎及电热效应对组织形态的影响也是造成诊断和评价困难的常见因素。首先，标本破碎使我们难以准确评价手术切缘；其次，手术的电热效应严重时会造成细胞形态不清，给SIL诊断和分级带来困难。另外，临床上在宫颈活检前或做阴道镜前，进行醋白试验很常见。这种弱醋酸对宫颈黏膜有一定的固定作用，可影响SIL的判断或误认为有表层成熟现象（图12-26）。以上情况均导致表层的几层细胞胞质呈现嗜酸性特点，此时需与角化型HSIL相鉴别（见前述），诊断困难的病例需结合免疫组化p16染色进行诊断。

9. 放射治疗导致的改变（radiation effect）　盆腔的放射治疗可影响宫颈鳞状上皮和腺上皮。主要表现为细胞核增大，胞质丰富，但核质比较低，胞质常有空泡变性，染色质模糊不清，而肿瘤细胞染色质常粗糙深染，色彩鲜明；放射所致的形态改变的另外一个特点是核分裂象少。可结合临床病史进一步诊断。

10. CIN3样鳞状细胞癌（cervical squamous carcinoma with CIN 3-like pattern）　是浸润性癌的一种特殊表现，很难与CIN3累及腺体病变相鉴别，容易被低诊断[26, 27]。但相对于CIN3累及腺体，CIN3样鳞状细胞癌病变更为广泛，其CIN3样病灶形态不规则，中心常可见坏死或钙化，有时可以出现纤维血管成分，不少病例在周围局灶可见微小浸润灶（图12-27）。鉴别诊断主要以形态学为主，见到浸润灶可明确诊断，未找到浸润灶时，可至少诊断为HSIL/CIN3。

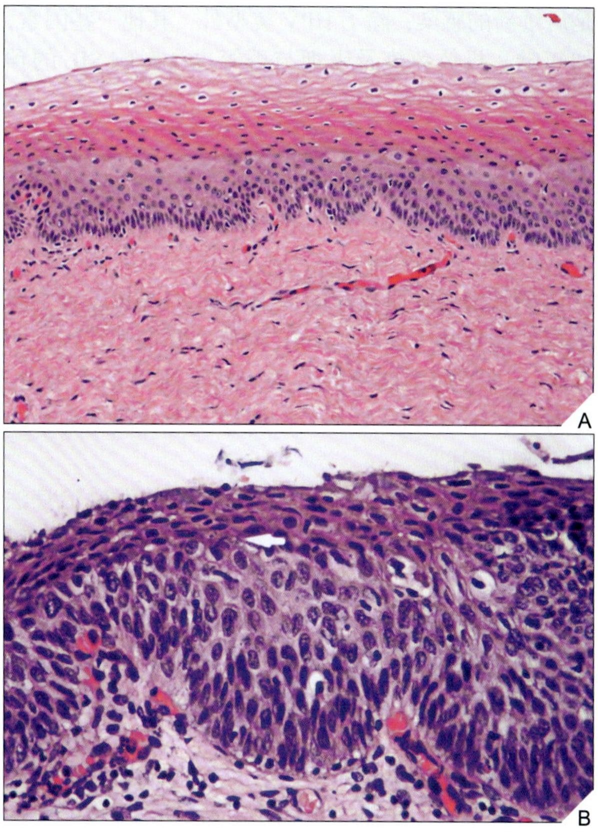

图12-26　醋酸体内固定效应

A. 醋酸使正常宫颈黏膜鳞状上皮的上半部分胞质为淡粉色，有时被误认为过度角化或成熟性表层上皮；B. CIN3病变，表层有5～6层细胞呈不成熟角化样改变，可能会误认为细胞成熟性分化以致低判为CIN2

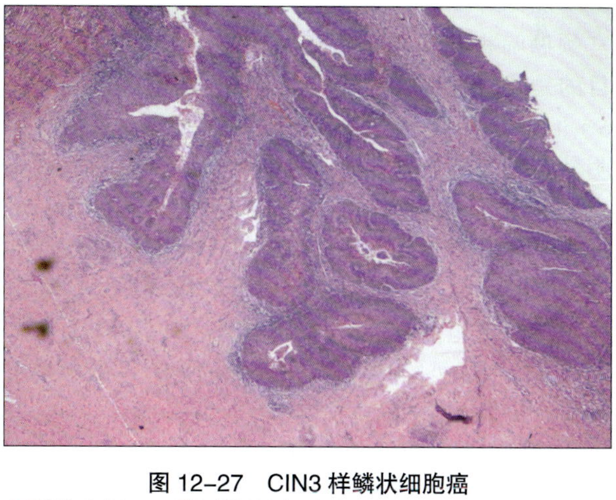

图12-27　CIN3样鳞状细胞癌

宫颈黏膜下可见CIN3累及腺体样病变，但病变较大，中心可见坏死，部分可见含有纤维血管轴心的乳头样结构，周围可见炎症细胞浸润

五、SIL的转归

普遍认为宫颈癌是逐渐形成的，从LSIL至HSIL，而后进展为浸润性癌。但其实并非每个病例都经历上述全部各阶段。估计从SIL进展为癌大约需要10年以上的时间。文献中有关各级别SIL进展或消退的研究结果差异较大，受到研究方法、治疗干预等诸多因素影响，许多研究结果难有代表性。传统上认为：更多CIN1/CIN2会消退，大约10%的CIN1，20% CIN2会进展为CIN3；至少12%的CIN3会进展为浸润癌[28]。目前认为活检诊断为LSIL/CIN1的患者具有很好的预后。80%的LSIL/CIN1是一种可逆性的病变，具有较高的自然消退率，常在1～2年内会自发消退[29]。HPV的类型与SIL的进展具有一定的相关性，伴有高危型HPV，如HPV16型感染的SIL具有更高进展为HSIL及浸润癌的风险，但是不少LSIL伴有高危型HPV感染，有时LSIL中高危型HPV的病毒类型与进展为HSIL中的HPV类型并不一定相同[30]，表明其可能存在混合型感染或

是后续新的感染；除了 HPV 类型外，其他一些因素，如年龄、机体免疫及吸烟与否等也会影响 SIL 的预后，其中年龄因素不可忽视[31-33]。

六、SIL 的治疗

1. SIL 处理原则　对宫颈不同级别 SIL 转归特点的认识是指导临床治疗的理论基础，LSIL 患者主要临床处理为随访观察，HSIL 治疗主要为子宫颈锥切术[31]。LSIL 以定期随访为主，HSIL 则以治疗为主，但对年轻未生育的女性[34]，处理应更加慎重和个体化（详见后述）。

治疗方法包括破坏宫颈组织表面的消融治疗法和去除表面组织的切除法。消融法包括冷冻治疗、激光消融、电灼疗法和冷凝。切除法可以提供组织样本用于病理检查，包括冷刀锥切、LEEP（广义的包括 LEEP 或 LLETZ）、激光锥切和电针锥切。统计资料显示，消融和切除方法在消除 SIL 和减少女性宫颈癌发病风险方面效果相似[35, 36]。对于 SIL，目前还没有可接受的非外科治疗方法，尽管 HPV 治疗性疫苗具有吸引力，可作为单一疗法或与其他免疫疗法联合使用，但目前都处在临床试验阶段，美国食品药品监督管理局（FDA）尚未批准治疗性 HPV 疫苗用于临床[37]。

2016 年 1 月，美国妇产科医师学会（ACOG）宫颈癌筛查和预防实践指南[38]提出，LSIL 的随访目的是及时发现病变进展或高级别病变漏诊。建议 6～12 个月重复细胞学检查和 HPV 检查，两次均为阴性转为常规筛查，任何一项结果异常行阴道镜检查。组织学诊断为 HSIL，可酌情选用切除和消融治疗。但对阴道镜不满意的女性，不能采用消融治疗，应行诊断性切除，以便进行病理学检查，为临床提供更多预后相关的信息。子宫切除一般不作为首选治疗方法。另外除特殊情况外，对 HSIL 一般不采用细胞学和阴道镜的随访观察。

研究显示，SIL 累及腺体与切缘阳性一样具有预后提示价值，广泛累及腺体可能是增加病变浸润和复发的危险因素[20]，但结论尚不统一。总之，不管累及腺体是否为一个疾病复发和疾病残余的危险因素，如果需要再次治疗，国内的权威性观点认为活检显示 SIL 累及腺体并不需要做冷刀锥切[39]，规范的 LEEP 即足够。

2. 特殊人群 SIL 病变的处理　青春期女性（13～20 岁）和年轻女性（35 岁前），HPV 感染多为一过性感染，并且年轻患者自身免疫力强，部分患者在一定时间段内 HPV 可被人体免疫系统所清除，因而发生浸润性癌的风险非常低，SIL 自发性消退的比率非常高[40]，因此对于青春期女性的 LSIL，推荐细胞学随访 1 年。在 12 个月的随访中，仅当细胞学结果≥HSIL 时参考阴道镜结果处理。在 24 个月的随访中，当细胞学结果≥ASC-US 应参考阴道镜。不采用 HPV DNA 检测，因年轻女性性生活活跃，同样存在较高比例的 HPV 感染率，因此 HPV DNA 检测在随访中意义不大[41]。组织学诊断为 HSIL 的年轻女性，若阴道镜满意，治疗或者以 6 个月为间隔，以阴道镜和细胞学随访都是可以的。妊娠期女性是另一组特殊人群。妊娠期间 SIL 发病率与非妊娠期大致相似，但妊娠期 SIL 诊断与治疗的复杂性和高比例的复发和持续有关，因此，妊娠期治疗 SIL 的唯一指征是细胞学或组织学提示为宫颈浸润癌，在妊娠期间发现 HSIL 应每 10～12 周行细胞学及阴道镜取活检，但不建议做宫颈管刮除术，观察有无浸润癌，产后 6～8 周复查，观察病变是否进展，再决定进一步的治疗方案。

3. SIL 切除组织的病理评价应包含的内容和意义

宫颈 LEEP 或锥形切除术因其具有诊断和治疗双重作用，在 SIL 的治疗中应用颇多。治疗性切除宫颈组织的病理诊断中除评价病变级别外，还应包括 SIL 范围，以及是否存在腺体受累及受累腺体在间质中的分布深度、手术切缘均应做细致客观的描述，如切缘受累、未受累及由于组织变形或烧灼假象而无法准确评估等。因为上述这些特征均与治疗效果相关。

切缘阳性被普遍认为是 SIL 持续或复发的一个危险因素。宫颈切除术后切缘阳性的定义：宫颈切除术后切缘可见 SIL、病变距切缘 <1mm 或是在切缘的 1 个高倍镜视野内可见病变[42]。目前对切缘阳性的进一步处理方法尚未达成共识，一般来说，HSIL 外切缘阳性，可进行阴道镜随访；宫颈内或深切缘阳性则需加做宫颈管刮除术或“牛仔帽”LEEP 排除残留病灶或浸润性癌；如果内切缘阳性，同时所做的宫颈管刮除术阴性，可随访。对于围绝经期或绝经后患者，以及重复诊断性切除仍有残留病灶者，可选择子宫切除术[43]。

第二节　宫颈微小浸润癌

对于早期宫颈浸润性癌的命名并不统一，其名称也较为混乱。最初提出的早期浸润性癌的概念是指肉眼不能见到，只能通过显微镜观察到的浸润性癌，并未给予特殊的命名。FIGO 与美国妇科肿瘤学会（Society of Gynecologic Oncologist，SGO）对微小浸润癌（microinvasive carcinoma）定义有所不同，详见表 12-3。

2012 年 LAST 方案则建议采用浅表浸润性鳞状细胞癌（superficial invasive squamous cell carcinoma，SISCCA）来命名这类病变，并指出微小浸润癌容易造成误解，不推荐使用这一名称，LAST 方案给出了浅表浸润性癌的具体诊断标准：①肉眼未见病变；②镜下浸润病变深度≤ 3mm；③镜下病变浸润水平宽度≤ 7mm；④病变已经被完整切除。因此，可以看出国际妇产科及病理学界对于早期宫颈癌的命名及定义并不统一，国内更没有相应的规范。因而，综合 FIGO 分期、SGO 的命名系统及 LAST 方案，这一极为早期的浸润性鳞状细胞癌应定义为浸润深度≤ 3mm，没有血管淋巴管浸润（LVSI）。至于使用哪种名称，应与临床沟通好，采用双方都能理解含义的名称进行诊断。本章节根据目前国内临床及病理诊断的习惯，仍使用微小浸润癌来进行阐述。

【基本病理学形态特征】

通常微小浸润性鳞状细胞癌表面上皮伴有 HSIL/CIN3 病变，并且病变常较大，并可伴有广泛的腺体受累，受累的腺腔范围较深，腺腔内可出现坏死。浸润性病变穿透上皮或腺腔的基底膜浸润到周围间质中，浸润病灶一般较 HSIL/CIN3 分化好，称为“反向成熟”，此时，异型的鳞状细胞胞质呈嗜酸性，细胞核的极向消失，偶尔可以见到角化，浸润灶边界不规整，周围间质可以出现水肿、结缔组织反应及淋巴细胞、浆细胞浸润。

微小浸润癌常见的浸润生长方式有 3 种：芽状、迷芽状和舌状 / 融合性生长方式。其中芽状生长（bud growth）是可以辨认的最早期的浸润方式，表现为在 HSIL/CIN 级病变的基底部肿瘤细胞像出芽一样，突破基底膜，浸润到间质中（图 12-28A）。单灶芽状浸润最多见，大约有 1/3 的病例表现为此种浸润方式，芽状浸润也可以是多灶性的，无论单灶还是多灶，芽状浸润的病灶距离基底膜的最远距离很少超过 1mm，因此，这种浸润病变预后极好。随着浸润深度增加，浸润病变就会逐渐呈现“迷芽状”生长（spray bud growth），表现为多个小的浸润性病灶脱离基底膜像水滴喷洒一样散布在周围间质中（图 12-28B），这种浸润病灶的深度一般也在 1～2mm，很少超过 3mm。如果病变进一步进展，浸润灶增大、变宽，并逐渐相互融合，形成“舌状”生长（tongues growth）（图 12-28C），也称为融合性生长（confluent growth）。不管哪种生长方式，分期仍按照病变大小和浸润深度来定。

【微小浸润癌的测量】

根据 SGO 和 2018 年的 FIGO 分期，微小浸润癌的诊断主要依据浸润的深度，而水平播散的范围（宽度）不再作为分期的指标。对于更新的 FIGO 分期，Zyla 等 [44] 的研究发现，如果将 FIGO Ⅰ期（包括ⅠA 期和ⅠB 期）的病例纳入研究，水平播散的范围 <7mm 的患者，在随访期间无一例复发和死亡，而范围≥ 7mm 的病例 3 年和 5 年的无复发生存率分别为 88.2% 和 87.6%，3 年和 5 年的无病生存率分别为 96.1% 和 94.1%，两组具有显著性差异。但是如果仅分析ⅠA1 和ⅠA2 期（浸润深度 <5mm）的病例，即使水平播散范围≥ 7mm，无一例具有不良的预后，证实 2018 年 FIGO 分期删除水平播散范围的合理性。但有学者认为病理诊断报告中仍应该记录具体的深度及宽度 [45]，为以后的研究奠定基础，因此本文仍论述关于浸润深度和宽度的测量方法。

表 12-3　FIGO（2018）与 SGO 对于早期宫颈癌病变界定标准与命名的比较

	FIGO分期（2018年）	SGO命名
浸润深度 <3mm	ⅠA1	微小浸润癌
浸润深度≥ 3mm，但 < 5mm	ⅠA2	属ⅠB 期，不包括在微小浸润癌中
血管淋巴间隙受累	不影响分期	不属于微小浸润癌范畴
浸润的组织形态	未做限定	融合浸润不属于微小浸润癌

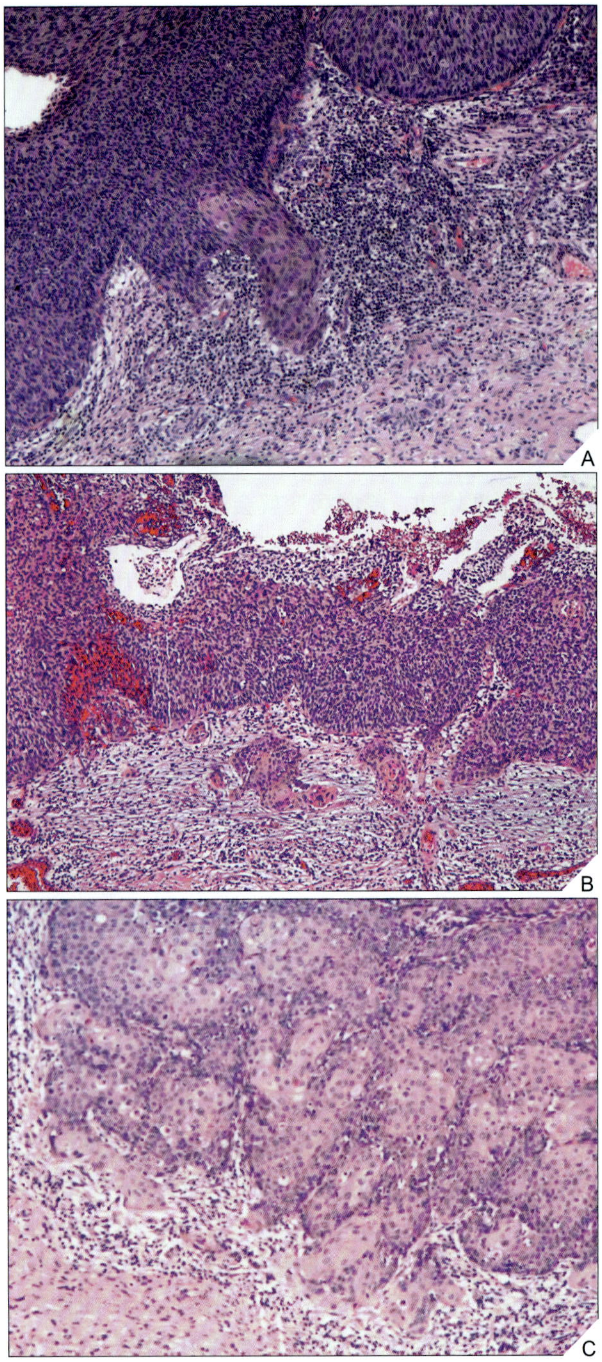

图 12-28　宫颈微小浸润癌

A. 芽状浸润：可见小灶肿瘤细胞突破基底膜，呈芽状分支状浸润；B. 迷芽状浸润：表现为多个小的浸润性病灶脱离基底膜像水滴喷洒一样散布在周围间质中；C. 舌状或融合浸润：数个微小浸润癌的病灶相互融合成舌状浸润间质

1. 浸润深度的测量

（1）如果浸润病灶是从宫颈黏膜表层 HSIL 发生，可采用显微镜测微尺，从 HSIL 的基底膜处开始，向下测量基底膜距离实际浸润病灶最深处之间的垂直距离（图 12-29）。

（2）如果浸润病灶是从由 HSIL 累及的腺体发生的，测量浸润病灶最深处与病变腺体基底膜之间的距离。

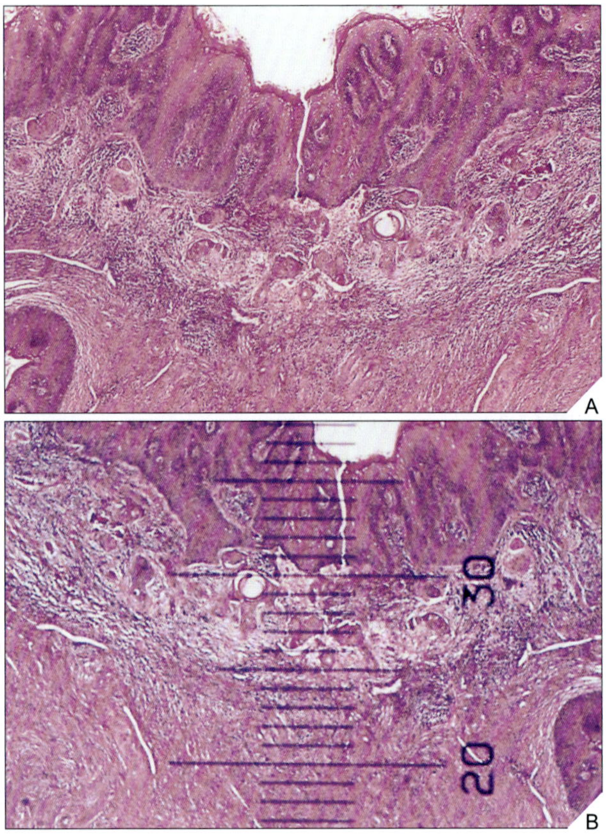

图 12-29　浸润深度的测量

A. 此早期浸润性鳞状细胞癌显示多处浸润灶；B. 从病变的基底膜处开始，向下测量基底膜距离实际浸润病灶最深处之间的垂直距离 .

（3）如果浸润病灶仅出现在 HSIL 累及腺体的周围，并不与表面 HSIL 病变及 HSIL 累及腺体相连接，测量则从距离浸润病灶最近的腺体基底膜到浸润的最深点。

（4）如果浸润病灶的表面上皮没有 HSIL 或是表面上皮糜烂消失，可从正常上皮的基底膜开始测量，或是从糜烂的表层开始测量。

（5）出现多灶微小浸润病变时，应测量浸润病变的最深处。对于多个浸润灶时，深度的测量与单一病灶相同，但应以浸润最深病灶作为此例的浸润深度。

宫颈活检标本中由于取材的局限性，其深度及宽度都不能全面代表真实的情况，通常容易低估浸润的深度。必须强调微小浸润癌是组织病理学诊断，只有在锥切标本及其以上类型的标本中才能做出。

2. 水平播散范围的测量　单一病灶较为简单，从病灶的一侧到另一侧直接测量浸润最宽径即可，对于多灶浸润的病灶，测量较为复杂，可分为三种情况进行计算。

（1）浸润灶与 HSIL 病变上皮相延续（芽状浸润）：分别测量浸润灶的宽度，进行累加得出浸润宽度，此时病灶之间的正常间质成分不计算在内。

（2）既有芽状浸润灶，也有散布的迷芽状浸润灶出现在间质中：测量应该从最边缘一侧的浸润灶开始至另一边缘的浸润灶结束，其中包括浸润癌巢及其正常的间质，有时需两个或以上的低倍视野涵盖（图 12-30）。

（3）浸润灶出现在多张切片上：此时每张切片上的浸润灶都应该分别测量，同时需要测量切片间的距离。其过程相当复杂，因此，有专家指出当浸润病灶出现在 3 张以上（包含 3 张）切片时，其侵犯宽度很有可能已超过 7mm。

3. 体积的测量　有研究显示，对浸润病灶的体积测量，较单纯的深度或宽度测量对预后判断更为精确，当已知切片间的距离时，则可以计算出第三径。有研究将肿瘤体积 350mm^3 和 500mm^3 作为微小浸润癌诊断的上限，在这个体积内，肿瘤极少发生转移[46]。但是体积的测量较为复杂，在常规病理检查中应用较少，多为实验研究。

【淋巴血管间隙浸润的识别】

淋巴血管间隙浸润（lymphovascular space invasion，LVSI）在宫颈早期浸润癌中的意义仍存争议，一些研究显示 LVSI 提示淋巴结转移风险提高或后续子宫切除标本中病变残留增加；但同时浸润深度在 3mm 以下者，现有的材料尚不能肯定 LVSI 是否具有预后意义，因此只有在无 LVSI 时，才能诊断微小浸润癌[47]。FIGO 分期认为，出现血管淋巴管间隙的受累不影响分期，但 SGO 却强调了在微小浸润癌中不能出现血管淋巴管间隙受累。因此在病理诊断中，应关注病变中有无血管淋巴管受累，典型的病变诊断并不困难（图 12-31），值得注意的是不要将一些人工假象误诊为血管淋巴管受累。LVSI 判断的标准：肿瘤细胞巢包裹在血管淋巴管内，肿瘤细胞巢与血管淋巴管形态吻合度好，出现在大血管旁，周围组织无间质反应，但可有炎症细胞聚集。困难时可用免疫组化帮助确定是否为真的 LVSI。常用的抗体有 CD34、CD31、凝血因子Ⅷ和 D2-40，其中 D2-40 是针对淋巴管较为特异的抗体。值得注意的是，LVSI 的评价应主要依赖于对 HE 切片的观察，免疫组化染色仅有一定的辅助作用。受不同抗体识别血管内皮或淋巴管内皮敏感性影响，进行免疫组化染色时，组织再次切片后可能造成小灶的 LVSI 病变的消失或周围血管内皮或淋巴管内皮的消失，因此 IHC 与 HE 对 LVSI 病变评价的符合率并不令人满意[48]。除了有无 LVSI 外，LVSI 病灶的数量也与预后相关，因此，病理医生应对 LVSI 病灶的数量（局灶和广泛）做出评

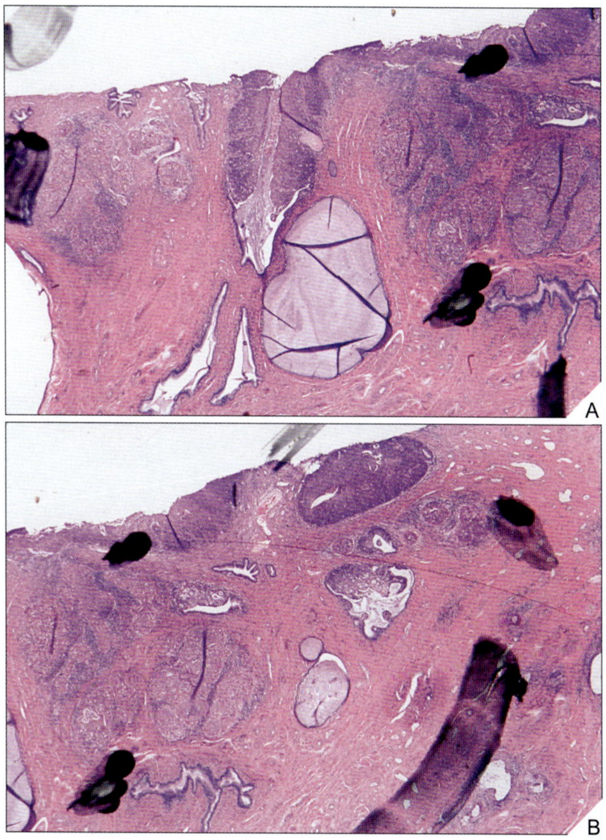

图 12-30　水平播散范围的测量

本图包含两个低倍视野，水平播散范围为从最左侧边缘的浸润灶（墨点标记）至最右侧的浸润灶（墨点标记）之间的宽度，涵盖其中多处的浸润癌巢及其正常的间质（A），中央垂直方向的两个墨点标记之间的距离为浸润深度（B）

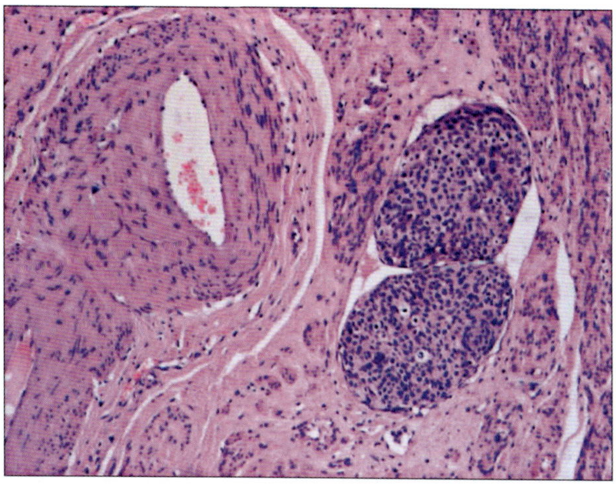

图 12-31　LVSI

癌栓周围可见内皮细胞被覆，癌栓旁常伴有大血管（左侧）

价。尽管对LVSI病灶的数量、局灶和广泛的定义还存争议，目前仍建议采用与子宫内膜癌相同的定义：每张切片小于5个LVSI病灶为局灶性，≥5个LVSI病灶为广泛性[49]。

【鉴别诊断】

一些病变可能难以与微小浸润癌的浸润病灶相辨别，在诊断中应特别注意，不要造成过诊断。

1. 人为原因　包括组织收缩假象和肿瘤性上皮移位。

（1）组织收缩假象：最为常见的是由制片原因造成的，在一些浸润的癌巢周围形成空隙，导致误诊（图12-32）。

（2）肿瘤性上皮移位：麻醉针刺或活检时可能把病变的上皮带入血管或淋巴管内，甚至这些细胞可以有一定的非典型性，很易被当成浸润病灶。但在这种情况下，周围组织中是不会有CIN病变或纤维结缔组织增生反应。由于针刺，该区域血管明显扩张，上皮细胞轮廓不同，针刺常造成表面破坏。如果用免疫组化来证实血管或淋巴管的内皮，在重新切片时，很可能小灶的LVSI被切掉消失或受累的部分区域消失，造成HE切片和免疫组化切片无法对照，因此应该以HE切片为主，同时结合病史加以鉴别。

对于进行过活检或锥切的标本要格外小心，因为这些操作后，可以将一些上皮带入间质中（图12-33），但是在这些病灶周围缺乏纤维化。

2. 炎症性病变　一些慢性炎症性病变可以导致鳞状上皮增生及腺体的鳞状上皮化生，且黏膜内有明显的炎症细胞浸润，此外一些低级别的SIL下方也可伴有明显慢性炎症细胞浸润，这些炎症细胞的浸润使得上皮及化生腺体的基底膜模糊不清，很像微浸润病灶（图12-34），但此时上皮细胞的异型并不明显，炎症周围缺乏促结缔组织增生反应。

3. HSIL/CIN3病变累及腺体　这是与早期浸润癌最为相像的病变，特别是在腺体病变被横切时，且HSIL完全取代腺上皮时，由于难以观察到HSIL/CIN3累及腺体与表层上皮的关系，并且病变的细胞巢呈实性，更易导致误诊（图12-35）。但注意观察，SIL病变累及腺体的实性细胞巢轮廓清晰，边缘光滑，缺乏浸润癌的细胞成熟化表现及间质的改变。此外，有时在表面黏膜下有不规则的舌状突起，周围伴有纤维化，很像浸润间质的病灶，但通过连续切片证实是宫颈黏膜腺体的延伸。

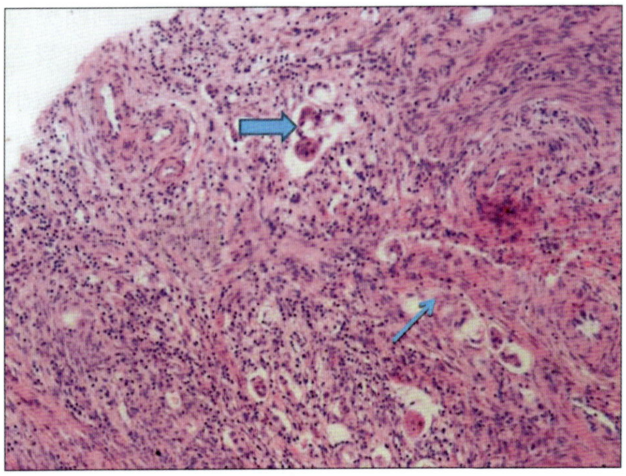

图12-33　肿瘤性上皮移位

锥切手术后子宫颈管壁内可见残留上皮成分（细箭头），并可见异物巨细胞反应（粗箭头）

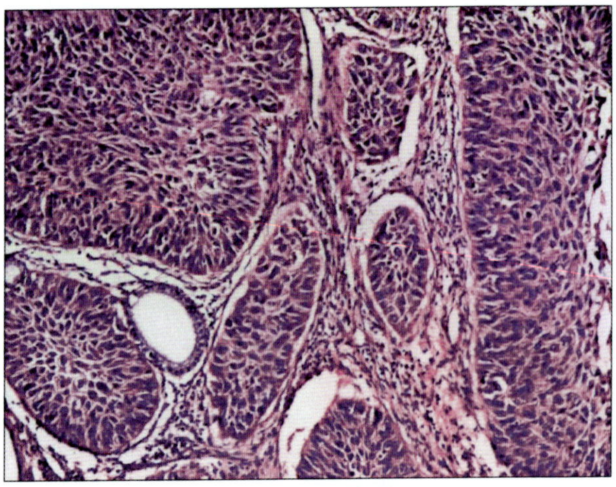

图12-32　人工制片导致的组织收缩假象

浸润性鳞状细胞癌由于人工制片导致浸润癌巢周围出现空隙，形成脉管内癌栓的假象

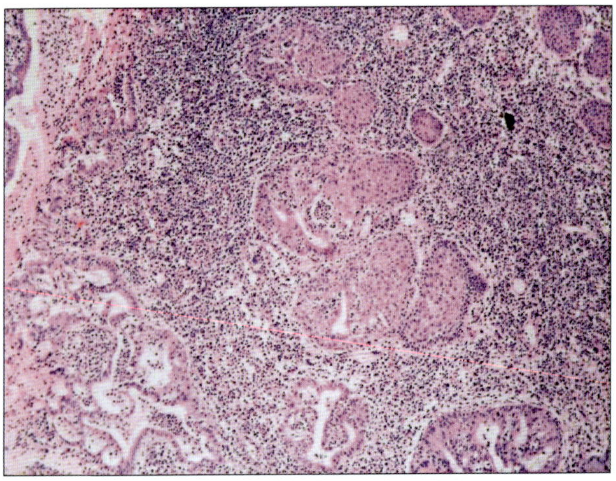

图12-34　宫颈慢性炎伴有腺体鳞状上皮化生

间质内明显的炎症细胞浸润，将腺体结构冲乱，很像浸润癌灶，但注意细胞无明显异型，表层黏膜也无SIL/CIN病变

4. 胎盘部位结节 这是与妊娠相关的中间滋养细胞病变，细胞胞质较丰富，类似上皮细胞，多出现在子宫内膜或输卵管，偶尔可见于宫颈。此时注意，不要将其诊断为浸润病变，注意表面上皮及周围腺体缺乏 HSIL，且胎盘部位结节常伴有玻璃样变，细胞缺乏异型，同时结合临床病史，可以鉴别（图 12-36）。

【预后】

宫颈微小浸润性鳞状细胞癌的预后很好，文献报道，FIGO Ⅰ A1 期患者的 5 年生存率近 99%。影响预后的因素可能与浸润深度及宽度有关。

1. 浸润深度与水平播散范围 浸润深度是微小浸润癌最为重要的预后因素，如果肿瘤的浸润深度 <1mm，几乎没有淋巴结转移，但是大约有 4.4% 的肿瘤中可见血管淋巴管的侵犯。当肿瘤浸润深度 2～3mm 时，其转移的发生率也很低，一般低于 1%，但也有文献报道可以到达 5.3%，而淋巴血管受累的比例则上升至 16.4%。当浸润深度在 3～5mm，其淋巴结转移率就明显上升达到 4%～8%，甚至有的报道可以达到 13%，而淋巴血管间隙受累的比例达到 19.7%[50]

一些研究表明，微小浸润癌的水平范围与深度同等重要，对于具有同样浸润深度的病例，如果浸润宽度 <7mm，淋巴结转移率为 3.4%，如果浸润宽度 >7mm，则淋巴结转移率上升为 9.1%[51]。但目前认为浸润宽度对于预后的影响不明显，这也是在 2018 年 FIGO 分期中，水平播散的范围被从Ⅰ A 期中删除的主要原因[44]。

2. 淋巴管血管受累 在微小浸润癌中 LVSI 的发现是否具有临床意义尚存在争议。合并 LVSI 的微小浸润癌，其发生淋巴结转移的概率为 50%[51]。有研究发现，伴有 LVSI 的微小浸润癌，肿瘤复发率明显增高[52]。也有研究显示，浸润深度在 3mm 以下的微小浸润癌，有 LVSI 的患者其淋巴结转移率上升 10 倍（8.3% vs 0.8%），肿瘤复发率从 8% 增至 15%[53]。这些研究的结果支持 LVSI 是独立的预后因素，因此，SGO 将出现 LVSI 的早期浸润癌排除在微小浸润癌之外。但是，也有研究发现，如果不考虑肿瘤的浸润深度及体积，仅依据是否出现 LVSI 来观察，LVSI 阳性者并不增加淋巴结的转移率，其肿瘤的复发率与 LVSI 阴性者相比并无明显差异，只有那些具有较深浸润深度及较大体积的肿瘤，同时又伴有 LVSI 时，其淋巴结转移率及肿瘤复发率才会上升，表明肿瘤的大小对于预后判断更为重要[50]。

3. 切缘情况 对于宫颈锥形切除标本的切缘状况应该予以关注，如果在锥切标本中，其切缘有 HSIL 或是有浸润癌病灶，那么在随后子宫全切的标本中，发现浸润癌的比例可高达 70%，如果锥切标本的切缘阴性（浸润癌成分距离切缘 >1mm），则其后子宫切除标本中发现浸润性癌的概率就要低很多，仅为 5% 左右[54]。

4. 肿瘤的分化 一般情况下，分化差的肿瘤预后不良，但是目前尚未发现肿瘤的分化程度与微小浸润癌预后的关联性。

【生物学标记】

近年来，对于鳞状上皮内病变有多个免疫组化的指标应用于组织学诊断，如 p16、Ki-67、ProEx C、p53、pRb、hTERC 及 HPV 的多种检测方法。其

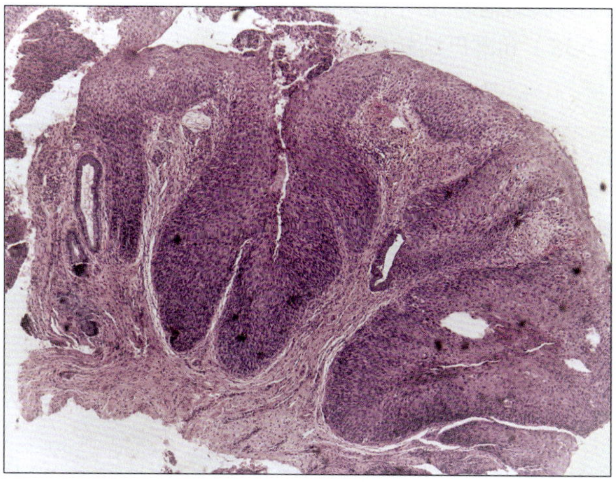

图 12-35 HSIL 累及腺体

部分呈现实性巢团，缺乏柱状上皮，易与浸润癌相混淆

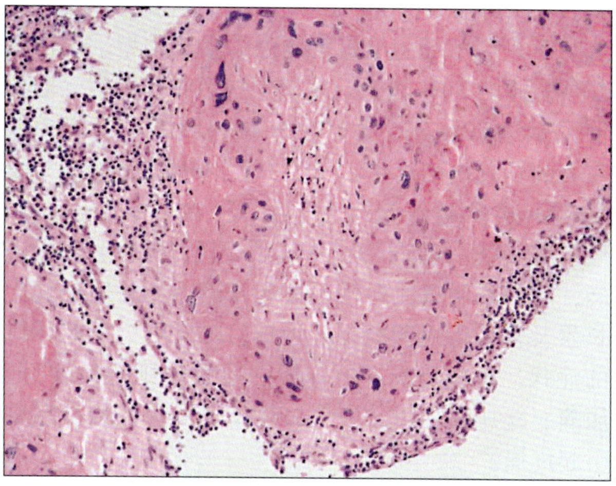

图 12-36 胎盘部位结节

间质伴有玻璃样变，其间可见绒毛膜型中间滋养细胞，细胞无异型

中最重要的是 p16 和 Ki-67。但这些标志物不能用于 HSIL/CIN3 与微小浸润性癌的区别。有研究发现，CK7 表达阳性的 LSIL 进展为 HSIL 的比例增加[55]。SOX2 是一种转录因子，在组织发育和细胞分化中具有重要作用。SOX2 在 CIN3 中表达上调可能增加浸润癌的风险[56，57]。

【治疗】

由于微小浸润癌与浸润癌的预后不同，对于其治疗一直存在争议，但较为一致的意见是激光或冷冻等治疗方式不适合疑为有早期浸润的病变，因为这些治疗会导致组织结构的破坏，难以评估浸润病变的深度和范围。很长时间内，微小浸润癌的经典治疗方案是行全子宫切除术。然而，在微小浸润癌中尚未发现子宫或附件的转移，以前所推崇的方案可能导致过治疗。因此，近年提出对于无妊娠需求，且伴有 LVSI 等高复发风险的病例，仍可采用子宫全切术，但对于有妊娠需求，浸润深度小于 3mm，且没有 LVSI 的肿瘤，可采用锥切治疗[58]。如果手术切缘含有 CIN 或浸润性病变，可重复锥切。然而，无论是Ⅰ A1 期还是Ⅰ A2 期病变，如果出现 LVSI，根治性子宫切除术加盆腔淋巴结清扫术可能更为安全。如果淋巴结没有转移，则无须进一步治疗，如果出现淋巴结转移，则需辅以其他治疗如盆腔内放疗等。

第三节 浸润性鳞状细胞癌

依据肿瘤发生机制，宫颈浸润性鳞状细胞癌（invasive squamous cell carcinoma）也分为 HPV 相关型（HPV-associated，HPVA）和 HPV 非依赖性（HPV independent，HPVI）。当无法确定与 HPV 的关系时，可诊断为非特殊类型鳞状细胞癌。其中大于 95% 以上的病例为 HPVA，不足 5% 为 HPVI，所谓非特殊类型是指没有进行 p16 免疫组化染色或 HPV 检测的病例，三种类型在形态学上没有明显差异。对于 HPVI 鳞状细胞癌的诊断，必须使用最敏感的检测手段排除 HPV 感染后才能得出。

浸润性鳞状细胞癌病理学特征

宫颈鳞状细胞癌是宫颈癌的主要类型，约占全部宫颈癌的 80% 以上，发展中国家鳞状细胞癌的比例可以达 90%。高发年龄为 40～55 岁，只有 30% 左右的宫颈癌初诊年龄 <35 岁。诊断时约 50% 为Ⅰ期癌，其中又约 15% 为Ⅰ A1 期（微小 / 浅表浸润癌）。宫颈癌早期可以没有临床表现；随着肿瘤的进展，常出现阴道接触性出血和排液；当肿瘤浸润生长累及宫旁组织和周围邻近器官时，则会引起相应的症状，如累及或压迫输尿管或膀胱则导致血尿、尿痛、输尿管梗阻的表现；肿瘤累及盆腔的神经则引起疼痛。

【大体病理学】

宫颈鳞状细胞癌早期可以表现为宫颈黏膜粗糙、隆起、红色颗粒样外观，阴道镜下有时与宫颈糜烂难以鉴别。进展期肿瘤因肿瘤的原发部位、生长方式和坏死情况而表现有所不同。多数鳞状细胞癌表现为宫颈口红色、质脆、外生性生长的新生肿物（图 12-37），有时可累及阴道穹，也可表现为浸润性生长方式，在宫颈壁弥漫生长，开始时见不到明确的肿块，直至表面正常上皮脱失，其下的肿瘤才形成大体可见的肿块。少数情况下，肿瘤完全在宫颈管壁内浸润性生长，导致宫颈管变硬、变粗，形成“桶状宫颈”，而表面黏膜改变轻微，肉眼难以判断有无肿瘤，此种生长方式也被称为内生性生长。无论何种生长方式，均可因肿瘤坏死而形成溃疡。宫颈鳞状细胞癌晚期则以浸润宫旁组织、邻近器官（图 12-38）和淋巴结转移为主。

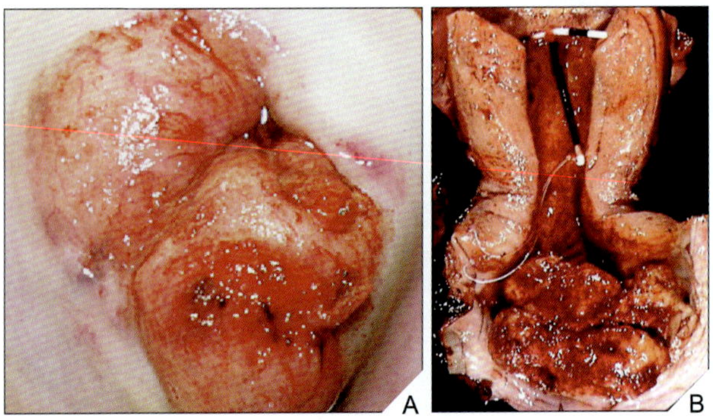

图 12-37 宫颈浸润性鳞状细胞癌

A. 在宫颈口可见肿瘤结节；B. 肿瘤向内生长造成宫颈管扩张，中心有出血坏死

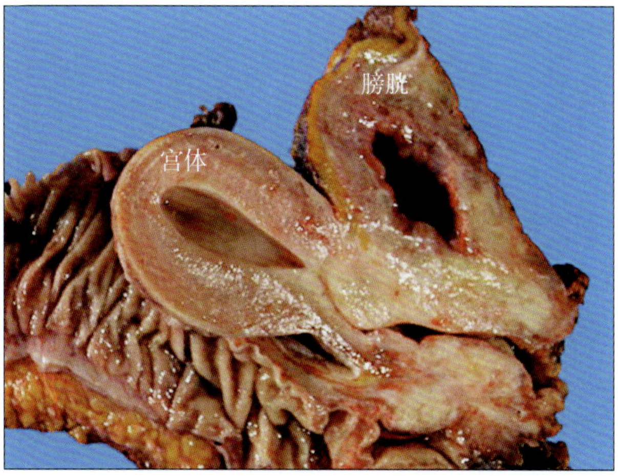

图 12-38　弥漫浸润性宫颈鳞状细胞癌

宫颈管壁明显增厚，颈管表面并未见明确的肿瘤结节，但肿瘤向膀胱、阴道和直肠明显浸润

【组织病理学】

两种类型的宫颈鳞状细胞癌在组织学类型上略有差异，HPVA 鳞状细胞癌更多的是非角化型，而 HPVI 鳞状细胞癌更多见为角化型，当然两种类型也可以呈现出其他组织学表现，因此，并不能单用 HE 染色片来判断其发病机制。区分是否与 HPV 相关，需要经过高敏感的 HPV 检测（DNA 或 mRNA）技术。正因为两型鳞状细胞癌在组织病理学表现具有一定交叉性，本章节仍以组织病理学形态描述各个亚型的镜下特征。

1. 角化型鳞状细胞癌（keratinizing squamous cell carcinoma）需出现角化珠。角化珠是指由复层鳞状上皮围成的类圆形漩涡状结构，中心为无细胞的角化巢（图 12-39）。需要强调的是有角化并不代表分化成熟或良好。肿瘤细胞通常较大，胞质丰富，嗜酸性，细胞核可以很大，也可以呈梭形，核分裂象少见。细胞间桥明显，细胞连接紧密，常可见单个细胞角化。此型肿瘤在实际工作中很少遇见。

2. 非角化型鳞状细胞癌（non-keratinizing squamous cell carcinoma）是宫颈鳞状细胞癌中最多见的组织学类型，肿瘤细胞具有鳞状上皮细胞的特征，呈多角形，边界清晰，有时可见细胞间桥，胞质较丰富，但不出现角化珠，细胞核异型程度不等，核分裂象可多可少（图 12-40）。肿瘤部分区域分化较好，类似于宫颈被覆的鳞状上皮，部分区域则可分化不成熟，鳞状上皮细胞分化的特征不显著，细胞呈卵圆形，边界不清呈合体样。

3. 基底细胞样鳞状细胞癌（basaloid squamous cell carcinoma）由小的、类似 CIN Ⅲ级的基底样细胞构成，细胞形态较一致，呈卵圆形，胞质稀少，细胞核深染，核分裂象多见（图 12-41），局部可偶见鳞状上皮分化或单细胞角化，但是没有角化珠形成。肿瘤细胞呈片状或巢状分布，常伴有坏死。偶尔呈现 HSIL 样的生长方式，特别像 HSIL 累及腺体，易误诊为 HSIL 或微浸润癌。

在实际工作中，许多病理医生仍习惯评价鳞状细胞癌的分化程度，国内通常采用高、中、低分化，但鳞状细胞癌分化在提示预后方面意义并不大，因此本书对如何判断鳞状细胞癌分化不做介绍。

4. 疣状癌（verrucous carcinoma）是一种高分化的鳞状细胞癌，好发于老年女性，多见于下生殖道及外阴，偶可发生在宫颈。肿瘤生长较缓慢，与

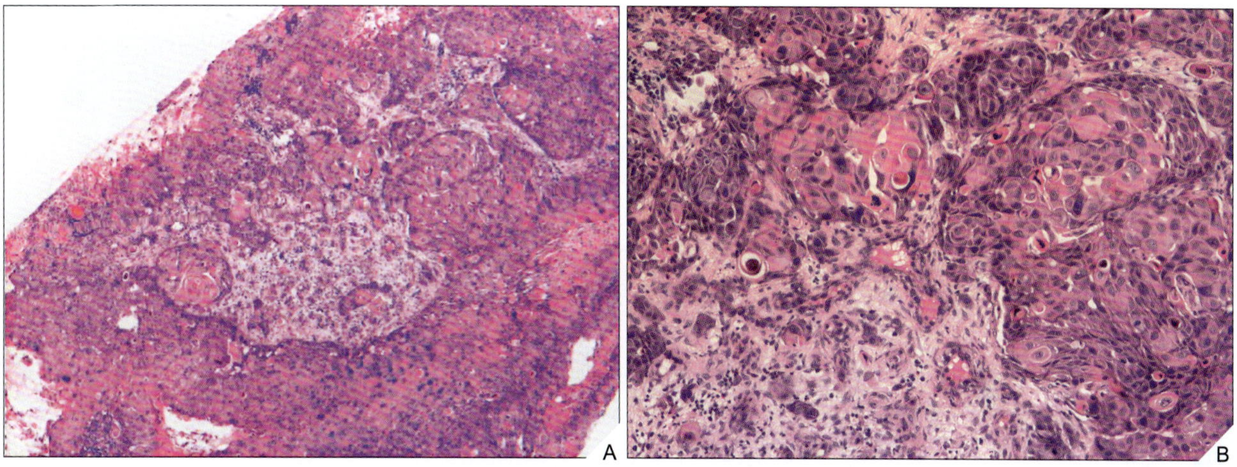

图 12-39　角化型鳞状细胞癌

A. 肿瘤细胞呈巢状于间质中浸润生长，低倍观，部分细胞巢中心有角化改变；B. 高倍观，肿瘤细胞具有鳞状上皮细胞的特征，细胞呈多角形，胞质较丰富，角化珠更加清晰

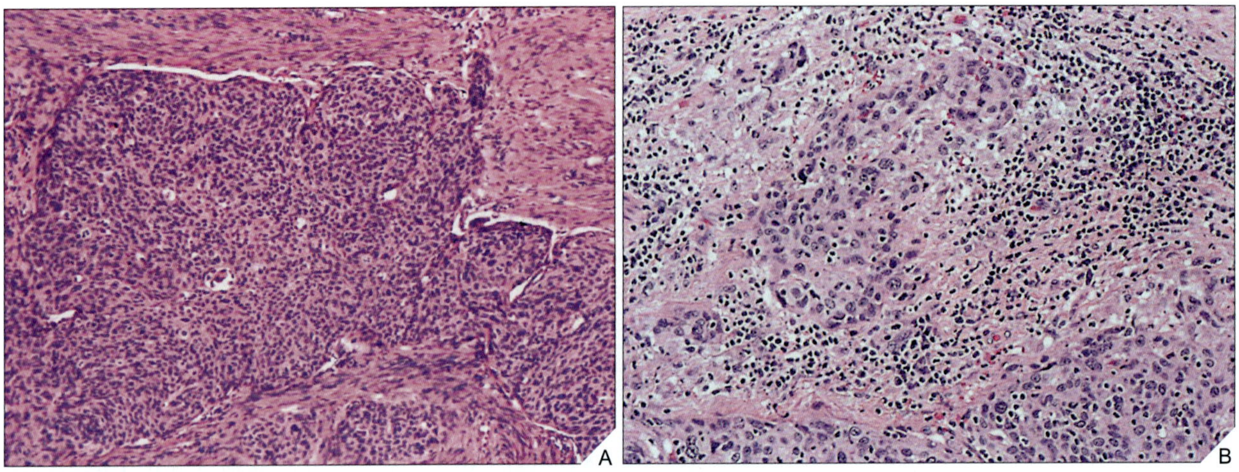

图 12-40 非角化型鳞状细胞癌

A. 肿瘤细胞呈巢状分布，此图显示分化差的区域，分化明显低于典型的角化型鳞状细胞癌，肿瘤细胞边界不清呈合体样；B. 相对分化好的区域，具有鳞状上皮细胞分化的特征，胞质丰富，嗜酸性，但通常看不到角珠形成

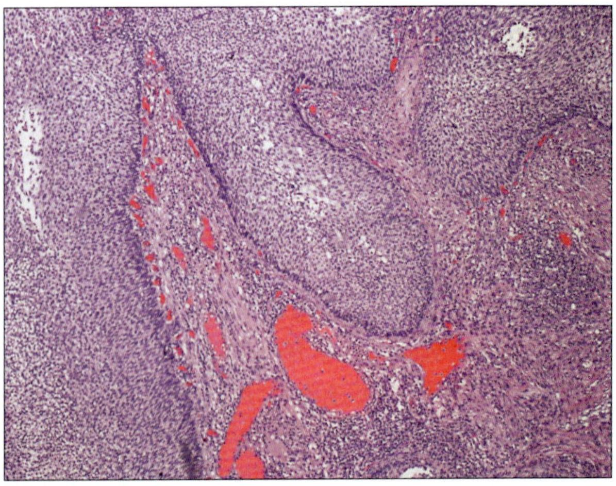

图 12-41 基底细胞样鳞状细胞癌

肿瘤由小的基底样细胞构成，细胞形态较一致，呈短梭形及卵圆形，胞质稀少，细胞核深染，核分裂象多见

HPV 相关，多数可检测到低危或高危 HPV DNA。大体上，肿瘤呈外生乳头状结构。在显微镜下，肿瘤由粗大乳头构成，但乳头通常没有纤维血管轴心，表面被覆分化很好的角化型鳞状上皮，细胞胞质丰富，与正常鳞状上皮相似，看不到挖空细胞。肿瘤以推进方式向下浸润间质，但不形成孤立的癌细胞巢（图 12-42）。活检时由于其缺乏典型的挖空细胞及纤维血管轴心，与乳头状瘤及尖锐湿疣鉴别并不困难。加之完整切除后，在基底部可以观察到特征性推进式间质浸润，有助于诊断。疣状癌预后很好，很少出现转移，故全子宫切除即可，无须进行淋巴结清扫，因此，应注意与普通的角化型鳞状细胞癌相鉴别，后者细胞核的异型更为明显，且常呈现蟹爪状浸润性生长。

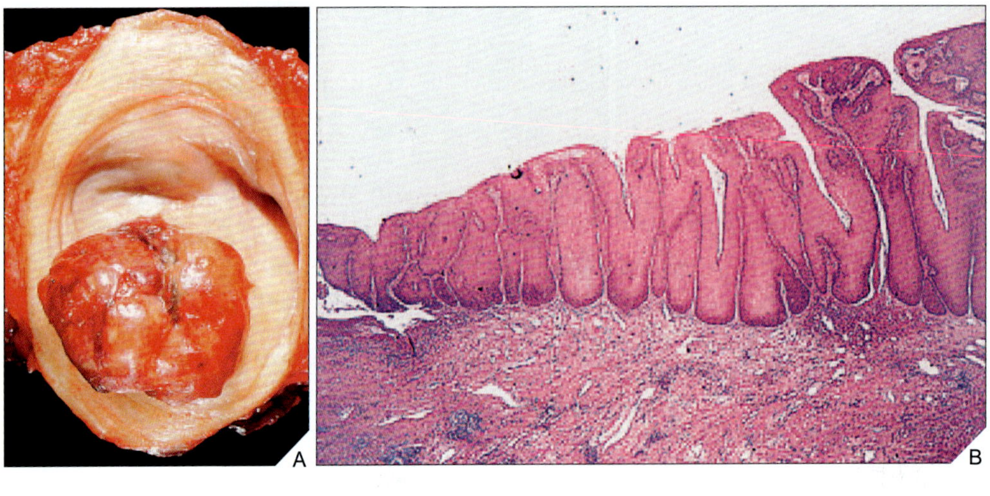

图 12-42 疣状癌

A. 大体观，肿瘤呈菜花状肿物；B. 显微镜下，肿瘤被覆鳞状细胞分化好，基底部可见推挤式的浸润

5. 湿疣状癌（warty or condylomatous carcinoma）是鳞状细胞癌的一种变异亚型。肉眼及低倍镜下类似湿疣或是外阴的鲍样丘疹病，在显微镜下有明显的挖空细胞出现，但是可见浸润性病变，浸润病灶中可以出现角化。这一型肿瘤与高危HPV感染相关，而与p53突变无关，因而，免疫组化染色p16常呈阳性，而p53呈现野生性表达（图12-43）。此类肿瘤更多见于外阴，较少发生在宫颈，诊断时注意与尖锐湿疣相鉴别。

6. 乳头状鳞状细胞癌（papillary squamous carcinoma）好发于生育后期及绝经后女性，通常表现为宫颈大的外生性肿物，发现时多为临床Ⅱ期或更高分期。在显微镜下，肿瘤可由粗大或纤细的乳头组成，乳头中心为纤维血管轴心，表面被覆类似HISL的异型鳞状上皮，核分裂象多见（图12-44），肿瘤基底部有时可见肿瘤侵犯间质，有时并不能找到明确的间质浸润。如果临床具有肉眼可见的肿块，即使没有间质浸润，也可以诊断，即乳头状鳞状细胞癌可以没有间质浸润。

肿瘤有移行细胞分化时，形态与发生于尿路上皮的移行细胞癌非常相似，过去被称为乳头状鳞状移行细胞癌。肿瘤免疫组化染色显示CK7阳性，CK20阴性，p63、p16常阳性，urplakin Ⅲ多阴性，可以检测到HPV16DNA，表明这一肿瘤只是组织形态类似尿路上皮，而其免疫表型与真正的尿路上皮并不相同，目前乳头状鳞状移行细胞癌一词已被摒弃[59]。

此种组织类型主要与疣状癌、湿疣状癌相鉴别：这些肿瘤都呈乳头状生长，但疣状癌的细胞分化特别好，近似良性，表面角化层厚，且其乳头粗大没有纤维血管轴心；湿疣状癌有明显的HPV感染的特征，即出现明显的挖空细胞，而乳头状鳞状细胞癌没有这些特征。

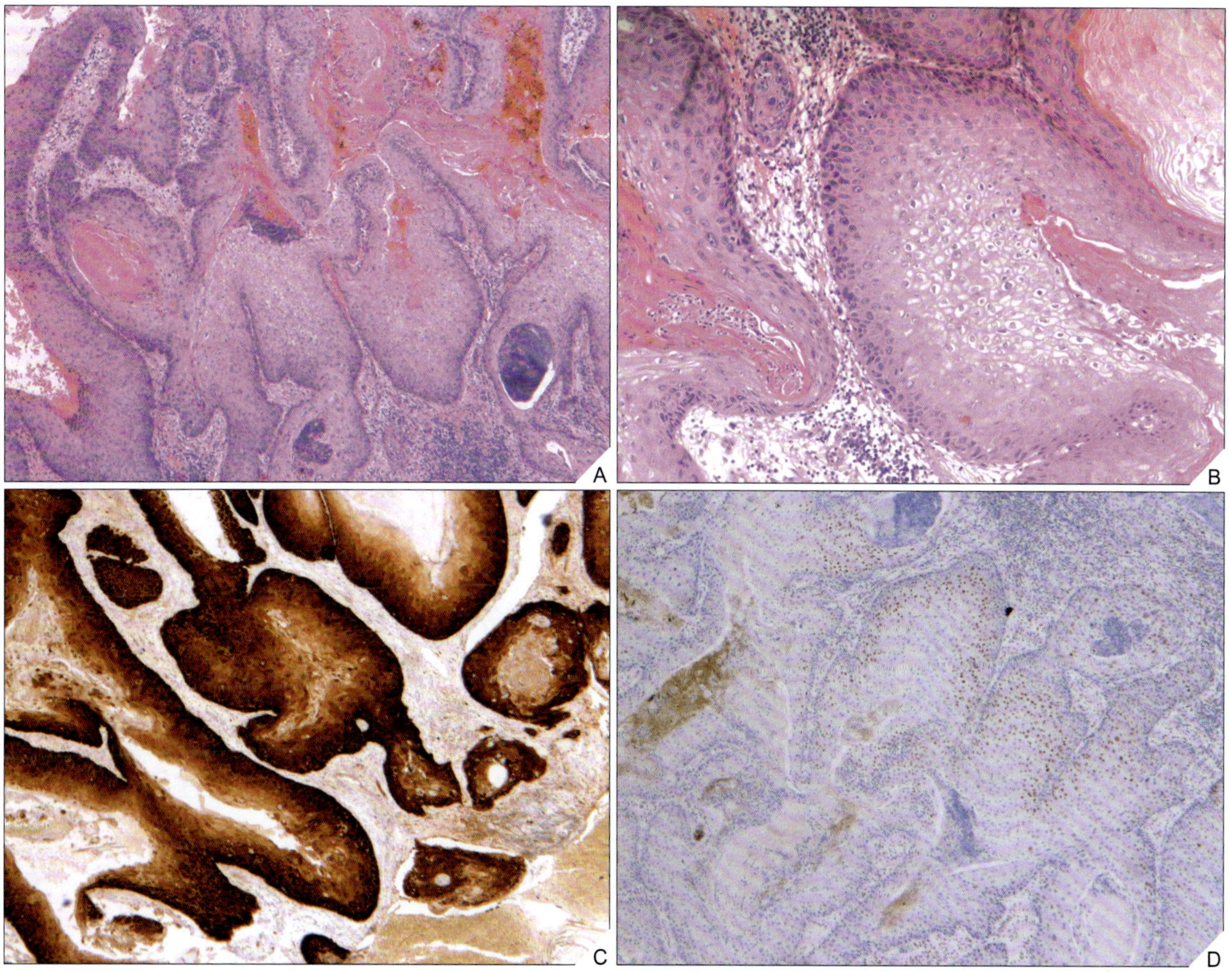

图12-43　湿疣状癌

A. 低倍镜下肿瘤呈现乳头状生长，被覆异型鳞状上皮，基底可见浸润性病灶；B. 高倍镜下，异型增生的鳞状上皮中可见挖空细胞，上皮巢中可见角栓形成。C. 免疫组化染色显示p16弥漫阳性；D. 免疫组化染色显示p53呈现散在阳性（野生型表达）

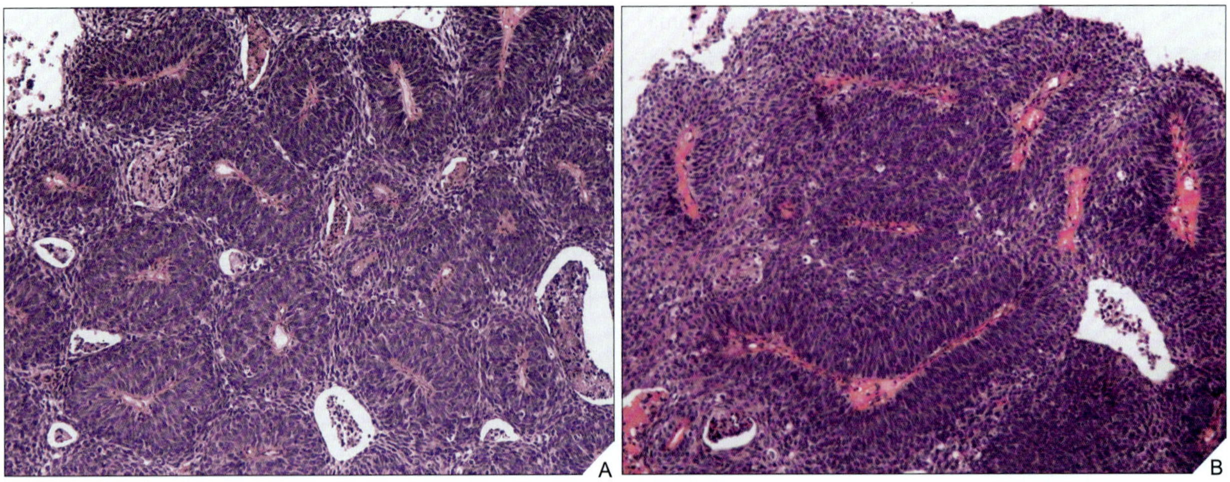

图 12-44　乳头状鳞状细胞癌

A. 肿瘤由粗细不等的乳头组成，乳头中心为纤维血管轴心；B. 中倍镜下，表面被覆异型增生的鳞状上皮，细胞缺乏成熟与分化

7. 淋巴上皮瘤样癌（lymphoepithelioma-like carcinoma）属于少见类型，临床表现和大体改变与普通型鳞状细胞癌无差别。肿瘤的组织形态与发生在鼻咽部的淋巴上皮瘤样癌非常相似，肿瘤细胞大小较一致，核呈空泡状，可见核分裂象，胞质淡染，散在或成小簇状分布于丰富的淋巴组织中（图 12-45）。这类肿瘤与 EBV 感染的关系在文献中存在矛盾，更多的证据表明该类型肿瘤与 EBV 感染无关。

8. 肉瘤样癌（sarcomatoid carcinoma）常见于肺部、消化道等，但罕见于宫颈。这一类型并未被列入 WHO 妇科肿瘤分类中，最先由 Kurman 报道，肿瘤具有梭形肉瘤样成分及鳞状细胞癌特征，分化较好或中分化的鳞状细胞癌成分常位于宫颈肿瘤的表层，肉瘤样成分以梭形为主，可伴有多形细胞成分，细胞分化差（图 12-46）。这些肉瘤样成分也表达 p40 等鳞状上皮细胞标志物。已有文献报道显示，大部分病例与 HPV 感染相关[60, 61]，预后较普通型鳞状细胞癌差，诊断时注意与恶性米勒管混合瘤相鉴别，后者更多见于子宫体，除肉瘤样成分外，常可见米勒管上皮分化的腺癌成分。

9. HPV 非依赖性鳞状细胞癌（HPV independent squamous cell carcinoma，HPVI SCC）是指经过高敏感的 HPV 检测（DNA 或 mRNA）技术，未能在肿瘤中检测到 HPV 成分。HPVI SCC 在宫颈较为罕见，文献报道仅占宫颈鳞状细胞癌的 2%[62]，与 HPVA SCC 相比较，HPVI SCC 的发病年龄更大（中位发病年龄为 72 岁 vs 49 岁），诊断时更多的为临床晚期（Ⅲ期或Ⅳ期），病理形态上既可以是角化型（图 12-47），

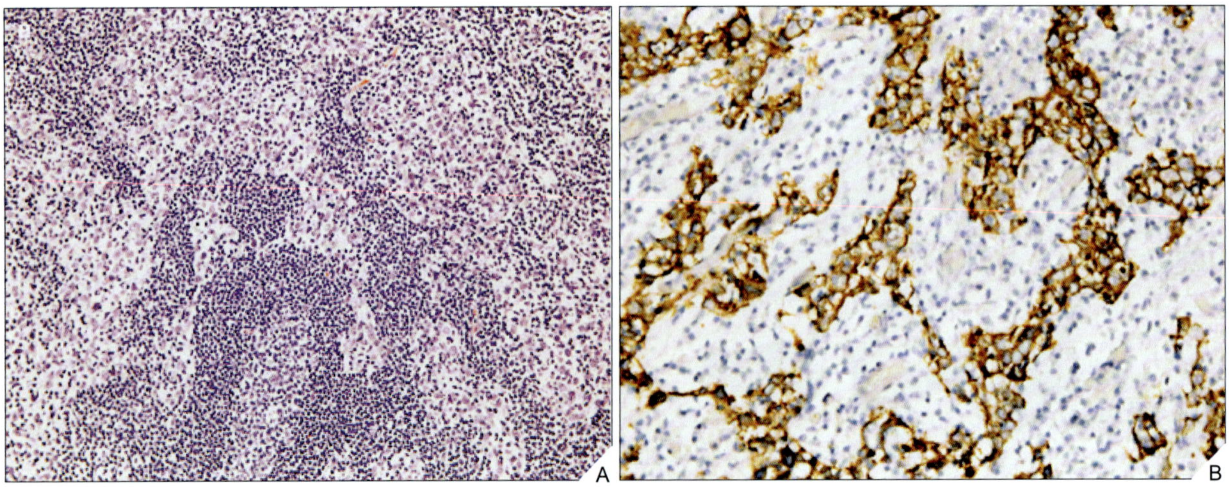

图 12-45　淋巴上皮瘤样癌

A. 肿瘤细胞间见有丰富的淋巴细胞；B. 免疫组化显示肿瘤细胞角蛋白阳性

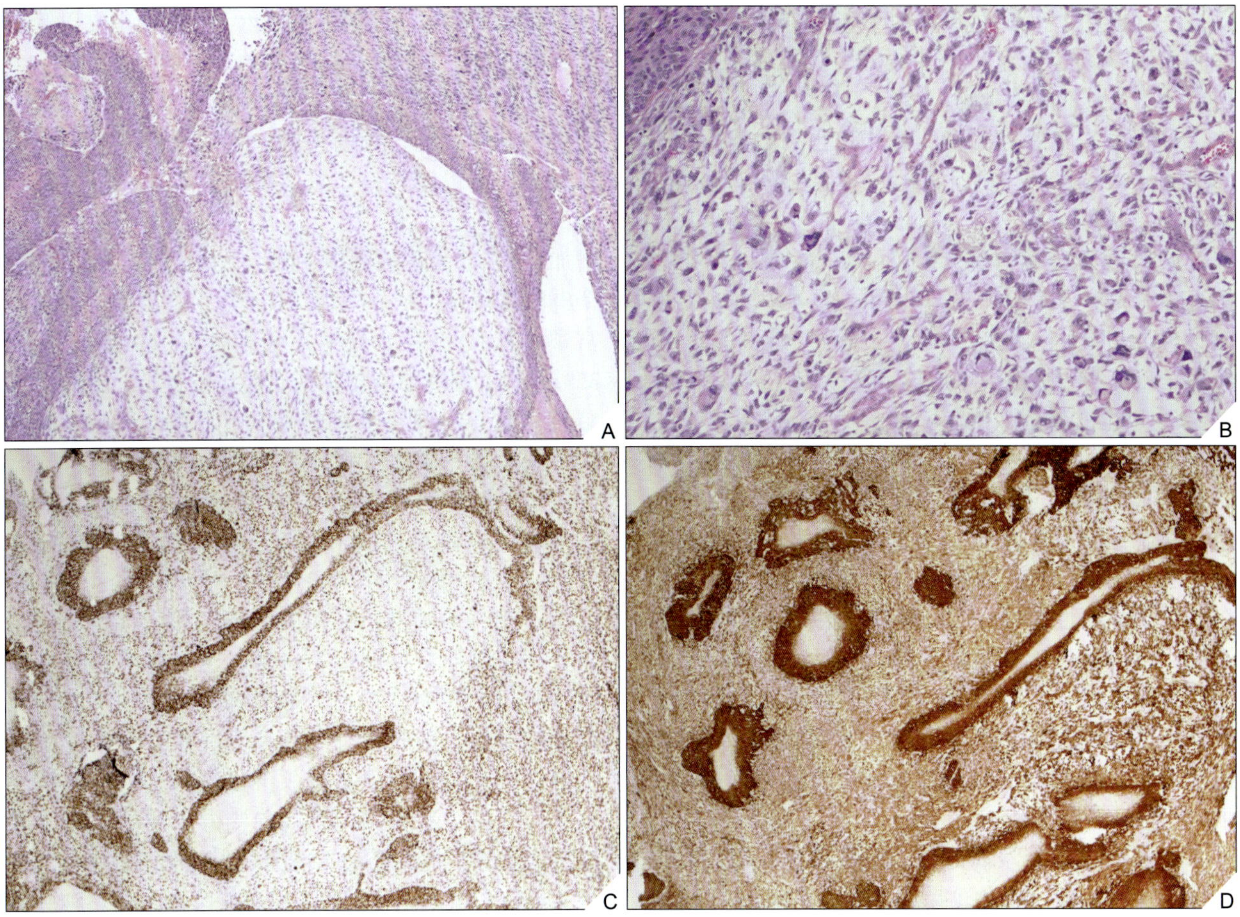

图 12-46　宫颈肉瘤样癌

A. 低倍镜下见鳞癌和肉瘤样癌成分；B. 肉瘤样成分以梭形细胞为主，也有肿瘤巨细胞；C. p40 在两种成分中都呈阳性表达；D.p16 显示大片弥漫阳性

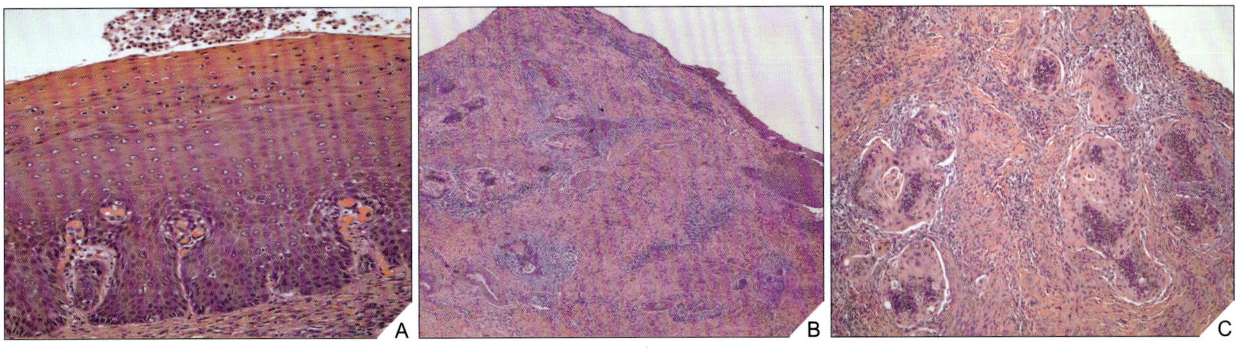

图 12-47　HPVI SCC

A. 宫颈表面正常上皮；B. 浸润性生长明显；C. 高倍镜下，呈现典型的角化型鳞状细胞癌表现

也可以是非角化型，免疫组化染色显示 p16 大多为非大片块状表达，部分病例可以呈现 p53 的异常表达（全阴性或过表达）。需要强调的是，在 HPV 检测方法中，用于筛查的 HPV PCR 方法不适用组织病理标本中 HPV 的检测，并且由于 DNA 原位杂交不敏感，建议采用 RNA 原位杂交（RNAscope）。国内这一方法尚未普及，不必强求。当形态学吻合，p16 斑片状阳性，但没有 HPV 结果时，可在备注里说明提示即可。

【预后相关因素】

宫颈癌在诊断时的临床分期仍是最重要的预后影响因素。统计资料显示，Ⅱ期患者 5 年生存率为

70%，而Ⅲ期5年生存率仅为30%～35%。其他预后相关因素还包括年龄、肿瘤大小、浸润深度、淋巴道和血道浸润和播散等。

1. 年龄　宫颈癌的发病有年轻化的趋势，但不同研究小组对35岁以上和以下年龄组宫颈癌患者预后分析结果不完全一致。Jennings等[63]研究结果表明，两组间无显著性差异。而kokawa对一组4975例（其中441例年龄在35岁以下）日本女性宫颈癌的材料分析显示，年轻女性预后优于年龄大的女性，特别是在Ⅲ期的患者，35岁以下女性5年生存率几乎是35岁以上女性的2倍[64]。

2. 病理组织学类型与分级　虽然浸润性宫颈鳞状细胞癌具有上述的病理组织学类型及分级系统，但其在临床预后中的意义一直存在争议。近年来研究显示，不同组织类型的宫颈鳞状细胞癌之间的生存率并无显著性差异，而只少部分不伴有HPV感染及SIL的角化型鳞状细胞癌预后差。由于缺少标准化的指标及肿瘤存在着异质性，文献中有关病理学特征与预后相关性的研究，结论差异性很大。总之，病理组织学类型及分级或肿瘤分化程度与宫颈鳞状细胞癌预后的相关性不大。

3. 肿瘤体积及浸润深度　很多研究表明，肿瘤大小是一个比较重要的预后因素，一组对1178例单纯放射治疗的宫颈癌资料的分析表明，肿瘤长径小于3cm时，ⅠB期肿瘤治疗失败率为6%，肿瘤长径3～5cm，治疗失败率为15%，当肿瘤长径超过5cm，治疗失败率为30%[65]。在大多数研究中肿瘤的大小是根据其二维直径来确定的，也有研究者制订了详尽的测量方法，但因方法复杂，并不实用。近年来，随着影像学技术的发展，应用图像技术测量肿瘤体积要比病理组织学观察更为准确和方便，在手术前即能获得较为精确的肿瘤三维体积，可以更好地指导临床医师确定治疗方案。

肿瘤浸润深度是病理医生在手术标本中最容易获得的数据，且浸润深度通常与肿瘤体积呈正相关，实际上间接地反映肿瘤的体积。研究显示，在ⅠB期和Ⅱ期宫颈癌患者中，如果淋巴结阴性，则肿瘤侵犯的深度是一个独立的预后指标。

4. 血管淋巴管受累　淋巴道的播散是宫颈癌的主要转移途径，LVSI是肿瘤侵袭周围组织的早期征象，若已存在淋巴结转移，则提示肿瘤具有更强的侵袭性，预后不良。因此在无淋巴结受累情况下，血管淋巴管受累是重要的预后因素。早期的研究因无法很好地将血管淋巴管进行区分，因此将两者并入一组进行分析，目前可用识别淋巴管内皮的抗体（D2-40）来区分。近期研究提示，肿瘤周围淋巴管密度和淋巴管受累与淋巴结转移关系密切[66]。

5. 淋巴结转移　淋巴结转移是预后差的指标，无淋巴结转移的宫颈癌患者，5年总生存率为91%，如果存在淋巴结转移该数值降至67%[67]；淋巴结转移的数目与预后密切相关，随着受累淋巴结数量的增加，5年生存率在逐渐下降：无淋巴结转移、1～2个淋巴结转移、3～9个及10个以上淋巴结转移的子宫颈癌患者，5年生存率分别为91%、69%、58%和35%[67]。宫颈淋巴结转移的通路比较复杂，通常淋巴结转移首先出现在子宫颈旁、子宫旁淋巴结，进一步可到达闭孔肌淋巴结、髂内淋巴结和髂外淋巴结，再发展可转移到髂总动脉淋巴结和主动脉旁淋巴结。当前有关宫颈癌前哨淋巴结的研究结果并不一致。有研究以肿瘤大小作为参考值，显示肿瘤直径不超过2cm组，前哨淋巴结检查敏感度和阴性预测值均显著高于肿瘤直径超过2cm组，这种观点得到许多的认可，对肿瘤体积小、早期癌采用前哨淋巴结检查比较可靠。同时也有学者反对在宫颈癌中应用前哨淋巴结检查，理由是宫颈淋巴结转移的通路比较复杂，存在一些旁路，因此前哨淋巴结的状态不能真实地反映其他淋巴结的情况，当前哨淋巴结（宫颈旁和子宫旁淋巴结）阴性时，可能已存在髂总动脉旁淋巴结转移。此外，还有些研究对组织学检查淋巴结阴性的标本，采用分子生物学及免疫组织化学染色方法，检测HPV及细胞角蛋白，期待能识别微小的转移灶，但对这些微小转移灶的预后意义尚缺乏统一认识[68, 69]。

6. 切缘情况　对于宫颈癌中子宫切除标本的切缘情况与预后的关系尚有争议。一些研究认为，切缘阳性与局部复发有关，在ⅠB～ⅡA期肿瘤行根治性子宫切除后，宫旁组织切缘阳性（2023NCCN切缘阴性定义为肿瘤距切缘>1mm）及肿瘤距切缘近（小于3mm），患者复发的绝对风险显著高于切缘阴性者[70]。

【治疗原则】

根治性子宫切除术仍是宫颈癌治疗的首选，特别是ⅠB1期，肿瘤较小（不超过2cm），术后5年生存率几乎为100%。肿瘤大小超过4cm或伴有血管淋巴管浸润，除根治性子宫切除术以外，术后的辅助性放疗或化疗可降低术后复发的风险。近年新辅助化疗加根治性子宫切除术，随后再辅以放疗，使许多进展期的患者生存率得到显著提高。因为新辅助化疗可使肿瘤缩小，使许多进展期的宫颈癌患者有可能获得进一步手术治疗的机会。近年研究证明，对ⅠB2/Ⅱ期患者行新辅助化疗后，如果手术仍不能根治性切除或手术后仍有肿瘤残存，则患者预后差，再次手术、放疗或化疗均无法使预后改善。因此对进展期的子宫颈癌，新辅助化疗加手术是否优于放疗加化疗，也还存在争议。

第四节 宫颈鳞状细胞肿瘤的生物学标记与分子遗传学特征

一、生物学标记在鳞状细胞肿瘤中的应用

生物学标记在鳞状细胞肿瘤的应用主要集中在对于癌前病变的诊断分级及预后的判断上，此外，随着生物靶向及免疫治疗在宫颈癌的开展，一些新的伴随诊断标记也被推出。但迄今为止，还没有哪个指标可以完全替代传统的组织学诊断。考虑到生物学标记在诊断、预后判断及指导临床治疗中的重要性，我们再小结如下。

（一）Ki-67

Ki-67是一种与增殖细胞相关的核抗原，反映肿瘤细胞的增殖活性，其高表达通常预示癌前病变的发生及组织恶性变、侵袭增强。在宫颈病变中，随着病变级别的升高，其表达量增加。Ki-67免疫组化染色可能与病变的分级及进展有关[71]。

（二）p16

p16是细胞周期依赖激酶抑制因子，在正常情况下，通过阻止抑癌基因-视网膜母细胞瘤蛋白（pRb）磷酸化，而抑制细胞周期的进展。高危型HPV病毒蛋白与pRb结合，导致转录因子E2F的释放，从而引起pRb依赖的p16表达上调。因此p16阳性被视为存在高危HPV感染的替代性标志物而应用于SIL的辅助诊断中。研究显示，90%以上的宫颈鳞状细胞癌和HSIL中p16呈弥漫强阳性，而低级别病变中常为阴性或是局灶阳性，少数病例可以呈现阳性，但阳性率在24%左右，用p16来代替高危HPV检测的敏感度和特异度达到80%以上[72-74]。因此p16免疫组化染色对于鳞状上皮癌前病变的分级具有辅助诊断意义。LAST HPV感染相关性鳞状上皮内病变二级分类修订方案提出，可以采用p16免疫组化染色将形态表现为CIN2的病例进行重新分级，p16阳性者归入HSIL，p16阴性则根据形态学表现可归入LSIL或良性反应性改变。这里需要强调的是，对于形态学典型的LISL/CIN1，p16表达情况不改变其分级，这是因为在LSIL/CIN1中p16既可以呈现阳性表达也可以呈现阴性表达。

p16免疫组化染色结果的判读：p16应为细胞核和（或）细胞质着色，当基底层和副基底层至少1/3的上皮层呈连续的、弥漫强染色者为阳性；而点、灶状着色、非连续者着色等均应判读为阴性，或是无诊断意义的表达[5, 75]。

目前p16在SIL/CIN诊断和鉴别诊断的价值得到普遍认可，但p16在预测病变预后方面的价值尚不明确。

（三）ProEx C

ProEx C是近来出现的用于HSIL和宫颈癌辅助诊断的新标志物。ProEx C标记染色体拓扑异构酶2A（topoisomerase Ⅱ-a，TOP2A）和微小染色体维持蛋白2（minichromosome maintenance protein 2，MCM2），它们是S期DNA合成复制所需要的蛋白。TOP2A在DNA复制过程中将DNA双链打开，MCM2使DNA解旋并将复制所需的前体复合物运载到DNA上而促进DNA合成。HPV E6/E7可干扰正常细胞周期，使细胞不断增殖从而诱导S期所需的蛋白转录增加，因此TOP2A和MCM2表达上调。ProEx C信号定位于胞核，分布与p16相似，ProEx阳性与高危HPV感染高度相关[76]。但在临床实践中，该标志物很少应用。

（四）hTERC

如前所述在宫颈上皮高级别病变和宫颈癌中发现染色体3q的扩增，由美国NIH指导的研究显示，3q扩增所涉及的最重要的基因可能是人端粒酶RNA组分基因（human Telomerase RNA component，*hTERC*，位于染色体3p26.3）。有关*hTERC*基因扩增与宫颈癌相关性研究显示，*hTERC*基因扩增随SIL级别增加而显著增加，随访1～3年显示，存在该基因扩增的CIN1/CIN2病例约40%进展到CIN3。目前研究认为，*hTERC*基因扩增是宫颈癌形成过程中的早期事件，*hTERC*的FISH检测可以作为预测CIN预后的辅助手段和指标[77]。目前，有关*hTERC*的研究和应用主要集中在前驱病变预后的判断及联合p16

等标记辅助细胞学进行筛查[78]，仅有一篇报道在体内和体外敲低 *hTERC* 后，可以提高宫颈癌对于放射治疗的敏感性[79]。

（五）细胞角蛋白

细胞角蛋白（cytokeratin，CK）是存在于细胞质中的细胞骨架蛋白，其分子量从 44～66kDa 不等，与其他辅助蛋白共同构成复杂的结构以维护细胞形态完整及功能稳定。宫颈阴道部成熟鳞状上皮主要表达 CK1、CK10、CK11、CK19，宫颈管腺上皮表达 CK7、CK8、CK18、CK19。宫颈鳞柱交界区域（SCJ）的细胞称为 SCJ 细胞，具有胚胎源性，易发生肿瘤性转化，且是最易发生高危型 HPV 感染的区域，因而该区域常成为宫颈癌发生的初始部位。一些细胞角蛋白如 CK7，可以作为 SCJ 细胞的标记。一些研究显示，SCJ 标记在 HSIL 中常呈阳性，而相比较 LSIL 则很少呈现 SCJ 的标记。Paquette 等[55]的研究显示，HSIL（CIN2 和 CIN3）要较 LSIL（CIN1）具有更高的 CK7 阳性表达率，而随访中发现 CK7 阳性的 LSIL（CIN1）更易进展成 HSIL。Lee 等[80]对于高级别 CIN 及鳞状细胞癌中 CK7 和 CK19 的表达情况进行了研究，发现所有的 CIN3 及 66% 的鳞状细胞癌表达 CK7，且 CK7 的表达常呈斑片状位于 CIN3 的表层及鳞状细胞癌巢的中心区域，与游离型 HPV DNA 的所在位置重叠。同时该研究还发现，作为柱状上皮的标记 CK19 也常出现在 CIN3 和鳞状细胞癌中，其表达则多位于 CIN3 的下层或是鳞状细胞癌巢的周围，其表达与 p16 及 HPV 的表达相一致，提示 CK7 的表达可能与游离型 HPV DNA 相关，而 CK19 的表达可能与整合型 HPV 关系更为密切，CK7 和 CK19 的表达或许可以用于预测高危型 HPV 的状态及宫颈上皮性肿瘤的 E7 癌蛋白的水平（图 12-48，图 12-49）。其他的一些研究还报道了 CK13 和 CK14 在 CIN 病变进展时其表达下调，可以联合 Ki-67 及 Rb 一起作为 CIN1/CIN2 预后的生物标记[81]。

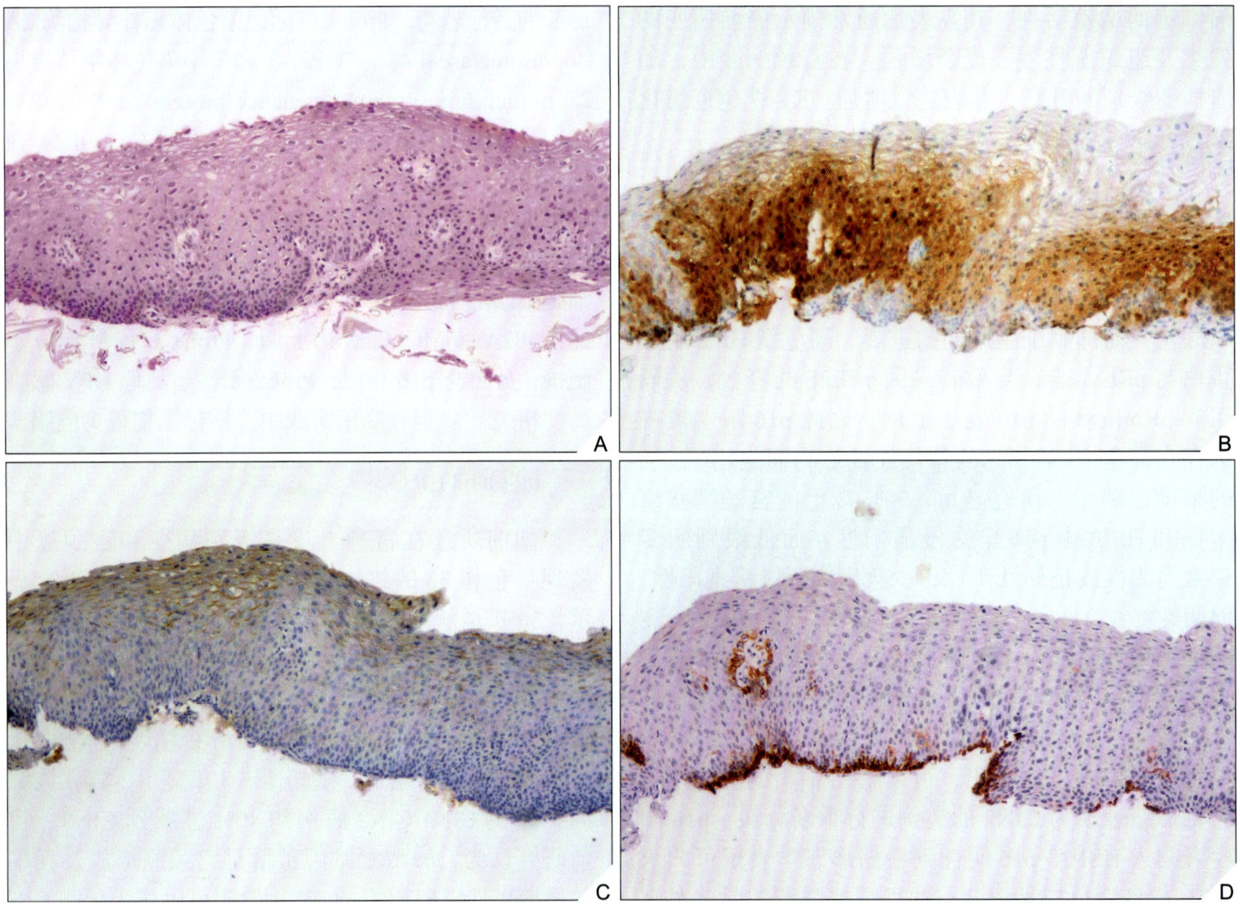

图 12-48 LSIL/CIN1

A. HE 染色，被覆鳞状上皮增生，中表层可见挖空细胞；B. p16 呈现斑片状阳性，阳性区域主要位于中下层；C. CK7 呈现弱表达，主要局限在鳞状上皮的表层；D. CK19 局灶表达，表达部位主要位于基底层细胞

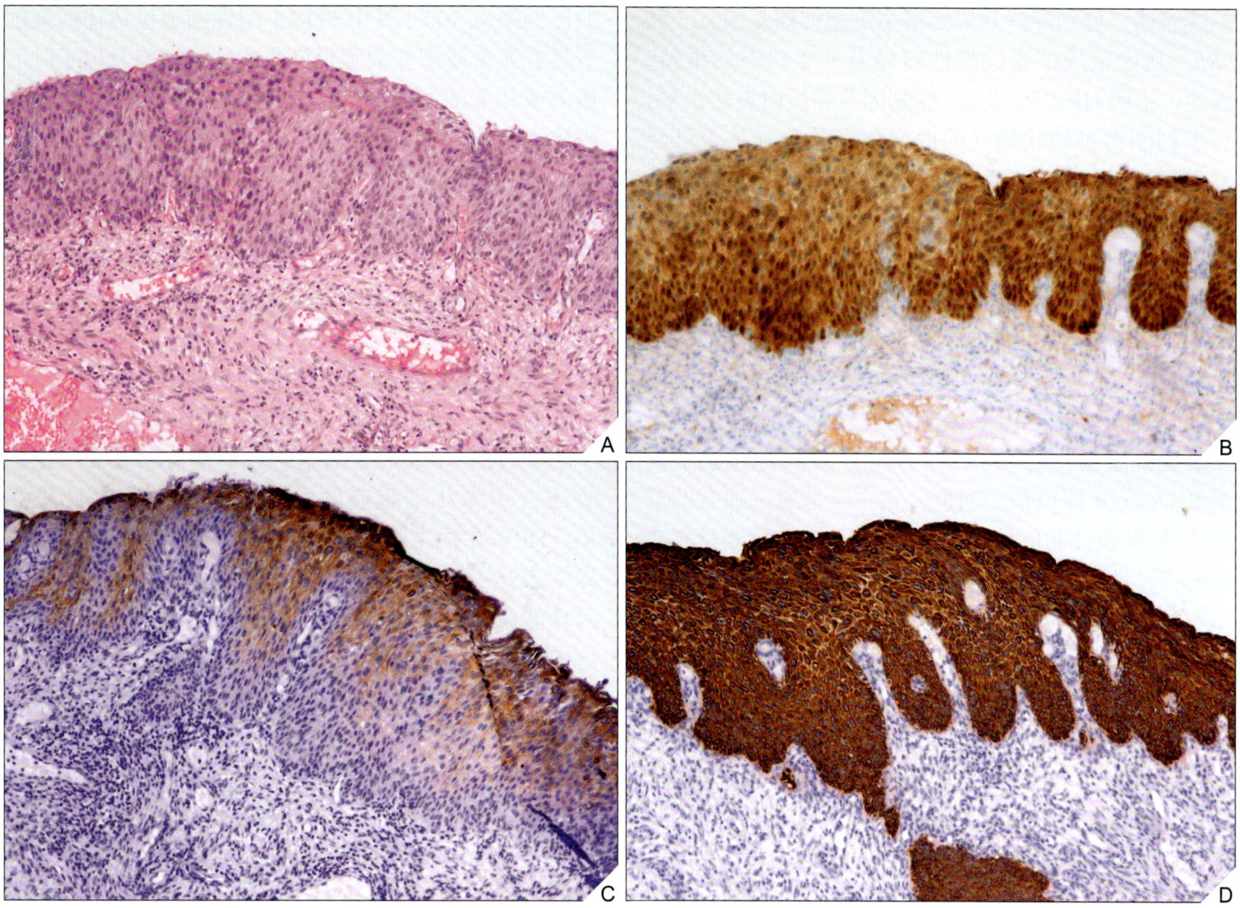

图 12-49　HSIL/CIN2-3

A.HE 染色；B.p16 弥漫阳性；C.CK7 阳性表达主要位于中表层；D.CK19 弥漫强阳性表达，表达部位与 p16 相似

（六）IMP3

IMP3 是胰岛素样生长因子 2-mRNA 结合蛋白 3 的缩写，正常时在胚胎源性组织中表达，在一些恶性肿瘤中也作为肿瘤蛋白表达，Lu 等 [82] 对于组织学诊断为 CIN2/CIN3 的 710 例手术前活检标本进行 IMP3 表达情况的研究，在随后行 Leep 切除宫颈组织，发现 38 例患者有浸润癌，且这些病例均呈现 IMP3 阳性，另有 27 例 CIN2/CIN3 呈现 IMP3 阳性，并且在实验的随访过程中进展为浸润癌，当然这一研究结果尚需进一步证实。

（七）HPV

由于已经明确持续性高危 HPV 感染与宫颈鳞状细胞癌发生与发展之间的密切关联，因此，高危 HPV 检测在辅助宫颈癌前病变及宫颈癌的筛查、治疗后的病变残存或复发的监测及常规组织病理改变不典型病例的辅助诊断中均发挥重要的作用。HPV 的检测方法基于分子生物学技术，主要包括三大类：①非信号放大的杂交分析，如转膜杂交，点杂交，DNA 和 RNA 原位杂交；②信号放大的杂交分析，如杂交捕获二代（HC2）；③靶序列扩增的分析，如 PCR 和原位 PCR。转膜杂交需要大量的 DNA，因此在临床中不实用，通常仅用于实验研究中；PCR 技术具有高的敏感度和特异度；HC-2 的敏感度与 PCR 相似，但费用较高。由于 PCR 检测所需 DNA 微量，特别适用于 DNA 含量少的组织标本的病毒分析 [83]。HC2 在癌前病变的筛查及 CIN 宫颈锥切后的随访中亦被广泛应用。近年来，不断有应用原位杂交技术检测 HPV 及相关致癌基因及产物的研究报道 [84, 85]，虽然 HPV DNA 的检测具有较高的敏感度，但是其特异度较低，单纯的 HPV DNA 病毒检测，只说明病毒携带状态，会导致过多的一过性 HPV 感染者进入后续的临床诊治中，造成患者不必要的心理负担及医疗资源的浪费。在高危 HPV 感染后只有当 HPV DNA 整合入宿主细胞后，产生致癌基因 *E6* 和 *E7*，并在细胞中持续表达，分别降解并失活宿主细胞抑癌基因 *p53* 和 *pRb*，从而造成细胞的恶性转导及肿瘤状态的维持。因此，检测 HPV *E6* 及 *E7* 癌基因及癌蛋白表达水平，对于判断宫颈鳞状病变的进展程度及细胞是否已经发生恶性转化更具有特异性[86, 87]。目前，美国批准 Aptima HPV 试验进入宫颈癌筛查，这一试剂盒可以检测 14 型 E6/E7mRNA。除此之外，原位杂交法也被用于 HPV E6/E7mRNA 的检测。此方法不用提取细胞中的 RNA，保留正常的组织形态结构，能够直观地显示 HPV E6/E7mRNA 在组织中的分布情况，但是传统的 ISH 技术特异度和敏感度比较低，使其进一步发展受到限制，近年来，新一代的 RNA 原位杂交技术 RNAscope 原位杂交问世，它主要是通过独有的双"Z"探针设计和信号放大系统，使 RNA 检测具有高度的特异性，优于传统的 ISH RNA 检测。

（八）PD-L1

PD-L1（programmed death-ligand 1）是程序性死亡配体 -1，是一种膜表面蛋白，通常在癌细胞和某些免疫细胞上表达。通过与免疫细胞上的 PD-1 受体结合，PD-L1 可以抑制免疫细胞的活性，从而帮助肿瘤细胞逃避免疫系统的攻击。PD-1/PD-L1 抑制剂可以通过解除免疫系统对肿瘤细胞的抑制，从而增强免疫系统对肿瘤细胞的攻击力达到治疗肿瘤的作用。2021 年 FDA 批准帕博利珠单抗（pembrolizumab）联合化疗，联合或不联合贝伐单抗，用于治疗持续性、复发性或转移性子宫颈癌且 PD-L1 肿瘤表达［联合阳性评分（CPS）≥ 1］的患者[88]。2023 版 NCCN 子宫颈癌临床实践指南中提出对复发性、进展性或转移性疾病患者，推荐行 PD-L1 检测[89]。

目前，FDA 批准的用药伴随诊断的试剂盒是 DAKO 的 PD-L1（22C3）单克隆抗体，采用免疫组化检测宫颈癌中 PD-L1 蛋白表达水平。判读采用 CPS 来确定：即 PD-L1 阳性细胞与可计数肿瘤细胞的比例乘以 100，其中 PD-L1 阳性细胞包括任何强度下具有完全或部分细胞膜染色的肿瘤细胞及位于肿瘤巢内或相邻的间质中同样具有细胞膜染色和（或）细胞质染色的直接与肿瘤反应相关的淋巴细胞和巨噬细胞（图 12-50），最高分数定义为 CPS 100[90]。近年国内的一些 PD-L1 单抗在与 DAKO 的 22C3 对比研究中取得了一致的效果[91]，并已获得了国家药品监督管理局的批准，正在国内逐步推广应用。

二、鳞状细胞肿瘤的分子遗传学特征

1. HPV 导致宿主细胞的分子遗传学改变　正如前述宫颈鳞状细胞癌的发生与高危型 HPV 感染相关，HPV 在宿主细胞中持续感染、HPV 早期蛋白的异常表达、*HPV* 基因的不稳定及由此引起的宿主基因功能紊乱是 HPV 致癌的重要步骤。HPV 感染黏膜上皮的基底细胞后，首先早期 E1 蛋白、E2 蛋白少量表达，并参与 HPV DNA 的复制，随后 HPV 病毒 E6 基因、E7 基因整合入宿主基因组中，E6 蛋白、E7 蛋白表达，促进病毒增殖并使宿主细胞"肿瘤化"。在这一过程中，E6 基因、E7 基因扮演重要的角色，其翻译生成的 E6 蛋白、E7 蛋白可以导致宿主细胞发生一系列的分子遗传学改变：E6 蛋白能结合并经泛素（ubiquitin）介导的途径降解抑癌基因蛋白 p53，从而影响 p53 对异常细胞周期调控及诱导感染细胞凋亡的功能，最终导致细胞发生肿瘤性改变。BAK 蛋白通过提高线粒体膜的通透性使得线粒体内的细胞色素 C 释放出来造成细胞凋亡，E6 蛋白还可以通过抑制前凋亡 BAK 蛋白使细胞进一步增生。正常情况下，E2F 转录因子调节肿瘤细胞由 G_1 期向 S 期转变，视网膜母细胞瘤蛋白可以结合 E2F 转录因子抑制细胞增殖，该过程还可以通过 p16 蛋白进行负反馈调节，而当高危型 HPV 整合后，过量 E7 蛋白会与去磷酸化的肿瘤抑制蛋白 RB 结合，抑制 E2F 转录因子

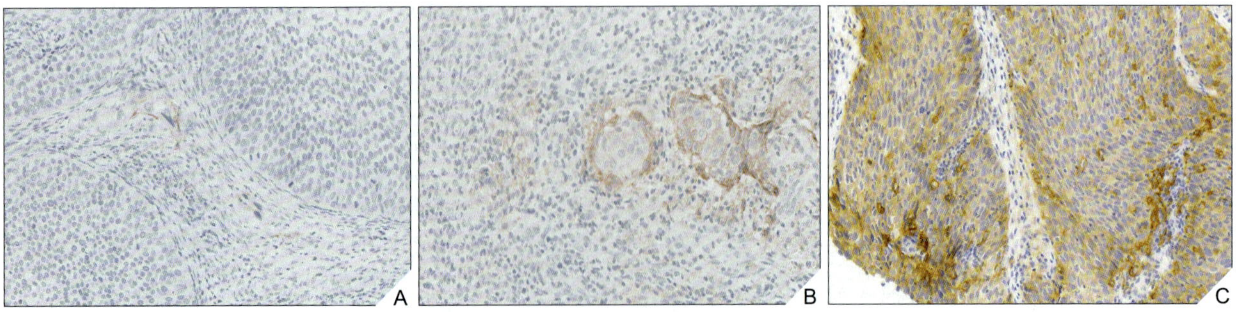

图 12-50　宫颈鳞状细胞癌 PD-L1 表达

A. 肿瘤呈现阴性表达（CPS<1）；B. 肿瘤上皮细胞膜局灶阳性表达（CPS>1）；C. 肿瘤上皮细胞膜弥漫阳性表达（CPS>50）

与RB结合引发细胞增殖异常，同时也使得p16蛋白在细胞中过表达。研究还显示，E7蛋白颗粒可以阻断Langerhans细胞对HPV病毒抗原的提呈作用从而抑制细胞毒性T细胞（主要是$CD8^+$T细胞）对病毒及癌细胞的杀伤作用间接放任了肿瘤的形成[92]。

2. 机体自身的分子遗传学改变　虽然高危型HPV感染是宫颈癌发生的最为重要的致癌因素，但是并非所有感染HPV的个体都会发生癌变，而是与个体的免疫、激素水平及分子遗传特征具有密切关系。以往有关肿瘤的人群易感基因、表观遗传学等研究更多集中在乳腺癌、子宫内膜癌及结直肠癌中。2017年Cardoso等发表了一篇文章[93]，对于近年来发表有关宫颈癌的DNA序列改变、基因甲基化、mRNA/蛋白表达等进行荟萃数据分析，结果显示*CDH1*、*CDKN2A*、*RB1*和*p53*基因的改变与宫颈癌发生密切相关，上述基因涉及肿瘤的转移、细胞周期调控及肿瘤抑制等方面。此外，CDH13、FHJIT、PTEN、MLH1、TP、CDKN1A、CDKN1A、CACNA2D2、TERT、WIF1和APC在宫颈癌发生中也具有一定作用。

一些基因的异常是由表观遗传学改变所致，目前有关DNA甲基引起宫颈癌的研究逐渐增多，现已发现多种基因的甲基化与宫颈癌的发生有关：①死亡相关蛋白激酶（DAPKI）是一种表达丝氨酸/苏氨酸蛋白激酶的抑癌基因，该基因参与细胞死亡相关信号通路，还能调节细胞的自噬。②上皮型钙黏素（*CDH1*、*CDH13*）基因是一种抑癌基因。其作用是维持细胞形态和结构完整并使细胞黏附在一起，其基因的甲基化导致细胞间的黏附力降低，使肿瘤细胞易于扩散和转移。③*RAS*是一种抑癌基因，该基因通过影响细胞周期发展、促进细胞凋亡及抗微管解聚等实现对肿瘤细胞生长及转移的抑制，其甲基化与多种癌症的发生相关。

癌症基因组图谱关于宫颈癌的基因和分子特征的研究发现，超过70%的宫颈鳞状细胞癌存在PI3K/MAPK和TGFB一种或两种信号通路的改变，其中ERBB3（HER3）、BCAR4、CD274及PDCD1LG2具有潜在的临床治疗价值[94]。

总之，宫颈癌的发生离不开高危型HPV感染，同时自发的分子遗传学改变也起一定的作用。对于宫颈癌发病机制的研究，可以帮助寻找出更适合筛查及诊断的生物学标记，研制出个体化的靶向药物，以达到精准诊断和精准治疗。

参·考·文·献

[1] Parkin D M, Bray F, Ferlay J, et al. Global cancer statistics, 2002[J]. CA Cancer J Clin, 2005, 55(2): 74-108.

[2] Sung H, Ferlay J, Siegel R L, et al. Global cancer statistics 2020: GLOBOCAN estimates of incidence and mortality worldwide for 36 cancers in 185 countries[J]. CA Cancer J Clin, 2021, 71(3): 209-249.

[3] He W Q, Li C. Recent global burden of cervical cancer incidence and mortality, predictors, and temporal trends[J]. Gynecol Oncol, 2021, 163(3): 583-592.

[4] Franco E L, Harper D M. Vaccination against human papillomavirus infection: a new paradigm in cervical cancer control[J]. Vaccine, 2005, 23(17/18): 2388-2394.

[5] Darragh T M, Colgan T J, Cox J T, et al. The lower anogenital squamous terminology standardization project for HPV-associated lesions: background and consensus recommendations from the College of American Pathologists and the American Society for Colposcopy and Cervical Pathology[J].J Low Genit Tract Dis, 2012, 16(3): 205-242.

[6] Kurman R J, Carcangiu M I, Herrington C S, et al. WHO classification of tumors of female reproductive organs[M]. Lyno: IARC, 2014.

[7] WHO Classification of Tumours Editorial Board. WHO classification of tumours:Uterine cervix tumours[M]. 5th ed. Lyno: IARC, 2020.

[8] Lee M H, Finlayson S J, Gukova K, et al. Outcomes of conservative management of high grade squamous intraepithelial lesions in young women[J]. J Low Genit Tract Dis, 2018, 22(3): 212-218.

[9] 赵澄泉, 周先荣, 隋龙, 等. 宫颈癌筛查及临床处理: 细胞学、组织学和阴道镜学[M]. 北京: 北京科学技术出版社, 2017.

[10] Tavassoli F A, Barendregt J J, Fateha B E, et al. WHO: Pathology and genetics of tumours of the breast and female genital organs[J]. International Agency for Research on Cancer, 2003.

[11] Trivijitsilp P, Mosher R, Sheets E E, et al. Papillary immature Metaplasia (immature condyloma) of the cervix: a clinicopathologic analysis and comparison with papillary squamous carcinoma[J]. Hum Pathol, 1998, 29(6): 641-648.

[12] Regauer S,Reich O. CK17 and p16 expression patterns distinguish (atypical) immature squamous Metaplasia from high-grade cervical intraepithelial neoplasia (CIN III)[J]. Histopathology, 2007, 50(5): 629-635.

[13] Geng L, Connolly D C, Isacson C, et al. Atypical immature Metaplasia (AIM) of the cervix: Is it related to high-grade squamous intraepithelial lesion (HSIL)?[J].Hum Pathol, 1999, 30(3): 345-351.

[14] Ma L, Fisk J M, Zhang R R, et al. Eosinophilic dysplasia of the cervix: a newly recognized variant of cervical squamous intraepithelial neoplasia[J]. Am J Surg Pathol, 2004, 28(11):

1474-1484.
[15] Reich O, Regauer S. Thin HSIL of the cervix: detecting a variant of high-grade squamous intraepithelial lesions with a p16INK4a antibody[J]. Int J Gynecol Pathol, 2017, 36(1): 71-75.
[16] Regauer S, Reich O, Kashofer K. Thin variant of high-grade squamous intraepithelial lesion - relationship with high-risk and possibly carcinogenic human Papilloma virus subtypes and somatic cancer gene mutations[J]. Histopathology, 2019, 75(3): 405-412.
[17] Guan P, Howell-Jones R, Li N, et al. Human papillomavirus types in 115, 789 HPV-positive women: a meta-analysis from cervical infection to cancer[J]. Int J Cancer, 2012, 131(10): 2349-2359.
[18] Reich O, Regauer S. Two major pathways for development of high-grade squamous intraepithelial lesions of the cervix[J]. Am J Surg Pathol, 2014, 38(11): 1579-1580.
[19] Regauer S, Reich O, Kashofer K. Cervical precancers originate from infected proliferating reserve cells: a comparative histologic and genetic study of thin and thick high-grade squamous intraepithelial lesions[J].Am J Surg Pathol, 2022, 46(4): 519-527.
[20] Liang C W, Lin M C, Hsiao C H, et al. Papillary squamous intraepithelial lesions of the uterine cervix: human papillomavirus-dependent changes in cell cycle expression and cytologic features[J].Hum Pathol, 2010, 41(3): 326-335.
[21] Stewart C J R, High-grade squamous intraepithelial lesion (HSIL) of the cervix with bizarre cytological appearances ('pleomorphic HSIL'): a review of 19 cases. Pathology, 2017, 49(5): 465-470.
[22] Wang Y, Chen H, Jiang Q, et al. Effect of progestin usage on the interpretation of cervical high-grade squamous intraepithelial lesion[J]. Am J Surg Pathol, 2019, 43(8): 1066.
[23] Yoo Y A, Son J, Mehta F F, et al. Progesterone signaling inhibits cervical carcinogenesis in mice[J].Am J Pathol, 2013, 183(5): 1679-1687.
[24] Regauer S, Reich O, Kashofer K. HPV-negative squamous cell carcinomas of the cervix with special focus on intraepithelial precursor lesions[J]. Am J Surg Pathol, 2022, 46(2): 147-158.
[25] Fadare O, Yi X, Liang S X, et al. Variations of mitotic index in normal and dysplastic squamous epithelium of the uterine cervix as a function of endometrial maturation[J]. Mod Pathol, 2007, 20(9): 1000-1008.
[26] Al-Nafussi A I, Monaghan H. Squamous carcinoma of the uterine cervix with CIN 3-like growth pattern: an under-diagnosed lesion[J]. Int J Gynecol Cancer, 2000, 10(2): 95-99.
[27] Stewart C J R, Crook M L. Cervical intraepithelial neoplasia (CIN) 3-like squamous cell carcinoma of the cervix: a review of 14 cases with comparison of E-cadherin and cyclin D1 expression in the CIN 3-like and infiltrative tumour elements[J]. Histopathology, 2017, 70(3): 367-374.
[28] Arends M J, Buckley C H, Wells M. Aetiology, pathogenesis, and pathology of cervical neoplasia[J]. J Clin Pathol, 1998, 51(2): 96-103.
[29] Cortecchia S, Galanti G, Sgadari C, et al. Follow-up study of patients with cervical intraepithelial neoplasia grade 1 overexpressing p16Ink4a[J]. Int J Gynecol Cancer, 2013, 23(9): 1663-1669.
[30] Pretorius R G, Peterson P, Azizi F, et al. Subsequent risk and presentation of cervical intraepithelial neoplasia (CIN) 3 or cancer after a colposcopic diagnosis of CIN 1 or less[J]. Am J Obstet Gynecol, 2006, 195(5): 1260-1265.
[31] Chen E Y, Tran A, Raho C J, et al. Histological 'progression' from low (LSIL) to high (HSIL) squamous intraepithelial lesion is an uncommon event and an indication for quality assurance review[J]. Mod Pathol, 2010, 23(8): 1045-1051.
[32] Moore K, Cofer A, Elliot L, et al. Adolescent cervical dysplasia: histologic evaluation, treatment, and outcomes[J]. Am J Obstet Gynecol., 2007, 197(2): 141.e1-141.e6.
[33] Moscicki A B, Shiboski S, Hills N K, et al. Regression of low-grade squamous intra-epithelial lesions in young women[J]. Lancet, 2004, 364(9446): 1678-1683.
[34] Nishio S, Fujii T, Nishio H, et al. p16(INK4a) immuno-histochemistry is a promising biomarker to predict the outcome of low grade cervical intraepithelial neoplasia: comparison study with HPV genotyping[J]. J Gynecol Oncol, 2013, 24(3): 215-221.
[35] Nuovo J, Melnikow J, Willan A R, et al. Treatment outcomes for squamous intraepithelial lesions[J]. Int J Gynaecol Obstet, 2000, 68(1): 25-33.
[36] Kalliala I, Nieminen P, Dyba T, et al. Cancer free survival after CIN treatment: Comparisons of treatment methods and histology[J]. Gynecol Oncol, 2007, 105(1): 228-233.
[37] Smalley Rumfield C, Roller N, Pellom S T, et al. Therapeutic vaccines for HPV-associated malignancies[J].Immunotargets Ther, 2020, 9: 167-200.
[38] Practice bulletin No. 157: cervical cancer screening and prevention[J].Obstet Gynecol,2016, 127(1): e1-e20.
[39] 孔北华, Wenxin Zheng. 中国子宫颈癌及其癌前病变诊治的若干问题[J]. 中华医学杂志, 2010, 90(43): 3027-3030.
[40] del Pino M, Garcia S, Fusté V, et al. Value of p16(INK4a) as a marker of progression/regression in cervical intraepithelial neoplasia grade 1[J].Am J Obstet Gynecol, 2009, 201(5): 488. e1-488. e7.
[41] Matsumoto K, Oki A, Furuta R, et al. Predicting the progression of cervical precursor lesions by human papillomavirus genotyping: a prospective cohort study[J]. Int J Cancer, 2011, 128(12): 2898-2910.
[42] Shaco-Levy R, Eger G, Dreiher J, et al. Positive margin status in uterine cervix cone specimens is associated with persistent/recurrent high-grade dysplasia[J]. Int J Gynecol Pathol, 2014, 33(1): 83-88.
[43] Wright T C, Massad L S, Dunton C J, et al. 2006 consensus guidelines for the management of women with cervical intraepithelial neoplasia or adenocarcinoma in situ[J]. Am J Obstet Gynecol., 2007, 197(4): 340-345.
[44] Zyla R E, Gien L T, Vicus D, et al. The prognostic role of horizontal and circumferential tumor extent in cervical cancer: Implications for the 2019 FIGO staging system[J]. Gynecol Oncol., 2020, 158(2): 266-272.
[45] Park K J, Selinger C I, Alvarado-Cabrero I, et al. Dataset for

the reporting of carcinoma of the cervix: recommendations from the international collaboration on cancer reporting (ICCR)[J]. Int J Gynecol Pathol, 2022, 41(Suppl 1): S64-S89.
[46] Singh N, Arif S. Histopathologic parameters of prognosis in cervical cancer: a review[J]. Int J Gynecol Cancer, 2004, 14(5): 741-750.
[47] Bean S M, Kurtycz D F I, Colgan T J. Recent developments in defining microinvasive and early invasive carcinoma of the uterine cervix[J]. J Low Genit Tract Dis, 2011, 15(2): 146-157.
[48] Lim C S, Alexander-Sefre F, Allam M, et al. Clinical value of immunohistochemically detected lymphovascular space invasion in early stage cervical carcinoma[J]. Ann Surg Oncol, 2008, 15(9): 2581-2588.
[49] Praiss A M, Allison D, Tessier-Cloutier B, et al. Extensive versus focal lymphovascular invasion in squamous cell carcinoma of the cervix: a comprehensive international, multicenter, retrospective clinicopathologic study[J]. Gynecol Oncol, 2023, 176: 147-154.
[50] Raspagliesi F, Ditto A, Solima E, et al. Microinvasive squamous cell cervical carcinoma[J]. Crit Rev Oncol Hematol, 2003, 48(3): 251-261.
[51] Östör A G, Rome R M. Micro-invasive squamous cell carcinoma of the cervix: a clinico-pathologic study of 200 cases with long-term follow-up[J]. Int J Gynecol Cancer, 1994, 4(4): 257-264.
[52] Raspagliesi F, Ditto A, Quattrone P, et al. Prognostic factors in microinvasive cervical squamous cell cancer: long-term results[J].Int J Gynecol Cancer, 2005, 15(1): 88-93.
[53] Benedet J L, Anderson G H. Stage ia carcinoma of the cervix revisited[J]. Obstet Gynecol, 1996, 87(6): 1052-1059.
[54] Roman L D, Felix J C, Muderspach L I, et al. Risk of residual invasive disease in women with microinvasive squamous cancer in a conization specimen[J]. Obstet Gynecol, 1997, 90(5): 759-764.
[55] Paquette C, Mills A M, Stoler M H. Predictive value of cytokeratin 7 immunohistochemistry in cervical low-grade squamous intraepithelial lesion as a marker for risk of progression to a high-grade lesion[J]. Am J Surg Pathol, 2016, 40(2): 236-243.
[56] Moshi J M, Ummelen M, Broers J L V, et al. SOX2 expression in the pathogenesis of premalignant lesions of the uterine cervix: its histo-topographical distribution distinguishes between low- and high-grade CIN[J]Histochem Cell Biol, 2022, 158(6): 545-559.
[57] Stewart C J R, Crook M. SOX2 expression in cervical intraepithelial neoplasia grade 3 (CIN3) and superficially invasive (stage IA1) squamous carcinoma of the cervix[J]. Int J Gynecol Pathol, 2016, 35(6): 566-573.
[58] Mota F. Microinvasive squamous carcinoma of the cervix: treatment modalities[J]. Acta Obstet Gynecol Scand, 2003, 82(6): 505-509.
[59] Drew P A, Hong B, Massoll N A, et al. Characterization of papillary squamotransitional cell carcinoma of the cervix[J]. J Low Genit Tract Dis, 2005, 9(3): 149-153.
[60] Kumar M, Bahl A, Sharma D N, et al. Sarcomatoid squamous cell carcinoma of uterine cervix: pathology, imaging, and treatment[J]. J Cancer Res Ther, 2008, 4(1): 39-41.
[61] Hrudka J, Rosová B, Halaška M J. Squamous cell carcinoma with sarcomatoid differentiation or carcinosarcoma of the uterine cervix associated with HPV33 infection: report of a rare case[J]. Diagn Pathol, 2020, 15(1): 12.
[62] Stolnicu S, Allison D, Praiss A M, et al. Incidence and clinicopathologic characteristics of human papillomavirus-independent invasive squamous cell carcinomas of the cervix: a morphologic, immunohistochemical, and human Papillomavirologic study of 670 cases[J]. Am J Surg Pathol, 2023, 47(12): 1376-1389.
[63] Jennings O G, Soeters R P, Tiltman A J, et al. The natural history of carcinoma of the cervix in young women[J]. S Afr Med J, 1992, 82(5): 351-354.
[64] Kokawa K, Takekida S, Kamiura S, et al. The incidence, treatment and prognosis of cervical carcinoma in young women: a retrospective analysis of 4, 975 cases in Japan[J]. Eur J Gynaecol Oncol, 2010, 31(1): 37-43.
[65] Perez C A, Grigsby P W, Nene S M, et al. Effect of tumor size on the prognosis of carcinoma of the uterine cervix treated with irradiation alone[J]. Cancer, 1992, 69(11): 2796-2806.
[66] Botting S K, Fouad H, Elwell K, et al. Prognostic significance of peritumoral lymphatic vessel density and vascular endothelial growth factor receptor 3 in invasive squamous cell cervical cancer[J].Transl Oncol, 2010, 3(3): 170-175.
[67] MacDonald O K, Chen J, Dodson M, et al. Prognostic significance of histology and positive lymph node involvement following radical hysterectomy in carcinoma of the cervix[J]. Am J Clin Oncol, 2009, 32(4): 411-416.
[68] Yamashita T, Katayama H, Kato Y, et al. Management of pelvic lymph nodes by sentinel node navigation surgery in the treatment of invasive cervical cancer[J].Int J Gynecol Cancer, 2009, 19(6): 1113-1118.
[69] Lindell G, Näsman A, Jonsson C, et al. Presence of human papillomavirus (HPV) in vulvar squamous cell carcinoma (VSCC) and sentinel node[J]. Gynecol Oncol, 2010, 117(2): 312-316.
[70] Carballo N, González-Cortijo L, González-Martín A, et al. Indications for adjuvant radiotherapy treatment after surgery and novel modalities for treatment[J].Gynecol Oncol, 2008, 110(3 Suppl 2): S41-S44.
[71] Walts A E, Bose S. p16, Ki-67, and BD ProExC immunostaining: a practical approach for diagnosis of cervical intraepithelial neoplasia[J]. Hum Pathol, 2009, 40(7): 957-964.
[72] Samarawardana P, Dehn D L, Singh M, et al. p16(INK4a) is superior to high-risk human papillomavirus testing in cervical cytology for the prediction of underlying high-grade dysplasia[J]. Cancer Cytopathol, 2010, 118(3): 146-156.
[73] Pirog E C, Quint K D, Yantiss R K. P16/CDKN2A and Ki-67 enhance the detection of anal intraepithelial neoplasia and condyloma and correlate with human papillomavirus detection by polymerase chain reaction[J]. Am J Surg Pathol, 2010, 34(10): 1449-1455.

[74] Dijkstra M G, Heideman D A M, de Roy S C, et al. p16(INK4a) immunostaining as an alternative to histology review for reliable grading of cervical intraepithelial lesions[J]. J Clin Pathol, 2010, 63(11): 972-977.

[75] Bergeron C, Ronco G, Reuschenbach M, et al. The clinical impact of using p16(INK4a) immunochemistry in cervical histopathology and cytology: an update of recent developments[J]. Int J Cancer, 2015, 136(12): 2741-2751.

[76] Badr R E, Walts A E, Chung F, et al. BD ProEx C: a sensitive and specific marker of HPV-associated squamous lesions of the cervix[J].Am J Surg Pathol, 2008, 32(6): 899-906.

[77] Alameda F, Espinet B, Corzo C, et al. 3q26 (hTERC) gain studied by fluorescence in situ hybridization as a persistence-progression indicator in low-grade squamous intraepithelial lesion cases[J]. Hum Pathol, 2009, 40(10): 1474-1478.

[78] Voidăzan S T, Dianzani C, Husariu M A, et al. The role of p16/ki-67 immunostaining, hTERC amplification and fibronectin in predicting cervical cancer progression: a systematic review[J]. Biology (Basel), 2022, 11(7): 956.

[79] Chen M, Xing L N. siRNA-mediated inhibition of hTERC enhances radiosensitivity of cervical cancer[J]. Asian Pac J Cancer Prev, 2012, 13(12): 5975-5979.

[80] Lee H, Lee H, Cho Y K. Cytokeratin7 and cytokeratin19 expression in high grade cervical intraepithelial neoplasm and squamous cell carcinoma and their possible association in cervical carcinogenesis[J]. Diagn Pathol, 2017, 12(1): 18.

[81] Koeneman M M, Kruitwagen R F P M, Nijman H W, et al. Natural history of high-grade cervical intraepithelial neoplasia: a review of prognostic biomarkers[J]. Expert Rev Mol Diagn, 2015, 15(4): 527-546.

[82] Lu D, Yang X, Jiang N Y, et al. IMP3, a new biomarker to predict progression of cervical intraepithelial neoplasia into invasive cancer[J]. Am J Surg Pathol, 2011, 35(11): 1638-1645.

[83] Zaravinos A, Mammas I N, Sourvinos G, et al. Molecular detection methods of human papillomavirus (HPV)[J].Int J Biol Markers, 2009, 24(4): 215-222.

[84] Mills A M, Dirks D C, Poulter M D, et al. HR-HPV E6/E7 mRNA in situ hybridization: validation against PCR, DNA in situ hybridization, and p16 immunohistochemistry in 102 samples of cervical, vulvar, anal, and head and neck neoplasia[J]. Am J Surg Pathol, 2017, 41(5): 607-615.

[85] Mills A M, Coppock J D, Willis B C, et al. HPV E6/E7 mRNA in situ hybridization in the diagnosis of cervical low-grade squamous intraepithelial lesions (lsil)[J].Am J Surg Pathol,2018, 42(2): 192-200.

[86] Duvlis S, Popovska-Jankovic K, Arsova Z S, et al. HPV E6/E7 mRNA versus HPV DNA biomarker in cervical cancer screening of a group of Macedonian women[J]. J Med Virol, 2015, 87(9): 1578-1586.

[87] Broccolo F, Fusetti L, Rosini S, et al. Comparison of oncogenic HPV type-specific viral DNA load and E6/E7 mRNA detection in cervical samples: results from a multicenter study[J]. J Med Virol, 2013, 85(3): 472-482.

[88] FDA approves pembrolizumab combination for the first-line treatment of cervical cancer. FDA. Updated October 13, 2021. Accessed December 1, 2021. https://bit.ly/3G5r6yd[J].

[89] NCCN Clinical Practice Guidelines in Oncology (NCCN Guidelines®), Cervical Cancer. Version 1. 2023.

[90] PD-L1 IHC 22C3 pharm Dx Interpretation Manual[J]. Cervical Cancer, .

[91] 杭红, 任丽娜, 施丽君. 一种国产PD-L1诊断试剂盒与进口同类产品的临床一致性比对研究[J]. 现代免疫学, 2021, 41(4): 331-335, 348.

[92] Zhang J, Burn C, Young K, et al. Microparticles produced by human papillomavirus type 16 E7-expressing cells impair antigen presenting cell function and the cytotoxic T cell response[J]. Sci Rep, 2018, 8(1): 2373.

[93] Cardoso M F S, Castelletti C H M, Lima-Filho J L, et al. Putative biomarkers for cervical cancer: SNVs, methylation and expression profiles[J].Mutat Res Rev Mutat Res, 2017, 773: 161-173.

[94] Cancer Genome Atlas Research Network, Albert Einstein College of Medicine, Analytical Biological Services, et al. Integrated genomic and molecular characterization of cervical cancer[J]. Nature, 2017, 543(7645): 378-384.

第十三章

宫颈腺性病变

Cervical Glandular Neoplasia and Its Related Disease

卢珊珊　沈丹华　郑文新（Wenxin Zheng）

虽然有效的宫颈癌联合筛查计划使得世界上大多数国家的宫颈癌发病率及病死率显著下降[1]，但宫颈腺癌的发病率逐年上升，约占宫颈癌的 20%～25%，是宫颈第二位常见的恶性肿瘤[2-4]。与宫颈鳞状细胞癌不同，宫颈腺癌的 HPV 感染率为 85%～90%，其中最常见的 HPV 感染类型是 HPV18 型、HPV16 型和 HPV45 型[5-7]。

既往宫颈腺癌的病理诊断主要是根据细胞及组织形态学特征进行分类，其主要局限性是未关注不同病理类型间发病机制，诊断者之间的可重复性差，难以很好地指导临床治疗及后期管理。近年的研究发现，宫颈腺癌是一组异质性的肿瘤性疾病，具有不同的病因、发病分子机制、组织病理学形态和临床预后。2018 年，国际宫颈腺癌标准和分类（International Endocervical Adenocarcinoma Criteria and Classification，IECC）小组结合病理形态学表现、免疫组化标记、病因 / 发病机制和生物学行为，将宫颈腺癌分为 HPV 相关性（HPV-associated，HPVA）和 HPV 非依赖性（HPV independent，HPVI）两大类型[8]，并被 2020 年第 5 版 WHO 女性生殖系统肿瘤分类所采纳[9]。HPVI 肿瘤不易被早期发现，就诊时通常已达疾病中晚期，且常伴有盆腹腔转移，更具有侵袭性，总生存率较低；相比之下，HPVA 更常发生在年轻女性，肿瘤体积较小，诊断时临床分期较早，预后较好[10]。HPVA 及 HPVI 对标准治疗方法的反应也不同。因而，新的分类方法可以更好地判断肿瘤的预后，并指导临床精准地管理患者[10]，并有助于未来宫颈癌个体化治疗，包括靶向治疗及免疫治疗的选择[11]。

按照组织形态学表现，HPVA 腺癌分为普通型、黏液型和绒毛腺管状型等。而 HPVI 腺癌则包括胃型腺癌、透明细胞癌、中肾腺癌和子宫内膜样癌。而以往诊断所谓的“宫颈浆液性癌”有一部分可能为HPVA腺癌中浆液样腺癌（serous-like adenocarcinoma）亚型，而另一些则为起源于子宫体或附件的浆液性癌向下累及或转移到宫颈，因此，近年的新分类中去除了宫颈浆液性癌的诊断。

本章将按照IECC和WHO女性生殖系统肿瘤分类，将宫颈腺癌和癌前病变分为HPVA和HPVI两大类，重点介绍宫颈腺癌及前期病变的病理学特征及鉴别诊断。同时简述与预测肿瘤转移和复发的相关风险因素。

第一节 宫颈腺癌的前期病变

一、命名历史与变化

宫颈腺癌的前期病变是指宫颈腺上皮呈现恶性组织病理学表现，但没有间质浸润的早期腺性病变，这种病变如果不治疗具有明显进展为浸润性腺癌的风险。对于这种病变的认识与命名也经历了漫长的变化。1953年，Friedell和McKay[12]首次描述了一种宫颈内膜腺体的癌前病变，并将这类病变命名为宫颈原位腺癌（adenocarcinoma in situ，AIS）。宫颈腺上皮内瘤变（cervical glandular intraepithelial neoplasia，CGIN）是在英国广泛用于宫颈腺体癌前病变的术语，并有二级及三级分类法：其中二级分类法分为低级别CGIN（LG-CGIN）及高级别CGIN（HG-CGIN）；而三级分类法则分为CGIN Ⅰ、Ⅱ、Ⅲ级。具有细胞异型性，但不足以诊断AIS/HG-CGIN的病变，之前称为宫颈腺体异型增生（endocervical glandular dysplasia，EcGD）或低级别宫颈腺上皮内病变（LG-CGIN）。由于其诊断标准难以定义，诊断重复性差，与高危型HPV感染的相关性和临床意义均不明确，多为炎症刺激的继发改变或修复性改变，并非真正的宫颈腺上皮前驱病变，近年的分类中，已经将其从宫颈腺癌的前期病变中删除，只保留了AIS，并同时将高级别CGIN作为同义名词与之并列为宫颈腺上皮肿瘤的前期病变。

同样，AIS也依据是否与HPV感染相关将其分为HPVA AIS和HPVI AIS（表13-1）。

二、HPV相关性原位腺癌

【临床特征】

HPV相关性原位腺癌（adenocarcinoma in situ, HPV-associated，HPVA AIS）与高危型HPV感染密切相关，尤其是HPV18型、HPV16型和HPV45型。通常发生于35～40岁的女性，比浸润性腺癌早10～15年[9]。大多数患者无明显症状，少数伴有异常阴道出血，可在宫颈细胞学筛查中检出，阴道镜检查虽然有特征性表现，但它们难以识别，可发生在宫颈任何部位的腺上皮，包括黏膜表层和深在的隐窝腺体，2/3以上的病例发生在宫颈的移行带，几乎所有的病例均累及宫颈表面上皮和腺体。在25%～85%的SIL/CIN或是浸润性鳞状细胞癌及浸润性腺癌的锥切标本中可以找到AIS病变。此外，在正常宫颈鳞化上皮或是SIL/CIN病变的下方也可出现AIS。少数情况下AIS可向上累及宫颈管内3cm以上，甚至达到宫颈内口。多数AIS是局灶性的，但有13%～17%的病例是弥漫或多灶性，少数病例可以呈跳跃性的多灶分布，病变腺体间为正常的腺体和（或）间质成分[7, 13, 14]。

【组织病理学】

1. 普通型AIS（conventional AIS）的结构特征是保存原有的宫颈小叶腺体结构，病变部分或完全累及宫颈原有腺体表面或腔内，无明显间质反应（图13-1）。只要病变局限于表面或腺腔内，可以允

表13-1 宫颈腺上皮前驱病变分类变化

CGIN（三级）	CGIN	2003年第3版WHO分类	2014年第4版WHO分类	2020年第5版WHO分类
CGIN Ⅰ级	低级别CGIN	EcGD		
CGIN Ⅱ级				
CGIN Ⅲ级	高级别CGIN	AIS	AIS	HPVA AIS和HPVI AIS

许结构稍有复杂（乳头状、微乳头状或筛状生长）。细胞学特点是腺体胞质黏液减少或消失；细胞核增大、拉长，核染色质增加，增生呈复层，排列拥挤，极向紊乱；有不明显的小核仁；核分裂象多见，特别是在顶端腔缘的位置，并可见凋亡小体（图 13-2）。

根据 AIS 的细胞及病理学形态主要分为三种亚型：宫颈黏膜型（普通型，也称经典型），子宫内膜样型和肠型（图 13-3）。此外还有一些少见亚型，如输卵管型、腺鳞型及复层产生黏液的上皮内病变（stratified mucin-producing intraepithelial lesion，SMILE）。其中，宫颈黏膜型 AIS 是最常见的一种亚型，它与正常宫颈黏膜腺体具有相似的特征，至少局灶上皮含有黏液，但细胞核增大、细长、雪茄烟样，深染的细胞核和粗颗粒状染色质，胞质黏液减少，导致核质比增加，细胞排列成复层，靠近腺腔处常见核分裂象，并可出现凋亡小体。病变可呈局灶性、多灶性或弥漫性分布。有时，一些腺体显示出正常腺上皮和 AIS 之间的突然转变。在结构上，AIS 病变局限于先前存在的正常宫颈内膜表层或是腺体，保留原有宫颈小叶结构，腺体可以增生，可见乳头状内折，甚至局部显示筛状结构。

当含有杯状细胞的腺体大于 50% 时，该病变可称为肠型 AIS。其形态类似肠上皮细胞，由多量杯状细胞，少量神经内分泌细胞及 Panth 细胞组成。与宫颈黏膜型 AIS 相比，肠型 AIS 少见假复层状结构，细胞核轻度异型，核分裂象少见。病变通常发生于年长女性，与 HPV18 型感染密切相关，且有较高的比例进展为浸润性腺癌 [15]。当宫颈腺上皮存在含有杯状细胞的肠型上皮时，几乎总是伴有癌前病变或恶性宫颈腺性病变，尽管此类型细胞核恶性特征不明显，细胞核可能被胞质内丰富的黏蛋白挤到一边，但宫颈很少发生真正的“良性”肠上皮化生，因此，在临床工作中需特别注意宫颈黏膜的肠上皮化生。免疫组化染色结果通常显示弥漫细胞角蛋白 7（CK7）阳性和 CDX2 弥漫或局灶阳性，一些病例还可以表现为 CK20 阳性。这种肠型分化免疫表型与女性生殖道其他肠型分化病变（例如卵巢黏液性肿瘤）中观察到的免疫表型相似。

子宫内膜样 AIS 罕见，其形态学特征是细胞核更小、更圆，细胞质嗜酸性，很少或没有黏蛋白产生和明显的细胞核假复层，在一定程度上类似于增殖期子宫内膜腺体 [16]。输卵管 AIS 是指有类似输卵管上皮的纤毛细胞和插入细胞取代原有的宫颈内膜腺上皮，细胞核增生呈复层和胞质黏液减少，大多数输卵管 AIS 被描述为一组连续性病变，病变起始

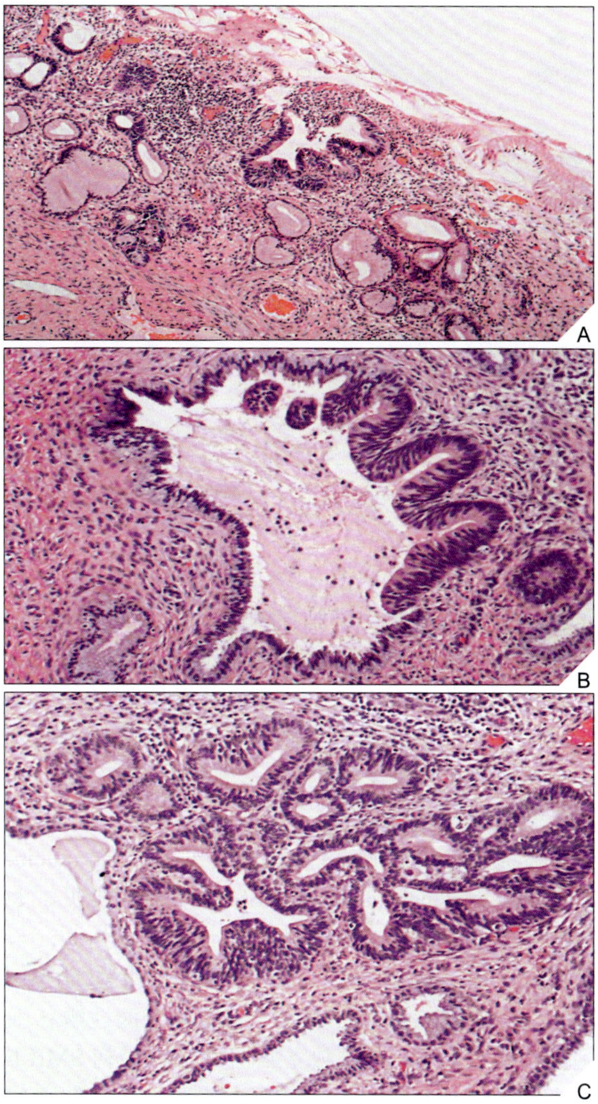

图 13-1 普通型宫颈 AIS

A. 低倍镜下，AIS 病变部分或完全累及宫颈原有腺体表面或腔内，无明显间质反应；B. 高倍观察可见宫颈腺上皮细胞核增大、拉长、染色质增粗，核分裂象易见，胞质黏液减少，细胞增生成复层，极向紊乱，病变部分累及腺体的右上部分；C. 病变腺体可以累及宫颈原有小叶状结构

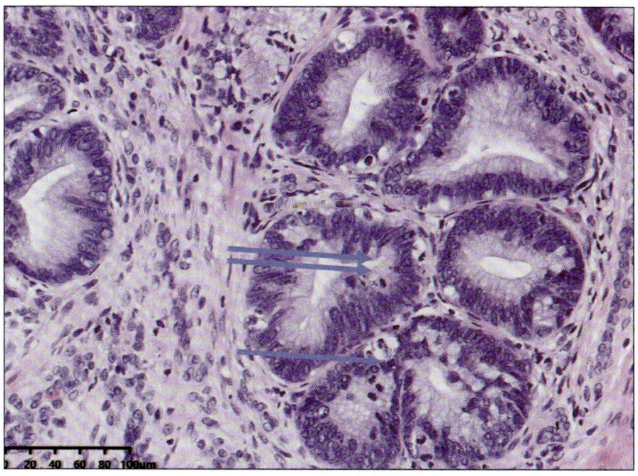

图 13-2 普通型宫颈 AIS

高倍镜下，核分裂象多见，特别是在顶端腔缘的位置（双箭头），并见凋亡小体（单箭头）

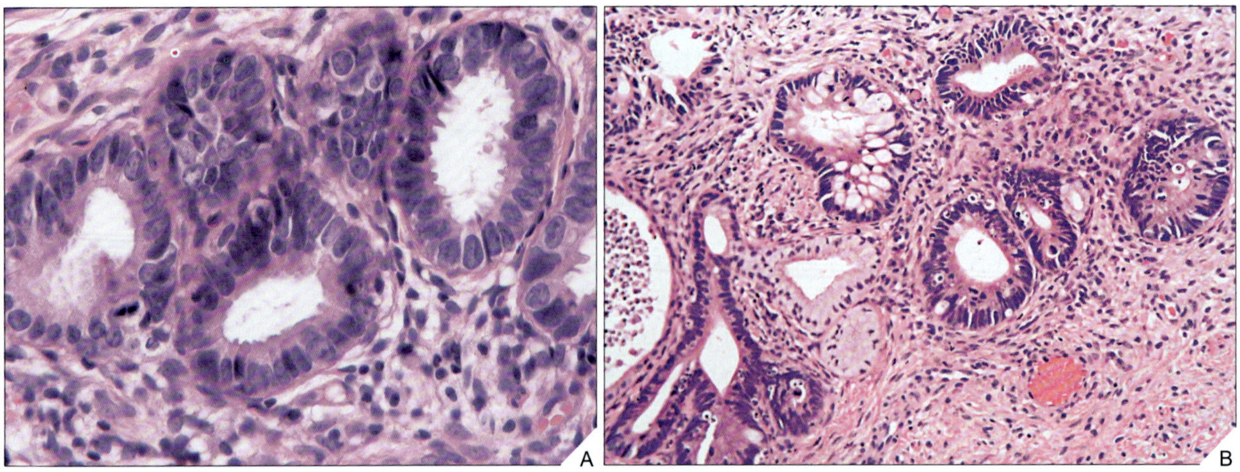

图 13–3 宫颈 AIS 其他亚型

A. 子宫内膜样亚型 AIS；B. 肠型 AIS，细胞核异型明显，部分细胞中可见富含黏液的杯状细胞

于输卵管化生并显示细胞核的异型性逐渐增加，且核分裂象逐渐增多（非典型输卵管化生）[17]。

上述这些 AIS 变异亚型都与高危型 HPV 感染密切相关，它们可以单独发生，也可以与其他亚型混合存在，构成 HPVA AIS 形态学谱系的一部分，可在同一病变中以不同比例混合出现。

2. 复层产生黏液的上皮内病变（stratified mucin-producing intraepithelial lesion，SMILE）相对少见，大多为年轻患者（平均 36.2 岁，25～53 岁）[18, 19]，与高危型 HPV 感染相关，主要是 HPV16 型和 HPV18 型。该病变常与 HSIL、普通型 AIS 和浸润性鳞状细胞癌或腺癌共存，罕见独立发生[18, 20]。最初 SMILE 被当作同时具有鳞状上皮和腺上皮双重分化的宫颈储备细胞的前驱病变，曾有学者认为是一种原位的腺鳞癌。现在认为 SMILE 起源于宫颈黏膜或腺体的储备细胞，其病变性质及发展类似于宫颈腺癌，因此，SMILE 现已归入宫颈腺癌前期病变的特殊亚型。

SMILE 在低倍镜下呈复层上皮，类似宫颈鳞状上皮增生，上皮与间质交界处呈圆形，缺乏明确腺体形成。细胞学特点是细胞呈柱状及多边体状，全层细胞胞质透明或空泡状，可见细胞内黏液产生；细胞核有非典型性，可出现核分裂象及凋亡小体（图 13-4A，图 13-4B）。与其他 AIS 一样，SMILE 免疫组化特征是 p16 过表达和 Ki-67 增生指数升高（图 13-4C）。p63 仅在基底层（可能是残留的储备细胞）[18, 19] 中呈阳性，而在基底层上面的柱状上皮中呈阴性。SMILE 的超微结构显示，在没有张力丝的情况下，存在微绒毛、液泡结构和线粒体，这也支持了该病变属于宫颈腺性病变的理论[21]，AB-PAS 染色部分胞质可以呈现蓝色着色（酸性黏液）(图 13-4D)。

最近有学者提出了一种宫颈浅表性肿瘤性病变，称为浅表或早期 AIS。它通常发生在 20 岁左右的年轻患者中。这些病变通常局限于宫颈表面腺上皮，局灶性单层排列，可见核分裂象，细胞核异型性和细胞凋亡都不及典型的 AIS 明显（图 13-5）。这些病变也是由高危 HPV（hrHPV）引起的，并显示 p16 弥漫强阳性染色和 Ki-67 增生指数增加[22]。

【免疫组化】

p16/CDKN2A 是一种肿瘤抑制蛋白 / 基因，可抑制细胞周期蛋白依赖性激酶 4A（CDK4A)。通过免疫组化方法检测 p16 过表达成为高危型 HPV 感染的替代性标志物。p16 在大多数 HPVA AIS 中呈阳性表达，而 p16 阳性被定义为病变细胞核及细胞质呈现弥漫或连续的大片块状深棕色着色[23–25]。

同时，大多数 HPVA AIS 的细胞增殖性标志物 Ki-67 表达上调，通常至少大于 30%。ProEx C 标志物在 HPV 感染和肿瘤细胞的异常 S 期诱导期间过表达的核蛋白包括小染色体维护蛋白 2、MCM2 和 Ⅱ 型拓扑异构酶 -α 和 TOP2A；该标志物在 HPVA AIS 中始终呈阳性表达[26–28]。

ER 和 PR 表达缺失也是 AIS 中常见的事件，因此免疫组化 ER/PR 阴性有助于排除与 HPVA AIS 形态类似的宫颈良性病变和 ER/PR 阳性的子宫内膜样癌[29]。

【鉴别诊断】

1. 宫颈腺体异型增生（endocervical glandular dysplasia，EcGD） 同义词：LG-CGIN，在第 3 版 WHO 分类中被归为宫颈腺性病变的前期病变中，而在第 4 版及第 5 版 WHO 分类均将其从宫颈腺上皮癌前期病变中删除，故本书仅在鉴别诊断简单提及，

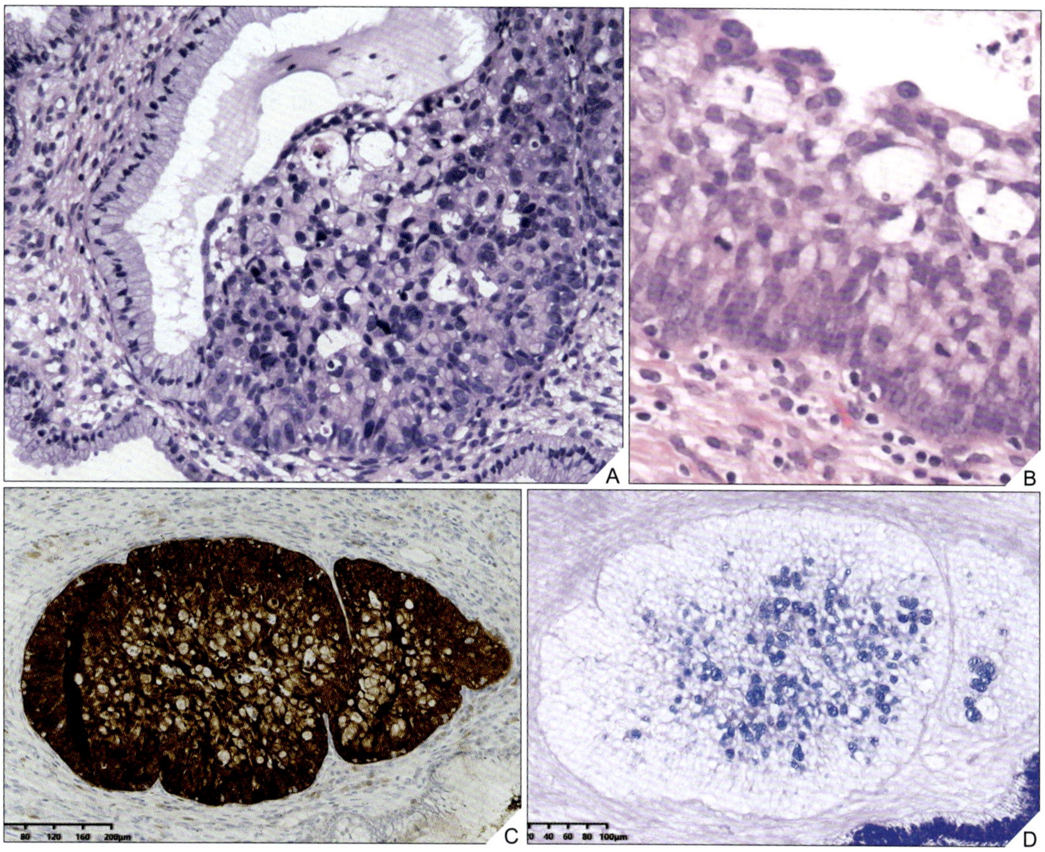

图 13-4　SMILE

A. 隐窝上皮呈现复层，上皮细胞胞质中可见黏液，细胞核增大有异型性；B. 病变呈复层上皮，类似宫颈鳞状上皮增生，胞质透明或空泡状，可见细胞内黏液产生，可出现核分裂象；C. 免疫组化染色显示 p16 阳性；D. AB-PAS，部分胞质中可见蓝色黏液

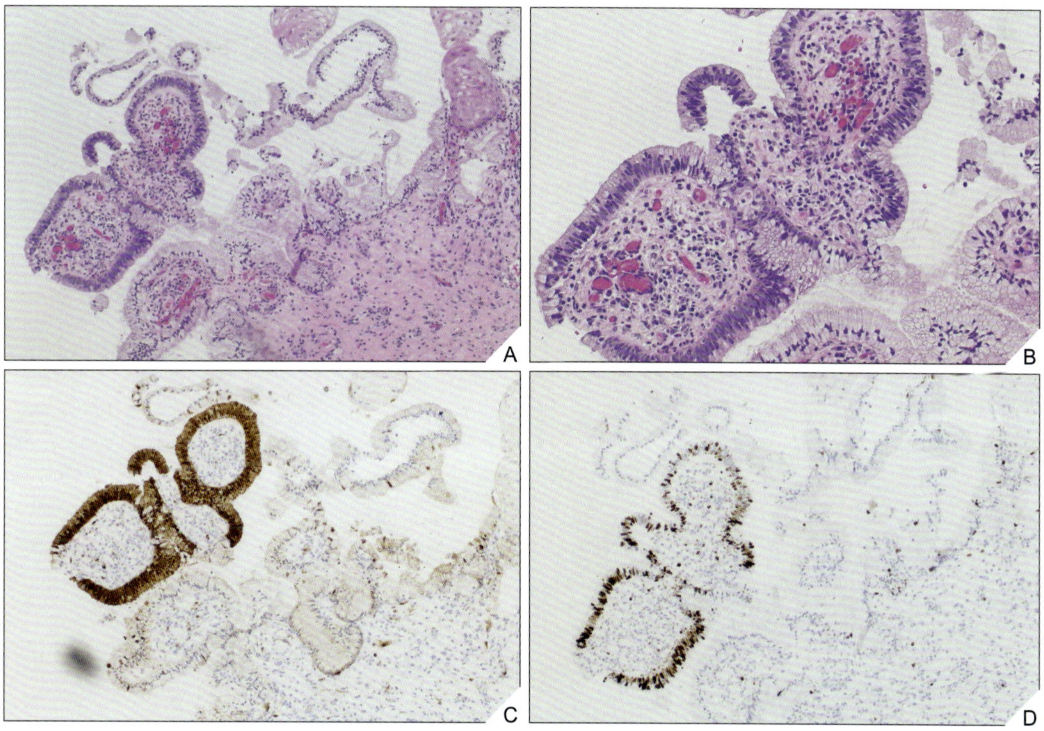

图 13-5　浅表性 AIS

A. 低倍镜下，局灶宫颈黏膜表层呈现乳头状结构，表层被覆上皮细胞排列密集，胞质黏液减少；B. 高倍镜下，可见细胞具有异型性，可见分裂象和细胞凋亡；C. 免疫组化显示 p16 病变黏膜上皮连续阳性表达；D. 免疫组化显示 Ki-67 增生指数高（>90%+）

使读者对其有所了解。EcGD 的异型程度较炎症等反应性病变时表现明显，但不及 HPVA AIS 病变重。腺上皮细胞轻 - 中度异型，胞质黏液减少，细胞核中度增大，深染，排列呈复层，可见核分裂象（每个腺体不超过 2 个），可见凋亡小体，但无筛状及乳头状结构（图 13-6）。虽然有相关的形态学描述，但是这类病变仍难以与炎症等所导致的腺体非典型增生相鉴别，病理医生之间，甚或同人不同时诊断时的重复性差，且该病变极少出现在 AIS/HG-CGIN 中，表明两者关系并不密切，临床也未对这类病变提出处理原则[6]。但是，在日常诊断工作中仍可以观察到一些类似 EcGD 病变，此时需要通过免疫组化标记 p16、Ki-67、ER 及 PR 染色来协助诊断，当病变显示 p16 弥漫强阳性、Ki-67 增生指数高且缺乏 ER 和 PR 表达，则可判读为可疑 AIS/HG-CGIN，或做描述性诊断，并向临床医生做出说明和随访建议。

2. 未成熟鳞状上皮化生（immature squamous metaplasia） 未成熟鳞状上皮化生与 SMILE 形态学相似，均表现为复层上皮和含有黏液细胞。然而，未成熟鳞状上皮化生的黏液细胞仅局限于表层或最多累及中表层，而 SMILE 的黏液细胞遍布整个上皮层。此外，SMILE 细胞核有异型性，细胞核深染，核分裂象及凋亡小体多见。免疫组化染色 p16 弥漫强阳性，Ki-67 高增生指数，黏液染色弥漫性分布，这些特征均可以与未成熟鳞状上皮化生相鉴别。

此外，一些特殊类型的 AIS，如 SMILE 也可能被误认为是高级别鳞状上皮病变（HSIL），因为两者都呈复层上皮，HSIL 可能包含少许黏液细胞。与 HSIL 相比，SMILE 因为含有黏液，在低倍镜下具有“粉红色”的外观，在高倍镜下，黏液细胞遍布大部分上皮层，而 HSIL 的黏蛋白只存在于表面或在宫颈腺体的中心，免疫组化显示细胞角蛋白 -14（CK14）阴性，P63 表达下调（只在基底细胞表达，而在副基底细胞及柱状细胞不表达）。

3. 宫颈良性病变 宫颈很多良性非肿瘤性病变易与 AIS 混淆，有些病变被称为化生或改变，这些

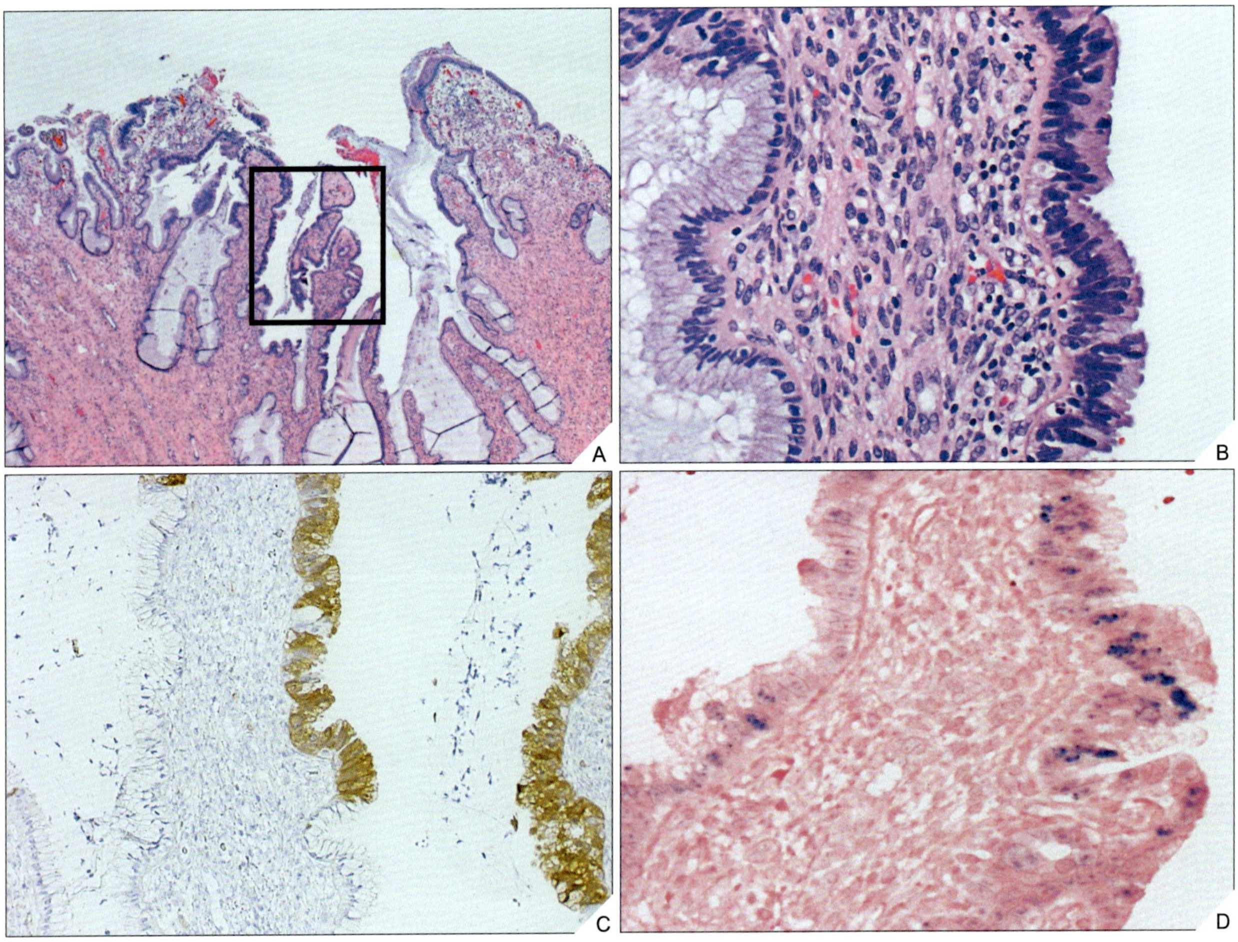

图 13–6 宫颈腺体异型增生

A. 低倍镜下，病变不明显（方框内）；B. 放大后见腺上皮胞质内黏液减少，细胞核增大，有轻 - 中度异型，部分排列成复层；C. 免疫组化染色显示 p16 阳性；D. 原位杂交 HPV18 型阳性

宫颈良性病变中免疫组化 p16 染色均为阴性或斑片状阳性表达，这是与 AIS 鉴别的一个重要的辅助工具。主要包括以几种病变。

（1）输卵管化生（tubal metaplasia）：米勒管型腺上皮正常情况下可衬覆于宫颈管、输卵管与子宫内膜，尽管有各自的分布与形态特征，但当输卵管型上皮与子宫内膜型上皮出现在宫颈时，应与宫颈腺上皮的肿瘤性病变区分。

输卵管子宫内膜样化生是指宫颈黏液柱状上皮被输卵管及子宫内膜型上皮所替代，较为常见。显微镜下，黏膜上皮中出现较多的纤毛细胞，另外还可见分泌细胞与插入细胞（输卵管样上皮），也可以以无纤毛的复层柱状上皮为主（子宫内膜样上皮），两者经常混合出现（图 13-7）。上述改变常见于宫颈活检、锥切及其他手术后，认为是一种损伤后的反应性变化。

非典型输卵管上皮化生表现为上皮细胞密集，伴有假复层、细胞核增大与深染，可合并 AIS 或单独存在。与 AIS 的区别主要是非典型输卵管上皮缺少明显的核分裂象及凋亡小体（图 13-8A），免疫组化 p16 染色阴性（全阴性或是非弥漫的斑点状阳性），可辅助鉴别诊断。但要强调的是，在宫颈 AIS 中，也存在着纤毛型 AIS，其除了腺腔内纤毛外，细胞还具有 AIS 特征（图 13-8B）。

（2）子宫内膜异位症（endometriosis）：发生在宫颈管浅表处的子宫内膜异位症可能与 AIS 相混淆，因为与周围的颈管黏液性上皮相比，子宫内膜样上皮有更高的核浆比，并且常为假复层。

浅表子宫内膜异位常有宫颈创伤或局部手术史，病灶通常局限于颈管表层黏膜上皮的下方，由类似于增殖期的子宫内膜腺体及间质组成，腺上皮偶尔可以呈分泌期改变，虽部分病例可见核分裂象，但总体来讲细胞形态较温和，缺乏核异型性和粗颗粒状染色质；间质存在子宫内膜样间质细胞和（或）含铁血黄素沉积；免疫组化显示 ER 和 PR 阳性表达可以帮助鉴别。此外，还可借助于网织纤维及 Masson 三色等特殊染色，子宫内膜间质含有致密的网织纤

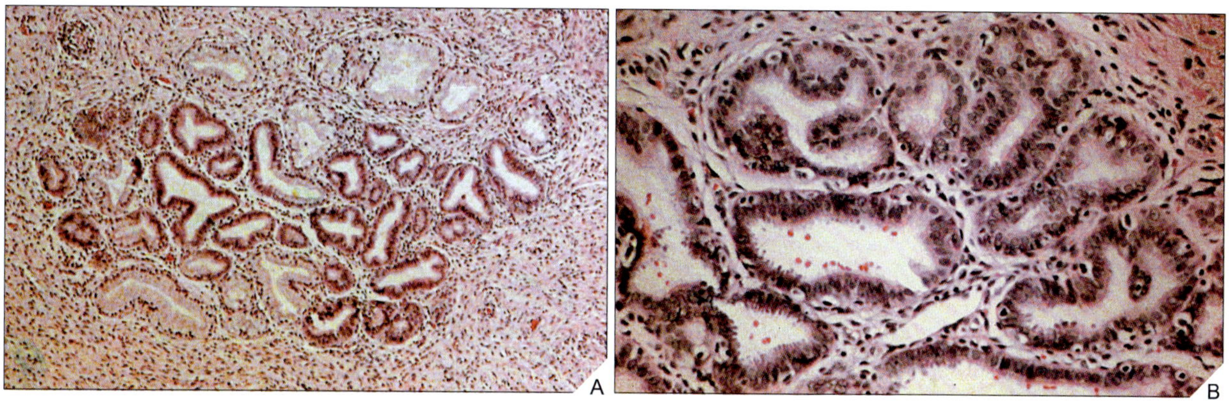

图 13-7 宫颈腺体输卵管化生

A. 低倍镜下可见部分腺上皮细胞丢失黏液；B. 高倍镜下分化腔面可见纤毛，细胞核异型性小，无核分裂象

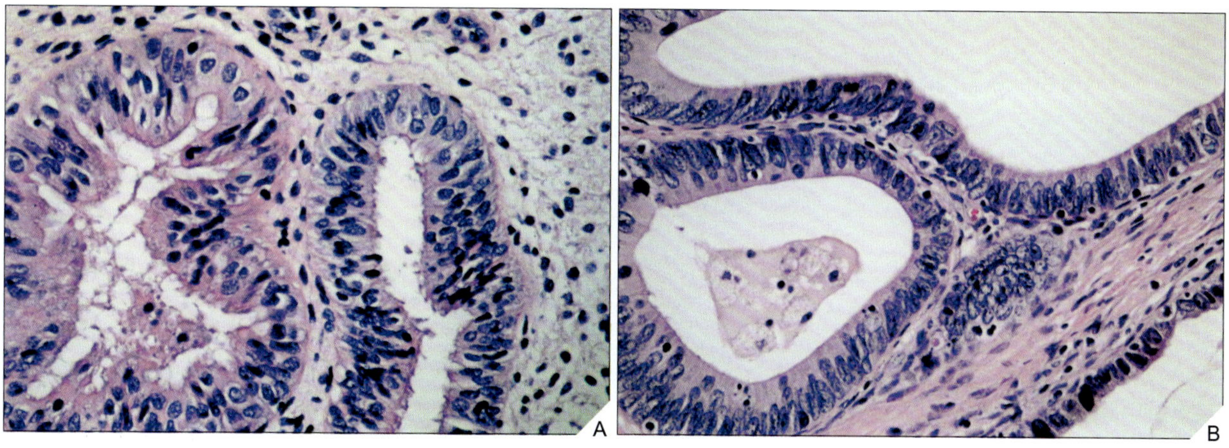

图 13-8 宫颈腺体输卵管化生与纤毛型 AIS 的比较

A. 宫颈腺体输卵管上皮化生，形态特征如上图；B. 纤毛型 AIS，腺腔内可见纤毛，细胞核异型性大，类似于 HPVA AIS

维，而宫颈间质有丰富的胶原。但由于子宫内膜间质与宫颈间质均可表达CD10，故免疫组织化学染色CD10对于两者的鉴别意义不大（表13-2）。

（3）嗜酸性改变（eosinophilic changes）：宫颈腺上皮的嗜酸性改变大多在显微镜下偶然发现，较少见，且无明显临床意义，但容易与腺上皮病变相混淆。嗜酸性改变几乎均为局灶性，大多仅累及少数腺体。病理表现为局部宫颈腺体或黏膜表面被嗜酸性上皮替代，这些上皮为单层立方形或多角形上皮细胞，胞质强嗜酸性，局灶可有空泡变（图13-9）。有时细胞核可以增大、深染，并可有大小不等的核仁，称为非典型嗜酸性改变。嗜酸性改变不同于宫颈AIS的主要表现是胞质明显嗜酸，并且缺少显著的细胞复层、核分裂象及凋亡小体。

（4）放疗引起的非典型性改变（radiation-induced atypical changes）：宫颈放疗后不仅可引起鳞状上皮的改变，亦见于腺上皮，并且可持续至放疗后数月或数年，甚至长达十余年。放疗后腺上皮出现的改变与鳞状细胞相似，包括细胞增大，细胞核增大与极向消失，染色质模糊，胞质嗜酸性，并可出现空泡（图13-10）。结构上表现为腺体数量减少，上皮细胞排列稀疏，腺腔呈管状或扩张，并且有明显的间质纤维化与透明变性，有时成纤维细胞核大深染呈奇异形，血管壁常透明变性并增厚，直至完全闭塞（图13-11）。

放疗后的腺上皮反应需要与AIS相鉴别。放疗反应的细胞虽然增大，但核浆比例增加不明显，一般看不到核分裂象，并缺少复杂的腺体结构。患者有明确的宫颈放疗史，放疗前大多为鳞状细胞癌，放疗后腺上皮、鳞状上皮，以及与间质和血管内皮

表13-2 宫颈AIS的免疫组化鉴别

抗体	AIS	输卵管化生及子宫内膜异位症
p16	弥漫 +	阴性或局灶 +
IMP3	弥漫 +	局灶
PAX2	–	弥漫 +
Bcl-2	–/ 弱 +	弥漫 +
vimentin	–/ 弱 +	弥漫 +
ER	–/ 弱 +	+/ 强阳
PR	–/ 弱 +	+/ 强阳
ProEcx	>50%+	<10%+
Ki-67	较高（>30%）	较低（<10%）

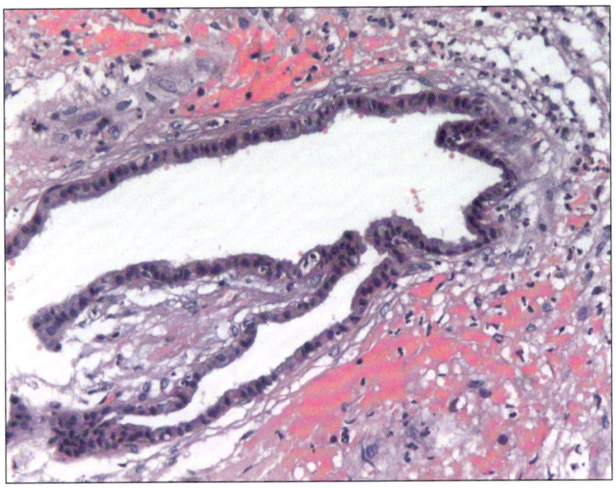

图13-9 宫颈腺上皮嗜酸性改变

宫颈腺体被立方形腺上皮细胞替代，胞质嗜酸性，细胞核深染，有轻度异型，但无核分裂象

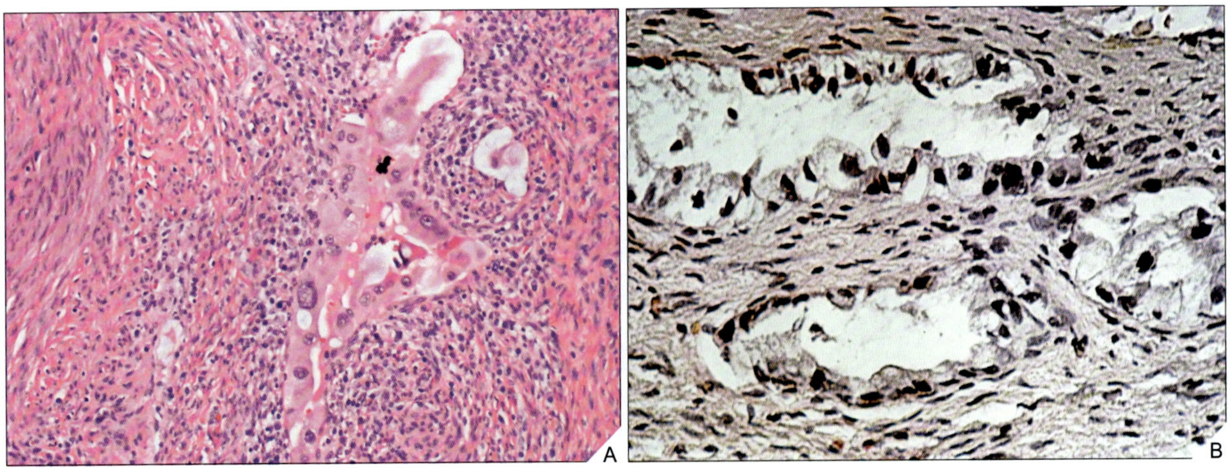

图13-10 放疗后腺体非典型性改变

A.宫颈癌放疗后，良性腺上皮细胞出现非典型性，细胞核增大；B.细胞核深染，但核浆比不增加，未见核分裂，周围可见炎症反应及纤维组织细胞增生

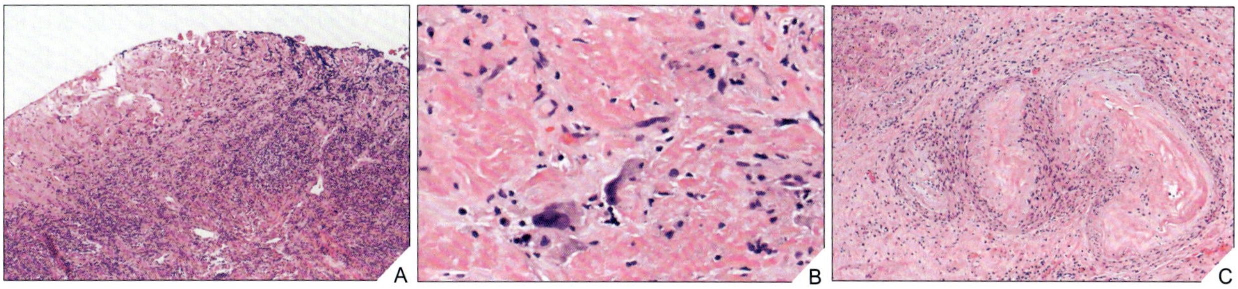

图 13-11　放疗后间质及血管改变

A. 间质明显纤维化，炎症细胞浸润和腺体数量减少；B. 间质玻璃样变及呈现奇异形、核大深染的成纤维细胞；C. 血管壁增厚，变性，直至完全闭塞

细胞的形态改变同步等均有助于与肿瘤性病变区分

（5）宫颈 A-S 反应（Arias-Stella reaction）：约占妊娠期子宫标本的 9%，偶尔见于口服以孕酮为主的避孕药的妇女。这些改变更常发生于颈管上端，即接近内口邻近子宫内膜处，通常位于息肉内，并可累及表面上皮与下方的腺体。与子宫内膜 A-S 反应不同的是，宫颈 A-S 反应一般仅见于 1 个或数个腺体，少数情况下可见许多腺体表现为 A-S 反应。镜下形态与子宫内膜 A-S 反应相似，腺上皮细胞明显增大，胞质空泡或透明，也可呈嗜酸性，细胞核深染并突向腺腔，形成"鞋钉样"表现，有时腺上皮可形成乳头状结构向腺腔突出（图 13-12）。

宫颈 A-S 反应需要与肿瘤性病变相鉴别，主要是透明细胞癌及 AIS。A-S 反应：宫颈无明确肿物，核分裂象少见，间质缺乏促纤维反应，有些病例还可见间质蜕膜变，均与肿瘤性病变不同。妊娠期宫颈标本中出现透明细胞及鞋钉样细胞，应将 A-S 反应列入鉴别诊断的范畴。

（6）反应性和修复性改变（reactive and reparative changes）：宫颈上皮的反应性与修复性改变可由各种原因导致的局部损伤引起，如宫颈急慢性炎、活检、腐蚀性药物、LEEP 或锥切术后等。鳞状上皮与腺上皮均可表现为反应性改变，细胞核增大，核仁明显，甚至出现细胞的多形性。腺上皮的修复反应还可表现为胞质嗜酸性、细胞核染色质模糊退变及黏液丢失（图 13-13）。这种反应性与修复性改变有时有非典型性表现，被称为腺体的非典型性，认为其并非肿瘤性病变，由于难以与 EcGD 相鉴别，故已不再区分两者，但是仍需与 HPVA AIS 相鉴别。反应性与修复性腺上皮反应复层化轻，核分裂少见或仅存在于腺体基底部，一般不出现凋亡小体，免疫组化染色 p16 阴性。此外，有些妇女在月经期时，宫颈腺上皮也会出现一些形态学改变，但这些改变较为轻微，一般不会导致误诊。

4. 早期浸润性腺癌　因为缺乏客观诊断标准，二者鉴别经常是很困难的，且从实践角度看，二者鉴别意义不大，因为这种情况下，即使是早期浸润性腺癌，绝大多数都属于 Silva A 型浸润，其临床处

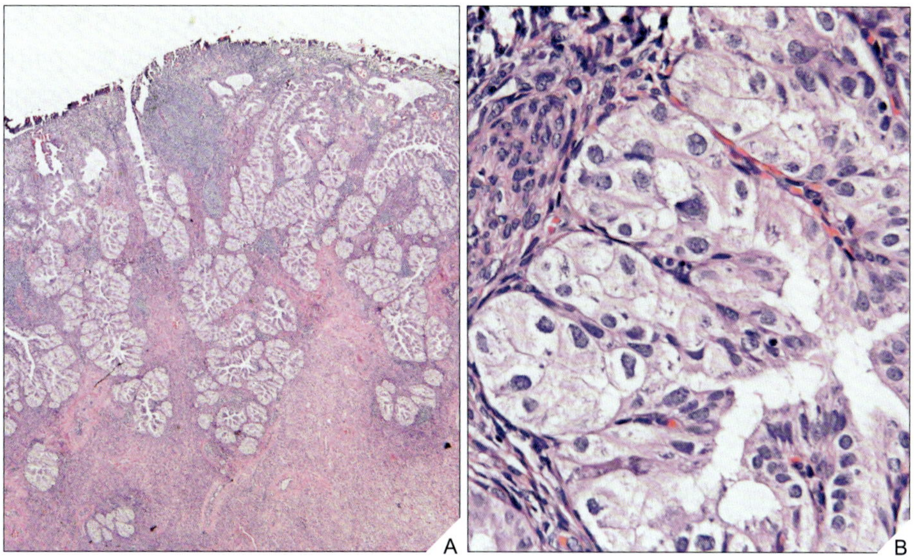

图 13-12　宫颈 A-S 反应

妊娠时，宫颈腺上皮细胞明显增大，胞质空泡或透明、也可呈嗜酸性，细胞核深染并突向腺腔，形成"鞋钉样"表现

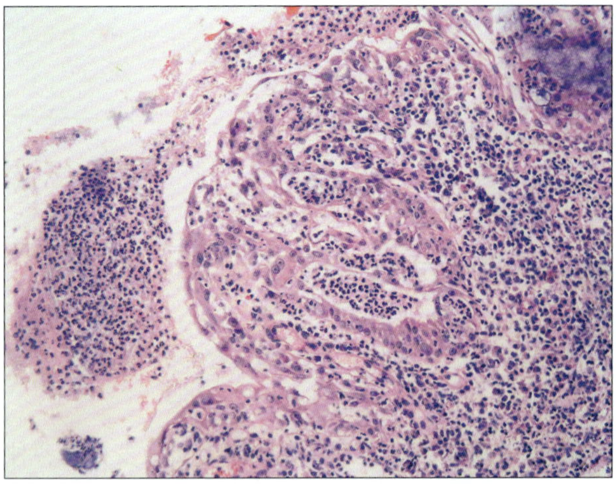

图 13-13 宫颈炎症所致腺上皮非典型增生

细胞核增大，核仁明显，胞质黏液消失，但增生腺上皮中未见核分裂象及细胞凋亡，背景可见明显的淋巴细胞及中性粒细胞浸润

理及预后与 AIS 类似（详见本章第二节“宫颈浸润性腺癌”相关内容）。

【临床管理及预后】

既往 AIS 的标准治疗方法是子宫切除术，目前对于有其他合并症（如月经多）、不需要保留生育能力的患者及有高危随访因素的患者仍然推荐采用子宫切除术。鉴于良好的安全性及对于保留生育功能的需求，锥切术和 LEEP 术已经在临床工作中越来越多地实施。然而，由于部分 AIS 呈现多灶或跳跃性分布，不完全切除的治疗方式，有可能会残留病变，因而，在后期需要采用宫颈细胞学、HPV 检测和阴道镜检查进行密切随访[30]。手术类型和切缘状态是疾病残留和复发的最重要的预测因素。与宫颈冷刀锥切术（30%）相比,LEEP 术后残留病灶（51%）增多[31]。冷刀锥切术或 LEEP 术后，切缘阴性残留 AIS 的发生率为 16%，切缘阳性残留 AIS 的发生率为 49%。同样，冷刀锥切术 / LEEP 术后发生浸润性腺癌的比例为 0.1%～0.6%，而切缘阳性者这一比例将上升为 5%～6%[31-33]。在切缘为阴性的患者中，AIS 复发率为 3%，当切缘为阳性时，复发率为 17%～19%[31，34]。

SMILE 的处理方法与其他 HPVA AIS 相似。对于希望保留生育能力的患者，建议锥切标本切缘阴性后密切随诊，或者在完成生育后考虑子宫切除术[18]。

三、HPV 非依赖性原位腺癌

近年来随着对宫颈 HPV 非依赖性原位腺癌（HPVI AIS）的关注度增加，对其前期病变的认识也在提高。在所有 HPVI 的腺癌中，只有胃型腺癌已被认知有两种癌前病变：胃型 AIS 及非典型小叶状宫颈腺体增生。其实胃型腺性病变是一个完整的谱系，包括良性、癌前病变及恶性病变。良性或分化极好的胃型腺癌形态学特征类似于胃小凹、幽门腺或胰胆管型上皮，细胞呈柱状，胞质淡染或嗜酸性，有时可见泡沫状胞质，细胞界限清晰，细胞核位于基底部。分化较差的胃型腺癌可出现明显细胞学异型性。良性病变包括单纯性胃型（幽门腺）化生（SGM）和小叶状宫颈内膜腺体增生（LEGH）；一些 A 型隧道腺丛也被认为伴有胃型分化；癌前病变包括非典型小叶状宫颈内膜腺体增生和胃型 AIS；恶性病变为 HPVI 腺癌（胃型），其中分化极好者以前称为微偏腺癌（恶性腺瘤）。

（一）与 HPVI 腺癌（胃型）相关的良性腺上皮病变

1. 小叶状宫颈内膜腺体增生（lobular endocervical glandular hyperplasia，LEGH） 为宫颈内膜腺体增生的一种特殊形式，是宫颈胃型腺性病变中的良性病变。在一项研究中的 1169 个连续子宫切除标本中，日本女性中 LEGH 的发病率约为 0.7%[27]，因为子宫切除标本只进行了有限的宫颈取材，其真实发病率可能更高。这一病变的平均发病年龄为 45 岁（年龄范围为 37～71 岁），多数患者无特殊临床症状，少数患者有黏液或水性排液。该病变发病机制不清，有研究表明，LEGH 与 Peutz-Jeghers 综合征可能有关[35]

大体上，LEGH 病变多数无明显的异常，有时可见息肉样肿块或是在颈管壁内见到囊腔样结构（图 13-14A）。

组织学形态：LEGH 通常位于子宫颈内口，很少延伸到子宫内膜，是一种界限清晰的具有小叶 / 腺泡状结构的病变。它由中央腺体组成，常伴有囊性扩张，周围有大小不等圆形小腺体组成（图 13-14B）。腺体为黏液柱状细胞，细胞核位于基底部（图 13-14C）。有时可见含有杯状细胞的肠上皮化生或存在少许神经内分泌细胞。一般核分裂象≤2/10HPFs。病变一般局限于宫颈管壁浅层，偶见于宫颈管深层，病变与周围间质分界清晰。

免疫组化染色显示胃 / 幽门腺分化：即 HIK1083 和（或）MUC6 阳性（图 13-14D），HIK1083 被认为是一种比 MUC6 更特异但不太敏感的标志物，由于抗体生产的局限性，HIK1083 没有在临床上广泛应用[28]。ER 和 PR 常阴性[36]，这与正常宫颈腺体和其他宫颈良性腺性病变形成对比，后者通常表达激素受体（不

包括中肾管残留 / 增生）。癌胚抗原（CEA）通常阴性或仅局灶阳性，这与大多数宫颈腺癌阳性表达形成对比[28]。PAX8 阳性，p16 阴性，Ki-67 增生指数低。AB-PAS 特殊染色时，LEGH 腺体呈现明亮的紫酱红色（图 13-14E），具有简单而相对特异的效果。

宫颈锥切术或 LEEP 术后诊断为 LEGH，后续治疗应基于患者对保持生育能力的愿望及临床表现和影像学检查结果综合评估。

2. 单纯性胃（幽门腺）化生 [simple gastric（pyloric）metaplasia，SGM]　组织学形态表现为结构正常的宫颈腺体，由单层柱状细胞组成，细胞核位于基底，具有特征性的淡粉色细胞质，含有中性黏液，而正常宫颈腺上皮胞质在排卵期多为淡蓝色，含嗜碱性黏液，并显示出胃（幽门腺）免疫组化特征。这是一种罕见的、定义模糊的、在临床工作中常被忽视的病变。在一项检查正常宫颈腺上皮黏蛋白染色特点的研究中，278 例病例中只有 2 例（0.7%）使用 HIK1083 检测到胃（幽门腺）化生[37]，这类病变被定义为单纯性胃（幽门腺）化生。目前该病变意义尚不清楚，与胃型腺癌（GAS）的关系也不明确。

3. 隧道样腺丛（tunnel clusters）　是一种常见的宫颈腺体聚集性的良性改变，又称隧道腺丛状增生，多见于 30 岁以上的女性，尤其妊娠期女性，在成年女性中约占 8%，在绝经后达 13%，通常偶然发现，多数病变为多发性，病变位于浅表部位，偶尔可扩展到宫颈管的深部。显微镜下增生的腺体呈小叶状分布，腺管排列紧密，无或很少有核分裂象，根据是否形成囊腔，分为以下两型。

A 型（非囊性）：由成片密集的腺体组成，腺体可为卵圆形、圆形及多角形，衬覆高柱状上皮，细胞核位于基底（图 13-15A）。Kondo 等[38]研究发现，一些 A 型隧道样腺丛 HIK1083 免疫组化阳性，提示这一型可能与 LEGH 有关。

B 型（囊性）：由大小不一的扩张的腺腔组成，腔内含有浓稠的分泌物，内衬的上皮细胞为单层扁平上皮、立方上皮（图 13-15B）。囊腔位置有时深在，可以穿透宫颈管壁。

由于部分病变腺体位置深在及排列密集，需要与高分化胃型腺癌等相鉴别。隧道样腺丛缺乏临床症状，病变边界清晰，腺体周围是正常的宫颈间质，没有促结缔组织增生，也无浸润性生长方式或脉管 / 神经侵犯，加之细胞无异型性，核分裂象罕见，这些特征都可以与高分化胃型腺癌或原位病变相鉴别。

（二）HPVI 腺癌（胃型）的前期病变

1. 非典型小叶状宫颈内膜腺体增生（atypical lobular endocervical glandular hyperplasia，aLEGH）　如前所述，LEGH 被认为是一种宫颈腺性良性病变。然而，一些研究发现某些 LEGH 病变存在细胞学和结

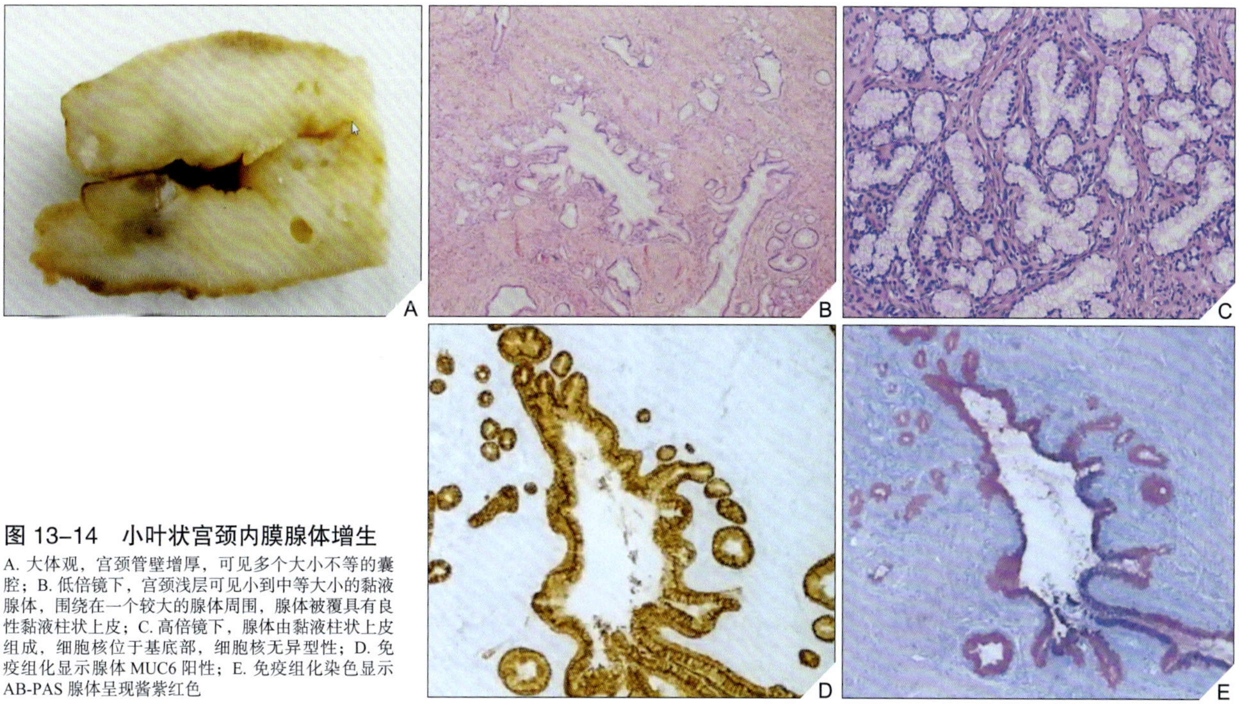

图 13-14　小叶状宫颈内膜腺体增生

A. 大体观，宫颈管壁增厚，可见多个大小不等的囊腔；B. 低倍镜下，宫颈浅层可见小到中等大小的黏液腺体，围绕在一个较大的腺体周围，腺体被覆具有良性黏液柱状上皮；C. 高倍镜下，腺体由黏液柱状上皮组成，细胞核位于基底部，细胞核无异型性；D. 免疫组化显示腺体 MUC6 阳性；E. 免疫组化染色显示 AB-PAS 腺体呈现酱紫红色

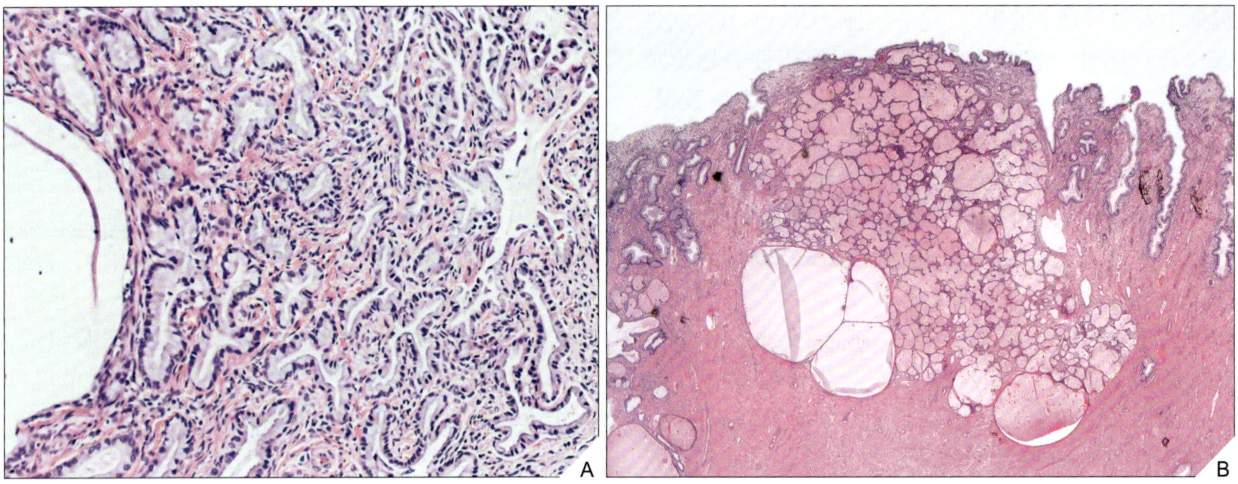

图 13-15 宫颈隧道样腺丛

A. A 型显示宫颈管浅层内腺体增生，排列紧密；B. B 型显示腺管扩张，管腔内含淡粉染分泌物，管壁被覆单层扁平上皮

构异型性，且没有间质浸润的证据，并将其指定为“aLEGH”。Mikami 等[39]学者首次提出了 aLEGH 概念，具有 LEGH 形态的病变，合并了以下 8 项特征中至少 4 项非典型性特征，则可以诊断 aLEGH：①细胞核增大；②细胞核膜不规则；③核仁明显；④粗颗粒状染色质；⑤细胞极性丧失；⑥核分裂象偶见；⑦可见腺体凋亡小体和（或）核碎片；⑧上皮细胞增生，形成内折或有纤维血管轴心的乳头状突起（图 13-16）。他们发现 3 例 aLEGH（定义为 LEGH 至少具有上述 4 种特征）为单纯病变，6 例与 GAS 密切相关，即可以与 GAS 直接相邻或与 GAS 混合存在，从而推测其为 GAS 发生的途径之一。

aLEGH 作为 GAS 癌前病变得到了分子生物学支持，一项使用比较基因组杂交技术的研究[40]发现 14 例 LEGH 病例中有 3 例（占 21%）形态学表现为 aLEGH 的病例检测出了染色体不稳定性（染色体 3q 获得和 1p 缺失），而这一分子遗传学改变常见于 GAS。此外，Matsubara 等在 19 例 LEGH 患者中发现 11 例（58%）出现了基因突变，包括 8 例 *GNAS* 突变，1 例 *KRAS* 和 2 例 *STK11* 突变。这些常见的基因突变表明，aLEGH 可能代表肿瘤性病变而不是化生过程[32]。

免疫组化染色除显示胃幽门腺分化 [HIK1083 和（或）MUC6 阳性]，还常伴有 p53 突变型表达及 Ki-67 增生指数增加[33]。

本病变需要与 GAS 相鉴别，主要鉴别点在于 aLEGH 的腺体位置表浅，局限于宫颈管壁的内 1/2，并且细胞核仅为轻度异型，核分裂象少见，周围无促结缔组织增生性间质反应。

2. 胃型原位腺癌（gastric type-AIS，gAIS） 被认

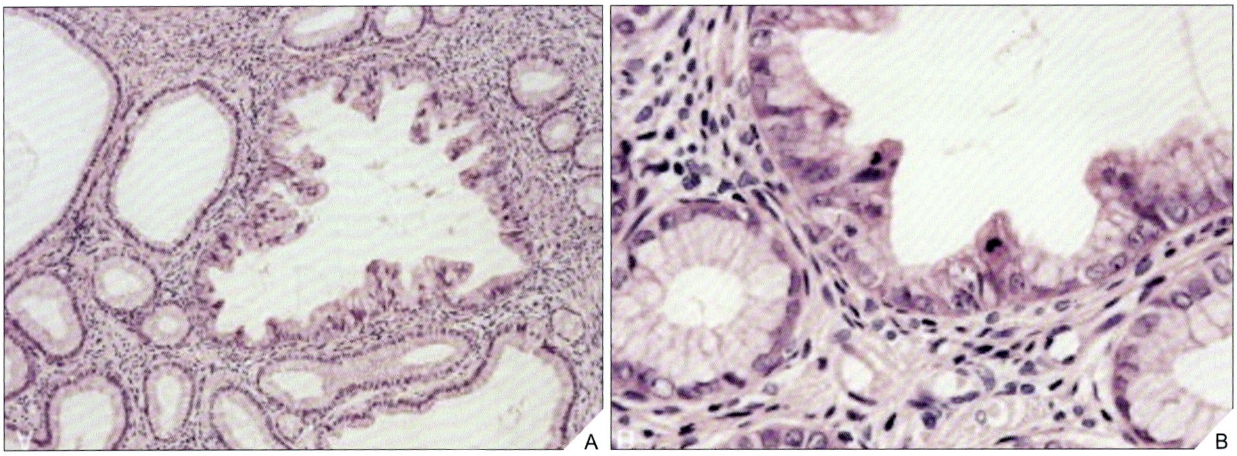

图 13-16 非典型小叶状宫颈内膜腺体增生

A. 低倍镜下，上皮细胞增生，形成腺体腔内乳头状突起（中间扩张的大腺体）；B：高倍镜下，细胞核增大、核膜不规则，可见明显核仁及凋亡小体和（或）核分裂象

为是 GAS 的癌前病变[41]。gAIS 多发生在 25～73 岁的女性中，平均年龄为 51 岁，通常位于宫颈转化区或宫颈内口，偶尔病变可延伸至子宫下段甚至子宫内膜。细胞学形态上 gAIS 的特征是具有丰富的透明细胞质，细胞质呈嗜酸性或淡粉色，偶尔表现为泡沫状细胞质，细胞界限清晰，它表现出与 aLEGH 相同或更显著的非典型细胞核。结构上 gAIS 的特点是保留原有正常宫颈腺体的结构，有时表现出腺体内部结构复杂性增加，如腺腔内乳头状内折或腺腔内搭桥形成筛状结构，缺乏 aLEGH 和 LEGH 典型的小叶 / 腺泡状结构。与 HPVA AIS 相比，gAIS 细胞核复层排列不明显，大多数病例细胞核位于基底部，细胞核的异型性主要表现为细胞核增大、核膜不规则、染色质分布不均匀或突出的核仁，可见细胞核分裂象和凋亡小体，但通常不如 HPVA AIS 显著。此外，部分 gAIS 存在杯状细胞[42]，并推测 gAIS 形成一种形态学谱系，从一端纯胃（幽门腺）型分化到另一端混合有胃肠型分化，这与具有肠型 HPVA AIS 不同。

gAIS 与其浸润性病变具有相似的免疫表型，通常表达 MUC6 和 HIK1083，p16 完全阴性或局灶阳性，部分病例显示突变型 p53 染色。ER 和 PR 通常均为阴性，但偶尔也有病例为阳性。PAX8 也可能是阳性或阴性的。

目前，支持 gAIS 是 HPVI（胃型）癌前病变的证据主要来源于形态学观察，gAIS 与 GAS 浸润性腺体邻近或混合存在[41]。

gAIS 和 aLEGH 在细胞学形态表现及免疫表型上基本相同，唯一细微差别是 gAIS 常位于宫颈鳞柱交界处，缺乏小叶状增生的腺体结构，而 aLEGH 常位于宫颈内口，保留原有宫颈腺体结构，也可以形成较为复杂的结构，如腔内乳头、筛状。

【临床管理及预后】

目前，aLEGH 及 gAIS 的治疗类似于 HPVA AIS，可行病变切除，但要确保病理切缘阴性。少数病例可以蔓延至子宫下段和子宫内膜组织，因此，对于无保留生育要求的患者，推荐行全子宫切除手术。

第二节　宫颈浸润性腺癌

宫颈浸润性腺癌是一组异质性肿瘤，具有不同病因、分子驱动机制、形态学、治疗反应和预后。虽然大部分宫颈浸润性腺癌与高危型 HPV 持续性感染相关，但大约 15% 宫颈浸润性腺癌的发生与 HPV 感染不相关，因此，对患者区别对待及分类管理至关重要。

既往，宫颈浸润性腺癌主要依靠病理组织学形态特征，即肿瘤组织学结构及细胞质内黏蛋白存在与否来进行分类，将宫颈浸润性腺癌分成以下类型：普通型、黏液型、绒毛腺管状、透明细胞型、浆液型、子宫内膜样型和中肾腺癌[43]。该分类系统主要存在以下问题：①普通型宫颈腺癌最为常见，且大部分肿瘤上皮黏液减少。②子宫内膜样腺癌是指具有子宫内膜样腺体形态特征的腺癌，单从定义上很难与普通型腺癌区分，而近年来发现“真正”原发于宫颈的子宫内膜样腺癌罕见。③宫颈黏液腺癌包括胃型、肠型、印戒细胞型，而实际上这是一组异质性肿瘤，包括 HPVA 和 HPVI，其病因、临床处理及预后差异很大。此外，含有杯状细胞的组织学形态多见于肠型腺癌，但亦可见于胃型腺癌。④宫颈浆液性癌是指形态学上与卵巢或子宫内膜浆液性癌相同，这组肿瘤实际上绝大部分是与 HPVA 腺癌呈现了 HPVA“浆液样”表现，少部分则是为 HPVI *TP53* 突变所致的浆液性癌，他们常原发于子宫内膜或附件，向下累及或转移至宫颈，而真正原发于宫颈的浆液性癌极为罕见。总之，既往浸润性宫颈腺癌组织病理学分类诊断重复性较差，与病因学、临床治疗及预后相关性较小[44, 45]。本节将采用 IECC 与第 5 版 WHO 分类整合分类介绍宫颈浸润性腺癌的病理特征（表 13-3）。

一、HPV 相关性宫颈腺癌

根据 IECC 的定义，HPV 相关性宫颈腺癌（HPV-associated endocervical adenocarcinoma，HPVA ECA）典型的组织学形态是肿瘤腺腔顶端易见有丝分裂象和凋亡小体，主要包括普通型（绒毛腺管状和微乳头亚型）、黏液型和腺癌［非特指（NOS）］。

（一）普通型宫颈腺癌

普通型宫颈腺癌（endocervical adenocarcinoma, usual type）是最常见的 HPVA ECA 类型，约占子宫颈腺癌的 70%～80%[8]。普通型宫颈腺癌或多或少含有细胞内黏液，为了与黏液性腺癌区别，诊断要求

表 13-3 2014 第 4 版 WHO 分类与 2018IECC/2020 第 5 版 WHO 分类系统宫颈腺癌分类比较

2014 版 WHO	2018IECC/2020 版 WHO
宫颈腺癌，普通型	HPV 相关性宫颈腺癌
黏液腺癌，NOS	普通型
胃型 肠型	黏液型（肠型、印戒细胞型、浸润性复层黏液性癌、NOS）
印戒细胞型	腺癌，NOS
绒毛腺管状癌	HPV 非依赖性宫颈腺癌
中肾腺癌	胃型
浆液性癌	中肾腺癌
透明细胞癌	透明细胞癌
子宫内膜样癌	子宫内膜样癌
腺癌混合神经内分泌癌	腺癌，NOS

注：NOS. 非特指。

细胞胞质内有明显黏液的肿瘤细胞不能超过 50%[8]。

【大体病理学】

超过 50% 的宫颈腺癌呈外生性生长，可表现为息肉状或乳头状肿块，也可呈结节状，表面可以出现溃疡，少数病例宫颈黏膜未见明确的肿物，以颈管壁弥漫增厚为突出表现（图 13-17）。

【组织病理学】

肿瘤细胞由柱状腺上皮组成，细胞核拉长、深染、呈假复层状，胞质黏液减少，较多的腺腔顶端有丝分裂象和腺腔基底凋亡小体是特征性病理表现。多数肿瘤腺上皮内黏液并不明显。当肿瘤出现超过 50% 的黏液分化时，将其列入黏液亚型中（详见后述）。在结构上，肿瘤由形状和大小不规则的腺腔构成，腺腔内缘较光滑，腺体排列密集，紊乱，局灶可形成乳头状、囊状、筛状和实性结构（图 13-18）

1. 绒毛腺管状腺癌（villo-glandular adenocarcinoma）并不常见，为高分化 HPVA ECA 的一种变异亚型，生物学行为较其他 HPVA ECA 有惰性。它通常发生在较年轻的女性（平均年龄 35 岁），62% 的患者有口服避孕药史[46]。大体上，肿瘤呈息肉状或外生性肿块，表面可见乳头，质地较脆。肿瘤通常边界清晰，一般不侵犯宫颈管内壁。在显微镜下，肿瘤类似于结肠的绒毛腺管状腺瘤。肿瘤由具有纤维血管轴心的乳头组成，乳头长短及粗细不一，通常较为细长，偶尔也可短而粗。肿瘤细胞一般分化较好，仅有轻到中度的异型性，细胞核深染，可见核分裂象及凋亡小体（图 13-19）。注意观察肿瘤的浸润病灶，绒毛腺管状亚型的浸润性病变多由拉长的分支状腺体组成，腺体被纤维性间质所分隔，间质可以为黏液性或促结缔组织增生性。如果肿瘤没有浸润性病变，则应被归入绒毛腺管状亚型的 AIS。目前认为该肿瘤是 HPVA ECA 的一种变异亚型，而不是单独存在的肿瘤类型，当以这种结构为主时推荐称之为

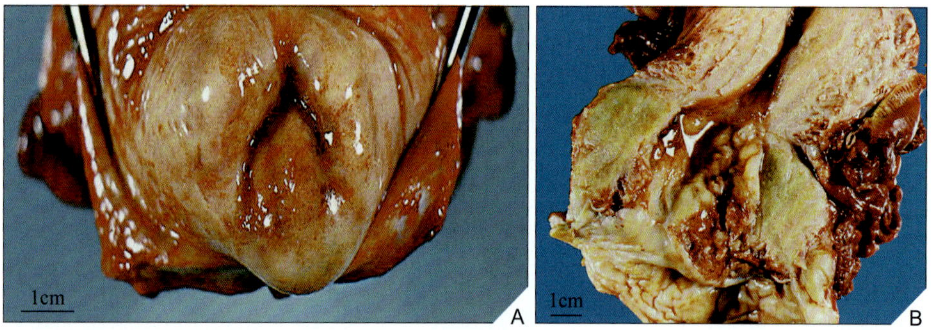

图 13-17 普通型宫颈腺癌
A. 显示宫颈口 6 点钟处一肿块，1.5 cm 左右大小，黏膜表面粗糙不平；B. 肿瘤主要为内生性生长，浸润深，颈管壁弥漫增厚，切面呈灰褐色

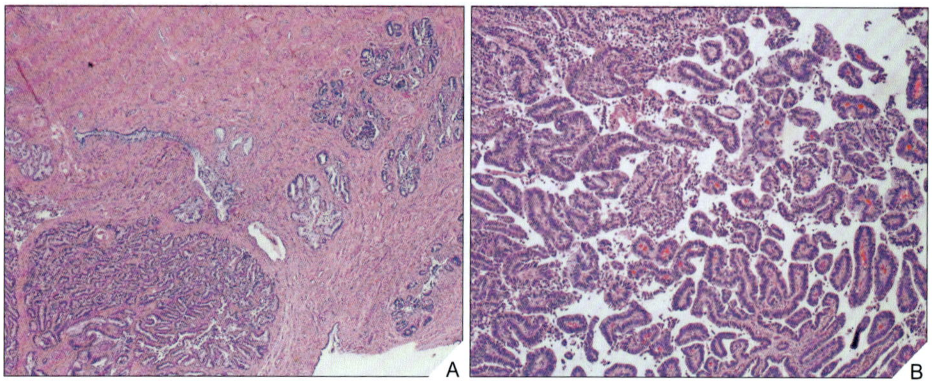

图 13-18 普通型宫颈腺癌
A. 宫颈管壁间质中可见排列密集、不规则的腺体浸润；B. 腺体增生呈乳头状结构

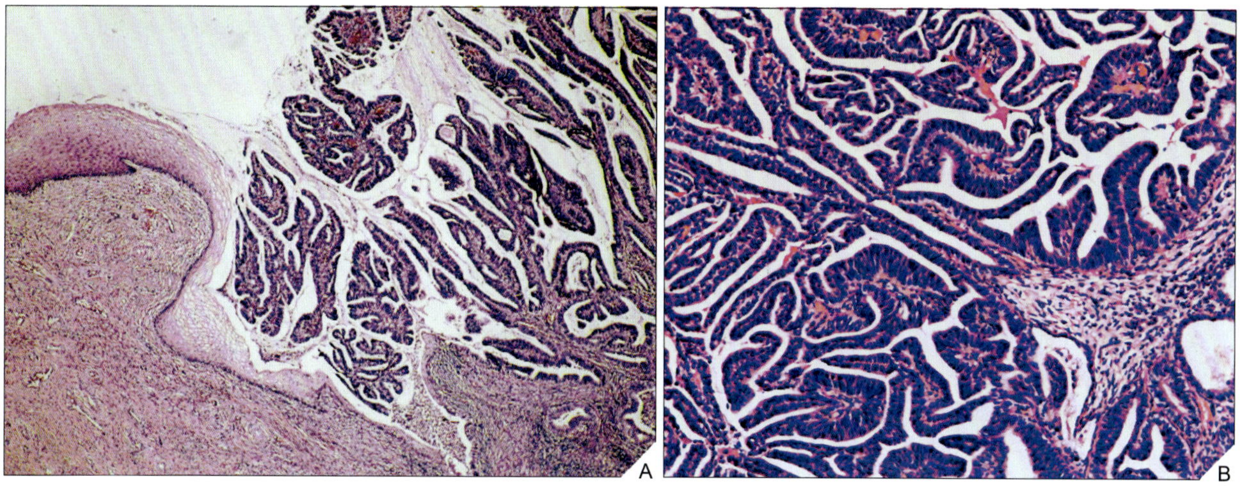

图 13-19 绒毛腺管状腺癌

A. 宫颈黏膜表面可见分支状的乳头状肿物；B. 乳头较为纤细，细胞分化好，有轻度异型，细胞核呈长杆状深染

具有绒毛腺管状结构的普通型 HPVA ECA。

绒毛腺管状 HPVA ECA 通常情况没有浸润，预后良好，然而，当有浸润时，临床预后与其他普通型 HPVA ECA 相似。因此，推荐的治疗方案：对于不伴有其他成分的单纯的绒毛腺管状腺癌，肿瘤没有浸润，且能够完整切除肿瘤的病例，可以采取较为保守的治疗方案，即行单纯宫颈或子宫切除，随后行细胞学及 HPV 随访。如果肿瘤有浸润，且伴有脉管侵犯的病例，则仍需行宫颈癌根治手术。

2. 微乳头状亚型（micropapillary type）腺癌　是最近新提出的一种宫颈腺癌组织学亚型，主要发生在 HPVA ECA 中，可以单独出现或与其他生长方式混合存在（腺管状、筛状及实性）。大体表现与其他类型 ECA 相似。在显微镜下，肿瘤缺乏纤维血管轴心，小而紧密的乳头状细胞簇，具有非典型性细胞核及嗜酸性胞质，周围通常有腔隙。该亚型常与淋巴管血管浸润、淋巴结转移相关，预后不良（图 13-20）。因此，在临床工作中，识别出这种生长模式并将其纳入病理报告是很重要的。有研究总结了 44 例宫颈微乳头状腺癌，包括微乳头状生长方式为主（>50% 微乳头结构）或混合微乳头状生长方式（10%～50% 微乳头结构），47.7% 的患者死于疾病，70% 的患者复发或远处转移，最常见的转移部位是肺、肝或腹膜后[47]。

【免疫组化】

几乎所有普通型 HPVA ECA 均表现为 p16 阳性表达［即肿瘤细胞核和（或）胞质弥漫性强染色模式］和 HR-HPV mRNA ISH 的细胞核和（或）细胞质信号阳性，完全阴性和斑片状等其他表达方式均不支持 HPVA ECA。值得注意的是，在固定不佳

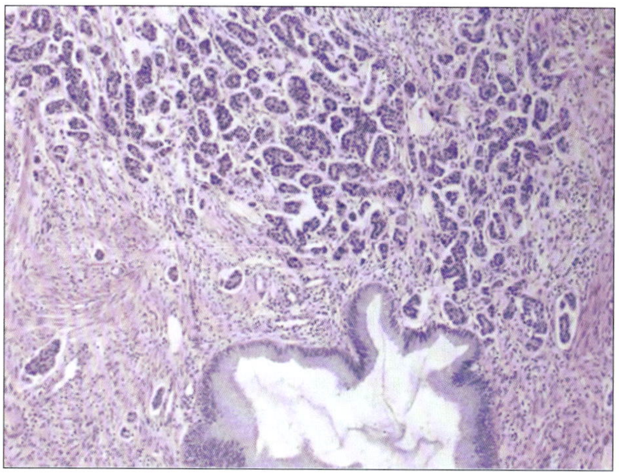

图 13-20 微乳头亚型腺癌

肿瘤缺乏纤维血管轴心，小而紧密的乳头状细胞簇，周围可见脉管内癌栓（左中下部位，介于肿瘤与正常宫颈腺体之间）

的组织和保存时间过长的石蜡标本中，HPV 原位杂交和 p16 都可以是阴性。除此以外，ER、PR、AR、vimentin、MUC6、HNF1β、Napsin A、GATA3 和 HER2 等均为阴性；p53 通常为灶状或类似于“野生型”表达。这些免疫组化标志物对于鉴别普通型 HPVA ECA 与其他类型宫颈腺癌或宫颈外来源的腺癌有帮助。

【鉴别诊断】

（1）子宫内膜样癌：最为主要的是与宫体原发的内膜样癌累及宫颈相鉴别，而宫颈原发的宫内膜样腺癌非常罕见，占宫颈腺癌 <1%，且属于 HPVI 腺癌（见后）。无论原发宫颈还是来自子宫体的内膜样癌组织形态可类似于普通型 HPVA ECA，但通常腺上皮缺乏显著细胞核分裂象和凋亡小体，而肿瘤中出现鳞状化生或泡沫组织细胞，则提示为子宫内膜样癌。

免疫组化染色：ER，PR 和 vimentin 在子宫内膜样癌中通常为阳性，而 p16 和 HR-HPV mRNA ISH 阴性。此外错配修复蛋白（MMR 包括 MLH1、PMS2、MSH2 和 MSH6）表达缺失，也支持为子宫内膜样癌。

（2）具有“浆液样”特征的腺癌：该类型肿瘤具有乳头状结构和高级别细胞核特征，属于 HPVA ECA，p16 和 HPV 检测阳性，p53 一般呈现散在或类似野生型表达，可有突变，这一肿瘤最为主要的是与来自子宫和（或）输卵管卵巢的浆液性癌累及宫颈鉴别，后者常伴有 p53 的突变。

（3）来自宫颈外器官的转移性腺癌有时很难与原发性 ECA 区分，特别是在缺乏临床信息的情况下。免疫组化染色 PAX8 阳性和 HPV 检测阳性可以帮助确认原发性 HPVA ECA。

（二）黏液型宫颈腺癌

非胃型黏液型宫颈腺癌（mucinous-type endocervical carcinomas）属于 HPVA ECA，主要包括黏液亚型、肠型、印戒细胞型，浸润性复层黏液性癌（invasive stratified mucinous carcinoma，ISMC）。

1. 非特殊黏液亚型（mucinous type，NOS）≥50% 肿瘤细胞具有胞质黏液，通常伴有少量普通型 HPVA ECA。肿瘤细胞由高柱状宫颈型腺上皮细胞组成，细胞核多位于基底，排列拥挤，极向紊乱，细胞核有异型，核分裂象易见，胞质内富含黏液。此黏液为宫颈型黏液（偏酸性黏液，在 HE 切片中常呈浅蓝色，在 AB-PAS 染色中呈深紫色，类似于正常的宫颈腺体）(图 13-21)。

2. 肠型（intestinal type） 普通型或黏液型背景中杯状细胞≥ 50%。这一型腺癌由类似于结肠腺癌的肿瘤细胞构成，通常形成腺管，有时可出现乳头状结构。肿瘤腺上皮中出现杯状细胞及腺腔内碎片状坏死是其特征性的表现（图 13-22），偶尔还可含有神经内分泌细胞和帕内特（Paneth）细胞。有些肿瘤可在局灶区域出现印戒细胞，此时，细胞核偏位，胞质富含淡染的黏液成分。这种亚型的生物学行为似乎与其他 HPVA ECA 没有区别。

此外，根据笔者的经验，宫颈肠型黏液腺癌远较子宫内膜发生的肠型黏液腺癌多见，此点对于临床诊断具有价值，换言之，如果在宫颈管或是子宫内膜刮除组织及细胞中发现肠型黏液腺癌成分，那么最有可能的原发部位是宫颈而不是子宫内膜。

宫颈原发性肠型黏液腺癌主要与结直肠转移来源的黏液腺癌进行鉴别，可结合临床病史、影像学资料等综合考虑。此外，结直肠癌累及宫颈时，肿瘤常侵犯颈管的深层间质，而颈管表层常可见正常的宫颈黏膜腺体成分，且免疫组化染色，肿瘤只表达 CK20，而不表达 CK7，同时还表达 SATB2。原发性宫颈肠型黏液腺癌常呈现 p16 弥漫强阳性，高危 HPV 阳性；此外，斑片状 CK20、SATB2 阴性有助于排除结直肠转移。

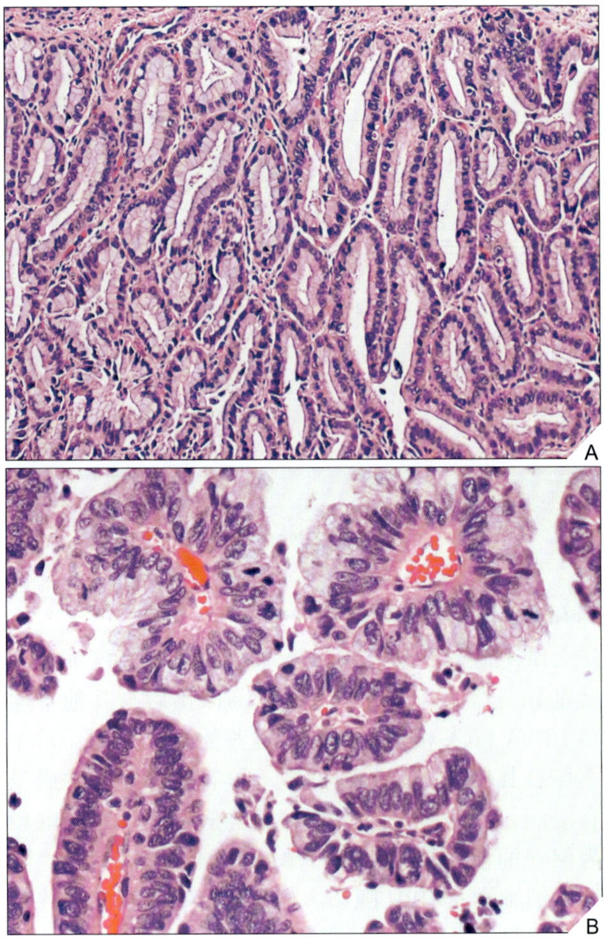

图 13-21 宫颈非特殊亚型黏液腺癌

A. 腺体呈现宫颈黏液分化；B. 部分区域可以出现乳头结构

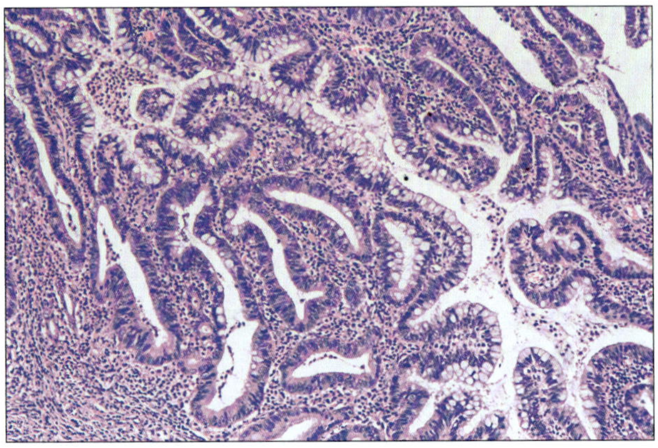

图 13-22 肠型黏液腺癌

恶性腺体排列拥挤，胞质略呈嗜碱性，其中可见黏液杯状细胞

3. 印戒细胞型（signet-ring cell type） ≥ 50% 肿瘤细胞为印戒细胞组成，则可诊断为印戒细胞型黏液腺癌。大部分宫颈印戒细胞癌可混合肠型或非特殊类型的黏液腺癌，纯粹的印戒细胞癌极为罕见。如果肿瘤的黏液主要位于细胞外，并形成黏液湖，则称为胶样腺癌，此时肿瘤性的腺体及细胞漂浮在黏液湖中。镜下特征与其他部位的印戒细胞癌或胶样腺癌类似（图 13-23）。宫颈原发性印戒细胞癌的免疫组化染色结果具有特征性表现（图 13-24）。在宫颈标本中见到纯粹的印戒细胞癌时，应首先除外转移性的印戒细胞癌。原发灶可能是胃、乳腺及其他可能发生印戒细胞癌的器官。需要注意的是，并非所有转移病例既往均有胃癌或乳腺癌病史，宫颈病变可能是首发症状。提示为转移癌的镜下形态包括广泛的脉管癌栓和缺乏宫颈鳞状细胞或腺上皮的前期病变（HSIL 或 AIS）。HPV DNA 或 RNA 检测在确定宫颈原发灶方面有较高的应用价值；乳腺印戒细胞癌形态几乎均为乳腺小叶癌，表达激素受体（ER、

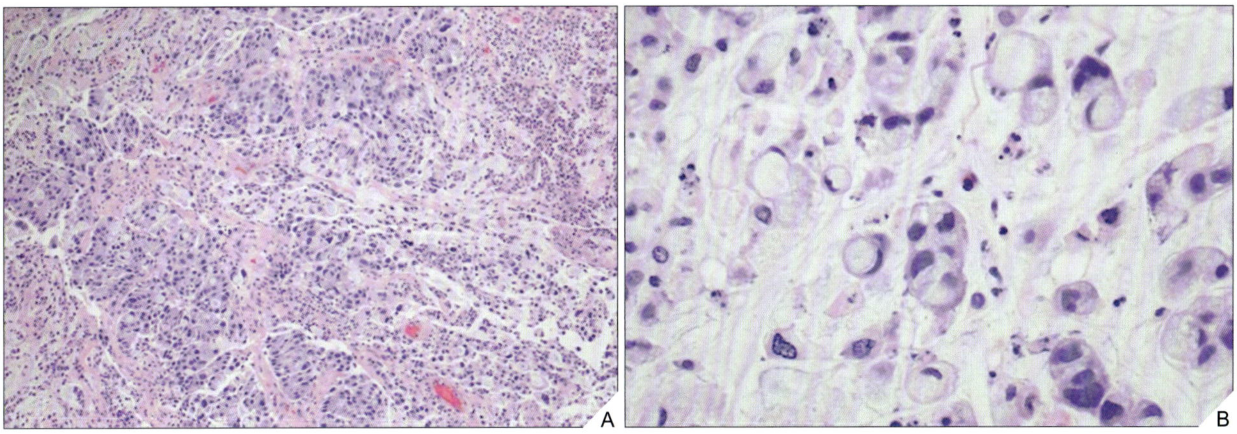

图 13–23　宫颈印戒细胞型黏液腺癌

A. 低倍镜下肿瘤细胞呈片状排列；B. 高倍镜下印戒细胞特征明显

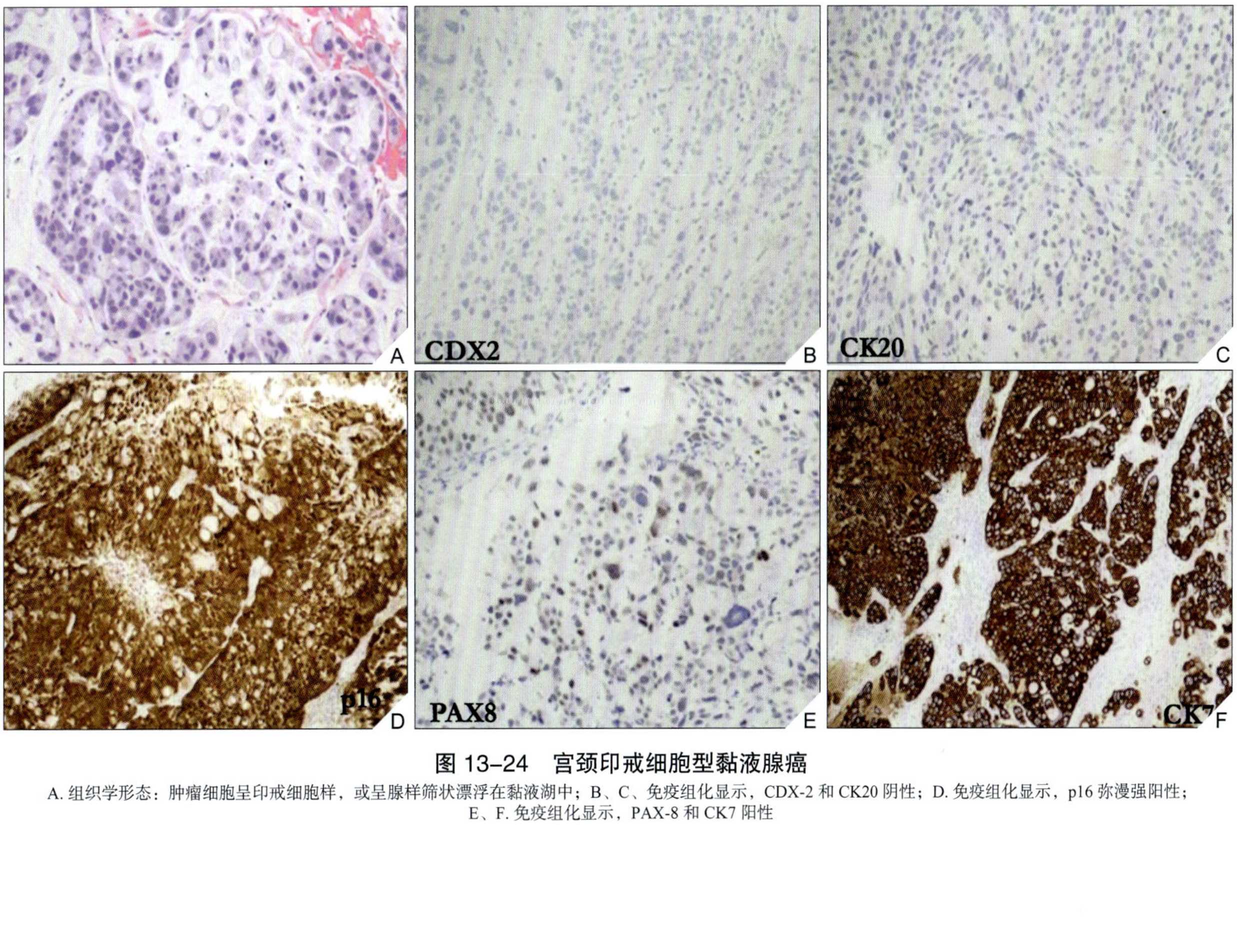

图 13–24　宫颈印戒细胞型黏液腺癌

A. 组织学形态：肿瘤细胞呈印戒细胞样，或呈腺样筛状漂浮在黏液湖中；B、C、免疫组化显示，CDX-2 和 CK20 阴性；D. 免疫组化显示，p16 弥漫强阳性；E、F. 免疫组化显示，PAX-8 和 CK7 阳性

PR）和 GATA3，不表达 p16。宫颈和胃肠道印戒细胞癌的免疫组化可以重叠，因为两者都是 CK7 阳性，并显示 CK20、CDX2 和黏蛋白的不同程度表达[48]。对于 HPV 阴性和形态学不典型的病例，病理医生应考虑转移的可能性，并及时与临床医生沟通进行影像学检查查找原发灶。

4. 浸润性复层黏液性癌（invasive stratified mucinous carcinoma，ISMC）是 2016 年描述的形态独特的 HPVA ECA 亚型，由复层柱状细胞巢和丰富的细胞质内黏液组成。患者平均发病年龄为 44 岁[49]。与传统的宫颈浸润性腺癌不同，经典 ISMC 形态不形成明显的管腔或良好的腺体，肿瘤细胞有丰富的胞质黏液，形成复层柱状细胞巢，细胞核沿细胞巢基底呈栅栏状排列，周围常伴有急性炎症细胞浸润（图 13-25A）。除此以外，ISMC 肿瘤细胞可以表现为多少不等的细胞质黏液、组织细胞样；组织结构也可以表现为多种多样，呈岛状、腺管状、乳头状、微乳头状、小梁状和实性排列。上皮内可见大量中性粒细胞、凋亡小体和核分裂象是其特征性表现。ISMC 可以单独发生，也可以与普通型 HPVA ECA、鳞状细胞癌、腺鳞癌、胶样癌和印戒细胞癌共存[49]。IECC 研究显示，ISMC 要较其他类型的 HPVA ECA 更具侵袭性，应当在病理报告特别标注。

鉴别诊断主要包括腺鳞癌、毛玻璃样癌和鳞状细胞癌。腺鳞癌由不同比例的腺癌和鳞状细胞癌成分组成，并且这些成分容易识别，只需 HE 染色即可诊断，因此容易与 ISMC 相鉴别。鳞状细胞癌含有大量的嗜酸性细胞质，可见细胞间桥及角化珠形成，不含细胞内黏液。毛玻璃细胞癌由一致的大多角形细胞组成，细胞膜清晰，胞质丰富，呈嗜酸性或嗜双色性，呈现毛玻璃状，ISMC 细胞胞质丰富含有黏液，形成复层柱状细胞巢，细胞核沿细胞巢基底呈栅栏状排列，这些特征与毛玻璃细胞癌不同。免疫组化染色 p63 在 ISMC 细胞巢周边细胞中表达，CK5/6 和 p40 阴性是 ISMC 免疫组化特征性表现，（图 13-25B，图 13-25C），而在鳞状细胞癌或腺鳞癌中的鳞状细胞癌成分 p40、p63 和 CK5/6 弥漫阳性表达。

【分子遗传学特征】

高危型 HPV 持续性感染是 HPVA ECA 致癌的主要原因。除了将 HPV DNA 整合到宿主细胞基因组中外，宫颈腺癌中普遍存在的基因改变包括 *PIK3CA*、*KRAS*、*PTEN*、*ERBB3*、*CASP8*、*HLA-A*、*SHKBP1*、*TGFBR2* 等突变，这些基因大部分与 PI3K/Akt/mTOR 信号通路和 TGFB 信号通路相关[50-52]，具有预测和预后价值，并与靶向治疗有关[53]。

二、HPV 非依赖性宫颈腺癌

在大多数西方国家，HPV 非依赖性宫颈腺癌（HPV independent endocervical adenocarcinoma，HPVI EAC）占所有宫颈腺癌的 15%，而东亚尤其是日本其发病率可能更高。这组腺癌主要包括胃型腺癌、透明细胞癌、中肾腺癌和子宫内膜样癌和非特指的 HPVI EAC。

（一）胃型宫颈腺癌

胃型宫颈腺癌（gastric-type endocervical adenocarcinoma，GAS）首先由 Kojima 等学者于 2007 年首次提出，是 HPVI EAC 中最常见的类型，约占所有宫颈腺癌的 10%，而在日本 GAS 是宫颈腺癌第二常见亚型，约占日本宫颈腺癌的 25%[8, 54, 55]。

【临床特征】

早期文献报道宫颈微偏腺癌（分化极好的胃型腺癌）病例发生在 25～72 岁（平均年龄 42 岁）的患者中[56]。最近的一项纳入宫颈 GAS 全谱系的研究中，患者的中位年龄为 49 岁（范围为 37～84 岁）[54]。多数患者的临床表现类似其他宫颈肿瘤，如宫颈肿块，阴道出血或阴道排液，甚至水样黏液。由于该肿瘤

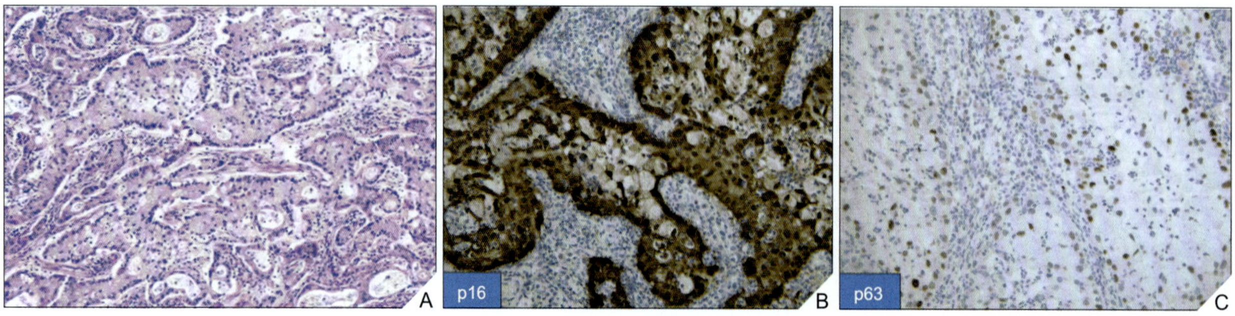

图 13-25 宫颈浸润性复层黏液性癌

A. 中高倍镜下可见分化良好的腺样结构，细胞层次增加，形成复层柱状细胞巢，周围常伴有急性炎症细胞浸润；B. p16 弥漫强阳性；C. p63 在肿瘤细胞巢周围呈现阳性表达

与 HPV 感染无关，故仅采用 HPV 检测技术难以在宫颈癌筛查中发现，分化好的 GAS 在细胞学筛查中也容易被漏诊。

【大体病理学】

宫颈肥大，可达正常的数倍，常呈桶状，有相当一部分病例的肿物不明显，只是显示宫颈管壁增厚，质地变得硬韧（图 13-26），黏膜表面光滑，容易漏诊。切面呈灰白色，实性，有时可见充满黏液的囊腔，偶尔表现为外生性息肉状肿物或形成溃疡。

【镜下特征】

宫颈 GAS 的组织学形态多种多样，包括显示胃型黏液分化的一系列病变，从形态学分化极好的微偏腺癌（又称为恶性腺瘤）到分化差的胃型黏液分化[1, 41]宫颈腺癌。肿瘤性腺体大小和形态不一，从小的单管状腺体、拥挤的管状腺体到囊性扩张的腺体，以及具有复杂腔内乳头状结构及腺体融合呈筛状结构。分化良好时表现为腺体衬覆单层高柱状上皮，胞质富含黏液，胞质丰富，嗜酸性或透明，细胞界限清晰，细胞核圆形、位于基底部，核仁明显，细胞核浆比例低，核分裂象和凋亡小体不明显。腺体大小及形状不规则、有时被描述为“鸡爪状”，杂乱无章地浸润宫颈间质，超出正常宫颈腺体所在的范围（>5～7mm），伴或不伴有轻微间质反应性增生（图 13-27，图 13-28）。因此，分化极好的宫颈 GAS 在宫颈活检标本中明确诊断非常困难，需在锥切或子宫切除标本中明确看到宫颈间质深部浸润及血管和（或）神经周围浸润才能明确诊断（图 13-29）。细胞学方面除了 Kojima 等描述的大量透明或淡粉色细胞质（偶尔有泡沫状外观）和清晰的细胞边界外，分化差时还可以表现出更大程度的细胞学非典型性，细胞核染色质粗颗粒状，分布不均匀，核膜不规则性，有明显核仁（图 13-30）。与 HPVA EAC 相比，GAS 核分裂象及凋亡小体相对少见，细胞核染色质分布不均匀。尽管 GAS 表达胃幽门腺标志物，但其形态特征有时

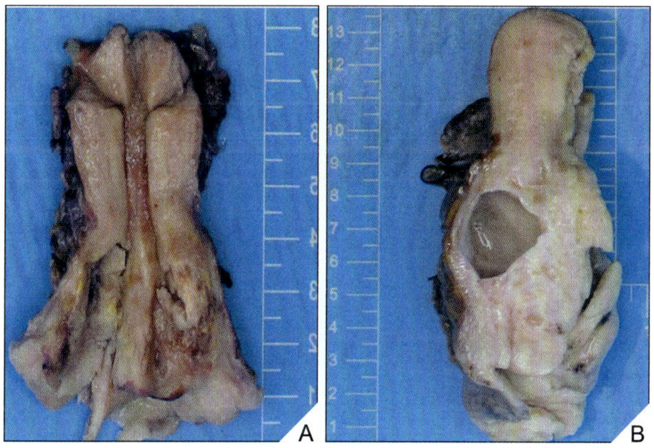

图 13-26　胃型宫颈腺癌

A. 可见灰白色肿瘤浸润宫颈管壁；B. 宫颈肥厚增大，切面呈灰白色、实性，可见囊腔

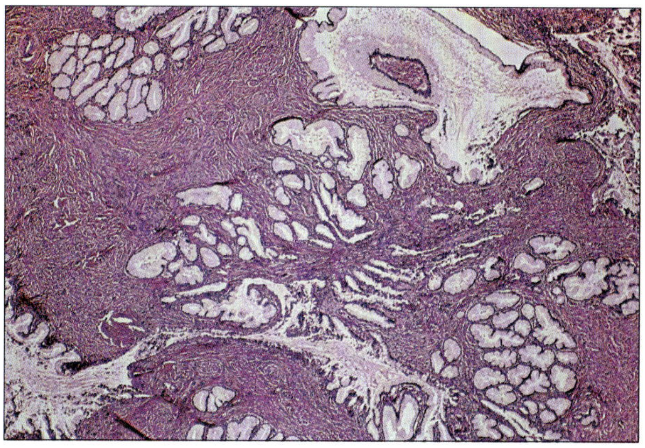

图 13-27　胃型黏液腺癌

低倍镜下宫颈管壁可见大小不等、形态不规则的腺体，腺体排列杂乱无章

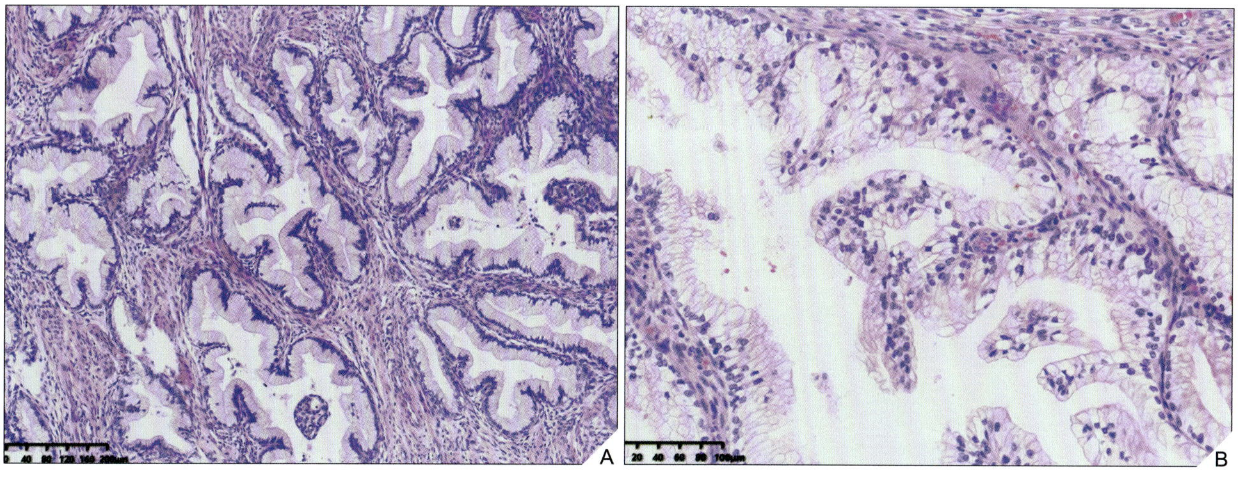

图 13-28　胃型黏液腺癌（高分化型 / 微偏腺癌）

A. 腺上皮分化好，细质高柱状，胞质透亮，细胞核位于基底部，核分裂象罕见，中倍放大；B. 为图 A 的高倍放大，细胞无明显异型性

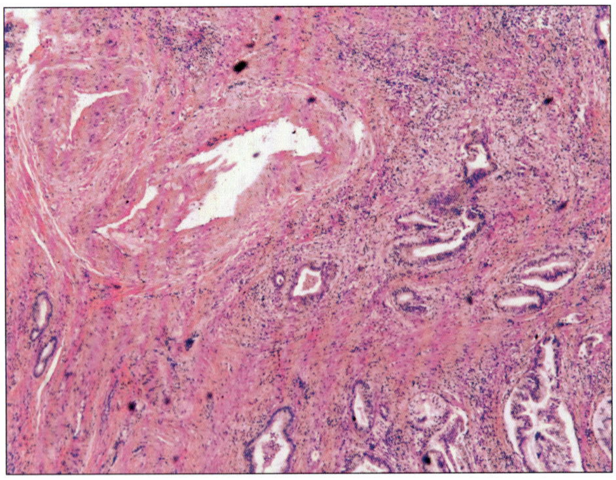

图 13-29 胃型黏液腺癌
在大血管壁旁可见肿瘤腺体浸润

更类似于胰腺导管腺癌或胆管腺癌。

由于大部分GAS分化好，难以早期发现，患者就诊时通常为疾病中晚期，常伴有阴道、宫腔、输卵管（图13-31）、卵巢及淋巴结（图13-32）转移，甚至远处转移。文献报道宫颈GAS转移到卵巢发生率为25.5%～27.8%[57, 58]，远远高于HPVA ECA的1.7%～5.31%[59, 60]。高分化GAS转移到卵巢时，肿瘤腺体衬覆单层黏液上皮，细胞核轻度异型，胞质淡染或呈嗜酸性，局灶可见细胞增生呈复层或呈乳头状结构（图13-33）；肿瘤分化较差时可以显示明显的细胞核异型性和活跃的核分裂象，类似上皮内癌。这些转移癌的腺体可以表现为形态不规则，排列杂乱无章，呈现破坏性间质浸润[57, 58]。我们曾经遇到一例年轻女性，无其他肿瘤病史，查体发现双侧卵巢囊性肿物，术中卵巢冰冻切片可见肿瘤大部分区域内衬形态温和的黏液性上皮，细胞呈高柱状，胞

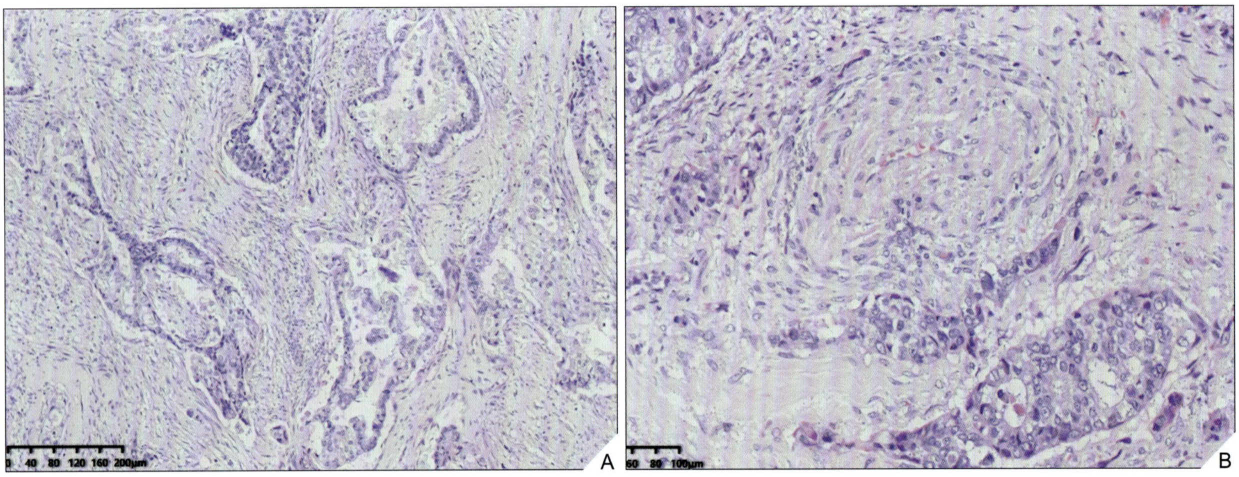

图 13-30 胃型黏液腺癌（低分化）
A. 可见分化不良或结构复杂的腺体成分；B. 腺上皮细胞核增大、有重度异型，核仁明显，围绕血管壁生长

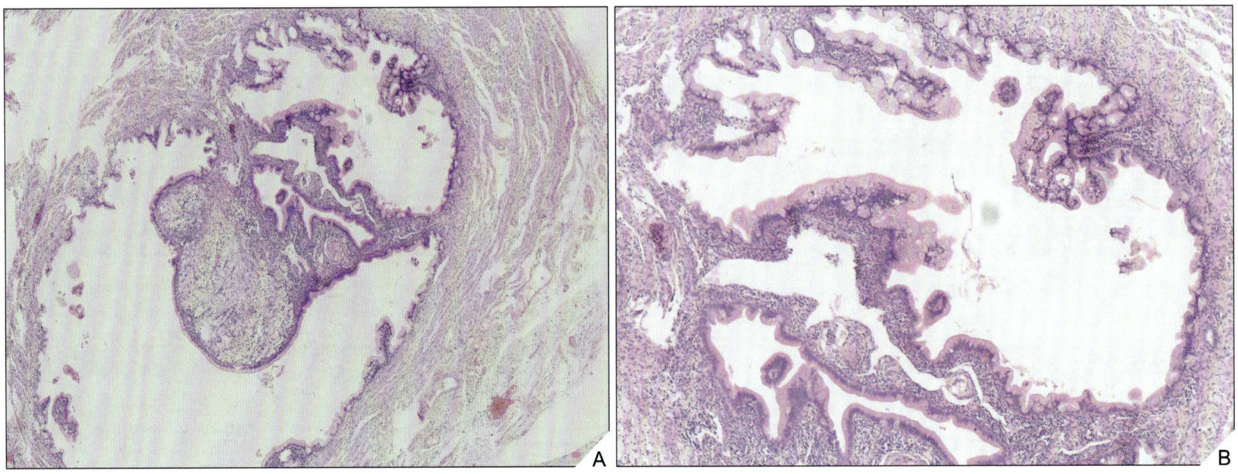

图 13-31 宫颈胃型腺癌输卵管转移
A. 低倍镜下，输卵管管腔扩张，正常黏膜消失，被黏液上皮取代；B. 中倍镜下，内衬单层黏液上皮，细胞核轻度异型，胞质淡染，局灶可见细胞增生呈复层

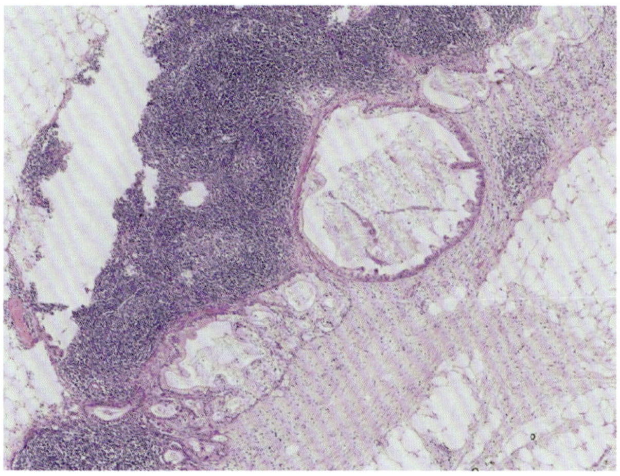

图 13-32　宫颈胃型黏液腺癌淋巴结转移

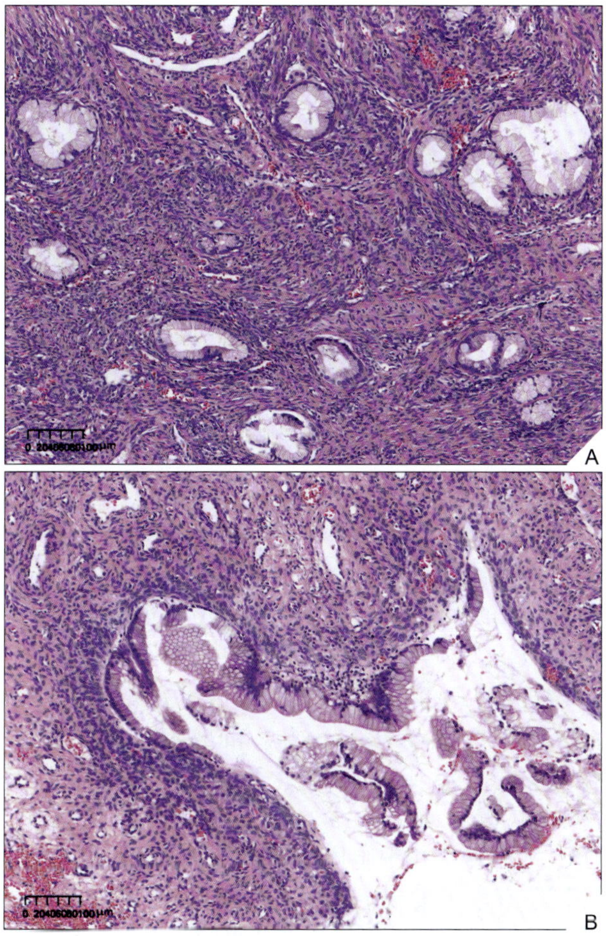

图 13-33　宫颈胃型腺癌转移到卵巢（高分化）
A. 低倍镜下，分化好的肿瘤性腺体内衬单层上皮；B. 部分黏液腺体形态不规则，腺腔结构不完整，周围可见卵巢间质围绕

质丰富，富含黏液，嗜酸性或透明，细胞核呈卵圆形或圆形；部分区域腺上皮增生呈复层、形成小细胞簇及乳头状，细胞核轻度 - 中度异型，可见少许核分裂象及腺腔内坏死，形态学与卵巢交界性黏液性肿瘤非常相似，所以冰冻诊断为卵巢交界性黏液性肿瘤，但也建议临床检查宫颈、阑尾等部位除外转移；随后宫颈活检病理切片可见 GAS 浸润，后续免疫组化也提示卵巢黏液性病变为宫颈 GAS 卵巢转移。由此可见，当分化好的 GAS 以卵巢肿瘤为首发症状时，冰冻切片鉴别 GAS 转移到卵巢还是卵巢原发黏液性肿瘤是非常具有挑战性的，在诊断中需要仔细寻找各种蛛丝马迹。

【免疫组化】

1. HIK1083 和 MUC6　显示胃（幽门腺）黏液分化的单克隆抗体，近年来发现对宫颈胃型黏液腺癌具有一定的诊断价值。研究显示，MUC6 在 81%～100%[54, 57] 的 GAS 中表达，HIK1083 在 67%～100%[57, 61] 的宫颈胃型腺癌局灶或弥漫阳性表达，但值得注意的是小叶状宫颈内膜腺体增生和非典型小叶状宫颈内膜腺体增生也可以表达 HIK1083 及 MUC6，因此该抗体只表明腺体具有胃幽门腺分化，不能鉴别其良恶性（图 13-34A，图 13-34B）。

2. PAX2　是一种涉及泌尿生殖管道发育的转录蛋白，可用于胃型腺癌的鉴别诊断，PAX2 在子宫内膜、输卵管及宫颈黏膜等米勒管上皮组织中呈阳性表达，同时这一标志物在中肾管残件、中肾管增生及小叶状宫颈内膜腺体增生也呈弥漫阳性表达，但在 GAS 及中肾管腺癌呈阴性表达[61]。

3. 其他传统生物学标记　GAS 常表达 CK7、CK20 阴性或局灶阳性。与 HPV 相关性宫颈腺癌不同，GAS 通常缺乏 p16 过表达（阴性或斑片状）（图 13-34C）；但极少数 GAS 可以 p16 弥漫阳性表达，这与 HPV 感染[62, 63] 无关。在这种情况下，应该进行 HPV DNA 或 RNA 检测。ER 和 PR 通常是阴性。45%～53% 的 GAS 中呈 p53 突变型表达方式（图 13-34D），而绝大多数 HPV 相关性宫颈腺癌为正常（类似于野生型）表达[57, 61, 64]。62% GAS 的病例 PAX8 阳性，而胃肠道来源的腺癌常为阴性，可用于两者的鉴别。

4. 组织化学染色　AB-PAS 常呈粉红色，表明为中性黏液，而正常宫颈腺体是酸性和中性黏液混合，呈紫色或蓝紫色（图 13-35）。

5. TFF2　一种黏蛋白相关肽，可在正常胃腺体中表达。最近文献报道在 50 例宫颈腺癌完整切片中，TFF2 在 GAS 阳性表达率（8/10，80%）明显高于非 GAS 宫颈腺癌（5/40，12.5%）（$P<0.01$）[64]。该标志物对诊断有一定程度的帮助。

6. *Claudin18* 基因　是紧密连接复合体的组成部分，包含两种剪接变异亚基，一种编码肺特异性亚型，另一种编码胃特异性亚型[65]。*Claudin18* 可以在多

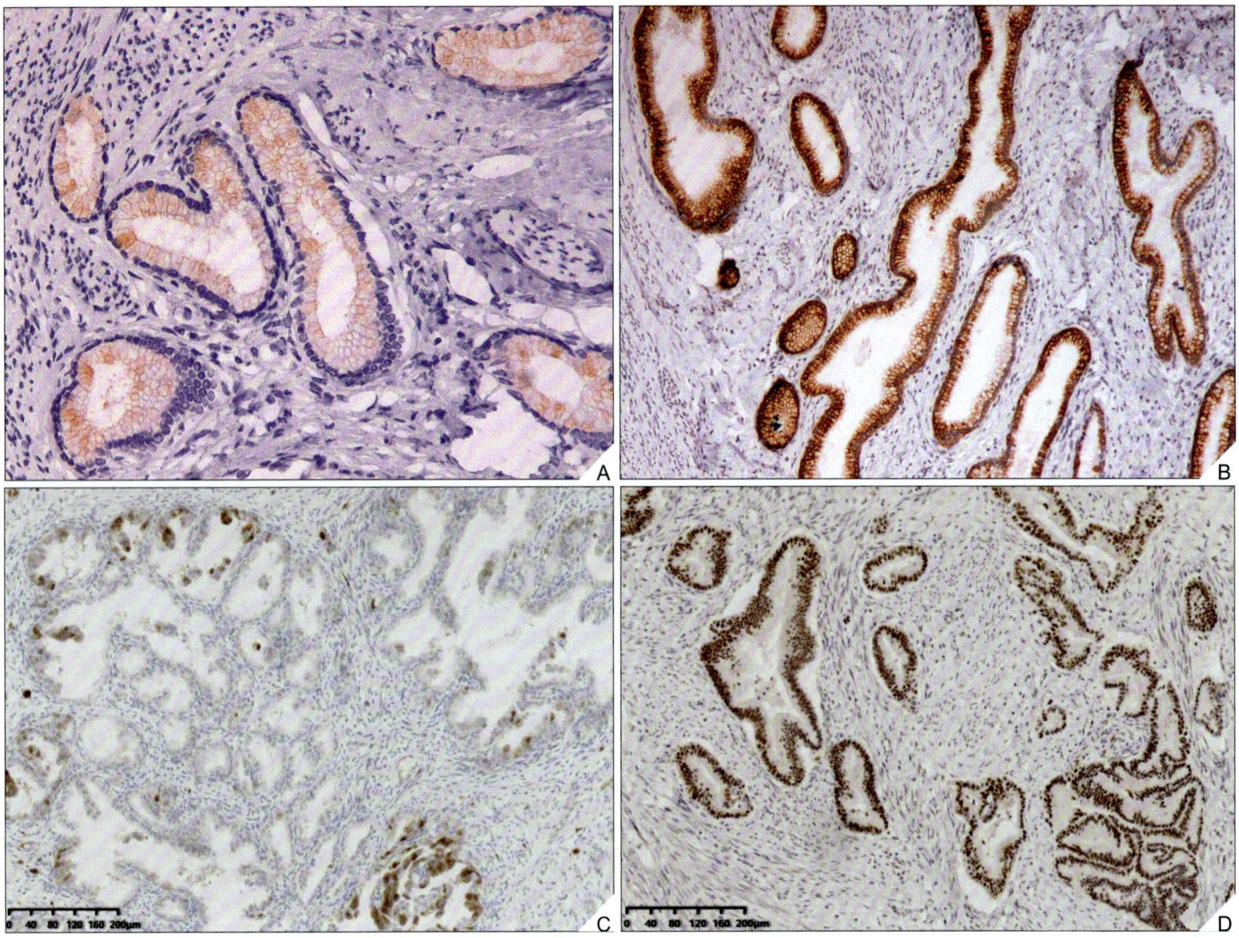

图 13-34　宫颈胃型黏液腺癌（高分化 / 微偏腺癌）

免疫组化染色肿瘤腺体：HIK1083 阳性（A）；MUC6 阳性（B）；p16 斑片状阳性（C）；p53 弥漫强阳性（D）

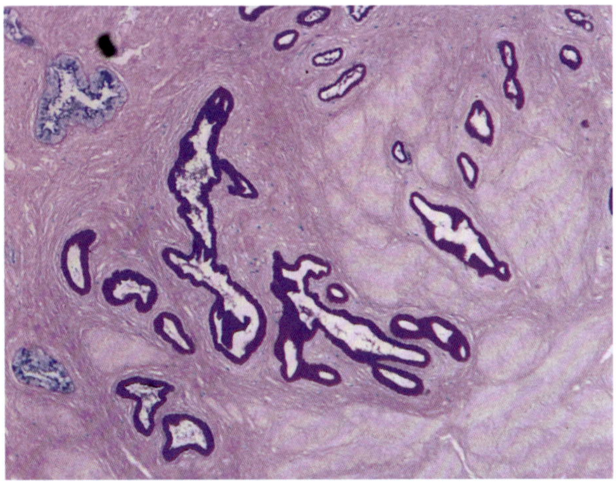

图 13-35　胃型宫颈腺癌

AB-PAS 特殊染色，肿瘤腺体呈现酱紫红色（中性黏液），而周围残留腺体，呈现蓝紫色（酸性黏液）

种肿瘤中表达，特别是起源于胃和胰胆道的肿瘤[66]。最近有报道显示 *Claudin18* 在宫颈 GAS、gAIS 及 LEGH 中高表达[67, 68]。*Claudin18* 与 TFF2 和 HIK1083 具有相同的敏感度和特异度，但 *Claudin18* 在染色强度及广度方面可能优于 TFF2 或 HIK1083。

【分子遗传学】

宫颈 GAS 发生的发病原因和分子机制目前尚不清楚，但可以肯定的是与高危型 HPV 感染无关。文献报道，GAS 最常见的体细胞突变是 *TP53*（41%），其次是 *CDKN2A*（18%）、*KRAS*（18%）和 *STK11*（10%）[68]。*ERBB3*（10%）、*ERBB2*（8%）和 *BRAF*（4%）为潜在的突变靶基因，免疫组化及 FISH 检测可以呈现 *HER2* 基因扩增（图 13-36）。与 HPVA 腺癌相比，GAS 主要富集在细胞周期和 PI3K 信号通路[69]。此外，还有学者发现 *TP53* 突变可能是在从原位腺癌到侵袭性腺癌的进展过程中获得的，因为在最近发表的系列研究中，大多数 gAIS 病例都表现为类似于野生型染色[41]。*STK11/LKB1* 基因位于 19p13.3，是抑癌基因，编码丝氨酸 / 苏氨酸激酶，参与细胞代谢、细胞凋亡及 DNA 损伤。*STK11/LKB1* 胚系突变与 Peutz-Jeghers 综合征有关。值得注意的是，伴有 *STK11* 体细胞突变的患者预后明显差于未发生突变的患者[69]。

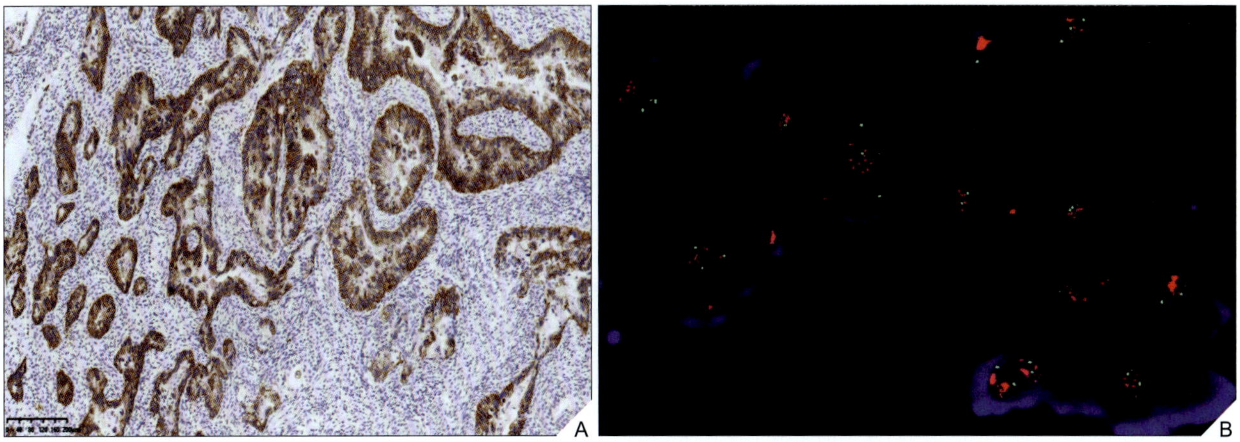

图 13-36　宫颈胃型腺癌呈现 *HER2* 基因扩增

A. 免疫组化染色 HER 呈现 +++；B. FISH 检测显示 HER2 信号（红色）成簇状分布

【鉴别诊断】

1. 形态学分化良好的 GAS（微偏腺癌）需要与多种宫颈良性病变相鉴别，特别是与小叶状腺体增生（LEGH）相鉴别，诊断时需要注意以下几个关键点：①宫颈 GAS 腺体形态不规则，呈“爪状”，腺体常超出宫颈正常腺体所在的范围（>5～7mm），并且这些腺体可以出现在宫颈间质深部的血管和神经周围，肿瘤细胞核具有轻度异型性，可见局灶间质纤维组织增生。而 LEGH 具有小叶状结构，缺乏细胞学异型性及间质浸润。②宫颈 GAS 免疫组化 ER 和 PR 通常阴性，而大多数宫颈良性病变，除了 LEGH 和中肾管残件外，这些标志物均为阳性。有文献报道，SMA 在宫颈 GAS 周围间质阳性，而在 LEGH 等良性病变间质阴性。PAX-2 在宫颈 GAS 阴性，而在 LEGH 等宫颈良性病变阳性。文献及前期研究发现超过 50% 宫颈胃型腺癌可以呈 p53 突变型表达，而 LEGH 显示野生型表达（表 13-4）。

2. 女性生殖道同期发生黏液上皮化生和肿瘤（synchronous mucinous metaplasia and neoplasia of the female genital tract，SMMN-FGT）是一组同时累及女性生殖道多个部位的黏液性病变，常见累及的部位有子宫内膜、输卵管及卵巢等（表 13-5）。SMMN-FGT 需要与宫颈 GAS 转移到宫腔（子宫内膜）、输卵管及卵巢组织相鉴别，特别是在宫颈 GAS 细胞形态分化较好时。支持 SMMN-FGT 形态学表达的证据：①子宫内膜、输卵管及卵巢组织中的黏液腺体（或累及子宫内膜息肉）显示正常杯状细胞和（或）胃型黏液形态化生；②无细胞学异型性；③无明显复杂性结构；④无间质浸润、脉管癌栓及神经侵犯；⑤至少有一种或多个胃肠道标志物（如 MUC6、CK20 和 CDX2）的局部免疫组化表达；在某些情况下，可能存在嗜铬粒蛋白阳性的神经内分泌细胞。

3. HPV 相关性宫颈腺癌　诊断特征：①显著的细胞核分裂象及凋亡小体；②常伴有高级别鳞状上皮内病变和 HPV 相关性原位腺癌；③免疫组化染色，MUC6、HIK1083 及 p16/HPV 状态 [几乎所有 HPVA 免疫组化染色 p16 和（或）HPV 检测阳性] 可以帮助鉴别。

4. 宫颈透明细胞癌　是罕见 HPVI 腺癌，胞质透明或嗜酸性，类似于 GAS，但透明细胞癌呈实性、管囊状及乳头状结构，有鞋钉样细胞，间质玻璃样变性。免疫组化染色显示 HIK1083、MUC6 阴性，而 HNF1β 和 Napsin A 阳性表达。

5. 转移性腺癌　首先应结合临床病史及影像学

表 13-4　高分化胃型腺癌与宫颈小叶状内膜腺体增生鉴别

	腺体结构	细胞学特征	破坏性间质浸润	免疫组化及特殊染色
高分化胃型腺癌	形态大小不规则，排列紊乱，位置深在	至少存在局灶细胞学异型性	至少局灶伴有间质纤维组织增生	MUC6/HIK1083+ ER/PR– AB-PAS：酱紫红色 p53：>50% 突变型表达 Pax2 缺失
小叶状宫颈内膜腺体增生	小叶状结构	缺乏细胞学异型性	缺乏	MUC6、HIK1083、ER/PR 和 AB-PAS 无法鉴别 p53 野生型表达 Pax2 阳性

表 13-5　具有胃型黏液分化的宫颈腺上皮病变

病变性质	名称
良性病变	深部腺体和囊肿 小叶状宫颈腺体增生（复杂性胃 / 幽门化生） 单纯性胃 / 幽门化生 隧道样腺丛（A 型）
原位 / 癌前病变	非典型小叶状宫颈腺体增生 胃型 AIS
恶性病变	胃型黏液腺癌 高分化胃型黏液腺癌 / 微偏腺癌（恶性腺瘤）
特殊临床 / 病理情况	女性生殖道同时发生的黏液上皮化生和肿瘤 Peutz-Jeghers 综合征

信息排除来自胰腺或胆道转移性病变，PAX8 阳性有助于原发性宫颈腺癌诊断。

【临床管理及预后】

与 HPVA 腺癌相比，GAS 更具有侵袭性，无病生存率和总生存率明显较差，预后不良与分化程度无关[70]。且鉴于 GAS 有附件、大网膜及腹膜转移的高风险，该肿瘤在行手术治疗中应考虑附件及大网膜切除术。

（二）透明细胞癌

宫颈透明细胞癌（clear cell carcinoma）是罕见的宫颈肿瘤，占子宫颈腺癌的 2%～4%[8]，属于 HPVI EAC。

【临床特征】

肿瘤可见于任何年龄段，但有两个高峰年龄，第一个高峰较为年轻，平均年龄 19 岁，这部分患者多有己烯雌酚（DES）的接触史[71]，主要发生于 20 世纪 70～90 年代。另一个高峰在绝经后，这部分患者与 DES 无关[72]。

【大体病理学】

宫颈透明细胞癌发生的部位与其病因相关，与 DES 相关型多发生在宫颈外口处（图 13-37），可同时伴有阴道腺病和生殖道畸形。而与 DES 无关的透明细胞癌常位于宫颈内口。

【组织病理学】

宫颈透明细胞癌与女性生殖道其他部位发生的同名肿瘤具有相似的表现：肿瘤细胞核大，多形性，细胞胞质丰富，透明或嗜酸性，细胞常呈“鞋钉样”表现，细胞核分裂象通常较低。肿瘤细胞排列成实性、囊管状或乳头状结构，可以单独存在也可以几种结构混合存在（图 13-38，图 13-39）。在宫颈原发透明细胞癌中，管囊状结构最常见，间质常呈玻璃样变性。

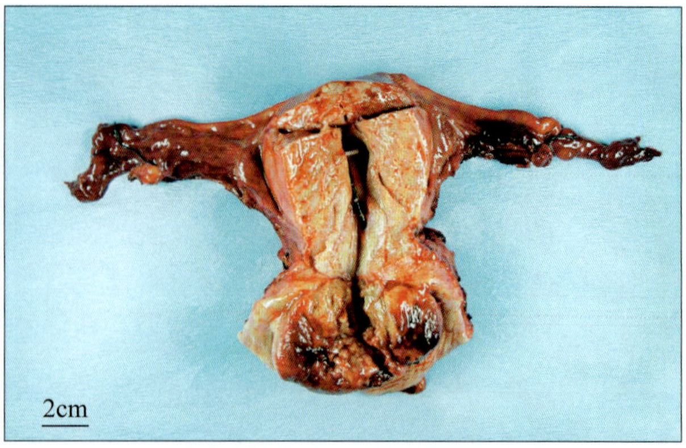

图 13-37　宫颈透明细胞癌

大体标本显示肿瘤位于子宫颈外口，表面伴有出血坏死

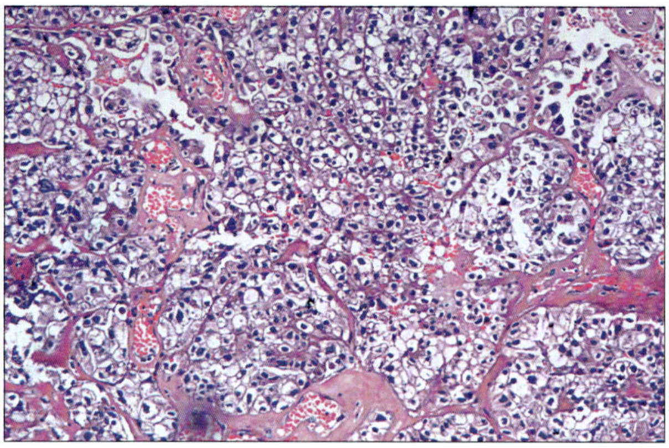

图 13-38　宫颈透明细胞癌

肿瘤由透明细胞组成，细胞排列成实性及“腺管状”结构，局灶可见乳头状结构，腺管中可见突出的鞋钉样细胞

【免疫组化】

肿瘤细胞 p16 通常呈阴性或局灶阳性，可表达 CK7、CA125、PAX8、HNF-1β、Napsin A（图 13-40）及 p504s，而 ER、PR、HIK1083、MUC6、GATA3 和 TTF-1 通常阴性。15% 透明细胞癌 p53 异常表达[8]。

【分子遗传学】

宫颈透明细胞癌，特别是老年女性患者的病因及发病机制尚不清楚，有文献报道可能由宫颈子宫内膜异位症或子宫内膜样上皮化生发展而来，但尚未发现明确的前体病变。有少数报道与 *POLE* 突变、微卫星不稳定性和林奇（Lynch）综合征相关[73, 74]。

【鉴别诊断】

（1）首先要除外子宫腔或是卵巢等部位来源的透明细胞癌累及宫颈，目前尚没有特殊形态及生物学标记帮助鉴别，诊断时需结合临床及影像学相关检查，以排除转移后再诊断。

（2）与宫颈中肾腺癌、胃型腺癌及伴有透明细胞成分的腺鳞癌相鉴别，可以加染免疫组化染色

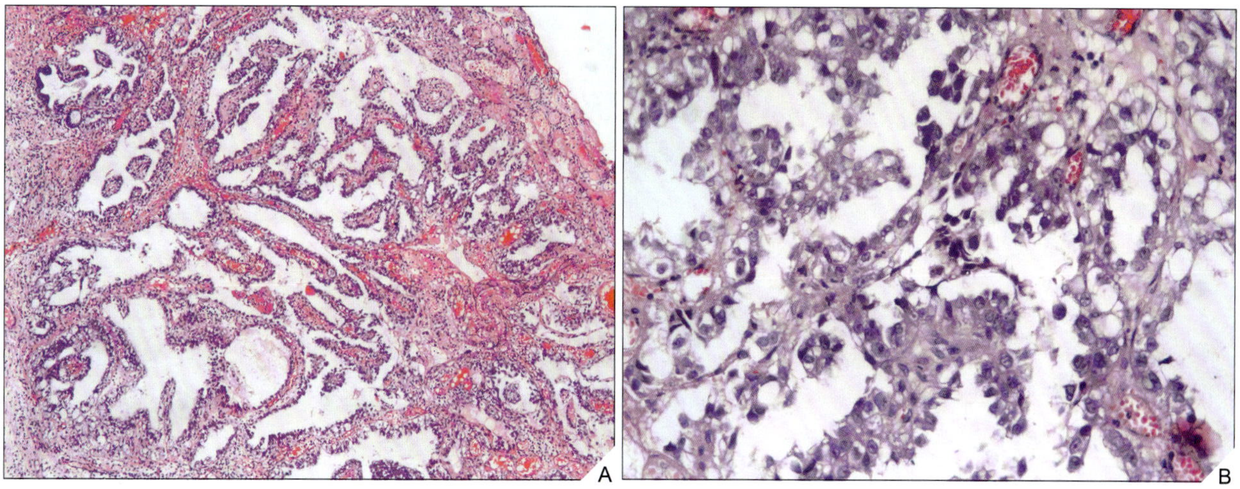

图 13-39　宫颈透明细胞癌

A. 低倍镜下，肿瘤呈现大小不等的腺管结构，部分腔内可见乳头状结构；B. 高倍镜下，腺管衬覆的肿瘤细胞，胞质透亮，细胞核异型，腺管中可见突出的鞋钉样细胞

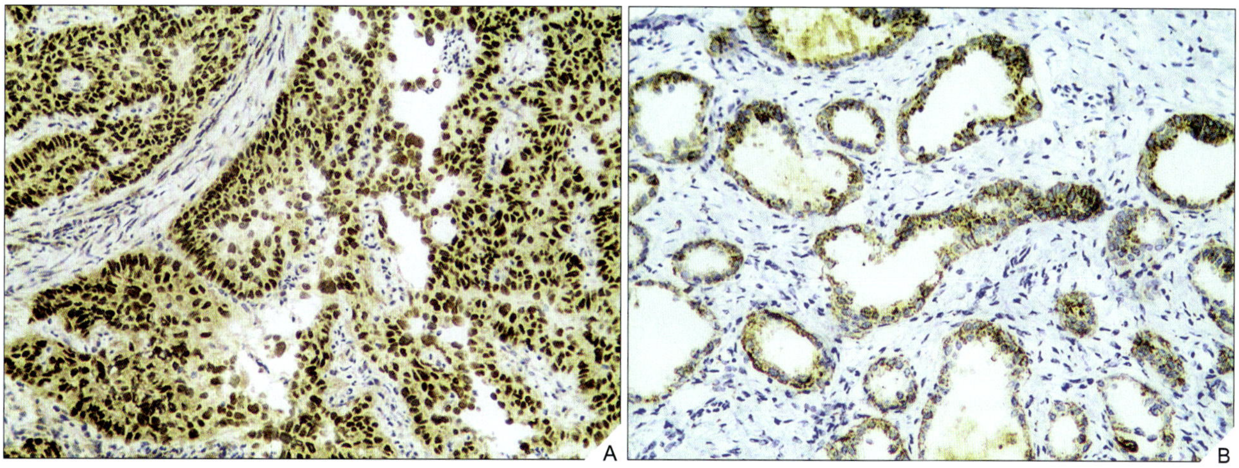

图 13-40　宫颈透明细胞癌

免疫组化特征：HNF-1β 阳性（A）；Napsin A 阳性（B）

HIK1083、MUC6（胃型腺癌阳性）、GATA3、TTF-1、CD10 和 Calretinin（中肾腺癌阳性）帮助鉴别。

（3）与子宫颈发生的一些良性病变相鉴别，如中肾增生、妊娠所致阿 - 斯（Arias-Stella）反应、微小腺体增生等相鉴别。

【临床管理及预后】

早期研究发现与 DES 相关的透明细胞癌，由于病变位于宫颈外口，易早期发现，故预后较好，有报道显示，此型腺癌的 I 期患者的 10 年生存率可以达到 85%[71]。以往认为与 DES 无关的透明细胞癌的预后与普通型腺癌相似 [72]。近期研究发现，预后要较 HPVA ECA 差，而与 GAS 相似 [75]。

（三）中肾腺癌

宫颈中肾腺癌（mesonephric-type adenocarcinoma）罕见，占所有子宫颈腺癌 <1%，可能起源于宫颈外侧壁深处的中肾残件 [8]。

【临床特征】

中肾腺癌的发病年龄从 24～72 岁不等，平均 52～55 岁 [76]。主要的临床表现为异常的阴道出血。阴道镜检查时常在子宫颈的侧壁或后侧壁见到肿物，有时病变可以累及整个子宫颈管，少数病例肉眼见不到明确肿瘤，但在活检中偶然发现。肿瘤通常位于子宫颈管侧壁的深部，侵犯宫颈外 1/3，并且可向上累及子宫下段。部分患者可同时伴有子宫内膜癌。

【组织病理学】

中肾腺癌形态多种多样，经典（中肾）小管状、腺管状、网状、含有沙砾体的乳头状、筛状、肾小球样、性索状或小梁状、实性巢状伴坏死、癌肉瘤样等。

其中，中肾小管状及腺腔样结构方式最为常见，腔内可见粉染的嗜酸性或玻璃样物质，但没有黏液出现（图 13-41）。肿瘤细胞呈立方形或柱状，轻 - 中

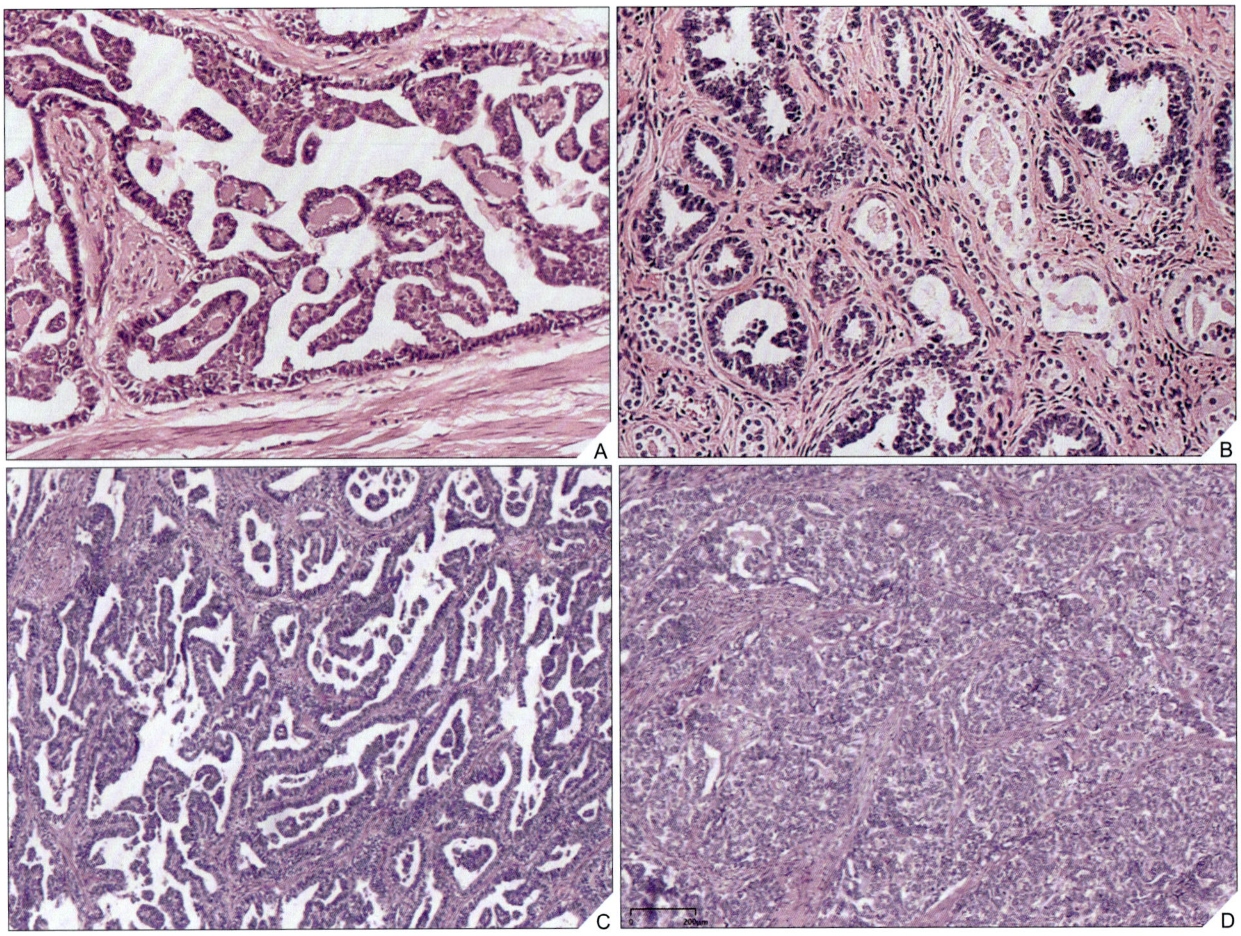

图 13-41　宫颈中肾腺癌

A. 腺腔内可见粉染的嗜酸性或玻璃样物质；B. 残留良性中肾小管；C. 呈筛状或乳头状；D. 实性巢片生长

度异型、泡状核、核重叠，有时可见核沟（类似甲状腺乳头状癌），核分裂象较活跃，胞质较少，在实性区域可见梭形细胞成分。周围偶见中肾残件或增生。少数病例可以出现异源性肉瘤成分，如子宫内膜间质肉瘤、横纹肌肉瘤及骨肉瘤等。

【免疫组化】

肿瘤 HPV 阴性，通常 p16 阴性或斑片状；激素受体（ER 和 PR）一般阴性，PAX8 和 CK7 通常呈弥漫性阳性，TTF-1 和（或）GATA3 细胞核表达，可以是局灶性也可以是弥漫性的，并且两者常为互斥表达（图 13-42）。CD10（顶端 / 管腔染色）和钙调蛋白在不同比例的病例中也可以呈阳性，尽管染色通常是局灶性的。WT1 为阴性，p53 呈“野生型”表达。错配修复（MMR）蛋白没有缺失。

【分子遗传学】

所有病例均含有 *KRAS* 突变，25% 伴有 *PIK3CA* 突变。在拷贝数分析方面：87% 表现为 1q 拷贝数增加；50% 有 10 号染色体多体[77]，也可有 *ARID1A*/B、*SMARCA4* 和 *BCOR/BCORL1* 改变[78, 79]。

【鉴别诊断】

由于宫颈中肾腺癌罕见，且具有多种不同的组织学结构特征。因此，在临床工作中需要与许多肿瘤相鉴别。

（1）与中肾样腺癌相鉴别：若肿瘤主体位于宫颈及阴道，周围伴有中肾残件或者中肾增生，则倾向于中肾腺癌；若肿瘤主体位于宫体及附件，周围无中肾残件或者中肾增生，则倾向于中肾样腺癌。在免疫组化方面，中肾样腺癌更多见 TTF-1 及 ER 阳性；在分子基因学方面，中肾腺癌及中肾样腺癌可以出现 *KRAS* 突变及一些染色体拷贝数改变，中肾腺癌还可以伴有染色体重塑基因突变和 *BCOR/BCORL1* 基因突变，而中肾样腺癌可伴有 *NRAS* 或 *PIK3CA* 突变。

（2）与旺炽性中肾管增生相鉴别：旺炽性中肾管增生不形成肉眼肿物，腺管排列较疏松，缺乏明显的细胞学异型性，无浸润性生长方式。

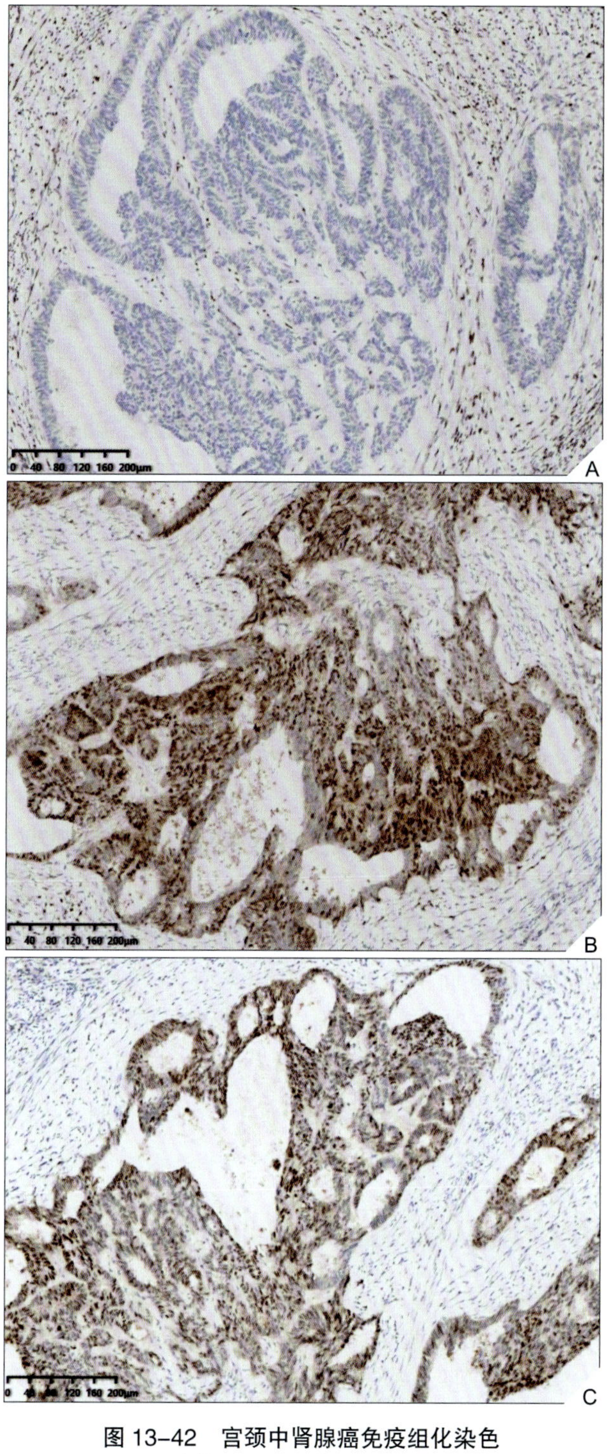

图 13-42　宫颈中肾腺癌免疫组化染色

A. ER 阴性；B. PAX8 阳性；C. GATA3 阳性

（3）与米勒管起源肿瘤相鉴别

1）当肿瘤以管状和腺样生长方式为主时，需要与子宫内膜样癌相鉴别，子宫内膜样癌通常有假复层状细胞核、柱状胞质，可伴有鳞状化生或黏液化生；周围通常有前驱病变，这些特征可以帮助排除中肾腺癌。免疫组化染色显示 ER 和 PR 阴性，GATA3 或 TTF-1、CD10 阳性则支持中肾腺癌诊断。

2）当肿瘤具有高级别细胞核异型性、明显细胞核分裂象和乳头状生长方式时，需要与“浆液样特征”HPVA EAC 相鉴别，p16 和 HPV 检测阴性，GATA 和（或）TTF-1 阳性，支持中肾腺癌。

3）中肾腺癌还需与透明细胞癌相鉴别（前者早期曾被误称为透明细胞癌），中肾腺癌肿瘤细胞缺乏胞质透明特征和鞋钉样细胞，腺管较小而规则，乳头状病变也不如透明细胞癌明显。免疫组化染色显示 HNF-1B、Napsin A 和（或）P504s 阳性支持透明细胞癌，而 GATA 或 TTF-1 阳性支持中肾腺癌。

4）含有肉瘤样成分的病例还需与癌肉瘤相鉴别，一般癌肉瘤中不会出现腔内含有嗜酸性物质的小管状结构，且在病变周围找不到中肾管残件或中肾管增生性病变。

【临床管理及预后】

中肾腺癌的预后与临床分期关系密切，临床 I 期的肿瘤呈较为惰性的临床过程，患者的预后好于同分期的其他米勒管型肿瘤 [80]，但是高分期的肿瘤，临床上则为进展表现。混合有肉瘤成分时，预后更差 [81]。

（四）子宫内膜样腺癌

以往文献报道发生在宫颈的子宫内膜样腺癌（endometrioid adenocarcinoma）的发病率不一，从 7%～50% 不等，发病率差别如此之大，主要是由于部分普通型宫颈腺癌在缺乏黏液时可出现假子宫内膜样表现，从而被误诊为内膜样腺癌。实际上真正的宫颈原发子宫内膜样腺癌非常少见，约小于宫颈腺癌的 1%，常发生在子宫内膜异位背景中 [8]。

【病理学特征】

宫颈子宫内膜样腺癌必须具有“明确的子宫内膜样腺癌特征”（图 13-43）：①至少为低级别子宫内膜样腺体；②柱状细胞排列；③假复层细胞核；④细胞核轻 - 中异型；⑤伴有或不伴有鳞状分化；⑥伴有 / 不伴有子宫内膜异位；⑦缺乏与 HPV 相关宫颈腺癌的特征，如活跃的核分裂象与凋亡小体 [9]。肿瘤细胞排列成腺腔状、腺体排列密集、紊乱，常融合呈乳头状和筛状结构，部分区域可呈实性排列。

【免疫组化】

p16 通常阴性或斑片状阳性；HPV 阴性；ER、PR、vimentin、CK7、PAX8 阳性，p53 表达类似于发生于子宫腔的内膜样癌；GATA3、TTF-1、HNF-1β、Napsin A 为阴性。

【分子遗传学特征】

宫颈子宫内膜样腺癌可伴有 *KRAS*、*ARID1A* 和

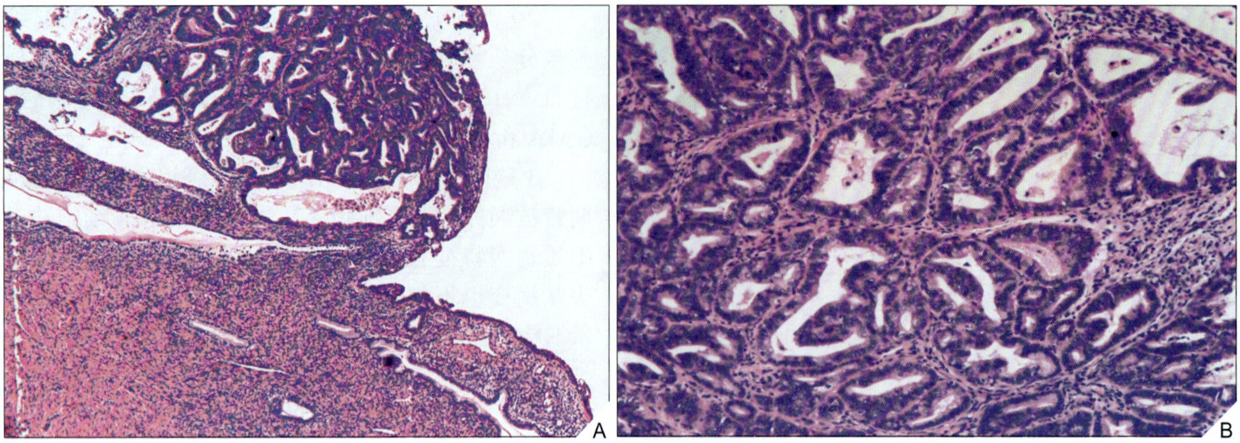

图 13-43　宫颈子宫内膜样腺癌

A. 左上方可见腺癌，右下方为残存的子宫颈黏膜；B. 放大后显示典型的子宫内膜样腺癌的表现

PTEN 基因改变[62]。

【鉴别诊断】

（1）诊断原发于宫颈的子宫内膜样腺癌，应该首先排除起源于宫体或卵巢子宫内膜样腺癌侵犯或扩散到宫颈的可能性。在小活检标本中，由于上述部位出现的子宫内膜样癌形态及免疫组化染色几乎完全相同，且 HPV 阴性，所以鉴别诊断困难，需要结合临床、影像及大体特征。一般来讲子宫内膜样腺癌有长期的不规则出血与内膜异常病史，病灶主要位于子宫体，在侵犯宫颈的同时伴有明显的子宫肌层侵犯。而宫颈原发的内膜样腺癌有正常月经周期，主要表现为接触性出血，肿瘤主要位于宫颈。

（2）HPV 相关性腺癌（普通型）：不能将缺乏黏液的普通型宫颈腺癌误认为是宫颈子宫内膜样腺癌，HPVA 腺癌缺乏“明确的子宫内膜样腺癌特征”，细胞核分裂象及凋亡易见，且 p16 和 HPV 检测阳性，而 ER 和 PR 常表达缺失。

【临床管理及预后】

由于宫颈子宫内膜样腺癌罕见且之前缺乏统一的诊断标准，其预后尚不清楚。

（五）HPV 非依赖性宫颈腺癌，非特殊类型（adenocarcinoma，HPVI，NOS）

这类肿瘤是 HPV 非依赖性腺癌，从形态及免疫组化染色方面不能被归类其他类型。一般形态上分化较差，主要呈实性结构，细胞核中 - 重度异型，胞质黏液较少。免疫组化染色显示 p16 阴性或斑片状阳性，HPV 检测阴性。

第三节　宫颈腺癌预后相关病理因素评估及临床管理

一、HPV 相关性宫颈腺癌预后相关病理因素评估

（一）基于 Silva 模式的 HPV 相关性宫颈腺癌分类

宫颈癌分期主要依据 FIGO 系统[63]，该分期系统结合了临床、影像及病理检查结果。然而，最初该分期系统的建立开始是根据鳞状细胞癌的研究制订的，后来逐渐推广应用于宫颈腺癌。但近年来，越来越多的证据表明，宫颈腺癌和鳞状细胞癌在病因 / 发病机制、预后、扩散 / 转移方式和治疗效果是不同的[82]。

目前，宫颈浸润性腺癌在 FIGO ⅠA1、ⅠA2 和ⅠB1 期主要依据浸润深度分期[83]。然而，这种分期方法面临一些挑战：①早期浸润性宫颈腺癌，无复杂性结构和明显间质反应，难以与原位腺癌相鉴别；②早期浸润性腺癌浸润成分与原位腺癌成分难以区分；③部分肿瘤以外生性（息肉状）生长为主；④黏膜表面不完整或缺损的标本如何定位测量其浸润深度。为了完善 HPV 相关性宫颈腺癌患者预后风险性评估系统，Elvio Silva 教授团队在前期研究中发现 HPVA 腺癌的生长方式与淋巴结转移、肿瘤复发密切相关，进而推出了基于 Silva 模式的 HPV 相关性宫颈腺癌分类评估系统[84, 85]。

Silva 分类根据 HPV 相关性宫颈腺癌：①是否存

在破坏性间质浸润；②若存在，则破坏性间质浸润的程度；③是否存在淋巴血管浸润（lymphovascular invasion, LVI）；④细胞学非典型性成分分成 3 种模式（A、B、C）(表 13-6）。

模式 A（pattern A）

该模式的特点是缺乏破坏性间质浸润（即间质内无单个肿瘤细胞或游离的肿瘤细胞簇，无促纤维结缔组织增生或浸润相关性炎症反应）。它由具有圆形轮廓、边界清晰的腺体组成，具有保存良好的宫颈小叶状结构（图 13-44）。虽然局灶可见腺体融合呈筛状或呈乳头状方式生长，但范围小于一个 4 倍视野（直径 5mm）。当肿瘤细胞显示高级别细胞学异型性或呈实性结构生长时，不应诊断此浸润模式。此外，该浸润模式需要仔细观察，除外 LVI。

模式 B（pattern B）

该浸润模式的特点是局部（早期）出现破坏性间质浸润。主要表现为肿瘤细胞呈巢状、形状不规则腺体或边界清晰的腺体（模式 A）基础上有单个小簇或出芽的方式脱落，周围间质常伴有炎症反应或促纤维结缔组织增生。局灶破坏性浸润的病灶可以单发、多发或在肿瘤底部呈现线性分布，但范围小于一个 4 倍视野（直径 5mm），无实性生长方式，可伴有或不伴有 LVI（图 13-45）。

模式 C（pattern C）

该类型特点是具有弥漫破坏性间质浸润，可以出现以下任意一种组织学表现。

（1）弥漫浸润性腺体成分，周围伴有广泛的促结

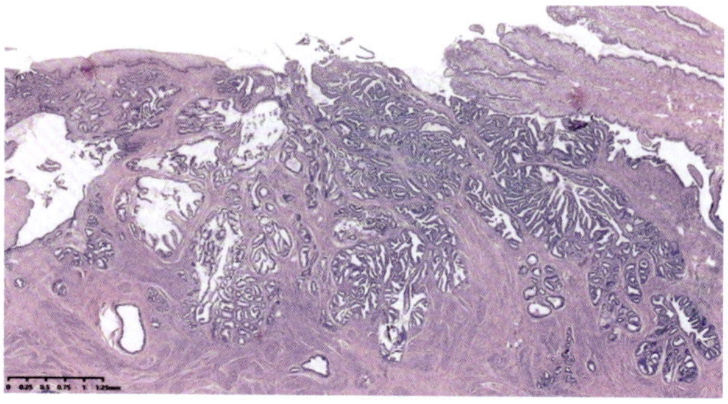

图 13-44　模式 A：肿瘤组织由具有圆形轮廓、边界清晰的腺体组成，具有保存良好的宫颈小叶状结构

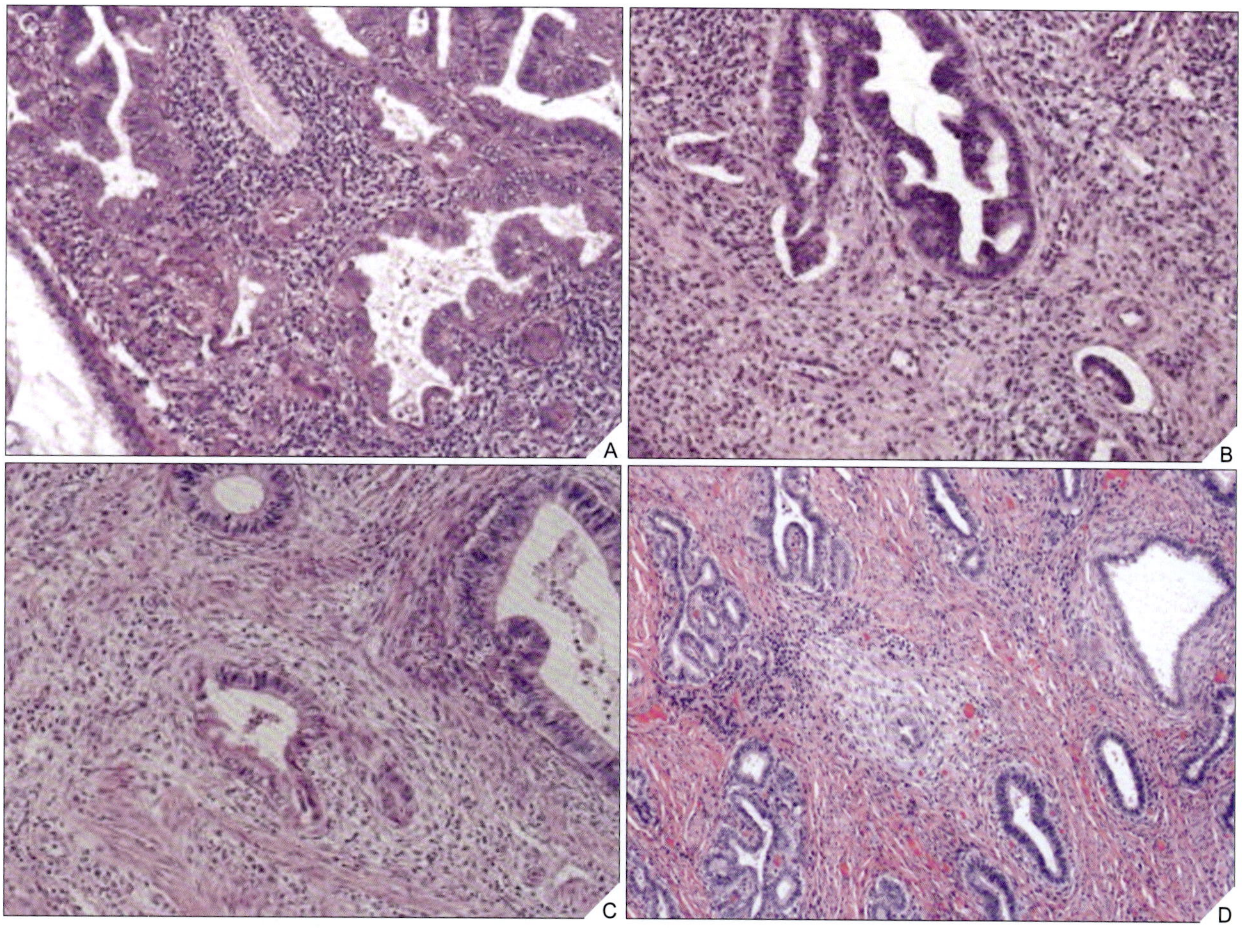

图 13-45　模式 B：肿瘤组织局部出现破坏性间质浸润，可表现为有单个小簇（A 和 B）或出芽的方式脱落（C 和 D），周围间质常伴有炎症反应或促纤维结缔组织增生

缔组织反应性增生。腺体大小不等、形状各异、通常呈角或小管状，杂乱无章分布于间质中（图 13-46）。

（2）融合性腺体或间质稀少乳头状结构（具有腺体内乳头状生长），或伴有肿瘤细胞的黏液湖达到一个 4 倍视野（直径 5mm）。

（3）肿瘤细胞呈实性生长，分化差（结构高级别）。

（4）伴有或无 LVI。

目前，Silva 分型还未纳入 FIGO 分期和美国癌症联合委员会（AJCC）分期系统。但 NCCN 指南已经对其进行了介绍说明。因此，推荐在 HPV 相关性宫颈腺癌的病理诊断报告中对浸润模式加以描述和说明。但在实际临床病理诊断工作中，需要注意以下几点。

（1）需要对整个肿瘤进行组织学检查。建议应用于切缘阴性的锥切术或 LEEP、宫颈切除或子宫切除标本。活检标本由于组织小且表浅，不能代表肿瘤的全貌及浸润的真实状况，不适合进行浸润模式评估。

（2）三种模式：模式 A（无破坏性间质浸润）、模式 B（局灶间质浸润）和模式 C（弥漫破坏性间质浸润）。

（3）模式 A 通常很难与 AIS 相鉴别，模式 A 并不是不发生转移。AIS 合并卵巢转移的病例已经有文献报道。

（4）病理报告以所见的最差浸润模式为准，如肿瘤具有浸润模式 B 型，并且局灶伴有模式 C 型时病理报告浸润模式时应归类为模式 C。

（5）如果遇到外生性肿瘤时，应该评估肿瘤基底浸润性成分，而不是肿瘤外生部位。例如，绒毛腺管状腺癌，外生结构即使很复杂，但无破坏性间质浸润，则应判读为模式 A，而不是模式 C。

Silva 模式分类对 HPVA ECA 患者有较好的临床分层管理作用，Silva A 型病例中未发现淋巴结转移（lymph node metastasis，LNM）、复发或死亡；Silva B 型，少数病例（<5%）有 LNM、复发或死亡；Silva C 型，部分病例（11%～20%）有 LNM、复发或死亡[86]。还有研究依据是否伴有 LVI，将 Silva 模式分类法进一步分成低危组（Silva A 型和无 LVI 的 Silva B 型）与高危组（有 LVI 的 Silva B 型和 Silva C 型）[87, 88]。

目前临床及预后分析表明，模式 A 患者可以采用类似于 AIS 的保守治疗方式行宫颈锥切术，切缘阴性者无须进行淋巴结清扫，但术后需密切随诊[89]。模式 B 可以采取选择性淋巴结切除，尤其是前哨淋巴结活检。目前认为不伴有 LVI 的模式 B 肿瘤临床管理同模式 A。模式 C 患者预后较差，需要标准淋巴结清扫。还有研究将模式 C 进一步分为侵袭性较

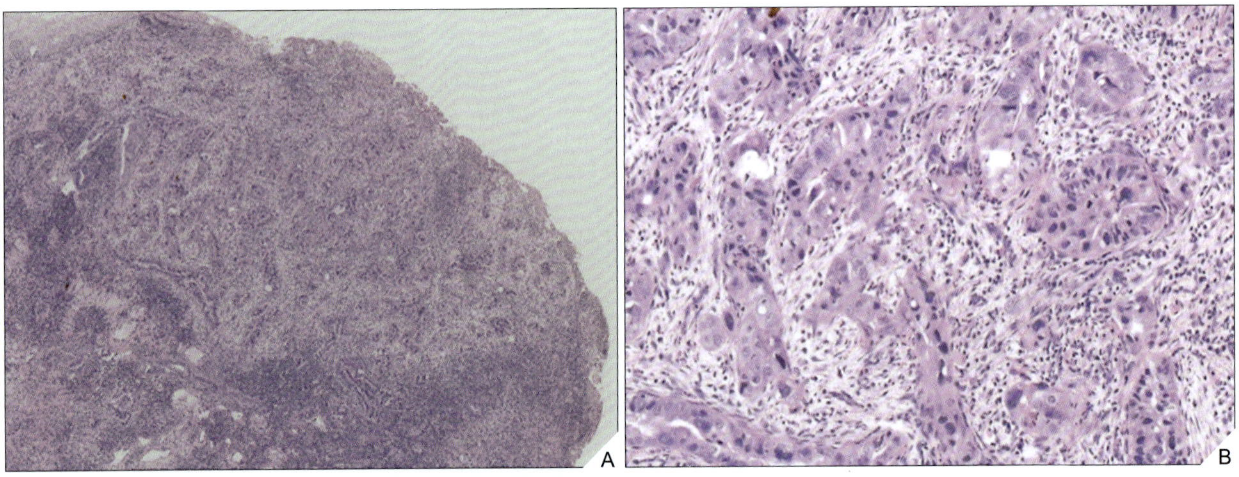

图 13-46 模式 C：可见弥漫浸润性腺体成分，周围伴有促纤维结缔组织反应；B 图为 A 图放大

表 13-6 基于 Silva 模式 HPV 相关性宫颈腺癌的分类系统

Silva模式	形态学特征	淋巴结阳性率	二进制风险类别
模式 A	无破坏性间质浸润，腺体圆形轮廓、边界清晰，复杂的腺腔内生长（如筛状、乳头状），小于一个 4 倍视野（直径 5mm）；无实性生长或高级别细胞核；无 LVI	0	低风险模式： ● 模式 A ● 不伴有 LVI 模式 B
模式 B	在模式 A 的背景下，早期（有限的）破坏性浸润（<一个 4 倍视野，直径 <5mm），伴或不伴有 LVI	4.4	高风险模式： ● 伴有 LVI 模式 B ● 模式 C
模式 C	弥漫破坏性间质浸润，融合性生长或实性生长，低 - 中分化肿瘤；伴有或不伴有 LVI	23.8	

小（广泛线性浸润、伴有带状淋巴细胞浸润）和侵袭性较强（弥漫破坏性或融合性浸润、具有微乳头状结构）两种亚型，这可能有助于今后选择更为精准的管理策略[47，48，90]。

（二）基于肿瘤细胞核分级和坏死性肿瘤碎片的 HPV 相关性腺癌分类

基于 Silva 模式的 HPV 相关性宫颈腺癌分类系统与淋巴结转移及临床预后相关，旨在识别淋巴结转移风险较高的患者，同时避免对低风险患者进行不必要的淋巴结切除或分期手术。但 Silva 模式分类系统只适用于切缘阴性的锥切或 LEEP、宫颈切除或子宫切除标本。活检标本由于组织小且表浅，无法进行浸润模式评估。

最近 Wenxin Zheng 教授团队评估了宫颈切除标本［子宫切除术、冷刀锥切术（CKC）和 LEEP］中宫颈腺癌的组织学特征。并将活检标本中的组织学特征与对应的宫颈切除术中的组织学特征进行比较。主要目标是在宫颈活检标本中找出可预测肿瘤行为的组织学特征，这样就无须进行更具侵入性的诊断程序，并为最佳手术治疗提供线索。该研究提出肿瘤细胞核分级（tumor nuclear grade，TNG）和坏死性肿瘤碎片（necrotic tumor debris，NTD）是预测宫颈腺癌淋巴结转移和肿瘤复发的良好病理相关参数，可用于活检或切除标本[91]。肿瘤细胞核分为 TNG1（低）、TNG2（中）和 TNG3（高）三个等级。TNG1 肿瘤细胞核细长、深染，染色质分布均匀，无或轻度染色质透亮区，核仁不明显，且肿瘤中含有 2 级或 3 级核的细胞数小于 10%。TNG3 细胞核特征包括细胞核增大、核膜不规则、染色质聚集伴染色质透亮区，核仁突出。TNG2 则被划分为肿瘤中 3 级核细胞数大于 10%，但小于 50% 的肿瘤细胞（图 13-47）。NTD 是指肿瘤腺腔内有坏死和凋亡的肿瘤细胞，并混有颗粒状嗜酸性无定形物质和炎症细胞（图 13-48）。如果在 200 倍镜下发现 1 个或多个病灶，则将 NTD 定义为阳性。注意需要排除缺血导致的肿瘤细胞改

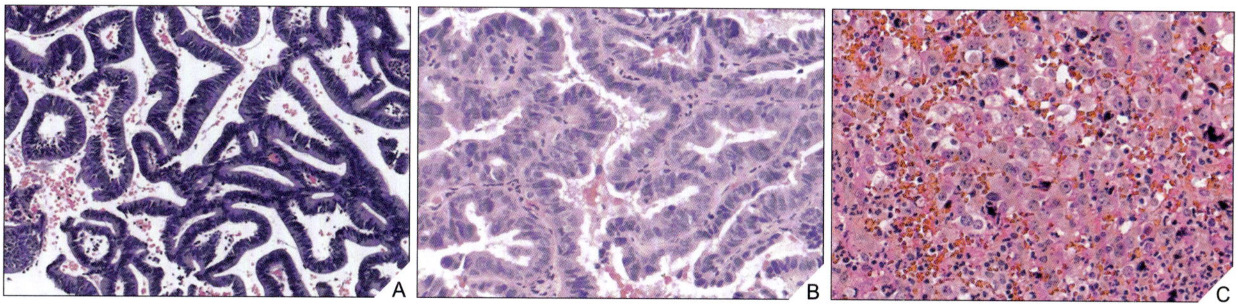

图 13-47 肿瘤细胞核分级

A. TNG1 肿瘤细胞核细长、深染，染色质分布均匀，核仁不明显；B.TNG2 细胞核稍增大、变圆、可见核仁；C. TNG3 大部分肿瘤细胞核增大、核膜不规则、染色质分布不均，核仁突出

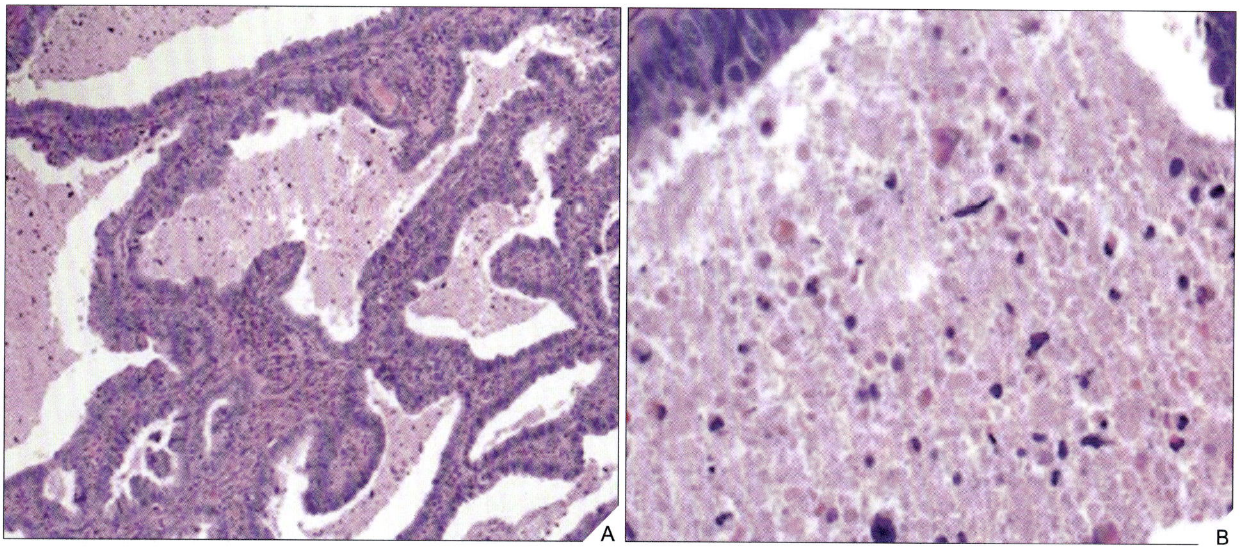

图 13-48 坏死性肿瘤碎片

A. HPVA EAC 显示腺腔内有炎症细胞坏死碎片；B. 放大后 NTD 更明显

变和腺腔内炎症坏死碎片。

随后，为了进一步研究宫颈活检标本中的 TNG 及 NTD 如何可靠地预测淋巴结转移或肿瘤复发及宫颈腺癌患者的预后，Zheng 等做了多中心研究，进一步表明 TNG 和 NTD 对 HPVA EAC 患者的预后危险度分层具有潜在的临床实用价值，这可能会使一些淋巴结转移和肿瘤复发风险极低的患者在活检阶段就被识别出来，从而促进更个性化、更少侵略性的治疗。对于年轻有生育要求的患者，考虑采用保守疗法（包括保留生育能力的手术）的患者提供了新机会。从这个角度看，TNG 和 NTD 优于 Silva 分型。

（三）HPV 相关性宫颈腺癌的肿瘤分级

宫颈腺癌肿瘤分级在患者预后风险评估中所处的地位尚不明确。在没有经过充分验证分级系统预后评估意义的情况下，有学者建议采用一种基于肿瘤结构和细胞学形态相结合的方法，这一方法相似于子宫内膜样癌分级系统，有限证据表明此类系统可能具有预后价值。最早是由 Lawrence 等 [89] 于 2000 年提出的，该系统将肿瘤实性成分分级的阈值分别设定为 10%、11%～50% 和大于 50%，并指出 1 级（高分化，实性生长比例 <10%），肿瘤内具有形态发育良好、形态规则的腺体，伴乳头状结构。肿瘤细胞核柱状，轻度复层（<3 层细胞），核分裂象不常见。2 级（中分化，实性生长比例 11%～50%），肿瘤内有结构复杂腺体，常见筛状融合，实性区域较 1 级更为常见，但不到肿瘤组织一半。肿瘤细胞核更圆、形态不规则，可见小核仁，核分裂象更常见。3 级（低分化，实性生长比例 >50%），肿瘤细胞呈实性巢片状生长，仅见少量腺体。细胞核大、具有明显多形性及异型性，偶见印戒细胞。核分裂象数量多，可见病理性核分裂象。肿瘤周围纤维组织增生显著，常见坏死。

肿瘤分级主要应用于 HPVA 腺癌，需要排除具有微乳头状、印戒样或 ISMC 成分的亚型，因为这些腺癌亚型被认为是高级别的，预后不良。子宫内膜样癌是原发性宫颈内膜腺癌的一种罕见的亚型（如前所述），它是 HPVI，但也可以适用于该系统进行分级。

二、HPV 非依赖性宫颈腺癌预后相关病理因素评估

HPVI ECA 预后比 HPVA ECA 差，虽然主要基于大多数 HPVI 为 GAS 的研究，但透明细胞癌和中肾腺癌的表现似乎也与 HPVA ECA 不同。最近有研究表明，宫颈透明细胞癌和 GAS 的 5 年和 10 年总生存率和无病复发生存率相似 [92]。中肾腺癌也经常出现晚期、远处复发，并有肺部复发的倾向，这与宫颈 GAS 和透明细胞癌相似，都是侵袭性癌 [87]。有关宫颈原发的子宫内膜样腺癌预后的数据尚缺乏，这主要是因为真正的原发性宫颈子宫内膜样腺癌罕见。

目前，尚缺乏对 HPVI ECA 预后相关病理因素评估的研究。Silva 模式分类当初是根据 HPVA ECA（普通型）患者研究并制订评估方案的。最近 Stolnicu 等学者 [88] 证实该分类系统也适用于其他类型的 HPVA ECA，而对于 HPVI ECA，大部分为 GAS，不能从基于 Silva 模式分类中获益，因为即使分化良好（微偏腺癌）也表现为模式 C 浸润方式，并与预后不良有关。同样，肿瘤分级系统（基于肿瘤腺管结构和细胞学形态）也不建议应用于 HPVI ECA，因为这类肿瘤不管形态学如何，大部分会表现出侵袭性生物学行为。特别是 GAS，无论细胞形态及腺管结构分化如何，预后均较差，预后与肿瘤分化程度不相关。

基于肿瘤出芽活性和肿瘤细胞巢大小的分级系统已被证实对全身各个系统的鳞状细胞癌具有较高的预后价值。Lu 教授及其团队 [93] 近来报道了一种类似的分级系统用以评估宫颈腺癌（EAC）的预后价值。该研究纳入 398 例连续手术切除、未接受新辅助化疗，高于 pT1a 期的宫颈腺癌。采用 IECC 分类和 Silva 模式分类对每个病例进行回顾性分析，并对肿瘤出芽活性和细胞簇大小进行详细评分，形成一个新的分级系统。其具体评分规则如表 13-7 所示。

结果发现：高出芽活性，肿瘤细胞簇小，肿

表 13-7　基于宫颈腺癌肿瘤出芽和细胞簇大小确定的新型分级系统

类型	评分（分）
肿瘤出芽（10HPFs）	
0	1
< 15	2
≥15	3
肿瘤细胞簇大小	
> 15 肿瘤细胞或单纯腺样生长（无细胞簇）	1
5～15 个肿瘤细胞	2
2～4 个肿瘤细胞	3
单个细胞	4
分级	总分（分）
1 级（高分化）	2～3
2 级（中分化）	4～5
3 级（低分化）	6～7

瘤分级为3级与总生存时间少和肿瘤复发时间短（$P<0.001$）相关，其他一些临床病理因素包括HPVI ECA、脉管癌栓、淋巴结转移和SilvaC模式（$P<0.05$）。此外，该新分级系统有助于对HPVA ECA（$P=0.036$）和GAS（$P=0.033$）的总生存率进行分层。在多因素分析中，肿瘤分级3级与总生存时间少和肿瘤复发时间短相关，是独立于年龄和FIGO分期的总生存期短和肿瘤复发的不良指标（$P<0.05$）。相比之下，Silva C型仅与HPVA ECA肿瘤复发相关（$P=0.020$），而传统的FIGO系统与EAC中的总生存率和肿瘤复发率无关（$P>0.05$）。该团队的研究表明，基于肿瘤出芽活性和肿瘤细胞簇大小的分级系统在宫颈腺癌预后评估方面是很有意义的，优于传统的FIGO分期和Silva模式分类。

三、宫颈癌的肿瘤分期

2018年，FIGO发布了宫颈癌分期系统，首次将影像学和（或）病理引入肿瘤大小和疾病程度的评估[63]。修订后的2018版FIGO分期的重大变化包括删除了7mm水平径作为ⅠA期判断标准；将ⅠB期分成3个亚组（ⅠB1、ⅠB2和ⅠB3）；将淋巴结受累情况计入分期评估中，即仅盆腔淋巴结受累时为ⅢC1期，腹主动脉旁淋巴结受累时为ⅢC2期；允许使用影像学评估淋巴结；用“p”代表病理学分期，或用“r”代表影像学分期。其主要目的是为了让此分期系统适用于所有地区，包括低收入和中等收入国家，同时也承认不是所有地区都可以获得疾病的影像学或病理学记录（详见附录1）

第四节　其他少见类型宫颈癌

一、腺鳞癌和黏液表皮样癌

腺鳞癌（adenosquamous carcinoma）和黏液表皮样癌（mucoepidermoid carcinoma）是指肿瘤组织含有恶性腺性和鳞状成分，而黏液表皮样癌还含有中间型细胞，这些成分一般容易识别，通过HE染色即可诊断。

【临床特征】

腺鳞癌约占所有宫颈恶性肿瘤的4%[94]。其发病年龄与鳞状细胞癌患者相似，中位年龄为46岁[94]。大多数患者表现为阴道不规则出血和（或）细胞学异常。这组肿瘤大部分与HPV感染相关，最常见的是HPV16型和HPV18型。

【病理学特征】

肿瘤可以呈息肉状，也可以形成溃疡或是肿块（图13-49A）。肉眼难以与单纯的腺癌或是鳞状细胞癌相鉴别。在显微镜下，腺鳞癌由不同含量的腺癌和鳞状细胞癌混合组成（图13-49B）。腺癌的成分最多见的是HPVA ECA普通型，其次是黏液型，也可以是子宫内膜样腺癌或透明细胞癌，少数情况下，可以是两种或是两种以上类型腺癌的组合。肿瘤中的鳞状细胞癌成分可呈不同的分化程度。在子宫内

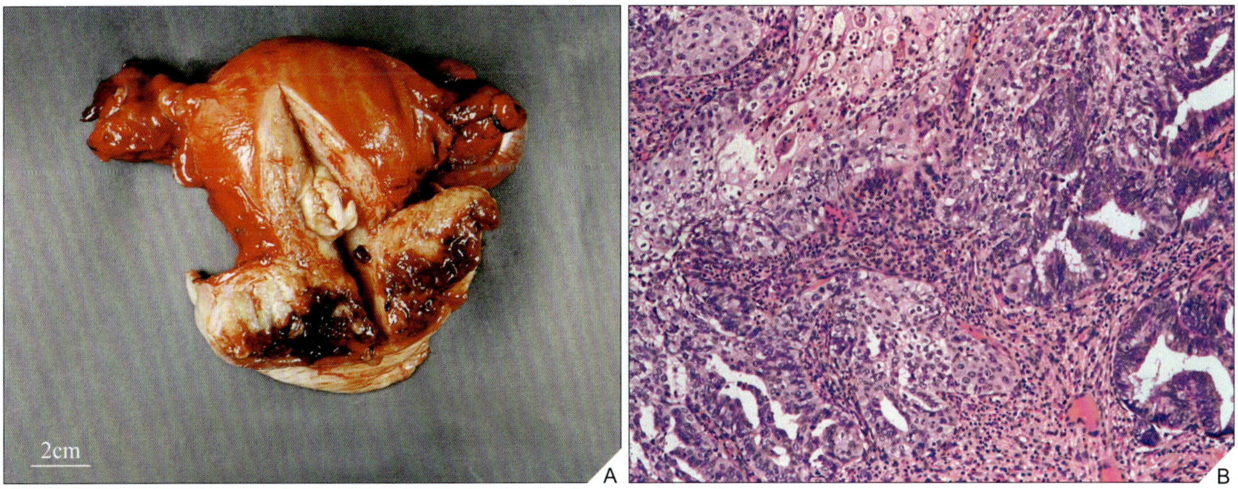

图13-49　宫颈腺鳞癌

A. 大体显示宫颈管巨大肿瘤，伴有出血坏死；B. 镜下见肿瘤组织由腺癌和鳞状细胞癌混合组成，其中腺癌成分类似子宫内膜样腺癌，而鳞状细胞癌成分可见不全角化

膜样腺癌背景中出现分化良好的桑葚状鳞状细胞巢，应遵循子宫内膜样癌中的诊断原则，将其命名为子宫颈的子宫内膜样腺癌伴有鳞状分化，而不诊断其为腺鳞癌。诊断腺鳞癌，要求腺癌和鳞状细胞癌成分混合出现，当两种成分分别出现时，应诊断为"碰撞"瘤。黏液表皮样癌形态类似发生在唾液腺的同名肿瘤[95]，宫颈发生的黏液表皮样癌被认为是腺鳞癌的特殊亚型[95]，肿瘤由3种细胞组成：表皮样细胞、黏液细胞和中间型细胞，并且一般不形成明确的腺腔。黏液表皮样癌中的鳞状上皮胞质淡染，中间型细胞从小而深染类似基底样细胞到大的具有嗜酸性胞质的细胞，可以成簇排列，而含有黏液的细胞可以通过黏液染色确定其黏液成分（图13-50）。

【免疫组化】

腺鳞癌及黏液表皮样癌与高危HPV感染有关；HPV18型是最常见的感染类型，其次是HPV16型[95, 96]。肿瘤中鳞状细胞癌和腺癌成分中的HPV DNA克隆相同，表明他们有共同的起源，是由宫颈黏膜柱状上皮下多潜能的储备细胞双向分化而来[97]。所以，这两种肿瘤对于p16均呈现弥漫强阳性表达。鳞状细胞（p63、p40、CK5/6）和腺癌（黏蛋白）的标志物有不同程度表达，一般CK7、CEA和PAX8阳性，黏液表皮样癌中的黏液细胞AB-PAS呈现阳性。

【分子遗传学特征】

与宫颈鳞状细胞癌相比，腺鳞癌更多见*ARID1A*不表达或低表达的情况[98]。表皮生长因子受体（EGFR）和血小板源性生长因子受体（PDGFRA）的表达也很常见，但与表皮生长因子受体和血小板源性生长因子受体激活突变无关[99]。

【临床管理及预后】

早期认为腺鳞癌的预后要较单纯的腺癌或鳞状细胞癌差，但是目前认为腺鳞癌、鳞状细胞癌及腺癌的5年生存率没有显著性差异，甚至临床Ⅰ期包括一些Ⅱ期的患者，子宫颈腺鳞癌的预后要好于子宫颈腺癌[100]，但也有研究显示在高临床分期的肿瘤中，出现腺鳞分化，预示不良预后，还有研究显示，HPV阴性的腺鳞癌预后更差[80]。对于黏液表皮样癌则认为其因为含有黏液，以往认为预后会更差，但是有研究显示，其与普通型的腺鳞癌并无明显差异[101]。

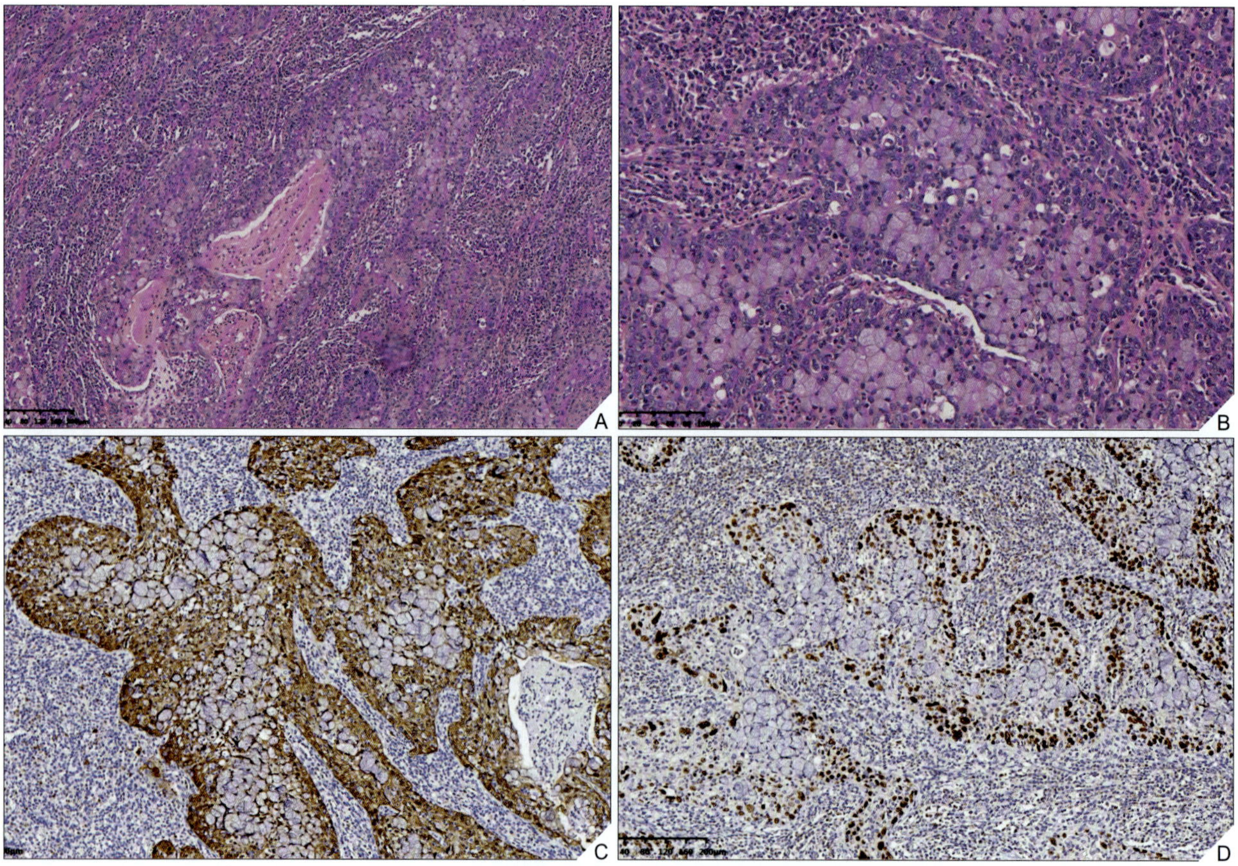

图13-50 宫颈黏液表皮样癌（朱慧庭教授提供）

A. 低倍镜下，可见由表皮样细胞、中间型细胞及黏液细胞组成的肿瘤巢；B. 中高倍镜，巢片周围围绕类似基底样的中间型细胞，中心区域可见胞质富含黏液的细胞；C. 免疫组化染色显示p63巢片周围的中间型细胞阳性，D. 免疫组化染色显示AB-PAS黏液细胞阳性

二、腺样基底细胞癌

腺样基底细胞癌（adenoid basal cell carcinoma）少见，占宫颈腺癌的1%～4.7%[102]。由 Baggish 和 Woodruff 在1966年首次报道[103]。这一肿瘤多见于绝经后女性，中位发病年龄在60岁。患者一般无明显临床症状，但在宫颈细胞学筛查时，常可以发现异型鳞状上皮细胞。多数病例可以检测到 HPV 感染，主要为 HPV16 型。

【病理学特征】

大体上，宫颈见不到明显的肿块。在显微镜下，肿瘤由分化好的基底细胞样细胞组成，细胞排列成巢状或条索状，细胞大小及形态较为一致，在肿瘤细胞巢周边，细胞常呈栅栏状排列，细胞巢边缘规整、平滑（图 13-51A）。有些细胞巢局灶伴有腺样分化，腺腔的数量及大小不等，少数病例可以形成明显的腺腔结构或是筛状结构。大约近半数的病例，在基底样细胞巢的中央出现鳞状分化，有些病例由于广泛的鳞状分化（图 13-51B），给人以鳞状细胞癌的假象。但与鳞状细胞癌不同的是，这些细胞巢排列规则，细胞巢周边圆滑，且细胞的异型性轻微，核分裂象少见，周围间质反应不明显。肿瘤周边常同时伴有高级别鳞状上皮内病变（HSIL），甚至可以见到浸润性鳞状细胞癌、小细胞癌或罕见的癌肉瘤成分[94，95]。

【免疫组化】

肿瘤性的基底细胞对 p63 呈强阳性表达，并且对低分子角蛋白 CAM5.2 也呈阳性表达，而其中的鳞状分化成分对上述标志物一般呈局灶阳性或是阴性表达[102]。Ki-67 标记一般表达较低。此外，由于这一肿瘤与 HPV 感染相关，故 p16 常呈弥漫强阳性表达。最近有学者报道5例宫颈腺样基底细胞癌的免疫组化显示，与前列腺相关的标志物 NKX3.1 呈强阳性，但前列腺特异性抗原（PSA）或前列腺酸性磷酸酶（PAP）阴性。并推测宫颈腺样基底细胞癌可能是宫颈具有前列腺分化的一种亚型[104]。

【鉴别诊断】

腺样基底细胞癌应该与一些良性或恶性的宫颈病变相鉴别。

（1）良性病变中首先应与腺样基底细胞增生相鉴别，这是一种良性的增生性病变。其病变范围小而表浅，一般不超过5mm，表现为小的基底样上皮细胞巢紧邻黏膜的鳞状上皮或是宫颈内膜腺体。此外，异位的前列腺也可出现基底样鳞状化生，应与腺样基底细胞癌相鉴别，异位的前列腺腺体无浸润性生长，加之采用免疫组化染色可显示前列腺标志。另一个需与之鉴别的良性病变是中肾管残件，由于腺样基底细胞癌有时可出现腺腔样结构，可能类似于中肾管残件，但后者呈小叶状，腺腔内有粉染嗜酸性物质，病变中找不到明确的基底样细胞成分，免疫组织化学染色腺上皮表达 CD10。

（2）恶性病变中主要与普通型的浸润性鳞状细胞癌、腺样囊性癌及腺鳞癌等高度恶性的子宫颈癌相鉴别，这些肿瘤通常都会在子宫颈管形成明确的肿块，癌细胞巢浸润生长更为明显，并且浸润的癌巢边缘不规整，细胞异型也更为明显，其中腺样囊性癌常形成更为明显的筛状结构。免疫组化染色显示：普通型鳞状细胞癌一般不表达 p63 及 CAM5.2，Ki-67 增生指数较高。

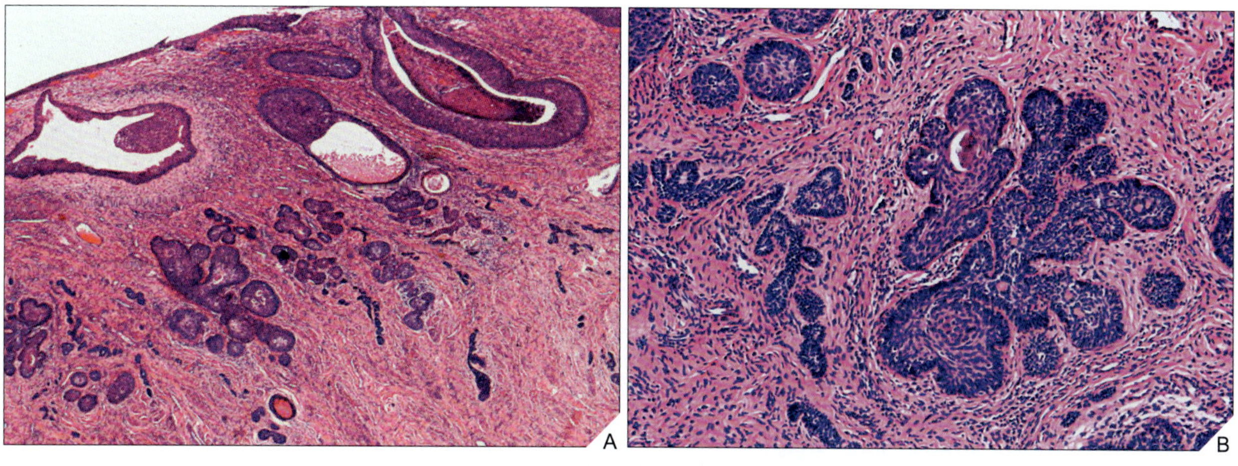

图 13-51　宫颈腺样基底细胞癌

A. 宫颈管浅层可见分化好的基底细胞样癌巢浸润，周围可见 HSIL/CINIII 病变累及腺体；B. 高倍镜见肿瘤细胞巢由基底样细胞组成，细胞排列成巢状，细胞大小较一致，细胞巢周边呈栅栏状，局灶细胞巢中出现鳞状分化，中央可见角化

【临床管理及预后】

腺样基底细胞癌预后较好，多数文献认为单纯的腺样基底细胞癌一般不发生转移及引起死亡[102]。但肿瘤具有一定的浸润性生长行为，主要是在局部扩展，有时可扩展到子宫下段。亦有文献报道，罕见病例可出现进展性的生物学行为，但这样的病例细胞较大，并且有明显的黏液样间质。在治疗上，对于纯粹的腺样基底细胞癌采用全子宫切除术即可，不必清扫淋巴结。如果伴有其他类型癌的成分，则依据具体组织学类型，采取相应的治疗方案。

三、腺样囊性癌

宫颈的腺样囊性癌（adenoid cystic carcinoma）极为罕见，在宫颈腺癌中不足1%，其组织形态与原发于唾液腺者相近。大部分患者为绝经后妇女，平均发病年龄为72岁[105]。阴道出血是主要的临床症状，少数病例是在体检时偶然发现的。与腺样基底细胞癌相似，部分病例可以检测到HPV DNA，主要类型是HPV16型。

【病理学特征】

大体检查：肿瘤以外生性为主，大小不等，质地脆，肿瘤可以侵犯宫颈管壁。

在显微镜下，宫颈腺样囊性癌的形态特征与唾液腺、上呼吸道和乳腺的腺样囊性癌相同。肿瘤由基底样细胞组成，呈管状、筛状和实性生长方式排列。筛状结构的肿瘤中间含有囊性区，内含黏液性或嗜酸性分泌物（图13-52）。腺样囊性癌的细胞较腺样基底细胞癌的细胞体积大，核分裂象易见，有时可以见到坏死。间质可以出现黏液变或是玻璃样变。宫颈的腺样囊性癌还可以混合有其他癌成分，通常是鳞状细胞癌或腺样基底细胞癌。有时，腺样囊性癌不出现筛状结构，而呈现实性巢、条索及梁状结构，特殊染色显示肿瘤细胞巢索周围有丰富的PAS阳性的基底膜物质，这一类型被称为腺样囊性癌的实体型。

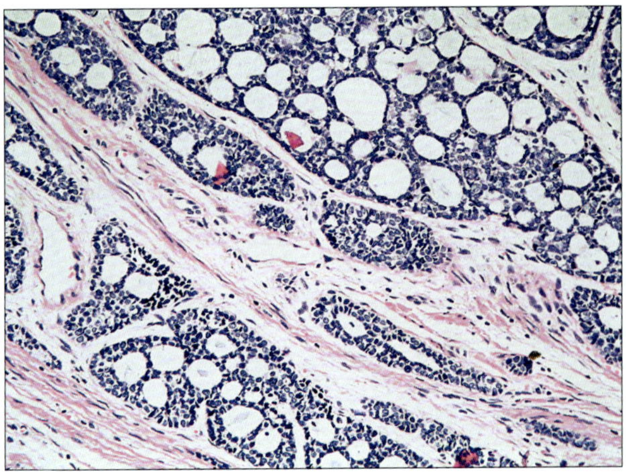

图13-52 宫颈腺样囊性癌

癌巢中可见筛孔样的腺管状结构，部分腺腔内可见嗜酸性物质

【免疫组化】

肿瘤细胞全分子量的细胞角蛋白（Pan-CK）和EMA呈阳性表达，有些病例还可表达CEA和CK7。对肌上皮的标志物文献报道表达不一致：一些文献报道肿瘤细胞不表达S-100蛋白或是仅有局灶弱表达，而另有文献报道可以共同表达MSA及S-100蛋白[106]。P16弥漫强阳性表达。

【分子遗传学】

肿瘤与MYB和（或）NFIB转录因子的易位有关，在唾液腺、乳腺和外阴的腺样囊性癌中也有报道[107]。

【鉴别诊断】

腺样囊性癌主要应与腺样基底细胞癌相鉴别：腺样囊性癌的组织病理学通常是比较独特的，在大多数情况下可根据形态学依据确定诊断；腺样基底细胞癌缺乏筛状结构，细胞较小，深染，核分裂象罕见，缺乏肿瘤性坏死。两者都有基底表型，包括基底和肌上皮标志物（如S-100）的表达。CD117（C-KIT）可能有价值，它在腺样基底层肿瘤中始终呈阴性，而在宫颈腺样囊性癌中可以局部或弥漫阳性[108, 109]。

【临床管理及预后】

宫颈腺样囊性癌是具有高度侵袭性的肿瘤，肿瘤可以出现血行播散，有研究显示，近半数病例在诊断后8个月至8年期间死于肿瘤的局部复发和转移[105]。

四、毛玻璃细胞癌

毛玻璃细胞癌（glassy cell carcinoma）是一种罕见的子宫颈恶性肿瘤，约占所有子宫颈癌的1.6%[110]，最早由Glucksmann和Cherry[111]报道，WHO分类已将其归入腺鳞癌中，并被认为是宫颈腺鳞癌中分化最差的一个亚型，不再推荐使用该诊断名称。该肿瘤多见于年轻女性，平均比宫颈癌患者年轻10岁[112]。多数患者的临床表现为阴道出血，也有少数患者无临床症状，仅在细胞学筛查中发现异常细胞。与高危型HPV感染有关，尤其是HPV18型[113]。

【病理学特征】

大体上，肿瘤常形成大的外生性肿块，直径3～7cm。在显微镜下，肿瘤由一致的多角形大细胞组成，细胞膜清楚，胞质丰富，嗜酸性或嗜双色性，呈细颗粒状、毛玻璃状，故而被称为毛玻璃细胞癌。肿瘤细胞核大，可见单个或多个核仁，核分裂象易见（图 13-53）。肿瘤细胞排列成实性巢片状，偶尔可以形成微小的腺管结构。细胞巢片之间可见纤维血管性间隔，间质中经常可见以嗜酸性粒细胞和浆细胞为主的炎症细胞浸润。毛玻璃细胞癌常混合有鳞状细胞癌、腺癌及腺鳞癌成分。真正的单纯性毛玻璃细胞癌罕见。

【免疫组化】

毛玻璃细胞癌可以同时表达鳞状和腺样分化的标志物，但不表达 ER 和 PR。由于与 HPV 感染相关，p16 呈弥漫强阳性表达。

【鉴别诊断】

毛玻璃细胞癌主要应与分化差的非角化型鳞状细胞癌及淋巴上皮瘤样癌相鉴别，鳞状细胞癌有更为明显的巢片结构及鳞状分化，而淋巴上皮瘤样癌背景中有更为丰富的淋巴细胞浸润，两者的肿瘤细胞缺乏毛玻璃样的胞质，也不出现细胞内黏液及微腺管结构。此外，还需要与上皮样滋养细胞肿瘤相鉴别，因为两者均为实性生长，含有嗜酸性细胞质和圆形核的细胞。肿瘤细胞呈合体状排列，轻 - 中度异型，伴有大量地图状坏死、可见透明变物质沉积。免疫组化弥漫 p63 阳性，GATA3 和细胞周期蛋白 E 强表达等特征更符合上皮样滋养细胞肿瘤。

【临床管理及预后】

毛玻璃细胞癌具有更为侵袭性的临床过程，预后比普通型的子宫颈鳞状细胞癌或腺癌差 [114]，对放疗和手术反应不佳。最近研究报道，接受新辅助化疗的患者生存期更长 [115]。

五、腺癌混合神经内分泌癌

腺癌混合神经内分泌癌（adenocarcinoma admixed with neuroendocrine carcinoma）是指在不同类型的子宫颈腺癌中，出现具有神经内分泌分化成分的肿瘤。这一肿瘤发病年龄较为广泛。临床上，可出现阴道出血，细胞学筛查异常，HPV 检测常阳性，此外，如果神经内分泌肿瘤的细胞产生激素，如 ACTH、5- 羟色胺及 ADH 等，临床上还可以出现相应的神经内分泌症状。

【病理学特征】

大体上，宫颈上可出现肿块、溃疡，小细胞型者，肿瘤常较大，甚至占据整个宫颈，累及周围器官（图 13-54）。显微镜下，神经内分泌癌成分可以是低级别神经内分泌癌（典型或非典型类癌），但较为少见，更多见的是高级别神经内分泌癌（小细胞癌或大细胞癌），细胞形态与单纯的神经内分泌癌相似（详见第十四章）。而肿瘤中的腺癌成分可以是原位腺癌也可以是浸润性腺癌，在肿瘤中的比例多少不等。肿瘤预后取决于神经内分泌成分的类型，伴有小细胞型或大细胞型者，具有高度侵袭性，预后差。

六、宫颈转移性腺癌

转移到子宫颈的腺癌并不少见，大部分来自盆腔或女性生殖系统肿瘤，其中子宫内膜癌直接播散者最为多见，其次可来源于卵巢、阴道和输卵管，绒癌宫颈转移也有报道。来自其他系统的转移癌较为少见，原发部位包括大肠、胃、乳腺和肾，罕见的原发部位有肺、胰腺及胆道系统。

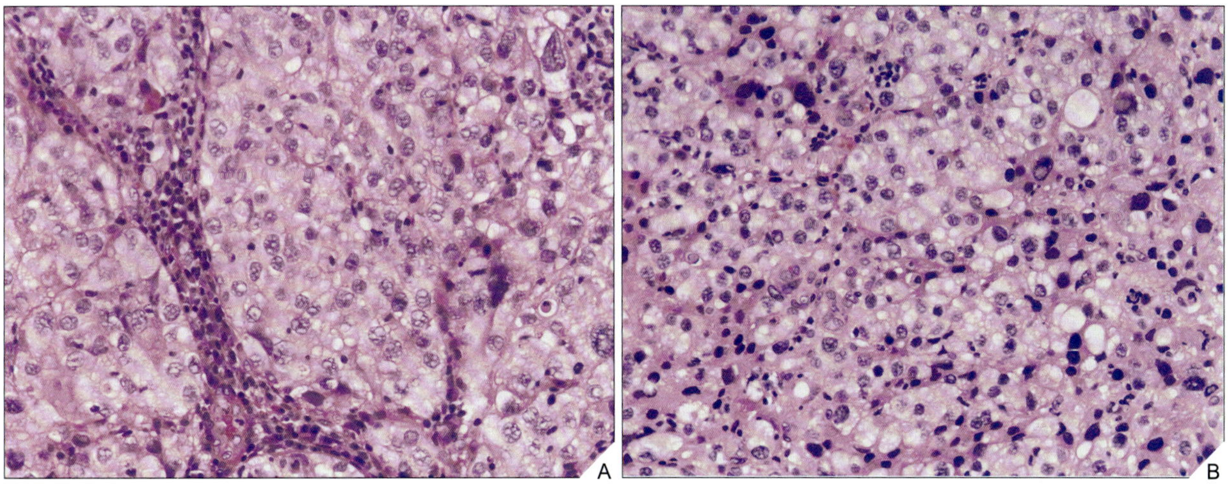

图 13-53 宫颈毛玻璃细胞癌

A. 肿瘤细胞质呈现明显的毛玻璃样改变，间质炎症细胞浸润明显；B. 高倍镜下见细胞胞质丰富，呈现略嗜酸性的颗粒状，细胞核大、异型

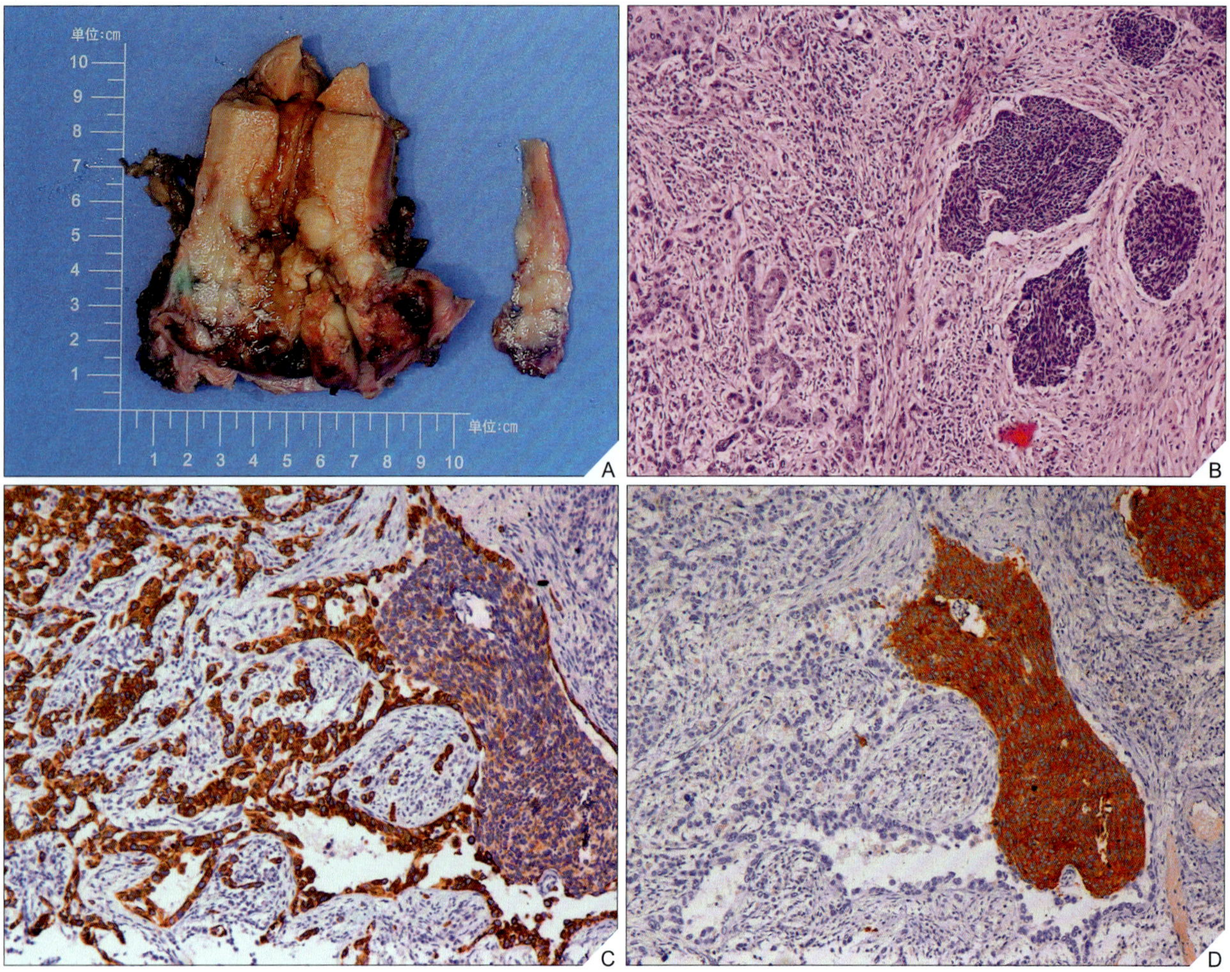

图 13-54　宫颈腺癌混合小细胞癌

A. 大体上，在宫颈处可见肿块，占据整个宫颈，表面有出血坏死；B. 显微镜下，图左区域可见浸润性腺癌成分，图右上区域，可见小细胞癌成分；C. 免疫组化 CK7 染色：腺癌成分呈强阳性表达，小细胞癌成分呈弱阳性；D. 免疫组化 Syn 染色：小细胞癌成分弥漫强阳性表达，腺癌成分阴性

1. 子宫内膜癌　累及宫颈间质判读非常重要，因为它影响 FIGO 分期和随后的患者管理。高 - 中分化的子宫内膜样癌与 HPVA ECA 普通型相似；两者都缺乏黏液，并显示具有高柱状或立方状腺上皮细胞。子宫内膜癌的特征：肿瘤细胞核圆形，核分裂象及凋亡小体较 HPVA ECA 普通型少见，可伴有鳞状分化及分泌性改变。子宫内膜前驱病变的存在也可以帮助确定来源。原发性宫颈子宫内膜样癌较为罕见，如果在宫颈子宫内膜异位症的背景下出现明确的子宫内膜样特征，则应考虑原发性宫颈子宫内膜样癌。免疫组化染色：HPVA ECA 表现为 p16 弥漫强阳性表达、ER/PR 阴性、vimentin 阴性和 CEA 阳性（细胞膜）；子宫内膜样癌表现为 p16 阴性或斑片状、ER/PR 阳性、vimentin 阳性和 CEA 阴性。值得注意的是，高级别子宫内膜癌 p16 可以弥漫强阳性，此时需要 HPV DNA 或 RNA 检测辅助诊断。

2. 浆液性癌　当肿瘤具有乳头状结构和高级别细胞核特征，需要除外来自子宫内膜的浆液性癌和附件的高级别浆液性癌直接蔓延或转移（图 13-55）。HPVA ECA 特征是 p16 和 HPV 检测阳性，p53 呈类似于野生型的表达。

3. 消化道来源腺癌　患者可以表现为不规则阴道出血，宫颈病变可能是首发症状。镜下该肿瘤可以显示出类似 HPVA ECA、印戒细胞癌（图 13-56）或子宫内膜样癌的形态特征，伴有显著或不显著的腺腔内坏死。广泛脉管内瘤栓和腺腔内大片坏死的形态应引起对转移性腺癌的考虑。免疫组化染色 CK20 和 SATB2 在原发性宫颈癌中呈阴性或斑片状，而在结直肠癌中呈弥漫阳性表达。此外，p16 和 HPV 检测可进一步证明肿瘤来源于宫颈。

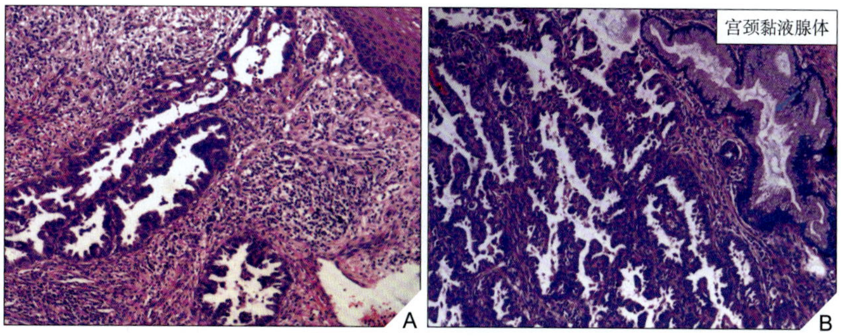

图 13-55　子宫内膜浆液性癌累及宫颈腺体

A. 肿瘤组织具有乳头状结构及复杂腺体；图右上角可见被覆的宫颈鳞状上皮。B. 细胞核重度异型，图右上可见残留的宫颈黏液腺体（箭头）

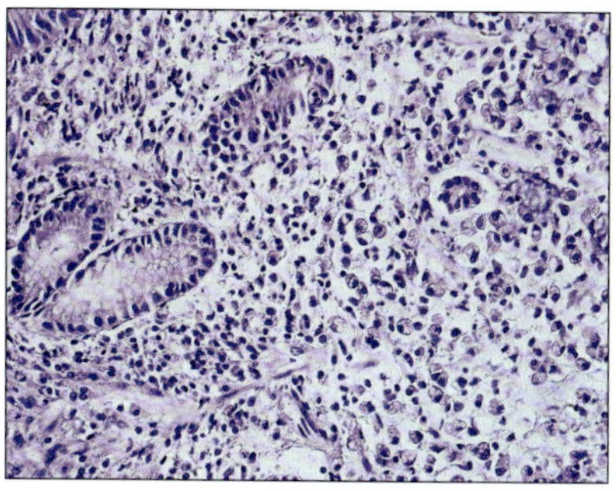

图 13-56　宫颈转移性印戒细胞癌

在宫颈腺体间可见印戒样肿瘤细胞浸润

第五节　容易与宫颈腺癌相混淆的良性病变

这些容易与宫颈腺癌相混淆的良性增生性病变主要包括反应性改变（宫颈息肉）、胚胎残留（中肾管残件及中肾增生）、化生性改变（输卵管子宫内膜化生）或正常宫颈内膜的变异（深在性纳氏囊肿和旺炽性深在性腺体、隧道样腺丛）；还有些可能是继发于激素背景下（宫颈阿 - 斯反应）的改变。

一、宫颈息肉

宫颈息肉（endocervical polyp）是由良性上皮［腺上皮和（或）鳞状上皮］和间质混合组成的宫颈内膜外生性病变。宫颈息肉很常见，可发生于任何年龄，但大多数在育龄期确诊。病变大部分没有症状，少数表现为异常出血或疼痛。大多数宫颈息肉是一种反应性改变，文献已证实宫颈息肉中促炎症基因和抗炎症基因上调 [116]。

在显微镜下，宫颈息肉的上皮主要为宫颈黏液型腺上皮，可伴有鳞状化生、微腺体增生和输卵管子宫内膜样化生，尤其是在病变表面和发生炎症时。与正常宫颈组织相比，间质中含有大小不一的血管，息肉基底部的血管通常较为粗大，可伴有急性和（或）慢性炎症、糜烂和肉芽组织的形成。罕见情况可伴有软骨和骨化生 [117]。

宫颈内膜息肉需要与米勒管腺肉瘤相鉴别：米勒管腺肉瘤通常比大多数宫颈息肉大，镜下腺肉瘤的腺体成分通常具有明显的特征，包括囊性扩张的“僵硬”腺体，分叶状结构，腺体周围间质较丰富呈袖套状，间质细胞核有不典型性，核分裂象≥2/10 HPFs。而宫颈息肉中的腺体大小和形状上存在差异，腺体轮廓形态多变，形状不僵硬；缺乏分叶状结构及间质细胞围绕腺体套袖状结构，间质细胞缺乏细胞学非典型性及核分裂象。此外，有些息肉发生在宫颈内口 / 子宫下段黏膜，具有宫颈内膜和子宫内膜的双重特征。在这种情况下，可以使用“米勒管息肉”一词。

二、深在性纳氏囊肿和旺炽性深在性腺体

纳氏囊肿又称为潴留囊肿，多数位于宫颈移行区表面，通常较小（<1cm），通常无症状。少数囊肿可以位于宫颈管壁的深层，此时，肉眼检查宫颈管没有明显变化，但整个宫颈可以增大，切面可以见到深在的囊腔达到宫颈肌壁深层或全层。偶尔宫颈黏膜的腺体可以出现在宫颈管壁的深层，有时腺体数量较多，称为旺炽性深在性腺体。上述这些良性病变有可能与 HPV 非依赖性宫颈腺癌，特别是高分化胃型腺癌难以鉴别。在显微镜下，纳氏囊肿或旺炽性深在性腺体轮廓较规则，光滑圆整，没有复杂分支及成角，无间质浸润，周围没有促结缔组织增生性的间质反应，腺腔衬覆的上皮多为单层柱状、立方或扁平上皮，可伴有鳞状上皮化生或纤毛化生（图 13-57），腺上皮细胞核无异型性和核分裂象。高分化胃型腺癌可以表现为囊性扩张腺体及非囊性腺体在间质杂乱分布浸润性生长；可伴有轻微促结缔组织增生性的间质反应；神经及血管侵犯；特殊染色 AB-PAS 中呈红色染色（正常宫颈内膜黏蛋白呈蓝色），免疫组化染色显示 PAX2、ER 及 PR 表达缺失。

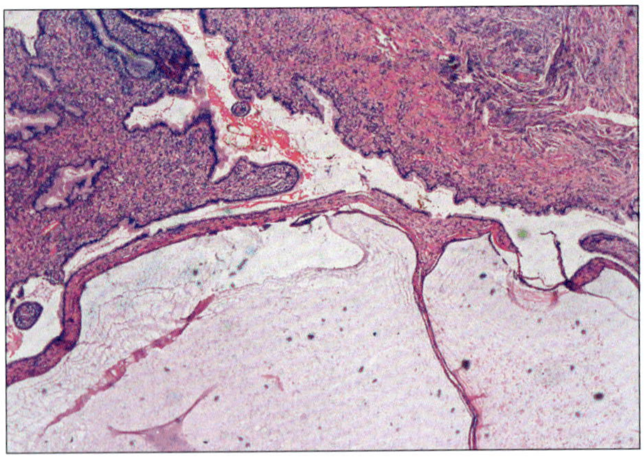

图 13–57 深在性纳氏囊肿，宫颈管壁中可见扩张囊腔，囊内壁衬覆扁平上皮

三、隧道样腺丛

隧道样腺丛详见本章第一节中“HPVI 腺癌（胃型）相关的良性上皮病变”相关内容。

四、小叶状宫颈内膜腺体增生

小叶状宫颈内膜腺体增生详见本章第一节中“HPVI 腺癌（胃型）相关的良性腺上皮病变”相关内容。

五、输卵管子宫内膜化生

输卵管子宫内膜化生（tubo-endometrioid metaplasia，TEM）在临床中较为常见，可见于 21% 的宫颈锥切标本和 62% 的子宫切除标本[118]。TEM 被认为是与之前的手术操作（活检、锥切、LEEP）有关的修复 / 再生过程。

TEM 的镜下特征是柱状腺上皮，具有细长的雪茄状细胞核和均匀的染色质，胞质内黏液很少甚至没有，这些特征类似增殖期或静止期子宫内膜腺体。而输卵管化生则可见纤毛细胞、非纤毛细胞和钉状细胞交错分布，偶见核分裂象。化生的腺体大小和分布与正常宫颈内膜腺体一致，通常局限于宫颈浅表 1/3 处（即腺体伸入宫颈间质深度 <5～7mm），但也有宫颈深部受累的报道[119]。腺体周围的间质细胞可富于细胞、水肿或纤维样。免疫组化染色显示 p16 阴性（缺失或斑片状），Bcl-2 和 PAX2 阳性，Ki-67 增生指数较低（通常小于 10%）。

六、宫颈内膜异位症、子宫内膜异位症及旺炽性囊性输卵管异位症

宫颈内膜异位症是指宫颈型黏液腺体出现在异常部位，如宫颈壁的外 1/3 或其他部位。此病变罕见，多见于绝经前女性，好发部位为膀胱，但少数情况下可发生在宫颈，临床上可出现小腹疼痛及停经等症状。大体上，异位的病灶多位于宫颈的前壁，可致宫颈肥大、形成结节状或囊性结节，大小 1.5～2.5cm。在显微镜下，在宫颈壁的外 1/3 及周围的软组织中出现中等大小的子宫颈型的腺体，它们与颈管黏膜层的正常腺体无联系。

子宫内膜异位症是指由异位子宫内膜腺体和间质组成的病变，通常局限于宫颈肌壁浅表 1/3。大体表现为一个或多个蓝色或红色小结节，直径通常为几毫米。偶尔病变较大或呈囊性，并产生异常阴道出血。在组织学上，腺体和间质类似于增殖期子宫内膜组织，偶尔在妊娠期或孕激素治疗后腺体呈分泌表现，间质蜕膜样改变。子宫内膜异位症发生的机制目前尚不清楚，但经常在宫颈创伤后发生。

旺炽性囊性输卵管内膜异位症罕见，是指在宫颈管壁见到被覆输卵管黏膜上皮的深在性的囊性病变。由于这些异位的腺体常呈浸润性表现，易被诊断为高分化的胃型黏液腺癌 / 微偏腺癌。然而，这种异位的腺体，不与宫颈管浅表腺体相连接，并且整个病变中的腺上皮细胞呈良性表现，核分裂缺如或罕见，腺体周围缺乏促结缔组织增生性的反应，有时在异位腺体周围可见良性的米勒管腺体成分。胃型黏液腺癌中深部的肿瘤性腺体常与表层黏膜的腺癌相移行，虽大部分腺体分化好，但仔细检查，可以发现部分腺体有异型增生，并可找到核分裂象。

七、微小腺体增生

1967 年，Taylor 等[120]首次描述了一种容易与腺癌相混淆的宫颈内膜腺上皮细胞的增生性疾病，第 2 年，Kyriakos 等[121]提出了“微小腺体增生（microglandular hyperplasia，MGH）”这一概念。其多见于育龄期女性，仅 10% 发生于绝经后女性。以前认为可能与口服避孕药或妊娠有关，随后 Greeley 等学者发现 MGH 与外源性激素治疗或妊娠无关[122]。MGH 在本质上可能是一种修复性或化生性改变。患者通常没有症状，偶尔有异常阴道出血和排液的表现。

病变一般肉眼难以识别，亦可表现为宫颈息肉或宫颈糜烂，直径一般在 1～2cm。镜下病变呈单灶

或多灶分布，由大小、形状不一的腺体紧密排列组成，部分腺体扩张呈囊状。腺体被覆立方或矮柱状宫颈上皮细胞（图 13-58）。腺上皮排列规则，细胞核均匀一致，核分裂象罕见（<1/10HPFs）。腺腔内可含有黏蛋白和炎症细胞，特别是中性粒细胞。储备细胞增生与鳞状化生都很常见，常位于宫颈内膜腺上皮下方。

有时 MGH 出现不寻常的镜下特征[123]：①腺体排列呈筛状；②实性、网状或小梁状；③黏液样、透明或水肿性间质，常被急、慢性炎症细胞浸润，其间可见形状不规则、胞质丰富嗜酸性细胞团，类似浸润；④异常细胞形态，如梭形、透明或鞋钉样或印戒样细胞；⑤局灶轻 - 中度细胞核不典型性和偶见核分裂象。这些形态需要与宫颈腺癌及子宫内膜癌相鉴别（图 13-59）。提示 MGH 的特征：①与孕激素或孕产史有关，偶然发现；②病变位置表浅；③细胞常有核下或核上空泡；④细胞核小而染色质均匀，核仁不明显；⑤无或罕见核分裂象；⑥缺乏间质浸润。宫颈腺癌具有浸润性生长方式，腺体排列紊乱，腺上皮细胞核异型性更为明显，核分裂象易见。鉴别困难病例除寻找典型微小腺体增生区域外，还可借助免疫组织化学进行鉴别，包括腺癌癌胚抗原（CEA）阳性，p16 弥漫强阳性表达（HPV 相关性宫颈腺癌），Ki-67 增生指数高。当子宫内膜癌显示黏液分化或微小腺体样生长方式时需要与 MGH 相鉴别。提示子宫内膜癌的特征：①可识别的子宫内膜组织；②伴有子宫内膜非典型增生 / 子宫内膜样上皮内瘤变（EAH/EIN）；③间质泡沫样巨噬细胞聚集；④细胞学非典型性、高核分裂象及中等或较大的形状不规则、结构复杂的腺体。免疫组化染色：vimentin 和 p16 在 MGH 中为阴性，且显示柱状上皮下储备细胞 p63 阳性，并保留 PTEN 的表达[124]。

八、米勒管乳头状瘤

米勒管乳头状瘤（mullerian papilloma）是罕见的宫颈良性肿瘤，以乳头状生长为特征，几乎均发生在 10 岁以下女童，临床上表现为阴道出血或排液。肿瘤可位于宫颈的前、后唇或位于颈管内，外观呈息肉状或乳头状，亦可从宫颈口突向阴道，体积一般不超过 2cm，肿瘤质地较脆。镜下见肿瘤由细的分支状乳头组成，表面被覆单层扁平、立方或柱状上皮，少数病例局灶可见鳞状上皮，无论何种上皮，细胞的形态良好，没有异型性。乳头的轴心为纤维血管组成，常伴有水肿和炎症细胞浸润。少数病例，可以在间质中见到沙砾体或化生的骨。绝大多数病例预后良好，个别病例可能由于手术切除不完全，出现复发。本病应与乳头状宫颈内膜炎、绒毛和绒毛腺管状乳头状腺瘤及绒毛腺管状癌相鉴别。本瘤起源以往认为来自中肾起源，现已基本明确是米勒管来源。

九、中肾管残件和中肾管增生

中肾管残件为中肾管远端的遗迹，文献报道在成年女性宫颈中的发生率为 1%～22%，而在新生儿与幼儿可达到 40%。它们大多从宫颈管内口水平进入宫颈侧壁（3 点钟和 9 点钟处），位于宫颈侧壁深层的平滑肌组织中。

镜下，中肾管残件通常位于宫颈间质的深处，但偶尔位于宫颈内膜腺体或鳞状上皮下。它们由呈

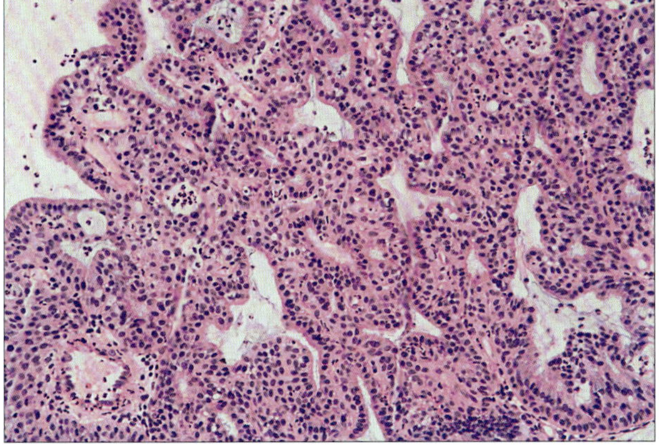

图 13-58　宫颈微小腺体增生

病变由小而密集排列的腺腔构成，部分腺体融合呈实性，腺体间缺乏间质成分，但腺上皮细胞分化好，核分裂象罕见

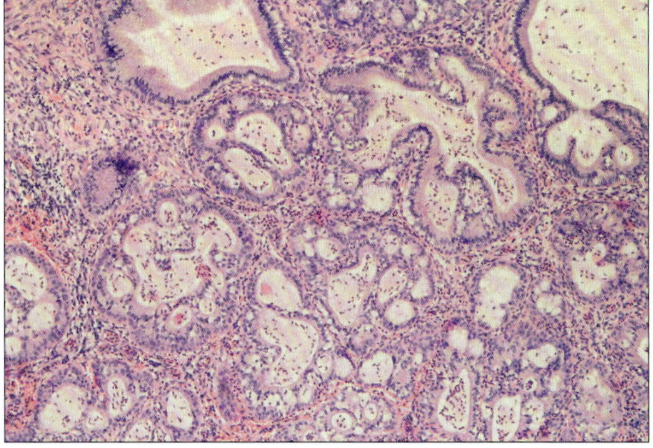

图 13-59　宫颈微小腺体增生

部分腺体融合形成筛状，易被误诊为子宫内膜腺癌

簇状或线性排列的中肾小管组成，内衬立方状细胞，胞质稀少，缺乏纤毛、黏液或鳞状分化。中肾小管腔内常见均质的嗜酸性分泌物（图 13-60），特殊染色 PAS 和黏液卡红阳性。有时中肾残件中心可伴有导管结构，为保留的胎儿期中肾管壶腹部特征。免疫组化染色显示，CD10 通常在腺腔的顶端阳性，Calretinin、GATA3、TTF-1 和 PAX8 也呈阳性表达，而 p16 和 p53 均为阴性或斑片状。

中肾管残件增生组织学特征与中肾管残件相似，但中肾小管和（或）导管明显增多，通常大于 6mm。可有多种生长方式，第一种是最常见的类型——小叶型，中肾小管呈簇状及小叶状，小管间有不同数量的间质成分，无促结缔组织增生。第二种类型是弥漫型，缺乏小叶或簇状生长形态，但小管结构仍然相对简单，并被纤维间质所分隔。第三种导管型是最少见的类型，导管增生通常伴有裂隙，并与外周小管相连。在临床中，我们可能会遇到具有混合特征的病变。有时中肾管残件显著增生。在这种情况下，需要完全切除以排除中肾腺癌。如果未发现并存的癌，则预后良好，不需要进一步治疗。

另一个重要的鉴别点是子宫内膜癌侵犯宫颈间质，当伴有黏液或鳞状分化时有助于子宫内膜样癌的诊断。免疫组化染色可以很容易地区分中肾管残留 / 增生（GATA3 或 TTF-1 阳性，ER/PR 阴性，CD10 顶端阳性）和子宫内膜样癌（GATA3 阴性或弱 / 局灶性阳性，ER/PR 阳性，通常 CD10 阴性）。

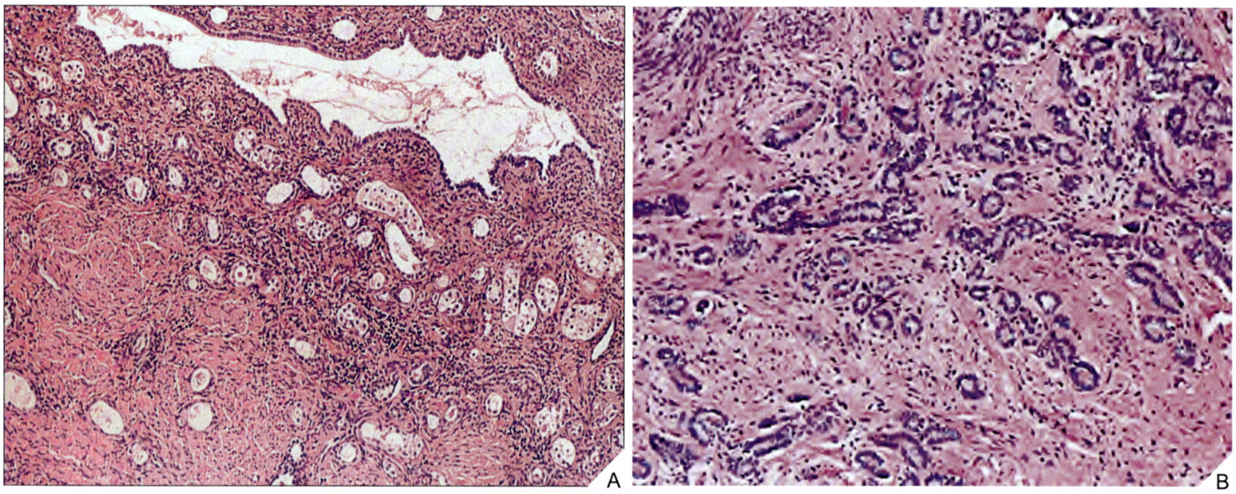

A B

图 13-60 中肾管残件和增生

A. 中肾管残件表现为良性小腺体围绕在中肾小管周围；B. 中肾管增生可见许多小腺体

参·考·文·献

[1] Wang S S, Sherman M E, Hildesheim A, et al. Cervical adenocarcinoma and squamous cell carcinoma incidence trends among white women and black women in the United States for 1976-2000[J]. Cancer, 2004, 100(5): 1035-1044.

[2] Bulk S, Visser O, Rozendaal L, et al. Cervical cancer in the Netherlands 1989-1998: Decrease of squamous cell carcinoma in older women, increase of adenocarcinoma in younger women[J]. Int J Cancer, 2005, 113(6): 1005-1009.

[3] Smith H O, Tiffany M F, Qualls C R, et al. The rising incidence of adenocarcinoma relative to squamous cell carcinoma of the uterine cervix in the United States—a 24-year population-based study[J]. Gynecol Oncol, 2000, 78(2): 97-105.

[4] Moukarzel L A, Angarita A M, VandenBussche C, et al. Preinvasive and invasive cervical adenocarcinoma: preceding low-risk or negative pap result increases time to diagnosis[J]. J Low Genit Tract Dis, 2017, 21(2): 91-96.

[5] Andersson S, Rylander E, Larsson B, et al. The role of human papillomavirus in cervical adenocarcinoma carcinogenesis[J]. Eur J Cancer, 2001, 37(2): 246-250.

[6] Monsonego J, Cox J T,Behrens C, et al. Prevalence of high-risk human Papilloma virus genotypes and associated risk of cervical precancerous lesions in a large U.S. screening population: data from the ATHENA trial[J]. Gynecol Oncol, 2015, 137(1): 47-54.

[7] Clifford G, Franceschi S. Members of the human papillomavirus type 18 family (alpha-7 species) share a common association with adenocarcinoma of the cervix[J]. Int J Cancer, 2008, 122(7): 1684-1685.

[8] Stolnicu S, Barsan I, Hoang L, et al. International endocervical adenocarcinoma criteria and classification (IECC): a new pathogenetic classification for invasive adenocarcinomas of the endocervix[J]. Am J Surg Pathol,

2018, 42(2): 214-226.
[9] WHO Classification of Tumours Editorial Board. Female Genital Tumours [M]. Lyon (France): IARC. 2020.
[10] Stolnicu S, Hoang L, Chiu D, et al. Clinical outcomes of HPV-associated and unassociated endocervical adenocarcinomas categorized by the international endocervical adenocarcinoma criteria and classification (IECC)[J]. Am J Surg Pathol, 2019, 43(4): 466-474.
[11] Park K J.Cervical adenocarcinoma: integration of HPV status, pattern of invasion, morphology and molecular markers into classification[J]. Histopathology, 2020, 76(1): 112-127.
[12] Friedell G H, McKay D G. Adenocarcinoma in situ of the endocervix[J]. Cancer, 1953, 6(5): 887-897.
[13] Bertrand M, Lickrish G M, Colgan T J. The anatomic distribution of cervical adenocarcinoma in situ: implications for treatment[J]. Am J Obstet Gynecol, 1987, 157(1): 21-25.
[14] Guan P, Clifford G M, Franceschi S. Human papillomavirus types in glandular lesions of the cervix: a meta-analysis of published studies[J].Int J Cancer, 2013, 132(1): 248-250.
[15] McCluggage W G, Shah R, Connolly L E, et al. Intestinal-type cervical adenocarcinoma in situ and adenocarcinoma exhibit a partial enteric immunophenotype with consistent expression of CDX2[J]. Int J Gynecol Pathol, 2008, 27(1): 92-100.
[16] Clement P B, Young R H. Tumor-like lesions and benign epithelial tumors of the uterine cervix[M].Amsterdam: Elsevier, 2008: 70-95.
[17] Schlesinger C, Silverberg S G. Endocervical adenocarcinoma in situ of tubal type and its relation to atypical tubal Metaplasia[J].Int J Gynecol Pathol, 1999, 18(1): 1-4.
[18] Park J J, Sun D, Quade B J, et al. Stratified mucin-producing intraepithelial lesions of the cervix: adenosquamous or columnar cell neoplasia?[J]. Am J Surg Pathol, 2000, 24(10): 1414-1419.
[19] Kahn R, Zhou Z N, Goyal A, et al. Is hysterectomy necessary for the treatment of preinvasive stratified mucin producing intraepithelial lesions of the cervix?[J].Int J Gynecol Cancer, 2020, 30(9): 1298-1302.
[20] Wolf J L, Billingsley C C, Kendler A, et al. Cervical stratified mucin-producing intraepithelial lesion: a systematic review of diagnosis and management[J]. J Low Genit Tract Dis, 2020, 24(3): 259-264.
[21] Onishi J, Sato Y, Sawaguchi A, et al. Stratified mucin-producing intraepithelial lesion with invasive carcinoma: 12 cases with immunohistochemical and ultrastructural findings[J].Hum Pathol, 2016, 55: 174-181.
[22] Witkiewicz A, Lee K R, Brodsky G, et al. Superficial (early) endocervical adenocarcinoma in situ: a study of 12 cases and comparison to conventional AIS[J]. Am J Surg Pathol, 2005, 29(12): 1609-1614.
[23] Negri G, Egarter-Vigl E, Kasal A, et al. p16INK4a is a useful marker for the diagnosis of adenocarcinoma of the cervix uteri and its precursors: an immunohistochemical study with immunocytochemical correlations[J]. Am J Surg Pathol, 2003, 27(2): 187-193.
[24] Schorge J O, Lea J S, Elias K J, et al. P16 as a molecular biomarker of cervical adenocarcinoma[J]. Am J Obstet Gynecol, 2004, 190(3): 668-673.
[25] Negri G, Bellisano G, Carico E, et al. Usefulness of p16ink4a, ProEX C, and ki-67 for the diagnosis of glandular dysplasia and adenocarcinoma of the cervix uteri[J]. Int J Gynecol Pathol, 2011, 30(4): 407-413.
[26] Aximu D, Azad A, Ni R, et al. A pilot evaluation of a novel immunohistochemical assay for topoisomerase II-alpha and minichromosome maintenance protein 2 expression (ProEx C) in cervical adenocarcinoma in situ, adenocarcinoma, and benign glandular mimics[J].Int J Gynecol Pathol, 2009, 28(2): 114-119.
[27] Mikami Y,Hata S, Melamed J, et al. Lobular endocervical glandular hyperplasia is a metaplastic process with a pyloric gland phenotype[J]. Histopathology, 2001, 39(4): 364-372.
[28] McCluggage W G. Recent developments in non-HPV-related adenocarcinomas of the lower female genital tract and their precursors[J]. Adv Anat Pathol, 2016, 23(1): 58-69.
[29] McCluggage W G, Sumathi V P, McBride H A, et al. A panel of immunohistochemical stains, including carcinoembryonic antigen, vimentin, and estrogen receptor, aids the distinction between primary endometrial and endocervical adenocarcinomas[J]. Int J Gynecol Pathol, 2002, 21(1): 11-15.
[30] Kim J H, Park J Y, Kim D Y, et al. The role of loop electrosurgical excisional procedure in the management of adenocarcinoma in situ of the uterine cervix[J]. Eur J Obstet Gynecol Reprod Biol, 2009, 145(1): 100-103.
[31] Baalbergen A, Helmerhorst T J M. Adenocarcinoma in situ of the uterine cervix: a systematic review[J]. Int J Gynecol Cancer, 2014, 24(9): 1543-1548.
[32] Matsubara A, Sekine S, Ogawa R, et al. Lobular endocervical glandular hyperplasia is a neoplastic entity with frequent activating GNAS mutations[J]. Am J Surg Pathol, 2014, 38(3): 370-376.
[33] Mikami Y, Kojima A, Kiyokawa T, et al. Ki67 labelling index and p53 status indicate neoplastic nature of atypical lobular endocervical glandular hyperplasia (ALEGH)[J]. Histopathology, 2009, 55(3): 362-364.
[34] Salani R, Puri I, Bristow R E. Adenocarcinoma in situ of the uterine cervix: a metaanalysis of 1278 patients evaluating the predictive value of conization margin status[J].Am J Obstet Gynecol, 2009, 200(2): 182.e1-182.e5.
[35] Kato N, Sugawara M, Maeda K, et al. Pyloric gland Metaplasia/differentiation in multiple organ systems in a patient with Peutz-Jegher's syndrome[J]. Pathol Int, 2011, 61(6): 369-372.
[36] Mikami Y, Kiyokawa T, Moriya T, et al. Immunophenotypic alteration of the stromal component in minimal deviation adenocarcinoma ('adenoma malignum') and endocervical glandular hyperplasia: a study using oestrogen receptor and alpha-smooth muscle actin double immunostaining[J]. Histopathology, 2005, 46(2): 130-136.

[37] Zhao S, Hayasaka T, Osakabe M, et al. Mucin expression in nonneoplastic and neoplastic glandular epithelia of the uterine cervix[J]. nt J Gynecol Pathol, 2003, 22(4): 393-397.
[38] Kondo T, Hashi A, Murata S I, et al. Type A tunnel clusters of gastricphenotype[J]. Histopathology, 2007, 50(843): 50.
[39] Mikami Y, Kiyokawa T, Hata S, et al. Gastrointestinal immunophenotype in adenocarcinomas of the uterine cervix and related glandular lesions: a possible link between lobular endocervical glandular hyperplasia/ pyloric gland Metaplasia and 'adenoma malignum'[J]. Mod Pathol, 2004, 17(8): 962-972.
[40] Kawauchi S, Kusuda T, Liu X P, et al. Is lobular endocervical glandular hyperplasia a cancerous precursor of minimal deviation adenocarcinoma?a comparative molecular-genetic and immunohistochemical study[J]. Am J Surg Pathol, 2008, 32(12): 1807-1815.
[41] Talia K L, Stewart C J R, Howitt B E, et al. HPV-negative gastric type adenocarcinoma in situ of the cervix: a spectrum of rare lesions exhibiting gastric and intestinal differentiation[J]. Am J Surg Pathol, 2017, 41(8): 1023-1033.
[42] Talia K L, Stewart C J R, Howitt B E, et al. HPV-negative gastric type adenocarcinoma in situ of the cervix: a spectrum of rare lesions exhibiting gastric and intestinal differentiation[J].Am J Surg Pathol, 2017, 41(8): 1023-1033.
[43] Kurman R J, Carcangiu M L, Herrington C S, et al. WHO Classification of Tumours of the Female Reproductive Organs[M]. 4th ed. Lyon: IARC, 2014.
[44] Hodgson A, Park K J, Djordjevic B, et al. International endocervical adenocarcinoma criteria and classification: validation and interobserver reproducibility[J]. Am J Surg Pathol, 2019, 43(1): 75-83.
[45] Cibula D, Pötter R, Planchamp F, et al. The European society of gynaecological oncology/European society for radiotherapy and oncology/European society of pathology guidelines for the management of patients with cervical cancer[J]. Radiother Oncol, 2018, 127(3): 404-416.
[46] Loureiro J, Oliva E. The spectrum of cervical glandular neoplasia and issues in differential diagnosis[J]. Arch Pathol Lab Med, 2014, 138(4): 453-483.
[47] Alvarado-Cabrero I, McCluggage W G, Estevez-Castro R, et al. Micropapillary cervical adenocarcinoma: a clinicopathologic study of 44 cases[J].Am J Surg Pathol, 2019, 43(6): 802-809.
[48] Wong R W C, Ng J H Y, Han K C, et al. Cervical carcinomas with serous-like papillary and micropapillary components: illustrating the heterogeneity of primary cervical carcinomas[J]. Mod Pathol, 2021, 34: 207-221.
[49] Lastra R R, Park K J, Schoolmeester J K. Invasive stratified mucin-producing carcinoma and stratified mucin-producing intraepithelial lesion (SMILE): 15 cases presenting a spectrum of cervical neoplasia with description of a distinctive variant of invasive adenocarcinoma[J]. Am J Surg Pathol, 2016, 40(2): 262-269.
[50] Ojesina A I, Lichtenstein L, Freeman S S, et al. Landscape of genomic alterations in cervical carcinomas[J]. Nature, 2014, 506(7488): 371-375.
[51] Cancer Genome Atlas Research Network, Albert Einstein College of Medicine, Analytical Biological Services, et al. Integrated genomic and molecular characterization of cervical cancer[J/OL]. Nature, 2017, 543(7645): 378-384.
[52] Rimawi M F, De Angelis C, Contreras A, et al. Low PTEN levels and PIK3CA mutations predict resistance to neoadjuvant lapatinib and trastuzumab without chemotherapy in patients with HER2 over-expressing breast cancer[J]. Breast Cancer Res Treat., 2018, 167(3): 731-740.
[53] Hyman D M, Piha-Paul S A, Won H, et al. HER kinase inhibition in patients with HER2- and HER3-mutant cancers[J]. Nature, 2018, 554(7691): 189-194.
[54] Kojima A, Mikami Y, Sudo T, et al. Gastric morphology and immunophenotype predict poor outcome in mucinous adenocarcinoma of the uterine cervix[J]. Am J Surg Pathol, 2007, 31(5): 664-672.
[55] Kusanagi Y, Kojima A, Mikami Y, et al. Absence of high-risk human papillomavirus (HPV) detection in endocervical adenocarcinoma with gastric morphology and phenotype[J].Am J Pathol, 2010, 177(5): 2169-2175.
[56] Gilks C B, Young R H, Aguirre P, et al. Adenoma malignum (minimal deviation adenocarcinoma) of the uterine cervix[J]. Am J Surg Pathol, 1989, 13(9): 717-729.
[57] Lu S, Shen D, Zhao Y, et al. Primary endocervical gastric-type adenocarcinoma: a clinicopathologic and immunohistochemical analysis of 23 cases[J].Diagn Pathol, 2019, 14(1): 72.
[58] Lu B, Shi H, Shao Y, et al. Ovarian metastasis by gastric-type endocervical adenocarcinoma: a clinicopathologic description of 12 cases[J]. Int J Gynecol Pathol, 2022, 41(4): 356-365.
[59] Sutton G P, Bundy B N, Delgado G, et al. Ovarian metastases in stage IB carcinoma of the cervix: a Gynecologic Oncology Group study[J]. Am J Obstet Gynecol, 1992, 166(1 Pt 1): 50-53.
[60] Shimada M, Kigawa J, Nishimura R, et al. Ovarian metastasis in carcinoma of the uterine cervix[J]. Gynecol Oncol, 2006, 101(2): 234-237.
[61] Carleton C, Hoang L, Sah S, et al. A detailed immunohistochemical analysis of a large series of cervical and vaginal gastric-type adenocarcinomas[J].Am J Surg Pathol, 2016, 40(5): 636-644.
[62] Cancer Genome Atlas Research Network, Albert Einstein College of Medicine, Analytical Biological Services, et al. Integrated genomic and molecular characterization of cervical cancer[J/OL]. Nature, 2017, 543(7645): 378-384.
[63] Bhatla N, Berek J S, Cuello Fredes M, et al. Revised FIGO staging for carcinoma of the cervix uteri[J]. Int J Gynaecol Obstet, 2019, 145(1): 129-135.
[64] Takako K, Hoang L, Terinte C, et al. Trefoil factor 2 (TFF2) as a surrogate marker for endocervical gastric-type carcinoma[J].Int J Gynecol Pathol, 2021, 40(1): 65-72.
[65] Niimi T, Nagashima K, Ward J M, et al. Claudin-18, a novel downstream target gene for the T/EBP/NKX2.1 homeodomain transcription factor, encodes lung- and stomach-specific isoforms through alternative splicing[J].

Mol Cell Biol, 2001, 21(21): 7380-7390.
[66] Li W T, Jeng Y M, Yang C Y. Claudin-18 as a marker for identifying the stomach and pancreatobiliary tract as the primary sites of metastatic adenocarcinoma[J]. Am J Surg Pathol, 2020, 44(12): 1643-1648.
[67] Kiyokawa T, Hoang L, Pesci A, et al. Claudin-18 as a promising surrogate marker for endocervical gastric-type carcinoma[J]. Am J Surg Pathol, 2022, 46(5): 628-636.
[68] Selenica P, Alemar B, Matrai C, et al. Massively parallel sequencing analysis of 68 gastric-type cervical adenocarcinomas reveals mutations in cell cycle-related genes and potentially targetable mutations[J]. Mod Pathol, 2021, 34(6): 1213-1225.
[69] Lu S, Shi J, Zhang X, et al. Comprehensive genomic profiling and prognostic analysis of cervical gastric-type mucinous adenocarcinoma[J]. Virchows Arch, 2021, 479(5): 893-903.
[70] Karamurzin Y S, Kiyokawa T, Parkash V, et al. Gastric-type endocervical adenocarcinoma: an aggressive tumor with unusual metastatic patterns and poor prognosis[J]. Am J Surg Pathol, 2015, 39(11): 1449-1457.
[71] Herbst A L, Anderson D. Clear cell adenocarcinoma of the vagina and cervix secondary to intrauterine exposure to diethylstilbestrol[J]. Semin Surg Oncol, 1990, 6(6): 343-346.
[72] Reich O, Tamussino K, Lahousen M, et al. Clear cell carcinoma of the uterine cervix: pathology and prognosis in surgically treated stage IB-IIB disease in women not exposed in utero to diethylstilbestrol[J]. Gynecol Oncol, 2000, 76(3): 331-335.
[73] Lee E K, Lindeman N I, Matulonis U A, et al. POLE-mutated clear cell cervical cancer associated with in-utero diethylstilbestrol exposure[J]. Gynecol Oncol Rep, 2019, 28: 15-17.
[74] Nakamura K, Nakayama K, Minamoto T, et al. Lynch syndrome-related clear cell carcinoma of the cervix: a case report[J].Int J Mol Sci, 2018, 19(4): 979.
[75] Clear cell carcinoma (CCC) of the cervix is a human papillomavirus (HPV)-independent tumor associated with poor outcome: a comprehensive analysis of 58 cases: erratum[J]. Am J Surg Pathol, 2022, 46(9): 1317.
[76] Hart W R. Symposium part II: special types of adenocarcinoma of the uterine cervix[J]. Int J Gynecol Pathol, 2002, 21(4): 327-346.
[77] da Silva E M, Fix D J, Sebastiao A P M, et al. Mesonephric and mesonephric-like carcinomas of the female genital tract: molecular characterization including cases with mixed histology and matched metastases[J]. Mod Pathol, 2021, 34(8): 1570-1587.
[78] Mirkovic J, Schoolmeester J K, Campbell F, et al. Cervical mesonephric hyperplasia lacks KRAS/NRAS mutations[J]. Histopathology, 2017, 71(6): 1003-1005.
[79] Mirkovic J, McFarland M, Garcia E, et al. Targeted genomic profiling reveals recurrent KRAS mutations in mesonephric-like adenocarcinomas of the female genital tract[J]. Am J Surg Pathol, 2018, 42(2): 227-233.
[80] Lai C H, Chou H H, Chang C J, et al. Clinical implications of human papillomavirus genotype in cervical adeno-adenosquamous carcinoma[J]. Eur J Cancer, 2013, 49(3): 633-641.
[81] Clement P B, Young R H, Keh P, et al. A report of eight cases, including four with a malignant spindle cell component[J]. Am J Surg Pathol, 1995, 19(10): 1158-1171.
[82] Williams N L, Werner T L, Jarboe E A, et al. Adenocarcinoma of the cervix: should we treat it differently?[J]. Curr Oncol Rep, 2015, 17(4): 17.
[83] Bhatla N, Berek J S, Cuello Fredes M, et al. Revised FIGO staging for carcinoma of the cervix uteri[J]. Int J Gynaecol Obstet, 2019, 145(1): 129-135.
[84] Roma A A, Diaz De Vivar A, Park K J, et al. Invasive endocervical adenocarcinoma: a new pattern-based classification system with important clinical significance[J]. Am J Surg Pathol, 2015, 39(5): 667-672.
[85] Alvarado-Cabrero I, Roma A A, Park K J, et al. Factors predicting pelvic lymph node metastasis, relapse, and disease outcome in pattern C endocervical adenocarcinomas[J].Int J Gynecol Pathol, 2017, 36(5): 476-485.
[86] Association of Directors of Anatomic and Surgical Pathology.Recommendations for the reporting of surgical specimens containing uterine cervical neoplasms[J]. Am J Clin Pathol, 2000, 114(6): 847-851.
[87] Pors J, Segura S, Chiu D S, et al. Clinicopathologic characteristics of mesonephric adenocarcinomas and mesonephric-like adenocarcinomas in the gynecologic tract: a multi-institutional study[J]. Am J Surg Pathol, 2021, 45(4): 498-506.
[88] Stolnicu S, Barsan I, Hoang L, et al. Stromal invasion pattern identifies patients at lowest risk of lymph node metastasis in HPV-associated endocervical adenocarcinomas, but is irrelevant in adenocarcinomas unassociated with HPV[J]. Gynecol Oncol, 2018, 150(1): 56-60.
[89] Lawrence WD, Abdul-Karim FW, Crum C, et al. Recommenddations for the reporting of surgical specimens containing uterine cercical neoplasms. Mod Pathol, 2000; 13: 1-29-33.
[90] Stewart C J R, Koay M H E, Leslie C,et al. Cervical carcinomas with a micropapillary component: a clinicopathological study of eight cases[J]. Histopathology, 2018, 72(4): 626-633.
[91] Rivera-Colon G, Chen H, Niu S, et al. Cervical adenocarcinoma: histopathologic features from biopsies to predict tumor behavior[J]. Am J Surg Pathol, 2020, 44(2): 247-254.
[92] Stolnicu S, Soslow R A. Squamous and glandular epithelial tumors of the cervix: a pragmatical review emphasizing emerging issues in classification, diagnosis, and staging[J]. Surg Pathol Clin, 2022, 15(2): 369-388.
[93] Shi H, Ye L, Lu W, et al. Grading of endocervical adenocarcinoma: a novel prognostic system based on tumor budding and cell cluster size[J].Mod Pathol, 2022, 35(4): 524-532.
[94] Cui P, Cong X, Chen C, et al. Adenosquamous carcinoma

of the cervix: a population-based analysis[J]. Front Oncol, 2021, 11: 652850.
[95] Selcuk I, Ozdal B, Turker M, et al. Mucoepidermoid carcinoma of uterine cervix: a distinct pathological and clinical entity[J]. Case Rep Obstet Gynecol, 2015, 2015: 491875.
[96] Yoshida T, Sano T, Oyama T, et al. Prevalence, viral load, and physical status of HPV 16 and 18 in cervical adenosquamous carcinoma[J]. Virchows Arch, 2009, 455(3): 253-259.
[97] Ueda Y, Miyatake T, Okazawa M, et al. Clonality and HPV infection analysis of concurrent glandular and squamous lesions and adenosquamous carcinomas of the uterine cervix[J]. Am J Clin Pathol, 2008, 130(3): 389-400.
[98] Solakoglu Kahraman D, Diniz G, Sayhan S, et al. Differences in the ARID-1 alpha expressions in squamous and adenosquamous carcinomas of uterine cervix[J]. APMIS, 2015, 123(10): 847-850.
[99] Longatto-Filho A, Pinheiro C, Martinho O, et al. Molecular characterization of EGFR, PDGFRA and VEGFR2 in cervical adenosquamous carcinoma[J]. BMC Cancer, 2009, 9: 212.
[100] Shingleton H M, Bell M C, Fremgen A, et al. Is there really a difference in survival of women with squamous cell carcinoma, adenocarcinoma, and adenosquamous cell carcinoma of the cervix?[J]. Cancer, 1995, 76(10 Suppl): 1948-1955.
[101] Yordanov A, Karamanliev M, Tantchev L, et al. Mucoepidermoid carcinoma of the uterine cervix-single-center study over a 10-year period[J]. Medicina (Kaunas), 2020, 56(1): 37.
[102] Hart W R. Symposium part II: special types of adenocarcinoma of the uterine cervix[J]. Int J Gynecol Pathol, 2002, 21(4): 327-346.
[103] Baggish M S, Woodruff J D. Adenoid-basal carcinoma of the cervix[J]. Clin Obstet Gynecol,1966, 28(2): 213-218.
[104] Stewart C J R, Moses J. NKX3.1 expression in cervical 'adenoid basal cell carcinoma': another gynaecological lesion with prostatic differentiation?[J]. Pathology, 2021, 53(2): 193-198.
[105] Ferry J A, Scully R E. "Adenoid cystic" carcinoma and adenoid basal carcinoma of the uterine cervix[J]. Am J Surg Pathol, 1988, 12(2): 134-144.
[106] Grayson W, Taylor L F, Cooper K. Adenoid cystic and adenoid basal carcinoma of the uterine cervix: comparative morphologic, mucin, and immunohistochemical profile of two rare neoplasms of putative 'reserve cell' origin[J]. Am J Surg Pathol, 1999, 23(4): 448-458.
[107] Xing D, Bakhsh S, Melnyk N, et al. Frequent NFIB-associated gene rearrangement in adenoid cystic carcinoma of the vulva[J].Int J Gynecol Pathol, 2017, 36(3): 289-293.
[108] Chen T D, Chuang H C, Lee L Y. Adenoid basal carcinoma of the uterine cervix: clinicopathologic features of 12 cases with reference to CD117 expression[J]. Int J Gynecol Pathol, 2012, 31(1): 25-32.
[109] Rais M, Kharmoum J, Ech-Charif S, et al. Adenoid cystic carcinoma of the uterine cervix: a report of 2 cases[J]. Case Rep Pathol,2017, 2017: 8401741.
[110] Gray H J, Garcia R, Tamimi H K, et al. Glassy cell carcinoma of the cervix revisited[J]. Gynecol Oncol. 2002, 85(2): 274-277.
[111] Cherry C P, Glucksmann A. Histology of carcinomas of the uterinc cervix and survival rates in pregnant and nonpregnant patients[J]. Surg Gynecol Obstet, 1961, 113: 763-776.
[112] Zolciak-Siwinska A, Jonska-Gmyrek J. Glassy cell carcinoma of the cervix: a literature review[J]. Eur J Obstet Gynecol Reprod Biol, 2014, 179: 232-235.
[113] Wang Q, Hu Y, He Y, et al. Glassy cell carcinoma of cervix: an analysis for 20 cases and literatures review[J]. Transl Cancer Res, 2020, 9(4): 2357-2362.
[114] Mikami M, Ezawa S, Sakaiya N, et al. Response of glassy-cell carcinoma of the cervix to cisplatin, epirubicin, and mitomycin C[J]. Lancet, 2000, 355(9210): 1159-1160.
[115] Guitarte C, Alagkiozidis I, Mize B, et al. Glassy cell carcinoma of the cervix: a systematic review and meta-analysis[J]. Gynecol Oncol, 2014, 133(2): 186-191.
[116] Liu Y, Zhang Y, Fu J, et al. Inflammation-related gene expression profiles of endocervical polyps[J]. J Interferon Cytokine Res, 2012, 32(5): 191-197.
[117] Terada T. Large endocervical polyp with cartilaginous and osseous Metaplasia: a hitherto unreported entity[J]. Int J Gynecol Pathol., 2009, 28(1): 98-100.
[118] Jonasson J G, Wang H H, Antonioli D A, et al. Tubal Metaplasia of the uterine cervix: a prevalence study in patients with gynecologic pathologic findings[J].Int J Gynecol Pathol, 1992, 11(2): 89-95.
[119] Oliva E, Clement P B, Young R H. Tubal and tubo-endometrioid Metaplasia of the uterine cervix. Unemphasized features that may cause problems in differential diagnosis: a report of 25 cases[J]. Am J Clin Pathol, 1995, 103(5): 618-623.
[120] Taylor H B, Irey N S, Norris H J. Atypical endocervical hyperplasia in women taking oral contraceptives[J]. JAMA, 1967, 202(7): 637-639.
[121] Kyriakos M, Kempson R L, Konikov N F. A clinical and pathologic study of endocervical lesions associated with oral contraceptives[J]. Cancer, 1968, 22(1): 99-110.
[122] Greeley C, Schroeder S, Silverberg S G. Microglandular hyperplasia of the cervix[J]. Int J Gynecol Pathol, 1995, 14(1): 50-54.
[123] Young R H, Scully R E. Atypical forms of microglandular hyperplasia of the cervix simulating carcinoma. A report of five cases and review of the literature[J].Am J Surg Pathol, 1989, 13(1): 50-56.
[124] Aoun B A, Skala S L. Utility of p63 and PTEN staining in distinguishing cervical microglandular hyperplasia from endometrial endometrioid carcinoma with microglandular/mucinous features[J]. Histopathology, 2022, 80(7): 1102-1111.

第十四章

宫颈神经内分泌肿瘤、混合性上皮－间叶性肿瘤、间叶性肿瘤及其他杂类病变

Cervical Neuroendocrine Tumors, Mixed Epithelial/Mesenchymal and Mesenchymal Tumors and Other Miscellaneous Lesion

刘从容　董　颖　王玉湘　郑文新（Wenxin Zheng）

宫颈可发生多种类型的肿瘤与病变，有些少见而形态特殊，其中神经内分泌肿瘤很易漏诊或误诊，应特别注意与更为常见的鳞状上皮或腺上皮性肿瘤相鉴别，而混合性上皮－间叶性及间叶来源的肿瘤形态多样化，相互间的区分及与宫体来源肿瘤的鉴别均值得关注。此外，本章还对一些来源不明与杂类的肿瘤和病变进行了讨论。有关宫颈不同类型的肉瘤、诊断标准与宫体肉瘤类似，所以仅做简述，详细内容可参考第二十章。

第一节　神经内分泌肿瘤

虽然宫颈是女性生殖系统最常发生神经内分泌肿瘤（neuroendocrine neoplasm，NEN）的部位，但 NEN 仍属于该部位罕见肿瘤，仅占宫颈肿瘤的 0.9%～1.5%[1]。由于病例量少、命名混乱且诊断标准不清，人们很难对该类肿瘤的发病率、临床特点和自然史进行准确的论述。2014 版女性生殖系统 WHO 分类

所采纳的是2010版WHO消化系统NEN的命名系统[2]。2020年，新版女性生殖道肿瘤WHO分类则依据国际癌症研究机构（International Agency for Research on Cancer，IARC）在2017年11月对全身器官NEN所达成的国际共识，将宫颈该组肿瘤的命名进行了变更。为方便读者对相关命名系统和概念内涵的变迁有一个清晰认知，特此将相关概念和临床病理特征总结概括于表14-1。需要提醒注意的是，虽然目前宫颈部位与全身其他器官采用了统一的命名，但由于NEN是一组依器官和组织起源而具有高度异质性的病种，因此宫颈NEN的诊断和鉴别诊断标准在临床实践具有很多独特的要求和内涵，希望引起大家的重视，以免造成误诊和临床决策的偏离。

表14-1 2014版与2020版女性生殖道肿瘤WHO分类对宫颈NEN命名系统及临床病理特点内涵的变迁

2014版WHO	2020版WHO
命名系统	
低级别神经内分泌瘤（low-grade neuroendocrine tumor，NET） 类癌 非典型类癌	神经内分泌瘤（NET） 神经内分泌瘤，G1 神经内分泌瘤，G2
高级别神经内分泌癌（high-grade neuroendocrine carcinoma，NEC） 小细胞神经内分泌癌（SCNEC） 大细胞神经内分泌癌（LCNEC）	神经内分泌癌（NEC） 小细胞亚型（SCNEC） 大细胞亚型（LCNEC）
混合性腺—神经内分泌癌	混合性神经内分泌癌
病因学和组织起源	
绝大多数NET可检测到高危型HPV NEC与高危型HPV感染有关，特别是HPV16型和HPV18型	明确指出起源于宫颈腺上皮和鳞状上皮中的神经内分泌细胞，并指出NET和NEC均与高危型HPV感染有关，特别是HPV16型和HPV18型。同时指出，由于其他部位NEC也可弥漫连续表达p16组化，因此只有HPV阳性才能协助确诊宫颈来源。同时指出，极个别NEC与宫颈中肾腺癌混合存在，提示并非全部NEC均与高危型HPV感染有关
细胞/组织结构特点的诊断标准	
类癌：常见器官样结构；细胞核无或轻微异型；分裂象少；无坏死	NET-G1：诊断标准同2014版
非典型类癌：有器官样结构；细胞无或轻-中度异型；分裂象增多；可见灶状坏死	NET-G2：诊断标准同2014版
SCNEC：罕见器官样结构，细胞呈断裂的线状、极向消失，核拥挤、相互挤压；细胞界限不清，核/浆比高，胞质稀少，染色质细颗粒状，无核仁/核仁不明显。值得指出的是，小细胞癌的瘤细胞体积一般小于3个淋巴细胞，但是偶尔可以大于3个淋巴细胞，甚至为巨细胞，只要满足其他形态特点仍然可以诊断为小细胞癌；分裂象多见；常见广泛坏死	SCNEC：仍对细胞的大小明确定义为小-中等体积，但不再具体要求“一般小于3个淋巴细胞”。其余诊断标准同2014版
LCNEC：罕见器官样结构；细胞大小相对一致，直径>3个静止状态的小淋巴细胞，胞质中等-丰富，核明显异型，空泡状，染色质粗块状，核仁突出；分裂象多见；常见中等程度的坏死	LCNEC：仍明确对细胞的大小定义为体积大，但不再具体要求“直径>3个静止状态的小淋巴细胞”，更为强调突出的是核仁、粗块状染色质和中等丰富的胞质。其余标准同同2014版
分裂象的标准	
尚未建立具体指标，参考当时胃肠胰NEN标准： NET G1：MF <2/10HPFs NET G2：MF（2～20）/10HPFs NEC：MF >20/10HPFs	MF的单位由HPF改为mm^2，并建议能通过计数$10mm^2$来尽可能地获得精准数据，具体如下所述： NET G1：MF罕见，未明确具体数值 NET G2：MF 5～10个/$2mm^2$ NEC：MF多见，未明确具体数值

续表

2014版WHO	2020版WHO
Ki-67 标记指数标准	
虽然 Ki-67 的标记指数目前被认为对女性生殖系统以外 NEN 的预后具有重要的指示意义，但对宫颈 NEN 的具体评定指标尚未在学术界达成共识	
免疫组化标志物的诊断指标	
类癌和非典型类癌要求必须表达神经内分泌免疫组化标记，通常为 CgA、Syn 弥漫强阳性	NET-G1 和 NET-G2 必须表达 Syn、CgA 和 CD56 其中之一的神经内分泌免疫组化标记
SCNEC：只要形态典型，可以在神经内分泌免疫组化指标全部阴性的情况下进行诊断，同时也可以仅灶状表达 / 完全不表达广谱 CK	SCNEC：同 2014 版。同时强调，确保肿瘤细胞应完整表达 SMARCA4、SMARCA2 和 SMARCB1 所编码的蛋白，以除外未分化癌
LCNEC：要求必须表达神经内分泌免疫组化指标（通常为 Syn 弥漫阳性，CgA 弱或局灶阳性），且绝大部分同时弥漫表达广谱 CK	LCNEC：标准较 2014 版更为严格和明确。必须同时具备典型的 LCNEC 的形态学特征，且至少表达一项神经内分泌免疫组化指标。上述任何一条不具备，均不能诊断宫颈的 LCNEC。此外，如果仅有 CD56 阳性，则形态学必须非常典型 强调确保肿瘤细胞应完整表达 SMARCA4、SMARCA2 和 SMARCB1 所编码的蛋白，以除外未分化癌
生物学行为	
类癌和非典型类癌的数量太少，当时有限的资料显示其生物学行为与宫颈大细胞神经内分泌癌相似 高级别 NEC 的预后极差，即使仅在混合性肿瘤中占据很少的比例，也会对其生物学行为产生显著影响	NET-G1 和 NET-G2 的生物学行为与临床分期相关 SCNEC 和 LCNEC 的预后均极差，容易发生血行和淋巴转移，即使仅在混合性神经内分泌肿瘤中占据很少的比例，也会对其生物学行为产生显著影响

注：MF. 核分裂象；CK. 细胞角蛋白。

一、神经内分泌瘤

G1 和 G2 神经内分泌瘤

【一般特征】

宫颈的神经内分泌瘤（neuroendocrine tumor，NET）包括 G1 和 G2 两种肿瘤。先说明一下 NEN 与 NET 区别，NEN 用于所有的神经内分泌肿瘤，包括 NEC；而 NET 则仅包括 G1 和 G2 神经内分泌瘤。宫颈 NET 罕见，发病年龄 30～40 岁。绝大多数肿瘤中可以检测到高危型 HPV。自 Albores-Saavedra 于 1976 年首先描述以来，文献中仅积累几十例[3]。宫颈 NET 的组织学形态类似肠型类癌，并含有神经内分泌颗粒，很易漏诊或误诊。尽管 NET 可以产生不同的肽类激素，可伴有血清嗜铬蛋白 A(chromogranin A）和 24 小时尿液 5- 羟色胺的代谢产物 5- 羟基吲哚乙酸（5-HIAA）升高，但很少会在临床上表现出异位分泌的症状，或者，在发生远隔转移后才表现出类癌综合征。90% 以上的病例有异常阴道出血或可见宫颈病变。虽然可以在宫颈细胞学中被发现异常，但由于宫颈 NET 的表面被覆上皮常没有病变，故能够被细胞学筛查发现的概率很低。

【大体病理学】

肿瘤体积通常小于 2cm，呈息肉状或宫颈壁变硬，切面呈灰白色或灰黄色，质脆或质硬，有时表面可有溃疡、出血和坏死。

【组织病理学】

肿瘤细胞呈梁状、腺样、结节状或索样排列，常见菊形团样结构，但含有嗜酸性物质的滤泡结构并不常见。肿瘤细胞形态单一，呈立方形、柱状或多角形，胞质多少不等细腻颗粒状。NET-G1 细胞核呈圆形、卵圆形或梭形。核膜规则，染色质细，可见小的核仁，分裂象罕见，通常没有坏死（图 14-1）。NET-G2 具有与 NET-G1 相同的生长方式及结构和胞质特点，但更富于细胞，肿瘤细胞的大小和形状不够均一，染色质分布不够均匀。核分裂象 5～10 个 /2mm^2［（5～10）/10HPFs，每个视野 0.5mm 直径或 0.2mm^2］，可有局灶坏死（图 14-2，图 14-3）。目前尚未建立适用于宫颈 NET 的 Ki-67 增生指数计数标准。肿瘤至少表达 Syn、INSM1、CgA 和 CD56 中任何一个神经内分泌标志物。NET-G1/G2 可伴有原位或浸润性宫颈鳞状细胞癌 / 腺癌。

【遗传学特点】

宫颈 NET 最常见的遗传学异常是 3p 的缺失，偶尔可见 9p21 的丢失。

【鉴别诊断】NET-G1 及 NET-G2 有时可能与宫颈腺癌相混淆，因此须与原发及转移性宫颈腺癌相

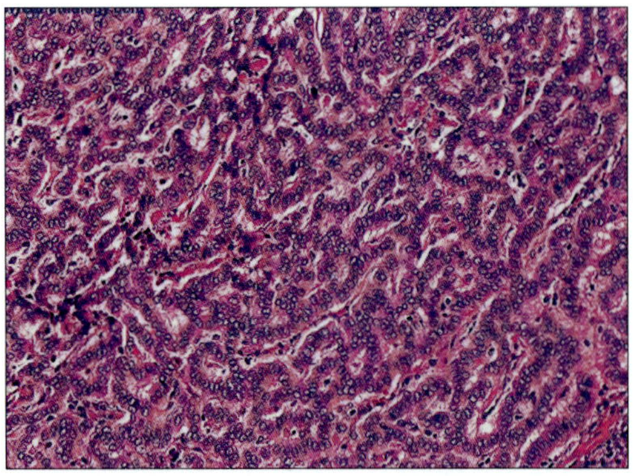

图 14-1 宫颈 NET-G1

肿瘤细胞呈类腺样结构，细胞核无明显异型

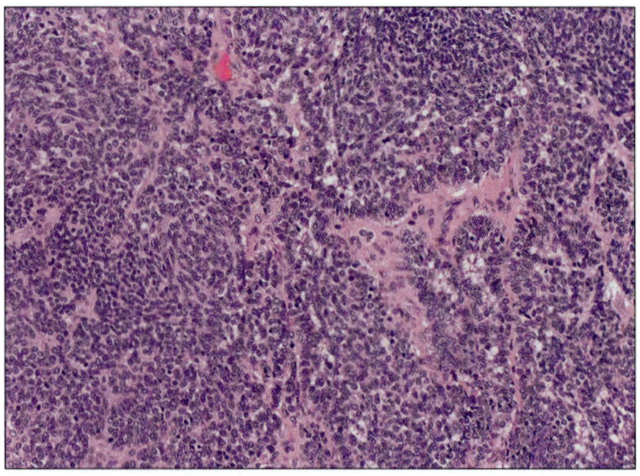

图 14-2 宫颈 NET-G2

瘤细胞排列呈弥漫片状与索状，伴有明显异型

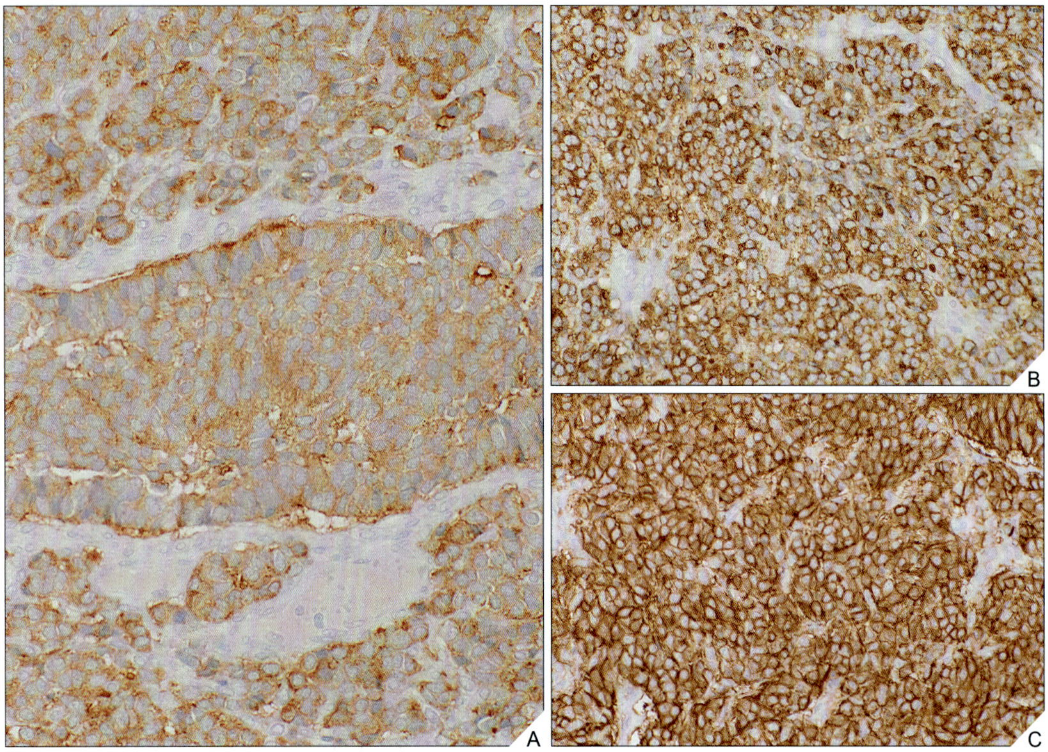

图 14-3 宫颈 NET-G2

免疫组化显示 AE1/AE3（A）、Syn（B）、CgA（C）阳性表达

鉴别，神经内分泌标志物的免疫组化（至少应表达 Syn、INSM1、CgA 和 CD56 中任何一个）有帮助。此外，除了 NET，其他宫颈癌，也常可检测出含有神经内分泌颗粒，不应以是否存在神经内分泌颗粒作为诊断 NET 的唯一标准。

【治疗及预后】

目前现有的有限数据显示，宫颈 NET 的预后主要与临床分期相关[3-5]。总的来讲，宫颈 NET-G1 大多为 FIGO Ⅰ期[4, 6]，NET-G2 对化疗的效果不如宫颈 NEC 好[6]。治疗方式以手术为主，包括全子宫双附件切除术及淋巴结清扫，晚期病例可予化疗。虽然 Ki-67 的标记指数目前被认为对女性生殖系统外的 NEN 的预后具有重要指示意义，但宫颈 NET 的具体评定指标尚未在学术界达成共识。

二、神经内分泌癌

绝大部分宫颈神经内分泌癌（neuroendocrine carcinoma，NEC）是 HPV 相关性肿瘤，最常见的是 HPV16 型和 HPV18 型感染，HPV18 型见于 13%～82% 的病例中，HPV16 型见于 3%～30% 的病例中[1]。宫颈 NEC 常伴有原位和（或）浸润性宫颈鳞癌或腺癌，因此 2020 版 WHO 新增了混合性神经内分泌癌（详见后）。偶尔，小细胞神经内分泌癌会与大细胞神经内分泌癌同时并存，甚至很难鉴别，此时可以统称为宫颈 NEC。这类肿瘤由于具有神经内分泌的分化特点而有别于宫颈鳞状细胞癌或腺癌。国外报道 NEC 在宫颈癌中的比例不足 5%[7]，国内尚未见相关数据。

年龄分布与腺癌相似，多为 25～40 岁。肿瘤可以分泌多种激素和肽类神经递质，但临床表现一般不明显。约 80% 的首发症状为阴道出血，其余患者没有明显表现。肉眼一般均有溃疡形成，由于比鳞癌和腺癌更具有侵袭性，临床上常形成“桶状宫颈”。

组织起源不明确，有研究发现约 40% 的正常宫颈外口和 20% 的颈管上皮存在少量嗜银细胞，这些细胞可能具有向神经内分泌分化并发生肿瘤的潜能。此外，越来越多的研究表明，本组肿瘤可能来源于宫颈上皮基底层的多潜能干细胞。与宫颈的绝大部分癌一样，NEC 同样与 HPV 高度相关，尤其是 HPV18 型（90%）[8]，并可以和腺癌和鳞癌合并存在，然而其自身的癌前病变尚不明确。

NEC 一般不侵犯宫颈表面上皮，而表现为弥漫浸润间质，故常规用于宫颈疾病筛查的细胞学涂片常不敏感，特异性差。在筛查时，即使表现出一定的细胞学异常，多数情况下也通常被诊断为高级别上皮内病变。

（一）小细胞神经内分泌癌

【一般特征】

小细胞神经内分泌癌（small cell neuroendocrine carcinoma，SCNEC）是宫颈 NEN 中最常见的类型，根据美国国立癌症研究院 SEER 数据库 1973～1998 年资料，SCNEC 的发病率为 0.26/100 万，约占宫颈 NEN 的 71.4%（185/259），所有宫颈癌的 1%～2%。随着病理检出率的提高，SCNEC 的发病率在递增。相反，随着宫颈癌普查的有效推广，鳞状细胞癌的发病率在不断下降。

宫颈 SCNEC 的平均发病年龄为 48.1 岁[9]。大部分患者表现为异常阴道出血，盆腔检查有明显的肿块，少数病例可出现与卵巢转移有关的腹部症状。虽然小细胞癌可以产生异位 ACTH、胰岛素及胃泌素，但与此有关的症状并不常见。这表明所产生的激素为不活跃形式或数量较少而快速失活。

部分宫颈 SCNEC 研究显示 MAPK、PI3K/AKT/mTOR 和 TP53/BRCA 通路异常，以及 3p 的杂合性缺失[10, 11]。

【大体病理学】

肿瘤大小不一，可为菜花状肿物或向内弥漫浸润形成桶状宫颈，切面呈灰白色或灰黄色，质脆或质硬，有时表面可有溃疡、出血、坏死。

【组织病理学】

肿瘤呈片状、索状、假腺样及 rosette 样排列，由形态一致的小圆形、卵圆形或轻度梭形的细胞组成，细胞黏附性差，排列密集，胞质少，核深染，呈细腻的点彩状或颗粒状，核仁不明显，具有高度的核浆比。核分裂象多见，多数病例可达（20～50）/10HPFs（图 14-4）；核的彼此塑形及挤压现象为小细胞癌的特征，使核的细节及核仁模糊不清而表现为粗块状，常见脉管内瘤栓，肿瘤可出现局灶的鳞状或腺样分化，但在整个肿瘤中不应超过 5%（图 14-5）。

在细胞学上，SCNEC 表现为单个或成群拥挤镶嵌排列，细胞核增大而异型性明显，胞质极少，核仁不明显，核分裂象和凋亡小体常见，有时可见细胞“受挤压”表象，特别是在传统涂片中十分明显，常有肿瘤特质。这种情况下的鉴别诊断包括低分化鳞状细胞癌、腺癌、子宫内膜间质肉瘤及淋巴瘤。区别的关键是小细胞癌仅由特征性的恶性小细胞组成，而无或极少鳞状分化或腺样分化。当然，明确诊断还要靠组织学。

使用 Grimelins 染色或电镜可在大多数病例中观察到肿瘤细胞有致密核的神经内分泌颗粒。免疫组化神经内分泌的标志物多数阳性，但没有一项可达 100% 阳性，且染色可能非常局灶，其中 Syn 最敏感、CgA 最特异[11]。CD56 特异度差，不能在分化差的肿瘤中被当作神经内分泌分化的证据。胰岛素瘤相关蛋白 1（INSM1）是近年来新认识的一种神经内分泌肿瘤免疫组化标志物，其对 NET 的诊断相较其他 3 个标志物敏感度较低，但特异度更为出

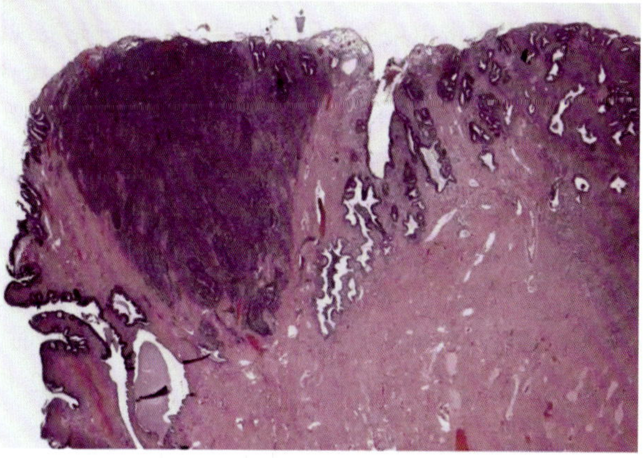

图 14-4 宫颈小细胞神经内分泌癌

肿瘤突入宫颈管（左上），周围绕以宫颈腺体。肿瘤中可见原有的宫颈腺体结构

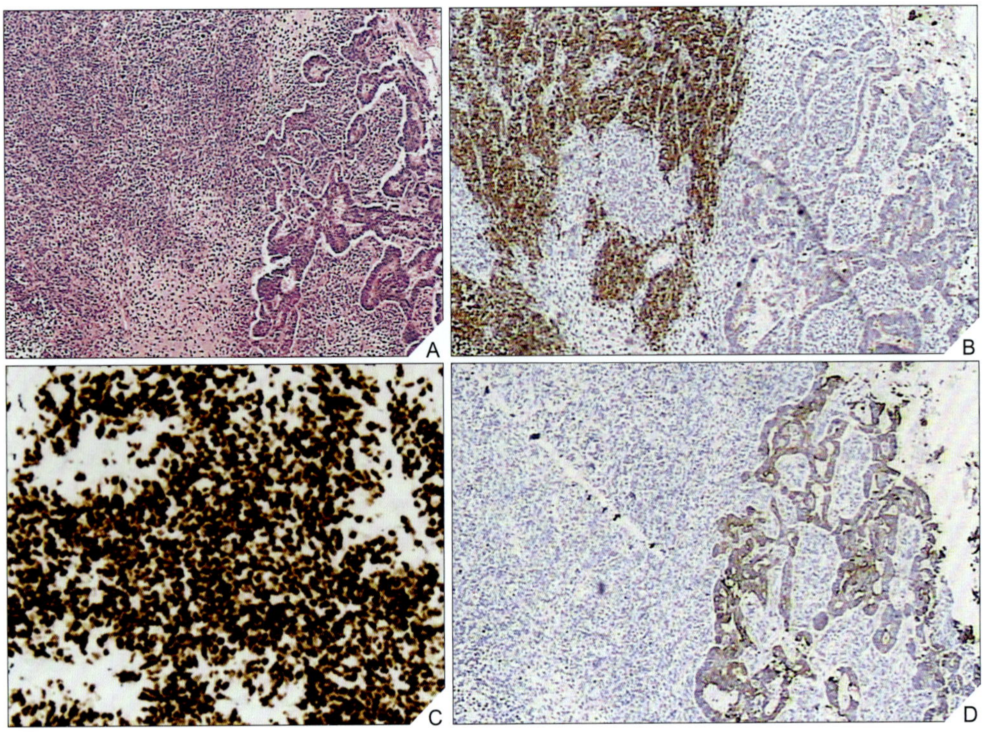

图 14–5 宫颈小细胞神经内分泌癌

有时宫颈小细胞癌合并腺癌（A），密集片状排列的细胞为小细胞癌区，免疫组化显示 Syn 阳性（B），INSM1 阳性（C），腺癌区 CK 阳性（D）

色[12]。甲状腺转录因子 TTF-1 通常阳性，阳性率可达 85%[11]。此外，SCNEC 还可表达数量不等的 CK、EMA 及各种激素及多肽，包括 ACTH、降钙素、5- 羟色胺、胃泌素、P 物质、VIP 及生长抑素。

【遗传学特点】

与肺 SCNEC 一样，宫颈 SCNEC 也存在高频（有报道显示 44%）3p 的杂合性缺失，提示它们在肿瘤复杂的形成过程中有相似起因。此外，3p21 的缺失也有报道，但更为罕见。不过，二者虽然常存在 p53 蛋白功能的失活，但发生机制却有区别。肺 SCNEC 有 *TP53* 基因突变与突变型 p53 蛋白的堆积，免疫组化染色显示 p53 强阳性。而宫颈 SCNEC 的 *TP53* 基因点突变相对少见，但 0%～40% 的病例中可检见 *TP53* 基因所在的 17p13 的杂合性缺失，p53 免疫组化染色常看不到蛋白染色的阳性信号。最近研究发现，几乎所有宫颈 SCNEC 均伴有高危 HPV 感染（HPV18 型及 HPV16 型），其中 HPV18 型最常见，阳性病例约占 82%。HPV 的 E6 蛋白与野生型 p53 蛋白结合使其丧失功能可能是导致宫颈 SCNEC 发生的原因之一。

【鉴别诊断】

很多宫颈肿瘤可以出现小细胞形态，如低分化或基底细胞样鳞状细胞癌。在诊断宫颈 SCNEC 时，肿瘤细胞应完整表达 SMARCA4、SMARCA2 和 SMARCB1 所编码的蛋白，以除外未分化癌。

1. 基底细胞样鳞状细胞癌 / 低分化鳞状细胞癌　肿瘤细胞的核浆比较高，因此与 SCNEC 之间的鉴别是非常必要的。具体的鉴别要点见表 14-2。

2. 原始神经外胚叶瘤　肿瘤由均匀一致的小圆细胞组成，可见大量中心实性的 Homer-Wright 菊形团，免疫组化显示 CD99 阳性。而小细胞癌很少见到菊形团结构，CD99 为阴性，神经内分泌标记与角蛋白阳性。

3. 淋巴瘤　起源于宫颈间质，镜下为成片的圆形细胞，核浆比例大，核有异型，肿瘤细胞弥漫分布并浸润间质，很少出现单个细胞坏死，核分裂象一般比小细胞癌少见。免疫组化标记淋巴瘤 CD45RO、LCA、CD3、CD20 阳性，神经内分泌标志物阴性。

4. 低级别子宫内膜间质肉瘤　肿瘤细胞多为形态一致的短梭形，呈同心圆状排列，细胞核小至中等大小。肿瘤前缘呈“舌状”浸润肌层，免疫组化瘤细胞 CD10 阳性。

5. 继发性小细胞癌　少见，可来自生殖道或生殖道以外的器官，最常见的部位是卵巢、大肠、胃、乳腺和肾，需结合病史及免疫组化进行鉴别。

6. 胚胎性横纹肌肉瘤　大多数发生在年轻女性，平均年龄 18 岁，肿瘤位于生殖道，肉眼观呈葡萄簇状，镜下瘤细胞呈圆形、带状或球拍状，胞质丰富，嗜酸性，分化好的可见胞质内横纹，免疫组化瘤细胞表达 actin、myosin、myogenin、myoD-1。

7. 粒细胞肉瘤　罕见，瘤细胞常表达溶菌酶、髓过氧化物酶。

表 14-2 宫颈小细胞神经内分泌癌与基底细胞样鳞状细胞癌 / 低分化鳞状细胞癌的鉴别

	SCNEC	基底细胞样鳞状细胞癌/低分化鳞状细胞癌
平均年龄	50 岁	36 岁
细胞学异常	少	多
肿瘤细胞	主要由形态一致的小细胞组成，无或仅少量鳞或腺样分化 通常可见核塑形和广泛受挤压的假象	类似于高级别上皮内瘤变细胞，但缺少核塑形及广泛受挤压的假象 通常可见明确的鳞状分化区域 基底细胞样鳞状细胞癌的巢团周围呈栅栏状排列
生长方式	弥漫性侵犯间质，可呈梁状或边界不清的巢状	呈分离或独立的巢状
淋巴血管侵犯	非常常见（75%～90%）	相对少见
免疫标记	神经内分泌标志物（NSE、CgA、Syn 和 CD56）通常阳性，但如果形态特异、阴性也可确诊。常表达 TTF-1，建议与神经内分泌指标一起应用，协助鉴别诊断。40%CK 阳性，p16 总是阳性，通常缺乏明确的鳞状上皮标志物	神经内分泌标志物可以阳性，但明确表达至少一种鳞状上皮标志物：P63+、34βE12+、CK5/6。CK 和 p16 总是阳性

在鉴别诊断中需要强调以下几点：①宫颈 SCNEC 常与鳞状上皮或腺上皮肿瘤同时存在，包括原位癌或浸润性腺癌与鳞癌。因此，原位鳞状细胞癌、腺癌的存在虽然倾向于鳞状细胞癌 / 腺癌的诊断，但不能完全除外 NEC 的存在。②由于分享共同的病因，HPV 的检出与否及其型别不能为宫颈原发癌的类型提供鉴别诊断，但可以帮助鉴别宫颈原发与转移性 NEN。③由于 TTF-1 在宫颈 SCNEC 中也可以阳性[11]，而 p16 在很多肿瘤中都可以阳性，二者不能单独用于鉴别宫颈原发 / 转移性小细胞癌。④虽然最好能有神经内分泌组化协助确诊宫颈 SCNEC，但该指标并非诊断的必需。只要形态典型，即使所有神经内分泌免疫组化均为阴性，也可确立宫颈 SCNEC 的诊断。⑤在我们的临床实践中，诊断 NEC 不仅需要形态学上的符合，还需要有两种以上的标志物在 10% 以上的肿瘤细胞中呈阳性表达。这一更严格的诊断标准有助于降低对 NEN 的过度诊断。此外，在使用 NET 标志物时，必须首先基于形态学的支持或怀疑，避免滥用标志物，因为形态学上并非 NET 的肿瘤中也可以表达 NET 标志物，过分依赖标志物会引起诊断上的混淆。

【治疗及预后】

宫颈 SCNEC 为高度侵袭性肿瘤，临床分期是最可靠的预后指标。与同分期的低分化鳞状细胞癌相比，SCNEC 的预后更差，死亡危险性为鳞状细胞癌的 1.8 倍[13]，5 年生存率为 14%～39%，仅为鳞状细胞癌（71%）的一半。淋巴脉管侵犯见于 90% 的病例，并且广泛，早期（ⅠB 期及ⅡA 期）淋巴血管间隙侵犯可达 57%，因此建议即使早期病例也应该使用 CT 除外远隔部位的转移。多数病例仅表现临床Ⅰ期的症状，然而手术时才发现已为晚期。研究表明，66%～75% 的患者死于此病，平均生存期仅为 12.5 个月。尽管大多数 SCNEC 在就诊时局限于盆腔，35 个月内会出现盆腔的复发。

由于发病率低，尚无确定的治疗方案。对于广泛手术切除和放疗的效果尚存争议。有学者建议借鉴肺 SCNEC 的治疗模式，术前化疗加上术后联合放化疗可能将Ⅰ期和Ⅱ期患者的 3 年生存率提高至 80%。早期宫颈 SCNEC 的治疗将是今后研究的重点。

（二）大细胞神经内分泌癌

【一般特征】

大细胞神经内分泌癌（large cell neuroendocrine carcinoma，LCNEC）的发病率在宫颈 NEN 中位于第二位，约占浸润性宫颈癌的 0.6%。患者年龄 21～75 岁，平均年龄 37 岁。最常见的临床表现为阴道出血。肿瘤与 HPV 感染密切相关，最常见的为 HPV16 型（约 58%），16% 合并 HPV18 型[14]。

【大体病理学】

肿瘤通常呈外生性或息肉样，最大可达 6cm，也可界限不清甚至肉眼看不见。切面从棕褐色、灰白色至白色，常伴出血坏死（图 14-6）。

【组织病理学】

肿瘤分化差，常有器官样分化，典型的排列为梁状或索样，也可呈片状，但边缘有栅状形态，常有地图样坏死。瘤细胞大小相对一致，中等或较大。核大泡状具有粗块状染色质，并有明显的核仁。胞质丰富呈嗜酸性，并可见小的嗜酸性颗粒。肿瘤核分裂活跃（一般大于 10 个 /2mm^2），通常有明显的脉管侵犯（图 14-7，图 14-8）。腺性分化不少见，一组研究发现，约66%的LCNEC合并原位腺癌，25%合并浸润性腺癌。确诊宫颈LCNEC需要有一项以上的神经内分泌标志物阳性（Syn、CgA和CD56），如果仅有CD56阳性，则形态学必须非常典型。此外，如果缺乏典型的LCNEC形态学特征，即使有神经内分泌标志物阳性，也不能诊断宫颈LCNEC。此外，与宫颈SCNEC一样，肿瘤细胞应完整表达SMARCA4、SMARCA2和SMARCB1所编码的蛋白，以除外去/未分化癌。

【遗传学特点】

可检见3q的获得或者扩增。

【鉴别诊断】

LCNEC与NET-G2的鉴别见表14-1，最困难的是与低分化宫颈腺癌及鳞状细胞癌的鉴别。在低分化恶性肿瘤中，必须见到典型的LCNEC形态特征，且至少一项神经内分泌标志物阳性才能诊断LCNEC。这是因为宫颈腺癌及鳞状细胞癌神经内分泌的标志物偶尔也可局灶阳性，所以宫颈LCNEC的诊断指标异常严苛。最后，需与恶性淋巴瘤和恶性黑色素瘤相鉴别，出现黑色素及S-100、HMB-45阳

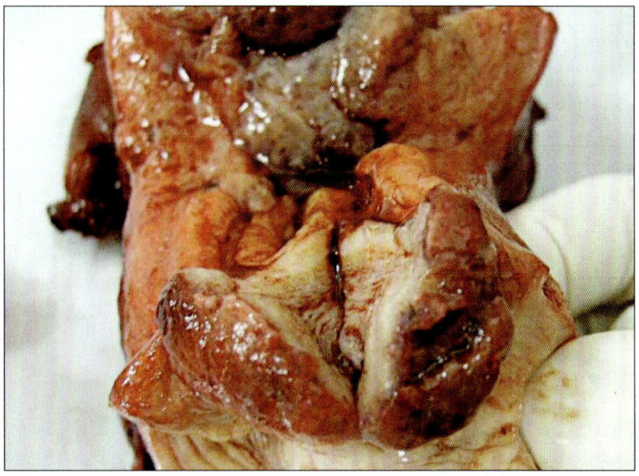

图 14-6 宫颈大细胞神经内分泌癌

肿瘤弥漫浸润颈管壁，部分突入阴道，出血与坏死明显

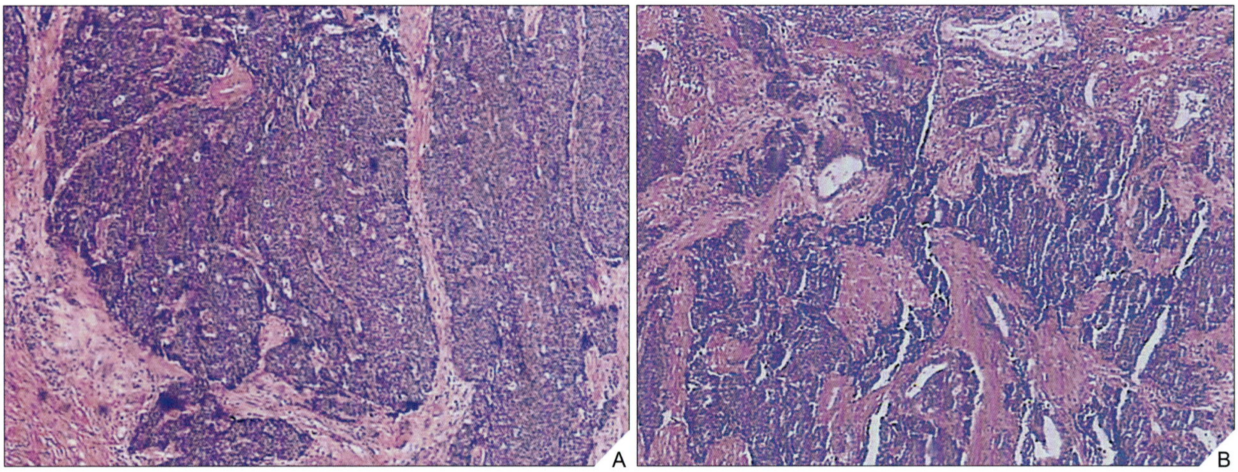

图 14-7 宫颈大细胞神经内分泌癌

瘤细胞巢的边缘较整齐，似有栅栏状排列（A），部分区域可见地图样坏死（B）

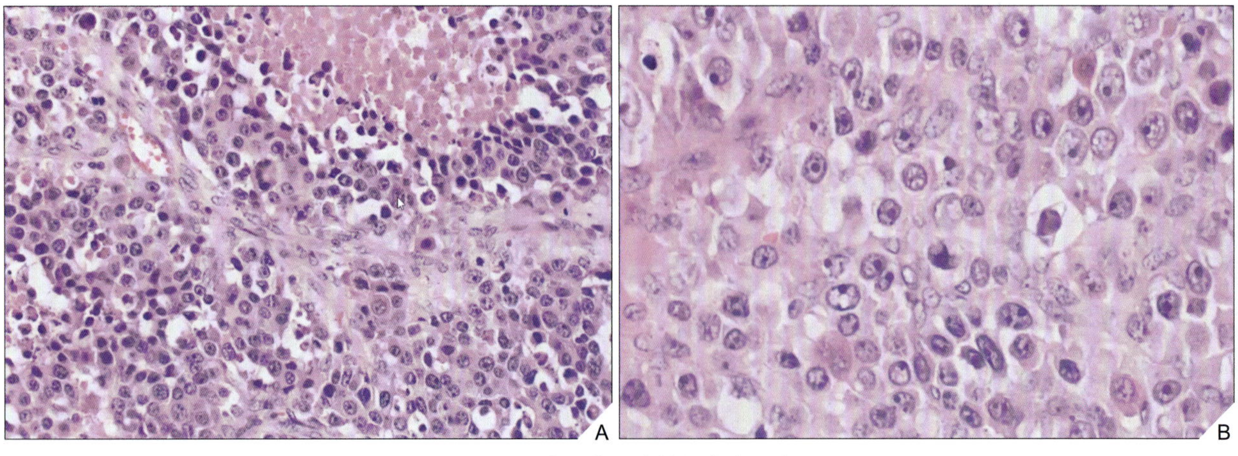

图 14-8 宫颈大细胞神经内分泌癌

瘤巢中可见坏死（A），瘤细胞体积较大，胞质呈嗜酸性，有明显核仁（B）

性则有助于后者的诊断。

【治疗及预后】

LCNEC 为高度侵袭性肿瘤，65% 的患者于 3 年内死于这种疾病，中位总生存期为 16.5 个月（范围：0.5～151 个月）[1]。肿瘤分期是独立的预后指标。治疗主要为手术结合放化疗，近期研究表明术前应用以铂类为基础的化疗可明显提高生存率。

（三）混合性神经内分泌癌

宫颈的 NEC 常与原位 / 浸润性鳞状细胞癌和腺癌混合存在，其中大部分是与腺癌合并存在，伴有高危型 HPV 的感染，特别是 HPV16 型和 HPV18 型。发病年龄和预后同单纯性 NEC。

第二节　未分化癌

【一般特征】

未分化癌（undifferentiated carcinoma）是指缺乏任何特异性分化的癌，无论光镜形态还是免疫组化标志等辅助手段均难以进行分类。

【大体病理学】

同常见宫颈癌，肉眼缺乏特征性。

【组织病理学】

肿瘤由成片生长的细胞构成，形态上缺乏明确的鳞状上皮或腺上皮分化的特点，在宫颈极为罕见。

【鉴别诊断】

应当尽可能地通过免疫组化（鳞状细胞：p63+；神经内分泌分化：INSM1、CgA+、Syn+、CD56+）和特殊染色（腺癌 AB/PAS 可显示黏液的存在）等来识别可能的分化，并进行必要的鉴别诊断，不要把分化差的鳞状细胞癌和腺癌、毛玻璃样癌及大细胞神经内分泌癌误归入未分化癌。肿瘤细胞对 SMARCA4、SMARCA2 和 SMARCB1 所编码的蛋白表达缺失支持未分化癌。此外，p16 组化和 HPV 原位杂交有助于鉴别转移性肿瘤[15]。

第三节　混合性上皮/间叶肿瘤

一、宫颈内膜型腺肌瘤和不典型息肉样腺肌瘤

（一）宫颈内膜型腺肌瘤

【一般特征】

宫颈内膜型腺肌瘤（endocervical adenomyoma）的形态与宫体同型肿瘤相同，由良性的腺体和间叶构成，但远少于宫体腺肌瘤，在子宫腺肌瘤中的比率不足 10%[16]。宫颈腺肌瘤患者的平均年龄大约为 40 岁（21～55 岁），既可表现为息肉样病变，也可完全生长在宫颈壁内。切面质硬，某些可见含有黏液的囊性区域。肿瘤间叶成分全部或大部分为平滑肌，上皮大多为宫颈黏液型，偶尔可为宫内膜样或两者混合，不典型息肉样腺肌瘤为其特殊变异形态。

【大体病理学】

大体上呈息肉状或肌间界限清楚的肿物，大小 1.3～23cm。切面呈灰白或黄褐色、梁状、可见数厘米大小的黏液潴留性囊腔[16, 17]。

【组织病理学】

宫颈内膜型腺肌瘤其上皮成分是宫颈型黏液柱状上皮，间叶成分是平滑肌瘤性间质，可见腺腔囊性扩张，黏液柱状上皮可向腔内呈乳头状突起，腺体可分布似小叶状结构。偶尔腺上皮可呈内膜样和输卵管上皮分化、鳞状化生或中肾分化。腺体上皮多无非典型性，核分裂象少见。偶有腺腔破裂，黏液外溢及间质反应。

【遗传学特点】

肿瘤中上皮和间质两种成分的确切本质及相互关系尚无相关的分子遗传学研究结果。

【鉴别诊断】

由于黏液性腺体在平滑肌组织中排列散乱，尤其当在宫颈壁内形成内生性肿物时，常易与微小偏离型腺癌相混淆。加上有时肿瘤可伴有黏液分泌亢进，患者出现阴道排液增多，会进一步增加对微偏腺癌的怀疑。如肿物的外生部分堵塞宫颈管，二者在影像学如 MRI 上形态也很相近。二者在组织学水平上的主要鉴别点：腺肌瘤界限清楚、没有硬化性间质反应及细胞异型性。对于免疫组化鉴别指标，研究指出微偏腺癌的黏液柱状上皮具有胃黏液腺的某些特征，HIK1083（M-GGMC-1）和 MUC6（胃型黏

液蛋白）标记阳性，HIK1083 也是幽门腺表型的更特异的标志物，而正常宫颈腺上皮和腺肌瘤中的腺上皮为阴性[18]。另外微偏腺癌缺乏典型的米勒型上皮特点，ER 及 PR 通常呈阴性，特别是 PR，故雌孕激素受体染色也有助于将微偏腺癌与腺肌瘤中的良性腺体区分开。如果存在 p53 蛋白异常表达（过表达、完全缺失或胞质阳性），则提示可能存在 *TP53* 基因突变，支持微偏腺癌。一项大宗研究显示宫颈微偏腺癌中 p53 蛋白异常表达率高达 41%[19]。此外，约半数的宫颈微偏腺癌伴有 *STK11/LKB1* 基因的突变（胚系或体细胞突变），也是一个有用的鉴别指标[20]。

宫颈腺肌瘤还需要与以下几种常见的宫颈良性病变相鉴别：深部的宫颈腺体或囊肿、微小腺体增生、隧道样腺丛、小叶状宫颈腺体增生、宫颈内膜异位和弥漫性板层状宫颈内膜增生，尤其在活检的破碎样本中易与腺肌瘤相混淆。以上病变虽然可以伴有正常或增生的宫颈间质，但都没有平滑肌的增生。微小腺体增生、隧道样腺丛与小叶状宫颈腺体增生都缺乏肉眼可见的肿物。宫颈内膜异位缺乏小叶状结构，不呈息肉状生长，一般出现在宫颈壁的外 1/3，与表浅正常的宫颈内膜之间有一个带状的宫颈间质相分割。深部的宫颈腺体一般位于表浅正常腺体之下，腺体数目很少，大小和形状正常，没有细胞异型性。纳囊也可位于宫颈壁的深处，但组织学呈良性形态，且没有平滑肌的增生。

【治疗及预后】

本肿瘤呈良性。

（二）不典型息肉样腺肌瘤

【大体病理学】

大体呈界限清楚的肿物，大小 1～10cm。部分可呈息肉状突入宫颈管内。切面呈灰白色或黄褐色、呈梁状、最常累及子宫下段和宫颈上段。

【组织病理学】

不典型息肉样腺肌瘤（atypical polypoid adenomyoma）是指腺体结构复杂伴 / 不伴腺上皮异型性的腺肌瘤，详情参照第二十章，本节不再赘述。

二、腺肉瘤

【一般特征】

宫颈腺肉瘤（adenosarcoma）罕见，仅占女性生殖系统腺肉瘤的 10%，子宫腺肉瘤的 1/4 发生于宫颈。但由于很易漏诊或误诊，实际发生率可能要高。肿瘤由良性、最多轻度非典型性的 mullerian 上皮与低度恶性的间叶成分构成[21]。与宫体腺肉瘤多见于绝经后患者不同，宫颈腺肉瘤患者虽然年龄跨度较大，但常相对年轻，甚至见于少女和幼童，不同的资料统计宫颈腺肉瘤的平均年龄在 31～38 岁（11～67 岁），临床主要表现为阴道不规则出血，常被误认为是复发性“宫颈息肉”。

【大体病理学】

肉眼多呈息肉状生长，也可形成明显的肿块。通常单发，也可多发。大小 2～5cm（平均 3cm）。

【组织病理学】

呈上皮与间叶双相分化，上皮成分为良性，仅具有轻度异型性，但腺体的轮廓通常不规则或有明显分支，呈叶状或囊性外观。被覆上皮常为宫颈内膜型并可伴有鳞状上皮化生（图 14-9，图 14-10），偶见呈输卵管型或子宫内膜样，宽大的乳头状结构也很常见。几乎所有的病例中均可见局灶上皮的异型性，表现为细胞形状不规则，胞质明显嗜酸，核增大，但以上特点不足以诊断为上皮成分恶性。间质成分具有不同程度的异型性、常相似于低度恶性的子宫内膜间质肉瘤，并可见片状或弥漫性的细胞丰富区域，尤其常在腺上皮的周围富集，形成所谓的“袖套状生发层（cambium layer）”。性索样结构和平滑肌分化甚至异源性成分，尤以骨骼肌和软骨可见，也可能出现横纹肌或脂肪母细胞分化（图 14-11）。由于间质成分向扩张的腺腔内生长，可形成具有特征性的“叶状”结构。分裂象的活跃程度不等，即使没有见到间质细胞有核分裂，当具有叶片状结构或袖套状生发层时，也可诊断腺肉瘤。一般来说，腺肉瘤的诊断依赖于以下特征的识别：①分叶状结构；②明显的间质细胞异型性；③腺体周围间质袖套状结构；④腺体囊性扩张；⑤分裂象≥ 2/10HPFs。

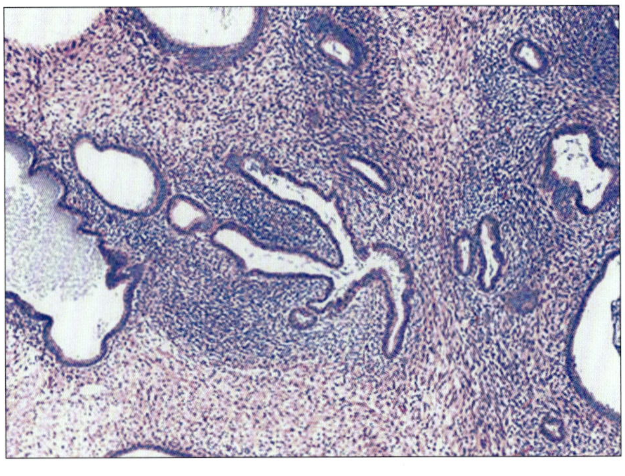

图 14-9　宫颈腺肉瘤

可见良性的颈管黏液腺体，周围绕以袖套状的肉瘤性间质

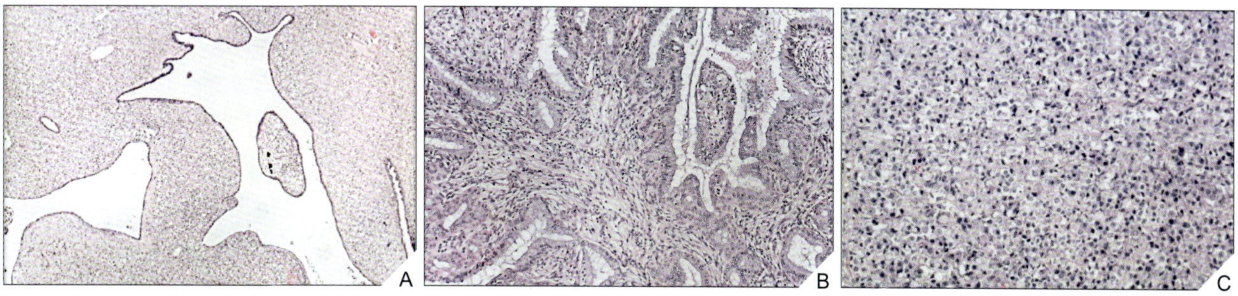

图 14–10　宫颈腺肉瘤

低倍镜下可见叶状结构（A），高倍镜下可见宫颈腺体（B）和肉瘤状间质成分（C）

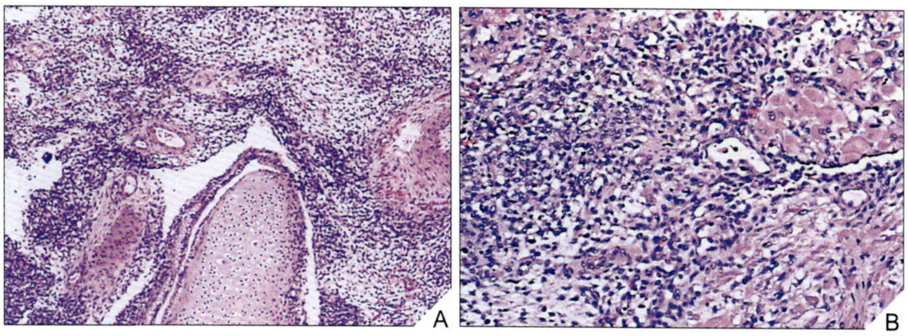

图 14–11　宫颈腺肉瘤

肉瘤成分呈散在的深染组织（A），伴有异源性的软骨和横纹肌分化（B，右上）

如果上述特征中的项目≥2项广泛存在，那么更倾向于诊断为腺肉瘤。若仅见到少于2项，不能做腺肉瘤的诊断，但应在诊断备注中说明并建议随访。当纯肉瘤成分，通常为高级别肉瘤，在肿瘤中超过25%时，可称之“肉瘤过度生长（sarcomatous overgrowth）”。腺肉瘤可以在宫颈中多灶发生并累及子宫内膜。

【遗传学特点】

近来一篇研究收集了18例腺肉瘤，进行了深度测序研究，结果显示，这18例腺肉瘤最常见分子事件是MDM2（12q15）与CDK4（12q14.1）低水平基因扩增（5/18，28%），其中3例伴有肉瘤过度生长，2例不伴有肉瘤过度生长。22%（4/18）伴有MYBL1（8q13.1）扩增。腺肉瘤伴有或不伴有肉瘤过度生长时，两组基因突变数量类似（3～14个平均9.7 vs 5～16个平均9.6），但两组拷贝数变异差异明显（24.6 vs 5）。另外几种常见的基因拷贝数丢失为CDKN2A（5/18，28%）、BAP1（17%，3/18）和RB（17%，3/18）。进一步分析还提示，腺肉瘤常见PIK3CA/AKT/PTEN信号通路异常（13/18，72%），但TP53突变不常见（仅见于2例伴有肉瘤过度生长的病例）。ATRX突变见于3个病例，且均伴有肉瘤过度生长（17%）。未检测到基因重排[22]。

【鉴别诊断】

由于子宫腺肉瘤70%以上发生于宫体，故首先应除外宫体腺肉瘤突入宫颈。宫颈是否存在腺纤维瘤，以及与腺肉瘤的鉴别标准存在争议，以往主要以肿瘤间质细胞明显异型、有恶性的异源性成分、肌层侵犯及核分裂象≥4/2mm^{2}等作为判断恶性的标准。但在实践中发现，依据上述标准评判为良性——即腺纤维瘤的病例，偶可表现出侵袭性的生物学行为，故目前对分裂象不再做具体要求，而是更加强调袖套状生发层的生长方式。Gallardo等[23]研究发现，腺肉瘤伴有肉瘤成分过度生长时，Ki-67标记率明显增高，同时有TP53突变及CD10和PR表达缺失。不伴有肉瘤成分过生长者，其分子标记与腺纤维瘤、宫颈息肉及子宫内膜异位等良性病变相似，且预后很好。提示以往诊断的“腺纤维瘤”有可能是分化良好的腺肉瘤，但现有的形态学指标尚不足以对它们区分。目前很多病理学家对是否真正存在“腺纤维瘤”这一病种提出了质疑[24]。如果由于分裂象少而导致腺肉瘤被低诊断为腺纤维瘤，则会出现复发并导致不良预后。因此，只要低倍镜视野的结构非常典型，即使分裂象很低、也应该诊断为腺肉瘤。

在活检标本中，宫颈腺肉瘤容易被误诊为宫颈息肉。虽然腺肉瘤的平均体积大于宫颈息肉，但肿瘤体积不是独立的鉴别标准。间质细胞的密度、异型性和分裂象也是诊断的重要依据，但因腺肉瘤中的肉瘤成分常呈灶状分布，在活检中容易被漏诊。因此，应当仔细观察间质成分和陷入腺体的形状，尤其当腺体形状不规则、向内折叠或呈裂隙状时，建议再次取材送检。宫颈葡萄状肉瘤的患者一般多为青少年，但因其生物学行为更为侵袭，也需要除外。其密集的肿瘤细胞围绕在腺体周围时很像袖套状结构，但肿瘤细胞小、染色深、分裂象易见，局灶可见横纹，且没有叶状的生长方式，Myo-D1 阳性等均不同于腺肉瘤。癌肉瘤因其上皮成分有明显的恶性特征，一般情况下易于与腺肉瘤区分。

【治疗及预后】

总的来讲，宫颈腺肉瘤恶性度不高，预后较好，复发和转移的概率低。临床分期（是否侵及肌层及其深度）是影响预后的重要因素，脉管受累与淋巴结转移、肉瘤成分过生长也显著影响预后。肿瘤的大小与预后相关，可能是体积越小越可以完整手术切除。另外高分化，无或仅有浅肌层侵犯者大多也预后良好[21, 25, 26]。目前治疗尚无统一的模式，一般选择全子宫 - 双侧附件切除。对于年轻患者肿瘤呈息肉状生长，且根部有细蒂的，可尝试单纯肿物切除以保留生育功能，但应充分取材确定是否切净及有无累及肌层，并严密随访。肿瘤侵及深肌层者可以加放疗和化疗。

三、癌肉瘤

【一般特征】

癌肉瘤（carcinosarcoma）曾被命名为恶性中胚叶混合瘤（malignant mixed mullerian tumors, MMMT），被认为是来自米勒管的上皮和间叶混合性恶性肿瘤，但目前认为其本质是一种低分化的癌，其中的肉瘤成分是低分化癌的某个克隆发生分化谱系偏移的结果。发生于宫颈者远较发生于宫体的罕见，迄今国外文献仅有约 50 例，在女性生殖道癌肉瘤中占 3%[27]。其临床表现与宫体癌肉瘤相似，多见于绝经后女性，平均 65 岁（12～93 岁），主要表现为阴道不规则出血和宫颈肿物。近年发现宫颈癌肉瘤有很高的 HPV 检出率，表明 HPV 感染在其发生上起到重要作用，其中 HPV16 型检出率高于 HPV18 型。研究表明，宫颈癌肉瘤的本质与宫体癌肉瘤一样均为低分化癌，其肉瘤成分源自肿瘤中癌成分的去分化。但与宫体癌肉瘤不同，宫颈癌肉瘤大部分在就诊时局限于宫颈。

【大体病理学】

典型的肉眼表现为宫颈管内巨大息肉样突起或无蒂的肿物。

【组织病理学】

肿瘤呈上皮与间质双相分化，且两者均表现为恶性的特征（图 14-12）。与宫体癌肉瘤的上皮样成分主要为内膜腺癌不同，宫颈癌肉瘤的上皮分化主要表现为宫颈上皮类型的癌，以基底样鳞状细胞癌居多，也可为鳞状细胞癌或子宫内膜样癌，一些少

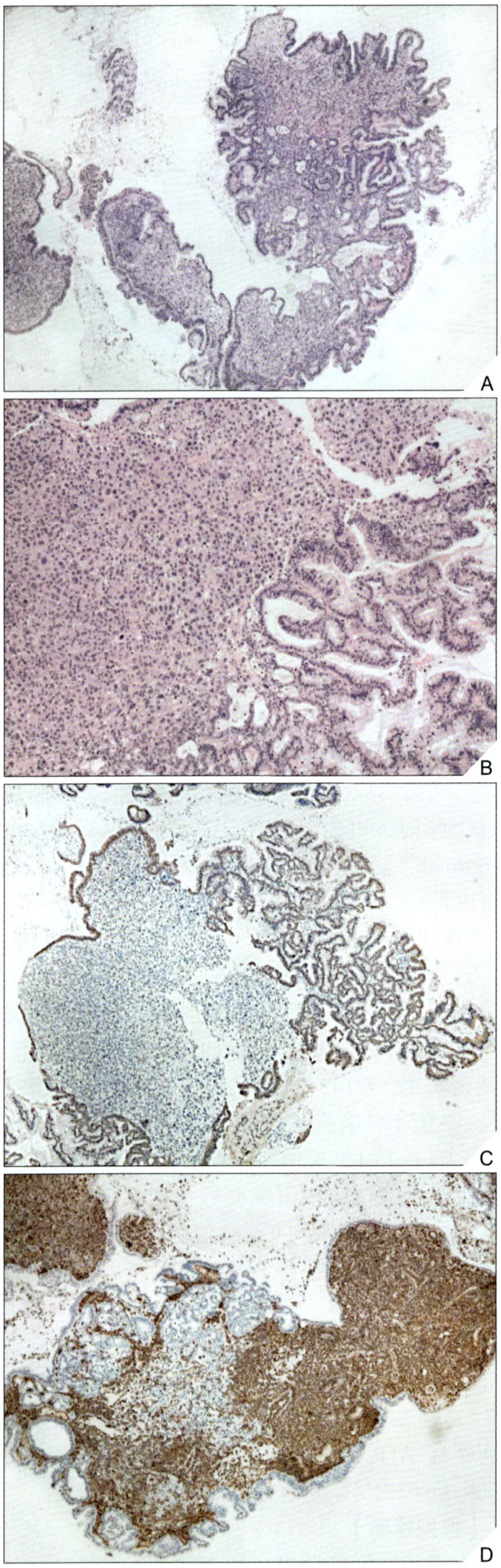

图 14-12　宫颈癌肉瘤

镜下可见癌与肉瘤双相分化（A～D），免疫组化 AE1/AE3 癌成分阳性（C），肉瘤成分 vimentin 阳性（D）

见的类型如腺样基底细胞癌和腺样囊性癌及中肾癌偶可见。肿瘤中的肉瘤样成分大多为同源性，如纤维肉瘤或子宫内膜间质肉瘤，分化差，并可有黏液变性。

【鉴别诊断】

由于宫颈癌肉瘤的发生率远远低于宫体，因此需要首先除外宫体癌肉瘤累及宫颈，两者的鉴别要点总结于表 14-3。此外还需要与腺肉瘤相鉴别，由于后者的上皮成分为良性，一般鉴别并不难。对于上皮成分较少的癌肉瘤，有时会被误诊为子宫内膜间质肉瘤，但由于二者的临床预后和治疗方式均有明显不同，因此鉴别是十分必要的。对于癌成分为基底样鳞状细胞癌时，需要与肉瘤样低分化鳞状细胞癌相鉴别，后者的肉瘤样成分也表达细胞角蛋白（AE1/AE3）。

【治疗及预后】

多局限于宫颈，预后较宫体的癌肉瘤好。

表 14-3 宫体与宫颈癌肉瘤的鉴别

部位	宫体	宫颈
病因和发病机制	属于Ⅱ型内膜癌，多有 p53 突变	与高危型 HPV 相关
大体形态	肿瘤常充满宫腔	肿瘤多局限于宫颈
镜下形态	上皮成分为宫内膜癌，多为浆液性癌	上皮性成分为宫颈癌，多为基底样鳞状细胞癌或鳞状细胞癌
临床预后	预后差	预后稍好

第四节 间叶肿瘤

一、子宫内膜间质肉瘤

宫颈是子宫内膜异位的常见部位，但这一部位的子宫内膜间质肉瘤（endometrioid stromal sarcoma，ESS）罕见，迄今报道仅 20 例左右，肿瘤发生可能与子宫内膜异位相关。诊断标准与其他部位的 ESS 相同，但需首先除外宫体的 ESS 累及宫颈，并与宫颈富细胞性平滑肌瘤、腺体稀少的子宫内膜异位灶及恶性外周神经鞘瘤相鉴别。

二、腺泡状软组织肉瘤

【一般特征】

腺泡状软组织肉瘤（alveolar soft part sarcoma，ASPS）是一种罕见、组织来源不明的肉瘤，肿瘤细胞大而多角形，胞质嗜酸性、颗粒状，呈实性或腺泡样生长方式。ASPS 多见于四肢、躯干与头颈部软组织，很少累及生殖道。其中生殖道 38% 的 ASPS 发生于宫颈[28]，也有统计表明宫颈 ASPS 与宫体 ASPS 的比率相近。宫颈 ASPS 发病平均年龄 29.9 岁（8～39 岁），以阴道出血为主要表现。

【大体病理学】

一般肿瘤直径 <5cm，大多有清楚的界限。

【组织病理学】

镜下观察由一致的嗜酸性颗粒胞质的大细胞构成，实性片状排列为主，腺泡状形态较软组织 ASPS 少见。具有特征性的是胞质中红染的棒状晶体结构，并显示耐淀粉酶 -PAS 阳性，但免疫组化各种上皮和间叶性标记多为阴性，除核常显示 TFE3 阳性外，缺乏特异性组化标志物。

【遗传学特点】

来源不明，一些研究提示其本质上可能是肌源性肿瘤[29]。有类似软组织 ASPS 的特异性基因异位，即 t（X；17）（p11；q25），并可继发 ASPL/TFE3 的基因融合，从而导致 TFE3 蛋白的表达上调[30]。

【治疗及预后】

仅个别宫颈 ASPS 病例有远隔部位转移，尚无死亡病例。预后优于软组织 ASPS，可能与宫颈 ASPS 较早出现阴道出血和月经紊乱等症状，易于早期发现与诊治有关。值得注意的是，有资料表明，ASPS 患者首次就诊至转移的中位时间可长达 6 年，40% 的患者复发于 10 年或 10 年以后，因此有必要对这些病例长期随访。

三、平滑肌肿瘤

（一）平滑肌瘤

【一般特征】

平滑肌瘤（leiomyoma）简称肌瘤，是宫颈最常见的间叶性肿瘤，但远较宫体肌瘤少，在全切子宫的标本中仅有0.6%的发病率，仅占全部子宫肌瘤的8%，并经常与宫体肌瘤合并存在。

【大体病理学】

肉眼上，与宫体肌瘤大多为多发性不同，绝大多数宫颈肌瘤为单发，可位于肌壁间、黏膜下或向外生长，以肌间型居多。由于宫颈部位的间质为纤维肌性不像宫体的平滑肌丰富，故宫颈平滑肌瘤与周围间质的界限可能会不如宫体肌瘤那样清楚。其生长方向可局限在宫颈或突向盆腔，较少向阴道方向发展。肌间肌瘤可致宫颈上唇或下唇肥大，体积大时使宫颈显著向盆腔伸长并增大，其长度与宽度都可远超过宫体，甚至将宫体顶在上面（图14-13），颈管也相应扩张。黏膜下肌瘤突向颈管，为宽基或带蒂，有时很像息肉，宫颈缺乏浆膜，肌瘤可突向宫颈外壁，但看不到类似宫体的带蒂浆膜下生长。偶尔肌瘤的位置同时累及到宫体与宫颈。肿瘤的切面与宫体肌瘤相同。偶可合并妊娠。

【组织病理学】

组织形态同子宫肌瘤，在大量平滑肌细胞增生的同时，会有多少不等的富于胶原的细胞外基质。一般诊断起来并不困难（图14-13）。各种组织学亚型，如黏液样、透明细胞型和黄色瘤型均可出现。比较棘手的问题是注意恶性潜能未定的平滑肌肿瘤的诊断问题，以免延误治疗，诊断标准同子宫体。

【遗传学特点】

目前认为肿瘤起源于宫颈散在分布的平滑肌细胞，遗传学特点同宫体平滑肌瘤。

【鉴别诊断】

应当首先除外来自宫体的黏膜下肌瘤脱垂至宫颈，根据肿瘤基部或蒂的位置，以及表面被覆的黏膜形态可以区分；还需与宫颈腺肌瘤样息肉相鉴别，两者均可见颈管黏膜与肌组织，但肌瘤表现为膨胀性生长，黏膜被覆在肿瘤表面。息肉中的肌组织缺乏编织状结构，与黏膜腺体夹杂分布，可见纤维血管束。

【治疗及预后】

良性肿瘤，但由于部位特殊，对子宫动脉栓塞疗效不如宫体平滑肌瘤。

（二）平滑肌肉瘤

【一般特征】

宫颈肉瘤罕见，仅不到宫颈恶性肿瘤的1%，其中平滑肌肉瘤（leiomyosarcoma）最多见，但也仅有30多例报道[31]。发病率不到宫颈肉瘤的1%。除个别发生于儿童，其余发生于围绝经期和绝经后女性。组织学表现多种形态，除普通类型，还有黏液样、上皮样等变异形态。

【大体病理学】

肉眼表现为宫颈弥漫性肿大或息肉状肿物。肿瘤质软、肉质感，常有出血坏死。黏液样平滑肌肉瘤可呈胶冻样（图14-14）。

【组织病理学】

镜下典型的形态由显著异型的平滑肌细胞组成，瘤细胞丰富，体积大，呈梭形或圆形，呈束状交错分布（图14-15）。细胞核弥漫性中-重度异型，核分裂活跃，可见病理性核分裂象。核仁明显，一个或多个。常见肿瘤的凝固性坏死、边缘浸润性生长和血管浸润，也可出现特殊形态的平滑肌肉瘤（图14-16）。评估良恶的标准与宫体肿瘤相同，需要综合考虑细胞的异型性、核分裂象、有无肿瘤凝固性坏死及浸润性边界等（见第二十章）。宫颈平滑肌肉瘤应与来自宫体的肿瘤相鉴别，尤其是发生于子宫下段（子宫峡部）的肿瘤。

【遗传学特点】

目前认为肿瘤起源于宫颈散在分布的平滑肌细胞，遗传学特点同宫体平滑肌瘤，具有高度基因组

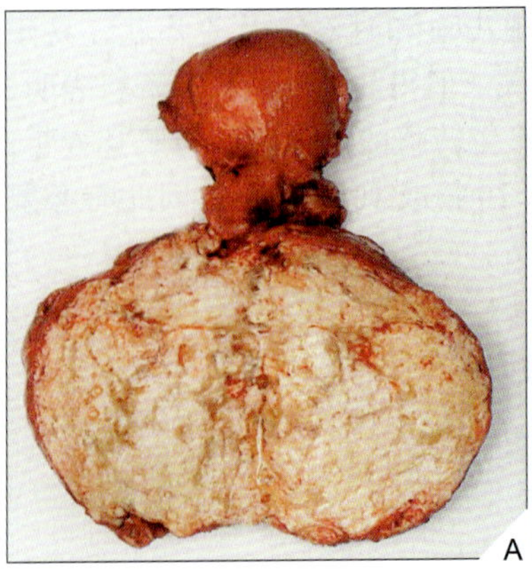

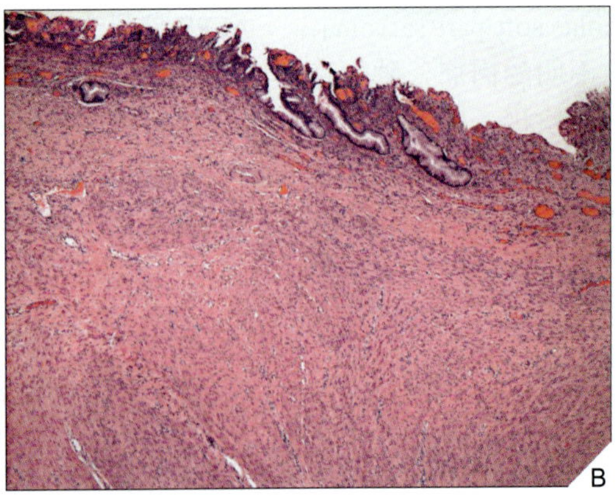

图14-13 宫颈大型平滑肌瘤

将宫体顶在上方，肿瘤切面白色、实性，有微小囊性变（A），肿瘤位于鳞状上皮下方，呈编织状排列（B）

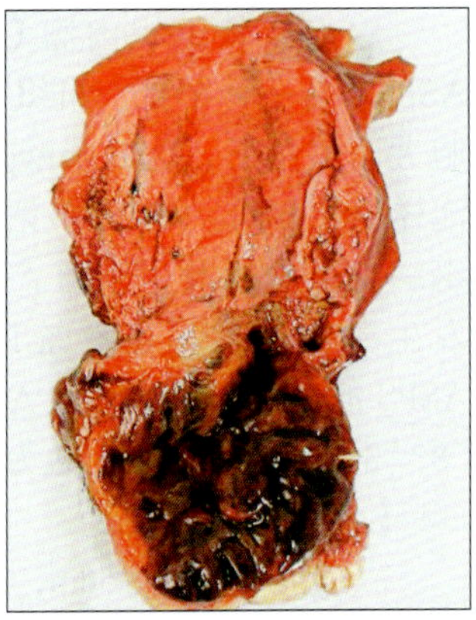

图14-14 宫颈黏液样平滑肌肉瘤

肿瘤切面可见出血、坏死，并呈胶冻样

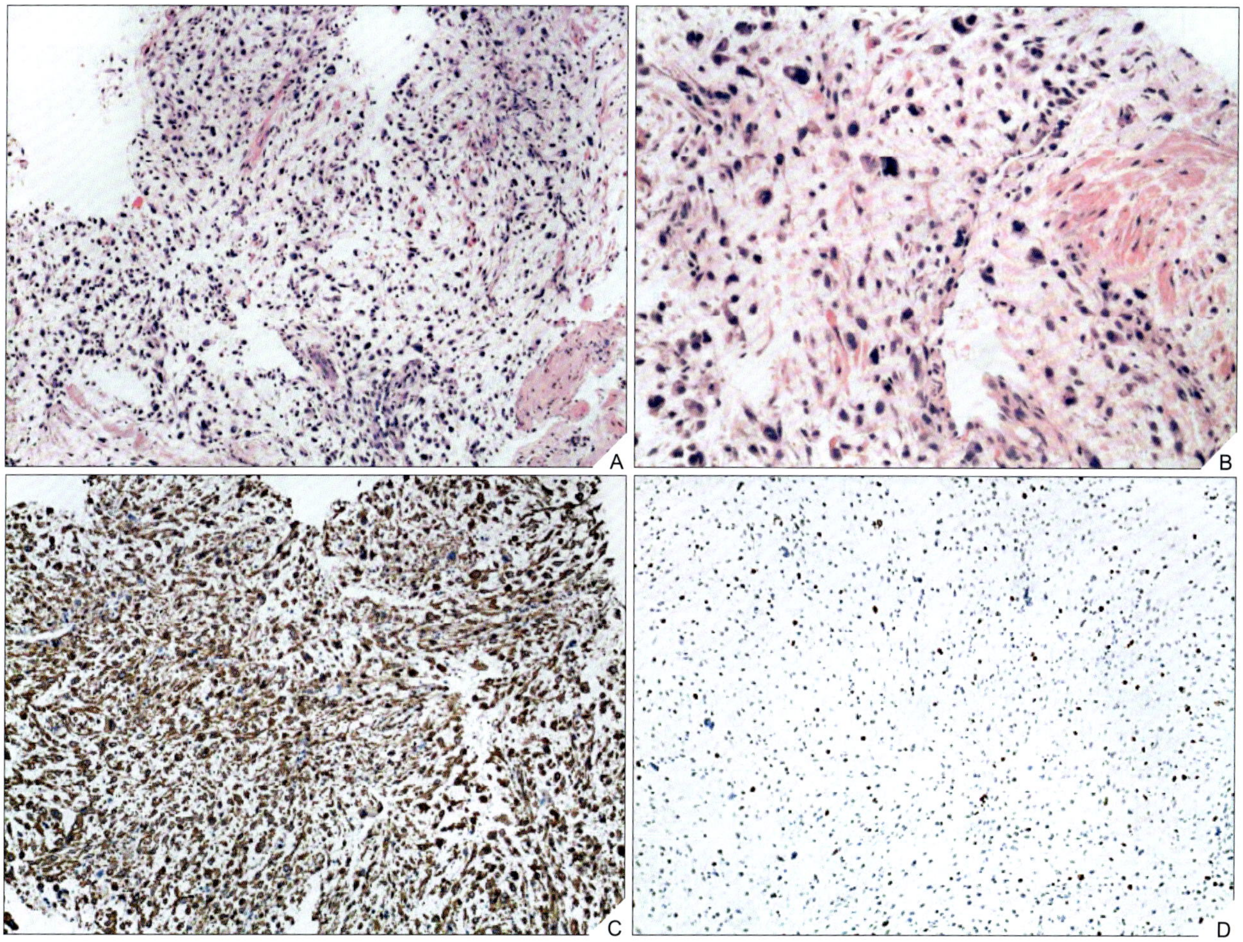

图 14-15　宫颈平滑肌肉瘤

细胞显著异型（A、B），免疫组化显示 SMA 弥漫强阳性（C），Ki-67 高表达（D）

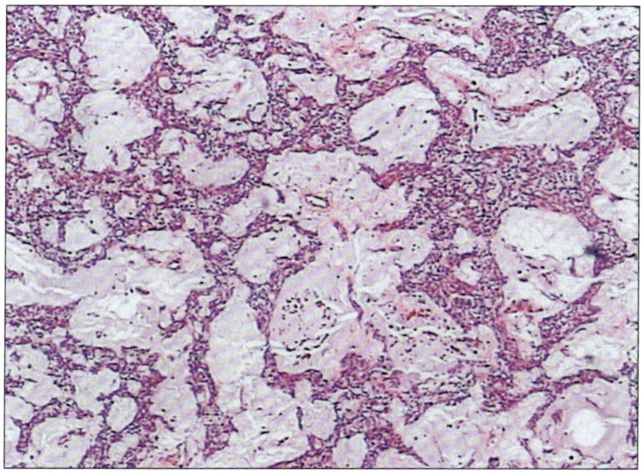

图 14-16　宫颈黏液样平滑肌肉瘤

瘤细胞间有大量黏液

不稳定性的肿瘤常可见更多的病理性核分裂象。

【鉴别诊断】

本病需与各种梭形细胞肿瘤相鉴别，免疫组化表达平滑肌的标志物，如 SMA，desmin，h-cadesmon 有助于肿瘤的鉴别。

【治疗及预后】

宫颈平滑肌肉瘤为高度恶性的肿瘤，死亡率约为 75%，5 年生存率不足 20%，常经血行转移至远隔部位，肿瘤临床分期是最重要的预后指标，组织学参数对预后指示意义不明。

四、横纹肌肿瘤

（一）横纹肌瘤

【一般特征】

横纹肌瘤（rhabdomyoma）是一种显示骨骼肌分化的女性下生殖道罕见肿瘤，由成熟的、肿瘤性横纹肌母细胞构成，其间夹杂数量不等的纤维性或水肿性间质，多见于成年女性的阴道，亦可发生于宫颈。研究显示，该肿瘤可能存在 AKT/mTOR 信号通路的异常。迄今未发现有体细胞拷贝数的变异和等位基因丢失。

【大体病理学】

肿瘤通常表现为实性结节，有时呈息肉样生长，直径多小于3cm。

【组织病理学】

肿瘤由相互交织、排列杂乱的、成熟无异型性的横纹肌母细胞构成。肿瘤细胞呈卵圆形或管状，胞质内可见多量横纹，无分裂象和坏死，间质呈纤维性或水肿样。电镜下可见胞质内大量堆积的肌纤维和Z带。

【鉴别诊断】

免疫组化表达desmin、actin、myogenin和MyoD1，有助于鉴别诊断。

【治疗及预后】

良性、不复发。

（二）横纹肌肉瘤

【一般特征】

横纹肌肉瘤（rhabdomyosarcoma）是显示横纹肌分化的恶性肿瘤，女性生殖道罕见。宫颈横纹肌肉瘤多见于青春期-成年女性，峰龄是10～20岁，通常表现为宫颈息肉或阴道出血。

【大体病理学】

肉眼多为鱼肉样息肉并可伴有灶状出血。

【组织病理学】

胚胎性横纹肌肉瘤是最常见的组织学形态：肿瘤息肉状生长，由小而圆或梭形细胞构成，核浓染。在上皮下形成致密的生发带（袖套层）。可观察到不同程度的骨骼肌分化特点。一半以上肿瘤可见软骨结节。

【遗传学特点】

在胚胎性横纹肌肉瘤中，RAS通路的基因突变激活了对myogenin表达和横纹肌生成有抑制作用的MAPK效应通路。*DICER1*综合征（胚系*DICER1*基因突变）是宫颈胚胎性横纹肌肉瘤的高危因素[32, 33]。在部分胚胎性横纹肌肉瘤中具有*DICER1*基因的体细胞突变[34, 35]。在腺泡状横纹肌肉瘤中，t（2；13）和t（1；13）重排产生了*PAX3-FOXO1A*或*PAX7-FOXO1A*基因的融合，从而激活了*PAX3*或*PAX7*靶向的下游调控增殖、存活、分化和运动的基因[36]。在多形性横纹肌肉瘤中，曾检出过*PIK3CA*和*TP53*的突变。

【鉴别诊断】

肿瘤胞质表达desmin、核myogenin阳性。

【治疗及预后】

由于大多为胚胎性横纹肌肉瘤，故整体预后较好。缺乏基因易位的腺泡状横纹肌肉瘤预后与胚胎性横纹肌肉瘤大致相似，间变性胚胎性横纹肌肉瘤预后差。与阴道的同名肿瘤相比，宫颈横纹肌肉瘤预后较好。曾报道患者在接受保守手术及化疗后多年无复发。

五、神经鞘瘤和恶性外周神经鞘瘤

【一般特征】

宫颈神经鞘瘤和恶性外周神经鞘瘤（malignant peripheral nerve sheath tumor，MPNST）罕见，迄今文献仅9例，均为成年女性（25～73岁，平均50岁），表现为阴道出血和宫颈肿物。

【大体病理学】

肿瘤病理学特征与软组织的同类肿瘤相似，以3～4cm居多（1.2～5cm）。大体呈息肉状或颈管内肿块，可伴表面溃疡或出血坏死，并侵犯宫颈肌壁。

【组织病理学】

镜下见肿瘤由梭形细胞组成，灶性呈上皮样。多数细胞丰富而密集，局灶可见黏液样细胞稀疏区，并有鱼骨样、结节状或编席样结构（图14-17）。瘤

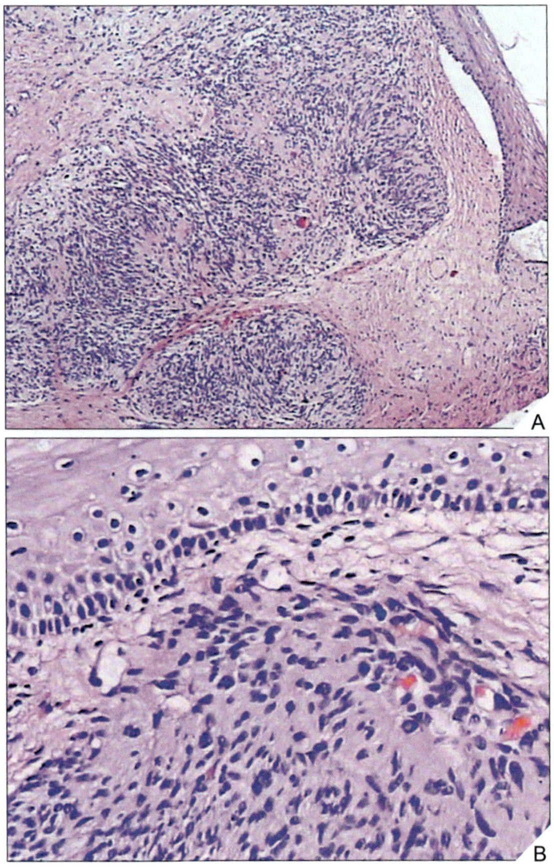

图14-17 宫颈神经鞘瘤

镜下见肿瘤位于鳞状上皮下方，可见细胞密集区与疏松区（A），高倍镜下见肿瘤由梭形细胞组成（B）

细胞可有中-重度异型或核分裂活跃，浸润宫颈间质，但不破坏腺体。变异形态包括上皮样和色素性MPNST也有个别报道。

【遗传学特点】

虽然大约一半的MPNST患者有1型神经纤维瘤病（neurofibromatosis type 1，NF1）史，但未见宫颈MPNST与NF1相关的报道。

【鉴别诊断】

MPNST与宫颈其他梭形细胞肿瘤相鉴别，包括神经鞘瘤、平滑肌肉瘤及宫颈间质肉瘤，免疫组化S-100、vimentin、desmin、myoglobin和actin有助区分，但S-100的表达程度有很大变异，有两例阴性，应综合其他指标判断。此外，还需要与恶性黑色素瘤及腺肉瘤等相鉴别。

【治疗及预后】

宫颈MPNST的预后似乎优于软组织的同名肿瘤，仅个别案例报道发生了转移。

六、原始神经外胚层肿瘤与尤因肉瘤

【一般特征】

原始神经外胚层肿瘤与尤因肉瘤（primitive neuroectodermal tumor/Ewing sarcoma，PNET/EWS）以往是作为两种不同类型的肿瘤，但遗传基因学研究表明两者均可见t（11；22）易位[37]。肿瘤的组织形态均由原始小圆形细胞构成，并可显示不同程度的神经外胚层分化，因此目前被视为同一范畴，统称为尤因肉瘤家族（Ewing family tumors，EFT）。

女性生殖系统的EFT最常见于卵巢，其次是宫体，而宫颈和阴道罕见。患者多为绝经后，发生于宫颈者文献中仅见21例报道[38, 39]，且患者主要为育龄期女性，半数以上年龄≤36岁（21～60岁，平均38岁），而骨的同型肿瘤患者更为年轻，大多年龄≤20岁。

【大体病理学】

就诊时肿瘤几乎均限于宫颈（ⅠB期，约半数长径≥4cm），也有个别扩散到子宫外。临床表现为不规则阴道出血或白带增多等非特异性的症状，妇科与影像学检查可见宫颈肿物，大者长径达7cm，可发生在宫颈前唇或后唇，常侵犯宫颈壁。

【组织病理学】

肿瘤由密集的小圆细胞组成，胞质很少。有时可见神经元、神经胶质、室管膜和髓上皮的分化，个别病例伴有鳞状细胞癌或未分化癌成分。免疫组化CD99（细胞膜弥漫强阳性）和FLI1（定位于细胞核）具有特异性与敏感性，并可有CgA与Syn的表达，广谱CK可局灶阳性，而其他的标记绝大多数阴性。

【遗传学特点】

85%～90%的EFT病例具有特征性的分子遗传学改变：22q12.2上的*EWS*基因与11q24.1—q24.3上的有核红细胞转录特异性家族基因发生了重排[40]。5%～10%的EFT病例具有EWSR1-ERG重排t（21；22）(q22；q12）

【鉴别诊断】

肿瘤应与低分化肉瘤或恶性黑色素瘤等小圆细胞肿瘤相鉴别。已报道的9例中1例在诊断后4.2年死于肺转移，其他治疗后生存5～42个月。

【治疗及预后】

目前多以新辅助化疗结合手术以减少复发。

七、血管周上皮样细胞肿瘤

【一般特征】

血管周上皮样细胞肿瘤（perivascular epithelioid cell tumor，PEComa）是指来源未定、具有血管周上皮样细胞分化的间叶性肿瘤，肿瘤局灶与血管壁相关、通常表达黑色素细胞和平滑肌的标志物。PEComa包括血管平滑肌脂肪瘤、淋巴管肌瘤病和一组发生于不同部位软组织及内脏的、组织形态及免疫表型相似的肿瘤。

虽然宫体是非结节性硬化综合征（tuberous sclerosis complex，TSC）相关性PEComa最常见的部位，但宫颈PEComa罕见[41, 42]，迄今只报道了10余例[43]。肿瘤以透明或嗜酸性胞质的上皮样细胞伴HMB-45免疫表型为特征，常兼有肌源性标志物阳性。患者年龄28～48岁，肿瘤长径一般为2～3cm。

【大体病理学】

肉眼外观通常被错认成平滑肌瘤或平滑肌肉瘤，影像学多显示界限清晰、富于血管。

【组织病理学】

典型的组织学特点：上皮样细胞伴或不伴有梭形细胞，排列成束状、巢状或片状。可见突出的分支状血管网，这些血管可以是纤细的毛细血管到厚壁的小动脉。细胞核的形态多样。分裂象少。病理特征详见第二十章。

已报道的3例中有1例伴有TSC，后者在其子宫肌壁、小肠和卵巢门均可见HBM-45阳性的反应性血管周上皮样细胞。免疫组化显示SMA和至少一种黑色素细胞的标志物，HMB-45最敏感，Melan-A和MitF（microphthalmia-associated transcription factor，小眼畸形相关转录因子）居于其次。这些患者随访 3 年，未见复发[41，42]。

【遗传学特点】

目前发现，TSC 相关性 PEComa（如血管平滑肌脂肪瘤）常伴 *TSC2* 基因的失活。而部分 PEComa 则包含 TFE3 的融合[44]，从而导致细胞核高表达 TFE3。

【鉴别诊断】

PEComa 应与上皮样平滑肌肿瘤、透明细胞癌、子宫内膜间质肉瘤等间叶性肿瘤相鉴别。其生物学行为有待观察，肿瘤大于 5cm、瘤细胞凝固性坏死及核分裂增加等提示恶性。

【治疗及预后】

已有资料显示预后良好。广泛子宫 + 双附件切除术目前被认为是最恰当的手术方式。目前认为辅助治疗无效。

八、NTRK 重排的梭形细胞肿瘤

【一般特征】

NTRK（neurotrophin tropomyosine receptor kinase）重排梭形细胞肿瘤（NTRK-rearranged spindle cell neoplasm）是一组具有 *NTRK* 基因重排的低级别梭形细胞肉瘤，可发生于全身不同的部位。在女性生殖系统，虽然也有宫体和阴道的报道，但主要发生于宫颈和（或）子宫下段。该肿瘤在 2011 年被首次报道[45]。大部分患者表现为阴道出血或宫颈肿物。患者年龄 23～43 岁（平均 31 岁）[46]。

【大体病理学】

肉眼外观通常质硬、轻度鱼肉样，位于宫颈间质。肿瘤最大径 3～12cm。

【组织病理学】

肿瘤具有“纤维肉瘤样”外观，主要由单一增生的梭形细胞构成，细胞具有轻 - 中度异型性、核仁不明显（图 14-18），偶见散在的非典型性合体细胞样细胞，分裂象多少不等（1～50 个 /mm^2），可见坏死。肿瘤内的血管呈鹿角样或厚壁。半数以上的肿瘤中可见血管周围的玻璃样变。肿瘤通常对周围肌层呈浸润性生长。迄今为止，仅有 1 例有关脉管内瘤栓的报道。约 70% 的病例中可见淋巴样细胞浸润。肿瘤细胞表达 CD34、S-100、Pan-TRK、CD10 和 cyclin D1，不表达 SMA、desmin、BCOR、ER、PR 和 SOX10。Pan-TRK 组化对于 *NTRK* 基因融合的敏感度较好，但并不特异[47-49]。因此，Pan-TRK 免疫组化可用于 NTRK 重排梭形细胞肿瘤的筛查。当

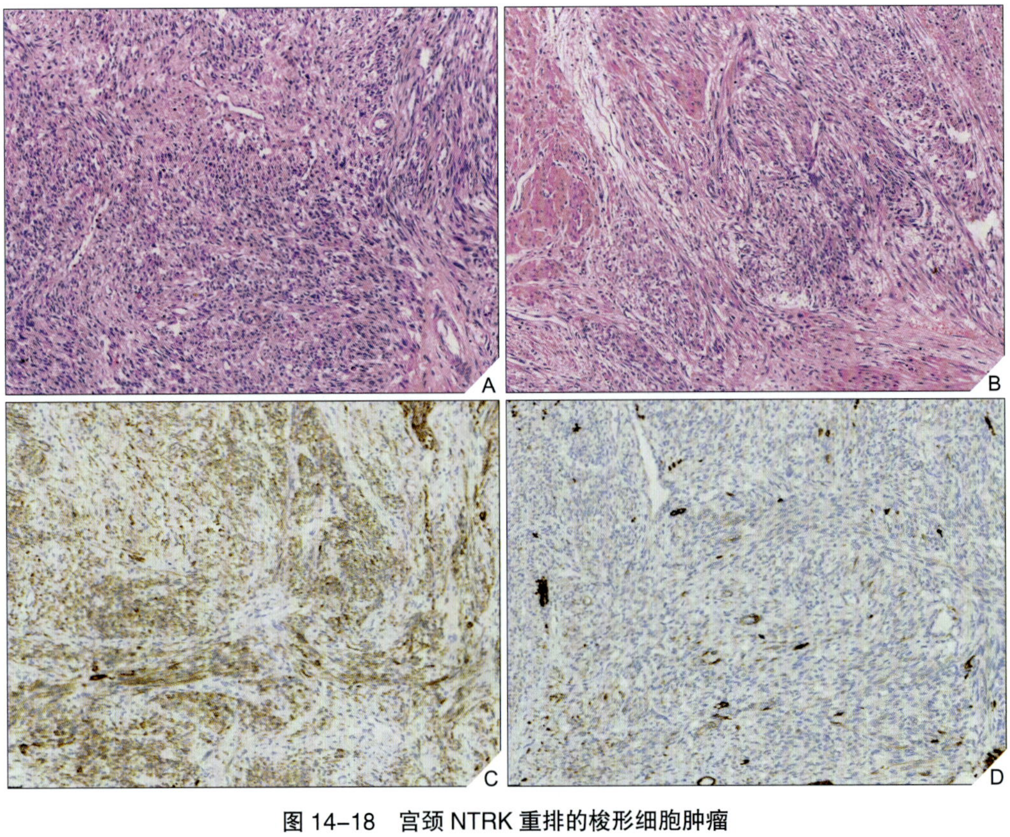

图 14-18　宫颈 NTRK 重排的梭形细胞肿瘤

瘤细胞呈梭形，细胞具有轻 - 中度异型性、核仁不明显（A）；肿瘤对周围肌层有侵袭性生长（B）；Pan-TRK 阳性（C）；h-caldesmon 阴性（D）。本例 NGS 检测见肿瘤同时存在 TNS1-NTRK3 和 NTRK3-AKAP13 两种融合

Pan-TRK 组化阳性时，可用 FISH 或 RNA 测序明确诊断。

该肿瘤的核心诊断特征：宫颈部位的梭形细胞肿瘤，肿瘤细胞胞质稀少、核卵圆形，免疫组化表达 S-100（80%～90%）和 CD34（60%），并具有 *NTRK* 基因重排。当然，首先要除外其他常见肉瘤。

【遗传学特点】

除具有特征性的 *NTRK1* 或 *NTRK3* 基因重排外，未见其他遗传学异常的报道。*NTRK* 基因 3' 端的激酶功能阈在发生基因易位后，被伙伴基因的 5' 低聚功能阈激活，从而使得融合蛋白获得了配体不依赖性的持续性激酶活性。

【鉴别诊断】

应与平滑肌肿瘤、孤立性纤维性肿瘤、炎症性肌成纤维细胞瘤、高级别子宫内膜间质肉瘤、伴有肉瘤成分过度生长的腺肉瘤、梭形细胞恶性黑色素瘤和 *COL1A1-PDGFB* 基因融合子宫肉瘤等相鉴别。需要特别强调的是，虽然 Pan-TRK 组化对于该肿瘤的敏感性较高，特异性有局限性，其他子宫肉瘤如具有 BCOR 重排的高级别内膜间质肉瘤也可表达 Pan-TRK[50, 51]，因此最终需要通过 FISH 或 RNA 测序进行确认。

【治疗及预后】

预后差异性较大，但至少部分肿瘤伴有转移和侵袭性临床经过。由于报道数量很少，故缺乏明确的预后和预测因子，但老年女性可能具有更高的疾病预后不良的风险。临床可使用 Trk 抑制剂进行治疗。

九、COL1A1-PDGFB 融合子宫肉瘤

【一般特征】

COL1A1-PDGFB 融合子宫肉瘤（COL1A1-PDGFB fusion uterine sarcoma）罕见，迄今只报道了 4 例，其中 2 例发生于宫颈，2 例发生于宫体[52]。

患者与 NTRK 重排梭形细胞肿瘤相比，COL1A1-PDGFB 融合子宫肉瘤的发病年龄较大（43～82 岁，平均 58，中位 54 岁），肿瘤分期晚（ⅠB～ⅣA 期），体积略大（最大径 5.8～12cm，平均 9.5cm，中位 10.1cm）[50]。

【大体病理学】

肿瘤呈现灰白 - 粉褐色，具有漩涡状结构，可见坏死（图 14-19A）。

【组织病理学】

肿瘤细胞丰富、相对单一，胞核呈卵圆形 - 梭

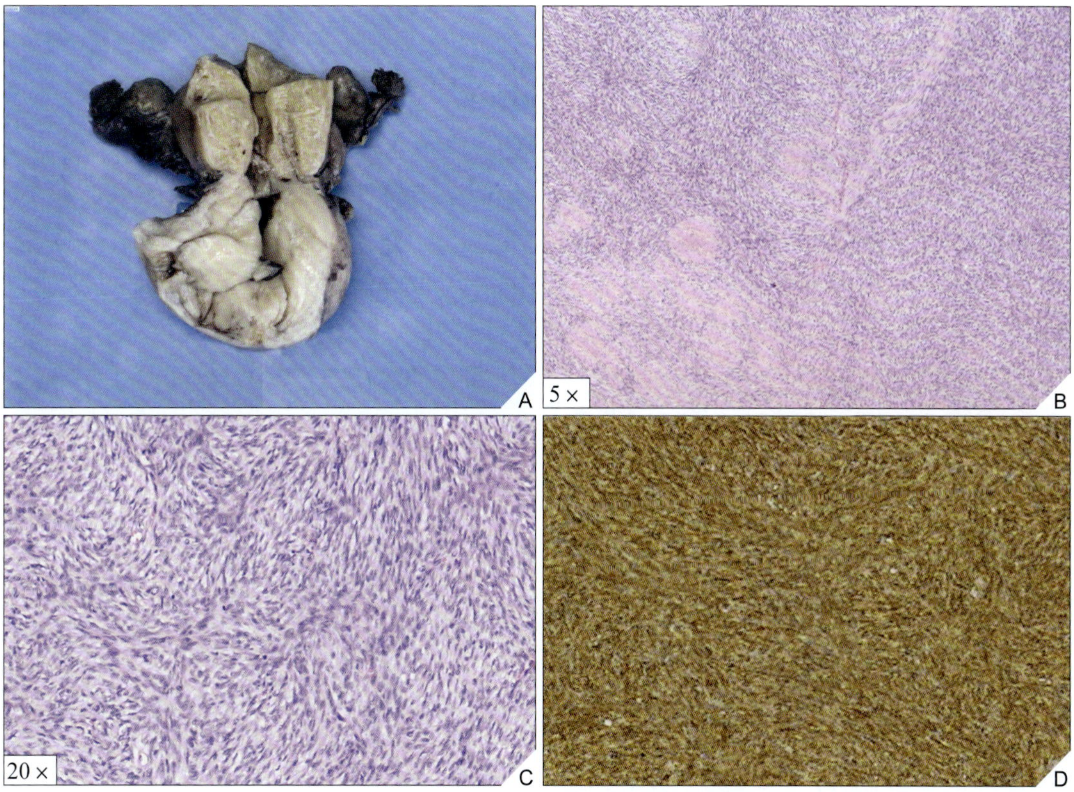

图 14-19　COL1A1-PDGFB 融合子宫肉瘤

子宫下段至宫颈处可见大小 7cm × 5cm × 3.5cm 的灰白色不整形肿物，切面呈灰白色，实性质细腻（A）；在显微镜下，可见梭形细胞肿瘤，与周围肌壁界限不清，局部向纤维肌层不规则浸润生长（B）；肿瘤由相对一致的梭形细胞组成，呈编织状、席纹状排列（C）；免疫组化染色，肿瘤细胞 CD34 弥漫阳性（D）。该例图片由沈丹华提供

形、胞质稀少、细胞界限不清。虽然同样具有“纤维肉瘤样”外观，但与NTRK融合子宫肉瘤不同，COL1A1-PDGFB融合子宫肉瘤通常呈席纹样或鱼骨样排列。肿瘤具有侵袭性边界。肿瘤细胞具有轻-中度异型性，分裂象活跃[（8～45）/10 HPFs，平均23个，中位20个]（图14-19B，图14-19C）。缺少淋巴样细胞浸润和血管周围的硬化。肿瘤表达CD34（偶可仅灶状阳性）（图14-19D），但S100、Pan-TRK、desmin、ER和PR阴性。

【遗传学特点】

具有COL1A1-PDGFB基因融合，遗传学特征与软组织的隆突性纤维肉瘤和婴儿巨细胞性成纤维细胞瘤相同。虽然有学者提议将该肿瘤称为子宫隆突性纤维肉瘤（二者的遗传学、组化标志物和形态学均高度一致），但目前学术界仍推荐使用COL1A1-PDGFB融合子宫肉瘤。

【鉴别诊断】

应与平滑肌肿瘤、孤立性纤维性肿瘤、炎症性肌成纤维细胞瘤、高级别子宫内膜间质肉瘤、伴有肉瘤成分过度增生的腺肉瘤、梭形细胞恶性黑色素瘤和NTRK重排梭形细胞肿瘤等进行鉴别。

【治疗及预后】

可使用小分子的酪氨酸激酶抑制剂进行治疗。文献中已经报道的4个病例中，1名5年后死于肿瘤，2名分别在随访10个月和2个月后均无复发，另一个病例刚刚报道。

第五节　黑色素细胞病变

一、黏膜黑色素瘤

【一般特征】

不足2%的恶性黑色素瘤原发于女性生殖道[53]，其中外阴最常见（约占3/4），其次是阴道（约1/5）。宫颈原发性恶性黑色素瘤罕见，主要是黏膜黑色素瘤（mucosal melanoma）。黏膜黑色素瘤是发生于非皮肤部位的恶性黑色素细胞肿瘤，迄今文献中仅有不足百例的报道，占所有生殖道恶性黑色素瘤的3%～9%。患者平均年龄59岁，大多数为绝经后。主要表现为阴道不规则出血，半数以上的病例在发现时已经扩散到宫颈以外，累及阴道穹。

【大体病理学】

主要表现为外生性息肉状肿物，或呈单发或多发的结节，界限清晰，有时表面形成溃疡。肿瘤大小0.3～9cm，平均3cm。病变颜色主要为暗色，包括蓝色、黑色或棕色等，常带有不同程度的红色，如紫红、棕红或棕色，约45%的病例无明显色素。

【组织病理学】

组织形态多样，最常见梭形细胞（促纤维增生型）及上皮样细胞，少数为圆形及透明细胞。梭形细胞可含有胞质内色素，上皮样细胞体积大，含有少量嗜酸性胞质、核深染具有明显核仁，也可胞质丰富、具有大的泡状核及异常核分裂（图14-20，图14-21）。

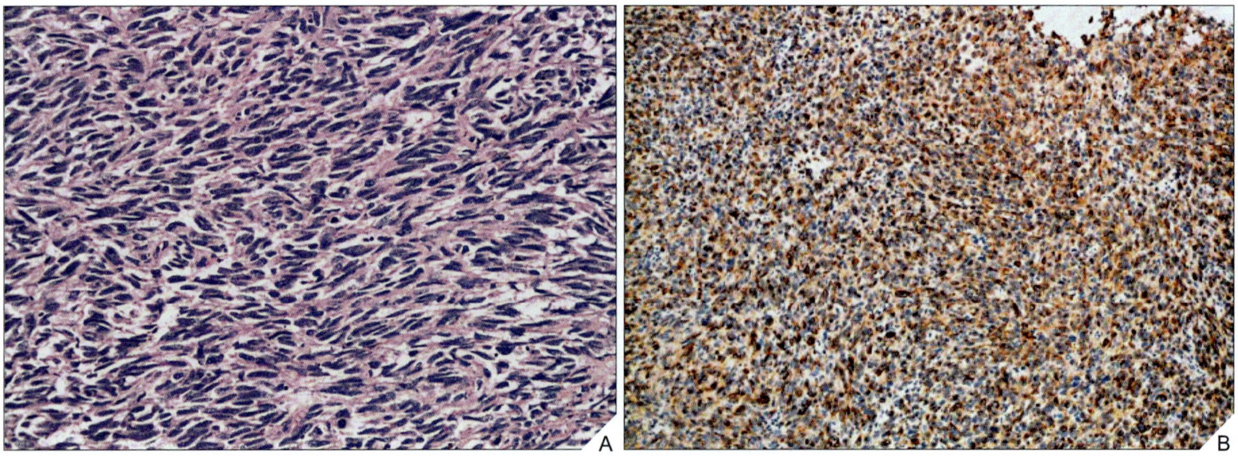

图14-20　宫颈黏膜黑色素瘤

肿瘤主要呈梭形，细胞核深染有明显异型（A），免疫组化HMB-45弥漫阳性（B）

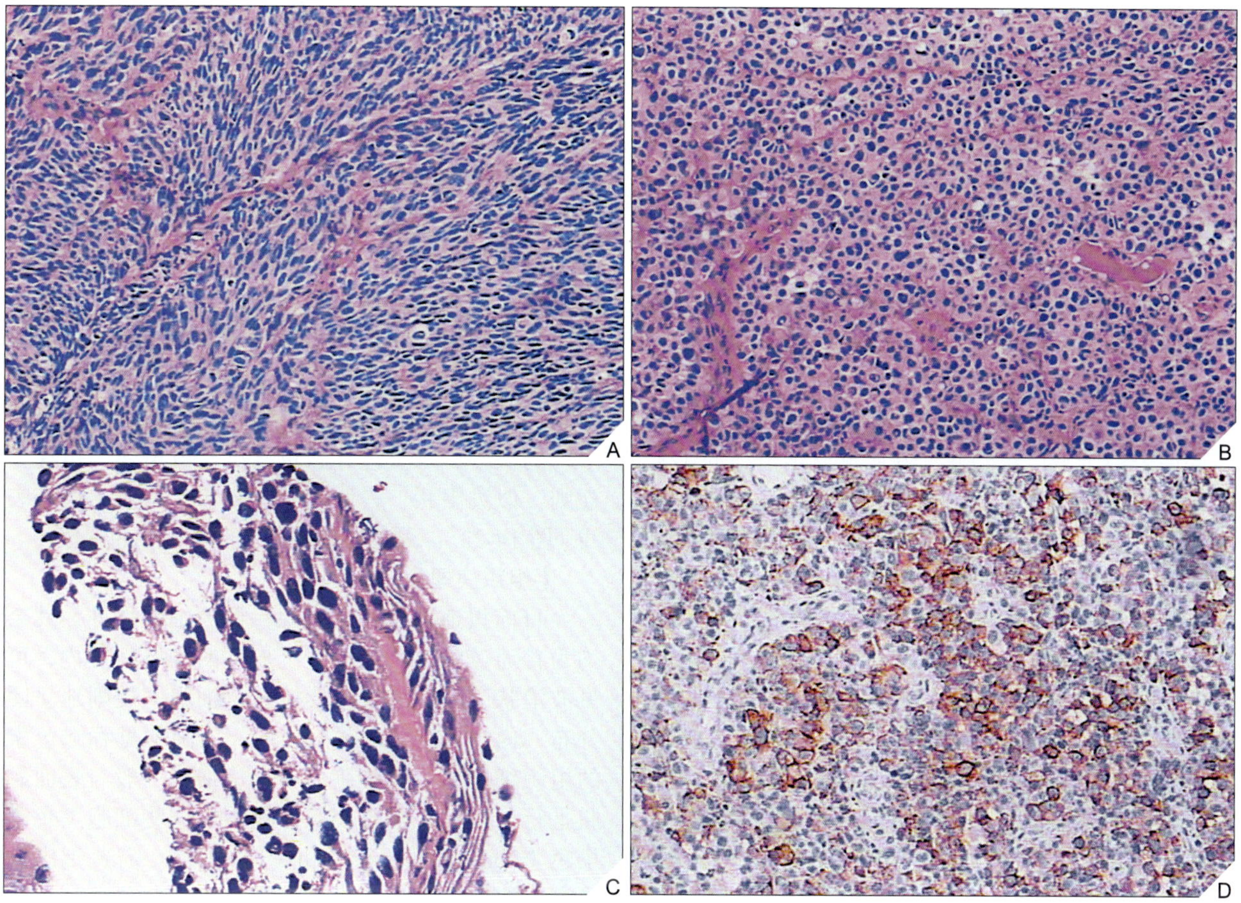

图 14-21　宫颈黏膜黑色素瘤

梭形细胞（A）及上皮样（B）双相分化，局部可见上皮的交界活动（C），免疫组化显示 HMB-45 阳性（D）

肿瘤细胞可以单个或呈小簇状生长。通常具有不同程度的多形性，大量的核分裂象，常见核内及胞质包涵体。少数情况下可见多核巨细胞。肿瘤可侵犯宫颈黏膜，间质具有促纤维结缔组织反应，邻近的宫颈上皮常见交界性改变，即表皮内有非典型增生的黑色素细胞。

【遗传学特点】

与皮肤恶性黑色素瘤不同，黏膜黑色素瘤与紫外线照射暴露无关，因此突变负荷低、无紫外线突变特征。相反，黏膜黑色素瘤有较多的染色体结构变异和包括高水平扩增在内的大量拷贝数变异。最常见的体细胞变异包括 SF3B1、KIT、ATRX、TP53、ARID2、SETD2 和 BRAF（突变频率低于皮肤恶性黑色素瘤）。

【鉴别诊断】

宫颈原发恶性黑色素瘤需与继发性病变相鉴别。原发肿瘤病变附近表皮内常可观察到交界活性，残存正常表皮也可见黑色素，且身体其他部位无恶性黑色素瘤。继发性肿瘤多生长在表皮基底膜以下，罕见表皮的交界活性，然而恶性黑色素瘤常对表皮造成破坏，组织学鉴别有很大困难。文献中报道的宫颈原发恶性黑色素瘤中，只有约一半病例被确认有表皮的交界活性。如果未见肿瘤周边的交界活性，那就要仔细除外其他部位，如继发于眼和皮肤的恶性黑色素瘤。但在实际工作中，由于继发性恶性黑色素瘤的原发灶常非常隐蔽，很难做到完全除外。总的来说，宫颈本身由于血运不丰富，加之富于纤维的间质不利于肿瘤生长，因此宫颈继发性恶性黑色素瘤罕见。

宫颈黏膜黑色素瘤的细胞常为梭形，且约半数病例可不含有色素，很容易被误诊为梭形细胞的肉瘤，如 MPNST 等。曾有报道初诊时为 MPNST，肿瘤复发后呈现出典型的恶性黑色素瘤形态学表现。免疫组化标记对诊断十分必要。建议 HMB-45、Mart1（Melan-A）、S-100 和 MitF 联合使用，因为的确有些恶性黑色素瘤不表达 HMB-45 和 S-100。

此外，宫颈黏膜黑色素瘤还有硬化性[54]和透明细胞性组织学亚型[55]的报道，前者需要与平滑肌肉瘤相鉴别，后者很容易被误诊为透明细胞癌。

【治疗及预后】

目前尚无特别针对女性生殖道黏膜黑色素瘤的

临床分期指标，但可以借鉴皮肤恶性黑色素瘤的分期原则。FIGO分期、肿瘤厚度及是否有淋巴脉管侵犯与预后关系密切。FIGO Ⅰ期至Ⅳ期的比例分别为41%、34.4%、18%、6.5%。与其他黏膜部位发生的恶性黑色素瘤一样，宫颈原发黏膜黑色素瘤比皮肤的黑色素瘤凶险，为高度侵袭性肿瘤，预后极差。Ⅰ期、Ⅱ期的5年生存率仅为25%及14%，Ⅲ期及Ⅳ期则接近0%。患者的平均生存期约为2.4年。部分原因可能与部位隐蔽、不容易被早期发现有关。

由于发病率低，没有统一的治疗方法。目前文献中报道的病例约80%为FIGO Ⅰ期和Ⅱ期，因此多提倡采用子宫广泛切除+盆腔淋巴结清扫的手术方式。由于病变常累及阴道，并在阴道残端出现复发，一般会适当切除部分阴道。放疗和化疗的效果似乎不太满意。部分患者能从KIT和BRAF的靶向治疗中获益。

二、蓝痣

【一般特征】

宫颈是皮外蓝痣（blue nevus）最常发生的部位，尽管英文文献仅见75例报道[56]，但有报道经连续切片后，约30%的子宫内可见此病变，我们通过观察新鲜标本，发现其发生率为5.3%，表明宫颈蓝痣并不少见。患者大多40～50岁，可能与子宫全切在该年龄组比较常见有关，近年随着锥切标本的增多，宫颈蓝痣的高峰年龄是否会有所降低有待观察。患者无临床症状，均为术后偶然发现。

【大体病理学】

病变多在全切子宫或宫颈锥切标本中偶然发现，个别来自宫颈息肉，妇科检查及阴道镜检一般无法发现。大部分病变位于颈管内，常为多发，后壁多于前壁，以颈管上1/3最常见，其次是中段，单独下段受累的很少。少数蓝痣发生在宫颈外口。蓝痣的直径多为0.1～0.4cm，偶尔直径≥1.5cm，表现大小不一的灰蓝、灰黑色片状色素沉着或斑块，边缘不规则，似泼墨状，表面无明显隆起，切面见病变表浅（图14-22）。颈管黏膜光滑湿润，附白色黏液。

【组织病理学】

目前报道的宫颈蓝痣除一例为细胞性外，其余均为普通蓝痣。病灶位于上皮下的浅层间质内，可见波浪状、纤细的长梭形树枝状细胞不规则地呈团分布，内含黑色素（图14-23）。周围常见吞噬色素的组织细胞和肥大细胞。单个痣细胞一般与表面黏膜平行分布，并围绕在腺体周围。这些细胞黑色素染色（Fontana-Masson）和S-100阳性。需要指出的是，正如皮肤的相应病变一样，仅有部分宫颈蓝痣HMB-45为阳性。这可能是因为HMB-45主要标记

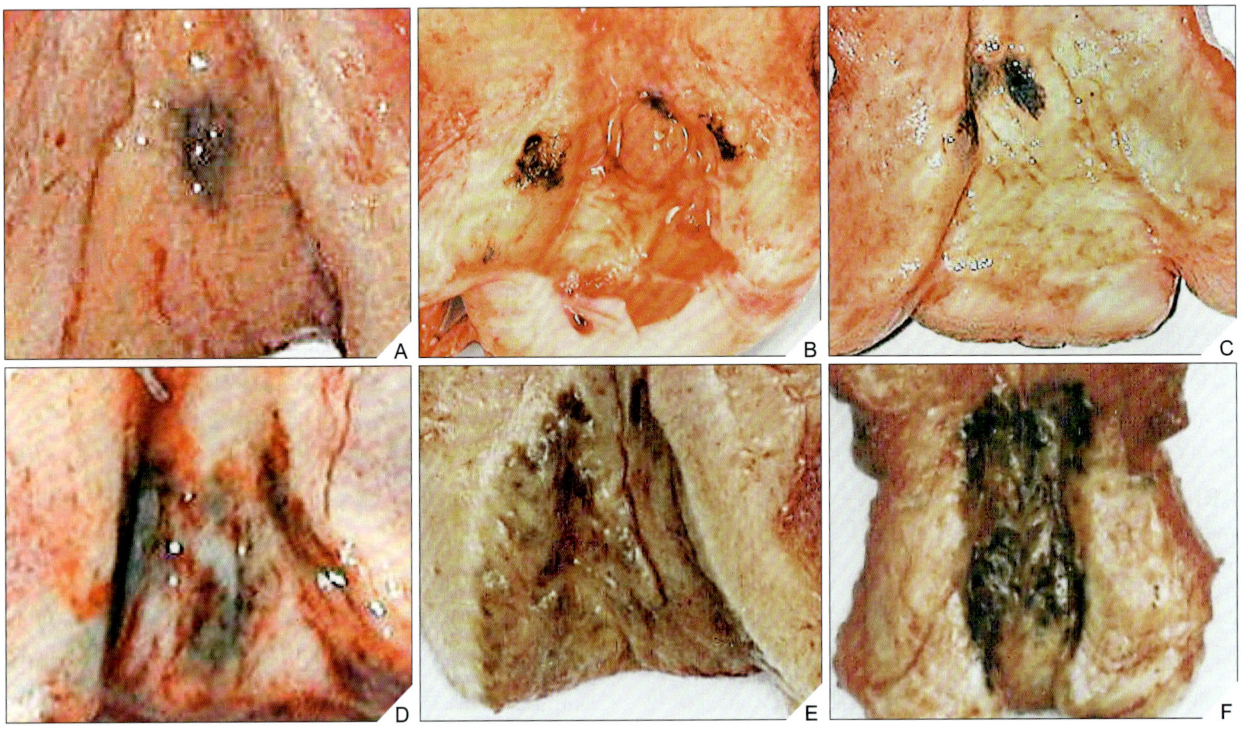

图14-22 宫颈蓝痣

可见颈管内单个（A）或多个（B、C）色素性斑点，或弥漫性色素斑片（D～F），色素斑深浅不一，从灰蓝、棕色至灰黑

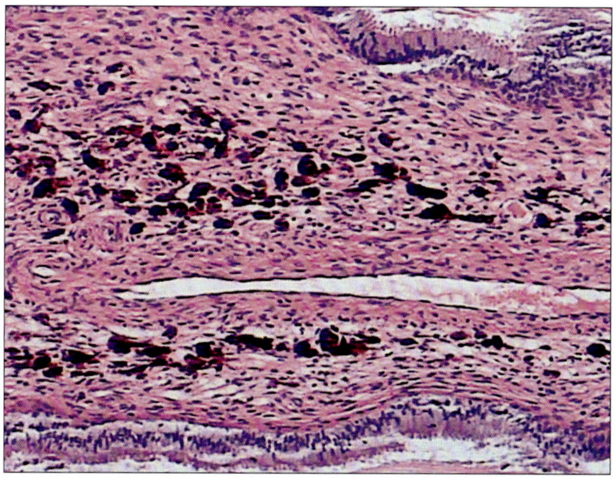

图 14-23 宫颈蓝痣

色素细胞不规则分布于腺上皮下与腺管周围，并混杂吞噬色素的组织细胞

不成熟的黑色素小体，而宫颈蓝痣细胞中大部分是成熟性黑色素小体。目前仅见 1 例宫颈细胞性蓝痣，该例体积较大（达数厘米），并累及阴道和处女膜，在阴道镜下清晰可见。尽管有报道蓝痣随访了 3 年而没有变化，但由于皮肤的细胞性蓝痣有恶性变的报道，并且出现过阴道恶性黑色素瘤同时伴发宫颈蓝痣的病例，因此应当完整切除病变。

对于宫颈蓝痣的来源一直有两种理论：一种认为，在胚胎发育时，向表皮迁移的黑色素前体细胞误位于间质。对良性子宫全切标本进行连续切片观察并用 Fontana-Masson 染色研究发现，在 28% 的标本中均可见散在间质中的微灶（大部分小于 1mm）黑色素细胞，而且这些灶仅存于宫颈黏膜下的间质内。这一发现似乎支持上述学说。此外，蓝痣细胞表达 S-100，为宫颈施万细胞或间质细胞向黑色素细胞转化学说提供了证据，并有学者认为这可以用来解释为何多数宫颈恶性黑色素瘤不累及表面黏膜上皮。超微结构研究曾发现蓝痣细胞中具有很多施万细胞的特征性结构，但并没有得到后来研究的支持。

【鉴别诊断】

阴道镜与大体检查需要与恶性黑色素瘤、子宫内膜异位、血管瘤、出血、纳囊及黑变病相鉴别。宫颈陈旧出血可见于剖宫产手术瘢痕、子宫内膜异位等多种情况，大体可见颈管内蓝斑，外观与蓝痣相似，但陈旧性出血切面为小腔，有血液流出，而蓝痣切面无腔隙感，可见界清的色素。曾有宫颈外口黑变病的报道，组织学表现为基底层上皮细胞的色素增多，伴或不伴基底色素细胞的增生，间质内没有黑色素病变。这些病变一般与既往宫颈外伤有关，并经常伴有上皮疣状增生和角化亢进。此外，虽然理论上普通型交界痣、皮内痣和混合痣也在鉴别之列，但至今没有令人信服的病例报道出现。宫颈间质出现色素细胞增生最重要的鉴别诊断是恶性黑色素瘤，如果伴有阴道不规则出血、息肉状或蕈伞样的色素性病变则强烈提示恶性黑色素瘤。尽管交界活性、细胞的丰富程度、分裂象和异型性是比较可靠的形态学鉴别指标，但当取材局限时鉴别也存在困难。宫颈恶性黑色素瘤中常常存在梭形细胞。在所报道的 43 例宫颈原发恶性黑色素瘤中，只有 14 例含有上皮内成分。诊断恶性黑色素瘤的形态学线索：非典型上皮样黑色素细胞，灶状的分裂活性和周边的炎症反应。继发于产伤或外伤所产生的含铁血黄素的沉积是蓝痣的另外一个重要鉴别诊断。可依靠镜下色素的形状、大小和颜色进行鉴别，铁染色有助于鉴别。

【治疗及预后】

尽管细胞性或普通蓝痣偶可恶性变，但尚未见宫颈蓝痣恶性变。

第六节 淋巴瘤和白血病

一、恶性淋巴瘤

【一般特征】

女性生殖系统原发性恶性淋巴瘤（malignant lymphoma）罕见，多为系统性淋巴瘤累及宫颈。发生于宫颈者在英文文献中仅有 130 例左右，约占所有结外淋巴瘤的 1.5%。Kosari 等[57]报道了 186 例累及女性生殖道的淋巴瘤，其中 63% 为生殖道原发，包括约一半原发于卵巢，宫体和宫颈约各占 1/6。患者多见于 20～50 岁的绝经前女性，平均 45 岁，多为经产妇。主要症状是阴道出血，其他症状包括盆腔痛、有时伴性交后出血、阴道排液等。病因不明，可能与长期的慢性炎症有关。

【大体病理学】

颈管壁通常弥漫性增厚，呈现“桶状”外观。部分表现为息肉样或孤立性肿物。宫颈黏膜肉眼观多无异常，少数情况下因肿瘤坏死形成溃疡从而累及黏膜。约 67% 的病例表现为上皮下的肿物，而无表面受累。切面一般界限清楚，白色至棕褐色，质地均一，呈鱼肉状或质硬韧，可见出血和坏死。肿物可累及宫体、近段阴道或宫旁软组织。大部分临床分期较早，但已经侵及颈管壁深层。

【组织病理学】

弥漫大 B 细胞淋巴瘤是最常见的类型[57]，占 60% 左右。肿瘤细胞围绕宫颈腺体生长，但与黏膜相关淋巴组织结外边缘区淋巴瘤（MALToma）不同，一般很少累及腺上皮和表面鳞状上皮。在鳞状上皮与肿瘤细胞间可见一个清晰的薄层胶原化的间质带，偶见宫颈管黏膜受累，形成溃疡和坏死。紧邻上皮下和淋巴瘤的周围可见小淋巴细胞浸润，成熟浆细胞罕见。有时胶原纤维显著增生并分割肿瘤细胞形成巢团样结构，可呈界限清楚、具推挤性边界的单结节或多结节。宫颈外口常有比较明显的硬化，值得注意的是，宫颈内口的硬化不明显，在息肉状肿物中更不突出。因此硬化可能与部位相关。

滤泡型淋巴瘤在宫颈的发病率位于第二，约占 8.5%[58]，表现为宫颈间质深部密集分布的淋巴滤泡样结节，这些结节之间排列拥挤，缺乏套区和生发中心，由相对单一形态的中心细胞或中心细胞与不同数量的中心母细胞构成，常见肿瘤细胞侵犯血管壁。

根据多组病例报道，宫颈原发淋巴瘤中，临床分期较早的病例组中多为弥漫大 B 细胞性淋巴瘤，而晚期病例组中包括多种类型。宫颈套细胞淋巴瘤、MALToma、Burkitt 淋巴瘤、NK/T 细胞淋巴瘤、非特指型外周 T 细胞淋巴瘤和霍奇金淋巴瘤也有报道。

【鉴别诊断】

由于宫颈淋巴瘤的黏膜表面多不受累，因此细胞学很难检测到病变。诊断主要依赖组织学。需要牢记的是，宫颈非霍奇金淋巴瘤罕见，诊断时须非常小心，鉴别诊断：宫颈淋巴瘤样病变、其他造血系统病变、神经内分泌癌、子宫内膜间质肉瘤、恶性黑色素瘤、癌肉瘤和 PNET。

【治疗及预后】

宫颈原发的淋巴瘤通常局限并预后较好，但系统性淋巴瘤累及宫颈的病例预后较差。

二、髓样肿瘤

【一般特征】

髓样肿瘤（myeloid neoplasm）主要包括髓样白血病和髓样肉瘤，是发生在髓外部位由伴有或不伴有成熟迹象的髓系细胞构成的肿块，它既可是原发性的，也可与急、慢性髓系白血病、其他骨髓增殖性肿瘤、骨髓增生异常综合征同时发生，并可为急性髓系白血病治疗缓解后复发的表现。

髓系肉瘤累及女性生殖道相当罕见，其中卵巢最常受累，其次为宫颈及宫体，宫颈较宫体更常见，迄今英文文献中宫颈粒细胞肉瘤只有 25 例报道[3]，国内报道 10 例左右。与 AML 一样，文献报道患者年龄跨度大（26～75 岁），平均年龄 47 岁。大部分（83%）表现为阴道出血或接触性出血，其次（29%）是腹腔疼痛或不适，系统性症状占 17%，另有 17% 合并有其他症状。

【大体病理学】

肉眼观，宫颈常肥大，桶状，有时为息肉或结节状。新鲜粒细胞肉瘤切面因富含髓过氧化物酶常可呈绿色，因此被人们称为“绿色瘤”。典型的病变位于变薄的表皮之下或表面溃烂。

【组织病理学】

主要由不同分化程度的髓系母细胞（又称原粒细胞）、早幼粒细胞、中幼粒细胞组成，细胞小至中等大小，呈片状生长，核 / 浆比高，核圆形或稍不规则（卵圆或肾形），染色质纤细，分裂象多见。根据分化程度不同分为母细胞型、不成熟型及分化型。母细胞型主要由原粒细胞组成；中间分化程度的不成熟型主要含有原粒细胞和早幼粒细胞，嗜酸性中幼粒细胞常见；分化型是由早幼粒细胞和成熟后期阶段的细胞组成，嗜酸性中幼粒细胞在此型最丰富。不成熟型及母细胞型较常见。不同程度嗜酸性粒细胞对诊断具有很好的提示作用。如果由单核细胞（又称原单核细胞）和幼（前）单核细胞构成髓系肉瘤，可称单核细胞肉瘤（图 14-24，图 14-25），瘤细胞弥漫排列，常误诊为恶性淋巴瘤。

【遗传学特点】

有关信息非常有限，但曾有报道，一例局限于宫颈的髓样肉瘤具有涉及 MLL 和 ELL 基因的 t（11；19）(q23；p13.3）[59]。

【鉴别诊断】

但由于粒细胞肉瘤常分化较差，在活检中的误诊率非常高，一组研究显示，只有大约 44% 的患者能够得到正确诊断，在不伴有白血病的情况下诊断更为困难。最常见的误诊是淋巴瘤，因此建议，只要形态上可能提示粒细胞肉瘤者，均要用免疫组化进行鉴别，并检查外周血，行骨髓活检。常用的免疫组化指标：MPO、CD68、CD117、溶菌酶和 CD15，氯乙酰脂酶也会很有帮助。MPO 是粒细胞及

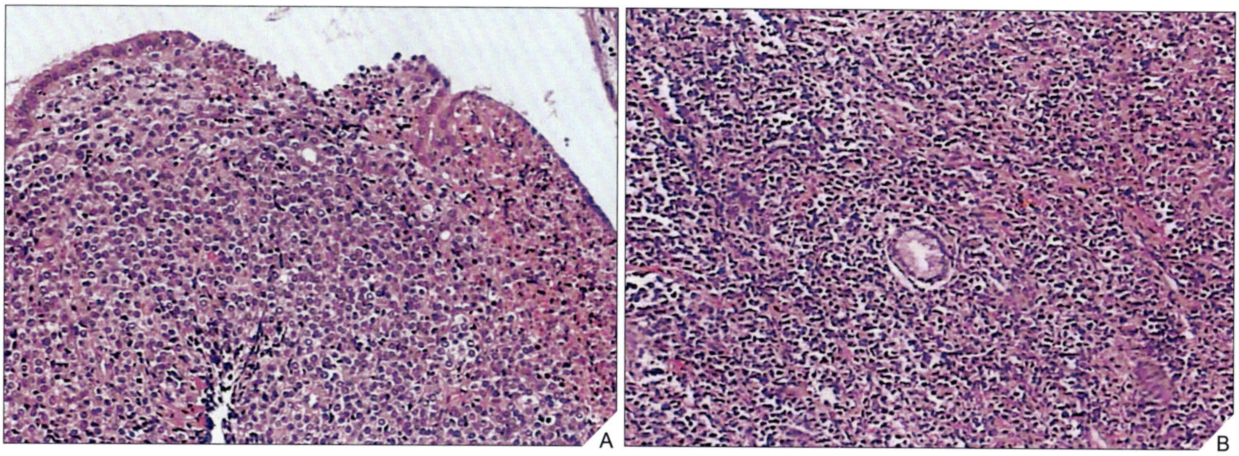

图 14-24　宫颈髓系肉瘤

肿瘤弥漫分布于宫颈腺上皮之下（A），可见残存的宫颈腺体（B）

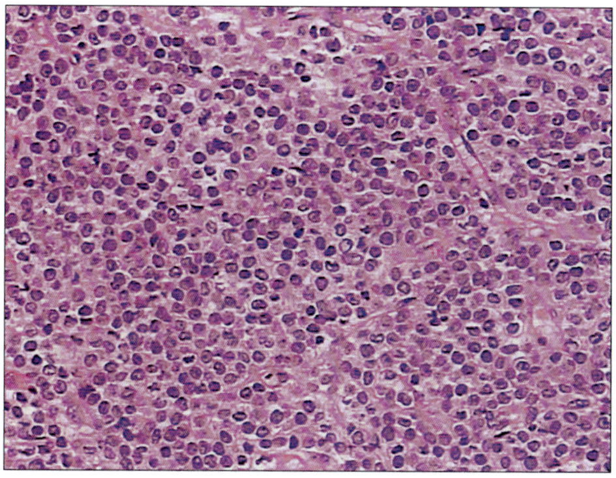

图 14-25　宫颈髓系肉瘤

可见大量幼稚的单核细胞

其肿瘤的特异性标记，阳性率可达 77%～97%，可在粒细胞分化的各个阶段表达，但分化程度较低的母细胞型肿瘤细胞常不表达。CD43 几乎在所有的髓细胞肉瘤中都表达，但特异度不高，当遇到来源未定的肿瘤细胞 CD43 阳性、CD20 和 CD3 阴性时，要考虑到髓细胞系肿瘤的可能性。

【治疗及预后】

有关报道很少，但似乎预后与疾病所累及的范围和有关的遗传学异常相关。

第七节　其他疾病

一、宫颈内膜息肉

【一般特征】

宫颈内膜息肉简称宫颈息肉，临床非常多见，是局部宫颈黏膜组织增生所致，一般认为与局部炎症或长期慢性刺激有关，并非真性肿瘤。大多数没有症状，有些患者可出现白带增多、点滴或不规则出血。宫颈息肉可单发或多发，并可反复发生。宫颈息肉常突出于宫颈外口，亦可在颈管内。

【大体病理学】

大小不一，以 1cm 左右居多。典型呈舌形有蒂，也可呈分叶状或宽基。外观色红，质软而湿润，有时可见纤维血管轴。

【组织病理学】

镜下见由黏膜固有组织构成，表面被覆黏液柱状上皮，间质中可见隐窝腺体及多少不一的纤维性间质（图 14-26）。如果表面上皮发生溃疡，下面的组织会出现肉芽组织，有症状的息肉多会有此种组织学表现。息肉上皮常出现反应性或修复性改变，如储备细胞增生或不同程度的鳞状上皮化生（图 14-27），并继发隐窝的扩张。有时甚至整个息肉全部由几个充满黏液的囊腔构成，表面被覆一层鳞化的上皮。此外，与宫内膜息肉类似，宫颈黏膜息肉的间质也可见厚壁血管和一定程度的间质纤维化。如果息肉突入宫颈外口或至阴道，慢性炎性细胞浸润也增多。

宫颈息肉可合并或发生多种形态改变。

1. 宫颈息肉伴腺体显著增生　可似腺瘤样或微腺样增生。但腺体排列规则，腺上皮无明显细胞异型，可见纤维血管轴，并常伴大量炎性细胞浸润，应避免与腺癌相混。息肉的腺上皮非典型增生偶可见，但罕见癌变。

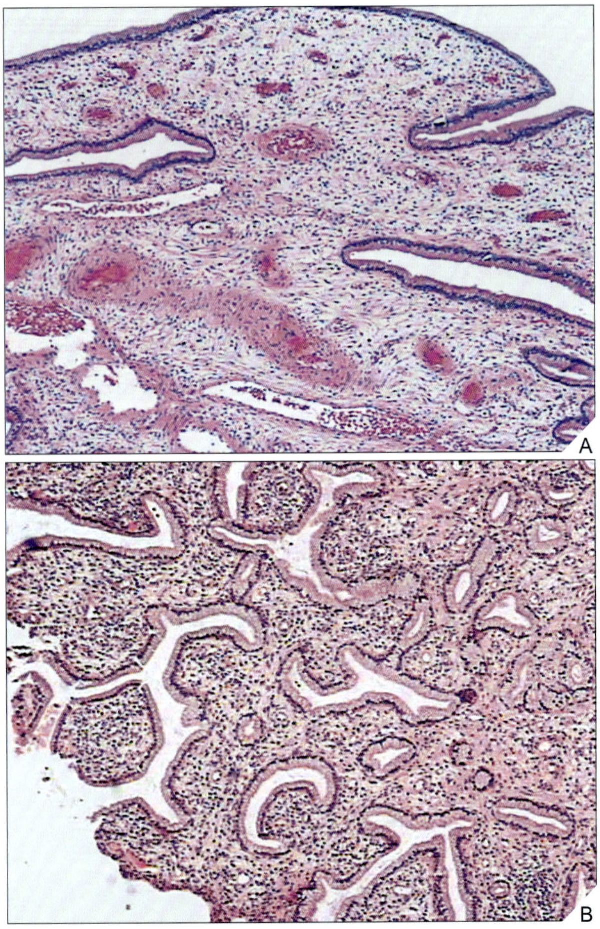

图 14-26　宫颈息肉

由颈管型黏液上皮与间质组成，可见纤维厚壁血管轴（A），宫颈腺体增生，表面炎性细胞浸润（B）

2. 宫颈息肉伴 HPV 感染与 CIN　两者均可累及息肉表面上皮与腺体，后者通常情况下会伴有移行带其他部位的 CIN，但 CIN 也可完全局限于息肉中，此时容易被漏诊（图 14-28）。

3. 宫颈息肉合并蓝痣　多见于息肉的蒂位于颈管内的息肉，在表面上皮下有平行排列的片状色素性痣细胞分布。

4. 宫颈息肉伴化生性改变　息肉上皮与间质细胞可出现分化的改变，除最常见的鳞状化生外，还可见输卵管样、宫内膜样及移行细胞上皮改变，上皮细胞的嗜酸性改变多与内源或外源性激素有关，应与非典型改变相鉴别。妊娠时可能发生息肉上皮与间质的蜕膜化，但大多局灶。罕见情况下间质出现软骨化生。

【鉴别诊断】

宫颈息肉应与宫内膜息肉及黏膜下平滑肌瘤相

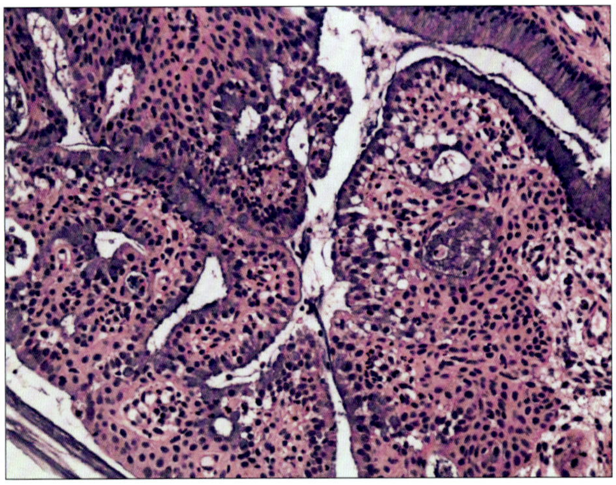

图 14-27　宫颈息肉

息肉内可见明显的鳞状细胞化生

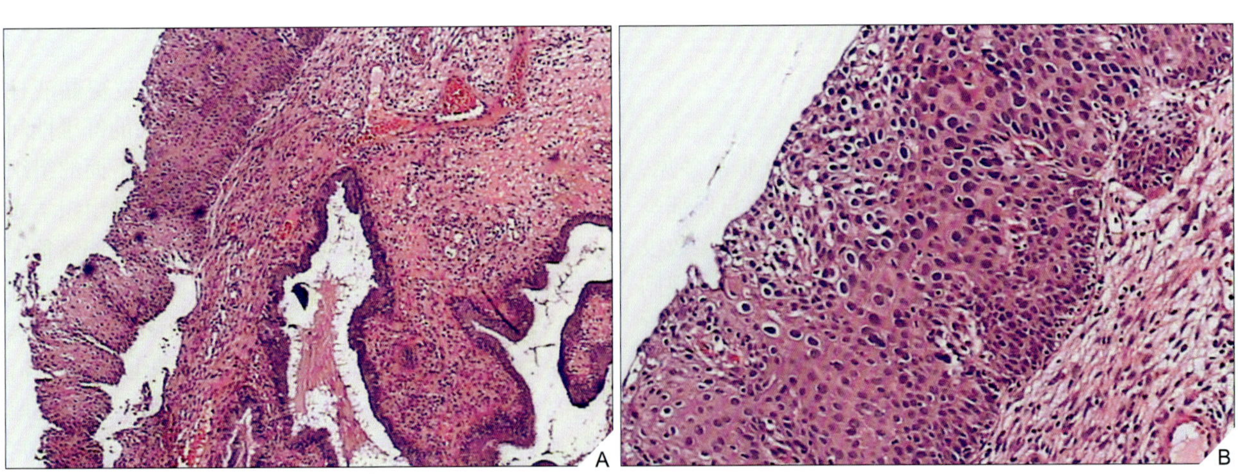

图 14-28　宫颈息肉伴表面鳞状上皮内瘤变

低倍镜下见息肉样改变（A），其被覆上皮（A 左上）放大后显示 CIN2 病变（B）

鉴别，这些病变均可从宫腔突入宫颈管内并脱垂到宫颈外口，但腺体类型与间质成分不同。宫内膜息肉由内膜腺体和内膜间质构成，而黏膜下平滑肌瘤则由平滑肌组成。有时宫内膜息肉，特别是由子宫下段向下脱垂的息肉，除可见内膜样腺体和间质，还可见宫颈黏液样腺上皮分化，为子宫内膜息肉突入宫颈管后受到局部微环境诱导化生而成。妊娠时子宫蜕膜也可脱垂至宫颈口，貌似宫颈息肉，但镜下可见完全由子宫蜕膜组成。此外，还有很多病变可表现为息肉样的形态，重要的是将宫颈息肉与恶性情况相鉴别。对于“复发性宫颈息肉”，应当认真检查间质细胞和被覆上皮，以除外腺肉瘤（详见前）和胚胎性横纹肌肉瘤。

【治疗及预后】

良性病变，手术完整切除即可。

二、异位蜕膜反应

宫颈异位蜕膜反应（ectopic decidua reaction）常见于妊娠期，一组研究发现，在191例妊娠子宫中约30%可见宫颈蜕膜变。患者一般没有症状，偶有产前出血。病变部位呈息肉状或斑块样，有时呈疣状组织阻塞在宫口。醋酸白试验阳性，并有丰富的血管，酷似宫颈癌。细胞学涂片中需要与组织修复、非典型细胞、原位癌和腺癌细胞进行鉴别。组织学诊断一般不难，显示为典型的蜕膜样细胞，病变多呈灶状，位于表皮下，有时会破坏表面被覆上皮。

对于宫颈异位蜕膜的成因，以往多认为与宫颈子宫内膜异位症相关。但研究发现，妊娠期和非妊娠期宫颈间质的成纤维细胞均具有PR，在体外培养的条件下，能够与正常内膜间质细胞一样，通过细胞内cAMP的调节呈蜕膜样改变。因此，宫颈间质的蜕膜形成很可能是局部PR阳性的表浅间质细胞在妊娠时对孕激素刺激的一种生理性反应[60]。

三、异位组织和化生（神经胶质过多症、关节和骨）

神经胶质、软骨和骨组织均可见于宫颈，有时伴有局部组织息肉状增生。早期报道多认为与流产后胚胎种植有关。近来有观点认为可能是错构性或宫颈局灶间质的化生[62]。由于某些宫颈腺肉瘤的间叶成分异型性可以很小，应当仔细寻找异源成分细胞的异型性、分裂象和是否在腺体周围形成生发带来进行鉴别。与宫颈成熟性畸胎瘤的鉴别点是确认后者需要出现3个胚层的组织。

四、淀粉样变性

淀粉样变性（amyloidosis）是一种蛋白质代谢紊乱。很多蛋白质都存在易形成淀粉样纤维的氨基酸序列，但这些序列被折叠在蛋白质内部。水解和错误折叠暴露了这些氨基酸序列，使其容易聚集形成淀粉样纤维。蛋白质因此不能降解而病理性沉积于组织器官的细胞外。系统性和局灶的淀粉样变性累及宫颈均很少见，前者可见于多发性骨髓瘤患者，目前文献仅有1例报道，多数报道的为宫颈局灶性淀粉样变性，文献报道迄今10例，其中8例是伴随鳞状细胞癌或者鳞状上皮病变[61]。这可能与宫颈HPV感染相关性鳞状细胞癌在发病过程中始终处于HPV病毒的慢性感染过程有关。患者一般没有症状，严重时可伴有阴道出血。在阴道镜下，宫颈可表现为充血和肥大。淀粉样物质主要由细胞角蛋白组成，推测来自肿瘤细胞的退变，其余2例可能为继发于慢性炎性病变的反应性改变。组织学主要表现为宫颈间质及颈管腺体周围蛋白质样物质沉积，为无定形的、粉色、透明样变的物质，刚果红染色阳性。鉴于淀粉样变性的种类很多，必要时可使用质谱对其进行详尽分类，以协助治疗。对于宫颈活检组织中所发现的淀粉样变性，应首先除外系统性淀粉样变性及其相关病因，同时特别需要关注是否伴有局部的肿瘤性病变。除外上述两种可能性后，可以随访。

五、软斑病

女性生殖道的软斑罕见，大部分累及阴道，宫颈部位报道不足20例[62, 63]，常与免疫力低下的人群，如自身免疫性疾病、移植后患者及老年女性相关。显微镜下显示为肉芽肿性炎，可见大量泡沫样或嗜酸性的组织细胞（又称Hansemann细胞）浸润，细胞内和细胞外均可见嗜碱性的小体（又称Michaelis-Gutmann小体），后者耐淀粉酶的PAS染色阳性，是没有被完全消化的细菌和继发沉着的钙和铁。Michaelis-Gutmann小体具有诊断意义（图14-29），但不一定总出现。诊断时除须除外宫颈鳞状细胞癌、子宫内膜低分化癌和恶性黑色素瘤的同时，还应与黄色肉芽肿性和组织细胞性子宫内膜炎（缺乏软斑小体）进行鉴别。病因不明，目前认为可能是细胞免疫发生缺陷，巨噬细胞吞噬细菌后不能完全消化，可能与溶酶体缺陷和微管组装异常有关。一般认为应

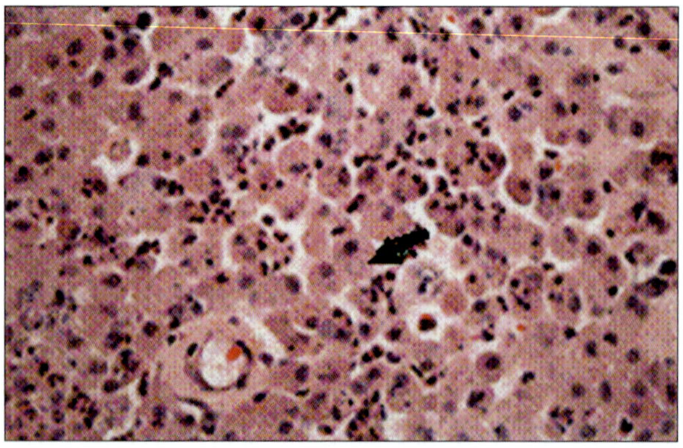

图 14-29　宫颈软斑病
可见大量 Hansemann 细胞浸润，细胞内和细胞外均可见弱嗜碱性的 Michaelis-Gutmann 小体（箭头）

当长期使用抗生素，严重病例可行外科切除。近来提出使用胆碱能药物改善巨噬细胞的吞噬功能，再联合手术切除病灶及使用抗生素[64]。

六、结核

在女性，肺外结核 5%～10% 发生于生殖系统[65]，但宫颈结核非常罕见，仅占女性生殖系统结核的 5%～15% 和全部结核病例的 0.1%～0.65%[66]，常会导致不孕。由于临床首发症状常表现为阴道排液、宫颈质地硬并有接触性出血，故容易被临床误诊为宫颈癌。镜下表现为典型的结核。该病的发生与肺结核有关，临床表现多样，应作为宫颈恶性肿瘤的鉴别诊断之一。新近出现的宏基因组测序技术（metagenomics next-generation sequencing）可显著提升组织中结核杆菌的检出率，对于鉴别诊断困难的病例可尝试使用[67]。

七、滋养细胞疾病

宫颈滋养细胞疾病（gestational trophoblastic disease）少见，但可见多种类型。较之宫体的同类病变，宫颈滋养细胞疾病通常涉及更多的鉴别诊断问题，一些病变如水泡状胎块的组织学诊断不困难，而宫颈绒毛膜癌与上皮样滋养细胞肿瘤等则很易与宫颈病变尤其是鳞状细胞癌混淆，需特别注意鉴别。

（一）宫颈水泡状胎块

宫颈水泡状胎块（hydatidiform mole）罕见，可为完全性或部分性，迄今仅见 3 例报道[68]。患者可能有既往的宫腔操作或宫内膜损伤史，体外受精也是诱发原因之一。其组织学表现与宫体水泡状胎块相同。

（二）宫颈绒毛膜癌

绒毛膜癌（choriocarcinoma）简称绒癌，宫颈是宫腔外原发性绒癌的最主要部位[69]，迄今已有 80 余例报道，可为妊娠性或非妊娠性，以前者居多。

宫颈妊娠性绒癌可继发于各种形式的妊娠，包括正常妊娠、水泡状胎块、流产或异位妊娠，绒癌可与妊娠同时或异时发生，个别甚至迟至绝经后。患者以阴道出血为主要表现，检查发现宫颈肥大或有紫蓝色肿物，血 hCG 明显升高，很易误诊为宫颈妊娠。组织学检查证实为宫颈原发性绒癌，而不是来自宫体的继发性绒癌病灶。

宫颈非妊娠绒癌有零散报道，其起源尚不明确，文献资料中可见到与鳞状细胞癌、腺癌、肝样癌及透明细胞癌等伴发，推测其可能来自宫颈上皮性病变的逆分化，此点与卵巢非妊娠绒癌来自生殖细胞不同。患者年龄常为老年或绝经后，无妊娠史或输卵管已结扎，镜下常见有两种成分，即绒癌与上皮性癌。特别应该注意的是，约半数低分化宫颈鳞状细胞癌可有灶性 hCG 阳性表达，此种阳性表达亦见于高级别 CIN 及转移性鳞状细胞癌。但未见 hPL 阳性表达。提示不应将鳞状细胞癌中少量 hCG 阳性细胞视为绒癌。由于绒癌对化疗高度敏感，因此其与鳞状细胞癌的鉴别是十分必要的，可借助滋养细胞特异性标志物、宫颈鳞状细胞癌标志物及 hCG 等将二者区分。

（三）上皮样滋养细胞肿瘤

上皮样滋养细胞肿瘤（epithelioid trophoblastic tumor, ETT）是滋养细胞疾病的独特类型，来自细胞滋养细胞向绒毛膜型中间型滋养细胞的分化。

【大体病理学】

与其他滋养细胞疾病主要发生于宫体不同，约 50% 的 ETT 发生于宫颈或子宫下段[28, 70]。肉眼表现为清楚的结节状或出血性囊性肿物，浸润性生长于周围组织中。切面呈灰白 - 灰褐色，有不同程度的出血和坏死，少见溃疡和瘘管形成。

【组织病理学】

在组织学上，ETT 为形态一致、中等大小、胞质透明或嗜酸性的上皮样滋养细胞，呈条索样浸润。在肿瘤细胞巢的中央，常可见玻璃样变或嗜酸性的碎片，相似于鳞状细胞癌的角化物质。偶尔，ETT 的肿瘤细胞可以灶状取代表面和（或）腺上皮细胞，形成复层，相似于鳞状上皮内瘤变，加上可表达鳞状上皮的标志物 p63，很容易被误诊为鳞状细胞癌，给鉴别诊断提出很大的挑战。但 ETT 患者一般较鳞状细胞癌年轻，且近年有妊娠史，血 hCG 轻度升高，可见间质蜕膜变。而鳞状细胞癌有明确的鳞状细胞分化，可伴有高级别 CIN。值得注意的是，hCG 主要是合体细胞的产物，绒癌强阳性表达，但 ETT 与鳞状细胞癌也可有 hCG 阳性细胞。鳞状细胞癌的阳性信号主要集中在原位鳞状细胞癌组织与间质交界处及浸润性癌灶的细胞内，而 ETT 可仅单个细胞或小灶状阳性，因此在使用和判断肿瘤 hCG 标记结果时应当慎重。通过遗传学检测父源性遗传物质对体细胞来源的癌鉴别诊断有很大帮助（具体详见第三十二章）。ETT 的预后优于鳞状细胞癌，转移率 25%～30%，死亡率 10%～24%。分裂象指数较高和末次妊娠大于 4 年以上提示预后较差。PD-L1 在 ETT 中表达很高，提示可以尝试免疫治疗。

（四）胎盘部位滋养细胞肿瘤

胎盘部位滋养细胞肿瘤（placental site trophoblastic tumor，PSTT）偶可发生于宫颈，临床表现为不规则出血，血 hCG 水平轻度升高。大体表现为宫颈易碎的肿物。肿瘤由形态单一的肿瘤细胞组成，常弥漫浸润肌层，其细胞形态学特点和生长方式容易被误诊为鳞状细胞癌。但其预后明显好于鳞状细胞癌，仅有 25% 的转移率和 10% 的死亡率。

（五）胎盘部位过度反应与胎盘部位结节

胎盘部位过度反应（exaggerated placental site，EPS）与胎盘部位结节（placental site nodule，PSN）仅有零星病例发生于宫颈异位妊娠，前者为变异性的生理改变，后者为既往妊娠残留的绒毛膜中间型滋养细胞结节状增生（图 14-30）。多为偶然发现的微小病灶，均为良性病变。如果在小块活检中没有取到绒毛，且近期妊娠史不明显，会给鉴别诊断带来一定难度，在活检标本中容易和高级别鳞状上皮病变和浸润性鳞状细胞癌相混淆。病变体积小、境界清楚，细胞不丰富，生长指数低（Ki-67 多小于 10%）等特点可供鉴别诊断。此外，免疫组化指标是必不可少的鉴别标准。

（六）免疫组化在宫颈中间型滋养细胞病变与鳞状上皮病变鉴别诊断中的应用

宫颈中间型滋养细胞病变常表现出上皮样形态，病理诊断的难度较大，相当一部分病例最初被误诊为鳞状细胞癌或高级别鳞状上皮内病变。虽然二者在临床和形态学上有很多可资鉴别的特点，但在信息有限的活检材料中通常很难鉴别。此时，合理使用免疫组化标志物成为准确诊断的关键[71]，详见表 14-4。

八、非典型间质细胞

宫颈的非典型间质细胞或称多核间质巨细胞，是指在宫颈疏松结缔组织内出现多核巨细胞。类似的病变也见于纤维上皮息肉中，常为显微镜下偶然发现，最关键的是不要将其误诊为恶性病变。发生原因通常与炎症及肉芽肿性病变无关，可能与激素治疗、宫颈外伤或妊娠有关，或者代表了从生育状态向绝经后状态过渡的一种生理反应。有报道称可能与生产过程中的机械性损伤有关，继发神经束的变性和施万细胞的增生而致。

Hariri 报道其见于 30% 的全子宫切除标本及 19% 的宫颈锥切标本，好发于 30～60 岁妇女，最

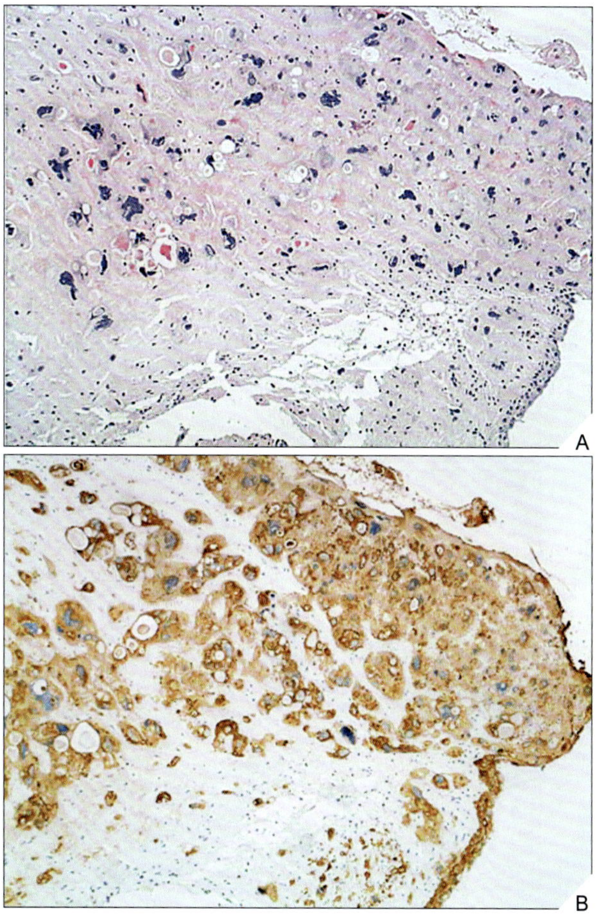

图 14–30　宫颈胎盘部位结节

可见透明变性的组织中散在中间型滋养细胞（A），免疫组化显示 AE1/AE3 阳性（B）

表 14-4 免疫组化在宫颈中间型滋养细胞病变鉴别诊断中的应用

初步考虑疾病类别	需要鉴别的病种	免疫组化指标
上皮样病变	中间型滋养细胞病变	CK18+++，HLA-G+++，CD10+++，inhibin+++
	鳞状上皮病变	p16+++，CK5/6+++，inhibin−
中间型滋养细胞病变	胎盘种植部位病变	hPL+++，Mel-CAM+++，p63−
	绒毛膜中间型滋养细胞病变	hPL−/+，Mel-CAM−/+，p63+++
胎盘种植部位病变	胎盘种植部位中间型滋养细胞肿瘤	Ki-67 通常 >10%
	胎盘部位过度反应	Ki-67 通常 <1%*
绒毛膜型中间型滋养细胞病变	上皮样滋养细胞肿瘤	Ki-67>10%
	胎盘部位结节	Ki-67 指数约 5%

* 水泡状胎块伴胎盘部位过度反应时，Ki-67 有很大变异，可达 5%～30%，甚至更高。

常见于 50～60 岁。组织学上多核巨细胞出现在宫颈鳞状上皮下疏松的间质内，通常周围见不到宫颈腺体。3～12 个轻度不规则的核常呈花环样聚集在胞质周围，核仁不明显，核分裂象罕见。胞质轻至中度嗜酸性，常呈星状或鹿角状突起。相似的单核或双核间质细胞可散在位于相同的区域内，不伴肉芽肿、异物巨细胞反应及血管炎。免疫组化显示 vimentin 阳性，SMA、desmin 阴性或弱阳性，CK、S-100 通常阴性，Ki-67 增生指数低（图 14-31）。

九、腺体缺乏的子宫内膜异位症

子宫内膜异位由宫内膜样腺体与间质组成，当腺体稀少甚至缺如时，称腺体缺乏的子宫内膜异位症（gland-poor endometriosis）或间质异位症。此种情况偶尔见于宫颈，需要与子宫内膜间质肉瘤、腺

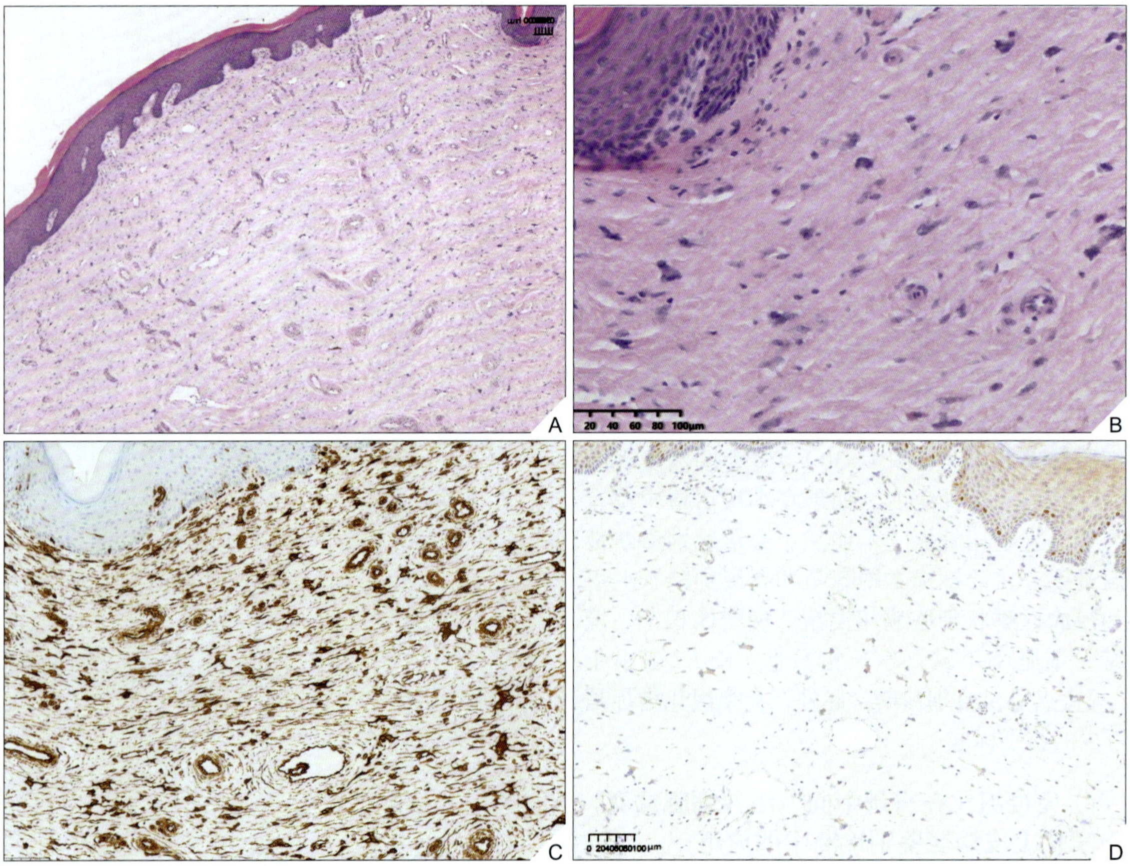

图 14-31 宫颈非典型间质细胞

子宫脱垂病例，宫颈肥厚，在黏膜上下间质中散在单核、多核的巨细胞（A）；细胞核形不规则，深染，核仁不明显，未见核分裂象，肿瘤细胞有少量不规则或星状突起的胞质（B）；免疫组化染色：vimentin 阳性（C），Ki-67 低表达（D）。该例图片由沈丹华医生提供

肉瘤、其他间叶性病变和反应性间质病变进行鉴别。当病变位置表浅、缺乏肿物、间质有崩解和（或）陈旧性出血及含铁血黄素沉积时，提示子宫内膜异位。由于异位的内膜间质和宫颈间质均可显示 CD10 阳性，对鉴别诊断的意义不大，但有报道说异位的内膜间质常显示 p16 阳性，可用于鉴别。

十、淋巴瘤样病变

【一般特征】

宫颈淋巴瘤样病变（lymphoma-like lesion）为罕见的反应性炎性病变，由于组织中出现大量的淋巴细胞浸润，很易被误诊为淋巴瘤。此种形态 1985 年由 Young 首先描述，主要发生在宫颈与子宫内膜，尤其以宫颈为多，外阴及阴道罕见。

宫颈淋巴瘤样病变可由多种原因引起，如 EB 病毒、传染性单核细胞增多症、巨细胞病毒、HIV、HPV 及支原体感染等。患者多为育龄期，平均年龄 35～41 岁，大多表现为阴道出血或接触性出血。

【大体病理学】

宫颈糜烂或合并息肉，通常不见宫颈明显肿块或宫旁浸润体征，个别病例可形成外生性肿物。

【组织病理学】

组织学主要表现为宫颈间质内致密淋巴细胞弥漫性浸润，部位表浅，常呈带状分布，其深度很少超过表面上皮下 3mm，表面黏膜有时形成浅表溃疡。浸润的淋巴细胞中常混有大淋巴细胞样细胞，呈片状或团状生长，核分裂象活跃，部分病例可见生发中心形成，伴有凋亡小体及着色小体巨噬细胞而呈星空现象。这些大细胞主要为免疫母细胞或浆细胞，有偏心的空泡状的核，胞质较丰富，嗜双色性，并可见核旁淡染区，中心母细胞多有 2～3 个嗜碱性的核仁。背景细胞以小淋巴细胞为主，多混有数量不等的浆细胞和中性粒细胞（图 14-32，图 14-33）。大淋巴细胞 B 细胞标记阳性并表达 BCL-6。免疫组化 B 细胞及 T 细胞的标记均阳性，通常没有免疫球蛋

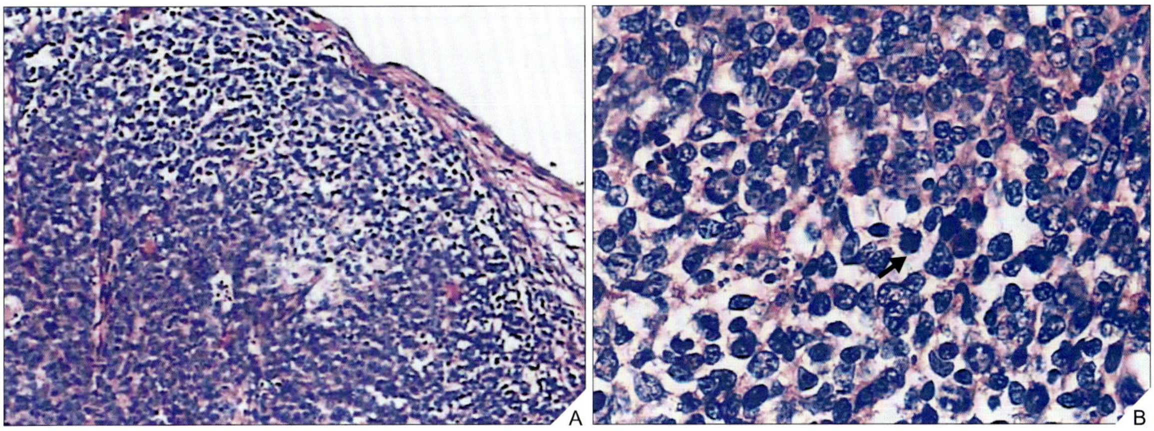

图 14-32　宫颈淋巴瘤样病变

病变紧邻鳞状上皮下，将上皮拱起（A），高倍镜下可见许多大淋巴样细胞，核分裂象多见（B，箭头）

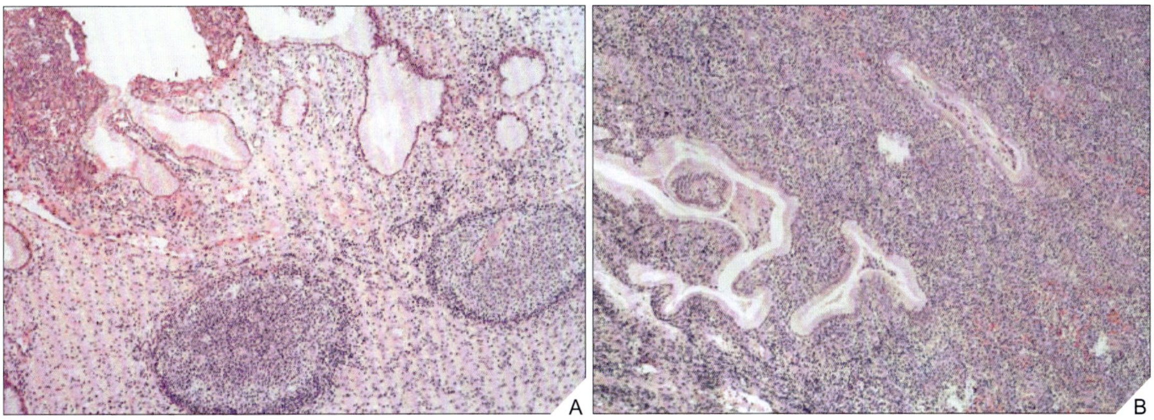

图 14-33　宫颈淋巴瘤样病变

黏膜层可见淋巴滤泡（A）或弥漫的淋巴细胞浸润（B）

白轻链的限制性。在大量炎症细胞浸润的同时，通常合并鳞状上皮增生或异型。

【遗传学特点】

病变部位可藏匿有克隆性的免疫球蛋白重链基因的重排[72]。

【鉴别诊断】

淋巴瘤样病变需与淋巴瘤相鉴别（表 14-5），大体缺乏肿物及镜下见淋巴细胞主要分布于浅层黏膜是最主要的鉴别点。值得注意是，*IGH* 基因重排检查对于鉴别诊断有一定帮助，但单克隆性淋巴细胞增生也可见于部分宫颈淋巴瘤样病变，一份报道 9 例中有 4 例检出。免疫组化检测免疫球蛋白轻链的限制性对于两者的鉴别实用价值也不大，这是由于淋巴细胞抗原丢失及间质非特异性着色等因素而难以获得令人满意的结果。因此临床及病理学特点是区分两者的主要依据。

淋巴瘤样病变常见反应性淋巴滤泡伴生发中心，在活检小标本中可能会与低级别的滤泡性淋巴瘤相混淆。反应性滤泡多位于表浅的上皮下区域，散在分布且可见清晰的套区结构。肿瘤性滤泡通常浸润宫颈深部间质，且多排列紧密，生发中心细胞形态相对一致，套区及星空现象不明显。Bcl-2 及淋巴细胞克隆性分析等检查有助于明确诊断。

淋巴瘤样病变可类似黏膜相关淋巴组织的结外边缘带淋巴瘤（MALT）。两个部位都有多形性小淋巴细胞的浸润，散在大细胞、浆细胞及反应性淋巴滤泡。但 MALT 有边缘带 B 细胞的单一肿瘤性增生，有轻度不规则的核及相对淡染的胞质，常浸润表面上皮形成淋巴上皮样病变（不见于淋巴瘤样病变），并有轻链的限制性。而淋巴瘤样病变细胞组成多样，常伴急、慢性炎症。

【治疗及预后】

淋巴瘤样病变属具有自限性的良性病变，预后良好，报道的所有病例无一例复发为淋巴瘤。

表 14-5　宫颈淋巴瘤与淋巴瘤样病变的鉴别诊断依据

	淋巴瘤	淋巴瘤样病变
年龄	年龄跨度大，常见于围绝经期或绝经后	通常为育龄期
肉眼	多有明显的肿物或宫颈增大和宫旁浸润	病变体积小，多为小息肉
浸润深度	多较深，沿血管或弥漫侵犯	多局限于上皮下的表浅间质内，或呈带状
细胞组成	增生细胞形态单一成片	尽管偶见形态单一的细胞，但大细胞的形态多样*，并可见中性粒细胞和成熟浆细胞
黏膜受累	通常不累及黏膜	可见，常为糜烂
反应性生发中心	无	常见
间质硬化	常见	无
邻近部位	罕见邻近部位的炎症反应	常见慢性宫颈炎或内膜炎
其他部位	30%～40% 的宫颈淋巴瘤为继发性，伴随其他部位病变	没有淋巴瘤
组化标记	可有异常表达 CD5 和 CD43 的细胞；滤泡性淋巴瘤 Bcl-2 阳性；具有轻链限制性	没有异常表达 CD5 和 CD43 的细胞；反应性滤泡 Bcl-2 阴性；没有轻链限制性
IGH 克隆序列	单克隆性	可为单克隆性**
预后	依组织学类型和临床分期而定	良好

* 可有活跃分裂象（可多达 5/HPFs），甚至病理性核分裂象，但这仅提示淋巴细胞新生活跃，不能提示良恶性。

** 有报道称假阳性率可达 10%～40%，增加引物对数可降低假阳性率。

参·考·文·献

[1] Gadducci A, Carinelli S,Aletti G. Neuroendrocrine tumors of the uterine cervix: A therapeutic challenge for gynecologic oncologists[J]. Gynecol Oncol, 2017, 144(3): 637-646.

[2] Kim J Y, Hong S M,Ro J Y. Recent updates on grading and classification of neuroendocrine tumors[J]. Ann Diagn Pathol, 2017, 29:11-16.

[3] Modlin I M, Shapiro M D, Kidd M.An analysis of rare carcinoid tumors: clarifying these clinical conundrums[J]. World J Surg, 2005, 29(1): 92-101.

[4] Papatsimpas G, Samaras I, Theodosiou P, et al. A case of cervical carcinoid and review of the literature[J]. Case Rep Oncol, 2017, 10(2): 737-742.

[5] Yoshida Y, Sato K, Katayama K, et al. Atypical metastatic carcinoid of the uterine cervix and review of the literature[J]. J Obstet Gynaecol Res, 2011, 37(6): 636-640.

[6] Ishikawa M, Kasamatsu T, Tsuda H, et al. A multi-center retrospective study of neuroendocrine tumors of the uterine cervix: Prognosis according to the new 2018 staging system, comparing outcomes for different chemotherapeutic regimens and histopathological subtypes[J]. Gynecol Oncol, 2019, 155(3): 444-451.

[7] Weed J C Jr, Graff A T, Shoup B, et al. Small cell undifferentiated (neuroendocrine) carcinoma of the uterine cervix[J]. J Am Coll Surg, 2003, 197(1): 44-51.

[8] Nofech-Mozes S, Khalifa M M, Ismiil N, et al. Detection of HPV-DNA by a PCR-based method in formalin-fixed, paraffin-embedded tissue from rare endocervical carcinoma types[J]. Appl Immunohistochem Mol Morphol, 2010, 18(1): 80-85.

[9] Satoh T, Takei Y, Treilleux I, et al. Gynecologic Cancer InterGroup (GCIG) consensus review for small cell carcinoma of the cervix[J].Int J Gynecol Cancer, 2014, 24(9 Suppl 3): S102-S108.

[10] Xing D, Zheng G, Schoolmeester J K, et al. Next-generation sequencing reveals recurrent somatic mutations in small cell neuroendocrine carcinoma of the uterine cervix[J]. Am J Surg Pathol, 2018, 42(6): 750-760.

[11] McCluggage W G, Kennedy K, Busam K J. An immunohistochemical study of cervical neuroendocrine carcinomas: Neoplasms that are commonly TTF1 positive and which may express CK20 and P63[J]. Am J Surg Pathol, 2010, 34(4): 525-532.

[12] Zou Q, Zhang L, Cheng Z, et al. INSM1 is less sensitive but more specific than synaptophysin in gynecologic high-grade neuroendocrine carcinomas: an immunohistochemical study of 75 cases with specificity test and literature review[J].Am J Surg Pathol, 2021, 45(2): 147-159.

[13] Crowder S, Tuller E. Small cell carcinoma of the female genital tract[J]. Semin Oncol, 2007, 34(1): 57-63.

[14] Grayson W, Rhemtula H A, Taylor L F, et al. Detection of human papillomavirus in large cell neuroendocrine carcinoma of the uterine cervix: a study of 12 cases[J]. Clin Pathol, 2002, 55(2): 108-114.

[15] Saad R S, Mashhour M, Noftech-Mozes S, et al. P16INK4a expression in undifferentiated carcinoma of the uterus does not exclude its endometrial origin[J]. Int J Gynecol Pathol, 2012, 31(1): 57-65.

[16] Tahlan A, Nanda A, Mohan H. Uterine adenomyoma: a clinicopathologic review of 26 cases and a review of the literature[J]. Int J Gynecol Pathol, 2006, 25(4): 361-365.

[17] Matsuzaki S, Matsuzaki S, Tanaka Y, et al. Large uterine cervical adenomyoma excised by vaginal approach: case report, images, and literature review[J].J Minim Invasive Gynecol, 2014, 21(5): 954-958.

[18] Fulgione C, Raffone A, Travaglino A, et al. Diagnostic accuracy of HIK1083 and MUC6 as immunohistochemical markers of endocervical gastric-type adenocarcinoma: a systematic review and meta-analysis[J]. Pathol Res Pract, 2023, 241: 154261.

[19] Carleton C, Hoang L, Sah S, et al. A detailed immunohistochemical analysis of a large series of cervical and vaginal gastric-type adenocarcinomas[J]. Am J Surg Pathol, 2016, 40(5): 636-644.

[20] Park E, Kim S W, Kim S, et al. Genetic characteristics of gastric-type mucinous carcinoma of the uterine cervix[J]. Mod Pathol, 2021, 34(3): 637-646.

[21] Ramos P, Ruiz A, Carabias E, et al. Müllerian adenosarcoma of the cervix with heterologous elements: report of a case and review of the literature[J]. Gynecol Oncol, 2002, 84(1): 161-166.

[22] Howitt B E, Sholl L M, Dal Cin P, et al. Targeted genomic analysis of Müllerian adenosarcoma[J]. J Pathol, 2015, 235(1): 37-49.

[23] Gallardo A, Prat J. Mullerian adenosarcoma: a clinicopathologic and immunohistochemical study of 55 cases challenging the existence of adenofibroma[J]. Am J Surg Pathol, 2009, 33(2): 278-288.

[24] Malpica A R S J. Miscellaneous cervical neoplasm. Pathology of the female reproductive tract 2014, 3:275-289.

[25] Krivak T C, Seidman J D, McBroom J W, et al. Uterine adenosarcoma with sarcomatous overgrowth versus uterine carcinosarcoma: comparison of treatment and survival[J]. Gynecol Oncol, 2001, 83(1): 89-94.

[26] Seagle B L, Kanis M, Strohl A E, et al. Survival of women with Mullerian adenosarcoma: a National Cancer Data Base study[J].Gynecol Oncol, 2016, 143(3): 636-641.

[27] Clement P B, Zubovits J T, Young R H, et al. Malignant Mullerian mixed tumors of the uterine cervix: a report of nine cases of a neoplasm with morphology often different from its counterpart in the corpus[J].Int J Gynecol Pathol, 1998, 17(3): 211-222.

[28] Fadare O. Uncommon sarcomas of the uterine cervix: a review of selected entities[J]. Diagn Pathol, 2006, 1: 30.

[29] Ladanyi M, Antonescu C R, Drobnjak M, et al. The

precrystalline cytoplasmic granules of alveolar soft part sarcoma contain monocarboxylate transporter 1 and CD147[J]. Am J Pathol, 2002, 160(4): 1215-1221.

[30] Heimann P, Devalck C, Debusscher C, et al. Alveolar soft-part sarcoma: further evidence by FISH for the involvement of chromosome band 17q25[J]. Genes Chromosomes Cancer, 1998, 23(2): 194-197.

[31] Wright J D, Rosenblum K, Huettner P C, et al. Cervical sarcomas: an analysis of incidence and outcome[J]. Gynecol Oncol, 2005, 99(2): 348-351.

[32] Dehner L P, Jarzembowski J A, Hill D A. Embryonal rhabdomyosarcoma of the uterine cervix: a report of 14 cases and a discussion of its unusual clinicopathological associations[J]. Mod Pathol, 2012, 25(4): 602-614.

[33] Stewart C J, Charles A, Foulkes W D. Gynecologic manifestations of the DICER1 syndrome[J]. Surg Pathol Clin, 2016, 9(2): 227-241.

[34] de Kock L, Boshari T, Martinelli F, et al. Adult-onset cervical embryonal rhabdomyosarcoma and DICER1 mutations[J]. J Low Genit Tract Dis, 2016, 20(1): e8-e10.

[35] Doros L, Yang J D, Dehner L, et al. DICER1 mutations in embryonal rhabdomyosarcomas from children with and without familial PPB-tumor predisposition syndrome[J]. Pediatr Blood Cancer, 2012, 59(3): 558-560.

[36] Skapek S X, Ferrari A, Gupta A A, et al. Rhabdomyosarcoma[J]. Nat Rev Dis Primers, 2019, 5(1): 1.

[37] Pauwels P, Ambros P, Hattinger C, et al. Peripheral primitive neuroectodermal tumour of the cervix[J]. Virchows Arch, 2000, 436(1): 68-73.

[38] Mashriqi N, Gujjarlapudi J K, Sidhu J, et al. Ewing's sarcoma of the cervix, a diagnostic dilemma: a case report and review of the literature[J]. J Med Case Rep, 2015, 9: 255.

[39] Wang X, Gao Y, Xu Y, et al. Primary primitive neuroectodermal tumor of the cervix: a report of two cases and review of the literature[J]. Mol Clin Oncol, 2017, 6(5): 697-700.

[40] Fadare O. Uncommon sarcomas of the uterine cervix: a review of selected entities. Diagn Pathol. 2006, 1: 30.

[41] Fadare O, Parkash V, Yilmaz Y, et al. Perivascular epithelioid cell tumor (PEComa) of the uterine cervix associated with intraabdominal "PEComatosis": a clinicopathological study with comparative genomic hybridization analysis[J]. World J Surg Oncol, 2004, 2: 35.

[42] Folpe A L, Mentzel T, Lehr H A, et al. Perivascular epithelioid cell neoplasms of soft tissue and gynecologic origin: a clinicopathologic study of 26 cases and review of the literature[J].Am J Surg Pathol, 2005, 29(12): 1558-1575.

[43] Kudela E, Biringer K, Kasajova P, et al. Perivascular epithelioid cell tumors of the uterine cervix[J]. Pathol Res Pract, 2016, 212(8): 667-671.

[44] Liu F, Zhang R, Wang Z Y, et al. Malignant perivascular epithelioid cell tumor (PEComa) of cervix with TFE3 gene rearrangement: a case report[J]. Int J Clin Exp Pathol, 2014, 7(9): 6409-6414.

[45] Mills A M, Karamchandani J R, Vogel H, et al. Endocervical fibroblastic malignant peripheral nerve sheath tumor (neurofibrosarcoma): report of a novel entity possibly related to endocervical CD34 fibrocytes[J]. Am J Surg Pathol, 2011, 35(3): 404-412.

[46] WHO Classification of Tumours Editorial Board. Female genital tumours[M]. 5th ed. Lyon (France): IARC, 2020: 245-267.

[47] Gatalica Z, Xiu J, Swensen J, et al. Molecular characterization of cancers with NTRK gene fusions[J]. Mod Pathol, 2019, 32(1): 147-153.

[48] Chiang S, Cotzia P, Hyman D M, et al. NTRK fusions define a novel uterine sarcoma subtype with features of fibrosarcoma[J]. Am J Surg Pathol, 2018, 42(6): 791-798.

[49] Marchiò C, Scaltriti M, Ladanyi M, et al. ESMO recommendations on the standard methods to detect NTRK fusions in daily practice and clinical research[J]. Ann Oncol, 2019, 30(9): 1417-1427.

[50] Croce S, Hostein I, McCluggage W G. NTRK and other recently described kinase fusion positive uterine sarcomas: a review of a group of rare neoplasms[J]. Genes Chromosomes Cancer, 2021, 60(3): 147-159.

[51] Niu S, Zheng W. Endometrial stromal tumors: Diagnostic updates and challenges[J]. Semin Diagn Pathol, 2022, 39(3): 201-212.

[52] Croce S, Hostein I, Longacre T A, et al. Uterine and vaginal sarcomas resembling fibrosarcoma: a clinicopathological and molecular analysis of 13 cases showing common NTRK-rearrangements and the description of a COL1A1-PDGFB fusion novel to uterine neoplasms[J]. Mod Pathol, 2019, 32(7): 1008-1022.

[53] Pusceddu S, Bajetta E, Carcangiu M L, et al. A literature overview of primary cervical malignant melanoma: an exceedingly rare cancer[J]. Crit Rev Oncol Hematol, 2012, 81(2): 185-195.

[54] Ishikura H, Kojo T, Ichimura H, et al. Desmoplastic malignant melanoma of the uterine cervix: a rare primary malignancy in the uterus mimicking a sarcoma[J]. Histopathology, 1998, 33(1): 93-94.

[55] Furuya M, Shimizu M, Nishihara H, et al. Clear cell variant of malignant melanoma of the uterine cervix: a case report and review of the literature[J].Gynecol Oncol, 2001, 80(3): 409-412.

[56] Craddock K J, Bandarchi B, Khalifa M A. Blue nevi of the Müllerian tract: case series and review of the literature[J]. J Low Genit Tract Dis, 2007, 11(4): 284-289.

[57] Kosari F, Daneshbod Y, Parwaresch R, et al. Lymphomas of the female genital tract: a study of 186 cases and review of the literature[J]. Am J Surg Pathol, 2005, 29(11): 1512-1520.

[58] Korcum A F, Karadogan I, Aksu G, et al. Primary follicular lymphoma of the cervix uteri: a review[J]. Ann Hematol, 2007, 86(9): 623-630.

[59] Ouansafi I, Arabadjief M, Mathew S, et al. Myeloid sarcoma with t(11;19)(q23;p13.3) (MLL-ELL) in the uterine cervix[J]. Br J Haematol, 2011, 153(6): 679.

[60] Winkler M, Kemp B, Classen-Linke I, et al. Estrogen receptor alpha and progesterone receptor A and B concentration and localization in the lower uterine segment

in term parturition[J]. J Soc Gynecol Investig, 2002, 9(4): 226-232.

[61] Taylor E, Gilks B, Lanvin D. Amyloidosis of the uterine cervix presenting as postmenopausal bleeding[J]. Obstet Gynecol, 2001, 98(5 Part 2): 966-968.

[62] Agnarsdóttir M, Hahn L, Sellgren U, et al. Malacoplakia of the cervix uteri and vulva[J]. Acta Obstet Gyn Scan, 2004, 83(2): 214-216.

[63] 顾伟勇, 张丽虹, 曲玉清. 女性生殖道软斑病3例临床病理分析[J]. 临床与实验病理学杂志, 2018, 34(5): 548-550.

[64] Dong H, Dawes S, Philip J, et al. Malakoplakia of the urogenital tract[J]. Urol Case Rep, 2015, 3(1): 6-8.

[65] Pintos-Pascual I, Roque-Rojas F, Castro-Sánchez M, et al. Cervix tuberculosis simulating cancer[J]. Rev Esp Quim, 2017, 30(2): 138-149.

[66] Bekele D, Bekuretsion Y. Tuberculosis of the cervix mimicking cervical cancer[J]. Ethiop Med J, 2014, 52(2): 87-89.

[67] 张彬, 张弦, 赵华, 等. 宏基因组学二代测序在不明原因发热患者病原体检测中的应用[J]. 交通医学, 2020, 34(2): 131-135.

[68] Aytan H, Caliskan A C, Demirturk F, et al. Cervical partial hydatidiform molar pregnancy. Gynecol Obstet Invest 2008; 66(2): 142-144.

[69] Baykal C, Tulunay G,Bülbül D, et al.Primary choriocarcinoma of the uterine cervix in a postmenopausal patient: a case report[J]. Gynecol Oncol, 2003, 90(3): 667-669.

[70] Noh H T,Lee K H,Lee M A,et al.Epithelioid trophoblastic tumor of paracervix and parametrium[J]. Int J Gynecol Cancer, 2008, 18(4): 843-846.

[71] Kalhor N, Ramirez P T, Deavers M T, et al. Immunohistochemical studies of trophoblastic tumors[J]. Am J Surg Pathol, 2009, 33(4): 633-638.

[72] Geyer J T, Ferry J A, Harris N L, et al. Florid reactive lymphoid hyperplasia of the lower female genital tract (lymphoma-like lesion): a benign condition that frequently harbors clonal immunoglobulin heavy chain gene rearrangements[J]. Am J Surg Pathol, 2010, 34(2): 161-168.

第十五章

子宫内膜周期性变化及外源性激素的影响

Cyclic Endometrial Changes and Exogenous Hormonal Effects

张存仙（Cunxian Zhang） 郑文新（Wenxin Zheng）

正常子宫内膜的组织学形态在个体生命和月经周期的不同阶段有所不同。在女性的育龄期，由于受周期性卵巢分泌的性激素水平变化的影响，子宫内膜呈周期性生长、成熟和脱落，与之相对应的是周期性增殖期、分泌期和月经期的一系列内膜形态学变化。如果卵巢功能紊乱，激素分泌异常，子宫内膜会出现不正常出血，内膜的形态也可能与正常周期不同。在绝经后女性，由于卵巢功能衰退，性激素水平降低，子宫内膜变得萎缩。

子宫内膜组织学检查可以评估卵巢激素分泌的情况，帮助分析不孕不育的原因。然而，由于各种原因，很多女性使用外源性激素（exogenous hormone）。外源性激素导致不同于正常周期子宫内膜的各种组织学变化，从而使子宫内膜评估复杂化。本章重点介绍子宫内膜的正常周期性变化及卵巢功能紊乱时子宫内膜的变化。另外，本章也会描述不孕症女性子宫内膜的评估，以及外源性激素对子宫内膜的影响。为了对病理医师的日常工作有更多帮助，根据文献或个人工作经验，笔者会在适当情况下呈现一些在诊断中可能会遇到的问题，并针对这些问题，对病理报告方式提出一些建议。

第一节　子宫内膜的解剖学、组织学及免疫组化表达

一、解剖学

子宫呈倒三角形，三角形的基底部位于双侧输卵管开口之间，三角形的顶端通过子宫峡部与宫颈管相连。子宫内膜是子宫壁的最内层组织，它上端与输卵管黏膜相连，下端与宫颈管黏膜相接，内膜表层面向宫腔，底部紧贴子宫肌层（图 15-1，图 15-2）。

虽然从大体观上，子宫内膜和双侧输卵管黏膜之间的解剖分界明确，但是在少数情况下，子宫内膜可延伸至近端输卵管内数毫米，这种现象称为输卵管黏膜子宫内膜化。虽然一些学者认为这种现象是一种生理变异，但其他学者表明，输卵管黏膜子宫内膜化更常见于输卵管结扎的患者[1]。

子宫峡部也称为子宫下段。作为宫体和宫颈之间的过渡，子宫峡部内膜可能会同时显示宫体和宫颈内膜的形态特征。例如，部分子宫峡部可能会显示子宫内膜腺体和间质，而其他部分可能会显示宫颈腺体和间质。通常，子宫峡部上端的子宫内膜更加类似于宫体内膜，而子宫峡部下端子宫内膜与宫颈管黏膜更相似。与宫体内膜相比，子宫峡部内膜较薄，腺体发育不良，间质密度较高（图 15-3）。由于它的间质致密，在诊刮标本中，子宫峡部内膜的形态可与子宫内膜息肉混淆。因此，关于子宫内膜息肉的诊断，除了要求间质致密，腺体不规则，血管厚壁外，也需要在组织片段的三侧均有上皮覆盖（图 15-4）。此外，子宫峡部内膜对卵巢激素的周期性变化不敏感，因此不适合评估激素状态或确立分泌期内膜的日程。

子宫壁无黏膜下层，子宫内膜与下方的子宫肌层直接接触。子宫内膜与子宫肌层的连接呈波浪形和不规则形（图 15-5）。因此，浅层子宫肌层中可出现一些子宫内膜腺体和间质，属于正常，并不一定代表子宫腺肌病。虽然对表浅子宫腺肌病的诊断标准有争议，但大多数学者认为，子宫内膜腺体或间质必须位于超过 2.5mm 的子宫肌层深度时，我们才可以诊断子宫腺肌病[2]。

在女性不同年龄阶段和月经周期不同时期，由于受不同激素水平的影响，子宫内膜发生很大变异，它可以从菲薄而光滑变得厚而高低不平。在女性的育龄期，内膜厚度在周期中的变化为 1～8mm，但即使

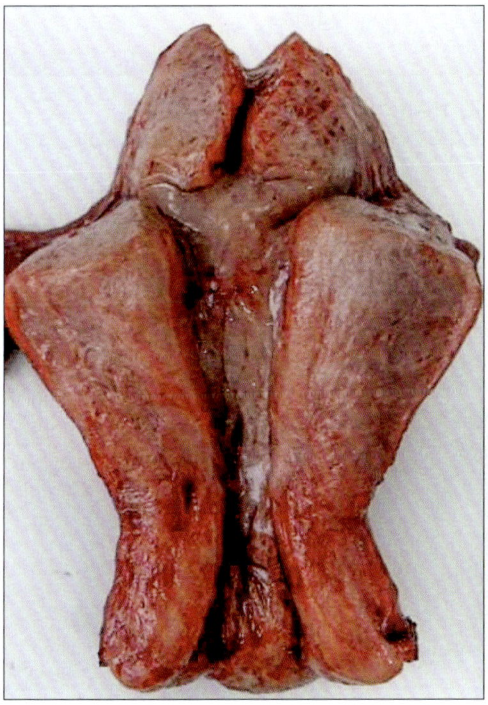

图 15-1　纵向剖开的子宫

宫腔呈倒三角形，子宫内膜表面光滑，湿润

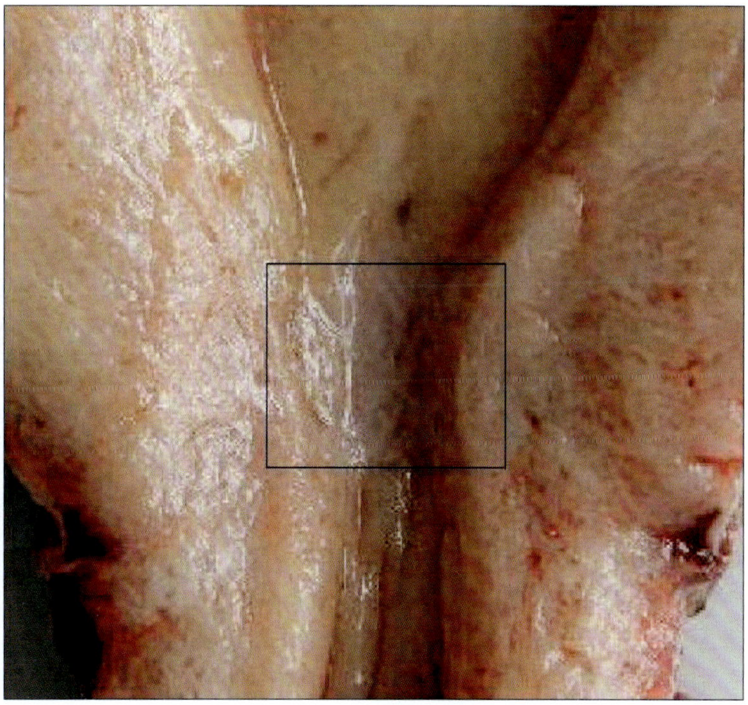

图 15-2　子宫峡部内膜

方框内显示子宫峡部内膜，其下端与宫颈管相接，上端与宫体相接

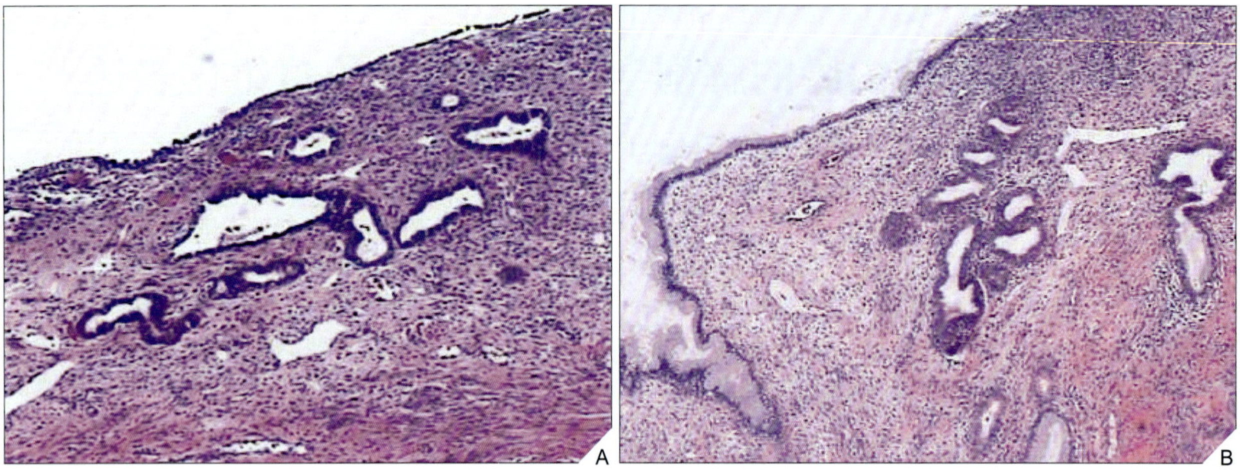

图 15-3 子宫峡部内膜

腺体发育较差，呈不规则小管状，上皮由低柱状细胞组成，间质致密（A，B），常见子宫内膜腺体和宫颈管黏膜混合。有时，下方腺体为子宫内膜型，表面上皮为宫颈管型（B）

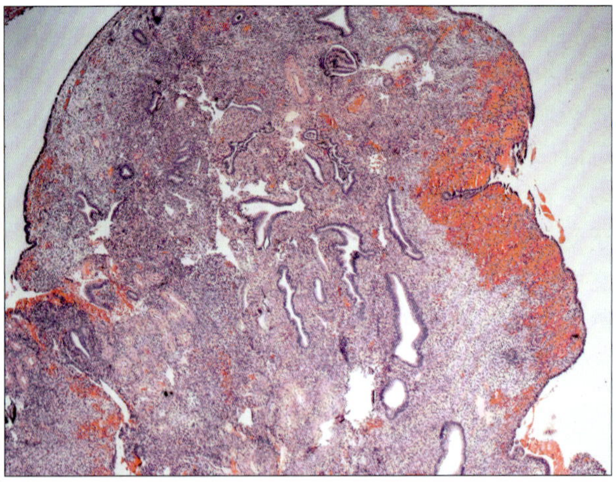

图 15-4 子宫内膜息肉

确诊子宫内膜息肉，需要组织片段的三侧均有上皮覆盖

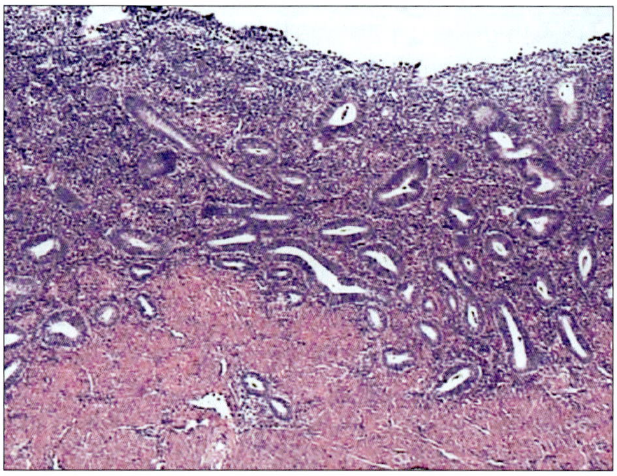

图 15-5 子宫内膜与子宫肌层交界

子宫内膜与子宫肌层交界呈不规则形或波浪形，因此在浅层子宫肌层中，通常可见零星的子宫内膜腺体与间质

在同一女性的不同月经周期，内膜厚度变化也有变异。绝经后，子宫内膜萎缩，厚度可小于 1mm。

二、组织学

子宫内膜主要由表面上皮、腺体和间质组成（图 15-6），表面上皮由单层低柱状上皮细胞组成，它对激素的变化反应不敏感。虽然它在评估卵巢内分泌功能时的价值有限，但它在评估破碎内膜时，对辨认内膜组织的方向很有帮助。内膜腺体和间质与表面上皮直接延续。内膜上皮主要由分泌细胞和纤毛细胞组成（图 15-7）。分泌细胞在腺体中最为丰富，纤毛细胞主要分布于表面上皮、邻近输卵管部位和近宫颈的子宫峡部。子宫内膜间质为特殊的结

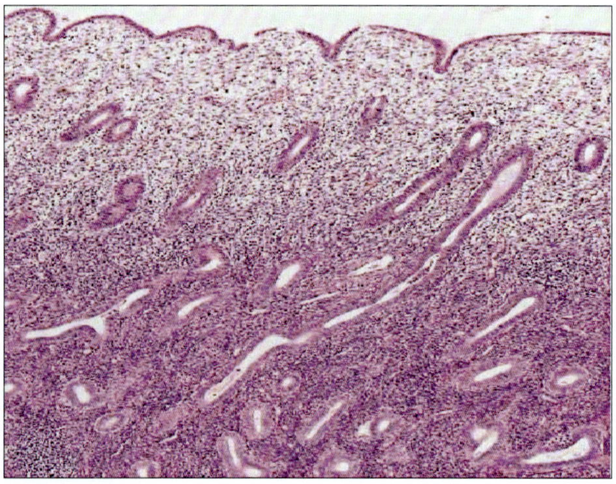

图 15-6 正常子宫内膜

子宫内膜由表面上皮、腺体与间质组成

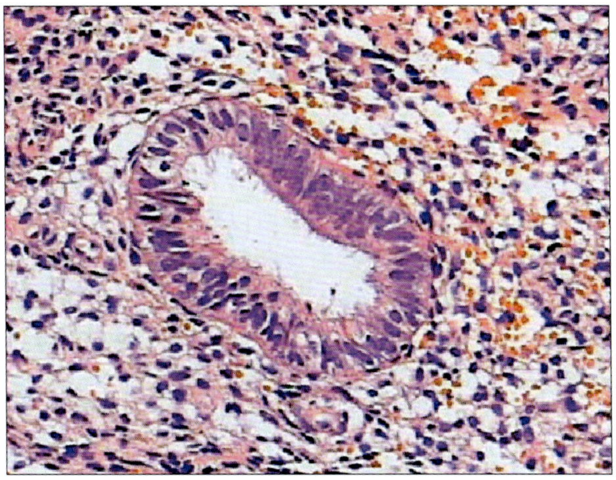

图 15-7　正常内膜的腺体
内膜腺体中可见分泌细胞和纤毛细胞

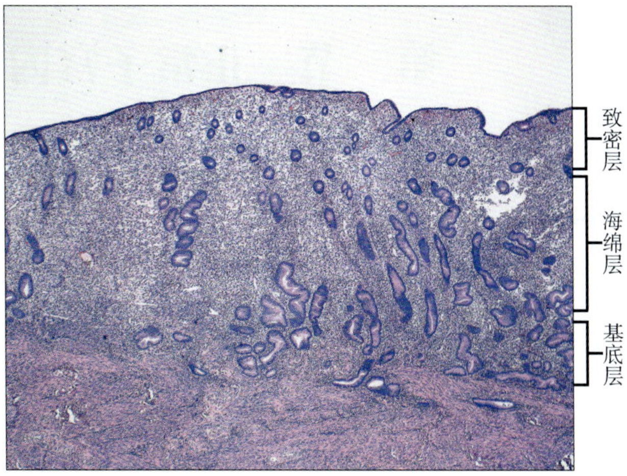

图 15-8　子宫内膜
由表层到深层，可依次分为致密层、海绵层和基底层

缔组织，由内膜间质细胞、网状纤维及血管组成。腺体和间质都会随激素水平变化呈现不同的形态特征，其中腺体在雌激素（estrogen）的影响下改变明显，而间质对孕激素的反应更为显著。内膜中的螺旋小动脉有丰富的弹性纤维，其分支与伴随的静脉可形成黏膜下的血管丛和静脉湖，参与月经周期的一系列变化，是影响出血的重要因素。

根据组织结构、部位和功能，可将子宫内膜分为 3 层，由表层到深层依次为致密层、海绵层和基底层（图 15-8）。因为致密层和海绵层对激素反应敏感，是内膜受月经周期和外源性激素影响最主要的区域，所以它们又称为功能层（functionalis layer）。致密层位于内膜表层，覆盖表面上皮。致密层的间质细胞及网状纤维排列紧密，在体内孕激素水平升高时，致密层的间质反应明显，有显著的蜕膜样变化。但是致密层的腺体少，对激素反应不敏感。海绵层占内膜的大部分体积，此层腺体众多，对激素反应敏感。但是海绵层的间质对激素反应相对不敏感。基底层紧贴肌层，此层腺体稀少，且体积小，间质常纤维化。基底层的螺旋动脉倾向聚集一起，并显示较厚的管壁。此层对激素反应不敏感，但此层对月经后内膜的再生有重要的作用。基底层含有的干细胞能在子宫内膜脱卸后，分化形成新的子宫内膜。

三、免疫组化

如果在活检或诊刮标本中看到肿瘤，则有必要确认肿瘤的来源，尤其需要区分肿瘤是原发于宫颈还是宫体，有时仅依据常规染色确定肿瘤来源有困难。此时，可以利用子宫内膜和宫颈内膜免疫表型不同的特点，评估肿瘤起源。一般来说，肿瘤细胞保留与它们相对应的正常细胞的免疫组化表达。

子宫内膜腺体和间质表达 ER、PR 和 vimentin。子宫内膜上皮 CK7 阳性，CK20 阴性。一般来说，宫颈管内膜上皮 ER、PR 和 vimentin 阴性。在月经周期的增殖期，子宫内膜腺体细胞 Bcl-2 阳性。子宫内膜间质 CD10 和 Bcl-2 阳性，CD34 阴性。这点与宫颈间质不同，宫颈间质 CD10 和 Bcl-2 阴性，CD34 阳性，但是宫颈腺体周围的间质细胞可能表达 CD10（表 15-1）。作为宫体和宫颈的连接部位，子宫峡部内膜的免疫表型与子宫内膜和宫颈内膜的免疫表型有重叠。

表 15-1　正常子宫内膜的免疫组化表达

免疫组化标志物	染色结果
ER	上皮与间质阳性
PR	上皮与间质阳性
CK7	上皮阳性
CK20	上皮与间质阴性
vimentin	上皮与间质阳性
CD10	间质细胞阳性
Bcl-2	间质细胞阳性；在增殖期，上皮也阳性
CD34	上皮与间质阴性

第二节　正常子宫内膜在月经周期中的变化

在育龄期女性，正常子宫内膜受雌激素和孕激素的影响呈周期性变化[3]。从本次月经开始到下次月经之前为1个月经周期。月经周期长短可不同，通常为25～35天。为了方便解释，我们将一个正常的月经周期人为地确定为28天。周期的前半部分是增殖阶段，与之相对应的是卵巢的滤泡期。周期的后半部分是分泌期，其与卵巢的黄体期相对应。前者主要显示雌激素影响，而后者则以孕激素效应占优势。黄体期后，随着卵巢黄体萎缩及激素水平下降，子宫内膜脱落，进入月经期。

一、增殖期

因为增殖期（proliferative phase）的长短在不同女性及同一女性的不同月经周期变化较大，而分泌期持续的时间相对恒定，所以月经周期的长短取决于增殖期的长短。增殖期的持续时间可以为10～20天。为方便说明，我们通常将正常的增殖期持续时间人为地确定为2周（14天）。子宫内膜生长是增殖期的主要特征。在增殖期，子宫内膜从1mm增厚到5mm。增殖期的子宫内膜腺体和间质均呈现增生并显示核分裂象。在增殖期，螺旋动脉多见于内膜基底。另外，增殖期的内膜间质中有少量淋巴细胞。虽然增殖期子宫内膜可以分早、中、晚亚期，但是子宫内膜腺体与间质在增殖期的发育较为渐进，其组织形态变化区分不明显，所以病理评估很少这样划分，通常给出增殖期的诊断就足够了，表明子宫内膜正在生长，排卵尚未出现。但是为了便于理解内膜变化，我们对子宫内膜在增殖期各个亚阶段的变化分别进行描述。

（一）增殖早期及中期（月经周期的第4～10天）

增殖期出现在月经期之后（第1～3天为月经期），月经周期的第4～7天为增殖早期。在增殖早期，内膜薄，其厚度为1～2mm，腺体稀少，排列分散，腺腔狭窄，腺体较直。内膜表面上皮和腺上皮细胞为低柱状，细胞核小，呈椭圆形，其染色质稀疏、淡染，核仁少见，细胞质较少，腺上皮细胞与间质细胞偶尔有核分裂活动。内膜间质紧密，间质细胞少、体积小，呈短梭形，细胞核呈卵圆形，染色深。此时，螺旋动脉还没有增生。

月经周期第8～10天为增殖中期，这段时间在雌激素的继续作用下，子宫内膜间质及腺体增殖，间质疏松水肿，子宫内膜厚度开始增加。腺上皮细胞开始出现“假复层”样排列，细胞核高低不齐，但绝大多数仍较低矮，靠近基底膜，细胞质嗜碱性或嗜双色性，腺上皮细胞及间质细胞核分裂活动增多，间质可见增生的小动脉（图15-9）。

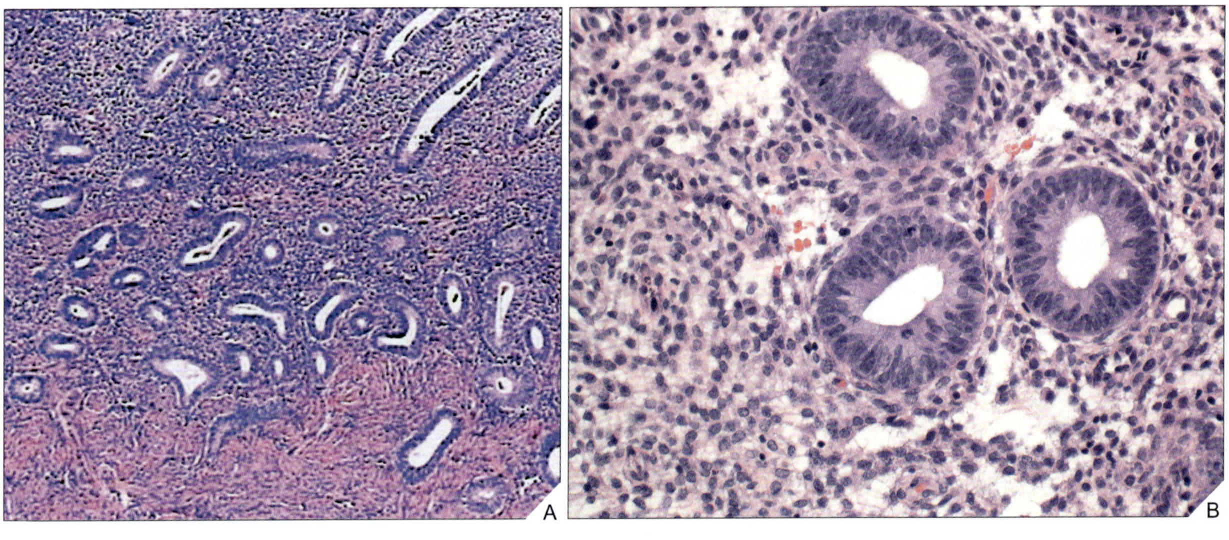

图15-9　增殖期子宫内膜

增殖早期腺管较直（A），增殖中期间质水肿，腺上皮假复层化（B），腺上皮与间质均可见核分裂，可见增生的小动脉

（二）增殖晚期（月经周期的第 11～14 天）

在雌激素的进一步作用下，内膜继续生长增厚，到月经周期的第 11～14 天，进入增殖晚期。此时内膜厚度明显增加，可达 5mm。在增殖晚期，内膜有明显分层，功能层与基底层的差别日益显著。基底层在整个月经周期形态改变不明显。而在功能层，由于腺体增长速度明显大于间质，腺体外形变得弯曲，但是腺体的分布保持均匀。再加上子宫内膜间质相对丰富，使腺体与间质保持正常比例。此点是正常增殖期有别于子宫内膜增生症及子宫内膜息肉等疾病的重要特征。腺上皮细胞呈高柱状，假复层明显，细胞核增大、深染，可见核仁，核分裂较频繁。间质细胞增多，呈短梭形，核内可见核仁，分裂象增多，细胞质少到中等量，部分间质细胞相连成网状，其间可见水肿和散在的淋巴细胞（表 15-2，图 15-10）。

二、分泌期

排卵后受孕激素的影响，子宫内膜进入分泌期（secretory phase）。在分泌期，子宫内膜明显增厚，最终可增厚至 7～8mm。在不同女性及同一女性的不同月经周期，分泌期比较恒定，一般持续 14 天。分泌期子宫内膜的特征在于腺体分泌、间质成熟及血管发育。尽管各期形态有重叠，但分泌期的子宫内膜能够比较容易地被划分为早期、中期及晚期。分泌期子宫内膜每天都有不同形态的变化，所以病理医师可以较容易地确定分泌期子宫内膜的日程。分泌期前半阶段的评估主要以腺体变化为依据，而后半期的评估主要以间质变化为依据。

由于卵巢黄体发育需要一定时间，加上排卵后，雌激素水平下降及孕激素水平升高呈渐进性，子宫内膜在排卵后的分泌反应有一定滞后。排卵后至分泌反应显现前的时段称为子宫内膜间期（interval phase），间期发生于排卵后 36～48 小时（相当于月经周期的第 15～16 天）。因为间期组织学改变不够典型，所以此名称在诊断中应用较少。间期内膜兼具增殖晚期与分泌早期的一些组织学特点。

（一）分泌早期（月经周期的第 17～19 天）

在分泌早期，子宫内膜腺体在外观形态上类似于增殖晚期。例如，腺体仍然有管状外观，并且可见有丝分裂活动。间质也与增殖晚期相似，可能显示核分裂活动。

分泌早期为分泌期的空泡阶段，此阶段内膜的最主要形态特征是腺上皮细胞有核下空泡。核下空泡出现是排卵的第一个形态学特征。核下空泡首先出现在周期的第 16 天。最初，仅有罕见的细胞显示核下空泡，这些核下空泡通常在子宫内膜的海绵层表现最突出。核下空泡逐渐增加，以至于在功能层中，大多数腺体中的大多数细胞都出现核下空泡。核下空泡在月经周期的第 17 天达到顶峰。核下空泡的出现，使细胞核整齐地排列成一排，形成所谓“钢琴键”样构象（图 15-11）。到周期的第 18 天，细胞内空泡变小，腺体腔内开始出现少量分泌物。在第 19 天，大多数细胞内空泡消失，腺腔内分泌物增多。

因为增殖晚期的腺细胞也可产生少量核下空泡，所以出现散在少数的核下空泡不能作为排卵已发生的依据。必须在至少 50% 的腺体中有至少 50% 的细胞出现核下空泡时，才能确定排卵已发生。

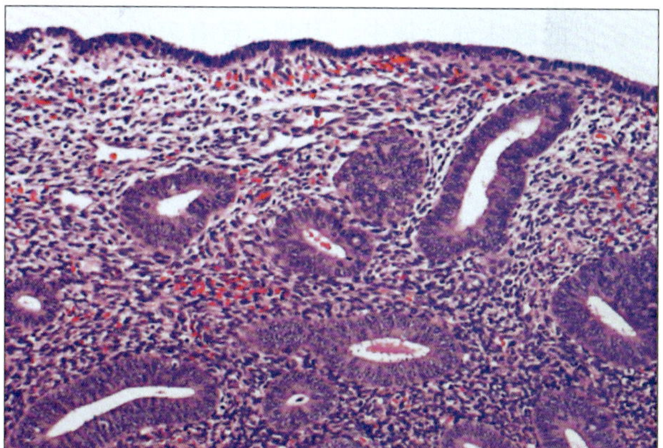

图 15-10　增殖晚期子宫内膜
腺体数量增多，外形弯曲，间质水肿

表 15-2　子宫内膜在增殖期的形态变化

早期（第4～7天）	中期（第8～10 天）	晚期（第11～14 天）
子宫内膜薄，处于再生阶段	内膜增厚	内膜明显增厚
腺体短而狭窄，腺上皮细胞偶尔有核分裂活动	腺体开始弯曲，表面上皮呈柱状	腺体明显弯曲，腺上皮细胞假复层化
间质致密，偶尔有细胞核分裂活动	间质有不同程度的水肿，细胞核分裂活动增多	间质细胞增多，生长活跃，细胞核分裂活动频繁

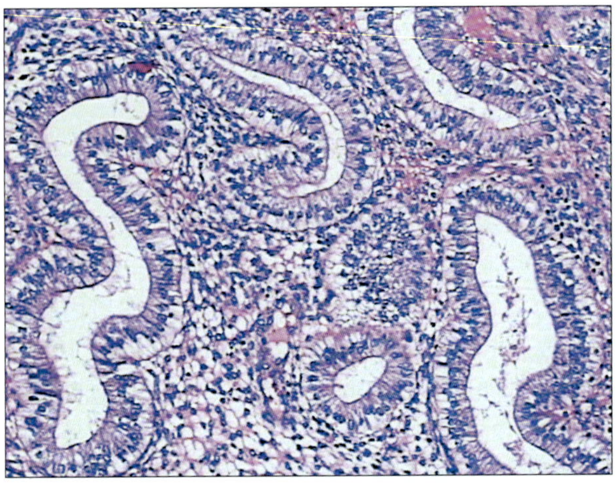

图 15-11　分泌早期子宫内膜（第 17 天）
腺体稍弯曲，腺细胞有许多核下空泡，使细胞核整齐地排列成一排，形成“钢琴键”样构象

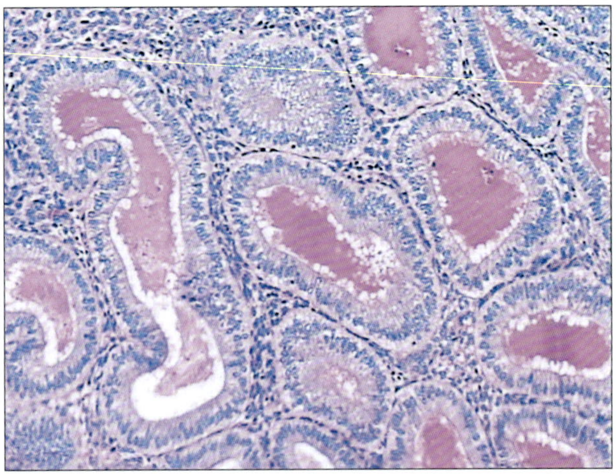

图 15-12　分泌中期子宫内膜（第 20 天）
腺体扩张，腔内分泌物达高峰

虽然在分泌早期，腺体细胞内空泡最突出，但是在整个分泌期，腺体细胞一直含有不同程度的空泡。

（二）**分泌中期**（月经周期的第 20～23 天）

分泌中期为充分分泌阶段，此期的特征是腺体分泌增多。其组织形态表现为腺体数量增加，腺体弯曲度增加，腺腔缘不整，腺上皮细胞顶端模糊，出现顶浆分泌。在月经周期的第 20 天，腺腔分泌达高峰（图 15-12）。腺体分泌变化在海绵层最显著，致密层的腺体分泌较少。因此，仅有表面致密层内膜的活检标本会造成子宫内膜分泌不良的错觉。值得提及的是，腺腔内分泌不仅属于分泌期子宫内膜，它也可以出现在增殖期子宫内膜、增生症子宫内膜和腺癌中。

在分泌中期，内膜间质对孕激素的反应日益显著，自月经周期的第 22 天，间质的变化成为判断子宫内膜分泌期日程的最主要依据。分泌中期间质水肿加剧，在月经周期的第 22 天达到顶峰（图 15-13），间质水肿使内膜增厚明显。在月经周期的第 23 天，螺旋动脉周围前蜕膜细胞开始形成，使功能层的螺旋动脉变得更加明显（图 15-14）。前蜕膜细胞指含有大量嗜酸性胞质而肥硕的卵圆形或多边形间质细胞。前蜕膜细胞的出现构成内膜前蜕膜变。细胞核分裂活动通常在分泌中期子宫内膜中消失。

（三）**分泌晚期**（月经周期的第 24～28 天）

分泌晚期为内膜分泌期的前蜕膜阶段，此期前蜕膜样改变增加，功能层可以被清楚地区分为表浅的致密层与下方的海绵层。与海绵层相比，致密层的前蜕膜样改变要明显得多。致密层的前蜕膜样改变在

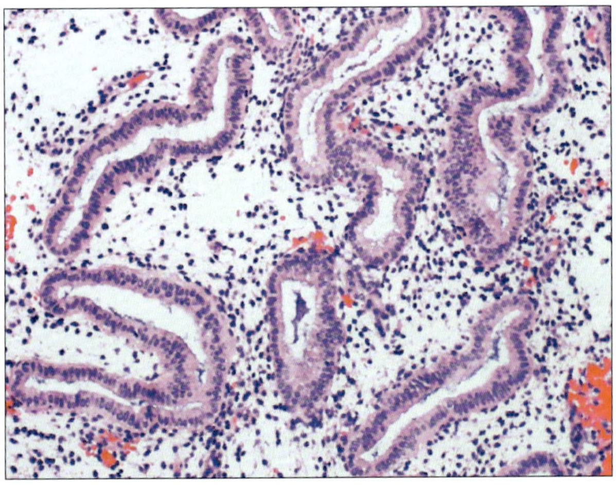

图 15-13　分泌中期内膜（第 22 天）
内膜间质水肿达顶峰，但螺旋动脉不明显

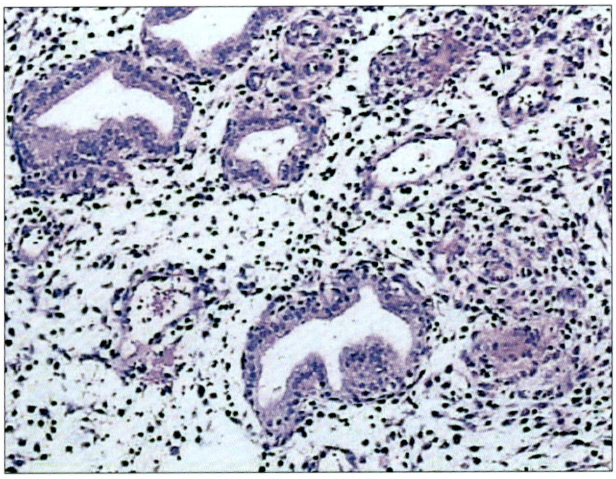

图 15-14　分泌中期内膜（第 23 天）
螺旋动脉周围间质细胞出现前蜕膜样变，间质仍有水肿

月经周期的第 24 天就开始形成。在月经周期的第 25 天，螺旋动脉周围前蜕膜样改变开始融合。在月经周期的第 26 天，前蜕膜样细胞成片存在（图 15-15，图 15-16）。

在分泌晚期子宫内膜表层中，许多微血管扩张，形成小血窦。通过这些小血窦，炎症细胞从血管内迁移到子宫内膜间质中，其中包括大量颗粒淋巴细胞浸润。分泌晚期的子宫内膜通常也含有大量中性粒细胞。这些中性粒细胞的细胞质内含有大量溶酶体，后者释放蛋白水解酶，从而分解子宫内膜间质中的细胞外基质。在月经周期的第 27 天，在融合的片状前蜕膜中，出现局灶性坏死。

分泌晚期功能层的腺体出现分泌衰竭，表现为腺体由单层细胞组成，细胞排列不规整，沿管腔表面的细胞膜边界变得粗糙，呈锯齿状，管腔分泌逐渐减少（图 15-17）。

另外，在月经周期的第 26～27 天，间质细胞中可偶尔再次出现核分裂。

到月经周期的第 28 天，腺体和间质开始崩解，小血管内可见纤维血栓，红细胞外溢至间质，随后内膜出血，进入月经期（表 15-3）。

三、月经期

在月经周期的第 28 天之后，子宫内膜出血，进入月经期（menstrual phase）。内膜出血的第 1 天被定为月经周期的第 1 天。虽然月经期的持续时间有个体及周期性变异（一般为 3～7 天），但是为了方便解释，我们将月经期的持续时间人为地确定为 3 天。这样，月经周期的第 1～3 天为月经期。子宫内膜崩

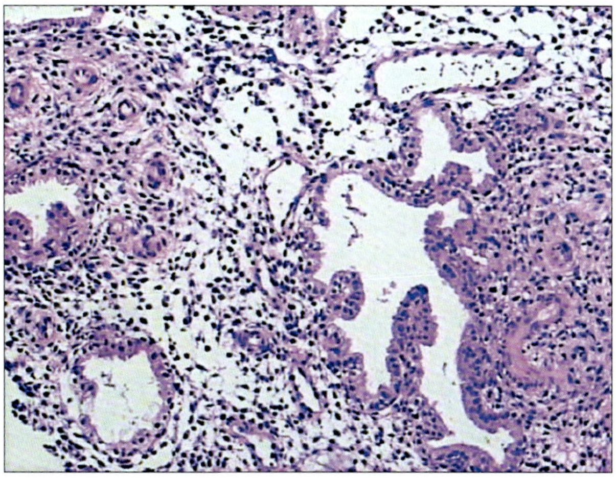

图 15-15　分泌晚期内膜（第 25 天）

螺旋动脉周围的前蜕膜样改变部分融合

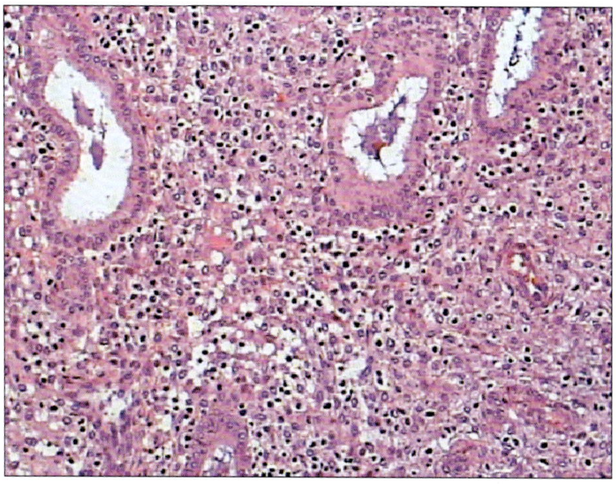

图 15-17　分泌晚期内膜（第 27 天）

内膜间质出现大量前蜕膜样改变，可见在前蜕膜样变的间质内，出现大量颗粒淋巴细胞浸润，腺上皮出现分泌衰竭表现

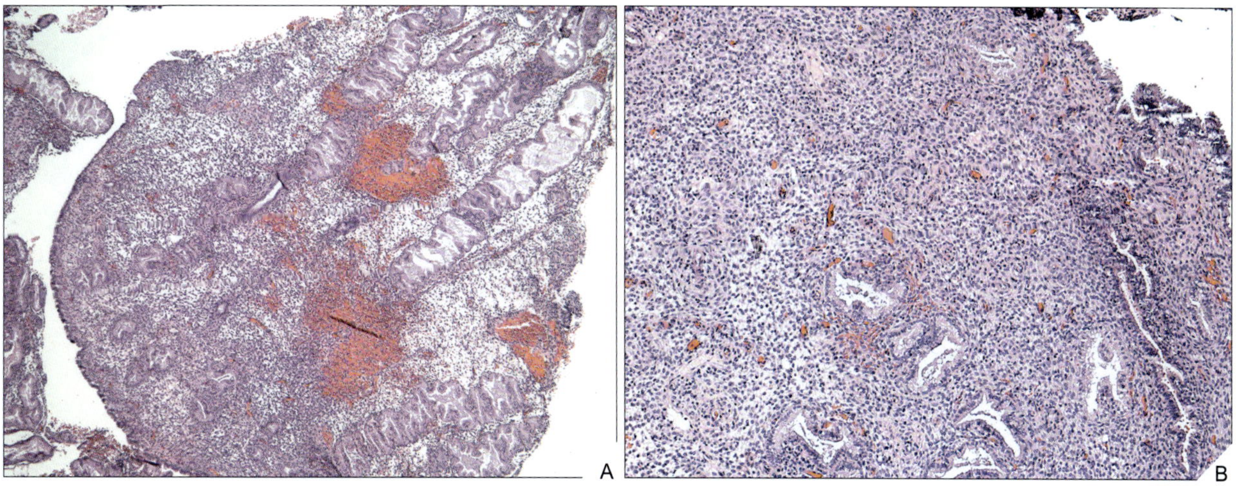

图 15-16　分泌晚期内膜（第 26 天）

A. 海绵层腺体呈现锯齿状外观；B. 大片的前蜕膜样改变形成

表 15-3 分泌期子宫内膜在不同日程中的组织学特征

日程	组织学特征
间期（第 15～16 天）	子宫内膜仍无明确的排卵指标
分泌早期（第 17～19 天）	腺体变化占主导地位
第 17 天	核下空泡规则，细胞核整齐地排成一排
第 18 天	核下空泡变小，分泌物开始出现在管腔内，细胞核移到细胞底部
第 19 天	大多数核下空泡消失，腔内分泌物增多，细胞核没有假复层化，没有核分裂活动
分泌中晚期（第 20～28 天）	间质变化占主导地位，分泌晚期的腺体分泌逐渐衰竭
第 20 天	腺管腔内分泌达高峰
第 21 天	间质水肿明显
第 22 天	间质水肿达高峰
第 23 天	螺旋动脉周围开始形成前蜕膜细胞，使螺旋小动脉变得明显
第 24 天	在致密层，前蜕膜细胞出现
第 25 天	螺旋动脉周围的前蜕膜细胞开始融合
第 26 天	前蜕膜细胞融合成片状，间质显示许多颗粒淋巴细胞
第 27 天	在融合的片状前蜕膜细胞中，出现局灶性坏死
第 28 天	腺体和间质开始分解，小血管内可见纤维血栓

解从表面开始，并迅速波及内膜所有功能层，活检标本会显示子宫内膜广泛崩解。

在崩解的子宫内膜中，腺体塌陷呈锯齿状，腺细胞融合，变为合胞细胞。合胞细胞可呈乳头状，嗜酸性，通常腺细胞胞质内含空泡（图 15-18～图 15-20）。在乳头状合胞细胞中，没有清楚的细胞膜边界。它们有时称为化生。但这是一个误称，因为嗜酸性乳头状合胞细胞是内膜再生与修复反应的表现形式，并非真正的化生。嗜酸性乳头状合胞细胞也是病理医师识别上皮崩解的指标。间质的崩解表现在，前蜕膜细胞体积变小，细胞核染色加深，细胞质的量变少。这些细胞紧密地聚集在一起，形成间质球。间质球可能与腺细胞分离或与塌陷的腺细胞相连（图 15-21）。月经期子宫内膜的其他组织学特征包括大量的中性粒细胞浸润（图 15-22）、坏死性碎片、出血和纤维蛋白沉积及腺上皮与间质出现凋亡小体。

由于间质崩解，腺体可能显得拥挤。这些变化，

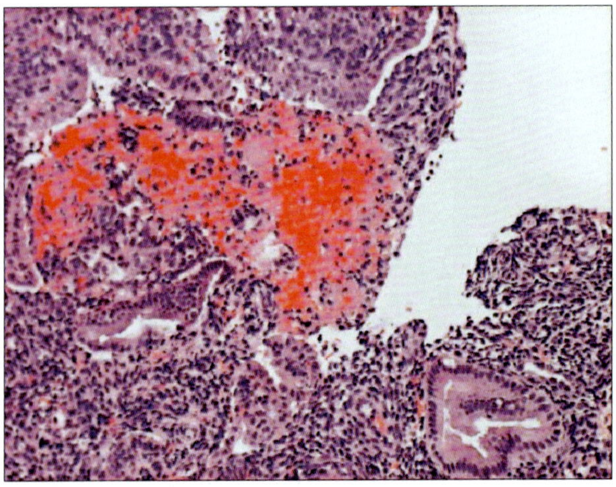

图 15-18 月经期内膜

组织破碎，伴出血与炎症细胞浸润，一些腺体残留分泌反应

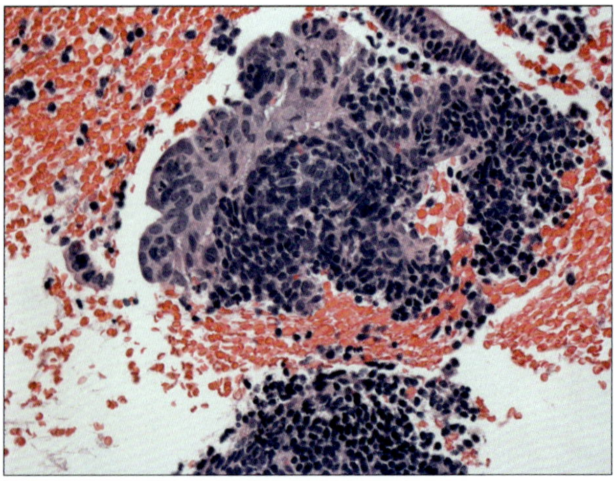

图 15-19 月经期内膜

间质明显崩解，形成间质球，腺体塌陷，且分泌衰竭

对经验不足的病理医师来说，可与增生症或癌症混淆。然而，注意识别子宫内膜崩解的其他特征，可以帮助正确诊断。崩解后的子宫内膜表面，由于上皮修复，可出现微乳头结构（图 15-23），其中偶尔可见核分裂。这种类型的微乳头结构也可以在非月经期内膜出血时看到。当微乳头结构显著时，其可能会与浆液性癌混淆。在鉴别诊断时，如果微乳头结构仅限于表面，细胞核温和，而且内膜有其他崩解特征（如间质塌陷和炎症细胞浸润），则此时的微乳头结构由内膜崩解引起，而非癌症的表现。在诊断有困难时，可行免疫染色协助诊断。例如，由内膜崩解引起的微乳头，雌激素受体阳性，并且 p53 野生型（斑状弱阳性）。而高级别浆液性癌通常雌激素受体阴性或弱阳性，并且 p53 突变型（弥漫强阳性或完全阴性）。

月经期子宫内膜代表排卵后在分泌期基础上发生的正常（或生理性）内膜崩解。如果没有良好的排卵证据，应该慎重诊断月经期内膜。这是因为外源性激素也可以引起子宫内膜的“分泌”性变化及异常内膜出血。可幸的是，正常月经期内膜与非生理性出血的子宫内膜在形态上有一定差异。例如，月经期子宫内膜崩解过程快，迅速波及整个内膜。而非生理性出血的子宫内膜崩解缓慢，常显示局灶性崩解。另外，由于非生理性出血的子宫内膜崩解缓慢，内膜中常有含铁血黄素沉积。而月经期子宫内膜，一般没有含铁血黄素沉积。在诊断过程中，如果内膜崩解广泛波及整个内膜，而且腺体呈分泌衰竭形态，我们可以称其为“广泛性崩解的分泌性子宫内膜，符合月经期内膜”。

另外，月经期内膜标本破碎、组织结构不清，不适宜用来评估激素异常或不孕不育。

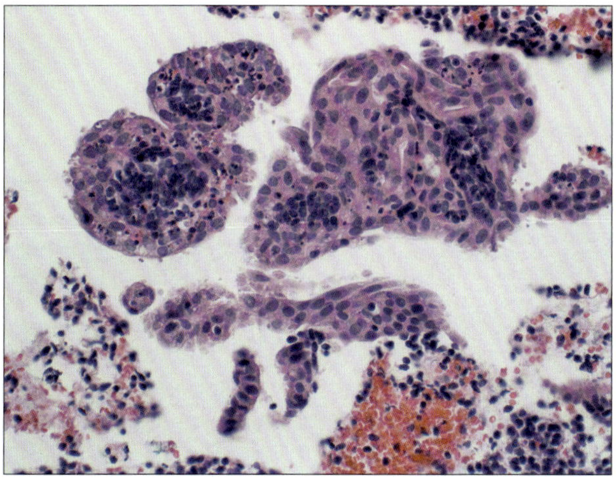

图 15-20 月经期内膜

腺体上皮分解，腺细胞融合，形成合胞细胞，合胞细胞可呈乳头状

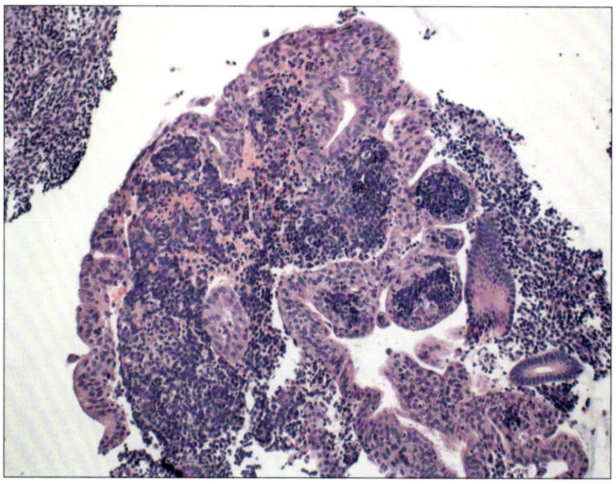

图 15-21 月经期内膜

间质分解形成间质球，上皮崩解形成合胞细胞，两者相连

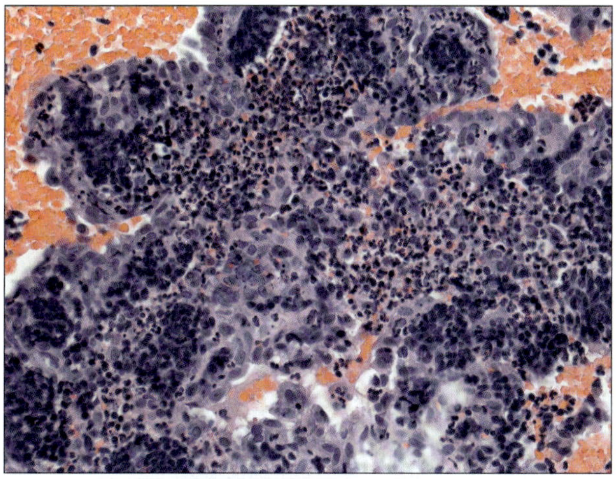

图 15-22 月经期内膜

崩解的内膜可含大量的中性粒细胞

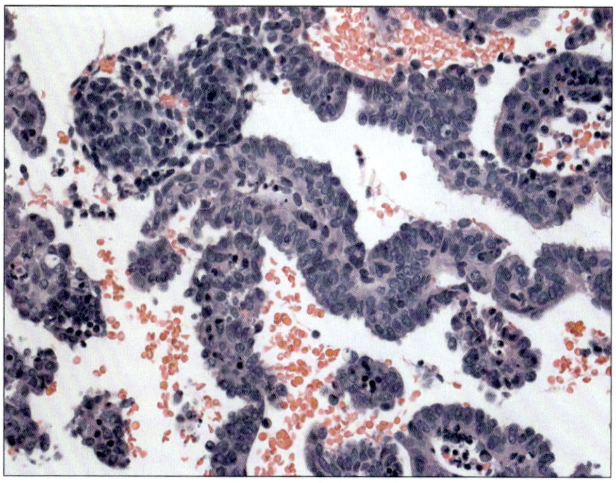

图 15-23 崩解的子宫内膜

可出现微乳头结构，它们通常与崩解的间质相伴随

四、绝经后

通常，妇女的绝经年龄在 50 岁左右。绝经后，卵巢无排卵，没有孕激素产生，而且雌激素水平也很低，临床多数表现为闭经或少量不规则出血。

组织学上，子宫内膜表现为静止形态，内膜菲薄，仅含表面上皮和基底层，显示小而分散的小管状腺体（图 15-24）。腺体也可显示囊性扩张，或萎缩性小管和囊性扩张的腺体混合。具有囊性扩张腺体的萎缩性子宫内膜，可称为囊性萎缩性子宫内膜。通常，年龄大的绝经后妇女更常见囊性萎缩性子宫内膜。而刚绝经的妇女更常见含有管状腺体的内膜。管状腺体中的细胞可呈方形或低柱状，细胞核比较小，核深染，细胞质少。由于受到囊内分泌物的压迫，囊性扩张腺体中的细胞通常呈扁平状（图 15-25）。

绝经后子宫内膜的间质致密，由椭圆形到纺锤体细胞组成，细胞质不多。在绝经后末期，间质可能变得纤维化。与绝经前子宫内膜比较，绝经后子宫内膜中聚集在一起的淋巴细胞通常更为显著（图 15-26）。这可能是由于萎缩性子宫内膜（atrophic endometrium）腺体和间质数量减少，从而淋巴细胞显得相对丰富。

有时，含有管状腺体的萎缩性子宫内膜可能与增生症混淆。而具有囊性扩张腺体的萎缩性子宫内膜也可与简单增生症混淆。然而，萎缩性子宫内膜薄，没有核分裂，诊刮出来的内膜量少，仅含少许条带状内膜表面上皮与黏液，间质不明显（图 15-27）。而增生症子宫内膜，一般诊刮出来的内膜量大些，通常显示核分裂活动。所以，如果管状或囊状腺体拥挤，并且显示核分裂活动，要考虑子宫内膜增生症的可能。值得注意的是，在刚绝经或在子宫脱垂时，萎缩性子宫内膜可能出现核分裂现象，这并不

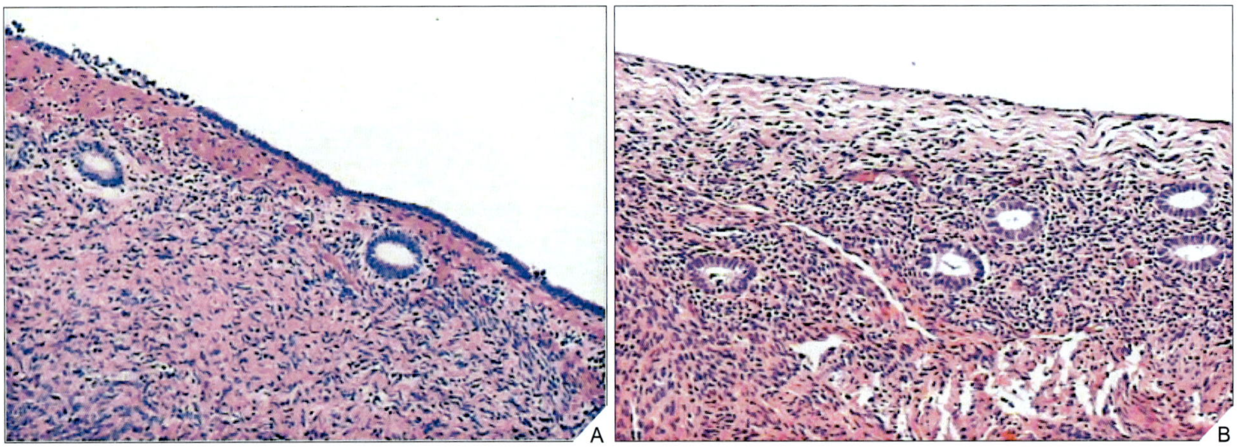

图 15-24 萎缩性子宫内膜
A. 内膜菲薄，腺体稀少；B. 间质纤维化

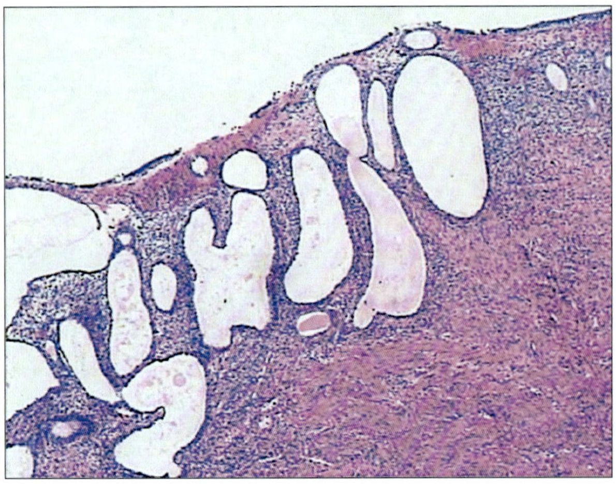

图 15-25 囊性萎缩性子宫内膜
萎缩背景中有囊性扩张的腺体

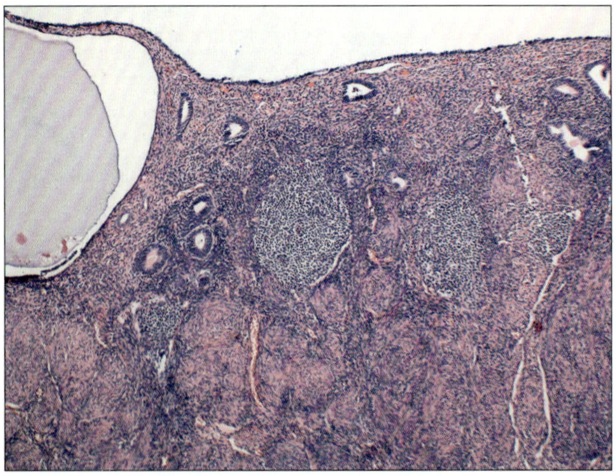

图 15-26 萎缩性子宫内膜
腺体和间质减少，使聚集在一起的淋巴细胞更明显

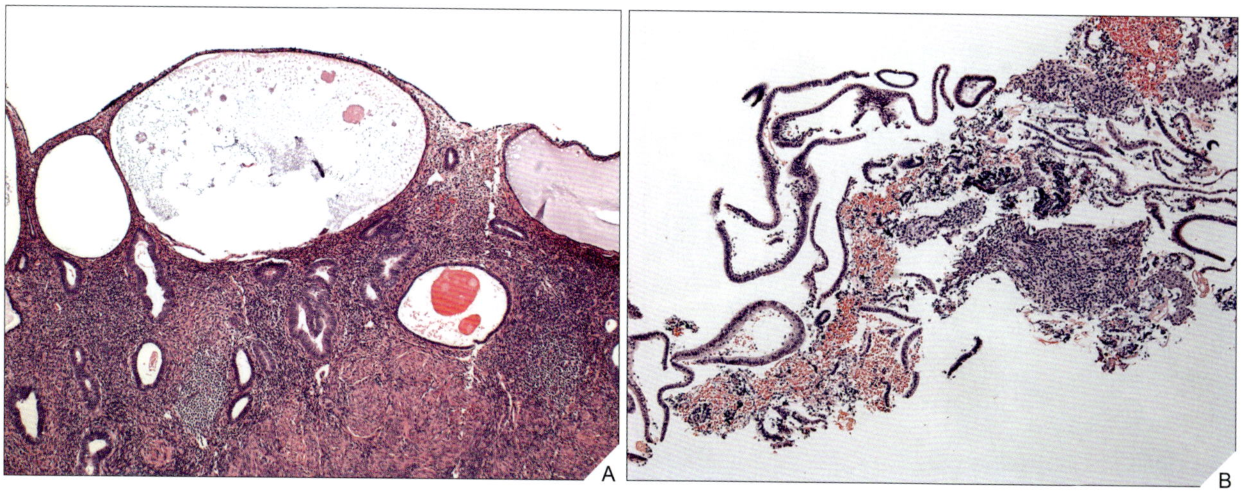

图 15-27 萎缩性子宫内膜

A. 有时腺体密集，由基底层腺体组成（中间，萎缩扩张腺体下），可能与增生症混淆，但是萎缩性子宫内膜薄，没有核分裂；B. 在萎缩性子宫内膜，诊刮标本显示条带状内膜表面上皮

代表子宫内膜增生症。所以，需要结合临床信息评估绝经后子宫内膜。

萎缩性子宫内膜不仅仅出现在年龄大的女性，它也可以由其他自发的或医源性原因引起。例如，有些年轻患者，卵巢功能过早衰竭，她们的子宫内膜也可呈萎缩状。萎缩性子宫内膜也可发生于产后哺乳期、激素治疗后、卵巢手术切除后、化疗或放疗后。子宫局部机械原因也可导致内膜压迫性萎缩。但这种压迫性萎缩与卵巢功能重度障碍所致的子宫内膜萎缩不同。例如，受到黏膜下肌瘤的挤压后，表面内膜变薄，腺体稀少，甚至仅剩表面上皮。但细胞并非静止或萎缩形态，可显示核分裂，而且其邻近内膜随正常周期改变。

绝经后子宫内膜含有激素受体，如果受内源性或外源性雌激素过度刺激，可发生子宫内膜增生症或子宫内膜样癌[4]。

第三节 子宫内膜在月经周期紊乱时的变化

月经周期紊乱又称功能失调性子宫出血（dysfunctional uterine bleeding），是指由卵巢功能缺陷或子宫内膜激素受体异常引起的异常子宫出血。本组病变属于一类杂病，病变可波及青春期、绝经后或育龄期女性，患者常以不孕或不规则出血就诊，出血情况与内膜病理形态之间没有什么规律。通常，以药物治疗为主，很少活检。但是有时也进行内膜活检，以帮助分析子宫出血原因及评估治疗效果，或排除持续出血患者的内膜病理变化。

一般根据病因，本组病变可被分为无排卵性与有排卵性两类。滤泡期功能异常是引起无排卵性月经周期紊乱的原因，而黄体期功能异常是引起有排卵性月经周期紊乱的原因。从病理生理的角度看，无排卵性月经周期紊乱也称为雌激素相关性子宫出血，而有排卵性月经周期紊乱也称为孕激素相关性子宫出血，多数功能失调性子宫出血与雌激素紊乱相关，子宫内膜崩解是内膜出血的一个形态特征。

另外，各种全身和局部原因也可以引起不正常子宫出血，其中包括妊娠过程、子宫内膜增生症、腺肌病、子宫内膜息肉、子宫内膜炎（endometritis）、宫内节育器（intrauterine device）、子宫肿瘤及血液系统疾病。这些出血原因不在本节叙述范畴，但是病理诊断时常需要与它们鉴别。

一、子宫内膜崩解

腺体和间质崩解是功能失调性子宫出血常见的组织学特征。子宫内膜崩解（endometrial breakdown）的组织学形态与月经期相似，即表现为内膜原有的结构被破坏，腺体塌陷，间质解离，血栓形成，纤维素沉积。不同的是，正常月经期内膜崩解迅速，很快波及整个内膜，而功能失调性子宫出血的内膜崩解较缓慢，崩解常呈灶状分布。另外，在没有排卵的情况下，腺体呈增殖变化，并非像正常月经期

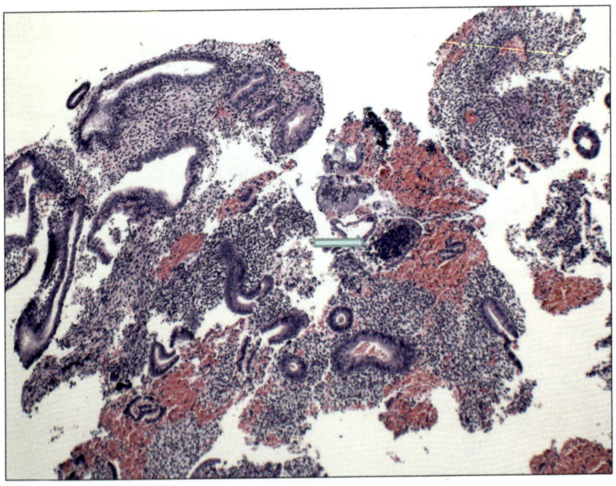

图 15-28 非月经期子宫内膜崩解

在增殖型内膜背景中，有小灶状腺体及间质崩解，崩解的腺体与崩解的间质相伴（箭头）

所表现的分泌衰竭状态（图 15-28）。

慢性出血的内膜除上述崩解的一般形态，间质中还可见含铁血黄素沉积（图 15-29）、纤维蛋白团块，以及泡沫细胞积聚、间质纤维化与透明变性。虽然泡沫细胞可以在正常月经周期的子宫内膜见到，但是它多见于雌激素过度刺激相关的内膜疾病，如增殖失调、内膜增生症和内膜癌，也可见于其他多种内膜病变导致的异常出血。内膜间质中的泡沫细胞常小片群集（图 15-30），这样的泡沫细胞可能代表吞噬脂质的巨噬细胞，或含有脂质后膨胀的内膜间质细胞，其胞质中的脂质形成与异常出血过程中的红细胞及内膜组织破坏有关。

此外，崩解的内膜常见表面上皮与腺上皮的改变，尤其是上皮嗜酸性（或乳头状）合胞体改变与纤毛样改变（图 15-31）。

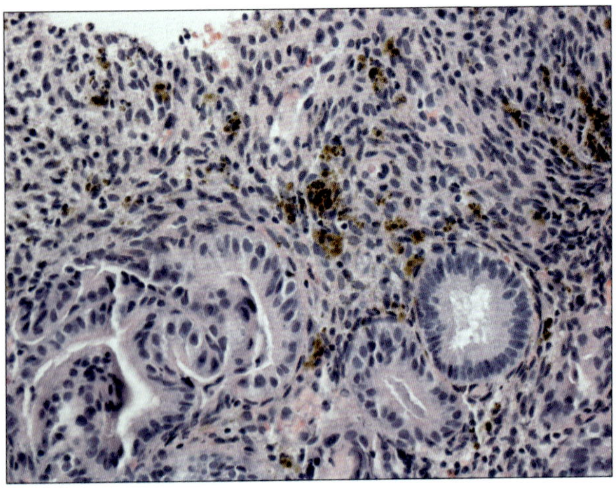

图 15-29 子宫内膜慢性出血

间质中可见含铁血黄素沉积

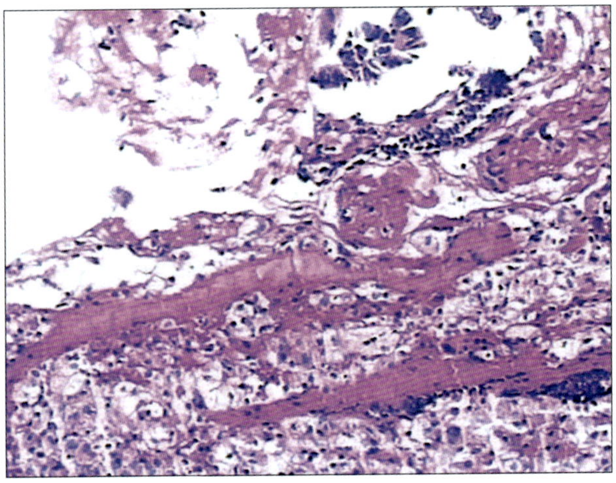

图 15-30 子宫内膜慢性出血

间质中可见群集的泡沫细胞，胞质丰富而淡染，细胞核小而呈圆形

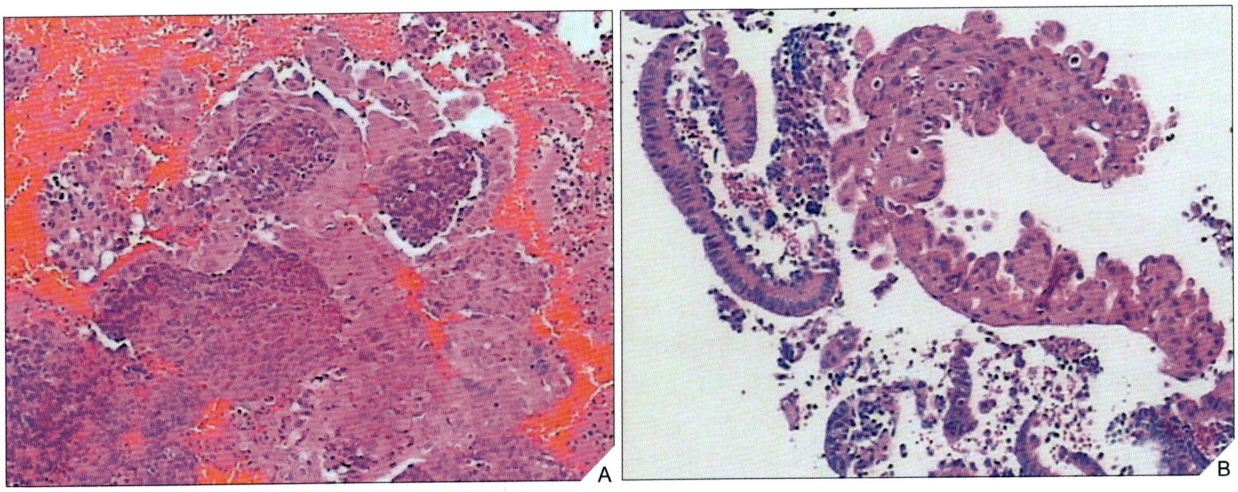

图 15-31 子宫内膜崩解

可见间质球（A），表面上皮细胞胞质嗜酸性，表面上皮合胞体改变与乳头状合胞体改变（A，B）

二、雌激素相关性子宫出血

大多数患者为更年期女性，但也可以是青春期少女与育龄期女性。无排卵的原因很复杂，多与下丘脑 - 垂体 - 卵巢轴的功能调节障碍有关。少数情况下，患者有排卵，但是内膜本身的靶细胞效应异常，对孕激素反应不敏感，也可能引起雌激素相关性子宫出血（estrogen-related uterine bleeding）。

卵巢无排卵时，内膜间质因受不到孕激素的影响而发育不充分，内膜组织脆弱，很容易破溃。而且，由于雌激素的波动，内膜脱落不规则和不彻底，难以完全修复。再加上小动脉发育不良，缺乏螺旋化，血管破裂后收缩乏力。再者，反复破损的内膜局部血管扩张。同时，破损组织的凝血和纤溶也常异常。患者可表现为一段时间的闭经、月经稀发或不同程度出血。一般情况下，在低水平雌激素刺激时，内膜修复缓慢，常表现为出血淋漓不尽。在高水平雌激素刺激下，常发生大量出血。

雌激素相关性子宫出血可以分为卵泡退化（follicle degeneration）和卵泡持续（follicle persistence）两种情况。卵泡退化可发生于卵泡发育的不同阶段。由于卵巢无排卵，没有孕激素产生，子宫内膜在雌激素刺激下持续生长，当卵泡退化，引起雌激素水平下降时，内膜发生撤退性出血（withdrawal bleeding）。第二种情况发生于卵泡持续存在时。此时，内膜在雌激素的刺激下，不断增殖和增厚，直至内膜增殖超越血供的能力，内膜发生突破性出血（breakthrough bleeding）。不管是撤退性出血，或是突破性出血，内膜的形态均相同，即在不同程度内膜增殖的基础上，腺体和间质发生局灶性崩解（图 15-32）。整个宫腔内膜的表现不一致，不同形态的内膜混合在一起，包括崩解的内膜腺体与间质、未崩解的组织及增殖的组织。内膜的这种形态变化可以解释无排卵患者不规则出血或淋漓不尽出血等临床症状。另外，在

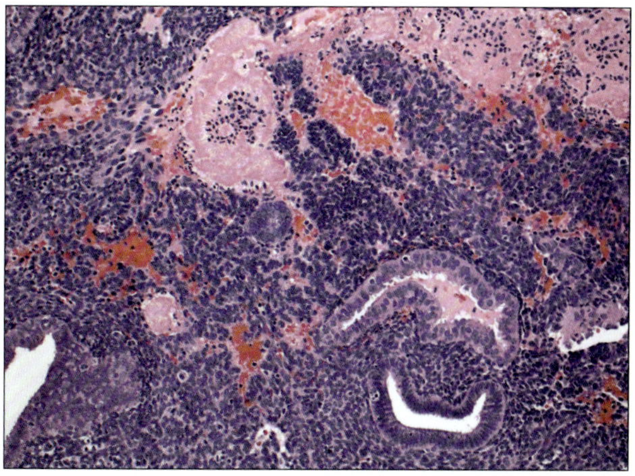

图 15-32　无排卵性子宫内膜崩解

间质崩解，腺体细胞嗜酸性改变

没有孕激素拮抗的情况下，内膜腺体通常出现嗜酸性或纤毛样改变。

值得注意的是，这种异常出血的变化只能被称为内膜组织的崩解，而非正常月经期内膜。因为月经期是指排卵后在分泌性背景下发生的内膜崩解与脱落，具有广泛与一致性的形态特征。而在无排卵性出血时，内膜组织的崩解为局灶性，增殖、修复与再生常同时存在（图 15-33，表 15-4）。在病理报告中，我们可将这种异常出血的内膜描述为“增殖性子宫内膜伴局灶崩解，符合无排卵性周期”。

关于雌激素相关性子宫出血，内膜不仅显示不正常出血，而且在不同程度的雌激素水平影响下，可以呈现不同的形态学改变，包括静止 / 萎缩、增殖不足、类似正常增殖期、不规则增殖，以及增生症或癌症[5]。下面简单陈述与无排卵相关的增殖不足、类似正常增殖期内膜及增殖失调性子宫内膜。萎缩性内膜已在本章第二节中介绍，增生症或癌症将在其他章节描述。

（一）增殖不足

增殖不足（proliferative insufficiency）常见于各

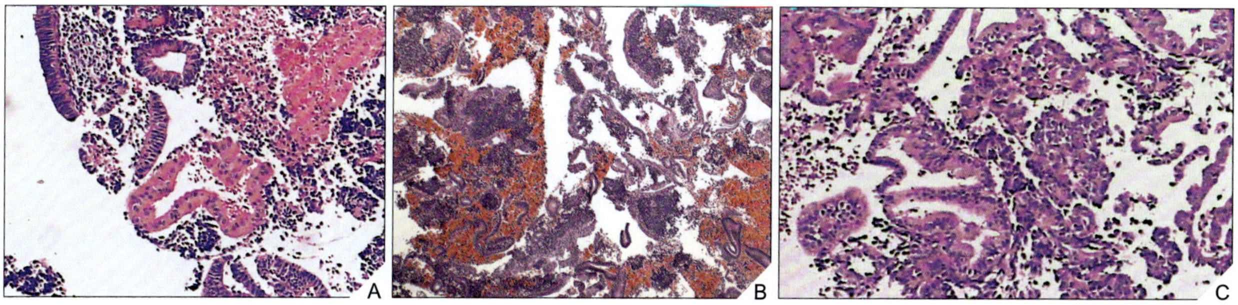

图 15-33　子宫内膜的崩解

A. 无排卵性子宫内膜崩解，腺体呈增殖性变化，腺上皮可伴嗜酸性改变；B. 月经期内膜，内膜崩解波及范围广泛；C. 月经期内膜，腺体呈分泌性改变

表 15-4 子宫内膜无排卵性出血与月经期的区别

观察内容	无排卵性出血	月经期
腺体分泌衰竭	不存在	存在
整个内膜的表现	不一致	一致
内膜崩解范围	局灶	广泛
崩解发生的速度	慢	急
泡沫细胞	多见	少见
上皮化生	常见	少见

种原因导致的卵泡发育不良，造成卵巢产生的雌激素不足。除病理性原因外，一些生理状态如哺乳期与绝经前也可有此状态。在这种情况下，内膜停留在增殖早期，分层不明显，腺体与间质发育不良，腺管细小，上皮低矮，核分裂罕见（图 15-34）。

在内膜增殖不足时，内膜增殖不仅明显滞后于月经周期，而且长时间（甚至长达数月）停留在不成熟状态。这点和正常增殖期不同。在正常情况下，从月经期后，子宫内膜呈渐进性增殖约 2 周，然后分泌反应开始。

（二）类似正常增殖期内膜

在无排卵性子宫出血时，内膜增殖可达中晚期，腺体与间质的比例及其排列近似正常增殖期。与正常周期不同的是，这种增殖形态表现为持续与单相性，不会进入分泌期。而且，这种增殖型内膜可发生出血。

（三）增殖失调性子宫内膜

当长时间无排卵时，子宫内膜在雌激素的刺激下不断增殖，内膜增厚增殖的程度介于正常增殖期与简单性增生症之间（图 15-35）。这种类型的子宫内膜称为增殖失调性子宫内膜（disordered proliferative endometrium）。在下面两种情况下，病理医师可以诊断增殖失调性子宫内膜。第一种情况是，大部分内膜的腺体与间质均增多，因此腺体与间质的比例保持正常，有少数腺体扩张或有分支，排列轻度不规则。另一种情况是，子宫内膜大部分区域呈正常增殖期形态，仅有小灶范围具有简单性增生形态。

正常增殖期、增殖失调性子宫内膜及简单性增生，在形态上具有谱系性，需要鉴别。一方面，我们需要鉴别正常子宫内膜和增殖失调性子宫内膜。一般情况下，正常增殖期子宫内膜可接受 <10% 的扩张性腺体。在增殖失调性子宫内膜，扩张的腺体超过 10% 的面积，但没达到简单增生的程度，这些扩张的腺体与正常增殖腺体经常混合存在或小簇生长。另一方面，我们需要鉴别增殖失调性子宫内膜和简单性增生。简单性增生通常涉及整个子宫内膜，并且腺体与间质的比例增加。因此，若大部分内膜腺体排列不规则，并伴有腺体与间质的比例增加，应考虑增生症。但是，由于增殖失调和简单性增生两者都与雌激素过度刺激有关，它们的组织学变化有连续性和重叠性，有时很难明确划分。如果遇到这种情况，本书笔者通常会根据具体情况用注解说明诊断的难处。根据情况，本书笔者会在病理报告中倾向两者之一。即使病理医师没办法将两者分开，临床治疗也不会受到影响，因为这两种病变发生子宫内膜癌的风险都是微不足道的。在病理报告中，可以将其描述为“增殖失调性子宫内膜 / 单纯性增生性子宫内膜（无不典型性）”。

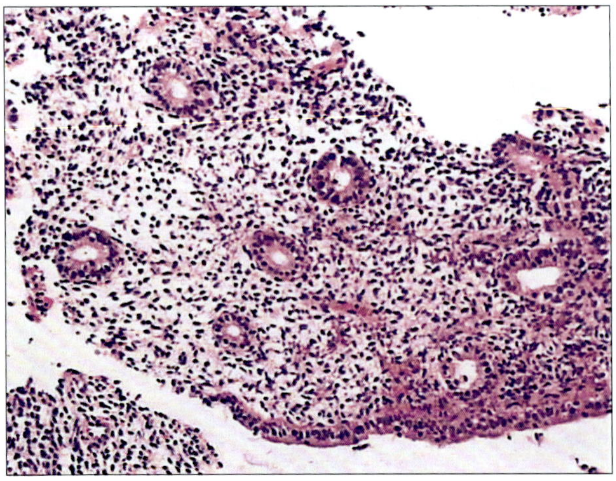

图 15-34 子宫内膜增殖不足
腺管细小，上皮低矮

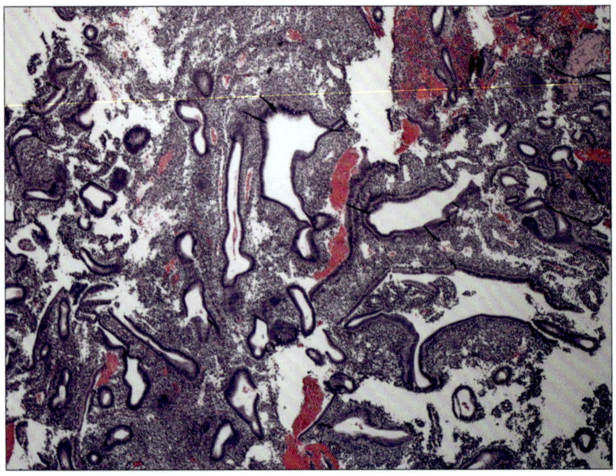

图 15-35 增殖失调性子宫内膜
腺体排列轻度不规则，少数腺体扩张，腺体与间质的比例保持正常

三、孕激素相关性子宫出血

当发生孕激素相关性子宫出血时，虽然卵巢有排卵，但排卵之后卵巢黄体功能异常，主要为黄体功能不足，少数为黄体持续。孕激素相关性子宫出血（progesterone-related uterine bleeding）是造成有排卵性不孕的主要原因之一。这种病变散发于育龄期女性，也见于初潮、产后及更年期等。在育龄期患者，临床表现常为月经期异常，或在非月经期出现子宫出血。内膜组织显示分泌不足或不规则脱卸，常见内膜灶性崩解现象。

（一）分泌不足（secretory insufficiency）

孕激素分泌相对或绝对缺乏又称黄体期功能缺陷（luteal phase defect），或分泌功能不足，包括孕激素分泌延迟、孕激素分泌减少（分泌量达不到正常生理水平）、孕激素水平升高缓慢（而非正常状态下的迅速升高），以及孕激素水平过早降低（分泌期缩短）。黄体期功能不足一般分散地发生于育龄期女性，它与不孕和早期流产有关，也可以引起不正常子宫出血[6]。

黄体期功能缺陷的原因仍然不是很清楚，它可能由垂体或下丘脑的功能障碍引起，血液中的卵泡刺激素（follicle stimulating hormone，FSH）与黄体生成素（luteinizing hormone，LH）水平异常，导致排卵后黄体未获得充分发育即退化，从而使黄体期孕激素产生减少[7]。在黄体期中间段监测黄体酮水平是诊断黄体期功能缺陷的一个重要手段。另外，高雌激素状态也可能导致孕激素相对不足。子宫内膜雌激素受体和孕激素受体减少也可导致与黄体期功能缺陷相同的内膜分泌异常。

黄体期功能缺陷使子宫内膜得不到良好的分泌发育。内膜变化可分为 2 种，在第一种情况下，内膜形态无异常，但是内膜的分泌反应滞后于排卵日期。诊断分泌不足要求子宫内膜改变滞后于正常月经周期 2 天以上，如本应是月经周期的第 22 天，子宫内膜却呈现第 18 天的组织形态。这种情况需要结合临床确定排卵日期，如可以通过基础体温测量、连续性激素水平监测，以及运用上次月经起始推断排卵日期。只有至少 2 个连贯的月经周期显示内膜分泌反应滞后时，诊断黄体期功能缺陷才有临床意义。

在第二种情况下，孕激素水平不足引起子宫内膜形态异常。分泌不足的内膜形态变化没有很好的特异性，可表现为腺体分泌不佳（图 15-36）、间质水肿不明显及腺体与间质成熟不同步（图 15-37）。例如，腺体显示分泌早期的改变，而间质却呈现前蜕膜样改变。反过来，腺体显示分泌晚期改变，间质却缺乏前蜕膜样改变。子宫内膜形态异常也可以表现为不同区域的内膜发育差异显著。例如，不同区域的内膜发育差异在 4 天以上。与第一种情况类似，只有经过连续 2 次以上的内膜活检证实这样的分泌期异常，才有临床意义。这是因为单一周期的内膜分泌不足很常见，并不一定代表黄体期功能缺陷。另外，在黄体功能缺陷时，虽然子宫内膜活检标本显示分泌变化，但是由于分泌反应异常，我们很难确立内膜分泌日程。

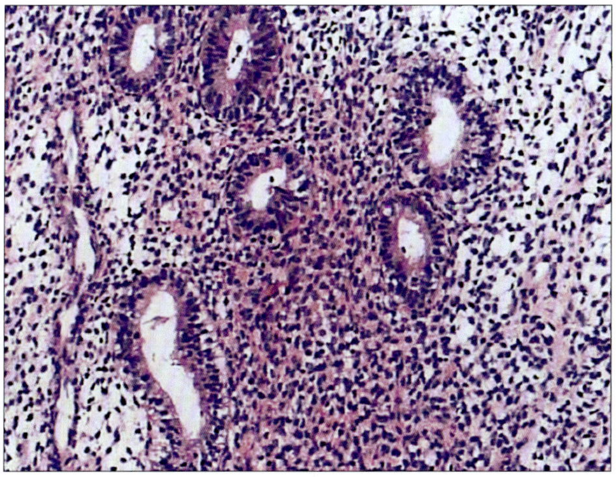

图 15-36　子宫内膜分泌不足

腺管小而直，只有个别腺体出现分泌早期反应

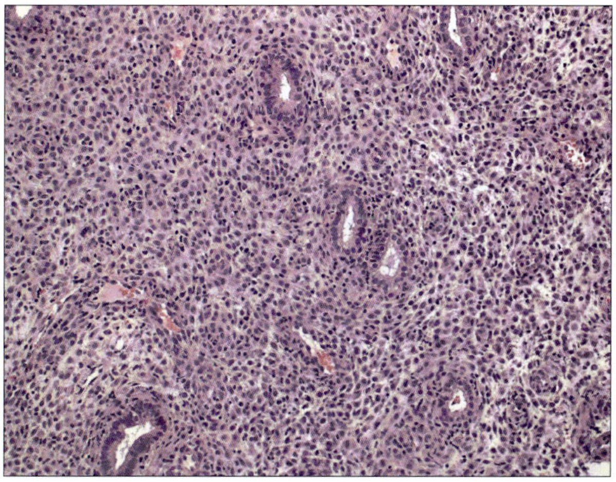

图 15-37　黄体期功能缺陷

子宫内膜腺体和间质成熟不同步，间质呈前蜕膜样改变，腺体却处于静止状态或显示微弱的分泌反应

（二）不规则脱卸 （irregular shedding）

如果黄体萎缩不全或黄体持续存在，则卵巢持续分泌孕激素。在孕激素持续作用下，内膜出现不规则脱落。而且在内膜脱落的同时已开始再生，构成分泌与增殖混合的特殊形态（图 15-38）。当临床上怀疑不规则内膜脱卸时，妇科医师应在月经开始后 5 天以上进行活检。如果此时内膜仍有分泌期改变（如内膜表现为分泌期、月经期和增殖期混合形态），可以考虑黄体持续引起的内膜不规则脱卸。不规则脱卸的另一种表现形式是子宫内膜不同区域的发育相差 4 天以上。

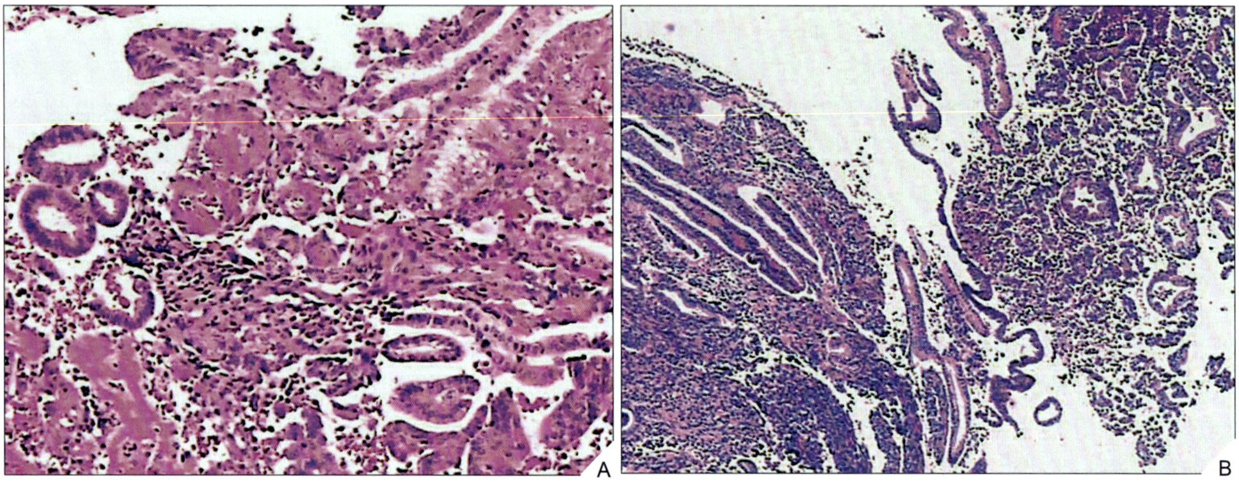

图 15-38　子宫内膜不规则脱卸
同时可见增殖（A、B 左侧）与分泌性腺体（A、B 右侧）

第四节　不孕症内膜评估

一、一般评估

以前，评估子宫内膜是不孕症评估过程中必不可少的一个环节。近年来，临床医师更多地依赖于激素水平测量和超声检查卵泡大小评估不孕症患者。尽管如此，病理医师仍然可以通过内膜形态变化估计分泌期日程，从而指导人工辅助生殖过程。因此，病理医师有必要熟悉内膜分泌期每一天的形态变化特征，以便为临床提供有价值的信息。

评估不孕症时，内膜活检通常在分泌中晚期进行。利用子宫内膜活检评估不孕症时，妇产科医师通常想了解有无排卵发生、分泌期子宫内膜的日程及内膜有无器质性病变。

关于分泌期内膜在不同日程中的变化，本章第二节已经介绍。在实际工作中，我们可以将不同区域分泌变化差异在 2 天之内的内膜认为是正常的，这点尤其适用于分泌晚期子宫内膜，因为此时内膜常显示水肿与前蜕膜样改变区域交替存在。而且，分泌晚期腺体的形态也可有很大的变异。病理医师应该根据分泌发育最快的部位确定子宫内膜日程，通常使用 2 天的间距（如 21～22 天）。

虽然对于不孕不育患者的评估，病理医师应该尽一切努力提供准确的内膜分泌日程，但是在有些情况下，组织学形态变化不容许精确的分泌日程评估。在这种情况下，如果可能，病理医师应该说明不能提供分泌日程的原因。激素作用、各种器质性病变及取样因素都可以给分泌日程的评估带来困难（表 15-5）。

黄体期功能缺陷通常引起子宫内膜分泌反应不佳。子宫内膜炎或子宫内膜息肉样的器质性病变也

表 15-5　不易评估子宫内膜分泌日程的原因

激素作用	器质性病变	取样因素
无排卵	息肉	组织破碎
黄体期功能缺陷	子宫肌瘤	缺乏功能层内膜
黄体持续	内膜增生	
外源性激素	癌症	
妊娠	内膜萎缩，内膜炎	

会引起类似改变。如果通过临床或病理检查找不到器质性病因，可以将黄体期功能缺陷推定为子宫内膜分泌反应不佳的原因。在没有黄体期功能缺陷的临床信息时，病理医师可以将子宫内膜标本描述为“子宫内膜不规则分泌”，表明子宫内膜分泌不正常。当做出“子宫内膜不规则分泌”诊断时，病理医师应该注解具体的内膜变化，如“腺体发育和间质发育不同步”（如腺体发育第 17 天，而间质变化符合第 24 天）。如果子宫内膜不同区域的变化有明显差异，也可以在病理报告中将其描述出来。这样，妇产科医师可以结合临床信息分析和确定子宫内膜病理变化的意义和原因。

二、生物学标志物在子宫内膜评估中的作用

一些科学家试图寻找出一组生物学标志物，用它们来客观评估在受精卵植入时的内膜功能状态。受精卵着床（implantation of fertilized egg）是一个复杂的过程，是在严格的激素调控下进行的[8, 9]。这一过程是在卵巢激素的影响下，由众多信号传递因子参与完成的[10]。在胚胎着床期间，子宫内膜中孕激素受体表达增加，而雌激素受体表达减少，表明孕激素受体和雌激素受体参与胚胎着床过程[11]。血管内皮生长因子和胎盘生长因子基因正常表达，对胚胎着床、滋养细胞侵袭、适当的血管生成和胎盘发育至关重要[12-14]。研究表明，与生育正常女性相比，不育患者的糖蛋白 -A 显著降低[15]。整合素（integrin）表达低下也能造成不孕[16]。在受精卵着床前期，受精卵和内膜中的选择素（selectin）均升高，表明选择素在着床起始阶段发挥着重要作用[17]。与生育正常女性相比，不育患者子宫内膜细胞表面钙黏素（cadherin）家族中的 E-cadherin 表达降低[18]。IL-6 在月经周期的分泌中晚期呈递增性表达，至分泌晚期后，表达下降[19]。与生育正常女性相比，不育患者子宫内膜的半乳糖凝集素（galectin）表达减少[20]。白血病抑制因子在胚胎着床中发挥重要作用。在胚胎植入过程中，白血病抑制因子促进子宫内膜上皮细胞胞饮足发育，并协助囊胚附着和侵入蜕膜组织[21]。在不孕女性的子宫内膜，$CD8^+$ T 细胞和中性粒细胞浸润常增加[22]。

虽然这些生物学标志物检查今后可能对子宫内膜的进一步评估有作用，但是常规组织学检查依然是目前子宫内膜评估的一个廉价而有效的方法。

第五节　外源性激素对子宫内膜的影响

外源性激素在女性中有着广泛的应用，用于各种适应证，包括避孕、激素补充替代、功能障碍性子宫出血、不孕症、子宫内膜增生、子宫内膜癌及乳腺癌的治疗。外源性激素通过对子宫内膜雌激素受体或孕激素受体作用，引起子宫内膜形态发生各种变化[23]。虽然应用性激素类药物后，内膜形态可以接近正常，但多数情况下，应用激素后的内膜显示不同于正常月经周期任何阶段的形态变化。子宫内膜的形态变化取决于多种因素，如绝经状态，激素制剂的组成、剂量，激素使用的持续时间及取材时间。虽然病理报告不需要明确外源性激素的具体类型，但是妇科专业病理医师有必要了解外源性激素能引起的子宫内膜的各种形态学变化。

一、避孕药

（一）复合口服避孕药

大多数口服避孕药含有少量的雌激素（炔雌醇）和孕激素（炔诺酮）。早先时候，口服避孕药以周期或组合的方式使用。周期方式是模拟月经周期内激素波动，通常在周期的前 5～19 天用雌激素，随后加入黄体酮至第 24 天。之后撤出激素，引起撤退性出血。这种方案避孕既不安全，也不完全有效，因为有文献报道其能引起子宫内膜癌和意外妊娠。因此，现在很少使用周期避孕药。

在较早的时候，口服避孕药含有较高剂量的激素，副作用相对较多，如血栓形成和偏头痛。关于内膜形态，一般来说，孕激素的作用强于雌激素。使用高剂量、高效口服避孕药，子宫内膜显示间质细胞增生，间质假蜕膜样改变，腺体呈萎缩、静止或弱增殖状态（图 15-39）。偶尔，增生的间质显示不典型性变化，可能会与间质肿瘤混淆。血管在用药早期显示内皮及平滑肌增生，使血管壁明显增厚，长期使用口服避孕药引起薄壁血管形成。目前，高剂量、高效口服避孕药不再作为避孕药使用，而是偶尔用它来治疗子宫内膜增生症。

目前使用的复合口服避孕药绝大多数为低剂量的雌孕激素复合制剂，常以孕激素占优势。这样的避孕药能够抑制促性腺激素释放，从而抑制卵泡发育并阻止排卵，并改变子宫内膜形态，以达到避孕效果。治疗后，子宫内膜腺体稀疏分布，经常为萎缩状态，腺体管腔狭小，上皮低矮，没有核分裂活动。间质在治疗早期出现水肿，后期呈假蜕膜样改变（图 15-40）。有时，腺上皮细胞显示早期分泌，包括核下空泡出现，间质有假蜕膜改变，腺体和间质发育不同步，偶尔腺体细胞内有透明样改变（图 15-41）。

值得注意的是，使用避孕药后这种“分泌型腺体”与排卵后所见的正常分泌型腺体有明显区别。在正常分泌中后期，腺体扩张弯曲，腺腔边缘模糊不规则，螺旋小动脉增厚。使用复合口服避孕药后，虽然腺体可显示一些分泌性变化，如细胞质内出现空泡，腺腔内出现分泌物，但是腺体较小且较直，腺腔顶端边界光滑整齐，螺旋小动脉不发育，形成薄壁血管。

长时间使用复合口服避孕药后，血管扩张明显，子宫内膜腺体和间质变得萎缩。

（二）低剂量黄体酮制剂

该类避孕药孕激素剂量小，其避孕作用并不是抑制排卵，而是改变输卵管的运送功能，并且使宫颈黏液变得黏稠，以干扰精子运行。该类避孕药不是采用周期性用药方式，而是每天使用相同的剂量或采用皮下包埋用药的方法。这种方式避孕会造成闭经或间断性出血。通常，子宫内膜的改变与使用复合口服避孕药相似，表现为弱分泌反应或显著萎缩[23]。

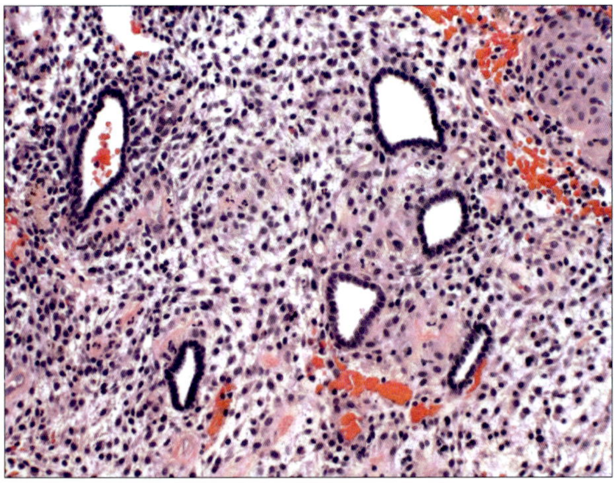

图 15-39　口服避孕药的内膜效应

腺体稀疏分布，呈静止状态。间质丰富，有假蜕膜样改变

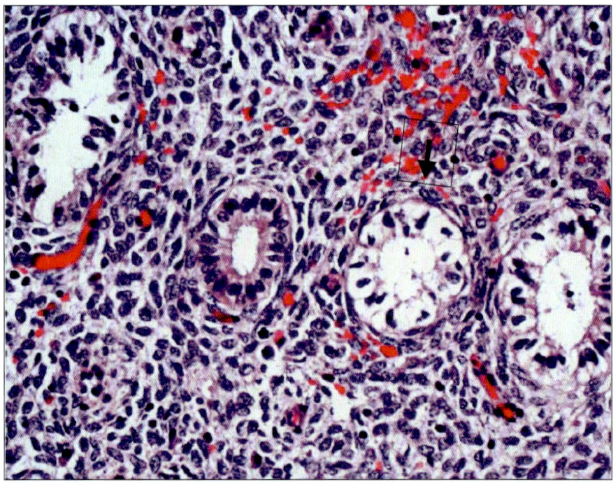

图 15-41　口服避孕药的内膜效应

腺体呈小管状，部分腺体有分泌反应，间质有假蜕膜改变，有时腺体细胞内可见透明样改变（箭头）

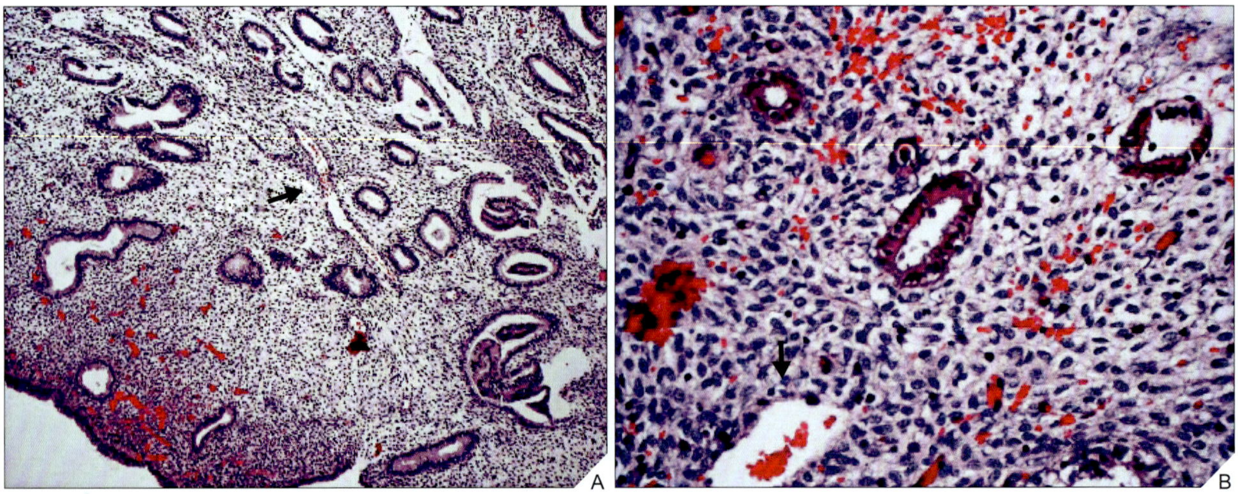

图 15-40　口服避孕药的内膜效应

腺体发育不全，在间质中稀疏分布，早期间质水肿（A），之后间质呈假蜕膜样改变（B），常见薄壁血管

（三）长效黄体酮

醋酸甲羟孕酮是一种常用的长效黄体酮，一次注射能维持有效血药浓度达数月之久。子宫内膜最初可表现为分泌亢进，包括 Arias-Stella 反应，与妊娠期的子宫内膜形态相似（图 15-42）。使用 3～6 个月后，间质出现明显的蜕膜样改变。由于缺乏雌激素作用而得不到正常增殖反应，腺体一般呈静止状态。与复合性口服避孕药相比，长效黄体酮引起的子宫内膜萎缩或单纯蜕膜样改变更明显[24]（图 15-43）。

皮下埋植避孕系统（norplant system）含有缓释的左炔诺孕酮，药效能维持 3～5 年之久。它所引起的组织学改变与其他黄体酮制剂避孕药所引发的改变相似。但是，应用皮下埋植避孕系统后，子宫内膜萎缩是最常见的变化。子宫内膜也可出现增殖期改变，此时常伴有不规则出血。

含有左炔诺孕酮缓释系统的子宫内避孕装置曼月乐（Mirena）可直接插入宫腔，它的避孕机制是提高宫颈管黏液黏稠度，从而阻止精子通过，它也有阻碍内膜生长等作用。左炔诺孕酮的 5 年期间避孕有效率大于 99%，与输卵管结扎避孕有效率相似。它的优点为简便、可靠。而且，即使在长期避孕后停药，患者仍可恢复生育能力。该药插入子宫腔后 3～6 个月，月经量增多，随后月经期持续时间缩短，并且月经量减少。有的女性在用药 1 年后闭经[25]。组织学检查显示子宫内膜广泛性蜕膜样改变，腺上皮可含糖原呈透明变[26]（图 15-44）。

（四）大剂量孕激素

大剂量孕激素（如甲地孕酮）主要用于治疗与高

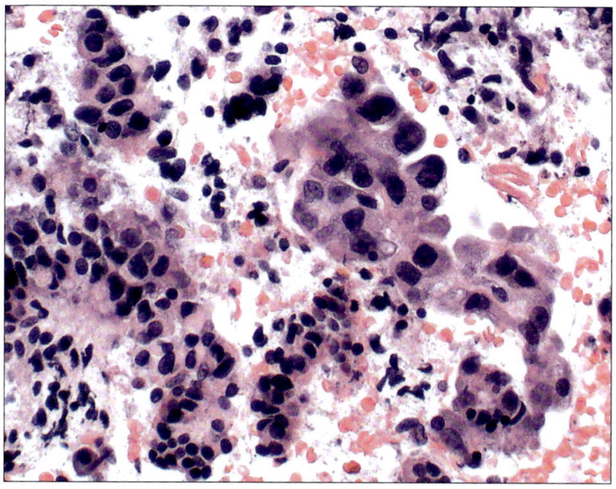

图 15-42　长效黄体酮内膜效应

最初子宫内膜可出现 Arias-Stella 反应

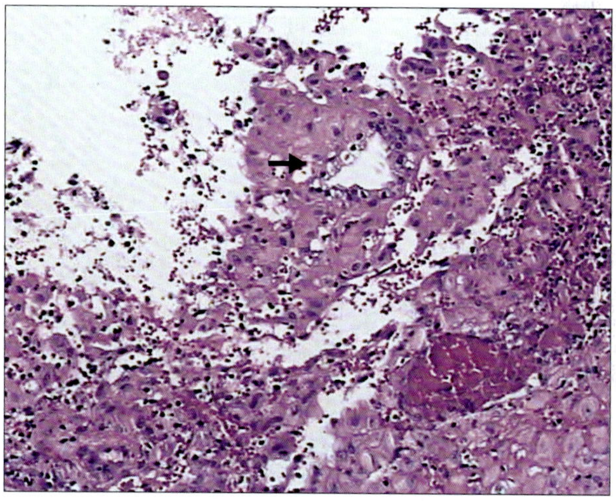

图 15-44　宫内放置 Mirena 后

内膜显示蜕膜样改变，腺上皮细胞质内富含糖原（箭头）

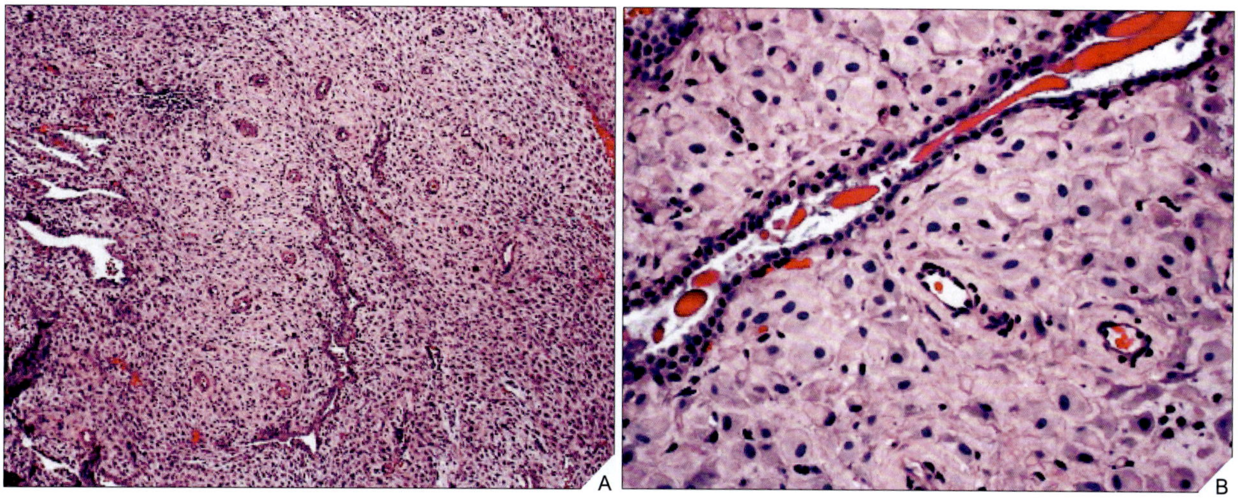

图 15-43　长效黄体酮内膜效应

3～6 个月后，内膜腺体萎缩，间质出现明显的蜕膜样改变（A），薄壁血管明显（B）

雌激素相关的内膜疾病，如子宫内膜增生症和子宫内膜样癌。目前这种药物很少用于避孕。用大剂量孕激素后，子宫内膜最初表现为分泌反应，有时可见囊性扩张的腺体。在长时间大剂量孕激素作用下，腺体逐步萎缩变小，间质显著蜕膜样改变，两者呈现不同步的形态（图 15-45，图 15-46，表 15-6）。

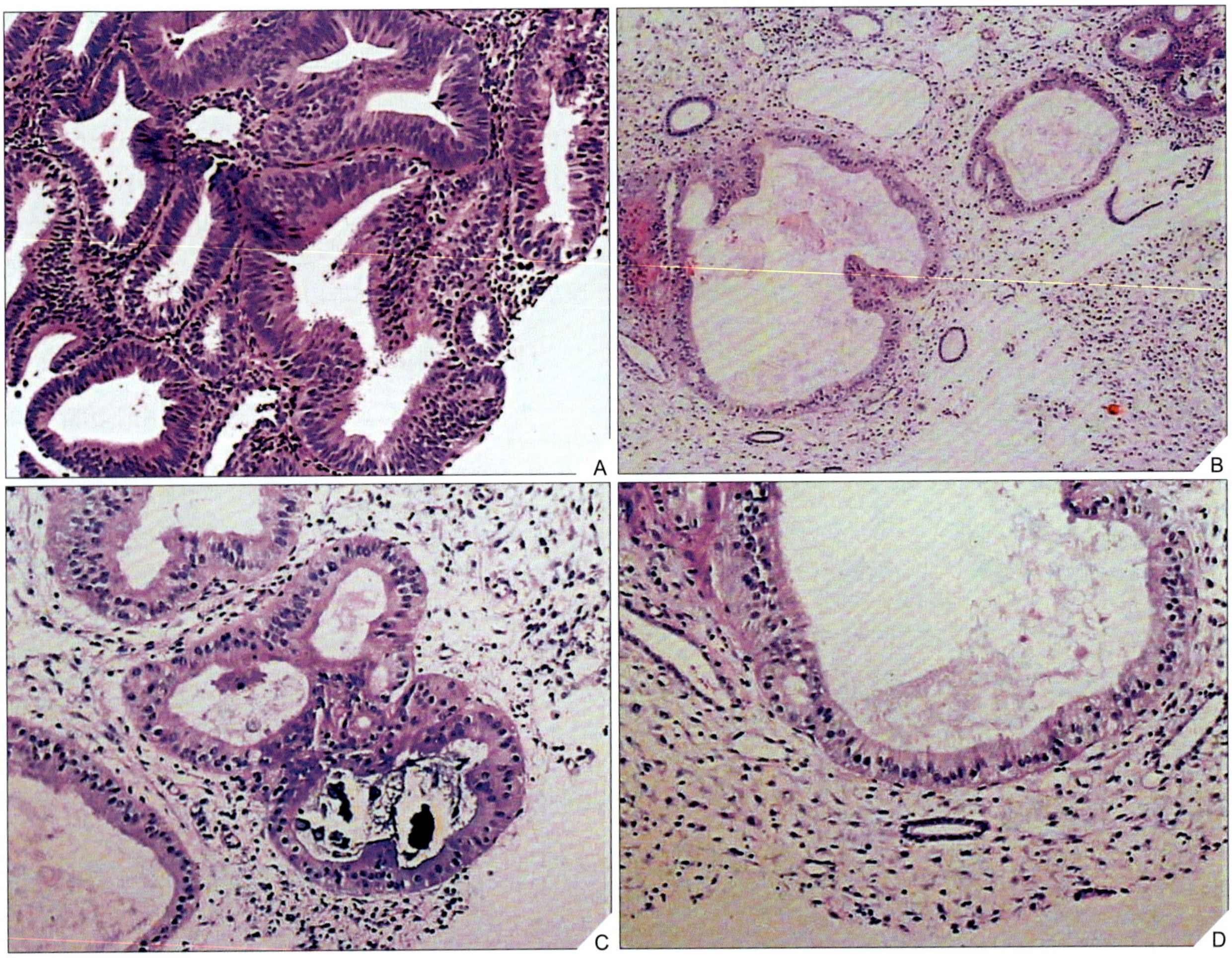

图 15-45　甲地孕酮治疗子宫内膜增生症

A. 治疗前腺体密集；B、C. 治疗后，间质蜕膜样改变，腺体萎缩呈小管状，图中仍显示少量残存的增生性腺体；D. 个别腺体黏液化生

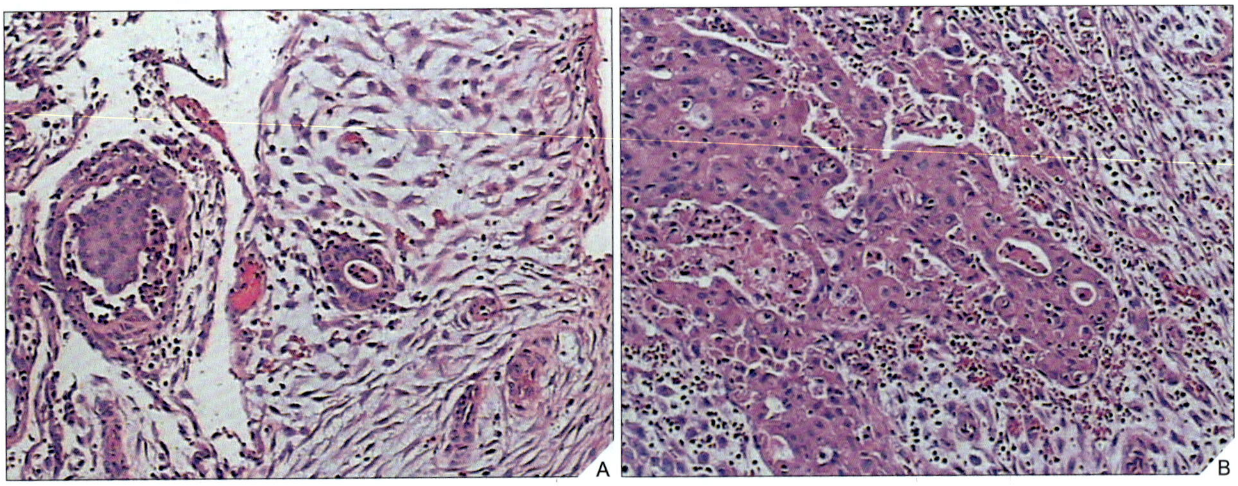

图 15-46　甲地孕酮治疗子宫内膜复杂性不典型增生

A. 治疗后，间质蜕膜样改变，腺体稀疏，腺上皮低矮；B. 局部仍见残留的不典型增生腺体，细胞质嗜酸性改变

表 15-6　孕激素治疗后子宫内膜的组织学变化

一般孕激素	长期使用孕激素或高效孕激素
腺体发育不良	腺体萎缩
分泌不佳	间质增生
腺体与间质的比例低	假性肉瘤样变
间质水肿	厚壁或薄壁血管
假蜕膜样改变	假蜕膜样改变
薄壁血管	
内膜腺体和间质萎缩	

二、排卵诱导治疗

排卵失败至少占不育原因的20%。诱导排卵并促使内膜分泌成熟是人工辅助生育的重要手段。常用的排卵诱导治疗药物包括枸橼酸氯米芬（clomiphene）、绝经期促性腺激素、促性腺激素释放激素（gonadotropin releasing hormone）和绒毛膜促性腺激素。

枸橼酸氯米芬已在临床上成功地用于治疗无排卵的女性不孕症。氯米芬促排卵机制是通过竞争性地占据下丘脑雌激素受体，干扰内源性雌激素的负反馈，促使下丘脑释放促性腺激素刺激素，后者作用于垂体，使垂体产生大量卵泡刺激素，从而刺激卵泡发育成熟，释放大量的雌激素，雌激素反馈性作用于垂体，引起黄体激素分泌增加，继而刺激排卵。通常在周期的第5～10天用氯米芬，在用药后第5～10天可有排卵。一方面，氯米芬对雌激素有拮抗作用。另一方面，它可以在促进排卵的过程中，同时引起体内雌激素和孕激素水平升高，以导致一系列适合妊娠的子宫内膜形态学变化。

应用氯米芬诱导卵巢排卵后，子宫内膜活检显示分泌期改变。但是，内膜腺体发育延迟。通常，腺体显示早期分泌特征，主要表现为细胞核下空泡，这些变化相当于月经周期的第16～17天。间质变化包括水肿和螺旋小动脉增厚，与月经周期第22～23天相对应。在一些患者中，腺体分泌持续时间比正常分泌期长些。此外，在月经周期的后期，子宫内膜间质蜕膜样改变可能不明显。加用孕激素治疗，通常可以成功纠正内膜间质不成熟的状态。在少数情况下，内膜有不典型腺体增生甚至癌症形成。

三、激素替代治疗

激素替代治疗（hormone replacement therapy）主要有3种方案，即非对抗性雌激素、周期性雌孕激素和雌孕激素联合应用。虽然激素替代治疗和避孕都涉及激素，但是它们有很多不同，尤其表现在激素替代治疗中的激素用量比避孕激素用量显著减少。

（一）非对抗性雌激素

使用非对抗性雌激素可以缓解由雌激素水平降低引起的绝经后症状（如潮红和情绪变化），它还能有效预防骨质疏松症和心血管疾病。

应用非对抗性雌激素短程治疗后，子宫内膜通常呈不同程度的增殖形态，可类似正常增殖期或增殖失调，尤其在较年轻的患者或使用低剂量雌激素的情况下多见[27]。内膜鳞状化生、纤毛化生和内膜息肉也较常见。长期接受非对抗性雌激素治疗可以引起子宫内膜增生症及子宫内膜癌（图15-47）[28-30]。即使雌激素用量小，若长期使用，也能引发子宫内膜增生，甚至子宫内膜癌[31, 32]。与非外源性雌激素引起的子宫内膜癌相比，长期使用外源性雌激素引起的子宫内膜癌，通常分级与分期低，患者长期生存率较高[33]。子宫内膜癌可发生于使用非对抗性雌激素治疗2～3年后。并且，子宫内膜癌的风险随着用药时间延长而增加，至用药10年及以上达到最高[34, 35]。有报道，接受非对抗性雌激素治疗后，卵巢癌的发生率也会增高[36]。因为非对抗性雌激素治疗增加子宫内膜癌和卵巢癌的风险，现在这种方案很少使用了。但是，有些患者不能忍受孕激素的副作用，只能使用非对抗性雌激素。

（二）周期性雌孕激素

雌激素倍美力（premarin）与醋酸甲羟孕酮联合使用是目前最常用的周期性雌孕激素疗法。通常在

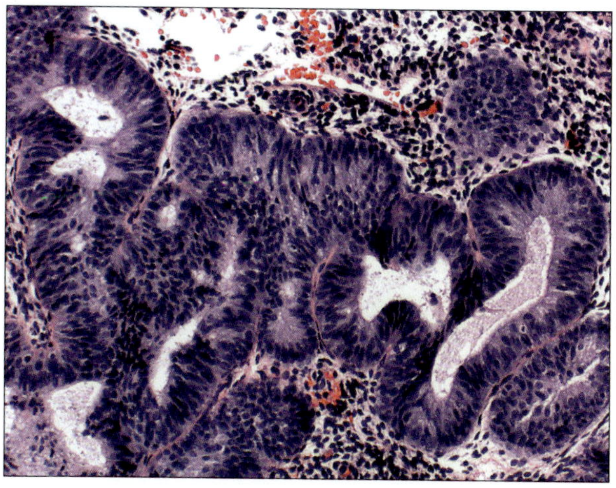

图 15-47　接受非对抗性雌激素治疗的内膜
可见不典型增生

前21～25天或整个周期，每天用雌激素，在28天周期的最后10～13天每天加入黄体酮。此方案模拟正常月经周期激素变化规律，常在一个周期结束时，子宫内膜发生激素撤退性出血。文献也报道了长周期的激素替代治疗方案（即从4周延长为12周），但是这种长周期的激素替代治疗方案会降低孕激素的保护作用，因此不推荐使用[37]。

在雌激素单独使用阶段，子宫内膜呈增殖或轻度增生改变。在加入孕激素以后的阶段，子宫内膜呈现多种变化。其中最常见的是不同程度的分泌性改变。通常在使用孕激素3天后，分泌改变最为明显，但这种改变没有正常月经周期分泌期的改变规律[38]。有时，子宫内膜腺体显示增殖早期改变，而间质有蜕膜样改变（图15-48）。

少数患者的子宫内膜形态与正常内膜形态相同，尤其是在因卵巢功能早衰而接受治疗的女性。另外，约25%患者的子宫内膜处于静止期或呈萎缩变化。子宫内膜萎缩常见于长期使用激素的女性，这是由于长期使用激素，内膜激素受体耗竭，从而对激素不敏感。少数女性也可能会出现子宫内膜息肉或增生症，并伴不规则出血[38]。偶尔，使用周期性替代治疗的患者，会发生子宫内膜癌，特别是在用孕激素时间较短时。但是，和非对抗性雌激素替代治疗相比，周期性替代治疗引起子宫内膜癌的风险低很多[39]。

其他的内膜变化不常见，但是，对它们的了解可以指导临床用药。例如，在只服用雌激素阶段，如果子宫内膜已经出现蜕膜样改变，提示前面的周期孕激素使用过量，需要适当调整剂量。若在服用孕激素后的阶段，子宫内膜仍呈增殖期改变，提示雌激素剂量应该减少，或者孕激素剂量需要增加。

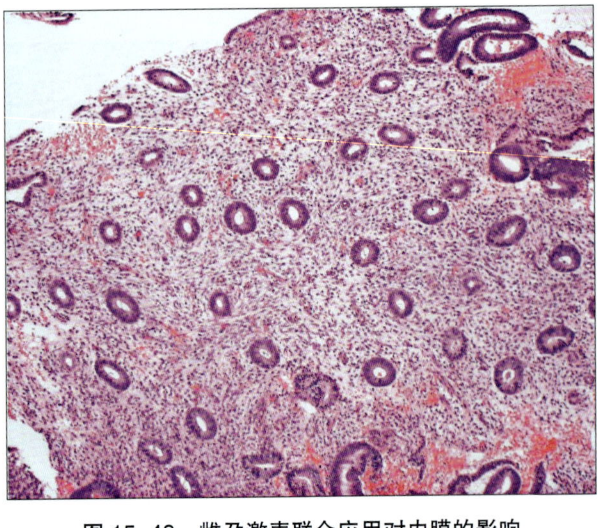

图15-48 雌孕激素联合应用对内膜的影响

子宫内膜腺体呈弱增殖，间质有轻微的蜕膜样改变

（三）雌孕激素联合应用

联合应用雌孕激素可以显著降低子宫内膜癌的风险。但长期使用孕激素可导致内膜雌激素受体和孕激素受体表达下调，降低子宫内膜对激素的敏感性，使子宫内膜萎缩[38]。这样一来，子宫内膜间质蜕膜样改变轻微，腺体分泌反应微弱，可能只显示少量腺细胞内空泡。内膜腺体常显示化生，包括嗜酸性化生（eosinophilic metaplasia）、黏液化生、鳞状上皮化生和乳头状合胞体化生等[40, 41]（图15-49）。

总之，激素替代治疗后的子宫内膜可发生很多不同的组织形态变化，其中包括上皮化生（epithelial metaplasia）、各种各样的腺体变化及间质变化（表15-7）。而且，同一子宫内膜标本可显示多种变化的组合（图15-50）。目前对这些反应的机制还不清楚。它可能与患者年龄、绝经时间长短、内源性激素水平、对治疗的敏感性、药物种类、药物剂量及用药时间长短等有关。

表15-7 激素替代治疗引起的子宫内膜组织学变化

上皮化生	腺体变化（以下任何组合）	间质变化
输卵管	分泌	水肿
黏液	静止	假性蜕膜样改变
乳头状	萎缩	
鳞状	弱增殖	
	增殖	
	增生	

四、其他含激素类制品对内膜的影响

（一）他莫昔芬

他莫昔芬（tamoxifen）又称三苯氧胺，是一种非甾体合成亚甲基雌激素衍生物，被广泛成功地应用于乳腺癌的辅助治疗和预防[42]。在乳腺，他莫昔芬与雌激素受体结合，形成他莫昔芬-雌激素受体复合物，导致可利用的受体数量减少。在子宫内膜，他莫昔芬的作用更为复杂，它既具有雌激素拮抗作用，又有雌激素样作用[43-45]。在高雌激素水平时，他莫昔芬起到抗雌激素作用。而在低雌激素水平时，他莫昔芬显示弱雌激素样作用。因此，在使用他莫昔芬时，子宫内膜会有多种多样的形态变化。

有些应用他莫昔芬的患者，子宫内膜可以表现为轻度增殖或萎缩。而在其他一些患者，特别是在较年轻的患者中，内膜可以显示周期性变化。也常见各种上皮化生，尤其是黏液化生和鳞状上皮化生。

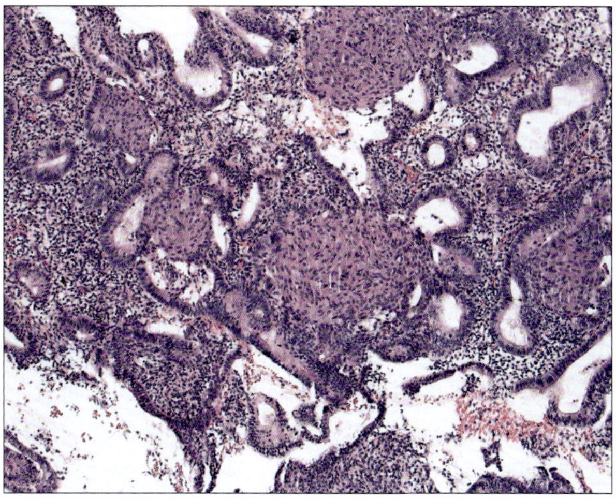

图 15-49 接受雌孕激素联合替代治疗

子宫内膜发生鳞状上皮化生

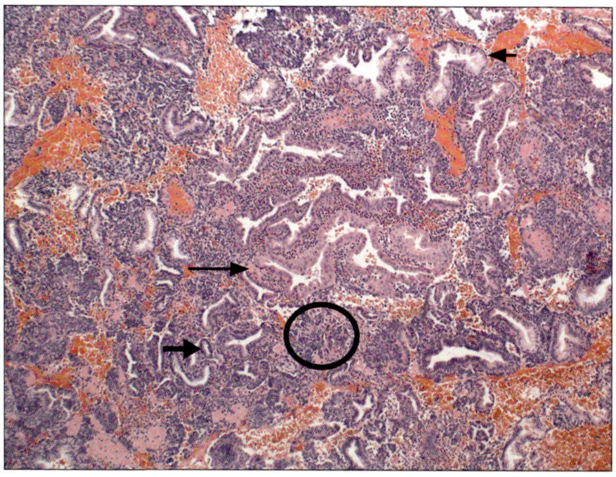

图 15-50 周期性激素替代治疗后

同一子宫内膜标本显示静止性或弱增殖腺体（粗箭头）、分泌性腺体（短箭头）、上皮细胞嗜酸性化生（细箭头）及间质崩解（圆圈）

子宫内膜黏液化生通常模拟宫颈管内膜组织，给人以活检标本不包含子宫内膜的假象。他莫昔芬的雌激素作用也表现为增加子宫肌瘤、腺肌病、子宫内膜息肉、子宫内膜增生及恶性肿瘤的可能性[46，47]。

一般来说，与他莫昔芬相关的子宫内膜息肉常为多发性的，体积较大，尤其在绝经后妇女。并且，息肉的发生与剂量有关[46，48，49]。腺体多沿息肉的长轴排列，可有囊性扩张或鹿角状形成，常见腺上皮化生，尤其黏液化生，间质通常纤维化（图 15-51）。

绝经后患者应用他莫昔芬治疗后，最重要和最有害的副作用之一是它可能增加子宫内膜癌和肉瘤的风险。子宫内膜癌的风险与他莫昔芬的日剂量没有太大关系，但与用药持续时间有很大关联，使用时间越长，子宫内膜癌的风险越大[46，47]。此外，子宫内膜癌的风险随着绝经后女性体重增加而显著增加[50]。

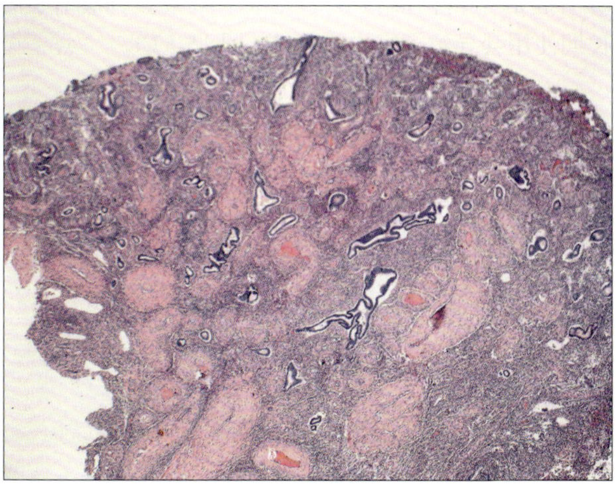

图 15-51 他莫昔芬治疗后

子宫内膜发生息肉，息肉较大，其中腺体有囊性扩张，间质纤维化

与他莫昔芬相关的子宫内膜癌大多数为分化较好的子宫内膜样癌，通常局限于子宫内膜息肉内。很多时候，子宫内膜显示增生的背景[45]。低分化、非子宫内膜样癌也可发生，尤其在老年患者中更常见，与子宫内膜增生没有相关性[45]。

也有研究表明，在应用他莫昔芬治疗的乳腺癌患者中，子宫内膜癌的发生率并不增加。如果发生子宫内膜癌，常见子宫肌壁深度浸润，恶性度高，且多为非子宫内膜样癌或癌肉瘤[50]（表 15-8）。

表 15-8 他莫昔芬治疗后子宫内膜的变化

弱增殖、静止、萎缩性子宫内膜
功能性（增殖，分泌）子宫内膜
黏液化生、乳头状化生、鳞状上皮化生
子宫内膜息肉，内膜增生
恶性肿瘤：子宫内膜样癌，非子宫内膜样肿瘤

从客观上讲，他莫昔芬治疗和子宫内膜癌发生的因果关系可能难以确定，专家之间有很大的争议。一方面，确实有一部分患者应用他莫昔芬后发生了子宫内膜癌，使人们认为他莫昔芬可导致子宫内膜癌。但是另一方面，乳腺癌和子宫内膜癌都是相对常见的恶性肿瘤，而且它们两者均受相似危险因素的影响，如高雌激素状态、不孕不育及肥胖等。所以，在乳腺癌患者中，子宫内膜癌也较常见，后者并不一定由他莫昔芬引起。事实上，没有接受他莫昔芬治疗的乳腺癌患者，也可以发生子宫内膜癌[51]。再者，服用他莫昔芬的患者也可发生子宫内膜浆液性癌或透明细胞癌[52，53]，这两种类型的子宫内膜癌与雌激素或他莫昔芬作用关系不密切。

目前，由于他莫昔芬导致子宫内膜癌的证据不确定，大多数专家认为，他莫昔芬治疗乳腺癌的益处远远超过了它导致子宫肿瘤的可能风险。于是，他莫昔芬仍然广泛应用于乳腺癌的预防治疗。在使用他莫昔芬的女性，如果没有其他患子宫内膜癌的高风险因素，常规子宫内膜监测，并未证明能有效提高子宫内膜癌的早期检测率，因此不推荐使用[54]。

（二）雷洛昔芬

雷洛昔芬是一种选择性雌激素受体调节剂（selective estrogen receptor modulator），它属于新一代的抗雌激素药物。雷洛昔芬的抗雌激素作用单一，缺少他莫昔芬的弱雌激素样作用。应用雷洛昔芬的患者，子宫内膜呈萎缩性改变。随访结果表明，应用雷洛昔芬后，子宫内膜癌发生率不但不增加，反而减少。所以，雷洛昔芬对子宫内膜癌的发生可能有保护作用[55, 56]。

（三）植物性雌激素和相关中草药

目前，含有植物药的制剂在许多国家都有相当广泛的使用，用来缓解绝经后症状。常见的有黑升麻、贞洁树果、当归、人参、月见草油、益母草、红三叶草、甘草及复方中草药（如乌鸡白凤丸）。目前对许多中草药的成分和功效还不是十分清楚。但有研究表明，在子宫内膜异位症的治疗中，中草药通过调节炎症、免疫及血管生成等发挥作用[57]。另外，中草药可能有明显的雌激素样作用。例如，乌鸡白凤丸可以引起一种特殊的内膜反应，表现为间质前蜕膜样改变，腺上皮细胞反应性改变（如核仁明显）(图 15-52）。

总体来说，中草药的使用相当普遍，但其对内膜的作用包括形态学改变，我们知之甚少。积极鼓励国内同仁有条件时可进行相应研究。

（四）米非司酮

米非司酮是一种口服的新型堕胎药，也可用来避孕及治疗子宫肌瘤和子宫内膜异位症。米非司酮的作用较复杂，它能竞争孕激素受体，使孕激素的作用受到拮抗。同时，米非司酮也有刺激雄激素受体的作用，也能拮抗雌激素对子宫内膜生长的刺激作用[58]。对于绝经后妇女，米非司酮又有轻微的孕激素作用。米非司酮可以作为临时避孕药。在这方面，女性必须早期用药（即同房后第 2 天），而且剂量必须大（200mg），这样才能有效抑制子宫内膜分泌期发展，而达到避孕效果。作为一般的避孕药，需要口服小剂量（每天 2.5mg 或 5mg）。

短期使用米非司酮时，子宫内膜发育明显迟缓，其形态与黄体功能不足相似。若长期大剂量使用（如在治疗子宫肌瘤和子宫内膜异位症时），子宫内膜显著增生，类似非拮抗性雌激素作用，且增生的发生率与使用剂量呈正相关。引起子宫内膜增生的机制尚不清楚，但它可能与米非司酮拮抗孕激素的作用有关。

（五）皮质类固醇

大剂量使用皮质类固醇对子宫内膜会产生孕激素样作用，这可能与皮质类固醇对孕激素受体有微弱的亲和力有关。子宫内膜的形态改变，与孕激素类药物所引起的内膜改变相似。长期小剂量使用，最终会导致子宫内膜萎缩。

（六）达那唑

达那唑是一种弱效的雄激素类药物，其分子结构与睾酮相似，常用于治疗子宫内膜异位症和子宫内膜增生，它可以减轻内膜增生的程度[59]。达那唑所引起的子宫内膜改变，类似孕激素类药物作用，长期使用会导致子宫内膜萎缩（图 15-53）。

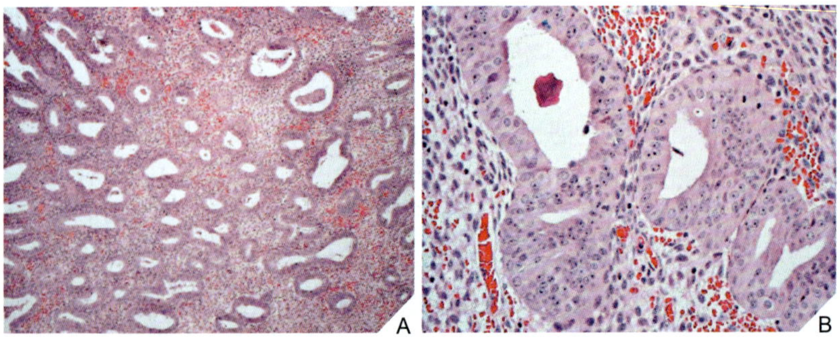

图 15-52　乌鸡白凤丸使用者的内膜

患者使用乌鸡白凤丸 9 个月，内膜显示一种特殊的变化（A），间质前蜕膜样改变，上皮细胞核仁明显（B）

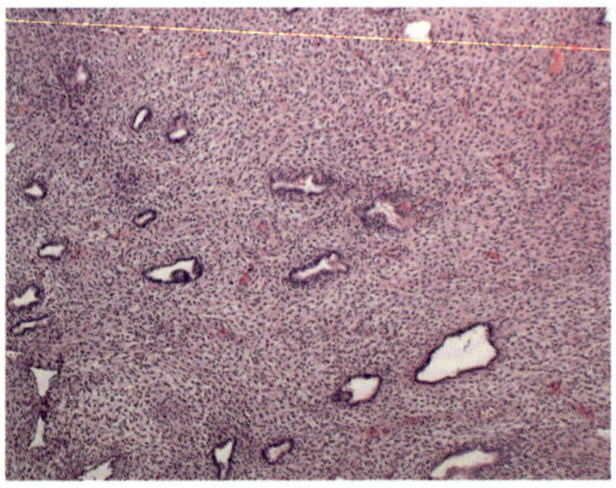

图 15-53　接受达那唑治疗患者的子宫内膜

腺体萎缩，间质呈假蜕膜样改变

第六节 评估子宫内膜时应该注意的事项

在评估子宫内膜标本时，掌握足够的临床病史很重要，包括月经史和用药史（尤其是外源性激素使用史）。也需要参考患者的年龄，因为对于不同年龄组的患者，鉴别诊断可能不同（表 15-9）。病理医师应该熟悉一般观察内容、判断标本是否充足、辨别组织来源及识别人工假象。

一、一般观察

良好的内膜标本应该有足够的腺体与间质，包括功能层。在排除器质性病变后，应该评估内膜对激素的反应，这点对不孕症患者尤其重要。要注意腺体和间质的形态、分布及腺体与间质的发育是否同步（表 15-10）。在评估子宫内膜时，应注意寻找有表面上皮的部分，因为表面上皮可协助确定组织方向，以帮助确认内膜各层组织，并且判断是否有功能层的组织（图 15-54）。

二、判断标本是否充足

当子宫内膜萎缩时，内膜活检组织量可能会很少，样本可能完全由少量表面上皮小条组成，下面的间质或腺体可能很少或没有。通常少量的内膜与宫颈黏液、宫颈组织或峡部组织混合。关于标本量和质是否足够的问题，各个专家说法不一。一些病理医师可能会将此类样本指定为不充足，并提出重新检查的建议。其他专家则认为，绝经后妇女的内膜薄，如果临床医师不怀疑子宫内膜病变，超声或宫腔镜检查未显示局部病变或子宫内膜增厚，活检样本中仅有少量内膜组织属于正常。在这种情况下，本书笔者通常提供描述性诊断，如“少量子宫内膜表面上皮小条伴大量黏液和血液”，并加注释“需要结合临床判断样本的充足性”。如果临床上怀疑子宫内膜癌或子宫内膜增生，或者如果超声或宫腔镜提示子宫内膜病变，重复检查是应该的。

三、辨别组织来源

子宫内膜活检或刮宫标本中所看到的游离脂肪组织，一般代表网膜或宫外盆腔软组织，提示在取

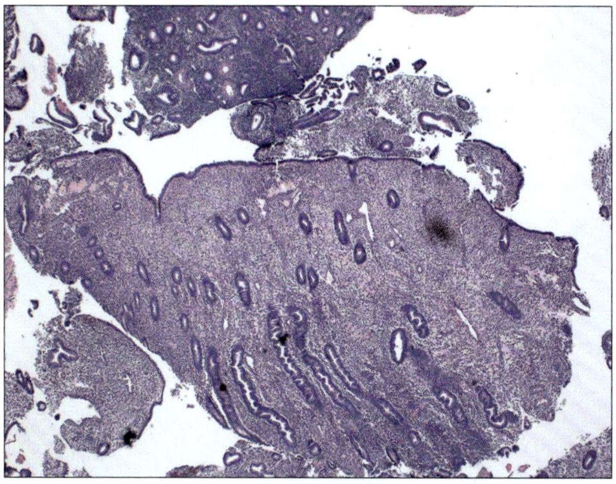

图 15-54 诊刮标本

内膜表面上皮的存在能帮助判断组织方向，并且确定有无功能层

表 15-10 评估子宫内膜对激素反应的形态学变化指标

腺体变化	间质变化
迂曲程度	水肿
核分裂活动	核分裂活动
核的极向	蜕膜样改变
核下空泡	颗粒淋巴细胞浸润
腺腔分泌情况	血管发育程度

表 15-9 各年龄段不正常子宫出血主要原因

青春发育期	生育期	更年期	绝经后
功能失调性子宫出血（一般由无排卵性周期引起）	功能失调性子宫出血（无排卵性周期，黄体期功能缺陷）	功能失调性子宫出血（一般由无排卵性周期引起）	萎缩
妊娠并发症	妊娠并发症	内膜增生，息肉，肿瘤，内膜炎	内膜增生，息肉，肿瘤，内膜炎
内膜炎	内膜增生，息肉，肿瘤，内膜炎	外源性激素影响	凝血机制障碍
凝血机制障碍	外源性激素影响	凝血机制障碍	

材过程中子宫穿孔，病理医师应及时与临床医师沟通。诊刮标本中有时会显示来自宫腔各个部分的组织，包括来自宫颈管及子宫峡部的组织，需要辨认。

（一）组织来自宫体还是峡部

与宫体比较，峡部内膜组织薄，腺体发育较差，一些腺体呈裂隙状，间质较致密，深染，有更多的纤维组织，有时可见与之相连的宫颈腺上皮。宫颈管上皮的存在有助于识别子宫峡部。在没有宫颈管上皮的情况下，如果育龄期女性的内膜片段显示非活跃性腺体伴致密的纤维化间质，其为子宫峡部组织的可能性很大（图 15-55）。

（二）组织来自宫体还是宫颈

刮宫标本中见到的黏液性腺上皮与鳞状上皮，为刮宫时带出的宫颈组织，常伴有储备细胞增生，可零星散在，或见黏液性腺上皮 - 储备细胞 - 鳞状上皮的移行（图 15-56）。来自宫颈外口的鳞状上皮可呈较大的片状或长条形，间质为纤维性，它们与子宫内膜组织不连续。黏液化生或鳞状上皮化生也可发生于子宫内膜，由于这些内膜上皮化生可能与子宫内膜增生或子宫内膜癌相关，因此必须将它与来自宫颈的上皮区分。子宫内膜黏液化生或鳞状上皮化生常呈小灶分布，周围为子宫内膜样间质，而宫颈上皮与子宫内膜间质不相连。有时，宫颈内管上皮显示复杂结构的微小腺体增生（图 15-57），可能与子宫内膜增生症甚至癌症混淆。微小腺体增生的细胞是温和的，并且经常与炎症细胞并存。而子宫内膜增生症和癌症的细胞活跃，通常没有炎症细胞相伴。细胞外黏液通常含有较多炎症细胞、细胞碎片、组织细胞或多核巨细胞。这些是宫颈黏液的正常组成，不应被误认为子宫内膜炎。

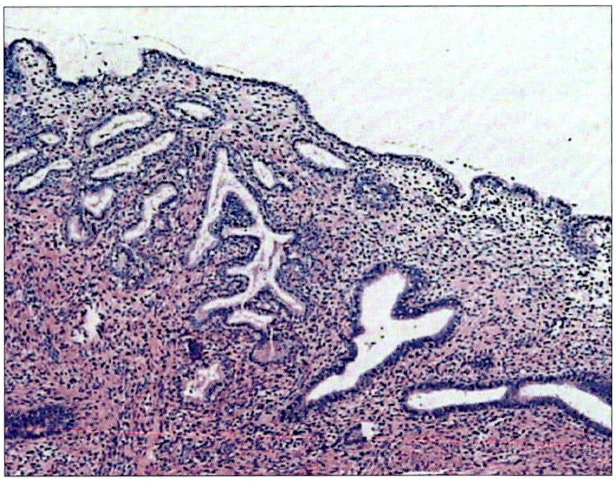

图 15-55　子宫峡部内膜

组织较薄，腺体一般呈管状，间质致密

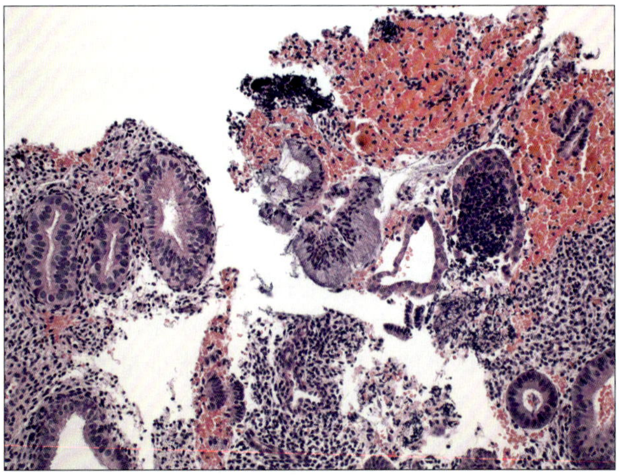

图 15-56　活检标本

掺有少量宫颈管黏液上皮

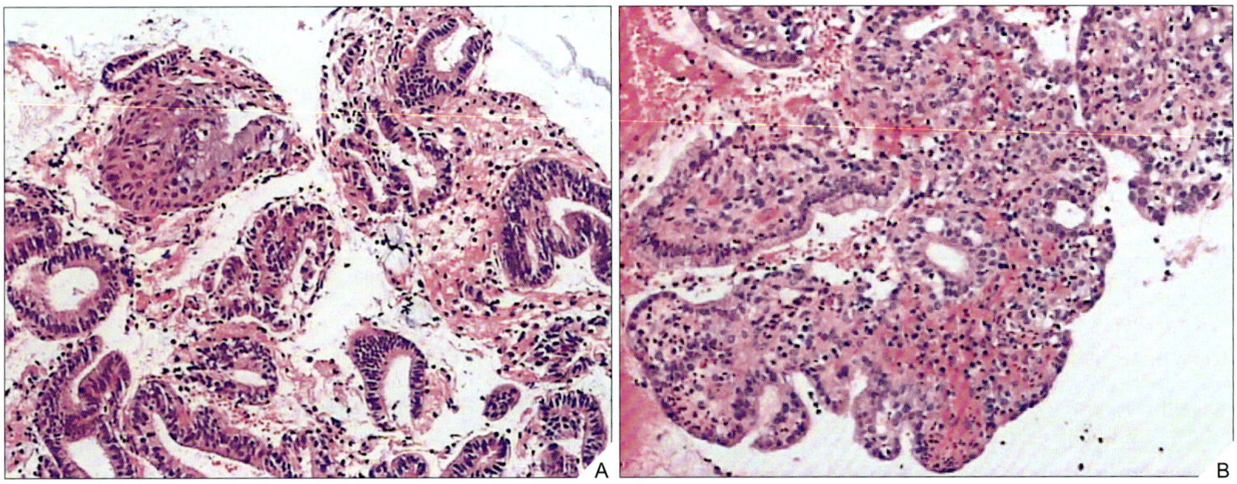

图 15-57　子宫内膜诊刮混杂宫颈管组织

A. 宫颈黏液性腺上皮伴储备细胞增生；B. 宫颈管微小腺体增生，腺上皮细胞温和，间质伴炎症细胞浸润

（三）组织来自内膜功能层还是基底层

子宫内膜功能层有明显的周期性反应，在增殖期，腺细胞和间质细胞显示核分裂象。在分泌期，腺体出现分泌变化，间质出现水肿或蜕膜样改变。基底层处于静止状态，腺体小管状，间质致密，没有周期性改变或核分裂活动（图 15-58）。

四、识别人工假象

腺套腺是很常见的人工假象，指的是在腺体内存在腺体。腺套腺可以发生于增殖期和分泌期子宫内膜及非生理性子宫内膜。这种人工假象可能是由机械性破坏和刮宫期间“快速回退”引起的，弯曲腺体的斜切也可能导致这种现象。虽然腺套腺可以模仿增生或癌症，但是如果病理医师熟悉腺套腺这种现象，它很少会导致误诊（图 15-59）。

活检样本碎裂和间质破裂可以引起腺体挤压，从而使腺体看起来拥挤（图 15-60）。另外，出血期子宫内膜的腺体与间质发生崩解时，塌陷的腺体在诊刮组织中常堆积在一起，可能模仿子宫内膜增生或癌症。在鉴别诊断时，如果看到腺体周围的间质没有延续性，而且腺体细胞无异型性，可以断定，堆积在一起的腺体是由间质塌陷或间质破裂引起。

有时，由于萎缩性子宫内膜间质支撑很少，常可见腺体拥挤，很容易被误诊为子宫内膜增生症。但萎缩子宫内膜很薄，腺上皮细胞低矮，细胞没有异型性，缺少核分裂。

五、内膜诊断须知

有关子宫内膜诊断中需要注意的问题与陷阱，

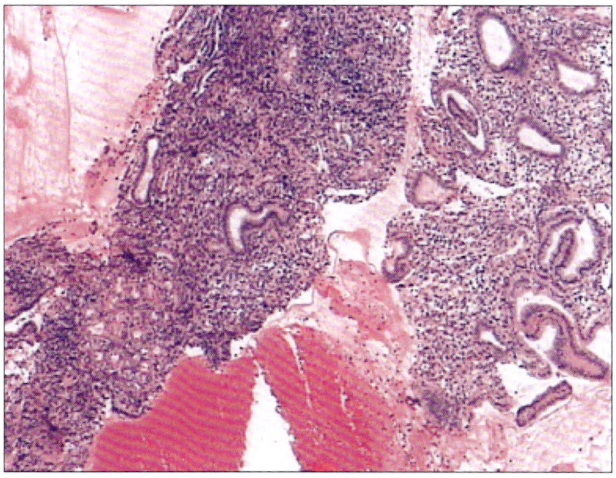

图 15-58 功能层内膜与基底层内膜的比较
左侧为基底层内膜，间质致密，可见血管丛，右侧为功能层内膜，可见分泌性改变

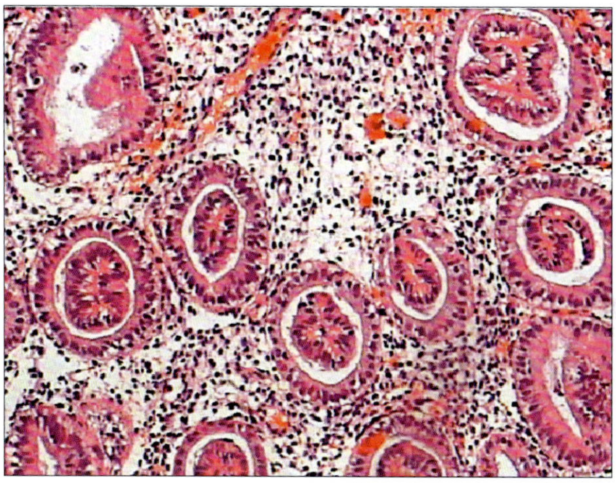

图 15-59 人工假象
腺体内存在腺体，形成腺套腺的人工假象

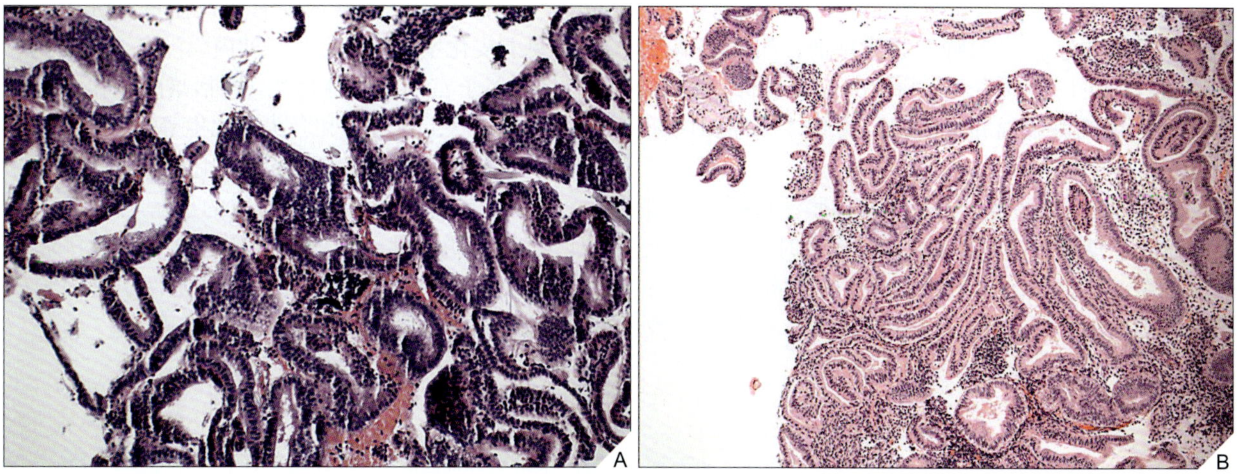

图 15-60 人工假象
活检标本破裂，使腺体堆积在一起（A，B）

笔者已结合自己的一些经验，从多角度进行了描述。为了帮助读者进一步理解和记忆，总结如下。

（1）子宫下段（lower uterine segment）和基底层内膜对激素不敏感，因此不适合作为判断排卵及分泌期子宫内膜日程的依据。如果活检目的是评估内膜对激素的反应，而活检标本仅含子宫下段或基底层内膜组织，病理医师可以判定活检标本不充足。

（2）因为增殖晚期子宫内膜腺体也可以显示少量核下空泡，所以腺体中出现分散的核下空泡不能说明排卵已发生。要确定排卵发生，至少 50% 的腺体中至少 50% 的细胞必须显示核下空泡。

（3）子宫内膜各层对激素的反应有一些差异。例如，与深部的海绵层相比，表浅的致密层腺体呈现较弱的分泌反应。即使在分泌晚期，近表面的内膜腺体通常也呈直管状，这并不能代表分泌活动不规则或分泌活动欠佳。

（4）腺腔内分泌物并不仅属于分泌期子宫内膜，它也可见于增殖期、增生性和肿瘤性腺体。

（5）正常子宫内膜中可以有个别囊性腺体，本身无意义，不应该被误认为增殖失调性子宫内膜或内膜息肉的表现。

（6）在分泌晚期子宫内膜的间质中，可见到大量的炎症细胞，这是分泌晚期子宫内膜形态学的一个特征，不代表子宫内膜炎。

（7）在月经期子宫内膜中，可以有大量的中性粒细胞，它们的出现不代表急性子宫内膜炎。

（8）当遇到子宫内膜组织形态不典型，难以确定分泌期日程时，病理医师应考虑慢性子宫内膜炎、子宫内膜息肉、黄体期功能缺陷或外源性激素影响，因为这些都会影响子宫内膜的正常形态。

（9）由于月经期子宫内膜的崩解，腺体可能变得拥挤，可能与子宫内膜增生症或子宫内膜癌混淆。但是，仔细寻找内膜崩解的其他特征，如间质球及纤维血栓，可以帮助病理医师做出正确判断。另外，崩解的腺体细胞较温和，而增生的腺体和癌腺体细胞活跃。

（10）在下面的情况下，子宫内膜活检标本可同时显示增殖期和分泌期改变：①月经期时，尚未完全脱落的分泌性内膜与再生的增殖期内膜同时被刮出；②黄体萎缩不全引起的不规则内膜脱卸；③外源性激素的影响。

（11）宫腔内大量组织细胞通常与宫腔积液有关。偶尔，在子宫内膜间质中可以看到大片的组织细胞。这些组织细胞可以出现在正常子宫内膜，但是它们更常见于子宫内膜炎、慢性内膜出血或内膜增生及内膜癌。它们代表机体对细胞碎片的反应。

（12）子宫峡部内膜和内膜基底层均可显示致密的间质及厚壁的血管，这点与子宫内膜息肉相似。但是，完整的子宫内膜息肉周边的三侧都有表面上皮覆盖，而子宫峡部内膜和基底层内膜周边三侧没有表面上皮覆盖。所以在活检标本中确诊子宫内膜息肉时，不仅要求间质致密及血管厚壁，还需要在组织片段的周边三侧均有上皮覆盖。

（13）有时，诊刮的萎缩性子宫内膜标本仅有少量的间质支撑，造成管状腺体堆积在一起，容易和子宫内膜增生症混淆。但是萎缩性子宫内膜处于静止状态，缺乏核分裂象。而增生性子宫内膜细胞活跃，常显示核分裂活动。

（14）绝经后女性的内膜薄，如果临床医师不怀疑子宫内膜病变，超声或宫腔镜检查未显示局部病变或子宫内膜增厚，活检样本中仅有少量内膜组织，属于正常。

（15）不管是雌激素撤退性出血，还是突破性出血，内膜的形态均相同，即在不同程度内膜增殖的基础上，腺体和间质发生局灶性崩解与坏死。撤退性出血或突破性出血术语不应被用于病理诊断中，因为它们两者之间的形态有重叠，缺乏明确的区别。

（16）月经期内膜和激素不正常引起的出血性内膜的形态不同，主要有两点。第一，月经期内膜崩解迅速，波及整个子宫内膜；而激素不正常引起的内膜出血缓慢，内膜崩解呈灶状分布。第二，激素不正常引起出血时，通常内膜有含铁血黄素沉积，并且常见上皮化生；而正常月经期内膜没有这些变化。

（17）子宫内膜腺体化生（包括嗜酸性化生、黏液化生、鳞状上皮化生和乳头状化生等）多见于无排卵性子宫内膜和含雌激素类药物作用的子宫内膜。

（18）诊断内膜腺体和间质的崩解具有临床意义。例如，增殖性子宫内膜崩解通常表明无排卵性周期或受外源性激素影响。早期分泌性子宫内膜崩解通常表明黄体期异常或由外源性激素引起。

参・考・文・献

[1] Chakrabarti I, Ghosh N. Post-salpingectomy endometriosis: An under-recognized entity[J]. J Midlife Health, 2010, 1(2): 91-92.

[2] Celli V, Dolciami M, Ninkova R, et al. MRI and adenomyosis: what can radiologists evaluate[J]. Int J Environ Res Public Health, 2022, 19(10): 5840.

[3] Chang R J, Rivera-Colon G, Chen H, et al. Navigating through perplex morphologic changes after exogenous hormone usage[J]. Semin Diagn Pathol, 2022, 39(3): 148-158.
[4] Zhang C, Sung C J, Quddus M R,et al.Association of ovarian hyperthecosis with endometrial polyp, endometrial hyperplasia, and endometrioid adenocarcinoma in postmenopausal women: a clinicopathological study of 238 cases[J]. Hum Pathol, 2017, 59: 120-124.
[5] Ding D C, Chen W, Wang J H,et al. Association between polycystic ovarian syndrome and endometrial, ovarian, and breast cancer: A population-based cohort study in Taiwan[J]. Medicine (Baltimore), 2018, 97(39): e12608.
[6] Duncan W C. The inadequate corpus luteum[J]. Reprod Fertil, 2021, 2(1): C1-C7.
[7] Practice Committees of the American Society for Reproductive Medicine and the Society for Reproductive Endocrinology and Infertility. Diagnosis and treatment of luteal phase deficiency: a committee opinion[J]. Fertil Steril, 2021, 115(6): 1416-1423.
[8] Ochoa-Bernal M A, Fazleabas A T. Physiologic Events of Embryo Implantation and Decidualization in Human and Non-Human Primates[J]. Int J Mol Sci, 2020, 21(6): 1973.
[9] Coughlan C. What to do when good-quality embryos repeatedly fail to implant[J]. Best Pract Res Clin Obstet Gynaecol, 2018, 53: 48-59.
[10] Kim S M, Kim J S. A review of mechanisms of implantation[J]. Dev Reprod, 2017, 21(4): 351-359.
[11] Klonos E, Katopodis P, Karteris E, et al. Endometrial changes in estrogen and progesterone receptor expression during implantation in an oocyte donation program[J]. Exp Ther Med, 2020, 20(6): 178.
[12] Guo X, Yi H, Li T C, et al. Role of vascular endothelial growth factor (VEGF) in human embryo implantation: clinical implications[J]. Biomolecules, 2021, 11(2): 253.
[13] Lash G E, Innes B A, Drury J A, et al. Localization of angiogenic growth factors and their receptors in the human endometrium throughout the menstrual cycle and in recurrent miscarriage[J]. Hum Reprod, 2012, 27(1): 183-195.
[14] Sadekova O N, Nikitina L A, Rashidov T N, et al. Luteal phase defect is associated with impaired VEGF mRNA expression in the secretory phase endometrium[J].Reprod Biol, 2015, 15(1): 65-68.
[15] Bastu E, Mutlu M F, Yasa C, et al. Role of Mucin 1 and Glycodelin A in recurrent implantation failure[J]. Fertil Steril, 2015, 103(4): 1059-1064, e2.
[16] Dorostghoal M, Ghaffari H O, Shahbazian N, et al. Endometrial expression of β3 integrin, calcitonin and plexin-B1 in the window of implantation in women with unexplained infertility[J].Int J Reprod Biomed, 2017, 15(1): 33-40.
[17] Feng Y, Ma X, Deng L, et al. Role of selectins and their ligands in human implantation stage[J]. Glycobiology, 2017, 27(5): 385-391.
[18] Makker A, Goel M M, Nigam D, et al. Endometrial expression of homeobox genes and cell adhesion molecules in infertile women with intramural fibroids during window of implantation[J]. Reprod Sci, 2017, 24(3): 435-444.
[19] Mrozikiewicz A E, Ożarowski M, Jędrzejczak P. Biomolecular markers of recurrent implantation failure-a review[J].Int J Mol Sci, 2021, 22(18): 10082.
[20] Dong L, Bai Q, Song W, et al. Abnormal expression of galectin-1, -3 leading to unexplained infertility by decreasing endometrial receptivity: a retrospective analysis[J]. Am J Transl Res, 2023, 15(1): 493-501.
[21] Yue X, Wu L, Hu W. The regulation of leukemia inhibitory factor[J]. Cancer Cell Microenviron, 2015, 2(3): e877.
[22] Ran Y, He J, Chen R, et al. Investigation and validation of molecular characteristics of endometrium in recurrent miscarriage and unexplained infertility from a transcriptomic perspective[J].Int J Med Sci, 2022, 19(3): 546-562.
[23] Bastianelli C, Farris M, Bruni V, et al. Effects of progestin-only contraceptives on the endometrium[J]. Expert Rev Clin Pharmacol, 2020, 13(10): 1103-1123.
[24] Dinh A, Sriprasert I, Williams A R, et al. A review of the endometrial histologic effects of progestins and progesterone receptor modulators in reproductive age women[J]. Contraception, 2015, 91(5): 360-367.
[25] Gemzell-Danielsson K, Kubba A, Caetano C, et al. Thirty years of mirena: a story of innovation and change in women's healthcare[J].Acta Obstet Gynecol Scand, 2021, 100(4): 614-618.
[26] Agarwal N, Chopra S. Mirena: Just a contraceptive device? or A modality with diverse clinical applications[J]. J Family Med Prim Care, 2022, 11(9): 5031-5037.
[27] Ettinger B, Bainton L, Upmalis D H, et al. Comparison of endometrial growth produced by unopposed conjugated estrogens or by micronized estradiol in postmenopausal women[J].Am J Obstet Gynecol, 1997, 176(1 Pt 1): 112-117.
[28] Plaza-Parrochia F, Romero C, Valladares L, et al. Endometrium and steroids, a pathologic overview[J]. Steroids, 2017, 126: 85-91.
[29] Liang Y, Jiao H, Qu L, et al. Association between hormone replacement therapy and development of endometrial cancer: results from a prospective US cohort study[J]. Front Med (Lausanne), 2021, 8: 802959.
[30] Harper-Harrison G, Shanahan M M. Hormone Replacement Therapy[J]. BMJ, 2023. doi: https://doi.org/10.1136/bmjusa.02090003.
[31] Furness S, Roberts H, Marjoribanks J, et al. Hormone therapy in postmenopausal women and risk of endometrial hyperplasia[J].Cochrane Database Syst Rev, 2012, 2012(8): CD000402.
[32] Singh G, Cue L, Puckett Y. Endometrial Hyperplasia. StatPearls[M]. Treasure Island (FL): StatPearls Publishing, 2024.
[33] Matrai C E, Ohara K, Eng K W, et al. Molecular evaluation of low-grade low-stage endometrial cancer with and without recurrence[J]. Int J Gynecol Pathol, 2022, 41(3):

207-219.
[34] Weiderpass E, Adami H O, Baron J A, et al. Risk of endometrial cancer following estrogen replacement with and without progestins[J]. J Natl Cancer Inst, 1999, 91(13): 1131-1137.
[35] Strom B L, Schinnar R, Weber A L, et al. Case-control study of postmenopausal hormone replacement therapy and endometrial cancer[J]. Am J Epidemiol, 2006, 164(8): 775-786.
[36] Lee H J, Lee B, Choi H, et al. Impact of hormone replacement therapy on risk of ovarian cancer in postmenopausal women with de novo endometriosis or a history of endometriosis[J]. Cancers (Basel), 2023, 15(6): 1708.
[37] Mangione C M, Barry M J, Nicholson W K, et al. Hormone therapy for the primary prevention of chronic conditions in postmenopausal persons: us preventive services task force recommendation statement[J]. JAMA, 2022, 328(17): 1740-1746.
[38] Feeley K M, Wells M. Hormone replacement therapy and the endometrium[J]. J Clin Pathol, 2001, 54(6): 435-440.
[39] The Hormone Therapy Position Statement of The North American Menopause Society Advisory Panel. The 2022 hormone therapy position statement of The North American Menopause Society[J]. Menopause, 2022, 29(7): 767-794.
[40] Turashvili G, Childs T. Mucinous Metaplasia of the endometrium: Current concepts[J]. Gynecol Oncol, 2015, 136(2): 389-393.
[41] Deligdisch L. Hormonal pathology of the endometrium[J]. Mod Pathol, 2000, 13(3): 285-294.
[42] Farrar M C, Jacobs T F. Tamoxifen[EB/OL]. StatPearls. Treasure Island (FL): StatPearls Publishing, 2023.
[43] Jordan V C. The SERM Saga, something from nothing: American cancer society/SSO basic science lecture[J]. Ann Surg Oncol, 2019, 26(7): 1981-1990.
[44] Fleming C A, Heneghan H M, O'Brien D, et al. Meta-analysis of the cumulative risk of endometrial malignancy and systematic review of endometrial surveillance in extended tamoxifen therapy[J]. Br J Surg, 2018, 105(9): 1098-1106.
[45] Hu R, Hilakivi-Clarke L, Clarke R. Molecular mechanisms of tamoxifen-associated endometrial cancer (Review)[J]. Oncol Lett, 2015, 9(4): 1495-1501.
[46] Ryu K J, Kim M S, Lee J Y, et al. Risk of endometrial polyps, hyperplasia, carcinoma, and uterine cancer after tamoxifen treatment in premenopausal women with breast cancer[J]. JAMA Netw Open, 2022, 5(11): e2243951.
[47] Ghanavati M, Khorshidi Y, Shadnoush M, et al. Tamoxifen use and risk of endometrial cancer in breast cancer patients: a systematic review and dose-response meta-analysis[J]. Cancer Rep (Hoboken), 2023, 6(4): e1806.
[48] Erdemoglu E, Güney M, Keskin B, et al. Tamoxifen and giant endometrial polyp[J]. Eur J Gynaecol Oncol, 2008, 29(2): 198-199.
[49] Lee S, Kim Y H, Kim S C, et al. The effect of tamoxifen therapy on the endometrium and ovarian cyst formation in patients with breast cancer[J].Obstet Gynecol Sci, 2018, 61(5): 615-620.
[50] Emons G, Mustea A, Tempfer C. Tamoxifen and endometrial cancer: a Janus-headed drug[J]. Cancers (Basel), 2020, 12(9): 2535.
[51] Wijayabahu A T, Egan K M, Yaghjyan L. Uterine cancer in breast cancer survivors: a systematic review[J]. Breast Cancer Res Treat, 2020, 180(1): 1-19.
[52] Ferriss J S, Erickson B K, Shih I M, et al. Uterine serous carcinoma: key advances and novel treatment approaches[J]. Int J Gynecol Cancer, 2021, 31(8): 1165-1174.
[53] Olawaiye A B, Boruta D M. Management of women with clear cell endometrial cancer A Society of Gynecologic Oncology (SGO) review[J]. Gynecol Oncol, 2009, 113(2): 277-283.
[54] American College of Obstetricians and Gynecologists Committee on Gynecologic Practice. Committee Opinion No. 601: Tamoxifen and uterine cancer[J]. Obstet Gynecol, 2014, 123(6): 1394-1397.
[55] DeMichele A, Troxel A B, Berlin J A, et al. Impact of raloxifene or tamoxifen use on endometrial cancer risk: a population-based case-control study[J]. J Clin Oncol, 2008, 26(25): 4151-4159.
[56] US Preventive Services Task Force.Medication Use to Reduce Risk of Breast Cancer: Recommendation Statement[J]. Am Fam Physician, 2020, 101(6): Online.
[57] Zheng W, Wu J, Gu J, et al. Modular Characteristics and Mechanism of Action of Herbs for Endometriosis Treatment in Chinese Medicine: A Data Mining and Network Pharmacology-Based Identification[J]. Front Pharmacol, 2020, 11: 147.
[58] Narvekar N, Cameron S, Critchley H O, et al. Low-dose mifepristone inhibits endometrial proliferation and up-regulates androgen receptor[J]. J Clin Endocrinol Metab, 2004, 89(5): 2491-2497.
[59] Kamal A, Tempest N, Parkes C, et al. Hormones and endometrial carcinogenesis[J].Horm Mol Biol Clin Investig, 2016, 25(2): 129-148.

第十六章

子宫内膜癌的发生和发展

Endometrial Carcinogenesis

赵瑞皎（Ruijiao Zhao） 林万润（Wanrun Lin） 郑文新（Wenxin Zheng）

子宫内膜癌是一种常见的妇科癌症，在全球造成了巨大的经济和社会负担，并且导致大量的癌症相关死亡[1]。其在发展中国家和发达国家的发病率均仍在上升[2-4]。近年来随着临床医学和分子生物学的发展，人们对子宫内膜癌的认识发生了巨大的变化，有必要重新认识并了解其发生发展机制，更准确地分型，以判断预后、指导临床个体化治疗。

50年前，雌激素被认为是子宫内膜癌最重要的致病因素。直到1981年，美国布朗大学妇女儿童医院的Lauchlan医师发现一种组织形态类似输卵管上皮，但与雌激素无关的子宫内膜癌[5]，随后将其定义为浆液性癌。1983年Bohkman根据临床观察提出子宫内膜癌的两型分类模式（Ⅰ和Ⅱ型），成为在过去30年中区分子宫内膜癌的重要框架[6]。Ⅰ型子宫内膜癌占70%～80%，主要为子宫内膜样癌（endometrioid endometrial carcinomas，EEC），属于雌激素依赖性肿瘤，常伴有子宫内膜增生，预后好，5年生存率达74%[7]。危险因素包括肥胖、糖尿病、高血压、他莫昔芬治疗及遗传因素等。Ⅱ型子宫内膜癌占10%～20%，属于非内膜样癌（non-endometrioid carcinomas，NEC），主要包括子宫内膜浆液性癌（endometrial serous carcinoma，ESC）和子宫内膜透明细胞癌（endometrial clear cell carcinoma，ECCC）及子宫内膜癌肉瘤等，多见于老年绝经后妇女，与雌激素无关。Ⅱ型子宫内膜癌最重要的临床病理特征是不伴内膜增生，表现为高度侵袭性，预后差，5年生存率仅为27%～42%[8]。在实践中发现，根据子宫内膜癌组织形态学和免疫组化进行Ⅰ型和Ⅱ型分型，患者预后与此病理分型并不一致，给临床治疗带来很大困扰。并且有30%左右的肿瘤难以归纳到Ⅰ型或Ⅱ型[9, 10]，另有约10%的肿瘤形态上为典型的EEC，但其生物学行为则表现为NEC。同时，不少病理医生也观察到并不是所有ESC的癌灶周围内膜都是萎缩的，有时可见增殖期内膜，甚至出现子宫内膜增生过长[11]。透明细胞癌虽然在传统上被认为是Ⅱ型子宫内膜癌，但某些病例却表现出良好的预后和极低的复发率[12, 13]，而且相当比例的透明细胞癌并无*TP53*突变[14]。因此，二元分类法越来越显示出局限性，临床已无实际应用价值。本书笔者已摒弃内膜癌的二元分类法。

2013年，癌症基因组图谱（Cancer Genome Atlas，TCGA）利用整合基因组学，对373例子宫内膜癌（307例EEC，53例ESC，13例混合型癌）进行基因组学分析，将子宫内膜癌分为4种不同的分子亚型[15]，包括*POLE*超突变型（POLE ultra-mutated）、微卫星不稳定高突变型（MSI hypermutated)、低拷贝数型（CNL）或无特定分子特征型（NSMP）和高拷贝数型（CNH）或*p53*突变/*P53*异常型（*p53mut*）[16-18]（表16-1）。其中*POLE*超突变型是新发现的类型，因为*POLE*基因突变，导致多种基因突变，该型肿瘤在组织学上主要为EEC，在4种类型中预后最好，即使是一些含有*TP53*突变的肿瘤。高拷贝数型肿瘤的组织学类型主要为ESC和1/4的高级别（FIGO分级3级）EEC，预后最差。该分类法在最近几年中得到全世界多个医疗中心的研究证实[19, 21, 26]。在该分类基础上，2017年Delair等对子宫内膜透明细胞癌进行分子学研究，发现透明细胞癌为一组异质性肿瘤（heterogeneous tumors），而非仅为Ⅱ型子宫内膜癌，对透明细胞癌在临床上预后表现不一有了新的认知和解释[27]。同时，我们还注意到，近年来对子宫内膜癌肉瘤即恶性米勒管混合瘤起源和分子表型进行研究，发现其中的癌和肉瘤成分可能为同一起源，均起源于上皮成分。另外，子宫内膜未分化癌/去分化癌有其独特的分子发生机制。

综上所述，本章将结合TCGA分类及近年来的最新进展，对EEC、ESC、透明细胞癌、癌肉瘤、未分化癌/去分化癌的发病机制进行阐述，以帮助大家进一步理解子宫内膜癌的发生与发展。

此外，因子宫内膜功能层周期性剥脱和重建的特殊性，人们对子宫内膜癌的细胞来源产生了浓厚的兴趣。内膜是否也像人体血液、表皮及胃肠道这些容易脱落再生组织一样存在成体干细胞及肿瘤干细胞呢？从1978年至今，科学家已通过标记滞留细胞、侧群细胞分离、生物学特性检测及干细胞表面标志物检测等证明了子宫内膜成体干细胞的存在，

表16-1 TCGA子宫内膜癌的分子分型[19]

分子分型	分子特征	组织学特征	基因变化
*POLE*超突变型	基因超突变率（232×10^{-6}/Mb）及特定的*POLE*基因突变，无基因拷贝数变化	占所有子宫内膜癌的3.5%~12%，其中60%为EEC，FIGO分 级3级，20%为EEC，FIGO分级1或2级，20%的病例包括病理分型不确定、透明细胞型、未分化型的子宫内膜癌，0%为ESC 80%的病例伴有TIL。约50%的病例表现出肿瘤内部异质性。90%的病例显示正常的MMR蛋白表达，82%的病例非弥漫性p16着色[17, 20-22]	突变：*POLE*（100%），*PTEN*（94%），*PIK3R1*（65%），*PIK3CA*（71%），*FBXW7*（82%），*KRAS*（53%），*TP53*（15%~35%）
MSI高突变型	微卫星不稳定（MSI）及基因高突变率（18×10^{-6}/Mb），同时伴*PTEN*低表达，MSI大部分由*MLH1*启动子甲基化引起	占所有子宫内膜癌的25%，其中大多数为EEC，少数是透明细胞癌和其他类型，没有ESC。伴有TIL和肿瘤内部异质性。倾向累及低位子宫，同时伴发卵巢癌 许多病例会出现一种或多种MMR蛋白缺失，包括MLH1、PMS2、MSH2和MSH6。与*POLE*超突变型病例相比，PTEN的缺失较少[23]	高频的*KRAS*错义突变，*ARID5B*（23.1%）及少许*FBXW7*、*CTNNB1*、*PPP2R1A*和*TP53*突变
低拷贝数型（无特定分子特征型）	低突变率（2.9×10^{-6}/Mb）、微卫星稳定（microsatellite stable，MSS）及低基因拷贝数，基因突变率较MSI高突变型低，*CTNNB1*突变率高于MSI型	占所有子宫内膜癌的40%～45%，除ESC外，任何类型的子宫内膜癌都可以发生。大多数为FIGO分级1～3级的EEC。有些为透明细胞癌和其他类型；它们大多是微卫星稳定型（MSS）。通常在排除*POLE*突变、dMMR和*TP53*异常后进行诊断 最近出现了一些1q扩增/*PTEN*不缺失的、高级别的、非内膜样和非浆液性的病例（分类不确定或未分化）[24]	突变：*CTNNB1*（52%）
高拷贝数型（*p53*突变或*p53*异常型）	基因高拷贝数及低突变率（2.3×10^{-6}/Mb），主要特征为*TP53*基因突变（>90%），并且细胞周期相关基因转录活性在4种分型中最高（如*CCNE1*、*PIK3CA*、*MYC*和*CDKN2A*），而*PTEN*和*ARID1A*发生突变明显低于其余三型	占所有子宫内膜癌的18%，其中25%为FIGO分级3级的EEC，65%为ESC，另外10%包括肉瘤样癌、透明细胞癌、未分化和低级别子宫内膜癌[17]	突变：*TP53*（近100%）*FBXW7*（22%），*PPP2R1A*（22%） 扩增：*MYC*（8q24.12），*ERBB2*（17q12），*CCNE1*（19q12），*FGFR3*（4p16.3）

注：MSI，微卫星不稳定性；EEC，子宫内膜样癌；ESC，子宫内膜浆液性癌；TIL，肿瘤浸润的淋巴细胞；FIGO. 国际妇产科学联合会。

腺上皮成体干细胞分布于内膜基底层腺体内，间质成体干细胞分布于基底层血管周围。并进一步证实了这些干细胞一部分来源于残存的胚胎干细胞，一部分来源于骨髓循环干细胞[28-32]。

1997 年，Gorai 等[33]利用子宫内膜癌肉瘤细胞株 EMTOKA 体外实验，证明了癌肉瘤中癌和肉瘤成分均来源于同一个肿瘤干细胞。随着科学手段的进步，21 世纪对子宫内膜癌干细胞有了更深入的研究。利用肿瘤干细胞的化疗耐受性、自我更新能力、克隆形成实验及侧群细胞分离实验，科学家成功鉴定及分离出子宫内膜癌干细胞，并证实子宫内膜癌干细胞同人体其他实体癌一样表达 CD133、CD44、CD117 和 Musashi-1 等干细胞表面标志物[34-38]。2017 年，Saygin 等进一步发现 CD55 通过不同信号通路调控子宫内膜癌干细胞的自我更新能力和顺铂化疗抵抗[39]。

总之，子宫内膜成体干细胞和肿瘤干细胞的存在为子宫内膜癌的发病机制和治疗提供了更广阔和深入的研究及应用前景。

第一节　子宫内膜样癌

绝大部分子宫内膜样癌（EEC）由前驱病变内膜增生发展而来，对内膜增生的评价一直依赖传统组织病理分类，即单纯增生、复杂增生、不典型增生。2000 年 Mutter 提出了子宫内膜样上皮内瘤变（endometrioid intraepithelial neoplasia，EIN）的概念，试图将激素诱导的良性内膜增生与基因水平发生改变的肿瘤性克隆性增生区分开[40]。2014 年和 2020 年 WHO 分类整合组织学改变、预后及基因组学改变的信息，建议采用 2 级分类体系评价子宫内膜增生，即不伴有不典型增生及不典型增生 /EIN，前者很少发生体细胞基因突变，只有 1%～3% 的高分化 EEC 由其演变而来；后者表现为肿瘤性克隆性增生，显示出与 EEC 相似的基因改变，如微卫星不稳定性及 *PTEN*、*K-ras*、*CTNNB 1*（*β-catenin*）和 *PAX2* 突变，为 EEC 的癌前病变[41-44]。

一、性类固醇激素的作用

子宫内膜对雌激素、孕激素敏感，两者失衡与子宫内膜癌发生有关。通过下调雌激素受体，孕激素能够拮抗雌激素的生物学效应以达到控制内膜上皮细胞过度生长的作用。循环血中雌激素、孕激素共存时，孕激素发挥主导作用。在大剂量的雌激素刺激下，女性患子宫内膜癌的风险增加 2～10 倍，并呈现剂量和时间依赖性[45]。应用复方口服避孕药的女性，孕激素带来的保护作用使子宫内膜癌的发生风险降至 50%～70%[46]。在病理形态学上，雌激素、孕激素的作用见图 16-1。

关于雌激素、孕激素在子宫内膜癌中的分子生物学机制，主要基于以下认识：首先，雌激素具有促细胞增殖和抑制凋亡效应，主要通过对下游基因的转录调节实现，包括对抑癌基因的调节。例如，抑癌基因 *PTEN*，在正常子宫内膜腺体中表达，随着月经周期雌激素的升高或降低，其表达水平随之降低或升高。这种表达模式表明在正常增殖期内膜中，*PTEN* 具有调节有丝分裂和促进凋亡的作用。长期无拮抗性的雌激素能够促进子宫内膜细胞发生 *PTEN* 突变，从而失去在细胞增殖过程中的调控作用。当有孕激素时，*PTEN* 突变细胞将失去增殖能力，并逐渐退化消失。孕激素的保护作用还来自促进腺上皮细胞凋亡，这一过程通过下调 *Bcl-2* 和 *BAX* 实现[47，48]。我们通过临床标本和细胞学实验尚发现孕激素促进细胞凋亡是一个早期事件，在其作用几天以后，由于孕激素受体下调，诱导内膜上皮细胞凋亡的能力减弱，尤其是孕激素治疗抵抗患者[49]。但当孕激素撤退后，调控凋亡的 FAS/FASL 蛋白水平显著上升，导致细胞凋亡率也急剧升高[50]。另外，除了以上基因改变外，从正常增殖期子宫内膜发展到子宫内膜癌过程中，存在许多癌基因和抑癌基因及雌激素、孕激素靶基因和其下游基因的改变。

二、子宫内膜样癌的发生模式

EEC 常见于在雌激素作用下发生内膜广泛增生的基础上，局部突变的腺上皮细胞发生散在的单克隆性增生，形成 EIN。EIN/ 内膜不典型增生被认为是 EEC 的癌前病变。

正常内膜腺上皮的体细胞基因突变如 *PTEN* 突变很常见，可进一步产生病理学上可见的形态学变化。*PTEN* 表达缺失在形态学正常的内膜细胞中被称为“潜在癌前病变”。潜在癌前病变的概念强调如果没有更多的遗传学改变及随之发生的形态学变化，

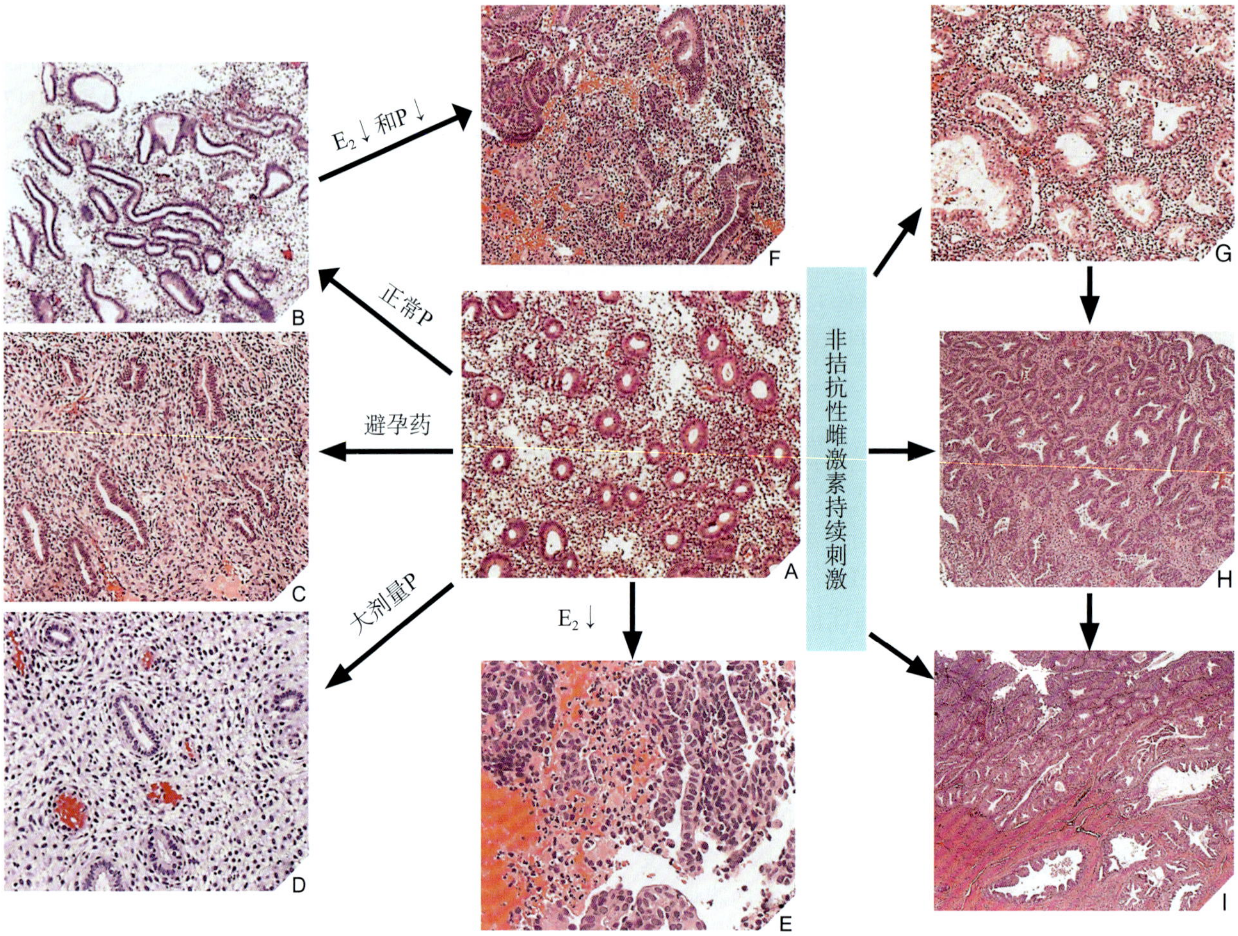

图 16–1　雌激素、孕激素与子宫内膜的关系

黄体酮作用使增殖期子宫内膜（A）过渡到分泌期内膜（B）；雌二醇和孕激素水平撤退后，分泌期内膜向月经期内膜（F）转变，即月经来潮，增殖期内膜在避孕药的作用下腺体变小、间质部分蜕膜化（C）；大剂量孕激素作用于子宫内膜，可引起子宫内膜蜕膜反应（D）；当雌二醇水平低下或相对不足时，发生无排卵性子宫内膜脱落出血（E），即雌激素撤退性出血或突破性出血；增殖期内膜在非拮抗性雌二醇持续刺激下，出现子宫内膜增生（G），进一步发展为子宫内膜不典型增生（H），最终发展为子宫内膜样癌（I）。P，黄体酮；E_2，雌二醇

则子宫内膜癌发生的危险性就不会增加。这种临床前的病变在周期性内膜中也许会持续许多年，只有通过对突变细胞遗传学分析或对生物标志物进行鉴定才能识别。在此期间，体内激素正面或负面影响着这些突变细胞。*PTEN* 基因表达缺失和（或）突变失活及获得微卫星不稳定性是 EEC 发病机制中外观呈正常形态的内膜早期遗传学事件的两个例子。这些突变细胞参与内膜上皮细胞正常代谢，并可能在内膜重建中进一步扩散。这种潜在癌前病变在肿瘤发生过程中的长期变化还需要进一步研究，目前的共识是潜在癌前病变是 EEC 发生发展的最早期分子生物学改变。这种潜在癌前病变的局部单克隆性增生可引起内膜腺体细胞水平上和结构上的改变而形成 EIN，并继续获得更多的体细胞突变，从而导致 EEC 发生（图 16-2）[40]。

比较 EIN 与 EEC 基因组损伤的宽度和广度，提示与肿瘤生长相关基因的突变是一个不断积累的过程，并具有与其不同形态学和生物学行为相关的特性。例如，EIN 病变显示 55% 的 *PTEN* 基因失活，而在 EEC 中其失活比例上升到 83%[51]。同样，对微卫星不稳定性的病变，突变的微卫星等位基因在 EIN 与癌之间有所增加。在子宫切除标本中，EEC 和相关的 EIN 有类似长度的 DNA 微卫星，Faquin 等[52] 构建了进化树（phylogenetic tree）并且标注了 EIN 克隆灶、浅表癌和浸润癌之间的关系。这些发现在一系列的子宫切除标本中得到证实。虽然一般认为 PTEN 变化为“早期”事件，但事实上这些遗传学标志物可能很早就已发生潜在改变，当然也发生于癌前期或癌症期病变中。

三、相关分子机制研究进展

如上所述，在研究多个有关 EEC 发病机制的基因和临床病理的数据后，我们列出了以下 EEC 发生

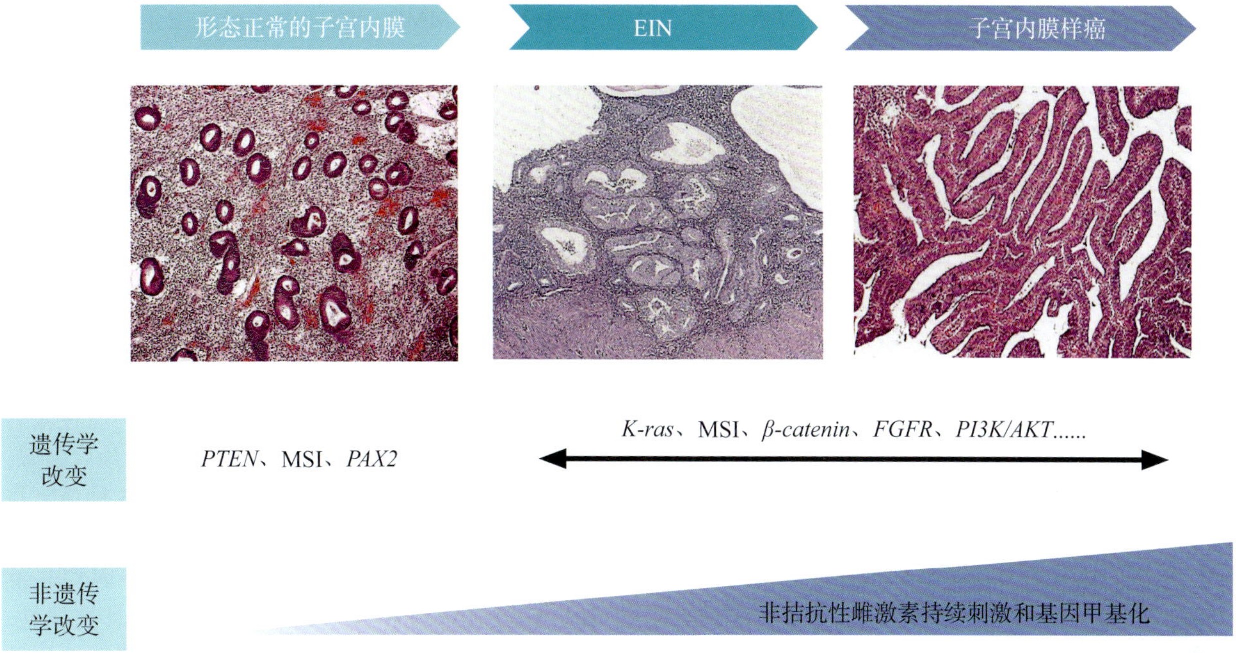

图 16-2　子宫内膜样癌的发生模式示意图

子宫内膜样癌的发生与非拮抗性雌激素持续刺激有关。早期的遗传学改变（*PTEN* 基因失活及微卫星不稳定性）可不伴光镜水平的形态学改变。这种潜在癌前病变在周期性内膜中可以持续数年，其他一些基因的继续作用使潜在癌前病变发生局部单克隆性增生，形成 EIN 及 EEC

发展过程中最常见的分子变化。

（一）抑癌基因 *PTEN* 失活

PTEN 功能缺失是 EEC 最常见的基因改变（30%～50%），是子宫内膜癌形成中的早期事件，扮演看门人的角色[42]。同时 EEC 也是目前发现的 *PTEN* 基因突变率最高的肿瘤。文献报道子宫内膜增生（13.5%～55%）到子宫内膜癌变（61%）过程中，*PTEN* 失表达率逐渐升高[47]，提示 *PTEN* 与子宫内膜增生恶性转化相关。

PTEN 是 20 世纪末 Li 等通过对乳腺癌染色体 10q23.3 同源性丢失区的研究而发现的一个新基因，并将其命名为磷酸酶 - 张力蛋白同源物，此后在人类多种肿瘤中都发现存在该基因的功能缺失[53]。*PTEN* 基因也称 *MMACI* 基因，位于 10q23.3，全长 200kb，共有 9 个外显子和 8 个内含子，编码蛋白含有 450 个氨基酸，具有脂质磷酸酶和蛋白磷酸酶双特异性磷酸酶活性，是迄今发现的第一个具有磷酸酶活性的抑癌基因，在细胞信号转导中起着重要的作用。它主要通过负性调控 3 条信号转导通路（PI3K/AKT 通路、黏着斑激酶 FAK 通路和丝裂原活化蛋白激酶 MAPK 通路），在细胞增殖、分裂、迁移和凋亡等方面发挥重要作用。PTEN 蛋白的氨基端磷酸酶区域是发挥抑癌作用的主要区域，其特异性磷酸酯酶活性可通过去磷酸化作用调节磷脂酰肌醇三磷酸（PIP3）水平而影响 PI3K/AKT 信号通路，降低 PIP3 对磷酸激酶 B（PKB，又称 AKT）的活化，使细胞阻滞于 G_1 期并促进细胞凋亡，若 PTEN 功能丢失，则细胞内 PIP3 积聚，PKB 持续活化，打破了细胞增殖与凋亡的平衡，导致细胞持续增殖癌变。另外，PTEN 的特异性蛋白磷酸酶功能通过抑制整合素下游分子黏着斑激酶及其下游分子 P130Cas 酪氨酸磷酸化（黏着斑激酶和 P130Cas 磷酸化水平升高可促进细胞转移），抑制 FAK 介导的细胞浸润转移及生长，并使含肌动蛋白的细胞骨架的组装受到抑制。PTEN 蛋白 N 端与张力蛋白同源，而张力蛋白与肌动蛋白纤维结合参与聚集黏附。PTEN 通过上述机制抑制癌细胞迁移、扩散和黏附。同时，PTEN 能对细胞外信号调节激酶 / 丝裂原活化蛋白激酶（ERK/MAPK）信号通路进行负调节，从而抑制有丝分裂信号向细胞核转导，导致 G_1 期阻滞，从而对细胞生长进行负调节[54]。

多种机制可导致 PTEN 功能缺失，包括 *PTEN* 基因突变（34%～50%）、杂合性丢失（35%～47%）和启动子甲基化（13%～19%）等[47]。PTEN 突变的形式在微卫星不稳定性（microsatellite instability，MSI）子宫内膜癌与微卫星稳定性子宫内膜癌有所不同，MSI 的肿瘤更易发生 3 个以上碱基缺失，并且突变有时可发生于 *PTEN* 的 8 号外显子多腺苷重复序列（微卫星序列）。*PTEN* 与 MSI 关联性的具体机制目前尚不完全清楚[55]。有研究认为启动子甲基化造

成 *PTEN* 表达缺失与肿瘤转移或预后不良有关[42]。

（二）微卫星不稳定性、DNA 错配修复基因及 Lynch 综合征相关的子宫内膜癌

微卫星是广泛分布于原核和真核生物基因组中短串联重复序列，约占人类基因组的 10%，由 1～6 个核苷酸组成，尤以二核苷酸重复序列（CA/GT）*n* 最为常见，通常重复 15～60 次[56]，因重复次数不同而在人群中表现出高度多态性。微卫星序列可位于启动子、基因编码区、内含子区或内含子与外显子的交界区，主要存在于非编码 DNA 区域，具体功能目前尚不完全清楚，认为它参与基因重排和突变，在基因表达调控、维持基因组稳定等方面发挥重要作用。正常体细胞在生长发育过程中微卫星重复序列的重复次数保持不变，当其重复次数发生增加或减少时即为微卫星不稳定性（MSI）。研究表明，MSI 广泛存在于各种肿瘤组织，相应正常组织则不存在。

MSI 是由于多个核内蛋白质[错配修复（mismatch repair，MMR）蛋白]中的任何一个失活，导致许多基因重复序列的积累。MMR 系统对基因稳定性非常重要，*MMR* 基因是继癌基因、抑癌基因之后确认的第三类与肿瘤发生密切相关的基因。到目前为止，已经确定了 9 个 *MMR* 基因，其中 *MLH1*、*MSH2*、*MSH6* 和 *PMS2* 被认为是最具临床意义的 *MMR* 基因；其他 *MMR* 基因包括 *MSH3*～5、*PMS1* 和 *MLH3* 的临床意义较小。

由于月经周期中，正常内膜不断进行重塑和增殖，因此具有产生较高复制误差的可能性。因此，内膜高度依赖于 MMR 系统。研究发现，EEC 中 *MMR* 突变率为 25%～30%[57, 58]。*MMR* 相关子宫内膜癌中最常见的改变是 *MLH1* 失活，是通过基因启动子中 CpG 岛的高甲基化实现的，这与散发性子宫内膜癌有关[59, 60]。另一个错配修复元素 *MSH6* 的遗传或体细胞突变在与 MSI 相关的子宫内膜癌中也很常见。在 MSI 相关的子宫内膜癌中，*MSH2* 的单核苷酸插入（移码）突变也会少量发生。所有这些特征都可以指导我们筛选 Lynch 综合征（LS）。

MSH2（50%～66%）、*MLH1*（24%～40%）或 *MSH6*（10%～13%）的生殖细胞突变会导致 MSI，从而引起与 LS 相关的子宫内膜癌[61]。这些类型的子宫内膜癌具有一些独有的特征，如年龄较小、子宫下段受累、存在肿瘤内异质性和肿瘤内淋巴细胞浸润增多。MMR 功能缺陷（dMMR）子宫内膜癌比 MMR 功能完整（pMMR）子宫内膜癌更容易受放射治疗的影响。此外，由于其具有高突变负荷和免疫细胞浸润，dMMR 子宫内膜癌患者也是免疫治疗的良好候选者[62, 63]。

（三）*POLE* 基因突变

POLE 基因编码 DNA 聚合酶 ε 催化亚基，位于染色体 12q24.33 上，参与细胞核 DNA 的复制和修复。在 TCGA 分子分型中，*POLE* 超突变型是子宫内膜癌中最少见的分子亚型，因测试方法的不同而异，其占所有研究病例的 3.5%～12%。这些肿瘤由于其异常高的突变被标记为超突变亚型，每兆碱基对有 232×10^{-6} 个突变。*POLE* 突变肿瘤在聚合酶 - ε 外切酶结构域中具有致病性突变，预后极好，无进展生存率为 92%～100%[64]。其中，5 种最常见的 *POLE* 突变（P286R、V411L、S297F、A456P 和 S459F）已被确认是引起肿瘤超突变的原因[64]。然而，区分其他较少发生的 *POLE* 突变仍具挑战性。多项研究表明，具有致病性的 POLE 外切酶结构域突变的子宫内膜癌通常表现出特征性基因组变化，包括高度普遍的 C>A 替换（频率通常超过 20%）、少量插入和缺失突变及极高的肿瘤突变负荷（TMB）(>100mut/Mb)[65, 66]。

POLE 基因突变在高级别 EEC 中的发生率（60%）高于低级别 EEC（20%）[67]。*POLE* 基因突变的子宫内膜癌可能表现为形态异质性和明显的细胞异型性，这可能导致基于其组织学外观而进行的过度治疗[68]。突变负荷本身可由于许多新抗原的暴发性表达而引起强烈的免疫反应，这表现为一种常见的病理学现象——肿瘤内部和肿瘤周围淋巴细胞浸润[69, 70]。大多数 *POLE* 基因突变的子宫内膜癌中存在显著淋巴细胞浸润，这表明这些肿瘤也可能从免疫治疗中获益[71]。然而，免疫反应与预后并无独立相关性，这表明 *POLE* 基因突变癌中可能存在其他不明确的预后相关因素[71]。*POLE* 基因突变组的子宫内膜癌受临床病理因素影响最小[72]。值得注意的是，在子宫内膜癌中，*POLE* 基因突变对预后的影响比 *TP53* 基因突变和 MMR 缺陷对预后的影响更大。这意味着即使癌细胞中存在 *TP53* 基因突变或 MMR 缺陷，*POLE* 基因突变的子宫内膜癌患者也通常具有良好的生存率[64]。

（四）子宫内膜样癌中其他分子异常

1. *K-ras* 原癌基因　*K-ras* 原癌基因突变见于 10%～30% 的 EEC[73]，伴有 MSI 的子宫内膜癌常有较高 *K-ras* 突变率。子宫内膜增生病变中也可检测到该基因突变[74]，故推测 *K-ras* 基因突变是 EEC

发生过程的早期事件，但伴有和不伴有内膜增生的EEC中*K-ras*基因突变率并没有差异，提示并非所有EEC的发生都历经癌前增生阶段[75]。非内膜样癌很少发生*K-ras*突变，仅有2%。*K-ras*突变的EEC常伴有黏液分化或为黏液性癌[76, 77]。另外，*K-ras*突变与EEC的伴微囊、伸长及碎片状（microcystic，elongated，and fragmented，MELF）的肌层浸润模式相关[78]。

2. β-Catenin（CTNNB1）　β-Catenin是E-cadherin家族（黏附分子）成员之一，起到促进细胞分化和维持正常组织结构的作用，并且在细胞信号转导中扮演重要角色。β-Catenin还是Wnt通路的下游转录激活因子，它的突变使其蛋白稳定性增加，导致细胞质内和细胞核内β-Catenin聚集及一系列下游靶基因激活。研究显示*β-Catenin*异常表达主要见于EEC（31%～47%），非EEC仅0%～3%[43]。在子宫内膜增生中*β-Catenin*异常表达比子宫内膜癌更为常见，特别是伴有鳞化的子宫内膜增生，提示*β-Catenin*突变是癌变早期事件。Koul等[75]发现所有存在*β-Catenin*突变的EEC，其雌激素受体同时阳性，孕激素受体大部分阳性，提示*β-Catenin*与雌激素之间存在密切关联性；这可能表明子宫内膜癌的发生途径与鳞状分化相关，尤其与EEC中常见的桑葚样化生相关[79]。但尚未发现*β-Catenin*突变与MSI及*PTEN*突变之间存在相关性。

*CTNNB1*基因突变存在于约一半的不典型增生/EIN病例中，表明其与子宫内膜肿瘤早期形成与发展有关。当其发生突变时，通常会观察到所有肿瘤细胞都存在*β-Catenin*表达变化，这表明存在克隆扩增的过程。此外，*β-Catenin*可以调节基质金属蛋白酶-7的表达，表明其在构建EEC生长和转移所需的微环境方面可能发挥重要作用[80]。此外，形态学变化和*CTNNB1*基因突变可能存在关联。最近，一项来自美国得克萨斯大学西南医学中心的研究表明，在EEC及其癌前病变中，桑葚样小体是*CTNNB1*突变的可靠指标而不是鳞状分化[79]。

3. 磷脂酰肌醇3激酶/蛋白激酶B（PI3K/AKT）信号通路　PI3K/AKT信号通路位于人表皮生长因子受体（HER2）下游，在多种人类恶性肿瘤中发生活化。刺激信号通过细胞表面生长因子受体酪氨酸激酶级联激活磷脂酰肌醇3激酶（phosphatidylinositol 3-kinase，PI3K）后，活化的PI3K使细胞膜上的PIP2转变为PIP3，从而使下游的效应因子AKT激活，AKT通过作用于多种底物，如GSK-3、BAD、Tuberin（TSC2）、FOXO等，参与细胞增殖、凋亡、迁移及血管生成等重要生理和病理过程。在此过程中，抑癌基因*PTEN*可使PIP3去磷酸化而重新变回PIP2，下调PI3K/AKT信号通路的活性。PI3K是细胞内的脂类第二信使，由催化亚基及调节亚基构成，其中催化亚基P110a的编码基因为*PIK3CA*，当其发生突变或扩增时，可导致P110a过表达，使PI3K在没有上游受体酪氨酸激酶的作用下即可激活，促使肿瘤发生。EEC中*PIK3CA*的突变率为28%[81]，大多发生于外显子9和外显子20。*PIK3CA*突变常合并其他基因异常，如*Her/neu*、*K-ras*及*PTEN*基因。

4. 成纤维细胞生长因子受体2（*FGFR2*）基因　*FGFR2*基因激活可促进细胞增殖，16%的子宫内膜癌存在*FGFR2*基因突变，且*FGFR2*突变不与*K-ras*基因突变共存，而与*PTEN*丢失共存。研究显示，存在*FGFR2*突变的子宫内膜癌细胞系对pan-FGFR抑制剂（PD173074）敏感[82]，提示该基因可能成为子宫内膜癌治疗的新靶点。

5. *PAX2*基因　配对盒（paried-box，*PAX*）基因家族编码核转录因子，是一类重要的发育调控基因家族，*PAX2*基因是其中重要一员，它参与细胞凋亡。研究表明，它不仅在中枢神经、眼、耳和泌尿生殖道等胚胎发育中起到重要作用，还参与肿瘤的形成过程，在多种肿瘤中表达升高，被认为是原癌基因[83]。但在EEC的发生发展过程中，多项研究显示*PAX2*在正常子宫内膜周期中正常表达或仅灶性失表达，在增生过长不伴不典型增生中部分失表达，70%以上不典型增生/EIN和癌中完全失表达，证明*PAX2*在EEC发生中与*PTEN*一样起到抑癌基因的作用，并且是癌发生过程中早期事件[44, 84]。但其抑癌机制尚待进一步研究。

已有多项研究探讨了*PAX2*缺失、免疫组织化学特征与不典型增生或EIN诊断之间的关系。尽管一些论文已经提出了*PAX2*缺失可以帮助诊断不典型增生或EIN，但总体结论仍不清楚[85]。来自美国得克萨斯大学西南医学中心病理科团队的最新研究表明，一个包括PAX2、PTEN和β-Catenin 3个标志物的组合可以帮助诊断不典型增生/EIN[76, 77]。这个标志物组合既实用又有效，在92.8%的不典型增生/EIN病例中至少有3个标志物中的1个异常。此外，PAX2异常在子宫内膜样癌的癌前病变发生率约为80%[86]。此外，*PTEN*/*PAX2*也可用于识别黄体酮治疗的EEC患者残留的不典型增生/EIN[87]。

6. 微小RNA（microRNA或miRNA）　是长约22nt的非编码RNA，广泛存在于从病毒到人类的各种生物中。这些小RNA能够与mRNA结合，从而阻断蛋白编码基因的表达。研究显示，miRNA 异常表达与肿瘤发生密切相关。EEC 中 miR-99a、miR-100 和 miR-199b 靶标于 mTOR，作为抑癌 miRNA 在 EEC 组织和患者血液中低表达，促进 mTOR 酶高表达；miR-410 和 miR-487 均位于染色体 14q32，它们在 EEC 中缺失与预后不良相关[88]；miR-200 家族（miR-141、miR-200a、miR-200b、miR-200c 和 miR-429）在很多癌中低表达，作为抑癌 miRNA 抑制上皮 - 间质转化（epithelial-mesenchymal transition，EMT），但在低级别 EEC 中高表达，呈促癌 miRNA 表现，抑制 miR-200 家族会减弱 EEC 细胞的增殖能力及细胞毒性[89, 90]，miR-205 和 miR-183 高表达与 EEC 复发相关[91]。

7. 长链非编码 RNA（lncRNA） lncRNA 是长度大于 200 个核苷酸的 RNA 分子，不能编码蛋白质。最近有很多关于 lncRNA 在子宫内膜癌诊断和治疗中作用的研究。与正常组织相比，lncRNA 在子宫内膜癌中表达量可以上调或下调。lncRNA 失调与子宫内膜癌进展的各个方面相关，包括肿瘤分级、FIGO 分期、子宫肌层浸润深度、淋巴结转移和患者生存率。在子宫内膜癌中已经鉴定出几种 lncRNA 作为肿瘤抑制或致癌因子。GAS5、MEG3、FER1L4 和 LINC00672 等肿瘤抑癌性 lncRNA 及致癌性 lncRNA（如 CCAT2、BANCR、NEAT1、MALAT1、H19、HOTAIR 和 Linc-RoR）已被鉴定为影响子宫内膜癌转移的信号通路的上游调节因子或下游效应因子，这些信号通路包括 PTEN/PI3K/AKT/mTOR、RAS/RAF/MEK/ERK、WNT/β-catenin 和 p53 信号通路[92]。此外，发现了 TUG1 和 TDRG1 等 lncRNA 可刺激 VEGF-A 信号通路，而 PCGEM1 则被认为在激活 JAK/STAT3 通路中起作用[93]。然而，lncRNA 的临床意义仍处于研究阶段，需要进一步研究以确定其有效性。

四、子宫内膜样癌孕激素耐药机制

随着生活质量提高及年轻女性生育需求增加，大剂量孕激素保守治疗已越来越广泛地应用于子宫内膜不典型增生和限于内膜的高分化 EEC，并列入 NCCN 指南。虽然孕激素治疗对大多数不典型增生和高分化 EEC 有效，但孕激素抵抗是个不容忽略的问题。已知约 30% 的子宫内膜癌对孕激素治疗无反应。因此，了解孕激素耐药与子宫内膜癌分子机制之间的关系至关重要。孕激素主要通过与孕激素受体（PR）结合调节下游靶基因，从而行使其功能，它们也可以与雌激素受体（ER）和雄激素受体（AR）相互作用。孕激素通过调节细胞周期进展、血管生成、凋亡、细胞分化、炎症反应和上皮 - 间质转化（EMT）等多种方式，对子宫内膜癌及其癌前病变具有多种治疗效应。此外，孕激素也可以与间质细胞中的 PR 结合，促进间质和上皮细胞之间的旁分泌通信[94]。尽管许多研究表明孕激素在治疗子宫内膜癌方面有效，但仍有相当比例的患者需要面临孕激素耐药，这对保守治疗提出了重大挑战。为了更深入地了解涉及的机制，本部分介绍了子宫内膜癌及其癌前病变中孕激素耐药的最新进展。导致孕激素耐药的主要机制包括异常的信号通路、代谢免疫肿瘤微环境和子宫内膜癌干细胞。

异常信号通路：与子宫内膜癌相关的异常信号通路主要包括两个。第一个通路是传统通路，子宫内膜癌细胞中 PRA 和 PRB 的高表达与肿瘤进展风险降低相关。相反，子宫内膜癌细胞中低或缺少 PR 表达与孕激素治疗抵抗相关。PRA 和 PRB 是两个结构相似的亚型，其中 PRB 可能是孕激素抑制肿瘤作用的主要亚型[95, 96]。PR 信号的机制主要包括以下几类：PR 亚型失衡、PR 的表观遗传修饰、PR 的异常共激活因子表达、PR 后转录修饰及异常的 PR 关联的经典通路。第二个通路包括其他非传统的异常通路，如 TGF/EGFR/MAPK 通路、PI3K/AKT/mTOR 通路、肿瘤凋亡通路、Nrf2 通路和异常 EMT 通路[97]。这些异常通路可能会作为今后治疗的潜在靶点。

代谢 - 免疫 - 肿瘤微环境：代谢及免疫相关的肿瘤微环境很有可能参与了子宫内膜癌的孕激素抵抗。具体来说，PR 表达可以通过脂质代谢相关酶 SREBP-1 和 DHCR24 调节[98, 99]。肥胖与卵巢中雌激素产生增加导致孕激素抵抗性子宫内膜癌细胞的 ERα 下调和 ERβ 上调表达[100, 101]。此外，高血糖、胰岛素抵抗和肥胖可以上调 G 蛋白偶联雌激素受体，使肿瘤细胞对雌激素更敏感[102]。子宫内膜癌的特点是 M2 巨噬细胞浸润增加，这些细胞可以通过分泌 TNF-α、IL-1β、IL-6 和氧自由基抑制 PR 表达[103]。

子宫内膜癌干细胞：子宫内膜癌干细胞具有自我更新和抗孕激素治疗的能力，从而促进子宫内膜肿瘤发展[99]。与母细胞相比，孕激素抵抗标志物，如 AKR1C1、Nrf2、Glo1、Bcl-2 和 Survivin，在肿瘤干细胞中的表达升高。因此，肿瘤干细胞可能成为克服孕激素抵抗的重要靶点[104]。

第二节 子宫内膜浆液性癌

一、历史背景

子宫内膜浆液性癌（ESC）常发生于萎缩的子宫内膜背景上，曾经将局限于内膜表面和腺体腺上皮的浆液性癌即浆液性子宫内膜上皮内癌（serous endometrial intraepithelial carcinoma，SEIC）视为癌前病变[40]。但研究发现，SEIC 14%～25% 伴有宫颈黏膜受累，33%～67% 伴有子宫外转移灶，后者即使宫内病灶局限，生存期也仅有 36～38 个月，预后不良[105]。因此，Wenxin Zheng 小组在 1998 年曾提出子宫内膜表面癌（uterine surface carcinoma）的概念，强调 SEIC 常伴有宫外病变，不应视为上皮内癌或原位癌[106]。之后，Wheeler 等[105]提出微小子宫浆液性癌（minimal uterine serous carcinoma，小于 1cm 的 SEIC）的概念，但微小浆液性癌与 SEIC 在临床上没有任何不同[41]，再次强调 SEIC 不是传统意义上的原位癌。一系列临床病理证据表明，SEIC 实际上由癌细胞组成，在形态学、分子生物学、临床表现和处理方案方面都与 ESC 一致，只不过代表的是 ESC 的一种早期形态改变。所以，SEIC 可能并不是真正意义的癌前病变。考虑到“浆液性子宫内膜上皮内癌”名称在临床上可能造成混淆，本书笔者在诊断中也已不再使用。

寻找 ESC 的癌前病变一直是研究的热点，Wenxin Zheng 小组经过 10 余年的研究，于 2004 年首先提出子宫内膜腺体异型增生（endometrial glandular dysplasia，EmGD）可能是 ESC 的癌前病变。EmGD 在形态学、分子生物学及临床病理学方面介于良性内膜和 SEIC 之间，符合癌前病变的诊断标准[107]，而 SEIC 则是 ESC 的早期形态改变方式（图 16-3）。但 EmGD 可能存在时间短暂，难以被临床发现。

二、子宫内膜浆液性癌的癌前病变

大量研究表明，EmGD 基本符合 2006 年 NIH 有关癌前病变的最新诊断标准[108]，可认定为 ESC 的癌前病变[107，109-112]。具体理由如下：①细胞形态不同于正常组织。EmGD 病变显示轻度核异型性，超过良性子宫内膜和反应性改变，可伴或不伴有化生。②与恶性病变有形态移行。在 ESC 中，EmGD 常为多灶性，且与主要癌灶不邻近，但与 SEIC 病变关系密切（图 16-4），常见 EmGD 与 SEIC 及 SEIC 与浸润性 ESC 之间的形态学过渡，未见 EmGD 和浸润性 ESC 的直接过渡。③分子生物学特征与 ESC 一致。EmGD 可出现 *TP53* 基因等位性缺失和基因突变，但不如 SEIC/ESC 中显著；SEIC/ESC 常见的免疫组化 P53、MIB-1 和 IMP3 蛋白异常表达亦见于部分 EmGD；EmGD 中的 *TP53* 基因突变均出现于相应的 SEIC/ESC 中，表明 EmGD 与 ESC 之间的克隆起源一致。④可通过组织形态与实验室方法进行诊断。EmGD 病变可从组织形态学上观察到并进行诊断，必要时 P53、MIB-1 或 IMP3 免疫组化染色有助于确诊。⑤具有发展为 ESC 的高风险。我们在最近的回顾性研究中发现，27 例 ESC 患者在先前的内膜活检标本中 9 例（33%）发现有小灶 EmGD，从 EmGD 发展为 ESC 的平均间隔时间为 33 个月。而 29 例良性对照组仅 1 例发现 EmGD，EmGD 的患者发生 ESC 的危险性约增至良性病变的 9 倍。Wenxin Zheng 小组最近也成功建立了从 EmGD 到 SEIC 的 Trp53$^{\Delta/\Delta}$ 转基因小鼠模型（图 16-5），再次验证了 EmGD 为 ESC 的癌前病变[113]。EmGD 的病理诊断、鉴别诊断和临床处理详见第十七章。

多数情况下，病变上皮的分子异常可以早于形态学改变。在针对 ESC 癌前病变的研究中，我们发现一些组织形态学看似正常，而 P53 蛋白染色强阳性的腺体或上皮，被命名为子宫内膜“P53 印记”[114]。这种改变与输卵管伞端 P53 印记的含义相同，主要见于 ESC 邻近的良性内膜中，在 EEC 及其

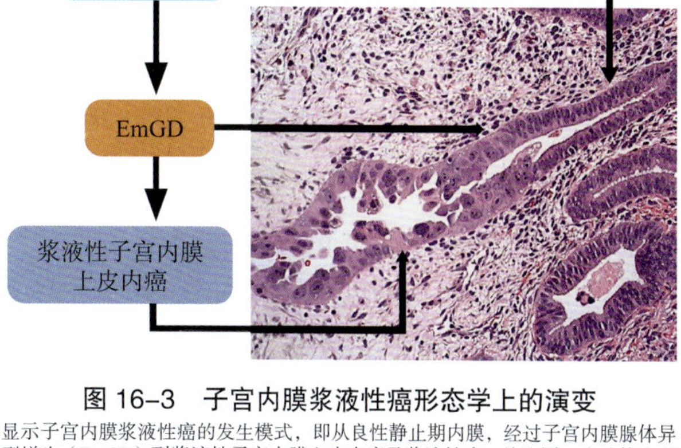

图 16-3 子宫内膜浆液性癌形态学上的演变

显示子宫内膜浆液性癌的发生模式，即从良性静止期内膜，经过子宫内膜腺体异型增生（EmGD）到浆液性子宫内膜上皮内癌及浆液性癌。从这同一个腺体中可以看到浆液性癌发生中形态学上的演变过程

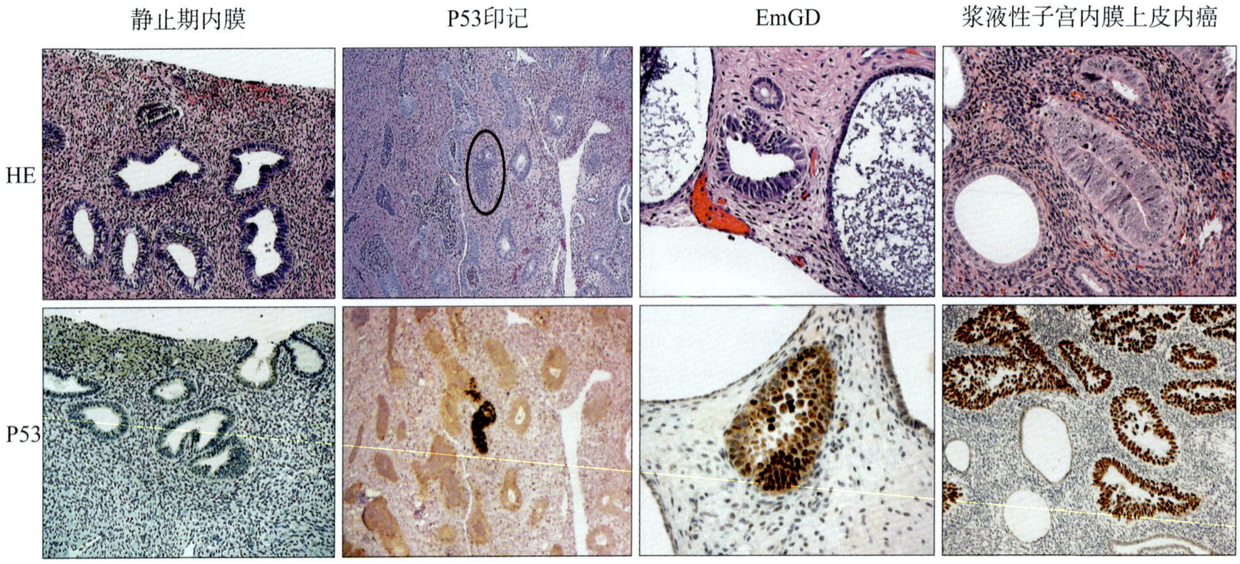

图 16-4　静止期内膜、子宫内膜上皮内癌及其癌前病变 EmGD 的组织形态学及 P53 免疫学染色

静止期内膜 P53 染色阴性；浆液性子宫内膜上皮内癌 P53 强阳性；P53 印记和 EmGD 的 *P53* 表达介于以上两者之间[114]

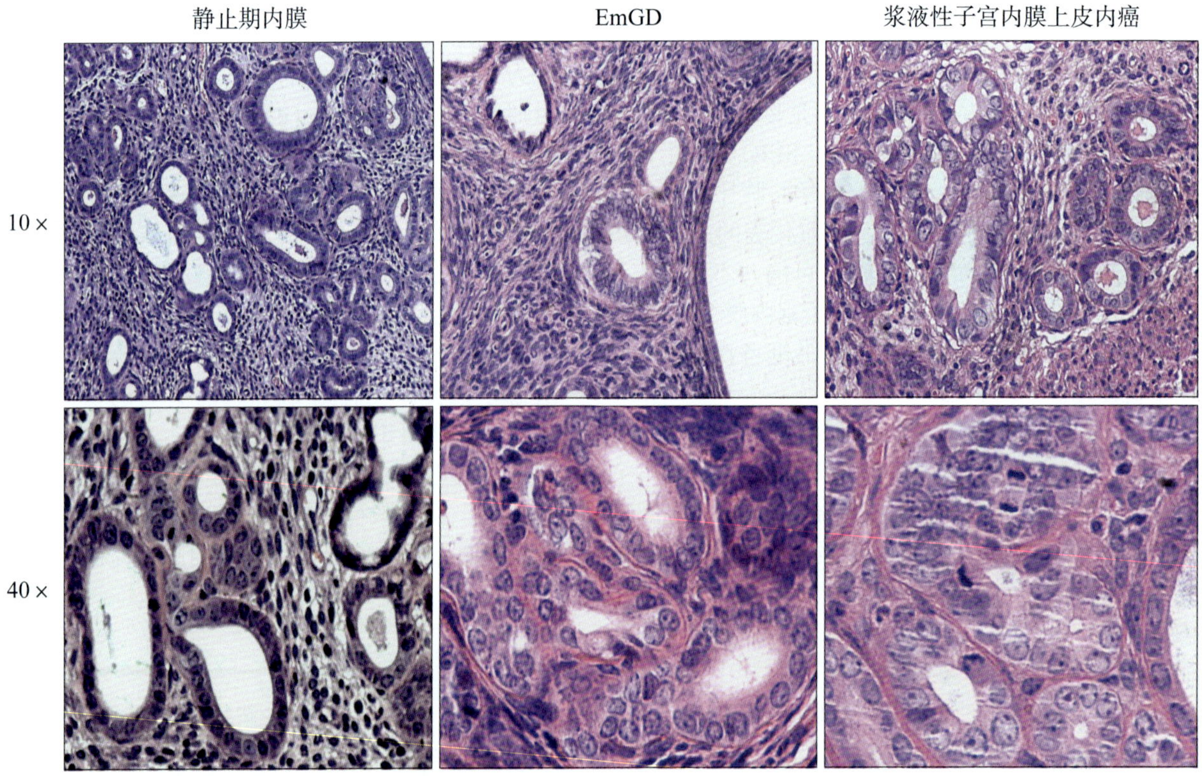

图 16-5　*Trp53*$^{\Delta/\Delta}$ 转基因小鼠静止期内膜、癌前病变（EmGD）和浆液性子宫内膜上皮内癌形态学比较

从左到右，显示转基因小鼠子宫内膜从静止期内膜、癌前病变（EmGD）和浆液性子宫内膜上皮内癌低倍和高倍镜下形态学改变

他良性改变中罕见。内膜 P53 印记的 *P53* 突变率与 EmGD 相近。而且，同一子宫标本中，*P53* 基因突变在 P53 印记、EmGD 及 SEIC/ESC 中具有高度一致性[115]。综上所述，以上不同病变之间在分子遗传学方面具有一定关系，P53 印记有可能是一种潜在的癌前病变。

三、子宫内膜浆液性癌的发生模式

研究充分表明，EmGD 是 ESC 的癌前病变，P53 印记被看作一种潜在的癌前病变。基于此，我们提出了 ESC 的发生模式，即主要起源于萎缩子宫内膜，经过 P53 印记、EmGD，进一步发展为 SEIC 及

ESC。ESC 的发生模式及其主要的分子遗传学改变详见图 16-6。

四、相关分子机制研究进展

已经有许多关于 ESC 发生发展分子机制的研究。这些分子在其癌前病变中也存在，这一点有助于我们理解 ESC 的发生。最近关于 ESC 的全基因组分析有助于我们理解 ESC 所涉及的分子机制 [116]。这些研究确定了在这种癌症中常见的 6 种关键分子遗传变异。这些变异包括 *TP53* 突变、*PIK3CA* 活化突变 / 扩增、*ERBB2* 扩增、*CCNE1* 扩增、*FBXW7* 失活突变 / 缺失和 *PPP2R1A* 失活突变。值得注意的是，其中许多分子遗传变异，如 *TP53* 突变、*PIK3CA* 突变、*FBXW7* 突变和 *CCNE1* 扩增，也经常在 EmGD 和 SEIC 中检测到，表明这些变异在早期癌变的过程中就发生了 [117]。此外，ESC 发生过程还涉及了其他的基因，包括但不限于 *K-ras*、*CHD4*、*EP300*、*ARID1A*、*TSPYL2*、*SPOP*、*MAP3K4* 和 *ABCC9*[118]。总体来说，这些发现为我们了解 ESC 的分子机制提供了重要的依据，也可能有助于更有效地获得诊断和治疗策略。

（一）**抑癌基因** TP53

1979 年，6 个不同的独立研究小组取得了重大突破：他们确定了一种存在于人类和小鼠细胞中的 53kDa 蛋白质。这种蛋白质在其中 5 项研究中被发现，因为它与猴病毒 40 感染细胞中的大 T 抗原具有结合亲和性，这使研究人员可以使用针对病毒蛋白质的抗体进行共同免疫沉淀 [119-124]。*TP53* 作为抑癌基因，定位于人染色体 17p13.1，含有 11 个外显子和 10 个内含子，在细胞 DNA 损伤时，*TP53* 表达上调，通过抑制周期蛋白 D1 磷酸化 Rb 蛋白，使细胞周期停滞，诱导细胞凋亡。*TP53* 基因突变导致无功能蛋白在细胞内聚集，而受损细胞继续分裂增殖。*TP53* 突变是非内膜样癌最显著的分子特征，发生率约为 90%[125]。而在 EEC 中突变率仅为 17%，且其常发生于高级别肿瘤 [119]。该基因突变的确切机制尚不清楚。对激光显微切割组织的 *TP53* 基因 5～8 外显子进行检测，结果发现，P53 印记、EmGD、SEIC 及 ESC 的 *TP53* 基因突变率分别为 42%、43%、63%～72% 及 96%。而良性静止期子宫内膜中则无 *TP53* 改变。并且同一 ESC 标本中，P53 印记、EmGD、SEIC 及 ESC 的 *TP53* 基因突变具有较高一致性 [110]。可见，*TP53* 基因突变是 ESC 启动中的早期事件。*TP53* 突变通常导致 P53 蛋白表达显著增加，所以免疫组织化学方法检测 P53 蛋白也可以用于 ESC 的早期诊断。

（二）BRCA

遗传因素与子宫内膜癌的相关性已获得确认，不少患者同时具有子宫内膜癌及乳腺癌家族史 [126]。*BRCA1/2* 基因突变者发生子宫内膜癌的危险性增加 35%[127]。另外，Cowden 综合征、Li-Fraumeni 综合征、Peutz-Jeghers 综合征及毛细血管扩张性共济失调综合征的患者，伴发乳腺癌者也较多见。以上遗传性疾病有可能与少数 ESC 发生有关。与 Li-Fraumeni

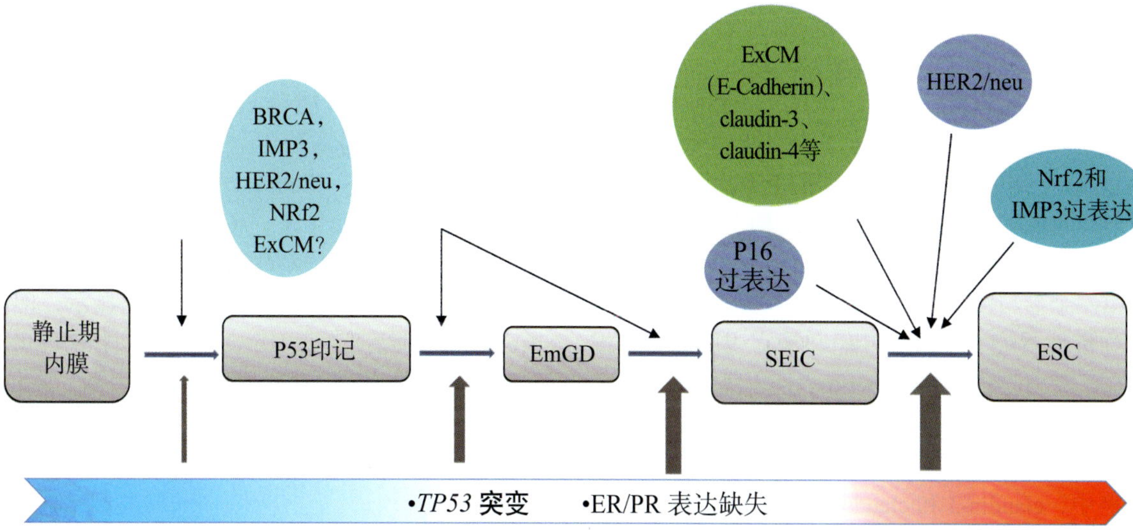

图 16-6　子宫内膜浆液性癌的发生及分子遗传学改变

子宫内膜浆液性癌的发生是一个渐进的过程，是基因突变、失活、累积的结果。*TP53* 基因突变及 IMP3 高表达是 ESC 发生中的早期事件。*BRCA* 突变、HER2/neu 及 Nrf2 高表达、细胞外黏附分子（ExCM）异常、ER 及 PR 表达缺失也参与了 ESC 的早期启动过程。以上改变的不断累积及 P16 过表达促进了 ESC 恶性进展，导致浸润及转移

综合征患者 *TP53* 突变类似，ESC 患者 *TP53* 突变以 5～8 号外显子错义突变最为常见。但后者是生殖细胞还是体细胞发生 *TP53* 突变尚不清楚。最近笔者研究小组发现，20% 的 ESC 患者具有乳腺癌病史，而且 ESC 多见于较为年轻的乳腺癌患者，55 岁之前的发生率（41.5%）显著高于 55 岁之后（16%）[128]。综上，*BRCA* 突变对 ESC 的发生起到一定作用，但与 *TP53* 突变的关系有待进一步阐明。

（三）同源重组缺陷

同源重组 DNA 修复缺陷是卵巢 / 输卵管高级别浆液性癌的关键预后因素。研究表明，同源重组缺陷（HRD）也可能在子宫内膜癌中发挥重要作用。这些缺陷的特征是相关基因（如 *BRCA1/2* 和 *RAD51C/D*）突变，同源重组功能降低及 *BRCA* 相关的基因改变，这些都表明同源重组缺陷表型。在最近一项研究中发现，24% 的子宫内膜癌表现出同源重组缺陷，其中所有缺陷肿瘤都是非内膜样型（一半为 ESC，一半为带有浆液性恶性上皮成分的癌肉瘤）。仅考虑浆液性成分的肿瘤时，67% 的样本表现出 HRD[129]。另一项研究评估了 451 例 ESC 患者的体细胞基因组数据，发现 16.9% 的患者至少有一种同源重组途径的突变，其中 *BRCA2* 是观察到的最常见的突变。这些发现为以 HRD 为靶点的肿瘤进行临床研究提供了理论依据，如多腺苷二磷酸核糖聚合酶（PARP）抑制剂在 ESC 治疗中的应用[130]。

（四）细胞黏附分子

ESC 中关于细胞黏附分子的研究相对较少，主要有 E- 钙黏蛋白（E-cadherin）与紧密连接蛋白（claudin），两者都与不良生物学行为有关。ESC 具有宫外转移的特点，而且可以不伴有子宫肌层浸润。这可能是由细胞黏附分子的改变所致。

E-cadherin 是钙依赖性细胞黏附分子，其功能完整对建立和维持上皮组织极性和结构至关重要。编码 E-cadherin（*CDH1*，染色体 16q22.1）的基因被认为是第一个参与侵袭抑制的基因之一。*CDH1* 突变发生于弥漫性胃癌、乳腺小叶癌和子宫内膜癌。据报道，在子宫内膜癌中 E-cadherin 表达下降能促进子宫内膜癌的恶性程度增加。Holcomb 等发现 62% ESC 和 87% 透明细胞癌的 E-cadherin 表达降低[131]。子宫内膜癌中，claudin-3 和 claudin-4 高表达主要见于子宫内膜浆液性癌[132]，并可能与肿瘤侵袭转移有关。有研究发现，表达 claudin-3 和 claudin-4 的子宫内膜癌细胞对产气荚膜梭菌肠毒素介导的细胞溶解敏感，肿瘤组织中的 claudin-3 和 claudin-4 的差异表达可能用于细胞毒靶向治疗。

其他细胞黏附分子还包括 CD44 和 β-catenin。前者在细胞黏附和淋巴细胞归巢中发挥作用。CD44v6 作为 CD44 的亚型之一，在毛细淋巴管的浸润转移中起作用。与 EEC 相比，ESC 中 CD44 及 CD44v6 表达水平显著下降[133]。β-catenin 与 Ecf 及 Lef-1 形成复合物，作为下游基因的转录激活因子，激活 Wnt 信号通路。13%（10/76）的 ESC 中存在 *β-catenin* 突变[134]。

ESC 中，细胞间黏附分子的改变使癌细胞间黏附力降低，从而获得脱离原发灶的能力，经输卵管发生转移。许多 SEIC 患者在初发现时同时伴有输卵管或子宫外转移。笔者曾报道了 9 例 SEIC，其中 6 例（67%）发生盆腔或腹膜转移[135]。对这 6 例患者的输卵管腔进行仔细检查，结果于一半患者的输卵管腔内发现游离的浆液性癌细胞。以上表明，输卵管转移是 SEIC 伴发宫外病变的机制之一，ESC、SEIC 与宫外病变间的一致性克隆增生也支持这一观点[136]。细胞间黏附分子在 ESC 癌前病变中的状态有待进一步研究。

（五）HER2/neu（c-erbB2）

HER2/neu（*c-erbB2*）即人表皮生长因子受体基因，编码产物为跨膜受体蛋白，其具有酪氨酸激酶活性，负责将细胞外刺激信号向胞内转导，其激活方式为基因扩增和过表达，10%～20% 的高级别 EEC 中可检测到 *HER2/neu* 基因过表达，提示 *HER2/neu* 过表达与肿瘤分化差有关[137]。另外，30%～40% 的 ESC 存在 *HER2/neu* 过表达[138]，免疫组化也证实 *HER2/neu* 在 EmGD 及 SEIC 表达升高。由此可见，*HER2/neu* 过表达可能是 ESC 发生中的又一早期事件。对 EGFR 信号通路中与其他基因相互作用进行研究，有助于进一步揭示 *HER2/neu* 在 ESC 发生中的作用。然而，近年来，*HER2* 已经成为 ESC 中一个重要的靶点，且 ESC 中的 *HER2* 表达或扩增与不良预后有关[139, 140]。最近的一项研究显示，即使在子宫切除辅助治疗后，HER2 阳性Ⅰ期肿瘤的患者再发病的风险是 HER2 阴性肿瘤的 3 倍[140]。因此，在 ESC 患者中将 HER2 作为治疗靶点，具有合理的理论基础。

（六）P16

P16，即 *CDKN2A*，是与细胞周期调节相关的抑癌基因，HPV 感染相关性恶性肿瘤及其癌前病变

中常见 *P16* 基因改变。大部分 ESC 中 *P16* 表达增加。Reid-Nicholson 等报道 92%（22/24）的 ESC 中 *P16* 高表达，而在 EEC 中低表达，高、中分化 EEC 为 7%（3/42），低分化 EEC 为 25%（10/40）[141]。Chiesa-Vottero 等发现 100% 的 ESC 存在 *P16* 高表达，其中包括 6 例混合型 ESC（在 EEC 的基础上有 10% 以上的 ESC 成分）。由于 ESC 与 HPV 感染无关，因此 *P16* 高表达可能与 *Rb* 基因失活有关，而非 HPV E7 蛋白的调节所致 [142]。最近研究发现在 ESC 的癌前病变也存在 *P16* 表达 [143]。然而 P16 蛋白也可在正常增殖期内膜中广泛表达，因此其在 ESC 中的作用有待进一步阐明。

（七）IMP3

IMP3，即胰岛素样生长因子 ⅡmRNA 结合蛋白 3，在胚胎组织中特异性表达。免疫组化显示，从 EmGD 到 SEIC、ESC，IMP3 表达量逐渐增加，分别为 14%（3/21）、89%（16/18）和 94%（48/51）。而 EEC 中 IMP3 表达阳性率仅为 7%（5/70），35 例 EIN 中表达均为阴性 [109]。有研究认为 IMP3 与肿瘤转移及浸润有关。以上表明，IMP3 是 ESC 发生中的早期事件，并参与了 ESC 的恶性进展，IMP3 阳性可能提示预后不良。

（八）Nrf2

转录因子 NF-E2 相关因子 2（Nrf2）能够增强肿瘤细胞对化疗药物的耐药性。最近的一项研究发现，Nrf2 在 ESC 中表达率为 89%（41/46），EEC 中为 27%（14/51），而 20 例良性子宫内膜均表达阴性 [145]。瞬间沉默 Nrf2 后，ESC 细胞系 SPEC-2 细胞的化疗敏感性显著增加。并且，反向调节基因 *Keap1* 表达增加则能使 Nrf2 表达下降，从而增强 SPEC-2 细胞对化疗药物的敏感性。进一步研究发现，Nrf2 在 40% EmGD 和 75% SEIC 中表达阳性。由此可见，Nrf2 改变是 ESC 发生中的早期事件，其表达增加提示预后不良。

（九）PIK3CA/PIK3R1

PIK3CA 基因突变虽然最初在 EEC 中被描述（52%），后来发现在非 EEC 中也较常见（42%）[15]。如前所述，PI3K 信号通路位于人表皮生长因子受体、IGF-1 受体、VEGFR2 通路下游，由催化亚基及调节亚基构成，其中催化亚基 P110a（磷脂酰肌醇 -4，5- 二磷酸 3- 激酶催化亚基 α）的编码基因为 *PIK3CA*，当其发生突变或扩增时，可导致 *P110a* 过表达，使 PI3K 在没有上游受体酪氨酸激酶的作用下激活，促使肿瘤发生。调节亚基 p85a 编码基因为 *PIK3R1*，其具有抑制 PI3K 活性的能力。近年研究发现 *PIK3R1* 突变在 EEC 中也不少见，并也可发生于 ESC。同时 *PIK3CA* 与 *PIK3R1* 基因突变有一定的排斥性，*PIK3R1* 突变更多见于 *PIK3CA* 野生型的子宫内膜癌 [145]。

第三节　子宫内膜透明细胞癌

子宫内膜透明细胞癌发病率很低，为 1%～5.5%，在形态学上与卵巢透明细胞癌相似。因其大部分预后不良、组织学形态显著异型性及 ER/PR 的失表达，长期以来被归为Ⅱ型子宫内膜癌。但是关于子宫内膜透明细胞癌分子发病机制和癌前病变依然不清晰。例如，*TP53* 的突变癌，虽然高于 EEC，但比 ESC 要低 [146-148]。

2017 年，Delair 等 [27] 在 TCGA 对子宫内膜癌分子分型基础上对 32 例子宫内膜透明细胞癌进行了免疫组化检测，对其中 30 例根据 TCGA 数据筛选 300 个基因进行分子分析，结果发现 2 例（7%）表现为 *POLE* 超突变型，其余病例中 *TP53* 突变 46%、*PIK3CA* 突变 36%、*KRAS* 突变 14%、*PPP2R1A* 突变 36%、*FBXW7* 突变 25%、*ARID1A* 突变 21%、*PIK3R1* 突变 18% 和 *SPOP* 突变 18%。并且依照 4 种分子分型，30 例子宫内膜透明细胞癌表现出明显的异质性，2 例（7%）为 *POLE* 超突变型，5 例（17%）为 MSI 型 / 低拷贝数型（其中 1 例为明确的林奇综合征），23 例（76%）为高拷贝数型（其中 *TP53* 突变 11 例），并且在预后相关性分析中发现 *POLE* 超突变型预后最好，MSI 型 / 低拷贝数型次之，而 *TP53* 突变型预后最差。子宫内膜透明细胞癌较少出现影响 *CTNNB1* 和 *PTEN* 的突变，但与非 *POLE* 超突变型子宫内膜癌相比，*PPP2R1A* 和 *TP53* 突变更频繁。子宫内膜透明细胞癌中 *TP53* 突变率约为 40%[15]。

当采用分子 TCGA 分类的替代模型时，研究中发现子宫内膜透明细胞癌病例中所有先前已鉴定出的分子亚型均存在 [15]。这些亚型包括 POLE 超突变型、MMR 缺失型、带有 *TP53* 突变的高拷贝数型和带有野生型 *TP53* 的低拷贝数型[27]。这些子宫内膜透明细胞癌病例的预后（不包括带有高拷贝数的病例）要比笔者预期好得多[27]。然而，最近的一项研究表明，在 37 例子宫内膜透明细胞癌病例中，16% 的病例在 POLE 的外切酶结构域中检测到了致病性突变，其等位基因频率 >10%，没有发现病理性热点突变。在这些病例中，没有一个出现 MMR 缺失[149]。*TP53* 是最常见的受影响基因（59%），其次是 *KRAS*（13%）和 *PIK3CA*（13%）。这些发现表明，子宫内膜透明细胞癌代表了一组具有组织学和遗传异质性及不同预后的肿瘤。因此，先前将子宫内膜透明细胞癌归类为Ⅱ型或一般具有侵袭性的癌症的分类法显然是错误的。

第四节　子宫内膜癌肉瘤

子宫内膜癌肉瘤的发生机制有 3 种理论：一种认为癌和肉瘤是互相紧邻但互为独立的两种成分，称为碰撞理论；另一种认为它们来自同一个干细胞，早期经历了裂变而形成两种细胞，癌肉瘤是两种细胞组合，即组合理论；近年来，随着上皮 - 间质转化概念在肿瘤侵袭转移和各系统癌肉瘤发病机制中的深入研究，许多分子水平证据证明癌肉瘤中的肉瘤成分来自癌，为癌经过上皮 - 间质转化形成组织学上肉瘤样改变，癌和肉瘤为单克隆起源，即转化理论。

1997 年体外试验已证明子宫内膜癌肉瘤中的两种成分来源于同一肿瘤干细胞[33]；并且大部分癌肉瘤中的两种成分有同一模式的 X 染色体失活及 *K-ras* 和 *TP53* 基因突变[150]。越来越多的基因水平研究证明了转化理论成立[151-152]，2016 年，Zhao 等[152]还发现癌肉瘤的基因改变取决于肿瘤中癌的类型，如癌肉瘤中的癌表现为子宫内膜样型时，肿瘤具有 *PTEN*、*KRAS*、*ARID1A* 和 *PIK3CA* 突变，而癌成分为浆液性肿瘤时，表现为 *TP53*、*PIK3CA* 等基因突变，并且因编码组蛋白 H2A/H2B 的基因发生突变导致上皮 - 间质转化发生，从而发生癌向肉瘤转化。2017 年，有学者通过对 57 例子宫内膜癌肉瘤的整合基因组学研究，进一步证实了癌和肉瘤基因表达的一致性，并且通过对涉及上皮 - 间质转化的 miRNA 研究（如 miR-200 家族）和上皮 - 间质转化相关基因表达分析，证明了绝大部分癌肉瘤中癌通过上皮 - 间质转化向肉瘤方向转变[154]。所以癌肉瘤属于癌的范畴。在最近的研究中，癌肉瘤也有 *POLE* 超突变的病例，而且类似于其他 *POLE* 超突变的子宫内膜癌，预后良好[155]。

癌肉瘤转移相关研究发现，癌通过淋巴管转移至附近淋巴结，而肉瘤通过种植转移至腹腔或通过血道转移至远处器官，转移主要取决于癌成分。早在 1990 年一组对 203 例子宫癌肉瘤总结报道，其中 40 例转移病例均为癌转移，肉瘤成分不管其类型、核分裂或级别均与转移无关[156]。1995 年对 29 例女性生殖道癌肉瘤（17 例来源于子宫）转移进行研究发现，73% 仅为癌转移，13% 为癌和肉瘤同时转移，仅 1 例为肉瘤转移[157]。

第五节　子宫内膜未分化癌/去分化癌

子宫内膜未分化癌 / 去分化癌为高度恶性子宫内膜肿瘤。前者由弥漫单一的肿瘤细胞构成，缺乏腺样分化和鳞状细胞分化。后者除未分化癌成分外尚见有典型的 1～2 级子宫内膜样癌成分。分子病理学研究发现未分化癌 / 去分化癌的发生与 SWI/SNF（switch/sucrose non-fermentable）染色体修复蛋白复合体中核心成分失活相关，尤其是 ARID1A/ARID1B（共同丢失）、BRG1（基因 *SMARCA4* 编码）和 INI-1（由基因 *SMARCB1* 编码）[158]。这些蛋白的丢失阻止了米勒上皮的分化，使肿瘤处于未分化状态，并且导致广谱 CK、E-Cadherin、ER 及米勒管分化相关蛋白 PAX8 等缺乏表达（子宫内膜样癌 3 级阳性），EMA 和 CK18 少量细胞阳性表达。并且，值得注意的是，有一半的未分化癌存在 MMR 蛋白缺失[159]。另外，虽然一般情况下去分化癌 / 未分化癌预后很差，但当发生 *POLE* 突变时，预后很好[160]。

第六节　子宫内膜肿瘤发生发展新命名尝试

综前所述，本章主要描述了子宫内膜样癌和子宫内膜浆液性癌的发病机制，并简要概括了透明细胞癌、癌肉瘤和未分化/去分化癌研究进展。但有个不容忽视的问题，这些不同肿瘤癌前病变各自命名不同，而不同于其他系统和器官有统一癌前病变命名，在临床实践中常造成困惑。因此，我们和其他妇科病理专家建议可以把“子宫内膜上皮内瘤变（EIN）”这一命名延伸到子宫内膜肿瘤大部分组织类型，使命名得以统一（图 16-7）。对于子宫内膜样癌的癌前病变，Mutter 等建立了 EIN 的概念，将它与子宫内膜良性增生严格区分开，可以称为“子宫内膜样 EIN”。对于浆液性癌，“子宫内膜上皮内癌（EIC）”这个容易引起误解的定义已被摒弃，因为我们知道这些病变实际可以发生转移，并不属于真正的上皮内病变，而是一种特殊类型浆液性癌。我们前面描述的子宫内膜腺体异型增生（EmGD）可以被命名为“浆液性 EIN”。同样地，透明细胞癌的癌前病变称为“透明细胞 EIN”。由此，这个统一的命名系统可以将癌前病变整合到肿瘤发展谱系及分级系统中，并可延伸到其他组织学类型。虽然我们对子宫内膜癌的癌前病变的自然转归、形态学谱系及临床意义还有许多未知之处，但我们希望这个新的命名系统能为日常临床病理实践带来更大程度的一致性及可操作性。

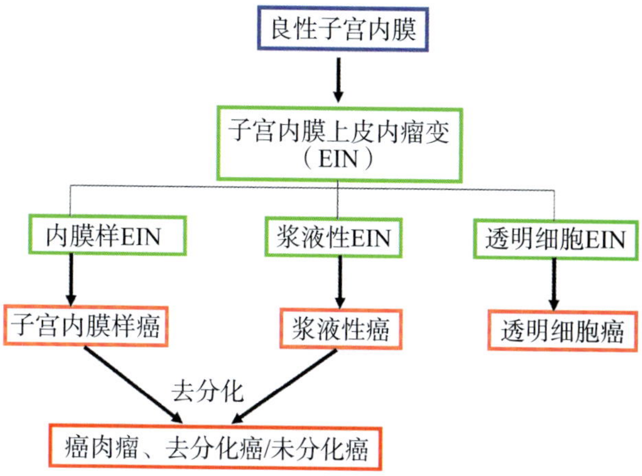

图 16-7　子宫内膜上皮性肿瘤发生发展新命名

参・考・文・献

[1] Siegel R L, Miller K D, Fuchs H E, et al. Cancer statistics, 2022[J]. CA Cancer J Clin, 2022, 72(1): 7-33.

[2] Crosbie E J, Kitson S J, McAlpine J N, et al. Endometrial cancer[J]. Lancet, 2022, 399(10333): 1412-1428.

[3] Gu B, Shang X, Yan M,et al. Variations in incidence and mortality rates of endometrial cancer at the global, regional, and national levels, 1990-2019[J]. Gynecol Oncol, 2021, 161(2): 573-580.

[4] Brooks R A, Fleming G F, Lastra R R, et al. Current recommendations and recent progress in endometrial cancer[J]. CA Cancer J Clin, 2019, 69(4): 258-279.

[5] Lauchlan, S C. Tubal (serous) carcinoma of the endometrium[J]. Arch Pathol Lab Med, 1981. 105(11): 615-618.

[6] Bokhman J V. Two pathogenetic types of endometrial carcinoma[J]. Gynecol Oncol, 1983, 15(1): 10-17.

[7] Hecht J L, Mutter G L.Molecular and pathologic aspects of endometrial carcinogenesis[J].J Clin Oncol, 2006, 24(29): 4783-4791.

[8] Salvesen H B, Akslen L A.Molecular pathogenesis and prognostic factors in endometrial carcinoma[J]. APMIS, 2002, 110(10): 673-689.

[9] Bartosch C, Manuel Lopes J, Oliva E.Endometrial carcinomas: a review emphasizing overlapping and distinctive morphological and immunohistochemical features[J].Adv Anat Pathol, 2011, 18(6): 415-437.

[10] Murali R, Soslow R A, Weigelt B. Classification of endometrial carcinoma: more than two types[J]. Lancet Oncol, 2014, 15(7): e268-e278.

[11] Soslow R A, Bissonnette J P, Wilton A, et al. Clinicopathologic analysis of 187 high-grade endometrial carcinomas of different histologic subtypes: similar outcomes belie distinctive biologic differences[J].Am J Surg Pathol, 2007, 31(7): 979-987.

[12] Kwon J S, Abrams J, Sugimoto A,et al.Is adjuvant therapy necessary for stage ⅠA and ⅠB uterine papillary serous carcinoma and clear cell carcinoma after surgical staging[J]. Int J Gynecol Cancer, 2008, 18(4): 820-824.

[13] Tropé C, Kristensen G B, Abeler V M. Clear-cell and papillary serous cancer: treatment options[J]. Best Pract Res Clin Obstet Gynaecol, 2001, 15(3): 433-446.

[14] Gadducci A, Cosio S, Spirito N, et al. Clear cell carcinoma of the endometrium: a biological and clinical Enigma[J]. Anticancer Res, 2010, 30(4): 1327-1334.

[15] Kandoth C, Schultz N, Cherniack A D,et al. Integrated genomic characterization of endometrial carcinoma[J]. Nature, 2013, 497(7447): 67-73.

[16] Lucas E, Carrick K S. Low grade endometrial endometrioid

adenocarcinoma: a review and update with emphasis on morphologic variants, mimics, immunohistochemical and molecular features[J]. Semin Diagn Pathol, 2022, 39(3): 159-175.
[17] Zhang C, Zheng W.High-grade endometrial carcinomas: Morphologic spectrum and molecular classification[J]. Semin Diagn Pathol, 2022, 39(3): 176-186.
[18] Kandoth C, Schultz N, Cherniack A D, et al. Integrated genomic characterization of endometrial carcinoma[J]. Nature, 2013, 497(7447): 67-73.
[19] Hanley K Z, Birdsong G G, Mosunjac M B. Recent developments in surgical pathology of the uterine corpus[J]. Arch Pathol Lab Med, 2017, 141(4): 528-541.
[20] Wong A, Kuick C H, Wong W L, et al.Mutation spectrum of POLE and POLD1 mutations in South East Asian women presenting with grade 3 endometrioid endometrial carcinomas[J]. Gynecol Oncol, 2016, 141(1): 113-120.
[21] Espinosa I, Lee C H, D'Angelo E, et al. Undifferentiated and dedifferentiated endometrial carcinomas with POLE exonuclease domain mutations have a favorable prognosis[J]. Am J Surg Pathol, 2017, 41(8): 1121-1128.
[22] Hussein Y R, Weigelt B,Levine D A, et al. Clinicopathological analysis of endometrial carcinomas harboring somatic POLE exonuclease domain mutations[J]. Mod Pathol, 2015, 28(4): 505-514.
[23] Cosgrove C M, Cohn D E, Hampel H, et al. Epigenetic silencing of MLH1 in endometrial cancers is associated with larger tumor volume, increased rate of lymph node positivity and reduced recurrence-free survival[J]. Gynecol Oncol, 2017, 146(3): 588-595.
[24] Momeni-Boroujeni A, Nguyen B, Vanderbilt C M, et al. Genomic landscape of endometrial carcinomas of no specific molecular profile[J]. Mod Pathol, 2022, 35(9): 1269-1278.
[25] Talhouk A, McConechy M K, Leung S, et al. Confirmation of ProMisE: a simple, genomics-based clinical classifier for endometrial cancer[J]. Cancer, 2017, 123(5): 802-813.
[26] Hussein Y R, Weigelt B, Levine D A, et al. Clinicopathological analysis of endometrial carcinomas harboring somatic POLE exonuclease domain mutations[J]. Mod Pathol, 2015, 28(4): 505-514.
[27] DeLair D F, Burke K A, Selenica P,et al. The genetic landscape of endometrial clear cell carcinomas[J]. J Pathol, 2017, 243(2): 230-241.
[28] Prianishnikov V A. On the concept of stem cell and a model of functional-morphological structure of the endometrium[J].Contraception, 1978, 18(3): 213-223.
[29] Gargett C E.Uterine stem cells: what is the evidence[J]. Epub, 2007, 13(1): 87-101.
[30] Cervelló I, Mirantes C, Santamaria X, et al.Stem cells in human endometrium and endometrial carcinoma[J]. Int J Gynecol Pathol, 2011, 30(4): 317-327.
[31] Parasar P, Sacha C R, Ng N, et al. Differentiating mouse embryonic stem cells express markers of human endometrium[J]. Reprod Biol Endocrinol, 2017, 15(1): 52.
[32] Chan R W, Schwab K E, Gargett C E.Clonogenicity of human endometrial epithelial and stromal cells[J]. Biol Reprod, 2004,70(6):1738-1750.
[33] Gorai I, Yanagibashi T, Taki A, et al. Uterine carcinosarcoma is derived from a single stem cell: an in vitro study[J]. Int J Cancer, 1997, 72(5): 821-827.
[34] Friel A M, Sergent P A, Patnaude C, et al. Functional analyses of the cancer stem cell-like properties of human endometrial tumor initiating cells[J]. Cell Cycle, 2008, 7(2): 242-249.
[35] Hubbard S A, Friel A M, Kumar B, et al. Evidence for cancer stem cells in human endometrial carcinoma[J]. Cancer Res, 2009, 69(21): 8241-8248.
[36] Rutella S, Bonanno G, Procoli A, et al. Cells with characteristics of cancer stem/progenitor cells express the CD133 antigen in human endometrial tumors[J]. Clin Cancer Res, 2009, 15(13): 4299-4311.
[37] Zhang X, Kyo S, Nakamura M, et al. Imatinib sensitizes endometrial cancer cells to cisplatin by targeting CD117-positive growth competent cells[J]. Cancer Lett, 2014, 345(1): 106-114.
[38] Götte M, Wolf M, Staebler A, et al. Increased expression of the adult stem cell marker Musashi-1 in endometriosis and endometrial carcinoma[J]. J Pathol, 2008, 215(3): 317-329.
[39] Saygin C, Wiechert A, Rao V S, et al. CD55 regulates self-renewal and cisplatin resistance in endometrioid tumors[J]. J Exp Med, 2017, 214(9): 2715-2732.
[40] Mutter G L, Baak J P, Crum C P, et al. Endometrial precancer diagnosis by histopathology, clonal analysis, and computerized morphometry[J]. J Pathol, 2000, 190(4): 462-469.
[41] Kurman R J, Herrington C S, Young R H.WHO Classification of Tumours of Female Reproductive Organs[M].Geneva: WHO, 2014: 125-126.
[42] Salvesen H B, MacDonald N, Ryan A,et al. PTEN methylation is associated with advanced stage and microsatellite instability in endometrial carcinoma[J]. Int J Cancer, 2001, 91(1): 22-26.
[43] Moreno-Bueno G, Hardisson D, Sánchez C, et al. Abnormalities of the APC/β-catenin pathway in endometrial cancer[J]. Oncogene, 2002, 21(52): 7981-7990.
[44] Allison K H, Upson K, Reed S D, et al. PAX2 loss by immunohistochemistry occurs early and often in endometrial hyperplasia[J]. Int J Gynecol Pathol, 2012, 31(2): 151-159.
[45] Zeleniuch-Jacquotte A, Akhmedkhanov A, Kato I, et al. Postmenopausal endogenous oestrogens and risk of endometrial cancer: results of a prospective study[J]. Br J Cancer, 2001, 84(7): 975-981.
[46] Grimes D A, Economy K E. Primary prevention of gynecologic cancers[J]. Am J Obstet Gynecol, 1995, 172(1 Pt 1): 227-235.
[47] Orbo A, Kaino T, Arnes M, et al.Genetic derangements in the tumor suppressor gene PTEN in endometrial precancers as prognostic markers for cancer development: a populationbased study from northern Norway with long-term followup[J]. Gynecol Oncol, 2004, 95(1): 82-88.

[48] Zheng W, Baker H E, Mutter G L.Involution of PTEN-null endometrial glands with progestin therapy[J]. Gynecol Oncol, 2004, 92(3): 1008-1013.
[49] Amezcua C A, Lu J J, Felix J C, et al.Apoptosis may be an early event of progestin therapy for endometrial hyperplasia[J].Gynecol Oncol, 2000, 79(2): 169-176.
[50] Wang S, Pudney J, Song J, et al. Mechanisms involved in the evolution of progestin resistance in human endometrial hyperplasia—precursor of endometrial cancer[J].Gynecol Oncol, 2003, 88(2): 108-117.
[51] Mutter G L, Lin M C, Fitzgerald J T, et al. Altered PTEN expression as a diagnostic marker for the earliest endometrial precancers[J]. J Natl Cancer Inst, 2000, 92(11): 924-930.
[52] Faquin W C, Fitzgerald J T, Boynton K A, et al.Intratumoral genetic heterogeneity and progression of endometrioid type endometrial adenocarcinomas[J]. Gynecol Oncol, 2000, 78(2): 152-157.
[53] Boström J, Cobbers J, Wolter M, et al. Mutation of the PTEN (MMAC1) tumor suppressor gene in a subset of glioblastomas but not in meningiomas with loss of chromosome arm 10q[J]. Cancer Res, 1998, 58(1): 29-33.
[54] Hirai Y, Tanaka N, Furuta R, et al. Somatic mutations of the PTEN/NMAC1 gene associated with frequent chromosomal loss detected using comparative genomic hybridization in endometrial cancer[J]. Gynecol Oncol, 2001, 83(1): 81-88.
[55] Cohn D E, Basil J B, Venegoni A R, et al. Absence of PTEN repeat tract mutation in endometrial cancers with microsatellite instability[J].Gynecol Oncol, 2000, 79(1): 101-106.
[56] Tautz D, Renz M. Simple sequences are ubiquitous repetitive components of eukaryotic genomes[J]. Nucleic Acids Res, 1984, 12(10): 4127-4138.
[57] Burks R T, Kessis T D, Cho K R, et al. Microsatellite instability in endometrial carcinoma[J]. Oncogene, 1994, 9(4): 1163-1166.
[58] Catasus L, Machin P, Matias-Guiu X, et al. Microsatellite instability in endometrial carcinomas: clinicopathologic correlations in a series of 42 cases[J]. Hum Pathol, 1998, 29(10): 1160-1164.
[59] Esteller M, Catasus L, Matias-Guiu X,et al. hMLH1 promoter hypermethylation is an early event in human endometrial tumorigenesis[J].Am J Pathol, 1999, 155(5): 1767-1772.
[60] Duggan B D, Felix J C, Muderspach L I, et al. Microsatellite instability in sporadic endometrial carcinoma[J]. J Natl Cancer Inst, 1994, 86(16): 1216-1221.
[61] Bonadona V, Bonaïti B, Olschwang S,et al. Cancer risks associated with germline mutations in MLH1, MSH2, and MSH6 genes in Lynch syndrome[J]. JAMA, 2011, 305(22): 2304-2310.
[62] Reijnen C, Küsters-Vandevelde H V N, Prinsen C F, et al. Mismatch repair deficiency as a predictive marker for response to adjuvant radiotherapy in endometrial cancer[J]. Gynecol Oncol, 2019, 154(1): 124-130.
[63] Swift B E, Gien L T. Incorporating molecular diagnostics into treatment paradigms for endometrial cancer[J].Curr Treat Options Oncol, 2022, 23(8): 1121-1134.
[64] León-Castillo A, Britton H, McConechy M K, et al. Interpretation of somatic POLE mutations in endometrial carcinoma[J]. J Pathol, 2020, 250(3): 323-335.
[65] Church D N, Briggs S E W, Palles C, et al. DNA polymerase ε and δ exonuclease domain mutations in endometrial cancer[J].Hum Mol Genet, 2013, 22(14): 2820-2828.
[66] Shinbrot E, Henninger E E, Weinhold N, et al. Exonuclease mutations in DNA polymerase Epsilon reveal replication strand specific mutation patterns and human origins of replication[J]. Genome Res, 2014, 24(11): 1740-1750.
[67] Travaglino A, Raffone A, Mollo A, et al.TCGA molecular subgroups and FIGO grade in endometrial endometrioid carcinoma[J].Arch Gynecol Obstet, 2020, 301(5): 1117-1125.
[68] Raffone A, Travaglino A, Mascolo M, et al. Histopathological characterization of ProMisE molecular groups of endometrial cancer[J]. Gynecol Oncol, 2020, 157(1): 252-259.
[69] Bakhsh S, Kinloch M, Hoang L N, et al. Histopathological features of endometrial carcinomas associated with POLE mutations: implications for decisions about adjuvant therapy[J]. Histopathology, 2016, 68(6): 916-924.
[70] van Gool I C, Eggink F A, Freeman-Mills L, et al. POLE proofreading mutations elicit an antitumor immune response in endometrial cancer[J]. Clin Cancer Res, 2015, 21(14): 3347-3355.
[71] Talhouk A, Derocher H, Schmidt P, et al. Molecular Subtype Not Immune Response Drives Outcomes in Endometrial Carcinoma[J]. Clin Cancer Res, 2019, 25(8): 2537-2548.
[72] Raffone A, Travaglino A, Mascolo M, et al.TCGA molecular groups of endometrial cancer: Pooled data about prognosis[J]. Gynecol Oncol, 2019, 155(2): 374-383.
[73] Engelsen I B, Akslen L A, Salvesen H B.Biologic markers in endometrial cancer treatment[J]. APMIS, 2009, 117(10): 693-707.
[74] Doll A, Abal M, Rigau M, et al.Novel molecular profiles of endometrial cancer-new light through old windows[J].J Steroid Biochem Mol Biol, 2008, 108(3-5): 221-229.
[75] Koul A, Willén R, Bendahl P O, et al. Distinct sets of gene alterations in endometrial carcinoma implicate alternate modes of tumorigenesis[J]. Cancer, 2002, 94(9): 2369-2379.
[76] Xiong J, He M, Jackson C, et al.Endometrial carcinomas with significant mucinous differentiation associated with higher frequency of k-ras mutations: a morphologic and molecular correlation study[J]. Int J Gynecol Cancer, 2013, 23(7): 1231-1236.
[77] Xiong J, He M, Hansen K, et al.The clinical significance of K-ras mutation in endometrial "surface epithelial changes" and their associated endometrial adenocarcinoma[J]. Gynecol Oncol, 2016, 142(1): 163-168.
[78] Stewart C J, Amanuel B, Grieu F, et al. KRAS mutation and microsatellite instability in endometrial adenocarcinomas showing MELF-type myometrial

invasion[J]. J Clin Pathol, 2010, 63(7): 604-608.
[79] Niu S, Lucas E, Molberg K, et al.Morules but not squamous differentiation are a reliable indicator of CTNNB1 (β-catenin) mutations in endometrial carcinoma and precancers[J]. Am J Surg Pathol, 2022, 46(10): 1447-1455.
[80] Brabletz T, Jung A, Dag S, et al. β -catenin regulates the expression of the matrix metalloproteinase-7 in human colorectal cancer[J]. Am J Pathol, 1999, 155(4): 1033-1038.
[81] Yuan T L, Cantley L C. PI3K pathway alterations in cancer: variations on a theme[J]. Oncogene, 2008, 27(41): 5497-5510.
[82] Byron S A, Pollock P M.FGFR2 as a molecular target in endometrial cancer[J]. Future Oncol, 2009, 5(1): 27-32.
[83] Muratovska A, Zhou C, He S, et al. Paired-Box genes are frequently expressed in cancer and often required for cancer cell survival[J]. Oncogene, 2003, 22(39): 7989-7997.
[84] Joiner A K, Quick C M, Jeffus S K. Pax2 expression in simultaneously diagnosed WHO and EIN classifi cation systems[J]. Int J Gynecol Pathol, 2015, 34(1): 404-406.
[85] Jeffus S K, Winham W, Hooper K, et al. Secretory endometrial intraepithelial neoplasia[J]. Int J Gynecol Pathol, 2014, 33(5): 515-516.
[86] Aguilar M, Chen H, Rivera-Colon G, et al. Reliable identification of endometrial precancers through combined Pax2, β-catenin, and pten immunohistochemistry[J]. Am J Surg Pathol, 2022, 46(3): 404-414.
[87] Chen H, Lucas E, Strickland A L, et al.Specific biomarker expression patterns in the diagnosis of residual and recurrent endometrial precancers after progestin treatment: a longitudinal study[J]. Am J Surg Pathol, 2020, 44(10): 1429-1439.
[88] Torres A, Torres K, Pesci A, et al.Diagnostic and prognostic significance of miRNA signatures in tissues and plasma of endometrioid endometrial carcinoma patients[J]. Int J Cancer, 2013, 132(7): 1633-1645.
[89] Lee J W, Park Y A, Choi J J, et al. The expression of the miRNA-200 family in endometrial endometrioid carcinoma[J]. Gynecol Oncol, 2011, 120(1): 56-62.
[90] Xiong H, Li Q, Liu S, et al. Integrated microRNA and mRNA transcriptome sequencing reveals the potential roles of miRNAs in stage I endometrioid endometrial carcinoma[J]. PLoS One, 2014, 9(10): e110163.
[91] Karaayvaz M, Zhang C, Liang S, et al.Prognostic significance of miR-205 in endometrial cancer[J]. PLoS One, 2012, 7(4): e35158.
[92] Liu H, Wan J, Chu J. Long non-coding RNAs and endometrial cancer[J]. Biomed Pharmacother, 2019, 119: 109396.
[93] Li Q, Shen F, Zhao L.The relationship between lncRNA PCGEM1 and STAT3 during the occurrence and development of endometrial carcinoma[J]. Biomed Pharmacother, 2018, 107: 918-928.
[94] Lv M, Chen P, Bai M,et al. Progestin resistance and corresponding management of abnormal endometrial hyperplasia and endometrial carcinoma[J]. Cancers, 2022, 14(24): 6210.
[95] Smid-Koopman E, Blok L J, Kühne L C, et al. Distinct functional differences of human progesterone receptors A and B on gene expression and growth regulation in two endometrial carcinoma cell lines[J]. J Soc Gynecol Investig, 2003, 10(1): 49-57.
[96] Upson K, Allison K H, Reed S D, et al.Biomarkers of progestin therapy resistance and endometrial hyperplasia progression[J]. Am J Obstet Gynecol, 2012, 207(1): 36.e1-36, e8.
[97] Bell D W, Ellenson L H. Molecular genetics of endometrial carcinoma[J]. Annu Rev Pathol, 2019, 14: 339-367.
[98] Wang Y, Zhang L, Che X,et al.Roles of SIRT1/FoxO1/SREBP-1 in the development of progestin resistance in endometrial cancer[J]. Arch Gynecol Obstet, 2018, 298(5): 961-969.
[99] Jordan C T, Guzman M L, Noble M.Cancer stem cells[J].N Engl J Med, 2006, 355(12): 1253-1261.
[100] Ali S H, O'Donnell A L, Balu D,et al. Estrogen receptor-alpha in the inhibition of cancer growth and angiogenesis[J]. Cancer Res, 2000, 60(24): 7094-7098.
[101] Zhao S J, Li G, Yang L, et al. Response-specific progestin resistance in a newly characterized Ishikawa human endometrial cancer subcell line resulting from long-term exposure to medroxyprogesterone acetate[J]. Oncol Lett, 2013, 5(1): 139-144.
[102] Lv Q Y, Xie B Y, Yang B Y,et al. Increased TET1 expression in inflammatory microenvironment of hyperinsulinemia enhances the response of endometrial cancer to estrogen by epigenetic modulation of GPER[J]. J Cancer, 2017, 8(5): 894-902.
[103] Yang B, Xie L, Zhang H, et al. Insulin resistance and overweight prolonged fertility-sparing treatment duration in endometrial atypical hyperplasia patients[J]. J Gynecol Oncol, 2018, 29(3): e35.
[104] Sun D, Qin Z, Xu Y, et al.The IVF-generated human embryonic microenvironment reverses progestin resistance in endometrial cancer cells by inducing cancer stem cell differentiation[J]. Cancer Lett, 2022, 526: 311-321.
[105] Wheeler D T, Bell K A, Kurman R J, et al. Minimal uterine serous carcinoma: diagnosis and clinicopathologic correlation[J]. Am J Surg Pathol, 2000, 24(6): 797-806.
[106] Zheng W, Khurana R, Farahmand S,et al.p53 immunostaining as a significant adjunct diagnostic method for uterine surface carcinoma: precursor of uterine papillary serous carcinoma[J]. Am J Surg Pathol, 1998, 22(12): 1463-1473.
[107] Zheng W, Liang S X, Yu H, et al. Endometrial glandular dysplasia: a newly defined precursor lesion of uterine papillary serous carcinoma. Part I: morphologic features[J]. Int J Surg Pathol, 2004, 12(3): 207-223.
[108] Berman J J, Albores-Saavedra J, Bostwick D, et al. Precancer: a conceptual working definition: results of a Consensus Conference[J]. Cancer Detect Prev, 2006, 30(5): 387-394.
[109] Zheng W, Yi X, Fadare O, et al.The oncofetal protein IMP3: a novel biomarker for endometrial serous carcinoma[J]. Am J Surg Pathol, 2008, 32(2): 304-315.
[110] Jia L, Liu Y, Yi X, et al. Endometrial glandular dysplasia

with frequent p53 gene mutation: a genetic evidence supporting its precancer nature for endometrial serous carcinoma[J].Clin Cancer Res, 2008, 14(8): 2263-2269.
[111] Zheng W, Liang S X, Yi X, et al. Occurrence of endometrial glandular dysplasia precedes uterine papillary serous carcinoma[J]. Int J Gynecol Pathol, 2007, 26(1): 38-52.
[112] Liang S X, Chambers S K, Cheng L, et al.Endometrial glandular dysplasia: a putative precursor lesion of uterine papillary serous carcinoma. Part II: molecular features[J]. Int J Surg Pathol, 2004, 12(4): 319-331.
[113] Zheng W, Xiang L, Fadare O, et al.A proposed model for endometrial serous carcinogenesis[J]. Am J Surg Pathol, 2011, 35(1): e1-e14.
[114] Yi X, Zheng W. Endometrial glandular dysplasia and endometrial intraepithelial neoplasia[J]. Curr Opin Obstet Gynecol, 2008, 20(1): 20-25.
[115] Zhang X, Liang S X, Jia L, et al. Molecular identification of "latent precancers" for endometrial serous carcinoma in benign-appearing endometrium[J].Am J Pathol, 2009, 174(6): 2000-2006.
[116] Kuhn E, Wu R C, Guan B, et al. Identification of molecular pathway aberrations in uterine serous carcinoma by genome-wide analyses[J]. J Natl Cancer Inst, 2012, 104(19): 1503-1513.
[117] Kuhn E, Bahadirli-Talbott A, Shih I M.Frequent CCNE1 amplification in endometrial intraepithelial carcinoma and uterine serous carcinoma[J].Mod Pathol, 2014, 27(7): 1014-1019.
[118] Le Gallo M, O'Hara A J, Rudd M L, et al. Exome sequencing of serous endometrial tumors identifies recurrent somatic mutations in chromatin-remodeling and ubiquitin ligase complex genes[J]. Nat Genet, 2012, 44(12): 1310-1315.
[119] DeLeo A B, Jay G, Appella E, et al.Detection of a transformation-related antigen in chemically induced sarcomas and other transformed cells of the mouse[J]. Proc Natl Acad Sci U S A, 1979, 76(5): 2420-2424.
[120] Kress M, May E, Cassingena R, et al. Simian virus 40-transformed cells express new species of proteins precipitable by anti-Simian virus 40 tumor serum[J]. J Virol, 1979, 31(2): 472-483.
[121] Lane D P, Crawford L V.T antigen is bound to a host protein in SY40-transformed cells[J]. Nature, 1979, 278(5701): 261-263.
[122] Melero J A, Stitt D T, Mangel W F, et al. Identifi cation of new polypeptide species (48–55K) immunoprecipitable by antiserum to purified large T antigen and present in SV40-infected and transformed cells[J].Virology, 1979, 93(2): 466-480.
[123] Smith A E, Smith R, Paucha E. Characterization of different tumor antigens present in cells transformed by Simian virus 40[J].Cell, 1979, 18(2): 335-346.
[124] Linzer D I, Levine A J. Characterization of a 54K dalton cellular SV40 tumor antigen present in SV40-transformed cells and uninfected embryonal carcinoma cells[J]. Cell, 1979, 17(1): 43-52.
[125] Tashiro H, Isacson C, Levine R, et al. p53 gene mutations are common in uterine serous carcinoma and occur early in their pathogenesis[J]. Am J Pathol, 1997, 150(1): 177-185.
[126] Kazerouni N, Schairer C, Friedman H B,et al.Family history of breast cancer as a determinant of the risk of developing endometrial cancer: a nationwide cohort study[J]. J Med Genet, 2002, 39(11): 826-832.
[127] Curtis R E, Ron E, Hankey B F, et al. New Malignancies following breast cancer. NCI SEER Registries, 2006, 4(7): 181-205.
[128] Liang S X, Pearl M, Liang S, et al. Personal history of breast cancer as a signifi cant risk factor for endometrial serous carcinoma in women aged 55 years old or younger[J]. Int J Cancer, 2011, 128(4): 763-770.
[129] de Jonge M M, Auguste A, van Wijk L M,et al.Frequent Homologous Recombination Deficiency in High-grade Endometrial CarcinomasHomologous Recombination Deficiency in Endometrial Cancer[J]. Clin Cancer Res, 2019, 25(3): 1087-1097.
[130] Wallbillich J J, Morris R T, Ali-Fehmi R. Comparing mutation frequencies for homologous recombination genes in uterine serous and high-grade serous ovarian carcinomas: a case for homologous recombination deficiency testing in uterine serous carcinoma[J]. Gynecol Oncol, 2020, 159(2): 381-386.
[131] Holcomb K, Delatorre R, Pedemonte B, et al. E - cadherin expression in endometrioid, papillary serous, and clear cell carcinoma of the endometrium[J]. Obstet Gynecol, 2002, 100(6): 1290-1295.
[132] Konecny G E, Agarwal R, Keeney G A, et al. Claudin-3 and claudin-4 expression in serous papillary, clear-cell, and endometrioid endometrial cancer[J]. Gynecol Oncol, 2008, 109(2): 263-269.
[133] Soslow R A, Shen P U, Isacson C, et al. The CD44v6-negative phenotype in high-grade uterine carcinomas correlates with serous histologic subtype[J]. Mod Pathol, 1998, 11(2): 194-199.
[134] Fukuchi T, Sakamoto M, Tsuda H, et al. Beta-catenin mutation in carcinoma of the uterine endometrium[J]. Cancer Res, 1998, 58(16): 3526-3528.
[135] Zheng W, Schwartz P E. Serous EIC as an early form of uterine papillary serous carcinoma: recent progress in understanding its pathogenesis and current opinions regarding pathologic and clinical management[J]. Gynecol Oncol, 2005, 96(3): 579-582.
[136] Baergen R N, Warren C D, Isacson C,et al. Early uterine serous carcinoma: clonal origin of extrauterine disease[J]. Int J Gynecol Pathol, 2001, 20(3): 214-219.
[137] Williams J A J, Wang Z R, Parrish R S,et al. Fluorescence in situ hybridization analysis of HER-2/neu, c-myc, and p53 in endometrial cancer[J]. Exp Mol Pathol, 1999, 67(3): 135-143.
[138] Slomovitz B M, Broaddus R R, Burke T W,et al. Her-2/neu overexpression and amplification in uterine papillary serous

carcinoma[J]. J Clin Oncol, 2004, 22(15): 3126-3132.

[139] Erickson B K, Zeybek B, Santin A D, et al. Targeting human epidermal growth factor receptor 2 (HER2) in gynecologic malignancies[J]. Curr Opin Obstet Gynecol, 2020, 32(1): 57-64.

[140] Erickson B K, Najjar O, Damast S,et al.Human epidermal growth factor 2 (HER2) in early stage uterine serous carcinoma: a multiinstitutional cohort study[J].Gynecol Oncol, 2020, 159(1): 17-22.

[141] Reid-Nicholson M, Iyengar P, Hummer A J, et al. Immunophenotypic diversity of endometrial adenocarcinomas: implications for differential diagnosis[J]. Mod Pathol, 2006, 19(8): 1091-1100.

[142] Chiesa-Vottero A G, Malpica A, Deavers M T,et al. Immunohistochemical overexpression of p16 and p53 in uterine serous carcinoma and ovarian high-grade serous carcinoma[J]. Int J Gynecol Pathol, 2007, 26(3): 328-333.

[143] Quick C M, Fadare O, Zheng W X. Endometrial precancers[M]//Zheng W X, Fadare O, Quick C M, et al. Gynecologic and Obstetric Pathology, Volume 1. Singapore: Springer Singapore, 2019: 425-454.

[144] Jiang T, Chen N, Zhao F, et al.High levels of Nrf2 determine chemoresistance in type Ⅱ endometrial cancer[J].Cancer Res, 2010, 70(13): 5486-5496.

[145] Urick M E, Rudd M L, Godwin A K, et al. PIK3R1 (p85α) is somatically mutated at high frequency in primary endometrial cancer[J]. Cancer Res, 2011, 71(12): 4061-4067.

[146] Vang R, Whitaker B P, Farhood A I, et al. Immunohistochemical analysis of clear cell carcinoma of the gynecologic tract[J]. Int J Gynecol Pathol, 2001, 20(3): 252-259.

[147] Arai T, Watanabe J, Kawaguchi M, et al.Clear cell adenocarcinoma of the endometrium is a biologically distinct entity from endometrioid adenocarcinoma[J].Int J Gynecol Cancer, 2006, 16(1): 391-395.

[148] Lax S F, Pizer E S, Ronnett B M, et al. Clear cell carcinoma of the endometrium is characterized by a distinctive profile of p53, Ki-67, estrogen, and progesterone receptor expression[J].Hum Pathol, 1998, 29(6): 551-558.

[149] Baniak N, Fadare O, Köbel M, et al. Targeted molecular and immunohistochemical analyses of endometrial clear cell carcinoma show that POLE mutations and DNA mismatch repair protein defi ciencies are uncommon[J]. Am J Surg Pathol, 2019, 43(4): 531-537.

[150] Wada H, Enomoto T, Fujita M, et al.Molecular evidence that most but not all carcinosarcomas of the uterus are combination tumors[J]. Cancer Res, 1997, 57(23): 5379-5385.

[151] Fujii H, Yoshida M, Gong Z X, et al. Frequent genetic heterogeneity in the clonal evolution of gynecological carcinosarcoma and its influence on phenotypic diversity[J]. Cancer Res, 2000, 60(1):114-120.

[152] Jones S, Stransky N, McCord C L, et al. Genomic analyses of gynaecologic carcinosarcomas reveal frequent mutations in chromatin remodelling genes[J]. Nat Commun, 2014, 5: 5006.

[153] Zhao S, Bellone S, Lopez S, et al. Mutational landscape of uterine and ovarian carcinosarcomas implicates histone genes in epithelial-mesenchymal transition[J].Proc Natl Acad Sci USA, 2016, 113(43): 12238-12243.

[154] Cherniack A, Shen H, Walter V, et al.Integrated molecular characterization of uterine carcinosarcoma[J]. Cancer Cell, 2017, 31(3): 411-423.

[155] Travaglino A, Raffone A, Raimondo D, et al. Prognostic value of the TCGA molecular classification in uterine carcinosarcoma[J]. Int J Gynaecol Obstet, 2022, 158(1): 13-20.

[156] Silverberg S G, Major F J, Blessing J A, et al. Carcinosarcoma (malignant mixed mesodermal tumor) of the uterus. A Gynecologic Oncology Group pathologic study of 203 cases[J]. Int J Gynecol Pathol, 1990, 9(1): 1-19.

[157] Sreenan J J, Hart W R.Carcinosarcomas of the female genital tract. A pathologic study of 29 metastatic tumors: further evidence for the dominant role of the epithelial component and the conversion theory of histogenesis[J]. Am J Surg Pathol, 1995, 19(6): 666-674.

[158] Karnezis A N, Hoang L N, Coatham M, et al. Loss of switch/sucrose non-fermenting complex protein expression is associated with dedifferentiation in endometrial carcinomas[J]. Mod Pathol, 2016, 29(3): 302-314.

[159] Garg K, Leitao M M J, Kauff N D, et al. Selection of endometrial carcinomas for DNA mismatch repair protein immunohistochemistry using patient age and tumor morphology enhances detection of mismatch repair abnormalities[J]. Am J Surg Pathol, 2009, 33(6): 925-933.

[160] Rosa-Rosa J M, Leskelä S, Cristóbal-Lana E, et al.Molecular genetic heterogeneity in undifferentiated endometrial carcinomas[J]. Mod Pathol, 2016, 29(12): 1594.

第十七章

子宫内膜癌的癌前病变

Precursor Lesions of Endometrial Cancer

周 峰 陈 昊（Hao Chen） 郑文新（Wenxin Zheng）

长期以来，子宫内膜癌被认为存在二元发生模式（Ⅰ型和Ⅱ型），其癌前病变也被相应归为两型。然而近十年的研究表明，二元发生模式并不能涵盖所有的子宫内膜癌类型。2013 年癌症基因组图谱（the Cancer Genome Atlas，TCGA）发布的子宫内膜癌基因学分类更加凸显了二元模式的局限性，并揭示了 *PTEN*、*CTNNB1*（*β-catenin*）或 *ARID1A* 等基因突变是子宫内膜癌最常见的调控途径。尽管目前我们对子宫内膜癌基因及生物学特性的了解有了长足进步，但是临床病理诊断仍然主要基于肿瘤的组织形态和免疫特性，以及临床病理特征，这也是本章对子宫内膜癌的癌前病变进行阐述的重点内容。

早期诊断子宫内膜癌，尤其是其癌前病变，仍是降低子宫内膜癌患者死亡率的关键问题。真正的子宫内膜癌的癌前病变的识别仍然是诊断病理学中最具挑战性的领域之一，影响因素包括：①标本破碎 / 组织有限；②子宫内膜正常周期中腺体结构和细胞学的变化；③使用激素制剂治疗，其会模糊结构和细胞学特征；④子宫内膜息肉碎片的存在，通常会表现出大量的腺体拥挤；⑤腺体结构的演变，使难以识别或清楚划分肿瘤的明确区域。子宫内膜不典型增生 / 子宫内膜样上皮内瘤变（atypical endometrial hyperplasia/endometrioid intraepithelial neoplasia，AEH/EIN）是子宫内膜样癌的癌前病变，其概念与形态标准已被大家熟知，但实践中存在重复性不高的问题。子宫内膜腺体异型增生（endometrial glandular dysplasia，EmGD）作为浆液性癌的癌前病变相对少见，我们对其了解还不够充分，但认识这一病变极为重要。因为浆液性癌具有高度侵袭性，准确识别并诊断子宫内膜腺体异型增生可明显影响患者预后。本章对透明细胞癌、中肾样腺癌及其他类型子宫内膜癌可能的癌前病变也进行了简单的讨论。另外，我们对癌前病变可能的分子改变、保育治疗前后病理评估进行了简要说明。

第一节 子宫内膜样癌的癌前病变

一、分类与术语

子宫内膜样癌的发生与长期无拮抗的雌激素刺激有关，肿瘤的发生经历了从内膜增生到癌的谱系性发展过程。FIGO 与 WHO 根据结构复杂程度（简单与复杂）和细胞异型性（有或无）将增生分为 4 种诊断类别，但重复性不高，已被2014年WHO新分类取代，新分类将内膜增生简化为无不典型增生与不典型增生2个级别，不再进行结构简单与复杂的二次分类。癌前病变在新分类中采用子宫内膜不典型增生（AEH）与子宫内膜样上皮内瘤变（EIN）的并列名称，旨在以更有效的方式挑选出真正的癌前病变。无不典型内膜增生又称良性内膜增生，其增生程度高于内膜不规则增殖期，发生子宫内膜癌的风险显著低于AEH/EIN，而内膜不规则增殖期不具有发生子宫内膜样癌的潜在风险，不属于子宫内膜增生症的范畴。2020年WHO延续了该分类系统，同时认为PTEN、PAX2或错配修复基因蛋白的缺失是“理想的”诊断标准。这是一个重要的进展，因为这是首次建议在子宫内膜癌的癌前病变诊断工作流程中加入生物标志物。

子宫内膜不典型增生等同于子宫内膜上皮内瘤变（EIN），与无不典型增生的区别主要是细胞学不典型性。值得注意的是对细胞学不典型性的解释，其在传统内膜增生分类中仅对细胞异型性进行了描述，即核失去极性、大小形状不一，核深染，泡状核或淡染，核仁明显、大而不规则，染色质粗块状等。这些无疑会出现在浆液性癌及其癌前病变的细胞学特征，在子宫内膜样癌的癌前病变甚至包括子宫内膜样癌中常表现轻微或难以判断。为此，新分类引入了EIN概念中肿瘤单克隆增生的细胞学特征，即通过“细胞学特征与背景内膜腺体明显不同”判断细胞异型性，体现出对子宫内膜样癌及其癌前病变更加深入的认识，有助于提高病理诊断的重复性与可靠性[1]。子宫内膜不典型增生与良性增生的遗传学改变明显不同，与子宫内膜样癌有相同的基因变化。有关WHO新旧分类的术语及基因特征见表17-1。

二、良性增生（无不典型增生）

子宫内膜良性增生或无不典型增生（hyperplasia without atypia）是指子宫内膜腺体过度增殖，大小与形态不规则，腺体在间质中的比例超过正常增殖期，但无明显的细胞学不典型性。

【病因】

子宫内膜增生与长期无拮抗的雌激素刺激相关，患者卵巢功能异常，长期不排卵或伴有多囊卵巢综合征。绝经后的老年患者常伴有肥胖、高脂血症或糖尿病，内分泌代谢紊乱可导致肾上腺分泌的雄烯二酮在脂肪组织内转化为雌酮。少数病例伴有分泌雌激素的卵巢功能性肿瘤，如卵巢颗粒细胞瘤或卵泡膜瘤。长期应用外源性雌激素或有拟雌激素效应的制剂如他莫昔芬（tamoxifen）也可导致内膜增生。其他因素包括雌激素受体（ER）和孕激素受体（PR）改变，ER表达增加将提高雌激素的作用，PR表达下降则降低孕激素的作用，最终都可能造成内膜增生[2]。

【临床特征】

子宫内膜良性增生最常见于围绝经期及绝经后妇女，也可见于年轻妇女与少女，育龄期妇女以出血时间延长、血量过多及周期延长为特点，而少女常表现为无排卵性出血。内膜不断增厚与不规则脱落导致反复出血或持续出血。血量受多方面因素影响，间断出血是脆弱的表层血管扩张形成血栓所致。有些患者无明显症状，在内膜活检时才发现异常。

【大体病理学】

子宫内膜常弥漫或一致性增厚，也可局部隆起或息肉样生长。内膜表面光滑，呈淡粉色至棕褐色，切面质软或呈海绵状，有时可见散在的空隙或微囊（图17-1），在组织崩解区域可有局灶出血。内膜组织量常较多，甚至需要2个以上的包埋盒，也可类似一般增殖期或分泌期。子宫体常有增大。

【组织病理学】

子宫内膜弥漫性增生，腺体与间质重塑，腺体与间质的比例超过1∶1，并可形成数量不等的密集腺体区。腺体间由适量的正常内膜间质分隔，不伴有显著的细胞不典型性。良性内膜增生的镜下特点如下。

（1）腺体数量增多，密度增加，低倍镜下表现为广泛性增生，但排列不规则，常有灶性腺体密集的区域（图17-2）。

（2）腺体的大小及形状不一，呈小管状、囊状或

表17-1 WHO有关子宫内膜增生的分类及其基因特征

旧分类（2003年）	新分类（2014/2020年）	基因特征
简单性增生 复杂性增生	无不典型增生	低水平的体细胞突变见于组织学无法识别的散在腺体，病变为多克隆性
简单性不典型增生 复杂性不典型增生	不典型增生/子宫内膜样上皮内瘤变	可出现很多与子宫内膜样癌相同的基因突变，包括微卫星不稳定性（MSI），*PAX2*失活，以及*PTEN*、*K-ras*及*CTNNB 1*（*β-catenin*）突变

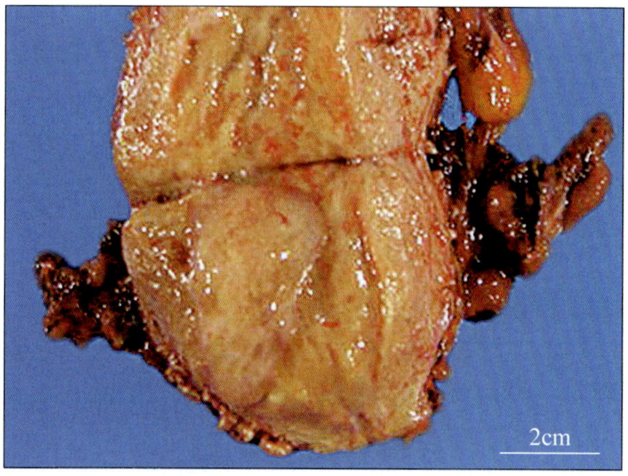

图 17-1　子宫内膜增生症
大体可见内膜弥漫性增厚，局部呈无蒂的息肉样生长

分支状，这些结构混合存在。在腺体密集区域中单个腺体的囊状或分支状特性通常更加明显（图 17-3）。

（3）腺上皮形态类似于增殖期内膜上皮，细胞呈柱状，假复层，常见纤毛细胞化生。核呈卵圆形或细长形，垂直排列于基底膜，大小、形状较一致（图 17-4）。

（4）腺上皮无明显细胞不典型性，细胞核染色质分布均匀，核仁小而不明显，核分裂象不同程度增加，但无不典型核分裂象（图 17-5）。

（5）间质致密、富于细胞，细胞呈小卵圆形，胞质少，核分裂活跃。可见显著的表浅小静脉，螺旋小动脉不明显，有时可见片状泡沫细胞或含有脂质的细胞。

在这里需要重点指出，良性增生缺少细胞异型性，腺上皮细胞学改变一致，不应与周围或背景内膜腺体有明显不同。这也是其与不典型增生最重要的区别点。间质分解、局部出血及对应性的反应性改变是常见的现象，通常与微血栓有关[1]。

【基因特征】

良性增生通常为多克隆性病变，仅在一些分散

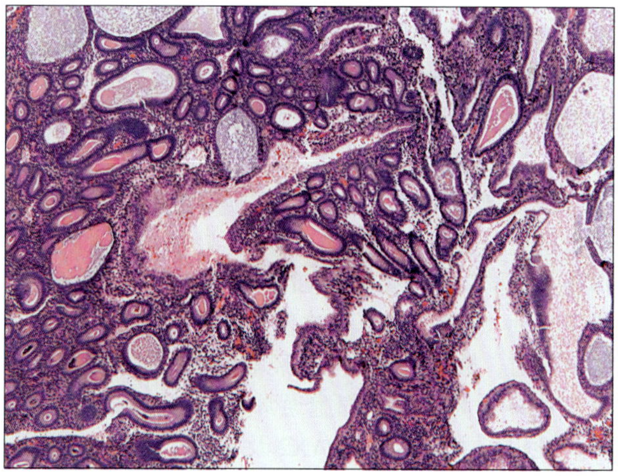

图 17-2　良性增生（无不典型增生）
密集而小的增生性腺体"经常性不均匀"分布，常有局部更加密集的腺体区域

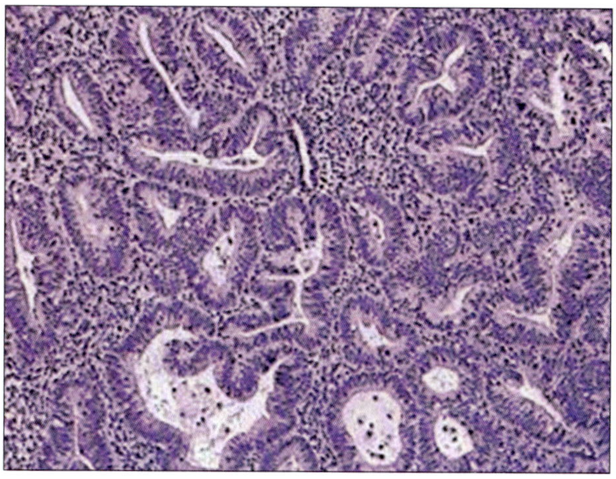

图 17-3　良性增生（无不典型增生）
单个腺体为小管状、囊状或分支状

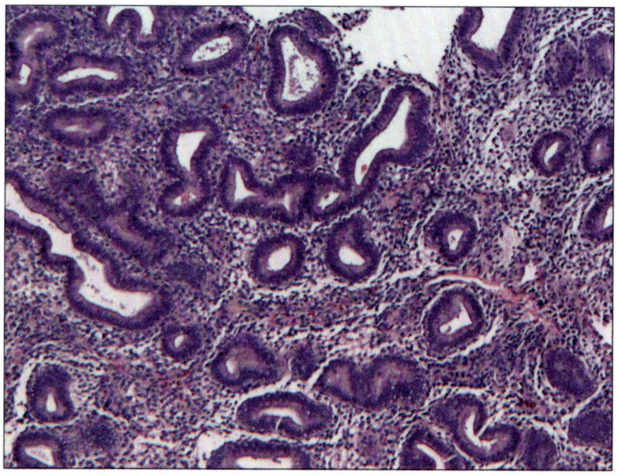

图 17-4　良性增生（无不典型增生）
腺上皮类似于增殖期内膜上皮

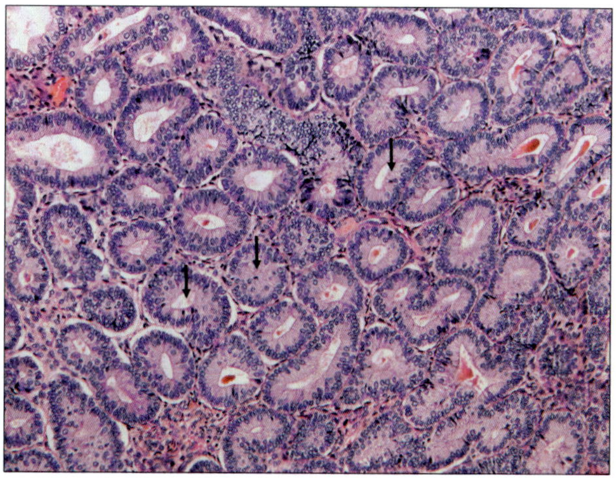

图 17-5　良性增生（无不典型增生）
上皮核分裂象经常可见，但无不典型核分裂象

的腺体中出现低水平的基因突变[3]，但这些异常腺体在组织学上不能被识别。

【鉴别诊断】

1. 子宫内膜不规则增殖期（disordered proliferative endometrium，DPE） 无拮抗性雌激素刺激的最初表现为DPE，腺体增殖程度超过正常增殖期，但腺体与间质的比例无明显增加，不足以诊断增生症（图17-6）。对于DPE的术语，可能有不同意见，反对者认为其形态超出正常周期改变，无须后缀“期”字，支持者认为采用不规则增殖期的术语可避免与不典型增生混淆，并且该形态实际上在女性更年期是一个必经的阶段。无论使用何种术语，关键在于与临床的沟通。DPE低倍镜下特征是不规则形状的、囊性扩张的腺体紊乱排列（图17-7）。需要注意的是，化生腺体有时同样可有小管状、分支状或囊状结构。

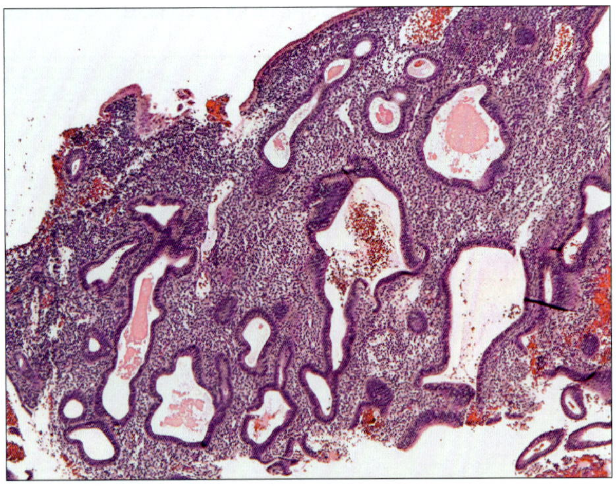

图17-6 子宫内膜不规则增殖期

典型表现为内膜腺体囊状扩张，且腺体与间质的比例<1：1

当以上特征存在时，合适的诊断应为DPE或无排卵性增殖期内膜。被覆的上皮细胞核分裂活跃，间质通常致密，富于细胞，细胞质丰富，可见核分裂象。背景中的一些小管状腺体轻度不规则，伴轻微出芽及分支。DPE腺上皮常有纤毛细胞改变（即输卵管化生）（图17-8），这可能与雌激素过多有关。受雌激素影响的细胞通常细胞质丰富，特征性改变为输卵管化生腺体或小群纤毛细胞穿插于非纤毛化生的腺上皮中。

DPE也可以存在局灶性类似于良性增生的腺体密集，但没有公认的标准区分这两者（尽管使用1：1的比例作为阈值）。在日常实践中，我们通常采用高于10%作为区分DPE与正常增殖期内膜的分界线。这意味着，我们同样也允许正常增殖期内膜中存在少量的（小于10%）轻度不规则形状的腺体存在。

2. 分泌期内膜 会呈现整体的腺体密度增加，表现为腺体与间质的比例超过1：1，是良性内膜增生一个重要的鉴别诊断。上皮内有分泌性空泡及间质前蜕膜样改变是提示分泌期内膜的重要特征，有助于鉴别诊断（图17-9）。在非常少见的情况下，不典型增生（EIN）会呈现分泌样改变。PAX2免疫染色有助于帮助发现这些少见的类型。通常情况下，分泌型EIN不表达PAX2。

3. 不典型增生 弥漫性不典型增生可能缺乏背景增殖期内膜腺体，因此“细胞学特征与背景内膜腺体明显不同”作为重要的EIN诊断标准很难满足（详见下文）。然而，不典型增生通常在呈现腺体更加密集的同时，缺乏良性增生“经常性不均匀”的低倍镜分布特征。同时上皮细胞通常呈现不同程度的细胞异型性也可帮助鉴别。PAX2及PTEN免疫染色有助于帮助鉴别疑难的病例[4-6]。

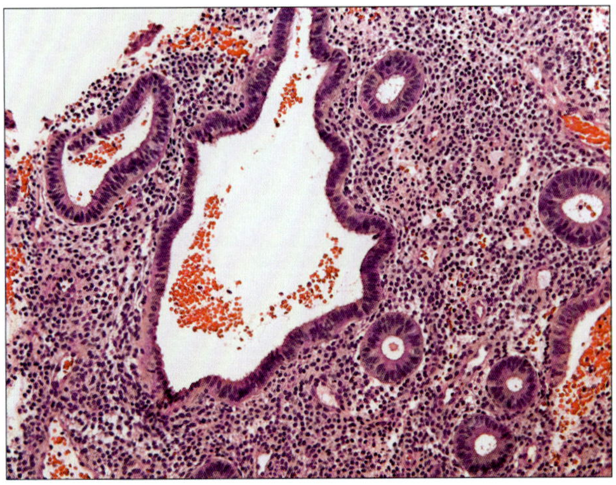

图17-7 子宫内膜不规则增殖期

囊状扩张的腺体散在分布于小管状腺体之间

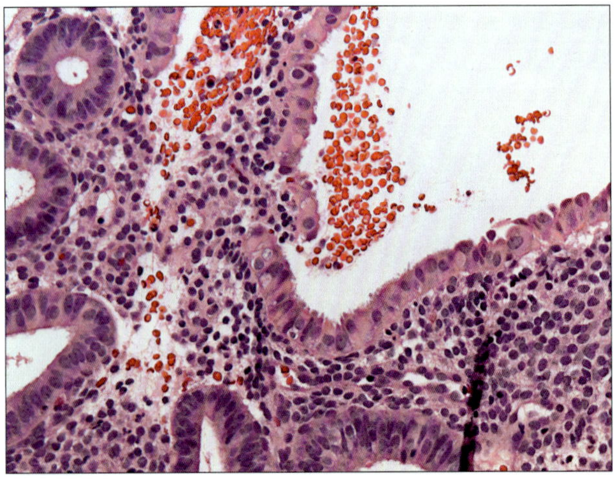

图17-8 子宫内膜输卵管化生

高倍镜下可见腔缘化生细胞有明显纤毛

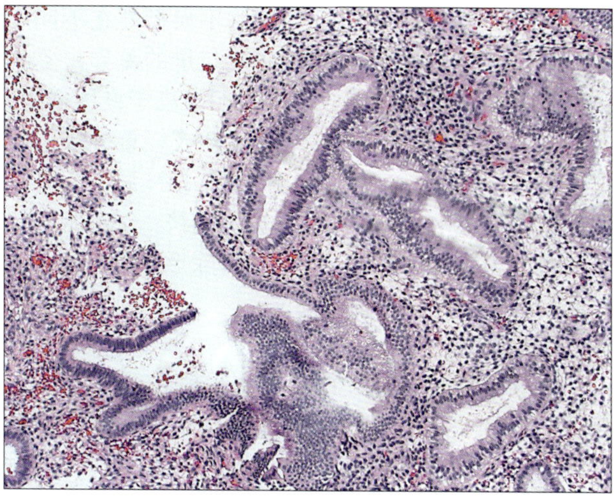

图 17-9　分泌期内膜
可见上皮内分泌性空泡及间质前蜕膜样改变

【预后及预测因素】

子宫内膜样癌的风险随着暴露于无拮抗性雌激素的量增加及持续时间延长而增加 2～10 倍[7, 8]。一般来说，内膜从正常发展到内膜样癌需要约 15 年的时间[8]。假如以累积风险为 20 年来计算，良性内膜增生者 1 年内进展为癌的风险小于 5%，不典型增生为 28%[9]。

三、不典型增生 / 子宫内膜样上皮内瘤变

子宫内膜不典型增生（atypical endometrial hyperplasia, AEH）与子宫内膜样上皮内瘤变（endometrioid intraepithelial neoplasia，EIN）为同义词，是指伴有细胞不典型性的内膜样上皮增生。病变为非侵袭性，但基因学上有改变，内膜腺体显示单克隆性增生的特征[10]。AEH/EIN 与子宫内膜样癌关系密切，合并癌或在诊断后 2 年内发现癌的比例高达 40%～50%。

【病因】

激素不平衡（包括肥胖）及基因缺陷是 AEH/EIN 的重要致病因素。AEH/EIN 的发病率随着雌激素刺激增加而上升，孕激素可以减少其发病率[11]。伴有错配修复基因（MMR）缺陷的遗传性非息肉病性结直肠癌（Lynch 综合征）[12] 及多发性错构瘤综合征（Cowden 综合征）[13] 患者 AEH/EIN 的发病率高于一般人群。应用外源性雌激素制剂如他莫昔芬（tamoxifen）是一个明确已知的 AEH/EIN 及子宫内膜样癌的致病因素[14]。

【临床特征】

患者多处于围绝经期，平均年龄为 53 岁，大多伴有异常子宫出血，但这些症状不具有特异性。

【组织病理学】

1. 结构形态　AEH/EIN 病变发生于良性内膜增生的基础上，大多呈多灶或片状分布，病变邻近区域常可发现未受累的正常腺体或良性内膜增生的背景。AEH/EIN 病灶由拥挤的腺体组成，腺体与间质的比例 >1 : 1（图 17-10），间质在 AEH/EIN 中占 10%～30%。多数 AEH/EIN 与传统分类的复杂性不典型增生相对应，也有少数病例依据传统标准可能被分类为简单性不典型增生，这些病例 AEH/EIN 病变的局部也均表现出腺体密集。

AEH/EIN 腺体多为管状或分支状，偶尔呈囊状，排列杂乱。腺体在病变中心更加密集，在边缘稍显稀疏，并可观察到 AEH/EIN 腺体与正常背景腺体相互混杂（图 17-11）。值得注意的是，腺体之间仍然保留正常内膜间质，如果局部腺体高度密集或内膜

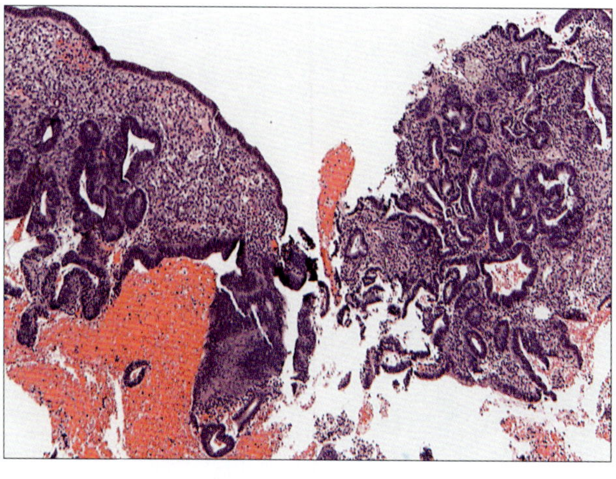

图 17-10　AEH/EIN
AEH/EIN 病变（右侧）表现为结构性腺体密集，腺体与间质的比例 >1 : 1，腺体排列及上皮形态都显著不同于背景内膜（左侧）

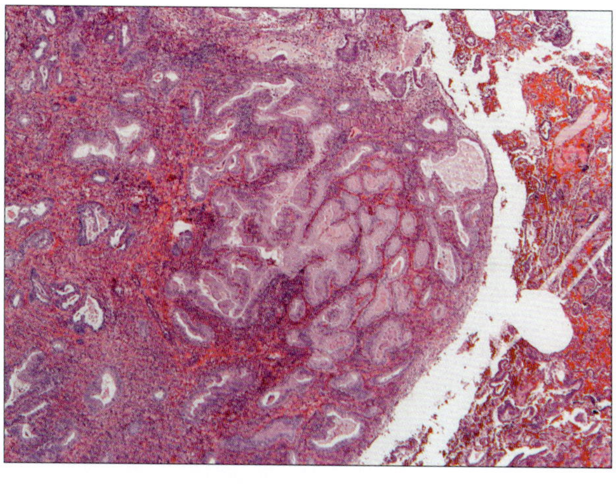

图 17-11　AEH/EIN
密集的腺体通常为小管状或分支状，偶尔呈囊状。腺体在病变中心更加密集，在边缘稍显稀疏

样间质消失，以及出现筛状、迷路样、绒毛管状或实性结构，需要警惕高分化子宫内膜癌的可能。应在低倍镜下扫视所有的组织碎片，寻找腺体拥挤或结构复杂的区域，进而重点观察细胞学改变。

2. 细胞不典型性　AEH/EIN 病变的细胞不典型性表现为细胞核不同程度增大、变圆及多形核、极性丧失和核仁可见。但不少病变改变轻微，判读时很容易带有主观性，细胞化生的存在使对细胞异型性的判断更加困难。为此我们推荐并赞同参照背景良性内膜腺体的形态进行判断，病变区域与背景内膜形态明显不同提示可能为肿瘤性单克隆增生。

病变腺体与背景良性腺体对比更加客观且容易操作，因为无论是激素水平或细胞化生都不会使病变腺体与背景良性腺体间的差异消失，但应注意选择正常形态的腺体或非化生的上皮和基底层增生样腺体作为背景内膜。低倍镜下比较容易识别出符合该形态的病变，当标本较小，或者腺体极度密集的情况下，高倍镜下仔细寻找残存的孤立的背景腺体就显得非常重要（图 17-12）。孤立的腺体也有可能来自内膜基底层，其形态与功能性腺体存在明显差异，应避免将其视为不典型增生，对标本进行全面评估有助于消除这种偏失。

AEH/EIN 的结构改变与细胞不典型性在不同病例或同一患者的不同腺体存在质与量的差异，鉴于局灶性病变的子宫内膜癌风险也明显高于良性增生，不赞成对 AEH/EIN 进行简单 / 复杂或轻重分级，以避免误导临床。在实践中诊断 AEH/EIN 病变，可参照以下具体标准[1]：①结构上腺体拥挤；②细胞学特征与背景内膜腺体明显不同；③排除形态学相似的良性病变及恶性肿瘤（表 17-2）。

3. 特殊形态

（1）广泛性 AEH/EIN：相当一部分 AEH/EIN 初始改变即表现为弥漫的、非局限性病变，称为广泛性 AEH/EIN。这些病变在低倍镜下很难发现背景内膜腺体，缺少“细胞学特征与背景内膜腺体明显不同”这一重要指标，容易造成良性增生的假象。此时在高倍镜下仔细寻找单个散在的正常腺体格外重要（图 17-13），残存的正常腺体通常在病变边缘更容易被找到。广泛性 AEH/EIN 也可能被诊断为癌，由于孕激素治疗有很好的效果，两者的区分对年轻患者尤为重要。应基于腺体结构的复杂性、细胞核的异型性及是否保留正常内膜间质进行诊断。PAX2 和 PTEN 免疫染色可能有助于我们做出正确诊断。

（2）分泌型 AEH/EIN：AEH/EIN 偶尔伴有腺上

表 17-2　AEH/EIN 的组织学诊断

形态特征	注释
由密集或背靠背的腺体组成，常表现为灶性分布	腺体在内膜中的占比超过 55%，在低倍镜下能更好地观察到。腺体间仍然存在正常内膜样间质
细胞学特征与背景内膜腺体明显不同	应对腺体密集区域进行仔细观察，并与其相邻的背景腺体进行比较。这在 10～20 倍视野下最容易观察到
排除形态学相似的良性病变及恶性肿瘤	包括内膜化生、A-S 反应、分泌期内膜、内膜息肉、子宫非典型息肉样腺肌瘤、子宫内膜乳头状增生及内膜癌等

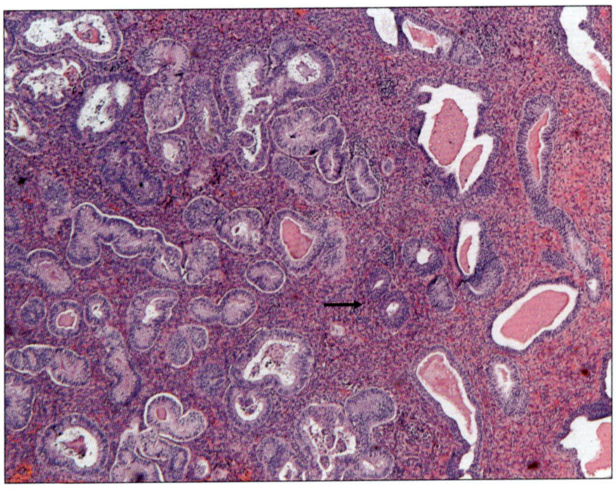

图 17-12　AEH/EIN

病灶边缘可见孤立的背景腺体（箭头）

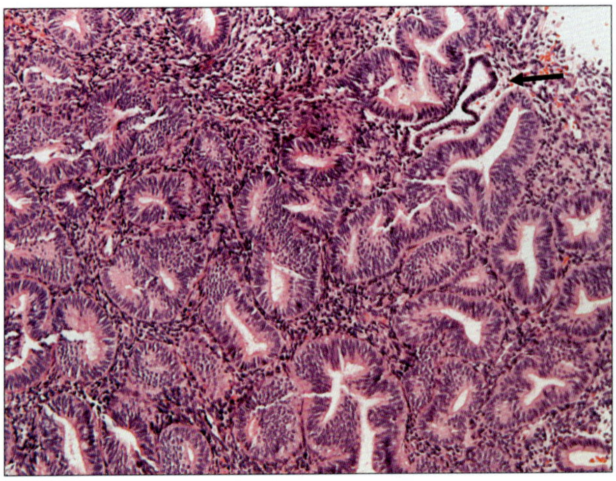

图 17-13　广泛性 EIN

单个正常腺体夹杂在 EIN 腺体之间，有助于诊断（箭头）

皮的分泌性改变，称为分泌型 AEH/EIN，在内膜增生中占 4%～5%[15, 16]，患者平均年龄低于一般 AEH/EIN（分别为 45～46 岁与 53 岁）。该型病变的发生常与内源性或外源性孕激素刺激相关，导致细胞形态相对温和的假象，成为诊断陷阱。多数分泌型 AEH/EIN 同时伴有背景分泌性内膜。孤立性的分泌型 AEH/EIN 表型罕见，此时背景内膜可无分泌改变。

分泌型 EIN 在组织学上仍保留经典 EIN 的一些特征，如腺体排列杂乱、复杂的腺体腔缘等（图 17-14），高倍镜下可见细胞质丰富透明、核上或核下空泡、腺体腔缘顶端褶皱及圆形泡状核等（图 17-15），类似于内膜分泌期的形态 [15, 16]。这些形态与正常分泌期有一定重叠，区别在于分泌期内膜腺体表现为排列规则。分泌型 EIN 的腺体则更加密集，结构复杂，

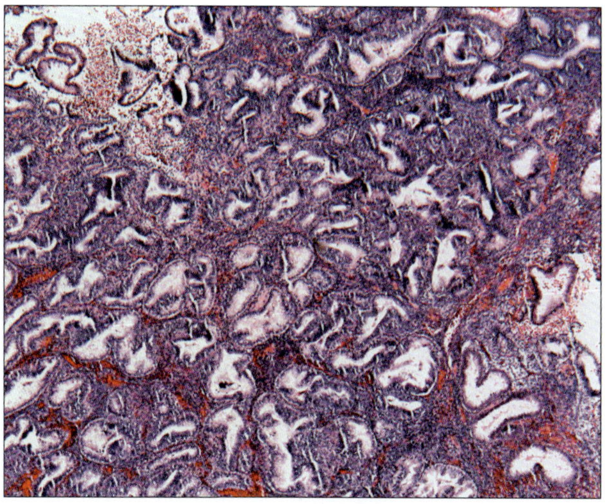

图 17–14　分泌型 AEH/EIN

腺体形态不一，排列杂乱，结构较正常分泌期内膜更为复杂；仔细观察可见少量增生型或增殖期样内膜腺体（右侧和中上部位）

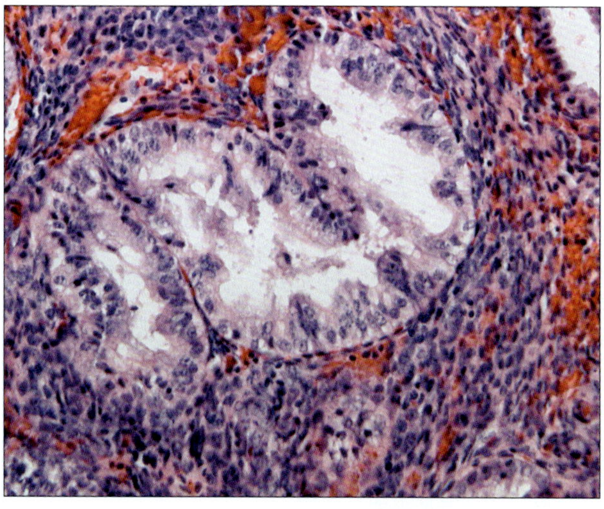

图 17–15　分泌型 AEH/EIN

高倍镜下可见上皮细胞具有丰富的空泡状细胞质，皱褶的顶表层，以及圆形泡状核

排列不规则程度超过了正常分泌期内膜的范围，分泌反应也比分泌期内膜弱。值得注意的是，孕激素可诱导内膜腺上皮细胞密度下降、细胞核变圆、异型性降低，因此细胞学特征并不特异，仍需要在低倍镜下寻找“细胞学特征与背景内膜腺体明显不同”。免疫组化 Ki-67 也有一定鉴别意义，分泌型 EIN 的 Ki-67 表达明显高于背景分泌性内膜。

AEH/EIN 的背景内膜通常为增殖型或增生性，极个别情况下为分泌性内膜。与分泌型 EIN 相比，AEH/EIN 的腺腔为增殖型，缺少复杂腔缘，无或仅有轻微分泌反应。分泌良好的内膜很容易使病理医师忽略其中隐藏的小灶 AEH/EIN 病变。因此对于异常出血的患者，即使伴有明显的分泌性改变，也应警惕是否有内膜增生或 AEH/EIN。

（3）直径小于1mm的亚诊断病灶（sub-diagnostic lesion）：在 2014 年 WHO 分类中，亚诊断病灶是指病灶直径小于诊断 AEH/EIN 的下限（1mm），通常在活检标本中被发现，病变组织小，除了直径小于 1mm 不能满足诊断 AEH/EIN 的最低标准外，其他形态与典型 AEH/EIN 相同。这种情况主要有几种可能，包括良性内膜增生、微小或早期 AEH/EIN 病变和假象。良性内膜增生与 AEH/EIN 的诊断标准有部分重叠，特别在病灶小时不易区别。另外，AEH/EIN 病变可能在活检时被刮碎或位于组织碎片的边缘，因此达不到 1mm 的诊断标准。在少数情况下，其有可能是局部受挤压后的假象。

值得我们注意的是，2014 年 WHO 分类中亚诊断的一些小病灶在 2020 年 WHO 分类中可以归类为 AEH/EIN。针对以上情况，首先应确认是否已将所有活检内膜组织包埋，并进行组织深切片及相应免疫标志物检测（如 PAX2、PTEN 及 β-catenin），可避免遗漏真正的 AH/EIN 病变。

（4）AEH/EIN 在内膜息肉中的诊断：子宫内膜息肉是妇科一种常见的非肿瘤性病变，表现出明显的形态学特征，如厚壁血管、纤维化间质和分支和（或）扩张的腺体。良性子宫内膜息肉可能表现出腺体拥挤和化生性改变，其特征常与 AEH/EIN 重叠。同时子宫内膜息肉也可能包含真正的 AEH/EIN。如何准确可靠地识别子宫内膜息肉中 AEH/EIN 是我们急需解决的难题。我们最新的研究发现，PTEN 和 β-catenin 检测是诊断子宫内膜息肉中 AEH/EIN 有用手段；PAX2 表达丢失需要注意结合形态学和其他标志物 [17]。因此，运用 PAX2、PTEN 和 β-catenin 标记抗体并结合病理形态特征将有助于子宫内膜息肉中 AEH/EIN 的准确诊断。

（5）AEH/EIN 孕激素治疗后的改变：AEH/EIN 在孕激素治疗后表现与治疗前可截然不同，典型表现为广泛性间质蜕膜样改变，腺体排列稀疏，复杂程度减轻，细胞核变小，核分裂象变少[18]（图 17-16）。但是否出现完全效应依病变程度与范围、治疗持续时间及病变反应不同而异，病理报告应尽可能向临床传递正确的信息。

目前，孕激素治疗 AEH/EIN 或子宫内膜癌后的改变推荐采用的诊断术语如下：①完全缓解（complete response，CR），非典型增生或癌组织病变腺体全部消失，腺体萎缩，腺上皮扁平或立方，间质蜕膜样改变或纤维化。②部分缓解（partial response，PR），病变介于完全缓解和无反应之间，病变程度减轻，但仍有异型腺体成分，腺体结构及细胞异型程度较之前减轻，如治疗前是子宫内膜样癌，治疗后仅为非典型增生病变，或治疗后病变范围明显缩小，可伴或不伴有间质反应。为了更为精准及动态评估，对这组病变，可以采用百分比描述病变状态，即以完全反应区域、部分反应区域及无反应区域所占样本百分比的形式描述其状态。如完全反应区域百分比、部分反应区域百分比、无反应区域百分比。通过多次活检病理变化对比，可以为临床医师提供子宫内膜病变治疗后的动态变化信息。③无反应（no response，NR）或疾病持续（persistence），病变与治疗前相比无变化（包括腺体结构及细胞异型程度），或仍有明确癌灶存在或非典型增生病变范围无减少。④疾病进展（progression），非典型增生进展为癌或癌组织分级上升，高分化癌进展为中或低分化癌，或出现 *p53* 突变。⑤疾病复发（recurrence），完全缓解后，再次出现子宫内膜非典型增生或子宫内膜样癌病灶[19-21]。表 17-3 总结了 AEH/EIN 于孕激素治疗后形态学反应。

病理医师需要明白的关键问题是，在孕激素影响下对细胞异型程度的评估是非常困难的，这种情况应在报告中注明。特定情况下病理医师与妇科医师之间的交流对明确诊断并进行恰当治疗很有必要。

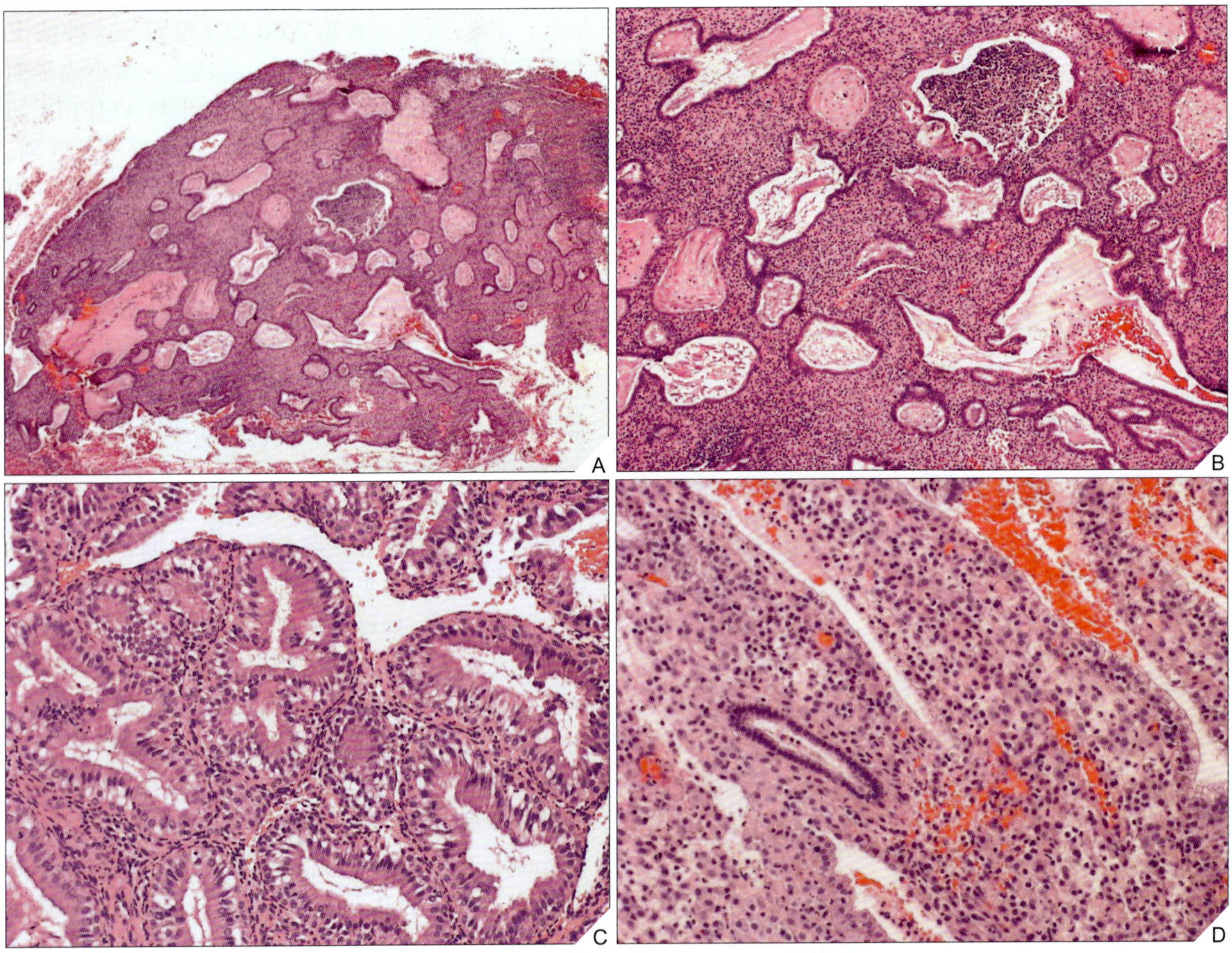

图 17-16　子宫内膜增生症在孕激素治疗后的形态

孕激素治疗后的部分反应，仍可见腺体囊状扩张（A. 低倍；B. 高倍）；有时可见一些增生腺体出现分泌性改变（C）；孕激素治疗后的充分（完全）反应，腺体萎缩及间质蜕膜样改变（D）

表 17-3 AEH/EIN 于孕激素治疗后形态学反应的分类

分类	注释
完全消退反应	完全蜕膜化的子宫内膜间质，腺体萎缩变薄，腺上皮扁平或立方形，无细胞异型性
部分消退反应	显示形态特征的区域介于完全反应和无反应之间。部分腺上皮萎缩变薄。结构异常，如乳头化及腺体拥挤、成簇或扩张。间质蜕膜化程度很低或没有
无反应	结构类似于孕激素治疗前的病变，细胞异型性通常有所减小。间质蜕膜化程度很低或没有

目前，与细胞增殖、氧化应激、代谢、细胞凋亡、非编码 RNA 和核酸调节相关的各种生物标志物得到了广泛研究，但这些标志物作用有限[22]。笔者研究发现，联合运用 PAX2、PTEN 和 β-catenin 标志物，对 AEH/EIN 的组织病理学诊断能够起到很好的辅助作用（表 17-4）[2, 4, 17, 20, 23]。

表 17-4 AEH/EIN 生物标志物的异常表达

生物标志物	异常表达（%）
PTEN	50
PAX2	80
β-catenin	48
PTEN 和 PAX2	87
PTEN 和 β-catenin	78
PTEN 和 PAX2 和 β-catenin	93

需要我们注意的是，虽然 PTEN、PAX2 和 β-catenin 的表达模式提供了一致的诊断见解，但一些病例，特别是从外院转诊的病例，可能缺乏免疫组化结果。当遇到形态不确定的反应时，这三种生物标志物的免疫组化染色在帮助诊断孕激素治疗的子宫内膜样本中的残留疾病方面仍然具有很高的价值。因此，我们建议在 AEH/EIN 的所有初步诊断中使用这三种标志物作为后续活检比较的参考。

如果在先前和当前活检样本之间发现类似的免疫组化图谱，或者如果在当前样本中检测到标志物的任何异常表达，则病变可为残余或复发性疾病。没有免疫组化染色结果的情况下，将会无法明确是否存在残余 / 复发性疾病，这时我们建议将病变在形态学上描述为“部分反应”，但因为“部分反应”中形态、结构异常的部位有免疫组化标志物的一次表达，可诊断为“符合残余或复发性病灶”。在这种情况下，临床上会继续应用孕激素进行治疗。

【基因特征】

AEH/EIN 的基因表达及突变模式与子宫内膜样癌类似[24]。部分病变伴有 *MLH1* 基因启动子超甲基化及其功能失活，错配修复（MMR）蛋白异常见于部分病例[12]。其他已知的相关基因改变包括[3-5, 25]：*PAX2* 基因失活、*PTEN* 基因突变、*K-ras* 基因突变及 *CTNNB1*（*β-catenin*）基因突变。

【鉴别诊断】

1. 良性病变

（1）内膜息肉：内膜息肉完整切除时容易辨认，但刮碎后因不规则的腺体形态其易被误认为内膜增生。有助于提示息肉的形态：间质为纤维性或纤维黏液性，有成簇的厚壁或异常血管轴。绝大部分含有不规则扩张的腺体，腺体轻度致密和结构不规则，并见腺体与表面上皮平行。由于其是局灶性增生，所以息肉内的这些特点不能作为诊断增生的依据。如果增生比较显著，特别是有不典型增生或早期癌的迹象时，必须首先做出 AEH/EIN 或癌的诊断，而不考虑它是否发生在息肉内。

（2）人工假象：内膜活检与制片过程均可造成人为的标本碎片化、重叠及挤压。绝大多数情况下，标本碎片化不足以妨碍我们做出正确诊断。人为的腺体拥挤容易引起混淆，破碎的腺上皮无序堆积，但缺少不典型的细胞学改变及腺体间内膜间质。腺套腺假象有时可能与 AEH/EIN 甚至子宫内膜样癌混淆，鉴别点在于这些区域通常被正常的腺体包围（图 17-17）。

（3）内膜化生：化生见于多种内膜病变，尤其是子宫内膜增生，当同时存在上皮化生和良性增生时，很容易与 AEH/EIN 混淆。但是化生上皮缺乏上皮的不规则结构、细胞核大小形状的多样性，以及异常增高的有丝分裂活动与不典型核分裂象。以上这些特征有助于我们做出正确诊断。

（4）子宫非典型息肉样腺肌瘤：临床少见，可能难以与不典型内膜增生鉴别。其起源于米勒管，为上皮和间叶组织共同构成的中胚叶混合瘤，常见部位为宫体下段及宫颈管内。组织学特点为腺体及平滑肌间质均增生，腺上皮具有一定的异型性，部分病例腺体显示中重度复杂性，紊乱的腺体周围不伴有内膜样间质。并可出现广泛的鳞状或桑葚状化生。根据间质的特征能够与内膜增生鉴别。其间质由

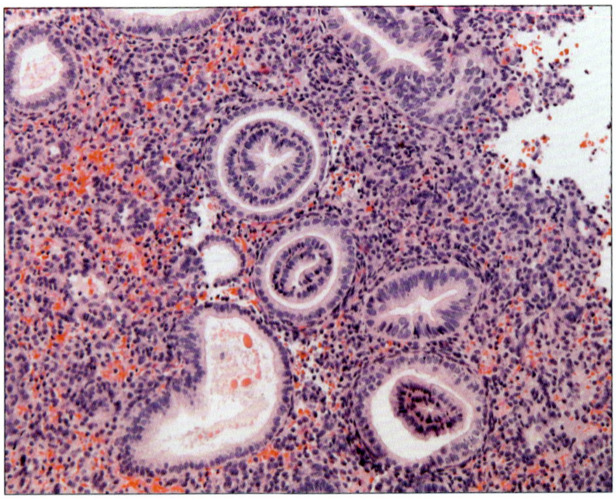

图 17-17 腺套腺人工假象

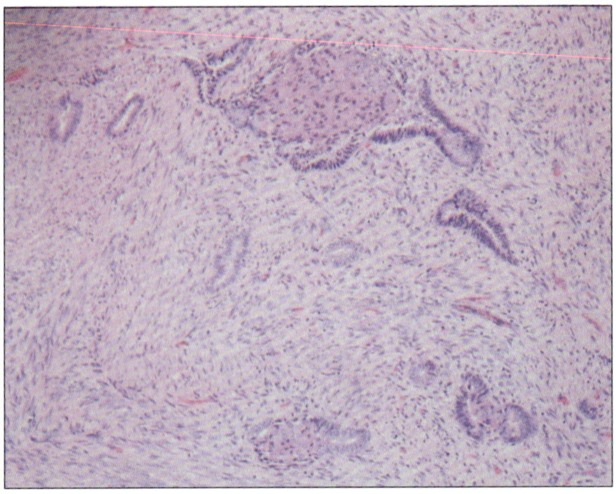

图 17-18 子宫非典型息肉样腺肌瘤

不典型增生的腺体，间质富于平滑肌

漩涡状或编织状平滑肌组成，显然不同于比较疏松的子宫内膜间质。这些都有助于鉴别诊断（图 17-18）。

（5）A-S 反应：宫内或宫外妊娠时，子宫内膜可出现高度的分泌改变或 A-S 反应（图 17-19）。镜下可见腺上皮细胞增大，核深染，不规则突入腺腔，细胞质富含空泡。由于有明显细胞“异型”及间质明显减少，其需要与子宫内膜增生甚至子宫内膜癌鉴别。A-S 反应时腺体排列规则，缺乏复杂的腺体结构，核分裂象少或无，伴有间质蜕膜改变，结合患者年龄、妊娠史及相关临床资料可得出正确结论。A-S 反应偶见于无妊娠的病例。

（6）子宫内膜乳头状增生（papillary proliferation of the endometrium，PPE）：是一种罕见的子宫内膜病变，其主要特征包括具有纤维血管轴心的乳头结构，并有不同程度的乳头分支及细胞簇，乳头被覆温和的上皮细胞，通常伴有一种或多种类型的上皮化生。根据乳头结构复杂程度和范围的不同，PPE 可分为 2 种类型，即简单型乳头状增生和复杂型乳头状增生（图 17-20）。简单型乳头状增生：短的，无明显分支，或偶有分支的乳头及分离的乳头，仅局限于息肉或非息肉子宫内膜的表面或下面 1 或 2 个病灶；复杂型乳头状增生：弥漫性及拥挤的囊内乳头，乳头长短不一，结构复杂，有明显的次级分支和细胞簇，子宫内膜病灶≥3 个或子宫内膜息肉病灶 >50%[26]。

患者一般为绝经后妇女，临床症状以绝经后阴道出血最为常见。研究发现，PPE 可发展为 EIN 及子宫内膜样癌，或与之共存[27]。另有研究发现，近 90% 的乳头状黏液化生的病例中发现 *KRAS* 基因突变，这一突变特征与子宫内膜样癌类似[28]。另有研究对 11 例 PPE 进行免疫组化及分子检测，结果显示

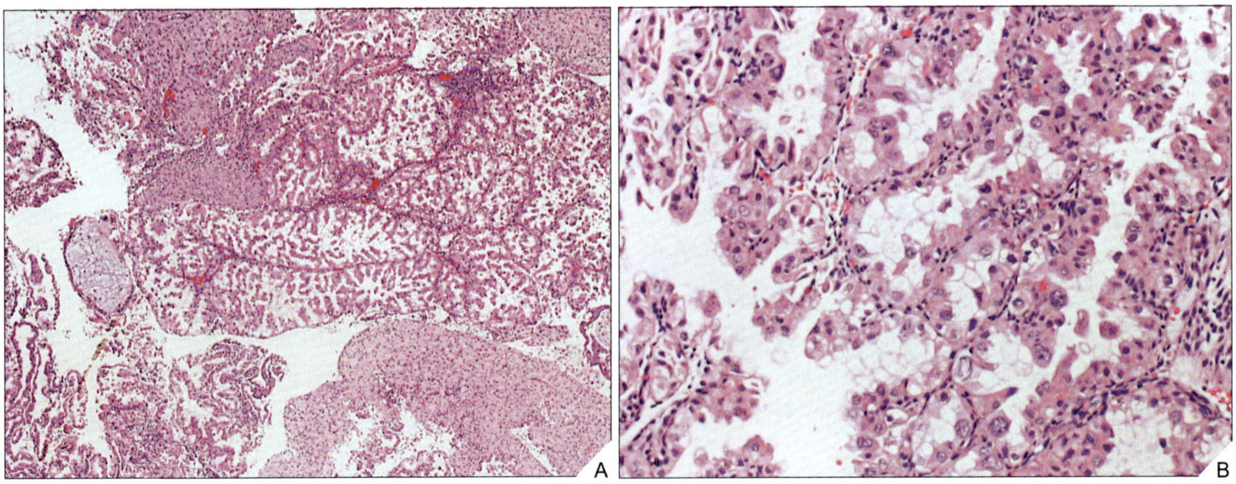

图 17-19 A-S 反应

内膜腺体高度分泌和间质蜕膜样改变（A），腺上皮细胞增大，核深染，可见鞋钉样细胞，但无分裂象（B）

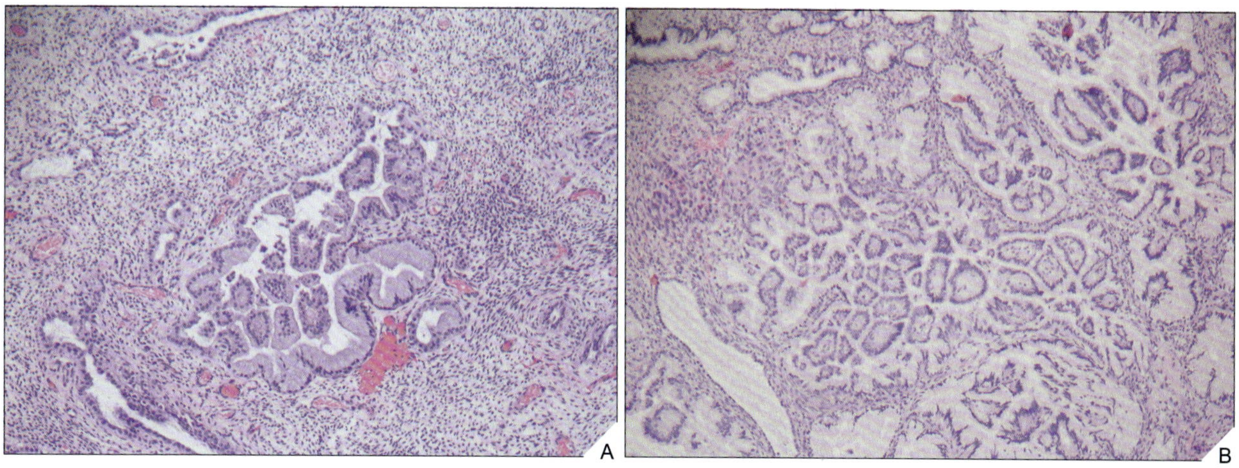

图 17-20　子宫内膜乳头状增生

A. 简单型乳头状增生，腺体呈乳头状增生，偶有分支，乳头具有纤维血管轴心；B. 弥漫性及拥挤的囊内乳头，乳头长短不一，结构复杂，有明显的次级分支和细胞簇

所有病例 p16 和 PAX2 这两项中至少一项表达异常，并且均检测出 *KRAS* 基因突变，这一结果同样与子宫内膜样癌类似[29]。这些研究共同提示，PPE 可能是子宫内膜样癌的前期病变。

2. 子宫内膜癌

（1）子宫内膜样癌：AEH/EIN 与高分化子宫内膜样癌代表了一种疾病连续发展过程中的不同阶段，两者在组织形态、免疫组化及分子改变等方面都有重叠，诊断常出现困难，尤其是在子宫内膜诊刮标本中。需要说明的是，区分 AEH/EIN 与 1 级子宫内膜样癌依据的是腺体结构，而不是细胞形态，因为它们的细胞形态并无明显差别，不同在于有间质浸润证据者诊断为癌，反之为 AEH/EIN。表 17-5 列出了两者的鉴别要点，供大家参考。

子宫内膜样癌的镜下特征有以下几点：①腺体融合呈实性（背靠背）或筛状结构，且直径大于 2.1mm；②复杂的腺体分支、筛网状结构或广泛乳头形成；③细胞明显多形性，极向消失；④腺体排列紊乱；⑤纤维反应性间质。肌层侵犯是诊断为癌的有力证据，然而缺少肌层侵犯也不能除外癌，因为 30% 的癌局限于内膜，并且在表浅的活检标本中通常见不到肌层侵犯。在有肌层侵犯的病例中，间质对侵犯的反应，即纤维增生，其是判断浸润有价值的标准之一，但对于鉴别内膜增生症与癌则没有帮助。通常情况下即便是广泛的肌层侵犯，也可以没有间质反应。内膜增生症偶尔可影响腺肌病中的腺体成分，从而在深肌层中出现异常腺体，但这些腺体局限于腺肌病病灶内，且不具有恶性特征，不应误诊为癌。

必须指出的是，约 40% 的活检诊断为 AEH/EIN 的病例，在短期或随后 1 年内的子宫切除标本中会发现子宫内膜样癌。因此，当在内膜活检标本中发现即使微灶的筛状、绒毛管样、迷路样结构等，或细胞异型性弥散性分布时，我们对 AEH/EIN 的诊断也应特别谨慎。至少在病理报告中，应强调 AEH/EIN 并不能排除高分化子宫内膜样癌的可能性。

（2）子宫内膜浆液性癌（ESC）：当标本内肿瘤体量小且为腺体型时，诊断会特别困难，很容易与 AEH/EIN 混淆。浆液性癌多发于更年期后妇女，背景内膜大多为萎缩性或轻度增生。主要的诊断提示是 ESC 存在明显的结构形态与核异型性不对等，表现为分化良好的腺体伴高等级的细胞核。p53、p16、ER、PR 和 Ki-67 免疫染色可以帮助确诊。

【免疫组化】

寻找能够区分良性增生与肿瘤性病变的生物标志物是肿瘤研究的一个热点。虽然仍然在起步阶段，但已经有几个生物标志物显示潜在的临床应用前景。

表 17-5　AEH/EIN 与 1 级子宫内膜样癌的鉴别

病变	特征
AEH/EIN	腺体拥挤，但无搭桥，缺少筛状结构或绒毛腺管状结构；腺体之间保留正常内膜间质
1 级子宫内膜样癌	腺体结构更加复杂，有搭桥，或腺体内乳头形成，筛网状、迷路状、绒毛管状甚至小灶实性区；正常内膜样间质消失或变为纤维样间质

美国得克萨斯大学西南医学中心最新的研究表明，联合运用 PAX2、PTEN 和 β-catenin 这组标志物，对 AEH/EIN 的组织病理学诊断能够起到很好的辅助作用，究其结果显示 92.8% 的 AEH/EIN 至少会有 1 个标志物异常表达[4]。

PTEN 是抑癌基因，通常在细胞质和细胞核中同时表达，*PTEN* 失活见于 44%～63% 的 AEH/EIN 和 68%～83% 的子宫内膜样癌[3]，但一些正常腺体（至多 49%）也可出现 *PTEN* 失表达，因此其在 AEH/EIN 诊断中的应用受限。PAX2 在多个器官及中枢神经系统的胚胎发育中起关键作用。与 PTEN 相似，PAX2 表达失活可以在良性增生（36%）、AEH/EIN（71%）和子宫内膜样癌（77%）中观察到。虽然远非完美，数项研究显示 PAX2 在特定的临床条件下，有助于 AEH/EIN 诊断（图 17-21）。β-catenin 是一种多功能蛋白，参与肿瘤形成，多因素导致 β-catenin 蛋白降解发生障碍，导致此蛋白在细胞膜表达缺失，而在细胞质和细胞核聚集[25]。通过对 AEH/EIN 鳞状化生和桑葚样化生与 *CTNNB1*（*β-catenin*）突变进行相关性研究发现，鳞状化生和桑葚样化生具有不同的分子病理特征，桑葚样化生而不是鳞状化生与 *CTNNB1*（*β-catenin*）突变相关。因此，这种分子生物学上的差别具有重要的临床意义，应纳入诊断报告[25]。

【预后及预测因素】

AEH/EIN 有很大可能合并或发展为癌。超过 90% 的子宫内膜样癌是由 AEH/EIN 发展而来的[15]。约近一半的患者在活检后切除的子宫标本中发现有癌，或在诊断后 2 年内发现子宫内膜癌[7, 15]。

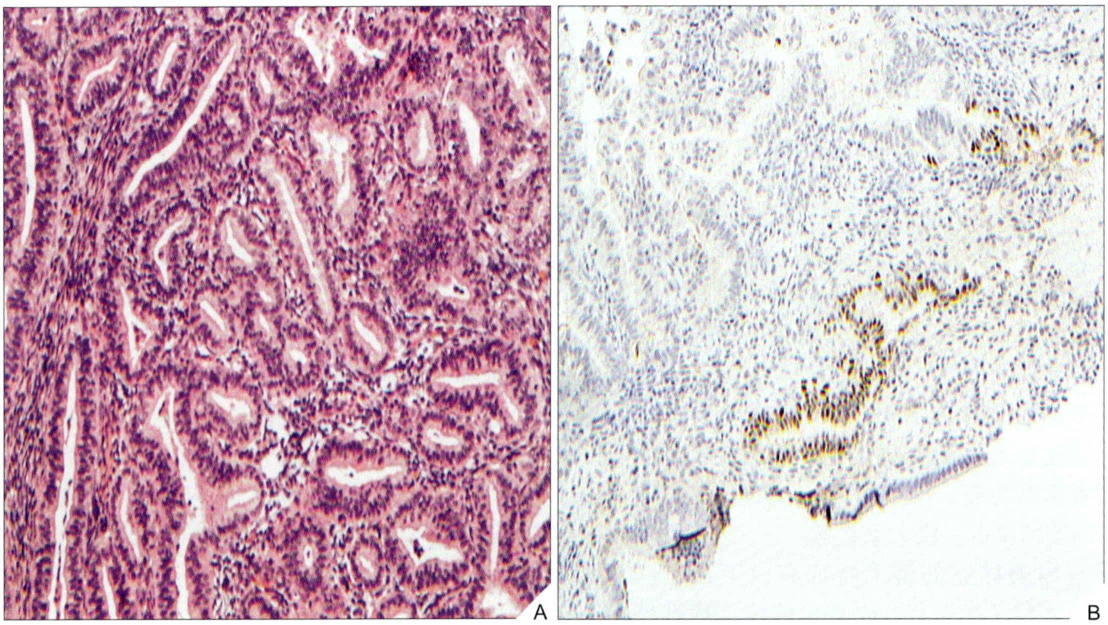

图 17-21　AEH/EIN 的 PAX2 表达

A. 光镜下的 AEH/EIN 形态；B. PAX2 染色 AEH/EIN 表达缺失，但背景腺体阳性表达（右下）

第二节　子宫内膜浆液性癌的癌前病变

一、分类与术语

子宫内膜浆液性癌（ESC）为子宫内膜肿瘤中高度侵袭性类型，其与子宫内膜样癌不同。但随着近年来对其生物学行为及基因改变认识的提高，明确了其癌前病变的定义及诊断标准等。浆液性子宫内膜上皮内癌（serous endometrial intraepithelial carcinoma，SEIC）被认为是 ESC 的前驱病变，并定义为“形态学上等同于浸润性 ESC 的高度恶性肿瘤细胞取代正常的子宫内膜表面上皮或腺体，不伴有间质浸润”[30]。与 EIN 不同的是，SEIC 的临床特征与浸润性 ESC 相似，虽然没有肌层或间质浸润，但通常伴有子宫外播散[31]。因此，这种前驱病变的生物学行为有别于其他部位的上皮内癌或原位癌。基于此特点，我们在 1998 年提出了子宫内膜表面癌（uterine surface carcinoma，USC）的概念[32]。之后

Wheeler 等[33]提出子宫微小浆液性癌（指小于 1cm 的 SEIC）的术语，再次强调 SEIC 不是传统意义上的原位癌。现在已知，SEIC 尽管没有肌层浸润，但已经超越癌前病变范畴，是具有侵袭能力的子宫内膜浆液性癌的特殊形式。

SEIC 和 ESC 通常起源于良性萎缩性子宫内膜，过去一直认为这种转变是直接发生的，郑文新等提出了“静止内膜—子宫内膜腺体异型增生（EmGD）—SEIC—ESC”这一新的 USC 发生模型，并将 EmGD 作为静止的良性腺体和 SEIC 之间的过渡类型，并且认为 EmGD 可能是 USC 发生过程中最早的形态学上可识别的上皮内病变，是真正意义上的癌前病变。EmGD 诊断特点为子宫内膜腺体上皮细胞具有异型性，但其异型程度低于 SEIC[34-36]，弥补了长期以来找不到 ESC 癌前病变的缺陷。EmGD 作为 ESC 的癌前病变已获得越来越多的认同，并延伸至对子宫内膜透明细胞癌相关癌前病变的认识中[34]。有关 ESC 的谱系性病变见表 17-6。

表 17-6　子宫内膜浆液性癌的病变谱系

术语	含义
腺体异型增生（EmGD）	浆液性癌的癌前病变
浆液性上皮内癌（SEIC）	浆液性癌的早期形式
浆液性癌（ESC）	浆液性癌

二、子宫内膜腺体异型增生

子宫内膜腺体异型增生（endometrial glandular dysplasia，EmGD）最早被正式提出于 2004 年[35]，这个开创性的报道对 SEIC、子宫内膜浆液性癌及子宫内膜样癌周边的内膜腺体进行了详细的研究，发现在 53% 的 ESC 和 1.7% 的子宫内膜样癌标本中有细胞学异型性的不典型腺体，进一步研究发现这些腺体与 ESC 的发生与发展有密切关联，EmGD 的概念由此被提出。EmGD 在形态学上可分为浆液性和透明细胞两种类型（见下文）。在不指明的情况下，EmGD 是指浆液性病变，本部分主要对此进行描述。

【定义】

EmGD 为 ESC 的癌前病变，表现为上皮细胞异型增生，但核的异型程度低于 SEIC，为非侵袭性病变。EmGD 病变常见于 ESC 中，如在内膜活检中发现 EmGD，提示有发展为 ESC 的风险。

【临床特征】

EmGD 平均年龄为 65 岁（57～79 岁）[35]，其发生与雌激素过度刺激无关，但可发生于单一雌激素或雌孕激素联合替代治疗的妇女。患者通常缺乏特异性临床症状，多数在细胞学涂片时发现有异常腺细胞，或内膜活检时在内膜息肉中见 EmGD 改变。绝经后阴道出血少见，这一点与 EIN 或内膜增生不同。EmGD 的危险因素尚未阐明，根据我们已有的认识，既往乳腺癌及盆腔浆液性癌病史可能是高危因素之一。*BRCA* 基因突变与乳腺癌及 ESC 密切相关[37]，激素替代治疗对 EmGD 发生的影响尚不明确。

【大体病理学】

绝大多数 EmGD 病变肉眼见不到，常与 ESC 和（或）SEIC 并存，主要见于其周边区域。不伴有 ESC 或 SEIC 时，EmGD 可出现在大体无特殊表现的内膜息肉中。可见，彻底全面的病理取材尤为关键。

【组织病理学】

1. 细胞形态　EmGD 病变以腺上皮出现细胞异型性为特征，低倍镜下扫视通常难以做出正确判断，需要通过高倍镜下观察确定。其上皮细胞呈立方形或多边形，偶见柱形细胞或鞋钉样细胞，核呈卵圆形或圆形。大多为单层排列，偶有复层或假复层。伴有一定程度的细胞异型性，细胞增大至正常背景上皮细胞的 2～3 倍，染色质丰富，但细胞核大小与浓染程度均不及 SEIC。核仁可见，但常不突出。细胞核重叠时，部分细胞可出现极性消失。核分裂象及凋亡小体少见。

2. 生长方式　EmGD 表现多种生长方式：①表面型，位于内膜表面；②腺样型，以单个腺体或多个腺体成簇出现；③乳头状结构，表面被覆 EmGD 细胞，有纤细的纤维血管轴心；④累及息肉，位于息肉表面或腺体中。EmGD 通常与 SEIC 或 ESC 并存，在切除的子宫标本中，常可见到从良性静止期内膜到 EmGD，或从 EmGD 到 SEIC 的过渡。无论何种生长方式，只要符合上述细胞学标准，就可诊断为 EmGD，对病变范围没有限制。其镜下典型特征见图 17-22～图 17-27。与 AEH/EIN 不同，EmGD 没有大小的限制，可以仅为单个腺体，或者是弥漫性增生性病变。

需要注意的是，尽管 EmGD 病变多见于老年妇女，但并不一定均发生于萎缩性内膜，也可出现于增殖期内膜，甚至个别增生症的背景中。因此，我们提出静止期内膜的概念，包括萎缩性内膜、轻度增生内膜及增殖期内膜，这对实践有帮助，也就是说诊断 EmGD 不一定非在萎缩性内膜背景中做出，这点与 ESC 的诊断类似。

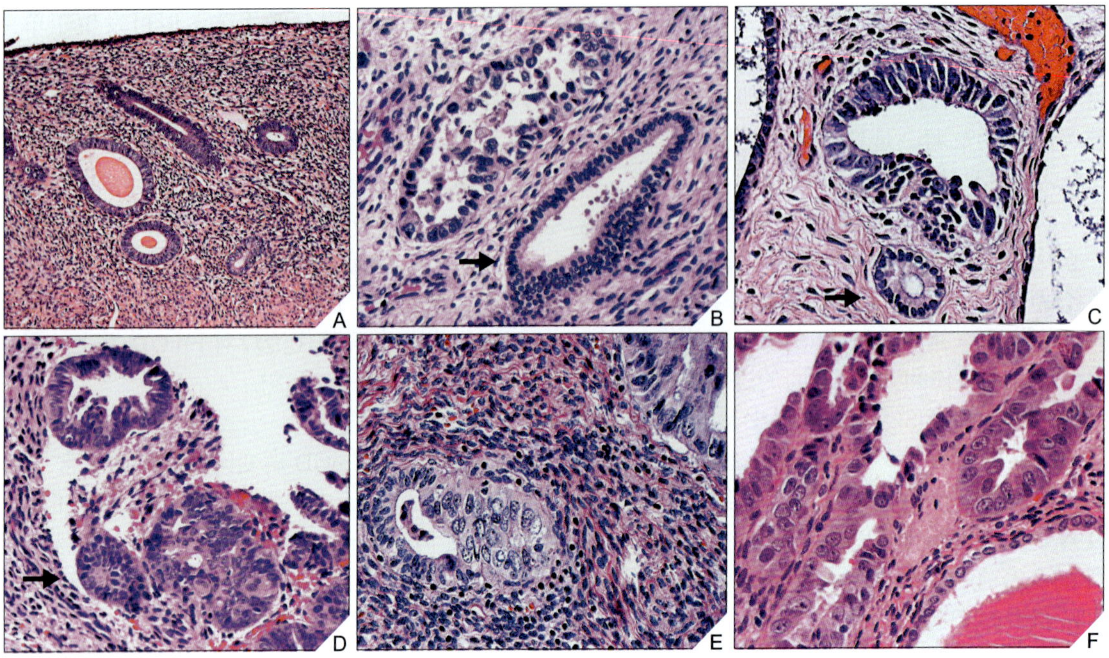

图 17-22　EmGD、SEIC 及背景内膜的比较

背景中基本正常的内膜腺体（A）；EmGD（B～E）的腺体不同于残存的正常腺体（箭头）；SEIC 的腺体有显著核异型性（F）

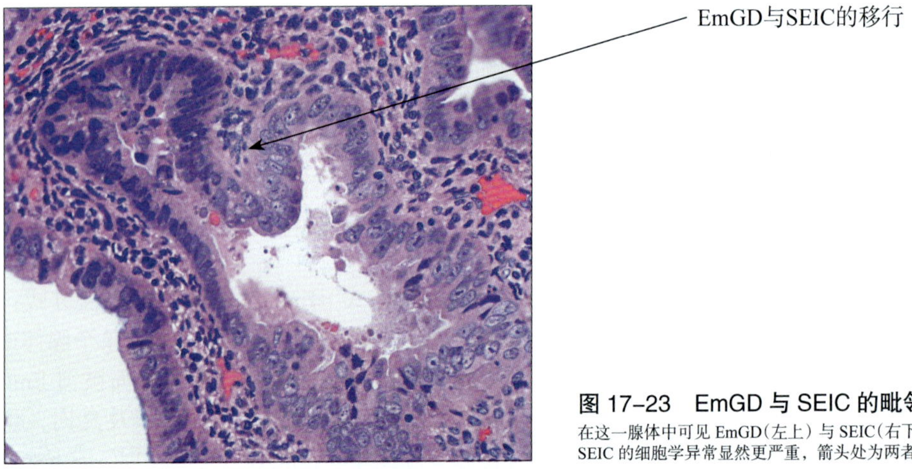

图 17-23　EmGD 与 SEIC 的毗邻关系

在这一腺体中可见 EmGD(左上）与 SEIC(右下）病变，SEIC 的细胞学异常显然更严重，箭头处为两者的分界

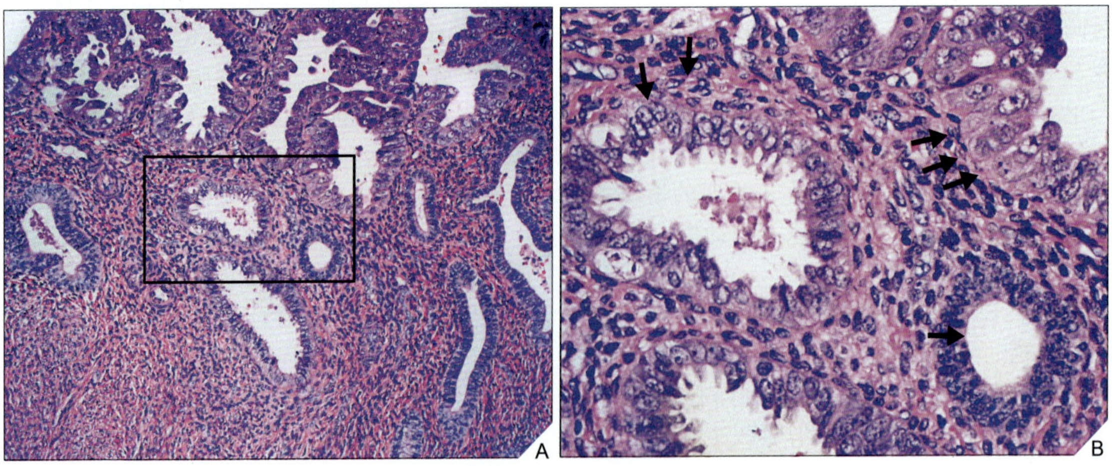

图 17-24　EmGD 和 SEIC 与背景内膜的关系

SEIC 位于上部，EmGD 腺体位于中间，残存内膜在边缘（A）；放大显示残存良性内膜（单箭头）、EmGD（双箭头）及 SEIC（三箭头）(B)

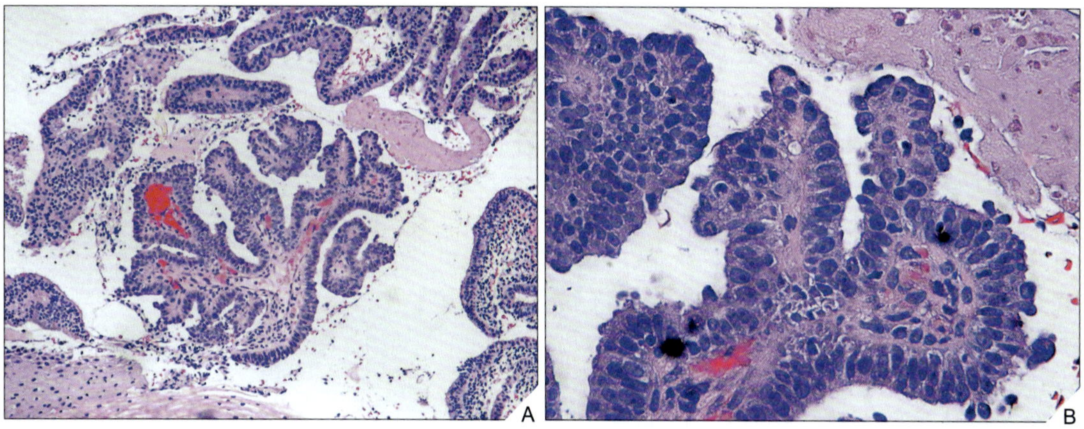

图 17-25　EmGD 伴乳头状生长

EmGD 上皮衬覆在乳头表面，细胞核增大并深染，伴有细胞异型性（A，B），放大后基本呈单层排列，保留一定的极性（B），表明未到明显恶性的程度

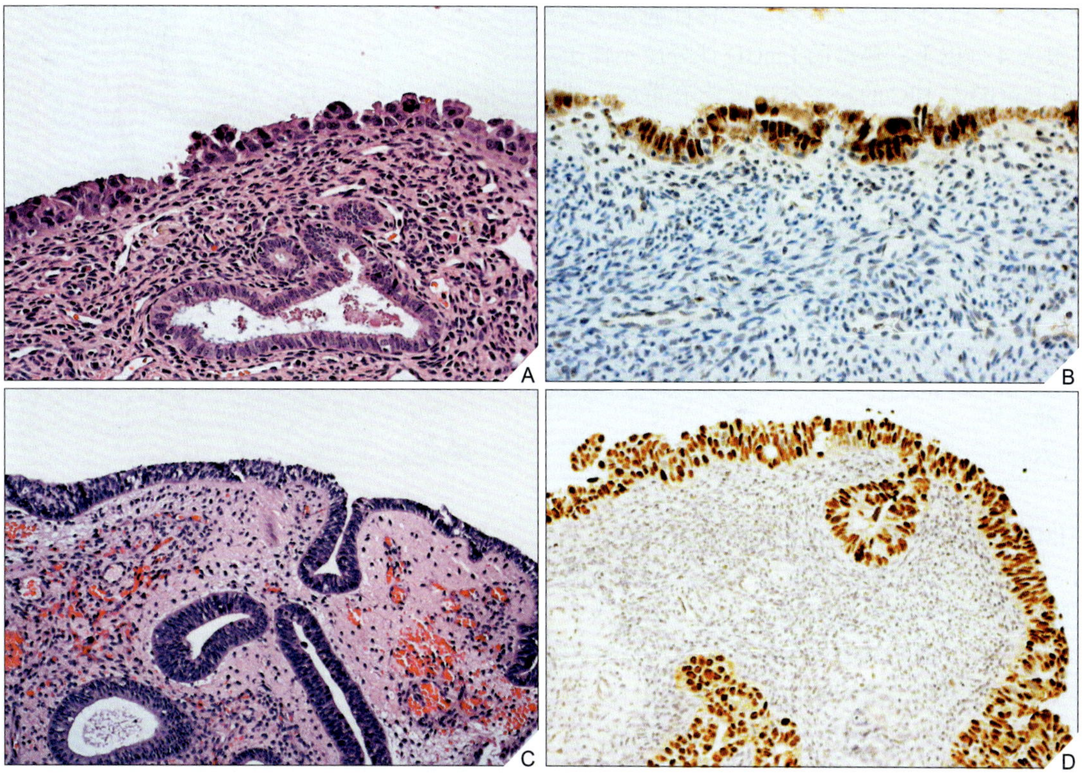

图 17-26　EmGD 的形态与 p53 染色

EmGD 位于内膜表面（A，B）和累及表面上皮与腺体（C，D），p53 染色弥漫阳性，评分 >5 分（B，D）

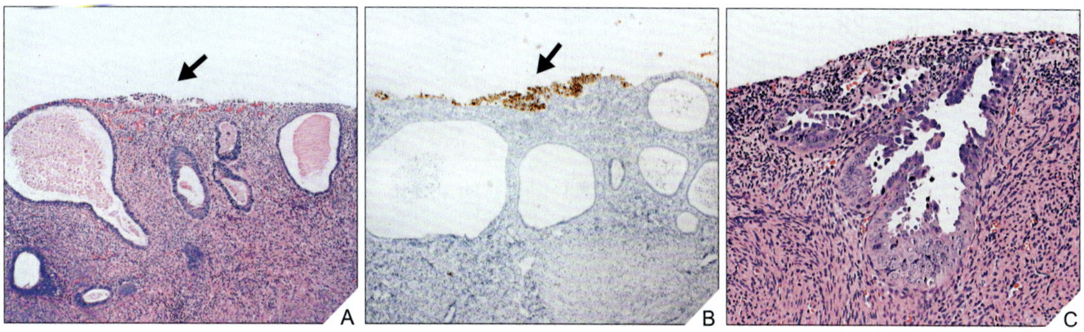

图 17-27　EmGD 及其临床进展

患者 69 岁，活检发现 EmGD 累及内膜息肉（A），p53 染色呈弥漫阳性（B）；18 个月后子宫切除证实进展为 SEIC（C）

【免疫组化】

1. p53　ESC是*p53*基因突变率最高的恶性肿瘤之一。高达90%的ESC及近50%的EmGD存在*p53*基因突变及p53蛋白表达增加。因此，p53免疫组化染色有助于诊断ESC及其癌前病变，可常规用于EmGD与形态相似的良性病变的鉴别。

由于p53在诊断EmGD中具有特殊价值，笔者对p53表达制订了量化的评分系统（表17-7）。该系统采用阳性细胞比例、染色强度和染色异质性3个参数评估p53蛋白过表达程度。染色异质性是指阳性细胞的分布情况，若为弥散性（>50%），则评为3分，局灶性（<25%）为1分，两者之间为2分。3个参数的相应得分相加，即得到最终评分[38]。该评分系统的生物学基础是有无*p53*突变，良性病变无突变，一般为4分以下；典型的EmGD评分应不低于5分，但EmGD与EIC的p53表达可能有重叠，达到7分或7分以上的EmGD大多有*p53*基因突变（图17-26～图17-28）。

表17-7　p53免疫组化染色评分系统

评分	阳性细胞比例（%）	染色强度	染色异质性
0	<10	—	—
1	10～25	弱	明显
2	26～50	中	中等
3	>50	强	轻微

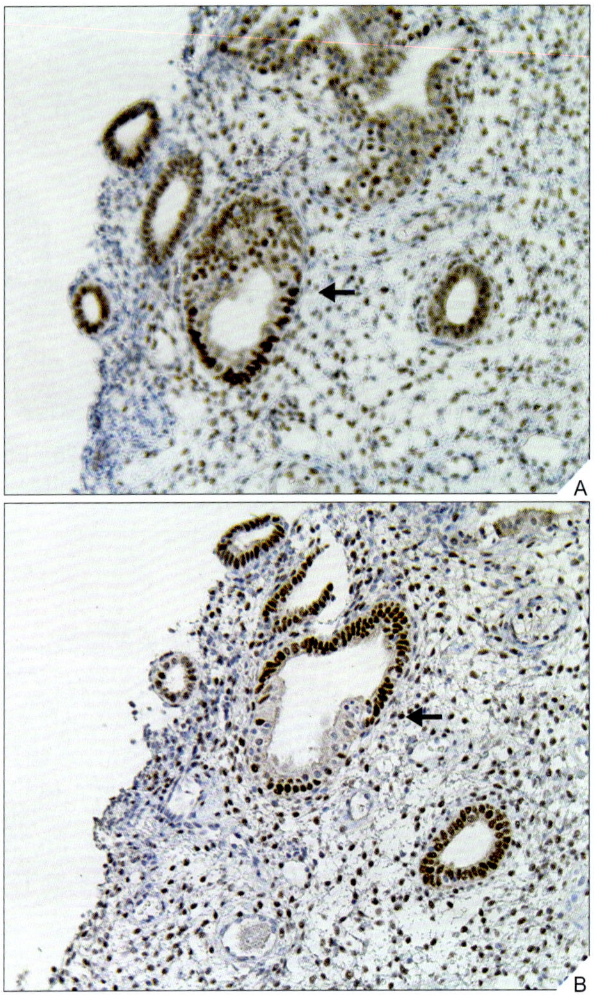

图17-28　EmGD的p53与ER表达

EmGD病变累及一半内膜腺体（箭头），显示p53阳性（A），ER阴性（B）

2. IMP3　IMP3（胰岛素样生长因子Ⅱ mRNA结合蛋白3）主要在胚胎组织中表达，在成人仅见于胎盘及性腺，而其他正常良性组织中不表达[39]。笔者曾报道14%（3/21）的EmGD、89%（16/18）的SEIC和94%（48/51）的浆液性癌中IMP3表达阳性[40]。而35例EIN无一表达，子宫内膜样癌中仅7%（5/70）表达阳性。由此可见，IMP3是ESC发生中的早期事件，并与其恶性生物学行为有关，在ESC及其癌前病变诊断中有一定价值（图17-29）。

3. ER与PR　ER与PR在ESC中表达缺失，在EmGD中表达水平也降低，PR降低尤为显著[41]（图17-28），可用于ESC癌前病变的辅助诊断。

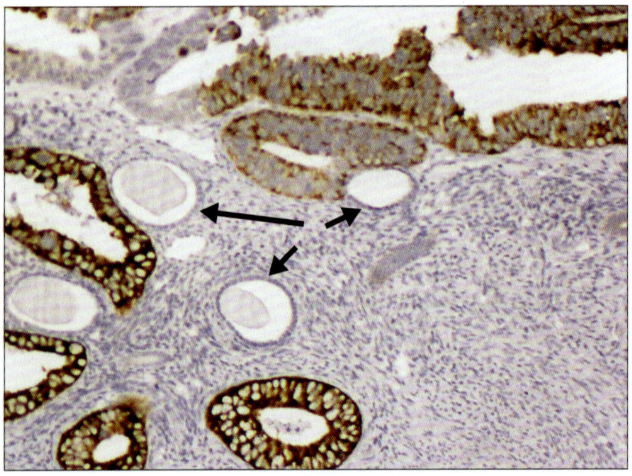

图17-29　EmGD（左下角）及SEIC的IMP3表达

可见细胞质强阳性，而残存内膜IMP3阴性（箭头）

【基因特征】

EmGD的发生与*P53*突变相关。笔者的研究表明43%的EmGD、72%的浆液性上皮内癌及96%的SEIC存在*TP53*突变[32]。同时，*TP53*的染色体区域及染色体1p失去杂合度可以分别在31%和18%的EmGD，以及78%和47%同标本的浆液性癌中见到[38]。另外，*TP53*同源基因*Trp53*敲除小鼠模型已经清楚地显示了分别具有EmGD、SEIC和ESC特征的病变[42]。其他基因如*IMP3*和*Nrf2*的改变也可以在EmGD中见到[40, 43]。

【鉴别诊断】

EmGD 主要应与良性反应性改变及 SEIC 区分。

1. 良性内膜病变　良性反应性改变在刮宫后子宫内膜修复过程中很常见，如乳头状合胞体化生、输卵管（纤毛细胞）化生、嗜酸性化生、鞋钉样及透明细胞化生。判断是化生还是肿瘤性改变常是做出正确诊断中的一个挑战。根据笔者的经验，内膜反应性或化生性的腺上皮主要为细胞质变化，一般不会出现类似 EmGD 的核改变，其细胞异型性较小，邻近内膜常能看到出血或崩解的表现。难以诊断时，p53（图 17-30）、ER、PR、IMP3、Ki-67 等免疫染色有助于鉴别诊断。

2. SEIC　常与 EmGD 同时存在，两者的鉴别要点是核异型性程度。前者核异型性更为显著，与 ESC 细胞相似，且核分裂象多见。主要的形态学鉴别要点见表 17-8。

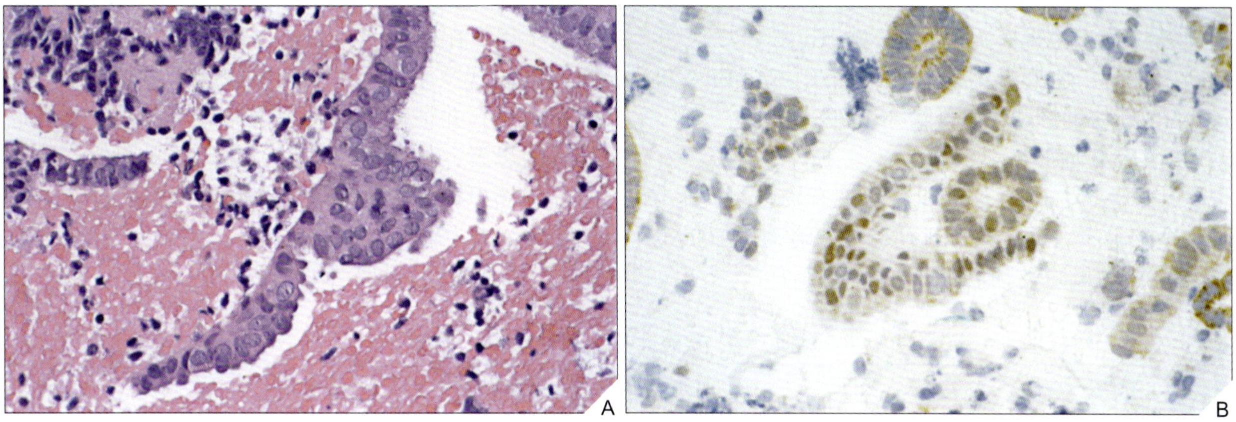

图 17-30　出血伴合胞体化生

合体细胞化生的细胞核轻度异型（A），其 p53 染色野生型表达（染色评分为 3 分，B）

表 17-8　静止内膜、EmGD 及 SEIC 的组织学特征

特征	静止内膜	EmGD	SEIC
细胞体积	正常大小	增大至 2～3 倍	增大至 4～5 倍
细胞极性	完整	部分消失	消失
细胞质	少	较丰富	极丰富
细胞核			
大小	正常大小	增大至 1.5～2 倍	增大至 2～4 倍
复层	无	可有	可有
核深染	轻微	轻度到中度	中度到重度
染色质型	分布均匀	小到中等大小颗粒	大，呈粗块样
形状	矮柱形	细长形	不规则
核仁	无	有，但不突出	突出，如同 ESC 细胞
有丝分裂	无	偶有	常见
凋亡小体	无	常见	显著
生长方式			
表面型	无特殊	常见	常见
单腺体	无特殊	常见	常见
簇状腺体	无	可有	可有
筛状结构	无	无	可有
伴有息肉	可有	常见	常见
组织学背景	静止内膜	静止内膜	静止内膜

注：静止内膜包括萎缩性、弱增殖期和增殖期内膜。

【组织学评估】

有关EmGD的组织学评估尚无统一的模式，根据笔者的经验，EmGD的诊断应综合患者年龄、细胞学改变及与背景内膜腺体的不同点等多方面特征，并需要除外其他良性与恶性病变。通常需要满足表17-9所列各项标准，以保证EmGD诊断的特异性。

应强调的是，对于发现EmGD的标本，必须进一步除外SEIC/ESC，包括通过对活检标本的连续切片，子宫切除标本的全部内膜组织，以及手术切除的其他组织如卵巢和输卵管等，进行每间隔3～5mm的连续切片，检查有无宫内或宫外SEIC/ESC病变。诊断困难时，免疫组化染色如p53、Ki-67、ER、PR及IMP3能协助诊断，以排除SEIC/ESC[32, 39, 41]。

【预后及处理】

1. 预后　EmGD非常少见，现有资料主要来自子宫全切标本，缺少前瞻性研究。笔者对EmGD进展为ESC的风险及预后进行了系统性研究，得出如下结论：EmGD病变发展至SEIC/ESC的时间平均为33个月（16～98个月），患者发生SEIC/ESC的风险较正常对照人群高9倍[36]。未发现EmGD病变与宫外转移相关（郑文新等，未发表的数据），表明其在生物学行为上不同于SEIC，及时发现并在EmGD阶段对病变进行诊断与正确治疗可能阻断ESC发生。

2. 处理　EmGD的临床治疗模式尚无定论。笔者推荐以下策略：对于散发病例，如果内膜活检发现EmGD，应建议患者每3个月行1次阴道超声检查，随访1年。在此期间，如果出现异常阴道出血、内膜增厚或宫颈涂片有不典型腺细胞，需要再次行分段诊刮术，并根据病理发现再作决定。对于有高危因素的患者，如乳腺癌病史，尤其是服用他莫昔芬的乳腺癌患者，应权衡利弊，酌情考虑后行全子宫切除术，术中辅助冰冻切片检查。一旦发现SEIC或ESC，应行全面分期手术。

表17-9　浆液性EmGD的诊断标准

特点	具体表现
年龄	绝大多数为绝经后妇女，55岁以上多见
细胞学及结构改变	有明确的细胞核异型性，但程度低于SEIC；与背景腺体的上皮有区别；缺少复杂的腺体结构及肿瘤间质浸润
病灶与组织学背景	病灶大小不一，多起源于萎缩性、轻度增生及增殖期子宫内膜。内膜增生症中罕见
除外良性病变	具有相似形态学的良性病变：出血或刮宫相关性改变、修复及化生表现和内膜息肉相关改变
除外癌	SEIC具有类似ESC的癌细胞，不是EmGD

第三节　子宫内膜透明细胞癌及其他类型子宫内膜癌的癌前病变

一、子宫内膜透明细胞癌的癌前病变

子宫内膜透明细胞癌的早期与癌前病变未被确定，迄今仅有几组相关研究。2014年Moid和Berezowski[44]首先描述了一种独特的病变，命名为子宫内膜上皮内癌（EIC）透明细胞型。不同于SEIC的是，该例透明细胞型EIC未见内膜间质或肌层浸润及宫外转移，因此有可能为透明细胞癌的癌前病变，但EIC的术语可能会与SEIC的含义混淆。笔者在对透明细胞癌早期与癌前病变的研究中进一步发现，兼有透明细胞形态与细胞学异型性，但异型程度低于癌，且无间质浸润的细胞出现在透明细胞癌的正常背景内膜和相邻组织中，推定这些病变可能代表透明细胞癌的癌前病变，命名其为透明细胞EmGD（clear cell EmGD）[34]。

透明细胞EmGD病灶可能累及单个或多个腺体及表层上皮。病变上皮细胞具有透明或嗜伊红的细胞质和鞋钉样细胞核，并伴有不同程度的细胞核异型性。这些变化被进一步按照程度的不同进行评分[34]。细胞核增大（2～3倍于静止期内膜腺体上皮细胞核）为1级。异型程度类似透明细胞癌3级，包括显著的大小不等，并见核仁。细胞异型性介于1级、3级之间，为2级。核分裂象在1～2级病变中少见，在3级病变中易见。基于形态学和癌前病变的概念，3级病变被定义为透明细胞上皮内癌（clear cell EIC），而1～2级病变被定义为透明细胞EmGD。透明细胞EmGD代表性图片见图17-31～图17~34。需要指出的是，迄今为止对EmGD的深入研究仍然有限，特

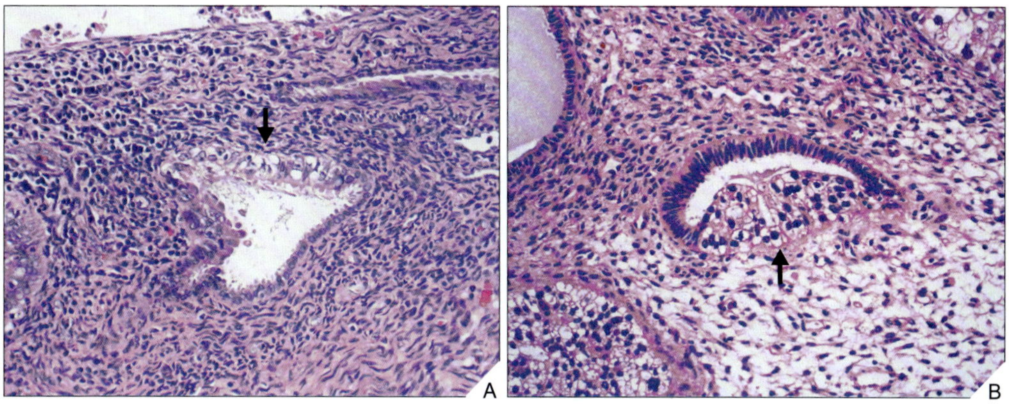

图 17-31　透明细胞 EmGD

此种病变细胞质透明（A，箭头），类似于透明细胞癌。有意思的是，仅累及一半腺体，表明其来源所在（A，B）

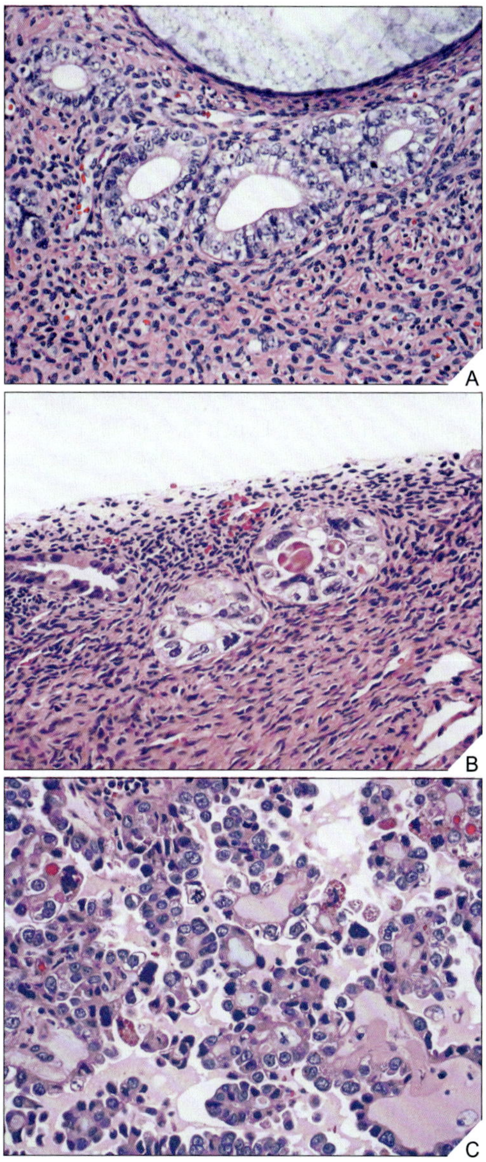

图 17-32　透明细胞 EmGD、透明细胞 EIC 及透明细胞癌

透明细胞 EmGD（A），腺体细胞胞质透明，背景内膜萎缩（箭头）；透明细胞 EIC（B），显示明显的核异型性，与透明细胞癌（C）类似

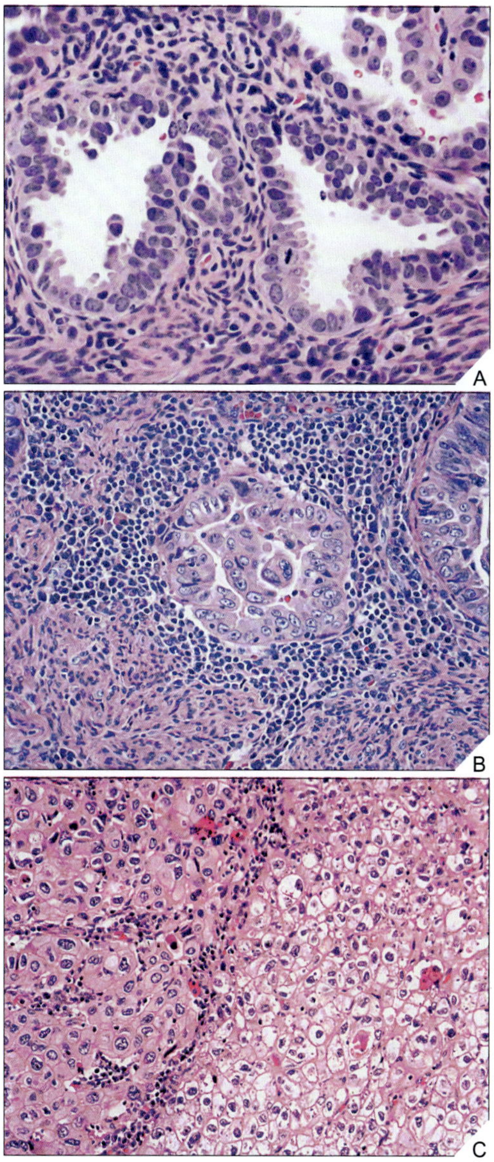

图 17-33　透明细胞 EmGD、透明细胞 EIC 与透明细胞癌

这组病变伴不同程度的嗜酸性细胞质，透明细胞 EmGD（A）、透明细胞 EIC（B）、透明细胞癌（C）

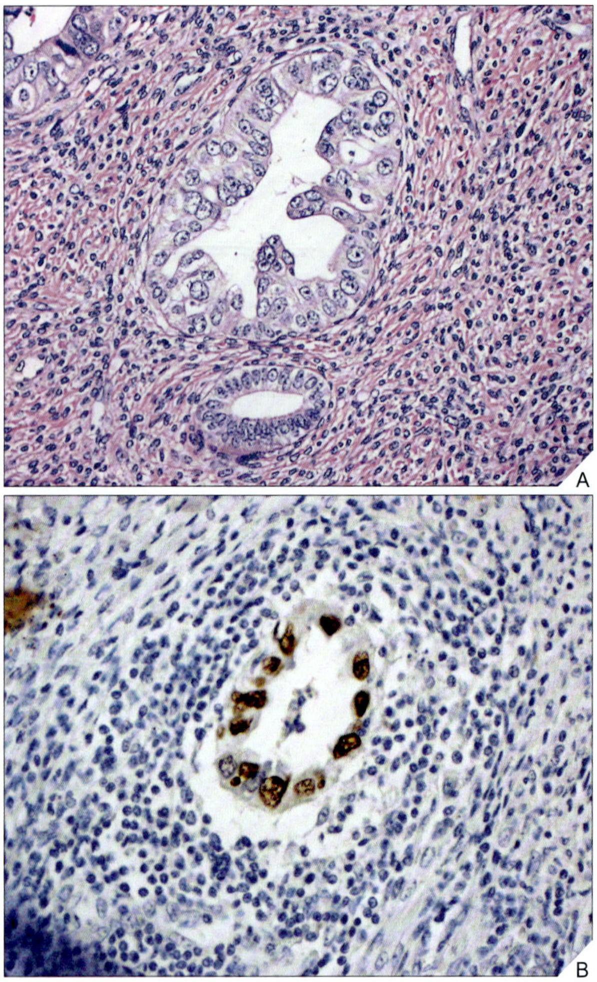

图 17-34 透明细胞 EmGD 的 p53 染色

A. 病变上皮（中）的细胞形态不同于背景腺体（下）；B. 免疫组化 p53 过表达，核强阳性（染色评分为 7 分）

别是其临床表现及是否伴有宫外病变仍然不明。有关 EmGD 的分子基础仍然需要进一步阐明，最近有关子宫内膜癌分子分型的研究表明透明细胞癌为异质性肿瘤，提示其癌前病变也可能存在不同的表现形式。

二、其他类型子宫内膜癌的癌前病变

对于其他类型子宫内膜癌的癌前病变，很少描述，依据现有资料进行简单介绍。

（一）黏液性癌

子宫内膜黏液性癌具有与子宫内膜样癌相同的高危因素，两者的组织形态及生物学行为有很大重叠，因此黏液性癌又被视为子宫内膜样癌的变异形态。不少黏液性癌伴有内膜增生，子宫内膜不典型增生与子宫内膜样上皮内瘤变同样是黏液性癌的癌前病变，而内膜腺体异型增生（EmGD）则不见于该类型癌。

（二）未分化癌与去分化癌

未分化癌与去分化癌以往被分类为Ⅱ型癌，单纯的未分化癌很少，多数表现为去分化癌，肿瘤中同时可见高分化子宫内膜样癌与未分化癌 2 种成分。尽管肿瘤中有“高度恶性”的未分化成分，但 *p53* 突变仅见于少数病例，相当一部分肿瘤伴有 MMR 表达异常，提示不少肿瘤的发生与 Lynch 综合征相关。未分化癌与去分化癌的背景内膜有多种形态，包括伴有或不伴有内膜增生，推测浆液性癌的癌前病变浆液性 EmGD 即使存在，也不是该组肿瘤主要的癌前病变。但这些都需要深入研究。

（三）Lynch 综合征相关子宫内膜癌

Lynch 综合征相关子宫内膜癌的发生与 *MMR* 基因胚系突变相关，患者伴有遗传性肿瘤易感性，导致不同肿瘤类型发生。多数 Lynch 综合征相关子宫内膜癌为内膜样型，但不一定伴有内膜增生背景，甚至发生在规则排卵与分泌良好的内膜。反之，肿瘤也可出现伴有与经典子宫内膜样癌相同的癌前病变 AH/EIN。笔者最近发现类似的 MMR 蛋白表达缺失可在癌前病变中出现，这提示今后是否有可能从癌前病变开始进行 Lynch 综合征筛查 [12]。

（四）中肾样癌

2020 年 WHO 女性生殖器官肿瘤分类将中肾样腺癌（mesonephric-like adenocarcinoma，MLA）作为子宫内膜癌的亚型 [1，45]。中肾样腺癌与中肾管腺癌（mesonephric adenocarcinoma，MA）在形态学、免疫组化和分子特征等方面都有重叠，仅占子宫内膜癌的 1%[46]。目前认为中肾管腺癌起源于中肾管，常发生于宫颈和阴道，与中肾管残余和中肾管增生有关，在肿瘤组织周围可发现中肾管残迹，而中肾样腺癌肿瘤组织周围则未发现，同时中肾样腺癌在子宫常可伴发子宫内膜增生、子宫内膜不典型增生和低级别子宫内膜样癌等。因此，子宫内膜的中肾样腺癌可能来自子宫内膜，并向肌层累及 [45，46]。

三、未来方向

最近发布的子宫内膜癌基因分型不仅在很大程度上改变了以往有关子宫内膜癌的认识，还对重新认识其癌前病变有很好的启示。激素依赖性（hormone dependent）与非激素依赖性（hormone independent/non-hormone dependent）已不再是衡量内膜增生性病变的唯一标尺，有关子宫内膜癌癌前病变需要进行更加深入的研究，如传统内膜增生、AEH/EIN 的基因改变、Lynch 综合征相关子宫内膜癌的前期病变、新近发现的 *POLE* 超突变型子宫内膜癌的前期病变及不同分子亚型子宫内膜癌的前期病变有何不同等都是未来需要重点研究的内容。另外，AEH/EIN 潜在生物标志物的系统评价及最佳组合的选择，下一代测序技术（NGS）及人工智能在 AEH/EIN 诊断上的应用同样值得我们关注。

参·考·文·献

[1] WHO.WHO classification of Tumors of female Reproductive Organs[M]. Lyon: International Agency for Research on Cancer, 2020.

[2] Chang R J, Rivera-Colon G, Chen H, et al. Navigating through perplex morphologic changes after exogenous hormone usage[J]. Semin Diagn Pathol, 2022, 39(3): 148-158.

[3] Mutter G L, Ince T A, Baak J P, et al. Molecular identification of latent precancers in histologically normal endometrium[J]. Cancer Res, 2001, 61(11): 4311-4314.

[4] Aguilar M, Chen H, Rivera-Colon G, et al. Reliable identification of endometrial precancers through combined Pax2, β-catenin, and pten immunohistochemistry[J]. Am J Surg Pathol, 2022, 46(3): 404-414.

[5] Niu S, Molberg K, Castrillon D H, et al. Biomarkers in the diagnosis of endometrial precancers. Molecular characteristics, candidate immunohistochemical markers, and promising results of three-marker panel: current status and future directions[J]. Cancers (Basel), 2024, 16(6): 1159.

[6] Quick C M, Laury A R, Monte N M, et al. Utility of PAX2 as a marker for diagnosis of endometrial intraepithelial neoplasia[J]. Am J Clin Pathol, 2012, 138(5): 678-684.

[7] Prip C M, Stentebjerg M, Bennetsen M H, et al. Risk of atypical hyperplasia and endometrial carcinoma after initial diagnosis of non-atypical endometrial hyperplasia: a long-term follow-up study[J]. PLoS One, 2022, 17(4): e0266339.

[8] Lacey J V J, Ioffe O B, Ronnett B M, et al. Endometrial carcinoma risk among women diagnosed with endometrial hyperplasia: the 34-year experience in a large health plan[J]. Br J Cancer, 2008, 98(1): 45-53.

[9] Lacey J V J, Sherman M E, Rush B B, et al. Absolute risk of endometrial carcinoma during 20-year follow-up among women with endometrial hyperplasia[J]. J Clin Oncol, 2010, 28(5): 788-792.

[10] Russo M, Broach J, Sheldon K, et al. Clonal evolution in paired endometrial intraepithelial neoplasia/atypical hyperplasia and endometrioid adenocarcinoma[J]. Hum Pathol, 2017, 67: 69-77.

[11] Bostancı E, Durmuş Y, Duru Çöteli A S, et al. Outcomes of the conservative management of the patients with endometrial intraepithelial neoplasia/endometrial cancer: Wait or treat![J]. Turk J Med Sci, 2021, 51(4): 2066-2072.

[12] Lucas E, Chen H, Molberg K, et al. Mismatch repair protein expression in endometrioid intraepithelial neoplasia/atypical hyperplasia: should we screen for lynch syndrome in precancerous lesions[J]. Int J Gynecol Pathol, 2019, 38(6): 533-542.

[13] Hendricks L A J, Hoogerbrugge N, Schuurs-Hoeijmakers J H M, et al. A review on age-related cancer risks in PTEN hamartoma tumor syndrome[J]. Clin Genet, 2021, 99(2): 219-225.

[14] Alzaabi A, Alamri H, Alajmi G, et al. Endometrial surveillance in tamoxifen and letrozole treated breast cancer patients[J]. Cureus, 2021, 13(11): e20030.

[15] Parra-Herran CE, Monte NM, Mutter GL. Endometrial intraepithelial neoplasia with secretory differentiation: diagnostic features and underlying mechanisms[J]. Mod Pathol, 2013; 26(6): 868-873.

[16] Lax S F. Precursor lesions of endometrial carcinoma[J]. Pathologe, 2019, 40(1): 13-20.

[17] Lucas E, Niu S, Aguilar M, et al. Utility of a PAX2, PTEN, and β-catenin panel in the diagnosis of atypical hyperplasia/endometrioid intraepithelial neoplasia in endometrial polyps[J]. Am J Surg Pathol, 2023, 47(9): 1019-1026.

[18] Guo D, Li L, Zhang H, et al. Pathologic assessment and clinical impacts for endometrial cancer and precursors after progestin treatment[J]. Zhonghua Bing Li Xue Za Zhi, 2015, 44(3): 216-220.

[19] 中华医学会妇产科分会病理学组, 中华医学会病理学分会女性生殖系统疾病病理学组（协作组）, 中国研究型医院学会超微与分子病理学分会妇儿学组.子宫内膜癌保育治疗前后病理评估专家共识[J]. 中华病理学杂志, 2022, 51(11): 1110-1114.

[20] Chen H, Lucas E, Strickland A L, et al. Specific biomarker expression patterns in the diagnosis of residual and recurrent endometrial precancers after progestin treatment: a longitudinal study[J]. Am J Surg Pathol, 2020, 44(10): 1429-1439.

[21] Wheeler D T, Bristow R E, Kurman R J. Histologic alterations in endometrial hyperplasia and well-differentiated carcinoma treated with progestins[J]. Am J Surg Patholy, 2007, 31(7): 988-998.

[22] Lv M, Chen P, Bai M, et al. Progestin resistance and corresponding management of abnormal endometrial hyperplasia and endometrial carcinoma[J]. Cancers (Basel), 2022, 14(24): 6210.

[23] Aguilar M, Chen H, Sahoo S S, et al. β-catenin, Pax2, and pten panel identifies precancers among histologically subdiagnostic endometrial lesions[J]. Am J Surg Pathol, 2023, 47(5): 618-629.

[24] Mutter G L, Baak J P, Crum C P, et al. Endometrial precancer diagnosis by histopathology, clonal analysis, and computerized morphometry[J]. J Pathol, 2000, 190(4): 462-469.

[25] Niu S, Lucas E, Molberg K, et al. Morules but not squamous differentiation are a reliable indicator of CTNNB1 (β-catenin) mutations in endometrial carcinoma and precancers[J]. Am J Surg Pathol, 2022, 46(10): 1447-1455.

[26] Ip P P, Irving J A, McCluggage W G, et al. Papillary proliferation of the endometrium: a clinicopathologic study of 59 cases of simple and complex papillae without cytologic atypia[J]. Am J Surg Pathol,2013, 37(2): 167-177.

[27] Park C K, Yoon G, Cho Y A, et al. Clinicopathological and immunohistochemical characterization of papillary proliferation of the endometrium: a single institutional experience[J]. Oncotarget, 2016, 7(26): 39197-39206.

[28] Yoo S H, Park B H, Choi J, et al. Papillary mucinous Metaplasia of the endometrium as a possible precursor of endometrial mucinous adenocarcinoma[J]. Mod Pathol, 2012, 25(11): 1496-1507.

[29] Stewart C J R, Bigby S, Giardina T, et al. An immunohistochemical and molecular analysis of papillary proliferation of the endometrium[J]. Pathology, 2018, 50(3): 286-292.

[30] Carcangiu M L, Tan L K, Chambers J T. Stage ⅠA uterine serous carcinoma: a study of 13 cases[J]. Am J Surg Pathol, 1997, 21(12): 1507-1514.

[31] Yadav S, Agarwal A, Mokal S, et al. Serous endometrial intraepithelial carcinoma: a clinico-pathological study of 48 cases and its association with endometrial polyps - A tertiary care oncology centre experience[J]. Eur J Obstet Gynecol Reprod Biol, 2021, 264: 168-172.

[32] Zheng W, Khurana R, Farahmand S, et al. p53 immunostaining as a significant adjunct diagnostic method for uterine surface carcinoma: precursor of uterine papillary serous carcinoma[J]. Am J Surg Pathol, 1998, 22(12): 1463-1473.

[33] Wheeler D T, Bell K A, Kurman R J, et al. Minimal uterine serous carcinoma: diagnosis and clinicopathologic correlation[J]. Am J Surg Pathol, 2000, 24(6): 797-806.

[34] Fadare O,Zheng W.Endometrial Glandular Dysplasia (EmGD): morphologically and biologically distinctive putative precursor lesions of Type Ⅱ endometrial cancers[J]. Diagn Pathol, 2008, 3: 6.

[35] Zheng W, Liang S X, Yu H, et al. Endometrial glandular dysplasia: a newly defined precursor lesion of uterine papillary serous carcinoma. part Ⅰ: morphologic features[J]. Int J Surg Pathol, 2004, 12(3): 207-223.

[36] Zheng W, Liang SX, Yi X, et al. Occurrence of endometrial glandular dysplasia precedes uterine papillary serous carcinoma[J]. Int J Gynecol Pathol, 2007, 26(1): 38-52.

[37] Wallbillich J J, Morris R T, Ali-Fehmi R. Comparing mutation frequencies for homologous recombination genes in uterine serous and high-grade serous ovarian carcinomas: a case for homologous recombination deficiency testing in uterine serous carcinoma[J]. Gynecol Oncol, 2020, 159(2): 381-386.

[38] Ishida M, Iwai M, Yoshida K, et al. Clear cell adenocarcinoma present exclusively within endometrial polyp: report of two cases[J].Int J Clin Exp Pathol, 2014, 7(4): 1757-1763.

[39] Zaidi A, Gupta P, Gupta N, et al. Role of immunohistochemistry to distinguish grade 3 endometrioid carcinoma and uterine serous carcinoma[J].Appl Immunohistochem Mol Morphol, 2020, 28(1): 42-48.

[40] Zheng W, Yi X, Fadare O, et al. The oncofetal protein IMP3: a novel biomarker for endometrial serous carcinoma[J]. Am J Surg Pathol, 2008, 32(2): 304-315.

[41] Zhi W, Zhan Y, He C, et al. Distinct histological and clinical features associated with pure uterine serous carcinoma: a single institution experience[J]. Ann Diagn Pathol, 2023, 66: 152173.

[42] Jia L, Liu Y, Yi X, et al. Endometrial glandular dysplasia with frequent p53 gene mutation: a genetic evidence supporting its precancer nature for endometrial serous carcinoma[J]. Clin Cancer Res, 2008, 14(8): 2263-2269.

[43] Chen N, Yi X, Abushahin N, et al. Nrf2 expression in endometrial serous carcinomas and its precancers[J]. Int J Clin Exp Pathol, 2010, 4(1): 85-96.

[44] Moid F, Berezowski K.Pathologic quiz case: a 70-year-old woman with postmenopausal bleeding[J]. Arch Pathol Lab Med, 2004, 128(11): e157-e158.

[45] Cree I A, White V A, Indave B I, et al. Revising the WHO classification: female genital tract tumours[J]. Histopathology, 2020, 76(1): 151-156.

[46] Pors J, Segura S, Chiu D S, et al. Clinicopathologic characteristics of mesonephric adenocarcinomas and mesonephric-like adenocarcinomas in the gynecologic tract: a multi-institutional study[J]. Am J Surg Pathol, 2021, 45(4): 498-506.

第十八章

子宫内膜癌

Endometrial carcinoma

朱慧庭　于　静　郑文新（Wenxin Zheng）

子宫内膜癌（endometrial carcinoma，EC）是女性生殖道最常见的恶性肿瘤之一，含有多种组织类型，但主要归类为两大类型，即子宫内膜样癌（endometrioid endometrial carcinoma，EEC）和非子宫内膜样癌（non-endometrioid endometrial carcinoma，NEEC），生物学表现有很大差异。近十年来的分子生物学研究使对子宫内膜癌的认识取得了重大进展，传统的激素依赖性理论与Ⅰ型和Ⅱ型子宫内膜癌概念已跟不上临床实践的需求。可以说子宫内膜癌是一组正在被重新认识的肿瘤。目前推荐对子宫内膜癌采用低级别和高级别二元分级，癌肉瘤成为高级别子宫内膜癌的一种亚型。并且还纳入了“新”的肿瘤类型，如鳞状细胞癌、中肾管腺癌和中肾样腺癌、胃 / 肠型黏液性癌及毛母质样高级别内膜样癌等。本章将结合新进展与实践中的具体问题对子宫内膜癌流行病学和危险因素、分子遗传特征、临床表现、病理学表现、辅助检查、鉴别诊断、预后、管理、分期和术中评估等问题进行阐述。与第二版相比，本章笔者对子宫内膜癌的相关内容进行了大量的调整和更新。

第一节　低级别子宫内膜癌

一、概述

（一）定义

子宫内膜样癌（EEC）是一种恶性上皮性肿瘤，表现为不同比例的腺状、乳头状和实体结构，肿瘤细胞表现为子宫内膜样分化。EEC 是最常见的子宫内膜癌亚型，占所有子宫内膜癌的 75%～80%。低级别子宫内膜癌（low-grade endometrial carcinoma，LGEC）是指非鳞状实性区 ≤ 50% 的 EEC，包括 FIGO 1 级（G1，实性区 ≤ 5%）和 FIGO 2 级（G2，实性区

6%～50%)，以及具有多种独特的细胞学和（或）结构特征的形态学变异。

（二）分类、术语和对子宫内膜癌认知的历史沿革

子宫内膜癌为异质性肿瘤，50多年前基于对雌激素与子宫内膜癌发生之间关系的密切认识，将其分为激素依赖性肿瘤与非激素依赖性肿瘤。1983年Bokhman 提出了著名的子宫内膜癌二元发生模式[1]，其中Ⅰ型癌为激素依赖性肿瘤，通常伴有肥胖、高脂血症及与高雌激素相关的临床表现，对孕激素高度敏感，预后大多良好。Ⅱ型癌为非激素依赖性肿瘤，缺少与雌激素相关的临床症状，预后不佳。EEC与浆液性癌分别为Ⅰ型癌与Ⅱ型癌的典型代表。

二元论建立在子宫内膜癌不同起源与临床病理表现的基础上，强调肿瘤类型与生物学行为的内在联系，在前三十多年中成为阐释子宫内膜癌发生的主导理论，但以此对子宫内膜癌进行划分或诠释存在明显不足，无法体现子宫内膜癌在临床特征、组织形态、分子和遗传学方面的真正异质性，因此难以应用到临床实践中，因而已被摒弃。近年来自多学科的综合性研究与高通量（high throughput）的分子生物学研究，尤其是人类癌症基因组图谱（TCGA）研究结果发布后，分子遗传学的发现已经加速，从新的视角描述子宫内膜癌，对传统子宫内膜癌理论进行了重要修正与补充。

1. 激素代谢失常可能涉及各型子宫内膜癌　流行病学的大样本研究显示，由于现在女性人群更多使用激素，加上内分泌失常的患者较30年前明显增加，肥胖与糖尿病等激素失常可能在各型子宫内膜癌中都扮演着重要角色。这些高危因素或伴发疾病虽主要出现在EEC，也见于部分NEEC，以往将NEEC描述为与激素影响完全无关不准确。另外，雌激素刺激也不是EEC发生的必备条件，如与Lynch综合征相关的EEC可在没有明显雌激素刺激的情况下发生。

2. 子宫内膜癌远较以往认识的复杂　子宫内膜癌具有高度异质性，EEC与NEEC间存在重叠或交叉，组织学上的同型肿瘤可能并非真正的同质性肿瘤。例如，少数浆液性癌缺少深肌层浸润，临床表现类似EEC，也可伴有与EEC相似的分子异常（*PIK3CA*与*PTEN*突变）。*TP53*突变不仅见于浆液性癌，也可见于不少典型的EEC。而同为内膜样癌3级（G3 EEC）或透明细胞癌的肿瘤，可表现完全不同的分子特征与生物学行为。这些现象需要更好的认知来诠释。

3. 子宫内膜癌组织学分类的局限性　子宫内膜癌组织学分类至今仍是病理诊断中最重要的组成及患者预后分层的主要依据，然而，由于诊断标准不够详细，没有采用统一的诊断标准，1/3的肿瘤在形态上含糊不清，具有结构及细胞学的不同形态变异，本质上难以分类，使10%～20%的子宫内膜癌组织学分类在妇科病理医生之间存在分歧，在高级别癌中甚至达26%～37%[2]。此外，即使组织学分类相同，患者之间的临床疗效差异也较大。因此传统的子宫内膜癌组织学分类不能精准地指导患者个体化治疗及预后评估。子宫内膜癌的病理诊断中关键考虑应该是识别G3 EEC和任何其他可能对患者预后产生不利影响的高级别成分的存在，EEC分为低级别和高级别，NEEC如浆液性癌、透明细胞癌及一些新的子宫内膜癌类型都被归入高级别恶性肿瘤，大量研究证明，采用二级分类系统具有预后价值，并且具有更高的可重复性[3-5]。

4. 分子分型　是近年有关子宫内膜癌研究领域最重要的进展。2013年美国人类癌症基因组（TCGA）项目基于373例肿瘤的分子特征，将子宫内膜癌分为*POLE*超突变型、MSI高突变型、低拷贝数型及高拷贝数型（浆液样）4种亚型。*POLE*超突变型肿瘤为新认识的类型，以*POLE*外显子显性突变为特征，尽管组织学可为高级别，但预后却意外的良好；MSI高突变型肿瘤伴有错配修复（*MMR*）基因胚系突变（Lynch综合征）或散发性*MMR*基因异常（*MLH1*甲基化或*MMR*体细胞突变），组织学主要包括EEC、未分化癌与去分化癌，偶有透明细胞癌和其他类型；低拷贝数型肿瘤主要为传统的EEC；高拷贝数型肿瘤主要为浆液性癌，包括部分高级别EEC。大多数低级别子宫内膜癌属于错配修复缺陷和低拷贝数亚型。分子分型的提出对弥补目前组织学分类系统的不足、提升诊断检测模式、提供靶向治疗依据具有重要意义，受到了高度关注。由于相关分子检测技术尚未普及，许多研究旨在寻找尽可能适用于现有条件的可靠、相对廉价和快速使用的替代性检测方案，将分子分型纳入子宫内膜癌的常规报道。Trans PORTEC[6, 7]和子宫内膜癌前瞻性分子风险分类工具（ProMisE）[8, 9]利用免疫组化技术检测*p53*和MMR替代TP53和MSI检测，尤其后者提出了简化分型方案，得到高度认可，确认了适用于临床的如下4种分子亚型：*POLE*超突变型（POLEmut）、错配修复缺陷型（MMRd）、*p53*突变或异常型（p53abn）、无特定分子谱型（NSMP）。分子分型打破了传统组织学分类的界限，与预后相关性更好。未来将会将分子分型逐渐纳入子宫内膜癌的诊断和预后中，但离普遍应用尚有一段时间。

二、流行病学与高危因素

子宫内膜癌约占女性癌症的7%，占女性生殖系统恶性肿瘤的20%～30%，近20年的发病率约为20世纪70年代早期的2倍，全球范围内的发病率上升，并且具有年轻化趋势。其发病率有种族、地区等差异，北美、北欧地区发病率最高，同时对全球女性特别是低收入人群也造成了重大影响。根据中国国家癌症中心报告，2000～2016年中国子宫体癌发病率也呈上升趋势，2016年发病人数为71 100例，年龄标准化发病率为5.54/10万，死亡人数为17 100例，年龄标准化死亡率为1.51/10万；2020年新发病例数为8万，跃居女性癌症新发病例数前十位。而在北京，子宫体癌为女性癌症发病第五位。山东大学齐鲁医院观察710例子宫内膜癌，平均年龄为54.7岁（25～84岁），其中≤40岁占7.9%，41～50岁20.7%，51～60岁48.2%，>60岁23.2%，高峰年龄为50～60岁，与国外报道一致。子宫内膜癌的发病危险因素范围较广，最主要的是无拮抗性雌激素刺激与遗传因素，当然与子宫内膜癌的组织学类型有关，一些原因不明。

1. 长期无拮抗雌激素刺激　与EEC发生有密切关联，常见的雌激素过度刺激包括初潮早、绝经晚、绝经前月经周期变短、不孕、未经产或产生雌激素的卵巢肿瘤等。合并不育的多囊卵巢综合征（PCOS）患者发生子宫内膜癌的危险约为同龄妇女的4倍，<40岁的年轻子宫内膜癌患者中，19%～25%患有PCOS[10]。

多次足月妊娠、末次生育年龄大、延长哺乳期、联合口服避孕药等可使子宫内膜癌的危险性明显降低。目前对有子宫的绝经后妇女已不建议使用无孕激素拮抗的雌激素替代治疗（estrogen replacement therapy），但可采取联合替代治疗。

2. 遗传因素　高达5%的子宫内膜癌与可遗传的胚系突变（germline mutation）有关。

（1）Lynch综合征（Lynch syndrome，LS）：是遗传相关子宫内膜癌中最常见的风险因素，每400人中就有一人受到影响[11]，具有很高的癌症发生倾向，主要与4种*MMR*基因的胚系突变有关，包括*MLH1*、*MSH2*、*MSH6*及*PSM2*，罕见与*EPCAM*及遗传性*MLH1*启动子甲基化相关。研究表明，约90%的LS相关子宫内膜癌是由*MLH1*及*MSH2*突变所致，突变率分别为50%与40%左右。而单独的*MSH6*突变较少，*PSM2*突变罕见（表18-1），然而*MSH6*突变导致子宫内膜癌患病风险增加26倍。半数以上的*MMR*基因突变为框移突变及无义突变。在分子分型中，这些肿瘤属于MSI高突变型或MMRd组。高分化、分期早的EEC与LS相关，约占子宫内膜癌的2.3%[12]。LS相关子宫内膜癌风险见表18-1。

表18-1　LS相关子宫内膜癌的*MMR*基因突变与子宫内膜癌风险

*MMR*基因	突变率	子宫内膜癌风险
MLH1	24%～40%	54%
MSH2	50%～66%	24%
MSH6	10%～13%	16%～26%
PSM2	极少	不清

患有LS的妇女一生中有25%～60%的概率发生子宫内膜癌，子宫内膜癌是此类患者第二常见的癌，仅次于结肠癌。子宫内膜癌是LS患者中最常见的前哨癌[13]，如果首发癌为子宫内膜癌，则同时发生结肠癌的概率约为50%。因此，在子宫内膜癌患者中筛查和诊断LS对受影响的个体及其亲属非常重要，他们将从遗传咨询和加强监测中受益。

（2）*BRCA1*和*BRCA2*基因突变：研究显示，发生*BRCA*基因突变的妇女患子宫内膜浆液性癌的风险增加[14-16]。但对此存在争议，也有学者认为可能是其他基因改变的结果[17]或与使用他莫昔芬有关。因此，这种情况目前还没有确切的结论。尽管中国妇女*BRCA*基因突变率低，但当我们遇到具有这种病史的患者时，应引起注意，排除浆液性癌或其他NEEC的可能性。

（3）Cowden综合征（Cowden syndrome）：罕见，又称PTEN错构瘤综合征，是由*PTEN*基因胚系突变导致的常染色体显性遗传肿瘤综合征，可以影响多个器官组织，包括子宫、皮肤、乳房、胃肠道、大脑、甲状腺、肾和软组织。患者子宫内膜癌的发病风险明显增加，终生患病风险为5%～10%，在子宫内膜癌中的比例不足1%[18]。更为罕见的是Cowden样综合征（Cowden-like syndrome），肿瘤的发生与琥珀酸脱氢酶或*KLLN*基因突变相关[18]。

3. 其他因素　年龄<50岁与<40岁的患者在子宫内膜癌中分别占15%与5%，大多为肥胖、月经失调及未生育女性。子宫内膜浆液性癌平均发病年龄为65岁，很少发生于55岁以前。发生于55岁以前的患者中不少伴有*BRCA*突变，或存在乳腺癌或卵巢癌病史[19]。乳腺癌病史也是浆液性癌的独立危险因素[20]。

他莫昔芬（tamoxifen，TAM）是非甾体抗雌激素制剂，同时具有弱雌激素样作用。近年来，作为乳腺癌辅助治疗药物之一的TAM应用日渐增多。服用TAM长达2年以上者，子宫内膜癌患病风险是非TAM治疗患者的2.3～7.5倍[21]。TAM增加子宫内膜癌的风险主要见于49岁以上的妇女，而在≤49岁的妇女中不明显。根据笔者的经验，因使用TAM而发生子宫内膜癌的患者更倾向NEEC。使用TAM的患者最常见的内膜病变是内膜息肉。国内的一项研究发现，乳腺癌患者中术后有TAM治疗史者子宫内膜癌的发生率为13.33%，TAM用药时间≥5年及阴道异常出血占比显著高于未病变组[22]。

4. 危险因素的临床评估　不同年龄的女性在罹患子宫内膜癌时表现出不同的特征。掌握好这一点对病理医师和临床医师都很重要。一般来说，年轻女性如有雌激素过度刺激因素，肿瘤大多为EEC。年龄<50岁的患者，尤其缺少雌激素过度刺激症状时，应注意有无LS的可能。65岁以上的老年患者如无雌激素过度刺激因素，则NEEC的可能性明显增加。

绝经后出血是子宫内膜癌的高度危险信号。一项研究表明，绝经后出血妇女中，3.0%为子宫内膜不典型增生（AEH）或上皮内瘤变（EIN），7.9%为EEC；而绝经前异常出血妇女中，这两个数据分别为1.4%和1.2%。复发性出血时两者综合风险为14.7%，60岁以上的女性风险最大，为17.7%[23]。超声检查是子宫内膜癌筛查最常用的手段之一，特别是服用TAM的患者，应定期做此检查。子宫内膜的厚度是超声检查的重要指标，绝经后随时间延长，内膜渐趋菲薄，很少超过5～8mm。在推荐经阴道超声检查的初次出血妇女中，子宫内膜厚度没有提供有意义的风险分层，在>60岁，子宫内膜厚度>4mm的患者中，发生EEC和AEH/EIN的风险为8.4%，而在子宫内膜厚度≤4mm的患者中，此风险小[23]。

目前MRI已经成为子宫内膜癌影像学评估的主要方法。因为它能提供肿瘤大小、子宫肌层和宫颈浸润程度、宫外病变范围和淋巴结状态等关键预后信息，在MRI上识别这些因素与治疗选择包括保留生育功能和随访相关[24]。

结合患者不规则子宫出血的临床表现和（或）辅助检查，怀疑子宫内膜病变时，应进行子宫内膜活检以明确诊断。子宫内膜活检方式包括子宫内膜吸取活检、诊断性刮宫（dilatation and curettage，D&C）或宫腔镜下活检等。由于子宫内膜病变具有多灶性的特点，子宫内膜活检可能存在约10%的假阴性。如果临床高度怀疑子宫内膜癌，但子宫内膜活检未提示子宫内膜癌，应考虑再次行D&C或宫腔镜检查，以减少漏诊。也有报道认为子宫内膜细胞学检查在检测子宫内膜癌方面具有高敏感度和特异度，如PapSEEK对收集到的从子宫内膜或输卵管脱落并迁移到宫颈黏膜的上皮细胞，应用超敏感的二代测序技术检测早期和子宫内膜癌病变具有癌症驱动改变的肿瘤DNA，可以补充术前子宫内膜癌女性的子宫内膜活检，被鼓励作为子宫内膜癌高风险女性的一级筛查方法，值得进一步研究[25]。

三、分子/遗传特征

有关子宫内膜癌的分子学研究近二十余年来有许多新发现，但之前的研究在样本数量与检测方式上大多比较局限，结果分析受制于组织类型或二元模式的框架，缺少重大突破。2013年TCGA系统分析[26]，提出了子宫内膜癌的分子分型。TCGA适用的组织学类型已涵盖内膜样癌、浆液性癌、未分化癌/去分化癌、透明细胞癌、癌肉瘤等绝大部分子宫内膜癌。分子分型与生物学行为的相关性明显优于组织学分型，为深入了解子宫内膜癌及子宫内膜癌的诊治提供了关键信息。我们对分子分型与诊断相关内容进行简要介绍。

【分子分型】

从实用性角度出发，我们将子宫内膜癌分子分型的特征总结于表18-2。

3%～5%的子宫内膜癌具有多重分子分型（multiple-classifier），包括MMRd–p53abn和POLEmut–p53abn，以及更少见的MMRd–POLEmut–p53abn[27]。多重分子分型的生物学行为取决于驱动分子亚型：同时具有致病性POLEmut和p53abn的患者应考虑POLEmut；同时具有MMRd和p53abn的患者应考虑MMRd。对于同时具有致病性POLEmut和MMRd的肿瘤或MMRd -POLE超突变 -p53突变的肿瘤，数据有限，因此应考虑筛查Lynch综合征[28]。通过免疫组化发现，亚克隆*TP53*突变很多可在POLEmut和MMRd子宫内膜癌中发生，显示异质性p53染色模式，部分区域为野生型*p53*，其他区域为突变型*p53*。我们要强调的是，尽管存在异质性p53染色模式，但多重分子分型子宫内膜癌不是混合性子宫内膜癌，不能混淆。这些多重分子分型子宫内膜癌大多属于EEC，没有ESC，应正确诊断。

【分子分型与组织类型及预后的关系】

子宫内膜癌的分子类型与组织类型不完全一致，可表现为组织学同型肿瘤分子分型不同，或不同组织类型肿瘤分子分型相同（表18-2，表18-3）。低级别（LG）EEC绝大多数为NSMP型或MMRd型，

表 18-2 子宫内膜癌分子分型及其典型特征

TCGA分型	POLE超突变组	MSI高突变组	高拷贝组	低拷贝组
PROMISE 分型	POLE 突变型（POLEmut）	错配修复缺陷型（MMRd）	P53 异常型 / 浆液样型（p53abn）	无特定分子谱型（NSMP）
比例	约 10%	约 30%	15%～20%	40%～50%
定义 / 分子特征	*POLE* 超突变	微卫星不稳定性（90% 继发于 *MLH1* 启动子甲基化）	*TP53* 突变	缺乏所有其他的分子特征
突变率	非常高 >262 × 10^{-6} 突变 /Mb	高 18 × 10^{-6} 突变 /Mb	低 2.3 × 10^{-6} 突变 / Mb	低 2.9 × 10^{-6} 突变 /Mb
体细胞拷贝数改变	非常低	低	高	低
经常伴突变的基因	*POLE*（100%）、*DMD*、*CSMD1*、*FAT4*、*PTEN*、*KRAS*、*PIK3CA*	*PTEN*、*PIK3CA*、*RPL22*、*ARIDIA*、*KRAS*	*TP53*（>95%）、*PIK3CA*、*FBXW7*、*PPP2RIA*	*PTEN*、*PIK3CA*、*CTNNB1*（30%～40%）、*ARIDIA*、*KRAS*
临床特征	绝经前后 体重指数（BMI）正常	围绝经期 BMI 高 经常出现 Lynch 综合征	绝经后 BMI 正常 有侵袭性行为	围绝经期 BMI 高 年轻使用无拮抗雌激素
组织学特点	多数为高级别形态学 60% 为 EEC G3， 20% 为 EEC G1/2， 20% 为其他，包括 ECC、EUC/EDC 肿瘤异质性 形态学模糊 明显的 TIL 常见 LVI	多数为高级别形态学多为 EEC G3 少见 EUC/EDC、ECC 肿瘤异质性 常伴黏液分化 突出的 TIL 常见 LVI 常见 MELF 型浸润 易淋巴结转移 多发于子宫下段部位	多数为高级别形态学 大多为 ESC 浆液样形态 25% 为 EEC G3， 少见 ECC 和 UCS 细胞多形性 常见 LVI	多数为低级别形态学 多为 EEC G1/2 可见 MLA 缺乏 TILS ER/PR 阳性 常有鳞状分化或桑葚样分化
诊断测试	IHC 高达 35% 可见 p53 异常染色 多为亚克隆性 NGS/Sanger 测序 可能的替代方法 多重单核苷酸测序（multiplex-SnaPshot），定量 PCR（QPOLE）	MMR-IHC PMS2（MLH1）、MSH6（MSH2） MSI 检测 PCR 或 NGS 90% 为 *MLH1* 启动子甲基化	p53-IHC 异常染色（突变型） HER2 30% 阳性	MMR 完整 p53 正常染色（野生型） 没有致病性 *POLE* 突变
预后	很好	中间	差	中等，异质性大

注：EEC，endometrioid carcinoma，子宫内膜样癌；EEC G1/2，低级别子宫内膜样癌；EEC G3，高级别子宫内膜样癌；ESC，endometrial serous carcinoma，浆液性癌；ECC，endometrial clear cell carcinoma，透明细胞癌；EUC，endometrial undifferentiated carcinoma，未分化癌；EDC，endometrial dedifferentiated carcinoma，去分化癌；UCS，uterine carcinosarcoma，癌肉瘤；MLA，mesonephric-like adenocarcinoma，中肾样腺癌；TIL，tumor-infiltrating lymphocyte，肿瘤浸润淋巴细胞；LVI，lymphatic vascular infiltration，淋巴血管浸润；MELF，microcystic，elongated and fragmented，微囊、拉长、碎片状；NGS，next-generation sequencing，二代测序；Sanger，一代测序；PCR，polymerase chain reaction，聚合酶链反应；MMR，mismatch repair，错配修复；IHC，immunohistochemistry，免疫组化。

伴 *POLE* 突变或 *TP53* 异常的不到 10%，与预后良好或中等相对应，而绝大多数（95%）浆液性癌属于 *TP53* 异常型，对应于高度侵袭性。令人意外的是，以往认为高度恶性的 EEC 3 级或高级别（HG）EEC、透明细胞癌及未分化癌的分子学并不全为高拷贝型，明确显示它们生物学的异质性和组织学诊断的局限性。有必要对目前的组织学分型与定义重新审视，将分子分型的最新认识纳入其中，才能真正发挥指导临床的作用。

POLEmut 子宫内膜癌患者的 10 年生存率为 100%，在子宫内膜癌的 4 种分型中，POLEmut 的预后最好，*P53* 异常型预后最差，而其他两型居中[29, 30]（表 18-3）。

【分子分型的临床应用】

子宫内膜癌的分子分型对预测子宫内膜癌预后及临床选择治疗方式有很好的指导意义，但费用过高，

表 18-3 子宫内膜癌不同组织类型的分子亚型及预后

组织类型	分子亚型	预后
低级别内膜样癌	POLE 超突变型（POLEmut，1%～3%） MSI 高突变型（MMRd，较少） 低拷贝数型（NSMP，大多数） 高拷贝数型（p53abn，<5%）	良好或中等
高级别内膜样癌	POLE 超突变型（POLEmut，4%～9%） MSI 高突变型（MMRd，50%） 高拷贝数型（p53abn，约 25%） 低拷贝数型（NSMP，少数）	良好、中等、差
浆液性癌	高拷贝（p53abn，>95%）	差
透明细胞癌	POLE 超突变型（POLEmut，2%～6%） MSI 高突变型（MMRd，14%～18%） 低拷贝数型（NSMP，40%） 高拷贝数型（p53abn，40%）	良好、中等、差
未分化 / 去分化癌	POLE 超突变型（POLEmut，11%） MSI 高突变型（MMRd，46%） 低拷贝数型（NSMP，28%） 高拷贝数型（p53abn，11%）	良好、中等、差
Lynch 综合征相关子宫内膜癌 *	POLEmut、MMRd 与 NSMP	良好、中等

* 主要为低级别内膜样癌。

对实验室要求严格，且操作复杂，目前在世界范围内无法推广。许多研究旨在寻找尽可能适用于现有条件的可靠、相对廉价和快速使用的替代性检测方法，将分子分型纳入子宫内膜癌的常规报告。对于 MSI 表型的推断，可采用 MMR 4 种蛋白的免疫组化检测，近年这一检测已广泛用于 Lynch 综合征相关肿瘤的筛查，获得与分子检测结果约 95% 的一致率[31]。任何一种 MMR 蛋白的表达缺失均提示有 MSI。对高拷贝数型肿瘤的识别，在已知 *POLE* 无超突变时，可通过 p53 免疫组化检测判断。当有 *p53* 突变时，等同于高拷贝数型，肿瘤侵袭性大。但与 POLEmut 同时存在时，预后良好。因此，*POLE* 超突变的检测就非常重要。

有关 *POLE* 检测，是对所有子宫内膜癌都检测还是选择性检测，有争议。一般认为，对于极低风险的子宫内膜癌（低级别 EEC，MMR 和 p53 免疫组化正常，ⅠA 期，LVI 阴性），可不进行 *POLE* 检测。其他子宫内膜癌如浆液性癌、中肾样癌及癌肉瘤中癌成分为浆液性癌时，只要诊断明确，也可不做 *POLE* 测序。在 *POLE* 检测方法中，目前除了测序外，没有很好的替代方法。在诸多努力中，基于多重单核苷酸测序（multiplex-SNaPshot）和定量 PCR（QPOLE）技术都有良好的检测灵敏度和特异度，并且快速、廉价[32-34]，有望成为检测 *POLE* 的替代方法。

2023 年子宫内膜癌 FIGO 分期[28]关于将分子分型应用于所有子宫内膜癌还是仅用于诊断上具有挑战性的高级别肿瘤，目前仍存在争议[35]。必须承认，分子分型还有一些不完全清晰的地方，特别是对于 NSMP 子宫内膜癌的异质性分类，以及胃肠型癌和鳞状细胞癌等少见组织学类型。在等待进一步揭示分类的多样性和治疗意义的同时，我们应该接受已经相对明确的、反映子宫内膜癌的分子病理学 / 基因组改变，体现当前改进的分类，并按照规范的流程进行检测和解读。总之，组织学评估仍然是子宫内膜癌诊断的基石，组织学诊断与分子分型会并存相当长的时间。随着时间推移，分子分型在子宫内膜癌的应用会越来越普遍。

四、临床特征

患者平均年龄为 63 岁，大多分布于 47～89 岁，然而也见于育龄期，40 岁以下约占 5%，Lynch 综合征相关 EEC 发病年龄相对较早，60% 左右 <50 岁，与散发性癌比较，年轻 6～10 岁，在 <40 岁的 EEC 中占 10%。异常阴道出血是最主要的症状，见于 90% 左右的患者，多数为围绝经期或绝经后出血。

五、病理表现

【大体病理学】

子宫体积大小不一，一般轻度或显著增大，也可以表现为正常大小甚至萎缩，特别是绝经后病例。大部分肿瘤位于宫体，少数生长于子宫下段。子宫下段受累与 MMRd 癌症相关，然而，这种解剖定位对错配修复缺陷既不敏感，也不特异[36]。约 20% 的子宫内膜癌累及宫颈。

60% 以上的肿瘤为大部分或全部内膜弥漫增厚（图 18-1A），也可呈多发息肉状或菜花状，甚至充满宫腔。肿瘤质糟细腻，呈灰白色或淡褐色，表面可有溃疡或坏死。25% 以上的肿瘤为内膜局部隆起、菜花样或结节状，多位于宫底及宫角，其余发生于子宫后壁、前壁及侧壁等，后壁比前壁稍多。有时肿瘤呈宽基或带蒂的息肉状，表面光滑有出血，其余的子宫内膜通常变薄（图 18-1B）。

多数肿瘤边缘呈推挤状，很少看到明确的肌层浸润。肌层浸润可表现为内膜与子宫肌层界限模糊，或直接浸润肌层（图 18-1A）。一些特殊浸润方式的肿瘤由于腺体呈弥散状分布，肉眼通常无法识别浸润，但浸润处肌层通常质地坚硬或质韧。肿瘤向宫腔生长的形态特征与是否发生肌层浸润及浸润深度似乎没有关系。

有时仅见内膜局灶轻微隆起或粗糙，见不到肿物，甚至无明显大体异常。近期诊刮后手术的病例也可见不到内膜病灶，应对内膜进行全面取材。进行彻底大体检查将有助于正确诊断、分期、治疗和提供预后所需的信息[37]。

【组织病理学】

子宫内膜样癌（EEC）由不同比例的类似增殖期的子宫内膜样腺体、乳头状和实体结构组成，还可以具有独特的细胞学和（或）结构特征的形态学变异，包括：

1. EEC 伴米勒管黏液分化。
2. EEC 伴鳞状分化。
3. EEC 伴桑葚样（morular）分化。
4. EEC 伴类似宫颈转化带组织和（或）微腺增生的模式。
5. 细胞质透明的 EEC。
6. EEC 伴乳头状增生，包括 EEC 伴绒毛腺 / 绒毛状结构、EEC 伴非绒毛状小乳头、EEC 伴卵巢浆液性交界性肿瘤样改变、EEC 伴非特异性表面乳头状突起。
7. 索状和透明变异的 EEC。
8. 梭形上皮细胞形态及性索样 EEC。
9. 其他细胞类型及相关表现。

（一）普通型子宫内膜样癌

1. 子宫内膜癌分级

1）子宫内膜癌的组织学分级是除分型与分期等参数之外，预测子宫内膜癌恶性程度或预测预后的另一重要指标，包括肿瘤的形态结构和细胞核特点，即组织分级和细胞核分级，其均可利用内膜活检或手术切除标本判断。目前的子宫内膜癌组织学分级来自对 EEC（包括多种结构和细胞变异）组织形态与预后价值的研究，但不宜在非子宫内膜样癌（non-endometrioid endometrial carcinomas，NEEC）应用。浆液性癌、透明细胞癌、未分化癌 / 去分化癌、中肾样癌、癌肉瘤、大细胞与小细胞神经内分泌癌等无须分级，这些类型都属于高级别癌。细胞核分级可用于各型子宫内膜癌的评估，尽管其不常出现在病理报告中，但在协助病理医师判断肿瘤类型、进行鉴别诊断及评估孕激素治疗效果等方面都有帮助。

子宫内膜样癌的组织学分级在 40 多年间经历多次修订，最初美国妇科肿瘤学组（GOG）提出的 3 级分级单纯依据肿瘤中非鳞状实性区的比例（表 18-4），由于肿瘤结构与细胞学形态并非完全平行，1988 年

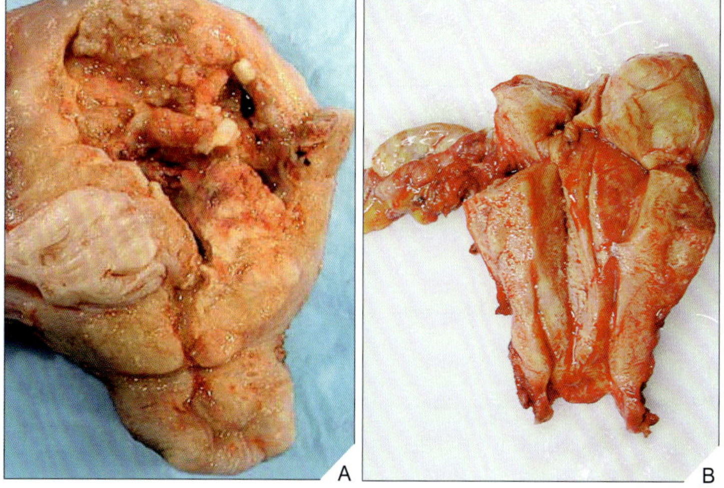

图 18-1　子宫内膜癌大体形态
肿瘤弥漫生长，内膜与子宫肌层界限模糊（A）；肿瘤位于右宫角，呈息肉样生长（B）

FIGO 在此三级分级基础上结合细胞不典型性评估，逐渐演变成目前的当 >50% 的肿瘤细胞有 3 级（重度）核异型性时，在确认 EEC 后升级。实践中，绝大多数内膜样癌表现为形态结构与核分级一致，因 3 级核分级提高 FIGO 分级的内膜样癌小于 7%。此外，内膜样癌的组织学分级应常规列入病理诊断报告。由于决定子宫切除术范围的肿瘤分级的关键考虑应该是识别 3 级 EEC 和任何其他可能对患者预后产生不利影响的高级别成分的存在，以肿瘤实性区比例和（或）细胞重度异型性比例 50% 为界，EEC 可以分为低级别和高级别，换言之，非鳞状实性区或重度核异型性至少有一项 >50% 的肿瘤细胞就可诊断为高级别 EEC。NEEC 如浆液性癌、透明细胞癌、神经内分泌癌及一些“新”的子宫内膜癌类型如鳞状细胞癌、中肾腺癌和中肾样腺癌、胃 / 肠型黏液性癌和毛母质样腺癌无疑都被归入高级别子宫内膜癌，因此对子宫内膜癌采用二级分类具有可行性。大量研究证明，采用二级分类系统既有更好的预后价值，又具有更高的可重复性，可替代 FIGO 三级分级系统 [3]。但是 FIGO 三级分级系统在要求保留生育功能的患者中仍然有价值。

组织学分级与肿瘤的预后有关。分级较高的子宫内膜癌常有较深的肌层浸润，较易发生淋巴结转移，预后差于低分级肿瘤。FIGO 统计 5000 余例子宫内膜癌资料，显示Ⅰ期子宫内膜癌的 5 年相对生存率为 1 级 92.1%、2 级 87.5%、3 级 74.5%。其他研究结论基本类似。

2）实性鳞状成分和非鳞状成分：EEC 中的实性成分可能由片状腺上皮成分或鳞状成分组成，腺癌失去腺腔形态呈实性片状生长是肿瘤分化差的表现，随着实性区比例增加，一般细胞核异型性也随之相应提高，EEC 分级也随之升高（表 18-4）。鳞状分化在 EEC 中是常见的，传统上包括成熟鳞状分化和桑葚样改变，细胞异型性通常与周围腺上皮异型性同步，但是分化较差的鳞状成分，尤其桑葚样改变，常容易与片状腺上皮成分混淆，鉴别详见“具有结构和细胞学变化的子宫内膜样癌”，缺乏明确鳞状成分证据的实性区应该认为是腺上皮成分。伴鳞状分化的 EEC 预后的差别主要与腺体成分的分级有关。如果将鳞状成分误认为实性腺样成分，则将提高实性区比例，从而错误地提升 EEC 的分级，导致临床处理过激。

3）细胞学异型阈值：细胞学异型性主要表现为细胞核异型性。细胞核级的判断常带有主观性，重复性较差，除病变腺上皮自身的形态，将其与邻近的背景腺上皮对比有助于判断。重度细胞核异型性的标准是细胞核显著增大，多形性明显，染色质粗糙，有突出的嗜酸性核仁，有学者将低倍镜（×100）下就能看到这些异型性作为重度异型性的阈值。

细胞核级的具体分级标准见表 18-5。

表 18-5　肿瘤的细胞核级

分级	细胞学特征
1	核圆形、卵圆形，染色质均匀分布，核仁不明显
2	核形不规则，染色质凝集，可见中等大小核仁
3	核大，多形性，染色质粗糙，核仁大、不规则

在组织学与细胞学分级中应注意以下几个问题。

A. 应选择肿瘤分化最差、细胞核异型性最明显的区域进行。

B. 伴有鳞状上皮分化时，主要根据腺上皮的结构与细胞异型性程度分级。

C. 紧密排列的、几乎看不到管腔的微腺泡归入实性生长模式。

D. 当 >50% 的肿瘤细胞有重度核异型性时，需

表 18-4　子宫内膜癌分级系统

2020年WHO分级	FIGO分级	组织形态	细胞核级
低级别子宫内膜癌（LGEC）	子宫内膜样癌 1 级（EEC G1）	非鳞状实性区≤5%	1 级或 2 级；3 级≤50% 区域
	子宫内膜样癌 2 级（EEC G2）	非鳞状实性区 6%～50%	1 级或 2 级；3 级≤50% 区域
高级别子宫内膜癌（HGEC）	子宫内膜样癌 3 级（EEC G3）	非鳞状实性区≤50%	3 级（> 50% 区域）
		非鳞状实性区 < 50%	1～3 级
	非子宫内膜样癌（NEEC）；不分级	浆液性癌、透明细胞癌、未分化癌 / 去分化癌、混合性癌、中肾管癌 / 中肾样癌、鳞状细胞癌、胃 / 肠型黏液性癌、癌肉瘤等	

要首先除外浆液性癌和透明细胞癌，在确认 EEC 后升级。

E. 在结构良好的腺体与重度细胞异型性明显不相称时，应特别警惕是否为浆液性癌或其他 NEEC。

F. 应避免将未分化癌或去分化癌误为内膜样癌的实性区，反之亦然。

4）活检分级：活检标本的组织学分级与子宫切除标本可有较大的差异，67%（60%～75%）活检时诊断为子宫内膜癌者在后续子宫切除标本中会发生组织学级别的改变[38]。转变主要发生于 FIGO 1～2 级，只有一小部分（0.5%～5%）FIGO 1 级肿瘤在子宫切除标本上升为高级别[25]。越是高级别的肿瘤，分级符合率越高，对于组织学 1 级的高分化肿瘤，符合率较低。有一项研究显示，在 1、2 和 3 级子宫内膜腺癌中，符合率分别为 30%、46% 和 100%[39]。可见，采用二级分类可以明显提高子宫切除前后分级的一致性。由于肿瘤生长的异质性，术前子宫内膜取样获取的组织数量有限可能是分级不一致的主要原因，取样不足也是导致假阴性的主要原因。在不同的活检方式中，宫腔镜活检在肿瘤分级方面显示出更高的总体一致性[25]。从诊断到治疗的时间间隔也增加了不一致结果的概率。最终分级一般依手术切除标本而定，但有时需要综合活检和手术切除标本评估，尤其在诊断后马上进行手术切除者。内膜样癌不同级别的典型病变见图 18-2～图 18-4。

2. 组织学特征

1）低级别子宫内膜样癌：由类似增殖期的内膜样腺体组成。结构上，腺体高度增生、融合，形成筛状、迷路样及乳头状模式，并可见多少不等的实性区。腺体形态上腺管大小与形状不一，多为圆形或卵圆形，腺腔内缘轮廓光滑，并可见成角、分支状、乳头状及微腺样结构。腺上皮假复层或复层柱状，极向紊乱。上皮细胞异型性一般为轻中度，细胞核增大，细胞质轻度嗜酸，核分裂不同程度增多，

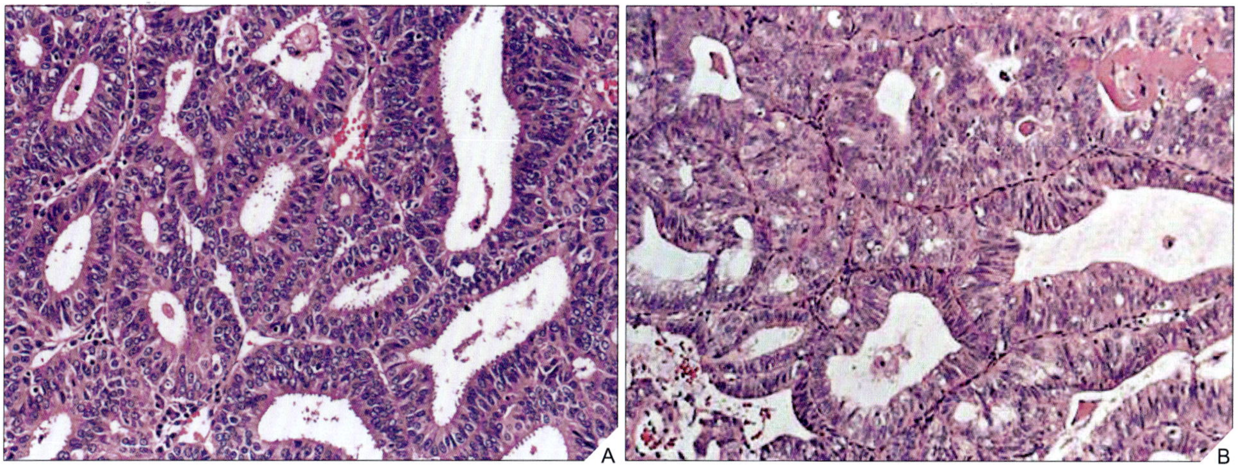

图 18-2 子宫内膜样癌 1 级
以腺体生长为主，无实性生长（A）或很少（B）

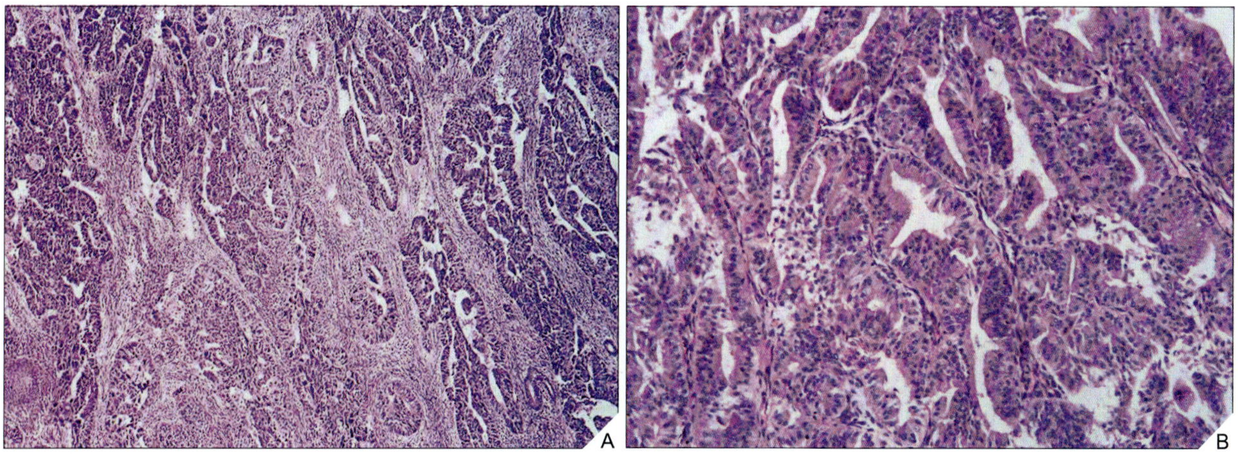

图 18-3 子宫内膜样癌 2 级
实性生长增多，但少于 50%（A，B）

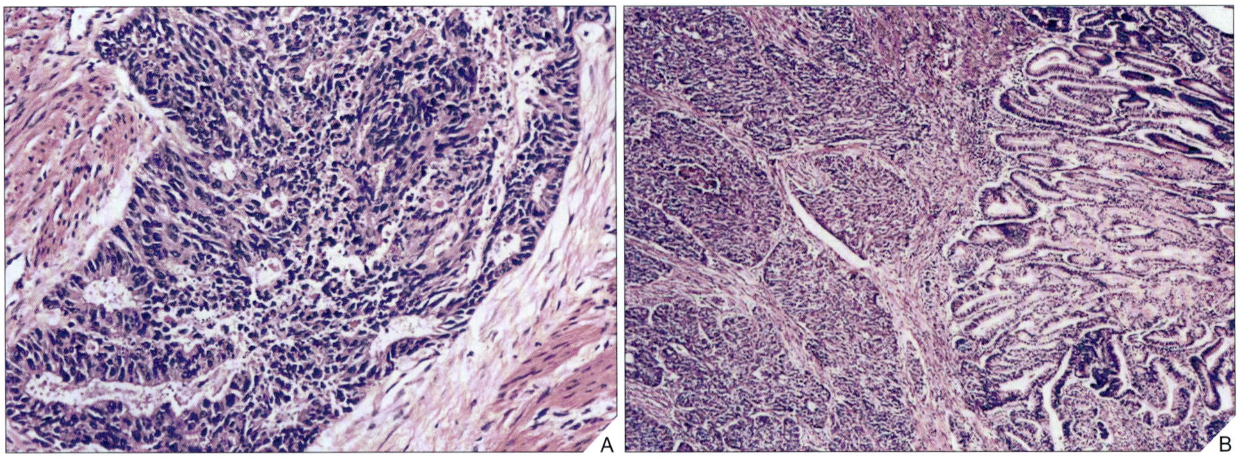

图 18–4 子宫内膜样癌 3 级

以实性生长为主（A、B）

多，有时可见核仁，但也可缺少明显异型性。腺体间子宫内膜样间质显著减少或消失，但可能存在其他类型的细胞，如淋巴细胞、中性粒细胞、浆细胞、组织细胞或血管内皮细胞，15% 的病例间质内可见泡沫细胞。少数伴有反应性纤维结缔组织间质。有时腺腔内及腔缘可见黏液样物质，并可见多种类型的上皮分化，或多或少的上皮黏液样分化与鳞状分化很常见，其都属于子宫内膜样癌范畴。

肿瘤的背景常为不典型增生（AEH）或子宫内膜样上皮内瘤变（EIN），提示其来自内膜增生症，但少数子宫内膜样癌病例也可表现为内膜萎缩的形态背景。

对子宫内膜样癌进行评估时，主要针对如下几个要点：肿瘤的腺体类型、实性区的比例、细胞核的不典型程度和上皮细胞质的改变（见下）。

2）孕激素治疗后改变：孕激素治疗可用于激素依赖性低级别子宫内膜样癌，目的主要包括暂缓手术、希望保留生育功能、因严重合并症无法经受手术患者的保守治疗、诊刮标本未明确癌的诊断或子宫切除后的辅助治疗。通常采用口服甲羟孕酮、醋酸甲地孕酮和（或）放置左炔诺孕酮宫内节育器（LNG-IUS）治疗。治疗期间，每 3～6 个月进行子宫内膜病理学检查评估；完全缓解患者也应严密随访，每 6 个月进行 1 次子宫内膜活检。孕激素治疗不适用于浆液性癌等高级别子宫内膜癌及影像学检查提示肿瘤可能已有扩散的病例。

A. 治疗后的改变：在孕激素作用下，内膜普遍松软与水肿，厚度增加，也可呈息肉状，不应将内膜厚度增加误认为病变进展（图 18-5）。肿瘤可出现多种结构与细胞学改变，不仅与患者年龄及治疗前肿瘤的形态有关，也因药物的种类、剂量、时间不同而不同。一段时间治疗后，65%～90% 的 AEH/EIN 和 45%～70% 的子宫内膜样癌出现消退。总体上，子宫内膜样癌对孕激素的反应与 AEH/EIN 用药后改变近似，可表现为肿瘤范围缩小与细胞异型性程度降低，腺上皮活跃增生状态明显改善或消退（图 18-6，图 18-7）[40, 41]，具体见表 18-6。

孕激素治疗后可诱导一些病例在细胞异型性明显减轻的同时出现以往没有的小灶筛状或乳头状结构，是否为残留病灶需要免疫组化帮助诊断[42]（图 18-8），也应结合治疗前内膜活检及整体组织形态进行评估。子宫内膜癌对孕激素的反应并非完全同步，可部分或全部区域形态逆转，长期用药缓解可能性更大。治疗 6～12 个月仍有持续的结构异常和细胞异型性与治疗失败密切相关[43]。多数病变持续者在随后的子宫切除标本中有残存的高分化癌，包括伴肌层浸润。病理医生应了解病史，在说明有无

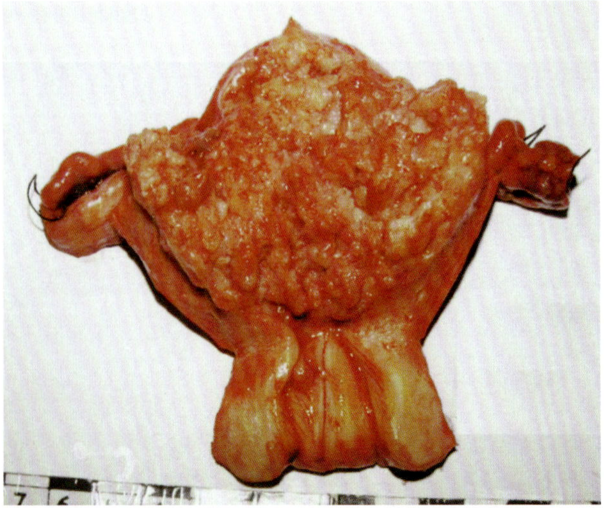

图 18–5 子宫内膜样癌 1 级孕激素治疗后的大体形态

内膜显著肥厚，并呈息肉状

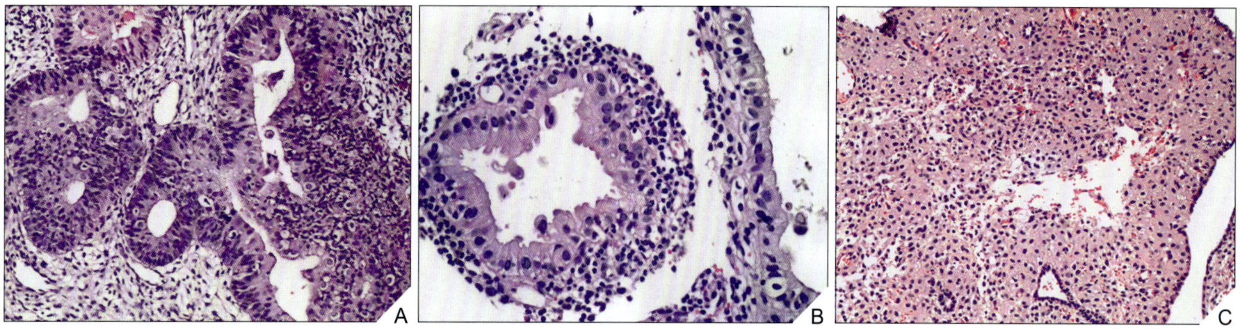

图 18-6　子宫内膜不典型增生症孕激素治疗前后的形态

A. 治疗前腺体结构复杂，上皮密集伴细胞异型性；B. 治疗后腺体细胞密度下降，细胞核变圆，异型性消失；C. 间质丰富呈蜕膜样，腺体稀疏，上皮萎缩，管腔狭小

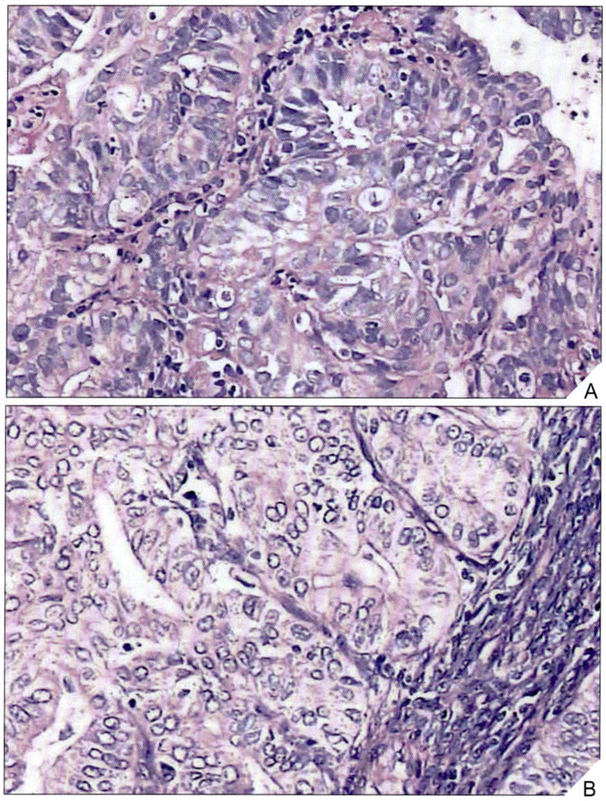

图 18-7　子宫内膜样癌孕激素治疗前后的形态

治疗前上皮细胞密集，细胞核大，深染（A），治疗后癌的基本结构仍存在，但上皮密度明显下降，细胞核轮廓规则，染色质匀细，细胞异型性明显降低（B）

表 18-6　子宫内膜样癌及其癌前病变孕激素治疗后的改变

特征	孕激素效应
结构变化	•肿瘤区域缩小 •腺体的拥挤程度降低 •腺体与间质的比例缩小 •出现小灶筛状或乳头状结构
间质变化	•间质更疏松水肿 •出现蜕膜样反应 •可有坏死、黏液样变、含铁血黄素沉积、钙化和炎症细胞浸润
腺体变化	•上皮可出现核上、核下空泡 •上皮复层减轻或消失 •细胞密度下降
细胞变化	•细胞异型性降低，核质比下降 •细胞质更为嗜酸 •细胞核更圆，染色质变细，核分裂减少或消失 •核仁不明显或消失 •可出现分泌性改变和鞋钉样细胞 •鳞状化生、桑葚样化生、嗜酸性细胞化生与黏液化生增多 •纤毛细胞减少

残存病变的同时一定在报告中注明为用药后改变，提示这种改变与用药有关，患者应长期随访。

孕激素治疗后细胞分化改变（图 18-9）很常见，上皮嗜酸性改变见于近 90% 的病例；桑葚样或鳞状细胞改变较治疗前更多见；分泌性改变见于 1/3 的子宫内膜癌病例。上述细胞分化的改变一般表现为局灶性。另外，间质泡沫细胞与伴慢性内膜炎者较用药前大幅减少，正确认识这些分化性改变有助于避免过诊断。

B. 治疗后的组织学评估：对于孕激素治疗后的组织学改变，尚无统一的评估方式，以前的研究将提示对孕激素有反应的形态特征分类为治愈、消退、持续、进展和复发[44]。但这种分类存在许多形态学重叠[45]，并且缺少量化标准，根据郑文新等 20 余年的临床应用经验[46]，笔者建议将其分为完全反应、部分反应及无反应 3 个等级，并以客观的量化（各级反应在样本中所占百分比）描述方式进行报告，有助于病理医生间及与临床医师更好交流。全部完全反应表示无残留病灶，无反应表示全部为残留病灶，部分反应则为根据形态学难以判断有无残留病灶。对于孕激素治疗后的不同反应，具体描述见表 18-7 及以下描述。

部分反应是在排除了其他两类反应后的情况，可出现各种镜下表现，用形态学诊断有无残留病灶很困难。Wenxin Zheng 团队的最近研究显示，在 AEH/EIN 初次活检中，有 88.9% 发现了 PTEN 和（或）

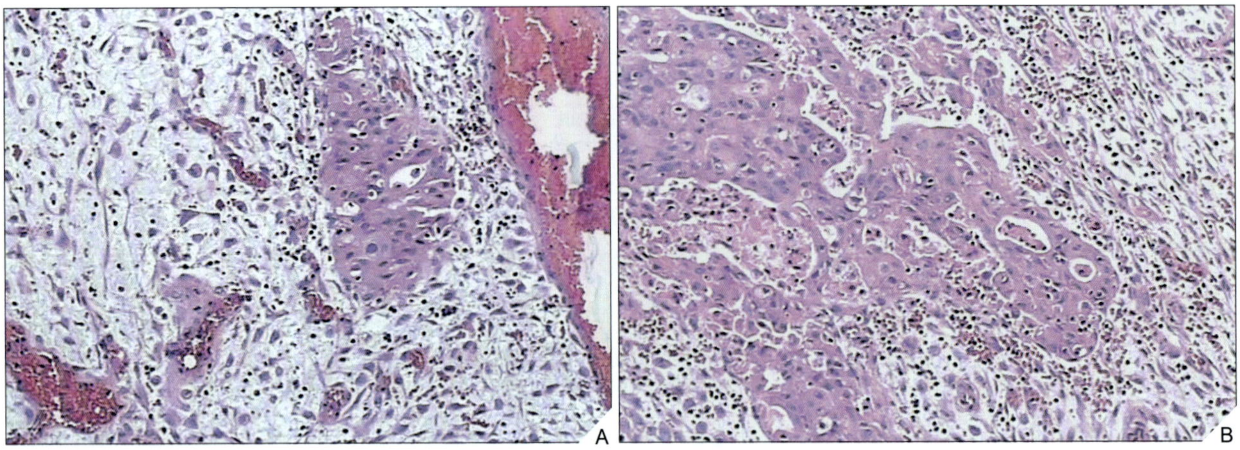

图 18-8　子宫内膜样癌 1 级孕激素治疗后的改变

间质蜕膜样改变，小灶状腺体融合或筛状（A、B）。这些上皮细胞胞质丰富，嗜伊红，有合体细胞样改变，伴有许多炎症细胞浸润，细胞核异型性明显降低，是否为残留病灶，不明确

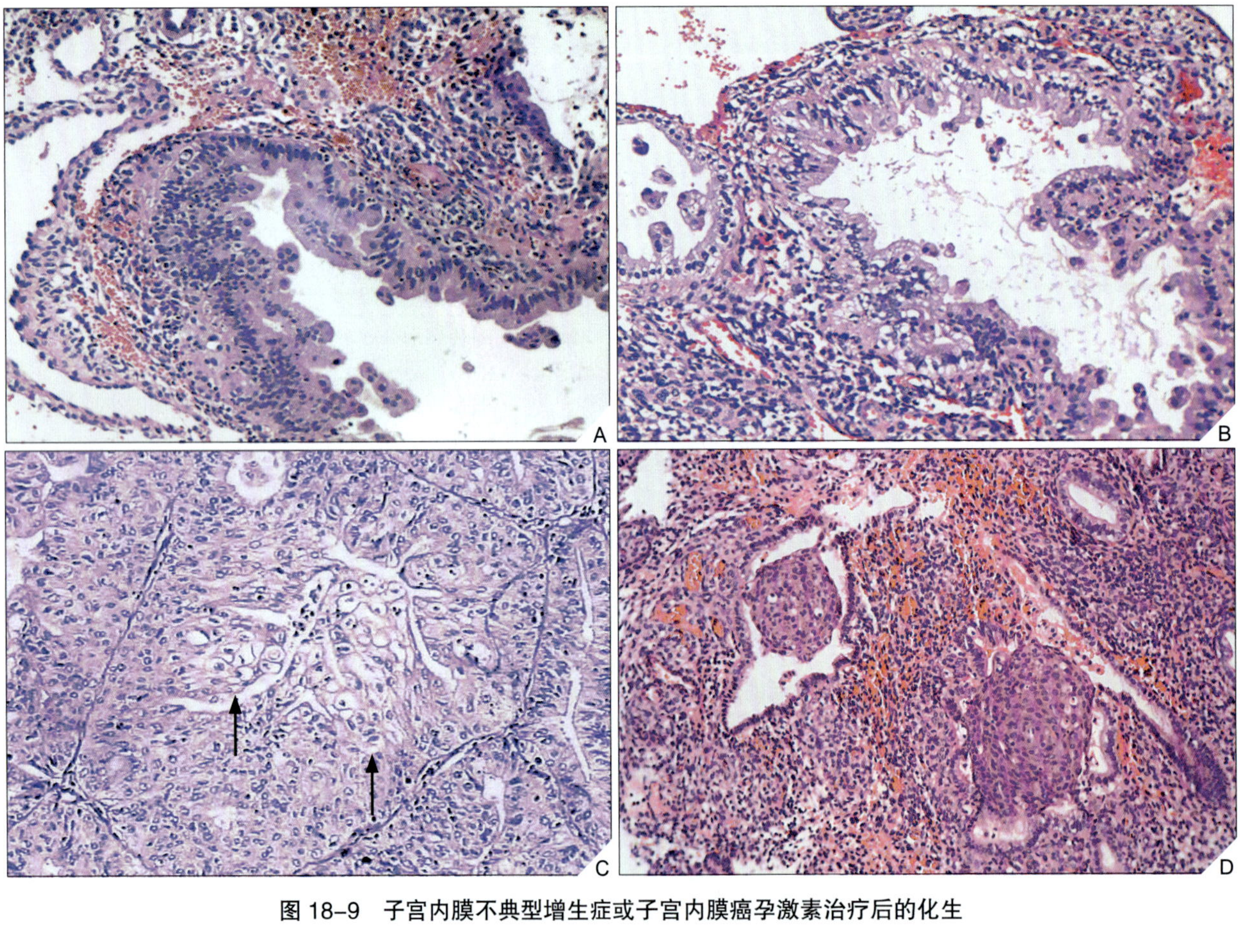

图 18-9　子宫内膜不典型增生症或子宫内膜癌孕激素治疗后的化生

嗜酸性化生（A）、分泌性改变（B）、典型鳞化（C，箭头）与桑葚样鳞化（D）

PAX2 的异常表达模式，而孕激素治疗后完全反应组 PTEN 和 PAX2 表达均正常[42]，研究结果表明，PAX2 和 PTEN 在日常实践中的应用可帮助明确诊断有无残留病灶，提高观察者间的可重复性，并改善正在接受孕激素治疗患者的临床管理。在后续的研究中，除了 PTEN 和 PAX2 外，β-catenin 也有助于残留病灶的诊断。同时采用 PTEN、PAX2 和 β-catenin 可检测出 90% 以上的病例有无残留病灶[41]。

2022 年中国子宫内膜癌保育治疗前后病理评估专家共识综合上述两种评估方案，推荐：①完全缓解（complete response，CR）；②部分缓解（partial response，PR），对于这组病变，可以采用百分比描

表 18-7 子宫内膜样癌及癌前病变孕激素治疗后反应类型

孕激素治疗反应类型	不典型增生/癌（与治疗前比较）	描述
完全反应	消失	腺体萎缩，或呈静止性、低度增生、分泌性形态 无细胞异型性；间质为蜕膜样改变或纤维化
部分反应	仍有，但减轻	腺体密度和复杂性降低，上皮细胞异型性明显下降或消失；有 / 无细胞异型性；间质蜕膜样改变不明显或没有
无反应	基本相同或更重	通常无孕激素诱发的组织细胞改变，包括无间质蜕膜样改变或化生性改变

述病变状态，以完全反应区域、部分反应区域及无反应区域所占样本百分比的形式描述其状态，如完全反应区域百分比、部分反应区域百分比、无反应区域百分比；③无反应（no response，NR）或疾病持续（persistence）；④疾病进展（progression）；⑤疾病复发（recurrence）[47]。总之，孕激素治疗后子宫内膜的评估正在受到越来越多的关注 [48]。

3. 辅助检测

1）免疫组化：虽然低级别子宫内膜样癌多数仅根据 HE 切片就能明确诊断，但是免疫组化在子宫内膜癌的应用具有如下意义：①辅助进行组织学分型和分子分型；②筛查 Lynch 综合征；③预测肿瘤预后；④指导临床治疗，识别潜在治疗靶点。因此，通常需要选择一组标志物进行检测，低级别子宫内膜样癌常用的标志物表达如下。

CK：腺上皮标志物 CK7 和 CK8/18 等在大多数子宫内膜样癌表达，但 CK7 常呈斑片状表达，CK20 通常阴性。

PAX8：在甲状腺、肾和米勒源性器官发育过程中表达，在子宫内膜样癌通常表达（图 18-10），可用于除外部分转移性癌。

vimentin：即波形蛋白，是间充质标志物，在子宫内膜样癌中多数表达，这相对于其他腺癌来说是一个特殊的现象，但是有时在 NEEC 中其也有灶性表达，因此需要结合组织学形态及其他标志物分型。

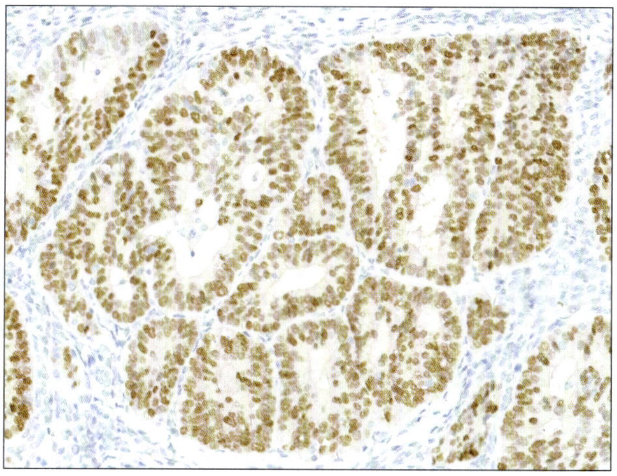

图 18–10 子宫内膜样癌通常 PAX8 阳性

PTEN：子宫内膜样癌中最常发生突变的基因是 *PTEN*（84%）。PTEN 免疫组化也是子宫内膜癌的常用检测，目前共记录了 5 种 PTEN 表达模式：保留型（胞质表达）、缺失型、亚克隆缺失型、意义不明确型和减弱型（相对于内对照的间质和炎症细胞核染色）。缺失型免疫组化预测 *PTEN* 基因突变的敏感度为 75.4%，特异度为 84.6%，准确性为 81.2%。亚克隆缺失型和减弱型表达模式尚未见与突变的相关性。PTEN 免疫组化表达缺失和（或）*PTEN* 突变（统称为 PTEN 异常）见于 91.9% 子宫内膜样癌 1 级，在子宫内膜样癌中很常见（图 18-11），可见于各种分子亚型，并可见于 0～33% 的浆液性癌。但是免疫组化缺失也见于内膜不典型增生及无 *PTEN* 基因突变的病变。因此，PTEN 确实无法鉴别 AEH 和 EEC。此外，PTEN 免疫组化制片具有挑战性，在不少实验室无法取得令人满意的结果，给解释结果带来困难。

PAX2：PAX 蛋白参与多种恶性肿瘤，在子宫内膜癌发生中似乎起抑癌作用，PAX2 表达减少可能发生于子宫内膜癌发生的早期。PAX2 表达完全缺失和降低在子宫内膜样癌和非典型增生中比无非典型的子宫内膜增生更常见，完全缺失对非典型增生具有极好的诊断准确性和很高的特异性 [49]，但不能帮助区分 AEH/EIN 和 EEC。

ARID1A：*ARID1A* 是一种抑癌基因。*ARID1A* RNA 表达与 ARID1A 蛋白缺失显著相关。16% 的非典型增生、19% 的原发性子宫内膜样癌和 28% 的转移性病变均存在 ARID1A 蛋白表达缺失。ARID1A 缺失与低级别子宫内膜样癌、透明细胞癌、年轻患者和更深的子宫内膜浸润显著相关，但与生存率无关 [50, 51]。

鳞状分化标志物（图 18-12A～图 18-12D）：桑葚样（morular）与非桑葚样鳞状分化之间免疫组化表型大部分截然不同。前者 β-catenin 核染色，SATB2、CDX2、CD10 和 p16 阳性，而激素

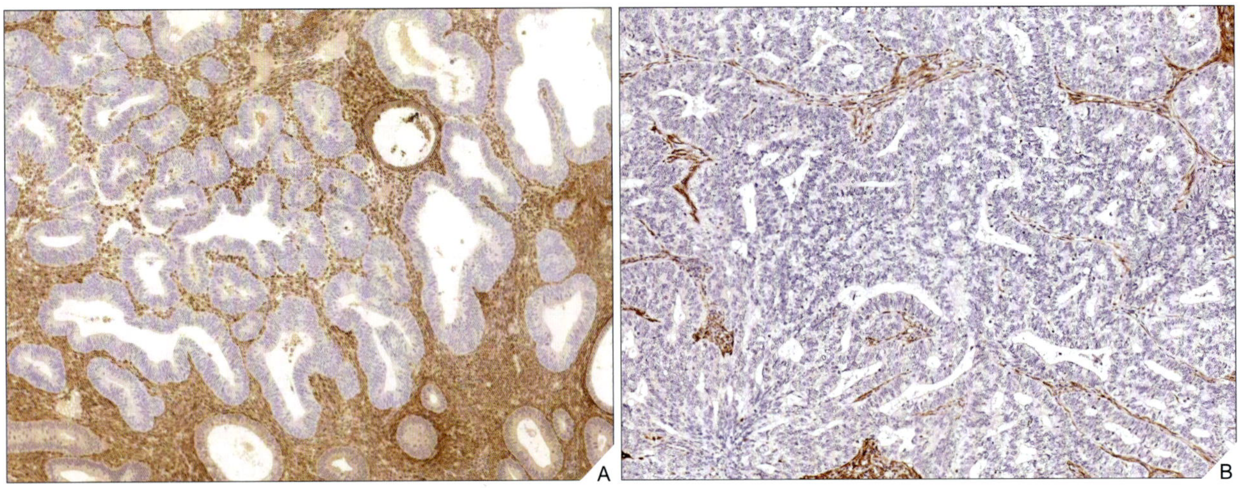

图 18-11　PTEN 免疫组化在子宫内膜不典型增生和子宫内膜样癌中表达缺失

图片底部正常腺体染色保留

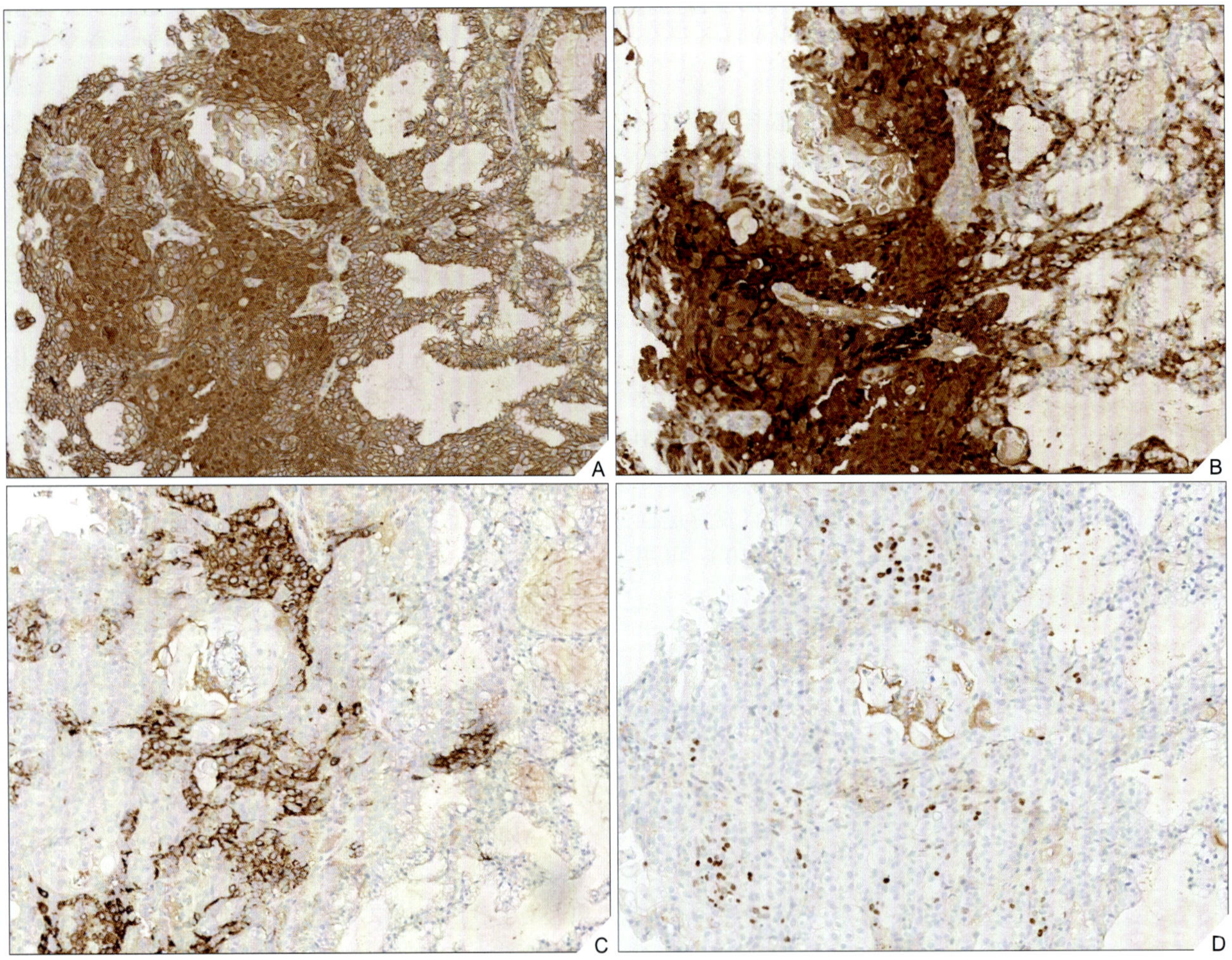

图 18-12　桑葚样分化的标志物

子宫内膜样癌的左侧及下方见桑葚样分化，桑葚样分化区域免疫组化显示 β-catenin 核染色（A），p16 弥漫阳性（B），p504s 阳性（C），SATB2 局灶阳性（D）

受体和 p63 阴性；后者 CK5/6、p63、p40 阳性。最新的一项研究表明，常用于透明细胞癌的标志物 AMACR（p504s）在 93.3% 子宫内膜样癌伴鳞状分化（endometrioid carcinoma with squamous differentiation）（桑葚样与非桑葚样）的区域显示阳性，可以作为诊刮/活检标本中内膜与宫颈起源的鳞状病变区别的可靠指标，因为后者绝大多数为阴性[52]。

神经内分泌标志物：CD56、Syn、CgA、INSM1

在子宫内膜癌中常会有局灶表达，CD56 相对特异性更差，如果不存在明显的神经内分泌肿瘤的结构和细胞形态，不应被解释为“神经内分泌癌”或“神经内分泌成分 / 分化”。

2）预测性生物标志物

ER/PR：是子宫内膜样癌相关的预后指标，阳性与低级别癌及良好的预后相关，如在乳腺癌中那样，ER/PR 需要报告表达强度和百分比。

β-catenin：*CTNNB1* 是编码 β-catenin 蛋白的癌基因。*CTNNB1* 突变在子宫内膜样癌中的发生率为 20%～25%，伴有这种突变的低级别子宫内膜样癌更具侵袭性，但在高中危子宫内膜样癌中没有明显差异。β-catenin 免疫组化细胞核表达提示 *CTNNB1* 突变的敏感度为 91%，特异度为 82%～89%。β-catenin 核表达可作为 *CTNNB1* 基因突变的替代指标 [53]。

p53：*p53* 免疫组化已成为准确反映肿瘤 *TP53* 突变状态的替代物，两种方法在子宫内膜癌的总体一致率达 95%～100%[54]。p53 在辅助进行子宫内膜癌组织学分型、开展分子分型、预测肿瘤预后方面均有重要的作用。大多数 p53abn 子宫内膜癌为浆液性癌或高级别子宫内膜样癌，但也观察到其他组织类型，如癌肉瘤、透明细胞癌及小于 5% 的低级别子宫内膜样癌。即使对于Ⅰ期疾病，排除了 POLEmut 病例后，p53abn 低级别子宫内膜样癌也有很大的疾病复发风险。因此应该对所有子宫内膜癌开展 p53 检测 [55]。目前，在子宫内膜癌观察到 5 种 p53 免疫组化染色模式：正常 / 野生型（图 18-13A，图 18-13B）、异常 / 过表达（图 18-13C）、异常 / 完全缺失（图 18-13D）、异常 / 细胞质（图 18-13E）和异质性（亚克隆）（图 18-13F）模式（表 18-8）。正常 / 野生型和异质性（亚克隆）模式支持子宫内膜样癌组织类型。但是异常 p53 表达内膜癌不等于浆液性癌，因为异常 p53 免疫组化可见于许多子宫内膜样癌，尤其是高级别子宫内膜样癌（约 25%）。此外，少数浆液性癌由于 *TP53* 截短突变，可以表现为正常 / 野生型 p53 染色 [56]，因此，在确认组织学形态后仍可诊断为浆液性癌。

p53 免疫组化的正确判读有时会带来挑战。首先需要优化免疫组化方案，设立阳性（浆液性癌）对照和低表达（扁桃体、阑尾）对照，肿瘤内间质细胞、内皮细胞和淋巴细胞阳性染色作为内对照，避免过弱或过强染色。解释时采用上述标准术语，而非概念模糊的“阴性”或“阳性”。野生型 p53 表达水平依赖于细胞分化状态与增殖活性，可以从少量、斑片状肿瘤细胞核染色到大多数细胞核不同程度染色，增生指数高的肿瘤通常表现出较多的 p53 染色，而“高”野生型染色可能与过表达混淆（图 18-13C），需要与内、外对照进行比较才能准确判断，异常 / 过表达必须是弥漫（>90%）、均匀一致的细胞核强染色。

p16：p16 是细胞周期依赖性激酶抑制剂，是一种多肿瘤抑制基因，存在于正常组织和多种肿瘤中。正常子宫内膜和低级别子宫内膜样癌的 p16 免疫组化呈不同比例的斑片状表达，需要注意的是，p16 在

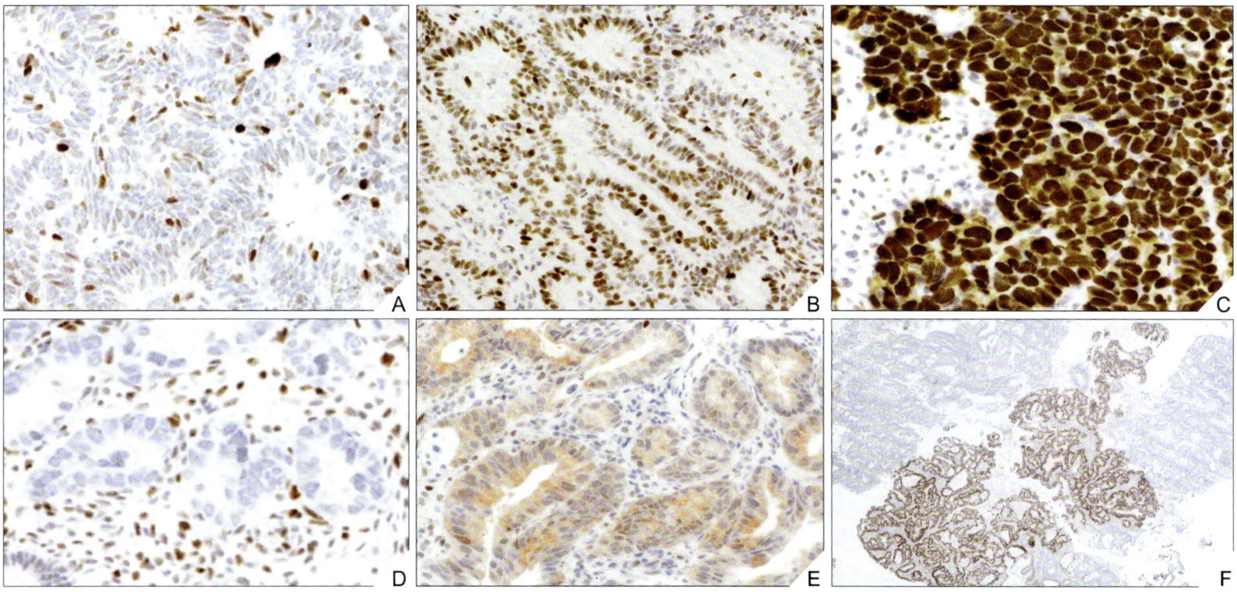

图 18-13　子宫内膜癌中 p53 的表达模式

p53 的正常 / 野生型表达模式：P53 在子宫内膜样癌中常表现为细胞核强弱不等染色和无染色（A），>80% 的肿瘤细胞核有 p53 染色，但强弱不等，属于 p53 的正常 / “高”野生型表达，这种情况容易被误判为异常 / 过表达（B）。p53 的异常表达模式：异常 / 过表达（C），异常 / 完全缺失（D），异常 / 细胞质（E）。p53 亚克隆异常：野生型染色背景中出现局灶异常染色，与 *TP53* 突变无关，大多数与 *POLE* 突变或 MMR 缺陷相关（F）

表 18-8 p53 免疫组化染色与 *TP53* 突变状态的相关性

*TP53*突变状态	p53免疫组化染色结果	p53免疫组化解释术语
TP53 没有突变		
没有突变	肿瘤细胞核强弱不等染色和无染色	正常 / 野生型
TP53 有突变		
错义突变	>90% 肿瘤细胞核弥漫、均匀、强染色	异常 / 过表达
功能缺失突变（无义或移码突变）	肿瘤细胞完全无染色 （背景间质细胞和淋巴细胞有不规则染色）	异常 / 完全缺失
破坏细胞核定位结构域的功能缺失突变	肿瘤细胞质中强染色，伴 / 不伴核染色	异常 / 细胞质
截短突变	肿瘤细胞核强弱不等染色和无染色	正常 / 野生型
TP53 大多没有突变，可能有其他突变		
大多数与 *POLE* 突变或 MMR 缺陷相关	野生型染色背景中出现局灶肿瘤细胞异常染色 （突变的亚克隆可以小到仅占肿瘤的 1%）	亚克隆异常

低级别子宫内膜样癌可能呈 >50% 甚至 90% 的不连续强染色，不要误以为弥漫强阳性，也不应以 +++ 作为判读结果，只有当肿瘤细胞呈弥漫连续的细胞质、细胞核同时强染色时才能判读为过表达。p16 过表达是 *TP53* 突变的一种代偿机制，所以常与 p53 异常伴随出现。此外，罕见的 p16 异常表达为完全阴性或缺失模式，反映了 p16 的代偿反应缺失。这两种异常表达模式类似于 p53 的“全或无”2 种异常染色[57]。

MMR：错配修复（MMR）蛋白包括 MLH1、PMS2、MSH2、MSH6（图 18-14A～图 18-14D），检

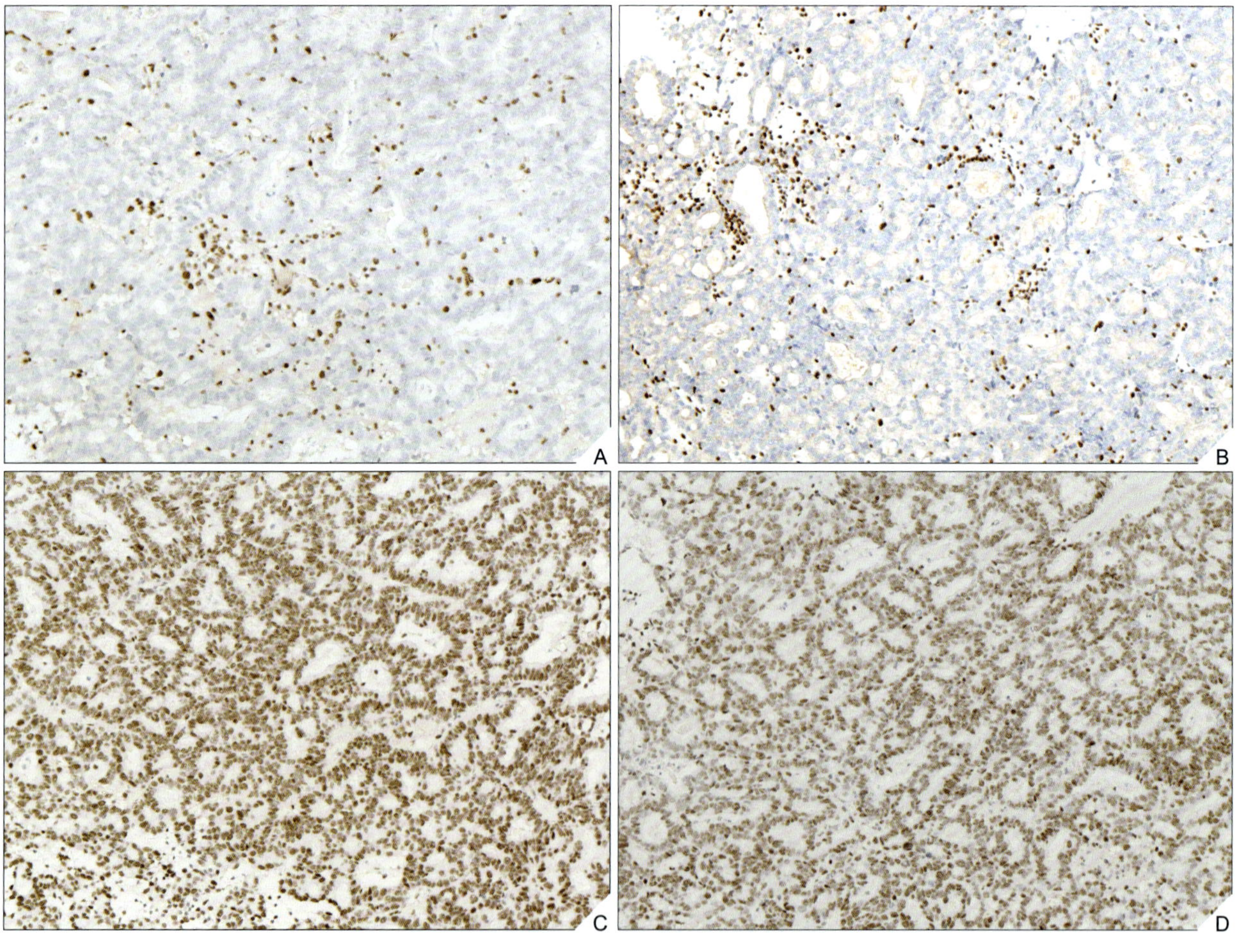

图 18-14 子宫内膜样癌中错配修复（MMR）蛋白的表达

MLH1、PMS2 表达缺失（A，B），MSH2、MSH6 表达完整（C，D）

测有助于子宫内膜癌的诊断与鉴别诊断，是子宫内膜癌分子分型和 Lynch 综合征筛查的重要环节，并成为预测免疫治疗的新的标志物。国际上基本采用对所有年龄段子宫内膜癌患者进行 MMR 免疫组化检测（最好是刮宫或活检标本）。免疫组化法被认为是鉴定有无 MMRd 的首选方法。4 个标志物全部肿瘤细胞核染色为 MMR 完整（MMRp），任何一项或几项有亚克隆缺失、部分缺失或全部缺失为 MMRd，背景内间质、良性腺体和炎症细胞染色可以作为内对照。虽然与 Lynch 综合征相关的子宫内膜癌最多不超过 5%，但子宫内膜癌中 MMRd 比例可达 30%[11]，因为 90% 的 MMRd 是由 *MLH1* 启动子高甲基化所致。*PMS2* 单独缺失、*MSH2*/*MSH6* 成双缺失或 *MSH6* 单独缺失都高度提示 Lynch 综合征可能（表 18-9）。

在解释 MMR 时应该注意以下方面：①如果肿瘤和内对照都无染色，通常是由标本固定不佳造成，不能解释为缺失。②与内对照相比非常微弱的或局灶的表达及点状核染色解释为“异质性表达”，其是异常表达，可能与突变蛋白存在或 MLHI1 缺失有关。③在内对照阳性的正确染色切片中，肿瘤细胞的区域性染色缺失称为“亚克隆性缺失”（图 18-15），代表潜在的遗传性缺陷，属于异常。④在没有核染色的情况下，细胞质 / 细胞膜 / 核仁着色属于异常表达。⑤获得性缺陷、遗传学和表观遗传学，可导致任何模式的组合，如≥ 3 种蛋白缺失、MMR 免疫组化和 MSI 之间或 MMR 免疫组化和遗传学检测之间的不一致性，特别是在 POLEmut 和 MMRd 高突变的状态下。⑥ MMRd 无功能的蛋白也可能保留抗原性，因此，正常表达并不能排除遗传学缺陷[58]。

L1CAM：即 L1 细胞黏附分子，已被证明是 NSMP 型子宫内膜癌中提示具有侵袭性行为的标志物，并且与更差的生存率、晚期、高危子宫内膜癌相关[59]。如果 10% 以上的肿瘤细胞显示膜染色，则认为肿瘤为 L1CAM 阳性。

关于生物标志物在预测孕激素治疗反应方面的价值有过许多研究，分别有一些研究表明，PTEN 不能作为预测孕激素反应的独立标志物，ER/PR 阳性肿瘤孕激素治疗的应答率有所提高，PAX2 阴性腺体的消失提示孕激素反应，Ki-67 和 Bcl-2 表达减少也

表 18-9　错配修复（MMR）蛋白免疫组化的常见模式及意义

MLH1	PMS2	MSH2	MSH6	意义		是否转诊进行临床遗传学检测
完整	完整	完整	完整	无错配修复缺陷的免疫组化证据		不需要
—	完整	—	完整	无错配修复缺陷的免疫组化证据		不需要
缺失 / 亚克隆缺失	缺失 / 亚克隆缺失	完整	完整 / 亚克隆缺失	胚系或获得性 MLH1 缺陷		
				未检测 *MLH1* 启动子高甲基化	这种模式可能是散发的，尽管该错配修复缺陷可能由 Lynch 综合征或相关综合征引起 建议进行 *MLH1* 启动子高甲基化检测	存在甲基化——不需要 缺乏甲基化——需要
				存在 *MLH1* 启动子高甲基化	这种组合表明该错配修复缺陷几乎肯定是散发性的，而非由 Lynch 综合征引起	不需要
				缺乏 *MLH1* 启动子高甲基化	虽然这种错配修复缺陷可能是散发性，但该错配修复缺陷也可能由 Lynch 综合征或相关综合征引起	需要
完整	完整	缺失	缺失	胚系或获得性 MSH2 缺陷 该错配修复缺陷与 Lynch 综合征及相关综合征有关		需要
完整	完整	完整	缺失 / 亚克隆缺失	胚系或获得性 MSH6 缺陷 该错配修复缺陷与 Lynch 综合征及相关综合征有关		需要
完整	缺失	完整	完整	胚系或获得性 PMS2 缺陷 该错配修复缺陷与 Lynch 综合征及相关综合征有关		需要

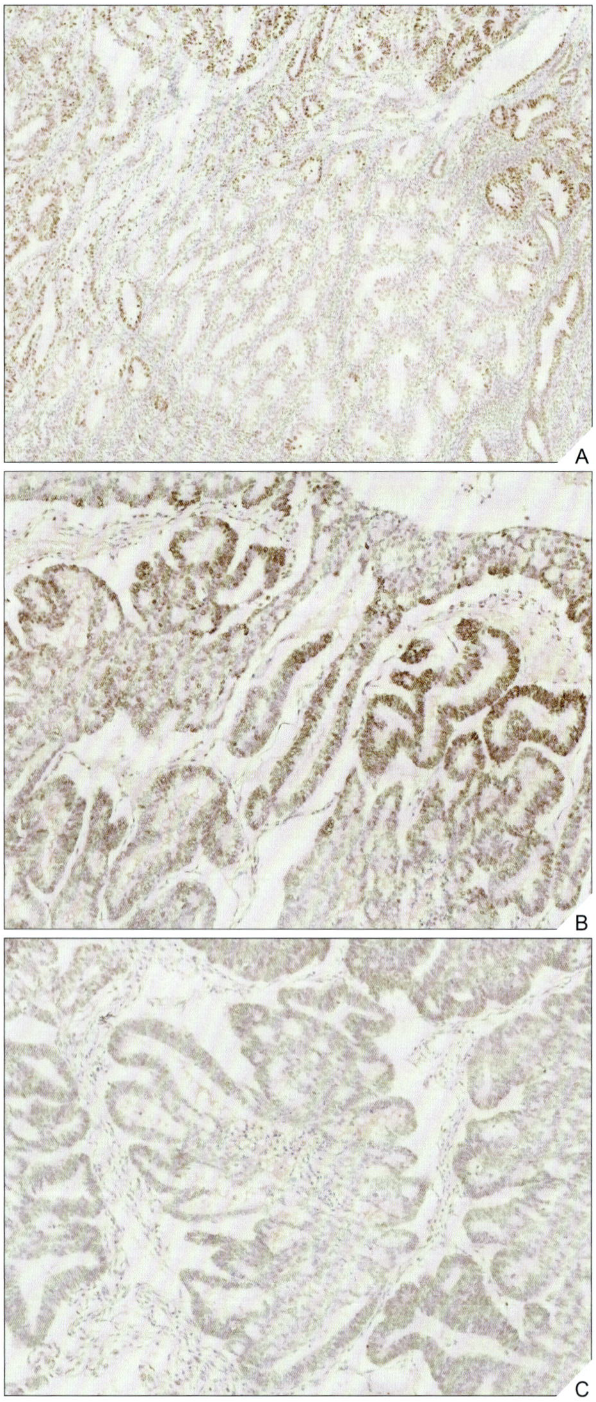

图18–15 子宫内膜样癌中错配修复（MMR）蛋白的特殊表达形式

MSH6 亚克隆性缺失（A），MSH6（另外一例）表达减弱应慎重解读（B），可能为组织处理或制片问题，因为 MSH6 表达通常强于 MSH2（C）

被证实与治疗反应有关，*POLE* 超突变的肿瘤和 *p53* 野生型肿瘤的亚群可能对孕激素治疗有更好的反应，而 MMR 表达缺失与反应不佳有关[48]。

4. 分子检测 目前，分子检测主要用于子宫内膜癌的分子分型和 Lynch 综合征筛查。

POLE 检测：目前证实的致病性 *POLE* 突变体有 11 种[60]。肿瘤组织必须进行 DNA 提取，通过 Sanger 测序 *POLE*“热点”或 NGS 检测 9、13 和 14 或 9～14 号外显子实现。

MLH1 启动子甲基化检测：MLH1 或 PMS2 表达缺失的病例行 *MLH1* 启动子甲基化检测，存在高甲基化可以除外 Lynch 综合征。

MSI 检测：MSI（微卫星不稳定性）是 MMR 缺陷的结果。由于 MMR 免疫组化更普及、经济、敏感度更高、细胞定位清晰、直观、质控简便，其是检测 MMRd 的首选方法。由于两种方法的敏感度都在 90% 左右，使用单一方法可能会错过 10% 的 Lynch 综合征。在下列情况下，应当检测 MSI：当 MMR 反复染色失败，或由于非核着色、亚克隆和弱着色导致判读困难，或 MMR 蛋白免疫组化检测无异常，但高度怀疑 Lynch 综合征家族史的患者，或 MMR 完整的患者有免疫治疗的需求。可以采用 PCR 和（或）NGS 方法检测，MMR 免疫组化和 MSI PCR 检测 Lynch 综合征的敏感度分别为 94% 和 85%，两种检测之间的符合率很高，约为 95%。在拥有经过验证的 NGS 平台的机构中，可以采用基于 NGS 的 MSI 检测方式，这尤其适用于 MMR 异常频率低的肿瘤类型，因为 NGS 具有更高的敏感度[58]。MSI 结果分类见表 18-10。

表 18–10 MSI 分类结果判读

MSI结果分类	核心组合的5个标志物中呈现不稳定的标志物		在其他标志物组合中呈现不稳定的标志物
高水平 MSI（MSI-H）	≥2 个	或	≥30%
低水平 MSI（MSI-L）	1 个	或	< 30%
MSI 稳定（MSS）	无	或	无

TP53 检测：NGS 是检测 *TP53* 突变最可靠的方法。然而由于 p53 免疫组化与 *TP53* NGS 检测具有非常高的符合率，而且检测周期更短，可以在较小的活检标本上进行，其判读相对简单，可重复性强，已经成为替代 *TP53* 测序的经济可靠的方法。

单次测试 ProMisE NGS：为了克服与多种测试分子分类法相关的一些挑战，2023 年加拿大 McAlpine 团队评估了基于单次测试 DNA 的靶向 NGS 分子分类法（ProMisE NGS），替代 *POLE* 测序、

p53 和 MMR 免疫组化的 ProMisE 分类法，以确定 *POLE* 和 *TP53* 突变和 MMRd 状况。ProMisE NGS 很容易实现，并且与原来的 ProMisE 分类法高度一致。研究证明，单次检测的 ProMisE NGS 子宫内膜癌分类法对 4 种分子亚型的预后价值保持不变[61]。

5. 鉴别诊断　是一个复杂的思考过程，需要综合子宫内膜病理学知识和对妇科临床知识良好的理解。根据笔者的经验，如下几点在鉴别诊断过程中很重要：排除相似的良性病变和癌前病变；确定部位，主要是内膜原发还是宫颈原发；鉴别 NEEC，明确组织学类型；除外继发性病变。

（1）子宫内膜不典型增生（AEH）/ 子宫内膜样上皮内瘤变（EIN）：FIGO 1 级子宫内膜样癌与癌前病变（AEH/EIN）的鉴别有时十分困难，尤其在诊刮标本中，最主要的特征不是细胞学形态，而是腺上皮的排列结构，诊断低级别子宫内膜样癌通常要求具有下列某些或全部条件：①融合的腺体或筛状生长，达到 1 个低倍（10 倍物镜）视野，即最大径 2.5 mm；②腺体的完整性消失，间质缺如或很少；③绒毛腺样结构，迷宫样形态及巨大而复杂的腺体结构；④核的不典型性可能超出了伴发的 AEH/EIN（详见第十七章）；⑤子宫切除标本中有明确的肌层浸润是子宫内膜样癌的直接证据，但有时腺体结构不满足以上标准。

总体来说，AEH/EIN 和子宫内膜样癌 G1 鉴别诊断的可重复性较低，因为这些诊断标准都带有相当的主观性。遗憾的是，由于 AEH/EIN 包含许多可见于子宫内膜样癌的基因改变，两者间没有可用的生物标志物用来鉴别诊断。对于不完全符合子宫内膜样癌的病变，可以用描述性诊断，如“至少为 AEH/EIN”、“AEH/EIN，不能排除高分化子宫内膜样癌”等。病理医师和妇产科医师应了解，需要保留生育功能的 AEH/EIN 和子宫内膜样癌 G1 未浸润肌层者都可以考虑孕激素保守治疗，无须保留生育功能者应考虑手术治疗，但是前者只需要做全子宫切除术，后者可能需要分期手术，因此病理医师应该尽可能在诊刮标本中区分这两种病变。

（2）子宫内膜样癌与宫颈 HPV 相关性普通型腺癌：由于宫腔诊刮时必须经过宫颈管，常会将组织带到宫颈管，同时又带出宫颈管组织，而宫腔内癌组织 / 细胞也可能脱落或种植到宫颈管，因此在宫颈或宫腔诊刮标本中常出现非本部位原发的癌，尤其宫颈 HPV 相关性普通型腺癌（HPVA），不管有无黏液分化，与子宫内膜样癌极为相似，而子宫内膜样癌伴鳞状分化时也容易与宫颈原发腺癌或腺鳞癌混淆，常会带来鉴别诊断的问题（见下）。由于内膜和宫颈原发的腺癌手术范围不同，后者需要接受广泛全子宫和双附件切除及盆腔淋巴结清扫术，因此病理医师必须在诊刮标本诊断中明确不同的来源，避免笼统地报告“腺癌”。当两个部位确实有癌时应考虑以下 3 种情况：子宫内膜癌累及宫颈、宫颈癌累及内膜或内膜与宫颈双原发癌。

笔者总结了如下几点与此有关的经验供读者参考：①肿瘤间质中出现泡沫样间质细胞，通常提示子宫内膜样癌（图 18-16）。宫颈 HPVA 的腺体细胞较子宫内膜样癌异型性更明显，有更多细胞凋亡体和腺腔侧的分裂象（所谓漂浮的核分裂象）（图 18-17A）。②出现宫颈 HPV 相关性癌前病变，如原位腺癌和（或）高级别鳞状上皮内病变，支持宫颈 HPVA；而出现 AEH 或 EIN 提示子宫内膜样癌。但是在宫颈或内膜腺癌时出现不连续的另一部位的癌前病变也并非偶见，需要结合其他要点诊断。③了解妇科检查与影像学检查可能给诊断提供线索。④免疫组化，肿瘤细胞 ER、PR 和 vimentin 阴性（图 18-17C），而 p16（图 18-17B）和 CEA 阳性可能为 HPVA，反之，则提示子宫内膜样癌（图 18-18A～图 18-18D）。上述生物标志物中对子宫内膜癌与宫颈癌的鉴别最有帮助的应为 p16 和 PR。需要强调的是，HPVA 中几乎 100% 的癌细胞呈弥漫的细胞质、细胞核 p16 染色强阳性，而在子宫内膜样癌中 p16 染色呈斑片状，即使有时可高达 90%～95% 的细胞染色阳性，不应该与 HPVA 混淆。子宫内膜样癌伴鳞状分化时，鳞状成分 p16 也不会出现弥漫强阳性。另外，不到 1/4 的宫颈腺癌为非 HPV 相关，如胃型宫颈腺癌、透明细胞癌，此时 p16 不适合用于鉴别诊断，需要借助相关指标如 MUC6、HIK1083、claudin-18 和

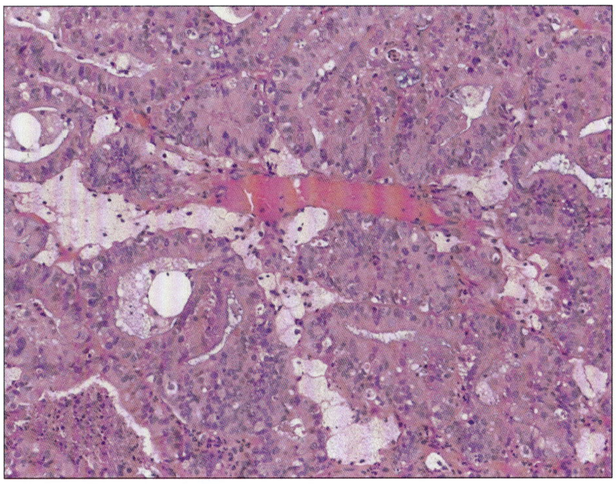

图 18–16　子宫内膜样癌间质中群集的泡沫细胞

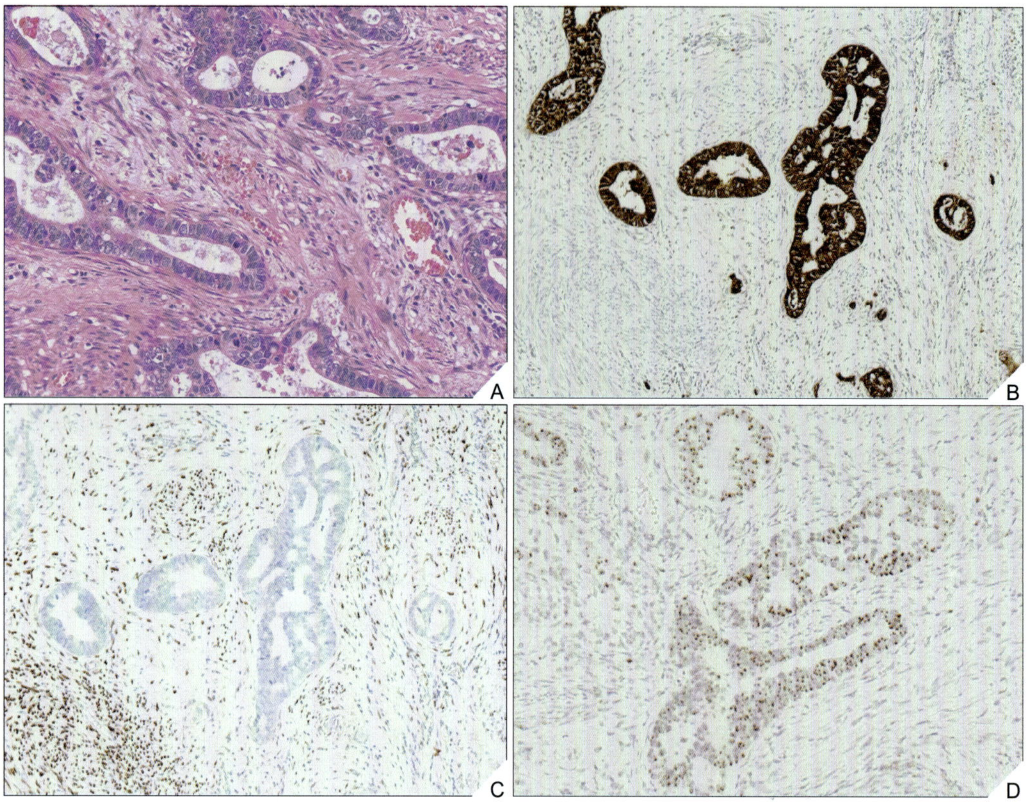

图 18-17 宫颈 HPV 相关性腺癌

可见众多的凋亡细胞和腺细胞顶端核分裂象（A），子宫内膜样癌一般无此特征；免疫组化与子宫内膜样癌相反，显示 p16 弥漫连续细胞质、细胞核强阳性（B），ER 阴性（C）；特征性显示 RNAscope 阳性（D），最具诊断价值

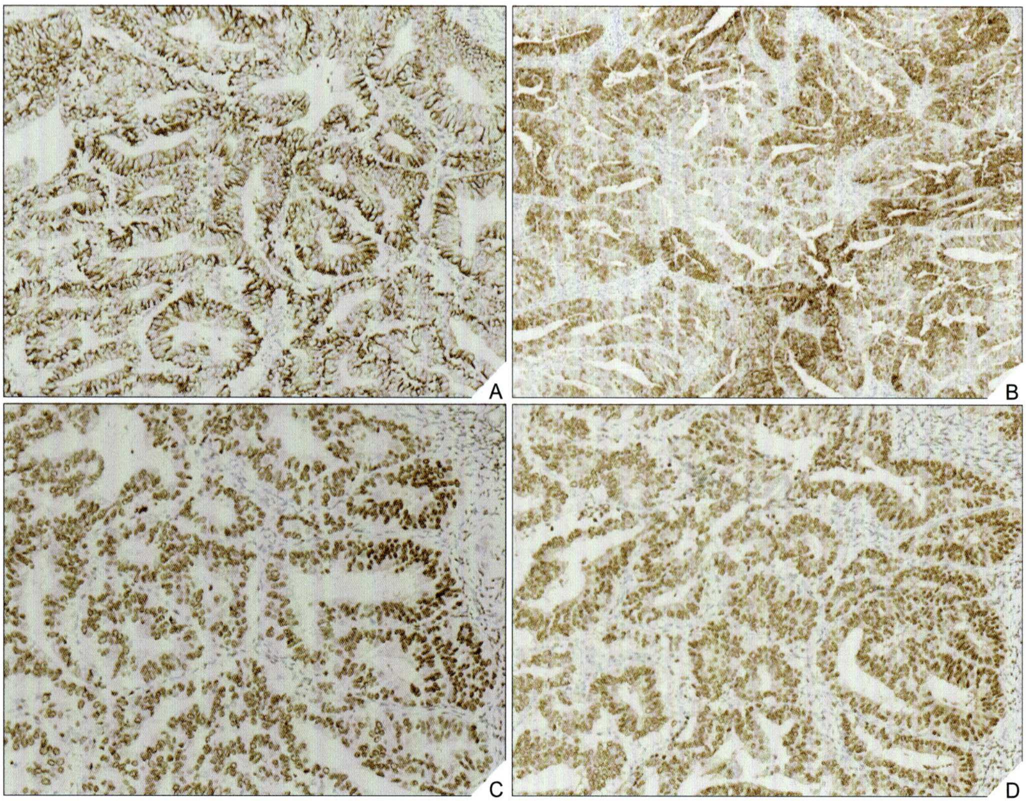

图 18-18 子宫内膜样癌的典型免疫组化特征

肿瘤上皮细胞 vimentin 在细胞质和细胞膜表达（A），p16 表现为 >50% 的不连续强染色（斑片状）（B），ER、PR 弥漫阳性（C、D）

HNF1β、Napsin A 和 p504S。ER 有时在宫颈癌中会有局部染色，但与正常宫颈腺体比较通常是减弱的，不会对鉴别诊断造成困扰。vimentin 和 CEA 相对不那么特异。⑤高危 HPV RNA 原位杂交检测对 HPVA 的特异性非常高（图 18-17D），可用于某些困难病例的鉴别诊断，但多数病理科缺少此检测项目。低级别子宫内膜样癌与 HPVA 的鉴别见表 18-11。罕见情况下，由宫颈子宫内膜异位症引起的宫颈原发子宫内膜样腺癌可能给鉴别诊断带来更大挑战，这种肿瘤只有在排除原发性子宫内膜癌和 HPV 感染后才能确诊。

除了病理特征之外，病理医师应该结合患者病史、妇科检查及影像学检查，并加强与妇科医师交流，常是做出正确诊断和处理的关键。此外，当妇科医师见到病理诊断与临床印象不符或不能解释临床所遇到的问题时，应主动与病理医师进行交流咨询。即便如此，正确诊断有时还是很困难。最困难的情况就是宫颈管上部腺癌与宫体下部腺癌的鉴别，即使在子宫全切标本中有时也不能完全确定。

此外，内膜与宫颈的癌如果组织特征不同，很可能是各自独立发生的癌。如两个部位的癌组织类型相同，可能一处原发，另一处继发，但也可能为双原发。一处原发时两个部位的遗传学改变一般相同，也可由于肿瘤基因进化表现不同的遗传学表型，此时与双原发癌的鉴别困难，需要综合其他方面进行判断。一组研究报道了 5 例内膜与宫颈双原发癌，其子宫内膜癌均为子宫内膜样，它们合并的宫颈癌中 3 例为微囊样形态，2 例与子宫内膜癌同型，但其中 1 例有更明显的鳞状分化，另 1 例分级高于子宫内膜癌，该组病例的子宫内膜癌与宫颈癌的克隆性均不相同[62]。

（3）子宫内膜样癌（EEC）与子宫内膜浆液性癌（ESC）：由于乳头状结构不仅发生于 ESC，也可见于各级 EEC，因此不建议采用“乳头状癌”术语，避免混淆不同类型的肿瘤，而 ESC 也可出现类似于低级别 EEC 的腺管结构，单纯依据结构很容易相互误诊。以下几点可帮助诊断：①两者最主要的鉴别点为核异型性程度，EEC 核的级别低，ESC 具有高级别的核。乳头状结构伴低级别的核应该诊断为低级别 EEC（图 18-19）。②当高级别的核出现在明显不相称的低级别腺管结构时，应该想到 ESC 的诊断。EEC 的腺腔扩张，内缘轮廓光滑，而 ESC 的腺腔呈裂隙

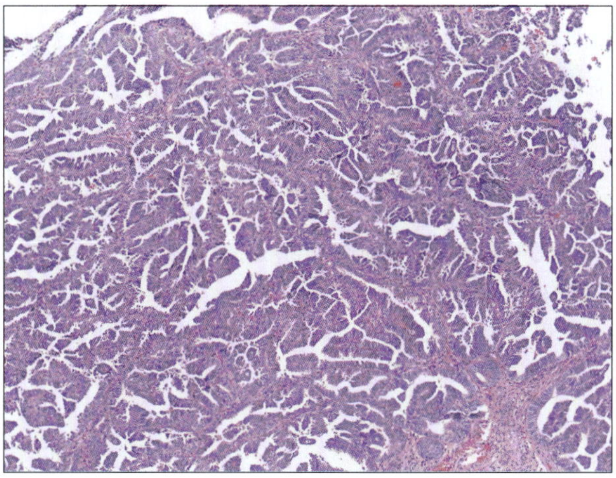

图 18-19 子宫内膜样癌

部分区域呈乳头状结构，类似浆液性癌，但核级非高级别

表 18-11 原发性子宫内膜样癌与原发性宫颈 HPV 相关性普通型腺癌的鉴别

	宫颈原发	内膜原发
临床特征	生育年龄 HPV 感染病史 接触性出血或阴道排液 宫颈肿块	围绝经期或绝经后 高雌激素表现 不规则阴道出血 影像学检查提示内膜增厚
肿瘤间质	嗜酸性纤维间质，血管粗而不规则	内膜间质细胞，泡沫细胞
肿瘤特征	伴有 HPV 相关性癌前病变，可见原位腺癌，尤其是部分腺体受累；高级别鳞状上皮内病变多见 可能有宫颈原位腺癌和腺癌移行 细胞异型性更明显 更多细胞凋亡小体和腺腔侧的核分裂象	伴有内膜不典型增生或 EIN，可伴有鳞状分化，与 HPV 无关 可能有 AEH/EIN 和子宫内膜样癌的移行 低级别子宫内膜样癌通常为轻中度核异型性 核分裂象分布不规则
免疫组化	p16 弥漫强阳性（几乎所有细胞中） ER/PR 阴性或局部弱阳性 vimentin 阴性 CEA 阳性	p16 斑驳染色 ER/PR 阳性 vimentin 阳性 CEA 阴性
高危型 HPV 原位杂交	阳性	阴性

状和锯齿状，细胞容易分离和出芽。③伴 AEH/EIN、鳞状分化、黏液分化等（见后面描述）及 MELF 方式浸润肌层支持 EEC。④免疫组化，几乎所有 ESC 呈 p53 异常，并常伴 p16 弥漫阳性，虽然少数低级别 EEC 存在 p53 异常，但存在 PTEN 或 ARID1A 缺失、MMRd 及 ER、PR 高表达，支持 EEC，ESC 中 ER 可以不同程度表达，PR 常阴性。EEC 2 级与 3 级的细胞异型性增加，部分病例伴有 *p53* 突变，组织形态与浆液性癌的形态有明显重叠。但 EEC 伴有 AEH/EIN 的背景，常有鳞状分化。肿瘤中常有典型内膜样癌的区域等（表 18-12）。对于形态学无法明确区分的病例，可采用“高级别内膜癌，不除外浆液性癌”的方式进行报告。对于鉴别诊断，特别是关于免疫组化的应用，将在浆液性癌中详述。

（4）子宫内膜样癌（EEC）与子宫内膜透明细胞癌（ECC）：两者都可呈乳头状生长，通常 EEC 的乳头粗大或呈细长绒毛状，被覆上皮呈柱状，而 ECC 的乳头通常钝圆，间质玻璃样改变，上皮立方或鞋钉样，细胞轮廓清晰，细胞质透明或嗜酸。EEC 的腺管结构大小、形态不一，可见成角、分支，而 ECC 管状结构相对小圆，除立方或鞋钉样细胞外，囊状结构常衬覆扁平上皮。此外，伴细胞质透明的 EEC 也需要和 ECC 鉴别（见后面描述）。ECC 时免疫组化 ER、PR 阴性，HNF1β、Napsin A 和 p504S 常阳性，虽然 HNF1β 特异度不高，敏感度特别好。ECC 的这些特征也可用来与 EEC 伴有细胞质透明分化鉴别。

（5）子宫内膜样癌（EEC）与子宫内膜中肾样腺癌（MLA）：MLA 可以表现为多种结构模式（图 18-20），当其表现为管状 / 腺样生长模式时与低级别 EEC 很相似，常被误诊为 EEC。若伴 AEH/EIN、鳞状分化、黏液分化等，则支持 EEC 的诊断，而如有小管内嗜酸性胶体样物质、立方状细胞和空泡状核，则应怀疑 MLA。如下免疫组化有助于鉴别诊断：MLA

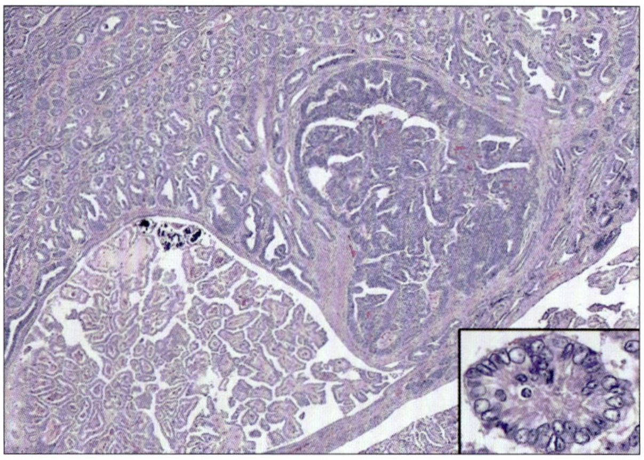

图 18-20　子宫内膜中肾样腺癌

中肾样癌，其典型的不同结构类型（腺状、乳头状和实性）；插图（右下）显示肿瘤细胞核密集，偶有凹槽，染色质清晰，特征类似甲状腺乳头状癌

表 18-12　乳头状子宫内膜样癌与浆液性癌的区别

	乳头状子宫内膜样癌	浆液性癌
与绝经关系	绝经前或后	绝经后
腺体结构	扩张，内缘轮廓光滑，上皮极性保持	腺管状、裂隙状和锯齿状，管腔内易见脱落的肿瘤细胞
乳头状结构	有	常有
细胞非典型性	轻中度	重度
核分裂活性	不高	大量
凋亡小体	少	明显
MELF 型浸润	常有	不存在
鳞状、桑葚样或黏液分化	常有	不存在
p53	多数正常 / 野生型	异常 / 突变型
p16	斑片状或无染色	常弥漫染色
Ki-67	低阳性率	高增生指数
IMP2	≥25%的肿瘤细胞丢失	无丢失
IMP3	3% 斑片状 / 局灶性染色	约 63% 的肿瘤细胞质弥漫强阳性
PTEN	30%～50% 病例丢失	通常保留
β-catenin	可有核染色	膜染色

常不表达ER，但GATA 3、TTF1和CD10常阳性，其中CD10在腔缘表达是特征性的。这些免疫组化标志物的表达与低级别EEC相反。PAX-8在两者都为阳性。罕见情况下有MLA和低级别EEC共存的病例[63]。一般来说，ER是常规标志物之一，当见到ER阴性的“低级别EEC”时，要考虑MLA的可能性。想到了MLA的可能，诊断不难。

（6）良性内膜病变及人工拥挤假象：乳头状合体细胞改变可能引起混淆，但其几乎均位于表面上皮，核异型性程度低或无核异型性，同时伴有内膜崩解相关改变（详见第十九章）。内膜腺体拥挤容易误诊为癌的情况包括小片状腺体拥挤、良性腺体斜切与套叠、与崩解有关的腺体拥挤伴间质塌陷。月经期内膜可能也会与内膜恶性病变混淆，这是由于腺体之间缺少间质成分，从而形成“背靠背”的结构形态，特别是当出现出血和坏死碎屑时。然而月经期内膜缺乏恶性的细胞学特征及真正的筛状结构和浸润，没有核分裂象。另外，月经期内膜腺体一般可以有一些残存的分泌变化，仔细寻找，将会发现典型的间质碎片区，而不是凝固性坏死区。

（二）具有结构和细胞学变化的子宫内膜样癌

EEC有多种变异形态，显示特殊的排列结构或细胞形态改变，包括一些非内膜样上皮的形态，它们的生物学行为通常与经典的EEC相似，更多的问题是与其他病变尤其是高级别侵袭性肿瘤及良性病变的鉴别。

1. EEC伴鳞状分化（EEC with squamous differentiation）见于10%～25%的肿瘤，通常为局灶性，偶有广泛鳞状分化（图18-21）。鳞状成分在形态上可能表现为良性、恶性或不确定性，与预后无关。重要的是将EEC中的鳞状分化与实性癌灶区分开，避免将鳞状分化误认为腺癌的实性区，或将腺癌的实性区误认为鳞状分化，从而造成EEC分级的错误，因为EEC的分级是根据其非鳞状实性区百分比区分的。鳞状分化的特征包括角化珠（keratin pearl）、细胞间桥或由含有丰富嗜酸性细胞质并胞膜清楚的多角形细胞构成的实性团块。这些细胞巢或片与腺上皮相连接或位于间质，缺少栅栏状排列与腺样结构（表18-13）。

表18-13　辨认子宫内膜样癌中鳞状分化的标准

下列形态中出现任何1条
不经特殊染色即可证实有角蛋白或角化珠
细胞间桥
下列形态至少具有3条
肿瘤成片生长，没有腺体结构或栅栏状排列
细胞界限清晰
细胞质嗜酸性或“毛玻璃状”
与其他肿瘤组织相比，核质比减少

尽管以上标准能帮助认知大多数鳞状分化的病例，但是在实际操作中有时仍会遇到困难。有时，确定是伴有鳞状分化的低分化EEC还是高级别癌很困难，这种情况下，“鳞化”样成分的核异型性大，类似于鳞状细胞癌，我们就按EEC的实性区域或高级别EEC处理。

近年来的研究证明一些免疫组化在鉴别诊断方面可能有帮助。鳞状分化PAX8大部分病例阳性，ER、PR部分病例阳性，p63、p40常阳性，缺乏β-catenin核表达，CD10、PAX2和CDX2呈阴性[64]。96.7%的子宫内膜鳞状病变均有AMACR（p504s）染色，只有5.8%宫颈高级别鳞状上皮内病变显示AMACR阳性，因此AMACR能可靠地区分诊刮或活检标本中鳞状病变的宫颈与子宫内膜起源[52]。

EEC伴鳞状分化有时需要与宫颈鳞状细胞癌（CSCC）鉴别，特别是EEC中出现广泛鳞状分化时，在诊断上可能有困难，因为带有下段子宫部位受累和显著鳞状分化的EEC可能会被误认为宫颈/宫颈管原

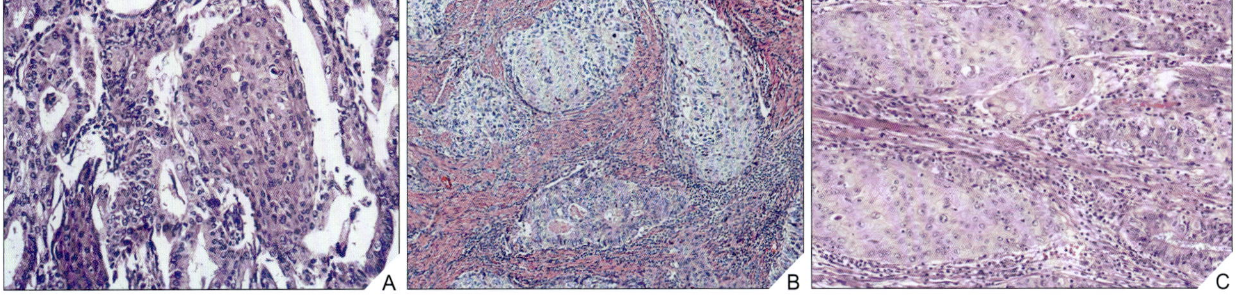

图18-21　子宫内膜样癌伴鳞状分化

桑葚状鳞状分化（A），成熟鳞状分化，可见细胞间桥（B），本例内膜样癌显示成片的鳞状细胞，细胞界限清晰，核异型性小，右下方可见单一内膜样腺体（C）

发的鳞状细胞癌。这时p16免疫组化染色在EEC腺体的鳞状化生中也可能有强阳性表达，而增加鉴别诊断的难度。在这种情况下，ER和HPV检测有助于鉴别。ER在典型的EEC通常强阳性表达，而在HPV相关CSCC表达缺失或局灶弱阳性。HPV DNA或RNA原位杂交表现为EEC阴性，而CSCC为阳性。

由于EEC可能表现出大量鳞状分化，偶尔可能需要与原发性子宫内膜鳞状细胞癌（endometrial squamous cell carcinoma，ESCC）进行鉴别。鉴于ESCC相对罕见，只有在子宫切除标本上取样充分并满足以下条件时，才能确诊：①充分取样后仍未见任何腺样成分；②肿瘤与宫颈鳞状上皮之间没有联系；③没有同时存在或既往宫颈鳞状细胞癌病史。另外，在EEC伴鳞状分化的病例中，仅见鳞状成分时，解读子宫内膜活检/刮取标本可能会很困难。这种情况下，应谨慎，不要轻易将这些鳞状上皮视为良性或恶性宫颈污染物，可进行描述性诊断，附上适当的评论，建议额外取样是一种明智的方法。

2. EEC伴桑葚样分化（EEC with morular differentiation） 桑葚样分化（MD）向来被认为未成熟鳞状分化，直至如今。然而，近些年的研究证明，桑葚样分化似乎是一种特殊形式细胞分化，它在形态、免疫表型及分子特征上与传统鳞状分化不同[65]。ER、PR、β-catenin、PAX2、p63和PAX8有助于区分桑葚样分化与鳞状分化。表18-14总结了普通EEC、鳞状分化和桑葚样分化的免疫组化表达。

最近，Weisman等报道了5例类似皮肤毛母质癌的EEC[66]，这组肿瘤至少都含有局灶EEC G1成分，个别病例见局灶桑葚样和鳞状成分及鬼影细胞，所有病例还有明显的高级别成分，表现为实性、基底样细胞形态，出现明显的肿瘤细胞坏死和鬼影细胞，并伴有β-catenin弥漫异常（细胞核及细胞质）表达及不同强度的CDX2弥漫表达。鬼影细胞、基底样细胞及免疫组化特征与EEC伴鳞状分化和桑葚样分化非常相似。然而，类似皮肤毛母质癌的EEC是一组具有侵袭性行为和不良预后的EEC G3，并且都不表达ER和PAX8，与EEC伴鳞状分化和桑葚样分化通常为LG EEC、ER和PAX8阳性不同。虽然这是一种罕见的肿瘤，但是在EEC出现ER阴性，明显的成熟鳞状分化样和桑葚样改变（鬼影细胞），尤其伴侵袭性病理和临床特征时应该想到这个鉴别诊断。

3. EEC伴黏液分化（EEC with mucinous differentiation of conventional type） 米勒型黏液分化在EEC中很常见，通常为灶性，以前，在肿瘤中≤50%时诊断为EEC伴黏液分化，>50%时诊断为黏液性癌，由于与低级别EEC具有共同的分子特征和自然史，在2020年WHO分类中，去除了“黏液性癌”这一类型，将他们合并为EEC的一种变异形态。黏液分化模式在EEC中可以不同程度地出现，并可占主导地位，可表现为腺样、筛状或乳头状结构，上皮为柱状细胞，含有细胞内黏液，细胞质嗜碱性或淡染颗粒状，黏液染色阳性，细胞核位于基底部，有轻至中度非典型性，核分裂象少见。需要强调的是，应该避免将细胞外黏液作为黏液分化的证据。黏液分化不影响患者预后，但是黏液分化对*KRAS*突变具有特异性，具有这种突变的肿瘤可能对KRAS特异性靶向药物（如曲美替尼）有效果[67]。从这个角度看，当EEC伴有明显黏液分化时，应在报告的备注中指出。

在刮宫标本中见到黏液分化的组织常会给诊断者带来挑战，需要与良性宫颈管黏膜组织、宫颈HPV相关性黏液腺癌和非HPV相关性黏液腺癌（胃型腺癌）、罕见的原发性子宫内膜胃（胃肠）型癌、原发性子宫内膜印戒细胞癌、胃肠道或胰胆管转移性癌鉴别。当肿瘤位于子宫下段时，应特别注意与宫颈肿瘤鉴别。支持EEC伴黏液分化的依据：①既往有AEH/EIN病史，没有宫颈或消化道病史。②影像学检查提示内膜病变，没有宫颈或消化道肿瘤证据。③周围见AEH/EIN病变。④同时存在鳞状分化或桑葚样分化。⑤黏液上皮下见明确子宫内膜样间质或泡沫样间质细胞。⑥出现肠型、胃型、印戒细胞型黏液上皮，应该首先排除宫颈原发腺癌及消化道转移性癌，以及乳腺的印戒细胞癌转移，然后考虑原发性子宫内膜胃（胃肠）型癌或印戒细胞癌，这两

表18–14 普通子宫内膜样癌、鳞状分化和桑葚样分化的免疫组化表达

	ER/PR	p63/p40	PAX2	PAX8	CD10	β–catenin	CDX2	SATB2	p16
普通EEC	大部分+	–	大部分–	+	–	细胞膜+	–	–	斑片状+或–
鳞状分化	部分+	+	–	大部分+	–	细胞膜+	–	–	斑片状+或–
桑葚样分化	少数+	-	–	大部分+	+	细胞核+	+	+	弥漫+

注：–，阴性；+阳性。

型原发性癌均极为罕见。在子宫切除标本中转移性癌的特征为肌层受累超过内膜，有明显的间质反应，内膜及肌层的脉管受累。⑦ EEC 伴黏液分化通常为低级别与低分期，如果肿瘤的分期较高，则支持转移性癌。⑧免疫组化，良性宫颈管黏膜周围有储备细胞，显示 p63 阳性，宫颈腺癌 PAX8 阳性，ER/PR 通常减弱或消失，HPV 相关性腺癌还有 p16 弥漫连续强阳性，非 HPV 相关性胃型腺癌还有胃型标志物如 MUC6、HIK1083 阳性，消化道转移性癌 PAX8 阴性，CK20、CDX2、SATB2、MUC6 等阳性，而 EEC 伴黏液分化缺乏这些标志物阳性，却常有 PTEN 缺失及 PAX8 和 ER/PR 阳性（表 18-15）。

4. EEC 具有类似宫颈转化带组织和（或）微腺型增生模式（EEC with patterns resembling cervical transformation zone tissue and/or microglandular hyperplasia） EEC 偶尔表现为微腺样结构，形态与宫颈转化带组织和（或）宫颈微腺体增生相似，在活检标本中很容易被误为宫颈良性病变，属于 EEC 的亚型。

患者大多为 60 岁以上，部分患者有雌激素和（或）孕激素替代治疗史。临床表现为阴道异常出血，与普通 EEC 相同。

肿瘤大体形态与普通 EEC 形态相似，表现为内膜增厚或局部形成肿物。本病通常缺少坏死，无明显深肌层浸润。镜下见密集成片的微小或中等大小的腺管结构背靠背排列，少数大腺体或腺体囊状扩张。上皮细胞立方、柱状或扁平，单层或复层排列。细胞质常中量或丰富，色淡或嗜酸性，富于黏液（图 18-22）。腔内可见分泌物，黏液染色阳性，并见大量急性炎症细胞浸润。上皮细胞异型性通常不超过轻度，仅罕见例外，核分裂指数低。一些肿瘤合并鳞状分化，多数肿瘤合并典型 EEC。肿瘤常位于内膜表层，可伴有表浅肌层浸润。

EEC 伴微腺样形态与宫颈微腺体增生的鉴别主要依据肿瘤部位，活检时难度较大。伴有典型 EEC、肿瘤邻近有残存的内膜样腺体或间质、缺少储备细胞等形态支持子宫内膜癌。支持诊断宫颈微腺体增

表 18-15 子宫内膜样癌伴黏液分化的免疫组化鉴别

	CK7	CK20	CEA	CDX2/SATB2	MUC6/HIK1083	ER/PR	PTEN	PAX8	p16
EEC 伴黏液分化	+	–	–	–	–	+	缺失	+	–
宫颈 HPV 相关腺癌	+	–	–/+	–	–	–	保留	+	+
宫颈非 HPV 相关腺癌	+	+/–	+	–	+	–	保留	+	–/+
胃及胰胆管转移性癌	+/–	+	+	–	+	–	保留	–	–
结直肠及阑尾转移性癌	+/–	+	+	+	–	–	保留	–	–
原发性子宫内膜胃 / 肠型癌	+/–	+	+	+	+	–	保留	–/+	–/+
原发性子宫内膜印戒细胞癌	+/–	+	+	+/–	+/–	+	保留	–/+	–/+

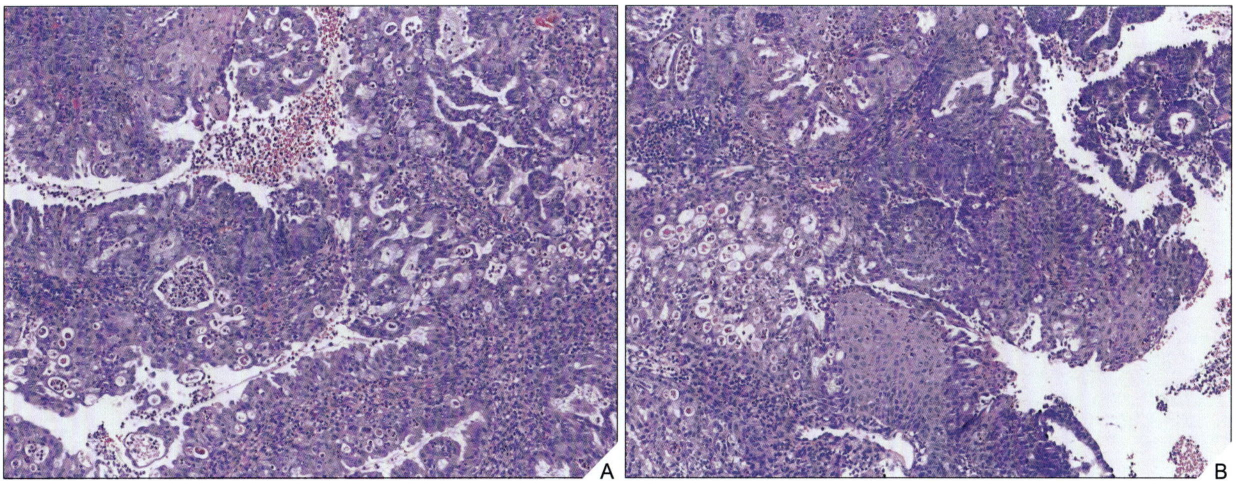

图 18-22 子宫内膜样癌伴微腺样形态

腺体大小不一，常伴有急性炎症和黏液，与宫颈微腺体增生相似（A），鳞状分化常见，中央及右上角小片子宫内膜不典型增生是支持微腺样子宫内膜癌的证据（B）

生的一个形态学线索是存在核下空泡，这通常不是EEC伴微腺样形态的特征。EEC的免疫组化典型表现为ER、vimentin、CD10强阳性，PAX2、PTEN、p63常阴性。而宫颈微腺体增生通常见于生育年龄妇女，与口服避孕药或妊娠明显相关，存在显示p63阳性的柱状上皮下储备细胞，并保留了PTEN表达[68]。重要的是因异常出血的刮宫标本中出现微腺样腺体应该想到EEC伴微腺样形态的可能，如果由于标本量过少，无法做出明确诊断，最好进行描述性诊断，并建议临床进一步检查。

5. EEC伴细胞质透明（EEC with cytoplasmic clearing）

（1）组织学特征：EEC在某些情况下会出现局灶、偶然弥漫的细胞质透明，这种情况容易被误诊为透明细胞癌，病理医生应该提高鉴别能力，以免将低级别癌误诊为侵袭性强的高级别癌，影响治疗决策及预后判断。EEC伴细胞质透明见于以下5种情况。

1）EEC伴分泌性改变（EEC with secretory change）：分泌性分化在EEC中不足2%，形态类似于分泌早期或分泌中期内膜，细胞质中可见规则的核下和（或）核上透明含糖原空泡（图18-23A）。细胞异型性小，但仍保持其癌的结构，腺体明显大于正常分泌期内膜腺体，通常见背靠背、拥挤的腺体和上皮复层化，并伴有腺腔内上皮皱褶。肿瘤可能完全由分泌型腺体组成，但比较常见的通常为灶状分布。伴有分泌性分化的EEC几乎均为高分化，具有较好的预后。

目前还不清楚是什么原因造成EEC的分泌性改变。有些肿瘤的“分泌”改变不恒定，如在诊刮标本中显示分泌性改变，但在子宫切除标本中则表现典型EEC。一些学者认为其是子宫内膜癌对内源或外源性孕激素刺激的反应，尤其是年轻女性。然而不能解释为什么多数分泌型腺癌并无明显的孕激素升高，包括绝经后没有用黄体酮的妇女。

临床上，重要的是要与类似的良性病变（人工造成的拥挤的分泌期内膜）（图18-23B）、癌前病变（伴有分泌改变的不典型增生或EIN）及细胞质透明的子宫内膜癌性病变（透明细胞癌）相鉴别。要点将在透明细胞癌中讨论。

2）EEC伴富含糖原的鳞状分化成分（EEC with a glycogen-rich squamous component）：EEC的鳞状分化成分富含糖原时细胞质透明（图18-24），核异型性通常与周围腺癌核异型性同步，透明区或相邻位置存在细胞间桥、角化细胞和角化珠有助于将其与透明细胞癌分开。如前所述，96.7%的子宫内膜鳞状病变AMACR（p504S）染色阳性，病理医生应该了解

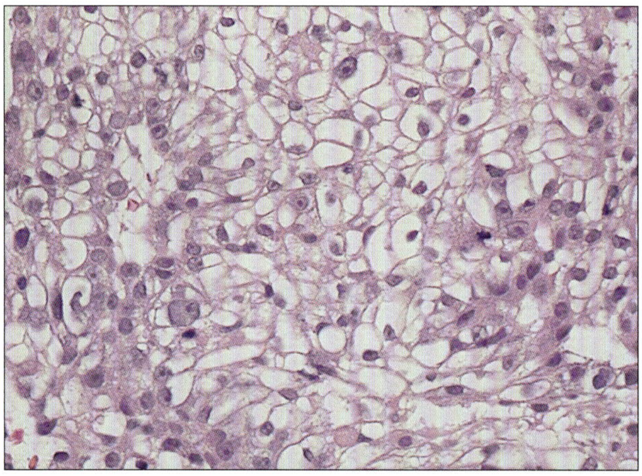

图18-24　子宫内膜癌伴富含糖原的鳞状分化成分

这些透明细胞由富含糖原所致，细胞膜明显，属于鳞状分化的另一种形态学表现。仍可见核异型性，与周围腺癌类似

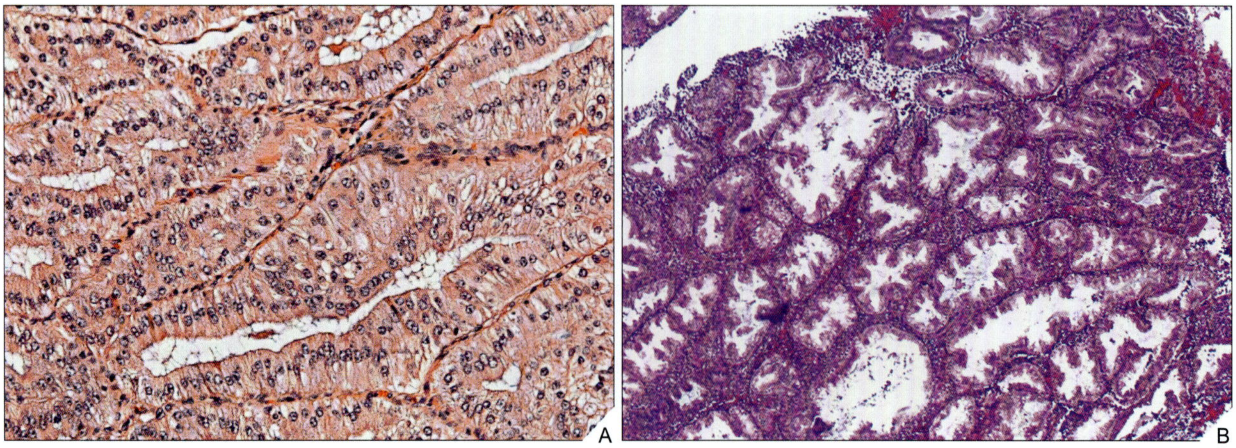

图18-23　子宫内膜样癌伴分泌分化与分泌期内膜的区别

子宫内膜样癌伴分泌分化见背靠背的拥挤腺体，含许多核下空泡（A），分泌期内膜虽然腺体拥挤，但排列规则（B），这是两者鉴别的关键点

这一点，避免被误导诊断为透明细胞癌，并结合其他免疫组化进行诊断。

3）EEC 伴透明细胞改变，非特指（EEC with clear cell changes，NOS）：2007 年，Silva 和 Young 曾经描述过一组不属于典型分泌型的具有透明细胞的子宫内膜样肿瘤 [69]。这种肿瘤细胞有明显的透明细胞质，出现在典型腺体结构中，或呈实性生长，细胞质为泡沫状、细颗粒状，或具有单个大空泡，细胞核居中、随意分布、位于透明细胞顶端或管腔边界，或被大空泡推挤压缩（图 18-25）。除了透明细胞外，所有肿瘤都具有 EEC 的典型结构，而缺乏透明细胞癌的独特模式。一般认为这种“透明细胞”样改变是糖原蓄积、脂质、黏液或水肿所致。在典型 EEC 区域表达的免疫组化标志物 CK、CK7、CK18、EMA 在透明细胞区明显减弱或完全阴性，ER 多数阴性。

4）EEC 伴表面细胞质透明改变（EEC with surface cytoplasmic clearing change）：EEC 的表面尤其是乳头顶端及切片边缘也可见透明细胞，核异型性不明显（图 18-26），与上述三种模式不同，这很可能是退行性改变或人工假象所致。这种病变没有特定的命名，但不注意时会被误认为良性出血性改变 [70]。

5）EEC 伴 A-S 样反应（EEC with Arias-Stella-like reaction）：对孕激素治疗有反应的 EEC 可出现 A-S 样反应，见鞋钉样细胞，向表面或腺腔内跳跃，细胞质丰富透明，核大居中。此外，罕见情况下子宫内膜癌合并妊娠，这时可以出现真正的 A-S 反应，周围可见蜕膜、底蜕膜组织及胚胎组织。大部分 A-S 反应可表达 HNF-1β、Napsin A 和胱硫醚 γ- 裂解酶（CTH），因此这些标志物对鉴别透明细胞癌和 A-S 反应无意义；但 ER 阳性和精氨酸代琥珀酸合成酶（ASS1）阴性表达对明确 A-S 反应是有用的 [71]。

（2）鉴别诊断（透明细胞癌）：EEC 伴细胞质透明主要与子宫内膜透明细胞癌鉴别，背景中存在典型的 EEC 特征（圆形或卵圆形腺体，被覆复层柱状细胞，细胞极性保留，核异型性轻中度，伴典型鳞状或桑葚样分化），不存在经典透明细胞癌特征（乳头状、管囊状、实性生长结构，常混合存在，立方状、鞋钉样、扁平或多边形细胞，核异型性较大，被覆上皮通常为单层，伴间质透明化）支持 EEC 伴细胞质透明。了解患者孕激素用药史也有帮助。虽然经典的 EEC 与子宫内膜透明细胞癌表现出明显不同的免疫组化模式，但如上所述，在透明细胞改变时会偏离普通 EEC 表达模式，给诊断带来挑战。我们总结了 EEC 伴细胞质透明与透明细胞癌的鉴别（表 18-16）。因此基于组织学形态，结合临床病史及合理运用免疫组化等辅助检测是正确诊断的保证 [71]。对于 EEC 中存在任何百分比的透明细胞癌，都应该诊断为混合性子宫内膜癌，其属于高级别癌，可能导致不良预后。混合性子宫内膜癌的诊断必须在形态学和免疫组化上见到 2 种不同的肿瘤，否则不能诊断。

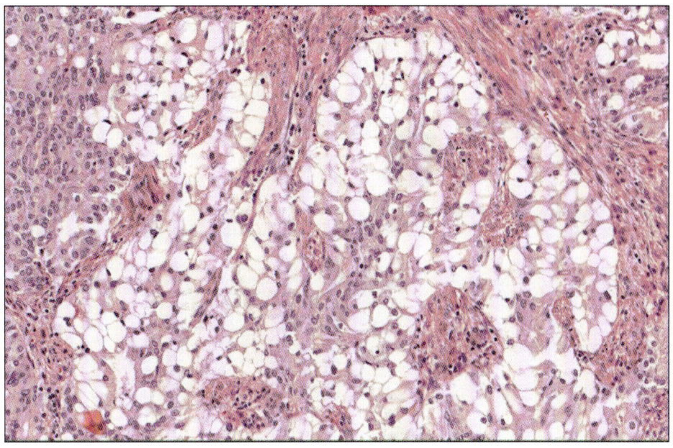

图 18-25　子宫内膜样癌伴非特指透明细胞改变

肿瘤细胞含有透明细胞质的特点包括细胞质为泡沫状、细颗粒状或具有单个大空泡，细胞核随意分布

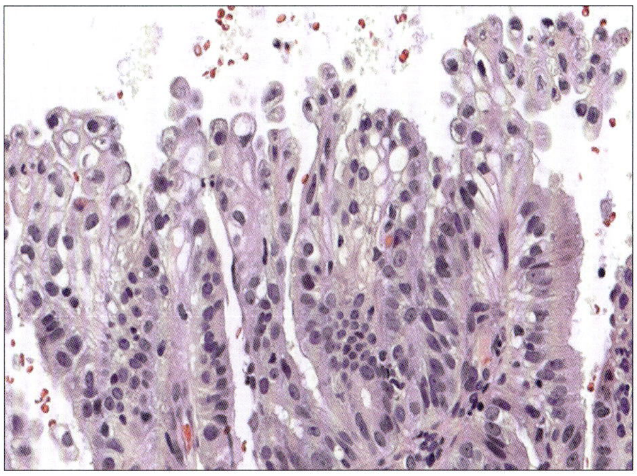

图 18-26　子宫内膜样癌伴表面细胞质透明改变

乳头顶端的肿瘤细胞含有丰富的透明和嗜伊红细胞质，核异型性不明显

6. EEC 伴乳头状突起（EEC with papillation）

（1）组织学特征：EEC 可以有以下几种不同于常规乳头状生长的乳头状变异形态。

1）EEC 伴绒毛腺 / 绒毛状结构（EEC with villoglandular/villous architecture）：伴有绒毛腺状形态 EEC 是以细长指状乳头形态为特征的高分化 EEC，伴有纤维血管轴心，表面被覆上皮与典型的高分化 EEC 相同，轮廓光滑（图 18-27），细胞核级别通常较低，无或轻度异型性。其实约 30% 的 EEC 可见少量绒毛腺状结构，但只有不足 5% 的 EEC 以绒毛腺状结构为主。沙砾体是浆液性癌较常见的特征，偶尔也出现在绒毛腺状腺癌中。伴有绒毛腺状形态的 EEC 预后与典型的 EEC 类似，但值得重视的是，如

表 18-16 子宫内膜样癌伴细胞质透明与子宫内膜透明细胞癌鉴别

	普通子宫内膜样癌	子宫内膜样癌伴透明细胞变化区	子宫内膜透明细胞癌
患者年龄	相对年轻	相对年轻	绝经后
典型组织学特征	圆形或卵圆形腺体 被覆复层柱状细胞 细胞极性保留 核异型性轻中度 伴典型鳞状或桑葚样分化	细胞质透明 背景有子宫内膜样癌特征 缺乏子宫内膜透明细胞癌特征	乳头状、管囊状、实性生长结构，常混合存在 立方状、鞋钉样、扁平或多边形细胞 被覆上皮通常为单层 核异型性较大 伴间质透明化
CK、CK7、CK18、EMA	+	弱 +/–	+
ER/PR	弥漫强 +	弱 +/–	–/ 弱 +
p16	斑片状	斑片状	约 50% 病例呈弥漫 +
p53	野生型，少数突变型	野生型，少数突变型	约 50% 病例突变型
HNF–1 β	局灶弱 +	局灶弱 +	>70% 的细胞中强 +
Napsin A	–	经常 +	弥漫强 +
p504S	–	–，鳞状透明区 +	弥漫强 +
CTH	局灶弱 +	局灶弱 +	>80% 的细胞强 +
ASS1	+/–	+/–	+

这一形态出现在肌层浸润中，则可能伴有较高的淋巴血管受累或淋巴结转移。

绒毛腺状腺癌需要与以乳头结构为主的其他内膜病变相鉴别，包括良性病变中的乳头状化生及恶性病变中的浆液性癌、透明细胞癌和黏液性癌等。具体鉴别点在下面阐述。

2）EEC 伴非绒毛状小乳头（EEC with small non-villous papillae，ECSP）：这种变异形态是由 Scully 团队首次命名[72]，其形态可能与浆液性乳头状癌的小的细胞性乳头混淆。ECSP 的特征为典型 LG EEC 的腺腔内（图 18-28）或绒毛腺状乳头的表面出现缺乏纤维血管轴心的细胞簇或细丝状假乳头，乳头可不同程度融合，偶尔形成裂隙样管腔，细胞呈圆形或多边形，细胞质相对丰富，嗜酸性，核小，核质比小，核异型性轻中度，常伴桑葚样分化。ECSP 更常出现在肿瘤早期，预后及治疗与典型 LG EEC 相同。

3）EEC 伴卵巢浆液性交界性肿瘤样改变（EEC mimicking ovarian serous borderline tumor）：少数 EEC 具有"卵巢浆液性交界性肿瘤"样形态，表现为上皮旺盛增生，形成无分支的微乳头，呈"水母头"样表

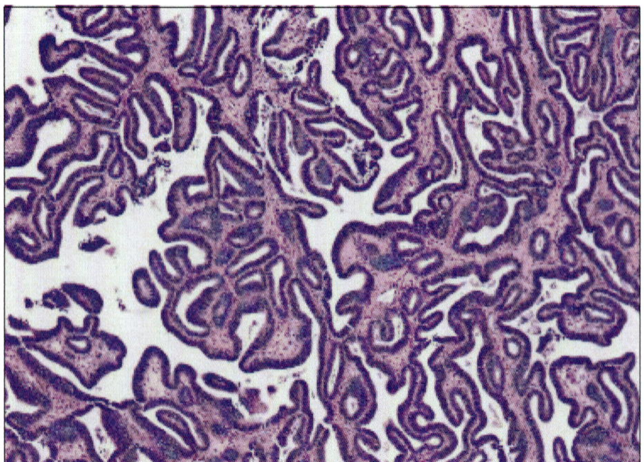

图 18-27 子宫内膜绒毛腺状腺癌
大量乳头状结构，表面光滑，无显著细胞异型性

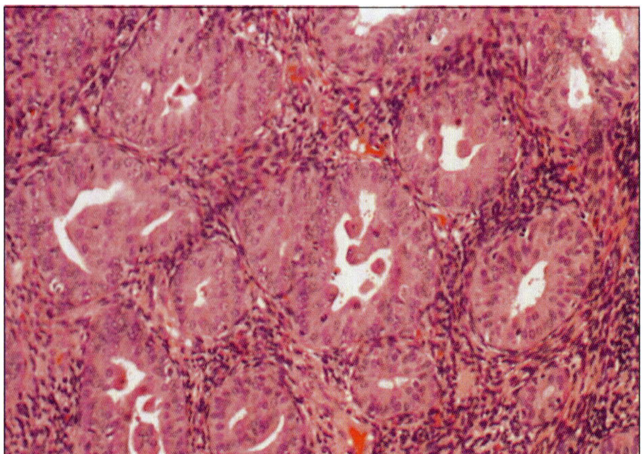

图 18-28 子宫内膜样癌
显示腺腔内小乳头状结构

现，形似卵巢微乳头状浆液性交界性肿瘤[73]，或者有广泛的表面变化，甚至几乎累及整个肿瘤，呈乳头状结构，乳头轴心水肿和玻璃样改变（图 18-29），类似普通的卵巢浆液性交界性肿瘤[74]，两种形态上皮均温和，细胞质中等量嗜酸性，异型性轻中度。核分裂少或无。免疫组化均表现为低级别 EEC 而非浆液性肿瘤特征。有时这种 EEC 也可伴有类似卵巢低级别浆液性癌的成分，具有纤细的分级分支状乳头，含沙砾体，表现出 MELF 浸润特征、*KRAS* 和 *TP53* 突变及侵袭性行为[75，76]。

4）EEC 伴非特异性表面乳头状突起（EEC with non-specific surface papillation）：在低级别 EEC 的表面，常可以见到局灶或弥漫乳头状合体细胞改变，称为 EEC 伴非特异性表面乳头状突起[77]。这种病变显示乳头无间质轴心，可伴微腺型生长模式和鳞状分化，细胞异型性低于其下方的癌，至多轻中度，细胞质丰富，嗜酸性，核分裂少或无（图 18-30）。

（2）鉴别诊断：EEC 伴乳头状变异模式最容易与子宫内膜浆液性癌混淆，导致过度诊断。在 EEC 伴乳头状变异中，细胞异型性相对较小，核分裂少或无，细胞质通常较丰富，嗜酸性，核质比小，通常在乳头下方有典型的低级别 EEC 共存，免疫组化与典型 EEC 相同；而浆液性癌有明显的高级别核，几乎总是显示 p53 突变型染色。EEC 伴乳头状变异在标本量有限或表浅刮宫标本中由于缺乏典型的 EEC 共存，容易产生诊断不足，低诊为良性乳头状合体细胞化生，后者常见于出血期子宫内膜，伴有内膜崩解表现、间质聚集、血管内纤维蛋白血栓和凋亡碎片等，PTEN、PAX2 染色阳性。

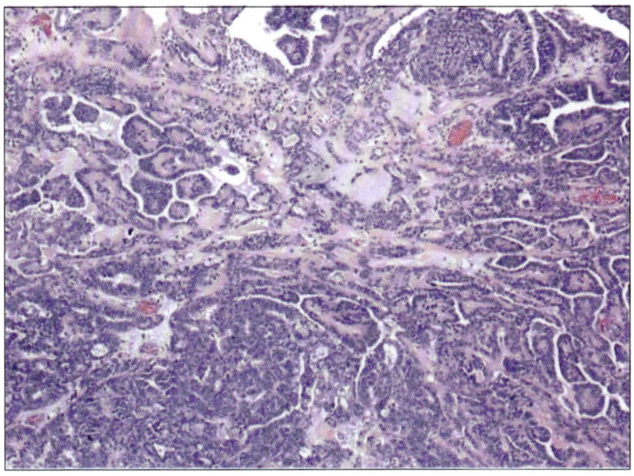

图 18-29　子宫内膜样癌伴卵巢浆液性交界性肿瘤样改变

该子宫内膜样癌部分区域显示“卵巢浆液性交界性肿瘤”样改变

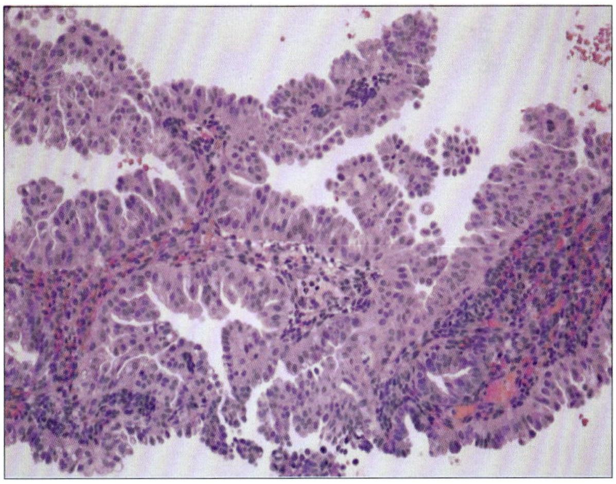

图 18-30　子宫内膜样癌伴非特异性表面乳头状突起

子宫内膜样癌伴非特异性表面乳头状突起类似于良性内膜出血相关的乳头状合体细胞改变

7. EEC 伴少见的结构模式

（1）组织学特征

1）EEC 伴条索和透明样变（EEC with corded and hyalinized variant，CHEC）：最初由 Clement 和 Young 描述并命名[78]，特征为在常规形态的低级别 EEC 中，通常在其表面，存在以下“双相”分化特征，条索状、簇状及小管状、小巢状或单个上皮样或梭形细胞，其间见玻璃样间质，压迫癌细胞呈卵巢性索样肿瘤表现，癌细胞为低级别核，梭形细胞形似内膜样间质细胞，但通常与典型 EEC 成分间有移行。其常伴有鳞状分化或桑葚样分化。间质可形成透明小球，可发生软骨黏液样变，异质成分（如成熟的骨、脂肪）也时而可见。索状和透明化成分免疫组化普遍显示 β-catenin 核染色（图 18-31），表明潜在的 *CTNNB1* 突变。E- 钙黏蛋白（E-cadherin）缺失。上皮标志物和 ER 表达降低，vimentin 染色阳性，desmin、SMA、CD10 和 inhibin 阴性。部分有 PTEN、ARID1A 缺失，个别病例有 MLH1/PMS2 缺失或 p53 异常表达。分子分型大多数属于 NSMP 组。CHEC 的发病平均年龄相对于典型 EEC 更年轻，其通常为低级别肿瘤，但少数病例具有高级别细胞学特点。以往认为肿瘤多为低分期，然而近来的研究表明，CHEC 普遍存在 *CTNNB1* 突变，可能与不良临床预后有关[78]。

2）EEC 伴梭形细胞（EEC with spindle cell）：这种形态学特征更常见于卵巢内膜样癌，在 EEC 少见。典型的 EEC 有时可见模糊的束状、簇状或巢片状梭形细胞，细胞边界不清，形态温和，轻中度核异型性，常伴有陡然的鳞状分化或角化，与低级别腺样结构混杂或与之有移行（图 18-32），一些学者认为这一形态可能属于鳞状分化的谱系。免疫组化显示 CK

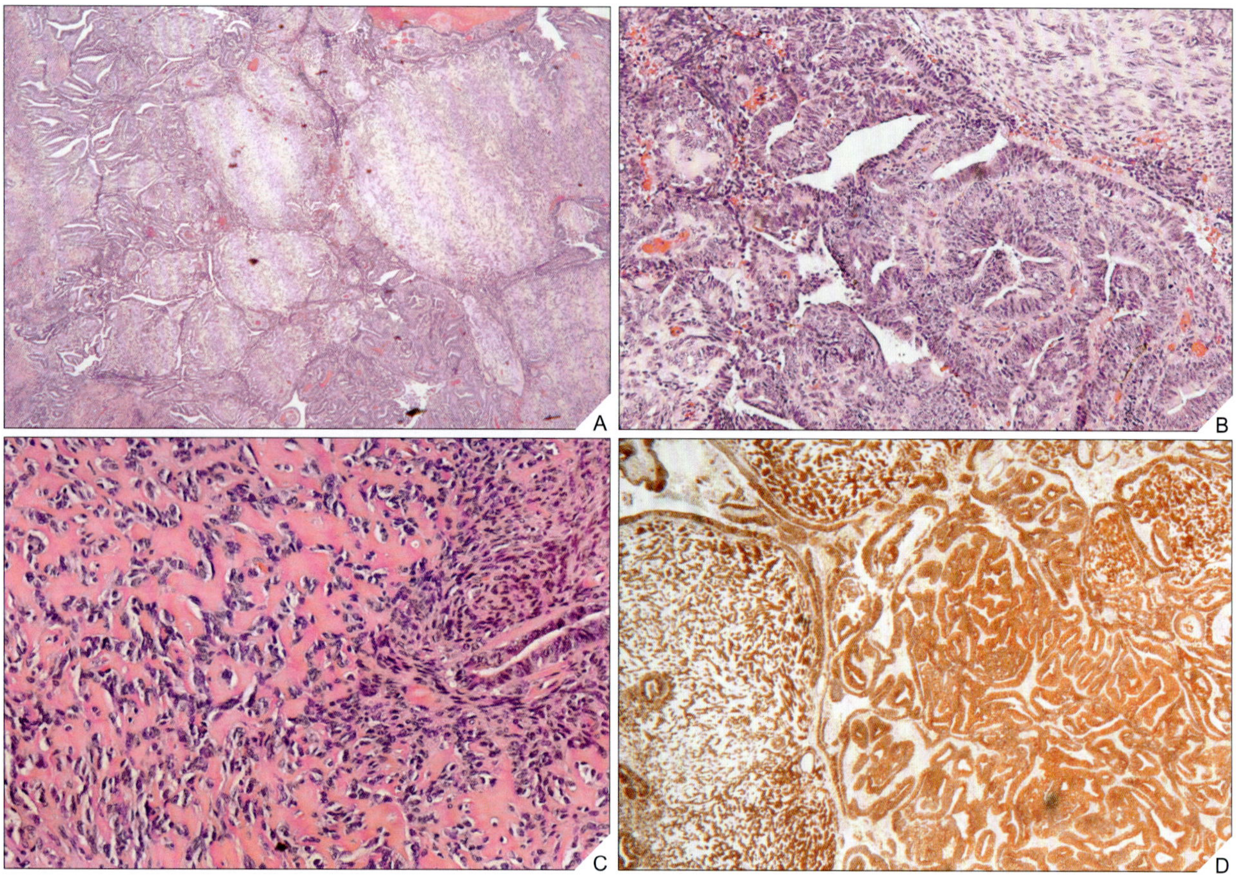

图 18-31 子宫内膜样癌伴条索和透明样变

A. 低倍镜所见，左侧为腺癌样成分，右侧为条索和透明样变成分；B. 中倍镜所见，低级别腺癌明显，右上为条索及透明样变成分；C. 高倍镜下显示特征性条索及透明样变形态；D. β-catenin 在两成分中均呈弥漫强阳性

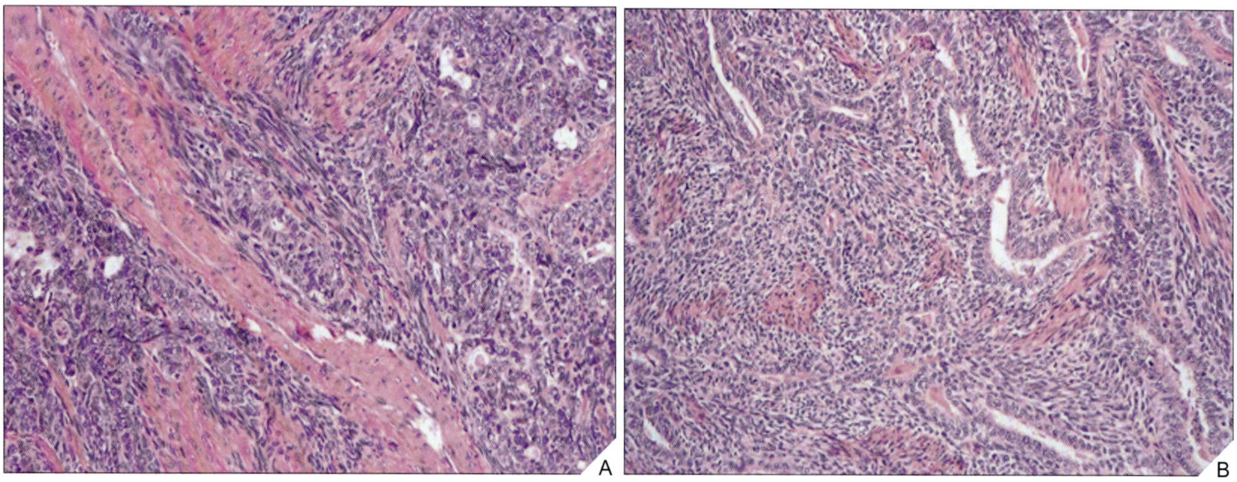

图 18-32 子宫内膜样癌伴梭形细胞

A. 子宫内膜样腺癌显示许多梭形细胞；B. 附近有分化良好的腺癌

和 EMA 阳性，但表达比周围腺癌减弱，ER/PR 阳性，p53 野生型表达，p16 灶性或斑片状阳性。需要注意的是，与 CHEC 相同，在进行肿瘤分级时，应该以典型 EEC 区域作为分级依据，应避免将梭形细胞误认为癌的实性区或间叶分化，导致高级别 EEC 或癌肉瘤的错误诊断。如这些细胞有明显异型性，则提示为高级别癌。

（2）鉴别诊断：CHEC 和 EEC 伴梭形细胞由于都存在梭形上皮细胞成分，形态上有一定重叠，但后者缺乏 CHEC 的条索状和透明化特征（“双相”分化特征），可以区分。需要注意的是，在进行肿瘤分级时，两者均应该以典型 EEC 区域作为分级依据 [79]，应避免将梭形细胞误认为癌的实性区或间叶分化，导致高级别 EEC 或癌肉瘤的错误诊断。高级别 EEC 的实性区和癌肉瘤都有重度细胞异型性，核分裂指数更高，与梭形上皮细胞的温和形态不同。由于 CHEC 的"双相"分化特征，尤其在出现软骨或骨样分化时，更容易导致癌肉瘤的错误诊断。鉴别的重点同样是 CHEC 缺乏癌肉瘤的重度异型性和高核分裂指数，包括软骨或骨样分化区域；仅罕见有 p53 异常表达，而癌肉瘤中经常有 p53 异常表达和 p16 弥漫强阳性；虽然在 CHEC 中上皮标志物表达减弱，但癌肉瘤上皮标志物尤其 EMA 通常为阴性，根据笔者个人经验用传统的网状染色技术在区分上皮（细胞巢周围阳性）和间叶成分（单个细胞周围染色）时也很有效。这两种变异模式与经典 EEC 的腺体呈延续生长，而癌肉瘤的上皮与间叶成分有截然分界，但有学者认为许多癌肉瘤表现出两种成分之间的逐渐转变，而在一些 CHEC 中也可以看到明显的两种成分分离 [76]，笔者也有后者相同的经验，供读者参考。

8. EEC 伴支持细胞样或性索样成分（EEC with Sertoli-like or sex cord-like element）

（1）组织学特征：EEC 偶尔伴有类似卵巢支持细胞样或性索样形态的区域，腺体形成排列密集的中空或实心小管和（或）相互连接的索条状与小梁。小管状腺体的细胞核位于基底部，呈苍白卵圆形，核仁明显，顶端细胞质透明或嗜酸性（图 18-33）。小管和索条常出现在良性腺体或癌变腺体之间。索条状与梁状上皮的周围常有透明变的间质（图 18-34），并常合并鳞状分化。支持细胞样区均可见 2 种或 2 种以上上皮或腺分化标志物（CK、EMA、CEA、CA125、TAG72）阳性，同时表达性索标志物 inhibin-α、CD99、WT1、calretinin、melan-A 中的一种或几种，ER、PR 弥漫阳性，vimentin 局灶阳性，不表达子宫间叶肿瘤标志物 desmin、actin、CD10[80]。本型肿瘤的生物学行为与同级别典型 EEC 相同。

（2）鉴别诊断：EEC 伴性索样成分容易与类似卵巢性索肿瘤的子宫肿瘤（UTROSCT）和具有性索样分化的子宫内膜间质肉瘤（ESS）混淆，找到典型的 EEC 成分，支持本病的诊断。UTROSCT 发生在肌层或黏膜下，边界相对清楚，具有卵巢支持细胞样或粒层细胞瘤样组织形态，可以表达上述上皮与性索等标志物，不同的是平滑肌标志物 desmin、actin 阳性，UTROSCT 是具有恶性潜能的肿瘤，手术范围比子宫内膜癌小。具有性索样分化的子宫内膜间质肉瘤通常是低级别 ESS 的一部分，因此在周围找到典型低级别 ESS，肿瘤细胞表达 CD10，缺乏上皮标志物阳性，呈舌状方式浸润肌层可以帮助诊断。

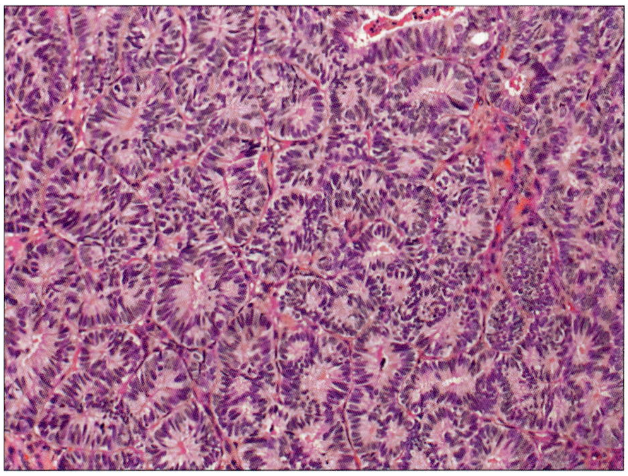

图 18-33　子宫内膜样癌伴支持细胞样成分

腺体形成密集的小管样结构，类似于支持细胞瘤

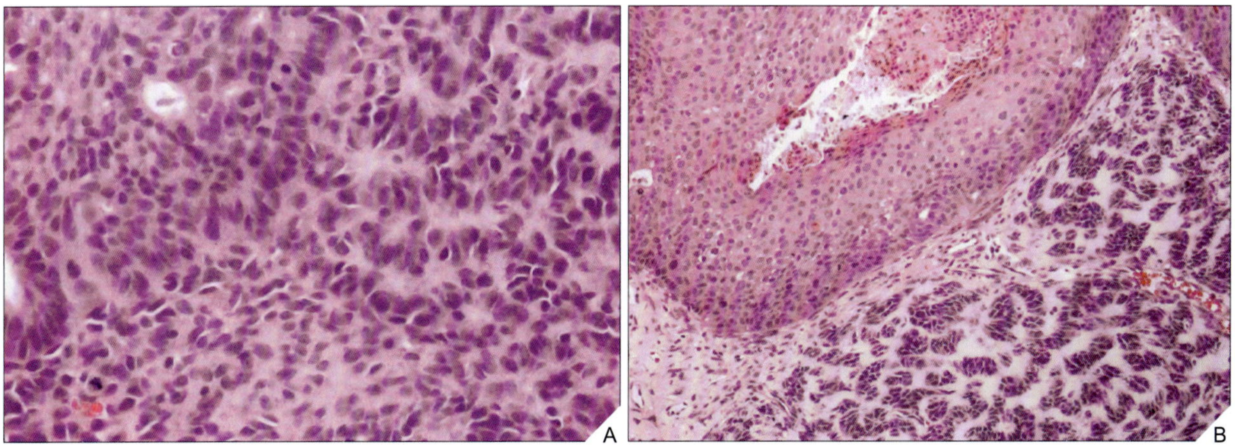

图 18-34　子宫内膜样癌伴性索样成分

子宫内膜样癌伴性索样区域，图右侧较明显（A），后者周围常有透明样变的间质，周围子宫内膜样癌伴鳞状分化（左上，B）

9. 其他异常细胞类型及相关表现

（1）EEC 伴纤毛细胞分化（EEC with ciliated cell differentiation）：这种变异的癌罕见，因为只有当大部分的肿瘤细胞是纤毛细胞时才能称为“伴纤毛细胞分化的子宫内膜样癌”(图 18-35）。

伴有纤毛细胞分化的 EEC 均为低级别癌，腺体规则，但是有腺体融合，且细胞呈复层，细胞核呈圆形，细胞质显著嗜酸性，局灶性可见透明细胞质，界限清楚的纤毛突向腺腔，其形态明显类似于输卵管上皮，偶尔伴有黏液分化。

这些肿瘤恶性程度低，预后良好。

（2）EEC 伴嗜酸性细胞改变（EEC with oxyphilic/oncocytic changes)：罕见的低级别 EEC 大部分或全部腺上皮由嗜酸性细胞组成，少数可能伴显著的管腔内和细胞质内黏液（图 18-36）。其生物学行为与典型 EEC 相似。这种变异可能会造成鉴别诊断困难，容易低诊为伴嗜酸性化生的子宫内膜增生，或与肝样子宫内膜癌、透明细胞癌混淆，当然也要避免将伴嗜酸性化生的子宫内膜增生过度诊断为本病，以避免造成治疗的失误。

（3）EEC 伴沙砾体（EEC with psammoma body）：沙砾体总是被认为是浆液性癌的特征，然而这不是绝对的，少数 EEC 也可伴有少量沙砾体。沙砾体的形成是一个缓慢钙盐沉积的过程，与细胞凋亡有关，有些病例伴有内膜炎症、宫腔积脓和肿瘤坏死 [81]。伴有沙砾体的 EEC 常侵犯深肌层，更容易发生淋巴管侵犯和淋巴结转移，机制不明。前面提到的具有“低级别浆液样”EEC 的一小部分也有沙砾体，并具有侵袭性行为。因此识别这种变异有一定的临床意义。其生存率与无沙砾体的同期 EEC 相似。

（4）EEC 伴异源性成分（EEC with heterologous elements)：罕见情况下 EEC 伴有形态良性的骨样组织或脂肪组织等异源性成分，可能代表化生性转化。缺乏癌肉瘤间叶成分的高度恶性形态可以与之鉴别。

六、分期

术后病理评估也是对肿瘤进行分期及完成病理报告的过程，一个完整的病理报告应给临床医师提供所有与分期及预后相关的信息。全面仔细检查子宫切除标本的内膜和肌层病变是确保准确分期和指导术后治疗的关键因素，同时要对切除的淋巴结和大网膜等标本进行仔细检查，并充分取材。组织学检查的重点主要包括组织学类型、组织学分级、浸润深度、血管淋巴管有无浸润和宫颈是否受侵犯。上述信息对下一步的治疗起关键性作用。子宫内膜癌主要有 2 种分期系统，由 UICC 颁布的 TNM 系统是一种基于临床和（或）病理的分期系统。FIGO 分期系统最初于 1988 年建立，是临床为主的分期系统，2009 年进行了重大修订，引入了反映肿瘤局部、区域和远处播散转移的解剖范围病理学证据，形成了手术 - 病理分期系统，多年来已经成为判断患者预后和选择治疗决策的关键依据。然而随着对子宫内膜癌病理和临床特征认识的深入，也暴露了这个分期系统的一些不足，如没有区分生物学行为不同的组织学类型，忽略了淋巴血管间隙浸润因素，对淋巴结转移灶大小没有精细区分，对同时累及子宫内膜和卵巢的 EEC 缺乏清晰的分期标准，从而产生了子宫内膜癌 2023 年 FIGO 分期系统 [28]。

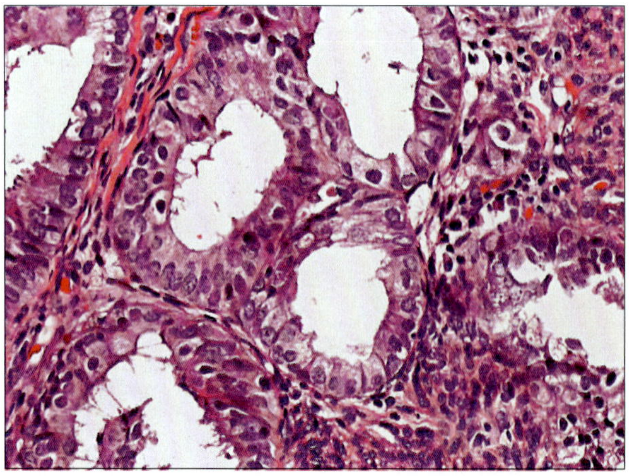

图 18-35　子宫内膜样癌伴纤毛细胞分化

子宫内膜样癌的腺体含有类似于输卵管黏膜上皮细胞，纤毛样突起在腺腔内清晰可见

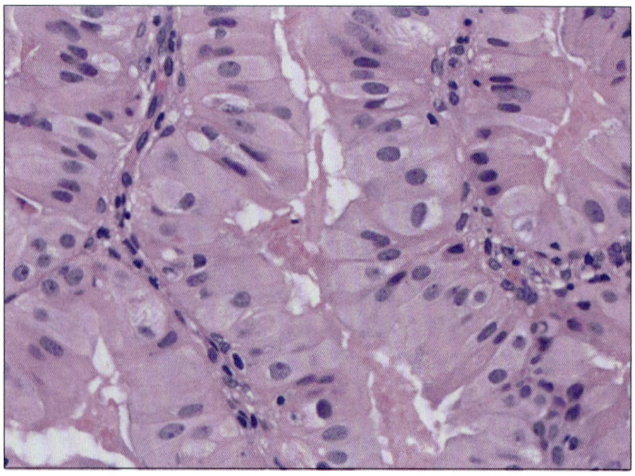

图 18-36　子宫内膜样癌伴嗜酸性细胞改变

癌腺体全部由含有丰富细胞质的嗜酸性细胞组成，有些含细胞质内黏液

基于2021年欧洲妇科肿瘤学会/欧洲放射治疗与肿瘤学会/欧洲病理学会（ESGO/ESTRO/ESP）指南中执行和发布的分子和组织学分类的数据及分析，2023年再次修订的FIGO分期系统整合了子宫内膜癌分子分型，并纠正和弥补了上述不足，更新为手术-病理-分子分期系统，与2009年FIGO分期相比，最重要的是在Ⅰ、Ⅱ期癌中引入了非解剖学参数（特别是组织学类型和级别、淋巴血管间隙浸润和分子分型），并根据疾病的部位和淋巴结微转移与宏转移对Ⅲ期和Ⅳ期癌进行了细分。对同时累及子宫内膜和卵巢的EEC，分为预后差异明显的同步独立发生的癌（ⅠA3期）和子宫内膜癌转移至卵巢（ⅢA1期）。更新的2023年子宫内膜癌分期更好地反映了对几种类型子宫内膜癌的复杂性及其潜在生物学行为的理解。纳入2023年分期系统的变化应该为治疗建议和更精细的未来结局及生存数据的收集提供一个更循证的背景。

2023年FIGO分期系统既有优点，也有缺点。优点是增加了对Ⅱ期、Ⅲ期和Ⅳ期癌的亚分期，这将有助于积累关于其预后和治疗意义的数据；对淋巴结转移灶大小精细的区分与AJCC对妇科和许多其他癌症中的淋巴结转移进行分层的方法一致；将同时累及子宫体和卵巢的肿瘤分为ⅠA3期和ⅢA1期，对调整患者管理和避免过度治疗也很重要。但是也存在一些缺点：过早使用了不断演进和有争议的变量影响了可重复一致性；不必要地重复风险分层模型；新分期变得更复杂，并且在全球范围内，诊断和治疗方法的可及性存在很大差异，使新分期的实用性和采纳程度低；缺乏支持证据；未征询病理界的意见，使除上述优势外的更多变化未在病理学家和临床医生之间达成共识[82]。新分期给病理学家带来了机遇和挑战，病理学家与临床医生之间的密切合作对正确解读这些研究进展并为患者制订个体化治疗策略显得尤为关键[35]。具体的分期详见本书附录。本部分主要对子宫内膜癌术后病理评估与分期中的一些问题和进展进行介绍。

（一）分期原则

肿瘤的组织病理学仍是分期的核心。根据2020年WHO分类，将子宫内膜癌分为非侵袭性类型[即低级别（1级和2级）EEC]和侵袭性类型，后者由高级别EEC（3级）和所有非子宫内膜样癌（NEEC）（包括浆液性癌、透明细胞癌、混合性癌、未分化/去分化癌、中肾样癌、癌肉瘤，以及其他罕见类型癌如胃/肠型黏液性癌、鳞状细胞癌）等组成。然而，不是所有G3 EEC都具有侵袭性特征，Bosse等[83]对381例G3 EEC病例进行分子分型，其中12.9%为POLEmut，20.7%为p53abn，30.2%为NSMP，36.2%为MMRd。结果表明，G3 EEC是一组异质性肿瘤，POLEmut和dMMR组具有较好的预后，p53abn组预后明显差。而另一项研究证明，G3 EEC非特异性分子谱（NSMP）组，当雌激素受体（ER）阴性时，预后也很差[84]。可见40%以上的G3 EEC属于非侵袭性类型，从这角度看，2023年FIGO分期的执行需要以分子分型为基础，否则不合适。因此分子分型在G3 EEC显得尤为重要，被新分期强烈推荐使用。对于未知分子分型的高级别EEC，仍按侵袭性癌处理，以免造成治疗不足。相似情况也存在于一些NEEC中，如透明细胞癌[85]、未分化或去分化癌[86]及癌肉瘤[87]，这些肿瘤的POLEmut分子亚型都具有更好的预后，但在4种分子亚型中占比明显少于G3 EEC[88]。

新分期鼓励对所有子宫内膜癌进行完整的分子分型（POLEmut、MMRd、NSMP、p53abn），以便进行预后风险分层，并作为可能影响辅助治疗和全身治疗决策的因素。实际上，对所有子宫内膜癌进行分子分型是不现实的，但仍然值得介绍。如果已知分子亚型，则在FIGO分期时通过在分子分型上加上“m”和表示特定分子亚型的下标进行记录。当Ⅰ期和Ⅱ期时分子分型为p53abn或POLEmut状态，分期分别提高或降低（Ⅱ$C_{mp53abn}$或Ⅰ$A_{mPOLEmut}$），无论什么淋巴血管间隙浸润（LVSI）程度或组织学类型。当分子分型显示MMRd或NSMP时，应记录为Ⅰ$_{mMMRd}$期或Ⅰ$_{mNSMP}$期和Ⅱ$_{mMMRd}$期或Ⅱ$_{mNSMP}$期。FIGO分期Ⅲ期和Ⅳ期是基于手术/解剖学发现，分期不受分子分型影响；但是，如果知道分子分型，应该以上述方式记录下来。分子亚型的检测可以在活组织检查中进行，在这种情况下，不需要在子宫切除标本中重复进行。

此外，LVSI和淋巴结转移灶大小也与2023年FIGO分期相关。局限于累及子宫内膜和卵巢的低级别子宫内膜癌（ⅠA3期）必须与子宫内膜癌广泛扩散至卵巢（ⅢA1期）区分开。

（二）子宫肌层浸润

1. 肌层浸润的类型　子宫内膜癌肌层浸润有多种类型，以经典的毁损性或弥漫侵袭性浸润模式最常见，发生率为49%～89%；其次为推挤性或膨胀性浸润模式，发生率为2.8%～21%；少见的形式：腺肌病样浸润模式，发生率为7%～26.3%；微囊、拉长、碎片状（MELF）浸润模式，发生率为 7%～48%；以及恶性腺瘤样浸润模式，发生率为 1%～1.33%。同一病例中可能存在多种浸润模式。此外，肿瘤浸润前沿结缔组织增生模式及罕见的结节性筋膜炎样间质和大囊性生长模式也值得引起注意。

（1）毁损性或弥漫侵袭性浸润模式：单个或小群不规则形状的腺体杂乱散在分布于肌层，伴（图 18-37A，图 18-37B）或不伴有间质反应（图 18-37C，图 18-37D）。这一类型是 EEC 肌层浸润中最常见并容易识别的类型，部分研究认为其与不良预后如较高的 FIGO 分期、淋巴脉管侵犯及复发率增加有关[89]，在这些区域中，分别显示出癌症干细胞标志物（CD44、CD133）高表达和 ER、PR 缺失，上皮间质转化（EMT）标志物 E-cadherin 缺失，β-catenin 表达异常[90]，部分认为缺乏特定的预后意义。

（2）推挤性或膨胀性浸润模式：大片肿瘤性腺体整体向肌层浸润，前缘宽大而钝圆，向下推挤进肌层，间质反应不明显。这种浸润类型由于子宫内膜与肌层交界模糊，有时难以与边缘不规则的黏膜内癌区分。肿瘤是否浸润肌层可借助以下几点判断：低倍镜下参考肿瘤邻近未受累的子宫内膜与肌层交界，帮助推断。另一主要依据是肿瘤腺体前沿是否有残存的良性腺体或正常内膜间质，如果有，则说明肿瘤仍位于黏膜，反之则可认为有肌层浸润（图 18-38A～图 18-38C）。此外，肿瘤前缘与较大血管相邻提示波及深肌层（图 18-38D）。推挤性浸润与良好的预后相关。

（3）腺肌病样浸润模式：巢状肿瘤腺体在肌层中形成不规则的岛，需要与腺肌病或子宫内膜癌累及腺肌病鉴别。这些病灶轮廓不规则，完全由肿瘤腺体组成，每一巢至少有 3 个恶性腺体，缺少内膜样间质与邻近的正常内膜腺体等形态表明为浸润，伴促结缔组织增生间质，可能有水肿和炎症，在低倍镜下可见，轮廓不规则、尖锐，并在邻近的子宫肌层内发现类似的浸润灶。详见本节有关子宫内膜癌累及腺肌病的内容。这种模式与良好的组织学、

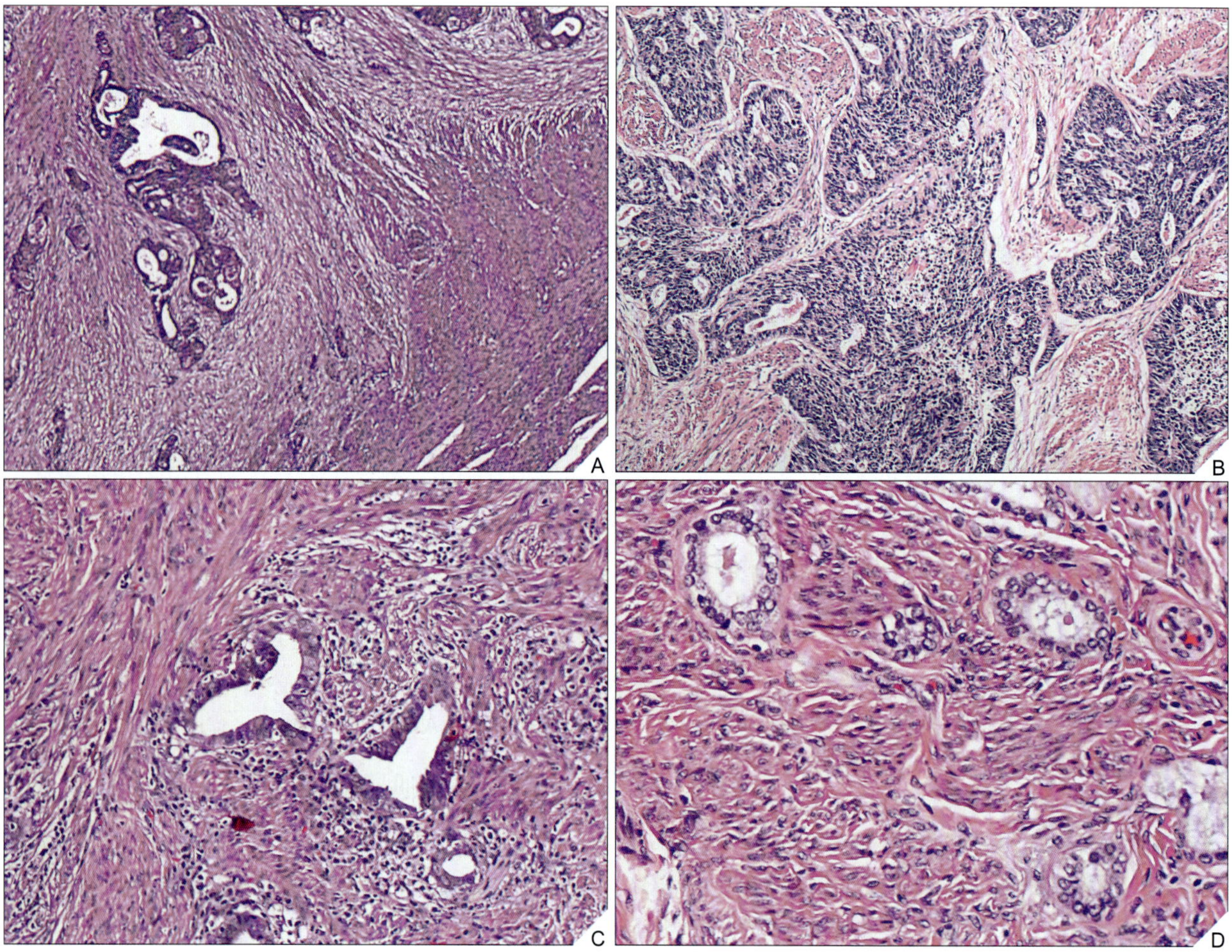

图 18-37 子宫内膜样癌伴毁损性浸润

肌层浸润伴间质反应（A、B），单个腺体浸润，无促纤维间质反应，但见少量淋巴细胞（C）和无间质反应（D）

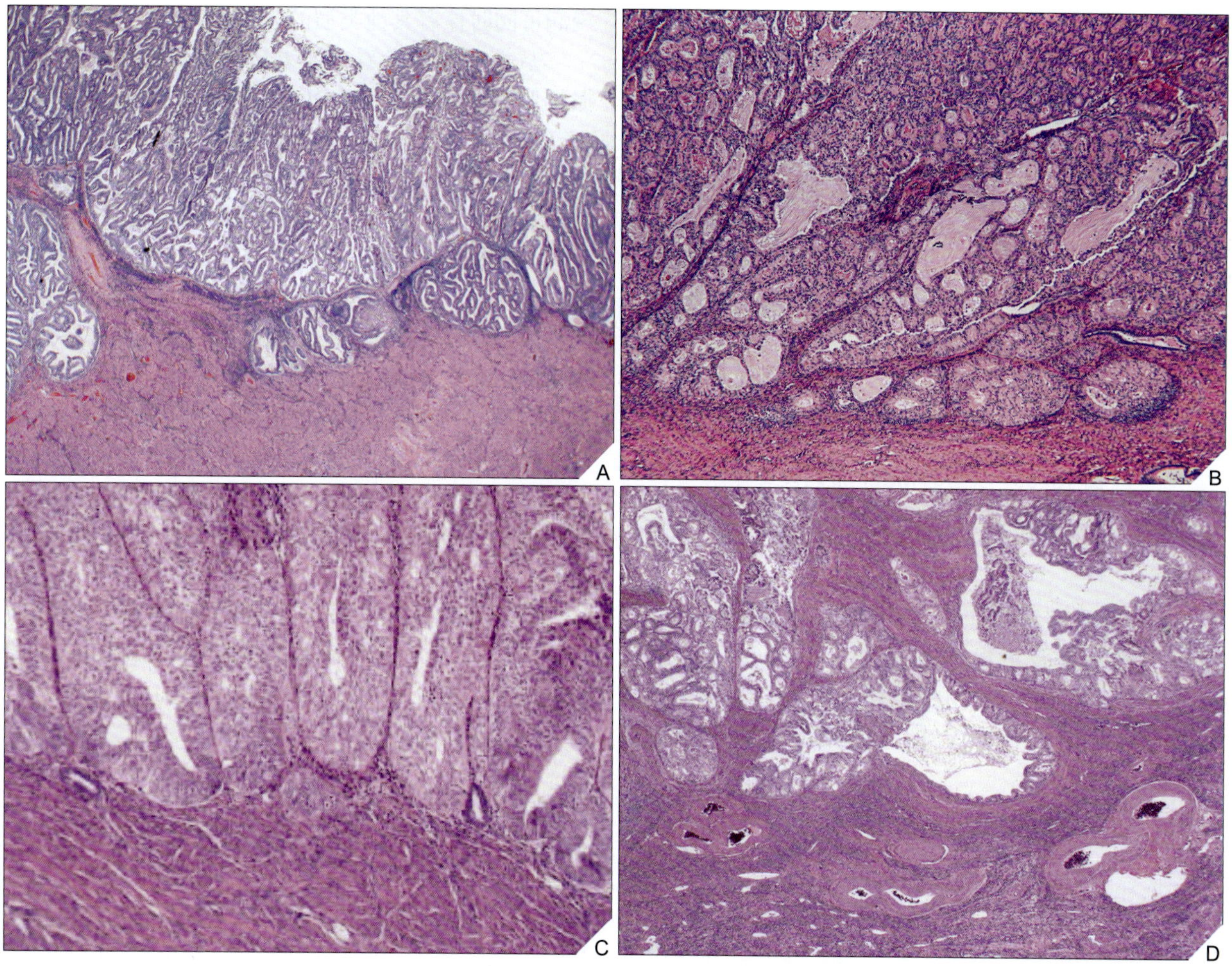

图 18-38　子宫内膜样癌伴推挤性或膨胀性浸润

A. 癌腺体前缘没有良性腺体或内膜间质，有肌层浸润；B. 浅表浸润；C. 癌腺体前缘有良性腺体或内膜间质，没有肌层浸润；D. 浸润近大血管，提示侵及深肌层

肌层浸润深度低、LVSI 和淋巴结转移发生率低有关，因此具有良好的预后。这种浸润区显示干细胞标志物（CD44、CD133、Nanog1）表达减少，E-cadherin、ER、PR 阳性保留[91]。

（4）微囊、拉长、碎片状（microcystic，elongated，fragmented，MELF）浸润模式：以微囊、细长裂隙与碎片状腺体浸润为特征，上皮形态温和，伴有黏液样与炎症间质，常累及淋巴脉管与区域淋巴结[64-67]，在低级别子宫内膜癌中，7%～45% 的肿瘤可发现 MELF 浸润，在伴黏液分化的病例中的发生率为 7%～16%[92, 93]，偶见于其他变异形态的 EEC，但在高级别 EEC 中由于 *TP53* 突变和 *ARID1A* 缺失等原因，可能抑制生长的分子途径未被充分激活，因此，高级别 EEC 没有 MELF 浸润[94]。MELF 浸润具有上皮间叶转化（EMT）的一些特征。其表现的嗜酸性细胞质与 Ki-67 低表达等现象也见于卵巢交界性肿瘤，提示可能代表衰老腺体的形态学改变，然而 MELF 浸润模式的生物学特性尚未完全确定。一项大型研究表明，在低级别 EEC 患者中，MELF 浸润模式与肿瘤较大、子宫肌层浸润超过 50%、FIGO 分期晚、LVSI、淋巴结转移等不良组织学发现及乳头状结构和黏液分化显著相关。虽然如此，其与低级别 EEC 的不良生存率无显著关系，不能作为其预后的影响因素[94]。

1）组织学特征：MELF 型浸润灶通常面积很小，常位于肌层侵袭性浸润的前沿或深部（≥ 1/2 肌层厚度），低倍镜下容易被忽略。腺体在肌层中排列稀疏，腺体密度减小，相互间距大。与经典浸润腺体的清晰结构不同，MELF 腺体常形成多个微囊，或表现为成角、细长管状与裂隙状及碎片状，可能与扩张的腺体受压有关。腺腔内衬上皮常低矮扁平或似内皮样，腔内有脱落的上皮细胞与中性粒细胞，很容易与淋巴管壁混淆（图 18-39，图 18-40）。有时单个细胞或小撮破碎的上皮细胞从腺体散落至间质，称为碎片状形态，它们与微囊和细长的腺体浸润区域紧邻（图 18-41），常呈鳞状或伴嗜酸性改变。

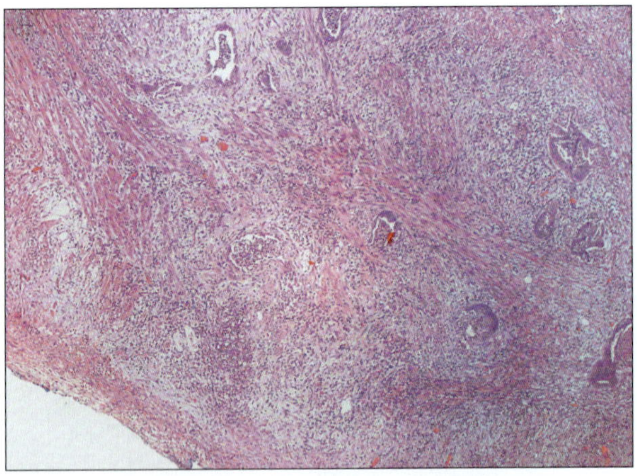

图 18-39　典型的 MELF 浸润模式

在深肌层中可见稀疏分布的腺样结构，包括微囊状、裂隙样（左上、右下）及破碎的腺上皮，伴明显的炎症反应；一些囊状结构衬覆扁平上皮（左中与左下），很容易被忽略

MELF 浸润常伴有松散水肿或纤维黏液样间质、淋巴细胞聚集及急慢性炎症细胞浸润（图 18-42），也可无明显间质反应。MELF 浸润常被误诊为 LVSI，尽管其确实经常伴有 LVSI，但两者并不同。MELF 浸润可同时伴有其他类型的肌层浸润。

从笔者的经验看，如果镜下见到单个细胞或小撮细胞浸润，则容易在其他切片或深层切片中发现 MELF 浸润。低倍镜下可见的纤维黏液样间质和中性粒细胞浸润可能有助于识别 MELF 浸润。此外，在评估 MELF 浸润时，应排除组织自溶造成的假象。

2）淋巴结受累：MELF 浸润常伴区域淋巴结受累，有报道其淋巴结受累比例显著高于非 MELF 型肌层浸润的病例。肿瘤上皮在淋巴结内可呈窦组织细胞样、实性或囊状腺体及微量瘤组织（孤立的肿瘤细胞或病灶 <2mm）等多种形态，其中微量瘤组织几乎不见于非 MELF 浸润的病例，成为 MELF 浸润伴淋巴结受累的特征形态。尽管 MELF 浸润的区域淋巴结受累经常称为"转移"，但是否具有预后意义不明确。

3）免疫组化：MELF 浸润可能表现上皮间质转化（EMT）的免疫表型特征，如 E-cadherin、膜 β-catenin、ER、PR、Galectin-3、CD147、MMP-2、Ki-67 显著减少或缺失，以及 CD44、CD133、Nanog1、

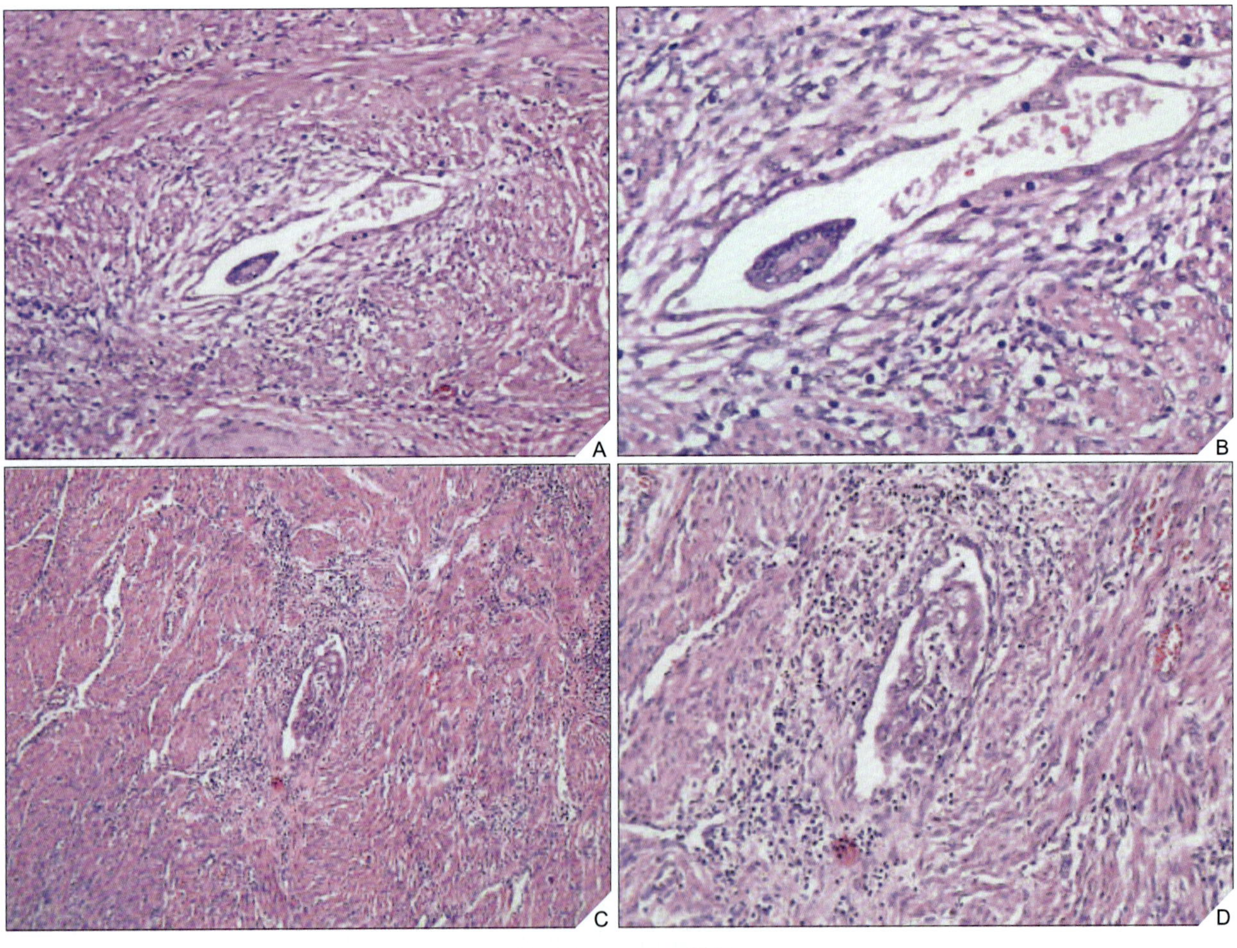

图 18-40　MELF 浸润

腺体密度减小，间距大，腔内有肿瘤上皮，很容易被误为淋巴管或淋巴管侵犯（A～D）

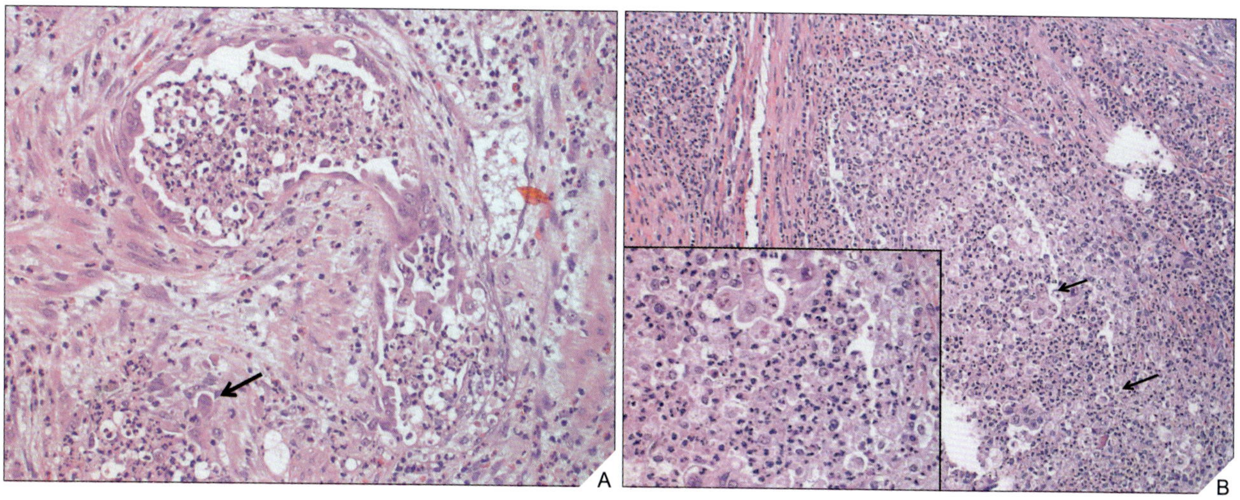

图 18–41　MELF 浸润伴碎片状形态

A. 微囊状结构，一端结构不清，邻近有单个或小撮破碎的肿瘤上皮细胞浸润（箭头）；B. 破碎的或单个肿瘤细胞（箭头）易被误认为巨噬细胞（左下角框内）

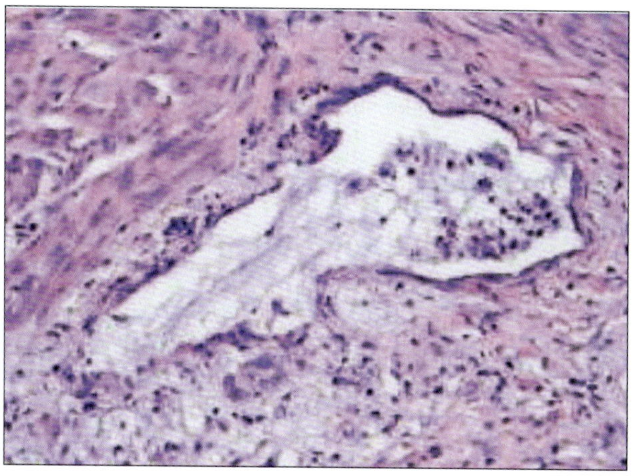

图 18–42　MELF 浸润

微囊状腺体，伴黏液样间质与上皮细胞或腺腔内急性炎症反应

Sall4、cyclin D1、fascin、p16 过度表达，CK、Ber-EP4 和 CK19 表达，有助于识别浸润肌层或淋巴结内的病变。

4）预后：MELF 浸润与无病生存率、疾病特异性生存率和肿瘤复发率无显著相关性，对预后几乎没有影响，因此不能作为不良预后的指标。一组报道其可能增加阴道外复发，在伴有其他类型的肌层浸润或宫外转移的病例应综合考虑处理，EEC 1 级单独出现 MELF 浸润时如何处理尚无统一标准，有报道此类病例未见肿瘤复发，但需要大样本证实。有研究将 MELF 浸润模式视为侵袭性浸润模式的一种特殊变体，认为识别 MELF 浸润模式可能是前哨淋巴结或后续淋巴结切除术的指征[90]，这有待进一步验证。

（5）恶性腺瘤样浸润（adenoma malignum-like invasion）模式：恶性腺瘤样浸润由 Longacre & Hendrickson 在 1999 年首次描述[95]，表现为规则的圆形单个腺体或小撮腺体广泛分布于肌层，腺体间通常间隔较宽，腺上皮细胞形态温和，呈低柱状至扁平状，缺乏不规则癌前边缘和间质反应。形态学上类似缺少间质的腺肌病或宫颈微偏腺癌，又称“溶解的癌”，但其腺体杂乱分布，缺少腺肌病的灶状或聚片形态（图 18-43）。腺腔内可有显著的嗜酸性分泌物，特别是当肿瘤累及子宫下段或宫颈时，可能被误认为中肾管残余或中肾管增生。如发现灶性

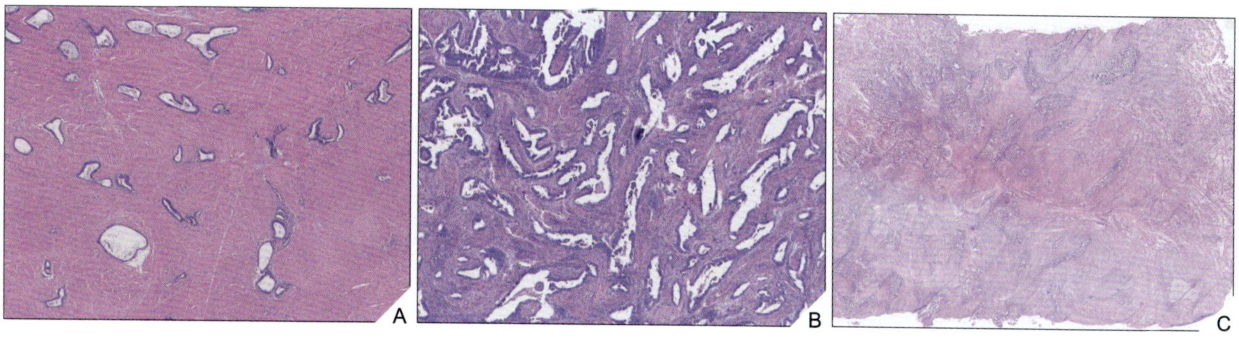

图 18–43　恶性腺瘤样浸润

肿瘤腺体广泛浸润肌层，多数形态规则（A），部分有成角（B），部分病例呈腺肌病样浸润（C），无明显间质反应

细胞异型、腺上皮假复层及在表层子宫内膜发现癌、腺体周围间质水肿与炎症细胞浸润和淋巴管侵犯有助于明确诊断。恶性腺瘤样浸润部位 ER、PR、CK7、vimentin 阳性，CK20、CEA 和 p16 阴性，与 EEC 一致，这也可用于确定 EEC 累及宫颈而排除同步的宫颈腺癌。该型浸润很少见，常累及宫颈与卵巢，必须与子宫腺肌病、宫颈同步腺癌、深部宫颈腺体、宫颈管 - 子宫内膜样化生、宫颈或卵巢子宫内膜异位症或卵巢包涵囊肿及罕见的子宫内膜胃型腺癌相鉴别。其生物学行为并未因广泛浸润肌层而更具侵袭性，而是与一般 EEC 伴肌层浸润预后相同。

（6）结缔组织增生模式（desmoplastic reaction pattern）：由于上皮间质转化（EMT），子宫内膜癌上皮成分浸润肌层可产生结缔组织增生反应，表现为在癌浸润前沿见成纤维细胞增生伴嗜碱性黏液样改变，这种纤维黏液样区通常大于一个 40 倍物镜视野，仅通过 HE 染色切片就能诊断。结缔组织增生模式经常与侵袭性浸润模式、MELF 浸润模式共存，常在低级别 EEC 中观察到，与 LVSI 和较高 FIGO 分期相关，具有较高的复发率和死亡率，并且容易对化疗药物耐药[96]。

子宫内膜间质经常可因各种原因发生成纤维细胞化生（fibroblastic metaplasia），许多情况下与肿瘤无关，如慢性出血、炎症等。成纤维细胞化生如发生于邻近子宫内膜癌病灶部位，会造成肿瘤腺体前沿良性内膜间质消失的假象（图 18-44），并与结缔组织增生模式混淆，导致对肌层浸润的过度诊断。但间质中化生的成纤维细胞仍然维持内膜间质细胞的特性，缺乏黏液样改变，并可用 CD10 染色帮助诊断（图 18-45）。CHEC 和伴梭形上皮细胞的 EEC 由于都存在梭形细胞样排列，容易被误为间质浸润，尤其 CHEC，可伴有黏液样改变，需要与结缔组织增生模式鉴别，前两者角蛋白染色阳性表明其为肿瘤上皮，不代表与浸润相关的间质反应（图 18-46）。

（7）结节性筋膜炎样间质和大囊性生长模式（nodular fasciitis-like stroma and large cystic growth）：

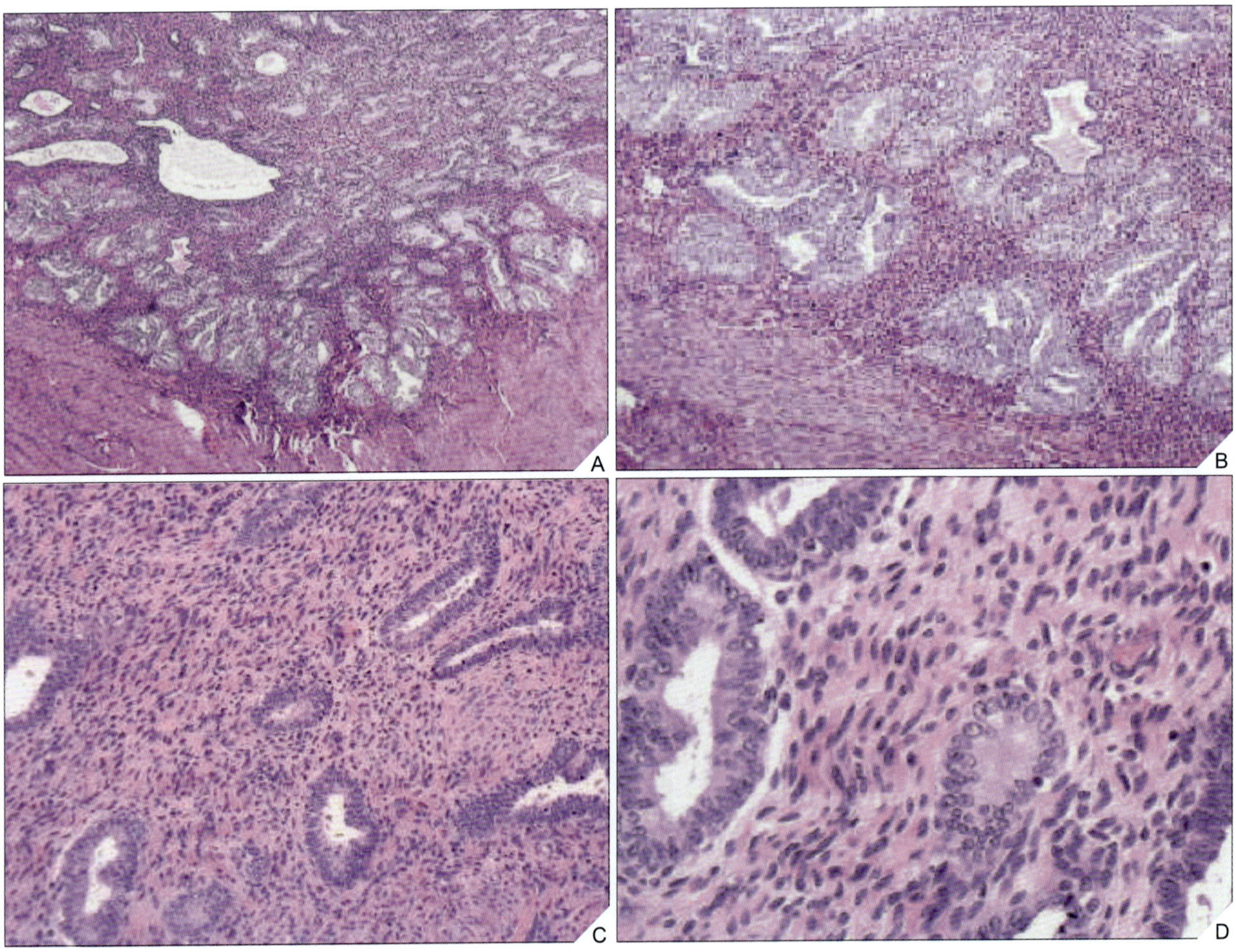

图 18-44　内膜间质成纤维细胞化生

子宫内膜癌的间质成纤维细胞化生可造成癌腺体前沿没有正常内膜间质（肌层浸润）的假象（A，B）；这种内膜间质成纤维细胞化生也可发生于良性内膜（C，D）

是 EEC 中罕见而独特的浸润模式，其特征为疏松黏液样间质中分布形态温和的成纤维细胞，类似结节性筋膜炎，呈模糊结节状结构及相互连接的细长裂隙样和大囊性腺体，类似乳腺叶状肿瘤，腺体被覆扁平上皮，仅局灶残留柱状上皮，伴灶状成熟鳞状分化。肿瘤腺体与 MELF 浸润模式的腺体相似，但囊更大，且未见腺体碎裂或单细胞形成，MELF 浸润没有纤维黏液样间质。癌肉瘤是该种病例最重要的鉴别诊断，典型的癌肉瘤双相成分均为高级别，鉴别比较容易。这种结节性筋膜炎样间质本质上可能是非肿瘤性和反应性改变[97]。需要进一步研究验证这种极为罕见的肌层浸润模式及其预后意义。

2. 肌层浸润深度 子宫内膜癌的肌层浸润是 FIGO 分期中最重要的参数，是局部淋巴结转移和患者总生存率的重要影响因素，有独立的预后意义。2023 年新分期中对于无或局灶性 LVSI 的非侵袭性组织学类型，局限于子宫内膜的癌时视为ⅠA1 期，<50% 子宫肌层浸润视为ⅠA2 期，≥ 50% 子宫肌层浸润视为ⅠB 期。对于侵袭性组织学类型，局限于子宫内膜的癌视为ⅠC 期，有任何子宫肌层浸润视为ⅡC 期。这与 2009 年 FIGO 分期不同，不仅将非侵袭性癌与侵袭性癌分开，并将非浸润性癌与浅肌层浸润的癌分入ⅠA 期的不同亚分期，这就给病理医生带来更大的挑战。至于另外两种测定子宫肌层浸润深度的方法，包括以实际距离表示的绝对浸润深度、癌浸润最深处至浆膜层的无肿瘤距离，预后意义尚不清楚。原则上，子宫内膜癌肌层浸润深度应该测量从内膜与肌层的交界处至肌层浸润的最深部位的垂直距离，然而现实中内膜与肌层的交界通常参差不齐，正确选择测量起点并不那么容易（图 18-47）。问题主要出于测量方法不正确，导致诊断了过多的肌层浸润、对子宫内膜癌深肌层中腺肌病受累解释

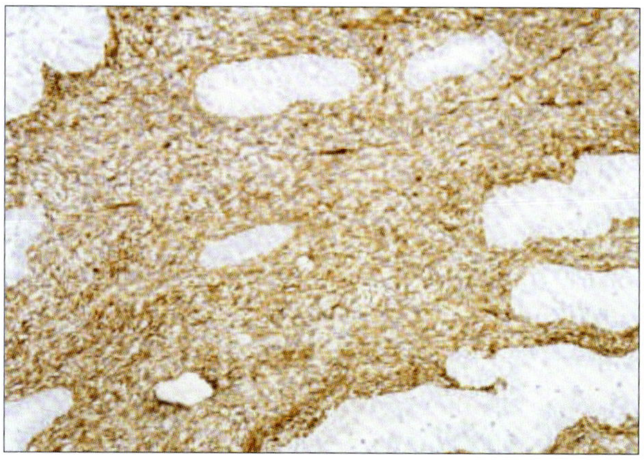

图 18-45 内膜间质成纤维细胞化生

发生化生的间质细胞仍表现为 CD10 染色阳性

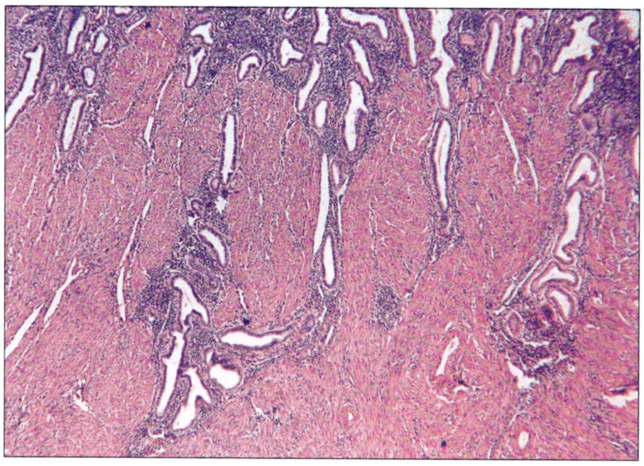

图 18-47 内膜与肌层的交界通常参差不齐

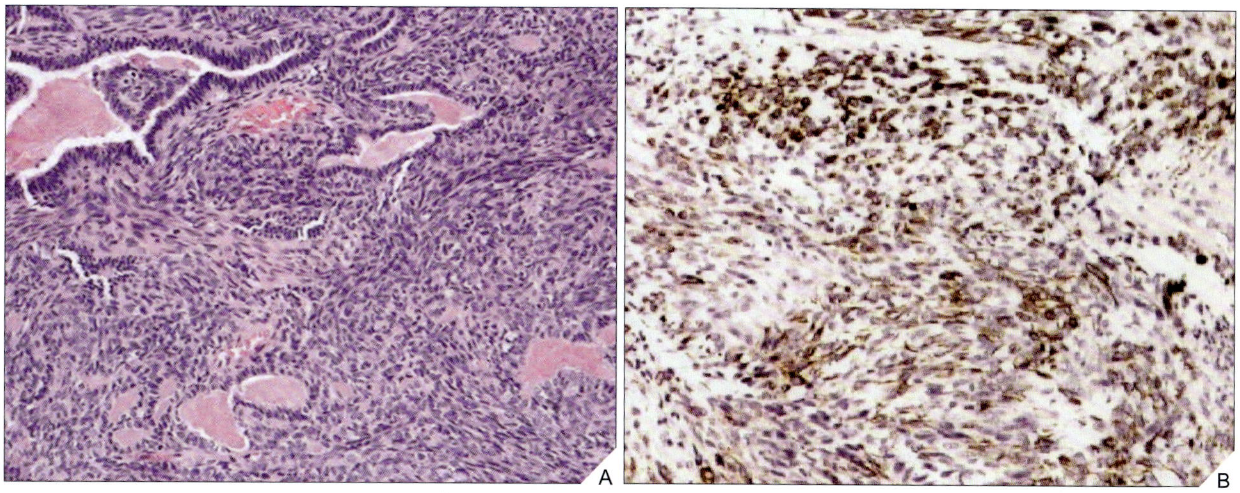

图 18-46 富含梭形细胞的子宫内膜样癌

肿瘤上皮呈梭形细胞样（A），需要与内膜间质成纤维细胞化生相鉴别，角蛋白染色阳性证明为肿瘤上皮（B）

错误，以及对一些浸润模式不熟悉造成的部分肌层浸润漏诊。组织取材部位应包括浸润最深处的宫体或子宫下段，尽量避免以宫角处为依据，因为此处子宫壁较薄，并且由于宫角转折可能带来假象，除非肿瘤完全位于宫角部和（或）延伸至宫角处浆膜。组织切片应包括全层厚度的子宫肌层和浆膜及肿瘤邻近的正常内膜与肌层交界，并在镜下准确识别不规则的内膜与肌层交界（组织过厚时可切开，分别放入 2～3 个包埋盒），才能正确判断并测量肌层浸润深度。具体测量方法见图 18-48。

3. 肌层浸润常见问题

（1）不规则子宫内膜界面的浸润评估：正常内膜肌层交界经常不规则，呈波浪状或锯齿状（图 18-47），可能给判断子宫内膜癌是否浸润肌层带来困难。对于子宫内膜癌有无肌层浸润的评估，最重要的是对癌前沿与肌层间进行观察，保留良性内膜组织表明肿瘤位于黏膜内。癌前沿未见良性内膜组织时，需要根据邻近的良性内膜推测子宫内膜癌是否超出内膜肌层交界（表 18-17）。

多数情况下可根据上述指标明确识别有无肌层浸润，但仍有一些情况很难判断，如老年患者因内膜萎缩间质纤维化，内膜肌层交界模糊，难以区分有无肌层受累。当肿瘤广泛浸润肌层，缺乏良性内膜肌层交界处参照时，可以将弓状血管丛或神经丛作为参照，因为肿瘤旁见厚壁大血管或神经丛意味着浸润 50% 以上肌层。国际癌症报告合作组织（ICCR）推荐将子宫内膜癌肌层浸润深度（无浸润、<50% 浸润或≥50% 浸润）作为核心要素，新的 FIGO 分期将这三种浸润情况分为不同期别，病理医生必须在子宫内膜癌病理报告中明确肌层浸润情况。

（2）外生性肿瘤的浸润评估：外生性癌或息肉的轴心具有肌样间质，容易被误认为子宫肌层。应该结合大体并与邻近未被肌层浸润癌累及的切片进行比较以推断有无子宫肌层。组织切片应该包括外生性肿瘤在内的全层组织，以及包括作为参照的周围组织[98]，可以标记好分装在几个包埋盒中。

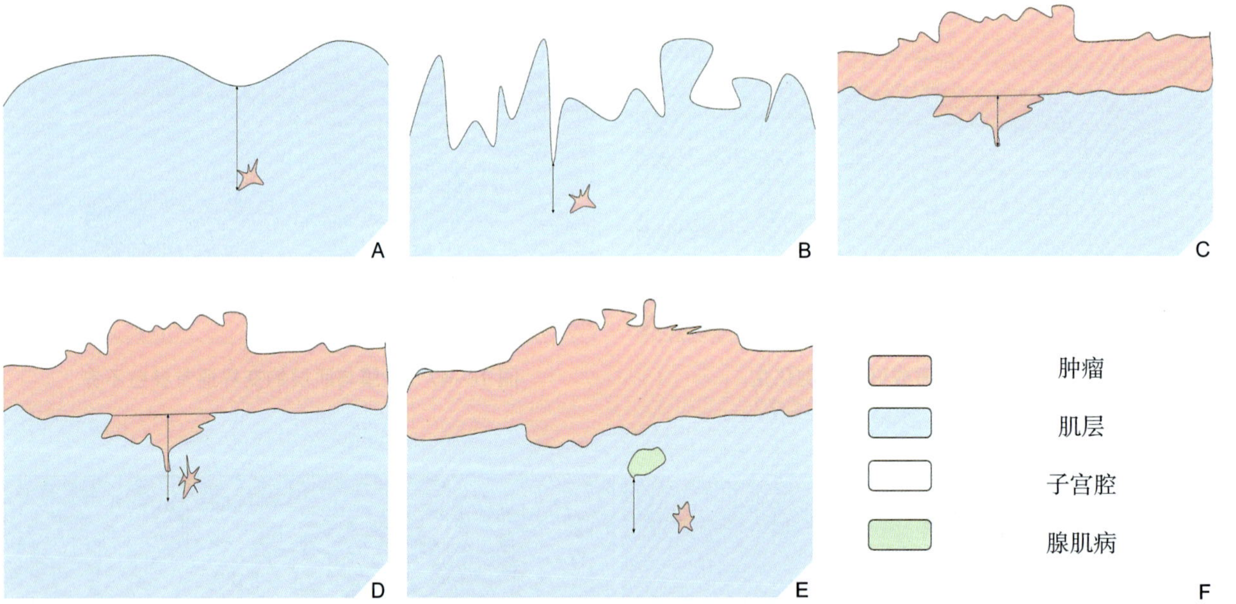

图 18-48 肌层浸润深度测量示意图

A. 如果内膜底部边缘整齐，测量始于内膜底部边缘，止于浸润最深点；B. 如果内膜边缘不整齐，测量始于内膜底部边缘最低点，止于浸润最深点；C. 如果浸润与子宫内膜癌部分相连，测量始于内膜底部边缘，止于浸润最深处；D. 如果除了与子宫内膜癌相连的浸润外，还有独立的更深层浸润，测量始于内膜边缘底部，止于最深浸润的最低点；E. 如果有腺肌病存在于内膜底部与浸润癌岛之间，测量应始于腺肌病最底部，止于浸润最低点

表 18-17 子宫内膜癌有无肌层浸润的评估策略

主要指标	支持肌层浸润	无肌层浸润
癌前沿腺体与肌层之间	看不到良性内膜腺体或间质	可见良性内膜腺体或间质
与内膜肌层交界处的关系	超出	未超出
内膜肌层交界处的间质形态	异形纤维组织增生、黏液样变	无特殊改变
肌层内淋巴脉管受累	可有	无

（3）子宫腺肌病内肿瘤的浸润评估：子宫内膜癌合并腺肌病的发生率达 16%～34%，其中约 1/3 的病例伴有子宫内膜癌腺肌病受累，涉及与单纯腺肌病、子宫内膜癌浸润肌层（腺肌病样浸润模式）及子宫内膜癌累及腺肌病的鉴别。腺肌病的病变部位通常较深，内膜腺体与间质同时出现于肌层内，腺上皮没有异型性。而腺肌病受累则是在腺肌病病灶内出现癌性腺体（图 18-49），其间可见正常内膜腺体和间质细胞。癌组织肌层浸润则多为肿瘤直接长入子宫肌层，癌性腺体可多可少，腺体大小形态不一，但缺少子宫内膜样间质（表 18-18）。另外，多取材检查没有受累的子宫肌层也有助于鉴别，如果在没有受累的肌层中看不到腺肌病，则更支持肌层浸润。

限于腺肌病病灶内的 EEC 等同于黏膜内癌，即使病灶位于深肌层，也不应解释为深肌层浸润。同时应该注意累及腺肌病的 EEC 也可发生肌层浸润，判断标准同传统浸润，锯齿状边缘和腺肌病周围的内膜间质指向浸润的存在，而膨胀性生长（expansile growth）则被认为没有浸润（图 18-50）。诊断主要依据形态学，免疫组化 CD10 染色对鉴别诊断意义不大[99]，因为平滑肌细胞 CD10 也可阳性。如果浸润仅见于腺肌病受累病灶，传统的方法是测量以邻

表 18-18　子宫内膜癌合并肌层病变的鉴别

病变类别	内膜样腺体	内膜样间质
子宫腺肌病	良性特征	保留
子宫内膜癌浸润肌层	恶性特征	无
子宫内膜癌累及腺肌病	同时可见良性与恶性腺体	有

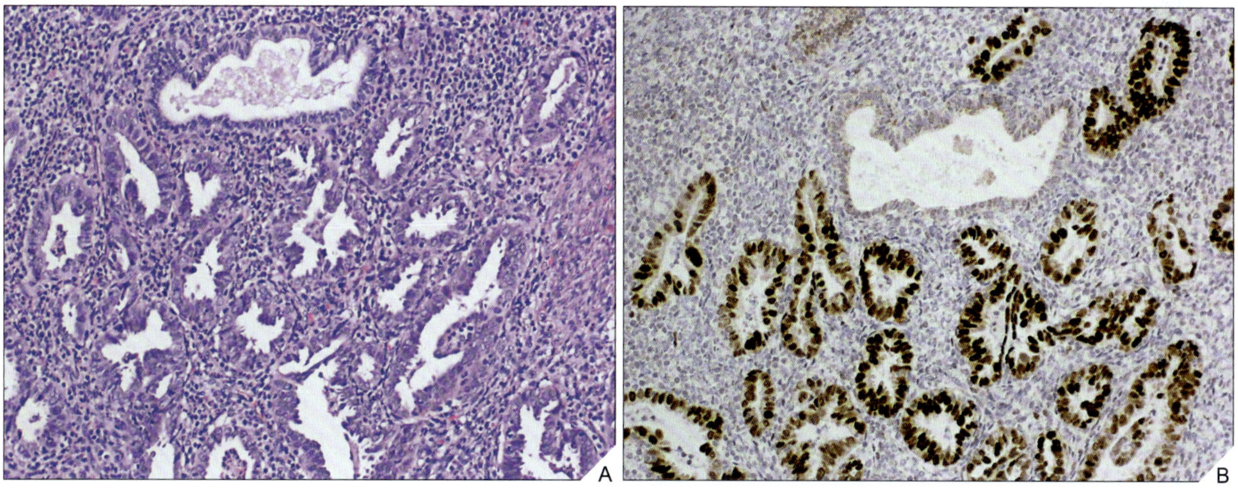

图 18-49　浆液性癌累及腺肌病

病灶中可见良性腺体（A，上方）与内膜样间质；p53 染色癌细胞阳性，良性腺体阴性（B）

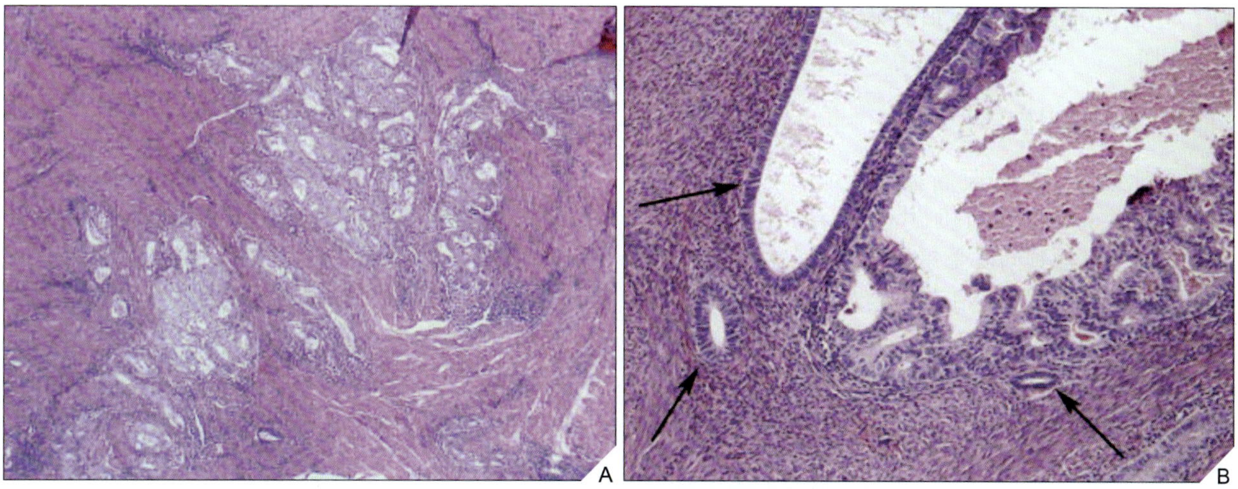

图 18-50　子宫内膜样癌累及腺肌病

A. 不规则的腺体呈锯齿样分布于肌层，提示有肌层浸润；B. 肿瘤组织膨胀性生长，并有前沿良性腺体（箭头），提示没有肌层浸润

近腺肌病基底到浸润最深处的距离，然而近年来提出的一种方法是根据肌层厚度测量肌层最深浸润点到肌层外表面的距离，后一种方法还未达成广泛共识。

尽管 EEC 伴腺肌病受累本身不提升分期，但一些研究发现这些病例合并肌层浸润的比例上升，伴腺肌病时较易发生深肌层浸润。

（4）平滑肌瘤内癌的浸润评估：子宫内膜癌浸润平滑肌瘤时，应将平滑肌瘤包括在子宫肌层厚度内按常规测量。

（5）子宫内膜息肉内癌的浸润评估：约 1% 的子宫内膜癌来自息肉（息肉癌变），多数肿瘤为内膜样型，其次为浆液性癌，其他类型子宫内膜癌也可见到。癌组织可限于息肉表面或一部分区域，周围内膜为良性。内膜其他部位的癌也可累及息肉。对息肉内癌进行评估时采取与一般子宫内膜癌相同的标准，只有当肿瘤浸润息肉基底的子宫肌层时，才评估浸润深度，参照邻近的子宫内膜肌层交界进行测量。低级别 EEC 如无肌层浸润，则等同于黏膜内癌，浆液性癌包括上皮内癌应按高度侵袭性肿瘤进行处理，因为尽管限于息肉内，也常有宫外扩散 [100]。

子宫内膜癌累及息肉时，镜下可见典型的息肉结构与良性成分。对于一些大体表现有息肉状突起，但镜下未能证明有息肉形态的子宫内膜癌，不应解释为息肉恶变。另外，子宫内膜癌本身也可呈息肉状，应与子宫内膜癌累及息肉区别。

（6）淋巴血管间隙浸润（LVSI）与肌层浸润评估：肌层浸润的评估只包括浸润肌层的癌，不应该将 LVSI 纳入评估。LVSI 是一个独立的预后指标，2023 年 FIGO 分期将广泛 LVSI（累及≥ 5 个血管）列为独立于肌层浸润的分期标准。例如，低级别 EEC 浅肌层浸润可伴有深肌层内 LVSI，如果 <5 个 LVSI，视为ⅠA2 期，而非ⅠB 期，但如果≥ 5 个 LVSI，则视为ⅡB 期。

（三）宫颈浸润

文献报道子宫内膜癌累及宫颈的发生率高达 30%，其中 60% 累及间质 [101, 102]。在 FIGO 子宫内膜癌分期中，宫颈间质受累是Ⅱ期子宫内膜癌的标志，宫颈间质浸润且存在其他高危因素如深肌层浸润、浆液性癌形态时，对预后有明显不良影响 [101]，宫颈间质浸润与子宫内膜癌患者的复发风险显著相关。EEC 仅累及宫颈黏膜或腺体仍为Ⅰ期，不增加复发风险 [103]，对指导临床治疗也没有意义。

1. 宫颈间质浸润　子宫内膜癌累及宫颈主要通过黏膜表面或间质直接蔓延的方式，宫颈间质浸润是子宫内膜癌对宫颈间质呈侵袭性或推挤性浸润，一般超过正常宫颈腺体。在子宫下段向下首先出现的宫颈黏液腺体是宫颈管黏膜的上端，交界以下的部位出现不规则异型性腺体、单个或簇状肿瘤细胞，伴纤维黏液样间质反应，或与周围隐窝内宫颈腺体不同的复杂筛状结构或微腺样生长，都是宫颈间质受累的证据。宫颈间质浸润情况是病理报告的核心要素，是否累及都必须报告 [98]。由于子宫下段与宫颈内口缺少明确的解剖学分界，宫体与宫颈管的表面上皮与其下方的腺体可能相互交错，两者之间还常存在被覆纤毛细胞、缺乏内膜样间质围绕的腺体，该处宫颈腺体存在良性反应性或化生性变化，这些情况都可能给确定肿瘤是否累及宫颈带来困难，并使诊断可重复性降低。子宫内膜癌浸润宫颈间质可能是非常局灶的，适当增加该部位取材（2 块）对提高检出率是比较合适的。有时子宫下段与宫颈管交界被大块肿瘤组织替代，缺少邻近可资定位的正常腺上皮，需要确定肿瘤边缘有无不规则向深部间质浸润，以及肿瘤下方有无间质反应进行判断。宫颈管中游离的癌组织可能来自内膜肿瘤组织的脱落，不能作为宫颈受累的证据。病理医师不应仅凭肉眼所见或切片的标签（宫颈或子宫下段）决定肿瘤受累部位，而应基于镜下腺体和（或）鳞状上皮及间质类型做出判断（图 18-51）。还有一些问题阐述如下。

（1）累及子宫下段与宫颈的肿瘤：这种现象可能包含 3 种情况，即子宫下段内膜癌累及宫颈、宫颈腺癌累及子宫下段、子宫下段与宫颈同时发生癌。不少子宫内膜癌累及子宫下段，如果不伴有其他危险因素，一般不增加复发率，因此没有实际意义。约 5% 的子宫内膜癌发生于子宫下段，患者年龄常 <50 岁，一些可能属于 Lynch 综合征相关子宫内膜癌。如果肿瘤仅位于子宫下段，更容易侵犯宫颈，导致高分期、分化差及深肌层浸润等不良因素，提示其预后较差。此外，有些子宫下段肿瘤实际上来自宫颈腺癌，通常属于 HPV 相关性腺癌，可利用 ER、p16 和 HPV 检测协助诊断。低级别 EEC 累及宫颈使子宫内膜癌分期至少升高至ⅡA 期，宫颈癌累及子宫下段则不改变宫颈癌分期。虽然子宫内膜癌累及宫颈按宫颈癌手术范围处理，但术后辅助治疗不同。子宫下段与宫颈同时原发的癌罕见，组织学类型通常不同，目前已经认识到，宫颈原发的子宫内膜样癌只有在排除子宫内膜原发 EEC 的情况下才能诊断；组织学类型相同者如多部位同时发生的胃型腺癌与目前讨论的形态明显不同。

（2）宫颈间质浸润的相关参数：子宫内膜癌浸

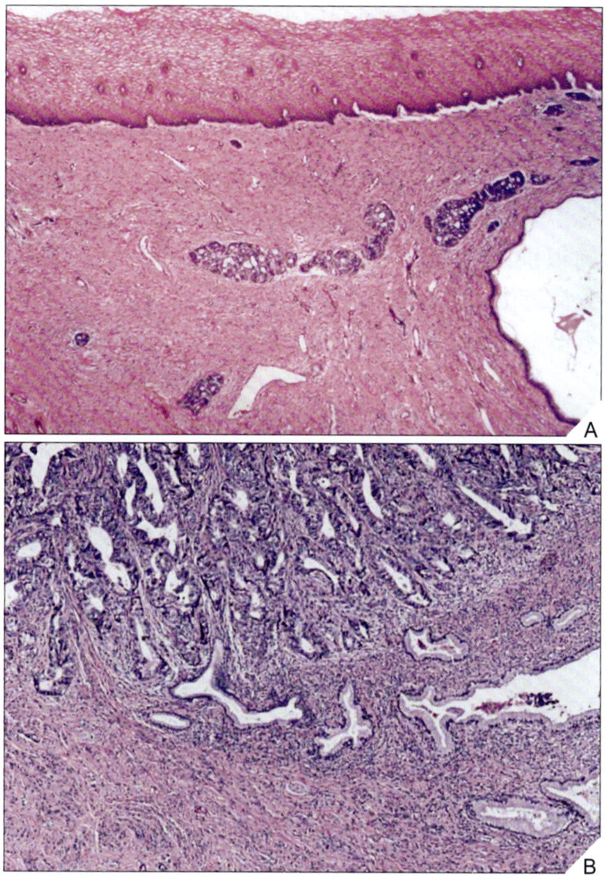

图 18–51 子宫内膜癌累及宫颈

子宫内膜浆液性癌浸润至宫颈间质中为明确的间质受累（A）；大片子宫内膜样癌，看上去已进入宫颈组织，但其下面可见正常宫颈腺体（B，右下角），只能诊断黏膜受累，无间质浸润

润宫颈间质也应该像宫颈原发癌一样报告宫颈壁内浸润深度、各切缘（宫颈外壁与阴道壁的切缘）的情况（包括最小阴性距离）。

（3）累及宫颈的癌在宫颈管内形成外生性肿块：如果外生性肿块浸润宫颈间质，按上述方法测量浸润深度。如果外生性肿块仅位于黏膜表面而未超出深部黏膜范围（肿瘤下方仍有宫颈腺体），只能诊断黏膜受累，而无间质浸润。尽管这种观点可能有争议，但笔者认为只有坚持这样的客观标准，诊断才能有可重复性。

（4）宫颈淋巴脉管受累未列入子宫内膜癌分期指标，但有可能影响预后，应体现在报告中。

2. 少见的宫颈累及模式　少数情况下宫腔脱落的癌细胞可能从表面上皮种植于宫颈管，并包埋在肉芽组织中，这种情况也可能与先前子宫内膜取样相关。刮宫术后宫颈管表面常见的反应性增生会有细胞异型性，应避免诊断为肿瘤累及宫颈黏膜表面。有时，形态温和的肿瘤性腺体浸润于宫颈间质中，间距较宽，缺乏间质反应，并与宫颈腺体相间，这种浸润容易产生分歧，一些学者认为仅累及黏膜，还容易与宫颈腺体的良性反应或癌前病变混淆[104]。我们仍建议采用上述方法鉴定有无间质浸润。

（四）宫旁浸润及切缘状态

宫旁组织是指围绕宫颈阴道上部的纤维脂肪组织、血管和引流宫颈的淋巴组织，包括峡部周围、宫颈/子宫下段交界处的纤维结缔组织。宫旁组织受累可能是因为浸润深肌层的肿瘤直接蔓延（连续）或离散转移（间断），或者为 LVSI 或淋巴结转移[98]。早期低级别 EEC 的手术方式是全子宫切除术和双侧输卵管卵巢切除术，不切除宫旁组织。高级别子宫内膜癌或术前影像/病理怀疑宫颈间质浸润肿瘤的标准术式是改良根治或根治性子宫切除术，包括宫旁组织切除。宫旁浸润的子宫内膜癌会升级到 FIGO 分期ⅢB 期。宫旁受累是一个不良预后因素，如存在，则有较高的复发风险，并且与宫颈间质浸润、子宫外 1/2 肌层浸润、盆腔和（或）主动脉旁淋巴结转移、卵巢转移、腹腔冲洗液细胞学阳性和 LVSI 有关。单纯全子宫切除可能带有少量宫旁软组织。如果大体无异常，子宫内膜癌通常不在宫旁取材。如果有子宫侧壁深肌层浸润，笔者建议采取下述措施发现潜在宫旁受累的情况：从 3 点及 9 点处取宫颈和部分下段子宫全层组织代替从其他点取材；对于改良根治或根治性子宫切除术标本，笔者的做法是先将双侧宫旁切缘（约 0.5cm 宽度）分别取下包埋，以判断切缘是否切干净，再把剩余宫旁组织分左右两侧单独取材并切片。宫旁是否浸润及其切缘受累状况都是病理报告的核心要素，必须报告，宫旁组织内 LVSI 和（或）淋巴结转移应该报告，但不应视为宫旁组织浸润及切缘受累[98]。宫旁组织中孤立的良性腺体并不罕见，它们衬覆输卵管型上皮，称为输卵管内膜异位，而非转移癌。

（五）阴道壁受累和阴道壁/宫颈阴道部切缘状态

存在阴道壁浸润的子宫内膜癌也属于 FIGO 分期ⅢB 期，切缘阳性表明肿瘤没有被切干净，两者均与局部复发和不良预后相关。阴道壁的受累方式包括直接蔓延和间断转移，无论病灶大小，都应该报告，但是应排除“漂浮”在上皮表面的病变，LVSI 要报告，但不应视为阴道壁浸润或切缘阳性。改良根治或根治性子宫切除术标本包括部分阴道壁组织，阴道壁是否受累和阴道壁切缘状态都是病理报告的核心要素。低级别 EEC 的单纯子宫切除术标本如果被发现存在宫颈间质浸润，也需要报告宫颈阴道部切缘状况。此外切缘距肿瘤较近时复发风险可能增加，需要考虑辅助放射治疗，虽然尚无统一标准，最好能描述肿瘤距切缘多少毫米。

（六）淋巴血管间隙浸润

约1/5的子宫内膜癌可见淋巴血管间隙浸润（lymphovascular space invasion，LVSI）。这与原发肿瘤的范围、肌层浸润深度和组织学类型及分级有明显关系（图18-52），LVSI多见于高级别子宫内膜癌，在FIGO Ⅰ期低级别EEC中少见。有淋巴结转移的患者比没有转移的LVSI概率明显增高。存在LVSI对于临床Ⅰ期子宫内膜癌患者是独立的危险因素，可增加肿瘤复发率和降低生存率。然而，以前的子宫内膜癌FIGO分期与LVSI存在与否并没有关联，而对于存在LVSI的Ⅰ期子宫内膜癌患者，进行辅助治疗也引起了争议。2023年FIGO分期首次将伴大量/广泛LVSI的非侵袭性子宫内膜癌升级为ⅡB期，强调了其预后价值。

LVSI的判断：首先，在肿瘤的周边区域（通常在浸润前沿，邻近大血管）的淋巴管或血管内出现肿瘤细胞团块才能认为是LVSI（图18-53），肿瘤内的类似病变不能被看作LVSI；其次，淋巴管或血管要有相对完整的内皮细胞被覆，排除组织收缩裂隙现象；再次，LVSI内肿瘤细胞团通常与管腔形状相似或与内皮粘连紧密，肿瘤细胞团块表面常有内皮细胞附着，而人工移位的肿瘤细胞、相关的坏死炎性碎片或成簇的良性子宫内膜腺上皮等“假癌栓”表现为漂浮于管腔或肌层裂隙中的不规则细胞碎片或位于不伴有明确肌层浸润的子宫内膜癌正下方的浅表部位；要排除人工假象，鉴别方法见表18-19。最后，肌层中的LVSI还需要与MELF浸润进行鉴别，后者见于低级别EEC，上皮形态温和，伴有纤维黏液性间质与急性炎症细胞。而MELF浸润与LVSI显著相关，当出现MELF浸润时，应仔细搜索以排除或正确识别LVSI，否则LVSI在低级别EEC中不常见。免疫组化CK阳性帮助识别上皮成分，CD31、D2-40有助于确认脉管内皮性质。

大量/广泛LVSI的存在是辅助治疗的指征。但不同机构对“大量”或“广泛”的定义有所不同。国际妇科病理学会的定义是存在广泛分离的≥3个不同的淋巴血管，NCCN要求≥4个，而WHO、ESGO/ESTRO/ESP则定义为≥5个，2023年FIGO

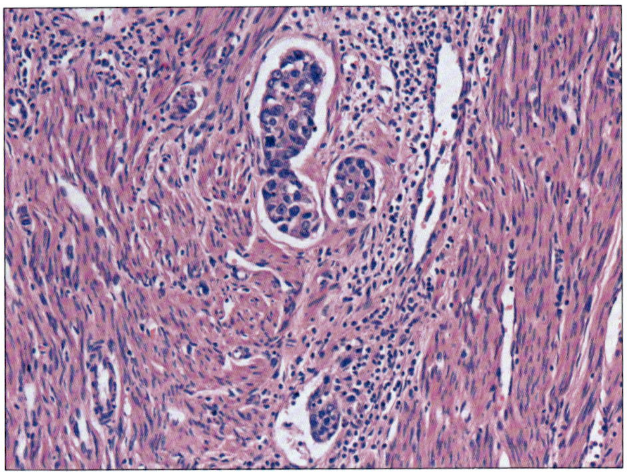

图18-53 子宫内膜癌伴血管和淋巴浸润

肌层中可见几处紧密的肿瘤上皮团，位于淋巴血管样间隙内，此种情况需要与人工假象鉴别

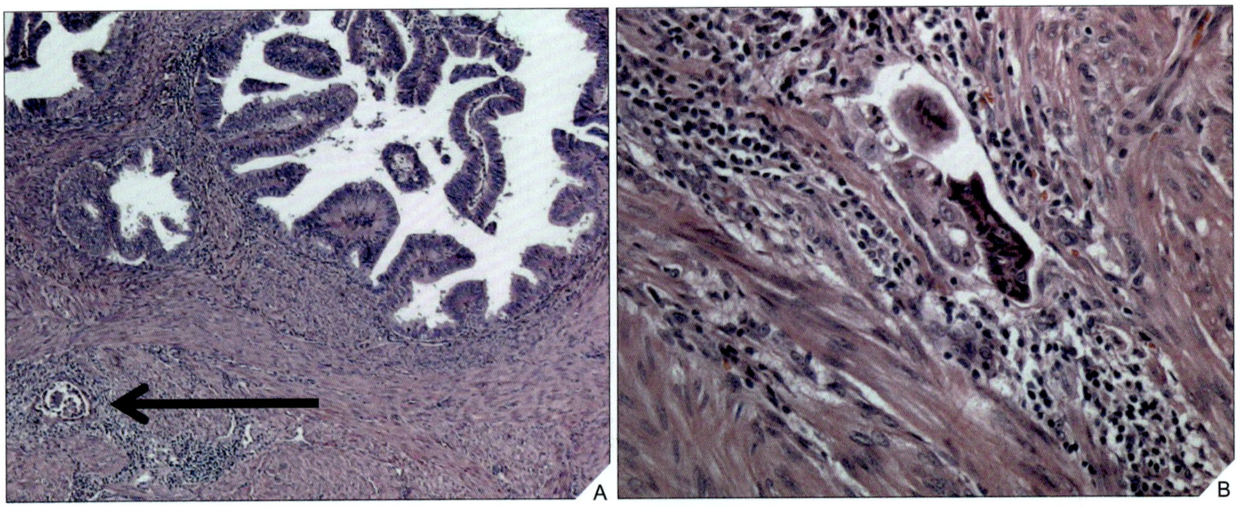

图18-52 具有绒毛腺体形态的内膜样癌如果出现肌层浸润，通常会同时伴有淋巴血管间质浸润（A，左下箭头）和淋巴结转移。低倍镜（A）；高倍镜（B）

表 18-19 淋巴血管浸润和人工假象的鉴别

真正淋巴血管浸润	人工假象
边缘平滑，紧密结合的肿瘤细胞团	松散的肿瘤细胞，其间常混有炎症细胞
形态与淋巴血管间隙相一致	漂浮于淋巴血管间隙内
通常形态学有变化，细胞质嗜酸性增强	形态学与周围肿瘤相同，有时为肿瘤碎片
淋巴间隙毗邻大的血管	间隙直接毗邻伴有人工收缩的浸润性肿瘤
CD31 和（或）D2-40 阳性	CD31 和（或）D2-40 阴性

分期采用了≥5个脉管的标准，<5个LVSI为“局灶”，不影响分期。这些计量是以单张切片所见LVSI数为标准，而非多张切片累加。LVSI是病理报告的核心要素，必须在病理诊断中报告是否存在LVSI、LVSI存在的部位并半定量化为“局灶”或“大量/广泛”。然而上述几种不同的“大量/广泛”标准都有各自的研究证据支持，具体用哪个标准，世界上尚没有统一，但病理报告中必须记录具体LVSI的量，以供临床参考及将来分析和研究[35]。

（七）子宫内膜癌合并卵巢癌：同步/独立的肿瘤与转移

子宫内膜和卵巢同时被发现有癌的情况在临床上不少见，发生率分别占子宫内膜癌和卵巢癌的5%和10%，年龄50岁以下的子宫内膜癌患者，以及有乳腺癌或卵巢癌家族史的患者，发生卵巢肿瘤的风险更高。同时发生的卵巢癌在疑似Lynch综合征患者中占23%，在无明显危险因素的患者中占21%[105]。此种情况不外乎如下3种可能：①内膜原发转移至卵巢；②卵巢原发转移至内膜；③内膜和卵巢均为独立原发。从宫腔向卵巢转移可以通过多种途径发生：①通过淋巴/血管通路转移；②经输卵管蔓延扩散；③浸润肌层并穿透浆膜面经腹腔扩散；④肿瘤细胞脱落，经输卵管播散；⑤肿瘤细胞从输卵管剥离并直接植入卵巢表面。卵巢可以含有两种相反的生物学形式：一种是特征性惰性肿瘤通过脱落或通过上皮内扩散和与卵巢表面直接接触经输卵管扩散到适宜的卵巢环境，另一种是通过常规的途径，其中卵巢可能是多个疾病部位之一[106]。以往认为，内膜和卵巢同步发生的早期低级别EEC为双独立原发癌，通常预后良好，相反，转移性癌，特别是内膜转移至卵巢的癌，5年生存率显著下降。然而，近年来基于靶向和外显子组测序研究证实这些看似独立原发的癌具有克隆相关性，表明其实分别为原发癌和转移癌，可能反映了肿瘤细胞经输卵管迁移和种植，大多数情况是子宫内膜癌转移至卵巢，并没有进一步传播的能力，但是这些肿瘤的惰性行为与肌层和血管浸润引起的侵袭性转移形成对比。这种“模拟独立原发性肿瘤”的转移癌按以前的FIGO分期属于ⅢA期，将导致患者接受不必要的辅助治疗，但2023年FIGO分期将这些肿瘤分到ⅠA3期，使这些患者只需要定期随访。对病理医师来说，除了要弄清肿瘤来源外，还应该辨别这两种不同模式的转移。

1. 子宫内膜癌转移至卵巢　以往认为内膜肿瘤大、卵巢肿瘤小是子宫内膜癌转移至卵巢的证据之一，事实上卵巢转移癌常大于内膜原发癌。内膜原发肿瘤及卵巢转移肿瘤并不一定具有相同或相似的组织学分型与分级，因为原发性和转移性肿瘤内的肿瘤进展和异质性可导致形态的不同。由于肿瘤异质性，取样可能对分子研究产生影响，导致原发与转移肿瘤可以有不同倍性或DNA指数（如果是非整倍体）及不同分子遗传或核型异常，卵巢内子宫内膜异位症发生频率过高，影响评估；它的存在并不排除转移扩散的可能性。具有子宫内膜AEH/EIN的背景是子宫原发EEC的证据。2023年FIGO分期指出，局限于子宫内膜和卵巢的低级别EEC（ⅠA3期）必须与子宫内膜癌广泛扩散至卵巢（ⅢA1期）区分开，其标准如下：①仅存在浅表子宫肌层侵犯（<50%）；②缺乏广泛/大量的LVSI；③没有其他部位转移；④卵巢肿瘤为单侧，局限于卵巢，无包膜侵犯/破裂。表18-20为2种不同模式子宫内膜癌转移至卵巢的特征。

2. 卵巢癌转移至内膜　卵巢癌转移至内膜很少见。明显的输卵管卵巢肿瘤伴局限性、浅表和（或）多灶性子宫内膜受累及子宫肌层和浆膜面侵犯提示这种情况。

3. 内膜和卵巢均为独立原发　独立原发癌也常见。一般子宫内膜癌无或仅有浅表肌层浸润，卵巢癌为早期，且不伴卵巢外广泛播散；两种肿瘤的组织学类型不同或相同；均可见癌前病变；均不见或罕见脉管侵犯（表18-21）。β-catenin核表达和*CTNNB1*突变仅限于独立的子宫肿瘤和卵巢肿瘤，而在所有转移性肿瘤中均不存在[107]。β-catenin免

表 18-20 子宫内膜癌转移至卵巢的 2 种不同模式[105]

	FIGO分期ⅠA3期（惰性转移）	FIGO分期ⅢA1期（侵袭性转移）
子宫内膜癌类型	低级别	高级别
传播途径	经输卵管，包括剥脱和上皮内扩散	直接浸润；LVSI；种植性转移；经输卵管
癌细胞特性	相对简单的基因组异常，因为许多步骤被绕过	与转移形成所有方面相关的复杂基因组异常
转移时机	通常早期，在卵巢内独立生长；可能是晚期，表现为暂时性远端孤立转移	早期 / 晚期，但表示肿瘤进展
累及卵巢单 / 双侧	80%～90% 的病例为单侧肿瘤	双侧卵巢受累支持侵袭性转移
卵巢癌增长速度	缓慢，通常超过子宫内膜癌的肿瘤大小	快，通常超过子宫内膜癌的肿瘤大小
卵巢转移类型	单灶，卵巢实质内	多结节，表面累及，卵巢门位置，有 LVSI
其他部位疾病	通常无	通常有
行为	惰性，罕见 应考虑保守治疗	激进，属于传统的高危疾病 需要辅助治疗

表 18-21 子宫内膜样癌和卵巢子宫内膜样癌独立原发的临床病理特征

原发性子宫内膜样癌	原发性卵巢子宫内膜样癌
肿瘤分级低 无肌层浸润或仅浅表肌层浸润 无广泛 LVSI 无子宫外癌转移 背景：不典型子宫内膜增生 / 子宫内膜上皮内瘤变	肿瘤分级低 单侧卵巢受累 单灶性卵巢实质内分布的肿瘤 缺乏包膜受累、肿瘤多灶性或卵巢门肿瘤分布 无广泛 LVSI 无卵巢外癌转移 背景：子宫内膜样腺纤维瘤或子宫内膜异位症

疫组化核表达或突变和传统的临床病理学发现可以帮助区分同时发生的子宫内膜样卵巢癌和 EEC 的转移性或独立起源。

关于肿瘤特定的组织学类型，内膜与卵巢双原发肿瘤最常见的为子宫内膜样型（占 75%），其中 75% 的患者卵巢及卵巢外部位包括直肠腹膜凹陷处常伴有内膜异位灶。研究表明，大多数双原发性子宫内膜和卵巢癌不是由胚系突变引起的遗传性癌症，而是散发性的[108]。以上均是基于临床及形态学的经验，但远不能真正明确诊断肿瘤起源。通过分子生物学研究观察内膜肿瘤和卵巢肿瘤是否具有相同的基因突变及某些特殊的基因标记可以确定两者究竟为双原发还是有转移。在不久的将来，这些以分子生物学为基础的方法会逐步普及。

（八）淋巴结转移

有无盆腔和腹主动脉旁淋巴结转移，与子宫内膜癌的分期和预后有密切关系。少数病例没有盆腔淋巴结转移，但有腹主动脉旁淋巴结转移，伴有腹主动脉旁或盆腔淋巴结转移（ⅢC2）的患者，5 年无病生存率明显下降。在淋巴结阳性的病例中，阳性淋巴结比例高、淋巴结纤维组织反应和转移癌浸润超出淋巴结被膜到周围脂肪组织等均为预后不良的指标。通常情况下，淋巴结受累与肿瘤高级别、NEEC 及广泛肌层受累相关联，但孤立肿瘤细胞（ITC）倾向出现在临床Ⅰ期低级别 EEC 伴有肌层 MELF 浸润的病例，意义不明确。

淋巴结转移与否是确定子宫内膜癌临床分期和制订个体化治疗方案最重要的因素之一，对患者总体生存具有决定性影响。一直以来，早期子宫内膜癌的经典治疗是全子宫加双侧输卵管卵巢切除，并根据组织学类型等进行盆腔和腹主动脉旁淋巴结清扫。然而，系统性淋巴结清扫在子宫内膜癌手术治疗中的常规应用一直存在争议，主要源于两个重要的临床试验未能证实这种手术的治疗作用，其也没有改善患者生存率，反而增加了淋巴水肿和手术时间延长所导致的并发症[109, 110]。

近年来，在宫颈内注射吲哚菁绿示踪以切除前哨淋巴结的方法正逐步运用于低级别 EEC 手术，越来越多的研究表明，前哨淋巴结（sentinel lymph node，SLN）可用于临床分期，是早期子宫内膜癌患者盆腔淋巴结清扫的有效替代方案，而且最大限度减少了手术相关的并发症。

切除的淋巴结病理学检查需要仔细进行。淋巴结直径≤ 2mm 时，可直接放入包埋盒；直径 >2mm 时，需要垂直淋巴结长轴以 2mm 的间隔平行切片，并全部包埋（图 18-54）。较大的淋巴结周围应保留少量脂肪组织，以评估肿瘤是否有结外播散。镜下检查的要点与其他部位淋巴结一样，重点是检查淋巴结被膜下边缘窦内有无癌细胞灶，并记录阳性淋巴结数量和有无结外浸润。肿瘤细胞少时可能难以发现或不能确定（图 18-55），免疫组化上皮标志物阳性有助于诊断（图 18-56）。另外，女性盆腔淋巴结常含有输卵管内膜异位，重要的是不能将这些良性腺体误认为转移癌。

SLN 超分期是指对 HE 染色观察阴性的淋巴结进一步做免疫组化检测，明确是否有隐匿性低体积转移（low-volume metastasis，LVM）。对于子宫内膜癌 SLN 的超分期，一般用如下方法：①以 250μm 的间隔切 5 个层面，每个层面连续切 3 张切片，1 张为 HE 染色，2 张为白片；如 HE 染色为阴性，取第一层面的白片行广谱角蛋白免疫组化染色。②以 250μm 的间隔切 1 个层面，连续切 3 张切片，1 张为 HE 染色，2 张为白片；如 HE 染色为阴性，取白片行广谱角蛋白免疫组化染色。③以 50μm 的间隔切 5 个层面，行 HE 染色和广谱角蛋白免疫组化染色。我们建议采用第 1 种或第 2 种方法。

2023 年 FIGO 子宫内膜癌分期 SLN 超分期的评判采用如下标准：① ITC，转移灶最大径≤0.2mm，且≤200 个细胞；②微转移，转移灶最大径 0.2～2mm 和（或）>200 个细胞；③宏转移，转移灶最大径 >2mm。具体 SLN 超分期见表 18-22。

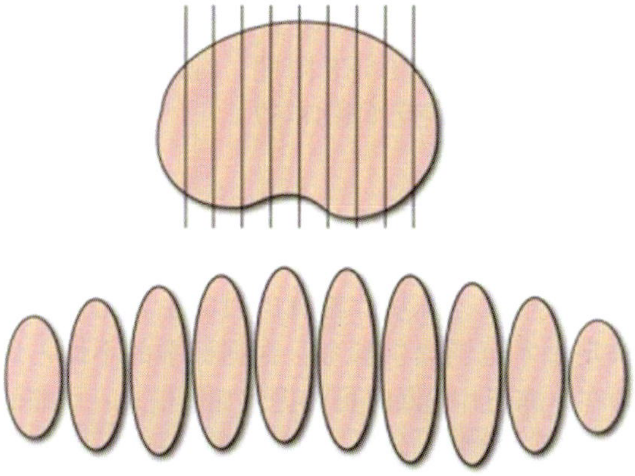

图 18-54 SLN 超分期示意图

垂直淋巴结长轴以 2mm 的间隔平行切片

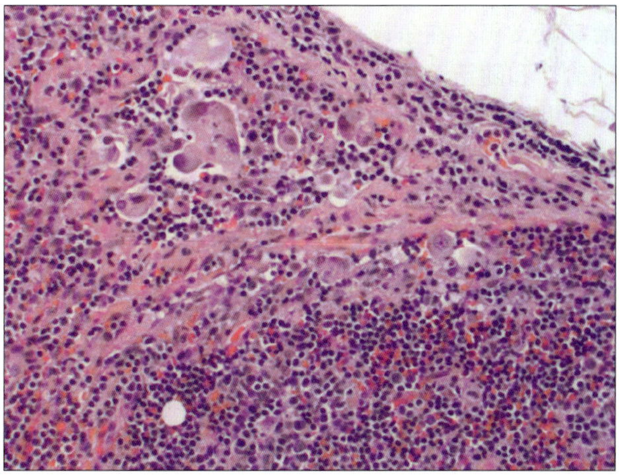

图 18-55 盆腔淋巴结见 ITC 转移

子宫内膜癌在淋巴结包膜下，如果不细致观察，很容易遗漏

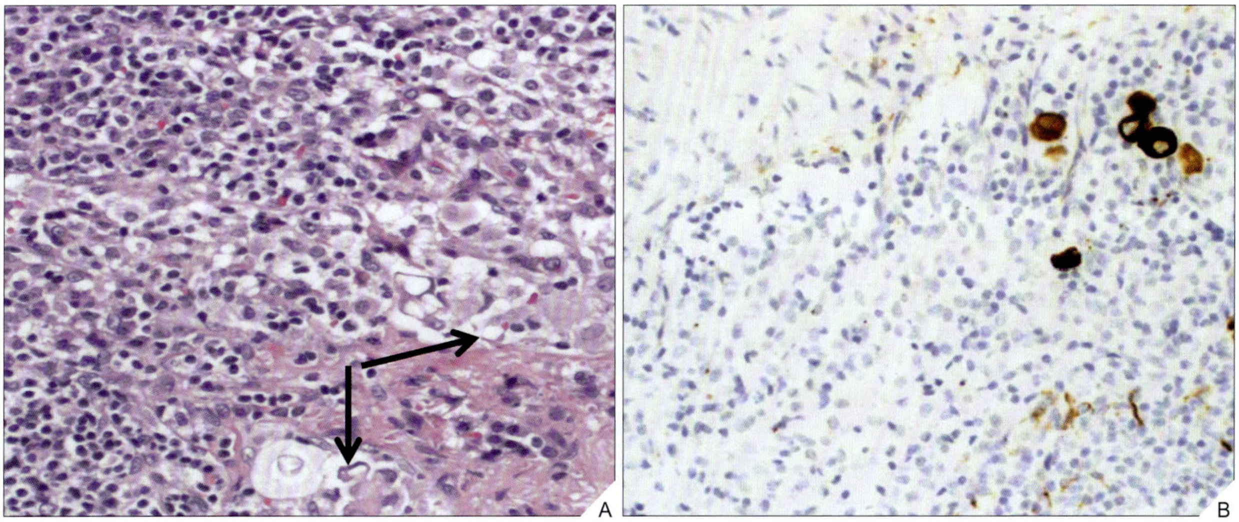

图 18-56 SLN 超分期与 ITC

只依据形态学难以判断（A，箭头），此时角蛋白染色有助于诊断（B）

表 18-22 子宫内膜癌前哨淋巴结超分期的评判

判读结果	转移灶	FIGO分期
孤立肿瘤细胞（ITC）	转移灶最大径≤0.2mm 且≤200 个细胞	N0（i+）
微转移	转移灶最大径 0.2～2mm 和（或）>200 个细胞	ⅢC1i
宏转移	转移灶最大径 >2mm	ⅢC1ii

需要注意的是：

（1）所有 SLN 都需要进行超分期，避免遗漏较小的转移灶。

（2）ITC 的分期为 N0（i+），不会提高临床分期及影响预后，但影响临床辅助治疗的决策。

（3）不建议对常规 SLN 检测进行术中冰冻送检，因为冰冻切片时，可能会丢失小的肿瘤病灶。只有当诊断结果会直接影响后续治疗时，术中冰冻切片检查才适用。

目前对 SLN 超分期发现的 LVM 的预后价值和治疗意义仍存在争议，但这些发现对确定患者的辅助治疗和随访策略可能是重要的，还需要更多的病例和更长的随访时间进一步明确。

淋巴结状态的核心要素包括不同部位获取的淋巴结数目、转移淋巴结数目和淋巴结转移灶的最大径（用“mm”表示）。淋巴结包膜外侵犯也应该被记录。

七、腹腔冲洗液

1. 细胞学特征　文献报道，20% 的子宫内膜癌病例腹腔冲洗液中可见恶性细胞，低级别 EEC 的腹腔冲洗液中肿瘤细胞通常核圆或卵圆形，核可能不规则，但无明显多形性，可见黏附性较好的三维细胞团，也可见小腺腔样排列（详见第三十六章第二节）。

2. 手术中人工移位细胞的问题　腹腔冲洗液阳性对预后的影响存在不同意见。一些研究提出其发生率与肿瘤分期有关，从Ⅰ期的 17% 增加到Ⅳ期的 85%[111]，可能增加复发率或导致生存率下降。Kennedy 等观察局限于子宫的肿瘤，发现冲洗液阳性者的 5 年生存率低于对照组（分别为 67% 与 85%）。而另外一些研究提示冲洗液阳性的细胞有可能为一过性的[112]，也可能是在手术操作中带入的肿瘤细胞及制片过程中导致的人工假象。鉴于腹腔冲洗液阳性可能有多种因素，FIGO 分期不再将阳性细胞学作为分期指标，但应单独报告。有时早期 EEC 见到腹腔冲洗液阳性时，仔细检查双侧输卵管，可在管腔内见到游离癌细胞。需要与腹膜扩散鉴别的病变：细胞学上最常见，也是最困难的鉴别诊断来自间皮细胞，后者有时可以出现显著的核增大和异型性，幸运的是可用 PAX8 和 calretinin 将它们区分开。转移性癌细胞 PAX8 阳性、calretinin 阴性，而腹膜间皮细胞则相反（图 18-57）。

八、术中评估

内膜病变冰冻切片检查的目的主要是为临床医师决定手术范围提供参考。根据标本的不同，病理医师在冰冻切片诊断时可能提供如下信息：肿瘤的性质、组织学类型、分级、肌层浸润深度、宫颈及附件是否受累。病理医师应对子宫内膜癌相关的手术范围有所了解，表 18-23 概括了冰冻切片诊断与手术方式之间的关系。有关子宫内膜癌术中快速诊断的具体操作详见第三十五章。

九、预后

在子宫内膜癌中，EEC 总体上属于相对惰性的

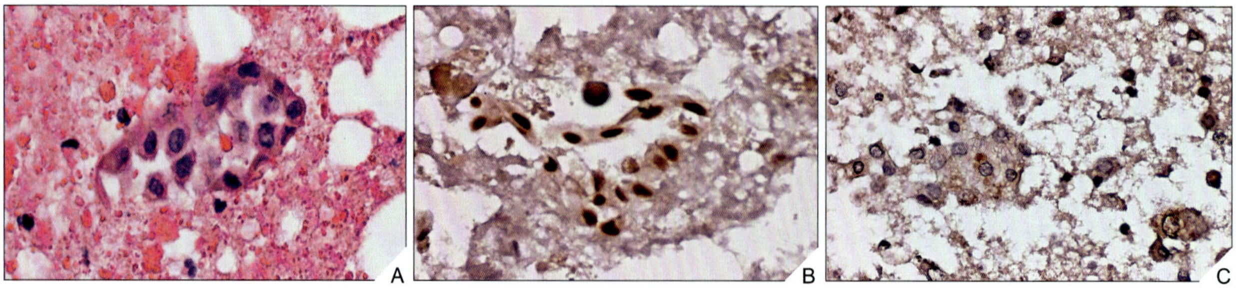

图 18-57　腹腔冲洗物

子宫内膜癌细胞有时与腹膜间皮细胞很类似（A），这时可用 PAX8（阳性，B）和 calretinin（阴性，C）帮助诊断有无癌细胞

表 18-23　子宫内膜癌的冰冻切片诊断和手术方式之间的关系

冰冻切片诊断	手术范围*
不典型增生或 EIN	全子宫切除
低级别子宫内膜样癌 肌层浸润 <50%，特别是肿瘤位置表浅或体积较小 FIGO 或细胞核分级 1～2 级 宫颈管或附件未受累	单纯全子宫＋双附件切除
低级别子宫内膜样癌 肌层侵犯≥50%，FIGO 或细胞核任何分级 宫颈管** 或附件受累***	单纯全子宫＋双附件切除＋分期手术
高级别癌 浆液性癌，透明细胞癌，未分化 / 去分化癌，癌肉瘤，内膜样癌 3 级****	全子宫＋双附件切除＋分期手术＋大网膜切除

*尽管本表列出了一般冰冻切片诊断与手术的关系，实际手术范围取决于患者不同的个体情况及术者个人的理解；** 宫颈管受累，特别是不能排除原发宫颈癌时，广泛全子宫切除术是合适的；*** 如果卵巢被形态学相似的肿瘤累及，要考虑双原发或转移性癌的可能。分期通常包括盆腔和腹主动脉旁淋巴结切片、腹腔和（或）腹膜活检及大网膜切除；**** 内膜样癌 3 级可不做大网膜切除。

类型，大多数患者就诊时肿瘤限于子宫，即 FIGO 分期Ⅰ/Ⅱ期，低级别 EECⅠ期子宫内膜样癌 70% 限于内膜，在 2023 年 FIGO 分期中属于ⅠA1 期。

Ⅰ期患者治疗后的 5 年生存率可达 88%。伴鳞状分化、绒毛腺样分化、分泌性及微腺样等变异亚型的预后与普通 EEC 相同。分子分型中，低级别 EEC 大多数属于 NSMP，较少属于 MMRd，1%～3% 为 *POLE* 超突变型，少数为 p53abn 型。NSMP 内膜癌总体预后中等，但年轻患者、分期为 FIGO 早期、低级别 EEC、分子类型为 *POLE* 超突变型的肿瘤预后好。进展期、高龄患者、伴深肌层浸润和淋巴管侵犯及 p53abn 型肿瘤预后不佳。

十、管理

为了规范癌症诊断、分期、预后和患者管理所需的基本病理数据，国际癌症报告合作组织（International Collaboration on Cancer Reporting，ICCR）于 2021 年修订了子宫内膜癌病理报告数据集，用于子宫内膜癌（包括癌肉瘤）切除标本的病理学报告，要求病理学报告中应至少包含所有的核心要素（表 18-24），在全球许多国家或地区，病理学报告也纳入了多数非核心要素（表 18-25）。

表 18-24　子宫内膜癌病理报告的核心要素

临床	大体	镜下	其他
手术过程	送检标本	肿瘤的组织学类型	辅助检查
		肿瘤的组织学分级	错配修复检测
		子宫肌层浸润	
		脉管侵犯	
		脉管侵犯程度	
		宫颈间质浸润	
		宫旁浸润	
		阴道受累	
		网膜情况	
		腹膜活检	
		受累部位	
		子宫浆膜面情况	
		附件	
		受累部位	

续表

临床	大体	镜下	其他
		切缘状态 宫颈旁软组织切缘状态 宫颈阴道部/阴道断端切缘状态 淋巴结状态 最大区域淋巴结转移灶的最大直径 前哨淋巴结，盆腔淋巴结，主动脉淋巴结 左右侧 送检淋巴结数目 阳性淋巴结数目 受累程度 病理学证实的远外转移 临时病理分期 FIGO 分期或 TNM 分期（UICC/AJCC 第 8 版）	

表 18-25　子宫内膜癌病理报告的非核心要素

临床	大体	镜下	其他
临床信息 肿瘤或肿瘤相关综合征 家族史 既往肿瘤史 既往治疗史 其他	肿瘤部位 肿瘤最大直径 网膜组织大小 组织块编码	肿瘤的组织学类型 神经内分泌癌亚型 癌肉瘤（NOS）上皮成分比例（%） 癌肉瘤（NOS）肉瘤成分比例（%） 同源性或异源性 子宫肌层浸润 子宫肌层浸润模式 癌浸润肌层深度占子宫肌壁的百分比 癌浸润肌层的厚度 肌层浸润癌灶距浆膜的距离 宫颈表面或隐窝受累情况 子宫下段受累情况 宫颈间质浸润情况 宫颈间质浸润深度 宫颈间质浸润百分比 腹膜活检 具体部位 腹腔冲洗液细胞学检查 切缘状态 肿瘤距宫颈旁软组织切缘的最近距离 肿瘤距宫颈阴道部/阴道断端切缘的最近距离 背景子宫内膜 淋巴结状态 淋巴结被膜外侵犯	辅助检查 免疫组化 分子检测 TCGA 分子分型 其他

第二节　高级别子宫内膜癌

一、概述

高级别子宫内膜癌（high grade endometrial carcinoma，HGEC），包括FIGO 3级子宫内膜样癌（EEC G3），以及诸多非子宫内膜样癌（NEEC），如子宫内膜浆液性癌（endometrial serous carcinoma，ESC）、子宫内膜透明细胞癌（endometrial clear cell carcinoma，ECC）、子宫癌肉瘤（uterine carcinosarcoma，UCS）、子宫内膜未分化癌/去分化癌（endometrial undifferentiated/dedifferentiated Carcinoma，EUC/EDC）、子宫内膜神经内分泌癌（endometrial neuroendocrine cancer，ENC）、中肾样腺癌（mesonephric-like adenocarcinoma，MLA）、混合性子宫内膜癌（mixed endometrial carcinomas，MEC）和其他罕见的子宫内膜癌（如鳞状细胞癌、原发性胃/肠型黏液性癌、印戒细胞癌、类似皮肤毛母质癌的HGEEC、巨细胞癌、卵黄囊瘤、毛玻璃细胞癌等亚型）。在子宫内膜癌2023年FIGO分期中，EEC G3、ESC、ECC、EUC、MEC、MLA、UCS和胃/肠型黏液性癌被列为侵袭性组织学类型。事实上，这些罕见的高级别癌都具有侵袭性临床行为。

1983年，Bokhman基于子宫内膜癌的临床、代谢和内分泌特征提出了子宫内膜癌二元分型[1]，此后的30多年，这一经典观点对子宫内膜癌的理解和教学做出了一定贡献，并用于预测可能的预后和引入适当的治疗。然而，随着对子宫内膜癌认知的提高，二元模型的局限性凸显，主要表现为不能反映子宫内膜癌的异质性和病理诊断的临床属性。这表现为：①组织学、肥胖和代谢综合征及预后之间的不完全对应关系，有些子宫内膜癌Ⅱ型患者与Ⅰ型患者有肥胖或糖尿病等相似的并发症[113]。②癌症背景与经典Bokhman分类不同，少数ESC与子宫内膜增生有关，而约16.8%的G1 EEC伴萎缩性子宫内膜，并与不良临床病理表现和预后相关[114]。③两种子宫内膜癌类型在基因拷贝数方面具有离散特征，EEC的特征是*PTEN*、*KRAS*、*CTNNB1*、*PIK3CA*突变和微卫星不稳定性（MSI），但这些遗传改变也可见于少数Ⅱ型子宫内膜癌[115]；反之，*TP53*突变是ESC的典型特征，但是约10%的EEC也表现出这种分子特征[116]。④一些G3 EEC与ESC具有共同的免疫表型和分子特征，包括p53和p16过表达[117]、基因表达谱[117]和临床行为的共性[118]；⑤公认非子宫内膜样癌（NEEC）为Ⅱ型子宫内膜癌。然而，相当比例的ECC与EEC具有相同的免疫表型和分子特征，包括*MMR*、*PTEN*和*ARID1A*表达缺失[113]。⑥部分肿瘤形态学模糊，无法适用二元分型，如混合性癌、去分化癌等。基于上述原因，子宫内膜癌二元理论已基本被摒弃。

基于形态学的分类在不同诊断者之间重复性不佳，同一组织学类型间临床结局不同，活检和子宫切除术标本间组织分型和分级经常不一致，限制了临床风险分层的管理。在子宫内膜癌引入分子分型后，HG EEC（EEC G3）、ECC、EUC/EDC都分属于4个分子亚型；ESC和MEC绝大多数为*p53*突变型，少数为NSMP型，没有*POLE*突变型和MMRd型；而低级别子宫内膜样癌（LGEEC）也有5%属于*p53*突变型。分子分型较好解释了用Bokhman的二元分型无法解释的问题，与肿瘤生物学行为的相关性明显优于组织学分型，反过来促进了对传统的组织学分型更清晰的认识。总之，子宫内膜癌尤其高级别子宫内膜癌是一组复杂的具有不同流行病学、临床特征、病理形态和分子特征的异质性肿瘤。

二、子宫内膜样癌，3级

【流行病学和危险因素】

子宫内膜样癌，3级（EEC G3）主要见于围绝经期和绝经早期妇女，高危因素与LGEEC相同，与无拮抗雌激素刺激、肥胖、不孕或Lynch综合征相关。

【临床特征】

异常阴道出血是最主要的症状，多数为围绝经期或绝经后出血，患者的临床表现与LGEEC没有差异。

【大体病理学】

总体上其与LGEEC表现相同，但是由于部分EEC G3侵袭性强，常浸润深肌层。

【组织病理学】

EEC G3又称高级别子宫内膜样癌（HGEEC），肿瘤细胞呈子宫内膜样分化，并至少符合以下两种标准之一。

1. 实性生长>50%　EEC G3表现为以实性为主伴腺样和乳头状结构，按照定义，非鳞状实性区>50%。腺样和乳头状结构区与LGEEC相同，被覆典型子宫内膜样腺上皮，假复层柱状细胞，轻中度核异型性，通常腔缘光滑，常伴鳞状或桑葚样分化，也可出现 LGEEC 的其他特殊分化及 AEH/EIN。实性区细胞形态及异型性通常与腺状/乳头状区相同，并且两者间常有明显过渡；实性区可出现不同比例的重度核异型性。融合的、几乎看不到管腔的微腺泡模式归入实性区。类似于低分化非角化鳞状细胞癌，但缺乏明确鳞状分化（见 LGEEC）的区域也归入实性区。

2. 显著核异型性见于 >50% 肿瘤细胞　少数情况下，EEC 细胞异型性可能大于肿瘤结构异型性，实性生长不足 50% 但伴有 >50% 细胞显著核异型性应该升级到 EEC G3。这种显著异型性在 10 倍物镜下足以引起注意，并达到 3 级核异型性。需要提醒的是，这种情况必须首先除外 NEEC 如 ESC、ECC 后才能诊断。

综合以上两种标准，非鳞状实性区或重度核异型性至少有一项 >50% 的肿瘤细胞就可诊断为 EEC G3/HGEEC。

EEC G3/HGEEC 是一种高度分子异质性肿瘤，具有 4 种分子亚型，因此形态学上具有广泛的多样性，并且带来诊断上的困难和观察者间的中等可重复性。不同亚组间差异显著的特征包括黏液分化、异型性、肿瘤异质性、肿瘤内/肿瘤周围见浸润性淋巴细胞（PTL/TIL）。黏液分化在 MMRd 组最常见，而 PTL/TIL 在 POLEmut 和 MMRd 组最常见。严重的灶性奇异形核异型性与浆液性癌相似，在 POLEmut 和 p53abn 组最常见，肿瘤异质性在 MMRd 组最常见。NSMP 最少显示这些组织学表现（黏液分化除外）。这些特征具有统计学意义，但缺乏足够特异性，不足以预测分子分型 [119]。发生于子宫下段的 EEC 也并非一定是 Lynch 综合征相关的。

【免疫组化】

常规需要检测的一组免疫组化标志物包括 ER、PR、PTEN、ARID1A、β-catenin、p53、p16、MMR。需要注意的是，约 10% EEC G3 仅显示 CKpan 和 EMA 斑片状阳性，18% PAX-8 完全阴性，24% ER 阴性 [119]，可能会给鉴别诊断带来困扰。*p53* 野生型一般可以除外浆液性癌，对具有奇异形核异型性的肿瘤很有帮助，部分 EEC G3 有 p53 异常表达，同时 p16 常会弥漫强阳性，如果存在 PTEN 缺失、ARID1A 缺失、β-catenin 核/浆阳性、MMRd，支持 EEC G3/HGEEC 的诊断。MMR 只有在肿瘤细胞中全部完整保留才算正常。除了 MMR 和 p53 外，免疫组化在不同分子亚型间没有显著差异。

【分子特征】

ECC G3/HGEEC 是一种分子异质性肿瘤，约 50% 为 MMRd，25% 为 p53abn，4%～9% 为 POLEmut，3%～6% 为多重分子亚型，NSMP 最少见。值得强调的是，单独免疫组化 p53 异常并不能分为 p53abn 分子亚型，需要排除 MMRd 和 POLEmut 后才能分为 p53abn/浆液样 EEC G3。形态学的异质性不会扩展到基因组异常的水平，即在同一个肿瘤中分子分型是相同的 [120]。

【鉴别诊断】

1. 低级别子宫内膜样癌（LGEEC）　常伴鳞状及桑葚样分化，如果将鳞状桑葚样分化区误认为实性区，可能造成 LGEEC 被错误升级为 EEC G3，鉴别详见 LGEEC。EEC G3 存在 <50% 的 LGEEC，在子宫内膜活检标本中常由于取样误差被低诊为 LGEEC，反之亦然。术中冰冻切片评估可以部分弥补这种错误，而在活检标本中进行分子分型检测可以指导临床选择更精准的手术方案。在子宫内膜活检后立即手术者也可能出现手术前后诊断差异，这时应该将子宫切除切片与活检切片综合起来考虑，如可以诊断为“子宫内膜活检术后，残留少量子宫内膜样癌 2 级，结合活检切片，诊断为子宫内膜样癌 3 级”。

2. 去分化癌（EDC）　由实性未分化癌（EUC）区和 LGEEC 组成，容易与 EEC G3/HGEEC 混淆。EUC 细胞小圆一致，黏附性差，异型性大，核分裂象多，常具有黏液样背景，与 LGEEC 截然分界，免疫组化上皮标志物阴性或灶性阳性，ER、PR、PAX8、E-cadherin 阴性，可能有 BRG1（SMARCA4）、BRM（SMARCA2）和（或）INI-1（SMARCB1）表达缺失。少数 EEC G3/HGEEC 有上皮标志物、激素受体标志物和 PAX8 阴性，结合组织学特征和其他支持 EEC G3/HGEEC 的免疫组化结果应该不难诊断。

3. 浆液性癌　ESC 和 HGEEC 均可显示乳头状、腺状和实性结构，并可具有高级别核，是最常需要鉴别的两种子宫内膜癌。详见浆液性癌鉴别诊断（表 18-27）。

【预后和管理】

EEC G3/HGEEC 的预后取决于分期和分子分型，高度的分子异质性，意味着患者有截然不同的预后。POLEmut 和以 POLEmut 为驱动基因的多重分子分类肿瘤预后非常好，患者 10 年生存率为 100%，即使发生晚期或复发肿瘤，可以应用免疫抑制剂治疗获得良好疗效。相反，如果没有 *POLE* 突变或 MMRd，具有 p53abn 染色的 EEC G3/HGEEC（浆液样 EEC G3/HGEEC）与浆液性癌在临床上没有显著差异，预后差，术后需要及时增加辅助治疗。其余两组 MMRd 和 NSMP 的临床结果为中等。MMRd 组也能在免疫抑制剂治疗中获益。因此分子分型对预测 EEC G3/HGEEC 的预后及管理患者非常重要。应该在所有 EEC G3/HGEEC 开展分子分型。

三、子宫内膜浆液性癌

子宫内膜浆液性癌（endometrial serous carcinoma，ESC）被视为一个独立的类型已有 40 余年，最初称为输卵管样内膜癌[121]，之后长期采用子宫乳头状浆液性癌（uterine papillary serous carcinoma，UPSC）的名称[122]，但“乳头状”一词很容易使人困惑，因为在其他组织形态的子宫内膜癌中也常见乳头状结构，至今仍有临床或病理医师错误地将乳头状结构等同于 ESC，导致对不同类型子宫内膜癌的错误解释。后来发现，细胞的浆液性特征是体现“ESC”本质的最重要形态特征，乳头状结构不是诊断 ESC 的必备指标，这一结构形态在诊断时无须特别强调，因此现在采用浆液性癌的命名。

【流行病学和危险因素】

ESC 约占所有子宫内膜癌的 10%，但在与子宫内膜癌相关的死亡病例中占 40%[123]，被视为侵袭性子宫内膜癌的代表。ESC 患者常有盆腔放射病史或使用他莫昔芬史。总体上，ESC 患者有 2% 的 *BRCA1* 胚系突变率，在伴或不伴乳腺癌病史的女性中，突变频率分别为 9% 和 0.9%[124]。

与 ESC 相关的谱系性病变近 20 年来已基本阐明，p53 印迹是 ESC 的潜在癌前病变，肿瘤的癌前病变命名为子宫内膜腺体异型增生（endometrial glandular dysplasia，EmGD），之后发展为浆液性子宫内膜上皮内癌（serous endometrial intraepithelial carcinoma，SEIC）与 ESC（详见第十七章）。特别要说明的是，SEIC 是 ESC 在形态学上的早期形式，两者的细胞学特征、免疫表型与生物学行为完全相同。尽管 SEIC 缺少内膜间质或肌层浸润，但在临床上常伴有宫外扩散，超出了癌前病变范畴，故不属于癌前病变。但因历史原因，该术语仍被广泛采用，本章笔者在临床上，特别是对于内膜活检标本，为了避免临床处理的混淆，已不诊断 SEIC，当见到 SEIC 累及内膜表面和息肉而无周围间质浸润时，建议使用“无子宫肌层浸润的 ESC”[125]或“早期 / 局限性 ESC”[126]，或“ESC 累及内膜表面和（或）息肉”这个术语，并在备注中说明肿瘤大小。

ESC 作为子宫内膜癌中最具侵袭性的肿瘤，95% 以上伴 *TP53* 抑癌基因突变，在子宫内膜癌分子分型中几乎均属于 p53abn 型，即浆液样（serous-like，serousoid）肿瘤，肿瘤有广泛性拷贝数量失常与低突变率，早期发生深肌层浸润、淋巴转移和子宫外扩散，预后很差，5 年生存率仅为 25%～36%，正确识别 ESC 对预测预后并指导临床治疗有重要价值。

【临床特征】

本病平均发病年龄较 EEC 大 4～10 岁，本病多见于 65 岁以上女性。患者以异常子宫出血就诊，血量不一定多。多数患者有正常生育史，缺少内膜增生史，很少表现高雌激素刺激的症状，血清雌激素水平无明显升高。仅有 10% 以下的患者伴有肥胖或糖尿病。当存在 *BRCA* 胚系突变或个人有乳腺癌和（或）卵巢癌病史时，ESC 可能发生于肥胖患者或年龄小于 55 岁的患者。

【大体病理学】

ESC 的大体形态与子宫内膜样癌有所不同，由于多发于老年人，子宫体积较小，但肿瘤坏死与深肌层浸润更多见（图 18-58），典型病例病变常为宫腔内体积巨大的坏死性肿物，若肿瘤为局限性，周围残存的内膜大多菲薄。肿瘤也可微小，肉眼见不到明显肿物，有时仅见似乎良性的息肉，即便如此，ESC 也可能广泛浸润肌层（图 18-59），或伴有广泛的血管淋巴管间隙浸润。

【组织病理学】

1. 细胞显著多形性是 ESC 最主要的特征，且细胞核级别高。上皮细胞复层排列，呈立方形至低柱状，核大而深染，有显著的嗜酸性核仁，至少部分区域如此。并可见细胞质透明的细胞、巨细胞或奇异型细胞。核分裂活跃（>12/10HPFs），可见病理性核分裂象。

2. 组织结构多样化，不同形态可出现在同一肿瘤中。

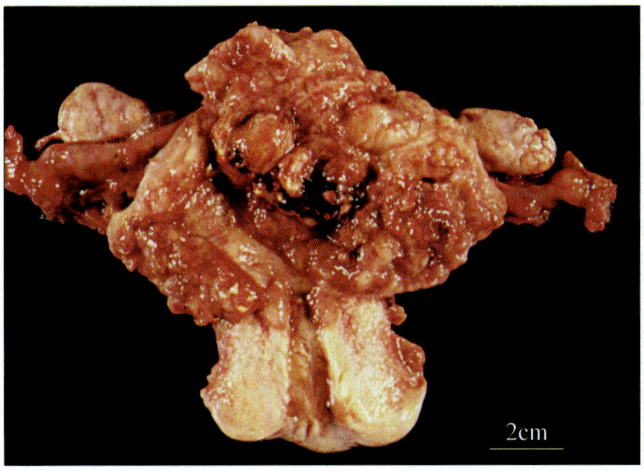

图 18-58 子宫内膜浆液性癌

肿瘤长满宫腔并见广泛肌层浸润

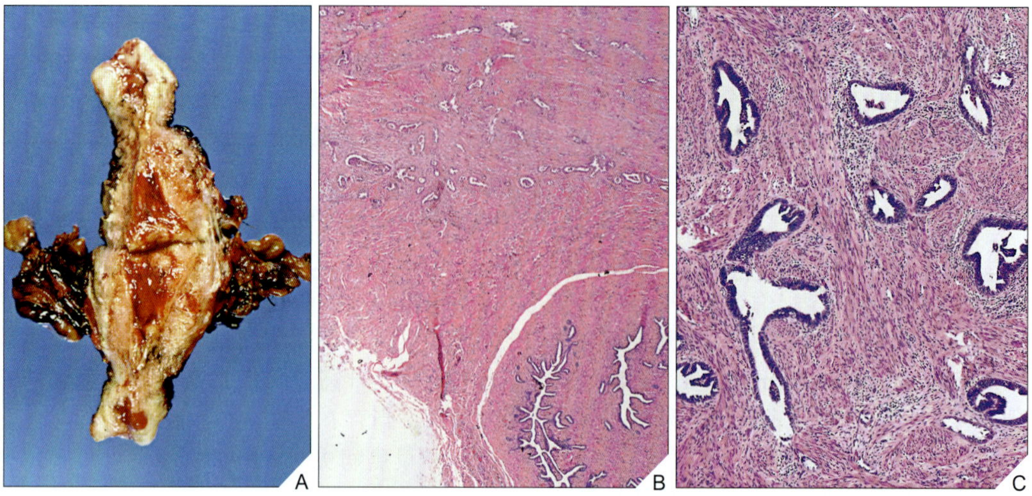

图 18-59 子宫内膜浆液性癌

宫腔内仅见轻微隆起（A），但肌层内见广泛浸润（B、C），高倍镜下显示以僵硬的腺体为主，伴显著细胞异型性（C）

1）经典乳头型 ESC：可归纳为以下 3 种形态。①大而宽的不规则乳头，被覆高度异型的浆液性细胞（图 18-60A，图 18-60B）；②小乳头，呈簇状或细胞蕾样，主要位于大乳头结构旁或周围，看似由从大乳头片状脱落的细胞组成（图 18-60A，图 18-60B）；③腺腔内乳头，来自简单或复杂结构的恶性内膜腺体（图 18-60C，图 18-60D）。从生物学角度理解，小乳头和腺腔内乳头代表了肿瘤细胞的增生速度快于

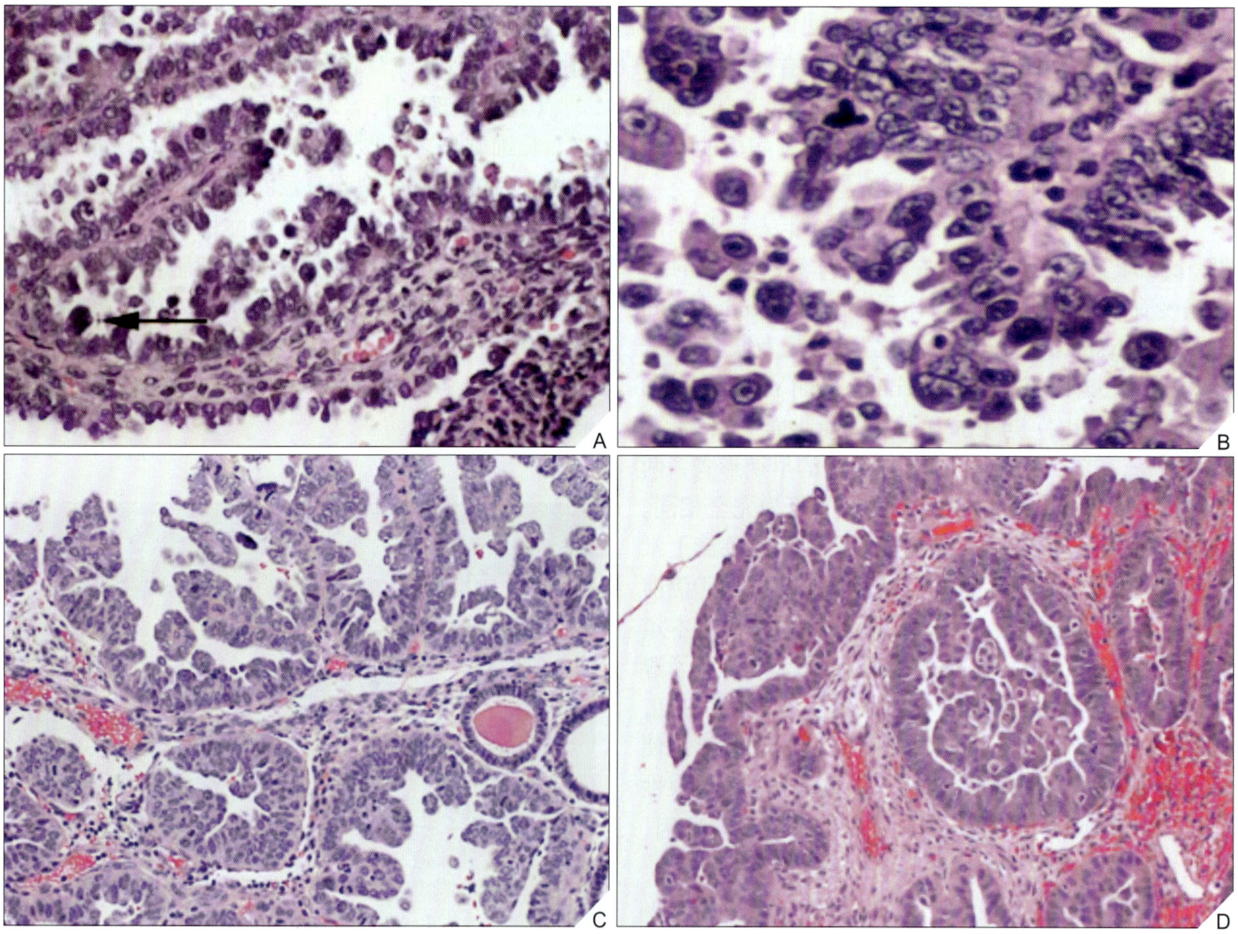

图 18-60 浆液性癌的乳头结构：经典乳头结构由宽而不规则纤维血管轴心和高度恶性浆液性细胞组成

周围见许多散落的单个或成簇细胞（小乳头）（A，B）。偶见沙砾体（A，箭头），高倍镜下显示细胞有显著异型性，可见瘤巨细胞（B）；不同程度的腺腔内乳头结构（C，D）

相应的间质支持。

2）腺型 ESC：ESC 中或多或少的腺管样排列并不少见，通常与乳头状结构混杂，单纯的腺型 ESC 很罕见。当组织较少，尤其是内膜活检的取样具有局限性时，腺型 ESC 很容易被误诊为子宫内膜样癌。腺型 ESC 的 3 种表现：①类似于"内膜样"结构的腺体，被覆高级别的恶性浆液性肿瘤细胞（图 18-61～图 18-65）。②裂隙样腺体，这种有裂隙样改变的腺体在内膜和卵巢浆液性癌中均比较常见。乳头状结构不甚明显，尤其是侵入肌层时更是如此。腺体常被狭窄的裂隙分隔开，在上皮细胞索中出现小裂隙（图 18-66），这种生长方式有助于区别 ESC 和子宫内膜样癌，因为后者从不出现这样的结构。③腺囊样（图 18-67），少见情况下可见簇状微囊型或小腺体结构（图 18-68）。前者多见于透明细胞癌，而后者多见于卵巢浆液性癌，且易与微腺体型内膜样癌混淆。当然微腺体型内膜样癌常有黏液样分化，而 ESC 很少有黏液样分化。

总之，我们要强调的是腺型 ESC 的最主要特点是其有高级别并伴有浆液性特征的细胞核。然而由于这种特殊类型 ESC 以腺体结构为主，易误诊为内膜样癌（鉴别诊断见下）。我们相信，如果病理医师认识了这种生长方式，减少对腺型 ESC 的误诊，ESC 的真正发病率会升高（因为认知的改变），并且内膜样癌的总体生存率也将有所提高。

3）实性 ESC：ESC 的细胞呈融合性或实性生长，在密集成片的肿瘤中可见索状或梁状结构，伴有高级别的细胞核，大多具有丰富的嗜酸性细胞质（图 18-69）。这种 ESC 容易被误认为低分化内膜样癌或未分化癌。因为，低分化内膜样癌通常在周围区域含有典型的内膜样癌，而实性生长的 ESC 在周边也经常可见较典型的 ESC。未分化癌一般没有丰富的嗜酸性细胞质，缺少进一步的分化。

3. 特殊形式

1）浆液性内膜上皮内癌（SEIC）：指 ESC 局限于内膜表面或腺体内，具有与典型 ESC 相同的细胞

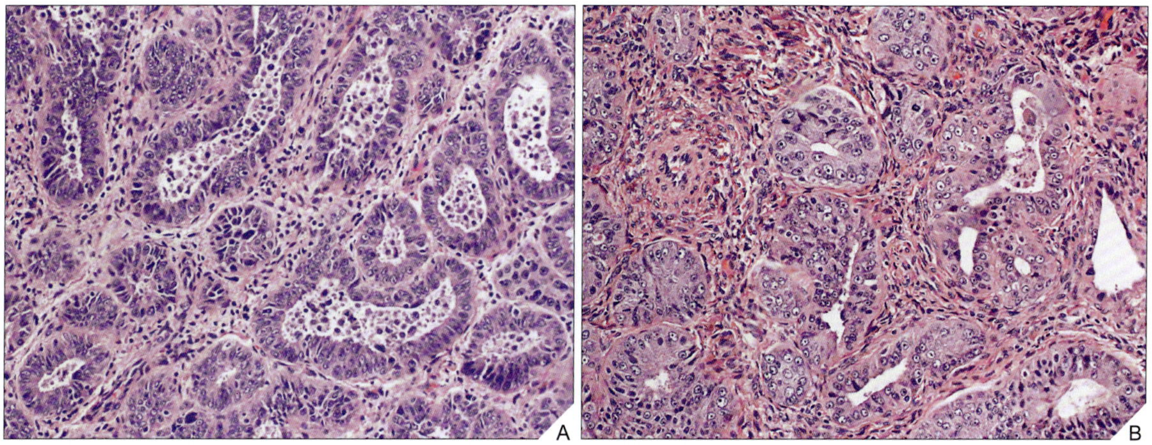

图 18-61　腺型浆液性癌

这些僵硬的腺体都由高度恶性浆液性癌细胞组成（A），有些腔内可见脱落的坏死细胞；此例腺型浆液性癌中，巨大核仁清晰可见，嗜伊红细胞质更明显（B）

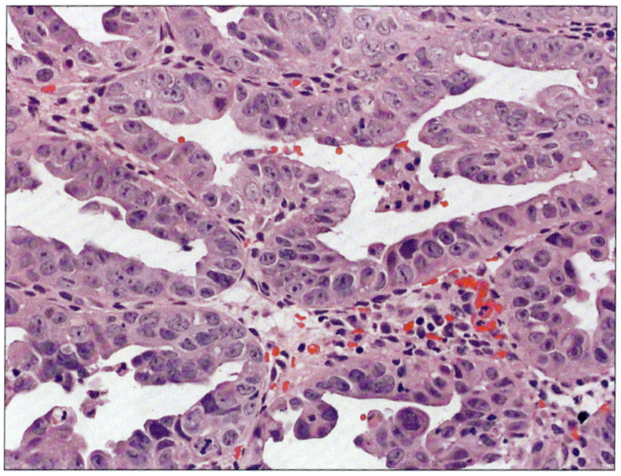

图 18-62　腺型浆液性癌

主要显示腺样结构，部分腺腔内可见乳头和小腺体

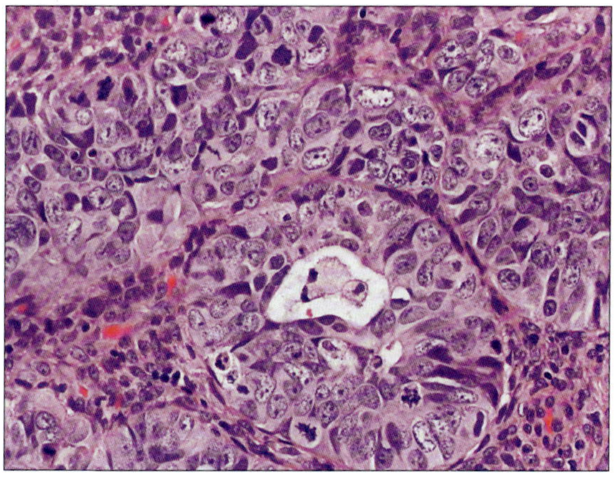

图 18-63　腺型浆液性癌

显示高度恶性腺体与周围实性生长的细胞团

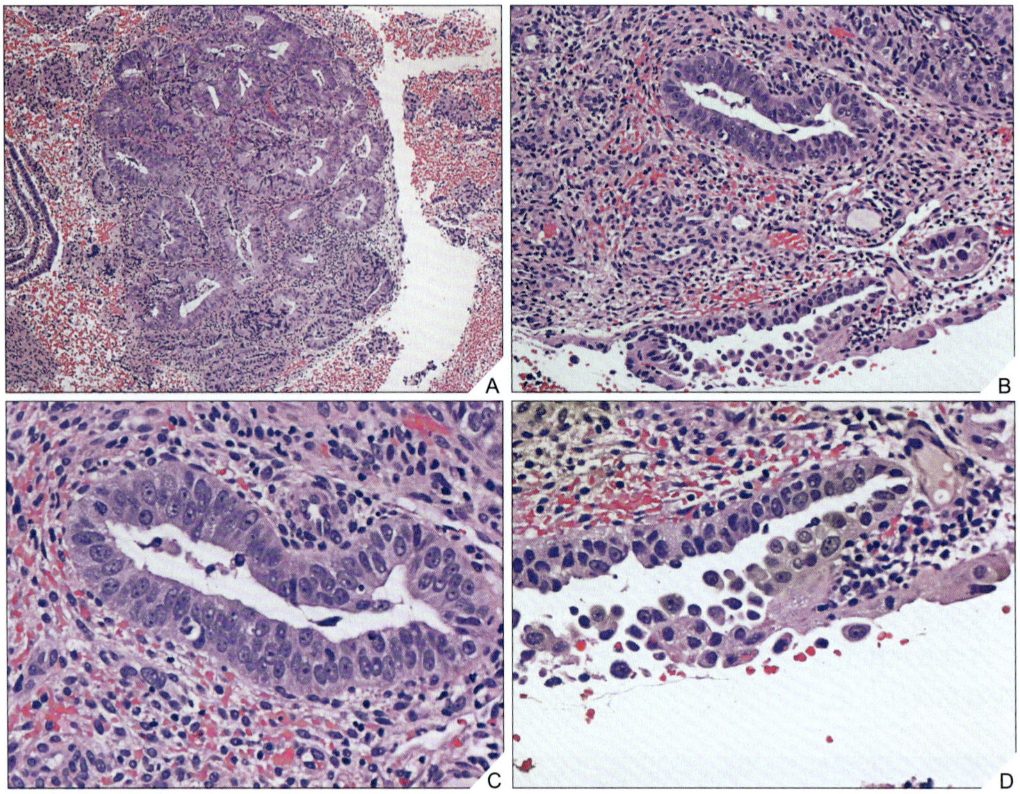

图 18-64　腺型浆液性癌

该病例为内膜活检标本，曾误诊为“不典型增生”（A，B）。但高倍镜下发现浆液性分化明显，有典型的 ESC 腺体（C）和单个或簇状细胞结构（D）

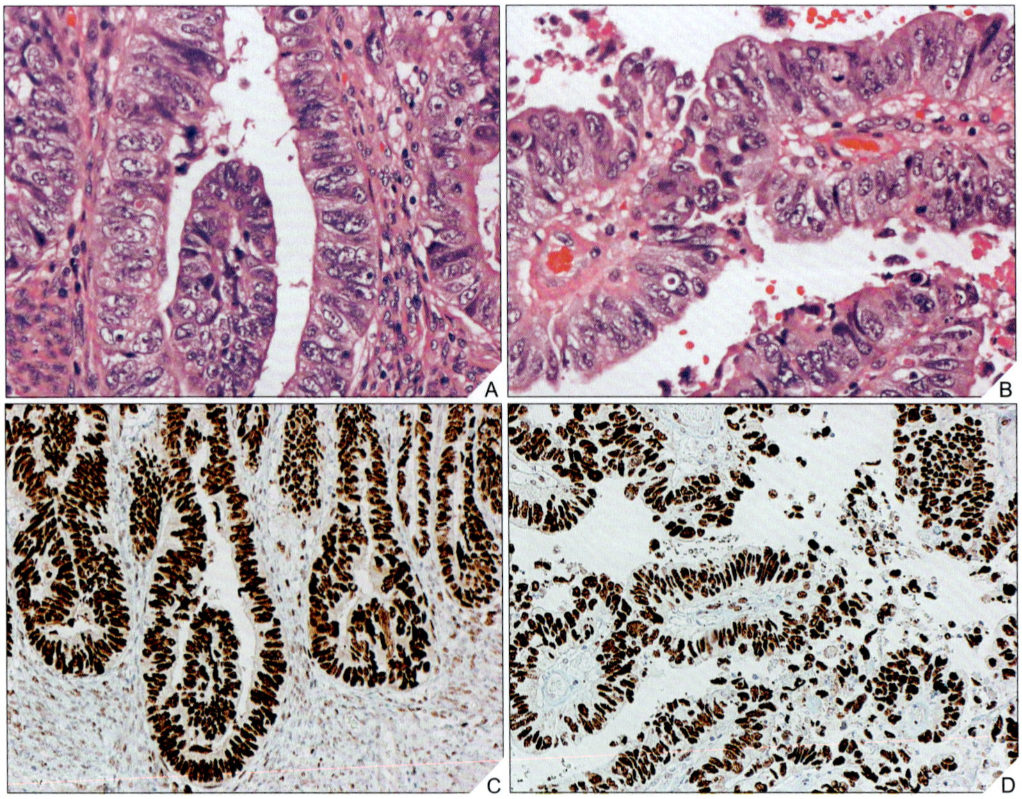

图 18-65　浆液性癌和 p53 表达

腺型（A，C）和乳头型（B，D）浆液性癌都有同样强度的 p53 异常表达（C，D）

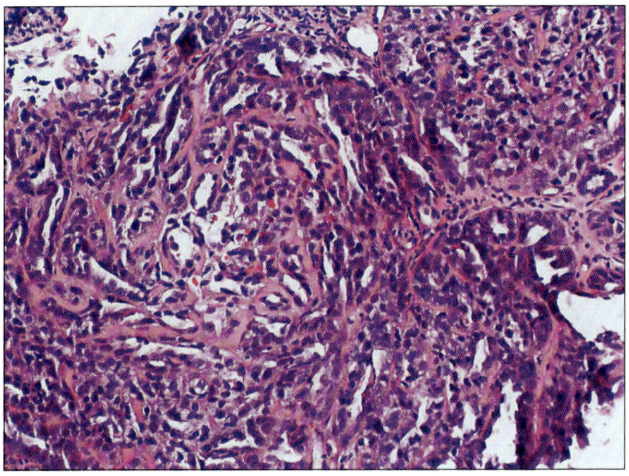

图 18–66　腺型浆液性癌

显示裂隙样改变。这种浆液性癌的腺体常被狭窄的裂隙分隔开，多见于浆液性癌肌层浸润生长方式

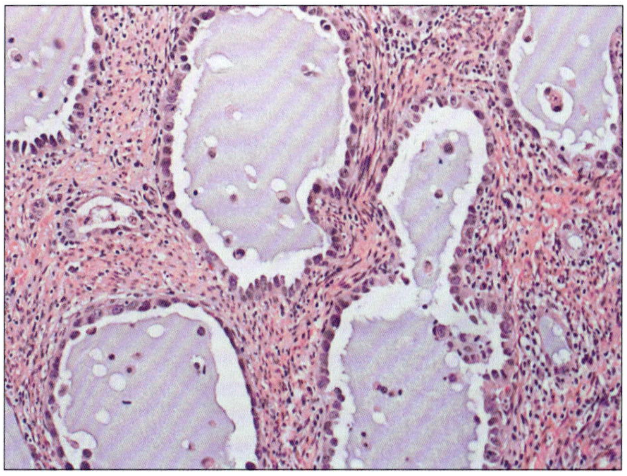

图 18–67　腺型浆液性癌

显示腺囊样改变。该病例周围有典型的浆液性癌结构。这种形态学表现主要见于透明细胞癌。但该病例未见任何透明细胞癌的表现

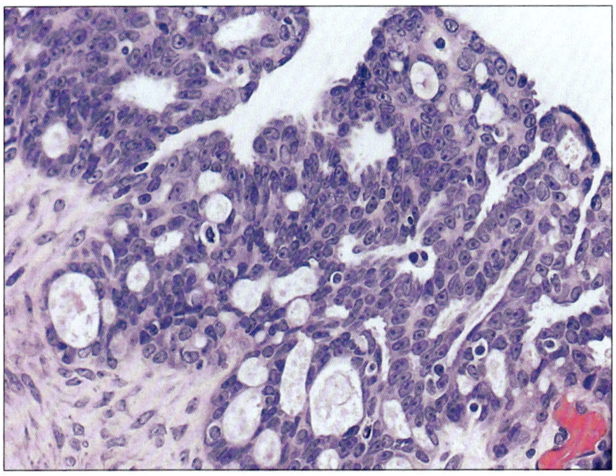

图 18–68　腺型浆液性癌

显示微囊结构。典型高度恶性浆液性癌细胞清晰可见

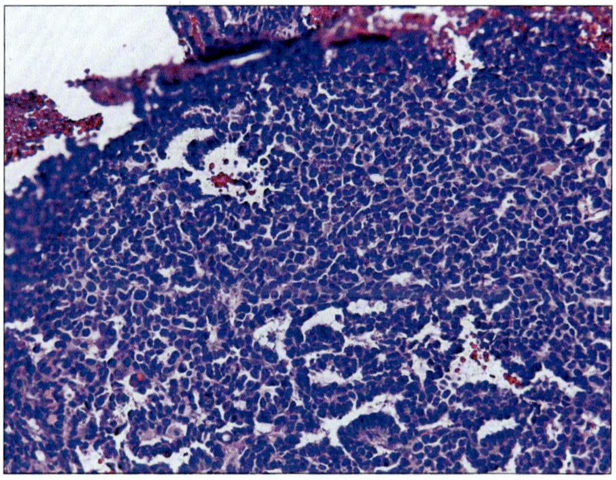

图 18–69　浆液性癌显示实性结构

主要位于图的上半部

学改变与免疫表型，但缺少肌层浸润。SEIC 这个术语具有相当的误导性，这是因为高达 2/3 的 SEIC 伴有子宫外病变 [127]，因此建议使用“无子宫肌层浸润的 ESC”这个术语。现在多数病理学家认为这种病变是 ESC 的一种特殊形式，不应将其解释为癌前病变。如果肿瘤没有子宫外播散，在子宫内膜癌 2023 年 FIGO 分期中，这种肿瘤被分为ⅠC 期。早期 ESC 或 SEIC 伴有的子宫外病变可能大多是通过输卵管转移造成的（图 18-70）[128]。

2）ESC 累及息肉：ESC/SEIC 经常累及内膜息肉，即使肿瘤仅限于息肉，亦可伴有子宫外播散。目前还不清楚为什么 ESC 或 SEIC 具有发生于息肉中的倾向。

3）混合性浆液性癌：ESC 与内膜样癌是最常见的组合，其中 ESC 成分可能发展自内膜样癌。肿瘤具有明显的双相形态学改变（图 18-71），从高分化内膜样癌突然转变为 ESC。在前者，具有假复层上皮的腺体边界清楚；然而，衬覆的上皮细胞不像典型的 ESC 那样，具有突出的核异型性。两种肿瘤成分显示相应的免疫组化表达。值得注意的是，许多所谓的混合性浆液性癌并非真正的混合性癌，而是伴有腺样结构或透明细胞分化的纯型浆液性癌。

对于两种成分不明确，形态学特征介于 ESC 和内膜样癌之间的肿瘤，如何诊断可能意见不同。建议应尽可能通过组织学形态、免疫表型及背景内膜等综合考量，区分究竟为 ESC 还是内膜样癌，重点在于对 ESC 的识别（图 18-72）。难以区分时可采用高级别子宫内膜癌的诊断术语。当遇到形态学与免疫组化不相符时，以形态学发现为主。

对于 ESC，尽管混合有内膜样癌的成分，但预

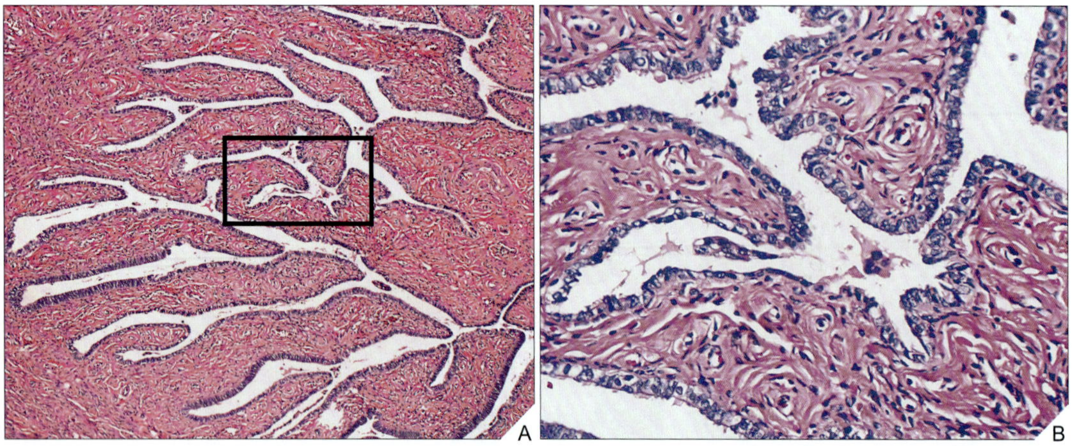

图 18-70 SEIC 病例见输卵管腔内有漂浮的癌细胞

少量癌细胞在低倍镜下很难见到（A），黑框部分放大后游离在管腔内的癌细胞清晰可见（B）

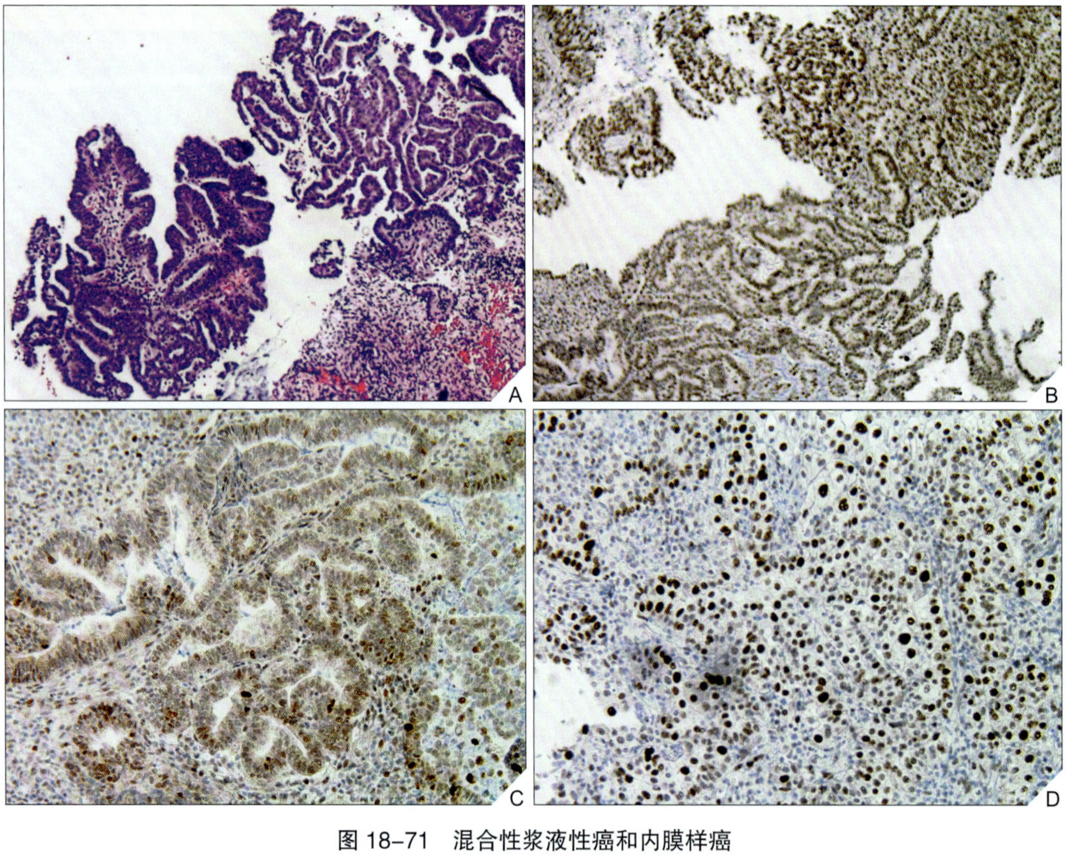

图 18-71 混合性浆液性癌和内膜样癌

HE 染色（A）显示浆液性部分（右上）和内膜样部分（左下）。两部分 p53 染色（B）明显不同，内膜样部分仅个别细胞核阳性（C），浆液性部分弥漫阳性（D）

后仍然很差[39]。以往认为，≥ 2 种单纯类型的癌中每种成分至少占 10% 才能诊断为混合性癌，然而，研究显示，任何比例的 ESC 或 ECC 都可以被确定为混合性子宫内膜癌，因为即使是很小比例的 ESC 或 ECC，也可能导致不良的预后和结果[129]。因此，确认 ESC 或混合性肿瘤中的浆液性成分是非常重要的，但是在实践中还是很困难。p53 是非常有帮助的标志物，经常用于这种困难情况的辅助诊断，因为几乎所有的 ESC 都有 *TP53* 基因突变，90% 以上的 ESC 病例具有 p53 蛋白异常表达，但 p53 异常表达不是 ESC 的特异性指标，因为部分 EEC 包括个别 LGEEC 也可表现为 *p53* 突变型表达。当采用 p53 免疫组化时，必须了解它染色的多样性并且能够正确地分析结果（参见本章第一节“低级别子宫内膜癌”）。另外，我们

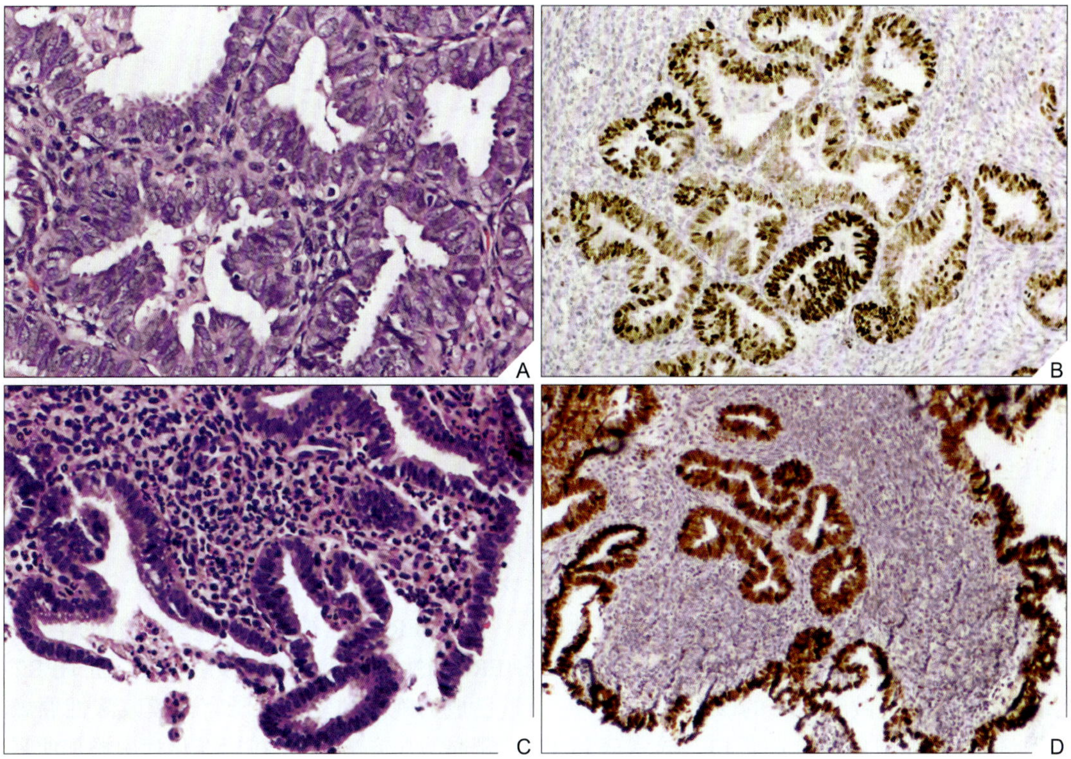

图 18-72　内膜癌兼具浆液性和内膜样特征

在形态学上以内膜样癌为主（A，C），但有些细胞核异型性提示浆液性癌可能，p53 染色均显示强阳性（B，D）。在这种情况下，是浆液性还是内膜样癌，还需要 p16、MMR、PTEN 或 PAX2 染色辅助诊断（见下）

需要强调的是，诊断混合性浆液性癌时，首先要排除 POLEmut 内膜癌，因其经常表现为亚克隆性或异质性 p53 异常表达，很容易被误诊为混合性浆液性癌。在没有 ESC 形态学证据时，不能单纯根据 p53 局部异常表达诊断混合性浆液性癌。

4. ESC 的背景内膜　单独讨论这个问题是因为大多数的教科书包括国外同类妇科病理书都将萎缩性内膜作为 ESC 的相伴条件。但事实上，ESC 周围残存内膜常见的是静止期内膜（resting endometrium），包括萎缩、轻微增生和增殖期形态。随着绝经后妇女激素替代治疗增多，ESC 周围残存内膜表现为非萎缩状态也就不难理解了，甚至有可能表现为内膜增生症。笔者强调不要将萎缩性内膜和 ESC 固定联系在一起。也就是说，ESC 不一定伴有萎缩性内膜（图 18-73）。这在检查内膜活检标本时更有意义。

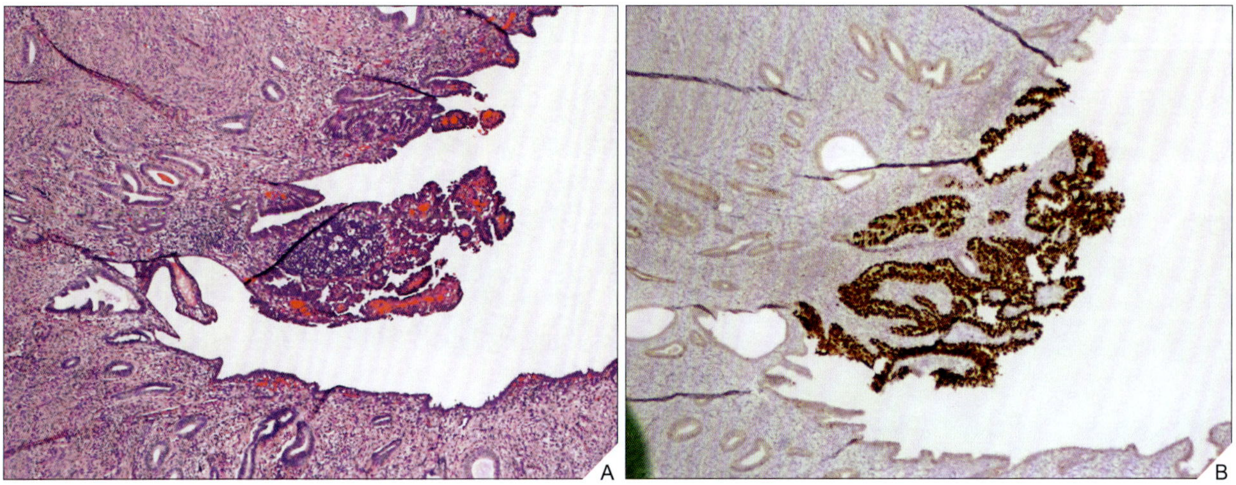

图 18-73　浆液性癌与静止期内膜

该浆液性癌尚无肌层浸润（A），p53 强阳性（B），背景内膜为弱增生（非萎缩）状态（A，左上）

【免疫组化】

1. p53　异常表达（突变型）是 ESC 诊断时最重要的辅助指标，p53 染色模式包括异常 / 过度表达、异常 / 完全缺失、异常 / 细胞质、正常 / 野生型和亚克隆异常，ESC 大多为弥漫强阳性 / 过度表达（>90% 的细胞核一致强阳性），20% 完全不表达，评估时应注意以肿瘤周围的非癌组织作为内对照（图 18-71～图 18-76）。需要强调的是，不应将 p53 染色作为诊断 ESC 的绝对指标。虽然 p53 异常表达是 ESC 的特征，但在高达 35% 的 HGEEC 也有 p53 异常[117]，这还包括少数 ECC 和癌肉瘤，所以 p53 并没有特异性，需要结合其他标志物综合分析诊断。此外，少数由于 *TP53* 截短突变的肿瘤表现为 p53 免疫组化正常 / 野生型[130]，单纯依赖 p53 可能遗漏真正的 ESC。事实上，约 70% 的 ESC 表现为经典浆液性形态，仅通过形态即可诊断，在这些病例中，无论免疫组化结果如何，都应做出 ESC 的诊断[125]。

2. p16　是一种细胞周期抑制蛋白，异常表达见于多种肿瘤。在 *TP53* 突变时，p16 也常出现弥漫强阳性，是细胞生长被打乱而呈过度增殖状态的一种表现[40]（详见本章第一节）。ESC 中 p16 在 90%～100% 的肿瘤细胞中呈细胞核和细胞质的弥漫强阳性[131]，罕见情况下，在背景间质和内皮细胞局灶染色的对照下，肿瘤细胞完全无染色也是一种异常模式。实际工作中必须结合形态学及其他生物标志物帮助诊断（图 18-74～图 18-76）。

3. IMP3（insulin-like growth factor Ⅱ messenger RNA-binding protein 3）该分子的表达与肿瘤强侵袭性有关，定位于细胞质，在 ESC 中呈弥漫强阳性表达。有关研究发现其阳性率在 ESC 为 94%～100%，在透明细胞癌为 50%，但在子宫内膜样癌仅 7%～25%，且典型的为片状或灶性，染色较弱或中等，因而可以作为 ESC 相对敏感的标志物[41, 42]。与 p53 的细胞核染色不同，IMP3 是细胞质标志物（图 18-77）。

4. HER2　已被确立为一种重要的生物标志物，HER2 阳性与显著较差的预后相关，抗 HER2 疗法最近已成为晚期和复发性子宫内膜浆液性癌患者的有效靶向治疗方法[132]，在标准化疗中添加曲妥珠单抗可显著延长无进展生存期和总生存期。ESC 中 HER2 阳性被定义为免疫组化（IHC）3+ 评分，或荧光原位

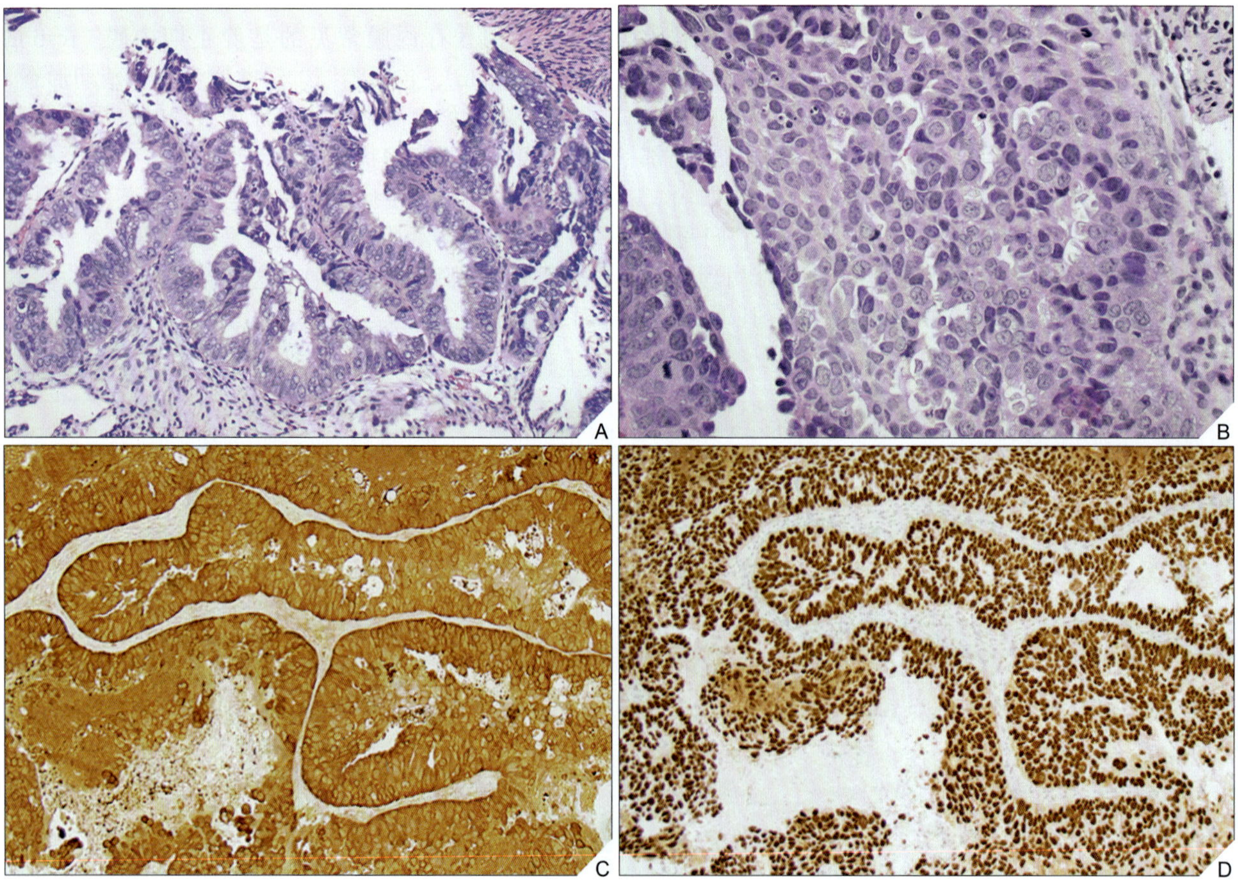

图 18–74　浆液性癌

肿瘤腺样排列似内膜样癌的腺体（A），但细胞核显示高级别（B）；p16（C）和 p53（D）都呈弥漫强阳性。这种情况下，可诊断为浆液性癌

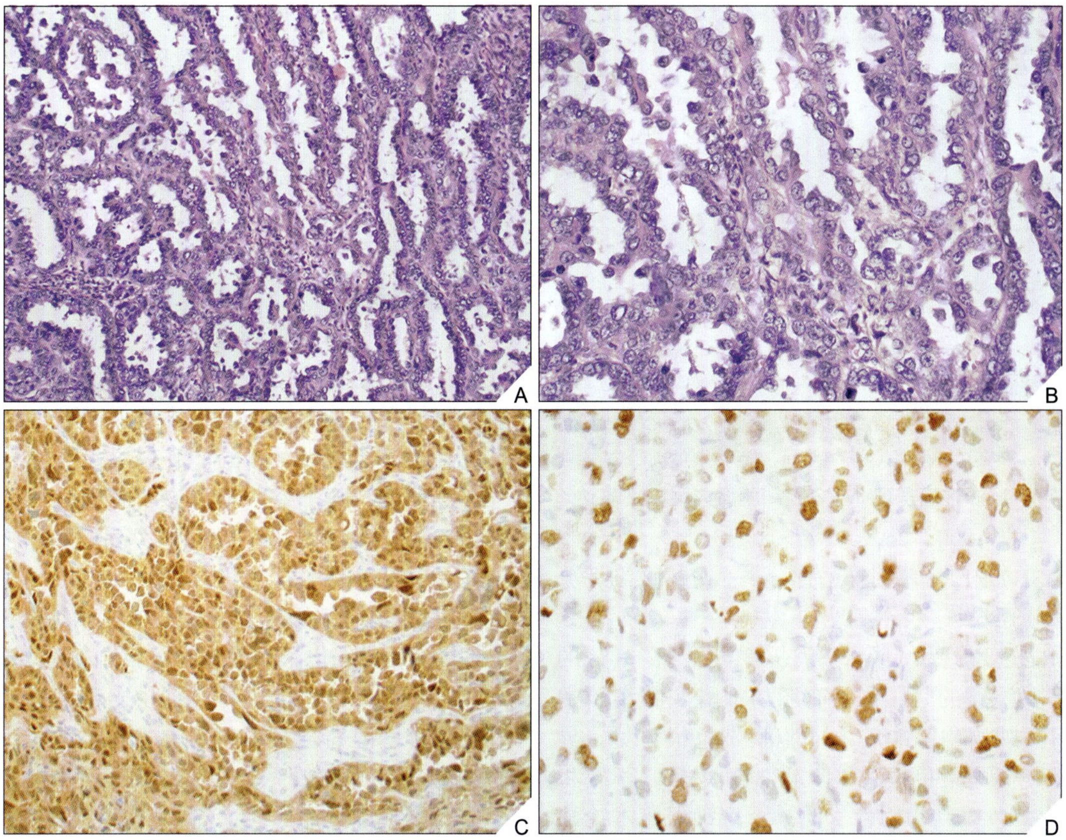

图 18-75　内膜样癌怀疑浆液性癌

肿瘤显示鞋钉样结构和中度异型性的细胞核（A，B）；p16 染色虽强，但不均匀（C）；p53 染色呈野生型（D），诊断为 FIGO 2 级内膜样癌

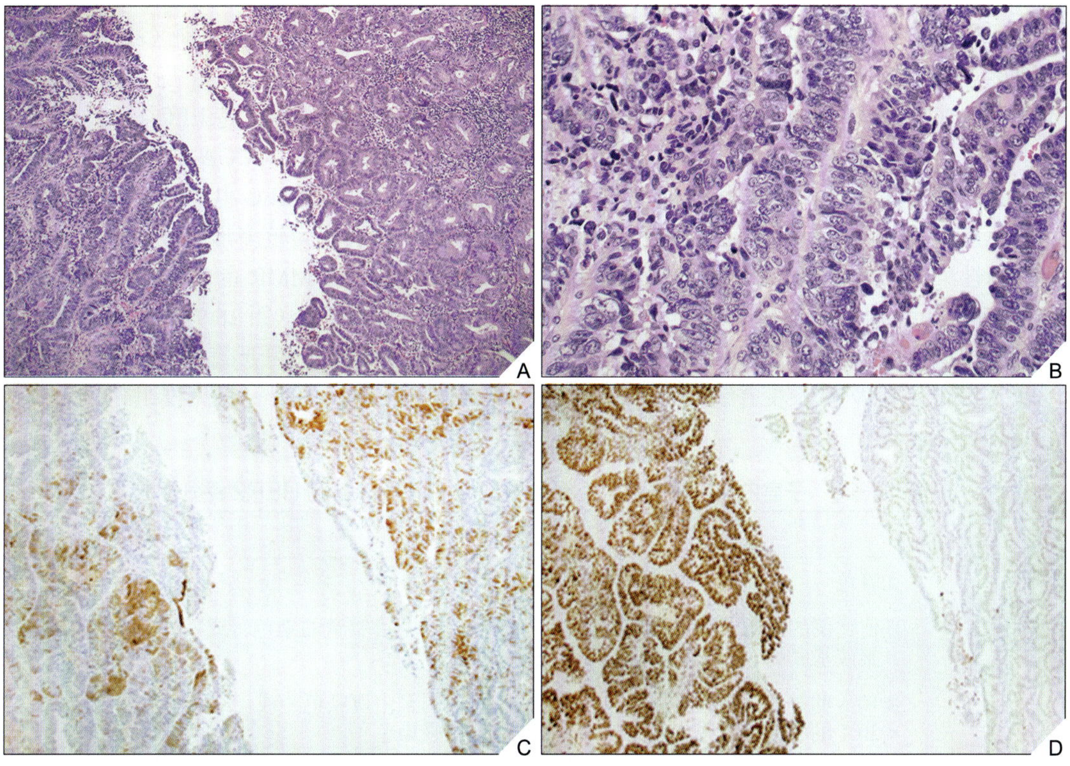

图 18-76　内膜样癌怀疑浆液性癌或混合性癌

右侧的癌组织显示高分化的内膜样癌腺体（A），但左侧癌组织则呈低分化，并具有大量中度异型性细胞和少量高度异型性细胞（A，B），p16 染色非常局限（C），但 p53 染色在中分化、低分化区呈弥漫强阳性（D）。在这种情况下，只进行 p53 染色，会导致错误诊断为混合性癌，但增加 p16 染色后，就容易诊断为 FIGO 2 级内膜样癌

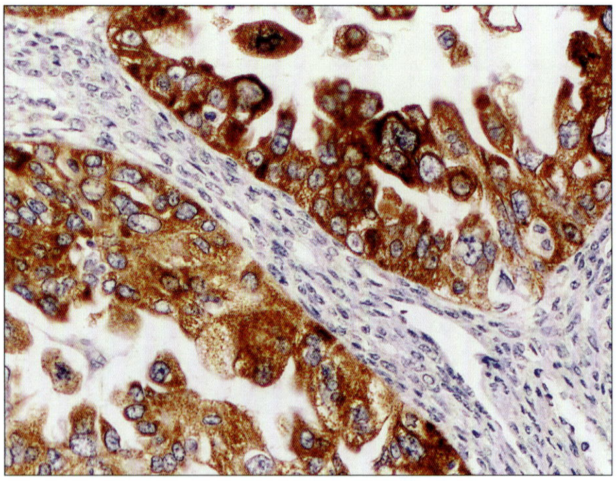

图 18-77 浆液性癌呈现 IMP3 在细胞质内强阳性表达

杂交（FISH）HER2 基因扩增评分≥ 2 分，详细评分标准见表 18-26[133]。

HER2 过表达和（或）基因扩增可见于 >30% 的 ESC。需要注意的是，在具有腺体或乳头状结构的 HER2 阳性肿瘤中，缺乏顶部胞膜染色很常见，导致基底侧 / 侧面染色模式（U 形染色模式），不要将这种阳性染色误判为阴性。此外，应确保标本冷缺血时间 <1 小时，并在 10% 中性缓冲福尔马林中固定 6～72 小时，以避免 HER2 检测结果出现假阴性。现用于乳腺癌和胃癌检测的有 HER2 IHC 和 FISH 平台，其也可用于子宫内膜癌检测[133]。

5. 其他标志物　Ki-67 指数非常高，ER、PR 常阴性。WT1 在 ESC 中通常为局部阳性（最高 30%）或阴性，不同于卵巢浆液性癌。ESC 不出现或很少出现 β-catenin 核表达和 PTEN 缺失表达。

在评价免疫标志物时，重要的是要记住，用于评价阳性和阴性染色的分界点各不相同。具体内容详见本章第一节“低级别子宫内膜癌”。

【分子特征】

95% 以上 ESC 伴有 *TP53* 突变并缺乏 *POLE* 超突变，所以被统一归类为 p53abn/ 浆液样分子亚型。然而，值得强调的是，分子分型只能辅助识别浆液样子宫内膜癌，并不能直接帮助诊断 ESC，因为浆液样癌还包括大部分具有 *p53* 突变的 EEC 和少数 ECC 及癌肉瘤。ESC 常伴有其他基因异常，主要有 *PIK3CA*（24%～40%）、*FBXW7*（20%～30%）、PPP2R1A（18%～28%）等。

【鉴别诊断】

ESC 需要与如下肿瘤鉴别：具有乳头状结构的 LGEEC、EEC G3/HGEEC、ECC、癌肉瘤和来自输卵管卵巢的 HGSC。

1. 具有乳头状结构的 LGEEC　详见本章第一节“低级别子宫内膜样癌”鉴别诊断及表 18-12。

2. 子宫内膜样癌 3 级 / 高级别子宫内膜样癌（EEC G3/HGEEC）　见表 18-27。

ESC 与子宫内膜样癌的区分在所有的鉴别诊断中是最困难的，以下线索有助于做出正确诊断。

（1）当低级别的腺体结构中出现高级别细胞核特征这种明显背离现象时，首先需要考虑腺型 ESC 的可能（图 18-78）。

（2）支持 ESC 的形态特征：一致性高级别形态，腺腔或乳头表面不平坦，见细胞脱落，细胞核多形性和高核分裂数。

（3）EEC G3/HGEEC 常见的形态特征：肿瘤内的异质性，有低级别和高级别区域；腺腔缘光滑，肿瘤常有黏液或鳞状分化，常见肿瘤浸润性淋巴细胞，癌周见 EAH/EIN 强烈支持 EEC。

（4）辅助检查：TCGA 数据显示约 35% 的伴有 *POLE* 基因突变的 EEC 也会呈现 *p53* 异常表达（突变型），并可表现为核多形性。但这些肿瘤大多同时有 PAX2 和（或）MMR 蛋白表达缺失，而且临床表现与 ESC 大相径庭（图 18-79，图 18-80）。因此，诊断 ESC 主要依靠的是形态学，p53 染色的解读必须结合形态。建议使用一组免疫组化标志物用于鉴别

表 18-26　子宫内膜浆液性癌免疫组化（ICH）和 FISH 检测 HER2 评分标准

评分	评分标准
IHC 0（阴性）	无着色
IHC 1+（阴性）	任何比例的肿瘤细胞膜具有不完整、微弱 / 几乎不可察觉的染色，或 <10% 的肿瘤细胞膜具有完整或基底侧 / 侧面弱到中度的染色
IHC 2+（不确定）	≥10% 的肿瘤细胞膜具有完整或基底侧 / 侧面弱至中度染色，或 ≤30% 的肿瘤细胞膜具有完整或基底侧 / 侧面强染色
IHC 3+（阳性）	＞30% 的肿瘤细胞膜具有完整或基底侧 / 侧面强染色
HER2 FISH 扩增	HER2 /CEP17 比值≥2.0

表 18-27　子宫内膜样癌与浆液性癌的主要特征与鉴别

特征	高级别内膜样癌 (EEC G3/HGEEC)	浆液性癌 (ESC)
好发年龄	50～60 岁	60～70 岁
肥胖	常见	不常见
雌激素刺激	常见	不常见
癌前病变	不典型增生或内膜样上皮内瘤变（AEH/EIN）	子宫内膜腺体异型增生（EmGD）
潜在癌前病变	内膜上皮细胞 PTEN 缺失	内膜上皮细胞 p53 印记
早期癌及癌周内膜	无肌层浸润的癌，癌周常见 AEH/EIN	浆液性上皮内癌，癌周多为萎缩性腺体
组织结构	复杂腺体，腺腔圆 / 卵圆，腔缘光滑 乳头状，多数相对粗大 实性	复杂腺体，常呈裂隙状，腔缘见细胞脱落 乳头状，微乳头状 实性
细胞形态和细胞质	柱状、立方状 常伴化生性改变	立方状、柱状 无化生性改变
细胞核特征	高级别 核质比高	高级别，更异型、更弥漫、多形性 核质比高
免疫组化	ER、PR 多数阳性 PTEN 缺失、ARID1A 缺失、β-catenin 核 / 浆阳性、MMRd 多数病例 p53 野生型表达、p16 阴性或斑片状阳性	ER、PR 多数阴性 PTEN 保留、ARID1A 保留、β-catenin 细胞膜阳性、MMRp、IMP3 阳性 大多数病例 p53 野生型表达、p16 阳性
分子亚型	50% 为 MMRd 25% 为 p53abn 4%～9% 为 POLEmut 3%～6% 为多重分子亚型 NSMP 最少见	>95% 为 p53abn 极少数为 NSMP
家族性	部分与 Lynch 综合征相关	部分与 *BRCA* 基因突变相关
预后	好、中等、差（根据分子亚型）	很差

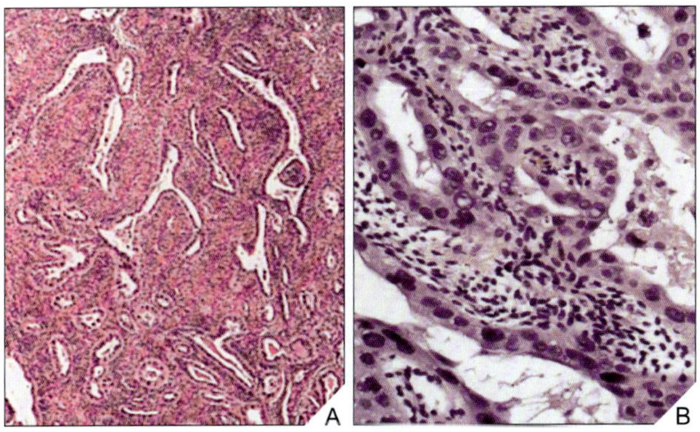

图 18-78　浆液性癌

A. 低倍镜下似不典型增生；B. 高倍镜下显示高度细胞异型性

诊断，包括 ER、PR、PTEN、ARID1A、β-catenin、MMR、p53、p16、IMP3。

ESC 中 ER/PR 大多丢失（尤其 PR）；IMP3 阳性，Ki-67（Mib-1）很高。虽然大多数 ESC p53abn、p16 阳性，但 p53abn、p16 阳性也可见于高达 35% 的 EEC G3/HGEEC。PTEN、ARID1A 和（或）MMR 丢失倾向 HGEEC，β-catenin 核表达可见于 EEC G3/HG EEC，但不见于 ESC。WT1 在 ESC 中通常阴性或局灶阳性，对鉴别 EEC 没有帮助。如果进行测序，POLEmut 支持 EEC G3/HGEEC（图 18-79，图 18-80）。总之，没有一种标志物能绝对诊断 ESC 或 EEC G3/HGEEC，需要使用一组标志物并结合组织学特征综合分析进行鉴别。

（5）对于形态和免疫组化依然无法明确的肿瘤，建议使用“高级别子宫内膜癌”的笼统诊断，并附加诊断评论以解释为什么不能进行进一步的组织学分类，这样的诊断并不会影响临床处理。

3. 子宫内膜透明细胞癌　详见子宫内膜透明细胞癌鉴别诊断。

4. 癌肉瘤　癌肉瘤的上皮成分常是浆液性癌，尤其当 ESC 存在腺性和实性生长混合时，两者需要鉴别。癌肉瘤中癌与肉瘤成分可能混杂或截然分开，且两种成分形态不同，并常出现异源性间叶成分，广泛取材和观察有助于找到肉瘤证据。ESC 中两种

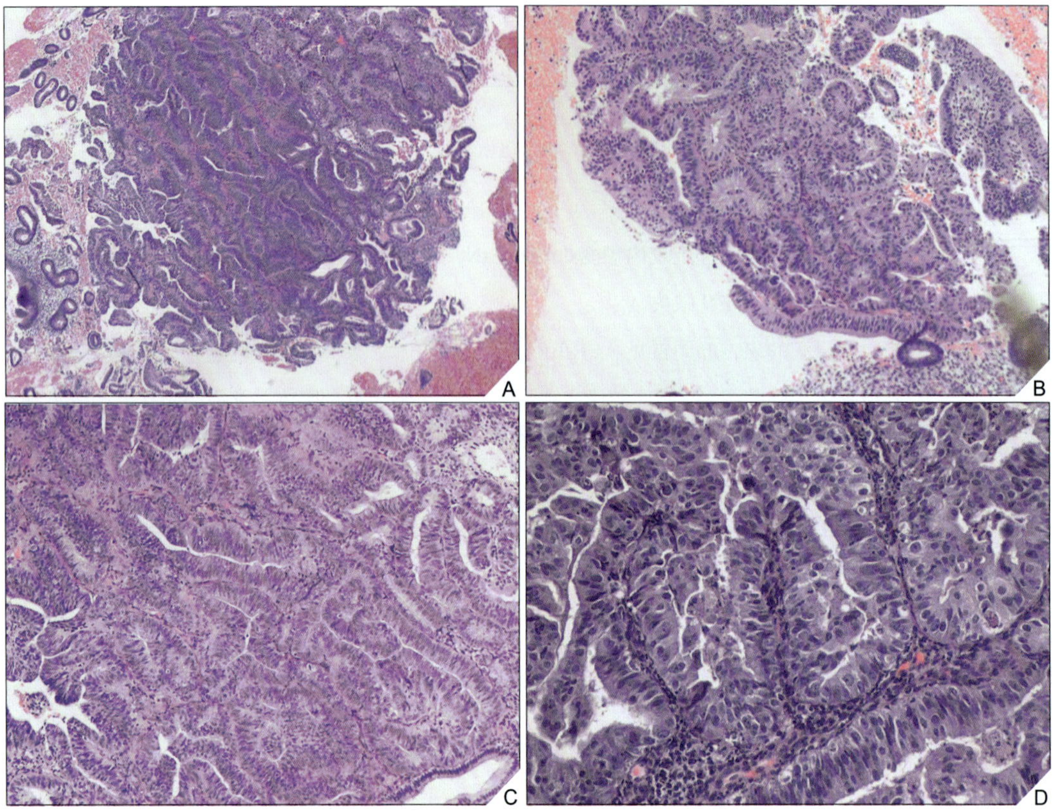

图 18–79 伴有 *POLE* 基因突变的内膜样癌

该病例组织形态学为高分化内膜样癌。A、B. 低倍镜；C. 中倍镜；D. 高倍镜

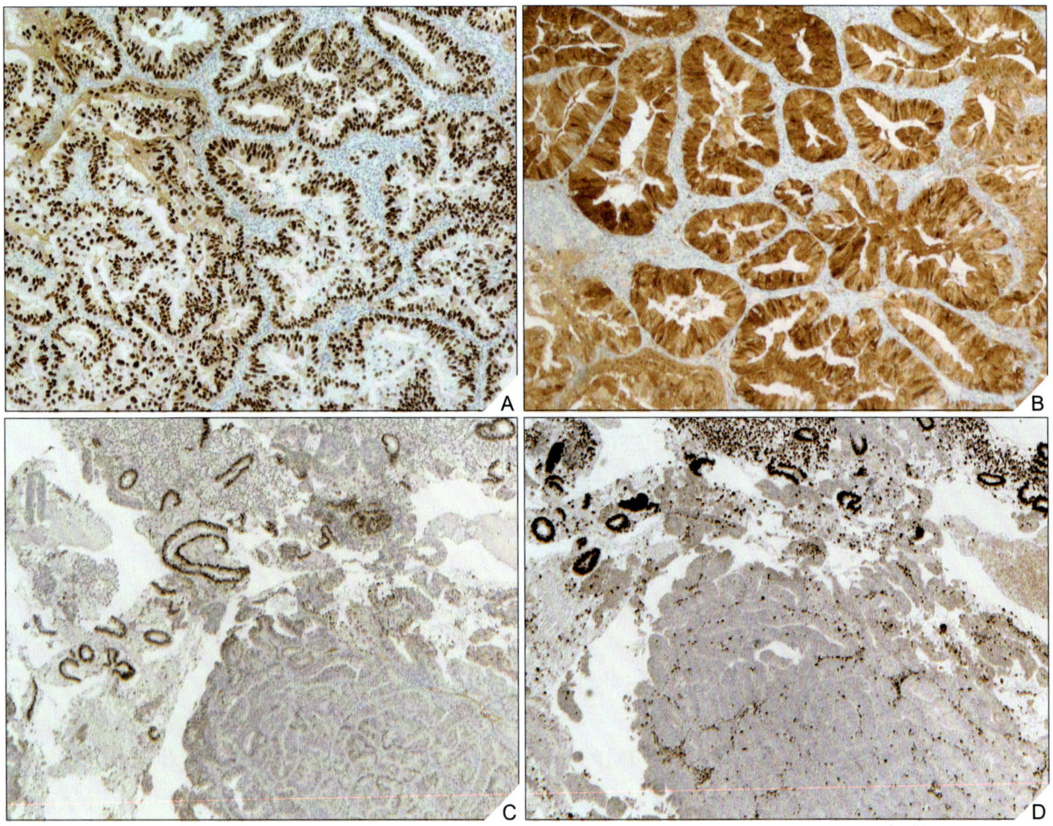

图 18–80 伴有 *POLE* 基因突变的内膜样癌

p53（A）弥漫强阳性；p16（B）弥漫强阳性，但有少数阴性染色细胞；PAX2（C）和 MSH6（D）染色缺失

区域细胞形态一致，并且互相移行，不会出现异源性成分。免疫组化 CK、EMA 弥漫阳性支持癌的诊断，肿瘤细胞间叶性标志物阳性可能有助于癌肉瘤诊断，但都不绝对。p53 异常可见于两种肿瘤。

5. 来自输卵管 / 卵巢的高级别浆液性癌　输卵管 / 卵巢癌转移至内膜比较少见。ESC 与来自输卵管卵巢的高级别浆液性癌无论在形态还是免疫组化方面都几乎相同，明显的输卵管 / 卵巢肿瘤伴局限性、浅表和（或）多灶性子宫内膜受累和子宫内广泛癌栓提示转移，WT1 在 ESC 中通常阴性或局灶阳性，WT1 弥漫阳性支持来自输卵管 / 卵巢的高级别浆液性癌。

【预后和管理】

ESC 是子宫内膜癌中最具侵袭性的一类肿瘤，常有深肌层浸润、淋巴管受累及子宫外扩散，即使 SEIC，也有早期子宫外扩散可能。因此除子宫附件切除术外，需要行腹膜多点活检术 + 大网膜切除术 + 盆腔和腹主动脉旁淋巴结清扫，术前或术中准确诊断有利于临床充分手术。分期是最主要的预后因素。总体 5 年生存率为 36%，10 年生存率仅 18%。有报道ⅠC 期肿瘤的 5 年生存率为 53%～57%。由于已知 ESC95% 以上为 p53abn 型，极少数为 NSMP，因此常规诊断中明确为 ESC 的病例，没有必要进行分子分型。但是应该进 HER2 检测，因为其阳性患者可以从曲妥珠单抗联合卡铂和紫杉醇治疗方案中获益。

四、子宫内膜透明细胞癌

子宫内膜透明细胞癌（endometrial clear cell carcinoma，ECC）组织学上以乳头状和管囊状结构，以及伴有透明细胞质或嗜酸性细胞质的多角形和“鞋钉样”细胞为特征，类似于发生于阴道、宫颈和卵巢的同型肿瘤。由于特异性的形态学表现，在 40 年前其曾被误认为起源于中肾管，现在已知它是典型的米勒管来源。ECC 长期被归类于Ⅱ型子宫内膜癌，新的研究发现其具有全部 4 种分子亚型，并表现出不同的生物学行为[3]，提示其为异质性肿瘤，不应整体归入高度侵袭性肿瘤范畴。子宫内膜癌中有多种类型可能出现透明细胞分化，尤其是 EEC 伴分泌形态或 ESC，导致 ECC 诊断者之间差异可高达 30%[134]，甚至诊断一致率仅 30%[135]。

【流行病学和危险因素】

ECC 是子宫内膜癌中很少见的类型，发病率不足 3%（1%～6%）[136-138]，像 ESC 一样，ECC 在非裔美国人中发生率较高。也有学者认为，其在东亚患者中更为普遍，通常与雌激素无关[134]。肥胖和糖尿病患者较少。一组研究发现 16% 的病例有盆腔放疗史，另有些研究认为其可能与应用三苯氧胺或合成孕激素有关。与其他更常见的子宫内膜癌亚型相比，关于 ECC 的致癌作用和自然病程的数据有限[134]。

【临床特征】

透明细胞癌通常发生于老年妇女，患者年龄为 33～90 岁。各分子亚型之间的平均年龄不同，NSMP 和 p53abn 型分别为 68 岁和 72 岁，而 MMRd 型为 49 岁，POLE 型为 42 岁（$P<0.001$）[139]。典型的临床症状多为不规则阴道出血，高血压的发生率为 36%～79%[140]，有报道称血栓栓塞事件或神经内分泌异常的风险增加[141]。罕见病例出现高钙血症，但其是否与肿瘤产物有关尚不清楚。

【大体病理学】

与其他类型子宫内膜癌相似，ECC 常见宫腔不规则肿物，肿瘤的大小有很大差异，从肉眼不明显、局限于内膜息肉内、界限不清楚的实性肿块到大肿块，且伴有局部出血坏死。

【组织病理学】

ECC 有 3 种典型的结构模式，包括乳头状、管囊状和实性模式，多数病例至少有 2 种结构混合。

乳头状模式：乳头常短小钝圆，也可为细长丝状乳头、微乳头或结构复杂有分支的乳头，有或没有明显的纤维血管轴心，与 ESC 的典型乳头相似，但大多伴有不同程度玻璃样变的间质，这种特殊的间质是透明细胞癌的特征（图 18-81）。

管囊状模式：表现为圆形小管、稍大的腺腔到更大的囊状结构（图 18-82），有时不典型，需要仔细辨认。管囊间可以融合成背靠背，或有丰富间质，间质典型表现为透明变，也可呈水肿黏液样或纤维化。

实性模式：多边形细胞呈实性片块或巢状生长，细胞边界清楚（图 18-83）。实性模式通常为混合模式之一。

ECC 细胞呈多角形、扁平或立方状、鞋钉样，肿瘤细胞胞质丰富、透明（富于糖原）或嗜酸性，显示典型的恶性细胞形态，细胞相对一致，细胞核中度至重度异型性（图 18-83A，图 18-84），但异型性程度低于浆液性癌，弥漫多形性少见。通常，管囊或乳头表面被覆细胞呈扁平、立方形或显著的鞋钉样外观（图 18-84），常为单层上皮。实性区常为多边形细胞，或表现为“靶心样”细胞（在透明间隙内有一种嗜酸性物质）（图 18-85）。目前没有明确 ECC 的癌前病变，邻近内膜见透明细胞性子宫内膜腺体不典型增生（EmGD），其被认为可能是 ECC 的前体病变[142]。组织化学研究证实透明细胞通常 PAS 染色

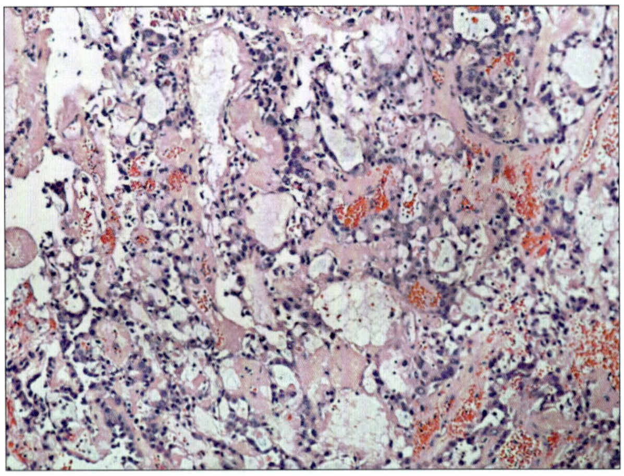

图 18-81 透明细胞癌
其间质显示明显的玻璃样变

阳性，可被淀粉酶消化，说明这些透明物质含有糖原，脂肪染色为阴性。肿瘤很少表现大量核分裂。约 2/3 的 I 期病例可见肌层浸润，淋巴血管间隙浸润也很常见。

【免疫组化】

ECC 典型表现为 ER、PR 阴性或阳性率很低，IMP3 可能阳性，p53 异常和 p16 阳性表达一般比 ESC 弱（图 18-86），异常表达 p53 见于约 1/3 的病例，p53 异常表达病例表现出更具侵袭性的“浆液样”腹膜扩散模式[143]。ARID1A 和至少 1 种 MMR 蛋白异常的病例分别有 22% 与 19%[3]。L1CAM 过表达在 p53mut 和 p53wt/NSMP 亚型中更常见。HNF-1β、Napsin A 与 p504S（AMACR）在弥漫阳性时，对 ECC 诊断特异性非常高，然而几乎一半的 ECC 缺乏弥漫性表达。但是，Napsin A 在非 ECC 中只有 1% 显示弥漫性表达，只有 3% 显示任何表达，因此，Napsin A 阳性强烈支持 ECC 的诊断，其是 ECC 最具特异性的标志物。相反，需要注意的是，p504S 常在 EEC 伴桑葚样改变中弥漫性表达，这可能是一个诊断陷阱，因为桑葚样改变可以显示细胞质透明，可能类似于 ECC（图 18-87）[135, 144]。HNF-1β 的特异性较低。

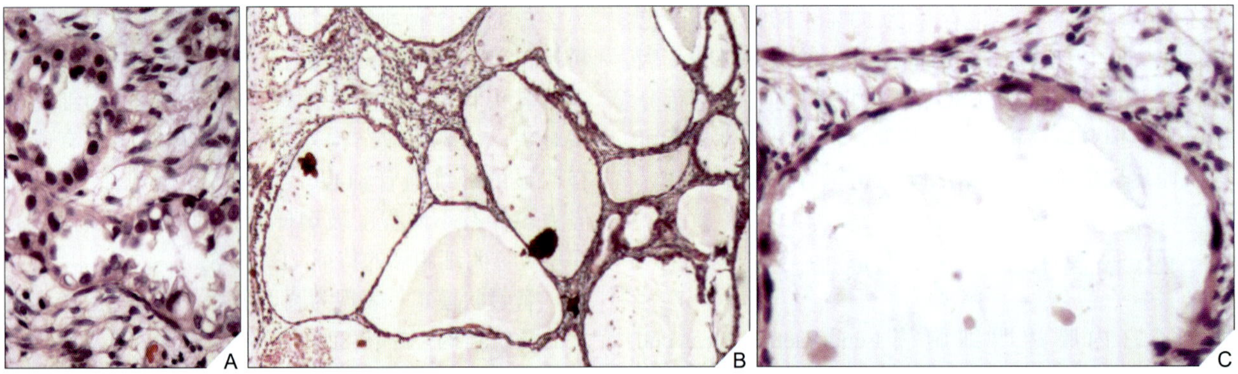

图 18-82 透明细胞癌
显示管状囊性结构。细胞可有典型的鞋钉样形态（A），也可呈扩张囊性形态（B），囊壁细胞被挤压呈扁平状，但有细胞异型性（C）

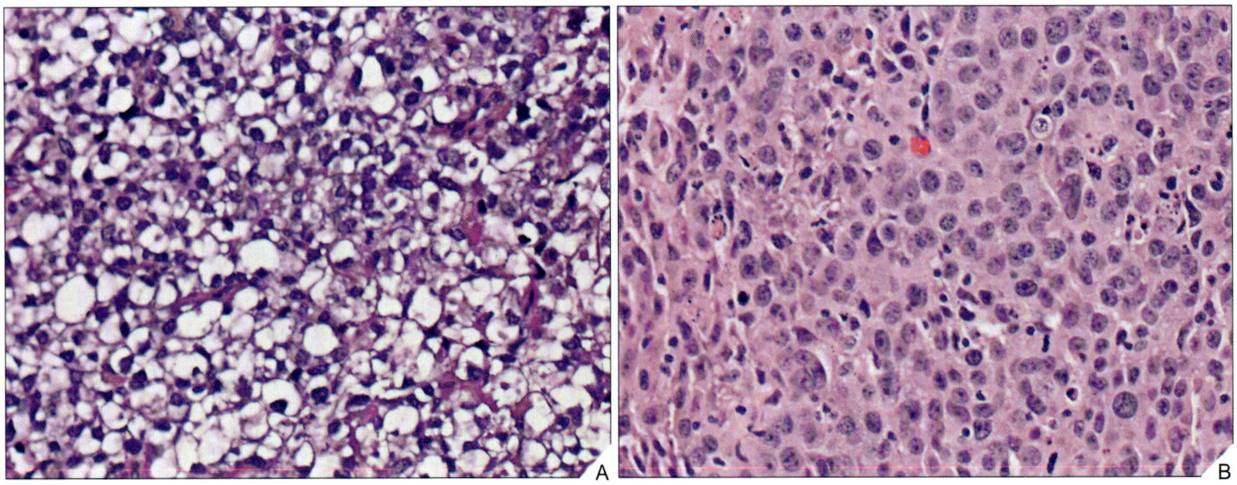

图 18-83 透明细胞癌
实性片状生长，可见典型的透明细胞（A）和嗜酸性细胞（B）

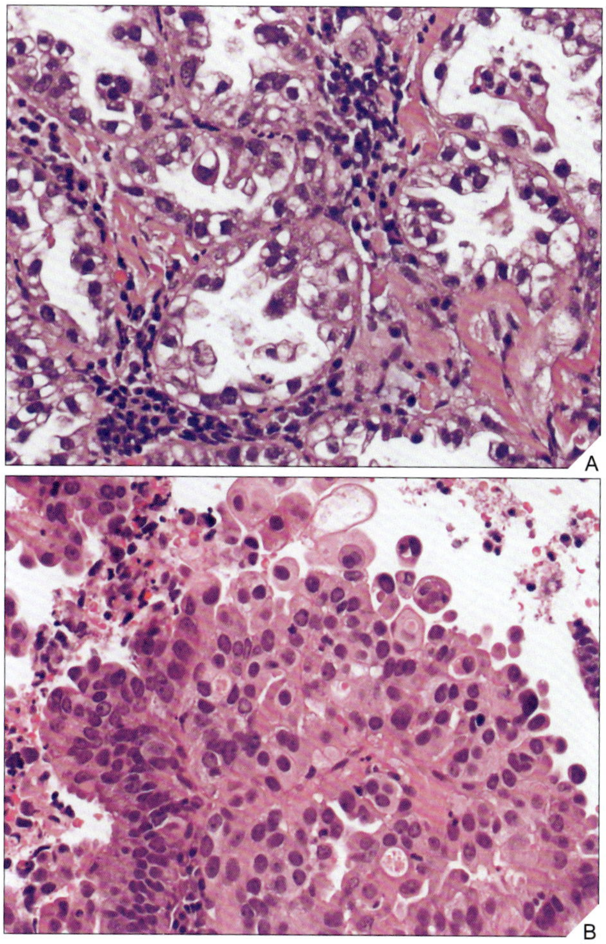

图 18-84　透明细胞癌

腔内小乳头（A）和部分实性生长（B），均可见显著的“鞋钉样”细胞

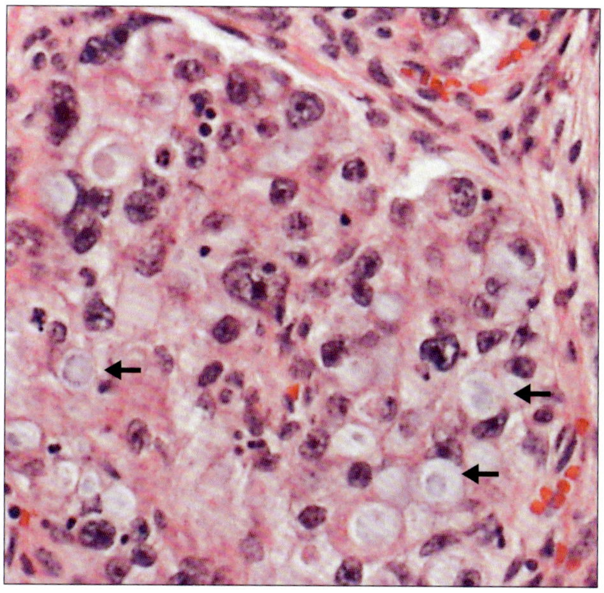

图 18-85　透明细胞癌显示“靶心样”细胞（箭头）

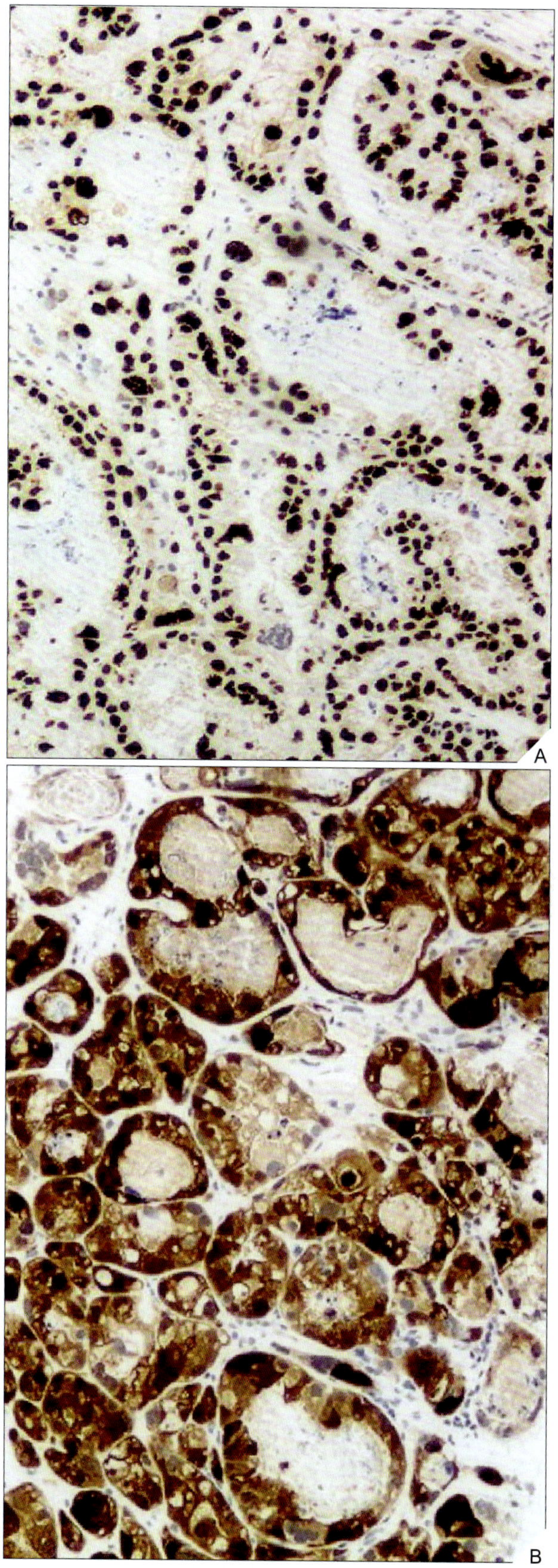

图 18-86　透明细胞癌

p53 异常（A）和 p16（B）阳性表达，通常比浆液性癌稍弱

【分子特征】

ECC 拥有全部 4 种子宫内膜癌分子亚型，总体上 p53abn/ 浆液样为 30%～50%，NSMP 为 45%～50%，MMRd 为 10%～12%，POLEmut 为 2%～6%[134，145]。结果显示最普遍的分子亚型是 p53abn/ 浆液样和 NSMP，而 MMRd 和 POLEmut 亚型不太常见，因此，大多数 ECC 的总体预后较差。

ECC 显示与 EEC 和 ESC 重叠的基因组改变，迄今为止尚未发现特异性突变[135]。但特点是 *PIK3CA* 和 *KRAS* 基因同步突变，这两个基因突变分别见于 18% 和 14% 的病例。常见于非 *POLE* 超突变型 ECC 的基因异常发生率：*TP53*（46%）、*PIK3CA*（36%）、*PPP2R1A*（36%）、*FBXW7*（25%）、*ARID1A*（21%）、*PIK3R1*（18%）和 *SPOP*（18%）突变。基因扩增主要为 *CCNE1*（18%）与 *ERBB2*（11%）。*TP53*、*PPP2R1A*、*FBXW7* 及 *SPOP* 突变主要见于浆液性癌，*PIK3R1* 和 *KRAS* 突变还与 EEC 相关。相比之下，ECC 的 *TP53* 突变少于浆液性癌，*CTNNB1* 与 *PTEN* 突变少于非 *POLE* 超突变型子宫内膜样癌[3]。伴有 *TP53* 突变的肿瘤无论是在分子类型还是生物学行为方面，均类似于浆液性癌，而与 POLE 或 MMR 相关的肿瘤预后良好。NSMP 组 ECC 比同一组的 HGEEC 更具侵袭性[145]。

【鉴别诊断】

1. 子宫内膜 A-S 反应　是早孕时内膜腺上皮对激素的过度反应，表现为上皮细胞明显不典型，细胞核多不规则，密集分布，细胞质透亮。在缺少病史的前提下，尤其在小活检标本中，偶尔会与透明细胞癌混淆。两者均表现为细胞核球形增大、多形性和深染，但 A-S 反应时细胞核内的染色质有可能是模糊的，很少有核分裂象，而透明细胞癌至少某些区域细胞核内的染色质是清晰的。另外，A-S 反应常伴有间质蜕膜改变，多见于年轻女性，临床有停经史。而透明细胞癌可以出现由透明细胞组成的实性区，患者大多是绝经后妇女。重要的是有无妊娠或黄体酮类激素使用史，这些信息可从临床获取。A-S 反应中 Ki-67 低表达和 ER 阳性能够帮助与 ECC 鉴别，ER 在 A-S 反应中的表达通常不如正常子宫内膜那样强。精氨酸代琥珀酸合成酶（argininosuccinate synthase，ASS1）在所有子宫内膜癌中均有表达，ASS1 阴性对 A-S 反应特异性高达 95.1%，可以排除 ECC 的诊断。需要提醒的是，A-S 反应时高表达 Napsin A、HNF-1β，因此这些标志物对鉴别两者无效[71]。

2. 浆液性癌（ESC）　大多数情况下，ESC 与 ECC 很容易鉴别，但是这两种肿瘤常具有重叠的结

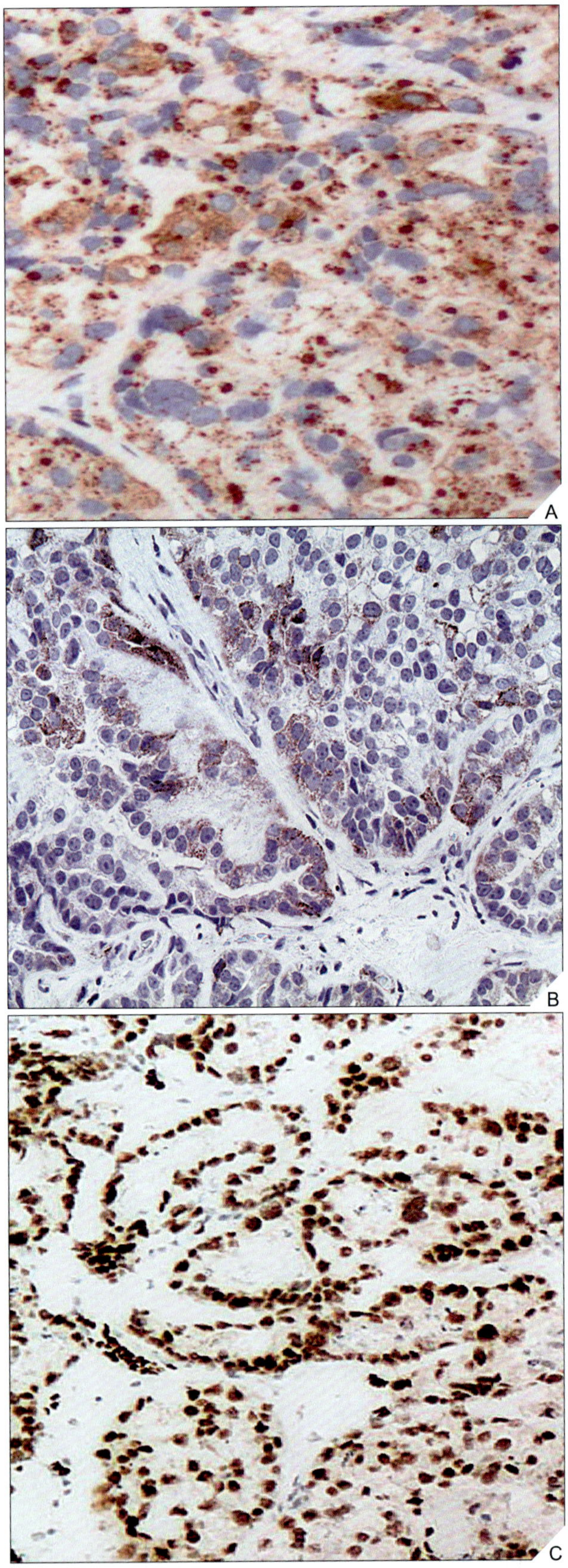

图 18-87　透明细胞癌

Napsin A（A）、p504S（B）和 HNF-1β（C）呈阳性染色

构与细胞学特征，如部分ESC可伴有透明细胞分化，或乳头状结构被覆鞋钉样细胞，而ECC的细胞质不透明，并且呈单一实性生长，或乳头不是典型的小圆形，此时ECC与ESC鉴别可能有困难。ECC呈现多种排列，管囊或乳头表面被覆单层细胞，核仁一般没有ESC明显，伴间质透明变性；而ESC的透明细胞区域范围局限，通常表现单一的片状分布，缺少由透明细胞组成的其他复杂结构。乳头被覆上皮显著复层、细胞簇状/出芽伴广泛性重度细胞异型性、大量的上皮细胞核呈柱状等形态，以及合并*p53*突变型表达时，很可能为ESC，而非ECC。对于有少量片状透明细胞成分的ESC，可诊断为"ESC伴细胞质透明"，透明细胞成分较多，但难以明确与ESC区分时，单凭组织形态诊断重复性很低，不同的诊断者可能将其划分为ECC、ESC或混合性浆液-透明细胞癌。免疫组化p53abn可出现于约1/3 ECC，HNF-1β、p504S弥漫阳性，尤其Napsin A阳性，MMR缺陷和（或）野生型p53支持ECC，而不是ESC。存在*POLE*mut支持ECC。而ESC的细胞质透明区保留了ESC的典型免疫表型。极少数情况下会有真正的混合性浆液-透明细胞癌，其应具有形态上可识别的、明显不同的透明细胞癌和浆液性癌区域，这要求每一种成分在HE染色切片形态和免疫表型上都必须具有典型性。

3. 子宫内膜样癌（EEC）伴分泌/透明细胞改变　ECC应注意与如下LGEEC鉴别，因为两者的治疗方案完全不同。

伴有分泌改变的EEC：LGEEC可以表现为显著的核上与核下空泡（如分泌型EEC）。

伴有透明细胞鳞状分化的EEC：EEC的成熟鳞状分化或桑葚样改变可以有明显的细胞质透明，通常但不总是由于糖原化。

LGEEC伴细胞质富含脂质：这种情况罕见[146]。

伴有这些特征的EEC通常细胞呈柱状，核的级别为1～2级，排列规则。出现核复层是EEC的特征，可找到更典型的鳞状分化或子宫内膜样腺癌区；而显示钝圆乳头状及管囊状结构并被覆单层立方细胞是透明细胞癌的特征。

除以上形态特征，免疫组化也有助于ECC与ESC和EEC鉴别（表18-28）。但需要注意，如前所述，96.7%的子宫内膜鳞状病变有p504S染色，HNF-1β和Napsin A也可以在EEC的透明细胞改变区表达，因此强调这些标志物的弥漫表达对诊断ECC是有用的。

4. 伴上皮样细胞的间叶性肿瘤及转移性肿瘤　ECC的鉴别诊断也包括一些罕见的间叶性子宫肿瘤，其也可含有上皮样或透明细胞质，包括上皮样平滑肌肉瘤，其次为子宫血管周上皮样细胞肿瘤（PEComa）。如果在活检标本中发现透明细胞并且不具有ECC的典型结构，鉴别诊断尤为重要。间叶性病变更常见于子宫肌层而不是内膜。上皮样平滑肌肉瘤及PEComa均可见梭形细胞区域，可与ECC鉴别。免疫组化染色上皮标志物CK在很多间叶性肿瘤会出现阳性，帮助不大，但EMA阳性很少出现在间叶性肿瘤，支持ECC的诊断。相反，PEComa及上皮样平滑肌肉瘤黑色素细胞标志物（melan-A和HMB45）阳性，但ECC阴性。desmin及SMA阳性见于50%～100%的上述间叶性病变，但不见于ECC。因此多数情况下免疫组化可资鉴别，关键在于有鉴别意识。

5. 子宫内膜体细胞分化的卵黄囊瘤　常发生于绝经后妇女，与ECC年龄重叠，形态上两者也非常相似，经常表现为微囊型、腺型实性与乳头结构，由于其罕见性，通常被误诊。但卵黄囊瘤可表现为更丰富的生长模式，见到S-D小体有助于诊断，如果能意识到，借助免疫组化SALL4、GPC-3、AFP、CDX2容易做出鉴别。

【预后和管理】

ECC的总体预后比子宫内膜样癌差，但优于浆液性癌，5年和10年无病生存率分别为43%～68%和39%。2/3的患者有盆腔外的复发。FIGO分期是最重要的预后因素，5年生存率为Ⅰ期49%、Ⅱ期

表18-28　透明细胞癌、浆液性癌及内膜样癌的免疫组化表达

标志物	透明细胞癌	浆液性癌	内膜样癌
ER和（或）PR	阴性或低表达	阴性	高表达
p53	多为野生型，少数为突变型	突变型	绝大多数为野生型，也可为突变型
Napsin A	>85%的肿瘤表达	<8%的肿瘤表达	不表达
p504S（AMCAR）	75%的肿瘤表达	15%的肿瘤表达	22%的肿瘤表达
HNF-1β	表达	可表达	可表达

21%、Ⅲ期21%、Ⅳ期9%。根据分子亚型，ECC可以分为2种不同的生物实体，即p53abn或NSMP的“不良预后”肿瘤与POLEmut或MMRd的“预后良好”肿瘤。p53abn肿瘤LVSI、深部肌层浸润、淋巴结阳性和晚期（Ⅲ/Ⅳ）疾病的比例高，无进展生存期短。NSMP组ECC比NSMP组HGEEC预后明显差很多，无复发生存率差3～4倍，无病生存率差10倍。POLE型与MMRd肿瘤预后良好，但因为占ECC比例较低，因此大多数ECC的总体预后仍然较差[145]。ECC的治疗以分期手术为主，化疗为辅。p53abn肿瘤同时受益于化疗联合或不联合放疗，POLE组不需要辅助治疗，MMRd亚组可能只需要放疗。

鉴于分子分型在肿瘤预后判定及治疗选择方面的重要作用，应该对所有ECC进行分子分型。

五、子宫癌肉瘤

子宫癌肉瘤（uterine carcinosarcoma，UCS）是一种双相分化的子宫内膜癌，由高级别恶性上皮与高级别肉瘤样成分组成。过去，UCS一直被认为是肉瘤，有两种起源理论：①两种相邻的独立成分的前体细胞之间的碰撞，即多克隆起源（碰撞学说）；②上皮和肉瘤成分起源于共同前体，即多能干细胞向不同方向分化（组合学说）。20世纪末以来，被广泛接受的第三种观点是肉瘤成分从癌衍生而来，即单克隆起源（转化学说），肉瘤和癌具有相同的基因突变和免疫组化特征都证明了这个学说。现在，UCS被归类为高级别子宫内膜癌范畴，是子宫内膜癌去分化/化生性亚群[147-149]。只有少数肿瘤可能来自腺肉瘤癌变。

【流行病学和危险因素】

UCS的诱因尚不清楚。有些高危因素与EEC及ESC类似，如好发于非裔美国妇女，还有肥胖、应用外源性雌激素、无生育史、有乳腺癌史或他莫昔芬（三苯氧胺）使用史，应用他莫昔芬治疗后UCS的发生风险明显高于子宫内膜癌。在年轻病例，大多有盆腔放疗史。UCS几乎都发生于绝经后老年妇女，平均好发年龄约为70岁[150]，近年来在年轻患者中的发病率也有所增加，偶见发生于40岁以下的年轻女性。国内一项研究显示，患者均无长期外源性雌激素暴露史及他莫昔芬用药史，12.8%的患者无生育史。患者发病年龄多集中于50～70岁，中位发病年龄为57岁，与其他国内研究基本一致，但较国外研究偏年轻化，可能与种族、地域等因素相关[151]。

UCS在子宫恶性肿瘤中的比例<5%，近20年来，发病率每年有近2%的增长，约占非子宫内膜样癌（NEEC）的20%，但占子宫恶性肿瘤死亡>15%[149]。

【临床特征】

UCS比浆液性癌更少见，临床症状与其他子宫内膜癌相似，主要症状为阴道出血，也可出现腹胀、腹痛、快速生长的盆腹腔肿块、腹水等症状或体征。妇科检查有时可见宫腔内脱出息肉样肿物。诊断时的分期呈双峰分布：40%～50%的病例为早期（FIGO分期Ⅰ～Ⅱ期），50%～60%为晚期（FIGO分期Ⅲ～Ⅳ期）。高达30%～40%的患者在诊断时已出现淋巴结转移，10%出现远处转移扩散，尤其是肺部转移。术前CA125升高意味着晚期病变或存在远处转移。

【大体病理学】

肿瘤体积大小不等，从直径数厘米到很大肿块，常充满宫腔。典型呈息肉状，质软，脆，常见大片出血、坏死，边界不清，常侵犯子宫深肌层，并可扩展到宫颈，有时呈葡萄状肿块从宫颈口突出（图18-88）。异源性成分明显时，可因组织成分不同而有不同表现（图18-88，图18-89）。

【组织病理学】

肿瘤显示双相分化，上皮成分大多是高级别腺癌，以ESC最多见，其他有EEC 3级、EUC，少数为ECC或其他腺癌，鳞状细胞癌罕见，LGEEC病例不足2%。肉瘤成分分为同源性（子宫固有成分，如子宫内膜间质肉瘤或平滑肌肉瘤）和异源性（子宫外部成分，如横纹肌肉瘤、成骨肉瘤、软骨肉瘤、脂肪肉瘤等），最常见的是非特异性高级别肉瘤。异源性肉瘤见于约40%的肿瘤，通常出现在同源性肉瘤

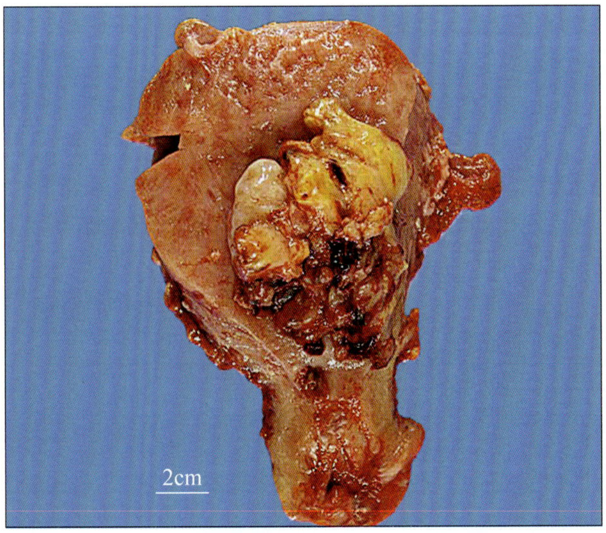

图18-88 癌肉瘤

肿瘤主要位于宫腔，部分呈息肉状，质软，脆，有出血、坏死

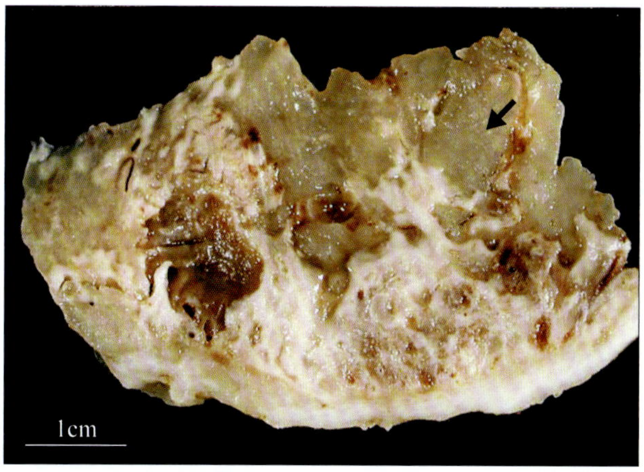

图 18-89　癌肉瘤

肿瘤伴有明显的异源性成分，胶冻样区域代表软骨肉瘤（箭头）；浸润深肌层

的基础上。本病常有瘤巨细胞，核异型性，非典型核分裂象及明显间变的高度恶性瘤细胞（图 18-90），偶见卵黄囊瘤、黑色素瘤及原始神经外胚层肿瘤（PNET）成分。

肿瘤中癌与肉瘤成分呈不同比例混合存在，通常有明显界限，也可见上皮间叶移行。在诊刮标本中可能因一种成分占优势而诊断为单纯的癌或肉瘤，也可在局部出现类似腺肉瘤的叶状形态。肉瘤优势是最近认识到的一个概念，定义为肉瘤成分占肿瘤 50% 以上，见于 40% 的癌肉瘤病例[131]。一般来说，即使只有极少量的癌成分存在，也可以诊断为肉瘤优势的 UCS，而肉瘤成分 >1mm 径线才能诊断为 UCS[143]。细胞内外常见嗜酸性透明滴，其主要出现在肉瘤区域。半数肿瘤伴有深肌层侵犯，约 80% 的病例可见淋巴血管间隙浸润。宫腔其他部位的内膜常见不典型增生或单纯的内膜癌，如 EEC 或 ESC。

肿瘤转移至其他部位或复发时，大多表现为癌，也可同时有癌及肉瘤成分，只有少数为单一的肉瘤。

当有典型形态学改变时，癌肉瘤的诊断并不困难。但不少情况下，腺癌成分明显而肉瘤成分不明显。根据笔者的经验，当有如下镜下表现时，提示癌肉瘤，应仔细搜寻：①肿瘤坏死明显或坏死肿瘤组织看上去不是明显的上皮性来源；②癌组织分化有很大变异，超过了一般腺癌的程度，如同一肿瘤中可见 LGEEC 和 ESC、ECC 甚至 UEC；③肿瘤呈实性生长并伴有细胞的极度异型性、怪异鳞状上皮分化及更加原始或胚胎性腺体；④间叶分化看上去不像典型的内膜间质肉瘤、平滑肌肉瘤或横纹肌肉瘤。以上这些形态表现其实在异源性癌肉瘤中常见（图 18-91），所以可用于提示有肉瘤成分的可能。

从标准病理学实践的角度来看，笔者建议癌肉瘤的报告应包括癌和肉瘤成分的组织类型及占比。

【辅助检查】

免疫组化在 UCS 诊断中帮助有限，肉瘤成分常常显示上皮标志物阳性，CK 和 vimentin 在肉瘤和癌中均有表达，但 EMA 仅在上皮成分表达。PAX8 多数上皮阳性，但在未分化癌和肉瘤中都阴性，大约 70% 的 UCS *P53* 突变型表达，p53 异常及 p16 弥漫阳性表达也可同时见于肿瘤上皮与间叶成分。半数左右的肿瘤 c-kit（CD117）阳性，一些研究提出这些病例可能预后优于 c-kit 阴性的肿瘤。异源性肉瘤 myogenin、myoD1 对横纹肌分化特异，骨钙素和 SATB2 对成骨肉瘤特异，SOX9 对软骨肉瘤特异。网状纤维特殊染色在上皮细胞巢周围阳性，而在肉瘤成分中单个细胞周围阳性，有时可能比免疫组化更好区分上皮与间叶成分。

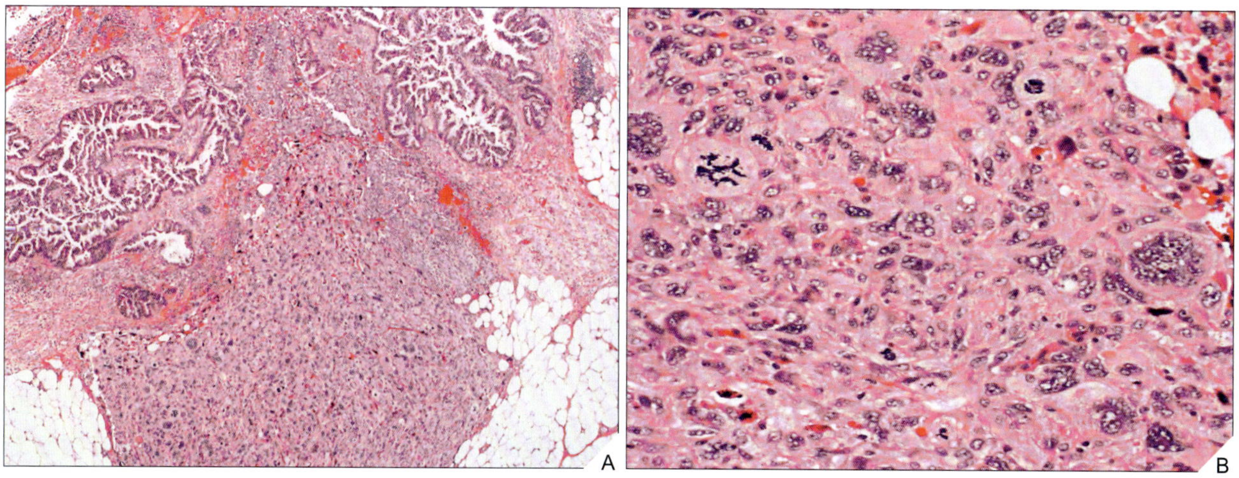

图 18-90　癌肉瘤

癌（左）和肉瘤成分（中下）(A)；非特异性高级别肉瘤，细胞核异型性大，核分裂象明显（B）

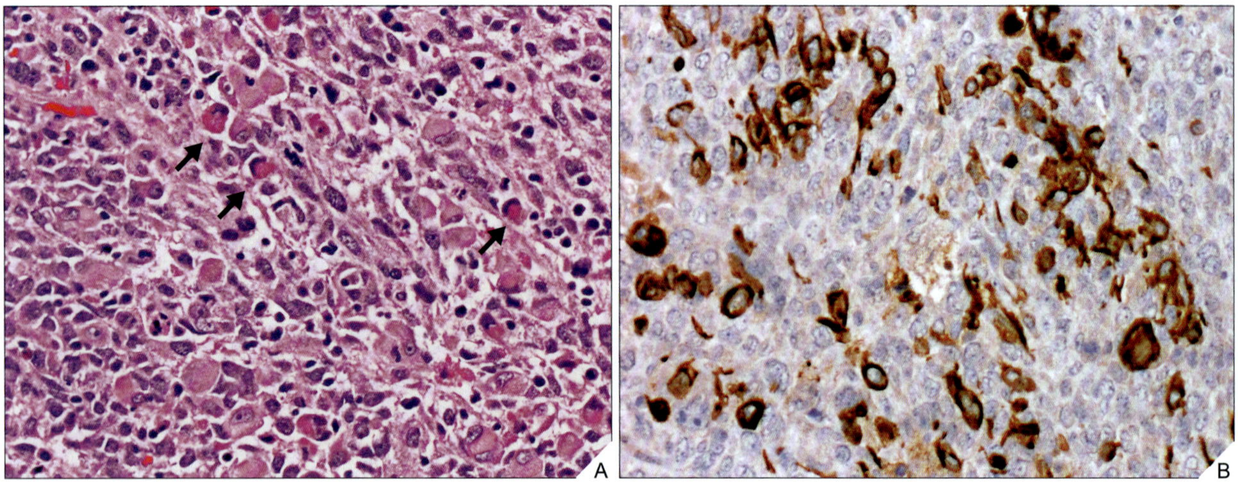

图 18-91 癌肉瘤伴异源性成分

横纹肌肉瘤分化（A，箭头），肿瘤 myogenin 阳性（B）

【分子特征】

UCS 中，上皮细胞和间叶细胞具有共同的基因突变，*TP53*（60%～97%）、*FBXW*（10%～44%）、*PPP2R1A*（11%～30%）、*HER2*（9%～18%）等浆液样突变常见，而 *ARID1A*（10%～25%）、*KRAS*（8%～15%）、*PTEN*（10%～50%）和 *PIK3CA*（20%～40%）等子宫内膜样突变较少见。突变率因所包括的 UCS 成分不同而异[152]。有一些癌肉瘤具有上皮间质转化（EMT）的基因特征。尽管 UCS 一般预后差，但少数（约 5%）病例，特别是癌成分为内膜样癌时，也可有 POLEmut 预后良好的分子类型[152]。因此，如有条件，应该对含有非浆液性癌成分的癌肉瘤进行分子分型。

【鉴别诊断】

如果将肿瘤作为一种分化异常的疾病来理解，那么 UCS 则代表了恶性细胞在形态上的极致表现，所以其镜下改变经常是丰富多彩的。需要与以下肿瘤鉴别。

1. LGEEC 伴条索和透明样变（CHEC）、伴梭形细胞或桑葚样改变 这些肿瘤都具有实性区，类似 UCS，然而这些实性区细胞形态都很温和，不会有异源性分化，腺癌成分也都是低级别的，两者间都是过渡的（图 18-46），CHEC 和桑葚样区都呈 β-catenin 弥漫阳性（图 18-31）。

2. 富含梭形细胞的 EEC 该肿瘤通常为 FIGO Ⅰ期 EEC，除了典型腺癌成分外，还有梭形细胞成分，容易与 UCS 混淆。前者梭形细胞可见散在分裂象，但形态学上缺乏肉瘤的高度异型性，免疫组化 EMA 染色阳性，表明其上皮属性（图 18-46）。

3. EEC 伴良性间叶分化如软骨、骨或脂肪化生 这种情况虽然少见，一旦出现，就很容易误以为 UCS，但这种情况一般出现于 LGEEC，化生的间叶成分形态上都是温和的，与 UCS 的高级别癌和高级别肉瘤成分不同。

4. EEC 3 级、ESC 或 MLA 等高级别癌伴实性生长 这些高级别癌的腺结构区和实性生长区细胞形态都是高级别的，需要与 UCS 鉴别。这些癌中两种区域细胞形态一致，并且两种区域互相移行，无法区分，也不会出现异源性成分，都与 UCS 不同。免疫组化 CK、EMA 和 E-cadherin 阳性结果支持癌的诊断，然而，结果可能不确定。

5. 去分化癌 在低倍镜下与 UCS 有相似的“双相”分化表现，但其分化区为 LGEEC，不同于 UCS 的高级别癌，实性区为未分化癌，细胞小圆一致，黏附性差，缺乏 UCS 的多形性和异源性间叶分化。免疫组化上，未分化癌区 CK7 和 PAX8 阴性，与肉瘤相似，但 UCS 不会有 E-cadherin、BRG1、BRM 和 INI-1 缺失，MMR 蛋白表达缺失少见。

6. 腺肉瘤 与 UCS 一样，有上皮和间叶双相分化，典型腺肉瘤具有分叶状结构、袖套样间质改变、裂隙样或僵硬囊状腺体及腺腔内叶状乳头，腺上皮通常为无或轻度不典型，肉瘤通常为低级别间质肉瘤形态，容易与 UCS 区分。但出现肉瘤成分过度生长伴高级别肉瘤形态，以及罕见出现腺癌成分时，很容易误诊为 UCS，通常后一种腺肉瘤中病灶很局灶，广泛取材寻找典型腺肉瘤区有助于诊断。

7. 未分化子宫肉瘤 肉瘤优势的 UCS，尤其在取样不足时，腺癌成分不明显，是未分化子宫肉瘤需要排除的诊断。广泛取材，找到腺癌或明确的分化区如平滑肌肉瘤、间质肉瘤，尤其异源性肉瘤成分，都可排除未分化子宫肉瘤而支持UCS的诊断。

8.单相性恶性肿瘤　在术前活检标本中，只显示癌或肉瘤一种成分的情况并不少见，需要在子宫切除标本中，注意广泛取材，才能最后确定UCS的诊断。但是如果出现高度多形性肉瘤、异源性肉瘤成分，或难以分类的低分化癌成分，尤其出现在高龄妇女，超声或影像学检查提示宫腔内巨大肿块时，通常提示UCS的可能。有关使用keratin和vimentin染色帮助鉴别诊断的问题，要强调的是癌肉瘤的诊断主要是依据形态学，而不是免疫组化。这是因为这两种蛋白标志物在癌和肉瘤成分中都可以表现为阳性。

【预后和预测因素】

UCS转移至宫外很常见，比其他子宫内膜癌在更晚期诊断，患者就诊时50%～60%为FIGO分期Ⅲ/Ⅳ期。即使是早期的病例，超过60%的患者由于隐匿性转移扩散而在全面手术评估后分期提升，术后复发率也超过50%。与肉瘤典型的血行播散不同，UCS的转移方式与上皮性肿瘤一样，通常是淋巴和腹腔途径，上皮成分更常见于远处转移部位，肉瘤成分与局部肿瘤扩展相关，远处器官转移常见于肺、肝、骨及阴道[152]。预后与组织学亚型、肿瘤大小（≥5cm约占60%）、FIGO分期、淋巴血管浸润（约60%）、术后残留病变、腹膜恶性细胞学、分子特征及治疗密切相关。最主要的预后因素是肿瘤分期，局限于子宫的5年生存率为30%～46%，进展期（Ⅲ/Ⅳ期）的5年生存率不足10%。多数在手术时即已广泛浸润子宫深肌层、浆膜或子宫外，腹膜常广泛受累，预后很差，患者常在数月内死亡，中位总生存期<2年。UCS中上皮成分为EEC者5年总生存率为50%～55%，高于含NEEC成分者的30%～35%。异源性肉瘤和肉瘤优势与最差预后相关。含EEC的UCS多表现为POLEmut和MMRd分子亚型。POLEmut UCS的预后与POLEmut EEC一样良好。另外，p53abn和NSMP的UCS预后比EEC/ESC更差，而MSI-H/MMRd肿瘤的预后尚不明确[152]。

手术原则与子宫内膜浆液性癌一样。第一次彻底分期手术对预后评估和选择适当的辅助治疗很关键。对于临床Ⅰ期的病例，有30%～50%手术后发现在Ⅰ期以上。当然这与仔细规范进行病理检查有关。化疗药物中以异环磷酰胺和顺铂为经典，但其延长生存期效果不佳。放疗对早期病例控制局部复发有一定效果，但对晚期病例的疗效存在不少疑问。MMRd UCS对免疫治疗有效。有可能改善治疗的新型分子靶向疗法正在出现。

六、子宫内膜未分化癌与去分化癌

子宫内膜未分化癌（endometrial undifferentiated carcinoma，EUC）[153]是一种没有明显的细胞谱系分化的恶性上皮性肿瘤。子宫内膜去分化癌（endometrial dedifferentiated carcinoma，EDC）由未分化癌和分化成分（典型的是G1或G2 EEC）混合构成[153]。

【流行病学和危险因素】

EUC和EDC占子宫内膜癌的1%～9%，占高级别子宫内膜癌的10%。37%～87%的EUC与LGEEC混合成为EDC[154]，EUC成分大多与EEC同时出现，也可继发于LGEEC的转化或去分化，单独或与EEC混合出现在复发瘤中。由于其组织学上有“未分化”成分，长期被整体归类于高度侵袭性子宫内膜癌，但最近的研究发现这些肿瘤表现为多种分子亚型，约1/2的患者有*MMR*基因突变，也有病例归属*POLE*超突变组[155]，提示EUC与EDC是由异质性肿瘤组成。也表明其具有特殊的遗传学改变与发生机制，部分病例可能与Lynch综合征相关。约1/2 EUC和2/3 EDC与核心SWI/SNF复合体蛋白失活突变有关，导致*SMARCA4*（*BRG1*）与*SMARCB1*（*INI-1*）失活[156]，具有这种分子特征的肿瘤极具侵袭性，进展迅速[154]。

【临床特征】

患者平均年龄为50～55岁（30～82岁），较浆液性癌和透明细胞癌年轻10余岁，约1/4的患者≤40岁，40%左右的患者≤50岁。少数患者有直肠癌病史，部分病例有与Lynch综合征相关的家族史。患者以异常子宫出血和盆腔疼痛为主要表现，也可伴有全身淋巴结肿大，半数以上为晚期（Ⅲ/Ⅳ期），有的同时有小脑和肾上腺转移，个别在卵巢伴发同型肿瘤。在许多情况下，临床病程是暴发性的。

【大体病理学】

EUC和EDC典型表现为宫腔内大的息肉样肿块（2～15cm），通常充满整个宫腔，也可以是肌层内浸润性病变，伴大片坏死。多数肿瘤位于宫体，也有不少累及子宫下段，个别主要位于子宫下段。常见宫颈受累。

【组织学特征】

EUC为单形性实性上皮性肿瘤，形态相对单一的肿瘤细胞呈弥漫片状排列，黏附性差，常具有黏液样背景，伴大片坏死，没有腺体形成，但可有局灶性腺泡状、巢状和模糊的梁索状生长及横纹肌样/浆细胞样形态。肿瘤细胞小到中等，呈圆形或多角形，空泡状核，偶见明显的核仁，核质比高，核分裂活跃，多形性不明显或仅小灶出现，类似于淋巴瘤、浆细胞瘤、高级别子宫内膜间质肉瘤或小细胞癌（图 18-92）。有时可见孤立的鳞化，以及肿瘤内大量淋巴细胞浸润（>40/10HPFs，平均 95/10HPFs）。

EDC 由 LGEEC 和 EUC 两种不同的成分组成（图 18-93，图 18-94），EUC 的比例为 20%～90%。两种成分陡然转换，缺乏相互过渡或移行。LGEEC 在肿瘤中的位置一般更接近表面，EUC 多位于其深部，因此容易造成诊刮标本与子宫切除标本诊断的不一致。偶尔见肿瘤由高级别子宫内膜癌（HGEC）与 EUC 成分组成[157]，这些 HGEC 包括 EEC G3、ESC 及无法分类的癌。EDC-HGEC 与 EDC-LGEC 具有形态学和免疫表型相似性，但可能比 EDC-LGEC 更具侵袭性。

罕见情况下，EUC 和 EDC 的未分化成分中见梭形细胞，伴中高度异型性，核仁显著和分裂活性高，或呈异源性软骨肉瘤分化，并出现相应免疫组化特征，与未分化成分相互融合，被描述为 EUC/EDC 伴肉瘤转化[158]（图 18-94，图 18-96）。

【免疫组化】

80% 以上的 EUC 保留上皮分化的证据，表现为对上皮细胞的标志物 CK18、CAM5.2 和 EMA 有少数细胞强阳性表达，少数病例为广泛阳性或完全阴性（图 18-95，图 18-96）。vimentin 阳性；有时可见 CD34 阳性；大多数 EUC（包括 EDC 中的 EUC 成分）缺乏 PAX8、E-cadherin、ER 与 PR 表达；对神经内分泌细胞的标志物 CgA、Syn 与 CD56 等的表达多为阴性，少数肿瘤可有局灶（<10% 细胞）阳性。EUC/EDC 伴肉瘤转化者可有 cyclin D1 或 S-100 阳性（图 18-96）。p53 免疫组化表达多为野生型，少数为 *p53* 突变型。半数以上病例有 MMR 蛋白表达缺失，最常见 MLH1 与 PMS2 表达共同缺失，少数为 PMS2 缺失，个别为 MSH2 与 MSH6 表达缺失。常有 SWI/

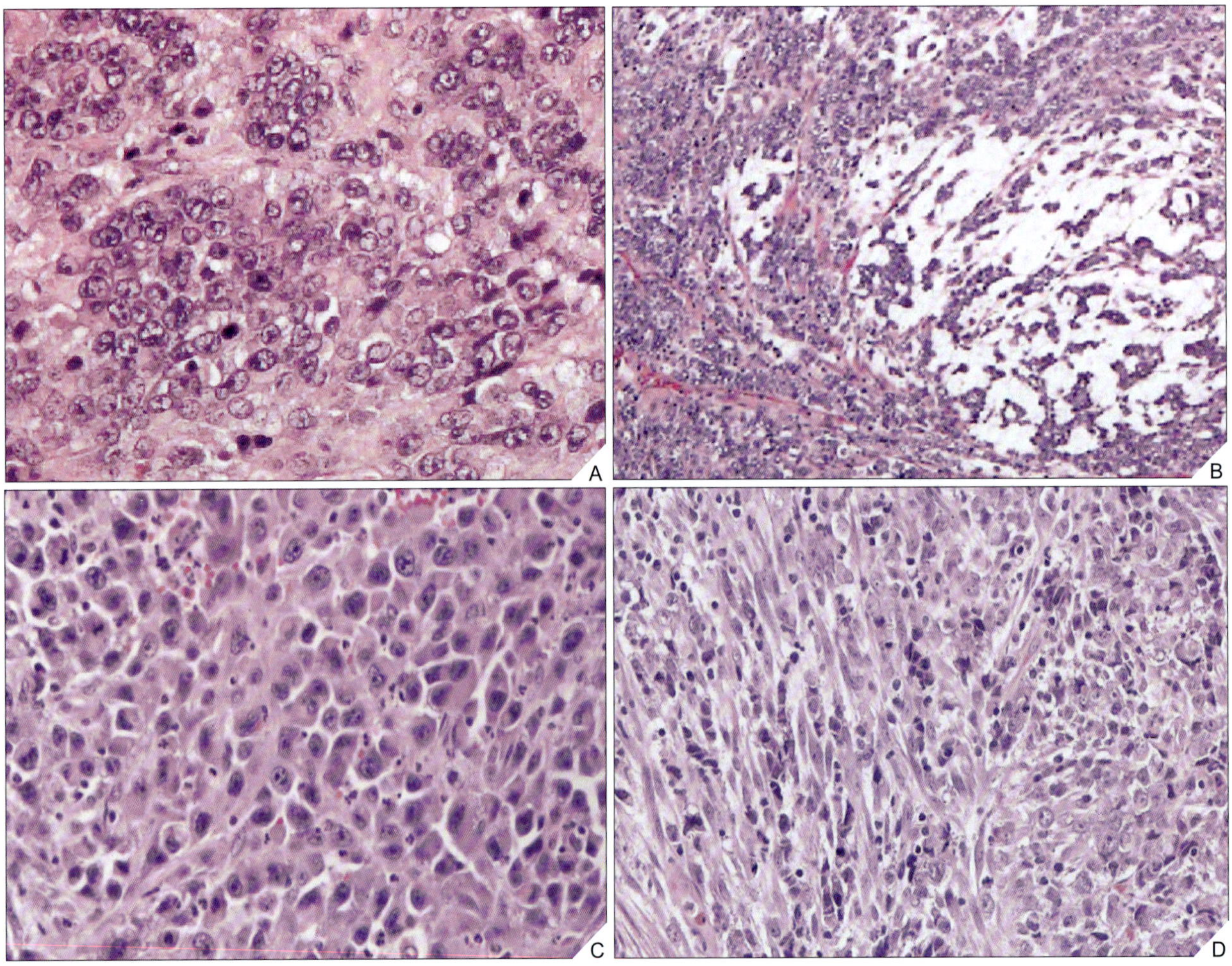

图 18-92　子宫内膜未分化癌

可表现为多种细胞形态：单一化细胞（A）；局部黏液样变（B）；横纹肌样（C）；梭形细胞（D）

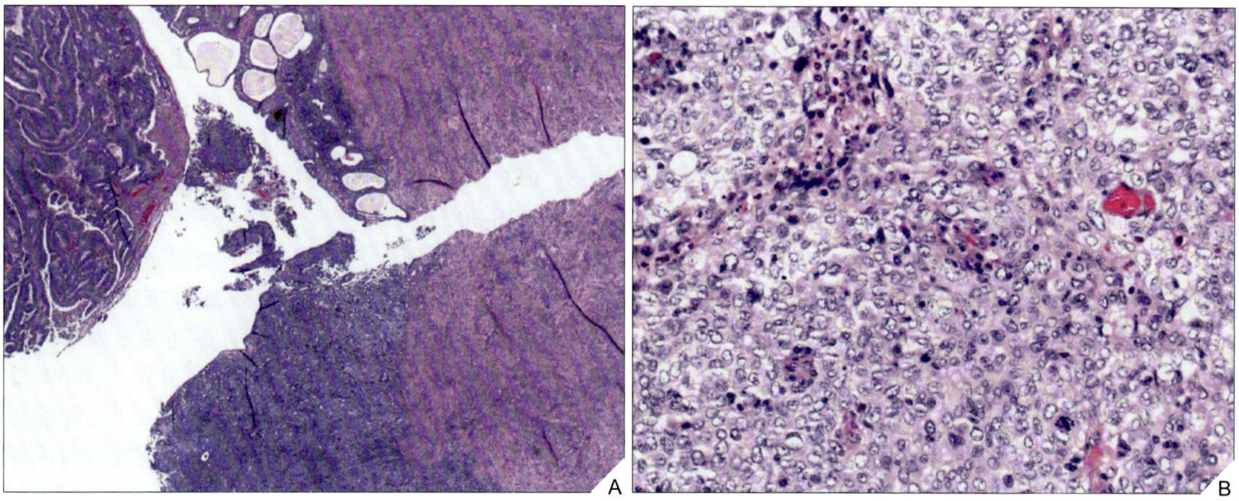

图 18-93　子宫内膜去分化癌

A. 可见子宫内膜样癌 1 级（左侧）与未分化癌（右侧）；B. 未分化癌缺少腺样分化，伴高度恶性的细胞学特征

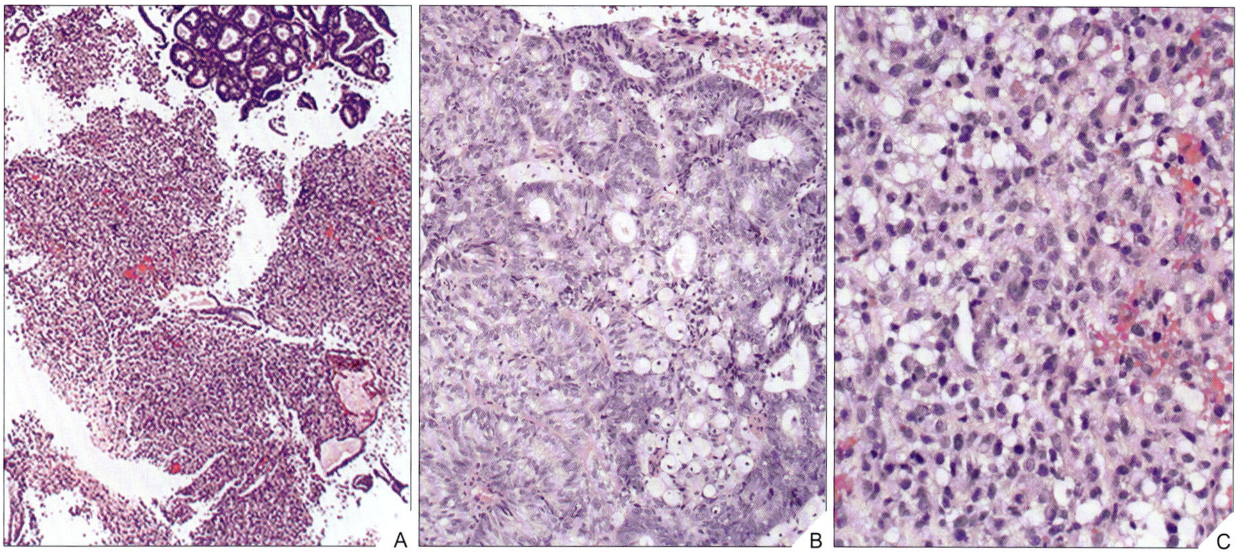

图 18-94　子宫内膜去分化癌

肿瘤包括子宫内膜样癌 1 级（A 上，B）和子宫内膜未分化癌（梭形细胞，A 下，C）两个组成部分，两部分紧邻，但分界明显，相互间无移行（A）

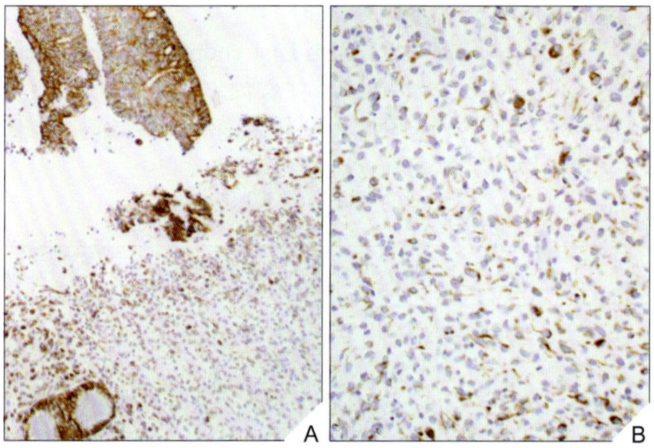

图 18-95　子宫内膜去分化癌

其未分化部分 CAM5.2 阳性。A. 低倍镜；B. 高倍镜

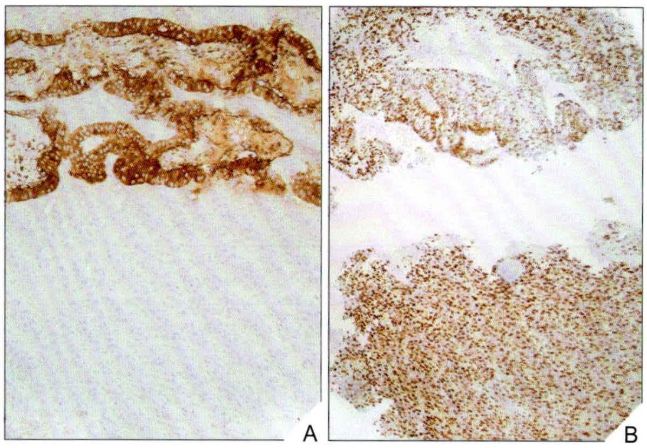

图 18-96　子宫内膜去分化癌

其子宫内膜样癌部分 EMA 阳性（A 上），而未分化部分 EMA 可呈阴性（A 下）。cyclin D1 在两部分均可阳性表达（B）

SNF蛋白表达缺失与相应的基因突变，ARID1A表达缺失，BRG1/INI1缺失与无BRG1/INI1缺失的肿瘤在PAX8，ER及p53表达上有所不同（表18-29）。

【分子特征】

EUC和EDC表现为全部4种子宫内膜癌分子亚型，并呈相应的分子异常。约50%的EUC和50%～75%的EDC为MMRd型，比EEC更常见，多数是由于*MLH1*和*PMS2*启动子甲基化，少数为与Lynch综合征相关的其他MMR缺陷。其次为NSMP型，约占1/4肿瘤，类似内膜样癌，伴有*PTEN*突变，少数同时伴*p53*突变，提示未分化癌可来自低拷贝数型肿瘤或高拷贝数型浆液性肿瘤[48]。POLEmut型与p53abn/浆液样型肿瘤在EUC各占11%。MMRd、p53abn常在EDC的未分化成分中见到，在LGEEC区未见，提示使用免疫检查点抑制剂或针对*p53*突变途径可以对未分化成分的治疗有作用。约1/2 EUC和2/3 EDC的未分化癌成分中，出现SWI/SNF复合体蛋白的失活突变相关的基因突变，包括*SMARCA2*（*BRM*）、*SMARCA4*（*BRG1*）、*SMARCB1*（*INI1*）、*ARID1A*和*ARID1B*基因失活。分子检测可以为这种常规治疗效果不佳的高度侵袭性肿瘤寻找合适的治疗靶点。

【鉴别诊断】

1. EUC与小圆细胞肿瘤 纯的EUC需要与各种实性生长的小圆细胞肿瘤鉴别，包括淋巴瘤、浆细胞瘤、高级别子宫内膜间质肉瘤、未分化子宫肉瘤或小细胞癌等。淋巴瘤、浆细胞瘤依赖各自独特的免疫组化可以鉴别。EUC的圆形细胞和黏液样背景，罕见伴肉瘤转化可出现cyclin D1阳性，需要与高级别子宫内膜间质肉瘤（ESS）鉴别，但高级别ESS有时与低级别ESS混合，后者具有特征性螺旋小动脉样血管和舌状浸润方式，高级别ESS同时表现为BCOR阳性，可资鉴别。未分化子宫肉瘤虽然少数表现为细胞形态单一，但大多数表现为高度的核多形性，在低倍镜下容易识别，这在未分化癌中相当罕见。任何CK、EMA、CK8/18或E-cadherin表达均提示未分化癌；其他标志物没有用处。EUC与SMARCA4缺陷子宫肉瘤在形态上和免疫组化上存在很大重叠，需要分子检测才能明确诊断。

2. EDC与高级别子宫内膜癌 EDC需要与EEC G3、ESC、混合性癌、癌肉瘤和神经内分泌癌等鉴别（表18-30）。

【预后和管理】

EUC和EDC总体上是侵袭性极强的肿瘤，预后差，30%伴有子宫外扩散，有很高的复发率与死亡率，死亡率与EEC G3相比更高，分别为>60%和35%，表现为高度恶性的生物学行为，即使肿瘤以EEC为主、EUC仅占20%的病例，也常在数月内死亡。然而这也是一种分子异质性肿瘤，并表现不同的生物学行为。分子学表现为*p53*突变型的肿瘤行为类似浆液性癌，即使是临床Ⅰ期，患者也可能在短期内出现肿瘤复发与转移，常存活不足2年。此类肿瘤的识别目前主要有赖于免疫组化*p53*突变型表达。但并非所有的EUC和EDC均表现侵袭性病程，分子类型为POLEmut型的肿瘤虽表现高级别的组织形态或同时伴有*p53*突变，却显示出较好的预后。虽然含有高级别子宫内膜癌的EDC或伴肉瘤转化的EUC和EDC都很少见，但这些肿瘤都与更差的预后相关。此外*SWI/SNF*失活突变是一组极具侵袭性EUC和EDC的特征，这些病例的疾病进展迅速，并对传统的铂/紫杉烷类化疗无效，然而一些低拷贝数型肿瘤可能预后较好[154]。

EUC和EDC除了手术与化疗，常需要辅以放射治疗。半数以上EUC和EDC为MMRd肿瘤，这些患者可以受益于免疫抑制剂治疗。

七、子宫内膜神经内分泌癌

【流行病学和危险因素】

子宫内膜神经内分泌癌（endometrial neuroendocrine cancer，ENC）是指具有神经内分泌表型的一组肿瘤，为子宫内膜癌中的罕见类型，文献统计其

表18-29 子宫内膜去分化癌的免疫组化表达

分组	肿瘤成分	PAX8	ER	p53
BRG1/INI1缺失	子宫内膜样癌	阳性	绝大多数阳性	5%为突变型
	子宫内膜未分化癌	阴性	阴性	
无BRG1/INI1缺失	子宫内膜样癌	阳性	绝大多数阳性	47%为突变型
	子宫内膜未分化癌	2/3阴性	80%阴性	

表 18-30 去分化癌与各种高级别子宫内膜癌鉴别

	去分化癌（EDC）	内膜样癌3级（EEC G3）	浆液性癌（ESC）	混合性癌（MC）	癌肉瘤（UCS）	神经内分泌癌（ENC）
腺体与实性区混合结构	有 陡然分界	有 互相移行	可有 无法分清 腺体裂隙状	可有 互相移行	可有 常界限明显 也可移行	腺体不明显 可有菊形团或小梁 但可与 LGEEC 混合
腺体与实性区细胞形态及异型性	明显不同 腺体 - 低级别 实性区 - 高级别	相同	相同	可有不同 不同组织学类型不同	不同 但都是高级别	单形性
实性区细胞形态	形态单一 黏附性差 常有黏液样背景 类似于淋巴瘤、浆细胞瘤、高级别子宫内膜间质肉瘤或小细胞瘤	多形性不明显 黏附性好 异型性比表内其他肿瘤小	多形性常见 黏附性好 核质比大 异型性大	多形性大 明确的上皮分化 不同的上皮类型 至少有 ESC 或 ECC	多形性大 上皮和（或）间叶成分 同源性和（或）异源性	形态单一 细胞质少 核质比大 核铸型 胡椒盐样染色质
免疫组化	实性区与腺体不同 CK 灶 +/– PAX8– ER/PR– E–cadherin– p53 突变型 / 野生型 CgA<10% 细胞 + Syn<10% 细胞 + CD56<10% 细胞 + BRG1 可能 – BRM 可能 – INI-1 可能 –	实性区与腺体相同 CK 弥漫 + PAX8 弥漫 + ER/PR+ E–cadherin 弥漫 + p53 突变型 / 野生型 BRG1+ BRM+ INI-1+	实性区与腺体相同 CK 弥漫 + PAX8 弥漫 + ER/PR– E-cadherin 弥漫 + p53 突变型 BRG1+ BRM+ INI-1+	实性区与腺体可能不同 CK 弥漫 + PAX8 弥漫 + ER/PR 部分区 – E–cadherin 弥漫 + p53 突变型 / 野生型 BRG1+ BRM+ INI-1+	实性区与腺体可能不同 CK 部分区 + CAM5.2 部分区 + PAX8 部分区 + ER/PR+/ 部分区 – E–cadherin 弥漫 + p53 突变型 / 野生型 BRG1+ BRM+ INI-1+	没有差异 CK 弥漫 + CgA+ Syn+ CD56+ BRG1+ BRM+ INI-1+

发生率不足 1%，实际可能高于这一数据。组织类型包括小细胞神经内分泌癌（small cell ENC，SCENC）与大细胞神经内分泌癌（large cell ENC，LCENC），少数为纯型（小细胞型、大细胞型或大小细胞混合型），多数为与其他类型子宫内膜癌混合的形态。SCENC 与 LCENC 均属于高级别 ENC，与之对应的是类癌，即低级别神经内分泌肿瘤，在内膜中仅见 2 例报道。

【临床特征】

患者平均年龄近 66 岁（37～87 岁），以 60～70 岁居多，<50 岁仅占 6.4%。ENC 的平均年龄小于 ESC 和 ECC，SCENC 与 LCENC 年龄无明显差异。临床主要表现为阴道出血及与肿瘤转移部位相关的症状，很少伴有神经内分泌综合征。

【大体病理学】

肿瘤多为较大的肿物，突向宫腔，也可仅限于息肉，最近一组报道 25 例肿瘤的平均直径为 6cm，常伴有深肌层浸润。

【组织病理学】

1. SCENC 的细胞类似小细胞肺癌细胞形态，呈卵圆形，细胞质稀少，染色质浓缩，被形象地描述为撒盐状或胡椒状，常见铸型核（图 18-97）。细胞黏附性差。肿瘤主要呈弥漫性生长，可见少量巢状、梁状或假菊形团结构。LCENC 的细胞呈多角形，细胞质丰富，核空泡状或深染，核仁明显（图 18-98），主要呈岛状排列，边缘可为栅栏状，常与弥漫性生长混合，也可见少量梁状或缎带状结构。肿瘤伴大量核分裂象与地图样坏死，常伴有淋巴血管受累。有时肿瘤中同时可见大细胞与小细胞的区域，也可见大细胞与小细胞重叠的形态。

2. 50%～80% 的 ENC 合并其他类型的子宫内膜癌，最常见伴有 EEC（1～3 级），少数合并 ESC 或 ECC。多数肿瘤以 ENC 成分为主（平均 80%）。

【免疫组化】

肿瘤常表达神经内分泌标志物，较敏感的是 CgA 与 Syn（图 18-97，图 18-98），CD56 不具有特异性，

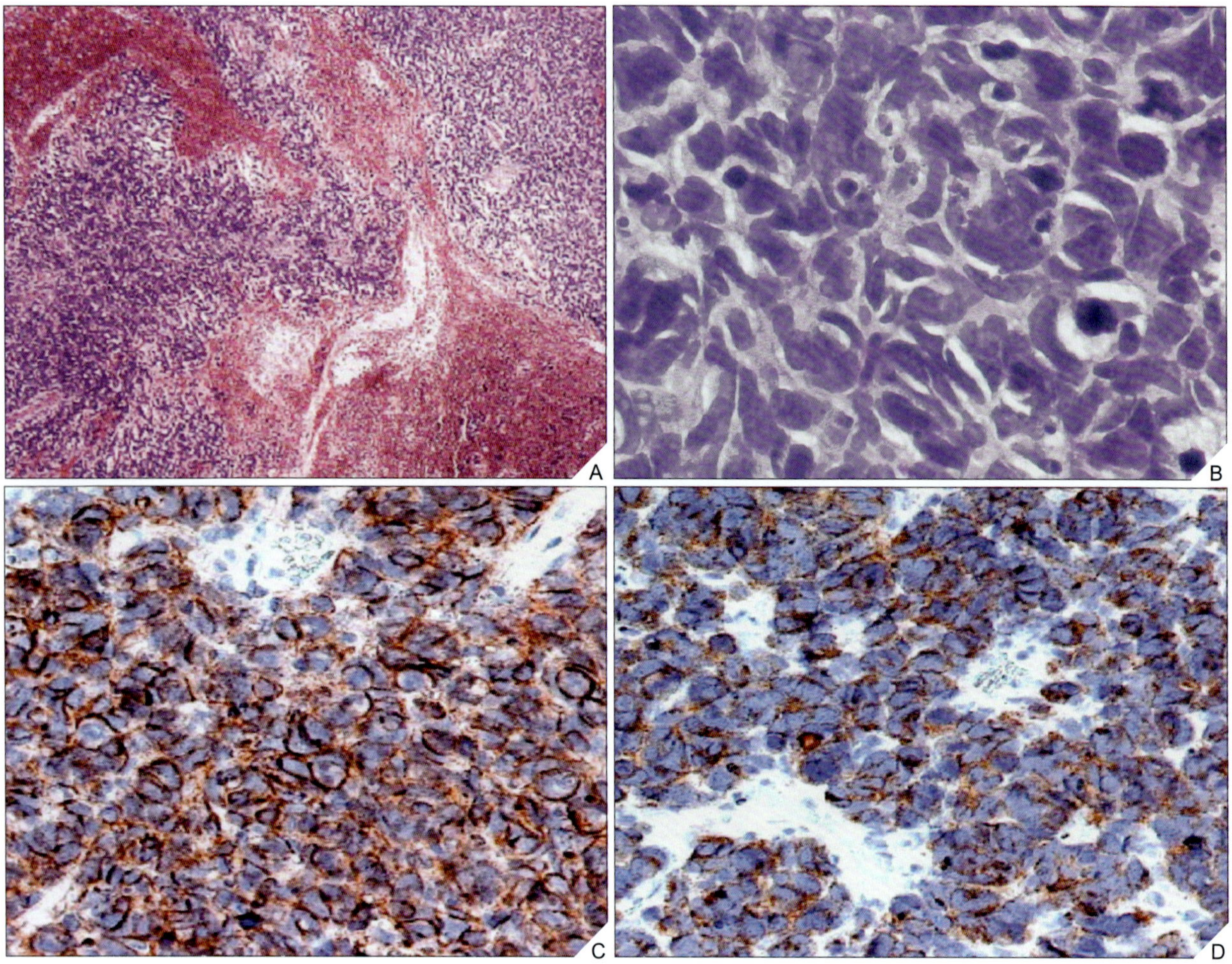

图 18-97 小细胞神经内分泌癌

肿瘤细胞弥漫生长，有出血坏死（A）；高倍镜下见染色质浓染，核有铸型（B）；CgA（C）与 Syn（D）均阳性

因其在内膜样癌也可表达。广谱 CK 与 CK18 典型表现为核周点染阳性，p16 片状或弥漫阳性。PAX8 与 CD117 阳性见于约 1/3 的肿瘤。MMR 缺失见于 40% 以上的肿瘤，主要表现为 MLH1/PMS2 缺失。

对免疫组化结果应结合组织形态进行解释，SCENC 只要组织形态符合就可诊断，神经内分泌标志物并非绝对指标。而 LCENC 不仅要求组织形态符合，还需要表达至少一种神经内分泌标志物（至少 10% 的肿瘤细胞阳性）。Syn 也可表达于少数内膜样癌或浆液性癌（21% 与 13%），因此建议诊断时采用一组抗体协助诊断。

【分子特征】

ENC 携带常见于 EEC 的 *PIK3CA* 和 *PTEN* 突变，提示 ENC 可能起源于传统的子宫内膜肿瘤，尤其是子宫内膜样腺癌[159]。研究证明，在 ENC 与非 ENC 混合的肿瘤中，两种成分具有相同的分子特征，因此是克隆性的，排除了“碰撞”肿瘤的可能性。ENC 也是一种分子异质性肿瘤，最常伴有 *MMR* 基因异常，个别肿瘤显示 *POLE* 突变。从分子的角度来看，大多数 ENC 更接近于其他组织学类型的子宫内膜癌，仅 14% 表现出典型的肺 SCNEC 分子改变，即 *TP53* 突变 / 高拷贝数型[160]。

【鉴别诊断】

ENC 混有 EEC 时很易被误认为内膜样癌的实性区，LCENC 与未分化癌形态相似，肿瘤还应与浆液性癌、癌肉瘤及 PNET 等鉴别，详见表 18-30。此外，还应注意除外来自宫颈的继发性内膜神经内分泌癌，尤其是对不合并其他类型子宫内膜癌的纯型肿瘤，可通过 HPV 检测进行区分，源自宫颈的 NEC HPV 阳性。

免疫组化在鉴别诊断中起着重要作用。CgA、Syn 和 CD56 是确认神经内分泌分化的常用标志物，然而，在包括 EEC、ESC、ECC、UCS、EUC、EDC 的各类子宫内膜癌中，66% 表达这些神经内

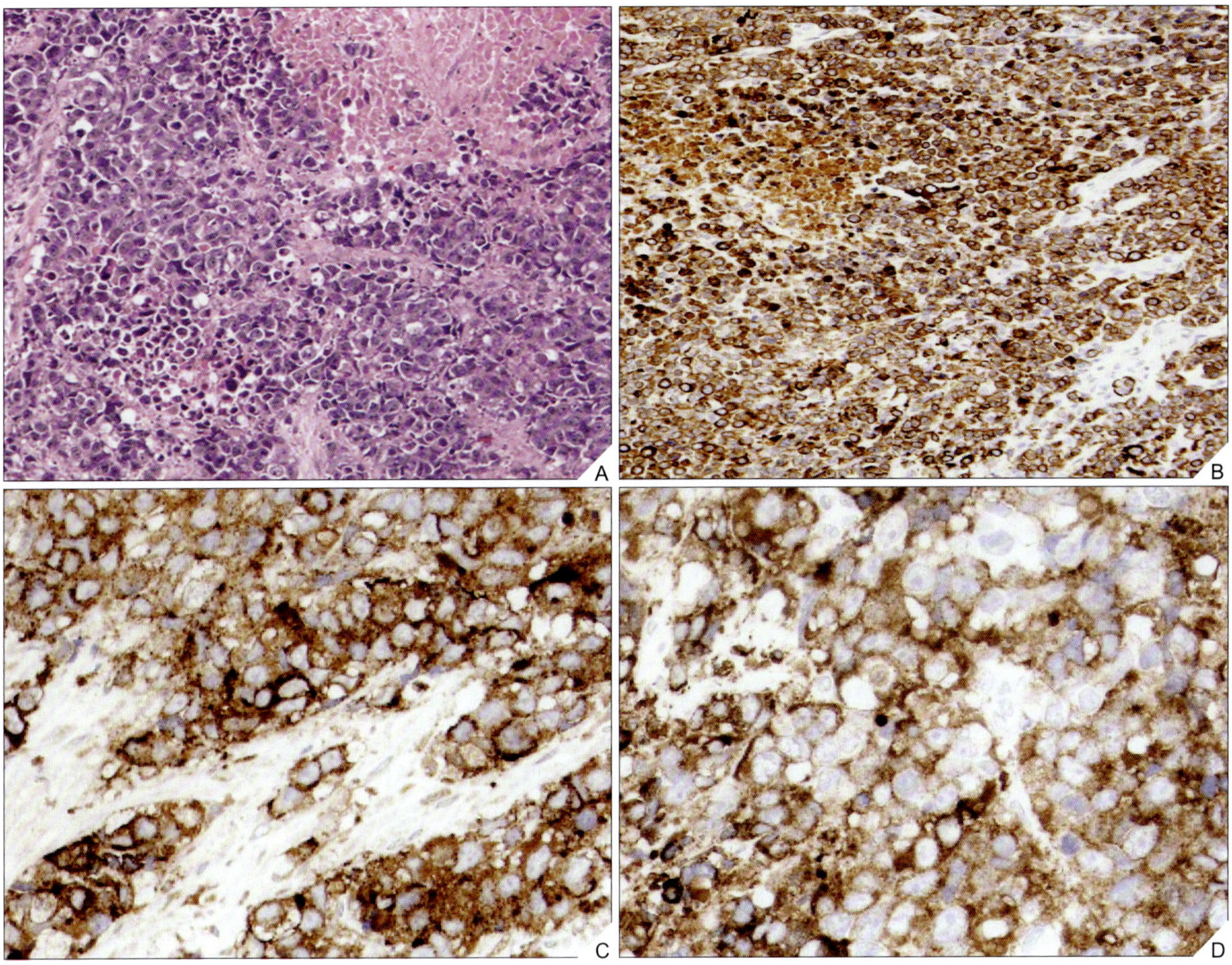

图 18–98　大细胞神经内分泌癌

肿瘤细胞较大，多角形，片状与岛状排列，有坏死（A）；肿瘤表达广谱角蛋白（B）、CgA（C）与 Syn（D）

分泌标志物，最常见的模式是单一标志物的局部（1%～25%）表达，CD56 在非 ENC 组织中普遍存在[161]。甚至在正常子宫内膜中也能观察到神经内分泌标志物阳性染色。ECC 较少表达这些标志物，而 ECS 和 ESC 通常至少表达一种标志物。因此在缺乏形态特征时，无须使用神经内分泌标志物；在有形态学提示可能为 ENC 时，也不能仅因为单个神经内分泌标志物阳性就诊断为 ENC。CgA 和 Syn 罕见共同表达于这些癌症，因此共同阳性倾向为 ENC，也提示考虑 ENC 时应该使用多个标志物。在表达神经内分泌标志物的非 ENC 中建议避免使用伴神经内分泌“分化”或“特征”的术语。甲状腺转录因子（TTF-1）是小细胞肺癌的重要指标，在确认 ENC 方面几乎没有价值，但子宫内膜癌 TTF-1 阳性时应该考虑中肾样癌的鉴别诊断。胰岛素相关蛋白 1（INSM1）是一种新型的神经内分泌标志物，INSM1 可能比上述传统的神经内分泌标志物更适合妇科 ENC，因为它只表达于极少数其他类型的妇科非神经内分泌肿瘤[162]。需要强调的是，ENC 的诊断应该着重于结构和细胞学上明确的神经内分泌分化证据，尤其 SCENC，神经内分泌染色的表达是支持性的，但不是诊断所必需的。

【预后】

多数病例为进展期，77% 的患者被诊断为晚期，近半数病例在 1 年左右死亡，5 年生存率为 23%。ENC 的中位生存时间、2 年生存率和 5 年生存率显著低于包括 ESC、ECC 和 EEC 在内的其他子宫内膜癌。SCENC 与 LCENC 的生存率无明显差异[163]。另外，当肿瘤局限于子宫内膜息肉内时预后较好。与子宫内膜癌混合的 ENC 比纯型 ENC 预后好。对于所有 ENC，均应考虑进行分子分型。因为研究结果表明，对于指导治疗而言，ENC 的分子背景可能比组织学分类更重要[160]。

八、子宫内膜中肾样腺癌

中肾样腺癌（mesonephric-like adenocarcinoma，MLA）是一种新认识的罕见妇科肿瘤[164]，近几年受到越来越多的关注。发生于子宫体约占75%，卵巢约占25%[165]，因其表现出与中肾管腺癌（mesonephric adenocarcinoma，MA）相似的组织形态、免疫表型和分子特征，但缺乏相关的中肾残留，因此命名为“中肾样癌”[166]。

子宫体MLA是一种独特的子宫内膜癌亚型，具有多样的形态结构和特异性免疫表型，有远处转移的倾向，特别是肺部。由于MLA发病率低，且组织结构多样，经常被低估和误诊为其他恶性肿瘤，如内膜样癌、浆液性癌和癌肉瘤等。文献报道的MLA绝大部分最初被误诊为低级别子宫内膜样癌[164, 167]，由于其侵袭性的生物学行为与组织学上的高分化不一致，被认为是“披着羊皮的狼”。

MLA的细胞起源一直存在争议，部分学者基于MLA与MA在形态学、免疫表型及分子特征上的高度相似性，认为MLA是一种具有米勒管细胞特征的中肾管癌。越来越多的证据显示MLA更可能是起源于米勒管并向中肾管方向分化的恶性肿瘤，几乎所有宫体MLA都起源于内膜而不是肌层（图18-99）。少数病例还伴有内膜不典型增生和低级别内膜样癌，而且这些组织学上不同的两种成分具有共同的*KRAS*突变[63, 168]；另外，绝大多数卵巢MLA及罕见的女性生殖道外MLA都与子宫内膜异位症相关[169]；且所有MLA均未见残留中肾管组织。后续的分子检测也进一步证实了这一观点，虽然MLA与MA都存在*KRAS*、*NRAS*突变，但部分MLA还存在*PIK3CA*、*PTEN*、*CTNNB1*、*BRAF*、*ARID1A*等突变，支持其米勒管起源，这些突变在MA中未见报道[170]。

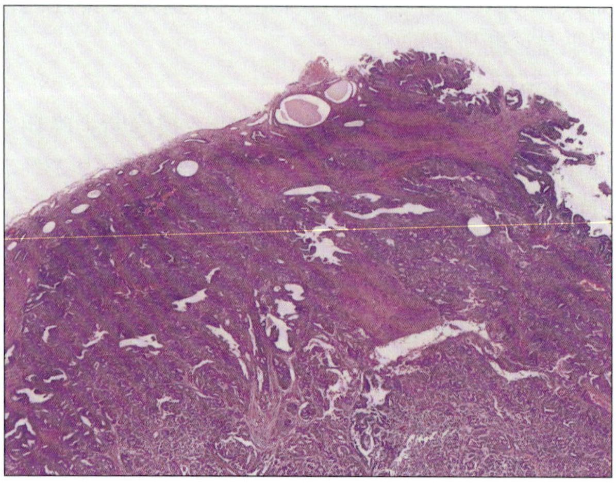

图18-99 MLA起源于子宫内膜

宫腔内膜可见MAL

【流行病学和危险因素】

MLA约占所有子宫内膜癌≤1%，最常见于50～60岁女性，平均年龄为59岁（范围26～91岁，中位年龄为61岁）[165]。

MLA具有较强的侵袭性，诊断时超过一半为晚期（FIGO分期Ⅱ～Ⅳ期），1/3出现淋巴结转移，5年内超过一半出现复发/转移（主要是肺部）[165, 171]。

【临床特征】

临床表现与其他类型的子宫内膜癌一样，阴道出血是其主要的临床症状。

【大体病理学】

MLA的大体特征与其他类型的子宫内膜癌相似，病变主要位于宫腔。约一半表现为外生性肿块，但肿块常较大，中位5.1cm（1.5～14cm），以实性和囊性为主，切面呈灰白色或黄褐色，常见大片出血和坏死。

【组织病理学】

低倍镜下，MLA可以有多种内膜癌结构模式（图18-100A），包括腺样、导管样（图18-100B）、乳头状（图18-100C）、小梁状、网状、筛状、肾小球样和实性（图18-100D），并特征性表现为其中几种结构的混合[172]，常见肿瘤性坏死，不同病例之间具有明显异质性，这种不同结构模式的混合是诊断的初步线索。MLA常以管状和腺样结构为主，因此，最易误诊为低级别内膜样癌（图18-100B）。部分病例管腔/腺腔内可见多少不等的嗜酸性胶样物，有重要的提示作用，这种形态较多时类似于甲状腺组织（图18-101A）。肿瘤细胞呈立方形或柱状，细胞质通常较少，嗜酸性；少数病例可见细胞质中等、透亮的细胞排列成实性片状，相似于透明细胞癌的实性区或内膜样癌中具有透明细胞形态的鳞状分化区。

细胞核轻-中度异型性（即使在实性或肉瘤样区域），少数病例可见重度异型性，但不会弥漫存在。核常成角，泡状，核仁不明显，可见明显的核重叠，有时可见核沟（图18-100A），这些特征使人联想到甲状腺乳头状癌[173]。这一特征通常在导管或乳头状结构区域最为突出，由核质比高的柱状细胞排列。而小管状结构常见扁平-立方细胞衬覆，有细小的核染色质，与透明细胞癌的管囊状结构相似（图18-101B）。肿瘤细胞常出现与其异型性不一致的高核分裂活性，平均12.7/10HPFs（范围4～27/10HPFs）。需要注意的是，出现梭形细胞实性区时，不应诊断为癌肉瘤，因为梭形细胞是MLA形态谱的一部分（图18-100D）。

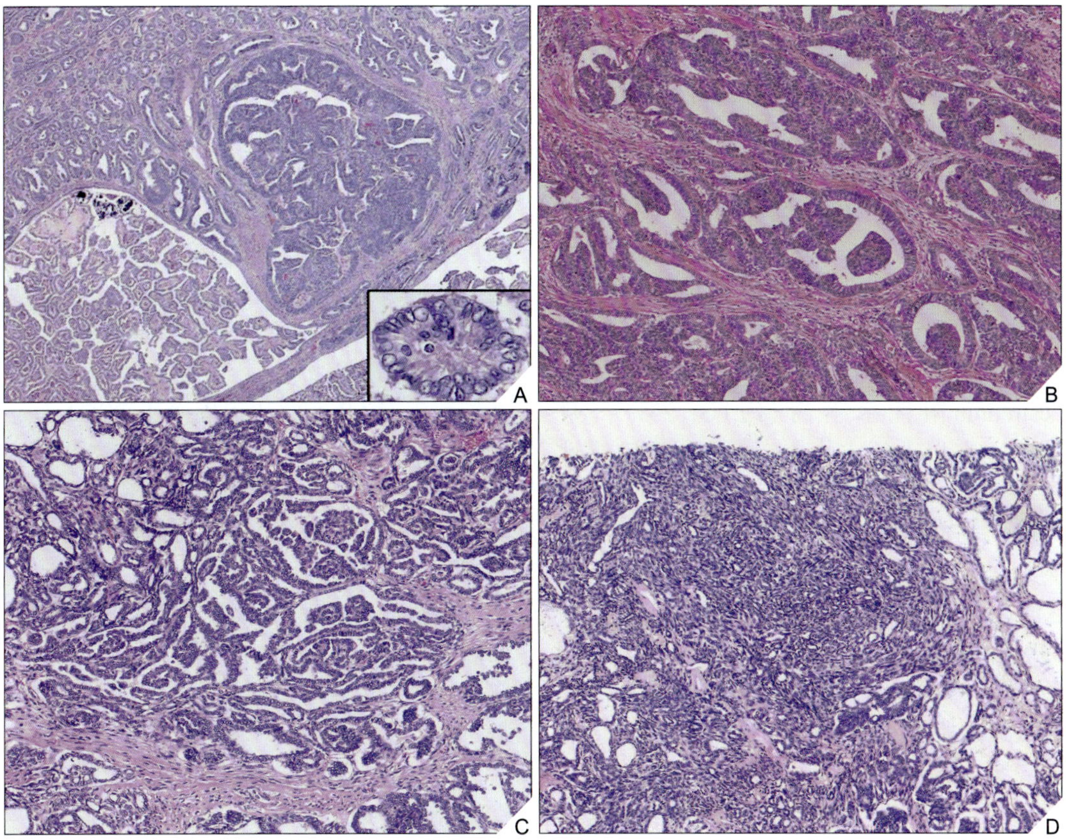

图18-100　MLA 的组织学特征

常见多种结构混合（A），腺样 / 导管样结构（B），乳头状结构（C），实性结构（D）

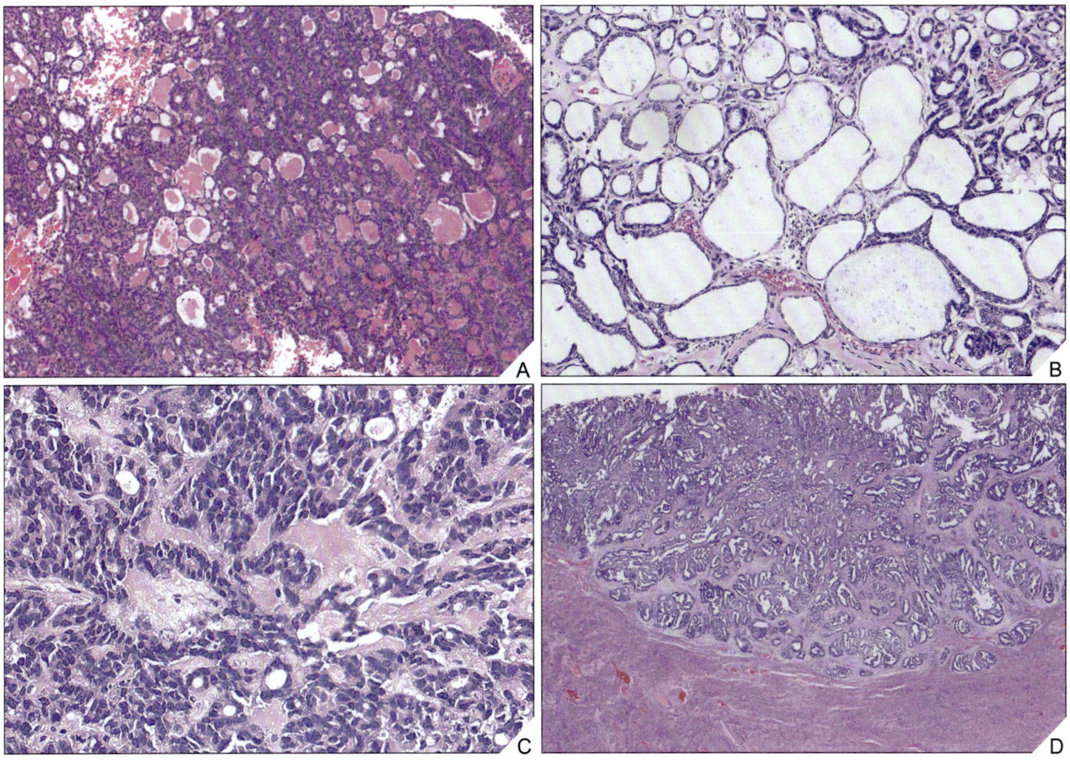

图 18-101　MLA 的组织学特征

甲状腺样结构（A），小管状结构衬覆扁平 - 立方细胞，与透明细胞癌的管囊状结构相似（B），肿瘤细胞巢周围见显著玻璃样变 / 基底膜样物（C），肿瘤细胞巢周围常见显著的间质反应（D）

MLA 不会出现鳞状、纤毛细胞或黏液分化。

肿瘤细胞巢周围常见明显的间质反应（图 18-101D），部分病例癌巢之间可出现显著的胶原化或基底膜样物质（图 18-101C）。

【免疫组化】

MLA 的免疫表型与 MA 非常相似[173, 174]，都显示 CK7、PAX8 弥漫阳性（图 18-102A），并特征性表现为 GATA3（常部分区域表达）（图 18-102B）、TTF-1（常弥漫表达）阳性（图 18-102C）；ER、PR 阴性。大部分病例还表达 CD10（腔缘染色）（图 18-102D）。MLA 中 calretinin 阳性率不高（约 1/3，33%），且常局部表达。在以上标志物中，GATA3 的敏感性（91%）和特异性（94%）最高，常表现为部分肿瘤细胞表达，而不是弥漫表达，但在肿瘤的梭形 / 肉瘤样区表达很少。部分病例还可出现 GATA3 和 TTF-1 的反向表达模式（GATA3 阳性 /TTF-1 阴性，或 GATA3 阴性 /TTF-1 阳性）。因此，GATA3、TTF-1 和 CD10 常联合使用。

目前报道的所有 MLA 都显示 p53“野生型”表达，p16 斑片状染色，WT1 阴性，MMR 蛋白（MLH1、MSH2、MSH6 和 PMS2）完整表达，有助于鉴别诊断。

【分子特征】

与 MA 相似，在分子遗传学上几乎所有的 MLA 都存在 *KRAS* 突变（通常为 G12V，其次是 G12A、G12C 和 G12D）；部分 MLA 还存在其他基因突变，最常见的是 *PIK3CA*，少数病例存在内膜样癌中常见的 *PTEN*、*CTNNB1*、*ARID1A* 突变，还可见 *NRAS*、*BRAF* 突变[173]。拷贝数分析显示 MLA 常出现 1q 和 10 号染色体频繁扩增。

由于对 MLA 的认识发生于 TCGA 分子分型之后，因此未纳入 TCGA 子宫内膜癌的研究，根据 MLA 缺乏 *TP53* 突变和预后不良，缺乏微卫星不稳定性，推测其属于 NSMP 型可能性大。

【鉴别诊断】

形态学上诊断 MLA 具有很大的挑战，虽然其特征性地表现为多种结构模式的混合，对诊断有提示作用，但也可能导致误诊为其他类型的肿瘤，特别是在诊刮标本中。

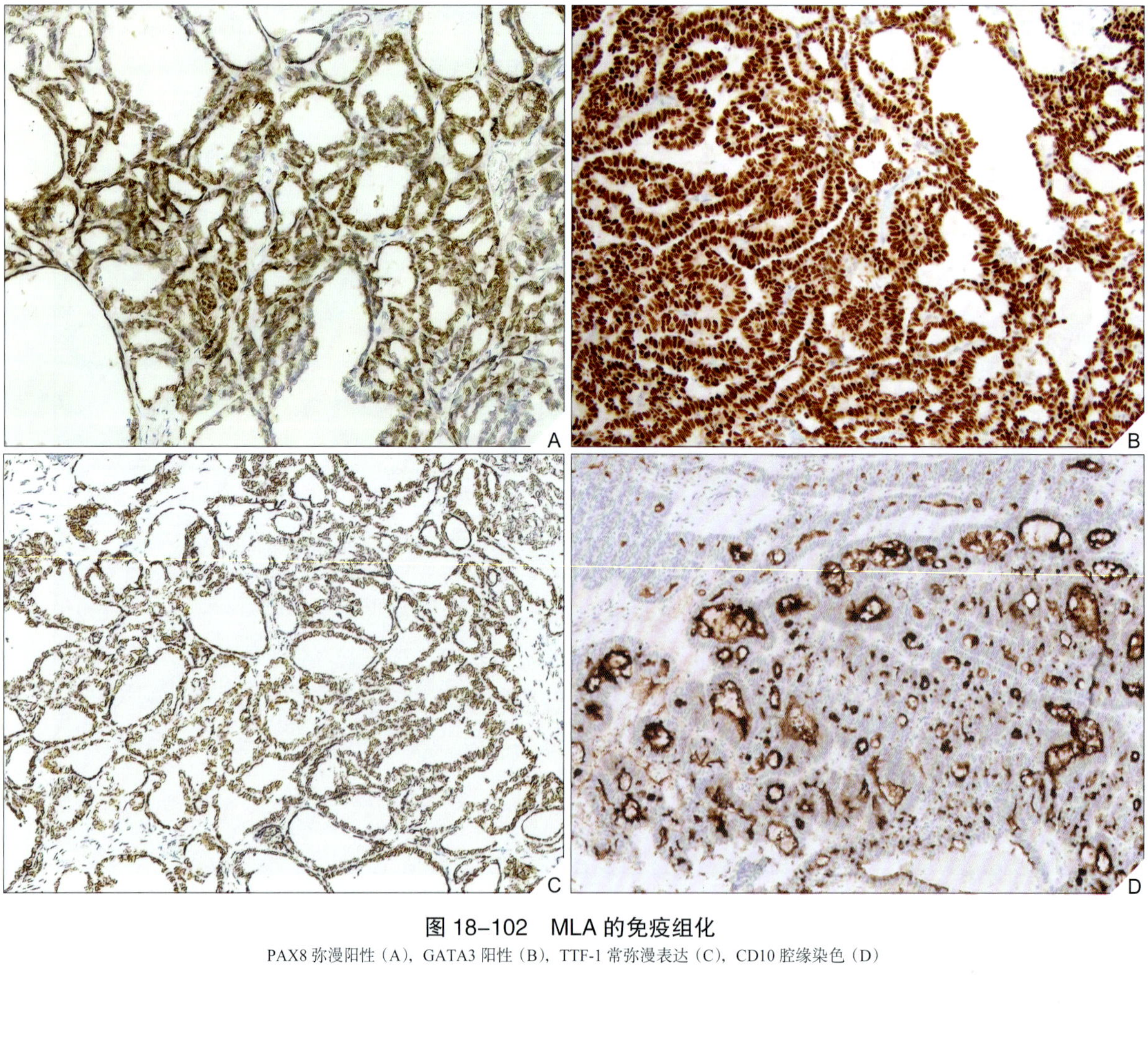

图 18-102 MLA 的免疫组化

PAX8 弥漫阳性（A），GATA3 阳性（B），TTF-1 常弥漫表达（C），CD10 腔缘染色（D）

具体的鉴别诊断有很多，包括常见的子宫内膜癌（表 18-31）。实践中，主要是要想到 MLA 的可能性，诊断并不难。以前，不少 MLA 最初都被误诊为内膜样癌。笔者认为，当遇见内膜癌有上述形态学特征提示时，特别是 ER 阴性的“内膜样”癌，要考虑 MLA 的可能性。只要想到了 MLA 的可能，加做 GATA3、TTF-1、CD10 和 calretinin 检测，最终可确诊绝大多数的 MLA 病例。对于 MLA，我们推荐的一线标志物是 GATA3、TTF-1、ER 和 PR；一些模棱两可难以分类的病例，建议增加二线标志物如 CD10 和 calretinin。在明确了 MLA 的诊断后，要排除宫颈或宫体 MA。这可根据肿瘤的主要位置（宫颈或宫体），有无中肾管残留 / 增生，以及 PAX8 的表达来判断（表 18-32）。分子检测方面，MLA 和 MA 都存在 *KRAS* 突变，如果同时出现 *PIK3CA*、*PTEN* 等突变，提示为 MLA。

表 18-32　中肾样腺癌与中肾管腺癌的对比

	中肾样腺癌（MLA）	中肾管腺癌（MA）
形态结构	两者相似（缺乏鳞状、纤毛细胞、黏液分化）	
免疫组化特征	两者相似（ER/PR 阴性，GATA3/TTF-1/CD10 阳性）	
部位	宫体（主要位于子宫内膜）	宫颈侧壁，阴道壁
中肾管残留 / 增生	无	常见
分子改变		
KRAS 突变	常见	常见
NRAS 突变	可见	可见
PIK3CA 突变	少见	无
PTEN 突变	少见	无
ARID1A 突变	少见	无

表 18-31　中肾样癌与其他类型子宫内膜癌的鉴别

	中肾样癌	内膜样癌	浆液性癌	癌肉瘤	透明细胞癌
形态学					
结构多样	常见	有	有	常见	常见
鳞化、纤毛细胞、黏液分化	无	常见	无	无	无
内膜不典型增生	少见	常见	无	无	无
上皮内病变	无	无	有	可有	无
异源性分化	无	无	无	常有	无
免疫组化					
CK7	+	+	+	+	+
PAX8	+	+	+	+	+
ER	–（部分阳性）	+	–/ 低表达	–	–/ 低表达
PR	–	+	–/ 低表达	–	–/ 低表达
GATA3	+	–	–	部分 +	–
TTF-1	+	–	–	–	–
CD10	+	–（可局灶 +）	–	肉瘤常 +	–
calretinin	+	–	–	–	–
p53	野生型	野生型	异常表达	异常表达	1/3 异常表达
p16	斑片状 +	斑片状 +	弥漫强 +	弥漫强 +	斑片状 +
分子改变					
KRAS 突变	常见	常见	无	可见	可见
PIK3CA 突变	少见	常见	无	可见	可见
PTEN 突变	少见	常见	无	少见	少见
POLE 突变	无	可见	无	无	可见
TP53 突变	无	少见	常见	常见	可见
MMR 缺失	无	常见	罕见	少见	可见

【预后和管理】

MLA具有较强的侵袭性，5年内大多数病例出现远处转移，特别是肺部，但死亡率与此趋势并不一致（5年生存率71%）[169]。与其他类型子宫内膜癌相比，MLA的总体生存率与HGEEC相似，高于ESC和UCS[169]。与预后相关的高危因素有肿瘤体积大（>4cm）、深肌层浸润、核分裂活跃（>10/10HPFs）、宫颈间质浸润和脉管侵犯。

手术切除是MLA的首选方案。应考虑采用高级别子宫内膜癌的治疗方案，包括全子宫切除、双侧输卵管卵巢切除、盆腔淋巴结清扫，可能还需要进行腹主动脉旁淋巴结清扫。辅助放疗和（或）化疗的最佳方案和有效性仍不明确。

九、混合性子宫内膜癌

混合性子宫内膜癌（mixed endometrial carcinoma，MEC）罕见，其定义为肿瘤中含有2种或2种以上子宫内膜癌组织学类型，其中至少1种为浆液性癌（ESC）或透明细胞癌（ECC）。最常见的是ESC与EEC混合，其占MEC 76.5%（详见本章浆液性癌相关内容），14.5%为ESC和ECC混合，8.8%为EEC和ECC混合[175]。任何比例的ESC或ECC都可以被确定为MEC，因为即使是很小比例的ESC或ECC，也可能导致不良的预后和结果。MEC不适用于EEC、ESC或ECC的形态变异，也不适用于形态模糊的子宫内膜癌、EDC或UCS。换句话说，子宫内膜癌常表现出多种结构排列或不同的细胞特征，如黏液分化为EEC的变异形态，灶性透明细胞特征、移行细胞样或腺管结构常见于浆液性癌，去分化癌包括典型的内膜样癌与未分化癌成分，癌肉瘤的双相分化，这些并不归类于MEC。对于一些形态模糊或难以区分的肿瘤，应尽可能通过多取材、仔细制片与观察、免疫组化检查等进行鉴别，不应轻易判断为“混合性癌”。事实上，大多数临床预后较差的“混合性癌”可能是异质或形态模糊的p53异常/浆液样癌。然而，其他病例可能代表异质性或模棱两可的POLE或MSI-H肿瘤，其临床行为是比较有利的，但肿瘤的一部分在组织学上表现为高级别[5]。

不同的组织类型必须通过典型的HE染色形态和免疫组织化学确定，参见上述各鉴别诊断。病理报告应注明所含的具体肿瘤类型及各自比率。当形态学提示MEC，但免疫组化不支持时，笔者不建议诊断MEC[176]。最近的分子遗传学研究表明，一些MEC可能是由基因独立的肿瘤构成的碰撞性肿瘤，而另一些则可能是由来自EEC的浆液或透明细胞成分引起的进展或分化[177]。大多数肿瘤从单个克隆开始，并沿2条途径分化：①肿瘤进展，其中一个成分显示额外的突变；②肿瘤分化，其中肿瘤成分具有共同的突变和每种成分特有的突变[178]，导致肿瘤具有混合的组织学、重叠的免疫组化和遗传特征。

MEC患者中位年龄为70岁（52～84岁）。在一项小样本回顾性研究中，MEC的5年无病生存率和5年总生存率分别为50.4%和52.4%。分期是唯一独立的相关因素。5年复发率为33.3%，而所有子宫内膜癌患者的5年复发率为14.1%[175]。MEC和NEEC的预后相似。浆液性和子宫内膜样形态混合的病例，以及浆液性和子宫内膜样形态不确定的病例，与纯浆液性病例的临床病理差异不大，生存率相同[179]。

十、其他罕见的子宫内膜癌

子宫内膜样癌以其形态多变著称，在本章第一节中我们已介绍过低级别EEC伴多种化生样改变，高级别EEC也可以发生各种高级别转化，表现为高级别神经内分泌癌、神经外胚层分化或癌肉瘤；甚至完全去分化，以及一些罕见的组织学类型。

（一）子宫内膜鳞状细胞癌

原发性子宫内膜鳞状细胞癌(squamous cell carcinoma)少见，患者的平均年龄为67岁。与子宫内膜样腺癌相关的危险因素，如肥胖和雌激素过多，并未在本病出现。一般认为年龄是其发生的重要危险因素。早期报道大部分妇女患有子宫内膜炎和宫腔积脓，但自从1967年以来，这种现象已经明显减少。许多病例伴有内膜良性鳞状上皮化生，这一情况仅见于年龄较大的妇女，并且常伴有宫腔内感染。

没有大体特征能将内膜鳞状细胞癌与内膜样癌区分开。内膜鳞状细胞癌的镜下表现与其他部位鳞状细胞癌相似，但它们可能具有看似温和的表现，细胞富含糖原，呈推挤性浸润。长期以来一直认为，只有在没有同时存在的内膜腺癌的证据及仔细检查宫颈排除了原发性宫颈鳞状细胞癌时才能做出诊断。对于宫体和宫颈均有鳞状细胞癌的病例，总是认为肿瘤起源于宫颈，之后向上播散至宫体。以这些观点为基础的Fluhmann假设现在受到了质疑，认为内膜原发性鳞状细胞癌可能并不像过去所认为的那样少见，至少某些子宫内膜和宫颈有共发鳞状细胞癌的病例。内膜鳞状细胞癌可起始于子宫内膜，再向下播散累及宫颈。另一种可能是内膜鳞状细胞癌属于子宫内膜腺鳞癌的一部分，因此必须对肿瘤进行充分取材以除外这种可能性。

原发性子宫内膜鳞状细胞癌总体预后通常较差，生存率比子宫内膜腺癌差。晚期癌在诊断后一年内几乎都死于疾病[180]。

（二）子宫内膜原发性胃 / 肠型黏液性癌

子宫内膜原发性胃 / 肠型黏液性癌（endometrial primary gastric or gastrointestinal-type mucinous carcinoma）是 2020 年 WHO 首次纳入的一种子宫内膜罕见肿瘤，定义为一种具有黏液性胃 / 胃肠道特征的癌，病因不明，可能为多部位同步发生的肿瘤之一。迄今为止报道的极少数病例中，患者年龄为 32～85 岁，主要症状包括阴道黏液分泌物、绝经后阴道出血和腹痛。肿瘤大小 4.5～6cm。显微镜下其由黏液性腺体组成，其中可能包含杯状细胞，核通常是低级别的。Wong 等[181]提出的子宫内膜原发性胃 / 肠型黏液性癌的诊断标准如下。

1. 子宫内膜腺癌存在胃型形态（体积大，苍白嗜酸性或透明细胞质，有明显的细胞边界）和（或）杯状细胞，没有其他原发部位的证据。
2. 没有典型的子宫内膜样癌成分。
3. 宫颈腺体或间质未受累（宫颈完全取样）。
4. 至少局灶性表达一种或多种胃肠道标志物（如 MUC6、HIK1083、CK20、CDX2 和 SATB2）。
5. ER不表达或极少表达（<5%）。

表现为胃和肠分化的子宫内膜腺癌在形态学上有重叠，这些肿瘤形成一个谱系，一端显示纯胃分化，另一端显示明显的肠分化与杯状细胞。另外，类似于宫颈胃型腺体病变，子宫内膜胃型腺体病变也可能存在从良性（胃 / 胃肠型黏液化生）到癌前（胃 / 胃肠型非典型黏液增生）再到恶性（胃 / 胃肠型黏液性癌）的一个谱系，并且都容易误认为更常见的米勒管型黏液性病变。虽然有些胃 / 胃肠型黏液腺癌表现出“看似温和”的细胞学和结构特征，类似于宫颈恶性腺瘤，但通常表现出侵袭性临床行为，类似于宫颈和阴道的胃型腺癌，因此必须将其与属于非侵袭性癌的 EEC 伴米勒管型黏液分化鉴别开。需要强调的是，识别子宫内膜癌的胃 / 胃肠道分化最好同时使用形态学和免疫组化，而不是单独使用一种来诊断，因为这些细胞特征可能在米勒管型黏液分化中至少局灶存在，这些胃肠道标志物也可能在少数子宫内膜样癌中阳性。肿瘤可能是 MMRd 型。预后与分期相关，疾病进展快，死亡率高。

病理诊断可参考宫颈胃型腺癌（第十三章）。

（三）印戒细胞癌

子宫内膜印戒细胞癌（signet ring cell carcinoma）为一种罕见的特殊形态黏液腺癌（图 18-103），目前仅有几例报道。首先需要与继发性印戒细胞癌相鉴别。如果病灶主要位于宫腔，且在乳腺、胃等印戒细胞癌的好发部位没有找到原发灶，则支持原发于

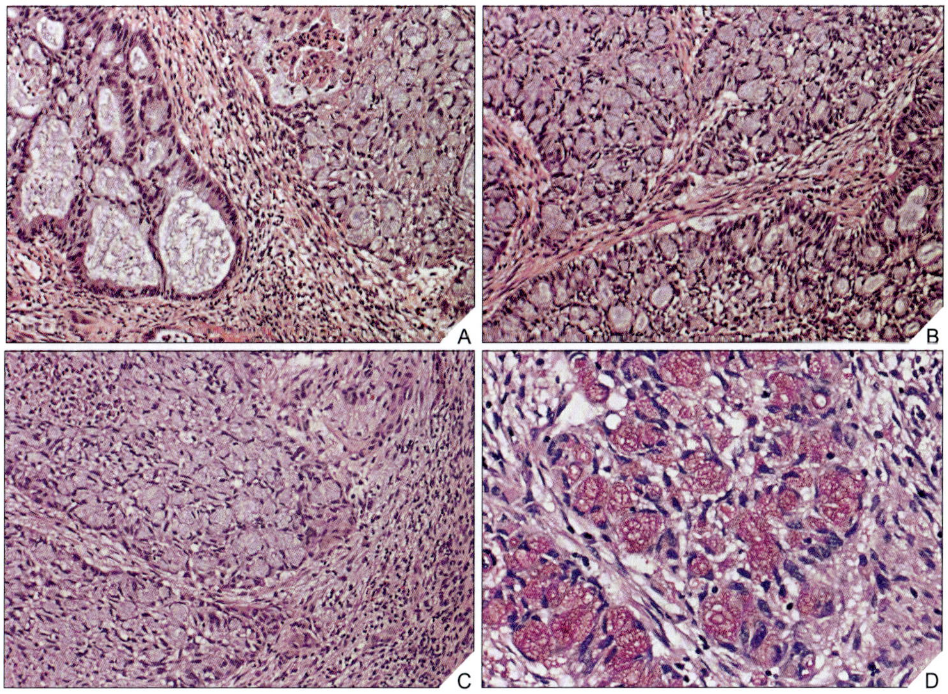

图 18-103　子宫内膜印戒细胞癌
该病例部分有典型的黏液腺癌（A，左），但大部分显示印戒细胞癌（B、C），细胞质 PAS 阳性（D）

内膜的诊断。继发性肿瘤的特征为肌层受累超过内膜，有明显的间质反应，内膜及肌层的脉管受累。此外如果肿瘤的分期较高，则支持继发性（因为分期高的内膜黏液腺癌罕见）。免疫组化有助于鉴别，CK7 阳性、CK20 阴性、ER 阳性等为内膜原发的特征。

（四）子宫内膜肠型腺癌

子宫内膜癌伴肠型化生/分化（intestinal metaplasia/differentiation）的病例很少[182-184]，可表现为纯肠型腺癌或与 EEC 混合存在。患者年龄为 49～81 岁。部分有前体病变如子宫内膜不典型增生或子宫内膜息肉伴肠型化生。肠型腺癌表现为广泛的形态学特征，从单一杯状细胞到杯状细胞伴其他胃肠道类型细胞（如肠细胞样细胞、神经内分泌细胞、潘氏样细胞和印戒细胞）的混合。组织学表现类似于结肠黏液腺癌，也可能出现含有非典型腺上皮的假黏液瘤湖。胃肠道标志物 CK20、CK7、CDX2、villin、MUC6 和（或）MUC2 阳性；PAX8、ER 和 PR 通常为阴性、局部/弱表达，E-cadherin 表达丢失或显著降低。子宫内膜肠型腺癌应首先排除宫颈、卵巢、胃肠道或胰胆管肿瘤继发性累及后才能诊断。当临床信息不可用或缺乏时，以子宫外疾病为主，伴广泛腹膜扩散、弥漫性淋巴血管浸润，而子宫内膜间质被广泛替代，同时保留了良性子宫内膜腺体，或仅少量子宫内膜受累，同时浆膜或子宫外侧肌层不成比例受累，且无 AEH，倾向为子宫外癌的转移。

子宫内膜原发性胃/肠型黏液性癌可能与本病产生混淆，但前者肠型上皮通常与胃型上皮共存，没有典型的子宫内膜样成分，而本病只有肠型上皮，可能与 EEC 混合，或存在 AEH 等前体病变，通常可以鉴别。

已经发现混合型 EEC 和肠型腺癌成分中均存在 MMRd，提示它们共有分子改变，以及来自共同肿瘤祖细胞的克隆起源。本肿瘤侵袭性强，43% 就诊时已为高分期（Ⅲ～Ⅳ期），60% 复发，即使ⅠA 期患者，也会发生复发和死亡。

（五）毛母质样高级别子宫内膜样腺癌

2022 年 Weisman 等报道了 5 例伴高级别分化的子宫内膜样腺癌[66]，其形态和免疫表型与皮肤毛母质癌具有显著相似性，称为毛母质样高级别子宫内膜样癌（pilomatrix-like high-grade endometrioid carcinoma，PiHGEC）。患者年龄为 38～73 岁（平均为 58 岁）。肿瘤内至少有局灶 EEC G1 和明显 EEC G3，高级别肿瘤成分表现为巢状和（或）实性基底样细胞形态，见明显坏死和影细胞，部分可见毛发透明颗粒，伴特征性免疫组化 β-catenin 弥漫异常（即细胞核和细胞质）染色，CDX2 局灶约 >50% 的肿瘤细胞染色，ER 和 PAX8 完全阴性。其他免疫组化：AE1/AE3 和 CK7 弥漫阳性，CK20、p53 野生型表达，p16 斑片状染色，MMR 完整，Syn、CgA 不同程度染色，INSM1 阴性（表 18-33）。个别病例 LGEEC 区也见影细胞及桑葚样和鳞状成分。分子分型为 NSMP 型。

由于肿瘤的低分化形态及免疫组化特征，以及早期转移的行为，常需要与皮肤毛母质癌、胃肠道腺癌转移、大细胞神经内分泌癌及子宫内膜去分化癌鉴别，寻找 LGEEC 区域、应用完整的免疫组化标志物有助于做出正确诊断。

所有患者均表现出高度侵袭性的临床特征，3 例在诊断后 1.5 年内死于远处转移性疾病；另 2 例患者在就诊时也已有远处转移。这些伴 *CTNNB1* 基因突变的高级别肿瘤可能部分代表了 NSMP 类肿瘤中的高风险亚型。

（六）子宫内膜巨细胞癌

子宫内膜巨细胞癌（endometrial giant cell carcinoma，EGCC）是一种罕见的侵袭性肿瘤，最初于 1991 年由 Scully 团队报道了 6 例病例[185]，至今三十几年来总共报道了不足 20 例[186, 187]。患者年龄为 43～85 岁，除个别病例，几乎都是 55 岁以上老年妇女。患者大多有阴道出血，无雌激素摄入史及高血压、糖尿病病史。

EGCC 大体表现为突向宫腔的结节样、息肉样或菜花样肿块，充满宫腔，大到 8.4cm，灰白色或黄白色，易碎，常伴大片坏死。显微镜下，EGCC 的特征是缺乏黏附性的巨大、奇异的单核或多核巨细胞，呈弥漫片状生长（图 18-104A），或隐约的条索和巢状排列（图 18-104B），巨细胞表现出极端的多形

表 18-33 毛母质样高级别子宫内膜样腺癌的不同区域免疫组化表达

	β-catenin	CDX2	ER	PAX8
高级别成分	弥漫细胞核、细胞质 +	局灶约 >50% 细胞染色	完全 –	完全 –
低级别成分	细胞膜 +/ 局灶细胞核、细胞质 +	局灶 +/–	+	+

性，细胞质丰富，嗜酸性，细胞核异常，圆形至不规则轮廓，染色质深染模糊，见嗜酸性大核仁，常有多个细胞质、细胞核内假包涵体（图 18-104C，图 18-104D）；大量核分裂象，大多为不典型的核分裂。瘤内和瘤周常见显著的炎性成分，包括多少不等的浆细胞、淋巴细胞、嗜酸性粒细胞和中性粒细胞。经常伴广泛坏死。多见弥漫性淋巴血管浸润。除巨细胞成分外，大多数肿瘤内还存在不同比例的常规高级别子宫内膜癌（约 85%），最常见的为 HGEEC（81%），还有 ESC 和 ECC，少数呈梭形病灶为特征的肉瘤样生长模式。

免疫组化显示，在所有病例的巨细胞内至少一种上皮标志物（EMA、AE1/AE3、CK7、CAM5.2）呈局灶/多灶阳性（图 18-105A），E-cadherin 均为阴性，而常规癌成分中均为阳性；巨细胞内 ER/PR 不同程度阳性，vimentin 常阳性，p16 弥漫阳性（图 18-105B），CD68、α-FP、β-HCG、肌源性标志物（desmin、SMA、h-caldesmon、myoD1、myogenin、MSA、calponin）、CD10 均为阴性。个别病例 p53 异常表达（图 18-105C）。对少数病例进行检测，显示 MMR 完整且微卫星稳定，没有 *POLE* 突变。

EGCC 内的常规癌性成分，支持巨细胞来源于常规癌的去分化过程。因此，EGCC 与去分化癌（EDC）和癌肉瘤（UCS）类似，有共同的特点：高级别成分失去上皮分化，并存在常规癌性成分，但它们间又各有相同与不同（表 18-34）。现有证据支持 EGCC 是一种独特的子宫内膜癌。

26% 的 EGCC 患者在诊断时已是晚期，36% 的患者有死亡或复发转移的不良结局，与 EUC/EDC 和 UCS 一样，其也是一种侵袭性癌，应该将它们同样管理。

（七）子宫内膜卵黄囊瘤

卵黄囊瘤（yolk sac tumor，YST）是一种来源

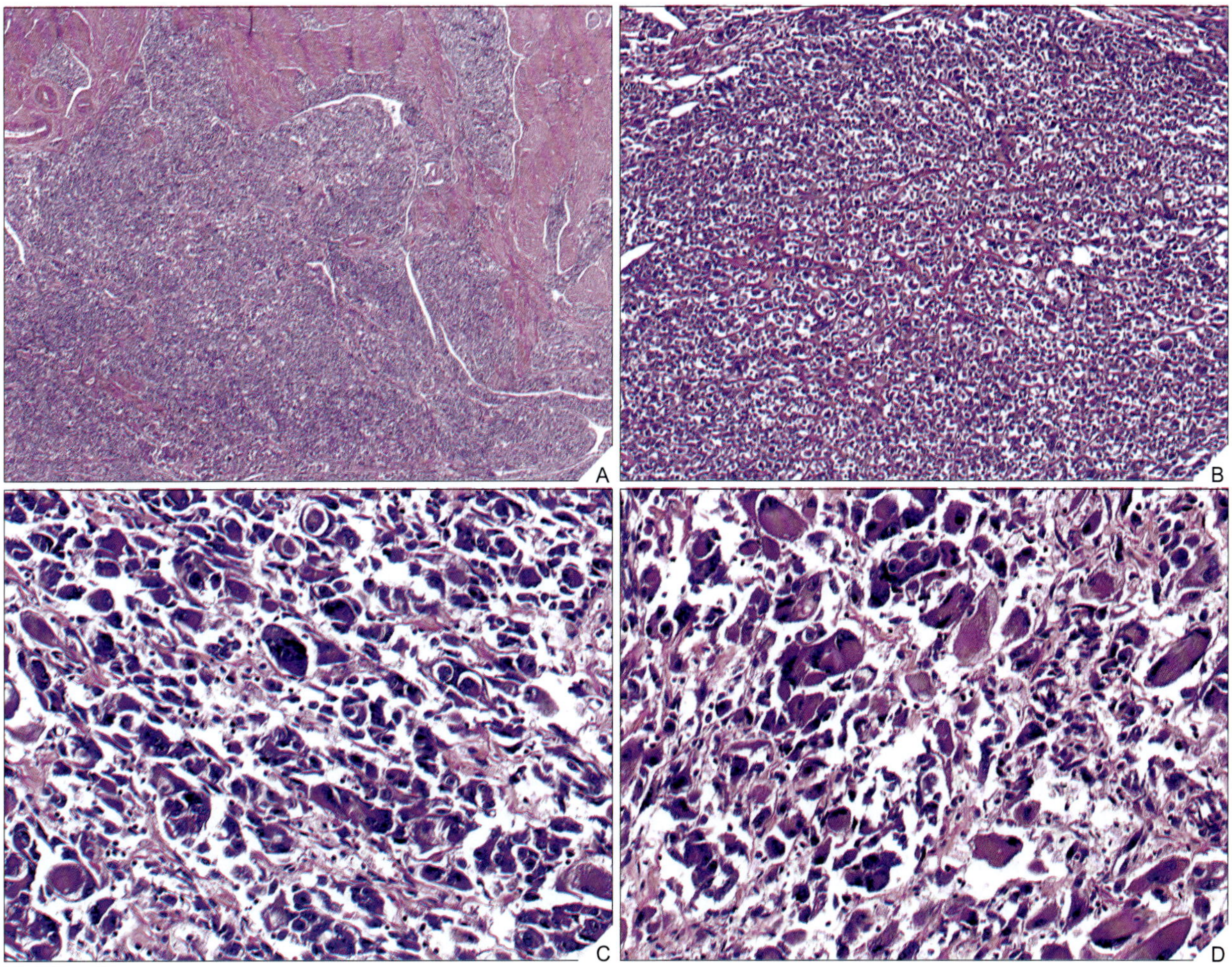

图 18-104　子宫内膜巨细胞癌的组织学

弥漫片状及巢状生长（A），隐约的条索和巢状排列（B），细胞质丰富，嗜酸性，核不规则，染色质深染模糊（C、D）

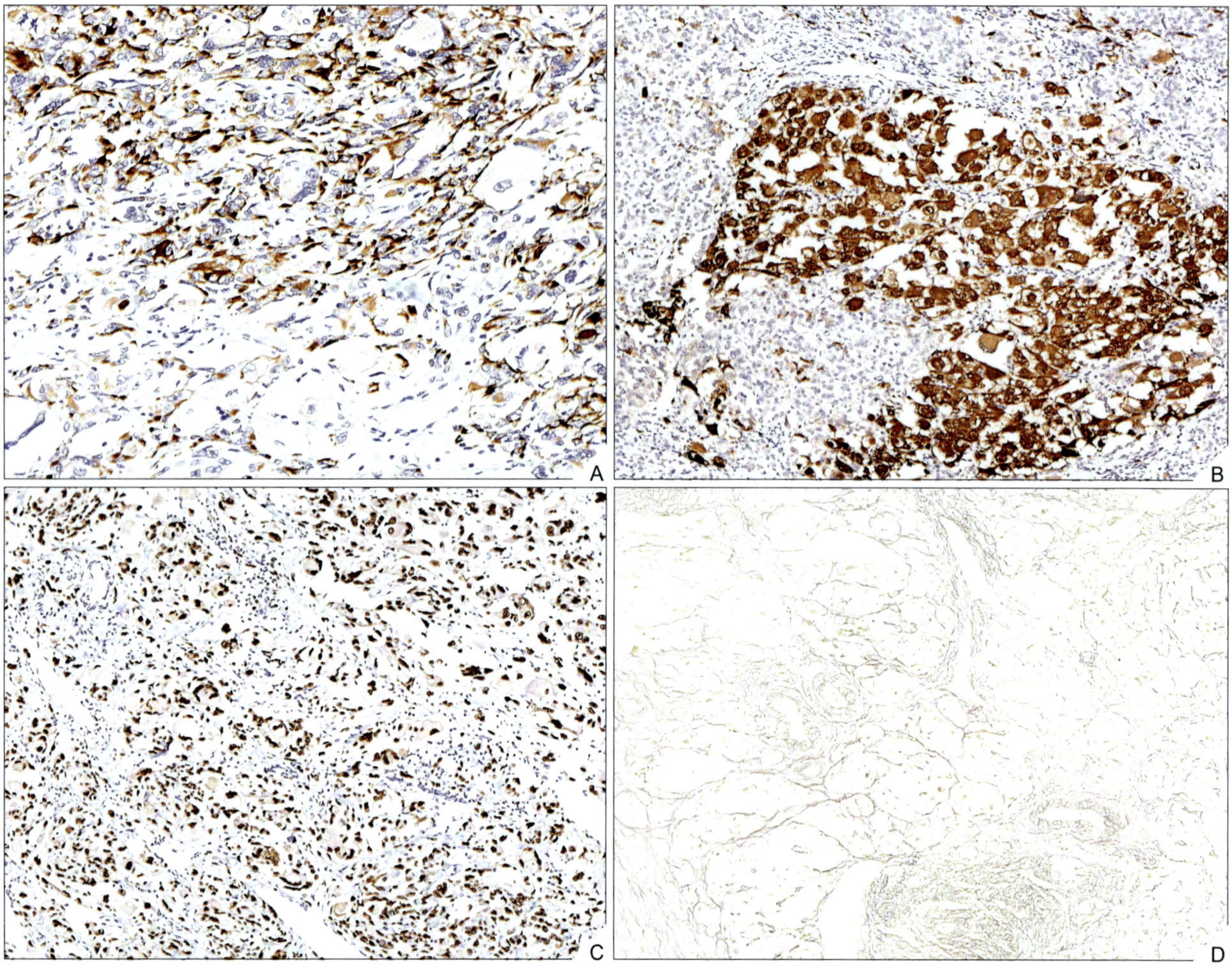

图 18-105 子宫内膜巨细胞癌的免疫组化

CK8/18 阳性（A）、p16 局部强阳性（B）、p53 异常突变型表达（C），网状染色显示肿瘤组织呈巢状分布，提示为上皮源性肿瘤（D）

表 18-34 子宫内膜巨细胞癌与去分化癌和癌肉瘤的比较

	子宫内膜巨细胞癌	去分化癌	癌肉瘤
高级别成分失去上皮分化	有	有	有
常规癌性成分	EEC 为主	EEC	ESC 为主
细胞多形性	极显著	不明显	显著
间叶成分或肉瘤样生长	少见梭形细胞	可有梭形细胞和黏液样基质	有
分子分型	NSMP 为主	约 50% 为 MMRd，*POLE* 突变率高	*p53* 突变型

于生殖细胞的恶性肿瘤，通常发生于性腺，然而，高达 15% 的 YST 发生于性腺外部位，常见于骶尾部、纵隔和阴道的中线结构。文献报道中发生于子宫内膜的 YST 不足 30 例，占女性性腺外 YST 之首[188, 189]。目前关于子宫内膜原发性 YST 的组织发生存在 4 种假说：①胚胎发生过程中，原始生殖细胞向外侧异常迁移，可能在子宫内膜基底层滞留多年；②隐匿性卵巢 YST 转移；③肿瘤来源于不完全流产后的残留组织；④体细胞异常分化[190]。子宫内膜卵黄囊瘤（EYST）主要见于围绝经期和绝经后妇女。患者中位年龄为 59 岁（24～87 岁），与发生在其他部位的 YST 相比，患者中位年龄明显大得多，并与常规型高级别子宫内膜癌年龄相似。初始症状与肿瘤局部影响相关，包括异常阴道分泌物或出血、腹痛和腹胀，也有相当多患者无初始症状。大多数有血清甲胎蛋白（AFP）水平明显升高。

肿瘤大体常表现为息肉样或球形肿块，直径可达7cm，充满宫腔，灰白色或灰黄色，质软，常浸润深肌层。组织形态上，EYST最常见的类型是实性（图18-106A，图18-106D）、乳头状（图18-106B）、微囊/网状型和腺型（图18-106C），常为1种以上类型混合，S-D小体仅见于部分病例，有时可见局灶黏液样间质（组织学详细描述参见第二十七章）。除了少数为纯YST，EYST多数伴有相关的体细胞癌，后者占肿瘤成分的<10%～90%，包括非典型增生、单纯浆液性癌、混合性浆液性-子宫内膜样癌、混合性子宫内膜样-未分化癌、混合性浆液性-透明细胞-未分化癌、癌肉瘤和非特指型腺癌。发生于围绝经期或绝经后女性盆腔的YST与体细胞成分的相关性，代表体细胞来源的YST或体细胞癌中的YST分化。个别病例伴其他部位生殖细胞肿瘤，包括未成熟畸胎瘤或绒毛膜癌。免疫组化检测，EYST至少表达SALL4（100%病例）（图18-107A）、GPC-3（90%病例）（图18-107B）和AFP（50%病例）中的一种，还表达了至少1种通常与体细胞癌相关的标志物，包括villin（图18-107C）、CDX2、CK20、CK7和CK（图18-107D）等，极少表达PAX8。SALL4对YST染色很敏感，是首选标志物，然而特异性较低，AFP特异性高，但敏感性低，且常仅局灶性表达，GCP-3敏感性及特异性介于SALL4和AFP之间，但也可在体细胞癌尤其透明细胞癌中表达，所以没有一种单一的标志物可以明确诊断EYST，确认EYST需要基于组织学特征的识别和一组免疫组化标志物[188, 189]。

由于EYST主要发生于老年妇女，不容易使人想到，并且丰富的形态学表现与多种体细胞癌有重叠特征，加上胃肠道型上皮标志物阳性（图18-107C，图18-107D），因此以往大多数病例被遗漏或误诊。需要与ECC、EEC、UCS、原发性或转移性胃肠型癌鉴别。

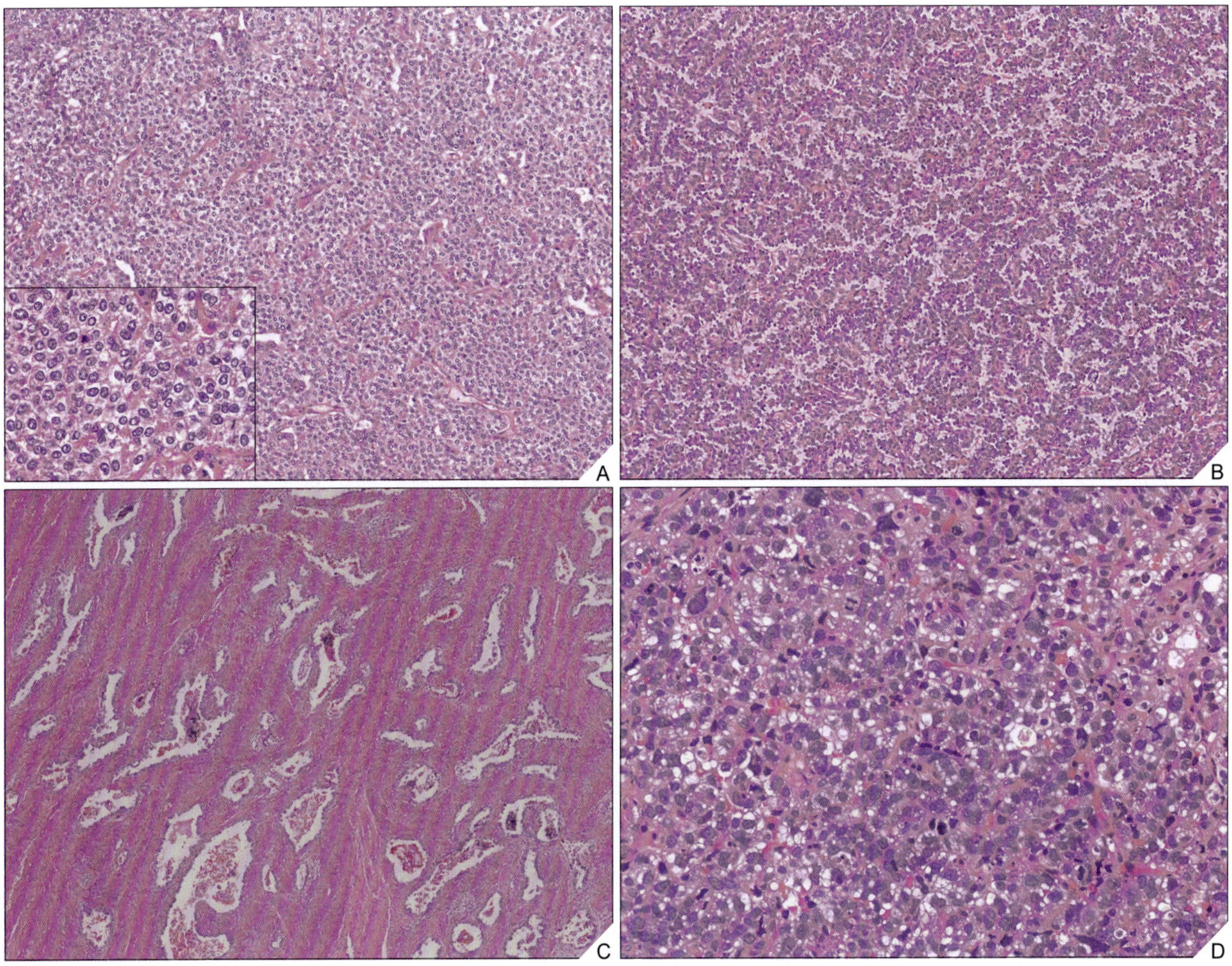

图18–106　子宫内膜YST的镜下特征

75岁老年女性，阴道出血1周，B超显示宫腔内低回声；血AFP 1707ng/ml。刮宫及子宫切除标本显示肿瘤组织结构多样，主要为实性（A）、乳头状（B）和腺样结构（C），部分区域细胞质透亮，需要与透明细胞癌相鉴别（D）

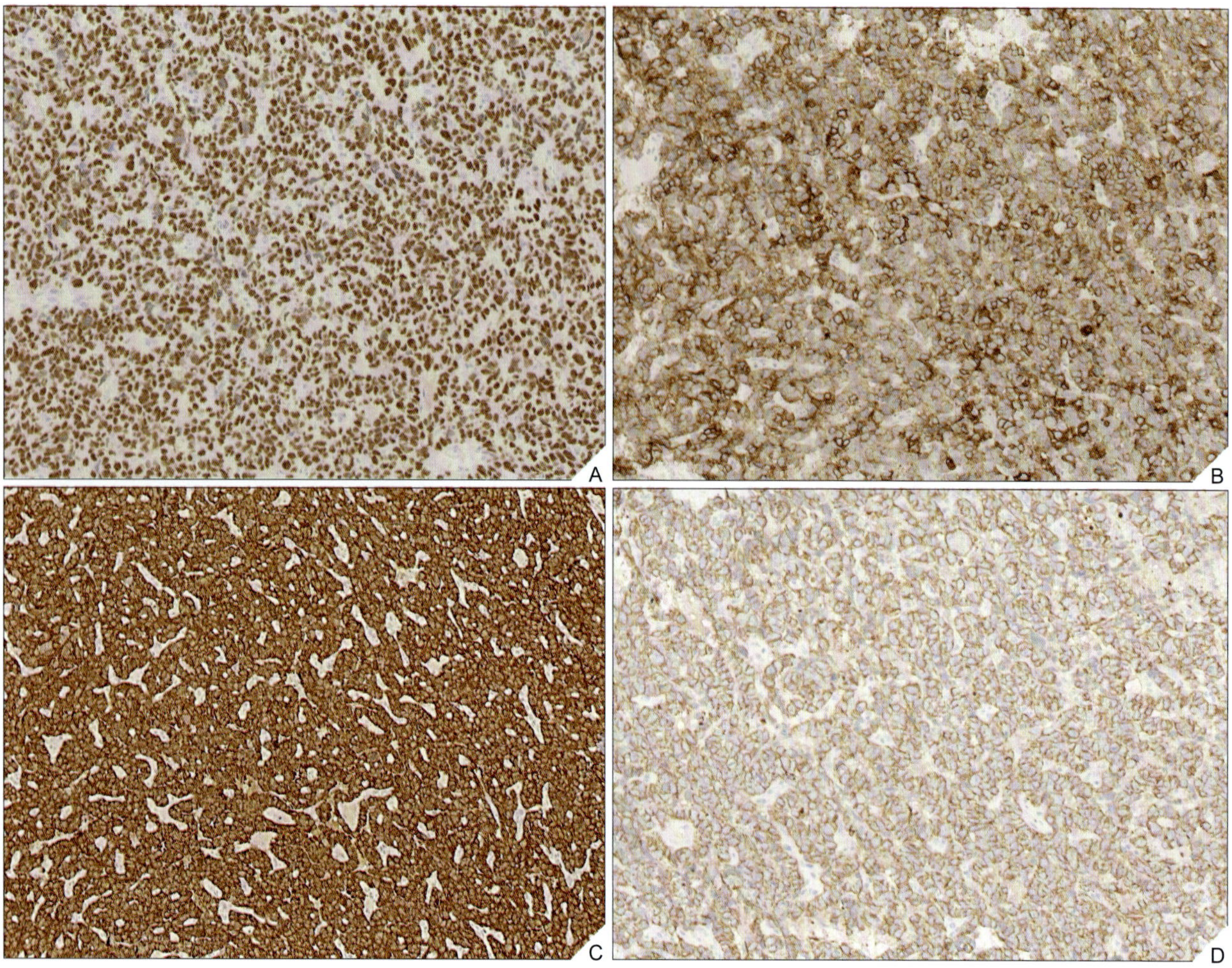

图 18–107 子宫内膜 YST 的免疫组化

肿瘤组织的各种形态均显示：SALL4 阳性（A），GPC-3 阳性（B），villin 阳性（C），CK 阳性（D），本例虽然血 AFP 1707ng/ml，但肿瘤组织 AFP 阴性

EYST 属于性腺外体细胞起源的 YST，预后很差，患者常在术后 2～3 年死亡或复发。目前尚无明确有效的治疗方案。

（八）毛玻璃细胞癌

毛玻璃细胞癌 (glassy cell carcinoma) 是一种独特而罕见且具有高度侵袭性的肿瘤，首次报道发生于宫颈。子宫内膜毛玻璃细胞癌最初于 1982 年由 Christopher 等描述 [191]，迄今仅见 16 例报道 [192]。现认为其可能是一种分化极差的子宫内膜腺鳞癌，但其组织起源尚不明确。该病的治疗以手术和放疗为主，但盆腔和盆腔外播散率高，手术和放疗效果差，5 年生存率为 31%～33%[193]。

大体检查无特殊。镜下见癌细胞大，多边形，紧密镶嵌成片或巢，其间由纤维组织分开。癌细胞细胞质丰富，呈均一的毛玻璃样或细颗粒状，细胞边界清楚，核大呈圆形或卵圆形，核仁明显，PAS 染色细胞质阴性，细胞膜阳性。肿瘤常无明显鳞状细胞及腺样分化，仅少数肿瘤中见腺腔样结构或鳞状分化灶，但多数肿瘤中有黏液卡红染色阳性的肿瘤细胞。间质中常见大量浆细胞与嗜酸性粒细胞浸润（图 18-108），外周血嗜酸性粒细胞也可升高。

鉴于毛玻璃细胞癌的肿瘤细胞大，分化低，要注意与非角化性大细胞鳞状细胞癌鉴别，因为非角化性大细胞鳞状细胞癌预后较好，放疗敏感。后者可见细胞间桥等鳞状细胞分化的特点，绝大多数肿瘤细胞细胞质不全透明，无毛玻璃样改变，间质一般无明显嗜酸性粒细胞浸润。此外，由于肿瘤有慢性炎症细胞和嗜酸性粒细胞浸润的间质，本病还应与淋巴上皮瘤样癌区别，后者的肿瘤细胞无毛玻璃细胞癌的细胞学特征，且主要为淋巴细胞浸润间质。

（九）其他罕见类型

其他类型包括移行细胞癌、淋巴上皮瘤样癌，

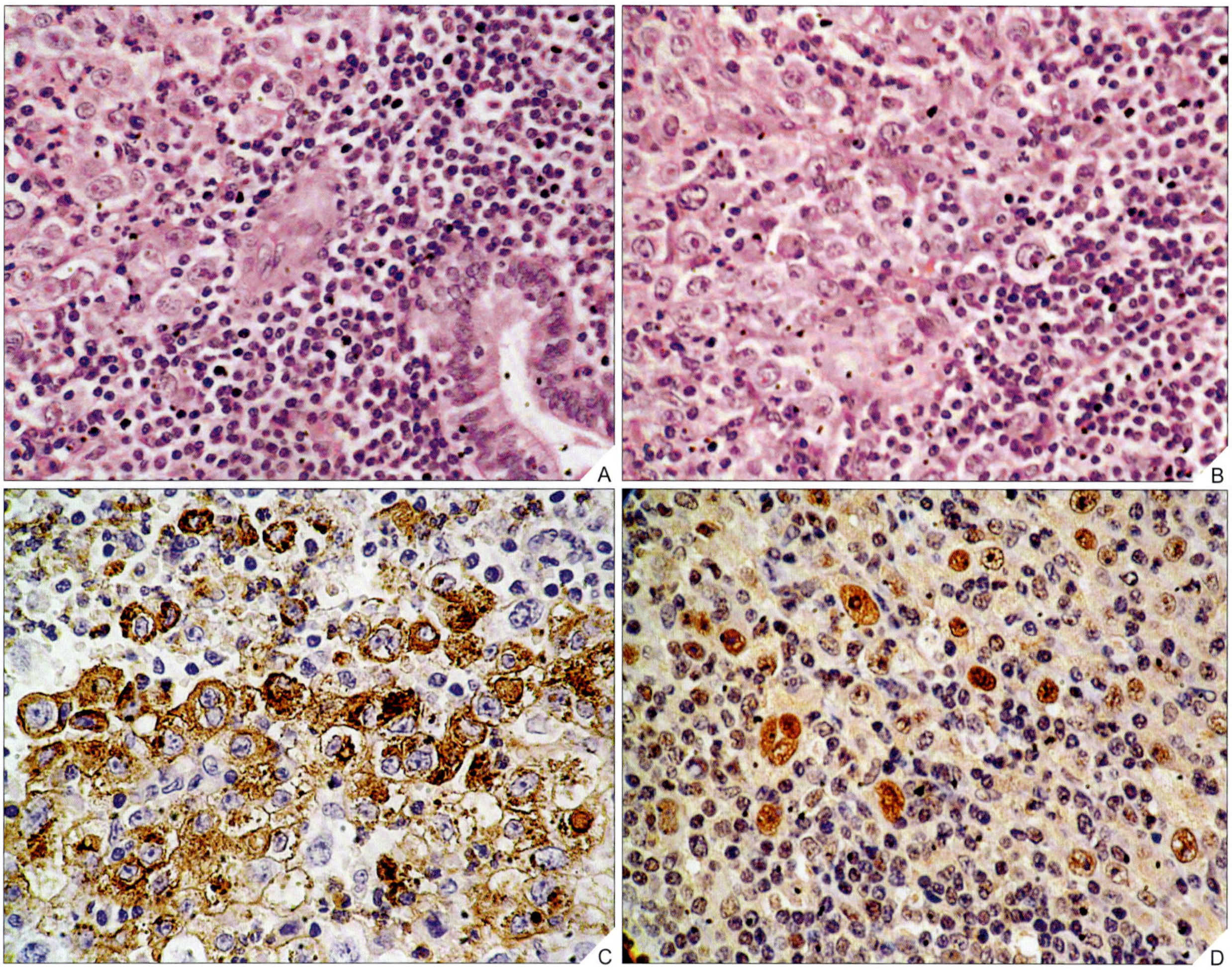

图 18-108　内膜毛玻璃细胞癌

癌细胞大，多边形，细胞质丰富，呈均一的毛玻璃样或细颗粒状，紧密镶嵌成片，核大呈圆形或卵圆形，核仁明显，间质中有较多浆细胞和嗜酸性粒细胞浸润（A、B），CK 阳性（C）；p53 部分细胞阳性（D）

均罕见。这些肿瘤的形态学改变与其他部位的同型肿瘤相似。

（十）继发性上皮性肿瘤

子宫内膜继发性上皮性肿瘤最常见来自生殖道，其中宫颈癌和卵巢癌最常见。来自盆腔以外部位的子宫继发性肿瘤特别少见，且只有少数累及子宫内膜，大多数局限于子宫肌层。据报道，乳腺癌、结肠癌、胃癌和胰腺癌是转移至内膜相对多的肿瘤（图 18-109，图 18-110），而来自肾、膀胱、胰腺、胆囊、甲状腺的肿瘤和皮肤恶性黑色素瘤很少见。提示转移至子宫体的特征：原发性子宫内膜癌不常见的组织学模式，子宫内膜间质弥漫性替代，子宫内膜良性腺体保留，子宫内膜腺体没有癌前改变，不成比例的癌累及浆膜或外肌层。

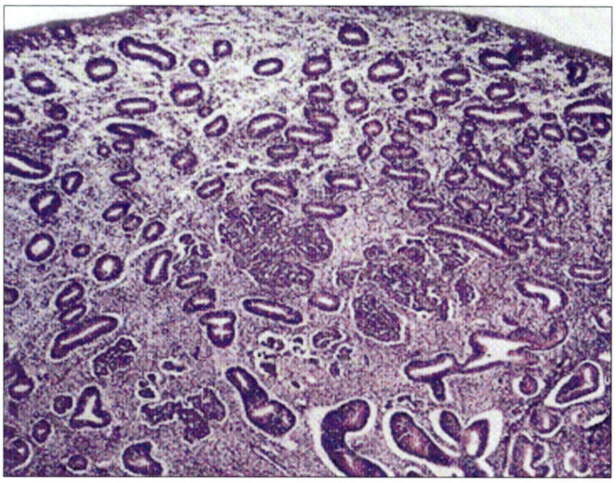

图 18-109　乳腺癌转移至内膜

转移性癌灶（图中部）与正常内膜组织显示出格格不入的感觉

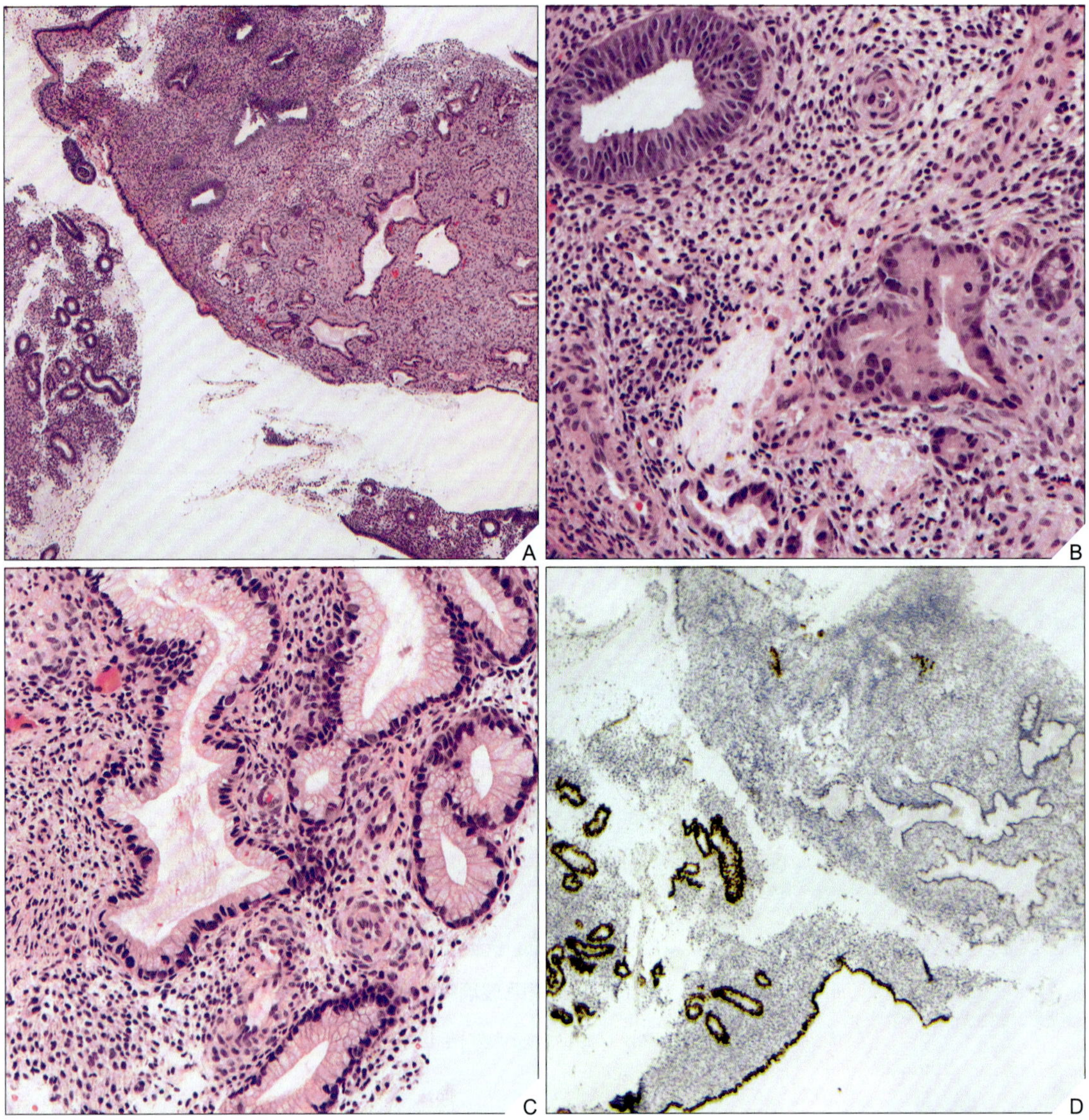

图 18–110 胰腺癌转移至内膜

A. 内膜组织中两种截然不同的腺体形态，其中右中为转移性癌灶，左下和左上为残存的正常内膜组织；B. 中倍镜下显示浸润内膜的胰腺癌腺体呈黏液分化；C. 高倍镜下见一些形态温和的转移性胰腺癌腺体，貌似良性；D. 但是这些转移癌腺体 ER 阴性，而周围正常内膜腺体 ER 阳性

参・考・文・献

[1] Bokhman J V. Two pathogenetic types of endometrial carcinoma[J].Gynecol Oncol, 1983, 15(1): 10-17.

[2] Hoang L N, Kinloch M A, Leo J M, et al. Interobserver agreement in endometrial carcinoma histotype diagnosis varies depending on the cancer genome atlas (TCGA)-based molecular subgroup[J]. Am J Surg Pathol, 2017, 41(2): 245-252.

[3] Conlon N, Leitao M M J, Abu-Rustum N R, et al.Grading uterine endometrioid carcinoma: a proposal that binary is best[J]. Am J Surg Pathol, 2014, 38(12): 1583-1587.

[4] Berek J S, Matias-Guiu X, Creutzberg C, et al. FIGO staging of endometrial cancer: 2023[J]. Int J Gynaecol Obstet, 2023, 162(2): 383-394.

[5] Soslow R A, Tornos C, Park K J, et al. Endometrial Carcinoma Diagnosis: Use of FIGO Grading and Genomic Subcategories in Clinical Practice: Recommendations of the International Society of Gynecological Pathologists[J]. Int J Gynecol Pathol, 2019, 38 (Iss 1 Suppl 1): S64-S74.

[6] Stelloo E, Bosse T, Nout R A, et al. Refining prognosis and identifying targetable pathways for high-risk endometrial cancer; a TransPORTEC initiative[J]. Mod Pathol, 2015, 28(6): 836-844.

[7] Stelloo E, Nout R A, Osse E M, et al. Improved risk assessment by integrating molecular and clinicopathological factors in early-stage endometrial cancer-combined analysis of the PORTEC cohorts[J]. Clin

Cancer Res, 2016, 22(16): 4215-4224.

[8] Talhouk A, Hoang L N, McConechy M K, et al. Molecular classification of endometrial carcinoma on diagnostic specimens is highly concordant with final hysterectomy: Earlier prognostic information to guide treatment[J]. Gynecol Oncol, 2016, 143(1): 46-53.

[9] Talhouk A, Jamieson A, Crosbie E J, et al.Targeted molecular testing in endometrial carcinoma: validation of a clinically driven selective ProMisE testing protocol[J]. Int J Gynecol Pathol, 2023, 42(4): 353-363.

[10] Schuurman M S, van den Einden L C, Massuger L F, et al.Trends in incidence and survival of Dutch women with vulvar squamous cell carcinoma[J]. Eur J Cancer, 2013, 49(18): 3872-3880.

[11] Kurpiel B, Thomas M S, Mubeen M, et al.MLH1/PMS2-deficient Endometrial Carcinomas in a Universally Screened Population: MLH1 Hypermethylation and Germline Mutation Status[J]. Int J Gynecol Pathol, 2022, 41(1): 1-11.

[12] Dörk T, Hillemanns P, Tempfer C, et al. Genetic susceptibility to endometrial cancer: risk factors and clinical management[J]. Cancers, 2020, 12(9): 2407.

[13] Tafe L J, Riggs E R, Tsongalis G J. Lynch syndrome presenting as endometrial cancer[J]. Clin Chem, 2014, 60(1): 111-121.

[14] Beiner M E, Finch A, Rosen B, et al. The risk of endometrial cancer in women with BRCA1 and BRCA2 mutations.A prospective study[J]. Gynecol Oncol, 2007, 104(1): 7-10.

[15] King T A, Li W, Brogi E, et al.Heterogenic loss of the wild-type BRCA allele in human breast tumorigenesis[J]. Ann Surg Oncol, 2007, 14(9): 2510-2518.

[16] Levine D A, Lin O, Barakat R R, et al.Risk of endometrial carcinoma associated with BRCA mutation[J]. Gynecol Oncol, 2001, 80(3): 395-398.

[17] Stewart C J, Crook M L.Fascin and cyclin D1 immunoreactivity in non-neoplastic vulvar squamous epithelium, vulvar intraepithelial neoplasia and invasive squamous carcinoma: correlation with Ki67 and p16 protein expression[J]. J Clin Pathol, 2014, 67(4): 319-325.

[18] Mahdi H, Mester J L, Nizialek E A, et al.Germline PTEN, SDHB-D, and KLLN alterations in endometrial cancer patients with Cowden and Cowden-like syndromes: an international, multicenter, prospective study[J]. Cancer, 2015, 121(5): 688-696.

[19] Liang S X, Pearl M, Liang S, et al. Personal history of breast cancer as a significant risk factor for endometrial serous carcinoma in women aged 55 years old or younger[J]. Int J Cancer, 2011, 128(4): 763-770.

[20] Maniar K P, Ronnett B M, Vang R, et al. Coexisting High-grade Vulvar Intraepithelial Neoplasia (VIN) and Condyloma Acuminatum: Independent Lesions Due to Different HPV Types Occurring in Immunocompromised Patients[J]. Am J Surg Pathol, 2013, 37(1): 53-60.

[21] Brinton L A, Felix A S, McMeekin D S, et al. Etiologic heterogeneity in endometrial cancer: Evidence from a Gynecologic Oncology Group trial[J]. Gynecol Oncol, 2013, 129(2): 277-284.

[22] 徐桑. 乳腺癌患者术后子宫内膜病变的发生率及危险因素分析[J]. 中国妇幼保健, 2022, 37(11): 2068-2071.

[23] Clarke M A, Long B J, Sherman M E, et al. Risk assessment of endometrial cancer and endometrial intraepithelial neoplasia in women with abnormal bleeding and implications for clinical management algorithms[J]. Am J Obstet Gynecol, 2020, 223(4): 549. e1-549549. e13.

[24] Maheshwari E, Nougaret S, Stein E B, et al. Update on MRI in evaluation and treatment of endometrial cancer[J]. RadioGraphics, 2022, 42(7): 2112-2130.

[25] Lukanović D, Matjašič M, Kobal B. Accuracy of preoperative sampling diagnosis for predicting final pathology in patients with endometrial carcinoma: a review[J]. Transl Cancer Res, 2020, 9(12): 7785-7796.

[26] Kandoth C, Schultz N, Cherniack A D, et al. Integrated genomic characterization of endometrial carcinoma[J]. Nature, 2013, 497(7447): 67-73.

[27] León-Castillo A, Gilvazquez E, Nout R, et al. Clinicopathological and molecular characterisation of 'multiple-classifier' endometrial carcinomas[J]. J Pathol, 2020, 250(3): 312-322.

[28] Berek J S, Matias-Guiu X, Creutzberg C, et al. FIGO staging of endometrial cancer: 2023[J]. J Gynaecol Oncol, 2023, 34(5): 1-12.

[29] Wortman B G, Creutzberg C L, Putter H, et al. Ten-year results of the PORTEC-2 trial for high-intermediate risk endometrial carcinoma: improving patient selection for adjuvant therapy[J]. Br J Cancer, 2018, 119(9): 1067-1074.

[30] Kommoss S, McConechy M K, Kommoss F, et al. Final validation of the ProMisE molecular classifier for endometrial carcinoma in a large population-based case series[J]. Ann Oncol, 2018, 29(5): 1180-1188.

[31] McCarthy A J, Capo-Chichi J M, Spence T, et al. Heterogenous loss of mismatch repair (MMR) protein expression: a challenge for immunohistochemical interpretation and microsatellite instability (MSI) evaluation[J].J Pathol Clin Res, 2019, 5(2): 115-129.

[32] Devereaux K A, Steiner D F, Ho C, et al.A Multiplex SNaPshot Assay is a Rapid and Cost-Effective Method for Detecting POLE Exonuclease Domain Mutations in Endometrial Carcinoma[J]. Int J Gynecol Pathol, 2022, 41(6): 541-551.

[33] van den Heerik A S V M, Ter Haar N T, Vermij L, et al. QPOLE: a quick, simple, and cheap alternative for POLE sequencing in endometrial cancer by multiplex genotyping quantitative polymerase chain reaction[J]. Jco Glob Oncol, 2023, 9: e2200384.

[34] Devereaux K, Steiner D F, Ho C C, et al. A multiplex SNaPshot assay is a rapid and cost-effective method for detecting POLE exonuclease domain mutations in endometrial carcinoma[J]. Int J Gynecol Pathol, 2022, 41(6): 541-551.

[35] Zheng W. Molecular classification of endometrial cancer and the 2023 FIGO staging: exploring the challenges and

opportunities for pathologists[J]. Cancers (Basel), 2023, 15(16): 4101.
[36] Mills A M, Liou S, Ford J M, et al. Lynch syndrome screening should be considered for all patients with newly diagnosed endometrial cancer[J].Am J Surg Pathol, 2014, 38(11): 1501-1509.
[37] Malpica A, Euscher E D, Hecht J L, et al. Endometrial carcinoma, grossing and processing issues: recommendations of the international society of gynecologic pathologists[J]. Int J Gynecol Pathol, 2019, 38 Suppl 1(Iss 1 Suppl 1): S9-S24.
[38] Taraboanta C, Britton H, Plotkin A, et al. Performance characteristics of endometrial sampling in diagnosis of endometrial carcinoma[J]. Int J Gynecol Pathol, 2020, 39(1): 19-25.
[39] Petersen R W, Quinlivan J A, Casper G R, et al. Endometrial adenocarcinoma–presenting pathology is a poor guide to surgical management[J]. Aust N Z J Obstet Gynaecol, 2000, 40(2): 191-194.
[40] Gunderson CC, Dutta S, Fader AN, et al. Pathologic features associated with resolution of complex atypical hyperplasia and grade 1 endometrial adenocarcinoma after progestin therapy[J]. Gynecol Oncol, 2014, 132(1): 33-37.
[41] Chang R J, Rivera-Colon G, Chen H, et al. Navigating through perplex morphologic changes after exogenous hormone usage[J]. Semin Diagn Pathol, 2022, 39(3): 148-158.
[42] Chen H, Lucas E, Strickland A L, et al. Specific Biomarker Expression Patterns in the Diagnosis of Residual and Recurrent Endometrial Precancers After Progestin Treatment: A Longitudinal Study[J]. Am J Surg Pathol, 2020, 44(10): 1429-1439.
[43] Mentrikoski M J, Shah A A, Hanley K Z, et al. Assessing endometrial hyperplasia and carcinoma treated with progestin therapy[J]. Am J Clin Pathol, 2012, 138(4): 524-534.
[44] Wheeler D T, Bristow R E, Kurman R J. Histologic alterations in endometrial hyperplasia and well-differentiated carcinoma treated with progestins[J]. Am J Surg Pathol, 2007, 31(7): 988-998.
[45] Williams A T, Ganesan R. Role of the pathologist in assessing response to treatment of ovarian and endometrial cancers[J]. Histopathology, 2020, 76(1): 93-101.
[46] 郭东辉, 李灵敏, 张慧娟, 等.子宫内膜样癌及癌前病变孕激素治疗后的病理评估及其临床意义[J].中华病理学杂志, 2015, 44(3): 216-220.
[47] 中华医学会妇产科分会病理学组, 中华医学会病理学分会女性生殖系统疾病病理学组, 中国研究型医院学会超微与分子病理学分会妇儿学组.子宫内膜癌保育治疗前后病理评估专家共识[J].中华病理学杂志, 2022, 51(11): 1110-1114.
[48] Ganesan R, Gilks C B, Soslow R A, et al. Survey on reporting of endometrial biopsies from women on progestogen therapy for endometrial atypical hyperplasia/endometrioid carcinoma[J]. Int J Gynecol Pathol, 2021, 41(2): 142-150.
[49] Raffone A, Travaglino A, Saccone G, et al. PAX2 in endometrial carcinogenesis and in differential diagnosis of endometrial hyperplasia: a systematic review and meta-analysis of diagnostic accuracy[J]. Acta Obstet Gynecol Scand, 2019, 98(3): 287-299.
[50]Allo G, Bernardini M Q, Wu R C, et al. ARID1A loss correlates with mismatch repair deficiency and intact p53 expression in high-grade endometrial carcinomas[J]. Modern Pathology An Official Journal of the United States & Canadian Academy of Pathology Inc, 2014, 27(2): 255.
[51] Werner H M, Berg A, Wik E, et al. ARID1A loss is prevalent in endometrial hyperplasia with atypia and low-grade endometrioid carcinomas[J]. Mod Pathol, 2013, 26(3): 428-434.
[52] Tahir M, Samankan S, Huang M, et al. Endometrioid Squamous Proliferations of the Endometrium Express Alpha-Methylacyl-CoA Racemase (P504s)[J]. Int J Gynecol Pathol, 2023, 42(6): 576-581.
[53] Costigan D C, Dong F, Nucci M R, et al. Clinicopathologic and immunohistochemical correlates of CTNNB1 mutated endometrial endometrioid carcinoma[J]. Int J Gynecol Pathol, 2020, 39(2): 119-127.
[54] Matsumoto N, Manrai P, Rottmann D, et al. Correlative Assessment of p53 Immunostaining Patterns and TP53 Mutation Status by Next-Generation Sequencing in High-Grade Endometrial Carcinomas[J]. Int J Gynecol Pathol, 2023, 42(6): 567-575.
[55] Jamieson A, Vermij L, Kramer C J H, et al. Clinical behavior and molecular landscape of stage I p53-abnormal low-grade endometrioid endometrial carcinomas[J]. Clin Cancer Res, 2023, 29(23): 4949-4957.
[56] Fadare O, Roma A A, Parkash V, et al.Does a p53 “Wild-type” Immunophenotype Exclude a Diagnosis of Endometrial Serous Carcinoma[J]. Adv Anat Pathol, 2018, 25(1): 61-70.
[57] Matson D R, Accola M A, Henderson L, et al. A "Null" Pattern of p16 Immunostaining in Endometrial Serous Carcinoma: An Under-recognized and Important Aberrant Staining Pattern[J]. Int J Gynecol Pathol, 2022, 41(4): 378-388.
[58] Wang C, Zhang L, Vakiani E, et al.Detecting mismatch repair deficiency in solid neoplasms: immunohistochemistry, microsatellite instability, or both[J]. Mod Pathol, 2022, 35(11): 1515-1528.
[59] Dellinger T H, Smith D D, Ouyang C, et al. L1CAM is an independent predictor of poor survival in endometrial cancer - An analysis of The Cancer Genome Atlas (TCGA) [J]. Gynecol Oncol, 2016, 141(2): 336-340.
[60] León-Castillo A, Britton H, McConechy M K, et al.Interpretation of somatic POLE mutations in endometrial carcinoma[J]. J Pathol, 2020, 250(3): 323-335.
[61] Jamieson A, McConechy M K, Lum A, et al. Harmonized molecular classification; assessment of a single-test ProMisE NGS tool[J]. Gynecol Oncol, 2023, 175: 45-52.
[62] Al-Ghamdi A, Freedman D, Miller D, et al. Vulvar squamous cell carcinoma in young women: a

clinicopathologic study of 21 cases[J]. Gynecol Oncol, 2002, 84(1): 94-101.
[63] Yano M, Shintani D, Katoh T, et al. Coexistence of endometrial mesonephric-like adenocarcinoma and endometrioid carcinoma suggests a Müllerian duct lineage: a case report[J]. Diagn Pathol, 2019, 14(1): 54.
[64] Murali R, Davidson B, Fadare O, et al. High-grade endometrial carcinomas: morphologic and immunohistochemical features, diagnostic challenges and recommendations[J]. Int J Gynecol Pathol, 2019, 38(Suppl 1): S40-S63.
[65] Niu S, Lucas E, Molberg K, et al. Morules But Not Squamous Differentiation are a Reliable Indicator of CTNNB1 (beta-catenin) Mutations in Endometrial Carcinoma and Precancers[J]. Am J Surg Pathol, 2022, 46(10): 1447-1455.
[66] Weisman P, Park K J, Xu J.FIGO Grade 3 Endometrioid Adenocarcinomas With Diffusely Aberrant β-Catenin Expression: An Aggressive Subset Resembling Cutaneous Pilomatrix Carcinomas[J]. Int J Gynecol Pathol, 2022, 41(2): 126-131.
[67] Meljen V T, Mittenzwei R, Wong J, et al. Endometrial adenocarcinomas with No specific molecular profile: morphologic features and molecular alterations of "copy-number low" tumors[J]. Int J Gynecol Pathol, 2021, 40(6): 587-596.
[68] Aoun B A, Skala S L. Utility of p63 and PTEN staining in distinguishing cervical microglandular hyperplasia from endometrial endometrioid carcinoma with microglandular/mucinous features[J]. Histopathology, 2022, 80(7): 1102-1111.
[69] Silva E G, Young R H. Endometrioid neoplasms with clear cells: a report of 21 cases in which the alteration is not of typical secretory type[J]. Am J Surg Pathol, 2007,31(8):1203-1208.
[70] Malpica A. How to approach the many faces of endometrioid carcinoma[J]. Mod Pathol, 2016, 29(Suppl 1): S29-S44.
[71] Ji J X, Cochrane D R, Tessier-Cloutier B, et al.Use of Immunohistochemical Markers (HNF-1β, Napsin A, ER, CTH, and ASS1) to Distinguish Endometrial Clear Cell Carcinoma From Its Morphologic Mimics Including Arias-Stella Reaction[J]. Int J Gynecol Pathol, 2020, 39(4):344-353.
[72] Murray S K, Young R H, Scully R E. Uterine endometrioid carcinoma with small nonvillous papillae: an analysis of 26 cases of a favorable-prognosis tumor to be distinguished from serous carcinoma[J]. Int J Surg Pathol, 2000, 8(4): 279-289.
[73] Singh K, Simon R A, Zhang C, et al. "Surface epithelial changes" in uterine endometrioid carcinoma mimicking micropapillary serous borderline tumor of ovary: report of two cases and review of the literature[J]. Diagn Pathol, 2011, 6: 13.
[74] Kir G, Olgun Z C, Gunel H, et al. KRAS-mutated uterine endometrioid carcinoma with extensive surface changes resulting in striking morphologic mimicry of an ovarian serous borderline tumor[J]. Int J Gynecol Pathol, 2020, 39(6): 573-577.
[75] Espinosa I, D'Angelo E, Corominas M, et al. Mixed endometrial carcinomas with a "low-grade serous" -like component: a clinicopathologic, immunohistochemical, and molecular genetic study[J]. Hum Pathol, 2018, 71: 65-73.
[76] Lucas E, Carrick K S. Low grade endometrial endometrioid adenocarcinoma: a review and update with emphasis on morphologic variants, mimics, immunohistochemical and molecular features[J]. Semin Diagn Pathol, 2022, 39(3): 159-175.
[77] Jacques S M, Qureshi F, Lawrence W D. Surface epithelial changes in endometrial adenocarcinoma: diagnostic pitfalls in curettage specimens[J]. Int J Gynecol Pathol, 1995, 14(3): 191-197.
[78] Murray S K, Clement P B, Young R H. Endometrioid carcinomas of the uterine corpus with sex cord-like formations, hyalinization, and other unusual morphologic features: a report of 31 cases of a neoplasm that may be confused with carcinosarcoma and other uterine neoplasms[J]. Am J Surg Pathol, 2005, 29(2): 157-166.
[79] Rabban J T, Gilks C B, Malpica A, et al. Issues in the differential diagnosis of uterine low-grade endometrioid carcinoma, including mixed endometrial carcinomas: recommendations from the international society of gynecological pathologists[J].Int J Gynecol Pathol, 2019, 38(Iss 1 Suppl 1): S25-S39.
[80] Liang S X, Patel K, Pearl M, et al. Sertoliform endometrioid carcinoma of the endometrium with dual immunophenotypes for epithelial membrane antigen and inhibin alpha: case report and literature review[J].Int J Gynecol Pathol, 2007, 26(3): 291-297.
[81] Parkash V, Carcangiu M L. Endometrioid endometrial adenocarcinoma with psammoma bodies[J]. Am J Surg Pathol, 1997, 21(4): 399-406.
[82] McCluggage W G, Bosse T, Gilks C B, et al. FIGO 2023 endometrial cancer staging: too much, too soon[J]. Int J Gynecol Cancer, 2023, 7: ijgc-2023-004981.
[83] Bosse T,Nout R A, McAlpine J N, et al.Molecular classification of grade 3 endometrioid endometrial cancers identifies distinct prognostic subgroups[J]. Am J Surg Pathol, 2018, 42(5): 561-568.
[84] Vermij L, Jobsen J J, León-Castillo A, et al.Prognostic refinement of NSMP high-risk endometrial cancers using oestrogen receptor immunohistochemistry[J]. Br J Cancer, 2023, 128(7): 1360-1368.
[85] Baniak N, Fadare O, Köbel M, et al. Targeted Molecular and Immunohistochemical Analyses of Endometrial Clear Cell Carcinoma Show that POLE Mutations and DNA Mismatch Repair Protein Deficiencies Are Uncommon[J]. Am J Surg Pathol, 2019, 43(4): 531-537.
[86] Espinosa I, Lee C H, D'Angelo E, et al. Undifferentiated and dedifferentiated endometrial carcinomas with POLE exonuclease domain mutations have a favorable prognosis[J]. Am J Surg Pathol, 2017, 41(8): 1121-1128.

[87] Travaglino A, Raffone A, Raimondo D, et al. Prognostic value of the TCGA molecular classification in uterine carcinosarcoma[J]. Int J Gynaecol Obstet, 2022, 158(1): 13-20.
[88] Leon-Castillo A, Horeweg N, Peters E E M, et al. Prognostic relevance of the molecular classification in high-grade endometrial cancer for patients staged by lymphadenectomy and without adjuvant treatment[J]. Gynecol Oncol, 2022, 164(3): 577-586.
[89] Quick C M, May T,Horowitz N S, et al. Low-grade, low-stage endometrioid endometrial adenocarcinoma: a clinicopathologic analysis of 324 cases focusing on frequency and pattern of myoinvasion[J]. Int J Gynecol Pathol, 2012, 31(4): 337-343.
[90] Amălinei C, Aignătoaei A M, Balan R A, et al. Clinicopathological significance and prognostic value of myoinvasive patterns in endometrial endometrioid carcinoma[J]. Rom J Morphol Embryol, 2018, 59(1): 13-22.
[91] Park J Y, Hong D, Park J Y. Association between morphological patterns of myometrial invasion and cancer stem cell markers in endometrial endometrioid carcinoma[J]. Pathol Oncol Res, 2019, 25(1): 123-130.
[92] Holthoff E R, Spencer H, Kelly T, et al.Pathologic features of aggressive vulvar carcinoma are associated with epithelial-mesenchymal transition[J].Hum Pathol, 2016, 56: 22-30.
[93] Washington M K, Berlin J, Branton P A, et al.Protocol for the examination of specimens from patients with primary carcinomas of the colon and rectum[J]. Arch Pathol Lab Med, 2008, 132(7): 1182-1193.
[94] Kihara A, Yoshida H, Watanabe R, et al. Clinicopathologic association and prognostic value of microcystic, elongated, and fragmented (MELF) pattern in endometrial endometrioid carcinoma[J]. Am J Surg Pathol, 2017, 41(7): 896-905.
[95] Longacre T A, Hendrickson M R. Diffusely infiltrative endometrial adenocarcinoma[J]. Am J Surg Pathol, 1999, 23(1): 69-78.
[96] Yamamoto M, Kaizaki Y, Kogami A, et al.Prognostic significance of tumor budding, poorly differentiated cluster, and desmoplastic reaction in endometrioid endometrial carcinomas[J]. J Obstet Gynaecol Res, 2021, 47(11): 3958-3967.
[97] Švajdler M, Michal M, Dubinský P, et al. Endometrial endometrioid carcinoma with large cystic growth configuration and deceptive pattern of invasion associated with abundant nodular fasciitis-like stroma: a unique hitherto unreported histology in endometrioid carcinoma[J]. Adv Anat Pathol,2016, 23(6): 381-384.
[98] Singh N, Hirschowitz L, Zaino R, et al. Pathologic prognostic factors in endometrial carcinoma (other than tumor type and grade)[J]. Int J Gynecol Pathol, 2019, 38 (Iss 1 Suppl 1): S93-S113.
[99] Karaa A, Khachemoune A. Keratoacanthoma: a tumor in search of a classification[J]. Int J Dermatol, 2007, 46(7): 671-678.
[100] Zheng W, Schwartz P E. Serous EIC as an early form of uterine papillary serous carcinoma: recent progress in understanding its pathogenesis and current opinions regarding pathologic and clinical management[J]. Gynecol Oncol, 2005, 96(3): 579-582.
[101] Trietsch M D, Nooij L S, Gaarenstroom K N, et al. Genetic and epigenetic changes in vulvar squamous cell carcinoma and its precursor lesions: a review of the current literature[J]. Gynecol Oncol, 2015, 136(1): 143-157.
[102] American Cancer Society. The American Cancer Society's Oncology in Practice (Clinical Management)[M]. Hoboken: Wiley-Blackwell, 2018.
[103] Homesley H D, Bundy B N, Sedlis A, et al. Assessment of current International Federation of Gynecology and Obstetrics staging of vulvar carcinoma relative to prognostic factors for survival (a Gynecologic Oncology Group Study)[J]. Am J Obstet Gynecol, 1991, 164(4): 997-1004.
[104] McCluggage W G, Hirschowitz L, Wilson G E, et al.Significant Variation in the Assessment of Cervical Involvement in Endometrial Carcinoma[J]. Am J Surg Pathol, 2011, 35(2): 289-294.
[105] Stewart C J R, Crum C P, McCluggage W G, et al. Guidelines to aid in the distinction of endometrial and endocervical carcinomas, and the distinction of independent primary carcinomas of the endometrium and adnexa from metastatic spread between these and other sites[J].Int J Gynecol Pathol, 2019, 38(Iss 1 Suppl 1): S75-S92.
[106] Casey L, Singh N. Metastases to the ovary arising from endometrial, cervical and fallopian tube cancer: recent advances[J]. Histopathology, 2020, 76(1): 37-51.
[107] Irving J A, Catasús L, Gallardo A, et al. Synchronous endometrioid carcinomas of the uterine corpus and ovary: alterations in the β-catenin (CTNNB1) pathway are associated with independent primary tumors and favorable prognosis[J]. Hum Pathol, 2005, 36(6): 605-619.
[108] Kobayashi Y, Nakamura K, Nomura H, et al. Clinicopathologic analysis with immunohistochemistry for DNA mismatch repair protein expression in synchronous primary endometrial and ovarian cancers[J]. Int J Gynecol Cancer, 2015, 25(3): 440-446.
[109] Kitchener H, Swart A M, Qian Q, et al.Efficacy of systematic pelvic lymphadenectomy in endometrial cancer (MRC ASTEC trial): a randomised study-ScienceDirect[J]. Lancet, 2009, 373(9658): 125-136.
[110] Benedetti Panici P, Basile S, Maneschi F, et al. Systematic pelvic lymphadenectomy vs. no lymphadenectomy in early-stage endometrial carcinoma: randomized clinical trial[J]. J Natl Cancer Inst, 2008, 100(23): 1707-1716.
[111] Wakeham K, Kavanagh K, Cuschieri K, et al.HPV status and favourable outcome in vulvar squamous cancer[J]. Int J Cancer, 2017, 140(5): 1134-1146.
[112] de Giorgi V, Salvini C, Massi D, et al. Vulvar basal cell

carcinoma: retrospective study and review of literature[J]. Gynecol Oncol, 2005, 97(1): 192-194.

[113] Bae H S, Kim H, Kwon S Y, et al. Should endometrial clear cell carcinoma be classified as type Ⅱ endometrial carcinoma[J]. Int J Gynecol Pathol, 2015, 34(1): 74-84.

[114] Geels Y P, Pijnenborg J M, van den Berg-van Erp S H, et al. Endometrioid endometrial carcinoma with atrophic endometrium and poor prognosis[J]. Obstet Gynecol, 2012, 120(5): 1124-1131.

[115] Wilczyński M, Danielska J, Wilczyński J. An update of the classical Bokhman's dualistic model of endometrial cancer[J]. Przeglad Menopauzalny, 2016, 15(2): 63-68.

[116] Kandoth C, Schultz N, Cherniack A D, et al.Erratum: Integrated genomic characterization of endometrial carcinoma[J]. Nature, 2013, 500: 242.

[117] Alvarez T, Miller E, Duska L, et al. Molecular profile of grade 3 endometrioid endometrial carcinoma: is it a type I or type II endometrial carcinoma[J]. Am J Surg Pathol, 2012, 36(5): 753-761.

[118] Ayeni T A, Bakkum-Gamez J N, Mariani A, et al. Comparative outcomes assessment of uterine grade 3 endometrioid, serous, and clear cell carcinomas[J]. Gynecol Oncol, 2013, 129(3): 478-485.

[119] Joehlin-Price A, Van Ziffle J, Hills N K, et al. Molecularly classified uterine FIGO grade 3 endometrioid carcinomas show distinctive clinical outcomes but overlapping morphologic features[J].Am J Surg Pathol, 2021, 45(3): 421-429.

[120] van Esterik M, van Gool I C, de Kroon C D, et al. Limited impact of intratumour heterogeneity on molecular risk assignment in endometrial cancer[J]. Oncotarget, 2017, 8(15): 25542-25551.

[121] Sideri M, Jones R W, Wilkinson E J, et al. Squamous vulvar intraepithelial neoplasia: 2004 modified terminology, ISSVD Vulvar Oncology Subcommittee[J]. J Reprod Med, 2005, 50(11): 807-810.

[122] Podoll M B, Singh N, Gilks C B, et al. Assessment of CK17 as a marker for the diagnosis of differentiated vulvar intraepithelial neoplasia[J]. Int J Gynecol Pathol, 2017, 36(3): 273-280.

[123] Fader A N, Boruta D, Olawaiye A B, et al. Uterine papillary serous carcinoma: epidemiology, pathogenesis and management[J]. Curr Opin Obstet Gynecol, 2010, 22(1): 21-29.

[124] Pennington K P, Walsh T, Lee M, et al. BRCA1, TP53, and CHEK2 germline mutations in uterine serous carcinoma[J]. Cancer, 2013, 119(2): 332-338.

[125] Zhang C, Zheng W. High-grade endometrial carcinomas: Morphologic spectrum and molecular classification[J]. Semin Diagn Pathol, 2022, 39(3): 176-186.

[126] Lim D, Oliva E. Nonendometrioid endometrial carcinomas[J]. Semin Diagn Pathol, 2010, 27(4): 241-260.

[127] Pinto AP, Degen M, Barron P, et al.Phosphorylated S6 as an immunohistochemical biomarker of vulvar intraepithelial neoplasia[J]. Mod Pathol, 2013, 26(11): 1498-1507.

[128] Jia L, Yuan Z, Wang Y, et al. Primary sources of pelvic serous cancer in patients with endometrial intraepithelial carcinoma[J]. Mod Pathol, 2015, 28(1): 118-127.

[129] Rossi E D, Bizzarro T, Monterossi G, et al. Clinicopathological analysis of mixed endometrial carcinomas: clinical relevance of different neoplastic components[J]. Hum Pathol, 2017, 62: 99-107.

[130] Fadare O, Roma A A, Parkash V, et al. Does a p53 "wild-type" immunophenotype exclude a diagnosis of endometrial serous carcinoma[J]. Adv Anat Pathol, 2018, 25(1): 61-70.

[131] Yemelyanova A, Ji H, Shih IeM, et al. Utility of p16 expression for distinction of uterine serous carcinomas from endometrial endometrioid and endocervical adenocarcinomas: immunohistochemical analysis of 201 cases[J]. Am J Surg Pathol, 2009, 33(10): 1504-1514.

[132] Klc T R, Wu S, Wilhite A M, et al. HER2 in Uterine Serous Carcinoma: Testing platforms and implications for targeted therapy[J]. Gynecol Oncol, 2022, 167(2): 289-294.

[133] Buza N. HER2 testing and reporting in endometrial serous carcinoma: practical recommendations for HER2 immunohistochemistry and fluorescent in situ hybridization: proceedings of the ISGyP companion society session at the 2020 USCAP annual meeting[J]. Int J Gynecol Pathol, 2021, 40(1): 17-23.

[134] Bogani G, Ray-Coquard I, Concin N, et al. Clear cell carcinoma of the endometrium[J]. Gynecol Oncol, 2022, 164(3): 658-666.

[135] Travaglino A, Raffone A, Arciuolo D, et al. Diagnostic accuracy of HNF1β, Napsin A and P504S/Alpha-Methylacyl-CoA Racemase (AMACR) as markers of endometrial clear cell carcinoma[J]. Pathol Res Pract, 2022, 237: 154019.

[136] Abeler V M, Kjørstad K E. Clear cell carcinoma of the endometrium: a histopathological and clinical study of 97 cases[J]. Gynecol Oncol, 1991, 40(3): 207-217.

[137] Clement P B, Young R H. Non-endometrioid carcinomas of the uterine corpus: a review of their pathology with emphasis on recent advances and problematic aspects[J]. Adv Anat Pathol, 2004, 11(3): 117-142.

[138] Webb G A, Lagios M D. Clear cell carcinoma of the endometrium[J]. Am J Obstet Gynecol, 1987, 156(6): 1486-1491.

[139] Kim S R, Cloutier B T, Leung S, et al. Molecular subtypes of clear cell carcinoma of the endometrium: Opportunities for prognostic and predictive stratification[J]. Gynecol Oncol, 2020, 158(1): 3-11.

[140] Nascimento A F, Granter S R, Cviko A, et al.Vulvar acanthosis with altered differentiation: a precursor to verrucous carcinoma[J]. Am J Surg Pathol, 2004, 28(5): 638-643.

[141] Abdulfatah E, Sakr S, Thomas S, et al. Clear cell carcinoma of the endometrium: evaluation of prognostic parameters in a multi-institutional cohort of 165 cases[J].

Int J Gynecol Cancer, 2017, 27(8): 1714-1721.
[142] Fadare O, Zheng W. Endometrial Glandular Dysplasia (EmGD): morphologically and biologically distinctive putative precursor lesions of Type Ⅱ endometrial cancers[J]. Diagn Pathol, 2008, 3(1): 6.
[143] Fadare O, Gwin K, Desouki M M, et al. The clinicopathologic significance of p53 and BAF-250a (ARID1A) expression in clear cell carcinoma of the endometrium[J]. Mod Pathol, 2013, 26(8): 1101-1110.
[144] Biscotti C V. Atlas of gynecologic surgical pathology[J]. Am J Surg Pathol, 2008, 32(10): 1591.
[145] Bae-Jump V. Unraveling the mystery of clear cell endometrial cancer[J].Gynecol Oncol, 2020, 158(1): 1-2.
[146] Clement P B, Young R H. Endometrioid carcinoma of the uterine corpus: a review of their pathology with emphasis on recent advances and problematic aspects[J]. Adv Anat Pathol, 2004, 11(3): 117-142.
[147] McCluggage W G. Malignant biphasic uterine tumours: carcinosarcomas or metaplastic carcinomas?[J]. J Clin Pathol, 2002, 55(5): 321-325.
[148] Singh R. Review literature on uterine carcinosarcoma[J].J Cancer Res Ther, 2014, 10(3): 461-468.
[149] Mori S, Gotoh O, Kiyotani K, et al. Genomic alterations in gynecological malignancies: histotype-associated driver mutations, molecular subtyping schemes, and tumorigenic mechanisms[J]. J Hum Genet, 2021, 66(9): 853-868.
[150] Silverberg S G, Major F J, Blessing J A, et al. Carcinosarcoma (malignant mixed mesodermal tumor) of the uterus. A Gynecologic Oncology Group pathologic study of 203 cases[J]. Int J Gynecol Pathol, 1990, 9(1): 1-19.
[151] 袁航. 47例子宫癌肉瘤临床回顾性分析[D]. 济南: 山东大学, 2020.
[152] Lorusso D, Coleman R, Vaughan M M, et al. Endometrial carcinosarcoma[J]. Int J Gynecol Cancer, 2023, 33(2): 147-174.
[153] Silva E G, Deavers M T, Malpica A. Undifferentiated carcinoma of the endometrium: a review[J]. Pathology, 2007, 39(1): 134-138.
[154] Giordano G, Ferioli E, Guareschi D, et al. Dedifferentiated endometrial carcinoma: a rare aggressive neoplasm-clinical, morphological and immunohistochemical features[J]. Cancers(Basel), 2023, 15(21): 5155.
[155] Yap J, O'Neill D, Nagenthiran S, et al. Current insights into the aetiology, pathobiology, and management of local disease recurrence in squamous cell carcinoma of the vulva[J]. BJOG, 2017, 124(6): 946-954.
[156] !毕蕊, 喻林, 涂小予, 等. 子宫去分化癌及未分化癌中SMARCA4 (BRG1)及SMARCB1 (INI1) 的表达及临床病理分析[J]. 中华病理学杂志, 2019, 48(8): 590-595.
[157] Busca A, Parra-Herran C, Nofech-Mozes S, et al. Undifferentiated endometrial carcinoma arising in the background of high-grade endometrial carcinoma–Expanding the definition of dedifferentiated endometrial carcinoma[J]. Histopathology, 2020, 77(5): 769-780.
[158] Vroobel K M, Attygalle A D. Sarcomatous transformation in undifferentiated/dedifferentiated endometrial carcinoma: an underrecognized phenomenon and diagnostic pitfall[J]. Int J Gynecol Pathol, 2020, 39(5): 485-492.
[159] Ono K, Kasajima R, Katayama K, et al. Clinicopathological and molecular characteristics of endometrial neuroendocrine carcinomas reveal preexisting endometrial carcinoma origin[J]. Pathol Int, 2021, 71(8): 491-499.
[160] Howitt B E, Dong F, Vivero M, et al. Molecular Characterization of Neuroendocrine Carcinomas of the Endometrium: Representation in All 4 TCGA Groups[J]. Am J Surg Pathol, 2020, 44(11): 1541-1548.
[161] Zou Q, Zhang L, Cheng Z, et al. INSM1 Is Less Sensitive But More Specific Than Synaptophysin in Gynecologic High-grade Neuroendocrine Carcinomas: An Immunohistochemical Study of 75 Cases With Specificity Test and Literature Review[J]. Am J Surg Pathol, 2021, 45(2): 147-159.
[162] Ting C H, Wang T Y, Wu P S. Insulinoma-associated Protein 1 Expression and Its Diagnostic Significance in Female Genital Tract Neuroendocrine Carcinomas[J]. Int J Gynecol Pathol, 2021,40(5): 452-459.
[163] Zhang Z, Wang J, Wu X, et al. Clinical characteristic and prognostic factors in high-grade endometrial neuroendocrine carcinoma[J]. J Obstet Gynaecol Res, 2022, 48(8): 2180-2188.
[164] McFarland M, Quick C M, McCluggage W G. Hormone receptor-negative, thyroid transcription factor 1-positive uterine and ovarian adenocarcinomas: report of a series of mesonephric-like adenocarcinomas[J]. Histopathology, 2016, 68(7): 1013-1020.
[165] Deolet E, Van Dorpe J, van de Vijver K. Mesonephric-like adenocarcinoma of the endometrium: diagnostic advances to spot this wolf in sheep's clothing. A review of the literature[J]. J Clin Med, 2021, 10(4): 698.
[166] McCluggage W G, Singh N, Gilks C B. Key changes to the World Health Organization (WHO) classification of female genital tumours introduced in the 5th edition (2020)[J]. Histopathology, 2022, 80(5): 762-778.
[167] Kolin D L, Costigan D C, Dong F, et al. A combined morphologic and molecular approach to retrospectively identify KRAS-mutated mesonephric-like adenocarcinomas of the endometrium[J]. Am J Surg Pathol, 2019, 43(3): 389-398.
[168] Mirkovic J, McFarland M, Garcia E, et al. Targeted genomic profiling reveals recurrent KRAS mutations in mesonephric-like adenocarcinomas of the female genital tract[J]. Am J Surg Pathol, 2018, 42(2): 227-233.
[169] Pors J, Segura S, Chiu D S, et al. Clinicopathologic characteristics of mesonephric adenocarcinomas and mesonephric-like adenocarcinomas in the gynecologic tract: a multi-institutional study[J]. Am J Surg Pathol, 2021, 45(4): 498-506.
[170] Mirkovic J, Sholl L M, Garcia E, et al. Targeted genomic profiling reveals recurrent KRAS mutations and gain of

chromosome 1q in mesonephric carcinomas of the female genital tract[J]. Mod Pathol, 2015, 28(11): 1504-1514.
[171] Horn L C, Höhn A K, Krücken I, et al. Mesonephric-like adenocarcinomas of the uterine corpus: report of a case series and review of the literature indicating poor prognosis for this subtype of endometrial adenocarcinoma[J]. J Cancer Res Clin Oncol, 2020, 146(4): 971-983.
[172] Kenny S L, McBride H A, Jamison J, et al. Mesonephric adenocarcinomas of the uterine cervix and corpus: HPV-negative neoplasms that are commonly PAX8, CA125, and HMGA2 positive and that may be immunoreactive with TTF1 and hepatocyte nuclear factor 1-β[J]. Am J Surg Pathol, 2012, 36(6): 799-807.
[173] Euscher E D, Bassett R, Duose D Y, et al. Mesonephric-like Carcinoma of the Endometrium: A Subset of Endometrial Carcinoma With an Aggressive Behavior[J]. Am J Surg Pathol, 2020, 44(4): 429-443.
[174] Pors J, Cheng A, Leo J M, et al. A Comparison of GATA3, TTF1, CD10, and Calretinin in Identifying Mesonephric and Mesonephric-like Carcinomas of the Gynecologic Tract[J]. Am J Surg Pathol, 2018, 42(12): 1596-1606.
[175] Pappa C, Le Thanh V, Smyth S L, et al. Mixed endometrial epithelial carcinoma: epidemiology, treatment and survival rates-a 10-year retrospective cohort study from a single institution[J]. J Clin Med, 2023, 12(19): 6373.
[176] Matrai C E, Pirog E C, Ellenson L H. Despite diagnostic morphology, many mixed endometrial carcinomas show unexpected immunohistochemical staining patterns[J]. Int J Gynecol Pathol, 2018, 37(5): 405-413.
[177] Li W, Li L, Wu M, et al. The Prognosis of Stage IA Mixed Endometrial Carcinoma[J]. Am J Clin Pathol, 2019, 152(5): 616-624.
[178] Matrai C, Motanagh S, Mirabelli S,et al.Molecular Profiles of Mixed Endometrial Carcinoma[J]. Am J Surg Pathol, 2020, 44(8): 1104-1111.
[179] Hagemann I S, Deng W, Zaino R J, et al.The presence of an endometrioid component does not alter the clinicopathologic profile or survival of patients with uterine serous cancer: A gynecologic oncology group (GOG/NRG) study of 934 women[J]. Gynecol Oncol, 2021, 160(3): 660-668.
[180] Caulkins M, Ricciuti J,Stevens R, et al.Primary endometrial squamous cell carcinoma with synchronous early stage Fallopian adenocarcinoma: a case report and review of diagnostic and treatment considerations[J]. Gynecol Oncol Rep, 2022, 44: 101106.
[181] Wong R W, Ralte A, Grondin K, et al. Endometrial gastric (gastrointestinal)-type mucinous lesions: report of a series illustrating the spectrum of benign and malignant lesions[J]. Am J Surg Pathol, 2020, 44(3): 406-419.
[182] Ardighieri L, Palicelli A, Ferrari F, et al. Endometrial carcinomas with intestinal-type Metaplasia/differentiation: does mismatch repair system defects matter? case report and systematic review of the literature[J]. J Clin Med, 2020, 9(8): 2552.
[183] Seay K, Bustamante B, Truskinovsky A, et al. Intestinal type adenocarcinoma of the endometrium with signet ring cells, a rare aggressive variant[J]. Gynecol Oncol Rep, 2022, 42: 101046.
[184] Zheng W, Yang G C, Godwin T A, et al. Mucinous adenocarcinoma of the endometrium with intestinal differentiation: a case report[J]. Hum Pathol, 1995, 26(12): 1385-1388.
[185] Jones M A, Young R H, Scully R E. Endometrial adenocarcinoma with a component of giant cell carcinoma[J]. Int J Gynecol Pathol, 1991, 10(3): 260-270.
[186] Mulligan A M, Plotkin A, Rouzbahman M, et al. Endometrial giant cell carcinoma: a case series and review of the spectrum of endometrial neoplasms containing giant cells[J]. Am J Surg Pathol, 2010, 34(8): 1132-1138.
[187] Arciuolo D, Travaglino A, Raffone A, et al. Endometrial giant cell carcinoma: new insights from a morphological, immunohistochemical, and molecular analysis of three cases[J]. Virchows Arch, 2022, 481(2): 321-326.
[188] Ravishankar S, Malpica A, Ramalingam P, et al. Yolk Sac Tumor in Extragonadal Pelvic Sites: Still a Diagnostic Challenge[J]. Am J Surg Pathol, 2017, 41(1): 1-11.
[189] Lu T, Qi L, Ma Y, et al. Primary yolk sac tumor of the endometrium: a case report and review of the literatures[J]. Arch Gynecol Obstet, 2019, 300(5): 1177-1187.
[190] Rutgers J L, Young R H, Scully R E. Ovarian yolk sac tumor arising from an endometrioid carcinoma[J]. Hum Pathol, 1987, 18(12): 1296-1299.
[191] Christopherson W M, Alberhasky R C, Connelly P J. Glassy cell carcinoma of the the endometrium[J]. Hum Pathol, 1982, 13(5): 418-421.
[192] Kazakova V, Moreno Vanegas Y A, Kadamkulam Syriac A, et al. Multimodality therapy of endometrial glassy cell carcinoma: a rare type of cancer[J]. BMJ Case Rep, 2020, 13(6): e235164.
[193] Hachisuga T, Sugimori H, Kaku T, et al. Glassy cell carcinoma of the endometrium[J]. Gynecol Oncol, 1990, 36(1): 134-138.

第十九章

子宫内膜炎性病变与瘤样病变

Endometrial Inflammatory Diseases and Tumor-like Lesions

庞淑洁　赵苗青　郑文新（Wenxin Zheng）

子宫内膜可发生多种炎性疾病、反应性改变及瘤样病变，它们与子宫内膜增生和子宫内膜癌等重要的疾病分属不同的范畴，但形态上常与一些生理性改变或肿瘤性病变混淆，直接影响临床选择恰当的治疗方式。一些内膜上皮细胞或间质的改变还可出现在内膜的肿瘤性病变中，导致这些肿瘤的组织学诊断与子宫内膜癌的分级难度增加。鉴于认识这些病变对内膜的良性疾病及恶性病变的诊断均有实际意义，本章对子宫内膜炎、子宫内膜息肉及子宫内膜化生等病变进行重点讨论，并对一些少见疾病进行介绍。

第一节　子宫内膜炎

一、概述

子宫内膜炎（endometritis）一词可能被用于不同的情况，其中包括一些子宫内膜的正常生理性改变、特殊阶段的反应性过程及真正的感染性病变。应该强调的是，子宫内膜炎并非泛指所有出现炎症细胞浸润的子宫内膜，而是指出现炎症细胞浸润的异常内膜状态，并可能伴有上皮与间质的相应改变。正常子宫内膜间质中的少量炎症细胞及正常月经期出现的大量炎症细胞浸润都缺少病理意义，不属于子宫内膜炎范畴。

（一）分类

子宫内膜炎的分类有不同方式：根据病因分为

感染性与非感染性；根据感染的病原微生物分为特异性与非特异性；根据浸润的炎症细胞类型分为急性与慢性（表 19-1）。非特异性子宫内膜炎在子宫内膜炎中占绝大多数，而急性与慢性子宫内膜炎是连续的病理过程，病变中常同时可见急、慢性炎症细胞浸润。

表 19-1　子宫内膜炎的分类

类别		常见微生物或病因
特异性	细菌性	淋球菌，结核杆菌，放线菌
	病毒性	巨细胞病毒，单纯疱疹病毒
	其他病原微生物	衣原体，支原体
非特异性	与特定的年龄/阶段相关	放置宫内节育器，产后/流产后，老年性
	特殊组织类型	肉芽肿性（非结核性），组织细胞性，宫腔积脓
	原因不明	慢性非特异性

感染性子宫内膜炎大多发生于宫口异常开放和多种原因导致的异常子宫出血之后，或与绝经后宫颈管狭窄有关，下生殖道病原微生物上行性感染成为最主要的感染途径。特异性子宫内膜炎由特定的病原微生物感染引起，可伴有相应的组织学变化，借以推断具体的感染源，其中性传播疾病的比率近年来显著上升。非特异性子宫内膜炎的发生与多种病原微生物有关，组织学表现常无特异形态。

对于子宫内膜炎与盆腔炎（pelvic inflammatory disease，PID）的关系，一般认为两者常合并存在，应将其视为整个 PID 的表现之一。有报道在慢性子宫内膜炎中伴 PID 者占 1/3，但近来一组大样本研究得出不同结论，认为慢性子宫内膜炎合并 PID 的比率并不高[1]。这可能与样本与诊断标准不同或近年临床治疗方法改善等因素有关。

（二）临床特征

子宫内膜对下生殖道的上行性感染有一定的抵御能力，这主要得益于子宫内膜的周期性剥脱与强大的再生能力、宫腔分泌物或异常组织可经宫口排出及宫颈黏液的天然屏障作用，因此子宫内膜的炎性病变较宫颈少见。

患者多数为育龄期女性，少数为绝经后女性。不同年龄组引发内膜炎的原因各有侧重，40 岁以下多与近期妊娠或异常子宫出血有关，40～50 岁主要与异常子宫出血和宫内节育器（IUD）有关，50 岁以上主要与异常子宫出血、宫腔结构异常或有梗阻（子宫脱垂、内膜息肉或积脓等）有关[2]。

子宫内膜炎患者的临床症状主要是异常阴道出血，最常见月经间期出血或闭经。合并 PID 时有发热、下腹痛、月经异常、血白细胞增多等相应症状，盆腔双合诊检查可有双附件区触痛或宫颈疼痛。约 10% 的育龄期妇女合并 PID，其中 25% 可产生严重后果[3]，如不育、异位妊娠、慢性盆腔痛，甚至有一些需要住院治疗或手术。

单纯性子宫内膜炎与不孕症的相关性明显低于输卵管炎，推测与内膜可周期性脱落、宫腔宽大很少发生粘连等因素有关。如果感染的微生物毒性不大或处于自然病史的早期，常仅表现为月经异常，可能会忽略子宫内膜炎。慢性子宫内膜炎中近 1/3 的患者以异常子宫出血为唯一表现。

（三）组织学特征

子宫内膜炎病变可呈局灶性或弥漫性，大多数来自下生殖道病原微生物的上行性感染，因此在炎症开始阶段，病变多以内膜功能层为显著，逐步向内膜深部扩散至全层受累，甚至波及表浅肌层。慢性子宫内膜炎的范围与部位及相关因素有关，如在 IUD 周围、有妊娠组织残留处及黏膜下肌瘤的表面等（图 19-1）。

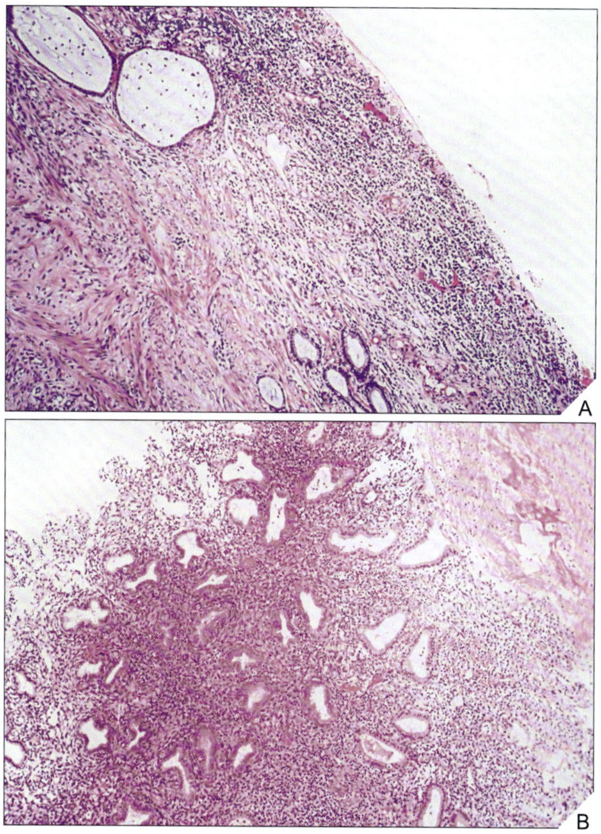

图 19-1　非特异性子宫内膜炎

A. 位于黏膜下肌瘤的表面，大量慢性炎症细胞浸润间质，并波及表浅肌层；B. 妊娠后的子宫内膜炎，间质细胞反应性增生，一些腺管呈星状，很难准确分期，右上可见粉染的透明变性物质，提示与妊娠相关子宫内膜炎时，腺体结构与形态可发生改变，偶尔表现为腺体扩张，常合并表面上皮崩解（图 19-2），这种崩解是由非月经原因引起的。有时间质的改变更为突出，如表现为间质的梭形细胞改变，但是这一特征为非特异性的，且非恒定出现。有些病例会有间质水肿的表现（图 19-3）。

子宫内膜炎可能经历从急性至慢性的发展过程，亦可隐匿性起病、缓慢发展。其组织形态受病原微生物、病程、内膜的反应和治疗效果等诸多因素影响。例如，一些病例表现明显的炎症细胞浸润，伴有显著的上皮与间质反应（图 19-4）。而在炎症后期，随着炎症大部消散，可能内膜组织中仅有少量炎症细胞浸润，但却以上皮或间质的继发性与反应性改变为突出表现。子宫内膜活检的时间与取材部位同样可能影响子宫内膜的镜下形态。

子宫内膜炎时，上皮与间质对卵巢性激素的反应能力可能降低。急性子宫内膜炎的腺上皮常表现

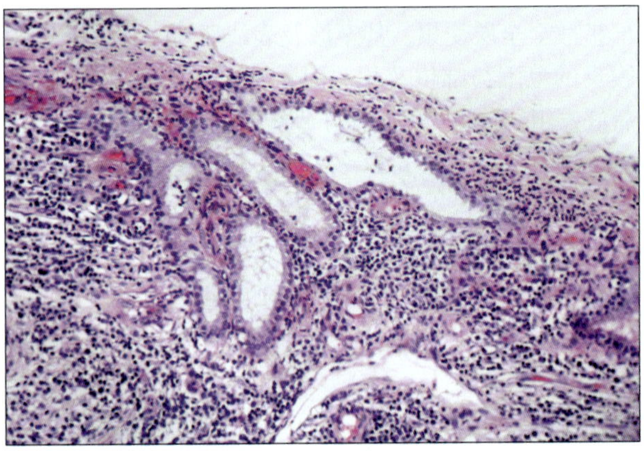

图 19-2　非特异性子宫内膜炎
间质中大量炎症细胞浸润，腺体形态不规则，表面上皮崩解

为不活跃状态，或因间质细胞水肿，上皮细胞肿胀变圆，腺腔内出现炎性渗出物，加上大量炎症细胞浸润，似分泌反应，影响准确分期。有些内膜呈单一的增殖期形态，除内膜本身对性激素敏感的原因，也可能与之前存在或合并 PID 导致卵巢功能紊乱有关。以往认为慢性子宫内膜炎时无法正确分期，最近一组研究统计约 80% 的病例可正确分期，包括对分泌期的判断[1]。局部组织纤维化与上皮化生有可能导致该区域对雌激素或孕激素的反应欠佳。

（四）与正常子宫内膜的鉴别

子宫内膜炎的组织学诊断需要具备炎症细胞的异常浸润，因此必须与子宫内膜正常的造血成分及生理性改变相鉴别。

1. 淋巴细胞　正常子宫内膜中有少量淋巴细胞，主要为 CD4 及 CD8 阳性的 T 淋巴细胞，随机散布于功能层，并可见零星的 B 淋巴细胞。在没有炎性病变的前提下，淋巴细胞会随月经周期呈不同程度的变化，在分泌晚期大量出现，局部可形成小的淋巴样聚集区，特别是在基底层，不应视为异常。在后半周期中还可见到颗粒淋巴细胞及 CD56 阳性自然杀伤细胞，出现在前蜕膜细胞中，其特别容易被误诊为中性粒细胞[4]（图 19-5）。

2. 中性粒细胞　见于正常内膜，特别是月经期。月经期内膜崩解及妊娠后排出的退变与坏死组织中伴随大量中性粒细胞浸润，属正常的生理反应（图 19-6，图 19-7）。

3. 浆细胞　正常子宫内膜是否存在少量的浆细胞还有争议，可能基于研究人群及选择方法的不同而有差异。传统认为浆细胞不见于正常子宫内膜，

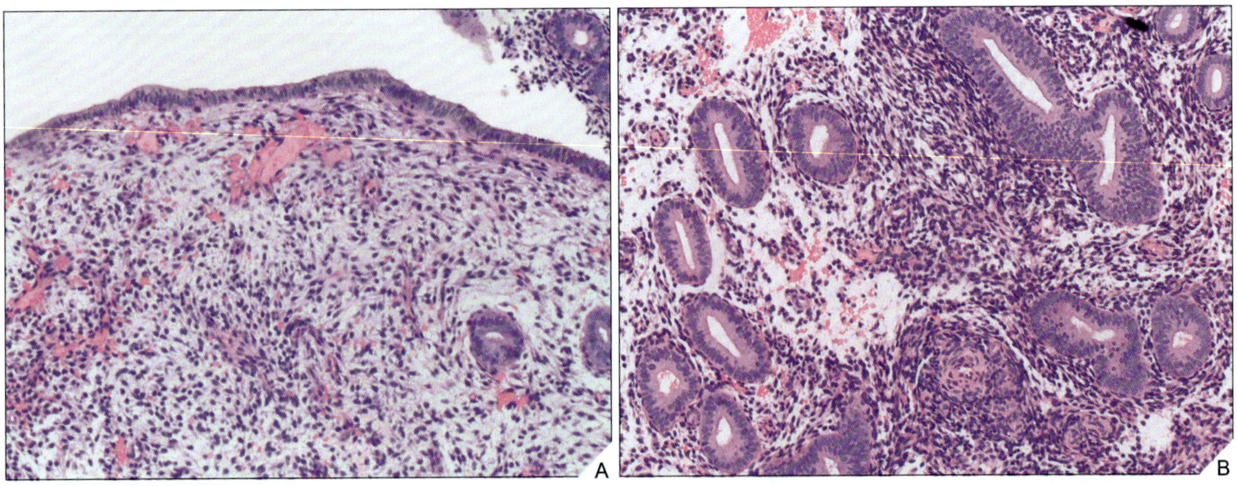

图 19-3　非特异性慢性子宫内膜炎
间质弥漫性（A）或灶性（B）水肿，组织苍白疏松，伴慢性炎症细胞浸润；部分间质细胞变为梭形（B，右），细胞密集深染，与水肿区形成对照

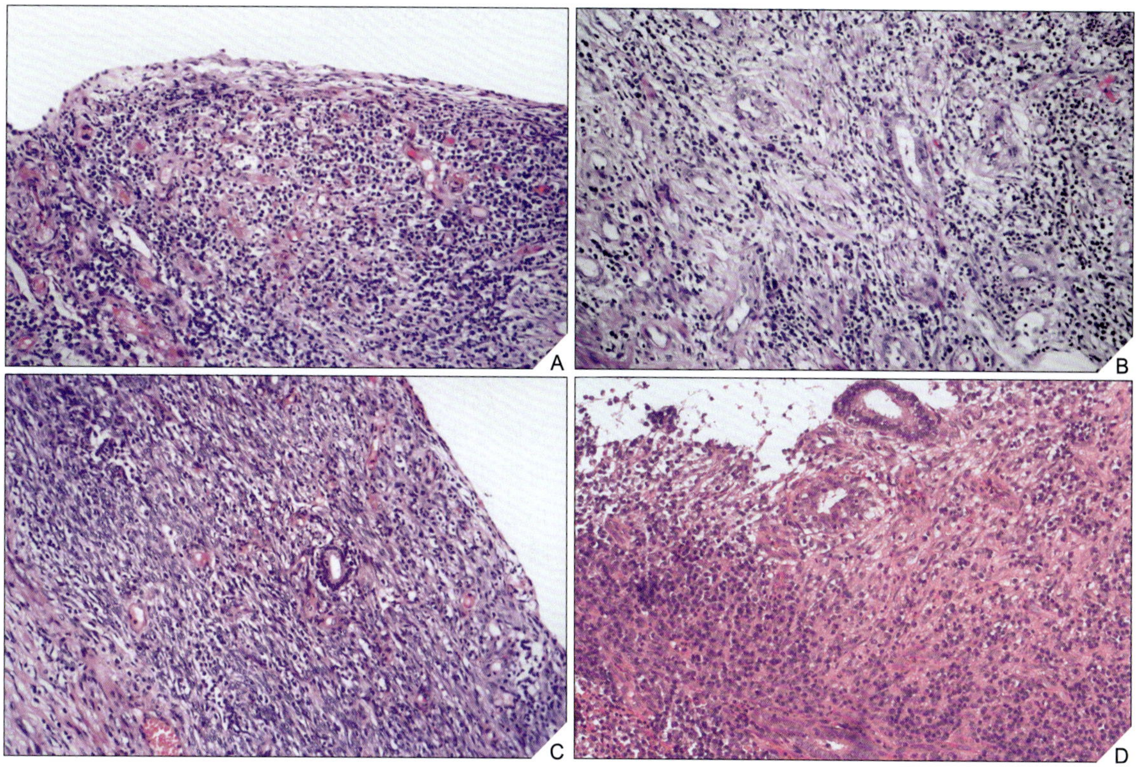

图 19–4　非特异性慢性子宫内膜炎

间质大量炎症细胞浸润，伴小血管增生，形成炎性肉芽组织（A，B），或细胞变为梭形似成纤维细胞（C，D）；腺体稀少，呈小管状，上皮细胞低矮，表现为不活跃的形态（A～D）

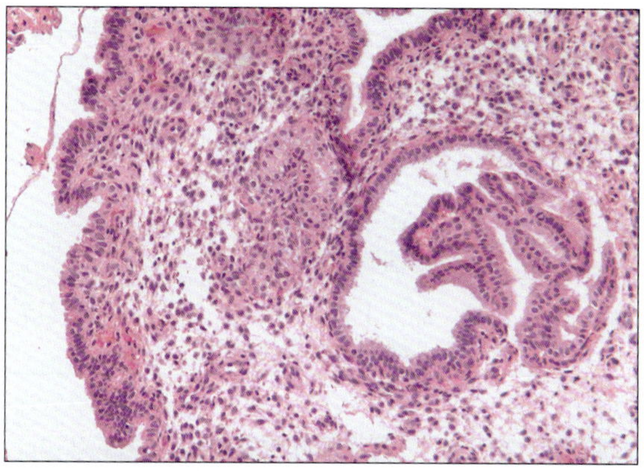

图 19–5　分泌晚期颗粒淋巴细胞易被误诊为中性粒细胞

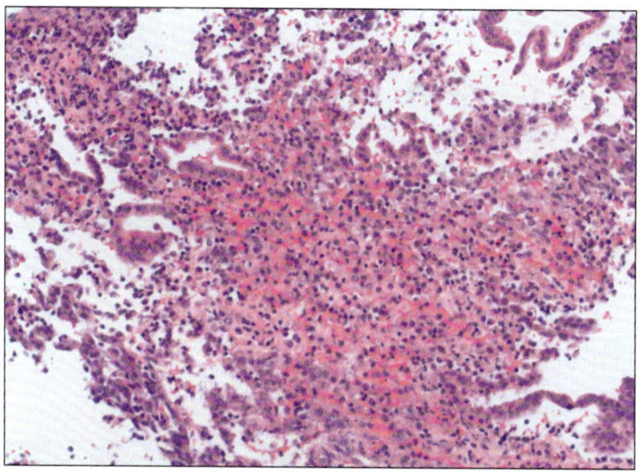

图 19–6　正常月经期内膜伴大量的中性粒细胞

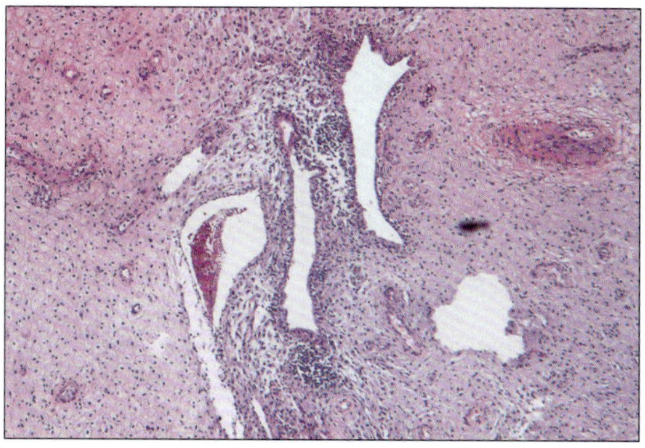

图 19–7　妊娠后宫内排出的蜕膜中伴大量中性粒细胞

但在一份经严格筛选的正常内膜的研究中，使用甲基绿 - 派洛宁染色发现少数浆细胞可见于约 1/3 的正常内膜中，提示很少量的浆细胞有可能出现在正常子宫内膜。

4. 巨噬细胞　少量巨噬细胞常见于正常内膜，但通常情况下类似于内膜间质细胞，两者难以区分。

总之，子宫内膜炎的诊断不能仅以淋巴细胞或中性粒细胞的多少为标准，应特别注意与生理性改变鉴别，综合月经周期、病史及其他组织学特征进行判断。有关子宫内膜炎与正常内膜炎症细胞的鉴别见表 19-2。

表 19-2 子宫内膜炎与正常子宫内膜中的炎症细胞

特征	子宫内膜炎	正常内膜
炎症细胞的数量	常为多量	非经期少量，月经期大量
浆细胞	可见	几乎见不到
分布	常围绕在腺体周围或腺腔内	随机分布
与月经周期的关系	无关	随月经周期改变
有无伴上皮与间质反应	有	无

二、非特异性子宫内膜炎

（一）急性子宫内膜炎

急性子宫内膜炎（acute endometritis）不多见，大多发生于流产或持续过长的产程之后，尤其是伴有胎盘组织或蜕膜滞留时，容易发生上行性感染。其他容易发生感染的因素包括宫腔异物（如 IUD）或经期及刮宫后异常出血等，由于宫口开放，细菌容易进入宫腔。病原菌大多为链球菌、大肠杆菌、葡萄球菌等，淋球菌罕见。

【病理学特征】

1. 一般形态 宫腔镜下可见子宫内膜充血水肿，严重时表面被覆脓性渗出物，局部有溃疡形成。

组织学诊断标准为除月经期外，内膜间质内出现大量的中性粒细胞浸润。孤立的或少量的中性粒细胞不能诊断急性子宫内膜炎。炎症细胞浸润通常呈斑片状分布，中性粒细胞可围绕在腺体周围，并常在腺腔内聚集成团形成微脓肿（图 19-8）。或者表现为距离表面上皮较远的内膜深部炎症细胞浸润。在有些病例中，表面上皮可被侵蚀形成纤维素性壳伴大量中性粒细胞浸润。

急性子宫内膜炎向慢性发展时，常伴有与炎症及修复性改变有关的其他特征（图 19-9），如内膜间质组织水肿、出血及小血管增生、内皮细胞肿胀、小静脉扩张。间质细胞趋向变为梭形。表面上皮或腺上皮坏死。

2. 对卵巢性激素的反应 急性子宫内膜炎可能导致内膜对激素刺激的反应受损，表现为腺上皮呈激素反应不活跃状态，既不像增殖期，也不呈分泌改变，内膜形态与卵巢的滤泡周期不同步。有关急性子宫内膜炎的主要特征详见表 19-3。

3. 特殊类型 有学者描述了一种不伴浆细胞浸润的子宫内膜炎，并命名为局灶坏死性子宫内膜炎。

表 19-3 急性子宫内膜炎的主要组织学特征

特征	具体表现
炎症细胞	大量中性粒细胞浸润间质、腺体与表面上皮，形成微脓肿
内膜间质	间质水肿、充血；组织崩解；一些间质细胞变为梭形
腺上皮与表面上皮	部分上皮坏死；腺上皮呈激素反应不活跃状态，影响准确分期

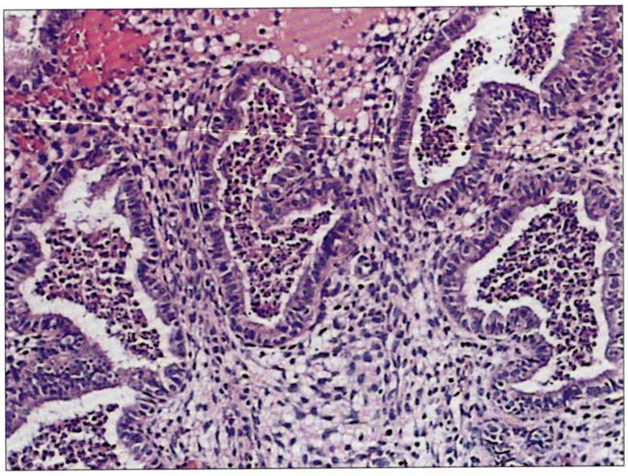

图 19-8 急性子宫内膜炎

间质充血水肿，腺腔内有大量中性粒细胞浸润，形成微脓肿

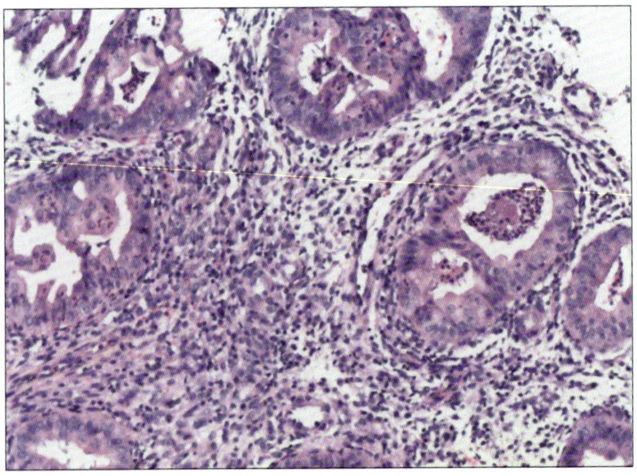

图 19-9 急性子宫内膜炎向亚急性与慢性发展

中性粒细胞浸润上皮与间质，腺腔内的炎症细胞明显减少；一些腺上皮出现嗜酸性乳头状结构

组织学特征为局灶斑片炎症细胞位于单个腺体中心，炎症细胞由淋巴细胞，中性粒细胞组成。由于病变局限，因此这种子宫内膜炎很容易被忽略。

【鉴别诊断】

月经期时子宫内膜出现大量中性粒细胞浸润，与急性子宫内膜炎的组织学特征有重叠。大多数情况下，鉴别急性子宫内膜炎与月经期子宫内膜还是相对容易的。子宫内膜炎有相关的病因与症状，内膜中除炎症细胞浸润外，通常还伴有其他炎症特征，如水肿、出血、小静脉扩张、微脓肿或充满脓液的腺体。而月经期为正常周期改变，患者无临床症状，内膜除有炎症细胞外，还有腺上皮的分泌空泡、间质蜕膜样变及弥漫的间质崩解，缺少感染性病变的其他特征。

【转归】

急性子宫内膜炎的炎性病变通常仅累及内膜功能层的上部，当月经来潮时，炎症组织脱落。如果炎症组织中的病原体也随之排出，基底层可再生形成新的健康的功能层。如果病因持续存在，最终可发展为慢性子宫内膜炎。

（二）慢性子宫内膜炎

慢性子宫内膜炎（chronic endometritis）又称慢性浆细胞性子宫内膜炎，因为正常子宫内膜间质中允许有少量淋巴细胞，但几乎见不到浆细胞，浆细胞的出现被视为慢性子宫内膜炎最重要的形态标志。与之不同，是否有急性炎症细胞或淋巴细胞不影响对慢性子宫内膜炎的诊断。如果仅见淋巴细胞，很可能并不是真正的慢性子宫内膜炎。

【病因】

慢性子宫内膜炎被认为是一种感染性或反应性病变。常见的原因包括经阴道上行性感染、放置IUD、黏膜下肌瘤及内膜息肉及宫腔操作史等，换言之，任何对内膜的慢性刺激均可导致慢性炎症。73%～90% 的慢性子宫内膜炎微生物培养阳性 [3]，70% 以上的病原体为非淋球菌、非衣原体，最常见的病原微生物为普通细菌及支原体。

【临床表现】

常见的临床表现包括反复的月经紊乱、痛经、下腹痛甚至低热。多数病例为亚临床型，除阴道出血外，很少表现其他症状。约 89% 的慢性子宫内膜炎宫腔镜下表现为内膜充血水肿 [4]，重度炎症的病变容易形成微小息肉。一些炎症局限于黏膜下肌瘤或息肉的表面，伴表面溃疡、出血坏死和肉芽组织形成。

【组织学特征】

慢性子宫内膜炎的组织学改变包括间质炎症细胞浸润及上皮和间质改变。

1. 炎症细胞浸润　慢性子宫内膜炎常表现为混合性炎症细胞浸润，包括浆细胞、淋巴细胞及其他急慢性炎症细胞。浆细胞最常见于腺体周围、淋巴滤泡边缘、扩张的血窦及深部的间质血管周围（图 19-10，图 19-11），严重时浸润至内膜基底层及表浅肌层。

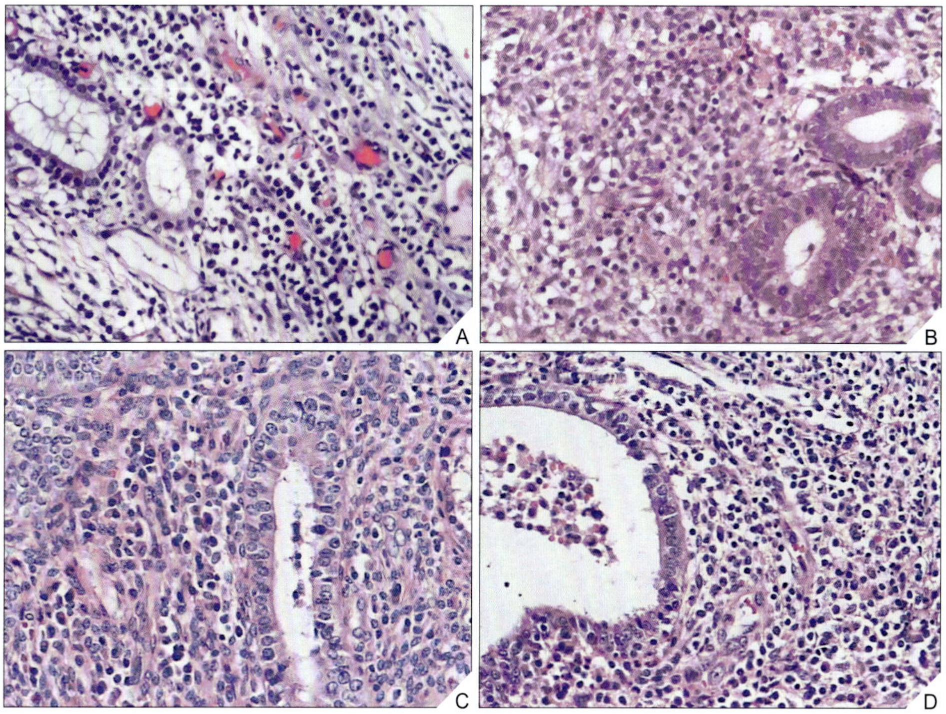

图 19–10
慢性子宫内膜炎
间质水肿，混合性炎症细胞浸润，可见大量浆细胞，炎症细胞在间质中不均匀分布（A、B）或弥漫分布（C、D），并可至腺腔内（D）

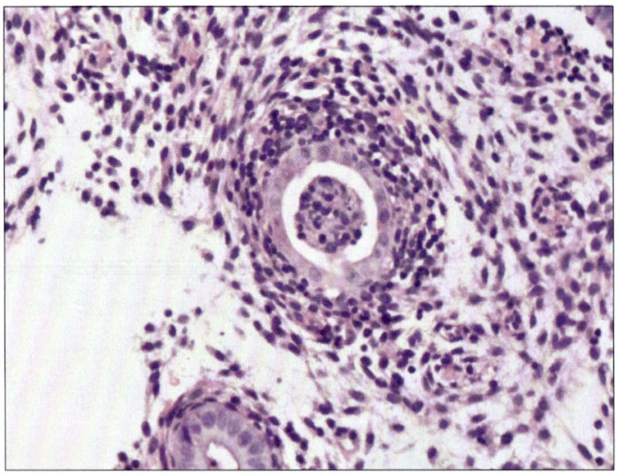

图 19-11　慢性子宫内膜炎

间质水肿，炎症细胞主要在腺体周围与腺腔内，围绕的间质细胞变为梭形

急性炎症细胞常见于表面上皮及腺腔内，有时形成微脓肿。表面上皮下也有淋巴细胞浸润，载有含铁血黄素的组织细胞，偶见嗜酸性细胞。淋巴细胞增多，可弥漫散在分布或局部聚集，甚至可形成伴生发中心的淋巴滤泡（图 19-12～图 19-15），巨噬细胞也增多。

浆细胞的出现是诊断慢性子宫内膜炎的重要依据，因为在正常内膜中也能见到少量分散的淋巴细胞及淋巴滤泡，但几乎看不到浆细胞。大多数情况下，浆细胞比较容易识别，但相比于其他器官，内膜中的浆细胞特征比较模糊，散在分布时容易漏诊。浆细胞最常聚集于间质深部血管周围，而非表面上皮或紧邻上皮下。

浆细胞的数量主要与炎症的程度有关，与淋巴滤泡、淋巴细胞及嗜酸性细胞呈正相关。然而仅见少数浆细胞或浆细胞浸润仅占炎症细胞小部分的情况也并不少见。通常低倍镜下内膜看起来比较污秽，

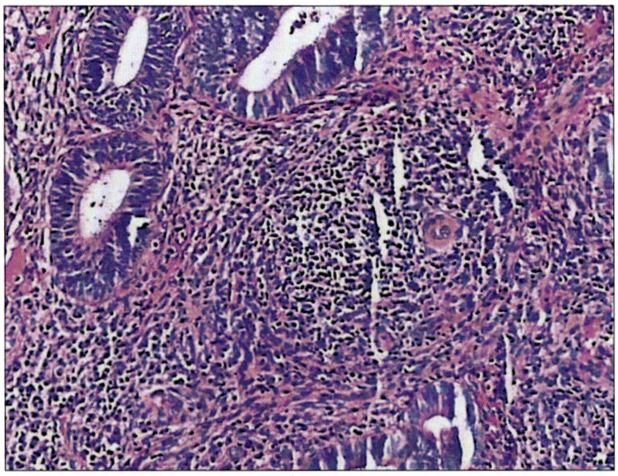

图 19-12　慢性子宫内膜炎

大量炎症细胞、纤维化的间质与淋巴滤泡

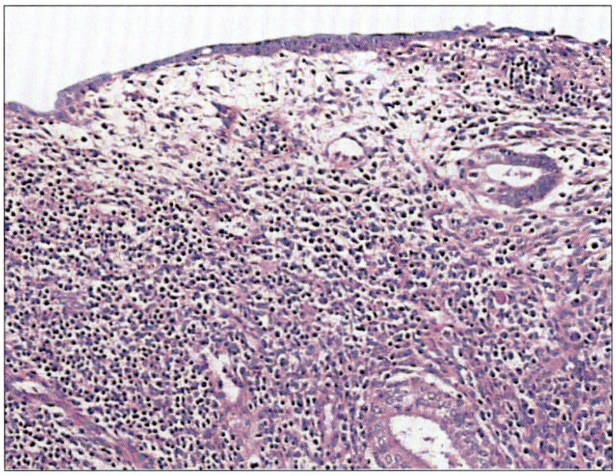

图 19-13　慢性子宫内膜炎

表面上皮下的间质水肿，伴大量炎症细胞浸润

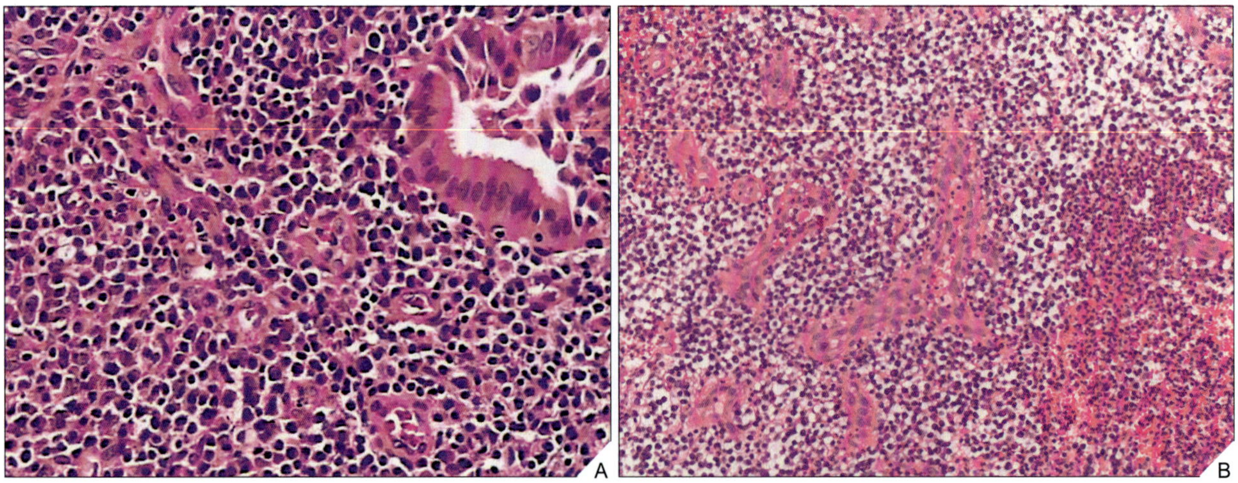

图 19-14　慢性子宫内膜炎

间质中大量炎症细胞浸润，毛细血管增生，内皮细胞肿胀（A、B）

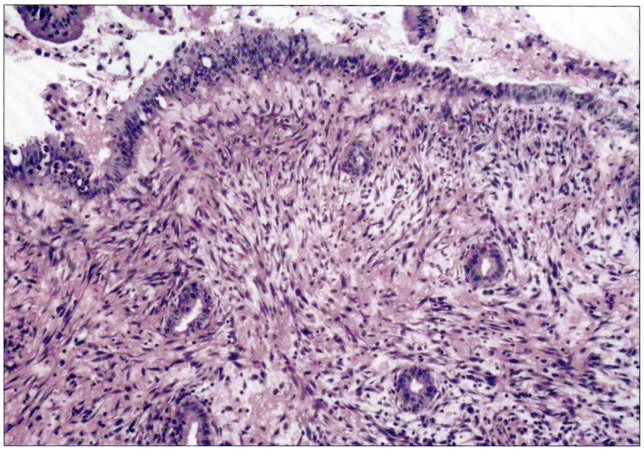

图 19-15　慢性子宫内膜炎

小血管增生，形成炎性肉芽组织

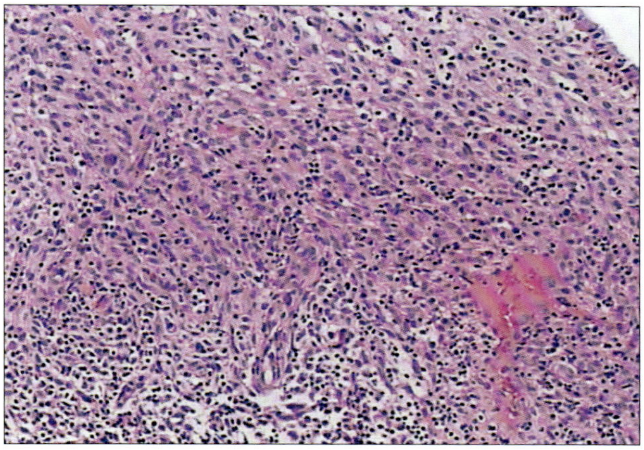

图 19-16　慢性子宫内膜炎

间质细胞肿胀，一些细胞变为短梭形

并伴大量的淋巴细胞浸润，高倍镜下应仔细寻找散在的浆细胞，可以证明慢性子宫内膜炎的诊断。需要留意的区域包括血管周围、间质崩解附近或混有大量炎症细胞的腺体周围。如果淋巴细胞弥漫浸润而找不到浆细胞，这种情况应在报告中注明，并提示慢性子宫内膜炎的可能性。反复流产的患者常出现这种情况，但通常缺少感染的临床症状。

考虑到浆细胞对慢性子宫内膜炎诊断的重要性，病理医师经常会问到底需要看到多少个浆细胞才能诊断慢性子宫内膜炎。笔者的经验是当偶见 1～2 个浆细胞但不伴有其他发现如许多淋巴细胞包括淋巴滤泡时，不做出慢性子宫内膜炎的诊断。相反，当内膜间质内见许多淋巴细胞，特别有淋巴滤泡时，只需要 1～2 个浆细胞就可诊断慢性子宫内膜炎。

2. 间质改变　慢性子宫内膜炎时间质出现一系列的反应性改变，如组织充血、水肿、小血管增生（图 19-13，图 19-14），血管内皮肿胀而突出，或主要表现为间质细胞纤维化，充血水肿不明显。不同程度的组织崩解很常见。

间质细胞密度增加，腺体周围的间质细胞可呈列兵样排列或梭形细胞变 [1]，一些间质似成纤维细胞样，可成片分布，亦可呈束状、转轮或漩涡状交织排列，有些间质细胞肿胀。这些改变可广泛或局灶，随炎症进展而异，有时形成炎性肉芽组织（图 19-15～图 19-17）。约半数病例伴间质坏死崩解 [5]，血窦内可形成血栓，有时可见微小息肉形成。

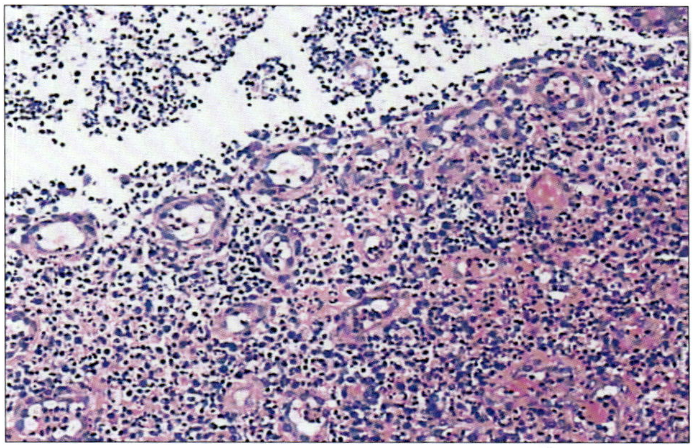

图 19-17　慢性子宫内膜炎

炎症细胞明显减少，间质中见束状成纤维细胞

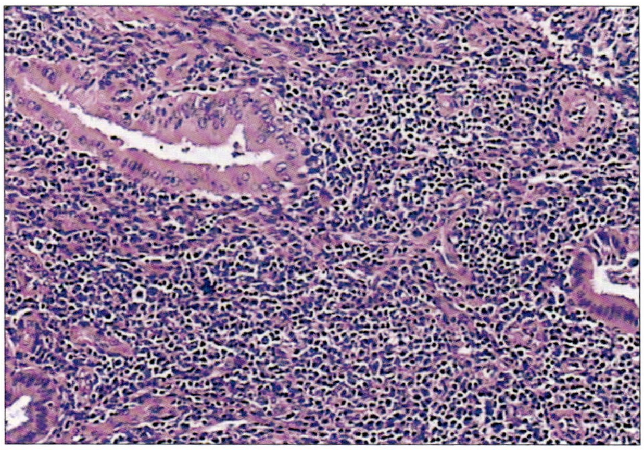

图 19-18　慢性子宫内膜炎

腺上皮细胞的细胞核轻度增大，染色质细，可见核仁，属反应性改变

3. 上皮改变　内膜表面上皮与腺上皮均可出现损伤性与反应性改变，细胞复层化，伴轻度细胞核增大，可见核仁，但染色质匀细，核分裂可增加，部分上皮脱落与崩解（图 19-18，图 19-19）。在长期慢性炎症刺激下，表面上皮与腺上皮的化生也很常见，主要表现为嗜酸性细胞化生、表面乳头状化生与鳞状化生（详见本章第三节）。

4. 对卵巢性激素的反应　慢性子宫内膜炎时，内膜的周期反应依炎症范围及程度而异，当炎症限

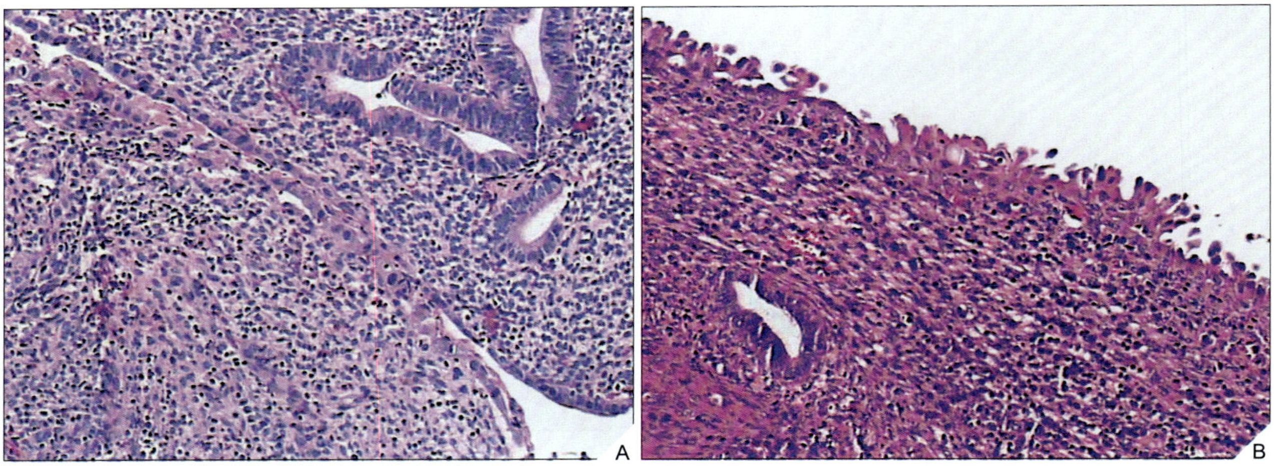

图 19-19 慢性子宫内膜炎

A. 表面上皮细胞的细胞核轻度增大，细胞质嗜酸性；B. 表面上皮合体细胞乳头状化生

于较小区域，如IUD、黏膜下肌瘤或息肉表面时，内膜常可保持正常的周期反应。较大范围与持续性的子宫内膜炎可能导致组织对激素的反应能力下降，不仅大量炎症细胞遮盖内膜间质，且腺体和间质的发育可滞后于月经周期，正常的生长成熟受到干扰（图 19-20，图 19-21）。典型表现为停留于增殖期或局部的不规则增殖期，有时虽有分泌，但分泌欠佳。此时即使勉强分期，也不可靠，因此对有显著子宫内膜炎的病例不建议分期。

有关慢性子宫内膜炎的主要组织学特征详见表 19-4。

【特染与免疫标记】

1. 浆细胞　诊断有困难的病例，可通过组化染色或免疫组化染色识别浆细胞。组化染色可采用甲基绿 - 派洛宁标记浆细胞。免疫组化可选择浆细胞标志物如 VS38 或 CD138，两者子宫内膜腺上皮均为阳

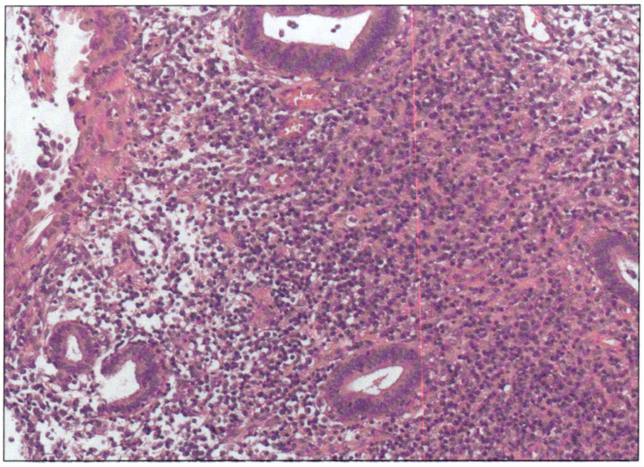

图 19-20 慢性子宫内膜炎

腺体发育不佳，在丰富的间质中腺体稀少，管腔狭小，上皮低矮

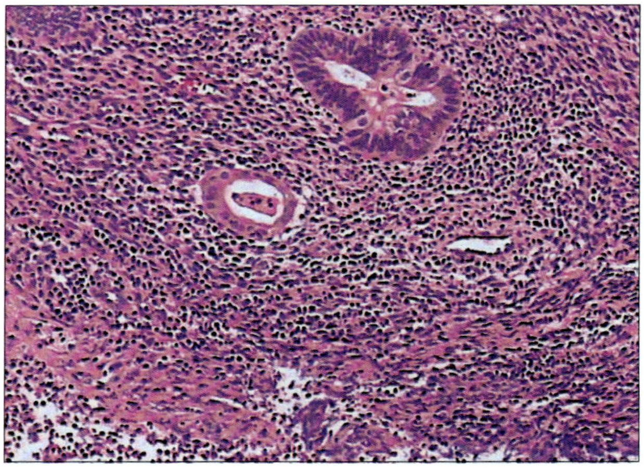

图 19-21 慢性子宫内膜炎

腺体发育不同步，上方的腺体上皮密集高柱状，下方的腺体发育不佳，上皮低矮

表 19-4 慢性子宫内膜炎的主要组织学特征

特征	形态
炎症细胞	浆细胞、淋巴细胞为主的各种急、慢性炎症细胞浸润；散在于间质、腺腔内或表面上皮
内膜间质	充血、水肿；间质细胞变为梭形；加上炎症细胞浸润，显得间质更加致密；常见局部间质与上皮崩解
腺上皮和表面上皮	腺体常停留于增殖期，一些上皮对性激素的反应减弱；不少病例有表面上皮化生

性，但内膜间质细胞 VS38 阳性，CD138 阴性，因此 CD138 比 VS38 更有意义，有助于区分浆细胞与内膜间质细胞。κ 和 γ 免疫组化或原位杂交显示免疫球蛋白轻链有助于鉴别浆细胞，但不常规施行（表 19-5）。

2. 淋巴细胞　子宫内膜生理性淋巴细胞主要是 T 淋巴细胞，而慢性子宫内膜炎时 B 淋巴细胞明显增多，通过鉴别淋巴细胞的类型，有助于判断是否为慢性子宫内膜炎。

【鉴别诊断】

1. 与其他疾病鉴别　急性子宫内膜炎与慢性子宫内膜炎的区分有时是主观的，因为两者常合并存在。浆细胞可以是内膜息肉间质内的正常成分，因此诊断时应在功能层内评估，并除外息肉的片段。此外容易将子宫内膜间质的前蜕膜细胞误认为浆细胞，鉴别困难的病例可借助甲基绿染色或免疫组化浆细胞标志物 CD138 帮助判断。宫颈组织常可见大量炎症细胞与浆细胞，在刮宫标本中容易误诊为慢性子宫内膜炎，应注意寻找有无宫颈上皮与间质。

此外，月经期、正常产后或流产后及肿瘤等生理与病理状况下，内膜均可出现大量炎症细胞浸润，因此观察有无内膜间质和上皮的改变在炎症诊断中很重要。慢性子宫内膜炎虽可伴有腺上皮和间质的增生，但腺体的结构改变轻微，伴有显著增生的子宫内膜腺体应警惕增生症或其他病变，不能单纯以炎症进行解释（表 19-6）。

2. 与生理性淋巴细胞浸润鉴别　正常情况下，子宫内膜间质有大量的 T 淋巴细胞浸润，B 淋巴细胞仅占 1%，且主要位于子宫内膜基底层，偶见进入功能层单个细胞中。大多数慢性子宫内膜炎病例 B 淋巴细胞明显增多，并且异常分布于淋巴聚集区以外的间质内，有时位于上皮内及腺腔内。子宫内膜中 T 淋巴细胞、组织细胞及颗粒淋巴细胞与对照组相比并没有明显差别。

【诊断中的问题】

1. 诊断时应考虑的一些问题　除了关注炎症本身，还应考虑其可能的病因及继发的改变（表 19-7）。因为慢性子宫内膜炎的病因治疗通常比抗感染治疗更重要。

2. 有关子宫内膜的分期　相当一部分慢性子宫内膜炎的发生与月经紊乱有关，分期常是这部分病例内膜活检的主要目的之一。如果单纯报告内膜炎而不报告分期，可能使这些病例难以进行相关的病因治疗。

从实践角度，是否对慢性子宫内膜炎的内膜进行分期不应一概而论，涉及炎症的范围与程度及病理医师的经验。炎症影响内膜形态，但多数情况下腺体的结构改变不大，尤其在炎症范围局限、程度较轻及缺少大量炎症细胞浸润的情况下，对这些病例进行内膜分期难度不大。分期时应尽量选择无炎症或炎症相对轻微及无器质性病变的区域，并需要结合临床资料进行。必要时对分期的把握性进行说明，对于少数无法准确分期的病例，可以采取描述性报告方式，以供临床参考（表 19-8）。

3. 对于组织形态不典型，难以确定是生理性还是病理性的子宫内膜炎症细胞浸润，可采用描述性报告方式，如子宫内膜间质可见大量急性与慢性炎

表 19-5　浆细胞的辅助染色及免疫标记方法

	甲基绿－派洛宁	VS38	CD138
浆细胞	+	+	+
子宫内膜细胞	上皮细胞－ 间质细胞－	上皮细胞＋ 间质细胞＋	上皮细胞＋ 间质细胞－

注：＋为阳性；－为阴性。

表 19-6　慢性子宫内膜炎的鉴别

组织类型	形态特征
内膜息肉	息肉样轮廓，有纤维血管轴心，腺上支与周围内膜不同步
前蜕膜细胞	见于分泌晚期或妊娠早期，内膜上皮与间质同步，无上皮和间质细胞的炎性反应
宫颈组织	可见宫颈黏液性上皮与纤维性间质，缺少内膜样间质与小血管网
月经期	与月经周期一致，内膜全面崩解，可见分泌性上皮
流产／产后	有明确病史，可见妊娠痕迹与出血
内膜增生	腺体明显增生，结构改变显著，间质中常有泡沫细胞

表 19-7　慢性子宫内膜炎诊断时需要考虑的一些问题

病变	主要考虑
炎症	是否为真正的炎症，除外生理性改变 是否为慢性炎症、特异性／非特异性炎症 范围：局灶还是广泛性 来源：是否来自子宫内膜，除外宫颈来源
病因	局部病变：黏膜下肌瘤、IUD、妊娠组织残留、息肉等 子宫内膜增生性病变或子宫内膜癌等 其他：老年性子宫内膜、其他
其他改变	上皮化生／间质崩解 腺上皮与间质的形态是否与月经周期相符 其他

表 19-8 慢性子宫内膜炎时的内膜分期

分期	临床与病理表现
正常分期	临床病史清楚 炎症较轻或局灶 多数内膜保持正常或基本正常的腺体结构与间质形态
基本正常分期	临床病史清楚 内膜缺少大量炎症细胞浸润 腺上皮细胞与间质细胞形态改变较轻
不适分期	大量炎症细胞浸润，遮盖内膜间质 上皮结构不清，细胞形态模糊 组织大部崩解

症细胞浸润。临床医师可结合临床资料选择恰当的治疗方式。

【临床治疗】

子宫内膜有很强的修复能力，慢性子宫内膜炎的治疗，首先强调的是去除病因，这一点国内外妇科医师都有共识。大多数患者通过摘除黏膜下肌瘤或息肉、清除宫内残留的妊娠组织、调节紊乱的月经周期及处理异常出血等很快缓解，诊刮本身也起到治疗作用。最近的一组研究统计，慢性子宫内膜炎中使用抗生素的比例仅 20%。虽然诊断为子宫内膜炎，但不赞成盲目尤其长期使用抗生素。

三、特异性子宫内膜炎

特异性子宫内膜炎（specific endometritis）是由特定的病原微生物感染引起的，其中肉芽肿性炎主要为结核性，而在非肉芽肿性炎中，性传播疾病占相当大的比重。近年来此类疾病的种类与数量都显著增多，但对相关子宫内膜炎的形态描述并不多，这与子宫内膜炎常为混合性感染、不少表现隐匿、缺少明显特征、与肿瘤关系不大可能较少受关注等因素有关。对于年轻女性的子宫内膜炎，尤其是在缺少息肉、肌瘤等诱因时的非肉芽肿性炎，应考虑有特异性感染的可能。

（一）衣原体及淋病奈瑟球菌感染

衣原体及淋病奈瑟球菌（简称淋球菌）是性传播疾病中较常见的病原微生物，国外一组报道[6]显示在年轻女性患者中感染率分别为衣原体 3%、淋球菌 0.4%。它们有嗜黏膜性，生殖道、眼和呼吸道是两者优先感染的靶器官。衣原体及淋球菌感染如未及时治疗，可导致反复或持续感染，相应的免疫反应迁延数月或数年。

1. 衣原体感染 衣原体性子宫内膜炎在子宫内膜炎中占 2.7%，来自宫颈管的上行性黏膜感染。

子宫内膜间质内可见急性与慢性炎症细胞浸润，常伴有大量浆细胞。子宫内膜表面上皮常见中性粒细胞浸润（>5/HPFs），淋巴细胞聚集区常有大量转化型淋巴细胞浸润[7]，这些特征可有助于诊断。衣原体感染还具有一些独特特征，包括核上空泡及细胞质内空泡及细胞质内包涵体。然而这些特征在光镜下并不常见。

腺上皮中的包涵体有时极难辨认，可借助吉姆萨染色或免疫组化法或分子生物学方法在子宫内膜上皮细胞内检出衣原体抗体。据报道约 1/4 的浆细胞性子宫内膜炎通过 PCR 技术可以检出衣原体感染。

2. 淋球菌感染 典型表现为化脓性炎，但子宫内膜炎的症状较同型输卵管炎轻，这与内膜组织可周期性剥脱及炎性分泌物易于向下引流有关。

子宫内膜中有大量炎症细胞浸润，尤其是中性粒细胞浸润，伴有脓性渗出物，内膜组织坏死脱落。浆细胞与淋巴样滤泡都不如衣原体性炎突出。

组织病理学特征仅可能提示但不能明确区分这两种病原体感染。提示衣原体感染的特征为具有明显的伴有转化型淋巴细胞的淋巴滤泡，倾向淋球菌感染的特征为化脓性炎伴广泛的间质碎片。

（二）支原体感染

支原体为女性生殖道正常菌群的组成部分，属于条件致病菌。常见病原体为解脲支原体，通常与其他微生物共同感染，很少单独致病，有报道[6]在年轻女性中感染率约为 1%。

【组织病理学】

支原体感染可有明显的特征，但比较隐匿，容易被忽略。病变局限，通常表现为局灶性子宫内膜炎，主要为淋巴细胞和组织细胞浸润，偶见中性粒细胞浸润。浆细胞不明显，主要位于表面上皮下、腺体及螺旋动脉周围，间质水肿时更加明显。许多病例的宫颈标本也培养出衣原体，表明为上行性感染。

3 种特异性子宫内膜炎的炎症细胞浸润特征见表 19-9。

（三）结核性炎

结核性子宫内膜炎在内膜肉芽肿性炎中占绝大部分，常因不孕症诊刮发现。多数子宫内膜病变来自输卵管结核扩散，病灶大多局限于子宫内膜，极少数病例可累及子宫肌层。

表 19-9　3 种特异性子宫内膜炎的炎症细胞特征

病原	炎症细胞分布	炎症细胞类型
支原体	局灶性	主要为淋巴细胞及组织细胞，仅有少量中性粒细胞与浆细胞
衣原体	弥漫性	急性与慢性炎症细胞浸润，常有大量浆细胞
淋球菌	弥漫性	大量炎症细胞浸润，中性粒细胞为主

【组织病理学】

1. 结核结节　位于子宫内膜间质，典型由中央的 1～2 个朗格汉斯细胞及周围环绕的上皮样细胞、淋巴细胞和浆细胞组成，但干酪样坏死通常较少或缺如（图 19-22，图 19-23）。结核结节的数量不一，除与病变范围与程度有关外，取材的时机也有影响，因为功能层的组织随月经期脱落，而肉芽肿的生长需要一定的时间，最好选择在分泌晚期进行活检。有时仅见上皮样细胞及淋巴细胞浸润，呈非特异性慢性炎症，单凭组织学检查很难与子宫内膜结节病鉴别，必要时可进行病原学检查，选择抗酸染色、细菌培养或 PCR 方法协助诊断。

2. 对卵巢性激素的反应　结核结节周围的内膜腺体与间质对卵巢性激素反应不敏感，通常表现为单相增殖期或分泌不足。当病变广泛时，无法进行准确的内膜分期。

3. 内膜组织的损伤　子宫内膜组织的破坏程度不一，可出现表浅溃疡、肉芽肿及纤维化与瘢痕。严重时内膜组织萎缩变薄，可导致月经量明显减少甚至继发性闭经。

（四）单纯疱疹病毒与巨细胞病毒

单纯疱疹病毒与巨细胞病毒宫内感染很少见，可能是放置 IUD 或严重的病毒性宫颈炎上升至宫腔导致的，或见于妊娠或免疫抑制的患者。

【组织病理学】

在内膜的腺体及间质细胞中可找到核内病毒包涵体。单纯疱疹病毒感染的内膜有局灶性坏死，间质内有大量急性炎症细胞浸润，偶见具有毛玻璃样细胞核特征的多核巨细胞。巨细胞病毒核内包涵体的特征为嗜碱性包涵体，周围有一圈狭窄透明空腔包绕，使之与核膜分离。有关巨细胞病毒与单纯疱疹病毒性子宫内膜炎的特征比较见表 19-10。

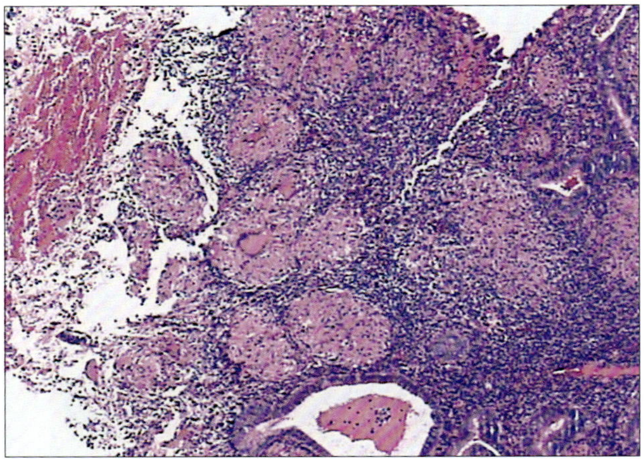

图 19-22　结核性子宫内膜炎，可见肉芽肿性结节

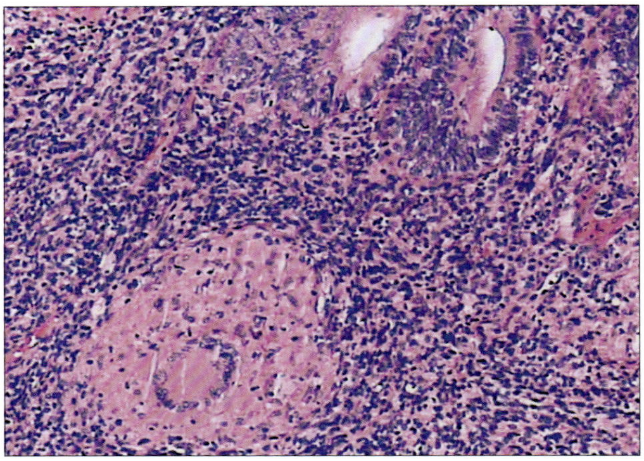

图 19-23　内膜结核性肉芽肿，可见朗格汉斯细胞、上皮样细胞与大量的淋巴细胞

表 19-10　巨细胞病毒与单纯疱疹病毒性子宫内膜炎的特征

特征类别	巨细胞病毒性子宫内膜炎	单纯疱疹病毒性子宫内膜炎
临床特征	常见于免疫抑制患者，偶见于免疫失调患者	常继发于宫颈的上行性感染，或见于免疫抑制患者
典型显微镜下特点	核内及细胞质内病毒包涵体	腺上皮内可见病毒包涵体 具有毛玻璃样细胞核特征的多核巨细胞
其他非特异性特征	偶见肉芽肿形成	上皮与间质斑片状坏死 伴炎症细胞浸润

（五）放线菌病

放线菌病罕见，常见与使用IUD有关，也可由阴道放线菌病上行感染或由其他病灶血行播散而来。放线菌是一种缓慢生长的丝状革兰氏厌氧菌，可见于宫颈涂片或刮宫标本中，约半数患者无任何症状。放线菌感染与IUD的种类关系不大，而与宫腔内放置IUD的时间相关，约85%出现于IUD放置3年以上病例。

【组织病理学】

病原体为分支状的菌丝，典型的中央部分菌丝成团，HE染色为紫蓝色，周边部为放射状排列的菌丝，菌丝的末端膨大呈棒状，红染，称为硫黄颗粒样结构（图19-24～图19-26），多位于脓液内。子宫内膜有大量中性粒细胞、单核细胞浸润，并形成小脓肿。脓肿周围可见纤维组织增生及慢性炎症细胞浸润。这种感染有时可进展为盆腔放线菌病。

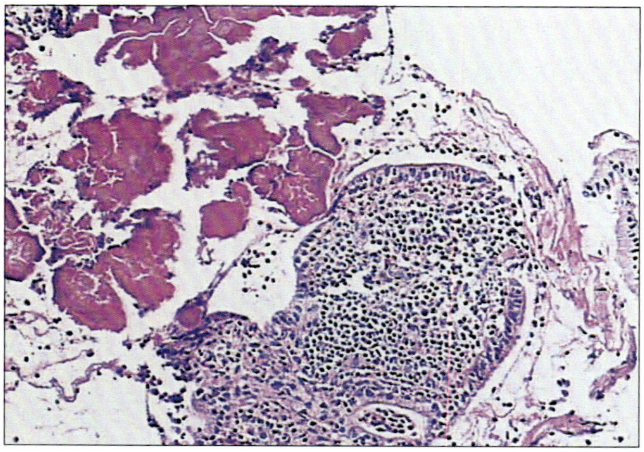

图19-24　放线菌病，可见多个放线菌团，呈暗红色（左上）

本病需要与假硫黄颗粒鉴别，假硫黄颗粒常见于非感染性病变，常见于使用IUD病例，有时也见于未使用IUD病例。周围的突起呈厚的不规则棒状，中心没有致密核心。可见相关的炎症反应。Brown染色及Brenn染色显示弥漫的致密的非特异染色，银染阴性。假放线菌性放射颗粒比放线菌更常见，偶见两者合并存在。前者常合并盆腔炎症反应。微生物、组织学及超声研究支持假硫黄颗粒的非感染性本质。确切的组成与本质不清，可能代表对异物的不寻常反应（Splendore-Hoeppli现象）。主要的意义是会误诊为放线菌病。

（六）人乳头瘤病毒感染

近年研究发现，人乳头瘤病毒（HPV）可由宫颈上行蔓延至宫腔感染子宫内膜，文献报道见于正常内膜、增生症与内膜癌，但阳性率有很大差异。一组研究采用PCR方法，发现正常子宫内膜与内膜癌的高危HPV-DNA阳性率差别不大（10% vs 8%），HPV16与18型最常见，尤其是HPV16型[8]，但其感染形式还有待研究。免疫组化p16不能单独作为判断内膜有无HPV感染的直接证据，因为作为细胞周期调控蛋白，p16在子宫内膜腺癌也常有高表达[9]。目前研究表明内膜HPV感染与内膜癌的发生与发展及鳞化无明显相关性。

（七）血吸虫病与弓形体病

偶尔血吸虫卵可沉着于子宫内膜，其周围间质可无反应或有假结核结节形成，其中有大量嗜酸性粒细胞、组织细胞及淋巴细胞等浸润。弓形体病又称弓形虫病，可引起内膜非特异性炎症。原虫在内膜中生长，并被包在囊内形成假包囊，月经期时假

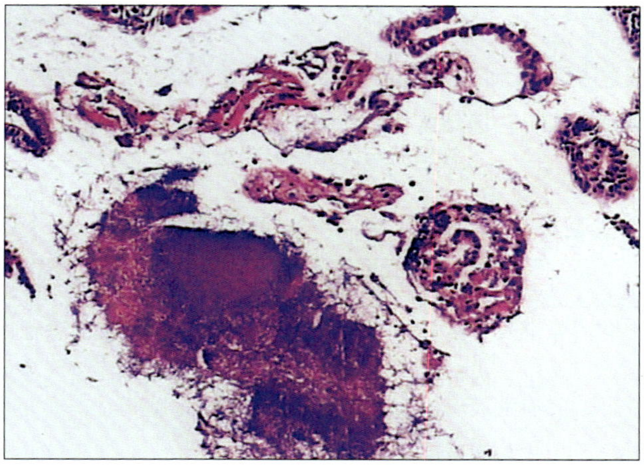

图19-25　放线菌病，成团的菌丝放射状排列

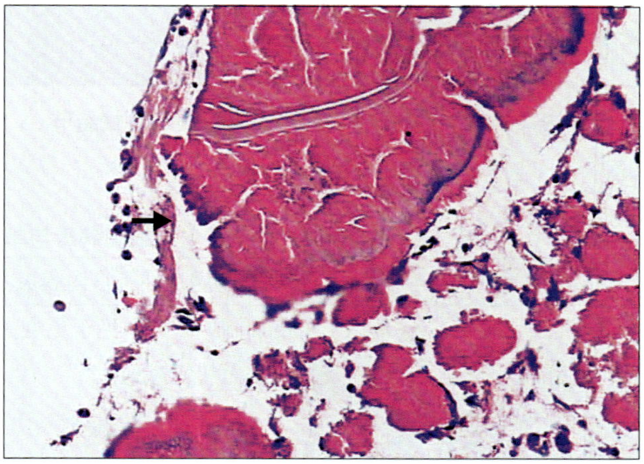

图19-26　放线菌病，菌丝的末端膨大呈棒状（箭头）

包囊可随功能层内膜剥脱而破裂，将其释放到经血中，并可再次感染内膜。

弓形体病对产科有重要意义，可能导致胎儿宫内感染或习惯性流产，可经母血进行筛查。

四、其他类型子宫内膜炎

（一）妊娠后子宫内膜炎

子宫内膜炎可见于2%～5%经阴道分娩、20%～55%剖宫产及1%～8%足月妊娠病例。当有残留的妊娠物时子宫内膜炎的风险增大。

妊娠后子宫内膜炎一词应用广泛，其中含有大量生理性的反应性改变。仅凭镜下形态区分反应性与病理性内膜炎常困难，也不十分重要，因为对于多数病例来说，了解患者是否妊娠，有无残留的妊娠组织等通常是临床选择处理方式的关键。另外，以往应用妊娠后子宫内膜炎这一术语时存在误区，曾错误地将胎盘种植部位的生理改变（所谓“合体细胞性子宫内膜炎”）包括在内，现在我们认识到“合体细胞”或“巨细胞”是胎盘种植部位的中间滋养细胞，并非炎症细胞。

在妊娠终止时，内膜的炎性反应有助于机体清除宫腔内的妊娠组织，作为生理性过程，炎症常只存在于短暂的时期，患者除逐步减少的阴道出血外，无其他全身异常。当有产前感染、异常产程、宫腔操作、胎盘残留、子宫复旧不佳等各种诱因时，可伴发内膜感染。内膜炎症细胞浸润的强度、范围或持续时间都超出正常范围，除内膜有大量急、慢性症炎细胞浸润外，还可伴浅层宫肌炎，伴或不伴妊娠残留物。患者不仅有阴道出血或分泌物增多，还常有全身症状，如发热、腹痛、血白细胞升高。

1. 产后慢性子宫内膜炎　浆细胞浸润为产后慢性子宫内膜炎的特征，并不是一种正常的产后反应。微生物检查发现主要是2种以上的微生物感染，最常见的培养结果为尿路及阴道的加德纳菌，后者常伴有细菌性阴道病。最近的研究表明，细菌性阴道病可增加剖宫产后子宫内膜炎的概率，合并细菌性阴道病的子宫内膜炎发病率是不合并者的6倍。并且其与非妊娠状态的上生殖道感染密切相关。

2. 局灶性蜕膜炎　常见于不全流产与蜕膜脱垂（图19-27），后者多见于早期妊娠，肥厚的蜕膜可脱垂至宫颈口外，状似宫颈息肉，也称蜕膜管型（decidual cast）。其可在早孕检查或人工流产术中偶然发现。脱垂的蜕膜一端常形成蒂，表面光滑湿润，亦可伴局部出血并污秽，切面质软而细，但缺乏纤维血管轴心与含黏液的囊腔，不同于宫颈息肉。镜检见大片的蜕膜组织，充血水肿，边缘部位伴大量炎症细胞浸润，局部剪除后一般不影响妊娠结局。

早期妊娠流产有时临床表现不典型，是否有近期妊娠及宫腔内有无妊娠组织残留常是临床最关心的问题，内膜标本中如有胎盘成分、胎盘种植部位或胚胎或胎儿残留物，任何一种都是确定为妊娠的肯定指标（表19-11）。有时绒毛表面被覆的滋养细胞变性或消失，间质不着色或呈浅蓝色，只遗留绒毛的阴影，此时应注意寻找表面有无滋养细胞的遗迹，以与岛屿状的纤维素鉴别（图19-28）。

由于孕激素的广泛应用，药物导致的蜕膜样反应需要与妊娠蜕膜鉴别。在未见绒毛的情况下，中间滋养细胞的价值等同甚至高于胎盘绒毛，因为它们常出现在胎盘着床部位，不仅证明是妊娠蜕膜，并且为宫内妊娠。中间滋养细胞分布于蜕膜或浅层

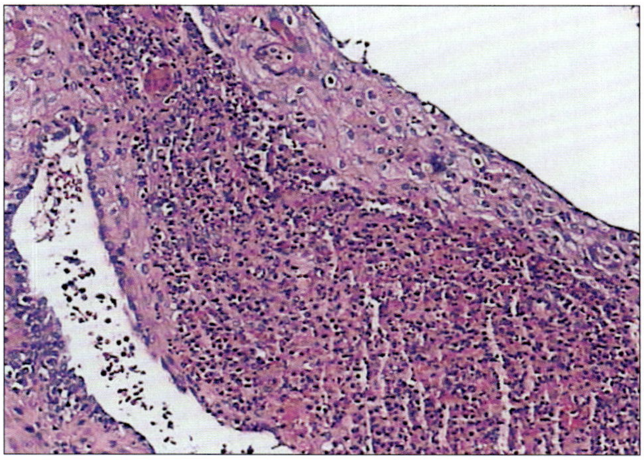

图19-27　妊娠后子宫内膜炎
蜕膜中有大量急、慢性炎症细胞浸润

表19-11　宫内妊娠流产的相关组织

组织	确定宫内妊娠（符合任何1条）	提示妊娠（全部符合）
胎盘成分	绒毛、滋养细胞、胎膜	无
蜕膜	蜕膜中可见种植部位中间滋养细胞	蜕膜，纤维蛋白沉积，厚壁血管
胚胎或胎儿成分	胚胎或胎儿残留物	无

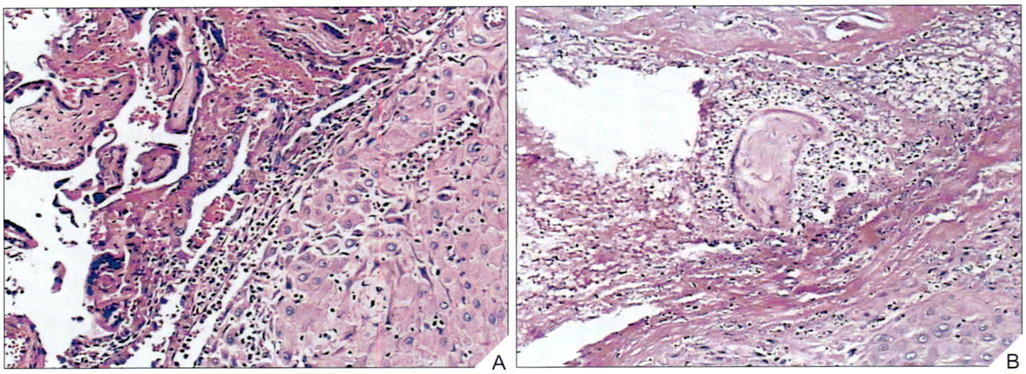

图 19-28
妊娠后慢性子宫内膜炎
可见胎盘绒毛与蜕膜，绒毛结构可清晰（A）或模糊（B）

宫肌内，单核或多核，免疫组化 HPL 阳性。此外，妊娠蜕膜中常可见红色的纤维蛋白物质沉积及成簇的厚壁血管，这些都可提示妊娠（图 19-29）。对于流产与产后患者，彻底清除宫内残存的妊娠组织是最重要的治疗措施，所以病理报告应特别注明有无残留的蜕膜或胎盘绒毛，以指导临床恰当治疗。

（二）老年性子宫内膜炎

绝经后内膜变薄，对感染的抵抗力降低，且缺乏周期性脱落，常引起原发性慢性子宫内膜炎。

【组织病理学】

内膜呈萎缩形态，血管壁厚，有硬化与钙化，间质中存在淋巴细胞及浆细胞浸润。病变严重时局部有溃疡形成。子宫萎缩常伴有宫颈管狭窄，如引流不畅，则可引起宫腔积脓，甚至出现内膜上皮鳞状上皮化生（图 19-30，图 19-31），此时大多表现为表面上皮鳞状化生，严重时可覆盖大部内膜表面，称子宫内膜鱼鳞病（详见本章第三节），与内膜增生症或内膜癌以桑葚样化生为主要表现不同。

（三）子宫内膜其他肉芽肿性炎及结节病

子宫内膜肉芽肿性炎主要为结核性的，但还可能是由其他感染性或非感染性原因引起的。非结核性肉芽肿性子宫内膜炎（granulomatous endometritis）见于多种疾病，就感染性病原体来说，可由分枝杆菌、地霉菌、放线菌及寄生虫引起。非感染性原因主要包

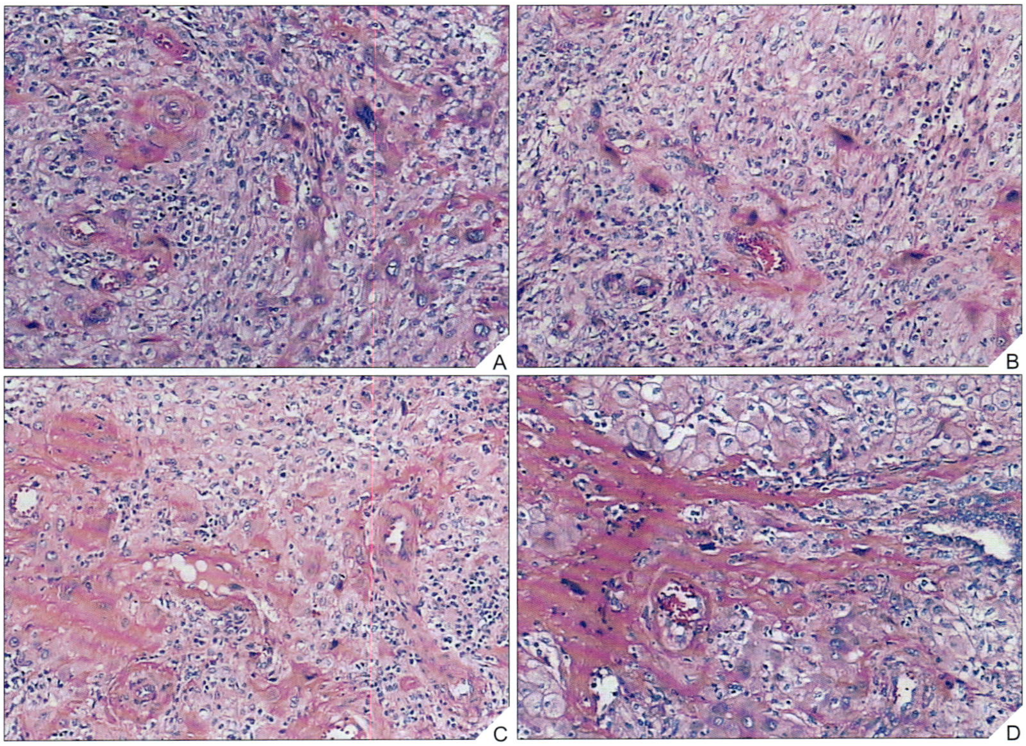

图 19-29
妊娠后慢性子宫内膜炎
蜕膜中可见深染的中间滋养细胞（A、B），并有厚壁大血管与粉染的纤维素样物（C、D）

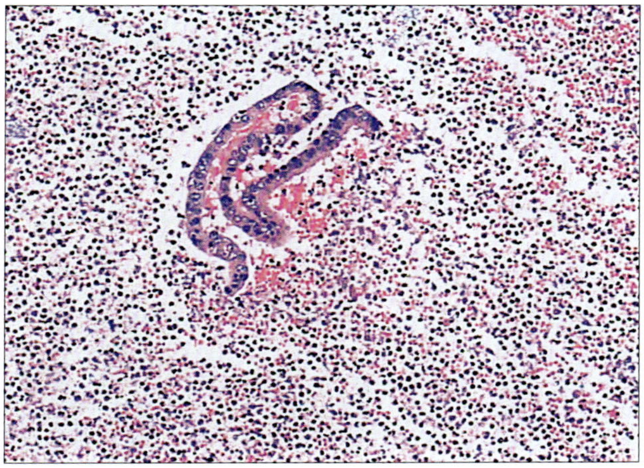

图 19-30　老年性子宫内膜炎伴宫腔积脓

诊刮组织中可见大量炎性组织与零星内膜腺体

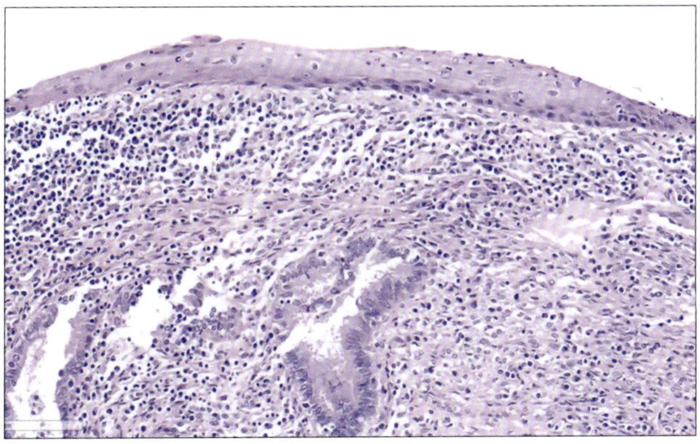

图 19-31　老年性子宫内膜炎伴浅层宫肌炎

内膜弥漫大量炎症细胞，伴表面上皮鳞化

括异物反应、克罗恩病、肉样瘤病或淋巴瘤。肉芽肿也可能见于术后反应。

1. 非特异性肉芽肿　子宫内膜活检标本中偶尔可见肉芽肿，据报道其约见于 0.15% 的内膜活检病例。如果仅为单一性局灶肉芽肿性病变，很可能与曾经的剖宫产病史或刮宫史有关，随访未见合并系统性病变或感染。

2. 肉样瘤病　肉样瘤病的特点是形成完好的边界清楚的上皮样肉芽肿，无中心坏死，通常合并全身系统性病变。但由于结核性子宫内膜炎也不常见坏死，因此诊断肉样瘤病须合并身体其他部位的病变。

3. 结节病　很少见，常与其他器官结节病伴发，亦为肉芽肿性病变。

结节性肉芽肿的结构酷似结核结节，同样由上皮样细胞及朗格汉斯细胞组成，中央有时可见夏曼小体，无干酪样坏死。结节病和结核病是两种独立的疾病，治疗及预后均不同，应注意鉴别。结节病的诊断应强调临床检查和病理活检综合考虑。如在急性期，患者血清溶菌酶水平升高和上皮样细胞结节及巨噬细胞内可检出血管紧张素转换酶等，是诊断结节病的重要指标。要全面结合临床诊断。

4. 角质性肉芽肿反应　子宫内膜样癌或非典型息肉样腺肌瘤伴鳞化可见对角质的肉芽肿反应。偶尔这种角质性肉芽肿可见于卵巢表面、输卵管或大网膜、后腹膜，主要是继发于通过输卵管而发生的角质扩散，这种情况见不到肿瘤细胞，不代表肿瘤播散。

5. 异物肉芽肿　可继发于滑石粉或其他 IUD 上的物质。镜下典型表现为肉芽肿伴有纤维素样物质，周围有组织细胞及巨细胞反应，类似于风湿结节的特征，可继发于子宫内膜电切，这种情况下全部子宫内膜或大部分子宫内膜受累，通常见不到界限清楚的肉芽肿。子宫内膜切除也可见相似病变。

少数情况下，找不到内膜肉芽肿性炎的病因，可称为特发性子宫内膜炎。

（四）组织细胞性子宫内膜炎及软斑病

1. 组织细胞性子宫内膜炎（histiocytic endometritis）罕见，又称假黄瘤性或黄色肉芽肿性子宫内膜炎，由于肉芽肿不是本病的典型表现，一些学者认为此两个名称不恰当。文献报道的病例多为绝经后的老年患者，常合并宫颈闭塞。

内膜间质内可见大量的组织细胞。组织细胞富含脂质，免疫组化 CD68 阳性（图 19-32～图 19-34）。可伴有多核巨细胞、含铁血黄素、胆固醇裂隙，淋巴细胞与浆细胞浸润，偶见中性粒细胞。组织学上类似于输卵管的组织细胞性子宫内膜炎。

本病与雌激素刺激无关，但具体原因不清，一

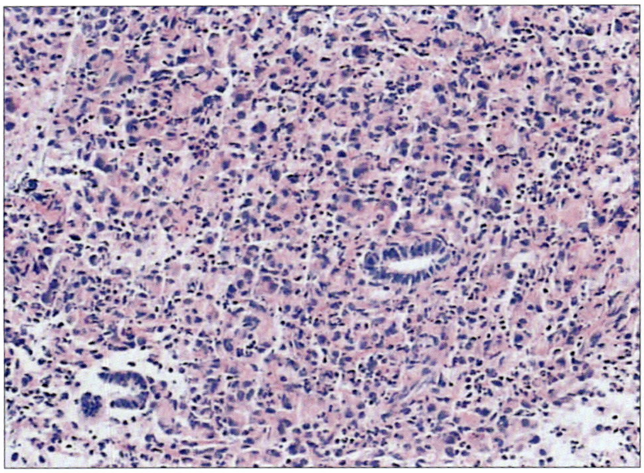

图 19-32　组织细胞性子宫内膜炎，间质有大量组织细胞

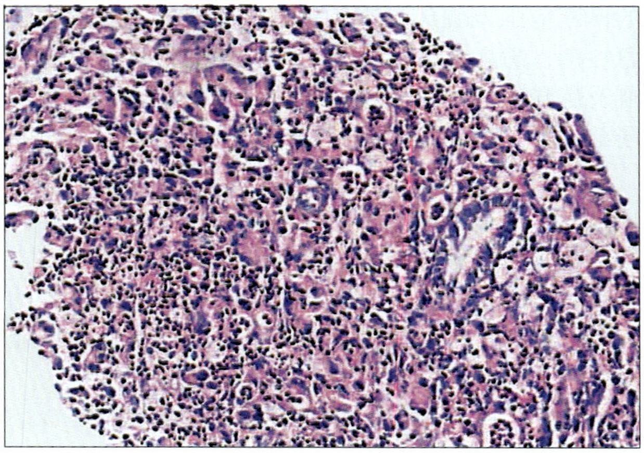

图19–33 组织细胞性子宫内膜炎，组织细胞细胞质泡沫状

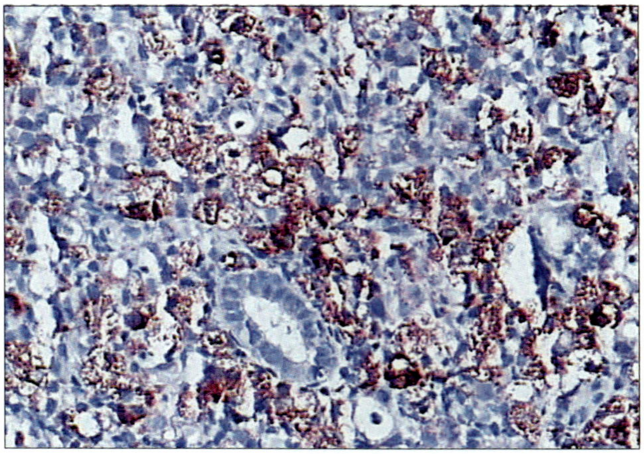

图 19–34 组织细胞性子宫内膜炎，组织细胞免疫组化 CD68 阳性

般认为是由于组织细胞吞噬了内膜中的血细胞成分、感染后的细菌碎片与坏死产物。其可同时合并宫腔积脓，主要是由于绝经后宫颈狭窄硬化，或者合并子宫内膜腺体肿瘤，但与子宫内膜癌或增生症病例中局部小团泡沫状巨噬细胞无关。

2. 软斑病（malakoplakia） 是指在有腔的内脏黏膜上发生的黄色或黄棕色的软化小斑，主要见于膀胱，子宫内膜很少见。本病为特殊形态的组织细胞性子宫内膜炎。

组织学表现为成片的泡沫状组织细胞浸润，细胞质内含有 Michaelis-Gutmann 小体。Michaelis-Gutmann 小体就是软斑小体，为小圆形板层状的钙化小球，位于组织细胞细胞质内或游离于细胞外。

软斑病是对细菌的一种异常免疫反应，常见的致病菌为大肠杆菌，其被组织细胞吞噬到溶酶体内而不能消化导致。软斑小体就是细菌被不完全消化所形成的矿物质硬壳。

（五）假膜性子宫内膜炎

假膜性子宫内膜炎这个词可能不太恰当，因为其常没有炎症细胞浸润。假膜性病变是由于遗传性常染色体过度反应。组织学特征与其他部位相似，其最常见于结膜，罕见于女性生殖道，其中较常受累部位为宫颈、外阴、阴道。子宫内膜病变很少被提到。子宫内膜受累时，可导致闭经及不孕。

组织学表现为无定形的嗜酸性物质，有点类似于淀粉样变，但刚果红染色阴性，其阳性代表纤维素。可伴有轻度的炎症，偶有多核巨细胞。如果合并表面溃疡，则炎症细胞浸润会更明显。病因是缺乏纤溶酶原或其水平比较低，导致纤维素沉积。

（六）淋巴瘤样病变

淋巴瘤样病变更常见于宫颈，内膜罕有描述。

组织学特征为密集的淋巴样细胞聚集，常伴有大量的星暴现象，形成表面带状浸润，仅见于全子宫或子宫内膜切除标本。常见伴生殖中心的淋巴滤泡，滤泡可以较大，边界不清。

淋巴瘤样病变是慢性子宫内膜炎的夸大形式。多形性浸润的本质及出现生发中心和炎症定位表浅，有助于鉴别淋巴样病变与恶性淋巴瘤。免疫组化显示 κ 及 γ 轻链，分子学研究表明其为多克隆性起源。偶尔宫颈病变可伴有 EB 病毒感染。

第二节 子宫内膜息肉

子宫内膜息肉（endometrial polyp）是由局部不规则增生的良性内膜腺体与间质组成，它们大多源自基底部内膜，逐渐长到内膜表面，突向宫腔。子宫内膜息肉的发生率难以统计，文献报道其在异常子宫出血的内膜活检中占 2%～23%[10]，天津市中心妇产科医院统计因各种原因诊刮的内膜标本，子宫内膜息肉的发生率为 3.7%（371/10157）。在子宫的所有息肉中，子宫内膜息肉与宫颈息肉的比例约为 1∶10（371/3569）。

研究表明[11]约 58%（19/33）的病例存在细胞遗传学异常，主要为 6p21—22 重排、12q13—15 重排，少数情况可见 12q13—15 扩增及 7q22 重排。导致间叶生长因子 HMGA1 及 HMGA2 过表达，遗传学改变的子宫内膜间质细胞过生长，并继发诱导良性多克隆腺体增生。约一半病例无细胞遗传学异常，可能与雌激素通路改变有关[11, 12]，常见于他莫昔芬相关息肉及激素暴露情况（如体重指数增加、胰岛素抵抗）。此外其与肿瘤基因的致病性点突变有关，主要呈 *RAS* 突变（约 45.7%），其他如 *PPP1R2A*、*ARHGAP35* 突变等。子宫内膜息肉一般被列于瘤样病变范畴，也有学者称为良性肿瘤[2]。

子宫内膜息肉为良性病变，但在少数情况下可见恶变或被恶性肿瘤累及。子宫内膜癌特别是Ⅱ型子宫内膜癌累及内膜息肉多见于高危患者，如绝经后、乳腺癌病史、*BRCA* 基因突变等（详见第十七章）。重要的是将内膜息肉与内膜增生症、其他的息肉样病变及是否有癌累及进行鉴别，因为治疗方式有很大不同。

一、临床特征

育龄期及绝经前后均可发生子宫内膜息肉，以 40～50 岁居多。本病主要表现为不规则阴道出血及月经过多（heave menstrual bleeding/menorrhagia），但仔细询问病史，可发现很多患者的异常出血建立在相对正常的月经周期基础之上，通常血量不多，表明子宫内膜息肉并非发生于卵巢功能异常。更年期或围绝经期的患者常有淋漓出血，从症状上很难进行区分。约 10% 的内膜息肉从宫颈管脱出，状似宫颈息肉。体积小的内膜息肉可无明显症状，因其他原因手术偶然发现。

近年来随着超声与宫腔镜检查的广泛应用，临床预期的“子宫内膜息肉”明显多于病理诊断，表明许多病例并不是真正的息肉，也与息肉很容易在宫腔手术时被切碎，造成病理诊断困难有关。

二、大体病理学

息肉可发生于子宫内膜的任何部位，以宫底及宫角居多，约 14% 发生于子宫峡部[11]，20% 的息肉为多发性。内膜息肉大小不等，小者仅数毫米，略隆起于内膜，容易被忽略，大者可充满整个宫腔，多数 1～2cm。带蒂的息肉易于识别，无蒂的息肉呈宽基的舌状或椭圆形向宫腔隆起（图 19-35，图 19-36）。表面光滑，切面实性或有小腔隙。质地常较韧，在切除的子宫中或较大的息肉肉眼就能认出。

三、组织病理学

子宫内膜息肉大多不同程度保留基底层内膜的特点，生长方式异于周围内膜，不随月经周期脱落，其结构及功能表现与正常功能层内膜有很多不同。

（一）一般形态

典型的息肉可见三面被覆上皮，但这并非诊断的必备条件。其形态受标本完整性及组织包埋方向等因素影响，并且也可见于分泌期及内膜增生等许多正常或异常内膜。腺体生长方向不一，常呈不规则弯曲或囊状扩张，可有简单分支，并呈现不同的生长方向，尤其是与表面上皮平行排列。间质细胞形态类似基底层内膜，细胞更趋于梭形，常有灶性纤维化及迂曲的厚壁血管，炎症细胞浸润一般不显著或位于局部表浅部位（图 19-37，图 19-38）。

子宫内膜息肉大多不同程度保留基底层内膜的特

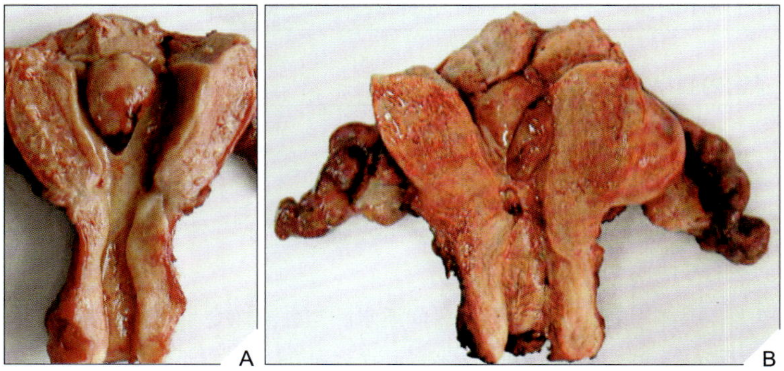

图 19-35　子宫内膜息肉

呈舌状突向宫腔。A. 单发；B. 左前壁与峡部各有 1 个息肉，大小相差悬殊

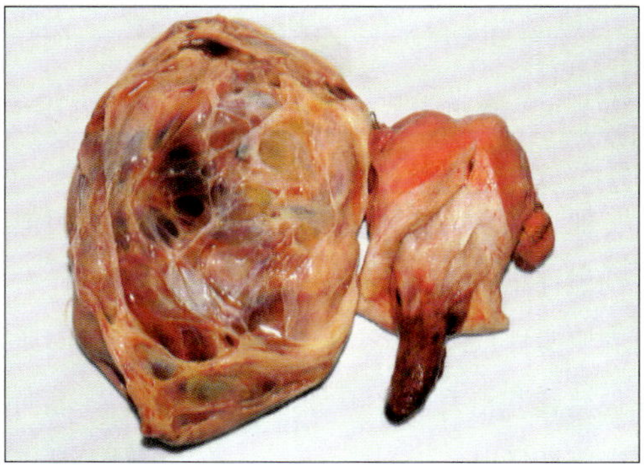

图 19-36　卵巢颗粒细胞瘤合并子宫内膜息肉

巨大的息肉充满宫腔，伴出血

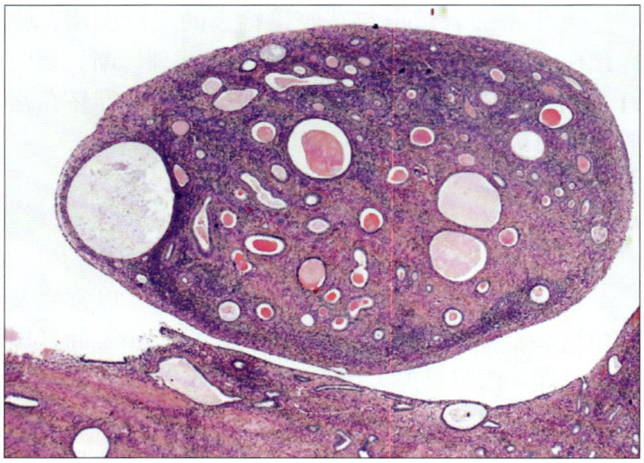

图 19-37 子宫内膜息肉，突向宫腔，腺体生长方向不一，与周围内膜（下）形成鲜明对比

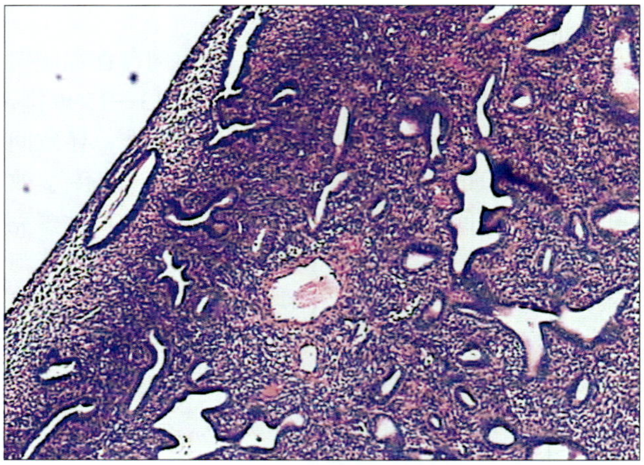

图 19-38 子宫内膜息肉，腺体与表面上皮平行或垂直生长，并有部分扩张

点，发育和对卵巢激素的反应相对不成熟，与周围功能层内膜不同步，生长方式也异于周围内膜，典型表现为不活跃状态或不规则增殖期形态，分泌反应较少见，即使出现，也常为灶性或分泌欠佳（表 19-12）。

在诊刮标本中，上述的一些组织学特征并不是全部出现，息肉的诊断一般要求至少具备以下 3 条中的 2 条：与周围发育不同步的组织，腺体排列方向与外形不规则、间质纤维化伴大量的胶原，以及厚壁血管。应该强调的是，息肉为内膜的局限性增生，注意观察是否存在与背景内膜组织生长和发育不同步现象有助于判断。

（二）其他表现

内膜息肉可因缺血、血栓形成或其他原因发生局灶组织崩解或广泛坏死，也可因某种原因损伤而缺失部分上皮，其均是造成阴道出血的原因。息肉广泛坏死时可仅保留表面上皮或腺体的轮廓。

息肉可发生不同程度的上皮增生，包括局部腺体密集、上皮复层与少量核分裂。乳头状增生偶见于内膜息肉表面或囊状扩张的腺体内，并常见多种类型的上皮或间质化生与退变。间质可有不同程度的水肿，偶有黏液样变，有时可见含铁血黄素或泡沫样的组织细胞，罕见似性索样分化。

（三）组织类型

子宫内膜息肉可表现为多种组织类型和形态（表 19-13），不同的形态间常有重叠。息肉的类型并无明显的预后意义，有关的描述主要是帮助认识息

表 19-12 子宫内膜息肉的形态特征

特征	形态
大体	息肉样肿物，或破碎内膜中较大的组织块，表面光滑；切面实性或有孔隙；质地较韧
组织学	表面三面被覆上皮；不规则的腺体，一些走行与表面上皮平行；间质相对致密，纤维增多，并有厚壁大血管；腺体与间质的发育与周围内膜不同步，呈“期外（out of phase）”增生的形态

表 19-13 子宫内膜息肉的组织类型和形态

类型	形态
一般息肉	类似内膜基底层、增殖期或不同程度的增生
功能性息肉	伴有孕激素反应
腺肌瘤样息肉	间质有较丰富的平滑肌
他莫昔芬相关息肉	倾向体积更大，腺体周围的间质较致密，间质水肿与黏液样变和化生更常见
老年性息肉	常表现不同程度的增生，也可伴上皮萎缩，间质纤维化
混合性子宫内膜 - 宫颈管内膜息肉	发生于子宫体下段，可见宫颈内膜及宫体内膜两种腺上皮

肉的不同形态。

1. 一般息肉（common polyps）　大多数子宫内膜息肉为一般息肉，在一些文献或教科书中也描述其为增殖性 / 增生性息肉或非功能性息肉，但增生性息肉一词未涵盖类似内膜基底层的息肉形态，而非功能性息肉的名称也不确切。实际上多数子宫内膜息肉均有不同程度的雌激素效应，并非属于完全无功能表现的组织。

此类息肉多发于育龄期妇女，也见于绝经后的老年妇女。息肉的腺体及间质大多类似基底层内膜或增殖期内膜，缺少分泌性改变，并常有不同程度的增生，表现为不规则增殖期、灶性简单或复杂性增生（图 19-39），与周围背景内膜不同步，不随卵巢激素改变发生应有的效应。

2. 功能性息肉（functional polyps）　子宫内膜功能性息肉少见，腺体及间质发育类似功能层内膜，形态随月经周期发生变化，但即使出现分泌反应，也通常分泌不佳或限于部分区域（图 19-40），其他部分仍表现为增殖期或增生状态，成为混合性内膜，与周围非息肉内膜的不同步现象也大多保留。有的子宫功能性息肉可在月经期或妊娠期部分或全部脱落而自愈，也有的可持续生长达数个月经周期。个别息肉在大量孕激素作用下（如妊娠），间质发生明显的蜕膜样变。

3. 腺肌瘤样息肉（adenomyomatous polyps）　在息肉基础上，间质内有较多的平滑肌纤维，呈束状分布，以血管周围更明显（图 19-41）。

4. 他莫昔芬相关息肉（polyps associated with tamoxifen）　他莫昔芬是一种非甾体类三苯乙烯衍生物，广泛用于乳腺癌的辅助治疗。在不同的组织，他莫昔芬可能产生雌激素激动剂或拮抗剂的不同效果，主要取决于周围雌激素的浓度。子宫内膜息肉及子宫内膜增生是服用他莫昔芬女性最常见的病理表现。

近年随着乳腺癌患者的增多，他莫昔芬相关内膜病变也日益常见。流行病学研究表明，长期服用他莫昔芬的绝经后患者罹患子宫内膜癌风险增加 2～3 倍。这些病变可为广泛性内膜疾病，包括内膜增生、不典型增生与癌变，也可为局部性内膜良性增生性改变，即息肉。

K-ras 突变被认为在内膜非典型增生进展至内膜癌中发挥重要作用[12]，见于 4.5%～23% 子宫内膜增生症，18%～26% 的子宫内膜癌。约 64% 他莫昔芬相关息肉中检出 *K-ras*12 号密码子突变。研究表明，服用他莫昔芬治疗的绝经后患者增生指数增加，腺上皮及间质的孕激素受体增加。

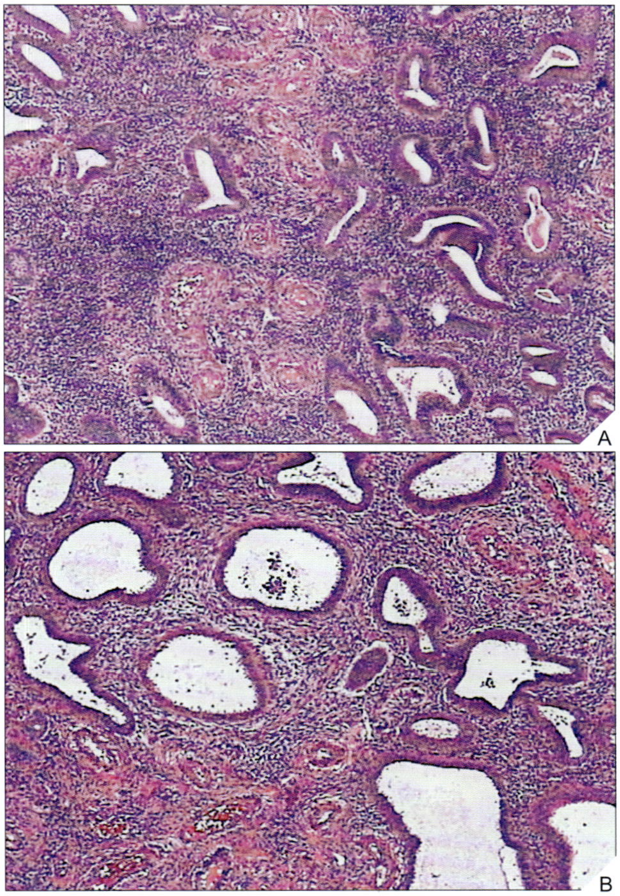

图 19-39　子宫内膜息肉

腺体发育不成熟，可类似增殖期（A）或简单增生（B），并见厚壁血管

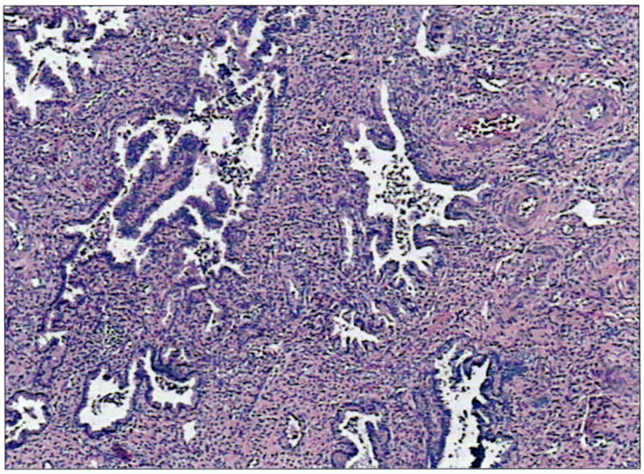

图 19-40　功能性子宫内膜息肉，腺体表现弱的分泌反应

与散发性子宫内膜息肉相比，他莫昔芬相关息肉并无特征性形态，可为单发或多发，但倾向体积更大，腺体周围的间质更加致密，容易出现间质水肿、黏液样变及上皮化生（图 19-42）。息肉的腺体可合并增生、不典型增生或癌变，也可同时伴有周

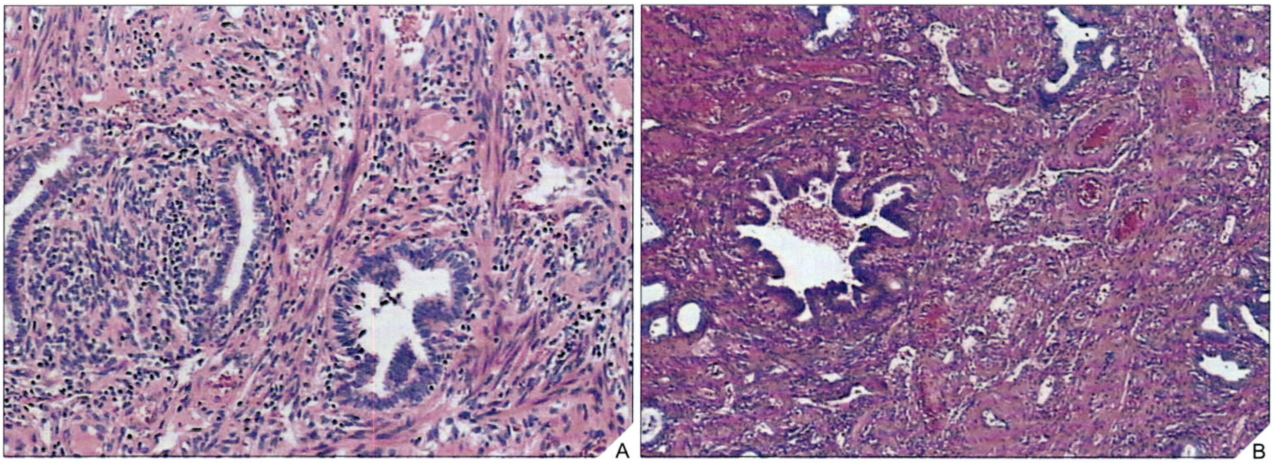

图 19-41　子宫内膜腺肌瘤样息肉

内膜腺体周围间质有较多的平滑肌（A），束状平滑肌纤维在血管周围更明显（B）

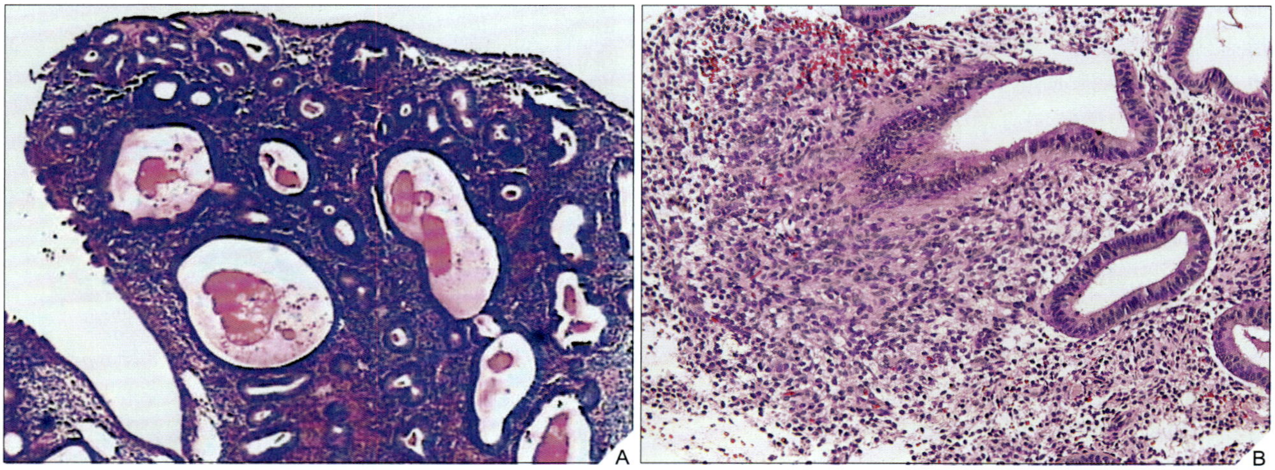

图 19-42　他莫昔芬相关子宫内膜息肉

腺体囊腺样增生（A），腺体周围的间质致密（B）

围内膜增生甚至癌变，特别是Ⅱ型子宫内膜癌（详见第十七章）。

5. 老年性息肉（senile polyps）　绝经后正常内膜呈萎缩状态，但息肉的表现通常与周围内膜不同步，典型萎缩形态的息肉仅占 30%，可为单纯性萎缩或退行性增生，即扩张的腺体被覆低矮的萎缩性上皮，围绕淡染的纤维性间质，表明息肉曾经的活跃状态。70% 的老年性息肉保留不同程度的增生，可类似增殖期、不规则增殖期或增生症，与周围内膜的萎缩形态形成明显反差，与年龄不符。息肉的增生可为广泛性，也可限于局部腺体或间质，呈萎缩与增生混合的形态（图 19-43）。

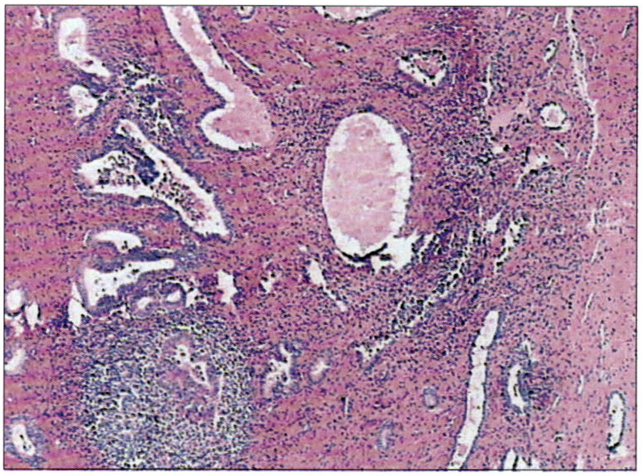

图 19-43　老年性子宫内膜息肉

间质致密，腺体部分增生（左侧），部分萎缩（右侧）

6. 混合性子宫内膜 - 宫颈管内膜息肉（mixed endometrial-endocervical polyps）　多发生于子宫峡部

或接近宫颈内口的位置，同时见到宫颈黏液上皮与子宫内膜上皮，间质更具纤维性（图 19-44）。由于正常峡部内膜与宫颈管黏膜的交界相互交错，该部位发生的息肉出现两种上皮及纤维化的间质不难解释。

混合性息肉由于发生在较低的位置，常突出至宫颈外口，大多被临床医师认定为宫颈息肉。然而病理医师也可将其理解为子宫内膜息肉突入宫颈管。也就是说，这种息肉本质上更可能是子宫内膜息肉。至于息肉中的黏液上皮，推测是子宫内膜上皮受宫颈 / 阴道酸性微环境影响做出的适应性改变。混合性息肉也可伴有鳞状上皮化生。

（四）息肉伴不典型增生与恶变

子宫内膜息肉呈增生症形态并不少见，见于 11%～30% 的病例，2.5%～6.5% 的息肉伴腺体不典型增生（图 19-45），并可见浆液性子宫内膜上皮内癌（SEIC）及子宫内膜腺体异型增生（EmGD）(详见第十七章）。子宫内膜息肉的恶变率文献报道有很大差异（0.36%～ 13%）[13]，一般认为在 0.5%～3%。绝经后伴阴道异常出血及息肉直径较大可能是危险因素。他莫昔芬相关息肉的恶变率明显高于一般的散发性息肉，达 3%～10.7%。息肉可单独发生恶变，或与周围的子宫内膜癌并存。

绝大多数息肉恶变为癌，其中约 87% 为子宫内膜样型，9% 为浆液性癌，与非息肉内膜的Ⅰ型癌及Ⅱ型癌分布比率相同[13]。也有息肉伴透明细胞癌及癌肉瘤的病例报道。

诊断息肉恶变应与腺癌呈息肉状或乳头状生长鉴别。前者可见恶变限于息肉中，息肉状或乳头状腺癌可能全部为腺癌结构。息肉局部癌变时如果基底部正常，可刮宫除去，组织类型为内膜样型时预后好，为浆液性（包括上皮内癌）时仍有宫外扩散的可能。

（五）非典型子宫息肉

有一些临床行为良性的息肉，表现出令人担忧的非典型的形态学特征[14, 15]。这些非典型的形态学特征包括：微小或局灶类似分叶状结构（图 19-46A）、囊状腺腔内息肉样突起，腺体周围轻微间质套袖（图 19-46B），间质细胞异型性，核分裂象 >2/10HPFs。

45% 病例伴 6q25.1 拷贝数获得（包含 *ESR1* 基因，编码雌激素受体）；24% 呈 12q13—15 获得 / 扩增（导致 *HMGA2* 重排），33% 无明显拷贝数改变（通常伴有惰性生物学行为）。60% 病例存在致病性点突变，包括 *K-ras*、*PPP2R1A*、*MUTYH1*、*AKT1* 等。

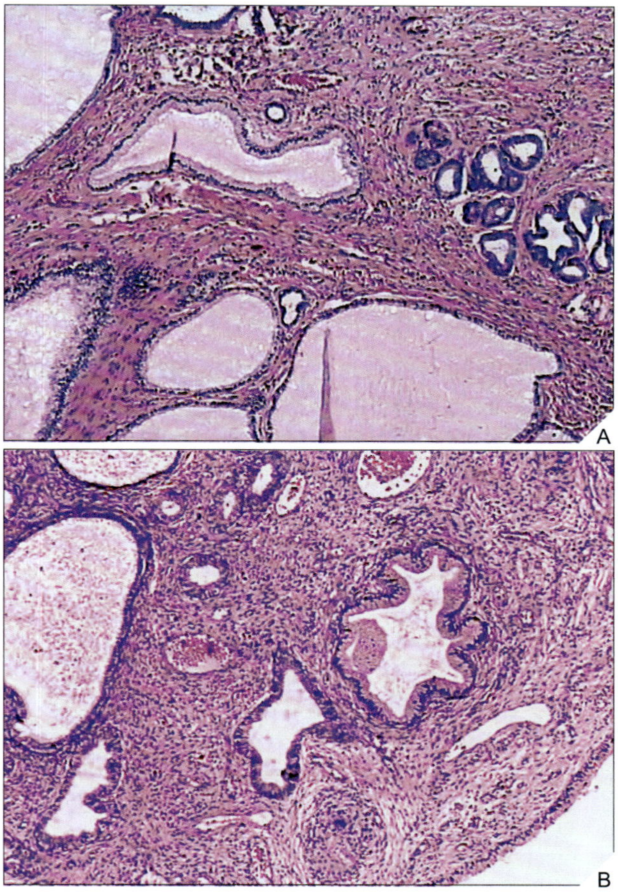

图 19–44　混合性子宫内膜 – 宫颈管内膜息肉

显示宫颈管和子宫内膜腺体于同一息肉内。A. 以宫颈腺体为主；B. 以子宫内膜样腺体为主

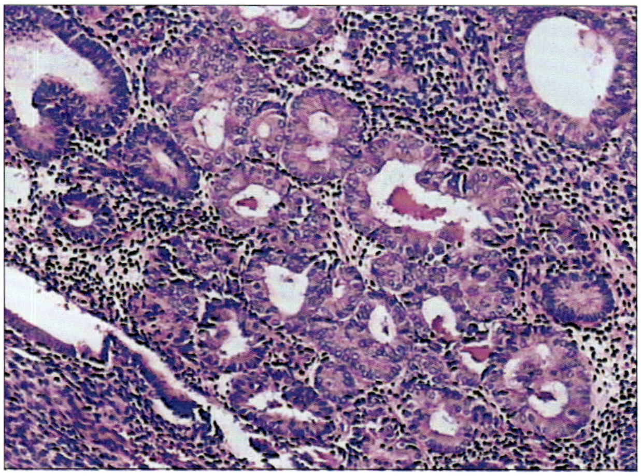

图 19–45　他莫昔芬相关子宫内膜息肉

腺体不典型增生

非典型子宫息肉（atypical uterine polyps）的组织学形态与腺肉瘤有重叠，但从数量及程度上又不足以诊断腺肉瘤，笔者建议诊断这类息肉为“非典型子宫息肉伴异常结构”。注意不要误诊为腺肉瘤，与之

鉴别的关键在于缺少腺肉瘤典型的分叶状结构及间质异型性，并且病变局限。研究表明，63 例非典型子宫息肉病例未发现进展为腺肉瘤（随访 150 个月），约 11% 的病例可见残留病变或复发。这种病变更接近良性息肉（图 19-46C），最后诊断良性，避免过度焦虑及过度治疗。

四、鉴别诊断

1. 诊刮标本中的息肉　子宫内膜息肉在诊刮时常破碎，加上与其他内膜组织混杂，需要仔细观察识别。有提示意义的特征：大体发现较大的组织块，质地比正常子宫内膜组织硬韧。镜下见局部内膜间质伴有纤维化及成簇的厚壁血管、腺体杂乱及其与周围内膜的周期性改变不同步。

基底层内膜与子宫下段内膜间质致密，对卵巢性激素的反应低于功能层内膜，在诊刮标本中可能被解读为破碎的息肉。基底层内膜缺少表面上皮，无息肉样轮廓。子宫下段内膜比较薄，无大血管轴心，腺体可有中性黏液分化等特点有助于与息肉区分。

2. 内膜中的息肉样突起　在宫腔镜检查或子宫切除的标本中很常见，息肉样外形或三面都被覆上皮的现象不仅见于子宫内膜息肉，还可见于多种生理与病理状态。它们发生于内膜普遍肥厚的基础上，如分泌性子宫内膜、妊娠及孕激素治疗后等，宫腔镜下见内膜有单个或多个息肉样突起。发生在妊娠早期的蜕膜脱垂，在宫口形成息肉样物甚至可有蒂。诊刮后短期手术的病例，在子宫标本中也可发现息肉样物，尤其是在宫角处，其为残留的局部内膜组织。子宫内膜增生症、子宫内膜癌等疾病也常有内膜的局灶增厚或隆起。在这些情况下，尽管大体具有息肉样外观，但它们与周围的组织改变一致，缺乏真性息肉的组织特征。诊断有赖于大体与镜下形态相结合。

在子宫内膜息肉的诊断中，最常遇到的问题是如何与正常内膜功能层鉴别（表 19-14）。

3. 宫颈息肉　子宫内膜息肉突入宫颈管后，受酸性环境影响可发生腺上皮黏液化生，与正常的宫颈上皮相似。当黏液性上皮突出，而内膜腺体与间质较少时，需要与宫颈息肉鉴别。当然，蒂部的位

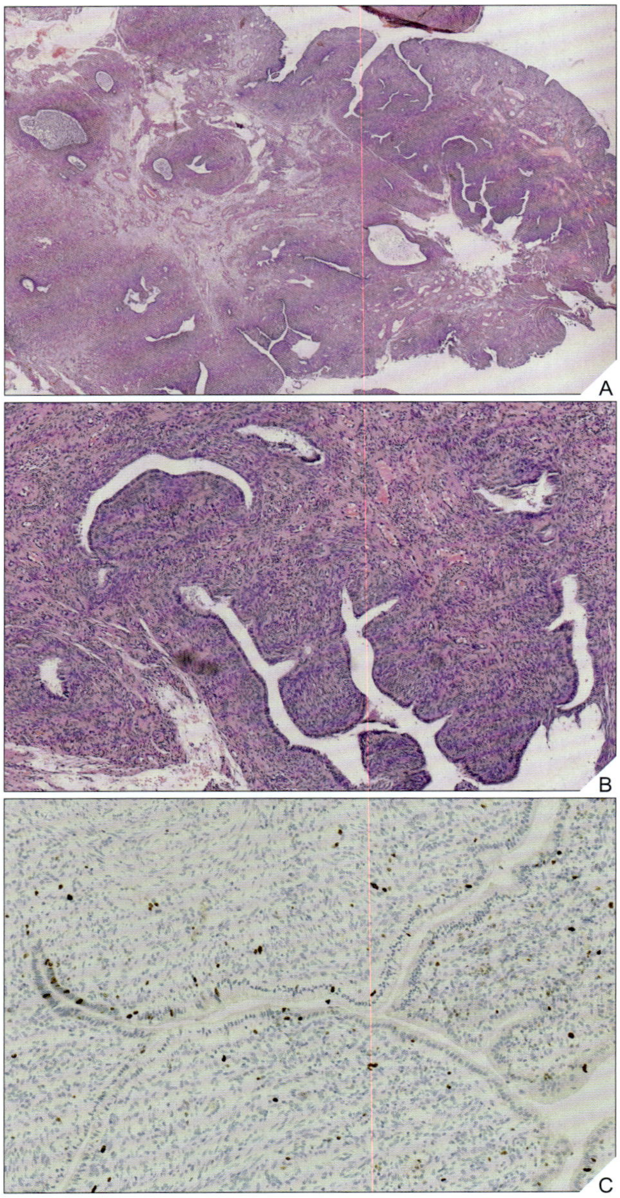

图 19-46　非典型子宫息肉

子宫内膜息肉，表面轻微分叶状结构（A），腺体拉长受挤压，周围间质密集（B），Ki-67 增生指数低（C）

表 19-14　子宫内膜息肉与正常功能层的形态特征

形态	息肉	正常功能层
腺体		
生长方式	不规则，大小不一	规则
与表面上皮	平行，垂直	垂直
与月经周期	不一致	一致
间质		
间质细胞	较致密	根据周期而变化
血管	常有厚壁大血管	螺旋动脉与薄壁血管网
功能性改变		
腺体发育一致性	不一致	基本一致
分泌反应	缺少或分泌不佳	分泌良好

置是最重要的依据。应特别关注息肉蒂部、间质内的腺体形态及其与表面上皮的关系，避免单纯根据表面上皮的形态进行诊断。在实践中，混合性子宫内膜 - 宫颈息肉与子宫内膜息肉突入宫颈很难区分，我们认为也没必要做出区别，这两种息肉很可能是一种病变（见上）。对于难以判断的病例，采用混合性子宫内膜 - 颈管内膜息肉的名称也是合适的。

4. 慢性子宫内膜炎　慢性子宫内膜炎时可出现间质的梭形细胞改变，类似于息肉的纤维性间质，然而不见息肉其他的组织学特征，且有间质的浆细胞浸润。相反，子宫内膜息肉的间质也常见炎症细胞浸润，不应诊断为子宫内膜炎，除非浆细胞出现在非息肉性内膜中。

5. 子宫内膜增生　子宫内膜息肉常伴有不同程度的腺体增生，而子宫内膜增生症亦可有局灶息肉样突起，但息肉的改变为局灶性，间质有厚壁大血管，周围内膜正常。增生症为内膜的广泛性病变，尽管可有局灶复杂形态，但缺乏相应的间质变化。有时增生症也可伴有息肉样物，常为多发，而且同时伴有内膜广泛性肥厚，与息肉不同。

6. 伴有平滑肌增生的肿瘤　腺肌瘤样息肉应与黏膜下肌瘤、腺肌瘤及非典型息肉样腺肌瘤鉴别。

与黏膜下肌瘤的区分一般不困难，但当组织较碎，尤其腔镜下电切的组织，或取材难以达组织最大切面的情况时，容易混淆。黏膜下肌瘤的平滑肌为肿瘤的膨胀性生长，内膜腺体与间质围绕在周围，有时可见内膜受压变薄，缺少厚壁大血管，并且肌瘤表面的内膜与周围内膜形态一致。腺肌瘤样息肉的平滑肌呈分散的束状，腺体与间质混杂，息肉的组织与周围不同步。

腺肌瘤突向黏膜下生长时易与腺肌瘤样息肉混淆，两者均有内膜样腺体与间质，区别在于腺肌瘤有显著增生的平滑肌（图 19-47），缺少明显的纤维血管轴，混杂于平滑肌中的腺体可有扩张与陈旧出血，表面的内膜与邻近内膜形态一致。腺肌瘤样息肉为局部黏膜自身的病变，伴有纤维血管轴，缺少表面被覆黏膜，腺体形态与邻近内膜不同步。

非典型息肉样腺肌瘤少见，主要位于子宫下段，缺乏内膜样间质，腺体周围围绕着平滑肌与纤维间质，并伴有腺体成分的非典型增生。

7. 子宫内膜息肉伴大片梗死　息肉伴大片梗死时部分结构模糊不清，且易伴发假肿瘤性改变，甚至导致子宫切除，因此有必要与肿瘤性病变鉴别。

常见的形态学改变主要包括：最常见假乳头结构，表现为多细胞合体细胞簇，细胞质嗜酸性，有的有纤细乳头，可见于腺体或表面上皮。37% 伴中度细胞异型性，56% 呈泡状染色质；其他包括嗜酸性细胞变 56%，鞋钉细胞 27%，透明细胞 12%，乳头状合体细胞改变 39%。免疫表型通常显示 p53 野生型表达，p16 弥漫阳性，ki-67 增生指数较低。

经随访均未形成子宫肿瘤，其可能代表一种退行性或化生性改变。

8. 腺肉瘤　虽不常见，但很容易与子宫内膜息肉混淆，是很容易被漏诊的病变，不少病例以“复发性息肉”为主要表现。腺肉瘤通常具有息肉样生长方式，可发生于内膜与宫颈。肉瘤成分不明显时，容易误诊为内膜息肉。但仔细寻找，可发现腺体周围的套袖现象或生发层，以及典型的分叶状生长方式。较大的内膜息肉样物或内膜息肉反复发作时，应特别留意腺肉瘤的可能性。

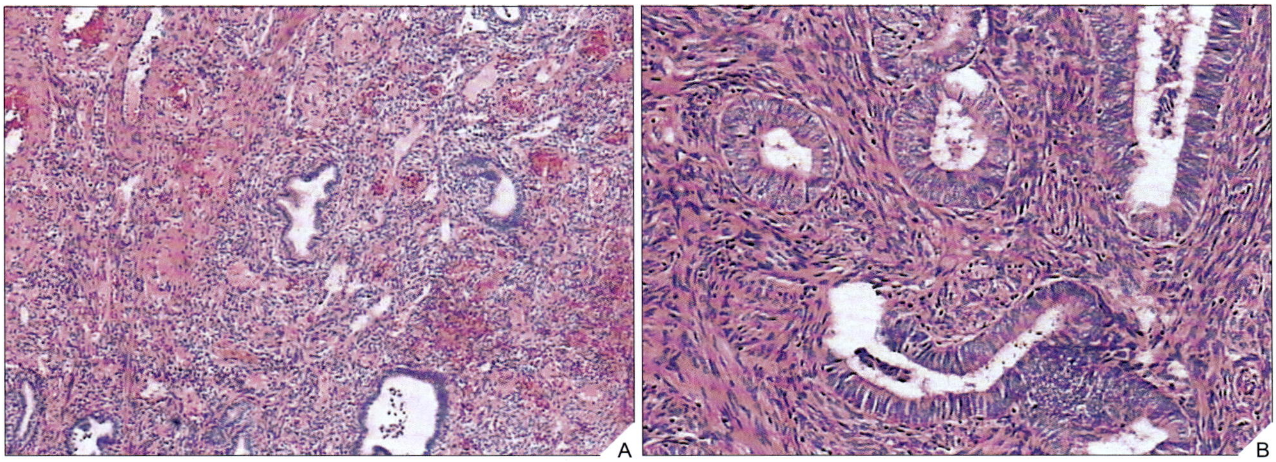

图 19-47　腺肌瘤样息肉与腺肌瘤

前者可见内膜间质、纤维血管轴与炎症细胞浸润（A），而后者由内膜样腺体与平滑肌组成，平滑肌显著增生、内膜样间质减少（B）

五、临床处理

子宫内膜息肉的治疗以手术摘除为主，可宫腔镜下手术切除或全面刮宫去除。一般切除以后无须其他治疗，亦无须内分泌治疗。如反复复发，或绝经后老年妇女伴阴道异常出血，应考虑恶性的可能。息肉恶变的治疗等同于相应的子宫内膜癌或恶性肿瘤的治疗。

第三节　子宫内膜化生（细胞分化的改变）

子宫内膜化生（endometrial metaplasia）是内膜病变中常见的细胞表型，1980 年由 Hendrickson 与 Kempson 首先描述，属于非肿瘤性病变。其发生与多种内膜病变相关，常见于异常子宫内膜，似乎具有某种细胞不典型性，常伴有内膜增生性背景或见于复杂腺体，需要与内膜肿瘤及其前驱病变进行区分。本节主要介绍常见的内膜化生类型与特点，以对相关的高、低风险疾病进行区分。

一、概述

【定义】

子宫内膜化生传统概念是一种特殊的细胞改变，指分化上皮或间质内膜组织由成熟的细胞类型转变为其他类型（正常内膜没有或不明显的细胞类型），其细胞质、细胞核和（或）结构不同于正常子宫内膜腺体的细胞，通常代表了不能发育为成熟（正常）内膜细胞类型的改变。但该术语受到质疑，因为多数内膜化生是否符合上述定义存在争议，一些学者认为它们实际代表了一定条件下子宫内膜细胞以细胞质为主的改变，退变、修复、局部刺激、激素影响、肿瘤及其他相关的因素均可引起，一些学者称为子宫内膜的“细胞质改变”。尽管化生细胞的主要表现在细胞质，但也可有不同程度的细胞核变化和（或）结构改变，Nucci 等[16]认为称“细胞分化的改变”更恰当。在未获得一致意见前，2020 年 WHO 肿瘤分类仍采用子宫内膜化生这一传统的名称[17]。

【临床特征】

伴有内膜化生的患者绝大多数为围绝经期或老年女性，几乎均有异常子宫出血，少数患者为生育年龄，但伴有无排卵月经或伴有内膜息肉。

【组织病理学】

内膜化生显示出不同于女性生殖道其他部位组织化生的一些特征：几乎均见于与雌激素相关的异常内膜，即非分泌性内膜组织，所以涉及与肿瘤或其前驱病变的鉴别；通常发生于内膜腺体与表面上皮，罕见于间质；有多种组织类型；化生后的上皮细胞不会发育为正常的子宫内膜上皮。相比之下，宫颈的化生与雌激素关系不密切，几乎均发生于宫颈管，类型单一，绝大多数为腺上皮鳞状上皮化生，最后变成与固有鳞状上皮相同的成熟上皮。内膜的嗜酸性化生也有别于卵巢浆液性交界瘤的嗜酸性细胞，最近的研究表明后者更可能是终末分化或老化的细胞，而内膜嗜酸性化生可能代表不同的含义。目前几个术语都在使用，对不同的细胞类型各有侧重。为统一起见，本章在病理专有名词上，采用“改变”一词，尽管其生物学特性属于化生。

内膜化生有多种类型，主要发生于腺上皮，少数发生于间质，范围可局限或广泛。多种类型的细胞分化改变常合并存在，包括可出现在同一腺体或同一细胞内。内膜细胞化生性改变本身为非肿瘤性，但常伴发于异常子宫出血、内膜炎、子宫内膜增生症、癌前病变及肿瘤，使用外源性激素的情况下也可出现化生。化生常见于内膜增生性病变或内膜样癌，但不具有侵袭性，与不良预后无关。所以应充分认识这一细胞改变及其伴随的一系列的内膜病变，如果认识不足，可能将化生细胞改变误诊为肿瘤。有关子宫内膜化生的定义与主要特征详见表 19-15，与化生细胞改变相关的特殊类型子宫内膜癌详见第十八章。

【诱因与起源】

内膜化生或细胞分化的改变大多继发于异常内膜，诱导细胞分化改变的原因有很多，主要概括为 3 种，即反应性改变、激素影响及肿瘤性病变，它们可引发细胞分化改变，偶尔细胞分化改变也见于萎缩性且无明显病变的内膜（表 19-16）。值得关注的是，内膜化生可由慢性子宫内膜炎、异物刺激（如宫内节育器）及内膜息肉等良性病变诱发，也可以是特发性的[18]。化生还与无拮抗性雌激素刺激、长期使用他莫昔芬治疗及激素替代治疗等有关。因此内膜

表 19-15　子宫内膜化生的定义与主要特征

特征	表现
定义	分化成熟的内膜组织改变为另一种类型；在细胞质、细胞核和（或）结构的分化上不同于正常内膜；不会发育为成熟（正常）内膜的细胞类型
临床症状	90% 患者为围绝经期，伴有异常子宫出血；10% 的患者为生育年龄，伴有无排卵月经
病理形态	主要发生于上皮，少数发生于间质；有多种细胞类型；不同类型常合并存在，可见于同一腺体或同一细胞；常见于异常内膜，如内膜炎、与雌激素相关的内膜增生性病变及癌
鉴别	需要与肿瘤性病变进行鉴别

表 19-16　子宫内膜化生的常见诱因

类别	诱因
反应性（局部刺激）	慢性子宫内膜炎、异常子宫出血、异物刺激（如宫内节育器）、内膜息肉等
激素影响（内源性或外源性）	无拮抗性雌激素刺激、长期使用他莫昔芬治疗、激素替代治疗等
肿瘤性病变	内膜增生及内膜癌
特发性	原因不明

增生及内膜癌常合并内膜化生，而月经周期规则且无其他病变的内膜很少有化生。许多研究表明，内膜增生症与内膜癌在接受孕激素治疗后绝大多数伴有内膜化生。

低倍镜下观察化生在整个内膜中的分布，并结合组织学背景对确定其可能的起因非常有帮助[19]。如在内膜中退行性改变通常局限于炎症区域，有间质崩解及近期的表面修复。激素引起的改变倾向弥漫性，散在分布于内膜的功能层。而恶性前驱病变或恶性病变多为单克隆性增殖，肿瘤常与残留的背景内膜有反差。

细胞分化或化生的机制尚不明确，可能存在多种途径。首先是内膜细胞直接转化或移行为化生细胞。有学者认为子宫鳞状上皮化生实际来自柱状上皮的移行，因为生殖道的鳞状上皮最初就是来自米勒管原始上皮的基底细胞，胎儿期它们在 p63 的诱导下，经储备细胞分化为鳞状上皮。另外，化生的细胞可源自类似于宫颈储备细胞或基底细胞的细胞，这种细胞 p63 染色阳性，在胎儿期的子宫很明显，但在出生后的子宫内膜中基本消失。成人内膜中，p63 阳性细胞仅零星散在于增殖期腺体，以及灶性见于绝经后内膜与息肉中[20]。但在一些因素的刺激下，p63 阳性的柱状细胞可形成储备细胞[21]。

【组织学类型】

内膜细胞化生有多种形态（表 19-17），最常发生于上皮，包括表面上皮与腺体，组织学几乎均为米勒管型，如鳞状上皮、宫颈黏液上皮及纤毛上皮化生最常见。鳞状上皮化生不仅见于上皮，亦可发生于间质中。间叶细胞化生相对少见。

表 19-17　子宫内膜化生的组织类型

上皮化生	间叶化生
鳞状上皮化生（典型鳞化及桑葚样化生）	骨样化生
黏液化生	软骨样化生
输卵管纤毛细胞化生	脂肪化生
反应性改变	平滑肌样化生
乳头状合体细胞化生	肌样、性索样化生
鞋钉细胞化生	神经胶质化生
嗜酸性化生	
透明细胞（分泌性）化生	
乳头状增生	

二、鳞状上皮化生

鳞状上皮化生（squamous metaplasia）简称鳞化，发生率低于纤毛细胞化生、嗜酸性化生及乳头状合体细胞化生，是内膜最常见的重要化生类型，组织学上包括典型鳞化与桑葚样化生 2 种类型。桑葚样化生尤为多见，对其是否属于真正的鳞化有争议，一些文献称为鳞样化生，但区分并不严格，实践中及 2014 年 WHO 分类均直接采用鳞化的名称[17]。很多内膜病变均可伴发鳞化，从良性反应性病变至腺癌，以内膜癌居多，少见于内膜增生症或其他良性病变。

【临床特征】

鳞化通常发生于与雌激素刺激相关的疾病，尤其是子宫内膜癌，较少见于增生症，也可见于无腺体增生的育龄期妇女、绝经后妇女及不孕症促排卵的患者。与鳞化相关的子宫内膜癌主要是子宫内膜样型，诊断时应使用“子宫内膜样腺癌伴鳞状分化”这一术语（详见第十八章）。其他可伴鳞化的良性病变主要包括慢性子宫内膜炎（如结核、子宫积脓）、异物刺激（如宫内节育器）、孕激素治疗后、黏膜下肌瘤等。良性病变伴内膜鳞化几乎均见于老年妇女，很可能与子宫内膜炎或子宫积脓有关。鳞化通常没有症状，患者的表现与其原有内膜疾病相关，如子宫不规则出血。

【组织病理学】

鳞化主要发生于内膜的表面上皮和腺体，亦见于间质，分为典型鳞化与桑葚样化生两种类型，可分别或同时出现，桑葚样化生更为常见，它们的主要形态特征与免疫表型见表 19-18。

1. 典型鳞化　又称成熟鳞化，细胞分化类似正常鳞状上皮的中、表层，排列成片状或巢状，细胞呈多角形，细胞膜清楚，细胞质致密嗜酸性（图 19-48），可见细胞间桥，偶可出现角化。免疫组化 p63 阳性，为正常鳞状上皮的表型。典型鳞化可见于子宫内膜癌，罕见于增生症或其他良性病变。良性病变伴内膜鳞化者几乎均见于老年妇女，很可能与子宫内膜炎或子宫积脓有关。在与雌激素相关的子宫内膜增生性疾病（如不典型增生或子宫内膜癌），合并的鳞化主要位于腺体，很少累及内膜表面上皮。而继发于慢性内膜炎或宫腔积脓的鳞化可累及内膜表面上皮。

宫腔的被覆上皮被鳞状上皮广泛取代时，称子宫鱼鳞病（ichthyosis）（图 19-49），并可累及内膜腺体，为非常罕见的良性病变，持续宫颈阻塞与慢性子宫内膜炎是其最主要的病因。尽管目前还没有证据表明其本身具有恶性潜能，但有报道可伴发鳞状细胞癌 [22]。另外，有报道子宫内膜典型鳞化伴 HPV6、11 型感染时可出现明显的细胞反应，形态类似尖锐湿疣或宫颈低级别鳞状上皮内瘤变 [23]。

表 19-18　两种鳞化的主要特征

特征	典型鳞化	桑葚样化生
鳞状上皮化生	成熟	不成熟
排列	片状或巢状	团块状或漩涡状
细胞特征		
细胞间桥	有	无
细胞膜	清楚	模糊
角化	可有	无
细胞异型性	多无，少数有	无
免疫表型	β-catenin 膜 +， CD10–/ 局灶 +，ER 局灶 +，p63+，EMA+，NSE– CDX2–/ 基底或基底旁细胞局灶 +	β-catenin 细胞核与细胞质弥漫强 +，CD10 弥漫 +，ER–，p63–，EMA–，NSE+ CDX2 弥漫 +

注：+ 为阳性；– 为阴性。

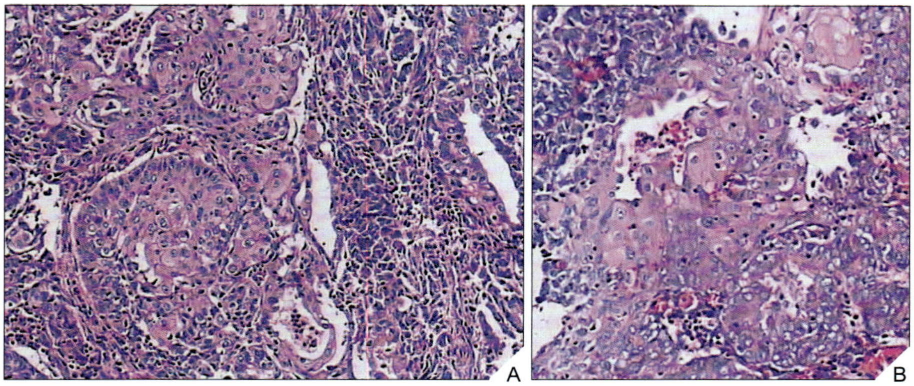

图 19-48

子宫内膜鳞状上皮化生

多角形细胞，细胞质丰富，可见细胞间桥，类似鳞状上皮的中、表层（A、B）

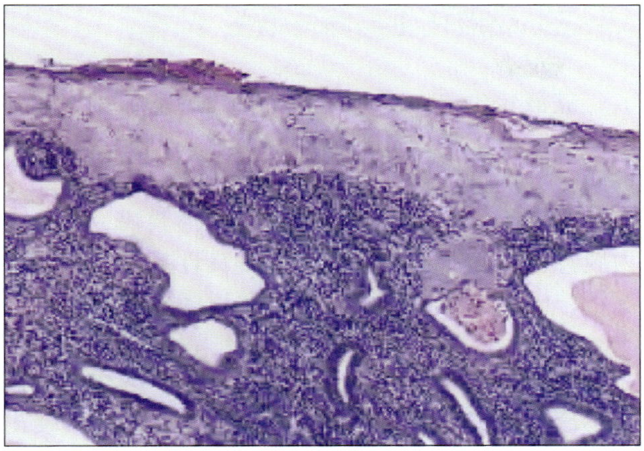

图 19-49　子宫内膜鱼鳞病
表面上皮被鳞状上皮覆盖

2. 桑葚样化生（morules metaplasia）　又称未成熟鳞状上皮化生，其三维结构形似桑葚，是内膜组织向非角化型鳞化的特殊形式。该化生有别于典型鳞化，有独特的团块或漩涡状排列。细胞边界不清，但形态较一致，核呈圆形，位于中央，细胞质嗜酸性，具有良性的细胞核特征，罕见核分裂象。偶尔病灶由类似平滑肌的梭形细胞组成，但单个细胞周围无网状纤维围绕，表明这些细胞为上皮而非间质。桑葚样化生主要累及腺体，可突向腺腔内，甚至占据整个腺腔或位于腺体之间，也可与更加成熟的鳞化相融合，提示两种形态分别代表鳞化的不同阶段（图 19-50）。比较大的桑葚样鳞化常有中心坏死，可能是由于缺血的原因。

桑葚样化生是否属于真正的鳞化还有争议。这是因为其不具备典型的鳞状上皮形态特征，如角化、细胞间桥及明显的细胞边界。而且其通常不表达鳞状上皮标志物 p63[24]。有学者认为桑葚样化生代表一种不成熟的鳞化，为鳞化的早期阶段。但其特殊的团块状排列在最常发生鳞化的宫颈并未见有相应的形态，而且常见于内膜瘤性背景中，有关桑葚样化生的本质还需要进一步研究。

【与子宫内膜癌的关系】

鳞化通常见于子宫内膜样癌，也见于内膜不典型增生或内膜样上皮内瘤变（EIN）。10%～25% 的子宫内膜样癌伴有鳞化，属于内膜样癌亚型，并非早年错误定位的腺棘皮癌，这体现了近年对该型肿瘤的认识。分子学研究发现肿瘤约 25% 的桑葚样化生合并内膜的癌前病变及内膜腺癌，并有 β-catenin 的基因 *CTNNB1* 突变与 ER、PR 表达缺失。有研究表明[19]，β-catenin 细胞核表达或 *CTNNB1* 突变见于 EIN 及内膜样腺癌的鳞化及腺体成分，表明其起源于相同的克隆，然而鳞化成分通常缺少核分裂象，提示其生物学行为及潜能还不同于与其相伴随的腺体病变，他们在子宫内膜样癌中并非独立的肿瘤成分，不应归入混合性癌范畴或作为分级指标，诊断时应使用“子宫内膜样癌伴鳞化”这一术语（详见第十八章）。此外，由于与鳞化相关的子宫内膜癌主要是子宫内膜样型，其在确定肿瘤分型中也有提示意义，混有鳞化成分的肿瘤更可能为子宫内膜样型。

子宫内膜样癌中的化生与腺上皮相连接或位于间质。无论是桑葚样鳞化还是典型鳞化，这些细胞巢片均缺少栅状排列与腺样结构，识别鳞化灶在子宫内膜癌的诊断中有重要意义，以免错误地影响肿瘤分级。

【鉴别诊断】

鳞化在内膜增生性病变或肿瘤中十分常见，实

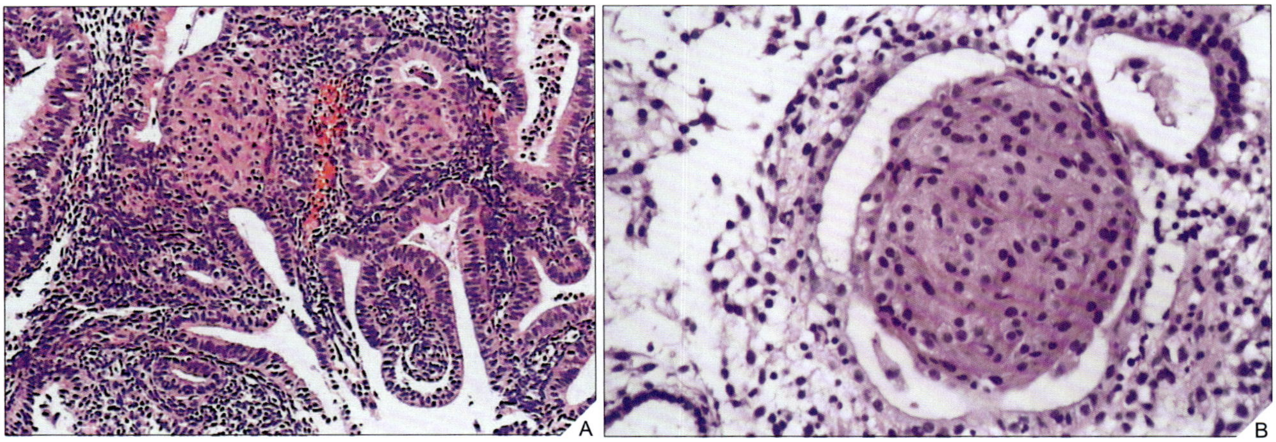

图 19-50　子宫内膜桑葚样化生
A. 化生的细胞团突向腺腔或在间质内；B. 放大后见漩涡状结构，细胞边界不清

践中遇到的主要问题是如何对其进行正确的解释。在增生症与内膜癌的病理诊断中，应根据腺上皮的结构与形态进行分析判断，避免将鳞化与腺上皮混淆。例如，将鳞化成分视为肿瘤的实性区，导致肿瘤的分级增高，或由于组织中的显著鳞化而忽略较小的异常腺上皮。桑葚样化生有时增大成片状，周围多个小腺体围绕，不要误诊为筛状结构或腺癌。其良性核的特征及缺少核分裂的特征有助于鉴别。

非典型息肉样腺肌瘤伴鳞化，呈息肉状，具有不典型增生的腺体及纤维肌性间质，可资鉴别。此外，应注意与临床沟通，一些药物治疗后内膜发生的变化并非不代表治疗失败，如不孕症、非典型增生或 EIN 激素治疗后的内膜桑葚样化生。

内膜可原发或继发鳞状上皮肿瘤或病变，内膜原发鳞状细胞癌十分罕见，更多见的是腺癌伴鳞化，腺上皮的结构与细胞形态无异常。尽管鳞状上皮可有明显异型性，但与腺癌有共同的起源。内膜也可发生与 HPV 相关的上皮内瘤变，具有 HPV 感染的细胞形态，HPV 检测能够帮助诊断。

【预后】

单独桑葚样化生经随访发生腺癌的风险无明显增加（<5%），如伴发腺体拥挤，随后发生腺癌的风险为 14%[25]。同级别的子宫内膜癌，无论是否伴有鳞化，预后差别不大。

【治疗】

如为游离的桑葚样化生或伴增生，应仔细寻找不典型增生或腺癌的区域，如无异常，可 6 个月后再次复查内膜活检。如伴 EIN、复杂性不典型增生或内膜腺癌，可按相应的 EIN 或腺癌的处理原则治疗。

三、黏液化生与腺体增生

黏液化生（mucinous metaplasia）系子宫内膜腺上皮被富于细胞内黏液的上皮所取代，是较常见的内膜化生类型。其发病原因与鳞化相似，大多伴发于与雌激素相关的内膜癌前病变或内膜癌，偶见于内膜息肉、腺肌瘤、内膜萎缩等良性病变。罕见情况下，内膜黏液性病变作为生殖道多发黏液性病变（Peutz-Jeghers 综合征）的组成部分。

内膜黏液化生的诊断较鳞化复杂，因为鳞化通常不改变内膜的腺体结构，不同类型的鳞化即使出现在内膜癌中也不影响肿瘤分级，无须对其进行增生性评估。但黏液性改变有时会出现复杂的腺体结构，还有与之对应的内膜癌类型——黏液性癌，这些病变并不能全部归入"化生"范畴，需要对良性的黏液化生与肿瘤性病变进行区分。为此，本部分还包括有关黏液性腺体增生的内容。

【临床特征】

患者几乎均表现为非特异性阴道出血，经内膜活检或子宫切除偶然发现。Peutz-Jeghers 综合征患者通常以发现宫颈或卵巢等其他部位的肿瘤性病变就诊。

【组织病理学】

1. 黏液化生　可累及子宫内膜表面上皮、腺体，或见于息肉中[26]，大多表现为米勒管型，即宫颈型黏液上皮（图 19-51），通常发生于部分腺体（图 19-52）。细胞典型为柱状，核位于基底。有时细胞核变圆，空泡状，并有小核仁，使核质比增加。它们均有嗜碱性淡蓝色细胞质，含有黏液空泡或颗粒。PAS 染色

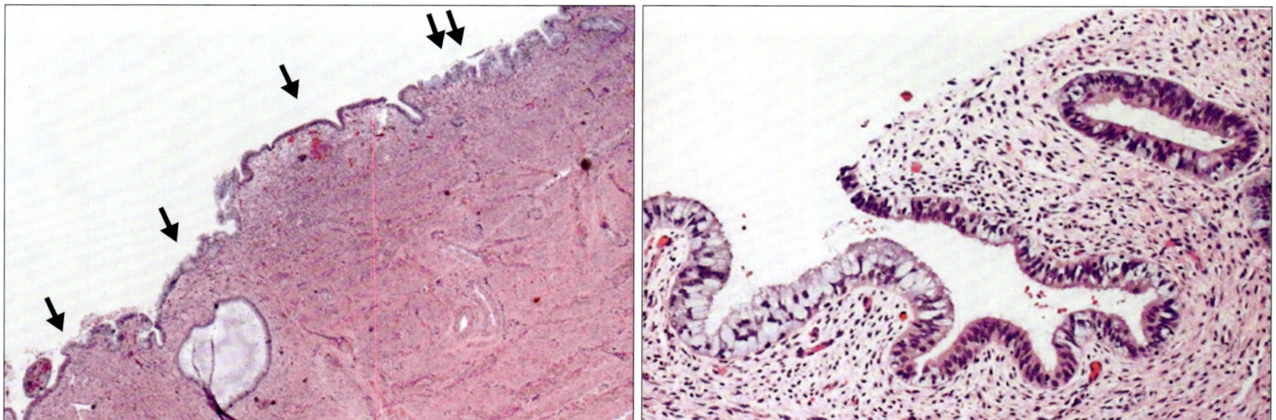

图 19-51　内膜表面上皮的黏液化生

A. 子宫内膜样腺体与宫颈型黏液上皮（箭头处）交替出现；B. 高倍

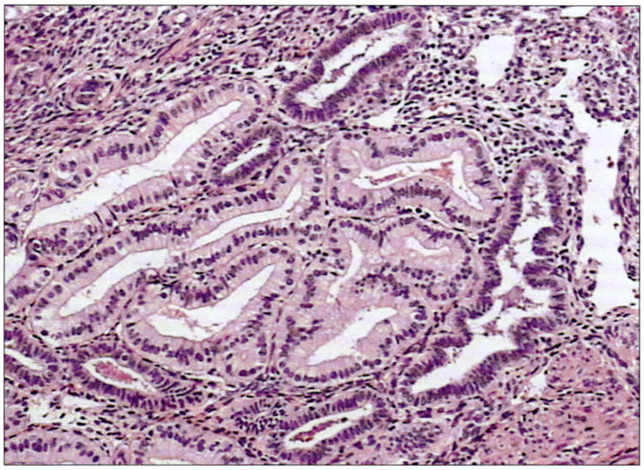

图 19-52　子宫内膜黏液化生
可见部分腺体衬覆宫颈型黏液上皮

黏液细胞显示细胞质阳性，而正常增殖期内膜上皮为腔缘阳性。黏液化生时腺体呈良性形态，保持原有的正常腺管状结构，腔缘扁平。也可有轻微改变，如少许上皮细胞复层、腔缘有微小乳头或簇状上皮隆起，细胞大小与染色质可有轻度不一致，缺少明显异型性，核分裂象罕见。

内膜黏液性改变或化生大多伴发于癌前病变或内膜癌，亦可见于息肉。合并内膜癌时大多混合子宫内膜样型，纯型黏液性癌很少。

2. 黏液性腺体增生　子宫内膜黏液性增生在结构上从简单至复杂的腺体形态表现如下：①保留正常腺管结构、腔缘光滑；②灶性上皮隆起，形成微小乳头与上皮簇；③上皮与乳头融合成假腺或微腺样等复杂结构；④腺上皮广泛出芽、有筛状及分支状的绒毛腺样结构。然而其细胞学改变通常轻微，很少表现为明显的细胞学异型性，区分化生与肿瘤性病变有一定难度。

有关内膜黏液性增生性病变的术语及诊断标准尚不统一，Nucci 等[27]早在 20 世纪末将内膜黏液性增生分为简单（A 型）、轻度复杂（B 型）及显著复杂（C 型）3 个类别（表 19-19），分别对应一般化生、低级别黏液性病变或早期癌及明显的癌。然而，这种分型没有得到广泛接受，其主要原因为得不到其他研究的重复。

鉴于以上原因，Yoo[28]等在数年前将黏液性改变或化生分为简单型化生与乳头状化生（表 19-20，图 19-53）。这两种化生 Ki-67 增生指数都比较低，相比简单型化生，乳头状黏液化生有 PAX2 和 PR 表达丢失，P16[INK4A] 过表达，约 89% 合并 *K-ras* 基因突变，提示其可能是内膜黏液腺癌的癌前病变，但这纯属推测，缺乏临床病理的支持。简单的乳头结构在两种方案中分属不同类别，Nucci 等将其归在简单型增生范畴，而 Yoo[28]等则将其包括在乳头状化生中，实际上不同的化生或增生形态常互有重叠。

对于这种状况，妇科病理医生意识到诊断不易、临床混淆的问题，在 2014 年 WHO 分类[29]将内膜黏液性病变分为黏液化生（mucinous metaplasia）、不典型黏液腺体增生（atypical mucinous proliferation）和黏液性癌（mucinous carcinoma）。2020 年 WHO 分类将黏液性癌归入子宫内膜样腺癌伴黏液分化[17]。其中，不典型黏液腺体增生指不具有腺体融合或筛状结构的增生，与乳头状化生的形态类似（表 19-21，图 19-54）。该分类术语及标准近年已逐渐被接受[30]，但不典型黏液腺体增生的形态上、下限，即与黏液性癌和一般化生的区分没有量的界定，所以在具体实践中不易掌握，诊断一致性不佳。2017 年 Rawish 等[30]总结了 29 例不典型黏液腺体增生的病例，随后的子宫切除显示 45% 的病例合并子宫内膜腺癌。从这个角度看，不典型黏液腺体增生类似于 EIN 或 AH。但根据笔者的经验来判断，这组数据似乎太高。不典型黏液腺体增生与预后的关系有待进一步研究。

表 19-19　Nucci 关于黏液性增生的分型

分型	Nucci的分型标准	随访合并内膜腺癌的比例
A 型	腺体或上皮 被覆宫颈管型立方上皮 无结构复杂性	16%（3/19）
B 型	结构轻度复杂 伴有假乳头结构	71%（12/17）
C 型	筛状腺体 或游离漂浮的黏液上皮伴有微腺体结构 或绒毛结构（纤细的乳头状）	100%（16/16）

表 19-20　Yoo 等关于黏液化生的分型

分型	标准
简单型化生	简单型管状腺体被覆单层富含黏液柱状或立方上皮，腺腔平坦光滑，无乳头状突起
乳头状化生	腺腔内有乳头状突起，出芽，可伴或不伴有纤维血管轴心；或具有复杂或筛状的黏液性腺体结构，但无恶性核特征

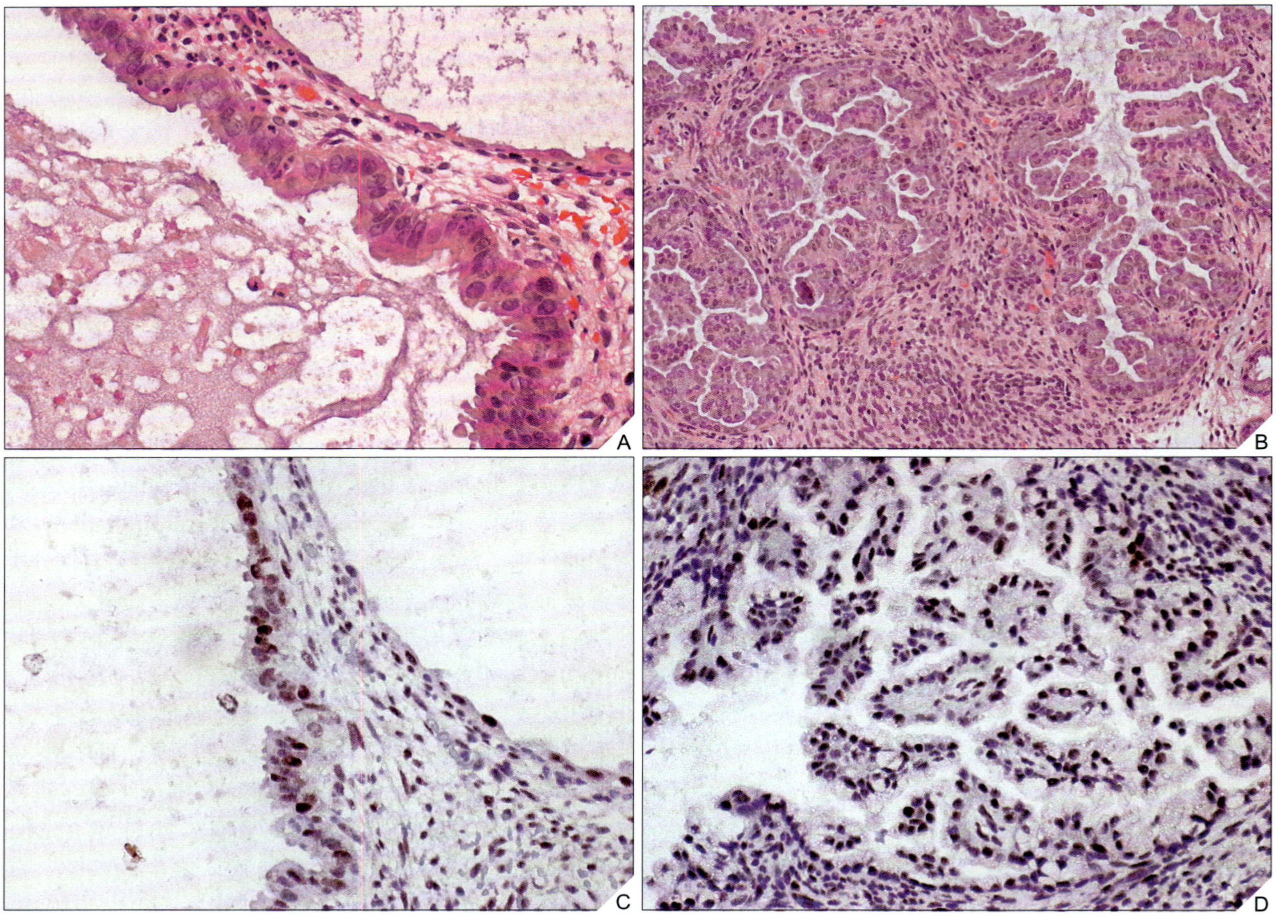

图 19–53　内膜简单型黏液化生（A）及乳头状化生（B），形成乳头状结构，显得有些拥挤（B），p53 染色均为野生型（C、D）

表 19–21　子宫内膜黏液性病变的谱系与主要特征

病变	组织学特征
黏液化生	腺体结构简单，呈小管状形态，衬覆单层黏液性柱状上皮，腔缘平滑
不典型黏液腺体增生	腺腔内出现簇状乳头突起，可伴有或无纤维轴心；也可表现为微腺样复杂结构，缺少复杂的腺体融合、筛状结构与细胞学异型性
子宫内膜样癌伴黏液分化	腺上皮广泛出芽，有筛状及分支状绒毛腺样结构，可伴有轻中度细胞学异型性

内膜黏液化生见于不同的病变，最常见于围绝经期妇女，有些与使用孕激素有关，与子宫内膜癌关系不大[31]。不典型黏液腺体增生由一般黏液化生发展而来，有很高的子宫内膜癌风险，属于癌前病变。但复杂结构与温和的细胞学形态不仅见于不典型增生，也见于子宫内膜癌，有时很难区分，细胞增殖活性标志物（Ki-67）可能有助于判断，但大多增高不明显。对于内膜黏液性病变不同形态的临床意义及其评估标准，还需要进一步研究。

内膜黏液性增生性病变与鳞状上皮化生或输卵管上皮化生可合并存在。

3. 肠上皮化生（intestinal metaplasia）　子宫内膜黏液化生罕见呈肠型上皮分化，可见杯状细胞与神经内分泌细胞，免疫组化表达 CK20、CDX2、chromogranin 及 villin。部分病例生殖道黏液性病变的组成部分同时伴有宫颈的胃肠型黏液上皮化生。

【分子遗传学特征】

一些黏液化生可伴有与黏液性癌相似的体细胞 *KRAS* 基因突变，主要出现在乳头状化生，一组研究报道近 90% 的乳头状黏液化生伴 *KRAS* 突变，而简单黏液化生很少有 *KRAS* 突变[28]。乳头状黏液化生不伴 *PTEN* 突变，提示其与子宫内膜样癌无直接关联。

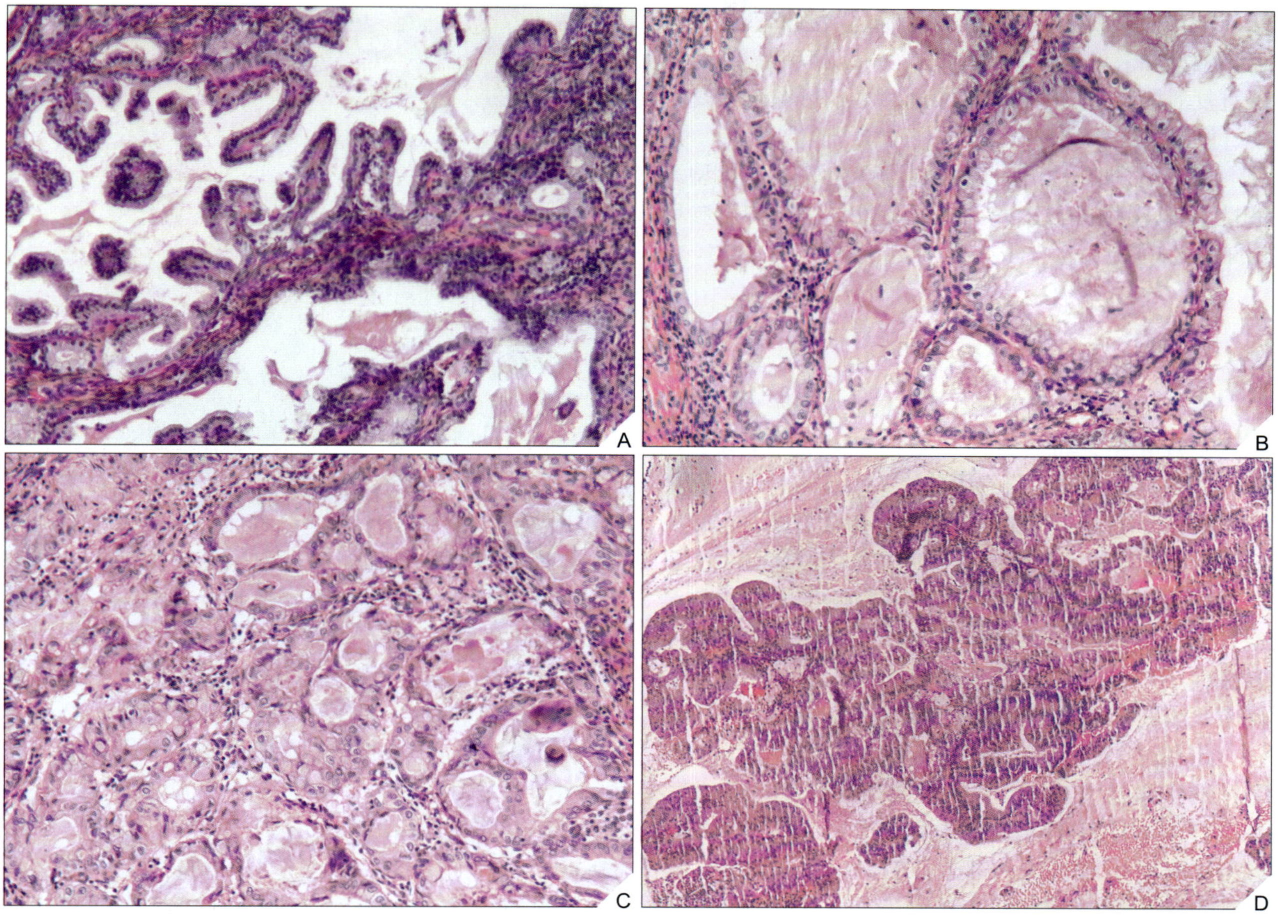

图 19-54 子宫内膜非典型黏液化生与子宫内膜样癌伴黏液分化

A、B. 部分腺体衬覆宫颈型黏液上皮，腺体拥挤，超出化生范畴；C、D. 腺体呈筛状，细胞核有轻度异型性，符合子宫内膜样癌伴黏液分化

【诊断中的问题及预后】

癌变风险：黏液性腺上皮常表现为貌似良性的细胞学特征，增大了诊断的难度。Nucci 等描述的上述 3 种类型的黏液改变发生肿瘤的风险依次升高，简单的黏液改变属于良性化生范畴，当结构复杂或细胞有非典型改变，但又不足以诊断为癌时，乳头状化生可采用“内膜不典型黏液性腺体增生”的术语，以提示发生肿瘤的风险很高。应当注意的是，乳头状及微腺型结构倾向肿瘤性分化。此种病变即使细胞学表现良性，也具有潜在的侵袭性。至少需要全面刮宫，或严密随访，如果持续存在，应考虑子宫切除。显著结构异常，广泛的上皮簇、筛状排列，或漂浮黏液上皮、分支状绒毛腺样结构，伴有细胞异型性或恶性细胞学特征提示为腺癌。

子宫内膜癌类型：乳头状及微腺型结构合并的子宫内膜癌通常为 I 型癌，即子宫内膜样癌或黏液腺癌。大多数病例表现为子宫内膜样癌或内膜样癌伴黏液分化，即以子宫内膜样癌成分为主（肿瘤中黏液细胞小于或等于 50%）。少数为黏液性癌（肿瘤中黏液细胞大于 50%），其在子宫内膜癌中占 1%～9%。纯型黏液性癌很少。内膜活检时发现黏液性病变，但在子宫切除的肿瘤中仅见内膜样癌的情况并不少见，提示这些肿瘤中的黏液成分可以很局限或位置表浅。

【鉴别诊断】

内膜黏液化生与宫颈管的黏液腺上皮细胞相似，但化生细胞周围的间质为子宫内膜间质。其常累及单个腺体或数个腺体，多见于绝经后的子宫内膜。受累的腺体可出现迂曲扩张或出芽，这类黏液化生的腺体结构及核无明显异型性。

内膜的微腺型改变应与宫颈微腺体增生鉴别，因为后者为良性病变。宫颈微腺体增生通常具有明显的核下空泡，比较容易识别，可有轻微的细胞异型性，罕见核分裂象。

任何伴复杂结构的内膜黏液增生均需要考虑有无高分化的黏液腺癌可能，尤其在内膜活检标本。后者可以出现游离的复杂性不典型增生片段，间质可有泡沫细胞。如果诊断困难，可采用描述性诊断，如内膜伴不典型黏液增生，不能除外高分化黏液腺癌。可建议重复活检或密切随访，必要时可借助影像学手段。

【治疗】

单纯性黏液化生一般无须特殊处理，不典型黏液性腺体增生或伴乳头状增生及微腺型结构可参照 EIN 的处理原则。

四、纤毛细胞化生

纤毛细胞化生（ciliated cell metaplasia）也称为输卵管上皮化生，将其称为化生具有很大的争议，因为纤毛细胞是正常内膜的成分之一。正常情况下纤毛细胞散在分布于内膜表面上皮，增殖期增多，但很少衬覆于腺体。纤毛细胞在一个或多个内膜腺体中大量出现时，称为纤毛细胞化生。其常见于无拮抗雌激素刺激、围绝经期无排卵性内膜、内膜息肉及行激素替代治疗的患者。因此纤毛细胞化生与相对高的雌激素浓度有密切关系。

组织学特征类似输卵管上皮，细胞呈柱状，核呈圆形，细胞质丰富，透明或淡嗜酸性，腔缘嗜酸，并具有明显的纤毛（图 19-55）。其常与非纤毛细胞混杂，有时可取代绝大部分原有的内膜腺上皮。纤毛细胞化生有时伴有细胞核深染、可见核仁、核质比增加等细胞学不典型形态，需要与子宫内膜癌区分，前者免疫组化表型与一般纤毛细胞化生相同，p53 正常表达，Ki-67 无表达或低表达，端粒酶逆转录酶（TERT）阴性，提示这一形态代表细胞退变，并非子宫内膜癌的癌前病变。纤毛细胞化生可伴有不同程度的增生，腺腔迂曲扩张或出芽，可被误诊

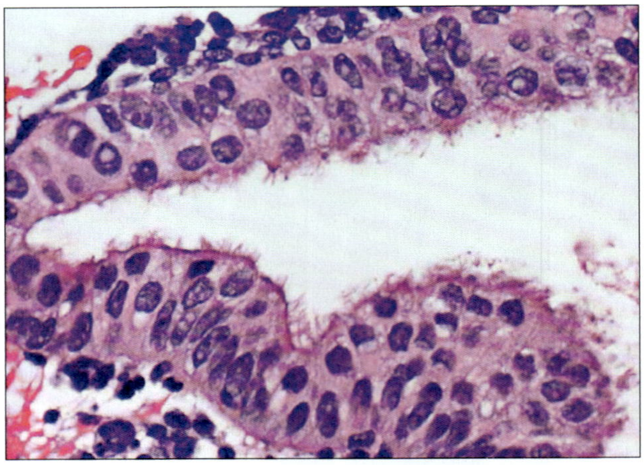

图 19-55 子宫内膜纤毛细胞化生

上皮形态类似输卵管黏膜上皮

为腺癌。但纤毛细胞型子宫内膜癌极为罕见，后者伴有核异型性，病理性核分裂象及浸润等，可与纤毛细胞化生鉴别。

纤毛细胞化生也可伴有一系列内膜病变，包括内膜癌。单纯化生一般无须临床治疗，伴复杂结构或内膜上皮内癌（EIN）可按 EIN 处理。

五、嗜酸性化生

嗜酸性化生（eosinophilic metaplasia）或细胞质改变可能不是一个单独的类型，而是相对混杂的范畴，因为包含了几种不同类型的细胞质改变，以及与其他化生类型的重叠，因而称嗜酸性细胞质改变更恰当。其组织学特点为上皮细胞伴有丰富的嗜酸性或淡粉色胞质（图 19-56），多见于激素替代治疗的绝经后妇女。

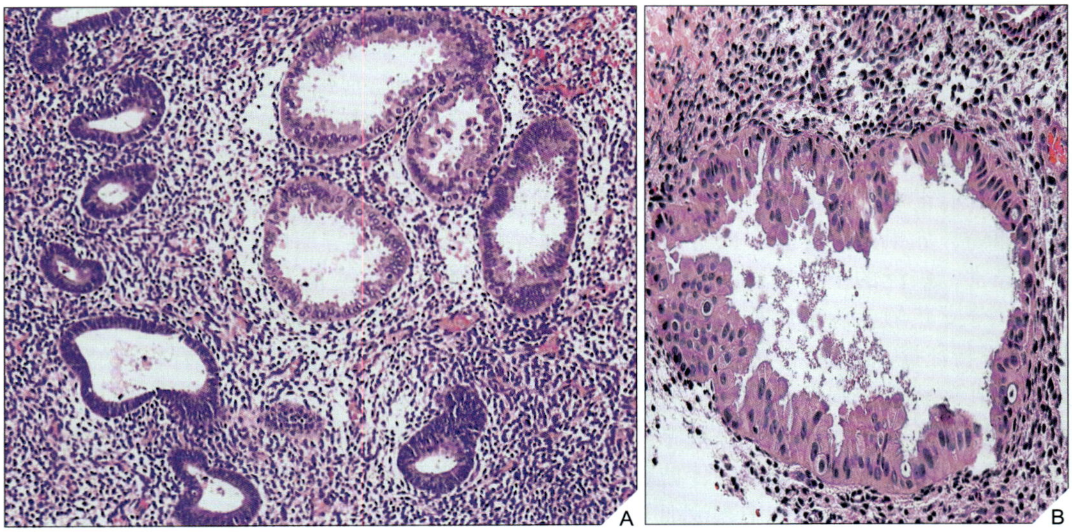

图 19-56 子宫内膜嗜酸性化生

腺上皮细胞质嗜酸性，也有许多纤毛细胞（A）；细胞质丰富，嗜酸性，一些为颗粒状，形态与正常腺体（B）明显不同

嗜酸性化生可伴有其他类型的化生，特别是合体细胞乳头状化生及输卵管化生。伴合体细胞乳头状化生时，内膜表面上皮被聚集的嗜酸性合体细胞取代，伴有微小乳头样突起。其也可类似于输卵管改变，但没有纤毛，立方形至柱状上皮，伴有中等量的淡粉色细胞质。其有时为圆形、多角形或铺砖样，类似于鳞状上皮，但缺少实性的或桑葚状的生长方式。细胞质有时可呈颗粒状或浓密粉染。嗜酸性化生的细胞核通常呈圆形，可有退变，核仁小而一致，缺少核增大及粗块状染色质，因而更多被认为是一种反应性化生，而非真正意义上的化生。有研究发现嗜酸性化生的细胞表达MUC5AC，提示这一改变有可能是不成熟黏液化生的亚型。

嗜酸性化生可伴有一定程度的核异型性，但通常为退行性改变，与子宫内膜样腺癌嗜酸性变异型区别为其通常保持正常的腺体结构，缺少肉眼可见的病变。

嗜酸性化生的预后主要取决于其伴随的腺体病变。

六、合体细胞乳头状化生

合体细胞乳头状化生（syncytial papillary metaplasia）是一种上皮细胞合体样的变化，同义词还包括表面合体细胞化生及嗜酸性合体细胞化生。但此种改变并非生物学意义上的化生，而是代表内膜表面上皮与组织崩解相关的退变与修复性反应。月经期、非月经期及老年性子宫内膜长期应用雌激素治疗的患者均可伴发此种改变。

合体细胞乳头状化生或改变主要见于内膜表面上皮与表浅腺体，上皮细胞杂乱聚集成合体细胞样，细胞间没有明显的边界。细胞质嗜酸性，细胞核失去极性，复层剥脱的上皮可形成微小的假乳头样结构，缺乏纤维血管轴心，具有明显的良性核的特征（图19-57A）。常伴急性炎症细胞浸润，偶见凋亡。邻近组织通常有明显的腺上皮塌陷与间质崩解（图19-57B），这是间质失去血管支撑所发生的退行性改变。还可见于坏死性息肉，息肉内的间质由于缺血而坏死并导致上皮化生。

在没有间质崩解的情况下，合体细胞乳头状化生可被误认为内膜癌组织，应注意鉴别。一个完整的乳头状癌通常可见纤维血管轴心，腺体结构及细胞有明显异型性，常见病理核分裂。而合体细胞乳头状化生通常没有真正的乳头结构及明显的核异型性。

合体细胞乳头状化生一般均为修复性反应，无须特殊处理。如出现非典型改变，可3～6个月后重复取材。

七、鞋钉细胞化生

鞋钉细胞化生（hobnail cell metaplasia）比较罕见，通常见于与刮宫有关的修复性化生或息肉表面（图19-58，图19-59），也可能是特发性的。其他罕见的原因还包括慢性内膜炎、宫内节育器及放疗病史。

组织学特征为上皮细胞具有圆形的核，固缩并深染，自顶端向外突起，伴良性特征，细胞质透明或嗜酸性，可累及表面上皮或突入腺腔。需要与妊娠的A-S反应相鉴别，其缺少妊娠症状及内膜的蜕膜变，不具有A-S反应典型的核化生。鞋钉细胞化生可能与子宫内膜浆液性癌相混淆。P53免疫组化染

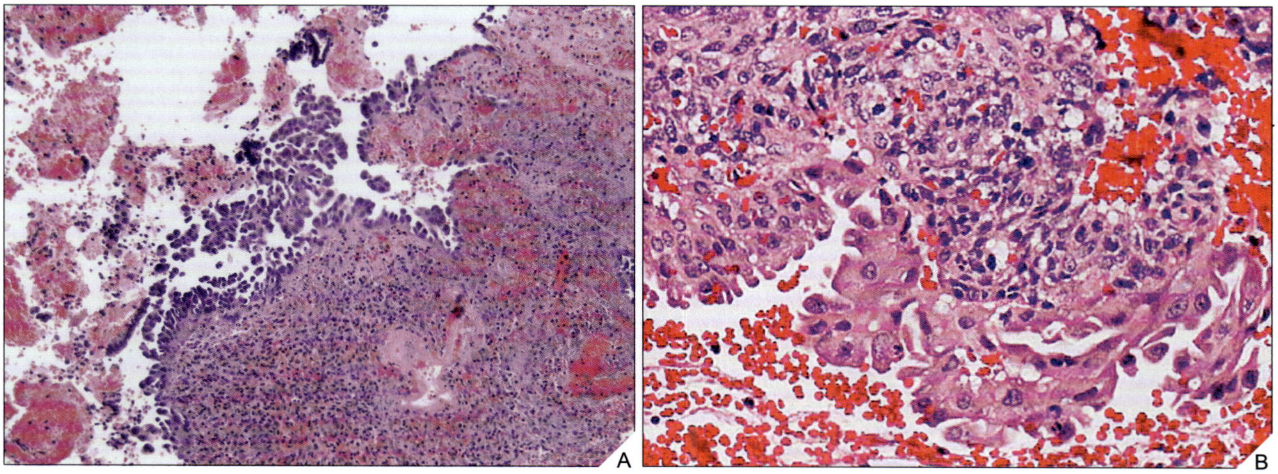

图19-57　合体细胞乳头状化生

A. 表面上皮呈微乳头突出，细胞质嗜酸性，没有纤维血管轴心，伴明显的修复反应；B. 内膜崩解，可见散落的间质

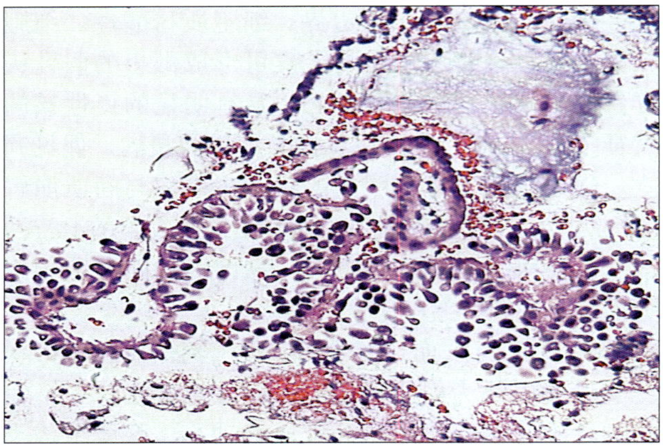

图 19-58　内膜腺体鞋钉细胞化生

与正常内膜腺体对比，鞋钉样化生的腺体表现为核固缩并深染，并向顶端突起，细胞质嗜酸性明显

色有助于鉴别，后者通常 p53 强阳性。还需要与透明细胞癌鉴别，其缺少核的异型性及核分裂象。

八、透明细胞化生

内膜腺上皮的透明细胞化生（clear cell metaplasia）大多见于妊娠，与大量孕激素作用有关，除此之外罕见。透明细胞化生也称分泌细胞化生，表现为内膜上皮细胞含有大量透明细胞质，其由丰富的糖原及少量黏液组成。细胞核圆，不典型性小（图 19-60），病变一般为局灶性，有限的腺体受累，大多与孕激素作用有关。如果在增生的背景中出现具有核下空泡或顶浆分泌的腺体，更多为激素不平衡造成，而非真正意义上的化生。这种化生可见于内膜增生

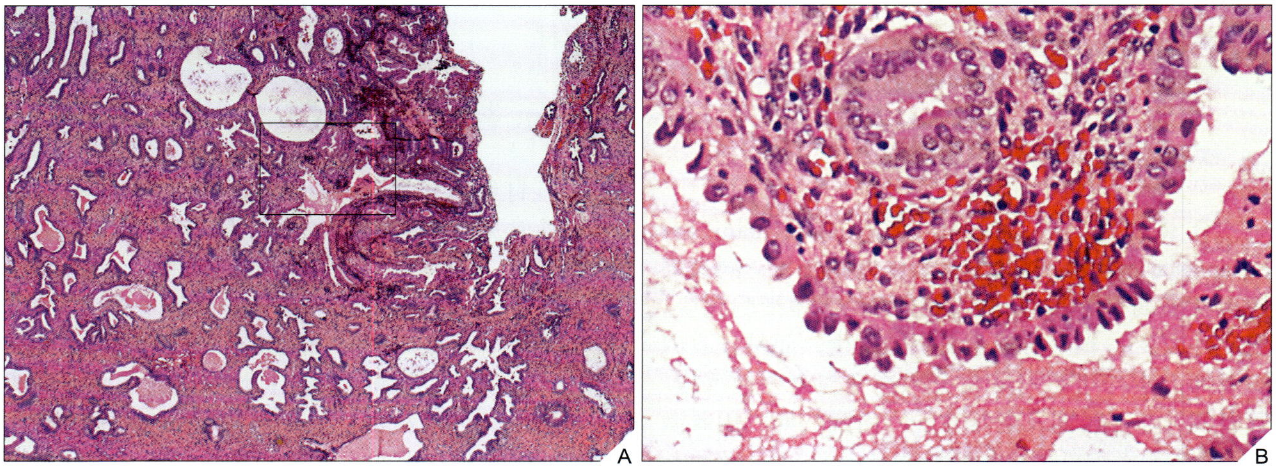

图 19-59　内膜息肉内的鞋钉细胞化生

内膜息肉（A），其方框内部分放大后显示典型的内膜腺体鞋钉细胞化生（B）

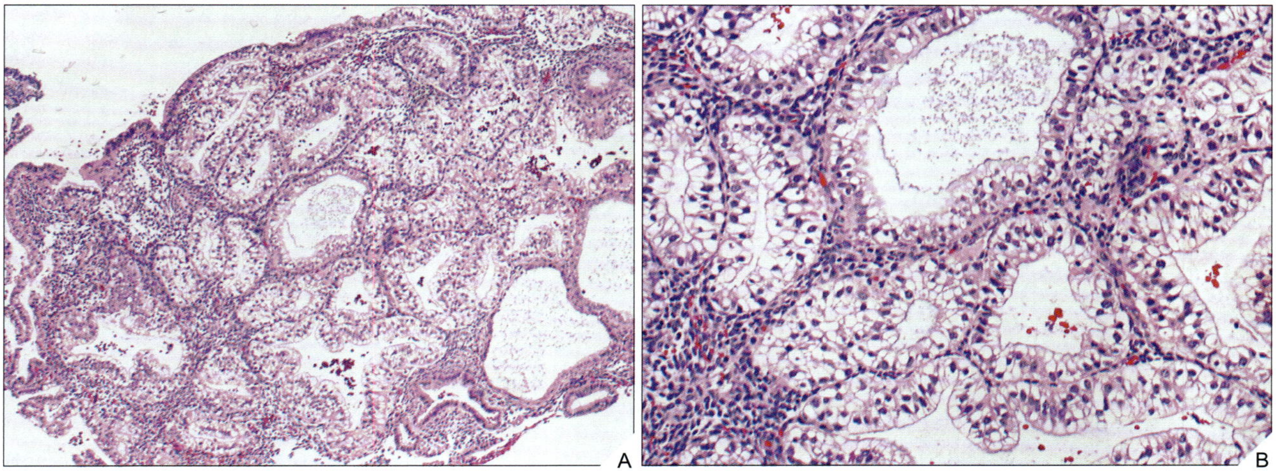

图 19-60　内膜增生伴透明细胞化生

上皮细胞含有大量透明细胞质

症及腺癌的病例，特别是接受孕激素治疗的患者。

组织学上要注意与透明细胞癌及分泌型子宫内膜样癌鉴别。透明细胞化生具有良性核的特征，ER通常强阳性，缺少结构复杂性、细胞异型性及间质侵犯等恶性特征。

九、子宫内膜乳头状增生

子宫内膜乳头状增生（papillary proliferation of the endometrium，PPE）定义为伴有纤维血管轴心的乳头状结构，表面被覆良性上皮。尽管2020年WHO分类将其归在内膜化生范畴[17]，但实际上可能包括不同的病变，相关术语与诊断标准有待统一。病变常累及息肉，并多伴有其他类型的上皮化生。复杂的乳头状增生应与肿瘤性病变鉴别，这些病例有较大的子宫内膜增生及子宫内膜癌风险。

【临床特征】

子宫内膜乳头状增生很少见，主要发生于绝经后妇女，平均年龄为53岁。一些患者有激素治疗史，包括激素替代治疗及应用他莫昔芬、芳香化酶抑制剂或孕激素等制剂。

【组织病理学】

病变由伴有纤维血管轴心的乳头组成，位于内膜息肉表面或内膜腺体，偶累及腺肌病或肌瘤表面内膜。

依据病变结构PPE分为简单乳头与复杂乳头，依据范围分为局灶增殖与弥漫增殖。无论结构简单还是复杂，乳头表面的被覆上皮形态相同，单层或1～2层上皮，细胞核保留极向，大小形态一致，染色质均匀，无明显核仁，罕见核分裂象，细胞质可为淡嗜酸性或黏液性。具体诊断流程可参考图19-61。

简单乳头：短小，无分支，偶有二级乳头和（或）游离乳头（图19-62）；复杂乳头：具有2级以上分支（图19-63）。局灶增殖：1～2个病灶累及内膜或息肉表面及其下腺体；弥漫增殖：病灶≥3个或简单/复杂乳头累及息肉>50%以上的区域（图19-64）。笔者[32]提出复杂乳头、多灶病变及广泛累及息肉的病变等同于非典型增生，应称为“复杂性乳头状增生”（complex papillary hyperplasia）。而简单乳头和局灶病变可称为“良性乳头状增生”（benign papillary proliferation）。2022年报道209例子宫内膜乳头状增生病例[33]，表明只要具备真正复杂分支乳头，无论所占比例如何，经常合并子宫内膜不典型增生及子宫内膜癌，表明其风险较高。

【乳头状增生与化生关系】

多数乳头状增生合并息肉或累及息肉，大多伴有其他类型的上皮化生，黏液化生见于半数以上的乳头状增生（图19-62），纤毛细胞化生也很常见。周围内膜表现多种形态，包括间质蜕膜样变、弱增生或萎缩。最为突出的是化生，见于90%的周围内膜，

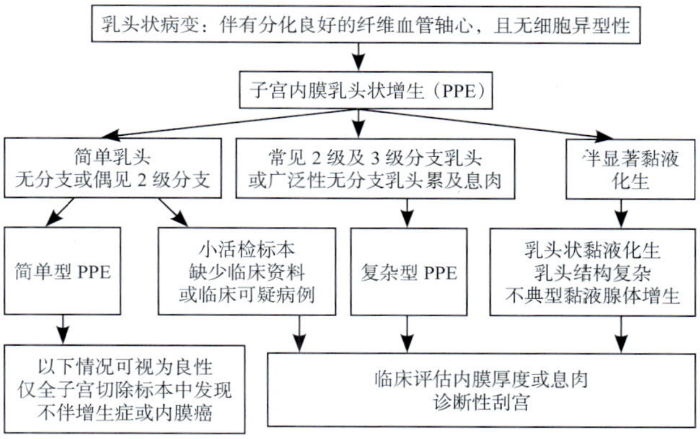

图19-61　子宫内膜乳头状增生诊断流程

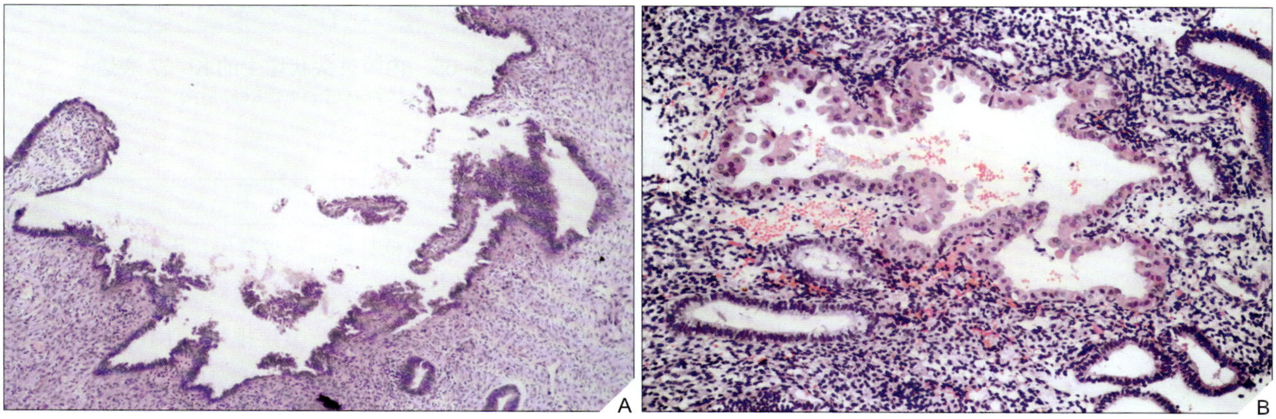

图19-62　子宫内膜乳头状增生与合体细胞化生的形态对比

子宫内膜表面乳头状增生，结构简单，可见纤维血管轴心（A）；腺上皮合体细胞化生，微小的乳头状突起，无纤维血管轴心（B）

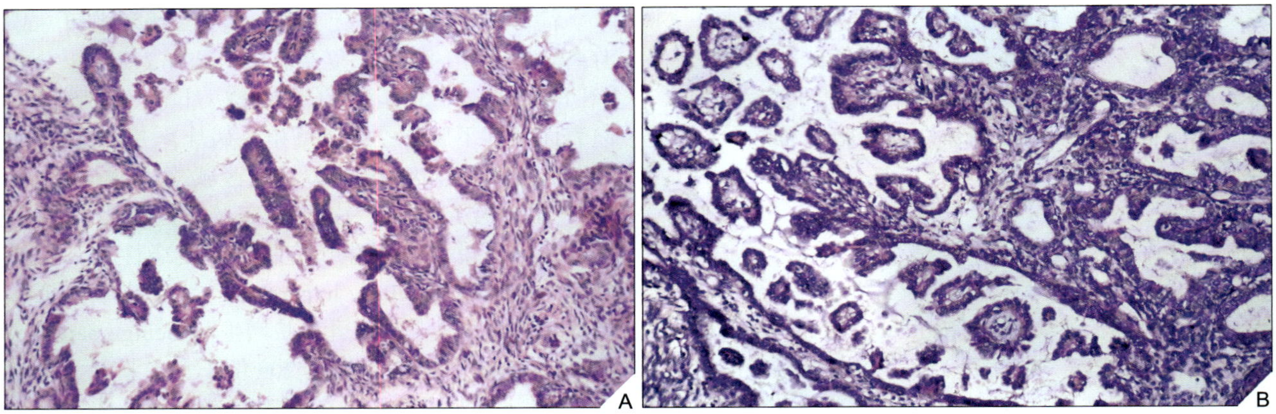

图 19-63　内膜乳头状增生

大量乳头状结构，被覆单层上皮，显示良性细胞学特征，该例发生于 1cm 的息肉内

居前三位的分别是黏液化生（39%）、纤毛细胞化生（29%）与嗜酸性化生（22%）。多数化生累及乳头状增生。

【分子学进展】

相关研究较少，病例数有限 [33，34]。3 例复杂型 PPE 均显示 *KRAS* 突变，*KRAS* 突变见于 10%～30% 的子宫内膜不典型增生及子宫内膜样癌中。*KRAS* 突变在两型中无明显差异，PPE 伴黏液化生时 *KRAS* 突变更常见。

【免疫组化】

乳头状增生的免疫组化表达目前仅有少数报道 [34，35]，简单型及复杂型免疫表型相似，显示 ER 阳性，PR 表达不定，p53 正常表达，PAX2 缺失（56.7%），PTEN 正常（90%），p16 弥漫表达（36.7%），PR 表达下调（84.3%），Ki-67 增生指数较小（小于 5%）(图 19-65）。

【鉴别诊断】

本病应与多种子宫内膜乳头状病变鉴别（表 19-22，

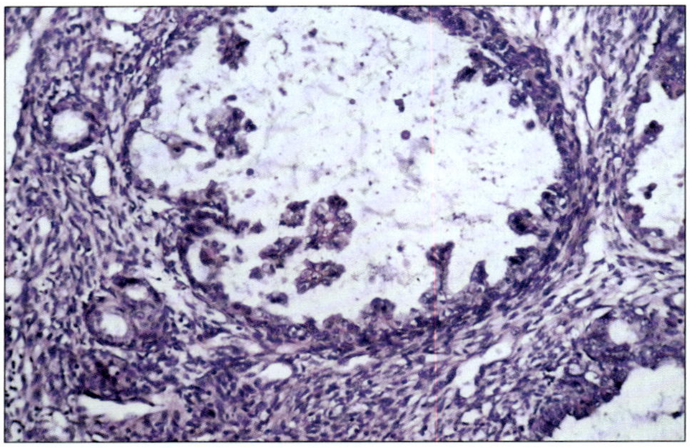

图 19-64　内膜乳头状增生伴黏液化生

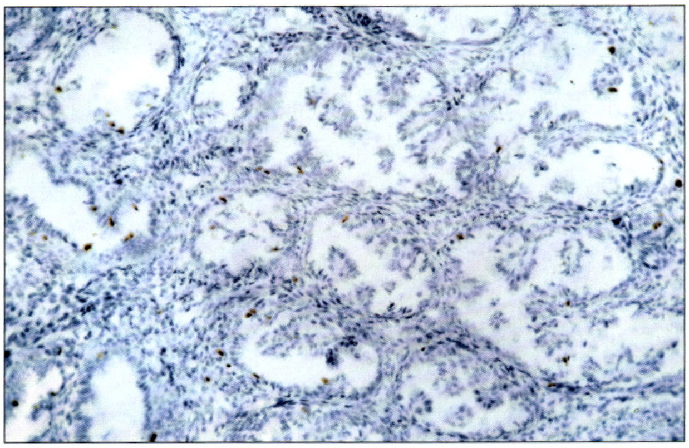

图 19-65　内膜乳头状增生的 Ki-67 表达

乳头状结构仅个别细胞 Ki-67 阳性

表 19-22　子宫内膜伴有乳头样结构病变的主要特征

病变类别	乳头形态
乳头状增生	伴有纤维血管轴心的乳头，表面被覆良性上皮（立方形或低柱状，很少复层，无细胞异型性）
合体细胞乳头状化生	主要位于内膜表面，缺少纤维血管轴心，细胞边界不清；见于内膜崩解或慢性炎症
绒毛腺样子宫内膜样癌	乳头通常细长，很少短小，或伴有复杂分支。上皮细胞呈高柱状，复层排列，伴有核异型性
高分化黏液癌	结构更为复杂，形成筛状或有分支的绒毛腺样排列，细胞轻中度异型性；常伴有典型内膜样癌
浆液性癌	显著细胞异型性，核分裂活跃，可见上皮簇及裂隙样结构，常见坏死；p53 异常表达，Ki-67 高表达

图 19-66），复杂的乳头状化生伴黏液化生很难与子宫内膜黏液性癌区分，应特别注意充分取材仔细评估。

【预后】

简单 / 局灶的乳头状增生通常呈良性经过，但也有合并内膜增生或内膜癌的报道（约 12%）。复杂性乳头状增生，尤其范围较大时，合并或继发内膜增生症及内膜癌的风险明显增加（可达 81%），建议参照不典型增生的治疗原则进行处理。乳头状增生累及内膜息肉一半以上面积时，合并子宫内膜增生症的风险明显增加。

需要特别强调的是，黏液化生伴乳头状结构，尤其出现复杂型结构时，常伴有不典型增生甚至合并内膜腺癌。在这里“不典型增生”与“EIN”或“不典型黏液性腺体增生”临床意义相同，但不典型黏液性腺体增生还应进一步研究。

十、间质细胞化生

子宫内膜间质细胞化生很少见，报道可见成熟的胶质、骨、软骨、平滑肌、脂肪化生和性索样分化等。间质细胞化生大多为异源性，而不同于上皮化生几乎均为米勒管型。此外，内膜间质中出现的神经胶质或骨组织有可能来自妊娠遗留的胎儿组织。其还需要与肿瘤相鉴别，如癌肉瘤的异源性成分或其他子宫肿瘤，在除外以上情况的条件下要考虑这种特殊细胞化生的可能性。有关化生的机制，尚不清楚。

1. 骨样化生（osteometaplasia）比较罕见，主要见于育龄期妇女，80% 有妊娠病史。其可继发于慢性子宫内膜炎的营养不良现象或宫颈锥切术后，也可见于内膜腺癌附近。其还与宫内节育器的使用有关[36]，有报道其可能为不孕的原因之一[37]。骨样化生需要与妊娠终止后的胚胎残留相鉴别。形态学上其与内膜间质细胞相延续，基因分析也可证明其化生的本质[38]。骨样化生还需要与腺肉瘤及软骨肉瘤的异源性成分鉴别。后者的间质成分有恶性细胞的特征可资鉴别。

2. 软骨样化生（chondroid metaplasia）相当罕见，主要表现为在内膜间质中出现软骨岛，周边混有内膜间质细胞。与胚胎残留的软骨成分相比，软骨样化生更加常见，且后者见不到与间质细胞的移行。此外其需要与腺肉瘤及软骨肉瘤的异源性成分鉴别。后者的间质成分有恶性细胞的特征可资鉴别。

3. 平滑肌样化生（smooth muscle metaplasia）为最常见的间质化生。平滑肌成分可出现在内膜间质中，表现为平滑肌成分呈小结节状被内膜腺体包绕并压迫周边内膜。以前被认为是黏膜内的平滑肌瘤，但很可能为化生起源。

4. 脂肪化生（adipose metaplasia）相对于子宫肌层及卵巢皮质，脂肪改变在内膜间质及内膜息肉中比较罕见。其多数出现在内膜肿瘤组织的附近，代表一种反应性改变。组织学表现为在内膜间质的周

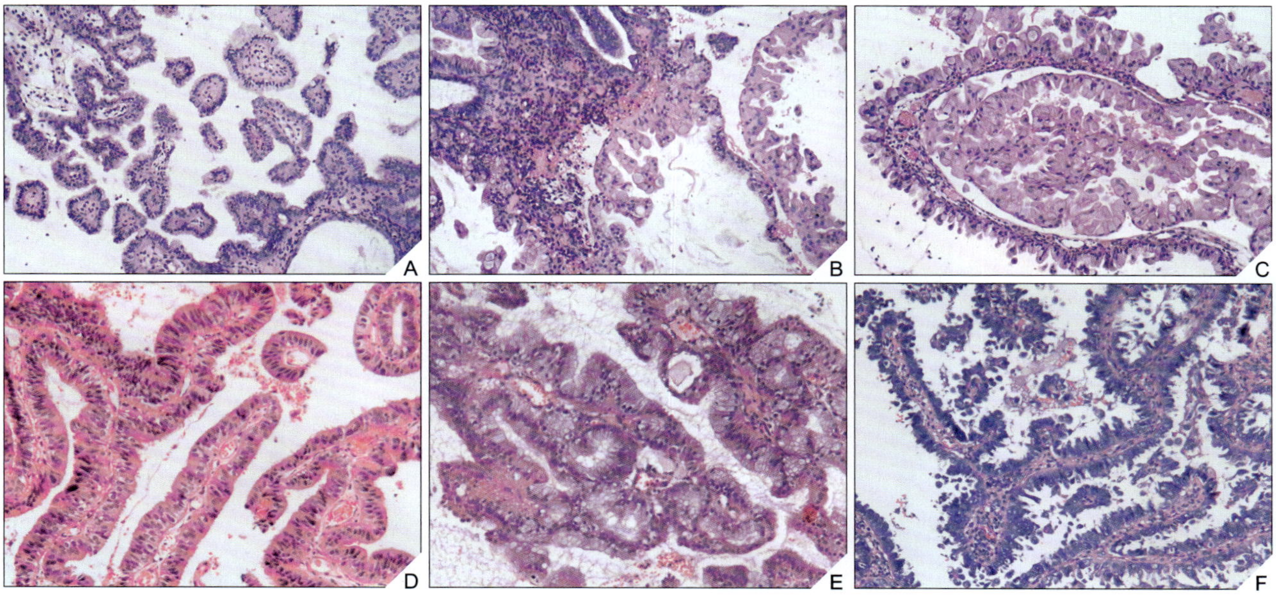

图 19-66　内膜乳头状病变的鉴别

A. 乳头状增生，可见纤维血管轴；B. 合体细胞乳头状化生，微小的乳头状突起，无纤维血管轴；C. 内膜黏液化生，腺体内乳头状突起，无纤维血管轴；D. 绒毛腺样内膜癌；E. 高分化黏液腺癌；F. 浆液性癌，细胞异型性明显，呈鞋钉状

边混有小团或结节状成熟的脂肪组织，有时周围伴有轻度炎症反应。如果在内膜活检或刮宫标本中出现脂肪组织，首先需要除外子宫穿孔的可能性。其他情况还包括脂肪瘤、脂肪平滑肌瘤及子宫错构性病变或癌肉瘤。

5. 性索样化生（sex-cord like metaplasia） 笔者遇到 1 例子宫内膜间质性索样化生病例，在内膜中可见灶性小细胞结节，边界较清，免疫组化染色 CD10 阴性，inhibin-α 阳性。此例外院曾诊断为低度恶性间质肉瘤，常形成明显灶状。间质化生多合并慢性子宫内膜炎及鳞状上皮分化。这些间质化生的成分应注意与流产后胚胎残留组织及恶性米勒管混合瘤相鉴别。胚胎残留组织除中胚叶成分外，通常还有其他胚层组织及绒毛、蜕膜等。恶性米勒管混合瘤则具有恶性肿瘤的组织学特征。

6. 神经胶质化生 子宫内膜出现神经胶质是极为罕见的，神经胶质成分可通过 GFAP 免疫指标帮助判断。多数情况下其伴有流产病史，同时出现软骨及骨组织有助于证实。

第四节 子宫内膜其他良性病变

一、宫内节育器对子宫内膜的影响

宫内节育器（IUD）有数十种，包括不同的形状与材质，大致分为惰性 IUD 与活性 IUD 两大类，前者主要是由不锈钢和塑料等惰性材质制成，后者含有金属、孕激素等活性物质，目前较多使用的是带铜 IUD 及其他活性 IUD。IUD 置于内膜后成为长期的异物，引起医源性内膜损伤，导致局部组织受压缺血、慢性炎症反应及宫腔内环境改变等，从而起到抗生育的作用。由此可见，IUD 对内膜的影响既有局部机械性压迫，也有致炎、激活内膜免疫反应及孕激素等多方面的作用。

1. 内膜的受压表现 依据 IUD 的种类、大小、放置时的子宫状况和位置及放置后子宫的变化等不同，表现为表面轻微凹入、部分或全部穿过子宫内膜甚至嵌入肌层。少数情况下 IUD 可以穿透子宫壁，甚至移位于腹腔内。

大体可见 IUD 下方的内膜有环状、T 形或锯齿状等凹痕，与 IUD 形状一致，受压的内膜变薄或发白。镜下见内膜可形成表面微乳头并伴有细胞反应性化生，如核大，轻度核异型性，有小的核仁及细胞质空泡。刮宫标本中出现上皮微乳头的碎片，有时可致诊断困难。表面上皮及腺上皮可鳞化，甚至可形成表面溃疡。IUD 接触部位及紧密相邻部位的内膜腺体相对于远处内膜可表现出不同程度的成熟。长时间佩戴，紧邻 IUD 的内膜间质可纤维化，并包裹 IUD（图 19-67，图 19-68）。罕见情况下，可见间质微钙化。但所有这些表现一般比较隐匿。

2. 内膜炎反应 在 IUD 刺激下，内膜产生前列腺素，使局部白细胞和巨噬细胞增多，产生无菌性

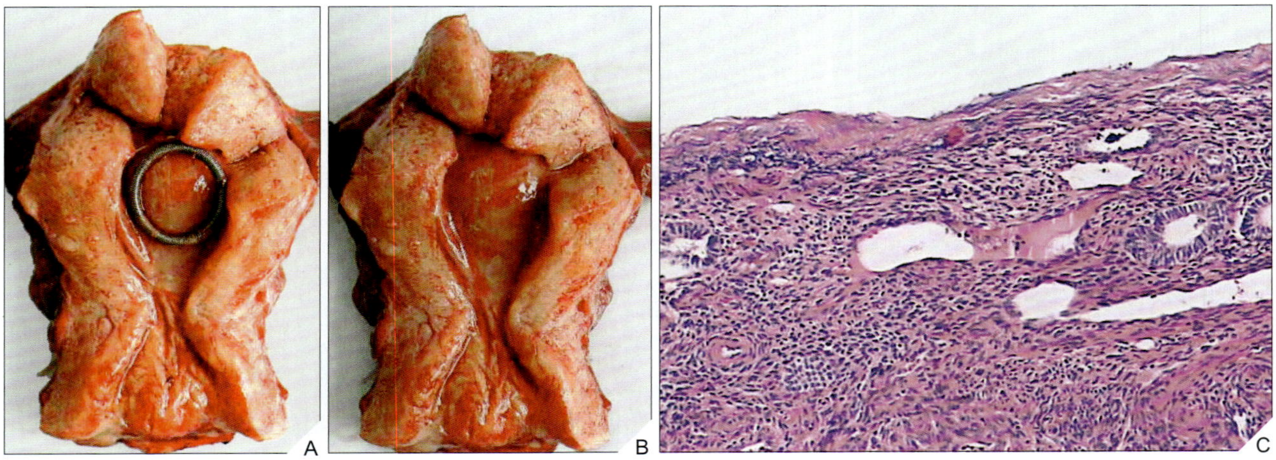

图 19-67 IUD 对局部内膜的影响

IUD 在宫内（A），去掉 IUD 后可见内膜压痕（B），IUD 部位显示表层内膜纤维化（C）

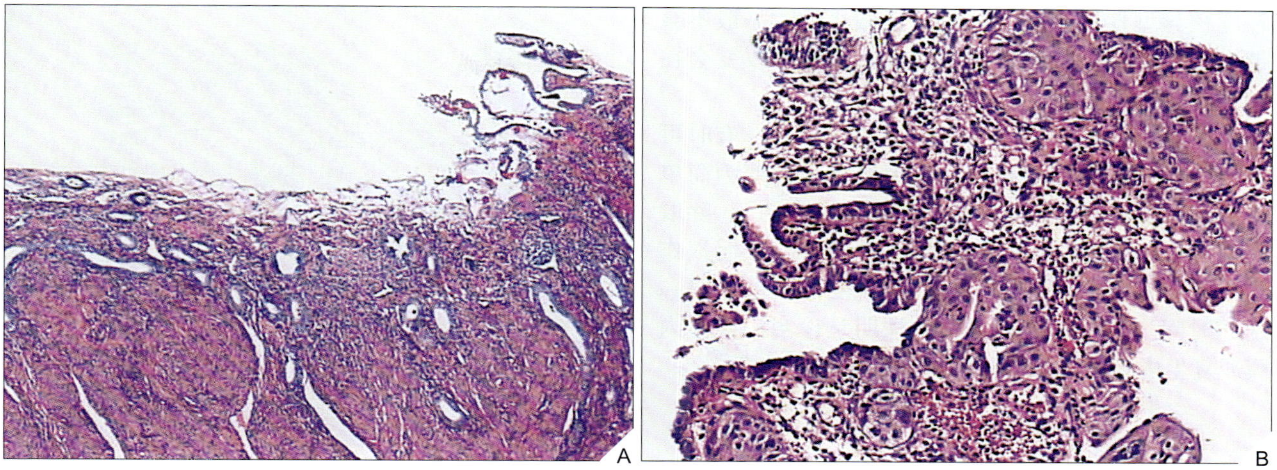

图 19-68 IUD 对局部内膜的影响
表层内膜脱落，部分形成乳头（A，右上角），有时可见鳞化（B，中间和右上角）

炎症反应，尤其是不含铜的塑料 IUD。局部浸润的炎症细胞主要包括中性粒细胞、淋巴细胞、浆细胞及组织细胞。异物巨细胞及肉芽肿可以是炎症的表现之一，严重程度主要与 IUD 的类型及使用时间有关。多数情况下，炎症表浅，主要局限于接触部位，一些情况下可广泛播散。在 IUD 接触部位附近的内膜间质中，常可见到少数局灶散在的中性粒细胞。此外，腺腔也可见到中性粒细胞和核碎片。通常认为这些微小的局灶炎症改变为局部刺激的结果，而非感染的原因。然而广泛且较严重的感染要考虑感染的原因。衣氏放线菌是一种与 IUD 有关的革兰氏阳性厌氧菌，详见本章第一节。

3. 孕激素效应　曼月乐（左炔诺孕酮宫内节育系统）为药物缓释型 IUD，局部缓慢释放出的孕激素可达血浓度的 1000 倍，内膜表现的孕激素反应与其他途径用药相同。由于对雌激素有强大的拮抗作用，放置后短期内膜即明显变薄，增生抑制。腺体萎缩，通常小管状，间质蜕膜样变。此外，还可出现间质黏液样变、含铁血黄素沉积、腺上皮化生与间质中的透明结节。少数伴有间质坏死、微小钙化与慢性内膜炎。

二、刮宫对内膜的影响

近期刮宫后子宫内膜的继发性形态学改变是暂时性的，可在内膜重复性刮宫或刮宫后近期行子宫全切的病例中见到。其主要表现为局部表面上皮缺失（创伤性溃疡），伴有炎症细胞浸润。有时有明显的细胞质嗜酸性化生（图 19-69）。另外，上皮常有局部退变，有时伴有微乳头结构、鞋钉细胞化生及

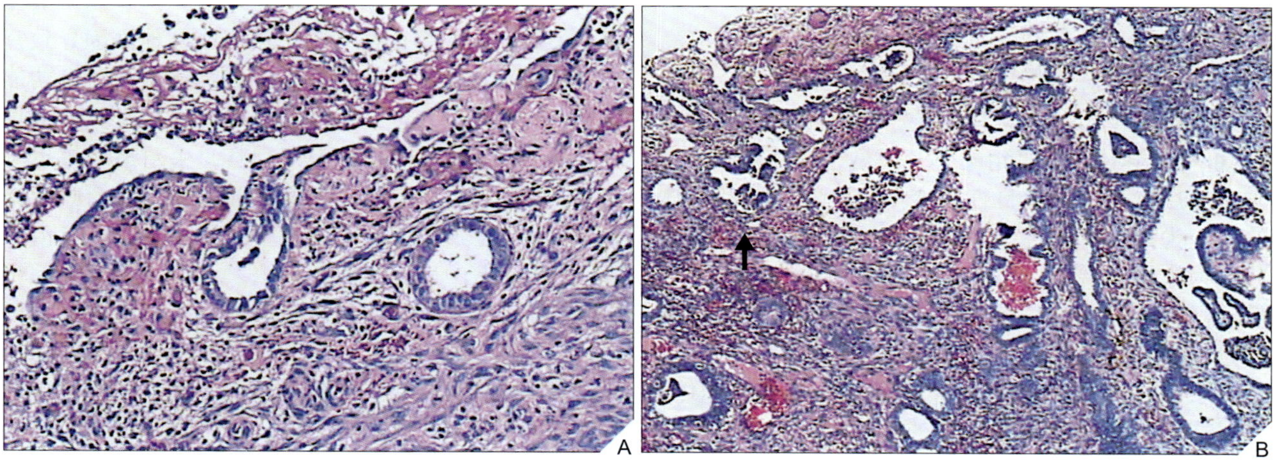

图 19-69 诊刮后内膜改变
显示内膜创伤性溃疡、间质透明变性（A）和腺体生长不规则（B），有时可见腺腔内小乳头（箭头）

轻度核异型性。通常这种改变是微小的，一般不会带来诊断困难。一般情况下，刮宫引起的改变会在10～14周恢复正常。

诊刮后短期即行子宫切除或再次诊刮，有时可见内膜病变似乎明显减轻，如由复杂增殖变为简单增殖、不规则增生甚至增生期形态（图19-70），除取样误差之外，这些应视为内膜的复生表现，不足以作为修正原诊断的依据，因为内膜病变的发展需要一定的时间。建议在病理报告中注明是诊刮后残存内膜或复生内膜的形态，以免因错误判断延误治疗。

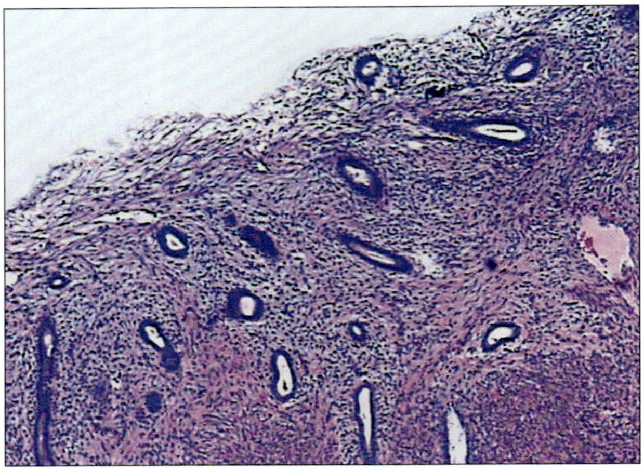

图19–70 诊刮后内膜化生

基底层内膜在修复中

三、内膜的放疗反应

腔内照射（后装）及盆腔外照射是治疗子宫内膜癌、宫颈癌及其他女性生殖道恶性肿瘤的辅助方法，无论是否存在子宫内膜癌，均有可能出现内膜的放疗反应，相应的内膜形态学改变受放射源的种类、放疗方式、放疗剂量、病变部位及距放疗的时间等因素影响，可持续很长一段时间，甚至放疗后多年。

放疗后子宫内膜通常菲薄，类似于萎缩性内膜（图19-71）。腺管明显减少，腺上皮密度下降，排列稀疏，特征性改变为表面上皮或腺上皮细胞核增大，有明显异型性，有时呈奇异形态，核深染，染色质模糊或粗块状，但缺乏核分裂象。细胞质丰富，常见嗜酸性化生、透明变或空泡变。正常腺体结构可有可无。内膜间质明显纤维化，血管内皮细胞反应性改变如核增大、深染，可伴有炎症细胞浸润。由于有明显的细胞异型性，需要与内膜浆液性癌相鉴别（图19-72）。放疗病史及缺乏核分裂及核质比低可供鉴别，此外p53免疫组化染色有助于鉴别。

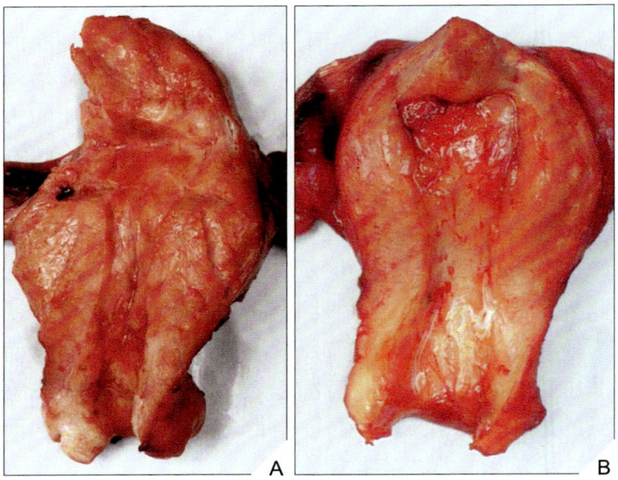

图19–71 放疗后的内膜

内膜菲薄，大体看不到肿瘤（A）或内膜粗糙提示残存内膜癌（B）

四、其他良性内膜病变

（一）内膜沙砾体

内膜很少出现沙砾体，子宫内膜浆液性癌中约1/3可见沙砾体。罕见情况下其偶见于良性内膜，有时有应用激素史。在良性病变中，最常出现沙砾体的病变为内膜息肉。沙砾体常位于腺腔内，可能为分泌物浓缩所致，也可见于内膜间质内，通常为继发于以前的炎症性病变或IUD。在没有找到恶性或不典型腺细胞的情况下，单纯的沙砾体一般无临床意义。但在内膜组织中或宫颈涂片中见到沙砾体，同时有不典型或恶性腺细胞，要考虑宫内或宫外浆液性癌的可能性。

（二）Asherman综合征

Asherman综合征系人工流产或其他原因导致宫腔粘连，与内膜基底层损伤、术后感染及卵巢功能低下有关，可引起不育、闭经或月经稀发。最常见的原因为过期流产或产褥期刮宫，生殖道结核也是致病因素之一。病理特征为局部或弥漫性内膜纤维化，无法区分内膜功能层与基底层。内膜可仅由单层上皮组成，其下为纤维组织，可引起整个宫腔粘连。内膜间质纤维化，并可见钙化，罕见情况下可骨化。内膜腺体通常稀少，不活跃，可囊状扩张。治疗通常包括粘连松解，随后放入IUD，并应用1个疗程的雌激素。

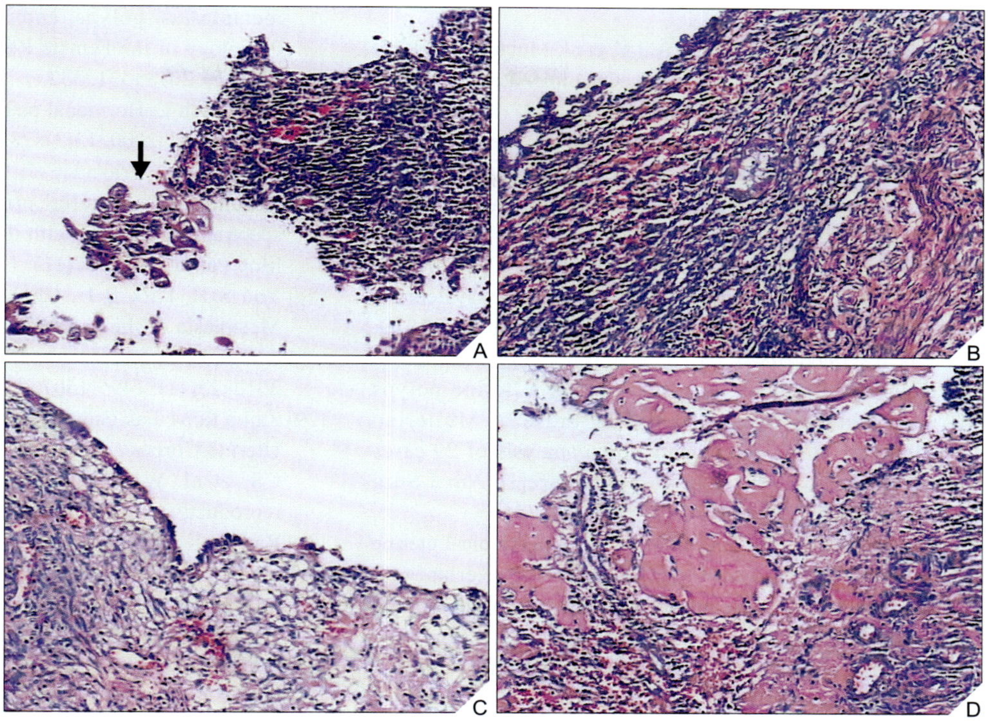

图 19-72　放疗后的内膜
腺体稀少，上皮细胞核大，深染，染色质模糊（A，箭头），间质纤维化（B）、泡沫状（C）或透明变（D）

（三）良性内膜间质增生

在子宫内膜活检标本中，可有一些组织碎片全部由内膜间质细胞组成。偶尔有一些多灶性良性内膜间质增生，局限于内膜，且不伴侵犯性生长的报道，可称为内膜间质增生，形态类似于内膜间质结节或间质肉瘤。罕见情况下，正常内膜的间质细胞可伴明显的不典型增生。

（四）血管内的内膜

偶尔子宫全切标本中，月经期内膜可出现在肌层的血管腔内。罕见情况下有广泛的血管受累甚至侵犯宫旁血管。血管内出现月经期内膜没有意义，可能会被误认为脉管内的间质肉瘤，也应与腺肌病血管内的病症鉴别。

参・考・文・献

[1] Smith M, Hagerty K A, Skipper B, et al. Chronic endometritis: a combined histopathologic and clinical review of cases from 2002 to 2007[J]. Int J Gynecol Pathol, 2010, 29(1): 44-50.

[2] Huang E, Hornstein M D, Stewart E A, et al. Evaluation of the cyclic endometrium and benign endometrial disorders[M]//Crum C P, Lee K R.Diagnostic gynecologic and obstetric pathology. Amsterdam: Elsevier, 2011: 407-456.

[3] Mutter G L, Nucci M R, Robboy S J. Endometritis, metaplasias, polyps, and miscellaneous changes[M]// Bobboy S J.Robboy's Pathology of the Female Reproductive Tract. Amsterdam: Elsevier, 2009: 343-366.

[4] Disep B, Innes B A, Cochrane H R, et al. Immunohistochemical characterization of endometrial leucocytes in endometritis[J]. Histopathology, 2004, 45(6): 625-632.

[5] Gilmore H, Fleischhacker D, Hecht J L. Diagnosis of chronic endometritis in biopsies with stromal breakdown[J]. Hum Pathol, 2007, 38(4): 581-584.

[6] Ona S, Molina R L, Diouf K. Mycoplasma genitalium: an overlooked sexually transmitted pathogen in women[J]. Infect Dis Obstet Gynecol, 2016, 2016: 4513089.

[7] Korn A P, Bolan G, Padian N, et al. Plasma cell endometritis in women with symptomatic bacterial vaginosis[J]. Obstet Gynecol, 1995, 85(3): 387-390.

[8] Fedrizzi E N, Villa L L, de Souza I V, et al. Does human papillomavirus play a role in endometrial carcinogenesis[J]. Int J Gynecol Pathol, 2009, 28(4): 322-327.

[9] Chew I, Post M D, Carinelli S G, et al. p16 expression in squamous and trophoblastic lesions of the upper female genital tract[J]. Int J Gynecol Pathol, 2010, 29(6): 513-522.

[10] Mccluggage W G. Benign diseases of endometrium [M]// Kurman R J, Ellenson L H, Ronnett B M. Blaustein's Pathology of the Female Genital Tract.New York: Springer,

2010: 342-347.
[11] Takeda T, Banno K, Kobayashi Y, et al. Mutations of RAS genes in endometrial polyps[J]. Oncology Reports, 2019, 42(6): 2303-2308.
[12] Özkan N T, Tokmak A, Güzel A İ, et al. The association between endometrial polyps and metabolic syndrome: a case-control study[J]. Aust N Z J Obstet Gynaecol, 2015, 55(3): 274-278.
[13] Lee S C, Kaunitz A M, Sanchez-Ramos L, et al. The oncogenic potential of endometrial polyps: a systematic review and meta-analysis[J]. Obstet Gynecol, 2010, 116(5): 1197-1205.
[14] Howitt B E, Quade B J, Nucci M R. Uterine polyps with features overlapping with those of Müllerian adenosarcoma: a clinicopathologic analysis of 29 cases emphasizing their likely benign nature[J]. Am J Surg Pathol, 2015, 39(1): 116-126.
[15] Chapel D B, Howitt B E, Sholl L M, et al. Atypical uterine polyps show morphologic and molecular overlap with Mullerian adenosarcoma but follow a benign clinical course[J].Mod Pathol, 2022, 35(1): 106-116.
[16] Nucci M R, Crum C P. Altered endometrial differentiation (Metaplasia)[M]//Crum C P, Nucci M R, Lee K R. Diagnostic Gynecologic and Obstetric Pathology. Amsterdam: Elsevier, 2011: 490-516.
[17] Höhn A K, Brambs C E, Hiller G G R, et al. 2020 WHO classification of female genital tumors[J]. Geburtshilfe Frauenheilkd, 2021, 81(10): 1145-1153.
[18] Carlson J W, Mutter G L. Endometrial intraepithelial neoplasia is associated with polyps and frequently has metaplastic change[J]. Histopathology, 2008, 53(3): 325-332.
[19] Roger A R. Pathology of the Uterine Corpus[M]// Diagnostic Gynecologic and Obstetric Pathology. An Atlas and Text. 2011: 209-214.
[20] O'Connell J T, Mutter G L, Cviko A, et al. Identification of a basal/reserve cell immunophenotype in benign and neoplastic endometrium: a study with the p53 homologue p63[J]. Gynecol Oncol, 2001, 80(1): 30-36.
[21] Kurita T, Cooke P S, Cunha G R. Epithelial-stromal tissue interaction in paramesonephric (Müllerian) epithelial differentiation[J]. Dev Biol, 2001, 240(1): 194-211.
[22] Bewtra C, Xie Q M, Hunter W J, et al. Ichthyosis uteri: a case report and review of the literature[J]. Arch Pathol Lab Med, 2005, 129(5): e124-e125.
[23] Sherwood J B, Carlson J A, Gold M A, et al. Squamous Metaplasia of the endometrium associated with HPV 6 and 11[J]. Gynecol Oncol, 1997, 66(1): 141-145.
[24] Houghton O, Connolly L E, McCluggage W G. Morules in endometrioid proliferations of the uterus and ovary consistently express the intestinal transcription factor CDX2[J]. Histopathology, 2008, 53(2): 156-165.
[25] George L, Mutter, Joseph W. Carlson. Endometritis, metaplasias, polyps, and miscellaneous changes[M]// Pathology of the Female Reproductive Tract. Amsterdam: Elsevier, 2013: 331, 332.
[26] Deligdisch L. Hormonal pathology of the endometrium[J]. Mod Pathol, 2000, 13(3): 285-294.
[27] Nucci M R, Prasad C J, Crum C P, et al. Mucinous endometrial epithelial proliferations: a morphologic spectrum of changes with diverse clinical significance[J]. Mod Pathol, 1999, 12(12): 1137-1142.
[28] Yoo S H, Park B H, Choi J, et al. Papillary mucinous Metaplasia of the endometrium as a possible precursor of endometrial mucinous adenocarcinoma[J].Mod Pathol, 2012, 25(11): 1496-1507.
[29] Zaino R, Matias-Guiu X, Carinelli SG, et al. Tumors of the Uterine Corpus// Kurman RJ, Carcangiu ML, Herrington CS, et al. WHO classification of tumors of female reproductive organs. 4th ed. Geneva: WHO, 2014: 134.
[30] Rawish K R, Desouki M M, Fadare O. Atypical mucinous glandular proliferations in endometrial samplings: follow-up and other clinicopathological findings in 41 cases[J]. Hum Pathol, 2017, 63: 53-62.
[31] Vang R, Tavassoli F A. Proliferative mucinous lesions of the endometrium: analysis of existing criteria for diagnosing carcinoma in biopsies and curettings[J]. Int J Surg Pathol, 2003, 11(4): 261-270.
[32] Ip P P C, Irving J A, McCluggage W G, et al. Papillary proliferation of the endometrium: a clinicopathologic study of 59 cases of simple and complex papillae without cytologic atypia[J]. Am J Surg Pathol, 2013, 37(2): 167-177.
[33] Liu D, Chen T, Yu K,et al. A 2-tier subdivision of papillary proliferations of the endometrium (PPE) only emphasizing the complexity of papillae precisely predicts the neoplastic risk and reflects the neoplasia-related molecular characteristics-a single-centered analysis of 207 cases[J]. Virchows Arch, 2022, 481(4): 585-593.
[34] Liu Q, Wu Q, Yu M, et al. Emerging relationships between papillary proliferation of the endometrium and endometrial carcinoma: evidence from an immunohistochemical and molecular analysis[J]. Virchows Arch, 2019, 475(2): 201-209.
[35] Stewart C J R, Bigby S, Giardina T, et al. An immunohistochemical and molecular analysis of papillary proliferation of the endometrium[J]. Pathology, 2018, 50(3): 286-292.
[36] Tsai M C, Arunamata A, Tristan S, et al. Endometrial osseous Metaplasia mimicking retained intrauterine device: a case report[J]. J Reprod Med, 2008, 53(11): 877-880.
[37] Onderoglu L S, Yarali H, Gultekin M, et al. Endometrial osseous Metaplasia: an evolving cause of secondary infertility[J]. Fertil Steril, 2008, 90(5): 2013. e9-2013. e11.
[38] Cayuela E, Perez-Medina T, Vilanova J, et al. True osseous Metaplasia of the endometrium: the bone is not from a fetus[J].Fertil Steril, 2009, 91(4): 1293. e1-1293.e4.

第二十章

子宫间叶性肿瘤

Uterine Mesenchymal Tumor

姜彦多　魏建军（Jian-Jun Wei）　明　健　郑文新（Wenxin Zheng）

第一节　概　述

一、定义

子宫间叶性肿瘤（uterine mesenchymal tumor）是从中胚层组织衍化而来或向中胚层起源组织分化的肿瘤，主要包括平滑肌肿瘤（smooth muscle tumor）、子宫内膜间质肿瘤（endometrial stromal tumor）和混合性米勒管肿瘤（mixed mullerian tumor）等。最常见的良性和恶性间叶性肿瘤分别是平滑肌瘤（leiomyoma）和平滑肌肉瘤（leiomyosarcoma）[1]。子宫内膜间质来源的肿瘤相对少见，可以表现为良性（子宫内膜间质结节）或恶性（内膜间质肉瘤）。混合性米勒管肿瘤是由上皮成分和间叶成分混合构成的，每一种成分可以是良性或恶性，并根据这两种成分的形态学将混合性肿瘤分为不同类型。其他良性和恶性间叶性肿瘤罕见。有些间叶性肿瘤，尤其是混合性米勒管肿瘤，可以出现正常子宫不存在的组织成分，如横纹肌、软骨和骨。这些称为“异源性成分”，以区别正常子宫中存在的“同源性成分”，如子宫内膜间质和平滑肌。

各种类型的子宫恶性间叶性肿瘤（肉瘤）约占女性生殖道恶性肿瘤的1%，占子宫恶性肿瘤的3%～7%。除平滑肌肿瘤和子宫内膜间质肿瘤外，其他子宫间叶源性肿瘤的发病率较低。随着二代测序等分子生物学技术的发展与应用，一些子宫间叶来源肿瘤的新类型和新亚型逐渐被发现。这些新认识的肿瘤具有独特的临床病理学、免疫表型和分子遗传学特征，相关的分子遗传学改变对肿瘤的诊断、鉴别诊断、预后评估和靶向治疗具有重要的应用价值[2, 3]。SMACRA4缺失的未分化子宫肉瘤、*COL1A1-PDGFB*融合的子宫肉瘤等子宫间叶性肿瘤，分别与卵巢高钙血症型小细胞癌、隆突性皮肤纤维肉瘤等子宫外肿瘤具有相同的分子遗传学改变和相似的病理形态学特征，因此，这些肿瘤未来有可能按相关分子特征统一命名和分类。

二、高危人群

不同类型子宫间叶性肿瘤发生的危险程度是不一样的，由于多数肿瘤发生率较低，因此，对其发生的危险因素还不十分清楚。

子宫肉瘤通常发生于绝经后妇女。近年来发现，盆腔放射治疗是子宫肉瘤的病因之一，其他原因包括应用他莫昔芬（tamoxifen）治疗。

与恶性间叶性肿瘤不同，子宫平滑肌瘤的发生率很高，对其发生的危险因素了解得也比较多。在子宫平滑肌瘤的发生和发展中，种族和体细胞遗传因素具有比较重要的作用。非遗传因素（环境和饮食因素）也有作用。文献报道，吸烟、产次增加、应用口服避孕药似乎能降低平滑肌瘤发生的危险性。而肥胖与肿瘤体积较大及症状较为明显有关。局部（会阴）接触滑石粉可使患平滑肌瘤的危险性增加2倍。此外，饮食中增加乙醇和红肉类产品，以及减少绿色蔬菜或富含β-胡萝卜素的食物均与平滑肌瘤的发生有关。

三、一般临床特征

子宫间叶性肿瘤大多位于子宫肌壁间或子宫腔内。常见的临床表现是盆腔疼痛、受压和子宫出血，症状的出现与肿瘤大小和子宫内膜破坏的程度有关。肿瘤大小不一，多数子宫肉瘤体积较大（>10cm），且发现时常累及邻近结构。影像学检查有助于评估肿瘤是良性还是恶性及播散范围。不同分期的子宫肉瘤5年生存率也不同，Ⅰ～Ⅱ期的5年生存率为45%～50%，而Ⅲ～Ⅳ期为<15%[4]。

四、肿瘤分级和分期

组织学上，子宫恶性间叶性肿瘤（肉瘤）包括平滑肌肉瘤、内膜间质肉瘤、未分化肉瘤，以及其他少见类型肿瘤，如炎性肌成纤维细胞瘤、PEComa和血管性肿瘤等。由于子宫肉瘤少见，且组织学形态各异，对其预后不良的危险因素和合理治疗认识不一致，因此，以往子宫肉瘤的分期是参照FIGO（1988年）子宫内膜癌的分期标准，但其生物学行为与子宫内膜癌不同。直到2009年FIGO才公布子宫肉瘤的分期系统，以反映它们不同的生物学行为。

一般认为，平滑肌肉瘤不需要分级，均视为高级别；内膜间质肉瘤和腺肉瘤分为高级别和低级别；未分化子宫肉瘤、横纹肌肉瘤和SMARCA4缺失肿瘤为高级别；UTROSCT、炎性肌成纤维细胞瘤和PEComa不需要分级[5]。

有关子宫肉瘤分期，继续使用以往FIGO和TNM系统的分期定义（标准），具体参见本书分期附录。需要指出的是，腺肉瘤的分期标准与平滑肌肉瘤、内膜间质肉瘤和其他肉瘤的分期标准不同，因为腺肉瘤主要起源于子宫内膜，其风险分层取决于是否有肌层浸润及肌层浸润的深度。而平滑肌肉瘤和内膜间质肉瘤是肌层浸润性肿瘤，根据肿瘤大小确定分期。如果收到的标本有碎裂或变形，可能难以测量肿瘤的大小，在这种情况下，需要与影像学检查和手术中所见相结合，至少要评估肿瘤是否大于或小于5cm。不影响肿瘤分期但具有预后意义的特征要在病理报告中指出，如腺肉瘤的肉瘤性过度生长和平滑肌肉瘤的淋巴血管浸润等[5, 6]。

五、常用的分子病理检测技术

随着分子生物学技术的发展和应用，在子宫体间叶源性肿瘤中发现了一些具有特异基因改变的新亚型，其伴随的分子特征也被深入认识。以形态学为基础，采用适当的检测技术不仅可以对肿瘤进行精准的病理诊断，还可以为肿瘤靶向治疗提供证据，指导患者的个体化治疗。

1. 二代测序　根据检测原理，分为基于扩增子及捕获平台的测序。基于捕获平台的转录组测序技术（RNA-seq）精确度高、通量大，无须预先针对已知序列设计引物即可对整体转录产物进行检测，是发现新的融合类型、扩大子宫间叶源性肿瘤谱系的主要分子检测手段。但由于其耗时长、花费高，且对样本质量要求高，难以常规开展，主要用于形态学不明确的高级别肉瘤且其他方法检测融合阴性的情况。总之，RNA-seq 有助于发现新的融合基因和有意义的分子事件。

2. 荧光原位杂交（FISH） 双色分离探针可用于 *JAZF1*、*PHF1*、*YWHAE*、*BCOR*、*BCORL1* 等目标基因重排的检测，检测时间短且对样本质量要求低，可用于对形态学诊断的验证。FISH 检测也有一些局限性，如分离探针无法明确具体的伴侣基因，其结果的判读标准也存在差异。融合探针可特异性检测某一融合基因，但不适用于伴侣基因较多的情况。总之，FISH 分离探针检测目标基因重排是一种省时高效的辅助诊断手段，如果结果难以解释或处于临界状态，可采用其他方法进行验证。

3. 逆转录聚合酶链反应（RT-PCR） RT-PCR 技术的敏感度和特异度较高，但需要根据融合基因的类型设计特异性引物，只能检测已知的融合类型，并且样本中 mRNA 的降解会影响检测结果。近年来，在子宫间叶性肿瘤中不断有新的融合基因伴侣被发现，使融合方式更加多样，需要设计更多的引物组合以提高检出率。目前在肿瘤诊断应用中，RT-PCR 多为 FISH 方法的验证。

4. 免疫组化（IHC） 能检测特异性融合蛋白，具有经济、高效且快速的优点。IHC 对目标基因有较高的指向性，可用于目标基因的初筛，如在黏液样子宫肉瘤中，PLAG1 弥漫强阳性高度提示可能是 *PLAG1* 基因重排的黏液样平滑肌肉瘤，在子宫梭形细胞肉瘤中，pan-Trk 阳性可辅助诊断 *NTRK* 重排的子宫肉瘤 [2]。但抗体的敏感度和特异度不同，以及不同实验室之间技术的差异等问题，会导致检测结果的不一致。一项探索 pan-Trk IHC 在实体瘤中的特异度和敏感度的研究表明，pan-Trk 阳性不仅见于 *NTRK* 融合的肉瘤，也可见于典型 *YWHAE/BCOR* 重排的肉瘤，说明 pan-Trk 检测阳性结果不能作为 *NTRK* 基因融合的替代，IHC 需要结合其他检测方法以明确目标基因的重排 [7]。

综上所述，对于高级别非特异形态的肿瘤，建议行二代测序，对形态学典型的肿瘤建议行 FISH 或 RT-PCR 以验证诊断，IHC 可以为检测目标基因融合提供参考。

第二节　子宫内膜间质和相关肿瘤

子宫内膜间质肿瘤（endometrial stromal tumor，EST）并不常见，占子宫肉瘤的 10% 以下，占所有子宫恶性肿瘤的 2% 以下。

EST 的分类和诊断标准在过去 40 多年中经历了几次变化。由于这类肿瘤较少见，且形态学特征重叠，增加了分类的困难。以前，如果肿瘤边缘光滑呈推挤状，核分裂象稀少，则称为子宫内膜间质结节；如果肿瘤边缘呈浸润性并有血管受累，则称为子宫内膜间质肉瘤，并按照核分裂象的多少进一步分为低级别和高级别子宫内膜间质肉瘤。但是，进一步的研究证明核分裂活性并没有预后意义。后来的分类删除了“高级别内膜间质肉瘤”，将 EST 分为内膜间质结节、内膜间质肉瘤（低级别肿瘤，组织学形态类似正常增殖期子宫内膜间质）和未分化内膜肉瘤（多形性肿瘤，形态与子宫内膜间质不同）。现在，EST 再分为内膜间质结节（endometrial stromal nodule，ESN）、低级别内膜间质肉瘤（low-grade endometrial stromal sarcoma，LGESS）、高级别内膜间质肉瘤（high-grade endometrial stromal sarcoma，HGESS）和未分化子宫肉瘤（undifferentiated uterine sarcoma，UUS）[8]，但此时 HGESS 的内涵（基于特定的基因易位）与以往分类中的高级别内膜间质肉瘤（基于浸润性生长和核分裂象多的组织病理学特征）具有本质不同。

每个 EST 除了组织学特征外，各有独特的临床病理学及分子遗传学改变 [1]。*ZC3H7B-BCOR* 基因融合或伴 *BCOR* 内部串联重复（internal tandem duplication，ITD）的 HGESS 为新近认识的亚型，组织学上与黏液样平滑肌肉瘤非常相似，预后差。确诊依赖 *BCOR* 融合基因检测或 DNA 测序。尽管 UUS 没有内膜间质或其他特定分化谱系证据，仍包括在“内膜间质和相关肿瘤”中。以往曾将 UUS 分为单形性和多形性 2 种类型，近年发现，高达 70% 的单形性 UUS 存在 *YWHAENUTM2*、*ZC3H7B-BCOR*、

BRD8-PHF1 融合及 *BCOR* 内部串联重复等 HGESS 的分子遗传学特征，少数多形性 UUS 也有 *YWHAE* 重排[9, 10]。因此，既往诊断的 UUS 中至少包括了部分 HGESS。随着分子遗传学证据的累积，UUS 将会减少并很可能在未来从肿瘤分类中消失。

EST 的诊断需要结合临床表现、组织病理学特征、免疫组织化学特征和特异的分子检测等，但仍有少数病例运用现有手段仍然难以明确诊断。

一、子宫内膜间质结节

子宫内膜间质结节（endometrial stromal nodule，ESN）是由类似增殖期子宫内膜间质的细胞构成的良性肿瘤，形成界限清楚的结节。病变边缘可以有轻微肌层浸润，表现为肿瘤细胞呈指状或舌状突起，但突起的深度或宽度均要 <3mm，且数目要≤ 3 个，没有淋巴管血管浸润[1]。ESN 是子宫内膜间质肿瘤中最少见的。

【临床特征】

ESN 可以发生于任何年龄，多见于 40～60 岁妇女，可能出现异常子宫出血。在临床上明确诊断较困难，需要病理学检查确诊，多数病例是在子宫切除的标本中偶然发现。

【大体病理学】

典型的 ESN 通常为孤立的圆形结节，界限清楚，大小为 <1～22cm（平均 7cm）（图 20-1）。多数位于子宫肌层内而与子宫内膜没有明显的联系，少数位于子宫内膜或子宫内膜与肌层交界处。像平滑肌瘤一样，ESN 可以呈息肉样突入子宫腔，或少见情况下从浆膜面突向盆腔。肿瘤质软，切面淡黄色或棕色、灰白色，质地较细腻，没有平滑肌瘤特征性的漩涡状结构。可以出现囊性区域和梗死性坏死。

【组织病理学】

ESN 的主要特征是膨胀性生长，边界光滑，呈推挤性而非浸润性（图 20-2A）。尽管病变边缘偶尔有灶性不规则，甚至呈指状或舌状突起，但这样的突起数目一般≤ 3 个，无论宽度还是深度均在 3mm 以下，没有淋巴管血管浸润[1]。

ESN 的细胞形态与增殖期的子宫内膜间质细胞相似，其大小和形状均匀一致，没有细胞学不典型性（图 20-2B）。细胞核为圆形至卵圆形，细胞质常稀少，偶尔丰富。Ki-67 增生指数低，核分裂通常较少，但核分裂计数不是诊断 ESN 的标准。如果核分

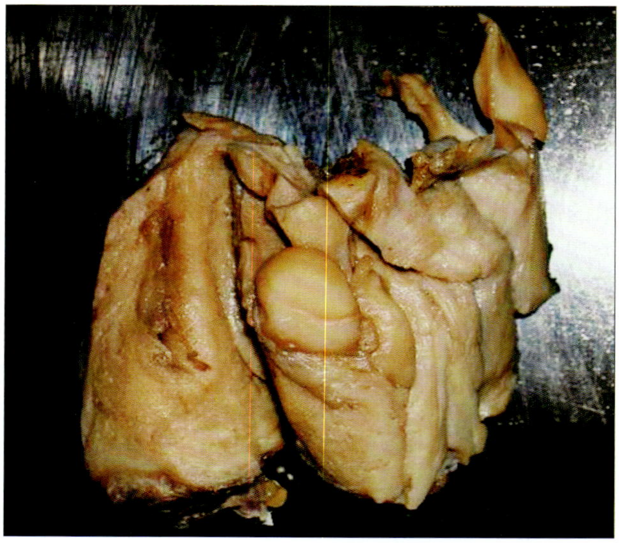

图 20-1 子宫内膜间质结节
结节界限清楚，淡黄色，质地细腻

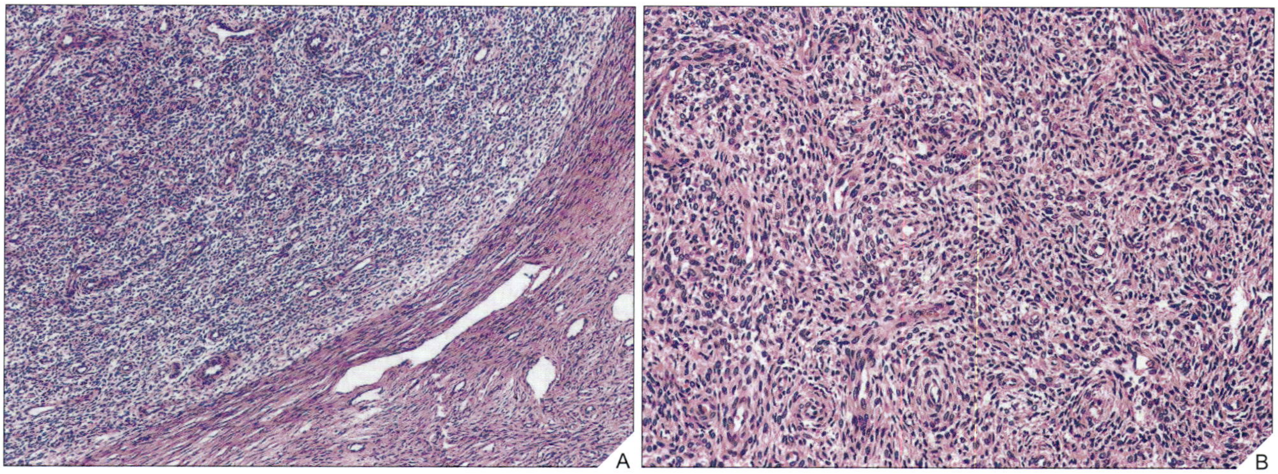

图 20-2 子宫内膜间质结节
A. 结节边界光滑，螺旋小动脉明显；B. 细胞形态与增殖期的子宫内膜间质细胞相似

裂象明显增加，应该注意随访。ESN通常可见较多均匀分布的小血管，类似子宫内膜螺旋小动脉，有时管壁发生玻璃样变，以至在低倍镜下不明显。在平滑肌瘤中具有特征性的大厚壁血管，有时也见于ESN，但它们不明显，并且更常见于肿瘤和肌层交界处。没有淋巴管血管浸润是ESN良性本质的另一个特征。部分肿瘤可见泡沫样细胞，可能是组织细胞，也可能是肿瘤细胞，或两者兼有。像其他间质肿瘤一样，ESN有时可以出现性索样结构或灶性子宫内膜样腺体。偶尔也出现玻璃样变的纤维组织，呈“星暴”（starburst）图像。也有报道出现平滑肌或横纹肌分化，但后者极其罕见。

【免疫组化】

肿瘤细胞vimentin、CD10、actin、WT1、ER和PR通常阳性。desmin和h-caldesmon在平滑肌分化区阳性，偶尔普通的间质分化区desmin阳性（通常是核周细胞质着色）。

【分子遗传学】

ESN最常见的遗传学改变是t（7；17）（p15；q21）[1]，与LGESS类似（见本节相关内容）。

【鉴别诊断】

1. LGESS　ESN和LGESS有相似的临床表现和形态特征。大体检查时，主要的鉴别特征是肿瘤的界限。典型的ESN尽管无包膜，但界限清楚，边缘光滑，呈推挤性。而典型的LGESS常呈不规则的多结节状生长，累及内膜和（或）肌层，常有不同程度的肌层浸润，包括蠕虫样肿物充满肌层静脉并使之膨胀，可延伸到子宫旁静脉。需要注意的是，有的LGESS在大体检查时也表现为界限清楚，因此，肿瘤的边缘应该充分取材，尤其是肿瘤较大时，以确定是否有浸润，以及浸润灶的大小。

组织学上，由于ESN和LGESS都是由分化的子宫内膜间质细胞组成的，因此，细胞学表现不能用于两者的鉴别诊断。ESN和LGESS的鉴别取决于肿瘤与邻近正常组织交界面的关系，以及是否有血管/淋巴管浸润。ESN最重要的诊断标准是具有非浸润性边界，虽然局部可有不规则的结节状或指状突起突向相邻肌层，但这样的突起数目≤3个，宽度和深度均<3mm，没有淋巴管血管浸润，若有，则诊断为LGESS[1, 11]。而LGESS呈舌样不规则浸润肌层，常侵入肌层和子宫外的静脉和淋巴管腔内。肌层浸润和淋巴管血管浸润是鉴别ESN和LGESS最重要的特征。

对于内膜活检/刮除标本，由于不能充分评估肿瘤的边缘，绝大多数情况下难以鉴别ESN和LGESS，除非ESN被完全刮除。有时，标本中可见真正的淋巴管血管浸润，在明确除外人为假象的基础上才可以诊断LGESS。只有在子宫切除标本上才能可靠鉴别ESN和LGESS。标本取材必须取到足够的肿瘤肌层交界处，以评估肿瘤浸润肌层的程度。当育龄期患者欲保留子宫时，可以结合影像学检查和宫腔镜检查监测肿瘤的生长，少数病例也可局部切除。有些病例即使在子宫切除标本上，ESN和LGESS也不易鉴别。

2. 伴有有限浸润的低级别内膜间质肉瘤（low-grade endometrial stromal sarcoma with limited infiltration）较少见，是指不符合ESN的诊断标准（≤3个舌状突起或结节，最大径<3mm），也没有LGESS明显的浸润性生长或淋巴管血管浸润的肿瘤[8]。该肿瘤与ESN在大体标本上不能区别，其组织学诊断也是很主观或武断的（图20-3）。由于报道的病例很少，缺乏长期随访结果，而且所有的病例都进行了子宫切除，从而其生物学行为很难预测，目前对此类肿瘤诊断经验有限，在具体实践中，最好将其诊断为“伴有有限浸润的ESS”，或“伴有有限浸润的EST”，并注明浸润程度小于普通的ESS[11, 12]。其行为可能倾向良性，但是最好给予长期的临床随访。

3. 富于细胞性平滑肌瘤（cellular leiomyoma）在大体和组织学检查时可能与ESN和ESS难以鉴别。富于细胞性平滑肌瘤与ESN和ESS的外观非常相似，均为黄色或黄褐色，质软，均质。共同的镜检包括丰富的细胞和明显的血管，在有些病例还可以见到肿瘤与周围肌层之间的不规则边缘。对鉴别诊断有帮助的组织学线索有以下几点[11]：①平滑肌瘤局部可以见到富细胞区与平滑肌肿瘤典型的束状区相移行，

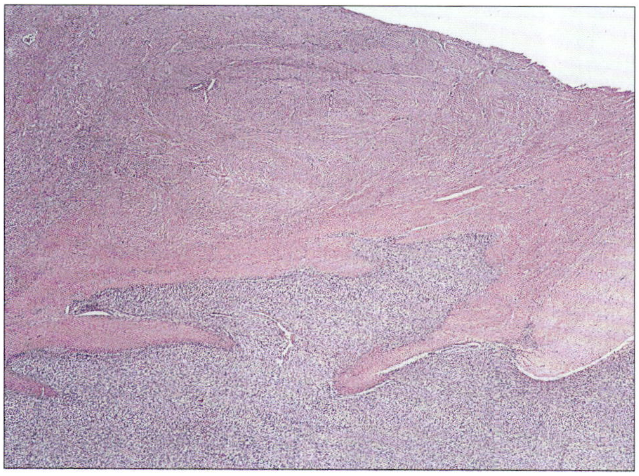

图20-3　ESN伴有限浸润

ESN显示边缘不规则进入子宫肌层

在肿瘤周围区更常见（图 20-4A）；②平滑肌瘤中可见大的、管壁厚的肌性血管（图 20-4B），而 EST 中是丰富的小动脉，偶尔在 EST 与肌层交界处见到一些大的厚壁血管；③平滑肌瘤中可见裂缝样腔隙，有些是受压的血管，有些是水肿所致。伴有硬化的富于细胞性平滑肌瘤也容易误诊为 ESS，两者均可以出现丰富的嗜酸性和玻璃样斑块。

由于 ESN 和富于细胞性平滑肌瘤都是良性肿瘤，对于子宫切除的标本，两者鉴别的临床意义不大。然而，对于刮除或"肌层切除"的标本，两者的鉴别是重要的，因为 ESN 通常要行子宫切除术，以除外 ESS。

尽管内膜间质和平滑肌来源于子宫内共同的祖细胞，其免疫表型有很多重叠，但免疫组化染色仍有助于鉴别（表 20-1）。鉴别时应该使用包括 CD10 和 2 种平滑肌标志物的一组抗体。CD10 在子宫平滑肌肿瘤中也有表达。需要注意的是，EST 可以有平滑肌分化，也可以表达平滑肌标志物，因此，鉴别诊断时强调免疫染色结果要与形态学观察相结合。

【治疗和预后】

大多数 ESN 患者进行了子宫切除术治疗，这不仅是由于肿瘤在子宫切除时偶然发现，也是因为在活检或刮宫标本中很难区分间质结节和间质肉瘤。ESN 预后好，被认为是不复发的良性肿瘤，即使有高核分裂计数和较小的不规则边缘。对于需要保留生育能力的患者，可以根据肿瘤的部位和大小采取

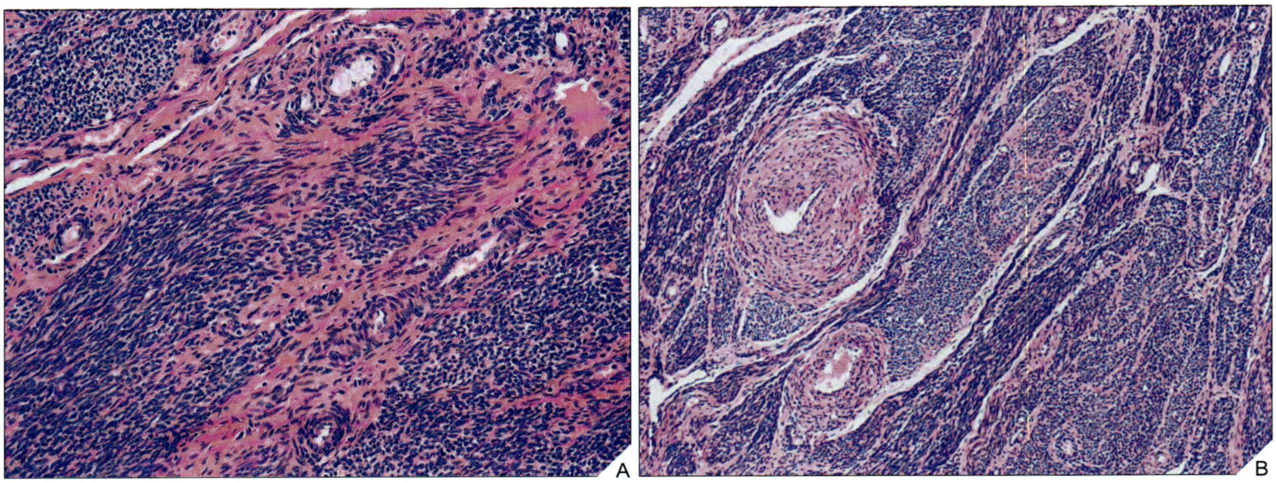

图 20-4　富于细胞性平滑肌瘤

A. 富于细胞区与典型的束状区相移行；B. 大的、管壁厚的肌性血管

表 20-1　子宫内膜间质肿瘤和富于细胞性平滑肌瘤对比

	子宫内膜间质肿瘤	富于细胞性平滑肌瘤
镜检		
束状结构	少见	有
大厚壁肌性血管	偶见	常见
小动脉（螺旋）	大量	偶见
裂隙样腔隙	无	常见
泡沫细胞	常见	偶见
免疫表型		
CD10	弥漫阳性	阴性，有时局灶或弥漫阳性
α-SMA	阴性，有时局灶或弥漫阳性	弥漫阳性
desmin	阴性，偶尔局灶阳性	弥漫阳性
h-caldesmon	阴性	弥漫阳性
oxytocin 受体	阴性	弥漫阳性

部分子宫切除术，包括切除肿块和一圈子宫肌层，以评估有无浸润。术前要利用影像学检查评估肿瘤的边界。

二、低级别子宫内膜间质肉瘤

LGESS 是恶性肿瘤，由类似增殖期子宫内膜间质的细胞构成，具有肌层和（或）淋巴血管浸润[1]。

【临床特征】

LGESS 占子宫恶性间叶性肿瘤的 10%～15%，占子宫全部恶性肿瘤 1% 以下，是第二位常见的子宫肉瘤。其多见于中年妇女（平均年龄 52 岁），偶尔发生于青少年。多数病例表现为阴道异常出血或腹痛，有些患者没有症状，是在子宫切除标本中偶然发现。约 1/3 的病例有子宫外播散的症状和体征。有些病例发生在长期雌激素（包括他莫昔芬）治疗后，或有盆腔放疗史。

【大体病理学】

肿瘤绝大多数位于子宫体，少数累及宫颈，表现为单个或多个黄色到褐色的质软肿物，可以呈表面光滑的息肉样突向宫腔（图 20-5），使子宫增大、宫腔扩张，通常伴有肌层结节状肿物或弥漫性浸润。本病可能出现坏死和囊性变，偶尔囊性变非常明显（图 20-6）。有的肿瘤累及肌层静脉，呈现蠕虫样外观，25%～30% 的病例扩散到子宫外（宫旁、阔韧带、附件）。然而，有些肿瘤界限清楚，要仔细检查肿瘤和子宫肌层的交界处，以发现是否有浸润。

【组织病理学】

肿瘤细胞与 ESN 相同，细胞均匀一致，相似于正常增殖期子宫内膜的间质细胞，通常细胞质稀少，没有或仅有轻度核不典型性（图 20-7），很少出现肿瘤细胞坏死。核分裂象通常 <5/10HPFs，也可以更高，但核分裂数不是诊断标准。肿瘤有较多小动脉和薄壁血管，类似正常子宫内膜的螺旋小动脉，有时血

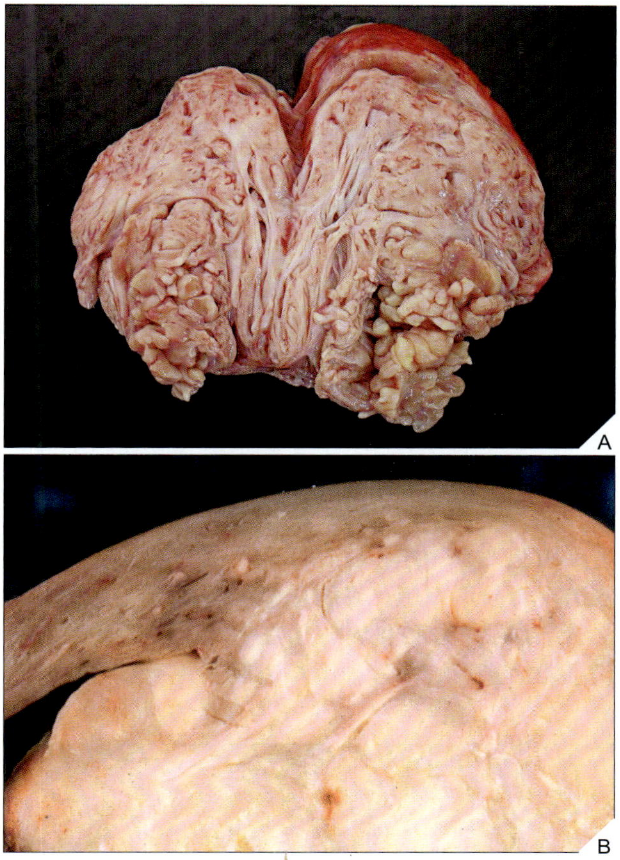

图 20-5　低级别子宫内膜间质肉瘤

A. 多个黄褐色肿物，呈表面光滑的息肉样突向宫腔；B. 肿瘤呈息肉样突向宫腔，伴有肌层蠕虫样结节

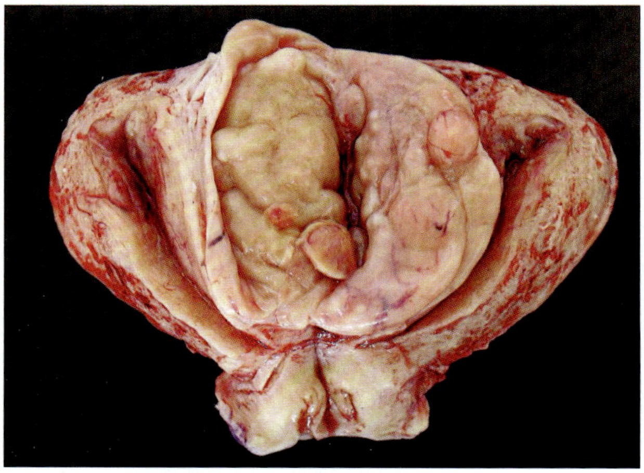

图 20-6　低级别子宫内膜间质肉瘤

明显的囊性变

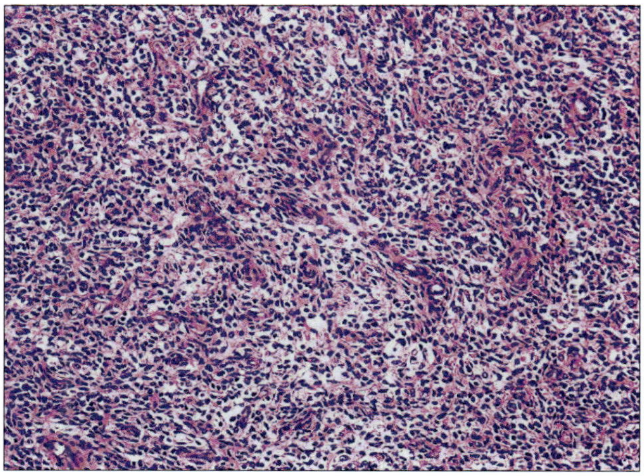

图 20-7　低级别子宫内膜间质肉瘤

肿瘤细胞与增殖期子宫内膜间质细胞相似，有较多小动脉和薄壁血管

管壁玻璃样变（所谓“透明血管型”）（图 20-8A）。有些肿瘤中出现粗大的玻璃样的胶原束或斑块，偶尔玻璃样变的纤维组织呈“星暴”（starburst）图像（图 20-8B），这种图像没有特异性，在伴有或不伴有平滑肌成分的 EST 中都可以出现。

LGESS 的典型特征是肿瘤边缘呈广泛的浸润性（图 20-9）。肿瘤细胞形成不规则的锯齿状、舌状或圆形肿物，浸润子宫肌层，通常没有相应的间质反应。常见肌层淋巴管和血管浸润。肿瘤也可以侵入子宫外的脉管内。

其他形态特征类似 ESN，可以出现泡沫样细胞（图 20-10）、性索样结构、子宫内膜样腺体及平滑肌分化，也可以有多种其他类型的分化，包括上皮样（图 20-11）、纤维或黏液样（图 20-12）、横纹肌样、透明细胞变、骨样和软骨样分化及脂肪化生等，偶尔出现奇异形细胞、细胞质嗜酸性变、乳头和假乳头状结构及多核巨细胞等形态[9, 11, 12]。这些形态变化可能给鉴别诊断带来困难，但是并不影响肿瘤的生物学行为。

【免疫组化】

肿瘤细胞 CD10、vimentin、actins、WT1、IFITM1、ER 和 PR 通常阳性[9, 11]（图 20-13），CK 在典型的区域及性索样和腺体分化的区域也可阳性。此外，性索样成分 inhibin-α、calretinin、CD99、

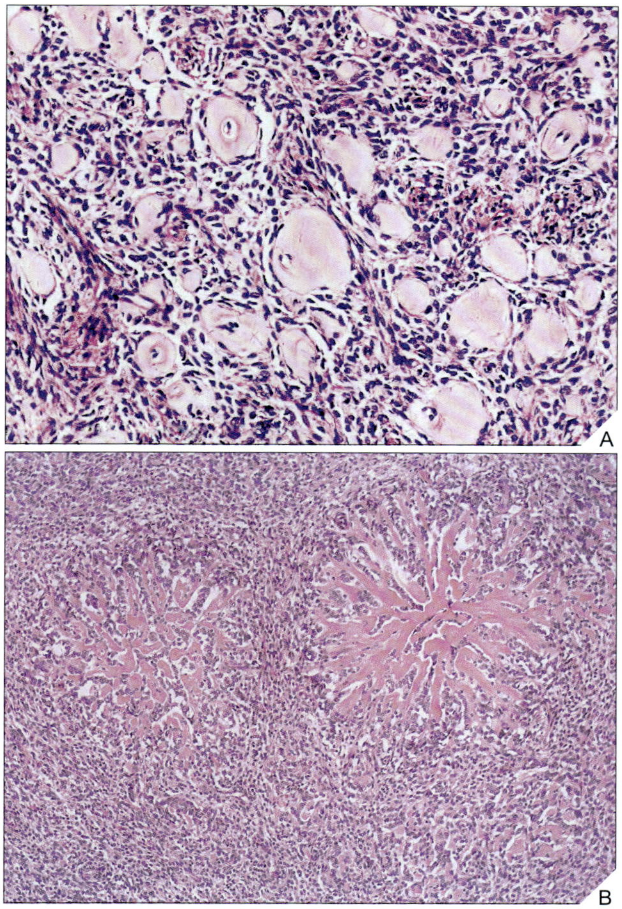

图 20–8　低级别子宫内膜间质肉瘤

A. 肿瘤中玻璃样变的胶原，伴有明显的血管；B. 玻璃样变的纤维组织，周围呈放射状

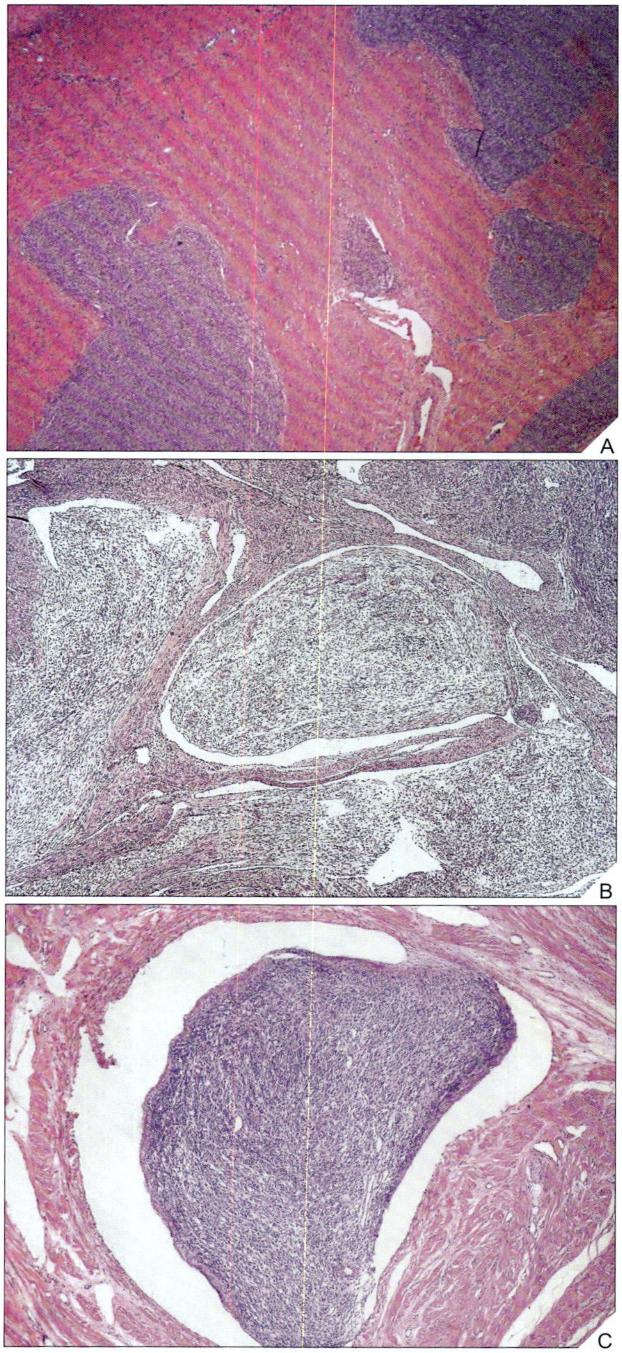

图 20–9　低级别子宫内膜间质肉瘤

A. 肿瘤浸润子宫肌层；B. 肿瘤浸润肌层及淋巴管或血管；C. 肿瘤浸润肌层淋巴管或血管

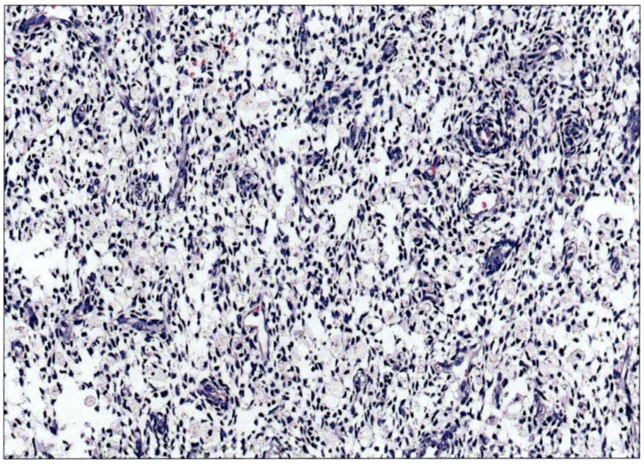

图 20-10　低级别子宫内膜间质肉瘤
局部出现泡沫样细胞

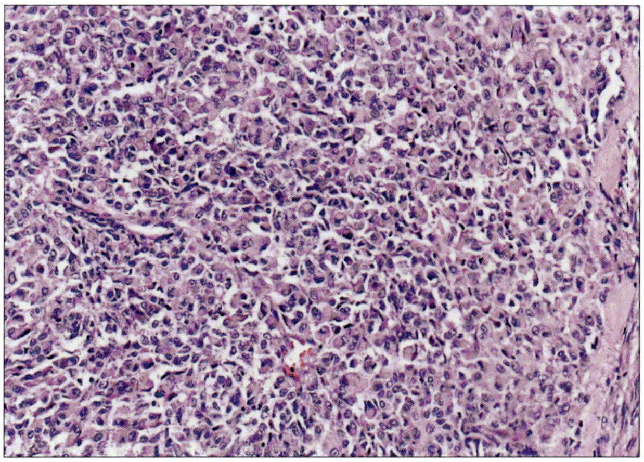

图 20-11　低级别子宫内膜间质肉瘤
上皮样分化

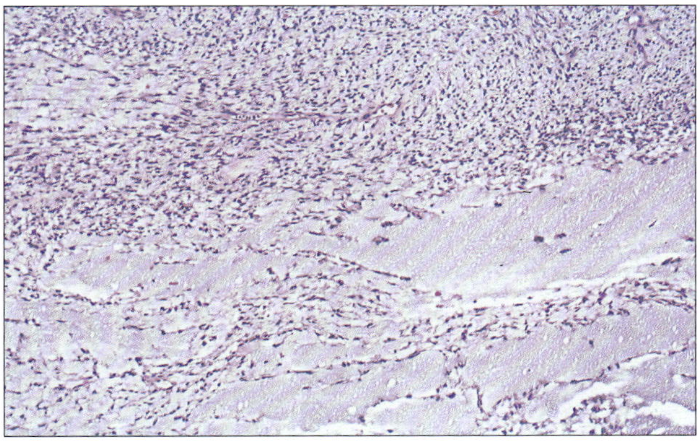

图 20-12　低级别子宫内膜间质肉瘤
纤维黏液样区

HMB45 和 melan-A 也可阳性，而平滑肌分化的区域 desmin 和 h-caldesmon 通常阳性。偶尔在典型的区域和性索样分化区 desmin 阳性。

【分子遗传学】

ESN 和 LGESS 具有相似的分子生物学改变，最常见（约占 50%）的异常是 t（7；17）（p15；q21），导致 *JAZF1* 和 *SUZ12*（*JJAZ1*）基因融合（图 20-14），这种改变不仅见于典型的 LGESS，也见于伴有平滑肌分化、性索样分化、纤维黏液样变及上皮样分化的 LGESS[1]。第二个常见的异常是 t（6；7）(p21；p15)，导致 *JAZF1-PHF1* 基因融合，具有性索样分化的 ESS 似乎与 *PHF1* 基因重排有关[11, 12]。ESS 中其他基因融合包括 *EPC1-PHF1*、*MEAF6-PHF1*、*MBTD1-Cxorf67* 和 *MEAF6-SUZ12*、*MEAF6-PTGR2* 和 *HCFC1-PHF1*[11, 13]。

尽管内膜间质肿瘤在遗传学上具有异质性，但与 LGESS 有关的各个基因在功能上是相关的（*PHF1*、*SUZ12*、*EPC1*、*MBTD1*），都是多梳基因（polycomb gene）家族，提示有相同的发病机制。有

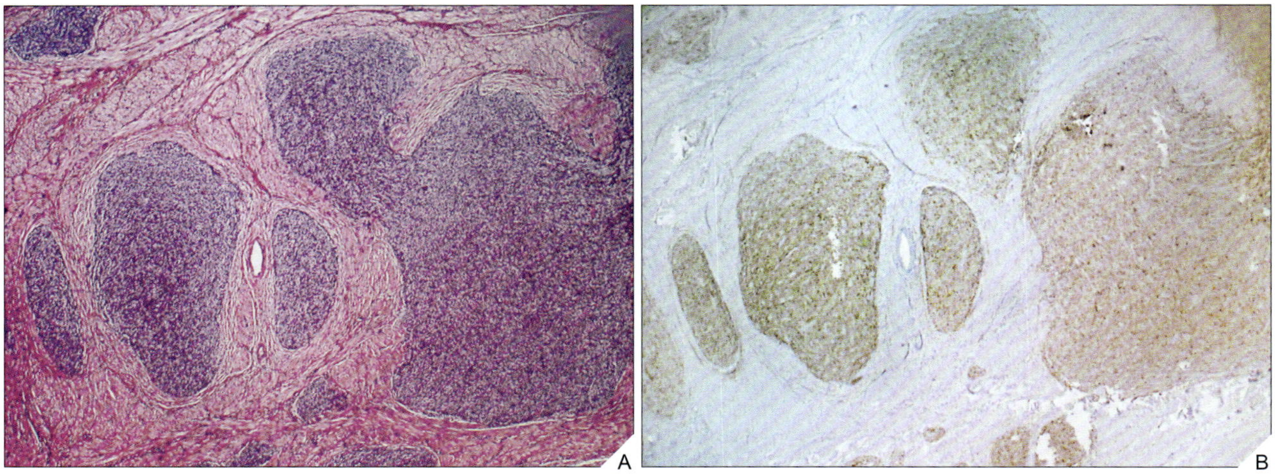

图 20-13　低级别子宫内膜间质肉瘤
A.HE 染色；B. 肿瘤细胞 CD10 弥漫阳性

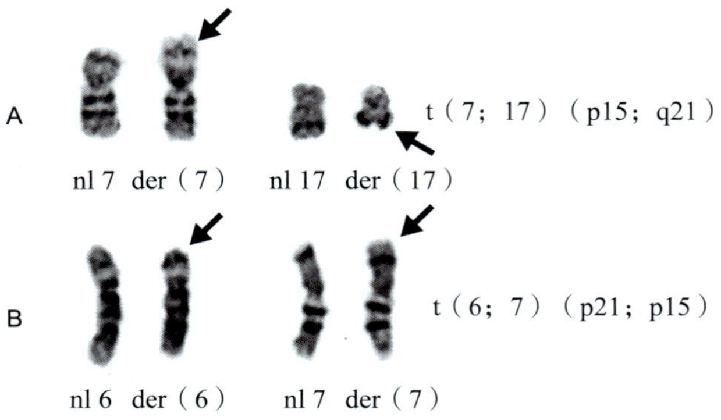

图 20-14 低级别子宫内膜间质肉瘤

t（7；17）(p15；q21）和 t（6；7）(p21；p15）

趣的是，*MEAF6-PHF1* 和 *EPC1-PHF1* 基因融合也见于骨化性纤维黏液样肿瘤，*JAZF1-PHF1* 基因融合也见于心脏骨化性肉瘤。偶尔，内膜间质肿瘤有 *MDM2* 扩增（FISH）和表达（免疫组化），这是一个潜在的陷阱，尤其是肿瘤发生在脂肪肉瘤的常见部位（如腹膜和腹膜后）时[14]。

少数 LGESS 具有 *YWHAE-NUTMA* 基因融合，免疫组化 CD10 阴性或局灶阳性，而 cyclin D1 弥漫阳性，可发生局部复发和远处转移。尽管这些病例仍归类为 LGESS，但出现高级别转化和侵袭性行为的可能性增加，提示至少有一部分 *YWHAE-NUTM2* HGESS 是从 LGESS 转化而来的。建议所有 LGESS 都进行 cyclin D1 和 CD10 染色。如果 cyclin D1 弥漫阳性、CD10 阴性或局灶阳性，提示可能有 *YWHAE-NUTM2* 基因融合，应进行适当的分子检测[15]。

新近在以往诊断的 ESN/LGESS 或平滑肌瘤 / 肉瘤中，发现了 1 种新的 *KAT6B/A-KANSL1* 基因融合的子宫肉瘤[16, 17]。患者年龄 33～81 岁（中位年龄 49 岁)，肿瘤大小 2.6～23.5cm（中位大小 8.2cm)，位于子宫肌层或凸向宫腔。组织学上，大多数肿瘤类似 LGESS，但具有不典型的特征。通常界限清楚，缺乏典型的 LGESS 广泛的浸润和血管浸润。其由单形性中等大小的卵圆形和梭形细胞组成，弥漫性分布，细胞异型性不明显，核分裂象少见。有明显的螺旋样小动脉，常见外皮细胞瘤样血管，也可见散在的厚壁血管。有不同程度的间质黏液变。个别病例由圆形上皮样细胞组成，核分裂象多见，可见肿瘤细胞坏死。免疫组化不同程度表达 CD10、ER、PR、SMA、desmin、h-caldesmon、calretinin、inhibin-α、WT1、cyclin D1 和广谱 CK。这些肿瘤与真正的 LGESS 的关系尚不清楚。尽管没有广泛的侵袭性生长，但临床经过可呈恶性。

【鉴别诊断】

1. ESN　见 ESN 部分。LGESS 与 ESN 的鉴别依靠肿瘤与周围肌层交界面的性质，LGESS 是浸润性肿瘤，而 ESN 尽管可以有轻微的边缘不规则，但界限清楚。出现血管浸润可以除外 ESN。

2. 富于细胞性平滑肌瘤　有时边缘不甚规则，需要与 LGESS 鉴别。鉴别诊断标准与 ESN 相同（见 ESN 部分)。

3. 高度富于细胞的静脉内平滑肌瘤病（leiomyoma with lymphoid infiltration）　两者的共同特征如下：①明显的脉管内生长；②切面呈黄色或黄褐色；③蠕虫样肿物充满肌层静脉，并向子宫外延伸；④有丰富的细胞和明显的血管。在有些病例还可以见到肿瘤与周围肌层之间的不规则边缘。支持高度富于细胞的静脉内平滑肌瘤病的组织学特征包括：①脉管内成分呈裂隙样或分叶状，常伴有水肿；②呈束状生长；③细胞核两端钝圆；④可见大的、管壁厚的肌性血管；⑤ HMGA2 过表达。

免疫组化有助于鉴别，鉴别时应该使用包括 CD10、HMGA2、h-caldesmon 和 desmin 在内的一组抗体。静脉内平滑肌瘤病有时弥漫表达 CD10，而 h-caldesmon 表达较弱，但 h-caldesmon 至少要局灶阳性。因此，鉴别诊断时强调免疫染色结果要与形态学相结合。

4. 腺肌病（adenomyosis）　有时以间质为主，而腺体稀少，通常是绝经后患者，总是在其他原因切除子宫时偶然发现。这种腺肌病常在子宫壁形成界限不清的结节或不对称增厚，细胞巢主要或全部由间质细胞构成，在某些病例腺肌性间质浸润血管腔，酷似 ESS。镜下检查，腺肌性间质由萎缩的间质细胞构成，缺乏细胞核不典型性和核分裂活性；而 ESS 的肿瘤细胞呈增生性膨胀性生长，可以见到核分裂象。腺肌病周围的平滑肌常肥大，而 ESS 没有这种特征。此外，腺肌病也没有 ESS 中常见的其他形态学特征，如泡沫状细胞、粗大的胶原带、性索样结构、特征性血管和向子宫外延伸，仔细取材通常可以找到典型的腺肌病区。

5. 血管内子宫内膜组织（intravascular endometrial tissue）　偶尔需要与 ESS 鉴别，尤其当血管内的细胞簇仅含间质细胞时。然而，血管内月经内膜表现为小的核深染的间质细胞排列成紧密的细胞团，周围有时绕以一圈大的立方形到低柱状上皮细胞，常见炎症细胞。与 ESS 相比，同样的表现也见于子宫内膜。

6. 富于细胞性息肉　子宫内膜息肉在刮除标本中常是大量碎片。镜下观察，当息肉间质细胞丰富时，无论有无核分裂象，一些碎片仅有间质成分，与 ESS 相似。尽管 ESS 可以发生于内膜息肉，但常可以见到内膜间质的膨胀性生长，伴有典型的血管网。而息肉中的内膜间质更致密，呈萎缩样，常见到大的厚壁血管，分布不规则。

7. 腺肉瘤伴肉瘤成分过生长（adenosarcoma with sarcomatous overgrowth） 在子宫切除术或刮除标本中，当遇到较大的浸润性腺肉瘤伴肉瘤成分过生长时，可能看不到腺体或腺体不明显，腺肉瘤的间质成分可类似 LGESS。另外，LGESS 中也可以出现良性子宫内膜腺体，类似腺肉瘤。因此，要对这两种成分进行仔细评估，必要时可行分子检测。

【预后】

LGESS 是预后好的惰性肿瘤，其行为特征是晚期复发，即使 I 期病例，也是如此，因此，需要进行长期随访。约 1/3 的病例复发，常见于盆腔和腹腔，偶尔也见于肺和阴道。患者的预后主要取决于肿瘤的分期，肿瘤局限于子宫（Ⅰ期）的患者预后很好，5 年和 10 年生存率分别为 98% 和 89%。Ⅰ期患者的复发率为 20%～25%，偶见远处转移，主要是肺转移，常发生于手术后 10 年左右。晚期（Ⅲ / Ⅳ期）患者复发风险较大，其 5 年生存率下降至 40%～50%[1, 12]。

三、子宫内膜间质肿瘤的变异型

ESN 和 LGESS 中的有些区域可以出现几种不常见的形态学特征，如纤维和黏液样、上皮样、横纹肌样、骨样和软骨样分化等[1, 11]。以下将讨论 EST 的其他变异型，包括伴有内膜样腺体分化的子宫内膜间质肿瘤、伴有平滑肌分化的子宫内膜间质肿瘤及伴有性索样成分的子宫内膜间质肿瘤。子宫内膜间质肿瘤的形态学变异型没有特殊的临床表现，对肿瘤的生物学行为也没有影响，其重要性主要在于鉴别诊断。

（一）伴有内膜样腺体分化的子宫内膜间质肿瘤

伴有内膜样腺体的子宫内膜间质肿瘤（endometrial stromal tumor with endometrioid gland）是指在 ESN 和 ESS 型子宫内膜间质肿瘤中，出现分化好的内膜样腺体成分。

子宫内膜间质肿瘤伴有腺样分化的报道不一，从罕见至 11%～40%。子宫内膜样腺体在肿瘤中呈局灶性分布，数量不等，通常只有充分取材时才能发现。腺体可能来自局灶性上皮分化、内膜或腺肌病腺体的陷入，并不影响肿瘤的行为。腺体通常是良性的，但也可能是不典型性或癌性的。有的病例出现很多上皮成分，导致诊断困难。如果腺体较多，可能提示内膜样腺体肿瘤或腺肌病，见到典型的内膜间质肿瘤成分有助于此型肿瘤的诊断。腺体可以出现于宫内或宫外肿瘤，也可出现于复发的内膜间质肿瘤中。

【鉴别诊断】

1. 伴有性索样成分的子宫内膜间质肿瘤 应该与伴有性索样成分的 ESS 鉴别，两者有时很相似。内膜样腺体通常显示为分化好的小管，与周围间质明显不同。而性索样结构常与间质混合在一起。免疫组化染色有所帮助，性索样区 inhibin-α、calretinin 或平滑肌标志物阳性，CK 少有反应；而内膜样腺体 CK（包括 CK7）阳性。由于内膜间质成分决定着这两种肿瘤的行为，因此，这种鉴别在临床上并不重要。如果性索成分 >50%，推荐做分子检测，以除外类似卵巢性索肿瘤的子宫肿瘤（uterine tumor resembling ovarian sex cord tumor，UTROSCT）。

2. 腺肌病 伴有内膜样腺体分化的子宫内膜间质肿瘤有时出现很多腺体，需要与腺肌病鉴别。间质体积和腺体数量之间差异显著，以及间质细胞的形态和广泛的血管浸润倾向能够与腺肌病鉴别，见到典型的内膜间质肿瘤成分有助于诊断。宫外肿瘤中同样的特征有助于与内膜异位症鉴别。以往报道的侵袭性内膜异位症中，很多病例可能就是宫外伴有内膜样腺体分化的 ESS。

3. 腺肉瘤 腺肉瘤的间质成分有时在形态学和免疫组化上与 ESS 相似，使两者难以鉴别。但前者的上皮成分通常与间质成分关系紧密，形成特征性的腺体周围间质细胞套（腺管周围套袖）；而后者没有这种特征，腺体通常较少，且杂乱分布。此外，腺肉瘤很少有明显的肌层浸润，除非有肉瘤成分过度生长。

4. 癌肉瘤 如果子宫内膜样腺体显示出不典型性或恶性表现，必须与癌肉瘤鉴别。癌肉瘤的间叶成分通常由多形性未分化细胞组成，伴有或不伴有异源性成分，类似未分化内膜或子宫肉瘤的间叶成分。同样，上皮成分也常显示出高度不典型性。

（二）伴有平滑肌分化的子宫内膜间质肿瘤

子宫内膜间质肿瘤中出现小灶状平滑肌分化并不少见，含有显著平滑肌分化的内膜间质肿瘤不多。以往将平滑肌成分非常明显（>30%）的内膜间质肿瘤称为内膜间质 - 平滑肌混合性肿瘤或间质肌瘤。目前认为这种肿瘤起源于内膜间质，平滑肌可能来自间质成分的衍化与化生，且在肿瘤的生物学行为中不起决定作用，故现多采用子宫内膜间质肿瘤（ESN或ESS）伴平滑肌分化（endometrial stromal tumor with smooth muscle differentiation）的名称，确定良、恶性的标准与一般子宫内膜间质肿瘤相同。

【大体病理学】

大体所见与缺乏平滑肌分化的间质肿瘤没有不同，但有些肿瘤显示一个或多个黄褐色质软的结节，与质实的白色旋涡状结节交替，或埋于苍白色坚实的组织中或在其周围。

【组织病理学】

肿瘤不仅与ESN和ESS相似，还含有细长的嗜酸性细胞区域，这些细胞具有平滑肌的形态特征，而且平滑肌标志物阳性。平滑肌成分在形态学上通常（但不总是）表现为良性，并且有以下3种不同形态：①最常见的是形成中央有明显透明变的结节，称为“星暴”型，这种图像没有特异性，在其他类型子宫内膜间质肿瘤中均可以出现；②成熟或不成熟的平滑肌束，类似平滑肌瘤中见到的典型平滑肌形态（图20-15A）；③平滑肌成分形成不规则的岛状结构，或巢状结构，容易误认为上皮分化（图20-15B）。极少数病例还可以出现子宫内膜样腺体分化。

【鉴别诊断】

肿瘤中的间质成分和平滑肌成分形成不规则的指状交错，容易误诊为ESS浸润。鉴别时需要结合大体和镜检，并且要知道组织块取自何处。重要的是认识到肿瘤中的平滑肌是化生性的，并不是来自正常肌层，并且要注意切片是取自肿瘤内部，而不是取自与周围肌层的交界处。肿瘤组织中的平滑肌可通过平滑肌染色显示出来，而间质成分CD10染色阳性。内膜间质成分平滑肌标志物常为阴性，有时desmin阳性，但并不像在平滑肌表达那样弥漫。

（三）伴有性索样成分的子宫内膜间质肿瘤

伴有性索样成分的子宫内膜间质肿瘤（endometrial stromal tumor with sex cord-like element，ESTSCLE）是指内膜间质肿瘤（ESN或ESS）中出现局灶性索样分化，类似卵巢性索肿瘤中的性索样成分。如果肿瘤主要或全部由性索样成分构成，则该肿瘤属于类似卵巢性索肿瘤的子宫肿瘤（uterine tumor resembling ovarian sex-cord tumor，UTROSCT）[1]。肿瘤的行为取决于相应的生长方式（ESN或ESS）。

【病理学特征】

肿瘤大体所见与一般的间质肿瘤（ESN或ESS）没有不同。显微镜下可见肿瘤中有典型的子宫内膜间质肿瘤区域，在多数肿瘤中性索样分化并不明显，但诊断不太困难。性索样区由互相吻合的梁状、索条状、巢状或支持细胞样小管构成（图20-16）。

【免疫组化】

性索样成分的免疫表型不恒定，有的CK阳性，还有的显示平滑肌分化。有些病例卵巢性索间质肿瘤标志物阳性，包括inhibin-α、calretinin和CD99。

四、高级别子宫内膜间质肉瘤

高级别子宫内膜间质肉瘤（high-grade endometrial stromal sarcoma，HGESS）是内膜间质来源的恶性肿瘤，由高级别圆形细胞和（或）梭形细胞构成，有时伴有低级别成分[1]。

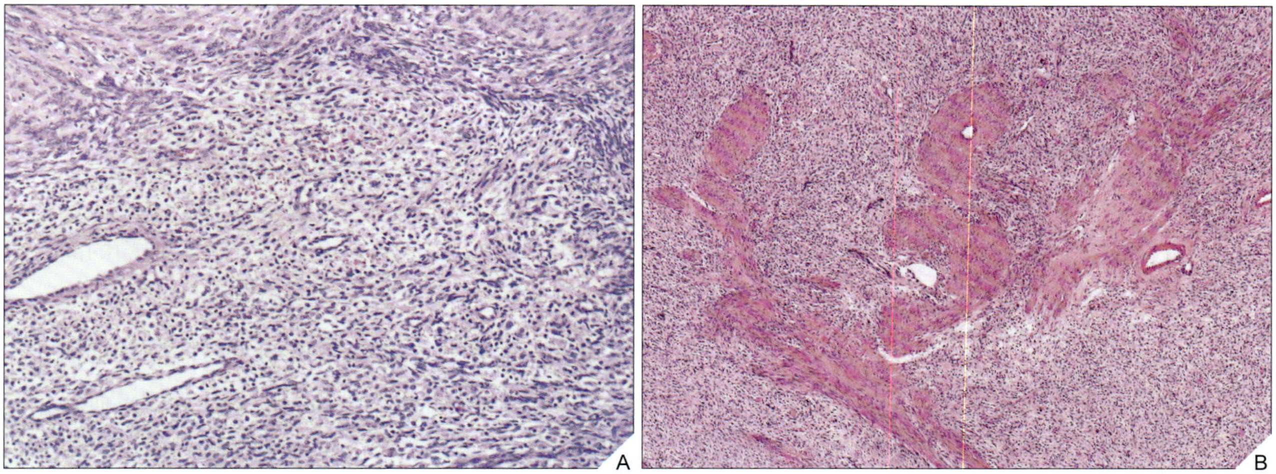

图20-15 伴有平滑肌分化的内膜间质肿瘤

A. 平滑肌瘤成分（上）和内膜间质肿瘤成分（下）；B. 平滑肌成分形成不规则的岛状或巢状结构

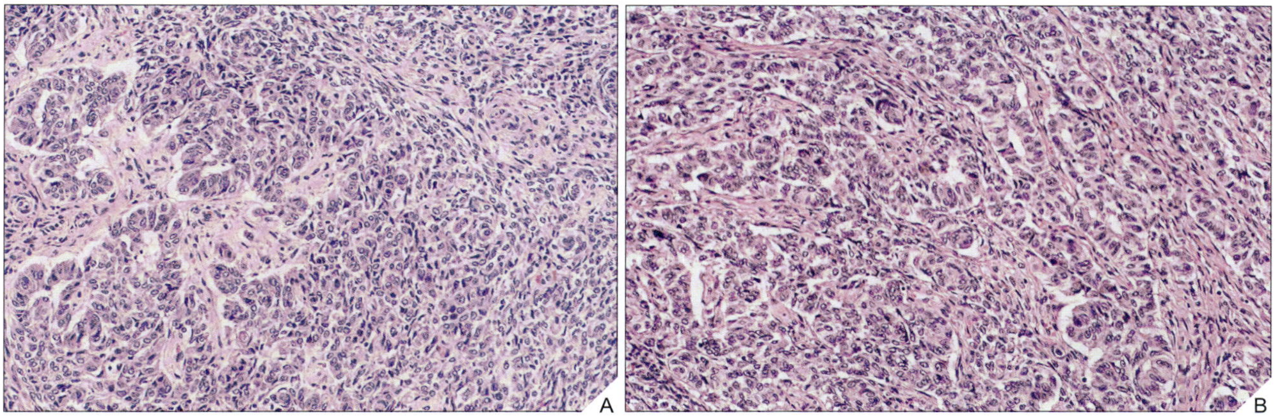

图 20–16　伴有性索样成分的内膜间质肿瘤

A、B. 性索样区由互相吻合的梁状、索条状、巢状或支持细胞样小管构成

HGESS 的形态学、免疫表型和分子特征取决于主要基因的改变。以往将 HGESS 定义为 t（10；17）重排导致 *YWHAE-NUTM2* 基因融合的内膜间质肉瘤。近年来在内膜间质肉瘤中发现了其他遗传学改变，扩展了 HGESS 的范畴，新增加的 HGESS 中最常见的是伴有 *BCOR* 基因改变的 HGESS，包括 *ZC3H7B-BCOR* 融合和 *BCOR* 内部串联重复。HGESS 少见的遗传学改变还包括 *BRD8-PHF1*、*JAZF1-BCORL1*、*EPC1-SUZ12* 和 *EPC1-BCOR* 融合。少数 LGESS 可以向高级别转化，表现为肿瘤细胞出现高级别形态特征，但具有 *JAZF1* 或 *PHF1* 易位。另外，多形性肉瘤中出现低级别内膜间质成分时，即使没有上述遗传学改变，也应该诊断 HGESS NOS[10, 11]。这些新认识的 HGESS 比较少见，通常需要进行分子检测以明确诊断。

【临床特征】

患者年龄为 14～71 岁，平均年龄为 50 岁，*BCOR* 内部串联重复（*BCOR* ITD）HGESS 患者的平均年龄为 44 岁（14～62 岁）[10]。最常见表现是阴道不规则出血，也可以表现为子宫增大或盆腔肿块。

【大体病理学】

肿瘤主要位于子宫体，表现为宫腔内息肉样肿物和（或）肌层结节，大小 1.5～14.5cm（平均 9.7cm）。切面鱼肉样，棕褐色到黄色，常见出血和坏死。通常界限不清，可见广泛的肌层浸润和血管浸润，通常累及子宫外或腹膜后（图 20-17）。偶尔，肿瘤呈胶冻样外观[10]。

【组织病理学】

不同遗传学异常的 HGESS 生长方式相似，类似 LGESS，但通常呈融合性生长和破坏性浸润，常侵入深肌层和淋巴管 / 血管（图 20-18A），可见活跃的核分裂活性和坏死。50% 以上的 HGESS 是双相性的，包含 LGESS 形态的区域。不同遗传学异常的 HGESS 具有不同的形态学表现和免疫表型（表 20-2）。

1. *YWHAE-NUTM2A/B* 融合 HGESS　肿瘤由高级别成分和低级别成分组成[1, 11]，通常以高级别成分为主，在同一区域内，细胞的形态比较一致。高级别成分细胞丰富，排列成界限模糊或清晰的巢状和梁索状，其间是纤细的分支状毛细血管网（图 20-18B），偶见小动脉。高级别肿瘤细胞为圆形上皮样细胞，细胞质少量到中等，嗜酸性，核圆形到卵圆形，空泡状，核膜不规则，可见核仁。核的体积通常是淋巴细胞的 4～6 倍，核分裂象多见，通常 >10/10HPFs。偶尔，细胞核具有某种程度的多形性，但没有明显的多形性和奇异形核。常见坏死，偶尔出现假乳头状、假腺样、横纹肌样、性索样分化、真菊形团或假菊形团样形态。低级别成分类似纤维

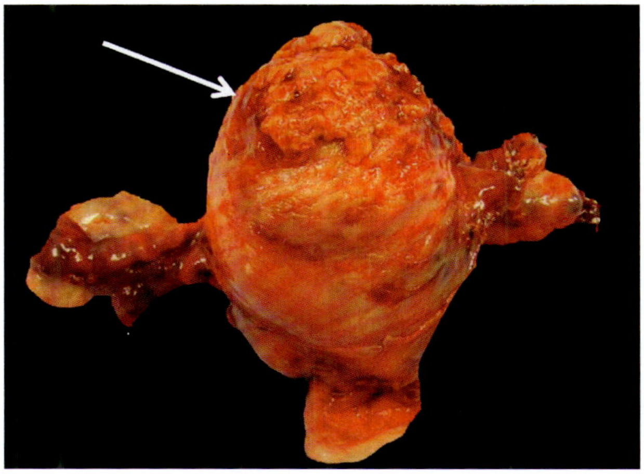

图 20–17　高级别子宫内膜间质肉瘤

肿瘤扩散到子宫外（子宫底）

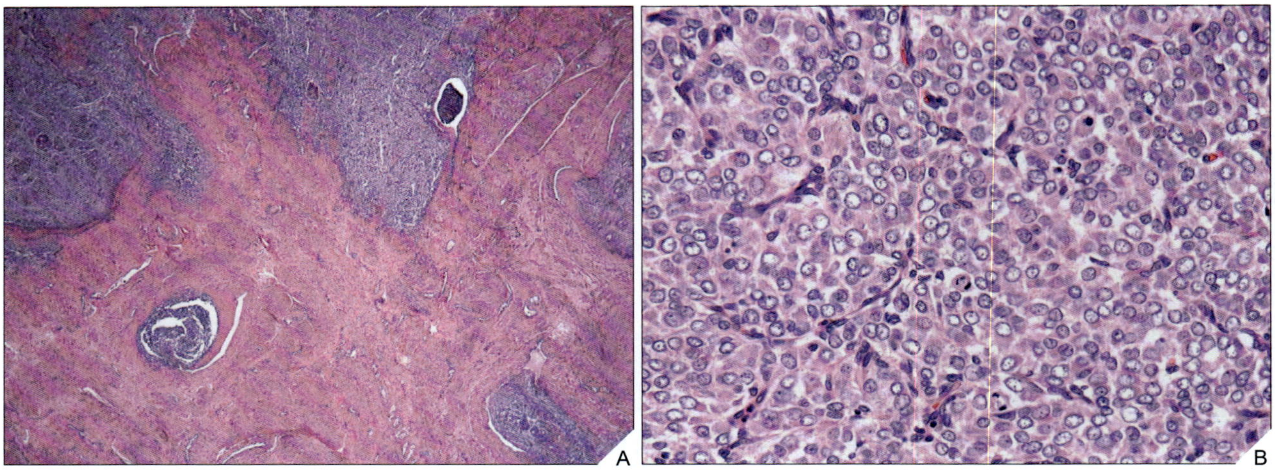

图 20-18 *YWHAE-NUTM2A/B* 融合的高级别子宫内膜间质肉瘤

A. 生长方式类似 LGESS；B. 高级别区细胞丰富，形态较一致，呈上皮样，可见分支状毛细血管网

表 20-2 不同分子亚型高级别内膜间质肉瘤的临床病理特征

特征	*YWHAE-NUTM2A/B*融合HGESS	*ZC3H7B-BCOR*融合HGESS	*BCOR* ITD HGESS	*BCORL1* HGESS
发病年龄	30～66 岁，中位年龄 53 岁	30～66 岁，中位年龄 53 岁	较其他 HGESS 年轻，中位年龄 44 岁	20～70 岁，中位年龄 50 岁
肿瘤形态	细胞圆形，核中重度异型性，可伴 LGESS 形态	梭形细胞，核轻中度异型性，不伴 LGESS 形态	兼具前两者形态特征	梭形细胞，可伴高级别核的上皮样和横纹肌样细胞，无圆形细胞
间质特征	缺少丰富黏液样基质	黏液样基质显著	黏液样基质少见	约 83% 可见黏液样基质
CD10	低级别成分弥漫阳性，高级别成分阴性	弥漫阳性	弥漫或局灶阳性	100% 阳性
ER/PR	低级别成分弥漫阳性，高级别成分阴性	阴性 / 局灶阳性	阴性	71%/83% 阳性
cyclin D1	低级别成分阴性 / 局灶阳性，高级别成分弥漫阳性	弥漫阳性	弥漫阳性	33% 阳性
BCOR	低级别成分阴性 / 局灶阳性，高级别成分弥漫阳性	阴性 / 阳性	阳性	目前报道均未检测
desmin	阴性	阴性	阴性 / 局灶阳性	75% 阳性
SMA	阴性	阴性 / 局灶阳性	阴性	75% 阳性
h-caldesmon	阴性	阴性 / 局灶阳性	阴性	阴性

黏液样或普通型 LGESS，通常具有纤维黏液样特征，主要由低级别梭形细胞成分组成，核呈圆形到卵圆形，细胞质少，没有明显的核分裂活性。高级别成分可以呈弥漫性或明显的结节状分布，也可以表现为多个小的上皮样细胞巢。极少数病例以低级别成分为主，高级别成分很少，容易误诊为 LGESS[10]。

2. *C3H7B-BCOR* 融合 HGESS　通常呈舌状和膨胀性浸润，约 2/3 的病例可见血管淋巴管浸润（图 20-19）。肿瘤由一致的梭形细胞组成，呈不规则束状排列（图 20-20A）[18,19]。细胞有轻到中度异型性，胞质少量至中等，通常嗜酸性，偶尔细胞质丰富，呈蓝灰色或空泡状及印戒细胞样。核卵圆形到梭形，染色质均匀，核仁不明显，核分裂象（1～50）/10HPFs（平均 14.5/10HPFs），多数肿瘤核分裂象 >10/10HPFs。偶见上皮样或多形性细胞。可见多少不等的黏液样基质，从局灶到丰富，或形成黏液湖（图 20-20B）。少数肿瘤可见局灶性间质胶原化或胶原斑块。常见小动脉，但缺乏血管周围漩涡，血管外皮细胞瘤样结构和厚壁血管少见。超过半数的肿瘤出现坏死，通常为梗死型。罕见形态包括骨化生、出现良性子宫内膜腺体或梭形细胞“球状”增生。与 *YWHAE-NUTM2A/B* 融合或 *BCOR* ITD 的 HGESS 不同，肿瘤中没有普通型或纤维黏液样的 LGESS 成分[10, 11]。

3. *BCOR* ITD HGESS　兼有 *YWHAE–NUTM2* 和

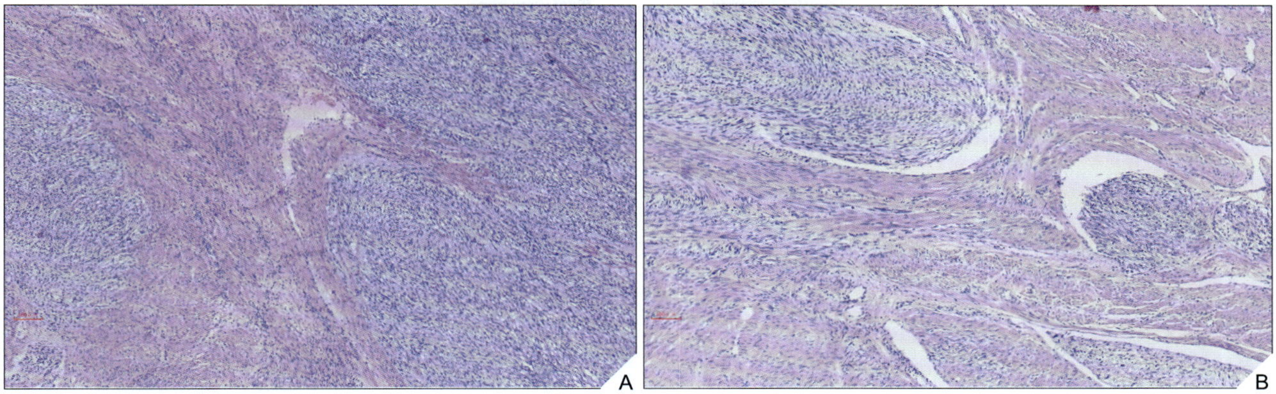

图 20-19 *ZC3H7B-BCOR* 融合高级别子宫内膜间质肉瘤

A. 通常呈舌状和膨胀性浸润；B. 可见血管淋巴管浸润

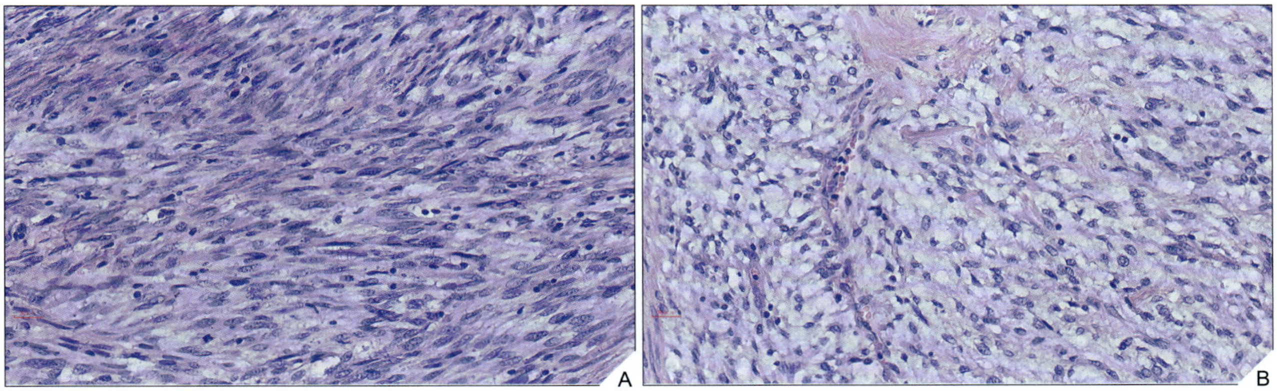

图 20-20 *ZC3H7B-BCOR* 融合高级别子宫内膜间质肉瘤

A. 由一致的梭形细胞组成；B. 可见黏液样基质

ZC3H7B–BCOR 融合 HGESS 的形态特征，通常由3种成分组成，即高级别梭形细胞、高级别圆形细胞和低级别梭形细胞[20-23]。通常以高级别圆形细胞为主，偶尔缺乏圆形细胞。高级别圆形细胞上皮样细胞中等大小，呈片状分布，核圆形至卵圆形，染色质粗糙，核仁小，细胞质稀少。高级别梭形细胞类似 *ZC3H7B-BCOR* 肿瘤。低级别成分类似纤维 / 纤维黏液样 LGESS。高级别圆形细胞和梭形细胞的核分裂象≥10/10HPFs（≥ 4/mm^2），低级别梭形细胞的核分裂象 <1/10HPFs（<1/mm^2 ）。在多数肿瘤中至少局灶可见黏液样和（或）胶原性间质。常见血管淋巴管浸润和肿瘤坏死。

4. 伴有其他基因重排的 HGESS 包括未知伴侣的 *YWHAE* 重排及 *BRD8-PHF1*、*JAZF1-BCORL1*、*EPC1-SUZ12* 和 *EPC1-BCOR* 基因融合等。

伴有 *BCORL1* 改变的 HGESS 有两组分子亚群[24]，第一组是 *BCORL1* 融合（最常见的是 *JAZF1*）、ITD 或纯合性缺失，可见梭形细胞和上皮样细胞，至少有中度细胞学异型性，核分裂象多见，平均 12.3/10HPFs。另一组是 *BCORL1* 截断突变，可见一致的梭形细胞，核分裂象较少见，平均 5.6/10HPFs，约 40% 的病例可见上皮样成分，约 50% 的病例伴有典型的 LGESS 成分。两组病例均可见黏液样间质（86% 比 80%）、纤维化 / 胶原斑块（57% 比 40%）和肿瘤细胞坏死（57% 比 20%）。多数病例具有侵袭性行为。*BCORL1* 改变的 HGESS 与 *BCOR* 改变的 HGESS 在形态学上有重叠，并且具有相似的病程，因此，诊断时检测该基因是重要的[10]。

偶见 *EPC1-BCOR* 融合 HGESS，出现明显的微囊结构和黏液样背景[11]。

【免疫组化】

在 *YWHAE-NUTM2A/B* 融合的 HGESS 中，高级别成分 CD10、ER 和 PR 阴性或局灶阳性，弥漫表达 cyclin D1（>70% 的肿瘤细胞核）(图 20-21）和 BCOR（与 BCOR 异常无关），CD117 也可以阳性，但 DOG1 阴性。低级别成分通常 CD10、ER 和 PR 弥漫强阳性（图 20-22），cyclin D1 通常呈弱阳性和局灶阳性，CD117 阴性[1, 10]。

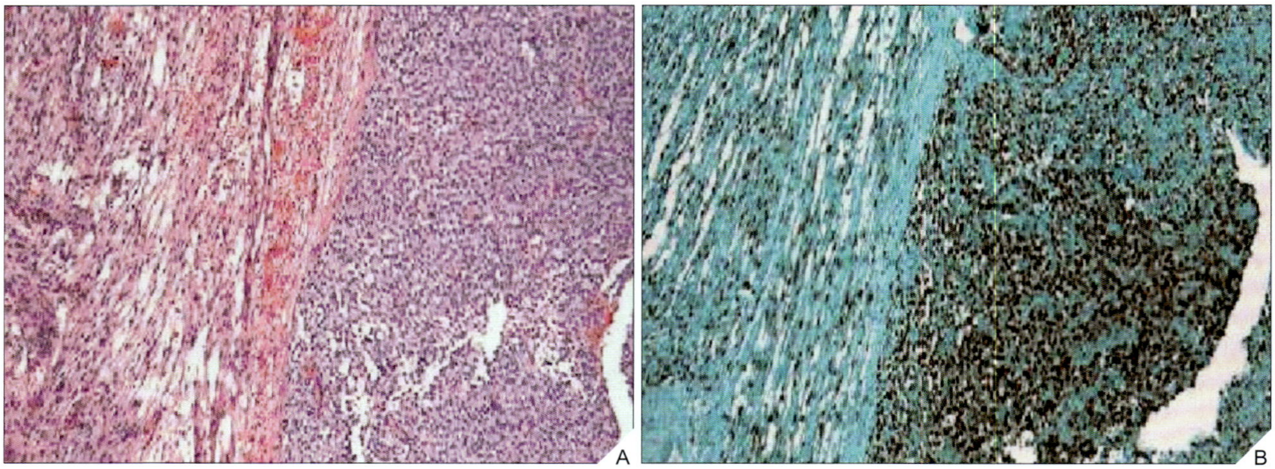

图 20-21　*YWHAE-NUTM2A/B* 融合高级别子宫内膜间质肉瘤

A. 可见高级别区和低级别区；B. 高级别成分 cyclin D1 阳性

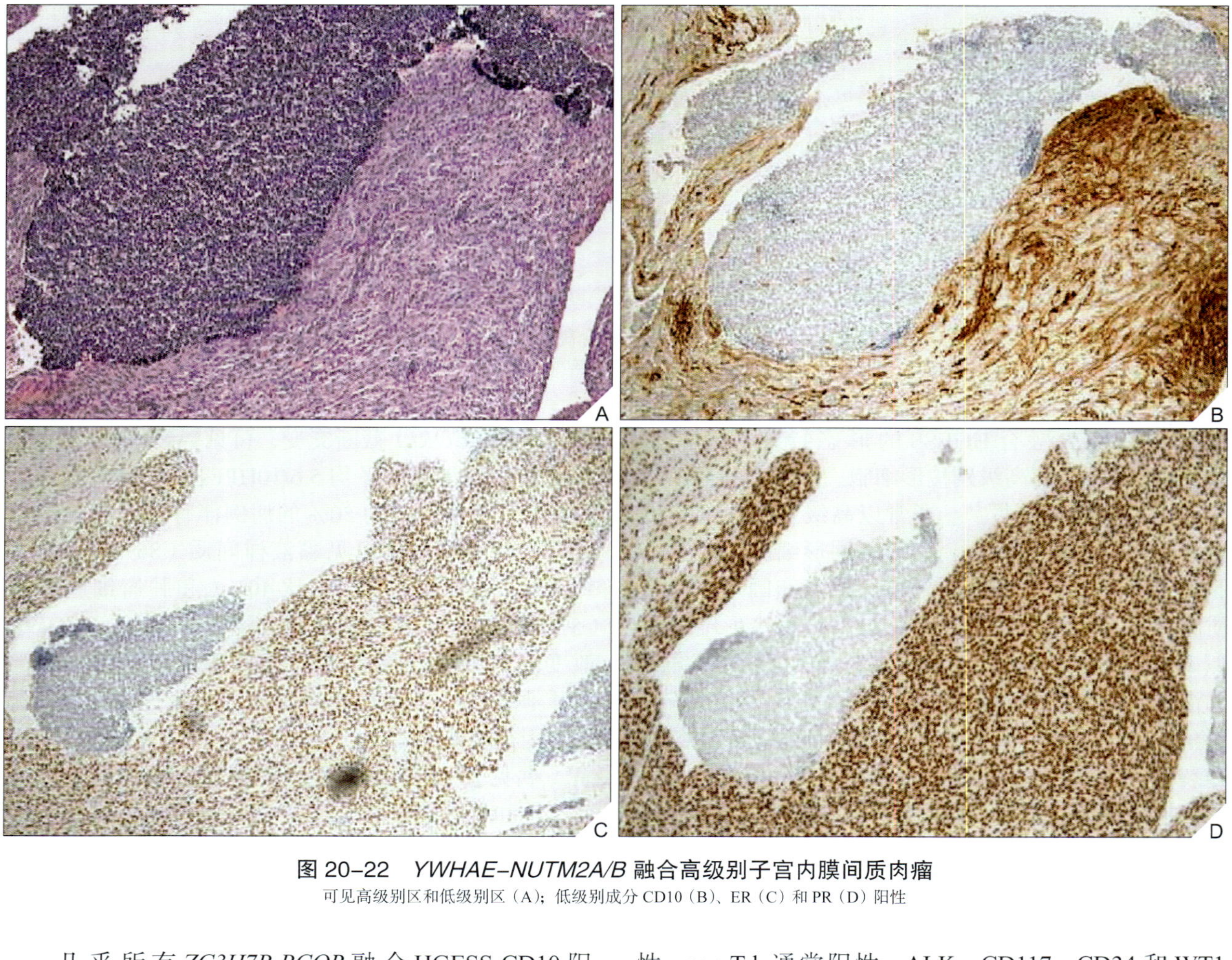

图 20-22　*YWHAE-NUTM2A/B* 融合高级别子宫内膜间质肉瘤

可见高级别区和低级别区（A）；低级别成分 CD10（B）、ER（C）和 PR（D）阳性

几乎所有 *ZC3H7B-BCOR* 融合 HGESS CD10 阳性，85% 的病例 cyclin D1 弥漫强阳性（图 20-23），50%～80% 的病例 BCOR 阳性，其中绝大多数强表达。30% 的病例 SMA 和 h-caldesmon 局灶阳性，<6% 的病例 desmin 阳性。25% 的病例 ER 和 PR 阳性，pan-Trk 通常阳性。ALK、CD117、CD34 和 WT1 均为阴性，P53 呈野生型表达 [10, 11, 20]。

伴有 *BCOR* ITD 的 HGESS 通常 cyclinD1 和 BCOR 弥漫强阳性，83% 的病例 CD10 局灶阳性，60% 的病例 desmin 阳性，25%～50% 的病例 ER/PR 阳性，

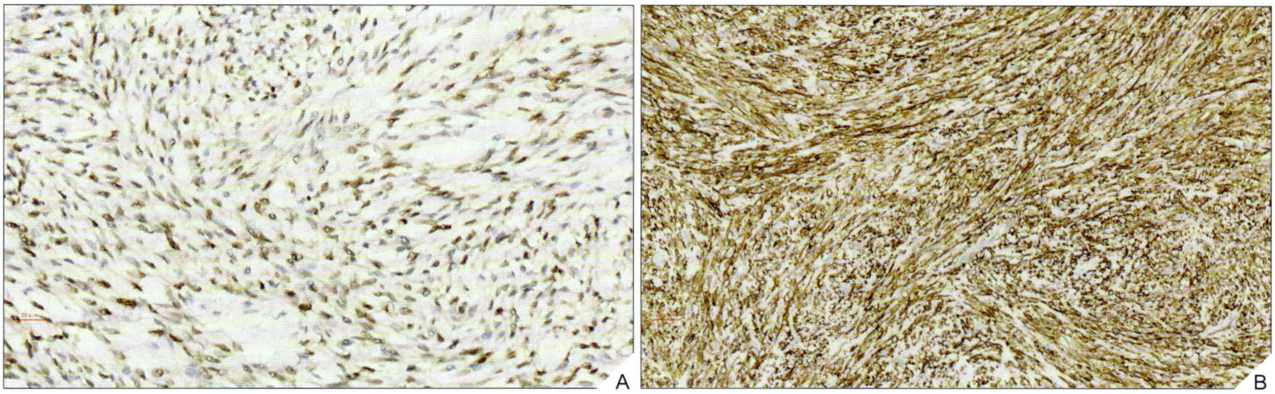

图 20-23　*ZC3H7B-BCOR* 融合高级别子宫内膜间质肉瘤

A. cyclin D1 弥漫阳性；　B.CD10 阳性

SMA 和 h-caldesmon 阴性。pan-Trk 阳性，p53 呈野生型表达。伴有 *BCORL1* 改变的 HGESS 均为 CD10 阳性，多数表达 ER、PR、desmin 和 SMA，偶见 cyclin D1 阳性[10，11]。

需要强调的是，BCOR 免疫组化染色不能用于鉴别 *YWHAE* 和 *BCOR* 相关的 HGESS，诊断 *BCOR* 相关的 HGESS 依靠分子检测（FISH 或测序分析），而不是免疫组化[11]。

【分子遗传学】

YWHAE-NUTM2A/B 融合 HGESS 的遗传学特征是 t（10；17）导致 *YWHAE-NUTM2A/B* 基因融合。需要注意的是，选择肿瘤块进行免疫组化染色时，结合肿瘤的形态是非常重要的，但对于分子分析（FISH），选择任何肿瘤组织块都是合适的，因为无论低级别成分还是高级别成分，遗传学改变在整个肿瘤中是一致的[10，11]。

伴有 *BCOR* 基因异常的 HGESS 中，*BCOR* 基因异常形式主要包括 *BCOR* 基因融合和 *BCOR* 第 15 号外显子内部串联重复（*BCOR* ITD）[1]。随着检测技术的发展，不断有新的 *BCOR* 融合基因伴侣被发现，包括 *L3MBTL2*、*EP300*、*NUTM2G*、*RALGPS1*、*MAP7D2*、*RGAG1*、*ING3*、*NUGGC*、*KMT2D*、*LPP* 及 *CREBBP* 等[25，26]。这些新融合形式的病例与 *ZC3H7B-BCOR* 融合阳性的病例在发病年龄、临床表现及临床分期上无明显差异，病理形态亦相似。在 *BCOR* 重排的 HGESS，尤其是 *ZC3H7B-BCOR* 融合 HGESS 中，常可出现其他的基因异常，如高频 *MDM2*、*FRS2* 和 *CDK4* 基因扩增（发生率分别为 45%、40%、38%），以及 *CDKN2A* 和 *CDKN2B* 基因缺失（发生率分别为 28% 及 18%）[25，26]。上述基因改变均可导致细胞周期蛋白依赖性激酶 4（CDK4）激活，提示这类肿瘤可能会对 CDK4 抑制剂敏感。

伴有 *BCORL1* 改变的 HGESS 有两组分子亚群[24]，第一组是 *BCORL1* 融合（常见的融合伴侣是 *JAZF1* 和 *EP300*）、ITD 或纯合性缺失，另一组是 *BCORL1* 截断突变，半数病例出现 LGESS 相关的融合基因：*JAZF1-SUZ12* 和 *EPC1-PHF1*。伴有 *BCORL1* 基因改变的 HGESS 与 *BCOR* 改变的 HGESS 在形态上有重叠，并且具有相似的生物学行为，因此，在诊断中检测该基因是具有重要意义的。与 *BCOR* 基因异常 HGESS 类似，*BCORL1* 异常的 HGESS 也具有 *CDK4* 和 *MDM2* 扩增及 *CDKN2A* 和 *CDKN2B* 缺失。但其 *NF1* 突变和 mTOR-NF2-AKT 通路改变（33% 及 25%）远多于 *BCOR* 重排的病例（4% 及 2.5%）。MEK 抑制剂或 mTOR 抑制剂可能会使这部分对传统化疗无效的 *BCORL1* 异常的 HGESS 患者获益。

伴有其他基因重排的 HGESS 还包括未知伴侣的 *YWHAE* 重排及 *BRD8-PHF1*、*EPC1-SUZ12* 和 *EPC1-BCOR* 基因融合等。

【鉴别诊断】

1. LGESS　HGESS 与 LGESS 相比，主要有以下不同：①在临床上，HGESS 通常比 LGESS 分期更高，子宫外扩散更多见；②大体检查时，两者均可表现为肌层内结节状浸润及向脉管内延伸，但 HGESS 可见破坏性肌层浸润，而 LGESS 通常没有；③ HGESS 主要由高级别圆形细胞构成，伴有多少不等的低级别梭形细胞成分，而 LGESS 的肿瘤细胞类似增殖期内膜间质细胞；④ HGESS 中高级别区的血管是纤细的分支状毛细血管，而 LGESS 中的血管是螺旋小动脉样；⑤ HGESS 可见肿瘤细胞坏死，而 LGESS 中通常没有；⑥免疫组化检测和遗传学分析有助于鉴别。BCOR 是区分 LGESS 和 HGESS 的有用标志物。以往的研究表明，BCOR 在 *YWHAE* 相关 HGESS 和

BCOR ITD HGESS 中几乎均强烈而弥漫性表达，在 50% 的 *ZC3H7B-BCOR* HGESS 中表达，但未见其在 LGESS 中明确阳性表达的报道[10]。

核分裂活性不是 LGESS 与 HGESS 鉴别的依据。多数 LGESS 核分裂象 <5/10HPFs，但也可以更高。如果肿瘤具有明显的核分裂活性［如 >（20～30）/10HPFs］，且形态也不同寻常，至少要考虑 HGESS 的可能性。如果充分取材后，肿瘤具有 LGESS 的典型形态，没有其他高级别成分，则无论核分裂活性如何，均应诊断 LGESS。对于具有纤维或黏液样特征的 ESS，尤其是分期较高的肿瘤，也要充分取材，以明确是否存在高级别成分。

2. 上皮样平滑肌肉瘤（epithelioid leiomyosarcoma） HGESS 和上皮样平滑肌肉瘤的相似之处在于破坏性肌层浸润、切面棕褐色到黄色及可见坏死，而且均有上皮样成分。对鉴别诊断有帮助的线索包括：①上皮样平滑肌肉瘤通常缺乏明显的纤细血管，肿瘤细胞有丰富的颗粒状或嗜酸性细胞质；② HGESS 中的低级别区类似纤维黏液样 LGESS，而上皮样平滑肌肉瘤中混有梭形细胞时，梭形细胞的形态类似普通型平滑肌肉瘤；③上皮样平滑肌肉瘤 desmin、h-caldesmon 阳性，而 cyclin D1 阴性或局灶阳性。

3. 胃肠道间质瘤（gastrointestinal stromal tumor，GIST） HGESS 复发或有子宫外扩散时，要注意与腹膜梭形细胞肿瘤相鉴别，其中最容易混淆的是 GIST。GIST 也可以表现为梭形细胞与上皮样细胞混合，但与 HGESS 相比，两种细胞的混合通常更紧密，且梭形细胞的嗜酸性细胞质更明显。一个重要的陷阱是 HGESS 可以弥漫表达 c-kit，因此，该标志物不能用于两者的鉴别，但是 HGESS 不表达 DOG1，也没有 *c-kit* 突变。

4. 未分化癌（undifferentiated carcinoma） 由弥漫增生的上皮样细胞构成，可以单独存在，或与低级别内膜样癌混合存在（去分化内膜样癌）。在活检/刮除标本取材有限的情况下，需要与 HGESS 鉴别，由于未分化癌通常 cyclin D1 弥漫阳性，使鉴别诊断更加困难。局灶 EMA、广谱 CK 或 CD10 阳性支持未分化癌的诊断，如果上述标志物阴性，则需要进行遗传学分析。

【预后】

HGESS 诊断时通常为进展期，通常在手术后几年内复发。对于 ER 和 PR 阴性的病例，抗雌激素治疗似乎无效。与 *YWHAE-NUTM2A/B* 阳性的 HGESS 相比，伴有 *BCOR* 基因融合的 HGESS 表现出更具侵袭性的生物学行为，而伴有 *BCOR* ITD 的 HGESS 临床上似乎更惰性，但报道的例数较少，需要进一步观察[9]。

五、未分化子宫肉瘤

未分化子宫肉瘤（undifferentiated uterine sarcoma，UUS）是恶性间叶性肿瘤，没有任何特异性分化，是排除性诊断[1]。

【临床特征】

UUS 少见，通常发生于绝经后妇女，平均年龄为 60 岁。常见的临床表现是绝经后出血、子宫增大/盆腔肿块，或子宫外扩散的症状/体征。约 2/3 的患者就诊时为Ⅲ/Ⅳ期。

【大体病理学】

病变主要位于子宫内膜和（或）肌层，偶见于宫颈。本病常表现为宫腔内一个或多个棕黄色至灰色的息肉样肿物，或肌层内肿物，棕褐色到白色，通常 >10cm，切面呈鱼肉样，常见出血和坏死，有时脱出到宫颈口外。其常累及深肌层。

【组织病理学】

肿瘤界限不清，破坏性浸润子宫肌层，常见淋巴管血管浸润。通常由单形性或多形性高级别上皮样和（或）梭形细胞组成，呈束状、席纹状、鱼骨样排列，或无特定结构，间质可呈黏液样。核大小和形状明显不同，染色质浓密，呈粗糙的团块状，常有大核仁。核分裂象多见，几乎总是 >10/10HPFs，有时接近 50/10HPFs。常出现广泛的坏死和（或）出血（图 20-24）。

【免疫组化】

肿瘤细胞通常 p16 和 p53 弥漫阳性，有的病例 ER/PR 和 CD10 阳性，其他子宫间叶性肿瘤标志物不同程度阳性或阴性[1]。

【分子遗传学】

UUS 没有特定的易位，核型复杂，包括 2q、4q、6q、7p、9q、20q 获得，以及 3q、10p、14q 缺失。有的病例显示 *TP53* 突变和 p53 异常表达。

【鉴别诊断】

UUS 是排除性诊断，必须首先除外平滑肌肉瘤、HGESS、癌肉瘤、低分化/未分化癌、腺肉瘤伴肉瘤成分过度生长、NTRK 肉瘤、横纹肌肉瘤等[9]。只有在子宫切除标本上广泛取材并结合免疫组化或分子检测除外其他高级别肿瘤之后才能诊断（表 20-3），肉瘤成分混有小的癌灶倾向癌肉瘤，而发现典型的腺肉瘤则可确定。由于取材不充分，上述鉴别在刮除标本上是困难的。在子宫切除标本上，对于呈息

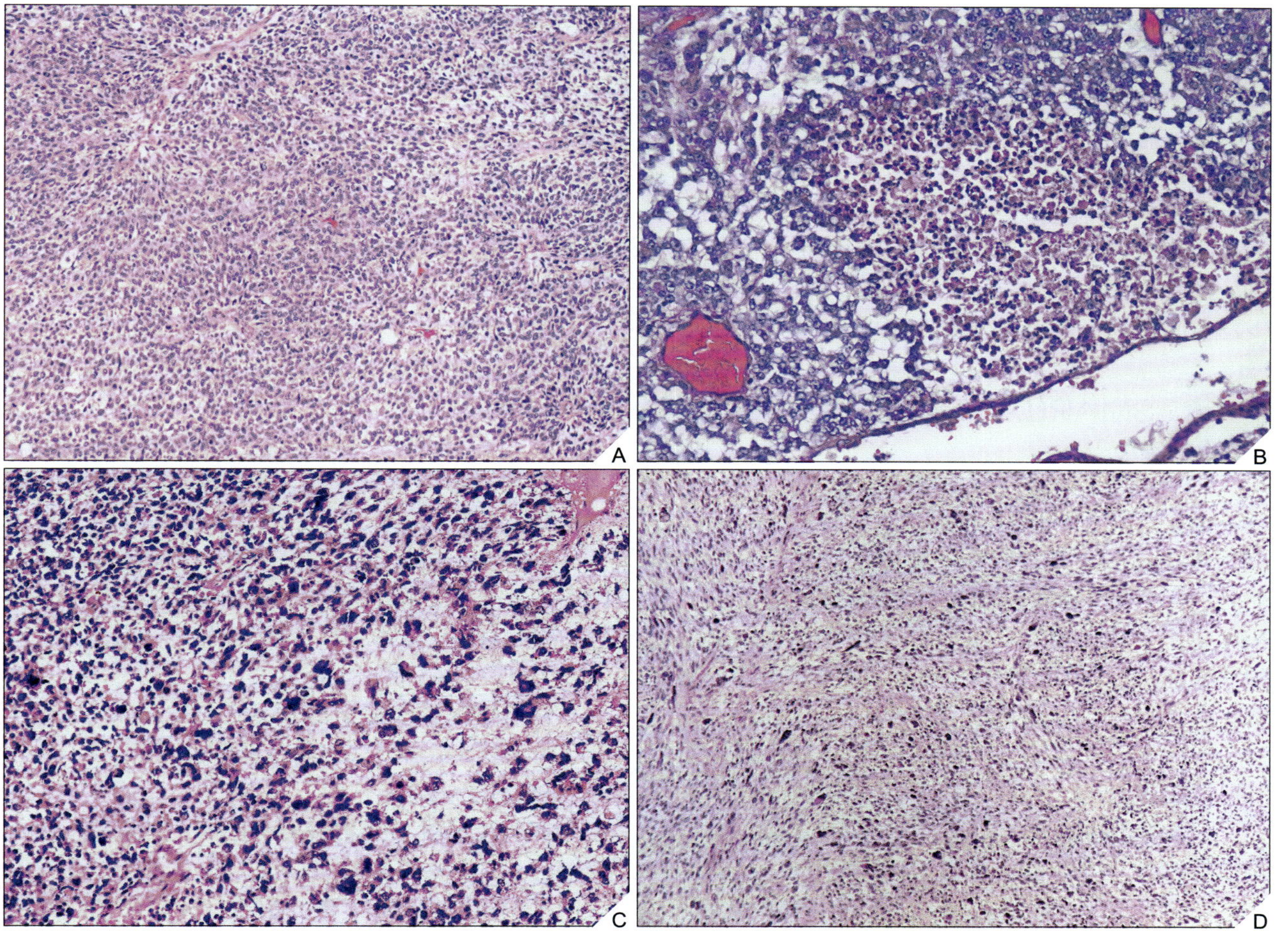

图 20-24　未分化子宫肉瘤

A. 肿瘤细胞没有内膜间质分化，未见螺旋动脉；B. 肿瘤细胞坏死；C. 肿瘤细胞有明显的多形性；D. 间质呈黏液样

表 20-3　子宫内膜间质肿瘤的鉴别诊断

ESN	LGESS	HGESS	UUS
富于细胞性平滑肌瘤	腺体稀少的腺肌病	LGESS	平滑肌肉瘤
LGESS	富于细胞性平滑肌瘤	平滑肌肉瘤	HGESS
	脉管内平滑肌瘤病	UUS	横纹肌肉瘤
	具有广泛血管内成分的平滑肌肉瘤	GIST	未分化癌
		IMT	癌肉瘤
	HGESS		腺肉瘤伴间质过度生长
	UTROSCT		淋巴瘤
	PEComa		黑色素瘤
	GIST		NTRK 肉瘤

肉样突向宫腔的恶性肿瘤，取材应该包括肿瘤的边缘及相邻的内膜，有助于发现癌肉瘤或腺肉瘤的线索。CD10 在 UUS、平滑肌肉瘤、横纹肌肉瘤和癌肉瘤中均有表达，对上述肿瘤的鉴别没有帮助，鉴别诊断主要根据形态学。平滑肌标志物和 myogenin 或 myoD1 可以分别用于除外平滑肌肉瘤或横纹肌肉瘤，或用于识别癌肉瘤中的横纹肌肉瘤成分。大多数（约 77%）未分化和去分化子宫内膜癌表达广谱 CK 和低分子量 CK，有助于鉴别，而 PAX8 在未分化癌和未分化子宫肉瘤中均为阴性，诊断价值有限。如出现

YWHAE、*JAZF1*、*BOCR*、*NTRK* 重排等诊断性分子特征，则不宜诊断为 UUS[1]。随着新的分子遗传学事件在子宫肉瘤中被发现，UUS 的病理诊断会越来越少甚至可能消失。

【预后】

肿瘤侵袭性强，预后差，平均生存期<2 年，多数患者在诊断 3 年内死于局部复发或远处转移。ER 和（或）PR 阳性的患者预后稍好，而核分裂活跃（>25/10HPFs）的肿瘤患者预后更差。

六、SMARCA4 缺失的子宫肉瘤

SMARCA4（编码蛋白 BRG1）是 SWI/SNF 染色体重塑复合体的催化异二聚体的一个亚基。*SMARCA4* 基因突变见于卵巢高钙血症型小细胞癌、不典型畸胎样/横纹肌样肿瘤、胸腺肉瘤等恶性肿瘤，可引起 BRG1 蛋白表达丢失。部分 UUS 也存在 SMARCA4 缺失，这部分肿瘤称为 SMARCA4 缺失的 UUS 或 SMARCA4 缺失的子宫肉瘤（SMARCA4-deficient uterine sarcoma）[27]。

【临床特征】

SMARCA4 缺失的 UUS 约占非平滑肌源性子宫肉瘤的 5%，好发于年轻女性，发病年龄为 32～70 岁（中位年龄为 33～49 岁）。约 25% 的病例累及附件，31% 的病例有盆腔淋巴结转移[28, 29]。

【大体病理学】

与 UUS 相似，肿瘤多位于宫体，大小 4.0～17.7cm（中位 6.9cm），多有深肌层浸润或子宫外扩散。

【组织病理学】

组织学表现为形态单一的上皮样/梭形肿瘤细胞呈弥漫成片或巢团样排列，细胞黏附性差，可伴有明显的横纹肌样分化，细胞较大，细胞质丰富，嗜酸性，核偏位，染色质空泡状，核仁明显，核分裂象较活跃，平均 >20/10 HPFs。常见淋巴管受累和坏死，局灶间质黏液样变。少数肿瘤可见小细胞成分，细胞质少，核质比高，核深染，核仁不明显。部分肿瘤可见良性的子宫内膜腺体和间质内陷于肿瘤中，似叶状结构[27-29]。

【免疫组化】

SMARCA4（BRG1）蛋白表达缺失，可伴有 SMARCA2 缺失，INI-1 不缺失，CK、EMA 或 claudin-4 阴性或局灶阳性，CD10 可局灶或弱阳性，WT1 很少阳性，肌源性标志物阴性[27-29]。

【分子遗传学】

特征性分子遗传学改变为 *SMARCA4* 突变，多为插入/缺失突变或无义突变。也有 *SMARCA4* 胚系突变的报道，提示部分病例可能为横纹肌样肿瘤易感综合征 2（RTPS2）。SMARCA4 缺失的肿瘤为微卫星稳定表型，突变负荷低[27-29]。

少数肿瘤除 *SMARCA4* 突变外，亦检测出其他突变，包括 *TP53*、*RB1* 和 *CTNNB1* 基因突变，但有的学者倾向将这些肿瘤归类为未分化癌[27]。

【鉴别诊断】

鉴别诊断包括卵巢高钙血症型小细胞癌、子宫去分化/未分化癌、腺肉瘤、上皮样平滑肌肉瘤和恶性 PEComa 等[11, 27, 29]（表 20-4）。

1. 卵巢高钙血症型小细胞癌几乎均为单侧卵巢巨大肿块，很少累及子宫。镜下多有滤泡样结构，免疫组化 WT1 阳性。

2. 子宫未分化癌上皮标志物（特别是 claudin-4）阳性，分子遗传学改变复杂，存在高频微卫星不稳定性（错配修复基因缺陷）及 *PTEN*、*TP53*、*PIK3CA*、*ARID1A* 等基因突变。

3. 上皮样平滑肌肉瘤和恶性 PEComa 均表达平滑肌标志物，后者还表达黑色素标志物。

【预后】

本病是高度侵袭性肿瘤，80%～90% 的病例就诊时为 FIGO 分期Ⅲ期及以上，预后差，中位生存时间 7～9 个月。与其他 SMARCA4 缺失的肿瘤类似，SMARCA4 缺失的子宫肉瘤可能从 EZH2 抑制剂、CDK4/6 抑制剂及抗 PD-1 免疫治疗中获益[11, 29]。

七、类似卵巢性索肿瘤的子宫肿瘤

类似卵巢性索肿瘤的子宫肿瘤（uterine tumor resembling ovarian sex-cord tumor，UTROSCT）是组织学特征与卵巢性索肿瘤（粒层细胞瘤和支持细胞肿瘤）相似的子宫间叶性肿瘤，不伴有形态学可识别的内膜间质成分。UTROSCT 的组织学起源和发病机制尚不清楚，可能起源于多潜能的间叶细胞、内膜间质细胞或胚胎发育过程中迷离的卵巢性索细胞[1]。

【临床特征】

UTROSCT 可出现非特异性症状，包括异常子宫出血、绝经后出血、盆腔不适或不孕，少数病例没有任何症状，是偶然发现的[10]。有的病例可能与他莫昔芬治疗有关[30]。大多数肿瘤在确诊时局限于子宫，但偶尔会发生浆膜破裂或转移。发病年龄 12～86 岁，中位年龄 50 岁。*ESR1* 重排的 UTROSCT 好发于绝经前妇女，中位发病年龄为 47 岁，而 *GREB1* 重排的 UTROSCT 常见于绝经后妇女，中位年龄为 65 岁[31]。

表 20-4　SMARC 缺失的子宫肉瘤、子宫内膜未分化癌和腺肉瘤的临床病理及分子遗传学特征

特征	SMARC缺失的子宫肉瘤	子宫内膜未分化癌	腺肉瘤（肉瘤成分）
年龄	32～70 岁，中位年龄 33～49 岁	中位年龄 61 岁	14～89 岁，中位年龄 58 岁
黏附性差的上皮样细胞	典型形态	通常出现	不典型
横纹肌样形态	通常出现	有或无	不典型
分叶状结构	有或无	无	典型形态
间质玻璃样变	有或无	可以出现，但不常见	可以出现，但不常见
MMR CK/EMA/claudin-4 p53 (TP53) SMARCA4 PAX8 CD10	完整 阴性或少数细胞阳性 野生型 表达丢失 阴性 弱 / 斑片状阳性	约 50% 缺失 局灶阳性或阴性 约 30% 异常表达（突变型） 约 25% 表达丢失 阳性或阴性 不同程度表达或强阳性	完整 阴性 通常野生型 * 完整 阴性 阳性 *
肿瘤突变负荷	极低	中到高	低
拷贝数改变	极低	中到高	低 *
结局	中位生存期 9 个月	中位生存期 36 个月	5 年生存率 70%～80%**

* 没有肉瘤性过度生长或高级别形态的腺肉瘤。
** 高分期或伴有高级别肉瘤性过度生长者预后明显不良。

【大体病理学】

UTROSCT 好发于子宫体，偶尔发生于或累及宫颈。通常为圆形、界限清楚的实性肿物，大小不等，0.4～22cm（平均 5.1～6.6cm）[32，33]，少数为囊性。肿瘤多位于肌层内，也可位于黏膜下或浆膜下，少数表现为多发性。位于黏膜下和浆膜下者，可呈息肉样。切面常呈黄色，有时呈灰色到褐色，质软，均质，没有平滑肌瘤的漩涡状结构。极少数肿瘤的边界不甚清楚。出血和坏死并不常见。

【组织病理学】

肿瘤通常界限清楚，也可以边界不规则，伴有局灶性肌层浸润，但明显的肌层浸润并不常见，罕见累及子宫内膜[31]。主要特征是具有多种组织结构和生长方式，类似卵巢性索肿瘤，尤其是粒层细胞瘤和支持细胞样肿瘤成分弥漫生长（>50%）。这些性索样结构可以单独或混合出现：互相吻合的细胞条索或较宽的梁索状、小巢状、网状结构（图 20-25A）、支持细胞样管状结构（图 20-25B）、Call-Exner 样小体，也可见肾小球样和囊状结构。细胞大小不一，从规则的细胞质稀少的小圆形细胞，到大的细胞质丰富嗜酸性（横纹肌样）透明或泡沫状（常富于脂质）细胞（图 20-25C）[33，34]，细胞核通常小而规则，无明显多形性，核仁不清，偶见或没有核沟，核分裂象少见（通常 <5/10HPFs）。间质多少不等，可能富于细胞，也可能透明变性或黏液样改变，细胞稀少。有些病例可见含有脂质的间质细胞。在大多数肿瘤中可见到纤细的毛细血管网，而淋巴血管浸润和坏死少见[32，33]。在许多肿瘤中也可见成熟的平滑肌，最可能是混入肿瘤中的肌层组织，并非真正的浸润。

UTROSCT 有 2 个主要的分子亚型，其形态学

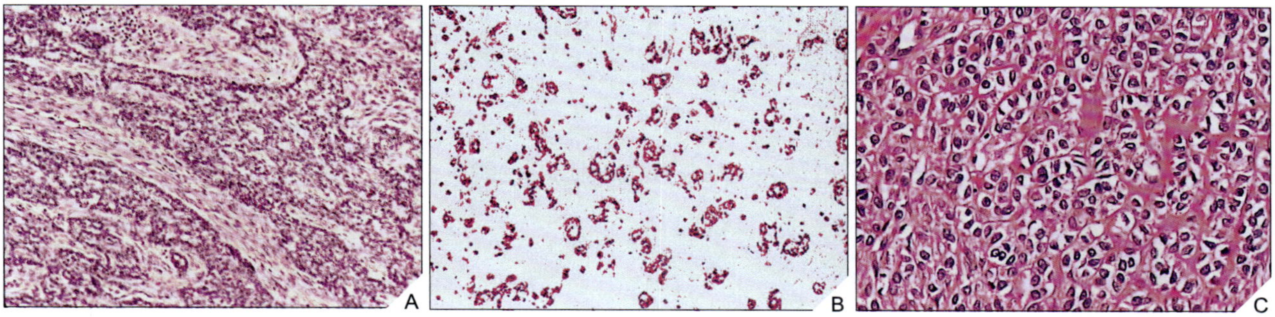

图 20-25　UTROSCT

A. 梁索状、巢状或网状结构；B. 小管状结构；C. 上皮样细胞，细胞质透明或嗜酸性

和生物学行为存在差异（表 20-5）[31, 33, 35, 36]。*ESR1* 重排的 UTROSCT 具有明显的性索样分化，即出现支持细胞样（网状结构）和 Leydig 样（具有丰富嗜酸性及脂质的细胞质）细胞。细胞异型性不明显，核分裂象罕见，缺少坏死和脉管浸润。少数肿瘤中出现明显的横纹肌样细胞（≥50%）[34]。*GREB1* 重排的 UTROSCT 病理形态更多样，且多为非特异性（实性、巢状、管状和索状结构），可出现梭形细胞，而明确的性索样成分不明显或局灶出现。细胞异型性明显，核分裂象多少不等［（1～14）/10HPFs，平均 4.5/10HPFs），可见明显肌层浸润及出血坏死，其预后比 *ESR1* UTROSCT 差。

【免疫组化】

肿瘤具有多种免疫表型，可以显示多向分化[10, 33, 34]。卵巢性索间质标志物（inhibin-α、Calretinin、WT1、CD56、CD99、SF1、FOXL2 和 melan-A 等）、平滑肌标志物（SMA、desmin 和 h-caldesmon）、上皮标志物、ER、PR 及 CD10 等可有不同程度的阳性（图 20-26）。Calretinin 表达的敏感度最高，见于约 95% 的病例。92% 和 50% 的肿瘤分别有至少一种肌源性或性索标志物阳性，70% 的肿瘤 inhibin-α 阳性，50% 的肿瘤 CD10 阳性，33% 的肿瘤同时表达性索、上皮和肌源性标志物。INI-1 和 BRG-1 表达无缺失。

【分子遗传学】

UTROSCT 的分子遗传学主要是 *ESR1* 或 *GREB1* 基因重排，融合对象包括 *NCOA1*、*NCOA2*、*NCOA3*、*CTNNB1*、*NR4A3* 和 *SS18* 等，可与伴有性索分化的其他肿瘤相鉴别[31, 35, 37]。UTROSCT 罕见的遗传学改变包括 *FOXL2* 获得，*DICER1* 单拷贝数丢失，染色体 11 丢失，染色体 1q 获得，以及同源重组修复基因（*ARID1A*、*ATR* 和 *FANCE*）孤立突变[33]。

UTROSCT 中不存在与卵巢成年型粒层细胞瘤（*FOXL2* 突变）、Sertoli-Leydig 细胞瘤（*DICER1* 突变）及低级别子宫内膜间质肿瘤［*JAZF1* 和（或）*PHF1*

表 20-5　不同分子亚型 UTROSCT 的临床病理特征

特征	*ESR1*重排的UTROSCT	*GREB1*重排的UTROSCT
发病年龄	绝经前后，中位年龄 47 岁	绝经后，中位年龄 65 岁
大体观察	界限清楚，缺乏坏死及肌层浸润	明显肌层浸润及出血坏死
镜下形态	性索样分化明显，细胞异型性不明显，核分裂象罕见。无梭形细胞	形态多样且多为非特异性，性索样分化不明显或呈局灶性，可见核分裂象（约 4.5 个 /10HPF）。可见梭形细胞
ER/PR	弥漫阳性	弥漫阳性
上皮标志物	阳性	阳性
性索标志物	弥漫阳性	阴性或局灶阳性
平滑肌标志物	不同程度阳性	局灶阳性或阴性
生物学行为	低恶性潜能，预后良好，除非出现明显的横纹肌样成分（≥50%）和 *ESR1-NCOA2* 融合	更具侵袭性，可远处转移

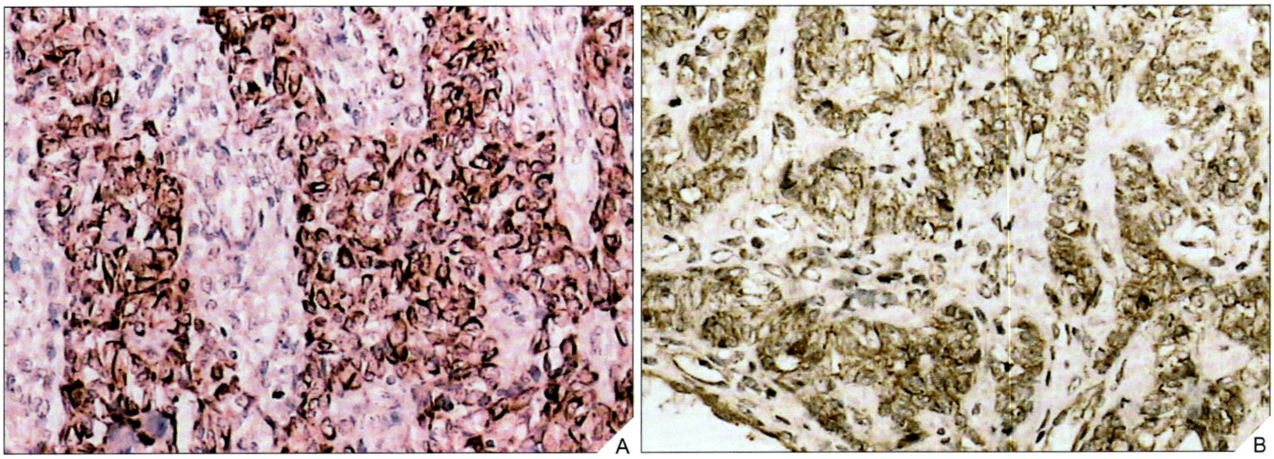

图 20-26　UTROSCT

肿瘤细胞表达卵巢性索标志物 inhibin（A）和 CD99（B）

基因重排］等相关的分子遗传学改变[38]。

【鉴别诊断】

UTROSCT 的鉴别诊断包括伴性索样分化的子宫内膜样癌、含性索成分的 LGESS、腺肉瘤及上皮样平滑肌肿瘤等[39]。这些肿瘤的性索样改变多为局灶分布（<50%），可见其他典型的病理学改变。在实际工作中，特别是诊刮或局部切除标本中，UTROSCT 与子宫内膜间质肿瘤的鉴别诊断非常困难。根据定义，如出现形态学可识别的子宫内膜间质成分，不宜做出 UTRSCOT 诊断。CD10 免疫组化染色缺乏特异性，应用价值有限。*JAZF1*、*PHF1*、*ESR1* 和 *GREB1* 等融合基因检测对明确诊断至关重要。

1. 上皮样平滑肌瘤（epithelioid leiomyoma）上皮样平滑肌瘤的肿瘤细胞也可呈巢状或索条状排列，但性索样成分的肿瘤细胞形态更为多样，可见泡沫样细胞、Leydig 细胞等，有时会出现腺管或菊形团结构，而上皮样平滑肌瘤几乎不存在这些结构。平滑肌肿瘤 inhibin-α 和 CD99 均阴性，仅上皮样平滑肌瘤 CD99 弱阳性。UTROSCT desmin 阳性，而 h-caldesmon 阴性，后者可能有助于鉴别。

2. 子宫内膜间质肿瘤（EST）伴有性索样成分的 EST（LGESS 或 ESN）和 UTROSCT 在大体所见、组织学形态和免疫表型上有相互重叠。最主要的鉴别点是 EST 中除性索样成分外，还可以见到典型的内膜间质肿瘤成分，而 UTROSCT 中全部为性索样成分，没有内膜间质肿瘤成分。因此，两者的鉴别必须建立在充分取材的基础上，在活检或刮除标本中难以鉴别。伴有腺体分化的 EST 可以出现腺体或实性管状结构，类似性索样结构，但不表达性索分化相关标志物。

3. 子宫内膜样癌伴性索样分化（endometrioid carcinoma with sex cord element）子宫内膜样腺癌中可以出现局灶或广泛的性索样分化，表现为梁状、条索状结构，或形成中空及实性管状结构。但大多数病例可见典型的子宫内膜样腺癌成分或鳞状分化，并累及子宫内膜表面，不表达性索标志物。而 UTROSCT 位于肌层，缺乏鳞状分化，腺样结构不是主要成分。出现具有丰富嗜酸性细胞质的黄素化样细胞簇也是 UTROSCT 的诊断线索。

4. 血管周上皮样细胞肿瘤（perivascular epithelioid cell tumor，PEComa）当 UTROSCT 中出现细胞质淡染或透明的细胞及明显的纤维血管间隔时，需要与 PEComa 鉴别。检测 HMB45 和性索分化相关标志物有助于鉴别。

5. 腺肉瘤（adenosarcoma）子宫性索样肿瘤中缺乏腺肉瘤中扩张或压扁的腺体，也缺乏明显的肉瘤成分，两者较易区别。

6. 其他　如腺瘤样瘤、转移性卵巢性索间质肿瘤、转移性肾透明细胞癌等，结合详细的临床病史容易鉴别。

【预后】

绝大多数 UTROSCT 病例单纯子宫切除后呈良性经过，少数病例有复发或转移，因此，这些肿瘤被视为具有低度恶性潜能的肿瘤[10, 39]。恶性 UTRSCOT 的诊断标准尚不明确。与生物学行为良性的肿瘤相比，恶性 UTROSCT 通常具有 >3 个以下特征：肿瘤 >5cm；具有浸润性边界；有中度以上细胞异型性；核分裂象≥ 3/10HPFs；肿瘤细胞坏死[39]。在病理报告中应该注明相关的高危因素。

与 *ESR1* 重排的 UTROSCT 相比，*GREB1* 和 *GTF2A1* 重排的 UTROSCT 生物学行为更具侵袭性，可发展为淋巴结或远隔器官的转移，且复发/转移潜伏期更短[33, 37, 40]。*GREB1* 不同融合伴侣与肿瘤生物学行为的相关性尚未有明确结论。

八、活检/刮除标本中子宫内膜间质肿瘤的诊断

在活检/刮除标本中，如果发现多个几乎或完全由内膜样间质构成的组织碎片，提示可能是 EST。多数 EST 的组织碎片 >5mm[41]。间质细胞通常呈膨胀性生长，如果有腺体，一般位于组织碎片的周边。

EST 的诊断是根据肿瘤细胞与子宫内膜间质相似的程度及对边缘的评估，因此，绝大多数病例，在活检/刮宫标本中是不可能做出确切诊断的。当子宫内膜刮除、息肉切除或部分切除标本中含有富细胞的、增生的内膜间质时，只能提示可能存在 ESN 或 ESS，还应该与腺肉瘤、富于细胞性平滑肌瘤、子宫内膜基底层及无腺体的功能层等进行鉴别。ESN 和 ESS 的鉴别取决于肿瘤与邻近正常组织交界面的关系，以及是否有血管/淋巴管浸润，对于破碎的标本无法做出鉴别，除非 ESN 被完全刮除。只有在子宫切除标本上才能可靠鉴别，标本取材必须取到足够的肿瘤 - 肌层交界处，以评估肿瘤浸润肌层的程度。

对于绝经后妇女，如果刮除标本中出现富细胞的增生性内膜间质病变，通常要进行诊断性子宫切除术。如果患者尚未绝经并且希望保留生育功能，在局部切除界限清楚的结节之前，应该进行仔细的检查，包括子宫的影像学检查。总之，病理报告明确指出诊断的局限性和不能排除 ESS 是至关重要的。

第三节 子宫平滑肌肿瘤

子宫平滑肌肿瘤（uterine smooth muscle tumor）分为平滑肌瘤、静脉内平滑肌瘤病、转移性平滑肌瘤、恶性潜能未定的平滑肌肿瘤和平滑肌肉瘤（表20-6）。平滑肌瘤是所有子宫肿瘤中最常见的，根据组织学特征、生长方式及分子改变可将其分为不同的亚型。平滑肌肉瘤是子宫最常见的恶性间叶性肿瘤[1]，约占所有子宫肉瘤的60%。近年来，对子宫平滑肌肿瘤的分子遗传学也有了更深入的认识，*MED12*突变和*HMGA1/HMGA2*基因重排等是子宫平滑肌瘤常见而又相互排斥的分子事件。在子宫平滑肌肉瘤中，*TP53*、*ATRX*、*MED12*等基因突变相对常见。一些少见的分子遗传学改变还与特定类型的子宫平滑肌肿瘤有关，包括延胡索酸水合酶缺陷型平滑肌瘤、孕激素受体（*PGR*）重排的上皮样平滑肌肉瘤、*PLAG1*（pleomorphic adenoma gene 1）重排的黏液样平滑肌肉瘤等[2, 3]。

多数子宫平滑肌肿瘤诊断并不困难，但有少数肿瘤的诊断具有挑战性[42]，包括：①有些良性肿瘤具有某些恶性形态学特征，如边界不清楚，或不典型性明显，或核分裂象多见；而有些恶性肿瘤的大体和镜下所见似良性。②子宫平滑肌肉瘤和软组织平滑肌肉瘤的诊断标准不同，且不同学者提出的子宫平滑肌肉瘤诊断标准也不完全一致，导致病理医师之间对某些肿瘤的诊断也不一致。③有的肿瘤伴有继发性改变或平滑肌分化不明显。④在鉴别平滑肌肿瘤的良恶性方面，尽管免疫组化和分子生物学技术具有一定的意义，但主要还是要结合大体和组织学特点，以及肿瘤生长方式和患者的具体情况等综合分析做出诊断。

表20-6 子宫平滑肌肿瘤的分类

平滑肌瘤
普通型平滑肌瘤
脂肪平滑肌瘤
卒中性平滑肌瘤
水肿性平滑肌瘤
分割性平滑肌瘤
富于细胞性平滑肌瘤
伴奇异形核平滑肌瘤
延胡索酸水合酶缺陷型平滑肌瘤
核分裂活跃的平滑肌瘤
上皮样平滑肌瘤
黏液样平滑肌瘤
弥漫性平滑肌瘤病
静脉内平滑肌瘤病
转移性平滑肌瘤
恶性潜能未定的平滑肌肿瘤
平滑肌肉瘤
普通（经典）型
变异型
上皮样平滑肌肉瘤
黏液样平滑肌肉瘤

一、平滑肌瘤

平滑肌瘤（leiomyoma）也称肌瘤（fibroid），是良性平滑肌肿瘤，最常见于宫体，也见于子宫颈、阔韧带，偶见于卵巢或输卵管。

【临床特征】

子宫平滑肌瘤是女性生殖道最常见的肿瘤，在40岁以上妇女中的发病率为40%～70%，在因非恶性肿瘤切除的子宫标本中其检出率为69%～77%[1]。在多数子宫切除标本中可以发现多发性平滑肌瘤，说明子宫平滑肌肿瘤是相当常见的，但多数患者没有任何症状，能引起明显临床症状的仅25%。临床症状的出现与肿瘤的大小和生长部位有关，可以出现异常子宫出血、盆腔疼痛和压迫症状及不孕。

子宫平滑肌瘤的发病率有种族差异。研究显示，黑种人平滑肌瘤的发病率是白种人的2～3倍。近来发现，在患子宫平滑肌瘤的妇女中，雌激素受体-α和儿茶酚氧位甲基转移酶（雌激素代谢相关的一种酶）的遗传多态性发生率较高，但仍不知道这种多态性在多大程度上导致平滑肌瘤的高发生率。这种种族分布及遗传易感家族的存在说明遗传因素对平滑肌瘤的病理生物学具有一定意义。近年在平滑肌瘤中发现了几种驱动基因（driver gene）突变，如*MED12*、*HMGA2*、*FH*和*COL5/6*等，但局部微环境因素在平滑肌瘤发生中是否起主要作用目前还不能确定，其机制仍需要进一步探讨[43, 44]。

【病因和发病机制】

关于子宫平滑肌瘤的组织起源，推测起源于子宫肌层细胞，其发病机制还不十分清楚。多数平滑肌瘤起源于转化的干细胞，多发的肿瘤可能有共同的克隆起源，并具有不同的继发性亚克隆遗传学改变[1]。目前普遍认为其发生与长期和过度的雌激素刺激有关。平滑肌瘤发生于生育年龄，这个阶段激素影响最大。在月经初潮后肌瘤变得明显，在妊娠时迅速增大，绝经后开始萎缩。然而动物实验，通过外源性雌激素并不能诱导腹膜以外的肌纤维增生。虽然平滑肌瘤可以发生于体内任何组织，但子宫肌层是平滑肌瘤最常见的发生部位。近来研究证实，雌激素受体和孕激素受体在平滑肌瘤发生中很重要。在月经周期的增殖期，比较平滑肌瘤与正常子宫肌层的基因表达，发现平滑肌瘤对雌激素的敏感性维持在较高水平。而且，体外培养同一患者的正常子宫肌层细胞和平滑肌瘤细胞，平滑肌瘤细胞与子宫肌层细胞相比对雌激素的反应明显增高。免疫组化半定量分析显示，雌激素受体和孕激素受体与肿瘤生长速度相关。乳腺癌患者接受他莫昔芬治疗时，子宫肌瘤常生长迅速。

有充分的证据表明子宫平滑肌瘤有遗传学基础[1]，但是平滑肌瘤发生和生长的遗传学机制尚未完全明了。大量不同的细胞遗传学亚型提示子宫平滑肌发生肿瘤有多条通路。近年在平滑肌瘤中发现了一些常见的分子改变，包括 *MED12* 突变（占 70%）、*HMGA2* 和 *HMGA1* 重排（占 25%～29%）、*COL4A5* 和 *COL4A6* 缺失（占 4%）和 *FH* 突变（占 1%）。其他少见的改变包括 7q22 缺失（*CUX1*）、22q 缺失（*DEPDC5* 和 *SMARCB1*）和 1q 缺失（*NPHP4*）。梭形细胞平滑肌瘤和黏液样平滑肌瘤的基因组图谱相对简单；相反伴奇异形核平滑肌瘤既包括简单的基因组图谱（双等位基因失活、杂合性丢失和 *FH* 突变），也包括复杂的基因组图谱（*TP53* 和 *RB1* 改变）。在富于细胞性平滑肌瘤中发现一个新的 t（10；17）(q22；q21）*KAT6B-KANSL1* 融合基因，约 1/3 的水肿性平滑肌瘤有 t（12；14）(q15；q24）导致的 *HMGA2* 过表达。

遗传性平滑肌瘤病和肾细胞癌综合征（hereditary leiomyomatosis and renal cell carcinoma syndrome，HLRCC 综合征），又称 Reeds 综合征，是常染色体显性遗传性疾病，与延胡索酸水合酶（fumarate hydratase，*FH*）基因胚系突变有关，表现为皮肤和子宫平滑肌瘤伴肾细胞癌。延胡索酸水合酶突变行为与其他典型的肿瘤抑制基因类似。一些非综合征平滑肌瘤也存在一种亚型，尤其在有症状的年轻女性患者中，可能有延胡索酸水合酶缺失。

【大体病理学】

子宫平滑肌瘤大多数是多发性的，数量不等，最多可达百余个。其多发生于宫体，约占 90%，宫颈肌瘤占 2%～8%，宫颈和宫体同时存在肌瘤约占 2%。

典型的平滑肌瘤切面隆起，呈特征性编织状或漩涡状结构，质硬，灰白色，与周围肌组织界限非常清楚，有假包膜形成（图 20-27）。平滑肌瘤常发生一些变性改变，使其外观不同于典型的平滑肌瘤（见以后章节）。任何与典型平滑肌瘤不同的区域都要充分取材，尤其是肿瘤与肌层交界处、出血坏死区、质地变软区或怀疑恶变区。

平滑肌瘤按发生部位可以分为：①肌壁间肌瘤，最常见，大小不等，小者米粒大小，不改变子宫形状。如果肌瘤数目多或体积较大，可以使子宫变形，宫腔也随之变形（图 20-28A）。②黏膜下肌瘤，是肌壁间肌瘤贴近于子宫内膜，向宫腔突出而形成（图 20-28B）。肌瘤表面覆以子宫内膜，且内膜常有萎缩或糜烂等继发性改变。由于子宫收缩和重力的原因，肌瘤可以逐渐下移至宫颈外口或阴道口，继发感染、坏死或脱落。有的有一长蒂与宫腔相连。③浆膜下肌瘤，是肌壁间肌瘤向浆膜面突出，表面仅覆盖少许肌壁和浆膜层。有的仅有一蒂与子宫相连，称为有蒂浆膜下肌瘤（图 20-28C）。

有蒂的浆膜下平滑肌瘤偶尔由于血流受阻，蒂断裂后脱落于盆腔内，肿瘤可能发生坏死。如果脱落的肌瘤与邻近器官如大网膜、肠系膜、盆腔壁等发生粘连，并获得血液供应而生长，称为寄生性平滑肌瘤（parasitic leiomyoma），或游走性平滑肌瘤。不要将其误认为恶性平滑肌肿瘤的转移。

【组织病理学】

典型的平滑肌瘤通常界限清楚，由交错排列的

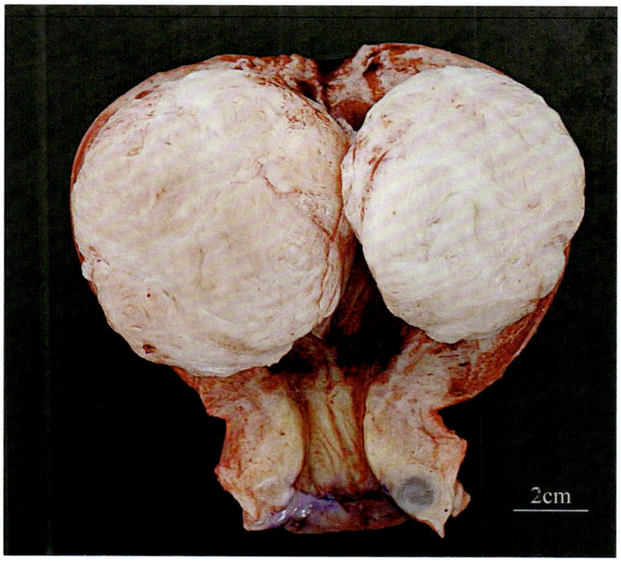

图 20-27 子宫平滑肌瘤

肿瘤切面隆起，灰白色，编织状，界限清楚

平滑肌束构成，细胞束之间有多少不等透明变性的胶原。平滑肌细胞为长梭形，细胞质丰富，嗜酸性，核呈长杆状（雪茄烟形）(图 20-29）。有时细胞核排列成栅栏状，类似施万细胞瘤（图 20-30）。无论是否富于细胞，平滑肌瘤通常无细胞非典型性或肿瘤细胞凝固性坏死，核分裂象少于 5/10HPFs。此外，平滑肌瘤中可以看到多少不等的散在分布的肥大细胞，有时可以见到明显的其他慢性炎症细胞浸润。

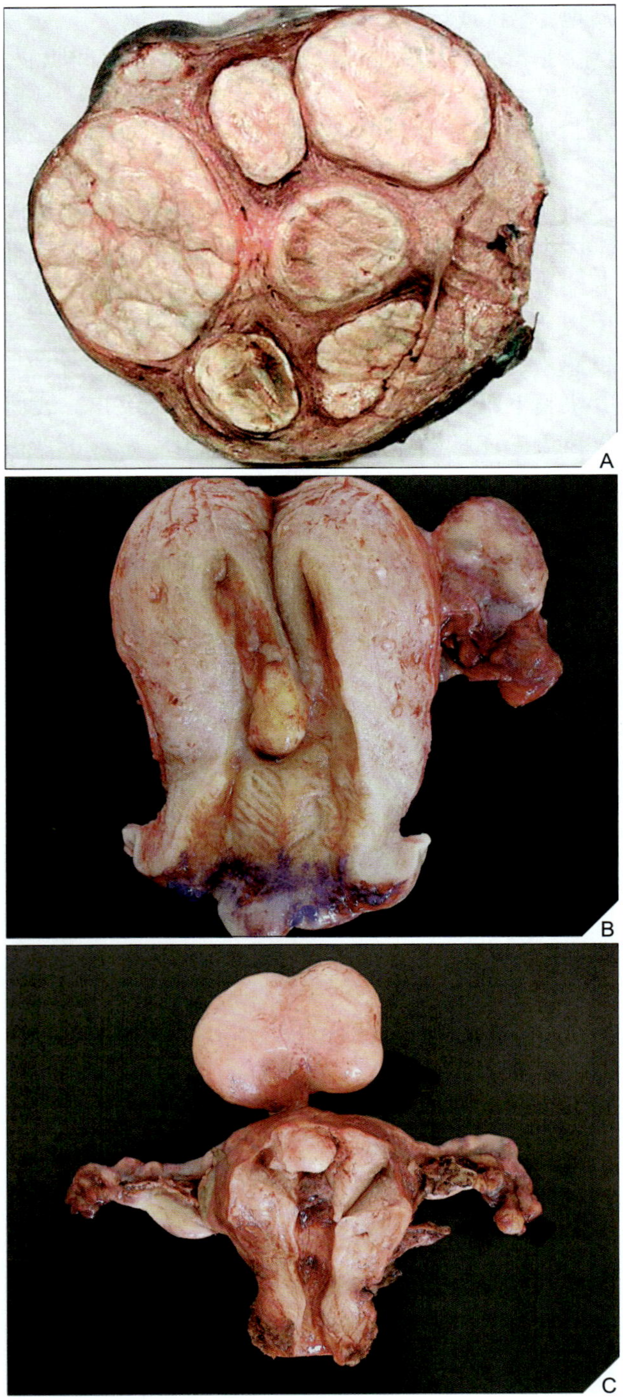

图 20-28 子宫平滑肌瘤

A. 肌壁间多发性肌瘤；B. 黏膜下肌瘤呈息肉样向宫腔突出；C. 有蒂浆膜下肌瘤

【平滑肌瘤的继发性与医源性改变】

1. 退变（变性）的平滑肌瘤（leiomyoma with degenerative change） 子宫平滑肌瘤的变性较常见，变性的类型也较多。最常见的变性是玻璃样变性（hyaline degeneration)，也称透明变性，大体在凹凸的平滑肌瘤结节中呈灰白色光滑的凹陷区，无编织样结构，可以伴有囊性变。镜下表现是肌细胞结构消失，代之以胶原纤维呈均匀的粉红色无结构区（图 20-31）。这种改变可以是局灶性的，也可以累及肿瘤的大部分区域，偶尔甚至累及整个肿瘤。注意不要与子宫平滑肌肉瘤的凝固性肿瘤细胞坏死混淆。

变性区可能液化，形成水样变性（hydropic degeneration)，特征是水肿液积聚，常伴有胶原沉积。其可以表现为弥漫性、结节周围性或其他方式

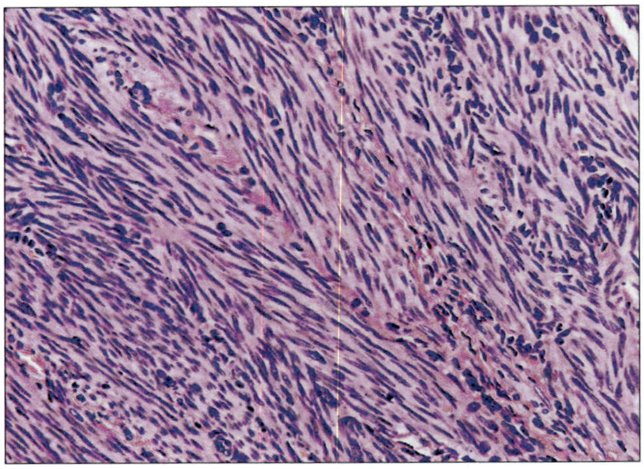

图 20-29 平滑肌瘤

由交错排列的平滑肌束构成。细胞为长梭形，核呈长杆状

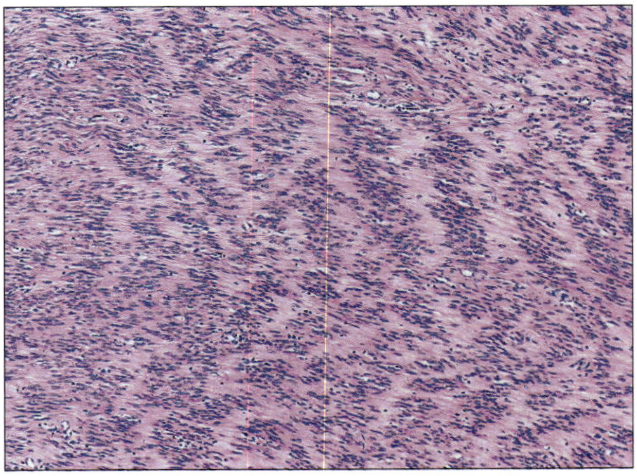

图 20-30 平滑肌瘤

细胞核排列成栅栏状

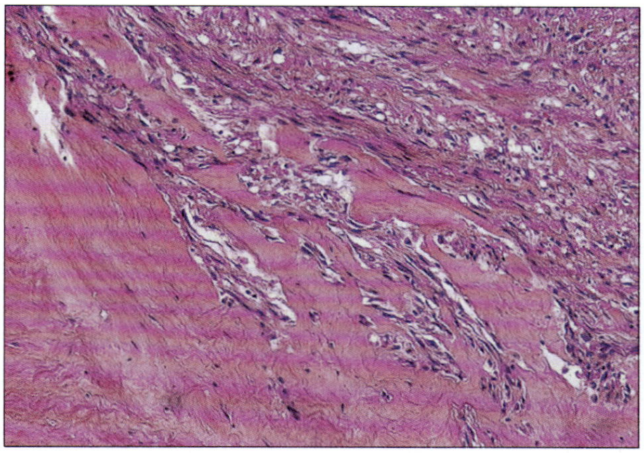

图 20-31　玻璃样变性

变性区肌细胞消失，呈均匀的粉红色无结构区，血管也被累及

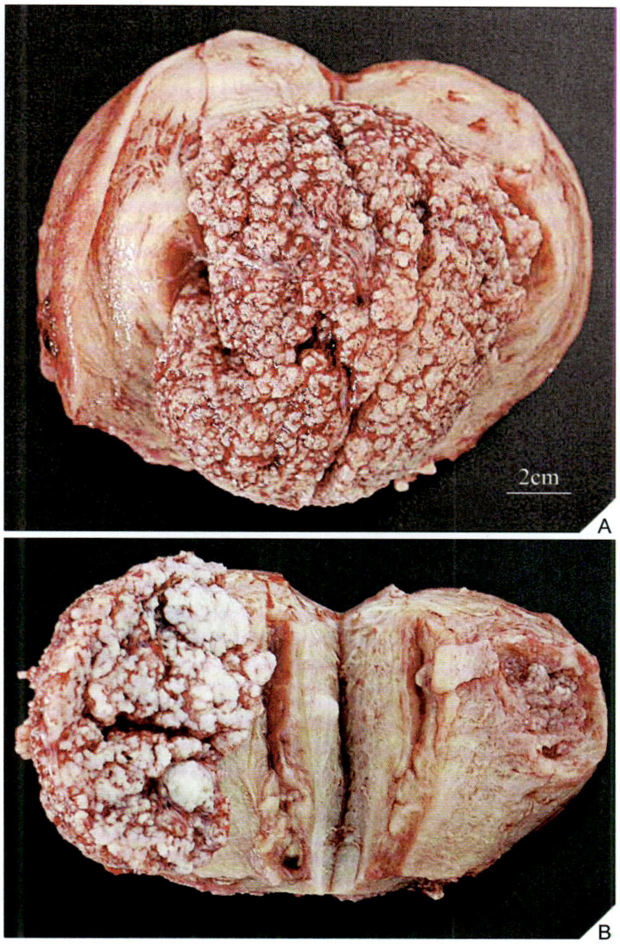

图 20-32　水肿变性

A. 肿瘤表面呈大小不等的颗粒状；B. 肿瘤切面呈多结节状

的水肿，甚至使平滑肌瘤呈现独特的多结节样外观（图 20-32）。广泛的水样变性常导致囊性变（cystic degeneration）（图 20-33），囊内含透明液体，囊壁内层无上皮覆盖。水肿性平滑肌瘤容易与静脉内平滑肌瘤病或黏液样平滑肌肉瘤混淆。黏液样变（myxoid degeneration）是肌瘤中结缔组织黏液样变的结果，切面呈胶冻样（图 20-34），富有酸性黏多糖，阿尔辛蓝（alcian blue）染色呈强阳性。可伴有或不伴有囊性变。在一些平滑肌瘤，尤其是静脉内平滑肌瘤病中，常同时发生水样变性、黏液样变和囊性变。水样变性需要与水肿性平滑肌瘤（hydropic leiomyoma）鉴别，后者有独特的组织学特征和遗传学改变。

红色变性（red degeneration）又称渐进性坏死（necrobiosis），主要发生于妊娠期，常引起疼痛和发热，偶尔引起自发性穿孔。红色变性导致肿瘤切面为深粉色或红色（由新鲜血液色素染色所致），肉样，质软，编织状结构消失（图 20-35）。随着时间推移，红色变性平滑肌瘤的周边变成白色并有钙化。红色变性显微镜下观察可见血管扩张及广泛出血，有的

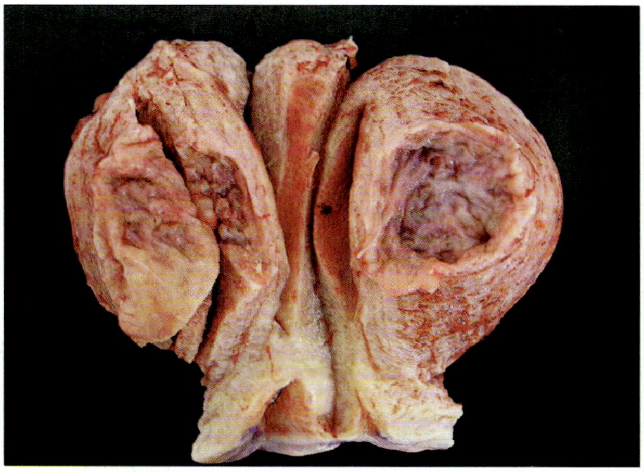

图 20-33　囊性变

肿瘤呈囊性，囊内含清亮液体

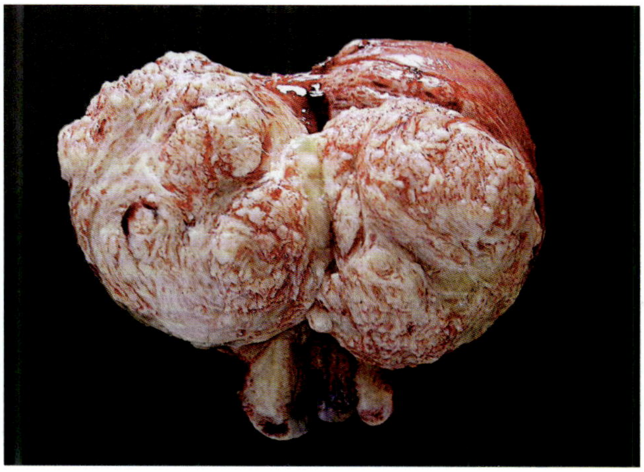

图 20-34　黏液样变

局部黏液样变，呈胶冻样

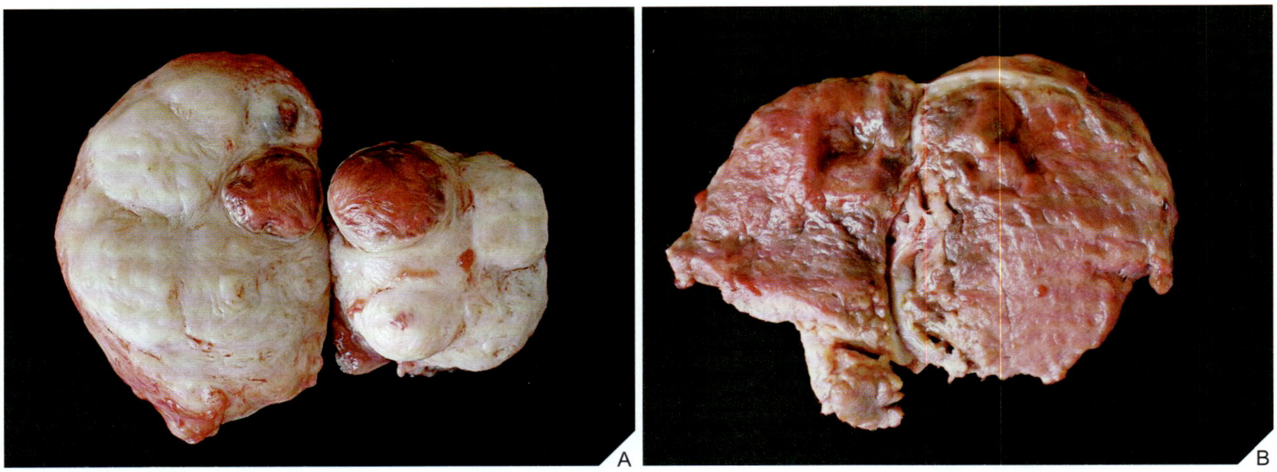

图 20-35 红色变性

A. 肿瘤局部呈暗红色；B. 肿瘤切面为红色，肉样，编织状结构消失

小静脉内可见血栓形成，肿瘤细胞核消失，但细胞质仍可见（细胞残影）(图 20-36)。

钙化（calcification）常见于血液供应不好的有蒂的浆膜下肌瘤、病程较长的肌瘤、绝经后妇女或子宫动脉栓塞后。钙化明显时整个肌瘤变硬如石，称为“子宫石”，很少见。

平滑肌瘤变性的发生与缺血和激素的影响等多种因素有关。肿瘤越大，越容易出现变性，且在同一个肿瘤中可以出现多种形式的变性（图 20-37）。

2. 应用促性腺激素释放激素类似物治疗的平滑肌瘤 促性腺激素释放激素（gonadotropin-releasing hormone，GnRH）类似物或促效剂已经用于子宫平滑肌瘤的治疗。GnRH 类似物主要用于手术前的辅助治疗，可以使子宫平滑肌瘤缩小，有助于开腹或腔镜肌瘤切除术[45]。

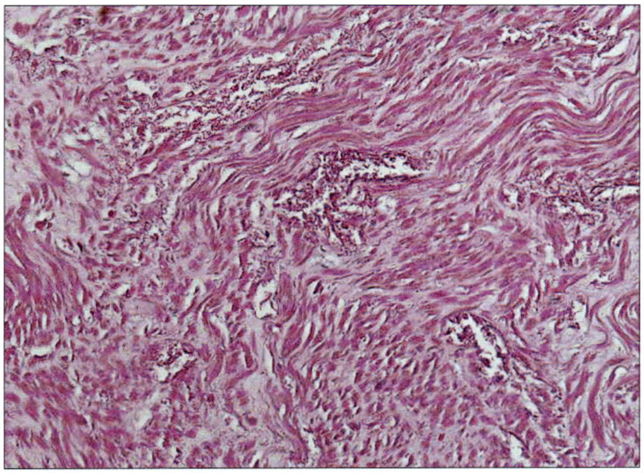

图 20-36 红色变性

肿瘤细胞核消失，但细胞质仍可见

大体病理学：凝固性坏死广泛或累及整个肿瘤时，平滑肌瘤变软，呈暗黑色或红色。较常见的是部分坏死，表现为平滑肌瘤内界限清楚的、常位于中心的红色带（出血坏死区）(图 20-38)。

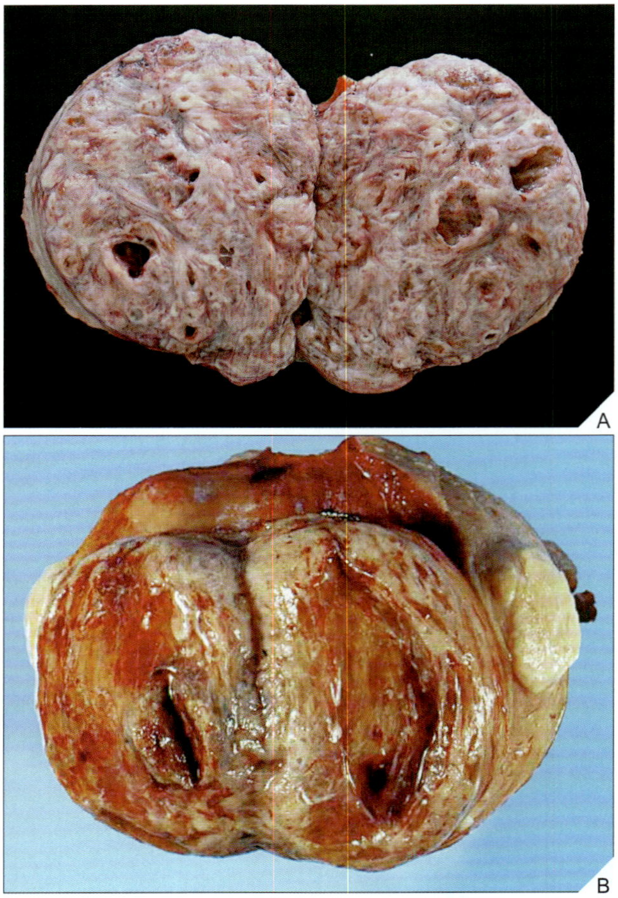

图 20-37 子宫平滑肌瘤变性

A. 红色变性和囊性变；B. 红色变性、水样变性和囊性变

组织病理学：最显著的病理学特征是凝固性坏死，可能累及平滑肌瘤中的一小部分细胞或广泛的区域，有一圈炎症细胞围绕。也可能出现明显的凋亡。然而，有学者认为，GnRH 类似物治疗在多数情况下并没有明显的组织学差异。平滑肌瘤体积缩小可能是继发于雌激素受体和孕激素受体水平降低。

3. 应用介入放射学治疗的平滑肌瘤　近年来，针对子宫平滑肌瘤的介入放射学治疗取得了进展，随着这些微创技术的广泛应用，病理医师也将越来越多地面对此类手术标本，需要区分治疗效应和其他类型的变性，尤其是与恶性肿瘤有关的坏死。

子宫动脉栓塞（uterine artery embolization，UAE）是近年来子宫平滑肌瘤治疗的一种方法[45]，其引起的病理变化包括：平滑肌瘤大片坏死，包括玻璃样坏死、凝固性坏死和化脓，有时伴有钙化；血管内血栓形成，以及引起组织细胞和异物巨细胞反应的血管内异物。在有些病例，血管内异物可出现在子宫肌层、宫颈或卵巢附近。少数病例在平滑肌瘤以外的区域出现子宫肌层坏死灶和微脓肿形成。

磁共振引导的超声聚焦消融是一种新的非侵袭性平滑肌瘤治疗方法，其原理是通过超声能量聚焦，将肿瘤热消融降解。治疗后的早期阶段平滑肌瘤的大体所见类似于恶性的特征，特别是在降解和未降解的组织之间可能有复杂的地图状清晰界限，降解组织有广泛出血，颜色也富于变化（图 20-39）。区别治疗效应和恶性地图样肿瘤坏死的线索是组织切面坚实，而平滑肌肉瘤的坏死区变软。

平滑肌瘤中的医源性坏死必须与平滑肌肉瘤的坏死相区别（详见平滑肌肉瘤部分）。值得注意的是，有少数报道，由于在非侵袭性治疗之前缺少组织学诊断，以致延误了子宫肉瘤的诊断和治疗。

二、平滑肌瘤的亚型

（一）伴奇异形核平滑肌瘤

伴奇异形核平滑肌瘤（leiomyoma with bizarre nuclei，LM-BN）是指在典型的平滑肌瘤中出现明显的奇异形或非典型细胞，但缺乏其他恶性指征的平滑肌肿瘤[1]。此类肿瘤有很多同义词，如非典型平滑肌瘤（atypical leiomyoma，ALM）和合体细胞性平滑肌瘤（symplastic leiomyoma）等，其形态特征与平滑肌肉瘤有一定的相似性，生物学行为及其与普通型平滑肌瘤和平滑肌肉瘤的关系尚不十分清楚，上述术语在文献和病理诊断中仍然被使用。

【大体病理学】

此亚型通常与普通的平滑肌瘤没有明显区别。有些肿瘤与普通的平滑肌瘤相比颜色更黄或呈褐色（图 20-40A），质地变软，也可以出现出血、黏液样变或囊性变。当出现这些巨检时，应该进行充分的组织学检查。

【组织病理学】

LM-BN/ALM 的镜下特征是典型的平滑肌瘤中出现大的单核或多核奇异形和多形性细胞伴核不典型性[46]。奇异形细胞表现为细胞质红染，细胞核单个或多个，核增大，奇异形，染色质浓密深染，有的可见核内假包涵体。这些细胞多少不等，通常呈局灶性或多灶性分布，偶尔呈弥漫性分布（图 20-40），在多数病例占肿瘤的 25% 以上。核分裂象少见（平均 1.6/HPFs），一般为（0～4）/10HPFs，几乎没有不典型核分裂象。没有肿瘤细胞坏死，但可以出

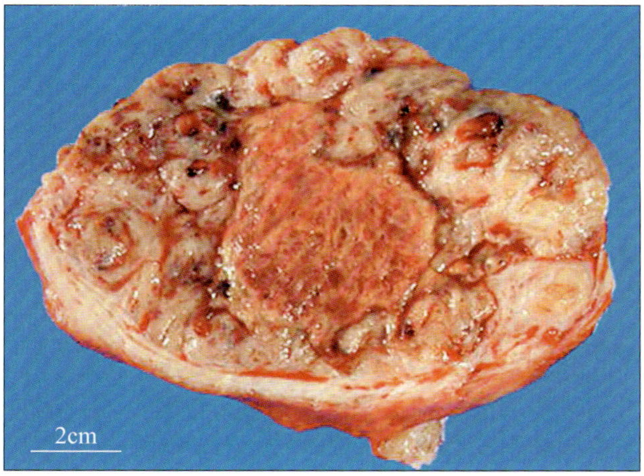

图 20-38　GnRH 类似物治疗的平滑肌瘤
肌瘤内局灶性出血坏死（郑文新教授惠赠）

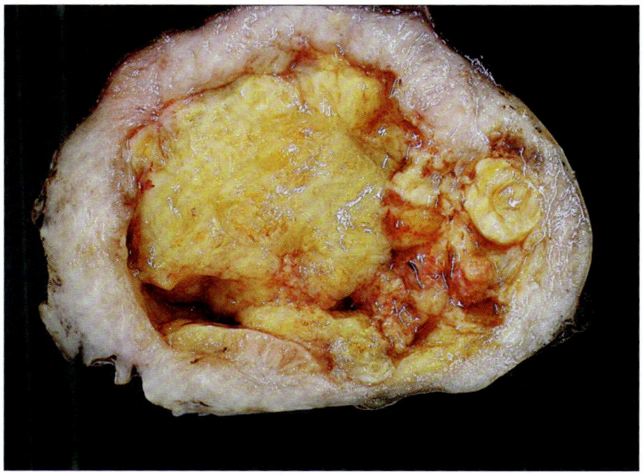

图 20-39　超声聚焦消融治疗后的平滑肌瘤
肿瘤出血、液化，与未降解组织的界限明显

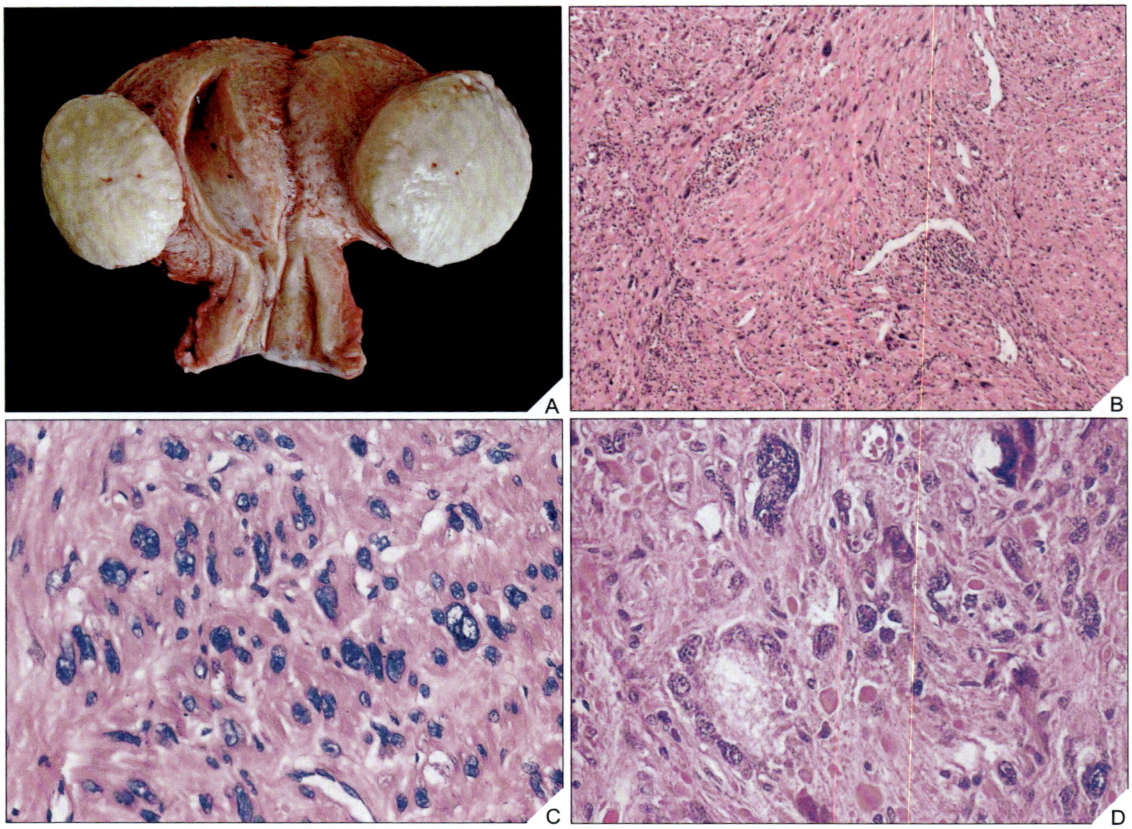

图 20-40 伴奇异形核平滑肌瘤

A. 肿瘤局部呈淡黄色；B. 低倍镜下可见散在分布的奇异形和多形性细胞；C. 奇异形和多形性细胞伴有核非典型性和核内假包涵体；D. 奇异形细胞有单个或多个细胞核，还可见固缩和碎裂的细胞核

现梗死型坏死。绝大多数情况下，奇异形细胞核在低倍镜下就容易被发现，而在高倍镜下才能注意到轻度核深染或增大时，不应该诊断为伴奇异形核平滑肌瘤。此外，还可见一些固缩和碎裂的细胞核，类似异常核分裂象。变性和血管纤维素样变伴有慢性炎症并不少见。这些改变常见于妊娠妇女和接受孕激素治疗患者的平滑肌瘤中。

尽管 LM-BN/ALM 的生物学特性和组织学发生还不清楚，但是近年的研究提示其具有明确的组织学和分子特征。根据核的特征将非典型平滑肌瘤分为 2 种类型 [47]，Ⅰ型非典型平滑肌瘤的细胞核呈圆形或卵圆形，核膜清楚、光滑，核仁明显，有的核仁周围可见透明空晕，染色质开放、粗糙。非典型细胞在肿瘤中通常弥漫分布。Ⅱ型非典型平滑肌瘤的细胞核呈长杆状或梭形，核膜不规则，核仁不明显或无核仁，染色质致密、深染（图 20-41）。非典型细胞呈局灶性或多灶性分布，周围绕以普通型平滑肌瘤细胞。

两种 LM-BN/ALM 的免疫组化和分子遗传学特征也有不同，与Ⅰ型相比，Ⅱ型 p16、p53 和 HMGA2 的表达率较高，*MED12* 突变也更常见。多数Ⅰ型 ALM 有延胡索酸水合酶基因突变或缺失，而且多数是体细胞突变，不是胚系突变 [48，49]。Ⅱ型 ALM 可能与普通型平滑肌瘤有关。

【分子遗传学】

近半数非典型平滑肌瘤在 1 号染色体短臂有杂合性缺失，提示 1p 上可能存在非典型平滑肌瘤的肿瘤抑制基因。有趣的是，与子宫肌层和普通型平滑肌瘤相比，1p 在非典型平滑肌瘤中的改变与平滑肌肉瘤更相似。有些伴奇异形核平滑肌瘤可能与平滑肌瘤病 - 肾细胞癌综合征有关，表现为子宫和皮肤平滑肌瘤及乳头状肾细胞癌。这种综合征有常染色体显性遗传，伴有位于 1 号染色体长臂的延胡索酸水合酶基因改变 [50]。

【鉴别诊断】

此型肿瘤容易误诊为平滑肌肉瘤，以下特征有助于与肉瘤鉴别：非典型细胞呈灶状分布；明显的核内假包涵体；细胞退行性变伴核固缩；核分裂象少见；无肿瘤细胞坏死；无非典型细胞的区域表现为典型的平滑肌瘤。如果非典型平滑肌细胞呈多

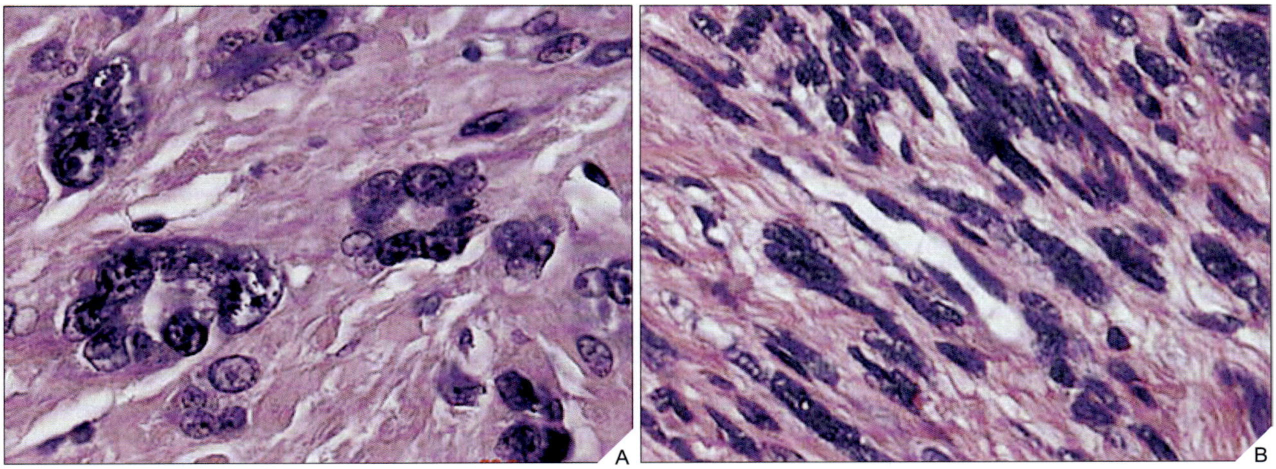

图 20-41 伴奇异形核平滑肌瘤 / 非典型平滑肌瘤

A. Ⅰ型：核呈圆形或卵圆形，核膜光滑，染色质粗糙，核仁明显，有的核仁周围有透明空晕；B. Ⅱ型：核呈长杆状或梭形，核膜不规则，染色质致密、深染，核仁不明显或无核仁

灶性或弥漫性分布、富于细胞，伴有核分裂象增加（>10/10HPFs）；或者出现肿瘤细胞坏死，则应该诊断平滑肌肉瘤。如果无肿瘤细胞坏死，且核分裂象为（5～9）/HPFs，不足以诊断肉瘤，则诊断伴奇异形核平滑肌瘤应特别慎重，尤其是有弥漫性中重度细胞非典型性或非典型核分裂象的肿瘤，可能有复发风险，最好归于恶性潜能未定的平滑肌肿瘤范畴。需要强调的是，对于所有伴有细胞核非典型性的肿瘤都要广泛取材，建议最少每个厘米取一块，包括与正常子宫交界部位。偶尔，子宫平滑肌瘤中含有转移癌细胞，易误诊为伴奇异形核平滑肌瘤。

p16 和 p53 在鉴别典型平滑肌瘤与平滑肌肉瘤方面有一定价值，由于伴奇异形核平滑肌瘤通常也表达 p16 和 p53，因此，其对此型平滑肌瘤与肉瘤的鉴别没有意义，但是，如果肿瘤表达野生型 p53，而 p16 阴性，则支持伴奇异形核平滑肌瘤的诊断[42, 51]。其他标志物如 Ki-67、p21 和 p27 等在伴奇异形核平滑肌瘤与平滑肌肉瘤的表达有很大程度重叠，对鉴别诊断的意义不大[51]。伴奇异形核平滑肌瘤通常高表达 ER 和 PR，但是平滑肌肉瘤通常不表达 PR，所以，PR 可能是鉴别诊断的一个有价值的标志物。在典型平滑肌瘤中常见的 *MED12* 突变也很少发生于伴奇异形核平滑肌瘤和平滑肌肉瘤[42]。

【预后】

此型平滑肌瘤生物学行为呈良性，但也有少数复发的报道，或与平滑肌肉瘤有关。伴奇异形核平滑肌瘤和平滑肌肉瘤的细胞遗传学和分子遗传学改变有很多相似之处。因此，对于行局部切除治疗的患者，尤其是具有弥漫性非典型性或肿瘤较大（>5cm）者，未能完全排除恶性潜能时，要采用非侵袭性影像学检查密切随访或考虑子宫切除。如果对子宫切除标本进行彻底的组织学检查，确立了此型平滑肌瘤的诊断，则无须进一步处理。

（二）核分裂活跃的平滑肌瘤

核分裂活跃的平滑肌瘤（mitotically active leiomyoma）是一种良性平滑肌肿瘤，核分裂象通常 >10/10HPFs，但在其他方面具有普通平滑肌瘤的典型特征[1]。肿瘤常见于生育年龄的女性，增生活性增强可能与孕激素水平升高有关（月经周期的分泌期、妊娠期或使用外源性激素）。

【组织病理学】

在普通的平滑肌瘤中（不包括富于细胞的、非典型的或其他亚型），当核分裂达到（5～15）/10HPFs，无细胞非典型性或肿瘤细胞坏死时，可以诊断为核分裂活跃的平滑肌瘤。增多的核分裂象通常弥漫分布。如果核分裂象局灶性增加，则可能是某些局部因素刺激所致的反应性增生，如缺血性坏死或黏膜炎症，以及息肉样黏膜下肌瘤出现溃疡。这种反应性核分裂象增加不能诊断为核分裂活跃的平滑肌瘤。但如果发现非典型核分裂象，则应该重新检查这个肿瘤，以除外平滑肌肉瘤的可能。

核分裂活跃的平滑肌瘤常位于黏膜下，通常较小（2～3cm），几乎所有病例的病变都小于 8cm。因此，较大的平滑肌肿瘤伴有核分裂象增加时应该仔细检查，以寻找其他恶性特征。极少数平滑肌肿瘤的核分裂象 >15/10HPFs，即使没有坏死和非典型性，也要高度怀疑恶性，由于对这种肿瘤的诊断经验非常有限，最好将其诊断为“不能确定 / 低恶性潜能的平滑肌肿瘤”[1, 42]。

（三）富于细胞性平滑肌瘤

富于细胞性平滑肌瘤（cellular leiomyoma）还没有精确的定义，而且相当主观。按照WHO的定义，其是指细胞比子宫肌层和普通型平滑肌瘤明显丰富的平滑肌瘤[1]。

【大体病理学】

虽然肿瘤界限清楚，但是与普通平滑肌瘤呈白色、质地坚实不同，其呈黄色或黄褐色，质软，均质，与子宫内膜间质肿瘤的外观非常相似。与所有的平滑肌肿瘤一样，质软的平滑肌瘤必须广泛取材，特别是从周边取材。

【组织病理学】

细胞形态与普通平滑肌瘤相同，从梭形到圆形，但是细胞质较少，细胞核密度增加，束状排列不甚明显，也没有明显的透明变性和其他变性（图20-42）。在多数富于细胞性平滑肌瘤中，可见特征性厚壁大血管和裂隙样腔隙。核分裂象较少，一般<5/10HPFs，没有细胞非典型性和肿瘤细胞坏死。与普通的平滑肌瘤不同，富于细胞性平滑肌瘤常显示肿瘤细胞不规则局灶性延伸至邻近的肌层[52]。富于细胞性平滑肌瘤有时核分裂活性增加，如果没有细胞非典型性和肿瘤细胞坏死，可以称为核分裂活跃的富于细胞性平滑肌瘤，对于这种肿瘤，应该广泛取材。

【分子遗传学】

此型平滑肌瘤与两个染色体畸变有关：1p缺失和10q22重组[1]。是否所有富于细胞性平滑肌瘤都有这些改变及其他染色体畸变，还需要进一步确定。

【鉴别诊断】

富于细胞性平滑肌瘤必须与平滑肌肉瘤和子宫内膜间质肿瘤相鉴别。富于细胞性平滑肌瘤缺少诊断平滑肌肉瘤的其他组织学特征，如肿瘤细胞坏死、细胞核非典型性及核分裂活性。

富于细胞性平滑肌瘤与子宫内膜间质肿瘤的鉴别见本章第二节。两者有时很难鉴别，不仅因为外观非常相似，而且还有共同的镜检，如丰富的细胞和明显的血管，在有些病例还可以见到肿瘤与周围肌层之间的不规则边缘。出现以下组织学特征支持平滑肌瘤的诊断：局部见到富于细胞区与平滑肌肿瘤典型的束状区相移行；大的厚壁血管；与邻近子宫肌层相混合；存在裂缝样腔隙及没有泡沫样组织细胞。h-caldesmon、desmin、SMA和CD10免疫染色有助于鉴别。

（四）出血性平滑肌瘤

出血性平滑肌瘤（hemorrhagic leiomyoma）也称为卒中性平滑肌瘤（apoplectic leiomyoma），以出血和囊性变为特征[53]。腹痛是最常见的症状。

【病理学特征】

肿瘤大小为1～4cm，可见多个出血灶，伴有囊性变（图20-43）。镜下特点是在富于平滑肌细胞的结节内，出现新鲜的星状出血和水肿区。核分裂象通常少于2/10HPFs，但也可能增加（可达8/10HPFs），常位于出血区周围，没有细胞非典型性。常见大小不等的异常血管。富细胞区Ki-67表达升高，也可以p16阳性。随着时间推移，出血区可以发生黏液样变，周围平滑肌区形成玻璃样变性带。如果出血不明显，在低倍镜下可以表现为模糊的平滑肌细胞结节，其中可见散在的红细胞和单个或灶状分布的凋亡细胞，容易误认为肿瘤细胞坏死。

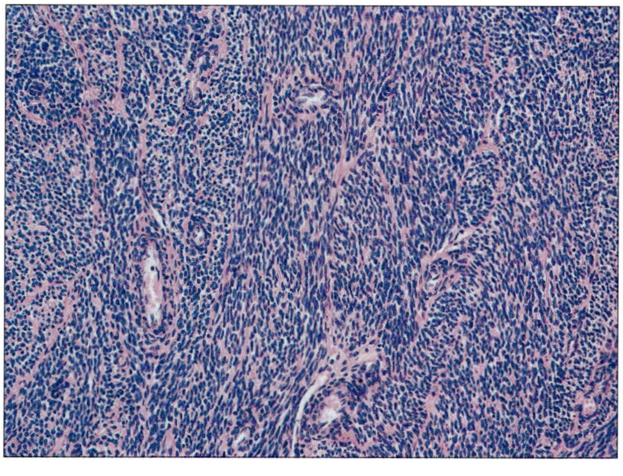

图20-42 富于细胞性平滑肌瘤

细胞形态与普通平滑肌瘤相同，但是细胞核密度明显增加

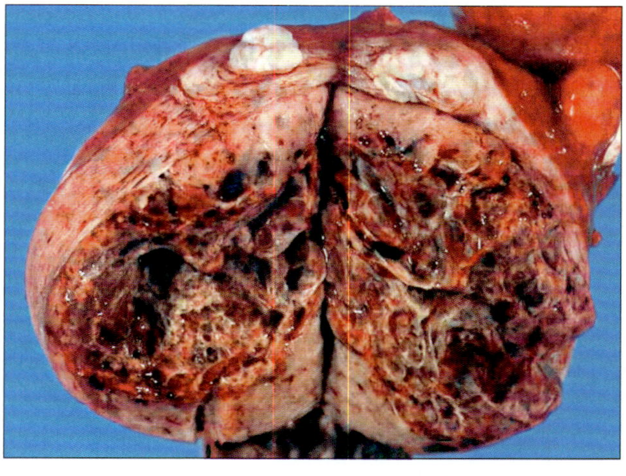

图20-43 出血性平滑肌瘤

可见多个出血灶，伴有囊性变

【鉴别诊断】

卒中性平滑肌瘤有出血和囊性变，出血区周围细胞丰富，可伴有核分裂象增多和细胞非典型性，且局部可出现黏液样变，需要与平滑肌肉瘤相鉴别。前者在低倍镜下可见从出血区到富细胞区的“分区”现象，远离出血的区域具有典型平滑肌瘤的特征。另外，卒中性平滑肌瘤常见于应用口服激素类避孕药物的妇女及妊娠或产后妇女，询问是否有应用避孕药史有助于诊断。

（五）上皮样平滑肌瘤

上皮样平滑肌瘤（epithelioid leiomyoma）主要是由圆形或多角形细胞，而不是由普通平滑肌瘤的梭形细胞组成的平滑肌瘤。其通常有 3 种亚型：平滑肌母细胞瘤（leiomyoblastoma）、透明细胞平滑肌瘤（clear cell leiomyoma）、丛状肿瘤（plexiform tumor）。

【大体病理学】

与普通的平滑肌瘤通常没有明显差别。肿瘤界限清楚，与普通的平滑肌瘤相比，质软，带有黄色，多伴有普通的平滑肌瘤，此时，在几个普通的平滑肌瘤中只有一个上皮样平滑肌瘤。

【组织病理学】

肿瘤由圆形或多角形细胞构成，细胞质嗜酸性或透明，细胞核呈圆形，染色质微细，可有单个核仁。细胞排列成带状、索条状、巢状、“印度列兵”样或成排，有时肿瘤细胞似乎互相黏附在一起，偶尔排列在血管周围，形成血管周细胞瘤样结构。细胞间可见多少不等透明变性的胶原间质。上皮样细胞在很多平滑肌瘤中可以是主要成分，包括静脉内平滑肌瘤病和脂肪平滑肌瘤（lipoleiomyoma）。

除了上述上皮样平滑肌瘤的特征以外，肿瘤细胞具有丰富的嗜酸性细胞质时称为平滑肌母细胞瘤（图 20-44A，图 20-44B）；当细胞质透明时（含有糖原、脂质或两者均有）称为透明细胞平滑肌瘤（图 20-44C）。实际上，这两种细胞常以某种为主而同时存在，也常见印戒样细胞。超微结构显示，这些透明细胞是经受亚致死性损伤（线粒体和溶酶体空泡化）的平滑肌瘤细胞。丛状肿瘤由小的条带状或小

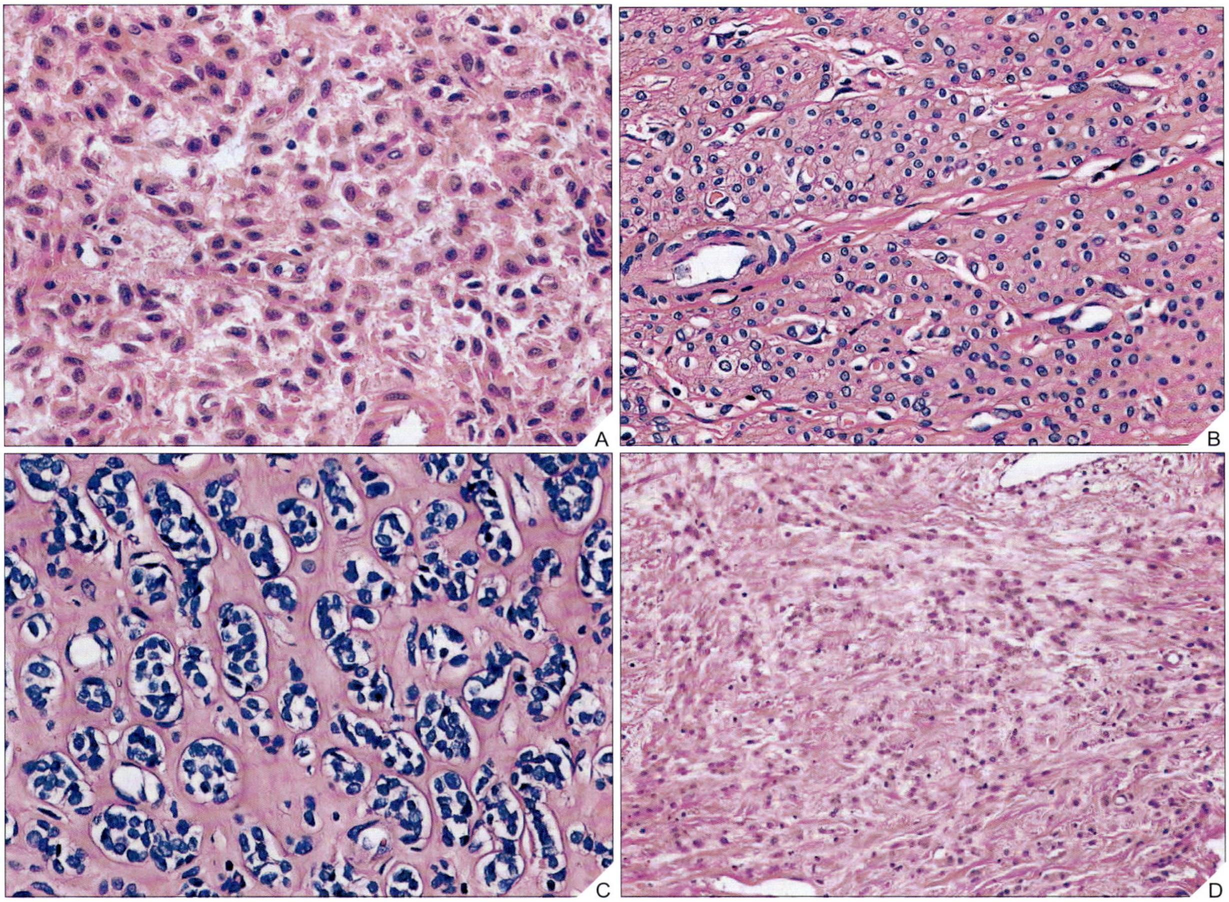

图 20-44 上皮样平滑肌瘤

A. 平滑肌母细胞瘤：肿瘤细胞呈圆形或多角形，细胞质嗜酸性；B. 平滑肌母细胞瘤：肿瘤细胞细胞质嗜酸性，有部分透明改变；C. 透明细胞平滑肌瘤；D. 丛状肿瘤

巢状排列的圆形平滑肌细胞构成，细胞质略嗜酸性，核皱缩样，无明显的非典型性。肿瘤细胞条带或细胞巢之间有丰富的基质，肿瘤细胞被埋于胶原样基质中（图 20-44D）。丛状肿瘤多数位于子宫内膜肌层交界处或肌层内，体积小，有时表现为多发性显微镜下小灶，即所谓的丛状小瘤（plexiform tumorlet）。此型肌瘤中单行排列的平滑肌细胞容易与转移性乳腺癌尤其是乳腺小叶癌混淆。多发丛状肿瘤可以有浸润性生长，与子宫内膜间质肉瘤相似。

诊断上皮样平滑肌肿瘤时，首先要排除肿瘤中出现的假上皮样形态，因为后者更常见，可见于以下情况：①平滑肌束的横切面；②水肿伴玻璃样变时，肿瘤细胞排列成索条状；③梗死型坏死区周围的肿瘤细胞；④横纹肌样改变；⑤妊娠期平滑肌瘤。

有些子宫上皮样平滑肌瘤表现为局部浸润、转移和复发，导致患者死亡。如果仔细检查，这些肿瘤常可见随机分布的具有恶性特征的肿瘤细胞团，如细胞核非典型性、异常核分裂、局部血管浸润倾向。根据这些发现，这类肿瘤应该被视为具有独特临床病理特征的具有恶性潜能的肿瘤。

（六）黏液样平滑肌瘤

黏液样平滑肌瘤（myxoid leiomyoma）是指有广泛黏液样变的良性平滑肌肿瘤。

黏液样平滑肌瘤的特点是结缔组织间质发生广泛的黏液样变。其必须与黏液样平滑肌肉瘤鉴别（见平滑肌肉瘤部分）。由于黏液样平滑肌肉瘤没有或有极少的核分裂象，也容易误诊为黏液样平滑肌瘤，但是前者除了广泛的黏液样变以外，通常呈浸润性生长，有一定程度的核增大和多形性[42]。平滑肌瘤的黏液样间质是由平滑肌结节周围的胶原黏液变性形成的，通常不累及大的厚壁血管（图 20-45）。在黏液样平滑肌肉瘤中没有这种特征。

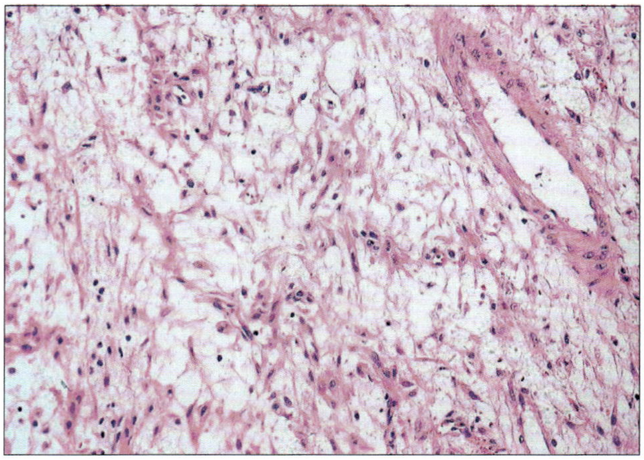

图 20-45 黏液样平滑肌瘤

平滑肌瘤的结缔组织间质发生黏液样变，未累及血管

（七）伴其他成分的平滑肌瘤

界限清楚的子宫平滑肌瘤样肿物中最常见的异源性成分是子宫内膜腺体和间质，称为腺肌瘤（adenomyoma）（见腺肌瘤部分）。

典型平滑肌瘤中偶尔出现成熟异源性成分，其中最常见的是脂肪平滑肌瘤。脂肪平滑肌瘤极其少见，好发于绝经期和肥胖妇女，其特点是肿瘤中出现散在的岛屿状分布的成熟脂肪细胞，可能是平滑肌瘤的脂肪瘤样化生。罕见情况下，脂肪细胞非常丰富以致形成脂肪瘤。肿瘤常位于子宫浆膜下，切面呈淡黄色，随着脂肪成分增加，颜色变得更黄，质地更软，甚至类似于脂肪瘤的外观（图 20-46）。镜下：脂肪平

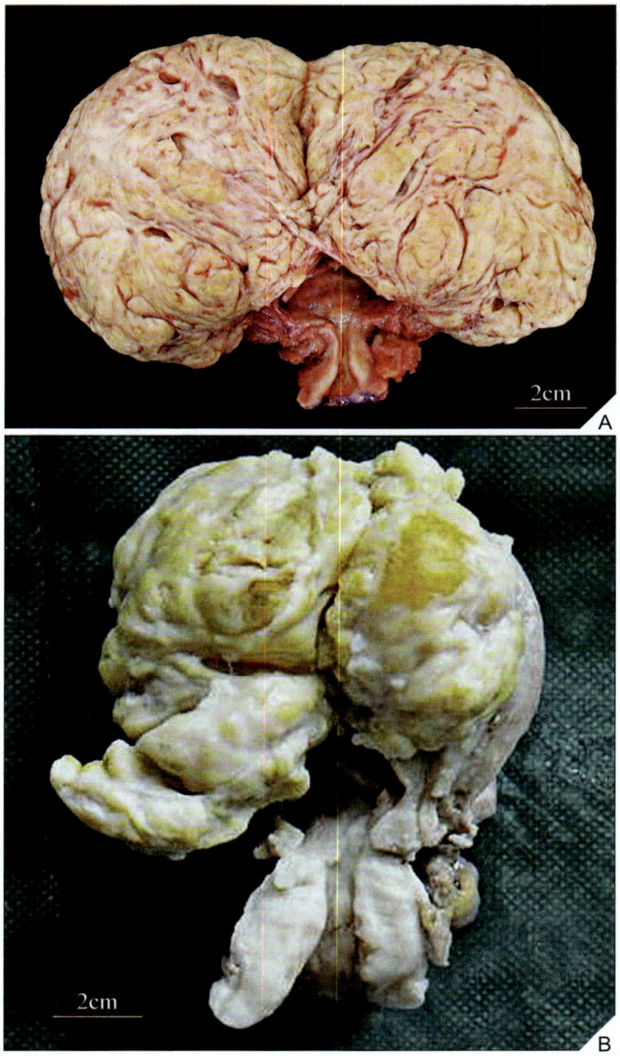

图 20-46 脂肪平滑肌瘤

A. 含脂肪的区域切面呈淡黄色；B. 肿瘤含脂肪多时，呈脂肪瘤样外观

滑肌瘤由平滑肌组织混合不同数量的成熟脂肪组织构成，无细胞异型性（图 20-47）。平滑肌细胞常为梭形，偶尔为上皮样。脂肪细胞主要为成熟脂肪细胞，有时可见不成熟脂肪细胞和明显核异型的脂母细胞。偶尔可见与肾血管肌脂肪瘤相似的软骨分化或不规则动脉血管。血管内脂肪平滑肌瘤也有报道。脂肪平滑肌瘤与平滑肌瘤脂肪变性（fatty degeneration）的区别在于，前者脂质存在于脂肪细胞内，后者脂质存在于变性的平滑肌细胞或组织细胞中。

有的平滑肌瘤伴有灶状或弥漫性的，以小淋巴细胞为主的浸润，可见免疫母细胞和浆细胞，有时有生发中心，称为伴有淋巴组织浸润的平滑肌瘤（leiomyoma with lymphoid infiltration）。认识此病变的重要性在于与淋巴瘤鉴别。在某些平滑肌瘤中，部分细胞核可以呈栅栏状排列，类似于神经鞘瘤。有些在典型的平滑肌瘤中出现上皮样结构，排列成索状、小梁状、巢状或小管状，称为具有性索样结构的平滑肌瘤（leiomyoma with sex-cord like pattern）（图 20-48），但是当这些成分广泛时，应该考虑 UTROSCT。少数肿瘤中可以出现造血成分。肌瘤中偶尔出现大量嗜酸性粒细胞，可能是对肿瘤引起的组织损伤的反应，而不是平滑肌细胞产生的趋化因子的作用，其出现似乎没有临床意义。也有极个别肿瘤细胞的细胞质表现为明显的颗粒性改变，文献称为颗粒细胞平滑肌瘤（granular cell leiomyoma）。伴有骨、软骨和骨骼肌分化的平滑肌瘤也有少数报道。平滑肌瘤的上述形态分化改变较少见，在肿瘤中通常只表现为灶状分布，偶尔也可能以这些独特的形态为主。这些肿瘤的生物学行为是良性的。

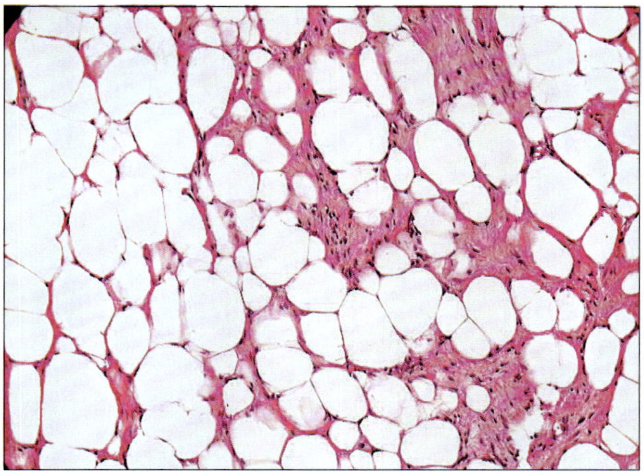

图 20-47　脂肪平滑肌瘤

由平滑肌和不同数量的成熟脂肪组织混合构成

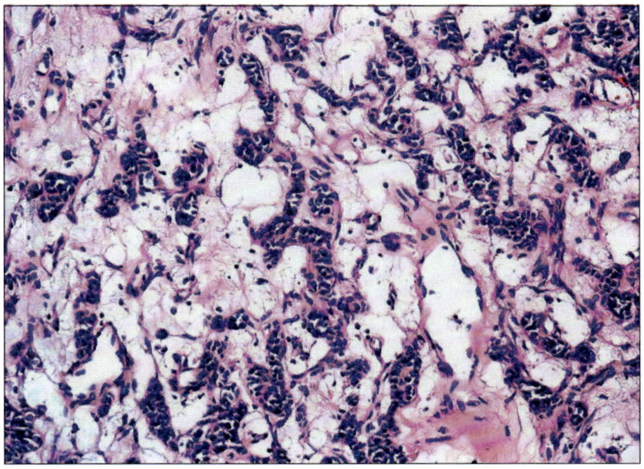

图 20-48　具有性索样结构的平滑肌瘤

肿瘤细胞上皮样，排列成索状、小梁状或小管状

（八）分割性平滑肌瘤

分割性平滑肌瘤（dissecting leiomyoma）也称绒毛叶状分割性平滑肌瘤（cotyledonoid dissecting leiomyoma）或 Sternberg 瘤，是非常少见的亚型，具有奇特的肉瘤样外观[1]。

【大体病理学】

大体病理学表现为大的外生性、蕈样、多结节或息肉样肿物，从子宫壁延伸到阔韧带或盆腔、腹腔。肿瘤边界不规则，界限不清楚，充血明显时肿瘤外观呈胎盘样（图 20-49）。这种外观是几种生长方式共同作用的结果，包括浆膜下生长、分割性生长和结节周围水样变性。由于具有奇特的肉瘤样外观，此型肿瘤常需要行术中冷冻切片以帮助诊断。尽管肿瘤具有子宫肌壁内和肌壁外成分，但偶尔也可见到肿瘤仅位于肌壁内或仅位于肌壁外。

【组织病理学】

组织病理学表现为良性平滑肌束构成的大小不等的结节，结节之间是明显水肿并富于血管的纤维结缔组织（图 20-50）。其也可以表现为各种平滑肌瘤的细胞形态，如富细胞性、上皮样等。若肿瘤细胞出现上皮样分化，则归类为不能确定恶性潜能的平滑肌瘤。此肿瘤通常没有明显的核非典型性、核分裂活性和凝固性坏死。

有些平滑肌瘤可以同时表现出若干种少见的生长方式，如绒毛叶状、静脉内平滑肌瘤病和（或）水样变性，这种绒毛叶状水肿性静脉内平滑肌瘤病可能给诊断带来问题。

（九）水肿性平滑肌瘤

水肿性平滑肌瘤（hydropic leiomyoma）是平滑肌瘤的一种独特变异型，其有特定的组织学和分子

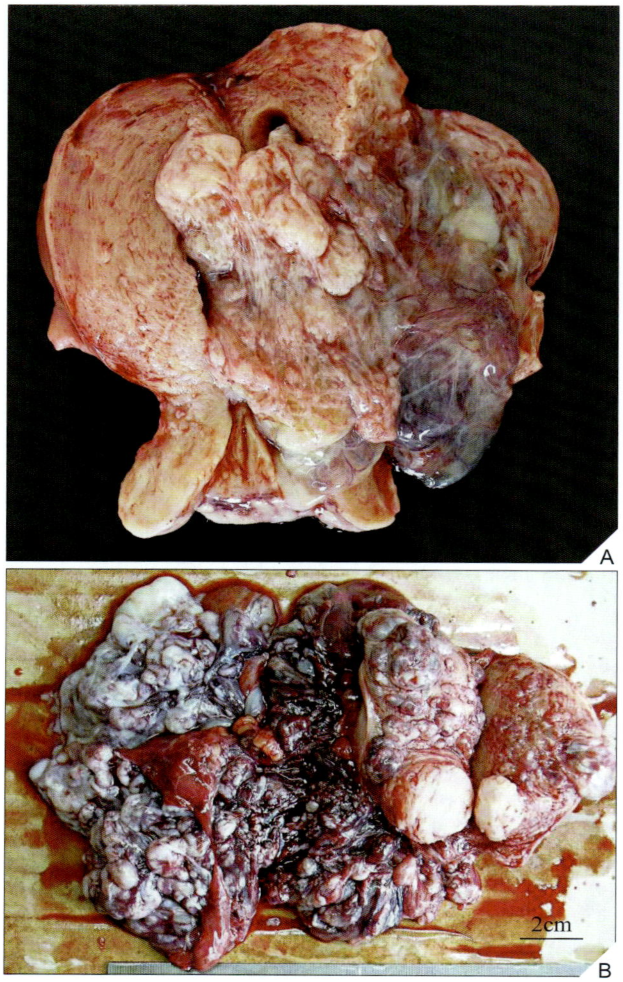

图 20-49　分割性平滑肌瘤

A. 肿瘤界限不清楚，呈肉瘤样外观；B. 肿瘤从子宫壁延伸到阔韧带，外观呈胎盘样

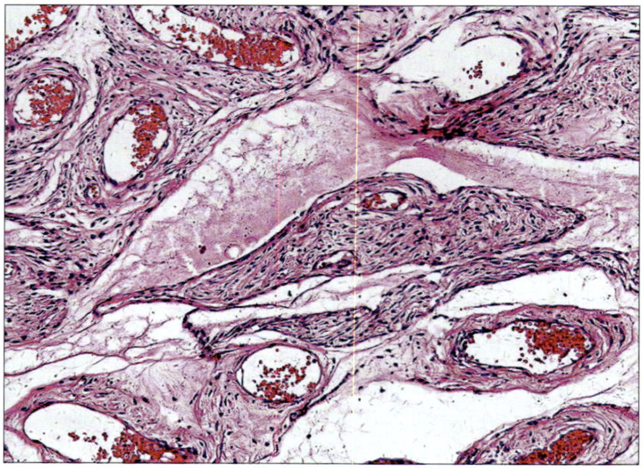

图 20-50　分割性平滑肌瘤

平滑肌结节之间明显水肿，血管丰富

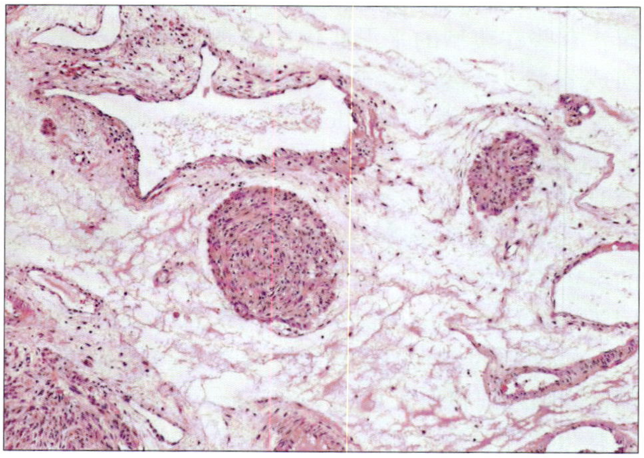

图 20-51　水肿性平滑肌瘤

平滑肌结节周围明显水肿，细胞稀少

特征，约 80% 有 HMGA2 过表达。水肿性平滑肌瘤的临床特征与典型平滑肌瘤相似，其大体和组织学特征是在典型平滑肌瘤的基础上，伴有局部水肿液蓄积（水样变性）（图 20-51），有多少不等的胶原（玻璃样变性），有时还有明显的黏液样变。这些非细胞区在肿瘤内有各种形式的分布，可以表现为弥漫性、结节周围性或其他方式。当水肿区分布于小的平滑肌细胞巢周围时，形成特征性结节周围无细胞区，与静脉内平滑肌瘤病相似。水肿区延伸到平滑肌瘤以外的区域时，可以形成类似黏液样平滑肌肉瘤的图像。水肿广泛时，可使平滑肌瘤的结构消失。这些间质改变常伴有大量厚壁血管，以至于不像平滑肌瘤。认识上述变化，并结合黏液染色、内皮细胞抗原和 HMGA2 的免疫组化染色有助于诊断。最重要的是与静脉内平滑肌瘤病或黏液样平滑肌肉瘤鉴别（见平滑肌肉瘤部分）。

（十）弥漫性平滑肌瘤病

弥漫性平滑肌瘤病（diffuse leiomyomatosis）在临床上是良性的，较少见，是指大量平滑肌瘤性结节局限于子宫内的一种病变。

【大体病理学】

大体病理学以大量界限不清、大小不等、相互融合的结节累及整个肌层为特点（图 20-52），结节从显微镜下可见到直径为 2～3cm。结节切面呈编织状或漩涡状，互相融合。子宫不对称增大，可以巨大，重量可达 1kg。

【组织病理学】

融合的结节均由束状排列的良性平滑肌细胞构成，结节界限不清、互相融合，并与周围肌层有过渡。结节中央可见簇状毛细血管，周围绕以玻璃样间质。没有细胞非典型性，核分裂象稀少。此型平

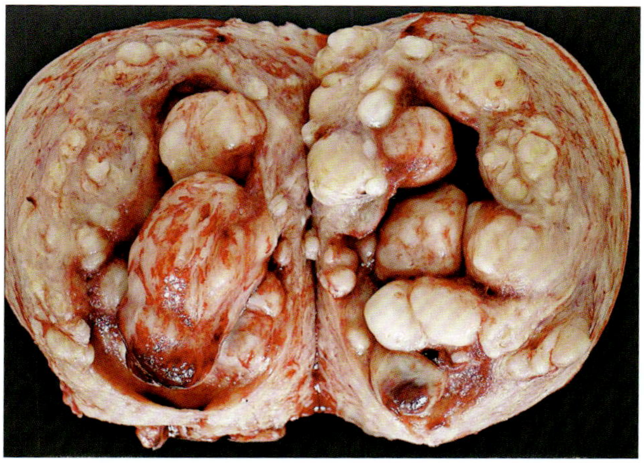

图 20-52　弥漫性平滑肌瘤病
相互融合、大小不等的平滑肌瘤结节累及整个肌层

滑肌瘤应该与静脉内平滑肌瘤病和低级别内膜间质肉瘤鉴别。弥漫性平滑肌瘤病可以同时伴有子宫旁、骨盆和双侧卵巢受累，偶尔累及结肠系膜。

【分子遗传学】

分子生物学研究显示子宫平滑肌瘤病的每一个结节都是克隆性的，且不同的结节不一定都表现为同样的 X 染色体失活。这一发现提示，每一个子宫内的肌瘤结节来源于独立的转化事件，弥漫性子宫平滑肌瘤病可能是多发性平滑肌瘤弥漫累及整个肌层。

（十一）延胡索酸水合酶缺陷型平滑肌瘤

延胡索酸水合酶缺陷型平滑肌瘤（fumarate hydratase deficient uterine leiomyoma）约占子宫平滑肌瘤的 1%，是由 *FH* 基因突变引起，包括体系 *FH* 基因突变（散发性）和胚系 *FH* 基因突变（HLRCC 综合征相关的平滑肌瘤）[46]。

HLRCC 综合征是一类常染色体显性遗传病，由 *FH* 胚系突变所致，以毛发平滑肌瘤病、子宫弥漫性平滑肌瘤病及乳头状肾细胞癌为特征。延胡索酸水合酶在三羧酸循环中扮演重要角色，也是重要的抑癌因子。在 HLRCC 综合征家族中，肾细胞癌的发病率为 15%～30%，皮肤平滑肌瘤的发病率可达 76%，而子宫平滑肌瘤几乎见于家族中的所有女性（98%）[1，54]。

【临床特征】

HLRCC 综合征相关子宫平滑肌瘤的发病年龄低于散发性平滑肌瘤至少 10 年，多数患者的年龄 <30 岁，其特征是多发平滑肌瘤，并且体积较大，因此，接受子宫切除术的患者一般年龄较小，可能以子宫平滑肌瘤病作为 HLRCC 综合征的首发症状被确诊。

【病理学特征】

大体上和显微镜下，HLRCC 综合征相关的平滑肌瘤与散发性平滑肌瘤没有明显不同，统称为延胡索酸水合酶缺陷型平滑肌瘤。显微镜下，肿瘤通常细胞丰富，呈上皮细胞样形态，细胞质嗜酸性，有时可见粉染小球，核呈非典型性或多核，核仁大而明显，嗜酸性，有的核仁周围可见透明空晕[55]（图 20-53）。肿瘤细胞通常异型性很小或无异型性，但在少数病例中可见弥漫的中 / 重度异型性。间质中可见血管外皮瘤样血管。通常情况下，延胡索酸水合酶缺陷型平滑肌瘤 FH 蛋白表达丢失，但部分病例蛋白表达仍保留，仅有功能缺陷。免疫组织化学可以检测 FH 蛋白或 *FH* 突变导致的琥珀酰半胱氨酸（2-succinyl cysteine，2SC）积聚[42，54]。2SC 表达阳性诊断延胡索酸水合酶缺陷型平滑肌瘤的敏感度和特异度较好。

HLRCC 综合征的诊断主要依赖于肾细胞癌的诊断。由于 HLRCC 综合征相关的子宫平滑肌瘤通常早于肾细胞癌发生，因此，认识和鉴别 HLRCC 综合征引起的平滑肌瘤对肾细胞癌的预防有重要意义。

【预后】

HLRCC 综合征引起的平滑肌瘤是良性的，但也可发生非典型平滑肌肿瘤和平滑肌肉瘤[42]。HLRCC 综合征相关肾细胞癌预后较差，容易发生局部或远处转移，多数患者确诊后的生存期 <5 年。另外，与其他家族性肾细胞癌综合征通常表现为多发及双侧肾肿瘤不同，HLRCC 综合征相关肾细胞癌可以是单个肿瘤累及单侧肾脏[56]。

三、静脉内平滑肌瘤病

静脉内平滑肌瘤病（intravenous leiomyomatosis）又称血管内平滑肌瘤病，是指形态学上良性的平滑肌细胞在平滑肌瘤以外的静脉内生长，或者在没有平滑肌瘤的情况下，平滑肌细胞在静脉内生长[1]。如果血管腔病变仅仅是显微镜下所见，并且局限于原发性平滑肌瘤内，则称为平滑肌瘤伴有血管浸润（leiomyoma with vascular invasion），一般认为它们是良性肿瘤，没有复发的危险，可能是某些血管内平滑肌瘤病的前驱病变，也可能是某些良性转移性平滑肌瘤的起源。血管内平滑肌瘤病出现超出平滑肌瘤范围以外的血管浸润，80% 扩散到子宫外，进入盆腔静脉，偶尔沿下腔静脉进入心脏。静脉内平滑肌瘤病的起源还不甚清楚。最初认为该病变起源于血管平滑肌，目前多数学者认为该病与普通型子宫平滑肌瘤有关。免疫组化标记和分子遗传学分析也提示静脉内平滑肌瘤病起源于子宫。58% 以上的静脉内平滑肌

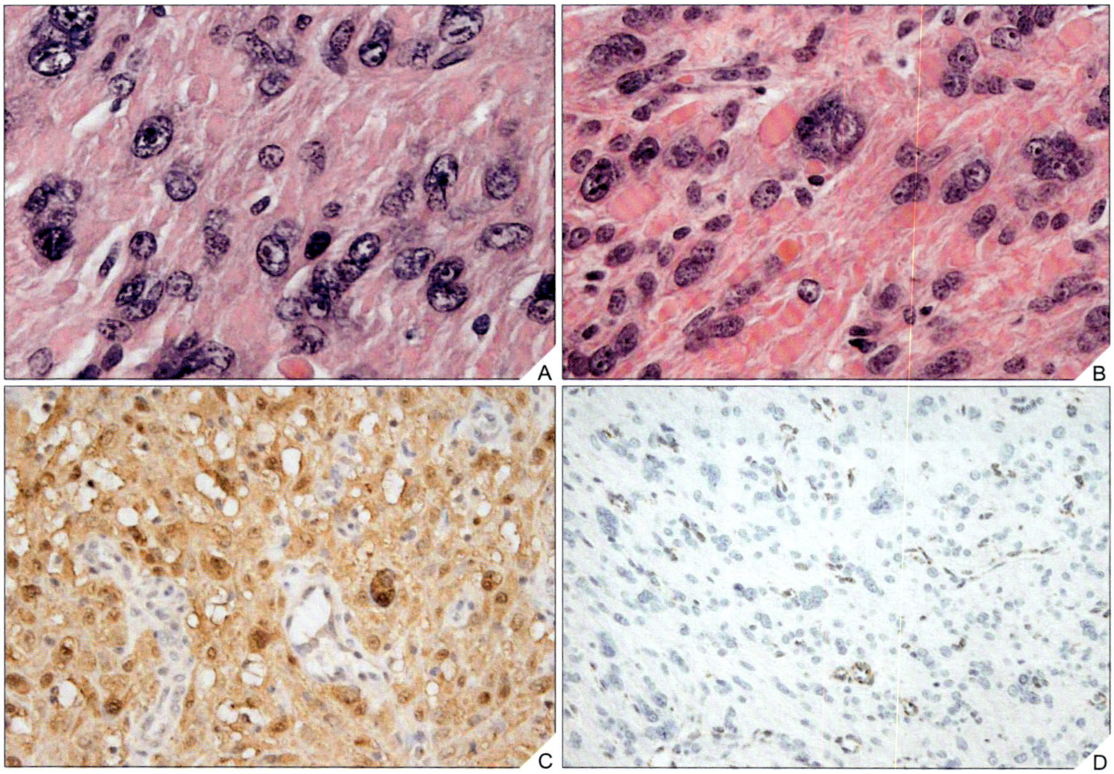

图 20-53 HLRCC 综合征相关的平滑肌瘤

A. 肿瘤细胞核有非典型性，核仁大而明显，嗜酸性，有的核仁周围可见透明空晕；B. 可见多核细胞和大量粉染小球；C. 2SC 免疫染色呈弥漫强阳性；D. FH 免疫染色阴性

瘤病有 HMGA2 过表达，多数是由 t（12；14）易位所致。分子遗传学分析发现静脉内平滑肌瘤病与平滑肌肉瘤有一定程度的相似，提示其性质可能介于两者之间[57，58]。

【临床特征】

静脉内平滑肌瘤病常见于 50 岁以后妇女，临床症状主要取决于肿瘤生长的部位与范围，如果主要位于子宫内，临床表现与普通平滑肌瘤相同，累及盆腔时可以出现盆腔疼痛、阴道出血或与肿瘤部位相应的症状。累及腔静脉时，可能出现晕厥和呼吸困难。也有静脉内平滑肌瘤病延伸到心脏导致死亡的报道。肿瘤向静脉内延伸可以被认为是一种侵袭性生物学特性，但是这种血管内生长通常是缓慢的。

【大体病理学】

大体病理学表现为子宫增大，子宫肌壁可见孤立的或多发的肿物，典型的在肌层静脉内形成蠕虫样肿物，肿物切面质韧、坚实（图 20-54）。子宫旁血管内也可见蠕虫样栓子。

【组织病理学】

组织病理学表现为平滑肌瘤以外的组织中静脉内有平滑肌瘤生长（图 20-55），但不累及动脉。有时仅见静脉内有平滑肌瘤生长，一般不超出血管外，但在肺部有可能见到血管外病变。血管内肿瘤常呈分叶状或裂隙状，类似典型的平滑肌瘤，许多病例可以出现水肿和玻璃样变。大多数类型的平滑肌瘤（富于细胞性、上皮样、黏液样、奇异型或脂肪平滑肌瘤等）均可以表现为血管内生长，偶尔还出现内膜成分。

【鉴别诊断】

静脉内平滑肌瘤病应该与平滑肌肉瘤和子宫内膜间质肉瘤鉴别，前者通常有 HMGA2 过表达，与

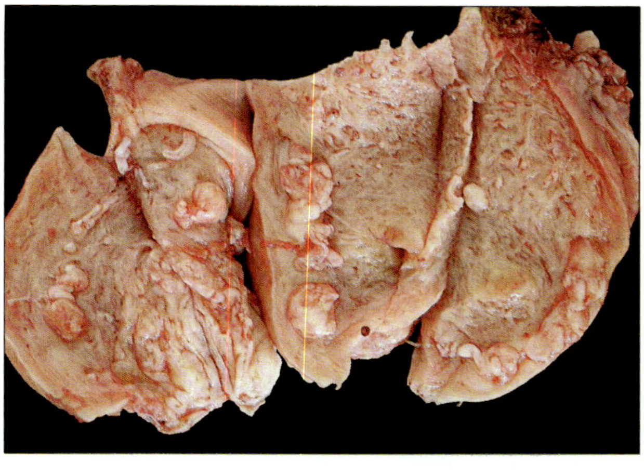

图 20-54 静脉内平滑肌瘤病

子宫肌层血管内可见多个蠕虫样肿物

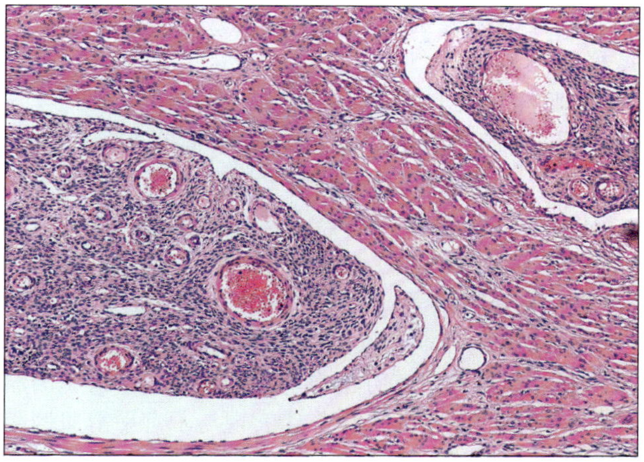

图 20-55 静脉内平滑肌瘤病
平滑肌瘤以外的脉管内有平滑肌瘤生长

平滑肌肉瘤的区别是缺乏核分裂活性、非典型性和凝固性坏死。与子宫内膜间质肉瘤的区别是其平滑肌免疫表型。有的病例可伴有远处实质（如肺）转移。

【预后】

对于大多数病例的治疗，可以切除肿瘤以消除血流动力学的影响，并切除伴有平滑肌瘤的子宫。有些肿瘤细胞表达雌激素受体和孕激素受体，为静脉内平滑肌瘤病的短期治疗中应用 GnRH 类似物或他莫昔芬提供了基础。

四、转移性平滑肌瘤

转移性平滑肌瘤（metastasizing leiomyoma）极少见，其特点是患有典型子宫平滑肌瘤的妇女出现子宫外多发性平滑肌瘤性结节（最常见于肺，也可见于纵隔、腹膜后淋巴结、骨和软组织等部位）[1]。组织学上，“转移性”病灶由形态学良性的增生性平滑肌细胞组成，界限清楚，没有核的多形性、坏死和明显的核分裂活性（图 20-56）。大体上转移性平滑肌瘤界限清楚，切面呈灰白色至棕色，结节状，大小 2～5mm。

诊断标准：有子宫肌瘤核除或由于子宫肌瘤行全子宫切除病史，没有妇科或非妇科平滑肌肉瘤或静脉内平滑肌瘤病病史的患者，在肺或淋巴结等部位出现平滑肌肿瘤，无细胞异型性或坏死，核分裂象罕见。

转移性平滑肌瘤的发病机制和生物学行为还有争议。细胞遗传学分析显示，转移性平滑肌瘤中有分子异常表达和突变，与平滑肌瘤类似，包括 *MED12* 突变，有的还显示 1p 或 13q 缺失和 6p 重组[1]。ER 和 PR 阳性。

转移性平滑肌瘤一般不进行分期。大部分病例生物学行为显示惰性行为，但是广泛的疾病可能导致呼吸衰竭或死亡。肿瘤对激素敏感。孕酮、芳香化酶抑制剂和（或）GnRH 激动剂等治疗有效[1]。这些瘤结节还可以采用手术治疗。

五、恶性潜能未定的平滑肌肿瘤

在子宫平滑肌瘤和平滑肌肉瘤之间，存在一系列难以分类的平滑肌肿瘤，这些肿瘤称为恶性潜能未定的平滑肌肿瘤（smooth muscle tumor of uncertain malignant potential，STUMP）。WHO（2020）给 STUMP 的定义：肿瘤形态学特征超出了平滑肌瘤及其亚型的诊断标准，但还不足以诊断平滑肌肉瘤，可能具有恶性生物学行为的平滑肌肿瘤[1]。这类肿瘤在所有平滑肌肿瘤中仅占少数。

【临床特征】

患者症状与典型的子宫平滑肌瘤类似。这类肿瘤很少见。其常见于育龄期或绝经后妇女，平均年龄 43 岁，比平滑肌肉瘤发病年龄年轻 10 岁。

【发病机制】

STUMP 具有遗传异质性，从简单的少数染色质

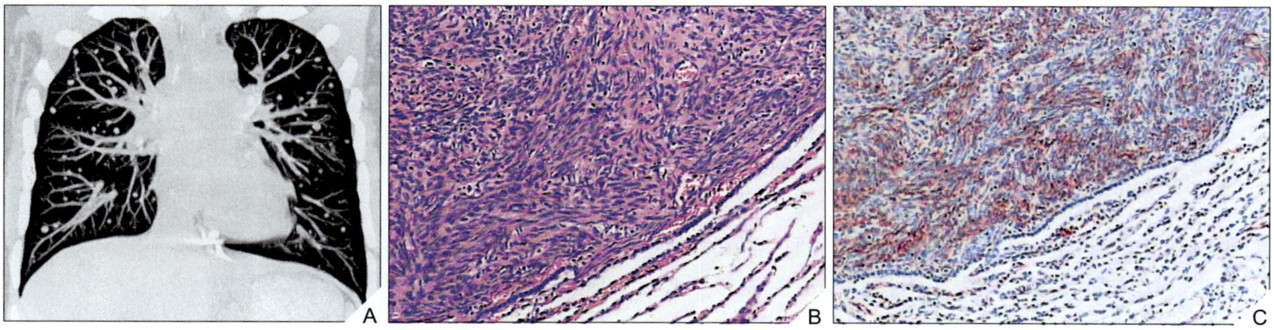

图 20-56 肺转移性平滑肌瘤
A. 双肺可见大小不等的圆形结节，边缘清楚（季福水医师惠赠）；B. 见平滑肌细胞呈束状交织排列，右下方可见肺泡组织；C. 免疫组化 SMA 阳性
（组织学图片由郭东辉教授惠赠）

改变到高度染色质不稳定和复杂性，类似子宫平滑肌肉瘤。在梭形细胞和黏液样亚型中，拷贝数变异在肿瘤发生中起重要的作用，有可能成为辅助诊断的工具。约 10% 的肿瘤发生 *MED12* 突变 [1]。

【病理学特征】

梭形细胞肿瘤符合以下标准之一可以诊断为 STUMP[1]：①有局灶 / 多灶或弥漫的核非典型性，核分裂象 2～4 个 /mm^2［相当于（6～9）/10HPFs］，无肿瘤细胞坏死；②有肿瘤细胞坏死，没有其他任何危险特征；③没有肿瘤细胞坏死，没有细胞非典型性，核分裂象 >6 个 /mm^2（相当于 >15/10HPFs）；④有弥漫的核非典型性，没有明确的核分裂象，可见明显的核碎裂。PHH3 免疫组化染色可能有助于评估核分裂计数。

对于上皮样或黏液样平滑肌瘤，诊断标准更严格。肿瘤超过平滑肌瘤的诊断标准，但是不足以诊断平滑肌肉瘤的肿瘤都归入 STUMP。

【预后和治疗】

STUMP 的复发率为 7%～28%。上皮样和黏液样肿瘤更容易复发。复发时间（平均 47 个月）较平滑肌肉瘤长，复发肿瘤形态可与原发肿瘤类似或类似平滑肌肉瘤。复发患者的中位存活时间为 5.5 年 [1]。这类肿瘤的临床处理与普通的平滑肌瘤似乎相同，但随访是必需的 [59]。一旦做出不能确定恶性潜能的诊断，临床上如何处理，首先取决于先前手术的情况。如果是全子宫切除，并且已经了解患者分期的各项信息，常采取保守治疗并定期随访。让患者了解本病的相关知识也是非常重要的。当不能肯定做出平滑肌瘤或其他良性亚型的诊断时，一般建议进行子宫切除术。另外，在确定治疗方案时，必须考虑患者的年龄、月经状况及是否需要保留生育能力。由于辅助化疗和放疗对平滑肌肉瘤患者生存期的影响不大，因此，对于恶性潜能未定的平滑肌肿瘤，当前不进行辅助治疗。

六、平滑肌肉瘤

（一）一般特征

平滑肌肉瘤（leiomyosarcoma）是一种完全由具有平滑肌分化的细胞构成的恶性肿瘤，是子宫最常见的恶性间叶性肿瘤。以往认为子宫平滑肌肉瘤起源于子宫未分化的间叶细胞，很少由良性平滑肌瘤恶变而来，但近年的研究显示，至少部分子宫平滑肌肉瘤与非典型平滑肌瘤之间在组织细胞形态、分子和细胞遗传学方面存在许多相似性 [1]。对于子宫平滑肌肉瘤发生和发展的研究也许会在今后的分子生物学探索中取得进展。

【临床特征】

平滑肌肉瘤占子宫恶性间叶性肿瘤的 40%～50%，占所有子宫恶性肿瘤的 1%～2%[1]。几乎均发生于成年妇女，平均年龄为 50～55 岁，比平滑肌瘤的发病年龄大 10 岁左右，仅约 15% 的病例发生于 40 岁以下 [60]。随着年龄增加，发病率逐渐升高，因此，对于发生于围绝经期和绝经后妇女的大“肌瘤”，要高度重视。应用他莫昔芬治疗乳腺癌的妇女平滑肌肉瘤的发病率高于未使用者。临床表现与子宫平滑肌瘤相似，主要是阴道异常出血、盆腔肿块和盆腔疼痛。手术前其与平滑肌瘤不容易鉴别，但对于绝经后患者，如果肿瘤较大且生长迅速，应该怀疑有恶性的可能。

【大体病理学】

典型的平滑肌肉瘤表现为孤立性肿物，但与平滑肌瘤并发的情况也不少见。多数肿瘤体积较大，最大径通常大于 10cm，呈均质的鱼肉样，切面多样性，呈灰色或棕褐色，可见出血和坏死，偶尔出现囊性变。外观与平滑肌瘤的灰白色漩涡状、切面隆起明显不同。肿瘤可以位于肌壁间、黏膜下、浆膜下，肿瘤边缘常不规则，具有浸润性（图 20-57）。

平滑肌肉瘤的某些大体特征也可见于子宫平滑肌瘤的变异型和非平滑肌肿瘤。当子宫有多发性平

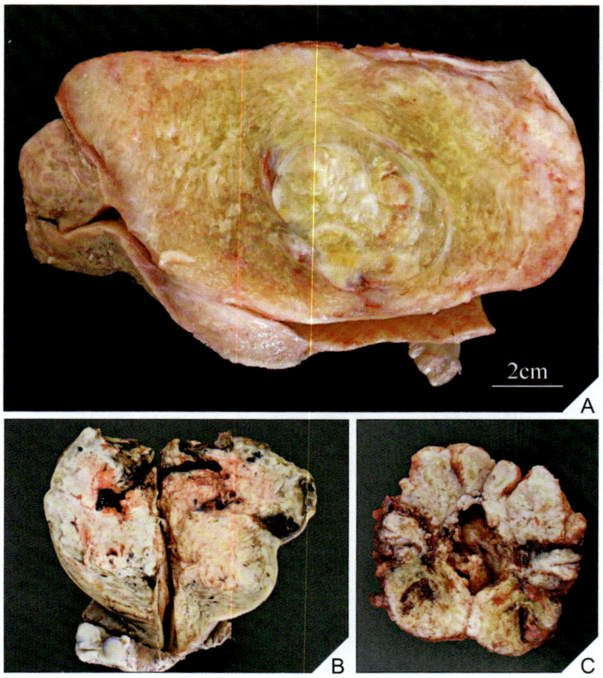

图 20–57　子宫平滑肌肉瘤

A. 肿瘤体积较大，切面呈灰白色、黄色或棕色；B. 肿瘤边缘不规则，具有浸润性，出血灶明显；C. 切面可见出血和坏死

滑肌肿瘤时，病理医师必须切开每一个肿瘤检查其切面和质地。如果没有任何特别之处，则不需要取太多的组织块，但如果出现与典型平滑肌瘤不同的特征，就必须充分取材。

【组织病理学】

分化好的平滑肌肉瘤由单形或多形性梭形细胞构成，细胞排列成束状，细胞核两端钝圆，核仁明显，单个或多个。分化差的平滑肌肉瘤由圆形和多形性细胞构成，具有明显的非典型性。有时可见明显的出血和坏死。平滑肌肉瘤的边缘通常不规则，大多局灶性浸润周围肌层组织（图 20-58）。有些病例具有较高的侵袭性，可以突破子宫浆膜面甚至扩散到子宫外，也可能出现血管浸润。

平滑肌肉瘤通常有 3 个主要的组织学特征，即明显的非典型性、丰富的核分裂象（≥10/10HPFs）和肿瘤细胞坏死。具备上述 3 个特征中的 2 个就可以诊断平滑肌肉瘤 [1，42]。

1. 核分裂活性（mitotic activity）　单独依靠核分裂计数不能准确预测肿瘤的生物学行为，但核分裂活性在子宫平滑肌肿瘤恶性潜能的评估中仍具有一定价值，特别是在难以确定良恶性的情况下。核分裂计数应该与有无细胞非典型性和（或）凝固性肿瘤细胞坏死相结合。

在实际工作中，核分裂计数缺乏统一标准，重复性差。为了更好地评估核分裂活性，计数核分裂应该遵循以下原则 [42]：①切除标本要及时、充分固定；②取材要充分，通常肿瘤最大径每 1～2cm 做 1 张切片；③切片染色优良，厚度 4～5μm；④找到核分裂最活跃的区域，并在此计数至少 4 组 10 个高倍视野（×400），采用最高计数；⑤只计数明确的核分裂象，注意核分裂象与凋亡细胞、变性的细胞核、淋巴细胞、肥大细胞和细胞碎屑等鉴别；⑥当黏膜下平滑肌瘤形成溃疡突入子宫或宫颈内膜腔时，以及肿瘤出现梗死时，可能出现局灶性核分裂象增加，应该避免在上述区域或附近计数。孕激素也可能会增加平滑肌肿瘤的核分裂活性。

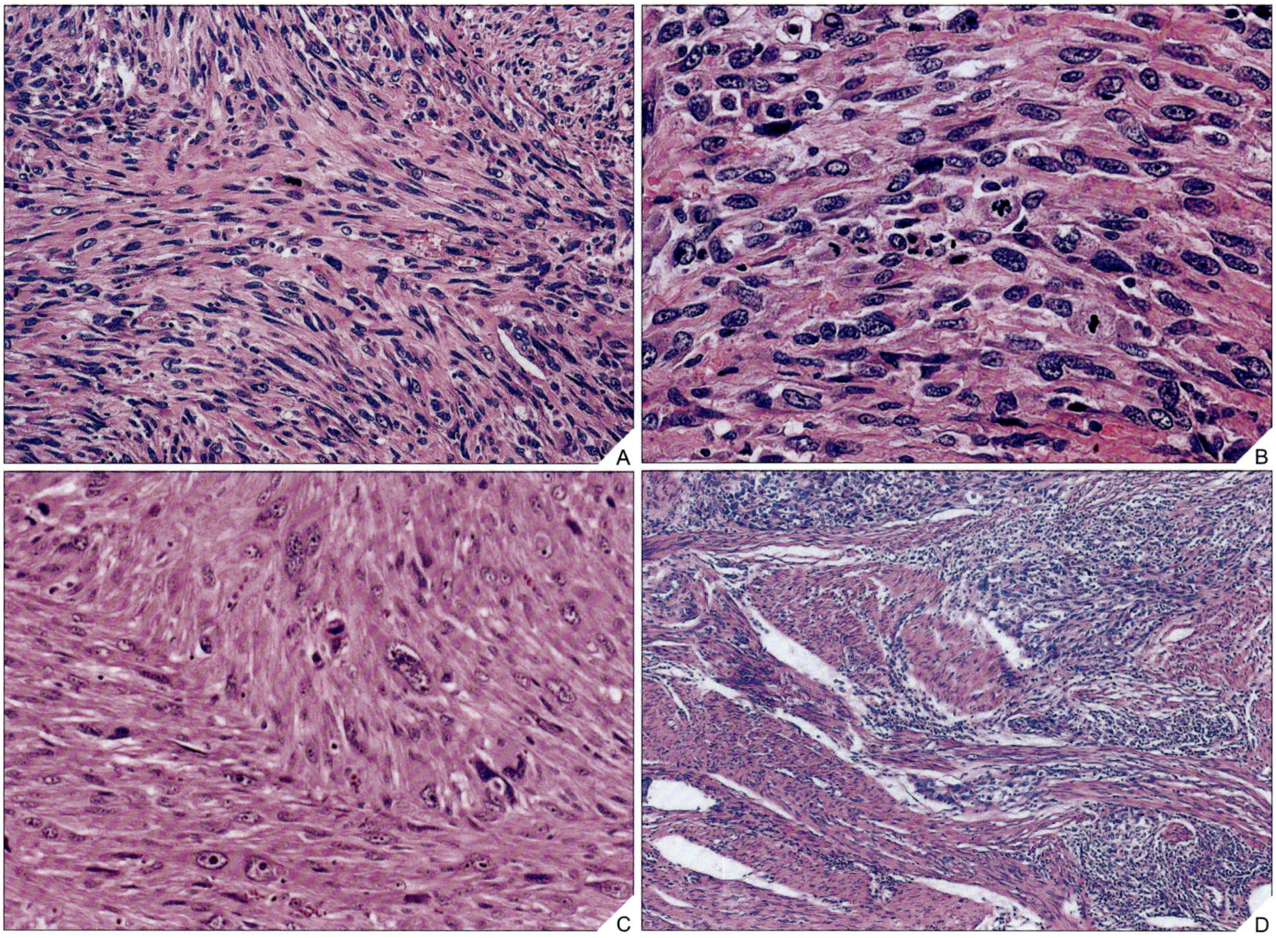

图 20-58　子宫平滑肌肉瘤

A. 肿瘤细胞丰富，非典型性明显；B. 明显的异常核分裂象；C. 明显的核非典型性；D. 肿瘤的边缘浸润周围肌层组织肿瘤中如果出现明显的非典型核分裂象，对平滑肌肉瘤的诊断有所帮助，可以预示平滑肌肉瘤的可能性。对核分裂象非典型性的认识带有主观性，因此，当非典型性不太明显时诊断应持保守态度。

Ki-67 免疫组化染色经常被用于判断肿瘤的增殖活性，但是 Ki-67 通常高估核分裂活性，其表达在某些亚型的平滑肌瘤和平滑肌肉瘤之间有广泛重叠。与 Ki-67 相比，PHH3 能更好地反映肿瘤的核分裂活性，对伴奇异形核平滑肌瘤的诊断具有较大参考价值。

2. 非典型性（nuclear atypia） 细胞非典型性主要是指细胞核的非典型性，其评估具有主观性，可重复性较差，因此，评估时要注意以下几点[42]：①在中倍镜下（×10）进行评估；②最好将肿瘤细胞的特征与周围肌层的细胞进行比较；③不仅观察局灶的“奇异形”细胞，更要注意观察背景细胞的非典型性。细胞的非典型性通常表现为肿瘤细胞具有以下 2 个或 2 个以上特征：①核增大（核质比增高）；②核的多形性；③核膜不规则；④核深染；⑤核仁明显或有多个核仁[42]。

明显的非典型性（中度到重度）在低倍镜下就容易辨认，表现为细胞核有不同程度增大、大小和形状明显不同，核深染，核膜不规则，染色质呈团块状，核仁明显，有时可见多核巨细胞。轻度非典型性在低倍镜下不明显，细胞核的大小和形状仅有轻微差异，核膜比较规则，核仁小。偶尔出现少量散在增大的细胞仍然可以归入轻度非典型性，但是，如果出现几个异常的核分裂象，则为非典型性显著。

平滑肌肉瘤细胞非典型性也可以表现在异源性分化方面，包括出现灶状骨肉瘤、横纹肌肉瘤和软骨肉瘤。

当肿瘤仅有明显的细胞（核）非典型性时，尚不能诊断平滑肌肉瘤，如果伴有活跃的核分裂活性（≥ 10/10HPFs）和（或）肿瘤细胞坏死，则应该诊断平滑肌肉瘤。

3. 坏死（necrosis） 子宫平滑肌肿瘤有几种类型的坏死，常见的是梗死型坏死和肿瘤细胞坏死。各种坏死的形态特点及其在良、恶性病变鉴别诊断中的意义不同，所以有必要鉴别（表 20-7）。

（1）梗死型坏死（infarct type necrosis）：又称玻璃样坏死（hyaline necrosis）或透明坏死，是最常见的坏死，继发于缺血，多见于良性平滑肌肿瘤，也见于平滑肌肉瘤。梗死型坏死倾向单个病灶，位于中心，圆形，切面颜色相对一致和均质性。显微镜下在坏死区的周边可见活细胞到完全坏死的逐渐过渡，过渡区内可见炎症反应、肉芽组织和玻璃样变，常伴有新鲜或陈旧性出血（图 20-59）。坏死灶中细胞核淡染，呈一致性改变，血管也具有同样的改变，仅见原有血管的轮廓，这是与平滑肌肉瘤中肿瘤细胞坏死的一个鉴别点，后者坏死区内血管常保存。识别上述特征有助于与平滑肌肉瘤的坏死鉴别。

（2）肿瘤细胞坏死（tumor cell necrosis）：仅见于平滑肌肉瘤。辨认肿瘤细胞坏死在平滑肌肉瘤的诊断中具有非常重要的意义，典型的平滑肌肉瘤通常具有明显的肿瘤细胞坏死，但坏死不是诊断肉瘤的必备条件，有的平滑肌肉瘤没有坏死。与平滑肌

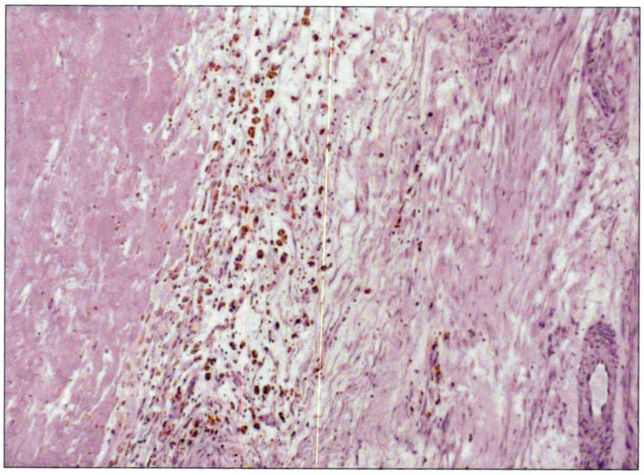

图 20-59 梗死型坏死

坏死区与周围组织之间的过渡区可见陈旧性出血、炎症反应和玻璃样变

表 20-7 平滑肌肿瘤中肿瘤细胞坏死和梗死型坏死的区别

特征	肿瘤细胞坏死	梗死型坏死
数目	常为多灶性	常为单个，多位于中心
形状	不规则，呈地图状或岛屿样	边界光滑，圆形
边缘	交界面明显，陡然过渡	交界面不明显，逐渐过渡
血管	保留	受累
坏死区细胞核	可有非典型性	淡染，一致
炎症或修复	极少见	交界面有炎症反应或纤维化

肉瘤有关的肿瘤细胞坏死具有以下特征[42]：①坏死肿瘤组织与存活肿瘤组织之间的界面常不规则，呈波浪状或成角，如同地图上的岛屿（图 20-60A）；②肿瘤组织中存活细胞与坏死细胞之间的过渡是突然的，两者之间界限分明（图 20-60B）；③坏死区没有炎症或修复性反应；④坏死细胞仍然保留原有肿瘤细胞的轮廓和明显的细胞非典型性（所谓"鬼影"细胞，ghost cell）（图 20-60C），而且先前存在的血管结构常保留，血管周围常残留一些存活的肿瘤细胞（图 20-60D）。这些特征中的任何一个都可以提示恶性肿瘤的诊断。

肿瘤细胞坏死和梗死型坏死均为凝固性坏死（coagulative necrosis），两者的主要区别在于坏死组织与非坏死组织交界区的特征不同。许多平滑肌肉瘤中可见梗死型坏死，且梗死型坏死比肿瘤细胞坏死更常见。在坏死出现的早期阶段，上述典型的组织学特征并不明显，肿瘤细胞坏死与梗死型坏死很难区别。Lim 等报道一组平滑肌肉瘤，有经验的妇科病理医师之间判断是否存在肿瘤细胞坏死时，诊断完全一致的病例为 35%（12/34），一致性仅为中等水平（κ=0.436）[61]。有时梗死型坏死合并肿瘤细胞坏死，两者的鉴别更加困难。因此，评估细胞（核）的非典型性和核分裂活性是非常重要的，尤其是坏死类型不明确时。平滑肌肉瘤出现坏死时，常伴有细胞（核）非典型性和活跃的核分裂活性。

此外，应用 GnRH 类似物治疗平滑肌瘤也可以出现凝固性坏死，与平滑肌肉瘤中的凝固性坏死难以鉴别。但 GnRH 类似物不能引起肿瘤中其他部位细胞核的非典型性，不伴有核分裂活性增加[45]。并且可能有明显的厚壁血管。超声聚焦效应有时类似平滑肌肉瘤的坏死，结合临床病史和大体所见组织变硬、组织学形态温和及与热变性有关的嗜酸性增强等线索，可以做出正确诊断。妊娠或外源性激素可能造成子宫平滑肌瘤出现明显的出血（所谓卒中性平滑肌瘤），不要与肿瘤性坏死混淆。这种肿瘤通常较小，核分裂象少见（<5/10HPFs）。溃疡性坏死（ulcerative

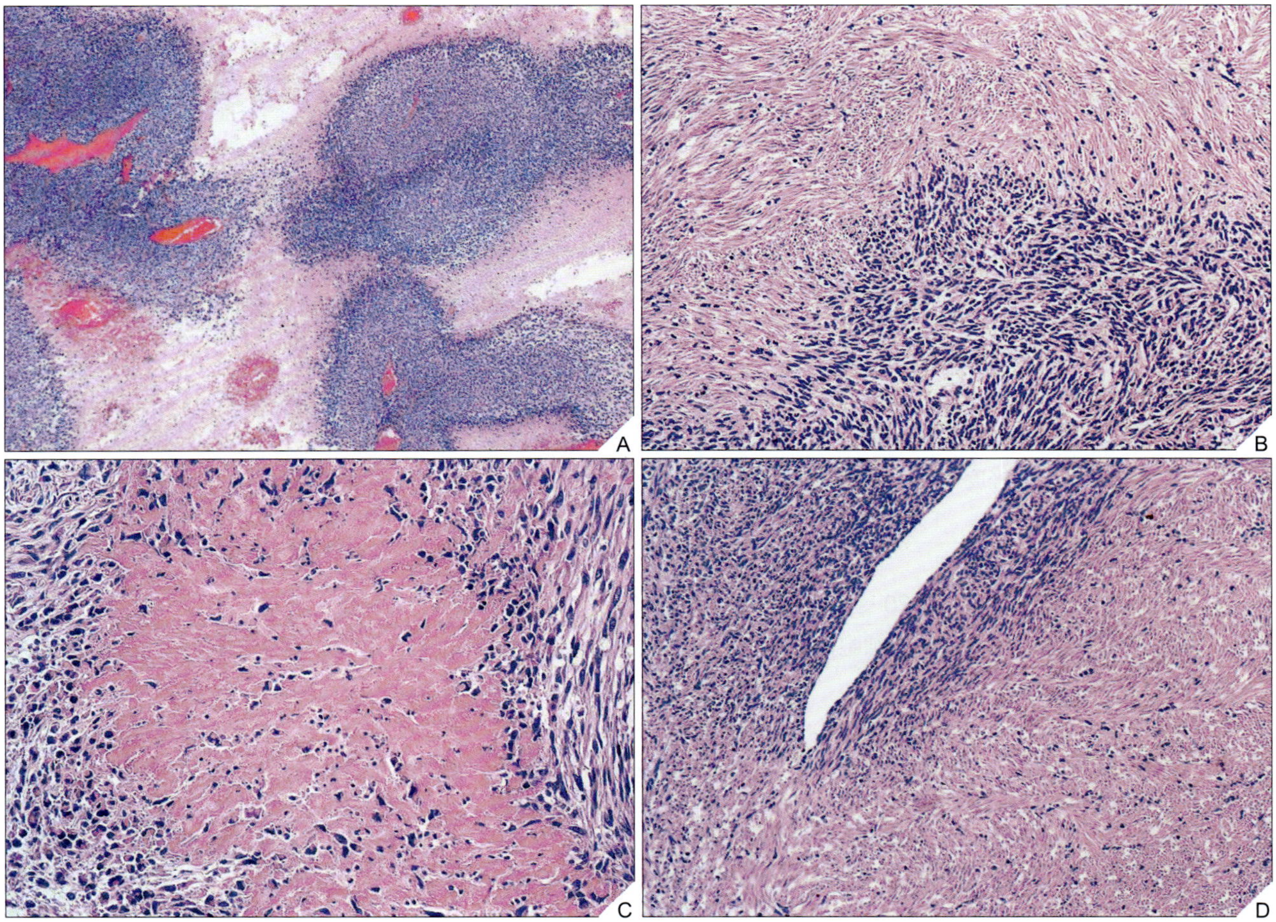

图 20-60　肿瘤细胞坏死

A. 坏死区形状不规则；B. 存活细胞与坏死细胞界限分明；C. 坏死细胞部分仍保留原有肿瘤细胞的轮廓和非典型性；D. 坏死区血管结构保留，血管周围残留一些存活的肿瘤细胞

necrosis）是带蒂浆膜下肌瘤扭转或黏膜下肌瘤脱垂，表面溃疡形成，继发于炎症引起的坏死。坏死区呈黄白色软糊状，伴有因变性引起的不规则囊腔。镜下见急性炎症反应明显，坏死灶中细胞轮廓不清楚，可见细胞坏死的碎片，与其他类型的坏死容易鉴别。

最后，平滑肌瘤中出现的由缺血或激素引起的退行性变化及宿主的组织反应，偶尔也见于平滑肌肉瘤。因此，出现这样的退行性变也不能除外恶性。

（二）平滑肌肉瘤的组织学诊断方法

子宫平滑肌肉瘤尚无完全统一的组织学诊断标准，而且仅根据组织学所见也很难预测其生物学行为，诊断的关键在于如何辨认和综合分析各项诊断参数。目前认为，评估子宫平滑肌肿瘤生物学潜能的 3 个主要参数是有无凝固性肿瘤细胞坏死、细胞（核）的非典型性和核分裂活性[1, 42]。凝固性肿瘤细胞坏死是诊断恶性平滑肌肿瘤最重要的因素，仅依靠核的非典型性不能确定恶性，核分裂象计数在不同组织类型的平滑肌肿瘤中意义不同。然而，也要考虑年龄、肿瘤大小、大体表现、镜下肿瘤边缘的形态，有无血管浸润，以及临床因素（妊娠、月经状况、使用影响生长潜能的外源性激素或药物）等。

1. 典型梭形细胞分化（spindle cell or usual type）的梭形细胞或普通型子宫平滑肌肿瘤　现今不同的诊断病理学参考书中提出的诊断标准虽有差异，但基本上都遵循 Bell 等提出的标准[62]。Bell 等强调肿瘤细胞坏死最具有恶性意义，诊断子宫平滑肌肿瘤的方法是首先检查并确定肿瘤细胞（核）有无非典型性，其次是评估有无坏死及坏死的类型。如果非典型性不明显（无或轻度），又没有肿瘤细胞坏死，则无须计数核分裂象，将其诊断为平滑肌瘤；如果非典型性明显（中度到重度），又有肿瘤细胞坏死，即可诊断为平滑肌肉瘤，也无须计数核分裂象；只有处于中间状态的肿瘤才需要计数核分裂象，并且参考核分裂象做出不同的诊断（表 20-8）。在 Sangle 等[63]提出的诊断标准中同样强调了肿瘤细胞坏死的诊断意义（表 20-9）。

2. 非普通型子宫平滑肌肿瘤　对于黏液样平

表 20-8　普通型（梭形细胞）子宫平滑肌肿瘤的诊断标准

肿瘤细胞坏死	非典型性	核分裂象（/10HPFs）	诊　断
无	弥漫，中度到重度	≥ 10	平滑肌肉瘤
		<5	非典型平滑肌瘤，有低复发危险
		5～9	恶性潜能未定的平滑肌肿瘤
	局灶，中度到重度	<10	平滑肌瘤，诊断经验有限
		≥ 10	恶性潜能未定的平滑肌肿瘤
	无或轻度	<10	平滑肌瘤
		≥ 10	核分裂活跃的平滑肌瘤
有	弥漫或中度到重度	任何	平滑肌肉瘤
	无或轻度	≥ 10	平滑肌肉瘤
		<10	有低度恶性潜能的平滑肌肿瘤

表 20-9　普通型（梭形细胞）子宫平滑肌肿瘤的形态特征

诊　断	肿瘤细胞坏死	核分裂象（/10HPFs）	细胞非典型性
平滑肌肉瘤	有	任何	有或无
	无	≥ 10	弥漫性或多灶性，中度到重度
恶性潜能未定的平滑肌瘤	可疑	任何	有或无
	无	>15	无
	无	5～9	弥漫性或多灶性，中度到重度
非典型性平滑肌瘤	无	<5	弥漫性或多灶性，中度到重度
	无	<15	局灶性，中度到重度
核分裂活跃的平滑肌瘤	无	5～15	无

滑肌肿瘤，如果有非典型性，即使核分裂象（0～2）/10HPFs，也是潜在的平滑肌肉瘤。黏液样平滑肌肉瘤的诊断标准明显低于梭形细胞平滑肌肉瘤，出现任何肿瘤细胞坏死即可以诊断。在缺乏肿瘤细胞坏死的情况下，诊断肉瘤需要有中到重度细胞非典型性，或核分裂象≥ 2/10HPFs[1，42]。

上皮样平滑肌肿瘤的诊断需要谨慎，核分裂象达（2～3）/10HPFs 时，最好诊断为"恶性潜能未定的平滑肌肿瘤"。核分裂象 >3/10HPFs 时，若出现中度以上非典型性或肿瘤细胞坏死，可以诊断为平滑肌肉瘤[1，42]。同样的核分裂界限也适用于静脉内平滑肌瘤病和有血管浸润的平滑肌瘤。

当上皮样和黏液样平滑肌肿瘤没有明显的细胞非典型性和高核分裂活性时，根据其浸润性生长也可以诊断平滑肌肉瘤。

（三）平滑肌肉瘤的变异型（variants of leiomyosarcoma）

Ⅰ. 上皮样平滑肌肉瘤

上皮样平滑肌肉瘤（epithelioid leiomyosarcoma）是少见的恶性平滑肌肿瘤，主要（>50%）或完全由圆形或多角形细胞组成。

【大体病理学】

与普通的平滑肌肿瘤相比，上皮样平滑肌肉瘤质软，切面呈棕褐色，编织状或漩涡状结构不明显。

【组织病理学】

典型的上皮样平滑肌肉瘤主要（>50%）或完全由圆形或多角形细胞构成，肿瘤细胞呈弥漫性、巢状、索状、结节状、假腺泡状排列或上述方式混合排列，细胞质中等量到丰富，嗜酸性或透明，核非典型性明显，核分裂象通常 >3/10HPFs[1，42]（图 20-61）。多数病例有肿瘤细胞坏死。有的病例局灶可见横纹肌样或印戒样肿瘤细胞，偶见广泛的玻璃样变。现在的分类将至少满足以下 1 项标准的上皮样平滑肌肿瘤诊断为上皮样平滑肌肉瘤：①中度到重度细胞非典型性；②肿瘤细胞坏死；③核分裂象≥ 1.6 个 /mm^2（相当于≥ 4/10HPFs，每个视野直径 0.55mm，面积 0.24mm^2）[1]。Chapel 等[64]分析了 81 例子宫上皮样平滑肌肉瘤，并提出了改良的分类系统。在该系统中，应评估每个上皮样平滑肌肿瘤是否存在≥ 2^+ 的核异型性（定义为细胞核 > 正常肌细胞核的 2 倍），核分裂象≥ 1.6 个 /mm^2（≥ 4/10HPFs）和肿瘤细胞坏死。出现至少 2 个特征可以诊断平滑肌肉瘤，只有一个特征应诊断恶性潜能未定的平滑肌肿瘤。对于没有上述任何特征的肿瘤，应该评估是否有浸润性边界、非典型核分裂象、肿瘤≥ 5cm 和淋巴血管浸润，肿瘤至少存在 1 个特征则诊断恶性潜能未定的平滑肌肿瘤，而所有特征都不存在者诊断平滑肌瘤。值得注意的是，用于预测上皮样平滑肌肿瘤生物学行为的标准并不十分可靠，有的上皮样平滑肌肿瘤没有上述特征，但其行为仍表现为恶性。

【免疫组化】

大多数上皮样平滑肌肉瘤对平滑肌标志物（SMA、desmin、h-caldesmon）呈不同程度阳性，通常呈强阳性，而黑色素细胞标志物（HMB-45、melan-A、PNL2、MiTF）通常呈阴性。73% 的肿瘤局灶不同程度表达 cathepsin，>50% 的肿瘤表达 ER 和 PR。FH、BRG-1 和 INI-1 均阳性[64]。

【分子遗传学】

上皮样平滑肌肉瘤很少见，其分子遗传学改变

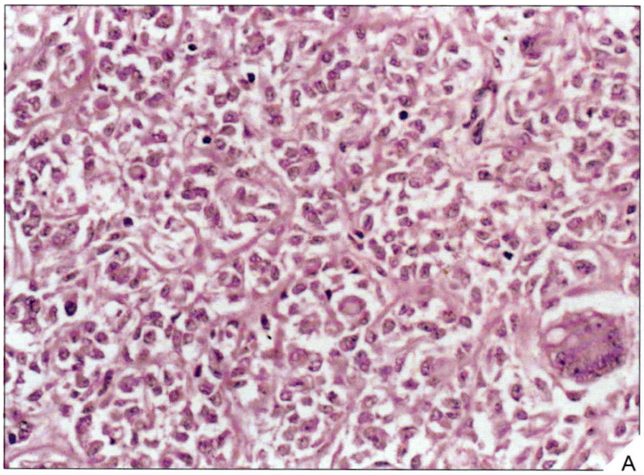

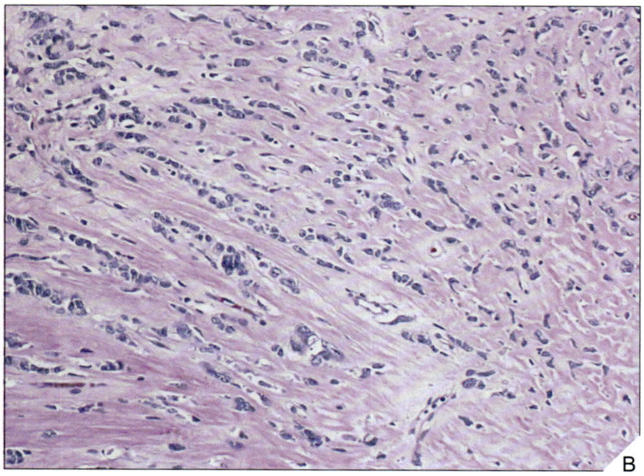

图 20-61 上皮样平滑肌肉瘤

A. 肿瘤细胞呈巢状或假腺泡状排列，细胞质透明或嗜酸性，非典型性明显，偶见肿瘤巨细胞；B. 圆形或卵圆形肿瘤细胞呈索状排列

知之甚少，似乎与普通型平滑肌肉瘤相似，可以检测到 *ATRX*、*TP53*、*PTEN* 和 *CDKN2A* 基因突变。有 1 例上皮样平滑肌肉瘤中检测到 *TSC2* 基因突变，但其意义不明确，该肿瘤的形态和免疫表型均不符合 PEComa[1，64]。

PGR 重排上皮样平滑肌肉瘤［epithelioid leiomyosarcoma with progesterone receptor (PGR) rearrangement］：Chiang 等[65]发现 35% 的上皮样平滑肌肉瘤有 *PGR* 重排，最常见的是 *NR4A3-PGR* 重排，在伴有上皮样改变的子宫内膜间质肿瘤和 PEComa 等其他肿瘤中未发现该重排。*PGR* 重排上皮样平滑肌肉瘤可以见于宫体或宫颈，发病年龄 41～56 岁（中位年龄 45 岁），肿瘤大小 3～27cm（中位 9cm）。显微镜下特征是肿瘤由上皮样 / 横纹肌样细胞和梭形细胞组成。上皮样 / 横纹肌样细胞比较一致，有非典型性，但无明显的多形性，细胞质丰富，嗜酸性、颗粒状，细胞核居中或偏位，染色质泡状，核仁明显，偶见核沟，核分裂象（4～19）/10HPFs。梭形细胞相对较小，形态温和，短梭形核，核仁不明显，核分裂象 <1/10HPFs。肿瘤坏死罕见，脉管侵犯可见。免疫组织化学 ER、PR 和 desmin 阳性，少见 h-caldesmon 阳性，CD10、HMB45、myogenin 等阴性。*PGR* 重排上皮样平滑肌肉瘤的生物学行为相对惰性。

【鉴别诊断】

上皮样平滑肌肉瘤容易误诊为未分化癌。有的肿瘤表现为嗜酸性细胞表型或横纹肌样形态，应该与恶性混合性米勒肿瘤、上皮样 PEComa、横纹肌肉瘤、内膜间质肉瘤和横纹肌样瘤鉴别。识别横纹肌样表型具有临床意义，因为这些肿瘤更具侵袭性。少数上皮样平滑肌肉瘤表现为圆形或多角形细胞排列成索条状或巢状，类似丛状肿瘤，或有明显的黏液样变、玻璃样变性、水肿等，甚至导致诊断困难，在这种情况下，desmin 和 vimentin 免疫染色有助于诊断。

【预后】

尽管上皮样平滑肌肉瘤和普通平滑肌肉瘤的免疫组织化学和分子特征相似，但前者的生存率显著降低，5 年生存率为 35%，而后者为 46%[64]。

Ⅱ. 黏液样平滑肌肉瘤

黏液样平滑肌肉瘤（myxoid leiomyosarcoma）是指具有丰富的细胞外黏液样基质的平滑肌肉瘤[1]。关于平滑肌肉瘤中黏液样基质占多大比例才能诊断黏液样平滑肌肉瘤，学者之间的观点不甚一致，多数学者认为黏液样区域应该占肿瘤体积的 50% 以上[66-68]。但是，如果黏液样区域占肿瘤体积的 30%～50%，同时具有其他恶性特征时，也可以考虑诊断黏液样平滑肌肉瘤[68]。

黏液样平滑肌肉瘤较少见，通常发生于绝经后妇女。与普通型平滑肌肉瘤相比，黏液样平滑肌肉瘤侵袭性更强，预后更差，其 5 年生存率仅为 11%[67]。

【大体病理学】

黏液样平滑肌肉瘤通常较大，质软，呈胶冻样，肿瘤界限清楚（图 20-62），切面没有编织状或漩涡样外观。有些肿瘤表现为腹部巨大的囊性肿物。

【组织病理学】

不规则和浸润性肿瘤边界是绝大多数黏液样平滑肌肉瘤的诊断特征，其他特征如肿瘤细胞坏死、明显的核多形性及核分裂活性也不同程度存在[67，68]。

肿瘤细胞数量较少，有丰富的弱嗜碱性黏液样基质（图 20-63A），阿尔辛蓝和胶体铁（colloidal iron）染色强阳性。肿瘤细胞均匀分布于黏液样基质中或排列成松散的束状，细胞质稀少，核卵圆形、梭形或星芒状，可见小核仁，通常仅有局灶性轻度到中度非典型性和低的核分裂活性［（0～2）/10HPFs］（图 20-63B）。仅有个别病例肿瘤细胞具有明显的非典型性和较多核分裂象。有的病例即使没有细胞非典型性和明显的核分裂活性，仍可以表现为恶性生物学行为。现在的分类将至少满足以下 1 项标准的黏液样平滑肌肿瘤诊断为黏液样平滑肌肉瘤：①中度到重度细胞非典型性；②肿瘤细胞坏死；③核分裂象 >0.4 个 /mm^2（相当于 >1/10 个 HPFs，每个视野直径 0.55mm，面积 0.24mm^2）；④浸润性边界 / 边缘不规则[1]。观察血管浸润可能也有助于诊断，但应与静脉内黏液样平滑肌瘤病相鉴别。

【免疫组化】

肿瘤至少有 1 种平滑肌细胞标志物阳性。50%

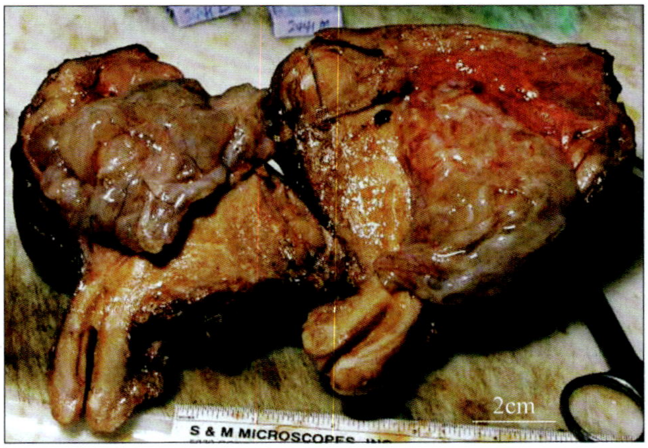

图 20-62　黏液样平滑肌肉瘤

肿瘤呈胶冻样外观

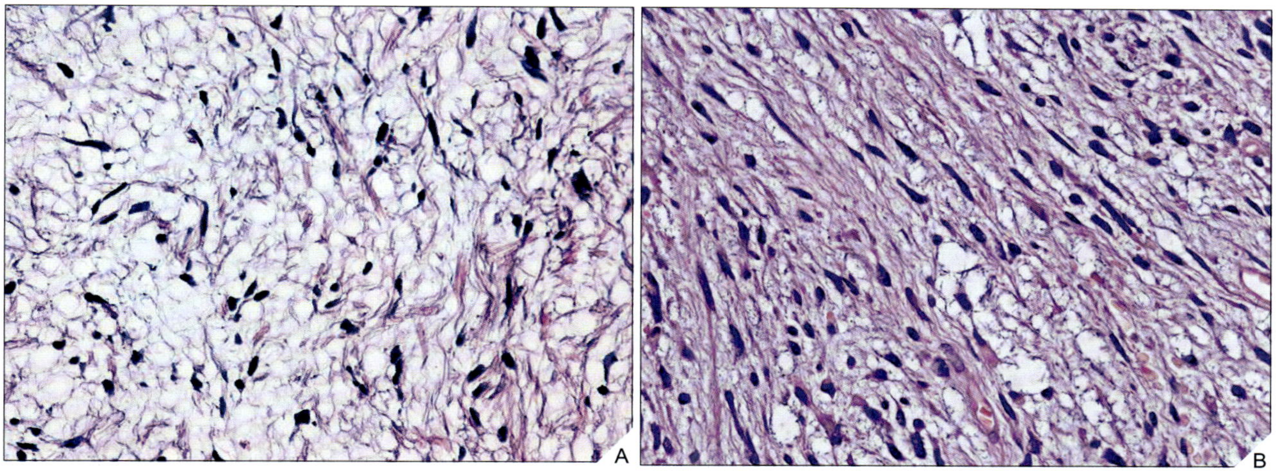

图 20-63 黏液样平滑肌肉瘤

A. 肿瘤细胞较少，有丰富的黏液样基质；B. 肿瘤细胞具有轻度到中度非典型性

的肿瘤 p53 和 p16 阳性，67%～75% CD10 阳性，75% ER 阳性。BCOR 通常弱阳性和局灶阳性，ALK 阴性。约 50% 的黏液样平滑肌肉瘤 PLAG1 阳性 [1]。

【分子遗传学】

黏液样平滑肌肉瘤的分子表型尚不清楚。全外显子组测序显示总突变负荷低，但拷贝数变异负荷相对较高。*TP53* 突变和 *CDKN2A* 缺失并不常见。最近，在黏液样平滑肌肉瘤发现了 *PLAG1*（多形性腺瘤基因 1）重排，伴侣基因包括 *TRPS1*、*RAD51B* 和 *TRIM13*[69-71]。

PLAG1 重排黏液样平滑肌肉瘤：*TRPS1-PLAG1* 和 *RAD51B-PLAG1* 见于多形性腺瘤、皮肤和软组织肌上皮瘤及脂肪母细胞瘤等。约 30% 的子宫黏液样平滑肌肉瘤有 *PLAG1* 重排，患者的中位年龄为 50 岁（28～74 岁），肿瘤有丰富的黏液样（偶为嗜酸性）基质，其中梭形细胞和少许上皮样细胞浸润性生长，细胞异型性不一，核分裂象（1～14）/10HPFs。免疫组化 PLAG1 细胞核弥漫强阳性（>95%），ALK 和 BCOR 阴性。需要注意的是，部分没有 *PLAG1* 重排的黏液样平滑肌肉瘤 PLAG1 阳性，因此，诊断 *PLAG1* 重排的黏液样平滑肌肉瘤需要进行分子检测 [10，70，71]。

【鉴别诊断】

黏液样平滑肌肉瘤需要与黏液样平滑肌瘤和水肿性平滑肌瘤鉴别。

1. 黏液样平滑肌瘤与黏液样平滑肌肉瘤的鉴别 2%～13% 的平滑肌瘤发生黏液样变性，多呈局灶性分布，常见于机化的梗死组织修复带附近。黏液样平滑肌瘤比黏液样平滑肌肉瘤少见，体积小（通常 <5cm），两者的大体所见相似，均表现为质软，灰色，切面胶冻状，界限常较清楚。镜下观察，平滑肌瘤界限清楚，但是可见黏液样和非黏液样区交替，可能被误认为边缘向肌层浸润，在低倍镜下观察识别肿瘤的边缘是非常重要的。更重要的是广泛取材以便发现有非典型性和核分裂象的区域。当肿瘤中出现黏液样区和非黏液样区时，平滑肌肉瘤的非黏液样区通常有明显的核非典型性和核分裂活性。多数黏液样平滑肌肉瘤体积较大（平均 >10cm），当较大的黏液样肿瘤出现任何程度的细胞非典型性、核分裂活性或浸润性边缘时，均倾向诊断平滑肌肉瘤。由于取材有限，在刮除标本或冰冻切片上鉴别黏液样平滑肌瘤和黏液样平滑肌肉瘤是困难的，这时应该推迟诊断。

黏液样平滑肌肉瘤与良性和恶性潜能未定的黏液样平滑肌肿瘤的鉴别主要依靠形态学观察（图 20-64）。

2. 水肿性平滑肌瘤与黏液样平滑肌肉瘤的鉴别 平滑肌瘤的水肿变性通常是局灶性的，并伴有玻璃样变性，水肿的结缔组织中有索状、丛状的平滑肌细胞和大小不等的厚壁血管，没有细胞非典型性，核分裂象罕见。但有时水肿的范围广泛并延伸到平滑肌瘤以外的区域，类似黏液样平滑肌肉瘤的浸润。然而，水样变性表现为稀薄、淡染的嗜酸性液体；而黏液样基质是嗜碱性的，可以通过酸性黏蛋白染色（胶体铁染色和阿尔辛蓝染色）识别。有些水肿性平滑肌瘤的大体所见呈多结节状或界限不清楚，并有液体渗出，类似黏液样平滑肌肿瘤，但大多数病例呈一致的灰白色外观，挤压时有水样液体流出，而非黏稠的液体，有助于水肿性平滑肌瘤的诊断。此外，水肿性平滑肌瘤通常有 HMGA2 过表达，而黏液样平滑肌肉瘤不表达。如果肿瘤呈黏液

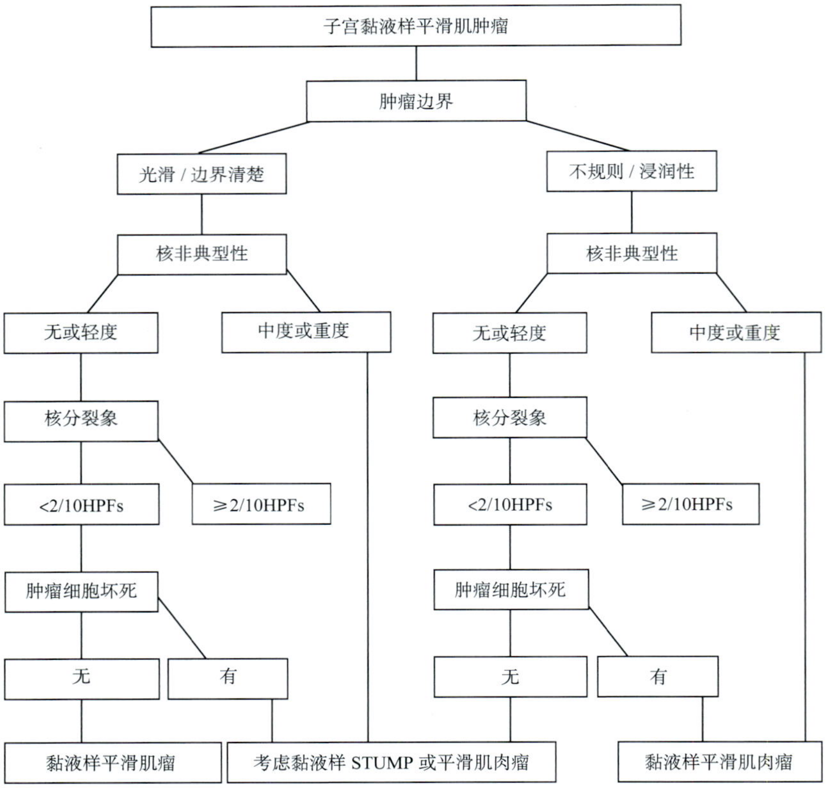

图 20-64　子宫黏液样平滑肌肿瘤的诊断模式

样且冰冻切片没有明显的恶性特征，最好推迟诊断，并广泛取材。

Ⅲ. 其他变异型

有的平滑肌肉瘤主要由水样、透明的大细胞构成，具有圆形、规则的细胞核，没有明显的多形性或高的核分裂活性，也没有坏死，称为伴有透明细胞成分的平滑肌肉瘤（leiomyosarcoma with a clear cell component）。有时可见透明细胞与典型的梭形肉瘤细胞的移行区，结合免疫组化染色，可以证实透明细胞为平滑肌源性。还有极少数平滑肌肉瘤中出现破骨细胞样巨细胞，称为伴有破骨细胞样巨细胞的平滑肌肉瘤（leiomyosarcoma with osteoclast-like giant cell），其意义还不清楚。破骨细胞样巨细胞可以局灶性或弥漫性分布（图 20-65）。有研究发现，梭形细胞和破骨细胞样巨细胞均表达 SMA 和 CD68，巨细胞也表达 α_1-antitrypsin 和 α_1-antichymotrypsin。提示破骨细胞样巨细胞可能是由平滑肌肉瘤中梭形细胞融合形成的，并且也表达组织细胞性标志物。极少情况下，在大体和显微镜下检查时，可见子宫平滑肌肉瘤明显累及子宫肌层和阔韧带的大血管，类似静脉内平滑肌瘤病，称为静脉内平滑肌肉瘤病（intravenous leiomyosarcomatosis）。

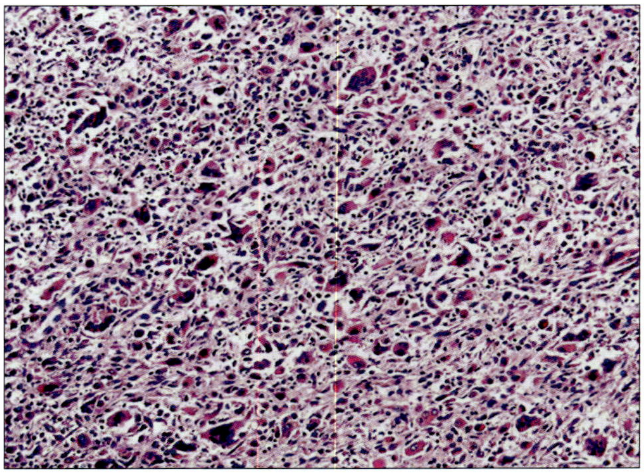

图 20-65　伴有破骨细胞样巨细胞的平滑肌肉瘤

可见大量破骨细胞样巨细胞

（四）平滑肌肉瘤的鉴别诊断

子宫平滑肌肉瘤与各型平滑肌瘤的鉴别要点已经在前面的章节中叙述，此外，还需要与原发的低分化癌或转移癌、PEComa、类似于卵巢性索肿瘤的子宫肿瘤、中间滋养细胞肿瘤、黑色素瘤、黏液样内膜间质肉瘤、上皮样内膜间质肉瘤、腺泡状软组织肉瘤、炎性肌成纤维细胞瘤、胃肠道间质瘤、上皮样血管肉瘤、多形性或梭形细胞横纹肌肉瘤、横纹肌样瘤等鉴别。

1. 黏液样内膜间质肉瘤与黏液样平滑肌肉瘤　黏液样内膜间质肉瘤有明显的黏液样和（或）成纤维细胞背景，容易误诊为黏液样平滑肌肉瘤（后者更常见），两者都有明显的肌层浸润和血管内生长。有些高级别内膜间质肉瘤中可见巢状分布的相对小的上皮样肿瘤细胞，容易被误认为上皮样平滑肌成分。支持内膜间质肉瘤的特征包括：①典型的多结节状或舌状浸润；②缺乏束状生长；③小动脉样血管；④局部见到典型的内膜间质肉瘤区；⑤平滑肌标志物阴性。在高级别区，肿瘤细胞较小，核分裂象多见，有明显的窦状血管。CD10、ER 和 PR 在低级别内膜间质肉瘤中阳性，在高级别成分中通常阴性（cyclinD1 弥漫阳性），但平滑肌肉瘤也常表达 CD10、ER 和 PR。因此，进行免疫组化染色时，应该使用包括 desmin 和 h-caldesmon 在内的一组抗体[42]。需要注意的是，与普通的平滑肌肉瘤相比，黏液样平滑肌肉瘤对平滑肌标志物的表达较弱，常表达 CD10。此外，内膜间质肿瘤有特征性分子遗传学改变，如 ESN 和 LGESS 中　的 *JAZF1-SUZ12*、*JAZF1-PHF1* 和 *MEAF6-PHF1* 基因融合，HGESS 中的 *YWHAE-NUTM* 和 *ZC3H7B-BCOR* 基因融合[68]。

2. 低分化癌（poorly differentiated carcinoma，原发或转移）与上皮样平滑肌肉瘤　上皮样平滑肌肉瘤间质稀少，肿瘤细胞呈黏附性生长，细胞质丰富，核圆形，也可能出现印戒细胞样改变，与低分化癌极其相似，有时难以鉴别。然而，大部分癌至少局部有腺样或鳞状分化，但在活检或刮除标本中，如果取不到典型的癌灶，鉴别诊断会更加困难。当上皮样平滑肌肿瘤出现明显的丛状结构时，非常类似转移性乳腺癌细胞（常见于小叶癌）的单行排列。免疫组化有助于诊断，与普通的平滑肌肉瘤相比，上皮样平滑肌肿瘤常表达 CK 和 EMA，很少表达或弱表达平滑肌标志物，因此，鉴别时应该使用一组抗体而不是一种抗体[42]。平滑肌肉瘤 ER、PR、p16 和 p53 也可以阳性，与癌鉴别时这些标志物没有帮助。子宫外播散在低分化癌多于平滑肌肉瘤。电镜检查有时有助于鉴别。

3. 血管周上皮样细胞肿瘤（PEComa）与上皮样平滑肌肉瘤　PEComa 与上皮样平滑肌肉瘤有相同的特征，包括：①浸润性生长；②巢状或弥漫性生长；③有梭形细胞成分；④玻璃样变的间质；⑤细胞质丰富，透明或嗜酸性，核圆形到椭圆形；⑥常表达平滑肌标志物。支持上皮样平滑肌肉瘤的特征：①细胞质呈弥漫的嗜酸性，没有明显的颗粒状；②梭形细胞成分可见核周空泡；③没有纤细的血管网；④ melan-A 和 TFE3 通常阴性；⑤ CK 和（或）EMA 通常阳性；⑥电镜下可见基板和吞饮空泡，但没有前黑色素小体。以下特征支持 PEComa 的诊断：①与淋巴管肌瘤病和结节性硬化症有关；②纤细的毛细血管网；③细胞质呈丝状；④有多核巨细胞和“蜘蛛样”细胞；⑤细胞质富含糖原或脂质；⑥可见黑色素；⑦表达 melan-A、MiTF、cathepsin K 和（或）TFE3；⑧不表达上皮标志物，如 CK 和 EMA。

近年研究发现子宫平滑肌瘤、上皮样平滑肌肉瘤甚至正常子宫肌层中也有少量细胞表达 HMB-45，因此，诊断 PEComa 时对免疫组化染色结果应该慎重分析。只有当肿瘤的组织学具有 PEComa 特点，且弥漫表达黑色素细胞标志物时，才支持 PEComa 的诊断。*TSC1/2* 突变或 *TFE3* 易位的分子检测有助于诊断 PEComa。

4. 类似卵巢性索肿瘤的子宫肿瘤（uterine tumor resembling ovarian sex-cord tumors，UTROSCT）与上皮样平滑肌肉瘤　UTROSCT 主要或全部由性素样成分构成。大体所见与上皮样平滑肌肿瘤相似，切面黄色，均质，软。镜下，肿瘤细胞细胞质弱嗜酸性（有时空泡状），核卵圆形到圆形，细胞呈巢状、索条状或带状排列。有时可见梭形细胞，间质稀少，有玻璃样变的纤维，很像上皮样平滑肌肿瘤。在免疫组化方面，两者也非常类似，约 30% 的 UTROSCT 表达平滑肌标志物，50% 的 UTROSCT 表达 CK，10% 表达 EMA，这种共同表达的形式也见于上皮样子宫平滑肌肿瘤。有价值的诊断线索包括：①在大多数 UTROSCT 中，上皮分化程度较上皮样平滑肌肿瘤明显，表现为小管状和网状结构，或细胞质空泡；② UTROSCT 不同程度表达性索间质标志物（inhibin-α、calretinin 和 melan- A），而上皮样平滑肌肉瘤 inhibin-α 和 calretinin 为阴性。UTROSCT 有时也表达 FOXL2，但没有相关的突变。

5. 中间滋养细胞肿瘤（intermediate trophoblastic tumors）与上皮样平滑肌肉瘤　胎盘部位滋养细胞肿瘤（placental site trophoblastic tumor，PSTT）和上皮样滋养细胞肿瘤（epithelioid trophoblastic tumor，ETT）均系来源于中间滋养细胞的恶性肿瘤，其发病年龄通常比上皮样平滑肌肉瘤小，主要见于近期有妊娠史的生育年龄女性。典型的临床表现为出血或闭经，伴有血清 hCG 水平轻度升高。PSTT 和 ETT 的镜下特征与上皮样平滑肌肉瘤相似，包括：①由单核的圆形或多边形细胞组成，细胞质丰富，嗜酸性或透明；②有不同程度的细胞非典型性和核分裂活性；③细胞呈弥散性或巢状排列；④可以表达CK、CD10和p16。支持滋养细胞肿瘤的特征包括：①单个肿瘤细胞或细胞簇在肌纤维间浸润性生长，而不是在肌层形成肿物，通常累及血管，伴有纤维素样变（PSTT）；②大片坏死或玻璃样基质围绕细胞岛或巢，p63阳性（ETT）；③滋养细胞肿瘤表达hPL（PSTT>ETT）、CK18和inhibin-α，而平滑肌标志物阴性；④近期妊娠或流产史，以及血清hCG水平升高也有助于诊断。

6. 上皮样内膜间质肉瘤与上皮样平滑肌肉瘤　上皮样内膜间质肉瘤罕见，也很少出现有丰富嗜酸性细胞质的细胞，如果出现这样的细胞，则非常支持上皮样平滑肌肿瘤的诊断。在这些病例中，前面描述的鉴别黏液样内膜间质肉瘤和平滑肌肉瘤的形态学及免疫组化特征可以被应用。另一个有帮助的特征是上皮样平滑肌肉瘤的细胞非典型性比内膜间质肉瘤更明显。具有平滑肌分化的内膜间质肉瘤中，平滑肌总是形态温和，没有坏死或明显的核分裂活性。

7. 胃肠道间质瘤（GIST）与平滑肌瘤/平滑肌肉瘤　GIST有时从肠壁或邻近部位伸出，与平滑肌瘤相似。GIST与平滑肌瘤形态上有许多相似之处，两者均由梭形细胞构成，没有明显的细胞非典型性或核分裂活性，都有上皮样和黏液样亚型。但与平滑肌肿瘤相比，GIST常见核周胞质空泡，短梭形细胞不形成明显的束状结构。使用desmin、c-kit、DOG1和CD34等抗体进行免疫组化染色有助于鉴别：GIST几乎都表达c-kit，并且肿瘤细胞弥漫阳性，极少表达desmin。平滑肌肉瘤有时也表达c-kit，但没有*c-kit*突变，并且DOG1和CD34阴性（偶有例外）[42]。

8. 原发或转移性黑色素瘤（melanoma）与上皮样平滑肌肉瘤　尽管不常见，但从其他生殖器或生殖器外转移来的黑色素瘤也可能累及子宫，应该与上皮样肿瘤鉴别。发现色素、前驱病变或既往史有助于诊断。S-100、HMB-45和melan-A等黑色素细胞标志物阳性，而平滑肌标志物阴性支持黑色素瘤的诊断。

9. 腺泡状软组织肉瘤（alveolar soft part sarcoma）与上皮样平滑肌肉瘤　女性生殖道的腺泡状软组织肉瘤罕见，其中子宫是最常见的部位。肿瘤细胞细胞质丰富，淡染，呈实性或巢状排列，与上皮样平滑肌肉瘤相似。如果肿瘤细胞排列成腺泡状结构、出现PAS阳性抗淀粉酶颗粒和（或）结晶，以及TFE3阳性，支持腺泡状软组织肉瘤的诊断[72]，后者也很少有梭形细胞成分。免疫组化染色平滑肌标志物没有帮助，两者都阳性表达。

10. 未分化子宫肉瘤和梭形细胞横纹肌肉瘤与平滑肌肉瘤　尽管未分化子宫肉瘤是除外性诊断，由于平滑肌肉瘤可以表现为低分化或去分化，两者的鉴别有时非常困难，但是后者常可见高分化区向低分化或去分化区过度。去分化区不表达肌性标志物，使鉴别更加困难。充分取材发现分化好的区域有助于鉴别，肿瘤细胞表达desmin和（或）h-caldesmon，以及局部呈束状排列倾向平滑肌肉瘤。

梭形细胞横纹肌肉瘤的细胞质呈鲜红色，有的可见横纹，表达骨骼肌标志物（myo D1，myogenin）。横纹肌肉瘤也表达desmin，故该抗体不能单独使用。

11. 炎性肌成纤维细胞性肿瘤（inflammatory myofibroblastic tumor，IMT）与黏液样平滑肌肉瘤　IMT可以表现为大的肌层肿物，局部边缘不规则，浸润周围组织，包括宫旁和宫颈间质，切面可呈胶冻样。镜下观察有多少不等的黏液样间质，通常有核分裂活性和坏死及肌性标志物阳性。所有这些特征都与黏液样平滑肌肉瘤相似。组织学上IMT有3种主要生长方式：基质黏液样；细胞呈束状；间质玻璃样变。这些生长方式也可见于平滑肌肉瘤[42]。有助于IMT诊断的特征包括：①明显的淋巴细胞、浆细胞浸润；②组织培养样形态；③细胞非典型性不明显；④细胞形态呈“节细胞样”；⑤ALK阳性。在肿瘤的黏液样区ALK表达较强，在束状区ALK表达较少，而平滑肌标志物表达增强。IMT中有*ALK*基因重排，而平滑肌肿瘤或内膜间质肉瘤中至今未见ALK表达[42]。

12. 肌层黏液样变（myometrial myxoid change）与黏液样平滑肌肉瘤　肌层黏液样变偶尔发生于红斑狼疮伴继发性肌肉肥大或Ⅰ型神经纤维瘤病患者[73]，在刮除/活检标本可能需要与“低级别”黏液样平滑肌肿瘤鉴别。了解临床病史及病变弥漫分布有助于鉴别。

（五）平滑肌肉瘤的预后

子宫平滑肌肉瘤是高度恶性肿瘤，呈侵袭性生长，倾向局部复发和转移，预后差。最常见的转移部位是肺和肝，淋巴结和卵巢转移不常见。局部复发发生于盆腔和腹部，多数死亡病例有胸腔转移。早期（Ⅰ期和Ⅱ期）肿瘤的复发率也可以高达53%～71%。肿瘤分期是最有价值的预后因素，5年生存率分别为Ⅰ期51%、Ⅱ期25%、Ⅲ～Ⅳ期8%，肿瘤扩散至盆腔以外的病例均在5年内死亡[1, 10]。影响预后的其他因素包括浸润性边界、血管浸润、明显的细胞异型性、坏死和高核分裂活性。生物学标志物在判断子宫平滑肌肉瘤预后中的作用尚不明确。

第四节　混合性上皮和间叶肿瘤

混合性上皮和间叶肿瘤（mixed epithelial and mesenchymal tumor）是指由上皮和间叶成分共同组成的肿瘤，也称混合性米勒管肿瘤（mixed mullerian tumor）。

宫体及输卵管、宫颈和阴道上部都起源于原始中肾旁管（米勒管），米勒管本身则发生于尿生殖嵴的间充质和体腔衬覆上皮。在胚胎发育早期，两个原始的米勒管融合形成宫体。米勒管本身具有多向分化能力，其上皮形成子宫内膜腺体和间质，其间质形成子宫肌层和浆膜层，因此，许多子宫肿瘤有多向分化。所谓多向分化（divergent differentiation），是指上皮性肿瘤或间叶性肿瘤中出现混合的形态，如腺鳞癌中同时出现腺体和鳞状上皮，内膜间质肿瘤中出现平滑肌分化。前面讨论的子宫平滑肌肿瘤、子宫内膜间质肿瘤和子宫内膜癌都是米勒管起源，但本章主要讨论宫体由上皮成分和间叶成分混合构成的肿瘤，这两种成分都是米勒管起源。尽管具有多向分化的肿瘤可以发生在很多部位，如乳腺和肺等，但子宫是最常见部位，可能是因为子宫的上皮和间质具有共同起源。

分子生物学和细胞遗传学的新发现对子宫混合性上皮和间叶性肿瘤及纯间质肿瘤的分类产生了重要影响。子宫混合性上皮和间叶肿瘤包括一组异质性肿瘤，以往的 WHO 分类中包括癌肉瘤、腺肉瘤、腺纤维瘤、腺肌瘤和非典型息肉样腺肌瘤。越来越多的证据显示，绝大多数癌肉瘤是单克隆性的，上皮和间叶成分有共同的起源，其中肉瘤性成分是在肿瘤演进过程中发生上皮 - 间质转化形成的。子宫癌肉瘤是发生了肉瘤性转化的上皮性肿瘤，因此，已归入子宫内膜癌的一种类型，而不再是混合性上皮和间叶性肿瘤。子宫腺纤维瘤极其罕见，理论上，腺纤维瘤是由良性米勒上皮和良性间叶成分组成的肿瘤。文献报道的腺纤维瘤大多数是低级别腺肉瘤和具有不寻常特征（局部出现叶状结构、腺体周围间质细胞增生）的良性子宫内膜或宫颈息肉。

这组肿瘤是根据上皮和间叶成分的良恶性进行分类的（表 20-10），既有高度恶性的，也有完全良性的。上皮成分可以是良性子宫内膜型腺上皮、输卵管型上皮、宫颈黏液型上皮、鳞状上皮或鞋钉样中肾管样上皮。肿瘤中的间叶成分可以是良性或恶性，可以是单一成分的肉瘤，也可以是不同肉瘤的混合。而且肉瘤成分可以为同源性或异源性。同源性是指肿瘤向子宫组织分化，如内膜间质肉瘤、平滑肌肉瘤、纤维肉瘤等，而异源性是指肿瘤向正常子宫不存在的组织分化，如骨肉瘤、软骨肉瘤、横纹肌肉瘤、脂肪肉瘤等。

表 20-10　混合性上皮和间叶肿瘤的分类

肿瘤	肿瘤性上皮成分	肿瘤性间叶成分
腺肌瘤	良性	良性
非典型息肉样腺肌瘤	非典型性	良性
腺肉瘤	良性	恶性

一、腺肉瘤

腺肉瘤（adenosarcoma）是由良性上皮成分和恶性间质成分构成的双相性肿瘤[1]。80% 的腺肉瘤来自子宫内膜，其次是宫颈或肌层内。腺肉瘤约占子宫肉瘤的 5.5%，发生率仅次于平滑肌肉瘤和内膜间质肉瘤[74]。

【临床特征】

发病年龄为 14～89 岁，平均 58 岁。其可以发生于子宫或子宫外。最常见的临床表现包括异常阴道出血、子宫增大、盆腔肿块或肿块从宫颈口突出。有些患者有内膜或宫颈息肉复发的病史。其发病与可能他莫昔芬治疗或放疗有关[74]。

【大体病理学】

腺肉瘤大多数起源于子宫内膜，有时累及子宫下段，也可以起源于宫颈或肌层内（可能起源于腺肌病）。偶尔，腺肉瘤位于子宫外，可以累及阴道、卵巢、盆腔组织或肠浆膜面。典型的腺肉瘤为息肉样肿物（图 20-66），充满宫腔，有蒂或无蒂，质软，并可以从宫颈口脱出。肿瘤大小为 5～40cm，表面光滑。切面大多数为实性肿块，伴有旋涡状纤维结构，其中散在有大小不等的囊腔或裂隙，偶见大囊腔，肉眼观为囊性肿物。可有局灶性出血和坏死。肿瘤的边缘通常界限清楚，约 1/4 的病例可以发生不同程度的肌层浸润，但肉眼难以确定。有的肿瘤表现为多发性息肉样肿物[9, 74]。

【组织病理学】

肿瘤的组织学特点是由良性上皮成分和恶性间叶成分组成的双相性肿瘤，常以后者为主，呈叶状

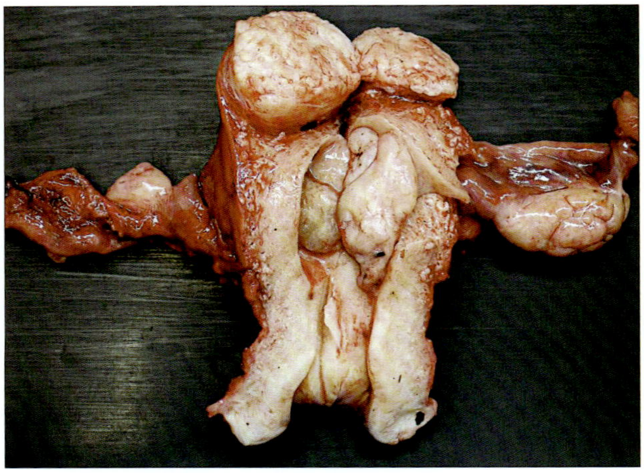

图 20-66 腺肉瘤
子宫腔内息肉样肿物，伴有平滑肌瘤

结构、腺体周围聚集、细胞非典型性和不同程度的核分裂活性[9]。低倍镜下观察，肿瘤呈息肉样、乳头状或分叶状结构。上皮成分通常由扩张或裂隙样腺体组成，衬覆形态温和的米勒管型上皮或化生上皮，多数为子宫内膜样，类似增殖期内膜（有的为分泌期内膜），也可以是宫颈内膜样上皮（有黏液分泌）、鳞状化生上皮、浆液或输卵管型上皮（有纤毛），有的肿瘤上皮为混合性，以某一种上皮为主。腺上皮被丰富的间质成分分开，呈叶状结构，类似乳腺叶状肿瘤（图 20-67A）。上皮成分通常没有复杂的结构或细胞学异型性，核分裂象少见，约 1/3 的病例有局灶的核非典型性，类似非典型增生 /EIN，偶尔可见上皮成分癌变，通常是低级别子宫内膜样癌，提示这可能是少数癌肉瘤的组织起源[74]。

恶性间质成分通常是低级别的，偶尔是高级别的。间质细胞通常与内膜间质细胞相似，由梭形细胞和（或）圆形细胞组成，前者常排列成漩涡状，而后者排列松散。间质细胞的多少在每个肿瘤或同一肿瘤的不同区域不同，特征性改变是间质细胞在腺体周围聚集，远离腺体处间质细胞较稀疏，呈套袖样，形成所谓生发层（图 20-67B）。与远离腺体的纤维和透明变区相比，间质套袖区核的非典型性（多数为轻到中度）和分裂象最明显。核分裂象多少不等，从 <1/10HPFs 到 40/10HPFs，典型者核分裂象 ≥ 2/10HPFs，在绝大多数肿瘤，核分裂象 ≥ 4/10HPFs[9]。

多数腺肉瘤的间叶成分是同源性的，如内膜间质肉瘤、纤维肉瘤、未分化肉瘤或平滑肌肉瘤。也可以出现性索样成分，表现为细胞巢、梁索、实性或中空的小管等，这些成分性索标志物阳性。偶尔可见性索样成分在肿瘤内过度生长[74]。10%～25%的肿瘤含有异源性成分，包括横纹肌肉瘤、软骨肉瘤、骨肉瘤或脂肪肉瘤等。异源性成分通常只占间质成分的很小比例，偶尔广泛存在。有的腺肉瘤中，间质成分出现广泛的玻璃样变、黏液样变或蜕膜变[74]。

腺肉瘤的诊断依赖于以下特征[9]：①腺腔内突起和叶状结构；②间质细胞异型性；③腺体周围间质细胞聚集；④腺体囊性扩张，外形僵硬；⑤间质细胞核分裂象 ≥ 2/10HPFs。以往认为，只要肿瘤具有上述任何一种特征，就可以诊断腺肉瘤，然而多数腺肉瘤具有 ≥ 3 种上述特征。实际上，有些子宫息肉局灶具有以上 3 种特征，但其生物学行为呈惰性经过，无复发或转移，这种息肉称为具有不寻常特征的子宫息肉。如果 ≥ 2 种特征在肿瘤中弥漫出现，

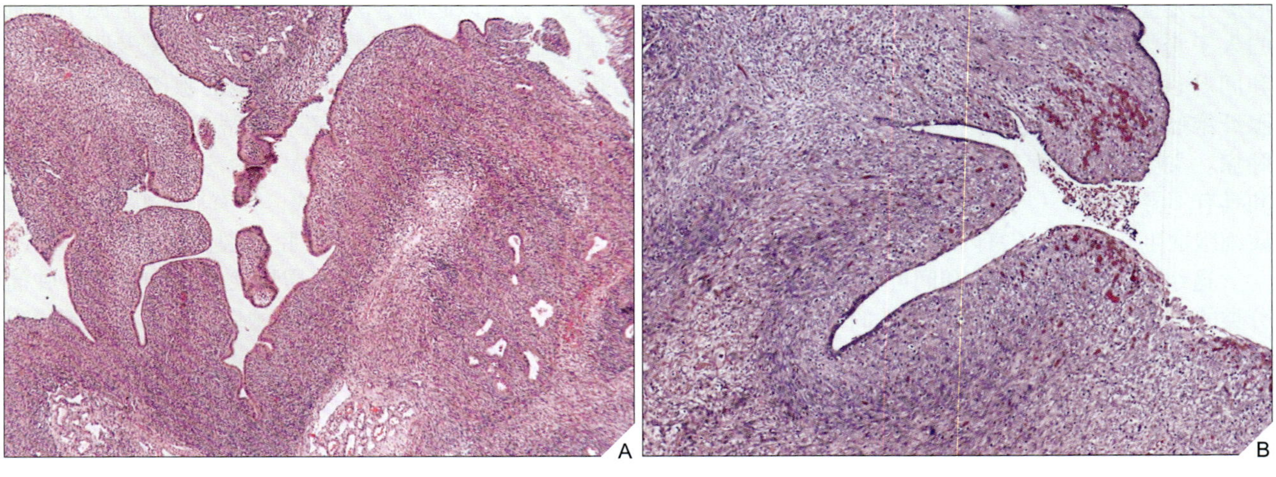

图 20-67 腺肉瘤
A. 呈分叶状结构，腺上皮被丰富的间质成分分开，类似乳腺叶状肿瘤；B. 上皮下间质细胞聚集，形成所谓生发层

则可以诊断腺肉瘤。

根据病理和临床特征可将腺肉瘤分为低风险组和高风险组[9]。低风险组为不伴肉瘤性过度生长的低级别腺肉瘤，高风险组包括高级别腺肉瘤（无论是否伴肉瘤性过度生长）及伴肉瘤性过度生长的腺肉瘤（无论级别）。

1. 低级别腺肉瘤　大多数腺肉瘤是低级别的，完全由低级别成分组成（图 20-68）。间质成分类似于低级别内膜间质肿瘤的形态，有轻度异型性。大多数病例局限于子宫内（FIGO Ⅰ期），14% 的病例有肌层浸润，通常是浸润浅肌层。低级别腺肉瘤具有低度恶性潜能，约 25% 的病例发生阴道或盆腔、腹腔复发。子宫肌层和血管浸润与不良预后相关。

2. 高级别腺肉瘤　高级别腺肉瘤中出现多少不等的高级别间质成分，表现为细胞（核）高度多形性、核增大（大小是内皮细胞核的 2 倍以上）、核膜不规则、染色质粗糙、核仁明显、核分裂象多见（通常≥10/10HPFs）、出现坏死和异源性分化（图 20-69A）[9]。上述特征在低倍镜下即可被识别。高级别腺肉瘤常见于肉瘤性过度生长。出现任何高级别肉瘤成分都应该报告，因为这些病变与侵袭性行为和快速广泛复发有关。

3. 腺肉瘤伴有肉瘤性过度生长（adenosarcoma with sarcomatous overgrowth）　约占子宫腺肉瘤的 10%，是指腺肉瘤中的纯肉瘤成分占肿瘤体积的 25% 或以上[1, 9]（图 20-69B）。高级别腺肉瘤常伴有肉瘤性过度生长，而低级别腺肉瘤中仅有少数伴有肉瘤性过度生长。过度生长的肉瘤成分可以是同源性的，也可以是异源性的，通常是高级别的，类似未分化肉瘤或多形性横纹肌肉瘤，偶尔是低级别的。腺肉

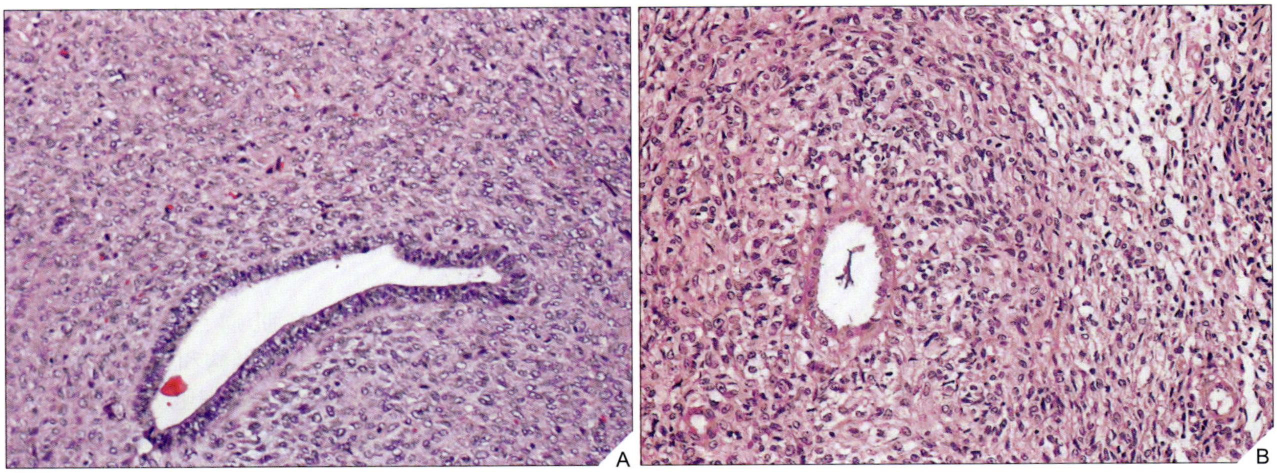

图 20-68　低级别腺肉瘤

A、B. 由低级别成分组成，腺上皮类似增殖期子宫内膜

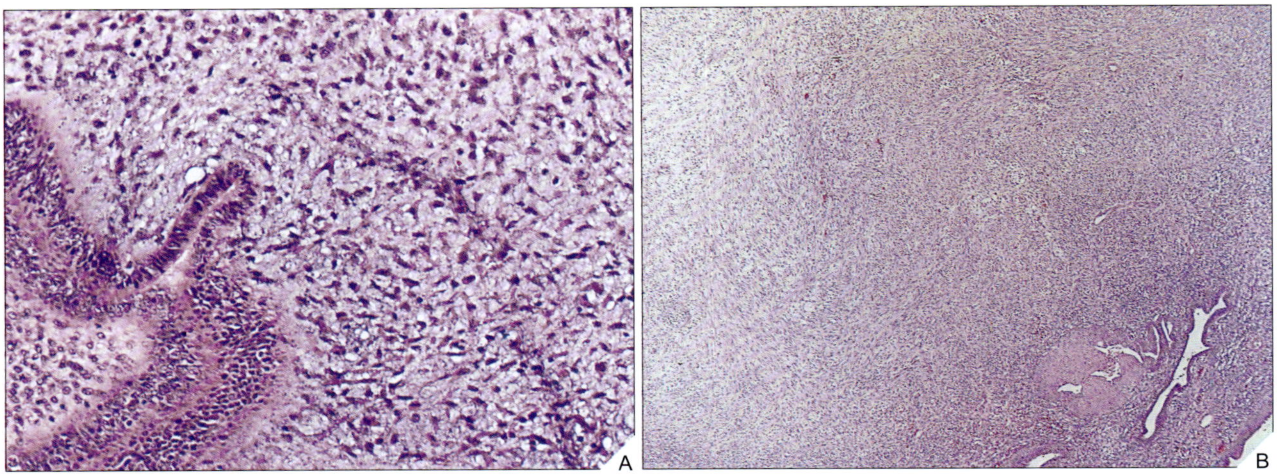

图 20-69　高级别腺肉瘤

A. 腺体周围间质为黏液样，细胞异形性明显；B. 高级别腺肉瘤伴有肉瘤性过度生长

瘤中出现肉瘤性过度生长预示预后不良（高复发率和死亡率），常有深肌层浸润、血管浸润或子宫外播散。重要的是，肉瘤性过度生长的侵袭性行为与组织学分级无关（约30%伴有肉瘤性过度生长的腺肉瘤为低级别），因此，出现肉瘤性过度生长时必须予以报告。

多数腺肉瘤局限于子宫内膜或宫颈黏膜，约10%的病例浸润浅肌层，浸润深肌层者约占5%。肌层浸润灶通常包括上皮和间质成分，有时仅见肉瘤成分。深肌层浸润更常见于肉瘤性过度生长和高级别腺肉瘤。有深肌层浸润或肉瘤性过度生长的肿瘤中，偶见血管浸润。

【免疫组化】

在低级别腺肉瘤中，大多数病例间质成分的免疫表型类似低级别内膜间质肉瘤，常表达ER、PR、CD10、WT1和SMA，Ki-67增生指数较低，有时AR、广谱CK、desmin和calretinin阳性。有肉瘤性过度生长的腺肉瘤及高级别腺肉瘤，其免疫表型类似于未分化子宫肉瘤，间质成分有较高的Ki-67增生指数和p53阳性，ER、PR和CD10通常阴性[75]。横纹肌肉瘤成分表达desmin和骨骼肌标志物（myogenin和myoD1），性索样成分可以表达inhibin-α、calretinin和其他性索标志物[74]。

【分子遗传学】

腺肉瘤中上皮成分和间质成分的克隆性不同，遗传学改变仅见于间质成分[75]。

基于全基因组测序分析，腺肉瘤的遗传学改变比内膜间质肉瘤（ESS有特定的基因异位/融合）更加复杂，呈现多种体细胞基因改变，主要是*FGFR2*、*KMT2C*和*DICER1*突变（各11%）、*MDM2/CDK4/HMGA2*扩增（26%）、*TERT*扩增（21%）和*NCOA2/3*基因融合（11%）[76, 77]，也发现有*PIK3CA/AKT/PTEN*通路改变[75]。肉瘤性过度生长的腺肉瘤具有较高的拷贝数变异、*MYBL1*扩增和*ATRX*突变[9]。此外，在肉瘤性过度生长的病例中，全球染色体不稳定和染色体碎裂更常见[9]。

低级别腺肉瘤除上述遗传学改变外，通常没有*TP53*突变，而高级别腺肉瘤除上述遗传学改变外，*TP53*突变的发生率高达64%～95.5%，其他基因突变的发生率较低，仅为3.7%～46%[76, 77]。

【鉴别诊断】

子宫腺肉瘤应该与癌肉瘤、非典型息肉样腺肌瘤（APA）、低级别内膜间质肉瘤伴腺体分化、子宫内膜息肉、未分化肉瘤、多形性或胚胎性横纹肌肉瘤鉴别（表20-11）。

1. 癌肉瘤（carcinosarcoma） 除肉瘤性成分外，上皮成分是恶性的和高级别的。几乎所有癌肉瘤的间质成分都是高级别的，与腺肉瘤相比，多形性更明显，并且缺乏腺体周围套袖。腺肉瘤中偶见上皮成分癌变，通常是低级别内膜样癌，呈局灶性分布，肿瘤的其他部分仍保留典型的腺肉瘤形态。

2. 低级别内膜间质肉瘤伴腺体分化（low grade endometrial stromal sarcoma with endometrioid glandular differentiation） 低级别ESS有时伴有内膜样腺体分化，需要与腺肉瘤鉴别。ESS没有腺体周围间质套袖、叶状结构或明显的上皮米勒管化生，肌层浸润通常表现为推挤性（舌状或指状）而非破坏性浸润。

3. 非典型息肉样腺肌瘤（atypical polypoid adenomyoma，APA） 缺乏叶状结构和腺体周围套袖，间质成分具有平滑肌和肌成纤维细胞分化。上皮成分的组织结构通常比腺肉瘤复杂，可见鳞状分化或桑葚体（有时中心有坏死）。有的APA在低倍镜下可见模糊的分叶状结构。

4. 子宫内膜和宫颈息肉 子宫内膜或宫颈内膜息肉中，偶尔出现类似腺肉瘤的特征，包括：①叶状结构；②间质向腺管内突出；③腺体周围间质细胞密

表20-11 子宫腺肉瘤的鉴别诊断

	腺肉瘤	非典型息肉样腺肌瘤	低级别内膜间质肉瘤伴腺体分化	子宫内膜息肉
腺体轮廓	叶状，扩张	管状，不规则	管状	管状，扩张
腺体周围间质套袖	有	无	无	无
间质细胞非典型性	有	无	无	通常没有
核分裂计数	≥2/10HPFs	不定	不定	不定
鳞状上皮化生	罕见	常见	缺乏	偶见，可能伴有EIN
其他上皮化生	常见	罕见	罕见	常见
肌瘤性间质	无	有	偶尔	偶尔

度增加；④间质细胞异型性；⑤间质细胞有核分裂活性。良性息肉通常较小，上述形态在息肉中呈局灶分布，可能与他莫昔芬治疗有关。Nucci 等建议将这种息肉称为“具有不寻常特征的子宫内膜或宫颈息肉”，经随访，这种息肉预后良好[78]。有的内膜息肉富于细胞性间质，可能出现丰富的平滑肌（腺肌瘤性息肉），还有的息肉中，间质细胞呈奇异形或合体样，具有非典型性，但是其间质细胞无核分裂活性，也没有腺肉瘤的其他组织学特征，呈良性的临床行为，类似具有不寻常特征的子宫息肉[78]。

5. 未分化肉瘤（undifferentiated sarcoma）或多形性横纹肌肉瘤（rhabdomyosarcoma） 高级别腺肉瘤和伴有肉瘤性过度生长的腺肉瘤，有时大部分区域表现为未分化肉瘤或多形性横纹肌肉瘤的形态，尤其是在较小的标本中。这种情况下，应该充分取材，有可能见到典型腺肉瘤的区域。

6. 胚胎性横纹肌肉瘤（embryonal rhabdomyosarcoma） 与腺肉瘤相似的特征是小蓝细胞聚集在表面上皮下和腺体周围（类似腺体周围套袖）、出现胎儿性软骨（更常见于宫颈）和横纹肌母细胞。与腺肉瘤区别的特征包括：①高级别细胞非典型性和高核分裂活性，以及小蓝细胞凋亡；②富细胞区和少细胞区交替；③缺乏米勒管腺体（有时可见少许腺体残存）；④没有典型的叶状结构[74]。少细胞区通常呈黏液样或水肿，可见具有丰富嗜酸性胞质的细胞聚集，可见横纹。与腺肉瘤相比，胚胎型横纹肌肉瘤在宫颈多于宫体，偶尔出现类似腺泡状横纹肌肉瘤的区域，或局部出现核呈分叶状的多形性细胞。也可见玻璃样小球。常有出血或坏死。免疫组化方面，骨骼肌标志物（myogenin 和 myoD1）阳性有助于诊断，但通常仅有少数细胞阳性。desmin 通常阳性，而 SMA 和 h-caldesmon 常阴性。与腺肉瘤相比，ER 和 PR 常阴性。

【预后】

肿瘤分期、分级和出现肿瘤性过度生长是重要的预后因素。低级别腺肉瘤通常表现为低恶性潜能，呈惰性临床经过，子宫切除后预后较好。与预后不良相关的组织学特征包括肌层浸润或出现肉瘤性过度生长[79]。高级别腺肉瘤是侵袭性肿瘤，预后最差，无论是否有肌层浸润和脉管浸润，也无论高级别成分所占比例是多少，均容易出现早期复发和广泛转移[77]。

总体上，20%～30% 的腺肉瘤出现复发，常见部位是阴道、盆腔或腹腔。绝大多数复发肿瘤中仅见肉瘤成分，级别通常高于原发肿瘤，少数复发肿瘤的形态是双相的。腺肉瘤偶尔出现远处转移，转移瘤几乎都是纯的肉瘤成分[74]。肿瘤可以发生远期复发，因此需要长期随访。约 25% 的患者死亡[60]。

二、非典型息肉样腺肌瘤

非典型息肉样腺肌瘤（atypical polypoid adenomyoma，APA）是由结构复杂、细胞具有非典型性的腺体和平滑肌或纤维肌瘤性间质组成的肿瘤。

【临床特征】

本病多见于绝经前妇女，平均年龄 39 岁，也可见于绝经后患者。主要临床表现是不规则阴道出血，通常是月经过多。许多患者是未经产的，有的有不孕病史。

【大体病理学】

肿瘤最常发生于子宫下段，少数发生于宫颈管和宫体。通常呈息肉样，有蒂或无蒂，平均大小为直径 2cm。切面呈实性，有时可见明显的小囊腔。有时息肉样特征不明显（尤其病变较小时），或呈明显的内生性生长。

【组织病理学】

APA 的上皮成分由杂乱排列的不规则腺体构成，呈散在、成群或小叶状分布。腺体为子宫内膜样，呈管状或复杂的分支状，常有鳞状化生（桑葚），鳞状化生的中心可伴有坏死。腺体有轻度到中度细胞非典型性。偶尔可见纤毛或黏液上皮。腺体之间是丰富的黏液样或纤维肌瘤样间质，没有明显的细胞非典型性（图 20-70）。少数病例间质细胞有轻度到中度非典型性，偶见核分裂象，但不超过 2/10HPFs。肿瘤边缘光滑呈推挤状，与子宫肌层的界限通常清楚。

有时 APA 中腺体拥挤、结构复杂，类似高分化内膜样癌，一些学者称为“低恶性潜能的 APA”，但是这个术语未被广泛使用，也未被推荐使用。这种肿瘤中 20% 有浅肌层浸润，如果未被完全切除，具有较高的持续 / 复发率，而且息肉周围内膜更容易伴有非典型增生和（或）内膜样癌[74]。

APA 和“低恶性潜能的 APA”复发时，组织学一般与原发病变相似，有些在组织学上有进展，表现为腺体结构的复杂性增加。也有少数病例由 APA 发生浸润性内膜癌。

【分子遗传学】

APA 中存在 *MLH1* 启动子超甲基化（promoter hypermethylation）、*PTEN* 和 *KRAS* 突变，以及微卫星不稳定性，其分子异常与内膜不典型增生和内膜样癌类似[80]。

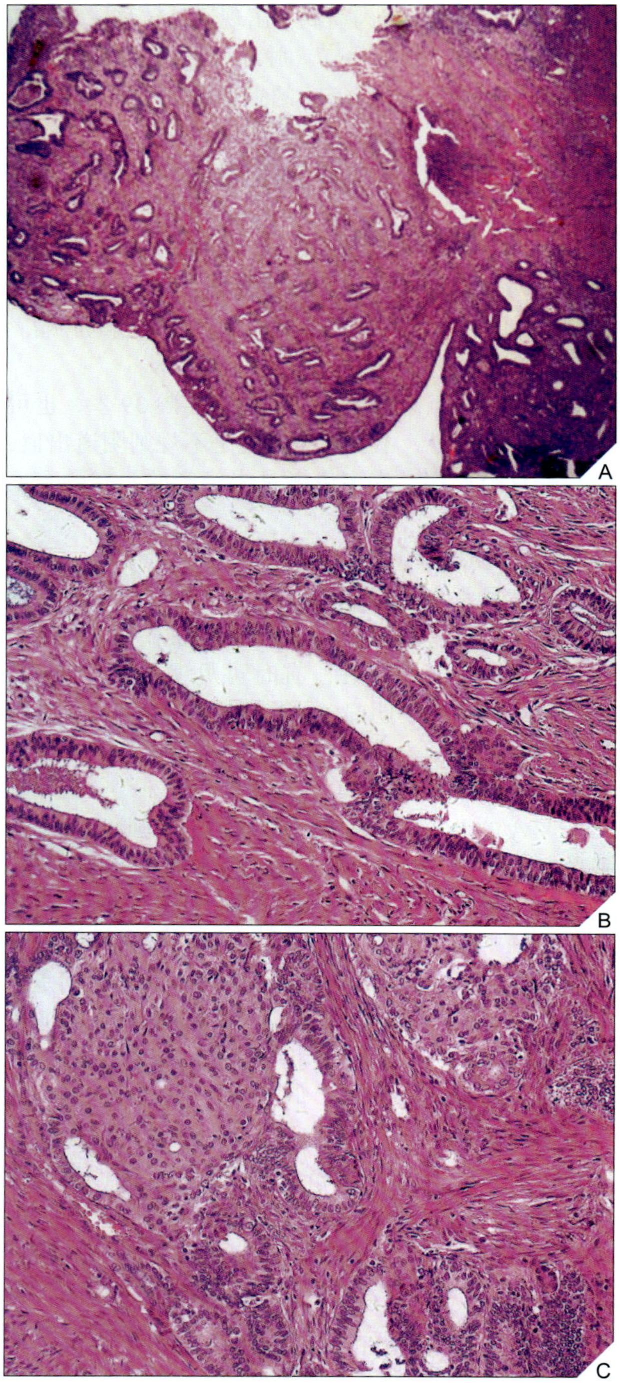

图 20-70　非典型息肉样腺肌瘤

A. 低倍镜下呈息肉样，内含许多不规则腺体；B. 由腺体和肌纤维瘤样间质构成；C. 腺体有鳞状化生

【鉴别诊断】

在子宫全切除标本中非典型性息肉样腺肌瘤的病理诊断不困难，但在活检或刮除标本中，有时容易误诊，需要与以下肿瘤鉴别。

1. 子宫内膜样癌（endometrioid adenocarcinoma）由于息肉内的不规则腺体在纤维和平滑肌间质中杂乱排列，很容易将非典型息肉样腺肌瘤误认为腺癌的肌层浸润。但非典型息肉样腺肌瘤中的平滑肌是来自内膜间质的化生，细胞较丰富，细胞核较大，排列较乱，不像子宫壁平滑肌呈束状交错排列。在刮除标本中，也不可能取到大片的平滑肌组织。另外，APA 刮除或活检的标本中，常见到背景内膜的片段，而在内膜癌肌层浸润时很少见到。然而，当 APA 中出现腺体拥挤、结构复杂和细胞非典型性时，与高分化内膜样癌的鉴别有时也很困难。免疫组织化学对两者的鉴别意义有限，APA 的间质成分和被癌浸润的肌层细胞均表达 desmin 和 SMA。CD10 在 APA 的间质成分中无表达，但在内膜样癌肌层浸润的腺体周围通常围绕少许 CD10 阳性间质细胞，对鉴别可能有一定帮助[74]。h-caldesmon 在 APA 的肌瘤性或纤维肌瘤性间质中通常阴性，而在内膜样癌浸润的肌层中强表达，有助于鉴别。

2. 腺肌瘤样息肉和腺肌瘤　前者是指内膜息肉中出现多少不等的平滑肌。平滑肌成分通常在纤维血管轴心附近，而内膜腺体被推向息肉外围。腺肌瘤是由良性内膜腺体和内膜间质构成，周围绕以明显的平滑肌，而 APA 中缺乏内膜间质。

3. 腺肉瘤　间质成分主要是内膜间质，偶有平滑肌呈灶状分布。间质成分的细胞有明显的非典型性，具有肉瘤的特征。同时间质细胞在腺体周围分布密集。

4. 癌肉瘤　腺体和间质均高度恶性，与非典型息肉样腺肌瘤鉴别不困难。

【预后和治疗】

尽管非典型息肉样腺肌瘤被认为是良性肿瘤，但如果切除不充分或出现类似内膜样癌的复杂结构，容易复发，复发率约 8.8%[74]。有少数病例由非典型息肉样腺肌瘤发生浸润性内膜癌，多见于绝经后妇女。

由于刮除标本不能明确诊断或不能除外癌，许多病例采用子宫切除治疗。如果刮除标本能明确诊断 APA，也可以子宫切除。如果需要保留生育功能，可以行息肉切除或彻底刮除，给予激素治疗并密切随访。

三、腺肌瘤

腺肌瘤（adenomyoma）是指界限清楚的平滑肌瘤样肿物中出现多少不等的内膜腺体和间质。

【临床特征】

腺肌瘤可发生于生育期和绝经后妇女，多见于生育期妇女。主要临床表现是月经紊乱和（或）阴道异常出血，有时偶然被发现，临床上常将其诊断为子宫肌瘤。

【大体病理学】

肿瘤最常发生于宫体，少数发生于宫颈。大体所见与典型的平滑肌瘤相似，界限较清楚，切面实性，白色，漩涡状，可以见到小的（1～2mm）出血灶。肿瘤通常位于子宫肌层内，也可位于黏膜下或浆膜下。位于黏膜下时可以突向子宫腔，类似子宫内膜息肉。腺肌瘤也可以发生于子宫外，尤其是阔韧带。

【组织病理学】

显微镜下有 2 种亚型，一种是子宫内膜样型腺肌瘤，较常见，绝大多数发生于宫体，少数发生于宫颈。另一种是宫颈内膜型腺肌瘤，主要发生于宫颈，较少见。

子宫内膜样型腺肌瘤由腺体、内膜间质和平滑肌构成。腺体通常是良性子宫内膜样，周围是多少不等的内膜样间质，再外围是成熟平滑肌（其是主要成分）（图 20-71）。平滑肌通常是主要成分，形态温和，类似平滑肌瘤。绝大多数病例上皮和间叶成分没有核分裂活性，但偶尔也可达到 5/10HPFs。有时可见平滑肌细胞明显丰富和出现奇异形核，极少数肿瘤中可见灶状性索样区和脂肪组织（腺肌脂肪瘤）[74]。内膜样腺体可以发生纤毛、黏液或鳞状化生，有时腺体排列紧密或囊性扩张。

宫颈内膜型腺肌瘤由分化好的宫颈型黏液腺体、纤维和平滑肌构成。腺体有时呈分叶状结构，偶见输卵管、子宫内膜样或鳞状化生。腺体周围通常有少许纤维组织，再外围是成熟平滑肌。偶见腺体破裂伴黏液外渗、腺腔内乳头状增生和出现奇异形平滑肌细胞[81]。

少数血管内 / 静脉内平滑肌瘤病中含有内膜样腺体和间质，称为静脉内腺肌瘤病，几乎所有患者都有平滑肌瘤和腺肌病。平滑肌成分通常是普通型的，偶尔是奇异型或脂肪平滑肌瘤型[82]。

【鉴别诊断】

当腺肌瘤呈息肉样时，需要与 APA 鉴别。与腺肌瘤相比，APA 中腺体成分更明显、结构更复杂，腺体周围没有内膜间质，平滑肌成分没有腺肌瘤中明显，且不具备平滑肌瘤（或亚型）的形态特征。有些内膜息肉中出现平滑肌（腺肌瘤样息肉），但是平滑肌通常靠近厚壁血管并位于中心，而腺体多位于息肉外围，靠近表面。

宫颈内膜型腺肌瘤需要与高分化胃型腺癌（微偏腺癌）、叶状宫颈腺体增生鉴别。肿瘤界限清楚，腺体排列规则，没有促纤维组织增生性间质反应和明显的核非典型性，有丰富的平滑肌等，有助于除外微偏腺癌[81]。叶状宫颈腺体增生不是息肉样，通常是在显微镜下偶然发现，没有明显的平滑肌成分，ER 阴性，而宫颈内膜型腺肌瘤中的腺体 ER 阳性[83]。

静脉内腺肌瘤病需要与腺肌病累及血管（通常是显微镜下偶然发现）、LGESS 伴腺体分化（有明显的内膜样间质）和腺肉瘤（分叶状和腺体周围套袖的双相结构）鉴别。

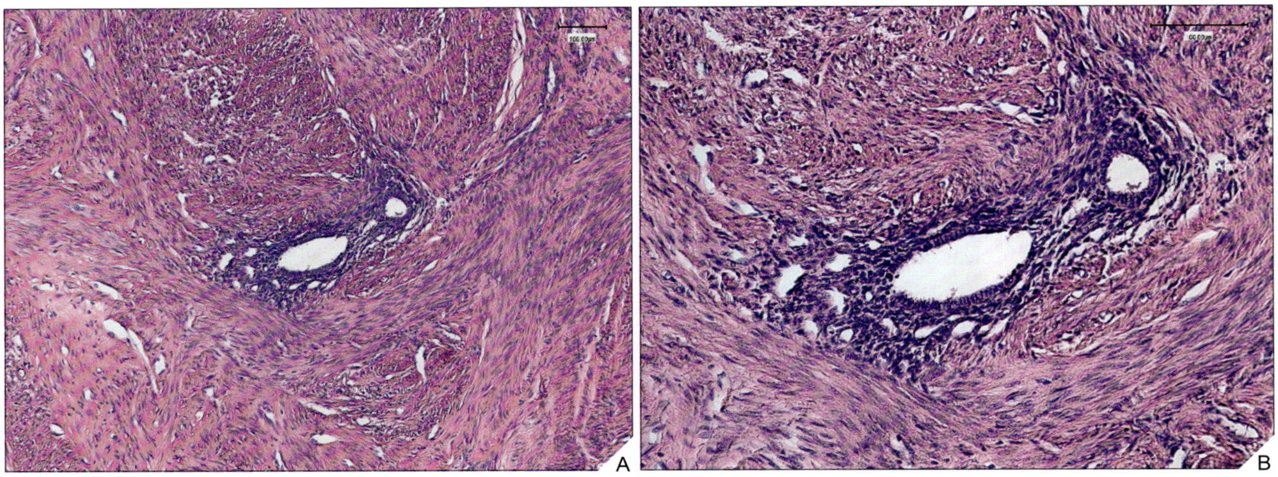

图 20-71　子宫内膜样型腺肌瘤

A. 内膜样腺体周围绕以内膜样间质和平滑肌；B. 高倍放大

第五节 其他间叶性肿瘤

子宫内膜间质肉瘤、未分化肉瘤和平滑肌肉瘤占子宫体恶性间叶性肿瘤的绝大多数，子宫癌肉瘤为化生性癌。除此之外，子宫也能发生其他各种类型的肉瘤，包括横纹肌肉瘤（胚胎性、腺泡状或多形性）、软骨肉瘤、骨肉瘤、血管肉瘤、腺泡状软组织肉瘤、尤因瘤 /PNET、孤立性纤维性肿瘤、NTRK 肉瘤、恶性外周神经鞘瘤等。在做出子宫肉瘤的诊断之前，特别是如果肿瘤具有明显的多形性和（或）伴有异源性成分时，应该充分取材以除外伴有显著肉瘤样成分的癌肉瘤。

淋巴瘤、粒细胞肉瘤和浆细胞瘤 / 骨髓瘤也可累及子宫，偶尔为疾病的首发表现。其他非常少见的原发性子宫肿瘤还有肾外 Wilms 瘤、卵黄囊瘤等。

子宫血管瘤、淋巴管瘤、横纹肌瘤、黏液瘤、Brenner 瘤、副神经节瘤、神经胶质瘤、炎性肌成纤维细胞瘤等均有报道。

一、子宫血管周上皮样细胞肿瘤

子宫血管周上皮样细胞肿瘤（perivascular epithelioid cell tumor，PEComa）是一种间叶性肿瘤，由血管周上皮样细胞组成，免疫组化染色表达黑色素细胞和平滑肌细胞标志物 [1]。

PEComa 的细胞起源目前尚不明确。最初的研究根据肿瘤细胞形态及其表达肌 - 黑色素标志物，推测其起源于血管壁或特殊的肌细胞。近年的研究提示肿瘤可能起源于胚胎发育期向肌和黑色素细胞分化的神经嵴干细胞 [84]。

PEComa 几乎可以发生于全身各处。女性生殖道 PEComa 约占所有 PEComa 的 25%，其中子宫体是最常见的部位（约 72%），其次为宫颈（约 11%），其他少见部位包括卵巢、阴道、阔韧带及外阴等 [9，10，85]。PEComa 家族包括血管平滑肌脂肪瘤（angiomyolipoma，AML）、透明细胞糖瘤（clear cell sugar tumor，CCST）、淋巴管平滑肌瘤（lymphangioleiomyoma，LAM）及一组发生于软组织和器官的具有相似组织学和免疫表型的肿瘤。对于 AML、CCST 和 LAM 以外的 PEComa，可以称为 PEComa 非特指性（PEComa-not otherwise specified，PEComa-NOS）。子宫是 PEComa-NOS 最常见的部位。

子宫 PEComa 的组织学表现和免疫表型变化多端，分子遗传学上存在明显的异质性，鉴别诊断谱系宽，生物学行为难以预测，因此经常容易导致诊断和鉴别诊断的困惑。

【临床特征】

子宫 PEComa 是少见的子宫间叶性肿瘤，多发生于成年人，年龄分布范围广（6～79 岁），平均年龄为 51 岁 [86]。多数患者有不规则阴道出血或发现子宫占位性病变，影像学和临床术前几乎均诊断为平滑肌瘤。偶尔可表现为子宫破裂，尤其是与妊娠相关者。约 10% 与结节性硬化（TSC 综合征）有关。肿瘤累及生殖道和盆腹腔多个器官时，又称为 PEComa 瘤病（PEComatosis）[9，84]。

【大体病理学】

女性生殖道 PEComa 最常见于子宫体。多数病例表现为子宫孤立性肿物，发生在肌壁间，少数为浆膜下或黏膜下，部分病例可表现为带蒂或宽基的息肉样肿物凸入宫腔，个别为多发。肿瘤最大径 0.2～25cm（平均约 6.5cm），少数可达 30cm[86]。大体上边界通常清楚，无包膜，偶尔可表现为明显的浸润。切面呈灰白色到棕褐色或黄色，可见出血和坏死。质地通常较软而易碎，少数病例因富于胶原性间质而质地较硬。PEComa 瘤病的主瘤体通常位于子宫，常累及的部位包括卵巢、淋巴结、阔韧带、网膜、腹膜及小肠壁等。

【组织病理学】

肿瘤可呈现界限清楚的推挤状边界或类似 LGESS 的舌状浸润生长（图 20-72）。肿瘤细胞主要呈上皮样伴有多少不等的梭形细胞，上皮样肿瘤细胞界限较清，有丰富的透明、颗粒状或嗜酸性细胞质（图 20-73A），排列成带状、小巢状、假腺泡状、束状或少见的梁状、索状及旋涡状，有少许玻璃样变间质 [86，87]。常见局灶的细胞质朝向细胞核皱缩（“蜘蛛样”细胞），少数肿瘤细胞可见深而嗜酸性的细胞质、偏位的核伴显著的核仁，类似于横纹肌样细胞，偶尔可见泡沫状细胞质或细胞质内黑色素沉积。多数肿瘤细胞异型性轻微，核呈圆形或卵圆形，核仁不明显，核分裂象少见［（0～1）/50HPFs］，细胞形态较规则，少数可见显著异型性的核、多核伴有大而嗜酸性的核仁，类似于黑色素瘤所见的核仁。有些肿瘤细胞核有不同程度的多形性，包括多核巨细胞、出现大核仁和核内假包涵体。部分病例可见肿瘤性坏死及淋巴管和血管内瘤栓。多数 PEComa 的肿瘤细胞为上皮样，但也可以是梭形细胞，或由梭形细胞到上皮样细胞的混合形态，各种形态的细胞所占比例不一。偶尔出现性索样结构和分泌催乳素[84]。约25%的病例显示PEComa特征性的肿瘤细胞围绕薄壁血管呈片状或巢状排列（图20-73B），可见散在厚壁血管多位于肿瘤的周边，管壁透明变性。电镜下可见肿瘤细胞质内可见黑色素小体或前黑色素小体。

硬化性PEComa主要见于腹膜后，偶见于子宫和盆腔，形态学表现是在致密的硬化性间质中，上皮样细胞索条状排列，有的区域可以见到肿瘤细胞与血管关系密切[9]。

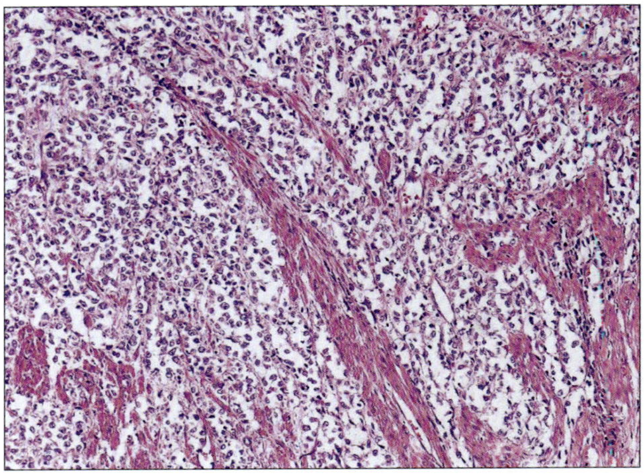

图 20-72　PEComa
肿瘤浸润子宫肌层

【免疫组化】

PEComa显示特征性的共表达黑色素和肌源性分化标志物，但不同标志物的表达敏感度、特异度及范围和强度均有差异。以上皮样瘤细胞为主的PEComa常更强且弥漫表达黑色素标志物，包括HMB45、melan-A、cathepsin K、MiTF及PLN2等，一般不表达S100[88-90]。以梭形细胞形态为主者表达肌源性标志物更强而广泛，包括desmin、SMA、h-caldesmon、calponin等（图20-74）。最常表达的黑色素细胞标志物是cathepsin K和HMB45（敏感度最高），melan-A在仅约2/3的女性生殖道PEComa中表达，且染色通常较HMB45弱而局灶，但其诊断的特异度较高[89]。在平滑肌标志物中，desmin、SMA和h-caldesmon是最常表达的标志物，尤其是梭形肿瘤细胞。需要注意的是，子宫平滑肌瘤、上皮样平滑肌肉瘤甚至正常子宫肌层中也有少量细胞表达黑色素标志物，但通常局灶表达，且仅表达1个黑色素标志物。因此，在组织学特征模棱两可的情况下，至少有2种黑色素细胞标志物阳性时，诊断PEComa才可靠。MiTF在女性生殖道PEComa中的表达率约为83%，但常较弱或局灶，缺乏足够的敏感度和特异度。PNL2是新近认识的一种与黑色素细胞或MiTF相关肿瘤的标志物，约在86%的子宫PEComa中显示不同比例的胞质表达[88, 90]。

约35%的子宫PEComa表达TFE3蛋白，可从局灶弱表达至弥漫强表达不等。其中仅少数病例与*TFE3*基因重排相关，通常显示强而弥漫表达TFE3。PEComa通常至少表达SMA、desmin和h-caldesmon等3个肌源性标志物中的1个，染色强度通常较弥漫，表达比例分别为90%（SMA）、76%（desmin）和75%（h-caldesmon），而与*FE3*基因重排相关的PEComa通常不表达上述肌源性标志物。约50%的女性生殖道PEComa表达ER，85%表达PR，PR较ER表达通常更强而弥漫。PEComa罕见可局灶表达CK、CD10和S-100，一般不表达PAX8和SOX10[86, 91]。

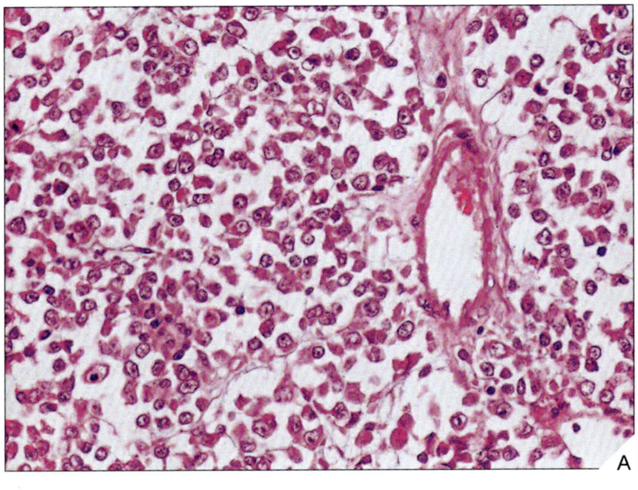

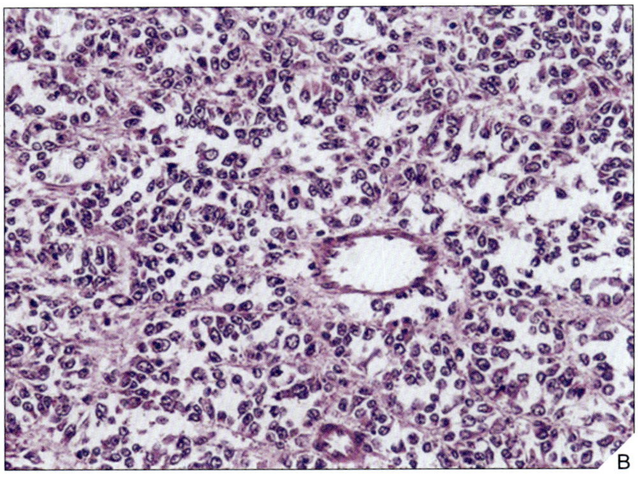

图 20-73　PEComa
A. 肿瘤细胞呈上皮样，细胞质透明或嗜酸性；B. 肿瘤细胞围绕薄壁血管呈片状或巢状排列

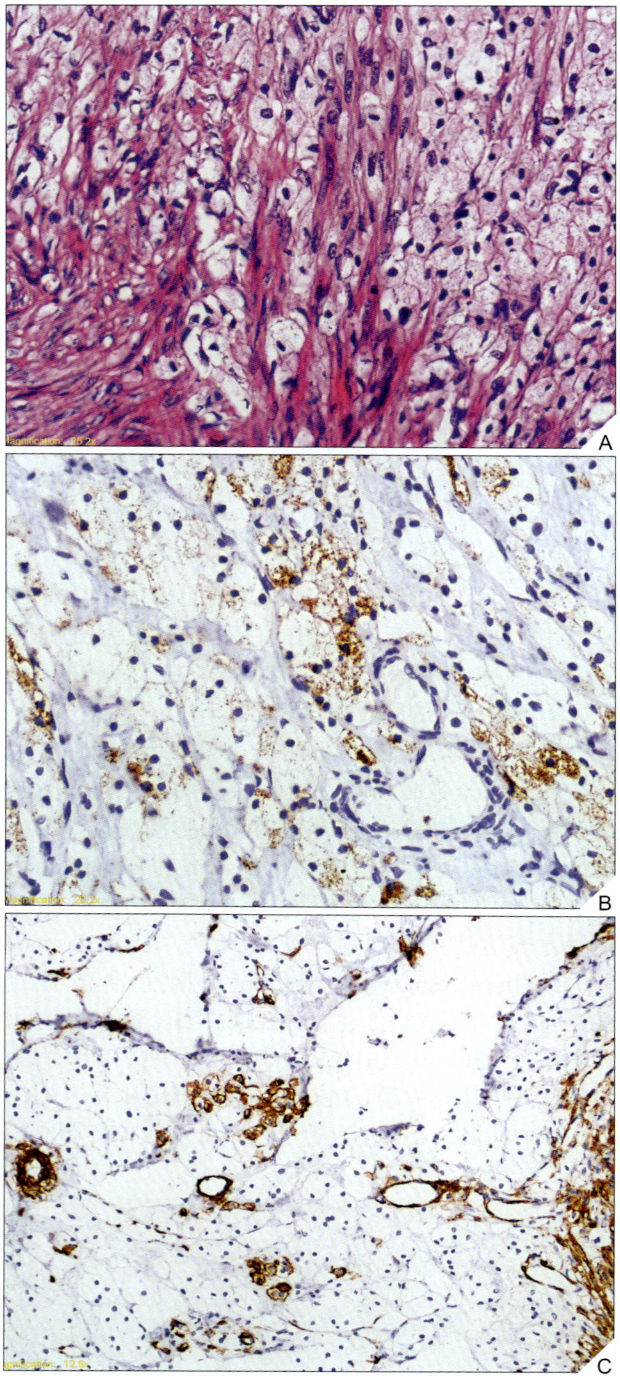

图 20–74　PEComa

肿瘤细胞有透明样变（A），部分细胞表达 HMB45（B）和 SMA（C）（张祥盛教授惠赠）

【分子遗传学】

分子遗传学分析显示 PEComa 是一种遗传学异质性肿瘤，不同遗传学特征的肿瘤具有明显不同的临床病理特点和预后，目前主要分为 3 种分子亚型[9，10]：①结节性硬化复合体（TSC）异常；② *TFE3* 基因重排；③ *RAD51B* 基因重排及其他罕见的基因融合。

TSC 是一种肿瘤抑制基因，包括 *TSC1*（位于 9q34）和 *TSC2*（位于 *16p13*），失活的 *TSC* 通过活化 PI3K/AKT/mTOR 信号路径发挥其促进肿瘤发生的功能[92-94]。TSC 相关性和散发性 PEComa 中常出现 *TSC* 的失活突变和杂合性缺失。肝、肾 AML 和肺 LAM 常伴发 TSC 综合征，而女性生殖道和其他部位 PEComa 多数是散发性的，伴发 TSC 的情况较少见。*TSC* 基因突变以 *TSC2* 突变为主，*TSC1* 突变罕见。总体上约 62% 的 PEComa 显示 *TSC2* 基因突变，突变的形式包括无义突变、错义突变、框码易位及缺失突变等，*TSC2* 突变的 PEComa 中约 63% 同时有 *TP53* 突变。*TSC2* 缺失似乎是 PEComa 家族肿瘤中的一种早期分子改变，而其他的分子异常（如 *TP53* 突变等）是决定肿瘤生物学行为的更重要原因[95，96]。有 *TSC1* 或 *TSC2* 基因失活的肿瘤对 mTOR 抑制剂治疗可能有效。

TFE3 易位相关的 PEComa（TFE3 translocation-associated PEComa）是 PEComa 家族中的独特亚型。转录因子 E3（transcription factor E3，TFE3）是小眼畸形相关转录因子（microphthalmia-associated transcription factor，MiTF）家族的成员，对黑色素细胞等细胞的发育有辅助作用。*TFE3* 易位见于一些上皮样透明细胞肿瘤，如腺泡状软组织肉瘤和 Xp11.2 易位相关的肾细胞癌。近年研究显示，14%～24% 的 PEComa 中存在 *TFE3* 基因易位（重排），包括形成 *SPFQ/PSF-TFE3* 和 *DVL2-TFE3* 等融合基因，以及有 *TFE3* 重排但没有相对应的融合基因。*TFE3* 基因重排的 PEComa 中未见 *TSC* 基因突变，提示 *TSC* 基因突变与 *TFE3* 基因重排在 PEComa 中是相互排斥的分子遗传学事件，其发病机制与普通型（经典型）PEComa 有所不同，应用 mTOR 抑制剂治疗可能无效，因此，认识这种特殊的 PEComa 亚型对指导临床治疗有重要意义[97，98]。与普通型 PEComa 相比，*TFE3* 易位的 PEComa 有其独特的形态学表现和免疫表型，肿瘤主要由上皮样细胞组成，形成巢状或腺泡样结构，无明显的血管周上皮样细胞聚集趋势，细胞质透明，核呈圆形，无显著的核多形性，核分裂象通常较少，偶尔可较活跃。HMB45、TFE3 和 cathepsin K 强阳性，而 MiTF 和肌性标志物表达很弱或阴性。明确诊断 *TFE3* 基因重排的 PEComa 需要借助分子遗传学手段，尤其是荧光原位杂交（FISH）证实存在 *TFE3* 基因断裂。在 *TFE3* 基因重排的 PEComa 中 *TFE3* 基因最常见的融合伴侣基因为 *SFPQ/PSF*（约占 80%）[97，98]。

少数 PEComa 中存在 *RAD51B* 基因重排，该基因位于 14q23—24.2，融合的伴侣基因包括 *OPHN1* 和 *RRAGB*[99]。伴有 *RAD51B* 基因重排的 PEComa 均发生于子宫，尽管其组织学形态各异，但均可见活跃的核分裂象及具有侵袭性的生物学行为。部分病例同时存在 *TP53* 和 *TSC2* 突变，提示与 *TFE3* 基因重排不同，*RAD51B* 基因重排与 *TSC* 突变不是互相排斥的分子事件。

【鉴别诊断】

子宫 PEComa 在临床和影像学上没有特征性改变，其诊断主要依靠病理组织学和免疫组化，必要时做分子检测（表 20-12）。需要鉴别的肿瘤有以下几种。

1. 上皮样平滑肌肿瘤　PEComa 与平滑肌肿瘤有很多共同特征，均具有肌样免疫表型和梭形细胞形态。组织学上，平滑肌瘤的肿瘤细胞胞质呈致密的嗜酸性而非颗粒状，常见核端空泡，间质可见弥漫散在分布的厚壁血管，而厚壁血管在 PEComa 中多位于肿瘤的周边，平滑肌瘤无 PEComa 特征性薄壁血窦样血管。表达肌和黑色素免疫表型曾经被认为是 PEComa 具有诊断意义的特征，然而在一些平滑肌肿瘤中也发现至少有局灶性黑色素标志物的表达（通常是 HMB45 阳性，而 melan-A 阴性）。因此，诊断 PEComas 时，除平滑肌标志物阳性外，还要有 2 种黑色素细胞标志物阳性（最常用的是 HMB45 和 melan-A，其次是 cathepsin K），至少是局灶强阳性。伴有结节性硬化症时更支持诊断 PEComa。普通型（梭形细胞）平滑肌肉瘤与 PEComa 的鉴别通常很容易，完全由上皮样细胞或上皮样细胞与梭形细胞混合组成的平滑肌肉瘤与 PEComa 的鉴别有时非常困难，其鉴别诊断标准也存在争议，甚至有学者认为，目前诊断的散发性子宫 PEComa 中，有的病例可能就是具有不同组织学和（或）免疫组化特征的平滑肌肿瘤。由于平滑肌标志物在多数平滑肌肿瘤和 PEComa 中呈阳性，因此，在两者的鉴别诊断中意义不大。Schoolmeester 等认为 HMB45、melan-A 和 TFE3 免疫染色有助于鉴别：① *TFE3* 易位的透明细胞上皮样 PEComa HMB45 和 TFE3 呈弥漫强阳性，melan-A 局灶阳性或阴性；② *TFE3* 易位的混合性透明细胞上皮样和梭形细胞 PEComa，可见上皮样细胞 HMB45、melan-A 和 TFE3 呈强阳性；③普通型（非重排）PEComa 显示 HMB45 和 melan-A 呈斑片状或局灶阳性，而 TFE3 呈弱表达或阴性；④平滑肌肿瘤显示 HMB45 呈斑片状阳性或阴性，melan-A 阴性，TFE3 呈弱表达或阴性。需要指出的是，尽管 *TFE3* 易位相关的 PEComa TFE3 免疫染色阳性，但 TFE3 免疫染色阳性的 PEComa 不一定都有 *TFE3* 易位。TFE3 在许多细胞中都有低水平表达，因此，当 TFE3 免疫染色呈弱阳性时，需要谨慎判读染色结果，最好进行 *TFE3* 易位（重排）检测[84]。

分子遗传学上子宫平滑肌瘤常见的遗传学异常包括 *MED12* 基因突变，*HMGA1/2* 基因重排，*COL4A5/6* 缺失及 *FH* 基因突变等，而子宫平滑肌肉瘤常见 *MED12*、*ATRX* 及 *TP53* 基因突变等。PEComa 分子遗传学特征（包括 *TSC2* 突变、*TFE3* 基因重排及 *RAD51B* 基因重排等）可帮助进一步明确诊断。伴有

表 20-12　子宫上皮样间叶性肿瘤主要的组织学、免疫组化和分子遗传学特征

特征	PEComa	上皮样平滑肌肉瘤	UTROSCT
年龄	6～79 岁	26～81 岁	12～86 岁
组织形态	上皮样细胞，细胞质透明到嗜酸性，颗粒状 有或无梭形细胞 纤细的血管网 不同程度的非典型性和核分裂活性	>50% 为上皮样细胞 透明细胞不常见 中到重度非典型性 常见肿瘤细胞坏死和活跃的核分裂活性	性索样成分 偶见束状结构（*GREB1* 重排肿瘤） 小圆细胞，轻度非典型性，核分裂象少见
黑色素细胞标志物	HMB45 通常强 / 弥漫阳性（>50%）， melan-A、MiTF 和 PNL2 不同程度阳性	阴性或局灶阳性	多重表型，不同程度表达上皮、性索、肌和激素标志物
肌性标志物	不同程度、通常强 / 弥漫阳性	强阳性，范围不等	
cathepsin K	强 / 弥漫阳性	局灶阳性，强度不等	
分子遗传学	*TSC1/TSC2* 改变 部分病例 *TFE3* 融合 恶性者可伴有 *ATRX*、*TP53* 和 *RB1* 突变	*ATRX*、*TP53*、*PTEN* 和 *CDKN2A* 突变 部分病例有 *PGR* 融合	*ESR1* 融合 *GREB1* 融合

PGR 基因重排的上皮样平滑肌肉瘤与恶性 PEComa 的形态有一定的重叠性，但免疫组化染色常弥漫表达 ER 和 PR，不表达 HMB45 可资鉴别。

需要注意的是，具有黑色素细胞分化的子宫间叶性肿瘤具有明显的异质性，恶性 PEComa、平滑肌肉瘤、子宫内膜间质肉瘤及非特殊类型肉瘤均可以至少表达 1 个黑色素细胞标志物（HMB45、melan-A、MiTF），因此，子宫 PEComa 的诊断需要典型的组织学特征和免疫表型特征，在此前提条件下，分子遗传学特征（包括 *TSC2* 突变、*TFE3* 基因重排及 *RAD51B* 基因重排等）可帮助进一步明确诊断。在组织学和免疫表型特征均不足以诊断为 PEComa，但又不能明确为其他类型的肿瘤时，可诊断为“伴有黑色素细胞分化的子宫间叶性肿瘤，建议进行分子遗传学检测予以明确诊断”[95]。

2. 腺泡状软组织肉瘤（alveolar soft part sarcoma，ASPS） ASPS 和 PEComa 均属于 *TFE3* 易位肿瘤家族，该肿瘤家族还包括 Xp11.2 肾细胞癌、黑色素性 Xp11 肿瘤和上皮样血管内皮瘤等。这组肿瘤有相似的组织学特征：腺泡状或巢状结构，胞质透明或嗜酸性。女性生殖道 ASPS 较少见，好发于年轻妇女的子宫颈、子宫体、阴道和外阴。由于 ASPS 和 PEComa 的靶向治疗方法不同，因此其鉴别诊断具有重要的临床意义。与 *TFE3* 基因重排的 PEComa 不同，ASPS 通常无梭形细胞，肿瘤细胞胞质内可见 PAS 染色阳性的棒状结晶，无黑色素沉积。免疫组化染色在鉴别诊断中具有重要意义（图 20-75）。ASPS 对 TFE3 呈弥漫强阳性，肌性标志物也可能阳性，黑色素细胞标志物通常阴性。遗传学上显示 *TFE3* 基因重排，*TFE3* 融合伴侣基因多为 *ASPSCR1*[72]。TFE3 的免疫组化和分子检测对鉴别诊断的意义有限，因为部分 PEComa 也有 *TFE3* 重排。

3. YWHAE 相关的 HGESS 大体上两者难以区分。镜下 PEComa 也可类似 HGESS 呈舌状浸润肌层，但肿瘤细胞与 HGESS 的细胞不同，前者细胞体积较大，多为圆形和多角形，部分为梭形，有丰富的透明到嗜酸性胞质，肿瘤细胞有明显的巢状生长，且有围绕血管呈放射状排列的倾向。而后者主要为圆形细胞，但胞质稀少。免疫组化：PEComa 特征性表达黑色素细胞标志物，而 HGESS 不表达。另外有些 PEComa 伴有淋巴血管肌瘤病和结节性硬化，这在内膜间质肿瘤没有报道。

4. 黑色素瘤（melanoma） PEComa 和黑色素瘤均可见巢状上皮样细胞和梭形细胞、明显的核仁及表达黑色素细胞标志物，但 PEComa 一般不表达 S-100 和 SOX10，而黑色素瘤不表达平滑肌标志物。

5. 绒毛膜癌（choriocarcinoma） 绒毛膜癌中的上皮样细胞滋养细胞类似于 PEComa，但是绒毛膜癌

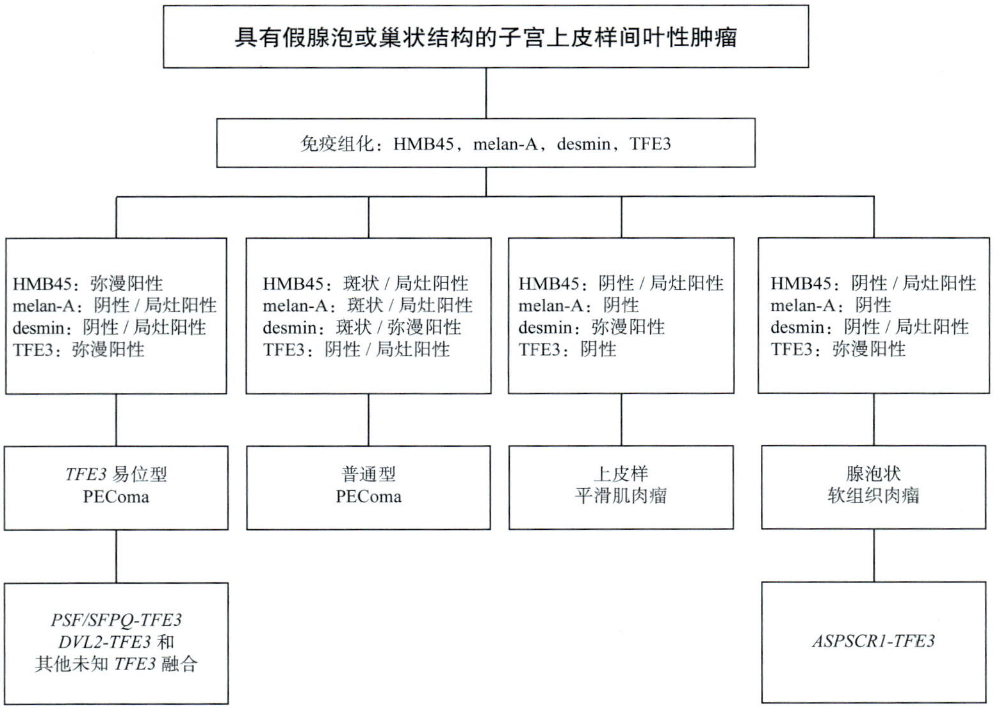

图 20–75 具有假腺泡或巢状结构的子宫上皮样间叶性肿瘤诊断模式

中还混有多核细胞、非典型的合体滋养细胞以及广泛的出血，免疫组化 CK 强阳性，而平滑肌和黑色素细胞标志物阴性。

6. 其他　PEComa 还需要与子宫透明细胞癌、转移性肾透明细胞癌、副神经节瘤、上皮样恶性神经鞘瘤、透明细胞肉瘤等鉴别。这些肿瘤都有各自的组织学特点和免疫表型，一般不难与 PEComa 鉴别。

【预后】

约 30% 的随访病例有复发以及肺、骨和淋巴结转移。预测 PEComa 生物学行为有 5 个临床病理参数：肿瘤直径≥5cm；高核级别；核分裂象 >1 个 / 50HPF；出现肿瘤性坏死；存在淋巴管 / 血管浸润。当肿瘤存在≥3 个上述特征时，为恶性 PEComa；当肿瘤仅有 <3 个以上特征时，为恶性潜能未定；应避免诊断“良性”PEComa。具有 *TFE3* 基因重排和 *RAD51B* 基因重排的 PEComa，无论组织学形态如何，往往倾向于侵袭性的生物学行为 [1, 10]。

局限性的 PEComa 手术完整切除是主要的治疗手段。对于恶性、复发或手术不可完整切除的病例，基于 PEComa 中常见的 mTOR 信号通路的活化，因而提出了 mTOR 抑制剂靶向治疗的可能性，并且在临床上显示了一定程度的疗效 [1, 10]。

二、炎性肌成纤维细胞瘤

炎性肌成纤维细胞瘤（inflammatory myofibroblastic tumor，IMT）是一种潜在恶性或低度恶性的间叶性肿瘤，由肌成纤维细胞和成纤维细胞性梭形细胞组成，伴有炎症细胞浸润 [1]。

【临床特征】

盆腹腔等许多部位均可发生。在女性生殖道，IMT 比较少见，多位于子宫体，其次为宫颈，偶见于胎盘 [100-102]。发病年龄为 6～78 岁。临床表现没有特异性。

【大体病理学】

IMT 可以表现为大的肌层肿物，呈结节状或分叶状，局部边缘不规则，浸润周围组织，包括宫旁和宫颈间质。切面呈灰白色、灰黄色或胶冻样。

【组织病理学】

肿瘤由增生的梭形成纤维细胞和肌成纤维细胞组成，呈束状或漩涡状排列，间质伴有明显的炎症细胞浸润，主要为淋巴细胞、浆细胞和嗜酸性粒细胞，少数为中性粒细胞。此外，还可见到上皮样或组织细胞样细胞。有的病例中出现一些多边形或不规则形节细胞样细胞，核内可见嗜酸性或嗜碱性包涵体 [103, 104]。

组织学上 IMT 有 3 种形态结构 [9, 10]：①黏液型，是最常见的类型，间质为黏液水肿样，细胞较少，呈筋膜炎或组织培养样形态，伴有淋巴细胞、浆细胞浸润，组织学类似于结节性筋膜炎。②束状型，黏液样基质少，而细胞丰富。梭形细胞紧密排列成互相交错的束状，胞质嗜酸性，类似平滑肌细胞，但是具有开放染色质和炎症细胞浸润。③透明样型，肿瘤细胞稀少，细胞之间有不同程度的胶原化和玻璃样变（图 20-76）。认识这些形态对诊断 IMT 有帮助，而无明确的临床意义，并且这些形态可以同时出现在同一肿瘤中。

【免疫组化和分子遗传学】

梭形细胞和上皮样细胞具有肌成纤维细胞免疫表型，表达 SMA、calponin 和（或）desmin。肿瘤通常有 *ALK* 基因重排，导致 ALK 蛋白表达增强。ALK 阳性为细胞质表达（核旁着色更明显），阳性率高（88%～100%），但一些肿瘤仅局灶阳性。兔单克隆抗体 D5F3 特异性和敏感性好于单克隆抗体 5A4。在黏液样区 ALK 表达较强，在束状区 ALK 表达较少，而平滑肌标志物表达增强。平滑肌标志物（desmin、SMA、caldesmon、calponin）常阳性，CK 可局灶阳性，CD10 可弥漫强阳性，S-100、CD117、CD34 阴性 [105-107]。

约 80% 的子宫 IMT 存在 *ALK* 基因重排，其融合对象包括 *TPM3*、*SEC31*、*IGFBP5*、*TIMP3*、*THBS1* 和 *DES* 等，其中 *IGFBP5*、*THBS1* 和 *TIMP3* 相对常见。无 *ALK* 基因重排的子宫 IMT 罕见，偶见子宫 IMT 具有 *ETV6-NTRK3* 或 *TIMP-RET* 基因融合 [10, 107]。

【鉴别诊断】

子宫 IMT 可能被误诊为子宫平滑肌瘤、恶性潜能未定的平滑肌肿瘤、黏液样平滑肌肉瘤及内膜间质肉瘤等（表 20-13）。在以黏液样肿瘤为主的情况下，注意核形态是有帮助的：与炎性肌成纤维细胞瘤的更分散的（组织培养样）、波浪状的、泡状核对比，黏液样平滑肌瘤有成束排列的细胞，末端锥形，细胞核深染。如果肿瘤以束状为主，则很难区分。子宫平滑肌瘤如局灶出现 IMT 特征，如伴淋巴细胞、浆细胞浸润的黏液样区域、结节性筋膜炎样区域及组织培养样形态等，应做 ALK 免疫组织化学或融合基因检测，以除外 IMT。一些黏液样平滑肌肉瘤可以显示 ALK 染色。如果怀疑是平滑肌肉瘤，也可以考虑免疫组织化学检测 p53 和 p16，炎性肌成纤维细胞瘤这些标志物表达正常；相反，约 50% 的子宫平滑肌肉瘤显示异常的 p53 和 p16 表达模式。黏液性平滑肌肉瘤的一部分含有 *PLAG1* 基因融合，并通

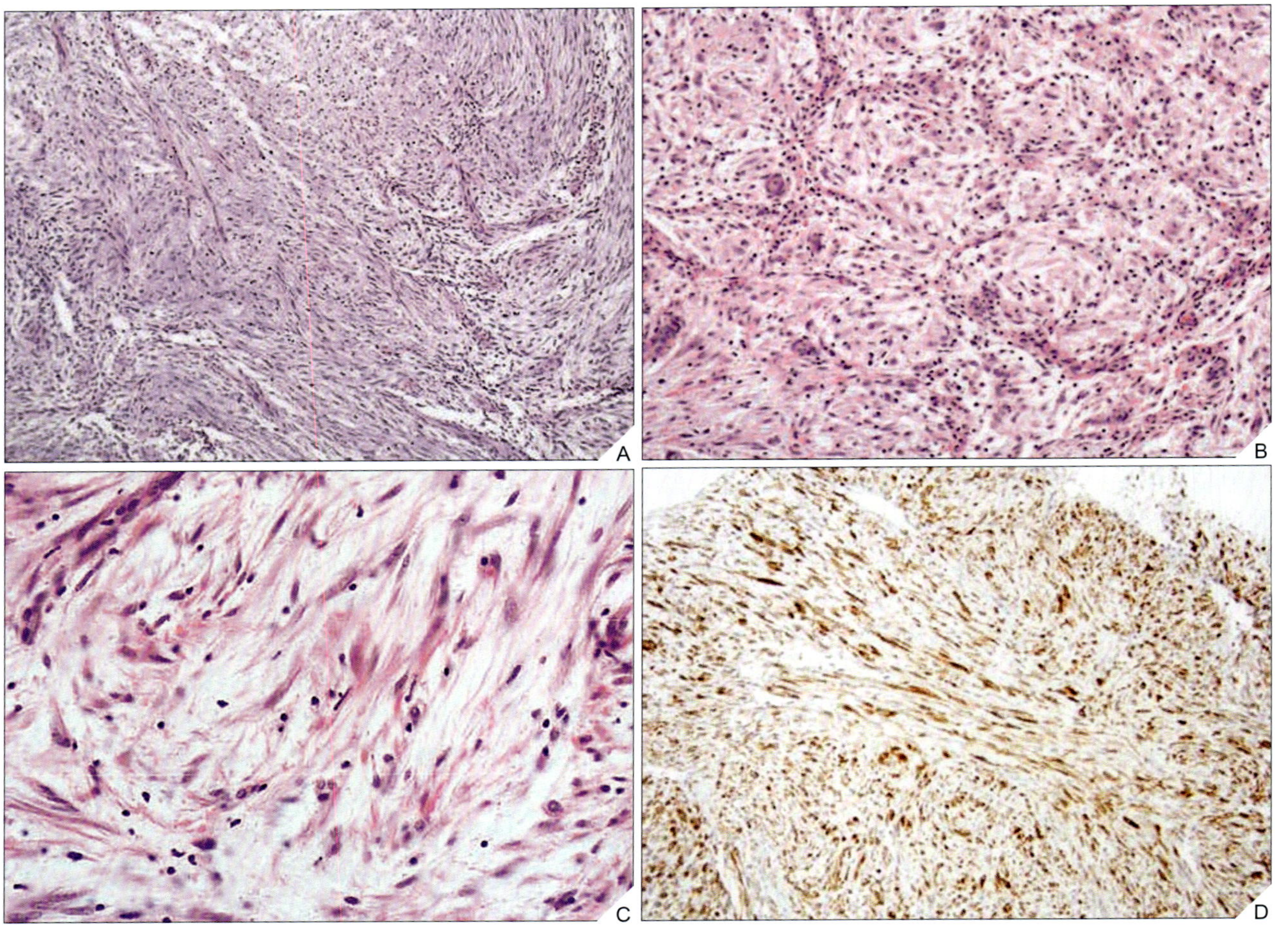

图 20–76　炎性肌成纤维细胞瘤

A. 由梭形细胞组成，间质黏液样；B. 可见梭形细胞和上皮样细胞，伴有明显的慢性炎症细胞浸润；C. 肿瘤细胞稀少，间质黏液样或水肿样；D.ALK 阳性

表 20–13　子宫黏液样间叶性肿瘤主要的组织学、免疫组织化学和分子遗传学特征

特征	*ZC3H7B–BCOR*融合HGESS	*BCOR*内部串联重复HGESS	炎性肌成纤维细胞瘤	黏液样平滑肌肉瘤
年龄（中位数）	23～79（54）岁	14～62（44）岁	6～78（38）岁	33～77（52）岁
组织形态	杂乱的束状结构 黏液样背景 一致的非典型梭形细胞	高级别圆形细胞 高级别梭形细胞 低级别梭形细胞	黏液样、束状、玻璃样结构 梭形细胞 炎症细胞（通常是淋巴细胞、浆细胞）	细胞较少 结节状或弥漫生长 黏液样背景 梭形细胞
desmin	5% 局灶阳性	60% 局灶阳性	67%～91% 阳性	84%～100% 阳性
SMA	30% 局灶阳性	0	67%～89% 阳性	100% 阳性
caldesmon	6% 局灶阳性	0	42%～67% 阳性	40%～89% 阳性
CD10	100% 阳性	83% 阳性	74%～100% 阳性	67%～75% 阳性
ER	22% 阳性	50% 阳性	60%～83% 阳性	29%～75% 阳性
PR	27% 阳性	25% 阳性	75%～83% 阳性	NT*
cyclin D1	85% 弥漫阳性	100% 弥漫阳性	NT	NT
BCOR	50% 弥漫阳性	100% 弥漫阳性	0	0
ALK	0	N/A	95% 阳性	0
分子遗传学	*ZC3H7B-BCOR* 融合；cyclin D1-CDK4 激酶活化（65%）；*MDM2* 扩增（45%～100%）	*BCOR 15* 号外显子内部串联重复；*CDKN2A/2B* 纯合性缺失（20%）	ALK 融合；*ROS1*、*RET*、*NTRK* 融合罕见	部分病例有 *PLAG1* 融合；*TP53* 和 *CDKN2A* 改变不常见

* 未检测。N/A. 不适用。

过免疫组织化学证实 PLAG1 表达。位于子宫内膜的 IMT 应与子宫内膜间质肿瘤鉴别。

【预后】

子宫 IMT 生物学行为大多良性，少数病例具有侵袭性行为，约 25% 的患者有局部复发，2% 的病例发生远处转移。出现以下特征与预后不良有关：肿瘤细胞坏死、肿瘤较大（>7cm）、中度到重度异型性、核分裂活跃（>10/10HPFs）、脉管侵犯 [1]。有 *ALK* 基因重排的肿瘤对酪氨酸激酶抑制剂（克唑替尼）靶向治疗有效 [1, 10]。

三、腺瘤样瘤

腺瘤样瘤（adenomatoid tumor）是位于子宫浆膜和肌层的，起源于间皮并形成腺样结构的良性肿瘤。其通常是在子宫切除标本上偶然发现，有时是多发或与输卵管肿瘤同时发生。腺瘤样瘤没有复发或转移危险。

【大体病理学】

肿瘤可以发生于子宫肌层的任何部位，但常靠近浆膜面。其可以与平滑肌瘤类似，形成界限清楚或不太清楚的结节，无包膜，体积较小，多数直径 0.5～2.0cm，有的镜下才能见到，少数可达 8～10cm。切面实性湿润，无明显编织结构，略呈灰黄色，多数可见细小的裂隙或网格状结构，系肿瘤上皮样成分与增生的平滑肌质地不一所致，此点有助于平滑肌瘤和腺肌病鉴别（图 20-77）。

【组织病理学】

肿瘤由肌层内大量小的、通常裂隙状、互相连结的腔隙或小管构成，内衬单层立方或扁平细胞，病变界限不清（图 20-78A）。有时腔隙呈囊性，易误诊为淋巴管瘤，有时也可呈实性生长。细胞没有非

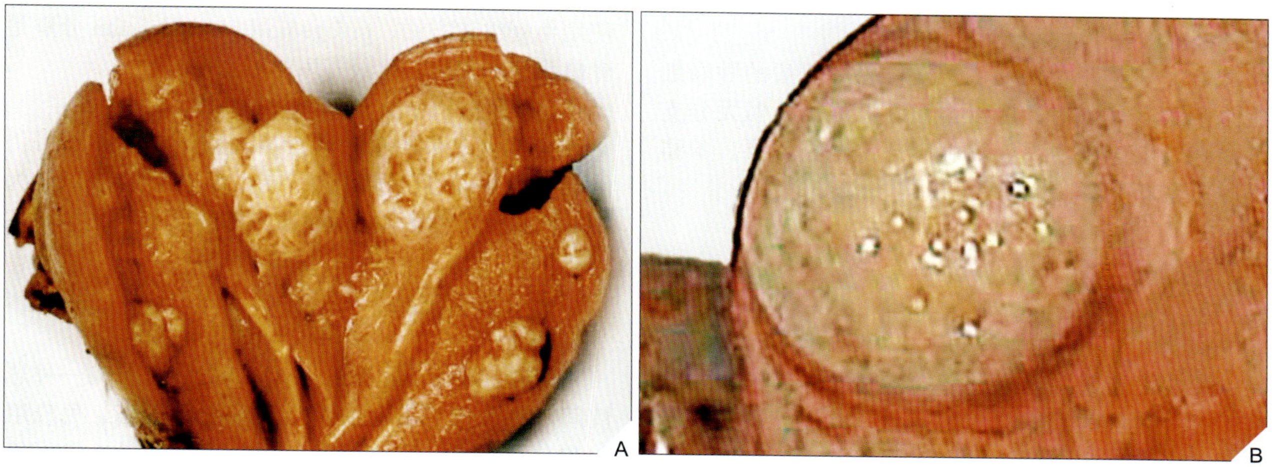

图 20-77　腺瘤样瘤

A. 肿瘤位于后壁，可见网格状结构，其余几个小结节为平滑肌瘤；B. 肿瘤可位于浆膜下，有滑润感并出现反光

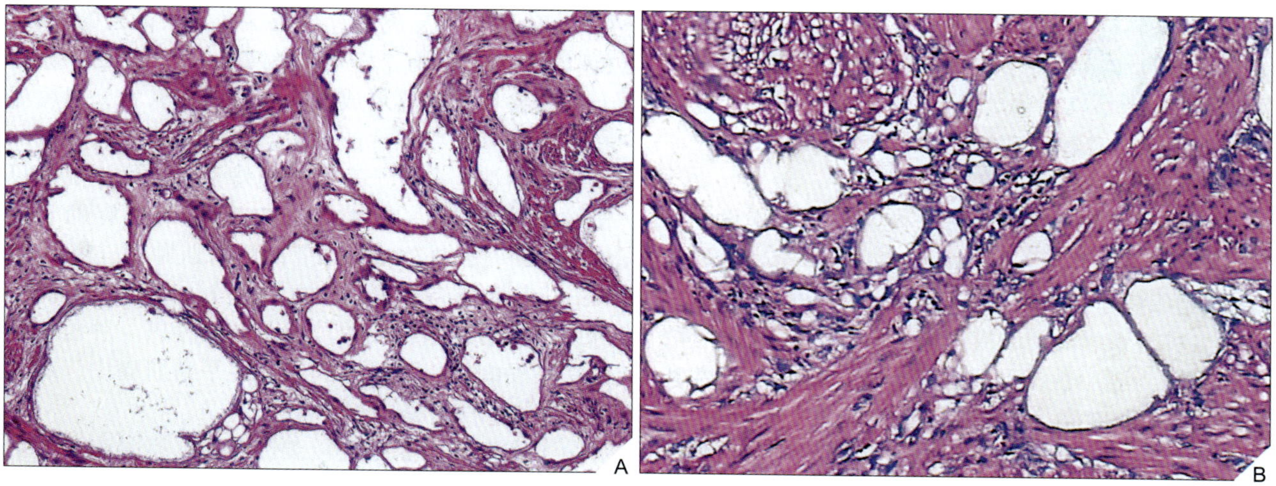

图 20-78　腺瘤样瘤

A. 由大量互相连结的腔隙或小管构成；B. 肿瘤细胞呈腺样、囊样与印戒样

典型性，核分裂象少见。间质为纤维结缔组织、弹性纤维及增生的平滑肌。少数病例可见局灶或弥漫分布的印戒样细胞，可能误诊为癌（图 20-78B）。有的病例可见明显的乳头状结构。

【鉴别诊断】

1. 淋巴管瘤（lymphangioma） 免疫组化：CK 和间皮标志物（如 HBME1 和 calretinin）阳性，有助于本病与淋巴管瘤鉴别。

2. 腺癌 腺瘤样瘤与周围平滑肌交错在一起，低倍镜下观察相似于肌纤维组织中的癌组织浸润性生长，尤其是肿瘤呈实性团块，且见胞质内空泡似印戒细胞时，容易误诊为腺癌。但细胞无非典型性，核分裂象少，黏液染色阴性，透明质酸酶阳性。免疫组化染色：CK 和间皮标志物（如 HBME1 和 calretinin）阳性，CEA 阴性。

3. 腺肌瘤 腺肌瘤在肌层内可见内膜腺体和间质混合存在，而腺瘤样瘤没有内膜间质，腺样结构内衬细胞常扁平，呈分支状间隙。

4. 上皮样平滑肌瘤 上皮样平滑肌瘤的肿瘤细胞呈条索状排列时，可以类似腺瘤样瘤，但无分支状间隙。大体标本观察和肿瘤部位也很重要。腺瘤样瘤多在浆膜下，切面无编织样结构。

四、横纹肌肉瘤

纯的子宫横纹肌肉瘤（rhabdomyosarcoma）罕见，肿瘤可能起源于米勒管周围间质中的未分化细胞。一些病例的发生与使用他莫昔芬治疗有关。横纹肌肉瘤是小儿最常见的软组织肿瘤。在儿童，>20% 的横纹肌肉瘤发生于生殖道，为该肿瘤第二常见部位，但成人生殖道原发横纹肌肉瘤少见[108]。

【临床特征】

在女性生殖系统中，横纹肌肉瘤主要见于宫颈，少数位于宫体，多数患者是绝经后女性，表现为子宫出血。确诊时多数病例有广泛的子宫外播散。

【大体病理学】

肿瘤通常较大（≥ 5cm），实性，可见出血和坏死区。

【组织病理学】

各种组织学类型的横纹肌肉瘤均可发生于宫体，小儿多数为胚胎性横纹肌肉瘤，成人则为多形性和腺泡状横纹肌肉瘤[9]。在形态上，胚胎性横纹肌肉瘤表现为水肿和细胞稀少，上皮下有典型的富细胞区（所谓的生发层）。肿瘤细胞的核质比高，核增大、深染，很少能见到横纹肌母细胞。多形性横纹肌肉瘤可见大的核深染细胞，胞质稀少，嗜酸性，细胞核大小和形状有明显的差异。腺泡状横纹肌肉瘤由失黏附的小圆形核深染细胞组成，呈“腺泡状”，其间为纤维间隔。

【免疫组化和分子遗传学】

免疫组化显示肿瘤细胞 desmin、myogenin 和 myo-D1 阳性，激素受体阴性。

胚胎性横纹肌肉瘤中有 *DICER1* 的胚系的或体系失活突变。腺泡状横纹肌肉瘤中有 *PAX3-FKHR* 或 *PAX7-FKHR* 基因融合，后者的预后可能更好[9]。

【鉴别诊断】

子宫横纹肌肉瘤的诊断首先需要排除癌肉瘤和具有横纹肌肉瘤分化的腺肉瘤，通常需要充分取材和彻底检查。胚胎性横纹肌肉瘤中常见的生发层可能类似于腺肉瘤的腺体周围细胞聚集，但后者可见密切混合、均匀分布的腺体成分。多形性横纹肌肉瘤和平滑肌肉瘤之间的区别可能具有挑战性，需要使用免疫组化方法，myogenin 和 h-caldesmon 分别是骨骼肌和平滑肌分化最有用的标志物。

【预后】

虽然大多数肿瘤对化疗有反应，但总体预后仍然很差。中位生存期为 9 个月，5 年总生存率仅为 29%。多形性和腺泡状横纹肌肉瘤的预后更差。

五、血管肉瘤

血管肉瘤（angiosarcoma）是血管起源的一种恶性间叶性肿瘤，具有血管内皮细胞的形态、免疫组化和分子特征。子宫原发的血管肉瘤罕见。发病年龄为 49～75 岁，中位年龄为 61 岁。通常表现为子宫出血、体重下降、盆腔肿块和贫血。肿瘤大小为 4.7～30cm，呈息肉状，或肌层内界限清楚的肿物，可以有明显的出血、坏死和囊性变[1]。

镜检可见肿瘤形成互相吻合的血管腔，衬覆温和的或具有非典型性的内皮细胞，有或没有明显的核分裂活性。多数子宫血管肉瘤是上皮样型，偶见横纹肌样形态。CD34 或 CD31 免疫染色有助于确诊。诊断时要排除富于血管的平滑肌肿瘤，SMA 和 desmin 阳性支持平滑肌肿瘤。在分化较低的肿瘤中，可见由梭形细胞组成的乳头状和实性区。肿瘤边缘通常呈浸润性，可以浸润到良性平滑肌瘤中，或浸润到正常子宫内膜腺体之间。

子宫血管肉瘤是高侵袭性肿瘤，有时在诊断后数周或数月内复发并扩散到子宫外[1]。

六、淋巴瘤

近30年来，淋巴瘤（lymphoma）的发病率迅速升高，国内外报道的女性生殖系统淋巴瘤病例也逐渐增多。女性生殖系统的淋巴瘤多数是继发性的，原发性淋巴瘤很少见。在一项对死于播散性淋巴瘤的女性尸检研究中，肿瘤只累及卵巢的占19%，只累及子宫的占7%，两者都累及的占5%[109, 110]。子宫内膜淋巴瘤多见于绝经后妇女，多数患者有阴道不规则出血。

子宫内膜淋巴瘤大体呈息肉样或结节状肿物，有时表现为内膜弥漫性增厚，通常不累及肌层。子宫体积正常到中度增大。也有的淋巴瘤不形成明显肿物。最常见的组织学类型是弥漫大B细胞淋巴瘤，其次是伯基特淋巴瘤，T细胞淋巴瘤也有报道。肿瘤细胞浸润内膜间质或浅肌层，无成纤维细胞性间质反应。周围内膜可见慢性子宫内膜炎或内膜增生。

子宫内膜淋巴瘤需要与炎症、癌、癌肉瘤、内膜间质肉瘤、黑色素瘤和PNET等鉴别。由于免疫组化等辅助诊断技术的常规开展，上述肿瘤的鉴别并不困难。

淋巴瘤样病变指的是子宫、宫颈和外阴的炎性病变，镜下与淋巴瘤相似，易误诊为淋巴瘤。月经频多、绝经后或接触性出血、阴道出血或盆腔疼痛、触痛是常见症状。镜下：子宫内膜病变由大的不典型淋巴样细胞组成，核分裂象多见，混有浆细胞、成熟的小淋巴细胞和（或）中性粒细胞，可有淋巴滤泡形成。病变范围呈小灶状或弥漫性。多数病例在淋巴瘤样病变附近可见明显的子宫内膜炎。免疫组化：浆细胞为多克隆性。本病变未经化疗和放疗预后均良好。

七、伴 *NTRK* 融合或其他激酶融合阳性的子宫肉瘤

除IMT外，激酶融合阳性的子宫肉瘤有神经营养性受体酪氨酸激酶（neurotrophic tyrosine kinase receptor，NTRK）融合和COL1A1-PDGFB融合的子宫肉瘤，它们均具有纤维肉瘤样的形态学特征。*NTRK* 家族基因包括 *NTRK1*、*NTRK2* 和 *NTRK3*，分别编码Trk A、B和C 3个蛋白。*NTRK* 重排是一些肉瘤发生的原癌基因事件，大多数 *NTRK* 重排子宫肉瘤主要融合形式为 *TPM3-NTRK1* 融合，其他融合伴侣包括 *LMNA*、*TPR*、*RBPMS*、*EML4* 等[2]。

（一）NTRK 融合的子宫肉瘤

NTRK融合的子宫肉瘤是具有 *NTRK* 基因重排的低级别梭形细胞肉瘤。

【临床特征】

NTRK 融合的子宫肉瘤多见于宫颈，少数位于子宫体或子宫下段，好发于绝经前妇女，平均发病年龄为31岁（23～44岁）。多数患者表现为阴道出血或宫颈/子宫肿块[1]。

【大体病理学】

其通常为宫颈间质内的实性病变，可以累及子宫体，肿瘤平均直径为6.9cm（1.5～23cm）。

【组织病理学】

NTRK 融合的子宫肉瘤是一种具有独特临床病理特征的肉瘤亚型，镜下比较均一的梭形肿瘤细胞弥漫无序排列，可见鱼骨样、车辐样或席纹状模式，具有“纤维肉瘤样”特征。细胞轻至中度异型性，偶见散在合体样异型性细胞。细胞质丰富，嗜酸性，细胞核卵圆，核仁不明显。核分裂象通常较活跃［（1～50）/10HPFs］，通常与细胞异型性无关。无脉管累及。一些病例可见局灶黏液样变、坏死和明显的淋巴细胞浸润。半数以上病例可有血管周透明变性，部分肿瘤细胞围绕血管呈血管外皮瘤样生长。肿瘤边界多为浸润性生长。淋巴血管浸润通常不易见到[1, 2]。有时可见内陷的内膜样或宫颈腺体，易被误认为伴肉瘤样过度生长的腺肉瘤。

【免疫组化和分子遗传学】

所有 *NTRK* 融合阳性的子宫肉瘤免疫组化pan-Trk均阳性（100%），部分病例为局灶表达，cyclin D1（20%～90%的细胞）、CD34和S-100阳性。ER、PR阴性或局灶弱表达，肌源性标志物（desmin和h-caldesmon）、BCOR、CD10、STAT6等阴性。确诊需要 *NTRK* 融合基因检测，目前报道的包括 *RBPMS-NTRK3*、*TPR-NTRK1*、*LMNA-NTRK1*、*EML4-NTRK3*、*TPM3-NTRK1*、*SPECC1L-NTRK3*、*STRN-TRK3* 等融合基因[1, 2]。

【鉴别诊断】

NTRK 融合的子宫肉瘤鉴别诊断包括子宫梭形细胞平滑肌肉瘤、UUS、HGESS、IMT、*COL1A1-PDGFB* 融合的子宫肉瘤、孤立性纤维性肿瘤等（图20-79，图20-80）。多数HGESS pan-Trk免疫组化阳性，因此，对具有NTRK肉瘤组织学特征的肿瘤，*NTRK* 基因重排检测可明确诊断[111]。

【预后】

NTRK 融合子宫肉瘤的预后目前并不十分清楚。

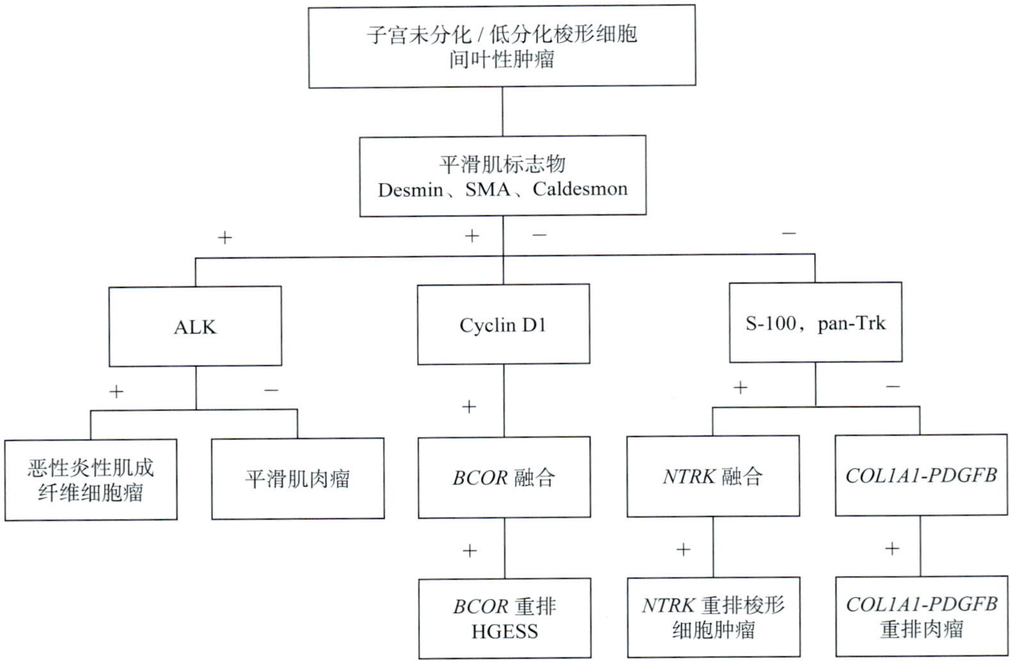

图 20-79　子宫未分化 / 低分化梭形细胞间叶性肿瘤的诊断模式

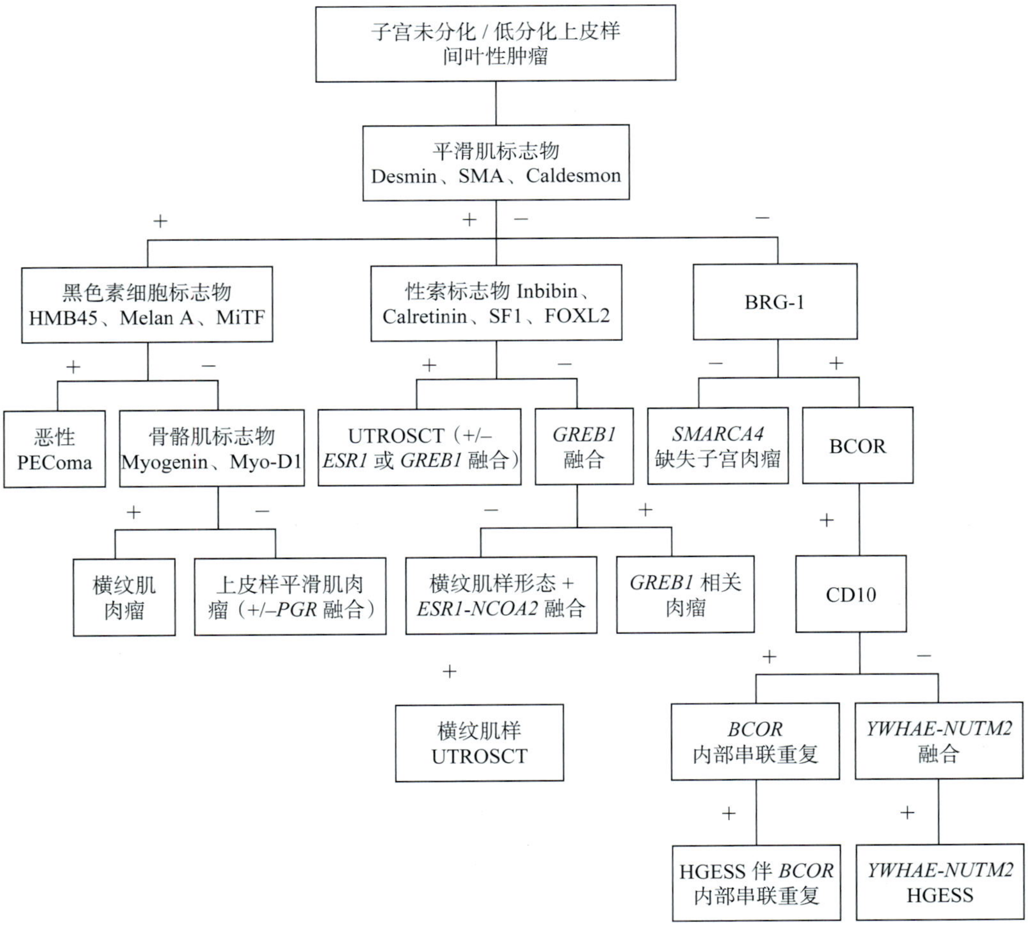

图 20-80　子宫未分化 / 低分化上皮样间叶性肿瘤的诊断模式

有些病例具有侵袭性临床过程并伴有转移。患者可从 Trk 抑制剂中获益。但目前此类肉瘤病例量少，有待更多样本的验证。

（二）COL1A1-PDGFB 融合的子宫肉瘤

COL1A1-PDGFB 融合见于隆突性皮肤纤维肉瘤和小儿巨细胞成纤维细胞瘤。*COL1A1-PDGFB* 融合的子宫肉瘤仅有少数报道，可见于宫体和（或）宫颈，中位年龄为 54 岁（43～82 岁）[2]。

与 *NTRK* 融合的子宫肉瘤相似，*COL1A1-PDGFB* 融合的子宫肉瘤也呈"纤维肉瘤样"特征，肿瘤细胞呈轻至中度异型性，核分裂象活跃［（8～45）/10HPFs］。与 *NTRK* 融合的子宫肉瘤相比，*COL1A1-PDGFB* 融合的子宫肉瘤鱼骨样或席纹状结构更明显，一般无间质淋巴细胞浸润和血管壁透明变性 [2]。

免疫组化肿瘤细胞 CD34 阳性，cyclin D1 可阳性，S-100、BCOR、pan-Trk、ER、PR、desmin 等阴性 [2]。

COL1A1-PDGFB 融合的子宫肉瘤病理形态学、免疫表型及分子遗传学特征与隆突性皮肤纤维肉瘤相似，因此有学者建议将其命名为"子宫隆突性纤维肉瘤"。

第六节 瘤样病变

一、腺肌病

腺肌病（adenomyosis）是一种非肿瘤性病变，是指在子宫肌层内出现子宫内膜间质和腺体。尽管腺肌病不是肿瘤，但是它含有上皮和间叶两种成分，因此，也在本节讨论。

在正常情况下，子宫内膜和肌层的交界面不规则，界限不清楚，内膜腺体和间质可以不同程度侵入浅肌层。由于子宫内膜与肌层没有明确的界限，所以很难定义腺肌病，通常描述为"子宫内膜组织伸入平滑肌的良性病变"。"表浅的腺肌病"这一术语没有任何临床意义，用于描述内膜组织向肌层伸入大于正常范围，但未达到肌层深部。

区分正常和病理情况子宫内膜长入子宫肌层深度的界限很难确定，最方便的方法是考虑肌层内的子宫内膜组织与内膜肌层交界处的距离。表浅的腺肌病通常在组织学检查时偶然发现，而更深的腺肌病大体检查时就可以看到。子宫内膜长入肌层的距离通常用显微镜下视野数表示，一般认为当子宫肌层中的内膜组织距离子宫内膜肌层交界处超过一个中倍视野时（即 10× 物镜和 10× 目镜，2～3mm）才能诊断腺肌病。子宫内膜组织侵入肌层的深度也可以用占子宫肌层的比例来表示，腺肌病一般占 25%（1cm 厚的肌壁 2～3mm）以上。

其他常应用的标准是测量绝对值，但这种方法未被完全接受。尽管 2.5mm 被多数病理学家所接受，但没有临床基础。有关腺肌病深度与月经过多严重程度相关性的客观研究显示，即使腺肌病病灶侵入肌层 1mm 也可以出现严重的月经过多，随着侵入深度增加，出现临床症状的频率也增加。内膜岛周围出现局灶性平滑肌肥大有助于腺肌病与侵入肌层的正常子宫内膜鉴别。腺肌病的诊断主要在子宫切除标本中做出，而在刮除或宫腔镜取材的标本中不能做出诊断。

【临床特征】

腺肌病常发生于生育年龄后期，在切除的子宫中发生率为 5%～70%，数据差别大是诊断标准不明确所致，现在普遍接受的观点是发病率为 21%～25%。腺肌病的症状没有特异性，也没有诊断意义，因为许多有月经过多或痛经情况的妇女，其子宫切除标本中并没有腺肌病。近年研究显示，尽管少部分腺肌病在其他子宫病变存在时发生率有所增加，但腺肌病与其他子宫病变，如平滑肌瘤和子宫脱垂等没有相关性。吸烟妇女腺肌病的发病风险降低。研究显示，接受他莫昔芬治疗的绝经后乳腺癌患者，腺肌病的发病率比没接受他莫昔芬治疗的绝经后患者高 3～4 倍。

应用传统的临床标准，腺肌病的准确诊断率小于 1/3。一些妇科疾病如月经过多，采用非子宫切除的治疗方法逐渐增加，需要更精确的腺肌病诊断方法，因为深部腺肌病患者对内膜刮除和其他非手术治疗措施疗效欠佳。MRI、阴道超声和子宫肌层针吸活检可以用来协助诊断。

【大体病理学】

如果腺肌病病变轻微，子宫大小可以正常。出现明显临床症状的病例中，大多数表现为子宫增大，或者受累的肌壁弥漫增厚（图 20-81），或者局灶受累形成大体表现与平滑肌瘤相似的肌壁内肿块，极少数病例腺肌病导致子宫明显增大呈球形。子宫增

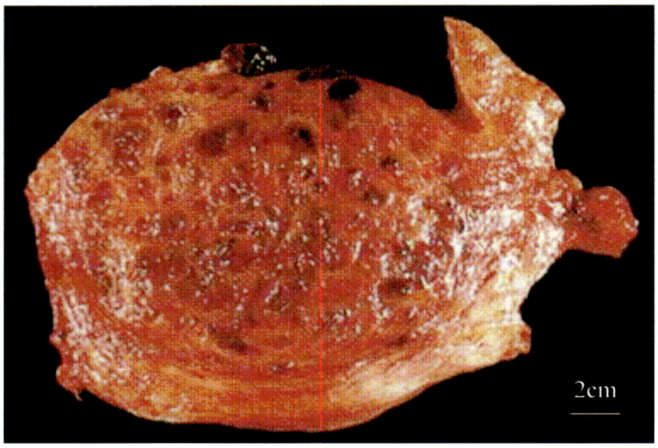

图 20-81 腺肌病
受累区域肌层明显增厚，有许多出血灶

大多数是伴随内膜侵入而出现的子宫平滑肌肥大引起的，多见于子宫肌后壁，极少数是由子宫内膜组织本身引起的。腺肌病切面大体表现特征明显，受累区域有明显的小梁状结构，平滑肌增生形成漩涡，小的出血灶可以作为存在灶状子宫内膜和间质的证据（图 20-82）。在少数病例中可以见到囊腔形成（腺体的囊性扩张），偶尔囊腔内有出血。与平滑肌瘤比较，腺肌病边界不清，切面不膨隆。

子宫平滑肌瘤和腺肌病并存很常见。由于没有发现腺肌病，而单纯行子宫肌瘤核除，由于缺乏明显的界限而造成出血不止可能最终会导致子宫切除。腺肌病的大体变异型即所谓的“腺肌瘤”，是指界限清楚的腺肌病，伴有明显的平滑肌肥大，大体表现与平滑肌瘤相似，但是显微镜下可以见到内膜岛，这不是腺肌病长入子宫肌瘤形成的联合性病变，应该被视为局限性腺肌病。

【组织病理学】

腺肌病病灶大小各异，各个病灶之间的组织学表现可以不同，内膜岛通常由子宫内膜腺体和间质组成，但腺体和间质的比例各不相同。在大多数病例，腺肌病病灶类似增殖期子宫内膜，腺体一般不活跃，类似子宫内膜基底部腺体（图 20-82），偶尔腺体呈分泌改变。在妊娠期或应用外源性激素时，间质可以出现蜕膜样反应。当腺肌病病灶位于子宫肌层深部时，有时异位的间质崩解及出血可以导致含铁血黄素沉积。肥大的肌层平滑肌直接围绕浸润的内膜组织，并且其是子宫增大的主要原因。有时腺体成分受压，形态类似于乳腺管内型纤维腺瘤表现。腺肌病不常见的改变包括腺体扩张、上皮化生和间质纤维化，这些可能与他莫昔芬有关。有时子宫肌层的小血管腔内可以见到腺肌病病灶。

【鉴别诊断】

1. 子宫内膜间质肉瘤　在大多数病例，腺肌病病灶内的子宫内膜腺体很明显，容易做出诊断。偶尔，腺体成分稀少甚至缺如，以至于肌层似乎是内膜间质浸润，需要与子宫内膜间质肉瘤鉴别。这些

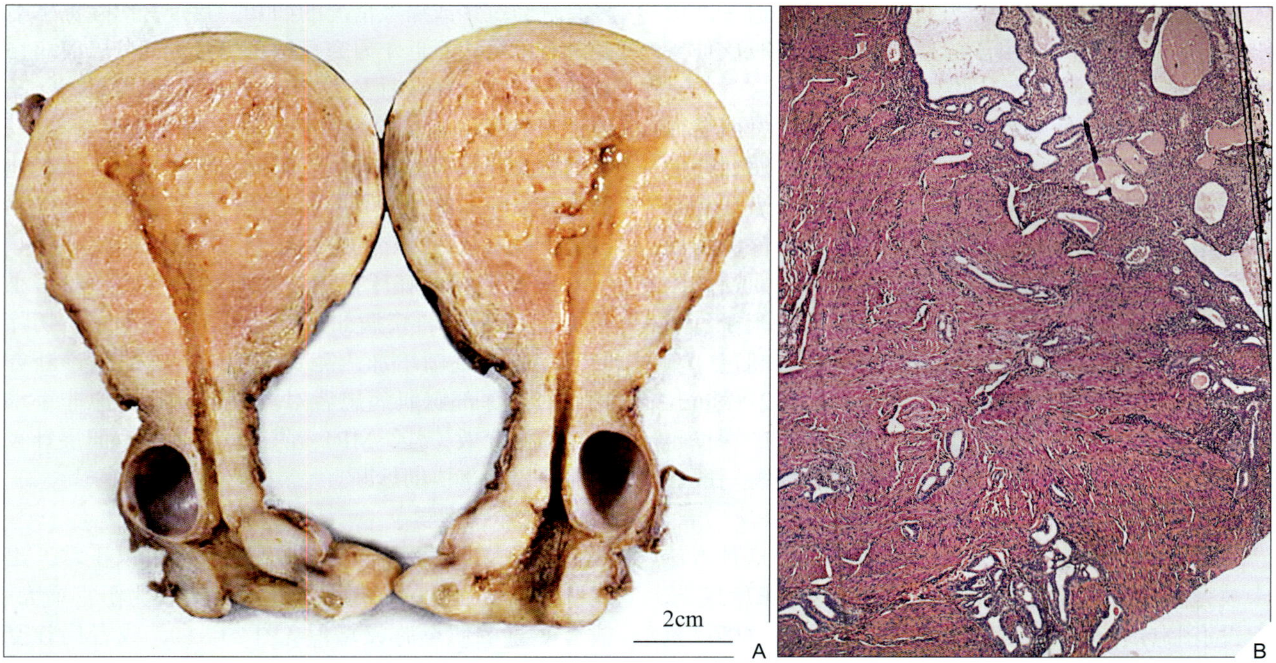

图 20-82 腺肌病
一侧肌层明显增厚，可见点状结构或小囊腔（A），肌层内岛状分布的内膜腺体和间质，类似子宫内膜基底部腺体（B）

表现可能见于腺肌病的大部分病灶或个别病灶，有时仅含内膜间质的小病灶位于较大的含有腺体的病灶边缘。广泛取材通常可以发现具有腺体成分的典型腺肌病病灶。排除内膜间质肉瘤最重要的特征是在子宫其他部位存在典型的腺肌病，而且病变是显微镜下所见，没有肉眼可见的肿瘤。在典型的腺肌病和腺体稀少的腺肌病，间质成分有时出现于血管和淋巴管腔内，也需要与内膜间质肉瘤鉴别。与肉瘤不同的是，腺肌病累及的是小血管。没有肿块及在子宫其他部位存在典型的腺肌病有助于鉴别。

2. 子宫内膜腺癌　绝大多数腺肌病表现为良性特点，内膜腺体和间质排列规则，与周围围绕的平滑肌界限清楚。在子宫内膜癌患者，小的腺肌病病灶可能被误认为子宫内膜癌的早期肌层浸润。另外，子宫内膜腺癌或上皮内癌累及腺肌病或起源于腺肌病病灶时，也可能导致诊断困难。诊断腺肌病癌变，必须在病灶内见到良性子宫内膜组织，腺体（良性或恶性）周围有间质细胞，以致良性和恶性组织有明显的移行。子宫内膜腺癌累及腺肌病时，即使位于深肌层也不预示预后不良，而浸润性子宫内膜癌浸润深肌层常导致预后不良，因此，两者的鉴别非常重要，以避免使患者分期过高，进行不恰当的辅助治疗。

CD10 有助于确定癌是被间质围绕还是真的肌层浸润。腺肌病中的 FIGO Ⅰ期内膜样腺癌有 91% 的病例有肌层浸润，而没有腺肌病的病例中仅 78% 有肌层浸润，提示腺肌病有助于肌层浸润发生。约 35% 肌层浸润从腺肌病病灶开始。伴腺肌病的腺癌发生深肌层浸润与不伴腺肌病患者比较也更常见（35% 比 18%）。

【发病机制】

腺肌病是内膜间质和腺体成分良性、非肿瘤性生长于子宫肌层的结果，但其发病机制仍不清楚。许多因素在腺肌病发生和发展中起作用。

MRI 显示在内膜下有一条特殊的肌层条带，称为“交界带”。这条带的结构和功能不同于外面的肌层。如果交界带发生异常，如内膜下平滑肌肥大伴正常条带结构变形并失去内肌层功能，就可能造成子宫内膜成分侵入肌层。

动物实验中诱导腺肌病最常见的方法是长期雌激素治疗。催乳素也发挥重要作用，它可能引起交界带的平滑肌细胞变性。

免疫因素可能也发挥一些作用，有的研究显示，异位子宫内膜中免疫相关的生长调控异常是维持腺肌病所必需的。腺肌病是直接侵入子宫肌层的结果。这一概念已经被质疑。一个研究证实，腺肌病的发生是先有间质结节的形成，间质结节来自血管周围间质细胞向内膜间质细胞分化，随后增殖并形成腺体成分。

二、子宫肌层囊肿

子宫肌层囊肿分为先天性和后天性两类。

后天继发性囊肿包括子宫平滑肌瘤囊性变、子宫腺肌病性囊肿、子宫颈潴留性囊肿、浆膜囊肿和寄生性囊肿等。

先天性囊肿则是由非上述病理致病因素引发的囊肿，较少见，发生于 20～52 岁，多数位于子宫中线、宫底或后壁，少数在子宫侧壁，大多数在浆膜下或接近浆膜。大小为 0.5～12cm，少数可以巨大。

先天性子宫肌层囊肿的组织学诊断标准：①囊肿不与宫腔相通，内壁不衬以子宫内膜。②囊肿不与子宫颈内膜腺体相连，内衬上皮与子宫颈内膜上皮不同。③囊肿位于子宫肌层内近中线或侧壁处。④囊肿内壁被覆立方或柱状上皮，可伴有纤毛或无纤毛。其上皮或相似米勒管上皮呈低乳头型，或者相似于中肾管上皮呈平坦型。⑤囊肿壁部分由肌层组成。

由于本病较少见，且无特异性临床症状和体征，故术前极易漏诊，或误诊为卵巢囊肿、子宫肌瘤囊性变、盆腔炎性包块等常见病。明确诊断须靠病理学检查，大体检查要注意观察囊肿的位置、囊肿与宫腔和肌壁的关系。鉴别诊断首先要排除后天继发性子宫囊肿，其次通过囊肿位置和上皮形态特点等观察，区分其组织来源。

先天性子宫肌层囊肿为良性病变，仅有个别恶变的报道。一般行单纯囊肿切除或子宫切除术，预后良好。

三、其他瘤样病变

术后梭形细胞结节可在子宫内膜中见到，类似于发生在阴道的病变。髓外造血可以在没有任何血液疾病或系统性疾病的情况下发生于子宫内膜。子宫壁的动静脉瘘可以形成大的搏动性肿物。血管造影可以证实血管之间有联系。

参・考・文・献

[1] Oliva E, Carcangiu ML, Carinelli S, et al. Mesenchymal tumours[M]//Kurman RJ, Carcangiu ML, Herrington CS et al. WHO Classification of Tumours of Female Reproductive Organs. Lyons: IARC Press, 2014: 135-147.

[2] Momeni-Boroujeni A, Chiang S. Uterine mesenchymal tumours: recent advances[J]. Histopathology, 2020, 76(1): 64-75.

[3] Parkash V, Aisagbonhi O, Riddle N, et al. Recent advances in the classification of gynecological tract tumors: updates from the 5th edition of the World Health Organization "blue book"[J]. Arch Pathol Lab Med, 2023, 147(10): 1204-1216.

[4] D'Angelo E, Prat J. Uterine sarcomas: a review[J]. Gynecol Oncol, 2010, 116(1): 131-139.

[5] Amin M B, Edge S, Greene F, et al. AJCC cancer staging manual[M]. 8th ed.Berlin: Springer, 2017.

[6] Nucci M R, Webster F, Croce S, et al. Data set for reporting of uterine malignant and potentially malignant mesenchymal tumors: recommendations from the international collaboration on cancer reporting (ICCR)[J]. Int J Gynecol Pathol, 2022, 41(Suppl 1): S44-S63.

[7] Kao Y C, Sung Y S, Argani P, et al. NTRK3 overexpression in undifferentiated sarcomas with YWHAE and BCOR genetic alterations[J]. Mod Pathol, 2020, 33(7): 1341-1349.

[8] Ali R H, Rouzbahman M. Endometrial stromal tumours revisited: an update based on the 2014 WHO classification[J]. J Clin Pathol, 2015, 68(5): 325-332.

[9] Parra-Herran C, Howitt B E. Uterine mesenchymal tumors: update on classification, staging, and molecular features[J]. Surg Pathol Clin, 2019, 12(2): 363-396.

[10] Kertowidjojo E C, Bennett J A. Update on uterine mesenchymal neoplasms[J]. Surg Pathol Clin, 2022, 15(2): 315-340.

[11] Niu S, Zheng W. Endometrial stromal tumors: Diagnostic updates and challenges[J].Semin Diagn Pathol, 2022, 39(3): 201-212.

[12] Nucci M R. Practical issues related to uterine pathology: endometrial stromal tumors[J]. Mod Pathol, 2016, 29: S92-S103.

[13] Kolin D L, Nucci M R, Turashvili G, et al. Targeted RNA sequencing highlights a diverse genomic and morphologic landscape in low-grade endometrial stromal sarcoma, including novel fusion genes[J]. Am J Surg Pathol, 2024, 48(1): 36-45.

[14] Schoolmeester J K, Sciallis A P, Greipp P T, et al. Analysis of MDM2 amplification in 43 endometrial stromal tumors: a potential diagnostic pitfall[J]. Int J Gynecol Pathol, 2015, 34(6): 576-583.

[15] Devins K M, Attygalle A D, Croce S, et al. Uterine endometrial stromal tumors with pure low-grade morphology harboring YWHAE: NUTM2 fusions: report of a case series emphasizing potential for high-grade transformation and aggressive behavior[J]. Am J Surg Pathol, 2023, 47(6): 717-724.

[16] Agaimy A, Clarke B A, Kolin D L, et al. Recurrent KAT6B/A: KANSL1 fusions characterize a potentially aggressive uterine sarcoma morphologically overlapping with low-grade endometrial stromal sarcoma[J]. Am J Surg Pathol, 2022, 46(9): 1298-1308.

[17] Trecourt A, Azmani R, Hostein I, et al. The KAT6B: KANSL1 fusion defines a new uterine sarcoma with hybrid endometrial stromal tumor and smooth muscle tumor features[J]. Mod Pathol, 2023, 36(10): 100243.

[18] Lewis N, Soslow R A, Delair D F, et al. ZC3H7B-BCOR high-grade endometrial stromal sarcomas: a report of 17 cases of a newly defined entity[J]. Mod Pathol, 2018, 31(4): 674-684.

[19] Hoang L N, Aneja A, Conlon N, et al. Novel high-grade endometrial stromal sarcoma: a morphologic mimicker of myxoid leiomyosarcoma[J]. Am J Surg Pathol, 2017, 41(1): 12-24.

[20] Chiang S, Lee C H, Stewart C J R, et al. BCOR is a robust diagnostic immunohistochemical marker of genetically diverse high-grade endometrial stromal sarcoma, including tumors exhibiting variant morphology[J]. Mod Pathol, 2017, 30(9): 1251-1261.

[21] Mariño-Enriquez A, Lauria A, Przybyl J, et al. BCOR internal tandem duplication in high-grade uterine sarcomas[J]. Am J Surg Pathol, 2018, 42(3): 335-341.

[22] Cotzia P, Benayed R, Mullaney K, et al. Undifferentiated uterine sarcomas represent under-recognized high-grade endometrial stromal sarcomas[J]. Am J Surg Pathol, 2019, 43(5): 662-669.

[23] Juckett L T, Lin D I, Madison R, et al. A pan-cancer landscape analysis reveals a subset of endometrial stromal and pediatric tumors defined by internal tandem duplications of BCOR[J]. Oncology, 2019, 96(2): 101-109.

[24] Lin D I, Huang R S P, Mata D A, et al. Clinicopathological and genomic characterization of BCORL1-driven high-grade endometrial stromal sarcomas[J]. Mod Pathol, 2021, 34(12): 2200-2210.

[25] Lin D I, Hemmerich A, Edgerly C, et al. Genomic profiling of BCOR-rearranged uterine sarcomas reveals novel gene fusion partners, frequent CDK4 amplification and CDKN2A loss[J]. Gynecol Oncol, 2020, 157(2): 357-366.

[26] Kommoss F K, Chang K T, Stichel D, et al. Endometrial stromal sarcomas with BCOR-rearrangement harbor MDM2 amplifications[J]. J Pathol Clin Res, 2020, 6(3): 178-184.

[27] Kolin D L, Dong F, Baltay M, et al. SMARCA4-deficient undifferentiated uterine sarcoma (malignant rhabdoid tumor of the uterus): a clinicopathologic entity distinct from undifferentiated carcinoma[J]. Mod Pathol, 2018,

31(9): 1442-1456.
[28] McCluggage W G, Stewart C J R. SWI/SNF-deficient malignancies of the female genital tract[J]. Semin Diagn Pathol, 2021, 38(3): 199-211.
[29] Howitt B E, Folpe A L. Update on SWI/SNF-related gynecologic mesenchymal neoplasms: SMARCA4-deficient uterine sarcoma and SMARCB1-deficient vulvar neoplasms[J]. Genes, Chromosomes Cancer, 2021, 60(3): 190-209.
[30] Segala D, Gobbo S, Pesci A, et al. Tamoxifen related Uterine Tumor Resembling Ovarian Sex Cord Tumor (UTROSCT): a case report and literature review of this possible association[J]. Pathol Res Pract, 2019, 215(5): 1089-1092.
[31] Lee C H, Kao Y C, Lee W R, et al. Clinicopathologic characterization of GREB1-rearranged uterine sarcomas with variable sex-cord differentiation[J]. Am J Surg Pathol, 2019, 43(7): 928-942.
[32] Moore M, McCluggage W G. Uterine tumour resembling ovarian sex cord tumour: first report of a large series with follow-up[J]. Histopathology, 2017, 71(5): 751-759.
[33] Goebel E A, Hernandez Bonilla S, Dong F, et al. Uterine tumor resembling ovarian sex cord tumor (UTROSCT): a morphologic and molecular study of 26 cases confirms recurrent NCOA1-3 rearrangement[J]. Am J Surg Pathol, 2020, 44(1): 30-42.
[34] Bennett J A, Lastra R R, Barroeta J E, et al. Uterine tumor resembling ovarian sex cord stromal tumor (UTROSCT): a series of 3 cases with extensive rhabdoid differentiation, malignant behavior, and ESR1-NCOA2 fusions[J]. Am J Surg Pathol, 2020, 44(11): 1563-1572.
[35] Dickson B C, Childs T J, Colgan T J, et al. Uterine tumor resembling ovarian sex cord tumor: a distinct entity characterized by recurrent NCOA2/3 gene fusions[J]. Am J Surg Pathol, 2019, 43(2): 178-186.
[36] Grither W R, Dickson B C, Fuh K C, et al. Detection of a somatic GREB1-NCOA1 gene fusion in a uterine tumor resembling ovarian sex cord tumor (UTROSCT)[J]. Gynecol Oncol Rep, 2020, 34: 100636.
[37] Croce S, Lesluyes T, Delespaul L, et al. GREB1-CTNNB1 fusion transcript detected by RNA-sequencing in a uterine tumor resembling ovarian sex cord tumor (UTROSCT): a novel CTNNB1 rearrangement[J]. Genes Chromosomes Cancer, 2019, 58(3): 155-163.
[38] Kommoss F K F, Stichel D, Schrimpf D, et al. DNA methylation-based profiling of uterine neoplasms: a novel tool to improve gynecologic cancer diagnostics[J].J Cancer Res Clin Oncol, 2020, 146(1): 97-104.
[39] Boyraz B, Watkins J C, Young R H, et al. Uterine tumors resembling ovarian sex cord tumors: a clinicopathologic study of 75 cases emphasizing features predicting adverse outcome and differential diagnosis[J]. Am J Surg Pathol, 2023, 47(2): 234-247.
[40] Bi R, Yao Q, Ji G,et al. Uterine tumor resembling ovarian sex cord tumors: 23 cases indicating molecular heterogeneity with variable biological behavior[J]. Am J Surg Pathol, 2023, 47(7): 739-755.
[41] Stemme S, Ghaderi M, Carlson J W. Diagnosis of endometrial stromal tumors: a clinicopathologic study of 25 biopsy specimens with identification of problematic areas[J]. Am J Clin Pathol, 2014, 141(1): 133-139.
[42] Oliva E. Practical issues in uterine pathology from banal to bewildering: the remarkable spectrum of smooth muscle neoplasia[J]. Mod Patho, 2016, 29(Suppl 1): S104-S120.
[43] Croce S, Chibon F. MED12 and uterine smooth muscle oncogenesis: State of the art and perspectives[J]. Eur J Cancer, 2015, 51(12): 1603-1610.
[44] Bertsch E, Qiang W, Zhang Q, et al. MED12 and HMGA2 mutations: two independent genetic events in uterine leiomyoma and leiomyosarcoma[J]. Mod Pathol, 2014, 27(8): 1144-1153.
[45] Clarke B, McCluggage W G. Iatrogenic lesions and artefacts in gynaecological pathology[J]. J Clin Pathol, 2009, 62(2): 104-112.
[46] Wei J J. Leiomyoma with nuclear atypia: Rare diseases that present a common diagnostic problem[J]. Semin Diagn Pathol, 2022, 39(3): 187-200.
[47] Ubago J M, Zhang Q, Kim J J, et al. Two subtypes of atypical leiomyoma: clinical, histologic, and molecular analysis[J]. Am J Surg Pathol, 2016, 40(7): 923-933.
[48] Zhang Q, Poropatich K, Ubago J, et al. Fumarate hydratase mutations and alterations in leiomyoma with bizarre nuclei[J]. Int J Gynecol Pathol, 2018, 37(5): 421-430.
[49] Bennett J A, Weigelt B, Chiang S, et al. Leiomyoma with bizarre nuclei: a morphological, immunohistochemical and molecular analysis of 31 cases[J]. Mod Pathol, 2017, 30(10): 1476-1488.
[50] Reyes C, Karamurzin Y, Frizzell N, et al. Uterine smooth muscle tumors with features suggesting fumarate hydratase aberration: detailed morphologic analysis and correlation with S-(2-succino)-cysteine immunohistochemistry[J]. Mod Pathol, 2014, 27(7): 1020-1027.
[51] Mills A M, Ly A, Balzer B L, et al. Cell cycle regulatory markers in uterine atypical leiomyoma and leiomyosarcoma: immunohistochemical study of 68 cases with clinical follow-up[J]. Am J Surg Pathol, 2013, 37(5): 634-642.
[52] Oliva E. Cellular mesenchymal tumors of the uterus: a review emphasizing recent observations[J]. Int J Gynecol Pathol, 2014, 33(4): 374-384.
[53] Bennett J A, Lamb C, Young R H. Apoplectic leiomyomas: a morphologic analysis of 100 cases highlighting unusual features[J]. Am J Surg Pathol, 2016, 40(4): 563-568.
[54] Ahvenainen T, Kaukomaa J, Kämpjärvi K, et al. Comparison of 2SC, AKR1B10, and FH antibodies as potential biomarkers for FH-deficient uterine leiomyomas[J]. Am J Surg Pathol, 2022, 46(4): 537-546.
[55] Harrison W J, Andrici J, MacLean F, et al. Fumarate hydratase-deficient uterine leiomyomas occur in both the syndromic and sporadic settings[J]. Am J Surg Pathol, 2016, 40(5): 599-607.
[56] Chen Y B, Brannon A R, Toubaji A, et al. Hereditary

leiomyomatosis and renal cell carcinoma syndrome-associated renal cancer: recognition of the syndrome by pathologic features and the utility of detecting aberrant succination by immunohistochemistry[J]. Am J Surg Patho, 2014, 38(5): 627-637.
[57] Ordulu Z, Nucci M R, Dal Cin P, et al. Intravenous leiomyomatosis: an unusual intermediate between benign and malignant uterine smooth muscle tumors[J]. Mod Pathol, 2016, 29(5): 500-510.
[58] Ordulu Z, Chai H, Peng G, et al. Molecular and clinicopathologic characterization of intravenous leiomyomatosis[J]. Mod Pathol, 2020, 33(9): 1844-1860.
[59] Guntupalli S R, Ramirez P T, Anderson M L, et al. Uterine smooth muscle tumor of uncertain malignant potential: a retrospective analysis[J]. Gynecol Oncol, 2009, 113(3): 324-326.
[60] D'Angelo E, Prat J. Uterine sarcomas: a review[J]. Gynecol Oncol, 2010, 116(1): 131-139.
[61] Lim D, Alvarez T, Nucci M R, et al. Interobserver variability in the interpretation of tumor cell necrosis in uterine leiomyosarcoma[J]. Am J Surg Pathol, 2013, 37(5): 650-658.
[62] Bell S W, Kempson R L, Hendrickson M R. Problematic uterine smooth muscle neoplasms. A clinicopathologic study of 213 cases[J]. Am J Surg Pathol, 1994, 18(6): 535-558.
[63] Sangle N A, Lele S M. Uterine mesenchymal tumors[J]. Indian J Pathol Microbiol, 2011, 54(2): 243-253.
[64] Chapel D B, Nucci M R, Quade B J, et al. Epithelioid leiomyosarcoma of the uterus: modern outcome-based appraisal of diagnostic criteria in a large institutional series[J]. Am J Surg Pathol, 2022, 46(4): 464-475.
[65] Chiang S, Samore W, Zhang L, et al. PGR gene fusions identify a molecular subset of uterine epithelioid leiomyosarcoma with rhabdoid features[J]. Am J Surg Pathol, 2019, 43(6): 810-818.
[66] Burch D M, Tavassoli F A. Myxoid leiomyosarcoma of the uterus[J]. Histopathology, 2011, 59(6): 1144-1155.
[67] Parra-Herran C, Schoolmeester J K, Yuan L, et al. Myxoid leiomyosarcoma of the uterus: a clinicopathologic analysis of 30 cases and review of the literature with reappraisal of its distinction from other uterine myxoid mesenchymal neoplasms[J]. Am J Surg Pathol, 2016, 40(3): 285-301.
[68] Busca A, Parra-Herran C. Myxoid mesenchymal tumors of the uterus: an update on classification, definitions, and differential diagnosis[J]. Adv Anat Pathol, 2017, 24(6): 354-361.
[69] Yoon J Y, Mariño-Enriquez A, Stickle N, et al. Myxoid smooth muscle neoplasia of the uterus: comprehensive analysis by next-generation sequencing and nucleic acid hybridization[J]. Mod Pathol, 2019, 32(11): 1688-1697.
[70] Arias-Stella J A, Benayed R, Oliva E, et al. Novel PLAG1 gene rearrangement distinguishes a subset of uterine myxoid leiomyosarcoma from other uterine myxoid mesenchymal tumors[J]. Am J Surg Pathol, 2019, 43(3): 382-388.
[71] Thiryayi S A, Turashvili G, Latta E K, et al. PLAG1-rearrangment in a uterine leiomyosarcoma with myxoid stroma and heterologous differentiation[J]. Genes, Chromosomes Cancer, 2021, 60(10): 713-717.
[72] Schoolmeester J K, Carlson J, Keeney G L, et al. Alveolar soft part sarcoma of the female genital tract: a morphologic, immunohistochemical, and molecular cytogenetic study of 10 cases with emphasis on its distinction from morphologic mimics[J]. Am J Surg Pathol, 2017, 41(5): 622-632.
[73] Pugh A, McCluggage W G, Hirschowitz L. Multifocal uterine myxoid change: a newly recognized association with neurofibromatosis type 1[J]. Int J Gynecol Pathol, 2012, 31(6): 580-583.
[74] McCluggage W G. A practical approach to the diagnosis of mixed epithelial and mesenchymal tumours of the uterus[J]. Mod Pathol, 2016, 29(Suppl 1): S78-S91.
[75] Piscuoglio S, Burke K A, Ng C K Y, et al. Uterine adenosarcomas are mesenchymal neoplasms[J]. J Pathol, 2016, 238(3): 381-388.
[76] Lee J C, Lu T P, Changou C A, et al. Genomewide copy number analysis of Müllerian adenosarcoma identified chromosomal instability in the aggressive subgroup[J]. Mod Pathol, 2016, 29(9): 1070-1082.
[77] Hodgson A, Amemiya Y, Seth A, et al. High-grade müllerian adenosarcoma: genomic and clinicopathologic characterization of a distinct neoplasm with prevalent TP53 pathway alterations and aggressive behavior[J]. Am J Surg Pathol, 2017, 41(11): 1513-1522.
[78] Howitt B E, Quade B J, Nucci M R. Uterine polyps with features overlapping with those of Müllerian adenosarcoma: a clinicopathologic analysis of 29 cases emphasizing their likely benign nature[J]. Am J Surg Pathol, 2015, 39(1): 116-126.
[79] Tanner E J, Toussaint T, Leitao M M, et al. Management of uterine adenosarcomas with and without sarcomatous overgrowth[J]. Gynecol Oncol, 2013, 129(1): 140-144.
[80] Němejcová K, Kenny S L, Laco J, et al. Atypical polypoid adenomyoma of the uterus: an immunohistochemical and molecular study of 21 cases[J]. Am J Surg Pathol, 2015, 39(8): 1148-1155.
[81] Casey S, McCluggage W G. Adenomyomas of the uterine cervix: report of a cohort including endocervical and novel variants[corrected[J]. Histopathology, 2015, 66(3): 420-429.
[82] Hirschowitz L, Mayall F G, Ganesan R, et al. Intravascular adenomyomatosis: expanding the morphologic spectrum of intravascular leiomyomatosis[J]. Am J Surg Pathol, 2013, 37(9): 1395-1400.
[83] Mikami Y, McCluggage W G. Endocervical glandular lesions exhibiting gastric differentiation: an emerging spectrum of benign, premalignant, and malignant lesions[J].Adv Anat Pathol, 2013, 20(4): 227-237.
[84] Conlon N, Soslow R A, Murali R. Perivascular epithelioid tumours (PEComas) of the gynaecological tract[J]. J Clin Pathol, 2015, 68(6): 418-426.

[85] Bennett J A, Oliva E. Perivascular epithelioid cell tumors (PEComa) of the gynecologic tract[J]. Genes Chromosomes Cancer, 2021, 60(3): 168-179.
[86] Bennett J A, Braga A C, Pinto A, et al. Uterine PEComas: a morphologic, immunohistochemical, and molecular analysis of 32 tumors[J]. Am J Surg Pathol, 2018, 42(10): 1370-1383.
[87] Bennett J A, Pinto A. The"other"uterine mesenchymal neoplasms: recent developments and emerging entities[J]. Adv Anat Pathol, 2024, 31(6): 380-396.
[88] Valencia-Guerrero A, Pinto A, Anderson W J, et al. PNL2: a useful adjunct biomarker to HMB45 in the diagnosis of uterine perivascular epithelioid cell tumor (PEComa)[J]. Int J Gynecol Pathol, 2020, 39(6): 529-536.
[89] Bennett J A, Ordulu Z, Pinto A, et al. Uterine PEComas: correlation between melanocytic marker expression and TSC alterations/TFE3 fusions[J]. Mod Pathol, 2022, 35(4): 515-523.
[90] Gulavita P, Fletcher C D M, Hirsch M S. PNL2: an adjunctive biomarker for renal angiomyolipomas and perivascular epithelioid cell tumours[J]. Histopathology, 2018, 72(3): 441-448.
[91] Schoolmeester J K, Dao LN, Sukov W R, et al. TFE3 translocation-associated perivascular epithelioid cell neoplasm (PEComa) of the gynecologic tract: morphology, immunophenotype, differential diagnosis[J]. Am J Surg Pathol, 2015, 39(3): 394-404.
[92] Sanfilippo R, Jones R L, Blay J Y, et al. Role of chemotherapy, VEGFR inhibitors, and mTOR inhibitors in advanced perivascular epithelioid cell tumors (PEComas) [J]. Clin Cancer Res, 2019, 25(17): 5295-5300.
[93] Wagner A J, Ravi V, Ganjoo K N, et al. ABI-009 (nab-sirolimus) in advanced malignant perivascular epithelioid cell tumors (PEComa): Preliminary efficacy, safety, and mutational status from AMPECT, an open label phase II registration trial[J]. J Clin Oncol, 2019, 37(15_suppl): 11005.
[94] Wagner A J, Ravi V, Riedel R F, et al. Long-term follow-up for duration of response (DoR) after weekly nab-sirolimus in patients with advanced malignant perivascular epithelioid cell tumors (PEComa): Results from a registrational open-label phase II trial, AMPECT[J]. J Clin Oncol, 2020, 38(15_suppl): 11516.
[95] Selenica P, Conlon N, Gonzalez C, et al. Genomic profiling aids classification of diagnostically challenging uterine mesenchymal tumors with myomelanocytic differentiation[J]. Am J Surg Pathol, 2021, 45(1): 77-92.
[96] Ladwig N,Boyraz B. Risk stratification of miscellaneous uterine mesenchymal neoplasms: the Role of morphology, immunohistochemistry, and molecular testing[J]. Adv Anat Pathol, 2025, 32(1): 57-69.
[97] Perera R M, Di Malta C, Ballabio A. MiT/TFE family of transcription factors, lysosomes, and cancer[J]. Annu Rev Cancer Biol, 2019, 3: 203-222.
[98] Argani P, Gross L M, Baraban E, et al. TFE3- rearranged PEComa/PEComa-like neoplasms: report of 25 new cases expanding the clinicopathologic spectrum and highlighting its association with prior exposure to chemotherapy[J]. Am J Surg Pathol, 2024, 48(7): 777-789.
[99] Agaram N P, Sung Y S, Zhang L, et al. Dichotomy of genetic abnormalities in PEComas with therapeutic implications[J]. Am J Surg Pathol, 2015, 39(6): 813-825.
[100] Ladwig N R, Schoolmeester J K, Weil L, et al. Inflammatory myofibroblastic tumor associated with the placenta: short tandem repeat genotyping confirms uterine site of origin[J]. Am J Surg Pathol, 2018, 42(6): 807-812.
[101] Devereaux K A, Fitzpatrick M B, Hartinger S, et al. Pregnancy-associated inflammatory myofibroblastic tumors of the uterus are clinically distinct and highly enriched for TIMP3-ALK and THBS1-ALK fusions[J]. Am J Surg Pathol, 2020, 44(7): 970-981.
[102] Schoolmeester J K, Minn K, Sukov W R, et al. Uterine inflammatory myofibroblastic tumor involving the decidua of the extraplacental membranes: report of a case with a TIMP3-ROS1 gene fusion[J]. Hum Pathol, 2020, 100: 45-46.
[103] Bennett J A, Croce S, Pesci A, et al. Inflammatory myofibroblastic tumor of the uterus: an immunohistochemical study of 23 cases[J]. Am J Surg Pathol, 2020, 44(11): 1441-1449.
[104] Collins K, Ramalingam P, Euscher E D, et al. Uterine inflammatory myofibroblastic neoplasms with aggressive behavior, including an epithelioid inflammatory myofibroblastic sarcoma: a clinicopathologic study of 9 cases[J]. Am J Surg Pathol, 2022, 46(1): 105-117.
[105] Mohammad N, Haimes J D, Mishkin S, et al. ALK is a specific diagnostic marker for inflammatory myofibroblastic tumor of the uterus[J]. Am J Surg Pathol, 2018, 42(10): 1353-1359.
[106] Pickett J L, Chou A, Andrici J A, et al. Inflammatory myofibroblastic tumors of the female genital tract are under-recognized: a low threshold for ALK immunohistochemistry is required[J]. Am J Surg Pathol, 2017, 41(10): 1433-1442.
[107] Parra-Herran C. ALK immunohistochemistry and molecular analysis in uterine inflammatory myofibroblastic tumor: proceedings of the ISGyP companion society session at the 2020 USCAP annual meeting[J]. Int J Gynecol Pathol, 2021, 40(1): 28-31.
[108] Deb P Q, Weiss R E, Heller D S. Angiosarcoma of the uterus: a systematic review[J]. Int J Gynecol Pathol, 2022, 41(5): 496-502.
[109] Kosari F, Daneshbod Y, Parwaresch R, et al. Lymphomas of the female genital tract: a study of 186 cases and review of the literature[J]. Am J Surg Pathol, 2005, 29(11): 1512-1520.
[110] Lagoo A S, Robboy S J. Lymphoma of the female genital tract: current status[J]. Int J Gynecol Pathol, 2006, 25(1): 1-21.
[111] Bennett J A, Oliva E. Undifferentiated and dedifferentiated neoplasms of the female genital tract[J]. Semin Diagn Pathol, 2021, 38(6): 137-151.

妇产科病理学

第3版

主　编　郑文新（Wenxin Zheng）　沈丹华　朱慧庭　姜彦多　宁　燕

下卷

GYNECOLOGIC AND OBSTETRIC PATHOLOGY

科 学 出 版 社

北　京

内 容 简 介

《妇产科病理学》第 3 版在继承前两版深入浅出、理论与实践相结合的特色基础上，全面更新了女性生殖系统疾病的病理学知识。本版特别强调了基于 2020 年第 5 版《WHO 女性生殖道肿瘤分类》的最新进展，包括疾病分类、发病机制、病理特征及其与临床治疗和预后的关联。新增内容涵盖了如女性下生殖道 HPV 相关性及 HPV 非依赖性肿瘤的分类，子宫内膜癌的分子分型与 FIGO 新分期相关参数的应用，以及免疫组化标准的判定及其临床意义等。此外，本书还介绍了子宫间叶肿瘤中的新发现特异基因变异的亚型及其分子特征。本版对第 2 版中的表格进行了全面修订和补充，并新增了诊断流程图和表格，以更清晰的方式展示疾病的分类、鉴别诊断的关键点、免疫标记及分子特征等核心内容。同时，在保留原有的近 3000 幅精美的妇产科疾病与肿瘤大体标本及显微病理形态图的基础上，增加了 650 余幅图。

本书主要面向全国病理医师，尤其适用于从事妇产科病理诊断的医师，同时也是妇产科医师、住院医师和医学生学习妇产科病理学的理想参考书。

图书在版编目（CIP）数据

妇产科病理学：全2卷 / (美) 郑文新 (Wenxin Zheng) 等主编. -- 3版. -- 北京：科学出版社, 2025. 5. -- ISBN 978-7-03-079913-5

Ⅰ. R710.2

中国国家版本馆CIP数据核字第2024AW2226号

责任编辑：张艺璇　马晓伟　刘天然 / 责任校对：张小霞
责任印制：肖　兴 / 封面设计：有道文化

科学出版社 出版
北京东黄城根北街16号
邮政编码：100717
http://www.sciencep.com
北京中科印刷有限公司印刷
科学出版社发行　各地新华书店经销
*
2013年11月第　一　版　开本：889 × 1194　1/16
2025年 5 月第　三　版　印张：91　3/4
2025年 5 月第六次印刷　字数：2 860 000

定价（全 2 卷）：699.00元

（如有印装质量问题，我社负责调换）

Contents 下卷目录

第三十四章 妊娠疾病和胎盘

第三十五章 术中妇科病理诊断要点

第三十六章 妇科细胞学

第二十一章

输卵管病变

Lesions of Fallopian Tube

郭晓静　沈丹华　郑文新（Wenxin Zheng）

输卵管是女性生殖道的重要组成部分，参与拾卵、输送卵细胞及受精等与生殖有关的一系列生理过程，并可发生多种疾病。相对而言，输卵管病变以非肿瘤性病变为主。

输卵管恶性肿瘤的发生与其独特的解剖和组织学特点相关，但长期以来人们对此知之甚少。直至最近，经过对 *BRCA* 基因突变患者预防性切除的输卵管进行研究，发现盆腔高级别浆液性癌的早期病变并非位于卵巢，而是位于输卵管。进一步的研究证实，输卵管远端（伞端）上皮不仅是盆腔高级别浆液性癌的主要起源地，还可能是所有盆腔浆液性肿瘤的起源细胞[1]，这些认识在很大程度上颠覆了以往对盆腔浆液性肿瘤的认识，对卵巢癌的诊断与防治无疑会产生深远影响。为此，需在新的视角下讨论输卵管病变。

第一节　输卵管的胚胎学、解剖学与组织学

一、胚胎学

女性生殖系统包括卵巢、输卵管、子宫、阴道和外生殖器。子宫和输卵管的发育过程相当复杂，男性和女性内生殖器在胚胎早期就已经确定，向男性或女性结构的分化取决于胎儿的性腺（睾丸或卵巢），缺乏分泌型睾丸（如有卵巢的正常女性胎儿或性腺无功能的胎儿），会导致米勒管持续存在，中肾管退化。米勒管的未融合部分形成输卵管，融合部分发育成子宫，阴道上 1/3 段也可能由此形成（详见第一章）。

二、解剖学

输卵管由米勒管的上段与中段分化而成，左右各一，外形呈细长弯曲的喇叭状，近端起始于两侧子宫角，远端下垂并开放，是女性生殖道中既连接子宫腔又与盆腔相通的唯一器官（图 21-1）。输卵管在盆腔中处于较高的位置，毗邻卵巢并位于卵巢的前上方，下方有输卵管系膜与翼状的阔韧带，周围为盆腔腹膜。其近端固定于子宫角，但上缘与远侧端游离，因而具有一定的活动度与伸缩性。

成年女性的输卵管长 9～12cm，分为以下几个部分：间质部、峡部、壶腹部、漏斗部与伞端。间质部长约 1cm，直接插入子宫角，为输卵管的子宫壁内部分。峡部长 2～3cm，位于输卵管宫外部分的内 1/3。壶腹部长 5～8cm，约占整个输卵管的 1/2，居输卵管中部。漏斗部与伞端长 1～1.5cm，为输卵管的远侧端。目前对于伞端的定义有不同的概念，一种是限定于输卵管末端，另一种则将输卵管远端即漏斗部与伞统称为伞端。伞端有约 25 个不规则的指样突起，伸展后的黏膜长度累计可达数厘米，伞端与卵巢外侧输卵管端的距离仅有数毫米，可包绕或直接贴附于卵巢表面，这无论对输卵管的生理拾卵功能，还是肿瘤发生的过程，都起到十分重要的作用。

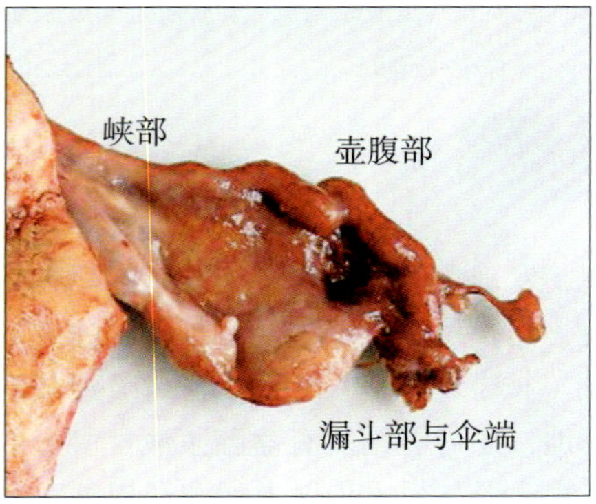

图 21-1　输卵管的大体形态（后面观）
可见峡部、壶腹部、漏斗部与伞端

输卵管直径自近端向远端逐渐增大，峡部约 0.4cm，漏斗部达到 1cm，肌壁的厚度则随着管腔的加大而变薄，至伞端基本消失。其血液供应来自子宫动脉与卵巢动脉分支，淋巴引流经卵巢与子宫静脉，最终汇入主动脉旁与髂内淋巴结。

三、组织学

输卵管由浆膜、肌层与黏膜层组成。表层浆膜为腹膜的延续，被覆扁平的间皮细胞，中层为纵行与环形平滑肌，排列成编织状，延续至间质部与子宫肌层相接，远端逐步变薄至消失，但在输卵管伞 - 卵巢端有少许束状平滑肌。输卵管内层为黏膜层，由柱状上皮与固有膜组成皱襞，固有膜在妊娠或异位妊娠时可伴有蜕膜样变。黏膜结构随着管腔的扩张而逐渐复杂，间质部黏膜扁平，管腔近圆形，峡部皱襞低矮稀疏，仅有一级分支，管腔呈星状或放射状（图 21-2A）。壶腹部与漏斗部黏膜皱襞显著增多，可有复杂的二、三级分支，表现为伸展并折叠但互不联合的复杂迷宫样模式（图 21-2B）。皱襞表面上皮平行排列，因此卵细胞即使在漏斗部通过时，每一侧面也可以接触到纤毛上皮和分泌上皮，随时获得营养，不会漂浮在管腔内。通常情况下，输卵管上皮为单层排列，也可形成假复层，管腔内经常可见散落的黏膜上皮，单个细胞、簇状或小团状。这种现象非常常见，但以往常被忽略。体外实验表明，这些散落的上皮细胞仍有生长潜力，其在一定条件下可种植在盆腔或卵巢表面，形成输卵管上皮异位（包涵上皮）。

输卵管黏膜上皮又被称作纤毛型上皮或浆液性上皮，主要由分泌细胞（无纤毛细胞）和纤毛细胞组成。依据近年的认识，早年描述的四种输卵管上皮类型中，除分泌细胞与纤毛细胞外，嵌入细胞是分泌细胞的变异形态，而基底细胞或未分化细胞实际上是上皮内的淋巴细胞。分泌细胞与纤毛细胞混合存在，形成异质性形态，有时可见小段连续的分泌细胞或纤毛细胞。

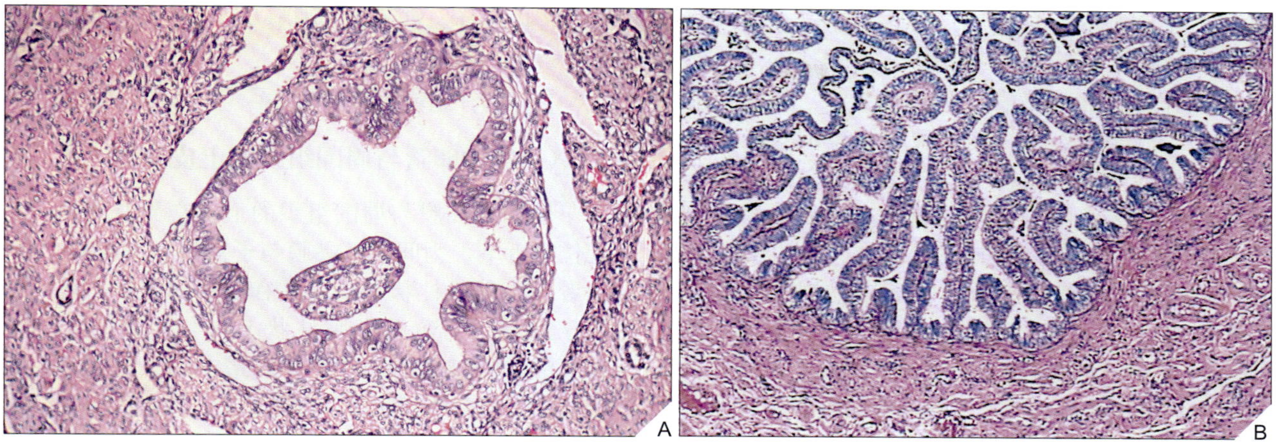

图 21-2　正常输卵管组织学

A. 输卵管间质部，管腔近圆形，黏膜皱襞低矮，肌壁厚；B. 壶腹部黏膜皱襞显著增多，管腔内可见散落的上皮细胞团

纤毛细胞因腔面可见数十条纤毛而得名，细胞呈柱状或卵圆形，胞质嗜酸或透亮，核居中，可见核周晕。纤毛的运动有助于将卵子向子宫腔输送。分泌细胞呈柱状，高度与纤毛细胞相似，胞质嗜酸，细胞核较窄，呈纺锤形或卵圆形，染色更深，胞质少，因此比纤毛细胞体积要小。分泌细胞有分泌功能，当其胞质中的分泌物排出后，细胞壁塌陷包裹细胞核，变为楔状，即变异的分泌细胞 - 嵌入细胞（图 21-3）。从细胞分化角度，纤毛细胞是更为成熟的细胞，分泌细胞可向纤毛细胞分化或成熟。免疫组化输卵管上皮通常弥漫表达 WT1、ER、PR，但 Ki-67 指数常 <5%。纤毛细胞 PAX8 和 PAX2 阴性，但 tubulin 和 p73 标记阳性，分泌细胞表达 PAX8 和 PAX2。近年分泌细胞引起广泛关注，对输卵管黏膜两种细胞的体外原代培养发现，与纤毛细胞相比较，分泌细胞易发生 DNA 损伤且不易修复 [2]，这一点对于解释输卵管浆液性肿瘤为何定位于分泌细胞有重要提示。两种上皮细胞的主要特征见表 21-1。

上皮内淋巴细胞体积小于纤毛细胞和分泌细胞，紧邻基底膜上方，呈小圆形，核深染，呈圆形或曲线形，绕以透明空晕。研究表明，这些细胞为淋巴细胞，来自黏膜相关淋巴组织，并非以往认为的输

表 21-1　输卵管两种上皮细胞的主要特征

细胞类型	主要特征
纤毛细胞	（1）腔面有纤毛 （2）胞质嗜酸或透亮，可见核周晕 （3）PAX8 阴性，p73 阳性，tubulin 阳性 （4）是更为成熟的细胞
分泌细胞	（1）腔面无纤毛 （2）核较窄，呈纺锤形或卵圆形 （3）PAX8 阳性，p73 阴性 （4）具有进一步分化的能力，易发生 DNA 损伤

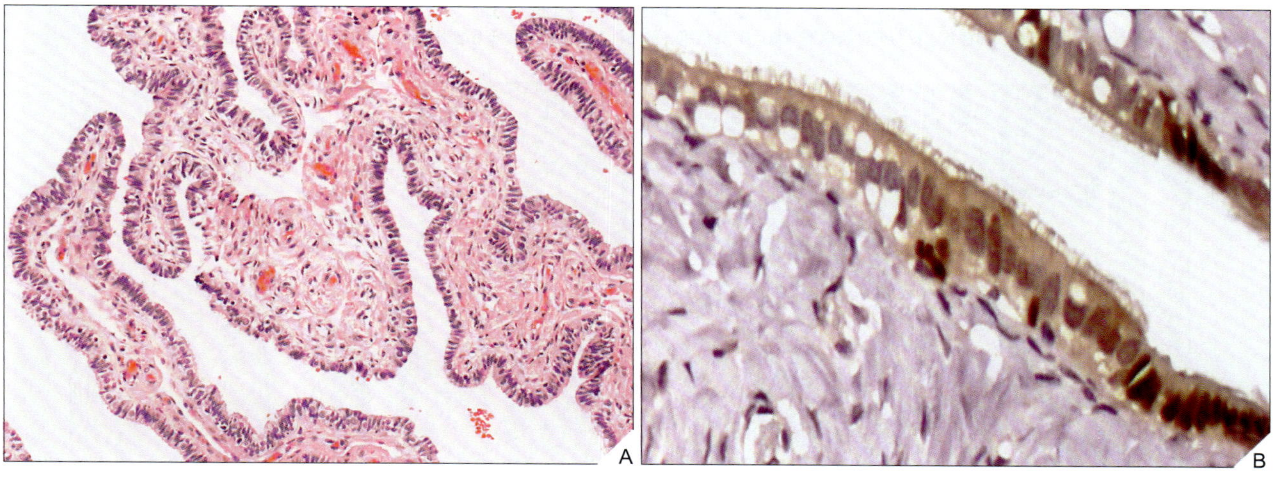

图 21-3　正常输卵管上皮

A. 由纤毛细胞和分泌细胞混合组成；B. 纤毛细胞表面有纤毛，可见核周晕，图右侧深染的细胞为分泌细胞，表面无纤毛，核呈纺锤形

卵管上皮细胞的一种类型，因此不建议应用输卵管未分化细胞这一不恰当的术语。

输卵管存在雌激素、孕激素受体，其细胞组成因年龄、激素状态、在输卵管的部位及女性一生的不同时期而不同。总体上，纤毛细胞在壶腹部与伞端居多，而分泌细胞在峡部更多。育龄期的输卵管黏膜上皮形态随月经周期发生改变，上皮细胞的高度在滤泡期受雌激素影响明显高于黄体期与妊娠期。在雌激素影响下，纤毛细胞自胎儿期开始出现，直至绝经后，随着体内雌激素水平的下降而逐渐减少。外源性雌激素治疗可促使消失的纤毛细胞再次出现。分泌细胞在滤泡早期不活跃，之后随体内雌激素水平增高而明显增加，至滤泡晚期突出腔缘，并向腔内分泌PAS染色阳性物质。黄体期、妊娠及服用避孕药时均可使输卵管上皮细胞变矮，妊娠期输卵管还可出现明显蜕膜反应。随着年龄的增长和激素水平的低落与消失，输卵管黏膜皱襞逐渐变钝，上皮复杂性下降，绝经后输卵管上皮扁平，黏膜间质纤维化，类似绝经后子宫内膜。输卵管黏膜上皮可以发生化生，包括子宫内膜样、宫颈黏液细胞及移行细胞化生。

四、与周围组织的联系

（一）输卵管与周围组织的上皮交界

输卵管黏膜与周围组织的上皮交界有两处：一处位于近端，为间质部黏膜与子宫内膜上皮的交界，两者均为黏膜柱状上皮，具有截然的分界；另一处位于远端，为伞端黏膜柱状上皮与浆膜间皮的交界，沿伞端皱襞凹陷处至伞端最末端，形成弯曲或舌状，但闭合的环状带，即输卵管-腹膜交界（tube-peritoneal junction，TPJ）[3]。由于输卵管-腹膜交界的交界形状不规则，伞端黏膜的切片常可见到两种上皮，分别来自输卵管的黏膜与浆膜，黏膜柱状上皮为主要成分，浆膜扁平间皮间断出现。20%的病例在输卵管-腹膜交界带还可见到移行细胞，Walthard细胞巢也十分常见（大体灰黄色结节，犹如“小米粒”形态），以往以化生理论进行解释，现在看来可能均来自输卵管-腹膜交界带（图21-4，图21-5）。

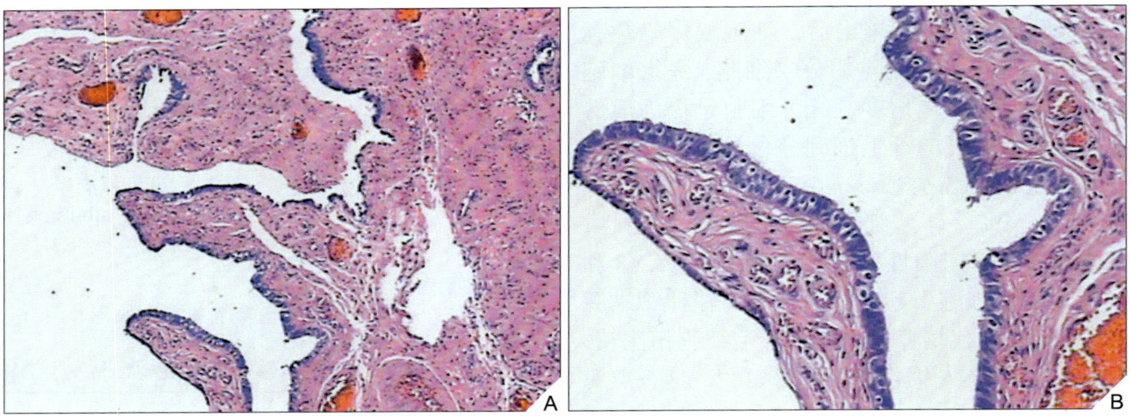

图 21-4 输卵管-腹膜交界

A. 由两种细胞组成，即柱状上皮与低柱状扁平细胞；B. 高倍镜显示柱状上皮由输卵管纤毛细胞和分泌细胞组成，左下方为扁平的间皮细胞

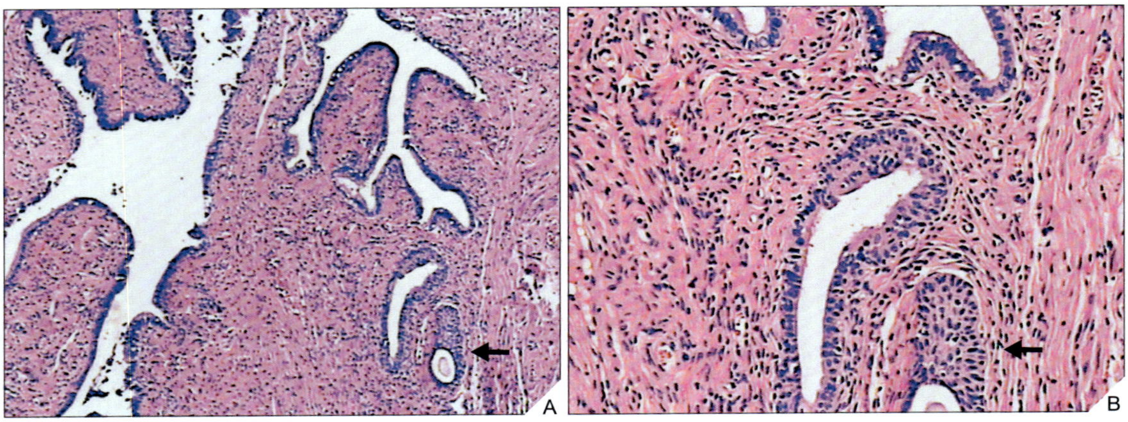

图 21-5 伞端黏膜中的 Walthard 细胞巢（箭头）

（二）输卵管伞 - 卵巢端

最近发现，伞端与邻近的卵巢一极是很特别的区域。两者解剖关系密切，并可有组织学上的关联。伞端黏膜直接贴附于卵巢表面的现象很常见，并不限于排卵期。伞端指样突起或部分黏膜不仅可直接黏附在邻近卵巢一极，一些输卵管上皮甚至被覆在局部卵巢表面就地生长，状似卵巢表面上皮（图 21-6～图 21-8）。我们相信，这些附着在卵巢表面的输卵管上皮可能是卵巢包涵腺体或输卵管子宫内膜异位的主要细胞来源[4]。另外，伞端上皮下常有少量灶性分布的短梭形纤维间质，形态类似卵巢皮质间质（图 21-9），其来源不清，可能是伞端的正常成分，推测与腺纤维瘤及 Brenner 瘤等一些卵巢肿瘤的发生有关[3]（表 21-2）。

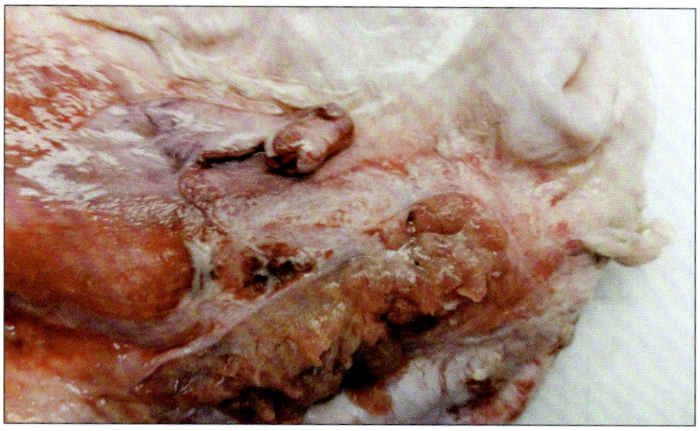

图 21-6　伞端黏膜紧贴在卵巢肿瘤表面的大体形态

对此有不同的解释，以往认为是卵巢肿瘤增大的结果，现在看有可能是先于卵巢肿瘤发生，并与卵巢肿瘤的形成存在一定的关系

表 21-2　输卵管与相邻组织的上皮关联

部位	组织学表现
输卵管 - 子宫内膜	浆液性上皮与子宫内膜上皮直接相连
伞端 - 腹膜	浆液性上皮与间皮直接相连
伞端 - 卵巢	浆液性上皮可局部替代卵巢表面间皮

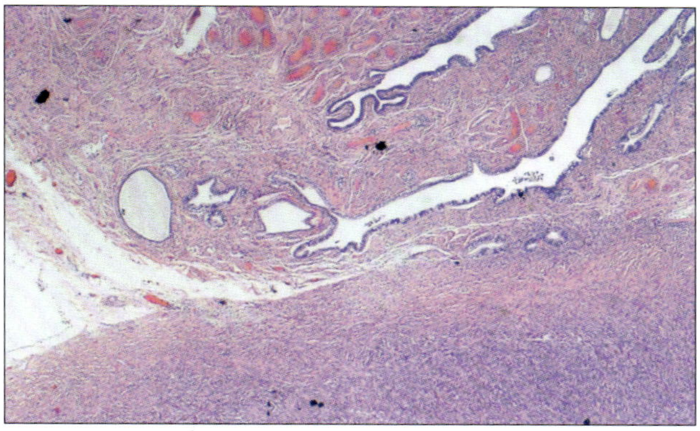

图 21-7　伞端黏膜直接贴附于正常卵巢表面生长的镜下形态

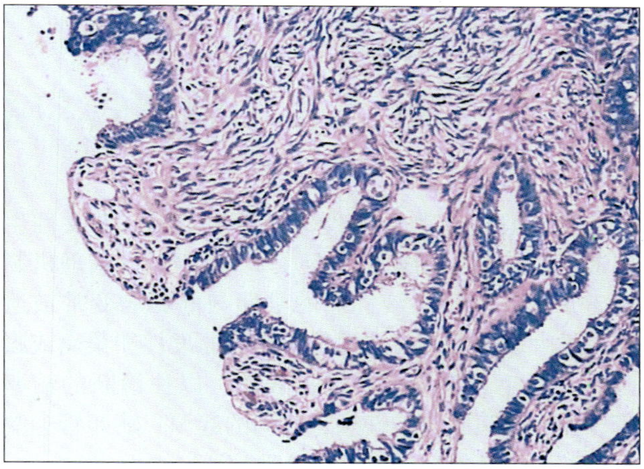

图 21-9　伞端上皮下的短梭形纤维间质

类似卵巢皮质间质

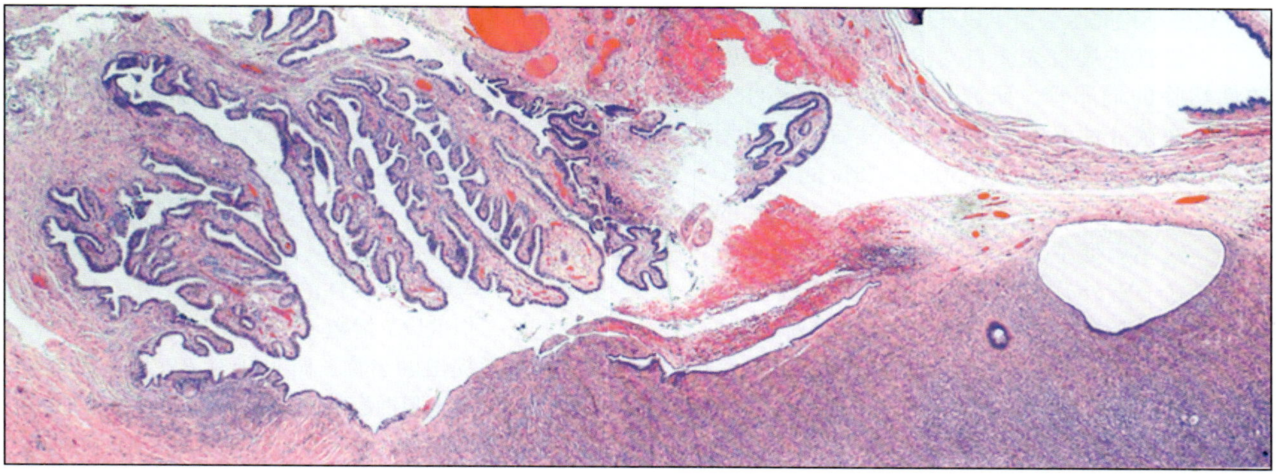

图 21-8　输卵管伞 - 卵巢端的组织学关联

镜下显示伞端黏膜直接与卵巢连接（左下）、输卵管上皮陷入卵巢皮质（中下）及卵巢包涵腺体衬覆输卵管上皮

五、在肿瘤发生上的意义

输卵管在盆腔浆液性病变的发生上起到重要作用，包括提供了盆腔/卵巢浆液性包涵上皮与良性浆液性肿瘤的起源细胞，以及自身高级别浆液性癌向盆腔扩散（详见本章第二节）。这些作用主要发生在伞端，由输卵管特殊的解剖和组织学特点所决定（表21-3）。除了是浆液性肿瘤的起源地，输卵管黏膜还有可能是一些肿瘤的目的地，原发于子宫、对侧输卵管及其他部位包括非妇科的肿瘤可转移至输卵管黏膜。

表21-3 输卵管解剖和组织学特性与浆液性病变的关联

输卵管的特性	与浆液性病变的关联
浆液性上皮，分泌细胞相对幼稚，纤毛细胞更加成熟	提示对输卵管癌前病变的鉴别应以观察分泌细胞的状态及纤毛细胞是否消失为重心
伞端与卵巢关系密切，其黏膜上皮可直接贴附于卵巢表面，或在卵巢表面生长	伞端上皮成为卵巢/盆腔包涵上皮及相关上皮性肿瘤的主要细胞来源
伞端常受与排卵相关的炎性介质或氧化应激反应的微环境影响，上皮易于损伤与发生肿瘤	提示对手术切除的输卵管，无论是否有大体异常，应将伞端组织全部包埋
伞端位于盆腔高位，有大量黏膜上皮，且易于向下脱落	直接影响伞端浆液性肿瘤的发展模式
同时连通子宫腔与盆腔之间	成为肿瘤双向转移的通道，包括子宫浆液性癌至输卵管，或输卵管浆液性癌至子宫
有腹膜-输卵管交界带	可能涉及浆液性肿瘤及其他上皮性肿瘤的发生，需要进一步研究

第二节 输卵管与盆腔浆液性肿瘤的关系

传统理论认为原发性输卵管癌罕见，在女性生殖道恶性肿瘤中的比例不足1%。由于对其病理机制缺乏了解，伞端浆液性癌的早期与前驱病变常被遗漏，绝大多数病例被错误地诊断为原发性卵巢癌或腹膜癌。近年越来越多的证据表明，以往诊断的输卵管、卵巢和腹膜浆液性癌有共同的起源，输卵管伞端是盆腔（子宫外）高级别浆液性癌（high grade serous carcinoma，HGSC）最重要的起源地，原发性输卵管癌的发生率远高于原发性卵巢癌，真正的腹膜HGSC罕见，这些结论完全颠覆了以往对盆腔浆液性癌的认识。

突破性进展首先源自对*BRCA*基因突变患者预防性切除的输卵管，研究发现其中6%～11%的输卵管存在浆液性癌的早期病变，其后又证明无论是否伴有*BRCA*基因突变，50%～75%的盆腔（子宫外）HGSC同时伴有输卵管早期癌或与之相关的癌前病变，这些病变主要定位于输卵管远端或伞端，这是盆腔（子宫外）HGSC受累的多脏器病变中唯一存在早期病变的部位，但由于以往很少对伞端取材，使得伞端早期浆液性病变被忽略，而对其的发现则开创了重新认识输卵管与盆腔浆液性病变的新阶段，随着研究的深入，有关术语、病变谱系、临床表现与病理改变等一系列重要概念不断更新，并延伸至子宫内膜异位等其他领域。

一、浆液性病变的术语、形态谱系与分子生物学特征

输卵管存在与浆液性癌相关的一系列病变，这些病变主要与HGSC有关，定位于分泌细胞。肿瘤的发展从最初的分泌细胞异常增生、遗传基因学改变、癌前病变到癌，目前有多种命名用于描述这些病变。

（一）潜在的癌前病变与癌前病变

输卵管分泌细胞扩增（secretory cell expansion，SCE）和输卵管分泌细胞过度生长（secretory cell outgrowth，SCOUT）[5]为潜在的癌前病变，文献中将它们定义为输卵管上皮异质性背景下散在的分泌细胞增生，每灶至少10个（SCE）或30个（SCOUT）连续的分泌细胞，免疫组化Bcl-2+/p73–、PAX2–或弱表达，但p53正常表达。光镜下，SCE/SCOUT呈线性排列，与周围异质性的细胞组成有明显不同，可有假复层，但Ki-67指数不高（图21-10，图21-11）。SCE是最近提出的名称，常见于有*BRCA*基因突变、卵巢癌或乳腺癌阳性家族史等高危病例或盆腔HGSC患者的输卵管伞端，亦见于一般人群与其他病变。同时，这两种情况随着年龄的增长而多见。这一术语在概念上涵盖SCOUT，更准确地体现了该阶段

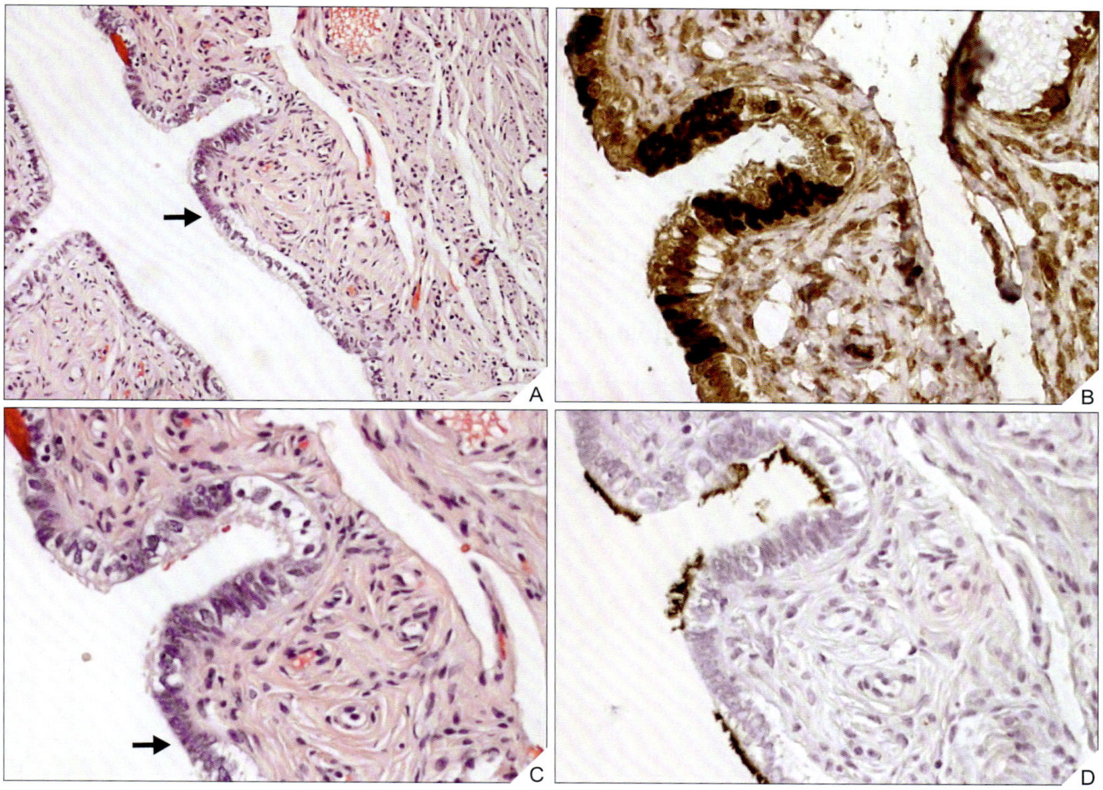

图 21-10 输卵管分泌细胞扩增（SCE）

连续的分泌细胞呈一段线状排列，每灶≥ 10 个分泌细胞（A，C，箭头）；免疫组化显示分泌细胞 PAX8 阳性（B），tubulin 阴性（D），数量少于 SCOUT（图 21-11）

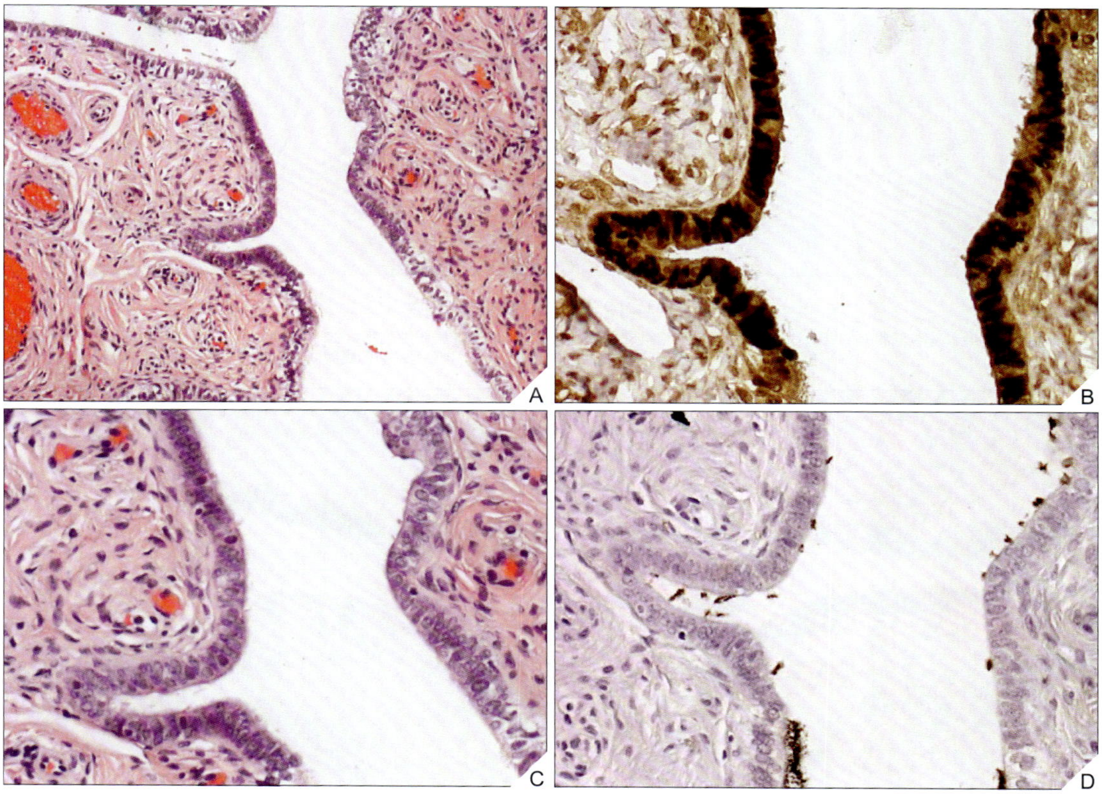

图 21-11 输卵管分泌细胞过度生长（SCOUT）

连续的分泌细胞，每灶≥ 30 个（A，C），免疫组化显示分泌细胞 PAX8 阳性（B），tubulin 阴性（D）

的病变本质，由于分泌细胞具有类似干细胞样的潜能，与 HGSC 关系密切，成为 HGSC 发生过程中较 SCOUT 更加敏感的标志。

p53 印迹（p53 signature）代表了病变上皮在分泌细胞扩增的基础上，伴有先于组织形态异常的免疫表型改变，要求光镜下形态基本正常的输卵管上皮，至少连续 12 个分泌细胞 p53 过表达突变型（图 21-12）。*TP53* 的无义突变在 p53 印迹中无法判断。

浆液性输卵管上皮内病变（serous tubal intraepithelial lesion，STIL）或浆液性输卵管上皮内瘤变（serous tubal intraepithelial neoplasia，STIN），也称输卵管上皮异型增生（tubal dysplasia），属于癌前病变范畴，指介于 p53 印迹或正常输卵管上皮与 STIC 之间的病变，表现出一定的细胞学异型，如较明显的上皮假复层，核质比增加，但保留细胞极向，尚不足以诊断为上皮内癌（图 21-13）。目前对异型增生的定义与诊断标准存在争议，就低于 STIC 的病变而言，STIL/STIN 可能是更恰当的术语，但究竟采用

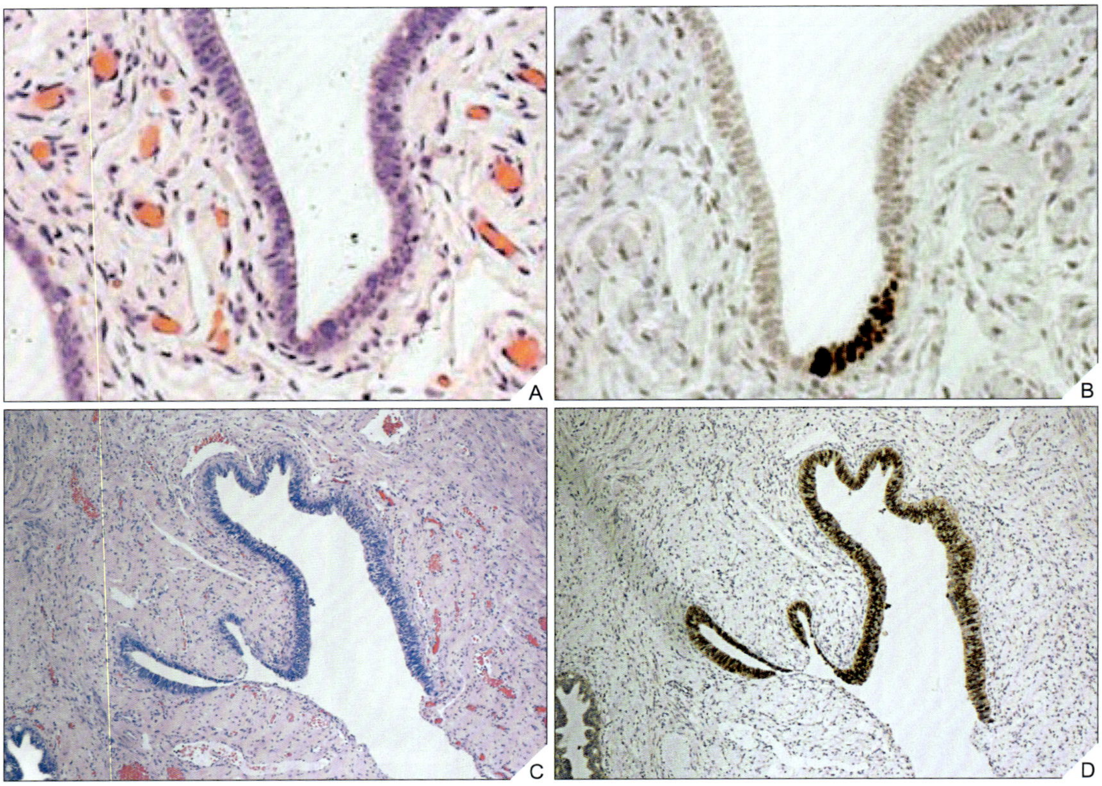

图 21-12 输卵管 p53 印迹

上皮细胞光镜下形态基本正常（A，C），病灶由无纤毛细胞组成，免疫组化连续的 p53 强阳性细胞≥ 12 个（B，D）。后一组图（C，D）显示病变位于伞端黏膜 - 腹膜交界的柱状上皮（上 2/3），下方为扁平的腹膜间皮

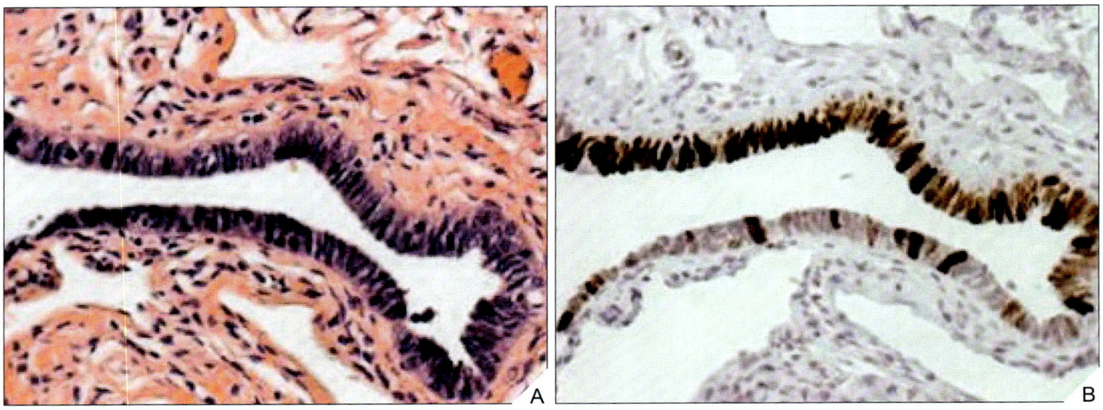

图 21-13 浆液性输卵管上皮内病变 / 浆液性输卵管上皮内瘤变 (STIL/STIN)

A. 分泌细胞增多，伴有轻度细胞异型；B. 免疫组化连续的分泌细胞 p53 异常表达

病变还是瘤变意见不一。以往曾用过的过渡性输卵管上皮内病变（tubal intraepithelial lesion in transition，TILT）之术语，已被弃用。STIL/STIN 可偶然发现于手术切除的输卵管或预防性输卵管卵巢切除的标本，日后发展为 HGSC 的风险不确定，也不明确是否与输卵管外的浆液性癌有关。一些病例可合并 STIC 或直接与浸润癌相连，单独发现 STIL/STIN 时，需连续切片以除外有无更严重的病变。

（二）浆液性输卵管上皮内癌与输卵管浆液性癌

1. 浆液性输卵管上皮内癌（serous tubal intraepithelial carcinoma，STIC）　定义为输卵管非浸润性的上皮内病变或高级别浆液性上皮内肿瘤，即输卵管黏膜上皮内癌，主要发生于伞端。STIC 具有上皮细胞的恶性特征与分子学特征，但缺少自身黏膜的间质浸润（图 21-14），在盆腔 HGSC 发展中起着极为重要的作用。需强调的是，尽管 STIC 不伴有输卵管黏膜的间质浸润，但完全具备向外扩散的能力与条件。由于伞端具有开放的特性，STIC 的恶性细胞很容易脱落并种植到卵巢或腹膜表面，在其他部位形成 HGSC，成为卵巢和腹膜 HGSC 最直接的前期病变，少数还可能有淋巴结转移。故 STIC 实质为 HGSC 的一种特殊形式，其生物学行为和发展模式与子宫内膜浆液性上皮内癌（serous endometrial intraepithelial carcinoma，SEIC）类似，所以在此不应使用原位癌的名称，以免误导。p53 免疫组化染色 STIC 大多数呈现高表达（>80% 连续阳性），但也有约 10% 的病例完全不表达，可能因肿瘤发生 *TP53* 的无义突变，两种形式均属 p53 蛋白的突变型表达。

偶然发现的 STIC 进展为浆液性癌的风险很低，在 *BRCA* 基因阳性女性中约为 5%。一些转移性癌合并 STIC 时，不表示一定来自该侧输卵管，也有可能来自子宫内膜或对侧输卵管，这需要具体分析与评估。

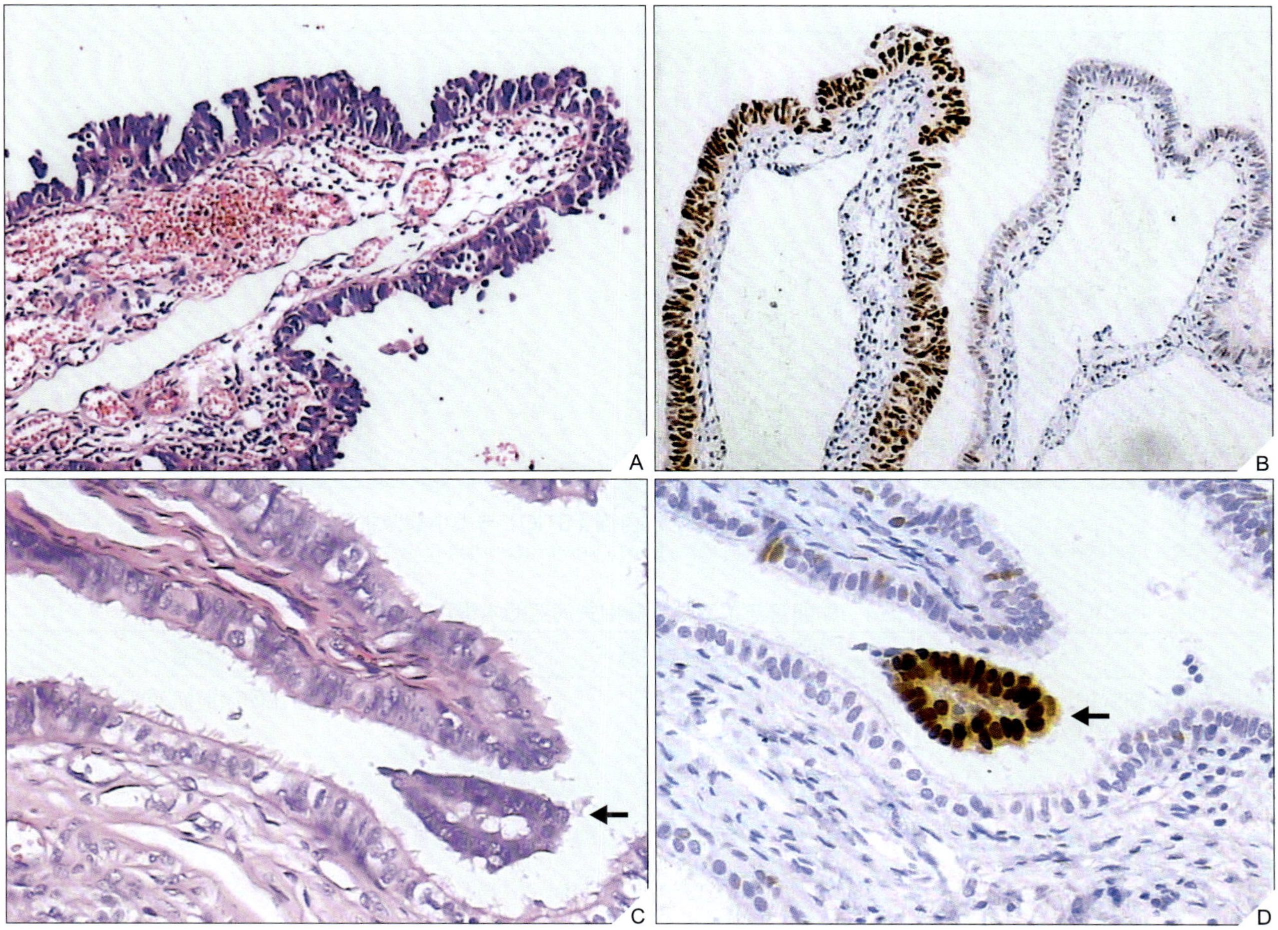

图 21-14　浆液性输卵管上皮内癌（STIC）

上皮细胞极性紊乱，可见细胞簇。细胞核深染、核形不规则，缺少正常的上皮成熟。肿瘤上皮被覆于黏膜表面（A，B）或散落在腔内（C，D，箭头）；p53 STIC 呈现高表达（异常表达），邻近可见正常的黏膜与纤毛细胞，p53 阴性或少数弱阳性（正常表达）(B，D)

2. 输卵管浆液性癌（fallopian tube serous carcinoma） 为浸润癌，包括低级别癌与高级别癌，与卵巢同型肿瘤相同（图 21-15）。低级别浆液性癌罕见，外检所见几乎均为高级别浆液性癌，由 STIC 发展而来。

以上术语及其相关特征总结于表 21-4。

（三）形态谱系与鉴别

输卵管浆液性病变具有谱系性，始自 SCE 和 SCOUT，终至浸润癌。患者年龄分布相似，均可伴有 *BRCA* 胚系突变。病变均定位于分泌细胞或干细胞（无纤毛细胞），形态上常有重叠，有时很难明确区分，并需与良性上皮增生鉴别。与其他部位的肿瘤有所不同，这部分病变在诊断中的问题大多出现在浆液性肿瘤范围之内，较少涉及其他上皮类型。

1. SCE 和 SCOUT　是单一的分泌细胞增生，为目前认识的浆液性上皮增生中最早的病变。由于分泌细胞具有不成熟性，DNA 易受到损伤，与 HGSC 的发生存在一定关联，所以这一病变被视为潜在癌前病变。SCE 和 SCOUT 虽无明显细胞异型，但并非没有任何形态特点，光镜表现为在异质性上皮中间断出现一段无纤毛细胞，而不是一般增生的异质性上皮（间杂纤毛细胞）（图 21-16）。另外，它们与 p53 印迹的组织形态和免疫表型（Bcl-2 阳性 /p73 阴性、PAX2 阴性或弱表达）有一些相同点，区别在于 SCE 和 SCOUT 无明确的 p53 突变证据与广泛 DNA 损伤，且分布范围较 p53 印迹广，可波及输卵管近端。SCE 和 SCOUT 可单独出现或伴有 p53 印迹，单独出现时无临床意义，属于良性上皮增生，不增加复发或浆液性癌的风险。

2. p53 印迹与 STIL/STIN　p53 印迹由 SCE 和 SCOUT 发展而来，即伴有 p53 异常的 SCE 和 SCOUT，这一病变主要位于伞端，同样定位于输卵管分泌细胞或干细胞（无纤毛细胞），但尚未出现明显的细胞学异常，因此仍属于潜在的癌前病变。STIL/STIN 是指伴有细胞学异型，但不足以诊断

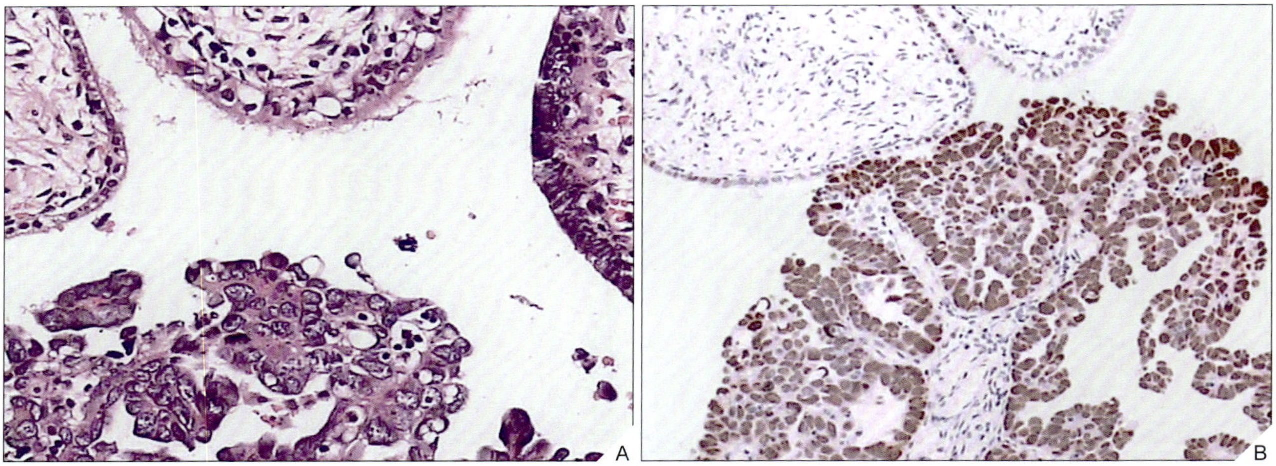

图 21-15　浆液性输卵管上皮内癌（STIC）与微小浆液性癌

A. 伞端微小的浆液性癌（下方）、STIC（右侧）与正常黏膜（左上与上方）；B. p53，STIC（未显示）与微小癌（右下）异常表达，正常黏膜（左上）正常表达

表 21-4　输卵管与浆液性肿瘤相关病变的术语和主要特征

术语	上皮形态	p53表达*	意义
输卵管分泌细胞扩增（SCE）/ 分泌细胞过度生长（SCOUT）	无明显细胞异型	正常	潜在的癌前病变
p53 印迹	无明显细胞异型	异常	潜在的癌前病变
输卵管上皮内病变（STIL）/ 输卵管上皮内瘤变（STIN）	轻度异型	正常或异常	癌前病变
输卵管上皮内癌（STIC）	恶性细胞，缺乏间质浸润	异常	HGSC 的早期或特殊形式
浆液性癌	恶性细胞，伴有间质浸润	异常	浸润癌

* 正常：p53 蛋白野生型表达，包括灶性阳性或弱阳性；异常：p53 蛋白突变型表达，包括高表达（>80% 的瘤细胞核强阳性）或完全不表达（瘤细胞核阳性细胞 <5%）（对于 p53 高表达的低限，在实践中通常采用 80% 的标准）。

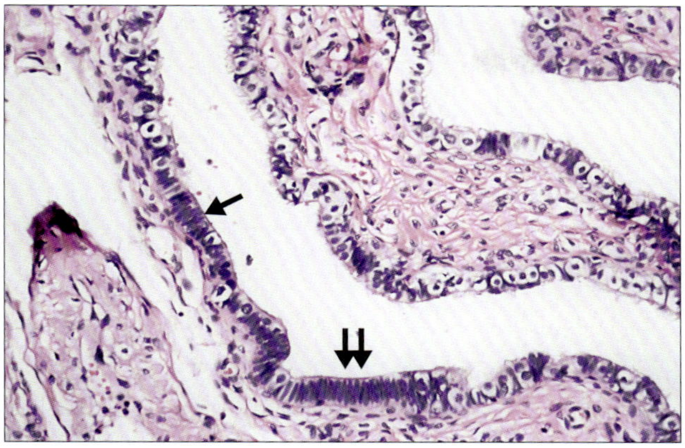

图 21-16　SCE 与 SCOUT 的形态

正常输卵管黏膜上皮呈异质性细胞组成；SCE 为 10 余个连续的无纤毛细胞（单箭头），SCOUT 的无纤毛细胞多于 SCE（双箭头），细胞无明显异型性

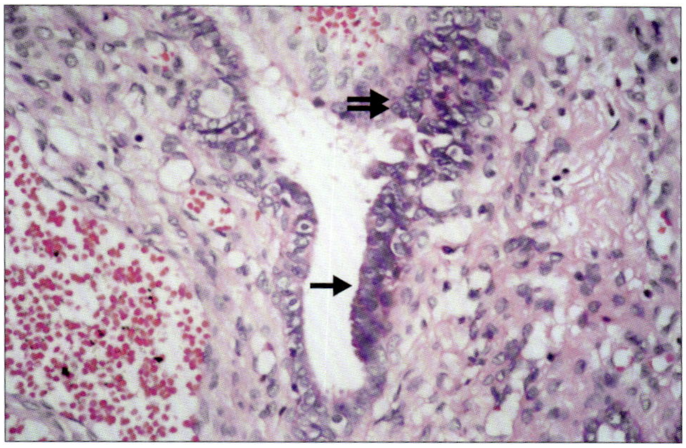

图 21-17　STIL/STIN 与 STIC 的形态比较

STIL/STIN 的上皮细胞核轻度增大，细胞垂直于基底膜，保留细胞极向（单箭头），与之相连的是 STIC，细胞核圆，排列杂乱（双箭头）

STIC 的病变，属于癌前病变范畴。与 p53 印迹及其他更低的病变比较，STIL/STIN 不仅缺少纤毛细胞分化，还表现出上皮细胞假复层与部分细胞核增大等轻度细胞异型。

3. STIL/STIN 与 STIC　分别属于癌前病变与早期癌，但在细胞分化、增生程度和异型性等方面都有不同。STIL/STIN 的上皮分化成熟，柱状上皮呈一致的垂直排列，细胞相互黏着，保留上皮细胞极向，腔缘规则，几乎没有上皮簇。STIC 上皮分化不成熟，细胞排列杂乱，复层上皮中常出现水平排列的细胞核、圆形细胞及上皮内裂隙（图 21-17）。腔缘不规则，可见上皮簇，上皮脱落至腔内似漂浮的细胞团或乳头，提示细胞显著增生并缺少黏着力。STIL/STIN 常与 STIC 或癌邻近或有过渡，但 STIC 不是必经阶段，实践中有时可发现 STIL/STIN 邻近浸润性浆液性癌，表明浸润癌可直接来自 STIL/STIN。

STIL/STIN 是低于 STIC 的病变，与 STIC 之间形态界限模糊，目前缺少一致的诊断标准，单纯依赖形态学有时很难判断，意见常有分歧。约翰斯·霍普金斯大学 2012 年提出对 STIC 及其相关病变的诊断流程，建议在形态学基础上结合免疫组化 p53 与 Ki-67 协助区分，以提高诊断重复性（表 21-5）。该方案以组织形态可疑 STIC、p53 异常与 Ki-67 高表达（≥ 10%）3 项为诊断指标，要求 STIC 符合全部 3 项指标。STIL 应满足 2 项指标，即如果组织形态可疑 STIC，还需有 p53 异常或 Ki-67 高表达 2 项中的一项；如无组织形态可疑 STIC，需同时有 p53 异常和 Ki-67 高表达。对于仅表现 1 项指标的，若只有 p53 异常的为 p53 印迹；只有组织形态可疑 STIL 或 STIC 的，视为正常或反应性病变[6]。p53 异常是 HGSC 发展过程中最重要的遗传学改变，而将 Ki-67 界值设定在 10%，是因为正常输卵管上皮的平均 Ki-67 指数通常 <10%，过高的界值有可能漏掉部分 STIC。这一方案改变了以往以形态学作为唯一标准判断 STIL 的方式，与经典的 STIL 定义相互补充，使 STIC 及 STIL/STIN 的诊断依据更加充分，在实际应用中具有操作性。

最近 Meserve 等依据目前认识的输卵管浆液性肿瘤发展路径，提出在评估输卵管上皮增生性病变时的 4 个分层指标[7]，依次为纤毛细胞分化、p53 表达、细胞极向及细胞学不典型（图 21-18）。大多数潜在癌前病变与癌前病变都是灶性分布，周围黏膜上皮保留正常分化，可见纤毛细胞，这与病变上皮形成对比。

在外检病理诊断中，近年 STIC 的名称已被广泛应用，对低于 STIC 的病变是否应出现在病理报告中各家意见不一，欧美国家有半数左右的病理医师赞成将这些病变列入病理报告，但尚缺乏一致性的诊断标准与术语及重复性研究。STIL/STIN 在文献中常用于癌前病变的描述，然而其临床意义尚不明确，不建议

表 21-5　输卵管上皮内癌（STIC）及相关病变的诊断

组织形态	p53表达	Ki-67高表达*	诊断
可疑 STIC	异常	+	STIC
	异常	–	STIL
	正常	+	STIL
	正常	–	正常或反应性病变
不可疑 STIC（但可疑 STIL）	异常	+	STIL
	异常	–	p53 印迹
	正常	–	正常或反应性病变

* Ki-67≥10%；在确定阳性细胞百分比时，不考虑病变细胞有无纤毛。

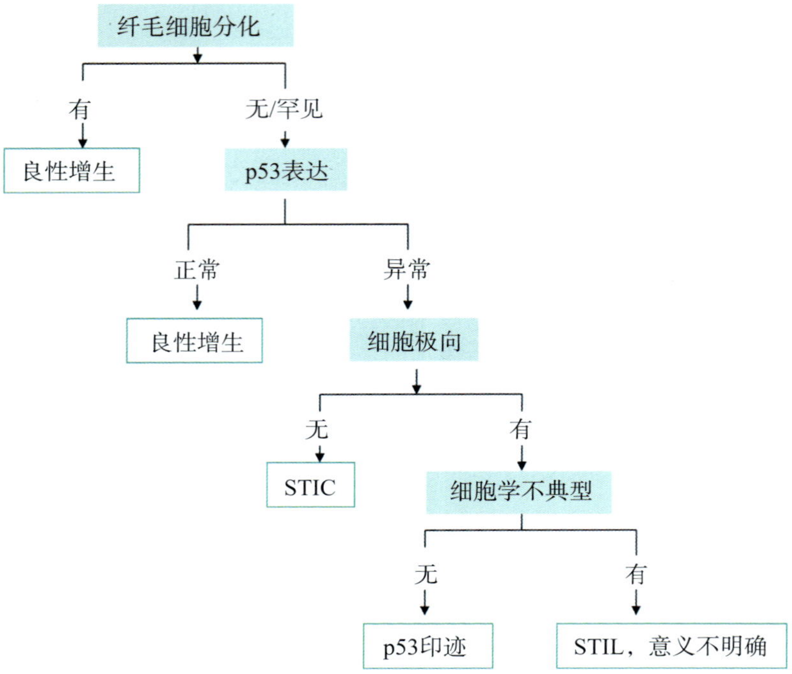

图 21–18　输卵管上皮增生的评估方案

作为诊断术语，如使用时最好在后面加上“意义不明确”几个字。对伴有不典型的可疑病变，在综合组织形态与免疫组化特征后不完全符合 STIC 标准时，建议采取描述性诊断，并注明可疑但不足以诊断 STIC。由于伞端肿瘤具有特殊性，应特别注意避免将癌前病变的术语与 STIC 概念混淆。

（四）分子生物学特征

输卵管 HGSC 的分子学特征主要包括 *TP53* 基因突变与 *BRCA1/2* 肿瘤抑制基因异常。

TP53 突变不仅见于高级别浆液性癌，亦见于 STIC、异型增生或 STIL/STIN 及形态正常的输卵管上皮细胞即 p53 印迹（图 21-12），提示其为肿瘤发生中的早期事件。免疫组化检测，p53 蛋白的异常表达包括弥漫强阳性（瘤细胞核弥漫强阳性 >80%）与不表达（瘤细胞核阳性细胞 <5%）两种形式，以前者居多，分别代表 *TP53* 基因的错义突变与框移或无义突变。

BRCA1/2 基因异常或失活在 HGSC 的发生中是仅次于 *TP53* 突变的早期事件，见于 30%～50% 的卵巢 HGSC，其中 2/3 为 *BRCA1/2* 的胚系突变与体细胞突变、1/3 为 *BRCA1* 启动子甲基化。*BRCA1/2* 的胚系突变在 HGSC 中最高可达 18%，见于 *BRCA* 胚系突变携带者，其他 *BRCA* 异常见于散发性癌。在 *BRCA* 胚系突变携带者预防性切除的输卵管中，STIC、异型增生和 p53 印迹的概率都有增加，但卵巢并无癌或癌前病变发现。需要强调的是，这些癌前病变或潜在癌前病变绝大多数都在输卵管伞端，并大都显示 *TP53* 基因突变。这一系列证据提示 *TP53* 和 *BRCA* 基因的异常可能与输卵管和卵巢 HGSC 的发生发展相关。

二、伞端是 HGSC 的主要起源地

以往认为浆液性癌主要来自卵巢表面上皮，诊断原发性输卵管癌的标准不合理，2003 版 WHO 肿瘤分类将其定义为肿瘤主要位于输卵管，同时卵巢与子宫没有癌或无同型癌。由于诊断时以卵巢为核心，依据肿瘤大小和分布对输卵管癌、卵巢癌与腹膜癌进行区分，导致输卵管癌大多被遗漏或错误地归入原发性卵巢癌或原发性腹膜癌，因而，这一标准近年已被摒弃[8]。

（一）有关输卵管 - 卵巢 HGSC 的术语

输卵管 - 卵巢 HGSC（tubo-ovarian HGSC），历史上长期被错误地定义并分为来自输卵管、卵巢或腹膜三个部位各自独立的原发肿瘤。10 余年前发现这些肿瘤具有相同的组织形态、流行病学特征与临床生物学行为，发现时多数病例已达进展期，很难进行明确区分，因此，提出盆腔浆液性癌的概念。近年新颁布的 TNM 与 FIGO 肿瘤分期也采用了卵巢 /

输卵管/腹膜癌的共同分期方式，不再是以往的各自单独分期。由于需与子宫内膜浆液性癌区分，此类肿瘤又被进一步表达为盆腔（子宫外）HGSC，以有别于低级别癌及子宫内膜浆液性癌，但这一名称仍以传统输卵管/卵巢/腹膜癌三者并列为基础。鉴于盆腔（子宫外）HGSC 大多源自输卵管，少数来自卵巢，腹膜 HGSC 通常为继发性病变，原发性腹膜 HGSC 极为罕见因而可以忽略，以往的输卵管/卵巢/腹膜 HGSC 实际上属于输卵管-卵巢 HGSC 范畴，新近不少学者赞成使用更加明确的名称"输卵管-卵巢 HGSC"。该名称在 2016 年获得国际癌症报告联合会推荐，认为"输卵管-卵巢"较"盆腔"一词表达得更为清晰，准确反映了此类病变的起源，借此可明确地与子宫内膜浆液性癌、卵巢低级别浆液性癌及其他类似病变区分[9]。

（二）伞端是导致 HGSC 发生的主要途径

输卵管在传统定义的卵巢癌和（或）腹膜癌的病理发生中都起着重要作用，已公认伞端上皮是盆腔（子宫外）HGSC 的主要起源地（表 21-6）。

伞端浆液性病变的发现填补了以往在盆腔 HGSC 中找不到早期病变的空白，更正了一直以来将卵巢表面上皮作为盆腔浆液性癌主要来源的错误观念，更有意义的是引导大家正确认识盆腔浆液性癌的发生与发展。STIC 与黏膜微小 HGSC 见于 60% 以上的 HGSC，1/3 左右的病例输卵管黏膜无明显异常发现，表明伞端导致输卵管-卵巢 HGSC 的发生是很复杂的过程，目前提出有几种可能（表 21-7）。

（三）*BRCA* 基因突变与输卵管伞端病变

BRCA 基因胚系突变携带者一生中患卵巢癌的风险在 *BRCA1* 突变者中为 39%～66%，在 *BRCA2* 突变者中为 11%～27%，患者 40 岁之后风险逐渐增加，肿瘤的主要组织学类型是 HGSC。21 世纪初在 *BRCA* 基因突变携带者预防性切除的输卵管伞端发现与 HGSC 有关的前驱或早期病变，包括 p53 印迹或 STIC，证实伞端是部分盆腔 HGSC 的起源地。之后采取对输卵管伞端全面切检的方法，揭示无论是否有 *BRCA* 基因突变，大多数盆腔（子宫外）HGSC 来自输卵管伞端。

最近提出，HGSC 的发生可能存在双重模式，BRCA 相关 HGSC 与散发性 HGSC 虽然有共同的起

表 21-6　支持伞端上皮是输卵管-卵巢 HGSC 的主要起源地的理由

伞端的特征	支持的理由
具备发生 HGSC 起源地的先决条件	①黏膜衬覆浆液性上皮，是盆腔器官中唯一天然具有浆液性上皮的部位，且上皮易于脱落，并具有增殖活性；②分泌细胞与盆腔（子宫外）HGSC 的靶细胞一致；③伞端开放、与卵巢表面有紧密的毗邻关系
伞端具有与 HGSC 相关的早期病变	早期与前驱病变是判断肿瘤起源的重要依据，除 *BRCA* 基因突变携带者预防性切除的输卵管外，60% 以上的散发性 HGSC 也可在伞端发现 STIC 与黏膜微小 HGSC，但卵巢和腹膜则见不到与 HGSC 相关的早期病变
p53 印迹、STIC 及 HGSC 均有相同的分子学改变、*TP53* 突变	*TP53* 突变见于 97% 的输卵管-卵巢 HGSC，亦见于伞端的 p53 印迹细胞和 STIC，表明它们为克隆性病变
输卵管上皮、包涵腺体及输卵管-卵巢 HGSC 有相似的免疫表型	①转录因子 PAX8 在输卵管分泌细胞、卵巢包涵腺体及 HGSC 均为阳性表达，但卵巢表面上皮（间皮）与腹膜无此表达；②输卵管上皮与卵巢包涵腺体有相似的基因与免疫表型

表 21-7　伞端上皮导致卵巢 HGSC 发生的途径

伞端上皮	导致卵巢HGSC发生的途径
STIC 或癌	恶性细胞直接扩散至卵巢和（或）盆腹腔 多数 HGSC 可能经此发展而来
SCE/SCOUT 或 p53 印迹	病变细胞种植于卵巢和（或）盆腹腔，形成包涵腺体或输卵管黏膜异位，一些病例最后发展为 HGSC 这一途径如被证实，则能对一些双侧输卵管形态正常的卵巢或腹膜 HGSC 的肿瘤发生作出合理解释
正常输卵管上皮	正常细胞种植于卵巢和（或）盆腹腔，形成包涵腺体或输卵管黏膜异位，经或不经过良性与交界性浆液性肿瘤阶段，最后在继发 *TP53* 突变基础上转变为 HGSC 这种情况很少见

源地及同样的病变谱系，然而作为异质性发生的肿瘤，它们在患者年龄、临床表现、肿瘤形态及临床生物学行为等方面可能存在差异[10]。

三、HGSC 原发部位的评估

随着有关盆腔（子宫外）HGSC 源自输卵管伞端这一理论获得公认，有关 HGSC 的术语、病理形态及诊断标准都有重要更新。区分 HGSC 的原发部位标准已完全淘汰了以往将肿瘤大小作为依据，而是将浆液性癌的早期病变列在首位。对盆腔 HGSC 的诊断，主要针对输卵管 - 卵巢 HGSC 原发部位的判断，并涉及一些特殊标本及与腹膜癌、子宫浆液性癌和其他病变的鉴别。尽管这些原发部位目前在临床治疗上无区别，然而正确分类对今后早期诊断和肿瘤预防有指导作用。根据目前共识[9]将有关输卵管 - 卵巢 HGSC 原发部位的评估标准整理如下（表 21-8）。

（一）手术标本

1. 原发性输卵管癌　由于肿瘤源自其黏膜上皮，黏膜受累（STIC 与浸润癌）成为判断输卵管原发的核心指标，这些病变主要位于伞端，典型表现为 STIC 与黏膜浸润癌，非伞端的输卵管中如发现癌前病变是支持输卵管原发的有力证据。输卵管浆膜的病灶通常为继发性，可能来自输卵管自身、卵巢或其他脏器，不能以此作为原发输卵管癌的证据。当输卵管部分或完全与卵巢形成肿块时，部分或全部黏膜被肿瘤取代，也可诊断为原发性输卵管癌。

上述标准主要是基于目前对 HGSC 发生的理解，形成以输卵管为中心而不是以往以卵巢为中心的诊断模式，用于输卵管 - 卵巢 HGSC 原发部位的评估，但不适用于其他恶性肿瘤。STIC 样形态也有可能出现在子宫内膜浆液性癌及偶尔来自其他妇科与非妇科肿瘤的输卵管转移。双侧输卵管肿瘤，其中一侧可能是转移性。

2. 原发性卵巢癌　要求双侧输卵管结构清楚，远离卵巢表面，黏膜无癌 [STIC 和（或）浸润癌]，前提是术前未经任何化疗，并且是在对输卵管进行全面切检基础上。腹膜与输卵管浆膜有无癌对原发性卵巢癌的诊断没有价值。

3. 原发性腹膜癌　罕见，要求只有在卵巢和输卵管大体与镜下均无恶性病变的情况下才能作出诊断。为此，必须严格遵循对双侧输卵管与卵巢进行全面切检的要求，以免遗漏镜下微小癌。研究表明，腹膜、输卵管浆膜与卵巢表面均受累的情况，更可能是来自输卵管伞端或卵巢肿瘤的扩散。

（二）特殊标本与问题

1. 在盆腔 HGSC 中，一些病例无法获得完整的手术标本，或术前进行过化疗，诊断难度增加。对于来自腹膜或网膜的活检及细胞学标本：重要的是通过组织学、细胞学或免疫组化等方式，明确 HGSC 的诊断，不强求明确具体原发部位。临床医师可结合影像学、术中所见及其他资料综合考虑。对于能排除子宫浆液性癌的病例，也可笼统使用输卵管 - 卵巢 HGSC 术语。化疗后的手术标本：多数病例有残存癌，可参照前述标准进行原发部位的评估。对于少数没有残存癌的病例，应注意寻找伞端黏膜及其他部位有无与癌床相关的遗迹，如高度退变坏死、纤维化等，在病理报告中以描述方式向临床传递信息。

2. 在评估盆腔 HGSC 原发部位时，应尽量避免采用“非特异性”一词，建议只在无法归入以上各种情况或无法判断肿瘤是来自输卵管 - 卵巢，还是源自子宫内膜时使用。此外，一些输卵管 - 卵巢 HGSC 虽然有多灶病变，但输卵管黏膜病变低于 STIC，这些病例是否可评估为盆腔癌来自输卵管各家意见不一。SCE 和 SCOUT 可见于多种良、恶性

表 21-8　盆腔（子宫外）HGSC 原发部位的评估标准

原发部位	必须具备	无须考虑
输卵管（满足三者之一即可作出诊断）	浆液性输卵管上皮内癌（STIC） 输卵管黏膜浸润癌 输卵管与卵巢部分或完全融合成肿块	有无卵巢癌或腹膜癌及肿块大小 输卵管浆膜有无癌
卵巢	卵巢癌；双侧输卵管清楚可见，远离卵巢，黏膜无癌［STIC 和（或）浸润癌］*, **	腹膜有无癌及肿块大小 输卵管浆膜有无癌
腹膜	双侧输卵管与卵巢大体或镜下均无恶性病变 **	卵巢良性病变

* 指化疗前，因化疗后肿瘤可退变与消失。
** 输卵管需进行全面切检（SEE-FIM 方式，详见本章“侧重伞端的输卵管全面切检方法”），卵巢需进行仔细检查。

病变，据此推测输卵管原发比较勉强。p53 印迹与异型增生或 STIL/STIN 与 HGSC 的关系比较明确，建议采用“输卵管 - 卵巢 HGSC，可能源自输卵管”的语言进行描述。

3. 输卵管 - 卵巢与子宫内膜同时出现形态学类似的高级别浆液性癌时，原发部位大多为子宫内膜，输卵管癌很少逆向转移至子宫内膜，内膜与输卵管双原发癌罕见。20% 的子宫内膜浆液性癌（endometrial serous carcinoma，ESC）伴有输卵管转移，常累及输卵管黏膜与伞端，近半数出现 STIC 样病变，提示输卵管是子宫内膜癌向盆腔转移的主要通道[11]。来自 ESC 的 STIC 样病变代表转移癌，不应解释为输卵管的早期癌。肿瘤的细胞形态及 p53 蛋白对于 ESC 和输卵管 HGSC 的鉴别无意义，然而两者不同的发生与播散方式使其盆腔表现有明显差异，可结合子宫与盆腔肿瘤的状态及免疫组化 WT1 进行原发部位的评估。有关输卵管 - 卵巢 HGSC 与 ESC 同时出现的鉴别详见表 21-9。

应强调的是，输卵管 - 卵巢 HGSC 原发部位的评估是建立在对患者所有临床病理资料熟知的基础上，包括病史、一系列的辅助检查、术中所见、规范的病理切检、大体与镜下形态等，并结合免疫组化 p53 与 WT1 标记综合判断。除对双侧输卵管必须采取全面切检（SEE-FIM 方式）外，还应全面检查子宫内膜，除外内膜浆液性癌。

四、输卵管与盆腔其他病变的关系

（一）与其他浆液性病变的关系

盆腔存在多种浆液性上皮病变，除了 HGSC，还有大量的输卵管子宫内膜异位（endosalpingiosis）或卵巢包涵腺体（ovarian epithelial inclusions）、良性与交界性浆液性肿瘤及低级别浆液性癌，它们主要位于卵巢，其次是阔韧带，输卵管罕见。以往认为这些病变主要来自卵巢表面上皮，但卵巢表面被覆着间皮，自身并无米勒管型上皮。近来提出，输卵管黏膜上皮可能是所有盆腔浆液性病变的细胞来源。

最新的研究发现，卵巢包涵上皮的组织形态与免疫表型均与输卵管上皮相同，而不同于卵巢表面的间皮，表明包涵上皮来自输卵管，并非由卵巢表面上皮（间皮）经化生而来。伞端黏膜上皮常黏着或贴附于卵巢表面，易于脱落，并有种植潜力，其上皮性质决定未来盆腔病变的发生与发展，在盆腔浆液性肿瘤的发生上扮演了双重角色。当伞端黏膜发生浆液性癌时，分子生物学改变主要为 *TP53* 突变，输卵管大多存在 STIC 或微小癌，同时恶性细胞直接向下散落，导致盆腔高级别浆液性癌。而正常的伞端上皮向下散落时，输卵管黏膜自身无异常所见，但在卵巢与阔韧带形成包涵上皮或输卵管上皮异位，并有可能逐渐发展为良性肿瘤、交界性肿瘤或低级别浆液性癌，伴有 *KRAS* 或其他基因突变[12]。由此可以解释为何在与伞端邻近的卵巢和阔韧带多发包涵上皮，并易发浆液性肿瘤，而输卵管自身良性与低级别肿瘤少见。此点与在高级别浆液性肿瘤的发生过程中伞端病变隐匿，而卵巢或盆腔肿瘤显著的特点一致。

（二）与卵巢 / 盆腔子宫内膜异位的关系

卵巢 / 盆腔子宫内膜异位的发生以往有多种理论，但都未获证实。新近的研究提出，子宫内膜异位为异源性，以往从未提及的输卵管上皮可能与相当一部分卵巢 / 盆腔子宫内膜异位的发生相关。理由

表 21-9　同时存在输卵管 - 卵巢 HGSC 与 ESC 的鉴别

形态	原发于输卵管	原发于子宫内膜
盆腔一般表现		
网膜广泛性病灶	有	无
最大肿瘤直径	＞2cm	≤ 2cm
卵巢或网膜大肿块	有	无 / 有
输卵管		
STIC	大多有，位于伞端	少数有，不限于伞端
管腔内漂浮的癌细胞	少见	多见
子宫		
内膜异型增生与 SEIC	无	有
免疫组化		
WT1	弥漫强阳性	阴性或灶性阳性，＜10%

包括：①输卵管上皮与子宫内膜相连续，有衍化为子宫内膜组织的潜能，如输卵管结扎后在近端常常出现子宫内膜化生。这一向相邻黏膜上皮转化的现象其实在米勒管很常见，包括宫颈黏液上皮鳞化、子宫内膜上皮黏液化生，但不知为何主要是向其下段黏膜上皮转化。②卵巢子宫内膜异位常伴有盆腔多灶性病变，这一点与盆腔浆液性肿瘤常伴有卵巢外病变的特点相似，符合伞端上皮散落导致盆腔相关病变时的表现形式。③已观察到卵巢有初始子宫内膜异位灶的现象，即包涵腺体向子宫内膜上皮与间质衍化，而包涵腺体主要来自脱落的输卵管上皮[13]。④最近的分子生物学研究显示，近 60% 的卵巢子宫内膜异位对输卵管上皮的特异性标志物 FMO3 高表达，但对子宫内膜的特异性标志物 DMBT1 低表达，提示至少有些子宫内膜异位来自输卵管上皮[14]。

输卵管与盆腔浆液性病变及子宫内膜异位等相关病变的研究还在不断深入，这无疑会对浆液性肿瘤及子宫内膜相关肿瘤的防治产生深远影响，当然这种改变的实行尚有待于大规模的临床试验证实。

五、侧重伞端的输卵管全面切检方法

输卵管早期癌在大体检查时绝大多数无明显异常发现，因此应对输卵管进行彻底检查，尤其是伞端黏膜，以发现早期输卵管癌与癌前病变。鉴于早期浆液性癌大多数发生在伞端，哈佛大学的 Crum 于 2005 年提出侧重伞端的输卵管全面切检（sectioning and extensive examination of the fimbria，SEE-FIM）的标准化输卵管病理检查方案，优点是使输卵管伞端或远端黏膜得到最大程度的暴露，便于发现早期病变。经过 10 年的努力，这一方案已被广泛接受，应用也从最初的 *BRCA* 基因突变携带者或有阳性家族史的患者，发展至包括低危人群的所有手术标本的输卵管检查，推荐至少应将远端输卵管全部包埋并仔细观察。SEE-FIM 的具体步骤详见表 21-10、图 21-19。

表 21-10　侧重伞端的输卵管全面切检（SEE-FIM）方法

整个输卵管应至少固定 4 小时，最大限度地减少制片过程中的上皮丢失
将输卵管伞端或远端 2cm 的组织横行切断
将切下的伞端黏膜纵行切成 4 条，其余部分按照 2～3mm 的间隔依次横行切段
将上述横行切段的输卵管及纵行切开的伞端组织全部包埋

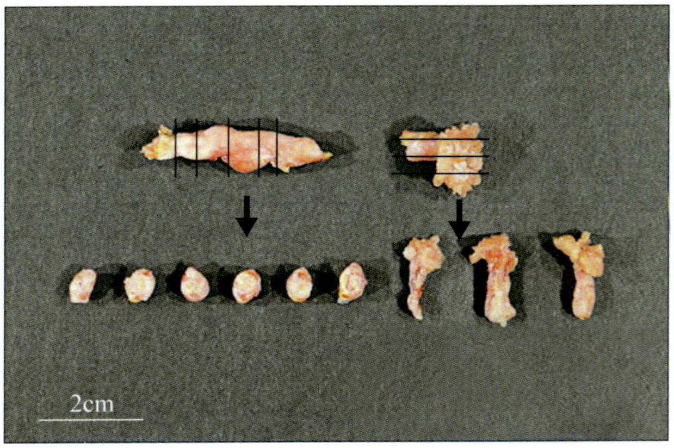

图 21-19　SEE-FIM 方法

切下邻近伞端的部分，将其纵行切成几条，达到最大限度暴露伞端黏膜的目的（右）；剩余输卵管组织横行切段（左），全部组织包埋

第三节　输卵管良性与交界性肿瘤

一、良性肿瘤

（一）乳头状瘤

【临床特征】

输卵管乳头状瘤（papilloma）罕见，多为术中偶然发现。患者可伴有不孕症或无明显临床表现。

【大体病理学】

肿瘤通常为单侧性，呈疣状或小菜花样，直径一般 <3cm，以细蒂附着于黏膜，管腔扩张，常合并输卵管积水。

【组织病理学】

镜检见伴纤维血管轴心的乳头状结构，其数量及复杂程度超出正常输卵管黏膜皱襞，可有多级分支。乳头表面被覆输卵管型上皮或非特异性上皮，个别为透明细胞样，很少复层，无明显细胞异型与核分裂。有时可出现散落的乳头状芽蕾与沙砾体。

【鉴别诊断】

乳头状瘤与输卵管黏膜乳头状增生的形态有重叠，但区分两者的标准尚不明确，当形成孤立性肿块时倾向诊断为乳头状瘤。此外，还需与交界性浆

液性肿瘤鉴别，后者在结构的复杂性及上皮增生的程度上都明显大于乳头状瘤。

（二）浆液性腺纤维瘤

浆液性腺纤维瘤（serous adenofibroma）为双向分化的肿瘤，由输卵管型上皮与纤维瘤样间质组成，是输卵管最常见的肿瘤。Bossuyt 等报道若以≥ 3mm 为下限，该瘤在输卵管的发生率达 14%～23%，而如包括 <3mm 的早期微小病变，总计发生率高达 30%[15]。

【临床特征】

患者平均年龄 55 岁（41～80 岁），常因其他原因手术时偶然发现。肿瘤可双侧发生、多发或合并卵巢同型肿瘤。

【病理发现】

1. 巨检 肿瘤几乎均位于伞端，个别发生于管腔内或位于浆膜，多发性肿瘤均见于微小的病变。典型表现为孤立的白色小结节，表面光滑或呈乳头状，切面实性或偶有小囊腔。肿瘤直径通常 <1cm，最大一例达 5.5cm。罕见伴明显囊腔（囊腺纤维瘤），个别直径达 8cm。

2. 镜检 肿瘤由纤维间质与散在的腺上皮组成，形态与卵巢同型肿瘤相同。上皮绝大多数为浆液性，偶为子宫内膜样，呈腺样、乳头状、裂隙状、小囊状或表面乳头状排列。通常为单层，无细胞异型。间质可类似卵巢皮质间质纤维、致密的胶原或透明变性的组织（图 21-20，图 21-21）。微小的肿瘤有时难以找到上皮成分。

【鉴别诊断】

腺纤维瘤的诊断需有肿块形成，对微小的肿瘤（目前有 <3mm 或 <1mm 两种不同的标准），诊断时可采用早期腺纤维瘤的名称。伞端上皮下正常可有少量纤维性间质，不属于肿瘤范畴。

（三）腺瘤样瘤

腺瘤样瘤（adenomatoid tumor）为间皮来源的良性肿瘤，发生于浆膜下，又称良性间皮瘤。

【临床特征】

患者多为中老年女性，无症状，偶然被发现，其发生明显少于子宫同型肿瘤，罕见发生于双侧输卵管。

【病理发现】

1. 巨检 肿瘤多位于输卵管浆膜下，亦见于管壁、黏膜下或蔓延到管壁全层。外观呈圆形或卵圆形结节，与周围有界线，无包膜。肿瘤直径 1～3cm，通常≤ 2cm，切面实性或有微小孔隙，色灰白或发黄，因有黏液产物而滑润，罕见囊性。

2. 镜检 肿瘤细胞有多种排列，包括不规则裂隙状、杂乱的腺样、小囊状及疏网状等，内衬单层低立方形或扁平的上皮样细胞，腔内空虚或含有淡色液体。还可以散在的单个细胞、乳头状、群集或索状形式分布。瘤细胞胞质丰富嗜酸，内含大小不等的空泡，核呈圆形或椭圆形，有时似印戒样，但无细胞异型（图 21-22～图 21-24）。肿瘤常蔓延至局部输卵管肌层，但不破坏邻近组织，无明显平滑肌增生，这一点不同于子宫同型肿瘤。

3. 免疫组化 瘤细胞通常对低分子角蛋白、Calretinin 及 WT1 弥漫强阳性表达（图 21-24B），并可表达 D2-40。不表达 CEA、Ⅷ因子、CD15 及 TAG-72。

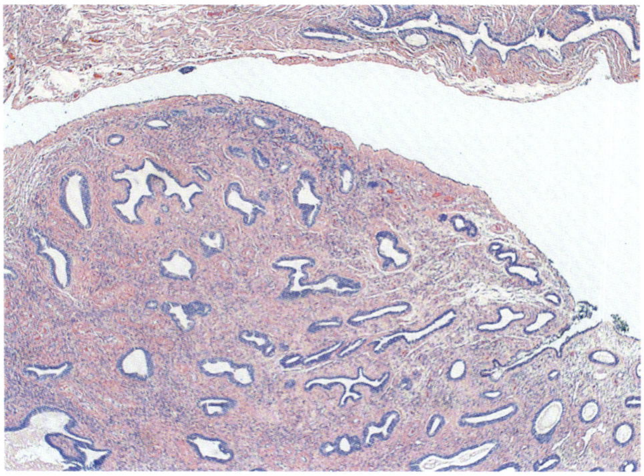

图 21-20 输卵管腺纤维瘤

肿瘤呈双向分化，纤维间质中很多腺样结构，衬覆浆液性上皮，上方可见正常伞端黏膜

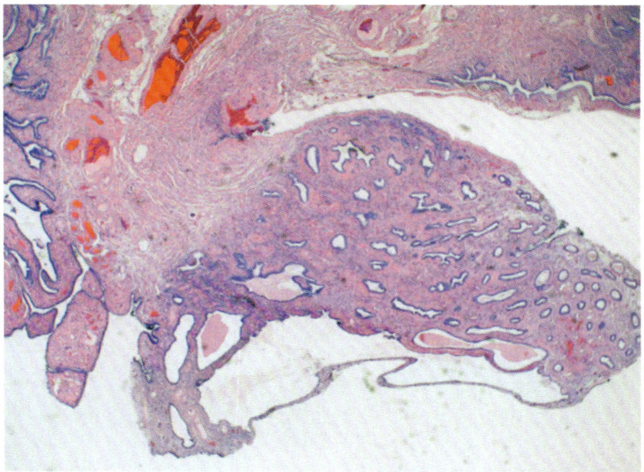

图 21-21 输卵管腺纤维瘤

肿瘤表面不规则，腺样结构分布疏密不一，形成腺管、囊状扩张及钙化

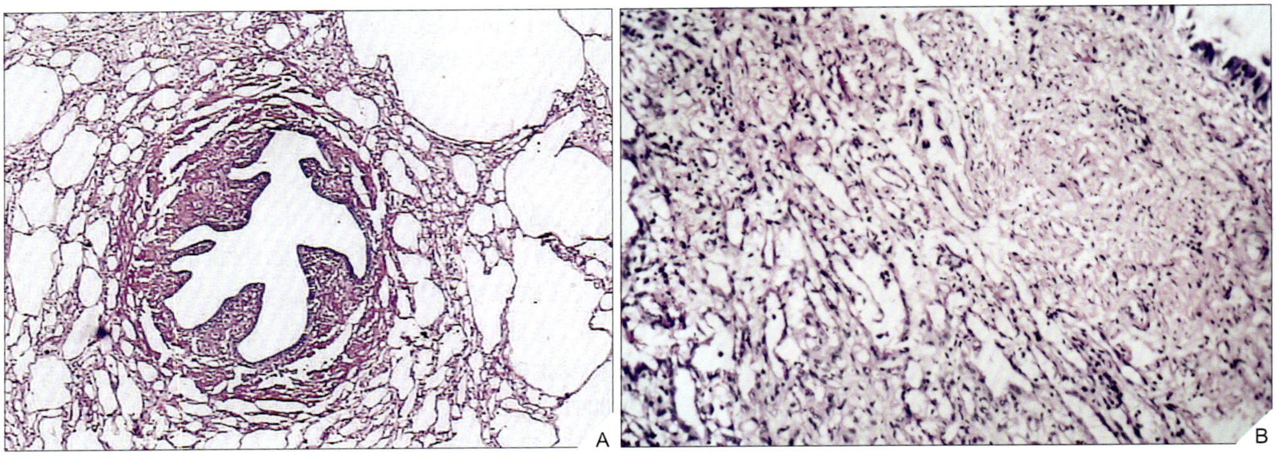

图 21-22　输卵管腺瘤样瘤

肿瘤在管壁中环形生长，由大小不一的腺样与小囊状结构组成（A）；管壁中的肿瘤组织排列成腺样与裂隙状，均不伴组织破坏（A、B）

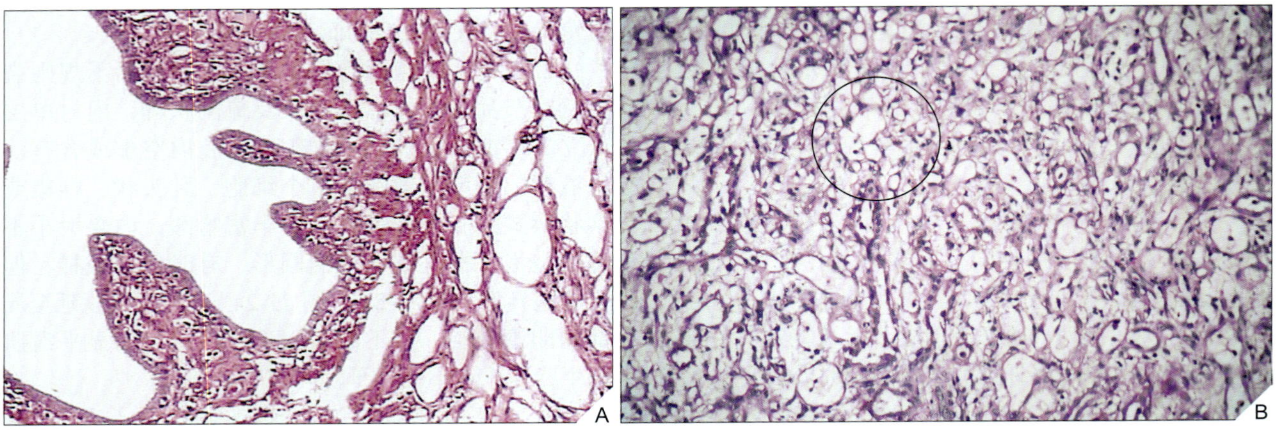

图 21-23　输卵管腺瘤样瘤

A. 腺样与囊状结构衬覆扁平的上皮样细胞；B. 肿瘤上皮呈腺样、裂隙状与小囊状排列，内衬扁平或立方形上皮样细胞，并见印戒或指环样形态（圈内）

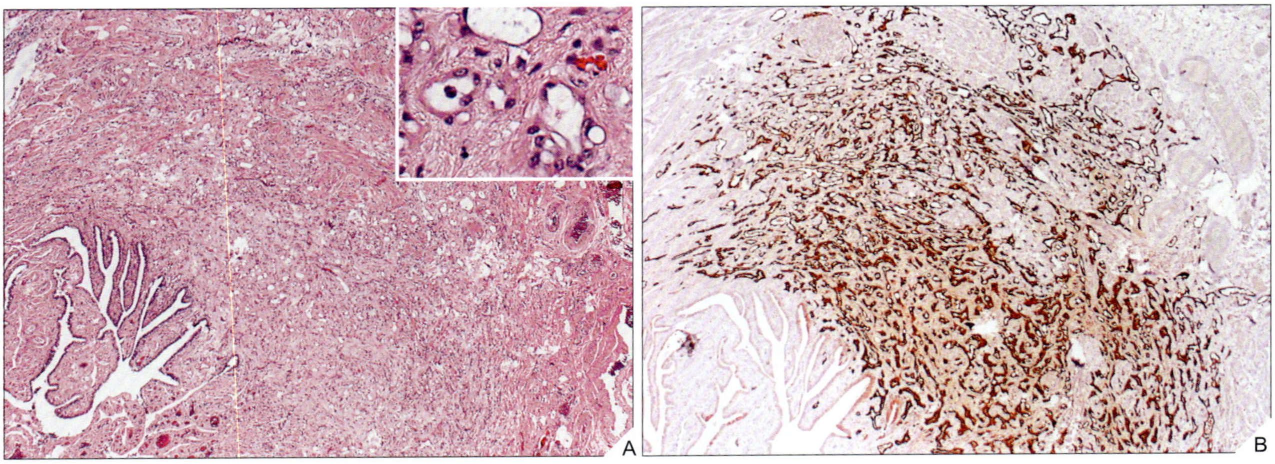

图 21-24　输卵管腺瘤样瘤

A. 肿瘤位于管壁，可见大小不等的裂隙样、卵圆形或圆形腔隙，放大后见其腔隙内衬单层扁平上皮样细胞（插图）；B. 免疫组化 Calretinin 强阳性

【鉴别诊断】

这种肿瘤对临床并不重要，其意义在于与其他肿瘤鉴别。

1. 恶性间皮瘤及转移性腺癌　腺瘤样瘤限于输卵管，大体有界限，细胞形态温和及核分裂不活跃等均支持其为良性病变。

2. 淋巴管瘤　困难病例可通过免疫组化帮助鉴别，腺瘤样瘤表达间皮细胞标志物，不表达内皮细胞的标志物 CD34 及Ⅷ因子。

（四）畸胎瘤

输卵管畸胎瘤（teratoma）罕见，除个别为不成熟性，主要为成熟囊性畸胎瘤，迄今文献报道约 50 例，罕见恶变。肿瘤来源不清，推测由于生殖细胞迷离所致。

【临床特征】

患者年龄多在 40 岁左右，也见于青少年，一些伴有不孕症、低生育或异位妊娠，以附件肿物为主要表现。个别为双侧发生，并可合并卵巢同型肿瘤。

【病理发现】

输卵管峡部与壶腹部是最常见的部位，肿瘤大多生长在管腔内，少数位于管壁间或以蒂附着于浆膜。肿瘤大小不一，直径 0.7～31cm，半数≤ 5cm。切面多为囊性，但实性的比例似高于卵巢同型肿瘤。镜检见三胚层分化的成熟组织，与卵巢同型肿瘤相同（图 21-25）。文献中有 2 例完全由甲状腺组织构成（输卵管甲状腺肿）。

（五）其他良性间叶性肿瘤

输卵管平滑肌瘤与子宫平滑肌瘤相比很少见，通常体积很小，可发生在管壁黏膜下、肌层或浆膜下。

其他非常少见的肿瘤还有神经鞘瘤、脂肪瘤、软骨瘤、淋巴管瘤、神经节细胞瘤及血管瘤。

二、交界性肿瘤

输卵管交界性肿瘤（borderline tumor）是与卵巢同型肿瘤相似的肿瘤，罕见，所以对其临床行为认识有限。大多数肿瘤为浆液性，极少数是子宫内膜样。

（一）浆液性交界性肿瘤（serous borderline tumor）

【临床特征】

患者平均年龄 39.7 岁（31～73 岁），多因其他

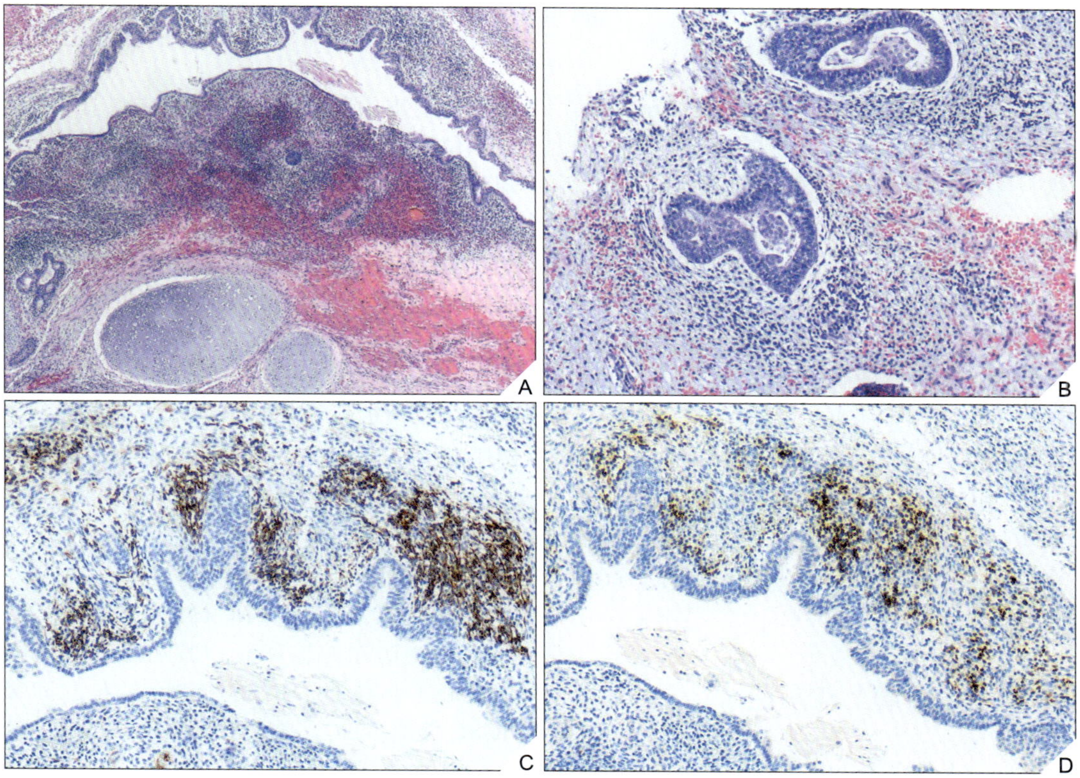

图 21-25　输卵管畸胎瘤

肿瘤凸向管腔，可见软骨、腺体及间叶成分（A）；腺管周围有密集的小蓝细胞（B）；免疫组化 desmin（C）与 myogenin（D）弥漫阳性，证实为横纹肌肉瘤成分（Dr. K Hanley 惠赠）

原因手术时偶然发现。

【病理发现】

肿瘤通常位于伞端，呈囊性、实性或息肉状，最大直径 <6cm（平均 1.8cm）。光镜下可见多级分支的乳头状结构，表面被覆浆液性上皮，可见纤毛，胞质常为嗜酸性。伴灶状上皮复层化和细胞轻度不典型性，核分裂不多，无间质浸润（图 21-26）[16]。组织学诊断标准与卵巢同型肿瘤相同（详见第二十四章）。

【鉴别诊断】

化生性乳头状瘤　是与妊娠相关的病变，病变限于节段性输卵管黏膜，缺少大体肿物，均为镜下偶然发现的。乳头结构简单，无多级分支。

【临床行为与治疗】

预后良好，已报道的病例无一复发，说明这些肿瘤可以采取保守性手术治疗。

（二）其他交界性上皮肿瘤

子宫内膜样交界性肿瘤，偶见于输卵管，组织形态与卵巢同型肿瘤相同。原发性的黏液性交界性肿瘤从未被确认过。当面对这样的病例时，首先应排除是由发生于阑尾的尚未查明的黏液性肿瘤蔓延至输卵管的可能性。

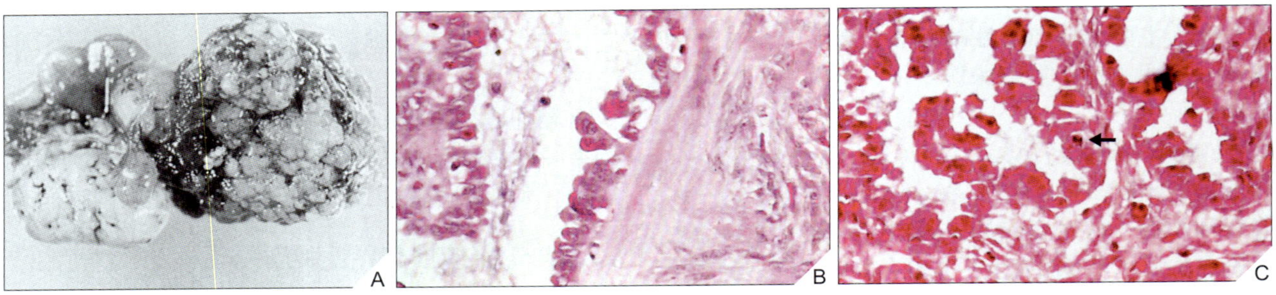

图 21-26　输卵管浆液性交界性肿瘤

肿瘤位于伞端（A），镜下可见乳头状结构，胞质嗜酸性，上皮细胞轻度不典型（B、C），偶见核分裂象（C，箭头）

第四节　输卵管浆液性癌

输卵管浆液性癌（fallopian tube serous carcinoma，FTSC）是输卵管癌中最主要的类型，由于该部位低级别浆液性癌罕见，FTSC 基本等同于 HGSC。肿瘤主要发生在伞端，常表现为浆液性输卵管上皮内癌（serous tubal intraepithelial carcinoma，STIC）或微小癌，因以往未对伞端进行正确切检，致使其发生率长期被低估，实际上 80% 以上的卵巢 HGSC 和几乎全部腹膜 HGSC 均源自输卵管。

输卵管癌主要的分子遗传学改变包括 *TP53* 突变与 *BRCA* 基因异常，肿瘤的发生从输卵管上皮分泌细胞扩增、p53 印迹、浆液性输卵管上皮内病变或瘤变（STIL/STIN）最后发展为 STIC 与浸润癌。肿瘤的组织学表现包括 STIC 与浸润性浆液性癌（serous carcinoma）。

一、浆液性输卵管上皮内癌

浆液性输卵管上皮内癌（STIC）是大多数盆腔浆液性癌可辨识的最早形式，在输卵管上皮内癌（tubal intraepithelial carcinoma，TIC）[17] 中占绝大多数。虽使用“上皮内”的术语，但不应将其视为癌前病变或原位癌，因为原位癌意味着无转移潜能，但 STIC 却常伴有卵巢与腹膜的扩散，因此属于早期或特殊形式的浆液性癌，即 T1a（AJCC）或ⅠA（FIGO）期。STIC 可直接与浸润癌相邻，往往伴有卵巢和腹膜 HGSC，以前我们很少见到 STIC 的原因主要是取材少而且缺乏代表性，随着对伞端全面切检与更多切片的检查，STIC 的检出率明显增加，输卵管上皮的恶性转化很可能是盆腔浆液性癌的关键。STIC 病变肉眼检查不可见，只能通过镜检确诊。有研究发现一些特殊类型的 HGSC，如假子宫内膜样癌较少伴有 STIC。

【临床特征】

STIC 最初见于 *BRCA1/2* 基因胚系突变携带者预防性切除的输卵管，其后证实同样见于散发性盆腔（子宫外）HGSC。60% 左右的卵巢或腹膜 HGSC 伴有 STIC，在 *BRCA1* 或 *BRCA2* 突变携带者进行预防性切除的输卵管中发现隐匿性癌的概率是 5%～10%，在这些早期癌中，以 STIC 的形式累及输卵管黏膜者占 80%～100%。中国国内尚无相关数据。在既无 *BRCA* 突变也不伴有 HGSC 的情况下，STIC 单独出现很罕见。

【大体病理学】

输卵管通常无肿物形成，当合并早期或微小癌时，可在伞端触及 1～2mm 的结节。

【组织病理学】

90% 的 STIC 发生在输卵管远端，即伞端与漏斗部，少数见于壶腹部，很少见于峡部，未见发生于输卵管近端或间质部。病变可单灶或多灶发生。肿瘤呈外生性生长，由黏膜突向腔内。低倍镜下可见一致性深染与拥挤的肿瘤细胞替代正常输卵管上皮，不伴间质浸润。上皮增厚，伴有不同程度的复层化，以小团肿瘤细胞的簇状增生和出芽为特征。没有纤毛，但在整个病灶中可见散在的纤毛细胞残留。

STIC 的细胞形态与浸润癌相同，由异常增生的无纤毛细胞（分泌细胞或干细胞）组成，细胞缺少正常上皮的成熟分化，核呈卵圆形或柱状，伴显著异型与多型性，核仁明显，核质比增加，细胞极性紊乱，可见核分裂（图 21-27，图 21-28）。组织学形态常常表现多样化，主要为上皮复层化，腔缘多扁平或轻微乳头状，亦可呈破碎上皮、乳头状或腺样结构，偶见微乳头形态。另一重要特征是细胞黏着性下降与丧失，细胞呈簇状生长，常见上皮内断裂形成的裂隙，甚至与表面细胞分离，这些细胞团可游离或漂浮至管腔内（图 21-29～图 21-31）[18]。邻近常有异型增生或浸润癌（图 21-32，图 21-33），但对

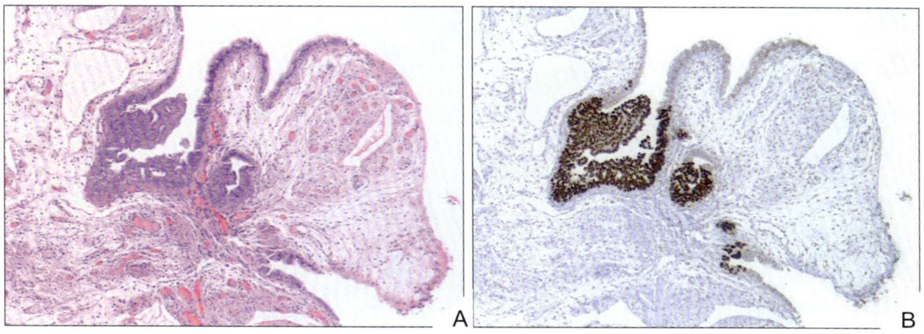

图 21-27　STIC

肿瘤位于伞端，突向腔内生长，可见簇状与裂隙样形态（A），免疫组化 p53 异常表达（B）

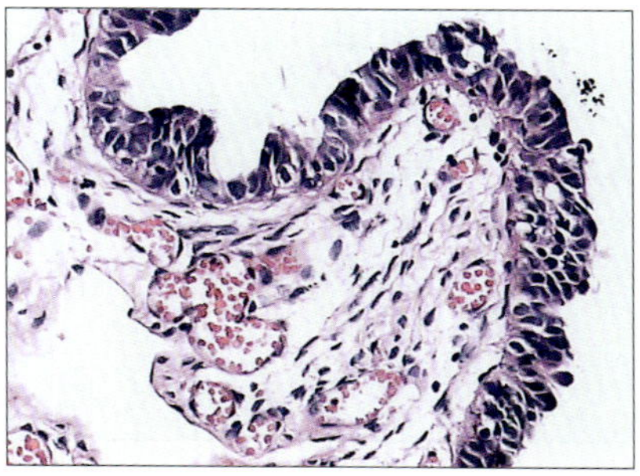

图 21-28　STIC

复层的无纤毛上皮，排列极性紊乱，细胞显著异型

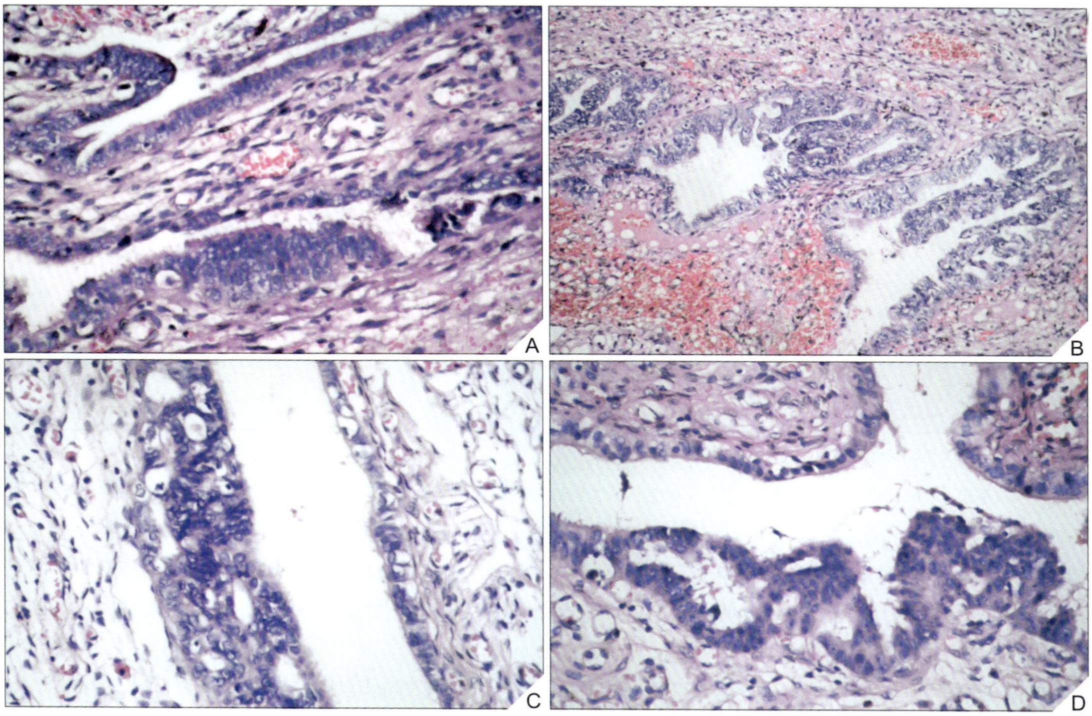

图 21-29　STIC 的多种排列

典型表现为复层化（A），并可形成腺腔内的乳头（B）、微腺体（C）与腺样结构（D）

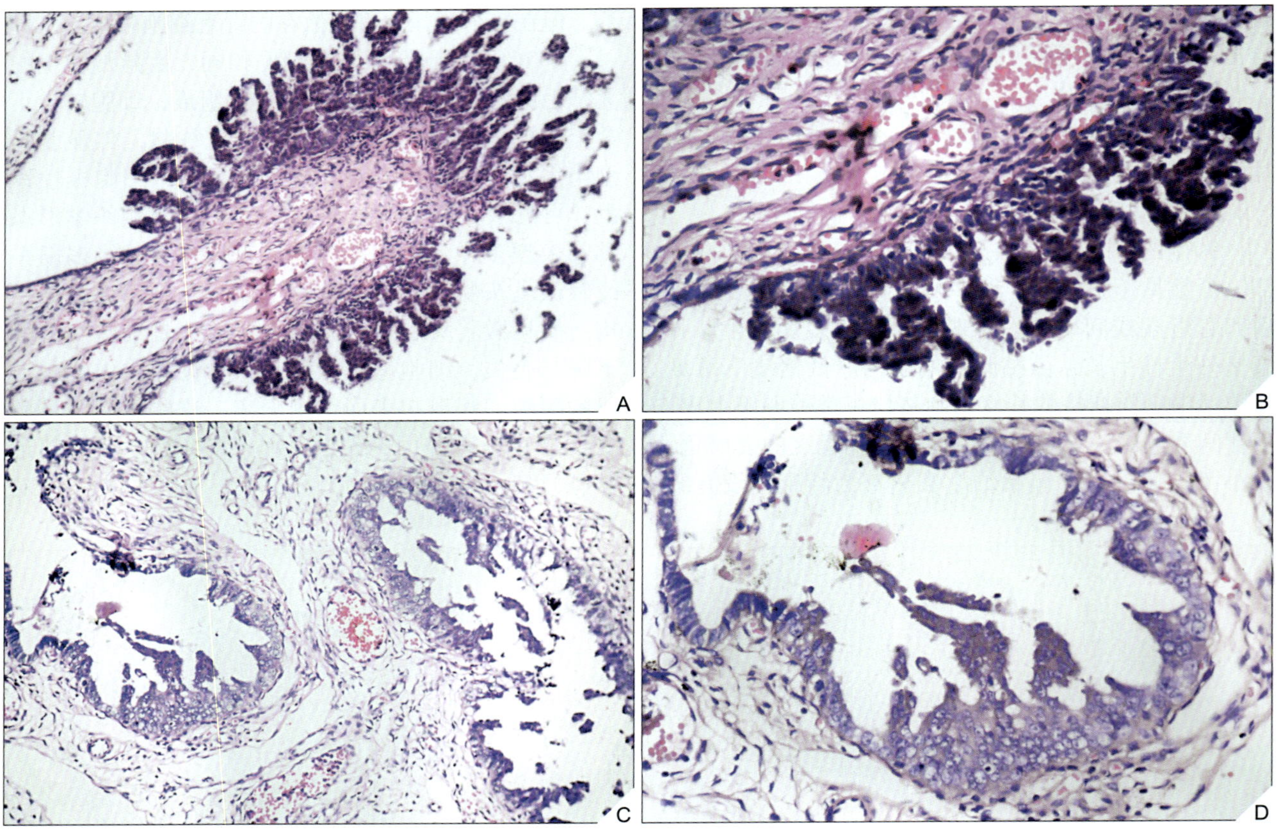

图 21-30 STIC 的多种排列

无纤毛上皮呈微乳头状，与低级别癌不同的是细胞核显著异型（A，B）；细胞黏着力差，部分上皮堆与表皮分离，游离至腔内（C，D）

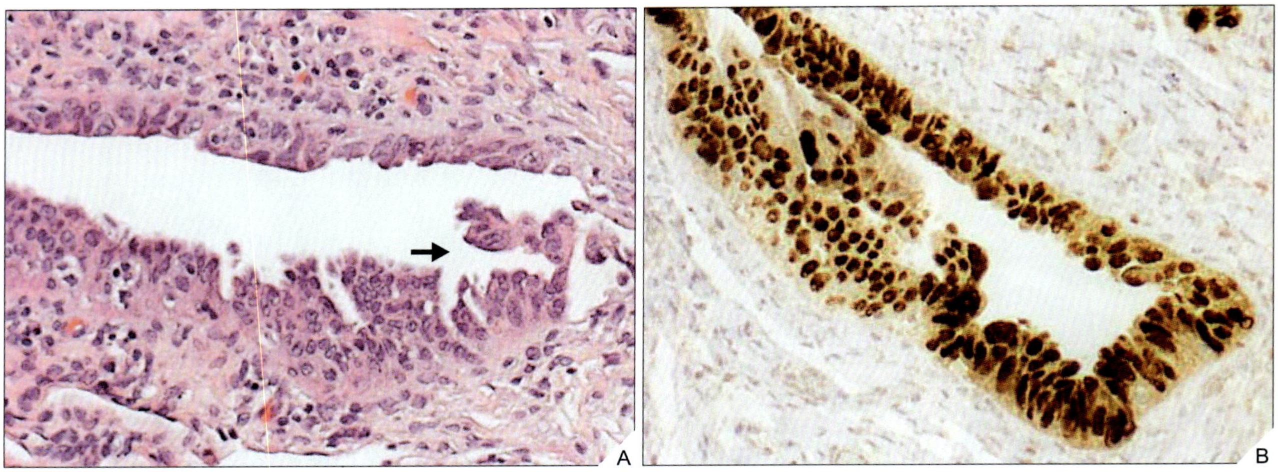

图 21-31 STIC

上皮增厚与复层化，表面不规则并有水平裂隙（箭头），细胞核呈圆形或卵圆形，腔内有小片散落的细胞（A）；免疫组化 p53 连续强阳性表达（B）

于大范围 STIC 与非浸润的 HGSC 的标准还不明确。

免疫组化对诊断一个临床表现很典型的输卵管病变并不必要，但是对 STIC 的确诊却有帮助。Ki-67 阳性细胞通常超过 50%，至少 70% 的 STIC 病例 p53 核弥漫（>80%）强阳性（高表达）或完全不表达（图 21-31B），这与在浸润癌中的发现相似。但是必须注意，p53 的阳性表达也可见于输卵管上皮异型增生和 p53 印迹细胞。所以并不是所有 p53 强阳性就提示 STIC。

STIC 的组织学特征见表 21-11。

【鉴别诊断】

1. 输卵管上皮内病变或瘤变（STIL/STIN） 低于

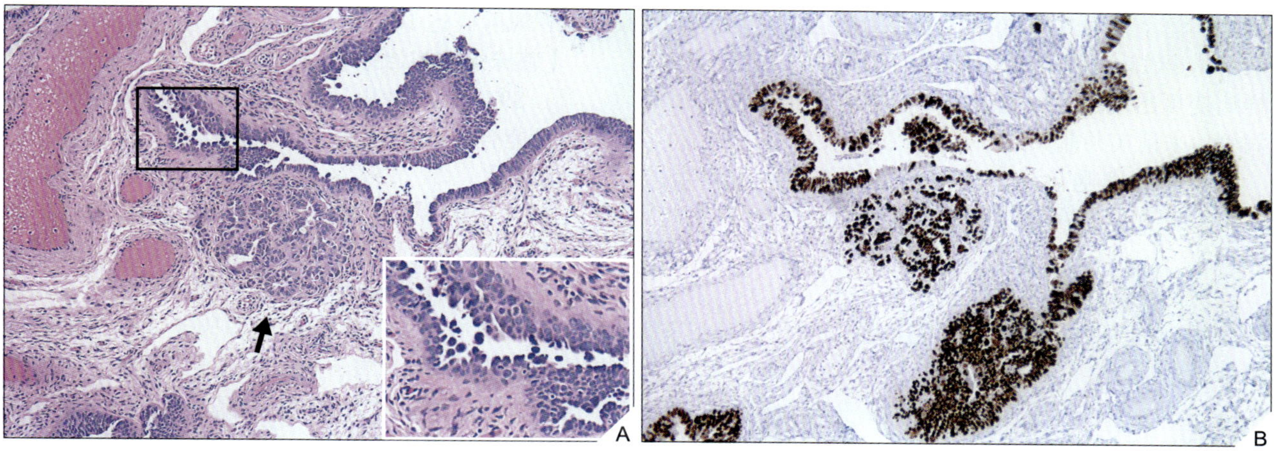

图 21-32　STIC 伴早期间质浸润

A. STIC 位于伞端，间质内形成微小浸润灶（箭头），瘤细胞显著异型（方框与插图放大）；B. p53 蛋白弥漫强阳性表达

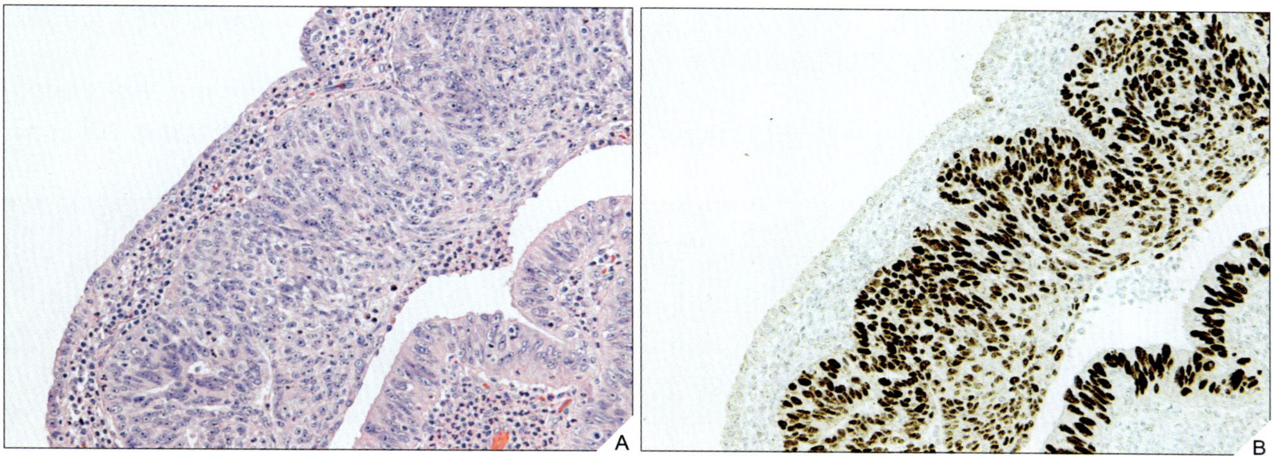

图 21-33　STIC 伴早期间质浸润

A. 显示 STIC 病变（右下）及其在间质内的微小浸润灶（中）；B. 肿瘤细胞 p53 蛋白弥漫强阳性表达

表 21-11　浆液性输卵管上皮内癌（STIC）的组织学特征

特征	具体形态
一致性深染	①由异常增生的分泌细胞组成，缺少纤毛细胞；②核质比升高，更加嗜碱性
上皮排列异常	①上皮增厚，多有复层；②细胞排列极向紊乱，增生的细胞形成微小乳头或细胞簇；③表层上皮可见水平裂隙，一些细胞脱落至管腔内；④缺乏间质浸润
细胞明显异型	①细胞大小不一，核显著异型与多形性，核仁明显，核质比增加，细胞极性紊乱；②细胞核呈圆形或卵圆形，常有明显核仁；③细胞核形态有很大变异，一些显著异型的上皮可出现在细胞形态相对温和的区域

STIC 的癌前病变，细胞异型程度较轻，假复层的上皮保留极向，细胞核呈一致的垂直排列，腔缘光滑，细胞相互黏着，缺少上皮簇。

2. 转移癌　STIC 样形态亦可见于子宫内膜浆液性癌或卵巢肿瘤经黏膜逆向转移至输卵管、来自另一侧输卵管及继发于一些非妇科恶性肿瘤的转移。通常有各自典型的原发部位肿瘤的表现。在子宫浆液性癌合并伞端 STIC 或浆液性癌时，大多原发部位是子宫，通常少见盆腔广泛性受累。有助于提示一侧或双侧输卵管转移癌的特征：在输卵管中仅见 STIC 与 HGSC，但缺乏低于它们的前期病变；双侧输卵管的 *TP53* 突变完全相同；STIC 与子宫肿瘤的 *TP53* 突变相同。

3. 非肿瘤性上皮增生　许多 STIC 在低倍镜下即可辨认，而在绝经前妇女若不经仔细的组织学检查则可能漏诊，这是因为在卵巢生理周期中，正常的输卵管上皮可在激素刺激下变为复层或明显增生。对于老年妇女的STIC诊断也应当谨慎，因为STIC样病变可出现在多种情况，一些最初诊断为STIC的病例后来证实并非如此。

4. 移行细胞化生　这种情况下细胞并不增生，细胞核没有异型性但有核沟，这都可以与STIC进行区别。

5. 热灼人工假象　与术中使用电刀有关，上皮细胞排列如流水状，可见纤毛细胞，间质细胞形态模糊。

6. 微小HGSC　输卵管STIC有时可见微小的黏膜间质浸润（图21-32，图21-33），属于浸润性HGSC范畴。

【遗传学特征】

*TP53*突变见于92%的STIC，同时伴发的卵巢HGSC也有相同的改变，支持它们为同源细胞关系。

【遗传易感性】

*BRCA*基因胚系突变患者一生中发生盆腔HGSC的累积风险高达10%～40%。

【临床行为与治疗】

1. STIC的自然史及最佳处理方案还不明确，由于很可能合并卵巢HGSC，因此建议对STIC患者进行分期手术。

2. 单独的STIC发现于*BRCA*基因突变携带者预防性切除的病例时，分期手术后仅个别诊断升级，可能与临床和病理对这些病例更警惕，手术与检查更细致有关。而在因其他原因手术的低危即无*BRCA*基因突变的患者，有半数或更多的病例在完全分期手术后诊断升级为HGSC，提示对于低危病例的STIC应重新审核。

3. 依据文献有限的资料，不伴有HGSC的单纯STIC可能预后较好，在16～25个月的随访中仅个别死于“卵巢癌”。但这一结论还需大样本与长期随访证实[19]。

4. 必须要强调的是，STIC不管有无合并间质浸润，都可伴有卵巢或盆腔其他部位的转移（图21-34，

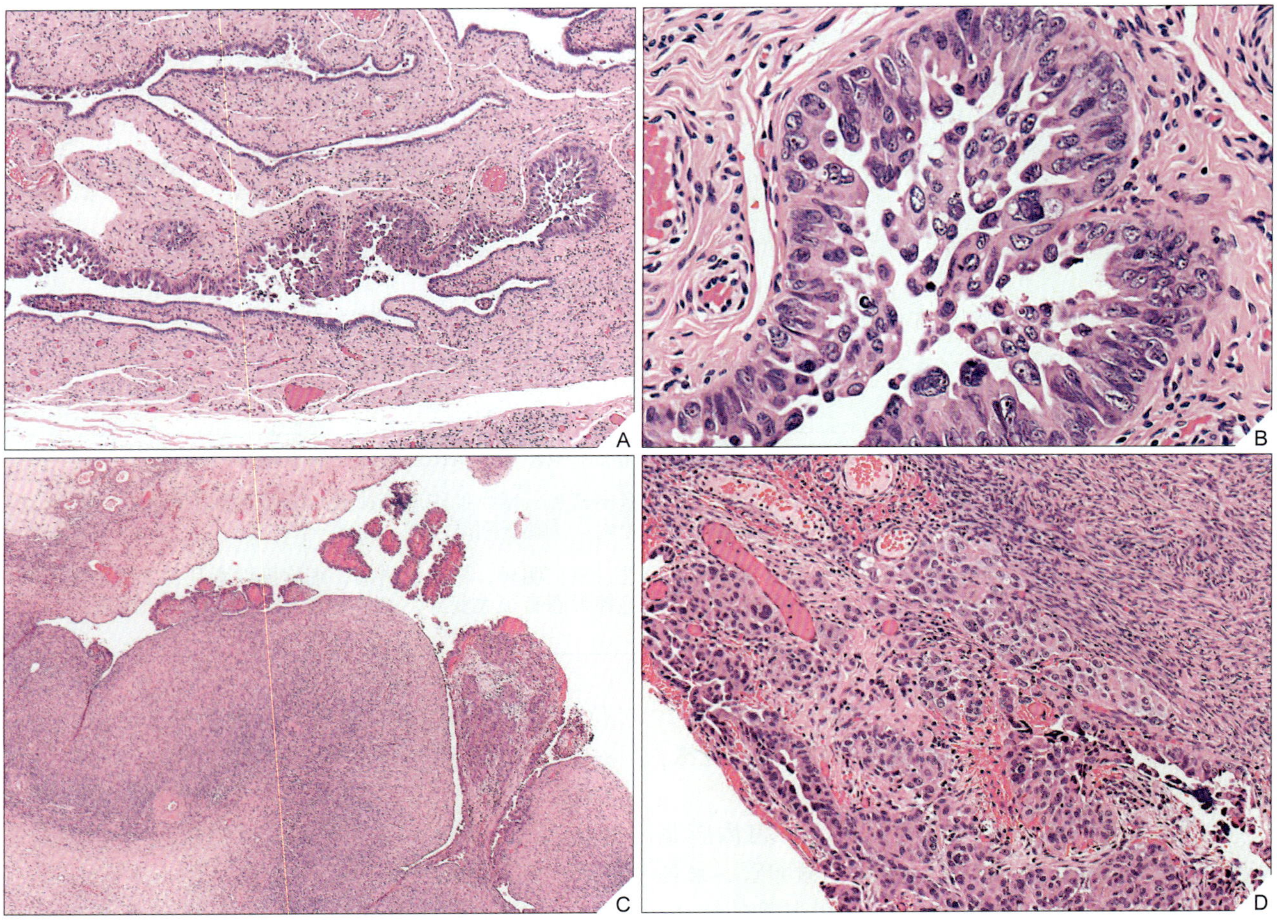

图21-34　STIC伴卵巢表面转移

A. 输卵管局灶性的STIC；B. 高倍镜下显示瘤细胞显著多形性，腔内有散落的瘤细胞；C. 同一病例卵巢表面及皮质内可见转移癌；D. 高倍镜下显示瘤细胞与STIC的细胞形态相同

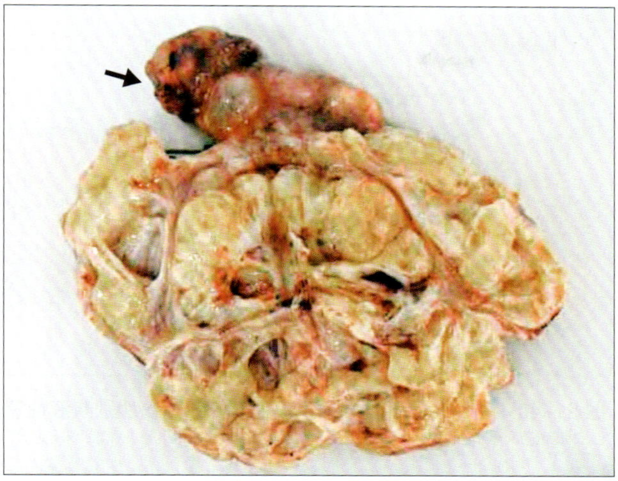

图 21-35　STIC 伴卵巢高级别浆液性癌
卵巢形成很大的肿块，但输卵管大体仅见伞端粘连（箭头）

图 21-35），这也是 STIC 需要化疗的原因，临床常用顺铂和紫杉醇联合化疗。对于既无间质浸润也无肿瘤扩散的病例，一些机构不再治疗，但这些病例仍存在复发为浆液性癌的危险（1%～10%），因此必须长期随访。最近随着作用于叶酸受体 α（FRα）靶向药索米妥昔单抗（MIRV）的诞生，用 MIRV 治疗 STIC 和预防 HGSC 值得关注。

二、浆液性癌

输卵管浆液性癌（serous carcinoma）为浸润癌，形态与盆腔其他 HGSC 相同，呈乳头状、腺样或实性生长，伴重度细胞学不典型。有关输卵管浆液性癌的认识在近 10 年来有很大改变，详见表 21-12。

【临床特征】

平均发病年龄约 60 岁（26～86 岁），约 6% 的患者 <40 岁。少数患者出现三联征，即阴道排液、疼痛和盆腔肿物，多数病例伴有绝经后出血或表现类似晚期卵巢癌或腹膜癌，部分病例宫颈细胞学或子宫内膜诊刮发现异常细胞。检测血 CA125 水平多有升高。术前确诊者不超过 5%，漏诊原因主要是以往对伞端癌缺少认识，将肿瘤大小作为判断肿瘤起源地的主要标准。这种肿瘤似乎与卵巢癌及子宫内膜癌发病率增加有关，其发生率在患乳腺癌和腹膜癌的女性也有增加。

【大体病理学】

肿瘤大体表现可分为形成明显肿块和隐匿性两种形态。有明显肿块的肿瘤即传统描述的输卵管癌形态，在原发性输卵管癌中仅占少数，主要位于输卵管的中段与远端，肉眼即可判断为癌。隐匿性肿瘤是近年认识的类型，典型表现为伞端癌，在原发性输卵管癌中占多数。其输卵管表现温和，但常伴有明显的卵巢肿块或盆腔广泛扩散。由于管外表现突出，以往大多被误诊为原发性卵巢癌或腹膜癌。此种表现以往不认识，如不对伞端进行取材，非常容易被忽略，但从 HGSC 的发生与发展来看，我们不难理解这是输卵管伞端癌的独特形态（表 21-13）。

表 21-12　关于输卵管浆液性癌的传统理论与近年新认识

特征	传统理论	近年新认识
分级	分为 1～3 级	等同于 HGSC，不再分级
发病率	罕见	远较以往认为的常见
同时伴有卵巢 HGSC	卵巢原发，来自卵巢表面上皮	输卵管原发，卵巢继发，大多来自伞端 STIC
原发性输卵管癌的诊断标准	肿瘤主要位于输卵管，卵巢与子宫没有癌或无同型癌	STIC 或输卵管黏膜浸润癌
大体形态	输卵管形成明显肿物	输卵管表现隐匿，常以卵巢肿物为突出表现
前期病变的术语	原位癌	STIC

表 21-13　输卵管浆液性癌的大体表现

类型	形态
明显肿块	①主要位于输卵管壶腹部与远端；②整个输卵管肿胀变形，外观似输卵管积水或腊肠样；③肿瘤组织充满管腔或突出于伞端，伴或不伴有管壁增厚；④不少病例伞端闭锁，开放的伞端黏膜也显著增厚变形，图 21-36～图 21-38 为少见的输卵管肿块形态
隐匿性	①病变主要位于伞端，较少表现为明显的肿物，即使可见肿物，体积也不大；②输卵管常无明显增粗，仍保持正常形状；③伞端半数有不同程度的粘连、不清或水肿，少数可见小结节，很难与慢性输卵管炎区分，甚至无异常所见并开放（图 21-39～图 21-41）

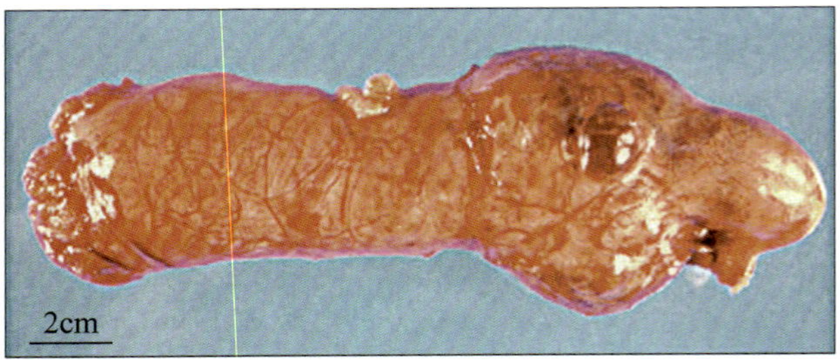

图 21-36　输卵管浆液性癌

输卵管增粗呈“腊肠”样，伞端闭锁，外观似输卵管积水（Dr. CP Crum 惠赠）

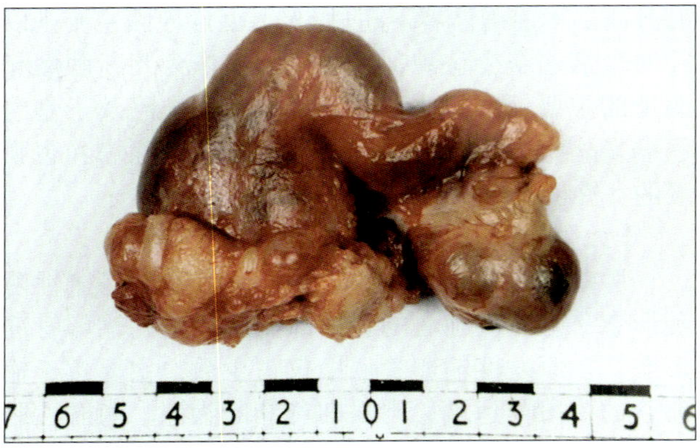

图 21-37　输卵管浆液性癌

肿瘤主要位于壶腹部与伞端，形成特殊的“釜形”外观，伞端黏膜肿胀外翻

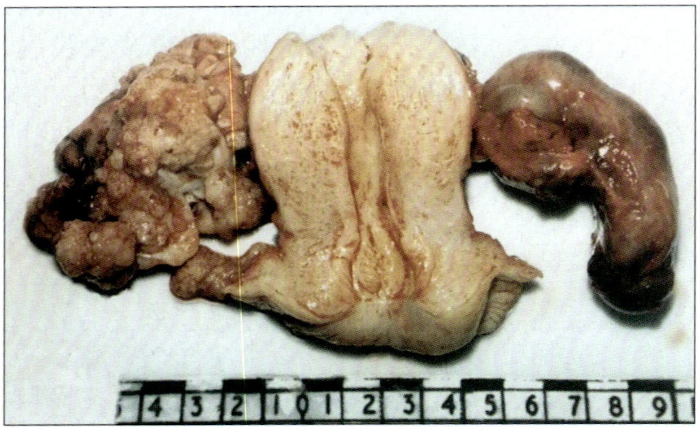

图 21-38　双侧输卵管浆液性癌

左侧输卵管增粗呈“腊肠”样，右侧形成输卵管 - 卵巢癌块

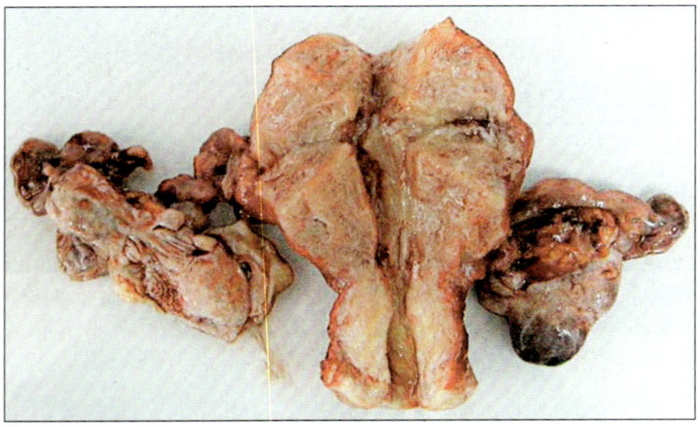

图 21-39　右侧输卵管伞端微小癌合并盆腔高级别浆液性癌

右侧卵巢结节状，但输卵管未见明显异常

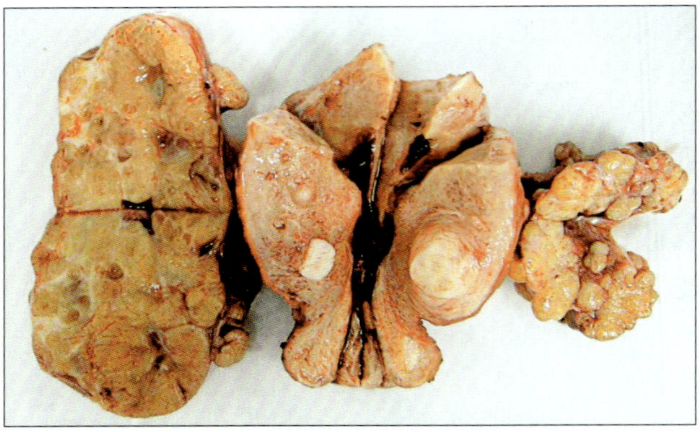

图 21-40　左侧输卵管伞端微小癌伴双侧卵巢高级别浆液性癌

双侧卵巢形成明显肿块，但输卵管大体未见明显异常（在卵巢肿块后方，未显示）

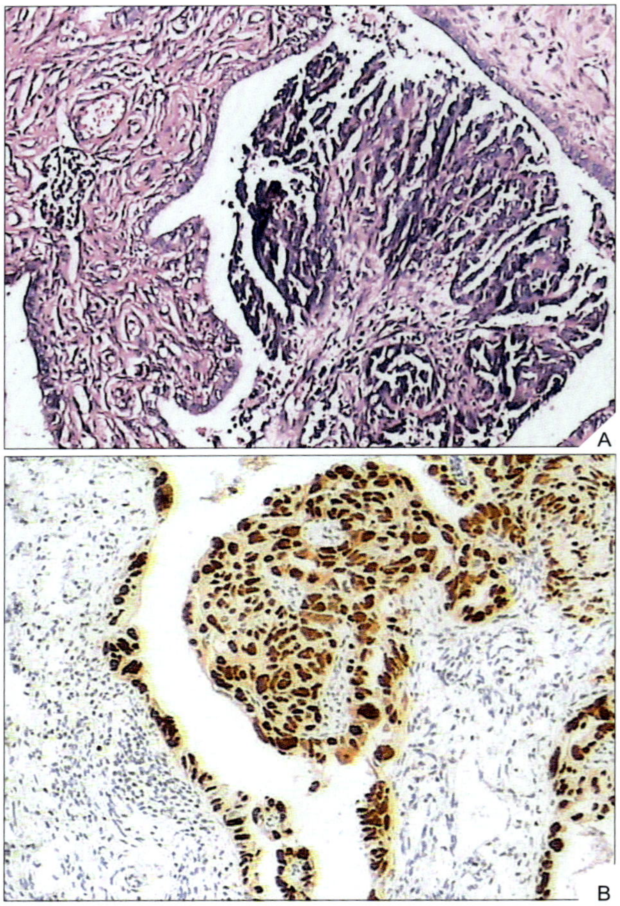

图 21-41　隐匿的输卵管伞端浆液性癌

A. 镜下发现的微小癌，突向腔内并伴间质浸润，与周围正常上皮形成极大反差，如不进行全面伞端取材很容易遗漏；B. p53 弥漫强阳性

肿瘤大体形态反映不同的肿瘤发生部位状态与生长方式，一些输卵管肿瘤如发生在非伞端部位或伴有伞端闭锁时，瘤组织不断生长并积聚在管腔内，浸润管壁与大部分输卵管，形成明显的肿块。而伞端肿瘤由于瘤细胞可随时向外洒落，自身很少形成明显肿块，此种“隐匿与温和”的大体形态并不意

味其恶性度低或生长缓慢，由于早期扩散，发现时多数已达进展期，伴盆腔多部位受累。无论是否为BRCA阳性的病例，输卵管伞端都是最易发生早期浆液性癌的部位。

【组织病理学】

1. 输卵管浆液性癌可呈乳头状、腺样及实性等多种结构形态。与传统主要根据肿瘤结构分型不同，近年对输卵管-卵巢上皮性癌的组织分型是建立在肿瘤分子遗传学、组织形态、免疫表型及临床生物学表现等基础上，有关HGSC的描述涵盖了传统的一些低分化子宫内膜样癌、部分透明细胞癌及移行细胞癌，这是基于对浆液性肿瘤的发生及分子遗传学等多方面的研究，它们可能是HGSC的变异形态[20]。HGSC中的子宫内膜样、透明细胞或移行细胞样形态通常见于部分区域，具有类似子宫内膜样癌、透明细胞癌或移行细胞癌的部分特征，而不是全部特征，不同结构常混合，常可发现典型HGSC的区域（图21-42～图21-45）。尤为重要的是尽管结构不同，输卵管浆液性癌均伴有细胞学重度异型（详见第二十五章）。

肿瘤细胞学显示典型的高级别核特征，有明显多形性，可见奇异形细胞或瘤巨细胞、核分裂活跃，一些细胞胞质嗜酸或透明，常伴肿瘤坏死（图21-46）。有时肿瘤的异质性表现突出，不同的肿瘤及同一肿瘤的不同区域常有多种形态结构，瘤细胞的异型程度也不完全相同，详见表21-14。

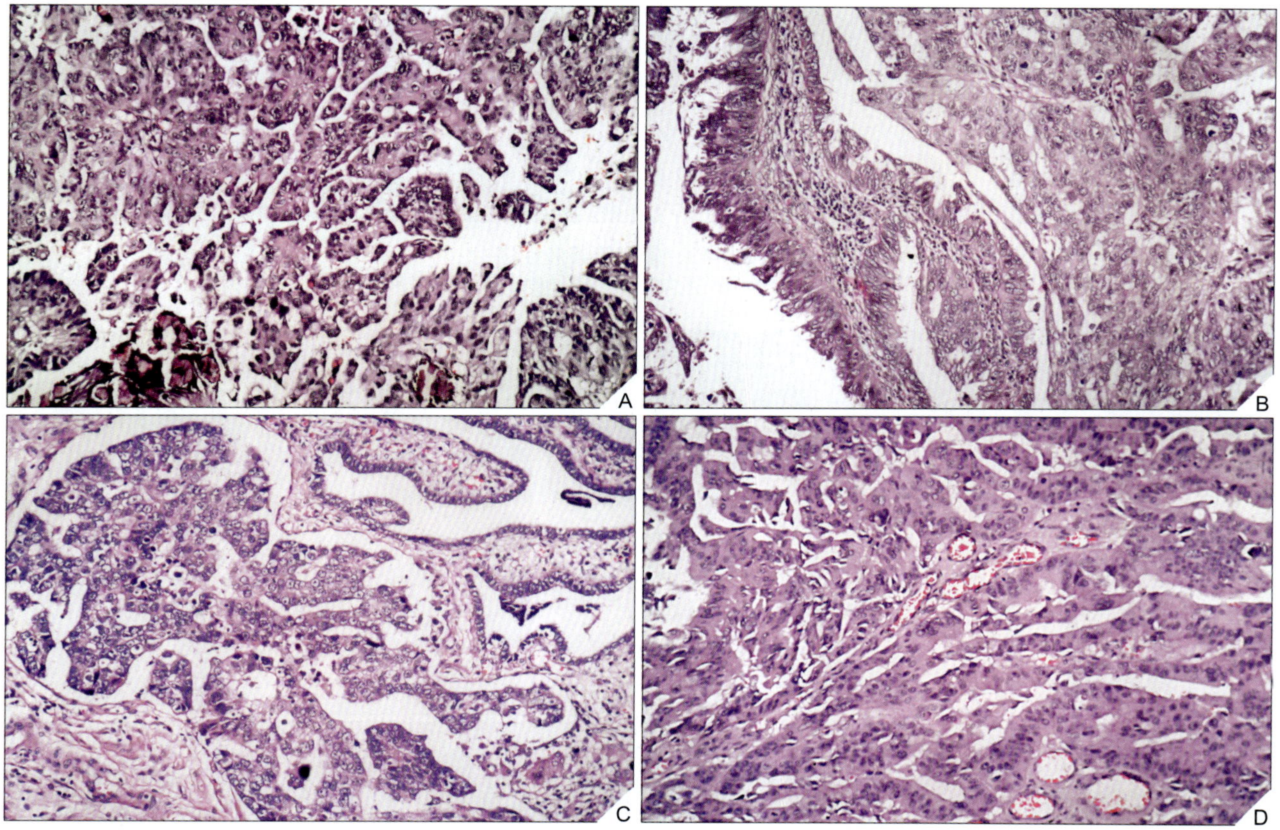

图21-42　输卵管浆液性癌

肿瘤细胞排列成小乳头（A）、大乳头与筛状（B）、分支状乳头（C）及绒毛腺样形态（D）；细胞有明显异型性（A～D），伴显著嗜酸性胞质（D）

表21-14　输卵管浆液性癌的镜下形态

特征	具体形态
结构	①呈乳头状、微乳头状、腺管样、裂隙样腔隙、筛状或实性巢片状等多种排列；②一般以乳头状生长为主；③各种结构常混合存在
细胞形态	①细胞多形性明显；②可见瘤巨细胞、嗜酸细胞或透明细胞；③核分裂活跃
其他表现	①坏死与脉管侵犯很常见；②可见沙砾体；③常与STIC相邻

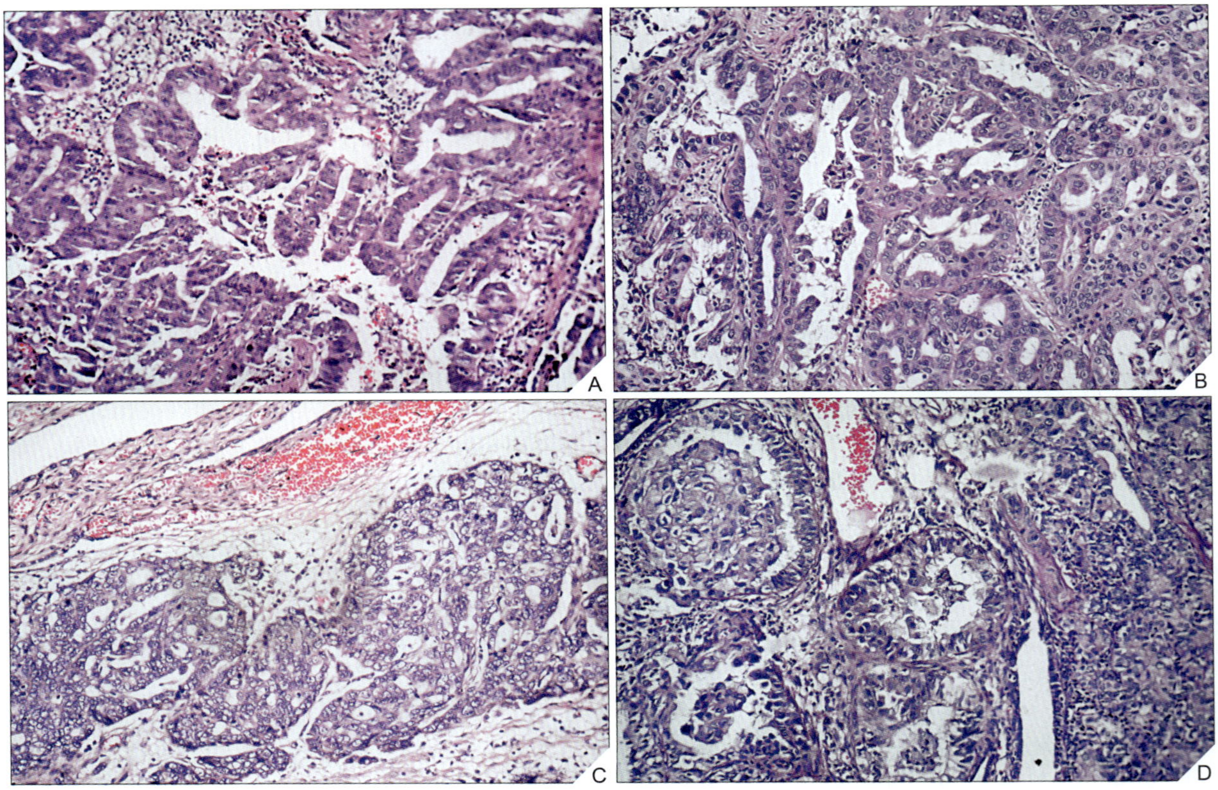

图 21-43　输卵管浆液性癌

肿瘤细胞排列成大小不等的腺样与筛状结构，似子宫内膜样癌（A～D）；腺腔内的实性细胞团状似鳞化，细胞核为高级别（D，左上方）

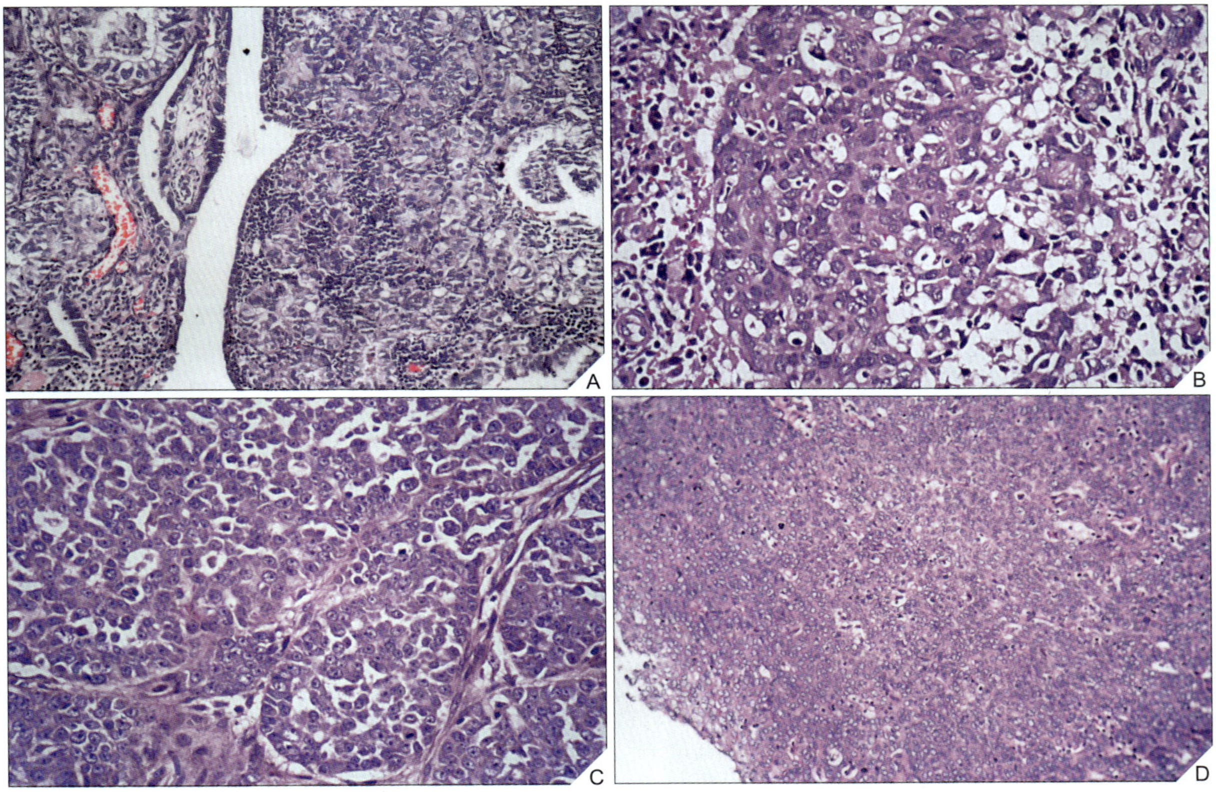

图 21-44　输卵管浆液性癌

肿瘤细胞密集排列，隐约可见腺样与筛状结构（A～C）；实性片状的肿瘤组织（D）

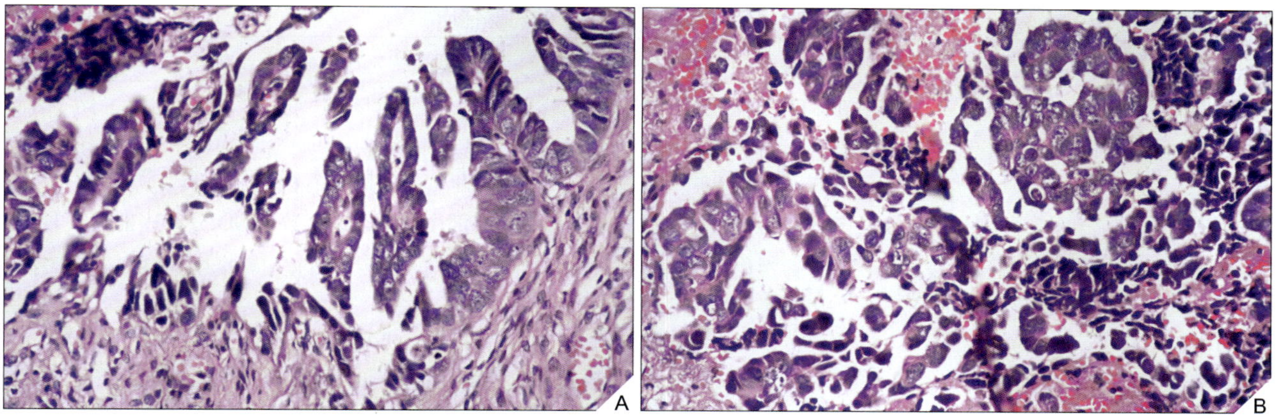

图 21-45　输卵管浆液性癌

肿瘤细胞呈柱状（A）、圆形、卵圆形或奇异形（B），细胞学显示为高级别核（A，B）

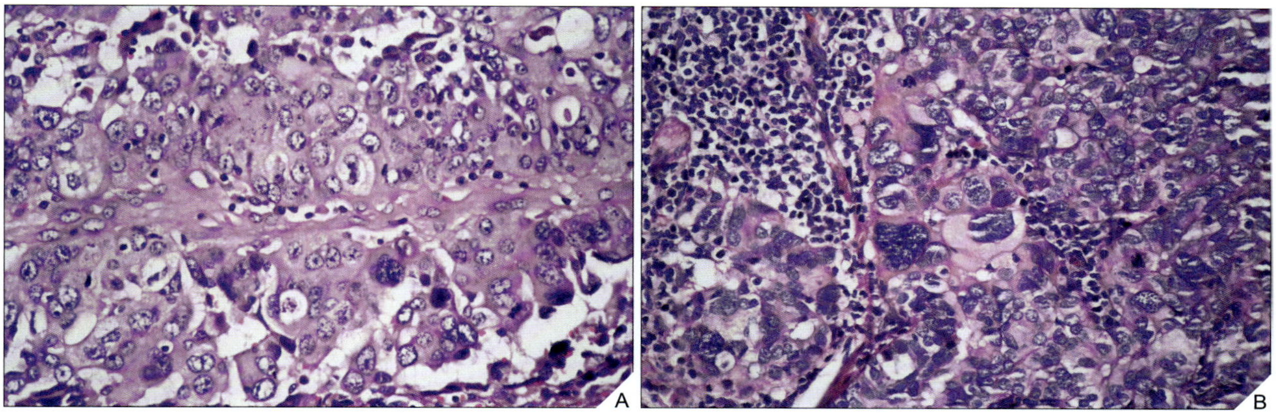

图 21-46　输卵管浆液性癌

细胞重度异型，染色质开放，伴有明显核仁（A，B），散在瘤巨细胞及大量淋巴细胞浸润（B）

免疫组化：*TP53* 突变是 HGSC 最重要的分子遗传学改变，因此在输卵管浆液性癌的诊断中免疫组化染色检测 p53 蛋白表达是最重要的标志物，肿瘤细胞 p53 异常（突变型）表达（>80% 的细胞核强阳性或完全不表达），同时 WT1 强阳性，Ki-67 高表达。

2. 可能与 *BRCA* 基因突变相关的组织形态　输卵管浆液性癌为异质性肿瘤，从发生角度可分为伴有 *BRCA* 基因胚系突变（BRCA 阳性）与不伴有 *BRCA* 基因胚系突变（BRCA 阴性）两个类别，肿瘤的发生存在双重模式，除年龄、治疗反应与预后等有所不同外，组织形态也存在差异。

一些研究提出，HGSC 的肿瘤结构更接近实性或 >25% 的区域呈实性、假子宫内膜样（筛状或微囊状）（图 21-43C，图 21-44A，图 21-44D）或移行细胞癌样（solid，pseudoendometrioid，transitional cell carcinoma-like）即 SET 结构，在 BRCA 阳性肿瘤明显高于 BRCA 阴性肿瘤（50% 与 28%）。STIC 更多见于 BRCA 阴性病例（阴性 66%，阳性 31%），尤其是肿瘤呈经典形态时（83%），而在 BRCA- 但肿瘤有 SET 结构时，合并 STIC 的比例仅 22%[10]。

【鉴别诊断】

1. 子宫内膜样癌和透明细胞癌　两者罕见于输卵管，其发生多与子宫内膜异位相关，典型表现为低分期，很少多部位受累。镜下见肿瘤细胞形态温和，可伴有鳞化，并可见陈旧出血与纤维化等子宫内膜异位的痕迹，免疫组化 p53 正常表达。

2. 低级别浆液性癌　罕见于输卵管，细胞缺少重度异型，免疫组化 p53 正常表达。

【遗传学特征】

输卵管 HGSC 的遗传学特征与卵巢 HGSC 相同，见第二十五章。

【临床行为与治疗】

1. 肿瘤扩散　输卵管浆液性癌主要位于伞端，具有独特的扩散方式（表 21-15），这与肿瘤主要向黏膜面外生性生长、浆液性癌的细胞黏附力差导致肿瘤细胞易于脱落、伞端的地理位置处于盆腔高位及

表 21-15　输卵管 HGSC 的扩散特点

特点	具体表现
早期发生	在 STIC 阶段已开始向外扩散
肿瘤细胞向下洒落	较之向内浸润管壁，肿瘤细胞更容易向下洒落到黏膜皱襞间或直接自伞端至盆腔，随着腹腔液的流动而种植到卵巢、盆腹膜、大网膜及其他脏器表面
范围广	多数病例就诊时表现为盆腔和腹膜多部位病灶，近半数 FIGO 分期达Ⅲ～Ⅳ期
输卵管自身表现隐匿，管外病变突出	输卵管常仅见小肿块或见不到肿物，典型表现为 STIC+ 卵巢肿物并伴大网膜或腹膜多结节
常有淋巴结转移	主要转移至主动脉旁淋巴结和盆腔淋巴结，亦可转移至远处淋巴结
偶尔通过其他方式扩散	自管腔逆向转移至子宫内膜及子宫颈管

开放于盆腔的解剖学特性等有关，直接影响到输卵管 - 卵巢癌的发生与发展模式。除了伞端 - 盆腔扩散导致的卵巢、盆腔或腹膜受累，肿瘤还可经淋巴道转移至主动脉旁淋巴结与盆腔淋巴结。

2. 治疗与预后因素　输卵管 HGSC 的治疗模式与卵巢 HGSC 相同，治疗首选剖腹探查加全子宫双附件切除及全面分期手术，再根据情况辅以化疗和（或）放疗。不适合手术的Ⅲ～Ⅳ期巨块型肿瘤患者，可采取新辅助化疗 + 肿瘤细胞减灭术。

分期是预测预后的最重要指标，总体 5 年生存率低于 40%，其中Ⅰ～Ⅱ期为 50%～60%，Ⅲ期为 29%，Ⅳ期仅 12%。肿瘤形态也可能影响预后，伴有肿物但伞端闭锁（输卵管增粗如腊肠样或似积水）的病例可能优于伞端开放者。其他不利因素还包括老年（60 岁以上）、血管侵犯及残存癌灶数目较多或直径大于 2cm。

三、诊断中的一些实际问题

（一）正确切检的重要性

浆液性癌与 STIC 主要位于伞端，尽管恶性度高，但很多肿瘤并非显而易见，常见大体无明显肿物或仅见微小肿物，容易被漏掉，这是一种经常需要通过取材去“发现”或“寻找”的肿瘤。浆液性癌的镜下诊断多无困难，以往遗漏的大批伞端癌主要与传统不恰当的取材习惯有关，因此必须采取侧重伞端的输卵管全面切检（SEE-FIM）的方法（图 21-19），在将双侧输卵管远端（伞端）部分切断后，还应将其纵切之后再全部包埋，旨在最大限度地暴露伞端黏膜病变。应注意，不能以输卵管浆膜肿块或结节的取材代替伞端取材，因为对输卵管癌进行的诊断，需要确定的不仅是“有 / 无”癌，还包括是否为“原发”癌，黏膜受累是其最重要的指标。

（二）如何进行组织学观察

浸润癌比较容易诊断，STIC 容易漏掉，尤其是病灶小或上皮复层较少的病例，需要与反应性及其他良性病变鉴别。另外，将良性反应性的上皮增生诊断为 STIC 也比较常见。我们的经验是：可先在低倍镜下寻找具有“一致性”的深染上皮，它们与邻近细胞有明显不同，这些区域很可能有问题。相比之下，良性或反应性上皮常表现为弥漫增生，同时这些上皮具有异质性，显得很“热闹”，这是由于其上皮组成比较复杂，加上炎性背景等因素所致。

在高倍镜下观察时需要思考多方面的内容。

（1）细胞组成：是单一的，还是混合由纤毛细胞、杂类细胞组成，后者很可能是良性病变。

（2）细胞不典型的程度：轻度细胞不典型见于很多情况，意义不大。STIC 的细胞核显示重度不典型性。

（3）结构与细胞学改变不一致：STIC 可缺乏复杂结构，但细胞学显著不典型；而结核性输卵管炎等良性病变，可呈旺炽性的上皮增生，即假癌性增生或假浸润，但细胞学无或仅轻度不典型。此时细胞学的分量较结构更重要，年龄及有无卵巢或腹膜癌也是很好的提示。

（4）何种结构异常：腺瘤样、筛状或乳头状结构在很多良性病变中也可出现，应特别注意细胞核极向、上皮内的断裂、出芽及腔内脱落的簇状上皮细胞等形态，如果这些细胞同时伴有重度不典型，提示为 STIC，而不是良性病变或异型增生。

（5）恶性上皮的位置：在盆腔（子宫外）浆液性癌的病例，瘤细胞位于黏膜和浆膜有不同的含义。伞端黏膜的病变支持为输卵管原发，而浆膜病变通常为继发性，应补切或重新审核伞端黏膜切片。

（6）诊断 STIC 时，需观察病变是孤立性还是已有广泛扩散、邻近有无更早的低等级前期病变，如缺少低等级病变，不能完全除外黏膜转移癌可能。

（三）免疫组化 p53 结果的判读

观察 p53 的免疫组化表达对于不典型病变的鉴别很有意义，该标志物的表达定位于细胞核，染色结果呈现正常表达（野生型）与异常表达（突变型）两种方式，前者呈弱阳性或部分细胞阳性（≤ 80%）；后者呈弥漫强阳性（>80%）或无表达。邻近的正常组织也可见少数阳性细胞，成为良好的阳性内对照。在浆液性癌的病理报告中，应避免简单使用 p53 阳性或阴性这样的术语，以免造成临床困惑。上述内容的要点见表 21-16。

表 21-16　输卵管浆液性癌诊断中的一些问题

病理检查	应注意的问题
大体检查	①伞端全面切检，全部包埋，尽可能暴露伞端黏膜；②不忽视任何大体“正常”形态的输卵管
镜下观察	①具有“一致性”的深染上皮；②重度细胞学不典型；③应特别注意上皮出芽及腔内脱落的簇状上皮细胞；④伞端黏膜有无受累
p53 免疫组化染色	正常表达还是异常表达

第五节　输卵管其他恶性肿瘤

一、子宫内膜样癌与子宫内膜样输卵管上皮内癌（endometrioid carcinoma and endometrioid tubal intraepithelial carcinoma）

子宫内膜样癌是输卵管癌中第二常见类型，在输卵管癌中占 11%～25%，由于以往多数输卵管浆液性癌被遗漏，因此子宫内膜样癌在输卵管癌中的实际比例可能低于上述数据。

少数输卵管子宫内膜样癌患者既往或同时伴有乳腺癌，*BRCA* 基因突变患者预防性切除的输卵管伞端也可见到微小的子宫内膜样癌，罕见子宫内膜样输卵管上皮内癌。约 1/3 的病例在输卵管子宫内膜样癌的邻近组织中发现子宫内膜异位，这些肿瘤可能与子宫内膜异位有关。偶有 STIC 或输卵管子宫内膜样癌同时合并子宫体的子宫内膜样癌，提示在生殖道多中心发生的宫外子宫内膜样癌中，输卵管是除卵巢之外的另一个好发部位。

【临床特征】

患者平均年龄 57 岁（37～85 岁），很少双侧发生，以盆腔肿物为主要表现，近 40% 无症状，偶然发现。

【大体病理学】

肿瘤通常位于输卵管远端 2/3 的区域，8% 局限在伞端。因输卵管近端正常，形成特征性的纺锤样肿胀，浆膜光滑。切面见肿瘤位于管腔内，最大直径 0.4～17.5cm，呈颗粒状、结节或肿物，个别为多发息肉样，可伴管壁增厚。

【组织病理学】

1. 子宫内膜样癌　肿瘤典型表现为外生性，突向管腔内生长，很少或无管壁浸润。组织形态与卵巢及子宫的同型肿瘤相同。

（1）典型的子宫内膜样癌形态，由大小不一的腺管组成，可伴有上皮鳞化、嗜酸细胞及梭形细胞等改变（图 21-47）；个别出现绒毛状乳头或支持细胞样结构。

（2）梭形上皮细胞如间杂有零星腺管样结构时，似“双向分化”，偶尔还会出现骨化生，需与癌肉瘤进行鉴别。梭形细胞还可形成同心圆样结构，提示为流产的鳞化。

（3）类似沃尔夫管起源的女性附件肿瘤形态，由密集成片的卵圆形至梭形细胞与许多腺样腔隙组成，腔内常有 PAS 染色阳性的胶样分泌物。其为子宫内膜样癌的变异形态，在子宫及卵巢的内膜样癌中不多，但半数的输卵管子宫内膜样癌（12/24 例）可见这一形态[21]，详见表 21-17。

2. 子宫内膜样输卵管上皮内癌　由异常增生的子宫内膜样上皮组成，衬覆于输卵管黏膜表面，不伴间质浸润（图 21-48）。

【免疫组化】

与卵巢和子宫的子宫内膜样癌相同，p53 通常呈野生型表达。

【鉴别诊断】

1. 高级别浆液性腺癌　较常见乳头状结构，腺管腔缘不整，伴有细胞学重度细胞异型性，临床通常为晚分期。

2. 癌肉瘤　肿瘤上皮与间叶性分化的组织均显示高级别核的特征。

3. 沃尔夫管肿瘤　肿瘤不在输卵管腔内，而是

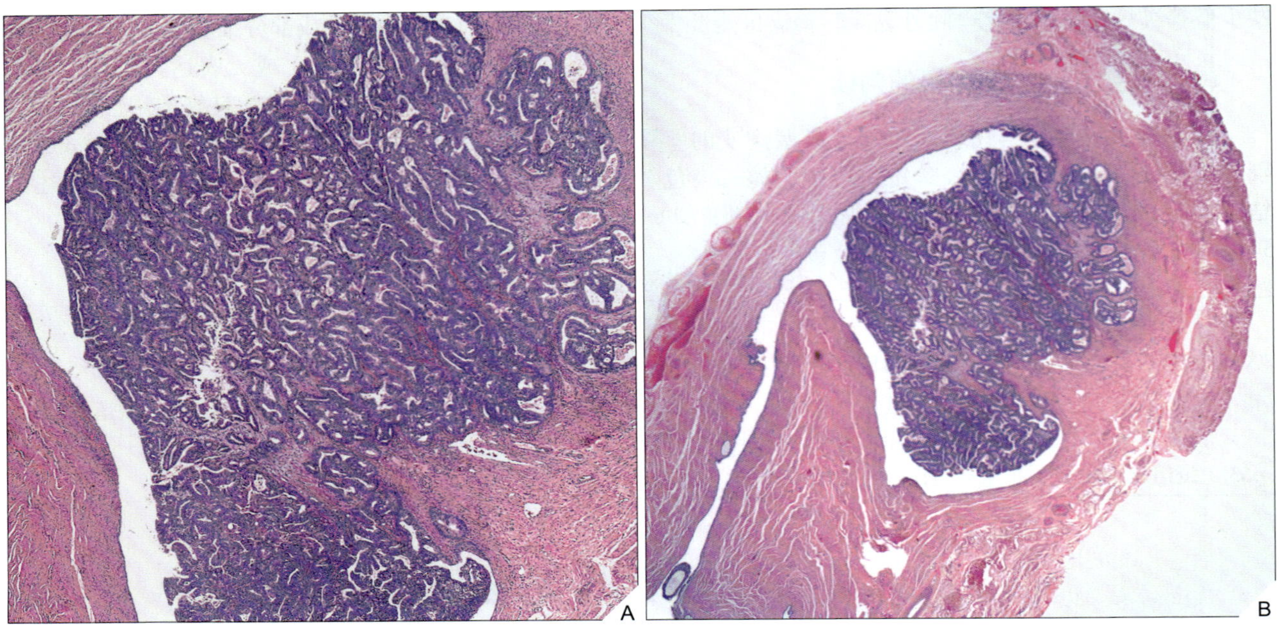

图 21-47　输卵管子宫内膜样癌Ⅰ级

肿瘤位于输卵管腔内，由密集的子宫内膜样腺体组成，伴表浅管壁浸润（A，B）

表 21-17　输卵管子宫内膜样癌的镜下特征

特征	具体形态
生长方式	①外生性，突向管腔内；②很少浸润管壁
排列结构	①大小不一的腺管，与浆液性癌相比很少有乳头形成；②梭形上皮细胞如间杂有零星腺管样结构时，似“双向分化”；③类似沃尔夫管起源的女性附件肿瘤形态
细胞形态	①细胞相对温和，异型性通常为轻 - 中度，核仁不明显；少数可见多核细胞。②可有上皮嗜酸性改变、典型的成熟鳞状化生、漩涡状结构或桑葚状鳞样化生。③梭形上皮细胞，具有迷惑性
合并子宫内膜异位	约 1/4 的病例在邻近组织中发现子宫内膜异位

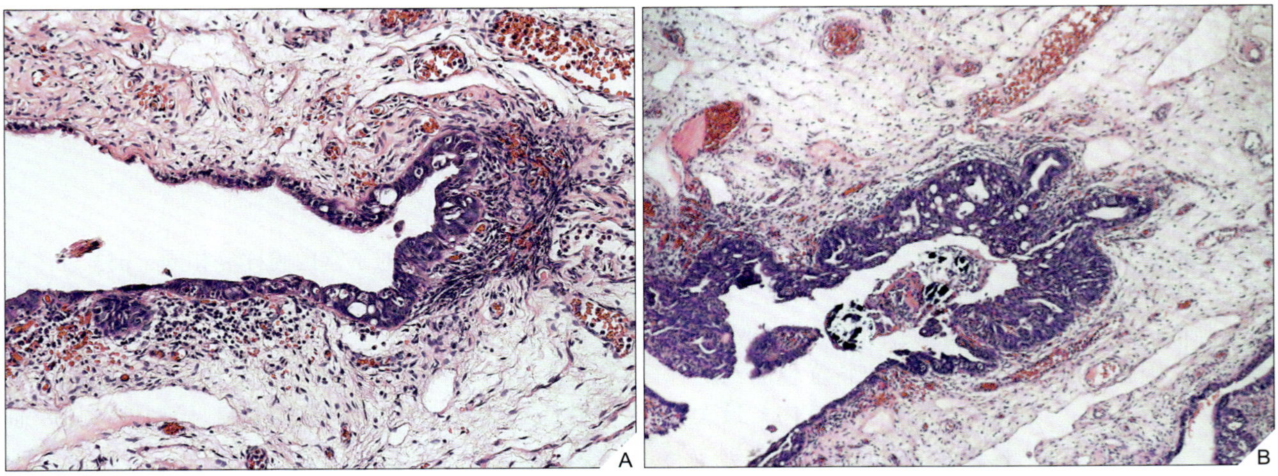

图 21-48　输卵管伞端子宫内膜样 TIC

A. 肿瘤位于伞端黏膜表面，不伴间质浸润；B. 高倍镜下可见多个小管状结构发生于输卵管外中肾管沿线部位，同时缺少典型子宫内膜样癌区域。

【临床行为】

输卵管子宫内膜样癌就诊时多为早期，肿瘤局限在输卵管腔内或有表浅浸润，近 70% 为临床Ⅰ期，总体预后显著优于浆液性癌。5 年生存率Ⅰ/Ⅱ期为 50%，Ⅲ/Ⅳ期仅 13.6%。沃尔夫管样的子宫内膜样癌倾向于早分期，预后比典型子宫内膜样癌更好。

二、其他罕见上皮性癌

输卵管黏液性癌、透明细胞癌、鳞状细胞癌及未分化癌都很罕见，形态与其他部位的同型肿瘤相同。这些肿瘤更常见于卵巢、宫颈或腹膜等其他部位，应注意除外继发性。

移行细胞癌以往认为是输卵管癌中第三常见的组织学类型，一些报道称其在输卵管癌中占 12%，多达 57% 的输卵管癌包含移行细胞成分。现在看来许多这样的病例并非真正的移行细胞癌，而是高级别子宫内膜样癌或 HGSC 伴移行细胞样分化。移行细胞化生在输卵管十分常见，近年提出其可能是伞端黏膜 - 腹膜交界带的正常表现，移行细胞癌来自输卵管移行细胞化生的推测未被证实，输卵管即使有真正的移行细胞癌也极罕见。

三、恶性混合性上皮 – 间叶肿瘤与肉瘤

输卵管罕见恶性混合性上皮 - 间叶肿瘤，纯肉瘤更少见，诊断标准与其他部位的同型肿瘤相同。

（一）腺肉瘤

输卵管腺肉瘤（adenosarcoma）由良性腺上皮与恶性间叶成分组成，只有罕见的病例报道，应与更常见的腺纤维瘤鉴别。

（二）癌肉瘤

输卵管癌肉瘤（carcinosarcoma）由高级别恶性上皮（癌）与间叶（肉瘤）成分组成，迄今文献报告大约 80 例。尽管肿瘤在组织学上显示为双向分化，近年免疫组化、细胞培养及分子学研究均支持其为单克隆性，源自上皮。

【临床特征】

癌肉瘤患者年龄分布广（14～79 岁），诊断时平均年龄为 59 岁。大多数发生在绝经后，但约有 17% 的患者诊断时在 50 岁以下。表现为非特异性的腹痛，腹胀，常伴阴道排液、异常流血和盆腔包块。

【大体病理学】

肿瘤常位于输卵管腔内，个别肿瘤位于伞端。肿瘤多数较小，大者可达 10cm。切面呈实性或息肉状，常有出血坏死。

【组织病理学】

光镜下可见恶性腺上皮或鳞状细胞等米勒管型上皮成分，肉瘤成分可为同源性或异源性，前者常为平滑肌肉瘤或间质肉瘤（图 21-49）。异源性肉瘤成分见于半数以上肿瘤，出现的比例依次为软骨肉瘤（70%）、横纹肌肉瘤（28%）、骨肉瘤（6%），所有的混合性肉瘤成分中均含有软骨肉瘤。

【鉴别诊断】

子宫内膜样癌伴明显的梭形细胞分化，但其腺上皮与梭形细胞有移行，梭形细胞排列相对规则，细胞异型性与核分裂活跃程度均轻于癌肉瘤。

【治疗和预后】

癌肉瘤具有高度侵袭性，发现时常伴有盆腔、卵巢及大网膜转移，继发肿瘤可由单纯的癌、肉瘤或两者混合组成。需手术加放、化疗。预后差，5 年存活率约为 15%，平均存活期仅为 16～20 个月，只有几例存活时间较长的报道。

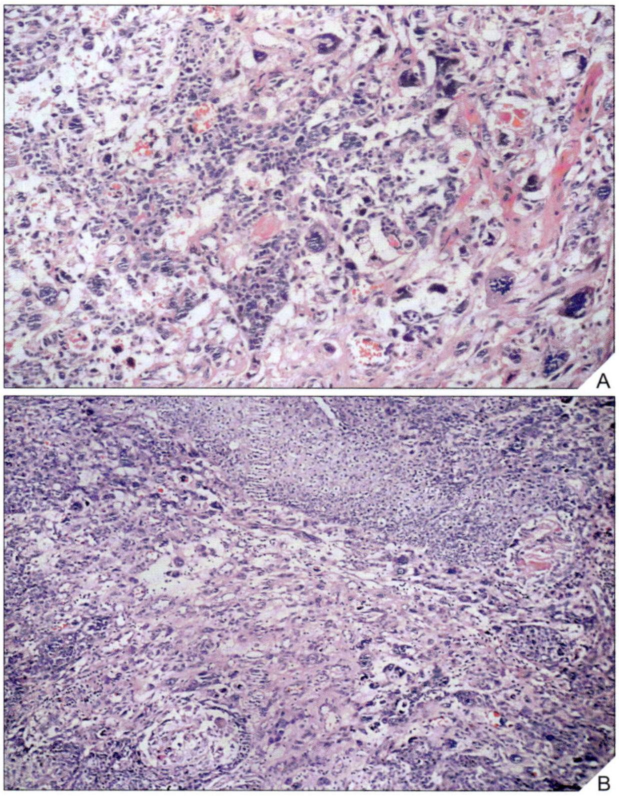

图 21-49　输卵管癌肉瘤

肿瘤呈双向分化，可见腺癌（A）与鳞癌（B）及肉瘤样成分（A、B）

（三）肉瘤

输卵管肉瘤（sarcoma）仅有零星报道，包括平滑肌肉瘤、子宫内膜间质肉瘤、胃肠道外的间质瘤、软骨肉瘤、恶性纤维组织细胞瘤及横纹肌肉瘤等（图 21-50），有的来自畸胎瘤，组织形态与其他部位的同型肿瘤相同。

胃肠道外的间质瘤很容易误诊为平滑肌肿瘤，对于软组织肉瘤的诊断，首先应通过多取材除外癌肉瘤。

四、淋巴瘤与髓系肿瘤

（一）淋巴瘤

淋巴瘤（lymphoma）是由淋巴样细胞组成的恶性肿瘤。

【临床特征】

原发性输卵管淋巴瘤文献仅有零星报道，患者年龄 34～68 岁，因盆腔肿物或其他原因手术时发现，可合并输卵管积水或输卵管 - 卵巢脓肿。

【组织学特征】

组织学有多种亚型，包括滤泡性淋巴瘤、T 细胞淋巴瘤及黏膜相关淋巴瘤，多数肿瘤为 B 细胞性。

【鉴别诊断】

1. 输卵管继发性淋巴瘤，尤其是来自卵巢淋巴瘤的转移。

2. 小细胞神经内分泌癌，细胞核有铸型，可见梁状或菊形团样结构。免疫组化 CgA、Syn 阳性证实神经内分泌分化。

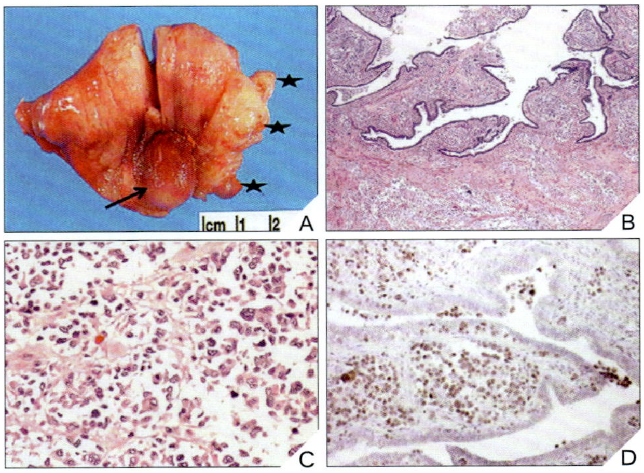

图 21-50　输卵管横纹肌肉瘤

A. 输卵管肿胀，伞端膨大（星号处），输卵管旁有 2cm 的结节（箭头）；B. 肿瘤细胞弥漫浸润皱襞间质与肌壁，但黏膜上皮正常；C. 一些区域呈腺泡样排列；D. 肿瘤细胞 myogenin 弥漫阳性

3. 衣原体性输卵管炎，可伴有旺炽性的淋巴滤泡增生，很像滤泡性淋巴瘤。主要见于年轻患者，伴盆腔粘连等慢性炎性表现，免疫组化 Bcl-2 阴性也不同于淋巴瘤。

（二）髓系肿瘤

髓系肿瘤（myeloid neoplasm）为造血组织来源的恶性肿瘤，包括髓系白血病与髓系肉瘤。由原始髓细胞组成肿瘤性病变，白血病与髓系肉瘤罕见累及输卵管，通常合并同侧卵巢受累。肿瘤由原始髓细胞组成，也可伴有成熟髓细胞分化。

五、滋养细胞肿瘤

（一）输卵管绒毛膜癌

输卵管绒毛膜癌（choriocarcinoma）为恶性滋养细胞肿瘤，由合体细胞、中间滋养细胞与细胞滋养细胞组成，绝大多数为妊娠性。

【临床特征】

输卵管绒毛膜癌罕见，在绒毛膜癌中约占 4%，可继发于输卵管妊娠、宫内妊娠的绒毛栓子、迷走的胚胎残余或畸胎瘤中的滋养细胞成分。患者平均年龄 33 岁（16～56 岁），60% 以上的患者因出血急腹症就诊，很像异位妊娠。

【病理学特征】

输卵管增粗与出血，切面呈松软、海绵状，肿瘤组织混杂于凝血块中，与胎盘绒毛相似，镜下形态与子宫绒毛膜癌相同（图 21-51）。

【鉴别诊断】

输卵管妊娠，常伴有旺盛的滋养细胞增生，易与绒毛膜癌相混，需仔细寻找绒毛结构。

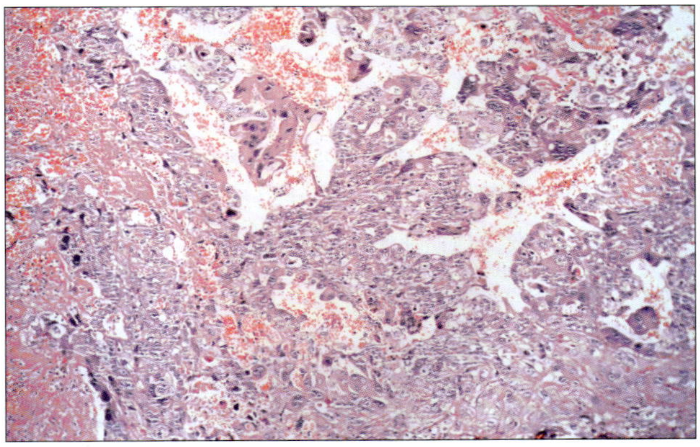

图 21-51　输卵管绒毛膜癌

大片增生的滋养细胞，可见细胞滋养细胞、中间细胞及合体细胞分化，伴出血

【生物学行为及预后】

与子宫绒毛膜癌相同，化疗有效。

（二）胎盘部位的滋养细胞肿瘤与上皮样滋养细胞肿瘤

输卵管胎盘部位的滋养细胞肿瘤（placental site trophoblastic tumor）与上皮样滋养细胞肿瘤（epithelioid trophoblastic tumor）罕见，组织形态与发生于子宫的肿瘤相同。目前报告的少数病例尚未见侵袭性病程。

六、继发性肿瘤

输卵管继发性肿瘤不少见，但发生率远低于文献所统计的占输卵管肿瘤的 80%～90%，因为以往数字包括了很多实际上输卵管起源的 HGSC，它们不应归在输卵管继发性肿瘤范畴。

输卵管继发性肿瘤有多种类型，主要来源于子宫和卵巢恶性肿瘤的扩散，如子宫内膜癌、平滑肌肉瘤、子宫内膜间质肉瘤、子宫绒毛膜癌、宫颈癌、卵巢恶性肿瘤及交界性浆液性肿瘤的种植（图 21-52）。腹膜假黏液瘤常累及卵巢与输卵管，以往认为原发部位是卵巢，现在证明主要来自阑尾黏液性肿瘤。其他来自消化道、肺、乳腺等远隔部位的肿瘤转移偶有报道。有些伞端继发性肿瘤与 STIC 形态相似，可能误导为原发性输卵管癌。

肿瘤可能的传播途径包括直接侵犯输卵管壁，淋巴与血液转移、黏膜播散及浆膜种植。子宫浆液性上皮内癌可在无子宫肌层浸润的情况下经黏膜转移至输卵管皱襞与腹膜，个别子宫颈鳞状细胞癌以黏膜表面蔓延的方式向上扩散至输卵管黏膜与卵巢表面，这些继发的输卵管肿瘤代表了转移癌而不是原位癌。随着对输卵管取样的增多，我们经常见到输卵管管腔内有游离的转移性癌细胞团，从这点来看，输卵管可作为盆腔内外肿瘤互相转移的双向渠道。

输卵管继发性肿瘤的诊断应综合患者病史、临床资料、术中所见及病理学发现，对于外检中常见的输卵管 - 卵巢 HGSC 原发部位的判断，见本章第二节。

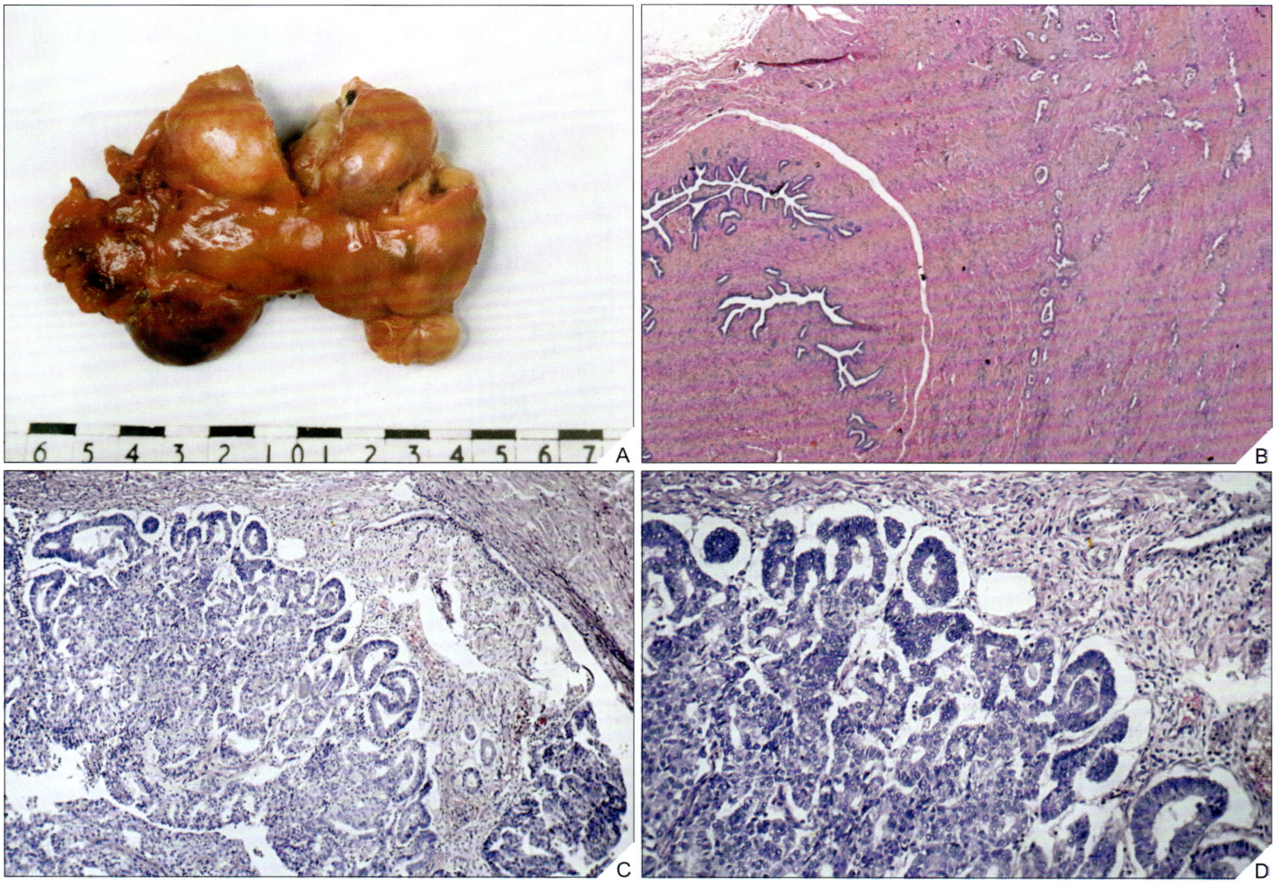

图 21–52　输卵管继发性恶性肿瘤

A. 转移性子宫内膜间质肉瘤，管腔内充满细腻的肿瘤组织；B. 转移性腺癌，位于肌层内，黏膜正常；C、D. 转移性子宫内膜样癌 2 级，来自子宫内膜，高倍镜下显示细胞核为低级别

第六节　输卵管瘤样病变

一、输卵管化生与异位（tubal metaplasia and ectopias）

输卵管上皮可有多种化生，最常见的类型是移行细胞化生，其他有黏液化生、鳞状细胞化生及透明细胞改变，它们是在多种因素影响下发生的输卵管上皮细胞分化性改变。对于输卵管出现的子宫内膜样组织有不同的解释。

（一）黏液化生

黏液化生（mucinous metaplasia）或改变是指输卵管黏膜上皮被良性黏液上皮取代，真实的发病率不清，传统认为极少见，近年提出是输卵管相对常见的改变[22]。黏液化生的发生与多种因素有关，除了个别有家族遗传因素外，多伴有慢性输卵管炎、合并卵巢肿瘤或盆腔其他部位的肿瘤。

【临床特征】

患者平均年龄 64 岁（42～77 岁），因各种原因手术时偶然发现。一组研究发现近 1/3 的病例合并卵巢良性或交界性肿瘤，包括黏液性、浆黏液性、Brenner 瘤及畸胎瘤等多种类型，并可合并子宫内膜癌或其他妇科肿瘤。13% 的病例合并阑尾或结肠的黏液性肿瘤或癌。约半数病例无妇科、阑尾或盆腔肿瘤，但可见输卵管慢性炎症或其他类型的上皮化生。个别病例与 Peutz-Jeghers 综合征有关，肿瘤抑制基因 *STK11* 突变，伴有生殖道或胃肠道多灶黏液性病变。

【组织病理学】

黏液化生通常累及一侧输卵管，少数双侧受累。病变范围局限，多为单灶，亦可为多灶。典型表现为部分输卵管上皮被宫颈型黏液上皮取代（图 21-53），偶为胃肠型黏液化生。输卵管黏液化生的细胞学改变，在伴有与不伴有其他部位肿瘤的病例相同。常有慢性输卵管炎及合并移行细胞或透明细胞化生等其他类型的上皮改变（表 21-18）。黏液化生罕见发生于输卵管浆膜。

【鉴别诊断】

继发性黏液性肿瘤，有生殖道或消化道其他部位的黏液性癌，输卵管慢性炎及其他化生等表现不明显。阑尾高分化黏液性肿瘤转移到输卵管时很难与化生区分，通常有浆膜及其他部位受累，可见间质浸润。

【生物学行为及预后】

黏液化生为良性病变，偶发展为肿瘤。

（二）移行细胞化生

移行细胞化生（transitional metaplasia）很常见，包括复层尿路样上皮与移行细胞巢两种形式。

1. 复层尿路样上皮　主要位于伞端，来自伞端黏膜 - 腹膜交界带，类似宫颈移行带的鳞状上皮化生，应属输卵管的正常成分。有研究指出其发生率可达 21%～26%，实际上还应更高[3]。病灶直径通常

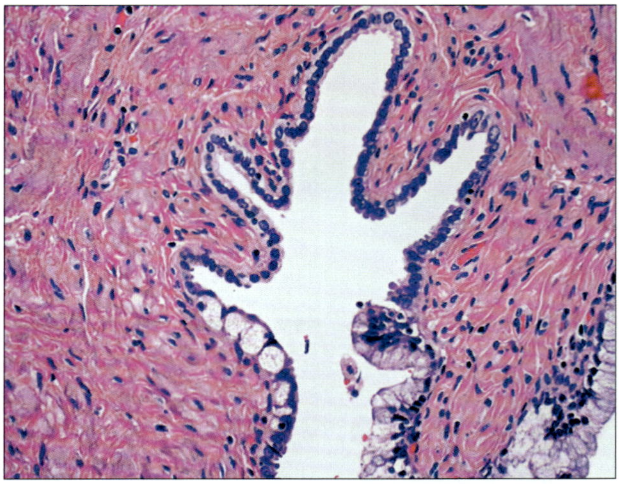

图 21–53　输卵管黏液化生

部分输卵管上皮被良性宫颈型黏液上皮取代

表 21–18　输卵管黏液化生的临床与病理学特征

特征	具体表现
临床特征	①绝大多数为老年妇女；②偶然发现；③可合并卵巢或其他妇科肿瘤，部分病例伴有阑尾或结肠黏液性肿瘤；④常有慢性输卵管炎；⑤个别与 Peutz-Jeghers 综合征有关
病理学特征	①通常发生于单侧输卵管；②范围局限；③黏液上皮取代部分输卵管上皮；④常合并慢性输卵管炎或其他类型的化生
鉴别诊断	当伴有生殖道或其他部位的黏液癌时，应除外输卵管继发性黏液肿瘤

≤1mm，最大直径10mm。细胞复层，伴卵圆形或梭形细胞核，常见纵形核沟或核形不规则（图21-54）。

2. 移行细胞巢（Walthard细胞巢）　浆膜表面群集或散在的小点或粟粒状隆起，色灰白，很少超过1mm，常散在于输卵管浆膜或浆膜下（图21-55）。主要见于输卵管外1/3及输卵管系膜，在输卵管卵巢粘连时特别多见。它们可为实性或囊性，囊腔较大时又称囊性Walthard细胞巢。有时可伴有鳞状细胞或透明细胞上皮样变化。细胞呈一致多边形，酷似移行上皮，相互拥挤镶嵌，无任何特殊性，仅有的特征为核膜有纵沟，与卵巢Brenner瘤细胞相似。近年推测移行细胞化生和Walthard细胞巢与卵巢Brenner瘤的发生有关。Walthard细胞巢无任何临床意义，只是在鉴别诊断时需要认识它们，而不要误认为盆腔结核、子宫内膜异位症或播散性肿瘤。

【鉴别诊断】

浆液性上皮内癌　由密集深染的柱状细胞组成，伴有显著细胞异型，核分裂活跃。

（三）化生性乳头状瘤

输卵管化生性乳头状瘤（metaplastic papillary tumor）罕见，属于瘤样病变。绝大多数与妊娠有关，为微小的镜下改变。

【临床特征】

患者年龄27～33岁，几乎均为妊娠（包括异位妊娠）或产后，在输卵管结扎或切除的输卵管中偶然发现病变，1例无近期妊娠史。

【大体病理学】

在输卵管各节段中的分布无特殊性，缺少肉眼异常，少数描述有输卵管增粗或伴有黏液样物。

【组织病理学】

病变累及部分输卵管，黏膜上皮乳头状增生，乳头常宽大，表面被覆单层或假复层上皮，可有细胞出芽。另一特征是胞质丰富并显著嗜酸，偶见胞质内、外黏液，核分裂象很少见（图21-56，图21-57）。细胞形态与非典型增生性（交界性）浆液性肿瘤相似。

【鉴别诊断】

非典型增生性（交界性）浆液性肿瘤　与妊娠关系不密切，大体可见肿块，乳头状结构常有分支，多见细胞出芽。

【生物学行为及预后】

良性经过。

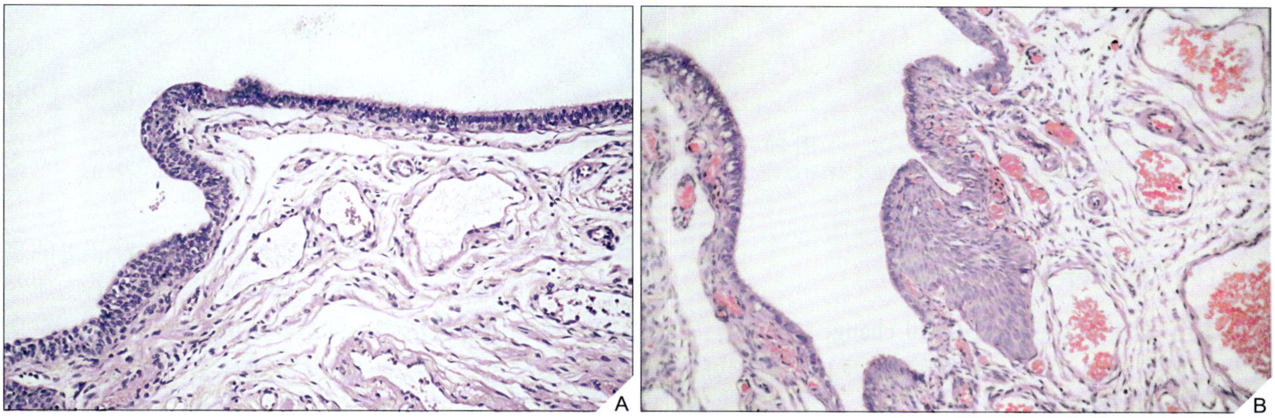

图21-54　输卵管移行细胞化生

A. 伞端黏膜，左侧被覆复层尿路样上皮，右侧被覆柱状上皮；B. 位于黏膜的巢状移行细胞

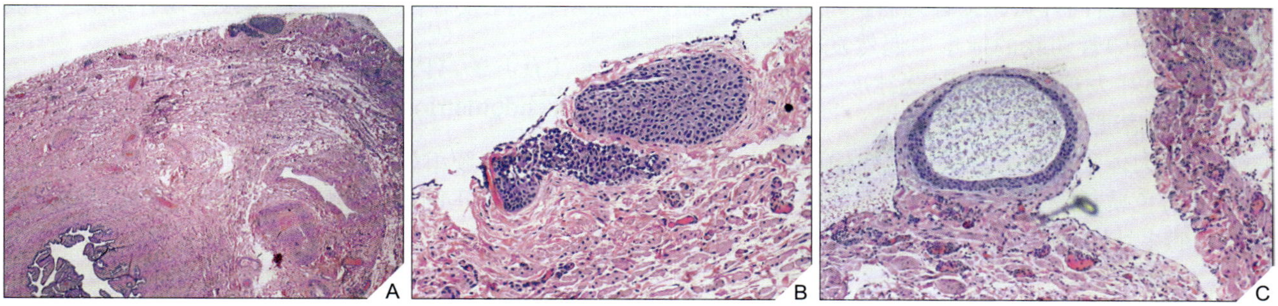

图21-55　输卵管Walthard细胞巢

A. 位于输卵管浆膜面，直径通常<1mm；B. 放大后显示与卵巢Brenner瘤细胞类似；C. Walthard细胞巢囊性变

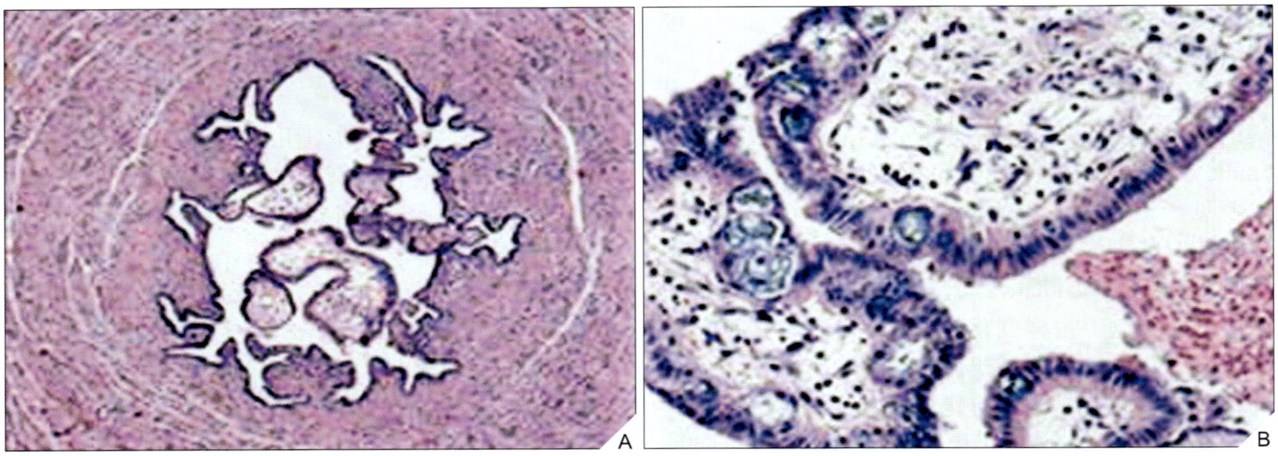

图 21-56 输卵管化生性乳头状瘤

A. 峡部管腔内可见数个宽大的乳头状凸起；B. 上皮细胞胞质嗜酸，一些细胞有黏液分化

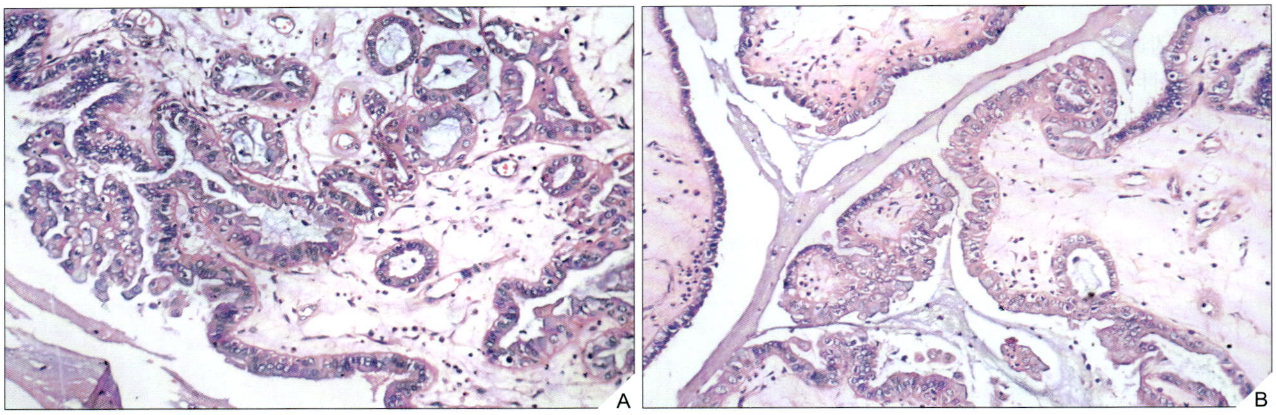

图 21-57 输卵管化生性乳头状瘤

A. 黏膜上皮增生，局部上皮复层，与浆液性交界性肿瘤相似，右上可见蜕膜样变；B. 上皮细胞胞质明显嗜酸，伴黏液分化，细胞形态温和，无核分裂

（四）蜕膜样变

输卵管蜕膜样变（decidual change）不是真正的化生，而是输卵管组织对孕激素的反应，见于妊娠，罕见于孕激素治疗的患者。

【临床特征】

很常见，文献统计见于30%的异位妊娠及5%～12%的宫内妊娠，患者无症状，通常在异位妊娠或产后输卵管切除的标本中偶然发现，个别临床在剖宫产术中发现输卵管斑块送冰冻。

【大体病理学】

多数大体无明显所见，少数在输卵管浆膜发现多个灰粉色质软的小结、局部隆起或斑片，常伴有盆腔腹膜多灶性改变。

【组织病理学】

蜕膜样变最常见于输卵管黏膜，亦可见于浆膜，呈不连续的多灶性分布。

黏膜或浆膜下的间质细胞由梭形变为群集的多角形，胞质丰富，淡嗜酸或嗜碱性，有时伴有胞质空泡。细胞膜界限清晰，细胞核呈圆形或卵圆形，呈良性细胞学特征（图 21-58）。此种改变通常为灶性，很少出现如子宫内膜表现的广泛或弥漫性的蜕膜样变。

【鉴别诊断】

应与腺癌鉴别，特别是在胞质出现空泡时。妊娠期、无上皮分化及良性细胞学改变均有助于区分。

（五）子宫内膜异位及其形态变异
（endometriosis and its morphologic variation）

子宫内膜组织出现在输卵管中见于不同的情况，可能包括真正的子宫内膜异位、正常生理形态变异或化生性的病变。

1. 间质部或峡部的子宫内膜组织　输卵管间质部或峡部的子宫内膜组织又被称为腔内子宫内膜异位，发生率分别在25%和10%以上，在子宫切除或

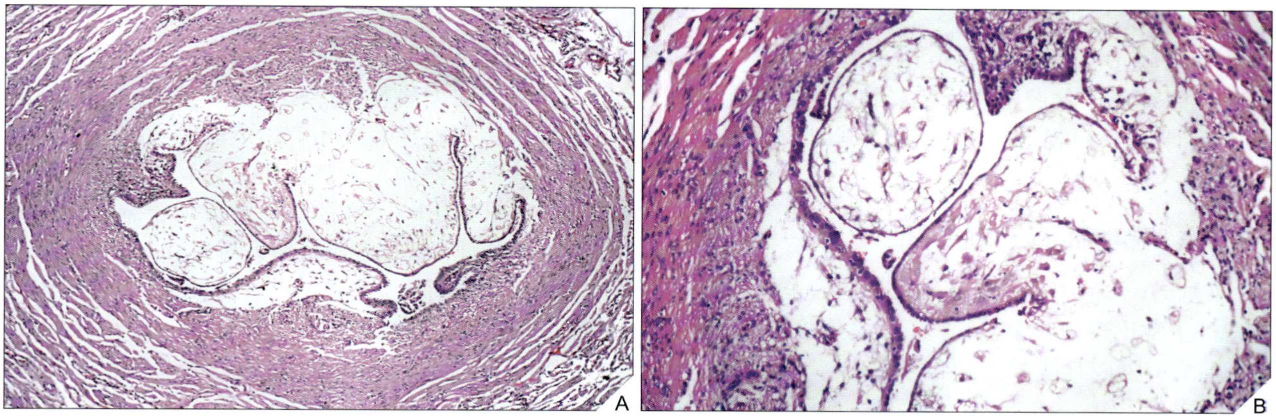

图 21-58　输卵管蜕膜样变

A. 黏膜间质疏松水肿，呈蜕膜样；B. 高倍镜下显示细胞呈多角形

子宫角部切除的标本中容易发现，尽管通常列在子宫内膜异位条目下，这些组织实际上来自子宫角部子宫内膜的延伸，属于正常形态的变异。在不孕症妇女中的发生率为 15%～20%，可能导致输卵管妊娠。

2. 输卵管子宫内膜样息肉（fallopian tube endometrioid polyp）又被称为息肉样子宫内膜异位，主要发生在输卵管间质部，尤其是在输卵管近端开口处，可双侧发生。息肉通常很小，凸向宫腔生长，组织形态与子宫息肉形态相同，由子宫内膜样腺体与间质组成，蒂或基部周围的黏膜可为典型输卵管型上皮或子宫内膜样组织。可能不少输卵管子宫内膜样息肉被诊断为宫角子宫内膜息肉，蒂或基部的位置是诊断的唯一标准。

3. 输卵管结扎术后的子宫内膜样化生　输卵管结扎术后 1～4 年，在其残留的输卵管近端发现子宫内膜样组织（图 21-59，图 21-60），可能与经血反复

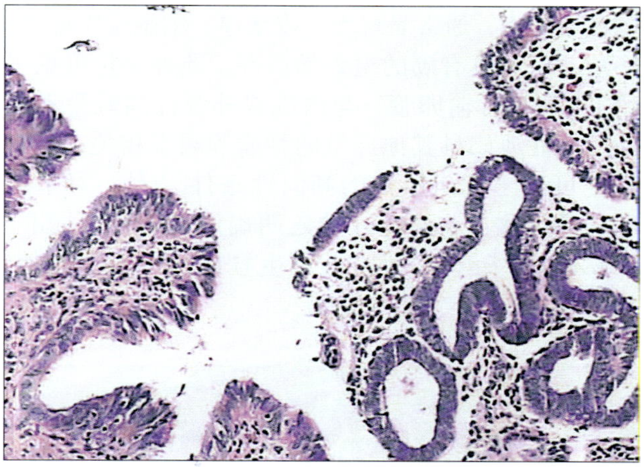

图 21-60　输卵管结扎术后，近端输卵管子宫内膜化生

管腔轻度扩张，黏膜皱襞衬覆两种上皮，（右侧）为子宫内膜样表面上皮、腺体与间质，（左侧）为正常输卵管黏膜上皮

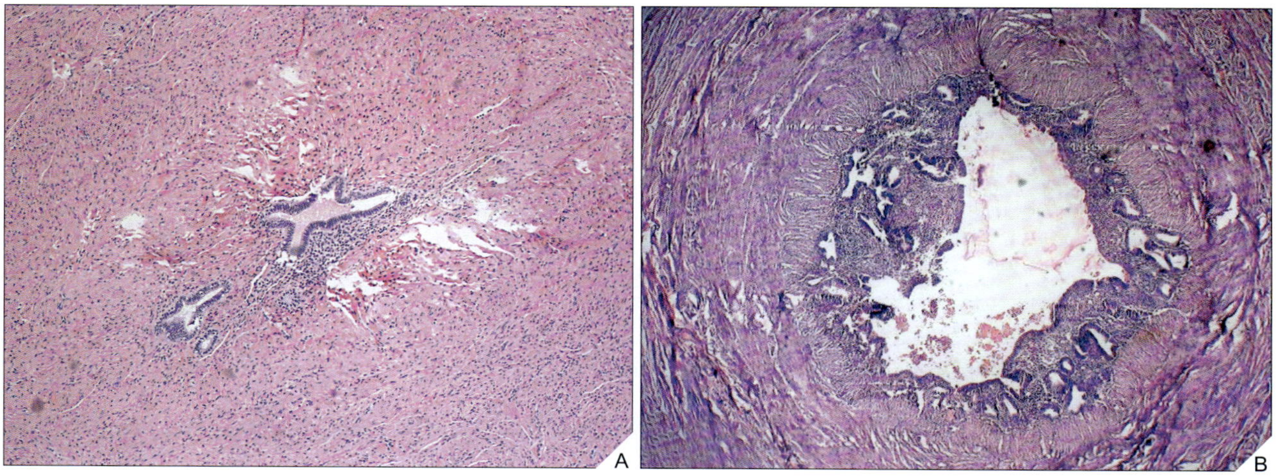

图 21-59　输卵管子宫内膜样化生

输卵管黏膜被覆子宫内膜样组织，可见子宫内膜样腺体与间质（A，B）

反流及微环境适应有关。

4. 浆膜子宫内膜异位　输卵管浆膜的子宫内膜异位组织属于盆腔子宫内膜异位症范畴，主要发生于输卵管浆膜面和管旁组织。详细内容参见第三十一章。

（六）输卵管子宫内膜异位

输卵管子宫内膜异位（endosalpingiosis）指输卵管的黏膜上皮出现于浆膜或浆膜下，又称浆液性包涵腺体，常合并盆腔其他部位的同类病变。

二、输卵管增生

输卵管增生（tubal hyperplasia）是指黏膜上皮的良性增生，通常表现为上皮增厚，细胞层次增多、拥挤，但不具有癌的组织学形态。此种变化可见于约 1/5 的正常输卵管，与内源或外源性高雌激素刺激、炎症或妇科其他部位的肿瘤等因素相关，但其发生可缺乏任何已知的倾向性条件[23, 24]。对于输卵管黏膜增生，目前还缺乏明确定义与最低标准。*BRCA* 基因突变相关的上皮增生与 HGSC 的发生有密切关系，不在本节讨论范畴。

（一）非特异性增生

黏膜上皮增厚呈复层及小乳头状突起，细胞核密集拥挤，有轻度非典型性，表现为核拉伸，轻度增大，核质比增加，核染色质呈细颗粒状，核分裂象很少（图 21-61）。这种变化经常见于急、慢性输卵管炎，并可有灶性细胞核增大与深染。

输卵管轻度增生很常见，通常为反应性，临床价值不大。输卵管上皮中 - 重度增生值得注意，因为在肿瘤性或非肿瘤性输卵管病变中，25%～40% 的输卵管上皮有中 - 重度增生。然而，这种增生与输卵管癌的关系并未得到证实，其临床意义还不明确。

【鉴别诊断】

1. 浆液性上皮内癌（STIC）　多种原因可引起输卵管上皮增生，近年对输卵管癌的研究，已经明确浆液性癌的起源细胞为分泌细胞，因此，除了黏膜皱襞的结构、上皮细胞的复层与细胞异型性，应特别注意观察增生的上皮细胞类型是否为分泌细胞，若有连续性的分泌细胞（无纤毛细胞）增生，应警惕 STIC 的可能，免疫组化 p53 与分泌细胞的标志物 PAX8 有助于诊断。炎症及妊娠相关的输卵管增生与肿瘤性增生的鉴别见表 21-19。

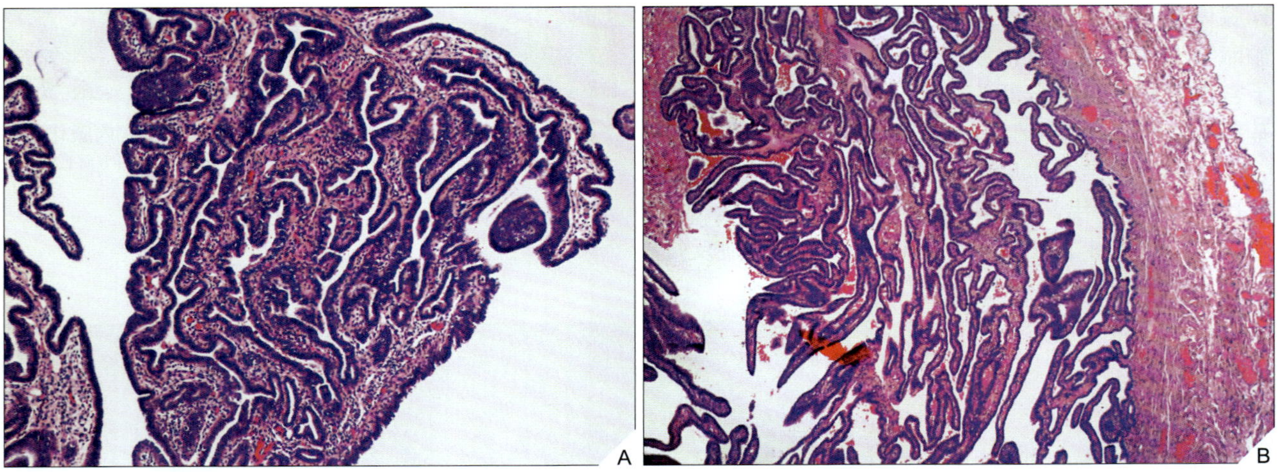

图 21-61　输卵管上皮增生

输卵管黏膜上皮多于正常输卵管，但无核异型性（A，B）。A 病例伴有腹膜癌，B 病例来源于同侧输卵管异位妊娠

表 21-19　输卵管炎症和妊娠相关增生与肿瘤性增生的鉴别

病变	特征
炎性反应性增生	①多克隆性病变，上皮为几种类型混杂，可见纤毛细胞；②病变常累及整个输卵管；③保留上皮细胞核极性；④炎性背景
妊娠相关的改变（分泌亢进与 A-S 反应）	①见于妊娠妇女；②输卵管上皮改变与子宫内膜一致；③核分裂不活跃；④可见纤毛细胞
浆液性肿瘤	①单克隆性病变，由分泌细胞组成，缺少纤毛细胞；②病变常位于伞端；③上皮细胞明显异型性

2. 斜切　不少所谓的输卵管上皮增生实际上是组织斜切所致，应注意识别。

（二）假癌性增生

输卵管假癌性增生（pseudocarcinomatous hyperplasia）是指黏膜上皮旺盛的反应性增生，很容易误诊为癌。

【临床特征】

典型者发生于年轻女性，平均年龄28.6岁[25]，通常继发于输卵管炎，尤其是结核性炎与淋病性化脓性输卵管炎，一些患者伴有不孕症。

【大体病理学】

输卵管形态依病因而异，通常可见双侧输卵管浆膜粘连，伞端结构不清，部分输卵管明显增粗，管壁增厚。

【组织病理学】

输卵管黏膜皱襞相互融合，上皮形成腺瘤样、筛状或假腺样结构，也可见乳头样改变，有时腺样结构延展至肌壁似假浸润，通常无实性区。上皮细胞假复层，轻度极向紊乱，细胞核轻到中度非典型性。核分裂象通常少见，偶尔明显增多。保持正常输卵管的上皮组成（图21-62～图21-64）。常有明显的炎性背景，或发现结核结节等病变[26]。一些病例同时伴有浆膜间皮增生。

【鉴别诊断】

假癌性增生需与癌区别，详见表21-20。

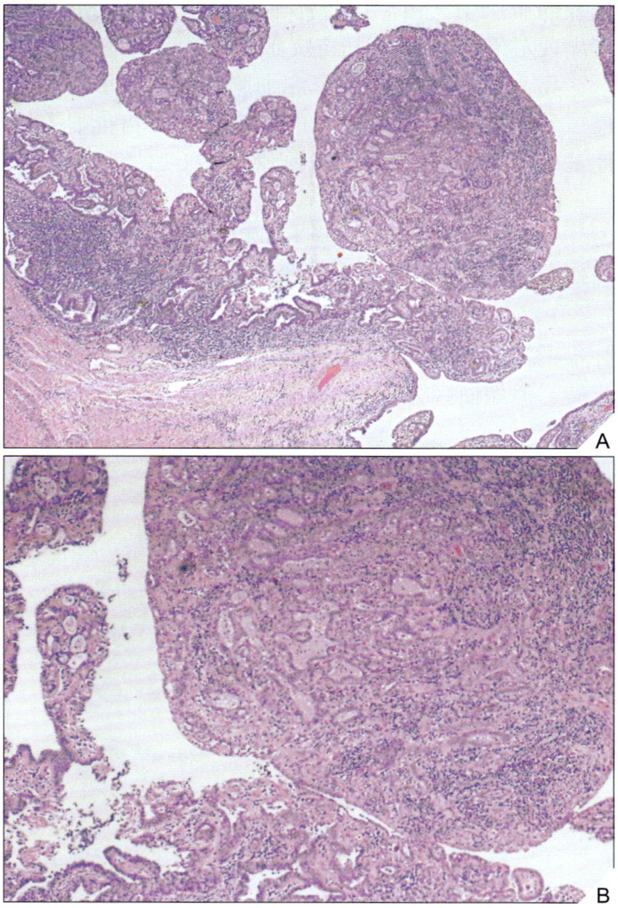

图21-62　输卵管假癌性增生

A. 输卵管黏膜呈腺瘤样增生，可见乳头样结构；B. 细胞无非典型性，未见核分裂象，可见分泌细胞与纤毛细胞，伴中-重度慢性炎症

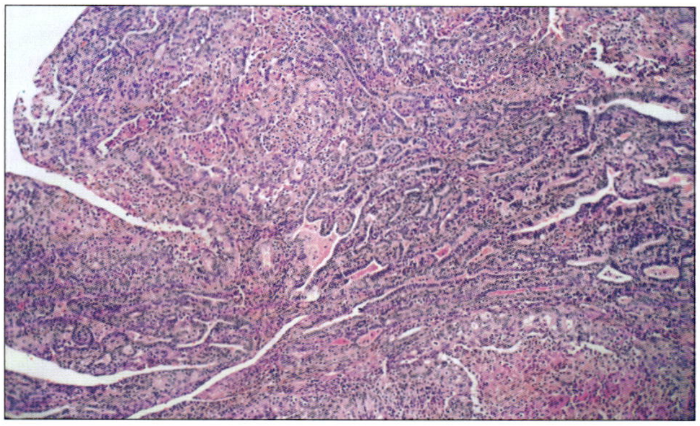

图21-63　输卵管假癌性增生

输卵管黏膜皱襞显著增多，形成腺瘤状与筛状结构，细胞组成正常，重度炎性背景

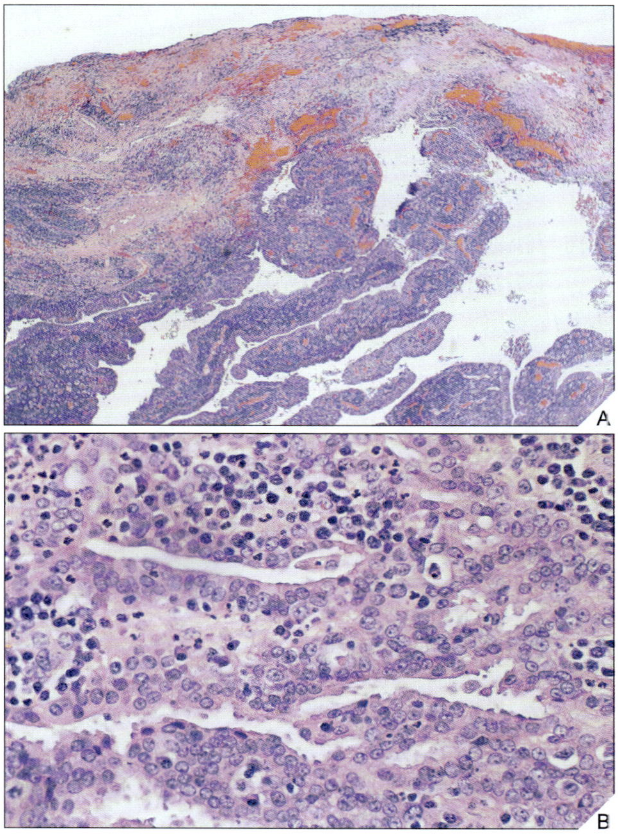

图21-64　输卵管假癌性增生

输卵管上皮增生（A，B），高倍镜下显示慢性炎性背景，上皮假复层，核分裂易见（B）

表 21-20 假癌性增生与输卵管癌的鉴别要点

特征	假癌性增生	输卵管癌
临床表现	多为年轻患者，有盆腔炎病史	多为绝经后妇女，有乳腺癌家族史或盆腔肿瘤
组织学形态	①病变不限于伞端，缺少实性生长；②细胞学轻 - 中度非典型性，核分裂不多；③异质的细胞组成，可见纤毛细胞；④常有重度炎性背景；⑤ p53 正常表达	①病变多位于伞端，可有实性生长；②细胞学重度非典型性，核分裂活跃；③缺少纤毛细胞分化；④炎症不显著；⑤ p53 异常表达

【生物学行为及预后】

良性经过。

（三）乳头状输卵管增生

乳头状输卵管增生（papillary tubal hyperplasia，PTH）是最近根据个案研究提出的概念，指输卵管乳头状或簇状良性上皮增生，常伴有沙砾体[27]。PTH 在卵巢交界性浆液性肿瘤伴有种植病例中发生率增加，但日常实践中极其罕见。基于我们的观察，未显示 PTH 与浆液性交界性肿瘤的相关性，PTH 作为低级别浆液性肿瘤的前驱病变的概念已被摒弃。

【临床特征】

患者平均年龄 42～53 岁，因其他原因手术时偶然发现，少数合并卵巢交界性浆液性肿瘤，与 *BRCA* 突变无关。

【大体病理学】

输卵管常无特殊大体改变。

【组织病理学】

PTH 病变可广泛或灶性分布，与漏斗部和峡部相比，壶腹部更常受累，而且病变范围更广。乳头结构与沙砾体是 PTH 病变的两个主要特征。

乳头结构源自输卵管黏膜增生，由开始的局灶性上皮复层，逐步发展为隆起的细胞簇和上皮芽蕾，最后形成明显的圆形乳头状结构，并延伸至管腔，有或无纤维轴心。切面因素与上皮增生的阶段导致不同形态，簇状上皮或小乳头结构似脱落后漂浮在管腔内，或自黏膜皱襞凸向管腔（图 21-65）。乳头数目从数个至许多，诊断时要求每张切片至少见到 3 个或 3 簇乳头，以避免黏膜皱襞斜切造成的假象。PTH 由纤毛细胞、分泌细胞和上皮内的淋巴细胞组成，形态温和。

沙砾体来自增生的上皮芽蕾，很常见（图 21-66），典型者位于乳头中心，表面被覆良性的输卵管上皮，称为输卵管结石（salpingolith），被覆上皮退变后变为裸露的沙砾体。它们可出现在黏膜上皮、管腔或固有层中。由于沙砾体不是输卵管的正常成分，其出现对于 PTH 的诊断有提示作用。

常见固有膜中慢性炎症细胞浸润、黏膜皱襞粘连或积水等慢性输卵管炎的表现，PTH 可能是在炎症基础上产生的。PTH 的特点见表 21-21。

【鉴别诊断】

单纯的局部上皮复层不足以诊断 PTH，以避免因输卵管黏膜斜切造成的假象。

PTH 的形态与传统的输卵管乳头状瘤及交界性肿瘤的形态有重叠，很多的乳头结构可能超出 PTH 范畴，但如何区分尚无一致的标准。

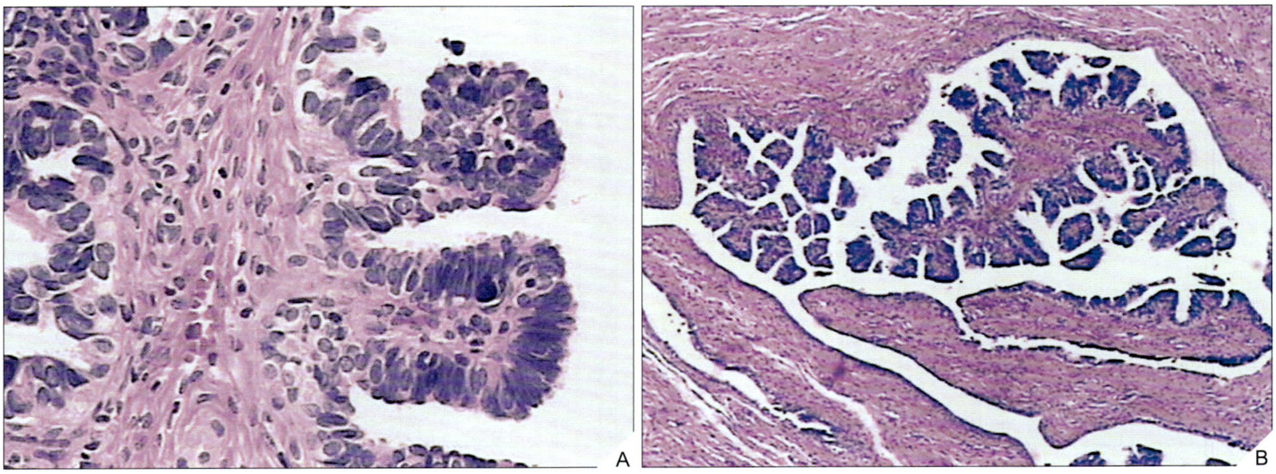

图 21-65 乳头状输卵管增生

A. 显示上皮增生与早期乳头形成，上皮簇及基底膜处可见 4 个沙砾体；B. 游离或突向管腔的乳头状结构，下方为正常的黏膜上皮

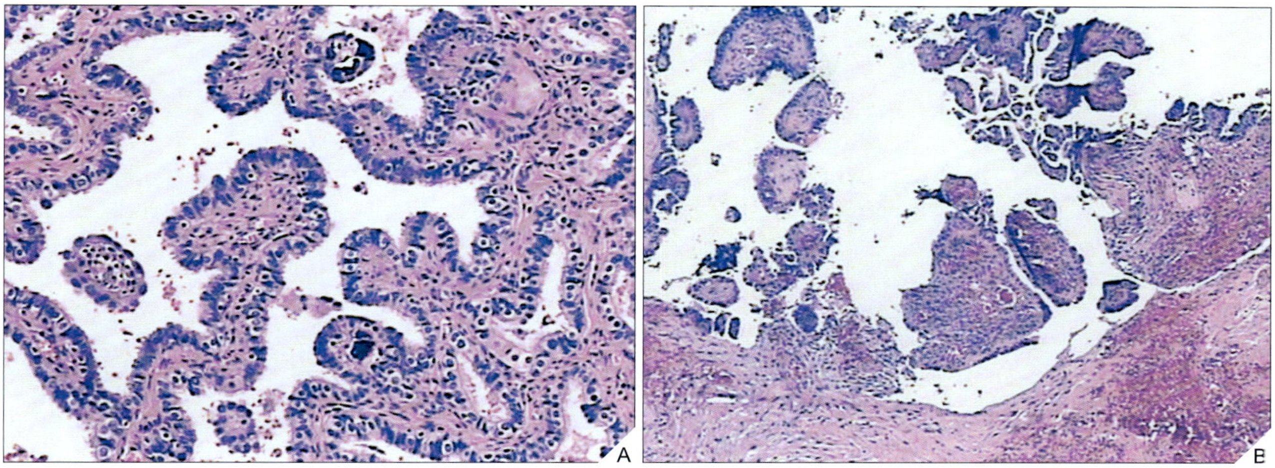

图 21-66　乳头状输卵管增生

A. 可见乳头状结构与 2 个沙砾体；B. 卵巢表面可见浆液性交界性肿瘤

表 21-21　乳头状输卵管增生的特征

特征	具体表现
临床	①平均年龄 40 多岁；②很少合并卵巢交界性浆液性肿瘤；③与 *BRCA* 突变无关
组织形态	①上皮呈簇状或小乳头状；②上皮簇与乳头漂浮在管腔内或自黏膜突向管腔；③常见沙砾体

【生物学行为及预后】

良性病变，但这些输卵管如未切除，可能会导致浆液性交界性肿瘤的发生。

三、峡部结节性输卵管炎

峡部结节性输卵管炎（salpingitis isthmica nodosa, SIN）指主要发生在输卵管峡部的结节性病变，表现为输卵管上皮憩室与平滑肌增生。尽管命名为“炎”，现在认为并非真性炎性病变或先天发育异常。

【临床特征】

平均年龄 30 岁，在白色人种及黑色人种中的发生率分别为 1% 与 10%，可导致输卵管阻塞、输卵管积水、不孕症或异位妊娠。影像学检查具有特征性的图像。

【大体病理学】

SIN 常见双侧受累，表现为输卵管局部增粗或结节状隆起，直径 1～2cm，表面光滑。病变位于输卵管近端，边缘常在子宫角部，少数主要位于壶腹部，个别累及大部输卵管。偶尔一侧可见一个以上的肿块。然而很多病例肉眼不能分辨。

【组织病理学】

输卵管壁显著增厚，此种变化主要是由于肌层肥大及在肌束 - 浆膜之间出现许多被覆上皮的管腔，类似“腺肌症”或憩室。腺腔大小与轮廓不一，环绕输卵管中心的管腔、相互并可与中心的管腔相通，但与腹膜腔不相通。腺腔被覆正常输卵管型上皮（图 21-67）。

【组织来源】

SIN 的组织来源尚未清楚，可见以下三种改变：①炎性改变；②机械性压迫结果，类似于巨结肠憩室病；③类似于子宫腺肌病的输卵管黏膜上皮异位。

SIN 不一定由炎症引起，尽管一些病例有以往输卵管感染的证据，但输卵管炎较多见于壶腹部，峡部的发病率很低，并少见纤维化及炎性细胞浸润。人们发现中央的管腔与周围的管腔相通，上皮微灶性被直接挤入肌层内，这似乎是起始过程，支持机械性压迫理论。此情况与乙状结肠憩室病的发生原理相似，因为 SIN 也发生在最富于平滑肌的输卵管峡部，但是其管腔结构远较结肠憩室复杂，后者常呈指状突起而非管道样。据推测此病变可能是输卵管腺肌病的变型，这种解释可能更为合理。

【鉴别诊断】

1. 子宫内膜异位症　可见子宫内膜样间质，上皮主要由无纤毛的柱状细胞构成，并伴有陈旧性出血与粘连。

2. 慢性输卵管炎　管腔的形成是因皱襞相互粘连融合，腔隙间为纤维组织而无平滑肌。

3. 腺癌　腺体形状不规则，细胞核明显异型，伴间质反应。

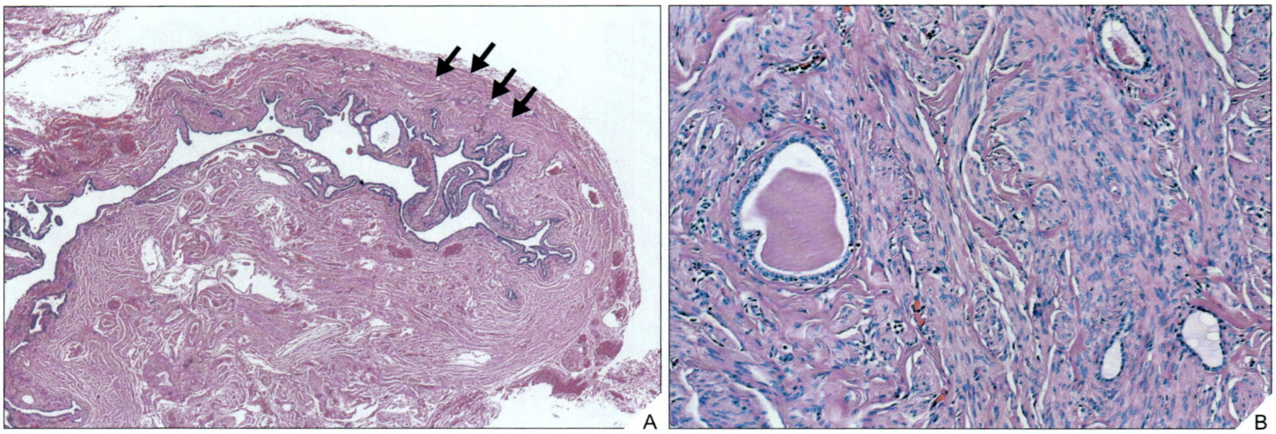

图 21-67 峡部结节性输卵管炎
A. 在输卵管肌层至浆膜之间可见数量不等的被覆上皮的管腔（箭头）；B. 放大后的肌层内腺样结构与增生的平滑肌

四、杂类病变

（一）胎盘部位的结节

输卵管胎盘部位的结节（placental site nodule）很少见，其发生与之前的异位妊娠相关，形态表现与子宫的胎盘部位的结节相同，为良性病变。

（二）囊肿

输卵管旁囊肿又称莫氏囊肿，指发生在输卵管旁的囊肿，衬覆输卵管型纤毛上皮，属于米勒管残余。囊肿常位于输卵管旁，以纤维结缔组织细带与输卵管相连（图 21-68）。大体表现为圆形或卵圆形具有菲薄囊壁的水泡状结构，内含清亮液体。镜下发现纤维性囊壁，可有数量不等的平滑肌，但通常缺乏发育良好的平滑肌壁（图 21-69），这一点可与输卵管积水相区别；内衬上皮类似于输卵管上皮，具有纤毛，有时囊壁存在皱襞样结构。

间皮囊肿（mesothelial cyst）偶发于输卵管旁，为衬覆间皮的薄壁纤维性囊肿（图 21-70），可有或无炎细胞浸润，通常认为这是炎症反应的一种表现。如果在实际诊断工作中未能查见囊肿内衬上皮，或是内衬上皮不能明确分类时，通常称之为单纯性囊肿。

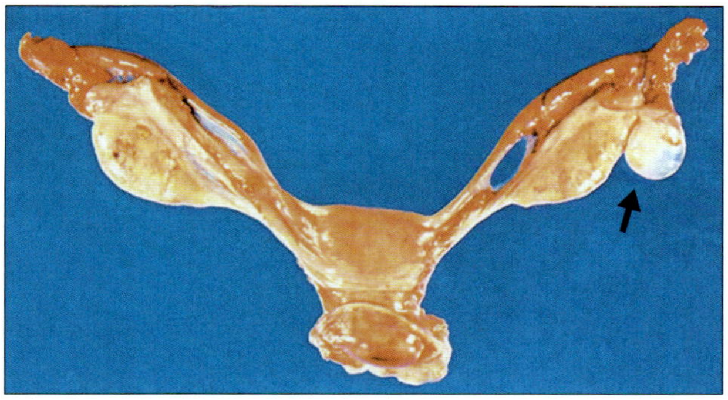

图 21-68 输卵管旁囊肿
囊肿位于左侧输卵管旁，囊壁很薄，内含清亮液体（箭头）

（三）微小钙化

输卵管微小钙化（microcalcification）十分常见，又称沙砾体（psammoma bodies）(图 21-71），在伴有输卵管炎患者中的发生率显著高于无炎症者（26%～

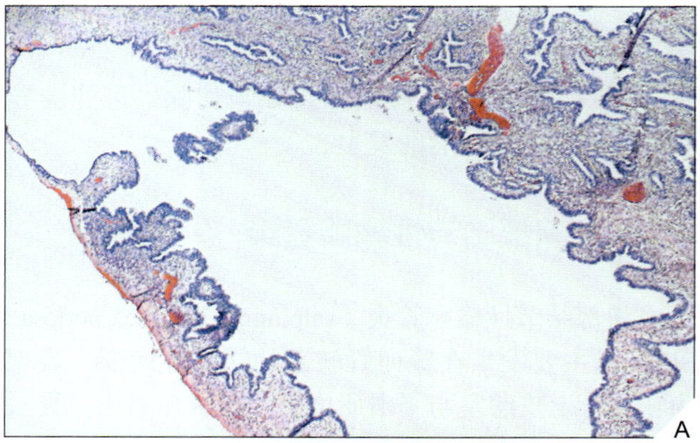

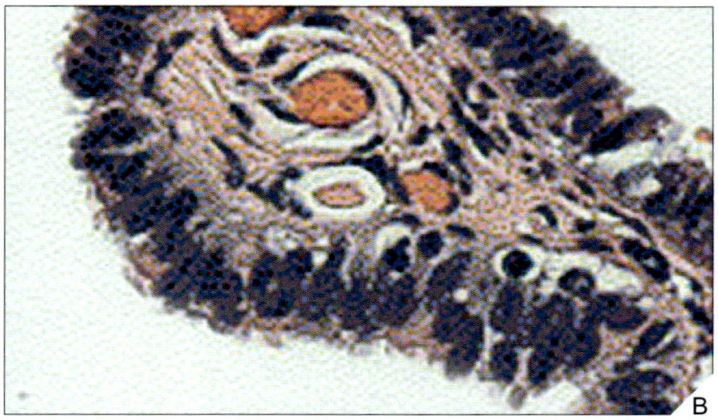

图 21-69 输卵管旁囊肿
A. 囊肿可有皱襞样结构，囊壁缺乏发育良好的平滑肌；B. 放大后的上皮细胞与输卵管黏膜上皮无异

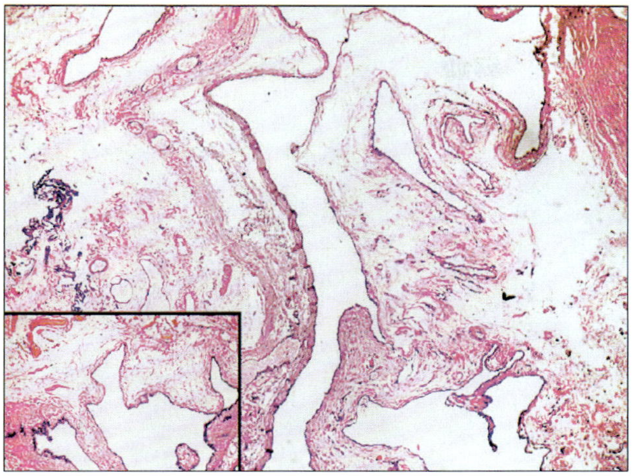

图 21-70　间皮囊肿
囊肿位于输卵管旁，衬覆间皮的纤维性囊壁，细胞无异型，不伴有炎细胞浸润（框内图：纤维性囊壁组织上衬覆一层间皮细胞）

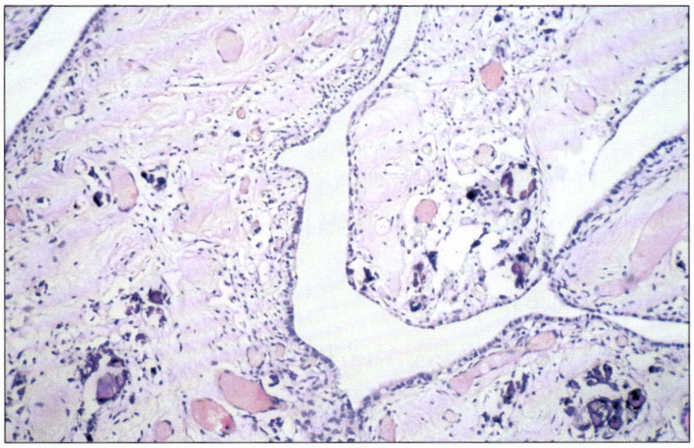

图 21-71　输卵管微小钙化
钙化邻近输卵管黏膜上皮或间质，伴少量炎症细胞浸润

29% 与 5%），一些研究提出这些钙化可能是增生的上皮芽退变之后的形态，在乳头状输卵管增生中也很多见。

（四）输卵管扭转

【临床特征】

输卵管扭转（torsion of the tube）见于各个年龄组，多见于育龄期，通常合并卵巢扭转，与卵巢增大或附件肿物有关。单纯输卵管扭转多伴有输卵管或阔韧带异常，如远端输卵管积水、阔韧带囊肿、输卵管肿瘤或输卵管子宫内膜异位。输卵管结扎术后远端输卵管游离度加大，输卵管扭转的概率增加。输卵管扭转发生在儿童时，附件常无其他异常。输卵管扭转一般急性发生，伴剧烈腹痛。

【病理学特征】

输卵管肿大，呈深紫红色，组织学可见输卵管全层显著淤血与组织出血性坏死，黏膜结构不清（图 21-72）。慢性扭转的输卵管除增粗外还常与周围粘连。

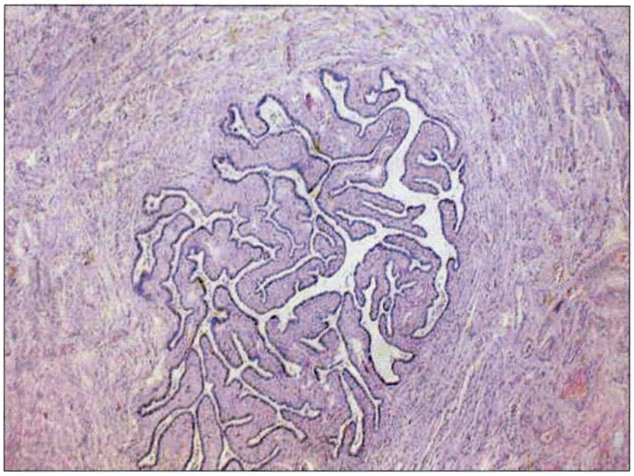

图 21-72　输卵管扭转
扭转后输卵管壁内淤血明显，呈紫色

（五）输卵管脱垂

输卵管脱垂（tubal prolapse）是子宫切除或子宫手术后的少见并发症，部分或整条输卵管异常下垂至阴道穹等部位，国内统计发生率为 0.11%（9/7949），继发于经阴道子宫切除术的发生率明显高于经腹子宫切除（0.51% 与 0.08%）。刮宫术造成子宫穿孔，也可致输卵管从损伤处脱至宫腔或宫颈。

【大体病理学】

阴道顶端可见红色息肉状突起或肉芽样物，质软，有时可见伞端。位于宫颈时与炎性息肉相似。

【组织病理学】

可见输卵管肌壁与上皮，然而由于组织变形，黏膜皱襞有时会被误认为乳头状结构。上皮细胞可伴反应性增生，细胞核增大，有不典型改变，并可伴间质的成纤维细胞增生（图 21-73）。

【鉴别诊断】

应避免将脱垂的输卵管误认为腺癌或纤维上皮息肉等良、恶性病变，或将真正的阴道原发或继发高分化恶性肿瘤误认为输卵管脱垂。牢固掌握输卵管镜下形态是正确诊断的关键。

（六）输卵管黏膜下间质细胞增生（tubal submucosal Leydig cell hyperplasia）

间质细胞增生常见于卵巢门部位（具体详见第二十二章）。很少见于输卵管黏膜下（图 21-74）。

（七）热灼人工假象

输卵管热灼人工假象（thermal artifact）为手术中

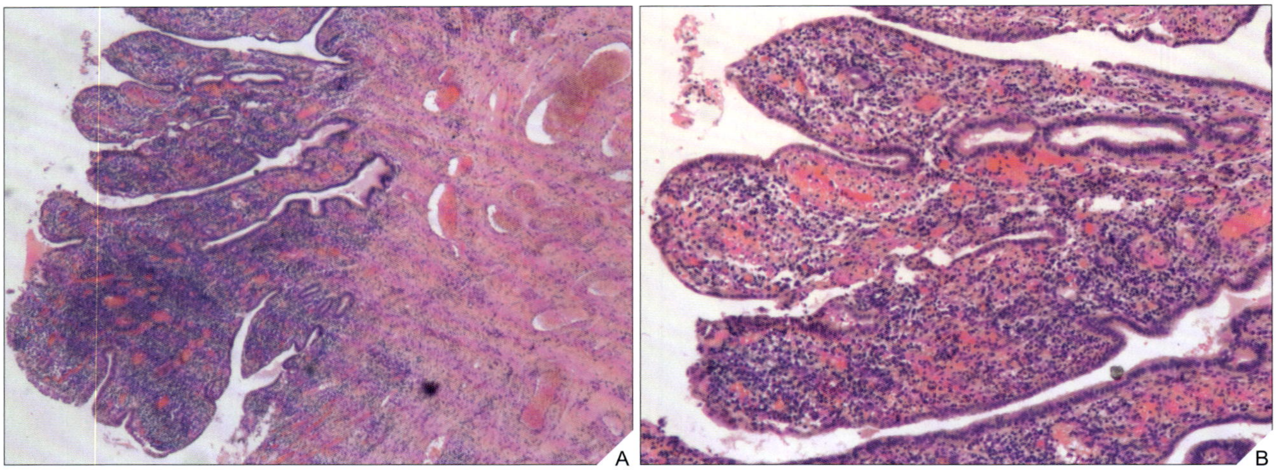

图 21-73 输卵管脱垂

A. 脱出的输卵管表面黏膜皱襞呈现乳头状结构，下方可见管壁的平滑肌；B. 黏膜间质可见炎症细胞浸润，间质血管扩张

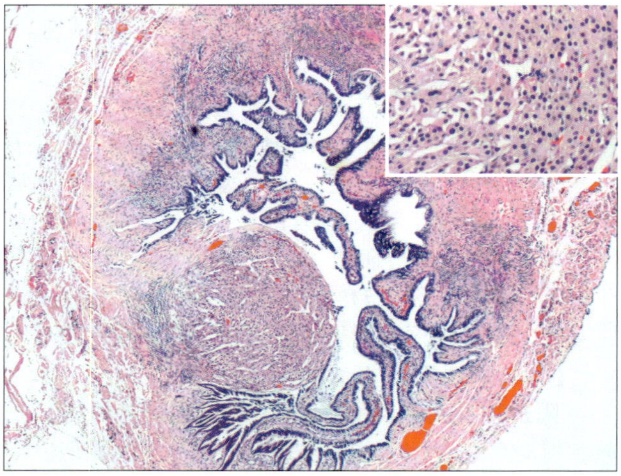

图 21-74 输卵管黏膜下间质细胞增生

输卵管黏膜下见典型的间质细胞增生结节，约 2mm，放大后见右上角插图。输卵管黏膜无异常

使用电刀导致组织瞬时热损伤后的形态，变形的上皮细胞很容易被误认为腺癌。

【组织病理学】

正常输卵管黏膜皱襞与平滑肌壁粉染均质化，形态模糊，低倍镜下细胞似有一致性（图 21-75），陷阱主要在上皮，可借助黏膜自身的一些特点进行鉴别（表 21-22）。

【免疫组化】

p53 野生型表达，Ki-67 低表达。

【鉴别诊断】

浆液性癌，纤毛细胞消失，上皮细胞有明显异型，核分裂活跃，不伴有管壁肌层的同质性改变。

（八）输卵管发育异常

输卵管发育异常少见，可表现为输卵管不同节段缺失（闭锁、发育不全或中断）和壶腹部肌层缺失等，属于米勒系统发育异常范畴，详见第一章。

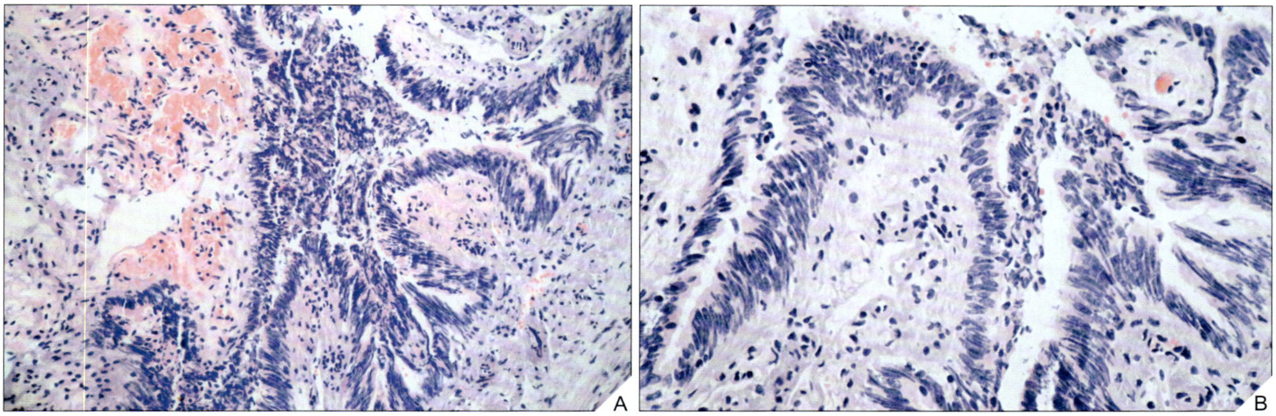

图 21-75 输卵管热灼人工假象

A. 黏膜充血，上皮细胞拥挤，流水样排列，细胞核拉长并深染；B. 放大后见分泌细胞与纤毛细胞混杂，间质细胞粉染

表 21-22　输卵管热灼人工假象的特点

人工假象	鉴别要点
正常黏膜皱襞异常堆挤或破碎	同时伴平滑肌及间质细胞的粉染均质化和形态模糊
上皮细胞假复层	如流水样排列
低倍镜下细胞似有一致性改变	高倍镜下发现细胞组成无改变，可见纤毛细胞
细胞收缩紧密排列	上皮细胞核显著拉长
细胞核染色加深	染色质匀细，无核分裂活跃

第七节　输卵管炎性疾病

输卵管炎主要为感染性，临床归入盆腔炎性疾病范畴，少数为非感染性。

一、急性输卵管炎

急性输卵管炎（acute salpingitis）通常为化脓性炎，主要来自宫颈与子宫腔的上行性感染，典型者发生于性活跃期的年轻女性或育龄期妇女，宫腔手术如人工流产、放置宫内节育器等也可能成为感染的诱因。病原多样化，其中淋球菌与沙眼衣原体最常见，其余包括厌氧菌及链球菌、A 型葡萄球菌等各种细菌。输卵管炎多为混合性感染，其中淋球菌与沙眼衣原体常为始发感染者，厌氧菌或其他微生物感染多为继发性[28]。在急性输卵管炎的发生中，支原体的角色存在争议，病毒可能与急性输卵管炎无关。

【大体病理学】

双侧输卵管肿胀、显著充血及水肿，管壁增厚，管腔扩张，浆膜与管腔内均可见脓液（图 21-76）。

【组织病理学】

输卵管黏膜皱襞明显肿胀，黏膜、管壁及腔内有大量中性粒细胞浸润，并见淋巴细胞及炎性渗出物（图 21-77），上皮细胞纤毛脱失，伴黏膜坏死脱落，管壁与腔内有脓液。重度感染时炎症透壁性播散至浆膜。不同的病原感染表现不尽相同。

淋病奈瑟菌有嗜黏膜性，输卵管显著充血水肿，黏膜损伤严重，管腔积脓，可见大量中性粒细胞、纤维蛋白渗出物及坏死碎屑。炎症以黏膜为中心，肌层和浆膜的炎症相对轻于黏膜。管腔内的脓液与炎性组织可从伞端排出至盆腔，导致输卵管周围炎与输卵管 - 卵巢脓肿。衣原体性输卵管炎的表现与淋菌性输卵管炎大致相同。偶尔在上皮细胞内可见衣原体性包涵体。链球菌与葡萄球菌感染倾向于经血道和淋巴道从子宫播散至输卵管壁，管腔扩张不明显，黏膜炎症轻于肌层与浆膜层。

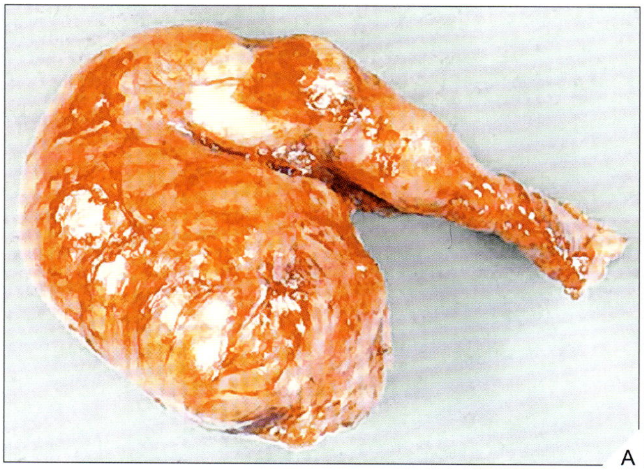
A

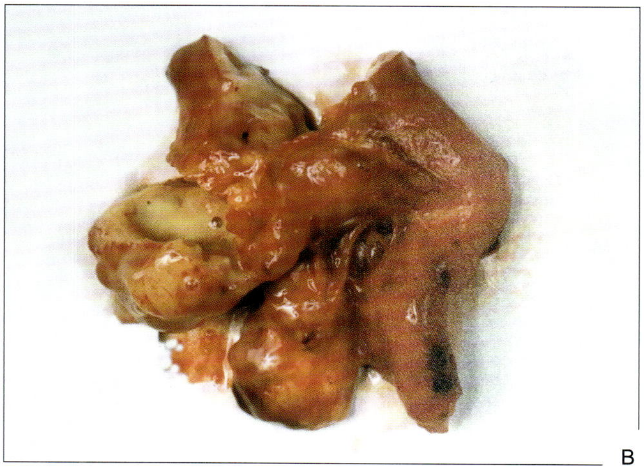
B

图 21-76　急性化脓性输卵管炎

A. 输卵管显著肿胀充血，表面粘连，伞端闭锁；B. 输卵管扭曲变形，伞端闭锁，管腔积脓，并与卵巢粘连

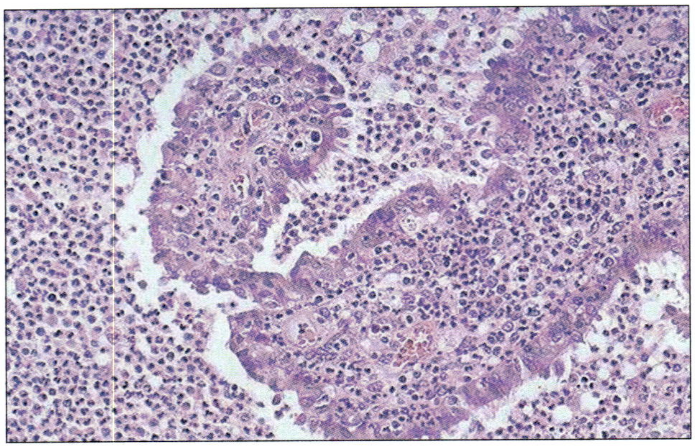

图 21-77　急性化脓性输卵管炎
管腔内及黏膜间质可见大量中性粒细胞浸润

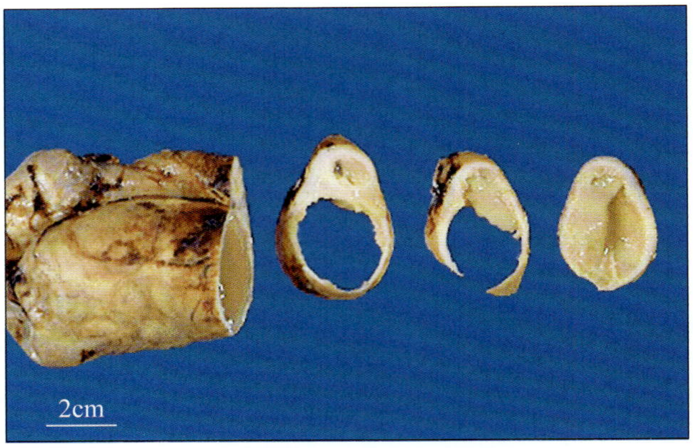

图 21-78　慢性化脓性输卵管炎
管壁增厚，管腔扩张，伞端闭锁，腔内附着脓苔；炎性渗出物部分吸收后，腔内积水

二、慢性输卵管炎

慢性输卵管炎（chronic salpingitis）可继发于急性输卵管炎，或无明显急性期症状，以慢性输卵管炎为首发表现。一些患者因不孕症或其他原因就诊时偶然发现。

【病理学特征】

输卵管增粗，扭曲变形，浆膜及输卵管 - 卵巢纤维性粘连，伞端结构不清或闭锁（图 21-78），镜下见炎症细胞以淋巴细胞和浆细胞为主，一段时间后炎症逐渐消散，遗留与瘢痕形成或粘连相关的后遗病变。

1. 输卵管 - 卵巢脓肿（tubo-ovarian abscess，TOA）由远端输卵管与卵巢共同组成的纤维 - 炎性肿块，偶尔累及盆腔其他器官，继发于盆腔炎性疾病或其他感染。TOA 肿块表面粘连，可见增粗的输卵管走行于卵巢皮质，但伞端通常汇入囊壁，难以辨认。切面见厚壁囊腔，内壁可见散开的输卵管黏膜皱襞及部分卵巢组织，囊腔与输卵管腔相通。镜下见纤维性囊壁，其中有包裹的伞端黏膜与卵巢组织，慢性炎症细胞多少不等。

2. 输卵管积水（hydrosalpinx） 多继发于输卵管积脓，脓细胞吸收后潴留浆液性液体。伞端闭锁并管腔扩张，形成半透明的囊袋。在腔内液体的压迫下，管壁明显变薄。黏膜萎缩，但仍可见孤立的黏膜皱襞，间隔甚远，状似沙漠小树。黏膜上皮普遍变薄甚至变扁平，纤毛脱失，但残留的皱襞表面可被覆正常的输卵管柱状上皮。这个阶段，通常输卵管壁组织中仅有少量残留的炎症细胞或无炎症细胞浸润（图 21-79）。

继发于输卵管绝育后的输卵管积水为节段性，积

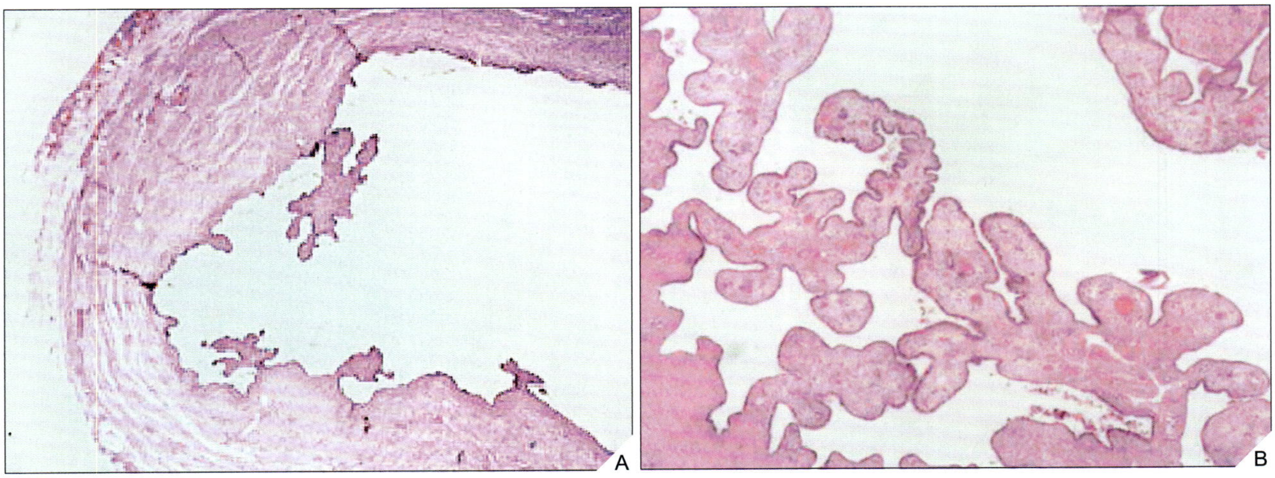

图 21-79　输卵管积水
A. 输卵管扩张，黏膜皱襞明显减少；B. 放大后显示上皮扁平

水分别位于结扎部位的近端或远端，也可一端积水。

输卵管积水常被误诊为阔韧带囊肿或浆液性囊腺瘤，因为它们在临床上也常表现为附件区包块。大体检查时注意辨别可疑包块与子宫的解剖关系，在显微镜下仔细确认肌层均有助于诊断输卵管积水。

3. 滤泡性输卵管炎（follicular salpingitis） 输卵管黏膜皱襞损伤及粘连，伞端主要表现为闭锁不同，而其他部分相互搭连，形成滤泡状或网状腔隙。切面扩张的输卵管腔内可见蜂窝状（图 21-80），可合并输卵管积水。

三、结核性输卵管炎

结核性输卵管炎（tuberculous salpingitis）是输卵管肉芽肿性炎中最常见的疾病，通常继发于肺结核的血行播散，或来自盆腔、腹腔及生殖道其他部位结核的蔓延或经淋巴扩散。通过性传播发生的原发性生殖道结核罕见。

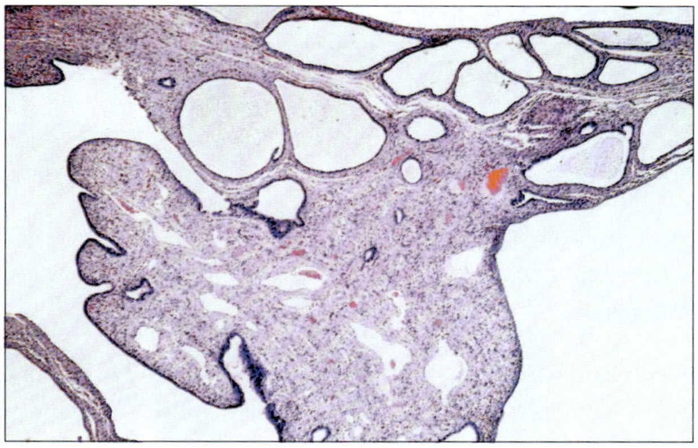

图 21–80 滤泡性输卵管炎

输卵管黏膜皱襞粘连，形成滤泡状结构，部分间质纤维化

【临床特征】

结核性输卵管炎见于不同年龄段，尤以青春期与绝经后妇女多见。不规则子宫出血与盆腔疼痛是常见的临床表现，大多伴有不孕症。常合并肾、腹膜或其他肺外部位的结核病灶，但不一定有原发部位肺部病灶的影像学证据。

【大体病理学】

结核性输卵管炎多为双侧输卵管受累，通常表现为非特异性的大体形态，如输卵管增粗或伴轻度水肿、浆膜粘连等，也可无明显大体异常。约 1/5 的病例在浆膜面可见灰白色的粟粒状结节，偶尔在浆膜或管腔内发现典型的干酪样坏死物，这些对诊断有所提示。伞端开放或粘连。紧密的输卵管 - 卵巢纤维性粘连出现在比较晚的阶段。

【组织病理学】

1. 结核性肉芽肿，又称结核结节，由朗格汉斯多核巨细胞、上皮样细胞与淋巴细胞组成，并可混杂多种炎症细胞浸润、灶性干酪性坏死、纤维化与钙化（图 21-81）。病灶主要位于黏膜，也可累及肌层与浆膜。组织形态不典型者应多做切片。

2. 黏膜损伤且显著上皮增生，皱襞相互粘连与融合，形成腺样腔隙，包括滤泡状、筛状或腺瘤样结构。上皮细胞可有轻 - 中度非典型改变，核分裂增加。偶尔上皮形成极为复杂的结构，易与腺癌相混，被称为假癌性增生。

【辅助诊断】

通过抗酸染色、细菌培养、荧光技术或 PCR 技术进行病原学检查。

【鉴别诊断】

输卵管癌 上皮细胞有显著异型性，伴间质侵犯，无结核性肉芽肿。

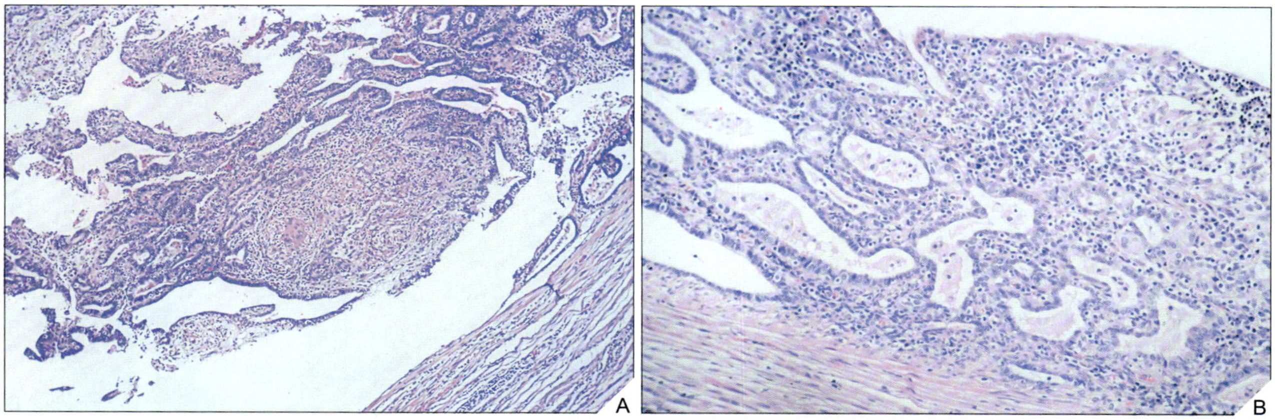

图 21–81 结核性输卵管炎

A. 可见多核巨细胞、上皮样细胞及淋巴细胞；B. 黏膜皱襞粘连，形成滤泡样结构

四、少见的感染性输卵管炎

（一）放线菌性输卵管炎

放线菌性输卵管炎（actinomycotic salpingitis）由下生殖道的伊氏放线菌上行性感染引起，偶见，患者多为放置宫内节育器（IUD）的妇女，IUD在这一过程中的作用可能类似引流条。

输卵管表现为急性炎症或慢性炎症，与一般细菌性感染不同，在浸润的大量炎症细胞中，有较多的组织细胞、浆细胞与淋巴细胞。另一特征是可见“硫磺样颗粒”，由放射状排列的细丝与缠绕的菌群和白细胞构成，状似“棉花团”或不规则的“羊毛球”。伴有卵巢受累时，可形成粘连的肿块或输卵管-卵巢脓肿。长期感染可导致输卵管肉芽肿性炎与纤维化。

（二）真菌或寄生虫性输卵管炎（fungal or parasites salpingitis）

输卵管罕见真菌，或血吸虫、阿米巴、蛲虫等寄生虫感染，表现为急慢性炎性反应、肉芽肿、输卵管-卵巢脓肿或形成纤维化结节。并可合并输卵管积水，个别诱发癌变。

五、非感染性输卵管炎

（一）假黄瘤性或黄色肉芽肿性输卵管炎

1. 假黄瘤性输卵管炎（pseudoxanthomatous salpingitis） 与盆腔子宫内膜异位症或出血性输卵管炎有关。管腔扩张，黏膜呈深棕色，固有层内见大量含有脂褐素与含铁血黄素的巨噬细胞，这些细胞呈棕色，系巨噬细胞吞噬大量上皮细胞与红细胞碎片所致（图21-82）。

2. 黄色肉芽肿性输卵管炎（xanthogranulomatous salpingitis） 与长期慢性细菌性输卵管炎有关，但与子宫内膜异位关系不大。输卵管黏膜呈黄色或脓样，可见大量泡沫状的巨噬细胞及其他炎症细胞，有时可见多核巨细胞[29]。

（二）罕见的肉芽肿性炎

1. 结节病（sarcoidosis） 偶见累及输卵管，通常无症状，或表现为非特异性的症状，组织学主要表现为非干酪性肉芽肿性炎。

2. 克罗恩病（Crohn’s disease） 输卵管克罗恩病通常继发于肠道或阑尾克罗恩病，非干酪性肉芽肿性炎累及输卵管肌层与黏膜皱襞，并可伴发输卵管-卵巢脓肿。输卵管壁增厚、黏膜损伤与粘连可导致育龄期妇女生育力低下，并可发生肠道-输卵管瘘或皮肤-输卵管瘘。

3. 其他疾病 异物颗粒如淀粉、滑石粉等可导致输卵管肉芽肿性炎，罕见情况下，输卵管也可发生孤立性血管炎或全身性疾病，同时伴有非特异性的急性或慢性炎症，巨细胞性动脉炎在输卵管壁上也可形成肉芽肿。应注意与结核性炎鉴别。

（三）输卵管反应性改变

1. 生理性输卵管炎 正常月经或产后切除的输卵管可出现一过性的中性粒细胞与单核细胞浸润，细菌学检查阴性，表明这是一种输卵管对宫腔出血或坏死组织的无菌性炎症反应。

2. 输卵管应激反应 输卵管扭转、手术和其他原因对输卵管造成机械性刺激与损伤后，可很快出现炎症细胞浸润，无临床意义。

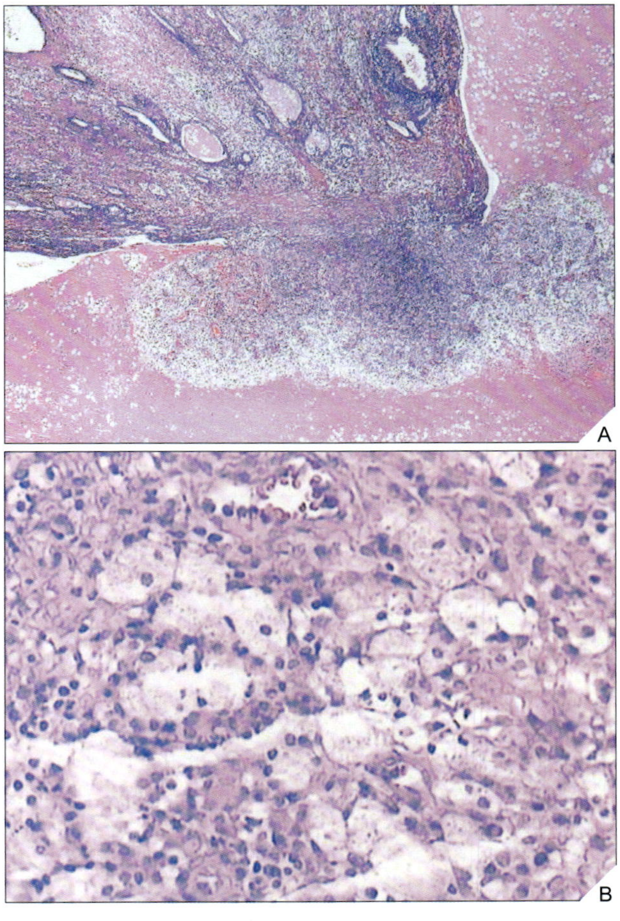

图21-82 假黄瘤性输卵管炎

A. 管腔积血，黏膜下可见大量假黄瘤细胞；B. 放大后的假黄瘤细胞的形态

第八节　输卵管妊娠

一、病因

输卵管妊娠（tubal pregnancy）是最常见的异位妊娠，在异位妊娠中的比例超过95%。值得注意的是，近年来其发生率并未随着生育率的显著下降同步降低，反而呈上升趋势，相当多的输卵管妊娠发生在首次妊娠、未产或低产次女性，对此还不能明确解释。超声检查大大提高了异位妊娠的早期诊断率，可能对发病率有所影响，还有多种因素致使输卵管妊娠的绝对发病率上升。

任何与孕卵异常滞留于输卵管相关的因素都可能是异位妊娠的病因，包括输卵管自身结构与功能异常，或全身与局部的任何管外因素，大致归纳为如下几类。

（一）输卵管组织结构与功能异常

输卵管组织结构与功能异常主要为炎症对输卵管组织的损伤，造成输卵管壁增厚、管腔狭窄、黏膜皱襞粘连和上皮细胞功能异常。先天性输卵管发育异常、输卵管内外各种原因导致的输卵管异常扭曲变形，都阻碍受精卵向子宫腔的移动。

（二）受精卵发育异常

受精卵发育异常因素包括异常生殖细胞受精、受精卵发育不良及延迟排卵与受精。

（三）激素水平异常

卵巢黄体功能异常或缺陷、孕酮类避孕药等对输卵管内环境与纤毛细胞功能有影响。

（四）与医源相关的因素

输卵管结扎术后或输卵管重塑术后偶有输卵管黏膜上皮修复与再通。辅助生殖技术（APT）也有一定的异位妊娠风险，可能与患者原有疾病或外源性促性腺激素导致体内激素水平继发性改变有关，有2%～10%的APT妊娠种植在输卵管。

（五）其他

有报道吸烟亦增加异位妊娠的发生风险，还有一些不明因素。

二、发展与转归

输卵管妊娠时，在黏膜皱襞无法形成完整的蜕膜层，加上管腔狭小，管壁肌层薄弱，不能支持胎盘和胚胎在该处正常生长与发育。胎盘种植后，绒毛侵蚀输卵管并植入黏膜皱襞或肌壁，随着妊娠的发展与组织扩张，大多终致出血、流产与破裂，胚胎或胎儿死亡（表21-23）。妊娠持续的时间与植入部位有关，多在6～8周，很少超过12周，子宫角或输卵管间质部妊娠由于有较厚的宫肌包绕可能时间较长，1例罕见的输卵管近端妊娠持续到孕30周，一旦破裂，将导致严重的大出血。

三、病理变化

【大体病理学】

输卵管妊娠可发生于输卵管的各个部分，80%发生于壶腹部，其后依次为峡部、伞端、间质部。一般认为侧别无显著性差异，也有报道右侧多见。输卵管明显增粗，外观紫蓝色，浆膜完整或有不规则的破口，浆膜与伞端常见凝血块附着，可有轻度粘连。切面见管腔扩张积血，有时可见胎盘绒毛与胚囊（图21-83，图21-84）。由于妊娠时输卵管黏膜蜕膜样变，外观细软像漂浮在管腔中的绒毛，缺乏经验的医师可能将之误认为胎盘绒毛组织。

输卵管标本应以多个横切面切检，仔细辨认有无妊娠绒毛组织，尽管输卵管破裂主要是积血膨胀的结果，与胎盘种植点并不一致，还是应注意对出血部位的取材，妊娠物往往混杂或包裹在其中，不

表21-23　输卵管妊娠的几种结局

结局	具体表现
出血	滋养细胞侵蚀并破坏输卵管肌壁与血管，导致出血：①输卵管血肿；②从伞端排至腹腔导致急腹痛与内出血；③胚囊位于间质部时出血可流向子宫腔，伴阴道出血
流产	妊娠组织全部或部分经过伞端排出至腹腔，伞端妊娠最常采取此种方式
破裂	随着胎盘绒毛的侵蚀与妊娠组织的增长，造成管壁破坏与血管损伤，输卵管破裂

应去除管腔内的凝血块。输卵管流产的病例，胎盘绒毛已排出至盆腔，因此在输卵管中未见妊娠组织者，应对盆腔凝血块充分取材。此外，对残存的输卵管组织也应切检，以进一步分析病因。

【组织病理学】

输卵管妊娠的直接证据是至少找到以下三者之一，即早期胎盘（绒毛、胎膜或合体与细胞滋养细胞）、胚胎或胎儿成分（相应组织或有核红细胞）及胎盘种植部位的中间滋养细胞。从定位的角度，胎盘种植部位是确定妊娠位置的最重要标准（图 21-85，图 21-86）。绝大多数输卵管妊娠是在出现流产、破裂或胚胎死亡的情况下就诊时发现的，相当于“枯萎卵”或“胎儿停止发育”，因此不同程度的绒毛水肿很常见。输卵管黏膜蜕膜反应范围局限。组织学特征见表 21-24。

【免疫组化】

hCG 与 HPL 有助于辨别可疑与零星的滋养细胞。

【鉴别诊断】

1. 绒毛膜癌　有时见不到绒毛，仅见大量中间滋养细胞与旺盛的绒毛外滋养细胞增生，易误认为绒毛膜癌。输卵管绒毛膜癌罕见，绝大多数情况下，增生的滋养细胞来自输卵管胎盘种植部位与绒毛滋养细胞柱，如发现增生滋养细胞伴有极向性及种植部位纤维素样沉着有助于鉴别。困难病例应结合其他指标考虑，并密切随访 hCG。

2. 宫内或其他部位妊娠　输卵管黏膜皱襞的蜕膜样变与患者血 hCG 阳性，两者并非仅见于输卵管妊娠，亦见于宫内妊娠或其他部位妊娠，这些改变只能证明患者已妊娠，究竟着床在何部位，需结合其他资料进行诊断。半数输卵管妊娠可见慢性输卵管炎，并常见到输卵管浆膜间皮增生与炎性反应，尤其腹腔出血一定时间后的患者。同样的改变亦见于卵巢、阔韧带等其他异位妊娠患者，系输卵管浆膜对腹腔出血的反应。

四、子宫内膜形态

输卵管妊娠时，子宫内膜为非着床部位，形态表现多样化，其改变有赖于取材时的体内滋养细胞

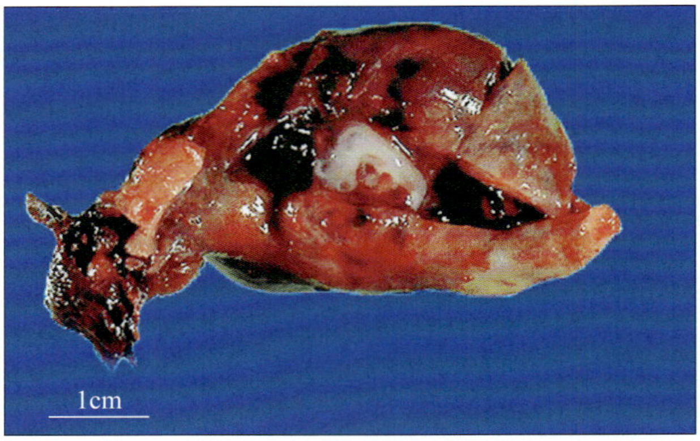

图 21-83　输卵管妊娠

输卵管扩张，可见管腔内的胚胎及血凝块

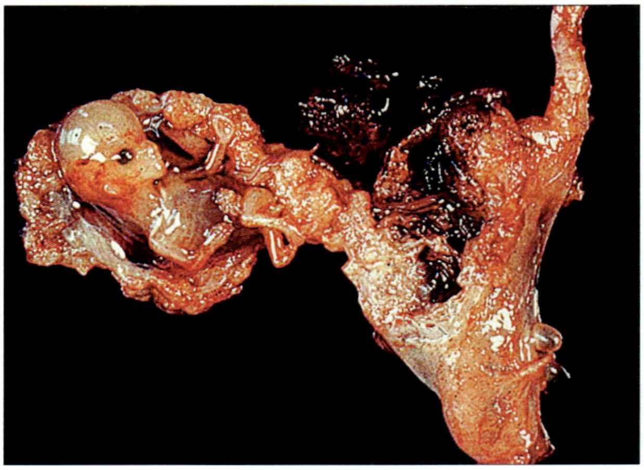

图 21-84　输卵管妊娠

着床于输卵管近端，可见较厚的肌壁与较大的胎儿，估计妊娠时间超过 12 周

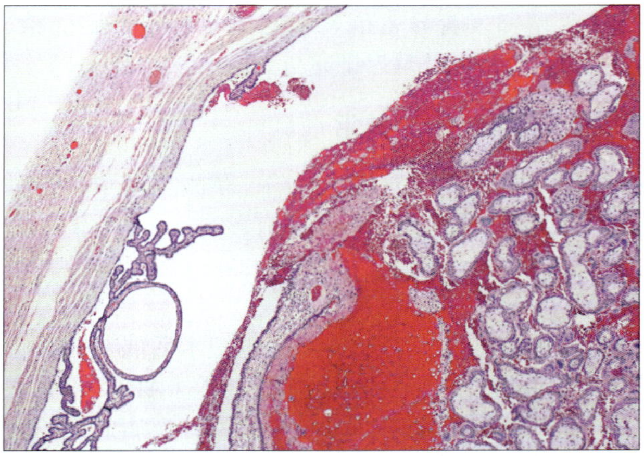

图 21-85　输卵管异位妊娠

扩张的输卵管腔内见凝血块及早期胎盘绒毛组织

表 21-24　输卵管妊娠的组织学特征

特征	具体表现
种植部位	①位于输卵管腔内、黏膜皱襞、肌层或浆膜等各部位；②蜕膜形成不佳，呈植入或穿透胎盘
绒毛	可伴有滋养细胞增生、水肿与退变
蜕膜反应	程度与范围均远远低于同期子宫内膜或宫内妊娠，甚至邻近着床部位的输卵管黏膜也可无明显蜕膜反应

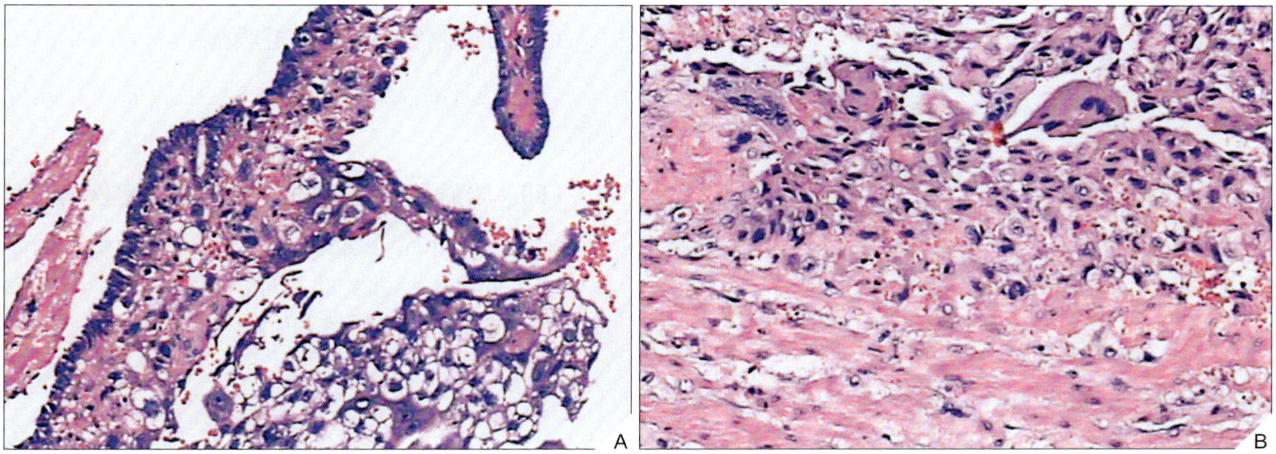

图 21-86　输卵管妊娠

胎盘种植于黏膜皱襞（A）或管壁（B），可见种植部位的中间滋养细胞，蜕膜层不明显（A，B），邻近的黏膜上皮可无明显蜕膜反应（A）

状态。如输卵管妊娠的滋养细胞活跃增生，则子宫内膜表现为蜕膜与 A-S 反应等妊娠改变。若输卵管妊娠破裂或流产出血，滋养细胞已发生退变，则子宫内膜的表现可出现从增生期、分泌期、妊娠蜕膜（图 21-87）与 A-S 反应到不规则增生与混合性子宫内膜等各种形态。值得注意的是，子宫内膜 A-S 反应多见于异位妊娠，也可见于宫内妊娠，增生期子宫内膜也不能除外输卵管妊娠。极罕见情况下，输卵管妊娠的绒毛组织也可出现在刮宫组织中，此时应结合其他资料尤其是胎盘床的定位与宫内妊娠鉴别。对可疑输卵管妊娠患者的宫内排出物或刮宫组织进行检查，主要目的是除外宫内妊娠。

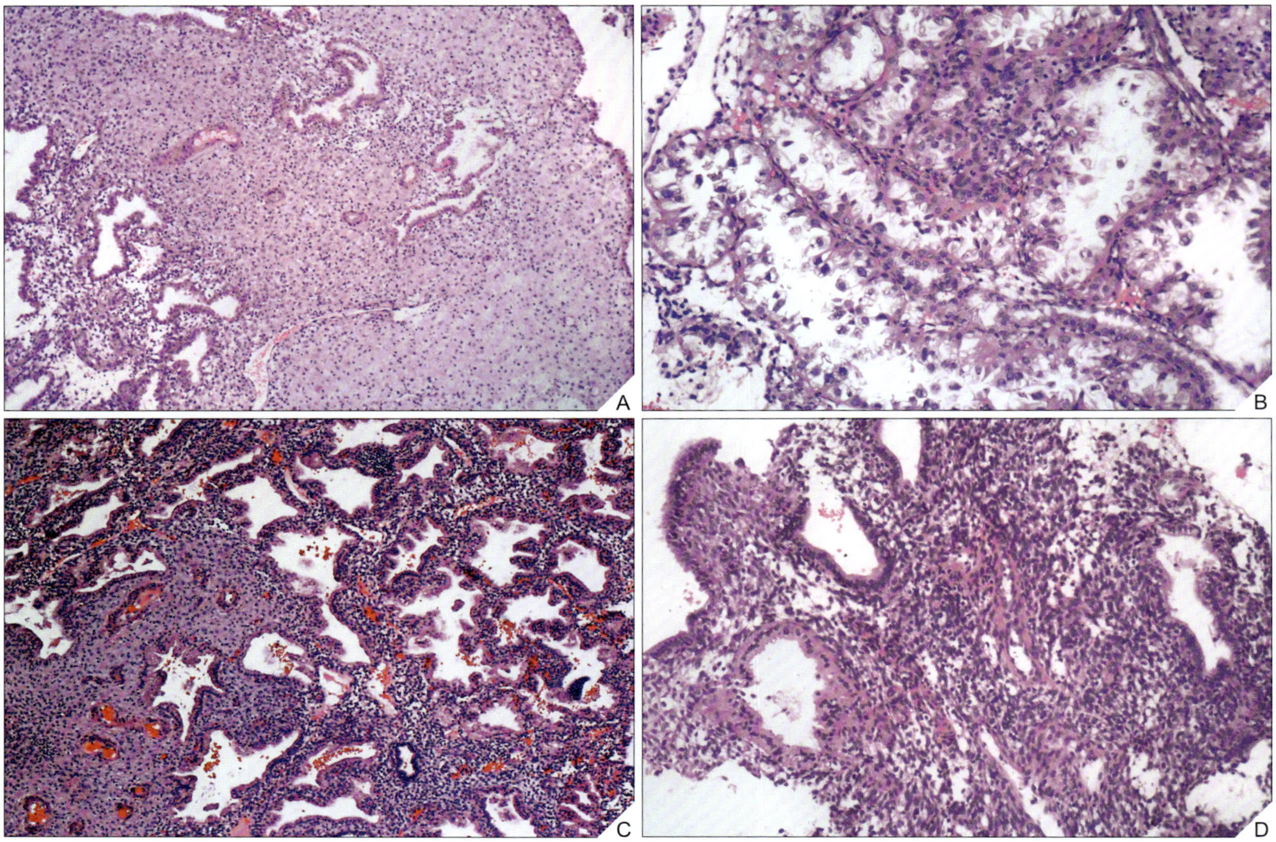

图 21-87　异位妊娠时子宫内膜的多种改变

A. 蜕膜样变；B. A-S 反应；C. 腺体呈类似分泌期，部分间质蜕膜样变；D. 腺体呈增殖与分泌期混合性改变，间质类似增殖期

五、继发性病变

（一）继发腹腔妊娠

继发腹腔妊娠系妊娠组织的二次种植，继发于输卵管妊娠流产、破裂，输卵管切开取胚术或输卵管部分切除术后，二次种植的部位可位于阔韧带、卵巢、肠管、大网膜、肝等多个腹腔器官。

（二）输卵管水泡状胎块

输卵管水泡状胎块可为完全性或部分性，但以往文献报道的输卵管水泡状胎块病例大多为妊娠绒毛组织的水肿，诊断输卵管水泡状胎块应慎重，尚未见明确侵蚀性水泡状胎块病例。

（三）原发性输卵管绒毛膜癌

文献统计有 2.5% 的输卵管绒毛膜癌来自异位妊娠。

（四）胎盘种植部位的中间滋养细胞疾病

胎盘部位结节或斑块归入中间滋养细胞组的瘤样病变，偶见于输卵管胎盘种植部位。有个例输卵管胎盘部位滋养细胞肿瘤（PSTT）的报道。

（五）少见情况

单侧输卵管双胎妊娠、重复性输卵管妊娠、输卵管妊娠合并宫内妊娠、自然或辅助生殖技术后的双侧输卵管妊娠及双侧输卵管不全切除术后的妊娠均有报道。

第九节　输卵管周围组织病变

一、肾上腺皮质残留（adrenal cortical rests）

通常大体为黄色结节，髓质可以缺乏，镜下可见 3 层皮质结构，罕见可引起无功能肾上腺皮质瘤（图 21-88）。

二、血管周上皮样细胞肿瘤

血管周上皮样细胞肿瘤（perivascular epithelioid cell tumor，PEComa）在女性生殖系统最好发的部位是子宫，除子宫外，输卵管系膜、阔韧带等部位也可以发生，但均少见。一般来说，肿瘤界限清楚，瘤细胞胞质嗜酸性，间质见纤维组织增生，肿瘤细胞形态学和免疫组化表型与子宫体的 PEComa 无异。

三、室管膜瘤

中枢神经轴外室管膜瘤（ependymoma）偶尔也可发生于卵巢或输卵管旁，其与中枢神经系统的室管膜瘤组织形态及免疫表型均存在差异，前者组织学形态多样（囊状、微囊、筛状、乳头状），大体呈实性，特征形态为原纤维基质背景见一致的体积小的肿瘤细胞，可见血管周假菊形团结构。肿瘤生长缓慢，大多呈良性过程。偶有复发或转移[30]。免疫组化阳性表达 GFAP、ER、PR、CK18、CK7、WT1。

四、STK11 附件肿瘤

STK11 附件肿瘤（STK11 adnexal tumor）作为最近认识的少见肿瘤[31, 32]，好发于输卵管旁，组织学来

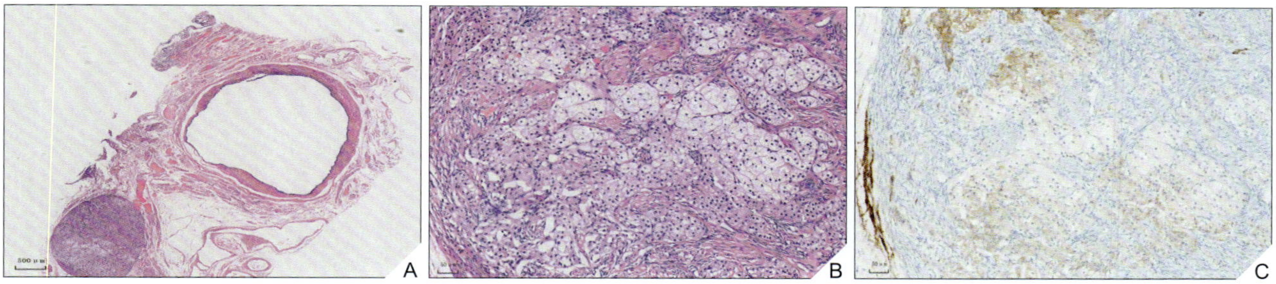

图 21-88　输卵管旁肾上腺皮质残留

A. 扩张的输卵管左下方见肾上腺皮质结节；B. 高倍镜观；C. 部分细胞显示 inhibin-α 阳性

源不清，50%与Peutz-Jeghers综合征相关。患者年龄为17～66岁，平均40岁；肿瘤直径为4.5～25.5cm，平均12.4cm，肿块呈实性或囊实性，伴出血坏死；组织形态学多样，类似于涎腺肿瘤，最常见在黏液水肿间质背景下，分布相互吻合的梁索状结构，细胞不典型，形态较一致，缺乏多形性，呈立方形或柱状，胞质嗜酸或呈空泡状，核呈圆形，核仁明显，核分裂象平均10/10HPFs；肿瘤也可呈管状、囊性、筛状、微囊性、巢状、结节状、乳头状、滤泡状和实性分布。免疫标志物缺乏特异性，可不同程度表达上皮、性索及激素受体标记，但PAX8、EMA、SF-1、FOXL2、claudin-4、TTF-1通常阴性（图21-89）。分子学证据显示50%出现*STK11*基因突变及少量拷贝数变化。鉴别诊断包括卵巢性索间质肿瘤、沃尔夫管起源的女性附件肿瘤（FATWO）及子宫内膜样癌，充分的取材、寻找典型的形态学特点，借助免疫标记及分子检测手段可进行明确诊断。目前研究显示该恶性肿瘤具有较高的侵袭性，80%复发，50%转移，平均随访3年，20%死于该病。

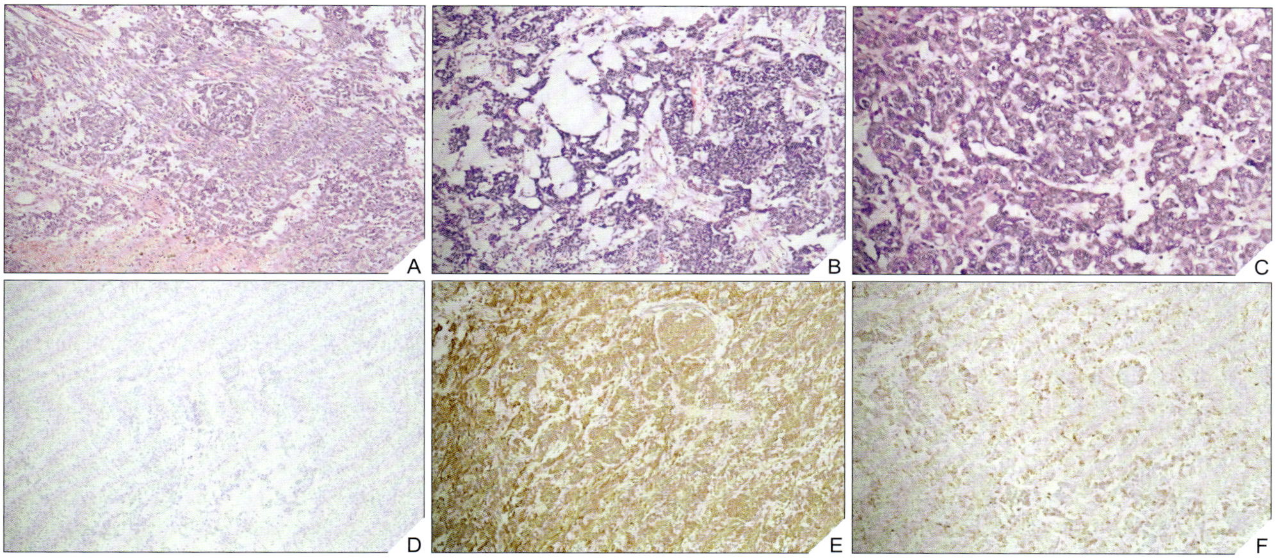

图 21-89　STK11 附件肿瘤

A. 肿瘤细胞呈实性、小梁状或筛网状，并见坏死；B. 间质水肿及黏液变；C. 肿瘤细胞胞质丰富、红染、核分裂少见；D. 免疫组化PAX8阴性；E. Calretinin阳性；F. inhibin-α阳性（罗容珍教授惠赠）

参·考·文·献

[1] Callahan M J, Crum C P, Medeiros F, et al. Primary fallopian tube malignancies in BRCA-positive women undergoing surgery for ovarian cancer risk reduction[J]. J Clin Oncol, 2007, 25(25): 3985-3990.

[2] Levanon K, Ng V, Piao H Y, et al. Primary ex vivo cultures of human fallopian tube epithelium as a model for serous ovarian carcinogenesis[J]. Oncogene, 2010, 29(8): 1103-1113.

[3] Seidman J D, Yemelyanova A, Zaino R J, et al. The fallopian tube-peritoneal junction: a potential site of carcinogenesis[J].Int J Gynecol Pathol, 2011, 30(1): 4-11.

[4] Li J, Abushahin N, Pang S J, et al. Tubal origin of 'ovarian' low-grade serous carcinoma[J]. Mod Pathol, 2011, 24(11): 1488-1499.

[5] Wang Y Y, Li L, Wang Y, et al. Fallopian tube secretory cell expansion: a sensitive biomarker for ovarian serous carcinogenesis[J]. Am J Transl Res, 2015,7: 2082-2090.

[6] Vang R, Visvanathan K, Gross A, et al. Validation of an algorithm for the diagnosis of serous tubal intraepithelial carcinoma[J].Int J Gynecol Pathol, 2012, 31(3): 243-253.

[7] Meserve E E K, Brouwer J, Crum C P. Serous tubal intraepithelial neoplasia: the concept and its application[J]. Mod Pathol, 2017, 30(5): 710-721.

[8] McCluggage W G, Judge M J, Clarke B A, et al. Data set for reporting of ovary, fallopian tube and primary peritoneal carcinoma: recommendations from the International Collaboration on Cancer Reporting (ICCR) [J]. Mod Pathol, 2015, 28(8): 1101-1122.

[9] Singh N, Gilks C B, Hirshowitz L, et al. Adopting a uniform approach to site assignment in tubo-ovarian high-grade serous carcinoma: the time has come[J]. Int J Gynecol Pathol, 2016, 35(3): 230-237.

[10] Howitt B E, Hanamornroongruang S, Lin D I, et al. Evidence for a dualistic model of high-grade serous carcinoma: BRCA mutation status, histology, and tubal intraepithelial carcinoma[J]. Am J Surg Pathol, 2015,

39(3): 287-293.
[11] Kommoss F, Faruqi A, Gilks C B, et al. Uterine serous carcinomas frequently metastasize to the fallopian tube and can mimic serous tubal intraepithelial carcinoma[J]. Am J Surg Pathol, 2017, 41(2): 161-170.
[12] Singer G, Oldt R 3rd, Cohen Y, et al. Mutations in BRAF and KRAS characterize the development of low-grade ovarian serous carcinoma[J]. J Natl Cancer Inst, 2003, 95(6): 484-486.
[13] Zheng W X, Li N, Wang J, et al. Initial endometriosis showing direct morphologic evidence of Metaplasia in the pathogenesis of ovarian endometriosis[J]. Int J Gynecol Pathol, 2005, 24(2): 164-172.
[14] Yuan Z, Wang L J, Wang Y Y, et al. Tubal origin of ovarian endometriosis[J]. Mod Pathol, 2014, 27(8): 1154-1162.
[15] Bossuyt V, Medeiros F, Drapkin R, et al. Adenofibroma of the Fimbria: a common entity that is indistinguishable from ovarian adenofibroma[J]. Int J Gynecol Pathol, 2008, 27(3): 390-397.
[16] Zheng W X, Wolf S, Kramer E E, et al. Borderline papillary serous tumor of the fallopian tube[J]. Am J Surg Pathol, 1996, 20(1): 30-35.
[17] Crum CP A I, Bijron J G. Epithelial tumours and cysts// Kurman R J, Carcangiu M L, Herrington C S (ed). WHO classification of tumors of female reproductive organs[M]. 4th edn. Lyon: International Agency for Research on Cancer, 2014: PP 106-108.
[18] Kindelberger D W, Lee Y, Miron A, et al. Intraepithelial carcinoma of the Fimbria and pelvic serous carcinoma: Evidence for a causal relationship[J]. Am J Surg Pathol, 2007, 31(2): 161-169.
[19] Chay W Y, McCluggage W G, Lee C H, et al. Outcomes of incidental fallopian tube high-grade serous carcinoma and serous tubal intraepithelial carcinoma in women at low risk of hereditary breast and ovarian cancer[J]. Int J Gynecol Cancer, 2016, 26(3): 431-436.
[20] Kurman R J,Hedrick E L, Ronnett B M.Blaustein's pathology of the female genital tract[M]. 6th ed. New York:Springer, 2011: 554-566.
[21] Navani S S, Alvarado-Cabrero I, Young R H, et al. Endometrioid carcinoma of the fallopian tube: a clinicopathologic analysis of 26 cases[J]. Gynecol Oncol, 1996, 63(3): 371-378.
[22] Wong A K, Seidman J D, Barbuto D A, et al. Mucinous Metaplasia of the fallopian tube: a diagnostic pitfall mimicking metastasis[J]. Int J Gynecol Pathol, 2011, 30(1): 36-40.
[23] Yanai-Inbar I, Siriaunkgul S, Silverberg S G. Mucosal epithelial proliferation of the fallopian tube: a particular association with ovarian serous tumor of low malignant potential?[J]. Int J Gynecol Pathol, 1995, 14(2): 107-113.
[24] Mehrad M, Ning G, Chen E Y, et al. A pathologist's road map to benign, precancerous, and malignant intraepithelial proliferations in the fallopian tube[J]. Adv Anat Pathol, 2010, 17(5): 293-302.
[25] Nucci M R. Gynecologic Pathology[M]. Edinburgh: Churchill Livingstone/Elsevier, 2009.
[26] Cheung A N, Young R H, Scully R E. Pseudocarcinomatous hyperplasia of the fallopian tube associated with salpingitis. A report of 14 cases[J]. Am J Surg Pathol, 1994, 18(11): 1125-1130.
[27] Kurman R J, Vang R, Junge J, et al. Papillary tubal hyperplasia: the putative precursor of ovarian atypical proliferative (borderline) serous tumors, noninvasive implants, and endosalpingiosis[J]. Am J Surg Pathol, 2011, 35(11): 1605-1614.
[28] 李亚里. 女性生殖道支原体和衣原体感染的临床表现及诊断[J]. 中国实用妇科与产科杂志, 2005, 21(11): 643-645.
[29] Idrees M, Zakashansky K, Kalir T. Xanthogranulomatous salpingitis associated with fallopian tube mucosal endometriosis: a clue to the pathogenesis[J]. Ann Diagn Pathol, 2007, 11(2): 117-121.
[30] Idowu M O, Rosenblum M K, Wei X J, et al. Ependymomas of the central nervous system and adult extra-axial ependymomas are morphologically and immunohistochemically distinct: a comparative study with assessment of ovarian carcinomas for expression of glial fibrillary acidic protein[J]. Am J Surg Pathol, 2008, 32(5): 710-718.
[31] Bennett J A, Young R H, Howitt B E, et al. A distinctive adnexal (usually paratubal) neoplasm often associated with peutz-jeghers syndrome and characterized by STK11 alterations (STK11 adnexal tumor): a report of 22 cases[J]. Am J Surg Pathol, 2021, 45(8): 1061-1074.
[32] Bennett J A, Oliva E. The complex and often confusing history, histology and histogenesis of mesonephric, STK11 adnexal tumour and mesonephric-like neoplasms of the upper female genital tract (including broad ligament)[J]. Histopathology, 2022, 81(3): 280-296.

第二十二章

卵巢非肿瘤性病变

Non-Tumorous Conditions of the Ovary

宁　燕　王懿琴

卵巢位于盆腔，在子宫两侧髂内、外动静脉所夹的卵巢窝内，左右各一。作为女性的性腺器官，从青春期开始到绝经前，卵巢的大小、形状及功能不断发生着周期性变化。卵巢具有生殖和内分泌功能，在卵子发育、排卵、分泌女性激素、维持女性生殖内分泌系统的协调及维持孕早期胚胎的稳定等方面都发挥着非常重要的作用。

卵巢是全身各脏器中肿瘤类型最多的部位，并可能发生多种非肿瘤性病变，后者通常以盆腔包块及内分泌紊乱为主要临床表现，在生育年龄妇女可能伴有不孕，在临床检查、术中及病理检查中易被误认为卵巢肿瘤性病变。因此，病理医师对于卵巢良性病变，尤其是妊娠时发生的非肿瘤性病变的正确认识具有重要意义，可指导临床医师采用保守治疗方式，避免不恰当的过度治疗[1]。

第一节　卵巢的结构和功能

一、卵巢的结构

卵巢是一对扁椭圆形器官，在子宫两侧输卵管的后下方。卵巢有内外两端、上下两缘。它的外端以骨盆漏斗韧带（又名卵巢悬韧带，由腹膜皱襞构成）连于骨盆壁，其内含有卵巢主要的血液供应和淋巴引流。内端依靠坚韧肌性的卵巢固有韧带与子宫相连。上缘以疏松肌性的卵巢系膜与阔韧带后叶相连，卵巢的血管及神经均先经骨盆漏斗韧带，再经卵巢系膜穿过此缘进入卵巢，穿入部位称卵巢门（ovarian hilus）。下缘隆凸而为独立缘。当卵巢系膜达卵巢上缘后不再向下移行，卵巢表面覆盖着变异的间皮——表面上皮。

成人卵巢重5～8g，大小为（3～5）cm×（1.5～3）cm×（0.6～1.5）cm，其大小及形态随年龄而有差异。幼女的卵巢较小，表面光滑，性成熟期卵巢最大，约4cm×3cm×1cm，此后由于多次排卵，卵巢表面出现瘢痕，显得凹凸不平。35～40岁时卵巢开始缩小，50岁左右随月经停止而逐渐萎缩。

卵巢由卵巢动脉和子宫动脉的卵巢支供血。卵巢动脉自腹主动脉分出（左侧可来自左肾动脉），沿腰大肌前下行至盆腔，跨越输尿管与髂总动脉下端，随骨盆漏斗韧带向内横行再经卵巢系膜进入卵巢门。进入卵巢门前分出若干分支供应输卵管，其末梢在子宫角旁侧与子宫动脉上行的卵巢支吻合。卵巢动脉和子宫动脉的卵巢支从卵巢门进入髓质，形成螺旋状分支，并呈辐射状伸入皮质，在卵泡膜和黄体内形成毛细血管网，再由毛细血管网集合形成微静脉，然后在髓质内汇成小静脉，经卵巢门离开。小静脉在卵巢系膜内构成卵巢静脉丛，最后汇集成卵巢静脉，与同名动脉伴行。左侧卵巢静脉以直角注入左肾静脉，右侧卵巢静脉以锐角直接注入下腔静脉。

卵巢皮质（ovarian cortex）内有丰富的淋巴管互相连接成网。淋巴毛细管主要起始于卵泡外膜和黄体周围，卵泡内膜和颗粒层往往缺乏。在髓质内，淋巴毛细管网集合成较大的淋巴管出卵巢门。在卵巢门处与输卵管及子宫底的淋巴管汇合。卵巢的淋巴回流有3条通路：①沿骨盆漏斗韧带入卵巢淋巴管向上回流至腹主动脉旁淋巴结；②沿阔韧带经卵巢门淋巴管达髂内、髂外淋巴结，再经髂总淋巴结至腹主动脉旁淋巴结；③偶尔沿圆韧带入髂外及腹股沟淋巴结。目前发现，女性生殖道恶性肿瘤发生淋巴道转移时，腹主动脉旁淋巴结转移的概率接近甚至高于盆腔淋巴结转移。卵巢的神经来自卵巢神经丛和子宫神经丛，与动脉一同由卵巢门进入髓质，在髓质内形成神经丛，再由该丛发出神经纤维进入皮质内，多分布于血管壁上，在次级卵泡内形成末梢感受器，终止于黄体细胞之间。在闭锁卵泡的内膜中可见神经纤维，另外白体也有极细的神经纤维分布。

二、卵巢的组织形态与功能

当人胚胎细胞的染色体为XX时，生殖腺将分化成卵巢。卵巢是一个受下丘脑-垂体所分泌的促性腺激素调控的周期性变化的器官，并通过各种反馈机制调节下丘脑-垂体的分泌功能，此为下丘脑-垂体-卵巢性腺轴（hypothalamus-pituitary-ovary，H-P-O轴）。卵巢在女性的生殖与内分泌方面起着重要的作用，卵巢是卵子发育与成熟的场所，能够促使成熟卵子释放，并通过分泌性激素及多肽类激素作用于靶器官，调节机体与生殖道的生理功能。

（一）卵巢功能的兴衰

女性的一生中，卵巢的大小和功能根据促性腺激素的强度、卵子数量及卵泡消耗而有所变化，其功能的兴衰按胎儿期、新生儿期、儿童期、成年期分述。

1. 胎儿期卵巢

（1）性腺未分化期（受精至胚胎6周）：在性腺发生的早期阶段并不依赖是否有原始生殖细胞，此时的原始性腺无性别差异，直到胚胎6周时才开始有性别分化。

（2）性腺分化期（胚胎6～8周起）：性腺向睾丸或向卵巢分化取决于性染色体，当染色体为XX时，由于缺乏*SRY*基因则分化为卵巢，此时卵原细胞开始持续有丝分裂。

（3）卵母细胞形成期（胚胎11～12周起）：卵原细胞进入第一次减数分裂，并停留在第一次减数分裂的前期——双线期，即初级卵母细胞。

（4）卵泡形成期（胚胎第18～20周）：卵巢髓质血管呈指状逐渐侵入卵巢皮质，并将皮质细胞团分割成越来越小的片段，最终形成始基卵泡。

2. 新生儿期卵巢　出生时卵巢直径1cm，重量为250～350g，主要由少量的稀疏间质、原始卵泡、各级生长卵泡及环绕折叠的血管结缔组织组成。由于胎儿 7 个月后卵原细胞的有丝分裂已经完全停止，卵原细胞的数量不再增加，其中 2/3 的生殖细胞形成初级卵母细胞，而未发生减数分裂的卵原细胞发生闭锁，因此女性胎儿出生时卵巢中已经不存在卵原细胞。

3. 儿童期卵巢　卵巢髓质（ovarian medulla）面积大，皮质主要由间质与初级卵泡组成，并可见少量次级卵泡与闭锁卵泡。卵泡以固定速率分期分批自主发育，但由于 H-P-O 轴处于抑制状态，促性腺激素水平低下，卵泡只能发育到窦前期即闭锁。

4. 成年期（青春期 - 生殖期 - 围绝经期 - 绝经期）卵巢　至青春期启动后，卵巢逐渐发育成熟，皮质增厚，可见各级卵泡与黄体。卵母细胞下降至 20 万～30 万个。在以后 35～40 年的生殖期，将有 400～500 个卵泡被选中排卵，每一个卵泡排卵将有 1000 个卵泡伴随生长，随之闭锁丢失。至绝经期卵泡仅剩几百个（图 22-1，图 22-2）。卵巢明显萎缩变硬，表面凹凸不平，切面见皮质变薄，下方有多个白体。

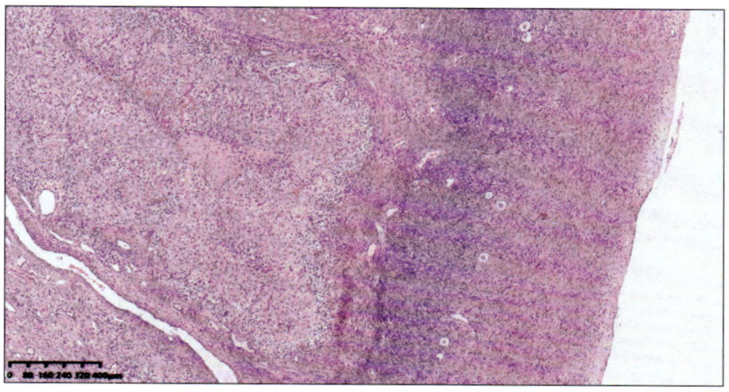

图 22-1　生育期卵巢

皮质区间质细胞丰富，内见多个始基卵泡及退变黄体

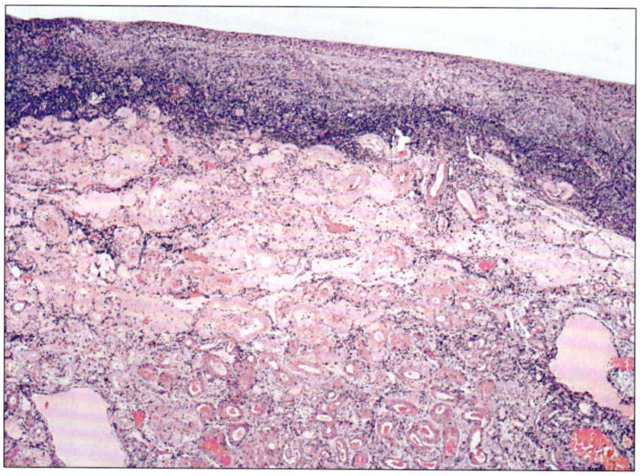

图 22-2　绝经后卵巢

皮质萎缩变薄，髓质内见白体及大量玻璃样变的厚壁血管

（二）卵泡的组织形态与卵巢周期

1. 卵泡期　卵泡的发育始于始基卵泡到初级卵泡的转化，始基卵泡可以在卵巢内处于休眠状态数十年。当始基卵泡进入生长轨道，其大小、结构及在卵巢皮质中的位置发生显著变化。从窦前卵泡发育到成熟卵泡共需 85 天，卵泡最后的生长阶段约需要 15 天，是月经周期的卵泡期。根据卵泡的形态、大小、生长速度和组织学特征，可将其生长过程分为以下几个阶段。

（1）窦前卵泡期

1）始基卵泡（primordial follicle）：直径 0.03～0.06mm，含有一个初级卵母细胞，周围包绕单层扁平的前粒层细胞（图 22-3A）。

2）初级卵泡（primary follicle）：直径 >0.06mm，卵母细胞周围包绕单层柱状或立方形粒层细胞（图 22-3B）。

3）次级卵泡（secondary follicle）：直径 0.12～0.20mm，此时粒层细胞开始合成分泌黏多糖蛋白包绕卵母细胞，即透明带形成，粒层细胞周围出现卵泡膜细胞（图 22-3C）。

（2）窦状卵泡（antrum follicle）（图 22-3D）：此期粒层细胞明显增加卵泡刺激素受体（follicle stimulating hormone receptor，FSHR）、雌激素受体（estrogen receptor，ER）、孕激素受体（progesterone receptor，PR）、雄激素受体（androgen receptor，AR）等，从而具备对上述激素的反应性。FSH 刺激粒层细胞合成及分泌雌二醇（E_2），同时局部组胺作用于邻近血管导致通透性增加，渗出液在粒层细胞间积聚形成卵泡液，卵泡液围绕卵子形成许多小腔隙。优势卵泡的卵泡液明显增多，小的腔隙扩大或融合首先形成弓形裂隙，最后融合成肾形的卵泡腔；粒层细胞数目也明显增加。

（3）排卵前卵泡（preovulatory follicle）（图 22-3E）：月经周期的第 11～13 日，优势卵泡增大至 18mm，由此形成排卵前卵泡，即卵泡发育的最后阶段，也称赫拉夫卵泡（Graafian follicle）。卵泡液急骤增加，卵泡腔增大，卵泡体积显著增大，直径最大可达 18～25mm，卵泡向卵巢表面突出，其结构从外到内依次为：①卵泡外膜。为环绕在卵泡内膜外的致密纤维与梭形间质组织，与卵巢非特异性间质无明显界限。②卵泡内膜。从卵巢皮质层间质细胞衍化而来，细胞呈多边形，较粒层细胞大，此层含丰富的血管。③粒层细胞。细胞呈立方形，细胞间无血管，营养来自卵泡膜细胞。④卵泡腔。腔内充满

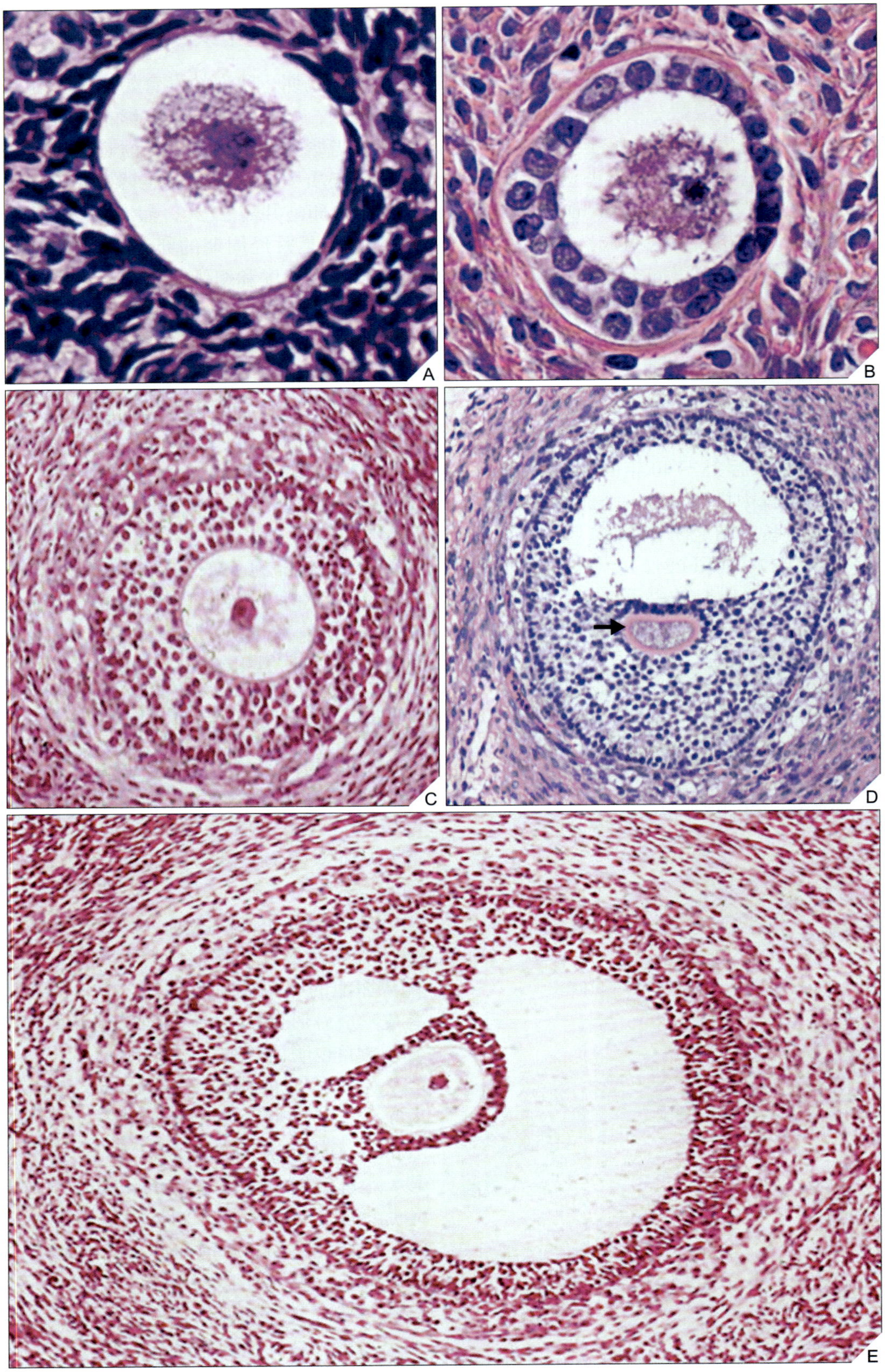

图 22-3 排卵前卵泡

A. 始基卵泡，卵母细胞被单层扁平的前粒层细胞包绕；B. 初级卵泡，卵母细胞被单层立方形粒层细胞包绕；C. 次级卵泡，卵母细胞周围形成透明带，粒层细胞层增多，有卵泡膜细胞形成并包绕；D. 窦状卵泡，血管渗出液在粒层细胞中聚集并形成卵泡腔，卵母细胞被挤压至一侧（箭头示增厚的透明带）；E. 赫拉夫卵泡，卵丘内的卵母细胞及透明带被放射状排列的粒层细胞包绕大量清澈的卵泡液。⑤卵丘。呈丘状突出于卵泡腔。⑥放射冠。卵丘内直接围绕卵细胞的数层粒层细胞，呈放射状排列。⑦透明带。⑧卵母细胞。

（4）闭锁卵泡（atretic follicle）：闭锁卵泡的出现调节了生殖细胞的储备量，从而保证占总数 1% 的 400～500 个卵泡细胞发育为成熟卵泡。闭锁是通过卵泡细胞的凋亡实现的，闭锁的本质就是凋亡。闭锁的特征包括卵子的变性及皱缩，粒层细胞的消失或转化为结缔组织细胞，卵泡内膜细胞恢复为其起源的卵巢间质细胞，但这一过程相对缓慢，所以在闭锁过程中常见卵泡膜细胞或黄素化卵泡膜细胞（图 22-4）。间质细胞进入萎缩的卵泡腔最终使之消失（图 22-5）。最终卵泡边缘仅剩下玻璃样变的胶原带，此时表现为致密的白色或灰色的外观呈玻璃状的纤维体，类似于白体。

2. 排卵　卵母细胞及包绕它的卵丘粒层细胞一起排出的过程称排卵。排卵前数小时，成熟卵泡分泌的 E_2 达到峰值，通过正反馈促进下丘脑促性腺激素释放激素大量释放，继而引起垂体释放促性腺激素。黄体生成素峰是即将排卵的可靠指标，出现于卵泡破裂前 36 小时。排卵的过程包括卵母细胞完成第一次减数分裂并迅速进入到第二次减数分裂中期，以及卵泡壁胶原层的分解及小孔形成后卵子的排出活动。

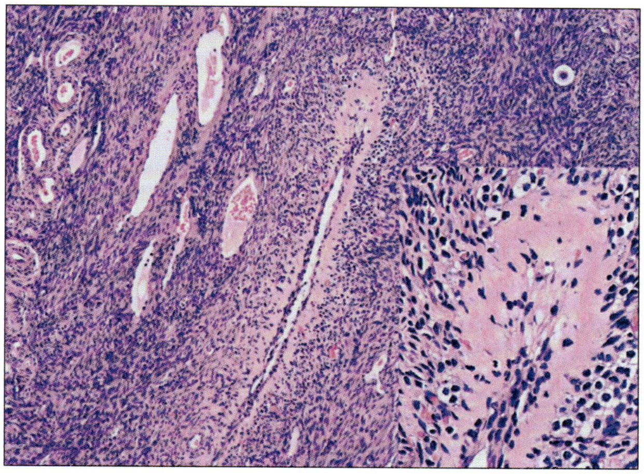

图 22-4　闭锁卵泡

卵泡内层纤维化，外围绕黄素化的卵泡膜细胞层（右下角嵌图示黄素化的卵泡膜细胞）

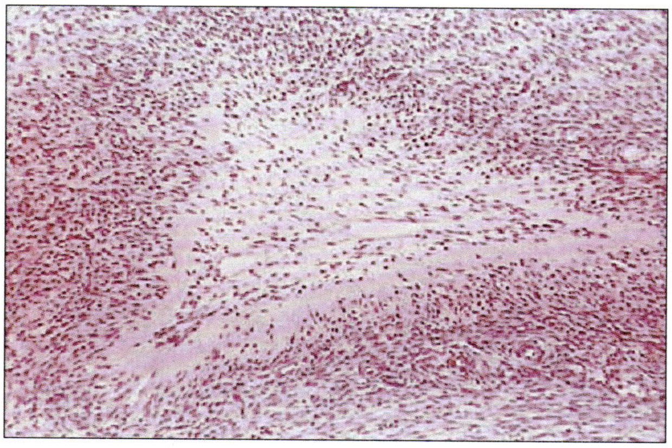

图 22-5　闭锁卵泡

粒层细胞消失，间质细胞进入萎缩的卵泡腔，内层见胶原带形成

3. 黄体形成及退化　排卵后卵泡液从排卵孔流出，卵泡腔发生了一定程度的出血（图 22-6，图 22-7A），卵泡腔内压下降，卵泡壁塌陷，形成许多皱襞，黄体的形成包括两个过程（图 22-7B）：①血管自卵泡膜长入塌陷的粒层细胞层，随之带来了卵泡膜细胞；②黄体生成素作用于粒层细胞及卵泡内膜细胞的 LH 受体，使两者黄素化，黄素化细胞明显变大为 35～50μm，淡染，具有丰富的囊状扩张的滑面内质网、管状嵴的线粒体及众多的小脂滴。两种黄体细胞也都含有胡萝卜素，该色素含量多少决定了黄体颜色的深浅。排卵后 7～8 天（相当于月经周期的 22 天左右）黄体体积和功能达到高峰，直径 1～2cm，外观呈黄色（图 22-7C）。

若排出的卵子未受精，黄体在排卵后 9～10 天开始退化，功能仅限于 14 天，可能与雌激素的溶黄体作用有关，也可能是由免疫调控的，即类似于移植物的排斥反应。黄体退化时发生不同程度的玻璃样变和脂肪样变，细胞呈空泡状（图 22-7D），同时细胞内的酸性磷酸酶和 PAS 阳性物质增多，这种变化可伴有明显的坏死。随后，黄体的柠檬黄波浪状结构逐渐变薄，颜色加深至深黄色或橘黄色，之后黄

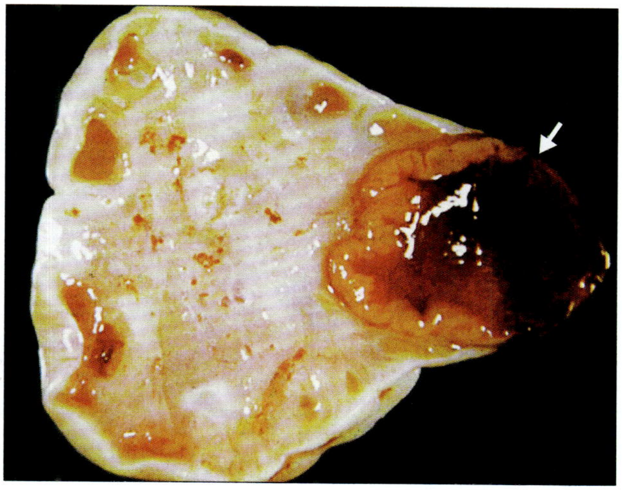

图 22-6　排卵第一天的卵巢

切面见黄体内充满血液（箭头）

体的色素变少甚至消失，黄素化的细胞明显缩小并玻璃样变（图 22-7E）。几个月后，黄体最终完成了向白体的转化，白体是位于卵巢髓质的白色玻璃样变的胶原纤维构成的多皱褶的塌陷小体（图 22-7F）。

若排出的卵子受精，则滋养细胞分泌的 hCG 维持黄体原状约 50 天，随后 10 天内黄体增大 1 倍，以后继续增长，直至 80 天才开始萎缩，此时胎盘代替黄体产生孕酮，详见本章“妊娠黄体瘤”部分。

（三）卵巢分泌的性激素及多肽类调节因子

卵巢分泌的性激素主要为雌激素、孕激素及少量雄激素，通过与其受体结合发挥生物学效应。性激素受体主要有两类：经典的核受体及非经典的膜受体，当性激素与核受体结合后形成转录复合物，并转位至核内与相应的 DNA 靶序列结合，调节相应基因的转录；而性激素与膜受体结合后通常在数分钟之内快速激活下游的信号分子产生生物学效应，但目前相关研究尚不多见，有待进一步探索。近年来的研究表明卵巢局部还产生众多的肽类因子，通过旁/自分泌调节增强或减弱 Gn 的作用，它们的有序表达和综合作用参与卵泡发育及闭锁的调节，主要包括抑制素/激活素/卵泡抑制素系统（inhibin/activin/

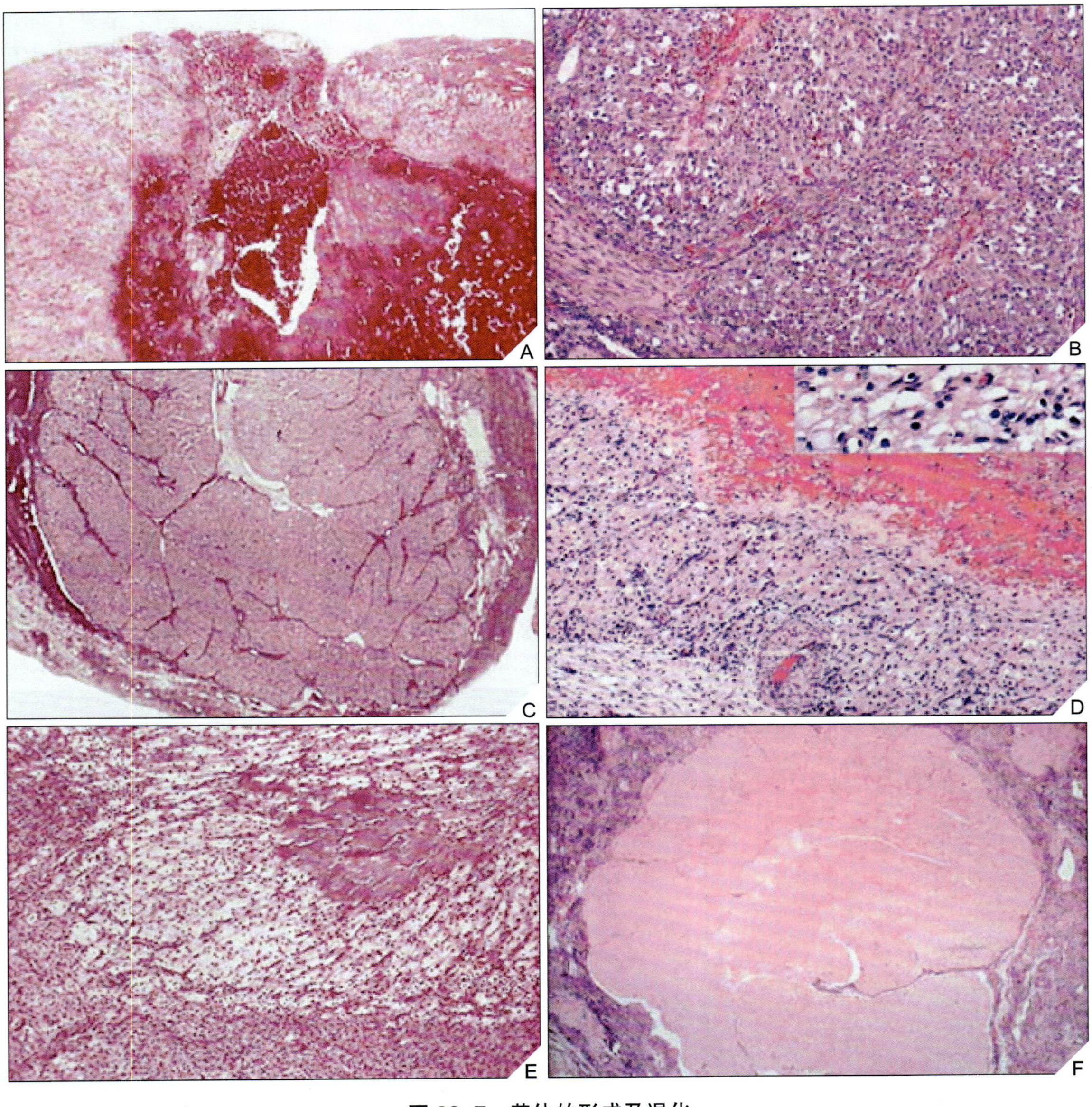

图 22-7　黄体的形成及退化

A. 血体，刚排卵后，新鲜血液从排卵孔流入并充满卵泡腔；B. 接近成熟的黄体，顶部有少量凝血块尚未被完全机化，颗粒层已经被血管化；C. 成熟黄体，处于黄体中期，黄体中心细胞已经完全黄素化；D. 退化黄体，右上角嵌图示退化的黄体细胞脂肪样变，呈空泡状；E. 上个月的退化黄体，黄体中心明显玻璃样变，周围可见明显缩小的空泡状黄体细胞；F. 白体，黄体全部被均一玻璃样变的褶皱的塌陷小体所代替

（图 A、C、E 由 Wenxin Zheng 教授惠赠）

fallistatin）及卵泡液内的生长因子（如 IGF、TGF-α/EGF、TGF-β、FGF、IL-1、TNF-α、PDGF 及 VEGF 等）。卵巢储备功能可通过检测抑制素 B 及抗米勒管激素（AMH）来评估。抑制素 B 的主要细胞来源为生长卵泡的颗粒细胞，对于需要进行生殖辅助治疗的不孕不育妇女来说，检测抑制素 B 可反映剩余卵母细胞或生殖潜力 [2]。AMH 同样由生长卵泡的颗粒细胞分泌 [3]。在卵泡成熟过程中，AMH 的功能为抑制初级卵泡募集，目前在临床应用中主要用于预测卵巢中存在的卵泡数量及评估卵巢功能 [4]。

第二节　常见手术标本

一、卵巢表面

卵巢表面被覆单层细胞，起源于胚胎期性腺腹侧正中表面被覆的体腔上皮。这是一层高度特化的间皮，在卵巢门处与腹膜的间皮相延续。年轻女性卵巢的表面上皮呈立方形或低柱状（图 22-8），但是年龄较大时为扁平状。细胞内含有糖原、酸性或中性黏多糖。免疫组化显示表面上皮 CK、Calretinin、vimentin、desmoplakin、ER、PR、EGFR、WT1、Ber-EP4 和 FSHR[2-5] 阳性。此外，一些肿瘤细胞抗原如 CA19-9、CA125 和 MH99 也被证明为表面上皮源性，但 CEA 不是表面上皮源性。

传统理论认为表面上皮可向下陷入皮质并形成与表面上皮不再相连的卵巢包涵上皮（ovarian epithelial inclusions or endosalpingiosis），发生率随年龄增加而增加。包涵上皮多位于皮质浅层，但也可进入皮质深层甚至髓质（图 22-9）。目前认为包涵上皮的形成有两种可能，其一是卵巢表面粘连与间质增生协同作用而致，其二是输卵管上皮黏附到卵巢表面后形成。第二种解释更切合实际，最近已有证据表明包涵上皮主要从输卵管上皮而来，两者有相同的免疫表型（图 22-10）。由于卵巢上皮和包涵上皮长期以来被视为卵巢上皮性癌的起源地，有关包涵上皮的起源的研究有很大的临床意义，也是目前该领域的研究热点 [6-8]。

二、卵巢皮质和髓质

卵巢表面上皮下方有一层薄的相对无细胞的纤维结缔组织称白膜，随年龄增加而增厚。此外，在多囊卵巢综合征时，白膜可明显增厚并形成宽而致密的胶原带。卵巢的外层为皮质而中心为髓质。在年轻女性，卵巢大部分由卵泡和间质组成；在中年女性，卵巢中心被白体和血管占据，血管壁厚并发生玻璃样变，因而更加明显。

卵巢皮质由均匀一致的梭形细胞组成，排列成交错的束状、车辐状或旋涡状，并与髓质的间质相连续。细胞间有丰富的网状纤维、不等量的胶原纤维，细胞质内可含有脂质。间质细胞可围绕卵泡形成特化的卵泡内膜及卵泡外膜细胞，妊娠时间质细胞在孕酮作用下可蜕膜化，形成异位蜕膜反应。某些情况下，间质细胞可黄素化。髓质间质为疏松的结缔组织，细胞成分较少，但有较多的弹力纤维、血管、淋巴管与神经。随年龄增大，卵巢间质逐渐增加，但是也可

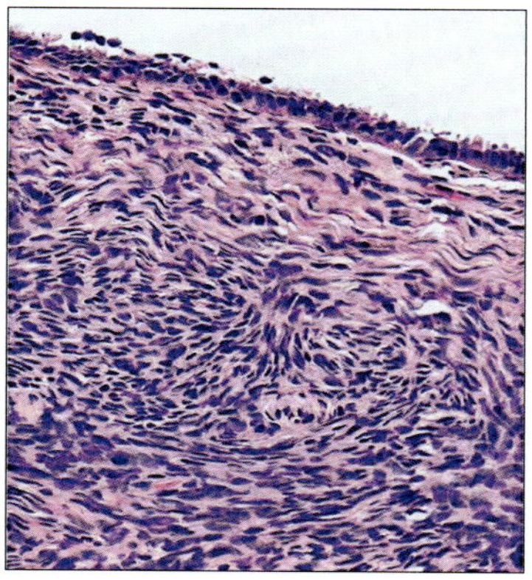

图 22-8　卵巢表面上皮

细胞单层排列，立方形，假复层

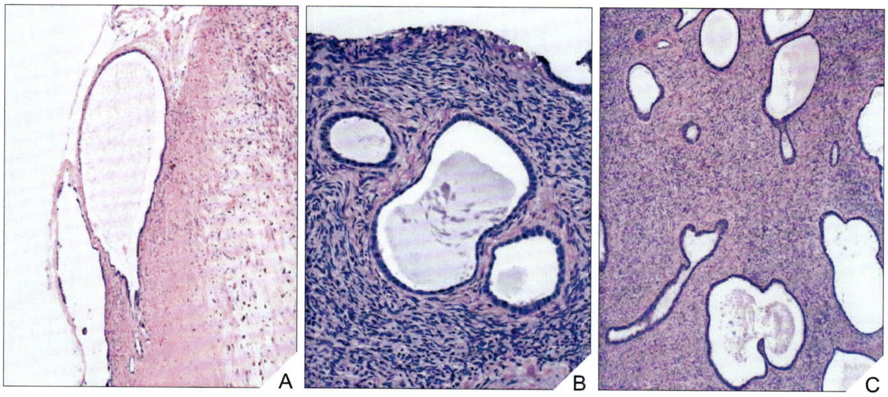

图 22-9　卵巢包涵上皮

A. 包涵上皮位于卵巢表面；B. 包涵上皮位于卵巢皮质浅层，周围被嗜酸性梭形间质细胞包绕；C. 包涵上皮位于卵巢皮质深层并成簇聚集（Wenxin Zheng 教授惠赠）

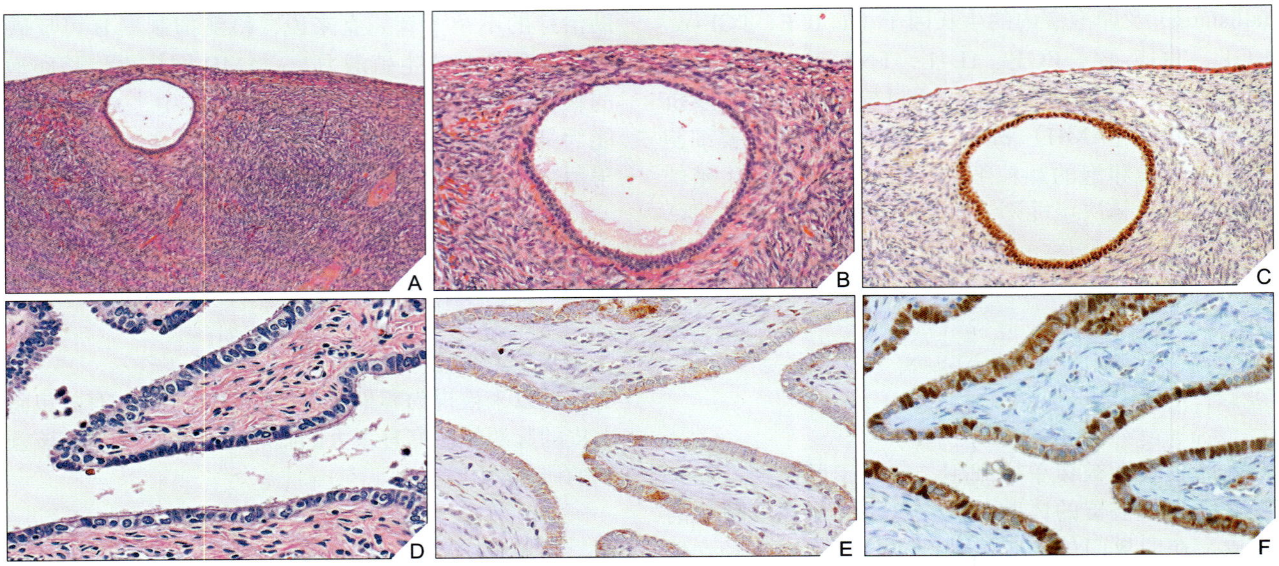

图 22-10 包涵上皮可能来源于输卵管黏膜上皮

A. 低倍镜下见包涵上皮位于卵巢皮质浅层；B. 中倍镜下见包涵上皮上方有卵巢表面上皮；C. 免疫组化双染结果显示包涵上皮呈 PAX8 强阳性（棕色），而表面上皮呈 Calretinin 强阳性（红色）；D. HE 染色的正常输卵管黏膜组织；E，F. 输卵管黏膜柱状上皮 Calretinin 阴性，但 PAX8 强阳性（Wenxin Zheng 教授惠赠）

以为皮质变薄且髓质间质减少。此外，40 岁以上的女性，部分可见由上皮样细胞、淋巴细胞及偶尔可见的多核巨细胞组成的界限清楚的皮质肉芽肿。间质内还存在平滑肌细胞，且在卵泡外膜细胞外也有平滑肌细胞包绕。排卵时，卵泡外平滑肌的收缩有助于将成熟卵细胞与卵丘向腹腔释放。此外还有脂肪细胞、间质细胞，这些细胞都被认为是梭形细胞起源。摄取胺前体脱羧细胞（amine precursor uptake and decarboxylation cell，APUD 细胞）也偶可见，其可能也是梭形细胞起源。免疫组化显示间质细胞 vimentin、actin、desmin、ER、PR、AR、LHR[9]、胰岛素受体阳性，所以在 LH、hCG 或胰岛素刺激下，间质细胞能合成和分泌雄烯二酮及少量睾酮和脱氢表雄酮。

卵巢皮质及髓质内还含有各个生长发育阶段的卵泡，以及排卵后的黄体、白体，详见本章第一节的相关内容。

三、卵巢门

在卵巢的门部或邻近的卵巢系膜中可发现单个或成巢的多边形的上皮样细胞，直径 15～25μm，核大而圆，胞质嗜酸，呈颗粒状，富于脂质和胆固醇，并可有球形的胞质透明小体及特征性的 Reinke 结晶，形态上类似间质细胞，其 inhibin 呈强阳性。随着年龄的变化，门细胞的数量和位置有很大变化，在妊娠时和绝经后数量增多，常见于门部和髓质间质的交界处。门细胞与小血管和无髓神经纤维关系密切，而且与成纤维细胞相连，甚至可见成纤维细胞向门细胞过渡的中间类型的细胞，因此现在认为成纤维细胞在门部神经的诱导下转化为门细胞。门细胞可在 LH/hCG 作用下分泌雄烯二酮及少量雌激素和孕激素。

卵巢门部还有卵巢网（rete ovarii），相当于男性的睾丸网，在女性性腺发育中退化了，由一些不规则分支的小管吻合而成，衬覆扁平、立方形或柱状上皮，周围被类似于卵巢间质的细胞围绕（图 22-11）。免疫组化显示 CK、vimentin、desmoplakin、CD10 EMA、PAX8 阳性及低水平的 ER、PR 阳性，PAX2 和 GATA3 阴性[10, 11]。

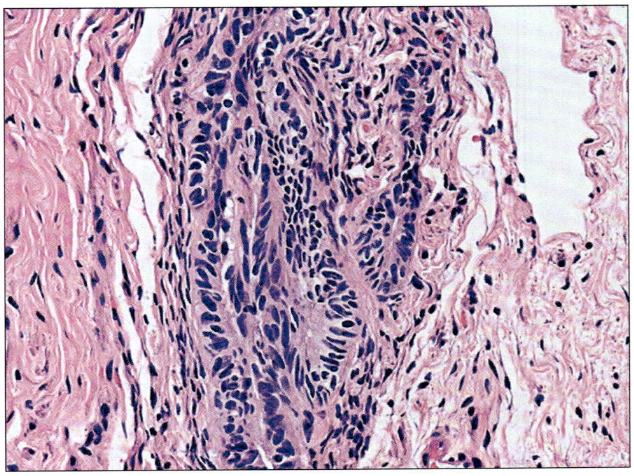

图 22-11 卵巢网类似于中肾管的腺样结构

第三节　卵巢先天性发育异常和异位组织

一、卵巢缺如（absent ovary）

性染色体决定性别选择及性腺发育。在46，XY男性个体，Y染色体上具有睾丸决定因子*SRY*基因以触发睾丸分化及发育[12]。而在46，XX女性个体，由于Y染色体缺失导致*SRY*基因缺失，性腺转而向卵巢分化发育。胚胎期性腺是双向分化阻止，在孕4周左右出现[13]。

卵巢缺失隶属性腺发育异常的范畴，现在认为性染色体异常是卵巢先天缺失的主要病因[14]，其中45，XO这一表型是最常见的卵巢先天缺失的基因缺陷，此类畸形通常还伴有阴蒂肥大，其他器官一般无畸形[15]。1965年Engel和Forbes报道了48例卵巢缺失患者，其中31例属于45，XO（Turner综合征）患者；4例为46，Xxi患者，即有一条X单体被异染色体取代；6例属于前两者的嵌合体；还有1例属于45，XO和46，XY的嵌合体[16]。1975年Karp等报道了一例双生子，其中外在表型为女性的患者有阴蒂肥大及性腺缺失，其染色体核型为45，XO/46，XY。1976年Levinson等报道了一名染色体核型为46，XX的女性表征患者（身材矮小，无第二性征发育，无阴道，外阴幼稚，无子宫，无输卵管，无性腺），由此提示SRY缺失不全是女性发育的决定因子[17]。由于缺少卵巢性激素，导致垂体-下丘脑-性腺轴下游靶向缺失，卵巢缺失的患者往往FSH及LH异常升高[18-20]。

目前有研究证明，在XY染色体表型，SRY通过活化转录因子SOX9[21]从而激活前列腺素D合成酶的转录活性来决定睾丸的分化和发育[22]，SRY对SOX9的上调作用依赖TES/TESCO增强子来进行[23]。而在XX表型中，WNT4/β-catenin通路是主要决定性腺分化及发育的通路[23-26]。RSPO1主要是增强这一通路的辅助基因，在胚胎发育6～9周时发挥作用[27，28]。FOXL2可与TESCO结合从而抑制SOX9转录[29]，同时FOXL2突变及缺失可导致卵巢发育停滞、倒退甚至性腺分化逆转[30]。

二、异位卵巢、副卵巢和额外卵巢

异位卵巢、副卵巢和额外卵巢（ectopic, accessory, and supernumerary ovary）均为女性生殖道极其罕见的异常改变。异位卵巢在1951年由Nichols等首次报道，是指距离正常卵巢位置较远距离（正常髂静脉以上）存在功能及解剖与正常卵巢完全相同的卵巢组织[31]，最小可发生于4个月的婴儿[32]，有报道有20%的异位卵巢可同时存在子宫发育异常，通常为单角子宫[33，34]。副卵巢是在邻近正常卵巢的解剖区域存在与正常卵巢完全相同的卵巢组织，通常与正常卵巢有韧带性的结构相连。额外卵巢是双侧正常卵巢都齐全的情况下，在较远区域存在的卵巢组织[35]。值得注意的是，额外卵巢和异位卵巢在概念上有区分也有重叠[35]。无论是额外卵巢还是异位卵巢，均可与正常解剖部位卵巢一样发生卵巢肿瘤，目前已有报道异位卵巢发生浆液性囊腺瘤[36，37]、畸胎瘤[38]，额外卵巢发生无性细胞瘤[39]等病例。双侧卵巢缺失但核型正常的患者需要注意可能同时存在异位卵巢。

三、肾上腺皮质残留

卵巢上发生肾上腺皮质残留（adrenal cortical rests）的概率远低于输卵管及阔韧带区域[40]。通常情况下，肾上腺皮质残余组织大体呈黄色球形的囊实性结节，直径一般为几毫米[41，42]。其起源目前认为是胚胎发育第4周的肾上腺始基与原始性腺出现时位置邻近，随后在胚胎发育第6周两者分离时部分粘连于原始性腺的肾上腺皮质始基离开皮质主体随原始性腺下降至盆腔内，从而成为肾上腺皮质残留[43]（图22-12）。卵巢肾上腺皮质残留可能是卵巢类固醇肿瘤的组织学起源，其组织学形态和内分泌特征均与肾上腺的同类肿瘤一致[44，45]。

四、脾性腺融合

脾性腺融合（splenogonadal fusion）是一种极为罕见的发育畸形，是由于胚胎发育时期两种器官移行时融合所致[46]。男女发生比例约为9∶1[47]。发生于新生儿的脾性腺融合可同时伴有未下降卵巢及其他生殖道畸形[43]。大体可见脾以条索状结缔组织与左侧卵巢及其周围组织相连，同时在卵巢内可见脾结节[48，49]。发生于成年人的脾性腺融合可不伴有其他生殖道畸形，同样可见左侧卵巢周围包绕有脾结节[49，50]，与新生儿不同的是，成年人病例一般有创伤病史，同时在腹腔其他位置可见播散的脾结节。

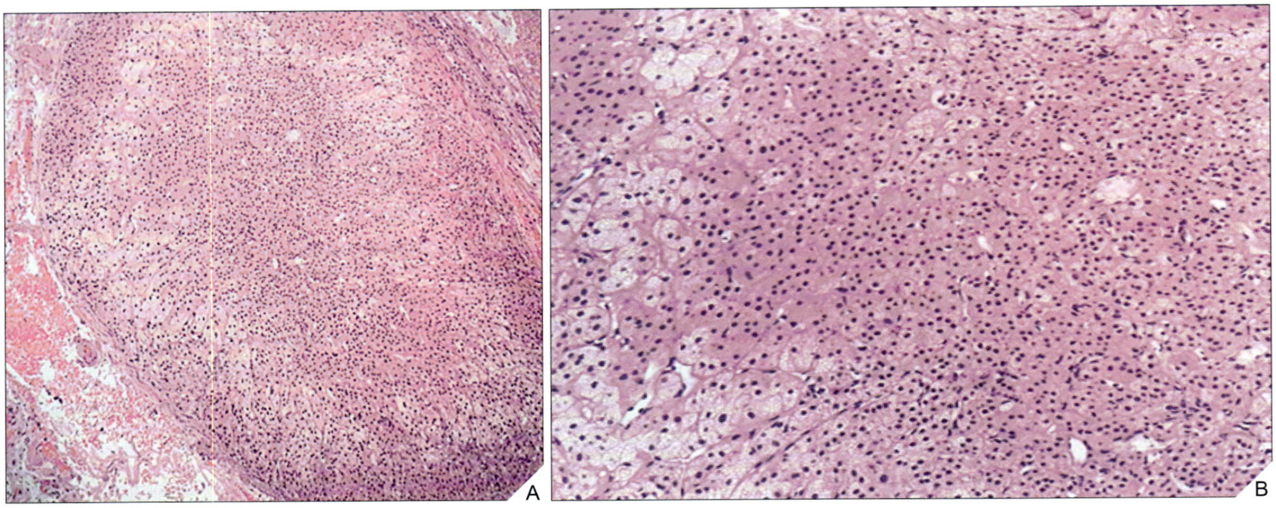

图 22-12 肾上腺皮质残留

A. 低倍镜观呈一实性结节；B. 高倍镜观组织形态学类似肾上腺皮质

五、卵巢子宫样肿块

卵巢子宫样肿块（uterus-like mass of the ovary）是指由平滑肌组织构成的囊性肿块，囊壁内衬子宫内膜，其结构形似正常子宫而得名，最早于 1949 年报道[51]，属于女性生殖道极为罕见的异常，可发生于腹腔阔韧带[52]、肝脏[53]、小肠[54]、卵巢[55, 56]乃至脊柱[57]等位置。发生在卵巢的子宫样肿块更为罕见。子宫样肿块的影像学表现为边界清晰的厚壁囊性肿块，囊性区可为单房或多房[58]。大体上，子宫样肿块直径 4～13cm，表现为由肌性厚壁环绕形成的囊性肿块，囊内壁毛糙，可见出血，囊腔内排列子宫内膜腺体和内膜间质，下方可见类似子宫肌层的平滑肌成分。ER 及 PR 在内膜及肌层均阳性表达，同时可伴有 CA125 升高及内膜癌[56]（图 22-13）。患者年龄 11～49 岁，往往有痛经，月经失调，或下腹痛等症状[59]。发生于卵巢的子宫样肿块可能来源于卵巢内膜样囊肿伴间质成分的平滑肌样分化[60, 61]；它也可能属于米勒管发育的先天异常，部分病例合并存在泌尿生殖道异常及子宫发育不良[59, 62, 63]。鉴别诊断包括子宫外腺肌瘤及卵巢子宫内膜异位症伴平滑肌分化。子宫外腺肌瘤缺乏子宫样结构，而子宫内膜异位症伴平滑肌分化无法形成境界清晰的肿块[64]。值得注意的是，虽然子宫样肿块通常被认为是一种良性病变，但其中的内膜成分也可以发生恶性病变，目前已有报道发生于子宫样肿块内的内膜癌[56]及透明细胞癌[65]。

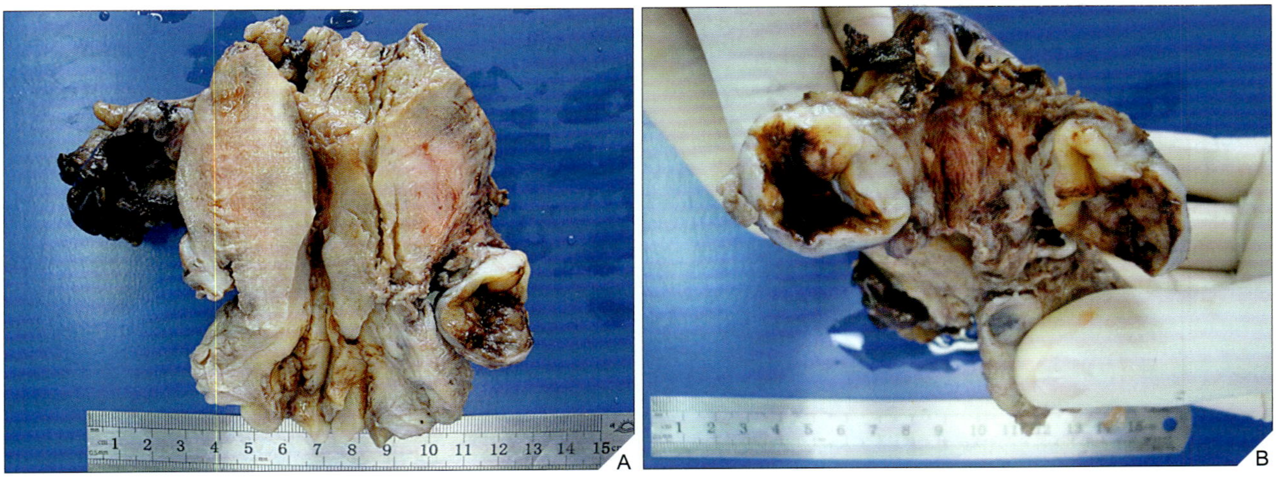

图 22-13 子宫样肿块

A. 左侧附件区卵巢由囊性肿块替代；B. 囊性肿块内壁灰褐色，毛糙，囊壁厚，为肌性囊壁

第四节　妊娠相关的非肿瘤性病变

一、妊娠黄体瘤

【定义】

妊娠黄体瘤（luteoma of pregnancy）指妊娠期黄素化细胞实性增生，在卵巢实质形成孤立性棕黄色肿块，为非肿瘤性病变[66]。

【临床特征】

1966 年首次由 Sternberg 和 Barclay 报道这种特殊的瘤样病变[67]。患者年龄 30～40 岁，80% 的病例是经产妇。大多数患者无症状，常常是在剖宫产或产后输卵管结扎时偶然发现，约 25% 的患者在妊娠后半期出现多毛或男性化，70% 为由男性化母亲产下的女婴出现男性化性征。

【大体病理学】

直径从镜下可见至 20cm 以上，平均 6.6cm。为境界清楚的多结节实性肿块，无明显包膜，切面质软，呈红棕或黄褐色，切面常见出血灶。约 1/3 的病例为双侧发生，1/2 的病例为多发性结节。产后，妊娠黄体瘤退变，质较软，苍白，常有坏死（图 22-14）。

【组织病理学】

肿瘤呈结节状，边界清楚，呈弥漫片状或巢状生长，肿瘤内纤维组织稀少，常散在分布滤泡样腔隙，内含淡染或胶样物。细胞大小介于黄素化粒层细胞和卵泡膜黄体细胞之间，胞质丰富、嗜酸，核圆居中，核仁明显，含丰富的常染色质，可以有核的轻度多形性和核分裂象（平均 2～3/10HPFs，最高可达 7/10HPFs）（图 22-15）[66]。少数情况下，细胞质呈气球样变，细胞内有类似妊娠黄体中的胶样小滴。间质较少，网状纤维包围肿瘤细胞巢，而不是在单个细胞间分布。早期退行性改变包括核固缩和胞质内空泡增多，最终，黄体瘤退化为成片的坏死细胞与瘢痕。免疫组化显示黄体瘤细胞 inhibin-α、Calretinin 阳性表达。

【鉴别诊断】

需要鉴别的疾病包括类固醇细胞瘤、转移性肿瘤和粒层细胞瘤。其中妊娠期的类固醇细胞瘤与妊娠黄体瘤的鉴别有时较为困难，但是类固醇细胞瘤几乎总是单侧发生，多不出现妊娠黄体瘤的典型临床表现，细胞弥漫成片，不会出现滤泡样结构，细胞内含脂质或脂色素颗粒，网状纤维包绕单个细胞或小团细胞。多发性妊娠黄体瘤需要与转移性肿瘤鉴别，冰冻检查及结合临床病史可以排除转移性肿瘤诊断。而粒层细胞瘤无论是成年型或是幼年型，均有各自的病理形态学和相应的分子遗传性特点可以与妊娠黄体瘤区分。

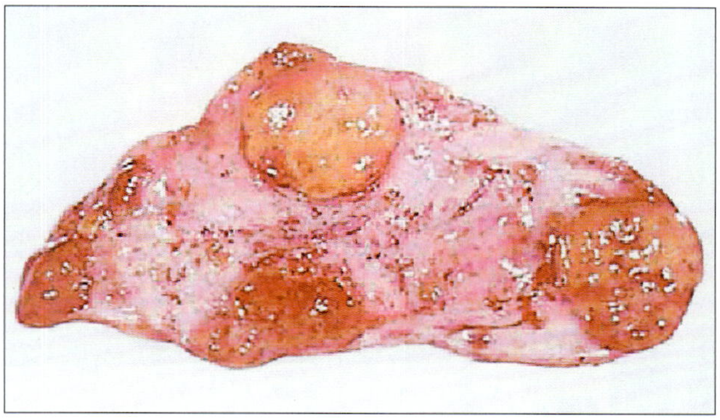

图 22-14　妊娠黄体瘤

切面呈边界清楚的黄色、结节状肿块（Wenxin Zheng 教授惠赠）

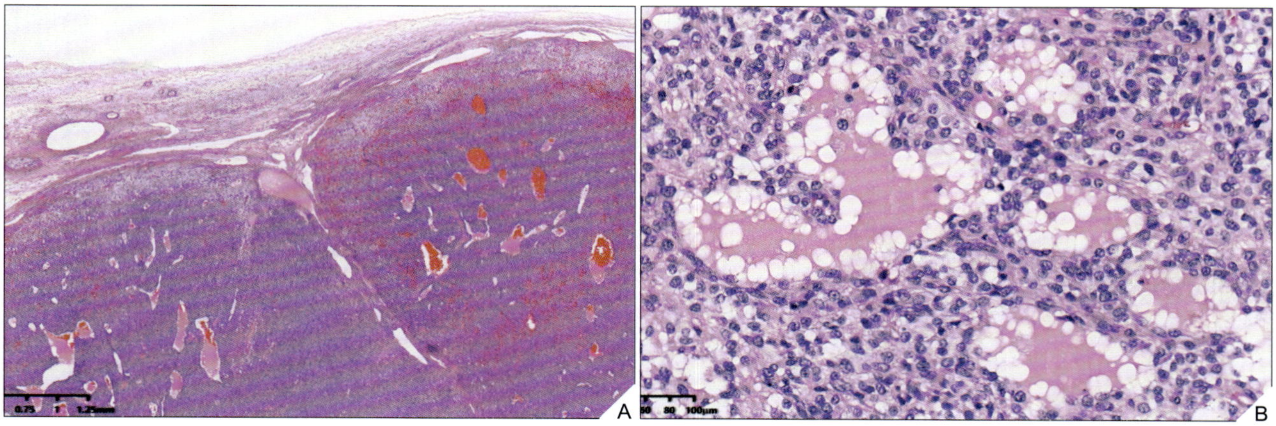

图 22-15　妊娠黄体瘤

A. 低倍镜下呈结节状分布，与周围组织边界清楚；B. 高倍镜下见散在滤泡状腔隙，腔内含嗜酸性分泌物，纤维组织少见，细胞大小一致，胞质丰富、嗜酸或透亮，核分裂象少见

【预后】

妊娠黄体瘤是一良性自限性过程，通常在产后逐渐消退，其雄激素水平在产后迅速下降，数周内逐渐恢复正常。临床不需要任何处理。

二、高反应黄体

【定义】

卵巢高反应黄体（hyperreaction luteinalis），常导致双侧卵巢囊性增大，又称多发性黄素化滤泡囊肿（multiple luteinized follicular cyst）。本病部分病例也可能与卵泡膜细胞对 hCG 过于敏感有关，医源性因素见于体外受精技术（IVF）使用诱导排卵药物之后的卵巢过度刺激综合征。

【临床特征】

患者年龄 22～30 岁，大部分为妊娠剖宫产时偶然发现的卵巢肿块。高反应黄体常发生在 hCG 升高的疾病，包括水泡状胎块和绒癌（约占全部病例的 25%），RH 免疫性和非免疫性胎儿水肿，多次妊娠与 IVF 患者。发生于正常单胎妊娠时，半数患者有毒血症的特征。极少数情况下，高反应黄体由多囊卵巢综合征造成。在对 1995～2013 年发生的 96 例高反应黄体病例研究后发现，高反应黄体在妊娠任何时期均可发现，甚至在产后，28% 无症状，72% 因 hCG 显著升高出现头晕、呕吐，若囊内出血可造成腹痛，少数患者由于血中睾酮水平升高，出现男性化特征。部分患者同时伴发子痫前期，少数患者出现胎儿发育迟缓。

【病理学特征】

双侧卵巢增大（直径 8.5～29cm，最大达 35cm），内见多发性薄壁囊肿，囊壁内卵泡膜细胞增生并显著黄素化，粒层细胞也可伴有黄素化，但通常不如卵泡膜细胞明显，甚至不同程度萎缩或脱落，偶见奇异核，核分裂象 0～7/10HPFs，平均 1/10HPFs（图 22-16，图 22-17）。间质通常显著水肿，常见簇

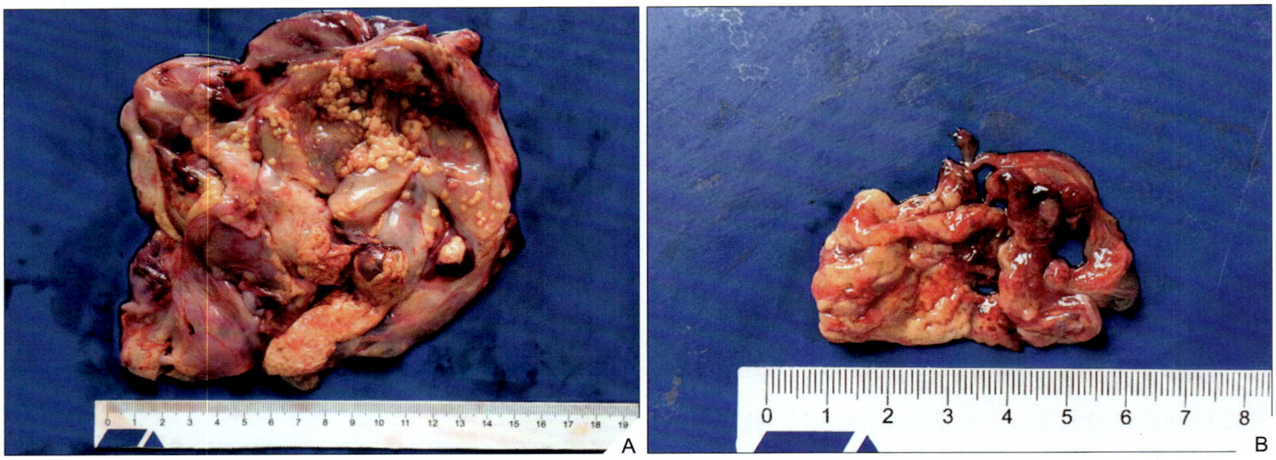

图 22-16　高反应黄体（多发性黄素化滤泡囊肿）

妊娠中期妇女双侧卵巢多房性囊肿（A 右侧，B 左侧），囊壁灰红色，局部内壁附着黄色斑块状物

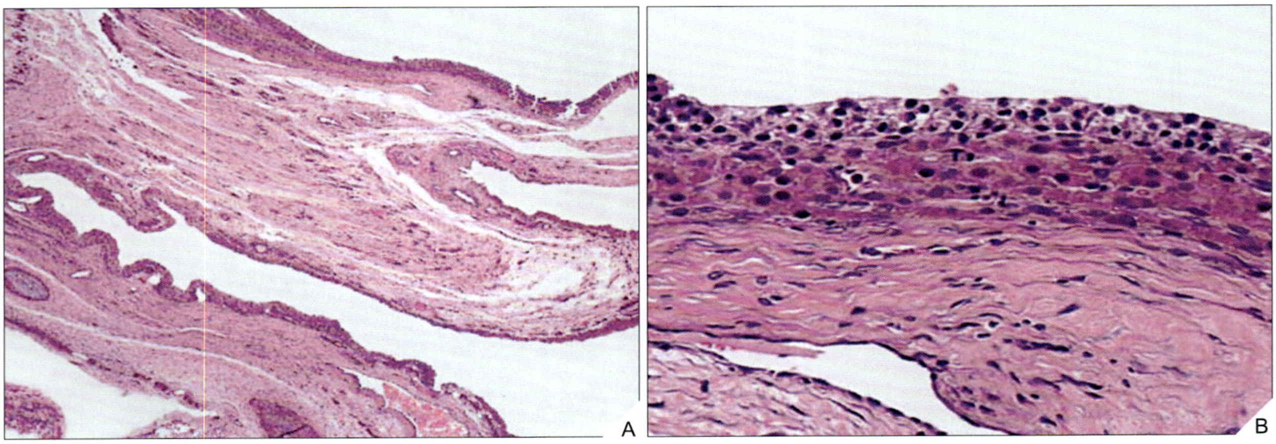

图 22-17　高反应黄体（多发性黄素化滤泡囊肿）

A. 内衬带状黄素化细胞；B. 放大后见囊肿壁被覆黄素化的粒层细胞和卵泡膜细胞

状分布的黄素化间质细胞。

【鉴别诊断】

高反应黄体需要与幼年型颗粒细胞瘤进行鉴别。后者也可在妊娠期发生，但通常为单侧，结节状分布，颗粒细胞胞质苍白或空泡化，在实性生长的颗粒细胞背景内出现局部滤泡样分化[68]。通常是自限性过程。临床医师需要认识妊娠期导致双侧卵巢囊性增大的高反应黄体的大体形态，避免误认为卵巢肿瘤，必要时可以取卵巢囊壁组织，术中冰冻检查明确诊断，以避免不必要的卵巢切除，及时正确处理高反应黄体相关并发症。

【预后】

高反应黄体通常在产后几周内消退，偶尔至产后6个月尚未完全消失；当伴发妊娠滋养细胞疾病时，通常在子宫切除2～12周后逐渐消退[69-72]。

三、孤立性巨大黄素化滤泡囊肿

孤立性巨大黄素化滤泡囊肿（large solitary luteinized follicle cysts）属于卵泡囊肿的一种特殊类型，发生在妊娠期和产褥期，偶尔在剖宫产和产后第一次检查时发现单侧卵巢囊肿[73]。1980年Clement和Scully[74]首先报道了8例孤立性巨大黄素化滤泡囊肿，截至2017年文献报道的病例数不足15例，表现为妊娠第3～4个月或产后的附件包块，或者剖宫产时偶尔发现。病因不清，hCG刺激可能发挥重要作用[74]。迄今尚无内分泌紊乱的报道。

【大体病理学】

单侧、单房性囊肿，直径8～26cm（平均25cm），最近报道的一例大小达32cm×32cm×20cm，囊壁薄，内含透明清亮液体[75]（图22-18）。

【组织病理学】

囊壁内衬单层或多层的黄素化粒层细胞和卵泡膜细胞，两种细胞常常难以区分；细胞胞质嗜酸，有时空泡状，大小与形状不一，局灶可见特征性的大而深染的多形细胞核，无核分裂；囊壁纤维间质中也可见到上述黄素化细胞巢埋于其间（图22-19，图22-20）。

【鉴别诊断】

1. 囊性粒层细胞瘤（cystic granulosa cell tumor）　肿瘤较大，内衬粒层细胞和卵泡膜细胞排列紊乱，有明显的囊壁浸润。

2. 非妊娠性滤泡囊肿　壁内衬颗粒和卵泡膜细胞，可以区分，且无显著黄素化和奇异多形性细胞核。

【预后】

大多数在2个月内自发消退，若囊肿持续存在，必要时需行剖腹探查手术以便与卵巢肿瘤鉴别。

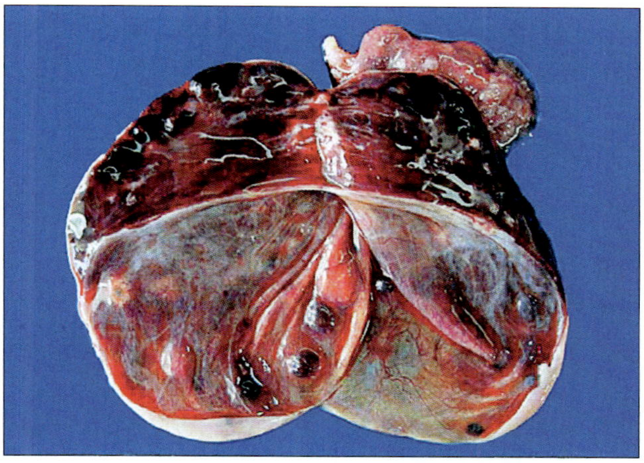

图22-18　孤立性巨大黄素化卵泡囊肿伴扭转

囊内壁灰红色，光滑

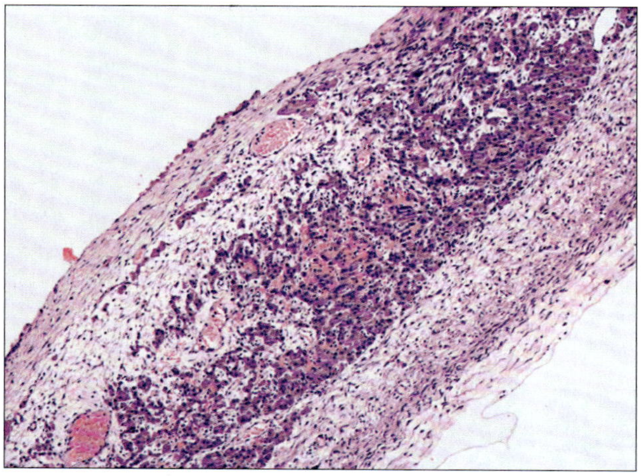

图22-19　孤立性巨大黄素化卵泡囊肿

囊壁间质内见带状分布的黄素化细胞

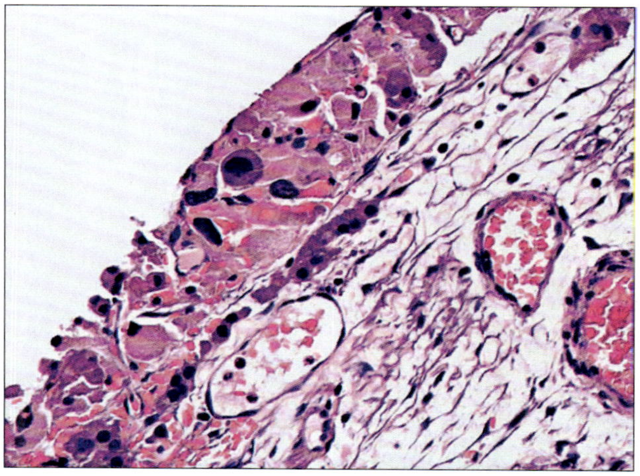

图22-20　孤立性巨大黄素化卵泡囊肿

囊壁被覆黄素化细胞，可见多形性深染的细胞核

四、异位蜕膜

异位蜕膜（ectopic decidua）是卵巢固有间质细胞对妊娠时激素内环境的生理反应，从妊娠第9周即可出现，直至分娩。大多数足月妊娠的卵巢中都可能见到，也可见于盆腹腔其他脏器的表面。卵巢子宫内膜异位囊肿的子宫内膜样间质在妊娠期也很容易发生蜕膜样变。偶尔见于绝经前和绝经后妇女卵巢，原因不明。少见情况下，卵巢异位蜕膜与妊娠滋养细胞疾病（GTD）、孕酮治疗后及卵巢或肾上腺激素活跃的肿瘤或非肿瘤性病变相伴[76]。

【大体病理学】

卵巢表面可见脑回状或地图状的灰红灰白斑块，略隆起。

【组织病理学】

类似子宫内膜间质的蜕膜细胞，结节状、斑块状或单个蜕膜细胞分布于卵巢表浅部分，内见丰富的毛细血管，且常散在分布淋巴细胞，细胞排列呈砖砌状，边界清楚，胞质丰富，呈弱嗜酸性，核小而圆，居中淡染（图22-21）。

【鉴别诊断】

极少数情况下，异位蜕膜为多灶性病变，尤其在伴有细胞多形性时，易被误认为癌或转移癌[77]，文献报道有形似异位蜕膜的炎性肌纤维母细胞瘤[78]。结合妊娠史、缺少上皮分化及核分裂象，同时借助免疫组化ALK标记可进行区分。本病还易与妊娠期子宫内膜异位混淆，子宫内膜异位在妊娠期发生间质显著蜕膜样变，腺体常显著萎缩呈裂隙状，很易被忽略。异位蜕膜缺少子宫内膜样腺体，困难病例可借助免疫组化CK标记。

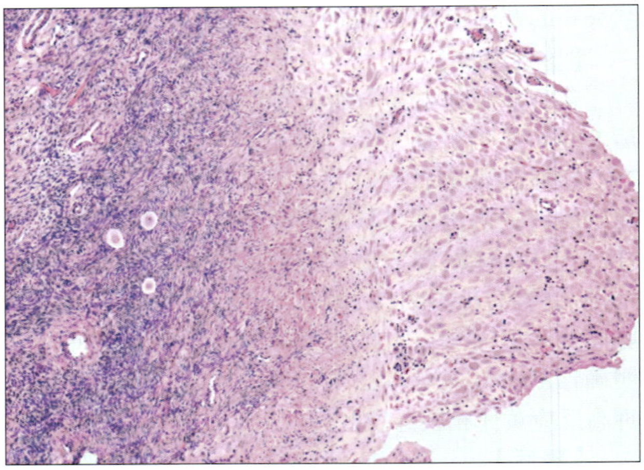

图22-21 异位蜕膜反应

斑块状异位蜕膜分布于卵巢表面，内可见散在淋巴细胞

五、妊娠期卵巢粒层细胞增生

在妊娠妇女的卵巢中偶然发现，粒层细胞增生类似小的肿瘤，称为妊娠期卵巢粒层细胞增生（ovarian granulosa cell proliferations of pregnancy）。病变发生于妊娠期，提示其为对妊娠激素内环境的一种非肿瘤性异常反应[79]。粒层细胞增生肉眼不可见，镜下常呈多灶性，位于闭锁卵泡内，外围绕厚层的黄素化卵泡膜细胞。增生的粒层细胞排列呈实性巢，岛状，微滤泡或小梁状，胞质少，见核沟，类似成人型粒层细胞瘤（图22-22，图22-23）。少数病例可见黄素化粒层细胞，核大小不一，圆形，无核沟，或胞质含脂质小空泡，类似支持细胞结构。

【鉴别诊断】

本病需要与小的粒层细胞瘤或支持细胞瘤区别。

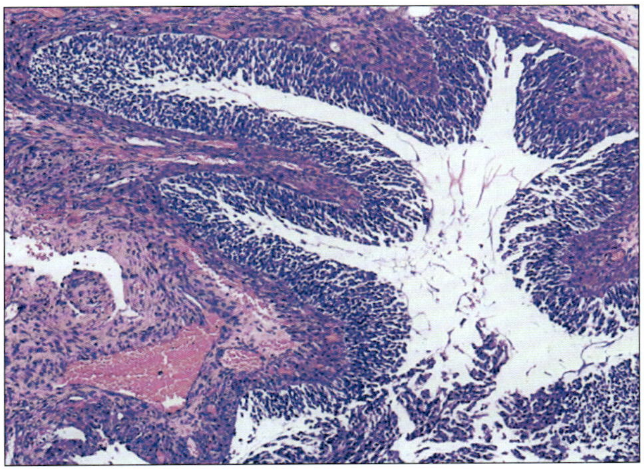

图22-22 妊娠期卵巢粒层细胞增生

大量增生的粒层细胞位于闭锁卵泡腔内，周围见黄素化卵泡膜细胞围绕

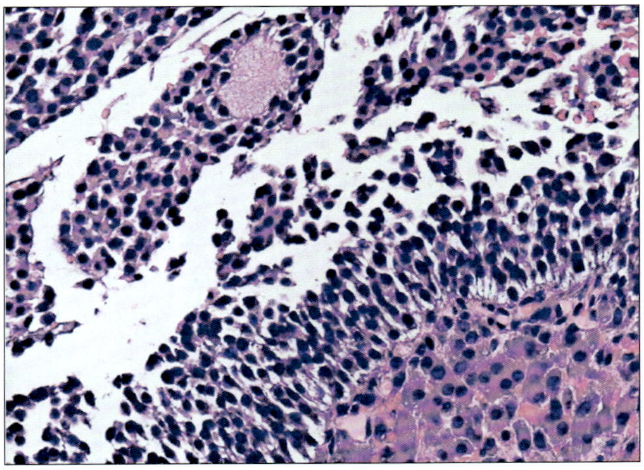

图22-23 妊娠期卵巢粒层细胞增生

增生的粒层细胞内见滤泡状结构

尽管镜下形态与以上两种肿瘤相似，但其病变仅镜下所见，多灶性，来源于闭锁卵泡内及有黄素化卵泡膜细胞围绕，可以区分[79]。

六、卵巢门间质细胞增生

卵巢门间质细胞增生（ovarian Leydig cell hyperplasia）少见（详见本章第六节），是妊娠期卵巢对体内高促性腺激素水平的反应，通常无症状，在卵巢活检标本或切除标本中偶然发现。

七、卵巢妊娠

卵巢妊娠（ovarian pregnancy）少见，占所有异位妊娠的 1%～3%。自 1682 年首次报道以来，迄今为止有 300 余例[80-82]。诊断卵巢妊娠需有孕卵着床的证据，并排除输卵管妊娠继发累及卵巢。1878 年，Spiegelberg 建立了卵巢妊娠的诊断标准，包括输卵管结构必须完整，并与卵巢明确分离；孕囊位于正常卵巢位置，并通过子宫 - 卵巢韧带与子宫相连；孕囊壁内见到明确的卵巢组织[83]。在晚期的卵巢妊娠诊断中，这些标准的应用较为困难，需要多做取材，在孕囊壁的几个部位证实卵巢组织存在。笔者认为以上卵巢妊娠诊断标准过于严格。这是在临床上很少作出诊断的主要原因。在最近发表的一篇卵巢妊娠的报道中也对此过于严格的诊断标准进行了修改，在实际操作中只要同侧输卵管完整、无妊娠表现，同时在卵巢内发现绒毛或着床证据，即可作出卵巢妊娠的诊断[84]（图 22-24）。

【病因和发病机制】

卵子在输卵管伞端或卵巢表面偶然受精，而后种植于卵巢实质内。在宫内节育器（IUD）使用中，

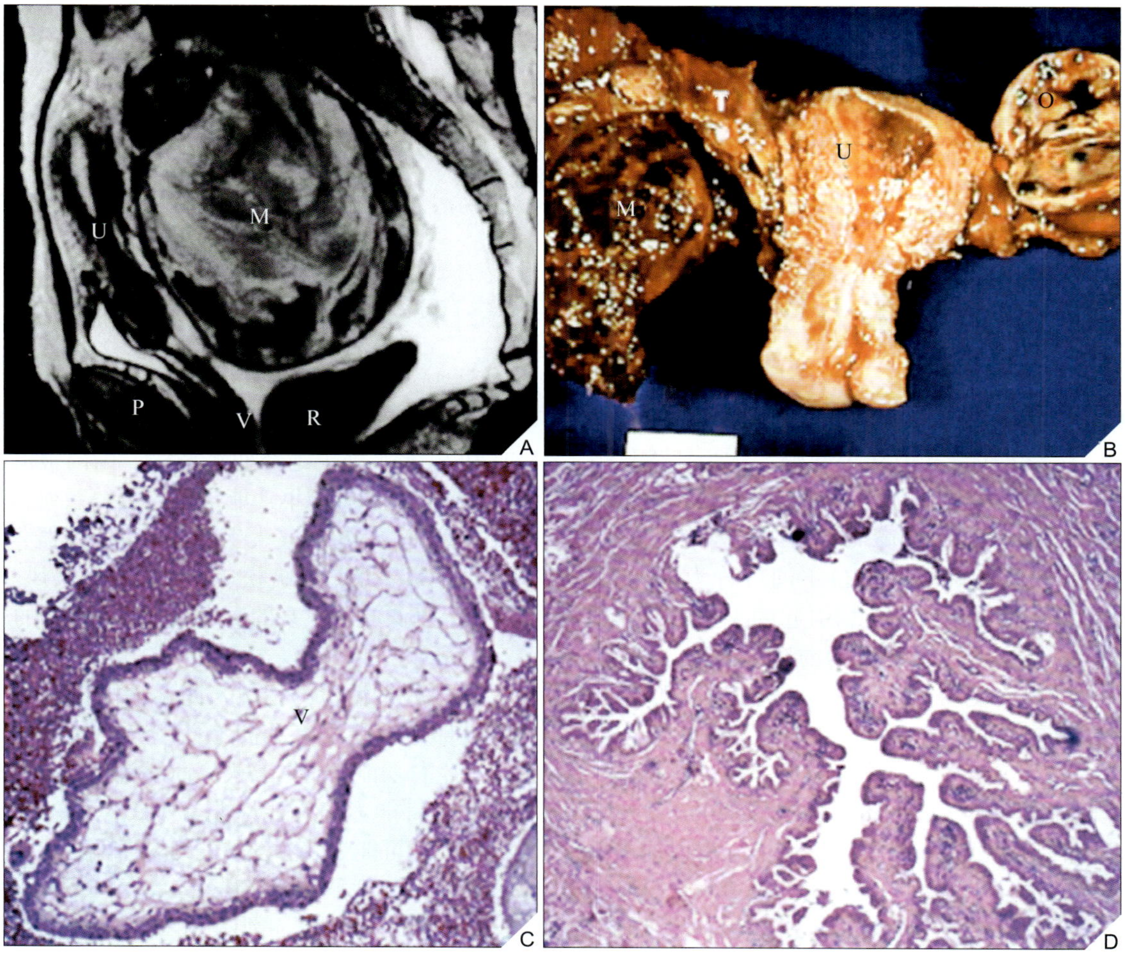

图 22-24　卵巢妊娠

磁共振成像（A）与大体（B）：显示子宫附件区较大包块，肉眼观右侧卵巢（M）增大并伴出血及破裂，右侧输卵管与卵巢分离；镜下见卵巢组织内的绒毛（C）；同侧输卵管腔完好，未见出血及妊娠相关证据（D）（Wenxin Zheng 教授惠赠）

U，子宫；M，肿块；P，骨盆；V，阴道（A）；R，直肠；O，卵巢（B）；V，绒毛（C）

卵巢妊娠和输卵管妊娠的比例增加[85，86]。

【病理变化】

巨检：卵巢增大，出血，偶尔在血块中见绒毛或胚囊。

镜检：出血坏死的卵巢组织中明确出现绒毛或滋养细胞，偶可见到胚胎组织，种植部位周围常可见到妊娠黄体，邻近的卵巢实质中见到异位蜕膜（图22-25）。

【鉴别诊断】

1. 输卵管妊娠 种植部位不在卵巢中，而位于输卵管。

2. 黄体破裂出血 黄体的血管化形成阶段常规律地发生出血，通常出血量少，若出血过多，可以导致黄体囊肿形成，甚至卵巢破裂和腹腔积血，好发于生育年龄妇女，见于月经周期的第20～26天。镜下可以找到成群的黄体细胞及小血管带的存在，为诊断提供了依据，无绒毛等妊娠相关证据。

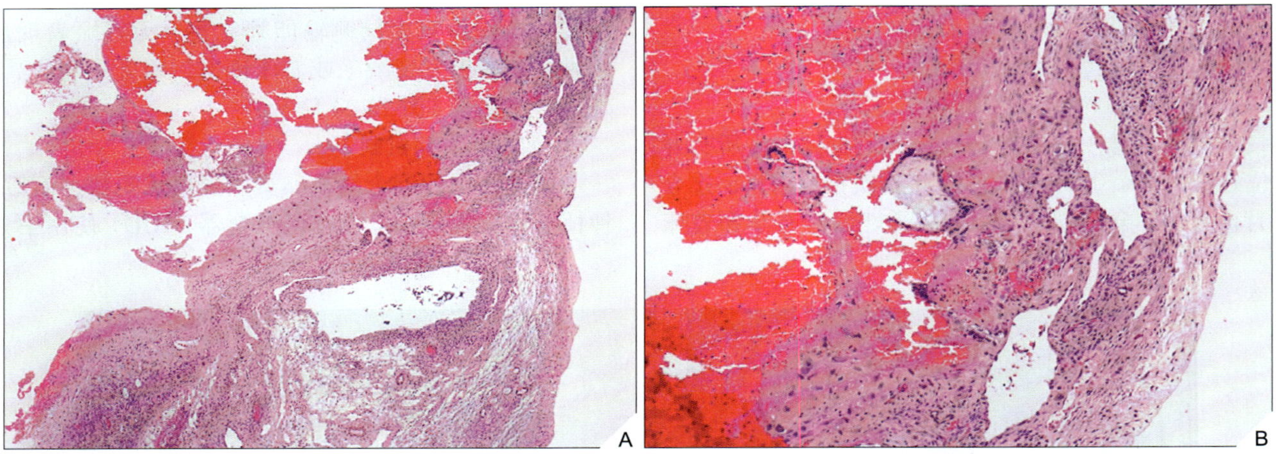

图22-25 卵巢妊娠

A. 卵巢组织中见闭锁卵泡，见胎盘床组织及绒毛附着；B. 放大后绒毛明显

第五节 与不孕有关的卵巢病变

凡婚后未避孕、有正常性生活、同居2年而未受孕者，为不孕症。其中从未妊娠者称为原发性不孕，而有过妊娠后不孕者称为继发性不孕。各种原因的女性不孕中，以排卵障碍和输卵管因素最常见。根据引起卵巢排卵障碍的部位不同可分为中枢性、卵巢性及其他内分泌系统疾病引起的无排卵，本节重点阐述引起卵巢排卵功能障碍的病变。

一、卵巢功能早衰

卵巢功能早衰（premature ovarian failure，POF）一般是指第二性征发育正常的女性在40岁以前出现持续性闭经和性器官萎缩，并伴有FSH和LH升高而雌激素降低的综合征。广义的POF还包括了Turner综合征及性腺发育不全等先天性性染色体异常疾病。患者月经初潮正常或青春期延迟，可表现为原发性或继发性闭经。公认的卵巢功能早衰的诊断标准是40岁以前出现4个月以上闭经，并有2次或以上血清FSH和E_2水平处于绝经期水平[87]，国内报道发病率为1%～3.8%[88]。卵巢功能早衰导致一系列生殖内分泌及健康问题，患者丧失生殖能力、生殖器萎缩、长期低雌激素导致骨质疏松、心血管疾病等风险增加。近年来，卵巢功能早衰的发病率有逐年上升的趋势。

【病因】

根据卵巢活检的情况，卵巢功能早衰可分为无卵泡性卵巢功能早衰和卵泡性卵巢功能早衰，前者意味着生育功能的永久丧失；而后者意味着恢复卵巢功能和生育能力的可能性非常小，但不一定完全丧失，但前者可能为后者发展的终末阶段。

1. 无卵泡性卵巢功能早衰

（1）遗传学因素：涉及X染色体畸变、X染色体或常染色体的基因突变。

1）X染色体数目畸变或基因突变：最常见的数目缺失为Turner综合征伴随POF[89]。长臂上存在2

个与POF关系最密切的基因位点POF-1和POF-2。此外，X三体也可导致POF的发生[90]。文献报道有1号及4号染色体易位46，XX，t（1；4）(p34.1；q34）的患者发生POF[91]。

2）常染色体基因突变：如抑制素基因的769 G变A可能导致POF[92]。

（2）自身免疫因素（详见本节“自身免疫性卵巢炎”部分）。

（3）药物性因素：部分患者在经历化疗药物治疗后会诱发POF。其实质目前认为是化疗药物导致体内细胞因子如IL-6、IL-8及TNF-α分泌异常导致凋亡相关蛋白水平异常最终诱发POF[93]。

（4）病毒感染：部分患者既往有腮腺炎、风疹、巨细胞病毒或疟疾感染的病史。

（5）酶学障碍：如半乳糖血症[94]和甾体激素17α-羟化酶缺陷。

（6）精神心理因素、物理化学因素或手术因素等。

2. 卵泡性卵巢功能早衰 又称卵巢抵抗综合征（resistant ovary syndrome，ROS）或者Savage综合征，约占卵巢功能早衰的15%[95]。其特点为卵巢内有大量原始卵泡，但对促性腺激素不敏感，滤泡不能发育，从而诱使下丘脑-垂体轴代偿性地持续分泌高促性腺激素。近年来的研究提示其可能与粒层细胞FSH受体功能异常有关，如存在抗FSH受体的抗体、FSH受体数量减少或结构缺陷、FSH受体胞内PI3K/AKT/mTORK/AKT/mTOR信号转导受阻等一系列原因[96]。此外，由于雌激素参与刺激FSH受体产生，因此雌激素代谢异常也可能是病因。

【大体病理学】

无卵泡性卵巢功能早衰的卵巢体积小，表面有瘢痕，大体检查未见卵泡；而卵泡性卵巢功能早衰的卵巢体积和表面可能正常。

【组织病理学】

1. 无卵泡性卵巢功能早衰 皮质间质致密且细胞丰富，始基卵泡及窦状卵泡明显缺乏。包涵上皮常见，而有闭锁卵泡（通常为纤维体），可为先前卵泡活动的证据。此外，在深层皮质和髓质，常有先前排卵的证据，最常见的是白体，偶见退化的黄体，并可有轻度的间质黄素化。但如果没有先前或当前卵泡活性的证据及无明显的皮髓质分化，将很难与条索状性腺区别。有时间质里可见卵泡周围有淋巴细胞及浆细胞浸润的证据，这与自身免疫性卵巢炎的改变一致。在半乳糖血症患者中，最常见的是无卵泡性卵巢功能早衰，但部分患者也可表现为卵泡性卵巢功能早衰。

2. 卵泡性卵巢功能早衰 皮质间质均一致密，表浅部分硬化，没有炎症浸润，部分患者可见局部间质黄素化。始基卵泡数量不一，而且同正常卵巢一样有成簇分布的倾向。部分病例可能发现存在发育不良的初级卵泡，它们通常增大，由于基底膜增厚而造成外观呈圆形或不规则状，或许可见大量的Call-Exner小体。偶尔，粒层细胞被玻璃样变的物质形成的小圆形结节和条带所分隔，有些卵泡几乎完全被玻璃样变的物质所替代。

【治疗】

由于卵巢衰老的机制尚不清楚，所以本病的治疗极其复杂和困难。在针对病因治疗后，足够的雌、孕激素替代和降低体内过高的FSH，可能促使部分卵泡复苏，使患者重新获得生育的希望及改善围绝经期症状，并可进一步促排卵治疗或赠卵助孕。C型利尿钠肽（C-type natriuretic peptide，CNP）是重要的卵泡刺激因子，由窦状卵泡产生，已有报道CNP缺陷可能是ROS患者的发病机制之一，通过外源性补充可改善局部卵泡发育[97]。

二、自身免疫性卵巢炎

自身免疫性卵巢炎（autoimmune oophoritis）是指以卵巢组织作为抗原引起的自身免疫反应，组织学上特征性地表现为淋巴细胞、浆细胞等慢性炎症细胞浸润卵泡系统，常常导致卵巢功能受损[98]。近年的研究认为约10%的POF与免疫系统异常有关，POF的卵巢自身免疫损害机制还不清楚，可能是自身免疫功能亢进而产生的抗体通过抗原抗体反应识别卵巢某些成分使其损伤，亦可能是由于自身免疫病使免疫功能紊乱后殃及卵巢引起POF。有研究表明胚胎所需母源性抗原（maternal antigen that embryos require，MATER）在MHC-Ⅱ的表达可以诱导卵巢对自身抗体耐受，一旦表达异常则会导致卵巢对自身抗原识别并引发自身免疫反应[99]。与卵巢自身免疫反应相关的免疫学指标如下。①抗卵巢抗体（AOA）：靶抗原为卵母细胞及粒层细胞的胞质成分[100]。②抗透明带抗体（AzpA）[101]：靶抗原为透明带。③促性腺激素受体（GnR）抗体[102]：靶抗原为卵巢所特有的FSHR及LHR。④类固醇细胞抗体：如抗21-羟化酶抗体、17α羟化酶抗体。靶细胞为粒层细胞、卵泡膜细胞、门细胞及部分体细胞。部分POF同时伴有艾迪生病[103]和（或）肾上腺自身免疫病，其中约60%的患者体内存在类固醇细胞抗体。⑤其他抗体[104]：抗甲状腺微粒体抗体和抗甲状腺球蛋白抗体、抗胰岛细胞抗体、抗胆碱能受体抗体（合并重症肌无力）、抗核抗体和类风湿因子（合并 SLE）。最新发现 bZP4（bovine zona pellucida protein 4）、P450-SCC（P450 side-chain cleavage enzyme）是一种卵巢自身抗原，可在小鼠模型中诱发自身免疫性卵巢炎[105，106]。

【病理学特征】

卵巢可为正常大小或因有囊状卵泡而增大。在各级卵泡壁或黄体内可见浆细胞样淋巴细胞浸润，免疫组化提示为 B 淋巴细胞和 T 淋巴细胞均存在，此外偶尔也可为显著的嗜酸性细胞浸润（图 22-26）。

【鉴别诊断】

1. 急、慢性输卵管 - 卵巢炎　炎症细胞弥漫分布而不是特征性地围绕卵泡或黄体分布。

2. 卵巢淋巴瘤　原发性淋巴瘤罕见，常为继发性，结合临床病史、肿块及肿瘤细胞弥漫分布而不是特征性地围绕卵泡或黄体分布有助于鉴别。

三、多囊卵巢综合征

多囊卵巢综合征（polycystic ovary syndrome，PCOS）为育龄期妇女最常见的生殖内分泌紊乱性疾病，发病率为 5%～10%[107]。尽管本病的名称强调了卵巢的形态特点，但多囊卵巢（PCO）仅仅是本病的表现之一，患者还伴有促性腺激素分泌异常、高雄激素与长期无排卵等一系列症状，高雄激素血症和胰岛素抵抗（insulin resistance，IR）是其最重要的两个特征[107]。

诊断 PCOS 至少应具备下列三项表现中的两项：①排卵障碍；②高雄激素，但需排除其他引起高雄激素的疾病；③多囊卵巢。据此，只要同时具备排卵障碍和高雄激素，无论是否有 PCO，均可诊断为 PCOS，而在缺少排卵障碍和高雄激素表现者，即使出现 PCO 亦不能诊断 PCOS，因为 PCO 也可由先天性肾上腺增生症和其他男性化疾病导致，并非 PCOS 的独特改变。

【临床特征】

PCOS 通常在青春期发病，可见持续无排卵导致的月经稀发、闭经、不规则阴道出血或不孕，腹型肥胖，高雄激素导致多毛、痤疮。患者也可出现黑棘皮病，在颈后、腋下、外阴、腹股沟等皮肤皱褶处出现天鹅绒样、片状、角化过度的灰棕色隆起病变，可能与胰岛素抵抗所致的高胰岛素血症有关。患者除高雄激素、高雌酮及高胰岛素血症外，还有 LH/FSH 异常[108]，并可能出现高催乳素及高肾素血症[109]。内分泌失调可导致多种远期并发症，包括代谢性改变如

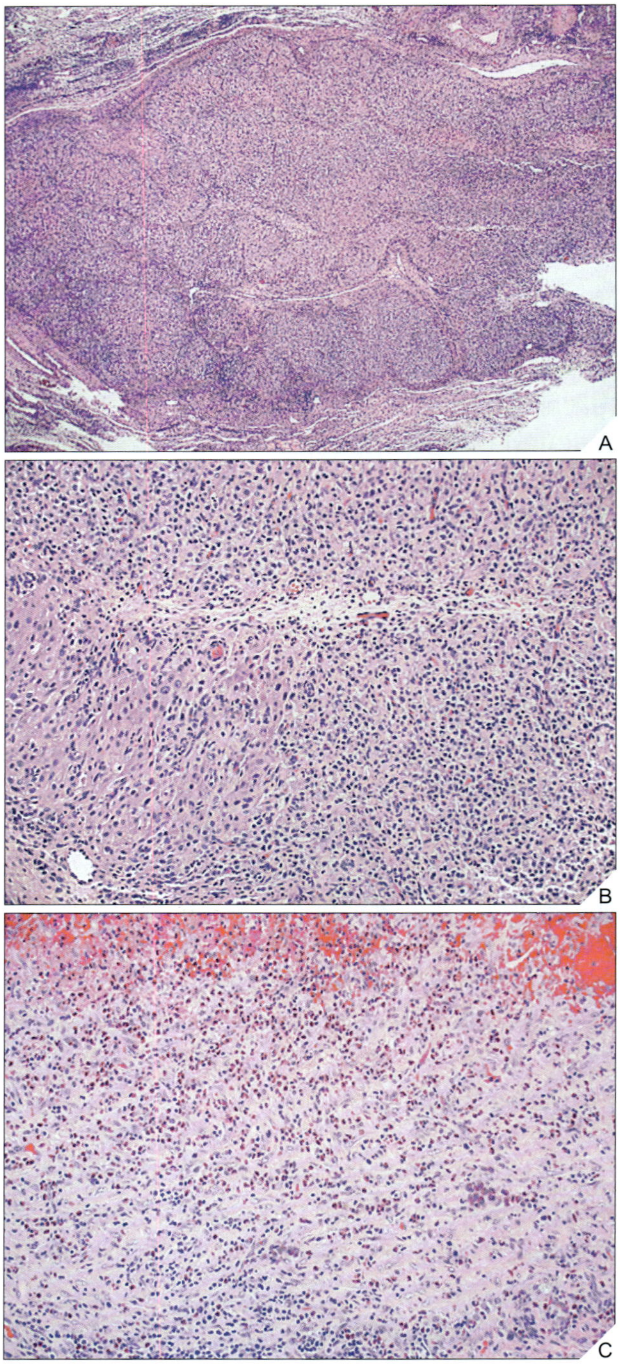

图 22-26　自身免疫性卵巢炎

A. 低倍镜下卵巢退变，黄体内见炎症细胞；B. 高倍镜下见慢性炎症细胞浸润；C. 也可见嗜酸性细胞浸润（Dr. Douglas Lin 惠赠）

2 型糖尿病、脂代谢紊乱及心血管系统疾病等[110，111]。而由于慢性不排卵，子宫内膜长期受无拮抗的雌激素持续刺激，可出现不同程度的增生，包括单纯性增生、复杂性增生和非典型增生，从而增加了年轻型（<40 岁）子宫内膜癌（图 22-27）的发病率[112]。此外，乳腺腺体也可能在雌激素的刺激下过度增生，从而导致乳腺癌发病率增加。

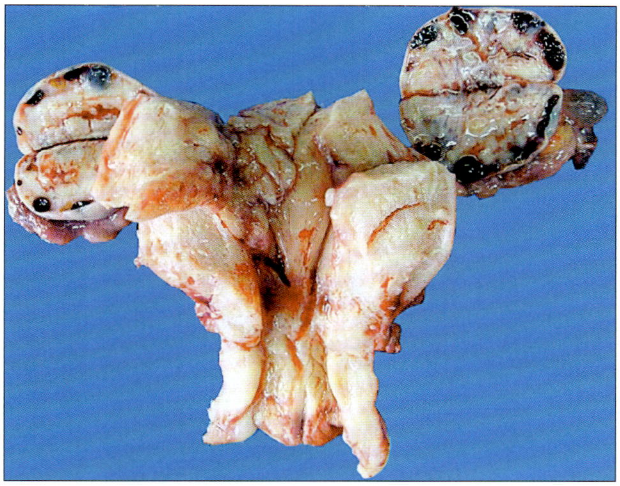

图 22-27　PCO 伴子宫内膜癌
双侧卵巢有多发囊泡，内膜肥厚呈息肉状增生

【病因和发病机制】

PCOS 可由多种原因引起，作为一种高度异质性的疾病，目前认为是遗传因素和环境因素共同作用的结果。

1. 遗传因素　①常染色体显性遗传，如 PCOS 患者家庭中常有月经不规律的母亲和早秃的父亲，可能是由影响雄激素产生和活动的同一基因所引起的显性遗传[109]；② X 连锁显性遗传，如大多数患者具有不同程度 X 染色体失活；③多基因遗传，被认为是 PCOS 的主要遗传方式，多个基因存在不同程度异常[113]，同时也涉及了包括 WNT/β-catenin 通路在内的多条信号级联传导途径[114]。高 LH 表达可能源于卵泡膜细胞表面的 LH- 绒毛膜促性腺激素受体（LHCGR）低甲基化导致的 LHCGR 过高表达及对 LH 的高度敏感[115]。此外，EPHX1（环氧化物水解酶，芳香化酶复合物的降解必需活性酶之一，epoxide，hydrolase 1）的启动子低甲基化导致酶活性增强也是发病机制之一[116]。

2. 环境因素　出生前的宫内高雄激素环境可能在 PCOS 的发病中起着关键作用，即 PCOS 的胎儿起源学说，而胎儿出生后又力图代偿宫内条件之不足而出现过度代偿，引发疾病，即“胎儿规划”[117]。出生后存在一些影响胰岛素分泌和作用的因素将进一步促进 PCOS 的发生发展，如腹型肥胖和胰岛素抵抗。美国国家环境保护局（USEPA）将内分泌干扰化学物质（EDC）定义为“干扰体内天然激素的合成、分泌、运输、结合、作用或消除的外源性物质，而天然激素负责维持体内平衡、繁殖、发育和（或）行为”[118]。EDC 可能模拟激素受体拮抗剂与受体结合起到激素拮抗作用。在 PCOS 患者血清中可以检测到高 EDC 水平，而出生后至青春期如长期持续暴露于 EDC 可诱导 PCOS 发生[119]。

【大体病理学】

卵巢增大呈卵圆形或球形，为正常的 2～5 倍，两侧大小可有较大差异，偶尔一侧或双侧卵巢无明显增大。卵巢呈灰白色或珠白色，但小囊泡表面可呈蓝色。表面光滑，缺少皱缩的沟回，切面质韧，可见白膜增厚，其下有多个小囊泡，直径小于 8mm，大小一致，排列似串珠样，内含清液。罕见黄体或白体等新近及既往排卵的证据，这种形态被称为多囊卵巢（图 22-28）。

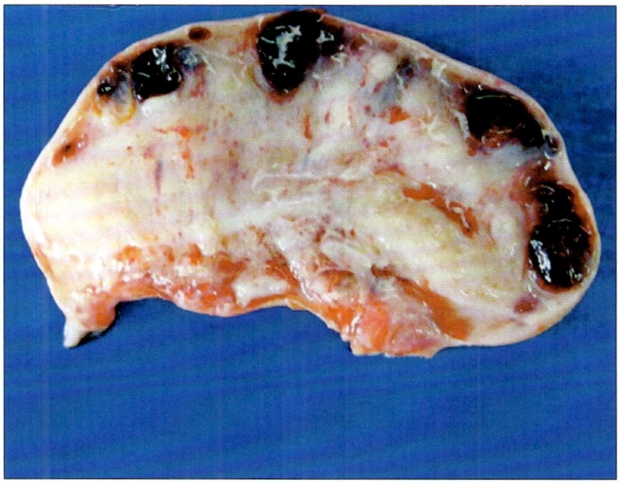

图 22-28　多囊卵巢
切面见卵巢被膜下大小较一致的囊状小卵泡，切面见白膜明显带状增厚，皮质髓质边界不清

【组织病理学】

典型表现为白膜显著增厚、多发囊状卵泡与卵泡膜细胞增生症。白膜增厚一般至正常的 3 倍，平均 333μm，偶尔达 680μm，甚至达正常的 10 倍。白膜有明显的胶原化，但是非本病独有，也可见于其他无排卵的卵巢。卵泡发育异常，始基卵泡数量正常或稍微减少，但有许多囊状卵泡与闭锁卵泡，缺乏新鲜或退化的黄体及白体。这些卵泡有别于正常发育的囊状卵泡，典型特征为大小相对一致，直径 4～8mm，呈线性排列于白膜下。卵泡内有数层未黄素化的粒层细胞，外周有增厚的黄素化的卵泡内膜细胞层，即卵泡膜细胞增生症，并几乎见于所有病例，这些卵泡内膜细胞可持续很久，以至于闭锁卵泡的其他组分都完全消失后仍可存在，这可能可以解释在深层皮质和髓质的间质内偶尔可见的这类细胞孤立性聚集（图 22-29）。

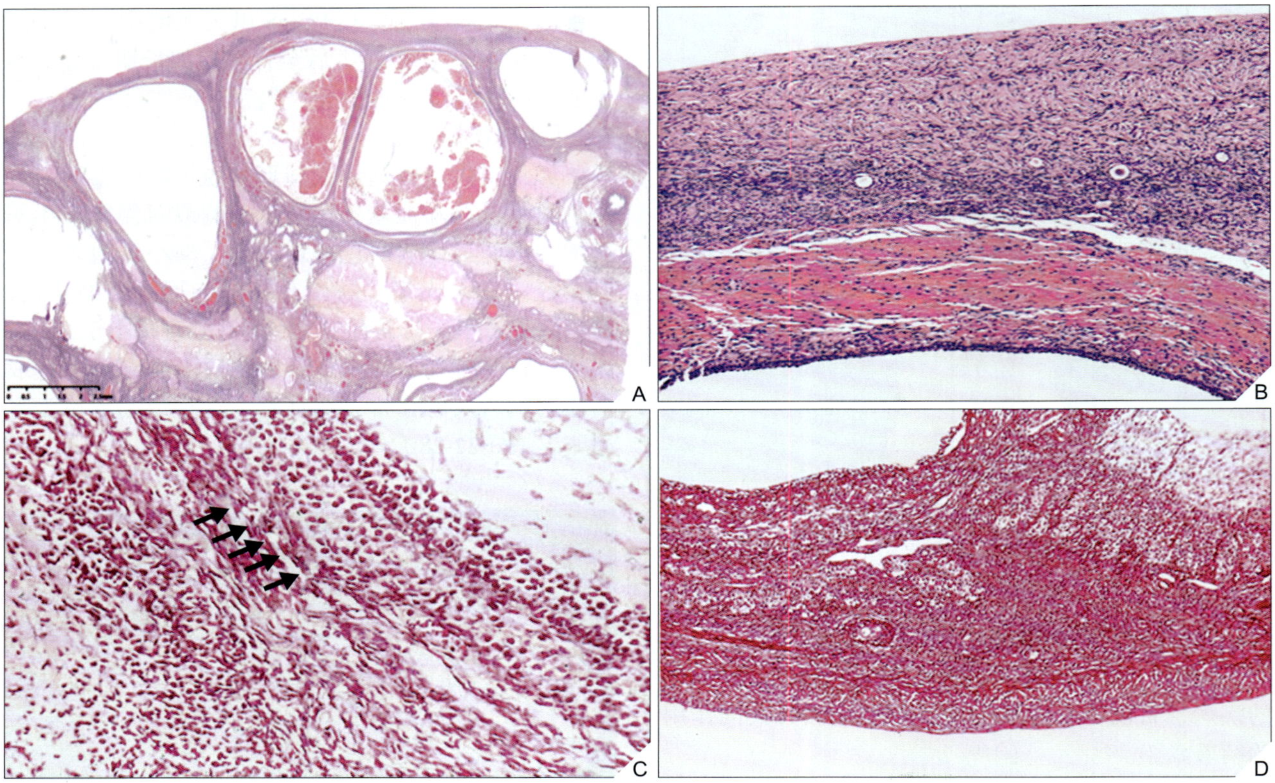

图 22-29 PCO 镜下特征

A. 大小较一致的 4～8mm 囊状小卵泡排列于包膜下；B. 白膜厚度增加，白膜下见原始卵泡及闭锁卵泡；C. 卵泡内有数层未黄素化的粒层细胞，外周见黄素化的卵泡内膜细胞层（箭头）；D. 伴有卵泡膜细胞增生症，间质明显增生，内可见成团的黄素化间质细胞

【鉴别诊断】

1. 卵巢多囊样改变　该类患者缺乏临床 PCOS 的表现，卵巢体积不一定增大，小卵泡数目低于 PCOS，且大小不一致，可见成熟卵泡。

2. 卵泡膜细胞增生症　临床特征类似于 PCOS，但是皮质下缺乏 PCOS 的小卵泡，卵巢间质显著增生，内有许多黄素化卵泡膜细胞岛分泌雄激素，常需要卵巢活检鉴别。但需要注意的是，PCOS 常常合并卵泡膜细胞增生症。

3. 卵巢雄激素分泌肿瘤　患者既往月经及生育能力正常，发病后出现明显的男性化、闭经和不孕。常见的卵巢肿瘤有支持 - 间质细胞瘤、卵巢门细胞瘤、粒层细胞瘤及卵泡膜细胞瘤等。激素测定有助于诊断，其特点为体内雄激素水平明显升高，且大多数肿瘤分泌雄激素不受性腺激素及肾上腺皮质激素调节。病理诊断可以确诊。

4. 肾上腺疾病　如先天性肾上腺皮质增生及库欣综合征，此外还有肾上腺肿瘤及异位 ACTH 综合征。患者有肾上腺皮质功能紊乱的临床特征和血生化指标可以鉴别。

第六节　卵巢围绝经期和绝经后变化

一、卵巢萎缩（ovarian atrophy）

进入围绝经期以后，最显著的变化是卵泡数量显著减少或逐步消失。卵巢不仅失去了周期性排卵，并且对促性腺激素有反应的卵泡也逐步消失，卵泡活动趋向停止，基本不产生雌二醇。卵巢逐渐变小，至绝经 5 年时的重量和体积均较生育期降低约 50%。卵巢皱缩，表面沟回纹路更加明显，质地变硬。镜下见卵巢皮质间质明显萎缩，纤维成分为主，缺少始基卵泡与生长卵泡。髓质突出，并有较多的白体（图 22-2）。偶尔，绝经后也可见到个别残存的卵泡发育，甚至发生排卵。

二、卵巢间质增生和间质卵泡膜细胞增生症

（一）卵巢间质增生

【定义】

卵巢间质增生（ovarian stromal hyperplasia）指卵巢皮质和髓质之间的界限消失，间质细胞不同程度地增生或出现结节。

【临床特征】

好发于围绝经和绝经后妇女，小部分妇女存在肥胖、高血压及糖耐量减低。常常双侧发生，临床表现多样，通常无症状。与卵泡膜细胞增生症比较，患者很少出现雌激素或雄激素升高的临床表现。

【大体病理学】

双侧卵巢大小可以正常或增大到直径 7cm 左右，白膜增厚，切面黄白色，实性质硬，皮髓质均增厚，分界不清，不少病例可见结节状黄白色区域。

【组织病理学】

卵巢间质增生程度不一，由密集的梭形或短梭形间质细胞组成，呈编织状或漩涡状，局灶可有玻璃样变。可呈弥漫片状，较常见单个或广泛的结节状增生（图 22-30A）。髓质明显受累导致皮髓质界限消失，也可仅位于皮质或髓质。卵巢间质增生应与纤维瘤鉴别，后者形成肿块，与周围界限清楚，其间缺乏包涵腺体、白体等正常老年卵巢的成分。

（二）间质卵泡膜细胞增生

【定义】

间质卵泡膜细胞增生（ovarian stromal hyperthecosis）是远离卵泡的卵巢间质内出现黄素化间质细胞，呈簇状或散在分布，同时伴有卵巢间质增生。

【临床特征】

主要发生于较年轻的育龄期妇女和 50～90 岁妇女，青少年罕见。是由于增生的间质产生过量的雄激素所致，通常有明显男性化、肥胖、高血压、高胰岛素血症和葡萄糖耐量降低症状[98, 99, 120, 121]。绝经后妇女，以雌激素增多的临床症状为主，发生子宫内膜增生过长，甚至出现子宫内膜癌。

【大体病理学】

类似于卵巢间质增生（图 22-31），常常双侧卵巢增大，切面常呈均质实性，可见少量卵泡。

【组织病理学】

在卵巢间质增生背景中散在呈簇状、巢状或结节状分布的黄素化间质细胞（图 22-30B）。多见于髓质，细胞大，多角形，胞质丰富，嗜酸性颗粒状或空泡状，脂肪染色阳性，核小圆、居中、核仁明显。有时可见局灶退化，伴有玻璃样变和淋巴细胞

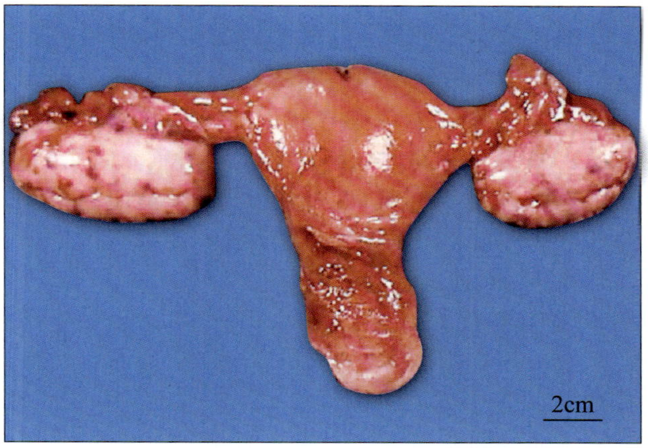

图 22–31　间质卵泡膜细胞增生

双侧卵巢明显增大，约为正常卵巢的2倍，表面因白膜增厚而发白、光滑（Wenxin Zheng 教授惠赠）

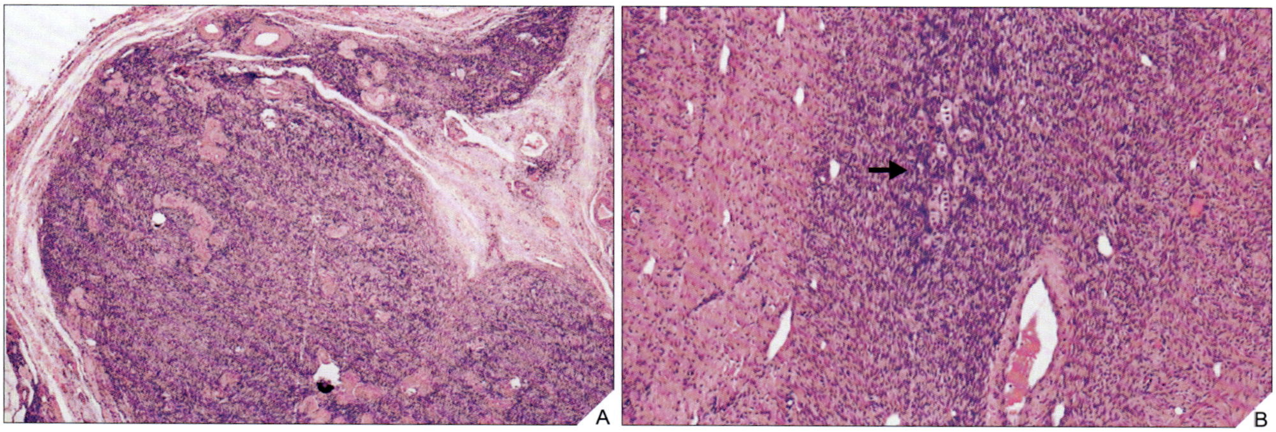

图 22–30　卵巢间质增生和间质卵泡膜细胞增生

A. 卵巢间质增生：正常皮质和髓质分界不清，间质细胞呈结节状增生；B. 间质卵泡膜细胞增生：见黄素化的间质细胞簇（箭头）

浸润。皮质常含有小的囊泡，含有明显的黄素化卵泡膜内层细胞。黄素化卵泡膜细胞的免疫组化特征是inhibin和Calretinin阳性。

【鉴别诊断】

间质卵泡膜细胞增生症的鉴别诊断包括肿瘤性和非肿瘤性病变；非肿瘤性病变包括妊娠黄体瘤和间质细胞增生；肿瘤性病变包括卵泡膜细胞瘤和类固醇细胞瘤。与间质卵泡膜细胞增生症相比，这些肿瘤常常发生于单侧，大体上有明显的肿块或结节。在一些良性和恶性卵巢肿瘤中也可以见到类似间质卵泡膜细胞增生症中的黄素化间质细胞，包括卵巢表面上皮性肿瘤、生殖细胞肿瘤和转移性肿瘤，需要注意鉴别。

三、卵巢门间质细胞增生（Leydig cell hyperplasia）

【定义】

间质细胞主要存在于卵巢门部，也被称为卵巢门细胞。尽管记载中报道80%的卵巢中可以找到间质细胞，但如果不仔细寻找，间质细胞并不常见。因此，偶然发现间质细胞常常提示增生。间质细胞增生多数发生在卵巢门，偶见于非卵巢门的部位，包括卵巢间质（间质细胞增生）及卵巢邻近的部位，并有可能是莱迪细胞瘤的来源。

【临床特征】

间质细胞增生常发生在妊娠和绝经后，与促性腺激素水平升高尤其是hCG或LH的刺激相关。也可见于卵巢间质增生和间质卵泡膜细胞增生症、一些上皮性肿瘤及伴有LH水平增高的病变，如卵巢抵抗综合征和性腺发育不全[122]。增生常常呈轻度，很少伴发内分泌紊乱的临床症状。重度增生的间质细胞常表现男性化，血清睾酮水平常升高[123]。

【病理学特征】

卵巢无特殊改变，肉眼通常不易发现。间质细胞呈簇状或结节状分布（图22-32），直径<2mm，细胞呈圆形或多边形，胞质呈嗜酸性颗粒状或空泡状，核空泡，居中，多形性不常见，胞质中有时局灶性可见到脂褐素或Reinke结晶。绝经后妇女增生的间质细胞可见到奇异深染的核。增生的间质细胞主要位于门部，也可以延伸至卵巢系膜。细胞间常有小的毛细血管和无髓鞘神经，有时周围可见中肾管残迹（图22-33）。在非卵巢门部位出现的间质细胞，常合并卵巢间质增生或间质卵泡膜细胞增生症，文献报道卵巢吻合状血管瘤常伴随肿瘤周围出现间质细胞增生[124]。而与上皮性肿瘤伴发时，为卵巢间质来源的非肿瘤性成分。有学者认为，双侧卵巢门部增生的间质细胞总数大于300个时可以诊断为间质细胞增生，并且子宫内膜样癌患者发生卵巢门部间质细胞增生的概率要显著高于非内膜样亚型[125]。

【鉴别诊断】

间质细胞增生需与门细胞瘤（hilar cell tumor）鉴别，两者有相同的细胞形态与免疫表型。但门细胞瘤多发于绝经后妇女，80%表现男性化、多毛症等男性化特征。肉眼可见卵巢门部肿块形成，通常小于5cm。对于卵巢门部较小的结节，很难判断究竟是间质细胞增生还是肿瘤，一般在结节直径>1cm时诊断为门细胞瘤。值得注意的是，无论是间质细胞增生还是门细胞瘤，细胞核均有可能出现多形性，这并不意味着其具有恶性潜能。

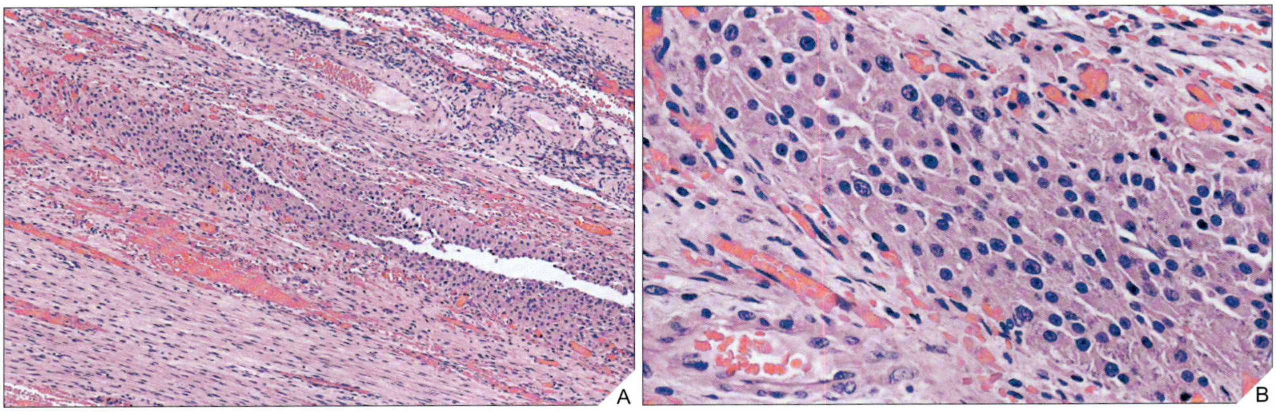

图22-32 卵巢门间质细胞增生

A. 见增生的间质细胞结节；B. 间质细胞胞质嗜酸性，略呈颗粒状，内含色素，胞核居中，大小一致，空泡状

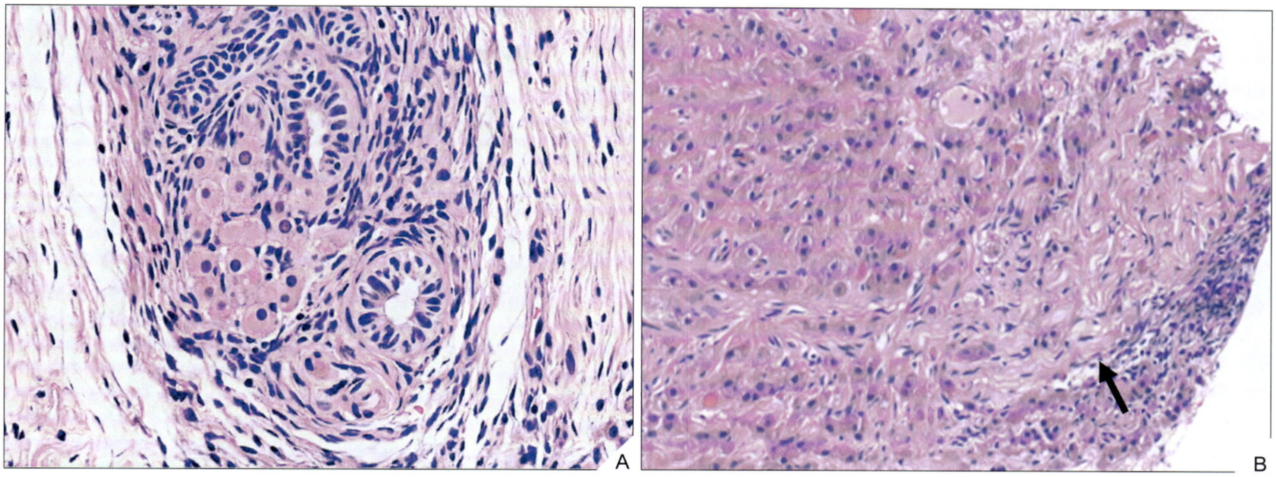

图 22–33　卵巢门间质细胞增生

A. 位于卵巢网周围；B. 紧邻神经纤维束（箭头）

第七节　卵 巢 感 染

一、输卵管 – 卵巢脓肿 （tubo-ovarian abscess）

绝大多数卵巢急慢性炎的病例均与细菌性的盆腔感染性疾病（pelvic inflammatory disease，PID）相关。PID 是上行性女性生殖道感染综合征，常复发。最常感染的病原菌是淋球菌和衣原体。卵巢感染（ovarian infection）常继发于输卵管炎症，形成输卵管 - 卵巢脓肿。往往有较多的炎性渗出物，导致与邻近盆腔脏器粘连，病变通常呈双侧性。临床症状包括盆腹部疼痛，发热，阴道排液或出血及尿路刺激征。

卵巢本身对病原菌有较强的抵抗力，PID 较轻累及卵巢时，病变较局限，形成卵巢周围炎。然而，复发和严重的 PID 可导致卵巢实质结构破坏，引起急性弥漫性卵巢炎，形成相继发生的输卵管 - 卵巢脓肿[126]。

【大体病理学】

受累附件区明显增大，表面粘连，有纤维素样渗出物，输卵管与卵巢粘连紧密，有时会造成卵巢结构不清。表面附着脓苔，切面见脓腔，有脓液流出（图 22-34）。

【组织病理学】

卵巢结构被部分或完全破坏，早期急性弥漫性卵巢化脓性炎见大量中性粒细胞浸润卵巢实质，血管扩张，出血。脓肿形成后，见脓腔中心为脓细胞和坏死碎屑积聚，脓肿壁衬肉芽组织，伴急慢性炎症细胞和巨噬细胞浸润（图 22-35）。若有广泛出血和坏死，较常见到泡沫细胞和含铁血黄素沉积。同时可见输卵管腔内脓液积聚，黏膜及管壁弥漫急慢性炎症细胞浸润。详细内容参见第二十一章。

二、放线菌病 （actinomycosis）

放线菌不属于阴道正常菌群，但可在许多性活跃的女性下生殖道发现。盆腔放线菌罕见，多继发于回盲肠疾病。与 IUD 应用相关的放线菌性 PID 在 20 世纪 20 年代就被认识，IUD 可引起子宫内膜损伤，此有利于放线菌生长[127]，85% 的病例发生于放置

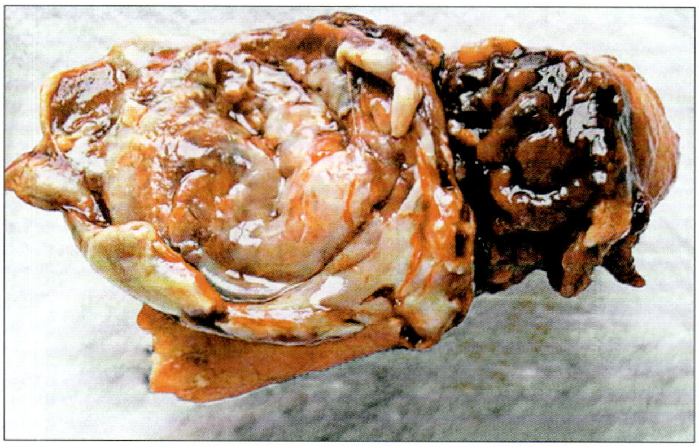

图 22–34　卵巢脓肿

脓肿壁内见不规则灰红色或灰黄色污秽物附着

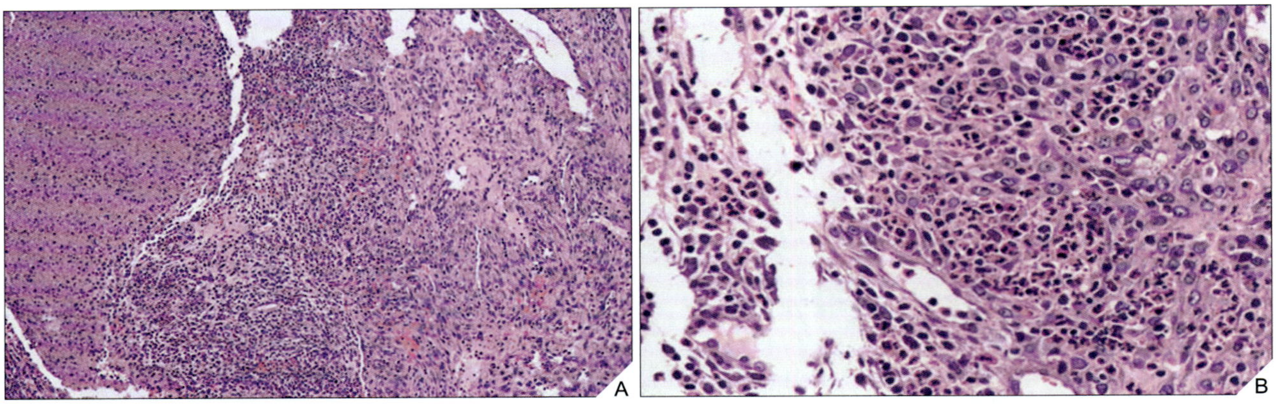

图 22-35 卵巢脓肿

A. 低倍镜下左侧见脓液积聚，卵巢间质内见弥漫急慢性炎症细胞浸润；B. 高倍镜下显示急慢性炎症细胞弥漫分布于卵巢间质内

IUD 三年以上。几乎所有的放线菌性 PID 患者均有放线菌性子宫内膜炎。因此，子宫腔刮出物和 IUD 的粘连组织物均应进行组织学检查和细菌培养。

【病理学特征】

常累及单侧附件，且输卵管 - 卵巢同时受累形成输卵管 - 卵巢包块。切面显示多发脓肿被致密纤维组织分隔，脓腔内含脓性物质。脓腔中央见放线菌群落，菌落由分支状菌丝组成，其中心的致密部分嗜苏木素，而周边放射状物质嗜伊红。菌落被坏死碎屑物和中性粒细胞包绕。脓肿壁为非特异性化脓性炎表现。放线菌 Gram 染色阳性，六胺银染色呈夹有微丝的棉素状团块。

三、卵巢结核

女性生殖道结核（tuberculosis）是女性不孕的重要原因之一，卵巢结核不常见（占女性生殖道结核的 10%），多继发于输卵管结核性炎。血源性感染常见。约 40% 的卵巢结核患者伴发肺结核。患者多为中青年，多有月经稀少、继发闭经、不孕和盆腔内无痛性肿块等，少数患者伴发全身症状（发热、盗汗、消瘦等）。

【病理学特征】

卵巢表面常粘连，见黄绿色隆起小结节和小脓疡形成，内含豆渣样坏死组织。输卵管常结节性增厚。卵巢有干酪样坏死和结核性肉芽肿，包括中心有上皮样细胞聚集及朗汉斯巨细胞，周围常有淋巴细胞围绕（图 22-36）。证实结核病的诊断最好是进行抗酸染色和细菌培养。

四、其他

包括病毒性卵巢炎、寄生虫性卵巢炎、真菌性卵巢炎及非感染性炎症性病变，主要通过血行感染、播散至卵巢，也可经上行性感染或直接腹腔播散感染卵巢。

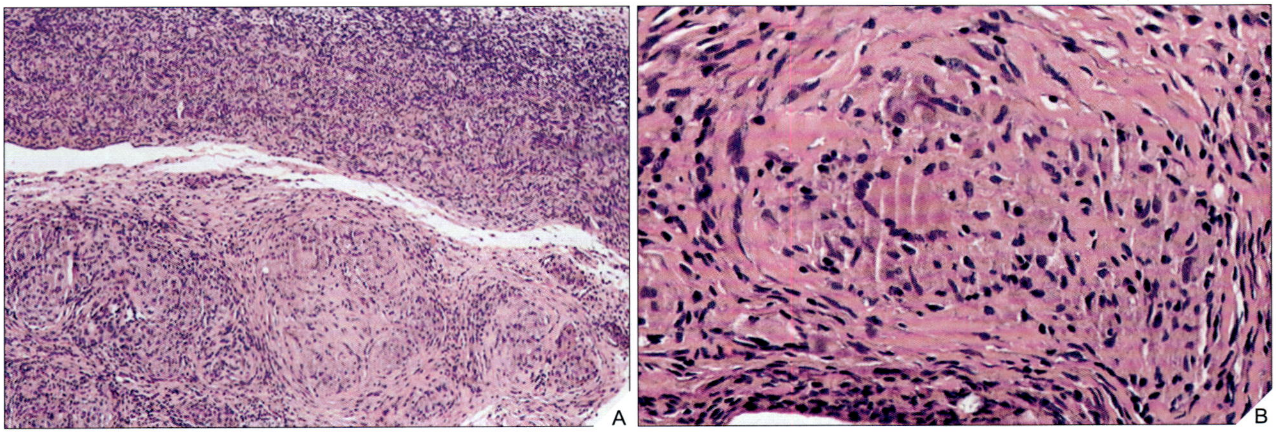

图 22-36 卵巢结核

A. 低倍镜下见多结节性结核肉芽肿形成；B. 放大后结核性肉芽肿中央见朗汉斯巨细胞，周围见类上皮细胞围绕

第八节　卵 泡 囊 肿

（follicular cyst）

卵泡是卵巢最重要的功能单位，卵泡囊肿系卵泡来源的功能性卵巢非肿瘤性病变，可发生在卵泡生长和发育的多个阶段，因为具有产生性激素的潜能，因此可能导致性激素的产生在量和周期上出现紊乱，从而影响卵巢的功能。

卵泡囊肿的发病率不清，因为很多是隐匿的，卵泡囊肿多是通过盆腔超声检查、腹腔镜检查或剖腹探查时偶然发现。卵泡囊肿与囊状卵泡区分的标准一般以 3cm 为界，也有机构以 2cm 作为最低标准。病理上根据排卵与否将其分为两大类别，即来源于排卵前的卵泡囊肿和来源于黄体的囊肿。

一、来源于排卵前的卵泡囊肿

来源于排卵前的卵泡囊肿分为黄素化和非黄素化两种类型。

（一）非黄素化卵泡囊肿

（non-luteinized follicular cyst）

【定义】

直径等于或小于 3cm 的卵泡称为囊状卵泡，而当直径超过 3cm 就称为卵泡囊肿，因为正常排卵前成熟卵泡的最大径可达 2.5～3cm。但胎儿与新生儿例外，其卵泡囊肿的最低限为 1cm。

【病因和发病机制】

病因尚不清，大多数反映了垂体 - 卵巢轴的功能紊乱。这种囊肿可发生于卵泡生长期或闭锁后，可能由于内源性 FSH 或排卵诱发因子过度刺激，或是卵泡对正常刺激的异常反应造成。也有研究认为因缺乏正常 LH 刺激或 LH 释放激素缺陷所致。

【临床特征】

卵泡囊肿可分泌雌激素、孕激素和雄激素，一般情况下因为量少而不引起生殖内分泌紊乱症状，也有研究发现有部分患者存在月经不规则，但因果关系未定。卵巢囊肿可发生于任何年龄，有的在妇科检查时发现，也有的因为囊肿破裂或扭转而来就诊时发现。

发生于胎儿期的囊肿是由于对母体 hCG 过度反应所致，多在出生后 4 个月内消退。部分青春期前卵泡囊肿患者可因并发症而出现急腹痛，并可能在术前误认为阑尾炎。还有少见的青春期前患者可伴有性早熟，虽有切除囊肿后性早熟消退的例子，但一般认为囊肿为性早熟的结果。育龄期患者可有非特异性的轻度盆腔炎症状、月经不规则和男性化等，并可发生扭转、出血或破裂等并发症，破裂多为自发性破裂，但有时也在抗凝治疗下促发。非黄素化卵泡囊肿可分泌过多的 E_2，引起月经失调，此时的内膜可为增生期、增生紊乱甚至增生过长。神经性厌食患者在体重恢复期可有多囊样卵巢或卵泡囊肿。绝经后症状性卵泡囊肿罕见。

【大体病理学】

单侧单发，也可为单侧多发甚至双侧多发，后者可见于外源性促性腺激素治疗时。囊肿壁薄，直径超过 3cm。囊内壁呈灰白色或灰红色，可光滑或略毛糙，内容物为清液，也可为新鲜或陈旧的血性液体（图 22-37A）。

【组织病理学】

囊壁为粒层细胞、卵泡膜细胞或两者都有，与生理性的囊状卵泡相似，但无卵丘和卵母细胞（图 22-37B），囊液内也常常见到脱落的粒层细胞。囊肿大时衬覆细胞可因囊肿膨大而变薄，表层细胞为扁平，严重退化时可能无法确诊而称为“单纯性囊肿”。

【鉴别诊断】

1. 表面上皮良性囊肿　如浆液性囊肿、黏液性囊肿或内膜样囊肿，可见肿瘤性上皮，缺乏卵泡结构。

2. 囊性粒层细胞瘤　该瘤一般体积较大且为单侧性，粒层细胞呈囊性分布，不规则侵犯囊壁间质，周围缺乏卵泡膜细胞围绕；罕见情况下巨大卵泡囊肿可能与之较难鉴别，核分裂象在卵泡囊肿中也可见，但卵泡囊肿的颗粒细胞一般缺乏核沟及不规则侵犯囊壁间质，可用于两者的鉴别[128]。

（二）黄素化卵泡囊肿

黄素化卵泡囊肿（luteinized follicular cyst）可出现粒层细胞或卵泡膜细胞的黄素化，表现为细胞层次增多、体积增大、胞质嗜酸或细空泡状，类似黄体细胞（图 22-38）。可分为黄素化的粒层细胞囊肿或黄素化的卵泡膜细胞囊肿，偶尔粒层细胞与卵泡膜细胞均发生黄素化。

Ⅰ. 黄素化的粒层细胞囊肿　一些病例的发生来自在预期排卵时未破裂的成熟卵泡，与黄素化卵泡未破裂综合征（LUF）有关，黄素化的粒层细胞可分

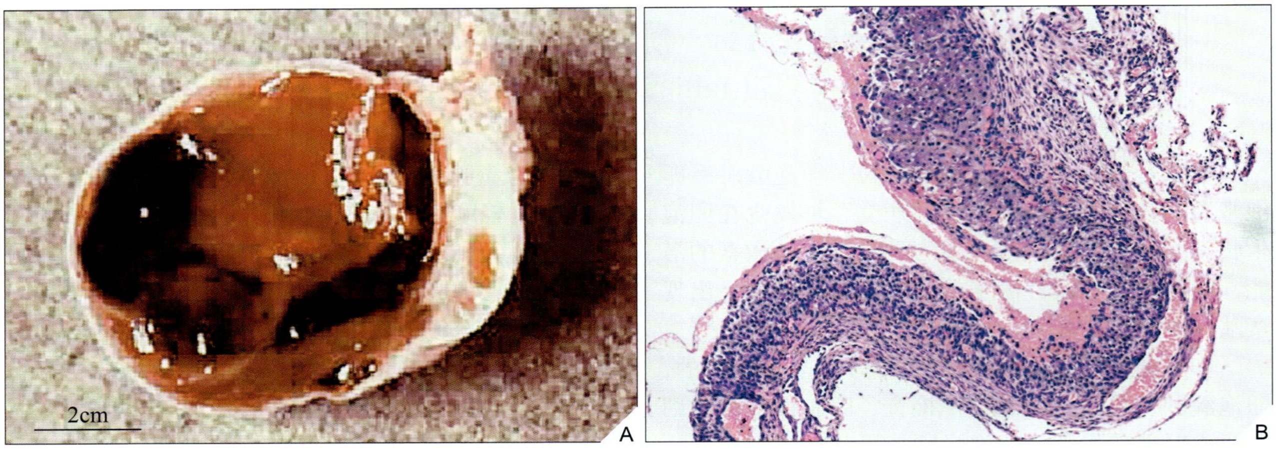

图 22-37 卵泡囊肿
A. 囊内壁呈灰红色，光滑；B. 镜下见粒层细胞和卵泡膜细胞组成的囊壁

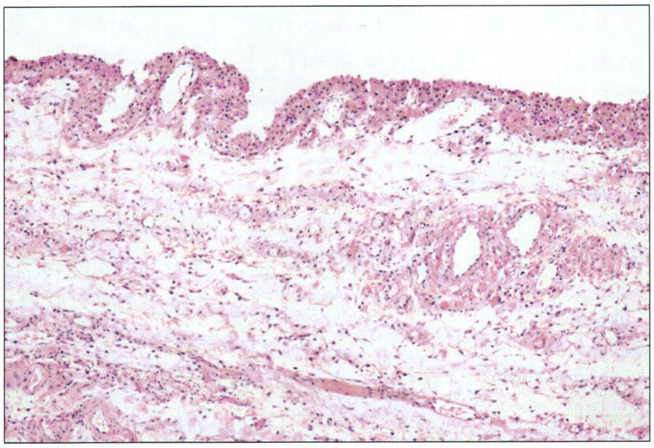

图 22-38 黄素化卵泡囊肿
囊壁由黄素化的粒层细胞组成，细胞大而圆，胞质嗜酸性

泌孕激素。表现为未出现排卵，但基础体温为双相，伴孕激素升高，子宫内膜为分泌期，以及卵泡膜细胞和（或）粒层细胞黄素化。LUF 在正常生育期妇女中的发病率为 5%～10%，在不孕症妇女中发生率为 25%～43%。

【病理学特征】

类似于非黄素化卵泡囊肿，但囊内壁可能略呈杏黄色，见内衬的粒层细胞体积较大，胞质丰富嗜酸性或透明，核大而圆。

Ⅱ. 黄素化的卵泡膜细胞囊肿　由于卵泡长期受内源性（如 PCOS 和妊娠过度反应黄体综合征）或外源性（卵巢促排卵药物）的 LH 或 hCG 所引起。黄素化的卵泡膜细胞可合成雄烯二酮，在 PCOS 患者可出现多毛或男性化。

【病理学特征】

与黄素化的粒层细胞囊肿相似。镜下见粒层细胞与基底膜外的卵泡膜细胞体积增大，胞质丰富嗜酸性或透明，核大而圆。

【鉴别诊断】

黄体囊肿，尽管也由黄素化的细胞构成，但是囊壁弯曲如花环状，内衬胶原化纤维组织，外围以厚壁的黄素化粒层细胞并有较小的黄素化卵泡膜细胞楔形插入。

（三）闭锁卵泡囊肿

由闭锁卵泡形成的囊肿，其囊壁的卵泡膜细胞也可分泌雄激素。囊肿退化期内壁衬覆的细胞可脱落，囊壁受周围间质挤压并可纤维化，与退化的其他类型卵泡囊肿无法区别。

二、来源于黄体的囊肿

起源于月经黄体或妊娠黄体，特征为囊壁弯曲如花环状，这是由排卵后卵泡塌陷所致，卵泡膜黄体细胞可陷入颗粒黄体细胞层。此外，由于黄体血肿机化，内衬纤维组织层，也可作为排卵的指征。

（一）囊状黄体（cystic corpora lutea）

正常黄体一般直径不超过 3cm，若中央充液过多可超过 3cm，但是功能及退化均正常，一般不引起内分泌紊乱。但在部分抗凝治疗患者中可出现囊肿破裂。

（二）黄体囊肿（corpus luteum cyst）

正常情况下排卵后的卵泡于排卵后 2～4 天出现少量生理性出血，并常常迅速机化，若出血过多，黄体因中央区出血过多而过度扩张，退化多延迟。

【临床特征】

多数患者没有症状，但是部分患者因持续性月经黄体退化延迟导致孕酮持续性产生，进而可能引起轻度的月经紊乱，最常见的是闭经。子宫内膜可显示孕激素过多的高度分泌反应，甚至 A-S 反应或不规则脱落。此外，囊肿液可有自发破裂引起血腹的危险。

【大体病理学】

多为单房，平均直径 5.5cm，囊壁光滑，内壁淡黄色，内含血性液体。

【组织病理学】

形态与正常黄体相似，呈黄色带状，内衬胶原化纤维组织，外围以厚壁的黄素化粒层细胞并有较小的黄素化卵泡膜细胞楔形插入（图 22-39）。粒层细胞和卵泡膜细胞均比新鲜黄体细胞小，核小而深染，缺乏核分裂，胞质空泡状。

【鉴别诊断】

1. 囊状黄体　囊内为新鲜血液而不是陈旧性血液，最内层不是胶原纤维组织而是机化的纤维素和出血。多无月经紊乱，而且可按时消退。

2. 黄素化卵泡囊肿　很少有出血，囊壁非花环状，也缺乏小血管带的存在。

3. 内膜样囊肿　大体与黄体囊肿不好区别，可有陈旧性出血，但标本局部内壁可衬有子宫内膜样腺体和间质。

（三）白体囊肿（corpus albicans cyst）

典型的白体为小的实性玻璃样变的纤维瘢痕，即小的透明变性的纤维瘢痕，但是偶尔形成含有清液的腔，发生机制不清，直径一般不超过 1cm。直径小于或等于 3cm 的为囊状白体，超过 3cm 时为白体囊肿。镜下囊壁由花环状的无细胞透明变性瘢痕组成，最内层常有平滑的疏松结缔组织。囊肿为非功能性的，大小不足以形成有症状的附件肿块。

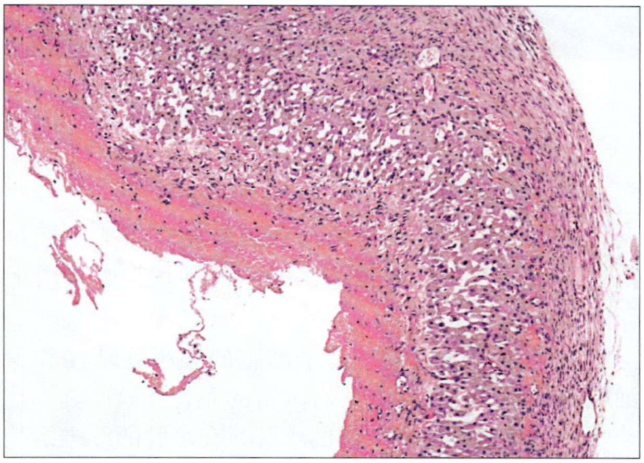

图 22-39　卵巢黄体囊肿

囊内壁见带状血块附着

第九节　引起卵巢增大的原因

一、卵巢子宫内膜异位囊肿（ovarian endometriotic cyst or endometrioma）

作为盆腔子宫内膜异位症的一部分，卵巢子宫内膜异位囊肿的发生率高达 50%，多累及双侧卵巢。详细内容参见第三十章。

二、巨大卵巢水肿（massive ovarian edema）

【临床特征】

巨大卵巢水肿是一种瘤样病变，较罕见，以卵巢显著增大为特征，绝大多数为单侧性。由于水肿在间质内积聚，分隔正常的卵泡结构，并可能伴有异常的激素产物。常继发于卵巢扭转或卵巢肿瘤导致的卵巢静脉或淋巴回流障碍[129]。10～30 岁女性多发，临床表现多为急腹痛和可触及的附件肿块。有少数患者出现雄激素升高和月经紊乱，临床提示有 PCOS。

【大体病理学】

卵巢增大，直径可达 35cm，平均直径 11cm，切面半透明状，湿润，有透明水肿液渗出（图 22-40A）。

【组织病理学】

卵巢间质弥漫水肿，广泛分隔星形的间质细胞和其间稀少的胶原，致使血管和淋巴管异常突出（图 22-40B）。水肿轻微的区域，可见小片外观正常的卵巢间质。卵巢表面皮质和白膜较少受累，白膜常增厚和纤维化，也可见到白膜下囊状卵泡和其他正常的皮、髓质结构。超过 1/3 的病例可见到孤立性或簇状黄素化的间质细胞，可分泌类固醇激素，导致患者出现男性化。

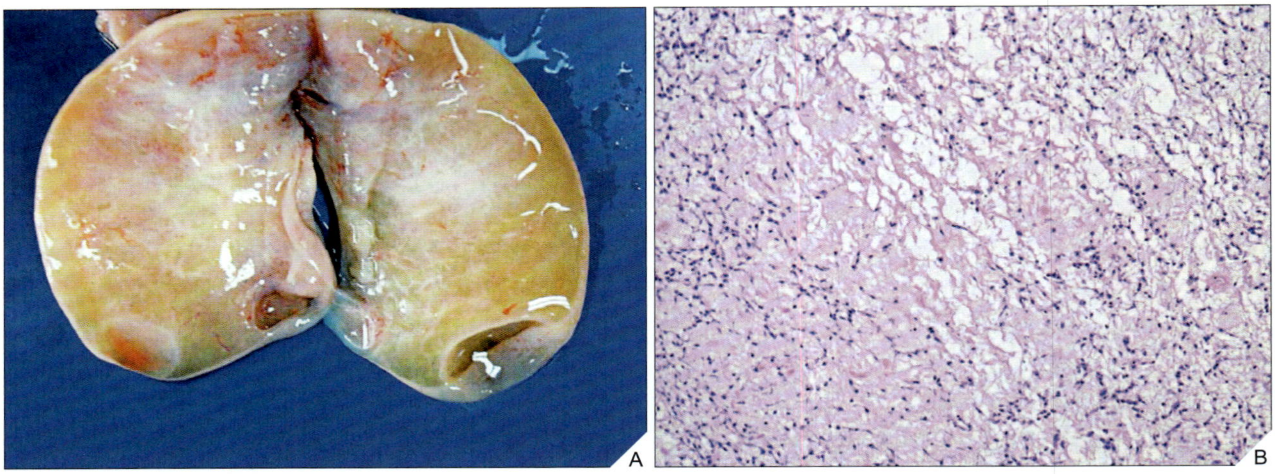

图 22-40　巨大卵巢水肿

A. 切面呈半透明状，湿润，并有水分渗出；B. 镜下见明显的水肿广泛分隔卵巢间质

【鉴别诊断】

1. 伴水肿的卵巢纤维瘤或卵泡膜纤维瘤　卵巢内见界限清楚的以纤维组织为主的肿块，肿块内无卵泡结构。

2. 硬化性间质瘤　富于细胞的假小叶结构和少细胞的水肿区交替存在，有丰富的血管和胶原。

3. 转移性癌　有广泛的水肿，在水肿的纤维组织中可找到异型的腺管、高度异型的细胞或印戒细胞。

【预后】

多数巨大卵巢水肿通过手术切除卵巢而痊愈。对于年轻女性，可通过楔形卵巢活检，在排除卵巢肿瘤性病变后行保守治疗，本病消退可能性大。

三、卵巢扭转和梗死
（ovarian torsion and infarction）

卵巢和附件扭转是卵巢病变的并发症之一，最常见于卵巢囊肿、良性卵巢肿瘤和卵巢水肿，偶然由卵巢恶性肿瘤引起[130]。最常发生于生育年龄的妇女，其中妊娠妇女占 20%，约 25% 的病例发生于儿童[131]。输卵管和卵巢常作为一个单位，以阔韧带为轴发生扭转。约 60% 的病例发生在右侧卵巢，这是因为乙状结肠的存在致使左侧卵巢的自由活动度小，双侧附件扭转罕见[132]。

临床表现为下腹痛，伴恶心、呕吐。常有不同程度的发热和白细胞升高。查体可见一触痛性包块。

【大体病理学】

受累卵巢增大，直径达 6～15cm，切面出血、坏死、水肿（图 22-41）。致使其正常和异常结构难以辨认，需要仔细透彻地检查标本。囊性成熟性畸胎瘤最常见，可见到皮脂样物、毛发或骨质。其他囊肿或肿瘤较难鉴别。卵巢和附件扭转可有完全性和部分性，罕见扭转的组织蒂部严重缺血坏死导致自体离断，卵巢缩小为囊性或钙化包块，游离于腹腔或黏附于腹膜上。

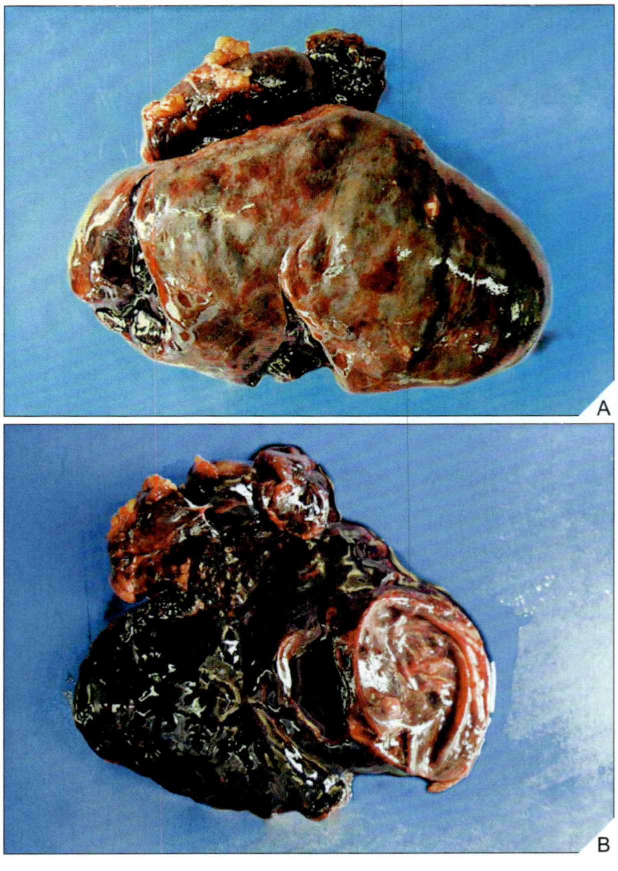

图 22-41　输卵管和卵巢扭转

A. 卵巢明显增大，暗褐色；B. 切面见一囊肿，囊壁伴弥漫性出血

【组织病理学】

表现为出血、水肿和出血性梗死改变，故需要多取材，尤其在囊壁或实性区域，以便确定主要病变的性质，排除恶性肿瘤的可能（图 22-42）。如果同时伴有输卵管扭转，则显示相应的缺血性改变。Rusell 等发现网状纤维染色有助于辨别变性区组织结构，确定囊肿或个别病例肿瘤的分类。

四、单纯性囊肿

单纯性囊肿（simple cyst）是缺乏可识别内衬上皮特征的卵巢囊肿。

【病理学特征】

囊肿直径 <10cm，常为单个，内壁光滑，囊肿内多含透明清亮液体（图 22-43A）。囊壁由胶原化纤维组织或受压的卵巢间质窄带组成，内衬上皮扁平而无法区分其组织来源，或上皮已经脱落无法识别（图 22-43B）。

【鉴别诊断】

应注意囊壁有无卵泡膜成分，以与闭锁卵泡囊肿区分。当多取材和组织切片找到囊壁内衬浆液性、子宫内膜样、卵泡膜细胞或其他上皮时，则可明确诊断其组织来源，不再诊断为单纯性囊肿。

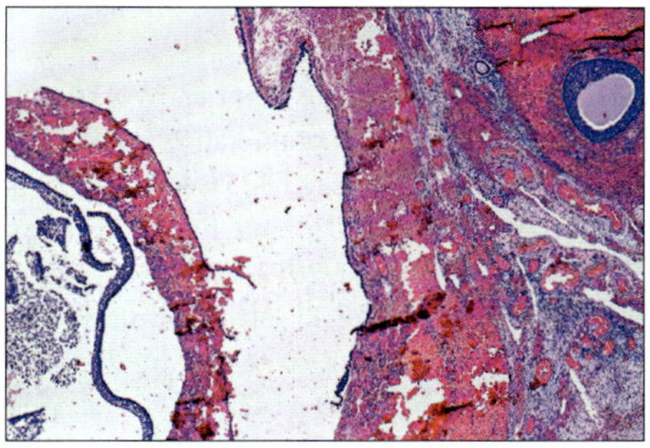

图 22-42　卵泡囊肿伴扭转

间质内弥漫出血

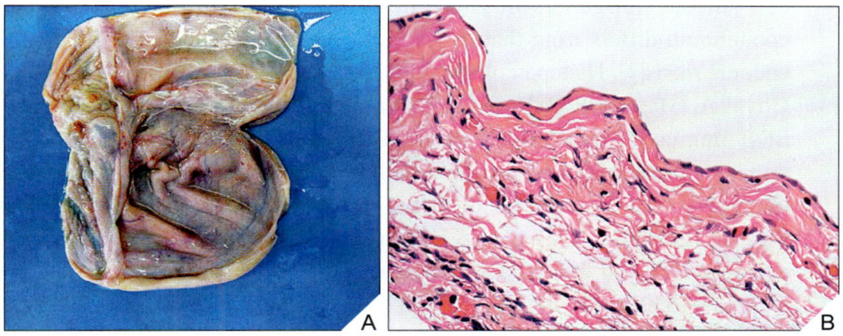

图 22-43　卵巢单纯性囊肿

A. 内壁灰白色，光滑；B. 被覆单层扁平上皮，不能确定其来源

第十节　卵巢残体综合征

（ovarian remnant syndrome）

继发于双侧卵巢切除术后的卵巢残余组织，其所引起的慢性、周期性的盆腔痛或盆腔包块等症状被称为卵巢残体综合征，又称残留卵巢综合征。多因合并子宫内膜异位症、盆腔炎、既往盆腔手术史，从而导致盆腔致密粘连、手术分解困难而残留部分卵巢组织。术后促性腺激素保持绝经前水平，或患者缺乏绝经后表现有助于作出诊断。

再次手术探查可见位于盆壁或肠系膜上的直径 3～4cm 的囊块，囊块有时可压迫输尿管、膀胱、小肠或结肠[133-135]。镜检可见残余卵巢组织表面被慢性炎症纤维组织包绕，内可见卵泡或黄体，极少数情况下，卵巢残余组织中有恶性成分的报道[136]。

参・考・文・献

[1] Clement P B. Tumor-like lesions of the ovary associated with pregnancy[J]. Int J Gynecol Pathol, 1993, 12(2): 108-115.

[2] Kwok R, Johnson N P. Ovarian biopsy has no role as a routine diagnostic test of ovarian reserve: a systematic review[J]. Reprod Biomed Online, 2012, 24(5): 492-495.

[3] Steiner A Z. Biomarkers of ovarian reserve as predictors of reproductive potential[J]. Semin Reprod Med, 2013, 31(6): 437-442.

[4] Dumont A, Robin G, Catteau-Jonard S, et al. Role of Anti-Müllerian Hormone in pathophysiology, diagnosis and treatment of Polycystic Ovary Syndrome: a review[J]. Reprod Biol Endocrinol, 2015, 13: 137.

[5] Zheng W, Magid M S, Kramer E E, et al. Follicle-stimulating hormone receptor is expressed in human ovarian surface epithelium and fallopian tube[J]. Am J Pathol, 1996, 148(1): 47-53.

[6] Li J, Abushahin N, Pang S, et al. Tubal origin of 'ovarian' low-grade serous carcinoma[J]. Mod Pathol, 2011, 24(11): 1488-1499.

[7] Banet N, Kurman R J. Two types of ovarian cortical inclusion cysts: proposed origin and possible role in ovarian serous carcinogenesis[J]. Int J Gynecol Pathol, 2015, 34(1): 3-8.

[8] Esselen K M, Ng S K, Hua Y, et al. Endosalpingiosis as it relates to tubal, ovarian and serous neoplastic tissues: an immunohistochemical study of tubal and Müllerian antigens[J]. Gynecol Oncol, 2014, 132(2): 316-321.

[9] Ahmad-Thabet S M. The fimbrio-ovarian relation and its role on ovum picking in unexplained infertility: the fimbrio-ovarian accessibility tests[J]. J Obstet Gynaecol Res, 2000, 26(1): 65-70.

[10] Russo L, Woolmough E, Heatley M K. Structural and cell surface antigen expression in the rete ovarii and epoophoron differs from that in the Fallopian tube and in endometriosis[J]. Histopathology, 2000, 37(1): 64-69.

[11] Goyal A, Masand R P, Roma A A. Value of PAX-8 and SF-1 immunohistochemistry in the distinction between female adnexal tumor of probable wolffian origin and its mimics[J]. Int J Gynecol Pathol, 2016, 35(2): 167-175.

[12] Berta P, Hawkins J B, Sinclair A H, et al. Genetic evidence equating SRY and the testis-determining factor[J]. Nature, 1990, 348(6300): 448-450.

[13] Satoh M. Histogenesis and organogenesis of the gonad in human embryos[J]. J Anat, 1991, 177: 85-107.

[14] Torre R, Savino A, Venturi P, et al. Genotypic sex and phenotypic sex: clinical, biochemical and molecular aspects in a patient with male hypogonadism and 46XX-45XO karyotype[J].Recenti Prog Med, 2001, 92(12): 747-750.

[15] Jackson W P, Hoffman M, Makda H. The 45XO/46XY mosaic intersex syndrome[J]. J Med Genet, 1966, 3(1): 23-32.

[16] Engel E, Forbes A P. Cytogenetic and clinical findings in 48 patients with congenitally defective or absent ovaries[J]. Medicine (Baltimore), 1965, 44: 135-164.

[17] Levinson G, Zárate A, Guzmán-Toledano R, et al. An XX female with sexual infantilism, absent gonads, and lack of Müllerian ducts[J]. J Med Genet, 1976, 13(1): 68-69.

[18] Grossman E R. Pituitary gonadotropins in gonadal dysgenesis. Age of appearance and variability in amount of follicle-stimulating hormone (FSH) in urine[J]. Pediatrics, 1960, 25: 298-303.

[19] Labhsetwar A P. Age-dependent changes in the pituitary-gonadal relationship. Ⅱ. A study of pituitary FSH and LH content in the female rat[J]. J Reprod Fertil, 1969, 20(1): 21-28.

[20] Goldman B D, Gorski R A. Effects of gonadal steroids on the secretion of LH and FSH in neonatal rats[J]. Endocrinology, 1971, 89(1): 112-115.

[21] Clarkson M J, Harley V R. Sex with two SOX on: SRY and SOX9 in testis development[J]. Trends Endocrinol Meta, 2002, 13(3): 106-111.

[22] Wilhelm D, Hiramatsu R, Mizusaki H, et al. SOX9 regulates prostaglandin D synthase gene transcription in vivo to ensure testis development[J]. J Biol Chem, 2007, 282(14): 10553-10560.

[23] Gonen N, Quinn A, O'Neill H C, et al. Correction: normal levels of Sox9 expression in the developing mouse testis depend on the TES/TESCO enhancer, but this does not act alone[J]. PLoS Genet, 2017, 13(2): e1006584.

[24] Tripathi V, Raman R. Identification of Wnt4 as the ovary pathway gene and temporal disparity of its expression vis-a-vis testis genes in the garden lizard, Calotes versicolor[J]. Gene, 2010, 449(1/2): 77-84.

[25] Liu C F, Parker K, Yao H H C. WNT4/beta-catenin pathway maintains female germ cell survival by inhibiting activin betaB in the mouse fetal ovary[J]. PLoS One, 2010, 5(4): e10382.

[26] Bremmer F, Behnes C L, Schildhaus H U, et al. The role of beta-catenin mutation and SOX9 expression in sex cord-stromal tumours of the testis[J]. Virchows Arch, 2017, 470(4): 421-428.

[27] Chassot A A, Bradford S T, Auguste A, et al. WNT4 and RSPO1 together are required for cell proliferation in the early mouse gonad[J]. Development, 2012, 139(23): 4461-4472.

[28] Biason-Lauber A. WNT4, RSPO1, and FOXL2 in sex development[J]. Semin Reprod Med, 2012, 30(5): 387-395.

[29] Uhlenhaut N H, Jakob S, Anlag K, et al. Somatic sex reprogramming of adult ovaries to testes by FOXL2 ablation[J]. Cell, 2009, 139(6): 1130-1142.

[30] Elzaiat M, Todeschini A L, Caburet S, et al. The genetic make-up of ovarian development and function: the focus on the transcription factor FOXL2[J]. Clin Genet, 2017, 91(2): 173-182.

[31] Nichols D H, Postoloff A V. Congenital ectopic ovary[J]. Am J Obstet Gynecol, 1951, 62(1): 195-198.

[32] De Marchena O, Prado E. Twisted ectopic ovary on the left inguinal canal in a four month old girl[J]. Arch Med Infant, 1952, 21(4): 252-259.

[33] Ombelet W, Verswijvel G, de Jonge E. Ectopic ovary and unicornuate uterus[J]. N Engl J Med, 2003, 348(7): 667-668.

[34] Uyar I, Gulhan I, Sipahi M, et al. Ectopic ovary confirmed by ovarian stimulation in a case of unicornuate uterus[J]. Fertil Steril, 2011, 96(2): e122-e124.

[35] McCullough J B, Evans A T, Holley M P. Supernumerary or ectopic ovary: a case report[J]. Histopathology, 1992, 21(6): 582-583.

[36] Lenzi G. Serous retroperitoneal cystadenoma on an ectopic ovary with homolateral müllerian deficiency[J]. Arch De Vecchi Anat Patol, 1973, 59(2): 365-370.

[37] Sheikh H H. Serous cystadenoma of the ovary with fimbrial ectopic pregnancy[J]. J Ky Med Assoc, 1976, 74(5): 233, 258.

[38] Kusaka M, Mikuni M. Ectopic ovary: a case of autoamputated ovary with mature cystic teratoma into the cul-de-sac[J]. J Obstet Gynaecol Res,2007, 33(3): 368-370.

[39] Miura R, Yokoyama Y, Shigeto T, et al. Dysgerminoma developing from an ectopic ovary in a patient with WAGR syndrome: a case report[J]. Mol Clin Oncol, 2016, 5(5): 503-506.

[40] Tiosano D, Vlodavsky E, Filmar S, et al. Ovarian adrenal rest tumor in a congenital adrenal hyperplasia patient with adrenocorticotropin hypersecretion following adrenalectomy[J]. Horm Res Paediat, 2010, 74(3): 223-228.
[41] Patil H B. Adrenal-rest tumour of the ovary with virilism; report of a case with a brief review of literature[J]. Ind Med Gaz,1951, 86(4): 154-155.
[42] Symonds D A, Driscoll S G. An adrenal cortical rest within the fetal ovary: report of a case[J]. Am J Clin Pathol, 1973, 60(4): 562-564.
[43] Finkbeiner A E, DeRidder P A, Ryden S E. Splenic-gonadal fusion and adrenal cortical rest associated with bilateral cryptorchism[J]. Urology, 1977, 10(4): 337-340.
[44] Chen H D, Huang L E, Zhong Z H, et al. Ovarian adrenal rest tumors undetected by imaging studies and identified at surgery in three females with congenital adrenal hyperplasia unresponsive to increased hormone therapy dosage[J]. Endocr Pathol, 2017, 28(2): 146-151.
[45] Claahsen-van der Grinten H L, Hulsbergen-van de Kaa C A, Otten B J. Ovarian adrenal rest tissue in congenital adrenal hyperplasia: a patient report[J]. J Pediatr Endocrinol Metab, 2006, 19(2): 177-182.
[46] Almenoff I A. Splenic-gonadal fusion[J]. N Y State J Med, 1966, 66(12): 1679-1681.
[47] Heinemann S. Splenic-gonadal fusion[J]. Urology, 1973, 2(6): 686-687.
[48] Alujevic A, Andelinovic S, Forempoher G, et al. Splenic-gonadal fusion of the continuous type in an adult female[J]. Pathol Int, 1995, 45(11): 871-874.
[49] Meneses M F, Ostrowski M L. Female splenic-gonadal fusion of the discontinuous type[J]. Hum Pathol, 1989, 20(5): 486-488.
[50] Henderson R G, Henderson D C, Reid I N, et al. Case report: splenic-gonadal fusion: the ultrasound appearances[J]. Clin Radiol, 1991, 44(2): 117-118.
[51] Alter N M. Newborn infant with an abdominal mass resembling a uterus relatively enlarged to the size of a 9 months' pregnancy[J]. Bull Jersey City Margaret Hague Mat Hosp, 1949, 2(4): 122-124, illust.
[52] Nechi S, Znaidi N, Rammah S, et al. Uterus-like mass of the broad ligament[J]. Int J Gynaecol Obstet, 2013, 123(3): 249-250.
[53] Sopha S C, Rosado F G, Smith J J, et al. Hepatic uterus-like mass misdiagnosed as hepatic abscess[J]. Int J Surg Pathol, 2015, 23(2): 134-139.
[54] Peterson C J, Strickler J G, Gonzalez R, et al. Uterus-like mass of the small intestine. Heterotopia or monodermal teratoma?[J]. Am J Surg Pathol,1990, 14(4): 390-394.
[55] Mitra S, Nicol A, Scott G I. Uterus-like mass of the ovary[J]. J Obstet Gynaecol, 1997, 17(1): 94-95.
[56] Rahilly M A, al-Nafussi A. Uterus-like mass of the ovary associated with endometrioid carcinoma[J]. Histopathology, 1991, 18(6): 549-551.
[57] Sharma M C, Sarkar C, Jain D, et al. Uterus-like mass of müllerian origin in the lumbosacral region causing cord tethering. Report of two cases[J]. J Neurosurg Spine, 2007, 6(1): 73-76.
[58] Takeda A, Imoto S, Mori M, et al. Uterus-like mass of ovarian ligament: Image diagnosis and management by laparoendoscopic single-site surgery[J]. J Obstet Gynaecol Res, 2011, 37(12): 1895-1899.
[59] He J, Xu J, Zhou H Y. Uterus-like mass: a very rare and elusive entity a case report[J]. Medicine(Baltimore), 2016, 95(39): e4961.
[60] Pueblitz-Peredo S, Luévano-Flores E, Rincón-Taracena R, et al. Uteruslike mass of the ovary: endomyometriosis or congenital malformation? A case with a discussion of histogenesis[J]. Arch Pathol Lab Med, 1985, 109(4): 361-364.
[61] Shutter J. Uterus-like ovarian mass presenting near menarche[J]. Int J Gynecol Pathol, 2005, 24(4): 382-384.
[62] Fukunaga M. Smooth muscle Metaplasia in ovarian endometriosis[J]. Histopathology, 2000, 36(4): 348-352.
[63] Redman R, Wilkinson E J, Massoll N A. Uterine-like mass with features of an extrauterine adenomyoma presenting 22 years after total abdominal hysterectomy-bilateral salpingo-oophorectomy: a case report and review of the literature[J]. Arch Pathol Lab Med, 2005, 129(8): 1041-1043.
[64] Ahmed A A, Swan R W, Owen A, et al. Uterus-like mass arising in the broad ligament: a Metaplasia or Mullerian duct anomaly?[J]. Int J Gynecol Pathol, 1997, 16(3): 279-281.
[65] Nakakita B, Abiko K, Mikami Y, et al. Clear cell carcinoma arising from a uterus-like mass[J]. Pathol Int, 2014, 64(11): 576-580.
[66] Burandt E, Young R H. Pregnancy luteoma: a study of 20 cases on the occasion of the 50th anniversary of its description by Dr. William H. Sternberg, with an emphasis on the common presence of follicle-like spaces and their diagnostic implications[J]. Am J Surg Pathol, 2014, 38(2): 239-244.
[67] Sternberg W H, Barclay D L. Luteoma of pregnancy[J]. Am J Obstet Gynecol, 1966, 95(2): 165-184.
[68] Watkins J C, Lebok P, Young R H. Hyperreactio luteinalis (multiple luteinized follicle cysts): a report of 10 cases[J]. Int J Gynecol Pathol, 2021, 40(5): 427-434.
[69] Bidus M A, Ries A, Magann E F, et al. Markedly elevated beta-hCG levels in a normal singleton gestation with hyperreactio luteinalis[J]. Obstet Gynecol, 2002, 99(5 Pt 2): 958-961.
[70] Wajda K J, Lucas J G, Marsh W L Jr. Hyperreactio luteinalis. Benign disorder masquerading as an ovarian neoplasm[J]. Arch Pathol Lab Med, 1989, 113(8): 921-925.
[71] Schnorr J A Jr, Miller H, Davis J R, et al. Hyperreactio luteinalis associated with pregnancy: a case report and review of the literature[J]. Am J Perinatol, 1996, 13(2): 95-97.
[72] Rowe T. JOGC and FIGO 2015[J]. J Obstet Gynaecol Can, 2015, 37(10): 859-864.
[73] Fang Y M, Gomes J, Lysikiewicz A, et al. Massive luteinized follicular cyst of pregnancy[J]. Obstet Gynecol, 2005, 105(5 Pt 2): 1218-1221.
[74] Clement P B, Scully R E. Large solitary luteinized follicle cyst of pregnancy and puerperium: a clinicopathological analysis of eight cases[J].Am J Surg Pathol, 1980, 4(5):

431-438.
[75] Wang X Y, Vinta M K, Myers S, et al. Solitary luteinized follicle cyst of pregnancy and puerperium[J]. Pathol Res Pract, 2006, 202(6): 471-473.
[76] Shukla S, Pujani M, Singh S K. Ectopic decidual reaction mimicking peritoneal tubercles: a report of three cases[J]. Indian J Pathol Microbiol, 2008, 51(4): 519-520.
[77] Kondi-Pafiti A, Grapsa D, Kontogianni-Katsarou K, et al. Ectopic decidua mimicking metastatic lesions: report of three cases and review of the literature[J]. Eur J Gynaecol Oncol, 2005, 26(4): 459-461.
[78] Ioannidis I, Huang J H. Inflammatory myofibroblastic tumor arising in the cul-de-sac, mimicking ectopic decidua[J]. Int J Gynecol Pathol, 2019, 38(3): 253-257.
[79] Clement P B, Young R H, Scully R E. Ovarian granulosa cell proliferations of pregnancy: a report of nine cases[J]. Hum Pathol,1988, 19(6): 657-662.
[80] Roy J,Sinha Babu A. Ovarian pregnancy: two case reports[J]. Australas Med J,2013, 6(8): 406-414.
[81] Jena S K, Kar G, Samal S, et al. Ovarian pregnancy: uncommon mode of presentation[J]. J Clin Diagn Res, 2014, 8(10): OD06-OD07.
[82] Choi H J, Im K S, Jung H J, et al. Clinical analysis of ovarian pregnancy: a report of 49 cases[J]. Eur J Obstet Gynecol Reprod Biol, 2011, 158(1): 87-89.
[83] Spiegelberg O. Zur Casuistik der Ovarialschwangerschaft. Arch. Gynak. 1878, 13: 73-79.
[84] Wang Y, Chen H, Zhao M, et al. Primary ovarian pregnancy: a case series and analysis[J]. Int J Gynecol Pathol, 2019, 38(1): 85-91.
[85] Hallatt J G. Primary ovarian pregnancy: a report of twenty-five cases[J]. Am J Obstet Gynecol, 1982, 143(1): 55-60.
[86] Itoh H, Ishihara A, Koita H, et al. Ovarian pregnancy: report of four cases and review of the literature[J]. Pathol Int, 2003, 53(11): 806-809.
[87] Laml T, Schulz-Lobmeyr I, Obruca A, et al. Premature ovarian failure: etiology and prospects[J]. Gynecol Endocrinol, 2000, 14(4): 292-302.
[88] 马良坤, 林守清. 卵巢早衰与卵巢不敏感综合征[J]. 实用妇产科杂志, 2003, 19(4): 198-200.
[89] Wu R C, Kuo P L, Lin S J, et al. X chromosome mosaicism in patients with recurrent abortion or premature ovarian failure[J]. J Formos Med Assoc,1993, 92(11): 953-956.
[90] Villanueva A L, Rebar R W. Triple-X syndrome and premature ovarian failure[J]. Obstet Gynecol, 1983, 62(3 Suppl): 70s-73s.
[91] Vichinsartvichai P, Manolertthewan C, Promrungrueng P. Premature ovarian failure with 46, XX, t(1; 4)(p34.1; q34): first case report and literature review[J]. Climacteric, 2015, 18(4): 656-658.
[92] Dixit H, Deendayal M, Singh L. Mutational analysis of the mature peptide region of inhibin genes in Indian women with ovarian failure[J]. Hum Reprod, 2004, 19(8): 1760-1764.
[93] Luo Q, Yin N, Zhang L, et al. Role of SDF-1/CXCR4 and cytokines in the development of ovary injury in chemotherapy drug induced premature ovarian failure mice[J]. Life Sci, 2017, 179: 103-109.
[94] Menezo Y J, Lescaille M, Nicollet B, et al. Pregnancy and delivery after stimulation with rFSH of a galatosemia patient suffering hypergonadotropic hypogonadism: case report[J]. J Assist Reprod Genet, 2004, 21(3): 89-90.
[95] Koumantakis E, Matalliotakis I, Livas V, et al. Gonadotrophin-resistant ovary syndrome (Savage syndrome)[J]. J Obstet Gynaecol, 1997, 17(2): 208.
[96] Grosbois J, Demeestere I. Dynamics of PI3K and Hippo signaling pathways during in vitro human follicle activation[J]. Hum Reprod, 2018, 33(9): 1705-1714.
[97] Mu Z, Shen S, Lei L. Resistant ovary syndrome: Pathogenesis and management strategies[J]. Front Med (Lausanne), 2022, 9: 1030004.
[98] Saif A, Assem M. Premature ovarian failure could be an alarming sign of polyglandular autoimmune dysfunction[J]. Endocr Regul, 2017, 51(2): 114-116.
[99] Otsuka N, Tong Z B, Vanevski K, et al. Autoimmune oophoritis with multiple molecular targets mitigated by transgenic expression of mater[J]. Endocrinology, 2011, 152(6): 2465-2473.
[100] Zou S H, Zhang P, Song D P, et al. Impact of antiovarian antibodies (AOA) on ovarian responsiveness in vitro fertilization and embryo transfer[J]. Neuro Endocrinol Lett, 2008, 29(6): 949-952.
[101] Kelkar R L, Meherji P K, Kadam S S, et al. Circulating auto-antibodies against the zona Pellucida and thyroid microsomal antigen in women with premature ovarian failure[J]. J Reprod Immunol, 2005, 66(1): 53-67.
[102] Tonacchera M, Ferrarini E, Dimida A, et al. Gonadotrophin receptor blocking antibodies measured by the use of cell lines stably expressing human gonadotrophin receptors are not detectable in women with 46, XX premature ovarian failure[J]. Clin Endocrinol (Oxf), 2004, 61(3): 376-381.
[103] Dal Pra C, Chen S, Furmaniak J, et al. Autoantibodies to steroidogenic enzymes in patients with premature ovarian failure with and without Addison's disease[J]. Eur J Endocrinol, 2003, 148(5): 565-570.
[104] Cervera R, Balasch J. Bidirectional effects on autoimmunity and reproduction[J]. Hum Reprod Update, 2008, 14(4): 359-366.
[105] Tong Z B, Otsuka N, Tu W, et al. P450 side-chain cleavage enzyme (P450-SCC) is an ovarian autoantigen in a mouse model for autoimmune oophoritis[J]. Reprod Sci, 2022, 29(8): 2391-2400.
[106] Tatematsu K I, Ikeda M, Wakabayashi Y, et al. Silkworm recombinant bovine zona Pellucida protein 4 (bZP4) as a potential female immunocontraceptive antigen; impaired sperm-oocyte interaction and ovarian dysfunction[J]. J Reprod Dev, 2021, 67(6): 402-406.
[107] Christodoulopoulou V, Trakakis E, Pergialiotis V, et al. Clinical and biochemical characteristics in PCOS women with menstrual abnormalities[J]. J Family Reprod Health, 2016, 10(4): 184-190.
[108] Bednarska S, Siejka A. The pathogenesis and treatment

of polycystic ovary syndrome: What's new?[J]. Adv Clin Exp Med, 2017, 26(2): 359-367.
[109] Govind A, Obhrai M S, Clayton R N. Polycystic ovaries are inherited as an autosomal dominant trait: analysis of 29 polycystic ovary syndrome and 10 control families[J]. J Clin Endocrinol Metab, 1999, 84(1): 38-43.
[110] Desai A, Madar I H, Asangani A H, et al. Influence of PCOS in Obese vs. Non-Obese women from Mesenchymal Progenitors Stem Cells and Other Endometrial Cells: an in silico biomarker discovery[J]. Bioinformation, 2017, 13(4): 111-115.
[111] Ganie M A, Vasudevan V, Wani IA, et al. Epidemiology, pathogenesis, genetics & management of polycystic ovary syndrome in India[J]. Indian J Med Res, 2019, 150(4): 333-344.
[112] Navaratnarajah R, Pillay O C, Hardiman P. Polycystic ovary syndrome and endometrial cancer[J].Semin Reprod Med, 2008, 26(1): 62-71.
[113] Liu Q, Li Y M, Feng Y, et al. Single-cell analysis of differences in transcriptomic profiles of oocytes and cumulus cells at GV, MI, MII stages from PCOS patients[J]. Sci Rep, 2016, 6: 39638.
[114] Wu X Q, Wang Y Q, Xu S M, et al. The WNT/β-catenin signaling pathway may be involved in granulosa cell apoptosis from patients with PCOS in North China[J]. J Gynecol Obstet Hum Reprod, 2017, 46(1): 93-99.
[115] Abbott D H, Dumesic D A, Levine J E. Hyperandrogenic origins of polycystic ovary syndrome - implications for pathophysiology and therapy[J].Expert Rev Endocrinol Metab, 2019, 14(2): 131-143.
[116] Ilie I R, Georgescu C E. Polycystic ovary syndrome-epigenetic mechanisms and aberrant microRNA[J]. Adv Clin Chem, 2015, 71: 25-45.
[117] Abbott D H, Zhou R, Bird I M, et al. Fetal programming of adrenal androgen excess: lessons from a nonhuman primate model of polycystic ovary syndrome[J]. Endocr Dev, 2008, 13: 145-158.
[118] Rocha A L, Oliveira F R, Azevedo R C, et al. Recent advances in the understanding and management of polycystic ovary syndrome[J]. F1000Research, 2019, 8: F1000FacultyRev-F1000Faculty565.
[119] Calina D, Docea A O, Golokhvast K S, et al. Management of endocrinopathies in pregnancy: a review of current evidence[J]. Int J Environ Res Public Health, 2019, 16(5): 781.
[120] Manieri C, Di Bisceglie C, Fornengo R, et al. Postmenopausal virilization in a woman with gonadotropin dependent ovarian hyperthecosis[J]. J Endocrinol Inves, 1998, 21(2): 128-132.
[121] Irving J A, McCluggage W G. Ovarian spindle cell lesions: a review with emphasis on recent developments and differential diagnosis[J]. Adv Anat Pathol, 2007, 14(5): 305-319.
[122] Taylor H C, Pillay I, Setrakian S. Diffuse stromal leydig cell hyperplasia: a unique cause of postmenopausal hyperandrogenism and virilization[J].Mayo Clin Proc, 2000, 75(3): 288-292.
[123] Ali F S, Stanaway S E, Zakhour H D, et al. A case of hirsutism due to bilateral diffuse ovarian Leydig cell hyperplasia in a post-menopausal woman[J]. Eur J Intern Med, 2003, 14(7): 432-433.
[124] McHenry A, Buza N. Anastomosing hemangioma of the ovary with leydig cell hyperplasia: a clinicopathologic study of 12 cases[J]. Int J Gynecol Pathol, 2023, 42(2): 167-175.
[125] Reijnen C, Küsters-Vandevelde H V N, Abbink K, et al. Quantification of Leydig cells and stromal hyperplasia in the postmenopausal ovary of women with endometrial carcinoma[J]. Hum Pathol, 2019, 85: 119-127.
[126] Lareau S M, Beigi R H. Pelvic inflammatory disease and tubo-ovarian abscess[J]. Infect Dis Clin North Am, 2008, 22(4): 693-708.
[127] Mohllajee A P, Curtis K M, Peterson H B. Does insertion and use of an intrauterine device increase the risk of pelvic inflammatory disease among women with sexually transmitted infection? A systematic review[J]. Contraception, 2006, 73(2):145-153.
[128] Watkins J C, Young R H. Follicle cysts of the ovary: a report of 30 cases of a common benign lesion emphasizing its unusual clinical and pathologic aspects[J]. Int J Gynecol Pathol, 2021, 40(4): 359-368.
[129] Thomas R L, Carr B R, Ziadie M S, et al. Bilateral mucinous cystadenomas and massive edema of the ovaries in a virilized adolescent girl[J]. Obstet Gyneco, 2012, 120(2 Pt 2): 473-476.
[130] Becker J H, de Graaff J, Vos M C. Torsion of the ovary: a known but frequently missed diagnosis[J]. Eur J Emerg Med, 2009, 16(3): 124-126.
[131] Poonai N, Poonai C, Lim R, et al. Pediatric ovarian torsion: case series and review of the literature[J]. Can J Surg, 2013, 56(2): 103-108.
[132] Dugan J, Chiang W, Sobel L. Ovarian torsion[J]. JAAPA, 2016, 29(12): 57-58.
[133] Chen K T, Young D, Steinke R G. Mesenteric cyst-ovarian implant syndrome[J]. Arch Pathol Lab Med, 1987, 111(11): 1010.
[134] Pettit P D, Lee R A. Ovarian remnant syndrome: diagnostic dilemma and surgical challenge[J]. Obstet Gynecol, 1988, 71(4): 580-583.
[135] Magtibay P M, Magrina J F. Ovarian remnant syndrome[J]. Clin Obstet Gynecol, 2006, 49(3): 526-534.
[136] Dereska N H, Cornella J, Hibner M, et al. Mucinous adenocarcinoma in an ovarian remnant[J]. Int J Gynecol Cancer, 2004, 14(4): 683-686.

第二十三章

卵巢上皮性癌的发生

Ovarian Epithelial Carcinogenesis

张静　刘劲松（Jinsong Liu）　郑文新（Wenxin Zheng）

卵巢上皮性癌的发病率尽管仅位居女性生殖系统恶性肿瘤的第三位，但其致死率一直高居妇科恶性肿瘤的榜首。近些年来，虽然肿瘤细胞减灭术不断改进、铂类和紫杉醇等一线化疗方案被广泛应用，但是卵巢癌患者预后的改善依然没有突破性进展，患者的五年生存率也仅从 1975 年的 36% 提高到 2022 年的 49%[1]。究其原因，与人们长期以来对卵巢上皮性癌的细胞起源及发生机制认识不清密切相关。10 余年来，临床病理学和分子遗传学的迅猛发展为重新认识卵巢上皮性癌的发生和演进提供了可靠的依据。本章将结合近期研究文献，对不同类型卵巢上皮性癌的细胞起源、发病模式、分子遗传学改变及其临床意义进行介绍，旨在提高临床及病理医师对卵巢上皮性癌的认识。

第一节　卵巢上皮性癌的发生模型

目前关于卵巢上皮性癌的发生有很多理论，其中最主要的理论包括第二米勒系统理论、卵巢表面上皮化生论、卵巢癌二元论发病模型及最近基于多倍体肿瘤巨细胞（polyploidy giant cancer cell，PGCC）研究提出的肿瘤起源的二元论模型和生命密码理论、基于干细胞研究提出的多中心论。第二米勒系统理论已被较为熟知，但由于属于理论上的推测，肿瘤的演变过程始终未得到证实，该理论目前已基本被否定；卵巢表面上皮化生论是卵巢上皮性癌发生的经典理论，但令人困惑的是很难见到卵巢表面上皮与癌的移形过程，为了帮助读者更好地了解关于卵巢癌起源认识的完整历程，本章节仍保留了相关的内容介绍，同时结合最新研究进展对其他理论进行了探讨。

一、第二米勒系统理论

在胚胎早期，体腔上皮及其上皮下的间充质衍生为米勒管（Müllerian duct），随着胚胎发育和卵巢形成，两根米勒管的远端部分融合构成子宫体、宫颈及阴道上 1/3 部分，而近端的未融合部分发育为两侧输卵管，衬覆于上述部位的黏膜上皮被称为米勒管型上皮，但这些上皮并不天然见于卵巢，因为胚胎期的性腺与生殖道发育是分开进行的，卵巢不属于米勒系统。

鉴于卵巢上皮性肿瘤细胞与米勒管来源上皮存在相似性，Lauchlan 于 1972 年提出了“第二米勒系统理论”[2]，该理论认为体腔上皮具有向米勒管型上皮转化的潜能，因此将卵巢表面上皮（ovarian surface epithelium，OSE）、因排卵导致 OSE 内陷形成卵巢上皮包涵体（ovarian epithelial inclusion，OEI）/ 卵巢上皮包涵囊肿（ovarian inclusion cyst，OIC）及输卵管旁和盆腹腔内所有米勒管型的卵巢外上皮性结构均归入“第二米勒系统”（the secondary Müllerian system）。第二米勒系统涵盖了输卵管子宫内膜异位（endosalpingiosis）、子宫内膜异位（endometriosis）和宫颈管子宫内膜异位（endocervicosis），统称为米勒管异位（Müllerianosis）。Lauchlan 以他对形态学特有的理解力提出这三种病变可以通过化生形式相互转化，并认为卵巢和盆腹腔内的上皮性肿瘤均来源于第二米勒系统。2008 年 Dubeau 将卵巢网（该结构目前被认为属于中肾管残件[3]）也纳入第二 Müllerian 系统范畴，从生物学角度对“ OSE 是所有卵巢癌唯一来源”的理论进行了批判和质疑，并提出米勒管组织残余可能是卵巢上皮性肿瘤的一个来源，但他的观点也未能跳出 Lauchlan 提出的第二米勒系统的概念框架。

但是第二米勒系统理论无法完美诠释卵巢上皮性癌的发生，例如，为何高级别浆液性癌在卵巢癌 / 盆腔癌中占有绝对优势，但在卵巢癌中看不到其前驱或早期病变？为何黏液性癌为胃肠型上皮、恶性 Brenner 瘤的肿瘤细胞类似尿路上皮分化而非米勒管型上皮？为何在卵巢上皮性癌中看不到体腔上皮向恶性肿瘤的衍化过程？由于第二米勒系统理论仅属于理论上的推测，肿瘤的演变过程始终未得到形态学及分子遗传学证实。近年来，随着对输卵管伞端与高级别浆液性癌相关的早期病变的揭示，许多长期困惑的现象得到了合理解释，卵巢上皮性癌来自第二米勒系统理论的推测已基本被摒弃。

二、卵巢表面上皮化生论

卵巢表面上皮化生论是基于所有卵巢上皮性肿瘤都起源于 OSE 这一假定而提出的。OSE 属于特化的间皮，一般状态下表现为静止的单层上皮，分化特征不明显，表型不确定，具有向间叶细胞或上皮细胞分化的双重潜能，这种上皮 - 间叶转化（epithelial-mesenchymal transition，EMT）作为 OSE 正常生理功能之一，是卵巢排卵后修复过程的重要调节机制。EMT 失衡被认为是启动卵巢上皮性癌发生的可能因素之一，OEI 内衬上皮在局部因子（如甾体类激素）的影响下，推测可化生形成米勒管型上皮，并产生不同的细胞种类（浆液型、子宫内膜样、透明细胞、黏液型和移行细胞），在形态上分别对应输卵管、子宫内膜、胃肠道或宫颈管黏膜和膀胱黏膜上皮。在此基础上，已获得 Müllerian 表型的 OEI 进一步发生恶性转化，通过同源异形盒（homeobox，HOX）基因的调控异常，最终形成相应上皮类型的癌（浆液性癌、子宫内膜样癌、黏液性癌）并导致谱系失真（lineage infidelity）[4]。在肿瘤的转化过程中，OEI 和癌细胞均出现分化状态的改变，即逐渐丢失间叶细胞的特征，并获得不同米勒管型上皮的分化特征，包括表达上皮细胞特异性标志物如上皮 - 钙黏蛋白（E-cadherin）等[5]。

然而该理论也受到了以下质疑：OSE 属于体腔上皮（间皮细胞），卵巢上皮性肿瘤属于米勒管型上皮，为何在形态学上未发现间皮细胞与米勒管上皮之间移形的组织学证据？尽管卵巢皮质常见 OEI，但为何 OEI 内衬的上皮可以呈输卵管上皮分化而非 OSE 成分？此外，通过对遗传性 *BRCA1/2* 突变携带者的卵巢和散发性卵巢上皮性癌的对侧正常卵巢的组织学观察发现，尽管卵巢可以存在诸如表面上皮乳头状增生、皮质包涵体囊肿增多及轻度扩张、轻度细胞非典型性等形态学改变，但总体上，这些形态学的改变不足以达到癌前病变的诊断标准，因此该理论也未被主流接受。

三、卵巢癌二元论发病模型

近年来，随着临床病理学及分子生物学的发展，人们认识到卵巢上皮性癌是一组异质性疾病，不仅具有多种组织学类型，还存在不同的发病模式、病因及临床生物学特征，不能单纯地用一种模式来解释。通过临床 - 病理特征分析及分子遗传学研究，Kurman 在 2004 年首次提出卵巢癌二元论发病模型（dualilstic model of ovarian carcinogenesis），将卵巢上皮性癌划分为Ⅰ型卵巢上皮性癌与Ⅱ型卵巢上皮性癌[6]。

Ⅰ型卵巢上皮性癌（type Ⅰ ovarian epithelial carcinomas）包括低级别浆液性癌、子宫内膜样癌、透明细胞癌、浆黏液性癌（2020 年第五版 WHO 女性生殖肿瘤已将其纳入子宫内膜样癌的特殊亚型[7])、黏液性癌和恶性 Brenner 瘤。在发生上，肿瘤往往经过良性→交界性→恶性这种序贯性的演进模式；在临床上，肿瘤生长缓慢，具有惰性的生物学行为，多局限于一侧卵巢，除透明细胞癌外，均为低级别恶性肿瘤，患者预后相对较好（但进展期肿瘤患者的预后较差），其致死率仅占卵巢上皮性癌的 10%；在分子遗传学上，肿瘤基因组相对较稳定，不同的组织类型具有各自的遗传学改变，主要涉及 *KRAS*、*BRAF*、*PTEN*、*ARID1A*［adenine-thymine（AT）-rich interactive domain-containing protein 1A］、*PIK3CA*、*CTNNB1*、*ERBB2* 和 *PPP2R1A* 基因突变及错配修复（mismatch repair，MMR）蛋白缺陷。

Ⅱ型卵巢上皮性癌（type Ⅱ ovarian epithelial carcinomas）包括高级别浆液性癌、未分化癌和癌肉瘤（恶性混合性米勒管肿瘤，malignant mixed Müllerian tumor）。在临床上，肿瘤侵袭性强，疾病进展迅速，均属于高级别肿瘤，超过 75% 的病例发现时已为疾病进展期（FIGO Ⅲ和Ⅳ期），出现肿瘤广泛扩散，患者预后较差，致死率约占卵巢上皮性癌的 90%；在分子遗传学上，肿瘤基因组高度不稳定，极易发生 DNA 拷贝数扩增或缺失，以 *TP53* 基因突变最为常见（表 23-1）。

卵巢癌二元论发病模型突破了以往的思维模式，重新诠释了肿瘤的发生，将复杂的卵巢上皮性癌分成两大范畴，反映出具有高度异质性的卵巢上皮性癌在组织起源、临床 - 病理特征及分子遗传学改变等方面仍存在一定的相关性或者相似性，该理论的贡献是将卵巢浆液性癌分为两种不同模型的癌，具有指导临床实践的积极意义。然而，卵巢癌二元论发病模型尽管后续被进行过多次内容修改和扩增，但迄今仍未完善。此外，鉴于卵巢癌是一组高度异质性肿瘤，简单地将其划分为两型，仍具有一定的局限性，因为即便是高级别浆液性癌，不同分子遗传学改变的肿瘤亦具有不同的临床生物学行为。

四、肿瘤起源的二元论模型和生命密码理论

肿瘤一直被认为是基于遗传学异常的过度增生性疾病，由体细胞或干细胞在有丝分裂过程中积累了一系列基因突变所引起，如在高级别浆液性癌的致癌机制中，最常见的基因突变就包括 *TP53*、*BRCA1/BRCA2* 和其他基因突变的逐渐积累，但是该理论不能完全解释美国癌症基因组图谱（the Cancer Genome Atlas，TCGA）研究项目在高级别癌中为何发现大量遗传学及表观遗传学改变，此外，现有理论也无法完全解释浆液性输卵管上皮内癌（serous tubal intraepithelial carcinoma，STIC）如何形成、为何约半数的高级别浆液性癌病例尽管进行全部输卵管取材及组织学检查仍未发现 STIC 存在、为何高级别浆液性癌被发现时常常已至疾病晚期并出现盆腹

表 23-1 Ⅰ型与Ⅱ型卵巢上皮性癌的分类比较

		Ⅰ型卵巢上皮性癌	Ⅱ型卵巢上皮性癌
组织学特征	肿瘤类型	低级别浆液性癌、子宫内膜样癌、透明细胞癌、黏液性癌、恶性 Brenner 瘤	高级别浆液性癌、未分化癌、癌肉瘤
	肿瘤级别	低级别（透明细胞癌除外）	高级别
	增殖活性	常较低	常较高
临床特征	FIGO 分期	常为早期（Ⅰ期）	常为进展期（Ⅲ / Ⅳ期）
	临床经过	缓慢、惰性	迅速、侵袭性
	化疗反应	一般	较好（但后期复发）
	演进过程	良性→交界性→恶性	多为浆液性输卵管上皮内癌演进
	早期筛查	可行	困难
	预后	较好	较差
分子遗传学特征	染色体不稳定	低	高
	常见的基因突变	*KRAS, BRAF, PTEN, ARID1A, PIK3CA, CTNNB1, ERBB2, PPP2R1A*	*TP53*
	同源重组修复蛋白	少见缺陷	常见缺陷

腔广泛播散等。

多倍体常出现于早期胚胎和人类部分器官或组织，与细胞体积增大有关，其形成是通过核内复制（endoreduplication）或细胞融合完成的。核内复制是指细胞的染色体被复制两次或多次，但是不发生核膜崩解或胞质分裂，包括两种与有丝分裂细胞周期［G_1（间期1）-S（DNA合成期）-G_2（间期2）-M（有丝分裂期）］完全不同的细胞周期方式：核内周期（endocycle）和核内有丝分裂（endomitosis）。核内周期由交替的M期和G期组成，但缺乏在M期或胞核分裂过程中的染色体分离，进而形成具有单个巨核的多倍体细胞。核内有丝分裂是指细胞的染色体被复制，但缺乏后续的姐妹染色体完全分离或者核膜崩解或者胞质分裂，最终形成具有多个胞核或单个巨核的多倍体细胞[8-10]。核内周期和核内有丝分裂在多倍体细胞形成过程中，可以单独存在或者混合存在，其间甚至可以相互转化，具体形式或者发生过程可能取决于发育和肿瘤的具体类型并同样受到细胞周期相关蛋白的调控。在生物的发育过程中，通过正确时机和适当程度的核内复制形成的多倍体对正常发育起着至关重要的作用[11]。

37%的人类恶性肿瘤存在PGCC，这些细胞常常出现在高级别或治疗后（如放疗、靶向治疗等）的卵巢癌组织中[12-15]。大量的证据表明PGCC可能在肿瘤起始和进展中发挥重要作用，它们在应激过程（如生理状态下的缺氧、饥饿、温度、pH改变等，病理状态下的药物、射线等）和繁殖方面较二倍体肿瘤细胞具有显著的优势，通过核内复制增加DNA含量，维持细胞内蛋白质大量合成并确保细胞增殖所需的高代谢活性[16]，此外，肿瘤细胞还可以通过核内复制阻滞有丝分裂细胞周期过程，以维持细胞存活[17, 18]。

Liu领导的实验室近期发现：正常卵巢和输卵管上皮细胞及各种癌细胞均能发生核内复制，该过程可导致细胞基因组不稳定，出现大量基因组重排或表观遗传学改变，致使成熟上皮细胞或癌细胞去分化至较原始状态并获得胚胎样干细胞特性，进而促进新生癌细胞的重编程和演进，最终导致正常细胞演变为癌细胞或癌细胞演变为具有耐药性的癌细胞。上述核内复制过程不仅在形态学上重现了胚胎初期卵裂球阶段的分裂和生长模式，发生致密化作用（compaction）并形成桑葚胚样，而且在此期间也引发了大量有丝分裂和胞质分裂失败及基因组的不稳定性。此外，核内复制的细胞还可以在空间和时间上依赖性激活胚胎重编程因子OCT4、NANOG和SOX2，促进三个胚层分化并发育成良性和生殖细胞肿瘤。由此可见，PGCC的形成与卵裂球样特性获得有关，能够促进肿瘤起始细胞的产生[13, 17-19]，鉴于高级别浆液性癌常见PGCC，推测该过程可能也参与了输卵管上皮细胞的转化。

据此，Liu首先提出了肿瘤起源的二元论模型和生命密码理论：肿瘤根据表型可分为分化型和未分化型（分化差型），前者不同程度地保留了与其起源组织相似的形态和结构，其发生可能源自正常生物周期因受精卵卵裂致使的胚胎发生、发育过程中分化受阻；后者则与其起源组织缺乏相似性并具有高级别的细胞核，这些肿瘤可能源自体细胞在压力因素下形成的多倍体巨细胞。所谓生命密码是指由细胞的核质比增高及倍体的增加导致胚胎程序的激活，如同受精卵胚胎程序的激活产生新生命一样，体细胞胚胎程序的激活也能够通过多倍体触发重编程，促进肿瘤的形成。上述假说不仅合理地解释了在肿瘤病理学中观察到的所有肿瘤（包括器官源性、胚胎源性和生殖细胞肿瘤等分化型和未分化型肿瘤）的发生[20-24]，也能很好地解释为何部分高级别浆液性癌无法检测到前驱病变且就诊时常已至疾病晚期。此外，该理论也能解释长久以来一直令人困惑的高级别浆液性癌治疗期间的继发性耐药。已知哺乳动物在受精卵形成囊胚后，面对环境压力的应激下，会出现较长时间的发育延迟，亦称为滞育[25, 26]，近期研究发现癌细胞在治疗应激作用下，也可以出现类似的现象，即治疗应激后的休眠（the dormancy following therapeutic stress），处于休眠状态的癌细胞可在数月甚至数年后复发或转移[27, 28]。

综上所述，卵裂球样PGCC提供了一个发育层面的结构基础，将哺乳动物的胚胎样分子特征与长久以来观察到的胚胎滞育联系起来，这种联系为治疗应激和胚胎发育的生命密码理论提供了额外的支持[29]。最近一项利用人源肿瘤异种移植（patient-derived xenografts，PDX）模型和类器官模型的临床前期研究表明，避孕药米雌酮可以通过靶向PGCC，增强多腺苷二磷酸核糖聚合酶（poly ADP-ribose polymerase，PARP）抑制剂olaparib的疗效并降低肿瘤耐药性[14]，虽然最终的治疗效果有待于临床试验的进一步检验，但这一结果为靶向PGCC胚胎发生过程的临床应用潜能提供了数据支持。

五、多中心论或其他理论

尽管卵巢表面上皮化生理论和“OSE是卵巢上皮性癌的细胞来源”这一观点在过去十几年中已受到

了较多质疑，但现有研究结果表明，卵巢上皮性癌源自 OSE 细胞[30，31]，其中一个有力的支持证据来自干细胞（stem cell）研究。

干细胞是一类具有自我更新（self-renewing）能力的多项潜能细胞，在一定条件下，可以分化成多种功能细胞。已有文献报道，OSE 也能够表达干细胞标志物，如 SOX2[32]、CD133[33] 和 NANOG[34]，而既往发现的具有干细胞特性、类似骨髓极小胚胎样干细胞（very small embryonic-like stem cells）的小干细胞群就主要位于 OSE，因此那些表达干细胞标志物的 OSE 细胞完全可以成为卵巢良性和恶性上皮性肿瘤的细胞起源[35]。然而，该理论的主要瓶颈是对干细胞界定的不确定性，因此目前尚缺乏实质性进展。

目前有不少学者基于干细胞理论，对卵巢上皮性癌的发生及其起源进行了不同的诠释，如 Silva 提出多中心理论（Multi-centricity theory），即源自体腔的间充质干细胞可能是包括米勒管、输卵管子宫内膜异位、子宫内膜异位和宫颈管子宫内膜异位等一系列良性和恶性卵巢上皮性肿瘤和病变的起源，肿瘤的发生是多中心的，在此期间，上皮与间质之间的密切联系、EMT 及性激素均在肿瘤发生和演进中发挥了重要作用[36，37]。多中心理论有助于解释所有不同类型的卵巢上皮性肿瘤的发生，但目前尚缺乏确凿的实验依据，有待于今后进一步研究。

第二节　卵巢上皮性癌的细胞起源及分子遗传学改变

传统观念认为，所有卵巢上皮性癌都起源于 OSE。继 20 世纪末人们发现卵巢黏液性癌大多为继发性肿瘤之后，绝大多数高级别浆液性癌起源于输卵管（尤其在伞端）黏膜上皮的观点目前已经被广泛接受，随着临床病理学及分子遗传学的发展，其他类型卵巢上皮性癌的起源也不断受到关注。此外，尽管美国得克萨斯大学 M D 安德森癌症中心的 Malpica 等经过长达 15 年对卵巢浆液性癌临床 - 病理特征的总结和分析，首先提出将浆液性癌分为低级别与高级别两种类型[12]，但鉴于两者具有不同的发生路径、临床表现、组织学特征、分子遗传学改变及生物学行为，因此低级别和高级别浆液性癌属于两种独立的卵巢上皮性癌已被广泛接受[7]。

一、低级别浆液性癌

低级别浆液性癌（low-grade serous carcinoma）的肿瘤组织内常常可见良性→交界性→恶性的演进过程。浆液性囊腺瘤 / 腺纤维瘤衬覆的上皮细胞在组织学特征和免疫组化表型上与 OEI 上皮细胞相同，几乎所有交界性肿瘤的组织内均能见到良性肿瘤的区域，而大多数低级别浆液性癌组织内也可见到交界性肿瘤与癌的移行。鉴于前驱病变是判断肿瘤来源的重要指标，上述现象支持卵巢良性、交界性浆液性肿瘤与低级别浆液性癌是在卵巢原有病变（OEI）基础上逐步发生的。

由于输卵管伞端紧邻卵巢，周期性排卵的卵巢破裂口为输卵管黏膜上皮细胞的种植提供了可乘之机，输卵管黏膜上皮细胞脱落，继而种植到卵巢也可能是 OEI 形成的方式，来自 Silva 等领导的多中心研究通过对 57 例绝经前女性正常卵巢进行组织学观察，发现 49% 的女性存在输卵管子宫内膜异位[38]。Zheng 和 Kong 领导的研究团队[39，40]通过对卵巢及输卵管上皮组织、良性浆液性囊腺瘤、交界性浆液性肿瘤和低级别浆液性癌进行形态学和免疫组织表型对比分析发现：OEI 存在间皮样 OEI（Calretinin+/PAX8 和 tubulin–）和输卵管样 OEI（Calretinin–/PAX8 和 tubulin+）两种类型，输卵管样 OEI 约占所有 OEI 的 78%，且细胞具有一定的增殖活性，可进展为卵巢浆液性肿瘤，而间皮样 OEI 缺乏或仅有较弱的增殖能力，不形成肿瘤；输卵管伞端黏膜上皮可以直接脱落并黏附到卵巢表面，输卵管样 OEI 可能由输卵管上皮脱落内陷至卵巢皮质形成；在输卵管样 OSE 和 OEI、浆液性囊腺瘤及交界性肿瘤中，均可见到以一定比例混合存在的输卵管黏膜纤毛细胞和分泌细胞成分，而在低级别浆液性癌中，上皮成分几乎均由分泌细胞组成。后续该研究团队还通过基因表达谱研究，进一步获得了低级别浆液性癌起源于输卵管上皮而非 OSE 的证据[41，42]，据此作者提出：低级别浆液性癌也源自输卵管黏膜上皮，其发展可能经历了从输卵管黏膜上皮分泌细胞→卵巢输卵管上皮异位 / 输卵管样 OEI →良性肿瘤→交界性肿瘤→低级别浆液性癌的连续谱系。

根据 2020 年第五版 WHO 妇科肿瘤分类，卵巢交界性浆液性肿瘤分为交界性浆液性肿瘤（serous borderline tumor）和非浸润性低级别浆液性癌（non-invasive low-grade serous carcinoma）[7]。尽管两者均具有 *KRAS* 突变率（约 50% 病例），但与前者不同的是，非浸润性低级别浆液性癌在基因表达谱上与低级别浆液性癌极为相似，提示该类型肿瘤可能是交界性浆液性肿瘤向低级别浆液性癌进展的一个中间步骤 [43]。

低级别浆液性癌的分子遗传学改变以 *KRAS*、*BRAF* 或 *ERBB2* 基因突变较为常见，其中 *KRAS* 突变与肿瘤复发相关，其他基因突变还包括 *NRAS*、*USP9X* 和 *EIF1AX*[7]。研究发现 *KRAS*、*BRAF* 或 *ERBB2* 基因突变之间具有排他性，通常仅发生一种突变，突变率约占交界性肿瘤和低级别浆液性癌的 2/3，其中 1/3 的交界性肿瘤和低级别浆液性癌发生 *KRAS* 第 12 位和第 13 位密码子突变，1/3 的交界性肿瘤和少数低级别浆液性癌发生 *BRAF* 第 600 位密码子突变，而 *ERBB2* 基因突变不足这些肿瘤的 5%。由于 *KRAS* 或 *BRAF* 突变在交界性浆液性肿瘤毗邻的良性囊腺瘤组织中也可以见到，被认为是低级别浆液性癌发生的早期事件。与 *BRAF* 突变相比，*KRAS* 突变的交界性浆液性肿瘤更具有向低级别浆液性癌发展的倾向，而进展期交界性浆液性肿瘤和低级别浆液性癌很少发生 *BRAF* 突变 [7, 44]。已知 *KRAS*、*BRAF* 或 *ERBB2* 基因突变均可以持续激活下游的丝裂原活化蛋白激酶（mitogen-activated protein kinase，MAPK）信号途径，促进生长信号向细胞核内传递，导致细胞增殖失控，并向恶性肿瘤转化。另外，与交界性浆液性肿瘤相比，低级别浆液性癌更易发生 1p、5q、8p、18q、22q 及 Xp 染色体的等位基因失衡，而 1p36 杂合性缺失、9p21 杂合性 / 纯合性缺失也常发生于低级别浆液性癌中，考虑到 1p36 区包括抑癌基因（如 miR-34a）、9p21 区含有 *CDKN2A/2B*（编码抑癌蛋白分别为 $p16^{INK4a}$ 和 $p15^{INK4b}$），这些缺失可能导致交界性肿瘤的细胞生长失控，最终进展为低级别浆液性癌 [45]（图 23-1）。

二、高级别浆液性癌

高级别浆液性癌（high-grade serous carcinoma）是最常见的卵巢上皮性癌，其发病率占卵巢癌的 60%～80%，超过 75% 的患者就诊时已为疾病进展期，发生盆腹腔广泛扩散，然而在卵巢组织中常常无法发现其前驱病变。近期研究表明大部分的卵巢高级别浆液性癌实际上并不是起源于卵巢组织，而是源自输卵管（尤其是伞端）黏膜上皮的浆液性肿瘤扩散，即卵巢高级别浆液性癌大多数为继发癌，其发生及演进经历了输卵管黏膜上皮细胞 p53 印迹（p53 signature）→ STIC →癌细胞脱落并种植于卵巢→卵巢高级别浆液性癌的过程 [46]。

支持高级别浆液性癌起源于输卵管的主要证据包括：①在遗传性 *BRCA1/2* 突变携带者预防性切除的输卵管内，查见隐匿性的癌前病变 p53 印迹细胞（超过 12 个具有良性形态学特征的连续的分泌细胞 p53 染色呈强阳性，且 Ki-67 增殖细胞指数低于 10%）及 STIC（缺乏浸润但细胞学形态类似高级别浆液性癌，表现为细胞核增大、变圆，核质比增高，细

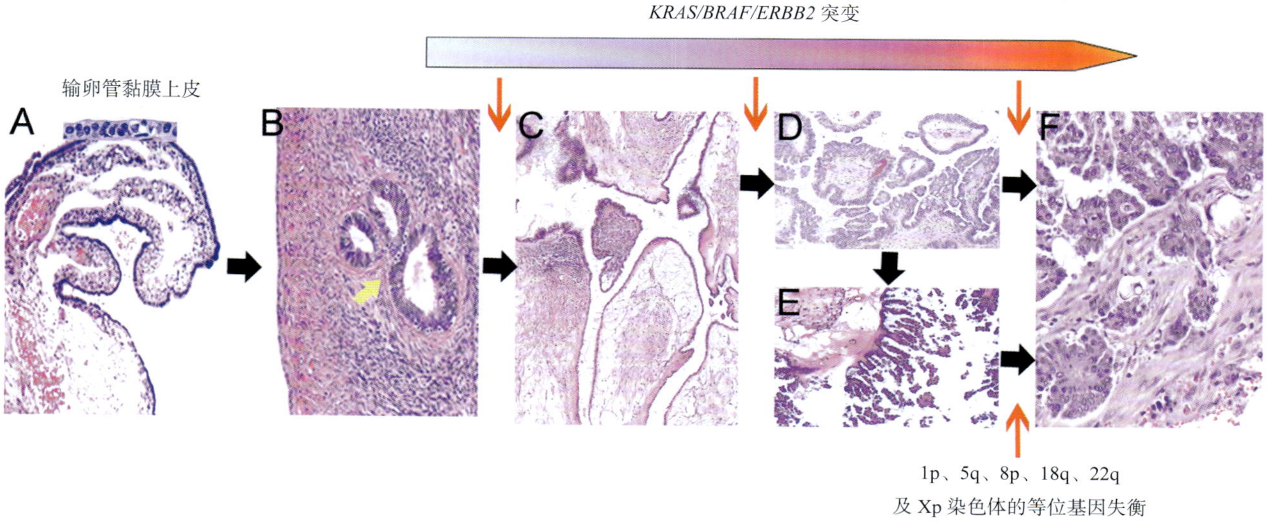

图 23-1　卵巢低级别浆液性癌发生示意图及其分子遗传学改变

输卵管伞端黏膜上皮（A）脱落并附着于卵巢表面并在此基础上形成输卵管上皮包涵体（B，黄色箭头），经过浆液性囊腺瘤（C）、交界性浆液性肿瘤（D），最后进展为低级别浆液性癌（F），其间可经历 / 不经历非浸润性低级别浆液性癌（E）阶段。在肿瘤发生及进展过程中，*KRAS/BRAF/ERBB2* 基因突变率逐渐升高，多条染色体等位基因失衡对低级别浆液性癌的形成具有促进作用

胞多形，细胞核深染，可见核仁及核分裂象，上皮极性消失或呈复层；p53 免疫组化染色呈弥漫强阳性或完全阴性，Ki-67 阳性率超过 10%）[47, 48]，而在卵巢内未检查出任何病变。②在 50%～60% 的散发性卵巢和（或）腹膜的高级别浆液性癌病例中，输卵管伴有 p53 印迹和（或）STIC。③在同一病例中，同时存在具有相同 *TP53* 基因突变位点的 p53 印迹、STIC 及卵巢高级别浆液性癌，支持高级别浆液性癌源自 p53 印迹细胞的克隆性增生 [49]。④在分子遗传学及表观遗传学方面，STIC 与高级别浆液性癌相似 [50, 51]，且 STIC 具有较短的端粒，而端粒缩短是肿瘤发生的最早期分子事件 [52]。⑤在基因工程小鼠模型中，*TP53* 突变、*PTEN* 突变、*BRCA* 突变或失活可导致输卵管黏膜上皮分泌细胞恶性转化，形成 STIC 及卵巢高级别浆液性癌 [53, 54]。⑥大样本数据证实输卵管切除或结扎可显著地降低卵巢癌的发病率 [55-58]。

输卵管黏膜上皮的分泌细胞具有增殖能力强、对 DNA 损伤敏感及应答能力弱等特点，在受到各种基因毒性因素刺激下，发生 DNA 损伤且无法正常修复，从而造成 DNA 损伤的蓄积，迫于生存压力，细胞发生一系列分子遗传学改变，如适应性 *TP53* 基因突变等，进而导致细胞生长失控，过度增殖，并逐渐形成组织学无异常但 p53 染色强阳性的“p53 印迹”细胞，部分细胞可以进展形成 STIC[59]；由于输卵管伞端与卵巢表面的密切接触及 STIC 细胞间黏附力下降或缺失，肿瘤细胞可以不浸润血管或淋巴管，而以直接脱落的形式种植于卵巢表面，最终形成卵巢高级别浆液性癌。这与 Crum 等提出的“前驱病变逃逸理论”相吻合 [60]，在 STIC 患者腹腔冲洗液中查见肿瘤细胞也为上述种植方式提供了直接依据 [48]。需要注意的是，输卵管病理取材检查的不规范及微小病变的漏诊，可能也是导致无法发现卵巢高级别浆液性癌伴发 STIC 的原因。

但是尚有少部分卵巢高级别浆液性癌并没有同步发生 STIC，其起源是输卵管子宫内膜异位的腺体和卵巢皮质 OEI[46]。如前所述，OEI 可以由正常输卵管上皮细胞直接脱落至卵巢表面并进入皮质形成 [61, 62]，在此基础上，输卵管样 OEI 可形成卵巢浆液性囊腺瘤或腺纤维瘤，其间可以发生包括 *TP53* 突变在内的一系列分子遗传学改变，最终发展至高级别浆液性癌 [46]。另外还有文献报道，少数卵巢低级别浆液性癌可进展为高级别浆液性癌或者交界性浆液性肿瘤复发后可进展为高级别浆液性癌，但此类肿瘤发病率极低（不足浆液性癌的 3%），在这些肿瘤组织内，除高级别浆液性癌的成分外，还可见到典型的低级别浆液性癌或交界性浆液性肿瘤成分，分子遗传学研究结果提示这些低级别浆液性癌可能不仅仅通过 *TP53* 突变进展至高级别浆液性癌 [63]，因为个别病例仅存在 *KRAS* 突变而非 *TP53* 突变 [46]。

排卵一直被认为是卵巢癌发生的重要危险因素，在此期间，周期性卵巢表面上皮破裂和修复过程导致卵泡液及大量趋化因子和细胞因子释放，引发卵巢表面、输卵管黏膜和盆腔出现局灶急性炎症性微环境，卵泡液中胰岛素样生长因子 -2（insulin-like growth factor 2，IGF-2）和转化生长因子 -β（transforming growth factor β，TGF-β）等协同因急性炎症产生的 IL-8 有利于输卵管细胞增殖 [64]，而卵泡液中黄体酮可能会通过坏死性凋亡消除输卵管黏膜上皮内具有 p53 缺陷的病变 [65]，此外卵巢间质细胞在促性腺激素的作用下增殖，粒层细胞分泌趋化因子 SDF-1 和Ⅳ型胶原招募癌细胞迁徙并定植于卵巢 [48]。因此，减少排卵周期的次数（如妊娠、哺乳及口服避孕药）可以预防高级别浆液性癌的发生 [66]。

高级别浆液性癌最显著的分子遗传学特征是存在基因组的不稳定性（表现为具有大量 DNA 拷贝和结构异常）和 *TP53* 突变 [67]。类似其他肿瘤，其发生也是多步骤、多基因共同驱动所致。*TP53* 突变是肿瘤发生中最常见的事件，根据 TCGA 研究项目对 489 例高级别浆液性癌进行基因组测序分析发现，几乎所有肿瘤（约 96%）均存在 *TP53* 突变 [68]，即使在前驱病变 p53 印迹中，*TP53* 突变率亦高达 57%[69]，*TP53* 突变不仅是高级别浆液性癌发生的初始事件，也参与到肿瘤发展的全过程。近半数的高级别浆液性癌具有 *BRCA1*（17q21.31）及 *BRCA2*（13q13.1）失活性突变（包括胚系突变、体细胞突变或启动子甲基化），*CCNE1*、*MYC*、*NOTCH3*、*MECOM*、*PIK3CA*、*MAPK1*、*KRAS* 和 *AKT* 扩增，失活型 *RB1*、*NF1* 和 *PTNE* 突变也较为常见 [67, 68]。伴 *BRCA1/2* 突变的高级别浆液性癌特征性表现为具有更广泛的 DNA 拷贝数的改变但缺乏 *CCNE1* 扩增，但是 *CCNE1* 扩增在原发性耐药及难治性肿瘤中较为常见 [70]，因此伴 *BRCA1/2* 胚系突变的患者 5 年总生存率较好，且 *BRCA2* 基因突变携带者的预后更好 [71]。近期一项多中心研究发现共有 276 种基因与高级别浆液性癌患者的总生存相关，其中影响最大的居前 5 位的基因包括 *TAP1*、*ZFHX4*、*CXCL9*、*FBN1* 和 *PTGER3*[72]。

现有研究显示 *TP53* 突变本身不足以导致细胞恶性转化，还需要其他分子遗传学改变的参与。Norquist 等 [73] 通过对遗传性 *BRCA1* 突变患者的输卵管黏膜上皮 p53 印迹及 STIC 进行研究，发现 *BRCA1* 等位基因的杂合性缺失仅见于 STIC 组织，而不存在于 p53 印迹病变中，推测 *TP53* 突变及 *BRCA1/2* 基因功能丧失，可能是推动细胞发生癌变的一项关键事件，两者功能的共同丧失引发细胞基因组稳定性降低，以及多个染色体断裂、缺失、非整倍体及多倍体的形成等异常改变，这些改变导致了一系列癌基因激活和（或）抑癌基因失活，有利于肿瘤细胞逃避免疫监控并过度增殖，从早期 STIC 病变进展至高级别浆液性癌。此外，11%～38% 的高级别浆液性癌、33% 的 STIC 存在抑癌基因 *PTEN* 失活性突变和缺失，提示该基因缺陷有利于肿瘤的发生和演进，*PTEN* 缺失的肿瘤具有独特的临床特征，包括 ER 常为阴性、具有耐药倾向和预后较差，*PTEN* 缺失还与 *CCNE1* 扩增在蛋白和 DNA 水平均存在互斥性 [1]。

通过转基因动物模型，Kim 等也证实仅 *TP53* 突变并不能直接引发卵巢 / 输卵管高级别浆液性癌形成，而需要联合 *TP53* 突变及 *PTEN* 缺失突变 [54]；而 Drapkin 和 Dinulescu 领导的课题组 [53] 也证实联合 *BRCA1/2* 缺失突变、*TP53* 突变和 *PTEN* 突变的输卵管黏膜上皮分泌细胞可以形成 STIC 及卵巢高级别浆液性癌，而仅有 *TP53* 突变并不能导致肿瘤的发生。近期 Yucer 等构建了携带 *BRCA1* 致病性突变的人类诱导多能干细胞（induced pluripotent stem cells，iPSC）衍生的输卵管类器官模型，该模型在体外呈现出具有 *BRCA1* 突变的卵巢癌的发生过程，并可以在裸鼠体内成瘤，证实 *BRCA1* 致病性突变在输卵管上皮细胞的早期致癌机制中发挥了重要作用 [74]。

高级别浆液性癌具有多种组织学形态，Soslow 等 [75] 通过对 *BRCA1/2* 相关性高级别浆液性癌进行分析，发现这些肿瘤常常表现为实性结构、类似子宫内膜样癌及移行细胞样癌，即“SET”（solid，pseudo endometrioid，transitional cell carcinoma-like）特征。*BRCA1* 相关性癌常见细胞增殖活性增高、肿瘤浸润性淋巴细胞、地图状或粉刺状坏死。与经典的高级别浆液性癌（组织学结构呈乳头状、腺样、筛状、实性伴裂隙样间隙）相比，SET 亚型多见于较年轻的女性，归因于同源重组缺陷 [70]，肿瘤细胞对化疗敏感，患者预后较好，但较少发生 STIC 病变 [75]，鉴于以上研究结果，有学者建议将高级别浆液性癌分为经典型和 SET 亚型 [6]。

2013 年 Verhaak 等 [76] 基于 TCGA 基因组分析结果，提出与患者预后相关的高级别浆液性癌的分子分型（即 CLOVAR 卵巢癌分类），将肿瘤分为分化型（differentiated）、增殖型（proliferative）、免疫反应型（immunoreactive）、间叶型（mesenchymal）四种类型，其中免疫反应型肿瘤患者预后最好，间叶型肿瘤患者预后最差。Murakami 等 [77] 将该分子分型进一步与肿瘤形态学进行关联：间叶型常具有显著的促纤维增生反应；免疫反应型常表现为肿瘤内大量淋巴细胞浸润；增殖型常呈实性生长方式；分化型常出现乳头状结构。2020 年 Talhouk 等基于 3829 例高级别浆液性癌的多中心研究提出了 PrOTYPE 分型，将用于分类的基因简化为 55 种并将肿瘤分为 C1/ 间叶型、C2/ 免疫型、C4/ 分化型和 C5/ 增殖型 [78]。然而 Geistlinger 等通过对肿瘤组织进行单细胞测序，发现肿瘤细胞之间缺乏固有的亚型，仅细胞组分的类型存在显著异质性，该异质性形成诸多亚型 [79]。

Liu 领导的实验室通过上调永生化正常人类卵巢表面上皮细胞（转染 *SV40 T/t* 基因）的 *RAS* 基因表达，成功诱导其成为恶性肿瘤并伴随大量炎症因子［白细胞介素（interleukin，IL）-1β、IL-6 和 IL-8］基因表达升高 [30]；而肿瘤细胞通过分泌趋化因子和细胞因子（如 Gro-1、CXCR2 和 IL-1β）诱导肿瘤间质内成纤维细胞老化、促进细胞增殖 [80-82]。Zhang 等 [31] 利用基因工程小鼠和类器官模型，不仅证实联合 *TP53* 突变和 *Rb* 失活性突变的输卵管上皮细胞可以衍生高级别浆液性癌，而且首次发现 $LGR5^+$ 卵巢表面上皮细胞也能够产生高级别浆液性癌（LGR5 是肿瘤干细胞标志物，参与调控卵巢表面上皮细胞内稳态和修复，富集于成年小鼠的卵巢门部 [83]），通过对上述两种不同细胞起源的肿瘤进行对比研究，发现前者形成的肿瘤能够迅速转移至卵巢表面，而后者尽管也可以发生肿瘤转移，但潜伏期相对较长且外显率较低；不同细胞起源的肿瘤具有不同的转录组，其衍生的类器官模型也表现出对一线化疗的不同敏感性。比较转录组学和基因组学也提示人类高级别浆液性癌同样起源于上述两种细胞类型，通过与 TCGA 分析数据进行对比，基因工程小鼠输卵管上皮细胞衍生的肿瘤类似于人类高级别浆液性癌的间叶型分子亚型，卵巢表面上皮细胞衍生的肿瘤类似于增殖型分子亚型。这些结果证实 OSE 也是高级别浆液性癌的细胞起源。

综上所述，卵巢高级别浆液性癌具有输卵管上皮细胞和卵巢表面上皮细胞的二元起源，不同细胞起源的肿瘤可能具有不同的生物学行为（包括侵袭和转移等）及对治疗的应答反应 [84]，肿瘤细胞与间质细胞的密切联系、排卵所致的肿瘤炎症性微环境等因素均为肿瘤细胞的招募、黏附、迁徙、存活及定植提供了有利条件。图 23-2 所示为高级别浆液性癌

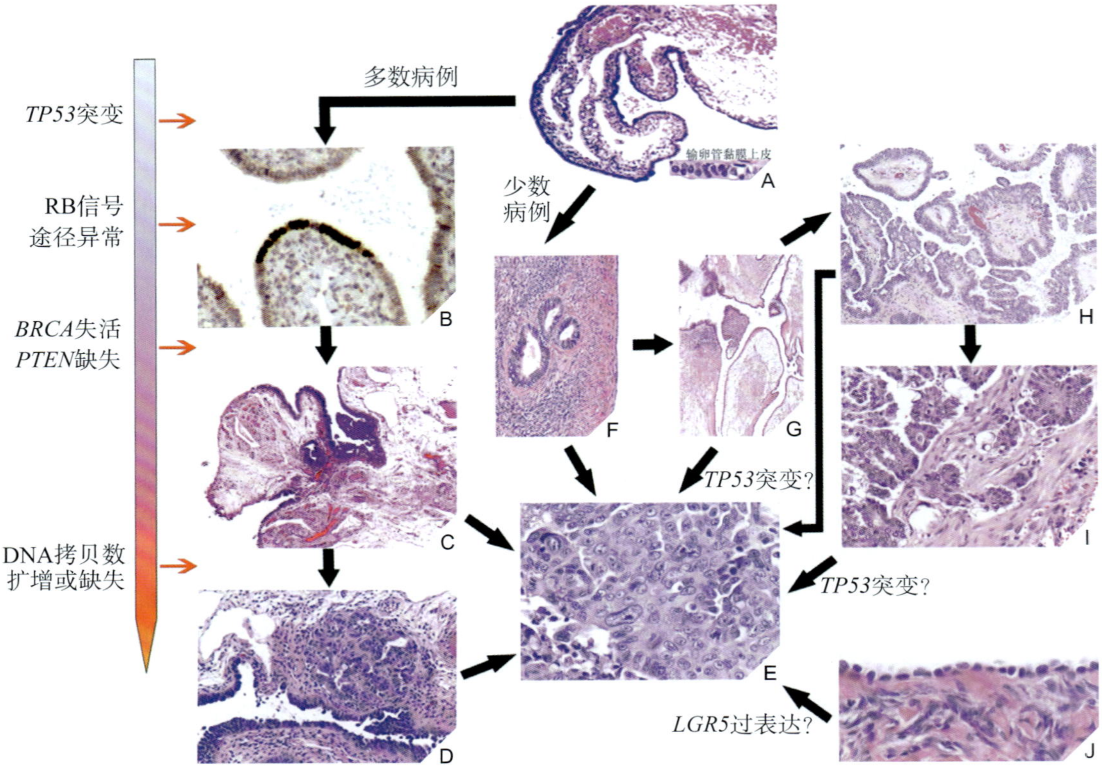

图 23-2 卵巢高级别浆液性癌发生示意图及其分子遗传学改变

正常输卵管伞端黏膜上皮（A）发生 p53 印迹（B）、STIC（C），并在此基础上发展为输卵管浸润性浆液性癌（D）或脱落种植形成卵巢高级别浆液性癌（E）；正常输卵管黏膜上皮可以脱落至卵巢表面，随着排卵过程形成卵巢上皮包涵体（F）并发生卵巢高级别浆液性癌，上述途径涉及包括 *TP53* 突变、RB 信号途径（*RB1*、*CCNE1* 等）异常、*BRCA* 失活性突变和（或）*PTEN* 缺失性突变等在内的一系列分子遗传学异常。少数高级别浆液性癌由良性浆液性肿瘤（G）、交界性浆液性肿瘤（H）或低级别浆液性癌（I）直接进展，抑或源自交界性浆液性肿瘤复发后进展，这些过程可能均涉及 *TP53/KRAS* 突变等。此外，高级别浆液性癌也可以直接源自卵巢表面上皮（J），其机制涉及 *LGR5* 等干细胞相关基因的激活或过表达等

发生示意图及其主要分子遗传学改变。

三、子宫内膜样癌和透明细胞癌

卵巢子宫内膜样癌（endometrioid carcinoma）和透明细胞癌（clear cell carcinoma）是继高级别和低级别浆液性癌之后的较为常见的肿瘤，约占所有上皮性癌的 25%，大多数肿瘤为 FIGO Ⅰ期，子宫内膜异位症是导致肿瘤发生的重要风险因素［子宫内膜样癌（HR = 2.04；95%CI，1.67～2.48）、透明细胞癌（HR = 3.05；95%CI，2.43～3.84）］[7]，在背景病变中常可见到子宫内膜异位症、良性和（或）交界性肿瘤的病灶，常发生 *ARID1A* 体细胞失活性突变及 *KRAS* 和 *PIK3CA* 激活性突变等分子遗传学改变[85]。

ARID1A 属于抑癌基因，编码的蛋白 BAF250a 可以与富含 AT 的 DNA 序列结合，是 SWI/SNF（switch/sucrose non-fermentable）染色体重塑复合体的关键组分，该复合体的功能是动员核小体、调节基因表达和染色体动力学，参与多种细胞进程（如发育、分化、增殖、DNA 修复和肿瘤抑制）的调控。据文献报道，46%～57% 的透明细胞癌和 30% 的子宫内膜样癌存在 *ARID1A* 体细胞突变（包括移码、错义及框内突变导致蛋白缺失表达），且在毗邻癌组织的子宫内膜异位病灶内亦发现该基因突变，但在高级别浆液性癌和其他类型的卵巢癌中未查见 *ARID1A* 突变或缺失性表达[85]，从分子遗传学角度，也为子宫内膜异位症是子宫内膜样癌和透明细胞癌的前驱病变提供了重要依据。

子宫内膜异位症是雌激素依赖性的炎症性病变，卵巢是最常受到累及的器官。目前对子宫内膜异位症的组织起源仍存在争议，其病因学主要以经血倒流和化生学说为主，后者认为在子宫内膜异位症中，子宫内膜样腺体是 OSE（间皮细胞）内陷入皮质后经化生过程转化而来的，但一直缺乏直接证据。2005 年 Zheng 等[86]在研究卵巢子宫内膜异位症起源时发现了其初期形态学改变并将其命名为“初始子宫内膜异位”（initial endometriosis），初始子宫内膜异位的组织学特征是在正常的卵巢组织内出现最低程度

和（或）成熟性子宫内膜异位区域的移形。这种初始子宫内膜异位既可见于卵巢表面，也可见于皮质内，且以后者最为常见，即卵巢内的输卵管子宫内膜异位或“OEI”部分上皮细胞出现子宫内膜样细胞的形态学改变。结合 Zheng 和 Kong 领导的研究团队后续提出的至少部分 OEI 来源于输卵管黏膜上皮细胞脱落和种植的观点[39]，提示卵巢初始子宫内膜异位的起源细胞有可能从卵巢 OEI 向前追溯到输卵管黏膜上皮，从而使输卵管成为部分卵巢子宫内膜异位症的可能起源。利用全基因组表达微阵列芯片对 32 例卵巢子宫内膜异位组织与输卵管组织进行分析及比对，该研究团队还发现 56% 的子宫内膜异位组织呈现 FMO3 高表达及 DMBT1 低表达，该表达谱与输卵管组织一致，提示约 60% 的卵巢子宫内膜异位症病例可能源自输卵管黏膜上皮，而真正源自子宫内膜的病例仅为 40%[87]。*OVGP1* 基因编码一种由输卵管非纤毛上皮分泌的蛋白，Cho 领导的研究小组利用 *Ovgp1-iCreER*^{T2} 小鼠建立了输卵管上皮 *Apc* 和 *PTEN* 双等位基因特异性失活的动物模型，发现小鼠的输卵管形成子宫内膜样癌样的恶性上皮性肿瘤，与同样方法建立的卵巢表面上皮 *Apc* 和 *PTEN* 双等位基因特异性失活形成的低分化卵巢癌相比，输卵管上皮形成的肿瘤更具有类似人类卵巢子宫内膜样癌的分子遗传学改变和生物学行为[88]，上述结果为输卵管黏膜上皮细胞和子宫内膜异位症均是卵巢子宫内膜样癌的起源提供了一定证据。

Suda 等通过对 1 例透明细胞癌患者的子宫内膜组织、卵巢子宫内膜异位病灶和卵巢透明细胞癌组织进行多区域全外显子组测序，发现子宫内膜、远离和邻近癌的子宫内膜异位病灶及癌组织中均具有 *ARID1A*、*ATM*、*CDH4*、*NRAS* 和 *PIK3CA* 等癌症相关基因突变，且这些等位基因突变的频率从子宫内膜组织、远离癌的子宫内膜异位病灶、邻近癌的子宫内膜异位病灶、癌组织依次增加；尽管上述 4 种样本中均有 *ARID1A* 的剪接位点突变，但 *ARID1A* 移码插入、包括 *PIK3CA* 和 *ATM* 杂合性缺失在内的体细胞拷贝数改变仅发生在相邻癌的子宫内膜异位病灶和癌组织中，这表明 *ARID1A* 双等位基因突变和其他等位基因特异性失衡均是导致子宫内膜异位病灶的上皮细胞发生恶性转化的关键因素[89]。这一结果也为卵巢透明细胞癌源自子宫内膜异位症提供了有利的依据。

除 *ARID1A* 之外，子宫内膜样癌和透明细胞癌还具有各自不同的分子遗传学改变，*ARID1A* 目前被认为是子宫内膜异位症进展为癌的早期事件[90, 91]。实验动物体内研究结果证实，仅有 *ARID1A* 失活性突变不足以导致卵巢肿瘤发生，*ARID1A* 与 *PTEN* 共同缺失可导致子宫内膜样癌和未分化癌发生[92]，而 *ARID1A* 与 *PIK3CA* 共同缺失通过促肿瘤生成的炎症因子信号途径可形成透明细胞样卵巢肿瘤[93]。

在子宫内膜样癌中，其他遗传学改变主要涉及 Wnt/β-catenin、PI3K/PTEN 和 MAPK 信号通路，其中以 *CTNNB1*（53%）、*PIK3CA*（40%）、*KRAS*（33%）及 *PTEN*（17%）突变最为常见[7]，*CTNNB1* 突变与肿瘤的鳞状分化、低级别及患者预后较好相关，而 *PIK3CA* 和 *PTEN* 可同时发生突变。此外，13%～20% 的子宫内膜样癌具有微卫星不稳定，通常为 MLH1（mutL homolog 1）或 MSH2（mutS homolog 2）蛋白缺失性表达，*BRAF* 突变发生率不足 7%[43]。多数子宫内膜样癌属于低级别（FIGO 1 级和 2 级），仅少数子宫内膜样癌为高级别（FIGO 3 级），且这些肿瘤常常可见低级别成分或者存在部分与低级别成分类似的分子遗传学改变和 *TP53* 突变，提示高级别成分可能是由低级别成分去分化所致[43]。

2014 年第 4 版 WHO 妇科肿瘤分类首次将既往归入到卵巢黏液性癌中的一种特殊类型进行独立分类，将其命名为浆黏液性癌。在形态学上，该肿瘤主要由浆液性和宫颈管型黏液性上皮组成，常伴有局灶透明细胞、子宫内膜样及鳞状分化[43]，部分肿瘤起源于子宫内膜异位症[6]。但是后续研究发现浆黏液性癌具有 *KRAS*（70%）、*PIK3CA*（37%）、*PTEN*（19%）及 *ARID1A*（16%）突变，其中 30% 的病例同时存在 *KRAS* 及 *PIK3CA* 突变，未检测到 *CTNNB1* 突变，这些改变在分子遗传学特征上与子宫内膜样癌及低级别浆液性癌有较多重叠[94]。鉴于对该类型癌的诊断可重复性差且与其他类型肿瘤（尤其是子宫内膜样癌）在形态学、免疫表型和分子遗传学改变上具有诸多的重叠性，在 2020 年第 5 版 WHO 妇科肿瘤分类中，浆黏液性癌被归入到子宫内膜样癌（伴黏液分化）的一种特殊亚型，仅保留了良性和交界性浆黏液性肿瘤作为卵巢肿瘤的独立组织学类型[7]，但是这种分类法，从组织学发生和演进的角度上看是有矛盾的。

透明细胞癌尽管属于高级别肿瘤，但绝大多数（72%～74%）的病例为 FIGO Ⅰ/Ⅱ期。与子宫内膜样癌相比，透明细胞癌很少出现 Wnt/β-catenin 信号通路异常和微卫星不稳定，遗传学改变以 *ARID1A* 失活性突变最多见（突变率为 40%～50%）[7]，SWI/SNF 复合体亚单位表达状态是患者总生存及无疾生存的独立预后因素，缺失≥ 1 个 SWI/SNF 复合体亚单位的透明细胞癌具有侵袭性生物学行为和不良预后[95]。此外，透明细胞癌还具有较高的*PIK3CA*激活性突变（40%）、*KRAS*突变（约10%）和*PTEN*缺失性突变（约10%）[7]，且超过70%的*PIK3CA*突变与*ARID1A*突变同时发生[43]，同时发生*PIK3CA*激活性突变和*PTEN*缺失性突变与*ARID1A*突变具有显著相关性，ARID1A通过调控PI3K抑制子PIK3IP1表达阻遏PI3K/AKT活性[96]；*TP53*突变及MMR蛋白缺陷少见[7]，其微卫星不稳定主要表现为*MSH2*胚系突变。透明细胞癌具有独特的表观遗传学改变，涉及雌激素受体-α（estrogen receptor alpha，ER-α）信号途径多种基因启动子的甲基化及肝细胞核因子-1（hepatocyte nuclear factor 1，HNF-1）信号途径多种基因启动子的去甲基化，其中HNF-1β表达所致的细胞代谢改变有利于肿瘤的发生及细胞存活[97]。

因此，从疾病发生和演进的角度看，绝大多数子宫内膜样癌（85%～90%）和大多数透明细胞癌（50%～74%）是由子宫内膜异位症发展而来，近1/3的卵巢子宫内膜样癌和透明细胞癌中可见子宫内膜异位症至浸润癌的演进过程，并存在相应的分子遗传学改变，子宫内膜样癌和透明细胞癌可合并存在，仅少数病例源自输卵管上皮的脱落性种植引发的OEI上皮。在分子分型方面，目前推荐对卵巢子宫内膜样癌采用与子宫腔子宫内膜癌相同的分子分型，分为超突变型（*POLE*突变，约占5%）、高突变型（MMR蛋白缺陷，约占13%）、*TP53*突变型（占9%～13%）和无特异性分子谱（no specific molecular profile，NSMP，占69%～73%）[7]，但透明细胞癌尚缺乏可推荐的分子分型，有学者认为可以至少分为两大类，即以高分期和*TP53*突变为特征、以具有亚洲血统且同时发生*ARID1A*/*PIK3CA*为特征[98]。

四、黏液性癌（mucinous carcinoma）和恶性Brenner瘤（malignant Brenner tumor）

自第4版WHO妇科肿瘤分类起，卵巢黏液性癌特指胃肠型黏液腺癌。随着大量临床病理学及分子遗传学的深入研究，业已证实卵巢原发性黏液性癌非常少见，仅占上皮性癌的3%～4%。原发性黏液性癌体积通常巨大（肿瘤最大径超过10cm）且绝大多数病例仅局限于单侧卵巢，组织学呈现显著的异质性，即在肿瘤组织内同时存在良性、交界性及浸润癌的成分（绝大多数为低级别）。目前认为卵巢黏液性肿瘤（包括黏液性囊腺瘤、交界性黏液性肿瘤和黏液性癌）的细胞起源可能来自成熟性囊性畸胎瘤内的黏液上皮（即生殖细胞起源）和Brenner瘤（非生殖细胞起源）[7]。

成熟性畸胎瘤起源于减数分裂后的卵巢生殖细胞，2%～11%的卵巢成熟性囊性畸胎瘤内可见黏液性肿瘤，而3%～8%的黏液性肿瘤与畸胎瘤相关。利用短串联重复序列（short tandem repeat，STR）分析进行基因分型研究，发现部分黏液性肿瘤源自与之共存的畸胎瘤组织[99, 100]，这一结果支持卵巢黏液性肿瘤源自卵巢的生殖细胞的论断。

黏液性肿瘤也常常与Brenner瘤密切相关，Seidman等经过标本大量取样后，发现20%的黏液性肿瘤具有Brenner瘤成分，而16%的Brenner瘤含有黏液性肿瘤成分[101]。在分子遗传学研究方面，利用比较基因组杂交方法发现卵巢黏液性癌和与之共存的Brenner瘤均存在12q14-21扩增；利用人类雄激素受体基因（human androgen receptor gene）分析发现混合型黏液性肿瘤与Brenner瘤的两种肿瘤成分，均具有一致性的X染色体失活模式[102]，这些结果均证实黏液性肿瘤与Brenner瘤具有相同的克隆源性，部分黏液性肿瘤源自Brenner瘤，单一型黏液性肿瘤的发生可能归因于其起源的Brenner瘤被膨胀性生长的黏液性肿瘤压缩和破坏所致。Brenner瘤移行细胞巢中央常含有黏液细胞，推测这些黏液细胞的过生长最终导致了黏液性肿瘤的发生，但黏液细胞从何而来？是否源自移行细胞的化生？目前尚是未知，有待于今后进一步研究。

*CDKN2A*拷贝数缺失（76%）和*KRAS*体细胞激活性突变（64.5%）黏液性癌最为常见[7, 103]，由于这两种基因改变也见于毗邻癌组织的黏液性囊腺瘤和交界性肿瘤，被认为是黏液性癌发生的早期事件[7, 43, 103]。*TP53*突变在黏液性癌及交界性肿瘤中的突变率分别为56.8%和11.5%[103]，提示*TP53*突变可能关联交界性肿瘤至浸润癌的进展。此外，黏液性癌还常见RAS/MEK信号途径激活，超过90%的病例出现*KRAS*、*BRAF*和（或）*ERRB2*突变，*ERRB2*扩增的发生率为15%～26%且几乎均发生于*TP53*突变的病例中[7]。

Brenner瘤由尿路上皮/移行细胞型上皮巢包绕纤维瘤样的间质组成，绝大多数是良性肿瘤，恶性Brenner瘤极其罕见，属于低度恶性的卵巢上皮性癌，约80%的病例局限于卵巢内（FIGO Ⅰ期），具有典型的良性→交界性→恶性的演进过程，在病理诊断中，对缺乏良性与交界性Brenner瘤成分的恶性肿瘤，需首先除外伴移行细胞样分化的高级别浆液性癌或子宫内膜样癌的可能[43]。目前尚不清楚 Brenner 瘤的细胞起源，因肿瘤的形态学与米勒系统来源的上皮不同，且缺乏米勒管免疫组化标志物（PAX8 和 PAX2）的表达，许多学者认为 Brenner 瘤的起源与卵巢 OEI 无关，包括移行细胞化生的 OSE、中肾管残余、卵巢网、黏液性肿瘤、输卵管等在内的许多组织均曾被推测为肿瘤的起源。

Walthard 细胞巢（Walthard cell nest）由移行细胞组成，常位于输卵管腹膜交界处（输卵管旁组织），因其具有和 Brenner 瘤相同的形态学、免疫组化表型（如 GATA3 和 p63 阳性、生殖细胞标志物 SALL4 阴性），一直被认为是 Brenner 瘤的起源 [104]。Walthard 细胞巢常与 Brenner 瘤共存，Roma 等发现 43% 的 Brenner 瘤在输卵管 / 卵巢周围软组织内存在 Walthard 细胞巢 [104]。利用免疫组化染色，Kuhn 等 [105] 发现输卵管黏膜上皮分泌细胞、移行化生、Walthard 细胞巢均与 Brenner 瘤上皮成分具有相同的免疫组化表型，AKR1C3（一种与雄激素合成相关的酶）和雄激素受体阳性、间皮素阴性，而 Brenner 瘤的间质细胞强阳性表达间皮素、抑制素（inhibin）和类固醇合成因子 -1（steroidogenic factor 1，SF-1）；免疫荧光染色发现移行化生和 Walthard 细胞巢内存在少量纤毛，良性 Brenner 瘤具有多灶伸长的纤毛 / 纤毛空泡，非典型增生性 Brenner 瘤含有发育良好的纤毛，这些结果提示 Brenner 瘤可能源自种植于卵巢的输卵管黏膜上皮细胞发生移行化生和 Walthard 细胞巢。极少数个案报道 Brenner 瘤关联畸胎瘤，可能源自生殖细胞 [7]。

恶性 Brenner 瘤具有 PI3K/AKT 信号通路激活，个别病例存在 *PIK3CA* 突变和 *MDM2* 扩增。p16 免疫组化染色在良性 Brenner 瘤的阳性率为 92%，但在交界性 / 非典型增生性 Brenner 瘤呈完全阴性，荧光原位杂交证实 *CDKN2A*（编码 p16 蛋白）存在纯合性缺失，提示 *CDKN2A* 缺失可能在良性 Brenner 瘤进展为交界性肿瘤过程中发挥作用 [6]。

综上所述，根据目前研究结果推测，卵巢上皮性癌并非都是起源于卵巢组织的，仅少数高级别浆液性癌、部分黏液性癌和子宫内膜异位相关性卵巢上皮性癌（子宫内膜样癌和透明细胞癌）等分别起源于卵巢的生殖细胞或子宫内膜异位的腺上皮细胞，其余多数肿瘤可能直接或间接地起源于输卵管黏膜上皮细胞，卵巢只是继发受累（图 23-3）。但上述推论大多来自组织学观察和免疫组化表型的分析，进一步发现其分子遗传学证据是极为必要的。

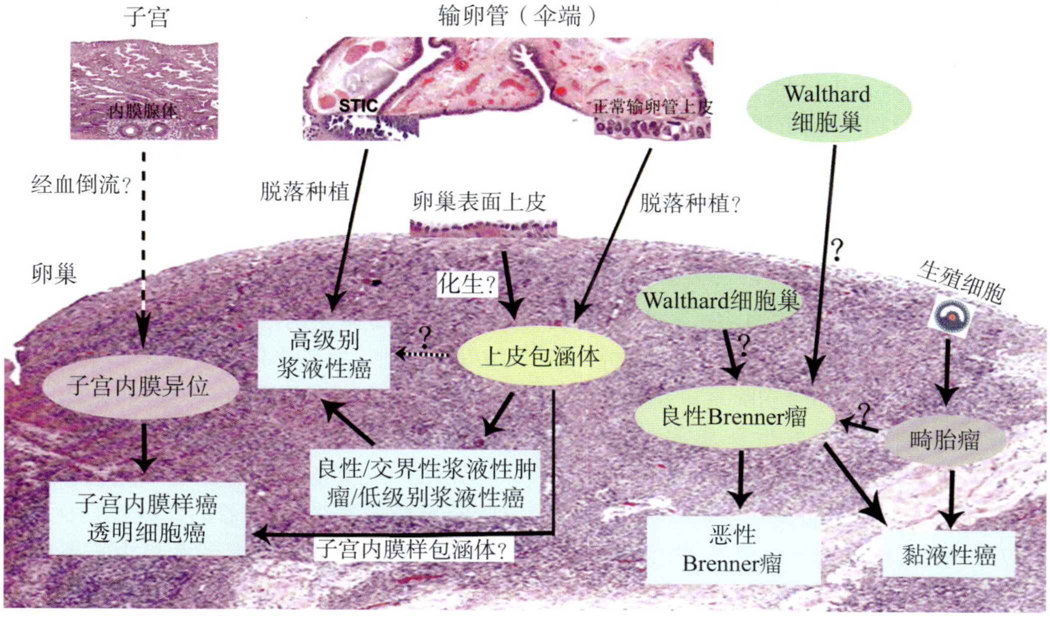

图 23-3 卵巢上皮性癌发生的可能示意图

正常输卵管伞端黏膜上皮脱落并种植于卵巢表面，随着排卵过程内陷，形成卵巢上皮包涵体并发生化生性改变，子宫内膜样癌和透明细胞癌起源于卵巢异位的子宫内膜腺体及卵巢表面上皮，低级别浆液性癌起源于卵巢上皮包涵体。高级别浆液性癌主要起源于输卵管上皮内癌脱落种植，极少数源自卵巢上皮包涵体，少数病例由卵巢表面上皮、上皮包涵体、良性或交界性黏液性肿瘤或者低级别浆液性癌进展所致。由良性 Brenner 瘤进展所致的恶性 Brenner 瘤可能源自 Walthard 细胞巢（细胞起源尚不明确）和畸胎瘤；黏液性癌起源于成熟性囊性畸胎瘤黏液上皮和良性 Brenner 瘤

第三节 卵巢上皮性癌发生新认识对临床应用的指导

卵巢上皮性癌是一组具有高度异质性的疾病，根据目前对不同组织学类型卵巢癌的细胞起源、发生和演进模式及分子遗传学机制差异的研究结果，对这些肿瘤的诊断、预防和治疗应遵循相应的个体化策略是极为必要的，而基于对多数卵巢上皮性癌可能继发于卵巢外组织的新认识（尤其是发病率和致死率均居卵巢上皮性癌之首的高级别浆液性癌中的绝大多数病例是起源于输卵管黏膜上皮细胞的事实），已推动了临床对卵巢上皮性癌的防治策略和早期诊断的重大变革。

一、预防策略的变更

在卵巢癌预防方面，根据卵巢上皮性癌能够继发于卵巢外组织，尤其是高级别浆液性癌起源于输卵管（尤其伞端）黏膜上皮的新认识，对有遗传性卵巢癌家族史和 *BRCA1/2* 基因突变携带者的高危妇女，已推荐每隔 6～12 个月进行阴式 B 超检查和血清 CA125 检测，直至实施预防性双侧输卵管卵巢切除术，其中对 *BRCA1* 突变携带者推荐的手术实施时间为 35～40 岁，*BRCA1* 突变携带者的年龄为 40～45 岁[106]。事实证明该方法可以有效地降低 *BRCA1* 和 *BRCA2* 携带者罹患卵巢、输卵管和盆腔癌的发病风险率与致死率，在 2 项涉及 12 063 例进行预防性双侧输卵管卵巢切除术人群的荟萃分析研究中，罹患卵巢癌的风险率和总死亡率的风险比分别为 0.21 和 0.32[107]。

事实上，有研究发现单纯进行双侧输卵管切除术同样可以达到预防卵巢癌的目的[108]。2015 年 Falconer 等[55]利用瑞典癌症登记处的统计数据，对 1973～2009 年因各种良性指征（包括绝育术、输卵管切除术、子宫切除术和全附件切除术）的 251 465 位妇女与 5 449 119 位正常妇女进行对比性分析，发现与正常人群相比，接受输卵管切除术［HR = 0.65；95%CI，0.52～0.81］的妇女发生卵巢癌的风险率显著降低；且接受双侧输卵管切除术的女性（HR = 0.35；95%CI，0.17～0.73）较单侧输卵管切除术者（HR = 0.71；95%CI，0.56～0.91）发生卵巢癌的风险下降了 50%。因此，输卵管切除术是一般人群有效预防卵巢癌的有效策略，其最直接有效的预防措施是患者因良性疾病需行子宫切除手术时，行预防性（也称机会性）输卵管切除术（opportunistic salpingectomy）但保留卵巢，因为子宫切除后的输卵管已无生理意义。应用双侧输卵管切除取代全附件切除，既达到有效预防或降低卵巢上皮性癌发生的目的，同时又保留了女性的生育及内分泌功能，降低了因卵巢切除引发心血管疾病等并发症的风险。对要求行绝育手术的女性，应用输卵管切除术取代传统的输卵管结扎术，可能对输卵管起源和子宫内膜异位起源的卵巢上皮性癌均有预防作用。

最近新发表的一项前瞻性单组临床试验（NCT01608074）结果表明，利用腹腔镜进行根治性输卵管伞端切除术联合延期卵巢切除术，对≥35 岁绝经前 *BRCA1/2* 突变携带者或具有乳腺/卵巢癌家族史的女性，不仅是一种安全且耐受性良好的降低癌症罹患风险的方法，还可以避免这些高危患者提前绝经并保留生育能力[69]。另一项名为 SOROCK 的两组非随机临床试验（NCT04251052）目前正在进行中，该研究仅评估针对 *BRCA1* 突变携带者的预防性输卵管切除术在降低卵巢癌风险中的疗效[109]，其研究结果也必将为未来针对这些卵巢癌高危患者的预防策略的变更提供可靠的依据。

家族性或遗传性卵巢癌综合征涉及许多肿瘤抑制基因，高达 24% 的卵巢上皮性癌病例存在遗传性突变[109]。除常见的 *BRCA1/2* 基因突变外，Fanconi 贫血通路（*PALB2*、*ATM*、*BRIP1*、*RAD51C*、*RAD51D*）和 DNA 错配修复通路（*MLH1*、*MSH2* 和 *MSH6*）及 *EPCAM* 等基因突变也与卵巢癌的发生关系密切[106, 109]。对 *BRCA* 基因突变携带者进行预防性双侧输卵管卵巢切除标本中发现隐匿性癌的概率为 1%～12%，但基于目前有限的病例报道，在非 *BRCA* 基因突变携带者和（或）具有高危家族史人群进行的预防性双侧输卵管卵巢切除标本中，仅有 1 例 *PALB2* 突变携带者被发现存在 STIC，由于相较 *BRCA* 阴性/家族史阳性女性，卵巢癌的突变特异性风险（2.6%）已被用作指导管理的阈值，因此现行指南推荐对 *BRIP1*、*MSH2*、*MLH1*、*EPCAM*、*RAD51C* 和 *RAD51D* 突变的患者也考虑进行预防性双侧输卵管卵巢切除术[109]，随着后续研究病例数的增多，将为这些非 *BRCA* 突变携带者是否需要进行创伤性预防提供临床数据。

排卵及其引发的炎症过程及性激素释放与卵巢上皮性癌的发生关系密切，减少排卵（如口服避孕药、多次妊娠、哺乳、延迟月经初潮等）可以有效地降低卵巢癌的发生率[110]，有文献报道对于携带

BRCA1/2 突变的女性，口服避孕药可以降低 50% 的卵巢癌发病率，且服用避孕药的时间越长，罹患卵巢癌的风险越低，而黏液性肿瘤的发生率似乎不受口服避孕药影响[111]，但是长期服用性激素类药物具有潜在的副作用（包括罹患乳腺癌的风险）[112]。最近一项纳入 12 项乳腺癌和 8 项卵巢癌研究的荟萃分析结果显示，口服避孕药尽管能够降低 *BRCA1* 和 *BRCA2* 突变携带者罹患卵巢癌的风险，但是会增加乳腺癌的发病风险［其风险增加仅见于长期（>5 年）口服避孕药的女性］，因此需谨慎地将口服避孕药作为 *BRCA* 突变携带者的卵巢癌预防策略[113]。

鉴于卵泡破裂释放卵子和卵泡液引发的急性炎症过程由前列腺素介导，而该过程又可被非甾体抗炎药（如阿司匹林）阻断，形成黄素化的无破裂卵泡，类似于内分泌激素水平和周期时间无改变的正常非妊娠生理周期，有学者推荐卵巢癌高危妇女利用非甾体抗炎药进行不定期的非内分泌性周期排卵阻断，现有研究结果已发现持续、长期服用低剂量阿司匹林确实能够降低罹患卵巢癌的风险[114]，但该预防策略仍在进一步研究以确定其临床应用潜能，目前一项随机临床试验（NCT03480776）正在进行中，其研究内容是评估在实施预防性双侧输卵管卵巢切除术之前服用阿司匹林对 *BRCA1* 和 *BRCA2* 携带者罹患卵巢癌风险的影响[109]。由此可见，随着人们对卵巢上皮性癌发生的认识逐步深入，将会有越来越多的低副作用药物被开发用于肿瘤的预防。

二、筛查策略的调整

在世界范围内，对卵巢上皮性癌的早期筛查传统方法是采用“三联法”，即妇科体检、经阴道超声和血清 CA125 检测，该筛查策略的依据是基于卵巢上皮性癌早期阶段就形成肿块这一传统观念。但事实上，只有少数卵巢上皮性癌（包括低级别浆液性癌和黏液性癌等）患者在疾病早期因形成肿块而被诊断，占卵巢上皮性癌绝大多数的高级别浆液性癌在早期并不形成肿块，因而容易被误诊或漏诊。此外，由于卵巢上皮性癌患者的预后不仅取决于肿瘤分期，也取决于不同组织学类型肿瘤的生物学行为，因此，对发病率高且预后不良的高级别浆液性癌仅通过常规的筛查方法是无法实现早期诊断的，既往发表的大规模临床试验结果已证实上述筛查方法缺乏有效性[115]。

早期高级别浆液性癌在卵巢或盆腔内不形成肿块的特点及从临床观察到腹腔内肿瘤细胞残留越少，患者存活率越高的现象，使我们对其早期诊断概念已发生改变，以“发现盆腔内包括卵巢的小体积癌或微小癌”作为新的诊断依据，更加有助于卵巢上皮性癌的筛出。基于输卵管（尤其是伞端）是多数卵巢上皮性癌起源的理论，临床筛查的器官已不再局限于卵巢，也包括重视输卵管的检查，以期发现 STIC 这一早期病变，因为这将涉及对高级别浆液性癌 FIGO 分期的重新界定。

由哈佛大学 Crum 等倡导的规范化侧重伞端的输卵管全面切检（sectioning and extensively examining the FIMbria，SEE-FIM）技术已在输卵管病理检查中被广泛应用，该方法能大大提高 STIC 的检出率，但是目前病理医师认识不足且 STIC 病灶较小，导致对 STIC 诊断的一致性较差并容易在常规形态学病理检查中漏诊，因此建议对任何形态学可疑或高危人群预防性输卵管切除的标本筛查期间，进行常规 p53 和 Ki-67 免疫组化染色加以辅助诊断，同时可以研发计算机辅助智能平台对 HE 染色切片进行筛查，以便进一步提高 STIC 的检出率。

由于 STIC 的病变细胞无论是形态学上还是分子遗传学上，均类似于高级别浆液性癌细胞，尽管局限于输卵管黏膜上皮内，但其细胞的黏附性已较正常黏膜上皮细胞显著下降（甚至完全缺乏），可发生脱落至宫颈和（或）盆腹腔，并在宫颈液基细胞学和腹腔冲洗液检查中发现临床隐匿的 STIC 病变[116，117]。PapGene 是利用常规宫颈液基细胞学巴氏染色标本开发出来的一种基因检测技术，能够在大量正常 DNA 的背景中，检测出包括 *TP53* 突变在内的某些特定靶向基因的异常，在一项名为 PapSEEK 方法（涵盖 18 种基因突变和非整倍体的检测）针对 245 例卵巢癌的研究中，研究者发现其灵敏度达到 33%（包括 34% 的早期卵巢癌）[116]，这一结果表明联合宫颈细胞学筛查和分子检测，可能有助于对卵巢高级别浆液性癌进行早期筛查。

由于部分卵巢上皮性癌患者常具有家族遗传背景（如 *BRCA1/2* 突变、与 Lynch 综合征相关的微卫星不稳定），对此类高危人群的密切随访及早期卵巢上皮性癌的诊断尤其需要重视，尽管超声检查对高危无症状的早期卵巢上皮性癌患者的诊断价值有限，但利用其他影像学检查技术如多光谱荧光成像（multispectral fluorescence imaging）、MRI 弥散加权成像（diffusion-weighted imaging）有助于提高小体积肿瘤的检出率[118，119]。

总之，降低卵巢上皮性癌致死率的重点应落足于对高级别浆液性癌的早期诊断，寻找对高级别浆液性癌的高敏感分子标志物或分子遗传学改变至关重要。与包括低级别浆液性癌和黏液性癌等在内的所谓Ⅰ型癌的前驱病变是良性及交界性肿瘤不同，利用STIC细胞黏附性差且易发生脱落的特征，通过分子检测和液基细胞学筛查等手段并研发具有高敏感性的输卵管分子影像技术，有助于发现前驱病变，实现对卵巢上皮性癌早期诊断的突破。

三、治疗策略的改进

尽管不同组织学类型的卵巢上皮性癌具有不同的发病模式和分子遗传学改变，但超过50%的卵巢上皮性癌存在以下7种信号通路的普遍上调［高水平的突变和（或）过度活化］：PI3K/AKT/mTOR、JAK/STAT、Src、溶血磷脂酸（lysophosphatidic acid，LPA）、核因子-κB（nuclear factor κB，NF-κB）、PKCi和米勒管抑制物受体信号通路，这些通路与肿瘤的侵袭性表型和疾病进展期密切相关，导致肿瘤患者预后不良，且相关的靶向治疗目前正在研发或已开始应用于临床[120]。

既往对于FIGO ⅠA期肿瘤，临床治疗策略主要是手术切除包括肿瘤在内的患侧卵巢伴/不伴盆腔淋巴结清扫；对于具有卵巢外扩散的进展期肿瘤，则必须在此基础上辅以化疗，然而鉴于低级别浆液性癌和黏液性癌特有的惰性生物学行为，肿瘤细胞对化疗常常不敏感，且很容易产生耐药性。

基于靶向测序和免疫组化结果，目前将低级别浆液性癌的分子分型分为五种，按肿瘤侵袭性的递减顺序依次为CDKN2A（编码蛋白为$p16^{INK4a}$）免疫组织化学改变、PR丢失/高比例的基因组改变、MAPK通路分子突变（*KRAS*、*NRAS*、*BRAF*）、*USP9X*突变、NSMP，在治疗方面，CDK4/6抑制剂可以治疗CDKN2A缺失的病例、内分泌治疗联合MEK1/2抑制剂可以治疗具有激素受体表达的MAPK突变病例[98, 121]。根据最新发表的荟萃分析结果，在*BRAF V600*突变的低级别浆液性癌中，Raf和MEK抑制剂联合治疗的疗效最好，临床获益率为100%，总反应率为83%，MEK抑制剂单药治疗效果最佳[122]。

黏液性癌由于罕见同源重组蛋白和MMR缺陷，与胃肠道肿瘤相似度较低，在形态学和分子遗传学改变上，被认为可能最接近胃食管交界处腺癌，鉴于肿瘤从交界性肿瘤到浸润癌的演进过程中，常关联获得性*TP53*突变和额外的拷贝数改变，*KRAS*和*TP53*突变常同存于肿瘤中，这可能是导致肿瘤对铂类联合紫杉醇耐药的主要原因，针对进展期肿瘤目前尚缺乏可推荐的治疗策略[98]。鉴于黏液性肿瘤常出现*KRAS/NRAS*基因突变引发的MAPK激酶信号途径组成性激活，以MEK为基础的联合治疗也有望成为有效的辅助治疗手段[123]。此外，根据近期Gorringe等研究发现26.7%的黏液性癌存在*ERBB2*扩增，提示此类患者可能会从人表皮生长因子受体2（HER2）的靶向治疗中获益[124]。

与子宫内膜癌的分子分型对预后的预测结果相似，卵巢子宫内膜样癌超突变型的患者预后最好，*TP53*突变型的患者会出现侵袭性病程，高突变型和NSMP型的患者预后居中。但与子宫内膜癌不同的是，卵巢子宫内膜样癌中的NSMP组病例的占比较高（73%与56%），仍需要进一步分层，目前最有希望的生物标志物可能是PR和*CTNNB1*（卵巢子宫内膜样癌较为常见的突变基因，编码蛋白为β-catenin）。在治疗策略上，可采用类似子宫内膜癌的方法，对非*TP53*突变型且激素受体阳性的肿瘤患者可考虑实施内分泌治疗，而超突变型和高突变型的患者由于通常具有大量肿瘤浸润性淋巴细胞，会从目前热门的免疫检查点（immune checkpoint）抑制剂治疗中获益[98]。

透明细胞癌通常对铂类为基础的化疗耐药，患者预后较差[125]。该类型肿瘤具有较高的*ARID1A*功能缺失性突变的丰度，使ARID1A成为协同性致死治疗策略的靶标，体外实验结果已发现具有*ARID1A*突变肿瘤细胞对EZH2抑制剂敏感[126]，临床试验结果表明应用*EZH2*、*HDAC2*、*HDAC6*、*BRD2*和*YES1*抑制剂对此类肿瘤具有特异性疗效[96]。此外，由于携带*ARID1A*突变的透明细胞癌对共济失调毛细血管扩张突变基因Rad3相关激酶（ataxia telangiectasia mutated and Rad3-related，ATR）抑制剂和PARP抑制剂也较为敏感[127, 128]，且两者具有协同作用，目前相关ATR抑制剂ceralasertib单药或联合PARP抑制剂olaparib在*ARID1A*缺失和无缺失的透明细胞癌及其他复发性妇科癌症治疗的Ⅱ期多中心临床试验（NCT0405269）正在进行中[129]。尽管透明细胞癌很少出现高度微卫星不稳定，但ARID1A在错配修复中也发挥着重要作用，能够在DNA复制过程中将错配修复基因*MSH2*招募到染色质上。在许多人类癌症类型中，*ARID1A*缺失与错配修复缺陷、高突变负荷和肿瘤浸润淋巴细胞数量增加相关，提示*ARID1A*缺失可以诱导微卫星不稳定性，此类肿瘤患者能从免疫治疗中获益[130]。此外，7%～14%的透明细胞癌具有*ERBB2*扩增，提示针对HER2的靶向治疗也可能会被用于此类患者的治疗[98]。

绝大多数高级别浆液性癌属于进展期肿瘤，临床治疗策略目前主要为肿瘤细胞减灭术联合化疗为主。尽管治疗初始阶段，肿瘤对化疗敏感，但容易产生继发性耐药[70]。在高级别浆液性癌中，近50%的肿瘤存在同源重组系统的缺陷，约20%的患者具有*BRCA1*或*BRCA2*突变（16%为胚系突变、4%为体细胞突变），自2014年欧洲药品管理局（European Medicines Agency）和美国食品药品监督管理局（Food and Drug Administration）首次批准对具有*BRCA*突变的顺铂敏感、复发性或进展期卵巢高级别浆液性癌患者开展olaparib的临床试验以来，olaparib已被正式批准用于治疗*BRCA*突变的卵巢癌，而更多种类的PARP抑制剂正处于研发中[131]，以铂类药物治疗为基础、联合PARP抑制剂治疗*BRCA*突变相关性卵巢癌的策略显著延长了患者的生存期[132]。

高级别浆液性癌是染色体不稳定肿瘤的代表，尽管同时发生的同源重组缺陷和*RB1*缺失会导致肿瘤对化疗具有高度敏感性，表明特异性突变的共同发生可能介导此类患者对治疗的持久反应[133]，但是肿瘤染色体不稳定性涉及的4种主要机制（包括*BRCA1*相关的串联重复、*BRCA2*相关的中间缺失、*CCNE1*扩增相关的折返倒置、*CDK12*相关的串联重复）均能够引发肿瘤对免疫检查点治疗的抵抗[98]。相信随着人们对卵巢上皮性癌发生机制的深入了解，将会有更多更有效的策略被引入临床治疗。

参·考·文·献

[1] Zhang X, Wang A, Han L, et al. PTEN deficiency in tubo-ovarian high-grade serous carcinoma is associated with poor progression-free survival and is mutually exclusive with CCNE1 amplification[J]. Mod Pathol, 2023, 36(5): 100106.

[2] Lauchlan S C. The secondary Müllerian system[J]. Obstet Gynecol Surv, 1972, 27(3): 133-146.

[3] Goyal A, Masand R P, Roma A A. Value of PAX-8 and SF-1 immunohistochemistry in the distinction between female adnexal tumor of probable wolffian origin and its mimics[J]. Int J Gynecol Pathol, 2016, 35(2): 167-175.

[4] Cheng W, Liu J, Yoshida H, et al. Lineage infidelity of epithelial ovarian cancers is controlled by HOX genes that specify regional identity in the reproductive tract[J]. Nat Med, 2005, 11(5): 531-537.

[5] De Santis G, Miotti S, Mazzi M, et al. E-cadherin directly contributes to PI3K/AKT activation by engaging the PI3K-p85 regulatory subunit to adherens junctions of ovarian carcinoma cells[J]. Oncogene, 2009, 28(9): 1206-1217.

[6] Kurman R J, Shih Ie M. The dualistic model of ovarian carcinogenesis: revisited, revised, and expanded[J]. Am J Pathol,2016, 186(4): 733-747.

[7] WHO Classification of Tumours Editorial Board. WHO classification of female genital tumours[M]. 5th ed. Lyon: IARC Press, 2020.

[8] Fox D T, Duronio R J. Endoreplication and polyploidy: insights into development and disease[J]. Development, 2013, 140(1): 3-12.

[9] Orr-Weaver T L. When bigger is better: the role of polyploidy in organogenesis[J].Trends Genet, 2015, 31(6): 307-315.

[10] Zielke N, Edgar B A, DePamphilis M L. Endoreplication[J]. Cold Spring Harb Perspect Biol, 2013, 5(1): a012948.

[11] Zhang J, Qiao Q, Xu H, et al. Human cell polyploidization: The good and the evil[J]. Semin Cancer Biol, 2022, 81: 54-63.

[12] Malpica A, Deavers M T, Lu K, et al. Grading ovarian serous carcinoma using a two-tier system[J]. Am J Surg Pathol, 2004, 28(4): 496-504.

[13] Zhang S, Mercado-Uribe I, Xing Z, et al. Generation of cancer stem-like cells through the formation of polyploid giant cancer cells[J]. Oncogene, 2014, 33(1): 116-128.

[14] Zhang X, Yao J, Li X, et al. Targeting polyploid giant cancer cells potentiates a therapeutic response and overcomes resistance to PARP inhibitors in ovarian cancer[J]. Sci Adv, 2023, 9(29): eadf7195.

[15] Xu H, Zeng S, Wang Y, et al. Cytoplasmic SIRT1 promotes paclitaxel resistance in ovarian carcinoma through increased formation and survival of polyploid giant cancer cells[J]. J Pathol, 2023, 261(2): 210-226.

[16] Chen J, Niu N, Zhang J, et al. Polyploid giant cancer cells (PGCCs): the evil roots of cancer[J].Curr Cancer Drug Targets, 2019, 19(5): 360-367.

[17] Niu N, Zhang J, Zhang N, et al. Linking genomic reorganization to tumor initiation via the giant cell cycle[J]. Oncogenesis, 2016, 5(12): e281.

[18] Niu N, Mercado-Uribe I, Liu J. Dedifferentiation into blastomere-like cancer stem cells via formation of polyploid giant cancer cells[J]. Oncogene, 2017, 36(34): 4887-4900.

[19] Zhang S, Mercado-Uribe I, Sood A, et al. Coevolution of neoplastic epithelial cells and multilineage stroma via polyploid giant cells during immortalization and transformation of Mullerian epithelial cells[J]. Genes Cancer, 2016, 7(3-4): 60-72.

[20] Liu J. The dualistic origin of human tumors[J]. Semin Cancer Biol, 2018, 53: 1-16.

[21] Liu J. Giant cells: Linking McClintock's heredity to early embryogenesis and tumor origin throughout millennia of evolution on Earth[J]. Semin Cancer Biol, 2022, 81: 176-192.

[22] Liu J. The "life code": a theory that unifies the human life cycle and the origin of human tumors[J]. Semin Cancer

Biol, 2020, 60: 380-397.
[23] 钟艳平, 李啸然, 刘劲松. 肿瘤起源二元论与生命密码[J].中华病理学杂志, 2020, 49(12): 1227-1231.
[24] 司曼飞, 郎景和. 肿瘤起源之"生命密码"新学说[J].中华妇产科杂志, 2021, 57(7): 501-505.
[25] Koštál V, Štětina T, Poupardin R, et al. Conceptual framework of the eco-physiological phases of insect diapause development justified by transcriptomic profiling[J]. Proc Natl Acad Sci USA, 2017, 114(32): 8532-8537.
[26] Renfree M B, Fenelon J C. The Enigma of embryonic diapause[J]. Development, 2017, 144(18): 3199-3210.
[27] Rehman S K, Haynes J, Collignon E, et al. Colorectal cancer cells enter a diapause-like DTP state to survive chemotherapy[J]. Cell, 2021, 184(1): 226-242. e21.
[28] Dhimolea E, de Matos Simoes R, Kansara D, et al. An embryonic diapause-like adaptation with suppressed myc activity enables tumor treatment persistence[J]. Cancer Cell, 2021, 39(2): 240-256.e11.
[29] Liu J, Niu N, Li X, et al. The life cycle of polyploid giant cancer cells and dormancy in cancer: opportunities for novel therapeutic interventions[J].Semin Cancer Biol, 2022, 81: 132-144.
[30] Liu J, Yang G, Thompson-Lanza J A, et al. A genetically defined model for human ovarian cancer[J]. Cancer Res, 2004, 64(5): 1655-1663.
[31] Zhang S, Dolgalev I, Zhang T, et al. Both fallopian tube and ovarian surface epithelium are cells-of-origin for high-grade serous ovarian carcinoma[J]. Nat Commun,2019, 10(1): 5367.
[32] Zhang J, Chang D Y, Mercado-Uribe I, et al. Sex-determining region Y-box 2 expression predicts poor prognosis in human ovarian carcinoma[J]. Hum pathol, 2012, 43(9): 1405-1412.
[33] Zhang J, Guo X, Chang D Y, et al. CD133 expression associated with poor prognosis in ovarian cancer[J]. Mod Pathol, 2012, 25(3): 456-464.
[34] Kenda Suster N, Smrkolj S, Virant-Klun I. Putative stem cells and epithelial-mesenchymal transition revealed in sections of ovarian tumor in patients with serous ovarian carcinoma using immunohistochemistry for vimentin and pluripotency-related markers[J]. J Ovarian Res, 2017, 10(1): 11.
[35] Virant-Klun I,Kenda-Suster N, Smrkolj S.Small putative NANOG, SOX2, and SSEA-4-positive stem cells resembling very small embryonic-like stem cells in sections of ovarian tissue in patients with ovarian cancer[J]. J Ovarian Res, 2016, 9: 12.
[36] Silva E G. The origin of epithelial neoplasms of the ovary: an alternative view[J]. Adv Anat Pathol, 2016, 23(1): 50-57.
[37] Silva E G, Lawson B C, Ramalingam P, et al. Precursors in the ovarian stroma: another pathway to explain the origin of ovarian serous neoplasms[J]. Hum Pathol, 2022, 127: 136-145.
[38] Silva E G, Kim G, Bakkar R, et al. Histology of the normal ovary in premenopausal patients[J]. Ann Diagn Pathol, 2020, 46: 151475.
[39] Li J, Abushahin N, Pang S, et al. Tubal origin of 'ovarian' low-grade serous carcinoma[J]. Mod Pathol, 2011, 24(11): 1488-1499.
[40] Li J, Ning Y, Abushahin N, et al. Secretory cell expansion with aging: risk for pelvic serous carcinogenesis[J]. Gynecol Oncol, 2013, 131(3): 555-560.
[41] Qiu C, Lu N, Wang X, et al. Gene expression profiles of ovarian low-grade serous carcinoma resemble those of fallopian tube epithelium[J]. Gynecol Oncol, 2017, 147(3): 634-641.
[42] Wang Y, Hong S, Mu J, et al. Tubal origin of "ovarian" low-grade serous carcinoma: a gene expression profile study[J]. J Oncol, 2019, 2019: 8659754.
[43] Kurman R J, Carcangiu M L, Herrington C S, et al. WHO classification of tumours of female reproductive organs[M]. 4th ed. Lyon: IARC, 2014.
[44] Wong K K, Tsang Y T, Deavers M T, et al. BRAF mutation is rare in advanced-stage low-grade ovarian serous carcinomas[J]. Am J Pathol, 2010, 177(4): 1611-1617.
[45] Kuo K T, Guan B, Feng Y, et al. Analysis of DNA copy number alterations in ovarian serous tumors identifies new molecular genetic changes in low-grade and high-grade carcinomas[J]. Cancer Res, 2009, 69(9): 4036-4042.
[46] Shih I M,Wang Y,Wang T L.The origin of ovarian cancer species and precancerous landscape[J]. Am J Pathol,2021, 191(1): 26-39.
[47] Lee Y, Miron A, Drapkin R, et al. A candidate precursor to serous carcinoma that originates in the distal fallopian tube[J]. J Pathol, 2007, 211(1): 26-35.
[48] Callahan M J,Crum C P,Medeiros F,et al. Primary fallopian tube malignancies in BRCA-positive women undergoing surgery for ovarian cancer risk reduction[J].J Clin Oncol, 2007, 25(25): 3985-3990.
[49] O'Shannessy D J, Jackson S M, Twine N C, et al. Gene expression analyses support fallopian tube epithelium as the cell of origin of epithelial ovarian cancer[J].Int J Mol Sci, 2013, 14(7): 13687-13703.
[50] Pisanic T R 2nd, Wang Y, Sun H, et al. Methylomic landscapes of ovarian cancer precursor lesions[J]. Clin Cancer Res, 2020, 26(23): 6310-6320.
[51] Pisanic T R 2nd, Cope L M, Lin S F, et al. Methylomic analysis of ovarian cancers identifies tumor-specific alterations readily detectable in early precursor lesions[J]. Clin Cancer Res, 2018, 24(24): 6536-6547.
[52] Kuhn E, Meeker A, Wang T L, et al. Shortened telomeres in serous tubal intraepithelial carcinoma: an early event in ovarian high-grade serous carcinogenesis[J].Am J Surg Pathol, 2010, 34(6): 829-836.
[53] Perets R, Wyant G A, Muto K W, et al. Transformation of the fallopian tube secretory epithelium leads to high-grade serous ovarian cancer in Brca; Tp53; Pten models[J]. Cancer Cell, 2013, 24(6): 751-765.
[54] Kim J, Coffey D M, Ma L, et al. The ovary is an alternative site of origin for high-grade serous ovarian cancer in

mice[J]. Endocrinology, 2015, 156(6): 1975-1981.
[55] Falconer H, Yin L, Grönberg H, et al. Ovarian cancer risk after salpingectomy: a nationwide population-based study[J]. J Natl Cancer Inst, 2015, 107(2): dju410.
[56] Gaitskell K, Green J, Pirie K, et al. Tubal ligation and ovarian cancer risk in a large cohort: Substantial variation by histological type[J]. Int J Cancer, 2016, 138(5): 1076-1084.
[57] Gaitskell K, Coffey K, Green J, et al. Tubal ligation and incidence of 26 site-specific cancers in the Million Women Study[J]. Br J Cancer, 2016, 114(9): 1033-1037.
[58] Giannakeas V, Murji A, Lipscombe L L, et al. Salpingectomy and the risk of ovarian cancer in Ontario[J]. JAMA Netw Open, 2023, 6(8): e2327198.
[59] Jarboe E, Folkins A, Nucci M R, et al. Serous carcinogenesis in the fallopian tube: a descriptive classification[J]. Int J Gynecol Pathol, 2008, 27(1): 1-9.
[60] Soong T R, Howitt B E, Horowitz N, et al. The fallopian tube, "precursor escape" and narrowing the knowledge gap to the origins of high-grade serous carcinoma[J]. Gynecol Oncol, 2019, 152(2): 426-433.
[61] Li J, Fadare O, Xiang L, et al. Ovarian serous carcinoma: recent concepts on its origin and carcinogenesis[J]. J Hematol Oncol, 2012, 5: 8.
[62] Singh N, Gilks C B, Wilkinson N, et al. The secondary Müllerian system, field effect, BRCA, and tubal Fimbria: our evolving understanding of the origin of tubo-ovarian high-grade serous carcinoma and why assignment of primary site matters[J]. Pathology, 2015, 47(5): 423-431.
[63] Boyd C,McCluggage W G.Low-grade ovarian serous neoplasms (low-grade serous carcinoma and serous borderline tumor) associated with high-grade serous carcinoma or undifferentiated carcinoma: report of a series of cases of an unusual phenomenon[J]. Am J Surg Pathol, 2012, 36(3): 368-375.
[64] Bergsten T M, Burdette J E, Dean M. Fallopian tube initiation of high grade serous ovarian cancer and ovarian metastasis: mechanisms and therapeutic implications[J]. Cancer Lett, 2020, 476: 152-160.
[65] Wu N Y, Fang C, Huang H S, et al. Natural history of ovarian high-grade serous carcinoma from time effects of ovulation inhibition and progesterone clearance of p53-defective lesions[J].Mod Pathol, 2020, 33(1): 29-37.
[66] Mei J, Tian H, Huang H S, et al. Cellular models of development of ovarian high-grade serous carcinoma: a review of cell of origin and mechanisms of carcinogenesis[J]. Cell Prolif, 2021, 54(5): e13029.
[67] da Costa A A B A, Baiocchi G. Genomic profiling of platinum-resistant ovarian cancer: the road into druggable targets[J]. Semin Cancer Biol, 2021, 77: 29-41.
[68] Cancer Genome Atlas Research Network. Integrated genomic analyses of ovarian carcinoma[J]. Nature, 2011, 474(7353): 609-615.
[69] Bossuyt V, Medeiros F, Drapkin R, et al. Adenofibroma of the Fimbria: a common entity that is indistinguishable from ovarian adenofibroma[J]. Int J Gynecol Pathol, 2008, 27(3): 390-397.
[70] Patch A M, Christie E L, Etemadmoghadam D, et al. Whole-genome characterization of chemoresistant ovarian cancer[J]. Nature, 2015, 521(7553): 489-494.
[71] Bolton K L, Chenevix-Trench G, Goh C, et al. Association between BRCA1 and BRCA2 mutations and survival in women with invasive epithelial ovarian cancer[J]. JAMA, 2012, 307(4): 382-390.
[72] Millstein J, Budden T, Goode E L, et al. Prognostic gene expression signature for high-grade serous ovarian cancer[J]. Ann Oncol, 2020, 31(9): 1240-1250.
[73] Norquist B M, Garcia R L, Allison K H, et al. The molecular pathogenesis of hereditary ovarian carcinoma: alterations in the tubal epithelium of women with BRCA1 and BRCA2 mutations[J]. Cancer, 2010, 116(22): 5261-5271.
[74] Yucer N, Ahdoot R, Workman M J, et al. Human iPSC-derived fallopian tube organoids with BRCA1 mutation recapitulate early-stage carcinogenesis[J]. Cell Rep, 2021, 37(13): 110146.
[75] Soslow R A, Han G, Park K J, et al. Morphologic patterns associated with BRCA1 and BRCA2 genotype in ovarian carcinoma[J]. Mod Pathol, 2012, 25(4): 625-636.
[76] Verhaak R G, Tamayo P, Yang J Y, et al. Prognostically relevant gene signatures of high-grade serous ovarian carcinoma[J]. J Clin Invest, 2013, 123(1): 517-525.
[77] Murakami R, Matsumura N, Mandai M, et al. Establishment of a novel histopathological classification of high-grade serous ovarian carcinoma correlated with prognostically distinct gene expression subtypes[J]. Am J Pathol, 2016, 186(5): 1103-1113.
[78] Talhouk A, George J, Wang C, et al. Development and validation of the gene expression predictor of high-grade serous ovarian carcinoma molecular SubTYPE (PrOTYPE) [J]. Clin Cancer Res, 2020, 26(20): 5411-5423.
[79] Geistlinger L, Oh S, Ramos M, et al. Multiomic analysis of subtype evolution and heterogeneity in high-grade serous ovarian carcinoma[J]. Cancer Res, 2020, 80(20): 4335-4345.
[80] Yang G, Rosen D G, Zhang Z, et al. The chemokine growth-regulated oncogene 1 (Gro-1) links RAS signaling to the senescence of stromal fibroblasts and ovarian tumorigenesis[J]. Proc Natl Acad Sci USA, 2006, 103(44): 16472-16477.
[81] Yang G, Rosen D G, Liu G, et al. CXCR2 promotes ovarian cancer growth through dysregulated cell cycle, diminished apoptosis, and enhanced angiogenesis[J]. Clin Cancer Res, 2010, 16(15): 3875-3886.
[82] Schauer I G, Zhang J, Xing Z, et al. Interleukin-1β promotes ovarian tumorigenesis through a p53/NF-κB-mediated inflammatory response in stromal fibroblasts[J]. Neoplasia, 2013, 15(4): 409-420.
[83] Zakarya R, Howell V M, Colvin E K. Modelling epithelial ovarian cancer in mice: classical and emerging approaches[J]. Int J Mol Sci, 2020, 21(13): 4806.
[84] Colvin E K, Howell V M. Why the dual origins of high

grade serous ovarian cancer matter[J]. Nat Commun, 2020, 11(1): 1200.
[85] Bulun S E, Wan Y, Matei D. Epithelial mutations in endometriosis: link to ovarian cancer[J]. Endocrinology, 2019, 160(3): 626-638.
[86] Zheng W, Li N, Wang J, et al. Initial endometriosis showing direct morphologic evidence of Metaplasia in the pathogenesis of ovarian endometriosis[J]. Int J Gynecol Pathol, 2005, 24(2): 164-172.
[87] Yuan Z, Wang L, Wang Y, et al. Tubal origin of ovarian endometriosis[J]. Mod Pathol, 2014, 27(8): 1154-1162.
[88] Wu R, Zhai Y, Kuick R, et al. Impact of oviductal versus ovarian epithelial cell of origin on ovarian endometrioid carcinoma phenotype in the mouse[J]. J Pathol, 2016, 240(3): 341-351.
[89] Suda K, Diaz L A, Yoshihara K, et al. Clonal lineage from normal endometrium to ovarian clear cell carcinoma through ovarian endometriosis[J]. Cancer Sci, 2020, 111(8): 3000-3009.
[90] Wiegand K C, Shah S P, Al-Agha O M, et al. ARID1A mutations in endometriosis-associated ovarian carcinomas[J].N Engl J Med, 2010, 363(16): 1532-1543.
[91] Jones S, Wang T L, Shih Ie M, et al. Frequent mutations of chromatin remodeling gene ARID1A in ovarian clear cell carcinoma[J]. Science, 2010, 330(6001): 228-231.
[92] Guan B, Rahmanto Y S, Wu R C, et al. Roles of deletion of Arid1a, a tumor suppressor, in mouse ovarian tumorigenesis[J]. J Natl Cancer Inst, 2014, 106(7): dju146.
[93] Chandler R L, Damrauer J S, Raab J R, et al. Coexistent ARID1A-PIK3CA mutations promote ovarian clear-cell tumorigenesis through pro-tumorigenic inflammatory cytokine signalling[J].Nat Commun, 2015, 6: 6118.
[94] Rambau P F, McIntyre J B, Taylor J, et al. Morphologic reproducibility, genotyping, and immunohistochemical profiling do not support a category of seromucinous carcinoma of the ovary[J]. Am J Surg Pathol, 2017, 41(5): 685-695.
[95] Abou-Taleb H, Yamaguchi K, Matsumura N, et al. Comprehensive assessment of the expression of the SWI/SNF complex defines two distinct prognostic subtypes of ovarian clear cell carcinoma[J]. Oncotarget, 2016, 7(34): 54758-54770.
[96] Caumanns J J, Wisman G B A, Berns K, et al. ARID1A mutant ovarian clear cell carcinoma: a clear target for synthetic lethal strategies[J]. Biochim Biophys Acta Rev Cancer, 2018, 1870(2): 176-184.
[97] Amano Y, Mandai M, Yamaguchi K, et al. Metabolic alterations caused by HNF1β expression in ovarian clear cell carcinoma contribute to cell survival[J]. Oncotarget, 2015, 6(28): 26002-26017.
[98] Köbel M, Kang E Y. The evolution of ovarian carcinoma subclassification[J]. Cancers(Basel), 2022, 14(2): 416.
[99] Fujii K, Yamashita Y, Yamamoto T, et al. Ovarian mucinous tumors arising from mature cystic teratomas: a molecular genetic approach for understanding the cellular origin[J]. Hum Pathol, 2014, 45(4): 717-724.
[100] Snir O L, Buza N, Hui P. Mucinous epithelial tumours arising from ovarian mature teratomas: a tissue genotyping study[J]. Histopathology, 2016, 69(3): 383-392.
[101] Seidman J D, Khedmati F. Exploring the histogenesis of ovarian mucinous and transitional cell (Brenner) neoplasms and their relationship with Walthard cell nests: a study of 120 tumors[J]. Arch Pathol Lab Med, 2008, 132(11): 1753-1760.
[102] Wang Y, Wu R C, Shwartz L E, et al. Clonality analysis of combined Brenner and mucinous tumours of the ovary reveals their monoclonal origin[J]. J Pathol, 2015, 237(2): 146-151.
[103] MacKenzie R, Kommoss S, Winterhoff B J, et al. Targeted deep sequencing of mucinous ovarian tumors reveals multiple overlapping RAS-pathway activating mutations in borderline and cancerous neoplasms[J]. BMC Cancer, 2015, 15: 415.
[104] Roma A A, Masand R P. Ovarian Brenner tumors and Walthard nests: a histologic and immunohistochemical study[J]. Hum Pathol, 2014, 45(12): 2417-2422.
[105] Kuhn E, Ayhan A, Shih Ie M, et al. Ovarian Brenner tumour: a morphologic and immunohistochemical analysis suggesting an origin from fallopian tube epithelium[J]. Eur J Cancer, 2013, 49(18): 3839-3849.
[106] Marmolejo D H, Wong M Y Z, Bajalica-Lagercrantz S, et al. Overview of hereditary breast and ovarian cancer (HBOC) guidelines across Europe[J]. Eur J Med Genets, 2021, 64(12): 104350.
[107] Yoshida R. Hereditary breast and ovarian cancer (HBOC): review of its molecular characteristics, screening, treatment, and prognosis[J].Breast Cancer, 2021,28(6): 1167-1180.
[108] Schenberg T, Mitchell G. Prophylactic bilateral salpingectomy as a prevention strategy in women at high-risk of ovarian cancer: a mini-review[J]. Front Oncol, 2014, 4: 21.
[109] Samuel D, Diaz-Barbe A, Pinto A, et al. Hereditary ovarian carcinoma: cancer pathogenesis looking beyond BRCA1 and BRCA2[J]. Cells, 2022, 11(3): 539.
[110] Yang-Hartwich Y, Gurrea-Soteras M, Sumi N, et al. Ovulation and extra-ovarian origin of ovarian cancer[J]. Sci Rep, 2014, 4: 6116.
[111] Iodice S, Barile M, Rotmensz N, et al. Oral contraceptive use and breast or ovarian cancer risk in BRCA1/2 carriers: a meta-analysis[J].Eur J Cancer, 2010, 46(12): 2275-2284.
[112] Huber D, Seitz S, Kast K, et al. Use of oral contraceptives in BRCA mutation carriers and risk for ovarian and breast cancer: a systematic review[J].Arch Gynecol Obstet, 2020, 301(4): 875-884.
[113] Park J, Huang D, Chang Y J, et al. Oral contraceptives and risk of breast cancer and ovarian cancer in women with a BRCA1 or BRCA2 mutation: a meta-analysis of observational studies[J]. Carcinogenesis, 2022, 43(3): 231-242.

[114] Fathalla M F. Non-hormonal interruption of incessant ovulation as a potential approach for ovarian cancer prevention[J]. Int J Gynaecol Obstet, 2016, 132(3): 356-358.
[115] Buys S S, Partridge E, Black A, et al. Effect of screening on ovarian cancer mortality: the Prostate, Lung, Colorectal and Ovarian (PLCO) Cancer Screening Randomized Controlled Trial[J]. JAMA, 2011, 305(22): 2295-2303.
[116] Wang Y, Li L, Douville C, et al. Evaluation of liquid from the Papanicolaou test and other liquid biopsies for the detection of endometrial and ovarian cancers[J]. Sci Transl Med, 2018, 10(433): eaap8793.
[117] Seidman J D, Krishnan J. High-grade pelvic serous carcinoma within the fallopian tube lumen: real or artifact?[J]. Int J Gynecol Pathol, 2020, 39(5): 460-467.
[118] Tate T H, Baggett B, Rice P F, et al. Multispectral fluorescence imaging of human ovarian and fallopian tube tissue for early-stage cancer detection[J]. J Biomed Opt, 2016, 21(5): 56005.
[119] Grabowska-Derlatka L, Derlatka P, Szeszkowski W, et al. Diffusion-weighted imaging of small peritoneal implants in "potentially" early-stage ovarian cancer[J]. Biomed Res Int, 2016, 2016: 9254742.
[120] Akter S, Rahman M A, Hasan M N, et al. Recent advances in ovarian cancer: therapeutic strategies, potential biomarkers, and technological improvements[J]. Cells, 2022, 11(4): 650.
[121] Muinao T, Pal M,Deka Boruah H P. Origins based clinical and molecular complexities of epithelial ovarian cancer[J]. Int J Biol Macromol, 2018, 118(Pt A): 1326-1345.
[122] Hendrikse C S E, Theelen P M M, van der Ploeg P, et al. The potential of RAS/RAF/MEK/ERK (MAPK) signaling pathway inhibitors in ovarian cancer: a systematic review and meta-analysis[J].Gynecol Oncol, 2023, 171: 83-94.
[123] Spreafico A, Oza A M, Clarke B A, et al. Genotype-matched treatment for patients with advanced type I epithelial ovarian cancer (EOC)[J]. Gynecol Oncol, 2017, 144(2): 250-255.
[124] Gorringe K L, Cheasley D, Wakefield M J, et al. Therapeutic options for mucinous ovarian carcinoma[J]. Gynecol Oncol, 2020, 156(3): 552-560.
[125] Butler H, Saulat O, Guinn B A. Identification of biomarkers for the diagnosis and targets for therapy in patients with clear cell ovarian cancer: a systematic literature review[J]. Carcinogenesis, 2022, 43(3): 183-189.
[126] Bitler B G, Aird K M, Zhang R. Epigenetic synthetic lethality in ovarian clear cell carcinoma: EZH2 and ARID1A mutations[J]. Mol Cell Oncol, 2015, 3(1): e1032476.
[127] Shen J, Peng Y, Wei L, et al. ARID1A deficiency impairs the DNA damage checkpoint and sensitizes cells to PARP inhibitors[J].Cancer Discov, 2015, 5(7): 752-767.
[128] Li S, Wang T, Fei X, et al. ATR inhibitors in platinum-resistant ovarian cancer[J]. Cancers, 2022, 14(23): 5902.
[129] Banerjee S, Stewart J, Porta N, et al. ATARI trial: ATR inhibitor in combination with olaparib in gynecological cancers with ARID1A loss or no loss (ENGOT/GYN1/NCRI)[J]. Int J Gynecol Cancer, 2021, 31(11): 1471-1475.
[130] Shen J, Ju Z, Zhao W, et al. ARID1A deficiency promotes mutability and potentiates therapeutic antitumor immunity unleashed by immune checkpoint blockade[J]. Nat Med, 2018, 24(5): 556-562.
[131] George A, Kaye S, Banerjee S. Delivering widespread BRCA testing and PARP inhibition to patients with ovarian cancer[J]. Nat Rev Clin Oncol, 2017, 14(5): 284-296.
[132] Gonzalez Martin A. Progress in PARP inhibitors beyond BRCA mutant recurrent ovarian cancer?[J]. Lancet Oncol, 2017, 18(1): 8-9.
[133] Garsed D W, Alsop K, Fereday S, et al. Homologous recombination DNA repair pathway disruption and retinoblastoma protein loss are associated with exceptional survival in high-grade serous ovarian cancer[J]. Clin Cancer Res, 2018, 24(3): 569-580.

第二十四章

卵巢浆液性肿瘤

Ovarian Serous Tumors

宁燕　罗容珍　郑文新（Wenxin Zheng）

浆液性肿瘤是卵巢上皮性肿瘤中最常见的类型，在所有卵巢肿瘤中占30%～40%，其中约70%为良性，5%～10%为交界性，20%～25%为癌。多年来，其起源和组织学分类一直存在许多困惑和争议。近年来有关卵巢浆液性肿瘤的发生机制有重要进展，对其组织起源和病理学特征的认识进一步显著提高，而免疫组化（IHC）和分子检测技术的应用大大提高了诊断的准确性和可重复性。继卵巢癌的二元发生模式[1]提出之后，又相继发现卵巢浆液性癌大多源自输卵管伞端，而最近包括笔者在内的研究又进一步提出，绝大多数的卵巢浆液性肿瘤都可能直接或间接来自输卵管上皮，它们经历了不同的发生与发展过程[2, 3]。尽管这些理论尚需要更加深入的研究证实，已在很大程度上颠覆了以往有关卵巢浆液性肿瘤发生的基本观念，而与之有关的术语、形态描述及诊断标准等都在更新。

第一节　卵巢浆液性肿瘤的分类与术语

一、分类与术语的更新

卵巢浆液性肿瘤以组织学上类似输卵管黏膜（浆液性）上皮分化为特征，包括良性、交界性与恶性。10余年来对该组肿瘤有了崭新的认识，与2003版相比较，2014版WHO女性生殖系统肿瘤分类中对浆液性肿瘤在组织起源、分级、诊断术语和诊断标准等方面均有较大更新，2020版WHO分类大部分延续了2014版标准，但也进行了相应的更新（表24-1），主要体现在以下四方面[4, 5]。

（一）归入卵巢“上皮性肿瘤”范畴

长期以来，卵巢上皮性肿瘤被归在“表面上皮-间质肿瘤”的范畴下，浆液性肿瘤是其中最重要的成员。这一术语具有肿瘤原发于卵巢、卵巢表面上皮是其起源部位及卵巢不同组织学类型的上皮性肿瘤有共同的来源等多重不正确含义，因此已被摈弃。由于卵巢表面覆盖的是间皮而非上皮，目前公认的观点是大多数的卵巢浆液性癌来自输卵管伞端，而且卵巢上皮性肿瘤有多种来源，所以现在选择卵巢上皮性肿瘤这一更准确的术语，替代了以往的表面上皮 - 间质肿瘤的名称。新术语仅指这些肿瘤组织学表现为上皮性，不再具有肿瘤来自卵巢表面上皮及卵巢不同组织学类型的上皮性肿瘤有共同来源等其他内涵，体现了对卵巢上皮性肿瘤异源性起源的新认识（详见第二十三章）。

（二）交界性肿瘤及相关病变的术语

1. 卵巢交界性肿瘤的名称　交界性肿瘤的概念首先于 1961 年由 FIGO 正式提出，1973 年列入 WHO 分类，成为单独的肿瘤范畴。该组肿瘤一定程度上代表了诊断的灰色区，其概念与术语 50 年来已经发生了不少变化。大量研究表明，此类病变不应冠以“癌”或“低度恶性倾向”的名称，最初使用的“交界恶性肿瘤（低度恶性倾向的癌）”及曾经广泛使用的“低度恶性潜能的肿瘤”因可能产生误导已建议不再使用，但选用何种术语有不同的观点，因此目前仍保留“交界性肿瘤”，也是临床上使用最多的名称。

2. 对交界性肿瘤及相关腹膜病变良、恶性的区分　交界性肿瘤作为临床行为与意义模糊的范畴难以评估，许多研究尝试通过组织形态对其中的良、恶性病变进行区分，以逐步缩小或替代交界性肿瘤的范畴。这些研究获得很大进展，目前认为区分卵巢浆液性交界性肿瘤及相关腹膜病变的良、恶性关键指标有以下两个，WHO 据此进行了分类与命名（表 24-2）。

（1）原发卵巢肿瘤的形态特征（是否微乳头型）

1）普通型（良性端）：命名为浆液性交界性肿瘤，预后良好，基本呈良性经过，国际疾病分类肿瘤学（ICD-O）编码为 1，生物学行为为非特异性、交界性。

2）微乳头型（恶性端）：命名为浆液性交界性肿瘤 - 微乳头或筛状变异，较普通型浆液性交界性肿瘤有更高的临床分期、易复发为低级别浆液性癌、易发生浸润性种植，有较高的死亡风险，是更有侵袭性的肿瘤，ICD-O 编码为 2，生物学行为为原位癌。

为保证诊断术语的简单和一致性，2020 版 WHO 女性生殖道肿瘤分类不再推荐使用其他卵巢交界性上皮性肿瘤的替代同义词，如“非典型增生性浆液性、黏液性或子宫内膜样肿瘤”。同时为避免临床不必要的误解和过治疗，“非浸润性低级别浆液性癌”这一术语不再推荐使用，建议使用浆液性交界性肿瘤 - 微乳头 / 筛状变异亚型诊断术语。

（2）腹膜“种植”（是否浸润性）

1）浸润性病变：包括浸润下方组织，以及虽未浸润下方组织但细胞学显示浸润性种植的细胞特征者，命名为低级别浆液性癌。

2）其余的非浸润性病变称为种植。

此外，与以往在交界性肿瘤的诊断中强调“无损毁性间质浸润”不同，卵巢交界性肿瘤存在微灶性“浸润”已被广泛接受，2014 版和 2020 版 WHO 分类均去除了旧分类中交界性肿瘤伴微浸润的单独条目，表明不再将“微浸润”视为交界性肿瘤进展为癌的一个阶段。

（三）将恶性浆液性肿瘤明确分为高级别与低级别两个类型

浆液性癌是卵巢浆液性肿瘤的恶性端，以往在组织学上分为 1～3 级，认为不同分化的肿瘤在发展上具有谱系性。近年的研究发现，卵巢浆液性癌呈二元发生模式，根据不同的发生机制、形态学及免疫组化特征、分子遗传学、生物学行为等，可分为低级别浆液性癌（low-grade serous carcinoma，LGSC）和高级别浆液性癌（high-grade serous carcinoma，HGSC）两个类型[2, 6]，其中 LGSC 来自卵巢包涵腺体，经良性、交界性浆液性肿瘤发展而来[3]，HGSC 绝大多数来自输卵管伞端浆液性肿瘤的扩散。不同的发生机制、临床表现和生物学行为，显示 LGSC 与 HGSC 是完全不同的组织类型，两者通常无前后相继的发展关系，罕见情况下，LGSC 有可能向 HGSC 转化。

有关卵巢浆液性肿瘤的分类与术语见表 24-1。

（四）高级别浆液性癌与预后相关的分子分型

卵巢高级别浆液性癌尽管属于高度侵袭性范畴，但不同的肿瘤在生物学行为及对化疗的反应等方面仍存在差异，通过肿瘤的基因表达谱及其与临床和病理特征的相关性，可将它们区分为不同的亚型。

2008 年 Tothill 等以肿瘤及其间质反应双方面的分子特征为依据，提出与卵巢高级别浆液性癌预后相关的 4 个分子亚型。之后 TCGA 又进一步将它们描述为免疫反应型（高表达转录因子，低表达卵巢肿瘤标志物）、增殖型（高表达细胞增殖标志物）、分化型（高表达 MUC16、MUC1 和输卵管分泌细胞标志物）及间叶型（高表达 *HOX* 基因及其标志物，提示肿瘤间质成分增加）[7]。以上 4 种亚型中，结局最差

表 24-1 卵巢浆液性肿瘤分类与术语的更新（WHO）

条目	2003WHO	2014WHO	2020WHO
归属范畴	表面上皮 - 间质肿瘤	上皮性肿瘤	上皮性肿瘤
交界性肿瘤	浆液性交界性肿瘤 浆液性交界性肿瘤伴微浸润	浆液性交界性肿瘤 / 非典型增生性浆液性肿瘤	浆液性交界性肿瘤
	浆液性交界性肿瘤中的微乳头型	浆液性交界性肿瘤 - 微乳头变异型 / 非浸润性低级别浆液性癌	浆液性交界性肿瘤 - 微乳头型 / 筛状变异
腹膜“种植”	非浸润性种植	种植	种植
	浸润性种植	低级别浆液性癌 *	低级别浆液性癌
恶性肿瘤	浆液性腺癌 **	低级别浆液性癌	低级别浆液性癌
		高级别浆液性癌 ***	高级别浆液性癌 ***

* 包括虽未浸润下方组织，但细胞学显示浸润性种植的细胞特征者；** 分为 1～3 级；*** 无分级。

表 24-2 卵巢浆液性交界性肿瘤及相关腹膜病变的名称

形态	良性端	恶性端
卵巢肿瘤（有无微乳头型）	交界性肿瘤 - 普通型	交界性肿瘤 - 微乳头 / 筛状变异型
腹膜病变（是否浸润性）	种植	低级别浆液性癌

的是间叶型，最好的是免疫反应型。Verhaak 等发现，间叶型与其他类型相比，患者的中位生存期更短（23 个月与 46 个月）、对铂类药物耐药率更高（63% 与 23%）[8]。

Murakami 等观察到不同的高级别浆液性癌分子亚型具有相应的组织形态特征：间叶型表现为杂乱生长、伴破坏性间质侵犯与显著的促纤维增生；免疫反应型伴有大量淋巴细胞围绕或浸润癌巢，浸润灶的边缘光滑；增殖型与分化型均很少有促纤维增生反应，前者呈实性增殖性生长；后者形成乳头与腺样结构，显示肿瘤分化更加成熟 [9]。然而，这种分子分型与组织学特征之间的关系还有待进一步证实。

高级别浆液性癌的分子分型对该组肿瘤患者选择更加合理的治疗方式可能有重要意义，但目前分类方案尚不成熟，在应用于临床前需要更加深入的研究。

二、浆液性肿瘤的谱系

卵巢浆液性肿瘤包括良性、交界性肿瘤（普通型和微乳头型 SBT）及 LGSC 与 HGSC，但这些肿瘤并不属于同一谱系。根据卵巢浆液性癌的二元发生模式，LGSC 与良性、交界性肿瘤存在谱系性，这些肿瘤的发生与卵巢包涵腺体有关，经良性、交界性的阶段，最后发展为 LGSC。HGSC 大多来自输卵管伞端浆液性癌的扩散，在卵巢找不到与之相关的前驱或早期病变（表 24-3）。不同谱系的浆液性肿瘤显示

表 24-3 卵巢浆液性肿瘤的前期病变

卵巢肿瘤	前期病变的部位	前期病变
LGSC	多见于卵巢	交界性病变
HGSC	多见于输卵管	浆液性输卵管上皮内癌（STIC）

各自的组织学形态，在 LGSC 中可见良性与交界性病变或与之有移行，HGSC 则缺少与卵巢良性和交界性病变的关联，瘤细胞显示高级别核的特征。

三、与输卵管和腹膜浆液性病变的关系

盆腔 HGSC 包括原发性输卵管癌、卵巢癌、腹膜癌，以往用于区分三者原发癌的概念与形态标准主要是根据肿瘤部位与大小，而未将肿瘤的前驱病变包括在内。最近的研究表明，依照经典标准诊断的原发性输卵管 HGSC、卵巢 HGSC 和腹膜 HGSC，实际上有共同的来源，即大多来自输卵管伞端浆液性上皮内癌，2020 版 WHO 也明确了子宫外 HGSC 原发部位的判定标准，按此标准，约 80% 的 HGSC 为输卵管来源。由此，以往用于区分原发性输卵管、卵巢和腹膜 HGSC 的标准及各自的肿瘤分期均被摈弃，卵巢 HGSC 目前被归入盆腔（子宫外）HGSC 或输卵管 - 卵巢 HGSC 范畴，并对输卵管、卵巢及腹膜癌采用共同的肿瘤分期。有关输卵管、卵巢、腹

膜 HGSC 原发部位的判定详见第二十一章第二节。

四、诊断术语

（一）良性与交界性浆液性肿瘤

对于卵巢良性与交界性浆液性肿瘤的命名，以往基本参照有关卵巢上皮性肿瘤的一些传统描述，包括以下几点。①上皮细胞类型；②上皮和间质两种成分相对的量；③上皮成分的位置：表面、囊内或两者兼之；④组织学类型和细胞核特征。例如，对浆液性囊性肿瘤，命名时常用囊腺瘤的名称，当肿瘤纤维间质成分多于上皮时，称腺纤维瘤。但这一根据肿瘤结构的描述性分类，近年已悄然进行了简化，新分类删除了乳头状囊腺瘤和囊腺纤维瘤两个类别，使术语中肿瘤的类型与性质更加突出。

以往的乳头状囊腺瘤现在被并入囊腺瘤中，因为乳头状结构不是单独或浆液性肿瘤特有的形态，亦见于其他上皮性肿瘤，如子宫内膜样或透明细胞等类型。近年在对卵巢浆液性囊腺瘤进行诊断时，除了表面乳头状瘤外，不再区分是否为乳头状肿瘤，诊断术语也取消了“乳头状”几个字。至于浆液性囊性腺纤维瘤，其形态介于囊腺瘤与腺纤维瘤之间，实际上是伴有丰富纤维间质的囊腺瘤或腺纤维瘤的囊性形式。

（二）低级别浆液性癌（LGSC）与高级别浆液性癌（HGSC）

以往的卵巢浆液性癌分为腺癌、表面乳头状腺癌及腺癌纤维瘤三个类别，最常采用浆液性乳头状囊腺癌或腺癌的名称，随着近年对浆液性癌二元发生的认识，传统浆液性癌的分类已被 LGSC 与 HGSC 的分类术语取代。新术语以肿瘤分子遗传学改变为基础，综合肿瘤的组织形态、免疫表型及生物学行为等，更深入地体现了肿瘤的本质，对临床也有更好的指导作用。

卵巢 LGSC 与 HGSC 的诊断术语中之所以不再有“囊腺”或“腺”、“乳头状”及“纤维瘤”等字，主要是这些均为客观的大体形态描述。实际上，不同程度的囊性结构及乳头状形态在浆液性癌中十分常见，且常混合存在，区分肿瘤是否为乳头状对临床分期和治疗没有意义，但是否为外生型，应在报告中指出。浆液性一词已明确了肿瘤的腺上皮本质，与多种结构相比，关键是有无高级别细胞核的特征。在诊断中缀加没有意义的字词有可能产生歧义，LGSC 与 HGSC 以明确的语言表达了肿瘤的性质，能够很好地指导临床，这与近年来子宫内膜癌不再描述为“腺癌”、子宫浆液性癌不再加“乳头状”的术语方式相同，以免产生误导。

第二节 卵巢良性浆液性肿瘤

良性浆液性肿瘤是卵巢上皮性肿瘤中最常见的组织学类型，由类似输卵管黏膜上皮的细胞与多少不等的纤维间质组成。该组肿瘤的命名原则主要基于肿瘤的生长方式，包括是内生还是长在卵巢表面，以及是否富含纤维性间质，分为浆液性囊腺瘤（serous cystadenoma）、腺纤维瘤（adenofibroma）及表面乳头状瘤（surface papilloma），浆液性囊腺瘤是最多见的类型。但这一分类并不绝对，常可见到相互组合或几种类型的混合形态。

近年有学者对卵巢浆液性囊腺瘤与囊腺纤维瘤是否为真性肿瘤质疑，因为其中仅有 7% 的肿瘤上皮增生范围 >1mm，分子基因学分析也发现这些肿瘤绝大多数呈多克隆性，据此提出大多数的卵巢浆液性囊腺瘤可能并非真性肿瘤，而可能是囊性扩张的包涵腺体和含有包涵囊肿的纤维瘤 [10]。最近一篇研究也发现良性浆液性肿瘤与纤维瘤有相似的拷贝数异常，而且均发生在纤维性成分中，因此也提出假设卵巢良性浆液性肿瘤实际上是含包涵囊肿的纤维瘤 [11]。目前这一学说尚未获得公认，需进一步研究。

【临床特征】

肿瘤发生于成年女性的各年龄段，以 50 岁左右居多，双侧发生占 10%～20%。一般无特异性表现，常无症状，偶然发现或以盆腔包块就诊，肿瘤巨大时可出现器官受压症状。偶有腹水或肿瘤间质黄素化引起的内分泌症状，如月经不规则、子宫内膜间质蜕膜样变，个别有男性化表现。

【大体病理学】

囊腺瘤一般中等大小，直径 5～8cm（1～30cm），圆形或卵圆形，表面光滑。切面大多单房或几个子房，少数多房（图 24-1），囊壁薄或为厚韧的纤维性。内壁光滑、有嵴状分隔或疏密不一的息肉样或乳头状突起。乳头粗大或矮小颗粒状，少数呈

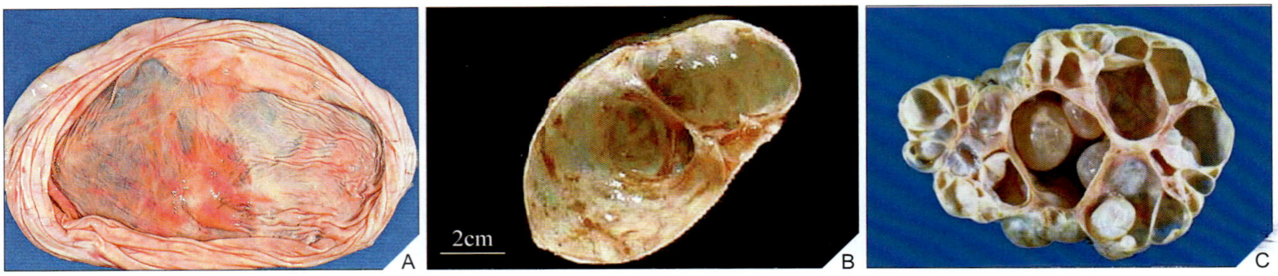

图 24-1　浆液性囊腺瘤

肿瘤内壁光滑，囊壁厚薄不一，显示单房（A）、少房（B）和多房（C）

簇状融合，其软硬程度因含纤维组织的多少及是否水肿而不同，质常较韧，一般呈灶性分布（图 24-2A），偶尔弥漫累及大部分内壁，但无坏死。囊内通常含淡草黄色液体或水样清液（浆液），也有个别为稀黏液样甚至胶样物质。此种现象可能与肿瘤伴有少量黏液上皮分化或囊内液浓缩有关，不能作为肿瘤分型依据（图 24-2B）。

表面乳头状瘤位于卵巢表面，一般范围局限，呈佛手状、疣状或菜花状，肿块可为孤立性或融合性，个别情况可广泛覆盖在一侧或双侧卵巢的表面。

腺纤维瘤典型者呈实性，质较硬，颜色灰白或黄白。切面可见细小孔隙，也可呈蜂房状或海绵状，囊内也可有息肉样突起。在绝经后妇女，尤其是肿瘤为双侧发生时，易与癌混淆（图 24-3，图 24-4）。

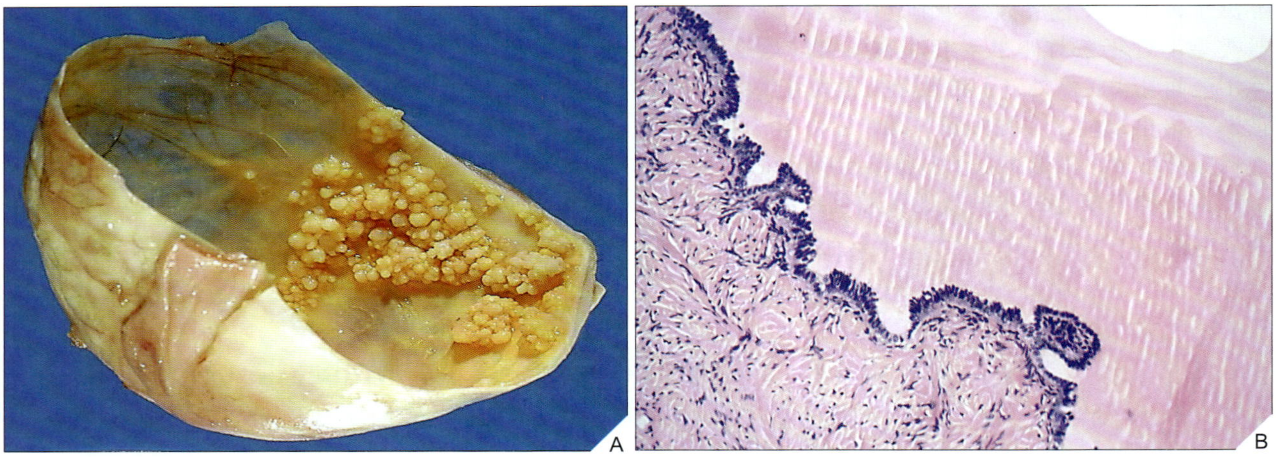

图 24-2　浆液性囊腺瘤

A. 内壁见片状乳头状突起，质韧，伴簇状融合；B. 肿瘤内衬浆液性上皮，腔内含有浓染的嗜伊红色胶样液体

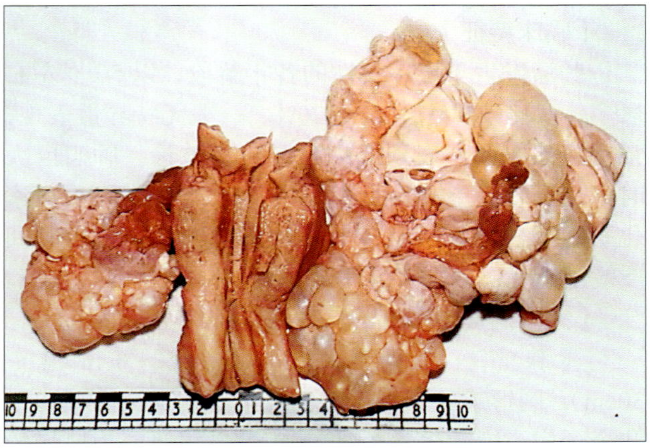

图 24-3　双侧浆液性腺纤维瘤

可见大小不等的白色实性结节与小囊，左侧肿瘤上半局部切开。肿瘤表面及内壁光滑，实性结节与间隔质韧、无坏死，符合良性肿瘤的特征

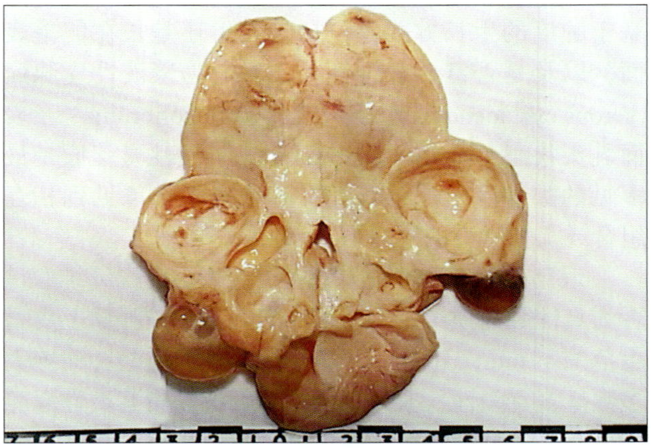

图 24-4　浆液性腺纤维瘤

切面显示几个子房，内壁光滑，纤维性囊壁，多很厚

【组织病理学】

肿瘤囊壁、房壁和乳头表面均衬覆良性浆液性上皮，类似输卵管黏膜，可见纤毛细胞与非纤毛细胞，呈立方形或低柱状，也可有扁平细胞或少许黏液性上皮分化。上皮通常为单层，少数上皮轻度增生与复层，但无明显异型。乳头状结构多无分支或只有简单分支，伴有多少不等的纤维性间质（图 24-5，图 24-6）。偶尔局部乳头结构复杂，类似交界性肿瘤，但仅限于很小的区域（<10%）。大约 15% 的肿瘤在间质中可见沙砾体，一般不明显。

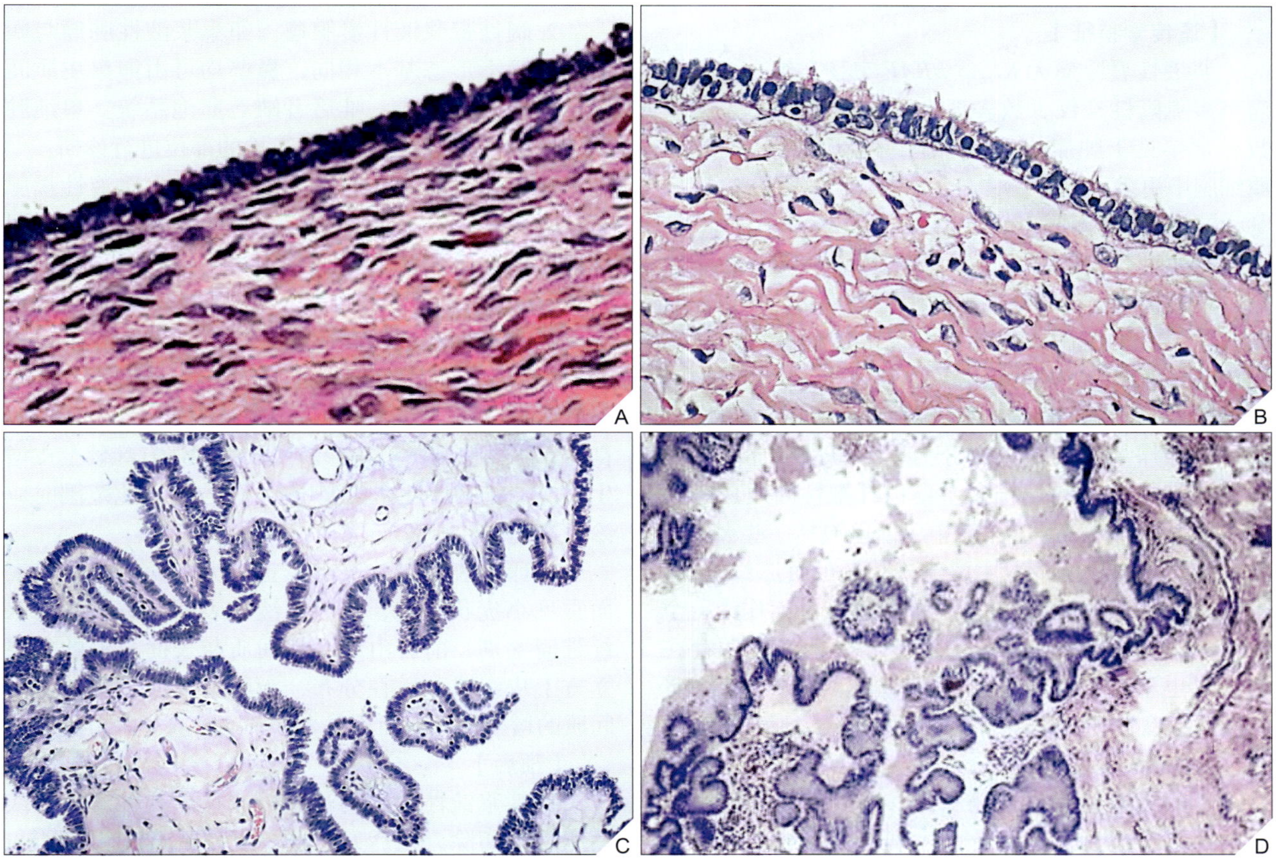

图 24–5　浆液性囊腺瘤

囊壁衬单层立方形或低柱状细胞，可见纤毛细胞与非纤毛细胞，类似输卵管黏膜上皮（A，B）；简单的乳头结构（C）；局部上皮轻度增生和复层，腔内有少许散落的上皮簇（D），此种形态应限于很小的范围

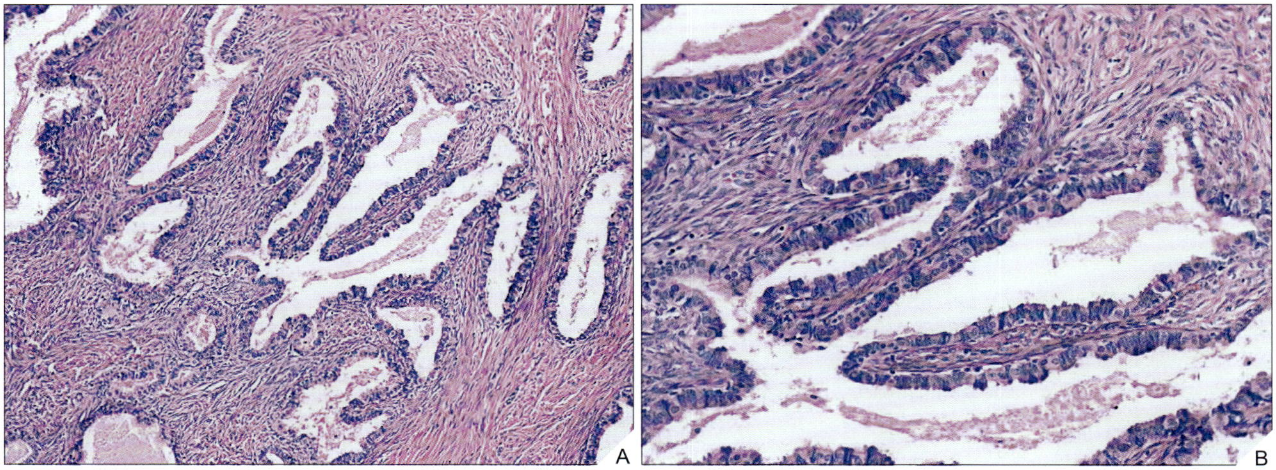

图 24–6　浆液性囊腺瘤

A. 简单腺样和乳头样结构，衬单层低柱状细胞，伴较多纤维间质；B. 放大后可见纤毛细胞与非纤毛细胞，与输卵管黏膜上皮无异

表面乳头状瘤主要由外生性乳头状结构组成，结构一般并不复杂，被覆上皮为良性浆液性上皮，轴心由致密或水肿的纤维间质组成。腺纤维瘤由大量纤维组织与少量腺体组成（图 24-7），腺体成分不突出，一般散在少量分布，偶有较多腺体，衬覆浆液性上皮。

【遗传学特征】

浆液性囊腺瘤无 *KRAS*/*BRAF* 突变，绝大多数肿瘤呈多克隆性，仅少数表现为单克隆性。DNA 拷贝数异常罕见于肿瘤的上皮细胞，但在腺纤维瘤的间质细胞中更多见。

【诊断中的问题】

1. 浆液性囊腺瘤术语涵盖了传统的乳头状囊腺瘤　乳头状结构在浆液性肿瘤中十分常见，但以往对乳头状结构的范围并无界定，加上这种区分缺乏实际意义，因此现在不再区分。

2. 浆液性囊腺瘤与腺纤维瘤的形态有一定重叠　囊腺瘤主要以囊性成分为主，但可以伴有明显的纤维性间质，腺纤维瘤主要以纤维性间质成分为主，小腺体和小囊肿分布其中，但也包括一些大的囊肿，诊断不一致的情况主要见于传统的囊腺纤维瘤，不同的病理医师可能采用不同的标准。然而作为一个谱系的肿瘤，此种区分不是很严格，两者合并存在的情况也不鲜见，可根据情况选择报告方式，如浆液性囊腺瘤，合并或局部区域呈腺纤维瘤形态。

【鉴别诊断】

1. 卵巢囊性上皮包涵腺体　卵巢浆液性囊腺瘤与囊性上皮包涵体的区分是主观的，一般采用以囊肿直径 1cm 来划界。近年研究表明它们均来自输卵管上皮，不仅上皮类型相同，并且在发展上具有谱系性，即囊腺瘤是由包涵腺体 / 囊肿发展而成。尽管在理论上两者分属于肿瘤与非瘤样病变，但目前用 1cm 来划界的标准过于宽松，实际上会将不少包涵囊肿划入囊腺瘤范畴，相信随着研究的深入，该标准可能会有所改变。

2. 阔韧带浆液性囊腺瘤　卵巢浆液性肿瘤与阔韧带的镜下形态基本相同，囊壁均可由卵巢皮质间质样纤维组织构成，唯后者缺乏卵泡系统。单纯肿物剔除的病例，应结合临床送检的部位进行诊断。

3. 卵巢网囊腺瘤　有可能会误认为浆液性囊腺瘤，但其源于沃尔夫管残余，罕见，肿瘤位于卵巢门部，囊壁有平滑肌和增生的门细胞，衬覆细胞扁平、立方形或柱状，无纤毛细胞，免疫组化 CD10 阳性。

4. 交界性浆液性囊腺瘤　浆液性囊腺瘤可有局灶上皮增生，甚至出现小灶类似交界性肿瘤的区域，一般认为该区域在整个肿瘤中的范围 <10% 时仍应按良性囊腺瘤诊断，可在诊断中加上“伴有灶性上皮增生”或“伴有灶性非典型增生”，若超出此范围时应诊断为交界性肿瘤。

5. 卵巢表面疣状突起　正常大小的成人卵巢表面常见小疣状突起，应与浆液性表面乳头状瘤或腺纤维瘤鉴别，前者由纤维性间质与表面衬覆的单层立方上皮组成，散在分布，为卵巢表面上皮和其下间质的增生性病变而不是真性肿瘤，直径 <1cm。

【预后】

良性浆液性肿瘤的治疗可选择单纯肿瘤切除或一侧附件切除，预后好。极少复发的病例很可能与术中肿瘤破裂或外生型肿瘤再次发生有关。

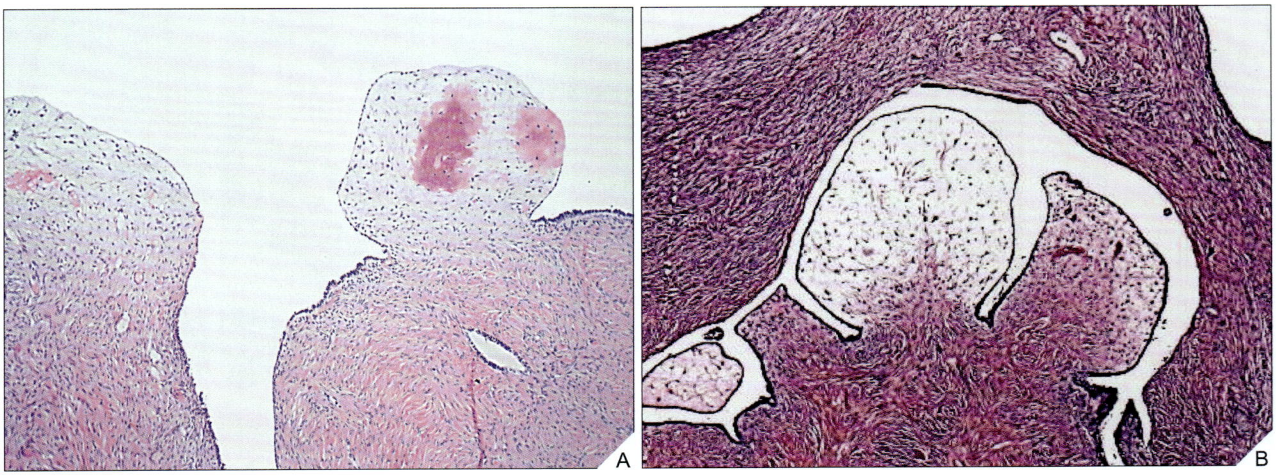

图 24-7　表面乳头状瘤（A）与腺纤维瘤（B）

A. 简单的外生性乳头，伴水肿（上端）与胶原化的纤维轴心；B. 大量纤维性间质与几个简单的乳头结构，淡染发白的乳头为水肿性间质

第三节 卵巢浆液性交界性肿瘤

浆液性交界性肿瘤（serous borderline tumor，SBT）是卵巢上皮性肿瘤中独特的范畴，涵盖良性与恶性之间的灰色区，并涉及与之相关的卵巢外病变。自 SBT 于 20 世纪 70 年代正式列入 WHO 分类以来，通过临床生物学行为来判定肿瘤组织形态的意义，有关 SBT 的认识已有很多改变，近年取得的重要共识：SBT 为异质性肿瘤，不建议继续使用低度恶性潜能的术语；SBT 中与不良预后相关的形态主要是微乳头结构与浸润性种植，可据此将其分为趋于良性或恶性两个部分，其中真正的低级别癌应从 SBT 中剥离[4，12]，这些无疑会对临床治疗产生重要影响。尽管 SBT 的范围在不断缩小，然而有关 SBT 及相关病变的生物学意义并未完全阐明，不同机构的研究结果不一，一些名称与标准存有争议，因此目前仍需保留 SBT、种植及淋巴结受累等含义模糊的术语。现在的分类中，卵巢 SBT 分为普通型和微乳头 / 筛状型。本节重点对普通型 SBT 进行描述。

普通型 SBT 被命名为浆液性交界性肿瘤，位于交界性肿瘤中的低端（良性端）。肿瘤表现为非浸润性，上皮增生与细胞不典型的程度超过良性肿瘤，但低于低级别浆液性癌。

SBT 占卵巢浆液性肿瘤的 10%～15%，占所有卵巢上皮交界性肿瘤的 50%，双侧发生率 20%～55%。本节主要对 SBT 的一般特征进行描述，有关 SBT 的特殊问题及微乳头型将在下面两节中叙述。

【临床特征】

临床表现大致同良性浆液性肿瘤，患者平均年龄 42～50 岁（12～97 岁），20 岁前罕见，明显低于高级别浆液性癌。患者通常无症状，少数腹部增大或因肿瘤破裂或扭转而出现腹痛，一些患者有不孕症。就诊时多数限于卵巢（FIGO Ⅰ期），伴有腹膜种植（FIGO Ⅱ～Ⅲ期）的比例各家报道不一，最近一组 942 例大样本统计为 13%，相比之下，SBT- 微乳头型 ≥Ⅱ期的比例达 27%[12，13]。

【大体病理学】

肿瘤可为囊内或外生性生长，大多呈单房或少数几个房，平均直径 10cm（2～25cm）。内壁可见多少不一的乳头状突起，覆盖于部分或全部囊壁。乳头大小不等，常密集而纤细如天鹅绒样，或融合成菜花状，质地常较软，但不糟脆，无明显出血和大片坏死（图 24-8）。30%～50% 的病例可见表面乳头，1/3 的肿瘤可见到实性的纤维瘤样区域。囊内液为水样或似稀黏液样，偶有黏稠的液体与黏液性肿瘤相似（图 24-8B）。

单纯的交界性表面乳头状瘤（外生型）与腺纤维瘤均较少见，形态与良性同型肿瘤相似，前者乳头常更细密，偶尔可覆盖整个卵巢表面（图 24-9，图 24-10），切面有时可见残存的正常卵巢位于肿瘤中心。

提示：充分取材对卵巢 SBT 的诊断十分重要，因为不同区域存在很大变异，微乳头结构或浸润与大量普通型 SBT 成分混杂，肉眼无法进行准确判断。近年发现增加 SBT 取材，能显著提高发现隐匿性微浸润癌和低级别浆液性癌的比例[14]。尤其出现 SBT 伴微浸润或微浸润癌时，不论肿瘤大小，应充分取材，排除 LGSC 的可能性。目前建议沿最大肿瘤直径每厘米至少取材 2 块，取材重点在细乳头、菜花、实性等区

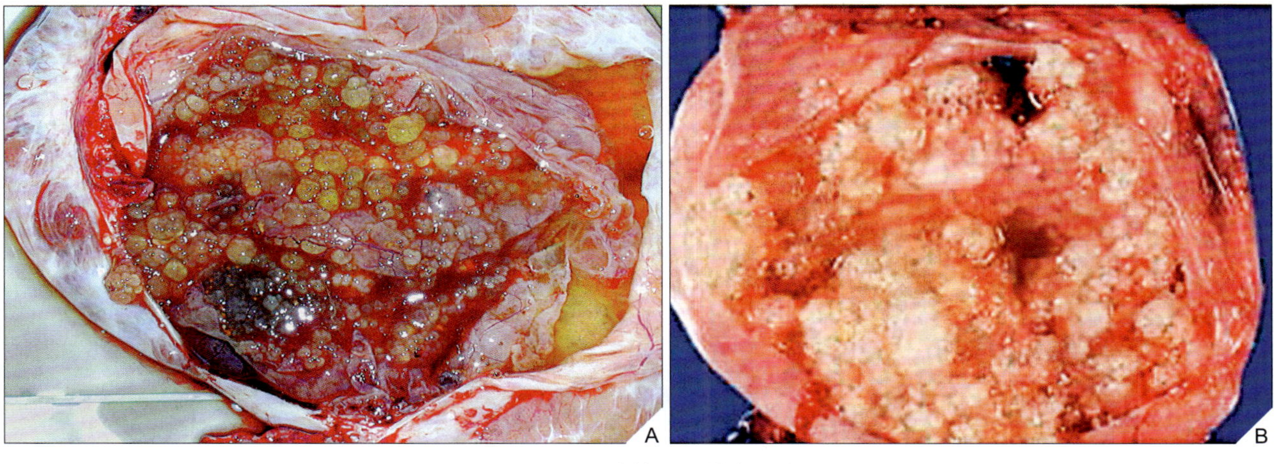

图 24-8 浆液性交界性囊腺瘤

A. 内壁有大小不等的乳头状突起，囊内含草黄色清液；B. 融合的乳头形态模糊，表面覆盖黏液样物

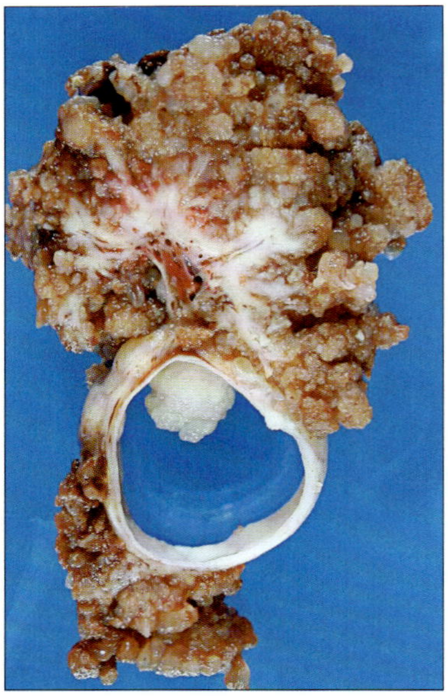

图 24-9 浆液性交界性表面乳头状瘤

乳头细密，覆盖整个卵巢表面，正常卵巢结构已消失（Robboy 教授惠赠）

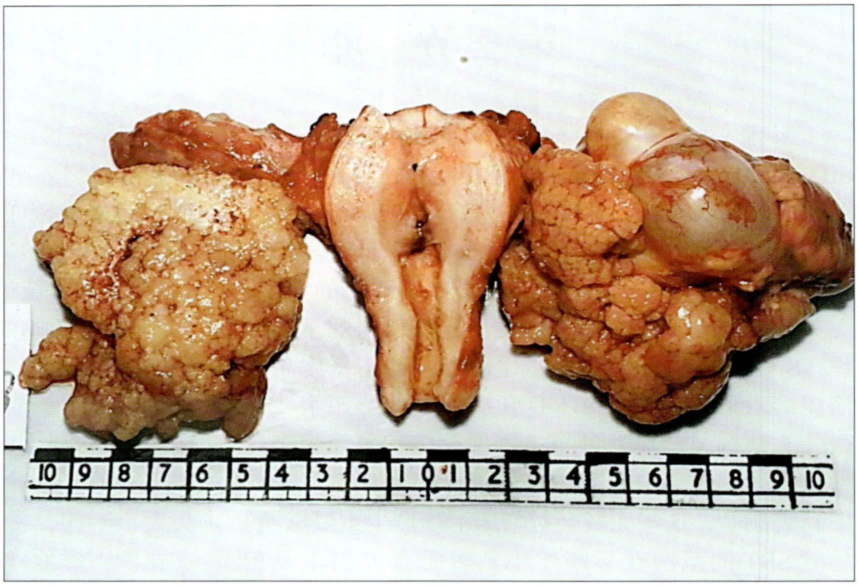

图 24-10 浆液性交界性表面乳头状瘤

左侧卵巢大部及右侧卵巢全部被肿瘤覆盖，这些乳头形成很好，没有坏死，提示为低级别肿瘤

域。对外生肿瘤和肿瘤破裂处应单独取材。

【组织病理学】

SBT 的典型表现为从大到小逐级分支的乳头结构，表面被覆单层或复层上皮，至末端形成上皮簇或出芽，常游离或散在于腔内。上皮显示异质性，包括立方形、低柱状或多角形细胞，可见纤毛细胞，一些细胞伴嗜酸性改变。瘤细胞的异型性一般为轻度至中度，罕见重度，核分裂很少见。其中最具特征性的表现为形成似乎飘浮在囊内液体中或脱离乳头表面的细胞芽、轻 - 中度核异型性和缺乏“明显”的间质浸润，可见沙砾体（图 24-11，图 24-12）。

肿瘤也可没有明显的乳头结构或仅有简单的乳

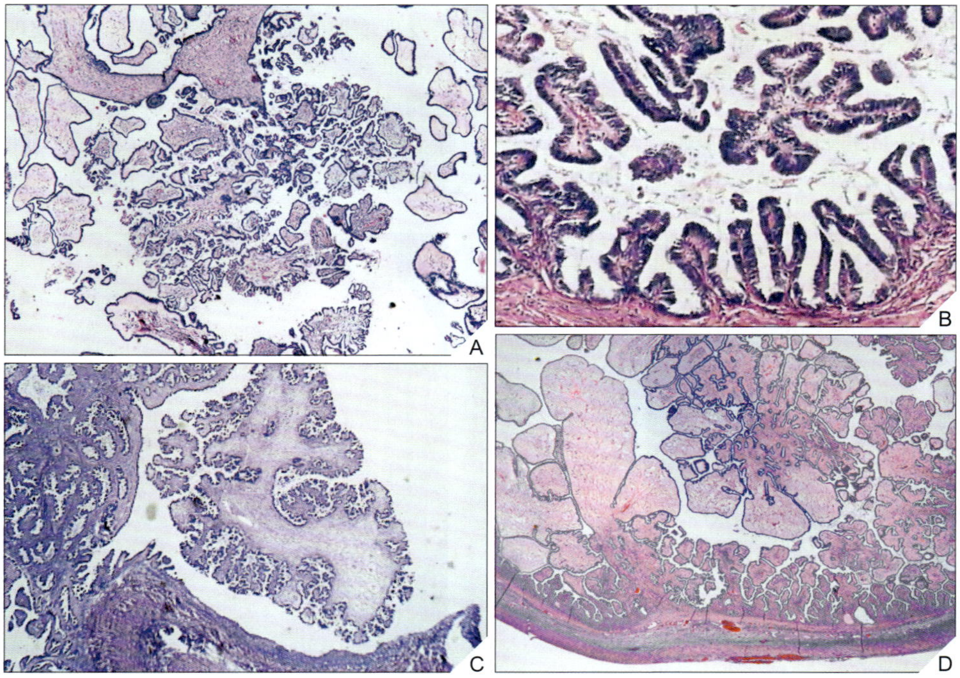

图 24-11 浆液性交界性肿瘤

各种乳头结构，有的乳头逐级分支明显（A，B），有的与腺样结构混合（C），有的大小不一（D）

头结构，瘤细胞排列为花边状或桥状、筛孔状。囊壁或乳头表面的衬覆上皮细胞核可较大，胞质亦较丰富。囊腔内有时可见嗜碱性黏液样物质，黏液染色阳性，但瘤细胞胞质内黏液染色阴性（图 24-13～图 24-15）。典型交界性肿瘤中也可有少量（融合性区域 <5mm）微乳头结构（图 24-16），但仅见于 5% 的病例。

诊断 SBT 的主要难点是缺乏对镜检标准的量化。一般认为在无真正间质浸润的前提下，增生性上皮成分超过 10% 或具备以下两项以上就可诊断 SBT。

（1）逐级分支的乳头状结构。

（2）上皮细胞复层或细胞呈出芽状簇集。

（3）上皮细胞簇从乳头脱落。

（4）瘤细胞有轻中度异型性或核分裂。

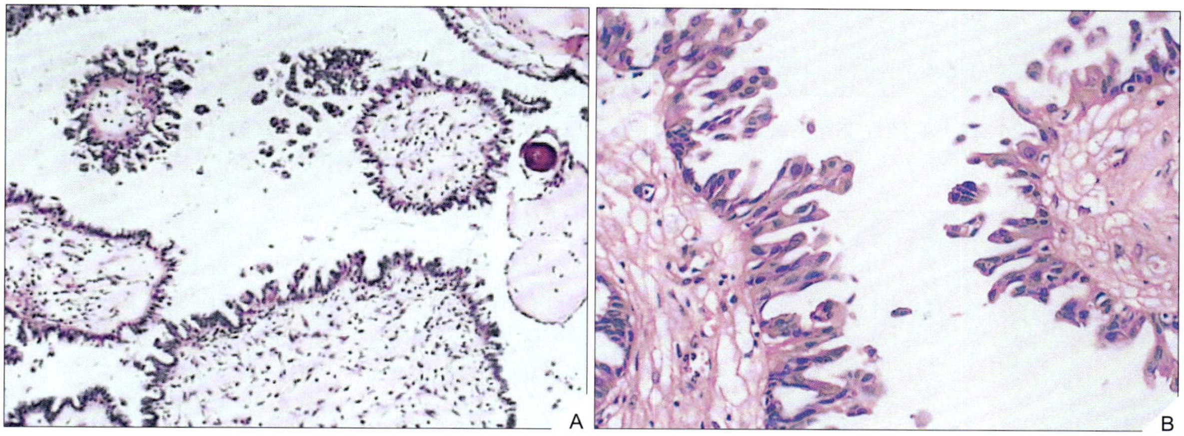

图 24-12　浆液性交界性肿瘤

A. 瘤细胞复层排列并簇集成细胞芽，可见沙砾体；B. 细胞核有轻至中度异型性

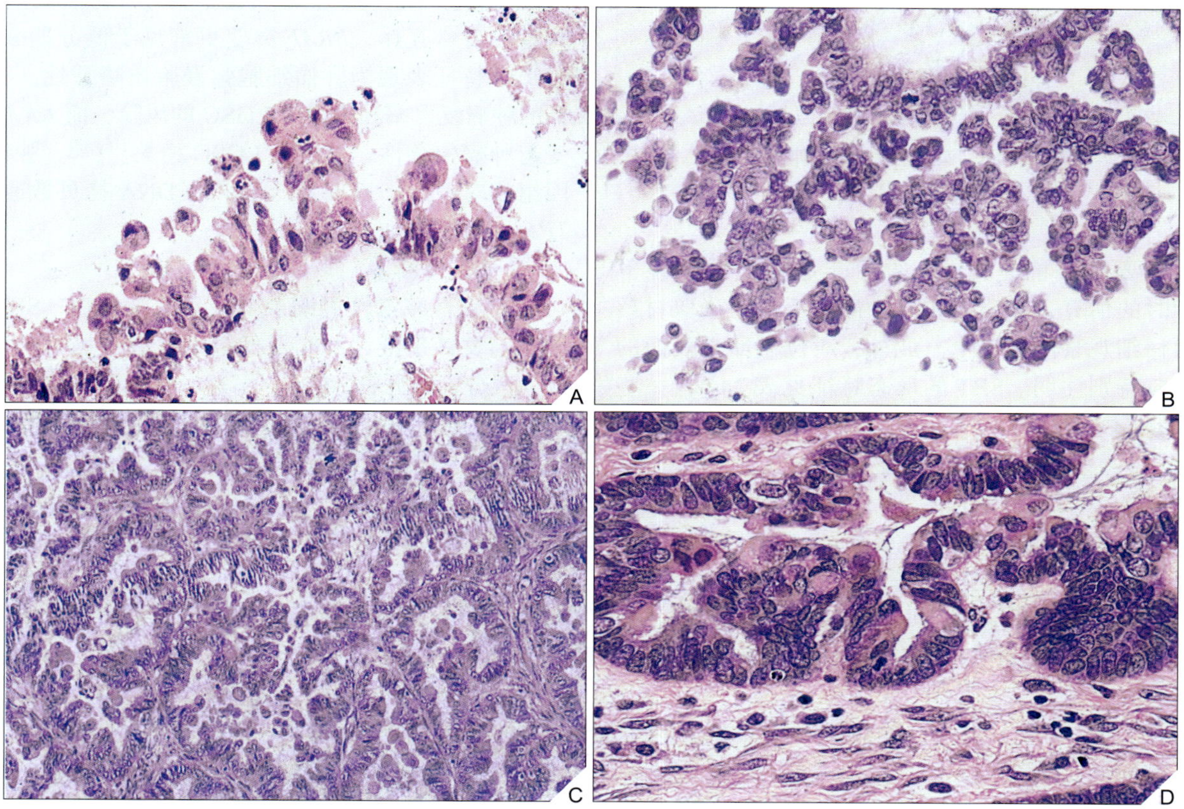

图 24-13　浆液性交界性肿瘤

A. 乳头表面的上皮细胞复层，伴轻至中度异型性，有的细胞胞质较丰富；B. 乳头表面的上皮细胞芽呈散花状脱开，为切面所致；C. 衬覆上皮细胞内陷入囊壁形成花边状；D. 囊壁的腺样结构衬覆复层上皮，伴有细胞轻 - 中度异型性，近腔缘可见几堆上皮簇，并有零星含有丰富胞质的嗜酸性上皮细胞

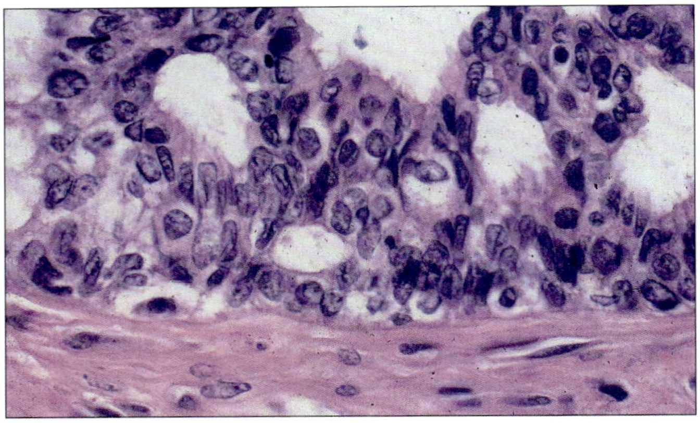

图 24-14 浆液性交界性肿瘤
囊壁内衬复层上皮，排列呈桥状或筛孔状，细胞有中度异型性（Scully 教授惠赠）

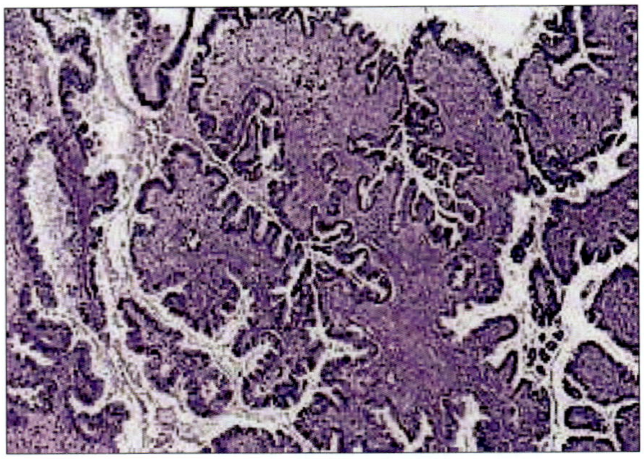

图 24-15 浆液性交界性肿瘤
囊内为嗜碱性黏液样分泌物，但瘤细胞质内无黏液

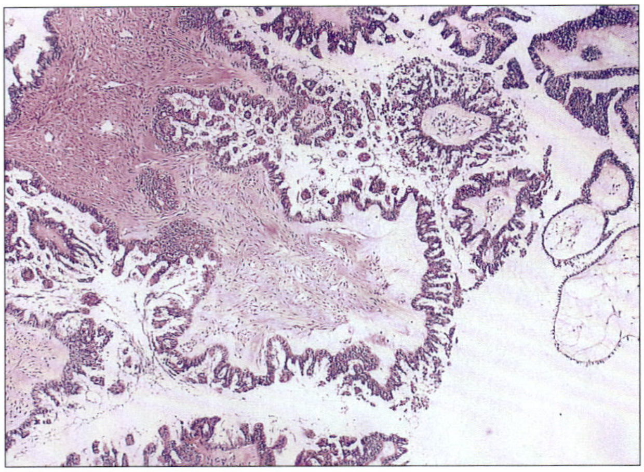

图 24-16 浆液性交界性肿瘤
局部可有少量微乳头结构（右上），但直径 <5mm，不属于微乳头型交界性肿瘤

需要强调的是，10% 的标准是病理医师镜下阅片时的估算，应建立在对肿瘤广泛或正确取材及全面仔细观察的基础上。此外，对位于卵巢表面的 SBT 应特别注明。SBT 的形态特征见表 24-4，一些特殊问题详见下节。

【免疫组化】

肿瘤表达上皮细胞的标志物（CAM5.2，AE1/AE3）；以及 EMA，Ber-EP4，WT1，PAX8，ER，PR；p53 野生型表达。

【分子遗传学】

BRAF 或 *KRAS* 的体细胞突变是最常见的分子学改变，见于 50%～90% 的 SBT，类似改变还可见于邻近的囊腺瘤上皮，提示其先于交界性肿瘤发生[15]。两者突变常互斥，*BRAF* 突变更常见于低分期 SBT，组织学特征表现为肿瘤细胞弥漫胞质嗜酸性，有较低的肿瘤复发率和进展为 LGSC 的风险，而 *KRAS* 突变与肿瘤侵袭性、复发为 LGSC 相关[16, 17]。肿瘤基因组相对稳定，表现为低水平的 DNA 拷贝数改变。*TP53* 突变很少见。

【鉴别诊断】

1. 良性浆液性肿瘤及低级别浆液性癌 SBT 的形态与良性浆液性肿瘤及低级别浆液性癌有一定重叠，区分标准见表 24-5。

表 24-4 卵巢 SBT 的排列结构与细胞形态

组织学	特征
上皮排列	①复杂的乳头，逐级分支，末端脱落为上皮簇；②游离或散在的上皮簇；③花边状、桥状、筛孔状排列；④少量微乳头
细胞形态	①纤毛型上皮，呈立方形、柱状或多角形，一些细胞胞质嗜酸；②细胞异型性轻，灶性中度，核分裂不活跃
诊断标准	①明显增生的上皮在肿瘤中≥ 10%；②允许少量微乳头结构（<5mm）

表 24-5 SBT 与良性浆液性肿瘤及低级别浆液性癌的区分

形态	良性浆液性肿瘤	SBT	低级别浆液性癌
上皮增生（复层与出芽）	<10%	≥10%	≥10%
间质浸润	无	<5mm	≥5mm

2. 卵巢外浆液性交界性肿瘤　除了淋巴结，腹膜和阔韧带也可见SBT，这些部位的SBT与卵巢SBT组织形态完全相同，包括囊壁中可见类似卵巢皮质的纤维组织，但缺乏卵泡成分。单纯剔除的肿瘤有时镜下很难区分，主要依赖术中所见。此外，与卵巢同型肿瘤比较，腹膜和阔韧带SBT很少伴有腹膜其他部位的种植，预后良好。提示：当见到卵巢外SBT时，在报告中不要贸然诊断为转移灶，应结合部位、术中所见做描述性诊断即可。

3. 卵巢浆黏液性交界性肿瘤和混合性交界性肿瘤　有时浆液性交界性肿瘤可有黏液分泌，需与浆黏液性交界性肿瘤区别，后者含有细胞内黏液，大多位于胞质顶缘。需要注意的是，浆液性交界性肿瘤可含有少量（<10%）的宫颈管型上皮分化。当宫颈管型黏液性上皮细胞多于10%时，可称为浆黏液性交界性肿瘤（seromucinous borderline tumor），其组织学结构及表现的种植与种植形态都更类似于浆液性交界性肿瘤。肠型黏液性交界性肿瘤镜下也常见乳头状结构，但黏液性肿瘤多较大，平均直径达20cm，大体很少见到乳头状突起，镜下可见杯状细胞与细胞内黏液。

4. 网状型支持-间质细胞瘤（retiform Sertoli-Leydig cell tumor）　平均发生年龄15岁，肿瘤中可有类似浆液性交界性肿瘤的乳头状结构，但有中或低分化的支持-间质细胞瘤成分，且免疫组化染色inhibin阳性，EMA阴性。

5. 卵巢中肾样腺癌（ovarian mesonephric-like adenocarcinoma，MLA）　作为2020 WHO分类中新纳入的卵巢癌组织学类型，目前认为起源于米勒管上皮，可与交界性浆液性肿瘤、低级别浆液性癌、内膜样囊肿、内膜样癌混合存在，表现为低级别多样性组织学形态，容易误诊，免疫组化TTF-1、GATA3、CD10阳性，ER、PR、WT1阴性。肿瘤侵袭性强，分期晚，易复发和肺转移[18-20]。

【预后】

1. 生存率　SBT基本呈良性经过，总体10年生存率达96%～100%，尤其是Ⅰ期患者。FICO 1991年的年度报告中列出的Ⅰ、Ⅱ和Ⅲ期浆液性交界性肿瘤患者的5年存活率为90%～95%，该数据是依据传统分类，包括了微乳头型SBT，如果将其剔除统计的话，其10年存活率几乎为100%[21]。

2. 复发率　最近一组大样本统计约为5.3%，复发的绝对风险在原发SBT诊断后的5年与10年分别达到2.9%与5.5%，之后基本维持在该水平至诊断后20年。半数以上复发出现在对侧卵巢，尤其是单侧卵巢切除（12.2%）与单纯肿瘤切除（26.7%）后，显示保守性手术有较高的复发风险。复发多见于诊断后10年以内，少数迟至20多年。

3. 继发恶变　大多数SBT维持自身的病理形态特点，进展缓慢，一般不会发展至浸润癌。但也有4%的病例发生恶性转化[13]，通常表现为低级别癌，罕见高级别癌。继发浆液性癌的绝对风险在SBT诊断后的5年与20年分别为0.9%与3.7%，即使在Ⅰ期SBT也明显高于一般人群，但远低于微乳头型的5%与13.9%[22]。

4. 与不良预后相关的因素　最主要的指标是浸润性种植，伴有浸润性种植时，预后与低级别浆液性癌相同，非浸润性种植的预后与单纯SBT基本相同，但复发与癌变风险有所增加。伴有微小浸润或淋巴结受累及外生型的SBT比囊内肿瘤更易形成腹腔种植，但并不预示肿瘤之后的进展情况，如前面所提到的，只有伴有腹膜浸润性种植的浆液性交界性肿瘤才具有威胁性。

5. 治疗　手术切除是卵巢浆液性交界性肿瘤最主要的治疗方式，无浸润性种植的病例可选择单纯肿瘤切除或单侧输卵管、卵巢切除，在充分取材、除外浸润与微乳头肿瘤的情况下可不必再次进行分期手术。术后一般无须化疗。应长期随访。

第四节　卵巢浆液性交界性肿瘤-微乳头变异型

卵巢浆液性交界性肿瘤-微乳头变异型（SBT-micropapillary variant），在SBT中占5%～10%。2014版和2020版WHO肿瘤分类均将其定义为非浸润性肿瘤，无逐级分支，以微乳头和（或）筛状结构为特征，肿瘤细胞呈圆形、胞质稀少，伴有中度核异型性。

微乳头结构于20世纪70年代首次被描述，之后在很长时间里被视为普通型SBT的形态，直至20世纪90年代中期报道其与不良预后有密切关系，由此确立为SBT微乳头亚型，同时被称作微乳头癌。遗憾的是，微乳头癌一词可用于浸润性与非浸润性两个范畴。2014版WHO肿瘤分类采用SBT-微乳头变异型与非浸润性低级别浆液性癌（non-invasive low-grade serous carcinoma，LGSC）并列的名称，主要原因在于尽管缺乏明确的间质侵犯证据，但双侧发生、表面受累、进展期及合并腹膜浸润性种植的比例显著升高，生物学表现与浸润性 LGSC 接近[23]；但肿瘤局限于卵巢时预后优于浸润性 LGSC，而且缺乏明确间质浸润。为避免临床的过度解读和过度治疗，2020 版 WHO 肿瘤分类已不再推荐使用非浸润性 LGSC 诊断名称，而是推荐使用 SBT- 微乳头变异型。

同时由于微乳头结构不仅见于 SBT，也常见于 LGSC 和少数 HGSC，微乳头癌与微乳头肿瘤的诊断术语包含了不同范畴的病变，因此不建议在外检病理诊断中单独使用这两个术语，以避免临床困惑。

【临床特征】

临床表现与普通型 SBT 相似，患者平均年龄 42～54 岁，较普通型 SBT 略大。常无明显症状，偶然发现，或以盆腔肿物为主要表现，少数出现腹部不适、腹痛与腹胀。60% 双侧发生，远高于普通型 SBT（34%）。卵巢外病灶也十分常见，27% 的病例为 FIGO Ⅱ～Ⅳ期[22]。

【大体病理学】

肿瘤大体形态通常与普通型 SBT 相似，典型表现为囊性，一般中等大小，平均直径 8cm，囊内有簇状乳头状物，有时肿瘤表面或囊内密布乳头（图 24-17，图 24-18），外生性乳头十分常见。少数肿瘤因有突出的纤维成分而形成实性区，但质地不糟脆，无明显坏死。

【组织病理学】

近年对于浆液性交界性肿瘤 - 微乳头变异型的形态描述，已由最初的经典微乳头形态扩展至包括筛状与迷宫样等结构，并强调在诊断时还应考虑到细胞学特征。这种概念的延伸，与它们的生物学行为有关。以往把伴有微乳头、筛网状或迷宫样和实性结构的 SBT 称为“高危病理结构”。

1. 卵巢肿瘤的形态

（1）结构特征：肿瘤上皮显著增生，以大量细长、极少或无纤维支撑的上皮条索环绕在大乳头纤维轴心表面为特征。这些上皮条索缺少分支，形成微乳头及其他衍生结构。微乳头是最多见的代表性形态，极多细丝状上皮条索放射状排列，直接发散自大乳头，且长度≥宽度的 5 倍，状似水母（图 24-19，图 24-20）。其他结构的形成与上皮条索的相互搭连或弯曲有关，如上皮索在大乳头纤维轴心表面相互吻合时，形成筛网状、桥孔状、腺样或裂隙状结构（图 24-21），分布于囊内或乳头表面。这些结构均来自高度增生的上皮，不同形态常同时存在，偶尔肿瘤完全由筛状或裂隙样腺体甚至实性肿瘤细胞组成，缺少微乳头结构。

肿瘤无坏死，绝大多数可见典型 SBT 区域，表明浆液性交界性肿瘤 - 微乳头变异型来自典型 SBT。

（2）细胞特征：瘤细胞主要呈立方形、圆形或多角形，缺少纤毛细胞与嗜酸细胞。细胞核小而一致，显示轻 - 中度不典型性，核质比高，核染色质粗糙，有明显的樱桃红色小核仁，核分裂数不多，细胞形态与浸润性 LGSC 相似。由于细胞形态相对一

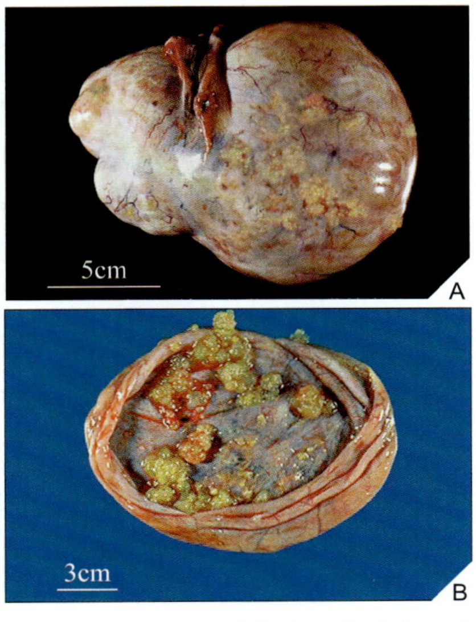

图 24–17　卵巢浆液性交界性肿瘤 – 微乳头变异型

A. 肿瘤为囊性，包膜完整；B. 内壁有簇状乳头突起，大体形态与典型浆液性交界性肿瘤相同

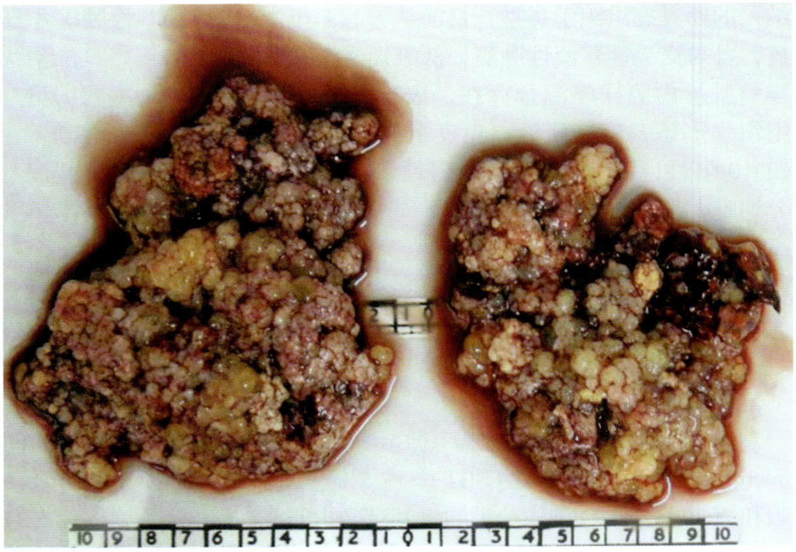

图 24–18　卵巢浆液性交界性肿瘤 – 微乳头变异型

患者 25 岁，双侧卵巢表面及囊内密布融合的乳头，镜下无间质浸润（未显示）

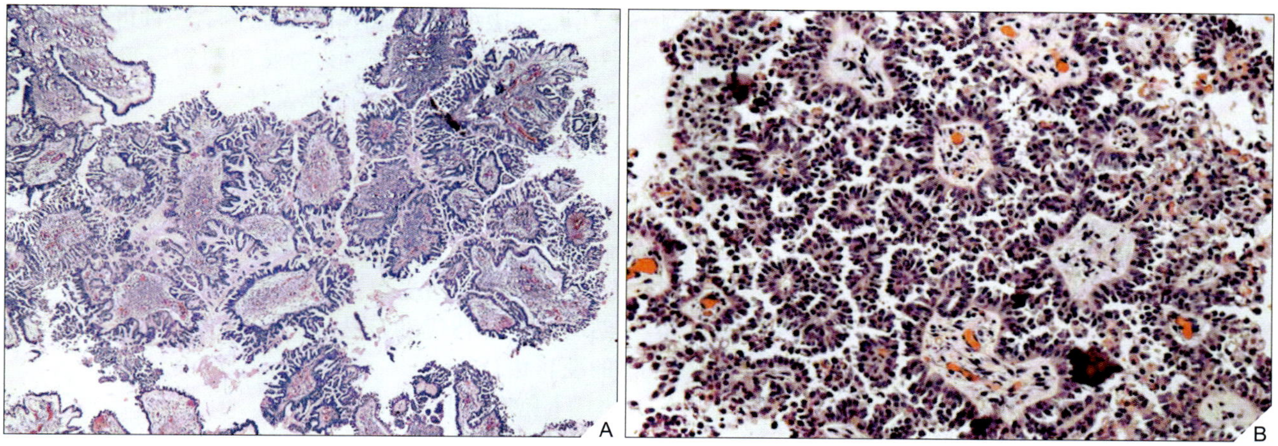

图 24-19　微乳头结构

显示宽大纤维轴心表面包绕放射状的细丝样上皮索，状似水母，乳头无逐级分支（A，B）

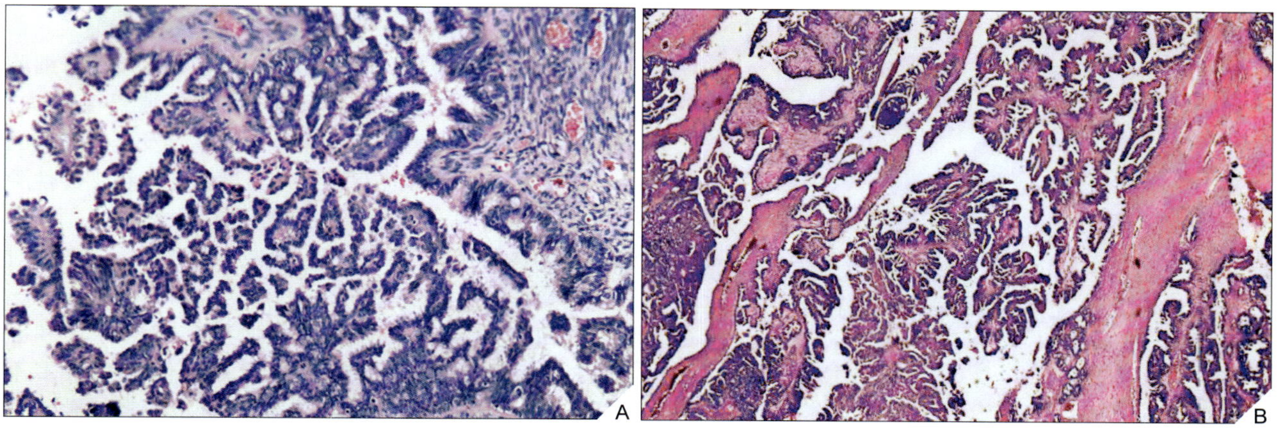

图 24-20　微乳头结构

虽无典型水母状结构，但乳头仍从大纤维轴心表面突然长出，其长度≥宽度的 5 倍，为微乳头的另一种形态学表现（A，B）；大量增生的上皮形成裂隙样结构（B）

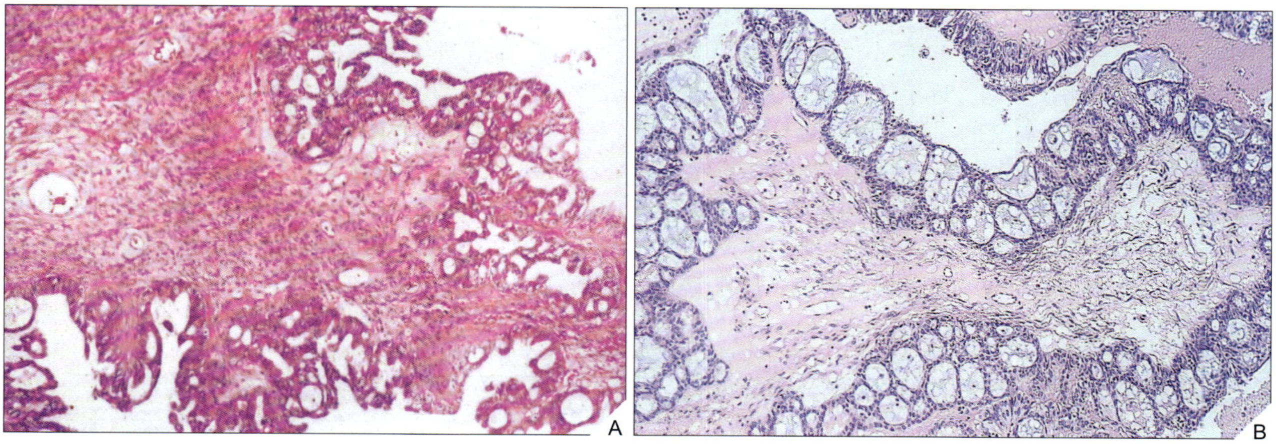

图 24-21　筛网状结构

上皮索相互吻合，形成细长的分支或筛网状结构覆盖于纤维轴心表面（A，B）

致，浆液性交界性肿瘤 - 微乳头变异型的微乳头表面轮廓显得光滑，而普通型 SBT 因细胞多为立方形与柱状，胞质中量，保留纤毛，其乳头表面轮廓反而不规则（图 24-22）。肿瘤的组织学特征见表 24-6。

（3）诊断中的问题

1）诊断要求融合的微乳头 / 筛状区域最大直径≥5mm 或在全部肿瘤中的比例≥10%，这两个指标具有一致性，罕有肿瘤表现为融合的微乳头 / 筛状

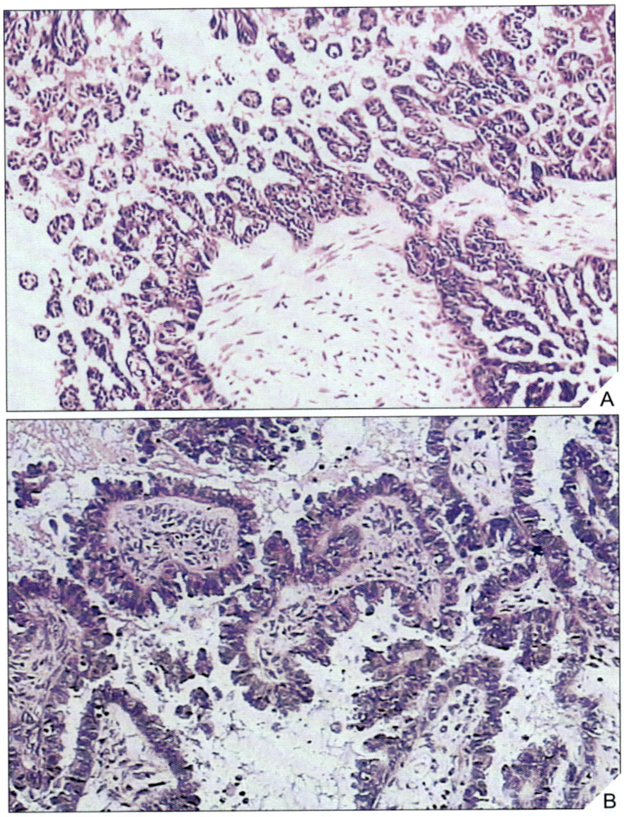

图 24-22　微乳头结构与普通交界性肿瘤的细胞形态

A. 微乳头结构的细胞大小相对一致，乳头表面轮廓光滑；B. 普通交界性肿瘤的乳头表面不规则，似小锯齿状

区域直径 <5mm，但比例≥10%。多数浆液性交界性肿瘤 - 微乳头变异型中的微乳头 / 筛状成分在肿瘤中≥50%。

2）该型肿瘤虽定义为非浸润性，但与普通型 SBT 一样，允许有微小间质浸润（<5mm），这一点主要指嗜酸细胞型微小浸润，近年认为其与上皮细胞的退变有关，不是真正意义的“浸润”（详见下节）。

对于少见的浆液性交界性肿瘤 - 微乳头变异型合并微小浸润癌，可能代表肿瘤已进入 LGSC 阶段，是否应直接诊断为 LGSC，WHO 未明确，至少应在报告中特别注明。对于浆液性交界性肿瘤 - 微乳头变异型合并微小浸润癌的解释，推测有三种可能：微乳头肿瘤本身为原位癌、为特殊的肿瘤侵犯形式或在肿瘤中有隐匿的浸润癌未被发现。

2. 卵巢外病变

（1）腹膜：SBT- 微乳头变异型合并的腹膜病变 50% 为 LGSC（浸润性种植），而普通型 SBT 合并的腹膜病变 90% 以上为非浸润性种植，仅 8% 为 LGSC[13]。

（2）淋巴结受累：SBT- 微乳头变异型累及淋巴结时，常常替代淋巴结实质，提示为伴有转移倾向的浸润性 LGSC。

【免疫组化与分子遗传学】

其与普通型浆液性交界性肿瘤基本相同。

【鉴别诊断】

SBT- 微乳头变异型与普通型 SBT 及 LGSC 均为增生性浆液性肿瘤，但细胞与结构形态均有不同。普通型 SBT 保留纤毛细胞，乳头具有多级分支与细胞簇，而 SBT- 微乳头变异型与 LGSC 通常纤毛消失，以微乳头为主，表现为细胞分化的差异及更为旺盛的上皮增生。三者形态有重叠，少量微乳头在交界性肿瘤中十分常见，仍属于普通交界性肿瘤范畴。只有当微乳头结构较多（≥5mm，或在肿瘤中≥10%）时方称微乳头型 SBT（表 24-7）。

SBT- 微乳头变异型与普通型 SBT 的卵巢和卵巢外病变形态存在一些相似之处，但也有很多不同，Vang 等最近一组大样本分析显示两者的肿瘤分期、种植及微小浸润类型等方面都存在明显差异[13]（表 24-8）。

【预后】

Ⅰ期微乳头型 SBT 预后好，7 年生存率达 97%～100%，几乎无死亡病例。进展期患者的预后主要取决于有无浸润性种植。约 11% 的病例进展为浸润性 LGSC。总体而言，最初诊断后 5 年与 20 年内发生浆液性癌的绝对风险在微乳头型 SBT（分别为 5% 与 13.9%）明显高于普通型 SBT（分别为 0.9% 与 3.7%），40% 的浆液性癌发生在腹膜[22]。

表 24-6　浆液性交界性肿瘤 - 微乳头变异型的组织学特征

组织学	特征
上皮结构	①增生的上皮细胞形成大量细长、几乎无纤维支撑的上皮条索；②上皮条索直接发散自大乳头纤维轴心表面；③排列成微乳头、筛状、迷宫样等复杂形态
细胞形态	①呈立方形、圆形与多角形，低倍镜下具有一致性；②缺少纤毛细胞与嗜酸性细胞；③核质比高，不典型性可达中度
诊断标准	①至少有一个融合性的微乳头 / 筛状区域最大直径≥5mm 或在整个肿瘤中≥10%；②无间质浸润或限于微小浸润（<5mm）*

* 这一标准与普通型浆液性交界性肿瘤相同。

表 24-7　SBT- 微乳头变异型与 SBT 及 LGSC 的形态鉴别

形态	普通型 SBT	SBT- 微乳头变异型	LGSC
上皮细胞	立方形、柱状与多角形	圆形与多角形	同左
核浆比	中度	高度	同左
纤毛细胞	可见	消失	同左
结构	多级分支的乳头，末端上皮簇	微乳头、筛状或迷宫样	同左
微乳头范围	<5mm	≥5mm	同左
间质浸润	无或 <5mm	同左	≥5mm

表 24-8　微乳头型 SBT 与普通型 SBT 的分期、种植及微小浸润

表现		普通型 SBT（%）	微乳头型 SBT（%）
FIGO 分期			
	Ⅰ期	87	73
	Ⅱ期	6	15
	Ⅲ期	7	11
	Ⅳ期	0	1
种植类型			
	非浸润性种植	92	50
	浸润性种植	8	50
浸润状况			
	发生率	2	9
	最大病灶直径 <3mm	83	29
	传统微小浸润	56	0
	微小浸润癌	44	100

第五节　卵巢浆液性交界性肿瘤的特殊问题

卵巢浆液性交界性肿瘤常伴有一些特殊的组织形态与卵巢外病变，这些改变在外检中容易引起困惑，本节根据近年认识对这些问题进行介绍与讨论。

一、微乳头

微乳头（micropapillary）为浆液性肿瘤的特殊生长形态，见于 10%～20% 的交界性肿瘤，主要表现为从囊壁或没有分支的大乳头表面直接分出大量细丝状的微小乳头状结构，亦可表现为筛状或实性形态。微乳头形态常少量出现在典型的交界性肿瘤中，详细描述见本章第四节。

二、上皮内癌

上皮内癌（intraepithelial carcinoma）的概念目前在卵巢上皮性肿瘤中主要用于黏液性交界性肿瘤。其他上皮性交界性肿瘤虽没有系列报道，并不说明没有上皮内癌的存在。事实上，在病理实践中也可见到浆液性交界性肿瘤伴上皮内癌的病例，p53 呈野生型表达（图 24-23）。形态学上主要强调上皮内癌的细胞类似于高级别浆液性癌，如果进一步发展，也可能类似于 SBT 伴高级别转化。然而，这一概念还未准确定义，临床意义尚有待大样本并有临床随访资料的研究。

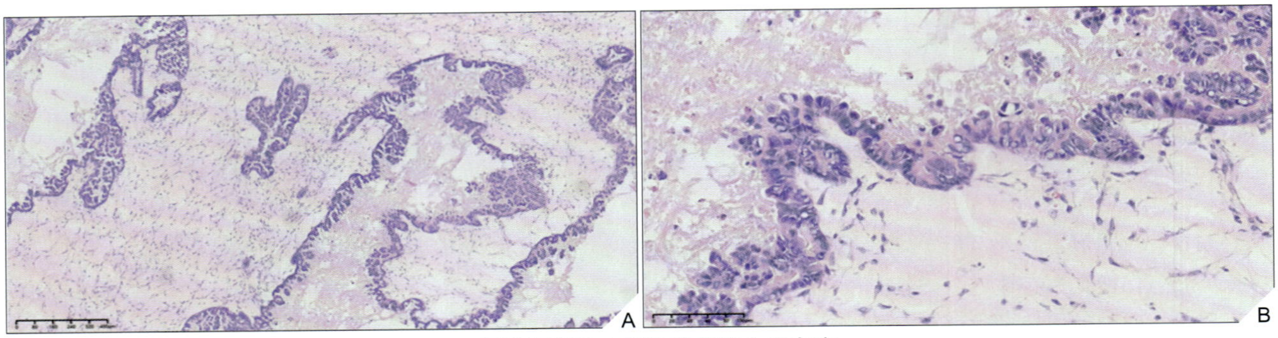

图 24-23 卵巢浆液性交界性肿瘤伴上皮内癌

A. 肿瘤表现为交界性浆液性肿瘤形态；B. 局部出现显著细胞核异型性

三、微小浸润

微小浸润（microinvasion）在卵巢交界性浆液性肿瘤中很常见，发生率多数报道为10%～15%，亦有高达25%的报道，妊娠期、伴有乳头梗死及卵巢外种植者微浸润的发生率更高。肿瘤发生间质浸润一般被视为癌，但在卵巢交界性肿瘤中是一个例外，这些所谓的微灶性浸润一般不改变患者的预后[22]。卵巢SBT伴微小浸润的诊断上限，以往标准为单灶最大直径<3mm或面积<10mm^2，近来已放宽至单灶最大直径<5mm[4]，与黏液性交界性肿瘤相同。对病灶大小的测量方法，许多病理医师在测量时更愿意采用最大直径，此方法较计算面积更为简便，我们也通常采取<5mm这一标准。

微小浸润常为多灶性，肿瘤的大体形态与交界性浆液性肿瘤无异，组织学上显示为两种不同的形态类型，绝大多数呈嗜酸细胞形态，即经典的SBT伴微小浸润，可能代表上皮细胞的终末分化或老化形态，并非真正的肿瘤浸润。少见形态为间质中杂乱分布的细胞巢或微乳头，可能代表真正的微浸润癌。

（一）经典的SBT伴微小浸润（SBT with microinvasion）

【组织病理学】

经典的间质微浸润形态，又称嗜酸细胞型微小浸润，通常发生在乳头的纤维间质中。在典型的交界性肿瘤背景下，肿瘤上皮基底膜下的间质内出现单个的圆形细胞或小簇状上皮细胞巢，少见情况下可出现旺炽性增生，但范围<5mm，胞质丰富嗜酸性，核居中，形态温和。细胞间黏着力差，很像从乳头表面上皮脱落的单个细胞、细胞芽或细胞簇（图24-24）。少数情况下可见小的腺样结构或简单乳头。嗜酸细胞周围常围绕着透明带或空隙，但缺乏明显的间质反应。微浸润灶中的嗜酸细胞与乳头表面或脱落的嗜酸细胞形态相似，但通常缺少乳头表面上皮的其他细胞类型，即立方形细胞和柱状细胞[24]。

【免疫组化】

与乳头表面的立方形/柱状上皮比较，微浸润的嗜酸细胞免疫组化表达与乳头表面脱落的嗜酸细胞相似，显示ER、PR及WT1表达下降，Ki-67指数明显降低，提示这些细胞可能与凋亡过程有关。

对于嗜酸细胞周围的空隙，一些研究显示D2-40标志物阳性，认为提示肿瘤上皮位于淋巴管内。但也有不同意见，因为D2-40也表达于间皮细胞。间质中嗜酸细胞的周围CD31标志物阴性，表明这些细胞并不在淋巴管内，D2-40阳性细胞可能为斜切的间皮。

【预后】

预后与不伴微浸润的浆液性交界性肿瘤相同，偶有复发，生存率为100%。

（二）SBT伴微小浸润癌（SBT with microinvasive carcinoma）

此型很少见，表现为杂乱分布的细胞巢或微乳头，可能代表真正的微小浸润，因此一些学者提出微小浸润癌这一名称，以有别于嗜酸细胞型微小浸润。

【组织病理学】

在交界性肿瘤基础上发生破坏性间质侵犯，表现为间质中杂乱的实性细胞巢或微乳头，偶尔呈筛状、巨乳头结构，周围伴有透明间隙与结缔组织反应（图24-25），细胞轻-中度异型性，核质比增加，形态与LGSC或浸润性种植相似，但浸润灶直径<5mm。

【预后】

微小浸润癌的临床意义不明。一些研究提示可能增加复发风险，表现为恶性生物学行为，还需大样本的积累总结。

（三）诊断中的问题

浆液性交界性肿瘤伴微小浸润可多灶发生，包

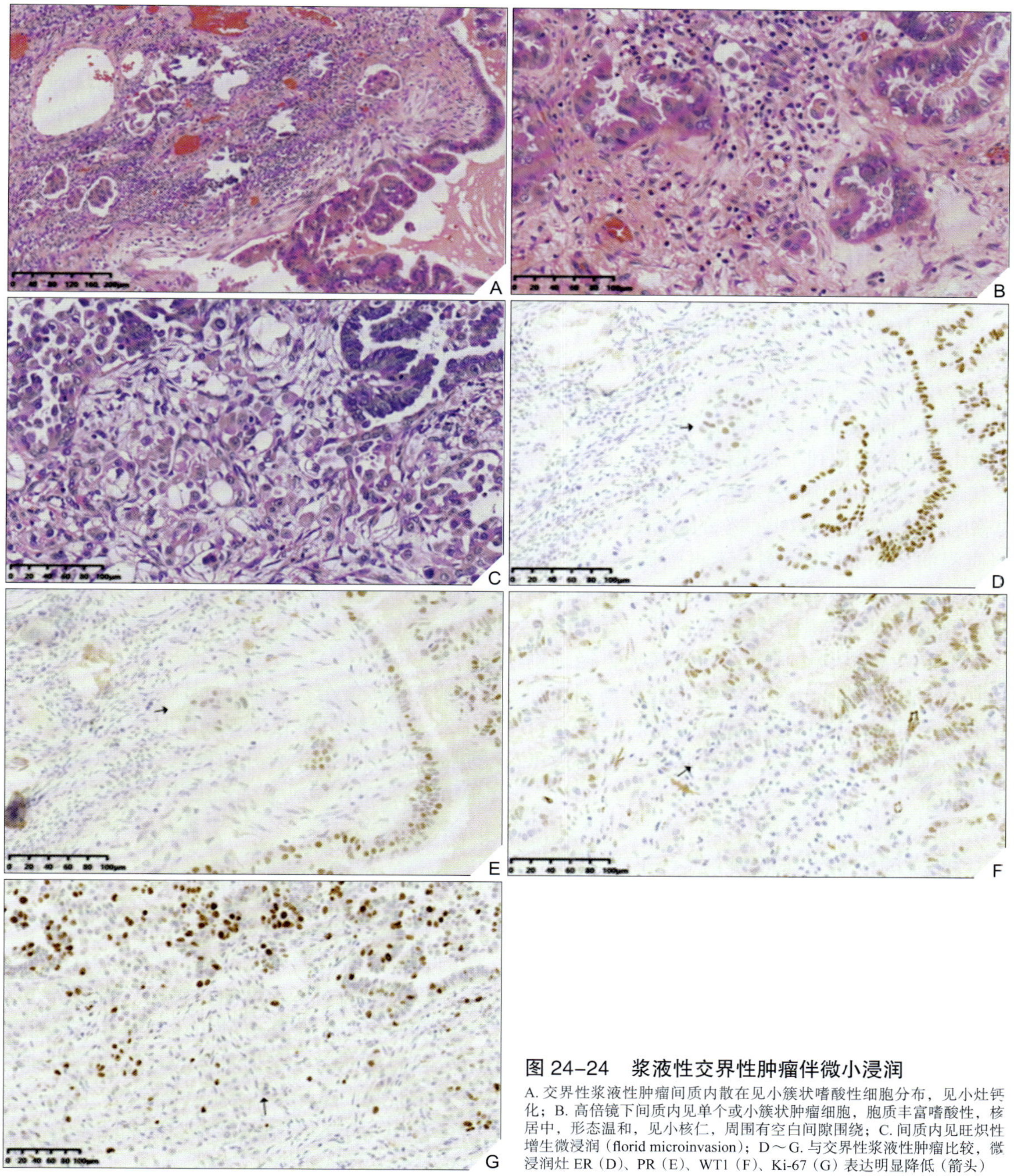

A B C D E F G

图 24-24　浆液性交界性肿瘤伴微小浸润

A. 交界性浆液性肿瘤间质内散在见小簇状嗜酸性细胞分布，见小灶钙化；B. 高倍镜下间质内见单个或小簇状肿瘤细胞，胞质丰富嗜酸性，核居中，形态温和，见小核仁，周围有空白间隙围绕；C. 间质内见旺炽性增生微浸润（florid microinvasion）；D～G. 与交界性浆液性肿瘤比较，微浸润灶 ER（D）、PR（E）、WT1（F）、Ki-67（G）表达明显降低（箭头）

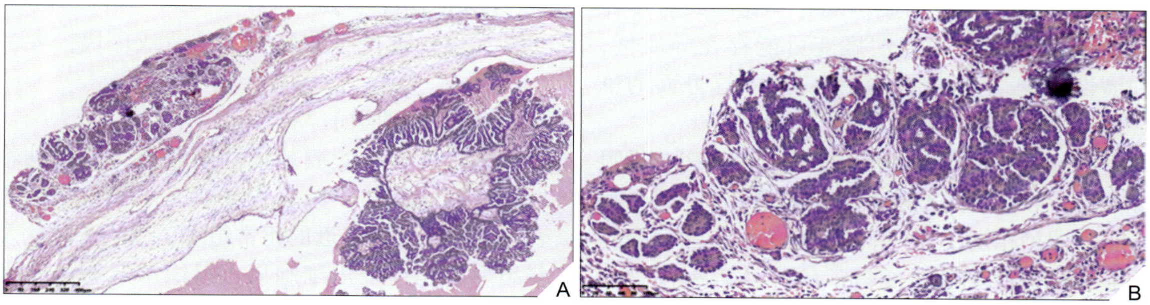

A B

图 24-25　浆液性交界性肿瘤伴微小浸润癌

A. 交界性浆液性肿瘤微乳头型（右侧），间质内见杂乱分布的肿瘤细胞巢（左侧），周围有空白间隙；B. 高倍镜下见不规则分布微乳头或实性细胞巢，细胞形态一致，核质比增加，周围见空白间隙围绕括浸润至间质或累及淋巴管。建议在诊断时注明浸润灶的最大直径。

交界性肿瘤伴微小浸润的两种形态临床意义不同，主要针对的是嗜酸细胞型，目前多数认为一般不影响预后；而微小浸润癌具有破坏性间质浸润和显著 LGSC 的形态学特点，仅仅是浸润灶 <5mm，这已经超出 SBT 范畴，由于样本资料有限，难以进一步明确其临床意义，但已有研究发现仍可能存在较高的复发和死亡风险，诊断时需要客观明确地加以说明。所以不应对所有病例均使用微小浸润的统称。出现微小浸润癌时，建议诊断 SBT 伴微小浸润性 LGSC，同时在报告中应清楚注明病灶范围（单灶 / 多灶、最大浸润灶直径、卵巢表面情况等），避免与经典嗜酸细胞型微小浸润混淆，利于临床积极治疗。此外，对所有伴有微小浸润的病例应充分取材以除外显著浸润癌。与临床的有效沟通对这些病变的诊断极为重要。

间质浸润≥ 5mm 的病例，不再强调浸润类型，可直接诊断为 LGSC。实际上，嗜酸细胞型间质浸润通常范围局限，但可与微小浸润癌合并存在，应注意寻找其中混杂的浸润癌成分。当浸润灶直径刚刚超出界值（如 7mm 或 8mm）时，意义显然与同型肿瘤大范围的浸润癌（如 10cm）不同，应将这些有价值的信息明确写入病理报告，以供临床更全面地了解肿瘤状态。

四、种植与低级别浆液性癌（非浸润性种植与浸润性种植）

传统范畴种植在卵巢交界性浆液性肿瘤中的发生率高达 40%（30%～47%），主要发生在腹膜，然而是否明确与原发卵巢肿瘤相关并未获得证实。目前提出可能有三种发生机制，包括来自卵巢肿瘤的细胞脱落、与卵巢肿瘤无关的腹膜病变及反应性间皮增生。由于多数种植灶范围小，分子学研究在技术上有很大难度，各家机构的研究结果不一，对不同肿瘤进行的克隆性研究显示既有单克隆又有多克隆，提示所谓的腹膜种植性病变可能存在异质性，包括肿瘤性病变与非肿瘤性病变，有关这方面的争议必然影响到对卵巢交界性肿瘤的分期。

20 世纪 80 年代将种植分为非浸润性（病变局限于器官表面）与浸润性（病变侵袭下方组织）两个类型。非浸润性种植对 10 年生存率无负面影响，浸润性种植的肿瘤复发率超过 50%，10 年生存率仅 35% 左右，与 LGSC 相似。由此，浸润性种植被视为浸润癌的同义词，代表卵巢肿瘤已出现卵巢外转移或为卵巢肿瘤以外的腹膜原发癌，近年倾向将其从种植的概念内剥离。

2020 版 WHO 肿瘤分类延续了 2014 版 WHO 肿瘤分类对种植的定义，将与低级别浆液性癌相似的有明确间质浸润，以及虽未浸润下方组织，但显示浸润性种植的细胞学特征者命名为低级别浆液性癌，只有通常表现良性过程的非浸润性种植仍称为“种植”（表 24-9）。

表 24-9 WHO 有关腹膜种植术语及定义的更新

2003WHO	2014和2020 WHO
非浸润性种植 病变局限于器官表面	种植 病变局限于器官表面，并且缺乏浸润性种植的细胞特征
浸润性种植 病变侵袭下方组织	低级别浆液性癌 （1）病变侵袭下方组织 （2）虽未侵袭下方组织，但呈现浸润性种植的细胞学特征，特别是周围有空隙的较小的实性细胞巢、微乳头和（或）筛状生长者

依据传统分类，非浸润性约占 75%，浸润性约占 25%，两者可单独出现或同时存在于不同的区域。进展期的经典 SBT 合并的种植 90% 以上为非浸润性种植，而 SBT- 微乳头变异型中浸润性种植的发生率高达 50%[22]。

（一）种植（非浸润性种植）

种植（implants）是发生在卵巢浆液性交界性肿瘤的独特现象，通常指交界性肿瘤伴有的卵巢外增生性浆液性病变，程度超出输卵管黏膜异位，但缺少对下方组织的破坏。种植主要发生于腹膜，导致卵巢肿瘤分期提高，但预后明显优于同期别的低级别浆液性癌，因此术语采用“种植”，而不是具有恶性含义的“转移”。其原发卵巢肿瘤的类型 70% 以上为普通型 SBT，少数为微乳头变异型。

【大体病理学】

大体检查仅少数可见到结节或斑块，大多为镜下发现。

【组织病理学】

病变常位于腹膜或大网膜表面，上皮黏着于或沿着大网膜脂肪小叶生长。缺乏以下三项中的任一表现：包括浸润邻近的正常组织、微乳头结构及围绕着裂隙的实性上皮细胞巢。组织学形态可分为以下两个类型。

1. 上皮型非浸润性种植（epithelial-type non-

invasive implants）增生的浆液性上皮呈分支乳头状，可有纤维性或透明变性的轴心，也可见到小的上皮簇与细胞芽，细胞可有轻度异型性，常见沙砾体。

病灶位于腹膜表面或潜入间皮下，也常位于网膜小叶间，不浸润下方或周围正常组织，病灶界限清楚且较平整，无明显间质反应（图 24-26～图 24-29）。此型病变的上皮形态与卵巢交界性浆液性肿瘤相似，最可能是通过脱落 - 腹膜种植机制发展而来。

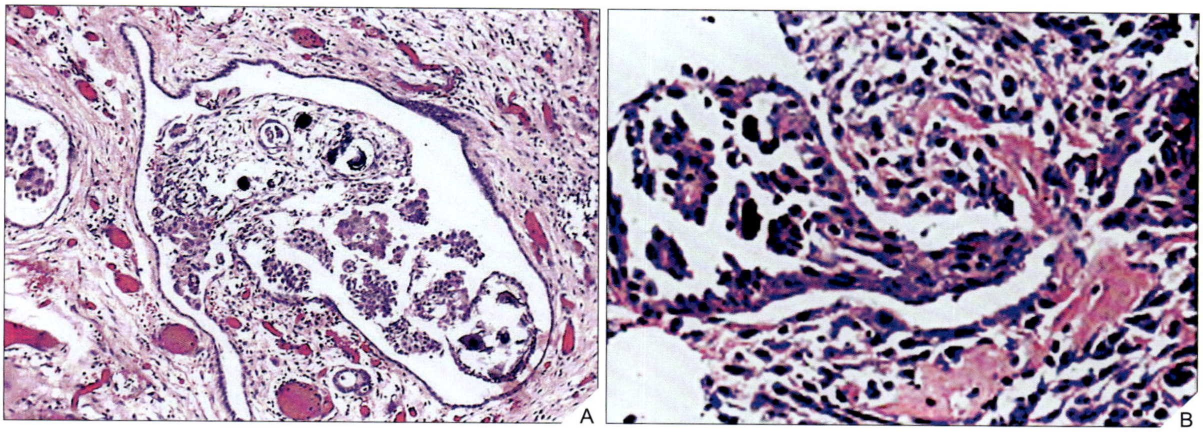

图 24-26　非浸润性种植（上皮型）

A. 低倍镜下病灶不明显；B. 放大后见增生的浆液性上皮呈乳头和腺样结构

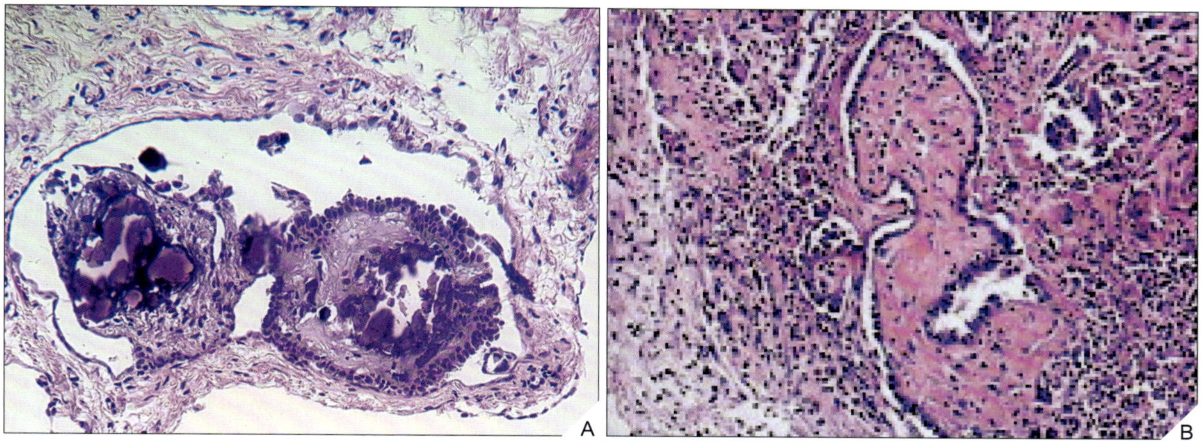

图 24-27　非浸润性种植（上皮型）

放大后见典型的交界性肿瘤形态，伴沙砾体，不伴周围组织的破坏

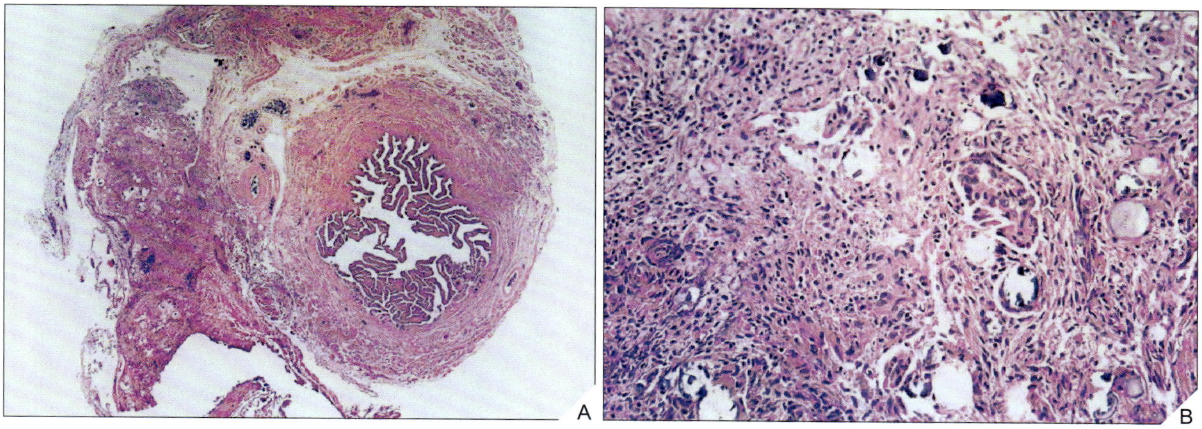

图 24-28　非浸润性种植（上皮型）

A. 输卵管浆膜面见一弥散病灶，未浸润周围组织；B. 放大后见小簇浆液性肿瘤细胞伴沙砾体，周围有大量纤维蛋白、炎症细胞与组织细胞

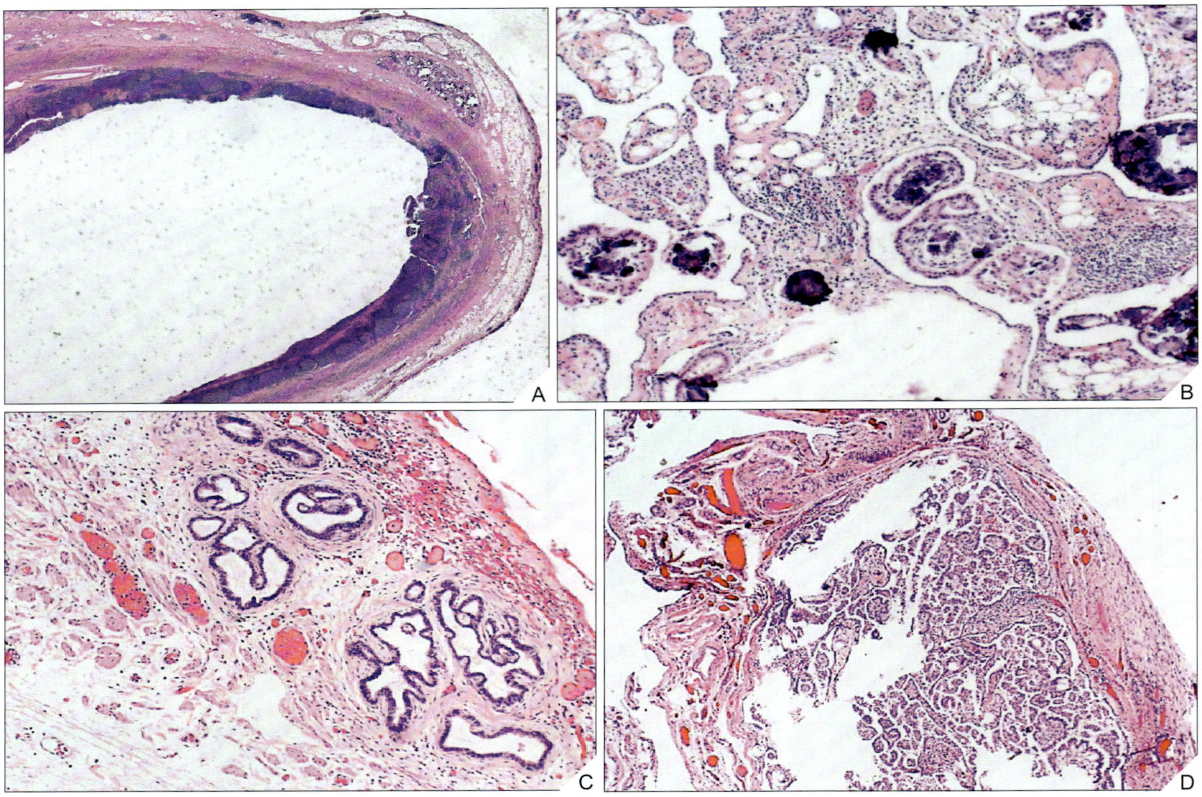

图 24-29　非浸润性种植（上皮型）

阑尾浆膜下（A）、大网膜（B）及输卵管旁（C，D）的腺样与乳头状结构，共同特点是与周围组织界限清楚，无浸润性生长；增生的上皮呈分支状乳头与微乳头，位于边缘光滑的囊内（D）

2. 促纤维组织增生型非浸润性种植（desmoplastic-type non-invasive implants）　病灶由显著增生的成纤维细胞与少量上皮样成分组成，呈斑块状贴附于腹膜表面，也可潜入间皮下或位于网膜小叶间，与周围界限清楚。间质典型者似肉芽肿样，将少量腺样、小乳头状或单个细胞包裹其间。腺样结构通常仅衬覆1～2层非特异性上皮或间皮样细胞，胞质嗜酸性，可伴轻度或偶有中-重度细胞异型性，但缺少核分裂。腺样结构受间质挤压，多相互平行排列，与间质有过渡或融入间质（图 24-30～图 24-33）。炎性渗出与沙砾体很常见。

病变的形态极具迷惑性，少量上皮成分尤其是单个或小片细胞在大量纤维组织中，状似浸润性生长，容易导致错误的诊断。但这些上皮细胞的形态

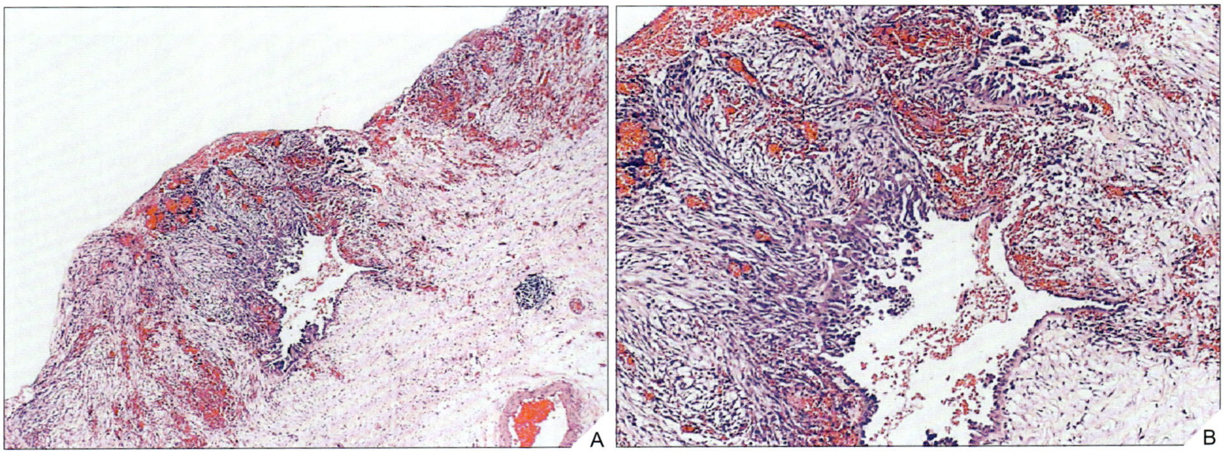

图 24-30　非浸润性种植（促纤维组织增生型）

A. 病灶贴附于腹膜表面，低倍镜下见纤维结缔组织中有腺样结构；B. 放大后见腺样结构似与周围增生的梭形纤维有移行

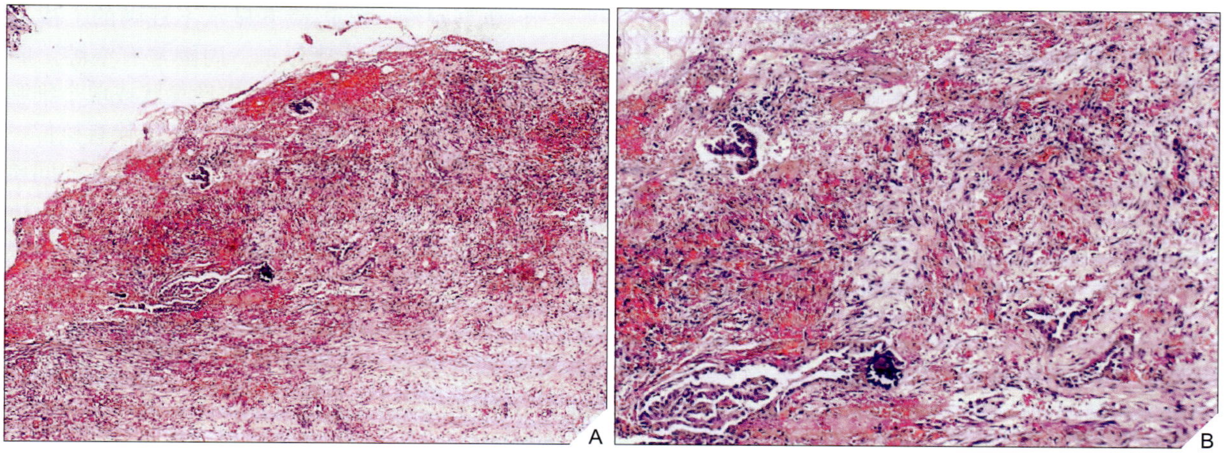

图 24-31　非浸润性种植（促纤维组织增生型）

A. 纤维结缔组织中包裹少量上皮样与腺样结构；B. 放大后见上皮样成分平行排列或呈小乳头样，似间皮细胞，周围增生的纤维组织明显，无浸润

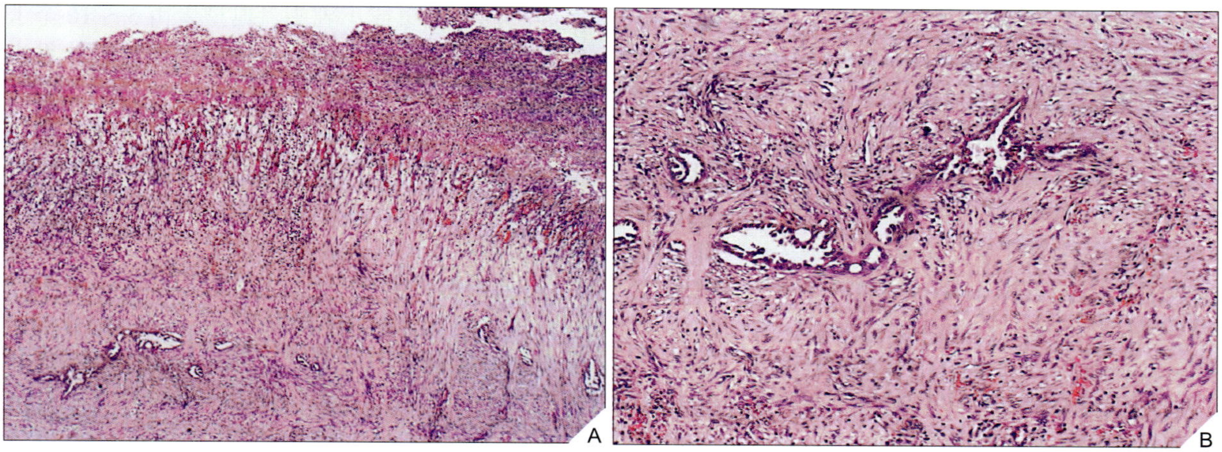

图 24-32　非浸润性种植（促纤维组织增生型）

显著增生的纤维结缔组织，上皮成分不突出（A，B），散在炎症细胞浸润，似慢性肉芽肿性炎（B）

与卵巢肿瘤不相似，伴有嗜酸性胞质，类似反应性增生的间皮，可能为与卵巢交界性肿瘤无关的腹膜原发性病变，不代表浸润性种植。

【鉴别诊断】

1. 低级别浆液性癌（浸润性种植）　种植（非浸润性种植）应与浸润性种植进行区分，后者现在明确为低级别浆液性癌，两者的鉴别详见本节下面的描述。

2. 输卵管子宫内膜异位（endosalpingiosis）　也称良性浆液性包涵腺体，为非肿瘤性病变，可独自发生或与卵巢浆液性肿瘤伴发，其中交界性肿瘤合并腹膜输卵管子宫内膜异位的比例约为40%。输卵管子宫内膜异位组织学表现为腹膜表面有良性浆液性腺体，单个或数个聚集。其上皮为单层，显示输卵管型上皮分化，可见纤毛。细胞无明显异型性或仅有轻度异型性，无乳头或仅有简单的乳头结构，无明显核分裂，可见沙砾体。

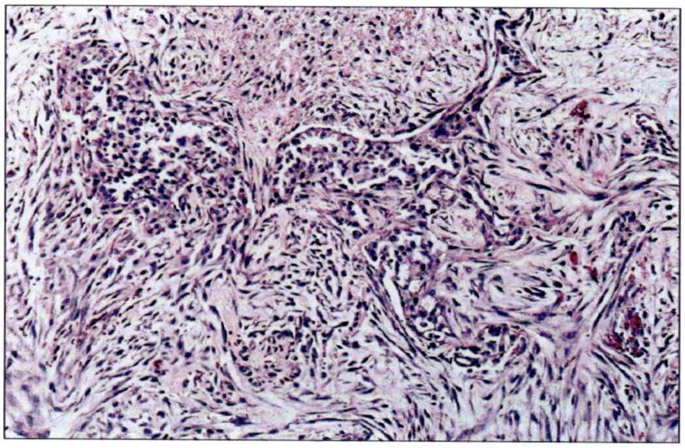

图 24-33　非浸润性种植（促纤维组织增生型）

上皮受周围增生的纤维结缔组织挤压，似“浸润性”生长

近年研究表明腹膜输卵管子宫内膜异位的细胞来自输卵管伞端脱落的良性细胞，并非来自腹膜间皮化生。同样，最近的研究也提示卵巢交界性肿

瘤的发生最初也来自输卵管，经输卵管伞端黏膜上皮—卵巢包涵腺体—良性浆液性肿瘤—交界性浆液性肿瘤的发展，两者的细胞来源一致，均提示输卵管黏膜在盆腔浆液性病变发生上起到重要的作用[3]。

【预后】

种植（非浸润性种植）的确切性质还不清楚，通常表现良性行为，95%以上的患者长期生存超过7年，如将微乳头型SBT与浸润性种植剔除，则生存率接近98%～100%[25]。但这些病例复发为SBT或进展为低级别浆液性癌的风险仍高于一般人群，所以即使是非浸润性种植，仍然需要长期随访[13]。

（二）腹膜低级别浆液性癌（浸润性种植）

腹膜低级别浆液性癌（low-grade serous carcinoma，LGSC）即传统的浸润性种植（invasive implants），是卵巢浆液性交界性肿瘤合并的腹膜浸润性病变，在腹膜“种植性”病变中约占1/5，远少于非浸润性种植。一些研究发现，腹膜LGSC（浸润性种植）与原发卵巢肿瘤具有同样的分子遗传学改变，提示这些病变大多为转移癌，因此LGSC的名称较浸润性种植更准确。原发卵巢肿瘤的类型60%以上为SBT-微乳头变异型，近40%为普通型SBT。对于SBT伴发腹膜LGSC的解释，多数学者认为最大可能是这些病例的原发卵巢交界性肿瘤中含有隐匿性癌。

浸润性种植最初描述为增生的浆液性上皮侵犯邻近或下方的组织，之后将其扩展至可无明显破坏性间质浸润，但在间质中出现类似SBT的微乳头/筛状结构，以及被透明空隙围绕着的实性上皮巢形态，因为后者的生物学行为与明确的浸润性种植相似，因此也包括在LGSC范畴。

【大体病理学】

大体形态与非浸润性种植相似。

【组织病理学】

病变常发生于盆腔腹膜、腹膜下与大网膜，也可累及肠管和盆腹腔脏器，镜下呈典型间质浸润，以及无明显间质浸润，但表现为微乳头/筛状结构或伴有周围空隙或裂隙的小实性细胞巢等三种生长方式（表24-10），细胞形态类似低级别浆液性癌，常呈现出比非浸润性种植更一致的细胞形态。

1. 典型浸润　低倍镜下显示不规则的上皮细胞巢，在正常组织中杂乱分布，周围常有空隙。肿瘤上皮呈腺样、乳头状、筛状、实性巢状或单个细胞等多种形态，细胞核深染，核质比增高，伴有核仁。间质水肿、黏液样或纤维性，表现为不同程度的间质反应，并可伴有炎症细胞浸润（图24-34～图24-36）。肿瘤组织毁坏和取代了原来的下方组织，与低级别浸润癌无区别。

2. 微乳头　大量细丝状增生的上皮细胞，可围绕宽大的乳头轴心，类似卵巢SBT-微乳头变异型。也可表现为无纤维轴心的上皮与小乳头，位于间质或在大腺腔内生长，常互相连接形成筛状、迷宫样或蛛网状腔隙。

3. 伴有周围空隙的实性细胞巢　间质中杂乱分布的实性细胞巢或小乳头，典型者由5～10个上皮细胞组成，周围有透明空隙或裂隙，沙砾体很少见（图24-37）。

上述形态可单独或混合出现，并可伴有腹膜非浸润性种植。对于浸润性种植的判断，以上三种生长方式都没有最低的范围要求，这与卵巢交界性肿瘤的诊断有所不同。

【鉴别诊断】

区别浸润性种植和非浸润性种植的重要性已得到越来越多的肯定，卵巢交界性肿瘤本身和腹膜非

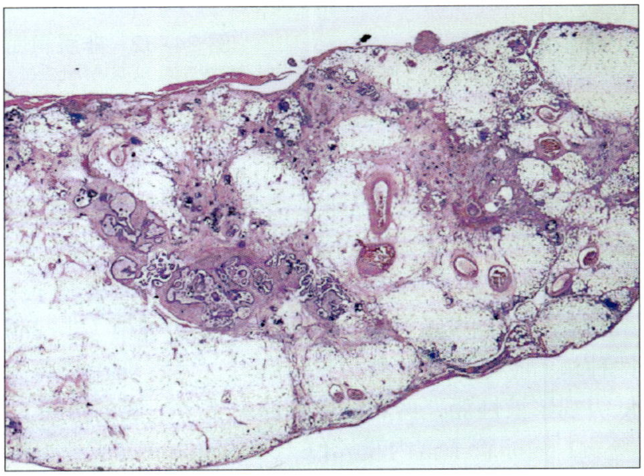

图24-34　浸润性种植

大网膜中杂乱分布的上皮巢，呈浸润性生长，破坏网膜小叶结构

表24-10　腹膜低级别浆液性癌（浸润性种植）的生长方式

类型	形态特征
破坏性间质浸润	上皮以杂乱浸润性的方式生长
无明显破坏性间质浸润，但伴有其他特征	①微乳头、实性细胞巢或筛样结构；②伴有周围空隙或裂隙的小实性细胞巢

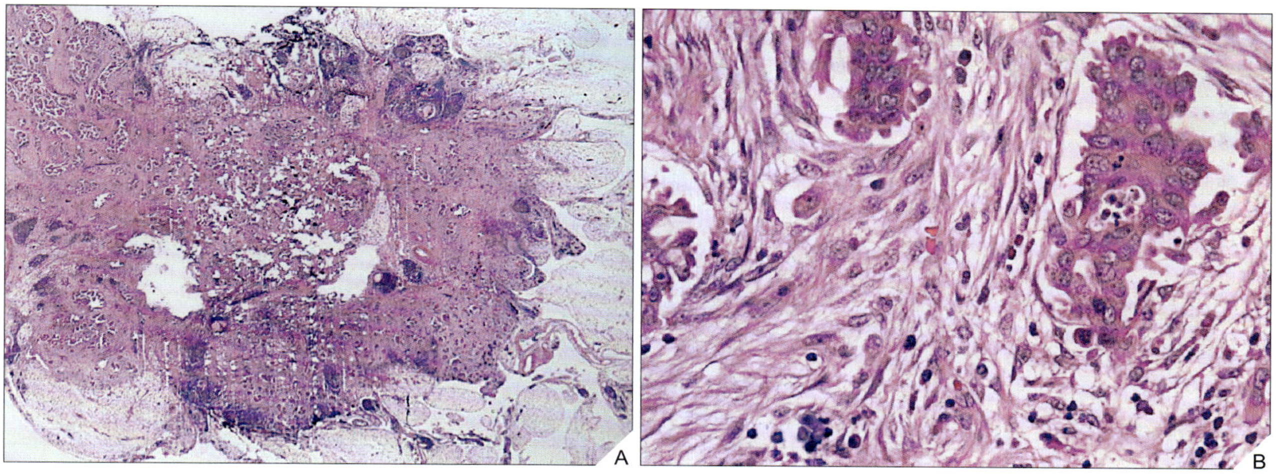

图 24-35 浸润性种植

A. 杂乱分布的肿瘤上皮，伴乳头样结构；B. 肿瘤细胞有中度异型性，上皮周围有空白间隙围绕

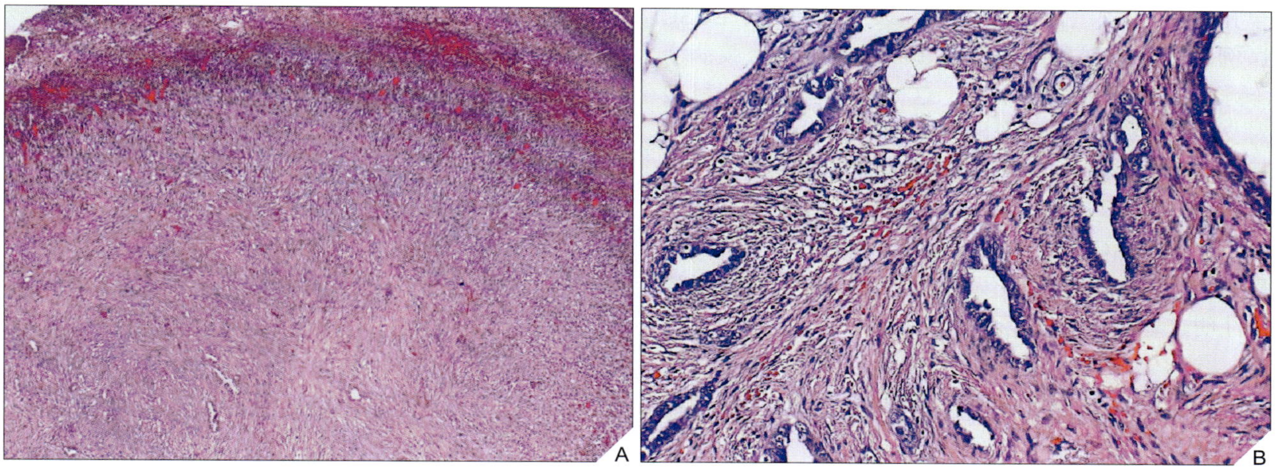

图 24-36 浸润性种植

A. 明显增生的纤维组织中含有少量肿瘤腺体（左下）；B. 放大后显示腺样结构浸润于结缔组织中，上皮细胞核中度异型性

浸润性种植对预后影响不大，而浸润性种植则影响预后。因此诊断种植时要尽量区分出浸润性或非浸润性。

1. 促纤维组织增生性种植　促纤维组织增生性种植的形态颇具迷惑性，很易误诊为浸润性种植，两者的鉴别要点见表 24-11。

2. 特殊形态

（1）间质中的单个细胞：腹膜间质中的单个细胞不一定代表浸润，应结合细胞形态及背景进行诊断。当细胞伴有丰富的嗜酸性胞质，散在于纤维肉芽样组织中，并与梭形间质细胞似有移行时提示为促纤维组织增生型种植。

（2）活检中发现游离的种植上皮，但缺乏下方间质：应观察有无其他不良指标，如这些上皮是否为微乳头 / 筛状结构、有无浸润性种植的区域。

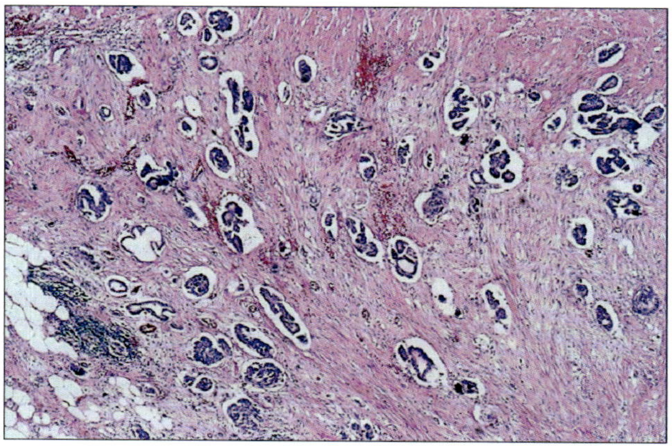

图 24-37 浸润性种植

不规则的肿瘤细胞团浸润于增生的纤维组织中，周围有明显空白间隙

表 24-11 促纤维组织增生型种植与浸润性种植的鉴别

形态	促纤维组织增生型种植	浸润性种植
上皮	明显少于间质	多于间质
微乳头 / 筛状结构	无	有
细胞类型	非特异性或间皮样	浆液性
与间质细胞的过渡	有	无
间质	似肉芽组织	水肿或纤维性
成纤维细胞增生	显著	有
炎性细胞浸润	明显	轻微
病灶	轮廓清楚，不侵犯	杂乱生长
浸润邻近的组织	无	有

【诊断中的问题】

卵巢交界性肿瘤（经典 SBT 或微乳头变异型）合并腹膜 LGSC（浸润性种植），表明这是一个 LGSC 病例，然而依据目前标准，其原发肿瘤与腹膜病变（转移灶）却分属两个范畴，这一矛盾现象源于目前对交界性肿瘤的性质尚未完全揭示。如何进行病理报告尚无统一模式，建议报告为低级别浆液性癌（或肿瘤），卵巢呈经典 SBT（或非浸润性微乳头癌）形态，伴腹膜 LGSC。对于卵巢原发瘤为经典 SBT 的病例，如有卵巢表面受累及微乳头结构，需在报告中注明这些病变的最大直径。

再次强调，应对卵巢肿瘤进行广泛正确地取材，一些隐匿性的浸润灶可能仅出现在几十张切片中的一张或几张中。

（三）自体种植

自体种植（autoimplants）是指卵巢交界性肿瘤在卵巢自身出现与卵巢外促纤维组织增生型种植相似的病变，术语使用“种植”，强调这一形态并非肿瘤间质浸润。目前认为这些细胞主要来自卵巢交界性肿瘤，因而命名为“自体种植”，有些病例也可能与乳头梗死并伴发结缔组织反应有关。

【组织病理学】

典型者位于卵巢表面，少数位于肿瘤的乳头表面或乳头之间，大多为多灶性病变。组织形态与腹膜非浸润性的促纤维组织增生型种植相似，可见显著增生的纤维间质与少许上皮（图 24-38，图 24-39），

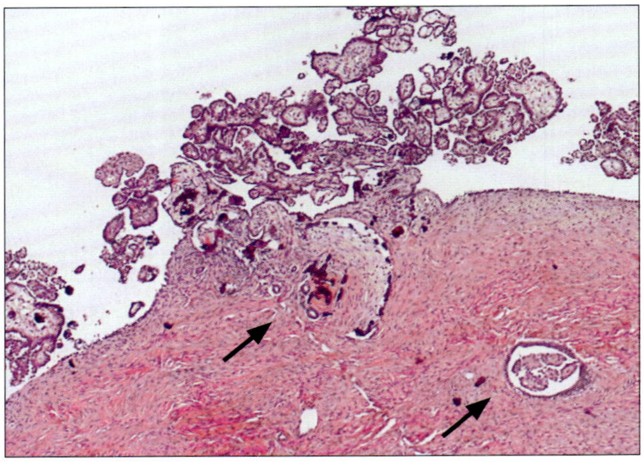

图 24-38 卵巢自体种植

外生性交界性肿瘤的下方可见自体种植灶（箭头），少量腺样上皮被增生性纤维间质包裹

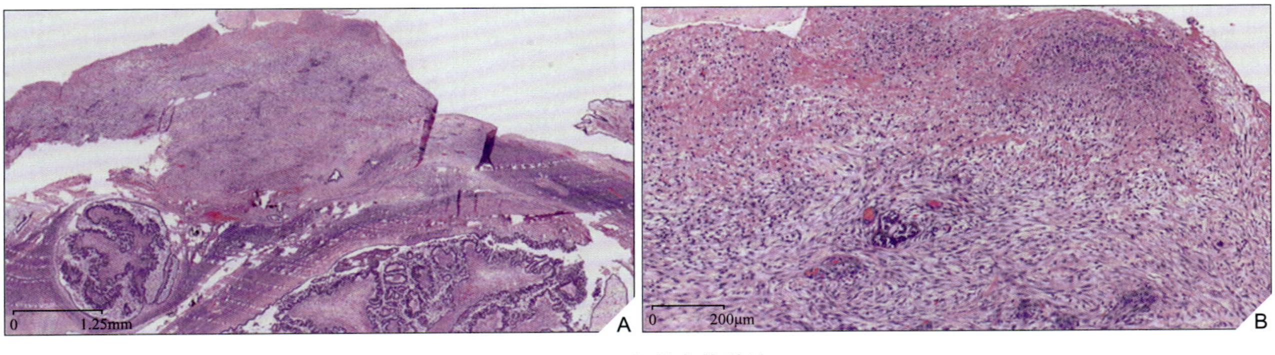

图 24-39 卵巢自体种植

A. 外生性交界性浆液性肿瘤表面见促纤维组织反应；B. 显著增生的纤维组织，散在炎症细胞浸润，内见小的腺管，融入间质中

偶尔大量炎症细胞浸润。上皮细胞常变扁平，似融入间质或与其移行，胞质常呈嗜酸性。病灶与周围组织界限清楚，不浸润下方或邻近的卵巢组织或肿瘤乳头[26]。

【鉴别诊断】

自体种植应与卵巢浆液性交界性肿瘤伴微小浸润或低级别浆液性癌区分（表 24-12）。

【预后】

自体种植本身不改变预后，但 90% 以上的病例合并腹膜非浸润性种植，10% 同时伴有腹膜低级别浆液性癌（浸润性种植）。

五、淋巴结病变

卵巢浆液性交界性肿瘤可伴有多种淋巴结病变，主要发生在盆腔，包括输卵管子宫内膜异位、淋巴结受累及 LGSC。其中输卵管子宫内膜异位和罕见的 LGSC 定义明确，而淋巴结受累尚缺乏一致的评估标准与术语，在本节描述中仍使用淋巴结受累的名称。

淋巴结病变是肿瘤分期的重要参数，建议应尽可能对其形态进行区分，而不是笼统采用淋巴结阳性或阴性的术语，以免对临床产生误导。

（一）输卵管子宫内膜异位

输卵管子宫内膜异位（endosalpingiosis）又称良性包涵腺体，在卵巢浆液性交界性肿瘤切除的淋巴结中发生率达 45%（图 24-40），远高于子宫内膜癌与宫颈癌等其他妇科恶性肿瘤切除的淋巴结。淋巴结输卵管子宫内膜异位常合并浆液性交界性肿瘤的淋巴结受累（lymph node involvement，LNI），表明部分 LNI 病变可能为淋巴结独立原发的病变，来自先前的输卵管子宫内膜异位。

【组织病理学】

病灶由简单的腺体组成，衬覆单层浆液性上皮，无明显上皮增生与复杂结构，分布于淋巴结的被膜、滤泡间或淋巴结周围的软组织内，一般不见于淋巴窦内，此点有别于交界性肿瘤淋巴结受累。

淋巴结输卵管子宫内膜异位与 LNI 的形态有重叠，如何界定在不同的机构可能标准不同，笔者的经验是将有简单分支状乳头突入腺腔的形态称为不典型输卵管子宫内膜异位。当有复杂结构时应诊断为 LNI。

【预后】

输卵管子宫内膜异位为良性病变，不提高卵巢肿瘤的分期。罕见情况下淋巴结输卵管子宫内膜异位最

表 24-12　自体种植与微小浸润及低级别浆液性癌的鉴别

特点	自体种植	微小浸润	低级别浆液性癌
位置	卵巢表面或肿瘤乳头之间	肿瘤乳头间质	卵巢间质或乳头间质
上皮	明显 < 间质	明显 > 间质	明显 > 间质
	扁平，与间质有移行	与间质无移行	紧密的小片，周围有空隙
细胞学	常有丰富的嗜酸性胞质	常有丰富的嗜酸性胞质	细胞不典型，核质比升高

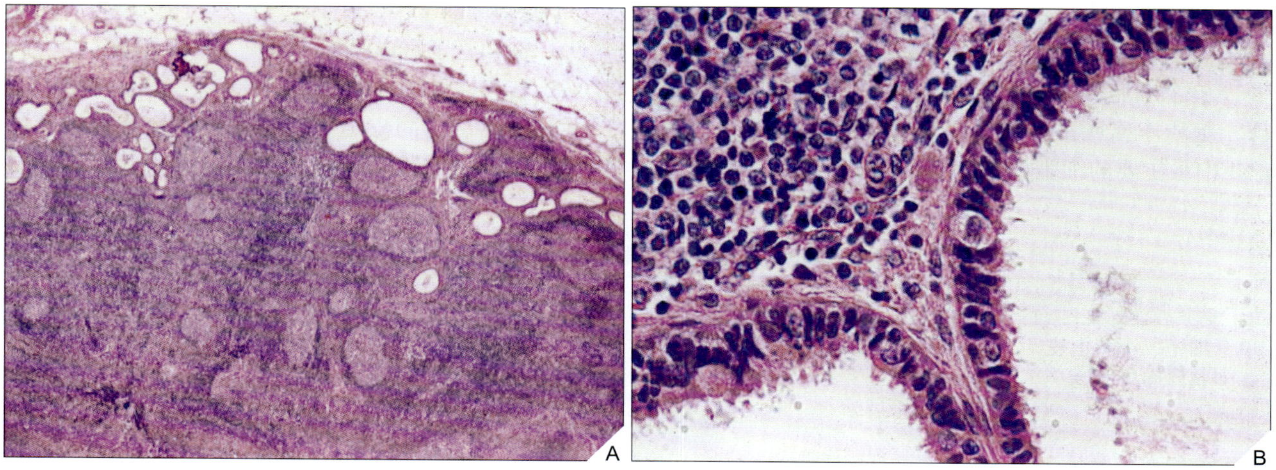

图 24-40　盆腔淋巴结内输卵管子宫内膜异位

A. 淋巴结包膜下和结内有多个浆液性腺体；B. 放大后显示这些腺体结构简单，衬覆单层输卵管型上皮

后发展为低级别浆液性癌。

（二）淋巴结受累

卵巢交界性浆液性肿瘤的淋巴结受累（LNI），又称与交界性肿瘤相关淋巴结浆液性病变（borderline tumor associated serous lesions in lymph nodes），指淋巴结出现单灶或多灶增生的浆液性上皮，表现低级别核的特征，形态类似卵巢浆液性交界性肿瘤或腹膜种植。近年研究显示这些病变并非全部来自卵巢肿瘤，至少一部分可能是淋巴结原位发生，因不改变预后，因此未归入“转移性”范畴。

【临床特征】

LNI 在卵巢浆液性交界性肿瘤患者手术切除的淋巴结中的发生率为 20%～42%，患者平均年龄较无淋巴结受累的患者年轻约 10 岁（38.5 与 49.1 岁）[27]。

80% 的 LNI 伴腹膜种植，其余 20% 是唯一的卵巢外病变。与普通型 SBT 相比，卵巢 SBT- 微乳头变异型及伴有腹膜浸润性种植的病例更易合并 LNI。淋巴结病变最常见于盆腔，其次为大网膜 / 肠系膜及主动脉旁，罕见膈上、腋窝或锁骨上淋巴结受累。LNI 的平均数量为 3 个，常同时伴有淋巴结输卵管子宫内膜异位。约半数患者至少有 1 个 LNI 是弥漫性的。

【大体病理学】

淋巴结可无特殊或稍有增大。

【组织病理学】

病变主要位于淋巴结被膜下的淋巴窦内，少数合并淋巴结实质受累或单纯累及实质，无淋巴结包膜受累。病灶直径从 <0.1mm 至 2.5mm（平均 0.58mm），≥ 1mm 的病灶常含有囊性扩张的腺体或腺体内结构。LNI 显示多种组织形态，这些形态在同一病例或同一淋巴结中常混合出现[24，28，29]。2006 年一项斯坦福大学的研究显示 LNI 可分为 4 种类型（表 24-13）。

单个细胞、小簇上皮细胞或简单乳头常混合出现，胞质丰富嗜酸，常和嗜酸细胞型形态重叠，是 LNI 中最主要的细胞类型，也是近年关注的热点。这些细胞在腹膜种植与淋巴结中呈浸润性生长，但来源不清。可能一部分来自间皮或干细胞样细胞，类似的嗜酸性细胞常常见于卵巢交界性肿瘤表面及腹膜促纤维增生性种植，因而一些学者称此种现象为“放逐”（deported），即从腹膜间皮或卵巢肿瘤表面剥脱的细胞随腹腔液至区域淋巴结。最近有研究发现，卵巢浆液性交界性肿瘤、微小浸润及 LNI 中的嗜酸细胞型形态相似，免疫组化 ER、PR 及 WT1 呈弱表达或不表达，Ki-67 指数降低，但凋亡的标志物 M30 阳性，提示部分这样的细胞可能是处于老化或趋于凋亡的过程[24]。LNI 中的其他上皮细胞还有立方形细胞与柱状细胞。

腺腔内型是在腺腔内形成多级分支乳头和上皮簇，类似于卵巢普通型 SBT，位于淋巴结实质内，缺乏纤维间质反应，也是 LNI 常见的类型（图 24-41，图 24-42）。

多数腺腔内型的同一淋巴结中同时伴有输卵管子宫内膜异位，提示这些 LNI 病变可能为独立的原发性淋巴结病变。支持的证据是在输卵管子宫内膜异位可伴有乳头状增生，并有个别报道在缺乏卵巢和腹膜原发病灶的基础上，输卵管子宫内膜异位在淋巴结中发展为浆液性交界性肿瘤或低级别浆液性癌[30]。

无论单个细胞、小簇上皮细胞或简单乳头还是腺腔内复杂分支乳头，研究发现 LNI 形态学差异均对预后无显著影响，但可能增加复发或发生 LGSC 的风险。

微乳头型形态包括缺乏纤维血管轴心的纤细丝状乳头或形成复杂迷路样裂隙状腺样腔隙，常伴周围纤维间质反应并呈结节状聚集，直径 >1mm，位于淋巴结实质内。其无病生存率显著低于无此形态者（分别为 25% 与 87%）。近年也逐步认识到 LNI- 微乳头型是 LGSC，不应再归入 LNI。

【鉴别诊断】

1. 输卵管子宫内膜异位　见上一段描述。
2. 转移性低级别浆液性癌　见下一段描述。
3. 淋巴结内间皮增生　卵巢浆液性交界性肿瘤偶见腹膜间皮增生与淋巴结内间皮增生，后者很易

表 24-13　2006 年斯坦福大学对卵巢浆液性交界性肿瘤的 LNI 形态研究

特征	形态	位置	发生率（%）
单个细胞、小簇上皮细胞或简单乳头	细胞常呈圆形，乳头无分支；细胞学表现温和，核分裂不活跃	窦内或实质	90
腺腔内型	腺腔衬覆浆液性上皮，腔内伴有复杂的分支状乳头结构与上皮簇	实质	68
嗜酸细胞型	显著的嗜酸性胞质	窦内或实质	52
微乳头型	微乳头结构、复杂的裂隙状或迷路样腔隙，常伴纤维间质反应	实质	16

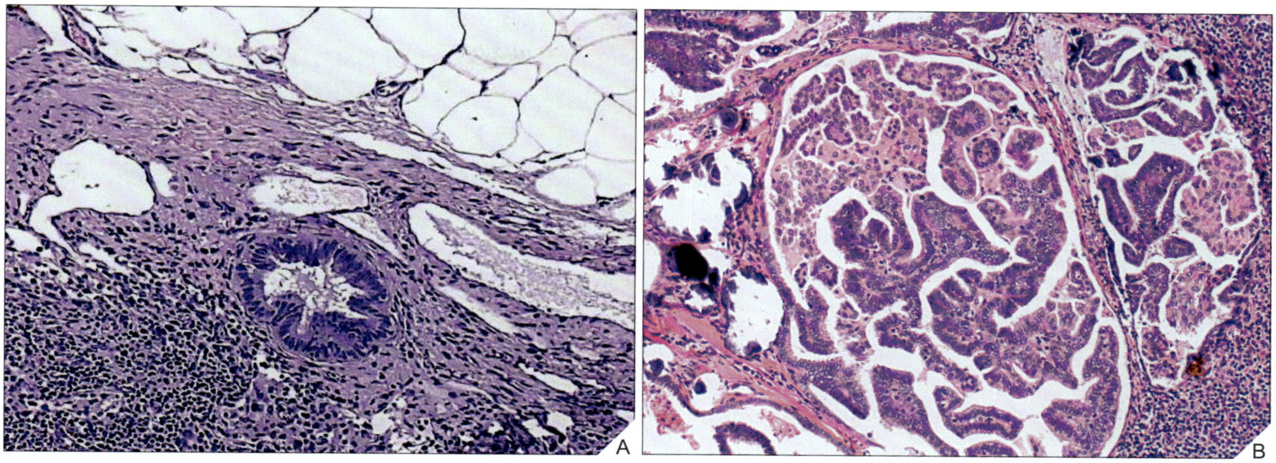

图 24-41　淋巴结输卵管子宫内膜异位与交界性改变

A. 淋巴结被膜下可见异位的输卵管内膜腺体；B. 增生的腺体，腔内可见微小乳头簇，为典型的浆液性交界性肿瘤累及淋巴结

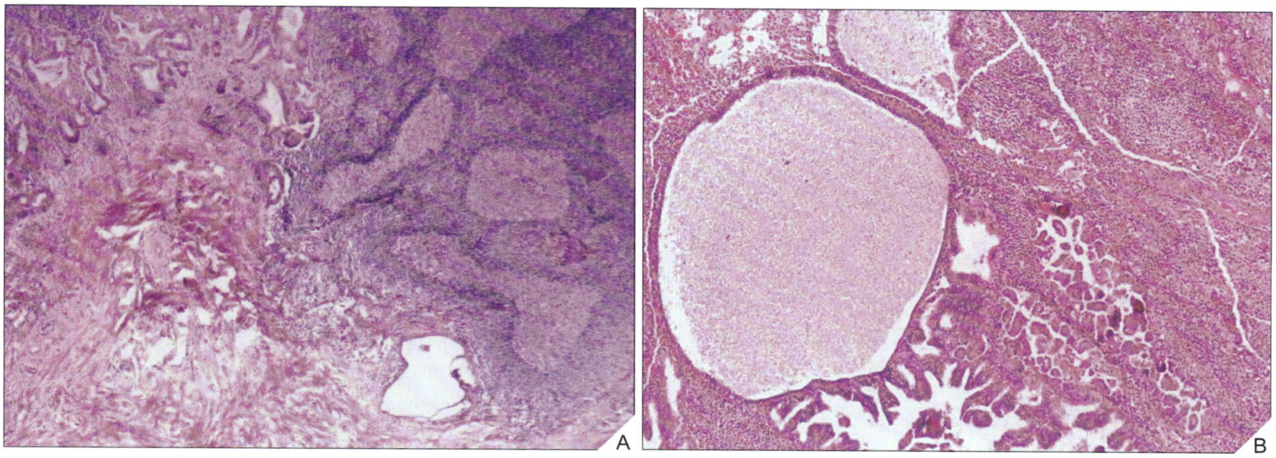

图 24-42　浆液性交界性肿瘤累及淋巴结

A. 增生的腺样与乳头状结构位于淋巴结内；B. 放大后显示浆液性交界性肿瘤形态及 2 个扩张的输卵管子宫内膜异位腺体

误认为上皮性肿瘤。同时伴有明显的腹膜间皮增生有提示意义。对于 HE 形态难与淋巴结浆液性病变区分的病例，可借助免疫组化 Ber-EP4 和 Calretinin 组合协助诊断。浆液性交界性肿瘤 LNI Ber-EP4+/calretinin–，间皮增生 Ber-EP4–/Calretinin+。

【预后与治疗】

交界性肿瘤伴 LNI 为 FIGO Ⅲ期肿瘤，总体生存率为 91%，与不伴 LNI 组的 92% 基本相同，表明 LNI 对总体生存率无明显影响。但 LNI 有可能增加肿瘤复发，个别复发为淋巴结低级别浆液性癌，40 岁以下和伴腹膜种植患者发生 LNI 的风险增加。

淋巴结切除应作为浆液性交界性肿瘤分期手术的必要程序，盆腔淋巴结是检查的重点，90% 的 LNI 来自这一区域，应切取 3～4 组淋巴结。不建议对这些淋巴结进行术中冰冻检查，因为 LNI 常常表现为单个细胞或小片细胞，与淋巴结大小关系不大。

（三）低级别浆液性癌（LGSC）

卵巢浆液性交界性肿瘤偶尔伴有淋巴结独立发生的低级别浆液性癌，Djordjevic 等报道 5 例分别发生于锁骨上、宫颈、乳腺及主动脉旁淋巴结，卵巢肿瘤均为 SBT，无微乳头与筛状结构，4 例伴卵巢表面累及，3 例有微小浸润，1 例伴浸润性种植。淋巴结 LGSC 可先于或后于卵巢交界性肿瘤发生，在盆腔和主动脉旁淋巴结中可见交界性肿瘤与输卵管子宫内膜异位，提示淋巴结可独立于卵巢发生浆液性交界性肿瘤与 LGSC[31]。

【组织病理学】

淋巴结的最大直径为 0.9～2.5cm（平均 1.3cm），肿瘤弥漫破坏性浸润淋巴结实质，形态类似于卵巢

LGSC（图 24-43）。尽管淋巴结 LGSC 与 LNI 的形态上有重叠，诊断标准尚未完全明确，两者鉴别有重要临床意义。有学者提出当出现淋巴结内的上皮显著增生，上皮结构≥半个视野（10×）、破坏性侵犯淋巴结实质及伴有水肿或成纤维细胞等间质反应时应考虑为 LGSC[28]。

【鉴别诊断】

淋巴结转移性 LGSC，继发于卵巢 LGSC，淋巴结内缺少输卵管子宫内膜异位及交界性肿瘤。

【预后】

与卵巢 LGSC 相同，局部复发或转移，需术后加化疗。

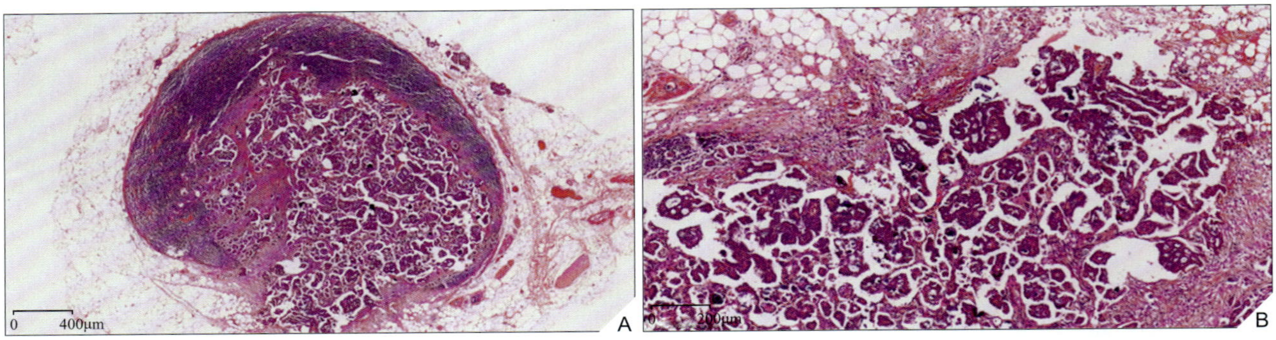

图 24-43 淋巴结低级别浆液性癌

A. 低级别浆液性癌破坏淋巴结实质，并侵犯淋巴结被膜外脂肪组织；B. 高倍镜下呈微乳头或筛状弥漫不规则分布，破坏淋巴结实质

第六节 卵巢低级别浆液性癌

浆液性癌是卵巢恶性上皮性肿瘤中最主要的部分，显示输卵管上皮分化，以往认为是卵巢癌的一个固有类型，组织学上分为Ⅰ～Ⅱ级。然而这一概念已被取代，21 世纪初发现这是一组异源性肿瘤，包含了低级别浆液性癌（low-grade serous cancers，LGSC）与高级别浆液性癌（high-grade serous carcinomas，HGSC）两种疾病，它们具有各自不同的发生机制、组织形态、分子基因学改变与临床生物学行为。其含义与以往任何分级体系都不相同，描述的并非“一个类型”肿瘤中的分化差异，而是代表浆液性癌的二元发生模式，这一分类及其术语近年被广泛采纳。

LGSC 在卵巢浆液性癌中占 5%～9%，与 HGSC 主要来自输卵管伞端肿瘤的扩散不同，LGSC 是由卵巢良性→交界性浆液性肿瘤发展而成，常有 *KRAS* 与 *BRAF* 基因突变，但不伴 *TP53* 突变，肿瘤发展缓慢，临床经过相对惰性。除少数可能向 HGSC 转化外，大多数 LGSC 与 HGSC 之间不存在谱系性发展，即使肿瘤复发也大多保持原有的Ⅰ型癌特征。

LGSC 主要表现为在丰富的微乳头基础上伴间质浸润（浸润性微乳头癌）。少见巨乳头浆液性癌和沙砾体癌。其组织学改变主要对应于传统浆液性癌三级分类的Ⅰ级，形态与 SBT 有重叠，少数对应于以往的Ⅱ级肿瘤，因此经常涉及与 SBT 和 HGSC 的鉴别。LGSC 不仅结构及间质浸润形态表现多样化，细胞核的改变在肿瘤分型中也是重要的参数。其临床特征与病理形态需重新梳理，这些对指导浆液性肿瘤的早期筛查、评估预后及选择更为合理的治疗模式都有重要意义。

【临床特征】

患者平均年龄 45 岁，较 HGSC 患者年轻约 10 岁，罕见的沙砾体癌为 54 岁。常无明显症状，偶然发现，或以盆腔肿物为主要表现，少数出现腹部不适、腹痛与腹胀。80%～90% 的肿瘤双侧发生，这一比例远高于交界性肿瘤。卵巢外病灶十分常见，94% 为 FIGO Ⅱ～Ⅲ期，罕见扩散至纵隔，达Ⅳ期。

【大体病理学】

LGSC 由 SBT 发展而来，外观与其难以区分。典型表现为囊性，腔内有明显的乳头状突起，范围常比经典 SBT 广泛，至少局部有片状融合，质软细密（图 24-44）。LGSC 常累及卵巢表面，呈颗粒状、疣状、斑片或硬斑块，白色至红色质软似天鹅绒（图 24-45）。

少见单纯的卵巢表面 LGSC，大量乳头状组织覆盖在卵巢表面，甚至整个卵巢变成菜花状肿块，缺少包膜（图 24-46）。偶尔 LGSC 含有大量纤维成分，

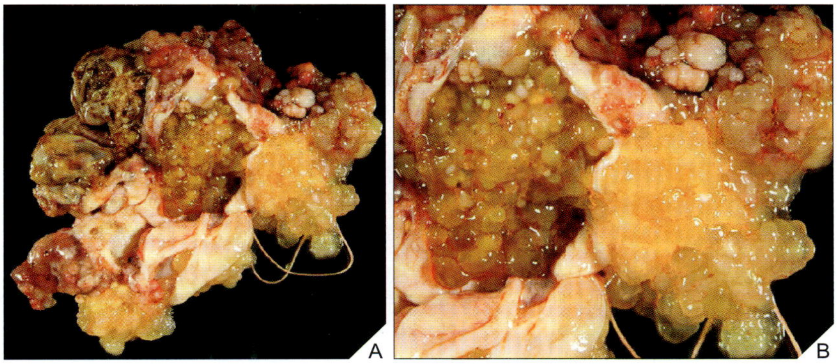

图 24-44　低级别浆液性癌

A. 囊性肿瘤，内壁有大片乳头状物；B. 高倍镜下显示密集的乳头融合成实性区域

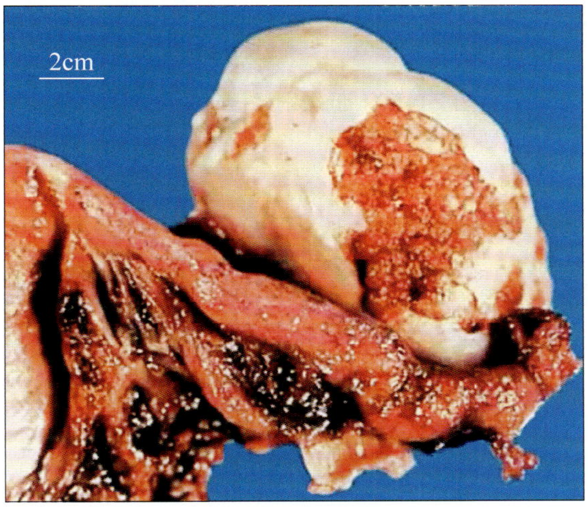

图 24-45　低级别浆液性癌累及卵巢表面

卵巢表面有颗粒样突起融合成的红色质软斑块，下方为输卵管（Robboy 教授惠赠）

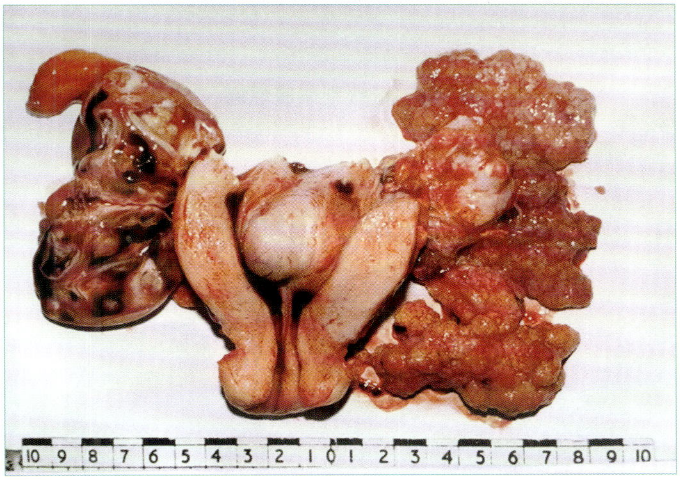

图 24-46　表面低级别浆液性癌

左侧卵巢表面覆盖大量肿瘤组织，中部薄处似天鹅绒，四周形成菜花状肿块，仅见少许裸露的卵巢皮质；右侧卵巢为浆液性交界性肿瘤，合并子宫体黏膜下平滑肌瘤

即浆液性纤维腺癌（恶性腺纤维瘤）与纤维囊腺癌（恶性囊腺纤维瘤），大体形态与交界性腺纤维瘤相似，但囊内可有乳头状突起，或出现小灶坏死和出血。一些少见的 LGSC 大体形态给人以高度侵袭性的假象，但乳头发育良好，缺少烂肉样物与广泛坏死等 HGSC 的常见表现，符合低级别浆液性肿瘤的特征。

【组织病理学】

1. 一般形态

（1）结构特征：LGSC 表现为破坏性间质浸润，主要表现为浸润性微乳头癌。杂乱的腺上皮、实性细胞巢或微乳头结构浸润间质（图 24-47～图 24-49）。另一特征是在肿瘤上皮周围常可见空隙或裂隙，形态与浸润性种植灶无区别（图 24-50，图 24-51）。美国斯坦福大学一组研究将 LGSC 的破坏性间质浸润总结为 7 种主要结构类型，详见表 24-14[32]，其中微乳头结构位居首位，其次为密集的细胞巢与巨乳头，不同结构常混合存在，其共同特点是上皮细胞密集

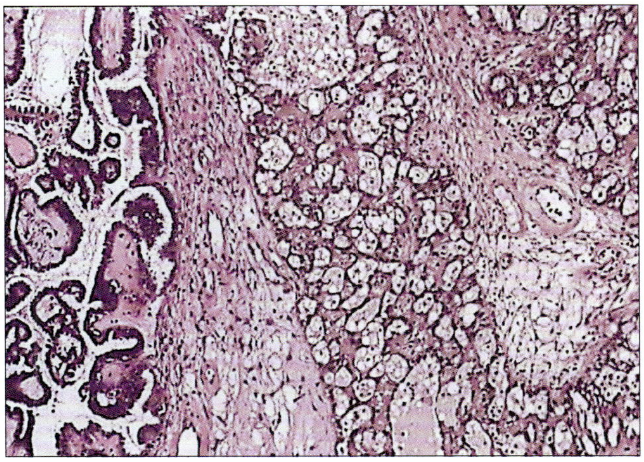

图 24-47　低级别浆液性癌

间质中浸润的肿瘤上皮形成不规则的筛网状结构（中部为主）；周围可见典型的交界性肿瘤

排列，形成较大的不规则细胞巢、复杂或特殊结构、病灶与周围界限不清，伴水肿、黏液变或纤维性间质反应。同时发现浸润性成分表现为微乳头、复杂

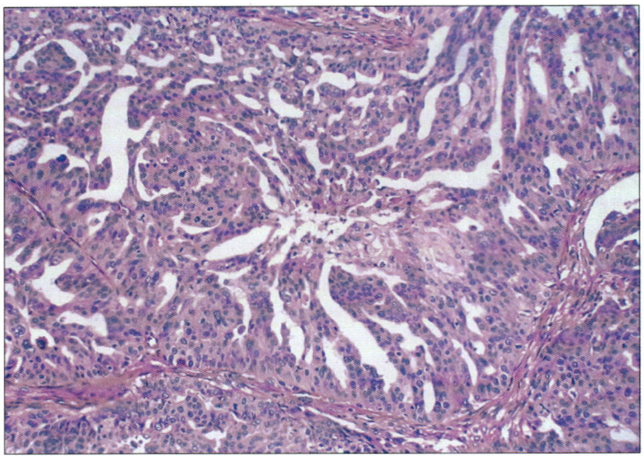

图 24-48　低级别浆液性癌

复杂的腺样结构，伴高度增生的上皮

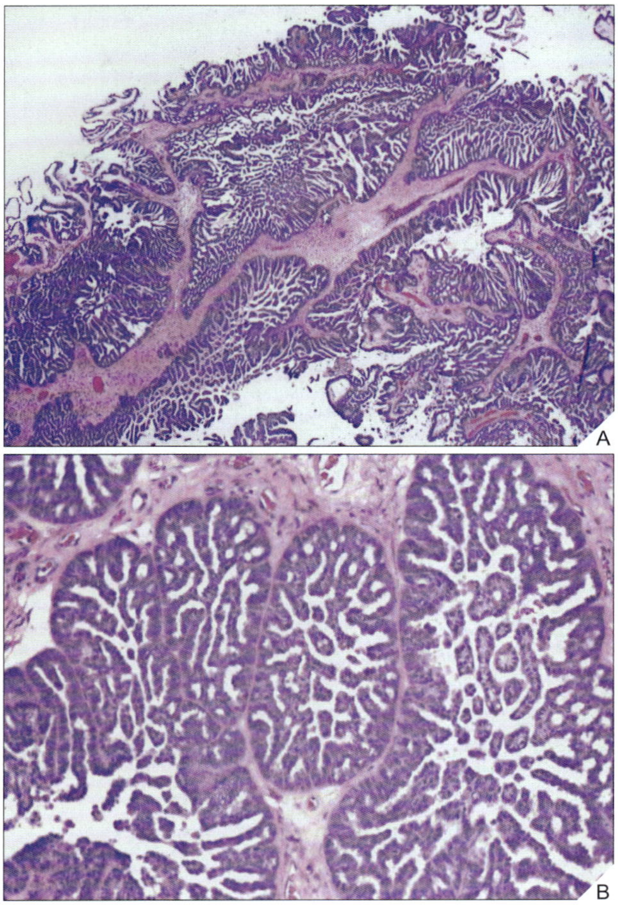

图 24-49　低级别浆液性癌

间质中浸润的肿瘤上皮相互搭连，形成实性和几乎实性的上皮灶，微乳头结构明显（A，B）

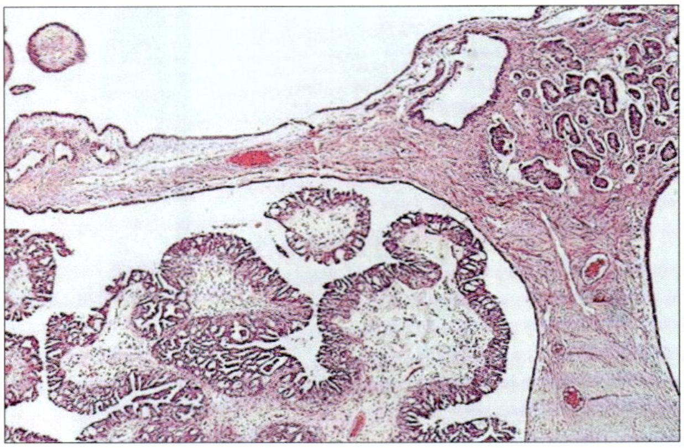

图 24-50　低级别浆液性癌

微乳头型交界性肿瘤基础上伴破坏性间质浸润（右上），浸润的上皮巢周围有空隙

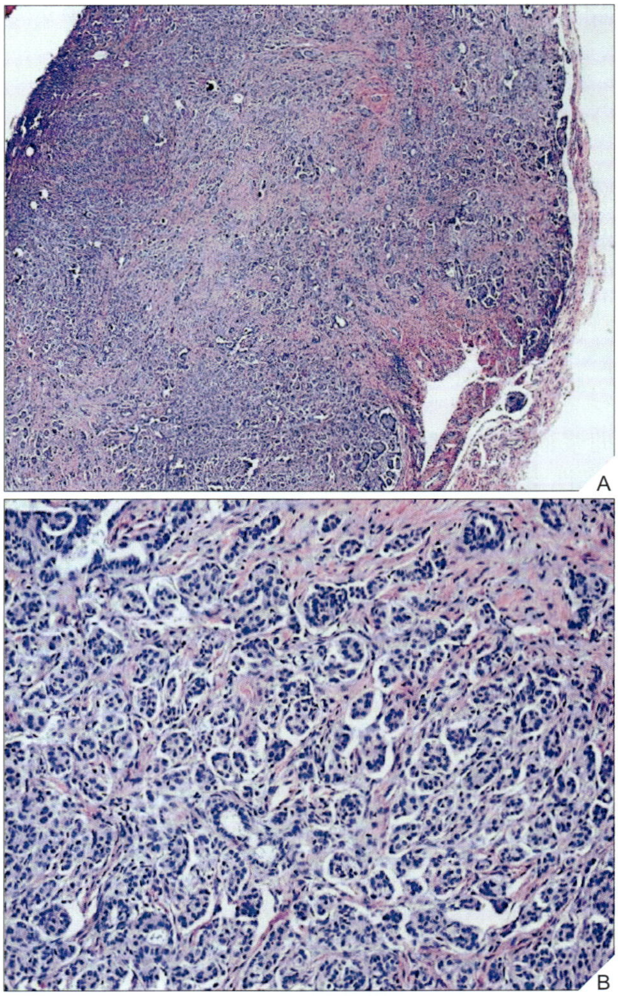

图 24-51　低级别浆液性癌

A. 杂乱的腺体、实性细胞巢浸润间质；B. 上皮巢周围伴有裂隙样控隙

表 24-14 LGSC 的生长模式及其发生率

生长模式	形态	发生率（%）
微乳头或复杂乳头	类似微乳头结构的表面上皮，通常缺少宽大的纤维轴心，以一致性的小乳头及无或仅有少许纤维轴心的上皮条索杂乱分布于间质中	95
密集的细胞巢	上皮细胞呈小片状或密集的小乳头分布于纤维间质中，周围有空隙。这些小乳头缺少分支，仅有少许间质支撑	58
内翻性巨乳头	间质中较大的乳头状结构，表面被覆肿瘤上皮，纤维轴心常疏松水肿或纤维化，乳头周围有空隙，缺少内皮衬覆	50
筛状结构	肿瘤上皮形成筛状、微囊或裂隙状结构	37
实性细胞巢伴裂隙样腔隙	大片上皮细胞密集排列似实性细胞巢，有时形态类似桑葚状鳞化，在上皮巢间可伴有裂隙样腔隙	10
腺样或囊状结构	杂乱的腺样或囊状腺体，一些轮廓不规则或成角，伴间质纤维反应	19
单个细胞	间质中散在许多单个肿瘤细胞或2～3个细胞组成的小片细胞，周围伴有空隙。形态与经典微小浸润相似，但范围较广，很少见或无嗜酸性细胞	6

乳头、筛状结构或片状细胞巢时，预后比其他类型差，但缺乏统计学意义。80% 以上的 LGSC 显示多灶浸润性病变，沙砾体很常见，甚至十分显著。

（2）细胞学特征：LGSC 由分化良好的浆液性上皮组成，细胞学改变与微乳头型 SBT 相同，显示轻 - 中度不典型性，大多胞质少，核质比高。细胞核小而一致，呈圆形或卵圆形，染色质分布较均匀，无明显深染，可见小核仁。细胞核的大小与轮廓仅有轻度不一致，核分裂象≤ 12/10HPFs，通常（≤ 2～3）/10 HPFs（图 24-52，图 24-53）。肿瘤坏死与多核巨细胞不是 LGSC 的特征。

少量其他类型的上皮也可能出现在 LGSC 中，但比例不应超过 10%，偶见灶性鳞化。

（3）前期病变：80% 以上的 LGSC 在卵巢肿瘤中可见前期病变，包括经典型 SBT、微乳头型 SBT 及浆液性囊腺纤维瘤，范围从灶性至弥漫不一，显示 LGSC 经历了良性→交界性→恶性的肿瘤发展过程。50% 以上 LGSC 伴有经典微小间质浸润。少数 LGSC 看不到前期病变，原因包括可能肿瘤一开始就是低级别癌，没有中间阶段；LGSC 过度生长，掩盖了前期病变或取材不足等。

2. 特殊形态

（1）巨乳头型浆液性癌（macropapillary serous carcinoma）：通常指在肿瘤浸润性成分中以巨乳头结构占优势（≥ 50%）的 LGSC，以往认为罕见，近来一组报道发生率为 17%，少量巨乳头结构见于 50% 的 LGSC[33]，并可出现在卵巢外病灶。发生率的差异主要是对巨乳头有不同定义，一些研究将其限定为巨大（最大直径≥ 0.3mm）的乳头状结构[33]，最近文献描述为大于一般简单乳头的巨乳头。关键在于认

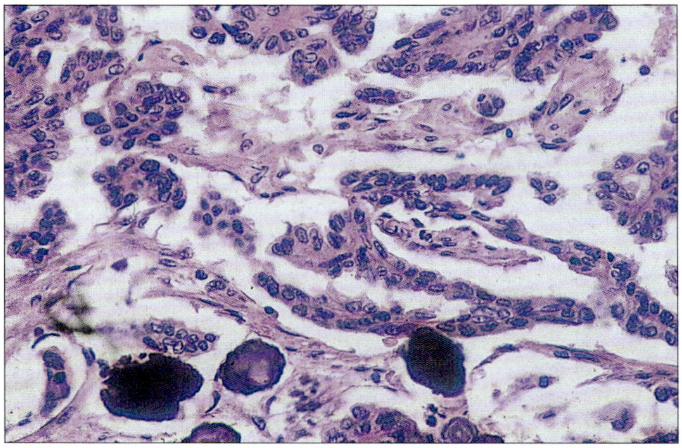

图 24-52 低级别浆液性癌
非纤毛立方形上皮，细胞相对一致，轻度异型，可见沙砾体

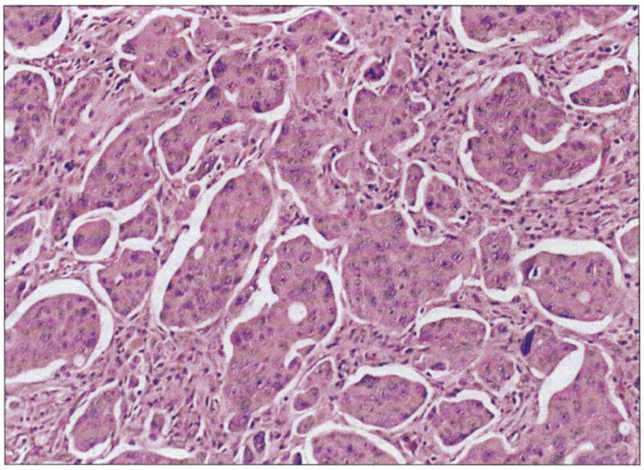

图 24-53 低级别浆液性癌
肿瘤细胞相对一致，核异型性轻至中度，核分裂少见

识这一结构是浸润性的肿瘤成分，不同于微乳头的是，巨乳头伴有丰富的间质，但缺少大量增生的上皮，温和的形态容易被误认为良性。

镜下表现为肿瘤间质中杂乱分布的内翻性巨乳头，较大或中等大小，外形不规则、呈圆形或椭圆形，伴有宽大的纤维血管轴心，表面被覆单层或数层上皮，结构简单。周围绕以裂隙样透明空隙，很像位于淋巴管内，但这些空隙并无内皮衬覆（图 24-54），考虑与肿瘤细胞分泌的浆液性物质有关，可能是制片过程中组织收缩形成的假象。偶尔乳头的纤维间质轴心缺如，呈“空心”形态，推测与纤维轴心被沙砾体占据，并在制片中丢失有关。

分子学研究显示，巨乳头型 LGSC 存在 *KRAS* 或 *BRAF* 基因突变，与微乳头型 LGSC 或 SBT 相似。

（2）浆液性沙砾体癌（serous psammocarcinoma）：为罕见的 LGSC 变异形态。沙砾体常见于卵巢良性、交界性和恶性浆液性肿瘤。1990 年 Gilks 提出浆液性沙砾体癌的诊断标准 [34]，诊断要求满足下列四项标准：①肿瘤有间质侵犯（包括卵巢外或腹膜侵犯性病灶）；②细胞异型性为轻 - 中度，缺少重度异型性；③无实性的上皮增生，肿瘤上皮巢的最大直径 <15 个细胞；④ 75% 以上的乳头或细胞巢可见沙砾体（图 24-55）。浆液性沙砾体癌的生物学行为不同于 SBT，易于腹膜播散，60% 以上的病例 FIGO Ⅲ期，最近一大样本病例研究显示 5 年和 10 年总生存率分别为 62%、51.7%，无疾病生存率均为 20.3%[35]。

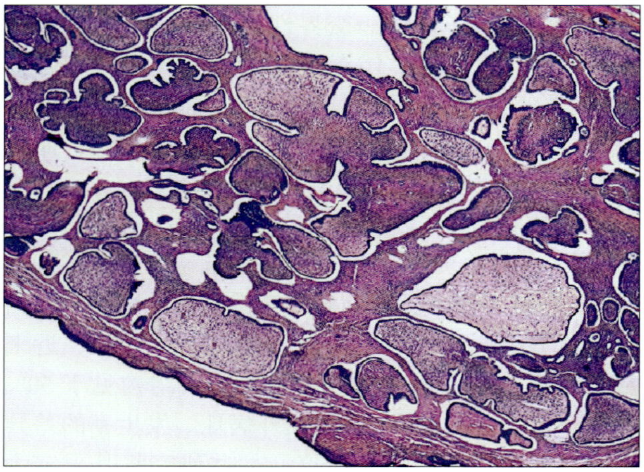

图 24-54　低级别浆液性癌（巨乳头型）

中等大小的圆形或椭圆形乳头杂乱分布于间质中，伴有宽大的纤维血管轴，表面被覆单层上皮，周围有腔隙

3. 卵巢外病变　LGSC 与 HGSC 同属于卵巢癌中最常伴有卵巢外病变的类型，但 LGSC 的卵巢外病变多数为镜下所见，包括非浸润性种植与 LGSC，主要见于盆腔腹膜，这与 HGSC 肉眼即可见到盆腔大小不一的结节或肿块有很大不同。

【免疫组化】

LGSC 的免疫组化表达与 SBT 基本相同，半数病例 PR 低表达，Ki-67 指数低于 HGSC，p53 呈野生型表达。

【分子遗传学】

LGSC 的分子遗传学改变接近 SBT。与 HGSC 不同，LGSC 基因组相对稳定，拷贝数改变少，突变率低。86.5% 的 LGSC 检测到拷贝数改变，最常见的是 1p36.33 缺失（54.1%）[36]。基因突变通常涉及 MAPK 通路，包括 *KRAS*（25%）、*BRAF*（8%）和 *NRAS*（8%），以及与雷帕霉素通路机制靶点相关的 EIFAX（15%）和 USP9X（11%）[37, 38]。研究发现临床上更具有侵袭性的 LGSC 常见 *KRAS* 突变，而早期 LGSC 常见 *BRAF* 突变，且预后较好 [16, 39]。LGSC 缺乏 *TP53* 与 *BRCA* 突变。

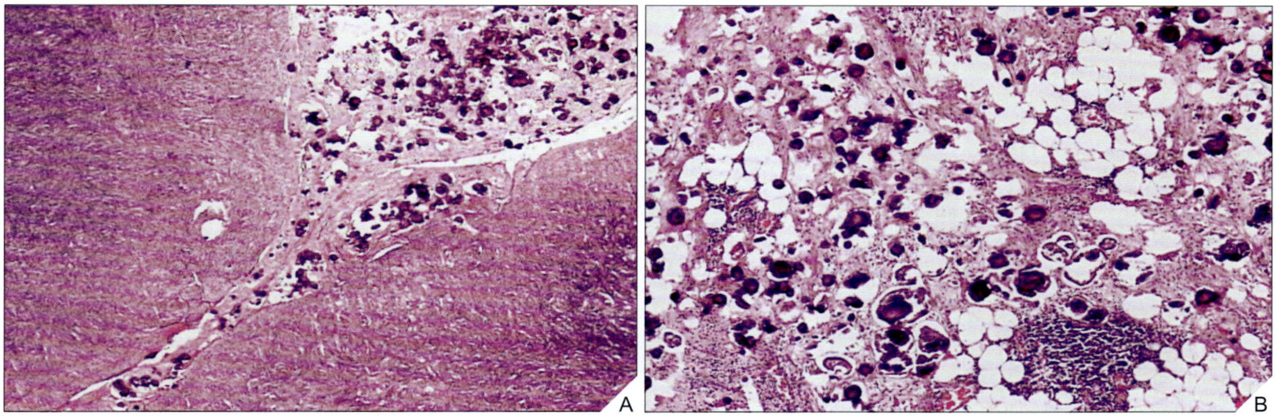

图 24-55　沙砾体癌

A. 卵巢表面有以沙砾体为主的病灶；B. 放大后于沙砾体间仅见少量肿瘤细胞

【鉴别诊断】

LGSC 主要需与 HGSC 鉴别，两者均显示输卵管上皮分化，形成乳头状、腺样、筛状等多种结构。Malpica 等提出根据细胞异型及核分裂计数对两者进行区分。细胞异型性是最重要的指标，简单明了，重复性高，据此能够解决大部分肿瘤的鉴别问题。例如，微乳头结构是 LGSC 的代表形态，偶尔也见于 HGSC，但后者的细胞核级别高，常混有实性的肿瘤生长区域。肿瘤的生长方式及 p53 免疫组化表达在鉴别中也很有价值。

核分裂象在鉴别诊断中基本不用，因为 LGSC 的核分裂很少，而 HGSC 的核分裂活跃显而易见，仅在细胞异型程度介于 LGSC 与 HGSC 时采用。核仁及间质浸润在鉴别诊断中价值不大，因为 LGSC 与 HGSC 均可见核仁；LGSC 常伴有间质浸润，而个别 HGSC 可缺乏明显的间质浸润。LGSC 与 HGSC 的主要病理学特征详见表 24-15。

【预后与影响因素】

LGSC 呈惰性经过，约 1/3 的肿瘤局限于卵巢，预后很好，可单纯采用手术治疗。进展期患者预后不良，Peres 提取 SEER 数据库 2004～2014 年诊断的 28 118 例上皮性卵巢癌病例，其中 378 例进展期低级别浆液性卵巢癌患者的 1 年、5 年和 10 年总生存率分别为 90.3%、54.2% 和 37.2%[40]，明显优于 HGSC（分别为 84.3%、32.1%、15%）。术后残留病灶大小是影响患者生存最重要的因素，残留病灶 >1cm 时其总体生存（OS）率和无疾病生存（PFS）率相当于 HGSC[41]。

LGSC 对常规化疗药物（铂类和紫杉醇类药物）不敏感，体外验证了易对卡铂和紫杉醇药物产生耐药，需要研发新的有效药物来治疗。如靶向治疗和抗血管生成治疗。利用 MAPK 信号通路在 LGSC 发生中的重要作用，MEKi、BRAF 抑制剂已经用于临床试验，部分证据支持其有效性，但尚缺乏临床获益的直接证据；一些研究证实同步阻断 MAPK 通路及 PI3K/AKT/mTOR 通路可有效提高药物活性；抗血管生成药物贝伐珠单抗用于复发性 LGSC 也显示出一定疗效。随着对 LGSC 发生的分子机制的进一步研究，针对不同患者也会采用更多个性化的治疗方案。

表 24-15　卵巢 LGSC 与 HGSC 的主要临床病理学特征

临床病理学特征	LGSC	HGSC
中位发病年龄（岁）	43～55	56～63
占比（%）	6～10	90～94
癌前病变	交界性浆液性肿瘤（SBT）	输卵管浆液性上皮内癌（STIC）
大体形态	囊性为主，形成很好的乳头，很少伴坏死	囊实性或实性，质糟，伴坏死
盆腔腹膜病灶	多数为镜下所见	肉眼见大小不一的结节或肿块
主要结构	丰富的微乳头，少数可见巨乳头或其他形态	较大乳头伴复杂分支、腺样、裂隙状或实性，偶见微乳头
坏死	缺乏	常见
细胞形态	大小相对一致	大小不一致，常见奇异细胞与瘤巨细胞
细胞核	低级别	高级别
核分裂象	≤ 12/10HPFs	>12/10HPFs
p53 蛋白表达	野生型	突变型（弥漫阳性、表达缺失或胞质阳性）
分子生物学特征	*KRAS*、*BRAF*、*NRAS* 基因突变	*TP53*、*BRCA* 基因突变及同源重组缺陷
5 年总生存率（所有分期）(%)	75	40
化疗反应率（%）	23	90

第七节　卵巢高级别浆液性癌

卵巢高级别浆液性癌（high-grade serous carcinomas，HGSC）是高度恶性的肿瘤，占卵巢上皮性癌的60%，占浆液性癌的80%～90%。该型肿瘤以往混在传统的浆液性癌中，2014版WHO肿瘤分类首次将其与低级别浆液性癌分开，成为各自独立的肿瘤类型。

卵巢HGSC呈典型的Ⅱ型癌表型，近年发现其大多来自输卵管伞端，这一认识使长期以来的一些困惑得到合理解释，包括为何HGSC发现时几乎均为晚期，以及在卵巢中为什么找不到与HGSC相关的前期病变。由于卵巢HGSC与大多数传统的输卵管和腹膜HGSC有共同的起源，在流行病学及生物学行为等方面表现相似，就诊时75%～80%为FIGO Ⅲ～Ⅳ期，原发部位判定困难，因此被纳入盆腔（子宫外）HGSC范畴，或称为输卵管-卵巢HGSC[4, 42]。多数卵巢HGSC为外来性，然而在其起源部位常仅见浆液性输卵管上皮内癌（serous tubal intraepithelial carcinoma，STIC）或缺少输卵管癌的直接证据，其表现与传统的卵巢转移癌不同，加上少数HGSC可能在卵巢原位发生，因此目前的肿瘤分类未将其列入转移癌条目。

HGSC的发生是复杂的过程，多数为散发性，部分与*BRCA*胚系突变相关，通常伴有*TP53*突变。最近的研究发现，其分子遗传学改变远较之前认识的复杂。组织形态大致对应于传统的浆液性癌2～3级，但并不限于这一范围。传统的浆液性癌主要依赖结构形态，而现在的分型则以分子病理学为基础，强调细胞核改变。近年认识的HGSC形态除经典的浆液性癌2～3级，还涵盖部分传统的高级别子宫内膜样癌、透明细胞癌及移行细胞癌，肿瘤结构较以往描述得更为多样化，在肿瘤之间及同一肿瘤的不同区域都可出现很大变异。总之，HGSC是被重新认识并需要进一步探索的肿瘤。

【临床特征】

患者平均年龄63岁，较LGSC患者增加10余岁，多数病例发现时已达晚期，出现腹部包块、腹胀，腹水，以及胃肠道、泌尿道等系统的症状，约70%为双侧性。极少数患者可有腹外淋巴结肿大，最常累及的是腹股沟和锁骨上淋巴结。少数Ⅰ期病例见于*BRCA*基因突变携带者，在预防性切除的卵巢和输卵管中偶然发现肿瘤，其中约1/4为双侧性。

【大体病理学】

卵巢HGSC属于盆腔（子宫外）HGSC范畴，绝大多数伴有盆腔多个部位受累，典型表现：①卵巢形成明显肿块或肿瘤组织；②盆腔多脏器受累；③输卵管表现温和。这些形态以往曾错误地解释为原发性卵巢癌或腹膜癌，现在看来符合伞端肿瘤向下"播散"的方式，导致盆腔（子宫外）HGSC的发生（图24-56～图24-61）。

1. 卵巢形态　肿瘤大体形态有很大变异，直径1～20cm，通常<10cm，以6～10cm居多，约1/3的病例卵巢正常大小。肿瘤主要呈实性或囊实性，伴不规则囊腔与分隔，囊壁厚而糟脆，伴大片融合的乳头状突起，这与LGSC光滑质韧的纤维性囊壁

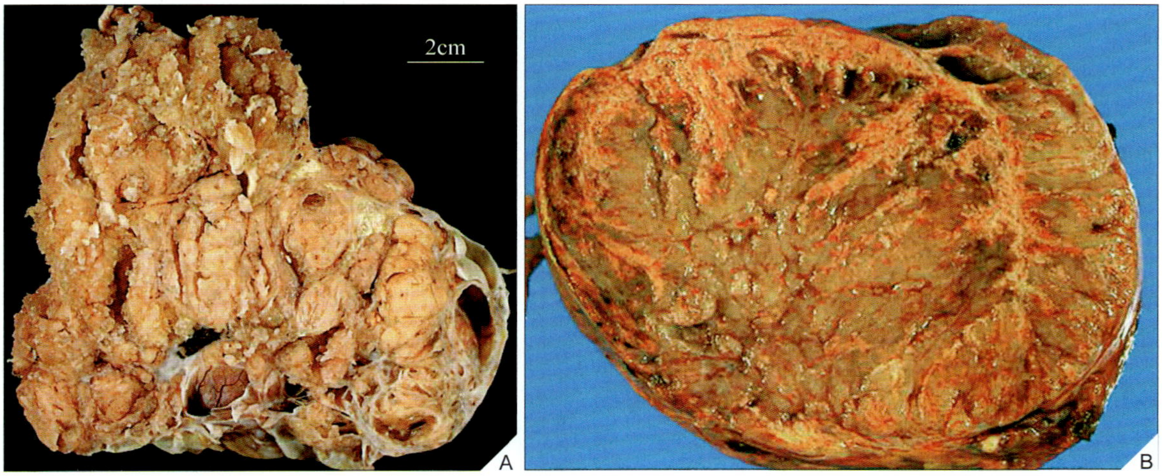

图24-56　高级别浆液性癌（似原发卵巢癌）

卵巢形成明显肿块，切面大部分呈实性，仅有少量裂隙、小囊与乳头状突起。组织细腻质糟，有明显坏死（A，B）

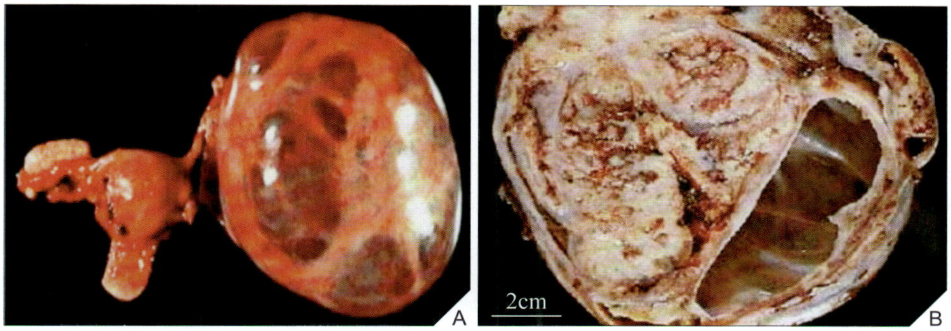

图 24-57　高级别浆液性癌（似原发卵巢癌）
A. 一侧卵巢肿瘤形成囊实性肿物，表面光滑，但此种情况并不常见；B. 切面主要为实性、质糟，伴坏死

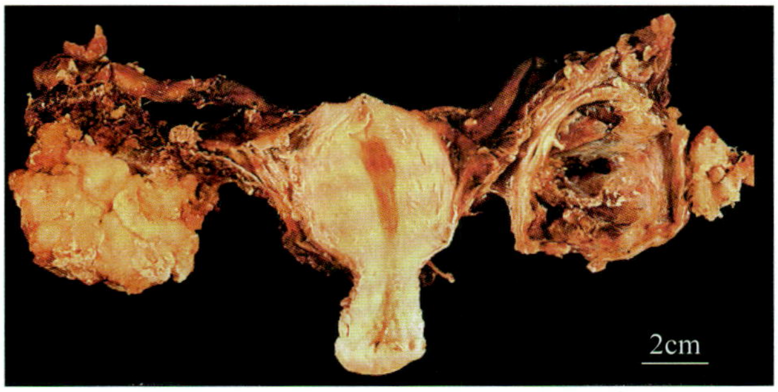

图 24-58　高级别浆液性癌（似传统腹膜癌）
双侧卵巢轻度增大，表面广泛粘连，卵巢切面见实性或囊实性的肿瘤组织。子宫内膜未见肿瘤组织（Robboy 教授惠赠）

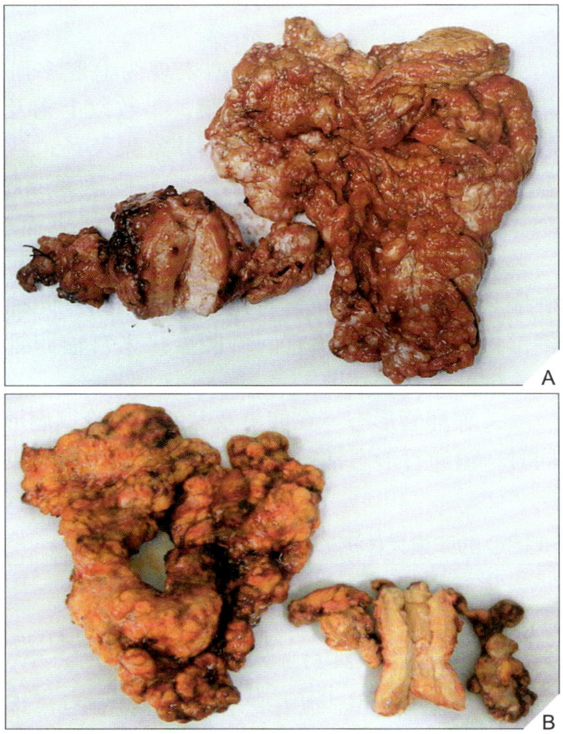

图 24-59　高级别浆液性癌（似传统腹膜癌）
双侧卵巢正常大小，大网膜、输卵管、卵巢及子宫表面有许多颗粒状至斑块状肿瘤组织。A. 大网膜布满大小不等的肿瘤结节（右侧）；B. 肿瘤结节融合，大网膜呈饼状（左侧）

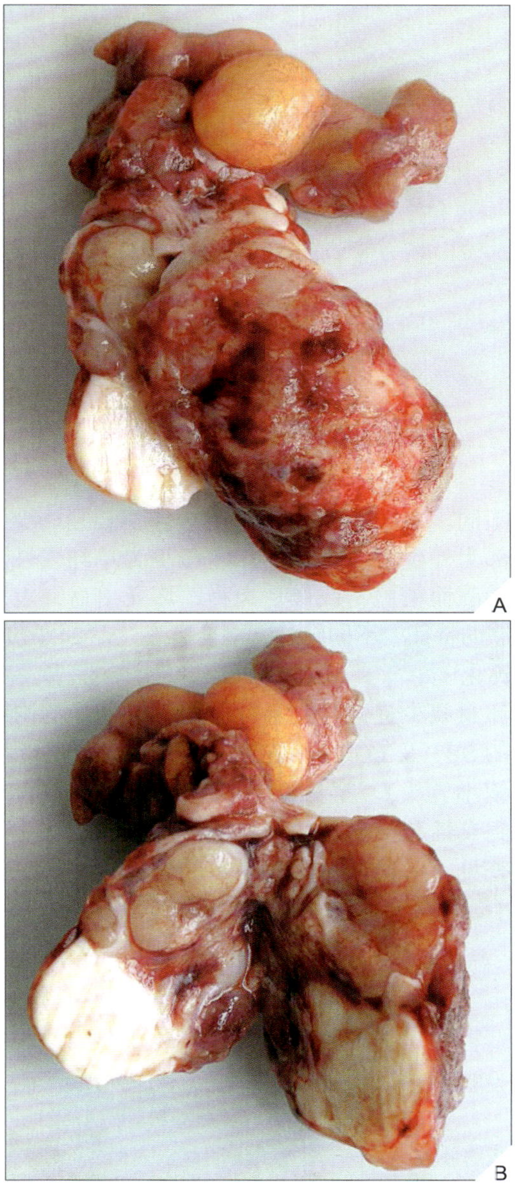

图 24-60　高级别浆液性癌（似典型转移癌）
A. 卵巢无明显增大，表面可见细颗粒状与斑片状隆起；B. 切面显示上中部有 3 个淡粉色结节，质软细腻，与周围有清楚界限，形态与典型转移癌相同，下方 1 个白色质硬的结节为纤维瘤。输卵管伞端肿胀，未见明显肿块，镜下可见浆液性癌（未显示）

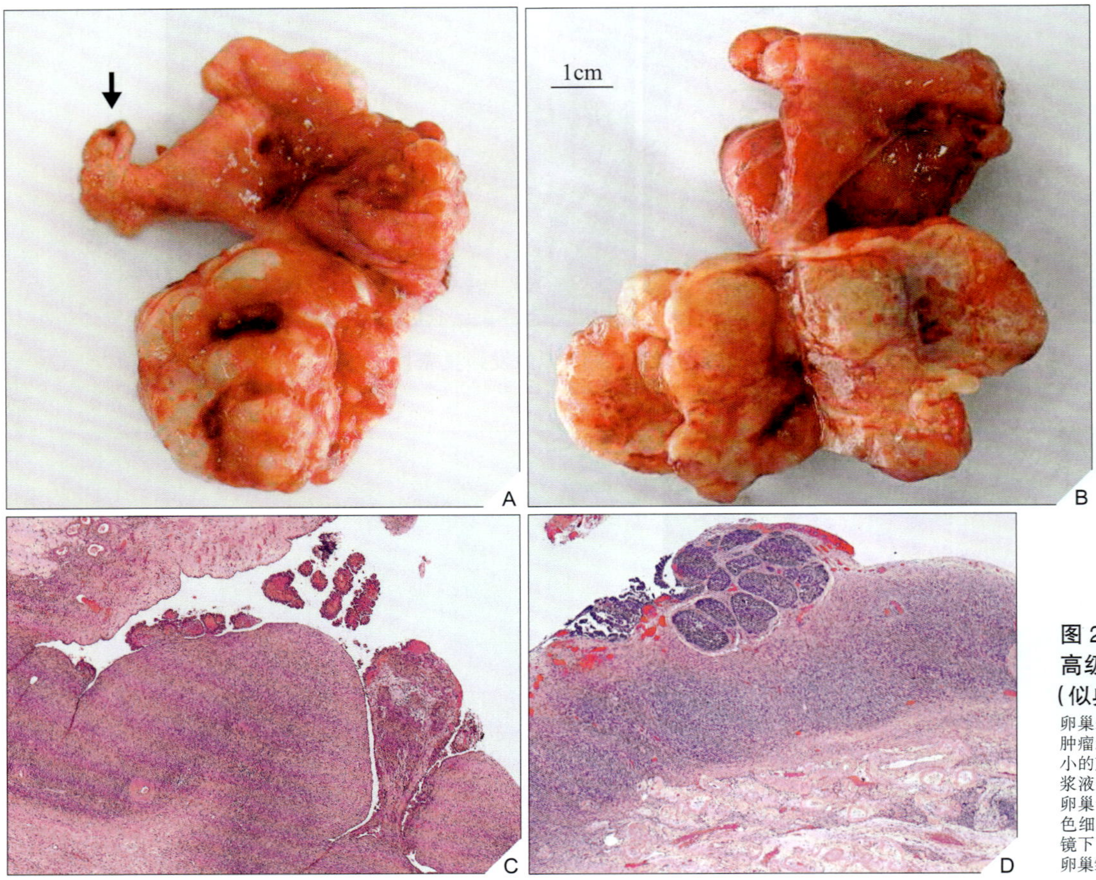

图 24-61
高级别浆液性癌（似典型转移癌）
卵巢表面粘连，可见斑片状肿瘤组织；输卵管伞端有微小的灰红色结节（箭头），为浆液性癌的原发部位（A）；卵巢切面可见多个结节，白色细腻，为转移结节（B）；镜下可见少量肿瘤细胞位于卵巢皱褶（C）和表面（D）

表现不同。多数肿瘤表面粘连与包膜破裂。少数肿瘤全部为外生性（表面生长），很少为单纯囊性。瘤组织细腻而糟脆，或似烂肉样，坏死出血，表现高级别癌的特征。不同结构常混合存在（表 24-16），并可有钙化。

卵巢缺少良性与交界性肿瘤的区域，这与缓慢生长的 SBT 及 LGSC 形态明显不同（以囊肿为主并形成细小乳头）。罕见 HGSC 由 LGSC 发展而来时，可见到良性与交界性的区域。早期 HGSC 在大体上不易查见。新辅助化疗后手术的病例，肿块可能明显缩小或消失。

2. 盆腔病灶 HGSC 典型表现为盆腔多脏器受累，近 70% 的病例累及大网膜，半数以上累及盆腔腹膜反折和子宫浆膜等部位，并常累及肠道或其他盆腔脏器表面，很多病例累及的部位达到或超过 5 个。肉眼可见大小不一的肿块、结节或表面毛糙，一些大网膜因肿瘤结节融合变为饼状（图 24-62）。肿瘤切面细腻而糟脆，与卵巢肿瘤相同。此种盆腔多部位受累现象提示它们可能直接来自输卵管伞端浆液性肿瘤的“播散”。

3. 输卵管形态 在卵巢及盆腔表现晚期癌形态的同时，输卵管形态常很温和，只有少数大体可见肿块

表 24-16 盆腔（子宫外）HGSC 的卵巢大体形态

分类	大体形态
似原发卵巢癌	卵巢明显增大，切面见大片实性区与不规则囊腔或大量乳头状突起，乳头状组织常相互融合。肿瘤组织质糟伴坏死，囊内含有血性或浑浊液体（图 24-56，图 24-57）
似传统腹膜癌	卵巢增大不明显，表面或浅层有密布的颗粒状或疣状肿瘤组织，或表现为质软的白色到红色的天鹅绒样斑片，或融合的硬斑块覆盖在卵巢表面。盆腔表现突出，可见广泛播散的病灶，大网膜常呈饼状或多发结节（图 24-58，图 24-59）
似典型转移癌	在卵巢皮质浅层或间质中可见单个或数个肿瘤结节，质地软硬不一，依其中所含的纤维成分而定，与周围有清楚的界限。多发结节可相互融合，或间杂正常卵巢组织（图 24-60，图 24-61）

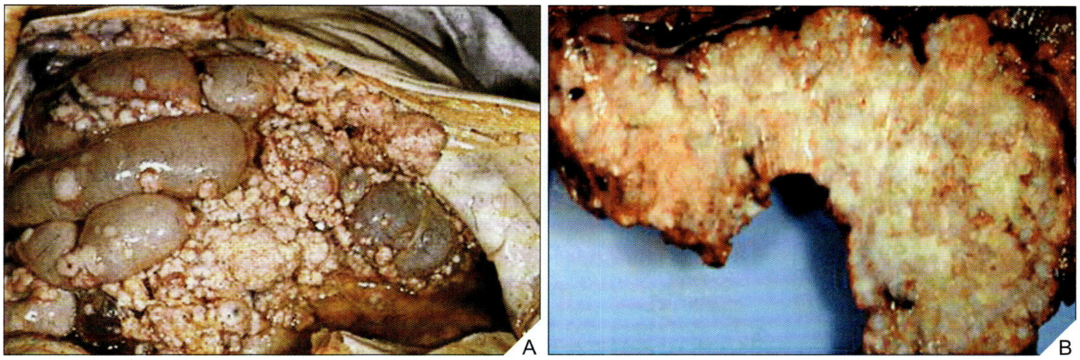

图 24-62　高级别浆液性癌（盆腔广泛受累）

A. 大小不一的肿瘤结节累及肠袢；B. 大网膜呈饼状

或伞端肿胀变形，多数输卵管无明显增粗，肉眼看不到肿块，或仅表现为伞端形态模糊、粘连或有小结节等非特异性改变，很容易被忽略或被认为慢性炎症。

【组织病理学】

HGSC 显示多种排列结构，伴有显著细胞异型性。不同排列结构的临床意义不明确，一些形态可能与 HGSC 的亚型相关。在诊断 HGSC 的过程中，最关键的指标是细胞异型性，因为相似的排列结构也可出现在 LGSC 或其他类型的上皮性肿瘤。此外，HGSC 常表现明显异质性，不同区域的形态可有很大差异。

1. 排列结构　HGSC 的上皮高度增生，杂乱生长形成多种复杂的结构。乳头状排列见于 60% 以上的肿瘤，其次为裂隙样结构与实性片块，其他形态相对少见，也可见到单个细胞浸润间质。多级分支状乳头、微乳头、裂隙样改变、腔缘不整呈锯齿状，以及可见微小乳头脱落于腔内等形态提示肿瘤的浆液性分化，但这些结构亦可见于 LGSC。与 LGSC 相比，HGSC 的乳头分化程度不一，分化不良的乳头片段结构模糊，与癌巢混杂，伴上皮周围不规则间隙。对一些很像低级别癌的乳头结构，需结合细胞形态进行判断（图 24-63，图 24-64）。

HGSC 有时会出现一些特殊的排列，以往认为

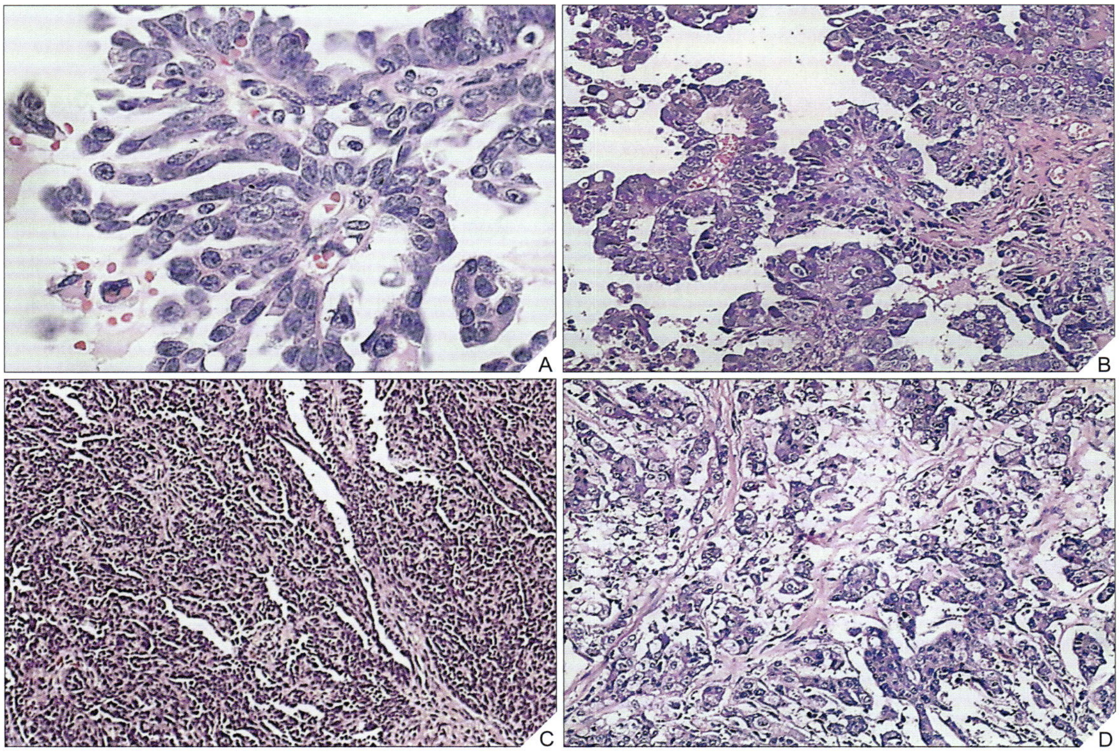

图 24-63　高级别浆液性癌的结构形态

A、B. 伴有高级别核的上皮细胞排列成乳头状；C. 筛状或裂隙样空隙；D. 杂乱的细胞巢

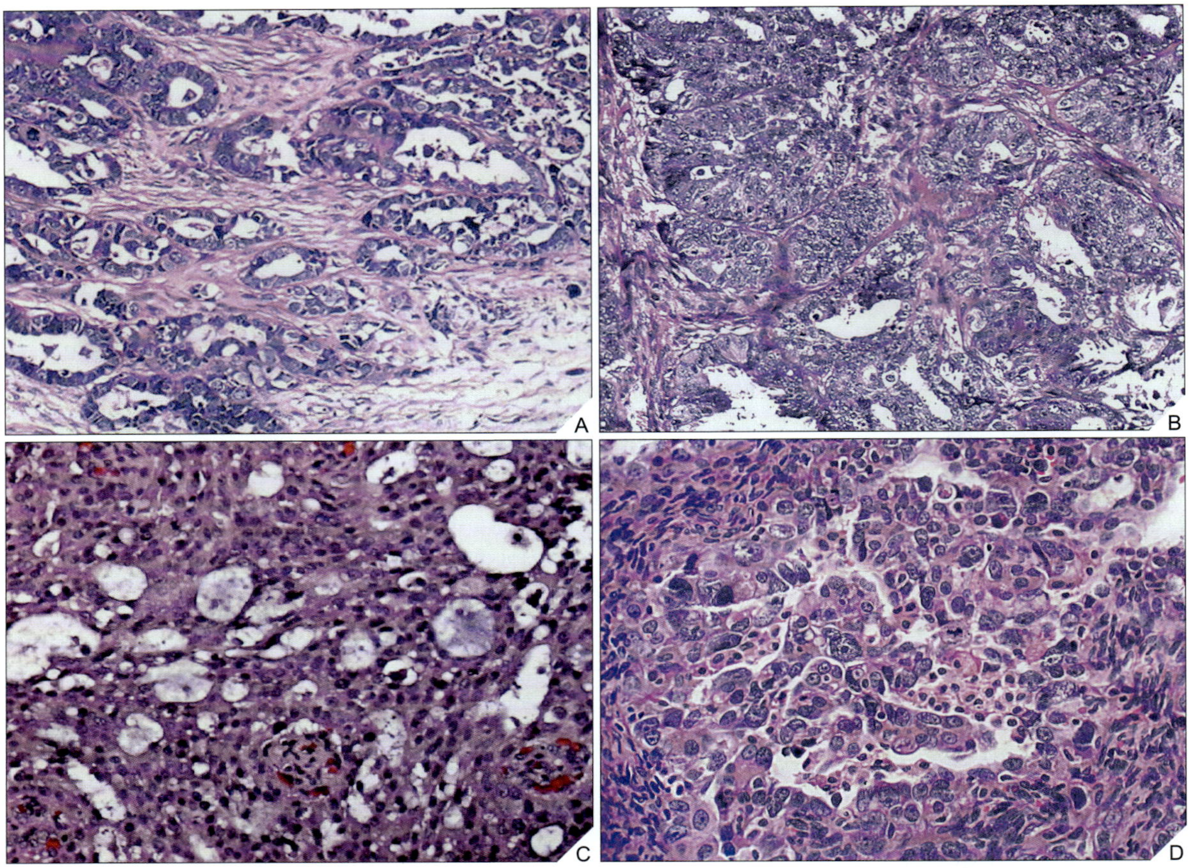

图 24-64 高级别浆液性癌的结构形态

A，B. 伴有高级别核的上皮细胞排列成腺样；C. 实性或微囊；D. 不规则的腺样与乳头状混合

是非浆液性分化，如移行细胞样、腺样与筛状（假子宫内膜样），很容易被误诊为其他类型的上皮性癌。近年经过分子遗传学和免疫组化研究，显示这些表现并非真正的移行细胞癌或低分化的子宫内膜样癌，而是 HGSC 的变异形态 [43]。它们通常灶性出现，在肿瘤的其他区域常可发现典型的 HGSC。肿瘤主要结构形态见表 24-17，其中实性、假子宫内膜样及移行细胞样，简称 SET 结构，可能与 *BRCA* 基因相关 HGSC 有关，近年受到关注，相关内容详见第二十四章第八节。罕见肿瘤全部排列成实性，缺少腺样、乳头状及其他结构，被称为未分化癌。

间质浸润是区分癌前病变与癌的关键指标，也是诊断 LGSC 的必备条件，但在 HGSC 却是例外，其诊断并不苛求有间质浸润。少数 HGSC 位于卵巢表面或囊内生长及出现在浆液性腺纤维瘤中，可看不到明显的间质浸润（图 24-65）。这些肿瘤的细胞核呈高级别，伴有 HGSC 的盆腔多部位扩散，不应以缺少间质浸润而错误地解释为原位癌、交界性肿瘤或早期癌。2/3 的病例伴有卵巢门淋巴管侵犯，1/3 的病例在肿瘤内可见淋巴管侵犯。

表 24-17 HGSC 的主要结构形态

结构	组织形态
乳头状	主要为多级分支状乳头，并可见内翻性乳头、微乳头或绒毛腺样结构
裂隙样空隙	杂乱的上皮呈缎带或条索密集排列并相互搭连，形成迷宫样或筛孔样形态
实性或片状	小巢或片状肿瘤细胞，至少 2mm 大小，缺少特殊结构，通常为灶性分布
移行细胞样	上皮细胞排列成波浪状宽带，或宽大的乳头表面被覆多层上皮，其中缺少裂隙或微小孔隙
腺样与筛状（假子宫内膜样）	①形成很好的腺管样结构；②在宽大的乳头、实性细胞巢或细胞片中出现不同大小的圆形或卵圆形空腔，有时腔内可含有黏液样物

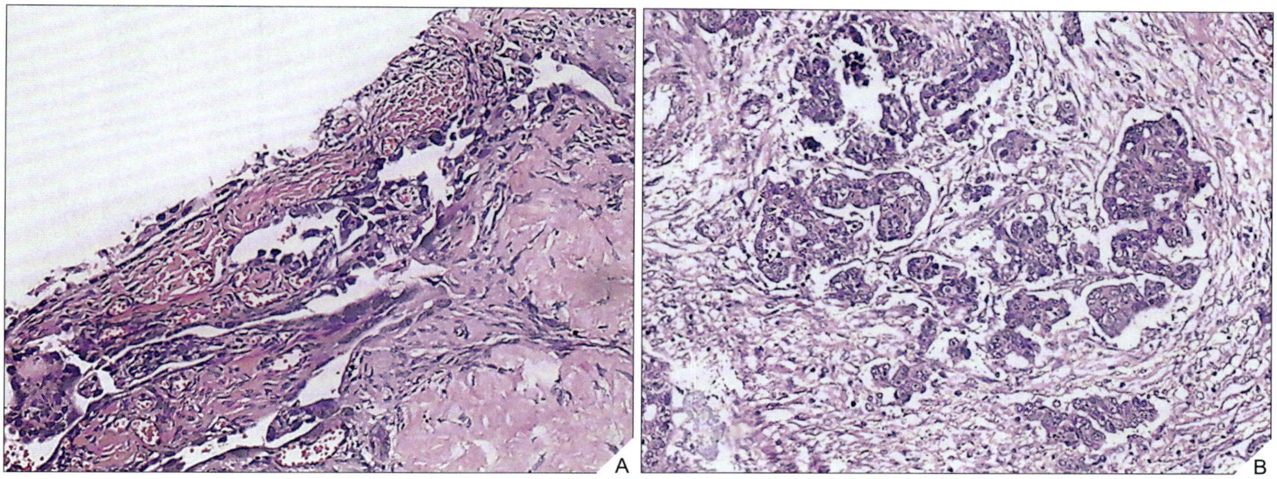

图 24-65　高级别浆液性癌

A. 肿瘤位于卵巢表面与皮质浅层，无明显间质浸润；B. 肿瘤浸润间质，上皮巢周围可见空隙。无论是否有间质浸润，这些上皮均显示高级别核的特征（A，B）

2. 细胞学特征　HGSC 由非纤毛性上皮细胞组成，细胞形态与大小存在显著差异，核级多为 3 级，少数为 2 级。典型表现为核质比高，核增大呈圆形或卵圆形，核膜不规则，染色质深染且分布不均，常见显著的嗜酸性大核仁。奇异形单核细胞或多核瘤巨细胞不少见。并可见小灶鞋钉样细胞，伴有丰富嗜酸性胞质的细胞及透明细胞（图 24-66，图 24-67），不应与透明细胞癌混淆，这些细胞通常片状灶性分布，缺少多种排列结构。少见情况下，也可表现为印戒细胞样改变（图 24-68，表 24-18）。

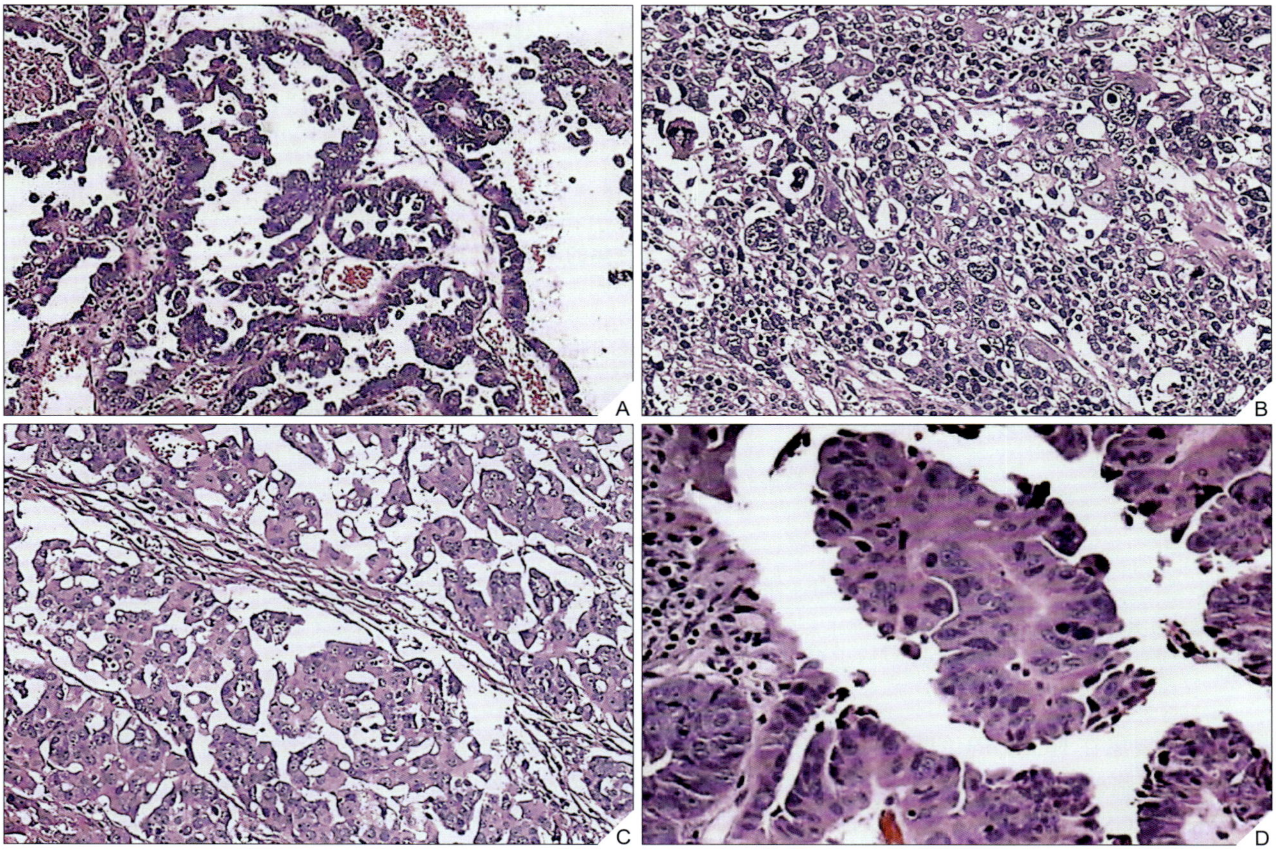

图 24-66　高级别浆液性癌的细胞形态

显示浆液性上皮分化（A），伴有细胞显著不典型性，可见瘤巨细胞（B）、嗜酸细胞（C，D）

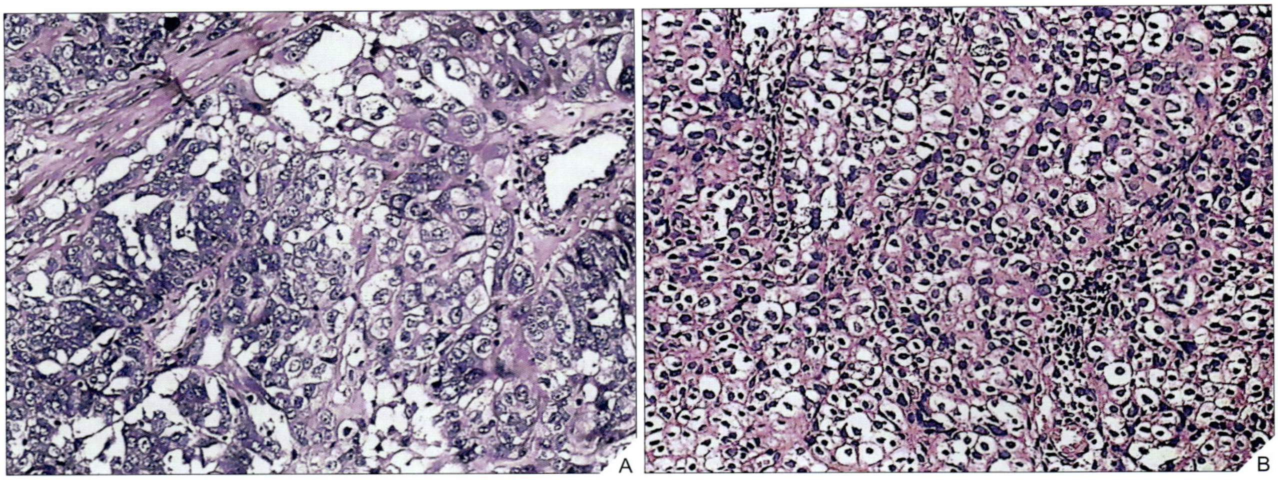

图 24-67　高级别浆液性癌伴透明细胞分化

A 图的中部与 B 图显示片状排列的透明细胞，细胞核显著不典型，缺少透明细胞癌多种排列的特征，肿瘤其他部分可见典型浆液性分化（A）

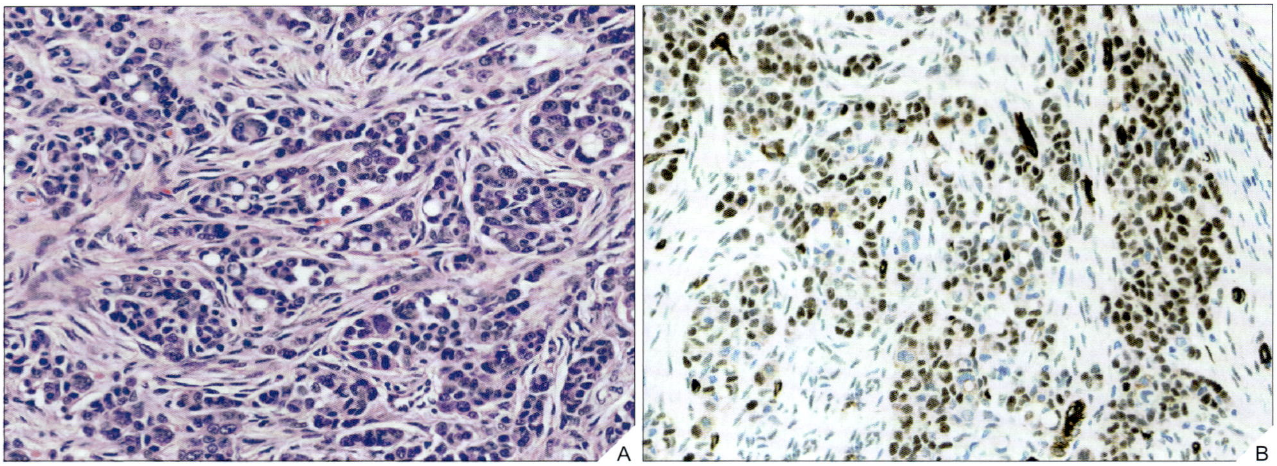

图 24-68　高级别浆液性癌的印戒细胞样改变

局部可见许多印戒细胞样改变（A），但 WT1 强阳性（B），支持高级别浆液性癌的诊断

表 24-18　HGSC 的细胞学特征

细胞学	特征
细胞组成	由非纤毛细胞组成
细胞核	①多数重度不典型，核级为 3 级。细胞形态与大小存在显著差异，常见奇异形细胞与瘤巨细胞。②少数中度不典型，核级为 2 级
核分裂	核分裂活跃，多数肿瘤远高于 12/10HPFs 的标准，不典型核分裂象常见
特殊形态	透明细胞，片状分布，伴细胞核重度不典型性；印戒细胞样改变，少见

注：LGSC 与 HGSC 无须组织分级，但细胞核不典型性的判断在肿瘤评估中有重要价值，具体分级方案见表 24-19[44]。LGSC 的细胞核典型表现为 1 级，HGSC 的细胞核大多为 3 级，少数为 2 级（图 24-69）。

核分裂象在 HGSC 的诊断中是参考性指标，但价值不如细胞核异型性，一般将是否超过 12/10HPFs 作为区分 LGSC 与 HGSC 的标准。HGSC 的核分裂数常数倍于此值，病理性核分裂多见，且有丰富的凋亡小体。然而这一标准并不绝对，少数 HGSC 的核分裂象虽 <12/10HPFs，结合显著细胞异型及免疫组化 p53 突变型表达，依然可以诊断为 HGSC。对略低于 12/10HPFs 的肿瘤，需结合其他表现综合考虑。LGSC 的核分裂象通常（<2～3）/10HPFs，几乎均 <5/10HPFs。

表 24-19　肿瘤细胞核不典型性的分级

分级	形态
1 级	细胞核呈圆形、卵圆形，形态基本一致（大小与形状改变 < 3 : 1），染色质较细，核仁小或不明显
2 级	形态介于 1 级与 3 级
3 级	细胞核大小与形状改变明显（≥ 3 : 1），染色质分布不均，常见明显的嗜酸性核仁

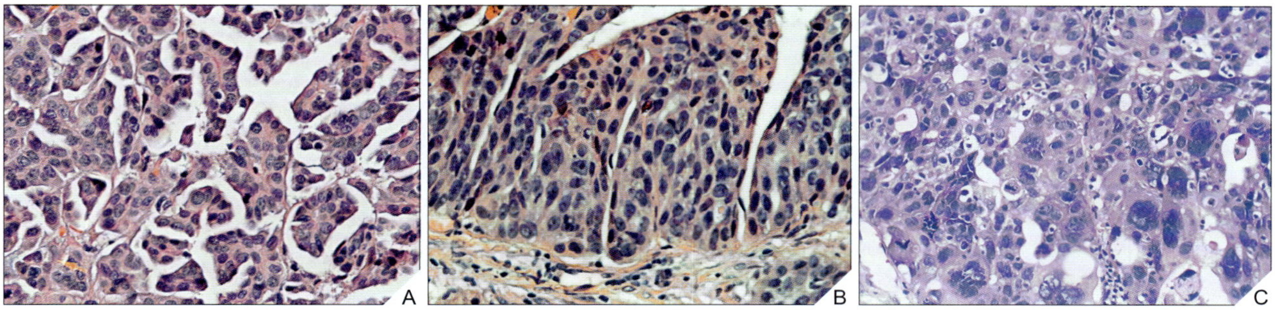

图 24-69　浆液性癌的核异型性分级

低级别浆液性癌的 1 级核（A），高级别浆液性癌的 2 级核（B）和 3 级核（C）

肿瘤中的沙砾体多少不一。化疗后肿瘤细胞可有强嗜酸性、空泡化胞质或泡沫样胞质，核呈奇异形，深染，染色质结块或模糊不清（图 24-70）。

3. 输卵管与盆腔病变　90% 的卵巢 HGSC 为进展期病例，60% 以上的病例在输卵管伞端发现与浆液性肿瘤相关的病变，典型表现为 STIC 或微小浸润癌，少数为明显的浸润癌。无论是否有间质浸润，这些伞端病变被视为盆腔（子宫外）HGSC 的来源。

盆腔 HGSC 的镜下形态显示与卵巢肿瘤相同的组织学特征。

【免疫组化】

卵巢 HGSC 与盆腔及输卵管 HGSC 有相同的免疫组化表型。

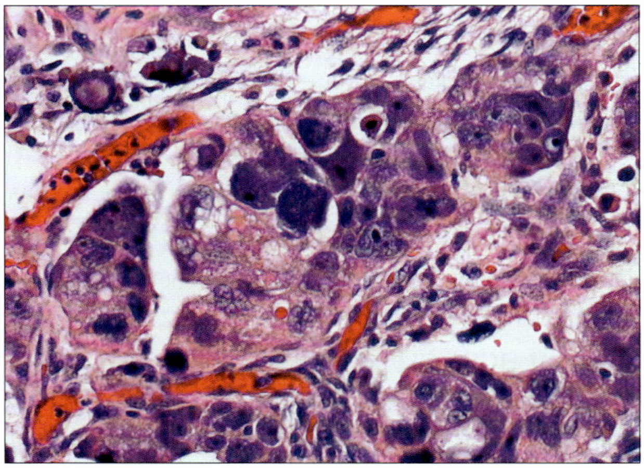

图 24-70　高级别浆液性癌化疗后的细胞改变

胞质嗜酸性，伴空泡化，细胞核深染，染色质结块状

1. p53 异常表达（突变型表达）　95% 的 HGSC 包含 p53 异常表达，包括 3 种形式（图 24-71A～图 24-71D）。①阳性表达：>80% 的肿瘤细胞核呈现弥漫强阳性着色；②阴性表达：内对照存在的情况下，肿瘤细胞核完全不着色；③极少见情况下出现弥漫性胞质着色伴核弱染色[45]。应注意的是，在良性病变、交界性肿瘤或 LGSC 均可出现散在细胞核 p53 染色阳性，染色强弱不等，这属于 p53 的野生型（正常）表达。

2. 其他标志物　肿瘤常表达 WT1、PAX8、p16，以及 ER、PR 部分肿瘤阳性，但多数阴性（图 24-71E，图 24-71F）。p16 常弥漫性表达（90%～100% 的肿瘤细胞呈阳性表达），相反，在 LGSC、子宫内膜样癌和黏液性癌，p16 阳性表达率显著降低或呈阴性，因此 p16 可能成为诊断 HGSC 的一个有效标志物。Ki-67 通常 >50%。

多数 HGSC 通过组织形态即可明确诊断，形态不典型或需与其他类型肿瘤鉴别时可选择 p53、WT1 及 p16 等协助。但单一的免疫组化染色不应作为确定或否定 HGSC 的唯一依据，如少数 HGSC 可 WT1 阴性，不少子宫内膜样癌 WT1 阳性，一些非浆液性癌也可伴有 p53 异常表达[44]。肿瘤的免疫组化表达受多种因素制约，诊断时建议选择一组抗体协助鉴别，并结合组织形态等其他指标进行解释。

【遗传学特征】

TP53 基因突变是 HGSC 最重要的分子学改变，几乎见于所有的 HGSC。*BRCA1/2* 失活见于 30%～

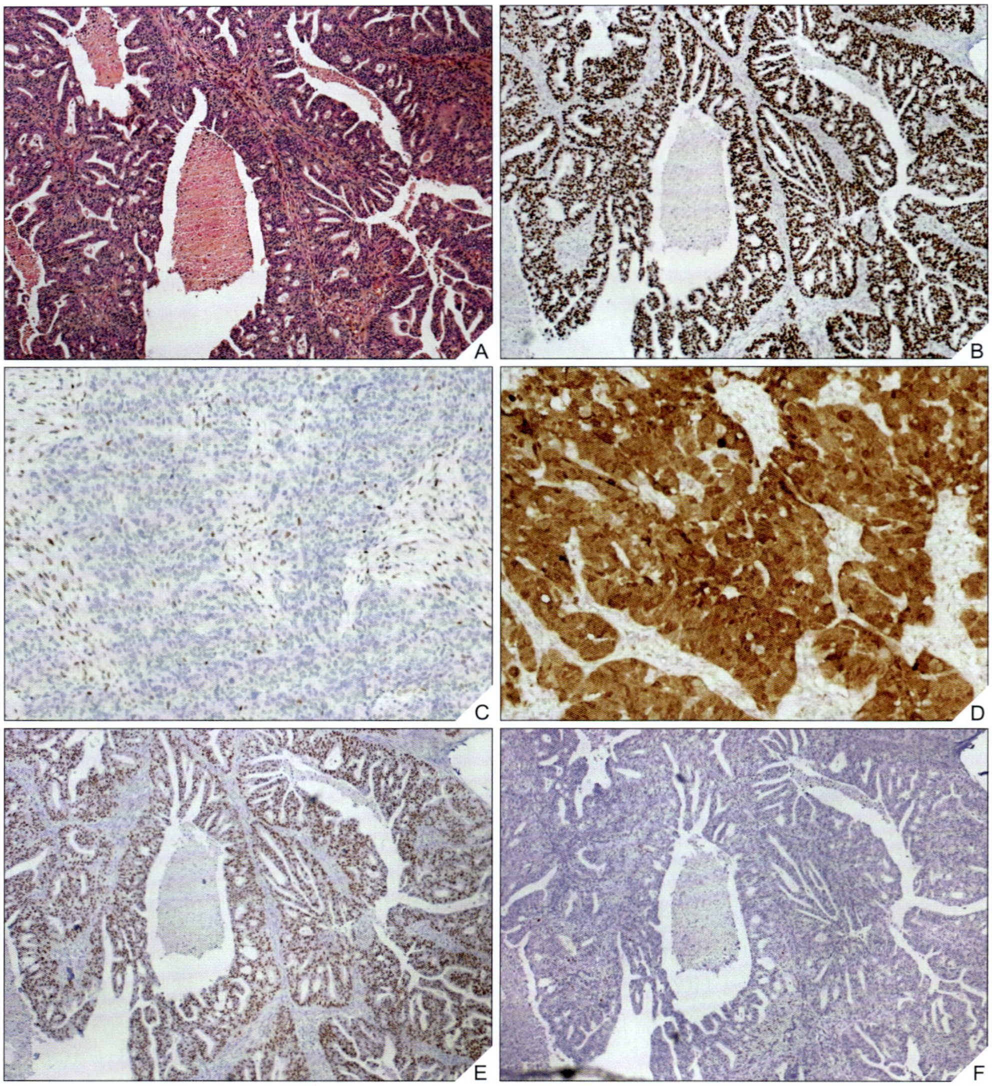

图 24-71　高级别浆液性癌的免疫组化表达

A. 高级别浆液性癌的 HE 切片；B. p53 弥漫强阳性，细胞核阳性的细胞 >80%；C. p53 不表达：内对照存在，肿瘤细胞核不着色；D. p53 弥漫性胞质着色伴核弱染色；E. ER 弱到中度但弥散性表达；F. PR 完全阴性

45% 的病例，包括 15%～20% 的肿瘤伴有 *BRCA1/2* 胚系突变，另有 14%～22% 的肿瘤伴有 *BRCA1/2* 体细胞突变或 BRCA1 启动子甲基化。*BRCA1/2* 基因属于同源重组 DNA 修复通路成员，且 HGSC 中约 50% 同时可见同源重组 DNA 修复通路基因突变[46]。其他同源重组 DNA 修复通路基因改变还有 Fanconi 贫血基因（*PALB2*、*FANCA*、*FANCI*、*FANCL*、*FANCC*）、核心 RAD 基因（*RAD50*、*RAD51*、*RAD51B*、*RAD51C*、*RAD54L*）、DNA 损伤效应基因（*ATM*、*ATR*、*CHE1*、*CHEK2*）[47]。HGSC 还有大量拷贝数异常及非整倍体，意味着有基因组的不稳定性。具体的拷贝数异常有肿瘤基因的扩增（如 *CCNE1*、*MYC*、*MECOM*）、肿瘤抑制基因的缺失（如 *PTEN*、*RB1*、*NF1*）。需要注意的是，如果有较大片段缺失和结构改变时，其失活会变得更为多见[7, 48]。同源重组缺陷及高度的染色体不稳定性，并可伴有 FoxM1、RB、PI3K/RAS 及 NOTCH 等基因蛋白的信号通路改变[49, 50]。

卵巢 HGSC 与 STIC 为克隆性病变，盆腔多部位病变的分子遗传学改变相同，表明它们为同一起源，而不是多重来源或所谓的区域性改变（field change）[51]。

【诊断术语与方式】

卵巢 HGSC 的病理诊断涵盖对卵巢肿瘤及盆腔多部位病变的解释，目前病理报告方式不统一，术语包括盆腔 HGSC、子宫外 HGSC、输卵管 - 卵巢 HGSC、非特异性 HGSC、米勒管型浆液性癌及其他形式。最近一项国际范围调查问卷显示，欧美国家最常采用的术语是子宫外 HGSC（病理，31%）和输卵管 - 卵巢 HGSC（临床，35%）[51]，表明子宫外 HGSC 主要为输卵管来源的概念已被绝大多数学者接受。一些学者，包括笔者，推崇输卵管 - 卵巢 HGSC 的术语，认为其反映了多数肿瘤的来源，可明确与 LGSC 及子宫 HGSC 区分 [42]，优于"盆腔"或"米勒管型"HGSC 的名称。

尽管卵巢 HGSC 是盆腔（子宫外）HGSC 最突出的表现，但多数肿瘤来自输卵管远端，属于子宫外 HGSC 的局部表现，因此诊断模式不同于其他类型的卵巢上皮性癌，即不应以卵巢为中心，而需以输卵管为中心，在全面评估卵巢肿瘤与输卵管及盆腔其他部位浆液性病变的关系的基础上进行。为此，在对 HGSC 的日常诊断过程中，应常规对输卵管进行 SEE-FIM 取材（详见第二十一章第二节），寻找与浆液性癌有关的早期与前驱病变，并结合所有的临床与病理资料。若在输卵管内发现 STIC，无论有无早期浸润，均可诊断为输卵管来源的浆液性癌。

对子宫外 HGSC 原发部位的判断有如下标准 [42, 52, 53]：①符合来自输卵管，需满足下列 3 点中至少 1 点：发现浆液性输卵管上皮内癌、输卵管黏膜有浸润癌及输卵管 - 卵巢形成部分或完全融合性肿块（包括附件肿块，但同时看不到明确的输卵管或没有输卵管切除的记录，这些情况也可视为输卵管原发）。②符合原发于卵巢，需满足下列各项指标：卵巢癌（无论大小），但实践中通常要求卵巢间质受累，且直径≥ 5mm；双侧输卵管清楚可见，远离卵巢；通过全面大体及镜下检查未见任何的 STIC 和（或）输卵管黏膜浸润癌。③符合原发于腹膜：双侧输卵管和卵巢大体与镜下无任何 HGSC 组织（详见第二十一章）。

少数情况下，在活检标本、输卵管未进行标准化 SEE-FIM 取材时，浆液性癌的原发部位可能无法鉴别，诊断时建议采用子宫外 HGSC 或输卵管 - 卵巢 HGSC 的术语，并对肿瘤的分布及可能的起源进行描述。极少数情况下，HGSC 也可能起源于子宫内膜异位，笔者在工作中就曾遇到一例（图 24-72）。

在诊断中应写明所有 HGSC 累及的部位，并加上必要的注释，避免向临床传递错误的信息。无论采用何种方式，应以充分正确地取材及仔细分析为前提，并保持与临床的密切联系。

需要说明的是，以上有关 HGSC 原发部位的评估标准仅适用于未接受过化疗或放疗的手术标本，对于术前进行过放疗、化疗的病例，原发部位的判断以临床为主。

【鉴别诊断】

1. LGSC　HGSC 与 LGSC 同为浆液性肿瘤，患者平均年龄相差约 10 岁，尽管两者均常表现出卵巢表面受累、双侧发生、盆腔多部位病变及分期 > I 期等特点，但具体的肿瘤大体与镜下形态有很大不同，一般诊断不困难，少数病例表现不典型。

HGSC 与 LGSC 有时会出现类似的排列，一些 HGSC 在低倍镜下很像低级别肿瘤，微乳头结构偶尔也可出现在 HGSC 中，鉴别主要是依据细胞核的特征（图 24-73，图 24-74）。大多数 LGSC 的细胞核为 1 级，HGSC 的细胞核为 3 级，但有少数浆液性肿瘤（4%）细胞核介于高级别和低级别之间，即 2 级；与 1 级相比较，其细胞核更大，核内染色质更粗大，分裂象更多见，核仁更明显；而与 3 级相比较，细胞核相对一致，偏小、异型性小、粗染色质颗粒少（图 24-70）。对于这些具有中间级别胞核的浆液性肿瘤，可参照核分裂数及 p53 的表达特点进行诊断。从组织学角度，除了观察与评估细胞形态，肿瘤的整体

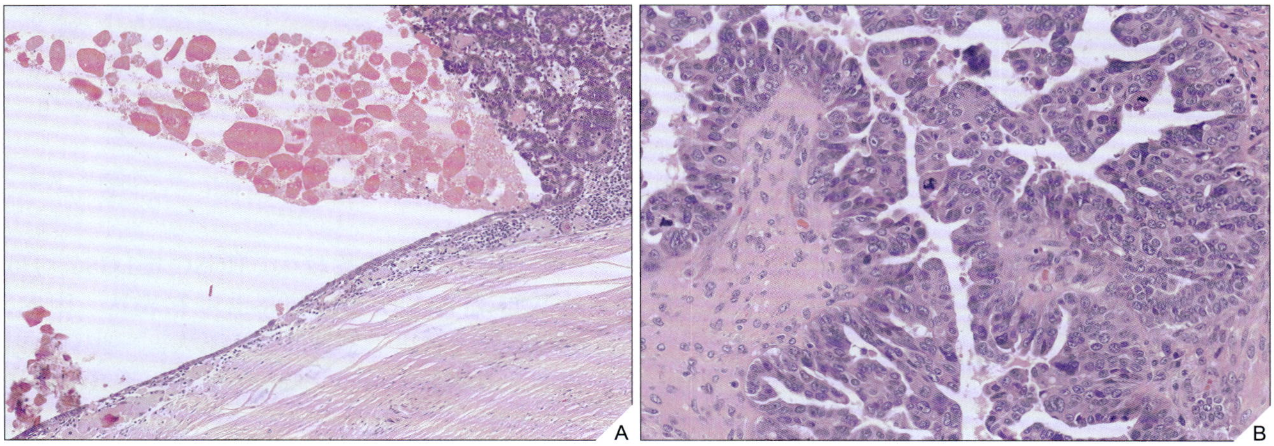

图 24-72　起源于子宫内膜异位的高级别浆液性癌

A. 低倍镜下高级别癌与子宫内膜异位囊肿并存，两者间有过渡；B. 高倍镜下为典型高级别浆液性癌形态（郑文新教授惠赠）

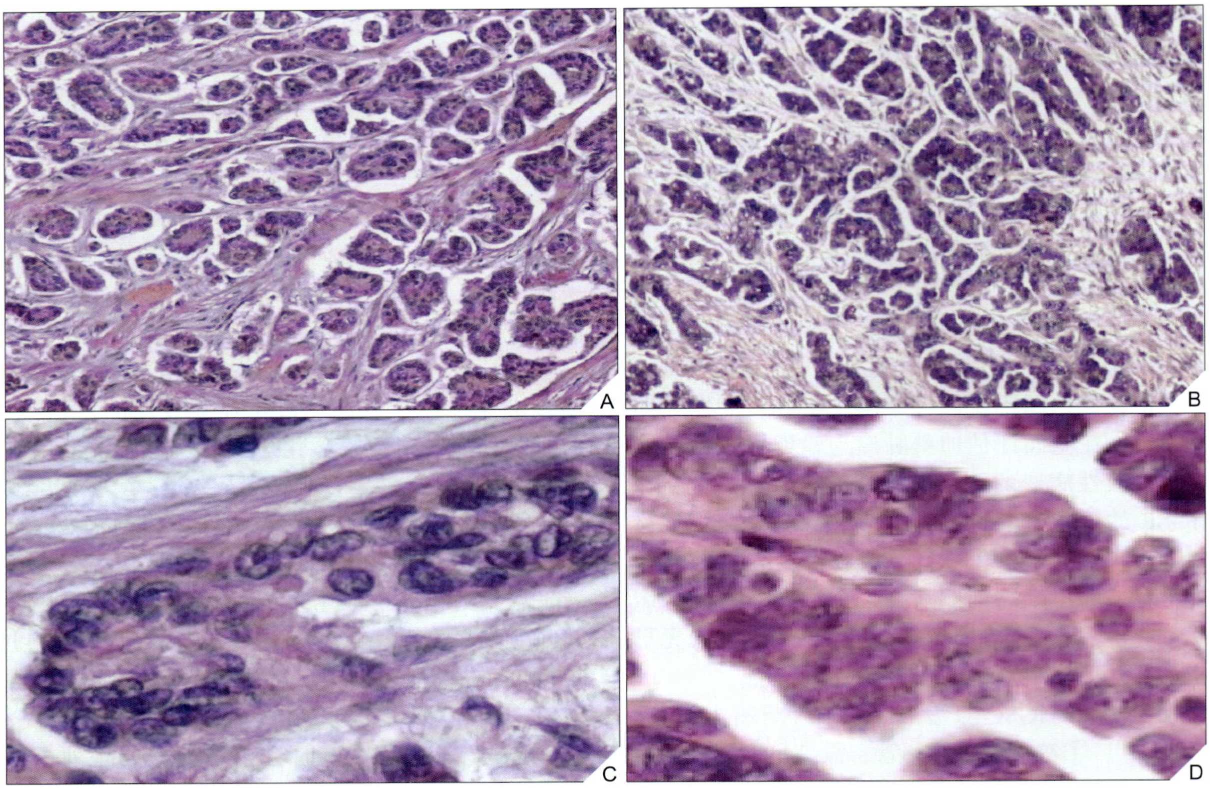

图 24-73 高级别与低级别浆液性癌的微乳头结构

低级别癌（A，C）与高级别癌（B，D）在低倍镜下结构相似，表现为间质中伴有周围空隙的微小乳头形态（A，B），但高倍镜下发现细胞核的异型性有明显区别，低级别癌的核异型性小（C），高级别癌的核重度异型性（B，D）

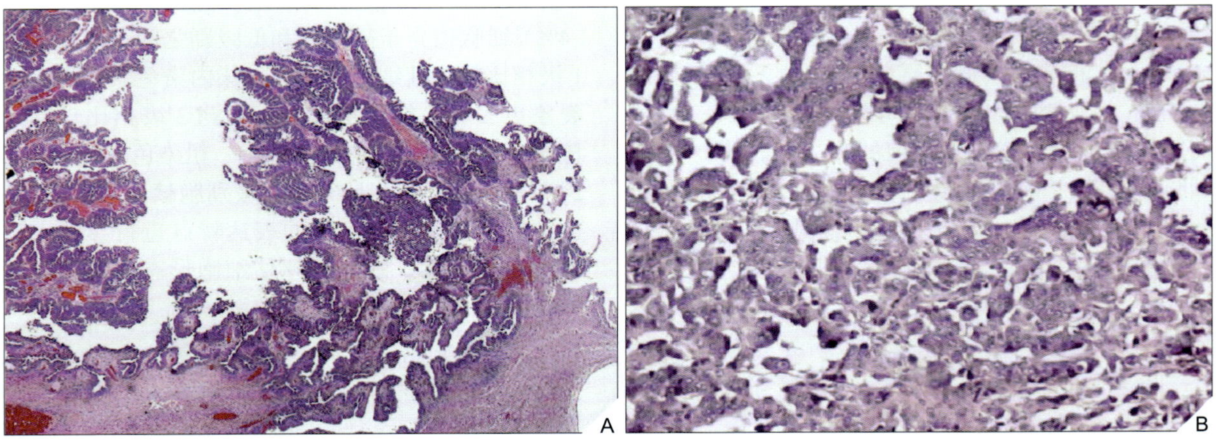

图 24-74 高级别与低级别浆液性癌的乳头结构

A. 同为旺盛的乳头状增生，低级别浆液性癌的乳头结构清晰，被覆上皮大小相对一致，周围的裂隙较规则；B. 高级别浆液性癌的乳头结构不清，结构杂乱，周围间隙不规则，细胞大小不一，有明显异型性

表现如坏死、形态异质性等对于 HGSC 与 LGSC 的鉴别也很有帮助。从生物学和临床角度，核分级 2 级的浆液性癌类似于 HGSC。

免疫组化对 HGSC 与 LGSC 的鉴别也很有价值，HGSC 典型表现为 p53 突变型表达，p16 弥漫阳性，Ki-67 高表达，而 LGSC 则相反（表 24-20）。对于形态学上不易鉴别的浆液性癌，若其增生指数显著增高，则 HGSC 的可能性较大。HGSC 与 LGSC 均可表达 WT1 和 PAX8，ER 和 PR 也可有表达，因此，这些肿瘤标志物用于鉴别的意义不大。一些新的标志物如 Rsf-1（HBXAP）和 Nac1 也可用于 HGSC 与 LGSC 的鉴别。

2. 子宫内膜样癌　卵巢高级别浆液性癌有时显示子宫内膜样腺体分化，一些小灶的透明细胞也易

表 24-20　LGSC 与 HGSC 的免疫组化特点

标志物	LGSC	HGSC
p53	野生型表达	突变型表达；高表达（强阳性细胞 >80%）；或不表达；或弥漫性胞质着色伴核弱染色
p16	阴性、局灶阳性或不一致表达	弥漫阳性表达
Ki-67 指数	<30%	>50%

被视为鳞化，需与子宫内膜样癌鉴别。除细胞显著异型性外，还应注意寻找肿瘤浆液性分化的证据，如不规则锯齿状腺腔，被覆复层上皮的复杂性大乳头样结构，周围存在不规则裂隙，可见鞋钉样细胞，多形性的肿瘤巨细胞和沙砾体等结构，均是浆液性癌的有力支持。相反，若肿瘤呈实性的岛状或巢状生长，伴有鳞状化生、腺纤维瘤样背景、周围有非典型增生的子宫内膜样肿瘤（交界性子宫内膜样肿瘤）或子宫内膜异位病灶，则支持高级别子宫内膜样癌的可能。WT1 的免疫组化染色可用于此鉴别诊断，但其可靠性不佳，p53 在少数高级别子宫内膜样癌也可有突变型表达。对无法区分 HGSC 和高级别子宫内膜样癌的肿瘤，可采用"高级别腺癌，非特异性"这一概念作为诊断，并给予一定的描述性评论。但当大量取材见到少量浆液性分化时，以浆液性癌来解释较可取，因为这些肿瘤的分化较差，其临床过程与浆液性癌相似。鉴于这一点，已有观点认为不少高级别子宫内膜样癌代表了浆液性癌的变异，应归入Ⅱ型癌范畴。

3. 透明细胞癌　乳头型透明细胞癌与浆液性癌很相似。不仅如此，HGSC 中常可有胞质透明的细胞易与透明细胞癌混淆（图 24-75），或认为肿瘤中含有透明细胞癌成分。但透明细胞癌常有囊样、实性片块等结构混合存在，且细胞可为透明细胞、鞋

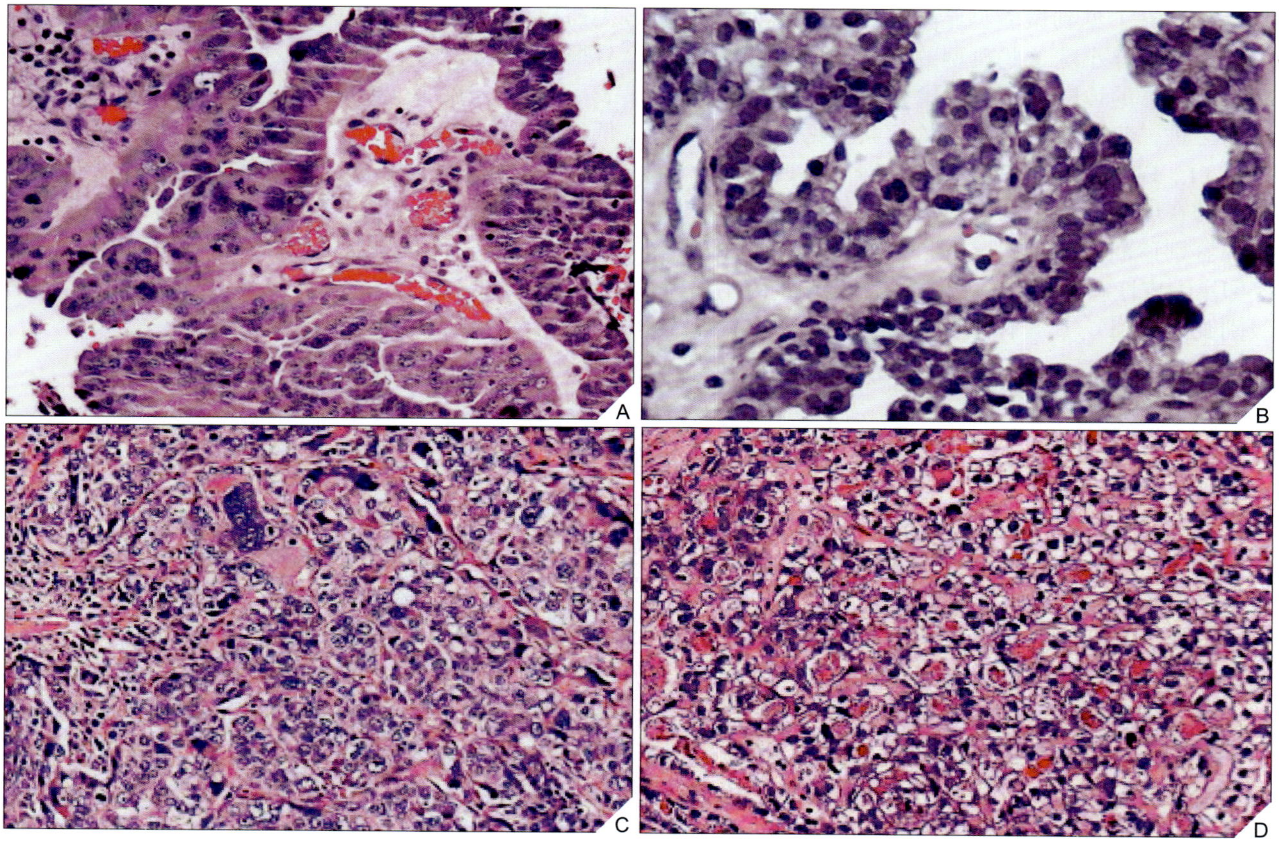

图 24-75　高级别浆液性癌与透明细胞癌的比较

高级别浆液性癌（A）的乳头与透明细胞癌（B）结构相似，但高级别浆液性癌含有丰富的嗜酸性胞质（A）及瘤巨细胞（C），而透明细胞癌则伴有明显的玻璃样变的血管间质和透明胞质（B，D）

钉样细胞和嗜酸细胞等。在缺少典型的透明细胞癌特征时，一般仍视为HGSC。当然免疫组化染色如WT1、ER、HNF-1β 和 Napsin A有助于区别。典型表现包括HGSC表现为WT1和ER阳性，HNF-1β 和 Napsin A阴性，而透明细胞癌则相反[54]。

4. 移行细胞癌　有时HGSC镜下可以呈现移行细胞癌样形态，具有大圆形的乳头样结构，被覆上皮平滑，易被误诊为卵巢的移行细胞癌。近年分子学研究显示，传统的卵巢移行细胞癌并非独特的肿瘤，免疫组化显示肿瘤大多表现为典型的HGSC表型，属于HGSC。少数肿瘤为高级别子宫内膜样癌。

5. 微囊型结构的肿瘤　极少数情况下，在高级别和低级别浆液性癌中可见到微囊型或印戒细胞样改变（图24-64C和图24-68）。这种微囊型改变主要是由印戒细胞样改变的肿瘤细胞背靠背紧密排列形成的，与卵黄囊瘤网状结构型类似而易混淆。结合肿瘤的临床病理特点可进行鉴别诊断。若肿瘤发生于老年人，两侧卵巢均有累及，镜下见大的乳头样结构且存在复杂性复层上皮，腺体间存在不规则裂隙，可见沙砾体，这些均是浆液性癌诊断的有力依据；相反，若肿瘤发生于年轻人，仅有单侧卵巢累及，镜下除了见到微囊型结构外，还可以见到S-D小体和玻璃样小珠这些典型的卵黄囊瘤结构，则支持卵黄囊瘤的诊断。血清学检查见甲胎蛋白（AFP）升高可进一步支持卵黄囊瘤的诊断。免疫组化标志物WT1、ER、CK7、EMA、SALL4和AFP在浆液性癌和在卵黄囊瘤中的表达相反，可辅助这两种肿瘤的鉴别诊断。罕见情况下，生殖细胞肿瘤可来源于卵巢上皮性癌（发生于内膜样癌、透明细胞癌和高级别浆液性癌），属于体细胞来源，以腺型卵黄囊瘤分化多见（somatically derived YSTs），少见非妊娠性绒癌，临床血清学检查出现AFP或hCG升高，鉴别两者时常常需要一组标志物进行诊断[55, 56]。

6. 弥漫性恶性上皮型间皮瘤　恶性间皮瘤有时累及卵巢表面，易与HGSC混淆。前者典型者有较规则的乳头和腺管状结构，且瘤细胞胞质较浆液性癌多，核也规则些。免疫组化Calretinin在恶性间皮瘤中100%阳性，而在HGSC则阳性率很低。当然，其他免疫组化标志物如WT1、Ber-EP、B72.3和Leu-M2在HGSC中大多阳性，而在间皮瘤一般阴性。ER和PR在HGSC可弥漫性表达，而在恶性间皮瘤多表达阴性。

7. 子宫浆液性癌　子宫浆液性癌或浆液性子宫内膜上皮内癌（SEIC）常伴有盆腔转移，但子宫外病灶通常较小（<2mm），缺少输卵管上皮内癌（STIC）。与之相反，输卵管来源的卵巢HGSC尽管也可逆行扩散至子宫，但卵巢与盆腔有很明显的肿块，盆腔病灶多发，可见STIC，并可同时合并SEIC[57]。

【预后和预测因素】

HGSC预后不佳，发现时大多为进展期，需进行肿瘤细胞减灭术并辅以化疗，肿瘤对铂类和紫杉醇类药物相对敏感。残存瘤的大小是主要的预后因素。有报道伴有*BRCA1/2*胚系突变的患者预后可能优于散发癌。总体上，HGSC的中位生存期平均1.7年，远低于LGSC的4.2年。在Malpica等的研究中，HGSC的5年生存率仅9%。HGSC中具有预后和预测意义的其他指标还有PD-L1表达（尚不明确）、存在CD8阳性的肿瘤浸润淋巴细胞（预后好）、HER2扩增（适用于抗HER2治疗）、DNA甲基化分析（6p21.3中TAP1启动子区域超甲基化，预后不好）[58-61]。

第八节　*BRCA*基因相关卵巢高级别浆液性癌

卵巢高级别浆液性癌是异源性肿瘤，其中10%～20%为家族遗传性，主要与*BRCA1/2*的胚系突变有关，称为*BRCA*基因相关卵巢癌。该型肿瘤是遗传性卵巢癌中唯一与HGSC密切相关的类别。

卵巢HGSC的临床表现和组织形态与基因型存在相关性，近年研究发现，*BRCA*基因相关卵巢癌有倾向发生在较低年龄，组织分化更差，绝大多数分期晚，但预后好于散发癌等特点，这些表现也可见于*BRCA*体细胞突变与BRCA1启动子甲基化病例，因此有关*BRCA*基因相关癌形态的研究不仅集中于*BRCA*胚系突变的肿瘤，还涉及BRCA1表观遗传学异常的肿瘤。尽管目前资料有限，但对于进一步认识及制订卵巢癌的防治策略都很有意义。

*BRCA*基因属于肿瘤抑制基因，参与细胞周期监控和DNA损伤修复，其功能失常包括*BRCA1/2*的胚系突变与体细胞突变及BRCA1启动子甲基化3种类型。这些改变除常见于乳腺癌，亦见于30%～50%的卵巢HGSC，其中*BRCA1/2*的胚系突变与大部分*BRCA*基因相关卵巢癌的发生相关，而同源重组DNA修复通路中其他基因（如*BRIP1*、

ATM、*RAD51C*、*RAD51D*）的胚系突变少见（约2%）[62, 63]；其他*BRCA*基因体细胞异常可见于散发性癌（表24-21）。

【临床特征】

*BRCA*胚系突变患者一生中发生卵巢癌的风险为20%～66%，远高于Lynch综合征患者的10%与一般人群的1.8%。由于*BRCA1*胚系突变具有相对高的外显率，其发生卵巢癌的风险高于*BRCA2*（66%与27%），在*BRCA*基因相关卵巢癌中出现的频率是*BRCA2*突变的3～4倍。

*BRCA*基因相关卵巢癌患者诊断时的平均年龄为53岁，较散发性卵巢癌患者年轻近10岁。其中*BRCA1*基因相关卵巢癌平均年龄50.3～52岁，约10%低于40岁。*BRCA2*基因相关卵巢癌罕见于50岁之前，平均年龄57.5～60岁，与散发性卵巢癌的年龄有较大重叠。近80%的*BRCA*基因相关卵巢癌肿瘤分期为FIGO Ⅲ/Ⅳ期，其中*BRCA2*基因相关癌的晚分期比例高于*BRCA1*基因相关癌（84.9%与77.2%）。

【病理学特征】

*BRCA*基因相关卵巢癌典型表现为HGSC，少数为未分化癌或高级别子宫内膜样癌。而浆液性交界性肿瘤或低级别浆液性癌，以及卵巢原发性黏液性肿瘤的发生与*BRCA*基因状态无关。罕见卵巢透明细胞癌伴*BRCA*胚系突变，其发生是否与*BRCA*基因相关不明确。

*BRCA*基因相关卵巢癌具有浆液性上皮分化、显著细胞异型性、细胞核为高级别等HGSC的一般特征，还表现出一些可能有提示意义的形态，Soslow等与Fujiwara等对此分别进行了描述（表24-22）[64, 65]。

与无*BRCA*异常的HGSC多为混合性结构相比，伴有*BRCA*异常的HGSC更常表现出整个肿瘤的同质性改变，如SET结构或一致分布的淋巴细胞。不同*BRCA*基因状态的HGSC存在形态差异。

1. *BRCA1*基因相关癌　在上述形态中，HGSC或未分化癌、显著细胞异型与大量核分裂是与*BRCA1*胚系突变相关的最重要指标，它们在不同的研究中均作为*BRCA1*基因相关癌的特征性表现，肿瘤坏死在*BRCA1*胚系突变的肿瘤也很突出（图24-77～图24-81）[64, 65]。其他形态常见于包括*BRCA1*胚系突变在内的*BRCA*异常肿瘤。

SET结构中的实性、假子宫内膜样与移行细胞样形态常相互重叠，很难明确划分，以往常作为高级别子宫内膜样癌、移行细胞癌或未分化癌的特征，近年多数学者赞成将其列为HGSC的变异形态。不同的研究发现，SET特征与大量淋巴细胞浸润（tumor-infiltrating lymphocytes，TIL）及肿瘤坏死除常见于*BRCA1/2*胚系突变肿瘤，也常见于伴有*BRCA*体细胞突变或*BRCA1*启动子甲基化的散发性HGSC。不伴有*BRCA*异常的肿瘤中很少见SET结构，或同时还可见各种乳头、微乳头或裂隙样等其他多样化排列。

表24-21　卵巢HGSC中的*BRCA*基因异常

分类	*BRCA1*异常	*BRCA2*异常
*BRCA*基因相关癌	*BRCA1*胚系突变	*BRCA2*胚系突变
散发性HGSC	*BRCA1*体细胞突变 BRCA1启动子甲基化	*BRCA2*体细胞突变

表24-22　*BRCA*基因相关卵巢癌的组织学特征

组织学	特征
类型	HGSC或未分化癌
低分化	相当于传统卵巢上皮癌分级的3级
SET结构	结构更接近实性或>25%的区域呈实性、假子宫内膜样（筛状或微囊状）或移行细胞样（很厚的复层上皮细胞排列成波浪状宽带或宽大的乳头）（solid，pseudoendometrioid，transitional cell carcinoma-like，SET）(图24-76～图24-78）
显著细胞异型性	可见瘤巨细胞或奇异形态细胞核（图24-79）
核分裂指数	高度活跃（图24-80A)
大量淋巴细胞浸润（TIL）	大量淋巴细胞浸润 肿瘤内浸润的淋巴细胞常>40/HPFs，分布相对均一（图24-81）
肿瘤坏死	呈地图样坏死或粉刺样坏死（图24-80B)

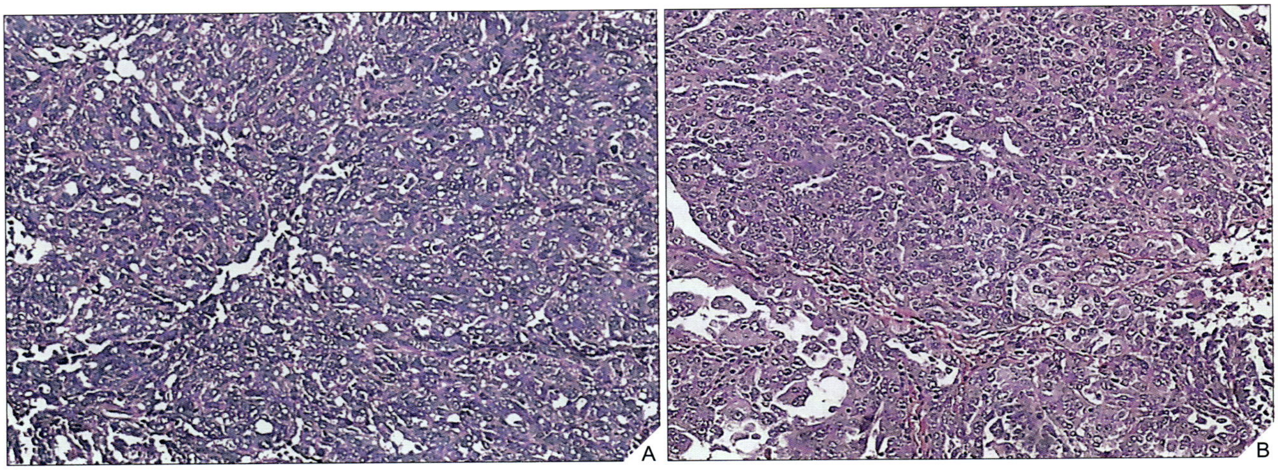

图 24-76　高级别浆液性癌的实性结构

由片状相对一致的细胞组成（A，B）；边缘可见少量腺样分化（B）

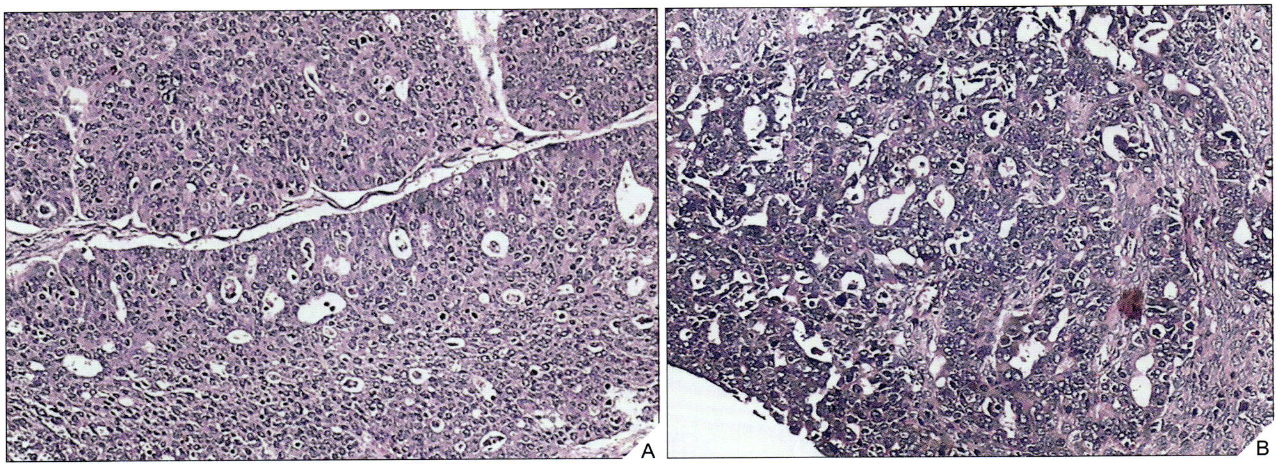

图 24-77　高级别浆液性癌的假子宫内膜样形态

A. 肿瘤细胞排列成伴有微孔的筛状；B. 或背靠背的腺体结构

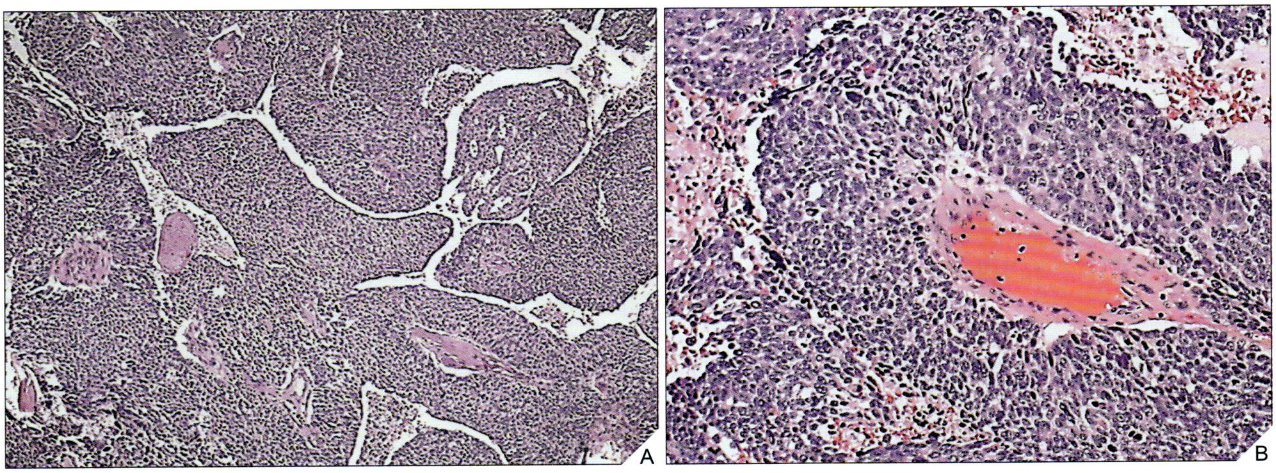

图 24-78　高级别浆液性癌伴移行细胞样分化

很厚的上皮细胞，排列成波浪状与宽大的乳头（A，B）

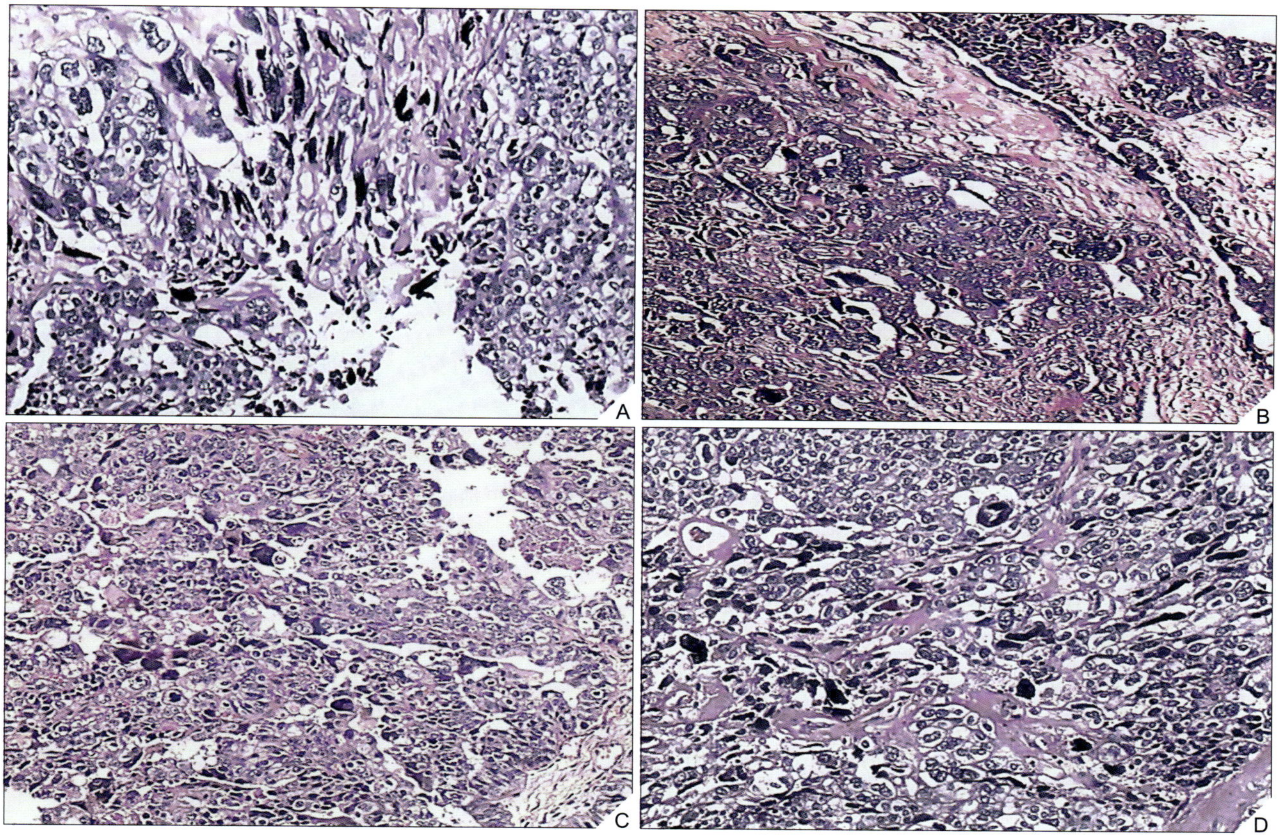

图 24-79 高级别浆液性癌肿瘤细胞高度异型性

肿瘤中可见瘤巨细胞与多核巨细胞（A～D），这些细胞可"突然"出现在周围相对一致或较小的细胞群中；无论是瘤巨细胞还是较小的细胞，均可出现胞质透明的形态（C,D）

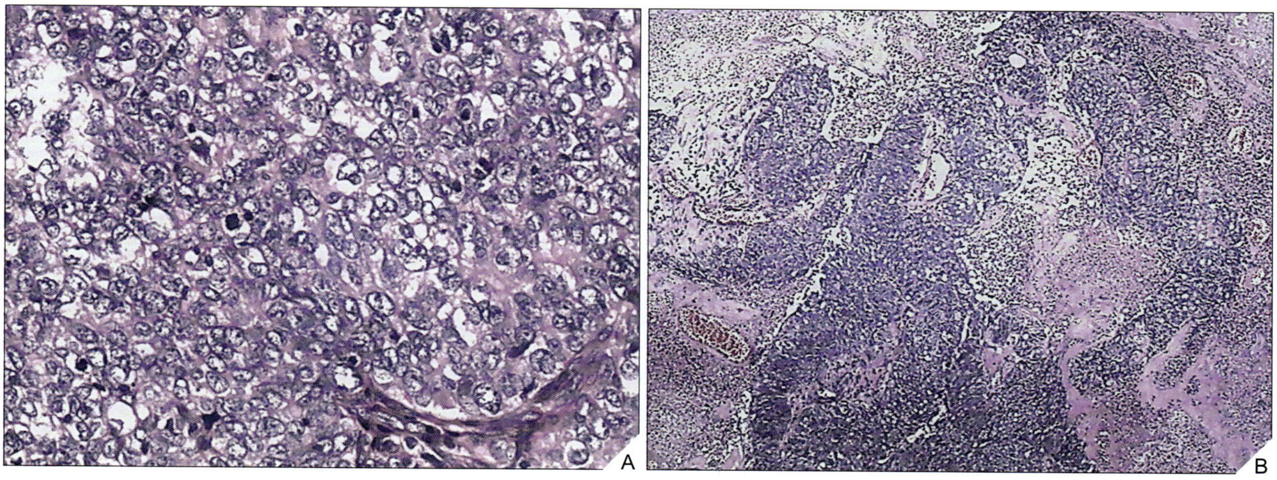

图 24-80 高级别浆液性癌

A. 肿瘤核分裂活跃；B. 地图样坏死

核分裂象在 *BRCA1* 基因相关癌中最活跃的区域至少≥25/10HPFs，常>51/10HPFs，在伴有 *BRCA1* 体细胞突变或启动子甲基化的散发癌中也很多，但在不伴有 *BRCA* 异常的肿瘤中明显减少。

TIL 在 *BRCA1* 基因相关癌或其他 *BRCA1* 异常的肿瘤中可大量出现，尤其是在伴有 BRCA1 启动子甲基化的肿瘤，而在缺乏 *BRCA* 异常的肿瘤中多不突出。除了 TIL 的数量，其分布也很有意义，TIL 在伴有 *BRCA1* 异常的卵巢癌中的分布相对均一，而在缺乏 *BRCA* 异常的卵巢癌中常稀少或疏密不一，出现局

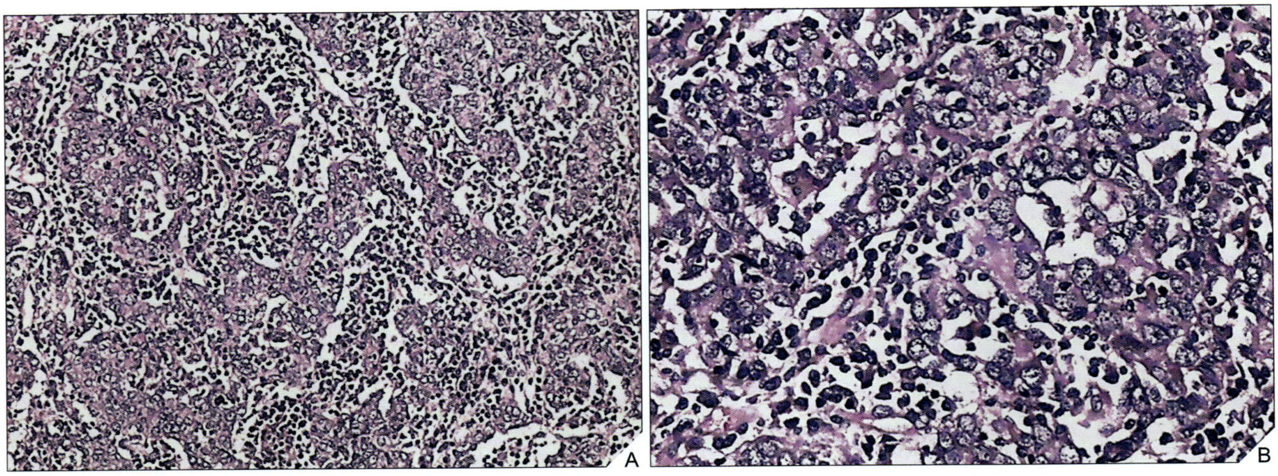

图 24-81　高级别浆液性癌伴大量淋巴细胞浸润

上皮内大量淋巴细胞，数量 >40/HPFs（A），特征性地表现为弥漫均匀分布，缺乏“热点”，即高度聚集的区域（B）

灶高度致密的 TIL 或核分裂，形成低倍镜下淋巴滤泡样区，也称“热点”(hot spots) 区（图 24-82）。

通过组织学形态预测 *BRCA1* 基因相关卵巢 HGSC 的研究在以下两个层级上进行。

（1）预测 *BRCA1* 异常：Soslow 等观察到 SET 结构、肿瘤坏死、更多的 TIL 及核分裂象是包括 *BRCA1* 胚系突变在内的 *BRCA* 异常肿瘤常见的形态，较少出现在不伴有 *BRCA* 异常的肿瘤中（表 24-23），因此可将这些形态作为识别 *BRCA1* 基因相关癌的辅助指标[64]。如将伴有 SET 结构、肿瘤坏死及高度的核分裂指数（>51/10HPFs）作为评估指标，2 项及以上者在伴有 *BRCA1* 异常的卵巢 HGSC 中占 73.9%，

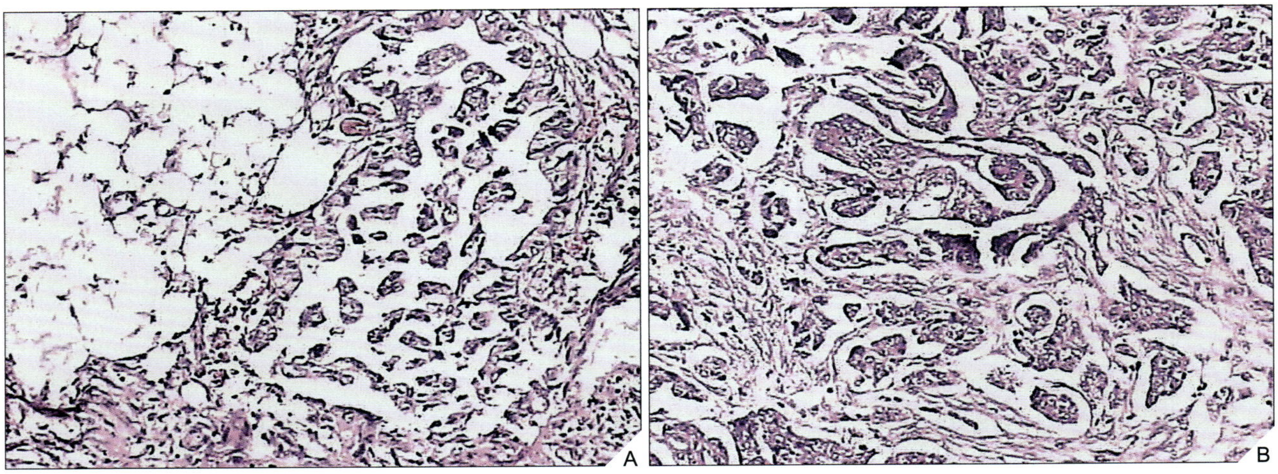

图 24-82　高级别浆液性癌的腹膜转移

病灶呈单一的微乳头形态，细胞显著异型（A，B）；显示浸润性生长，提示可能伴有 *BRCA* 异常（B）

表 24-23　伴有 *BRCA1* 异常的 HGSC 形态

形态	*BRCA1*异常*（%）	无*BRCA*异常（%）
SET 结构	69.6	16.7
肿瘤坏死	56.5	16.7
平均核分裂指数 /10HPFs	52～64	37
平均 TIL/HPFs	29～52	29

* 包括 *BRCA1* 胚系突变与体细胞突变及启动子甲基化。

而在不伴有 *BRCA* 异常的肿瘤中仅有 16.7%，作为预测伴有 *BRCA1* 异常的指标，其敏感度与特异度分别达到 89% 与 63%。但其不能预测何种 *BRCA1* 异常。如果肿瘤发生于较低的年龄，合并伞端浆液性癌的相关病变，并有 HGSC 或未分化癌、显著细胞异型性与大量核分裂等其他组织学特征，高度支持其为 *BRCA1* 基因相关癌。

（2）预测 *BRCA1* 胚系突变：最近 Fujiwara 等提出，HGSC/ 未分化癌、相当于以往组织学分级 3 级（SET 结构）、大量 TIL、显著细胞异型性并伴奇异形核与高度的核分裂指数 5 种形态与伴有 *BRCA1* 胚系突变的肿瘤密切相关。这些指标对 *BRCA1* 胚系突变的敏感度与特异度在具备全部 5 项指标时分别为 40.7% 与 89.6%，而放宽至 2 项以上时分别为 66.7% 与 77.5%，虽然对敏感度不够满意，重要的是对缺少上述表型肿瘤的阴性预测值 >95%[65]。

由于 *BRCA1* 异常涵盖 *BRCA1* 胚系突变，因此不同研究中提出的预测 *BRCA1* 异常与 *BRCA1* 胚系突变的指标有很大重叠，重要的是诊断时认识并警惕这些结构，将 *BRCA* 基因相关癌列入思考范围。

2. *BRCA2* 基因相关癌　在卵巢 HGSC 中相对少见，组织学上突出表现为 SET 结构、肿瘤坏死与核分裂活跃。在 Soslow 报道的一组 *BRCA2* 基因相关卵巢癌中，SET 结构与肿瘤地图样坏死见于所有 4 例肿瘤，肿瘤常呈单一的组织形态，2 例完全由移行细胞样组织组成。*BRCA2* 基因相关癌的平均核分裂数在每 10 个高倍视野中达 62，高于 *BRCA2* 体细胞突变的 35 个与散发卵巢癌的 37 个。TIL 很少见于伴有 *BRCA2* 异常的肿瘤，在伴有 *BRCA2* 胚系突变或体细胞突变的肿瘤中，TIL 的数量均低于伴有 *BRCA1* 异常的肿瘤，甚至低于散发卵巢癌。

一般描述 *BRCA2* 基因相关卵巢癌的组织学形态与 *BRCA1* 基因相关卵巢癌类似，而不是如遗传性乳腺癌中表现的 *BRCA1* 与 *BRCA2* 相关癌形态的明显差异。但最近一组研究观察了 197 例 *BRCA* 基因相关卵巢癌，其中低分化癌在 *BRCA2* 基因相关癌中少于 *BRCA1* 基因相关癌（67% 与 82%）[66]。提示 *BRCA2* 相关卵巢癌的形态可能类似 *BRCA2* 基因相关乳腺癌，分化略优于 *BRCA1* 基因相关肿瘤，但有待进一步证实（表 24-24）。

3. 其他表现

（1）腹膜转移癌：伴有 *BRCA* 异常的 HGSC 腹膜转移灶分布与无 *BRCA* 异常肿瘤相似，常累及大网膜、盆壁、盆腔脏器表面等部位，通常为多发性，但以往对其具体的组织形态很少关注。Reyes 等最近的研究发现，伴有 *BRCA* 异常的 HGSC 腹膜转移大多数为 SET 结构，少数由单一的微乳头结构组成（图 24-82），两者分别表现为推挤型浸润与浸润型边缘（表 24-25）[67]。推挤型浸润的病灶边缘光滑，轮廓圆钝，与周围组织有清楚的界限，类似三阴性乳腺癌伴髓样癌的特征。浸润型边缘呈不规则或锯齿状与周围组织交界，可见纤维间质反应和收缩空隙。

表 24-24　*BRCA1* 与 *BRCA2* 基因相关卵巢癌的组织学特征

组织学特征	*BRCA1*	*BRCA2*
主要特征		
组织类型	HGSC 或未分化癌	HGSC 或未分化癌
细胞形态	显著异型性	显著异型性
核分裂	大量	大量
组织反应	大量或弥漫的淋巴细胞浸润	较少淋巴细胞浸润
其他特征		
肿瘤结构	实性为主或 SET 结构	SET 结构突出，实性不明显，移行细胞癌样分化多见
肿瘤坏死	常见	常见

表 24-25　*BRCA* 状态与 HGSC 的腹膜转移形式

*BRCA*异常	转移灶	转移形式	附件原发瘤
有	SET 结构（76%）	推挤型	SET 结构
	单一微乳头（24%）	浸润型	无 SET 结构
无	混合结构（100%）		

转移灶的形态与附件原发肿瘤有密切关联，并常表现为特定的浸润方式。伴有 *BRCA* 异常时，SET 结构通常可同时出现在附件原发肿瘤与腹膜转移灶，表现为推挤型浸润。附件原发肿瘤缺少 SET 结构时，转移灶由单一的微乳头结构组成，伴浸润性边缘。此外，HGSC 腹膜转移表现为浸润型的病例，不论 *BRCA* 异常表现为何种状态，其附件原发肿瘤均缺少 SET 结构。

通过 HGSC 的形态特征可预测 *BRCA* 异常，腹膜转移灶中有提示意义的线索包括 SET 结构伴大量淋巴细胞浸润及病灶单一微乳头结构。而与 *BRCA* 异常无关的转移灶由巢状、筛状、腺样、伴有分支的乳头与微乳头等多种混合结构组成（图 24-83），未见单纯的微乳头结构。尽管这些形态区分的是 *BRCA* 异常而不是特指 *BRCA* 胚系突变，但已明显缩小了范围。

（2）输卵管形态：输卵管是卵巢 HGSC 最主要的起源部位，这一发现首先见于 *BRCA* 胚系突变携带者预防性切除的输卵管伞端，之后在与 *BRCA* 无关的 HGSC 也同样得到了证实。一些资料表明，伴有 *BRCA* 异常的卵巢癌合并伞端病变的比例明显高于无 *BRCA* 异常的散发癌，在最近一组有关卵巢 HGSC 的研究中，合并输卵管伞端浆液性上皮内癌（STIC）或浸润性浆液性癌，伴有 *BRCA* 异常与无 *BRCA* 异常的比例分别为 93.8% 与 60%[64]。

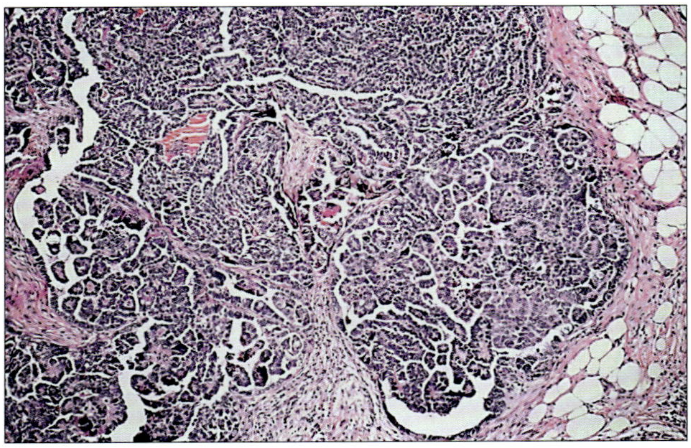

图 24-83　高级别浆液性癌的腹膜转移

病灶中可见实性、腺样及微乳头等多种结构，边界为浸润性，提示可能与 *BRCA* 异常无关

【免疫组化】

有关 *BRCA* 基因相关癌免疫组化的研究资料不多，结果也不相同，但在识别 *BRCA* 基因相关癌、了解肿瘤的增殖活性及选择治疗方式等方面可能提供参考。

1. BRCA1　BRCA1 单克隆抗体旨在检测肿瘤中的 *BRCA* 基因异常，但目前对其应用价值存在较大分歧。由于目前的研究还不成熟，尚未用于临床病理诊断。

2. p53、PR 与其他标志物　*TP53* 突变是 HGSC 的特征之一，伴有 *BRCA* 异常的肿瘤尤其是 *BRCA1* 基因相关癌大多数呈 p53 异常表达。ER 在 *BRCA1* 基因相关癌、*BRCA2* 基因相关癌及散发性卵巢癌中的表达相近（63%、69% 与 64%），但 PR 在 *BRCA1* 基因相关癌中的表达（77%）明显高于 *BRCA2* 基因相关癌与散发癌（38%、36%）[68]。细胞增殖标志物 Ki-67 在 *BRCA1* 基因相关癌与 *BRCA2* 基因相关癌均呈高表达，尤以在 BRCA2 组的表达最高。对于 EGFR 核表达一般报道与 Ki-67 相平行，但一组研究显示 *BRCA2* 基因相关癌呈现出 Ki-67 高表达与低 EGFR 核表达现象，对此有待进一步研究[69]。淋巴细胞标志物 CD20 与 TIA-1 在伴有 *BRCA1* 或 *BRCA2* 突变肿瘤中的表达高于散发肿瘤。还有研究发现，遗传性卵巢癌中 ERCC1 表达阳性的病例比 ERCC1 阴性者生存期长（101.4 个月与 84.4 个月），尽管缺少统计学差异，但 ERCC1 仍有可能为预测临床结局提供参考。有关遗传性卵巢癌的免疫组化详见表 24-26。

【诊断中的问题】

BRCA 基因相关卵巢癌的临床病理表现不同于散发性 HGSC，其中 *BRCA1* 基因相关癌与 *BRCA2* 基因

表 24-26　遗传性卵巢癌的免疫组化表达

标志物	*BRCA1*基因相关癌（%）	*BRCA2*基因相关癌（%）	其他遗传性癌*（%）
BRCA1 阳性	0～27.3	100 或不定	-
p53 异常表达	78～98	50～98	41
ER 阳性	63	69	
PR 阳性	77	38	41
Ki-67 阳性	68	81	41
EGFR 核表达阳性	57	19	65

* 指有家族性卵巢癌史，但基因学检测未见 *BRCA* 突变。

相关癌有各自的特征，组织形态在*BRCA*基因相关卵巢癌筛查中成为除年龄、家族史之外最重要的指标。

病理医师除了熟悉HGSC的一般形态外，还应注意其特殊形态。从卵巢肿瘤的组织学改变、免疫组化染色及腹膜转移灶的结构与浸润形式三方面寻找线索。目前对于*BRCA*基因相关癌的识别缺乏一致标准，我们建议：当肿瘤中出现1～2项特殊形态，如SET结构或均一分布的大量淋巴细胞浸润等时，可在报告中加以描述。当肿瘤表现为组合形态，如满足表24-23～表24-26中的多项指标时，在报告注释中说明有可能为*BRCA*基因相关癌或伴有*BRCA*异常。这对于分子检测范围的缩小、临床预后的预测、治疗方法的选择及其家族成员的肿瘤防治都可能有意义。

【鉴别诊断】

*BRCA*基因相关卵巢HGSC伴有SET结构特征，一些结构形态与子宫内膜样癌3级相似，应特别注意鉴别。多数情况下是将HGSC误诊为子宫内膜样癌3级，最近一组研究对最初诊断为子宫内膜样癌的肿瘤重新进行评估，发现其中30%为非子宫内膜样癌，绝大多数为HGSC，尤其是SET型肿瘤[70]。也有个别将子宫内膜样癌3级诊断为HGSC者，两者的鉴别要点见表24-27。

【预后】

*BRCA*基因相关卵巢癌几乎均表现为HGSC，尽管组织分化列在更差的一端，且大多为晚期，但其预后却优于散发性卵巢癌。在最近一项近4000例的大样本卵巢癌预后分析中，有*BRCA*胚系突变的1213例（BRCA1 909例，BRCA2 304例），无*BRCA*突变的2666例，显示5年生存率在无*BRCA*突变组为36%，在BRCA1突变组为44%，在BRCA2突变组为52%[71]。*BRCA*突变携带者的卵巢癌预后优于无*BRCA*突变病例的原因，可能与伴有*BRCA*突变时肿瘤对铂类等化疗药物更为敏感有关。有报道伴有*BRCA*体细胞突变的散发癌预后也好于无*BRCA*突变者，但伴有BRCA1甲基化的肿瘤是否增进预后还不明确[71]。已经证实存在*BRCA1/2*突变（胚系或体系）的输卵管-卵巢HGSC对PARPi产生反应，同时一些临床试验显示PARPi在野生型BRCA1/2但同源重组缺陷（HRD）中的作用，由此可以预见，PARPi的临床应用将会进一步扩大，而HRD也是PARPi治疗反应的预测标志物[72-74]。

表24-27　HGSC与子宫内膜样癌的鉴别

特征	HGSC	子宫内膜样癌
患者年龄	平均63岁	平均55岁
大体	大多双侧，直径常≤10cm	大多单侧，直径常>10cm
范围	常超出盆腔（Ⅲ～Ⅳ期）	大多数局限于盆腔（Ⅰ～Ⅱ期）
细胞学	细胞核多3级，核分裂活跃	细胞核1～2级；核分裂不多
鳞状分化	无	常见
子宫内膜异位	罕见	常见
腺纤维瘤样背景	无	有
子宫内膜样交界性肿瘤	无	有
免疫组化	WT1与p16弥漫阳性，p53突变型表达	WT1与p16阴性或灶性阳性，p53野生型表达

第九节　继发于卵巢低级别浆液性肿瘤的高级别癌

通常情况下，部分卵巢交界性浆液性肿瘤复发或进展为低级别浆液性癌，在复发或转移部位往往仍保留其交界性或低级别浆液性癌的组织学特点。高级别浆液性癌通常缺乏与交界性或低级别浆液性癌的相关性，两者具有不同的肿瘤发生机制和分子遗传学改变。在罕见情况下，卵巢低级别浆液性肿瘤（low-grade serous tumors，包括交界性浆液性肿瘤或低级别浆液性癌）可进展为高级别癌（high-grade carcinomas），目前多为个别病例报道，发生率约2%。卵巢高级别癌可同时与低级别浆液性肿瘤存在，也可仅见于复发或转移性病灶中，其主要表现为高级别浆液性癌、罕见的肉瘤样癌及未分化癌等其他形态[75-78]。

【临床特征】

患者平均年龄与卵巢低级别浆液性肿瘤相似，较一般HGSC患者年轻10余岁，平均年龄48.5岁（22～78岁，中位49岁），60%的患者≤50岁，1/4的患者<40岁。首次就诊通常表现为盆腔肿物与腹部症状。由卵巢低级别浆液性肿瘤复发为高级别癌的患者，大多数发生在低级别浆液性肿瘤诊断后5年或5年内（1～5年）。1例发生在原发瘤诊断后10年，该例先后经历了4次肿瘤复发，依次为2次交界性肿瘤，1次为LGSC，最后为高级别癌。多数病例就诊时达FIGO ⅢC期，个别为ⅠC期、Ⅱ期或Ⅳ期[78, 79]。

【病理学特征】

1. 高级别癌合并低级别浆液性肿瘤　高级别肿瘤成分包括典型HGSC或肉瘤样癌，细胞明显异型，有多核巨细胞与坏死，核分裂活跃。低级别肿瘤成分包括经典型、微乳头型SBT或LGSC。两种肿瘤成分以不同组合方式出现（表24-28，图24-84，图24-85）[78]。

表24-28　卵巢高级别癌与低级别肿瘤的组合方式

卵巢肿瘤	卵巢外肿瘤
高级别＋低级别	高级别＋低级别
	低级别
	高级别
低级别	高级别

当高、低级别肿瘤成分同时存在于一个肿瘤中时，多数可见两种成分相互移行，少数表现为两种成分互不相连的分离形态。罕见肿瘤中的高级别肿瘤以肉瘤样癌似附壁结节样形式出现在交界性肿瘤或LGSC中[79]。

2. 低级别浆液性肿瘤以高级别癌的形式复发　原发肿瘤大多数表现为一侧或双侧卵巢低级别浆液性肿瘤，形态从SBT经典型、伴微小浸润到微乳头型或浸润性LGSC（图24-86）。复发瘤位于盆腔、腹部脏器、主动脉旁、纵隔或腋窝淋巴结等部位，主要表现为HGSC，个别呈未分化癌或癌肉瘤[78]。

【免疫组化】

1. p53　低级别肿瘤成分呈灶性阳性、弱阳性或

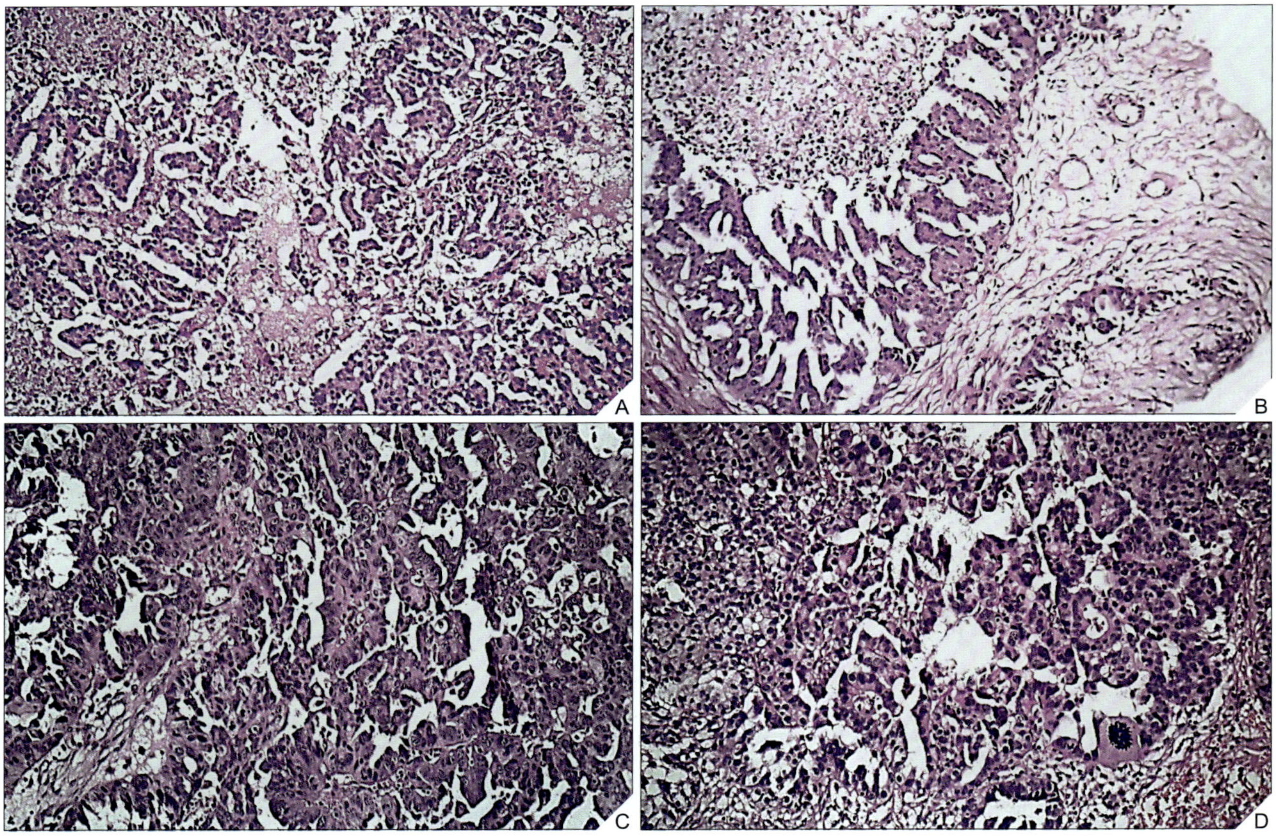

图24-84　卵巢肿瘤中同时可见高级别与低级别浆液性癌

患者50岁，同一肿瘤的不同区域：A，B. 低级别浆液性癌，主要为微乳头结构，细胞大小相对一致；C，D. 高级别浆液性癌，细胞高度异型性，核分裂活跃

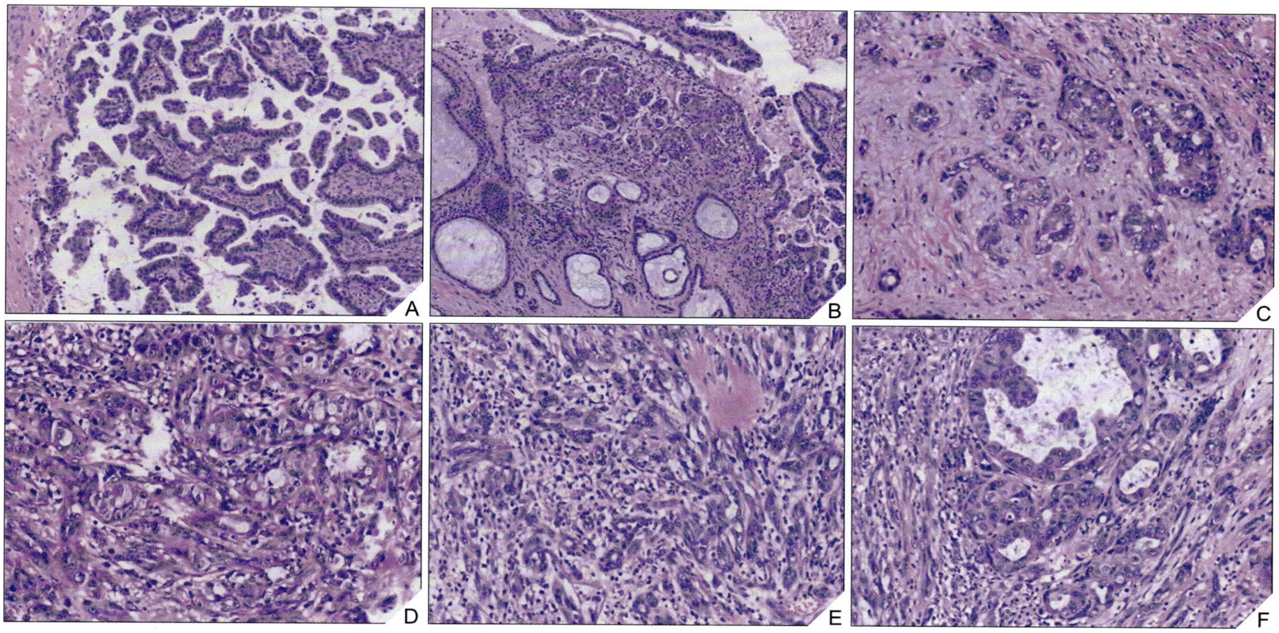

图 24-85　卵巢低级别浆液性肿瘤同时发生高级别癌

患者 64 岁，同一肿瘤的不同区域：A. 交界性浆液性肿瘤，经典型；B. 交界性肿瘤背景下局部低级别浆液性癌；C. LGSC 的高倍镜观；D～F：高级别浆液性癌；D. 实性结构；E. 肉瘤样癌结构；F. 腺管结构（郑文新教授惠赠）

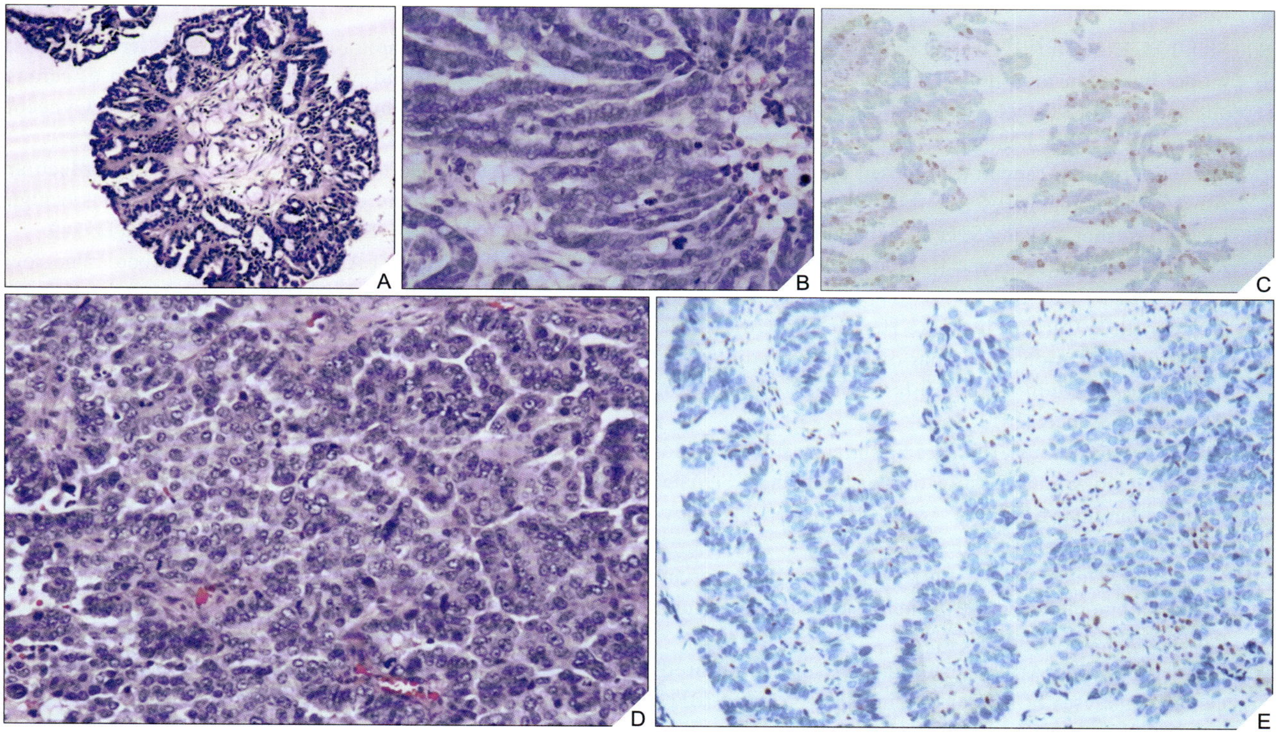

图 24-86　继发于卵巢浆液性交界性肿瘤、低级别浆液性癌的 HGSC

患者 45 岁，第一次手术为浆液性交界性肿瘤（A）；4 年后第二次手术为低级别浆液性癌，HE 形态（B）及 p53 野生型表达（C）；又 2 年后第三次手术为高级别浆液性癌，HE 形态（D）及 p53 突变型表达（E）(浙江大学附属妇产医院张晓飞教授惠赠）

异质性表达，符合 p53 野生型表达。高级别肿瘤成分的 p53 表达存在异质性，部分病例为突变型表型，部分病例表现为野生型 [78，80-82]。

2. 其他　HGSC 与低级别浆液性肿瘤成分常表达 WT1、CA125 与 ER，未分化癌可 WT1 阴性，高级别癌的 Ki-67 指数明显高于低级别肿瘤。

【遗传学特征】

目前仅有少数病例进行了相关的分子学研究，Dehari 等发现 6 例中 2 例肿瘤的高级别与低级别成分具有同样的 *KRAS* 突变，显示肿瘤为克隆性病变。该组 6 例肿瘤的两种成分均未见 *BRAF* 与 *TP53* 突变，这与绝大多数典型 HGSC 伴有 *TP53* 突变有很大不同，提示这些肿瘤中的高级别癌可能沿袭Ⅰ型癌的发展路径[77]。Zarei 等研究发现 18 例具有 HGSC 和 LGSC 混合形态特征的不能确定分级的浆液性癌（indeterminate grade serous carcinoma）病例中，免疫组化或测序结果显示 *TP53* 突变少见（4/18，22.2%），*BRAF* non-V600E 突变 1 例，*NRAS* 突变 1 例，并且高、低级别肿瘤区域具有相同突变，且这组病例的长期生存率与经典型 HGSC 相似；此类肿瘤出现低频率的 *TP53* 和 *BRAF* 突变，提示与经典 HGSC、LGSC 相比可能具有不同的发病途径[83]。Strickland 报道一例原发肿瘤为来源于 SBT 的低级别浆液性癌，3 年后复发去分化高级别癌形态为主和高侵袭性病例，免疫组化和分子检测均提示两者具有相同的 *MARK* 基因改变，但复发肿瘤获得 *SMARCA4* 基因突变，提示低级别浆液性癌发生高级别癌转化的发生机制需要更深入的研究[82]。

【鉴别诊断】

1. 低级别浆液性癌　肿瘤全部成分为低级别，缺少高级别癌的成分。

2. 伴有微乳头结构的普通 HGSC　普通 HGSC 中可出现微乳头结构，伴有高级别的核，在分子生物学上具有与Ⅱ型通路相同的 *TP53* 基因突变，缺乏低级别浆液性癌常见的 *KRAS* 基因突变，这并不意味着由低级别浆液性癌进展而来。

【预后】

肿瘤在低级别浆液性肿瘤阶段可能经历几年的时间，当合并或转变为高级别癌后呈高度侵袭性病程，大多数患者的生存期不足 2 年。

参・考・文・献

[1] Shih I M, Kurman R J. Ovarian tumorigenesis: a proposed model based on morphological and molecular genetic analysis[J]. Am J Pathol, 2004, 164(5): 1511-1518.

[2] Kurman R J, Shih I M. The origin and pathogenesis of epithelial ovarian cancer: a proposed unifying theory[J]. Am J Surg Pathol, 2010, 34(3): 433-443.

[3] Li J, Abushahin N, Pang S, et al. Tubal origin of ‘ovarian’ low-grade serous carcinoma[J]. Mod Pathol, 2011, 24(11): 1488-1499.

[4] Kurman R J, Carcangiu M L, Herrington C S, et al. WHO classification of tumors of female reproductive organs[M].4th edn. Lyon: International Agency for Research on Cancer, 2014: 15-24.

[5] WHO Classification of Tumours Editorial Board ed. World Health Organization classification of tumours of Female genital tumours[M]. 5th ed. Lyon: International Agency for Research on Cancer (IARC), 2020.

[6] Malpica A, Deavers M T, Lu K, et al. Grading ovarian serous carcinoma using a two-tier system[J]. Am J Surg Pathol, 2004, 28(4): 496-504.

[7] Cancer Genome Atlas Research Network.Integrated genomic analyses of ovarian carcinoma[J]. Nature, 2011, 474(7353): 609-615.

[8] Verhaak R G, Tamayo P, Yang J Y, et al. Prognostically relevant gene signatures of high-grade serous ovarian carcinoma[J]. J Clin Invest,2013, 123(1): 517-525.

[9] Murakami R, Matsumura N, Mandai M, et al. Establishment of a novel histopathological classification of high-grade serous ovarian carcinoma correlated with prognostically distinct gene expression subtypes[J]. Am J Pathol, 2016, 186(5): 1103-1113.

[10] Seidman J D, Mehrotra A. Benign ovarian serous tumors: a re-evaluation and proposed reclassification of serous “cystadenomas” and “cystadenofibromas”[J]. Gynecol Oncol, 2005, 96(2): 395-401.

[11] Hunter S M, Dall G V, Doyle M A, et al. Molecular comparison of pure ovarian fibroma with serous benign ovarian tumours[J]. BMC Res Notes, 2020, 13(1): 349.

[12] Bell D A, Longacre T A, Prat J, et al. Serous borderline (low malignant potential, atypical proliferative) ovarian tumors: workshop perspectives[J]. Hum Pathol, 2004, 35(8): 934-948.

[13] Vang R, Hannibal C G, Junge J, et al. Long-term behavior of serous borderline tumors subdivided into atypical proliferative tumors and noninvasive low-grade carcinomas: a population-based clinicopathologic study of 942 cases[J].Am J Surg Pathol, 2017, 41(6): 725-737.

[14] Seidman J D, Savage J, Krishnan J, et al. Intratumoral heterogeneity accounts for apparent progression of noninvasive serous tumors to invasive low-grade serous carcinoma: a study of 30 low-grade serous tumors of the ovary in 18 patients with peritoneal carcinomatosis[J]. Int J Gynecol Pathol, 2020, 39(1): 43-54.

[15] Zeppernick F, Ardighieri L, Hannibal C G, et al. BRAF mutation is associated with a specific cell type with features suggestive of senescence in ovarian serous borderline (atypical proliferative) tumors[J]. Am J Surg Pathol, 2014, 38(12): 1603-1611.

[16] Tsang Y T, Deavers M T, Sun C C, et al. KRAS (but not BRAF) mutations in ovarian serous borderline tumour are associated with recurrent low-grade serous carcinoma[J].J Pathol, 2013, 231(4): 449-456.

[17] Chui M H, Kjaer S K, Frederiksen K, et al. BRAF V600E-mutated ovarian serous borderline tumors are at relatively low risk for progression to serous carcinoma[J]. Oncotarget, 2019, 10(64): 6870-6878.
[18] Nilforoushan N, Liu L, Finkelman B S, et al. Ovarian combined serous borderline tumor/low-grade serous carcinoma and mesonephric-like lesion: report of 2 cases with new observations[J]. Int J Gynecol Pathol, 2023, 42(2): 182-191.
[19] Dundr P, Gregová M, Němejcová K, et al. Ovarian mesonephric-like adenocarcinoma arising in serous borderline tumor: a case report with complex morphological and molecular analysis[J]. Diagn Pathol, 2020, 15(1): 91.
[20] Deolet E, Arora I, Van Dorpe J, et al. Extrauterine mesonephric-like neoplasms: expanding the morphologic spectrum[J]. Am J Surg Pathol, 2022, 46(1): 124-133.
[21] Seidman J D, Kurman R J. Ovarian serous borderline tumors: a critical review of the literature with emphasis on prognostic indicators[J]. Hum Pathol, 2000, 31(5): 539-557.
[22] Hannibal C G, Vang R, Junge J, et al. A nationwide study of ovarian serous borderline tumors in Denmark 1978-2002. Risk of recurrence, and development of ovarian serous carcinoma[J]. Gynecol Oncol, 2017, 144(1): 174-180.
[23] Seidman J D, Soslow R A, Vang R, et al. Borderline ovarian tumors: diverse contemporary viewpoints on terminology and diagnostic criteria with illustrative images[J]. Hum Pathol, 2004, 35(8): 918-933.
[24] Maniar K P, Wang Y, Visvanathan K, et al. Evaluation of microinvasion and lymph node involvement in ovarian serous borderline/atypical proliferative serous tumors: a morphologic and immunohistochemical analysis of 37 cases[J]. Am J Surg Pathol, 2014, 38(6): 743-755.
[25] Seidman J D, Varallo M R. Micropapillary serous carcinoma[J]. Pathology Case Reviews, 2007, 12(4): 136-142.
[26] Rollins S E, Young R H, Bell D A. Autoimplants in serous borderline tumors of the ovary: a clinicopathologic study of 30 cases of a process to be distinguished from serous adenocarcinoma[J]. Am J Surg Pathol, 2006, 30(4): 457-462.
[27] Djordjevic B, Clement-Kruzel S, Atkinson N E, et al. Nodal endosalpingiosis in ovarian serous tumors of low malignant potential with lymph node involvement: a case for a precursor lesion[J].Am J Surg Pathol, 2010, 34(10): 1442-1448.
[28] Djordjevic B, Malpica A. Lymph node involvement in ovarian serous tumors of low malignant potential: a clinicopathologic study of thirty-six cases[J]. Am J Surg Pathol, 2010, 34(1): 1-9.
[29] McKenney J K, Balzer B L, Longacre T A. Lymph node involvement in ovarian serous tumors of low malignant potential (borderline tumors): pathology, prognosis, and proposed classification[J]. Am J Surg Pathol, 2006, 30(5): 614-624.
[30] Sah S, Fulmali R, McCluggage W G. Low-grade serous carcinoma arising in inguinal nodal endosalpingiosis: report of 2 cases and literature review[J]. Int J Gynecol Pathol, 2020, 39(3): 273-278.
[31] Djordjevic B, Malpica A. Ovarian serous tumors of low malignant potential with nodal low-grade serous carcinoma[J]. Am J Surg Patho, 2012, 36(7): 955-963.
[32] Ahn G, Folkins A K, McKenney J K, et al. Low-grade serous carcinoma of the ovary: clinicopathologic analysis of 52 invasive cases and identification of a possible noninvasive intermediate lesion[J]. Am J Surg Pathol, 2016, 40(9): 1165-1176.
[33] Yemelyanova A, Mao T L, Nakayama N, et al. Low-grade serous carcinoma of the ovary displaying a macropapillary pattern of invasion[J]. Am J Surg Pathol, 2008, 32(12): 1800-1806.
[34] Gilks C B, Bell D A, Scully R E. Serous psammocarcinoma of the ovary and peritoneum[J]. Int J Gynecol Pathol, 1990, 9(2): 110-121.
[35] Delhorme J B, Ohayon J, Gouy S, et al. Ovarian and peritoneal psammocarcinoma: Results of a multicenter study on 25 patients[J]. Eur J Surg Oncol, 2020, 46(5): 862-867.
[36] Van Nieuwenhuysen E, Busschaert P, Laenen A, et al. Loss of 1p36.33 frequent in low-grade serous ovarian cancer[J]. Neoplasia, 2019, 21(6): 582-590.
[37] Hunter S M, Anglesio M S, Ryland G L, et al. Molecular profiling of low grade serous ovarian tumours identifies novel candidate driver genes[J]. Oncotarget, 2015, 6(35): 37663-37677.
[38] Romero I, Leskelä S, Mies B P, et al. Morphological and molecular heterogeneity of epithelial ovarian cancer: Therapeutic implications[J]. EJC Supp, 2020, 15: 1-15.
[39] Grisham R N, Iyer G, Garg K, et al. BRAF mutation is associated with early stage disease and improved outcome in patients with low-grade serous ovarian cancer[J]. Cancer, 2013, 119(3): 548-554.
[40] Peres L C, Cushing-Haugen K L, Köbel M, et al. Invasive epithelial ovarian cancer survival by histotype and disease stage[J]. J Natl Cancer Inst, 2019, 111(1): 60-68.
[41] Nickles Fader A, Java J, Ueda S,et al. Survival in women with grade 1 serous ovarian carcinoma[J]. Obstet Gynecol, 2013, 122(2 Pt 1): 225-232.
[42] Singh N, Gilks C B, Hirshowitz L, et al. Adopting a uniform approach to site assignment in tubo-ovarian high-grade serous carcinoma: the time has come[J]. Int J Gynecol Pathol, 2016, 35(3): 230-237.
[43] Bromley A B, Altman A D, Chu P, et al. Architectural patterns of ovarian/pelvic high-grade serous carcinoma[J]. Int J Gynecol Pathol, 2012, 31(5): 397-404.
[44] Vang R, Levine D A, Soslow R A, et al. Molecular alterations of TP53 are a defining feature of ovarian high-grade serous carcinoma: a rereview of cases lacking TP53 mutations in the cancer genome atlas ovarian study[J]. Int J Gynecol Pathol, 2016, 35(1): 48-55.

[45] Magrill J, Karnezis A N, Tessier-Cloutier B, et al. Tubo-ovarian transitional cell carcinoma and high-grade serous carcinoma show subtly different immunohistochemistry profiles[J]. Int J Gynecol Pathol, 2019, 38(6): 552-561.

[46] Pennington K P, Walsh T, Harrell M I, et al. Germline and somatic mutations in homologous recombination genes predict platinum response and survival in ovarian, fallopian tube, and peritoneal carcinomas[J].Clin Cancer Res, 2014, 20(3): 764-775.

[47] Ordulu Z, Watkins J, Ritterhouse L L. Molecular pathology of ovarian epithelial neoplasms predictive, prognostic, and emerging biomarkers[J]. Surg Pathol Clin, 2021, 14(3): 415-428.

[48] Patch A M, Christie E L, Etemadmoghadam D, et al. Whole–genome characterization of chemoresistant ovarian cancer[J]. Nature, 2015, 521(7553): 489-494.

[49] Gurung A, Hung T, Morin J, et al. Molecular abnormalities in ovarian carcinoma: clinical, morphological and therapeutic correlates[J]. Histopathology, 2013, 62(1): 59-70.

[50] Kurman R J, Shih Ie M. The dualistic model of ovarian carcinogenesis: revisited, revised, and expanded[J]. Am J Pathol, 2016, 186(4): 733-747.

[51] McCluggage W G, Hirschowitz L, Gilks C B, et al. The fallopian tube origin and primary site assignment in extrauterine high-grade serous carcinoma: findings of a survey of pathologists and clinicians[J]. Int J Gynecol Pathol, 2017, 36(3): 230-239.

[52] Singh N, Gilks C B, Hirschowitz L, et al. Primary site assignment in tubo-ovarian high-grade serous carcinoma: Consensus statement on unifying practice worldwide[J]. Gynecol Oncol, 2016, 141(2): 195-198.

[53] Gilks C B, Selinger C I, Davidson B, et al. Data set for the reporting of ovarian, fallopian tube and primary peritoneal carcinoma: recommendations from the international collaboration on cancer reporting (ICCR)[J]. Int J Gynecol Pathol,2022, 41(Suppl 1): S119-S142.

[54] Köbel M, Kalloger S E, Carrick J, et al. A limited panel of immunomarkers can reliably distinguish between clear cell and high-grade serous carcinoma of the ovary[J]. Am J Surg Pathol,2009, 33(1): 14-21.

[55] McNamee T, Damato S, McCluggage W G. Yolk sac tumours of the female genital tract in older adults derive commonly from somatic epithelial neoplasms: somatically derived yolk sac tumours[J]. Histopathology, 2016, 69(5): 739-751.

[56] Nogales F F, Prat J, Schuldt M, et al. Germ cell tumour growth patterns originating from clear cell carcinomas of the ovary and endometrium: a comparative immunohistochemical study favouring their origin from somatic stem cells[J]. Histopathology, 2018, 72(4): 634-647.

[57] Jia L, Yuan Z, Wang Y, et al. Primary sources of pelvic serous cancer in patients with endometrial intraepithelial carcinoma[J]. Mod Pathol, 2015, 28(1): 118-127.

[58] Strickland K C, Howitt B E, Shukla S A, et al. Association and prognostic significance of BRCA1/2-mutation status with neoantigen load, number of tumor-infiltrating lymphocytes and expression of PD-1/PD-L1 in high grade serous ovarian cancer[J]. Oncotarget, 2016, 7(12): 13587-13598.

[59] Bodelon C, Killian J K, Sampson J N, et al. Molecular classification of epithelial ovarian cancer based on methylation profiling: evidence for survival heterogeneity[J].Clin Cancer Res, 2019, 25(19): 5937-5946.

[60] Schmoeckel E, Hofmann S, Fromberger D, et al. Comprehensive analysis of PD-L1 expression, HER2 amplification, ALK/EML4 fusion, and mismatch repair deficiency as putative predictive and prognostic factors in ovarian carcinoma[J]. Virchows Arch, 2019, 474(5): 599-608.

[61] Wang C, Cicek M S, Charbonneau B, et al. Tumor hypomethylation at 6p21.3 associates with longer time to recurrence of high-grade serous epithelial ovarian cancer[J]. Cancer Res, 2014, 74(11): 3084-3091.

[62] Suszynska M, Ratajska M, Kozlowski P. BRIP1, RAD51C, and RAD51D mutations are associated with high susceptibility to ovarian cancer: mutation prevalence and precise risk estimates based on a pooled analysis of ~30000 cases[J]. J Ovarian Res, 2020, 13(1): 50.

[63] Minion L E, Dolinsky J S, Chase D M, et al. Hereditary predisposition to ovarian cancer, looking beyond BRCA1/BRCA2[J]. Gynecol Oncol, 2015, 137(1): 86-92.

[64] Soslow R A, Han G, Park K J, et al. Morphologic patterns associated with BRCA1 and BRCA2 genotype in ovarian carcinoma[J]. Mod Pathol, 2012, 25(4): 625-636.

[65] Fujiwara M, McGuire V A, Felberg A, et al. Prediction of BRCA1 germline mutation status in women with ovarian cancer using morphology-based criteria: identification of a BRCA1 ovarian cancer phenotype[J]. Am J Surg Pathol, 2012, 36(8): 1170-1177.

[66] Liu J, Cristea M C, Frankel P, et al. Clinical characteristics and outcomes of BRCA-associated ovarian cancer: genotype and survival[J]. Cancer Genet, 2012, 205(1-2): 34-41.

[67] Reyes M C, Arnold A G, Kauff N D, et al. Invasion patterns of metastatic high-grade serous carcinoma of ovary or fallopian tube associated with BRCA deficiency[J].Mod Pathol, 2014, 27(10): 1405-1411.

[68] McAlpine J N, Porter H, Köbel M, et al. BRCA1 and BRCA2 mutations correlate with TP53 abnormalities and presence of immune cell infiltrates in ovarian high-grade serous carcinoma[J].Mod Pathol, 2012, 25(5): 740-750.

[69] Xia W Y, Wei Y, Du Y, et al. Nuclear expression of epidermal growth factor receptor is a novel prognostic value in patients with ovarian cancer[J]. Mol Carcinog, 2009, 48(7): 610-617.

[70] Lim D, Murali R, Murray M P, et al. Morphological and immunohistochemical reevaluation of tumors initially diagnosed as ovarian endometrioid carcinoma with emphasis on high-grade tumors[J]. Am J Surg Pathol, 2016, 40(3): 302-312.

[71] Bolton K L, Chenevix-Trench G, Goh C, et al. Association between BRCA1 and BRCA2 mutations and survival in women with invasive epithelial ovarian cancer[J]. JAMA, 2012, 307(4): 382-390.

[72] Gulhan D C, Lee J J, Melloni G E M, et al. Detecting the mutational signature of homologous recombination deficiency in clinical samples[J]. Nat Genet, 2019, 51(5): 912-919.

[73] Coleman R L, Fleming G F, Brady M F, et al. Veliparib with first-line chemotherapy and as maintenance therapy in ovarian cancer[J]. N Engl J Med, 2019, 381(25): 2403-2415.

[74] Ray-Coquard I, Pautier P, Pignata S, et al. Olaparib plus bevacizumab as first-line maintenance in ovarian cancer[J]. N Engl J Med, 2019, 381(25): 2416-2428.

[75] Quddus M R, Rashid L B, Hansen K, et al. High-grade serous carcinoma arising in a low-grade serous carcinoma and micropapillary serous borderline tumour of the ovary in a 23-year-old woman[J]. Histopathology, 2009, 54(6): 771-773.

[76] Parker R L, Clement P B, Chercover D J, et al. Early recurrence of ovarian serous borderline tumor as high-grade carcinoma: a report of two cases[J]. Int J Gynecol Pathol, 2004, 23(3): 265-272.

[77] Dehari R, Kurman R J, Logani S, et al. The development of high-grade serous carcinoma from atypical proliferative (borderline) serous tumors and low-grade micropapillary serous carcinoma: a morphologic and molecular genetic analysis[J]. Am J Surg Pathol, 2007, 31(7): 1007-1012.

[78] Boyd C, McCluggage W G. Low-grade ovarian serous neoplasms (low-grade serous carcinoma and serous borderline tumor) associated with high-grade serous carcinoma or undifferentiated carcinoma: report of a series of cases of an unusual phenomenon[J]. Am J Surg Pathol, 2012, 36(3): 368-375.

[79] Garg K, Park K J, Soslow R A. Low-grade serous neoplasms of the ovary with transformation to high-grade carcinomas: a report of 3 cases[J].Int J Gynecol Pathol, 2012, 31(5): 423-428.

[80] Chui M H, Xing D, Zeppernick F, et al. Clinicopathologic and molecular features of paired cases of metachronous ovarian serous borderline tumor and subsequent serous carcinoma[J]. Am J Surg Pathol, 2019, 43(11): 1462-1472.

[81] Murali R, Selenica P, Brown D N, et al. Somatic genetic alterations in synchronous and metachronous low-grade serous tumours and high-grade carcinomas of the adnexa[J]. Histopathology, 2019, 74(4): 638-650.

[82] Strickland A L, Maniar K P, Tanner E, et al. Borderline with bad behavior: an unusual low-grade serous carcinoma with dedifferentiation from a serous borderline tumor[J]. Int J Gynecol Pathol, 2023, 42(3): 241-246.

[83] Zarei S, Wang Y, Jenkins S M, et al. Clinicopathologic, immunohistochemical, and molecular characteristics of ovarian serous carcinoma with mixed morphologic features of high-grade and low-grade serous carcinoma[J]. Am J Surg Pathol, 2020, 44(3): 316-328.

第二十五章

卵巢子宫内膜样肿瘤和透明细胞肿瘤

Ovarian Endometrioid Tumor and Clear Cell Tumor

毕 蕊 杨文涛 郑文新（Wenxin Zheng）

子宫内膜样肿瘤和透明细胞肿瘤是卵巢上皮性肿瘤中两个与子宫内膜异位症有非常密切关系的肿瘤。以往推测卵巢多种类型的上皮性肿瘤均来自卵巢表面上皮，但现已认知这些上皮性肿瘤为异源性。最重要的细胞起源包括输卵管黏膜，典型表现为卵巢浆液性肿瘤。其次为子宫内膜异位相关肿瘤，其包括卵巢子宫内膜样肿瘤与透明细胞肿瘤，它们在细胞起源、肿瘤发生与发展及临床病理等多方面的表现与其他上皮性肿瘤有很大不同。

传统概念中子宫内膜异位症相关的卵巢肿瘤（endometriosis-related ovarian neoplasms，ERON）包括子宫内膜样肿瘤、透明细胞肿瘤及浆黏性肿瘤，均与子宫内膜异位症关系密切。除此之外，最近认知的卵巢中肾样腺癌（MLA），也可能与子宫内膜异位症相关，应被视为 ERON 的一种病理类型[1]。此外，本章在第二版的基础上，结合最近与诊断相关的分子生物学研究进展，还对卵巢子宫内膜样间质肉瘤（ovarian endometrioid stromal sarcoma）、腺肉瘤与癌肉瘤作了阐述。

第一节 卵巢子宫内膜样肿瘤

卵巢子宫内膜样肿瘤包括良性、交界性和恶性，其中内膜样癌与子宫同型肿瘤形态相似，但良性肿瘤则找不到与之相对应的宫内病变。本组肿瘤常常合并盆腔或卵巢子宫内膜异位症，一些肿瘤可见两者的移行，但这并非诊断所必需。

以往诊断的卵巢子宫内膜样肿瘤绝大多数为恶性，交界性与良性肿瘤罕见，呈现严重的良、恶比例倒置状态。与此相反，卵巢子宫内膜异位囊肿却是妇科常见疾病，但在以往分类中被放在瘤样病变范畴。分子生物学研究显示一些子宫内膜异位囊肿与深部子宫内膜异位为单克隆性，在子宫内膜样癌中可见到子宫内膜异位囊肿与癌邻近或与之移行，并且可表现与癌相同的基因学改变，提示这些病变具有谱系性，至少部分子宫内膜异位囊肿实际上是良性的子宫内膜样上皮性肿瘤，而不典型子宫内膜异位是癌前病变。因此，笔者认为子宫内膜异位囊肿属于卵巢良性子宫内膜样肿瘤范畴。从这一角度讲，卵巢良性子宫内膜样肿瘤就成为一种常见病，但卵巢交界性子宫内膜样肿瘤仍很少见。在卵巢子宫内膜样肿瘤中，子宫内膜样癌是最常见的类型。

一、良性子宫内膜样肿瘤

在第五版 WHO 女性生殖系统肿瘤分类中，卵巢良性子宫内膜样肿瘤（benign endometrioid tumor）仅包括子宫内膜样囊腺瘤（endometrioid cystadenoma）和子宫内膜样腺纤维瘤（endometrioid adenofibroma），把子宫内膜异位囊肿（endometriotic cyst 或 endometrioma）排除在外。笔者认为这是不合理的。子宫内膜异位囊肿远比子宫内膜样囊腺瘤和子宫内膜样腺纤维瘤常见。因此，本章仍按第二版章节的顺序描述。

（一）子宫内膜异位囊肿

子宫内膜异位囊肿（endometriotic cyst）即子宫内膜样瘤（endometrioma），是子宫内膜异位的囊性形式，由子宫内膜样上皮与间质组成。子宫内膜异位囊肿可单独发生，但常合并卵巢或盆腔其他部位的子宫内膜异位症。

【临床特征】

子宫内膜异位囊肿是 40 岁左右女性常见的卵巢增大的原因，患者常为 30～50 岁的女性，有时由体检影像学检查发现。部分囊肿较大，表现为腹围增大，并可伴有腹痛或不孕症。

【大体病理学】

卵巢囊性肿物，大小不一，直径最大可达 15cm，具有反复出血的特征。表面常有纤维粘连，外观紫蓝色。切面可为单房、不规则分隔或 2～3 个房，亦可形成少数几个囊肿。囊壁厚薄不等，内含黏稠的深褐色液体，临床称之为“巧克力”囊肿，为血液浓缩所致（图 25-1）。内壁大多粗糙，附着机化的出血性组织。这些形态与卵巢生理性囊肿、浆液或黏液性囊腺瘤有很大不同。

【组织病理学】

典型的子宫内膜异位囊肿内壁衬覆子宫内膜样上皮和子宫内膜样间质，上皮成分大多表现为表面上皮的形式，较少形成腺体。内膜样间质位于上皮下或环绕在腺体周围，其间有时可见薄壁小血管或螺旋小动脉，并常见吞噬含铁血黄素的巨噬细胞及纤维样的泡沫细胞。不少子宫内膜异位囊肿缺少上皮，仅见陈旧出血、内膜样间质与增生的纤维组织（图 25-2）。若子宫内膜间质成分不明显时，可能会被划分至“子宫内膜样囊腺瘤”中。腺上皮的细胞形态温和，一些细胞核可轻度深染，但排列稀疏。黏液化生或显著的纤毛化生较为常见。妊娠时子宫内膜异位囊肿的间质细胞可发生明显的蜕膜样变，同时腺上皮萎缩，在间质挤压下甚至可呈裂隙样或似淋巴管样，容易漏诊。

【免疫组化】

子宫内膜异位囊肿的上皮细胞表达 CK，间质细胞 CD10 阳性，这些对于困难病例的诊断有帮助，尤其是在妊娠期间质蜕膜样变的囊肿，可识别出其中的上皮成分。

【分子遗传学】

在透明细胞癌和子宫内膜样癌邻近的子宫内膜异位囊肿上皮中可检测到 ARID1A 突变 [1]、PIK3CA 突变 [2] 及 PTEN 的杂合性缺失 [3]，但在单纯良性子宫内膜异位囊肿中基本没有这些分子改变，提示这些分子改变对于子宫内膜异位囊肿的肿瘤性转化起到重要作用。

【鉴别诊断】

其他生理或病理原因也可形成卵巢出血性囊肿，

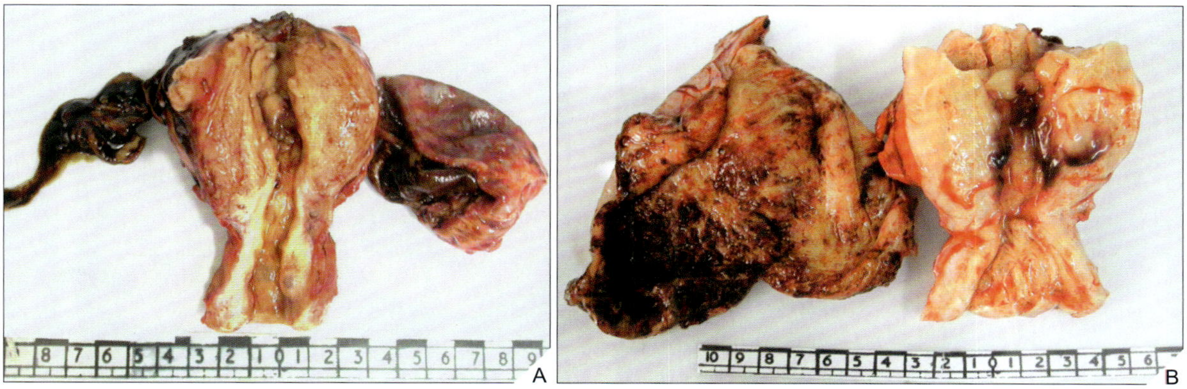

图 25-1　卵巢子宫内膜异位囊肿

A. 双侧囊肿，囊壁褐色，较薄，内含陈旧出血；B. 囊壁大多较厚，内壁粗糙，附着机化的出血组织

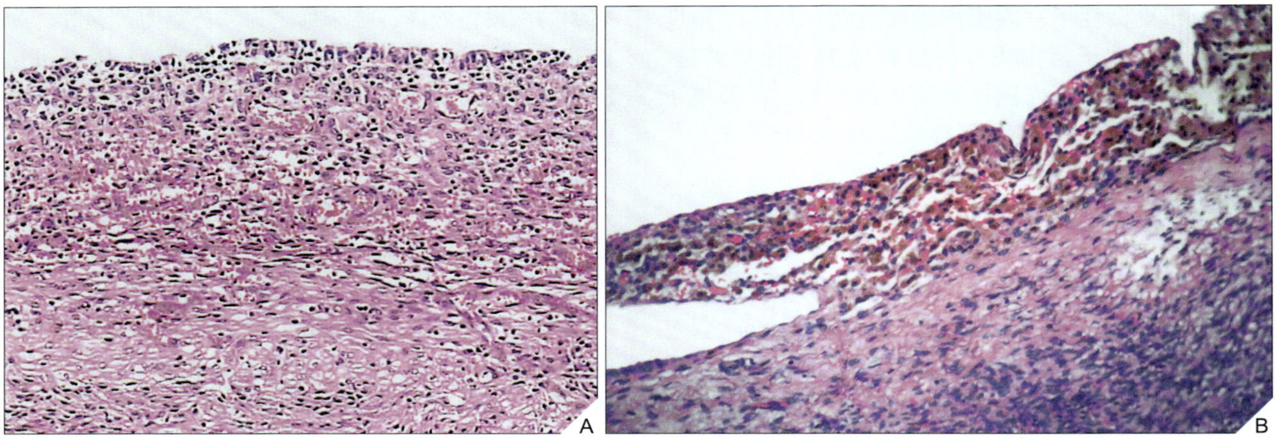

图 25-2 卵巢子宫内膜异位囊肿

囊肿壁可见内膜样上皮与间质，下方为增生的纤维与胶原组织（A，B）；内膜样间质中常见扩张的薄壁小血管（A）及吞噬含铁血黄素的巨噬细胞（B）

黄体血肿为一次性出血所致，早期黄体呈花菜状结构不明显，但缺少内膜样间质及反复出血的特征，如间质纤维化及其间夹杂的大量含铁血黄素。与子宫内膜样囊腺瘤的区别是子宫内膜异位囊肿有内膜样间质成分。

【预后与临床处理】

子宫内膜异位囊肿为良性肿瘤，主要治疗方式为手术切除。少数子宫内膜异位囊肿可伴发良性或交界性肿瘤，包括黏液性、浆液性或浆黏液性囊腺瘤等类型，偶然可见恶性肿瘤发生于子宫内膜异位囊肿的基础之上，需要充分取材，避免漏诊。

（二）子宫内膜样囊腺瘤和子宫内膜样腺纤维瘤

子宫内膜样囊腺瘤（endometrioid cystadenoma）与子宫内膜样腺纤维瘤（endometrioid adenofibroma）定义为良性内膜样肿瘤。伴有良性子宫内膜样上皮，但缺少内膜样间质、典型内膜样血管（微血管或螺旋小动脉）及其他子宫内膜异位特征。两者均很少见，其中囊腺瘤为囊性，而腺纤维瘤有显著的纤维成分。一些囊腺瘤实际上可能是子宫内膜异位囊肿，但内膜样间质不明显。内膜样腺纤维瘤可为单独的肿瘤，也可伴有子宫内膜异位症或子宫内膜异位囊肿。

【临床特征】

平均发病年龄 55 岁。通常为单侧卵巢肿块，无明显的特异性症状，一般血 CA125 水平无明显升高。有时因为囊肿破裂或卵巢肿瘤蒂扭转造成急腹症。

【大体病理学】

内膜样囊腺瘤常为单房囊肿，其大体形态与浆液性囊腺瘤不容易区分，除非合并有子宫内膜异位症而导致陈旧性或新鲜性出血（图 25-3，图 25-4）。当伴有出血和子宫内膜异位症时，与子宫内膜异位囊肿类似。

子宫内膜样腺纤维瘤为实性肿瘤，平均直径约 10cm，大约 15% 为双侧性。切面呈灰白色或浅棕色，可见直径几毫米至几厘米的小囊肿。

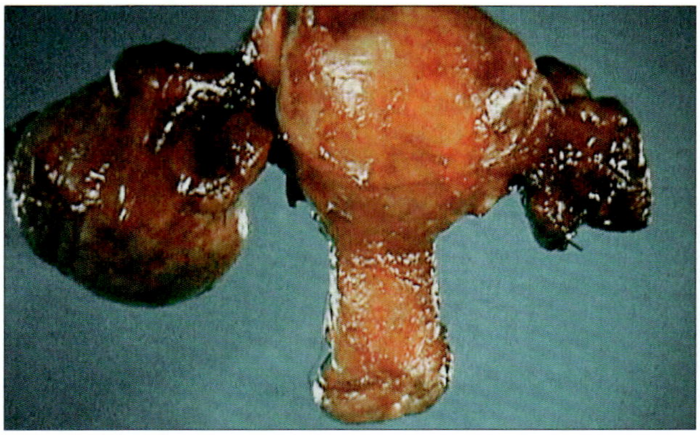

图 25-3 卵巢子宫内膜样囊腺瘤

卵巢形成囊肿（左面），表面充血明显

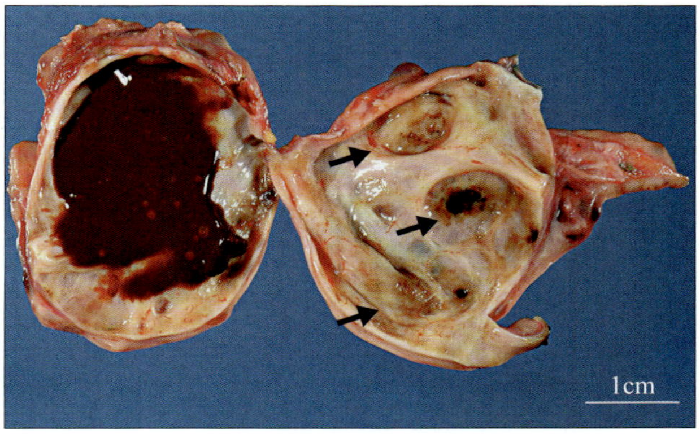

图 25-4 卵巢子宫内膜样囊腺瘤

囊性肿物切开后有相对新鲜的血液积聚（左），囊肿右侧则见多个子宫内膜异位灶（箭头）

【组织病理学】

内膜样囊腺瘤衬覆单层立方形或柱状上皮细胞，细胞形态温和。周围围绕着非特异性间质及纤维瘤样间质（图 25-5）。实际上内膜样囊腺瘤与子宫内膜异位囊肿的区别非常主观，两者常混合在一起，单纯型内膜样囊腺瘤罕见。

内膜样腺纤维瘤含有内膜样腺体与显著的纤维间质成分。腺体多为管状或简单分支状，有时呈绒毛状腺样、管腔扩张或呈不规则囊腔状，内含分泌物及炎症细胞等成分，上皮细胞形态似增生期子宫内膜细胞（图 25-6）。这些腺体被大量纤维组织围绕和分开。常见桑葚样改变（morular changes），这是一种小的、圆形的鳞状细胞巢，细胞不成熟，温和，部分呈梭形。有时可见鳞化中央伴有坏死。局灶鳞状化生可引起显著的间质反应，同时伴有坏死，从而可能被过诊断为癌组织伴促结缔组织反应，要引起高度警惕。有时，良性或交界性的子宫内膜样腺纤维瘤间质细胞非常丰富，但缺乏恶性的形态特征。此类形态包括桑葚样改变均尚未发现有预后价值，但要广泛取材除外子宫内膜样腺癌和腺肉瘤的可能性。

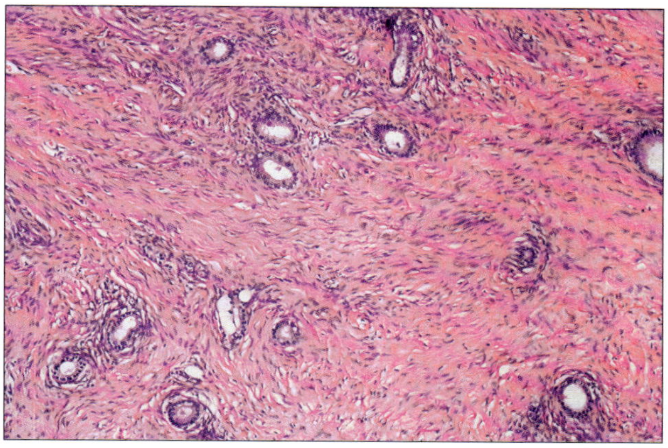

图 25-6　卵巢子宫内膜样腺纤维瘤

纤维背景中见散在的管状腺体，细胞温和，无明显异型性

【免疫组化】

子宫内膜样囊腺瘤与腺纤维瘤缺少特异性标志物，上皮细胞表达 CK，间质细胞有时有局灶性 CD10 阳性表达。

【鉴别诊断】

1. 卵巢子宫内膜样癌　绝大多数情况下，子宫内膜样腺纤维瘤不易和子宫内膜样癌混淆，但偶有病例出现较为广泛的鳞状化生或桑葚样改变时，并伴有中央坏死，或引起局灶的间质增生，类似恶性肿瘤的促结缔组织反应性增生，需注意鉴别诊断。

2. 卵巢 Brenner 瘤　子宫内膜样腺纤维瘤伴有鳞化时，有时可与 Brenner 瘤混淆。子宫内膜样肿瘤的腺体一般含有腺腔，而典型的 Brenner 瘤则由呈巢状或梁状结构的移行细胞构成，偶可见 Brenner 瘤中有腺体结构，通常为黏液性腺体，且 Brenner 瘤中移行细胞特征性的核沟在鳞化的子宫内膜样腺纤维瘤中见不到。

3. 子宫内膜异位囊肿　子宫内膜样囊腺瘤与子宫内膜异位囊肿常混合，且两者上皮类型相同，因此较难区分。实践中陈旧出血的囊肿，如伴有内膜样间质，支持其为子宫内膜异位囊肿。子宫内膜样囊腺瘤看不到子宫内膜样间质、吞噬含铁血黄素的巨噬细胞或假黄瘤样细胞。

【预后】

良性肿瘤，预后良好。

二、子宫内膜样交界性肿瘤

子宫内膜样交界性肿瘤（endometrioid borderline tumor，EBT）为实性或囊性的内膜样肿瘤，有拥挤的子宫内膜样腺体及细胞不典型性，但缺少毁损性间质浸润和腺体的融合性生长。以往曾命名为“非典

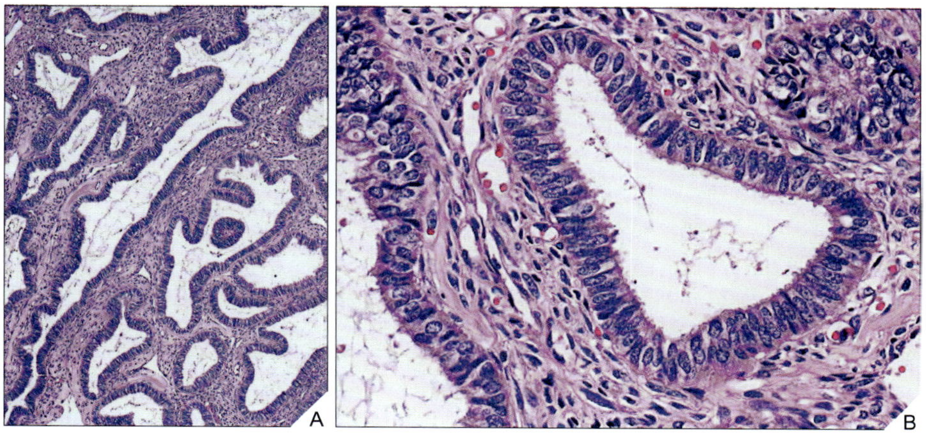

图 25-5
卵巢子宫内膜样囊腺瘤

A. 分化良好的子宫内膜样腺体，排列密集且不规则；B. 腺上皮类似增殖期内膜，无明显异型性，周围有纤维性间质

型增生性内膜样肿瘤”“低度恶性潜能的子宫内膜样肿瘤”，现在不推荐使用这些术语。EBT 在形态上代表了卵巢内膜样肿瘤谱系中介于良性肿瘤、恶性肿瘤之间的病变，但在外检中较少见，其发病率远低于子宫内膜样癌，这可能与通常描述的 EBT 主要限于内膜样交界性腺纤维瘤与囊腺瘤，但没有将更常见的不典型子宫内膜异位症（atypical endometriosis，AEM）包括在内有关。

AEM 的概念由 LaGrenade 与 Silverberg 于 1988 年首先提出[2]，指伴有细胞学与结构不典型的子宫内膜异位病变，认为可能是子宫内膜异位及其相关癌的中间阶段，之后研究证实 AEM 与子宫内膜异位相关癌有密切关系[3]，在子宫内膜异位相关癌中 60% 可见 AEM，表明其属于子宫内膜异位及其相关癌的中间阶段，但目前有关 AEM 的诊断标准及术语尚不统一（详见第三十一章）。鉴于 AEM 与 EBT 属于同等级别病变，我们在此一并叙述。

【临床特征】

患者平均年龄 51 岁（22～79 岁），主要症状包括阴道出血，腹痛或腹部增大。肿瘤典型者为单侧性，双侧少见（约 4%）。大于 40% 的患者伴子宫的内膜增生或子宫的内膜样癌。

【大体病理学】

肿瘤直径为 2～40cm，平均约 9cm。外观与良性内膜样肿瘤形态相似。主要为实性，亦可为囊性肿瘤中的实性结节。切面呈浅棕色或白色，质韧（图 25-7）。交界性囊腺瘤常为多房，囊壁与房间隔有明显的纤维，内含陈旧性出血（图 25-8）。少数肿瘤内壁有易碎的隆起或乳头状物。不典型子宫内膜异位症几乎均为囊性，其平均直径约 5cm，形态与普通子宫内膜异位囊肿相似，囊壁厚薄不等，部分囊壁质韧，内壁长有嵴状突起，伴褐色血液，但通常无明显坏死、黏液或胶样物，若出现这些现象应警惕是否合并其他上皮性肿瘤。

【组织病理学】

子宫内膜交界性肿瘤有两种生长方式：腺纤维瘤样生长方式和囊内生长方式，前者更常见。子宫内膜样交界性肿瘤中常见有息肉样或乳头状结构凸入囊腔，类似于交界性浆液性囊腺瘤，但息肉或乳头表面衬覆的并非浆液性上皮，而是子宫内膜样的柱状上皮（图 25-8），合并子宫内膜异位症对诊断具有提示意义。在子宫内膜样交界性腺纤维瘤中子宫内膜样腺体常呈小叶状分布，腺体大小不一，形状不规则（图 25-9）。衬覆上皮具有轻 - 中度异型性，核分裂象一般小于 4/10HPFs。约 30% 的病例可见筛状结构（图 25-10，图 25-11）。

目前有关 AEM 的诊断标准及术语尚不统一。子

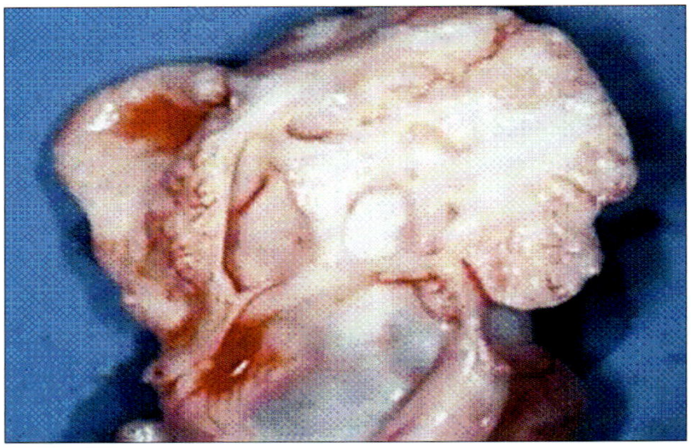

图 25-7 子宫内膜样交界性肿瘤
囊实性肿瘤，囊壁厚，切面呈灰白色，多房性，房之间为明显的纤维间隔，并见片状灰白色实性区（右上）

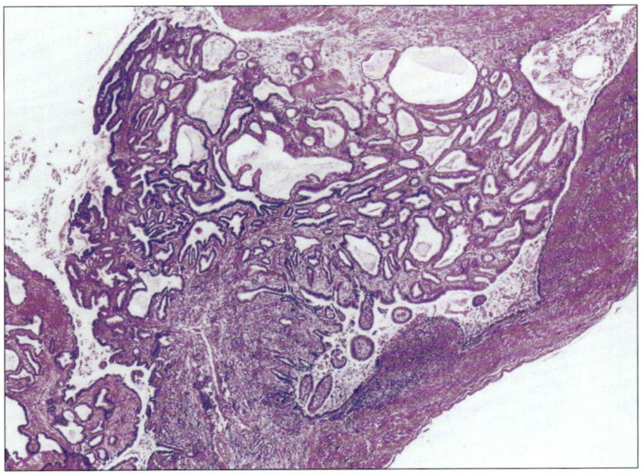

图 25-8 子宫内膜样交界性囊腺瘤
增生的子宫内膜样腺体，一些腺体囊状扩张，形成囊腔内的息肉样凸起

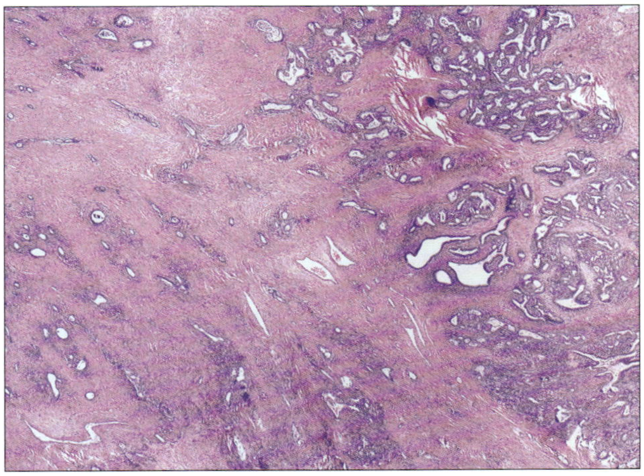

图 25-9 子宫内膜样交界性腺纤维瘤
腺体密集，背靠背（右上），伴有良性子宫内膜样腺纤维瘤的背景（左下）

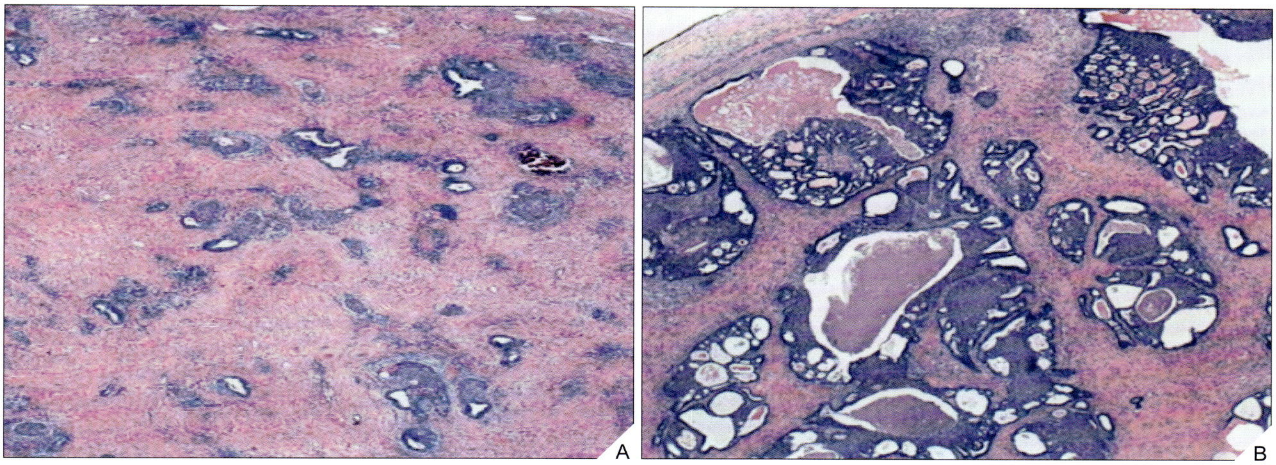

图 25-10　子宫内膜样交界性腺纤维瘤

A. 许多腺体聚集于卵巢皮质下，间质明显；B. 放大后腺体间有许多间隙，腺细胞大多呈假复层，可呈筛网状排列（Robboy 教授惠赠）

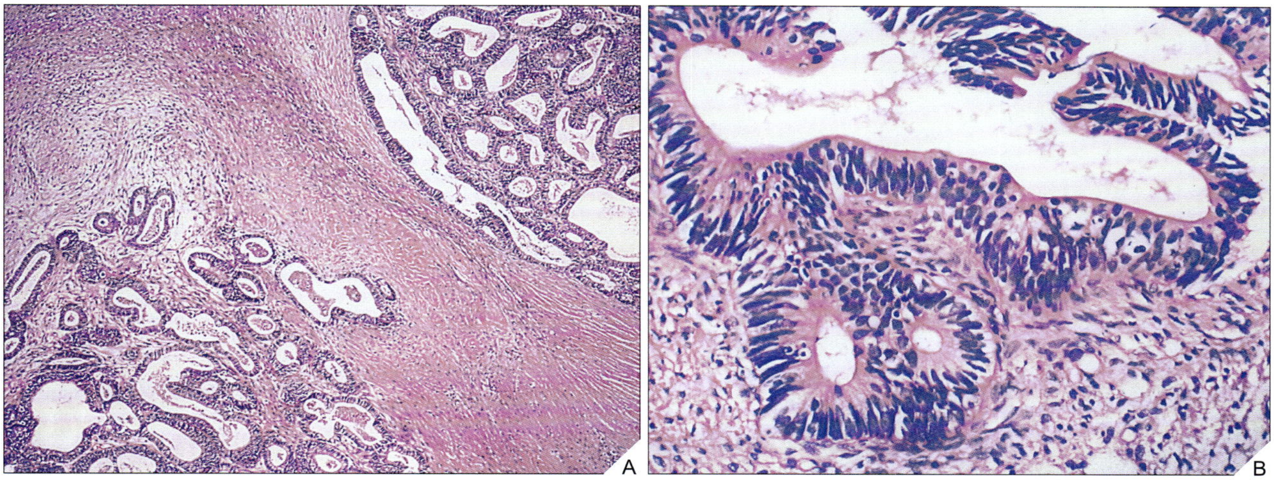

图 25-11　子宫内膜样交界性腺纤维瘤

A. 腺体类似子宫内膜非典型增生，被多量纤维组织分隔开；B. 上皮细胞核轻度异型性

宫内膜异位囊肿中衬覆上皮常可出现一定程度的非典型性，但大部分情况下细胞形态温和，仅轻度非典型。子宫内膜异位囊肿中 AEM 是在典型子宫内膜异位囊肿基础上出现衬覆上皮的显著非典型性，可呈局灶或多灶性。非典型细胞可呈图钉样，细胞核增大，核仁明显，染色质模糊，胞质丰富嗜酸性或透明，核质比较低。结构上可伴有复层或小乳头状凸起（图 25-12）。出现上述形态时是否采用 AEM 的诊断名称尚存争议，也有学者认为此种形态是反复出血产生的过氧化物刺激导致的反应性改变[4]。有些学者诊断 AEM 需要其形态学特征类似于子宫内膜非典型增生，即首先要有腺上皮增生，同时再伴有细胞的不典型性。他们认为没有增生的子宫内膜样腺体，如单层细胞伴有不典型的细胞核，在子宫内膜异位灶中常见，多为反应性改变，而不是 AEM[5]。

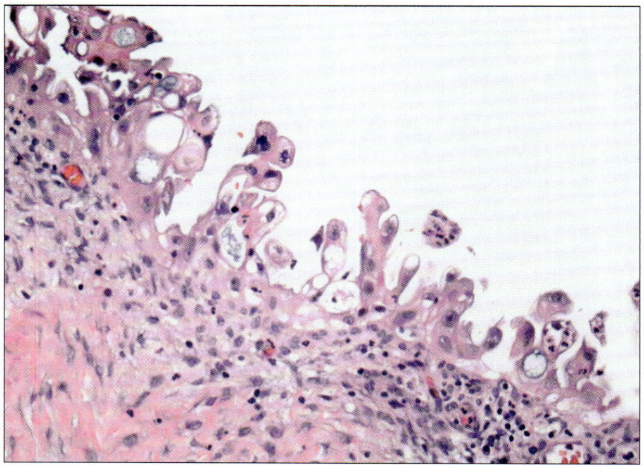

图 25-12　不典型子宫内膜异位症

上皮细胞呈复层伴小乳头，部分细胞核轻度增大，胞质嗜酸或空泡状。部分细胞略呈鞋钉样，上皮下可见内膜样间质细胞与扩张的小血管

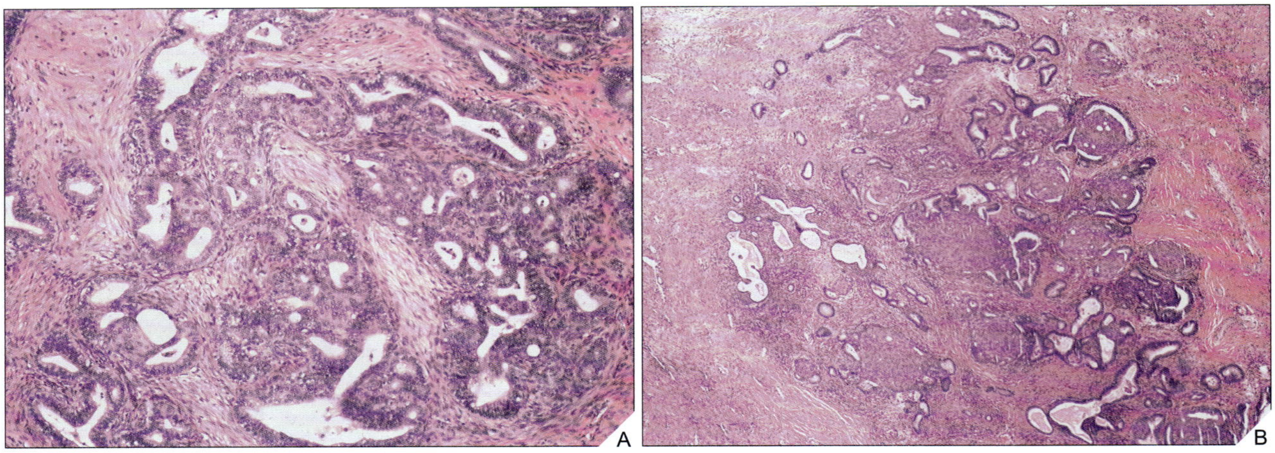

图 25-13 子宫内膜样交界性腺纤维瘤

A. 腺体拥挤，背靠背生长；B. 多灶鳞化，一些凸入腺腔生长，低倍镜下似实性区

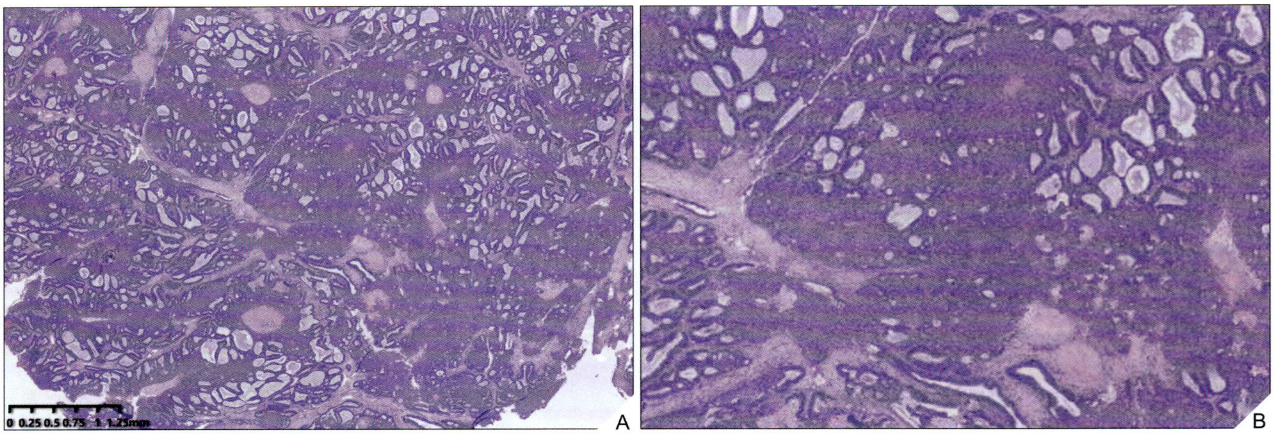

图 25-14 子宫内膜样交界性肿瘤伴旺炽性的鳞状化生

A. 这是很少见的情况，低倍镜下显示极为复杂的形态；B. 大量鳞化与增生的腺体混杂，局部有小灶筛状结构，应特别注意与子宫内膜样癌鉴别

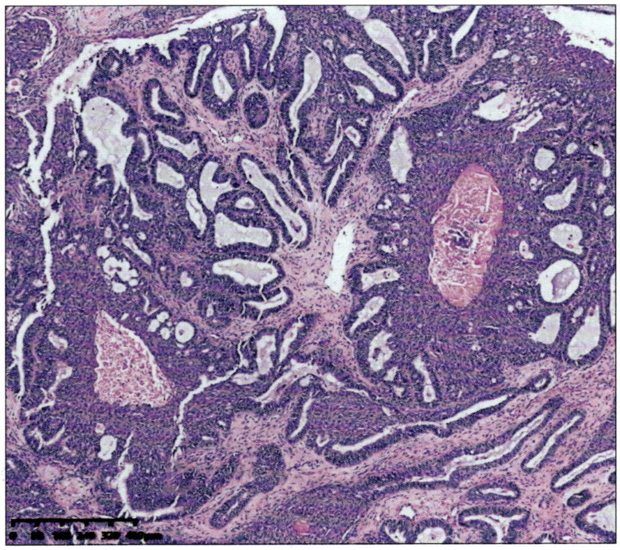

图 25-15 子宫内膜样交界性肿瘤

两个较大的鳞状化生细胞巢，伴有中央坏死（左下与右中），周围围绕着增生的子宫内膜样腺体，很易与筛状结构混淆。但这些腺体缺少筛孔与背靠背等复杂结构，腺上皮异型性不明显

笔者在实践中常用的诊断标准主要为腺上皮增生程度类似于内膜非典型增生。我们期待在今后的研究中能进一步细化 AEM 的诊断标准。

1/3～1/2 的子宫内膜样交界性肿瘤病例可有鳞化，常见鳞化的桑葚小体，并可形成实体结构（图 25-13～图 25-16）。当存在这种旺炽性的鳞状化生时，切不可误诊为癌。也可发生黏液化生。部分病例伴有异物巨细胞反应，偶可有类似角化鳞状细胞化生的胶原球出现。此外，间质中可见黄素化细胞及偶见骨化生灶。

交界性肿瘤中的上皮通常仅有轻到中度细胞异型性（图 25-16），如有高度细胞异型性可命名为“子宫内膜样交界性肿瘤伴上皮内癌”（图 25-17）。根据第五版 WHO 女性生殖系统肿瘤分类推荐，当腺体融合（膨胀性生长）或异型细胞以单个细胞、腺体或巢状浸润间质且单灶直径 <5mm 时，诊断为子宫内膜样交界性肿瘤伴有微浸润。肿瘤可出现一个或多个

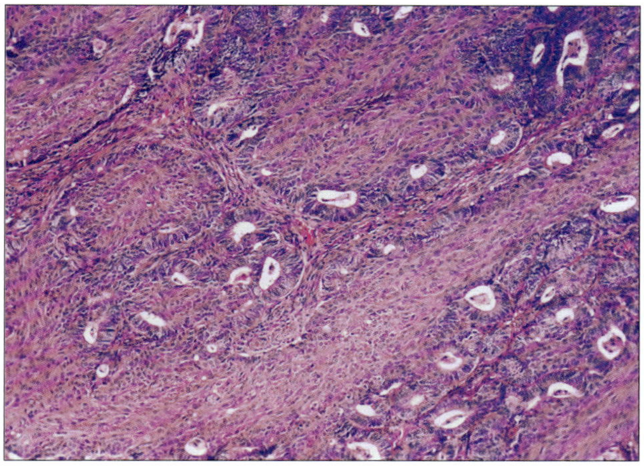

图 25-16　子宫内膜样交界性腺纤维瘤

腺上皮有轻到中度核异型性，其间鳞化明显

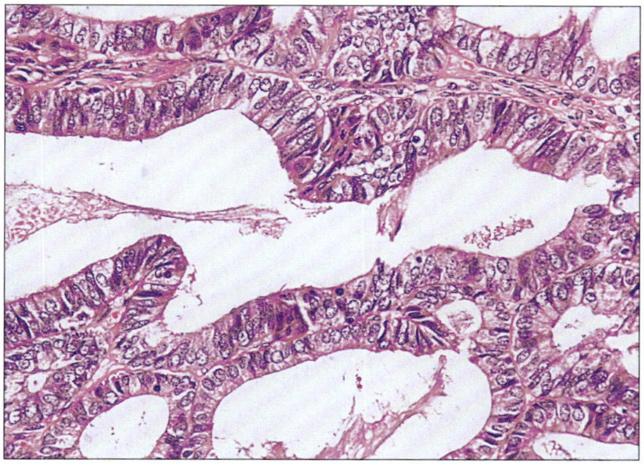

图 25-17　子宫内膜样交界性肿瘤伴上皮内癌

子宫内膜样交界性肿瘤中，局部腺上皮细胞学呈明显恶性，可符合上皮内癌

微小浸润灶。这个标准在临床实践中比较难以实施。这类微小浸润性病变为Ⅰ期时，绝大多数仍呈良性的生物学行为。而融合的腺体（腺体背靠背，中间无间质成分相隔）或明确的毁损性浸润直径≥ 5mm 时，应诊断为子宫内膜样癌。

【生物学标志物和遗传学改变】

子宫内膜样交界性肿瘤的免疫组化和分子生物学特征与子宫内膜样癌类似。桑葚样改变不同于一般的鳞状化生，免疫组化表型上呈 β-catenin 的胞核及胞质阳性（图 25-18），分子水平为 *CTNNB1* 基因突变，而普通的鳞状化生为胞膜阳性，缺乏 *CTNNB1* 基因突变，偶有 *PTEN* 基因改变。一般缺乏 *KRAS* 基因突变或微卫星不稳定性改变。PAX8 阳性。

【鉴别诊断】

1. 子宫内膜异位囊肿伴上皮反应性改变　是异位囊肿常见的形态，一些细胞核深染，甚至可呈墨滴状，似为不典型，但染色质模糊并固缩，细胞排列不密集，有丰富的胞质（图 25-19），Ki-67 增生指数很低。可能与出血刺激及组织修复、退变等因素有关。随访资料显示，子宫内膜异位上皮的反应性改变不同于 AEM，不增加癌变风险。

2. 腺纤维瘤　腺纤维瘤在简单小管和扩张的腺体间有宽的纤维组织将之分开，上皮细胞无不典型性。交界性内膜样腺纤维瘤有密集的腺体结构，有的区域细胞为复层，类似子宫内膜非典型增生。由于腺纤维瘤成分常伴内膜样癌，因此在做子宫内膜样交界性腺纤维瘤诊断前必须对肿瘤充分取材。

3. 子宫内膜样癌　诊断子宫内膜样癌的最低标准要求浸润灶［膨胀性浸润方式和（或）毁损性浸润方式］超过子宫内膜样交界性肿瘤伴有微浸润的病变，即浸润灶≥ 5mm。但由于子宫内膜样交界性肿瘤中常见鳞化并可伴有坏死，容易与子宫内膜样癌

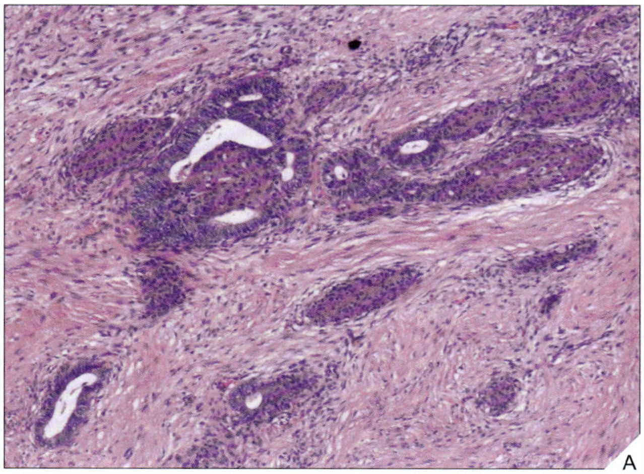

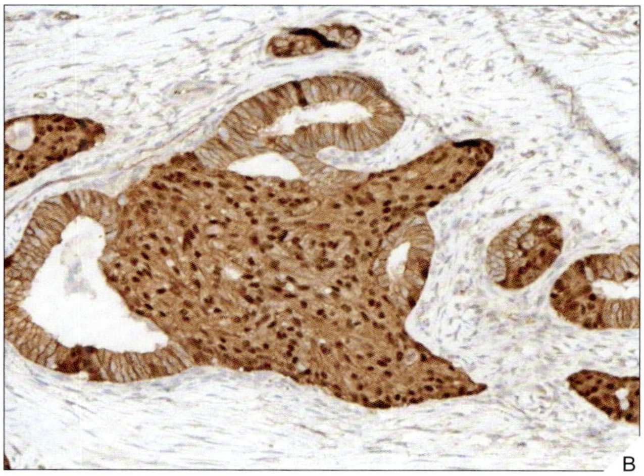

A　B

图 25-18　子宫内膜样交界性肿瘤

A. 多灶桑葚样改变（高倍）；B. 桑葚样改变显示 β-catenin 胞质及胞核阳性，周围腺体呈胞膜阳性

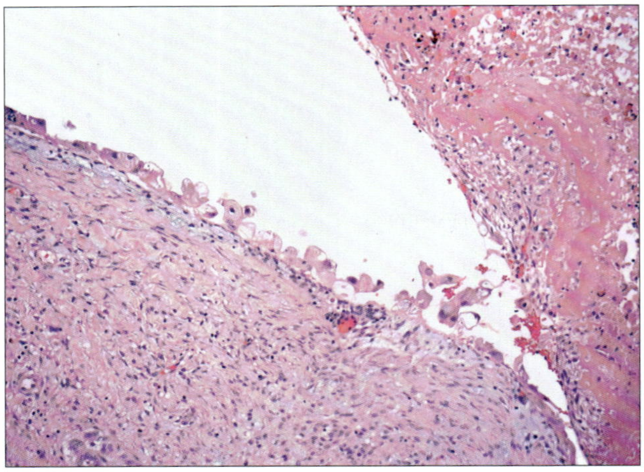

图 25-19　子宫内膜异位囊肿伴上皮反应性增生
囊肿衬覆单层上皮，细胞核略深染，丰富的嗜酸性胞质提示为反应性改变

混淆，造成过诊断。同样，由于腺纤维瘤中常伴有子宫内膜样癌，要避免由于肿瘤体积大，取材不充分，造成诊断不足。

【预后和治疗】

关于子宫内膜样交界性肿瘤的预后方面报道不多，大多数肿瘤为良性行为。当术中冰冻不能排除恶性时，可做分期手术。当伴有子宫内膜异位灶时，要活检或切除异位灶以排除透明细胞癌的可能性。

三、卵巢子宫内膜样癌

卵巢子宫内膜样癌（ovarian endometrioid carcinoma，OEC）是子宫内膜样癌的同型肿瘤，在卵巢癌中占10%～15%[4]，位居卵巢上皮性癌的第二位或第三位。高达42%的卵巢子宫内膜样癌合并卵巢或盆腔子宫内膜异位[6, 7]，15%～20%的病例合并子宫内膜癌[8, 9]，表明部分卵巢子宫内膜样癌与子宫内膜癌有共同的风险因素，但合并卵巢或盆腔子宫内膜异位时，卵巢内膜样癌的临床表现和生物学行为与不合并子宫内膜异位的同型肿瘤不尽相同。卵巢内膜样癌包括多种形态变异，诊断面临诸多挑战。

【临床特征】

卵巢内膜样癌患者就诊时70%的肿瘤局限于卵巢和邻近盆腔组织，双侧病变约占所有病例的17%[10]。患者多为40～60岁，平均58岁，略低于浆液性癌，但60岁以上的患者也非少见，比子宫内膜异位囊肿患者往往年轻5～10岁。临床特点类似其他卵巢癌，常见症状为腹部肿块，伴有或无腹痛、月经紊乱和阴道不规则流血等，80%的病例有血CA125升高，偶可有分泌类固醇激素引起的内分泌表现。合并盆腔子宫内膜异位的比例报道不一，为15%～42%，子宫内膜异位可见于卵巢外、同侧或对侧卵巢及肿瘤内[6, 7]。

【大体病理学】

肿瘤直径一般为10～20cm，平均15cm。表面平滑，切面为囊性、囊实性或实性，质地多样，质软、质韧及质硬均可见到，取决于其中间质成分的含量。实性区质硬或软、脆，色灰白或浅棕，常有出血和坏死区。囊性肿瘤腔内可见乳头状、菜花状突出物，常伴有陈旧性出血，有时可见黏液，如肿瘤发生于子宫内膜异位囊肿，常表现为囊实性肿物或息肉状肿块突起于一含血性液体的厚壁囊肿中（图25-20，图25-21）。

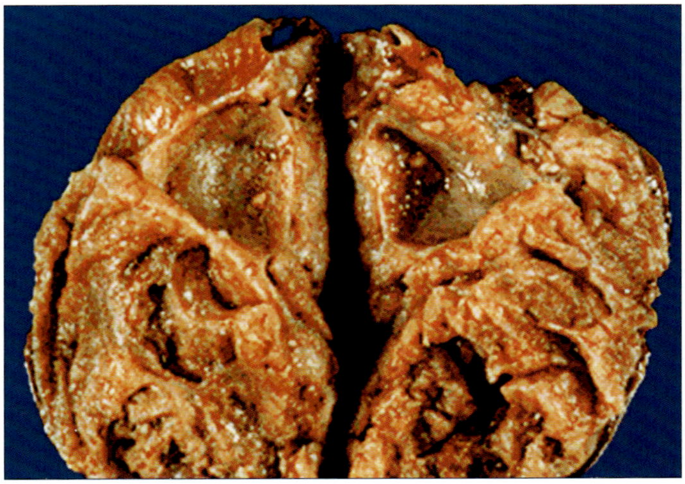

图 25-20　卵巢子宫内膜样癌
肿瘤囊实性，实性区质脆，浅棕色，可见出血和坏死区

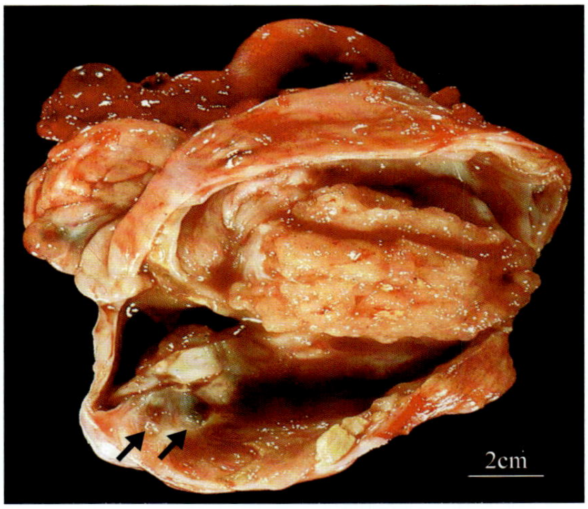

图 25-21　卵巢子宫内膜样癌
囊实性肿瘤，实性部分约占肿瘤的1/2，囊壁有陈旧出血，伴出血性小囊腔（箭头），提示肿瘤源自内膜异位囊肿

【组织病理学】

1. 典型形态　卵巢子宫内膜样癌的镜下形态与子宫内膜样癌相似，主要结构包括背靠背的腺管、融合腺体或筛状结构，有时可见绒毛腺形态或无间质的小乳头（图 25-22～图 25-24）。上皮细胞复层，腔缘清晰。细胞形态常较温和，呈柱状，核圆形或卵圆形，核仁不明显，核分裂象多少不一，异型性通常为轻 - 中度，重度者少见。间质浸润典型表现为膨胀性或融合性生长，毁损性的浸润方式少见。间质细胞可多可少，有时有明显的透明变性。有时可出现黄素化的间质细胞，这些间质细胞表达 inhibin-α、Calretinin 及 SF-1（图 25-25）。并且由于黄素化细胞成分的存在，临床可出现雄激素特征，更容易造成误诊。

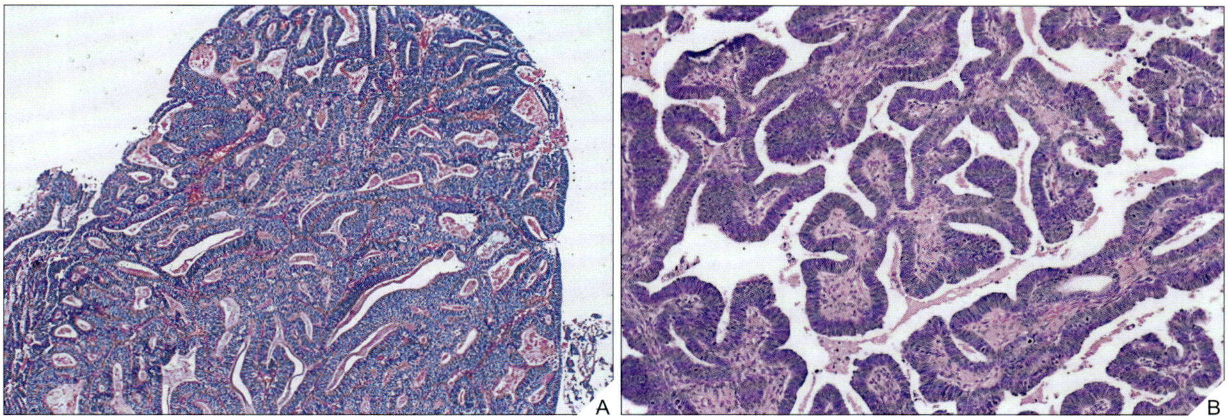

图 25-22　子宫内膜样癌Ⅰ级

A. 肿瘤呈息肉状凸向囊腔，由排列紧密的子宫内膜样腺体组成；B. 以简单的乳头状结构为主，腺体分化良好

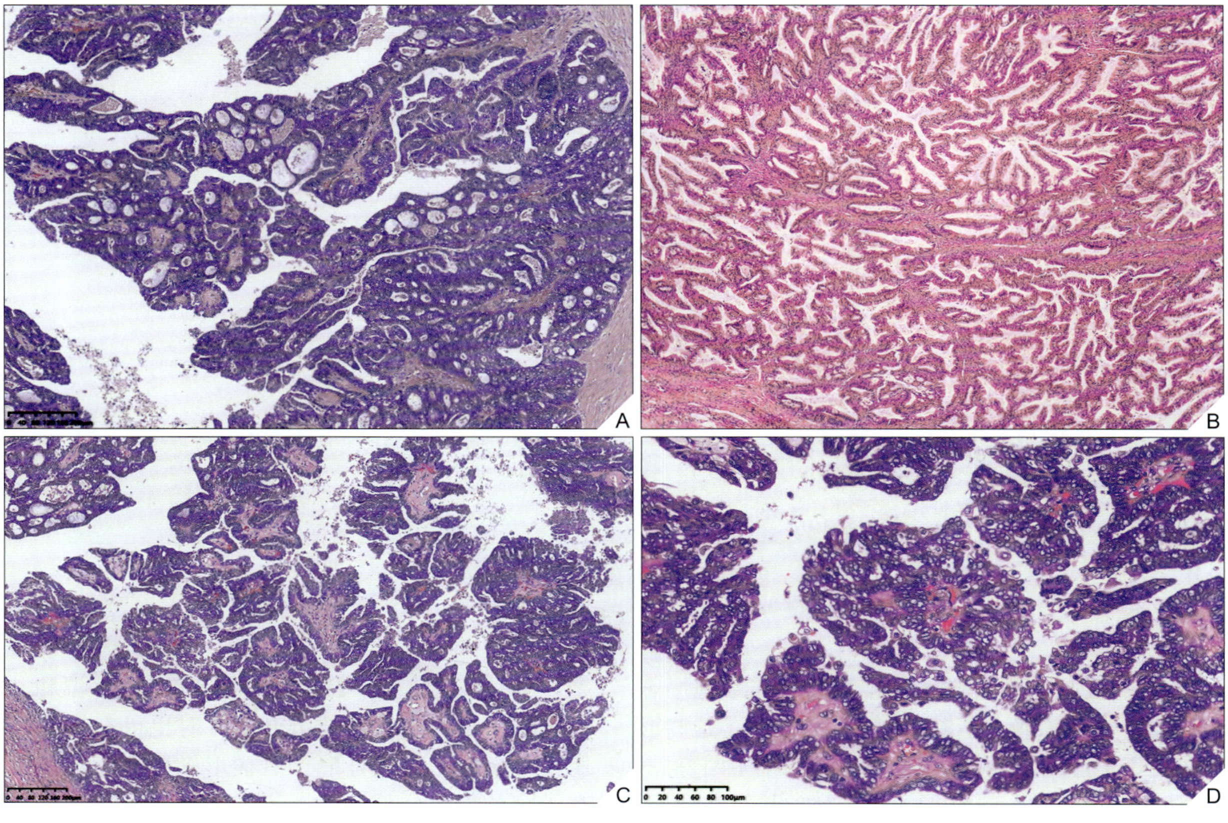

图 25-23　子宫内膜样癌Ⅰ级

A. 显示多种排列：上皮结构复杂，呈筛孔结构；B. 复杂腺体伴有分支及相互融合，肿瘤呈膨胀性浸润生长；C. 乳头状结构，似低级别浆液性癌，一些乳头伴有透明变性的轴心；D. 乳头表面还有许多腺管，上皮细胞为内膜样型，腔缘清晰，伴有中度异型性

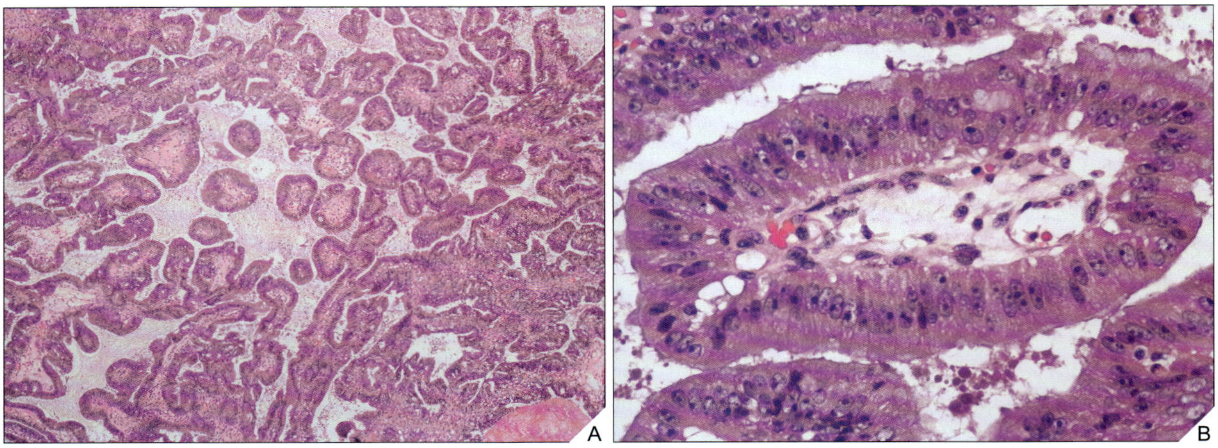

图 25-24　子宫内膜样癌Ⅰ级

A. 圆钝的乳头状结构，中等大小；B. 细胞排列相对规则，轻 - 中度细胞异型性，胞质丰富

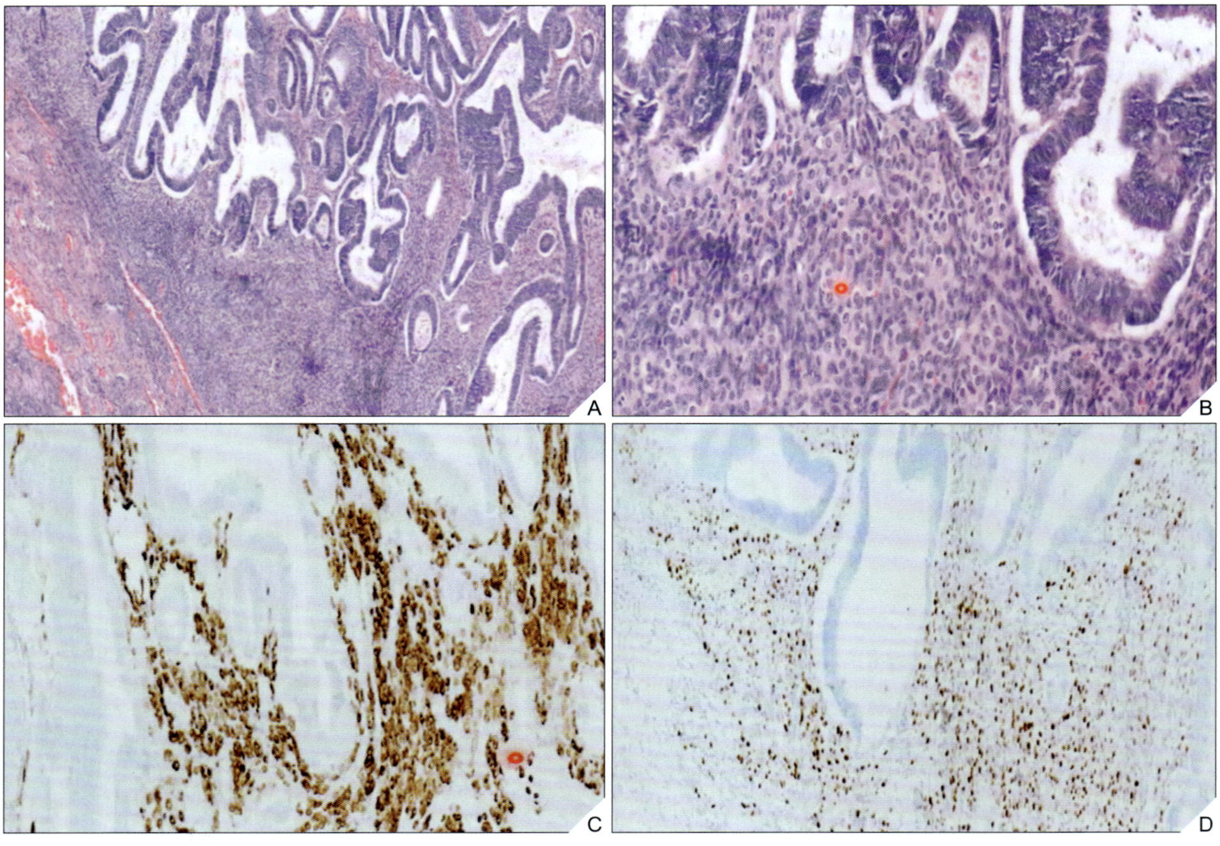

图 25-25　卵巢子宫内膜样癌

腺体周围的间质黄素化低倍镜（A）和中倍镜（B）；inhibin-α 阳性（C）；SF-1 阳性（D）

2. 形态变异　内膜样癌的排列结构与细胞形态变化多端，近年来确立了以下一些变异亚型，这些形态不仅见于子宫内膜样癌，也见于卵巢子宫内膜样癌。

（1）鳞状分化与梭形细胞：鳞状分化见于 30%～50% 的内膜样癌 [11]，对于内膜样癌的诊断有很好的提示意义。典型者可见鳞化和（或）桑葚样改变，有时呈片状（图 25-26），细胞形态大多温和，一般由腺上皮将之与间质分开，有时也可有异物巨细胞反应。偶见内膜样癌伴有梭形细胞形态，该形态在子宫的内膜样癌中比卵巢的内膜样癌更常见，容易成为诊断陷阱。但这些细胞形态温和，核分裂象少见，与鳞状细胞有移行（图 25-27，图 25-28），提

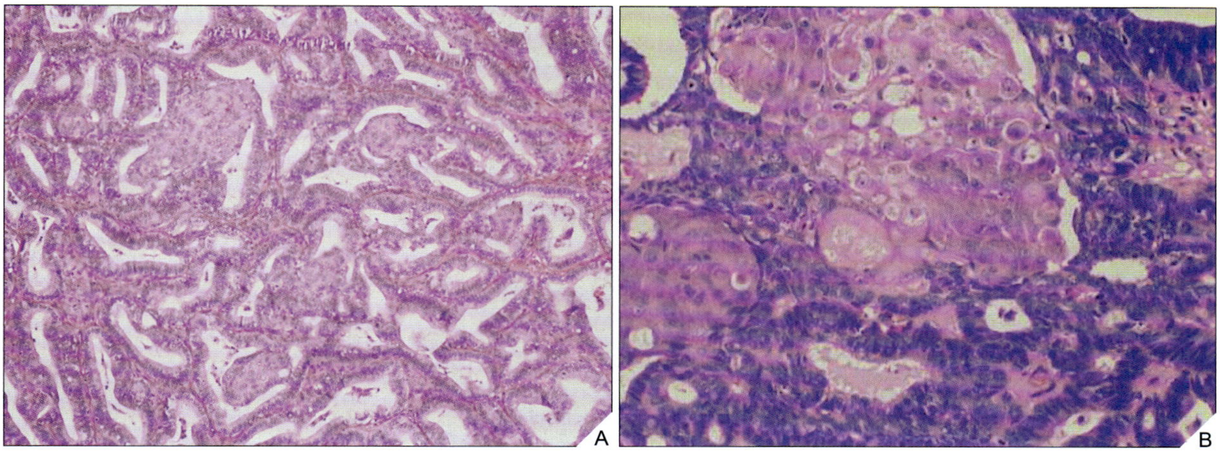

图 25-26　子宫内膜样癌

A. 腺癌中可见多灶桑葚状鳞状分化；B. 桑葚状鳞化（左下）与大片鳞化（中）

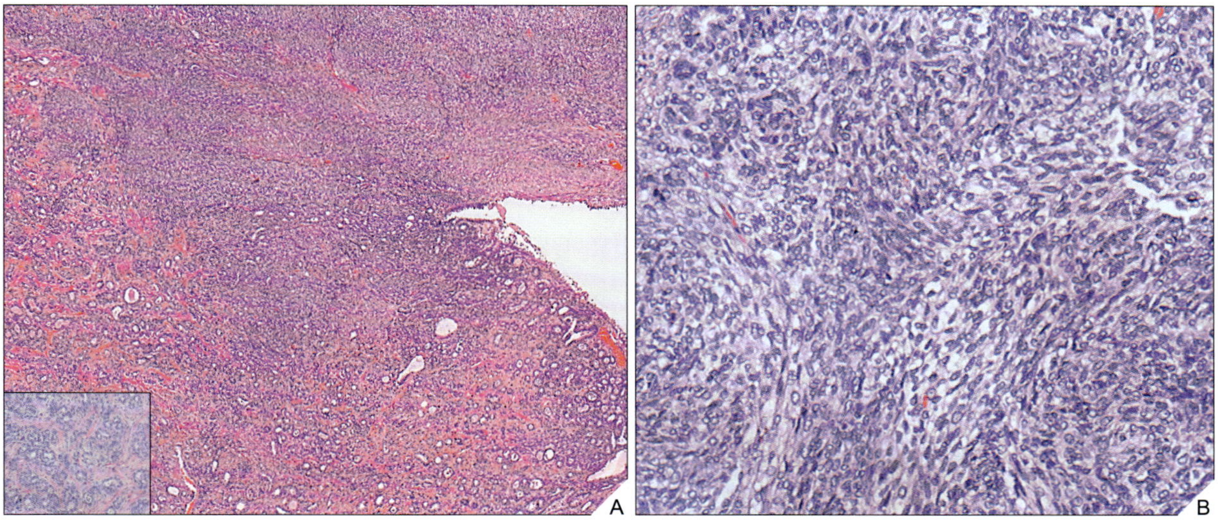

图 25-27　子宫内膜样癌伴有梭形细胞成分

肿瘤伴有梭形细胞分化（A，中上）与分化好的内膜样癌（A，左下，插图为放大），似低分化肿瘤；高倍镜下显示梭形细胞形态温和，核分裂象少见，局部隐约可见漩涡状排列趋势（B，左下与右下），可能为早期鳞化；并有梭形细胞与腺样结构的融合（B，左上）

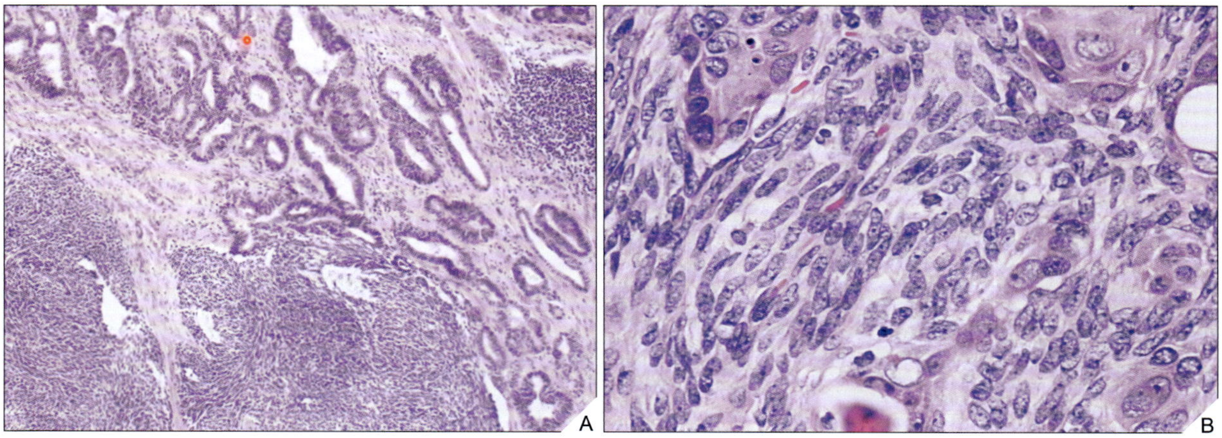

图 25-28　卵巢子宫内膜样癌（伴梭形细胞分化）

A. 卵巢内膜样癌（右上）与梭形细胞分化区域移行；B. 片状梭形细胞，一些细胞开始向早期鳞状上皮转化，胞质丰富嗜酸性，可见细胞间桥（上方）

示其可能为鳞状分化的一种形态。有时鳞状分化的细胞胞质透明，需要与透明细胞癌鉴别。偶见类似中低分化鳞癌样的形态。

（2）黏液化生：卵巢子宫内膜样癌常有局部上皮的黏液化生 [12]（图 25-29），当细胞内黏液较为广泛时需要与黏液癌鉴别，但卵巢黏液癌有过诊断倾向，约 1/5 的黏液癌经过专家再次阅片后修正为内膜样癌伴黏液分化 [13]。经典的子宫内膜样癌区域、鳞状化生、子宫内膜异位等均是有助于子宫内膜样癌诊断的线索。卵巢子宫内膜样癌伴黏液化生通常 ER、PR、PAX8 阳性，而黏液癌通常为阴性或弱阳性。卵巢黏液癌的诊断参见第二十六章。

（3）纤毛细胞型：少见情况下，内膜样腺癌中可见纤毛细胞形态 [14]，类似输卵管上皮细胞（图 25-30）。

（4）分泌型：子宫内膜样癌的腺体可出现明显的核上或核下空泡，内含糖原成分，类似于分泌早期的子宫内膜（图 25-31）。

（5）嗜酸细胞型：少数情况下，卵巢子宫内膜样癌的瘤细胞含有多少不等的嗜酸性胞质（图 25-32），嗜酸细胞改变自身缺乏临床意义，其生物学行为与同等组织学级别和分期的经典型内膜样癌相似。但当嗜酸性变非常广泛时，需要与一系列肿瘤进行鉴别，包括卵巢透明细胞癌的嗜酸亚型、性索 - 间质肿瘤、肝样腺癌等。

（6）绒毛腺型：形态类似结肠绒毛状腺瘤，细长的乳头状结构，伴纤维血管轴心，表面上皮垂直

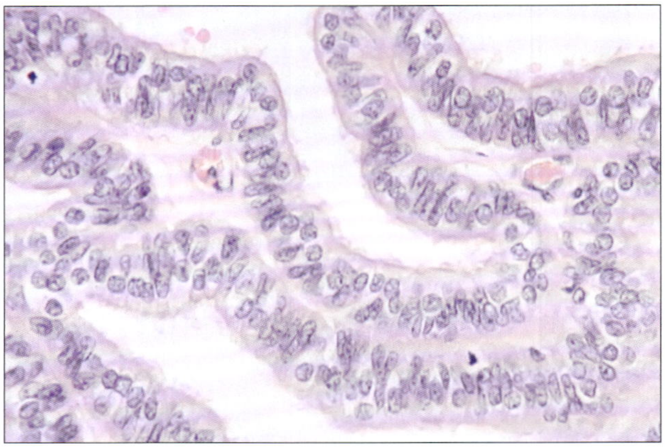

图 25-30　卵巢子宫内膜样癌（纤毛细胞型）

癌细胞表面被覆纤毛，类似输卵管上皮细胞

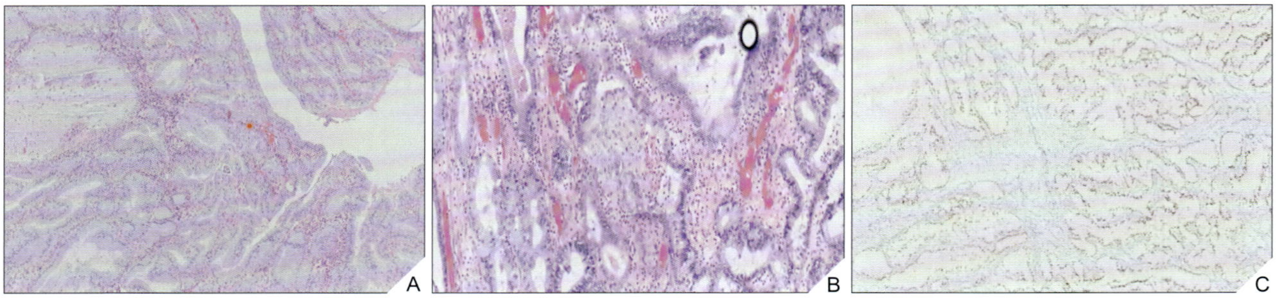

图 25-29　卵巢子宫内膜样癌伴黏液化生

A. 较为广泛的腺体出现黏液化生；B. 局部可见黏液化生及鳞状化生；C. ER 阳性

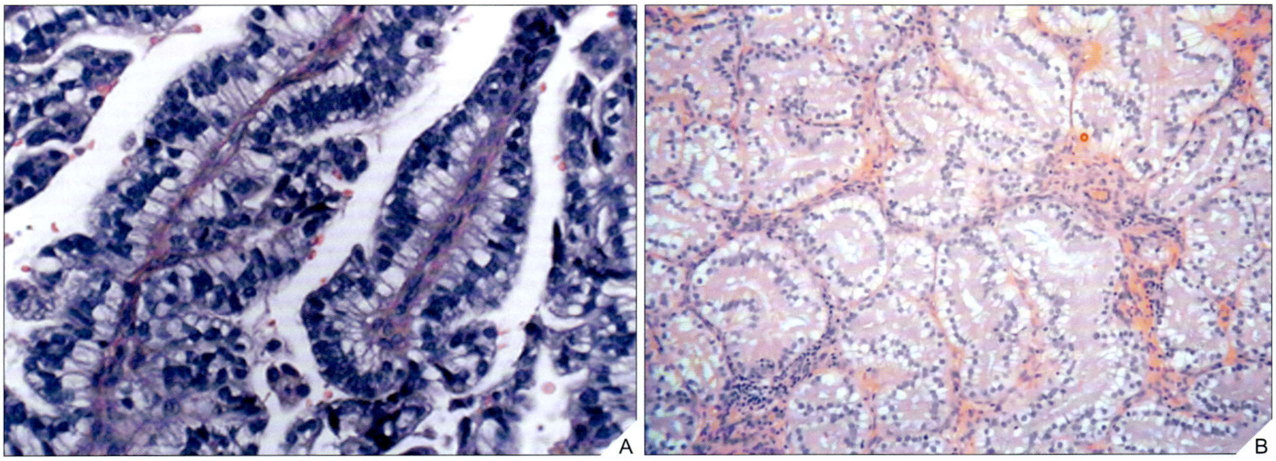

图 25-31　卵巢子宫内膜样癌（分泌型）

肿瘤上皮细胞胞质内有许多核上下空泡

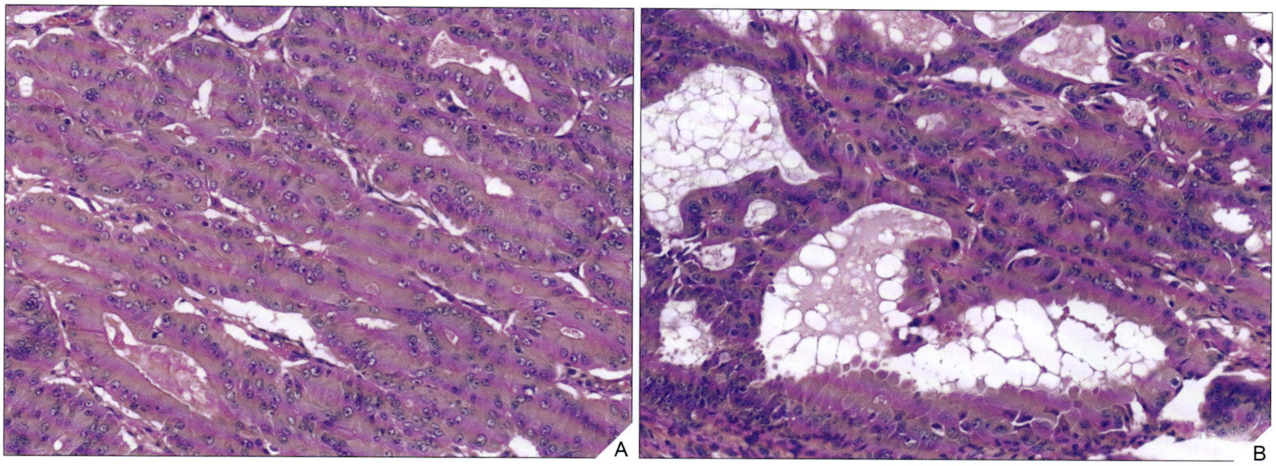

图 25-32 卵巢子宫内膜样癌（嗜酸细胞型）

A. 癌细胞胞质嗜酸且较丰富；B. 部分细胞伴顶浆分泌

于基底膜，乳头表面光滑，可有明显细胞异型性（图 25-33），通常可在肿瘤其他区域发现典型的内膜样癌形态。

（7）性索样形态：卵巢内膜样癌中的肿瘤细胞可排列成梁状、条索状或不规则片状，可形成中空或实性或小管状结构，类似卵巢性索样分化，需要与成人型粒层细胞瘤或支持-间质细胞肿瘤鉴别。当肿瘤细胞胞质淡染时，类似于富于脂质的支持细胞。实性区域中有时可见有空心的小腔隙，类似成人型粒层细胞瘤中的 Call-Exner 小体（图 25-34～图 25-36）。伴有性索样形态的内膜样癌常常为低级别，出现经典的内膜样癌形态、鳞状化生、卵巢子宫内膜异位灶有助于鉴别诊断。采用 EMA、CK7、SF1、Calretinin、inhibin-α 等一系列标志物行免疫组化也有助于鉴别诊断。

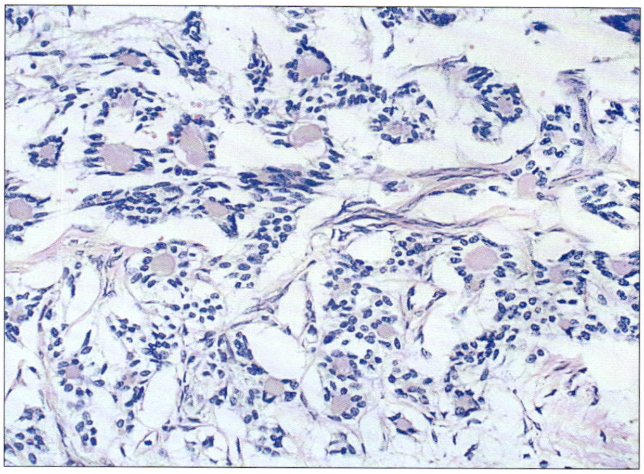

图 25-34 卵巢子宫内膜样癌伴性索样形态

间质显著黏液样变，腺上皮呈微滤泡样，腔内有嗜酸性物质，似 Call-Exner 小体

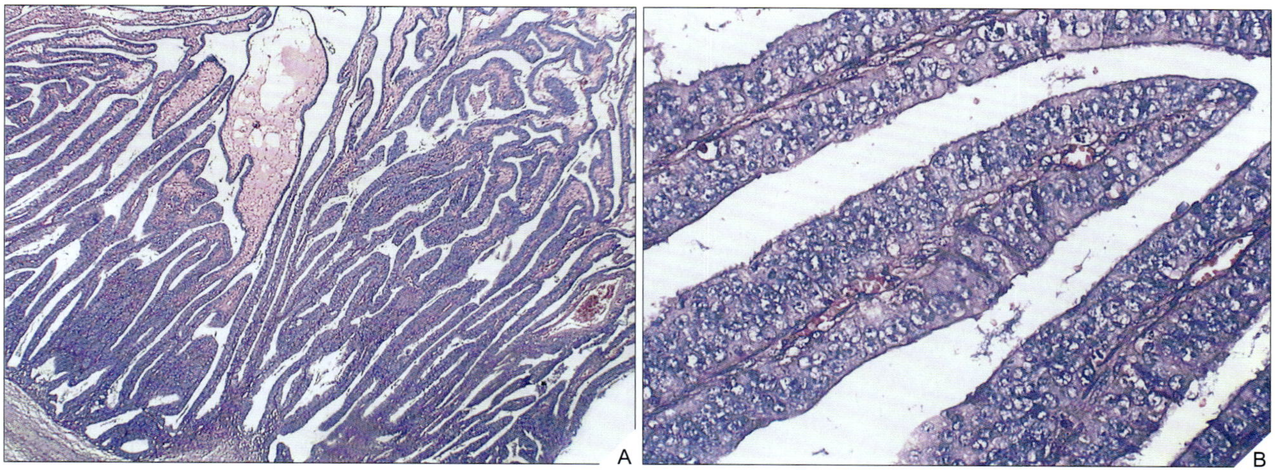

图 25-33 卵巢子宫内膜样癌（绒毛腺型）

细长的乳头状结构，伴有血管轴心（A，B）；放大后显示上皮细胞垂直排列，乳头表面平滑，细胞异型性明显（B）

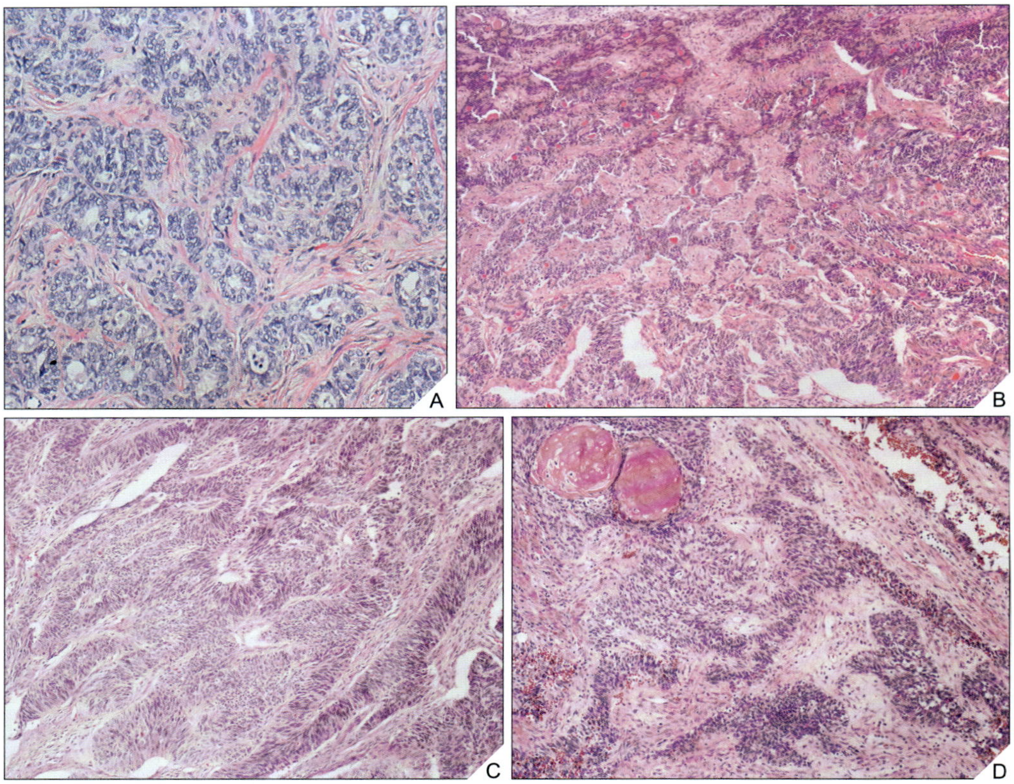

图 25-35 卵巢子宫内膜样癌伴性索样形态

肿瘤上皮排列成中空或实心的小管与微腺腔，并见相互吻合的梁与条索状结构（A）；间质透明变性（B）或纤维化（C）；肿瘤上皮呈不规则的索状与梁状，可见肿瘤细胞巢中突然出现的角化珠（左上）(D)

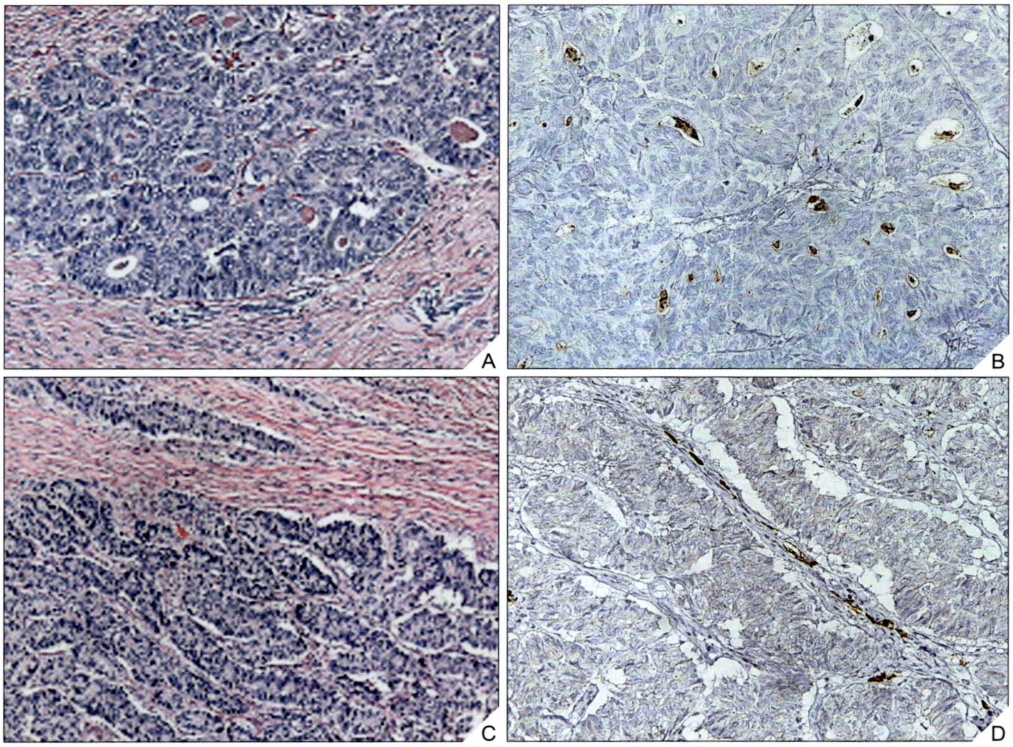

图 25-36 卵巢子宫内膜样癌伴性索样形态

肿瘤排列成微小的腺体，类似于成人型粒层细胞瘤（A）或呈梁状与索状，似支持 - 间质细胞瘤（C）；inhibin-α 阴性（B，D）

（8）梁状 - 玻璃样变形态：即所谓的含有梁状 - 玻璃样变形态的子宫内膜样癌（corded and hyalinized endometrioid carcinoma，CHEC），是内膜样癌的少见亚型，肿瘤间质显著玻璃样变，其中含有呈梁状或巢状排列的形态较温和的上皮样细胞，有时可含有骨样和（或）软骨样组织（图 25-37）。含有这种形态的卵巢内膜样癌罕见，而更常见于子宫的内膜样癌中。肿瘤中常含有形态经典的低级别子宫内膜样癌成分，偶有高级别子宫内膜样癌成分出现在卵巢 CHEC 中[15, 16]。CHEC 成分上皮标志物、PAX8 和激素受体的表达可减弱，部分病例可有 β-catenin 和 CDX2 的核染色。

（9）透明细胞形态：卵巢内膜样癌出现透明细胞改变者并非罕见，透明细胞癌可以发生在鳞化成分中，也可以出现在腺体成分中。透明细胞癌可以呈实性片状，细胞胞质透明或泡沫样，易被误诊为透明细胞癌或含有透明细胞癌成分。多数情况下子宫内膜样癌中的透明细胞癌较为局限，免疫组化 ER/PR、HNF-1β、Napsin A 等标志物有助于两者的鉴别（图 25-38）。透明细胞癌 HNF-1β 阴性或局灶阳

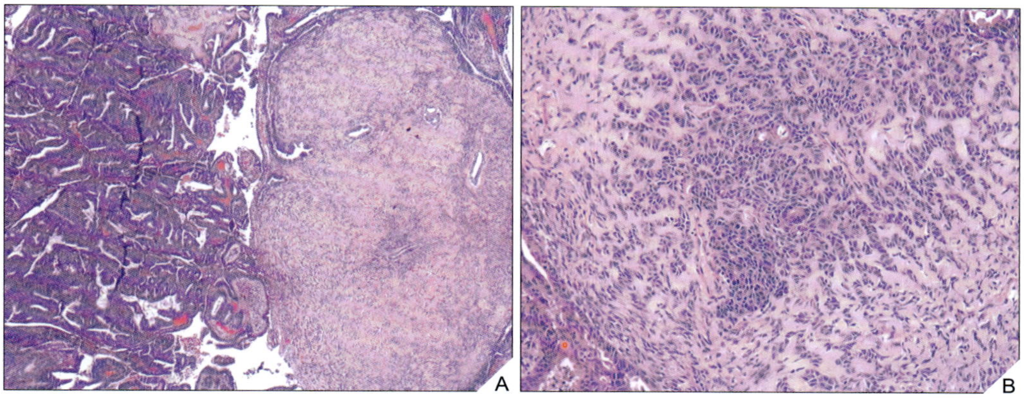

图 25-37　子宫内膜样癌，伴梁状 – 玻璃样变形态

A. 卵巢子宫内膜样癌Ⅰ级，部分区域间质玻璃样变；B. 肿瘤上皮呈索状与梁状

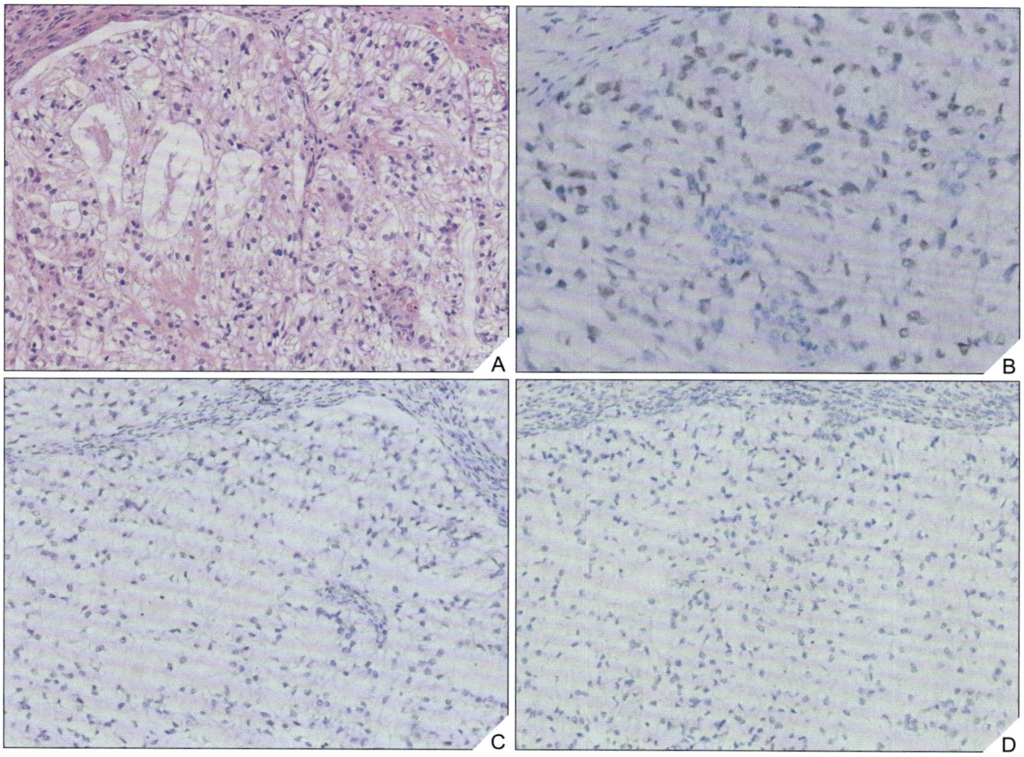

图 25-38　卵巢子宫内膜样癌伴透明细胞癌

A. 具有内膜样腺体和实性透明细胞形态，但细胞核低级别；B. ER 阳性；C. HNF-1β 阴性；D. Napsin A 阴性

性，而透明细胞癌 HNF-1β 一般为弥漫阳性。透明细胞癌多呈 Napsin A 阳性，而内膜样癌伴透明细胞癌时仅罕见情况下 Napsin A 阳性（图 25-39）。

（10）类似浆液性交界性肿瘤的内膜样癌：低倍镜下常见显著的乳头状结构，乳头表面衬覆形态温和的上皮细胞，这些乳头凸向囊腔，与浆液性交界性肿瘤的形态相似[17]（图 25-40）。但值得注意的是，所有这类病例都能或多或少地找到典型的子宫内膜样癌区域。细胞形态更单一、鳞化成分、内膜异位症的存在有助于内膜样癌的诊断，且细胞核异型性及核分裂象比浆液性交界性肿瘤更显著。该肿瘤 WT1 阴性或仅有局灶阳性。

（11）毛母质样高级别子宫内膜样癌（pilomatrix-like high-grade endometrioid carcinoma，PiHGEC）：此亚型为最近认知的一种发生于子宫的内膜样癌的形态变异，侵袭性较强[18]，卵巢中也见个案报道[19]。PiHGEC 的形态和免疫表型与皮肤的毛母质细胞癌相似，肿瘤内常同时含有低级别区域和高级别区域。高级别区域可见实性基底样细胞巢伴显著的巢内坏死及阴影细胞。β-catenin 显示弥漫胞核和胞质阳性，CDX2 呈胞核阳性。高级别区域 PAX8 和 ER 常为阴性。该内膜样癌亚型常有局灶的神经内分泌标志物表达，不要误诊为神经内分泌癌。阴影细胞区域也常被误认为鳞化，从而导致误诊为高级别内膜样癌伴鳞化。

（12）其他：10% 的肿瘤含有神经内分泌型的嗜银细胞分化，也可有类似移行细胞样的分化。

上述这些变异类型中，充分取材和切片一般均可找到较典型的内膜样癌区域，为正确诊断提供线索。

罕见情况下，内膜样癌可伴有转分化（trans-differentiation），即上皮性肿瘤出现其他方向的分化，其机制尚不明确。文献中包含的转分化方向如下。

1）去分化癌（de-differentiated carcinoma）：罕见情况下可见低级别的子宫内膜样癌与未分化癌混合存在[20]，这种现象在子宫的子宫内膜样癌中更常见，并称为“去分化”现象。未分化癌常由形态单一、失去分化的肿瘤细胞形成实性片状结构形成，常伴有地图样坏死，核分裂象易见（图 25-41）。部

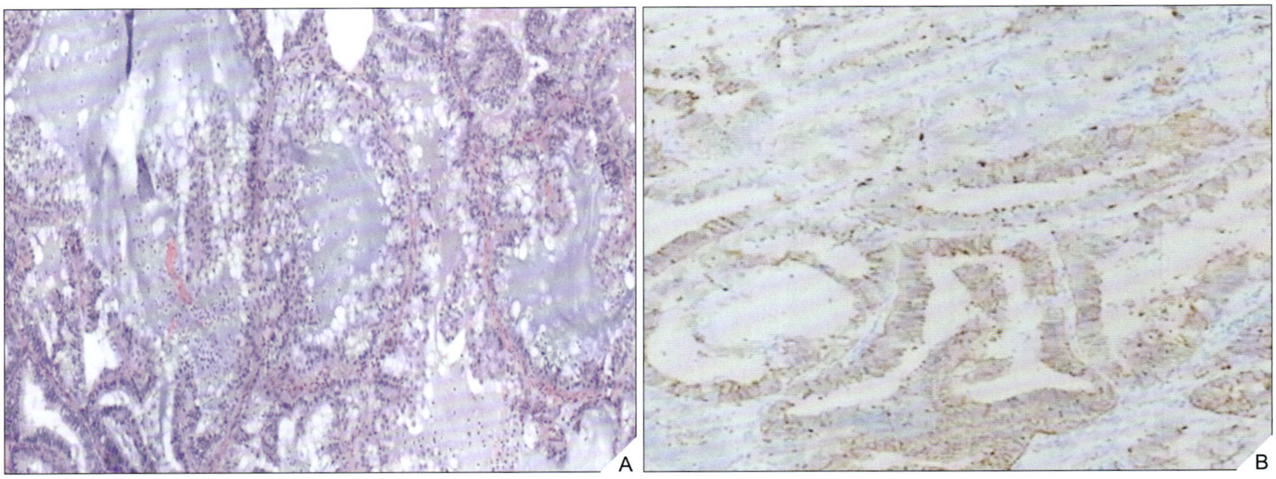

图 25-39 卵巢子宫内膜样癌伴透明细胞癌

透明细胞癌（A）伴 Napsin A 阳性（B）

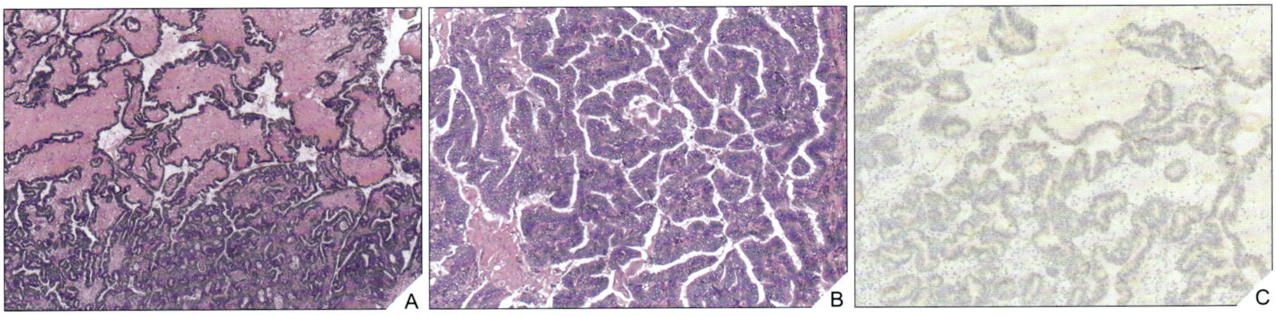

图 25-40 卵巢子宫内膜样癌，类似浆液性交界性肿瘤

明显的大小不等的乳头状结构（A，B）；WT1 阴性（C）

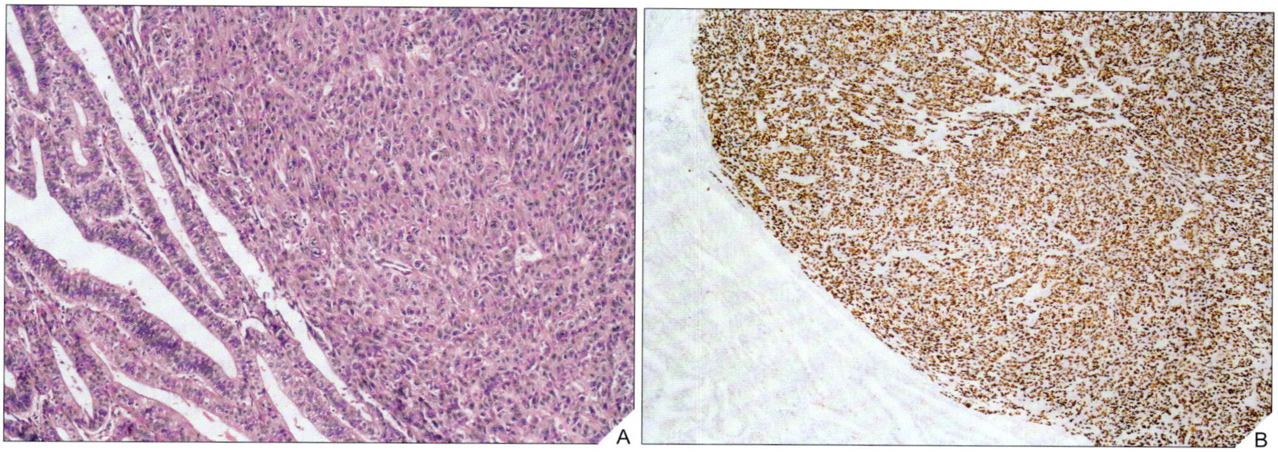

图 25-41　卵巢去分化癌

A. 低级别内膜样腺癌（左下侧）伴有去分化区域（右侧）；B. 去分化区域 p53 弥漫强阳性，分化好的子宫内膜样癌区域 p53 野生型

分病例可出现横纹肌样细胞或黏液样间质，也可出现细胞核显著的多形性。去分化癌角蛋白和 EMA 可呈局灶阳性，ER、PR、PAX8 常为阴性。可出现 SMARCA4、SMARCB1、SMARCA2、ARID1A 和 MMR 的表达缺失。

2）体细胞起源的卵黄囊瘤或其他生殖细胞肿瘤成分（图 25-42）：该类肿瘤罕见，发病年龄多 >40 岁，可发生于各种类型的卵巢癌，其中以子宫内膜样癌为多见 [21]，偶然也可伴有子宫内膜异位囊肿。体细胞起源的卵黄囊瘤其发生机制尚不明确，可能

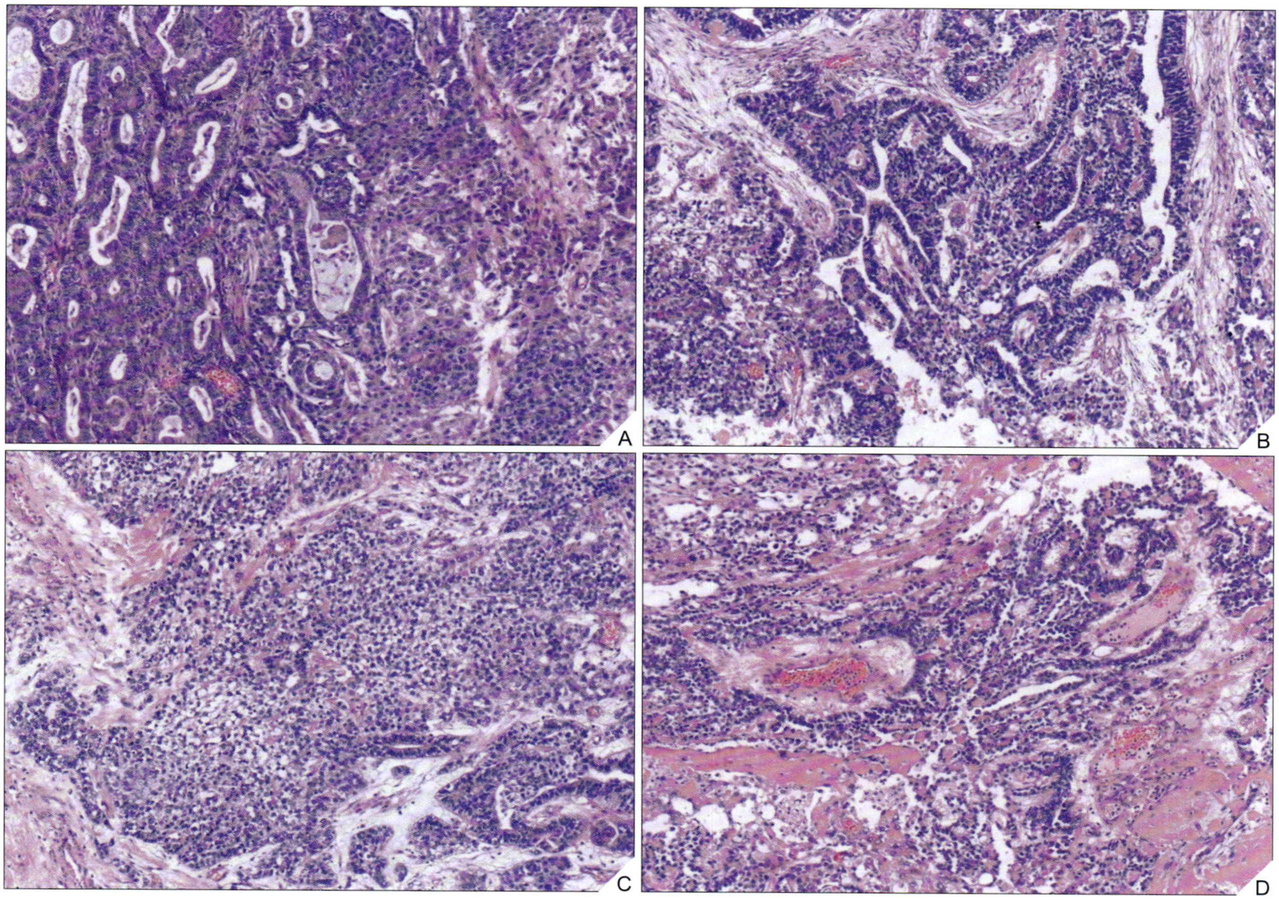

图 25-42　卵巢内膜样癌伴卵黄囊瘤转分化

左侧为内膜样癌，右侧为卵黄囊瘤（A）；卵黄囊瘤区域典型形态包括腺样结构（B），片状透明细胞夹杂少量腺样结构（C）、局灶性 SD 小体和乳头状结构（D）

包括转分化、逆分化或异常分化等。该肿瘤表达上皮标志物，如 EMA、PAX8 和 CK7，同时也表达生殖细胞标志物如 SALL4、AFP 和 glypican-3，卵黄囊瘤特异性标志物 ZBTB16[22]（图 25-43），也可表达 CDX2 和 villin。这些分子改变提示其驱动突变与米勒管来源肿瘤相似，而不是真正的生殖细胞肿瘤来源，进一步支持体细胞起源的认知。该类肿瘤中的卵黄囊瘤成分形态不同于经典型卵黄囊瘤，而往往表现为腺样结构，与米勒管起源的癌形态交叉。这些肿瘤与肝样腺癌、分泌 AFP 的卵巢癌也有类似的形态结构，故其确切的命名还值得进一步探讨。罕见情况下也可见其他生殖细胞肿瘤成分，如畸胎瘤等。

3）起源于子宫内膜样癌的鳞状细胞癌：罕见情况下，子宫内膜样癌伴有鳞状分化的成分过度增生并具有明显的异型性或呈恶性形态时，可诊断为起源于内膜样癌的鳞状细胞癌。此类肿瘤通常具有侵袭性的生物学行为。若遇到卵巢原发鳞状细胞癌，首先要确认有无畸胎瘤成分，因为起源于畸胎瘤的鳞癌更为常见。充分取材寻找子宫内膜样癌成分或子宫内膜异位有助于此类肿瘤的正确诊断。

此外还有肝样分化、神经外胚层分化、滋养叶细胞分化及高级别神经内分泌分化的报道，均极为罕见。

卵巢浆黏液性癌（ovarian seromucinous tumors）是否作为一种独立的病种存在争议。第五版 WHO 女性生殖系统肿瘤分类把浆黏液癌分为内膜样癌、黏液性癌和低级别浆液性癌的特殊亚型，其中以内膜样癌为主。主要原因包括浆黏液癌与内膜样癌有形态交叉和类似的免疫表型及分子生物学改变[23]。笔者认为该分类有武断、不成熟之嫌。因为在卵巢浆黏液性肿瘤中，除了浆黏液癌外，还有浆黏液囊腺瘤和浆黏液交界性肿瘤。这些肿瘤都与子宫内膜异位症相关，良性、交界性和恶性浆黏液肿瘤代表了肿瘤发展的不同时期。把恶性浆黏液肿瘤剥离原来的分类，而保留其良性和交界性肿瘤的独立亚型实属不明智之举。

3. 分级

（1）组织分级：卵巢子宫内膜样癌的分级原则与子宫内膜样癌相同，参照 FIGO 子宫内膜样癌的组织学分级系统[9]。高分化（1 级）子宫内膜样癌以腺体生长为主，无或实性区域少于 5%；中分化（2 级）子宫内膜样癌中实性区域在 5%～50%；低分化（3 级）子宫内膜样癌则表现为实性区域大于 50%。但

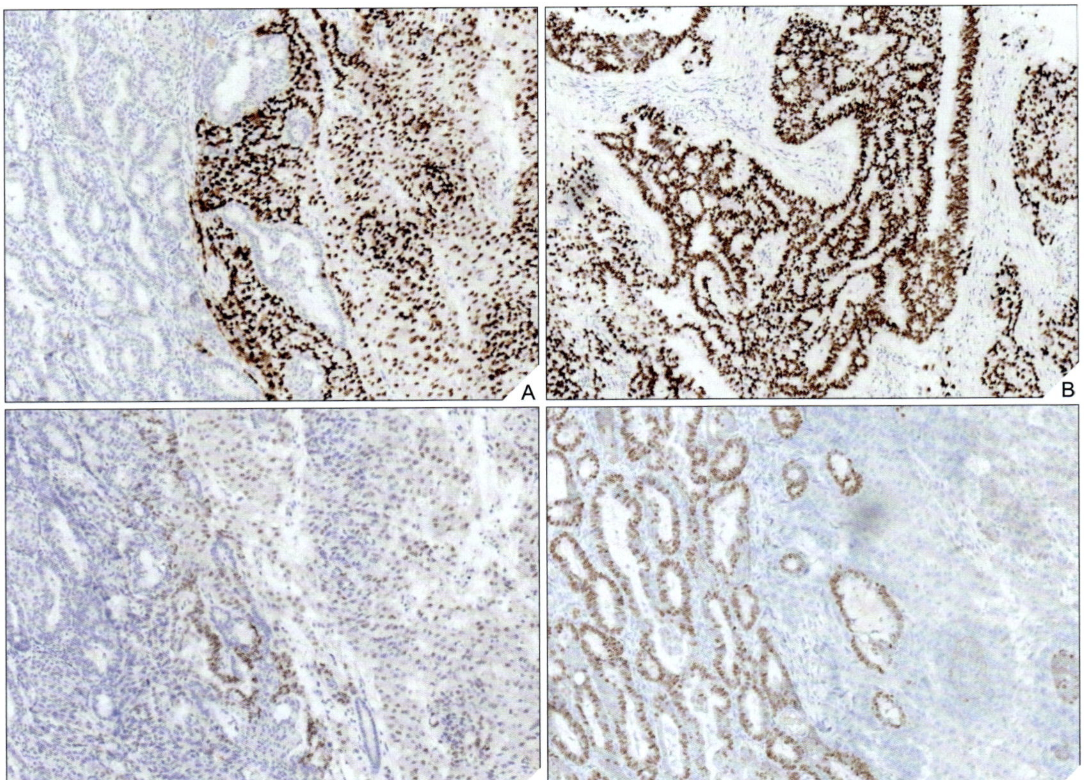

图 25–43　卵巢内膜样癌伴卵黄囊瘤转分化，免疫组化

如图 25-42A，左侧为内膜样癌，右侧为卵黄囊瘤。卵黄囊瘤区域的腺样结构弥漫强表达 SALL4（A，B）和局部表达特异性的 ZBTB16（C）；ER 在内膜样癌成分阳性，但在卵黄囊瘤区域阴性（D）

是鳞状化生病灶不计入实性区。微滤泡或筛网状结构不被当作腺体结构而认定为实性结构（图 25-44）。当细胞核分级为 3 级而结构分级为 1～2 级时，肿瘤分级提高一级。绝大多数的子宫内膜样癌为 1 级或 2 级，小部分为 3 级。在卵巢中该分级系统与预后的相关性尚未被证实。

类似于子宫内膜样癌，也可将卵巢内膜样癌分为低级别与高级别两个等级，这一概念已被广泛采纳，但如何应用还存在一些问题。一般将子宫的内膜样癌 1 和 2 级视为低级别癌、3 级视为高级别癌。这种分级方法，尽管有不同意见[24]，笔者认同并在实践中应用。这种情况类似于卵巢浆液性癌分级，随着时间的推移，接受度会提高。

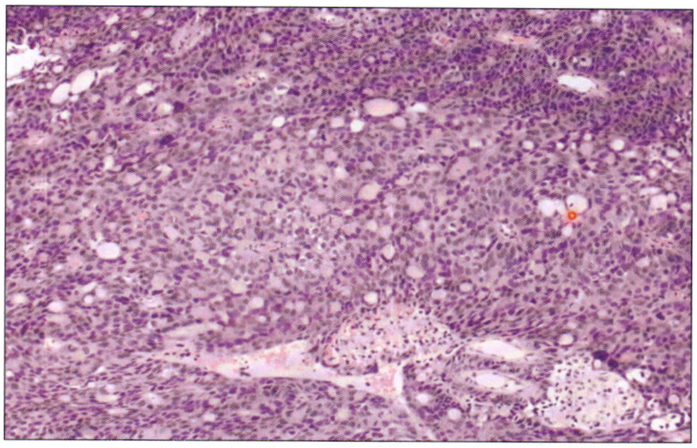

图 25-44　子宫内膜样癌，3 级，微滤泡型结构被认定为实性结构

（2）细胞核级：是内膜样癌组织学分级的一个重要参数。实际上无论是肿瘤分型还是分级，细胞核级往往较组织结构更可靠。细胞核级分为三级，1 级核指细胞核轮廓规则而一致，大小相差 <3 倍，无染色质凝集；3 级核指核大小相差 >3 倍，染色质凝集；2 级介于两者之间。内膜样癌 1 级或低级别通常伴有低级别的核，而高级别内膜样癌的细胞异型性明显增加。对于 3 级核的肿瘤，应特别注意与高级别浆液性癌的鉴别。卵巢内膜样癌与子宫内膜样癌一样，是一组分子改变存在异质性的肿瘤，高级别癌更是如此，因此组织学分级有时与肿瘤生物学行为不完全一致。

【免疫组化】

卵巢低级别子宫内膜样癌的经典免疫表型为 PAX8+、ER+、PR+，WT1–，p53 野生型表达，但有不少例外。卵巢内膜样癌约 1/5 不表达 PAX8，3%～14% 的内膜样癌病例可表达 WT1[13，25]（图 25-45）。

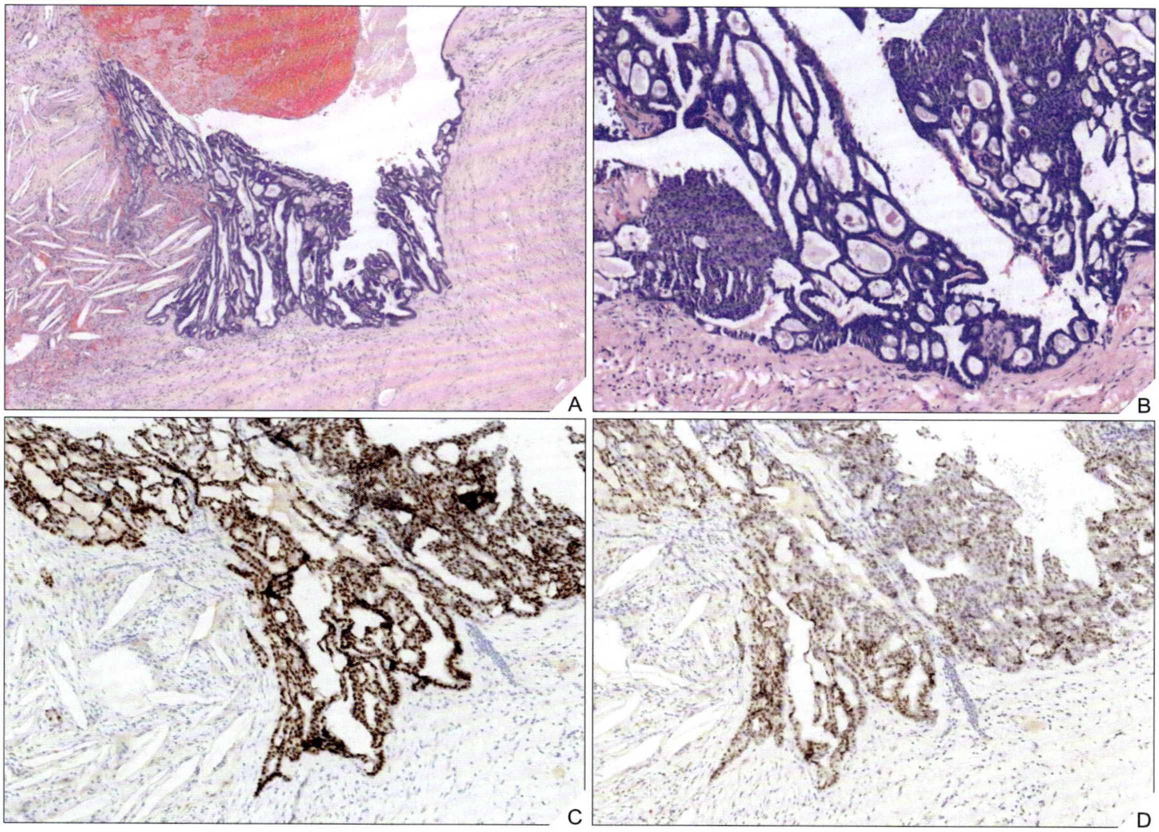

图 25-45　卵巢内膜样癌伴 WT1 表达

A. 典型的内膜样癌，显示狭长的管腔结构，周围可见陈旧的子宫内膜异位症和胆固醇结晶；B. 部分区域见鳞化；C. ER 强阳性表达；D. 同一部位 WT1 阳性表达

高级别子宫内膜样癌的ER/PR表达可能较为局限，其p53也可呈突变型表达模式[26]。卵巢内膜样癌可伴有桑葚样鳞化，桑葚小体常呈CDX2、SATB2、β-catenin胞核阳性，且p16和CD10也呈阳性表达，而ER、PR、p63常为阴性。某些高级别的卵巢内膜样癌伴梭形细胞分化及CHEC形态时，其上皮标志物、激素受体及PAX8表达减少或减弱，β-catenin和CDX2可能呈胞核阳性。

少数卵巢子宫内膜样癌还可出现异常的免疫组化表达，此时形态学是诊断的基础。如卵巢子宫内膜样癌可异常表达CDX2、CK20、SATB2、GATA3、TTF-1、Napsin A（图25-46）。有时也会异常表达神经内分泌标志物[27]，如嗜铬素A（chromogranin A）、突触素（synaptophysin）（图25-47），因此若缺乏经典神

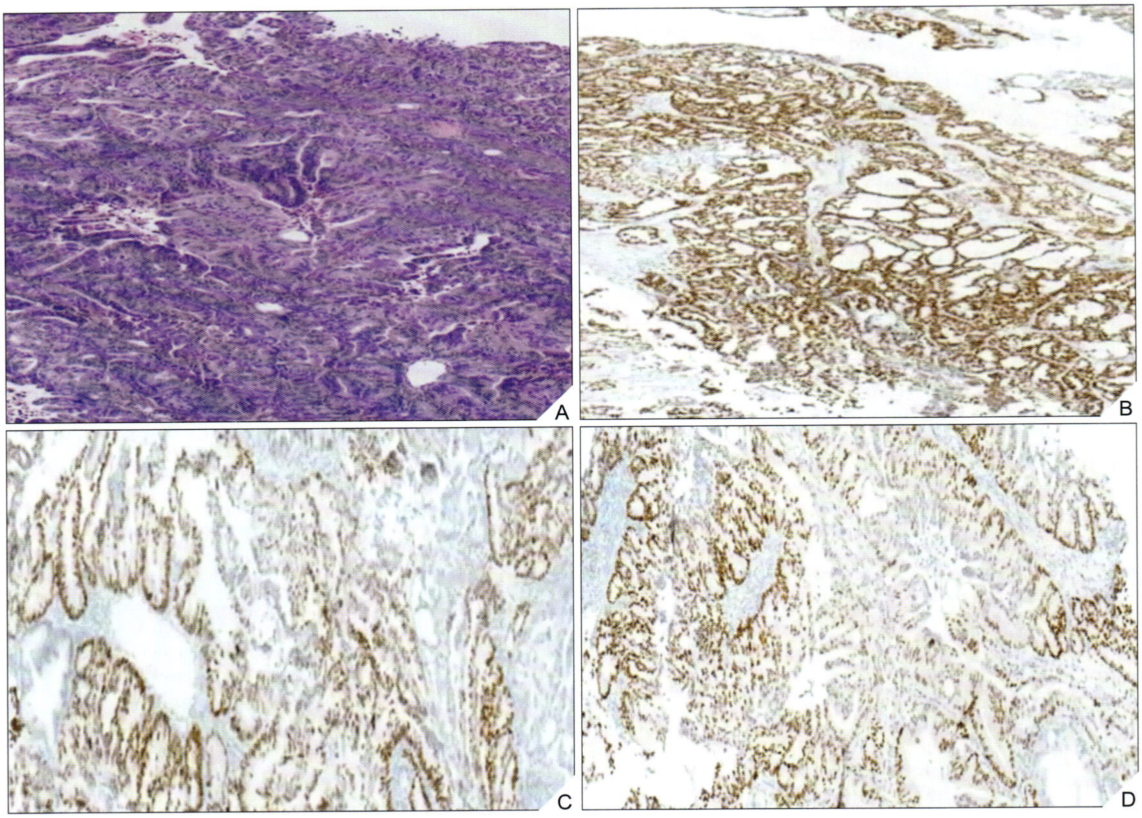

图25-46　卵巢子宫内膜样癌的异常免疫表型

A. 内膜样腺癌；B. PAX8阳性；C. CDX2异常表达阳性；D. GATA3异常表达阳性

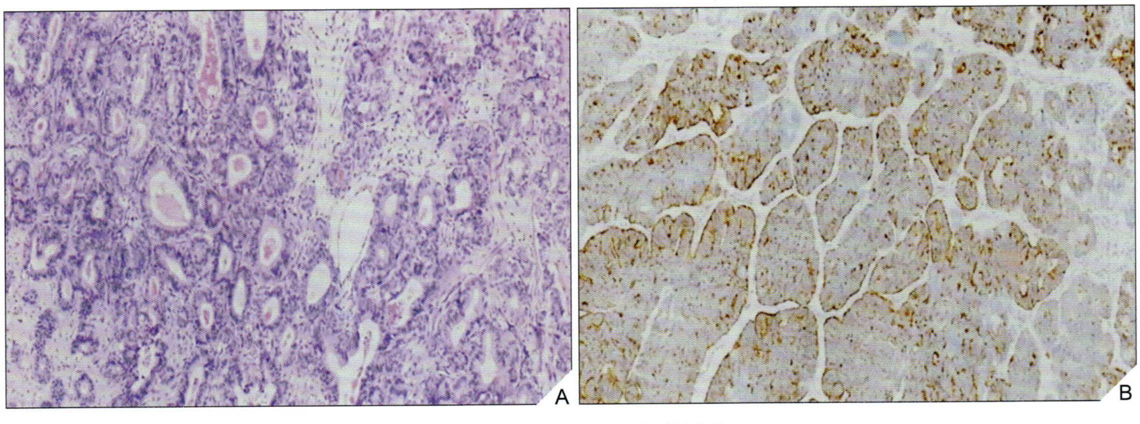

图25-47　卵巢子宫内膜样癌

A. 内膜样腺癌；B. 异常阳性表达CgA

经内分泌肿瘤形态，不推荐检测相关的免疫标志物。盲目使用多种免疫组化标志物经常造成诊断困惑。

【分子遗传学】

卵巢内膜样癌类似于子宫内膜样癌，分子分型也可分为四大类[28-30]。卵巢内膜样癌中3%～10%为*POLE*突变型，8%～19%为MMR缺陷型，11%～24%为p53异常表达型，58%～66%为无特殊分子改变亚型。*POLE*突变型和MMR缺陷型预后良好，p53异常表达型具有分期晚、预后差、高复发率和死亡率等特点。

与子宫内膜样癌相比，卵巢内膜样癌具有相同的基因改变，但突变比例不同。卵巢内膜样癌中最常见的基因突变是β-catenin（*CTNNB1*），突变率为16%～54%，平均约40%，最常见于具有鳞化的低级别病变，预后好[31]。相反，β-catenin（*CTNNB1*）改变在低级别子宫内膜样癌的预后差[32, 33]。20%～29%的病例*PTEN*基因失活，多见于低级别与低分期的肿瘤，说明*PTEN*失活为早期事件，其中46%有10q23杂合子性丢失[30, 34]。20%～43%的病例存在*PIK3CA*突变[30, 35]。同一病例中可以多种突变并存，如*PTEN*和*PIK3CA*突变并存、*PTEN*和*CTNNB1*突变并存、*PIK3CA*和*CTNNB1*突变并存等，但未见上述三种基因突变同时共存于卵巢子宫内膜样癌中[36]。上述基因突变与组织学分级无明显相关性[37]。*ARID1A*基因突变在卵巢内膜样癌中占30%～36%[38, 39]，略低于子宫的子宫内膜样癌（47%）。ARID1A编码的蛋白BAF250在卵巢内膜样癌中的缺失表达率为5%～12%，比基因突变的比例低[37]。当*ARID1A*基因等位基因中的一个突变失活，同时伴有*APC*基因和*PTEN*基因失活能够促进卵巢上皮细胞转化为卵巢子宫内膜样癌[40]。另有26%的病例*KRAS*突变，19%存在*SOX8*突变[30]。13%～20%的卵巢子宫内膜样癌表现为微卫星不稳定，出现错配修复蛋白的表达缺失，低于子宫内膜中子宫内膜样癌的微卫星不稳定率[41]。罕见情况下，卵巢低级别的子宫内膜样癌与高级别的未分化癌混合存在[20]，两种成分既有相同的克隆性，也有异质性。卵巢未分化癌中部分病例被认为是起源于低级别内膜样癌，即为去分化癌，与*SWI/SNF*复合物中染色质重塑基因*ARIDA1/ARID1B*及*SMARCA4/A2/B1*有关，约1/3的病例伴有MMR缺陷，具有侵袭性的临床行为[42, 43]。

【鉴别诊断】

提示为内膜样肿瘤的形态特征包括子宫内膜异位症、腺纤维瘤模式、鳞状化生、黏液成分。若病变中能发现子宫内膜异位症/子宫内膜样腺纤维瘤与癌互相移行的形态，则是诊断的重要线索，尤其是区分原发性病变和转移性病变的主要依据。

1. 子宫内膜样交界性肿瘤　绝大多数的子宫内膜样交界性肿瘤都是腺纤维瘤样背景，小比例病例位于囊内。内膜样交界性腺纤维瘤通常以腺体复杂拥挤生长，常伴有小叶结构和桑葚样化生。非典型增生和Ⅰ级子宫内膜样癌的区别与子宫的子宫内膜样癌相同，包括显著拥挤的腺体、筛状结构等。高分化内膜样癌的形态与交界性肿瘤相似，当表现膨胀性浸润时很容易误诊为交界性肿瘤。两者的主要区别在于对于间质浸润的认识，当间质浸润灶的直径≥5mm时诊断为癌，<5mm时诊断为交界性肿瘤伴间质微浸润。

2. 透明细胞癌　分泌型子宫内膜样癌细胞核异型性小，细胞核下和核上可见分泌小泡或透亮改变，需要与透明细胞癌鉴别。囊管状透明细胞癌的腺体的核异型性大，并有鞋钉样改变。混合性的内膜样癌及透明细胞癌发生率在卵巢上皮性肿瘤中<1%，要提高诊断阈值，这类形态更常见的为内膜样癌伴胞质透明变，而透明细胞癌可见成片含透明胞质的肿瘤细胞区域并且两个成分区域具有截然不同的免疫表型。

3. 缺乏黏液分泌的卵巢原发黏液癌　几乎均为单侧卵巢肿块，平均直径21cm。此类黏液癌由于黏液分泌少，细胞也可呈柱状，不同于常见的肠型腺体细胞内含有明显黏液，而呈现嗜酸性胞质伴有杆状或卵圆形细胞核，与分化好的子宫内膜样癌形态相似。但黏液癌总是或多或少能找到部分细胞内的黏液成分。免疫表型ER–，PR–，而子宫内膜样癌为ER+，PR+。

4. 转移性结直肠癌　多为双侧卵巢肿块，肿瘤也可呈单侧。含有多量细胞碎屑的污秽样坏死及节段性坏死均为转移性结直肠癌的特点。腺体可为肠型腺体也可失黏液分泌而类似子宫内膜样腺体（图25-48）。缺乏鳞状细胞化生，无纤毛细胞和分泌现象。免疫表型PAX8–、ER–、PR–，　而SATB2、CK20、CDX2通常呈弥漫强阳性，CK7多为阴性或仅灶区阳性。

5. 卵黄囊瘤（腺型）　典型的卵黄囊瘤好发于年轻女性，一般发生于30岁之前。卵黄囊瘤常见血管-乳头结构（S-D小体）、网状结构和PAS阳性透明小体等组织结构与形态特征。但以腺体为主的卵黄囊瘤可含有核上或核下空泡，需与子宫内膜样癌鉴别。卵黄囊瘤发病年龄轻，无子宫内膜异位症背景，免疫组化表达SALL4、glypican-3、AFP，但不表达ER、PR等有助于与子宫内膜样癌鉴别[44, 45]。PAX8在卵

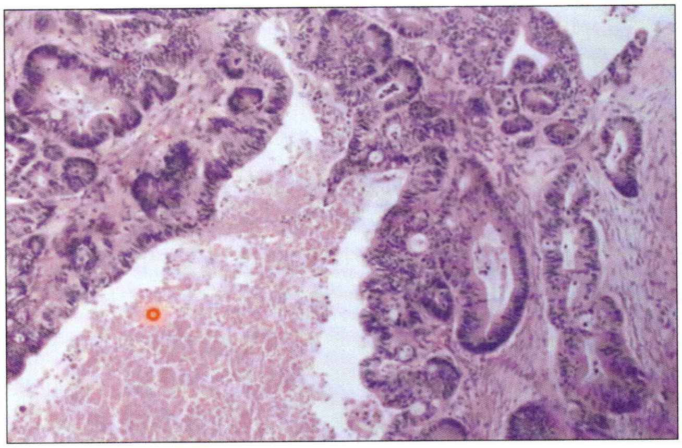

图 25-48 卵巢转移性结直肠癌

形态类似子宫内膜样癌，伴有多灶的筛状腺体，部分腺腔内大片坏死

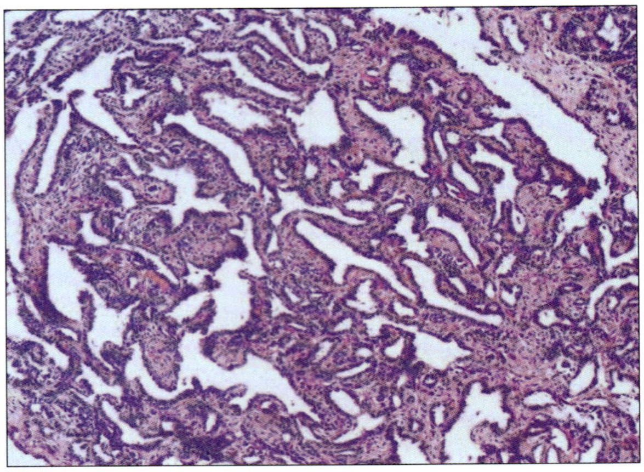

图 25-49 卵巢支持－间质细胞瘤

局灶腺样结构分化良好，类似低级别内膜样腺癌

黄囊瘤中的少部分病例有多少不一的阳性表达[46]。

6. 支持-间质细胞瘤　发病年龄平均30岁，明显低于卵巢内膜样癌。部分支持-间质细胞瘤临床出现雄激素增高症状，少部分伴有Peutz-Jeghers综合征。肿瘤具有梁状、中空小管状结构，但缺乏子宫内膜样癌的腔内分泌现象、纤毛细胞及鳞状细胞化生等特点。管状结构为主时核分裂象少见，但肉瘤样梭形成分为主时可见较多的核分裂象。出现经典的支持小管和间质细胞有助于支持-间质细胞瘤的诊断。偶然，真正的性索间质肿瘤，如支持细胞瘤或支持-间质细胞瘤中局灶的管状结构非常类似于卵巢低级别内膜样癌[47]（图25-49）。免疫表型为inhibin-α、Calretinin、WT1等性索-间质标志物阳性，而PAX8、CK7、EMA等标志物阴性。有关支持-间质细胞瘤的诊断参见第二十八章。

7. 粒层细胞瘤（成人型）　发病年龄与内膜样癌相似，均多见于50～60岁女性。子宫内膜样癌中的微腺体结构，形态上类似于粒层细胞瘤，但其胞核多位于细胞基底部，胞质内有空泡，腺腔内可见黏液，这与胞核杂乱地排列于腺腔周围的Call-Exner小体结构不同。此外，卵巢内膜样癌的细胞核通常为卵圆形、浓染，而粒层细胞瘤的胞核是圆形、卵圆形或多边形，染色质较稀疏，可见核沟。免疫表型上，EMA、CK7在内膜样癌中表达阳性，而粒层细胞瘤inhibin-α和Calretinin阳性。90%以上成人型粒层细胞瘤存在*FOXL2*基因突变。

8. 沃尔夫管附件来源的卵巢肿瘤　子宫内膜样癌的腺腔内可见黏液，而沃尔夫管来源的肿瘤没有此现象。同时EMA和PAX8主要在子宫内膜样癌中表达，而沃尔夫管附件来源的肿瘤则可表达CD10和inhibin-α。

9. 癌肉瘤（恶性米勒管混合瘤）　当子宫内膜样癌中含有部分梭形细胞，并与分化好的腺管、乳头结构等形成双向样形态时，可能被误诊为癌肉瘤，但仔细观察，这种梭形细胞一般不具有癌肉瘤中高度恶性的细胞学形态特点。

10. 高级别浆液性癌　是卵巢上皮性癌中最主要的类型，其中与*BRCA*突变相关的高级别浆液性癌具有的SET结构［实性、假子宫内膜样和（或）移行细胞样的形态结构］，易被误诊为内膜样癌的实性区，导致内膜样癌三级的错误诊断（图25-50）。高级别卵巢内膜样癌少见，仅占卵巢内膜样癌的5%左右[26]。研究显示，以往诊断为卵巢内膜样癌中的30%为非内膜样癌，大多数为高级别浆液性癌[26]。观察到典型形态，如低级别内膜样癌、鳞状化生或黏液成分、子宫内膜异位症均提示为内膜样癌。经过充分取材，若肉眼及镜下两侧输卵管无特殊改变，即使WT1阳性，也不一定是高级别浆液性癌[25]。运用一组免疫标志物（WT1、p53和p16）可辅助两者的诊断，卵巢内膜样癌中少见突变型p53的表达模式及WT1表达（不足10%），而且，WT1表达的卵巢内膜样癌多为低级别，WT1在高级别浆液性癌中的阳性率大于90%[48]。而95%的高级别浆液性癌中p53呈现突变型表达模式，高级别内膜样癌可以有较低比例的突变型p53表达，可能伴有野生型p53表达的低级别区域。大约2/3的高级别浆液性癌伴有p16的弥漫强阳性表达（block-type staining），在高级别卵巢内膜样癌中很少有p16这种表达模式。由于形态类似于假内膜样癌，一部分高级别卵巢内膜样癌实际上为高级别浆液性癌[49, 50]（表25-1）。

【预后】

卵巢子宫内膜样癌的预后主要取决于其分期。

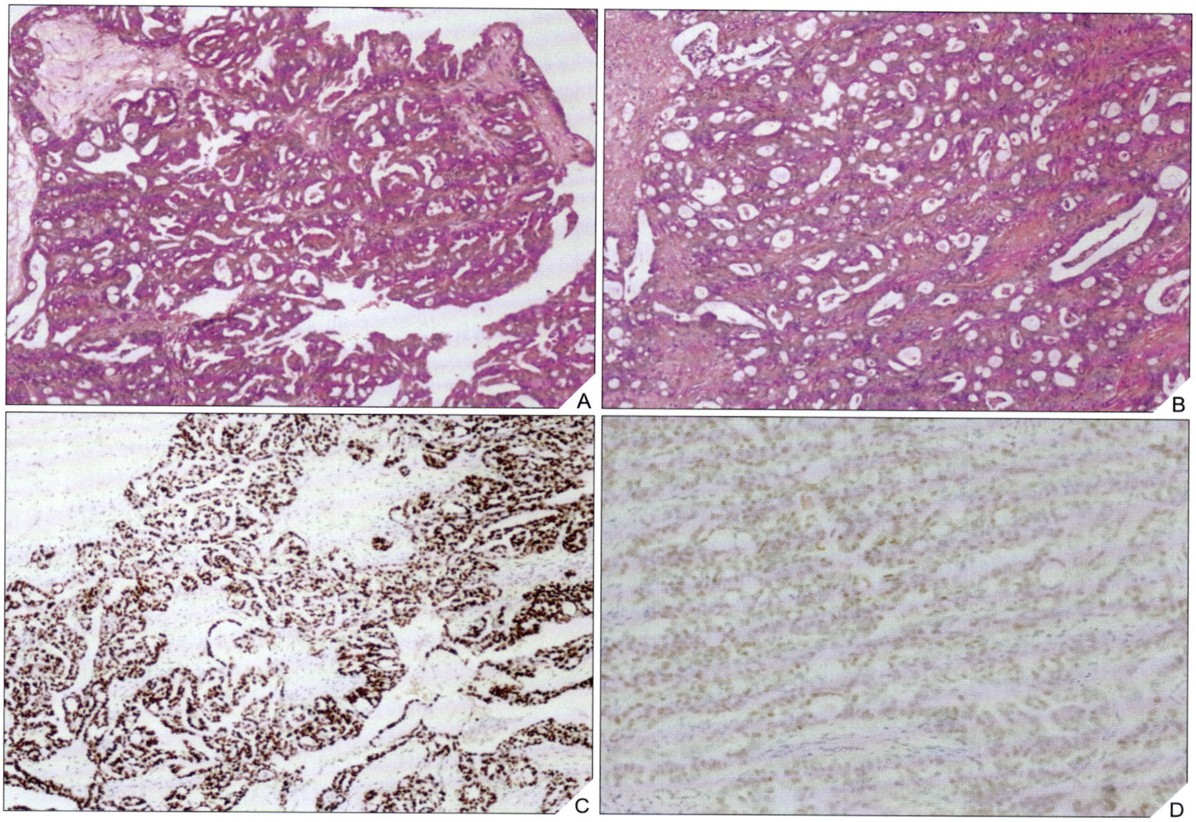

图 25-50　卵巢高级别浆液性癌

出现腺管、筛状结构，类似于子宫内膜样腺癌（假子宫内膜样生长类型）(A，B)；p53 弥漫强阳性（C）；WT1 阳性（D）

表 25-1　卵巢内膜样癌三级与高级别浆液性癌（HGSC）的鉴别

要点	卵巢内膜样癌	HGSC
肿瘤分期	绝大多数为Ⅰ/Ⅱ期	多数为Ⅲ/Ⅳ期
细胞核级	多数为 1~2 级	绝大多数为 3 级
多核巨细胞与奇异形核	罕见	常见
输卵管伞端上皮内癌	无	有
鳞状化生	常见	无
腺纤维瘤样背景	常见	无
合并卵巢子宫内膜异位	常见	很少
合并卵巢子宫内膜样交界性肿瘤	可有	无
p53 免疫组化	可呈野生型或突变型表达	突变型表达
WT1 免疫组化	很少阳性	阳性
合并子宫内膜样癌	可有	无

5 年生存率：ⅠA/ⅠB 期 95%，ⅠC/Ⅱ期 89%，Ⅲ/Ⅳ期 51%[51]。组织学分级也对预后有影响，1 级和 2 级患者的预后明显好于 3 级。当少部分子宫内膜样癌中含有高度恶性成分（如未分化癌成分）时，其预后取决于所含的高度恶性成分。

四、卵巢和子宫同时发生的内膜样癌

卵巢内膜样癌并发子宫内膜癌的情况并不少见，分别占卵巢内膜样癌的 15%～20%、子宫内膜癌的 5%[52]。两个部位的肿瘤通常均表现为低级别内膜样癌，具有相似的组织形态，生物学行为惰性，多数患者存活时间长，复发率不高，支持可能为各自独立发生的肿瘤。然而这一推测未获分子学证实，新近通过大规模平行测序技术，发现子宫和卵巢同时发生的内膜样癌看似互相独立，但不仅组织形态相似，还具有相同的克隆起源，意味着是一个部位的肿瘤转移到了另一个部位[53, 54]。虽然分子研究的证据支持为单原发性肿瘤伴另一部位转移瘤，但临床预后良好说明这是一种“惰性”的肿瘤，在这种情况下，不能简单地把“相同克隆”等同于一般的转移性癌看待，尽管机制不明[53]。另外，约7%的卵巢和子宫同时发生内膜样癌可能为Lynch综合征[40]。

日常工作中尚不具备对每个肿瘤进行大规模测序的条件，主要依靠临床病理特征。提示卵巢内膜样癌为转移性肿瘤的特点包括肿瘤直径<10cm，多结节状外观，双侧卵巢受累，卵巢表面受累，毁损性间质浸润，无子宫内膜异位症或交界性肿瘤的背景。相反，若分别在子宫查见内膜非典型增生或子宫内膜上皮内瘤变（EIN），在卵巢中见子宫内膜异位病灶、交界性或良性过渡性病变，均提示两者是独立的原发肿瘤。

2023年发布的新版子宫内膜癌FIGO分期中[55]，对子宫和卵巢同时存在低级别内膜样癌时的分期原则进行了明确界定。当低级别子宫内膜样癌符合以下标准时，确定为ⅠA3期：①子宫癌浸润深度不超过浅肌层（<1/2肌壁厚度）；②缺乏或仅有局灶淋巴血管间隙浸润（LVSI）；③卵巢之外没有其他转移灶；④单侧卵巢受累且未侵犯或突破卵巢被膜（相当于pT1a）。此时虽然子宫和卵巢均存在子宫内膜样癌，但患者生物学行为相对惰性，可按照双原发肿瘤进行临床治疗。若不符合上述标准的病例归为子宫内膜癌扩散至卵巢，分期为ⅢA1期。当然，不少实际病例并不是非黑即白的，具体病例在模棱两可时，经常需与妇科肿瘤医师商量讨论来决定[56]。

五、卵巢子宫内膜样癌与Lynch综合征

Lynch综合征即遗传性非息肉病性结肠癌（hereditary non-polyposis colorectal cancer，HNPCC）综合征，患者伴有MMR基因和蛋白缺陷，一生中发生子宫内膜癌的累积风险高达40%～60%，而发生卵巢癌的累积风险为5%～12%，远低于子宫内膜癌。卵巢内膜样癌是Lynch综合征最为相关的卵巢癌类型[57]，约10%的卵巢内膜样癌有异常MMR蛋白表达，其中70%的患者同时合并子宫内膜样癌[57]。在MMR表达缺失的卵巢内膜样癌中，44%为MLH1/PMS2缺失，40%为MSH2/MSH6缺失，少部分为MSH6缺失[58]。

卵巢内膜样癌的MMR缺失与患者年龄（<50岁）、CA125升高、ARID1A表达缺失密切相关[58]，但组织学上未见与之相关的特征。而子宫体内膜样癌的一些形态可能对MMR蛋白缺陷有提示意义，包括肿瘤内淋巴细胞浸润、肿瘤周边淋巴细胞带、肿瘤内未分化癌成分等[57, 58]。虽然卵巢内膜样癌的组织形态与MMR蛋白表达无明确相关性，但鉴于MMR表达状态对预测Lynch综合征具有重要的价值，仍推荐在卵巢内膜样癌及透明细胞癌中普遍进行MMR蛋白检测，尤其是50岁以下患者[59]。

第二节　透明细胞肿瘤

透明细胞肿瘤（clear cell tumors）的命名主要来自其胞质透明的细胞特征，其上皮形态还可呈鞋钉样细胞、嗜酸性细胞、扁平细胞及其他多种形态。该型肿瘤早先被认为来自中肾，后来发现与子宫内膜异位关系密切，并表达米勒管型标志物，现在已广泛接受其为米勒管型肿瘤。卵巢透明细胞肿瘤缺少直接对应的正常上皮细胞类型，良性与交界性肿瘤也很少，大多数为癌。而多数卵巢上皮性肿瘤有其对应的正常上皮细胞类型，且良性与交界性病变多于癌。

卵巢透明细胞癌具有与内膜样癌同样的前驱病变——子宫内膜异位[60]，但在组织学形态、免疫表型及生物学行为上都不同于内膜样癌。对于两者的细胞起源目前有不同推测，一种意见认为内膜样癌表达分泌细胞标志物，而透明细胞癌表达纤毛细胞标志物[61]，它们可能来自不同的细胞。另一种意见认为可能是同一干细胞在分化的不同阶段发生突变，从而发展为不同类型的肿瘤[62]。无论哪种可能，卵巢与盆腔子宫内膜异位的炎症微环境、局部自由基浓度上升等不良因素，均会促进DNA损伤与修复，从而导致上皮细胞异常增殖与卵巢透明细胞肿瘤的发生。

一、良性透明细胞肿瘤

良性透明细胞肿瘤（benign clear cell tumor）罕见，包括透明细胞囊腺瘤（clear cell cystadenoma）与透明细胞腺纤维瘤（clear cell adenofibroma）。

【临床特征】

平均发病年龄约 45 岁，几乎均为单侧性，临床表现为偶然发现的腹部肿块，预后良好。

【大体病理学】

腺纤维瘤呈单侧实性肿块，直径 3～16cm。表面光滑，结节状，切面实性，可见小囊腔，部分病例可呈海绵状，内含透明清亮液体。

【组织病理学】

腺纤维瘤具有纤维瘤样背景，其间散在简单腺体，常呈囊性扩张。衬覆的腺上皮为单层立方形或扁平细胞，缺乏细胞异型性及核分裂象。胞质少或中等，因含有糖原而呈透明状（图 25-51），部分胞核较大凸向腔内似鞋钉样（hobnail cell）。管腔中空或含有嗜伊红的分泌物。小管或小囊间为富于梭形纤维细胞、成纤维细胞和胶原束的致密纤维组织，邻近上皮成分的间质常略富于细胞。常合并子宫内膜异位症。

【鉴别诊断】

此类肿瘤罕见，需要在充分取材确认无透明细胞交界性肿瘤、透明细胞癌的基础上才能确认，以防由于肿瘤体积较大而漏诊。

二、透明细胞交界性肿瘤

卵巢透明细胞交界性肿瘤（clear cell borderline tumor），表现为在透明细胞腺纤维瘤的基础上伴有腺上皮不典型性，但缺乏间质浸润。此型肿瘤很少见，在卵巢交界性上皮性肿瘤中不足 1%，临床行为大多为良性。

【临床特征】

见于绝经后女性，平均发病年龄 59～69 岁，表现为腹部肿块，肿瘤几乎均为单侧性。

【大体病理学】

大体形态与良性透明细胞腺纤维瘤相似，肿瘤呈结节状，平均直径约 6cm（10～15cm）。切面呈灰白色或浅棕色，实性或有小腔隙，罕见大囊腔或海绵状。应充分取材，以除外透明细胞癌。

【组织病理学】

形态类似良性透明细胞腺纤维瘤，腺管或小囊腔均匀分布于多量纤维间质中，可出现不同程度的局部腺体密集。腺管衬覆立方形、鞋钉样、扁平的上皮细胞，胞质透明或嗜酸性，伴有中度细胞非典型性，核分裂象少见（图 25-52）。上皮偶可复层，突向腔内或形成小的实性细胞团，但缺乏间质浸润，也缺乏密集腺体、乳头状或管状结构。若细胞重度异型，可以诊断为“透明细胞交界性肿瘤伴有上皮内癌”。对于卵巢透明细胞交界性肿瘤的微浸润，Bell 等将微浸润灶定义为直径 <3mm[63]。但因为实际病例几乎从未报道过，在临床上遇到的可能性不大，在此不赘述。若要诊断透明细胞交界性肿瘤伴有小灶透明细胞癌，必须具有局灶明显异常的组织结构，有时伴有间质反应。透明细胞交界性肿瘤也常合并子宫内膜异位症。

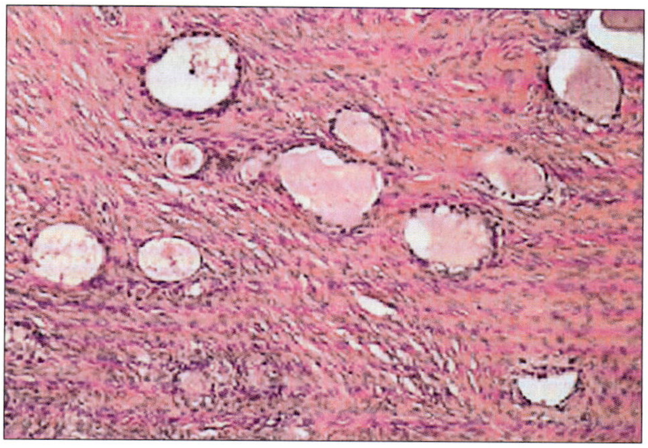

图 25-51 透明细胞腺纤维瘤

丰富的纤维间质内见多个小囊，衬覆单层细胞，一些细胞胞质透明，囊腔内有嗜酸性分泌物

【免疫组化】

卵巢透明细胞交界性肿瘤的免疫组化表达与透明细胞癌相同（详见下面）。

【鉴别诊断】

1. 透明细胞癌　当透明细胞交界性肿瘤镜下表现为腺体明显增多并有实性细胞团和乳头结构时，要考虑间质浸润可能。当区别透明细胞交界性肿瘤和透明细胞癌有困难时，临床工作中更倾向于透明细胞癌的诊断。

2. 伴有不典型透明细胞的子宫内膜异位囊肿　在少数情况下，子宫内膜异位囊肿可见胞质透明的不典型细胞，这种情况是否属于不典型内异症，尚有争议。两者区别明显，如上所述，卵巢透明细胞交界性肿瘤有明显的腺纤维瘤背景，而子宫内膜异位囊肿则没有，但有内膜样间质和陈旧出血等子宫内膜异位症。在实践中要注意的是除外透明细胞癌，特别是见到大量、显著不典型性透明样细胞时。

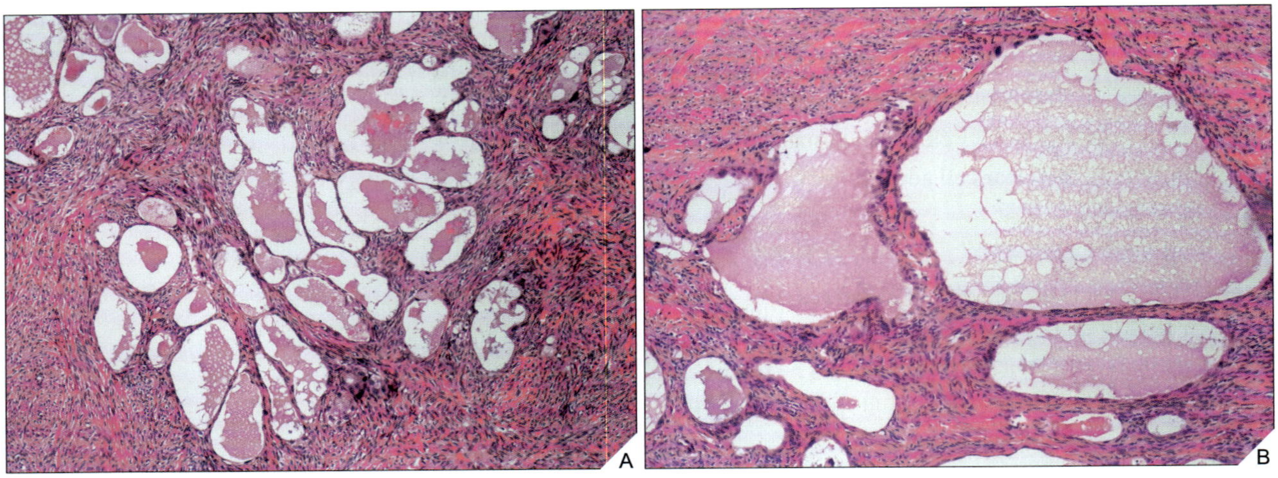

图 25-52 透明细胞交界性腺纤维瘤

A. 纤维背景中可见大小不等的腺体，局部排列拥挤，腺腔内含有嗜酸性分泌物；B. 放大后显示细胞具有一定的异型性，细胞核增大，核染色质浓聚

【治疗和预后】

透明细胞交界性肿瘤包括有间质微灶性浸润者，预后一般良好。如果冰冻切片提示不能排除浸润癌时，应行分期手术。当伴有子宫内膜异位灶时，要活检或切除异位灶以排除透明细胞癌的可能性。分期手术确诊为透明细胞交界性肿瘤时，无须辅助治疗。

三、透明细胞癌

透明细胞癌（clear cell carcinoma）在卵巢上皮性癌中占 5%～25%，发病率有地域差异，北美为 1%～12%，亚洲国家尤其是日本可达 15%～25%[64, 65]。此型肿瘤是卵巢上皮性癌中与子宫内膜异位关系最密切的类型，50%～70% 的肿瘤源自子宫内膜异位，两者的上皮细胞具有相同的分子学改变包括 *ARID1A* 突变与 *PIK3CA* 突变[60]，少数透明细胞癌源自透明细胞交界性肿瘤。部分病例与 Lynch 综合征相关，但与 *BRCA* 基因突变无明显关联。透明细胞癌为高级别肿瘤，但并非所有的肿瘤均呈侵袭性经过，最重要的预后因素是肿瘤分期。Ⅰ期透明细胞癌预后良好，Ⅲ期与Ⅳ期则预后很差。一些研究显示，透明细胞癌在伴有子宫内膜异位时，患者相对年轻，且分期早者更常见，但对是否将合并子宫内膜异位症作为独立的预后因素存在争议。

【临床特征】

患者平均年龄 55 岁，临床表现为腹部肿块，但少部分透明细胞癌有副肿瘤综合征的表现，患者伴有高钙血症。部分患者伴有血栓栓塞的症状，表现为深部静脉栓塞、肺栓塞等。

透明细胞癌的肿瘤周围或邻近器官、腹膜等常可以发现子宫内膜异位病灶。大约 50% 的患者为Ⅰ期，其中Ⅰc 期较多，可能由于子宫内膜异位病灶的存在，导致术中肿瘤易破裂。

【大体病理学】

肿瘤一般较大，直径 10～30cm，平均 15cm。肿瘤多为囊性，亦可为囊实性或实性。囊性肿物可为单房或多房，囊内可见息肉样或菜花样突向腔内的肿物（图 25-53，图 25-54）。部分肿瘤似子宫内膜异位囊肿，含有陈旧性出血，需要仔细检查才可见部分囊壁增厚、囊内壁粗糙等异常。实性肿物色灰白，质硬，与良性或交界性透明细胞肿瘤差别不大。10%～20% 的透明细胞癌为双侧性。

【组织病理学】

肿瘤呈多种排列方式，包括腺囊状、乳头状及实性片状等结构（图 25-55），通常不同比例地混合，也可以其中某一种结构为主。绝大多数病例中都含有或多或少的乳头状结构，仅有实性结构而无任何乳头、囊性结构的病例罕见。多数乳头较小，轮廓相对规则。少数乳头粗大，但缺乏分支，伴有透明变性的纤维血管轴心。并可出现类似低级别浆液性癌的囊腔内分支状乳头及微小乳头（图 25-56）。实性区由片状多角形细胞组成，被少量纤维间质分隔开。腺囊状结构的腔中常含有黏液性或粉染分泌物，也可称为胶样物质，低倍镜下状似甲状腺滤泡，但极少含有胞质内黏液。有时囊腔较小，呈大小不等的微囊形态或融合为较大的囊腔（图 25-57，图 25-58）。

肿瘤细胞呈鞋钉样、多角形、立方形、柱状、扁平状等多种形态，胞质大部分透明，有时呈嗜酸性，或者两种类型的细胞混合存在。透明细胞呈圆形或多边形，胞质丰富而透明，核圆或稍不规

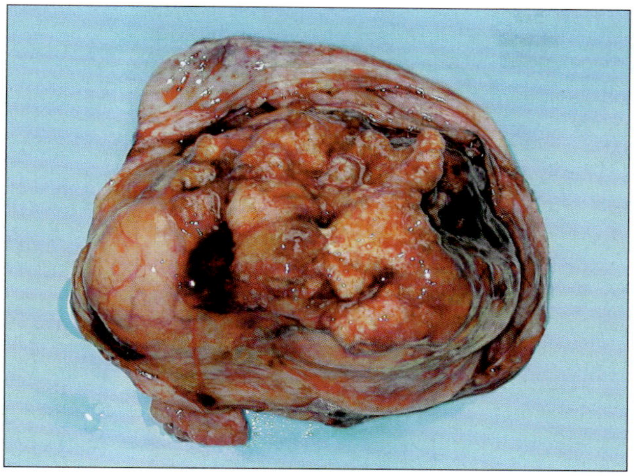

图 25-53　卵巢透明细胞癌
囊性肿物，内壁向腔内凸起宽基的实性大结节，几乎占据整个囊腔

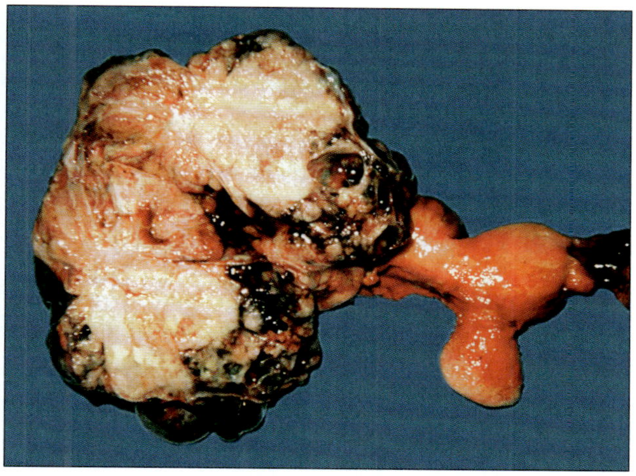

图 25-54　卵巢透明细胞癌
肿瘤主要呈实性，边缘可见多个出血性小囊，为子宫内膜异位病灶

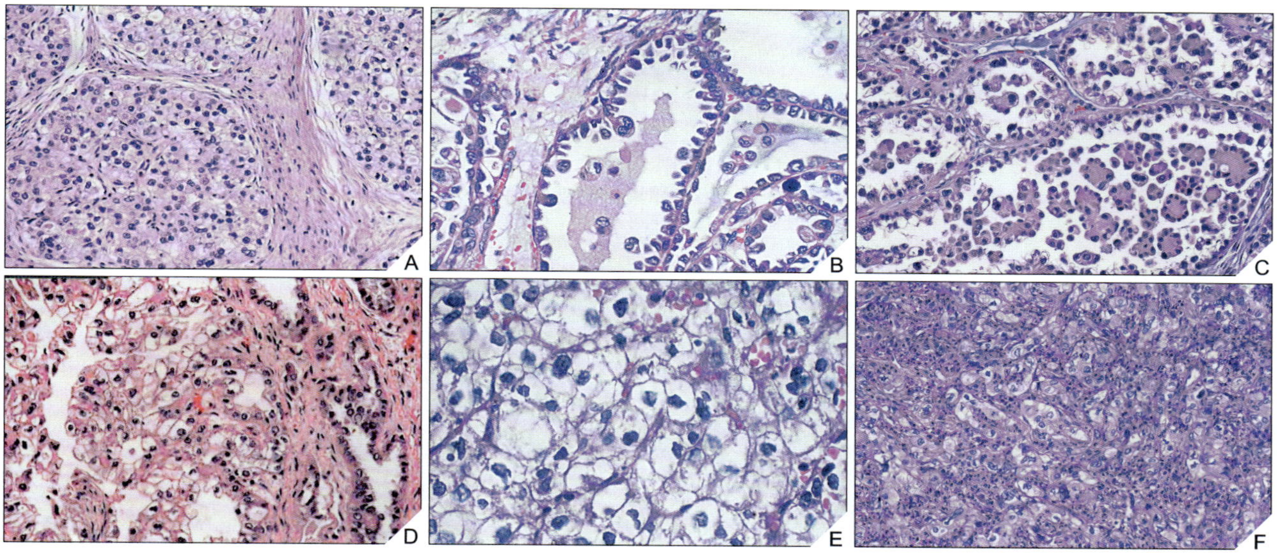

图 25-55　卵巢透明细胞癌典型的组织学类型
A. 肿瘤表现为巢状；B. 腺囊状；C. 腔内乳头状；D. 混合型；E，F. 实性片状

则，可偏位，染色较深但核仁不明显。鞋钉样细胞核大而深染，位于胞质顶端突向管腔，胞质很少（图 25-56A，图 25-56B），此种细胞一直被视为透明细胞癌的标志性细胞，但据文献及笔者的分析，其发生比例为 50%～70%[66, 67]，在冰冻切片中鞋钉样细胞更加难以辨认[68]。当透明细胞癌完全或大部分由胞质丰富的嗜酸性细胞组成时，可称为嗜酸性透明细胞癌（eosinophilic clear cell carcinoma），为一种少见的变异类型。扁平细胞为变异的透明细胞，这一形态产生可能与腺腔内积存大量黏液相关，状似良性肿瘤，但多数情况下仍可见深染的核（图 25-59）。

几种少见的细胞形态：①柱状细胞，类似子宫内膜样癌的细胞，但胞质更加透亮。ER–，PR–，HNF-1β+有助于透明细胞癌的诊断。②核内包涵体，少见，多见于重度异型的细胞内，但核分裂象相对少见（图 25-60A，图 25-60B）。③靶样小体（targetoid bodies），也被称为印戒细胞样，形态上表现为胞质内含有红染均质的分泌物，呈嗜伊红的球状小体，周围有空晕，形似印戒细胞或靶样结构（图 25-60C，图 25-60D），常局灶出现。

肿瘤内可见灶状、片状、地图状坏死。透明细胞癌中核分裂象不常见，一般少于 5/10HPFs，达到 10/10HPFs 的病例仅约 10%，远远低于高级别浆液性癌。透明细胞癌显示不同的细胞核级，然而单纯 1 级核的肿瘤极为罕见，几乎全部肿瘤都可见高级别核及不同组织学结构混杂。透明细胞癌为高级别腺癌，

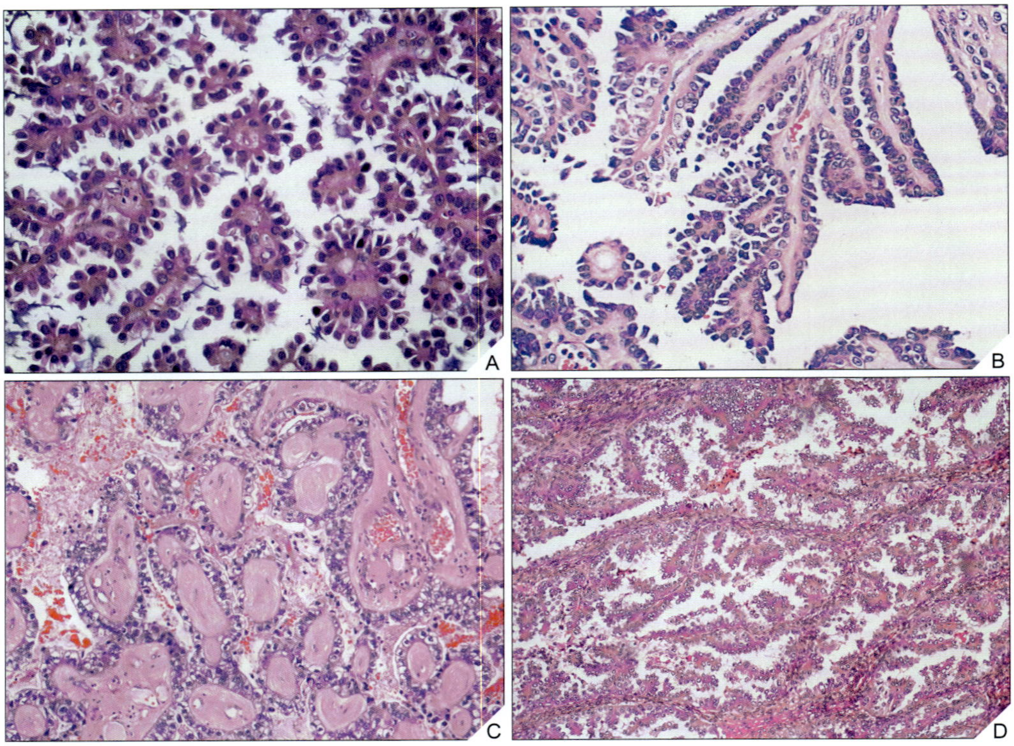

图 25-56　卵巢透明细胞癌

多种乳头状结构（A～D），纤维轴心常有透明变性（A～C），亦可纤细（D）；位于扩张腺体内的分支状乳头与上皮簇很像低级别浆液性癌（D）；乳头表面被覆经典的鞋钉样细胞（A，B 左侧）、嗜酸性细胞（B 右侧）或透明细胞（C，D）

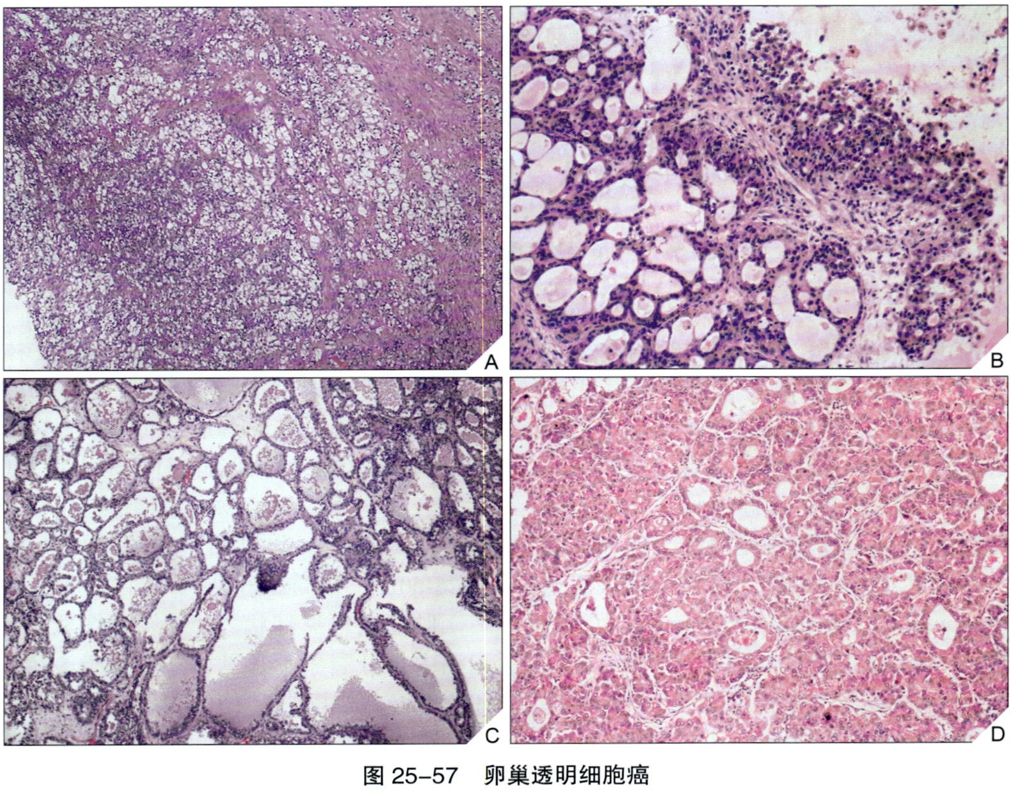

图 25-57　卵巢透明细胞癌

A. 多角形透明细胞呈实性巢片状排列；B. 立方形与扁平的细胞形成微囊及衬有复层上皮的大囊（右上）；C. 腺囊腔内含有粉染的胶样物质，似甲状腺滤泡；D. 嗜酸细胞呈腺样与实性结构混杂

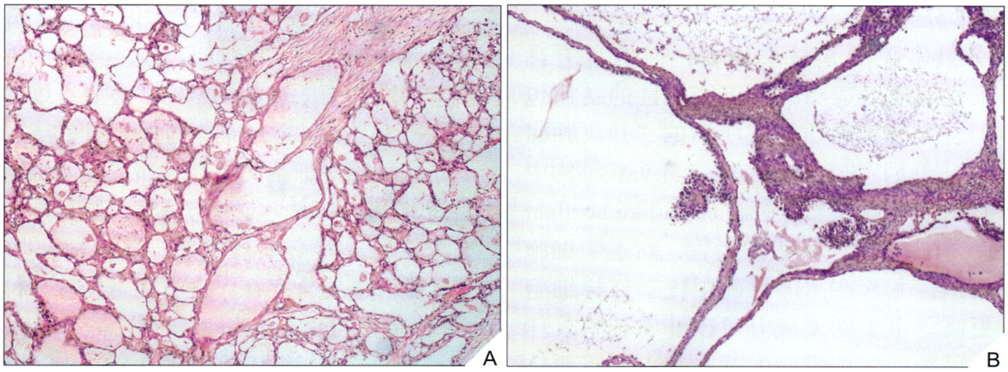

图 25-58　卵巢透明细胞癌

片状腺囊状结构，衬覆扁平的上皮细胞，细胞异型性小，易误诊为良性病变（A，B）；高度扩张的囊腔，局部有小乳头突起（B）

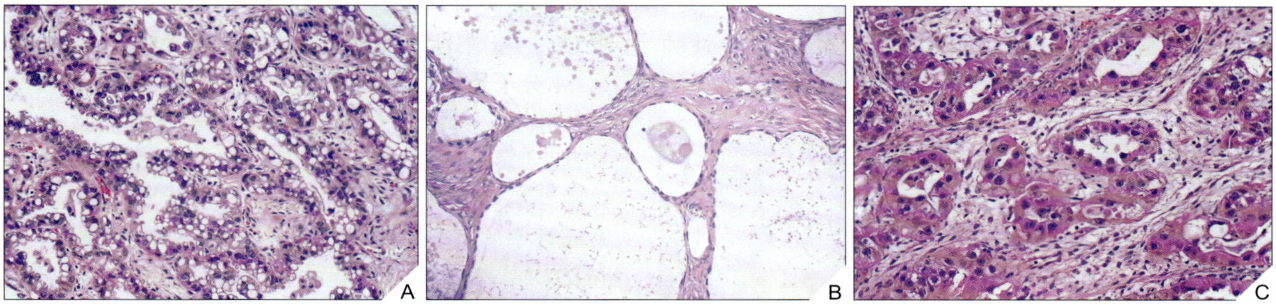

图 25-59　卵巢透明细胞癌

透明细胞胞质空亮，核染色深，一些细胞呈印戒样（A，B）；囊状结构的上皮由立方形变扁平，仍见明显深染的核（B）；嗜酸细胞胞质嗜伊红似有颗粒，伴有深染的核，一些核凸向腺腔，向鞋钉细胞过渡，并夹杂少量透明细胞（C）

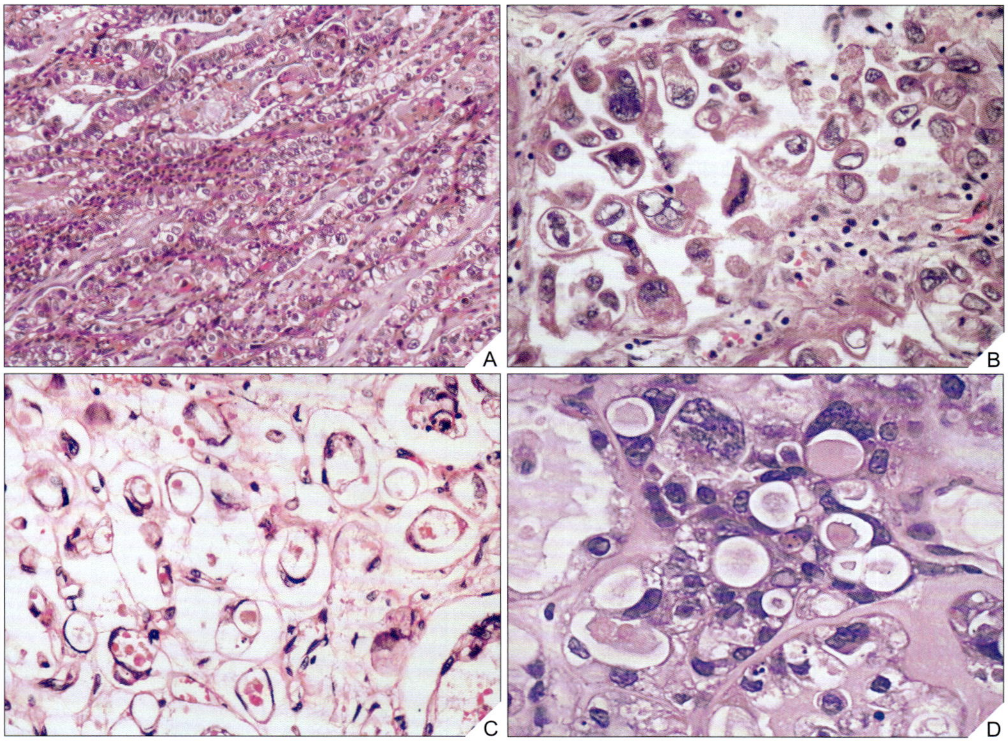

图 25-60　卵巢透明细胞癌

柱状细胞与立方形细胞混杂，排列成腺管状，胞质嗜酸或透明（A）；上皮细胞异型明显，部分胞核内含假包涵体（B）；印戒细胞样，胞核偏位，胞质内含红染的黏液，形成“牛眼样”或“靶样”形态（C，D）

不再进行组织学分级。

间质成分最常见的是玻璃样变，但也可有黏液变性、纤维化间质。透明细胞癌特征性的结构包括肿瘤细胞围绕无细胞间质形成所谓的“开放肿瘤环”（open tumor ring）[67]（图 25-61）。乳头状结构中也常见“球形无细胞性间质”（spherule-like acelluar stroma）[68]，其内缺乏间质细胞和血管，对透明细胞癌的诊断有帮助，尤其在冰冻诊断中比鞋钉样细胞出现的比例更高。由于间质成分可以非常疏松，伴有黏液变性，可类似卵黄囊瘤的背景特点，需要注意鉴别诊断。沙砾体见于约 10% 的透明细胞癌，若出现在乳头结构中时，需要与浆液性肿瘤相鉴别（图 25-62）。

卵巢透明细胞癌可由子宫内膜异位或交界性肿瘤发展而来，来自子宫内膜异位的癌可直接生长于内膜样囊肿内或周围的子宫内膜异位病灶，形成子宫内膜异位囊肿–非典型增生–癌变的形态谱系。来自交界性肿瘤的透明细胞癌多有腺纤维瘤背景，可见良性–交界性–癌的形态过渡（图 25-63）。罕见情况下，卵巢透明细胞交界性肿瘤或透明细胞癌起源于浆黏液交界性肿瘤，常常与子宫内膜异位症相关，此时充分取材非常必要。偶然，透明细胞肿瘤与浆黏液交界性肿瘤混合存在，含有大量的腺囊性形态[69]。

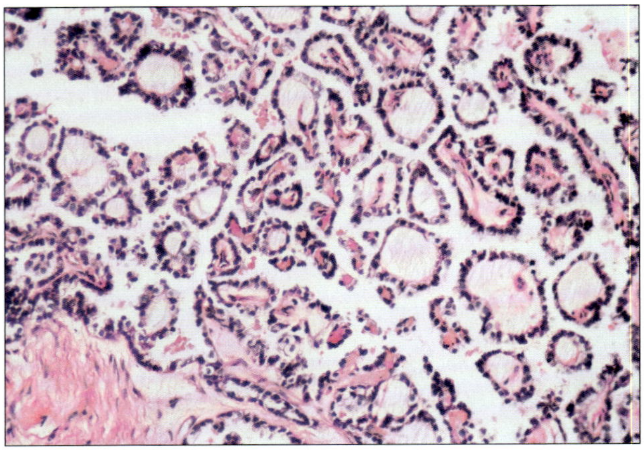

图 25-61 透明细胞癌“开放肿瘤环”形态

肿瘤细胞围绕在无细胞间质周围，呈环形排列

【免疫组化】

卵巢透明细胞癌通常呈 PAX8+，HNF-1 β +[67]，Napsin A+[70]（图 25-64），WT1–，p53 多数野生型表达，仅 12% 表达异常，即“全或无”的突变型表达模式，细胞质染色的突变类型尚没有报道。4%～10% 的肿瘤 ER、PR 阳性，绝大部分肿瘤 ER、PR 阴性[71-73]。

【分子遗传学】

卵巢透明细胞癌显示多种分子异常，其中 *ARID1A* 突变率约 50%，*PIK3CA* 突变率为 30%～40%[38, 65, 74, 75]，*PTEN* 突变率约 8.3%[34]。此外，可见低频率的 *TP53*、*CTNNB1*、*KRAS*、*BRAF* 突变[76]。*ARID1A* 突变导致其编码的蛋白 BAF250a 表达缺失。在透明细胞癌和与其相移行的不典型子宫内膜异位症中均能检测到 *ARID1A* 突变及 BAF250a 蛋白的表达缺失，但在远离透明细胞癌的子宫内膜异位症中未检测到，提示不典型子宫内膜异位症是透明细胞癌的癌前病变[38]。*PIK3CA* 基因突变与 *ARID1A* 基因突变常合并存在，属于病变早期的分子改变。研究证明，*ARID1A* 及 *PIK3CA* 通过共同突变致瘤[60]。但在仅有透明细胞腺纤维瘤背景的透明细胞癌中，*ARID1A* 的缺失表达率明显低于伴有子宫内膜异位症的透明细

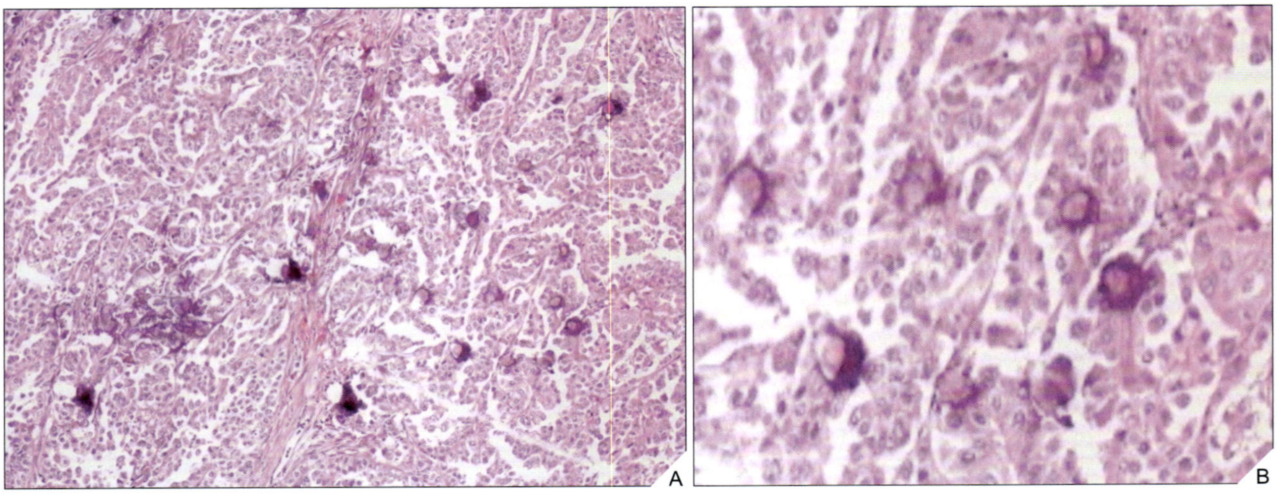

图 25-62 透明细胞癌，伴有沙砾体

A. 肿瘤排列成乳头状与巢片状，伴沙砾体形成，易误诊为低级别浆液性癌；B. 但上皮细胞立方形，胞质嗜酸或透明，显示透明细胞癌的细胞学特征

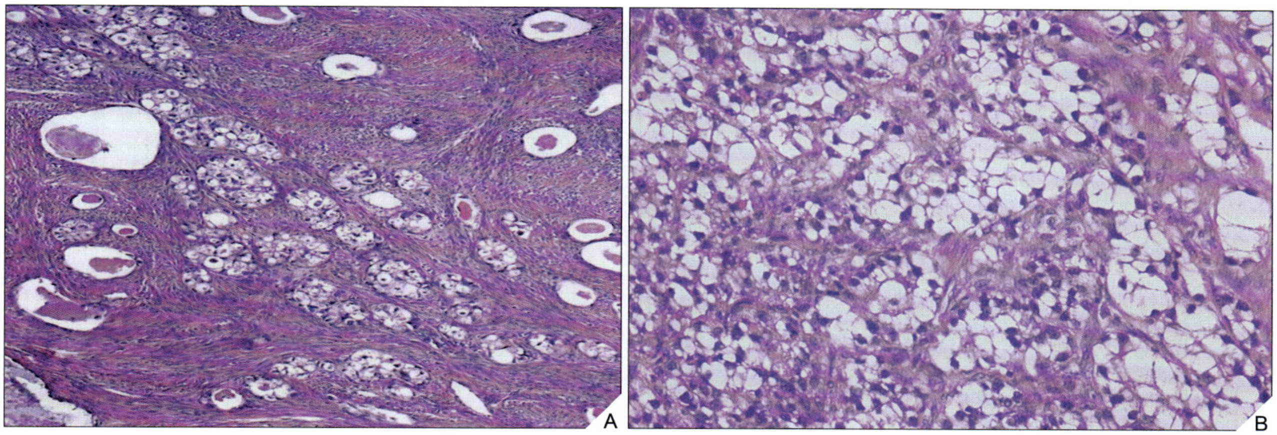

图 25-63　源自腺纤维瘤的透明细胞癌

A. 腺纤维瘤样背景中可见良性透明细胞腺体与巢状的透明细胞癌；B. 高倍镜显示透明细胞癌呈不规则小巢状，伴显著细胞异型性

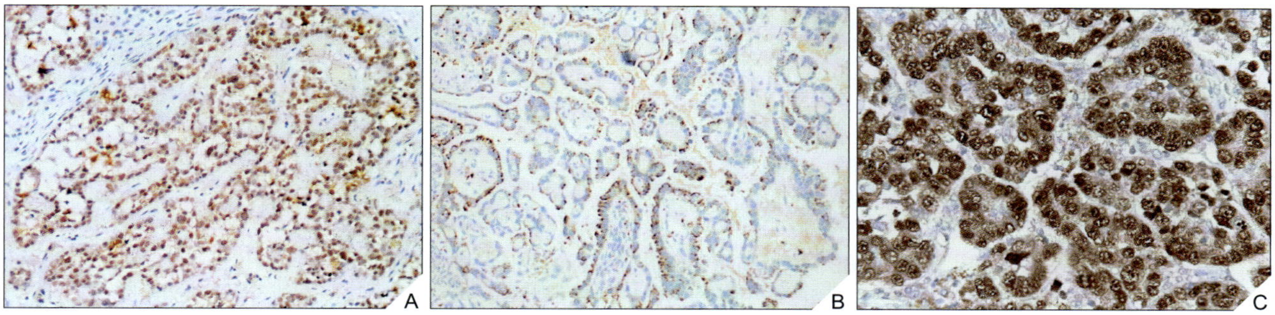

图 25-64　透明细胞癌

A. HNF-1β 阳性表达（胞核阳性）；B. Napsin A 阳性表达（胞质内颗粒状着色）；C. PAX8 阳性（胞核为主）

胞癌，提示两种背景下的透明细胞癌具有不同的发病途径[77]。

另外，透明细胞癌缺乏高级别浆液性癌的 *BRCA* 异常、染色体不稳定或复杂的核型。与浆液性癌不同，在透明细胞癌中 p53 的弥漫强阳性表达率存在很大差异。透明细胞癌在染色体 1p、19p、11q 中存在杂合性缺失，这在其他类型的上皮性肿瘤中是不常见的。此外，透明细胞癌一般不表达雌激素受体 α，这可能是透明细胞癌易发生化疗耐药的一个原因。

新近研究表明，参照 TCGA 对子宫内膜癌的分子分型，卵巢透明细胞癌也可以分为 4 种分子亚型，即 *POLE*（超突变）、MSI（高突变）、高拷贝数和低拷贝数亚型，并同样具有预后价值[78]。

【鉴别诊断】

1. 高级别浆液性癌　由于高级别浆液性癌中也常见乳头状、实性结构，当含有较多的透明细胞时可造成混淆。但高级别浆液性癌的细胞异型性更大，核分裂象更多，缺乏开放的肿瘤细胞环、鞋钉样细胞等透明细胞癌的特点。免疫表型大多为 ER+/WT1+/HNF-1β–/p53 呈突变型，而透明细胞癌的免疫表型相反。

2. 浆液性交界性肿瘤或低级别浆液性癌　与以乳头结构为主的透明细胞癌相似，在冰冻切片甚至常规切片中可能产生混淆或误诊。透明细胞癌中的乳头有透明变的中轴，细胞体积更大，胞质空亮或颗粒状嗜伊红，在乳头状结构为主的病例中，常见鞋钉样细胞衬覆于乳头表面。而浆液性交界性肿瘤或低级别浆液性癌的乳头间质轴心为纤维性，上皮细胞形态温和，多呈立方形，较透明细胞癌的细胞体积小，胞质不透明（图 25-65）。免疫表型表达为 ER+/PR+/WT1+/HNF-1β–，而透明细胞癌的免疫表型相反。如伴子宫内膜异位，虽非特异性，但应多考虑透明细胞肿瘤。

3. 卵黄囊瘤　也可有类似透明细胞癌的透明细胞成分，但临床病理表现与透明细胞癌有很大不同，多发生于年轻女性，有疏松的网状结构与 S-D 小体（血管 - 乳头结构），免疫组化卵黄囊瘤表达 SALL4、glypican-3 与 AFP，上皮细胞标记一般阴性或仅小灶阳性（图 25-66）。透明细胞癌多发生于绝经后女性，乳头中央为透明变性的间质或中空的间质。上述免

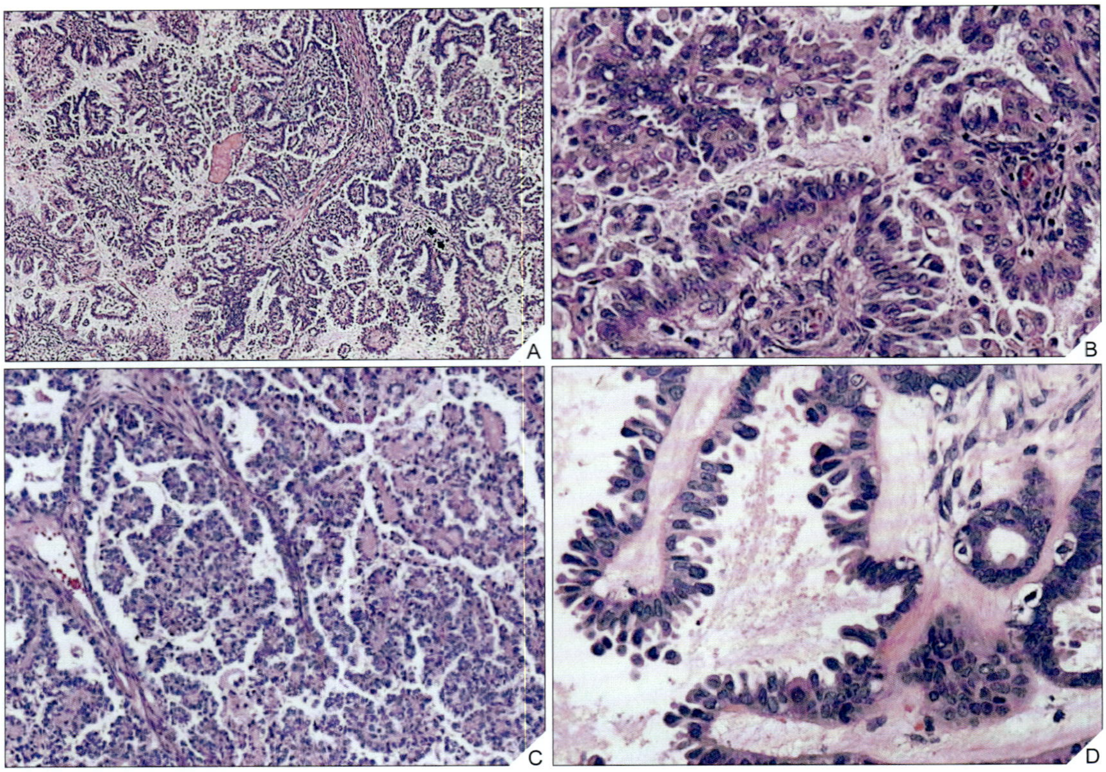

图 25-65　需要与透明细胞癌鉴别的浆液性交界性肿瘤

浆液性交界性肿瘤，乳头伴有纤维血管轴心，表面被覆纤毛柱状上皮（A，B）；透明细胞癌，乳头结构似交界性浆液性肿瘤，但表面被覆上皮核深染，一些细胞为鞋钉样，细胞异型性较浆液性交界性肿瘤明显（C，D），伴有透明变性的轴心或开放的肿瘤环（右上）(D)

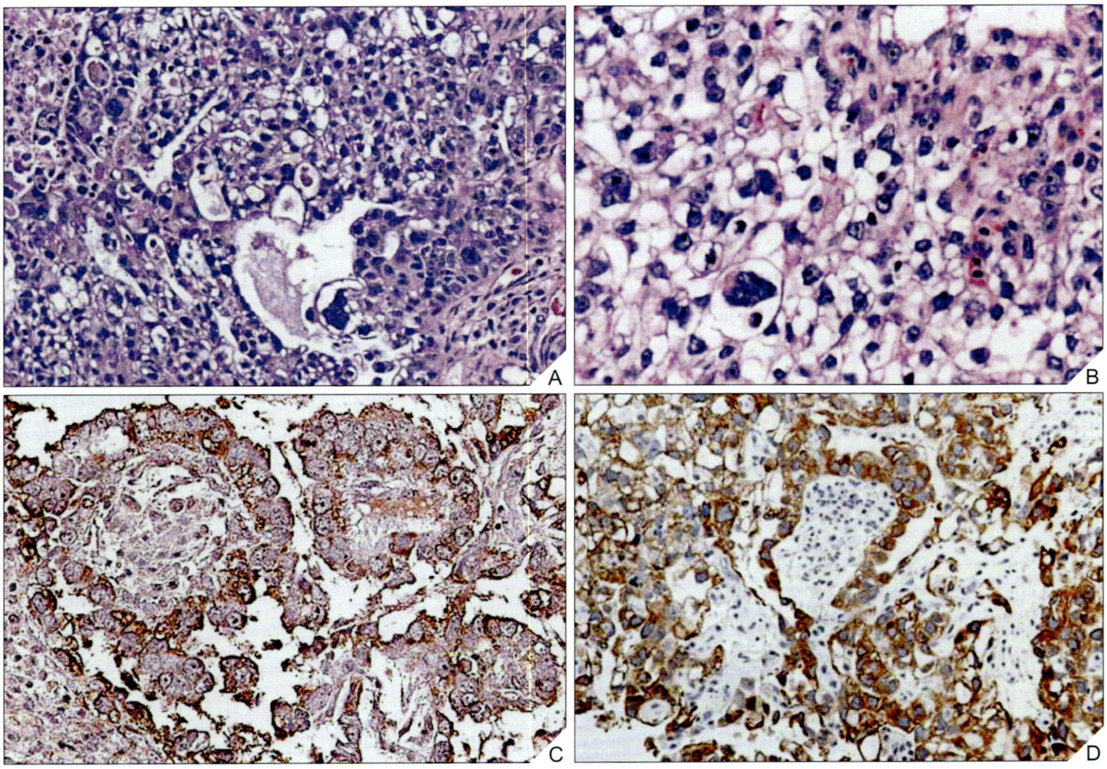

图 25-66　卵黄囊瘤与透明细胞癌的比较

卵黄囊瘤的透明细胞（A）与透明细胞癌（B）形态相似，但 AFP（C）与 glypican-3（D）阳性可帮助诊断疫组化表达与卵黄囊瘤相反。

4. 无性细胞瘤 无性细胞瘤中瘤细胞胞质淡染、空亮，常呈实性巢团状结构，需要与透明细胞癌鉴别。但无性细胞瘤主要发生于年轻女性，肿瘤细胞核位于细胞中央，核仁明显，肿瘤内常伴淋巴细胞浸润。透明细胞癌一般发生于老年妇女，瘤细胞核常偏心位，核仁不明显，如有淋巴细胞浸润则还有浆细胞相伴。免疫组化无性细胞瘤 SALL4+/CD117+/OCT4+/HNF-1β–/CK–，而透明细胞癌免疫表型相反。

5. 卵巢甲状腺肿 当甲状腺肿上皮细胞含有透明或嗜伊红样胞质，同时伴有嗜伊红胶质时，与腺管型透明细胞癌类似。全面观察是否存在畸胎瘤及透明细胞癌的其他特点，病理医师作出正确的诊断并不困难。免疫组化甲状腺球蛋白或 TTF-1 染色可以帮助鉴别诊断。

6. Krukenberg 瘤 当透明细胞癌局部表现为印戒细胞形态时，容易被误诊为 Krukenberg 瘤。一般来说，Krukenberg 瘤多为双侧性，而透明细胞癌以单侧居多；Krukenberg 瘤的间质明显，且印戒细胞弥漫分布，而透明细胞癌的印戒细胞一般为局灶性分布。

7. 转移性肾透明细胞癌 卵巢的转移性肾透明细胞癌少见，表现为由透明细胞组成的实性片块，伴有丰富的血窦样血管。但与卵巢原发透明细胞癌相比，形态相对单一，缺乏鞋钉样细胞与玻璃样变的间质。两种透明细胞癌均为 PAX8+，但 HNF-1β+，Napsin A+ 有助于卵巢透明细胞癌的诊断。肾癌病史有助于鉴别诊断。

8. 透明细胞乳头状囊腺瘤 罕见，为中肾来源的肿瘤，发生于女性阔韧带和输卵管系膜，个别发生于宫旁和卵巢冠[79]。女性中绝大多数与 VHL 综合征相关，极少数为散发性。肉眼呈囊实性、分叶状。镜下呈囊性、乳头状和管状结构，腺泡状和实性结构。肿瘤细胞主要为温和的透明细胞和嗜酸性细胞，细胞核大小相对一致，形态单一，异型性不明显，核分裂象罕见（图 25-67）。免疫表型表达 CK7、CAM5.2、vimentin、CD10、PAX2，不同程度表达 EMA、AR、WT1、VHL40、CA125，几乎不表达或仅少量表达 HNF-1β 和 Napsin A。

【预后和治疗】

肿瘤的预后与临床分期有关，早期肿瘤预后好，但晚期肿瘤与其他卵巢癌相比预后更差，主要原因为透明细胞癌对铂类化疗药物不敏感。不同期别透明细胞癌的 5 年生存率分别为 Ⅰ 期 90%，Ⅱ 期 55%，Ⅲ 期 14%，Ⅳ 期 4%。

虽然透明细胞癌是与子宫内膜异位症密切相关的卵巢癌，但一些学者认为子宫内膜异位症存在与否并不是透明细胞癌预后的独立预测因素[80]，可能与合并子宫内膜异位的患者相对年轻及易于早期发现有关。对于 Ⅰ 期患者，脉管侵犯是独立的预后因素[81]。文献中透明细胞癌的预后指标有较多报道，

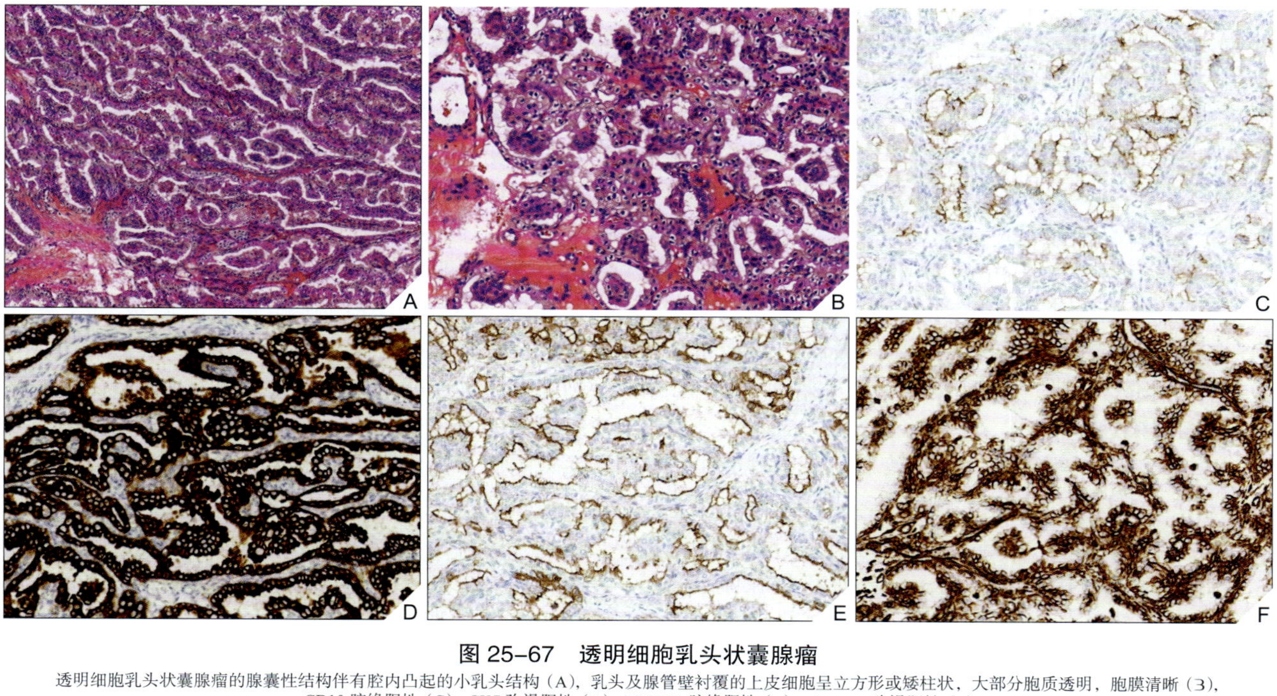

图 25–67 透明细胞乳头状囊腺瘤

透明细胞乳头状囊腺瘤的腺囊性结构伴有腔内凸起的小乳头结构（A），乳头及腺管壁衬覆的上皮细胞呈立方形或矮柱状，大部分胞质透明，胞膜清晰（ɜ），CD10 腔缘阳性（C），CK7 弥漫阳性（D），HMBE1 腔缘阳性（E），vimentin 弥漫阳性（F）

如IMP3阳性表达[66,82]、*Met*扩增[83]、*CCNE1*拷贝数扩增及过表达[84]、*CXCR4*表达[85]、*Emi1*表达[86]、*TERT*基因突变[87]等，但均需进一步大样本研究证实。目前尚无在临床实际中应用的预后指标。

四、卵巢透明细胞癌与Lynch综合征

卵巢透明细胞癌与Lynch综合征的相关性低于卵巢子宫内膜样癌，MMR蛋白表达缺失率为2.4%～6%[88]，主要集中于MSH2/MSH6缺失或MSH6单独缺失[58,88]。也可同时合并子宫的子宫内膜样癌[88]。MMR蛋白缺失表达的卵巢透明细胞癌平均发病年龄40岁，形态特点表现为弥漫性的肿瘤间质内炎症细胞浸润，肿瘤周围显著的淋巴细胞浸润。但肿瘤内淋巴细胞显著浸润（≥40/10HPFs）与MMR蛋白表达状态并无明显相关性[88]。

MMR蛋白缺失在卵巢透明细胞癌的发生率较低（4%～6%），仅<1%的肿瘤与Lynch综合征相关。MMR蛋白缺失表达的卵巢透明细胞癌表现为高度微卫星不稳定（MSI-H），具有显著的淋巴细胞浸润（$CD8^+$的淋巴细胞），同样具有PD-L1的高表达[89]，这为进一步的免疫治疗提供了依据。

第三节　中肾样腺癌

中肾样腺癌（mesonephric-like adenocarcinoma，MLA）最早于2016年报道[90]，发生于子宫体和卵巢，偶尔有发生于卵巢和子宫之外的子宫内膜异位症相关病例。2020年WHO女性生殖系统肿瘤分类将其纳入子宫和卵巢肿瘤分类，成为一个新的组织学类型。该肿瘤形态和免疫表型与发生于宫颈部位的中肾腺癌有诸多相似之处，但后续研究表明其来源于米勒管上皮，因此，采用了中肾样腺癌的名称以示和宫颈中肾腺癌的区别。

【临床特征】

中肾样腺癌为罕见肿瘤，可以发生于子宫体和卵巢。现有证据表明此类肿瘤来源于米勒管，发生于卵巢的MLA与子宫内膜异位症和腺纤维瘤相关。文献报道，卵巢MLA发病年龄36～81岁，平均年龄61岁，中位年龄59岁[91,92]。子宫的MLA发生率约1%[93]，卵巢MLA的发生率目前尚不清楚，可能比子宫的MLA更低。

【大体病理学】

肿瘤体积大小差异较大，文献报道最大径为4～32cm，主要为囊实性肿瘤，切面灰白色或灰黄色，大体形态与其他类型卵巢癌无明显差别。

【组织病理学】

镜下形态多种多样，可呈管状、腺样（假子宫内膜样）、乳头状、筛状、裂隙样、网状、肾小球样和实性（图25-68）。上述形态以不同比例混合存在，以管状和腺状结构最为常见。部分管状和腺体结构中可见一些嗜酸性胶原性物质，均匀红染，类似甲状腺组织，有时腺体扩张类似宫颈的隧道丛增生。与卵巢子宫内膜样癌不同，MLA一般缺少鳞状化生、纤毛状细胞和黏液样分化。肿瘤细胞呈立方形或柱状，细胞核轻-中度异型性，细胞核常常重叠，有时可见核沟。偶然可见鞋钉样细胞。胞质少到中等，可见核分裂象。部分瘤细胞呈短梭形或卵圆形，实性区常见。

几种少见形态需要注意以下几点。

1. 由于梭形细胞本身是MLA形态学谱系的一部分，不要过诊断为中肾样癌肉瘤。但中肾样腺癌偶可伴有异源性成分（软骨肉瘤），此时可诊断为癌肉瘤[94]。

2. 梁状-玻璃样变形态（corded and hyalinized）的MLA也有报道[95]，类似卵巢内膜样癌中CHEC的形态。间质明显透明变性，其中夹杂着梁状和管状排列的细胞。肿瘤细胞具有MLA典型的免疫表型和分子改变。

3. MLA合并低级别浆液性癌或浆液性交界性肿瘤[94,96-98]，不同成分之间具有相同的基因突变和克隆相关性，证明了两者的相关性，而不是碰撞瘤。

此外，MLA合并内膜样癌[99]、高级别浆液性癌[100]、MLA伴有去分化（MLA和未分化癌）[101]的病例都在子宫或卵巢中报道过。也有MLA合并生殖细胞肿瘤的报道[100]，包括混合性生殖细胞肿瘤和成熟性畸胎瘤，提示两个病例中的MLA可能起源于生殖细胞肿瘤。

偶然，卵巢子宫内膜样交界性腺纤维瘤中局灶中肾样分化[100]，ER阴性，GATA3强阳性，TTF-1局灶阳性。笔者也曾遇到一例浆黏液交界性肿瘤中局灶区域出现中肾样分化，ER阴性，GATA3强阳性，TTF-1局灶阳性。

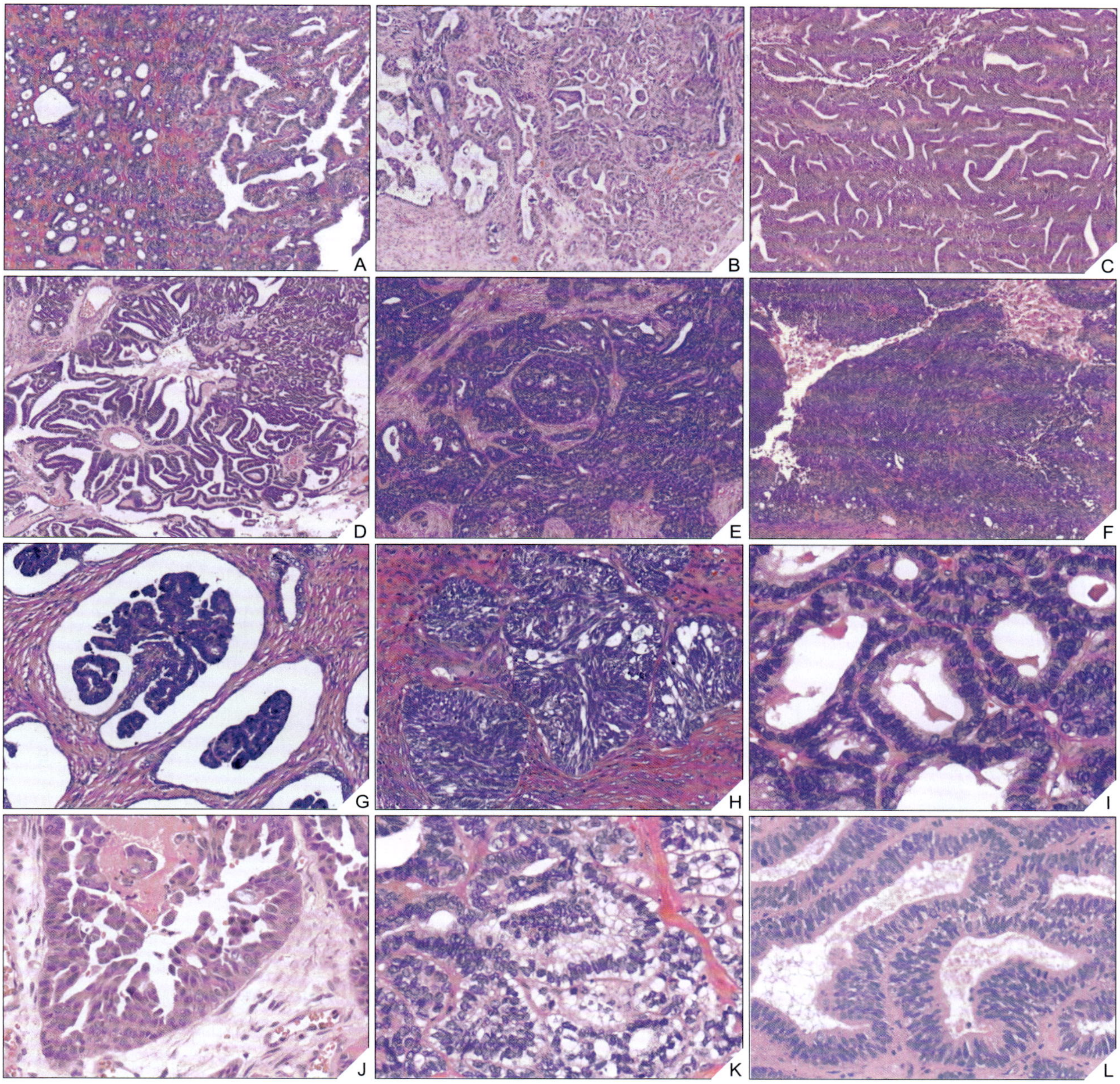

图 25-68　卵巢中肾样腺癌

A. MLA 形态多样，腺管及乳头状结构；B. 微乳头结构；C. 裂隙状结构，似浆液性肿瘤；D. 囊腺状结构；E. 筛孔状结构；F. 实性结构；G. 肾小球样结构；H. 小巢状结构伴筛孔状（似 Brenner 瘤）；I. 部分腺管内见嗜酸性均值红染的分泌物，似甲状腺胶质；J. 部分细胞异型性较大；K. 部分细胞胞质透明，杆状核伴核沟；L. 腺体伴杆状核（假子宫内膜样）

MLA 即使形态良善，仍然具有侵袭性的生物学行为，国际癌症报告合作组织（International Collaboration on Cancer Reporting，ICCR）建议应直接视为高级别腺癌[91]。

【免疫组化】

MLA 与中肾腺癌在免疫表型上相似，但有所不同。PAX8 和 CK7 通常为弥漫阳性，ER、PR 和 CK20 通常为阴性。某些病例中 ER 可为阳性，根据笔者一组 38 例 MLA 的统计（尚未发表），44% 的病例有 ER>10% 的阳性表达，15% 的病例有 PR>10% 的阳性表达。这与真正的中肾腺癌不同，因为中肾腺癌 ER 和 PR 几乎都为阴性。GATA3、TTF-1 经常在 MLA 中表达，呈现局灶性或弥漫性表达方式（图 25-69）。但需要注意的是，不仅仅是 MLA 中 GATA3 和 TTF-1 可呈阳性表达，其他类型的卵巢癌也有不同比例的阳性，如 GATA3 在浆液性癌中有 6% 阳性[102]，TTF-1 在卵巢癌中也有不同比例的阳性[103]。此外，CD10 的腔缘阳性、Calretinin 阳性也

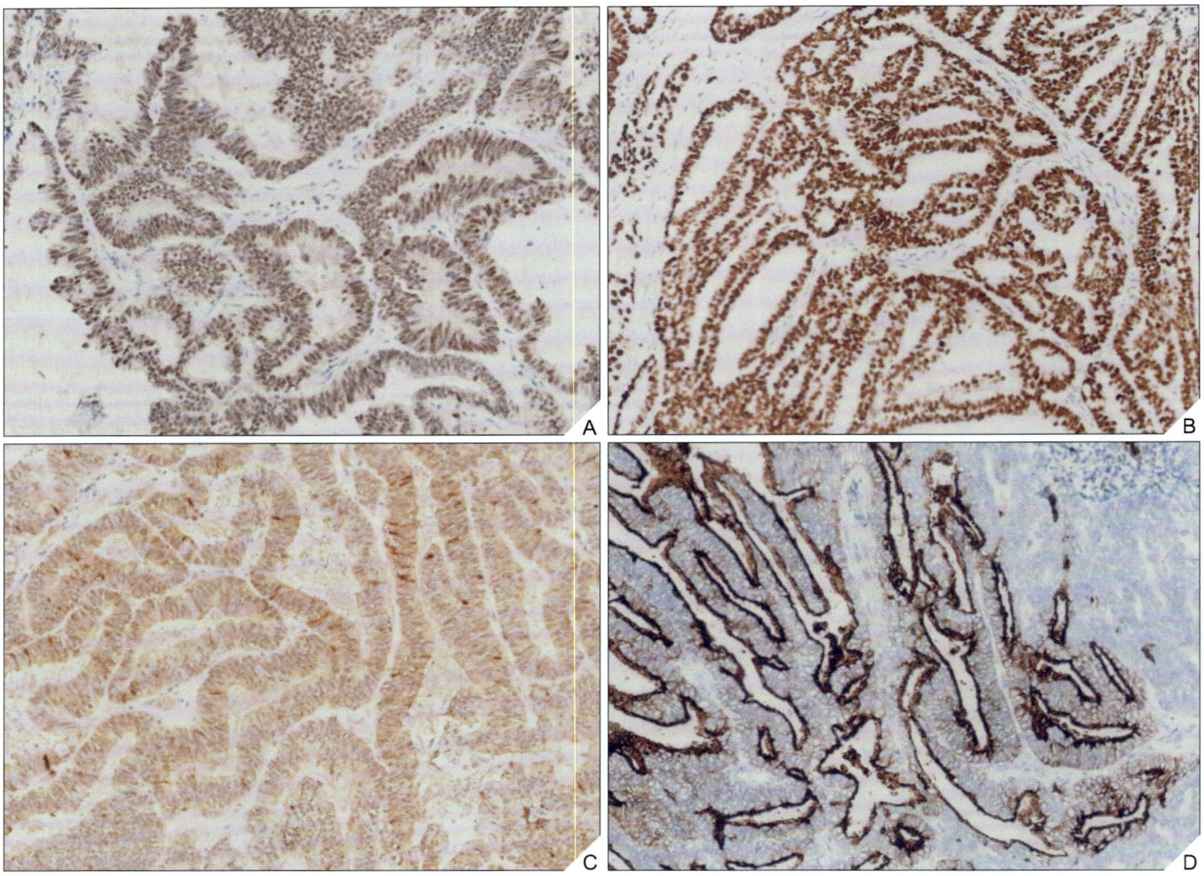

图 25-69　卵巢中肾样腺癌

A. GATA3 阳性；B. TTF-1 阳性；C. Calretinin 阳性；D. CD10 腔缘阳性

可在不同比例的卵巢癌病例中出现。目前文献报道，用于 MLA 的诊断，GATA3 的敏感度和特异度最高（91% 和 94%），其余为 TTF-1（45% 和 99%），CD10（73% 和 83%），Calretinin（36% 和 89%）[104]。根据笔者的病例统计，GATA3 阳性率高于 TTF-1（91% 与 72%）。部分病例这 2 个标志物呈互斥的表达现象，即 TTF-1 显著阳性的病例可能为 GATA3 阴性，反之亦然，TTF-1 阳性的区域可能为 GATA3 阴性。WT1 为阴性，p16 通常为局部阳性。

【分子遗传学】

MLA 的分子遗传学特征与中肾腺癌相似，其特征是 *KRAS* 突变（89%～100%）[105]，1q 增加，10 号和 12 号染色体增加[106]。除了 *KRAS* 突变外，也经常携带 *PIK3CA* 突变，与卵巢子宫内膜样癌的分子改变相重叠。个别无 *KRAS* 突变的病例，检测到 *NRAS*、*BRAF* 的热点突变。也可见 *CTNNB1*（14%）和 *PTEN* 突变（23%）。在原发性 MLA 到转移性 MLA 过程中，可额外获得其他的基因突变或从亚克隆突变到克隆性突变[105]。

【鉴别诊断】

1. 卵巢子宫内膜样癌　MLA 中缺乏鳞状化生、纤毛或黏液分化，对于出现以上形态时要考虑为卵巢子宫内膜样癌。ER、PR 在卵巢低级别子宫内膜样癌中常为弥漫性阳性，而 MLA 阴性表达多见。TTF-1 和 GATA3 通常在卵巢子宫内膜样癌中阴性，偶然也可能是局灶阳性[102, 103]，但 MLA 中两种标志物或其中之一阳性表达。MMR 蛋白缺失表达支持为卵巢子宫内膜样癌。分子 KRAS 或 NRAS 突变更支持 MLA，尽管这不是 MLA 特异性分子改变。

2. 卵巢浆液性癌　大部分的浆液性癌，无论低级别还是高级别，都比较容易与 MLA 相鉴别。浆液性癌 WT1 阳性，而 MLA 阴性。高级别浆液性癌 p53 呈突变型的异常表达，而 MLA 为野生型表达。TTF-1 和 GATA3 在浆液性癌中罕见表达，在 MLA 中往往两种或一种标志物表达。

3. 卵巢透明细胞癌　两者都可出现多种多样的组织结果，但 MLA 通常不出现透明细胞的改变。两者一般情况下均为 ER 和 PR 阴性，p53 在透明细胞癌中多为野生型表达，约 15% 有突变型的异常表达。Naspin A 作为透明细胞癌特异性的标志物，在 MLA 中的研究尚不充分，但目前的研究显示 Napsin A 在 MLA 不表达。尽管透明细胞癌中可以少部分病例局灶出现 GATA3 和 TTF-1 的表达，但两种标志物阳性更倾向为 MLA。MMR 缺失表达更支持为透明细胞癌。

4. 癌肉瘤　因为 MLA 中实性区域可出现梭形细胞，因此癌肉瘤也要鉴别。在大多数癌肉瘤中，上皮成分为高级别子宫内膜样或浆液性癌，无 MLA 的形态和免疫表型。大多数癌肉瘤的 p53 为突变型异常表达，这在 MLA 中尚未报道。此外，MLA 的梭形细胞形态温和，而癌肉瘤的肉瘤成分具有明显细胞异型性和活跃的核分裂象。

5. 卵巢恶性甲状腺肿 / 甲状腺癌　由于 TTF-1 在 MLA 中强表达，既往该类肿瘤也曾被诊断为恶性卵巢甲状腺肿 / 甲状腺型卵巢癌的肿瘤。甲状腺球蛋白阴性染色有助于排除甲状腺型肿瘤（低分化的甲状腺癌除外）。但因为甲状腺癌 PAX8 也呈弥漫性阳性，因此在 MLA 的鉴别中没有价值。

6. 沃尔夫管起源的女性附件肿瘤（female adnexal tumor of Wolffian origin，FATWO）其形态特征通常不同于 MLA，前者更常见的是筛状结构。免疫表型也不同，FATWO 更可能是 ER、inhibin-α 为阳性，PAX8、TTF-1 和 GATA3 通常为阴性。最近报道的 *STK11* 附件肿瘤 [107]，通常发生在卵巢外（输卵管旁）位置，尽管形态学特征变化很大，但最常见的是主要由上皮样细胞的吻合索和小梁组成，位于不同程度的黏液样或水肿间质，类似唾液腺型肿瘤。免疫表型与 MLA 不同，性索标志物（inhibin-α、Calretinin、WT1）通常呈阳性，而 PAX8、GATA3 和 TTF-1 通常呈阴性。这些肿瘤在分子上表现出 *STK11* 基因的改变，有时与 Peutz-Jeghers 综合征有关。

【预后】

这是一类侵袭性较强的肿瘤，具有远处转移的倾向，最常转移至肺，也可能转移到不常见的部位如肝脏和脑。39% 的卵巢 MLA 发现时已晚期（Ⅱ～Ⅳ期），其中 42% 的患者出现复发。卵巢 MLA 的 5 年无病生存期为 71%[91]。

第四节　间叶性肿瘤与混合性上皮-间叶肿瘤

卵巢内膜样间质肉瘤（ovarian endometrioid stromal sarcoma，OESS）是子宫体内膜间质肉瘤（endometrial stromal sarcoma，ESS）的同型肿瘤，迄今文献报道不足 100 例。肿瘤显示不同程度的内膜样间质分化可分为低级别与高级别两个亚型，两者在病理形态、免疫表型及生物学行为上都有很大不同。对于高、低级别内膜样间质肉瘤的划分，主要根据瘤细胞的分化特征与异型性，而不仅仅根据核分裂象多少。OESS 常常合并子宫内膜异位，推测该型肉瘤来自子宫内膜异位病灶中的内膜样间质细胞，而纤维肉瘤或平滑肌肉瘤等其他类型的卵巢肉瘤无此相关性。卵巢混合性上皮 - 间叶肿瘤包括腺肉瘤与癌肉瘤，尽管很少见，但常会遇到鉴别诊断相关的问题。

一、卵巢低级别内膜样间质肉瘤

低级别子宫内膜样间质肉瘤（low-grade endometrioid stromal sarcoma，LGESS）原发于卵巢者罕见，其发生率远低于子宫的同型肿瘤。细胞形态类似增殖期子宫内膜间质细胞。与子宫的同型肿瘤不同，卵巢低级别间质肉瘤常缺乏浸润性边界，但卵巢外播散灶可有明显浸润性生长。卵巢子宫内膜样间质肉瘤可能源自子宫内膜异位，约半数肿瘤可在邻近组织中发现子宫内膜异位。约 30% 的卵巢低级别子宫内膜样间质肉瘤在子宫中有形态相似的肿瘤，表明卵巢肿瘤可能是继发性的。因此诊断卵巢低级别子宫内膜样间质肉瘤需要详细了解患者有无同时或异时的子宫肿瘤病史。

【临床特征】

发病年龄广泛（11～76 岁），平均 56 岁，多数患者为 50～60 岁。一半病例发生于绝经后。临床表现为腹胀、腹部肿块，少数无症状，偶然发现。

【大体病理学】

80% 的肿瘤为单侧性，20% 为双侧性。肿瘤直径平均为 9.5cm（1～20cm），典型者呈实性、结节状或囊实性，实性区域切面呈黄褐色或黄白色，质中或质软，伴有坏死、出血等继发性改变。偶见囊性为主，内壁可见结节斑块，囊腔内可含大量血性液体。少数肿瘤完全贴附于卵巢表面，这一独特的生长方式与子宫内膜异位经常累及卵巢表面的现象一致。不少肿瘤伴有卵巢外转移灶，应特别注意对这些部位的检查。

【组织病理学】

密集的瘤细胞呈弥漫片状或巢状生长，细胞小而一致，核呈圆形或卵圆形，细胞质少，核仁不明显，异型性小，形态类似增殖期子宫内膜间质细胞，并可有螺旋小动脉分化或扩张的薄壁血管，管壁可见明显的透明变性（图 25-70）。核分裂象大多≤5/10HPFs，但亦可增多，最多者可达 17/10HPFs。

大约一半的肿瘤可见似纤维瘤样的区域，表现为胶原背景与短束状梭形细胞，个别形成席纹状排列（storiform pattern）（图 25-71）[108]。1/3 以上的肿瘤有透明变性的斑块或广泛的胶原沉积。其他形态还有索状或梁状的性索样分化、平滑肌化生、上皮样形态、黏液样变与水肿及泡沫细胞等。部分区域胞质淡染，胞核小，类似卵泡膜细胞瘤。半数以上的肿瘤可见子宫内膜异位，有时可见散在的良性子宫内膜腺体，一些肿瘤可见内膜样间质肉瘤与子宫内膜异位症之间的过渡。

【免疫组化】

肿瘤细胞 CD10 阳性，一般 inhibin-α 阴性表达（图 25-72）。

【分子遗传学】

卵巢 LGESS 的分子学特征与子宫同型肿瘤相同，显示 *JAZF1*、*EPC1*、*PHF1* 等基因相关重排，提示两者有共同的组织起源。

【鉴别诊断】

1. 纤维瘤　低级别 ESS 与纤维瘤的临床表现和组织形态有重叠，但纤维瘤与周围有清晰界限，呈漩涡状或编织状生长，细胞形态类似卵巢皮质间质细胞，呈梭形，伴长形细胞核，缺少螺旋小动脉分化和卵巢外扩散，肿瘤与子宫内膜异位无关。

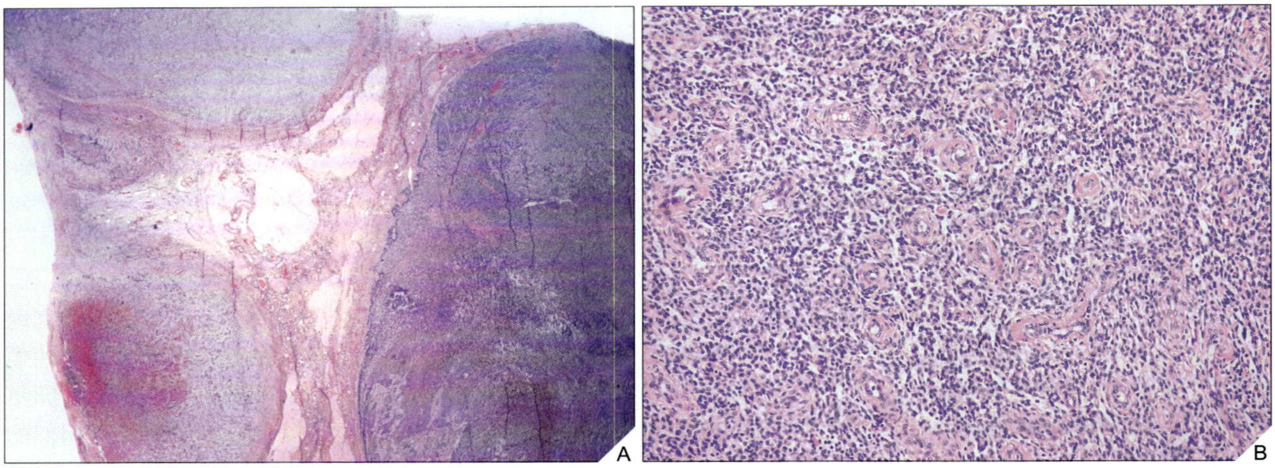

图 25-70　卵巢低级别子宫内膜样间质肉瘤

A. 肿瘤呈多结节状生长；B. 小而一致的瘤细胞，呈圆形或卵圆形，异型性小，并有特征性的螺旋小动脉分化，管壁透明变性

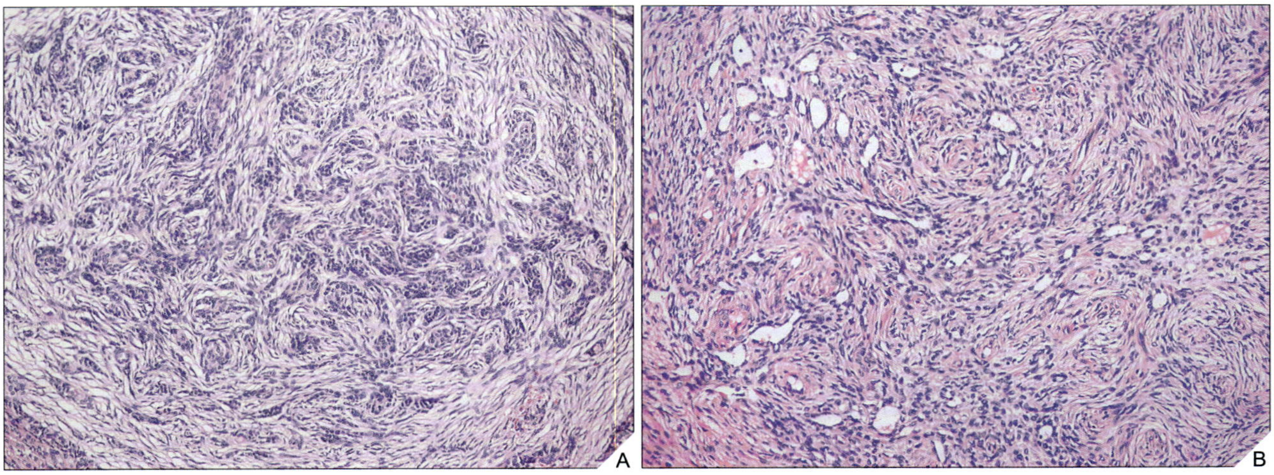

图 25-71　卵巢低级别子宫内膜样间质肉瘤

A. 部分区域瘤细胞呈梭形，其间似有上皮样细胞分化；B. 肿瘤细胞围绕小动脉生长

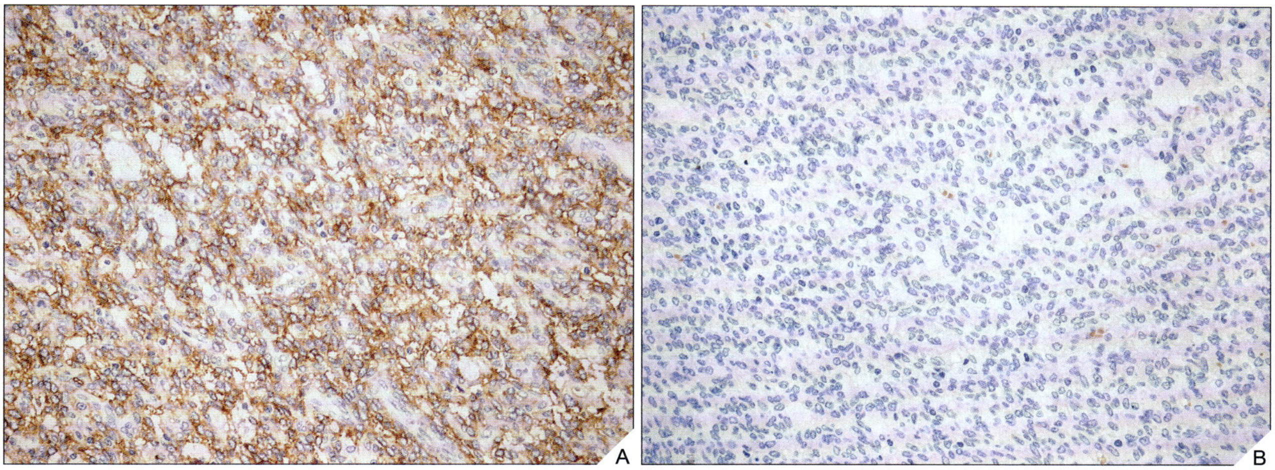

图 25–72　卵巢低级别子宫内膜样间质肉瘤

A. CD10 弥漫阳性；B. inhibin-α 阴性

2. 平滑肌瘤　卵巢平滑肌瘤尤其多细胞时细胞密集，需与 ESS 鉴别。平滑肌瘤通常呈编织状结构，核呈杆状，胞质红。免疫组化表达 SMA、desmin、caldesmon 及 HDAC8 等肌源性标志物，但有时亦可有灶性 CD10 表达，因此建议选用至少包括 CD10 及 2 个以上肌源性标志物协助诊断，而不是将 CD10 作为单一指标。

3. 性索 - 间质肿瘤　卵巢 ESS 可出现性索样分化，应与粒层细胞瘤或卵泡膜瘤区分。ESS 常有卵巢外转移，缺少内分泌症状，无典型的滤泡样结构与 Call-Exner 小体，核沟不明显，CD10 强阳性。需要注意的是，CD10 不仅在 ESS 表达，亦见于粒层细胞瘤，inhibin-α 和 Calretinin 在 ESS 的性索样分化区域也可阳性，但在传统的内膜样间质肉瘤区阴性。

4. 卵巢转移性子宫内膜间质肉瘤　子宫是 ESS 的主要部位，子宫 ESS 可转移到卵巢，卵巢转移性 ESS 的患者平均年龄较原发 ESS 年轻约 10 岁。在区分卵巢 ESS 是原发性还是继发性时，最重要的是看有无宫内肿瘤。因为无论是双侧性肿瘤，还是卵巢子宫内膜异位都不是绝对指标。为此，所有的卵巢 ESS 患者都应对子宫进行细致检查，当子宫存在 ESS 时，卵巢 ESS 更可能是转移性。

【预后】

卵巢低级别 ESS 的生物学行为与子宫同型肿瘤相似，显著优于卵巢其他类型的肉瘤。尽管就诊时有相当一部分低级别 ESS 为Ⅲ期甚至达Ⅳ期，但大多数病例术后长期存活。一组 27 例患者的报道中 5 例死于肿瘤，10 例无瘤生存 4～21 年[108]。另一组报道称术后复发率约占 1/3，最长者 252 个月后复发，因此需长期随访。治疗主要为全子宫加双侧输卵管卵巢切除，复发病例可加放疗、化疗及孕激素治疗。

二、卵巢高级别子宫内膜样间质肉瘤

卵巢高级别子宫内膜样间质肉瘤（high-grade endometrioid stromal sarcoma，HGESS）定义为肿瘤具有某种程度的内膜样间质分化，但伴有高级别的细胞核与核分裂象活跃。卵巢 HGESS 的发生率远低于 LGESS，文献仅有少数报道[109]。

【组织病理学】

肿瘤主要由高级别的细胞成分组成，这些细胞呈圆形，被纤细的纤维血管分隔成巢。细胞体积较 LGESS 的细胞大，胞质增多，嗜酸性或颗粒状。瘤细胞显著异型性，核呈圆形或不规则形，深染，有明显核仁，核分裂活跃，常见坏死。部分区域有类似低级别子宫内膜样间质肉瘤的梭形细胞成分。

【免疫组化】

肿瘤中的高级别细胞成分 CD10、ER、PR 阴性或小灶阳性，cyclin D1 弥漫阳性，低级别的肿瘤细胞成分 CD10、ER、PR 阳性。

【分子遗传学】

HGESS 也可出现 *YWHAE* 或 *BCOR* 相关的融合基因。

【鉴别诊断】

主要应与低级别 ESS 鉴别，高级别 ESS 有时伴有典型低级别 ESS 成分，造成诊断困难，主要基于细胞形态与核的特征识别肿瘤中的高级别成分，困难病例可借助免疫组化进行区分。还应与平滑肌肉瘤、腺肉瘤伴肉瘤成分过生长、未分化肉瘤等高度恶性的肿瘤鉴别。

【预后】

肿瘤具有高度侵袭性，80% 的病例术后复发并死亡，预后差。

三、腺肉瘤

腺肉瘤（adenosarcoma），又称米勒管腺肉瘤（Müllerian adenosarcoma），发生于卵巢者罕见，形态与子宫腺肉瘤相同，由良性上皮与恶性间叶肿瘤双向性分化的成分组成，属于“混合性上皮 - 间叶肿瘤”。腺肉瘤伴肉瘤成分过生长（adenosarcoma with sarcomatous overgrowth），其定义为缺乏腺体的纯肉瘤样成分在肿瘤中 ≥ 25%。其肉瘤成分多为高级别肉瘤，也可为未分化肉瘤或横纹肌肉瘤。卵巢腺肉瘤的预后较子宫腺肉瘤差，涉及与多种卵巢肿瘤的鉴别。腺肉瘤伴肉瘤成分过生长与不良预后相关。

【临床特征】

患者平均年龄 54 岁（30～84 岁），其中 <50 岁的患者近半数，较子宫同型肿瘤患者年轻。常无特殊的临床症状，主要表现为卵巢肿块。

【大体病理学】

2/3 的肿瘤局限于一侧卵巢内，肿瘤平均直径 14cm（5.5～50cm），明显大于子宫同型肿瘤（1～17cm，平均 5cm）。切面以实性为主，色灰白、灰粉、灰黄或灰褐。少数肿瘤为囊性，可为单房或多个小囊，内含清液、血性液体或黏液。部分肿瘤伴有出血或坏死。

【组织病理学】

肿瘤显示上皮与间叶双向分化，腺体均匀分布在间质中，衬覆米勒管型上皮，主要为内膜样，类似增殖期腺体，偶为萎缩或分泌型腺体。1/3 的肿瘤可伴有一种或多种其他类型的上皮，如鳞状上皮、输卵管型上皮及罕见的黏液性上皮或透明细胞上皮。这些上皮均表现良性细胞学特征，异型性不明显，但偶尔也可出现细胞不典型性（图 25-73），偶见核分裂。腺体常有囊状扩张，少数肿瘤可有局部腺体密集，类似内膜增生。间叶成分突出，可见下列特征性形态：①腺体周围间质细胞密度增加，形成“袖套结构”。②间质细胞突向腺腔，形成腺腔内球状或息肉样的间质隆起及分叶状结构。在间质挤压下，腺体变成半月形或轮廓不规则（图 25-74）。③肿瘤表面多发外生性间质突起。间叶成分通常为低级别内膜样间质肉瘤，或者低 - 中级别的纤维肉瘤，称同源性（homologous）腺肉瘤（图 25-75）。12.5% 的肿瘤出现横纹肌、软骨等成分，称为异源性（heterologous）腺肉瘤 [110]。15% 的肿瘤可见索状、巢状、波纹状、滤泡样腔隙等性索样成分。间质中常有片状透明变性的胶原组织或透明变性的斑块，并可有出血、梗死、黏液变性及平滑肌化生等继发改变。核分裂象多少不一，平均为 4/10HPFs。伴肉瘤成分过生长的区域通常由低分化肉瘤成分组成，似未分化肉瘤形态，细胞异型性与核分裂较其他区域显著增加，常出现异源性成分 [111]。

【免疫组化】

腺肉瘤的间质成分大多为低级别，典型 CD10、ER、PR、WT1 阳性，p53 野生型表达，Ki-67 增生指数低。高级别肉瘤成分常 CD10、ER、PR 阴性，p53 突变型表达，Ki-67 增生指数高，伴有横纹肌肉瘤成分时肌源性标志物如 desmin、myogenin 等阳性。肿瘤伴有性索样成分时可表达 inhibin-α 与 Calretinin。

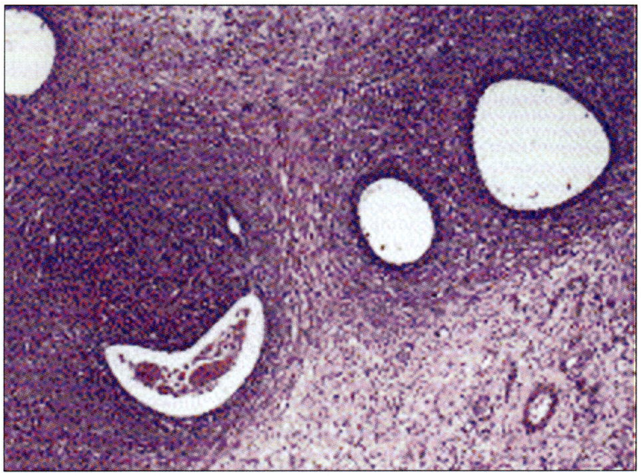

图 25-73　卵巢腺肉瘤

上皮与间叶双向分化，腺体囊状扩张，被密集的间质细胞环绕，形成袖套状结构；半月形的腺腔与其内丘状间质隆起（左下）

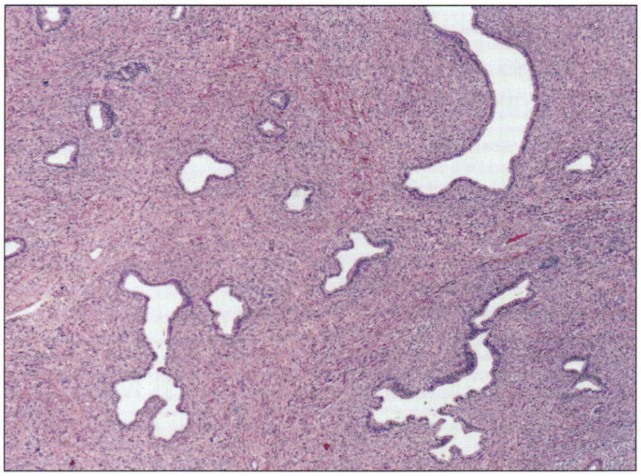

图 25-74　卵巢腺肉瘤

腺体轮廓不规则，腺腔狭长，腔内可见 1 个或多个丘状隆起（以图上方 2 个腺体为著），系增生的间质所致。这一形态对诊断有重要提示意义

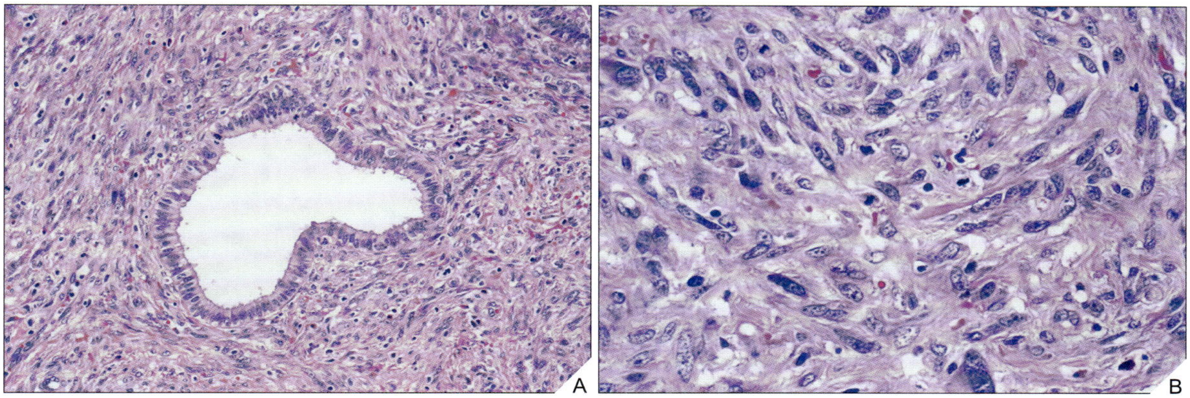

图 25–75　卵巢腺肉瘤

A. 良性腺上皮与肉瘤性间质；B. 肉瘤成分为同源性，细胞异型性明显，核分裂象易见

【鉴别诊断】

1. 腺纤维瘤和息肉样子宫内膜异位　间质细胞无异型性，细胞排列均匀，核分裂象少或无，腺体和间质比例协调，缺少间质的“袖套样”生长方式及向腺体内突入的间质。

2. 癌肉瘤　上皮细胞具有显著的恶性形态学特点，伴高级别的间叶成分。而腺肉瘤的上皮异型性通常仅限于少数腺体，间叶成分一般为低级别形态。

3. 其他恶性肿瘤　腺肉瘤在伴有性索样结构时易被误认为性索 - 间质肿瘤，但其性索样分化通常局灶，伴有典型腺肉瘤区域及内膜样间质等，免疫组化不表达性索 - 间质标志物。伴有异源性成分的腺肉瘤易与未成熟畸胎瘤混淆，但后者主要见于年轻女性，肿瘤中有未成熟神经外胚层成分。伴有肉瘤性成分过生长的肿瘤应与内膜样间质肉瘤鉴别，应注意寻找典型的腺肉瘤区域。

【预后】

卵巢腺肉瘤的预后比子宫腺肉瘤差，1/3 的患者就诊时已播散至卵巢外，多数肿瘤在术后 5 年内复发或转移，首次复发时间平均 2.6 年，而子宫腺肉瘤为 3.5 年。卵巢腺肉瘤的死亡率达 37.5%，5 年、10 年与 15 年生存率分别为 64%、46% 与 30%，而子宫腺肉瘤的死亡率仅为 16%。与预后差相关的因素包括患者年龄 <53 岁、肿瘤破裂、有高级别肉瘤成分及伴有肉瘤成分过生长。

四、卵巢癌肉瘤

卵巢癌肉瘤（carcinosarcoma）为子宫癌肉瘤的同型肿瘤，旧称恶性中胚叶混合瘤（malignant mixed mesodermal tumor，MMMT）或恶性混合性米勒管肿瘤（malignant mixed Müllerian tumor，MMMT），现在这些名称已被摒弃。癌肉瘤也不再归属于上皮 - 间质肿瘤，而属于癌的范畴。尽管肿瘤在组织学上显示癌与肉瘤双向分化，但分子学与免疫组化研究显示两种成分存在克隆相关性，不同表型的细胞具有相同的基因异常，95% 以上的肿瘤存在 *TP53* 基因突变，且肿瘤的上皮和间质成分中 *TP53* 基因突变位点相同[112，113]。此外，癌肉瘤的复发肿瘤通常为高级别浆液性癌，转移方式和高级别浆液性癌相似，这也可作为一个间接证据证明其为上皮源性肿瘤。因此，目前的共识是该型肿瘤为上皮起源，肉瘤成分是由癌经过去分化的过程而形成，这与子宫内膜的癌肉瘤发生发展相似（具体见第十八章）。

卵巢癌肉瘤在卵巢恶性肿瘤中占 1%～3%。肿瘤由高级别恶性米勒管型上皮（癌）和间叶（肉瘤样）成分组成，后者又分为同源性或异源性。就诊时 90% 以上的肿瘤伴有卵巢外扩散，表现为高度侵袭性的生物学行为。

【临床特征】

患者平均年龄 69 岁，大部分发生于 60～80 岁的老年妇女，罕见发生于 40 岁以下者。临床表现为腹部包块，偶有 AFP 升高。常常双侧卵巢受累，大多数患者就诊时已达Ⅲ期或Ⅳ期。

【大体病理学】

肿瘤体积较大，平均直径 13.6cm（3.2～33cm），常见出血坏死。依据癌与肉瘤成分所占比例不同，切面质地有所不同。以癌为主的肿瘤通常呈灰白色，质地硬且脆，而以肉瘤成分为主的肿瘤质地较为细腻。

【组织病理学】

肿瘤由高级别癌和肉瘤两种成分组成，肿瘤中两种成分比例不一，两种成分分界清晰或相互混杂（图 25-76～图 25-78）。上皮成分中最常见的为高级别浆液性癌、内膜样癌或未分化癌，少数为鳞状细

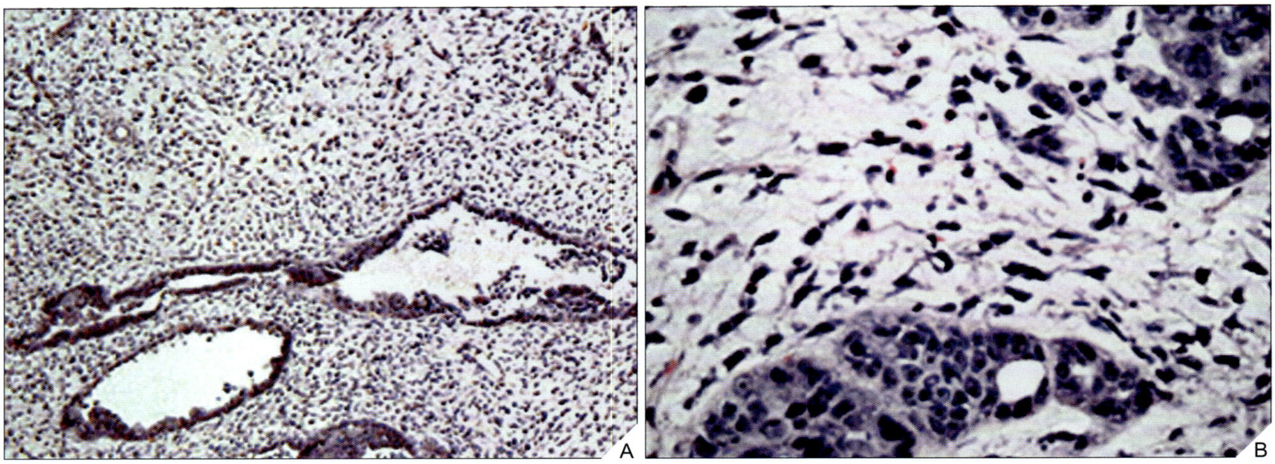

图 25-76　卵巢癌肉瘤

高级别腺癌及肉瘤双向分化（A、B）；放大后可见高级别内膜样癌与同源性肉瘤成分（B）

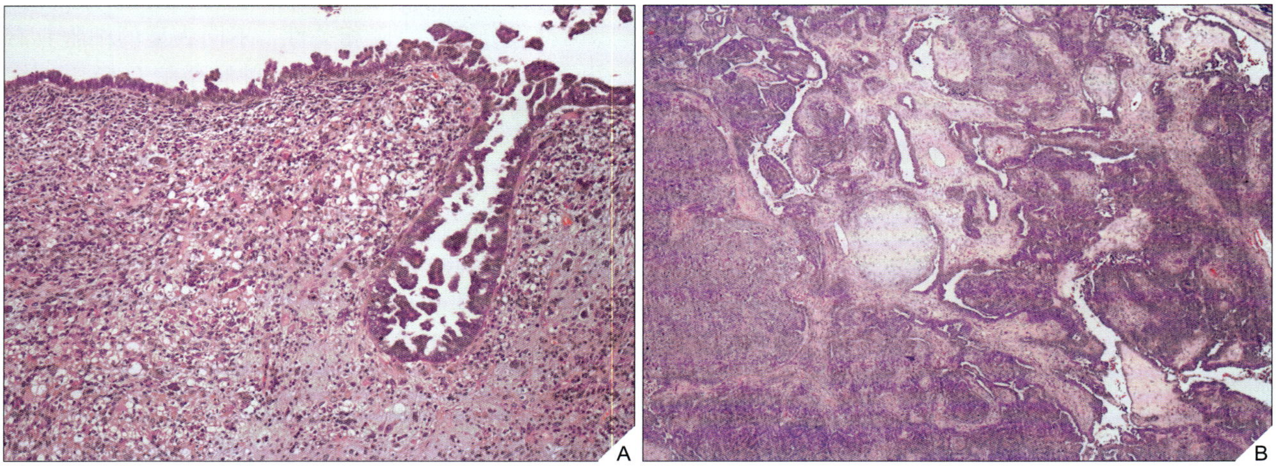

图 25-77　卵巢癌肉瘤

A. 高级别浆液性癌与异源性肉瘤，伴有横纹肌分化；B. 癌与肉瘤成分混杂分布，肉瘤成分中伴有软骨分化（中部）

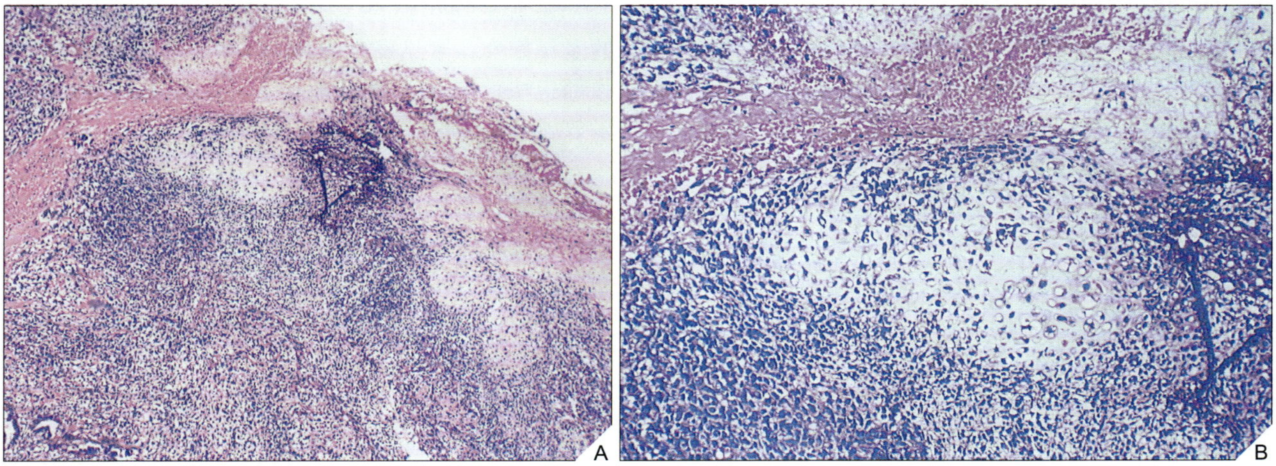

图 25-78　卵巢癌肉瘤

A. 少数恶性腺体（左下角）与大片的异源性肉瘤成分；B. 放大后见高级别肉瘤中有软骨肉瘤分化

胞癌或透明细胞癌，而黏液癌罕见。常有多形性和奇异形上皮性瘤巨细胞。同源性肉瘤主要为高级别未分化小圆细胞或梭形细胞肉瘤，也可伴有高级别内膜间质肉瘤与纤维肉瘤的一些特征，网染富于网状纤维。异源性肉瘤样成分见于 70% 以上的肿瘤，最常见的是软骨肉瘤，亦可见横纹肌肉瘤、骨肉瘤、脂肪肉瘤或血管肉瘤等。关于这些成分的预后意义，文献中并不一致。肿瘤发生卵巢外转移时，可表现为同时伴有癌与肉瘤成分，也可仅有癌的成分，罕见仅有肉瘤成分。

癌肉瘤中的恶性间叶成分对预后有很大影响，因此对其比例没有最低要求，即使只有少量的肉瘤成分也可诊断，并需尽可能说明肉瘤的具体类型。癌肉瘤中的上皮成分为高级别米勒管型癌。

【免疫组化】

p53 突变型表达（弥漫强阳性或全阴性），Ki-67 增生指数非常高。高级别浆液性癌的成分可表现 CK 阴性，vimentin 阳性，而肉瘤成分则可有 CK 阳性表达。为此，WHO 不推荐依据这些标志物的表达进行癌肉瘤的诊断。免疫组化对于证实肿瘤中异源性成分有帮助，如横纹肌肉瘤 myoD1、myogenin 及 desmin 阳性。软骨肉瘤 S-100 阳性。

【分子遗传学】

主要表现为 *TP53* 基因突变和 *CDKN2A* 过表达，*CTNNB1*、*FBXW7*、*PPP2R1A*、*BCOR* 和 *CHD4* 突变。偶有报道与胚系 *BRCA2* 突变相关 [114]。

【鉴别诊断】

1. 卵巢未成熟畸胎瘤　多见于儿童及年轻妇女，40 岁以上妇女少见，肿瘤内有三个胚层衍化而来的成分，除中胚层成分外，尚有内胚层和外胚层的成分，尤其是神经外胚层的成分，并可形成胚胎性组织结构。癌肉瘤多见于老年女性，主要为米勒管上皮成分和中胚叶衍化的成分，缺乏神经及其他生殖细胞成分。偶有报道癌肉瘤伴有神经内分泌分化，显示成熟畸胎瘤与癌肉瘤的细胞学和组织学特征，被称为畸胎样癌肉瘤（teratoid carcinosarcoma）。

2. 卵巢横纹肌肉瘤　多因取材不够充分，未查见米勒管上皮成分而表现为单一的肉瘤成分，造成误诊。如多处取材，在光镜下即可鉴别。

3. 伴异源性成分的支持 - 间质细胞瘤　该肿瘤虽可含有上皮、软骨岛或横纹肌成分，但有不同分化程度的支持 - 间质细胞，患者较年轻，可伴有男性化的临床表现；免疫组化支持 - 间质细胞肿瘤成分 inhibin-α 和 Calretinin 阳性。

【预后】

绝大多数患者就诊时已为晚期，预后很差，平均生存期 <24 个月，5 年生存率为 15%～30%。卵巢外出现肉瘤成分提示预后差 [115]。

参・考・文・献

[1] McCluggage W G. Mesonephric-like adenocarcinoma of the female genital tract: from morphologic observations to a well-characterized carcinoma with aggressive clinical behavior[J]. Adv Anat Pathol, 2022, 29(4): 208-216.

[2] LaGrenade A, Silverberg S G. Ovarian tumors associated with atypical endometriosis[J].Hum Patho, 1988, 19(9): 1080-1084.

[3] Fukunaga M, Nomura K, Ishikawa E, et al. Ovarian atypical endometriosis: its close association with malignant epithelial tumours[J]. Histopathology, 1997, 30(3): 249-255.

[4] McCluggage W G. Endometriosis-related pathology: a discussion of selected uncommon benign, premalignant and malignant lesions[J]. Histopathology, 2020, 76(1): 76-92.

[5] Seidman J D. Prognostic importance of hyperplasia and atypia in endometriosis[J]. Int J Gynecol Patho, 1996, 15(1): 1-9.

[6] DePriest P D, Banks E R, Powell D E, et al. Endometrioid carcinoma of the ovary and endometriosis: the association in postmenopausal women[J]. Gynecol Oncol, 1992, 47(1): 71-75.

[7] Mostoufizadeh M, Scully R E. Malignant tumors arising in endometriosis[J]. Clin Obstet Gynecol, 1980, 23(3): 951-963.

[8] Irving J A, Catasús L, Gallardo A, et al. Synchronous endometrioid carcinomas of the uterine corpus and ovary: alterations in the beta-catenin (CTNNB1) pathway are associated with independent primary tumors and favorable prognosis[J].Hum Pathol, 2005, 36(6): 605-619.

[9] Kline R C, Wharton J T, Atkinson E N, et al. Endometrioid carcinoma of the ovary: retrospective review of 145 cases[J]. Gynecol Oncol, 1990, 39(3): 337-346.

[10] Klemi P J, Grönroos M. Endometrioid carcinoma of the ovary. A clinicopathologic, histochemical, and electron microscopic study[J]. Obstet Gynecol, 1979, 53(5): 572-579.

[11] Brescia R J, Dubin N, Demopoulos R I. Endometrioid and clear cell carcinoma of the ovary[J]. Int J Gynecol Pathol, 1989, 8(2): 132-138.

[12] Woodbeck R, Kelemen L E, Köbel M. Ovarian endometrioid carcinoma misdiagnosed as mucinous carcinoma: an underrecognized problem[J]. Int J Gynecol Pathol, 2019, 38(6): 568-575.

[13] Köbel M, Luo L, Grevers X, et al. Ovarian carcinoma

histotype: strengths and limitations of integrating morphology with immunohistochemical predictions[J]. Int J Gynecol Pathol, 2019, 38(4): 353-362.
[14] Eichhorn J H, Scully R E. Endometrioid ciliated-cell tumors of the ovary: a report of five cases[J]. Int J Gynecol Pathol, 1996, 15(3): 248-256.
[15] Travaglino A, Arciuolo D, Santoro A, et al. Corded and hyalinized endometrioid endometrial carcinoma with high-grade features: a clinicopathological and TCGA-based molecular analysis[J]. Virchows Arch, 2023, 482(4): 671-678.
[16] Travaglino A, Arciuolo D, Santoro A, et al. Corded and hyalinized endometrioid carcinoma: Summary of clinical, histological, immunohistochemical and molecular data[J]. Pathol Res Pract, 2023, 247: 154515.
[17] Mansor S, McCluggage W G. Endometrioid adenocarcinoma of the ovary mimicking serous borderline tumor: report of a series of cases[J]. Int J Gynecol Pathol, 2014, 33(5): 470-476.
[18] Weisman P, Park K J, Xu J. FIGO grade 3 endometrioid adenocarcinomas with diffusely aberrant β-catenin expression: an aggressive subset resembling cutaneous pilomatrix carcinomas[J]. Int J Gynecol Pathol, 2022, 41(2): 126-131.
[19] Talia K L, McCluggage W G.The diverse morphology and immunophenotype of ovarian endometrioid carcinomas[J]. Pathology, 2023, 55(3): 269-286.
[20] Geyer F C, Pareja F, Burke K A, et al. Genetic analysis of a morphologically heterogeneous ovarian endometrioid carcinoma[J]. Histopathology, 2017, 71(3): 480-487.
[21] McNamee T, Damato S, McCluggage W G. Yolk sac tumours of the female genital tract in older adults derive commonly from somatic epithelial neoplasms: somatically derived yolk sac tumours[J]. Histopathology, 2016, 69(5): 739-751.
[22] Xiao G Q, Li F, Unger P D, et al. ZBTB16: a novel sensitive and specific biomarker for yolk sac tumor[J]. Mod Pathol, 2016, 29(6): 591-598.
[23] Rambau P F, McIntyre J B, Taylor J, et al. Morphologic reproducibility, genotyping, and immunohistochemical profiling do not support a category of seromucinous carcinoma of the ovary[J]. Am J Surg Pathol, 2017, 41(5): 685-695.
[24] Assem H,Rambau P F,Lee S,et al.High-grade endometrioid carcinoma of the ovary: a clinicopathologic study of 30 cases[J]. Am J Surg Pathol, 2018, 42(4): 534-544.
[25] Rajendran S, McCluggage W G. WT1 positive ovarian endometrioid tumors: observations from consult cases and strategies for distinguishing from serous neoplasms[J]. Int J Gynecol Pathol, 2022, 41(2): 191-202.
[26] Lim D, Murali R, Murray M P, et al. Morphological and immunohistochemical reevaluation of tumors initially diagnosed as ovarian endometrioid carcinoma with emphasis on high-grade tumors[J]. Am J Surg Pathol, 2016, 40(3): 302-312.
[27] Moritz A W, Schlumbrecht M P, Nadji M, et al. Expression of neuroendocrine markers in non-neuroendocrine endometrial carcinomas[J]. Pathology, 2019, 51(4): 369-374.
[28] Parra-Herran C, Lerner-Ellis J, Xu B, et al. Molecular-based classification algorithm for endometrial carcinoma categorizes ovarian endometrioid carcinoma into prognostically significant groups[J]. Mod Pathol, 2017, 30(12): 1748-1759.
[29] Leskela S, Romero I, Rosa-Rosa J M, et al. Molecular heterogeneity of endometrioid ovarian carcinoma: an analysis of 166 cases using the endometrial cancer subrogate molecular classification[J]. Am J Surg Pathol, 2020, 44(7): 982-990.
[30] Hollis R L, Thomson J P, Stanley B, et al. Molecular stratification of endometrioid ovarian carcinoma predicts clinical outcome[J]. Nat Commun, 2020, 11(1): 4995.
[31] Gamallo C, Palacios J, Moreno G, et al. Beta-catenin expression pattern in stage Ⅰ and Ⅱ ovarian carcinomas: relationship with beta-catenin gene mutations, clinicopathological features, and clinical outcome[J]. Am J Pathol, 1999, 155(2): 527-536.
[32] Stasenko M, Feit N, Lee S S K, et al. Clinical patterns and genomic profiling of recurrent 'ultra-low risk' endometrial cancer[J]. Int J Gynecol Cancer, 2020, 30(6): 717-723.
[33] Kurnit K C, Kim G N, Fellman B M, et al. CTNNB1 (beta-catenin) mutation identifies low grade, early stage endometrial cancer patients at increased risk of recurrence[J]. Mod Pathol, 2017, 30(7): 1032-1041.
[34] Sato N, Tsunoda H, Nishida M, et al. Loss of heterozygosity on 10q23.3 and mutation of the tumor suppressor gene PTEN in benign endometrial cyst of the ovary: possible sequence progression from benign endometrial cyst to endometrioid carcinoma and clear cell carcinoma of the ovary[J]. Cancer Res, 2000, 60(24): 7052-7056.
[35] Campbell I G, Russell S E, Choong D Y, et al. Mutation of the PIK3CA gene in ovarian and breast cancer[J]. Cancer Res, 2004, 64(21): 7678-7681.
[36] McConechy M K, Ding J, Senz J, et al. Ovarian and endometrial endometrioid carcinomas have distinct CTNNB1 and PTEN mutation profiles[J]. Mod Pathol, 2014, 27(1): 128-134.
[37] Huang H N, Lin M C, Tseng L H, et al. Ovarian and endometrial endometrioid adenocarcinomas have distinct profiles of microsatellite instability, PTEN expression, and ARID1A expression[J]. Histopathology, 2015, 66(4): 517-528.
[38] Wiegand K C, Shah S P, Al-Agha O M, et al. ARID1A mutations in endometriosis-associated ovarian carcinomas[J]. N Engl J Med, 2010, 363(16): 1532-1543.
[39] Samartzis E P, Samartzis N, Noske A, et al. Loss of ARID1A/BAF250a-expression in endometriosis: a biomarker for risk of carcinogenic transformation?[J]. Mod Pathol, 2012, 25(6): 885-892.
[40] Zhai Y, Kuick R, Tipton C, et al. Arid1a inactivation in an Apc- and Pten-defective mouse ovarian cancer

model enhances epithelial differentiation and prolongs survival[J]. J Pathol, 2016, 238(1): 21-30.
[41] Catasús L, Bussaglia E, Rodrguez I, et al. Molecular genetic alterations in endometrioid carcinomas of the ovary: similar frequency of beta-catenin abnormalities but lower rate of microsatellite instability and PTEN alterations than in uterine endometrioid carcinomas[J]. Hum Pathol, 2004, 35(11): 1360-1368.
[42] Tessier-Cloutier B, Kommoss F K F, Kolin D L, et al. Dedifferentiated and undifferentiated ovarian carcinoma: an aggressive and molecularly distinct ovarian tumor characterized by frequent SWI/SNF complex inactivation[J]. Mod Pathol, 2024, 37(1): 100374.
[43] Tessier-Cloutier B, Kommoss F K F, Kolin D L, et al. Dedifferentiated and undifferentiated ovarian carcinoma: an aggressive and molecularly distinct ovarian tumor characterized by frequent SWI/SNF complex inactivation[J]. Mod Pathol, 2024, 37(1): 100374.
[44] Cao D, Guo S, Allan R W, et al. SALL4 is a novel sensitive and specific marker of ovarian primitive germ cell tumors and is particularly useful in distinguishing yolk sac tumor from clear cell carcinoma[J]. Am J Surg Pathol, 2009, 33(6): 894-904.
[45] Magers M J, Kao C S, Cole C D, et al. "Somatic-type" malignancies arising from testicular germ cell tumors: a clinicopathologic study of 124 cases with emphasis on glandular tumors supporting frequent yolk sac tumor origin[J]. Am J Surg Pathol, 2014, 38(10): 1396-1409.
[46] Ravishankar S, Malpica A, Ramalingam P, et al. Yolk sac tumor in extragonadal pelvic sites: still a diagnostic challenge[J]. Am J Surg Pathol, 2017, 41(1): 1-11.
[47] McCluggage W G, Young R H. Ovarian Sertoli-leydig cell tumors with pseudoendometrioid tubules (pseudoendometrioid Sertoli-leydig cell tumors)[J]. Am J Surg Pathol, 2007, 31(4): 592-597.
[48] Assem H, Rambau P F, Lee S, et al. High-grade endometrioid carcinoma of the ovary: a clinicopathologic study of 30 cases[J]. Am J Surg Pathol, 2018, 42(4): 534-544.
[49] Kurman R J, Carcangiu M L, Herrington C S (ed). WHO Classification of tumors of female reproductive organs[M]. 4th ed.Lyon: International Agency for Research on Cancer, 2014.
[50] Cuellar-Partida G, Lu Y, Dixon S C, et al. Assessing the genetic architecture of epithelial ovarian cancer histological subtypes[J]. Hum Genet,2016, 135(7): 741-756.
[51] Rambau P, Kelemen L E, Steed H, et al. Association of hormone receptor expression with survival in ovarian endometrioid carcinoma: biological validation and clinical implications[J]. Int J Mol Sci, 2017, 18(3): 515.
[52] Zaino R, Whitney C, Brady M F, et al. Simultaneously detected endometrial and ovarian carcinomas: a prospective clinicopathologic study of 74 cases: a gynecologic oncology group study[J].Gynecol Oncol, 2001, 83(2): 355-362.
[53] Anglesio M S, Wang Y K, Maassen M, et al. Synchronous endometrial and ovarian carcinomas: evidence of clonality[J]. J Natl Cancer Inst, 2016, 108(6): djv428.
[54] Schultheis A M, Ng C K, De Filippo M R, et al. Massively parallel sequencing-based clonality analysis of synchronous endometrioid endometrial and ovarian carcinomas[J]. J Natl Cancer Inst, 2016, 108(6): djv427.
[55] Berek J S, Matias-Guiu X, Creutzberg C, et al. FIGO staging of endometrial cancer: 2023[J]. Int J Gynaecol Obstet, 2023, 162: 383-394.
[56] Zheng W. Molecular classification of endometrial cancer and the 2023 FIGO staging: exploring the challenges and opportunities for pathologists[J]. Cancers(Basel), 2023, 15(16): 4101.
[57] Aysal A, Karnezis A, Medhi I, et al. Ovarian endometrioid adenocarcinoma: incidence and clinical significance of the morphologic and immunohistochemical markers of mismatch repair protein defects and tumor microsatellite instability[J]. Am J Surg Pathol, 2012, 36(2): 163-172.
[58] Rambau P F, Duggan M A, Ghatage P, et al. Significant frequency of MSH2/MSH6 abnormality in ovarian endometrioid carcinoma supports histotype-specific Lynch syndrome screening in ovarian carcinomas[J]. Histopathology, 2016, 69(2): 288-297.
[59] Vierkoetter K R, Ayabe A R, VanDrunen M, et al. Lynch Syndrome in patients with clear cell and endometrioid cancers of the ovary[J]. Gynecol Oncol, 2014, 135(1): 81-84.
[60] Chandler R L, Damrauer J S, Raab J R, et al. Coexistent ARID1A-PIK3CA mutations promote ovarian clear-cell tumorigenesis through pro-tumorigenic inflammatory cytokine signalling[J].Nat Commun, 2015, 6: 6118.
[61] Cochrane D R, Tessier-Cloutier B, Lawrence K M, et al. Clear cell and endometrioid carcinomas: are their differences attributable to distinct cells of origin?[J]. J Pathol, 2017, 243(1): 26-36.
[62] Kolin D L, Dinulescu D M, Crum C P. Origin of clear cell carcinoma: nature or nurture?[J]. J Pathol, 2018, 244(2): 131-134.
[63] Bell D A, Scully R E. Benign and borderline clear cell adenofibromas of the ovary[J]. Cancer, 1985, 56(12): 2922-2931.
[64] Sugiyama T, Kamura T, Kigawa J, et al. Clinical characteristics of clear cell carcinoma of the ovary: a distinct histologic type with poor prognosis and resistance to platinum-based chemotherapy[J]. Cancer, 2000, 88(11): 2584-2589.
[65] Köbel M, Kalloger S E, Huntsman D G, et al. Differences in tumor type in low-stage versus high-stage ovarian carcinomas[J]. Int J Gynecol Pathol, 2010, 29(3): 203-211.
[66] Bi R, Shen X, Zhang W, et al. Clear cell carcinomas of the ovary: a mono-institutional study of 73 cases in China with an analysis of the prognostic significance of clinicopathological parameters and IMP3 expression[J]. Diagn Pathol, 2016, 11: 17.
[67] DeLair D, Oliva E, Köbel M, et al. Morphologic spectrum

of immunohistochemically characterized clear cell carcinoma of the ovary: a study of 155 cases[J]. Am J Surg Pathol, 2011, 35(1): 36-44.

[68] Kato N, Higuchi J, Ogata S, et al. Spherule-like acellular stroma in clear cell carcinoma of the ovary: its utility in frozen section diagnosis[J]. Histopathology, 2011, 59(4): 790-794.

[69] Vroobel K M, McCluggage W G. Ovarian clear cell tumors associated with seromucinous borderline tumor: a case series[J]. Int J Gynecol Pathol, 2022, 41(1): 76-81.

[70] Yamashita Y, Nagasaka T, Naiki-Ito A, et al. Napsin A is a specific marker for ovarian clear cell adenocarcinoma[J]. Mod Pathol, 2015, 28(1): 111-117.

[71] Köbel M, Kalloger S E, Carrick J, et al. A limited panel of immunomarkers can reliably distinguish between clear cell and high-grade serous carcinoma of the ovary[J]. Am J Surg Pathol, 2009, 33(1): 14-21.

[72] Köbel M, Rahimi K, Rambau P F, et al. An immunohistochemical algorithm for ovarian carcinoma typing[J]. Int J Gynecol Pathol, 2016, 35(5): 430-441.

[73] Lim D, Ip P P, Cheung A N,et al. Immunohistochemical comparison of ovarian and uterine endometrioid carcinoma, endometrioid carcinoma with clear cell change, and clear cell carcinoma[J]. Am J Surg Pathol, 2015, 39(8): 1061-1069.

[74] Jones S, Wang T L, Shih Ie M, et al. Frequent mutations of chromatin remodeling gene ARID1A in ovarian clear cell carcinoma[J]. Science, 2010, 330(6001): 228-231.

[75] Yamamoto S, Tsuda H, Takano M, et al. PIK3CA mutation is an early event in the development of endometriosis-associated ovarian clear cell adenocarcinoma[J]. J Pathol, 2011, 225(2): 189-194.

[76] Kuo K T, Mao T L, Jones S, et al. Frequent activating mutations of PIK3CA in ovarian clear cell carcinoma[J]. Am J Pathol, 2009, 174(5): 1597-1601.

[77] Nishikimi K, Kiyokawa T, Tate S, et al. ARID1A expression in ovarian clear cell carcinoma with an adenofibromatous component[J]. Histopathology, 2015, 67(6): 866-871.

[78] Irshaid L,Costigan D C,Dong F,et al. Molecular landscape of Mullerian clear cell carcinomas identifies the cancer genome atlas-like prognostic subgroups[J]. Mod Pathol, 2023, 36(5): 100123.

[79] Stenzel K, Hamacher A, Hansen F K, et al. Alkoxyurea-based histone deacetylase inhibitors increase cisplatin potency in chemoresistant cancer cell lines[J]. J Med Chem, 2017, 60(13): 5334-5348.

[80] Bai H, Cao D, Yuan F, et al. Prognostic value of endometriosis in patients with stage I ovarian clear cell carcinoma: experiences at three academic institutions[J]. Gynecol Oncol, 2016, 143(3): 526-531.

[81] Matsuo K, Yoshino K, Hasegawa K, et al. Survival outcome of stage I ovarian clear cell carcinoma with lympho-vascular space invasion[J]. Gynecol Oncol, 2015, 136(2): 198-204.

[82] Köbel M, Xu H, Bourne P A, et al. IGF2BP3 (IMP3) expression is a marker of unfavorable prognosis in ovarian carcinoma of clear cell subtype[J]. Mod Pathol, 2009, 22(3): 469-475.

[83] Yamashita Y, Akatsuka S, Shinjo K, et al. Met is the most frequently amplified gene in endometriosis-associated ovarian clear cell adenocarcinoma and correlates with worsened prognosis[J]. PLoS One, 2013, 8(3): e57724.

[84] Ayhan A, Kuhn E, Wu R C, et al. CCNE1 copy-number gain and overexpression identify ovarian clear cell carcinoma with a poor prognosis[J]. Mod Pathol, 2017, 30(2): 297-303.

[85] Sekiya R, Kajiyama H, Sakai K, et al. Expression of CXCR4 indicates poor prognosis in patients with clear cell carcinoma of the ovary[J]. Hum Pathol, 2012, 43(6): 904-910.

[86] Min K W, Park M H, Hong S R, et al. Clear cell carcinomas of the ovary: a multi-institutional study of 129 cases in Korea with prognostic significance of Emi1 and Galectin-3[J]. Int J Gynecol Pathol, 2013, 32(1): 3-14.

[87] Wu R C, Ayhan A, Maeda D, et al. Frequent somatic mutations of the telomerase reverse transcriptase promoter in ovarian clear cell carcinoma but not in other major types of gynaecological malignancy[J]. J Pathol, 2014, 232(4): 473-481.

[88] Bennett J A, Morales-Oyarvide V, Campbell S, et al. Mismatch repair protein expression in clear cell carcinoma of the ovary: incidence and morphologic associations in 109 cases[J]. Am J Surg Pathol, 2016, 40(5): 656-663.

[89] Howitt B E, Strickland K C, Sholl L M, et al. Clear cell ovarian cancers with microsatellite instability: a unique subset of ovarian cancers with increased tumor-infiltrating lymphocytes and PD-1/PD-L1 expression[J]. Oncoimmunology, 2017, 6(2): e1277308.

[90] McFarland M, Quick C M, McCluggage W G. Hormone receptor-negative, thyroid transcription factor 1-positive uterine and ovarian adenocarcinomas: report of a series of mesonephric-like adenocarcinomas[J]. Histopathology, 2016, 68(7): 1013-1020.

[91] Pors J, Segura S, Chiu D S, et al. Clinicopathologic characteristics of mesonephric adenocarcinomas and mesonephric-like adenocarcinomas in the gynecologic tract: a multi-institutional study[J]. Am J Surg Pathol, 2021, 45(4): 498-506.

[92] Euscher E D, Marques-Piubelli M L, Ramalingam P, et al. Extrauterine mesonephric-like carcinoma: a comprehensive single institution study of 33 cases[J]. Am J Surg Pathol, 2023, 47(6): 635-648.

[93] Kolin D L, Costigan D C, Dong F, et al. A combined morphologic and molecular approach to retrospectively identify KRAS-mutated mesonephric-like adenocarcinomas of the endometrium[J]. Am J Surg Pathol, 2019, 43(3): 389-398.

[94] D'Amati A, Pezzuto F, Serio G, et al. Mesonephric-like carcinosarcoma of the ovary associated with low-grade serous carcinoma: a case report[J]. Diagnostics(Basel), 2021, 11(5): 827.

[95] Patel V, Kipp B, Schoolmeester J K. Corded and hyalinized mesonephric-like adenocarcinoma of the uterine corpus: report of a case mimicking endometrioid carcinoma[J]. Hum Pathol, 2019, 86: 243-248.

[96] McCluggage W G, Vosmikova H, Laco J. Ovarian combined low-grade serous and mesonephric-like adenocarcinoma: further evidence for A Mullerian origin of mesonephric-like adenocarcinoma[J]. Int J Gynecol Pathol, 2020, 39(1): 84-92.

[97] Chapel D B, Joseph N M, Krausz T, et al. An ovarian adenocarcinoma with combined low-grade serous and mesonephric morphologies suggests a müllerian origin for some mesonephric carcinomas[J]. Int J Gynecol Pathol, 2018, 37(5): 448-459.

[98] Dundr P, Gregová M, Němejcová K, et al. Ovarian mesonephric-like adenocarcinoma arising in serous borderline tumor: a case report with complex morphological and molecular analysis[J]. Diagn Pathol, 2020, 15(1): 91.

[99] Yano M, Shintani D, Katoh T, et al. Coexistence of endometrial mesonephric-like adenocarcinoma and endometrioid carcinoma suggests a Müllerian duct lineage: a case report[J]. Diagn Pathol, 2019, 14(1): 54.

[100] Deolet E, Arora I, Van Dorpe J, et al. Extrauterine mesonephric-like neoplasms: expanding the morphologic spectrum[J]. Am J Surg Pathol,2022, 46(1): 124-133.

[101] Choi S, Na K, Kim S W, et al. Dedifferentiated mesonephric-like adenocarcinoma of the uterine corpus[J]. Anticancer Res, 2021, 41(5): 2719-2726.

[102] Howitt B E, Emori M M, Drapkin R, et al. GATA3 is a sensitive and specific marker of benign and malignant mesonephric lesions in the lower female genital tract[J]. Am J Surg Pathol, 2015, 39(10): 1411-1419.

[103] Kubba L A, McCluggage W G, Liu J, et al. Thyroid transcription factor-1 expression in ovarian epithelial neoplasms[J]. Mod Pathol, 2008, 21(4): 485-490.

[104] Pors J, Cheng A, Leo J M, et al. A comparison of GATA3, TTF1, CD10, and calretinin in identifying mesonephric and mesonephric-like carcinomas of the gynecologic tract[J].Am J Surg Pathol, 2018, 42(12): 1596-1606.

[105] Da Silva E M, Fix D J, Sebastiao A P M, et al. Mesonephric and mesonephric-like carcinomas of the female genital tract: molecular characterization including cases with mixed histology and matched metastases[J]. Mod Pathol, 2021, 34(8): 1570-1587.

[106] Mirkovic J, Sholl L M, Garcia E, et al. Targeted genomic profiling reveals recurrent KRAS mutations and gain of chromosome 1q in mesonephric carcinomas of the female genital tract[J]. Mod Pathol, 2015, 28(11): 1504-1514.

[107] Bennett J A, Young R H, Howitt B E, et al. A distinctive adnexal (usually paratubal) neoplasm often associated with peutz-jeghers syndrome and characterized by STK11 alterations (STK11 adnexal tumor): a report of 22 cases[J].Am J Surg Pathol, 2021, 45(8): 1061-1074.

[108] Oliva E, Egger J F, Young R H. Primary endometrioid stromal sarcoma of the ovary: a clinicopathologic study of 27 cases with morphologic and behavioral features similar to those of uterine low-grade endometrial stromal sarcoma[J]. Am J Surg Pathol, 2014, 38(3): 305-315.

[109] Lee J S, Lee D, Lee J,et al. Primary ovarian high-grade endometrial stromal sarcoma: a case report[J]. J Med Case Rep, 2021, 15(1): 387.

[110] Eichhorn J H, Young R H, Clement P B, et al. Mesodermal (müllerian) adenosarcoma of the ovary: a clinicopathologic analysis of 40 cases and a review of the literature[J]. Am J Surg Pathol,2002, 26(10): 1243-1258.

[111] McCluggage W G. Mullerian adenosarcoma of the female genital tract[J]. Adv Anat Pathol, 2010, 17(2): 122-129.

[112] Fujii H, Yoshida M, Gong Z X, et al. Frequent genetic heterogeneity in the clonal evolution of gynecological carcinosarcoma and its influence on phenotypic diversity[J]. Cancer Res, 2000, 60(1): 114-120.

[113] Jin Z, Ogata S, Tamura G, et al. Carcinosarcomas (malignant Mullerian mixed tumors) of the uterus and ovary: a genetic study with special reference to histogenesis[J]. Int J Gynecol Pathol, 2003, 22(4): 368-373.

[114] Sonoda Y, Saigo P E, Federici M G, et al. Carcinosarcoma of the ovary in a patient with a germline BRCA2 mutation: evidence for monoclonal origin[J].Gynecol Oncol, 2000, 76(2): 226-229.

[115] Kunkel J, Peng Y, Tao Y, et al. Presence of a sarcomatous component outside the ovary is an adverse prognostic factor for primary ovarian malignant mixed mesodermal/mullerian tumors: a clinicopathologic study of 47 cases[J]. Am J Surg Pathol,2012, 36(6): 831-837.

第二十六章

卵巢黏液性肿瘤、Brenner瘤、浆黏液性肿瘤和其他少见上皮性肿瘤

Ovarian Mucinous, Brenner, Seromucinous and Other Rare Epithelial Tumors

魏建军（Jian-Jun Wei）　金玉兰　郑文新（Wenxin Zheng）

黏液性肿瘤和 Brenner 瘤长期被归类于卵巢表面上皮 - 间质肿瘤，近年来有关这部分肿瘤细胞起源的一些特征已被人们认识。与之前的概念不同，它们并非以往推测的均来自卵巢表面上皮，而是异源性发生，与之相关的定义、分类与术语都有许多改变。传统的卵巢黏液性肿瘤中，有相当一部分胃肠型肿瘤与 Brenner 瘤并存 [1]，分子学研究发现两者在克隆起源上具有相似之处 [2]，表明这些肿瘤可能来自 Brenner 瘤，还有一些肿瘤伴有成熟囊性畸胎瘤成分 [3]，提示为生殖细胞来源。宫颈管型黏液性肿瘤常合并子宫内膜异位症，组织形态与免疫表型都不同于胃肠型黏液性肿瘤，其发生与子宫内膜异位密切相关，因而在 2014 年 WHO 分类中被命名为浆黏液性肿瘤 [4]，成为独立的肿瘤类型，但对此存在着争议 [5]。此外，伴有腹膜假黏液瘤的卵巢黏液性肿瘤几乎均为继发性，因此不再包括在卵巢黏液性肿瘤范畴。Brenner 瘤长期被视为移行细胞肿瘤成员，现在认为所谓的卵巢移行细胞癌实际上多是变异的高级别浆液性癌或子宫内膜样癌，与 Brenner 瘤并非同一谱系，因此移行细胞肿瘤的概念已被 Brenner 瘤的名称所取代。基于对卵巢黏液性肿瘤及 Brenner 瘤有了许多新的认识和更深入的研究，本章综合了最新进展进行讨论，并对多种少见的卵巢上皮性肿瘤进行介绍。

近 10 年来，有关卵巢黏液性肿瘤分子学改变及组织学特征的多项研究表明，传统分类并不能充分反映其本质。免疫组化在诊断中的应用有其局限性，基因分型目前还不成熟。依据目前黏液性肿瘤组织学发生、生物学行为及分子学本质的研究，新版 WHO 分类基本延续了上一版的卵巢黏液性肿瘤分类方法，仍然分为良性、交界性及恶性，其中对于卵巢原发性黏液性癌尚无标准化的分级体系，并且在交界性肿瘤中不再推荐使用“非典型增生性肿瘤”这一名词。良性黏液性囊腺瘤和腺纤维瘤定义为衬覆胃肠型或米勒管型黏液性上皮的良性肿瘤。交界性黏液性肿瘤定义为具有胃肠型分化特征及复杂结构的非浸润性黏液性肿瘤。黏液性癌定义为衬覆胃肠型上皮的浸润性黏液性肿瘤。良性浆黏液性肿瘤衬覆上皮为良性的

纤毛型、颈管型和子宫内膜样型（可有鳞化或黏液分化）混合性米勒管型上皮。交界性浆黏液肿瘤为良性浆黏液性肿瘤出现复杂的乳头结构但无膨胀性 / 破坏性间质浸润。卵巢浆黏液性癌与子宫内膜样癌在形态学及分子改变上存在重叠，且诊断重复性差，因而新版 WHO 分类中删除了“浆黏液性癌”这一诊断名词，其仅作为子宫内膜样癌的一个亚型进行描述。相比旧分类，新分类更简短且更具特异性（表 26-1）。

表 26-1　WHO 有关卵巢黏液性肿瘤分类的变化

分类	WHO2003	WHO2014	WHO2020
良性	黏液性囊腺瘤	黏液性囊腺瘤	黏液性囊腺瘤
	黏液性腺纤维瘤与囊腺纤维瘤	黏液性腺纤维瘤	黏液性腺纤维瘤
交界性	黏液性交界性肿瘤 - 胃肠型	黏液性交界性肿瘤 / 非典型增生性黏液性肿瘤	黏液性交界肿瘤
	黏液性交界性肿瘤 - 颈管型	浆黏液性交界性肿瘤	浆黏液性交界肿瘤
恶性	黏液性腺癌 - 颈管型	浆黏液性癌	子宫内膜样癌
	黏液性腺癌	黏液性癌	黏液性癌
	腺癌纤维瘤		
其他变异型	黏液性囊性肿瘤伴附壁结节		良性、交界性及恶性肿瘤均可伴有附壁结节

第一节　卵巢黏液性肿瘤

（ovarian mucinous tumors）

卵巢黏液性肿瘤占卵巢肿瘤的 12%～15%，其中良性约占 80%，其余大部分为交界性，黏液性癌在原发性卵巢癌中不足 5%[6, 7]。到目前为止，卵巢黏液性癌在北美人群中很少见。事实上，它们约占所有卵巢癌的 3%，而卵巢转移癌更为常见[8, 9]。卵巢外黏液癌累及卵巢（特别是来自阑尾、胆囊或胰腺的）可导致黏液性病变与原发的卵巢交界性肿瘤相混淆。准确判断转移或原发卵巢黏液性癌很重要。因为转移性卵巢癌误诊为原发性卵巢肿瘤将剥夺患者接受治疗的机会和护理标准（无论起源部位如何，Ⅳ期黏液癌往往都是致命的，难以通过现有方案达到治疗目的）[10]。卵巢原发黏液性肿瘤常与多种已知的卵巢肿瘤合并存在，包括畸胎瘤、Brenner 瘤、中肾样肿瘤和支持 - 间质细胞瘤。

良性与交界性肿瘤的区分主要依据结构复杂及上皮增生的程度，而浸润癌的诊断须有间质侵犯的表现。原发黏液性肿瘤形态学上可观察到从囊腺瘤的上皮增生至交界性肿瘤的上皮内癌及微浸润再至浸润癌，代表了黏液性肿瘤渐进性致癌过程，这是在卵巢癌二元论学说中把其归入Ⅰ型卵巢癌的主要依据[11]。良性黏液性囊腺瘤起始于 *KRAS* 或 *CDKN2A* 突变。黏液性交界性肿瘤大多有这两个基因突变并有额外的基因组 DNA 拷贝数改变。低级别黏液癌有更多的拷贝数改变，并且可伴有 *TP53* 突变。拷贝数改变是肿瘤进展和转移能力增强的关键驱动因素，也是潜在的预后标志物[12]。这也可以部分解释为什么黏液性交界性肿瘤和癌经常表现出异质性，良性、交界性和恶性成分经常出现在同一肿瘤的不同区域，因此充分取材很重要。一般而言，每厘米肿瘤直径应取一个组织块，但最好是每个值得怀疑的区域均予取材[13, 14]，囊肿的破裂处及实性区需单独取材并标记。

最近 20 年中，对黏液性癌研究的最大进展就是认识到卵巢原发黏液性癌远远少于继发癌，因此其发生率已从 20 年前的 20%～25% 下降到了 5% 以下[12]。从这个角度来讲，当卵巢内见到黏液性癌时，首先要排除继发性。继发性黏液癌大多数源自胃、结肠与阑尾，其他来源还包括胰腺、胆囊、乳腺和子宫颈。认清这一点对正确的病理诊断、临床处理和预测预后都有重大意义。

一、黏液性肿瘤的细胞起源

女性生殖道的黏液性肿瘤除偶见于子宫内膜，

主要位于宫颈和卵巢，两者有很大差别。宫颈天然具有黏液上皮，常可见到与自身黏液性上皮相关的良性、增生性与恶性病变。而卵巢原本并无黏液性上皮，也几乎见不到与黏液性肿瘤有关的前期改变，但黏液性肿瘤并不少见。以前很难解释为何大部分非胃肠道来源的黏液性肿瘤都位于卵巢。此外，黏液性肿瘤在卵巢上皮性肿瘤中的发生率仅次于浆液性肿瘤，然而后者表现典型的米勒管型分化，但黏液性肿瘤主要表现为胃肠型。近年提出低级别浆液性肿瘤主要来自卵巢上皮包涵体和输卵管的衍化，如果黏液性肿瘤的发展也通过此路径，那么我们应该见到不少黏液性上皮包涵体（epithelial inclusion cyst），然而这种现象少见，卵巢上皮包涵体与黏液性肿瘤是否具有相关性需要证实。

最新的研究表明，多数卵巢黏液性肿瘤可能来自 Brenner 瘤的黏液化生或成熟囊性畸胎瘤。黏液性改变是女性生殖道病变中最常伴发的细胞分化或胞质改变类型，常见于子宫内膜病变，也见于子宫内膜异位，极少数特例出现在输卵管中，在卵巢皮质中偶尔可见到具有黏液性上皮分化的皮质包涵体，即宫颈子宫内膜异位（endocervicosis），盆腔中也偶可见囊性黏液性肿瘤。表明米勒管上皮及卵巢外的组织都可以发生黏液分化，进而形成黏液性肿瘤 [13]。此外，在 Brenner 瘤中常见到黏液性上皮或黏液性肿瘤的囊壁中出现 Brenner 瘤成分，提示 Brenner 瘤与黏液性肿瘤的形成有关，黏液性肿瘤可能由 Brenner 瘤发生黏液化生而来 [1]。Seidman 在 2008 年的一项研究中，分析了 120 个黏液性肿瘤，结果有 18% 的肿瘤经仔细检查后可发现伴有 Brenner 瘤成分 [1]。事实上，在日常病理诊断实践中，我们也经常在黏液性肿瘤的病例中见到输卵管或卵巢周围由移行细胞组成的 Walthard 细胞巢。因而，黏液性肿瘤和 Brenner 瘤由这些 Walthard 细胞巢演化而来的可能性的确存在。

卵巢黏液性肿瘤另一种可能的来源是生殖细胞，大约 5% 的黏液性肿瘤合并畸胎瘤，而胃肠型上皮（包括杯状细胞、肠嗜铬细胞及嗜银细胞）是卵巢畸胎瘤中最常出现的成分。不少黏液性肿瘤中常见与胃肠道或胰胆管相似的黏液性上皮表型，而米勒管上皮表型不明显 [15]，交界性及恶性黏液性肿瘤也常见胰胆管标志物，提示可能为生殖细胞来源 [16]，一组 44 例黏液性肿瘤合并成熟囊性畸胎瘤的研究进一步证实了这一发现 [17]，目前分子学及组织学分析表明大多数这种黏液性肿瘤来源于成熟囊性畸胎瘤 [3]。

多项基于靶向测序的分子研究表明，形态学和免疫表型不同的卵巢中肾样肿瘤（mesonephric like tumor）和共存的浆液性交界性肿瘤 / 低级别浆液性癌具有相同的 *KRAS/NRAS/PIK3CA* 体细胞突变，说明两者存在克隆关系或者共同起源。换言之，从分子角度佐证了卵巢中肾样肿瘤可能起源于次级中肾样分化组织的假说。最近，Nilforoushan 等报道了 4 例卵巢黏液性肿瘤与中肾样瘤体增生共存的病例。他们同样从分子角度证明了中肾样肿瘤和黏液性肿瘤之间的同源关系，并因此推测源于米勒管和中肾残余的中肾样肿瘤可能作为一些卵巢黏液性肿瘤的新起源 [18]。

以往认为的卵巢黏液性肿瘤主要起源于非黏液性的卵巢皮质包涵体囊肿，经黏液化生向肿瘤转化并最终形成卵巢的黏液性肿瘤，仍缺乏相应的证据。偶然卵巢黏液性肿瘤也有可能来自输卵管，因为最近笔者在对低级别浆液性癌的细胞起源研究中发现，输卵管上皮可进入卵巢皮质形成上皮包涵体（ovarian epithelial inclusions or endosalpingiosis）[19]，这些包涵体经过转化形成黏液性上皮包涵体并最终形成黏液性肿瘤。这一点也在小鼠模型中进一步证实，伴 *TP53* 及 *RAS* 突变小鼠输卵管分泌细胞导致突变型黏液性癌的发生 [20]。输卵管在少见情况下也可看到上皮的黏液化生，这也是一种间接的支持。无论是上述哪种情况，均验证了 Naora 的观点，即各种分化类型的上皮，包括浆液性、黏液性、内膜样上皮之间均可以通过某种特异性 HOX 家族基因的表达而相互转化 [21]。然而，如何调节这些 HOX 基因的表达尚未知。

二、黏液性囊腺瘤与腺纤维瘤（mucinous cystadenoma/adenofibroma）

卵巢良性黏液性肿瘤特指衬覆良性胃肠型黏液上皮的肿瘤，主要形式为囊腺瘤，罕见有显著的纤维性间质，称黏液性腺纤维瘤。依据 2020 年 WHO 分类，衬覆宫颈管型黏液性上皮和浆液上皮的肿瘤属于浆黏液性肿瘤，不再包括在黏液性肿瘤范畴。

【临床特征】

良性黏液性肿瘤约占所有卵巢良性上皮性肿瘤的 13%，最常见的为黏液性囊腺瘤。多发于 30～50 岁的女性，但在 50～80 岁年龄组也很常见，平均年龄 50 岁。偶见于年轻患者尤其妊娠女性，为妊娠期最常见的卵巢肿瘤之一。临床上多表现为腹部肿物，少数病例可因肿瘤间质黄素化，出现子宫不规则出血等与雌激素或雄激素相关的功能性表现。

【大体病理学】

卵巢黏液性囊腺瘤可能是人类平均体积最大的良性肿瘤，通常单侧发生（95%），平均直径 10cm，大者可达 50cm（图 26-1），文献报道最大的黏液性囊腺瘤重 303 磅（1 磅=0.45kg）[22]，伴良性畸胎瘤成分。囊肿表面平滑，色灰白，包膜一般较厚不透明，切面可单房或多房（图 26-2）。大多为多房，甚至可多达百余房（图 26-3）。各房大小不一，从蜂房状、几厘米至 30cm，平均直径 10cm，囊壁罕见乳头。黏液性腺纤维瘤主要为实性的白色或浅棕色的肿瘤，

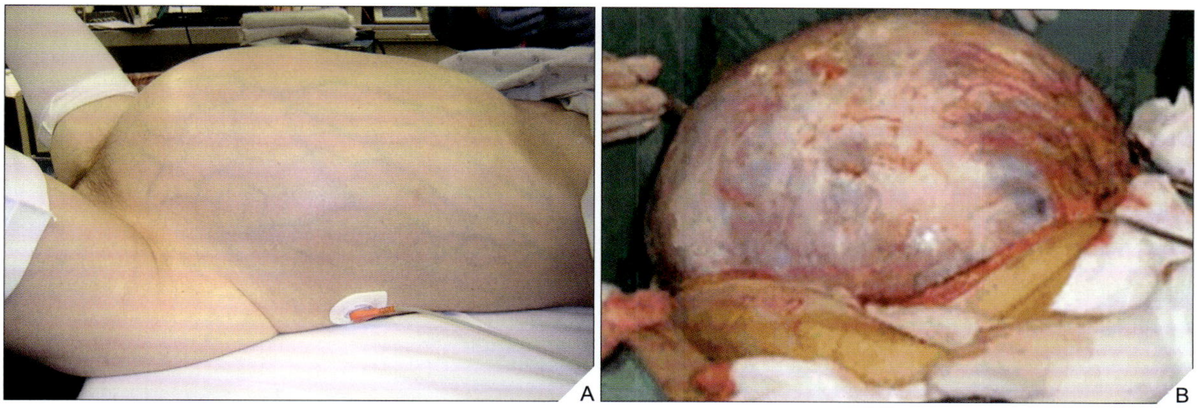

图 26-1　黏液性囊腺瘤

A. 卵巢肿瘤巨大，腹部隆起似足月妊娠；B. 术中见肿瘤几乎占据整个腹腔，直径约 40cm

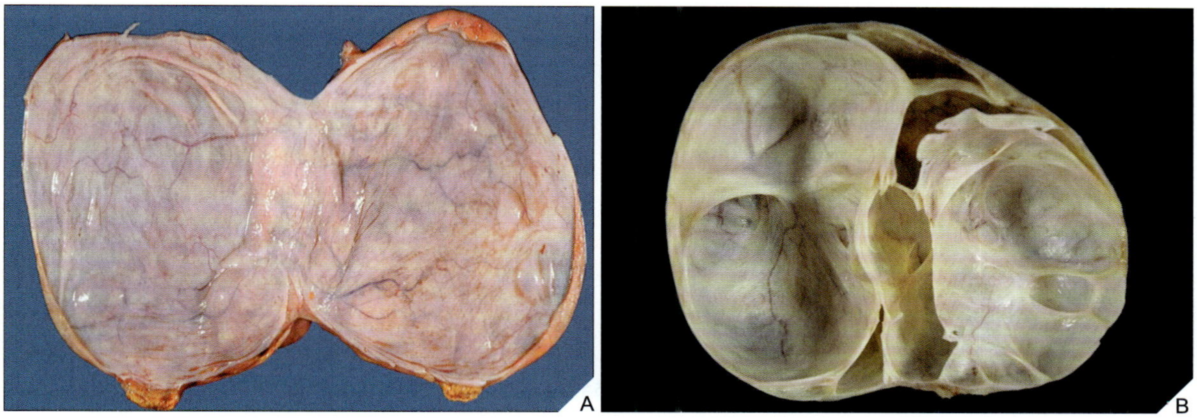

图 26-2　黏液性囊腺瘤

切开后囊肿可为单房薄壁（A），或少房囊肿（B），囊壁纤维性，一些囊腔内可见嵴状分割（B）

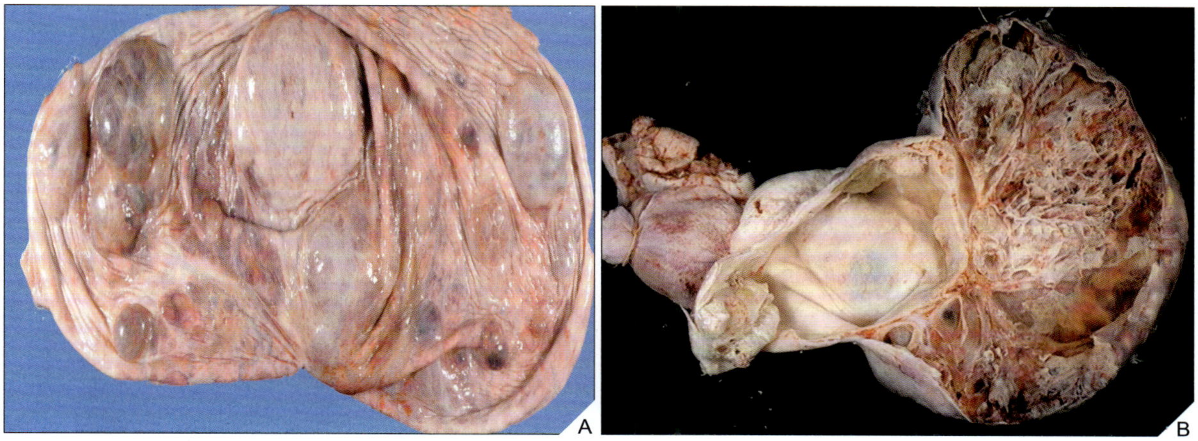

图 26-3　黏液性囊腺瘤

A. 肿瘤内侧由一个大房与囊壁中的十几个中等大与较小的房组成；B. 肿瘤上方为一个大囊，下方有多个薄壁小房

内含小的黏液囊肿，壁有类似腺纤维瘤的实性区（图 26-4）。

【组织病理学】

肿瘤表现为腺体及囊腔结构，被覆单层胃肠型黏液上皮，上皮细胞类似于肠杯状细胞（图 26-5）或胃小凹细胞（图 26-6），也可能存在神经内分泌细胞或潘氏细胞[5]，通常无或仅有轻度的核异型，可呈波浪状或简单的乳头状突起，但无复层及出芽。囊腔的边缘可形成隐窝样结构，细胞核可有反应性改变，偶见核分裂，但无或仅有轻度核异型。

肿瘤间质常为纤维性，可灶性黄素化，偶尔导致患者出现雌激素或雄激素性的功能性症状。间质大多伴有针状钙化，而非沙砾体样[1]。腺纤维瘤伴有大量纤维性间质。黏液性囊腺纤维瘤除了突出的纤维瘤间质外，还表现出类似的良性黏液上皮成分，

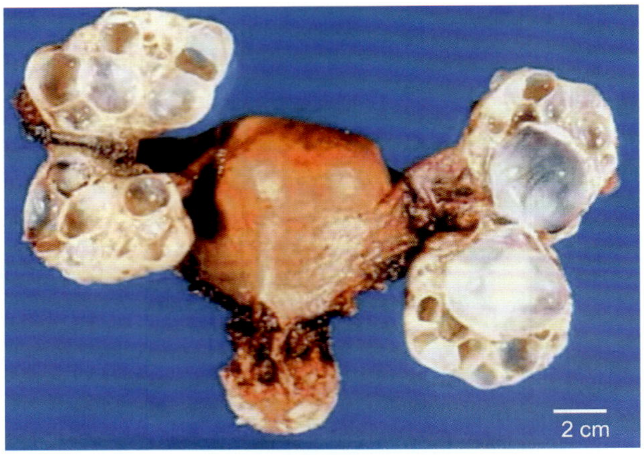

图 26-4　黏液性囊腺纤维瘤

肿瘤发生于双侧卵巢，可见白色质韧的纤维性的囊壁与房间隔

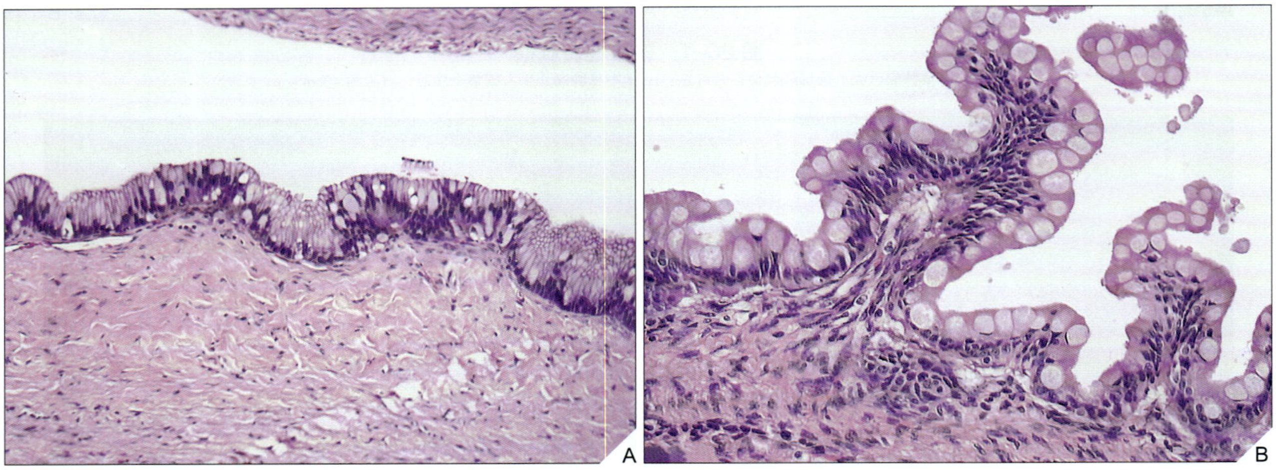

图 26-5　黏液性囊腺瘤

内衬单层（A）或简单乳头样（B）胃肠型黏液性上皮，可见杯状细胞；细胞无明显异型性

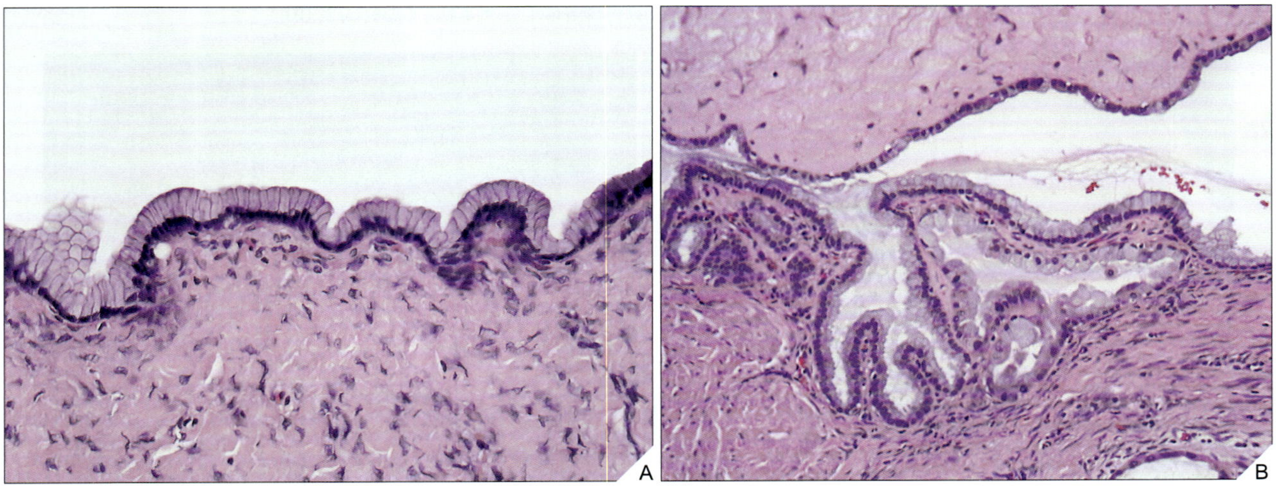

图 26-6　黏液性囊腺瘤

衬覆单层黏液性上皮（A，B），可形成简单腺体（B），似胃小凹细胞

其应占肿瘤体积的 50% 以上。这些肿瘤不如囊腺瘤常见，并且由于囊性和实性成分混合，在影像学上可能类似于恶性肿瘤。

黏液性囊腺瘤常包含良性 Brenner 瘤成分，报道的发病率高达 18%[1]。这些成分可能混合存在或作为单独但相邻的肿瘤存在。这种关系的重要性是未知的；然而，假设 Brenner 瘤发生黏液化生，最终长出黏液性肿瘤成分，出于实际目的，如果任一成分形成单独的结节，这些肿瘤可能被诊断为混合肿瘤或并发的黏液性囊腺瘤及 Brenner 瘤。黏液性囊腺瘤也可能与畸胎瘤有关，这将在下文进一步详细讨论。

【分子遗传学】

文献报道约 58% 的病例伴有 *KRAS* 突变。

【鉴别诊断】

1. 浆黏液性肿瘤　主要成分为宫颈管型黏液上皮与浆液性上皮，并可见其他上皮，常合并子宫内膜异位。黏液性囊腺瘤的间质富含纤维及胶原。近半数可见黏液吞噬细胞、假黄瘤细胞及黄素化的间质细胞，有时可见明确的间质细胞，这些在浆黏液性囊腺瘤中见不到。

2. Brenner 瘤　多达 18% 的黏液性囊腺瘤含移行细胞巢，一般当有移行细胞巢时，应诊断为 Brenner 瘤。但当黏液性囊腺瘤的成分相对独立，同时 Brenner 瘤的成分形成独立的结节，可诊断为黏液性囊腺瘤合并 Brenner 瘤。如 Brenner 瘤成分明显并与黏液性成分紧密融合，可称为化生性或混合性黏液性 -Brenner 瘤。

3. 黏液性交界性肿瘤　良性黏液性囊腺瘤可出现小灶交界性成分（即细胞复层并有轻至中度的非典型性），一般充分取样后当交界性成分 <10% 时，仍诊断为黏液性囊腺瘤，但在病理报告中应写明伴局灶上皮增生，不建议采用黏液性囊腺瘤伴局灶交界性肿瘤这样有可能使临床困惑的术语。

【预后】

黏液性囊腺瘤或腺纤维瘤呈良性经过，不完全切除可复发，但一般认为肿瘤是否破裂与复发无关。这可能是因为大多数良性黏液性肿瘤的破裂没有相应肿瘤细胞脱落与黏液一起进入盆腹腔[23]。

三、黏液性交界性肿瘤

卵巢黏液性交界性肿瘤（borderline mucinous tumor），又称“非典型增生性肿瘤”（atypical proliferating tumor）或“低度恶性潜能肿瘤”（tumors of low malignant potential）。非典型增生性肿瘤和低度恶性潜能肿瘤术语已不再使用。黏液性交界性肿瘤的定义与浆液性交界性肿瘤相同，即肿瘤上皮增生的程度超过良性肿瘤，但不伴间质浸润。黏液性交界性肿瘤的发生率明显低于浆液性交界性肿瘤，却显著高于浆黏液性交界性肿瘤，是后者的 5～8 倍。原发性黏液性交界性肿瘤可偶尔发生于腹膜后[24]。

（一）一般特征

【临床特征】

交界性黏液性肿瘤的临床表现与良性黏液性肿瘤相同，与浆液性肿瘤类似。据 Rodriguez 等的统计[25]，平均年龄 52 岁（40～70 岁），较浆黏液性肿瘤的平均年龄 40 岁大 10 余岁。双侧发病率仅为 6%～8%。

【大体病理学】

绝大多数为单侧性，双侧少见。体积常较大，平均直径 19cm，通常囊性多房，也可为单房或少房，囊内充满黏液，囊内壁平滑或天鹅绒状，囊壁常无肉眼可见的乳头（图 26-7）。交界性黏液性肿瘤与良性或恶性黏液性肿瘤肉眼外观常很难区别，多取材是提高正确诊断率的有效途径。建议对肿瘤可疑部分的取材，应达到每厘米 2 块。

【组织病理学】

相对于良性肿瘤，交界性肿瘤具有更加拥挤及复杂的结构。由囊腔、腺体及含有不等量间质的乳头组成。肿瘤中的乳头状结构不如浆黏液性肿瘤明显，如有其结构也较简单，通常呈丝状，可以有分支，但无交界性浆液性肿瘤的逐级分支及复杂的乳头结构（图 26-8）。肿瘤上皮内陷性生长，因切面关系可形成假筛状形态，其有薄层间质围绕，不同于真性筛状结构（图 26-9）。罕见的病例，特别是伴妊娠者，可有类似宫颈微腺型增生的区域。囊腔被覆上皮和腺体内衬上皮为 1～3 层（通常 <4 层），可见出芽，细胞有轻至中度异型性，核分裂易见（图 26-10）。肿瘤性上皮中含多少不等的杯状细胞，有的还有少量嗜银细胞和亲银细胞或潘氏细胞[26]。

【免疫组化】

卵巢交界性黏液性肿瘤免疫组化显示 CK7 阳性，CK20 及 CEA 弱阳性，PAX8 通常为阴性，但在阳性时有助于支持卵巢起源[27]，卵巢畸胎瘤来源的黏液性交界性肿瘤与胃肠道起源的低级别（G1）肿瘤具有相同的免疫表型。鉴别诊断需要识别畸胎瘤并对阑尾及结肠行彻底探查。

【分子遗传学】

丝裂原活化蛋白激酶（mitogen-activated protein

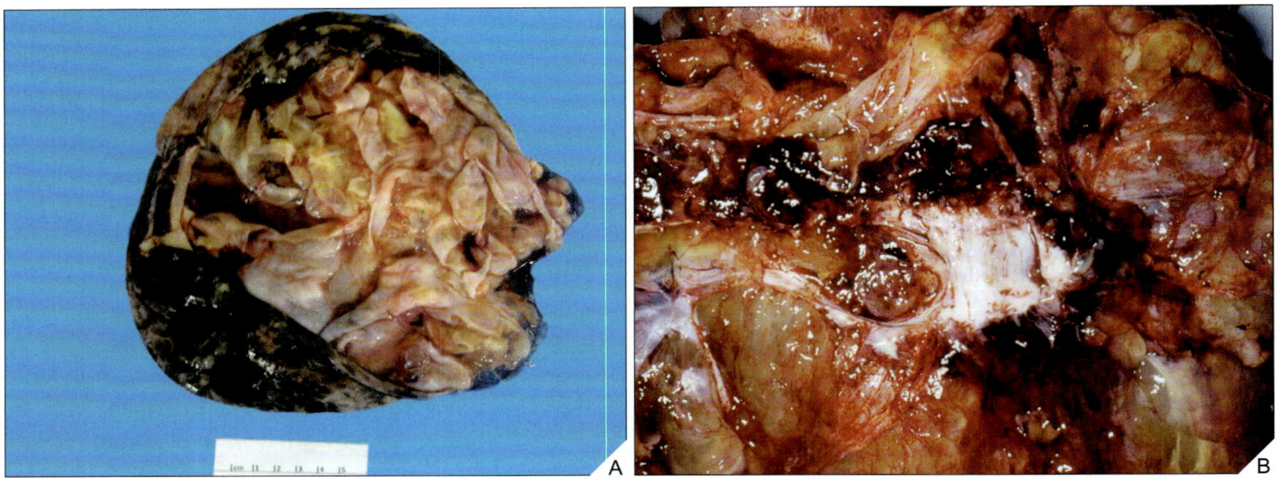

图 26-7　交界性黏液性肿瘤

A. 肿瘤多房，去除囊内黏液后，内壁平滑，局部可见乳头样突起；B. 肿瘤切面见囊壁附着反光的胶冻状黏液，并见数个含有血性黏液的子囊，中间白色处为纤维性囊间隔

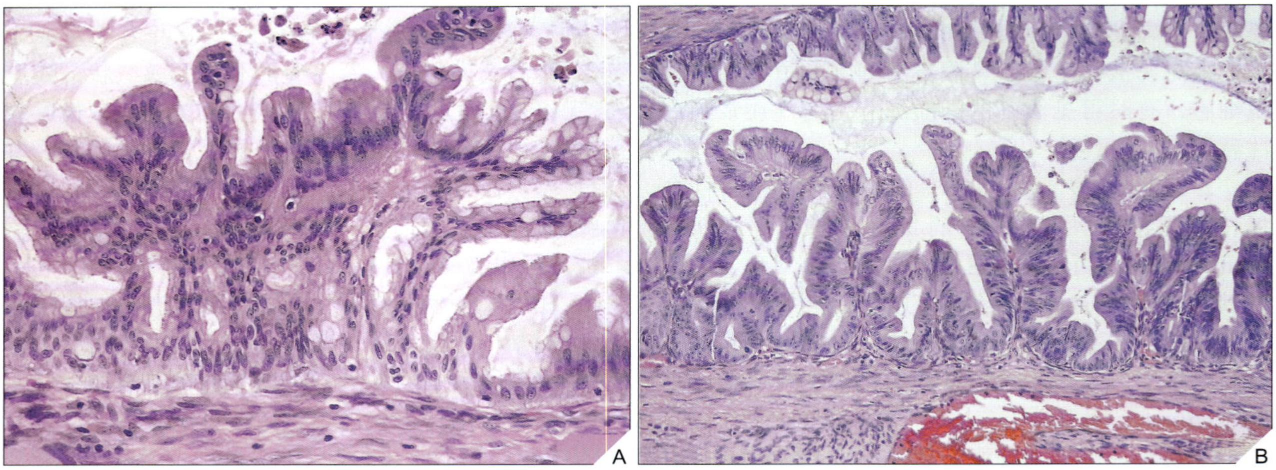

图 26-8　交界性黏液性肿瘤

由复层胃肠型黏液上皮组成，排列成绒毛状或纤细的乳头样（A，B）；细胞伴有轻 - 中度核异型性（B）

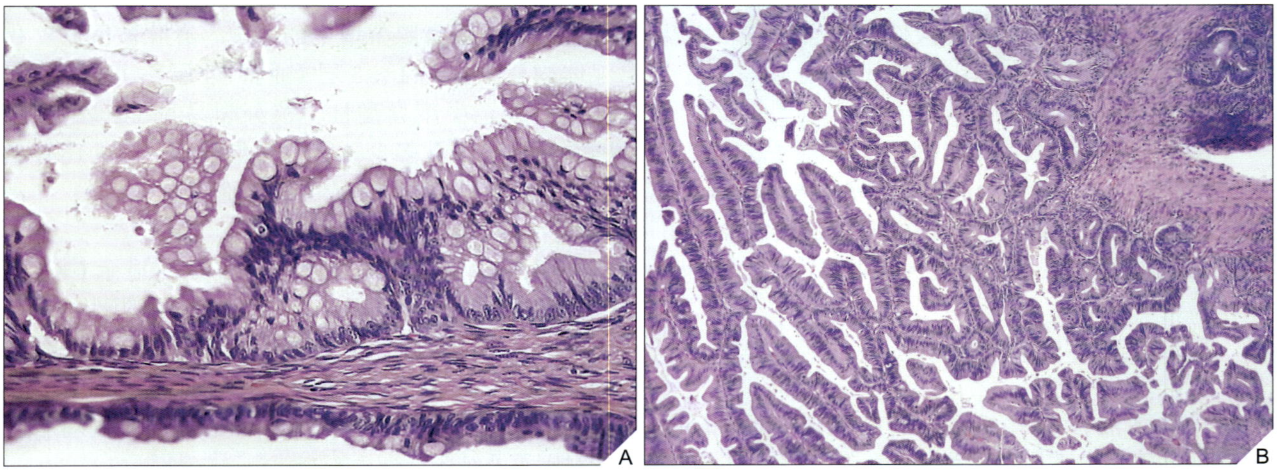

图 26-9　交界性黏液性肿瘤

A. 胃肠型黏液上皮呈简单乳头或内陷形成腺体，局部上皮假复层；B. 增生的上皮形成许多乳头状结构，局部假筛状，但其有薄层间质围绕，无明确间质浸润，因此仍属于交界性肿瘤

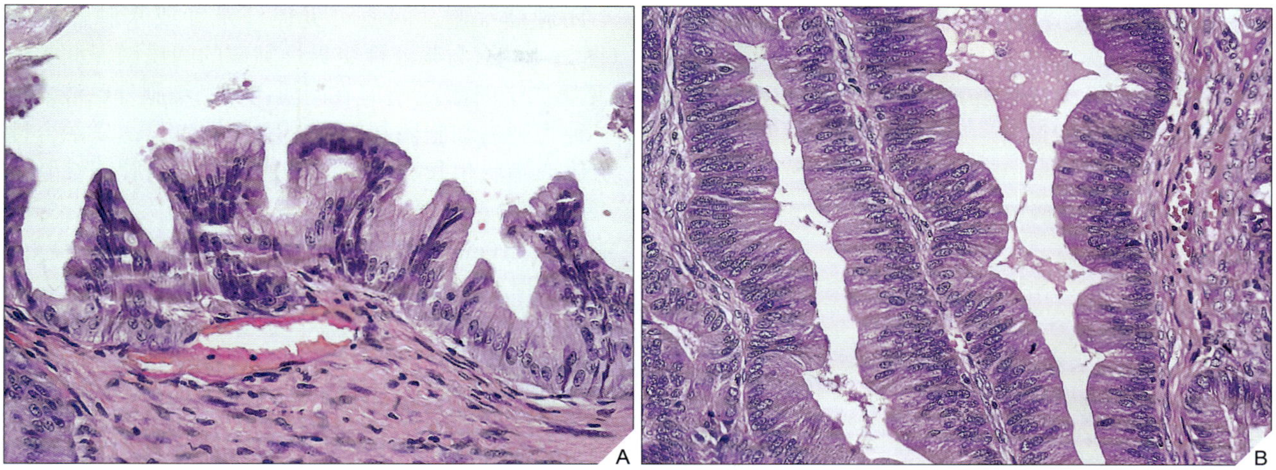

图 26-10　交界性黏液性肿瘤

A. 上皮增生，形成简单乳头；B. 腺体内衬复层黏液上皮，细胞拥挤，有中度核异型性，无间质浸润

kinase，MAPK）通路相关基因的突变经常在黏液性肿瘤中被发现，包括 *KRAS*、*BRAF*、*CDKN2A* 等，其中 *KRAS* 突变最常见 [28-30]。*TP53* 突变在交界性黏液性肿瘤中也有报道，尽管报道的突变率明显低于黏液癌（MBT 为 11.5%，癌为 56.8%）[30]。良性肿瘤和交界性黏液性肿瘤的总体突变负荷都很低，而在黏液癌中显著增加。除了以上提及的 *KRAS*、*TP53* 突变，不同起源的黏液性肿瘤的其他基因突变略有不同。Brenner 瘤相关的黏液性肿瘤常见 *CDKN2A* 和 *MTAP* 共缺失，而 SATB2 很少表达；畸胎瘤相关的黏液性肿瘤通常表现为 *RNF43* 突变和 STAB2 的表达 [28，31]。肠细胞表面黏附因子 LGALS4 在卵巢黏液性肿瘤中高表达，与良性肿瘤相比，交界性黏液性肿瘤具有更高的肿瘤表达，尽管交界性肿瘤和黏液性腺癌之间的表达没有显著差异 [32]，表明黏液性交界性肿瘤是良性—腺癌的中间阶段，黏液性癌的发展经历了 I 型癌的发展历程。

（二）特殊病理发现

1. 黏液性交界性肿瘤伴上皮内癌（mucinous borderline tumor with intraepithelial carcinoma）　交界性肿瘤出现重度细胞异型称为伴上皮内癌，占交界性肿瘤的 10%～25%，通常多灶性。大体上一般与交界性黏液性肿瘤无区别，可能在较小的实性区或结节状隆起处相对多见（图 26-11）。上皮内癌是一种镜下定义，表现为上皮过生长和非典型性。不同的研究中诊断标准略不一致，但均认为非浸润性肿瘤伴有显著细胞异型性时为上皮内癌，因而这是一可取的标准 [33]。此外，通常有明显细胞复层，常伴微乳头，腺内搭桥及囊内筛状结构和无间质性的乳头结构，核分裂相对增多（图 26-12，图 26-13）。如仅有上皮复层、腺腔内复杂的生长方式，但无重度异型，不应视为上皮内癌。对于任何伴灶性上皮内癌的情况，都应增加取材，以除外隐匿的或真正的浸润癌。尽管上皮内癌的病灶通常伴有结构复杂性，包括乳头状和微乳头结构分层（超过 4 层）和囊内筛状结构，但尚未显示结构复杂性与复发风险增加相关 [33]。

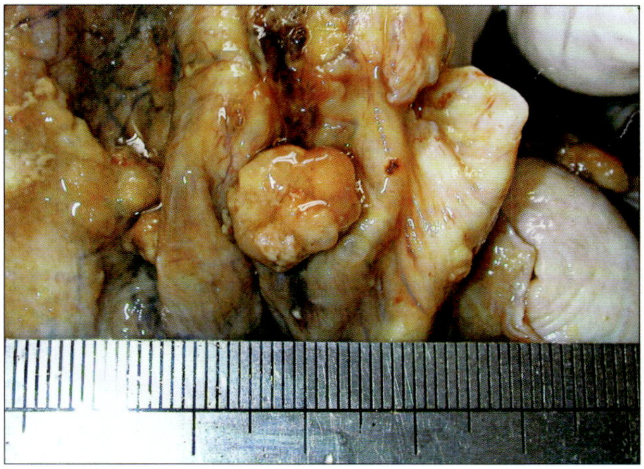

图 26-11　交界性黏液性肿瘤伴上皮内癌

囊壁湿滑，可见 1 个较大的实性结节（中部）与数个较小的隆起（周围），大体与黏液性腺癌无法鉴别，应充分取材，特别是实性部分

在交界性黏液性肿瘤中，伴有或不伴有上皮内癌，两者在复发与生存方面并无区别。发现上皮内癌不影响临床处理，但在病理报告上应标注，以备将来研究。多数研究表明 I 期交界性黏液性肿瘤伴上皮内癌预后仍很好，生存率为 95%～100%[34]。但其生物学行为、微浸润及临床表现与黏液性癌的关系，需积累更多的长期随访病例进一步研究证实。

2. 黏液性交界性肿瘤伴微浸润（mucinous borderline tumor with microinvasion） 大约10%或更少些的黏液性交界性肿瘤伴有微灶间质浸润。组织学表现为两类形态，一种为间质内出现单个或小团肿瘤细胞，间质可见促纤维性或水肿性改变（图26-14），与浆液性交界性肿瘤的间质微浸润类似（见第二十四章），有时在间质内可见细胞外黏液。另一种为肿瘤细胞团在间质中膨胀性生长，呈融合性腺体或筛状生长方式；或有透明空隙的肿瘤细胞巢（图26-15）。微浸润灶的上限为单灶最大直径 <5mm 或面积 <10mm^2，因为目前观察这些病例预后良好，通常采用5mm的标准，不考虑病灶的数量。

应对微浸润灶的大小、数量、浸润类型及有无重度细胞异型进行观察。多数微浸润性肿瘤的大小可能比此标准要求的要小，可有1个以上的微浸润灶，单个微浸润灶通常 <1～2mm。尽管有微浸润的成分，但仍然属于交界性肿瘤范畴，临床行为也等同于交界性肿瘤，因此病理报告上倾向使用“交界性肿瘤伴微浸润”，而非“微浸润性交界性肿瘤”。

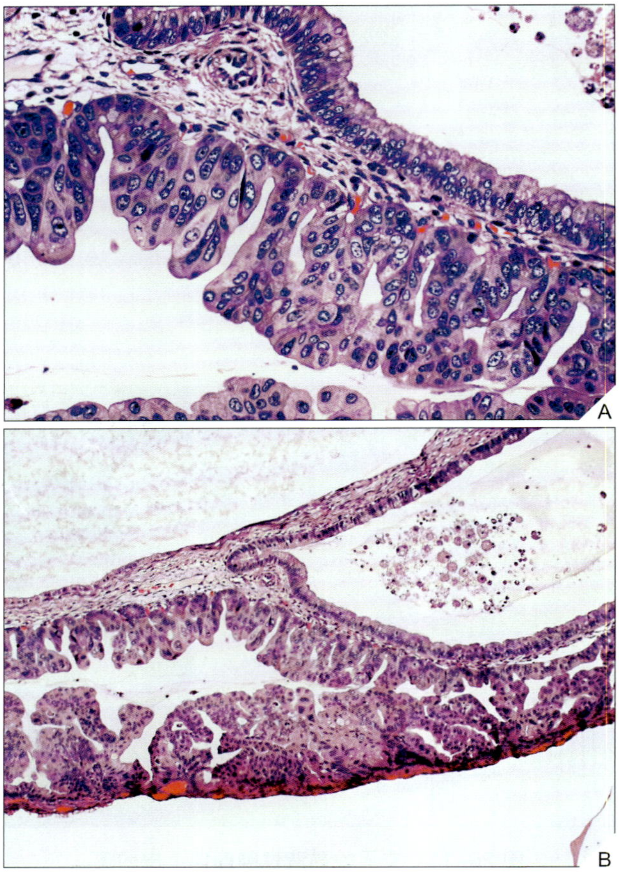

图26-12 交界性黏液性肿瘤伴上皮内癌

胃肠型上皮细胞显著增生与复层（A，B），高倍镜下肿瘤细胞具有癌细胞特征（A），无间质浸润

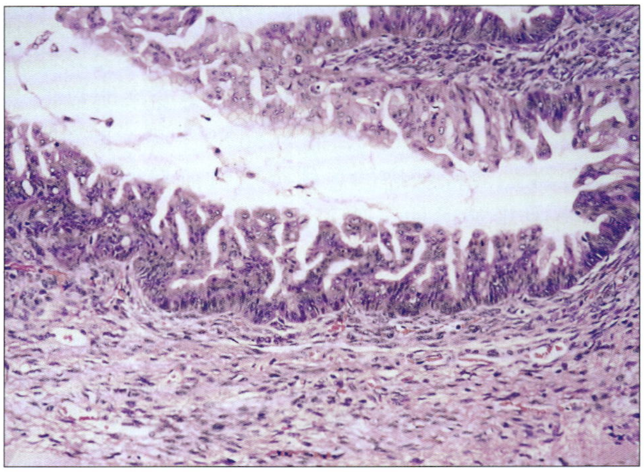

图26-13 交界性黏液性肿瘤伴上皮内癌

上皮细胞排列紊乱，形成腺腔内搭桥与囊内微小的筛状结构，细胞学显示多形核，但没有间质浸润

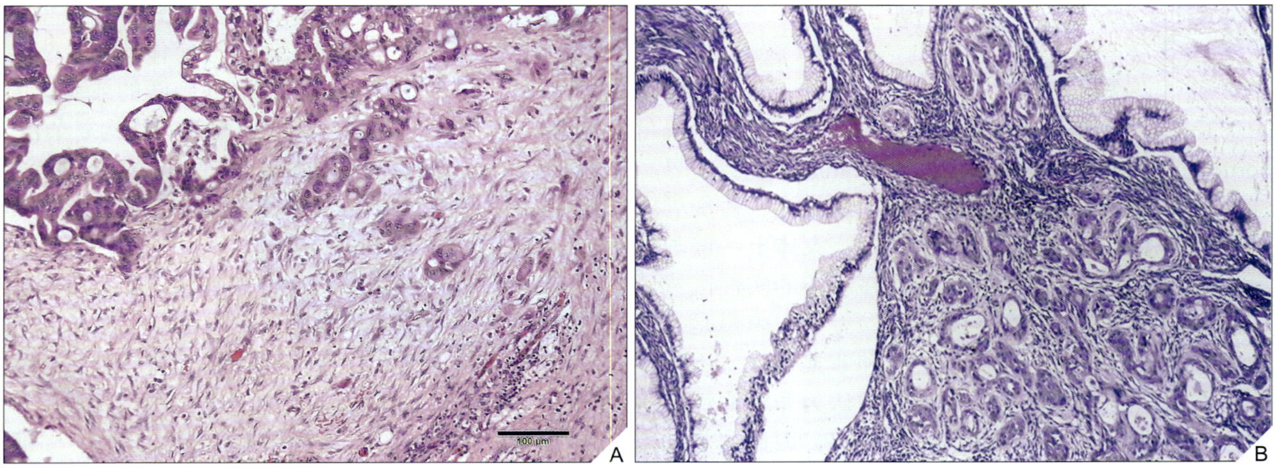

图26-14 黏液性交界性肿瘤伴微浸润

中度异型的肿瘤细胞呈单个或小团状浸润间质，周围间质水肿（A）或有促纤维性改变（B），浸润灶的直径 <5mm（A，B）

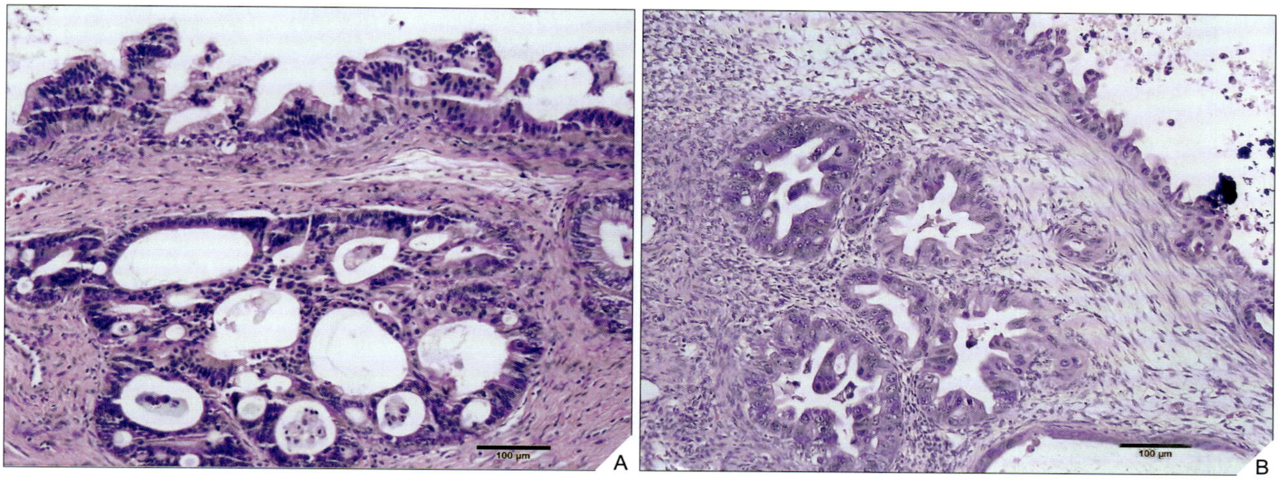

图 26–15　黏液性交界性肿瘤伴膨胀型微浸润

间质中出现单个（A）或多个（B）小灶筛状结构，由中度异型的肿瘤细胞构成，周围似有纤维间质反应，代表肿瘤微浸润

交界性肿瘤伴微浸润时，浸润的细胞形态与交界性肿瘤类似，可有轻 - 中度细胞异型。当其显示恶性的 3 级细胞核特征时，又称为“微浸润癌”，这些细胞往往与上皮内癌相连。但“微浸润癌”术语并未获得一致赞同，在很多情况下微浸润等同于微浸润癌。有学者认为“微浸润癌”是一种真正的浸润癌，应采用更加激进的治疗方法[14]，然而这种区分的临床意义有待进一步研究证实。当浸润癌刚刚超过微浸润癌的范畴时，如直径 5mm，应该在病理报告中加以注释，说明这种浸润癌的特殊性，因为笔者认为这种小灶性的浸润癌和几厘米的明显浸润癌是不同的。另外，“微浸润”还需与含有肿瘤型上皮的黏液肉芽肿鉴别，溢入间质内的黏液常伴肿瘤性上皮，可能来自邻近破裂的腺上皮，然而通常与周围间质无明显关系。

此外，交界性肿瘤伴有上皮内癌和微浸润的预后意义目前尚不清楚，尽管大于或等于 10% 的上皮内癌与复发风险增加相关，应在病理报告中提及[33]。

【鉴别诊断】

1. 黏液性癌　卵巢黏液性交界性肿瘤与癌区别的困难，主要在于有无明显的间质浸润及融合性增生的范围大小。然而由于间质浸润在切片中常较难判断，因此自 20 世纪 70 年代以来，一直沿用 Hart 和 Norris 的标准，即在无间质浸润的情况下，上皮层次不超过三层为交界性，四层或四层以上为癌。目前的基本观点是在无间质浸润的情况下，如有以下四项中任何一项，可考虑为癌：上皮四层以上，瘤细胞有显著超过交界性肿瘤的核异型性，无纤维血管轴的乳头状结构，无黏液分泌细胞形成一致性的筛状结构，以及核分裂象超过 10/10HPFs[35, 36]。2020 年 WHO 分类中指出，黏液性囊腺癌在无明显的间质浸润的情况下，融合性腺体或膨胀性生长模式，以及有复杂的乳头区或衬覆恶性细胞的腺体背靠背，其间又无或极少可辨认的间质可接受为浸润[7]。典型的交界性黏液性肿瘤与黏液性癌的比较见图 26-15、图 26-16。有关黏液性癌的特征见下节。

2. 继发性癌　卵巢继发性黏液癌绝大多数来自消化道，数量超过原发性黏液癌，但形态上可表现类似交界性肿瘤的外观，很容易误认为卵巢原发癌，因此当遇到表现为卵巢黏液性交界性形态的肿瘤时，应考虑有继发性癌的可能性，具体见下节。

3. 支持 - 间质细胞瘤　黏液性交界性肿瘤应与有胃肠型上皮的异源性支持 - 间质细胞瘤区别，后者中有间质细胞和中度分化或分化差的支持细胞成分。

【治疗和预后】

治疗与浆液性交界性肿瘤相同，希望保留生育功能的年轻妇女可行单侧卵巢切除术，但需密切随访对侧卵巢，因其在数年内可有类似病变发生。病理医师应注意的是，需大量取材以排除癌的可能，如为癌或高度怀疑癌时，应选择适当的分期手术。如大体像腹膜的假黏液瘤或为双侧卵巢肿瘤，应切除阑尾并腹腔探查，可能会发现原发灶。

交界性黏液性肿瘤预后好。临床表现Ⅰ期占 82%，Ⅱ期占 6%，Ⅲ期占 10%，Ⅳ期占 2%。Ⅰ期病例 100% 生存，即使肿瘤破裂（Ⅰc），也不影响生存率。约 6% 的Ⅰ期肿瘤复发，Ⅰc 期肿瘤复发风险相对增高。以往诊断的多数高级别交界性黏液性肿瘤伴腹膜假黏液瘤的病例，实际上应诊断为来自阑尾或其他部位的原发性低级别黏液性肿瘤[37]。但少

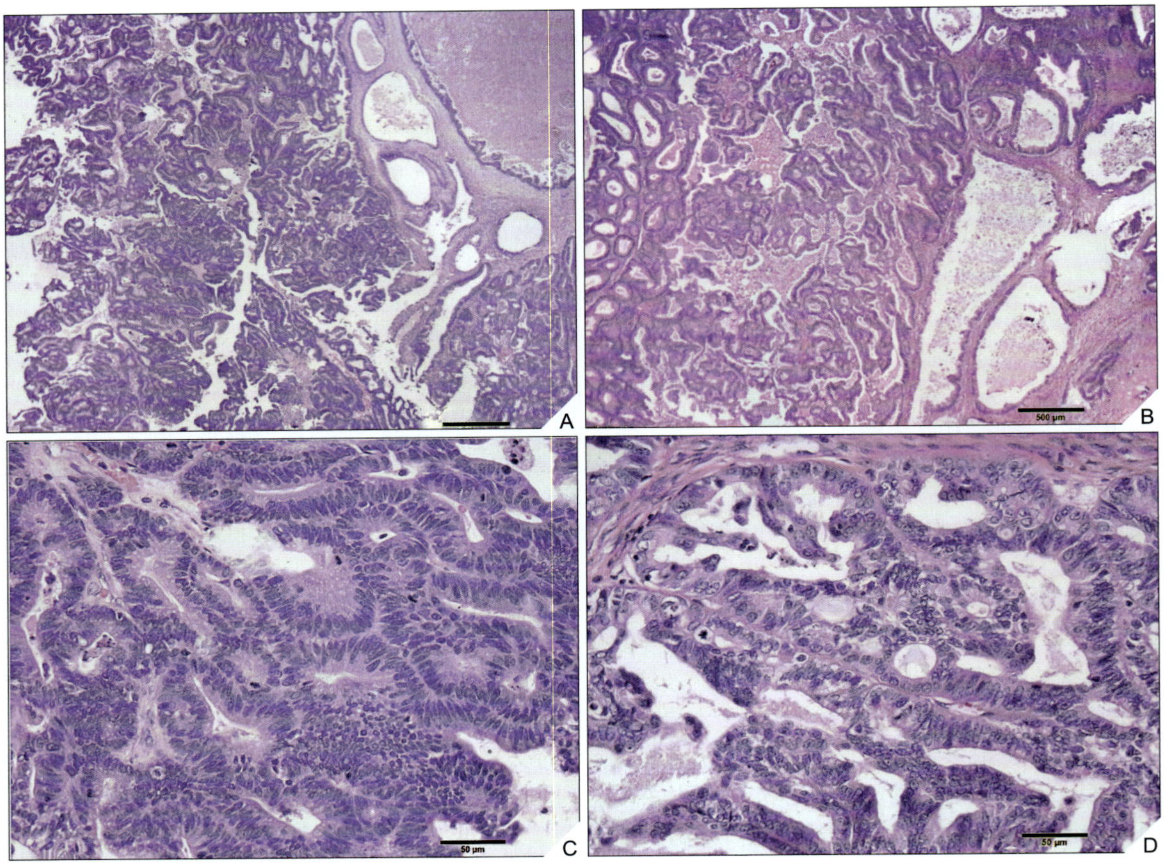

图 26-16 卵巢黏液性癌（膨胀型侵犯）

密集的腺体融合成片膨胀，无或极少间质，右侧可见良性与交界性肿瘤成分（A，B）；拥挤的腺体形成背靠背或乳头状（C）及筛状结构（D），衬覆恶性上皮

数发生于皮样囊肿的病例可能伴卵巢外扩散，包括腹膜的假黏液瘤[38]。

伴上皮内癌的交界性黏液性肿瘤通常为Ⅰ期，多数病例随访平稳，生存率为95%。某些肿瘤具有侵袭性行为可能与没有取到浸润性病灶有关。伴微浸润的交界性黏液性肿瘤一般也不影响预后，临床行为与交界性黏液性肿瘤不伴微浸润者相同，生存率 >99%[38]（表 26-2）。

表 26-2 卵巢黏液性肿瘤的预后[38]

类别	生存率（%）
Ⅰ期交界性肿瘤	>99
伴上皮内癌	95
伴微浸润	>99
黏液性癌 膨胀型	90
浸润型	<50
卵巢黏液性肿瘤伴腹膜假黏液瘤	<50
继发性黏液性癌	<50

四、黏液性癌

卵巢原发黏液性癌（mucinous carcinoma）很少见，其发生率约占所有恶性卵巢肿瘤的3%或更少[9，11]。但在20年前，几乎所有的教科书都说卵巢原发黏液性癌在卵巢恶性肿瘤中的比例高达20%，这显然高估了原发性黏液性癌的发生率，不少过去归为原发性卵巢黏液性癌的肿瘤，现在被认为是卵巢的继发性癌（参见第二十九章）[10]。妇科癌症组（the Gynecologic Cancer InterGroup，GCIG）第五次卵巢癌共识会议确定了卵巢黏液性癌有待进一步研究的四个关键领域，其中之一是改进其组织学诊断标准[39]，显然我们在明确定义卵巢黏液性癌的组织发生和组织学方面还有很多工作要做。

【临床特征】

患者多为40～70岁女性（中位年龄53岁）。最近来自美国国家癌症研究所（National Cancer Institute，NCI）的SEER（Surveillance，Epidemiology，and End Results）数据库的数据显示，26%的卵巢黏液性癌的

患者诊断时 <44 岁[40]。临床表现主要为腹部或盆腔肿物，血清 CEA、CA19-9、CA72.4 相对于 CA125 更加敏感。肿瘤伴有间质黄素化者可出现内分泌症状，如阴道不规则出血、闭经甚至男性化等。绝大多数黏液性癌为临床Ⅰ期，即局限于卵巢。根据 FIGO 的统计，首次临床诊断为早期（FIGO Ⅰ期）的卵巢黏液性癌占 65%～80%，晚期卵巢浆液性癌占 80%。

【大体病理学】

肿瘤形态类似于交界性肿瘤，肿瘤多为单侧性，双侧性占 15%～20%[41]。一般为大的多房性囊性肿瘤，内含黏液。中位直径为 15～20cm，常可有乳头状突起及质硬、灰白色或浅棕色的结节或实性区，可有灶性出血、坏死（图 26-17，图 26-18）。少见的情况是肿瘤主要或完全为实性，切面质软，黏液样。因肿瘤常较大，所以破裂并不少见。

恶性黏液性腺纤维瘤的肉眼外观与交界性肿瘤相似，但质脆，有坏死和出血等。

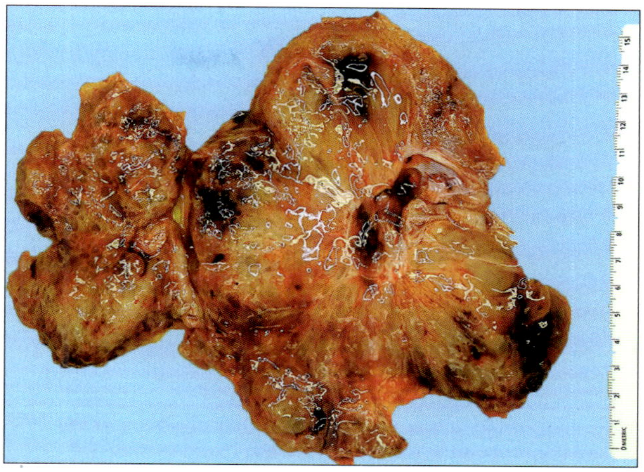

图 26-17　卵巢黏液性癌

肿瘤切面显示多囊，部分实性，有灶性出血、坏死

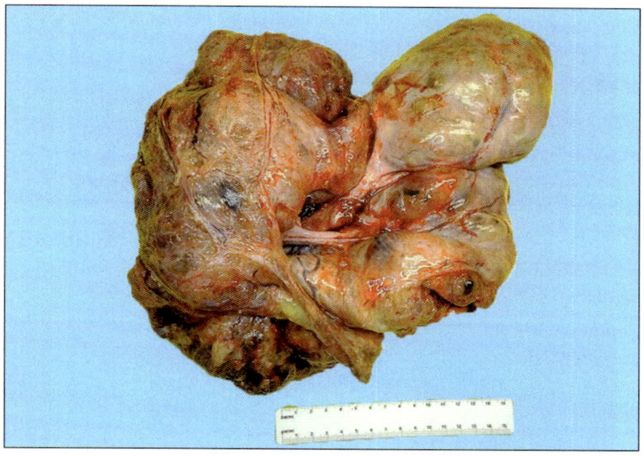

图 26-18　卵巢黏液性癌

肿瘤包膜破裂，可见部分外生性生长

【组织病理学】

1. 一般形态　肿瘤衬覆胃肠型上皮，仅约 20% 的黏液性癌全部由恶性成分组成，超过 80% 的癌同时可见交界性或良性囊腺瘤的成分。肿瘤的间质侵犯≥ 5mm，呈浸润型和膨胀型，两者可共存于同一肿瘤中。膨胀（融合）型侵犯由复杂和杂乱的腺体、囊腔或乳头组成，衬覆恶性上皮，无或极少穿插正常间质，范围超出微浸润范围。黏液癌常在同一肿瘤中出现不同分化的区域，分化好的区域类似胃或肠。恶性黏液性肿瘤中绝大多数肿瘤为腺癌或囊腺癌，纤维腺癌（恶性腺纤维瘤）和纤维囊腺癌（恶性囊腺纤维瘤）极少，仅个案报道。

上皮显示明显的肠型分化，如杯状细胞，但更常见的是非特异性黏液细胞。黏液成分表现不一，从均匀一致富于黏液的细胞到含有少量胞质内黏液的细胞。细胞通常具有中至重度的异型性，甚至有去分化表现。有时核可高度复层，类似于子宫内膜样癌，相比后者，黏液癌的核比较长且窄，常残存少量的胞质黏液（图 26-19）。

2. 间质浸润的类型　根据第五版 WHO 分类[42，43]，黏液癌的间质浸润分为破坏型浸润和膨胀型浸润两种类型，以后者更常见，两种类型浸润的预后不同[44]。

（1）膨胀型浸润：又称融合浸润型浸润，表现为拥挤复杂的恶性腺体而无间质支持，腺体可背靠背，相互连接形成融合性、筛状或迷宫样结构。多数病理学家认为，膨胀型侵犯代表一种浸润性高分化的黏液腺癌（图 26-16）。对于以交界性为主要成分的肿瘤，呈融合性生长的区域应大于诊断“微浸润”的上限，即病灶最大直径≥ 5mm 或面积≥ 10mm^2（或者 2 个径线超过 3mm），目前多以 5mm 为标准。

（2）破坏型浸润：表现为伴有恶性细胞学特征的单个细胞、细胞簇或恶性腺体杂乱地浸润在间质中，常伴促纤维组织增生性间质反应（图 26-20）。这种浸润方式比膨胀型浸润更具有侵袭性，可播散至卵巢之外。

3. 病理分级　近年来，随着病理学及分子生物学的发展，人们认识到卵巢上皮性癌是一个异质性疾病，存在多种组织学类型和不同的发病模式，不能单一应用一种发病模式来解释。以病理学形态观察及分子生物学为基础，根据卵巢癌不同的发病模式可将上皮性卵巢癌分为Ⅰ型和Ⅱ型，即“卵巢癌二元论”发病模型[45]。根据二元论模型，卵巢黏液性

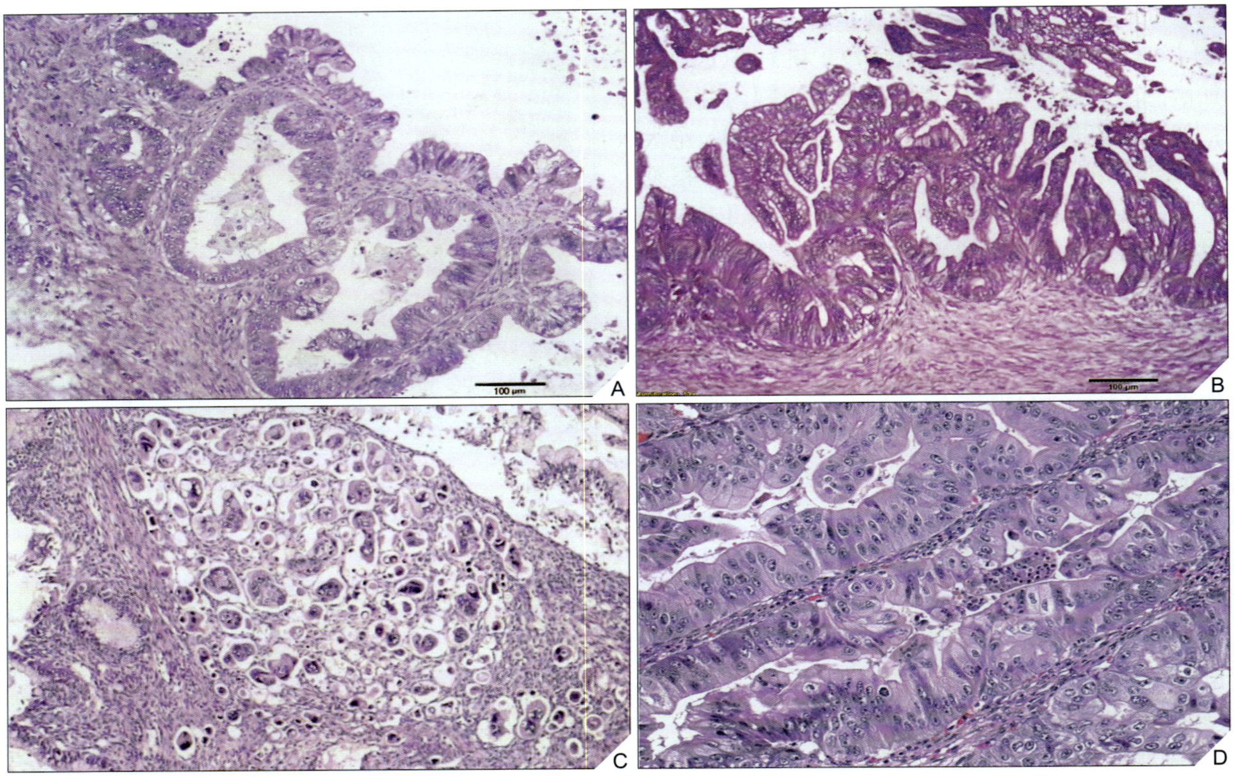

图 26–19 卵巢黏液性癌

肿瘤在不同区域可有不同形态表现。少量杯状细胞（A），乳头状结构（B），去分化部分（C），类似于胃肠型腺体并失去黏液分化（D）(图 C 由 Scully 教授惠赠)

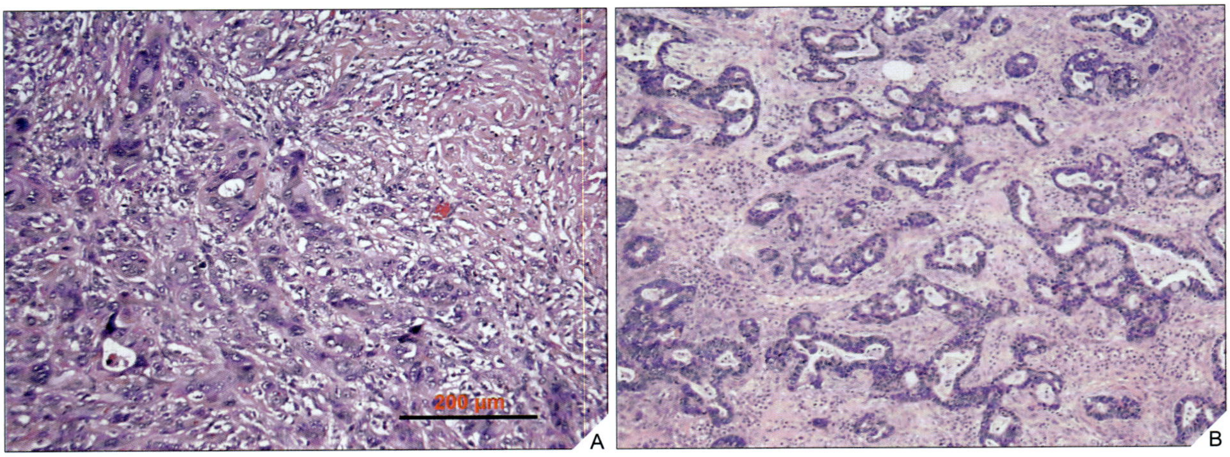

图 26–20 卵巢黏液性癌（破坏型浸润）

恶性肿瘤细胞呈单个、簇状（A）或腺管样（B），杂乱分布浸润在间质中，周围有促纤维增生性间质反应（B）

癌属于Ⅰ型范畴，其与其他Ⅰ型癌有类似的经过良性→交界性→低度恶性癌这种序贯性的肿瘤发生发展过程。由此二元论所引发的病理分级也应运而生[46, 47]。其中 M D 安德森癌症中心提出的浆液性癌的两级分级系统已被广泛应用[48]。目前对于高级别上皮性癌及低级别浆液性癌均不再进行分级，但其他Ⅰ型癌的分级无统一模式。

黏液性癌是否适用该分级方法尚有待商榷，在实践中目前仍采用 WHO 或 Silverberg[49] 传统分级方法，即把卵巢黏液性癌分为高、中、低分化（图 26-21）。但其分化程度与生存率的关系尚不明确，较之病理分级，黏液性癌的生长与侵犯方式与预后的关系更为密切。非浸润性黏液癌（上皮内癌）的预后明显优于浸润性黏液癌，而在浸润性黏液癌中，膨胀型间质侵犯的预后好于浸润型间质侵犯，后者常表现为更具侵袭性的病程。

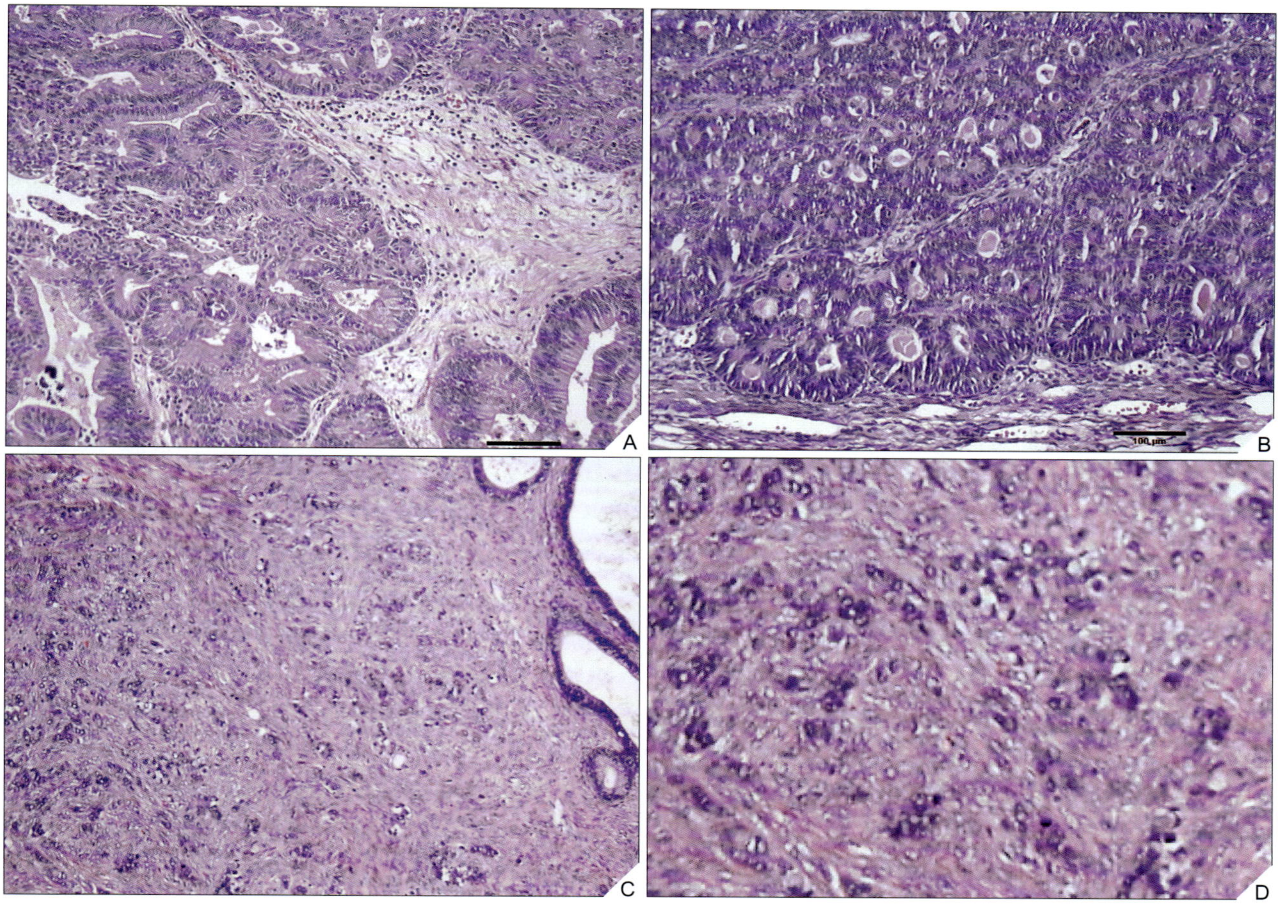

图 26-21　卵巢黏液性癌

A. 高分化癌，胞质内有丰富的黏液；B. 中分化癌，细胞内黏液减少，呈筛状或微腺样排列，这一形态需与内膜样癌鉴别；C. 低分化癌，几乎无黏液的肿瘤细胞，单个或索状浸润间质，右上角可见形成很好的良性黏液腺体；D. 低分化癌，图 C 左下角放大后

同样，尽管缺乏普遍接受的指南，但一些学者建议使用阑尾黏液性肿瘤的命名法对畸胎瘤中出现的黏液性肿瘤进行分级，分为低级别、高级别黏液性肿瘤，以及黏液性腺癌[5]。

【免疫组化】

当遇到卵巢黏液性肿瘤时，使用免疫组化染色来助诊是很常见的，但其真正的鉴别价值有限。主要原因是大多数的卵巢原发性黏液性肿瘤与来自胃肠道的继发性肿瘤有类似的免疫表型，并有重叠。尽管如此，仔细分析免疫组化结果，仍有一定价值。

相对于卵巢浆液性肿瘤，卵巢黏液性肿瘤的分子生物学研究尚不充分。

1. CK7/CK20　大多数卵巢原发性黏液癌具有 CK7+/CK20– 或灶 + 的免疫表型，有助于与来自下消化道的继发性腺癌的鉴别，但 CK7/CK20 对于鉴别卵巢和上消化道来源的肿瘤价值有限。多达 80% 的卵巢原发性黏液癌 CK7+，而结肠癌 CK7–，然而 CK7 在继发性胰腺癌中呈阳性。约 65% 的交界性肿瘤及 75% 的黏液癌 CK20 阳性，但通常局灶且弱[50]，相反，结肠癌通常 CK20 弥漫强阳性，然而低分化结肠癌及右侧肠癌可能 CK20–。根据笔者的经验及有限的研究[51]（表 26-3），若 CK20 的表达强于 CK7，则绝大多数为继发性肿瘤，尤其下消化道来源的，基本可排除卵巢原发性黏液性癌的诊断。相反，若 CK7 的表达强于 CK20，可基本排除下消化道来源，以卵巢原发肿瘤或胰胆管来源的可能大。对于 CK7 与 CK20 均强阳性的病例，则需借助其他免疫标记及临床病史综合判断。此外，少数发生于皮样囊肿或生殖细胞起源的黏液性癌也有 CK7–/CK20+ 的免疫表型。要强调的是，并不是每个生殖细胞起源的黏液性癌都可查见畸胎瘤成分。这种情况下，如果临床上已基本排除了其他器官的原发灶，也可诊断为卵巢原发黏液性癌。

2. CDX2　是一种敏感性极高而特异性较差的结肠癌标志物，结肠癌病例几乎 100% 阳性。约 35% 的原发性卵巢黏液性癌 CDX2 阳性，限制了这一标志

表 26-3　免疫组化 CK7/CK20 和 SATB2 在黏液性肿瘤诊断中的价值 [51-53]

肿瘤类型	CK7+/CK20 −或灶+	CK7/CK20 均广泛+	CK20+/CK7 −或灶+	CK20/CK7 均阴性	SATB2
卵巢黏液性交界性肿瘤	63%	28.5%	8.5%		1.7%
卵巢原发黏液性癌	67%	33%	< 1%		0
继发性结肠癌	0	0	93%	7%	75%
阑尾低级别黏液性肿瘤	0	13%	87%		80%
阑尾黏液性癌	0	13%	87%		100%
继发性胰腺癌	71%	29%	0		0
继发性胆囊癌	25%	50%	25%		2%
继发性胃癌	0	60%	40%		17%

物在与结肠腺癌鉴别诊断中的应用，但如 CDX2 阴性则强烈支持为卵巢原发性。最新研究表明 SATB2 比 CDX2 能更特异性地区分结肠腺癌和卵巢原发黏液性癌 [53]。

3. SATB2　是一种参与成骨细胞和神经元分化的转录调节因子，最近已被证明是正常结直肠上皮细胞和结直肠腺癌的高度敏感的免疫组化标志物。Michele、Moh 等研究发现在原发性卵巢黏液性肿瘤中，0/22 缺乏成熟畸胎瘤成分的黏液性囊腺瘤、4/12 具有成熟畸胎瘤的黏液性囊腺瘤、1/60 黏液性交界性肿瘤、0/17 黏液性腺癌中观察到 SATB2 染色 [52，53]。

4. 其他免疫标志物　其他免疫标志物有更大的交叉重叠，不能单独用于鉴别诊断，但可结合临床病理特征及 CK 免疫组化结果综合判断。CA125、WT1、PAX8、vimentin、ER、PR 及胃黏液基因 *MUC5AC* 几乎总是阴性，CEA 及 MUC2 强阳性支持继发性结肠癌，IMP3 及 PTEN 的阳性率可达 80%～87%[51]。对于继发性胰腺癌，DPC4 蛋白的免疫组化染色已被证明是有帮助的。DPC4 染色在许多胰腺癌和胆道腺癌中丢失，而在大多数卵巢原发灶和其他部位的转移灶中保留表达 [50]。最后，如果考虑来自宫颈的转移灶，p16 染色可能会有帮助。p16 表达在转移到卵巢的普通型宫颈腺癌中应该是弥漫强阳性表达，因为它们总是与 HPV 相关。当 p16 表达不明确时，HPV 原位杂交可用于辅助诊断。非 HPV 相关的宫颈腺癌可能极难与原发性卵巢黏液性肿瘤区分开来，对于这种差异，肿瘤大小和单 / 双侧性有助于鉴别。

【分子遗传学】

在分子遗传学方面，卵巢黏液性癌和浆液性癌的发生完全不同，大多数的黏液性癌由良性或交界性的黏液性肿瘤发展而来，*Kras* 突变常见，且该突变可以发生于良性和交界性的黏液性肿瘤中，表明 *Kras* 突变是黏液性癌发生过程中的早期事件。相反在浆液性癌中，*TP53* 突变常见，*Kras* 突变少见 [54]。交界性黏液性肿瘤和黏液性癌中存在相似的杂合性缺失，但与浆液性癌完全不同 [55]。这些发现支持黏液性癌从良性囊腺瘤演变而来的观点 [53]。*HER2* 基因扩增在卵巢黏液性癌中相对常见（18.2%）[56]。此外，黏液性肿瘤不是伴 *BRCA1* 和 *BRCA2* 基因突变卵巢肿瘤谱系的一部分。

【鉴别诊断】

1. 卵巢继发性黏液性癌　大多来自消化道，尤其是结肠、阑尾和胰腺，少数来自胆囊、胃和宫颈，偶尔来自脐尿管等罕见部位。继发性黏液癌可出现在原发癌之后，或在原发肿瘤尚隐匿的情况下表现为首发癌。其大体与镜下表现常具有欺骗性，非常类似于原发性黏液性癌，包括形成囊性肿瘤、出现与上皮内癌相似的区域及类似交界性肿瘤高分化腺体等。由于原发性卵巢胃肠型黏液性肿瘤 95% 为单侧性，双侧发生的胃肠型黏液性肿瘤强烈提示可能为继发性癌，此外还有以下特征倾向于继发性肿瘤：肿瘤直径 <10cm；卵巢表面或门部受累；“肮脏”的坏死；黏液扩散（图 26-22）；结节状生长（由正常卵巢组织分开的分散且有不同外观的癌组织岛）；印戒细胞；出现卵巢外病变。对诊断继发性肿瘤更有意义但出现较少的特征为肿瘤或残留卵巢表面有黏液及血管侵犯。

研究表明，卵巢的大体形态对区分原发还是继发有重要价值。若双侧卵巢黏液腺癌，或单侧肿瘤 <10cm，特别是 <5cm 者，应高度怀疑继发性，推断的正确率接近 90%（表 26-4）。当伴有 Brenner 瘤、畸胎瘤或附壁结节等成分时，提示为原发性肿瘤。

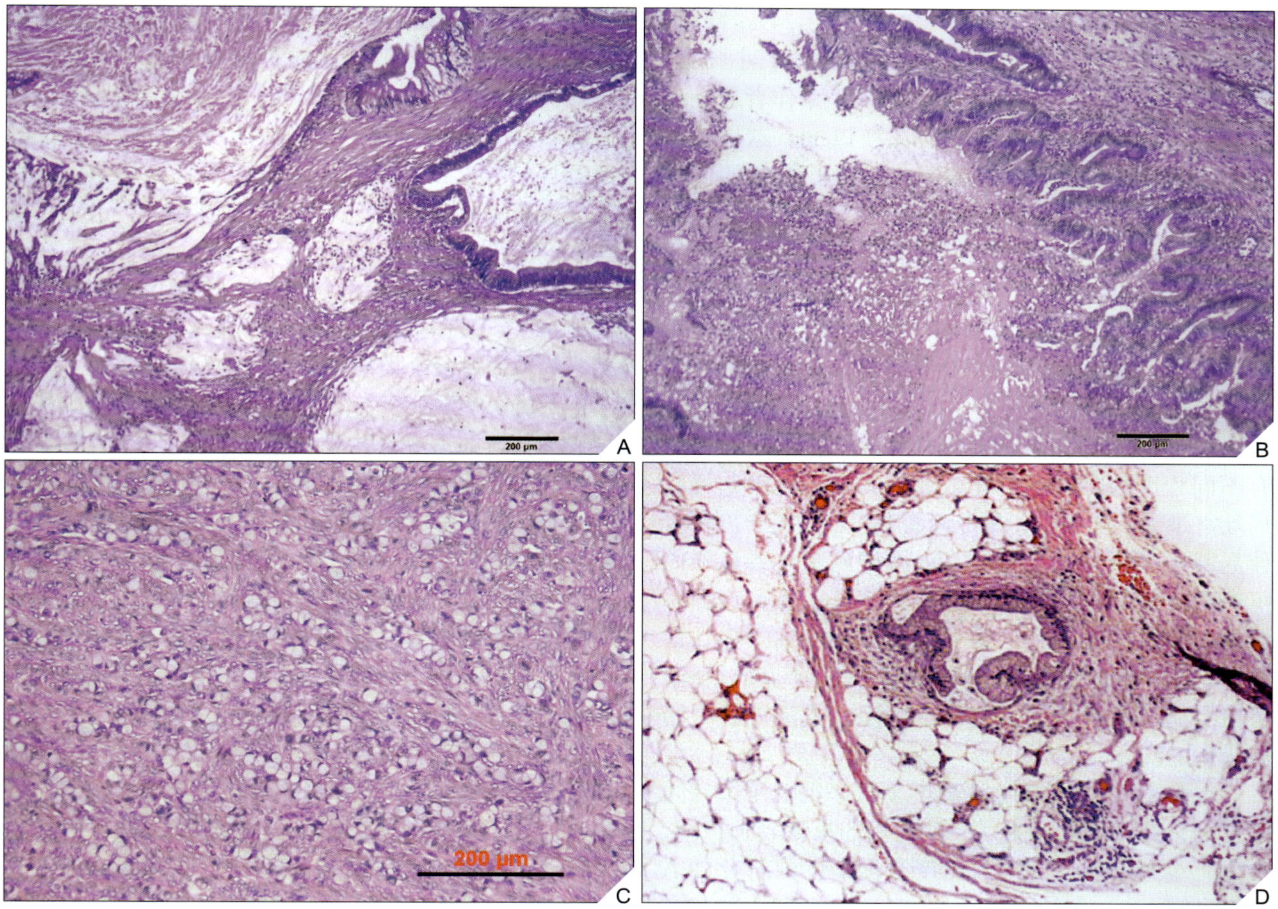

图 26-22　卵巢继发性黏液性癌

大量的黏液扩散，积聚成黏液池（A），广泛的肿瘤性坏死（B），片状印戒细胞（C），出现卵巢外病变（D）

对判断原发和继发无帮助的特征包括良性或交界性外观的区域；浸润性生长模式；（腺或囊）腔内有坏死碎屑；肿瘤的组织学级别。在这里要强调的是，镜下发现良性或交界性区域并不排除继发性癌的可能，这是因为不少继发性癌可表现类似良性、交界性或低度恶性的镜下特征。另外，当卵巢黏液性癌与宫颈黏液癌同时存在时，确定卵巢黏液性癌是原发性还是来自宫颈的继发性癌更加困难。按 Young 等的意见，宫颈癌一定为原发性[57]。Elishaev 等提出在这种情况下如卵巢肿瘤中有 HPV DNA 存在，则可以肯定为继发性宫颈腺癌[58]。有关卵巢继发性癌，参见第二十九章。

Yemelyanova 等[59]评估了先前由 Seidman 等[59]描述的算法，区分原发性和继发性卵巢黏液性肿瘤。相关参数包括肿瘤大小（单侧肿瘤 <10cm 为继发性；单侧肿瘤大于或等于 10cm 为原发性）和单 / 双侧性，这些在表 26-4 中有更详细的描述。在他们对 194 例病例的研究中，该算法正确识别了所有卵巢原发黏

表 26-4　卵巢原发性与继发性黏液性癌的比较[59]

项目	原发性	继发性
大体形态	单侧（>95%） 肿瘤较大，平均 21～22cm 囊性多房，可有实性区，包膜光滑	常双侧（65%），根据原发部位不同而异 较小，平均 <10cm 多为结节状，也可多囊
生长方式	在卵巢间质内生长 复杂的乳头结构，膨胀型侵犯方式	累及表面或表浅皮质或间质 结构简单或复杂，浸润性生长
卵巢外病变	大多无卵巢外病变（Ⅰ期）	常见网膜或腹膜病变

液性癌和77%的转移性肿瘤（结直肠癌：74%；阑尾：79%低级别肿瘤，100%癌；胰胆癌：95%；小肠癌：33%；胃癌：80%；宫颈癌：55%）[59]。作者进一步调整了算法，将大小截止值更改为12cm，这仍然识别出了所有原发性卵巢肿瘤，并识别了80%的转移瘤。当将大小截止值更改为13 cm时，转移性肿瘤识别率略有增加（总体：82%；结直肠癌：80%；阑尾：79%低级别肿瘤，100%癌；胰胆癌：100%；小肠癌：33%；胃癌：100%；宫颈癌：70%），但代价是原发性卵巢肿瘤的准确识别率略有下降（98%对100%，在10～12cm标准下）[59]。

2. 卵巢高分化子宫内膜样癌　子宫内膜样癌可有不同程度的黏液样分化，尤其为高分化者，可含局灶宫颈黏液样细胞，最好诊断为子宫内膜样癌Ⅰ级伴局部黏液分化。一些子宫内膜样癌腺体或囊腔内可产生大量黏液，这些黏液常为多糖包被，这种肿瘤为富于黏液的子宫内膜样癌而非黏液癌。少数情况下，子宫内膜样癌的胞质空泡化是由于脂肪聚积，可能与胞质黏液混淆。胞质呈微泡状或泡沫状为脂肪分化的线索。

黏液性癌的核有时可高度复层，类似于子宫内膜样癌，然而相比后者，黏液性癌的核比较长且窄，常残存少量的胞质黏液。免疫组化染色示前者CEA阳性和vimentin阴性，而后者vimentin常阳性和CEA常阴性。此外，浆液性和子宫内膜样癌的E-cadherin和N-cadherin均阳性，而黏液性癌仅E-cadherin阳性[60]。此外，在实际工作中多取材和切片最有帮助，常可找到这几种肿瘤较有诊断价值的区域。

3. 卵巢浆黏性癌　浆黏性癌的组织学发生不清，诊断具有挑战性。虽然其组织学特征明显区别于子宫内膜样癌伴黏液分化，但又与子宫内膜异位症及子宫内膜样癌的靶基因突变密切相关。浆黏性癌在下一节详述。

4. 伴异源性成分的支持-间质细胞瘤　大体上可表现为黏液性囊腺瘤，这种肿瘤可由于间质黄素化而产生雄激素并男性化。镜下显示支持-间质细胞瘤，特别是中间型，在囊性的房之间具有丰富的性索样结构，而不是间质或黄素细胞。其他异源性成分如类癌或间叶组织（如骨骼肌或软骨）出现在支持-间质细胞瘤中，有助于鉴别诊断。

5. 黏液性类癌（杯状细胞类癌，goblet cell carcinoid）　真正原发于卵巢的黏液性类癌是罕见的，更多的卵巢黏液性类癌是从阑尾继发至卵巢而来。由于对此类肿瘤的病理特点不熟悉，很多黏液性类癌被误诊为普通的黏液性肿瘤。它实际上是一个皮样囊肿或与皮样囊肿相关的肿瘤[61]。大体上，黏液性类癌呈褐色、柔软的实性包块。镜下上皮细胞形成小腺体样或巢状结构，周围为纤维样间质，有时细胞巢周围包绕大量黏液；大部分上皮细胞含嗜酸性胞质，内有黏液样空泡或颗粒，神经内分泌标志物表达阳性；胞核小，略不典型。卵巢黏液性类癌是一类潜在恶性的肿瘤，约有15%的患者可因肿瘤继发而死亡[61]。

6. 伴腹膜假黏液瘤（pseudomyxoma peritonei）　腹膜假黏液瘤与卵巢黏液性肿瘤伴发的情况并不少见，以往认为这些病变的原发部位在卵巢，近年的主流意见为腹膜假黏液瘤几乎全部来自阑尾或其他胃肠部位的黏液性病变，其伴发的卵巢黏液性病变为继发性，为表面沉积的黏液和黏液上皮并入卵巢所致[62]。因此重要的是在诊断原发性卵巢黏液性肿瘤时必须先排除来自阑尾或其他胃肠道的继发性黏液癌。然而，当卵巢黏液性肿瘤，特别是黏液性癌在腹腔内破裂后，也可见腹膜假黏液瘤。少见情况下，腹膜假黏液瘤可能起源于卵巢成熟性囊性畸胎瘤的黏液性成分[38]。

腹膜假黏液瘤指的是腹腔内有广泛的胶冻样黏液（图26-23）存在。这是一种临床症状的描述，而不是

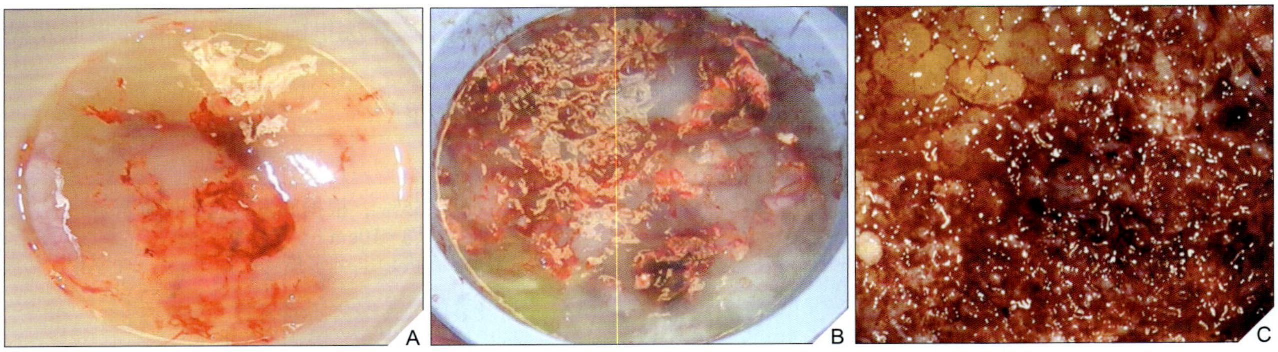

图 26–23　腹膜假黏液瘤

A，B. 患者腹腔中取出的胶冻样黏液；B. 黏液表面附着出血、坏死的组织；C. 大网膜融合成黏液样物肿块

病理诊断。患者平均年龄 55 岁（20～89 岁），临床表现为腹部逐渐增大，而无明显疼痛 [63]。有的病例卵巢受累显著，可表现为缓慢增大的卵巢肿块。腹膜假黏液瘤在术中偶然发现。

【治疗和预后】

黏液癌的治疗类似于低级别浆液性癌，大多数预后良好。FIGO 分期是主要的预后指标，Ⅰ期 5 年存活率可达 75%～87%，Ⅱ期为 55%，Ⅲ期为 26%，Ⅳ期为 10%[64]。超过 95% 的膨胀型浸润的黏液性卵巢癌为Ⅰ期疾病，其预后好，生存率可达 90%。破坏型浸润的黏液性卵巢癌更具侵袭性，26% 呈现Ⅲ期疾病，预后更差，即使早期被诊断出来，破坏型浸润的黏液性卵巢癌的预后也要差得多。据报道称 15%～30% 的Ⅰ期疾病患者会出现致命性复发 [68]。核级别高和肿瘤破裂是独立的预后因素。

黏液性肿瘤伴有附壁结节时，间变癌结节预后差，随访 4 个月至 10 年 62% 死于肿瘤。死亡病例的附壁结节大多≥1cm。但最近的一项研究表明无Ⅰa 期患者死于肿瘤，因而提出间变癌的附壁灶或结节在ⅠA 期未破裂的卵巢黏液性肿瘤中并不一定具有凶险的预后 [60]。

五、黏液性肿瘤的附壁结节

卵巢黏液性肿瘤的囊壁可有一个或多个实性区域，但“附壁结节”（mural nodule）特指从肿瘤囊壁隆起的在组织学上与原肿瘤显著不同的肿块，见于各种黏液性肿瘤，包括良性、交界性与癌，以交界性肿瘤和癌居多。2003 年 WHO 卵巢肿瘤分类中已将有附壁结节的黏液性肿瘤单独列出 [7]，但在 2014 版本和 2020 版本中不再作为单独条目，这意味着这是肿瘤化生变化的一部分，可能不会影响诊断和预后。附壁结节总的发生率很低，最常发生于黏液性肿瘤，也偶可发生于浆液性肿瘤等，其原因和发生机制均不很清楚。附壁结节可为良性或恶性，组织学上表现为上皮性或间叶性等多种类型。Prat 等和 Bagué 等已报道了 30 多例肉瘤样结节 [67，68]，之后多位作者又报道了间变癌结节、癌和反应性附壁结节、癌肉瘤结节、混合性结节和平滑肌瘤结节等，偶然也有黏液性交界性肿瘤伴透明细胞癌附壁结节的报道 [69]。

【大体病理学】

表现为在黏液性肿瘤的囊壁上出现明显突向囊腔的结节（图 26-24），大小为 1～30cm，可单个或多个，切面色泽和质地均匀一致，或黄色、红色、粉红色等色彩斑驳，有时有出血和坏死。

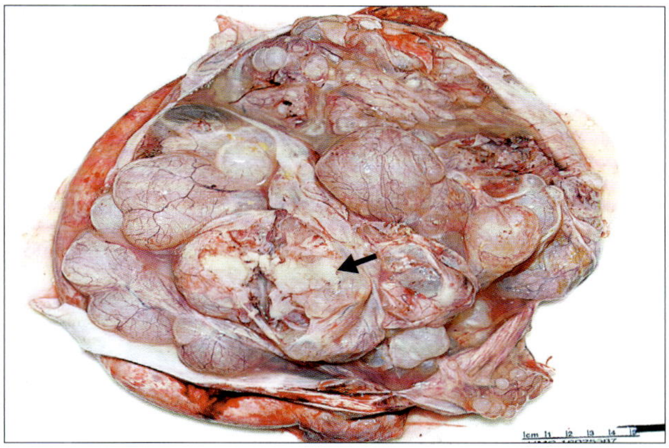

图 26–24 黏液性交界性肿瘤伴附壁结节

附壁结节呈实性，从囊壁凸向囊腔（箭头），与周围黏液性交界性肿瘤的多个薄壁子房形成鲜明对比

【组织病理学】

黏液性肿瘤的附壁结节有以下几种类别：肉瘤样结节（sarcoma-like nodule）、间变癌（anaplastic carcinoma）、肉瘤（sarcomas）。

肉瘤样附壁结节组织学上分三型：龈瘤样型（现又称多形性和龈瘤型）、梭形细胞型和组织细胞型。肉瘤样附壁结节组织学可为纤维肉瘤（图 26-25）、横纹肌肉瘤、平滑肌肉瘤和未分化肉瘤。卵巢黏液性肿瘤的间变性癌附壁灶 / 结节可表现为横纹肌样、肉瘤样（梭形细胞），或多形性特征（图 26-26）。

六、黏液性肿瘤的几个特殊问题

（一）畸胎瘤相关的黏液性肿瘤

多项研究表明，与畸胎瘤相关的黏液性肿瘤，两种成分通常显示相同的分子改变，提示是具有共同起源的混合性肿瘤而不是碰撞瘤 [70]。来自畸胎瘤的黏液性肿瘤具有不同的组织学形态特征。它们可以类似于上消化道或下消化道（如结直肠、阑尾等）来源的黏液性肿瘤。畸胎瘤中产生的黏液性肿瘤表现出明显的消化道肿瘤组织学形态、生长模式和免疫组化表型，非常类似阑尾低级别或结直肠的黏液性肿瘤。在这种情况下，该肿瘤的诊断术语应采用低级别或高级别黏液性肿瘤（类似于黏液性阑尾肿瘤）或黏液性癌，肠型（类似于阑尾或结直肠恶性肿瘤）。低级别黏液性肿瘤的特征是被覆高柱状黏液性上皮，细胞温和，核位于基底。然而，高级别黏液性肿瘤显示具有明确的高级别核异型性细胞特征并可能表现出微乳头或筛状结构。简言之，如果畸胎瘤中出现的黏液性肿瘤其形态学和免疫表型类似于低级别阑尾黏液性肿瘤，可以将其称为低级别

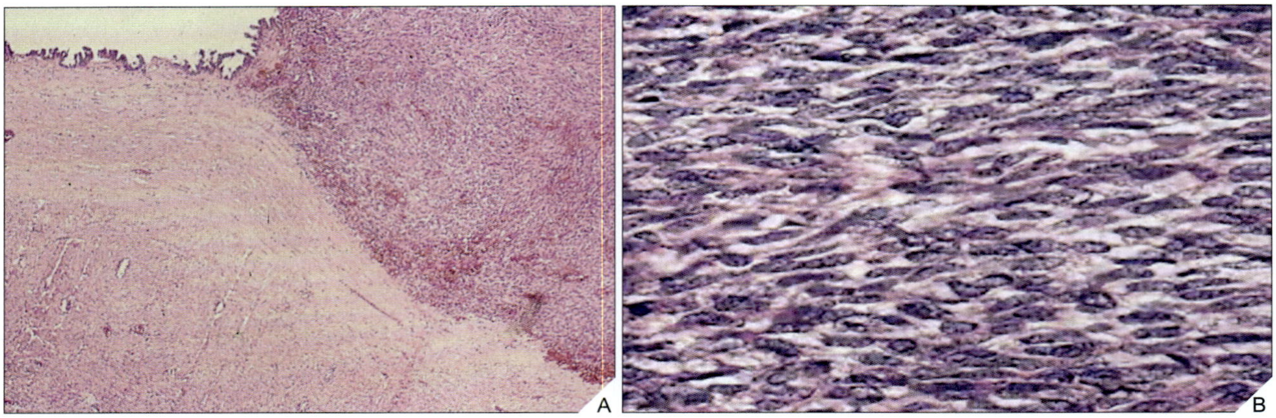

图 26-25　黏液性囊腺瘤伴肉瘤样附壁结节

附壁结节来自黏液性肿瘤的囊壁，实性结节状，与周围有清楚界限（A），高倍镜下显示该附壁结节为纤维肉瘤（B）(Scully 教授惠赠）

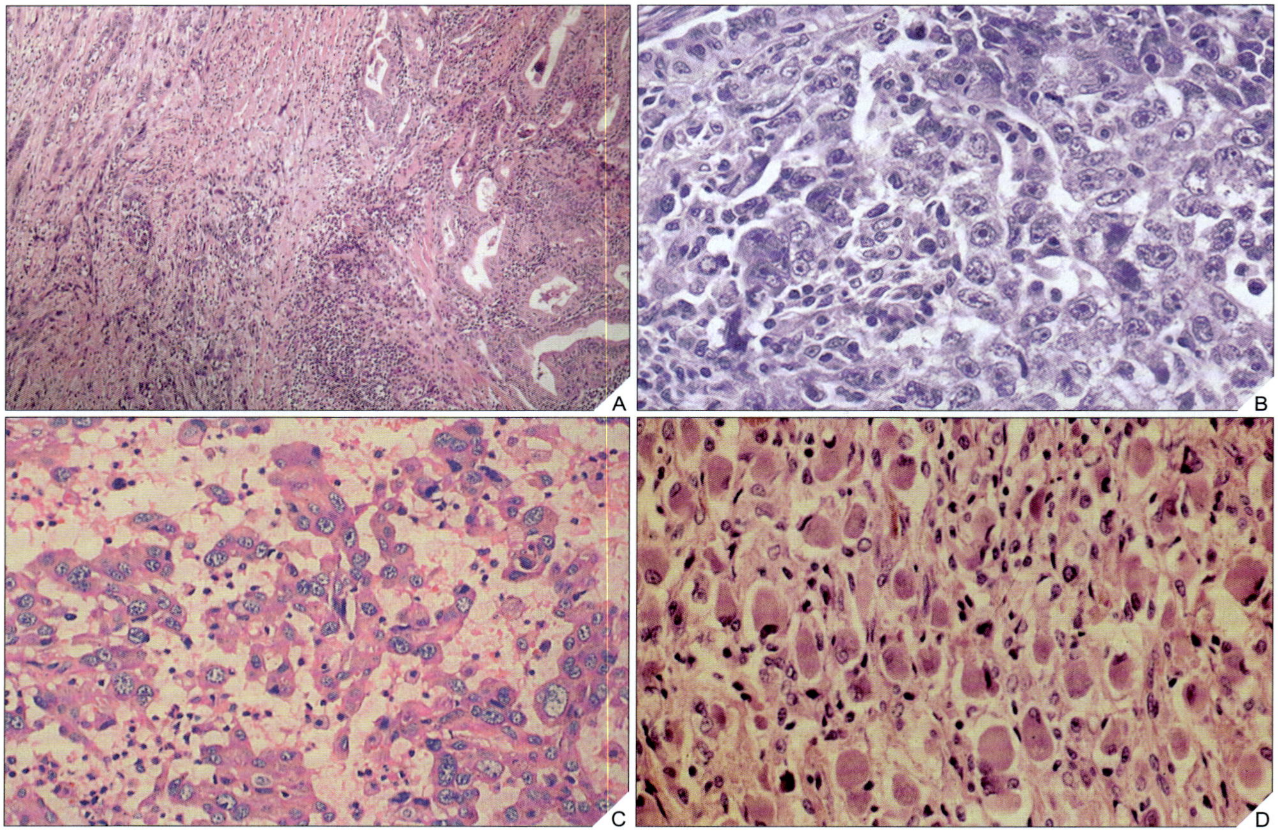

图 26-26　黏液性肿瘤附壁结节的多种形态

附壁结节的形态学可有多样性，癌肉瘤样（A），间变癌样（B），多形性肉瘤样（C）和组织细胞性肉瘤样（D）(图 D 由 Scully 教授惠赠）

黏液性肿瘤；如果形态学和免疫表型类似于高级别阑尾黏液性肿瘤，可以称其为高级别黏液性肿瘤；同理，如果起源于畸胎瘤的黏液性肿瘤形态学和免疫表型类似于下消化道来源的腺癌，可以称其为肠型腺癌；类似于上消化道来源的腺癌，可以直接称为黏液性癌[5]。

（二）起源于中肾增生的卵巢黏液性肿瘤

最近，Xing 课题组报道了卵巢黏液性肿瘤起源于中肾增生。在他们的研究中，有 4 例黏液性肿瘤病例（1 例黏液性囊腺瘤和 3 例交界性黏液性肿瘤）中都发现了良性中肾样病变。在形态学上，这些增生由小的圆形小管组成，小管内衬细胞学上温和的立方形细胞，具有嗜酸性分泌物，并且被无促纤维增生反应的间质包围。这些细胞对 PAX8（所有 4 例）呈弥漫阳性，对 GATA3 呈局灶性（1 例）或弥漫（3 例）阳性。所有病例均包含良性中肾样小管成分伴不同程度的胃肠型黏液上皮化生或分化，但病例 1 中存在中肾样增生，病例 3 和病例 4 中存在与这些良性增生相关的中肾样腺癌。理论上，这些中肾增生可能来自分化的米勒管型组织；然而，在这些病例中未发现相关米勒管型病变的证据。因此，他们的观察提示这些中肾增生可能来源于中肾残迹。中肾残余通常分布在宫颈侧壁间质深处，但这些胚胎残迹也存在于卵巢门的卵巢网、输卵管旁组织及阔韧带中的经胚叶和胚旁叶，也可能发生中肾增生，甚至发生卵巢中肾样腺癌，类似于沃尔夫管起源的女性附件肿瘤[18]。这项研究为卵巢黏液性肿瘤提供了新的组织来源可能性，表明黏液性肿瘤的细胞来源多样而复杂。

（三）卵巢黏液性肿瘤术中冰冻切片诊断问题

肿瘤异质性是黏液性交界性肿瘤中常见的术中冰冻难点之一。非典型黏液性上皮增生区域可能不会均匀分布在整个黏液肿瘤中，并且可能会因冰冻切片取样的局限性而被遗漏，从而导致漏诊为黏液性囊腺瘤。相反，将黏液性交界性肿瘤过度诊断为黏液癌可能是由于将内陷到卵巢间质中的黏液上皮误认为浸润而导致。此外，转移性肿瘤也可能表现出与黏液性交界性肿瘤重叠的形态学特征。值得注意的是，转移性低度恶性阑尾黏液性肿瘤在冰冻切片上可能看似良性，具有破裂的囊性结构，内衬扁平或略微起伏的黏液性上皮细胞和穿过卵巢间质的大黏液池（卵巢假黏液瘤）。转移性胰腺胆管癌可能表现出“成熟现象”，在卵巢间质中有多个不规则、大小不等的囊腔，内衬相对温和的低柱状上皮，缺乏明显的核异型或有丝分裂活性。

卵巢原发黏液性癌的切面通常呈复杂的囊实性结构，囊性区为多房囊性，实性区常伴出血、坏死（图 26-17）。来自结直肠原发灶的转移性黏液癌通常表面受累，切面更为不均匀，实性和囊性区域混杂，实性区呈多结节状，并伴有大量坏死。囊性改变可能存在于卵巢转移中，即使它在原发肿瘤中不存在（如在胰胆原发性肿瘤中）。转移性印戒细胞癌（Krukenberg 瘤）大体常为棕黄色实性切面，类似于间质或性索 - 间质瘤，尤其是如果仅接受一侧卵巢的术中冰冻检查。在黏液癌的镜下观察中，若出现以下组织学特征：卵巢表面和（或）门部受累、淋巴管浸润、多结节性、破坏型浸润性生长模式和单细胞浸润（包括印戒细胞的存在）应考虑转移性癌的可能。相反，卵巢原发黏液性癌最常表现出融合、膨胀型生长模式（图 26-27，图 26-28）。值得注意的是，印戒细胞也可能存在于罕见的与畸胎瘤相关的卵巢原发黏液性癌中。转移性结直肠癌通常由柱状上皮和分散的杯状细胞形成不规则、筛状和（或）“花环”样结构，腔内包含大量“肮脏”坏死碎片。筛状结构需要与原发性子宫内膜癌进行鉴别，但缺乏鳞状分化和大量腔内坏死碎片则强烈支持结直肠原发。

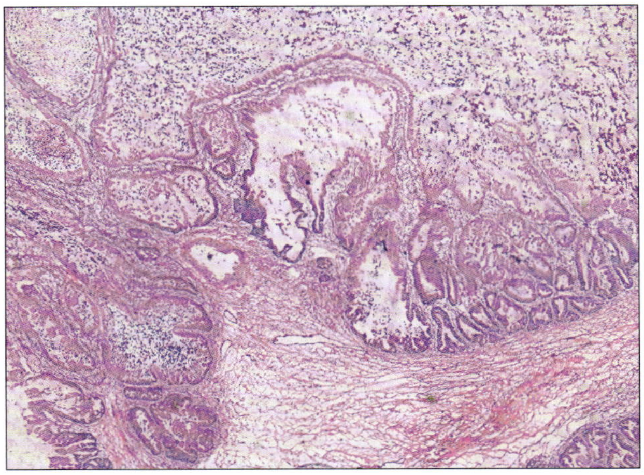

图 26-27　卵巢黏液性癌冰冻切片

切面显示多个囊性内衬简单和复杂的黏液上皮细胞，显著的核异型性和上皮内增殖，具有分层的膨胀型生长模式区域，腔内有坏死碎片

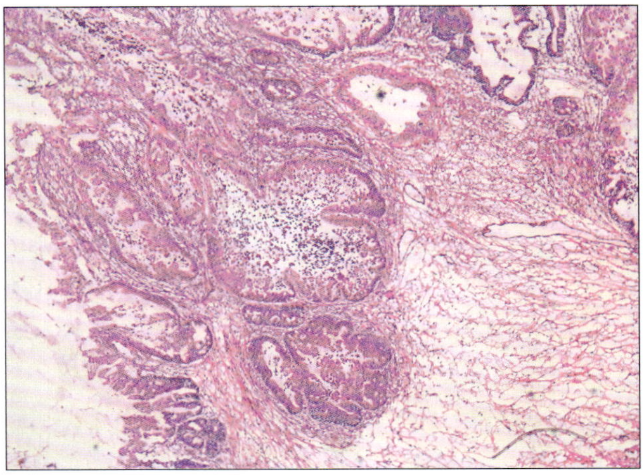

图 26-28　卵巢黏液性癌冰冻切片

肿瘤异质性很大，呈囊性、腺性增生，腺体密集融合，背靠背排列，薄间质隔开，符合扩张性生长模式

第二节　卵巢Brenner瘤

卵巢 Brenner 瘤是一类向尿路上皮或其他肿瘤分化的上皮性肿瘤，绝大多数为良性，在卵巢肿瘤中占 1%～2%，在良性上皮肿瘤中占 5%，交界性和恶性肿瘤少见[71]。本组肿瘤包括良性 Brenner 瘤（Brenner tumor）、交界性 Brenner 瘤（borderline Brenner tumor）及恶性 Brenner 瘤（malignant Brenner tumor）3 个类别。这与以往包括移行细胞癌（transitional carcinoma）并被称为移行细胞肿瘤有明显变化。越来越多的研究表明，移行细胞癌的免疫表型不同于尿路上皮，却更接近卵巢高级别浆液性癌，它们常表现为 p53 突变型表达（全或无型），以及 WT1、ER、PR、IMP2、PAX8 阳性的免疫表型（图 26-29），提示并非真正的移行细胞癌，而是高级别浆液性癌或内膜样癌的变异型。另外，良性、交界性及恶性 Brenner 瘤均缺乏 p53 突变型表达，并呈 WT1–/ER–/PR–/IMP2– 的免疫表型[72]，与所谓的卵巢移行细胞癌不具有谱系性。为此，2014 年 WHO 分类已将卵巢移行细胞肿瘤更名为 Brenner 瘤，移行细胞癌不再作为原发性卵巢癌的独立类型。

Brenner 瘤的组织起源尚未明确，其细胞学特征与常位于输卵管浆膜或卵巢门部的 Walthard 细胞巢类似，最近几组研究发现伞端黏膜 - 腹膜交界处（纤毛柱状上皮与间皮交界带）的移行细胞化生非常多见，达到 21%～26%，认为与宫颈鳞柱交界部的鳞状上皮化生类似，移行细胞化生是伞端黏膜 - 腹膜交界带的正常成分，而离开该交界带的移行细胞化生表现为 Walthard 细胞巢。同时，卵巢型间质在伞端也很常见，见于 5% 的伞端交界带和 27% 的伞端黏膜固有层。上述现象提示卵巢的 Brenner 瘤可能主要来自输卵管伞端交界带的移行细胞化生，但也有小部分可能来自卵巢生殖细胞肿瘤，因为个别 Brenner 瘤伴有卵巢皮样囊肿、卵巢甲状腺肿或类癌。这类肿瘤常与黏液性上皮或浆液性上皮混合，因此仍归入上皮性肿瘤范围。大多数肿瘤中移行细胞巢为肿

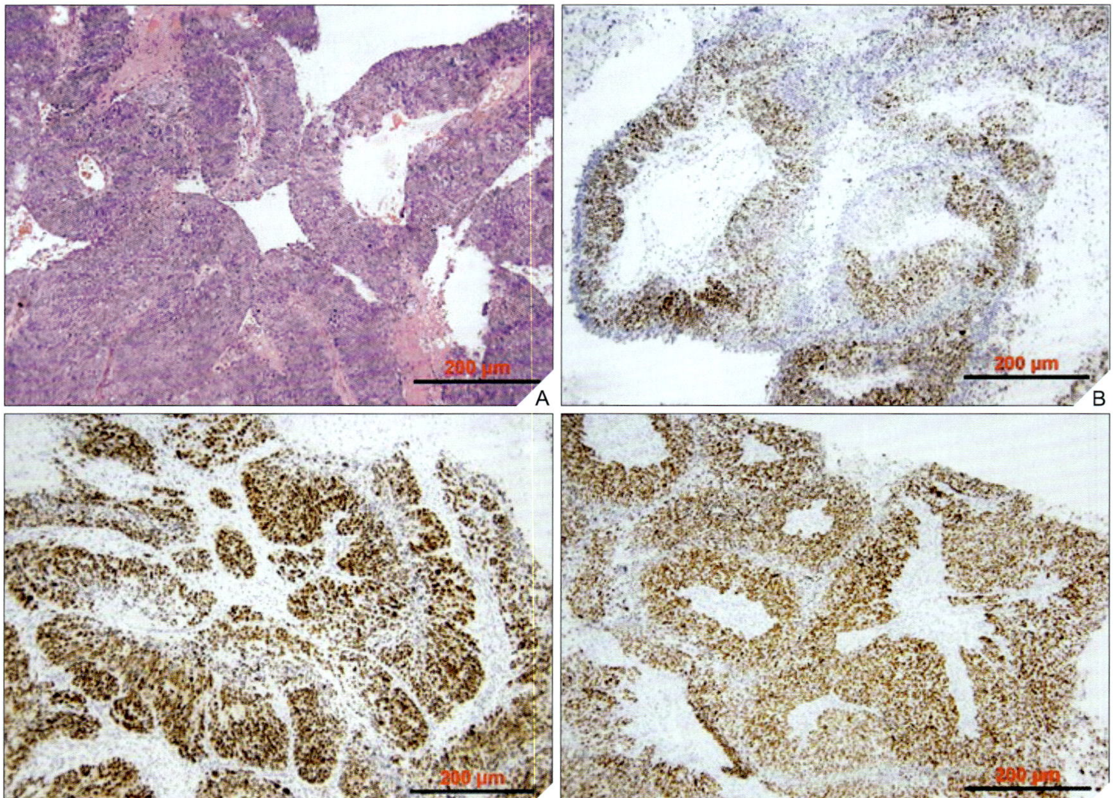

图 26-29　卵巢高级别浆液性癌的移行细胞样分化

复层上皮细胞排列成宽阔的乳头，伴中至重度细胞异型，似尿路移行细胞癌（A），免疫组化染色 ER（B）、p53（C）及 WT1（D）弥漫阳性，与其他卵巢高级别浆液性癌相同

瘤的主要成分，但有的肿瘤中可有囊样或腺样结构，这些腺或囊常衬覆黏液上皮，少数可衬覆假复层浆液性上皮（输卵管）。大多数 Brenner 瘤有丰富的间质成分宛如腺纤维瘤。

2003 年 WHO 分类在交界性 Brenner 瘤中加入了增生性变异型，但在描述中并未对之有具体描述，仍将增生性 Brenner 瘤（有低度恶性特征）与低度恶性潜能 Brenner 瘤一起放在同义词中。基于近年对中间组移行细胞肿瘤生物学行为的研究，2020 年 WHO 分类不再使用低度恶性潜能这一术语，而是采用交界性 Brenner 瘤的术语。

一、良性 Brenner 瘤

【临床特征】

卵巢良性 Brenner 瘤（Brenner tumor），一般发生于 30～70 岁妇女，其中以 40～60 岁多见，平均年龄约 50 岁[6, 7, 26]。约 30% 的肿瘤伴黏液性或浆液性囊腺瘤成分，偶尔伴良性囊性畸胎瘤。多数肿瘤可能因其他原因而行盆腔手术时偶然发现。少数肿瘤较大，出现与肿块有关的症状和体征，罕见的情况患者可有雄激素或雌激素性临床表现。双侧性病变占 6%～7%，单侧肿瘤中以左侧为多。

【大体病理学】

实性结节或肿块，表面光滑、质硬，切面色黄白或灰白，与周围界限清楚（图 26-28），可有灶性钙化，偶可为囊性。肿瘤的大小从显微镜下发现到直径超过 10cm 不等，多数为偶然发现的小肿瘤，直径仅 1～2cm，约 10% 为双侧性。约 30% 的病例伴有其他类型的肿瘤，大多为上皮性，个别为生殖细胞性。合并的肿瘤中三分之二为黏液性囊腺瘤（图 26-30A），几乎均为良性，其余三分之一多为浆液性囊腺瘤，个别为皮样囊肿。有些 Brenner 瘤有钙化，切面可有颗粒感（图 26-30B）。

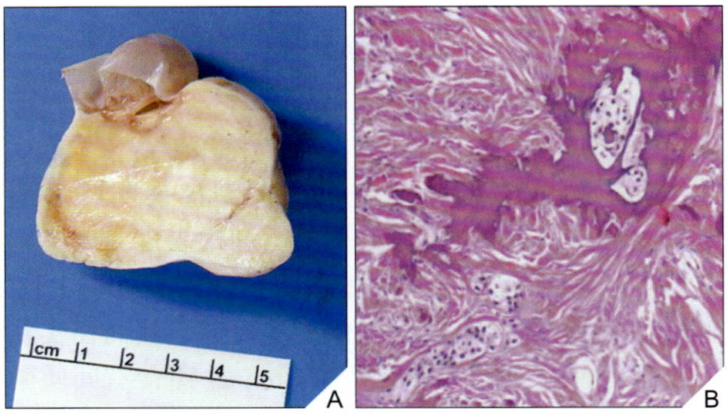

图 26-30　Brenner 瘤伴黏液性囊腺瘤

A. Brenner 瘤呈白色实性肿块，边缘可见薄壁小囊肿，为黏液性囊腺瘤；B. 可见几个上皮细胞巢，周围有大量纤维胶原，图中深紫色的部分为钙化组织

【组织病理学】

类似膀胱移行上皮的卵圆形或多角形上皮细胞巢和条索生长于纤维组织中。上皮细胞的核呈卵圆形或长圆形，无明显异型性，可有小的核仁，常有纵行核沟，胞质透明或嗜酸。细胞巢中有时可有小囊出现，衬覆移行细胞或宫颈内膜细胞样的黏液细胞，有时这种移行细胞巢可直接与黏液细胞连接（图 26-31）。间质由成纤维细胞样的梭形细胞和胶原，以不同比例组成。10%～15% 的肿瘤可有黄素化细胞出现于间质中。

【生物学标记和遗传学改变】

Brenner 瘤细胞 CK7、CA19-9 和 Uroplakin 阳性，与交界性和恶性 Brenner 瘤相似（见下文）。偶有研究发现良性 Brenner 瘤有 12q14-21 扩增[73]。

二、交界性 Brenner 瘤

【临床特征】

交界性 Brenner 瘤（borderline Brenner tumor）很少见，患者年龄大于良性 Brenner 瘤患者，多发生于 50～70 岁女性，平均年龄 60 岁[6, 26, 74]。临床表现为与肿块有关的非特异性症状和体征。

【大体病理学】

肿瘤多为单侧性，界线清楚，体积大于良性 Brenner 瘤，直径 8～30cm（平均 14cm），色白或浅棕。大多数肿瘤为囊实性（图 26-32），可部分或大部分囊性。实性部分类似良性 Brenner 瘤外观，囊性部分常有息肉或质脆的乳头突向腔内。应特别注意对肿瘤囊性部分及质软或乳头状区域的取材。

【组织病理学】

交界性 Brenner 瘤通常表现为更大或融合的移行细胞巢，或类似尿路移行细胞肿瘤的乳头状结构，细胞不典型性和（或）上皮增生超过良性 Brenner 瘤[75]。乳头状的复层移行上皮增多并突入囊腔，或者普通 Brenner 瘤的移行细胞有核不典型性，但无间质浸润（图 26-33）。细胞学形态可参照尿路移行细胞肿瘤分为 1～3 级，或低级别（1 级）与高级别（2、3 级）两个级别。典型交界性 Brenner 肿瘤中需有良性 Brenner 瘤成分，但良性成分可很少且易被忽略[72]。肿瘤中常见黏液性上皮化生，被覆在乳头表面或位于细胞巢内。

交界性 Brenner 瘤的诊断标准文献中各家并不一致，以往单纯依据组织形态，而近年的组织学诊断

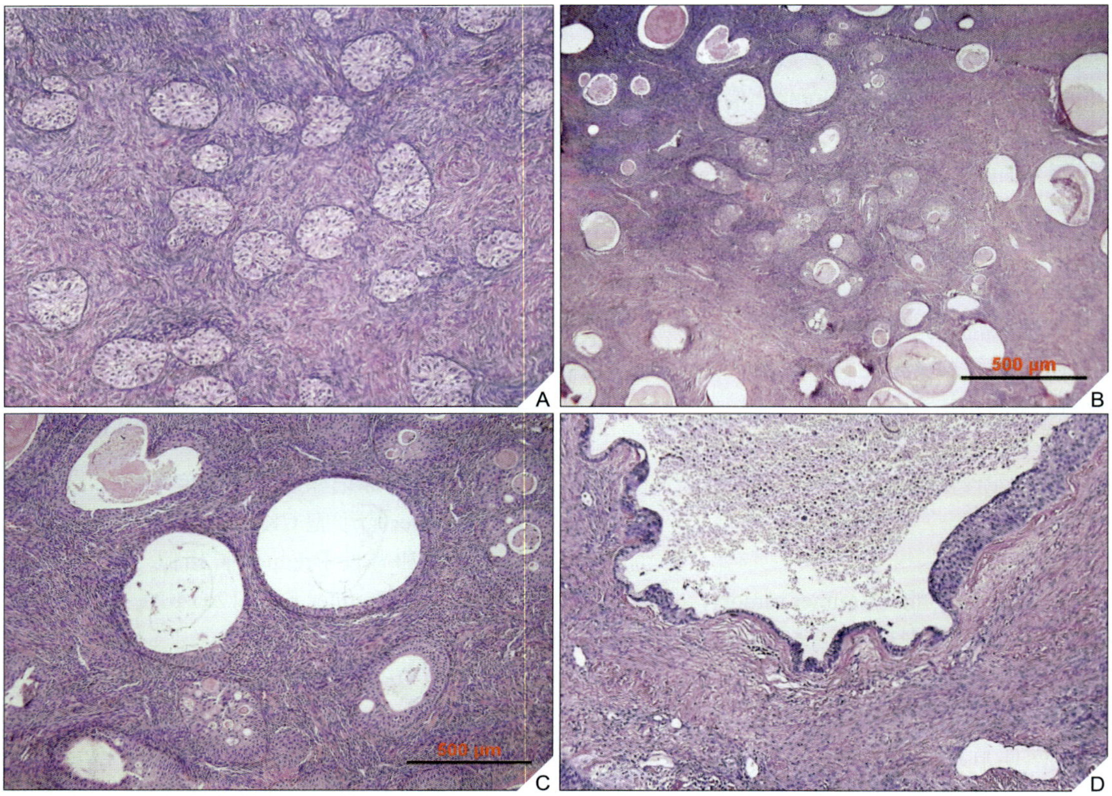

图 26-31 Brenner 瘤

致密的纤维组织中有多个上皮样细胞巢（A），或混与小囊（B，C）及囊样结构覆盖移行细胞和黏液性上皮样细胞（D）。细胞形态温和，有典型核沟

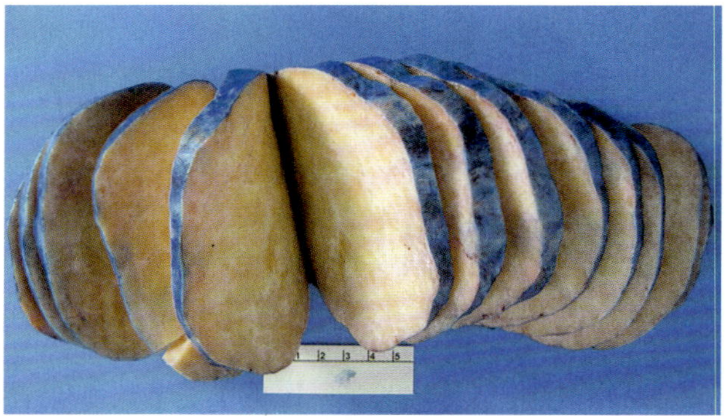

图 26-32 交界性 Brenner 瘤

巨大的卵巢肿块，切面呈实性、黄白色，有梁状生长，这与肿瘤中上皮样细胞巢的质地与纤维间质不一有关

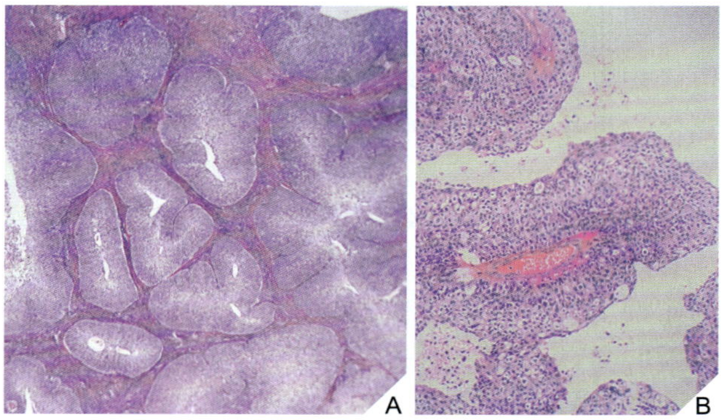

图 26-33 交界性 Brenner 瘤

上皮细胞显著增生，形成宽大的乳头，细胞层次多，密度增高，细胞巢增多，一些伴有囊腔（A），放大后显示细胞核有轻至中度异型性，类似非浸润性低级别乳头状尿路上皮癌（B）

是综合了组织形态、分子学与肿瘤生物学行为。新近颁布的 WHO 分类（2020 年）的概念为，交界性 Brenner 瘤无间质浸润，Colgan 等则认为在强调无间质浸润的前提下，涵盖了组织学表现类似于非浸润性低级别（1 级）及罕见的高级别（2～3 级）尿路上皮肿瘤。上皮异型性Ⅰ和Ⅱ级为增生性，Ⅲ级为交界性[76, 77]。Trebeck 等的观点是在无间质浸润的前提下，上皮异型性Ⅰ和Ⅱ级为增生性，Ⅲ级为恶性。Clement 和 Young 认为Ⅰ级的不典型性表明肿瘤为交界性 Brenner 瘤有不典型性，当肿瘤表现为低级别（1 级）时为普通交界性肿瘤，高级别（2 级与 3 级）时可称为交界性 Brenner 瘤伴上皮内癌。我们在实践中使用后者标准。偶有交界性 Brenner 瘤伴有间质微浸润（最大直径小于 3mm），但这一标准还有待研究。

少数情况下，交界性 Brenner 瘤可伴有交界性黏液性肿瘤（图 26-34）。

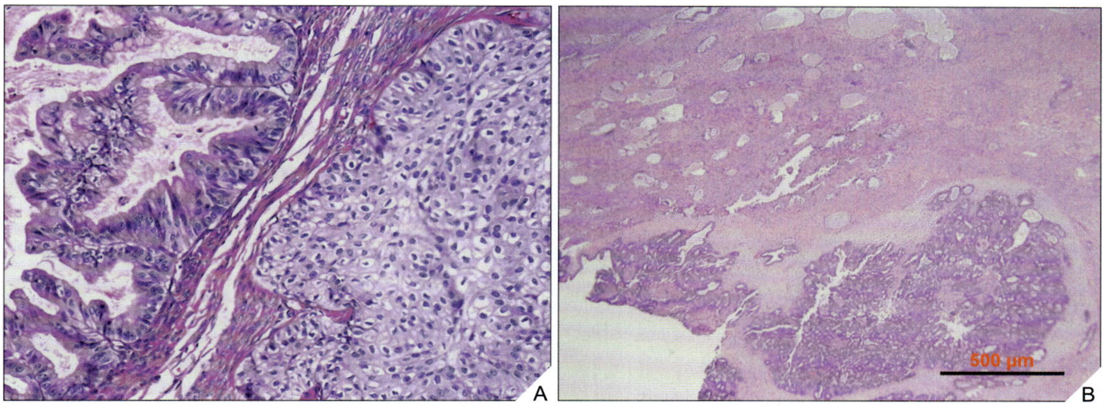

图 26-34 交界性 Brenner 瘤伴交界性黏液性肿瘤

具有轻度核异型的交界性 Brenner 瘤成分（A）与黏液性交界性肿瘤毗邻（B）

【生物学标记和遗传学改变】

交界性 Brenner 瘤细胞的免疫组化特征与良性或恶性 Brenner 瘤相似，其 CK7、CA19-9 和 Uroplakin 阳性，但 CK20 阴性。也有报道交界性 Brenner 瘤丢失 pRb 和 p16 表达，同时伴有 p21 和 cyclin D 表达，提示交界性 Brenner 瘤在 G_1～S 细胞周期发生紊乱。由于病例相对少见，相应的遗传学资料很少。基于 Tong 等的研究，Brenner 瘤 PAX8 及 p63 免疫染色具有完全不同的表达方式（图 26-35）[78]。

【鉴别诊断】

1. 恶性 Brenner 瘤　交界性与恶性 Brenner 瘤的区别在于后者的上皮成分异型性大，且有间质浸润（见下文）。

2. 移行细胞癌　许多学者质疑卵巢是否存在真

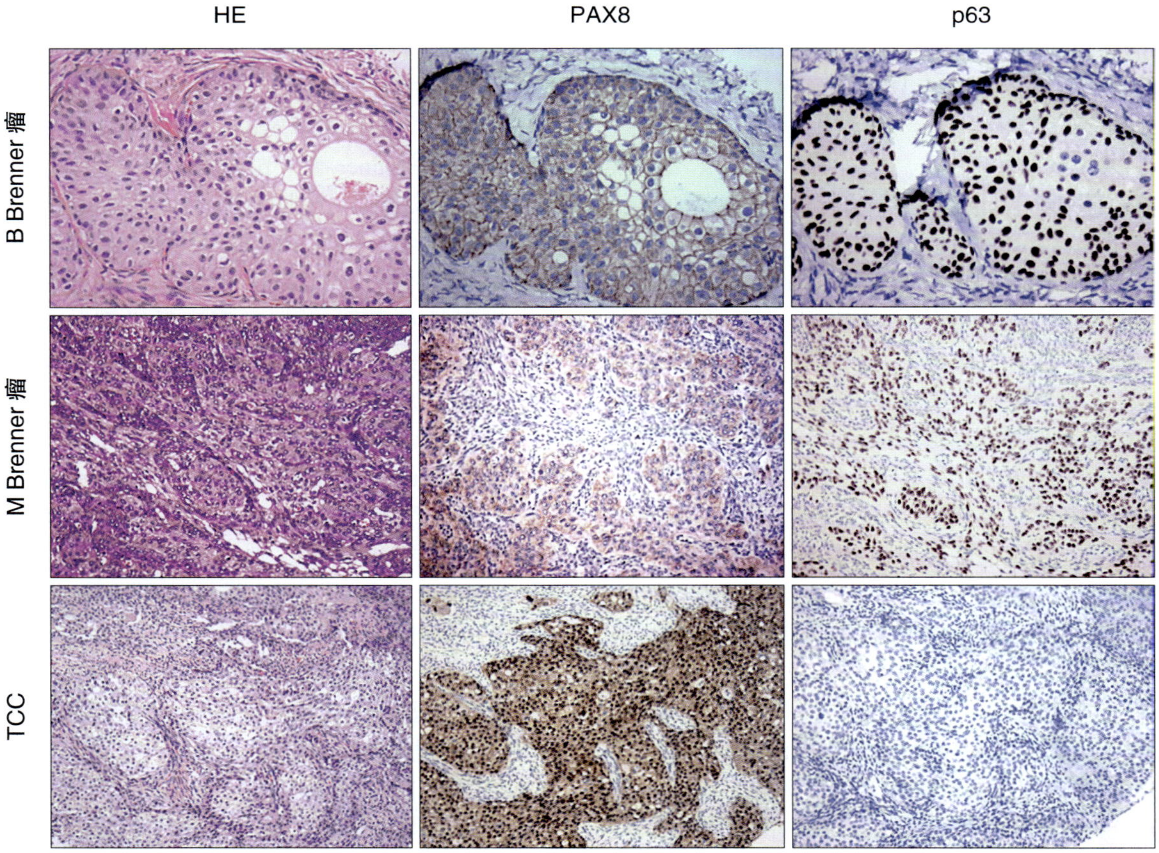

图 26-35 Brenner 瘤与移行细胞癌 (TCC) 的免疫表型

显示良性 Brenner 瘤 PAX8–/p63+，恶性 Brenner 瘤 PAX8–/p63+，卵巢移行细胞癌 PAX8+/p63–（B= 良性，M= 恶性）

正的移行细胞癌，大量证据表明所谓的卵巢移行细胞癌，实际上是高级别浆液性癌或内膜样癌的变异类型，仔细检查常可见到浆液性或内膜样癌的分化区域（见下文）。卵巢继发性移行细胞癌常为实性，其核异型性也明显，主要区别为交界性 Brenner 瘤常为囊性结构并有乳头状突起，肿瘤中可有良性 Brenner 瘤成分。当然，临床资料对这种鉴别诊断很有帮助。

3. 类癌　由于类癌和交界性 Brenner 瘤在镜下都表现为巢状细胞团，有时会有困惑。类癌的瘤细胞更圆，细胞核表现为盐和胡椒样点状颗粒，并且神经内分泌标志物阳性。

4. 粒层细胞瘤　当粒层细胞瘤表现为巢状细胞团时，也应与交界性 Brenner 瘤区别。前者往往还有其他特征性镜下表现，同时 inhibin 阳性和雌激素增多的临床表现可助诊。

5. 卵巢黏液性肿瘤　当 Brenner 瘤含有很多黏液性上皮时，可能会被误诊为黏液性囊腺瘤、黏液性交界性肿瘤或黏液性癌，此时如能找到 Brenner 上皮，诊断就容易了。

6. 含有鳞状上皮的卵巢交界性肿瘤　鳞状上皮为主的情况主要见于交界性内膜样肿瘤或囊肿，其往往含有数种上皮成分，明确诊断不难。

【治疗和预后】

预后好，术后基本不复发，因此年轻患者可采用较保守的手术治疗。

三、恶性 Brenner 瘤

恶性 Brenner 瘤（malignant Brenner tumor）罕见，定义为形态类似侵犯性尿路上皮癌的肿瘤，由 Brenner 瘤发展而来，肿瘤中伴有良性或交界性 Brenner 瘤成分，罕见表现为鳞状上皮分化。恶性 Brenner 瘤和以往的移行细胞癌不仅组织学表现不同，其遗传学改变与生物学行为也有很大差异，分别表现出Ⅰ型癌与Ⅱ型癌的特征[79]。近年研究发现，有类似移行细胞样分化区域的肿瘤在进展期卵巢癌中占 10%～22%，这些肿瘤缺少良性或交界性 Brenner 瘤成分，很可能是高级别浆液性癌或内膜样癌伴移行细胞样分化[72]，不属于本组肿瘤范畴。

【临床特征】

恶性 Brenner 瘤占 Brenner 瘤的 5%，患者平均年龄约 60 岁，主要临床表现为腹痛和腹部增大，约 20% 的患者可有异常阴道出血，15% 的患者伴子宫内膜增生症，是由于肿瘤偶分泌雌激素刺激而产生的症状。大多病例表现为临床Ⅰ期。

【大体病理学】

肿瘤一般为单侧性，直径 5～25cm（平均 15cm），多为部分囊性的囊实性肿块，实性区色灰、黄或浅棕，常有钙化灶，囊性区常有乳头状、息肉状肿块或附壁结节。10% 为双侧性。

【组织病理学】

肿瘤由类似尿路上皮的移行细胞组成，排列成肥厚、圆钝、常有拉长的内陷乳头或不规则的实性片状，伴有细胞学不典型性与核分裂活跃（图 26-36）。肿瘤坏死区细胞异型性明显。经过仔细的组织学检查，多数能发现伴有良性或者交界性 Brenner 瘤成分（图 26-36）。

多数观点认为间质浸润是诊断恶性 Brenner 瘤的关键，表现为不规则片状的恶性肿瘤细胞杂乱浸润间质，由于肿瘤中通常有致密的纤维瘤样背景，有时难以辨认，应观察有无结缔组织反应以帮助诊断[7, 26]（图 26-37）。Trebeck 等认为虽无间质浸润，在上皮成分异型性为 3 级时，只要没有间质浸润仍归为交界性肿瘤范畴[80]，但需采用交界性 Brenner 瘤伴上皮内癌的术语，以有别于一般的交界性肿瘤或恶性 Brenner 瘤。Brenner 瘤的细胞学形态比较见图 26-38。

【生物学标记和遗传学改变】

1. 免疫组化　Brenner 瘤细胞 CK、p63、CA19-9 和 Uroplakin 阳性。最近一篇研究发现在恶性 Brenner 瘤中，MDM2、cyclin D1 表达明显增高，交界性和恶性 Brenner 瘤中 p16 表达丢失[79]。这可能有助于良性、交界性、恶性 Brenner 瘤的鉴别诊断。

2. 遗传学　恶性 Brenner 瘤的分子异常未很好地特征化，但不同于高级别浆液性癌，无 p53 异常。交界性和恶性 Brenner 瘤为低级别肿瘤有 p13/AKT 途径激活，通过 EGFR 信号途径，也发现存在 *MDM2* 基因扩增。

【鉴别诊断】

恶性 Brenner 瘤除与交界性肿瘤区别外，还需与伴有移行细胞分化的卵巢上皮性癌、鳞状细胞癌及继发性移行细胞癌区别，它们常需采取较恶性 Brenner 瘤更为积极的治疗措施。恶性 Brenner 瘤的主要特征是肿瘤中有良性或交界性（增生性）Brenner 瘤成分、p53 呈野生型表达。另外，镜下见到黏液分化，是支持恶性 Brenner 瘤的依据。该型肿瘤典型表现为惰性的生物学行为。

与恶性 Brenner 瘤不同，高级别浆液性癌绝大多数为进展期，伴有盆腔广泛肿瘤扩散，镜下可见典型的高级别浆液性癌区域，免疫组化 ER、p53、PAX8 和 WT1 阳性。内膜样癌的主要特征包括典型

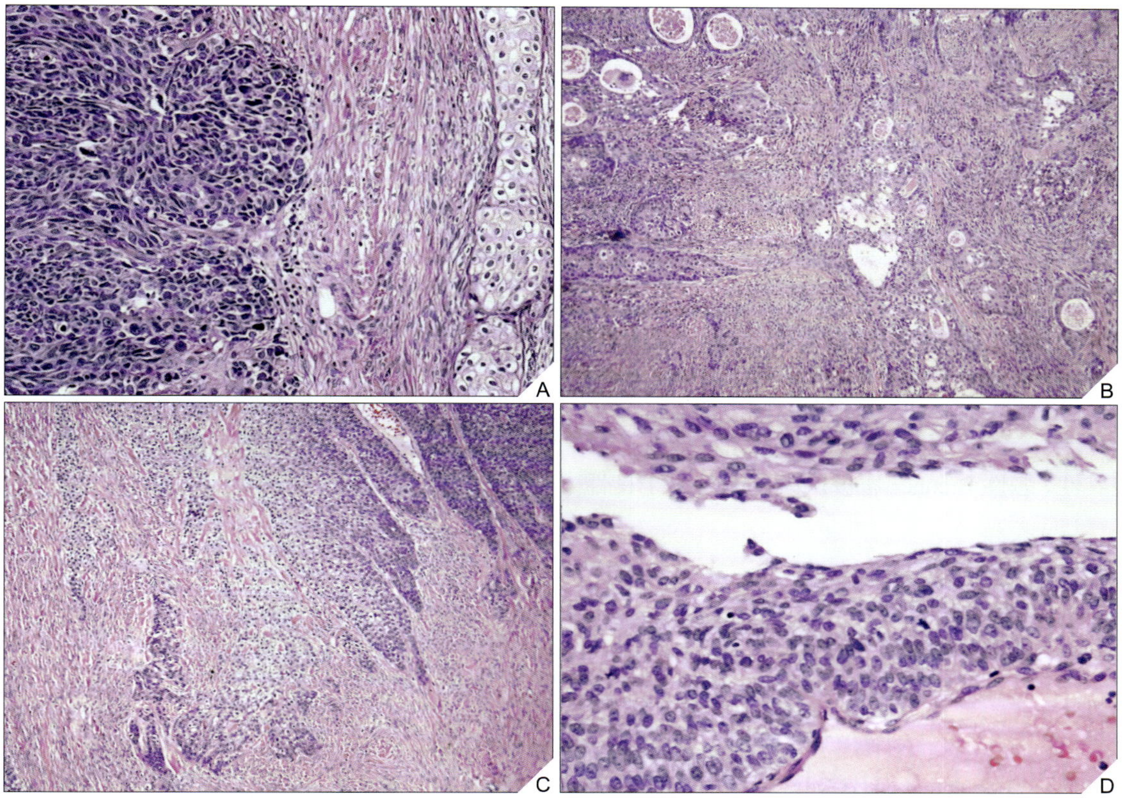

图 26-36　卵巢恶性 Brenner 瘤

可见良性 Brenner 瘤的背景，右侧（A），交界性成分（B）及明显的恶性肿瘤成分（C，D），特征是侵犯周围间质，细胞异型及局灶肿瘤细胞坏死灶

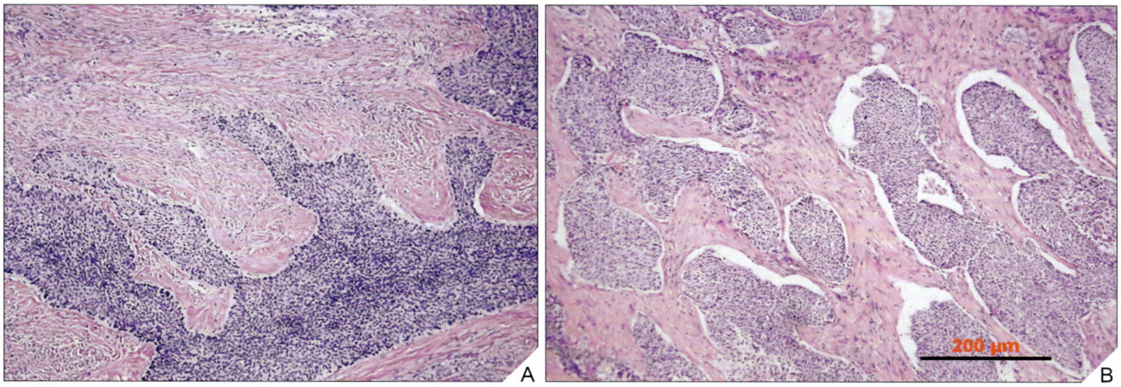

图 26-37　恶性 Brenner 瘤

A. 细胞显著异型，并浸润间质；B. 显著增多的上皮巢，有融合并在间质中浸润性生长

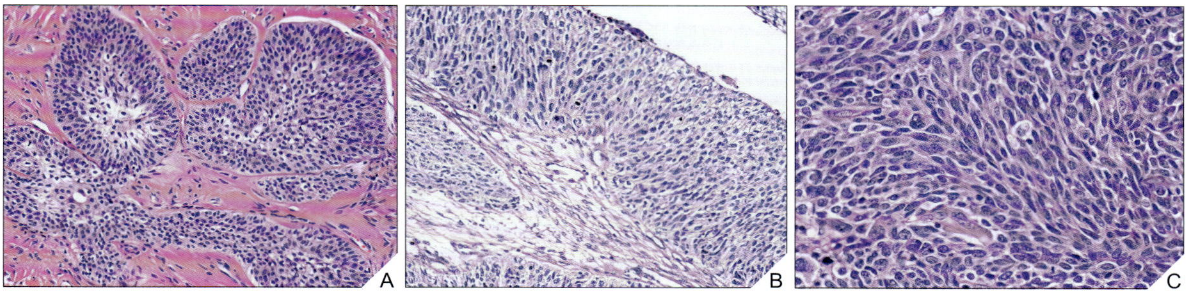

图 26-38　Brenner 瘤的细胞学改变核异型性的比较

A. 良性 Brenner 瘤显示无核异型性；B. 交界性 Brenner 瘤显示核异型性Ⅰ级，C. 恶性 Brenner 瘤显示核异型性Ⅱ级

鳞化或桑葚状鳞化、腺管样结构突出、移形细胞与内膜样癌有过渡，如果肿瘤位于或邻近内膜样囊肿或子宫内膜异位病灶，这些均支持高级别内膜样癌的可能性大。

【治疗和预后】

恶性 Brenner 瘤的预后与其他卵巢Ⅰ型上皮性癌的预后类似，分期是最主要的预后指标，当肿瘤局限于卵巢时预后常较好，5 年生存率接近 90%，但目前研究资料有限。

四、Brenner 瘤的分子发病机制

交界性 / 恶性 Brenner 瘤被认为可能起源于良性 Brenner 瘤。最近的研究发现 EGFR-Ras-Raf 信号通路失调和 *p16* 基因改变与交界性和恶性 Brenner 瘤的密切相关性，从分子层面佐证了这一假设。Cuatrecasas 等对 13 例 Brenner 瘤进行了全面的免疫组化和分子遗传学研究。他们的结果显示，与良性 Brenner 瘤相比较，EGFR 和 Ras 在交界性和恶性 Brenner 瘤中呈中 - 重度阳性表达，说明这些增殖相关标志物表达的增加可能有助于肿瘤的恶性转化。但是，EGFR-Ras-Raf 信号通路失调的潜在机制还不清楚。此外，几项研究均表明 p16 蛋白在交界性或者恶性 Brenner 瘤中表达降低或缺失，这意味着除了 EGFR-Ras-Raf 信号通路的失调，p16 表达缺失 / 降低可能也在良性到交界性 / 恶性肿瘤中发挥重要的作用[79]。

第三节　卵巢浆黏液性肿瘤
（ovarian seromucinous tumors）

浆黏液性肿瘤是卵巢上皮性肿瘤的新成员，在 2014 年首次作为单独的组织学类型列入 WHO 女性生殖道肿瘤分类，这是一组尚未明确认识的肿瘤。在之前的 2003 年 WHO 分类中，该型肿瘤主要归在黏液性肿瘤范畴，被称为宫颈型黏液性肿瘤，以有别于另一亚型胃肠型肿瘤；还有一些被归在混合性上皮性肿瘤范畴。第五版 WHO 分类之所以将其从黏液性肿瘤中分出，是因为此型肿瘤的组织形态及免疫表型与胃肠型黏液性肿瘤有许多不同[81]，肿瘤通常表现 2 种或多种米勒管型上皮分化，细胞类型主要是颈管内膜样黏液细胞，并有不同比例的其他米勒管型上皮，所以也被称为混合细胞型或混合性米勒管肿瘤。另一特征是这些肿瘤常常合并子宫内膜异位症，提示其发生与子宫内膜异位相关。

迄今有关该组肿瘤的发生机制尚未阐明，相关定义和术语都存在较大争议。一些研究显示浆黏液性癌的免疫组化表型和分子学特征与子宫内膜样癌及低级别浆液性肿瘤有重叠，属于子宫内膜异位相关肿瘤（endometriosis-associated tumors），认为大多数肿瘤符合子宫内膜样癌伴黏液分化或低级别浆液性癌。尽管对该型肿瘤是否属于单独的组织类型，以及如何对其定位没有一致意见，但在其与胃肠型黏液性肿瘤并非同一类型及不是两种上皮性肿瘤类型的混合上获得多数学者赞同。在此我们以 2014 年 WHO 分类为基础对该型肿瘤进行介绍与讨论。

一、浆黏液性囊腺瘤与腺纤维瘤

浆黏液性囊腺瘤（seromucinous cystadenoma）与腺纤维瘤（adenofibroma）在卵巢良性上皮性肿瘤中约占 1%，但这一比例不一定准确，因为其细胞组成主要为黏液性与其他上皮混杂，易被划分在不同的类别。

【临床特征】

临床表现不具特异性，主要表现为盆腔肿物，与其他卵巢良性上皮性肿瘤相同。

【大体病理学】

肿瘤通常为单侧性，典型表现为单房或几个大房，囊内常可见到乳头状突起。囊内充满浆液或黏液，有的囊内液为血性或巧克力色。少数肿瘤为实性或囊实性，含有较多纤维性间质[82]。

【组织病理学】

肿瘤上皮由类似于宫颈管柱状上皮的细胞与多少不等的浆液性上皮、子宫内膜样上皮组成（图 26-39），偶尔可见移行细胞样与鳞状细胞。宫颈型黏液上皮细胞的顶部富含黏液，小而深染的核位于底部（图 26-40），核分裂极少。相对于胃肠型的腺性结构，宫颈管内膜型常形成乳头，乳头结构一般简单。间质富含纤维及胶原，一般不多，亦可呈纤维瘤样。

与胃肠型上皮的腺体结构相比，宫颈内膜型黏液上皮常形成简单的乳头状结构。周围的间质富含胶原蛋白且纤维化。并发的子宫内膜异位症常见于

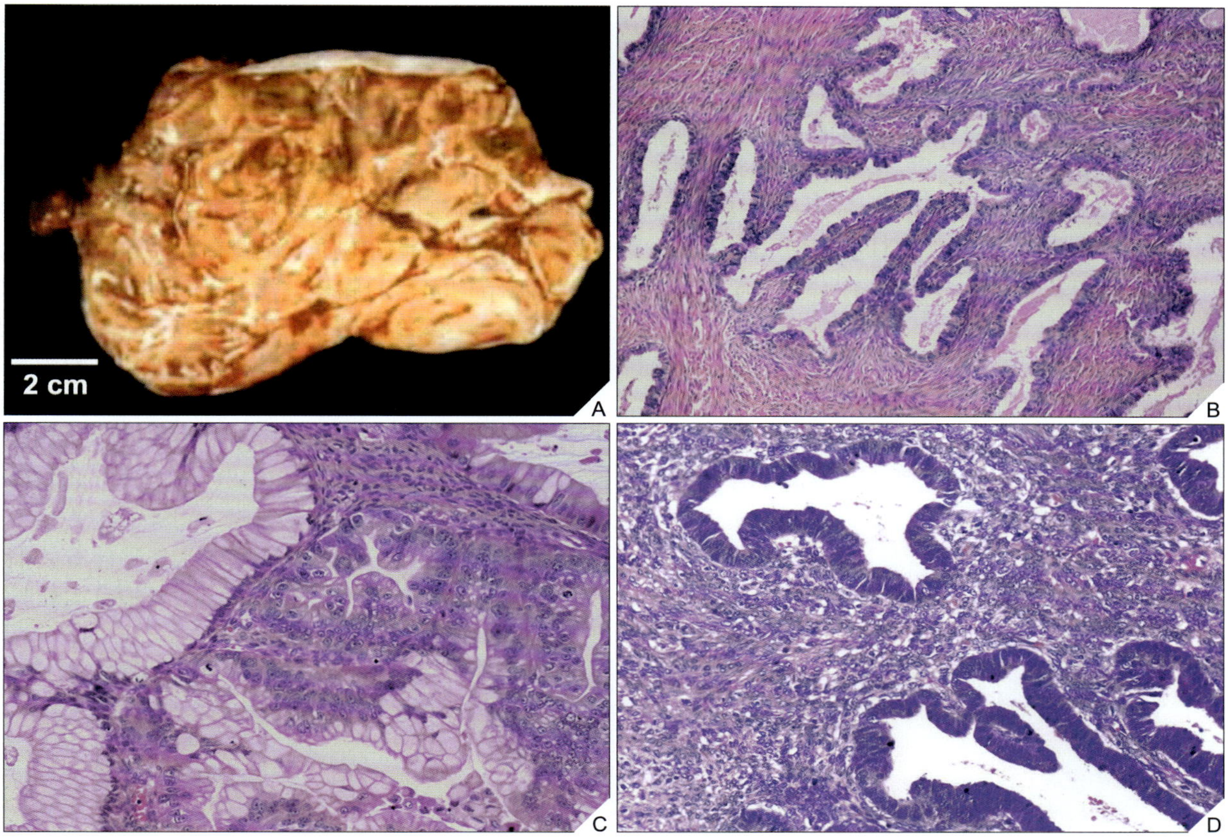

图 26-39 浆黏液性囊腺瘤

肿瘤为多房，囊壁与房隔较厚（A），镜下见浆液性（B）、宫颈黏液性（C）和子宫内膜样（D）等多种米勒管型上皮成分

这些肿瘤[83]。与其他良性卵巢上皮肿瘤类似，局灶性上皮增生是允许的，只要它占总肿瘤体积的 10% 以下即可。

【鉴别诊断】

1. 黏液性囊腺瘤 肿瘤衬覆胃肠型黏液上皮，可见杯状细胞，与子宫内膜异位无关。

2. 浆液性囊腺瘤 肿瘤衬覆浆液性上皮，缺少子宫内膜异位背景。

【预后】

此类肿瘤呈良性经过。

二、浆黏液性交界性肿瘤

浆黏液性交界性肿瘤（seromucinous borderline tumor）与非典型增生性浆黏液性肿瘤（atypical seromucinous proliferative tumor）为同义词，2014 年 WHO 分类将其定义为非浸润的增生性上皮肿瘤，由一种以上的细胞类型组成，最常见的组合是浆液性与颈管型黏液型上皮，也可见子宫内膜样上皮，偶见透明细胞、移行细胞或鳞状细胞。

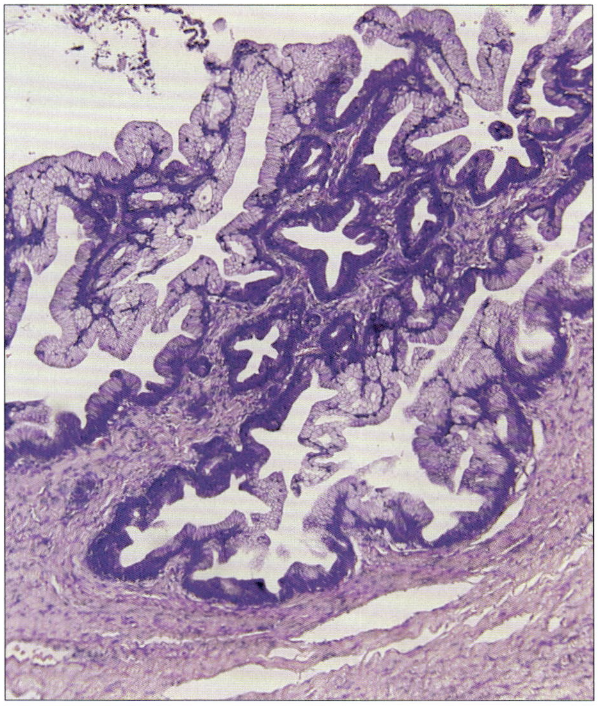

图 26-40 浆黏液性囊腺瘤

镜下见简单乳头结构的腺体，衬覆颈管型黏液上皮，无明显细胞复层

【临床特征】

患者平均年龄40岁（15～84岁），较黏液性肿瘤患者年轻。双侧发病率可高达40%[84]，而黏液性肿瘤仅为6%～8%。常有腹膜种植，但不伴腹膜假黏液瘤，约20%累及腹膜或淋巴结[85]。约7%的病例术后对侧卵巢发生同型交界性肿瘤。30%～50%伴盆腔子宫内膜异位，一些肿瘤发生于子宫内膜异位囊肿内[83]。

【大体病理学】

肿瘤一般较胃肠型小，平均8～10cm（2～36cm）[85]，大多为单侧性，约25%双侧发生。肿瘤主要为囊性，单房占35%，多房约占53%，偶有实性区。囊肿内充满黄色、绿色或者棕色云雾状黏稠物质。囊腔内、囊肿表面可见乳头状突起（图26-41），有时可见子宫内膜异位病灶。

【组织病理学】

低倍镜下最显著的特征是分支状乳头结构，与浆液性交界性肿瘤非常相似。乳头的纤维血管轴心大小不一，被覆不同类型的上皮。黏液细胞的核位于基底，顶端胞质嗜双色或呈嗜酸性。有些区域的乳头有纤维血管支撑，顶端被覆上皮呈出芽状。乳头状出芽表面经常可以见到游离的小簇细胞。这些区域的细胞呈圆形或多边形，具有小而温和的细胞核及丰富的嗜酸性胞质。在没有乳头的区域可见含有黏液结构完整的腺体，没有间质侵犯（图26-42，图26-43）。核分裂可见，但大量的核分裂象少见。乳头的间质水肿，偶可见到微乳头结构。肿瘤常有明显的中性粒细胞浸润（偶可见其他炎症细胞），可浸润在肿瘤上皮、乳头的间质及腺腔内的黏液中。

其他米勒管型上皮也可见，包括子宫内膜样细胞及鳞状细胞，无胃肠型细胞。30%～50%以上的肿瘤同侧卵巢有子宫内膜异位，尤其是伴有其他米勒管型上皮的肿瘤，一些病例可见与子宫内膜异位

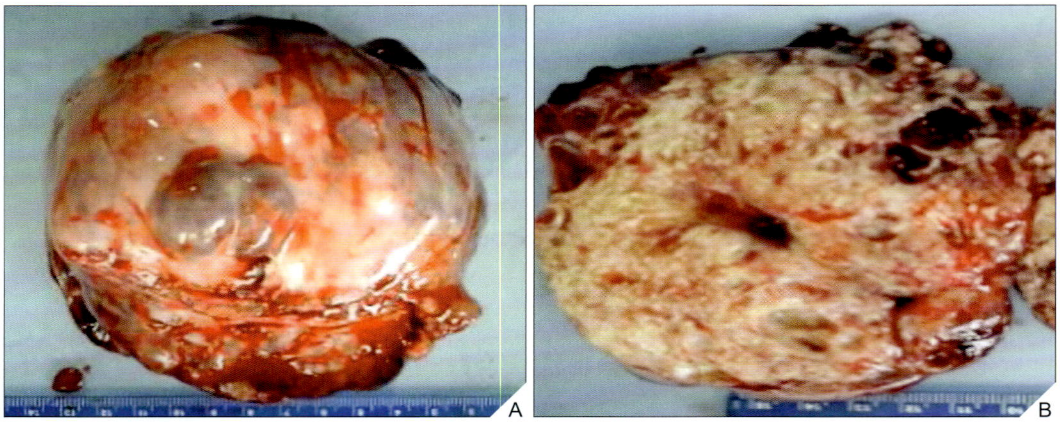

图26-41 浆黏液性交界性肿瘤

A. 肿瘤内壁有多个乳头状突起，囊壁呈黄褐色并厚韧，需寻找有无子宫内膜异位；B. 肿瘤内壁大部分光滑，仅有几个小乳头状赘生物（图A由Robboy教授惠赠）

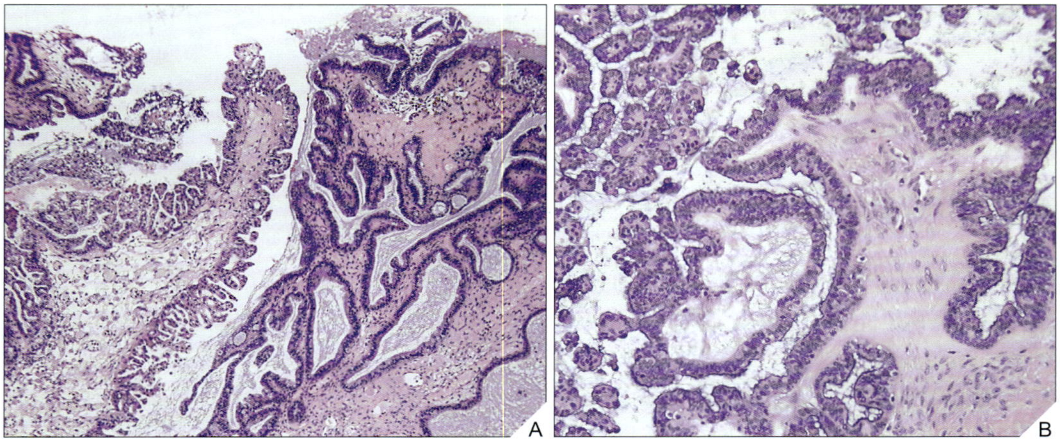

图26-42 浆黏液性交界性肿瘤

可见微乳头（左侧）与腺样结构（A），或大小不等的乳头状结构与似乎漂浮在囊腔内的细胞簇（B），类似浆液性交界性肿瘤。乳头表面与腺管衬覆类似宫颈黏液性、浆液性和偶尔子宫内膜样或透明样的细胞，可见丰富的胞质内黏液

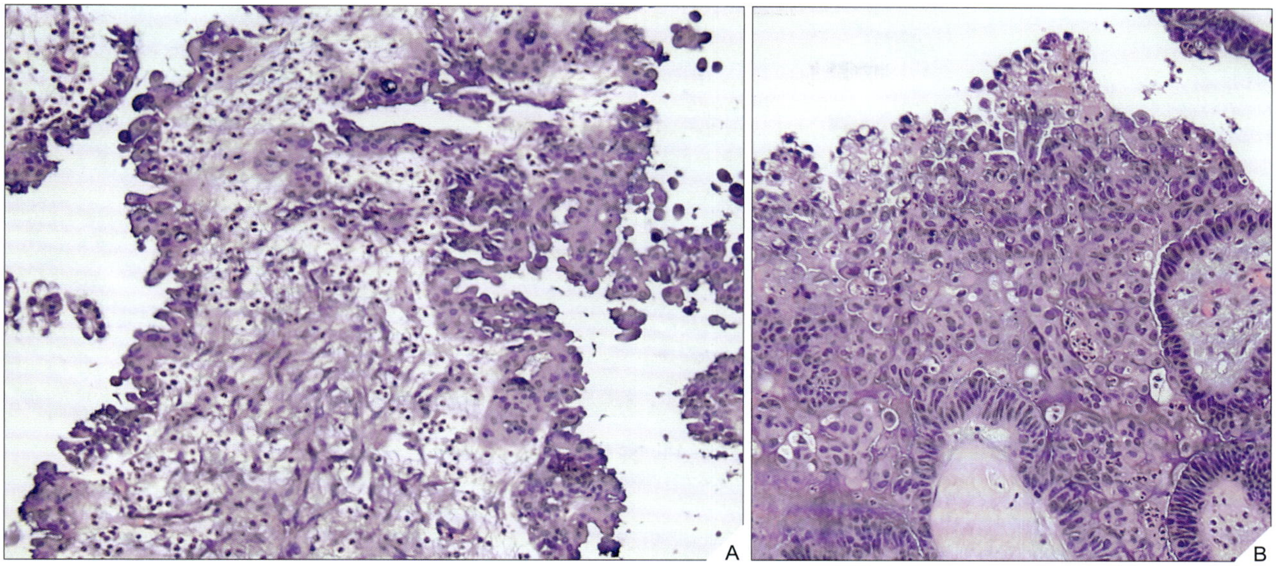

图 26-43　浆黏液性交界性肿瘤

乳头结构表面被覆细胞类似黏液性、浆液性上皮细胞（A，B），或透明状上皮（B），一些细胞含有丰富的胞质内黏液。富含纤维血管的间质可见伴大量中性粒细胞浸润的水肿区及透明样变区（A）

的移行，或见到非典型子宫内膜异位症。10%～20%的肿瘤有微浸润灶。

【免疫组化】

浆黏液性交界性肿瘤常常显示ER、PR、CA125、methothelin 阳性，PAX8 常为阳性，而 WT1 多数为阴性[88]。然而，在低级别子宫内膜样癌的肿瘤发生中 β-catenin 和 PTEN 异常蛋白表达，对宫颈内膜型黏液性交界性肿瘤的发生并不重要[87]。

【分子遗传学】

肿瘤的分子学改变类似子宫内膜样癌和透明细胞癌，30% 以上伴有 *ARID1A* 突变[28]。

【预后】

浆黏液性交界性肿瘤通常呈良性经过。

三、浆黏液性癌

浆黏液性癌（seromucinous carcinoma）不常见，主要由浆液性与宫颈型黏液上皮组成，并可含有透明细胞、子宫内膜样或鳞状上皮分化，又被称为宫颈型黏液性癌或混合性米勒管上皮癌。患者相对年轻，诊断时典型表现为低级别与低分期，常可见其前驱病变浆黏液性交界性肿瘤。然而由于该型肿瘤常常表现混合细胞类型，诊断面临较大挑战，尤其是与子宫内膜样癌伴黏液分化及低级别浆液性癌很难区分。目前有关浆黏液性癌组织发生及与其他肿瘤类型的相关性研究很有限，由于其前驱病变浆黏液性交界性肿瘤常伴有子宫内膜异位症，因此有人建议将其归为子宫内膜异位相关肿瘤，如子宫内膜样癌或透明细胞癌[88]。但对该型肿瘤究竟是单独的肿瘤类型，还是其他上皮性肿瘤的变异形态（尤其是子宫内膜样肿瘤）意见有分歧，最新一组研究表明多数浆黏液性癌与子宫内膜样癌具有相似的免疫组化、基因突变类型及临床预后[89]，因此在 2020 年 WHO 卵巢肿瘤组织学分类中保留了良性、交界性浆黏液性肿瘤的分类，但删除了浆黏液性癌这一分类，将其归入子宫内膜样癌中的特殊亚型，即浆黏液亚型。

【临床特征】

患者平均年龄 45 岁，较高级别浆液性癌患者年轻。主要表现为盆腔肿物，就诊时大多为低分期[25]。

【大体病理学】

半数以上的肿瘤双侧发生，平均直径 10cm。切面显示单房囊性或为多房，可见实性区域内壁乳头状突起。有时伴有陈旧出血等提示子宫内膜异位的痕迹。

【组织病理学】

形态类似于交界性肿瘤，但伴有破坏性的间质侵犯，膨胀性（浸润性 / 融合性）侵犯最为常见，表现为大量复杂的乳头或融合的腺样结构。肿瘤主要由类似于宫颈内膜细胞的高分化柱状黏液细胞（图 26-44）及不同比例的其他类型细胞组成，包括浆液性细胞、子宫内膜样细胞、钉状细胞、透明细胞、嗜酸细胞、鳞状细胞及印戒细胞（图 26-45）。可为双侧性，伴子宫内膜异位及输卵管子宫内膜异位。

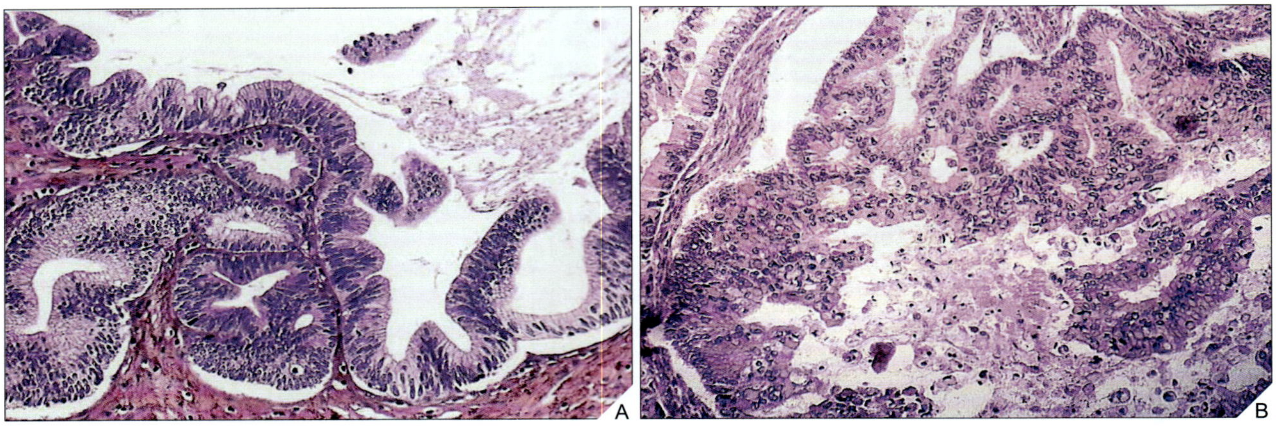

图 26-44 浆黏液性癌

大部分为高分化的柱状宫颈内膜样细胞（A，B），部分显示子宫内膜样分化（A，B），并可有子宫内膜样、透明细胞及浆液性分化（B）

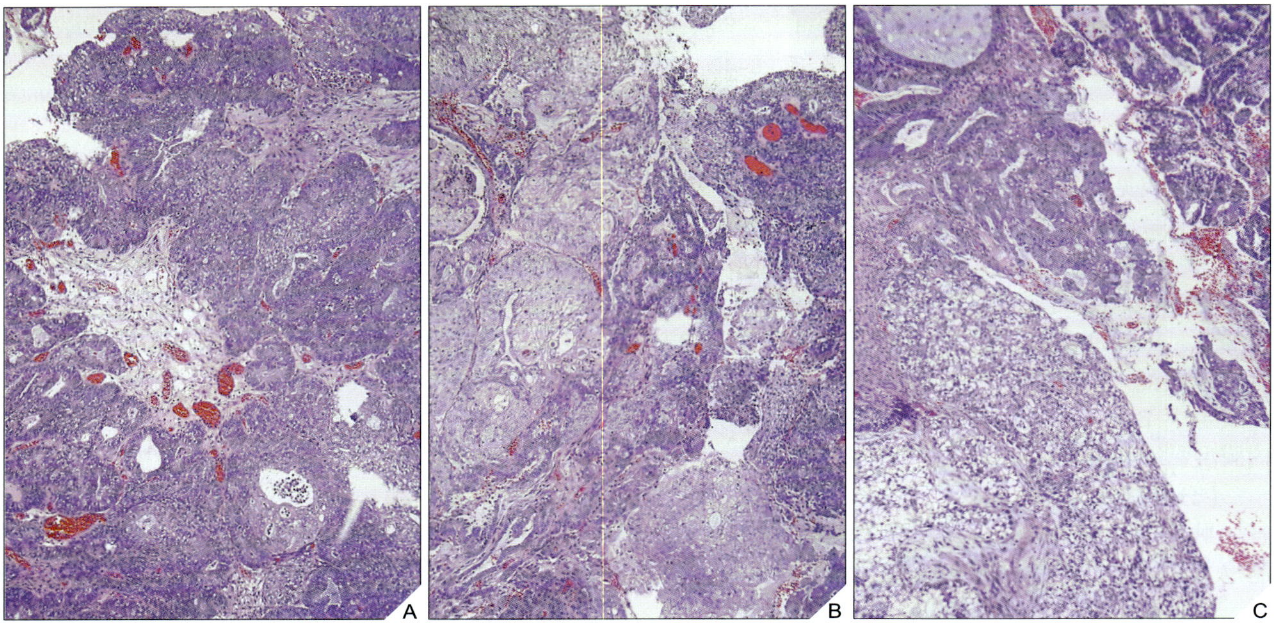

图 26-45 浆黏液性癌

组织学上由一组被覆不同类型上皮的异源性细胞组成，包括子宫内膜样细胞（A）、鳞状细胞、局部浆液性细胞（B）及黏液与透明细胞（C）分化

【免疫组化】

与浆黏液性交界性肿瘤相同，表达 ER、PR 与 vimentin，显示与浆液性交界性肿瘤和低级别内膜样癌的组织发生接近，不同于交界性胃肠型黏液性肿瘤。

【分子遗传学】

Rambau 等在最新的研究中通过比较 32 例浆黏液性肿瘤组织学、免疫组化及 *NGS* 基因突变，发现浆黏液性癌常常与子宫内膜样癌具有相同的靶基因突变。其靶基因突变类型为［*KRAS*（70%），*PIK3CA*（37%），*PTEN*（19%），*ARID1A*（16%），同时合并 *KRAS/PIK3CA* 突变（30%）］，他们将浆黏液性肿瘤依据不同类型上皮性肿瘤的比例重新分类为子宫内膜样型 23/32（72%）、低级别浆液性 8/32（25%）及黏液性 1/32（3%）[89]。

【鉴别诊断】

由于混合有不同类型的细胞，诊断浆黏液性癌常具有挑战性。特别是浆黏液性癌与子宫内膜样癌伴黏液分化及低级别浆液性癌的鉴别可能比较困难。

1. 高分化子宫内膜样癌　子宫内膜样癌可有不同程度的黏液样分化，尤其为高分化者，可含局灶良性表现的宫颈内膜样型细胞，最好诊断为子宫内膜样腺癌Ⅰ级伴局部黏液化生。一些子宫内膜样癌腺体或囊腔内可产生大量黏液，这些黏液常为多糖包被，这种肿瘤为富于黏液的子宫内膜样癌而非黏液癌。少数情况下，子宫内膜样癌的胞质空化是由于脂肪聚积，可能与胞质黏液混淆。胞质呈微泡状或泡沫状为脂肪分化的线索。

黏液腺癌有时核可高度复层类似于子宫内膜样癌，然而相比后者，黏液腺癌的核比较长且窄，常残存少量的胞质黏液。免疫组化染色示前者 CEA 阳性和 vimentin 阴性，而后者 vimentin 常阳性和 CEA 常阴性。此外，浆液性和子宫内膜样癌的 E-cadherin 和 N-cadherin 均阳性，而黏液性癌仅 E-cadherin 阳性。此外，在实际工作中多取材和切片最有帮助，常可找到这几种肿瘤较有诊断价值的区域。

【预后】

目前仅有少数小样本报道，肿瘤分期是最重要的预后因素，Ⅰ期肿瘤预后较好，进展期预后不佳，死亡率高达 50%。

第四节　卵巢其他上皮性肿瘤

一、鳞状细胞肿瘤

卵巢鳞状细胞肿瘤（squamous cell tumors of the ovary）绝大多数起源于生殖细胞肿瘤（皮样囊肿），是一组成熟囊性畸胎瘤最常见的体细胞癌。一般来说，如果仔细检查就能发现良性表皮样囊肿区。然而，由非生殖细胞起源的鳞状上皮细胞组成的肿瘤，包括表皮样囊肿和一些鳞状细胞癌，其起源尚未明确。一些肿瘤的囊壁可见到 Walthard 细胞巢或 Brenner 瘤样成分，提示肿瘤的发生可能与之有关，少数鳞状细胞癌可起源于卵巢子宫内膜异位病灶[6, 7, 26]。

【临床特征】

明确或可能上皮性肿瘤范畴的鳞癌患者年龄为 27～90 岁，平均 53 岁，肿瘤的预后因病例少而难以确定，但报道的病例预后差，可能与肿瘤被发现时已扩散到卵巢外有关。Pins 等报道的纯鳞癌有随访的 19 例中仅 7 例术后存活 1～5 年。

【病理发现】

表皮样囊肿（epidermoid cyst） 大多病例为单侧性，位于卵巢髓质，直径 0.2～4.6cm，为薄壁囊肿，囊内充满黄色皮脂样物。镜下见囊壁衬覆分化好的复层鳞状细胞，无皮肤附件（图 26-46）。

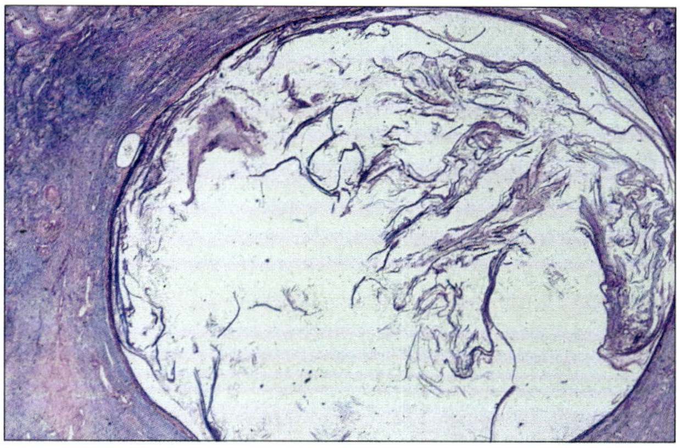

图 26-46　表皮样囊肿

囊肿衬复层鳞状上皮，腔内含有角化物，无皮肤附件，但因合并 Brenner 瘤，其旁有小灶移行上皮（Scully 教授惠赠）

【生物学标记和遗传学改变】

同其他部位的鳞状细胞癌一样，CK 和 EMA 等免疫组化标志物阳性。由于病例极少，遗传学改变尚未见有关的研究报告。

【鉴别诊断】

原发性卵巢鳞癌除需与有鳞癌成分的恶性 Brenner 瘤区别（有良性或交界性 Brenner 瘤成分）外，还必须与有广泛鳞状细胞分化的子宫内膜样癌及从子宫颈或其他部位继发来的鳞癌区别。如肿瘤中无腺癌成分，可除外子宫内膜样癌。

二、鳞状细胞癌

多数鳞癌（squamous cell carcinoma）为实性，少数以囊性成分为主。镜下通常为高级别癌，瘤细胞排列模式多样化，可为乳头状、息肉状、囊性、岛状、索条状或弥漫浸润，也可以梭形细胞为主呈肉瘤样。如上所述，卵巢鳞状细胞癌很可能来自成熟囊性畸胎瘤或者皮样囊肿（图 26-47）。

三、未分化癌和未分类腺癌

（一）未分化癌

未分化癌（undifferentiated carcinoma）指原发性卵巢癌无分化或仅小灶分化。因未分化癌为分化极差、无法确定为何种上皮分化的恶性上皮性肿瘤，

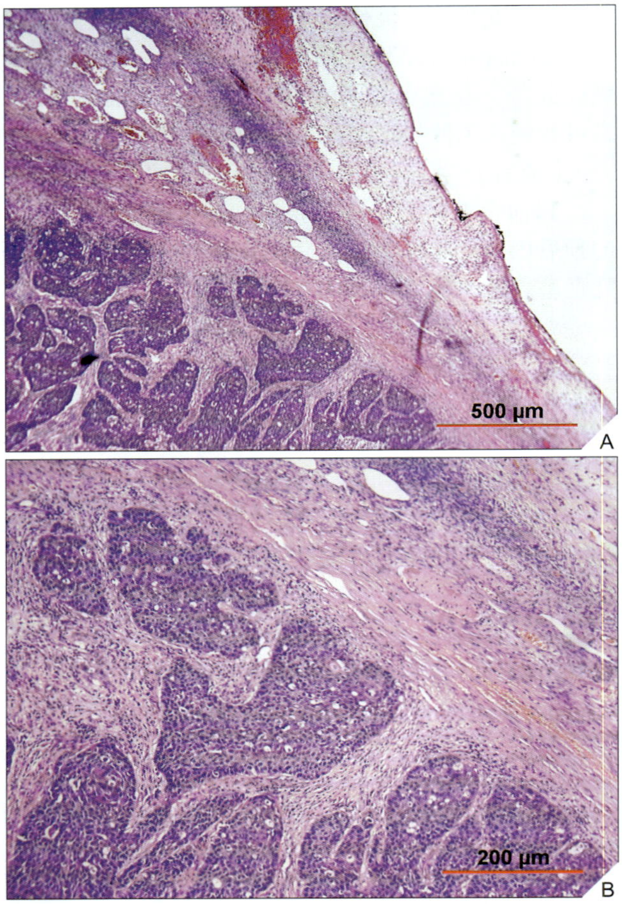

图 26-47 卵巢鳞状细胞癌

A. 卵巢皮质中显示浸润性鳞状细胞癌，其背景为成熟囊性畸胎瘤（未显示）；B. 高倍镜显示具有核不典型和鳞状角质形成的不规则鳞状细胞巢

现尚缺乏准确的定义。按 WHO 分类标准，恶性上皮性肿瘤因无分化或仅罕见的小灶显示分化，以致无法放入上述任何一类称为未分化癌。大约 5% 或以下的卵巢上皮性癌可归入未分化癌范畴。按 Silva 等的意见，肿瘤的一半以上缺乏分化即可确定为未分化癌[90]。由于未分化癌的定义不准确，诊断标准也不一，因此发病率的统计困难，文献中为 5%～15%，按 WHO 标准 5% 或以下的卵巢上皮性癌属未分化癌[7]。若按肿瘤的实性区为主要成分且超过肿瘤 50% 为定义，未分化癌的发生率为 4.1%。患者平均年龄为 55 岁，双侧发病超过 50%。

【病理发现】

肿瘤无特殊的巨检特征，与其高级别的其他类型癌肉眼外观相似，一般体积较大，表面粘连和包膜破裂常见，多为实性（图 26-48），出血和坏死明显，少数为囊实性，囊腔内为血性液体。镜下肿瘤由一致或几乎一致的细胞群组成，癌细胞核有高度异型性，典型者胞质少，癌细胞多排列为实性片巢（图 26-49）或微囊，也可呈肉瘤样。在这类肿瘤中，虽然有些肿瘤可能无法肯定为上皮肿瘤，但肿瘤中仍可找到小灶米勒管癌成分，如可有小灶高级别浆液性癌，也可有小灶移行细胞癌。因为经常观察到在这些肿瘤和可清楚识别为上皮起源的癌之间有移行，所以仍放入这个范畴（WHO，2014 年）。必须将其与去分化的子宫内膜样癌区分开来。罕见的情况下，未分化癌可显示局灶移行为绒毛膜癌，不仅有典型的绒癌镜下表现，而且免疫组化示 hCG 阳性。

【预后】

未分化癌为高度侵袭性的肿瘤，手术时发现 80% 以上已扩散，因此预后甚至较高级别浆液性癌更差，5 年存活率仅 6%。

【生物学标记和遗传学改变】

未分化癌的免疫组化染色显示 CK、EMA 和

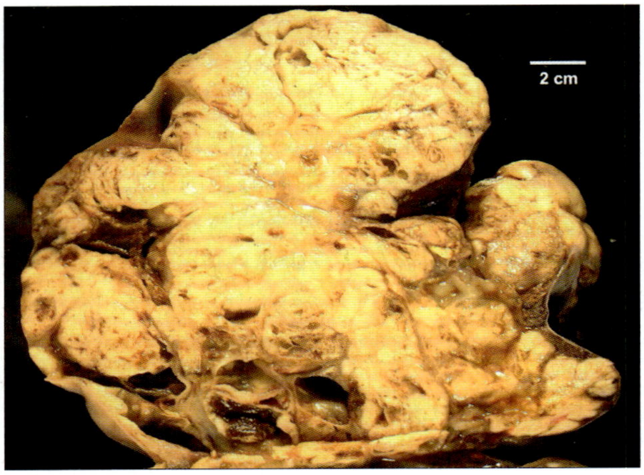

图 26-48 未分化癌

肿瘤实性为主，切面呈灰黄色，有坏死

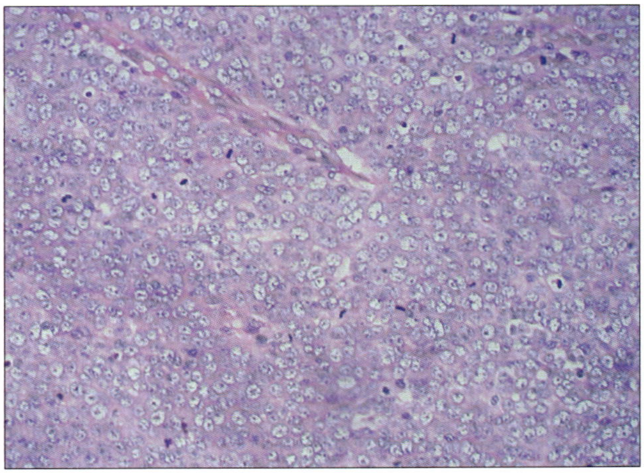

图 26-49 未分化癌

肿瘤片状生长，癌细胞中等大小，核异型性显著而淡染，核仁明显，核分裂活跃，缺少特殊分化

B72.3 局灶阳性，PAX8、ER、PR 阴性表达，常出现 SMARCA4、SMARCA2、SMARCB1 表达丢失；p53 常野生型表达。CA125 偶可阳性，而 vimentin 常阴性。因此并无特异免疫表型。由于病例极少，无特殊遗传学改变的记载。

【鉴别诊断】

未分化癌也易与弥漫型成人型粒层细胞瘤相混，但其核异型性明显大于粒层细胞瘤，不典型核分裂多，无 Call-Exner 小体等，免组染色 CK 等阳性而抑制素等阴性；临床上一般也无内分泌表现。

未分化癌需与高血钙型小细胞癌、肺型小细胞癌和继发性小细胞癌区别（见下文）。但其很少发生于年轻人，且无高血钙型小细胞癌的滤泡样结构；也不像肺型小细胞癌细胞那样互相挤压和高核质比；继发性小细胞癌为一致性肿瘤，无米勒管上皮癌成分、乳头及腺样结构，此外，免疫组化染色也有助于区别。

（二）未分类腺癌

未分类腺癌（unclassified adenocarcinoma）指不能分类为一特异米勒管型腺癌的原发卵巢腺癌，之所以不能分类是因肿瘤有重叠的组织学特征，或因肿瘤的分化不够。有的原发卵巢腺癌不能被放入上皮性肿瘤上述特异类型中的任何一类，也放入此范畴。这组肿瘤约占卵巢癌的 2%，随着分子病理学的进展，可以预期这类肿瘤将会逐渐减少。

【病理学特征】

未分类腺癌无特殊的巨检特征。镜下有少量卵巢癌不能按上述的卵巢上皮性肿瘤的常见类型进行再分类，这些肿瘤可能是未分化肿瘤，或有明显腺样分化，但缺乏上述卵巢常见癌亚类型的结构模式或细胞学特征。

【预后】

由于对未分类腺癌尚未进行专门研究，因此对其预后尚不了解。

四、其他少见肿瘤

（一）小细胞癌

Ⅰ. 小细胞癌，高血钙型（small cell carcinoma，hypercalcemic type，SCCOHT）

【临床特征】

高血钙型小细胞未分化癌多发生于年轻女性，平均年龄 24 岁，且有 2/3 的肿瘤伴有高血钙症状。其高血钙的发生多与甲状旁腺激素相关蛋白（PTHrp）有关，随着肿瘤的消亡，高血钙可自发性消退。该肿瘤偶可见家族聚集性，发病时多表现为肿瘤相关的腹胀和腹痛，多累及一侧卵巢，但有一半的患者在剖腹探查时已有卵巢外的扩散。

【病理发现】

高血钙型小细胞癌通常为实性巨大肿瘤，直径 15～20cm，切面可见奶酪样均一剖面，与淋巴瘤和无性细胞瘤相似，多伴有出血、坏死和囊性变。镜下可见两种细胞类型。其中最常见的是小细胞紧密排列形成的弥漫性片状或索状结构，与淋巴瘤或幼年型颗粒细胞瘤相似（图 26-50A）；同时在 80% 的肿瘤中

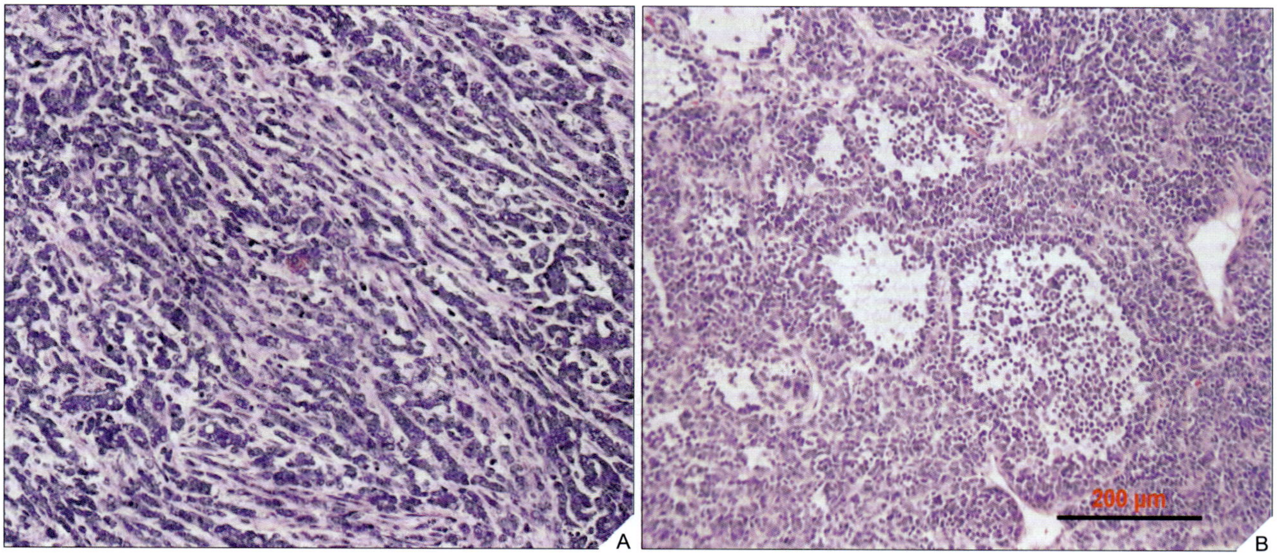

图 26-50　高血钙型小细胞癌

小而深染的肿瘤细胞排列成弥漫性片状或索状结构（A），并可形成滤泡状结构（B）

也可见肿瘤细胞排列形成的滤泡状结构（图 26-50B），另一种是大细胞构成的上皮样或杆状结构，细胞内可见嗜酸性胞质和显著核仁（图 26-51A）及广泛的肿瘤细胞坏死（图 26-51B）。这两种结构通常混合性存在于同一种肿瘤中，而间质多见水肿或黏液状。此外，10% 的肿瘤中可能会见到黏液性腺体、不典型黏液细胞或印戒细胞。

【生物学标记】

几乎所有肿瘤显示 SMARCA4 和 SMARCA2 的表达缺失，是 SCCOHT 的高度敏感和特异性标志物。多数肿瘤的瘤细胞 cytokeratins（CAM5.2）和 EMA 阳性，少数肿瘤 vimentin、神经元特异性烯醇化酶（neuron-specific enolase）、突触素（synaptophysin）（图 26-52）、嗜铬粒蛋白（chromogranin）、甲状旁腺激素和甲状旁腺激素相关蛋白均为阳性表达。然而，据报道高达 45% 的小细胞癌没有或仅局灶表达神经内分泌标志物，此时形态学结合临床进行评估和诊断是很关键的。有些病例组织学上酷似幼年型颗粒细胞瘤，有时缺乏神经内分泌标志物表达。上述标志物的免疫组化可用于鉴别诊断从而排除其他淋巴瘤、原发性神经外胚层肿瘤、继发性黑色素瘤和促纤维组织增生性小圆细胞瘤的可能。

【分子遗传学】

卵巢高血钙型小细胞癌（SCCOHT）是发生于年轻女性的一种高度侵袭性肿瘤。虽然最近有人提出生殖细胞的潜在起源，但组织发生仍不清楚。SCCOHT 是一种具有突变负荷低、染色体异常少见的高度恶性肿瘤。超过 90% 的 SCCOHT 患者携带 *SMARCA4* 胚系突变或体细胞突变，并有 BRG1（*SMARCA4* 编码蛋白）和 BRM（*SMARCA2* 编码蛋白）蛋白的双重表

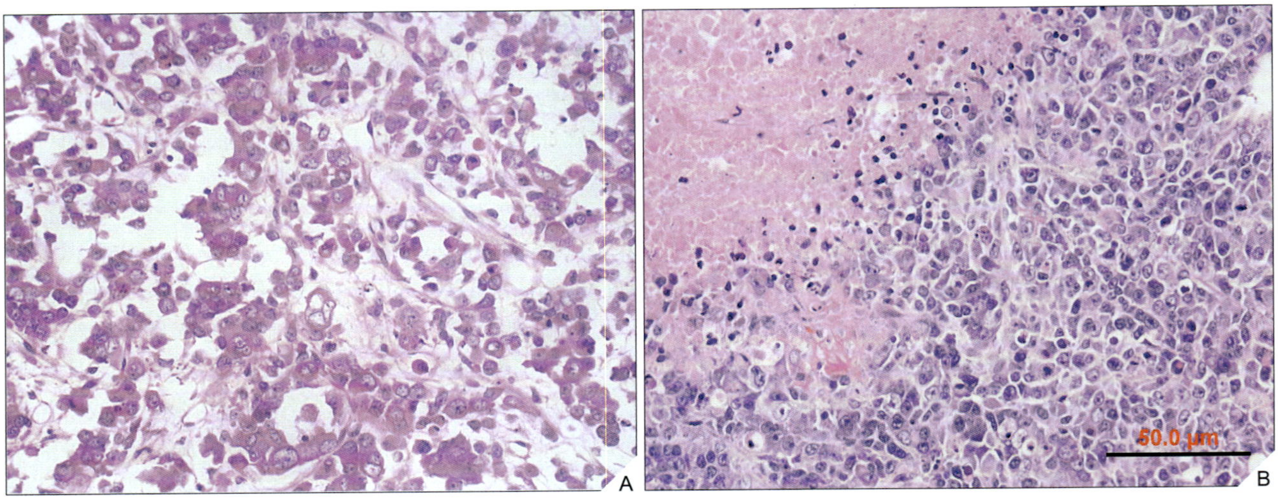

图 26-51 高血钙型小细胞癌，大细胞变异类型

癌细胞中等大小，嗜酸性胞质明显，有时可见核仁（A）及肿瘤细胞坏死区（B）

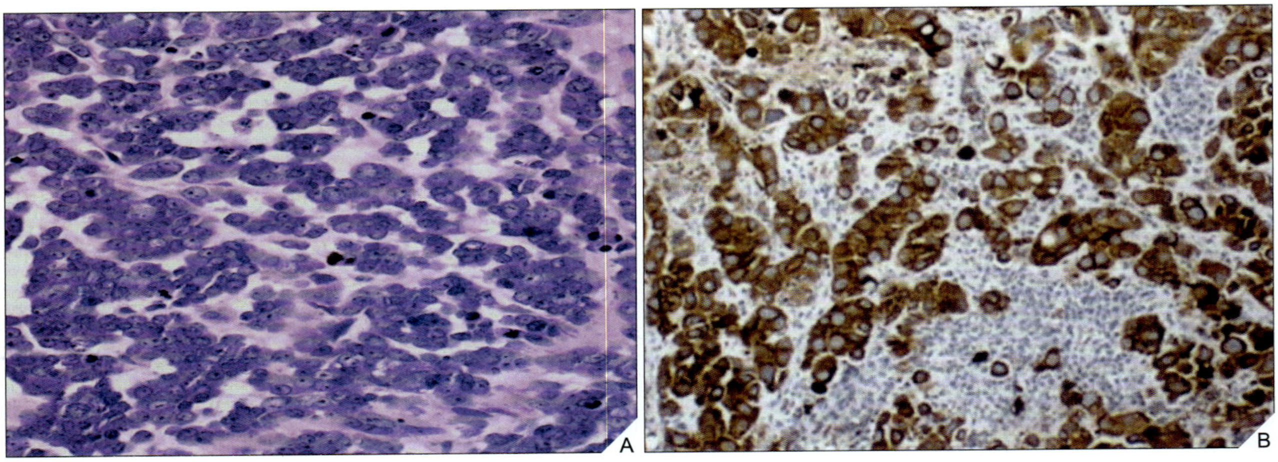

图 26-52 高血钙型小细胞癌

癌细胞紧密排列形成的弥漫性片状结构（A），肿瘤细胞中 synaptophysin 的强阳性免疫反应性（B）

达缺失。这一发现可能对 SCCOHT 的预防、诊断、分子分型和治疗产生重大影响。*SMARCA4* 胚系突变提示家族性 SCCOHT，携带者及其家系应进行遗传咨询，必要时行预防性手术治疗[91]。

【鉴别诊断】

小细胞癌多与幼年型或成人型颗粒细胞瘤相混淆，详细的鉴别诊断可见第二十八章。而与原发性神经外胚层肿瘤的鉴别，可通过膜蛋白标志物 MIC2 蛋白（CD99）的免疫组化染色来辅助诊断，通常在小细胞癌中呈阴性表达。此外，与恶性淋巴瘤、继发性恶性黑色素瘤和腺泡状横纹肌肉瘤的鉴别诊断，通常根据肿瘤发生的临床特征和免疫组化染色可作出正确判断。

【分期与预后】

对于Ⅰ期患者，仅 1/3 可存活 5 年以上，而对于更晚期的患者，大多数在 2 年内死于该疾病。

Ⅱ. 小细胞癌，肺型（small cell carcinoma, pulmonary type）

肺型小细胞癌是一种高度恶性的肿瘤，在组织学类型上与原发于肺的小细胞癌类似，因此需要排除继发性肺小细胞癌的可能。与高血钙型小细胞癌相比较，肺型小细胞癌发病年龄更晚，且发病时多表现为晚期。显微镜下可见该肿瘤细胞胞质稀少，核内有细小颗粒，核仁不明显（图 26-53）。目前该肿瘤的发生机制不清楚，有时可与内膜样癌及其变异类型或 Brenner 瘤共同发生，提示肺型小细胞癌可能是上皮性肿瘤转化而来。免疫组化标志物与高血钙型小细胞癌类似，但 SMARCA4 阳性表达。而在遗传学上，与高血钙型小细胞癌相比，该肿瘤的核型多为非整倍体。

（二）非小细胞型神经内分泌癌

非小细胞型神经内分泌癌（non-small cell carcinoma，neuroendocrine carcinoma）也是一种高度恶性的肿瘤，多发生于老年女性，平均年龄 60 岁。显微镜下可见肿瘤细胞呈梁状或岛状生长，细胞中等或偏大，胞内可见巨大胞核及巨大核仁。8 例报道的非小细胞型未分化癌均混有上皮性肿瘤成分，其中 7 例为黏液性的，1 例为内膜样的，因此需与上皮性肿瘤相鉴别。在肿瘤细胞中查见嗜银颗粒，嗜铬颗粒蛋白、5- 羟色胺和神经元特异性烯醇化酶表达阳性可有助于非小细胞型未分化癌的诊断。而共存的上皮性肿瘤成分提示该肿瘤可能也是由上皮性肿瘤转化而来[92，93]。

（三）肝细胞样癌

卵巢的肝细胞样癌（hepatoid carcinoma）是卵巢癌中一种非常少见的肿瘤，在形态学上与肝细胞癌和胃的肝细胞样癌相似，这类肿瘤好发于绝经后妇女，为高度恶性。镜下可见细胞排列呈片状、小梁状或条索样结构，细胞内可见中等至多量的嗜酸性胞质，圆形或卵圆形细胞核居中，有时会见到较多的玻璃样小体结构。AFP 和 α 1-antitypsin 免疫组化染色均为阳性（图 26-54）。有时可见其他上皮性肿瘤成分，最常见的是浆液性癌，黏液性或内膜样癌少见，提示该肿瘤上皮性起源的可能。

对于卵巢肝细胞样癌的诊断必须排除肝细胞癌继发至卵巢的可能，同时也要与其他含有丰富的嗜酸性胞质的卵巢肿瘤，尤其是肝细胞样的卵黄囊肿

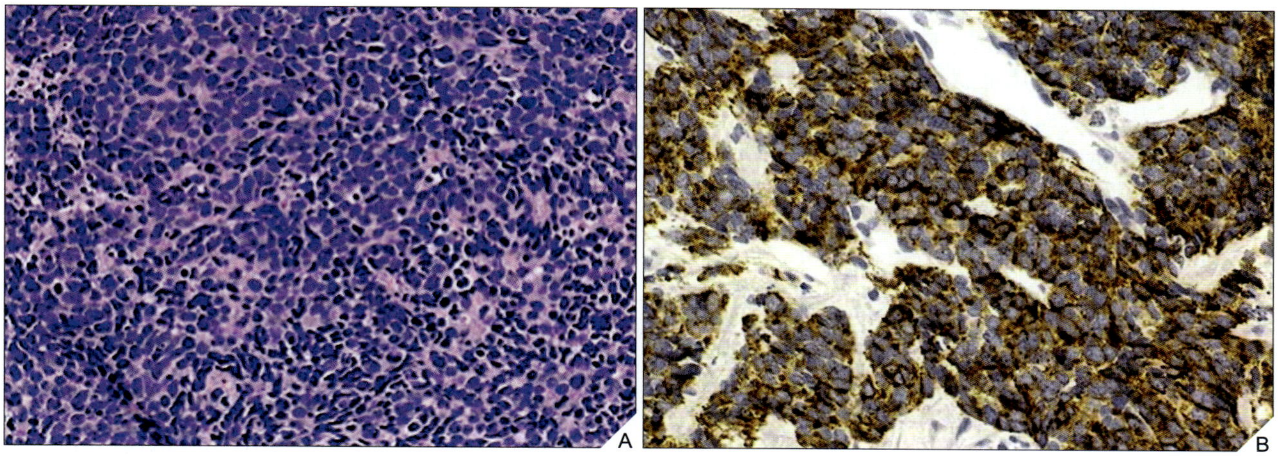

图 26-53　肺型小细胞癌

癌细胞小，胞质少，核仁不明显（A），嗜铬颗粒蛋白（chromogranin）的强阳性免疫反应性（B）

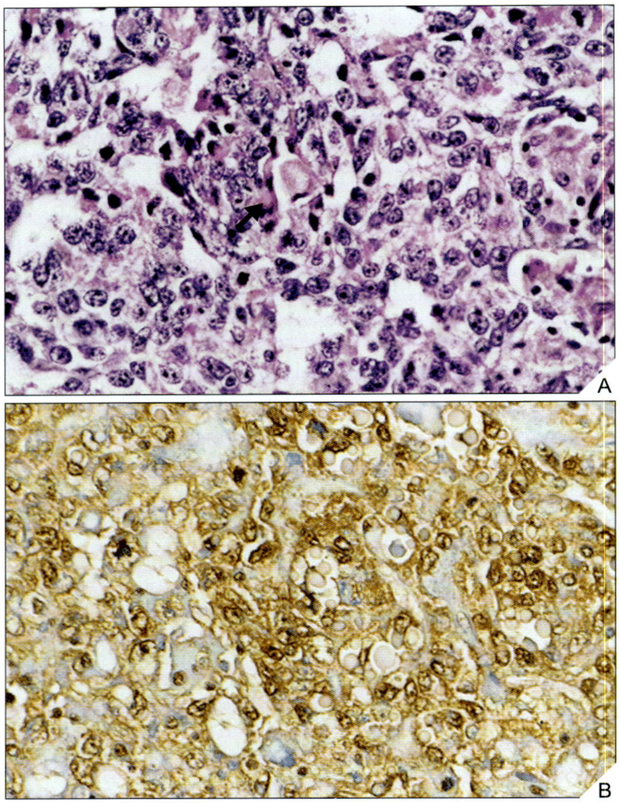

图 26-54 卵巢肝细胞样癌
癌细胞排列呈片状或条索状，细胞内明显的嗜酸性胞质，卵圆形核及明显核仁，可见玻璃样小体（A，箭头）。AFP 免疫组化染色为阳性（B）

瘤、类固醇细胞瘤和嗜酸性的透明细胞癌相鉴别。卵巢的肝细胞样癌和继发性的卵巢肝细胞癌的鉴别需要肿瘤临床和病理特点相结合，如果在肝脏上发现原发性肿瘤包块，则为肝细胞癌继发至卵巢的强有力证据。另外，细胞中胆色素的存在不能作为肝细胞起源的证据，因为其他来源的肝细胞样肿瘤有时也有胆色素存在。对于肝细胞样的卵黄囊肿瘤，几乎所有的病例均发生于青年女性，且伴有典型卵黄囊或生殖细胞肿瘤结构。而类固醇细胞瘤通常具有与内分泌相关的临床症状，AFP 表达一般是阴性，inhibin-α 表达阳性，与卵巢肝细胞样癌恰好相反，可用于鉴别诊断。

（四）卵巢网相关肿瘤
（tumors associated with rete ovarii）

卵巢网的小管可以扩张形成卵巢网囊性肿瘤，其多发生在卵巢门部位，且肿瘤体积较小，但偶尔也可以形成直径达 12cm 的巨大囊性肿瘤。有时这种肿瘤的发生可能导致绝经后女性的男性化倾向。显微镜下，囊壁内可见内衬的无纤毛的立方形上皮，有时可为纤毛柱状上皮，囊壁中可见平滑肌束及囊壁外周增生的间质细胞，有时上皮细胞可伴有鳞状化生，提示该肿瘤起源于卵巢上皮样囊肿的可能。而卵巢网的腺瘤多见与正常卵巢网相似的细胞排列形成条索状或小管样结构。

（五）腺瘤样瘤

腺瘤样瘤（adenomatoid tumor）常发生于子宫和输卵管浆膜下，偶可见于卵巢门部位，且在卵巢门处多形成边缘清晰的白黄色结节，直径 1～1.5cm。大体上，肿瘤剖面可见很多囊性分隔，从而形成蜂窝状结构。显微镜下，扁平或立方形的肿瘤细胞排列形成脉管样结构，周围有间质包绕，形态与输卵管部位的腺瘤样瘤无异，其间皮标志物 HBME1 和 Calretinin 均表达阳性，Ber-EP4 阴性。

（六）卵巢间皮瘤

卵巢间皮瘤（ovarian mesothelioma）多为继发性的恶性间皮瘤，常局限于卵巢的表面或浅层间质，偶可见卵巢的广泛累及，其临床特点与卵巢上皮性癌相似。显微镜下，恶性间皮瘤呈管状、乳头状或实性结构，细胞均匀一致，具有丰富的嗜酸性胞质（图 26-55）。极少数情况下可见肿瘤呈独有的片状结构，细胞呈多边形，易与异位蜕膜反应相混淆。形态学特征与腹膜间皮瘤无异。在常规的 HE 染色中，间皮瘤可以通过肿瘤细胞的细胞学特点及排列生长方式与上皮性肿瘤相鉴别，必要时可以通过免疫组化辅助诊断。首先，间皮瘤胞质中通常存在含透明质酸的液泡但缺乏中性黏蛋白，因而其相应的阿尔新蓝染色为阳性，消化后的 PAS 染色为阴性，这些可与腺癌相鉴别。但应注意的是，肿瘤经福尔马林固定处理后，其内的透明质酸可能会被去除而呈现假阴性结果。相较于上述的标志物，用于鉴别诊断最有效的免疫组化标志物还是 Calretinin、CK5/6 和 D2-40（图 26-55）。这几种标志物均在间皮瘤中阳性表达，在浆液性肿瘤中阴性表达。此外，CEA、B72.3 和 Leu-M1 在间皮瘤中呈阴性表达，也可用于与上皮性肿瘤的鉴别诊断。

（七）促纤维性小圆细胞肿瘤
（desmoplastic small round cell tumor）

见第三十章。

（八）沃尔夫管起源的女性附件肿瘤
（female adnexal tumors of Woffian origin）

见第三十章。

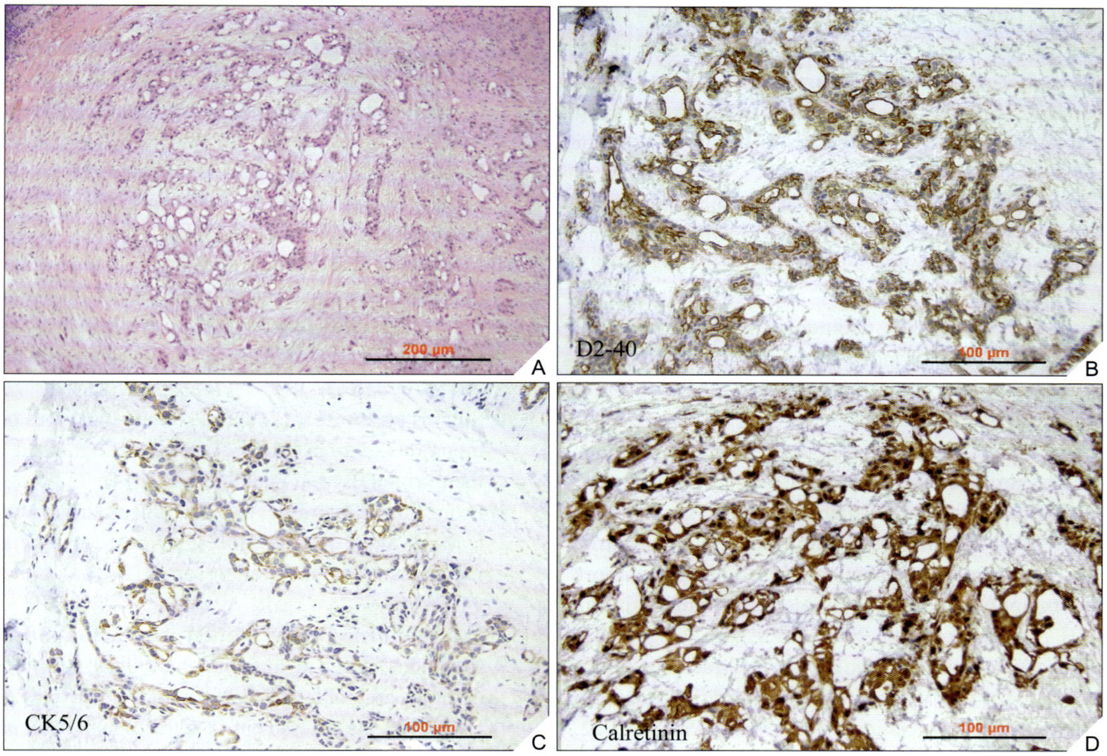

图 26–55　卵巢间皮瘤

卵巢的恶性间皮瘤呈乳头状或间质浸润。肿瘤细胞大，有丰富嗜酸性细胞质和大细胞核（A）。免疫组化染色显示 D2-40（B）、CK5/6（C）和 Calretinin（D）呈阳性

参・考・文・献

[1] Seidman J D, Khedmati F. Exploring the histogenesis of ovarian mucinous and transitional cell (Brenner) neoplasms and their relationship with walthard cell nests: a study of 120 tumors[J]. Arch Pathol Lab Med, 2008, 132(11): 1753-1760.

[2] Tafe L J, Muller K E, Ananda G, et al. Molecular genetic analysis of ovarian Brenner tumors and associated mucinous epithelial neoplasms: high variant concordance and identification of mutually exclusive RAS driver mutations and MYC amplification[J]. Am J Pathol, 2016, 186(3): 671-677.

[3] Kerr S E, Flotte A B, McFalls M J, et al. Matching maternal isodisomy in mucinous carcinomas and associated ovarian teratomas provides evidence of germ cell derivation for some mucinous ovarian tumors[J]. Am J Surg Pathol, 2013, 37(8): 1229-1235.

[4] Longacre T, Bell D, Malpica A, et al. Tumours of the ovary: Epithelial tumours—Mucinous tumours[M]// Kurman RJ, Carcangiu ML, Herrington CS, Young RH, eds. WHO Classification of Tumours of Female Reproductive Organs. 4th ed. Lyon: IARC Press, 2014.

[5] Talia K L, Parra-Herran C, McCluggage W G. Ovarian mucinous and seromucinous neoplasms: problematic aspects and modern diagnostic approach[J]. Histopathology, 2022, 80(2): 255-278.

[6] Clement P B, Young R H. Surface Epithelial-Stromal Tumors of the Ovary[M]. 2nd ed. Cambridge: Cambridge University Press, 2007.

[7] Tavassoli F A, Devilee P. Pathdogy and Genetics of Tumours of the Breast and Female Genital Organs. 3rd ed, Lyon: IARC Press, 2003.

[8] Seidman J D, Horkayne-Szakaly I, Haiba M, et al. The histologic type and stage distribution of cvarian carcinomas of surface epithelial origin[J]. Int J Gynecol Pathol, 2004, 23(1): 41-44.

[9] Seidman J D, Kurman R J, Ronnett B M. Primary and metastatic mucinous adenocarcinomas in the ovaries: incidence in routine practice with a new approach to improve intraoperative diagnosis[J]. Am J Surg Pathol, 2003, 27(7): 985-993.

[10] Soslow R A. Mucinous ovarian carcinoma: slippery business[J]. Cancer, 2011, 117(3): 451-453.

[11] Kurman R J, Shih I M. The origin and pathogenesis of epithelial ovarian cancer: a proposed unifying theory[J]. Am J Surg Pathol, 2010, 34(3): 433-443.

[12] Cheasley D, Wakefield M J, Ryland G L, et al. The molecular origin and taxonomy of mucinous ovarian carcinoma[J]. Nat Commun, 2019, 10(1): 3935.

[13] Silverberg S G, Bell D A, Kurman R J, et al. Borderline ovarian tumors: key points and workshop summary[J].

Hum Pathol, 2004, 35(8): 910-917.
[14] Ronnett B M, Kajdacsy-Balla A, Gilks C B, et al. Mucinous borderline ovarian tumors: points of general agreement and persistent controversies regarding nomenclature, diagnostic criteria, and behavior[J]. Hum Pathol, 2004, 35(8): 949-960.
[15] Tenti P, Aguzzi A, Riva C, et al. Ovarian mucinous tumors frequently express markers of gastric, intestinal, and pancreatobiliary epithelial cells[J]. Cancer, 1992, 69(8): 2131-2142.
[16] Scully R E, Young R H, Clement P B. Tumors of the ovary, maldeveloped gonads, fallopian tube, and broad ligament[J]. International Journal of Gynecological Pathology, 1999, 18(3): 288.
[17] Vang R, Gown A M, Zhao C Q, et al. Ovarian mucinous tumors associated with mature cystic teratomas: morphologic and immunohistochemical analysis identifies a subset of potential teratomatous origin that shares features of lower gastrointestinal tract mucinous tumors more commonly encountered as secondary tumors in the ovary[J]. Am J Surg Pathol, 2007, 31(6): 854-869.
[18] Nilforoushan N, Liu L, Cheang G, et al. Mucinous tumor coexisting with mesonephric-like proliferation/tumor in the ovary: a novel association[J]. Am J Surg Pathol, 2022, 46(8): 1095-1105.
[19] Zhang S Y, Royer R, Li S, et al. Frequencies of BRCA1 and BRCA2 mutations among 1, 342 unselected patients with invasive ovarian cancer[J]. Gynecol Oncol, 2011, 121(2): 353-357.
[20] Shan W W, Mercado-Uribe I, Zhang J, et al. Mucinous adenocarcinoma developed from human fallopian tube epithelial cells through defined genetic modifications[J]. Cell Cycle, 2012, 11(11): 2107-2113.
[21] Naora H. The heterogeneity of epithelial ovarian cancers: reconciling old and new paradigms[J]. Expert Rev Mol Med, 2007, 9(13): 1-12.
[22] O'Hanlan K A. Resection of a 303.2-pound ovarian tumor[J]. Gynecol Oncol, 1994, 54(3): 365-371.
[23] Mizrachi Y, Weiner E, Keidar R, et al. Intraoperative rupture of benign mucinous cystadenoma does not increase its recurrence rate[J]. Arch Gynecol Obstet, 2015, 291(5): 1135-1139.
[24] Kavanagh T R, Nwaoduah N, Richard S D, et al. Surgical resection of a rare primary retroperitoneal mucinous borderline tumor of müllerian origin: a case report[J]. Gynecol Oncol Rep, 2022, 44: 101104.
[25] Rodríguez I M, Prat J. Mucinous tumors of the ovary: a clinicopathologic analysis of 75 borderline tumors (of intestinal type) and carcinomas[J]. Am J Surg Pathol, 2002, 26(2): 139-152.
[26] Selvaggi S M. Tumors of the ovary, maldeveloped gonads, fallopian tube, and broad ligament[J]. Arch Pathol Lab Med, 2000, 124(3): 477.
[27] Hauptmann S, Friedrich K, Redline R, et al. Ovarian borderline tumors in the 2014 WHO classification: evolving concepts and diagnostic criteria[J]. Virchows Arch, 2017, 470(2): 125-142.
[28] Wu C H, Mao T L, Vang R, et al. Endocervical-type mucinous borderline tumors are related to endometrioid tumors based on mutation and loss of expression of ARID1A[J]. Int J Gynecol Pathol, 2012, 31(4): 297-303.
[29] Ryland G L, Hunter S M, et al. Mutational landscape of mucinous ovarian carcinoma and its neoplastic precursors[J]. Genome Med, 2015, 7: 87.
[30] MacKenzie R, Kommoss S, Winterhoff B J, et al. Targeted deep sequencing of mucinous ovarian tumors reveals multiple overlapping RAS-pathway activating mutations in borderline and cancerous neoplasms[J]. BMC Cancer, 2015, 15: 415.
[31] Simons M, Simmer F, Bulten J, et al. Two types of primary mucinous ovarian tumors can be distinguished based on their origin[J]. Mod Pathol, 2020, 33(4): 722-733.
[32] Heinzelmann-Schwarz V A, Gardiner-Garden M, Henshall S M, et al. A distinct molecular profile associated with mucinous epithelial ovarian cancer[J]. Br J Cancer, 2006, 94(6): 904-913.
[33] Khunamornpong S, Settakorn J, Sukpan K, et al. Mucinous tumor of low malignant potential ("borderline" or "atypical proliferative" tumor) of the ovary: a study of 171 cases with the assessment of intraepithelial carcinoma and microinvasion[J]. Int J Gynecol Pathol, 2011, 30(3): 218-230.
[34] Lee K R, Scully R E. Mucinous tumors of the ovary: a clinicopathologic study of 196 borderline tumors (of intestinal type) and carcinomas, including an evaluation of 11 cases with 'pseudomyxoma peritonei'[J]. Am J Surg Pathol, 2000, 24(11): 1447-1464.
[35] Sumithran E, Susil B J, Looi L M. The prognostic significance of grading in borderline mucinous tumors of the ovary[J]. Hum Pathol, 1988, 19(1): 15-18.
[36] Hoerl H D, Hart W R. Primary ovarian mucinous cystadenocarcinomas: a clinicopathologic study of 49 cases with long-term follow-up[J]. Am J Surg Pathol, 1998, 22(12): 1449-1462.
[37] Panarelli N C, Yantiss R K. Mucinous neoplasms of the appendix and peritoneum[J]. Arch Pathol Lab Med, 2011, 135(10): 1261-1268.
[38] Ronnett B M, Seidman J D. Mucinous tumors arising in ovarian mature cystic teratomas: relationship to the clinical syndrome of pseudomyxoma peritonei[J]. Am J Surg Pathol, 2003, 27(5): 650-657.
[39] Leary A F, Quinn M, Fujiwara K, et al. Fifth ovarian cancer consensus conference of the gynecologic cancer InterGroup (GCIG): clinical trial design for rare ovarian tumours[J]. Ann Oncol, 2017, 28(4): 718-726.
[40] Peres L C, Cushing-Haugen K L, Köbel M, et al. Invasive epithelial ovarian cancer survival by histotype and disease stage[J]. J Natl Cancer Inst, 2019, 111(1): 60-68.
[41] Ledermann J A, Luvero D, Shafer A, et al. Gynecologic Cancer InterGroup (GCIG) consensus review for mucinous ovarian carcinoma[J]. Int J Gynecol Cancer, 2014, 24(9 Suppl 3): S14-S19.
[42] Longacre T A, Bell d A, Malpica A, et al. Mucinous

Tumours//Kurman R J, Carcangui M L, herrington C S, et al. WHO Classification of Tumours of Female Reproductive Organs. Lyon: Stylus publishing LLC, 2014: pp. 25-28.

[43] Vang R, Khunamornpong S, Kobel M, et al. Mucinous Tumours//WHO Classification of Tumours Editorial Board. Female Genital Tumours. Lyon: IARC Press, 2020: 48-54.

[44] Tabrizi A D, Kalloger S E, Köbel M, et al. Primary ovarian mucinous carcinoma of intestinal type: significance of pattern of invasion and immunohistochemical expression profile in a series of 31 cases[J]. Int J Gynecol Pathol, 2010, 29(2): 99-107.

[45] Shih I M, Kurman R J. Ovarian tumorigenesis: a proposed model based on morphological and molecular genetic analysis[J]. Am J Pathol, 2004, 164(5): 1511-1518.

[46] Kurman R J, Shih I M. The dualistic model of ovarian carcinogenesis: revisited, revised, and expanded[J]. Am J Pathol, 2016, 186(4): 733-747.

[47] Malpica A, Deavers M T, Tornos C, et al. Interobserver and intraobserver variability of a two-tier system for grading ovarian serous carcinoma[J]. Am J Surg Pathol, 2007, 31(8): 1168-1174.

[48] Malpica A, Deavers M T, Lu K R, et al. Grading ovarian serous carcinoma using a two-tier system[J]. Am J Surg Pathol, 2004, 28(4): 496-504.

[49] Silverberg S G. Toward the development of a universal grading system for ovarian epithelial carcinoma[J]. Gynecol Oncol, 1999, 73(1): 170-171.

[50] Ji H X, Isacson C, Seidman J D, et al. Cytokeratins 7 and 20, Dpc4, and MUC5AC in the distinction of metastatic mucinous carcinomas in the ovary from primary ovarian mucinous tumors: Dpc4 assists in identifying metastatic pancreatic carcinomas[J]. Int J Gynecol Pathol, 2002, 21(4): 391-400.

[51] Vang R, Gown A M, Barry T S, et al. Cytokeratins 7 and 20 in primary and secondary mucinous tumors of the ovary: analysis of coordinate immunohistochemical expression profiles and staining distribution in 179 cases[J]. Am J Surg Pathol, 2006, 30(9): 1130-1139.

[52] De Michele S, Remotti H E, Del Portillo A, et al. SATB2 in neoplasms of lung, pancreatobiliary, and gastrointestinal origins[J]. Am J Clin Pathol, 2021, 155(1): 124-132.

[53] Moh M, Krings G, Ates D, et al. SATB2 expression distinguishes ovarian metastases of colorectal and appendiceal origin from primary ovarian tumors of mucinous or endometrioid type[J]. Am J Surg Pathol, 2016, 40(3): 419-432.

[54] Caduff R F, Svoboda-Newman S M, Ferguson A W, et al. Comparison of mutations of Ki-RAS and p53 immunoreactivity in borderline and malignant epithelial ovarian tumors[J]. Am J Surg Pathol, 1999, 23(3): 323-328.

[55] Lassus H, Laitinen M P, Anttonen M, et al. Comparison of serous and mucinous ovarian carcinomas: distinct pattern of allelic loss at distal 8p and expression of transcription factor GATA-4[J]. Lab Invest, 2001, 81(4): 517-526.

[56] McAlpine J N, Wiegand K C, Vang R, et al. HER2 overexpression and amplification is present in a subset of ovarian mucinous carcinomas and can be targeted with trastuzumab therapy[J]. BMC Cancer, 2009, 9: 433.

[57] Young R H, Gersell D J, Roth L M, et al. Ovarian metastases from cervical carcinomas other than pure adenocarcinomas. A report of 12 cases[J]. Addiction (Abingdon, England), 1993, 71(2): 407-418.

[58] Elishaev E, Gilks C B, Miller D, et al. Synchronous and metachronous endocervical and ovarian neoplasms: evidence supporting interpretation of the ovarian neoplasms as metastatic endocervical adenocarcinomas simulating primary ovarian surface epithelial neoplasms[J]. Am J Surg Pathol, 2005, 29(3): 281-294.

[59] Yemelyanova A V, Vang R, Judson K, et al. Distinction of primary and metastatic mucinous tumors involving the ovary: analysis of size and laterality data by primary site with reevaluation of an algorithm for tumor classification[J]. Am J Surg Pathol, 2008, 32(1): 128-138.

[60] Soler A P, Knudsen K A, Tecson-Miguel A, et al. Expression of E-cadherin and N-cadherin in surface epithelial-stromal tumors of the ovary distinguishes mucinous from serous and endometrioid tumors[J]. Hum Pathol, 1997, 28(6): 734-739.

[61] Baker P M, Oliva E, Young R H, et al. Ovarian mucinous carcinoids including some with a carcinomatous component: a report of 17 cases[J]. Am J Surg Pathol, 2001, 25(5): 557-568.

[62] O'Connell J T, Tomlinson J S, Roberts A A, et al. Pseudomyxoma peritonei is a disease of MUC2-expressing goblet cells[J]. Am J Pathol, 2002, 161(2): 551-564.

[63] Clement P B, Young R H. Atlas of gynecologic surgical pathology. London: Saunders. 2007.

[64] Schiavone M B, Herzog T J, Lewin S N, et al. Natural history and outcome of mucinous carcinoma of the ovary[J]. Am J Obstet Gynecol, 2011, 205(5): 480.e1-480.e8.

[65] Morice P, Gouy S, Leary A. Mucinous ovarian carcinoma[J]. N Engl J Med, 2019, 380(13): 1256-1266.

[66] Provenza C, Young R H, Prat J. Anaplastic carcinoma in mucinous ovarian tumors: a clinicopathologic study of 34 cases emphasizing the crucial impact of stage on prognosis, their histologic spectrum, and overlap with sarcomalike mural nodules[J]. Am J Surg Pathol, 2008, 32(3): 383-389.

[67] Prat J, Scully R E. Ovarian mucinous tumors with sarcoma-like mural nodules: a report of seven cases[J]. Cancer, 1979, 44(4): 1332-1344.

[68] Bagué S, Rodríguez I M, Prat J. Sarcoma-like mural nodules in mucinous cystic tumors of the ovary revisited: a clinicopathologic analysis of 10 additional cases[J]. Am J Surg Pathol, 2002, 26(11): 1467-1476.

[69] Allende D S, Drake R D, Chen L W. Mural nodules of clear cell carcinoma in a mucinous borderline tumor of the ovary: a case report[J]. Patholog Res Int, 2010, 2010: 438534.

[70] Snir O L, Buza N, Hui P. Mucinous epithelial tumours

arising from ovarian mature teratomas: a tissue genotyping study[J]. Histopathology, 2016, 69(3): 383-392.
[71] Salvador S, Rempel A, Soslow R A, et al. Chromosomal instability in fallopian tube precursor lesions of serous carcinoma and frequent monoclonality of synchronous ovarian and fallopian tube mucosal serous carcinoma[J]. Gynecol Oncol, 2008, 110(3): 408-417.
[72] Takeuchi T, Ohishi Y, Imamura H, et al. Ovarian transitional cell carcinoma represents a poorly differentiated form of high-grade serous or endometrioid adenocarcinoma[J]. Am J Surg Pathol, 2013, 37(7): 1091-1099.
[73] Obata K, Morland S J, Watson R H, et al. Frequent PTEN/MMAC mutations in endometrioid but not serous or mucinous epithelial ovarian tumors[J]. Cancer Res, 1998, 58(10): 2095-2097.
[74] Lee K R, tavassoli F A, Prat J, et al. Surface epithelial-stromal tumors[D]. Lyon: Oxford, 2003.
[75] Seidman J D, Mehrotra A. Benign ovarian serous tumors: a re-evaluation and proposed reclassification of serous "cystadenomas" and "cystadenofibromas"[J]. Gynecol Oncol, 2005, 96(2): 395-401.
[76] Roth L M, Czernobilsky B. Ovarian Brenner tumors. Ⅱ. malignant[J]. Cancer, 1985, 56(3): 592-601.
[77] Roth L M, Dallenbach-Hellweg G, Czernobilsky B. Ovarian Brenner tumors. I. Metaplastic, proliferating, and of low malignant potential[J]. Cancer, 1985, 56(3): 582-591.
[78] Tong G, Hawver M, Wei J, et al. Mutually exclusive expression of PAX8 and P63 in transitional cell tumors of the ovary: the diagnostic and histogenetic significance[J]. Journal of Pathology & Microbiology, 2016, 1: 6.
[79] Eichhorn J H, Young R H. Transitional cell carcinoma of the ovary: a morphologic study of 100 cases with emphasis on differential diagnosis[J]. Am J Surg Pathol, 2004, 28(4): 453-463.
[80] Trebeck C E, Friedlander M L, Russell P, et al. Brenner tumours of the ovary: a study of the histology, immunohistochemistry and cellular DNA content in benign, borderline and malignant ovarian tumours[J]. Pathology, 1987, 19(3): 241-246.
[81] Purdie D M, Webb P M, Siskind V, et al. The different etiologies of mucinous and nonmucinous epithelial ovarian cancers[J]. Gynecol Oncol, 2003, 88(1 Pt 2): S145-S148.
[82] Ben-Mussa A, McCluggage W G. Ovarian seromucinous cystadenomas and adenofibromas: first report of a case series[J]. Histopathology, 2021, 78(3): 445-452.
[83] Rutgers J L, Scully R E. Ovarian mixed-epithelial papillary cystadenomas of borderline malignancy of mullerian type. A clinicopathologic analysis[J]. Cancer, 1988, 61:546-554.
[84] McCluggage W G. Ovarian borderline tumours: a review with comparison of serous and mucinous types[J]. Diagn Histopathol, 2014, 20(9): 333-350.
[85] Nagamine M, Mikami Y. Ovarian seromucinous tumors: pathogenesis, morphologic spectrum, and clinical issues[J]. Diagnostics, 2020, 10(2): 77.
[86] Taylor J, McCluggage W G. Ovarian seromucinous carcinoma: report of a series of a newly categorized and uncommon neoplasm[J]. Am J Surg Pathol, 2015, 39(7): 983-992.
[87] Yasunaga M, Ohishi Y, Oda Y, et al. Immunohistochemical characterization of Mullerian mucinous borderline tumors: possible histogenetic link with serous borderline tumors and low-grade endometrioid tumors[J]. Hum Pathol, 2009, 40(7): 965-974.
[88] Kurman R J, Shih I M. The dualistic model of ovarian carcinogenesis: revisited, revised, and expanded[J]. Am J Pathol, 2016, 186(4): 733-747.
[89] Rambau P F, McIntyre J B, Taylor J, et al. Morphologic reproducibility, genotyping, and immunohistochemical profiling do not support a category of seromucinous carcinoma of the ovary[J]. Am J Surg Pathol, 2017, 41(5): 685-695.
[90] Silva E G, Tornos C, Bailey M A, et al. Undifferentiated carcinoma of the ovary[J]. Arch Pathol Lab Med, 1991, 115(4): 377-381.
[91] Lu B J, Shi H Y. An in-depth look at small cell carcinoma of the ovary, hypercalcemic type (SCCOHT): clinical implications from recent molecular findings[J]. J Cancer, 2019, 10(1): 223-237.
[92] Eichhorn J H, Lawrence W D, Young R H, et al. Ovarian neuroendocrine carcinomas of non-small-cell type associated with surface epithelial adenocarcinomas[J]. Int J Gynecol Pathol, 1996, 15(4): 303-314.
[93] Veras E, Deavers M T, Silva E G, et al. Ovarian nonsmall cell neuroendocrine carcinoma: a clinicopathologic and immunohistochemical study of 11 cases[J]. Am J Surg Pathol, 2007, 31(5): 774-782.

第二十七章

卵巢生殖细胞肿瘤与混合性生殖细胞和性索-间质肿瘤

Germ Cell Tumors and Mixed Germ Cell-Sex Cord-Stromal Tumors of the Ovary

张 静 陈 昊（Hao Chen） 郑文新（Wenxin Zheng）

卵巢生殖细胞肿瘤是由原始生殖细胞向多个方向分化的一组异质性肿瘤，大部分起源于胚胎期迁徙进入卵巢的生殖细胞。本组肿瘤约占卵巢原发性肿瘤的 30%，仅次于上皮性肿瘤，其中约 95% 为成熟性畸胎瘤[1]，此外还包括未成熟性畸胎瘤、畸胎瘤恶性变及原始生殖细胞肿瘤等。在 21 岁以下的卵巢肿瘤女性患者中，生殖细胞肿瘤约占 60%（其中恶性肿瘤高达 1/3）[2]，但其在绝经期后妇女中仅占 6%。恶性生殖细胞肿瘤大多为单一型，但有 10% 为混合型，广泛取材极为必要，尤其是针对未成熟性畸胎瘤的分级和预后评估。

既往根据肿瘤的解剖学部位、发病年龄、前驱病变（细胞起源和基因组印记固有特征）及染色体组成，人类生殖细胞肿瘤被大致分为以下类型：Ⅰ型，睾丸青春期前型畸胎瘤和卵黄囊瘤，卵巢可能包括部分卵巢畸胎瘤和卵黄囊瘤；Ⅱ型，睾丸青春期后型成人型畸胎瘤、精原细胞瘤和其他非精原细胞瘤性恶性生殖细胞肿瘤，卵巢无性细胞瘤、其他恶性肿瘤（卵黄囊瘤、胚胎性癌），可能包括未成熟性畸胎瘤；Ⅲ型，多见于老年人的睾丸精母细胞性肿瘤；Ⅳ型，卵巢皮样囊肿或成熟性囊性畸胎瘤，可能包括部分未成熟性畸胎瘤；Ⅴ型，常见于育龄期妇女的妊娠滋养细胞肿瘤。在老年患者中，生殖细胞肿瘤有时候可与米勒管型体细胞肿瘤同时发生，被认为源自体细胞肿瘤的转分化，被列入Ⅵ型生殖细胞肿瘤[3]。由此可见，卵巢生殖细胞肿瘤的发生机制与睾丸生殖细胞肿瘤不同，后者几乎均为恶性肿瘤，具有非整倍体细胞，异常染色体多于正常染色体，被认为起源于减数分裂Ⅰ（meiosis Ⅰ）之前的原始生殖细胞（primordial germ cells）。

卵巢生殖细胞肿瘤的病因学目前尚不清楚，孤雌生殖理论（即未受精的生殖细胞起源学说）是目前普遍被认可的卵巢畸胎瘤的发生机制，由于既往卵巢成熟性畸胎瘤被认为源自减数分裂Ⅰ之后的生殖细胞，归类于Ⅳ型生殖细胞肿瘤[4]，但近年研究表明，卵巢畸胎瘤存在着不同的发生模式，尽管多数肿瘤源自减数分裂Ⅰ之后的生殖细胞，但少数肿瘤亦可能起源于减数分裂Ⅰ之前的生殖细胞，未进入减数分裂、减数分裂Ⅰ或Ⅱ失败、发生卵细胞核内复制和双卵子融合的生殖细胞都可以形成卵巢畸胎瘤，其中约65%的病例源自减数分裂Ⅱ失败和卵细胞核内复制的生殖细胞，约35%的肿瘤发生于因减数分裂Ⅰ失败和未进入减数分裂的生殖细胞，而双卵子融合极其罕见[5]。作为卵巢生殖细胞肿瘤最常见的肿瘤类型，成熟性畸胎瘤几乎都具有类似正常二倍体细胞的46，XX染色体核型，而未成熟性畸胎瘤呈现接近二倍体的大片段杂合性缺失、存在广泛的等位基因不平衡，但缺乏高频的体细胞突变或已知的癌基因变异[6]。

总体而言，卵巢生殖细胞肿瘤呈现了一组主要累及儿童和年轻人的不同组织学表型，原始生殖细胞肿瘤与未成熟性畸胎瘤非常少见，畸胎瘤恶性变较为罕见，仅占所有成熟性畸胎瘤的1%～3%。与体细胞恶性上皮性肿瘤不同，卵巢生殖细胞肿瘤分子遗传学特征是具有低突变率和极少的重现性体细胞突变，12p扩增是最常见的拷贝数异常（未成熟性畸胎瘤除外）[3]。由于生殖细胞肿瘤可模拟各级分化阶段的组织，具有正在发育中的和已经发育成熟的任何组织结构，这些排列混杂分布的组织往往会给诊断带来很大的困惑。因此，建立正确的诊断必须做到以下三个方面：①熟悉各类肿瘤的分布模式；②辨别不成熟的组织分化；③识别继发于发育成熟组织的恶变。本章将重点阐述生殖细胞肿瘤的主要临床病理特征及新近进展，并简要介绍混合性生殖细胞和性索 - 间质肿瘤。

第一节 畸 胎 瘤

一、成熟性畸胎瘤

【定义】

成熟性畸胎瘤（mature teratomas）是由两个或三个胚层［外胚层、中胚层和（或）内胚层］形成的完全成熟组织构成的肿瘤，其中胎儿型畸胎瘤具有类似胎儿雏形的外观、含有高度分化成熟的组织及器官样结构。

【临床特征】

成熟性畸胎瘤是最常见的卵巢肿瘤，约占所有卵巢肿瘤的1/5，好发于育龄期女性[7]，绝大多数病例为成熟性囊性畸胎瘤，成熟性实性畸胎瘤（mature solid teratomas）罕见，主要发生于10～20岁的女性患者[8, 9]，胎儿型畸胎瘤极其罕见。在成人中，成熟性畸胎瘤的发病率远远多于未成熟性畸胎瘤，但在儿童中，成熟性畸胎瘤和未成熟性畸胎瘤的比例大约为2∶1[10]。

多数患者无临床症状，常在妇科检查时偶然发现。最常见的症状是腹部隐痛、腹胀、不规则阴道出血等。3%～16%的病例可发生卵巢蒂扭转，10%的病例在妊娠时发现，偶见患者出现闭经、多毛等男性化改变，可能与畸胎瘤周围的卵巢组织间质黄素化有关。胎儿型畸胎瘤影像学检查可见肿瘤内有发育不全的颅骨、颜面骨、不完整的脊椎或附着的肋骨，盆腔骨骼中以耻骨最常见，偶见完整骨盆附有尾骨、上肢及下肢骨或其残迹。

罕见卵巢畸胎瘤伴发脑炎（3/4的病例是成熟性畸胎瘤，1/4的病例是未成熟性畸胎瘤），该脑炎主要由于*N*-甲基-*D*-天冬氨酸受体（*N*-methyl-*D*-aspartic acid receptor，NMDAR）抗体引起，又称抗NMDAR脑炎，属于一种罕见的自身免疫性综合征，发生于年轻女性，临床症状通常最初表现为意识错乱、焦虑和人格改变，但随后迅速进展为精神错乱、运动障碍、癫痫发作、自主神经不稳定和呼吸衰竭[11]。

【大体病理学】

成熟性畸胎瘤多见于单侧卵巢，约10%的病例发生于双侧卵巢[7]，罕见多发性肿瘤。肿瘤呈圆形或卵圆形，偶有蒂，平均直径8cm（0.5～40cm），重量可高达42kg。肿瘤表面光滑，绝大多数病例切面为囊性，囊腔内充满油脂样物和毛发，亦可混有黏液或水样液体（图27-1，图27-2），囊内壁衬覆皮肤、黏膜或菲薄的黑色膜状组织，囊壁厚薄不一，常见局部增厚或隆起。成熟性实性畸胎瘤的肿瘤直径往往超过10cm，切面实性、呈灰红色或灰白色，可伴有散在囊腔或蜂窝状微囊，常含有脑、软骨样和骨样组织，出血和坏死少见。胎儿型畸胎瘤呈巨大的卵圆形囊肿，其内包裹着貌似胎儿雏形的瘤体，一般能分辨出颅骨，其中可含有大脑和小脑组织，面骨常有眼眶，甚至框内可见眼球残迹，颌骨则附有牙齿。颅顶头皮披以长发；躯干则具有较完整的胸廓，胸骨附有参差的肋骨，其内可见肺残迹；腹腔内偶见肠袢；上、下肢发育欠佳，呈鳍样；头颅通常发

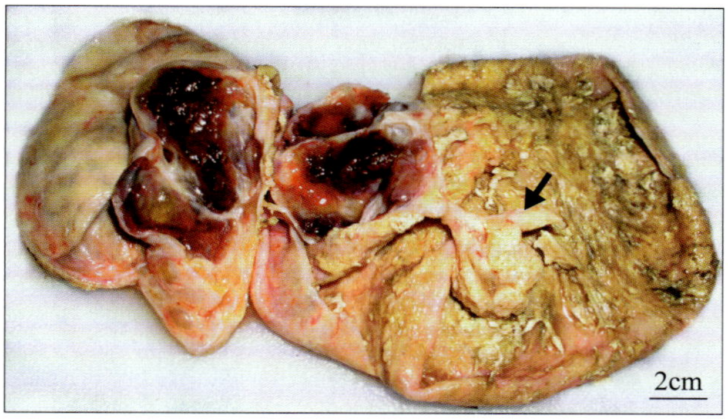

图 27–1　成熟性囊性畸胎瘤
囊内可见较多皮脂样物，囊壁附有一个头节（箭头）；一侧囊内可见棕红色的甲状腺组织，部分区域呈胶冻样改变

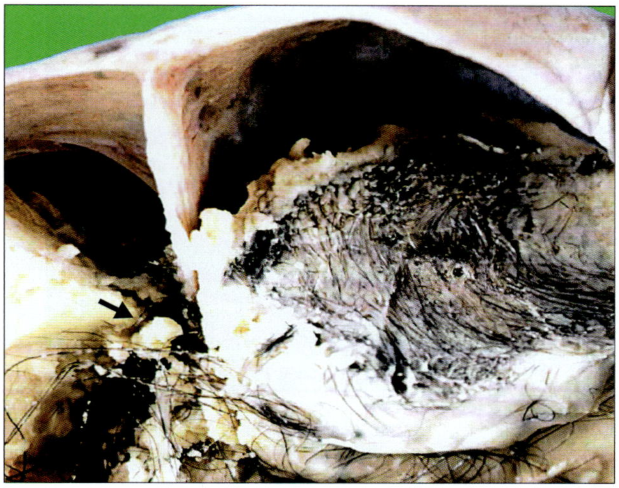

图 27–2　成熟性囊性畸胎瘤
囊壁一侧附有头节，头节上可见毛发、牙齿（箭头）等

育最差，而下肢发育较完善。

由脂肪组织、牙齿和骨骼等构成的突向囊内的孤立性结节称为 Rokitansky 头节（简称头节），其表面可具有毛发，多达 1/3 的病例可见牙齿，切面大多为实性，也可为囊性。小头节结构简单，较大的头节可见多种组织，除脂肪、牙齿、不规则的骨组织外，有时还可以见到消化管、灰白色质软细腻的脑样组织、灰红色肉样或者含有棕色胶样物的甲状腺等。由于头节与增厚的囊壁含有多样化组织最多且常常会存在幼稚组织的区域，大体检查时需要重点取材。

【组织病理学】

1. 经典型改变　成熟性囊性畸胎瘤内可以见到来自两个或三个胚层的成熟组织，头节内含有多种组织成分，几乎所有的病例均能查见外胚层组织（如表皮、汗腺、皮脂腺、毛囊及毛根鞘等）和（或）中胚层组织（如脂肪、平滑肌、骨和软骨等），内胚层组织可为呼吸道上皮、胃肠道上皮和甲状腺，也可为神经胶质、神经细胞、脉络丛和室管膜等神经组织（图 27-3），除性腺和肾上腺组织外，其他类型的组织均在畸胎瘤中有所报道，上述组织常混杂存在，但也可出现局灶的有序排列，如形成支气管和消化道样结构。成熟性畸胎瘤常见组织及出现频率详见表 27-1。

2. 伴有微灶未成熟神经组织　成熟性囊性畸胎瘤中偶见显微镜下的微灶未成熟的神经组织，由于不影响预后，一般将此类肿瘤依然列入成熟性畸胎瘤范畴[12]。一些学者提出以单灶面积 $<21mm^2$，每个肿瘤 ≤4 灶作为上限标准[13]，但鉴于这一形态与未成熟性畸胎瘤 1 级有重叠，建议病理诊断时采取“成熟性囊性畸胎瘤，伴有微灶未成熟神经组织”的方式进行报道，并注明病灶大小及建议随访。

值得注意的是，在实性畸胎瘤中，即使出现微灶不成熟胚胎性组织亦应诊断为未成熟性畸胎瘤，因此对实性畸胎瘤必须仔细取材进行查找，以排除未成熟性畸胎瘤的可能。此外，一些畸胎瘤在丰富的成熟神经胶质中出现零星的小管，衬覆单层良性上皮，这些结构可能属于室管膜，并非原始神经上皮。

3. 胎儿型畸胎瘤　肿瘤内各种器官或器官样结构呈现完全成熟或欠成熟的组织形态。骨骼可具有髓腔并存在骨髓造血组织；神经组织高度器官化，可具有中枢及外周神经系统组织形态，神经节常位于两旁；肺泡大多萎陷。

4. 伴发抗 NMDAR 脑炎的畸胎瘤　其特征性的病理改变包括神经胶质组织内出现具有生发中心的淋巴组织聚集，成熟神经元发生退行性改变、数量相对减少，星形细胞数量增多，而不伴有脑炎的畸胎瘤成分，炎症细胞主要位于上皮成分（鳞状上皮和呼吸道上皮）附近[11, 14]。由于病变主要位于实性区，需要对头节进行仔细取材[11]。

【鉴别诊断】

1. 卵巢表皮样囊肿　该肿瘤的囊内含有灰白色豆渣样角化物质，镜下仅见鳞状上皮成分；而成熟性囊性畸胎瘤囊内具有至少两个胚层来源的各种成熟组织，包括乳黄色皮脂样物质及毛发。

2. 卵巢未成熟性畸胎瘤　该肿瘤内含有数量不等的未成熟组织，病理诊断需要确定存在未成熟神经外胚层成分；而成熟性囊性畸胎瘤的囊内含有至少两个胚层来源的成熟组织，成熟性实性畸胎瘤由来自三个胚层的成熟组织组成，常保留某种程度的器官样结构，缺乏胚胎性组织或原始神经管结构。因此，对肿瘤的实性区域应充分取材（最好每厘米实性区域取材 1 张切片），以排除未成熟性畸胎瘤的可能。

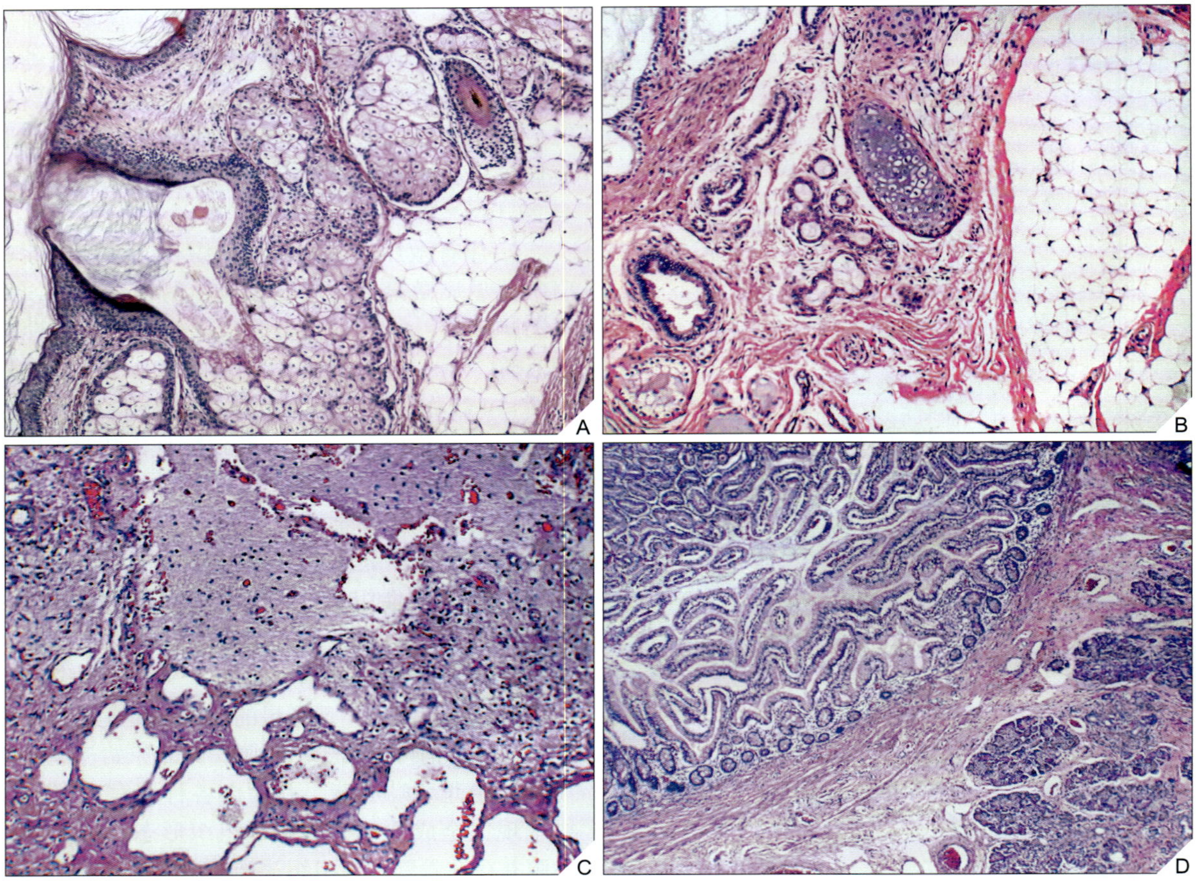

图 27-3 成熟性囊性畸胎瘤

常见成熟组织包括表皮、皮脂腺、毛囊及脂肪组织（A）、汗腺和软骨（B）、神经胶质（C）、胃肠道和唾液腺组织（D）

表 27-1 成熟性畸胎瘤常见组织及出现频率

出现频度	出现频率（%）	细胞/组织学类型
较常见	>66	表皮、毛发、皮脂腺、白色脂肪、大脑（儿童）
常见	33～66	汗腺、大脑（成人）、平滑肌、外周神经、软骨、骨、呼吸道上皮
少见	5～<33	牙齿、胃肠道上皮、甲状腺、室管膜、黑色素细胞
偶见	<5	前列腺、视网膜、乳腺、垂体、脉络丛、神经节、肺、肝、肾、心肌、胸腺、小脑、横纹肌、棕色脂肪

3. 卵巢妊娠　需要与胎儿型畸胎瘤鉴别，卵巢妊娠常在妊娠早期即发生破裂或流产，且羊膜囊内为正常发育的胚芽，卵巢内可见绒毛及滋养层细胞成分，而胎儿型畸胎瘤具有三个胚层来源的组织并呈高度器官分化，甚至具备胎儿雏形。

【预后和治疗】

成熟性畸胎瘤预后良好，个别病例可合并卵巢蒂扭转或肿瘤破裂，如果囊内容物进入腹腔，可引发肉芽肿性炎。治疗首选手术摘除，年轻患者可仅做肿瘤摘除术而保留正常卵巢组织。由于10%的成熟性畸胎瘤累及双侧卵巢，因此对侧卵巢即使外观正常也应仔细检查，必要时可做冰冻活检来决定是否保留卵巢。如果在成熟性畸胎瘤中发现显著的甲状腺成分，建议在病理报告中注明，因为部分患者在肿瘤切除之后可能出现甲状腺功能减退的症状并影响术后伤口的愈合。成熟性畸胎瘤偶见合并成熟神经胶质腹膜种植（即腹膜神经胶质瘤病）[15]，此类患者可出现肿瘤复发，治疗方法为单侧输卵管 - 卵巢及腹膜病灶切除，现有证据表明，腹膜神经胶质瘤是一种良性疾病，不影响预后，也无须化疗[15-17]。

二、未成熟性畸胎瘤

【定义】

未成熟性畸胎瘤（immature teratomas）指含有未成熟组织（通常为原始神经外胚层组织）和不等量成熟组织的畸胎瘤。大多数肿瘤含有三种胚层的成分，少数主要由单胚层成分构成。

【临床特征】

多发生于儿童和青少年（20岁前多见），随年龄增大，发病率逐渐降低。多数患者为46，XX，少数双侧未成熟性畸胎瘤患者可能与Y染色体异常有关[18]。临床症状主要为腹痛、腹胀或腹部包块，有时可出现恶心、呕吐、腹泻或发热。少数病例由于肿瘤扭转或破裂导致急腹症。肿瘤生长迅速时，往往引起自发破裂而造成盆腔内的扩散及粘连。约1/3的病例血清学检查AFP升高（对此类病例，需广泛取材以除外合并卵黄囊瘤成分，但肿瘤如果含有肝样组织，AFP可能会升高），血清CA125和β-hCG（<10%的患者）可升高。70%的肿瘤为Ⅰ期，≥Ⅱ期约占30%。

【大体病理学】

肿瘤呈圆形或椭圆形，多为单侧，10%～15%的对侧卵巢同时出现成熟性囊性畸胎瘤。肿瘤平均直径18.5cm（6～42cm），少部分病例可见卵巢被膜破裂并累及卵巢表面（图27-4A，图27-4B）。切面主要为实性或实性伴多发性小囊腔，呈灰白色、灰粉色、灰褐色或多彩色，可有出血坏死区及因坏死形成的大囊腔（图27-4C），常见钙化。在大体取材时，应重点关注白色或灰色的质软区域，此外对于出血坏死区也应仔细检查，因为其间可能含有分化较差的组织。

【组织病理学】

确诊未成熟性畸胎瘤必须要有未成熟的胚胎性神经上皮组织，这些成分多为实性生长的小圆形神经母细胞、原始神经管或神经上皮菊形团，其间混以不同比例的成熟组织（图27-5），需要注意的是，不要将视网膜组织、小脑、胚胎样间叶组织、淋巴样组织和胸腺结构误认为未成熟的神经上皮。未成熟原始神经管的细胞核质比增高，可见核分裂象和凋亡小体，其腔面具有一层非常平整的内衬膜，这一特征有助于与其他非神经上皮来源的小管（尤其是室管膜小管）鉴别。神经上皮菊形团内衬拥挤的嗜碱性细胞，核分裂象多见[19]，可出现色素，在分化差或高级别的未成熟性畸胎瘤中，原始神经管的数量明显增多，其核异型性及核分裂活性也更为显著，菊形团上皮的厚度增加，从单层细胞增为多层细胞（图27-6）。当未成熟神经上皮形成肿块或融合形成大片的肿瘤时，应考虑中枢型原始神经外胚层肿瘤（primitive neuroectodermal tumor，PNET），而非未成熟性畸胎瘤[20]。

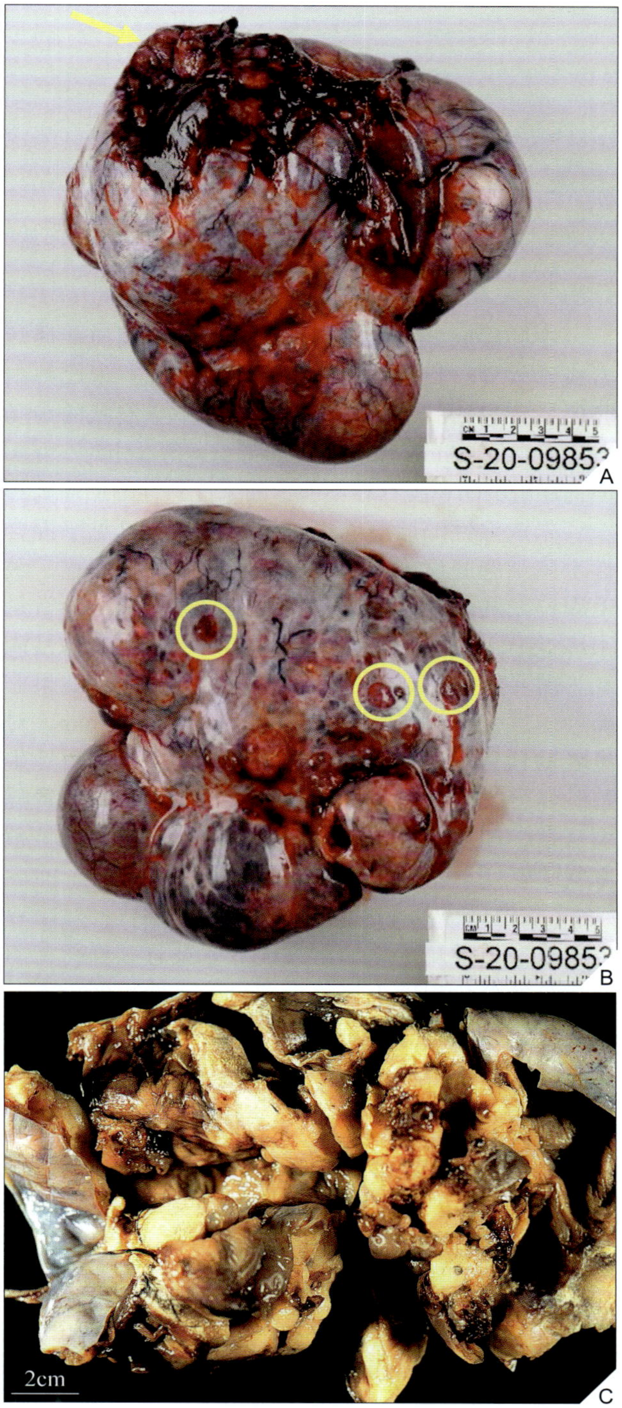

图27-4　未成熟性畸胎瘤

A. 直径约18cm的未成熟性畸胎瘤，卵巢被膜破裂（箭头）；B. 肿瘤组织累及卵巢表面（圆圈内）；C. 肿瘤切面以实性为主，质软、细腻，可见出血坏死区及大囊腔形成

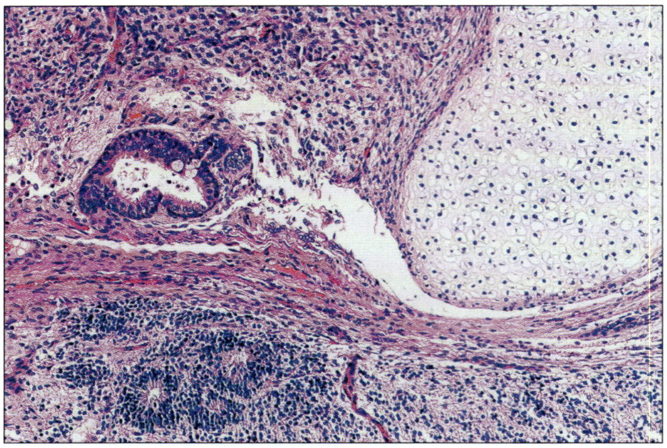

图 27–5 未成熟性畸胎瘤

原始神经管（左下）及软骨组织（右上）

中胚层成分常为排列疏松的黏液样间质伴局灶未成熟软骨、脂肪、骨样和横纹肌组织；未成熟内胚层成分包括肝组织、细胞基底部呈空泡状的小肠上皮及类似 Wilms 瘤的胚胎性肾组织等（相对少见），但上述组织的单独存在不能诊断未成熟性畸胎瘤。

未成熟性畸胎瘤除了单一型外，也可见于混合性生殖细胞肿瘤中，这些肿瘤可合并卵黄囊瘤、绒毛膜癌或胚胎性癌成分，其中以卵黄囊瘤最为常见（图 27-7），可为肿瘤的主要成分或形成小的播散性病灶。需要注意的是，尽管既往有文献报道，如果非畸胎瘤性生殖细胞肿瘤的最大线径不超过 2mm，对患者的预后没有影响[21]，但在第五版 WHO 女性生殖肿瘤分类指出未成熟性畸胎瘤不应该存在卵黄囊瘤病灶，如果存在此类病灶，应诊断为混合性生殖细胞肿瘤[7]。

【病理分级】

未成熟性畸胎瘤的组织成分复杂且多样化，不同成分的分化程度也有很大差异，恶性程度也因此不同，病理分级极为重要。由 Norris 等[22]提出的三级病理分级（表 27-2）在病理诊断中的应用较为广泛，尽管并非十分完善，但有助于判断肿瘤的恶性程度，对临床选择治疗方案及评估患者预后均有重要意义。该分级系统后来被进一步简化为两级病理分级系统，即低级别（1 级）和高级别（2 级和 3 级）[21]，可用于未成熟性畸胎瘤的原发性和转移性病灶的病理分级，但是需要注意的是，腹膜神经胶质瘤属于良性病变（0 级）。

【免疫组化】

肿瘤内的神经外胚层组织表达 NSE、S-100、NF、synaptophysin、NGFR 和 GFAP；未成熟神经组织可表达 SALL4、SOX2 和 glypican-3，但是表达强度常弱于原始生殖细胞肿瘤[23，24]。部分源自内胚层的腺样小囊、未成熟的胃肠上皮和肝细胞可表达 AFP。原始神经管细胞 Ki-67（MIB-1）增生指数常有较高的表达。

【分子遗传学】

除非是混合性生殖细胞肿瘤的组分，否则未成熟性畸胎瘤通常缺乏 12 号染色异常［12p 获得或者 12p 等臂染色体（isochromosome 12p，i12p）］[7]。

【鉴别诊断】

1. 卵巢成熟性畸胎瘤恶性变　该肿瘤多为囊性，囊壁增厚或囊内具有实性结节、充盈皮脂样物及毛发，镜下可见鳞状细胞癌或腺癌等恶性成分，但缺乏原始神经外胚层成分。值得注意的是，如果成熟性畸胎瘤恶性变的成分为神经内分泌肿瘤时，也可以出现神经管样结构，对此类病例需要结合整个肿瘤的形态加以分析。

2. 卵巢癌肉瘤　该肿瘤又称为恶性混合性米勒管肿瘤，由米勒管腺癌与同源或异源性肉瘤成分混合组成，可出现横纹肌母细胞、软骨肉瘤等成分，

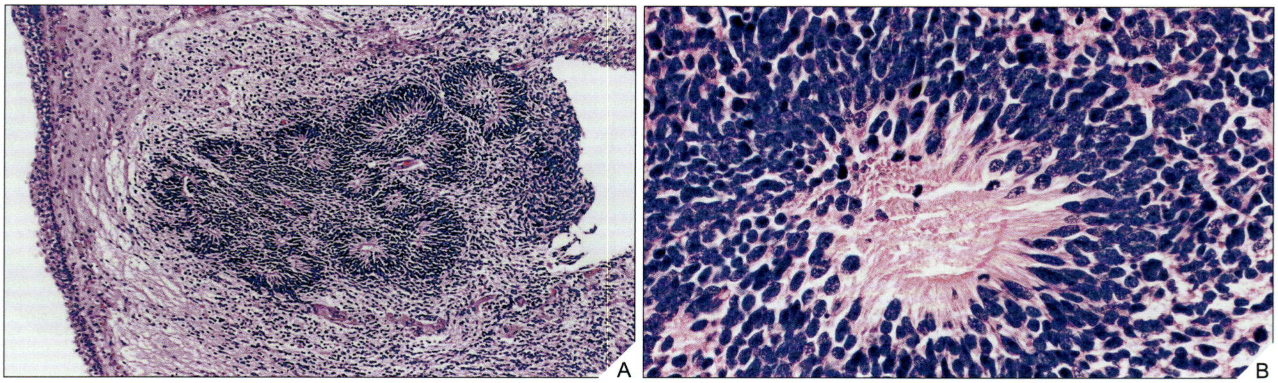

图 27–6 未成熟性畸胎瘤

A. 原始神经管由多层细胞构成；B. 细胞嗜碱性、排列拥挤

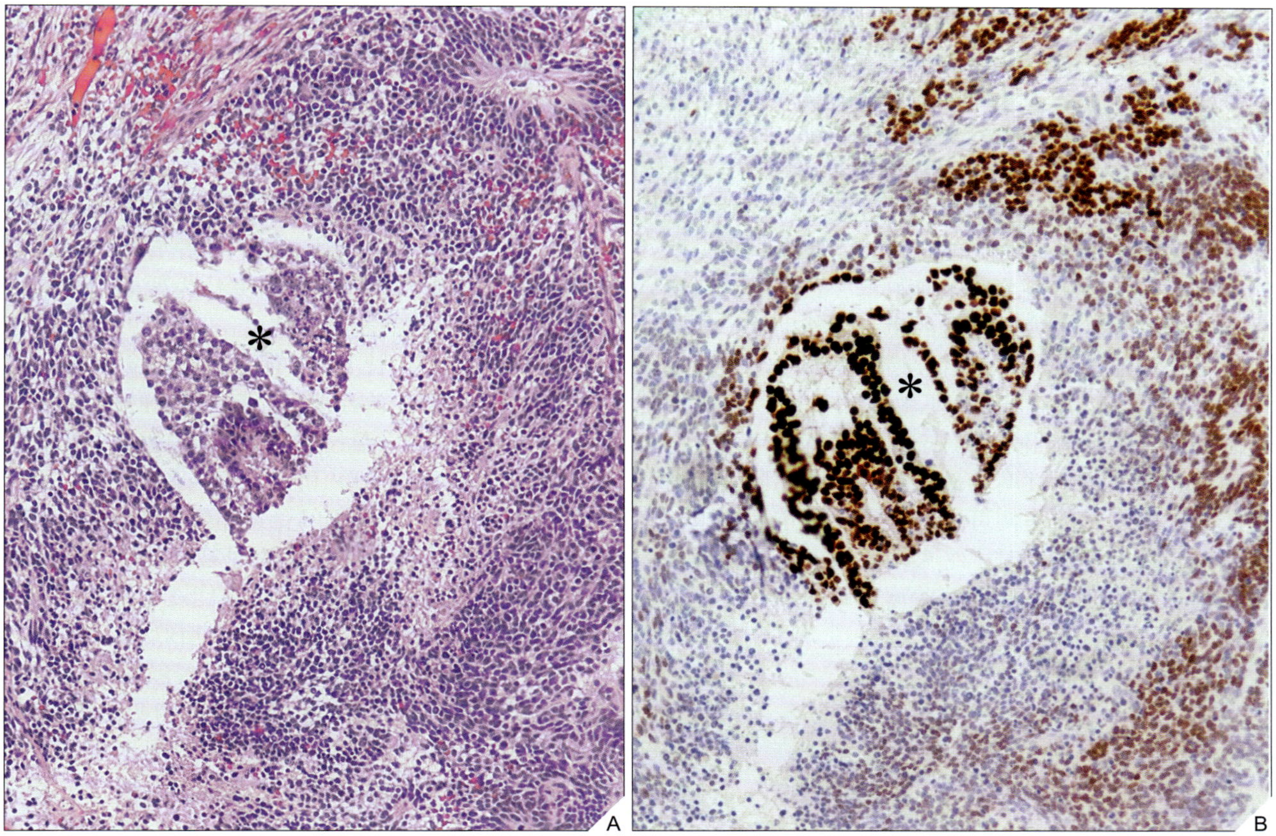

图 27-7　未成熟性畸胎瘤伴有小灶卵黄囊瘤（即混合性生殖细胞肿瘤）

A. 未成熟性畸胎瘤组织内可见少许卵黄囊瘤成分；B. 卵黄囊瘤细胞 SALL4 染色呈胞核强阳性表达，而未成熟神经组织的阳性表达强度相对较弱。* 所示区域为卵黄囊瘤成分

表 27-2　未成熟性畸胎瘤三级病理分级系统

级别	组织学特征
1 级	任何 1 张切片中，未成熟神经上皮的总量≤ 1 个低倍视野
2 级	任何 1 张切片中，未成熟神经上皮的总量占 1～3 个低倍视野
3 级	任何 1 张切片中，未成熟神经上皮的总量 >3 个低倍视野（图 27-8）

注：低倍视野的直径为 4.5mm，总放大倍数为 40×。

但神经外胚层组织还未见报道（有文献报道子宫的癌肉瘤可出现神经外胚层组织）。

3. 混合性生殖细胞肿瘤　在这类肿瘤中，除畸胎瘤之外的其他生殖细胞肿瘤的成分会影响肿瘤的复发，准确识别这些肿瘤成分，对患者（尤其是儿童）的预后评估具有重要意义。

4. 成熟性囊性畸胎瘤伴微灶未成熟神经上皮组织　偶见成熟性囊性畸胎瘤含有散在的微灶未成熟神经上皮组织（以单灶面积 <21mm^2、每个肿瘤≤ 4 灶作为上限标准），这些微灶未成熟神经上皮组织并不影响患者的预后，Yanai-Inbar 和 Scully 研究了 11 例这样的病例，其中具有随访资料的 10 例患者无一例复发（随访时间 11 个月至 7 年）[13]。但是对此类病变诊断的前提条件是必须取材充分。

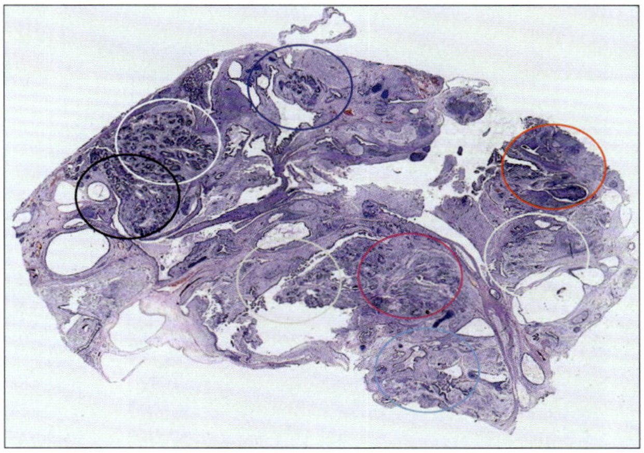

图 27-8　未成熟性畸胎瘤 3 级

该切片中可见多灶由原始神经管组成的未成熟神经上皮（圈内）

【预后和治疗】

约 1/3 的患者手术时已发生卵巢外扩散，肿瘤的

病理分级和 FIGO 分期（分期参照卵巢癌、输卵管癌和原发性腹膜癌）既是影响预后最重要的因素，也是临床决定治疗方案和评估患者预后的重要因素。对于 FIGO Ⅰ～Ⅱ期、病理 1 级（低级别）的肿瘤患者，推荐保守的保留生育能力的手术，并对患者进行随访，由于约 1/6 的病例对侧卵巢会伴发成熟性囊性畸胎瘤，在手术时应注意排查。对于病理分级 2～3 级（高级别）的Ⅰ～Ⅱ期肿瘤，或伴有任何级别的Ⅲ期肿瘤，或肿瘤复发的患者，辅助化疗效果较好，化疗能明显改善患者预后，Ⅳ期患者生存率可达 72%[25, 26]。肿瘤对放疗不敏感。

此外还有研究报道，对于儿童和青少年发生的任何级别的未成熟性畸胎瘤，单纯手术切除大多可以治愈，对复发的病例可进行化疗。由于儿童未成熟性畸胎瘤出现复发时，绝大多数病例查见卵黄囊瘤的病灶，而非未成熟性畸胎瘤组织，因此对这些患者，病理检查排除其他恶性生殖细胞成分远较病理分级重要。此外，还有以下几种特殊情况需要重视及了解。

1. 卵巢外未成熟性畸胎瘤　包括淋巴结转移及腹膜种植，患者预后较差。

2. 化疗后腹膜种植及病变残留　常为良性成熟组织，由于化疗主要针对未成熟的肿瘤组织而致使其中的成熟组织残留。多数研究认为残留的成熟组织对患者的预后没有不良影响。

3. 畸胎瘤生长综合征（growing teratoma syndrome）是指在治疗恶性生殖细胞肿瘤（包括未成熟性畸胎瘤、卵黄囊瘤或类癌等）的过程中或化疗后，尽管患者血清 AFP 和（或）β-hCG 恢复正常，但在性腺外部位（最常见的受累部位是腹膜后）出现增大的单一型成熟性畸胎瘤的现象。由于这种肿瘤对化疗不敏感，高达 3% 的病例可能发生恶变，须进行手术切除，如成功切除，患者远期预后良好[27]。

4. 腹膜神经胶质瘤病　腹膜神经胶质瘤病常表现为位于腹膜表面的多灶性小而坚硬的灰白色结节，与腹膜粟粒性结核相似，该病变可局限于盆腔，也可以广泛累及盆腔及腹腔，其组织学特征为腹膜表面具有分化成熟的神经胶质组织，可与肿瘤同时发生或治疗后才出现，这也是未成熟性畸胎瘤最常见的盆腹腔扩散方式，偶尔腹膜神经胶质瘤继发于成熟性囊性或实性畸胎瘤[15]，甚至偶见于无明确生殖细胞肿瘤病史及脑室腹膜分流的患者[28]。未成熟性畸胎瘤的神经胶质扩散除了腹膜种植（图 27-9，图 27-10）外，少数也可发生淋巴结转移，又称淋巴结神经胶质瘤病（图 27-11），甚至血行转移。目前推

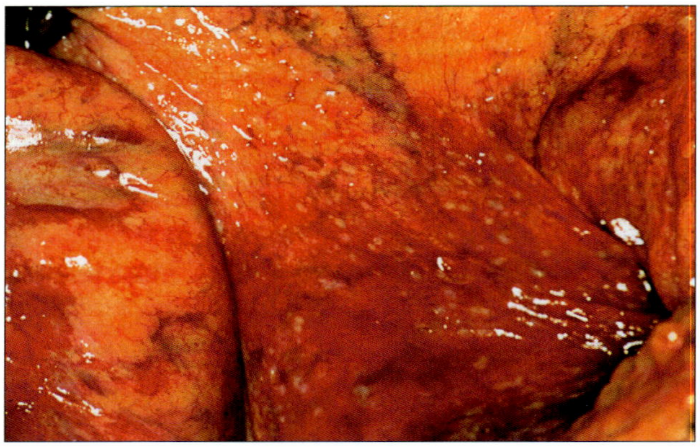

图 27-9　腹膜神经胶质瘤病
腹膜充血处可见许多灰白色神经胶质种植灶

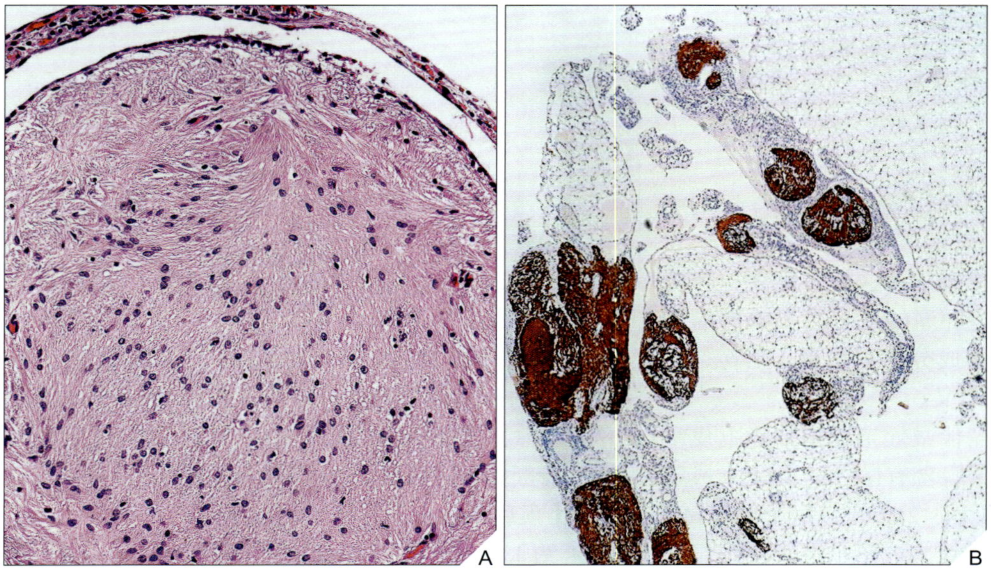

图 27-10
腹膜神经胶质瘤病
A. 腹膜间质内可见神经胶质种植灶；B. 免疫组化染色 GFAP 阳性

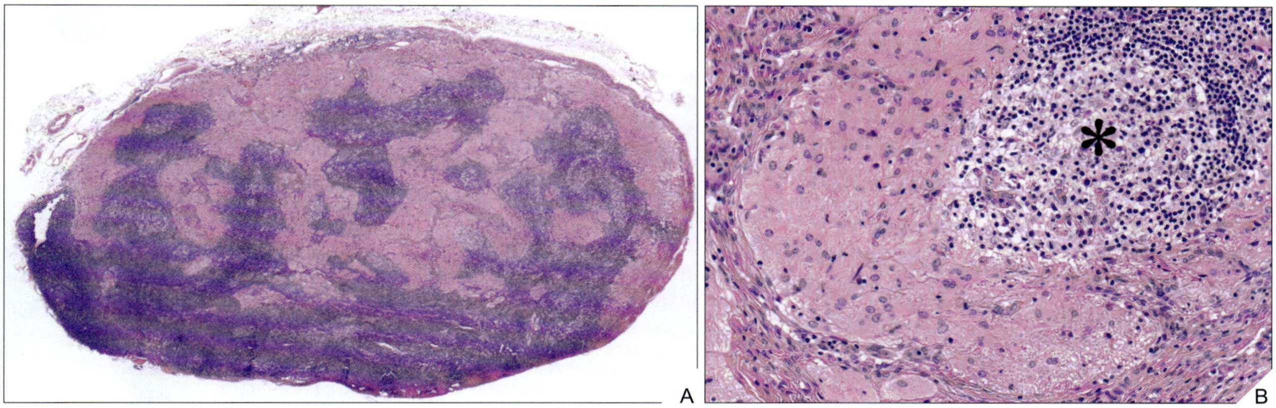

图 27-11　淋巴结神经胶质瘤病

A. 低倍镜下可见淋巴结内神经胶质种植病灶；B. 高倍镜观示分化成熟的神经胶质组织。* 所示区域为淋巴结生发中心

荐对未成熟性畸胎瘤相关的腹膜神经胶质瘤病进行分期，尽管腹膜神经胶质瘤病属于Ⅲ期肿瘤，其生物学行为良性，1/3 的病例可自发或化疗后完全成熟化，成为 0 级种植灶或非侵袭性转移灶（即 0 级畸胎瘤），应该避免过诊断。由于罕见发生未成熟种植或继发性恶性胶质瘤 [15]，对神经胶质腹膜种植灶，应广泛取材并在诊断时独立分级，如“卵巢未成熟性畸胎瘤（1 级），伴腹膜神经胶质种植（0 级）”。鉴于成熟的神经胶质细胞 GFAP 和 SOX2 阳性，对于腹膜神经胶质瘤病发生目前有两种观点：源自畸胎瘤种植或者腹膜干细胞化生。

三、畸胎瘤恶性变

【定义】

畸胎瘤恶性变（teratoma with malignant transformation）又称恶性畸胎瘤，特指卵巢畸胎瘤伴发或继发恶性肿瘤，主要为癌变（鳞状细胞癌最常见，其次为腺癌），少数为肉瘤或恶性黑色素瘤。本组肿瘤不包括与卵巢单胚层畸胎瘤相关的恶性肿瘤（如卵巢甲状腺肿起源的癌和类癌）、恶性生殖细胞肿瘤（如绒毛膜癌等）。

【临床特征】

畸胎瘤恶性变约占卵巢成熟性囊性畸胎瘤的 2%，鳞状细胞癌是最主要的类型，约占 80%，腺癌和肉瘤分别约占 7%[29]，其他类型的肿瘤还包括神经内分泌肿瘤（类癌、小细胞或大细胞神经内分泌癌 [30-32]、恶性黑色素瘤、皮肤附属器起源的肿瘤及神经源性肿瘤等）。与其他恶性生殖细胞肿瘤不同，畸胎瘤恶性变多见于绝经后妇女，其中肉瘤变的患者年龄常较癌变患者年轻，约占皮样囊肿恶性病例的 8%。临床无特殊症状，表现与肿瘤分期相关，可类似皮样囊肿或卵巢癌。

【大体病理学】

肿瘤通常为单侧，体积通常较大（直径多为 10～20cm），呈实性或囊实性，50% 的病例发生肿瘤表面粘连或突破包膜。多数病例具有卵巢皮样囊肿的外观，局部囊壁可显著增厚，恶变多位于囊内头节处，为结节状或菜花状的实性肿物，占据部分或全部囊腔。结节与增厚的囊壁切面细腻，质脆，常伴出血或坏死。

【组织病理学】

除畸胎瘤的成分外，还可见恶变成分（图 27-12）。50% 的鳞状细胞癌为高分化癌，少数为腺癌（常为胃肠型，其次为呼吸道型）、腺鳞癌、黏液表皮样癌、基底细胞癌等。鳞状细胞癌可直接来自皮样囊肿内衬的鳞状上皮或柱状上皮鳞状化生（多数病例可见鳞状上皮与柱状上皮之间的移形）。腺癌可来自多种组织。其他类型如未分化癌、恶性黑色素瘤、基底细胞癌等也有报道。需要指出的是，起源于畸胎瘤的黏液性肿瘤可以引发卵巢和（或）腹膜假黏液瘤 [27]。

畸胎瘤肉瘤变的组织学类型多样，包括血管肉瘤、纤维肉瘤、横纹肌肉瘤、平滑肌肉瘤、骨肉瘤、软骨肉瘤及恶性纤维组织细胞瘤等。

【预后和治疗】

患者预后与分期和肿瘤类型关系密切，FIGO Ⅰ～Ⅳ期肿瘤患者的 5 年生存率为 15%～52%，其中Ⅰ期肿瘤为 75.7%，Ⅱ期、Ⅲ期和Ⅳ期分别为 25%、12% 和 0%。进展期患者的预后较常见类型的卵巢癌差 [7]；皮脂腺源性肿瘤大多数预后较好。治疗原则首选全子宫及双侧附件切除术。

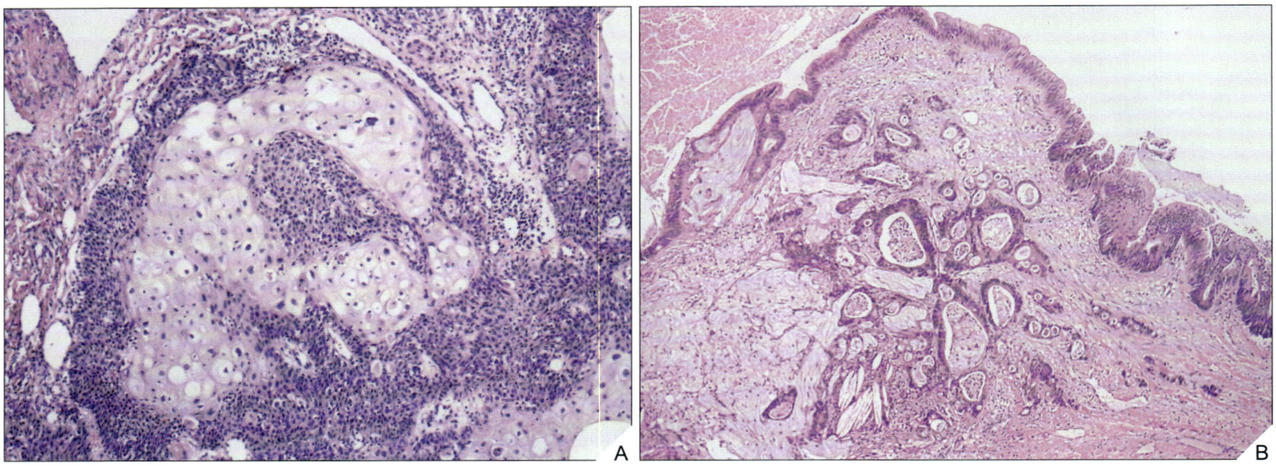

图 27-12　畸胎瘤恶性变
A. 高分化鳞状细胞癌；B. 中分化腺癌

第二节　单胚层畸胎瘤和与皮样囊肿相关的体细胞肿瘤

一、卵巢甲状腺肿

【定义】

卵巢甲状腺肿（struma ovarii）指肿瘤完全或主要由甲状腺组织构成（>50% 的成熟性畸胎瘤），包括良性甲状腺肿和极其罕见的甲状腺癌（恶性卵巢甲状腺肿）。含甲状腺类癌成分者不属于此类肿瘤范畴。

【临床特征】

尽管卵巢甲状腺肿发病率仅为卵巢畸胎瘤的 2.5%～5%，却是最常见的单胚层畸胎瘤，好发年龄在 50 岁左右。多数患者无明显症状，少数发现下腹部包块或下腹胀，高达 1/3 的病例出现腹水。5%～15% 出现甲状腺功能亢进，15%～25% 伴发颈部甲状腺肿或术后颈部甲状腺代偿性增生，可伴有 Meigs 综合征［卵巢良性或恶性肿瘤伴腹水和（或）胸腔积液，且肿瘤摘除后胸腔积液和腹水消失］或腹膜种植。卵巢甲状腺癌患者血清甲状腺球蛋白水平可明显升高，术前采用 ^{131}I 腹部扫描或放射性核素血管造影等方法可明确甲状腺活性位于卵巢。

【大体病理学】

肿瘤为单侧，大小常为 0.5～10cm（最大可达 20cm），肿瘤体积越大，存在单一型甲状腺组织的概率也越大。大体改变类似于颈部结节性甲状腺肿，表面光滑、结节状，有包膜，切面可为实性、囊实性或囊性，实性部分呈深棕色或棕红色、肉样，常含多个胶冻样或黏液性小囊腔。完全囊性的甲状腺肿也可呈淡蓝色的胶冻样（图 27-13）。肿瘤有时可表现为成熟性囊性畸胎瘤囊内的结节。恶性甲状腺肿常常超过 10cm，伴有粘连和腹水。

【组织病理学】

卵巢甲状腺肿由正常或增生的甲状腺组织构成，约 60% 的病例为单一型甲状腺组织[33]。所有颈部甲状腺组织或肿瘤的形态学改变均可见于卵巢甲状腺肿，包括巨滤泡、微滤泡（图 27-14 A）、实性和梁状结构，此外也可见到嗜酸性或透亮细胞及黏液细胞[33，34]，利用甲状腺球蛋白（图 27-14 B）及 TTF-1 免疫组化染色可以证实肿瘤起源。囊性甲状腺肿组织

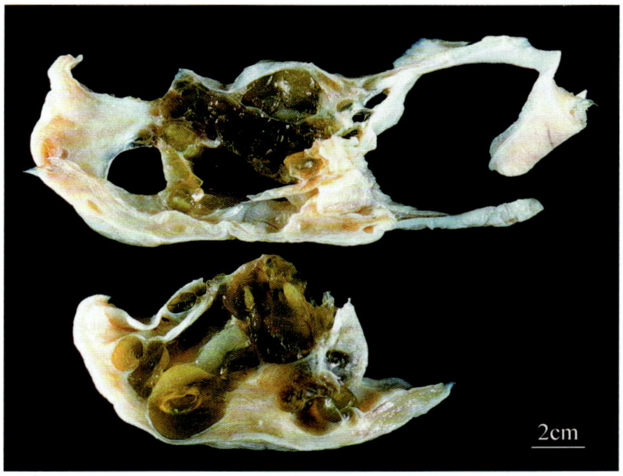

图 27-13　卵巢甲状腺肿
肿瘤切面可见多灶囊实性区，囊内含有深棕色和蓝绿色胶冻样物质

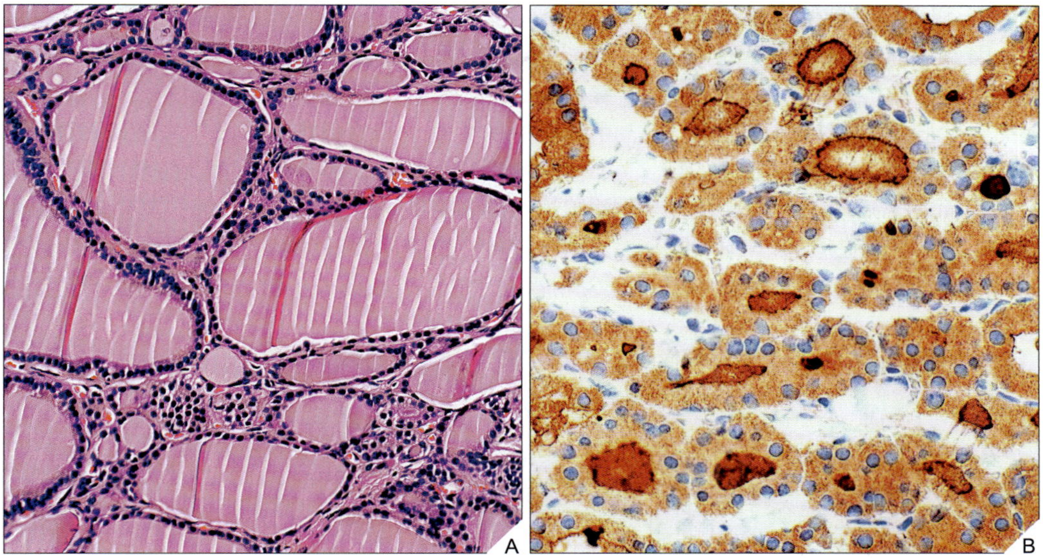

图 27-14
卵巢甲状腺肿
肿瘤由大小不等的甲状腺滤泡组成，腔内含嗜酸性的胶样物质（A），甲状腺球蛋白染色阳性（B）

学表现为薄的纤维性间隔，内衬扁平或柱状滤泡上皮，也可见出血、囊性变等结节性甲状腺肿的特征。此外肿瘤可以出现局灶或者弥漫性腺瘤样增生[33]。文献中把具有滤泡性腺瘤样（密集排列的滤泡/梁状/实性）或增生性乳头但缺乏甲状腺乳头状癌核特征的病变称为增生性甲状腺肿，此类肿瘤有恶性可能[35]。

卵巢甲状腺肿继发恶变成甲状腺癌的概率是3%～10%[33]，最常见的组织学类型是甲状腺乳头状癌（包括经典型、滤泡亚型、弥漫硬化型及高细胞亚型），其次是滤泡癌（经典型、嗜酸细胞亚型及透明细胞亚型），罕见间变性癌、髓样癌和未分化癌[36]。卵巢甲状腺乳头状癌的诊断标准同颈部甲状腺的标准（毛玻璃样核、核沟、核重叠及核内假包涵体）（图27-15，图27-16）；诊断颈部甲状腺滤泡癌需要包膜

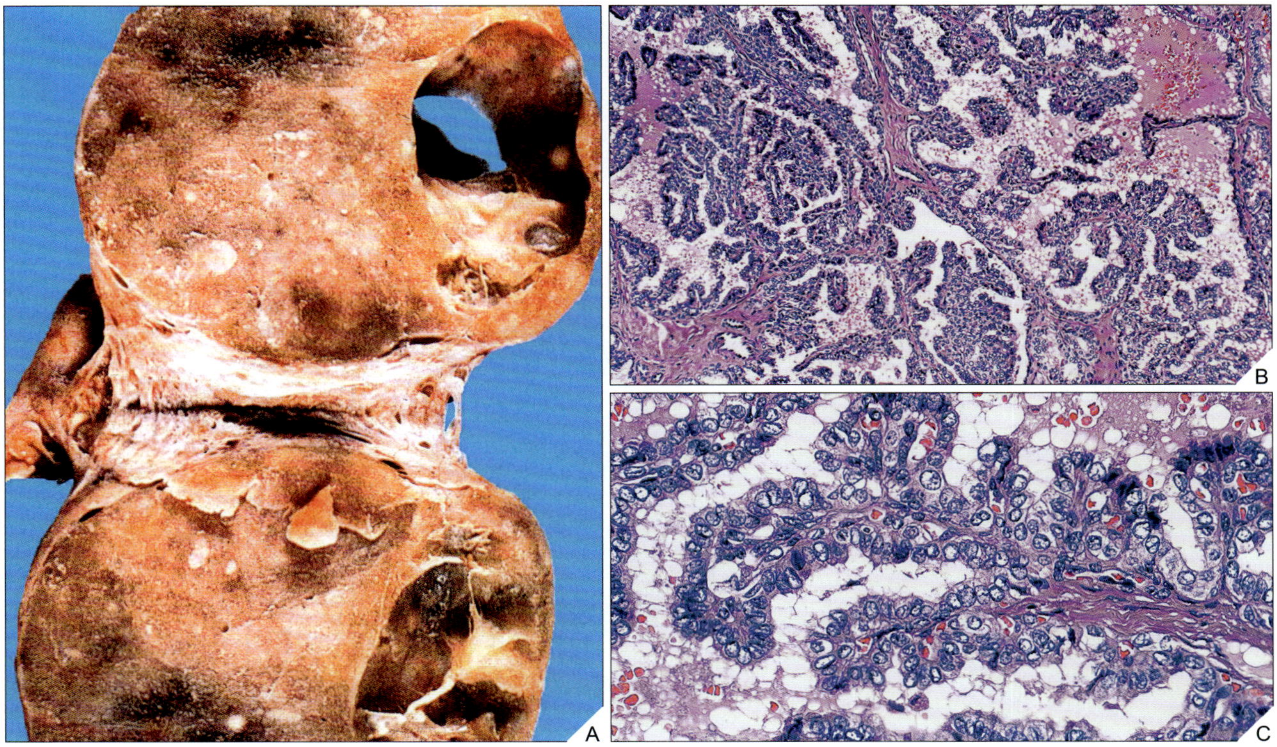

图 27-15　卵巢甲状腺乳头状癌（经典型）
肿瘤切面以实性为主（A），镜下可见乳头状生长方式（B）和特征性的毛玻璃样核、核沟及核重叠（C）

和（或）脉管侵犯，但由于卵巢甲状腺肿常缺乏完整的包膜且边界不规则，因此诊断卵巢甲状腺滤泡癌唯一可靠的标准就是脉管浸润（图 27-17）[33]。

目前仍不清楚颈部甲状腺癌的标准是否适用于卵巢甲状腺肿，因为有些生物学行为呈恶性（如卵巢外播散、侵犯卵巢浆膜面、术后复发）的卵巢甲状腺肿，在组织学上并不符合甲状腺癌的诊断标准。Robboy 等 [37] 报道 27 例生物学行为恶性的卵巢甲状腺肿，只有 12 例完全符合甲状腺癌的组织学诊断标准，其余 15 例均呈良性形态学改变（13 例为甲状腺腺瘤，2 例为未见异常的甲状腺组织），因此卵巢甲状腺肿的生物学行为很难用形态学来准确预测 [38]。那些生物学行为恶性，但是组织学形态类似于良性甲状腺组织的病变被称为高分化滤泡癌，其中包括既往文献报道的"腹膜甲状腺肿病" [39]，值得注意的是这类肿瘤只能在出现卵巢外扩散或转移（包括淋巴结、

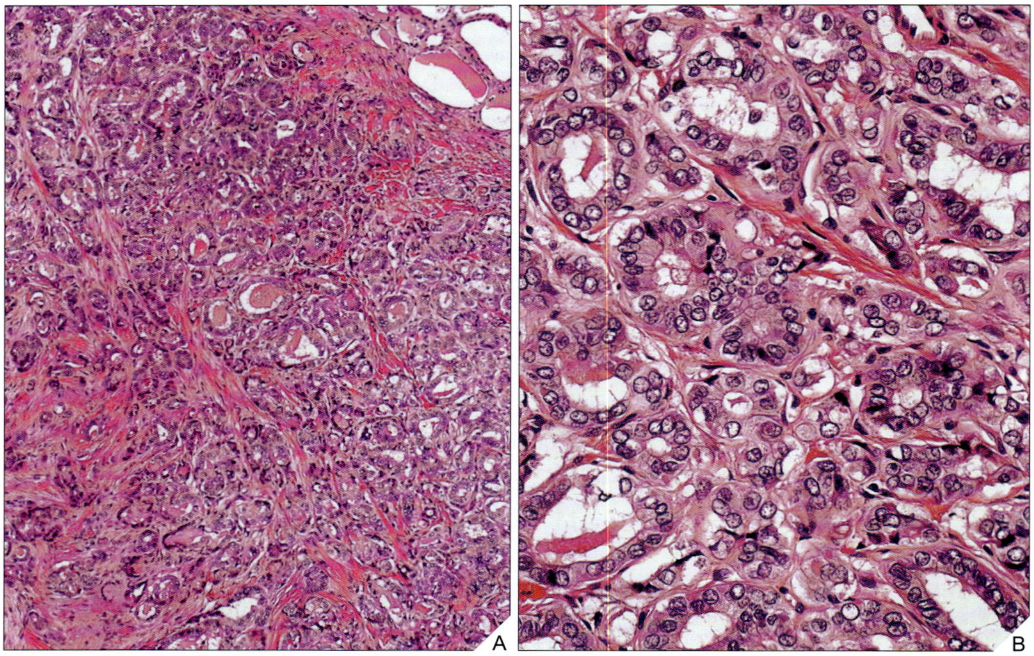

图 27-16
卵巢甲状腺乳头状癌（滤泡亚型）
肿瘤完全由滤泡结构组成（A），但瘤细胞具有特征性的毛玻璃样核、核沟及核重叠（B）

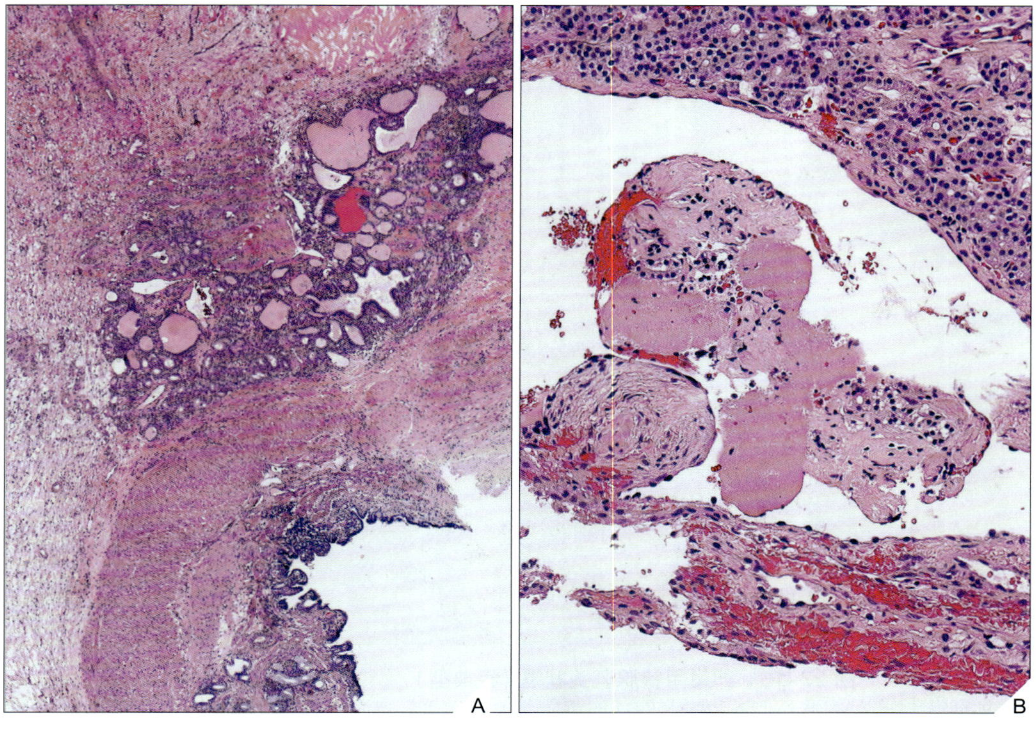

图 27-17
卵巢甲状腺滤泡癌
A. 肿瘤侵犯至输卵管浆膜面；B. 脉管内查见癌栓

肝脏、肺、脑、骨及对侧卵巢）时才能诊断，个别病例 17 年以后才发生卵巢外扩散或者远处转移 [40]。

【分子遗传学】

卵巢甲状腺乳头状癌具有 *BRAF V600E* 突变，但是突变率比颈部甲状腺乳头状癌要低很多，仅为 6%，其他 *BRAF* 突变的位点如 *T1779A* 和 *K601E* 等也有报道 [33, 41, 42]，这表明在分子遗传学方面，卵巢甲状腺乳头状癌与颈部甲状腺乳头状癌可能有所不同。此外，*KRAS* 突变、*RET/PTC* 和 *PAX8-PPARG* 重排也均有报道（尤其发生于滤泡亚型乳头状癌和滤泡癌）[7]。

【鉴别诊断】

1. 卵巢成熟性囊性畸胎瘤　该肿瘤常见甲状腺成分，但甲状腺组织不足整个肿瘤的 50%，不同于卵巢甲状腺肿的以甲状腺组织为主要成分。

2. 卵巢转移性或与颈部同时发生的甲状腺癌　罕见文献报道 [33, 43]，明确诊断需结合患者的临床病史，与颈部同时发生的甲状腺癌应源自卵巢甲状腺肿。

3. 成年型粒层细胞瘤　由于这类肿瘤具有核沟，有时可出现假乳头结构，需要与卵巢甲状腺乳头状癌鉴别，但是粒层细胞瘤不会出现核内包涵体。

【预后及治疗】

卵巢甲状腺肿绝大多数呈良性经过，单纯卵巢切除术即可治愈。据 Shaco-Levy 等报道，提示卵巢甲状腺肿预后不良的临床指征包括肿瘤与邻近组织粘连、腹水≥1L、卵巢浆膜查见甲状腺肿；提示卵巢甲状腺肿预后不良的病理指征包括肿瘤直径≥10cm、增生性甲状腺成分≥80%、伴有坏死、核分裂象≥5/10HPFs，建议对肿瘤直径≥5cm、增生性甲状腺成分≥50% 的患者进行长期随访 [44]。

恶性卵巢甲状腺肿仅少数病例具有不良预后，对伴卵巢外播散的患者建议进行卵巢及颈部甲状腺切除术、^{131}I 等辅助治疗。文献报道提示恶性甲状腺肿预后不良的组织学特征包括肿瘤直径≥ 10cm；增生性成分≥ 80%；广泛乳头状癌；伴有实性结构和坏死；核分裂象≥ 5/10HPFs[44]。通过对文献报道的 105 例恶性卵巢甲状腺肿进行总结，Fukunaga 等发现高分化滤泡癌预后最好（无一例患者死于该疾病），滤泡性癌死亡率（14%）高于乳头状癌（7%），伴有局灶间变性癌成分的患者预后很差 [36]。

二、类癌

【定义】

类癌（carcinoid）指类似于胃肠道类癌的高分化神经内分泌肿瘤。卵巢原发性类癌可分为五种类型：类似于中肠来源的岛状类癌、类似于前肠或后肠来源的小梁状类癌、由类癌（大多为小梁状和岛状类癌）和甲状腺成分组成的甲状腺肿类癌、类似于阑尾杯状细胞的黏液性类癌及混合型类癌。此外，支持-间质细胞瘤中的异源性成分也可以发生类癌。

【临床特征】

原发性卵巢类癌尽管极少见，却是第二常见的单胚层畸胎瘤，其中以岛状类癌最常见，约占所有类癌的 50%，甲状腺肿类癌居其次，约占 40%，小梁状类癌约占 23%，黏液性类癌罕见，仅占 1.5%[45]。患者发病年龄宽泛，平均 53 岁（14～79 岁）[46, 47]。大多数患者出现与卵巢肿物相关的症状。30% 的岛状类癌、13% 的小梁状类癌和 3.2% 的甲状腺肿类癌临床上可出现类癌综合征（如面部潮红、支气管痉挛、腹泻、水肿等）。25% 的小梁状类癌产生 YY 多肽 [48]，可抑制肠管运动导致严重的便秘。由于肿瘤的分泌产物 5- 羟色胺可以进入血液循环，可通过检测患者血液内 5- 羟基吲哚乙酸和 5- 羟色胺水平进行诊断。

【大体病理学】

原发性类癌通常为单侧，约 60% 的病例在同侧卵巢可见畸胎瘤成分，最常见表现为成熟性囊性畸胎瘤中质硬的局限性结节。肿瘤切面大多呈实性，呈灰黄色、灰白色或灰褐色，出血和坏死常不明显。岛状类癌多呈圆形或不规则形，有包膜，表面光滑，呈灰白色或灰黄色，直径 3～28cm（平均 10cm），无类癌综合征者通常瘤体较小，直径 1～15cm（平均 3cm），切面实性、淡黄色，类癌结节多位于囊壁，通常小于 4cm。甲状腺肿类癌的甲状腺成分在大体上可以被识别，其切面呈红褐色，质地软硬不等。

【组织病理学】

1. 岛状类癌（insular carcinoid）　肿瘤细胞大小均匀一致，排列成圆形和卵圆形的岛状（图 27-18，图 27-19），岛状结构的中心为三角形细胞，岛周为栅栏状排列的具有刷状缘的柱状细胞。有时瘤细胞可排列成腺泡状、筛状或假菊形团样结构，腔内可见黏液染色阳性的嗜酸性分泌物，该分泌物可浓缩和钙化，类似于沙砾体。肿瘤细胞的胞质丰富，可见较多小的嗜酸性颗粒，在岛周尤为明显；细胞核呈圆形，核分裂象极少见。

2. 小梁状类癌（trabecular carcinoid）　组织学形态类似前肠或后肠（如直肠）起源的类癌，肿瘤细胞呈柱状，胞质丰富，核呈卵圆形，核两侧可见小的橘红色嗜银颗粒。瘤细胞单层或双层，呈细长条索或缎带状排列，细胞核的纵轴与条索或缎带垂直，纤维间质多少不等（图 27-20）。

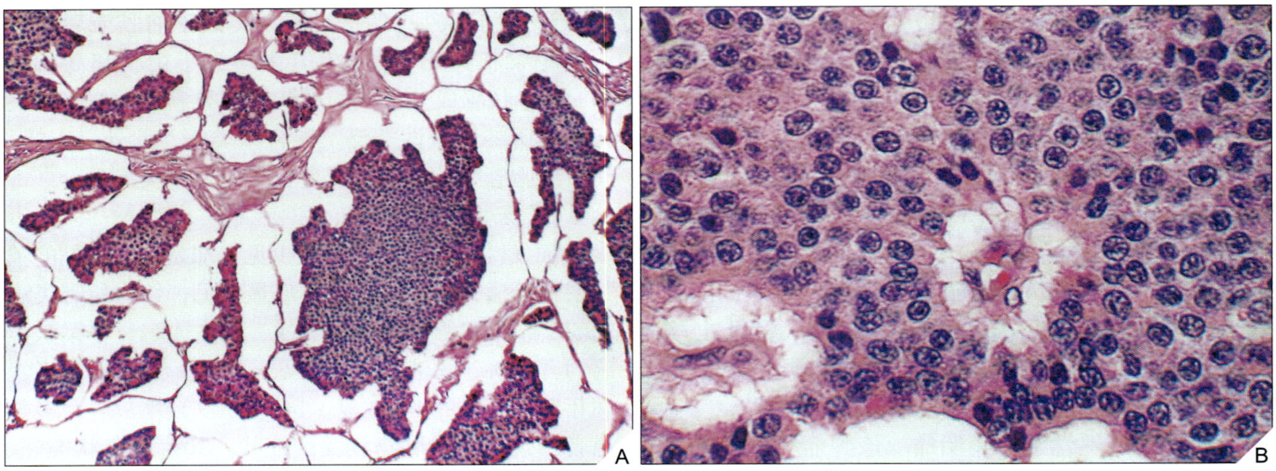

图 27-18 岛状类癌

A. 肿瘤细胞呈岛状排列；B. 细胞核呈圆形，胞质内可见小的嗜酸性颗粒

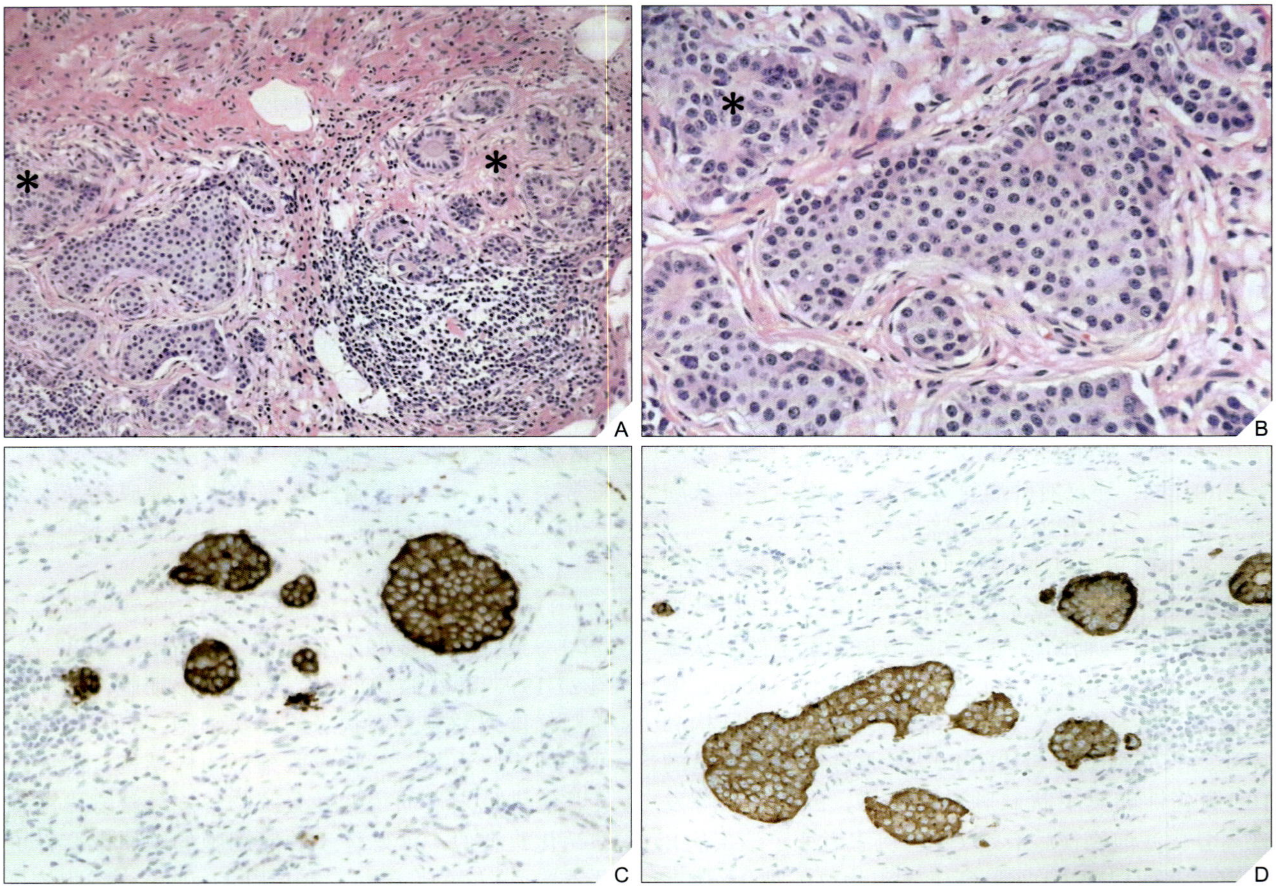

图 27-19 岛状类癌

肿瘤起源于成熟性畸胎瘤（A）；瘤细胞呈岛状排列，细胞核呈圆形（B），synaptophysin（C）及 chromogranin（D）染色呈阳性表达。* 所示为成熟性畸胎瘤成分

3. 甲状腺肿类癌（strumal carcinoid） 与卵巢甲状腺肿仅含有甲状腺组织（其占比超过肿瘤组织的 50%）不同，甲状腺肿类癌同时含有甲状腺组织和类癌成分（两者以不同比例混合存在）（图 27-21）。类癌成分约 50% 的病例为小梁状，此外也可为小梁状和岛状或者黏液性类癌；甲状腺成分为巨大和微小滤泡，腔内含有典型的胶质；类癌中的神经内分泌细胞逐渐浸润甲状腺组织并取代滤泡细胞。间质可具有

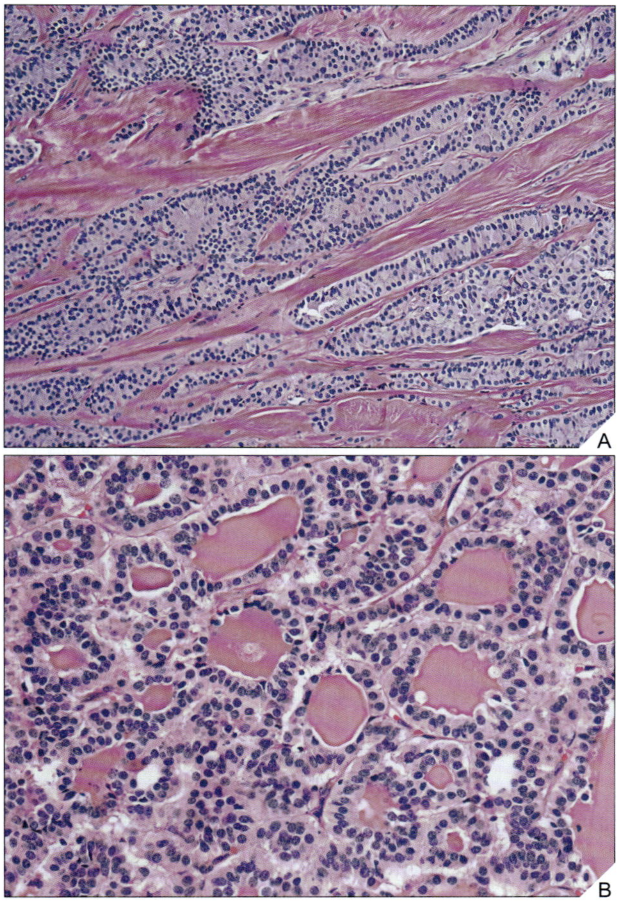

图 27-21　甲状腺肿类癌
A. 类癌细胞在间质内浸润性生长；B. 良性甲状腺组织

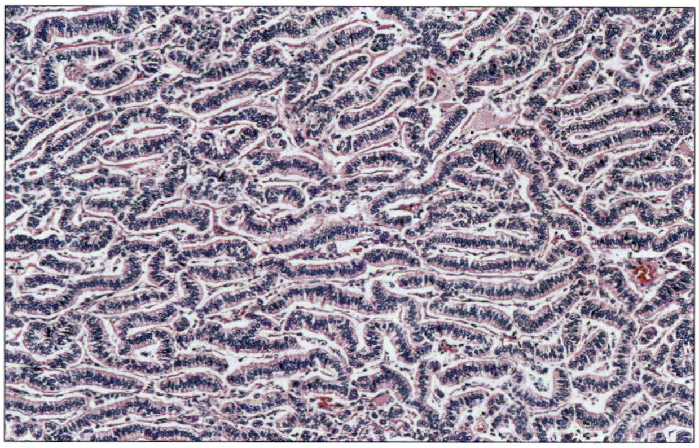

图 27-20　小梁状类癌
肿瘤细胞呈缎带状排列，纵轴与缎带垂直，细胞核小、呈圆形或卵圆形

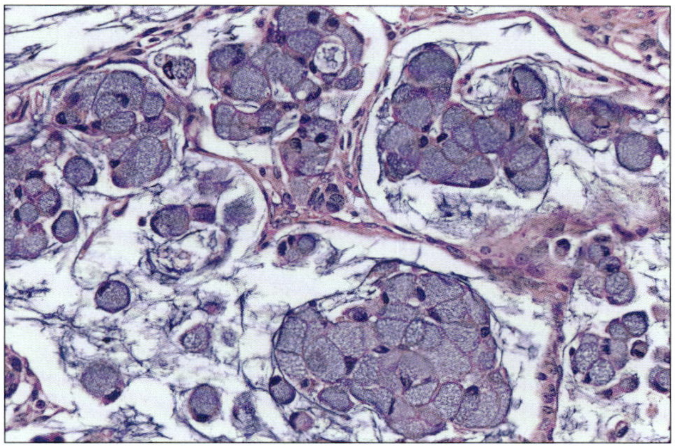

图 27-22　黏液性类癌
瘤细胞的胞质中含有大量黏液，漂浮在“黏液湖”中

数量不等的淀粉样物，类似甲状腺髓样癌，1/3 的病例出现间质黄素化改变。

4. 黏液性类癌（mucinous carcinoid）起源于畸胎瘤或上皮性肿瘤[45, 46, 49]，形态上可以分为高分化黏液性类癌、非典型黏液性类癌和源自黏液性类癌的癌。高分化黏液性类癌由漂浮在黏液湖中的小腺体或腺泡构成，其内衬的肿瘤细胞呈柱状或立方形，部分细胞具有胞质内黏液或呈杯状（图 27-22），部分可见神经内分泌颗粒。非典型黏液性类癌具有拥挤的腺体、融合性生长方式及筛状结构。源自黏液性类癌的癌表现为实性结构、单个或印戒细胞，显著细胞异型性，核分裂象多见，缺乏黏液，可见坏死。按照目前的认识，黏液性类癌其实就是一种伴有不同程度神经内分泌分化的特殊类型的腺癌。

5. 混合性类癌（carcinoids with mixed patterns）不常见，肿瘤可表现为岛状、小梁状和黏液性类癌的任意组合，但多数由岛状与小梁状类癌混合组成，常伴有成熟性囊性畸胎瘤。

【免疫组化】

肿瘤细胞不同程度地表达 1 种或多种神经内分泌标志物，包括 synaptophysin（图 27-19C）、chromogranin（图 27-19D）、CD56 及 Leu7（CD57）等。CDX-2 在岛状类癌和黏液性类癌常为阳性表达，但小梁状类癌呈阴性表达。岛状类癌与小梁状类癌为 CK7 阳性、CK20 阴性，黏液性类癌则往往 CK7 阴性、CK20 弥漫阳性。TTF-1 在卵巢原发性类癌不表达，但如果类癌起源于畸胎瘤中的支气管黏膜，TTF-1 也可呈阳性表达[50]，需要注意的是甲状腺肿性类癌不表达 TTF-1[51, 52]。

【鉴别诊断】

1. 卵巢转移性类癌　几乎均来自消化道，偶尔其他部位（如肺和肾脏等）也可以转移至卵巢。偏向转移性类癌的特征包括具有其他部位罹患类癌的临床病史、双侧卵巢受累、肿瘤呈多结节性生长方式、卵巢外播散及肿瘤切除后持续存在的类癌综合征，而伴发畸胎瘤、Brenner 瘤或性索 - 间质肿瘤并累及单侧卵巢的肿瘤偏向卵巢原发性类癌[27]。在免疫组化染色方面，源自消化道的转移性类癌通常 CDX-2 阳性（19/20）[51, 52]，而卵巢原发性类癌则与其组织学亚型有关（详见上述“免疫组化”）。由于源自胃的转移性 Krukenberg 瘤在形态上类似于卵巢原发性非典型黏液性类癌，而源自阑尾的转移性 Krukenberg 瘤病理类型大多数是杯状细胞腺癌、少数是印戒细胞癌，在形态上与卵巢原发性黏液性类癌很难区分[53, 54]，据报道 SATB2 可以很好地区分卵巢转移性胃 Krukenberg 瘤与阑尾杯状细胞腺癌，前者 SATB2 基本不表达（偶尔呈局部弱阳性），后者则呈弥漫强阳性表达，而其他标志物 CK7、CK20、CDX-2、chromogranin 和 synaptophysin 均不能可靠地区分这两类肿瘤[54]，由于原发性源自黏液性类癌的癌极其罕见，目前尚不清楚 SATB2 在这类肿瘤的表达情况。

2. 卵巢性索 - 间质肿瘤　如果不伴有畸胎瘤，小梁状类癌则需要与呈梁状生长的性索 - 间质肿瘤相鉴别，而高分化支持 - 间质细胞瘤的支持小管在形态上也容易被误诊为类癌，尽管卵巢类癌与性索 - 间质均表达 CD56，但前者还会至少表达≥ 1 种神经内分泌标志物（synaptophysin、chromogranin 及 Leu7）；后者则会表达 inhibin、SF-1、FOXL2 和 Calretinin 等标志物。

3. 卵巢甲状腺肿　该肿瘤也可以出现小梁状结构，且常与甲状腺肿性类癌共存，免疫组化染色对鉴别诊断有一定帮助。甲状腺肿组织表达 TTF-1 及甲状腺球蛋白，而甲状腺肿性类癌不表达 TTF-1。

【预后及治疗】

几乎所有的原发性小梁状类癌和甲状腺肿性类癌均为临床 I 期，预后很好。岛状类癌的 5 年生存率为 95%，10 年生存率为 88%。黏液性类癌（除外高分化类型）患者预后不佳。在治疗方面，没有并发症的类癌可进行双侧附件及子宫切除术，对于希望保留生育能力的年轻患者或小梁状类癌和甲状腺肿类癌的患者可仅行单侧附件切除并加以密切随访。对于出现卵巢外播散的病例，应尽可能将转移瘤切除，同时辅以化疗。

三、神经外胚层型肿瘤

【定义】

神经外胚层型肿瘤（neuroectodermal-type tumors）是源自中枢神经外胚层分化的恶性肿瘤，与中枢神经系统的相对应肿瘤有类似的形态和分化。

【临床特征】

本病罕见。患者发病年龄为 6～70 岁（年轻人多见，中位年龄 22 岁），多数患者出现盆腔包块，少见腹部疼痛、腹水及阴道出血[7, 55]。

【大体病理学】

肿瘤一般为单侧发生，直径 4～20cm，平均 14cm，切面质脆，实性，灰红色。肿瘤也可为囊性，囊内或表面可见乳头状赘生物。

【组织病理学】

本病可分为以下三种组织学类型：分化型、原始型和间变型。目前已经报道的肿瘤类型包括星形细胞瘤、毛细胞型星形细胞瘤、少突胶质细胞瘤、中枢神经细胞瘤、髓母细胞瘤 / 神经母细胞瘤、髓上皮瘤、胶质母细胞瘤（图 27-23）、间变性室管膜瘤（图 27-24）及室管膜母细胞瘤[54-57]。室管膜瘤大多为单一型，偶见合并星形细胞瘤，罕见畸胎瘤成分。卵巢的其他神经外胚层肿瘤常常伴发成熟性或未成熟性畸胎瘤和卵黄囊瘤[58]。

【免疫组化】

CD99 常胞膜阳性，FLI 常胞核阳性，分化型肿瘤（如室管膜瘤和胶质细胞瘤）GFAP 阳性。少突胶质细胞瘤与中枢神经细胞瘤形态较易混淆，两者可以用 GFAP 和 synaptophysin 来区分，前者 GFAP 阳性，但是 synaptophysin 阴性，而中枢神经细胞瘤则相反。卵巢（包括腹腔）室管膜瘤与中枢神经系统室管膜瘤相比，免疫组化方面有较多不同之处（表 27-3）[59]。

【分子遗传学】

在分子遗传学方面，初步研究表明卵巢弥漫性星形细胞瘤和室管膜瘤并不含有 *IDH1/2* 突变[55]、毛细胞型星形细胞瘤不具有 *BRAF V600E* 突变[58]，这

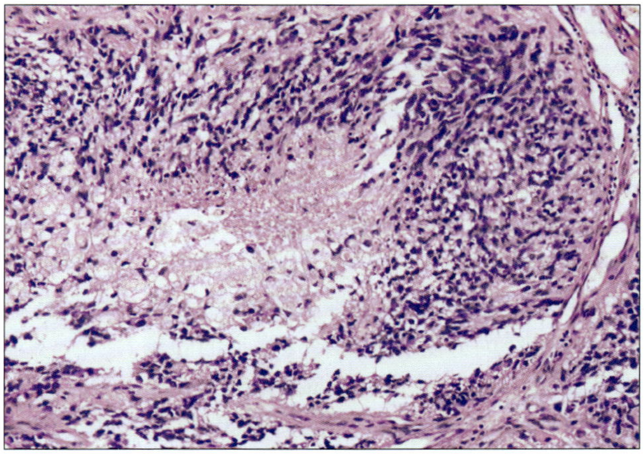

图 27-23　胶质母细胞瘤

肿瘤性胶质细胞的细胞核异型性显著，可见核分裂象及栅栏状

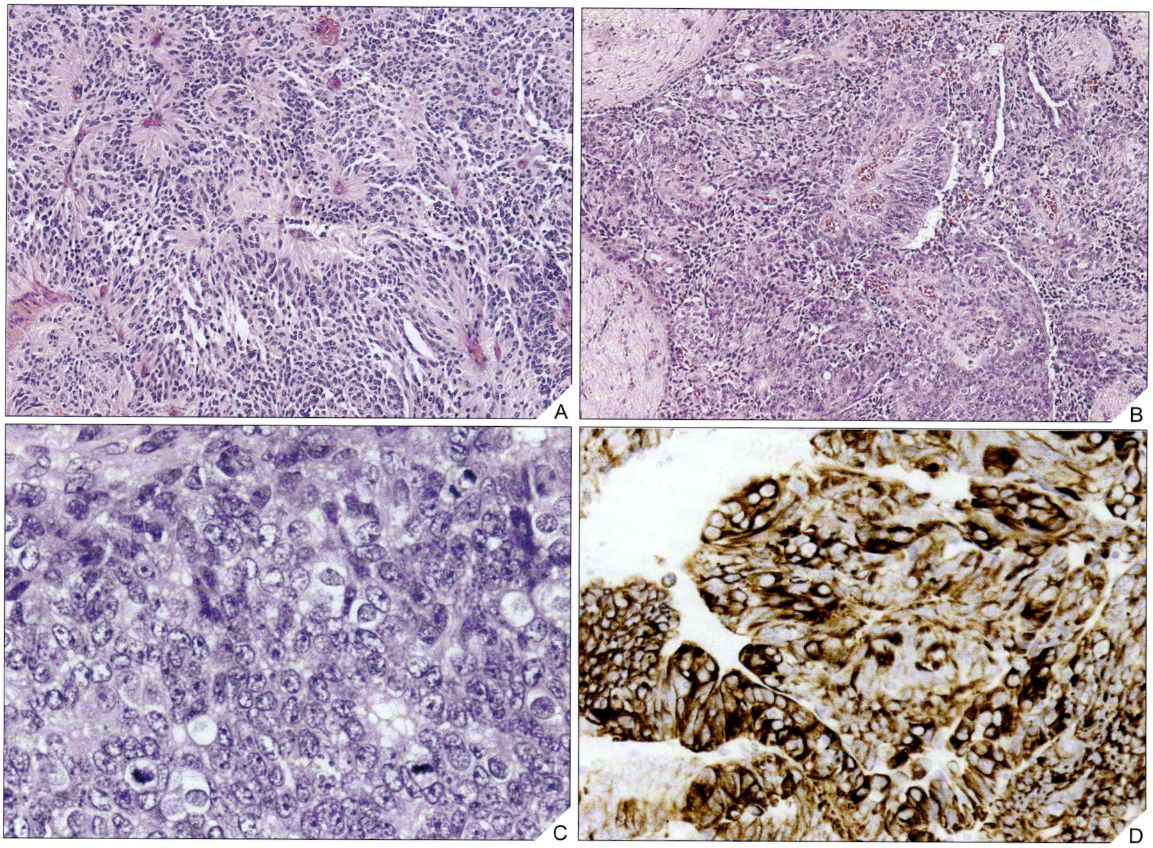

图 27-24　间变性室管膜瘤

肿瘤呈血管周假菊形团样（A）或乳头状（B）及由伴有显著细胞异型性的实性结构（C）组成，GFAP 染色呈弥漫阳性（D）

表 27-3　卵巢 / 腹腔室管膜瘤与中枢神经系统室管膜瘤免疫组化比较

类别	卵巢/腹腔室管膜瘤	中枢神经系统室管膜瘤
CAM5.2	60% 阳性	10% 阳性
CK18	100% 阳性	20% 阳性
CK7	80% 阳性	10% 阳性
34βE12	60% 阳性	阴性
ER	100% 阳性	10% 阳性
PR	80% 阳性	20% 阳性

些结果提示不同部位起源的肿瘤尽管形态学有相似之处，但其前驱病变和（或）发生机制可能有所不同。

【预后和治疗】

卵巢神经外胚层型肿瘤患者的预后依赖于肿瘤分期和分化的级别，低级别星形细胞瘤、室管膜瘤和少突胶质细胞瘤如果局限于卵巢，可仅进行保守的手术切除（如单侧附件切除），但是对高分期的低级别肿瘤及任何高分级（包括间变型和原始型）的肿瘤均推荐辅以化疗。

四、单胚层囊性畸胎瘤

【定义】

单胚层囊性畸胎瘤（monodermal cystic teratoma）是一种通常为囊性的良性肿瘤，由源自外胚层或内胚层其中一种胚层的组织构成，不包括卵巢甲状腺肿、类癌和神经外胚层型肿瘤。

【临床特征】

神经外胚层囊肿见于儿童和青年女性；表皮样囊肿发病年龄宽泛。常见临床症状包括腹胀和（或）腹部疼痛。基于肿瘤组分类型不同，可出现相应内分泌异常改变，如泌乳素瘤因引发高泌乳素血症导致患者闭经[7]。

【大体病理学】

神经外胚层囊肿呈单房薄壁囊肿（直径 8～15cm），内充透明的黄色液体。表皮样囊肿也呈单房薄壁囊肿（直径 1～15cm），但囊内含有灰白色干酪样物。

【组织病理学】

神经外胚层囊肿内衬室管膜细胞及脉络丛样上

皮，毗邻囊壁可见星形细胞、少突胶质细胞瘤、小胶质细胞和神经元。

【预后和治疗】

单胚层囊性畸胎瘤为良性肿瘤，预后良好。

五、皮脂腺肿瘤

源自卵巢皮样囊肿的皮脂腺肿瘤（sebaceous tumor）（皮脂腺瘤和腺癌）罕见，包括皮脂腺瘤、伴皮脂腺分化的基底细胞癌及皮脂腺癌[60]。若皮样囊肿出现大量的胞质油红O染色阳性的成熟泡沫细胞或多泡状皮脂腺细胞，则提示伴发皮脂腺肿瘤[60]。

六、其他类型肿瘤

1. 垂体腺瘤（pituitary adenoma） 罕见源自卵巢成熟性囊性畸胎瘤的垂体组织或腺瘤，肿瘤可以产生促肾上腺皮质激素、泌乳素等，引发Cushing综合征或闭经 - 泌乳综合征，其临床经过为良性，完全切除包括垂体腺瘤在内的畸胎瘤即可治愈[61-63]。

2. 黑色素细胞肿瘤（melanocytic tumor） 起源于畸胎瘤的恶性黑色素瘤较为罕见（目前文献报道不超过50例），可表现为常见的（上皮样和梭形）和不常见的形态（包括假乳头状结构、滤泡样间隙和黏液样背景）改变[64]。皮样囊肿还可伴发不同类型的黑色素细胞痣[65]（图27-25）。

3. 视网膜原基肿瘤（retinal anlage tumor） 起源于卵巢畸胎瘤的视网膜原基肿瘤，又称黑色素性神经外胚层肿瘤，极为罕见[66]。

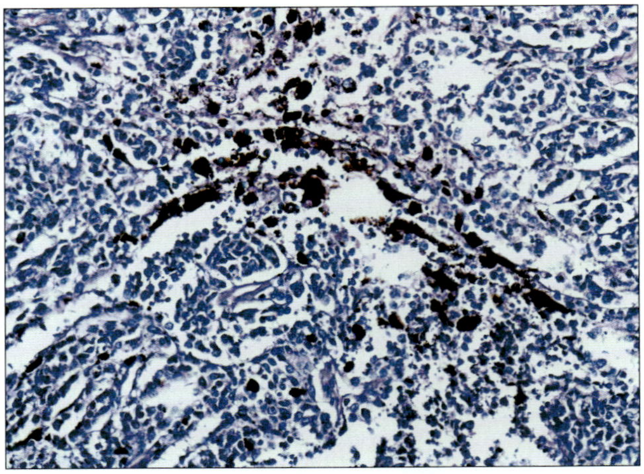

图27–25 恶性黑色素瘤源自畸胎瘤

肿瘤细胞的细胞核增大，核仁明显，可见明显的色素沉着

第三节 原始生殖细胞肿瘤

一、无性细胞瘤（dysgerminoma）

【定义】

源自减数分裂前的卵巢二倍体生殖细胞、缺少特异性分化的原始生殖细胞肿瘤，同发生于睾丸的精原细胞瘤（seminoma）。

【临床特征】

发病率占卵巢所有恶性肿瘤的1%、恶性生殖细胞肿瘤的50%。90%的患者年龄小于30岁，平均年龄22岁[67]。初期症状常不明显，随着肿瘤体积的增大，患者可出现腹胀及腹痛，有时合并腹水。由于大多数患者性腺发育正常，妊娠患者合并无性细胞瘤并不少见，也是妊娠期女性患者最常见的恶性肿瘤之一。血清学检测常出现乳酸脱氢酶（LDH）明显增高，约5%的病例β-hCG轻度升高，罕见高血钙性副肿瘤综合征，单一型无性细胞瘤患者AFP处于正常值范围，如果增高，则提示存在混合性生殖细胞肿瘤的可能。

【大体病理学】

90%的无性细胞瘤累及单侧卵巢，当患侧卵巢有较大的肿瘤，尽管对侧卵巢大体检查正常，有时也可能存在小的肿瘤或浸润性病灶。肿瘤为圆形、椭圆形或分叶状（图27-26A），直径3～50cm，多数为10～25cm，表面光滑，有完整的纤维性包膜和明显的血管走行。切面大多实性、鱼肉状，质细，呈灰黄色或乳白色。可见出血及坏死区、囊性变或大面积的钙化（图27-26B）。当出现细小的沙砾体样钙化时，提示有伴发性腺母细胞瘤的可能；灶性坏死区提示可能存在其他生殖细胞成分；肿瘤内可含有滋养层组织（尤其是出血区域）。对大体改变不同的区域应充分取材，因为如果发现其他生殖细胞肿瘤成分，往往会影响患者的预后。

【组织病理学】

肿瘤细胞多呈腺泡状（最常见的结构）、巢状、条索状、实性或岛状排列，细胞巢常被富含血管和纤细的纤维性间隔分隔，偶尔可见纤维丰富的间隔，

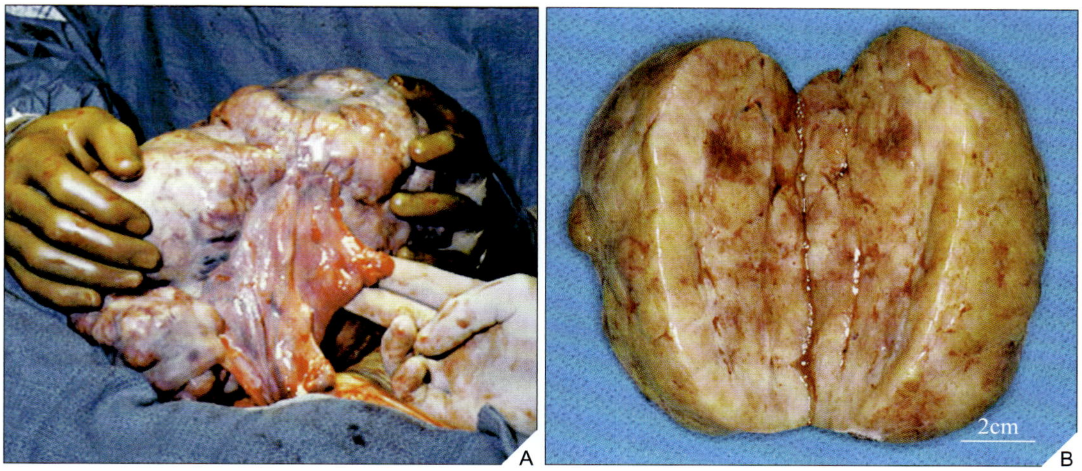

图 27-26　无性细胞瘤

A. 肿瘤表面光滑，有明显包膜，手术医师手指部位为输卵管；B. 肿瘤切面实性，质细，呈分叶状，伴有灶性出血

几乎所有的病例均可见肿瘤间质内有数量多少不等的淋巴细胞（多为 T 淋巴细胞）浸润（图 27-27），约 1/3 的病例有淋巴滤泡形成，组织细胞、嗜酸性粒细胞和浆细胞少见。少见结构包括大结节状结构和滤泡样间隙（图 27-28A）等。坏死和出血常见，营养不良性钙化偶见于伴有出血、坏死、纤维化或玻璃样变的肿瘤中[68]。

肿瘤细胞体积较大，呈圆形或多角形，大小较一致，胞质丰富，因富含糖原而胞质淡染或透亮（图 27-28B），部分病例的肿瘤细胞胞质呈嗜酸性，少数

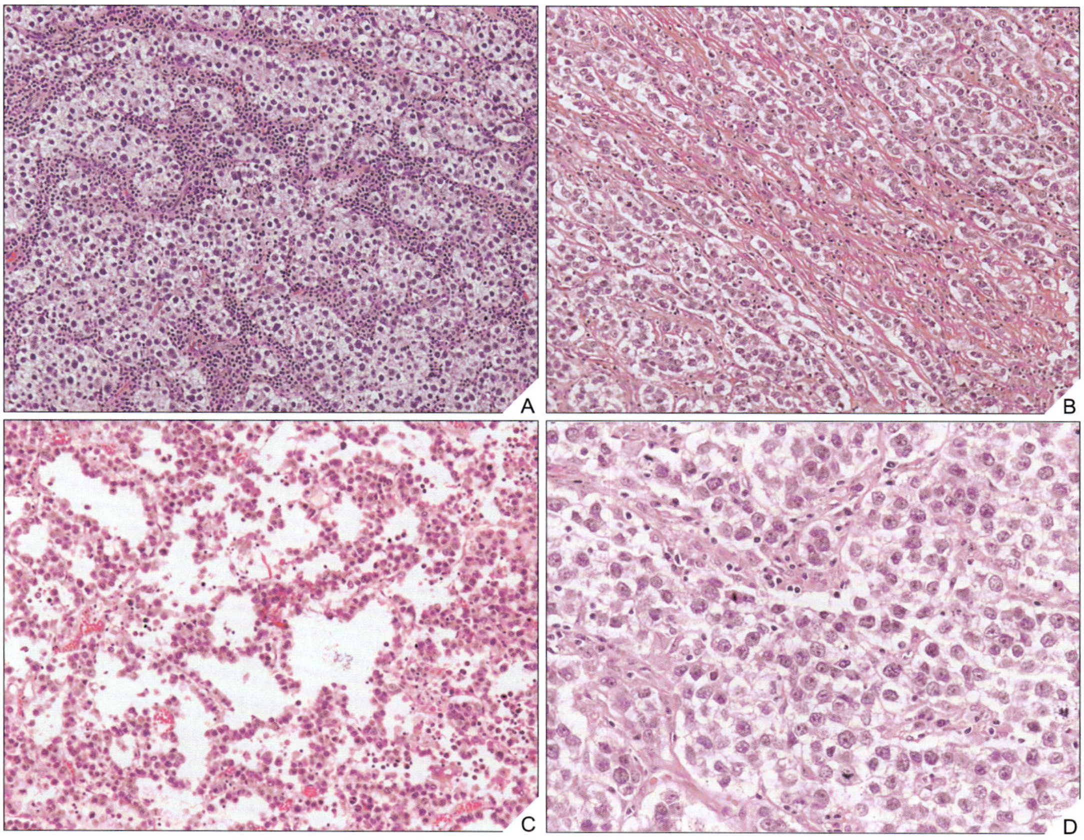

图 27-27　无性细胞瘤

肿瘤细胞被富含淋巴细胞和纤细的纤维结缔组织间隔分隔（A），呈巢状、条索状（B）、微囊状（C）；瘤细胞大小一致，呈圆形或多角形，胞质丰富，核大、居中，核仁明显（D）

病例偶见胞质内含有空泡的印戒细胞[68]。细胞核位于中央，大而圆，核膜清楚，核染色质凝聚呈颗粒状，伴有1个或多个核仁，核分裂象易见，肿瘤细胞间有时因缺乏黏附性而形成假腺样结构或呈囊性变。肿瘤细胞与细胞核的大小及形态显著一致是无性细胞瘤的特点。25%～50%的病例可见上皮样细胞和多核巨细胞，形成肉芽肿样改变（图27-29），甚至需要仔细观察才能找到肿瘤细胞。3%～5%的病例可出现合体滋养细胞分化，这也是无性细胞瘤出现β-hCG增高的原因（图27-30），但缺乏细胞滋养细胞。

无性细胞瘤通常为单一型，但偶尔也起源于性腺母细胞瘤，或者与其他生殖细胞肿瘤成分混合。既往文献曾报道了1例罕见的起源于性腺母细胞瘤的混合性无性细胞瘤与精母细胞瘤样的生殖细胞肿瘤[69]。

【免疫组化】

肿瘤细胞PLAP、CD117/c-kit（图27-31A）和D2-40呈细胞膜强阳性着色，CD117胞膜阳性为无性细胞瘤的特征性表现，但需要注意的是相当一部分的卵黄囊瘤（尤其是约60%呈实性生长方式的肿瘤）CD117染色为阳性[70]。OCT4（图27-31B）和SALL4（图27-31C）、NANOG在无性细胞瘤中为细胞核阳性表达[71-73]，LIN28也是该肿瘤特别敏感的标志物[24]（图27-31D），但是这四种抗体在胚胎性癌中也存在表达，此外SALL4和LIN28在卵黄囊瘤中也有表达。约5%无性细胞瘤含有合体滋养细胞，这些细胞具有β-hCG胞质强阳性表达。细胞角蛋白如CAM5.2、AE1/AE3和CK7常见局灶性弱阳性染色，但CK20、EMA、高分子量角蛋白（HMWK）和CD30为阴性。表27-4列举了一些常用的免疫组化标志物在原始生

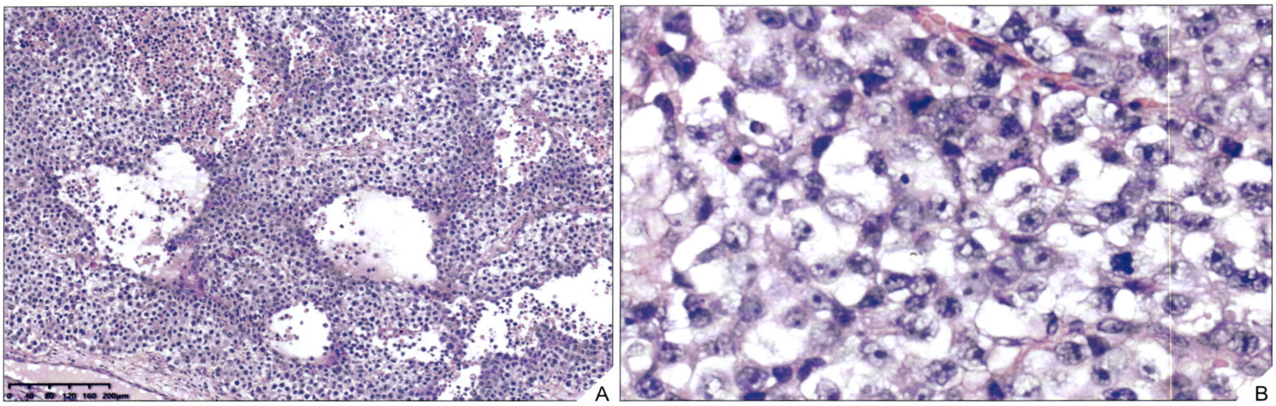

图27-28 无性细胞瘤

A. 无性细胞瘤具有弥漫性生长方式及滤泡样间隙，后者表现为大小不等的囊腔样结构，囊壁衬覆肿瘤细胞，囊腔含有粉染的蛋白样液体或缺乏分泌物；B. 肿瘤细胞的胞质透亮或淡染，胞膜清晰，胞核不规则、核仁显著

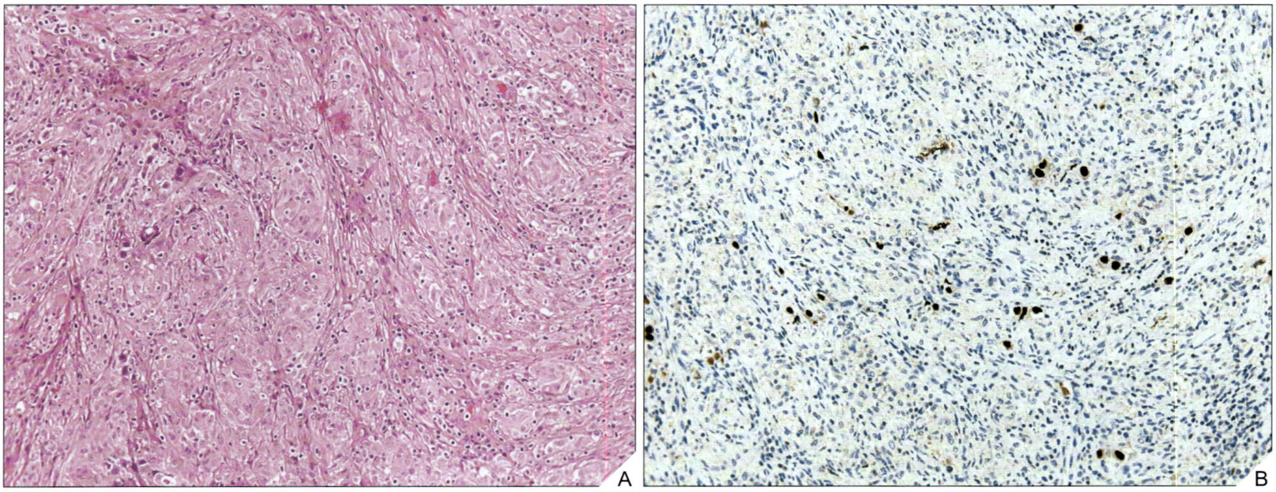

图27-29 无性细胞瘤

A. 肿瘤内存在大量肉芽肿样改变，导致瘤细胞不明显；B. SALL4染色有助于显示散在分布的肿瘤细胞

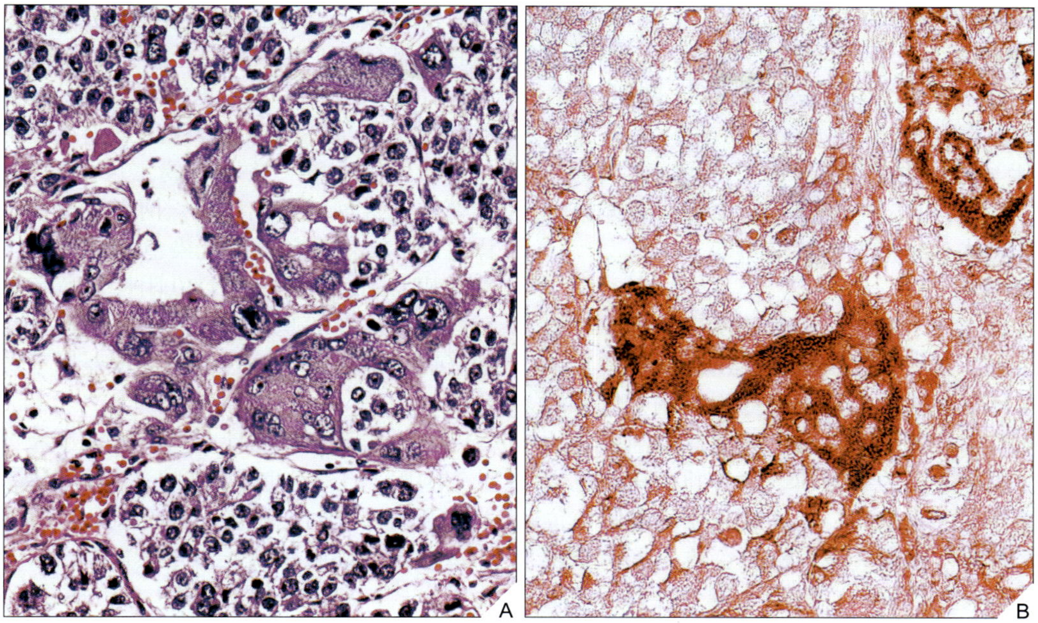

图 27-30　无性细胞瘤
A. 肿瘤伴有合体滋养细胞；B. β-hCG 染色阳性

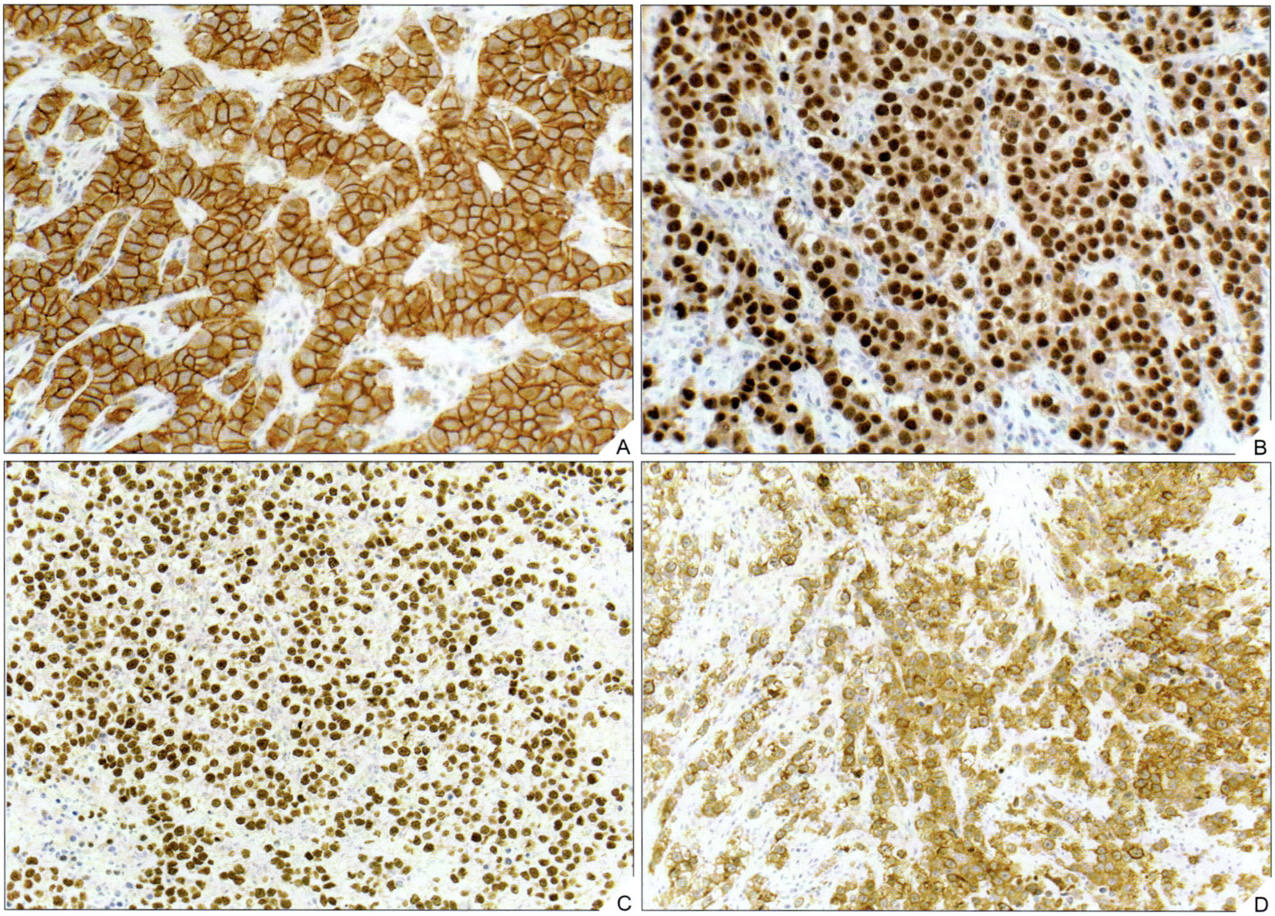

图 27-31　无性细胞瘤常用免疫组化标志物染色
CD117 细胞膜阳性（A）、OCT4 细胞核阳性（B）、SALL4 细胞核阳性（C）和 LIN28 细胞质阳性（D）

殖细胞肿瘤鉴别诊断中的应用。

【分子遗传学】

25%～50% 的无性细胞瘤具有 *c-KIT* 基因突变，最常见突变位点在 17 号外显子，而非 11 号外显子（该位点对伊马替尼治疗敏感）[12, 74]，30% 的病例具有 *c-KIT* 扩增。约 80% 的肿瘤存在 12 号染色体异常（常为等臂染色体 i12p 或 12p 扩增）[7]。

【鉴别诊断】

1. 高钙血症性小细胞癌　两者发病年龄和肿瘤大体改变相似，偶尔无性细胞瘤会出现囊性变，组织学类似高钙血症性小细胞癌的滤泡结构，但是两者的细胞核形态显著不同：高钙血症性小细胞癌的核质比高，缺乏透亮的细胞质，部分肿瘤还可见类似横纹肌样分化的大细胞；无性细胞瘤的细胞核位于中央，大而圆，核膜清楚，核染色质凝聚呈颗粒状，伴有 1 个或多个核仁，胞质丰富、透亮，细胞核的大小及形态显著一致。此外免疫组化也有助于两者的鉴别，高钙血症性小细胞癌缺乏生殖细胞标志物（如 OCT4 和 SALL4）的弥漫强阳性表达，且 PLAP、CD117 和 D2-40 也常为阴性，SMARCA4（和 SMARCA2）常呈缺失性表达且具有确诊价值。

2. 胚胎性癌　该肿瘤偶尔可见透亮的细胞质，需要与无性细胞瘤相鉴别，两者临床病理特征比较详见表 27-5。在免疫组化染色方面（表 27-4），无性细胞瘤 CD117 阳性而 CD30 阴性，而胚胎性癌则相反。需要注意的是由于 D2-40 在乳头状和腺型结构的胚胎性癌也可为阳性，最好不要用于两者的鉴别诊断中。

3. 卵黄囊瘤　实性生长的卵黄囊瘤可具有透亮的细胞质，且部分卵黄囊瘤（尤其是具有实性生长方式的肿瘤）CD117 阳性，需要与无性细胞瘤相鉴别。卵黄囊瘤的细胞核缺乏多角形形态，很少为单一型生长方式；利用 OCT4、AFP 及 glypican-3 免疫组化染色可以很好地区分两者（表 27-4）。

表 27-4　免疫组化标志物在原始生殖细胞肿瘤鉴别诊断中的应用

免疫组化标志物	无性细胞瘤	胚胎性癌	卵黄囊瘤	淋巴瘤	粒细胞肉瘤	恶性黑色素瘤
AE1/AE3	–/+	+	+	–	–	–
SALL4	+	+	+	–/+*	–/+	–
LIN28	+	+	+	–	–	–
OCT4	+	+	–	–/+**	–	–
AFP	–	–	+/–	–	–	–
glypican-3	–	–/+	+/–	–	–	–
CD117	+	–	–/+	–	+	–
CD30	–	+	–	+/–	–	–
S-100	–	–	–	–	–	+
LCA	–	–	–	+	+	–
MPO	–	–	–	–	+	–

* 淋巴母细胞性淋巴瘤 SALL4 可为阳性；** 少数弥漫大 B 细胞淋巴瘤 OCT4 阳性。

表 27-5　无性细胞瘤与胚胎性癌临床病理特征比较

	无性细胞瘤	胚胎性癌
临床表现	10%～15% 病例为双侧	一般多为单侧
	性激素异常表现罕见	性激素异常表现占 60%
组织学特征	细胞核常分布均匀	细胞核异型性显著，细胞核重叠
	细胞大小及形态一致	不同区域细胞形态不同
	间质具有淋巴细胞	间质疏松水肿，或见小的梭形间叶细胞
	可存在组织细胞性肉芽肿	缺乏肉芽肿
	合体滋养细胞样巨细胞占 5%	合体滋养细胞样巨细胞常见

4. 透明细胞癌　两者均有透亮的细胞质，透明细胞癌呈实性和巢状生长方式时，需要与无性细胞瘤相鉴别，免疫组化染色有利于两者的鉴别，因为透明细胞癌缺乏PLAP、CD117、D2-40、OCT4和SALL4的弥漫强阳性表达，且PAX8阳性。

5. 淋巴瘤　主要是与弥漫大B细胞淋巴瘤相鉴别，因为两者均可以呈巢状和条索状生长，必要时需要免疫组化来鉴别（表27-4）。需要注意的是OCT4可以在少数弥漫大B细胞瘤中表达[75]。

6. 性腺母细胞瘤　该肿瘤虽具有生殖细胞成分，但也存在性索-间质细胞成分，且有时钙化较显著。性腺母细胞瘤有一种特殊的浸润性或弥漫性生长方式，由于细胞巢较大，部分病例出现假浸润性方式、性索细胞不显著，很容易被误诊为无性细胞瘤，但是仔细观察和（或）利用性索-间质标志物的免疫组化染色，可以发现在生殖细胞巢的周围还有性索细胞，此外生殖细胞异质性形态、基底膜嗜酸性沉积物等也有助于性腺母细胞瘤的诊断[76, 77]。

7. 卵巢滋养细胞疾病或肿瘤　此类患者在临床上有闭经史或阴道不规则流血，妊娠试验阳性、血清β-hCG升高，颇易与无性细胞瘤伴合体滋养细胞成分混淆。但卵巢妊娠除滋养细胞外，还具有胎囊及绒毛。卵巢绒毛膜癌则具有双向分化的滋养细胞（合体滋养细胞和细胞滋养细胞），缺乏生殖细胞成分；无性细胞瘤虽可伴有合体滋养细胞成分，但缺乏细胞滋养细胞分化，故可借以区分。

【预后及治疗】

无性细胞瘤的基本治疗方式是手术切除。由于肿瘤对放疗和化疗十分敏感，因此对染色体核型正常的年轻女性患者无论肿瘤分期，只要肿瘤包膜完整，不伴有其他类型肿瘤且子宫与对侧卵巢无肿瘤累及，均可接受单侧附件切除术以保留其生育能力。对于Ⅰ期肿瘤患者，术后辅助治疗包括放疗和化疗，但后者除复发性肿瘤外，近年已较少用于年轻女性，以期保留其卵巢内分泌与生育功能。经合理治疗后，患者10年无进展生存率超过90%。

无性细胞瘤的复发率约10%，多出现在诊断后1～2年，其中75%复发于术后第1年。对于复发或转移的患者，临床常选用BEP（博来霉素、依托泊苷及顺铂）方案进行联合治疗。肿瘤的临床分期与最大直径（<10cm）是最重要的预后指标，核分裂指数增高和细胞核异型性缺乏预后意义。单侧附件切除者有较高的复发率，但复发瘤对放疗反应仍较好。对于合并性腺发育异常的无性细胞瘤患者，应进行全子宫及双附件切除术。

二、卵黄囊瘤

【定义】

卵黄囊瘤（yolk sac tumor）是一种呈现多种结构的原始生殖细胞肿瘤，反映了内胚层胚外分化（次级卵黄囊和尿囊）或少见的内胚层体细胞型组织（肠、肝脏和间叶组织）。本瘤以往被称为内胚窦瘤，但鉴于人类胚胎发育中并无内胚窦结构，这一术语不宜继续使用。

【临床特征】

本病约占恶性生殖细胞肿瘤的20%，是继无性细胞瘤之后第二常见的卵巢恶性生殖细胞肿瘤。本瘤绝大多数发生于儿童、青少年和年轻妇女，半数发生于月经来潮后，平均年龄18岁，但是与体细胞肿瘤（卵巢癌或子宫内膜癌）共存的卵黄囊瘤常见于40岁以上的患者[78]。病变早期患者无特殊症状，最常见的临床症状为腹痛和（或）盆腔包块，肿瘤扭转或破裂可引发急腹症。70%的肿瘤为临床Ⅰ期，术前血清AFP水平几乎均有增高，甚至高达1000ng/ml以上（正常值<20ng/ml），因此AFP血清学检查对卵黄囊瘤诊断具有参考价值。

【大体病理学】

肿瘤几乎均为单侧发生，以右侧卵巢多见，如累及双侧卵巢，往往提示为转移性肿瘤。肿瘤体积一般较大，直径5～35cm（平均15cm）[79]，表面光滑，有明显包膜，呈圆形或卵圆形，切面质软、实性，呈灰红色或灰黄色，或质脆、鱼肉状；常有大片出血及坏死区（图27-32），部分肿瘤具有囊性变，甚至出现蜂窝样外观[8, 80]。对侧卵巢常伴有成熟性囊性畸胎瘤。

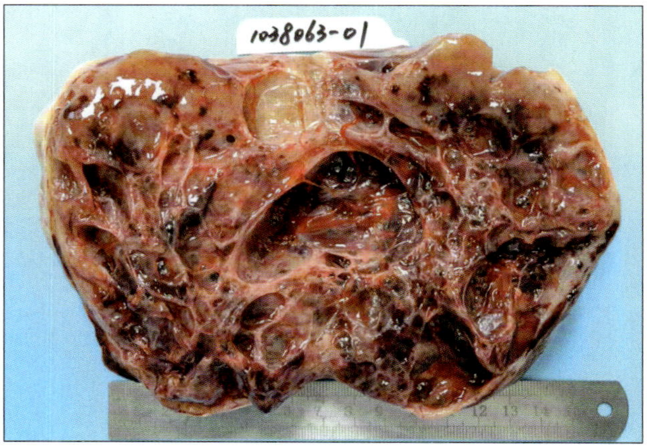

图27–32　卵黄囊瘤

肿瘤表面光滑，有明显包膜，切面以实性为主伴有多个囊腔，可见出血和坏死区
（图片由复旦大学附属妇产科医院宁燕教授提供）

【组织病理学】

卵黄囊瘤具有多种不同的生长方式或组织学结构，通常以几种生长方式混合存在，具体生长方式包括如下类型。

1. 微囊或网状型（microcystic or reticular pattern） 由微囊、疏松的黏液样间质和迷宫样的裂隙构成特征性的网状结构（图 27-33A），微囊和裂隙内衬扁平、多角形细胞，伴有大的泡状核，内有明显核仁。这是卵黄囊瘤最常见的生长方式。

2. 内胚窦型（endodermal sinus pattern） 以 Schiller-Duval（S-D）小体为特征性改变[81]。经典型 S-D 小体表现为乳头状结构，中央为纤维血管轴心，表面被覆单层立方形或矮柱状、鞋钉样、核分裂活跃的上皮细胞（图 27-34A，图 27-34B）。S-D 小体对卵黄囊瘤具有诊断价值，但该典型结构仅见于 1/3 的肿瘤，因此当 S-D 小体不明显时，需注意肿瘤背景内是否存在由相互吻合的腔隙和腺管组成的复杂迷宫样分支，即变异型 S-D 小体，也称为花彩型（festoon）S-D 小体（图 27-34C，图 27-34D）。

3. 大囊型（macrocystic pattern） 呈较大的囊性结构（图 27-35A）。

4. 黏液样型（myxoid pattern） 上皮样细胞形成的

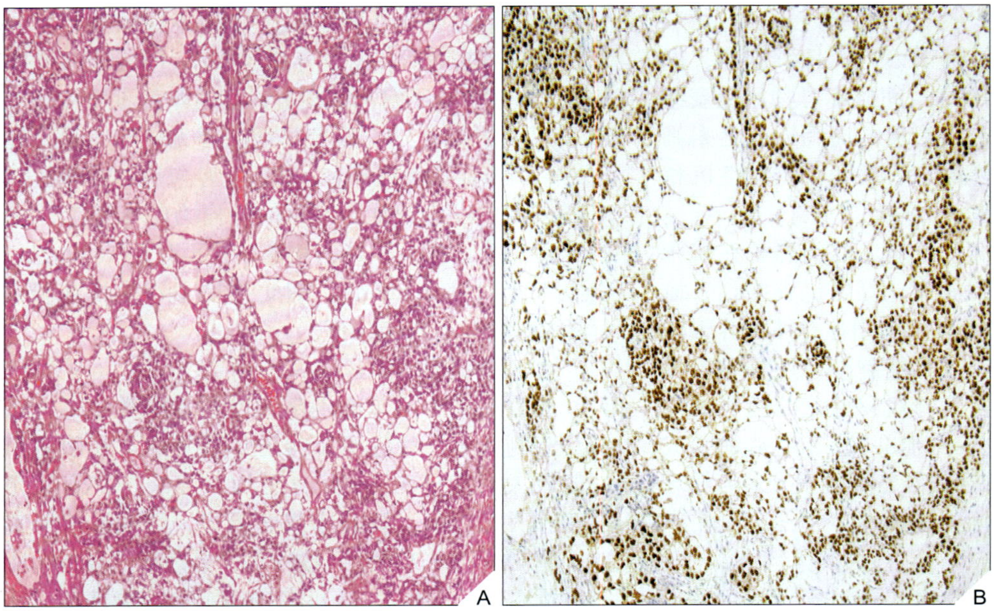

图 27-33
卵黄囊瘤（微囊或网状）
A. 肿瘤内可见筛网状的微囊结构；B. 瘤细胞 SALL4 弥漫强阳性

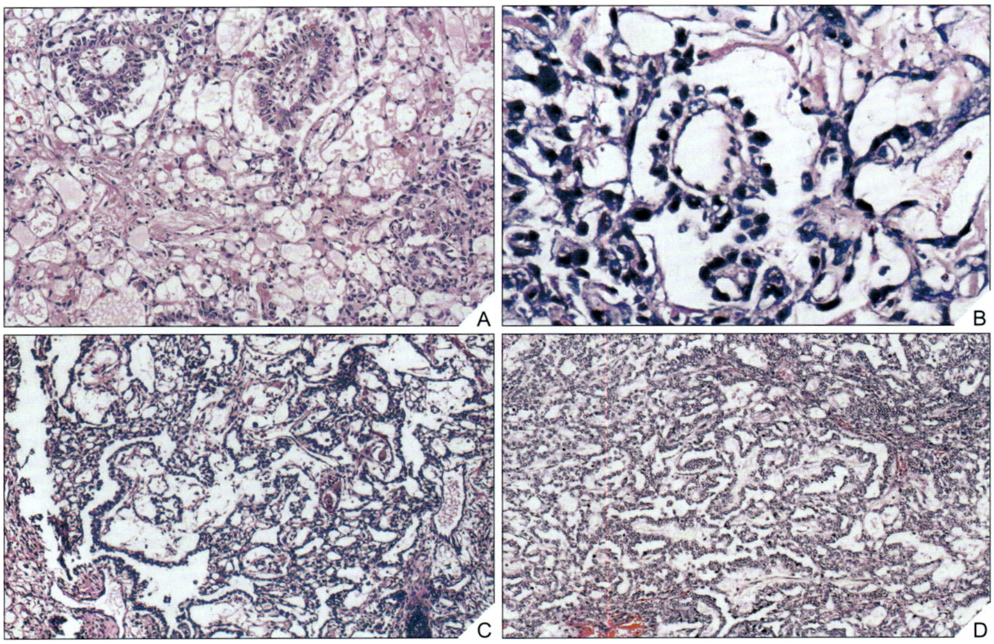

图 27-34
卵黄囊瘤（内胚窦型）
经典型 S-D 小体（A，B）和变异型 S-D 小体（C，D）

腺样或条索状结构位于大量黏液样间质中（图 27-35B）。

5. 腺泡 - 腺管型（alveolar-glandular pattern）肿瘤具有广泛的腺样及腺泡样分化，腺腔衬覆细胞呈扁平或立方形，周围为黏液样间质（图 27-36A）。

6. 多囊卵黄囊型（polyvesicular-vitelline pattern）由许多大小不等的囊性结构组成，瘤细胞呈扁平至柱状不等，类似卵黄囊从原始到次级阶段的器官样分化，可见多个梨形、偏心或葫芦形的囊泡（与原始卵黄囊相似），周围围绕疏松或致密的梭形细胞间质（图 27-37）。

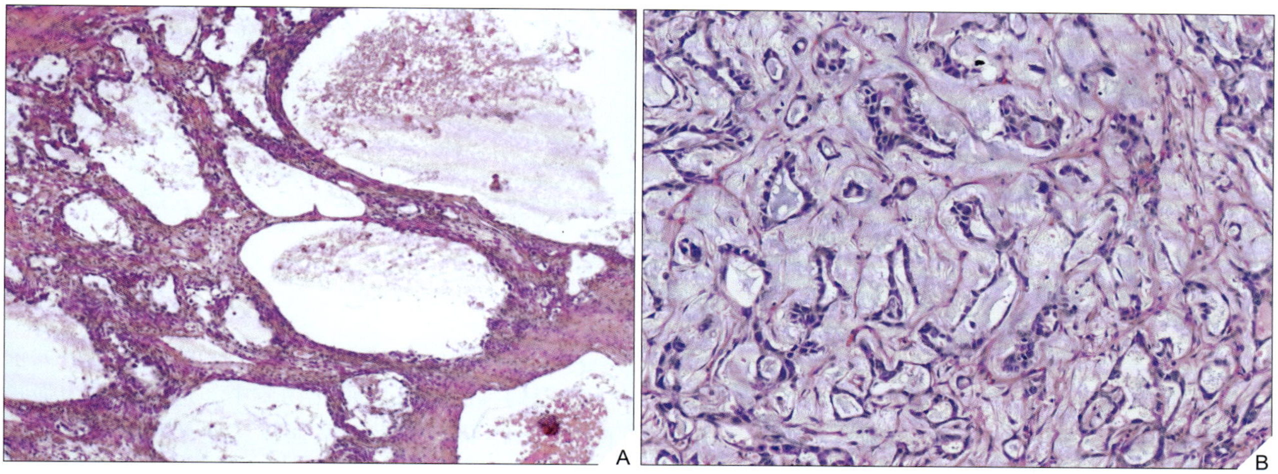

图 27–35　卵黄囊瘤

A. 大囊型，肿瘤组织内可见较大的囊腔；B. 黏液样型，肿瘤细胞呈腺样排列，位于富含大量黏液样物质的间质内

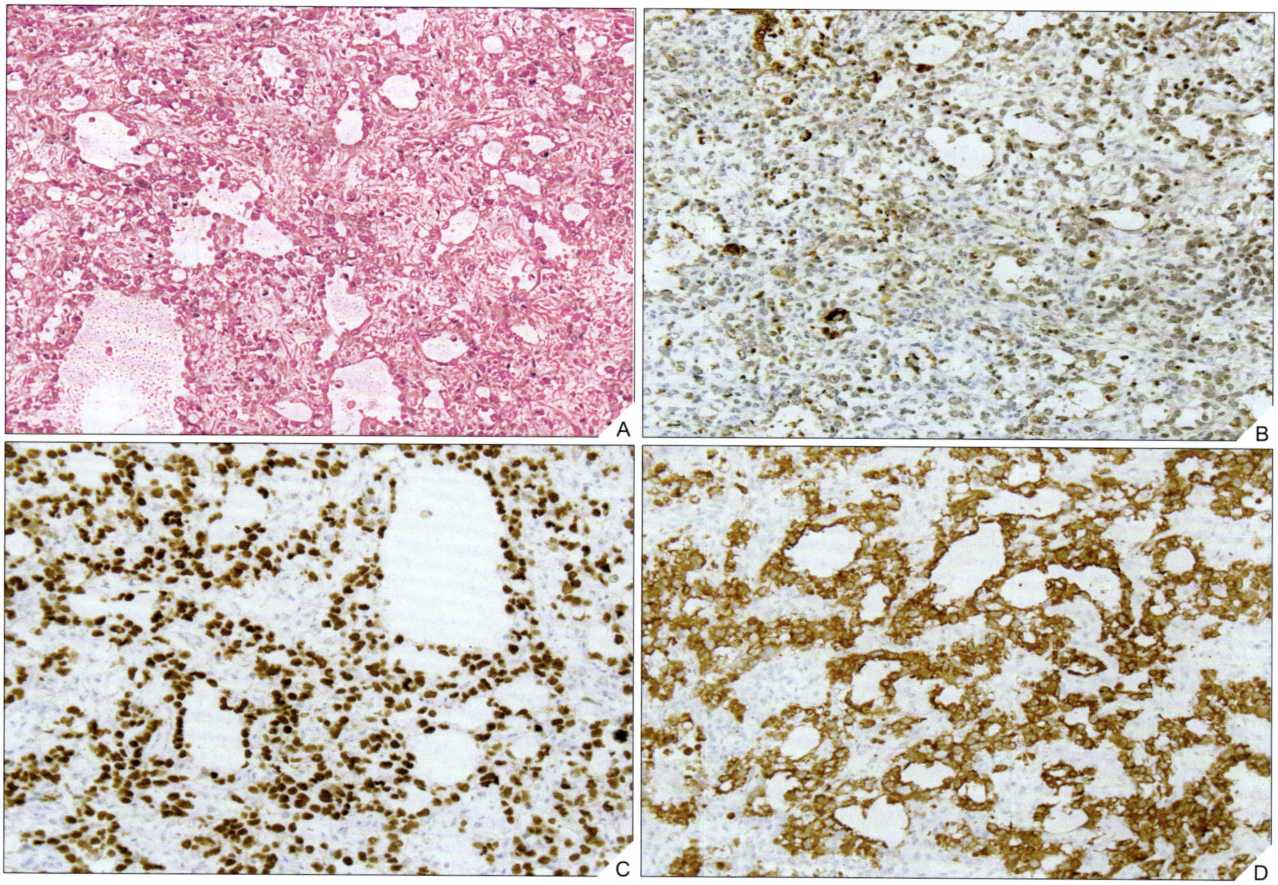

图 27–36　卵黄囊瘤（腺泡 - 腺管型）

肿瘤组织内可见腺泡样腺体（A），免疫组化染色 AFP（B）、SALL4（C）、LIN28（D）呈阳性表达

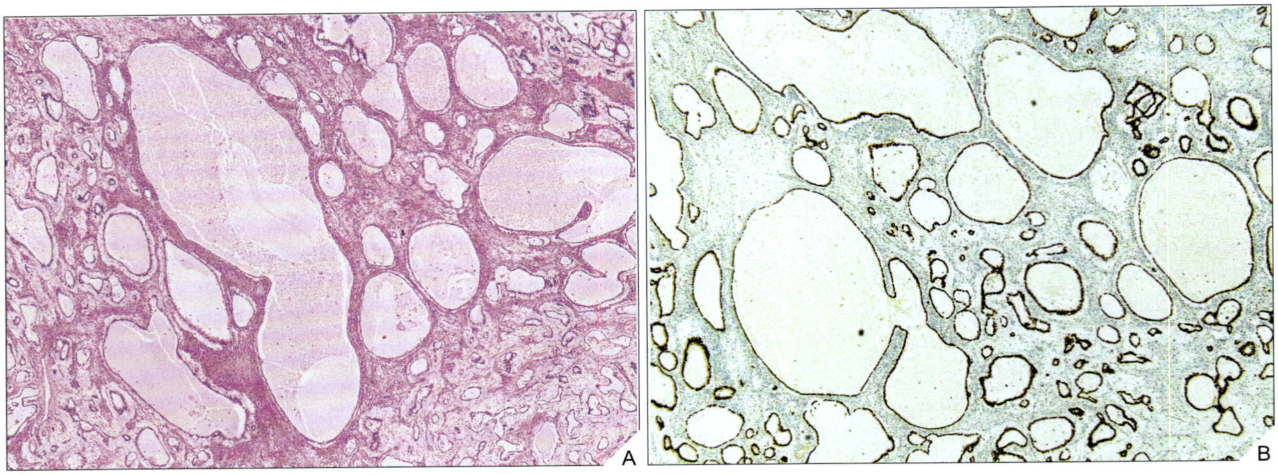

图 27-37 卵黄囊瘤（多囊卵黄囊型）
A. 肿瘤组织内可见许多大小不等的囊腔或囊泡；B. 瘤细胞 SALL4 染色弥漫阳性

7. 乳头型（papillary pattern） 被覆于乳头表面的肿瘤细胞常异型性显著，乳头中央为纤维血管轴心（图 27-38）。

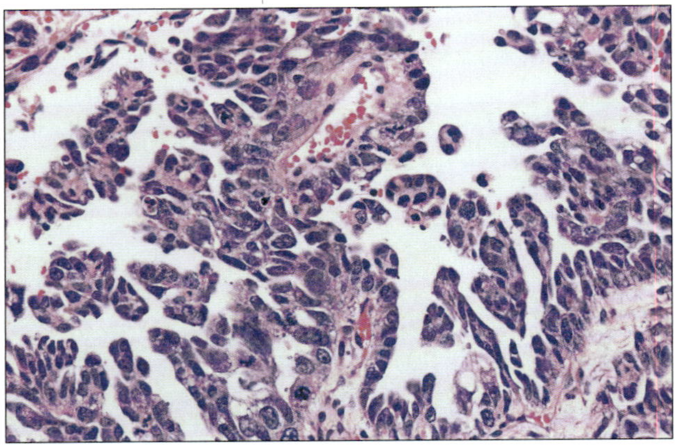

图 27-38 卵黄囊瘤（乳头型）
肿瘤组织具有显著的血管轴心，表面被覆显著异型的肿瘤细胞

8. 体壁型（parietal pattern） 肿瘤细胞位于大量无定形的细胞外基底膜样物质中，这些物质为强嗜酸性，PAS 染色阳性，呈强折光性絮状、条索状或团块状，分布于瘤细胞、瘤巢外周或网状结构内（图 27-39）。化疗后的肿瘤也可以出现此类改变。体壁型卵黄囊瘤类似于小鼠体壁卵黄囊。

9. 实性型（solid pattern） 实性型的瘤细胞可分为两类：胚基样细胞和透亮细胞（图 27-40），常呈弥漫或结节状排列，其中胚基样细胞为缺乏胞质的小细胞，胞核深染，核分裂象活跃，可少见呈桑葚样排列。

10. 腺型（glandular pattern） 属于内胚层体细胞型组织，见于大约 1/3 的卵黄囊瘤，常为单个散在的简单腺体，以腺型为主或者完全由腺型结构组成的卵黄囊瘤相对罕见。腺型结构可分为两种组织学形态：一种呈子宫内膜样，常伴有明显的核下空泡，类似分

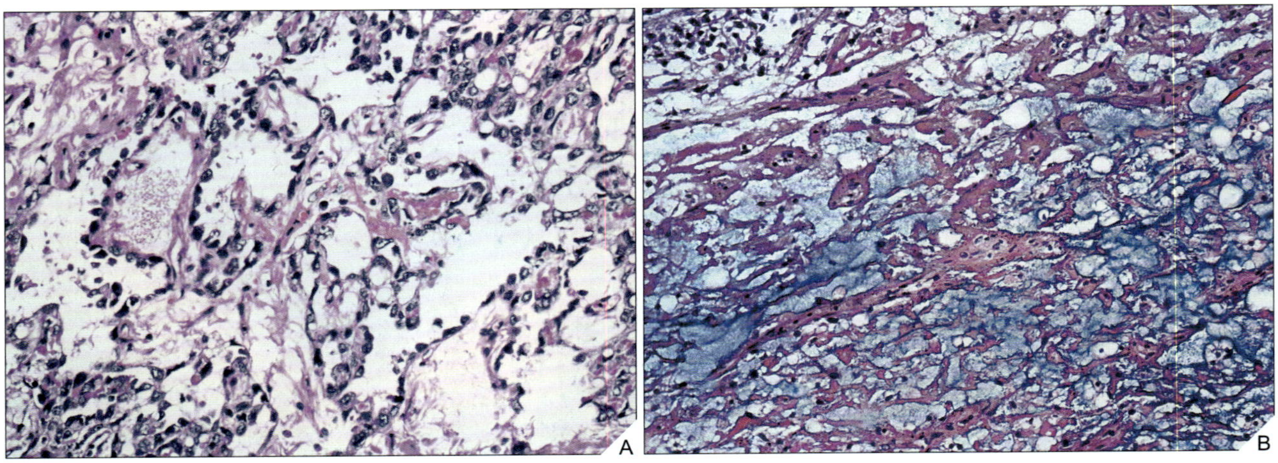

图 27-39 卵黄囊瘤（体壁型）
大量细胞外无定形的嗜酸性基底膜样物质分布于瘤细胞或瘤巢周边

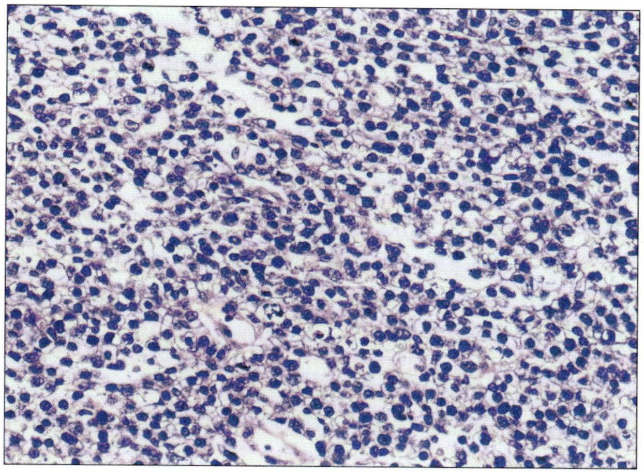

图 27-40　卵黄囊瘤（实性型）

肿瘤细胞的胞质透亮，呈弥漫性生长

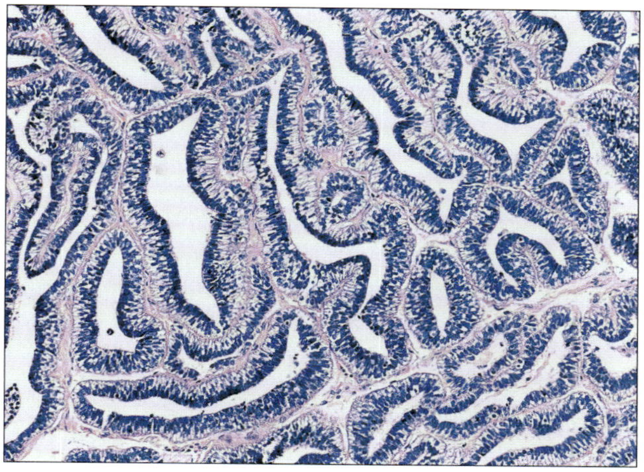

图 27-41　卵黄囊瘤（腺型）

腺体呈分泌早期子宫内膜样改变，可见显著的核下空泡

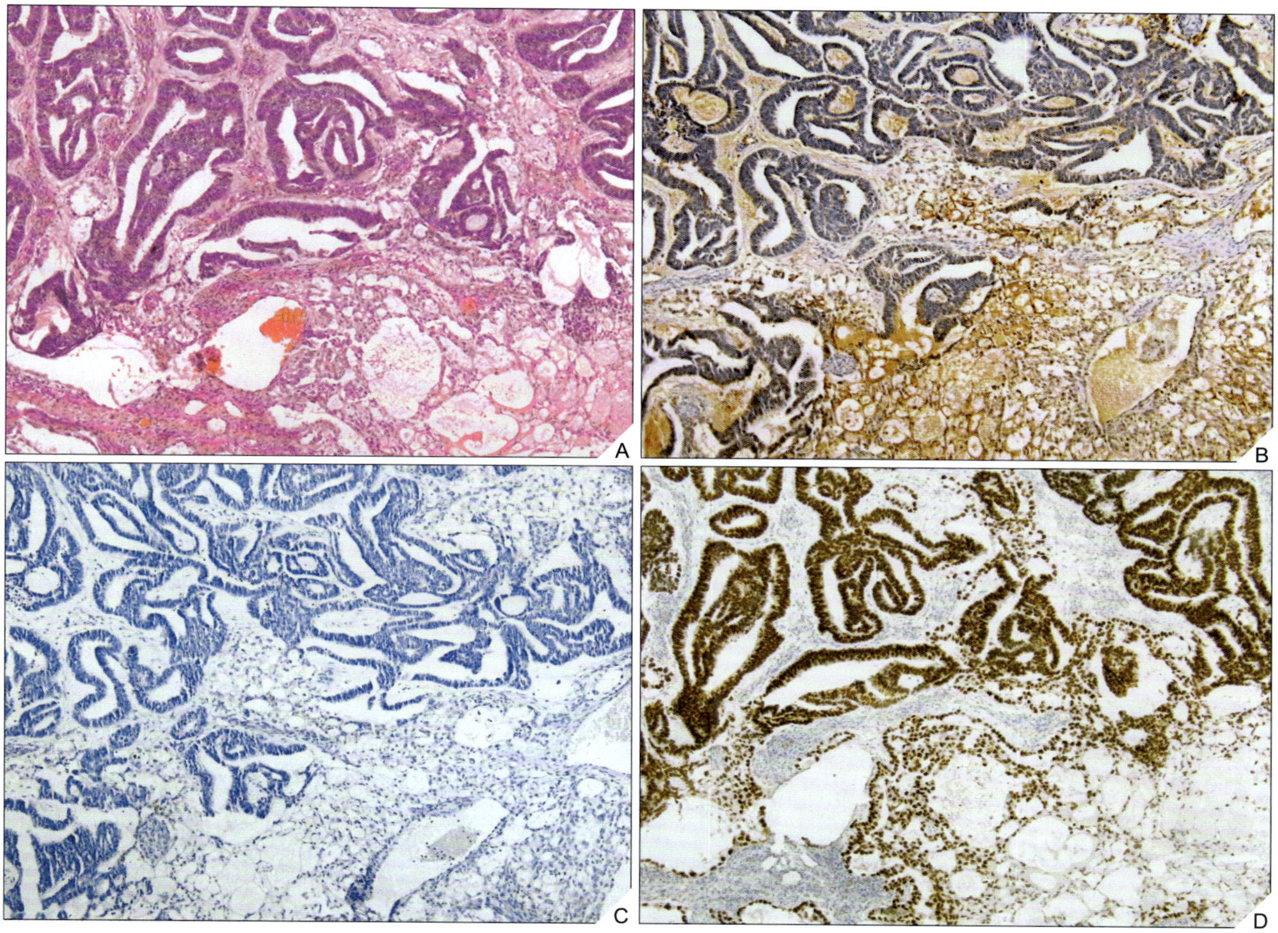

图 27-42　卵黄囊瘤

肿瘤由微囊（下）和子宫内膜样腺体（上）组成（A），AFP 局灶阳性（B），glypican-3 阴性（C），SALL4 弥漫胞核阳性（D）

泌早期的子宫内膜（又称为子宫内膜样型）（图 27-41，图 27-42A）；另一种类似胚胎发育早期的小肠或者肺泡，表现为单个腺体或相互吻合的腺体，偶尔可以出现筛状结构，周围间质有时可见黏液样物质。

11. 肝样型（hepatoid pattern）　属于内胚层体细胞型组织，肿瘤细胞具有大量的嗜酸性颗粒状胞质和显著的核仁，细胞边界清楚，类似于肝细胞，呈实性、条索状、小巢状或假腺样排列（图 27-43）。

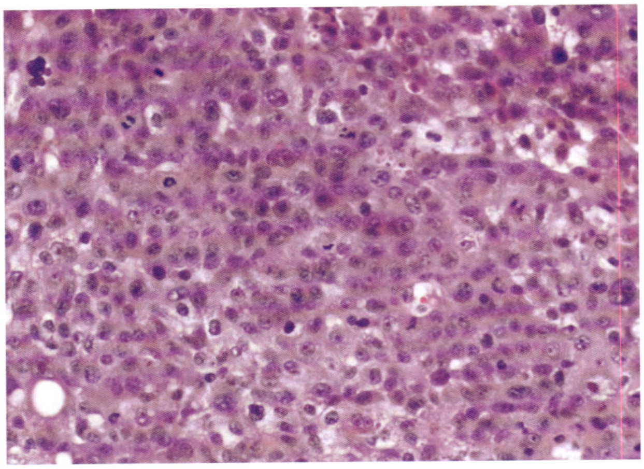

图 27–43 卵黄囊瘤（肝样型）

肿瘤细胞具有大量的嗜酸性颗粒状胞质和显著的核仁，细胞边界清楚，类似于肝细胞，呈实性、条索状、小巢状或假腺样排列

12. 间叶样型（mesenchyme-like pattern） 此类结构常表现为肿瘤细胞散在地分布在水肿或黏液瘤样间质内，间叶成分可以过生长或者在治疗前或治疗后形成肉瘤（包括腺泡状软组织肉瘤、低级别梭形细胞肉瘤等）。发生于治疗前的机制可能是源于肿瘤组织内脏型中胚层成分的去分化或演进，或者原始生殖细胞的异常分化，发生于治疗后的机制可能源自残余间叶成分的恶性转化[82]。

S-D 小体（图 27-34）、基底膜样物质（图 27-39）与透明（嗜酸）小体是卵黄囊瘤较为特征性的组织学形态[83]。透明小体位于瘤细胞的胞质内或间质中，PAS 及 PAS 抗淀粉酶染色（PAS-D）均为阳性，且 AFP 及 α1- 抗胰蛋白酶免疫组化染色呈阳性反应（图 27-44），需要注意的是尽管透明小体几乎见于所有的肿瘤，但是较前两者缺乏诊断价值，因为 73% 的透明细胞癌或者卵巢性索 - 间质肿瘤（如印戒细胞间质瘤等）也可以见到此类结构，但是如果在肿瘤组织中数量非常多，需要考虑到卵黄囊瘤的可能[82]。

【免疫组化】

卵黄囊瘤的标志物包括 AFP（图 27-36B，图 27-42B）、glypican-3（图 27-42C）、SALL4（图 27-33B，图 27-36C，图 27-42D）、LIN28（图 27-36D）和 ZBTB16[7]。AFP 是卵黄囊瘤的特征性诊断标志物，但是敏感性不足（83%）且往往呈局灶阳性着色[23]，其中体壁型生长方式的瘤细胞 AFP 染色为阴性。glypican-3 的特异性与 AFP 类似，但是敏感度只有 70%。卵黄囊瘤最敏感的标志物是 SALL4 和 LIN28[23, 24]，两者可标记 100% 的卵黄囊瘤，而且绝大多数病例阳性的肿瘤细胞数目超过 90%。OCT4 和 D2-40 染色阴性，但肿瘤可以表达 CD117，特别是实性生长的卵黄囊瘤[70]，广谱 CK 几乎为弥漫阳性，CK7 和 EMA 常为阴性或偶为局灶阳性（<5% 的细胞），但源自体细胞上皮性肿瘤的卵黄囊瘤 CK7 和 EMA 染色可以标记 50% 以上的肿瘤细胞[78]，肝样成分 Hep Par1 和白蛋白（albumin）阳性；肠型成分 CDX2 和 villin 阳性；前肠 / 呼吸道型成分 TTF-1 阳性。

【分子遗传学】

绝大多数卵黄囊瘤起源于未分化或多潜能性生殖细胞，约 75% 的病例存在 12 号染色体异常（最常见类型为等臂染色体 i12p）[7]，少数肿瘤来自体细胞上皮性肿瘤（常为子宫内膜样上皮性肿瘤），被认为是源于体细胞的逆向分化（retrodifferentiation）或肿瘤性化生[78]，在合并卵巢癌或子宫内膜癌的老年女性患者中，卵黄囊瘤被认为源自体细胞肿瘤[78, 84, 85]，罕见起源于性腺发育不良患者的性腺母细胞瘤[86]或者发生于 *DICER1* 胚系突变患者[87]。此外，卵黄囊瘤存在 PI3K/AKT/PTEN 通路富集[3]。

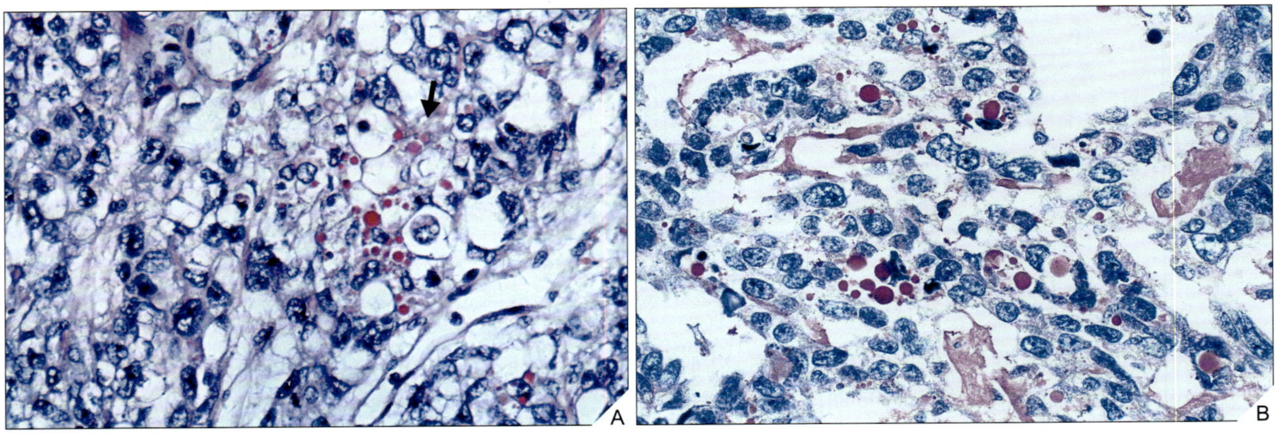

图 27–44 卵黄囊瘤

A. 瘤细胞胞质内具有透明小体（箭头）；B. PAS-D 染色阳性

【鉴别诊断】

1. 透明细胞癌　卵黄囊瘤与透明细胞癌临床病理特征的鉴别详见表27-6。在免疫组化方面，透明细胞癌可以表达AFP（35%）和glypican-3（28%），CK7和EMA的表达可以呈局灶阳性，所以利用AFP、glypican-3、CK7和EMA鉴别透明细胞癌和卵黄囊瘤具有一定的局限性，最好的鉴别标志物是SALL4和LIN28[23, 24]，尽管透明细胞癌偶尔表达SALL4和LIN28，但是着色非常局灶（<10%的细胞）。

2. 胚胎性癌　卵黄囊瘤和胚胎性癌常混合存在，两者均可具有实性结构和伴有透亮的细胞质，但是胚胎性癌的细胞核较卵黄囊瘤细胞更大、核仁更明显，虽然卵黄囊瘤有时候细胞异型性也会非常明显（如乳头型）。胚胎性癌缺乏S-D小体、嗜酸性基底膜样物质、肝样及肠型分化。免疫组化染色有助于两者的鉴别：胚胎性癌表达OCT4和CD30，而卵黄囊瘤OCT4和CD30为阴性；卵黄囊瘤AFP和glypican-3常为阳性，而胚胎性癌AFP阴性、glypican-3偶有表达。

3. 无性细胞瘤　参见前文“无性细胞瘤”的鉴别诊断。

4. 肝细胞样癌　属于起源于卵巢表面上皮的一种罕见的高侵袭性肿瘤，主要发生于围绝经期和绝经后女性，患者血清AFP和CA125均可升高，常合并上皮性癌（浆液性癌、黏液性癌或子宫内膜样癌），罕见合并卵巢性索-间质肿瘤。尽管肿瘤细胞Hep Par1和AFP阳性，但SALL4呈阴性表达且PAX8阳性，可与卵黄囊瘤鉴别。

5. 其他　鉴别诊断还包括子宫内膜样癌（主要与腺型卵黄囊瘤鉴别）和幼年型粒层细胞瘤等，根据这些肿瘤的组织学及免疫组化特征，鉴别应不困难。

【预后及治疗】

卵黄囊瘤为高度恶性肿瘤，早期即可发生局部扩散或远处转移。30%的病例就诊时已发生局部侵犯或腹腔播散，其余病例尽管大体检查仅见肿瘤局限于一侧卵巢，但常有隐匿性转移。淋巴道转移主要至腹膜后、腹主动脉旁和髂部淋巴结，血行播散常至肺和肝。肿瘤复发多位于盆腔，可波及腹腔，术后数周或数月就可发生。

治疗方案除肿瘤手术切除外，辅以化疗可以明显提高疗效，甚至对晚期病例亦有疗效，患者总体治愈率超过80%。5年生存率与分期相关，Ⅰ和Ⅱ期>95%，Ⅲ期和Ⅳ期分别为70%和50%。合并体细胞肿瘤或者肝样型或腺型（主要是肠型）卵黄囊瘤对化疗反应不佳，患者预后较差。卵黄囊瘤对放疗不敏感。

三、胚胎性癌

【定义】

胚胎性癌（embryonal carcinoma）是一种可呈现体细胞或胚外分化的原始生殖细胞肿瘤，形态类似于睾丸的同种类型肿瘤。

【临床特征】

单一型胚胎性癌患者平均年龄12～15岁（多发生在4～28岁），罕见发生于老年女性。临床表现常为腹腔或盆腔肿物和腹痛。超过2/3的患者性激素水平异常，血清β-hCG和（或）AFP水平可增高，青春期前的女性可出现性早熟、闭经、多毛等，成年女性表现为不规则阴道出血等。

【大体病理学】

肿瘤呈单侧性，体积较大，平均直径16cm（范围10～25cm），表面光滑、结节状，包膜菲薄或出现破裂。切面为实性或囊实性（常以实性为主），质软，呈五彩斑斓状，以乳黄色、灰白色或紫褐色为主，囊内含有黏液样物质，实性区质韧，可见广泛出血和坏死。

表27-6　卵黄囊瘤与透明细胞癌临床病理特征比较

	卵黄囊瘤	透明细胞癌
临床特征	大多数患者<30岁，少数病例见于40岁以上或者绝经后	发生于40～70岁，发病高峰为50岁
大体特征	实性、质脆伴有出血、坏死及黏液样或胶样区域	实性或单房囊性肿物伴有黄色、淡黄或褐色的乳头状区域
组织学特征	S-D小体	规则的叶状乳头
	鞋钉样细胞罕见	鞋钉样细胞常见
	实性区域大多数由小的原始细胞组成	透亮细胞伴有规则的胞核
	核分裂象多见	核分裂象少见
	多囊卵黄囊：囊内衬多角形黏液细胞或间皮样细胞	微囊：囊内衬透亮细胞或鞋钉样细胞

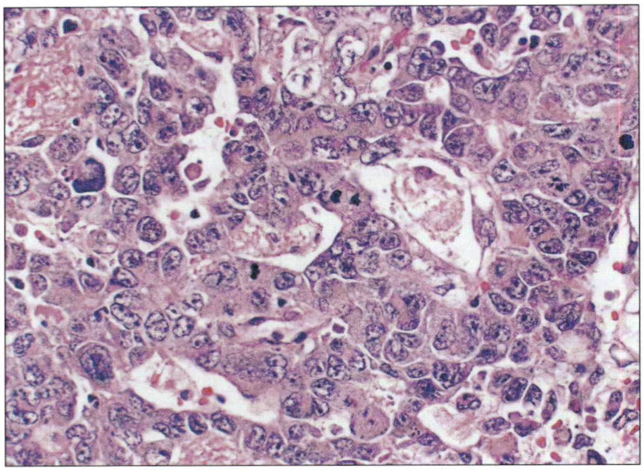

图 27-45 胚胎性癌
肿瘤具有较明显的“上皮性”分化伴有不规则腺样裂隙，内衬原始的肿瘤细胞

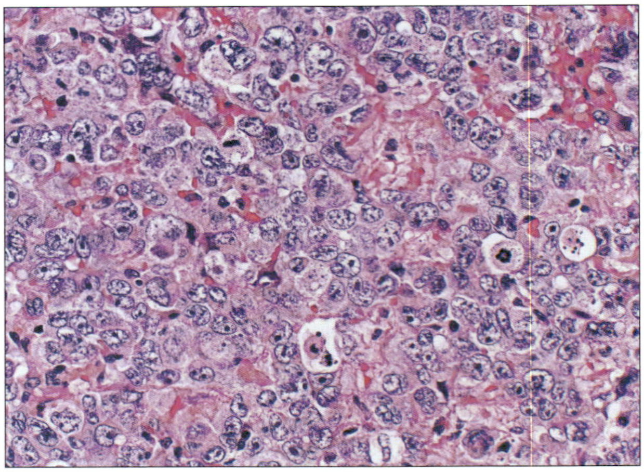

图 27-46 胚胎性癌
实性成片的原始的肿瘤细胞伴有特征性的泡状核及明显的核仁

【组织病理学】

单一型胚胎性癌在卵巢极为罕见，几乎均与其他类型的生殖细胞肿瘤混合，形成混合性生殖细胞肿瘤。肿瘤呈巢状或实性片状排列，常伴坏死、腺样裂隙或乳头状结构[88,89]（图 27-45），需要与卵黄囊瘤 S-D 小体鉴别。肿瘤也可发生间叶分化，表现为疏松和水肿区或密集的含有梭形细胞的纤维肉瘤样组织。瘤细胞中等大小、多角形，细胞边界不清，胞质呈嗜双色性，胞核位于中央，具有多形性，染色质呈泡状，含有 1 个或多个核仁，核分裂象显著（图 27-46）。肿瘤可具有合体滋养细胞，这些细胞可随机散在分布于整个肿瘤或群集于肿瘤结节的周边（图 27-47）。

【免疫组化】

胚胎性癌 AE1/AE3 阳性，但是 EMA 和 CK7 阴性，其他阳性标志物包括 SALL4、LIN28、CD30（图 27-48A）、OCT4（图 27-48B）、NANOG 及 SOX2。CD117 染色在胚胎性癌为阴性，D2-40 在实性生长的肿瘤为阴性，但在乳头状和腺型胚胎性癌可以呈阳性表达。

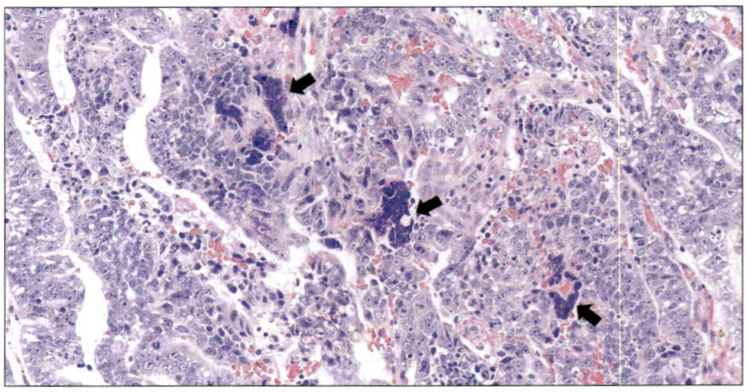

图 27-47 胚胎性癌
肿瘤组织内可见随机散在分布的合体滋养细胞（箭头）

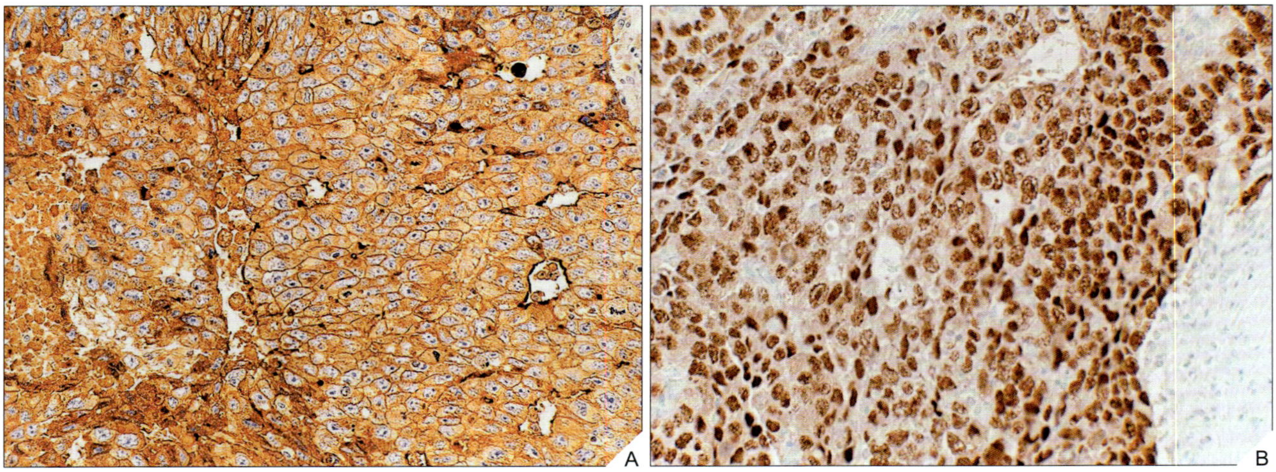

图 27-48 胚胎性癌
A. 肿瘤细胞 CD30 呈胞膜阳性表达；B. OCT4 呈胞核阳性表达

【分子遗传学】

多数肿瘤具有12号染色体异常（等臂染色体i12p和12p扩增）[12]。

【鉴别诊断】

1. 高级别浆液性癌　胚胎性癌与高级别浆液性癌在细胞形态学方面较为相似，但是胚胎性癌几乎均与其他生殖细胞肿瘤（germ cell tumor）成分混合存在，这一特征有利于与高级别浆液性癌鉴别。在免疫组化方面，胚胎性癌和高级别浆液性癌尽管AE1/AE3为阳性，但是胚胎性癌EMA阴性，而生殖细胞肿瘤标志物（SALL4、LIN28和OCT4）在胚胎性癌为阳性，在高级别浆液性癌为阴性或者局灶阳性（LIN28）。

2. 卵黄囊瘤　参见前文“卵黄囊瘤”的鉴别诊断。

3. 无性细胞瘤　胚胎性癌和无性细胞瘤均可呈实性生长和伴有透亮的细胞质，但是胚胎性癌的细胞核常常重叠。无性细胞瘤被纤维束间隔，其内有淋巴细胞浸润，但缺乏乳头状和（或）腺样结构。必要时需要利用免疫组化标志物CD117、SOX2和CD30进行鉴别，CD117在无性细胞瘤中呈阳性，而CD30与SOX2在胚胎性癌中呈阳性。

4. 绒毛膜癌　由于胚胎性癌可具有合体滋养细胞，需要与绒毛膜癌鉴别。胚胎性癌单一型罕见，多为混合性生殖细胞肿瘤的组分，免疫组化染色OCT4、SOX2、NANOG和CD30阳性，CK7和EMA阴性，而绒毛膜癌的免疫表型与之相反。

【预后和治疗】

胚胎性癌为高度恶性肿瘤，应在手术切除的基础上辅以化疗。肿瘤对放疗不敏感。伴有卵巢外肿瘤扩散的患者预后不良。

四、非妊娠性绒毛膜癌

【定义】

卵巢绒毛膜癌包括来自生殖细胞的非妊娠性绒毛膜癌（non-gestational choriocarcinoma）及与卵巢或其他部位妊娠相关的妊娠性绒毛膜癌。非妊娠性绒毛膜癌是由细胞滋养细胞、合体滋养细胞及中间滋养细胞组成的非妊娠起源的恶性肿瘤。

【临床特征】

单一型妊娠性绒毛膜癌极其罕见，不足卵巢肿瘤的0.6%，多为混合性生殖细胞肿瘤的组分。该肿瘤多见于青春期晚期和育龄早期的女性[90]，罕见为局灶性病变位于绝经后老年妇女的卵巢上皮性癌组织内[7]。个别病例伴有性腺发育不良（46，XY和45，XO/46，XY）。病变早期无特殊症状及体征，因肿瘤细胞分泌β-hCG，青春期前患者出现性早熟与乳房发育，成年患者常被临床误诊为异位妊娠。测定血清或尿β-hCG有助于肿瘤的诊断。

【大体病理学】

肿瘤体积通常较大，直径多数超过6cm，常为单侧，切面灰白、实性，质脆，常见出血和坏死。肿瘤周围的卵巢组织在血清β-hCG刺激下可出现较大的黄素化结节和囊肿。

【组织病理学】

非妊娠性绒毛膜癌组织形态学与妊娠性绒毛膜癌一致。光镜下，细胞滋养细胞、中间滋养细胞和合体滋养细胞以不同比例混合存在（图27-49），常伴有其他生殖细胞肿瘤成分（支持肿瘤起源于生殖细胞的有力证据）。当肿瘤细胞形成实性癌巢时，细胞滋养细胞通常位于中央，合体滋养细胞部分或全部分布于周边，细胞滋养细胞和合体滋养细胞的比例与结构关系在不同区域有所不同。细胞滋养细胞中等大小，呈多角形、圆形或椭圆形，细胞边界清楚，核小而圆、深染，核仁明显。合体滋养细胞体积较大，边缘不规则，胞质呈嗜双色性，多为空泡状，具有多个大小不一、深染的细胞核。肿瘤具有显著出血及坏死（图27-50）。

【免疫组化】

最具特征性的标志物为β-hCG，合体滋养细胞β-hCG、inhibin染色阳性；细胞滋养细胞SALL4和GATA3阳性；中间滋养细胞p63局灶阳性，HPL、Mel-CAM（CD146）、inhibin、MUC4和GATA3阳性。所有类型的滋养细胞AE1/AE3、CK7阳性，Ki-67通常呈高增殖细胞指数（超过90%）。

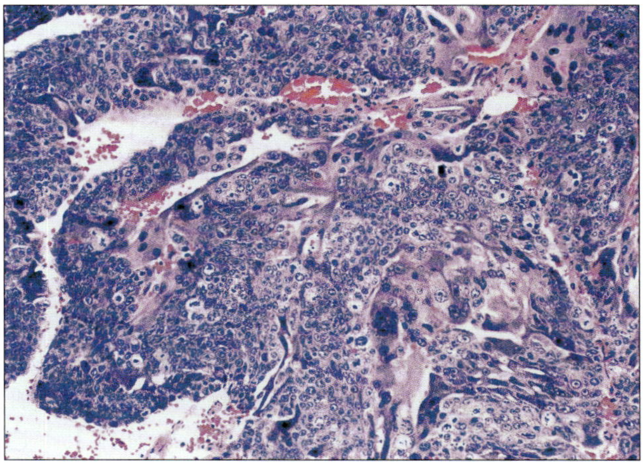

图27-49　绒毛膜癌

肿瘤由细胞滋养细胞、中间滋养细胞及合体滋养细胞组成

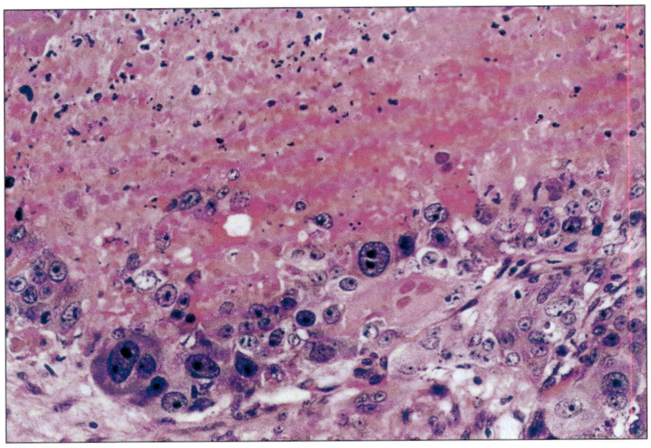

图 27–50　绒毛膜癌
肿瘤组织内可见显著出血和坏死

【分子遗传学】

发生于儿童和年轻女性的非妊娠性绒毛膜癌起源于生殖细胞，而发生在老年女性的卵巢上皮性癌组织内的绒毛膜癌病灶源自体细胞肿瘤。短串联重复（short tandem repeats，STR）DNA 基因分型显示非妊娠性绒毛膜癌的等位基因表型同患者的正常组织，但也可发生等位基因失衡 [7]。

【鉴别诊断】

1. 其他类型的原始生殖细胞肿瘤（如无性细胞瘤、胚胎性癌）伴有散在合体滋养细胞　绒毛膜癌主要由双向分化的滋养细胞组成，除合体滋养细胞外，尚有数量不等的细胞滋养细胞，不同于其他肿瘤只有散在的合体滋养细胞。

2. 卵巢转移性妊娠性绒毛膜癌　原发性病灶通常位于子宫和输卵管，患者应有宫腔内和输卵管异位妊娠史，转移性妊娠性绒毛膜癌往往累及双侧卵巢和（或）多个脏器，STR DNA 基因分型有助于区分两者，非妊娠性绒毛膜癌的等位基因表型同患者的正常组织，而转移性妊娠性绒毛膜癌具有父系来源的等位基因。

3. 卵巢妊娠性绒毛膜癌　其发生与卵巢妊娠相关，STR DNA 基因分型有助于区分两者，非妊娠性绒毛膜癌的等位基因表型同患者的正常组织，而妊娠性绒毛膜癌具有父系来源的等位基因。

【预后和治疗】

非妊娠性绒毛膜癌易发生淋巴道和腹腔内播散，Ⅰ期肿瘤生存率仅为 41.2%，常转移至肺、盆腔、阴道和肝脏，少见转移部位包括胃肠道、脾脏、肾脏和脑，化疗较妊娠性绒毛膜癌不敏感，临床上首选手术治疗及术后联合 BEP 化疗方案 [90]。合并卵巢上皮性癌的绒毛膜癌预后差。

五、混合性生殖细胞肿瘤

【定义】

混合性生殖细胞肿瘤（mixed germ cell tumors）是一种含有两种或两种以上恶性生殖细胞肿瘤成分的肿瘤，以无性细胞瘤与卵黄囊瘤的组合最为常见。成熟性畸胎瘤仅合并一种恶性生殖细胞肿瘤、成熟性畸胎瘤伴体细胞恶性变、性腺母细胞瘤、混合性生殖细胞和性索 - 间质肿瘤均不能纳入本组肿瘤范畴。

【临床特征】

混合性生殖细胞肿瘤占卵巢恶性生殖细胞的 10%～20%，绝大多数为青春期患者（平均年龄 16 岁，范围 3～55 岁）。患者一般无特殊症状，可出现腹痛、盆腔包块及腹胀等，少数患者有内分泌症状 [91]。一些肿瘤标志物（如 LDH、β -hCG 或 AFP）在含有无性细胞瘤、绒毛膜癌或卵黄囊瘤的混合性生殖细胞肿瘤中具有诊断和随访价值。

【大体病理学】

绝大多数肿瘤为单侧性，肿瘤体积较大，直径 3～35cm，平均 15cm，表面光滑或结节状，切面根据其包含的组织学成分而不同，多数肿瘤为实性或囊实性。实性区呈鱼肉状、灰白色，而囊性区多由黏稠的脑样组织充盈或者含有黏稠的液体等。大体检查时应仔细观察各种区域并广泛取材（至少选取 4 个不同区域），例如，蜂窝状伴出血及坏死区提示卵黄囊瘤；半囊性半实性脑样区提示未成熟性畸胎瘤；实性、鱼肉状灰白色区提示无性细胞瘤；绒毛膜癌组织常质脆伴显著出血及坏死（图 27-51，图 27-52）。

【组织病理学】

按肿瘤的常见成分依次为卵黄囊瘤、无性细胞瘤、未成熟性畸胎瘤、胚胎性癌和绒毛膜癌。最常

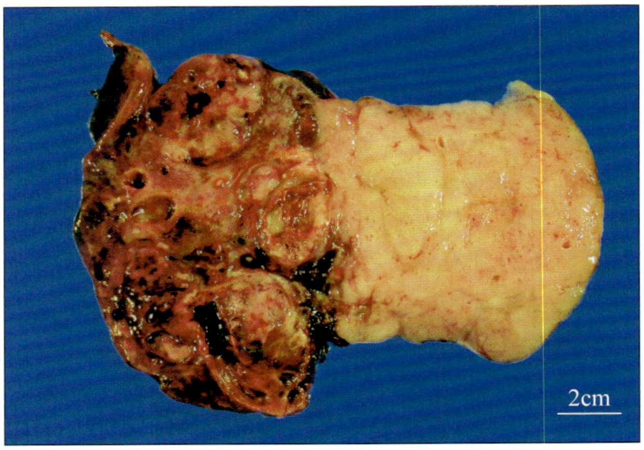

图 27–51　混合性生殖细胞肿瘤
肿瘤切面可见不同的分化区域，左上侧为卵黄囊瘤区域，右下侧为无性细胞瘤区域

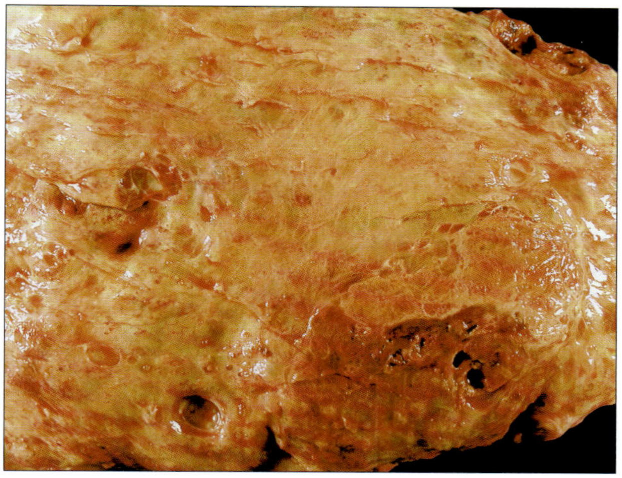

图 27–52　混合性生殖细胞肿瘤
肿瘤切面以实性为主伴有少许囊腔、出血及坏死区

见的组合为无性细胞瘤和卵黄囊瘤（图 27-53）；其次为未成熟性畸胎瘤和卵黄囊瘤（图 27-54）；其他组合包括卵黄囊瘤和胚胎性癌（图 27-55）；卵黄囊瘤、胚胎性癌和未成熟性畸胎瘤（图 27-56）；无性细胞瘤和胚胎性癌（图 27-57），等等。含有绒毛膜癌成分的肿瘤类型组合最多样[91]。在这些肿瘤中，不同成分可能相互掺杂、有序地相接或者被纤维组织明显分隔。由于不同成分对化疗的敏感性不同，建议对肿瘤进行全面取材并在病理报告中注明每种成分在肿瘤中的占比。

胚胎样小体可见于 21% 的混合性生殖细胞肿瘤，通常呈现一种局灶性特殊的卵圆形至圆形的结构，由胚胎性癌和（或）卵黄囊上皮组成，具有不同分化。分化好的胚胎样小体具有多少不等的胚盘（由胚胎性癌型上皮组成，其下有薄层的卵黄囊上皮）及相应的羊膜腔和原始卵黄囊腔（图 27-58）；发育不良和流产型胚胎样体则表现为细胞板的双层结构不清、细胞成团而不呈板状排列、羊膜囊与卵黄囊不对称或形状不规则、一侧多个微囊、微囊内有分隔或仅单侧形成微囊等。这些胚胎样小体可单独或成群存在，甚至形成多胚瘤（大量融合的分化好的胚胎样小体）[91]，其周围常围绕源自胚外中胚层的疏松结缔组织。需要注意的是，胚胎样小体属于一种最原始的形态（类似人类正常体节前胚胎第 13 天），可见于未成熟性畸胎瘤，而其本身是否属于混合性生殖细胞肿瘤目前尚存在争议[91]。

【分子遗传学】

许多肿瘤具有 12 号染色体异常（等臂染色体 i12p 和 12p 获得），部分肿瘤源自具有正常或异常染色体核型患者的性腺母细胞瘤[7]。

【预后和治疗】

肿瘤分期是影响患者预后的最重要因素。临床治疗采用手术切除并联合多种化学药物治疗，化疗方案选择应针对恶性程度高的成分，肿瘤对铂类化疗具有高度敏感性。

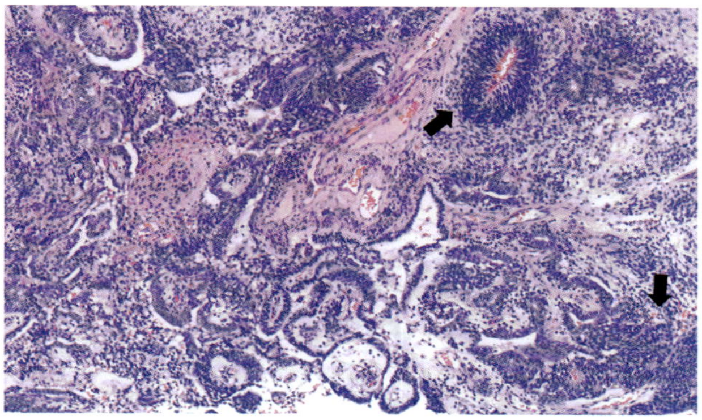

图 27–54　混合性生殖细胞肿瘤（未成熟性畸胎瘤 + 卵黄囊瘤）
卵黄囊瘤区域可见 S-D 小体，未成熟性畸胎瘤区域（箭头）细胞体积小、核深染，可见原始神经管形成

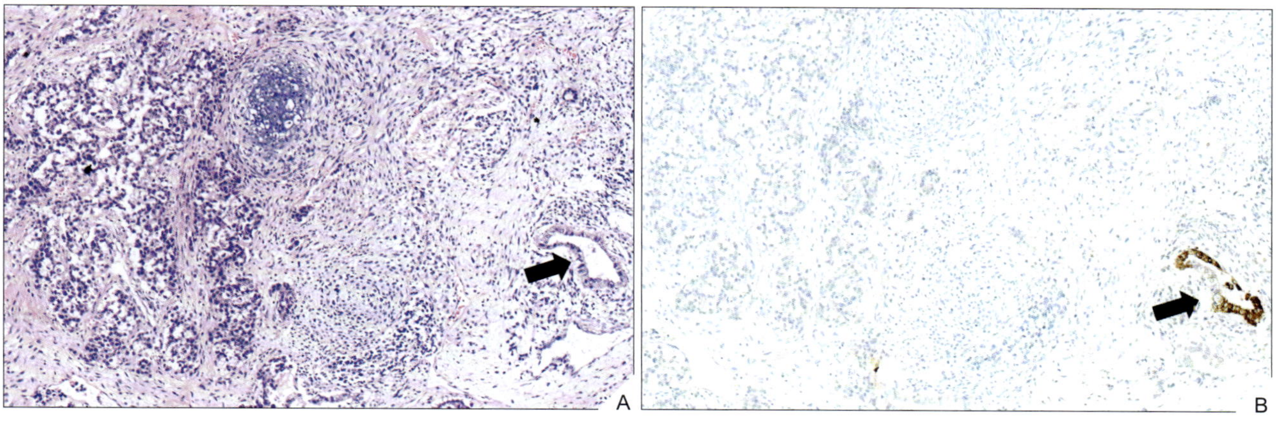

图 27–53　混合性生殖细胞肿瘤（无性细胞瘤 + 卵黄囊瘤）
A. 左侧为无性细胞瘤，右侧可见少许卵黄囊瘤成分（箭头），中央有少许软骨组织；B. AFP 染色无性细胞瘤成分呈阴性，卵黄囊瘤成分阳性（箭头）

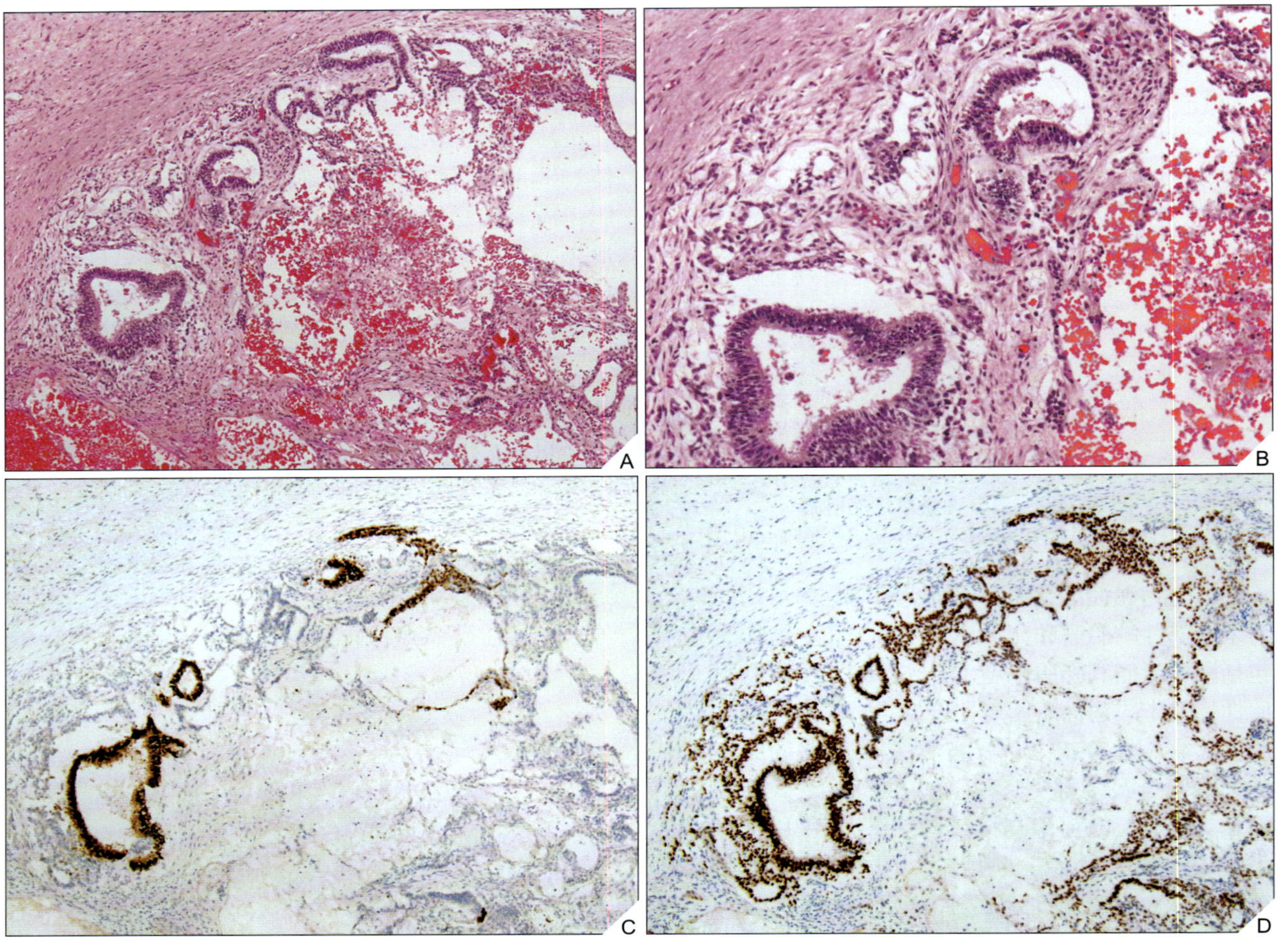

图 27-55 混合性生殖细胞肿瘤（卵黄囊瘤 + 胚胎性癌）

卵黄囊瘤的细胞核小伴有微囊样改变和黏液性间质，而胚胎性癌呈腺样结构，细胞核大、核仁明显（A、B）；免疫组化染色 OCT4 标记胚胎性癌（C），SALL4 标记卵黄囊瘤和胚胎性癌（D）

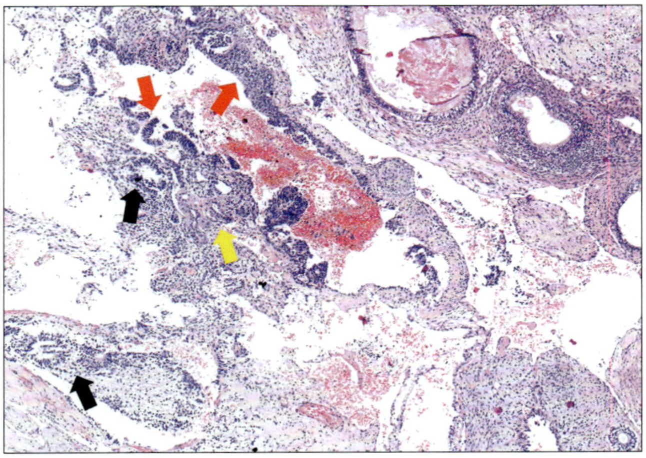

图 27-56 混合性生殖细胞肿瘤（卵黄囊瘤 + 胚胎性癌 + 未成熟性畸胎瘤）

肿瘤组织内可见卵黄囊瘤成分（黄色箭头）、胚胎性癌成分（红色箭头）、未成熟性畸胎瘤成分（黑色箭头）

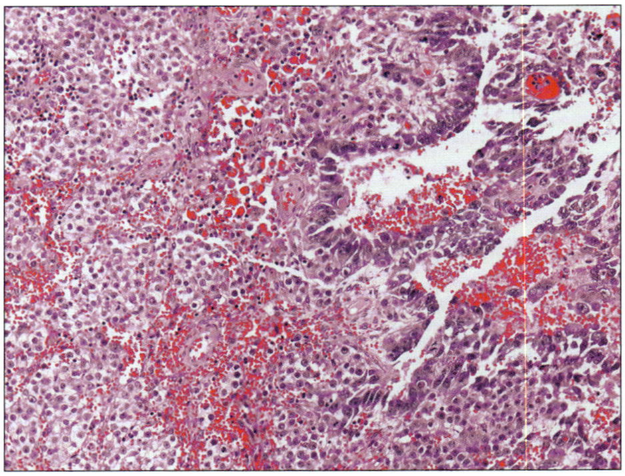

图 27-57 混合性生殖细胞肿瘤（无性细胞瘤 + 胚胎性癌）

左侧为无性细胞瘤，右侧为胚胎性癌（细胞核异型性显著）

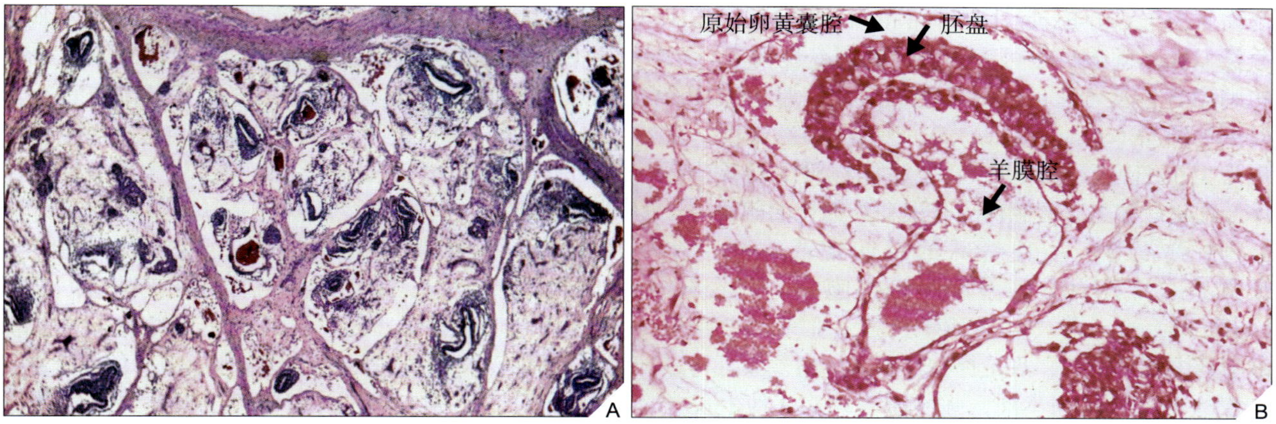

图 27–58　胚胎样小体

A. 分化好的胚胎样小体；B. 由胚盘及相应的羊膜腔和原始卵黄囊腔组成

第四节　性腺母细胞瘤、未分类的混合性生殖细胞和性索–间质肿瘤

（gonadoblastoma and germ cell-sex cord-stromal tumors，unclassified）

生殖细胞和性索 - 间质肿瘤由生殖细胞和性索 - 间质两类成分混合构成，分为两种类型：一种为性腺母细胞瘤（包括性腺母细胞瘤伴恶性生殖细胞肿瘤），该类型绝大多数源自发育不良的性腺；另一种为未分类的混合性生殖细胞和性索 - 间质肿瘤，患者无性腺发育异常的证据。这两种类型具有不同的组织起源与独特的形态学特征。

一、性腺母细胞瘤，包括性腺母细胞瘤伴恶性生殖细胞肿瘤

（including gonadoblastoma with malignant germ cell tumor）

【定义】

性腺母细胞瘤（gonadoblastoma）是一种独特的原位生殖细胞肿瘤，至少部分与睾丸原位生殖细胞肿瘤（germ cell neoplasia in situ，GCINS）类似的生殖细胞呈巢状位于不完全分化的性索细胞内。

【临床特征】

性腺母细胞瘤罕见，绝大多数发生在 15 岁之前，平均年龄 18 岁（0～38 岁）。肿瘤几乎均来源于异常的性腺，多数为性腺发育不良，包括条索状性腺、不能确定的性腺和发育不全的睾丸，也可发生于真两性畸形，偶见于外观正常的女性与正常卵巢。患者常因原发或继发性闭经或生殖道发育异常就诊。约 50% 的患者为女性表型伴有男性化，20% 为男性表型伴有尿道下裂和隐睾，其余患者为不伴男性化的女性表型。

【大体病理学】

肿瘤可累及单侧或双侧卵巢（约占 40%）。肿瘤界限不清，单一型性腺母细胞瘤一般体积较小，直径通常为 2～3cm，很少超过 8cm，1/4 的肿瘤只能通过组织学检查被发现。肿瘤切面实性，呈灰白色、灰黄色或棕褐色，质软呈肉质变或质硬伴有钙化，半数肿瘤切面可见钙化颗粒和斑点。当性腺母细胞瘤合并无性细胞瘤过生长或其他恶性生殖细胞肿瘤成分时，肿瘤的体积常较大并伴有相应的大体改变。

【组织病理学】

1. 经典型　肿瘤由原始生殖细胞与分化不成熟的性索细胞组成，这些细胞排列呈巢状，周围以纤维结缔组织分隔（图 27-59）。多数生殖细胞类似于无性细胞瘤细胞，呈圆形，体积较大，胞质透亮或轻度颗粒状，细胞核大，呈圆形、空泡状，核仁明显，可见核分裂象（甚至非常显著），但是也可以出现类似精母细胞的生殖细胞。性索细胞类似于未成熟支持细胞和粒层细胞，呈圆形或卵圆形，核深染、呈卵圆形，无核分裂象。瘤巢中的性索细胞可具有 3 种典型的排列方式：①沿瘤巢周围呈花环状排列；②围绕在单个或数个生殖细胞的周围；③排列成小的圆形空腔或腺泡，腔内含有无定形透明的嗜酸性 PAS 阳

性物质，与Call-Exner小体非常相似。肿瘤的间质成分类似卵巢间质，也可为致密的透明变性物质。2/3的肿瘤含有黄素化的间质细胞或间质细胞，但缺乏Reinke结晶（crystals of Reinke）。肿瘤常发生退变，表现为生殖细胞数量减少、基底膜样物质沉积及沙砾体样钙化灶多见，甚至可完全退变为钙化的团块。

2. 弥漫型　一种特殊的浸润性或弥漫性生长方式，又称为分割型性腺母细胞瘤（dissecting gonadoblastoma）[7, 76]。这种生长方式在多数性腺母细胞瘤中都可见到，只是存在量多量少的差异。与经典型的小巢状排列不同，弥漫型表现为3种生长方式：①实性或者膨胀性生长，生殖细胞融合呈大的实性细胞巢，其间具有纤维间隔；②相互吻合或串联的小巢；③条索状生长方式，生殖细胞不规则分布于丰富的间质中。分割型由于细胞巢大，性索细胞不明显，有时候需要行免疫组化染色才能诊断，并需要与无性细胞瘤鉴别（详见“无性细胞瘤”鉴别诊断）。

约60%具有Y染色体的性腺母细胞瘤存在浸润性恶性生殖细胞肿瘤成分，最常见的类型是无性细胞瘤（57%），其次是卵黄囊瘤、胚胎性癌（4%）及畸胎瘤（4%）。尽管具有正常核型的性腺母细胞瘤不多见，但这类肿瘤的绝大多数（12/14）也会出现浸润性恶性生殖细胞肿瘤成分，且浸润性恶性生殖细胞肿瘤类型与前者没有差异[69]。既往文献曾报道了一例睾丸外精母细胞样肿瘤（图27-60），患者为24岁女性，外周血核型为46，XX，在妊娠期间发现肿瘤，此前已生育过2个健康小孩，该肿瘤病理类型为性腺母细胞瘤伴无性细胞瘤和精母细胞性肿瘤样的成分[69]。事实上，在临床实践中，明确界定无性细胞瘤和精母细胞性肿瘤样成分非常困难且缺乏必要性，大多数病例诊断为性腺母细胞瘤伴无性细胞瘤即可。

【免疫组化】

肿瘤由两种细胞类型构成（图27-61A），其中生殖细胞成分SALL4（图27-61B）、LIN28、OCT4（图27-61C）、PLAP、CD117和D2-40阳性；性索成分WT1（图27-61D）、inhibin、Calretinin、SF-1、FOXL2和SOX9阳性[76]。

【分子遗传学】

半数患者核型为46，XY，1/4为45，XO/46，XY嵌合体，个别为46，XX或45，XO/46，XX及其他嵌合体、45，XO或Turner综合征，文献中曾报道有些患者外周血核型为46，XX，甚至具有正常生育能力，目前认为这些患者可能也具有细微的Y染色体嵌合体，只是现有检测方法（外周血核型分析）无法发现这一改变[92]。Y染色体着丝粒附近的睾丸特异蛋白Y编码（testis-specific protein，Y-encoded，TSPY）基因对于性腺母细胞瘤的发生极为重要。目前认为生

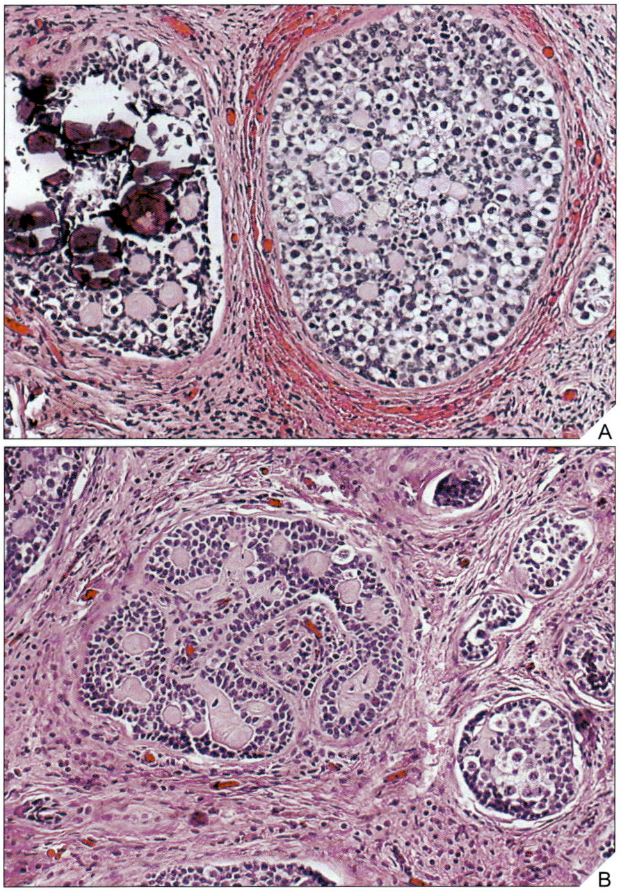

图27-59　性腺母细胞瘤

性索样结构排列成小圆形空腔，腔内含无定形透明物质（A）和小管样结构（B），无性细胞瘤或精原细胞瘤样成分见于小圆形结构的两侧（A，右侧），沙砾体样钙化灶明显（A）

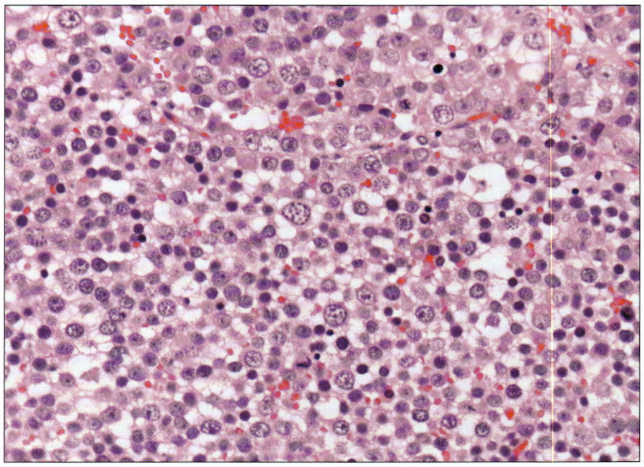

图27-60　类似睾丸精母细胞性肿瘤的卵巢生殖细胞肿瘤

肿瘤内存在3种细胞成分：小细胞类似淋巴细胞，染色质深染、胞质稀少；中等大小的细胞最多见，细胞核呈圆形，染色质呈颗粒状至丝状；大细胞数量较少，染色质主要呈颗粒状。该肿瘤与无性细胞瘤混合存在，均起源于性腺母细胞瘤

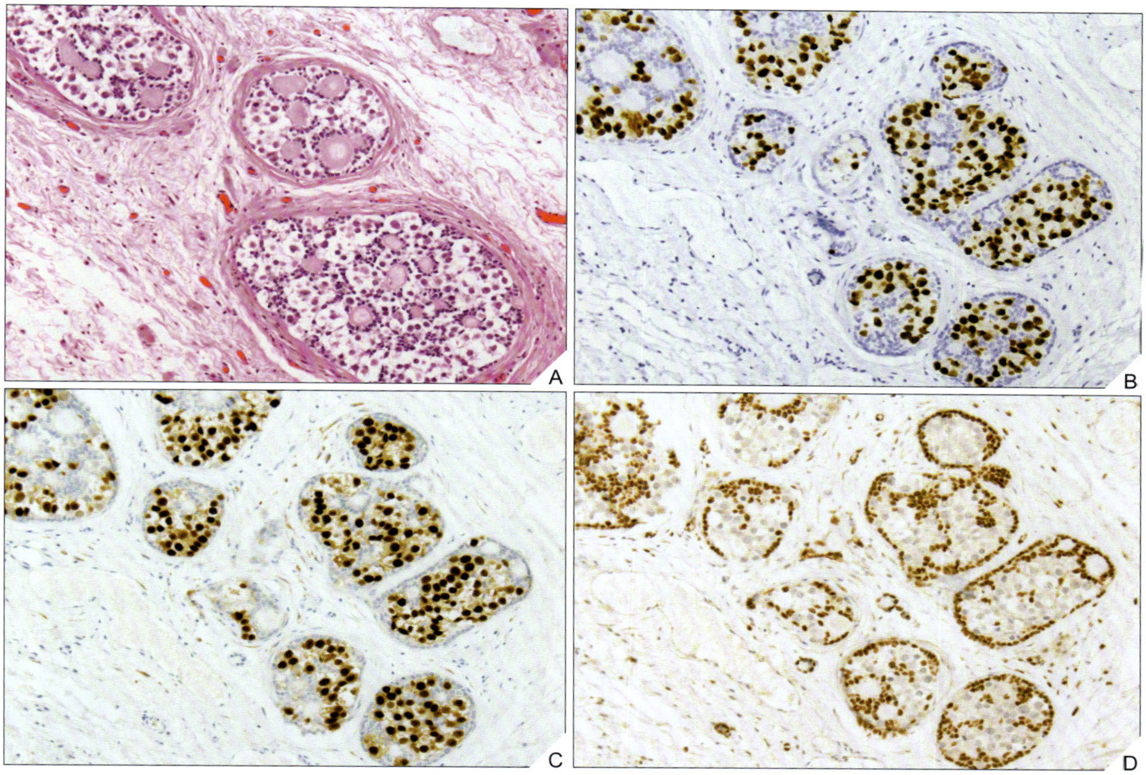

图 27–61　性腺母细胞瘤

肿瘤由两种类型细胞构成（A），生殖细胞 SALL4（B）和 OCT4（C）阳性，而性索细胞 WT1（D）阳性

殖细胞的成熟延迟、OCT3/4 和 TSPY 共表达及 KIT/KITLG 信号途径的增强参与促进肿瘤性转化[7]。

【鉴别诊断】

1. 无性细胞瘤　该肿瘤无性索成分，罕见钙化，可借以区别。若肿瘤内查见钙化时，要多切片仔细检查，以确定是否合并不易被察觉的性腺母细胞瘤。

2. 伴环状小管的性索肿瘤（sex cord tumors with annular tubules）　该肿瘤以性索细胞组成环状或实性小管，管腔内可含有嗜酸性小体或钙化的沙砾体（常见于 Peutz-Jeghers 综合征患者），但缺乏生殖细胞成分，肿瘤亦不发生于发育不良的性腺。

3. 两性母细胞瘤（gynandroblastoma）　该肿瘤兼备成年型或幼年型粒层细胞瘤成分及支持细胞瘤或支持 - 间质细胞瘤成分，尽管间质内可有睾丸型间质细胞或黄素化卵泡膜细胞，但缺乏生殖细胞成分，故不同于本瘤。

4. 未分类的混合性生殖细胞和性索 - 间质肿瘤　两者都由生殖细胞和性索 - 间质衍生成分密切混合组成，且都能再现性腺的胚胎发生，但未分类的混合性生殖细胞和性索 - 间质肿瘤中 Call-Exner 样小体和钙化灶少见，细胞排列主要呈条索状、小梁状，缺乏性腺母细胞瘤的巢状生长方式、嗜酸性 PAS 阳性物质及钙盐沉积。在临床上，性腺母细胞瘤具有男性化或去男性化的性腺退化表现，核型为 46，XY 或各种嵌合体；而未分类的混合性生殖细胞和性索 - 间质肿瘤发生于具有正常 46,XX 核型且表型正常的女性。

【预后和治疗】

单一型性腺母细胞瘤属于原位恶性生殖细胞肿瘤，此类肿瘤一旦确诊，患者需要检查染色体核型。绝大多数患者需要进行双侧性腺切除，以防止恶性生殖细胞肿瘤的发生。继发性恶性生殖细胞肿瘤则按照相应的肿瘤类型进行治疗。

二、未分类的混合性生殖细胞和性索 – 间质肿瘤（mixed germ cell and sex cord-stromal tumors，unclassified）

【定义】

混合性生殖细胞和性索 - 间质肿瘤由生殖细胞和性索细胞混杂组成，缺乏性腺母细胞瘤的特征，发生于正常核型和表型的女性，具有正常 46，XX 核型与发育正常的卵巢和外生殖器。

【临床特征】

此肿瘤罕见，以 10 岁以下的女婴和青春期前的幼女多见，偶见于绝经后女性[93]。最常见的临床表现为下腹部疼痛，部分患者可扪及下腹部肿块伴腹胀，肿块呈圆形、卵圆形，甚至不规则形状，大多数活动度好，表面光滑，质实，偶尔可有囊性感，伴有压痛。1/4的患者可出现青春期前性早熟症状，如乳房轻度发育、乳晕颜色加深，有时阴唇可发生轻度色素沉着或会阴部有少量阴毛生长，此外，患者常出现少量阴道出血。

【大体病理学】

肿瘤通常为单侧，体积相对较大，直径7～18cm。肿瘤常为圆形或卵圆形，包膜光滑，切面灰白色、灰黄色或黄褐色，多数为实性，也可以为实性伴有大小不等的囊性区域，坏死和钙化少见。

【组织病理学】

肿瘤由生殖细胞和支持细胞或粒层细胞样性索细胞混合组成，以多种方式排列，缺乏性腺母细胞瘤特有的巢状结构。

1. 条索样或小梁型　瘤细胞形成狭长的、呈分支状排列并相互吻合的条索样或小梁状结构，其间有柱状或大圆形细胞聚集，周围围绕丰富的纤维结缔组织间质，间质可以为缺乏结构的疏松水肿到致密的透明性变。

2. 管型　瘤细胞由实性的管状结构构成，周围由纤细的纤维结缔组织间隔，体积较小的性索细胞排列在周边并围绕生殖细胞。生殖细胞体积较大，胞质透亮，胞质内的糖原和脂质与无性细胞瘤相似，核大、呈空泡状，有显著的核仁（图27-62）。

3. 杂乱型　瘤细胞散在杂乱分布，单个或成簇的生殖细胞散布在性索细胞间，两种类型细胞的比例可以不同，有时性索细胞可相当丰富。

以上3种排列方式在肿瘤中可同时出现、随机组合。生殖细胞与性索细胞的比例在每个肿瘤的不同区域会有所不同，但常常密切混合。生殖细胞形态绝大多数像无性细胞瘤中的生殖细胞，并表达OCT4、PLAP、CD117和SALL4，偶尔生殖细胞表现为低级别形态；性索成分在形态上类似于支持-间质细胞瘤（包括网状型）、支持细胞瘤、伴环状小管的性索肿瘤或者未分类的性索-间质肿瘤（unclassified sex cord-stromal tumors），表达inhibin和SF-1[94]。

【鉴别诊断】

1. 性腺母细胞瘤　两者都由生殖细胞和性索-间质成分密切混合组成，但卵巢混合性生殖细胞和性索-间质肿瘤中Call-Exner样小体少见，细胞排列主要呈条索状、小梁状及实性的小管状，而性腺母细胞瘤以巢状结构为主。另外，卵巢混合性生殖细胞和性索-间质肿瘤缺乏生殖细胞成分的过生长，没有明显的透明样变和钙化等退行性改变。在临床上，性腺母细胞瘤具有男性化或去男性化的表现，核型为46，XY或各种嵌合体（表27-7）。

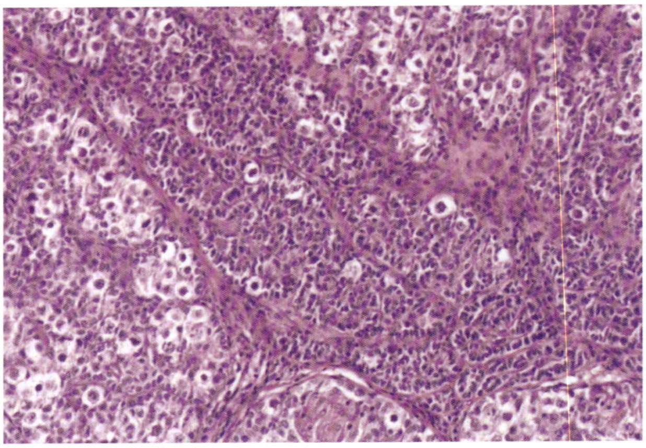

图27-62　未分类的混合性生殖细胞和性索-间质肿瘤

图片中央可见体积较小的性索细胞呈原始小管样排列，并被纤细的纤维结缔组织间隔成巢状结构，巢周围绕着大量无性细胞瘤样原始生殖细胞，这些细胞体积较大，胞质透亮，核大、呈空泡状，有显著的核仁

表27-7　性腺母细胞瘤与未分类的混合性生殖细胞和性索-间质肿瘤的鉴别

	性腺母细胞瘤	未分类的混合性生殖细胞和性索-间质肿瘤
临床表现	最常见于10～30岁	几乎全部在10岁以下
	大多数有异常的核型（包括Y染色体）	全部为46,XX核型
	肿瘤激素分泌症状或伴男性化及原发性闭经	正常女性表型，偶见同性假性性早熟
大体特征	肿瘤体积小	肿瘤体积大
	双侧占40%	几乎总是单侧，偶尔双侧
	钙化占45%	缺乏钙化
组织学特征	经典的巢状结构	结构多样
	常见玻璃样小体/微钙化	缺乏玻璃样小体/微钙化
	常见间质黄素化细胞	罕见间质黄素化细胞
	60%的病例伴有无性细胞瘤或其他类型生殖细胞肿瘤	少见伴有其他类型生殖细胞肿瘤

2. 无性细胞瘤 卵巢生殖细胞和性索 - 间质肿瘤含生殖细胞成分较多时，细胞排列方式可能与无性细胞瘤相似，但无性细胞瘤的肿瘤细胞巢穿插于纤维间质中，缺乏性索 - 间质成分。

【预后和治疗】

单一型肿瘤具有恶性潜能，但大多病例呈良性经过，罕见肿瘤的复发或转移，继发其他生殖细胞肿瘤的比例显著低于性腺母细胞瘤，仅为 10% 左右（绝大多数见于青春期后的患者）。治疗原则以手术为主，对于仅累及单侧卵巢的肿瘤，手术时应首先考虑保存患者的生育能力，可仅进行单侧卵巢切除。此肿瘤对化疗敏感。

参 · 考 · 文 · 献

[1] Sah S P, Uprety D, Rani S. Germ cell tumors of the ovary: a clinicopathologic study of 121 cases from Nepal[J]. J Obstet Gynaecol Res, 2004, 30(4): 303-308.

[2] Oltmann S C, Garcia N, Barber R, et al. Can we preoperatively risk stratify ovarian masses for malignancy?[J]. J Pediatr Surg, 2010, 45(1): 130-134.

[3] Berney D M, Stoneham S, Arora R, et al. Ovarian germ cell tumour classification: views from the testis[J]. Histopathology, 2020, 76(1): 25-36.

[4] Looijenga L H, Van Agthoven T, Biermann K. Development of malignant germ cells - the genvironmental hypothesis[J]. Int J Dev Biol,2013, 57(2-4): 241-253.

[5] Surti U, Hoffner L, Chakravarti A, et al. Genetics and biology of human ovarian teratomas. I. Cytogenetic analysis and mechanism of origin[J]. Am J Hum Genet, 1990, 47(4): 635-643.

[6] 苏文敬, 贺慧颖. 对睾丸与卵巢畸胎瘤临床病理特征的认识及思考[J]. 中华病理学杂志, 2022, 51(1): 7-11.

[7] WHO Classification of Tumours Editorial Board. WHO classification of female genital tumours[M]. 5th ed. Lyon: IARC Press, 2020.

[8] Ulbright T M. Germ cell tumors of the gonads: a selective review emphasizing problems in differential diagnosis, newly appreciated, and controversial issues[J]. Mod Pathol, 2005, 18(Suppl 2): S61-S79.

[9] Sato T, Hontake S, Shibuya H, et al. A solid mature teratoma of a feline ovary[J]. J Feline Med Surg, 2003, 5(6): 349-351.

[10] Terenziani M, D'Angelo P, Inserra A, et al. Mature and immature teratoma: a report from the second Italian pediatric study[J]. Pediatr Blood Cancer, 2015, 62(7): 1202-1208.

[11] Nolan A, Buza N, Margeta M, et al. Ovarian teratomas in women with anti-N-methyl-D-aspartate receptor encephalitis: topography and composition of immune cell and neuroglial populations is compatible with an autoimmune mechanism of disease[J]. Am J Surg Pathol, 2019, 43(7): 949-964.

[12] Kurman R J, Carcangiu M L, Herrington C S, et al. WHO classification of tumours of female reproductive organs[M]. 4th ed. Lyon: IARC Press, 2014.

[13] Yanai-Inbar I, Scully R E. Relation of ovarian dermoid cysts and immature teratomas: an analysis of 350 cases of immature teratoma and 10 cases of dermoid cyst with microscopic foci of immature tissue[J]. Int J Gynecol Pathol, 1987, 6(3): 203-212.

[14] Dabner M, McCluggage W G, Bundell C, et al. Ovarian teratoma associated with anti-N-methyl D-aspartate receptor encephalitis: a report of 5 cases documenting prominent intratumoral lymphoid infiltrates[J]. Int J Gynecol Pathol, 2012, 31(5): 429-437.

[15] Liang L, Zhang Y, Malpica A, et al. Gliomatosis peritonei: a clinicopathologic and immunohistochemical study of 21 cases[J]. Mod Pathol, 2015, 28(12): 1613-1620.

[16] Robboy S J, Scully R E. Ovarian teratoma with glial implants on the peritoneum. An analysis of 12 cases[J]. Hum Pathol, 1970, 1(4): 643-653.

[17] Yoon N R, Lee J W, Kim B G, et al. Gliomatosis peritonei is associated with frequent recurrence, but does not affect overall survival in patients with ovarian immature teratoma[J]. Virchows Arch, 2012, 461(3): 299-304.

[18] Hennes E, Zahn S, Lopes L F, et al. Molecular genetic analysis of bilateral ovarian germ cell tumors[J]. Klin Padiatr, 2012, 224(6): 359-365.

[19] Mann J R, Gray E S, Thornton C, et al. Mature and immature extracranial teratomas in children: the UK Children's Cancer Study Group Experience[J]. J Clin Oncol, 2008, 26(21): 3590-3597.

[20] Ramalingam P. Germ cell tumors of the ovary: a review[J]. Semin Diagn Pathol, 2023, 40(1): 22-36.

[21] O'Connor D M, Norris H J. The influence of grade on the outcome of stage I ovarian immature (malignant) teratomas and the reproducibility of grading[J]. Int J Gynecol Pathol, 1994, 13(4): 283-289.

[22] Norris H J, Zirkin H J, Benson W L. Immature (malignant) teratoma of the ovary: a clinical and pathologic study of 58 cases[J]. Cancer, 1976, 37(5): 2359-2372.

[23] Cao D, Guo S, Allan R W, et al. SALL4 is a novel sensitive and specific marker of ovarian primitive germ cell tumors and is particularly useful in distinguishing yolk sac tumor from clear cell carcinoma[J]. Am J Surg Pathol, 2009, 33(6): 894-904.

[24] Xue D, Peng Y, Wang F, et al. RNA-binding protein LIN28 is a sensitive marker of ovarian primitive germ cell tumours[J]. Histopathology, 2011, 59(3): 452-459.

[25] Chan J K, Gardner A B, Chan J E, et al. The influence of age and other prognostic factors associated with survival of ovarian immature teratoma - A study of 1307 patients[J].

Gynecol Oncol, 2016, 142(3): 446-451.
[26] Jorge S, Jones N L, Chen L, et al. Characteristics, treatment and outcomes of women with immature ovarian teratoma, 1998-2012[J]. Gynecol Oncol,2016, 142(2): 261-266.
[27] Euscher E D. Germ cell tumors of the female genital tract[J]. Surg Pathol Clin, 2019, 12(2): 621-649.
[28] Lobotesis K, U-King-Im J M, Cross J J, et al. Gliomatosis peritonei associated with a ventriculo-peritoneal shunt[J]. Clin Radiol, 2009, 64(1): 95-99.
[29] Park J Y, Kim D Y, Kim J H, et al. Malignant transformation of mature cystic teratoma of the ovary: experience at a single institution[J]. Eur J Obstet Gynecol Reprod Biol, 2008, 141(2): 173-178.
[30] Rubio A, Schuldt M, Chamorro C, et al. Ovarian small cell carcinoma of pulmonary type arising in mature cystic teratomas with metastases to the contralateral ovary[J]. Int J Surg Pathol, 2015, 23(5): 388-392.
[31] Veras E, Deavers M T, Silva E G, et al. Ovarian nonsmall cell neuroendocrine carcinoma: a clinicopathologic and immunohistochemical study of 11 cases[J]. Am J Surg Pathol, 2007, 31(5): 774-782.
[32] Miyamoto M, Takano M, Goto T, et al. Large cell neuroendocrine carcinoma arising in mature cystic teratoma: a case report and review of the literature[J].Eur J Gynaecol Oncol, 2012, 33(4): 414-418.
[33] Wei S, Baloch Z W, LiVolsi V A. Pathology of struma ovarii: a report of 96 cases[J]. Endocr Pathol, 2015, 26(4): 342-348.
[34] Rose P G, Arafah B, Abdul-Karim F W. Malignant struma ovarii: recurrence and response to treatment monitored by thyroglobulin levels[J]. Gynecol Oncol, 1998, 70(3): 425-427.
[35] Devaney K, Snyder R, Norris H J, et al. Proliferative and histologically malignant struma ovarii: a clinicopathologic study of 54 cases[J]. Int J Gynecol Pathol,1993, 12(4): 333-343.
[36] Fukunaga M, Ishibashi T, Koyama T, et al. Malignant struma ovarii with a predominant component of anaplastic carcinoma[J]. Int J Gynecol Pathol, 2016, 35(4): 357-361.
[37] Robboy S J, Shaco-Levy R, Peng R Y, et al. Malignant struma ovarii: an analysis of 88 cases, including 27 with extraovarian spread[J]. Int J Gynecol Pathol, 2009, 28(5): 405-422.
[38] Shaco-Levy R, Peng R Y, Snyder M J, et al. Malignant struma ovarii: a blinded study of 86 cases assessing which histologic features correlate with aggressive clinical behavior[J]. Arch Pathol Lab Med, 2012, 136(2): 172-178.
[39] Roth L M, Karseladze A I. Highly differentiated follicular carcinoma arising from struma ovarii: a report of 3 cases, a review of the literature, and a reassessment of so-called peritoneal strumosis[J]. Int J Gynecol Pathol, 2008, 27(2): 213-222.
[40] Cong H, Li T J, Chen G, et al. Missed initial diagnosis of malignant struma ovarii containing follicular thyroid carcinoma: metastatic pulmonary recurrence 17 yr after ovariectomy[J]. Int J Gynecol Pathol, 2015, 34(5): 445-449.
[41] Schmidt J, Derr V, Heinrich M C, et al. BRAF in papillary thyroid carcinoma of ovary (struma ovarii)[J]. Am J Surg Pathol, 2007, 31(9): 1337-1343.
[42] Tan A, Stewart C J, Garrett K L, et al. Novel BRAF and KRAS mutations in papillary thyroid carcinoma arising in struma ovarii[J]. Endocr Pathol,2015, 26(4): 296-301.
[43] Leong A, Roche P J, Paliouras M, et al. Coexistence of malignant struma ovarii and cervical papillary thyroid carcinoma[J]. J Clin Endocrinol Metab, 2013, 98(12): 4599-4605.
[44] Shaco-Levy R, Bean S M, Bentley R C, et al. Natural history of biologically malignant struma ovarii: analysis of 27 cases with extraovarian spread[J]. Int J Gynecol Pathol,2010, 29(3): 212-227.
[45] Soga J, Osaka M, Yakuwa Y. Carcinoids of the ovary: an analysis of 329 reported cases[J]. J Exp Clin Cancer Res, 2000, 19(3): 271-280.
[46] Baker P M, Oliva E, Young R H, et al. Ovarian mucinous carcinoids including some with a carcinomatous component: a report of 17 cases[J]. Am J Surg Pathol, 2001, 25(5): 557-568.
[47] Shin J H, Bae J H, Lee A, et al. CK7, CK20, CDX2 and MUC2 Immunohistochemical staining used to distinguish metastatic colorectal carcinoma involving ovary from primary ovarian mucinous adenocarcinoma[J]. Jpn J Clin Oncol, 2010, 40(3): 208-213.
[48] Bai X, Li N, Wang F, et al. Primary ovarian trabecular carcinoid tumor: a case report and literature review[J]. Arch Gynecol Obstet, 2010, 282(4): 407-411.
[49] Davis K P, Hartmann L K, Keeney G L, et al. Primary ovarian carcinoid tumors[J]. Gynecol Oncol, 1996, 61(2): 259-265.
[50] Niu D, Li Z, Sun L, et al. Carcinoid arising from the teratomatous bronchial mucosa in a mature cystic teratoma of the ovary: a case report[J]. Int J Gynecol Pathol, 2018, 37(2): 123-127.
[51] Rabban J T, Lerwill M F, McCluggage W G, et al. Primary ovarian carcinoid tumors may express CDX-2: a potential pitfall in distinction from metastatic intestinal carcinoid tumors involving the ovary[J]. Int J Gynecol Pathol, 2009, 28(1): 41-48.
[52] Desouki M M, Lioyd J, Xu H, et al. CDX2 may be a useful marker to distinguish primary ovarian carcinoid from gastrointestinal metastatic carcinoids to the ovary[J]. Hum Pathol, 2013, 44(11): 2536-2541.
[53] Hristov A C, Young R H, Vang R, et al. Ovarian metastases of appendiceal tumors with goblet cell carcinoidlike and signet ring cell patterns: a report of 30 cases[J]. Am J Surg Pathol, 2007, 31(10): 1502-1511.
[54] Yang C, Sun L, Zhang L, et al. Diagnostic utility of SATB2 in metastatic krukenberg tumors of the ovary: an immunohistochemical study of 70 cases with comparison to CDX2, CK7, CK20, chromogranin, and synaptophysin[J]. Am J Surg Pathol, 2018, 42(2): 160-171.

[55] Liang L, Olar A, Niu N, et al. Primary glial and neuronal tumors of the ovary or peritoneum: a clinicopathologic study of 11 cases[J]. Am J Surg Pathol, 2016, 40(6): 847-856.
[56] Gorski J W, Taylor J S, Zhang J, et al. Hormonal based treatment of ovarian anaplastic ependymoma with anastrozole[J]. Gynecol Oncol Rep, 2017, 20: 93-96.
[57] Ud Din N,Memon A, Aftab K, et al. Oligodendroglioma arising in the glial component of ovarian teratomas: a series of six cases and review of literature[J]. J Clin Pathol, 2012, 65(7): 631-634.
[58] Murdock T, Orr B, Allen S, et al. Central nervous system-type neuroepithelial tumors and tumor-like proliferations developing in the gynecologic tract and pelvis: clinicopathologic analysis of 23 cases[J].Am J Surg Pathol, 2018, 42(11): 1429-1444.
[59] Idowu M O, Rosenblum M K, Wei X J, et al. Ependymomas of the central nervous system and adult extra-axial ependymomas are morphologically and immunohistochemically distinct: a comparative study with assessment of ovarian carcinomas for expression of glial fibrillary acidic protein[J]. Am J Surg Pathol, 2008, 32(5): 710-718.
[60] Chumas J C, Scully R E. Sebaceous tumors arising in ovarian dermoid cysts[J]. Int J Gynecol Pathol, 1991, 10(4): 356-363.
[61] Akhtar M, Young I, Brody H. Anterior pituitary component in benign cystic ovarian teratomas. Report of three cases[J]. Am J Clin Pathol, 1975, 64(1): 14-19.
[62] Palmer P E, Bogojavlensky S, Bhan A K, et al. Prolactinoma in wall of ovarian dermoid cyst with hyperprolactinemia[J]. Obstet Gynecol,1990, 75(3 Pt 2): 540-543.
[63] Al-Bazzaz S, Karamchandani J, Mocarski E, et al. Ectopic prolactin-producing pituitary adenoma in a benign ovarian cystic teratoma[J]. Endocr Pathol, 2014, 25(3): 321-323.
[64] Shen X, Fan Y, Cao S. Primary malignant melanoma arising in an ovarian cystic teratoma[J]. Melanoma Res, 2017, 27(6): 601-606.
[65] Kuroda N, Hirano K, Inui Y, et al. Compound melanocytic nevus arising in a mature cystic teratoma of the ovary[J]. Pathol Int, 2001, 51(11): 902-904.
[66] Wu R T, Torng P L, Chang D Y, et al. Mature cystic teratoma of the ovary: a clinicopathologic study of 283 cases[J]. Zhonghua Yi Xue Za Zhi (Taipei),1996, 58(4): 269-274.
[67] Quero-Hernández A, Estrada-Correa R, Tenorio-Rodríguez H, et al. Malignant germ cell ovarian tumors: clinical characteristics, treatment and outcome[J]. Cir Cir, 2007, 75(2): 81-85.
[68] Warnnissorn M, Watkins J C, Young R H. Dysgerminoma of the ovary: an analysis of 140 cases emphasizing unusual microscopic findings and resultant diagnostic problems[J]. Am J Surg Pathol, 2021, 45(8): 1009-1027.
[69] Gru A A, Williams E S, Cao D. Mixed gonadal germ cell tumor composed of a spermatocytic tumor-like component and germinoma arising in gonadoblastoma in a phenotypic woman with a 46, XX peripheral karyotype: report of the first case[J]. Am J Surg Pathol,2017, 41(9): 1290-1297.
[70] Kao C S, Idrees M T, Young R H, et al. Solid pattern yolk sac tumor: a morphologic and immunohistochemical study of 52 cases[J]. Am J Surg Pathol, 2012, 36(3): 360-367.
[71] Sung M T, Wang M, MacLennan G T, et al. Histogenesis of sarcomatoid urothelial carcinoma of the urinary bladder: evidence for a common clonal origin with divergent differentiation[J]. J Pathol,2007, 211(4): 420-430.
[72] Cheng L, Thomas A, Roth L M, et al. OCT4: a novel biomarker for dysgerminoma of the ovary[J].Am J Surg Pathol, 2004, 28(10): 1341-1346.
[73] Chang M C, Vargas S O, Hornick J L, et al. Embryonic stem cell transcription factors and D2-40 (podoplanin) as diagnostic immunohistochemical markers in ovarian germ cell tumors[J]. Int J Gynecol Pathol, 2009, 28(4): 347-355.
[74] Hoei-Hansen C E, Kraggerud S M, Abeler V M, et al. Ovarian dysgerminomas are characterised by frequent KIT mutations and abundant expression of pluripotency markers[J]. Mol Cancer, 2007, 6: 12.
[75] Williams A S, Shawwa A, Merrimen J, et al. Expression of OCT4 and SALL4 in diffuse large B-cell lymphoma: an analysis of 145 consecutive cases and testicular lymphomas[J]. Am J Surg Pathol, 2016, 40(7): 950-957.
[76] Kao C S, Idrees M T, Young R H, et al. “Dissecting gonadoblastoma” of scully: a morphologic variant that often mimics germinoma[J]. Am J Surg Pathol, 2016, 40(10): 1417-1423.
[77] Roth L M, Cheng L. Classical gonadoblastoma: its relationship to the ‘dissecting’ variant and undifferentiated gonadal tissue[J]. Histopathology, 2018, 72(4): 545-555.
[78] McNamee T, Damato S, McCluggage W G. Yolk sac tumours of the female genital tract in older adults derive commonly from somatic epithelial neoplasms: somatically derived yolk sac tumours[J]. Histopathology, 2016, 69(5): 739-751.
[79] Choi H J, Moon M H, Kim S H, et al. Yolk sac tumor of the ovary: CT findings[J]. Abdom Imaging, 2008, 33(6): 736-739.
[80] Young R H. Ovarian tumors and tumor-like lesions in the first three decades[J]. Semin Diagn Pathol, 2014, 31(5): 382-426.
[81] Young R H. The schiller-duval body[J]. Int J Gynecol Pathol, 2019, 38(3): 288-300.
[82] Young R H, Wong A, Stall J N. Yolk sac tumor of the ovary: a report of 150 cases and review of the literature[J]. Am J Surg Pathol, 2022, 46(3): 309-325.
[83] Lee K H, Lee I H, Kim B G, et al. Clinicopathologic characteristics of malignant germ cell tumors in the ovaries of Korean women: a Korean Gynecologic Oncology Group Study[J]. Int J Gynecol Cancer, 2009, 19(1): 84-87.
[84] Nogales F F, Prat J, Schuldt M, et al. Germ cell tumour growth patterns originating from clear cell carcinomas of the ovary and endometrium: a comparative immunohistochemical study favouring their origin from

somatic stem cells[J]. Histopathology, 2018, 72(4): 634-647.

[85] Roth L M, Talerman A, Levy T, et al. Ovarian yolk sac tumors in older women arising from epithelial ovarian tumors or with no detectable epithelial component[J]. Int J Gynecol Pathol, 2011, 30(5): 442-451.

[86] Ulbright T M. Gonadoblastoma and hepatoid and endometrioid-like yolk sac tumor: an update[J]. Int J Gynecol Pathol, 2014, 33(4): 365-373.

[87] McCluggage W G, Fu L, Mohler K, et al. An unusual enteric yolk sac tumor: first report of an ovarian germ cell tumor associated with a germline pathogenic variant in DICER1[J]. Int J Gynecol Pathol, 2022, 41(4): 349-355.

[88] De Backer A, Madern G C, Oosterhuis J W, et al. Ovarian germ cell tumors in children: a clinical study of 66 patients[J]. Pediatr Blood Cancer, 2006, 46(4): 459-464.

[89] Liu A, Cheng L, Du J, et al. Diagnostic utility of novel stem cell markers SALL4, OCT4, NANOG, SOX2, UTF1, and TCL1 in primary mediastinal germ cell tumors[J]. Am J Surg Pathol, 2010, 34(5): 697-706.

[90] Cronin S, Ahmed N, Craig A D, et al. Non-gestational ovarian choriocarcinoma: a rare ovarian cancer subtype[J]. Diagnostics (Basel), 2022, 12(3): 560.

[91] Safdar N S, Stall J N, Young R H. Malignant mixed germ cell tumors of the ovary: an analysis of 100 cases emphasizing the frequency and interrelationships of their tumor types[J]. Am J Surg Pathol, 2021, 45(6): 727-741.

[92] Ulbright T M, Young R H. Gonadoblastoma and selected other aspects of gonadal pathology in young patients with disorders of sex development[J]. Semin Diagn Pathol, 2014, 31(5): 427-440.

[93] De Backer A, Madern G C, Pieters R, et al. Influence of tumor site and histology on long-term survival in 193 children with extracranial germ cell tumors[J]. Eur J Pediatr Surg, 2008, 18(1): 1-6.

[94] Roth L M, Cheng L. On the histogenesis of mixed germ cell-sex cord stromal tumour of the gonads[J]. J Clin Pathol, 2017, 70(3): 222-227.

第二十八章

卵巢性索－间质肿瘤

Sex Cord-Stromal Tumors of the Ovary

王　昀　刘爱军　宁　燕　郑文新（Wenxin Zheng）

第一节　概　　述

卵巢性索-间质肿瘤（sex cord-stromal tumor，SCST）是一组由分化程度不等的粒层细胞（granulosa cells）、卵泡膜细胞（theca cells）、支持细胞（Sertoli cells）、间质细胞（Leydig cells）、纤维细胞及其各种黄素化细胞等性腺间质成分单一或混合构成的肿瘤。其分类复杂、形态多样。部分肿瘤具有产生类固醇激素的功能，因此患者可能会出现相关激素增多的临床症状或体征。

一、性索－间质肿瘤的组织发生

“性索”一词引自胚胎学术语。人胚胎第5周时，两侧的尿生殖嵴（urogenital ridge）被其中央出现的纵沟分为内侧的生殖腺嵴（gonadial ridge）和外侧的中肾嵴（mesonephric ridge），第6周时，生殖腺嵴表面上皮长入其下方的间充质，形成不规则的上皮细胞索，即初级性索（primary sex cord），同时，卵黄囊内胚层（entoderm）内的原始生殖细胞沿着后肠的背系膜迁入初级性索，形成性腺（sexual gland）。性腺的分化取决于胚细胞是否含有Y染色体。Y染色体短臂上有编码睾丸决定因子（testis determining factor，TDF）的性别决定区（sex determining region）。第7周时，若有TDF诱导，则性腺向睾丸分化。增生的初级性索在性腺外周呈放射状排列，以后形成曲细精管（seminiferous tubules）和睾丸网（rete testis）；性索周围的性腺间充质则逐渐分化出特殊的性腺间质：睾丸间质细胞。若缺乏TDF诱导，第8周后性腺初级性索逐渐萎缩，成为髓质索，并随着胚胎发育成熟，形成卵巢网；初级性索退化的同时，性腺表面又形成新的细胞索，即次级性索（secondary sex cord），也称皮质索（cortical cord），并逐渐分隔为许多孤立的细胞团，以后发育成包围单个生殖细胞的卵泡细胞（即粒层细胞）。性索周围的性腺间充质则逐渐分化出特殊的性腺间质：卵泡膜细胞。卵巢胚胎发育的复杂性决定了卵巢性索-间质肿瘤往往有多向分化，并且各种类型分化程度不等，形态多样，因此分类也比较复杂（见本节“性索-间质肿瘤的分类及肿瘤的一般特征”）。研究提示，卵巢性索-间质肿瘤的发生均与*SRY*基因无关，而是来源于正常染色体核型的女性的原始或未分化的性腺间质。

二、性索－间质肿瘤的发病率和临床意义

虽然卵巢性索-间质肿瘤仅占全部原发性卵巢肿瘤的5%～10%，但它们是临床上最常见的可伴有内分泌功能的卵巢肿瘤。各类卵巢性索-间质肿瘤所占比例在不同国家或地区可略有不同，其中纤维瘤（fibroma）和卵泡膜瘤最为常见（约占85%），其次，成年型粒层细胞瘤、支持-间质细胞瘤和硬化性间质瘤约占15%，而其他类型极其罕见，不到1%。

临床表现（包括内分泌症状）和患者年龄对性索-间质肿瘤的诊断和鉴别诊断极为重要，特别是有的肿瘤有明显的年龄相关性：如幼年型粒层细胞瘤主要发生于20岁以下的患者，支持-间质细胞瘤主要发生于月经初潮到25岁之间，卵泡膜瘤和成年型粒层细胞瘤大多数在25～50岁发病，类固醇细胞瘤、纤维瘤和纤维肉瘤（fibrosarcoma）主要发生于绝经后[1-5]。

卵巢性索-间质肿瘤的生物学行为和临床经过因组织学类型不同而有很大差异，如纤维瘤、卵泡膜瘤、硬化性间质瘤等属于良性肿瘤；成年型粒层细胞瘤多数具有远期复发的特点，属于低度恶性肿瘤；支持-间质细胞瘤恶性程度依据其分化程度而定，高分化支持-间质细胞瘤几乎均为良性，而中、低分化者属于低度恶性，预后远好于卵巢上皮性癌。还有一些肿瘤，即便诊断为同一类型，患者预后也不尽相同，如类固醇细胞瘤、幼年型粒层细胞瘤。各类性索-间质肿瘤的临床特点见表28-1。

三、性索－间质肿瘤的分类及一般特征

最新的卵巢性索-间质肿瘤依据肿瘤成分分为单纯性索肿瘤、单纯间质肿瘤或混合性性索-间质肿瘤（图28-1）。若肿瘤向单纯性索分化，则形成粒层细胞瘤、支持细胞瘤、环管状性索瘤等；若向单纯间质分化，则形成纤维瘤、卵泡膜瘤、各种类型的间质瘤、类固醇细胞瘤等；若既有性索成分又有间质成分分化，则形成不同分化程度的性索-间质混合性肿瘤；还有一些肿瘤，分化较差，难以确定其

表28-1 卵巢性索－间质肿瘤的临床特点

肿瘤类型	比例（%）	平均年龄（岁）	主要症状	相关综合征	相关基因异常
纤维瘤	70	48	肿物	Meigs综合征，Gorlin综合征	
纤维肉瘤	<1	50	肿物/下腹痛		
卵泡膜瘤	15	59	不规则阴道出血		12号染色体三体
硬化性间质瘤	2	24	不规则阴道出血		12号染色体三体 *FHL2-GLI2*融合基因形成
印戒细胞间质瘤	<1	37	肿物/下腹痛		
支持细胞瘤	<1	43	男性化		60%*DICER1*体细胞突变
莱迪细胞瘤	<1	58	男性化		
微囊性间质瘤	<1	45	盆腔肿物	家族性腺瘤性息肉病	*CTNNB1*或*APC*突变
成年型粒层细胞瘤	7	55	不规则出血/肿物		*FOXL2*突变
幼年型粒层细胞瘤	<1	13	性早熟/不规则出血	Ollier病，Maffucci综合征	*IDH1/2*突变，*AKT1*重复或突变
类固醇细胞瘤	<1	30	偶然发现		
环状小管性索瘤	<1	27～34	肿物、不规则出血	Peutz-Jeghers综合征	*STK11*突变
支持-间质细胞瘤	3	25	男性化或不规则出血	DICER1综合征	*DICER1*突变，少数*FOXL2*突变
性索-间质肿瘤	<1	49	肿物		

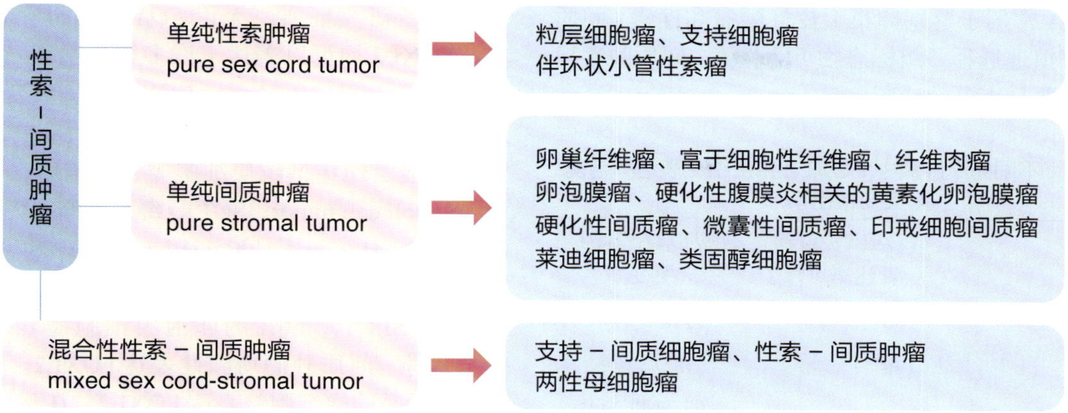

图 28-1　卵巢性索－间质肿瘤的分类
（根据 WHO 2020 年分类）

具体类型，则归入非特异（未分类）的性索 - 间质肿瘤。2014 年 WHO 分类中，曾删除了“两性母细胞瘤”这一类型，但在 2020 年新分类中，两性母细胞瘤重新被纳入混合性性索 - 间质肿瘤的分类，指同时具有男性及女性分化的性索 - 间质肿瘤，且对每种成分不再有比例要求。既往“伴有少量性索成分的间质瘤”在 2014 年分类中已被删除，因为该间质性肿瘤中出现小灶的性索成分极其罕见，而且没有临床意义，其诊断和预后均以间质成分为准。另外，间质黄体瘤（或称间质黄素瘤）和莱迪细胞瘤也被删除，因为这两者均极为罕见，可能分别是类固醇细胞瘤和莱迪细胞瘤退行性变的表现。

性索 - 间质肿瘤有些可分泌类固醇激素，所以也被称为卵巢的功能性肿瘤，但其内分泌特性复杂多样，形态与功能表现并不完全一致，患者可出现雌激素或雄激素分泌紊乱症状。这些内分泌症状有的是由肿瘤细胞本身分泌的性激素造成的，有的则为反应性的卵巢间质细胞分泌所致。患者可表现为腹痛、盆腹腔包块或内分泌症状，如由于雌激素过多可导致同性性早熟（homosexual precocity）、异常子宫流血、子宫内膜增生症或内膜癌等；由于雄激素增多可导致多毛症、痤疮、声音沙哑、月经周期紊乱、男性毛发分布特征、女性脂肪分布失常等。也可能无任何临床症状，仅在查体时偶然发现肿瘤或者因其他病变行手术切除卵巢，病理检查时意外发现肿瘤。

小部分性索 - 间质肿瘤与特殊的综合征或其他肿瘤有关，包括 Gorlin 综合征或 Meigs 综合征（纤维瘤）、Ollier 病（Ollier disease）或 Maffucci 综合征（JGCT）、DICER1 综合征（SLCT 和 JGCT）和 Peutz-Jeghers 综合征或宫颈微偏腺癌（环状小管性索瘤和支持细胞瘤）。因此卵巢性索 - 间质肿瘤有可能是与某综合征相关的首发表现。

目前，有几种免疫组化抗体被证实对卵巢性索 - 间质肿瘤的诊断有帮助。尤其是 inhibin-α 和 Calretinin 在大部分性索 - 间质肿瘤中呈阳性表达，因此具有重要的诊断意义[6]。在众多免疫组化标志物中，inhibin-α 特异性较高（敏感性相对较低），Calretinin 敏感性较高（特异性相对较低）。inhibin-α 和 Calretinin 的表达强度不一，可能呈现出灶状或者散在分布。此外，其他免疫组化标志物，如类固醇合成因子 1（steroidogenic factor 1，SF-1）、WT1、CD56、CD99 及 CD10 也在大部分性索 - 间质肿瘤的细胞中呈现不同分布状态的阳性表达（表 28-2）。莱迪细胞瘤和类固醇细胞瘤表达 melan-A（MART-1），据笔者观察，Calretinin 同时表达在性索及间质成分中时，在间质细胞胞质中的表达强度会更高。粒层细胞瘤中常见 CK 的表达，且同时可以表达 ER、PR，而 EMA 在几乎所有性索 - 间质肿瘤中呈阴性，

表 28-2　卵巢性索－间质肿瘤中常用的免疫组化标志物及表达模式

抗体	表达模式
inhibin-α	胞质
Calretinin	胞质 / 胞核
SF-1	胞核
FOXL2	胞核
WT1	胞核
CD56	胞质
CD99	胞质 / 胞膜
CD10	胞质 / 胞膜
melan-A	胞质

因此 EMA 常用于鉴别卵巢上皮性肿瘤和性索 - 间质肿瘤。审慎地选择一组标志物可为性索 - 间质肿瘤提供非常必要且充分的诊断信息。

表 28-3　不同卵巢肿瘤中 FOXL2 免疫组化表达率与基因突变检出率

	FOXL2免疫组化表达率（%）	*FOXL2*基因突变率
AGCT	100	97%
JGCT	100	3%
纤维瘤 / 卵泡膜瘤	80	卵泡膜瘤中约 15%*
FATWO	100	0
SLCT	50	7%
类固醇细胞瘤	9	0
卵巢上皮性肿瘤	0	0
卵巢转移癌	0	0

AGCT，成年型粒层细胞瘤；JGCT，幼年型粒层细胞瘤；FATWO，沃尔夫管起源的女性附件肿瘤；SLCT，支持 - 间质肿瘤。
* 此数据为既往文献报道，部分已重新归类于成年型粒层细胞瘤[10]。

最新研究证实，无论 *FOXL2* 是否存在基因突变，FOXL2 均可以表达于许多卵巢性索 - 间质肿瘤的细胞核[7]（表 28-3）。与 *FOXL2* 基因突变的相对特异不同，免疫组化染色显示，几乎所有的成年型粒层细胞瘤、幼年型粒层细胞瘤、纤维瘤、支持细胞瘤（Sertoli cell tumor，SCT）、纤维肉瘤、环管状性索瘤（sex cord tumor with annular tubule，SCTAT），以及 50% 的卵巢支持 - 间质细胞瘤（Sertoli-Leydig cell tumors，SLCT），60% 的卵泡膜细胞瘤和 75% 的非特异性索 - 间质肿瘤均阳性表达 FOXL2。但是，只有 9% 的类固醇细胞瘤表达 FOXL2，在莱迪细胞瘤、支持 - 间质细胞瘤的间质细胞成分、网状型支持 - 间质细胞瘤均不表达 FOXL2。在非性索 - 间质来源的肿瘤中，有报道 3 例沃尔夫管起源的女性附件肿瘤（female adnexal tumor of Wolffian origin，FATWO）阳性表达 FOXL2[7]。此外，FOXL2 的免疫组化染色强度和敏感性高于 inhibin-α 和 Calretinin。因此，尽管 FOXL2 本身对性索 - 间质肿瘤的鉴别诊断有局限性，但是它与 SF1、inhibin-α 及 Calretinin 组合，将提高性索 - 间质肿瘤诊断的敏感性[7-9]。

第二节　单纯性索分化肿瘤

一、粒层细胞瘤

粒层细胞瘤（granulosa cell tumor）是由卵泡粒层样细胞构成的肿瘤，瘤细胞具有卵泡粒层细胞及其黄素化细胞的形态特点，瘤组织内通常伴有数量不等的纤维细胞、卵泡膜样细胞及其黄素化细胞等间质成分。粒层细胞瘤分为成年型与幼年型，两者有不同的临床和病理特征。

（一）成年型粒层细胞瘤

【临床特征】

成年型粒层细胞瘤（adult granulosa cell tumor，AGCT）占所有卵巢肿瘤的 2% 左右，仅次于卵巢纤维卵泡膜类肿瘤，是第二常见的性索 - 间质肿瘤。粒层细胞瘤 95% 为成年型。AGCT 可发生于任何年龄，高峰年龄为 50～55 岁；半数以上发生于绝经后，极少数（<5%）发生于青春期前。常见的临床症状包括附件区肿物和（或）内分泌变化。AGCT 是伴有雌激素分泌增多症状最常见的卵巢肿瘤[11，12]，主要表现为经期延长、绝经后阴道出血等，患者常伴发子宫内膜增生症，少数患者甚至继发高分化子宫内膜样癌。青春期前患者可以出现同性假性早熟。部分患者出现腹痛、腹胀等非特异症状，甚至出现胸腔积液、腹水。因肿瘤破裂后致急腹症而就诊者约占 10%，且多见于年轻女性或孕妇。个别患者，尤其是单房囊性肿瘤者，可出现男性化（masculinization）症状，如闭经、多毛、痤疮等。粒层细胞瘤偶可伴发同侧卵巢的其他类型肿瘤，如黏液性囊腺瘤。

【大体病理学】

绝大多数（90%）肿瘤局限于一侧卵巢，瘤体大小不一，小者可能为偶然发现，大者可以充满盆腹腔。肿瘤呈类圆形，平均直径为 12.7cm，表面光滑或结节状，包膜常完整。切面多数为囊实性或实性，一般呈灰黄色或灰白色，质地软至硬韧，取决于肿瘤内是否含黄素化细胞及纤维性间质成分的多少。多数可见出血、坏死灶。囊性区呈多房或单房，内含浆液或有陈旧性出血。少数也可呈薄壁囊肿样，有的可见囊壁小结节（图 28-2，图 28-3）。

【组织病理学】

瘤组织排列形态多样，同一肿瘤中可能出

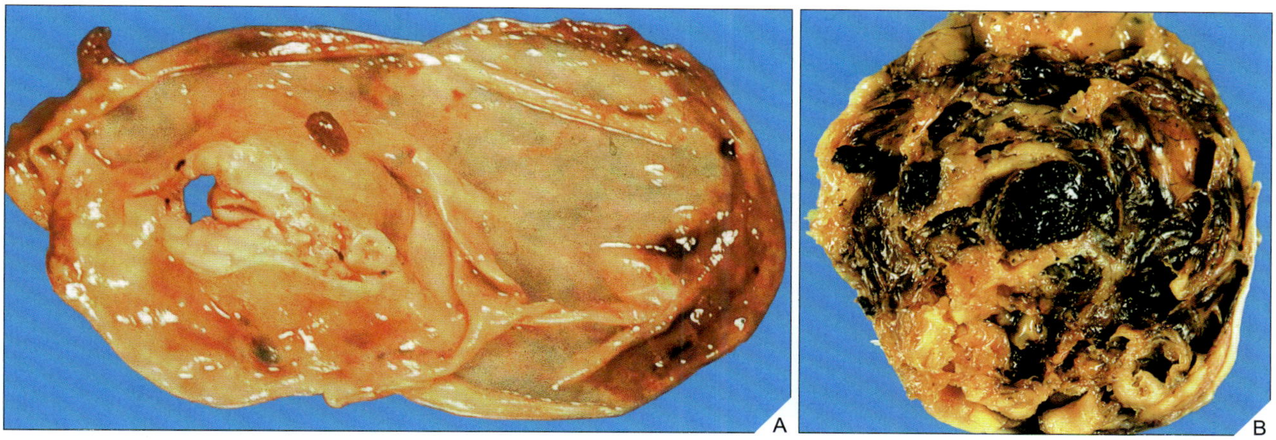

图 28-2　成年型粒层细胞瘤
A. 切面呈囊性、囊壁灰黄色；B. 另一例成年型粒层细胞瘤，切面囊实性，出血、坏死明显

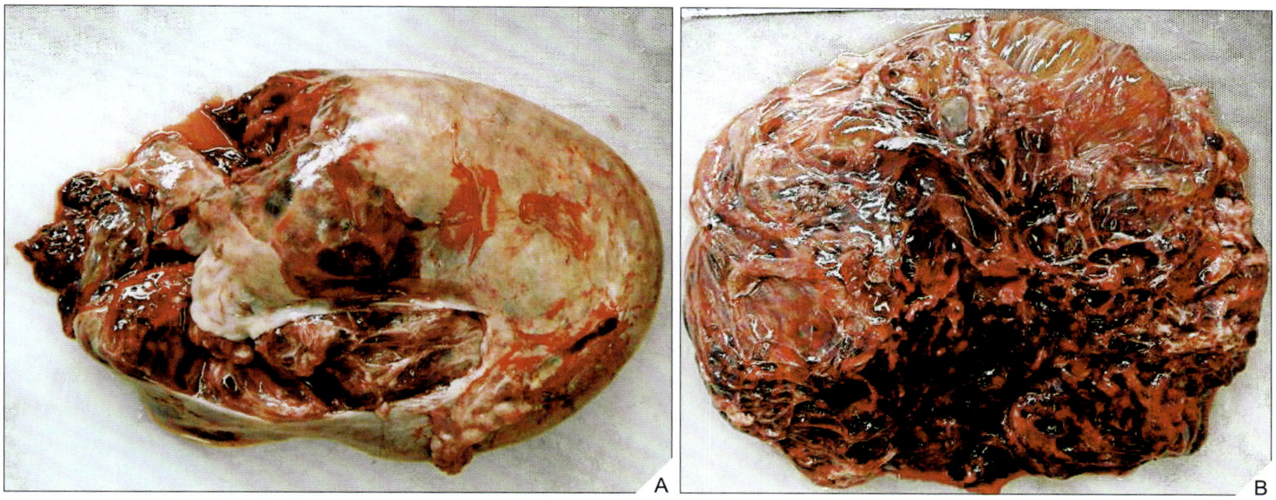

图 28-3　成年型粒层细胞瘤
A. 肿瘤包膜大部分完整，局部破溃；B. 切面呈囊实性，伴出血、坏死显著

现多种结构，如微滤泡（microfollicular）、巨滤泡（macrofollicular）、梁索状、岛状、缎带状或弥漫排列呈肉瘤样（图 28-4～图 28-10）。少数病例某些区域瘤组织囊性变，甚至形成假乳头（图 28-11）。AGCT 肿瘤细胞胞质少，细胞界限不清，细胞核呈圆形、卵圆形、多边形，也可呈短梭形，核染色质呈致密团块状或疏松空泡状，核仁小或无。瘤细胞可见纵向深核沟或核呈咖啡豆状（图 28-4），但并非所有 AGCT 都可见核沟（nuclear groove）。Call-Exner 小体（Call-Exner body）是 AGCT 的特征性改变（图 28-4，图 28-5），瘤细胞围绕中心腔无定向排列，中心腔内可为含核碎屑的嗜酸性分泌物或基底膜样

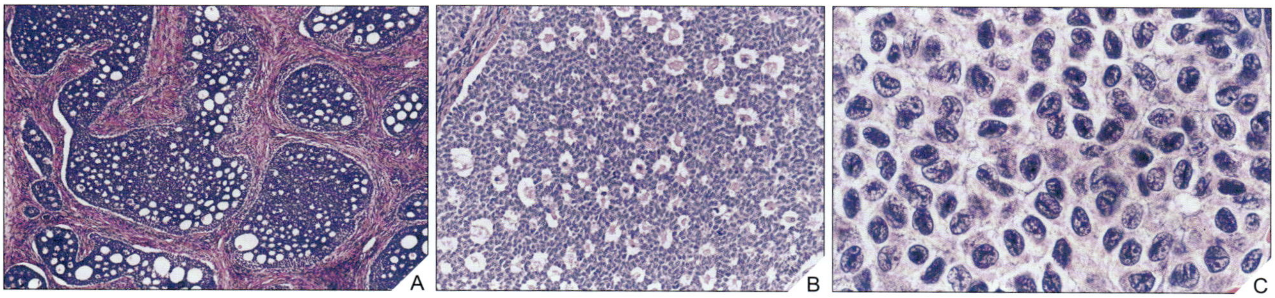

图 28-4　成年型粒层细胞瘤
A. 微滤泡结构；B.Call-Exner 小体中心腔内见含核碎屑的嗜酸性分泌物；C. 高倍镜下见瘤细胞呈咖啡豆状，见纵向核沟

粉染物，甚至嗜碱性蓝染物，但典型的 Call-Exner 小体仅见于微滤泡型和少部分其他型 AGCT，许多 AGCT 可见实心的小体样结构（图 28-6）。有时片状分布的瘤组织中出现大小不等、外形不规则的囊腔（巨滤泡），囊内含稀薄的嗜酸性液体，囊周多层瘤细胞无定向排列，其外围包绕纤维卵泡膜样间质；有

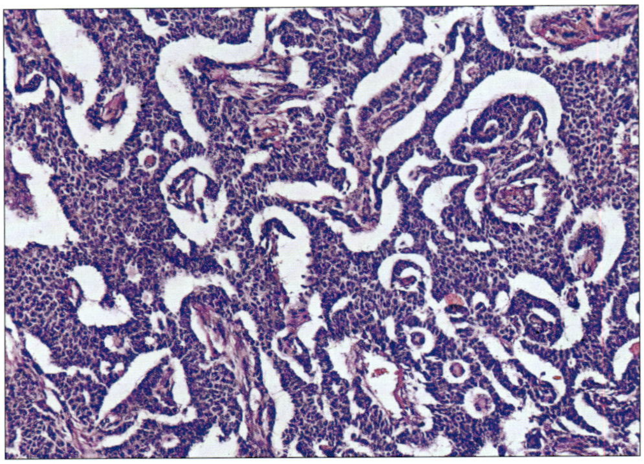

图 28-5　成年型粒层细胞瘤

梁索状结构内见 Call-Exner 小体

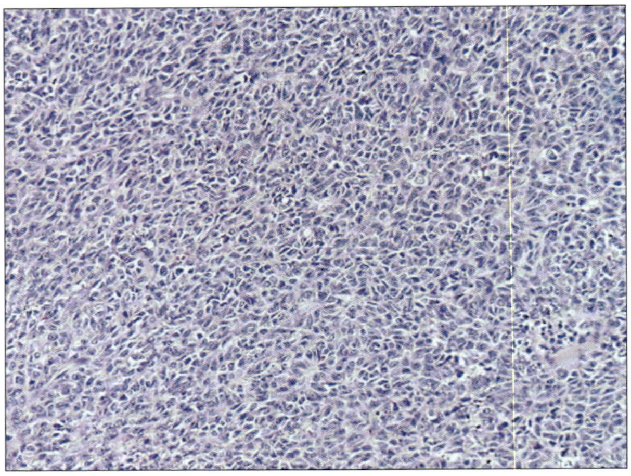

图 28-6　成年型粒层细胞瘤

肿瘤细胞排列成实心小体样结构，未形成典型的 Call-Exner 小体

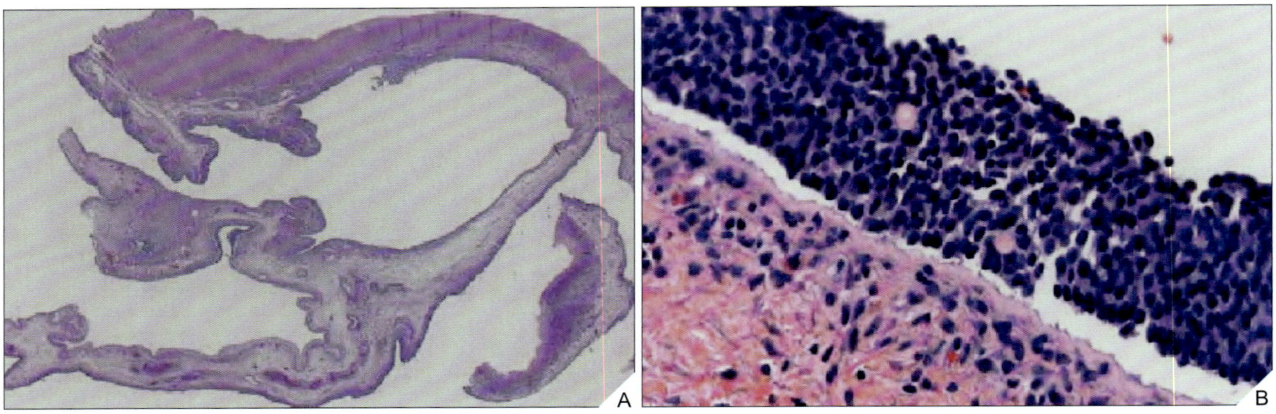

图 28-7　囊性成年型粒层细胞瘤

A. 低倍镜下见肿瘤以囊性结构为主，囊壁内局部见突起；B. 囊壁内衬覆复层的粒层细胞，并见微滤泡结构形成，周围无卵泡膜层

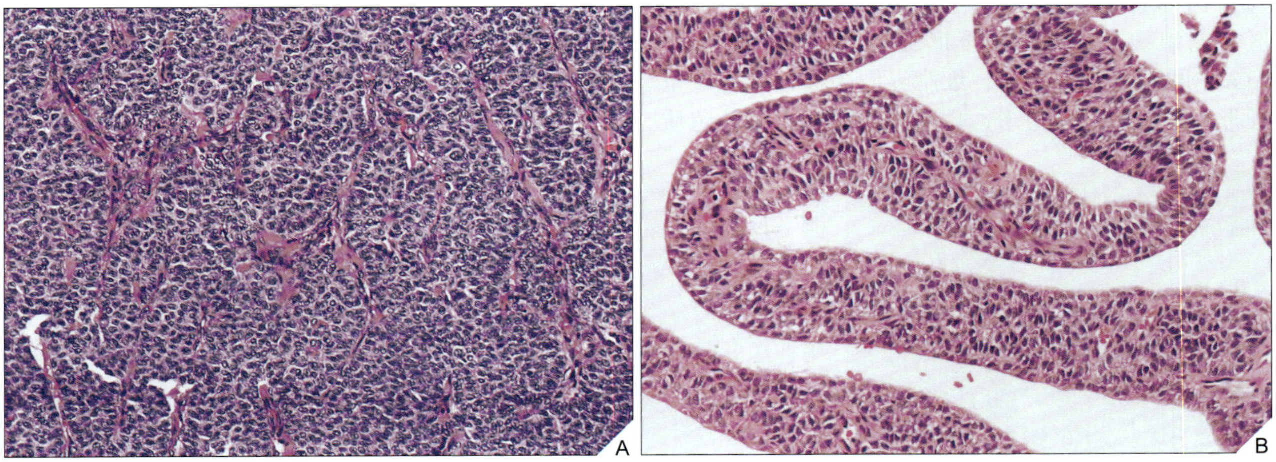

图 28-8　成年型粒层细胞瘤

示岛状结构，岛周边为栅栏状排列的瘤细胞。有时这种岛状结构排列紧密（A），有时疏松（B）

时囊性变显著可形成囊性AGCT（图28-7）。所谓岛状结构是指瘤细胞排列成不规则的片块或岛状，细胞岛内有时可见Call-Exner小体，岛周边瘤细胞核呈栅栏状排列，岛间为纤维性或卵泡膜样间质（图28-8）。梁索状结构为单层或多层瘤细胞呈带状或条索状排列、分支并互相吻合（图28-9）。缎带状也有称水洗绸样（watered silk pattern）或称脑回状结构，瘤细胞索更纤细，常单层排列，回旋吻合，间质成分稀少（图28-10）。弥漫性结构既往也称肉瘤样（sarcomatoid）粒层细胞瘤（图28-11，图28-12），但使用该诊断描述的时候需要注意与下文的“高级别转化/肉瘤样改变”区分，此处仅用来形容圆形或短梭形的瘤细胞弥漫分布排列，与周围间质分界不清，形似肉瘤，并不改变其低级别肿瘤的生物学行为；而后者则强调瘤细胞的异型性及多形性，是一种高级别肿瘤的形态特征，预后较差（详见下文“AGCT特殊的变异型”部分）。

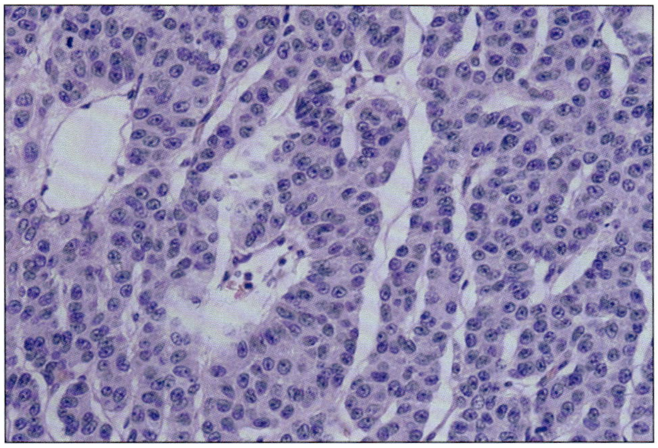

图28-9　成年型粒层细胞瘤
示单层或多层细胞的梁索状结构

少见情况下AGCT还可出现以下几种特殊的变异型。

1. 黄素化的AGCT　好发于绝经后女性，临床上常伴发子宫内膜增生，多为单侧，偶见双侧发生。因瘤细胞及其间质细胞成分发生黄素化（luteinization），大体上颜色更偏灰黄色（图28-13）。镜下表现为50%以上的肿瘤细胞失去典型的AGCT细胞特征，瘤细胞变大变圆，胞质丰富淡染或嗜酸性，富含脂质，似黄体细胞，核沟不明显，而核仁更清晰，呈结节状分布，间质可出现黏液样变（图28-14）[13, 14]。

2. AGCT伴肝样分化　AGCT中有时可见到灶状的肝样分化细胞，呈巢状散在分布于典型的AGCT背景中，偶尔在肿瘤内弥漫分布[15]，细胞呈上皮样，胞质嗜酸性，似间质细胞，但免疫组化染色该细胞不表达inhibin-α及vimentin，反而伴有肝细胞标志物如HEPA、EMA、CAM5.2、CEA的表达（图28-15）[16]，AFP表达情况不一，可能与细胞分化的成熟性有关。AGCT中出现肝样分化被认为可能是一种化生性改变，没有特殊临床意义。

3. AGCT伴奇异核细胞　在AGCT中有时可在局部出现瘤细胞核增大怪异[17]，或间质玻璃样变，奇异核细胞呈单核或多核甚至花环状，染色质粗糙、颗粒状，细胞具有多形性，但一般没有核分裂象（图28-16）。这种病例在周围都可发现典型的AGCT成分，所以诊断并不困难。一般认为这些奇异细胞属于一种退行性改变，不影响患者预后。

4. AGCT伴高级别转化　近年来有文献报道了AGCT伴高级别转化的病例[18, 19]，与典型AGCT相比，此类患者年龄略大（绝经后多见），肿瘤体积亦

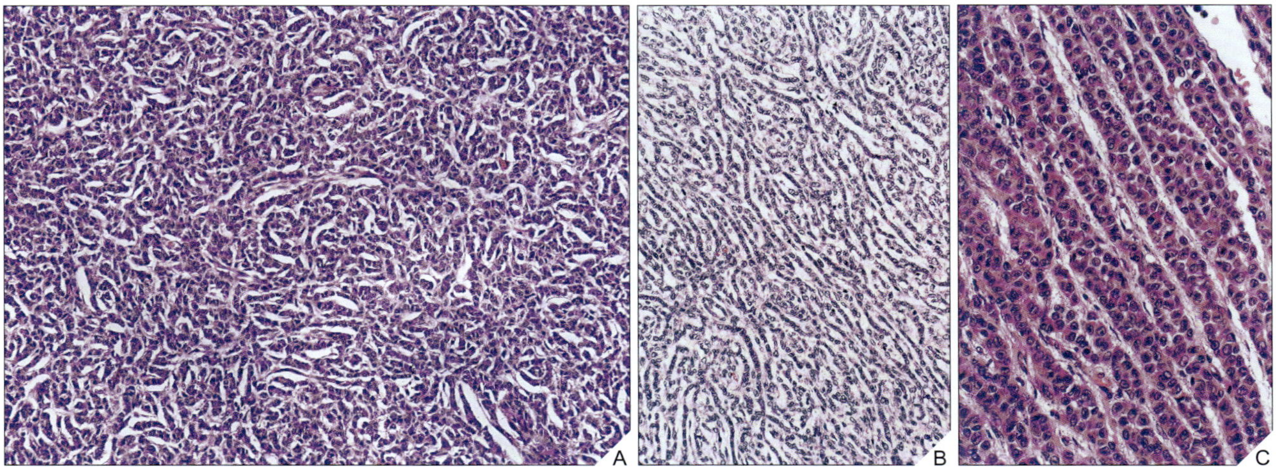

图28-10　成年型粒层细胞瘤
A. 示缎带样结构，排列成水洗绸样/脑回状；B. 瘤细胞单层排列；C. 瘤细胞多层排列

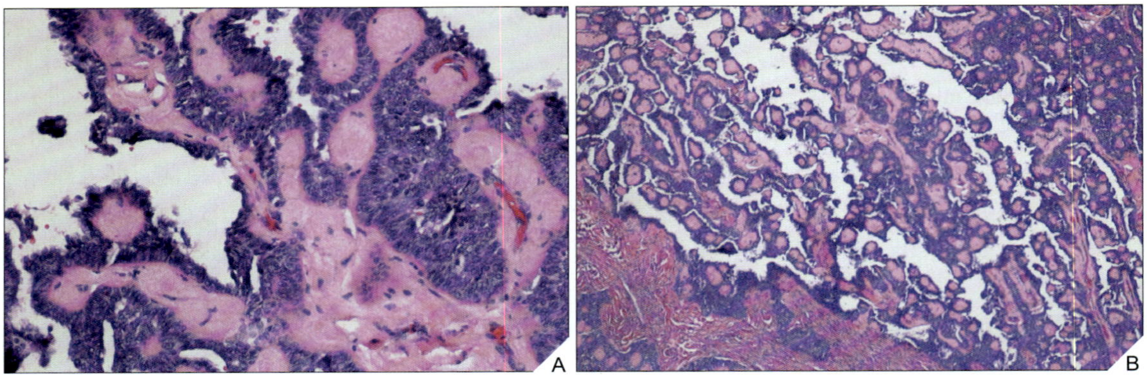

图 28-11 成年型粒层细胞瘤

肿瘤囊性变伴假乳头结构形成。A. 囊腔内见突起的乳头结构；B. 高倍镜下见乳头轴心玻璃样变，表面被覆单层或复层的肿瘤细胞

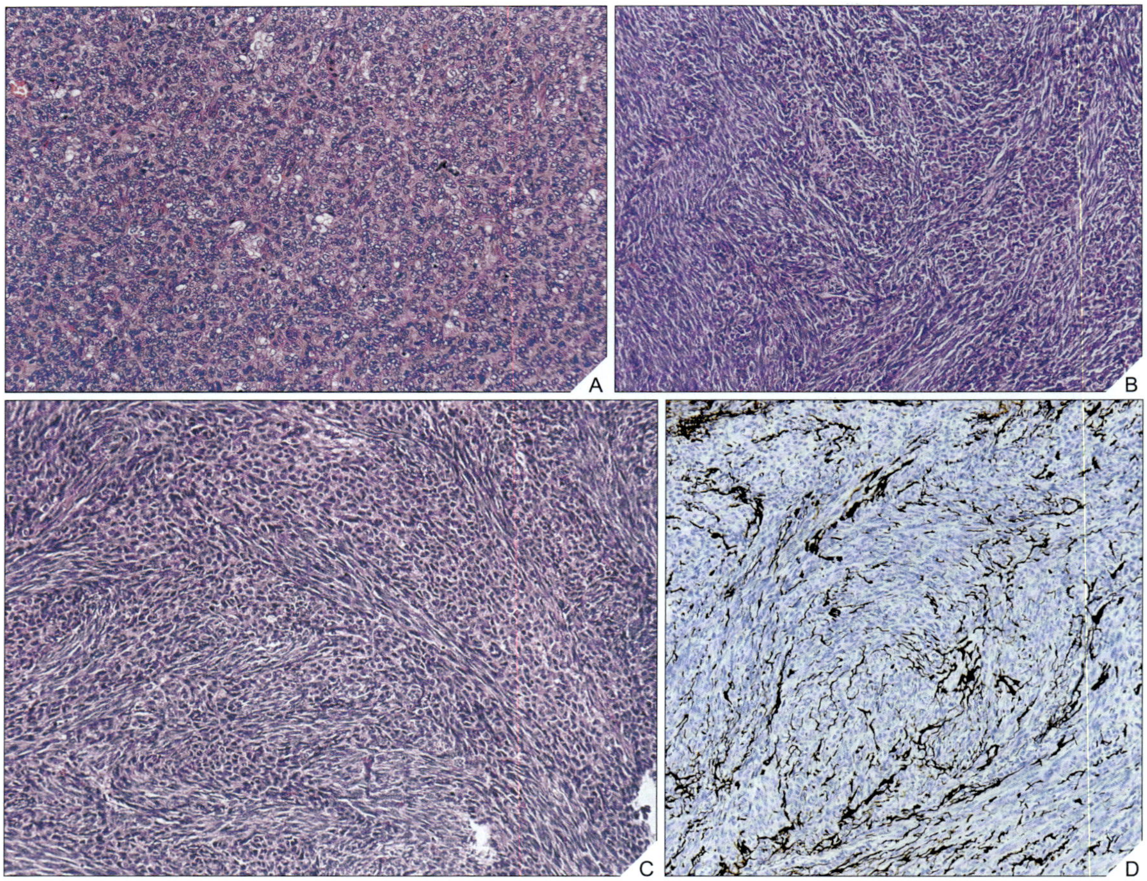

图 28-12 成年型粒层细胞瘤

A. 示瘤细胞弥漫排列，肉瘤样；B. 另一例肿瘤，圆形或短梭形瘤细胞交错分布，弥漫排列；C. 高倍镜所见；D. 网织纤维染色示瘤细胞呈巢状排列，网织纤维较少

较大，大体可见肿瘤性坏死，首诊时即可出现双侧卵巢受累或卵巢外转移。所谓“高级别转化”指肿瘤中可见典型的 AGCT 成分，但部分或大部分区域呈高级别组织形态 / 肉瘤样改变，包括出现明显的梭形细胞、显著的核异型性、高分裂象、坏死及 JGCT 样（胞质丰富嗜酸、核仁明显、分裂象增多、滤泡结构）特征（图 28-17）。发生高级别转化的 AGCT 可以出现在首发肿瘤中，也可以出现在典型的低级别 AGCT 复发肿瘤中[19]，表现为复发间距时间明显缩短。肿瘤中可同时见到低级别与高级别的成分，甚至仅出现高级别的成分。发生高级别转化的肿瘤，免疫表型上可能出现大部分性索 - 间质肿瘤标志物的表达缺失，

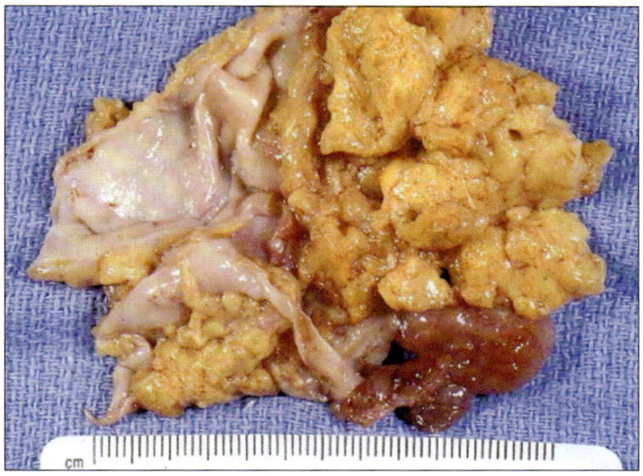

图 28-13　黄素化的成年型粒层细胞瘤伴显著囊性变

但 SF-1 表达相对稳定；在高级别转化区域 Ki-67 增生指数会明显升高（个别病例仍为低表达）。虽然组织形态已失去典型 AGCT 的特征，但肿瘤同样伴有 *FOLX2* 基因突变，这从分子角度证实了高级别肿瘤与低级别肿瘤的同源性。文献报道[18]，AGCT 出现高级别转化时约半数会伴 *TP53* 突变，相应会伴有 p53 和 p16 免疫组化的异常表达。进一步的研究[19]发现，TERT 启动子 *C228T* 突变及 *PIK3CA*、*PIK3R1*、*AKT1* 和 *NF2* 等基因的改变可能促进了肿瘤高级别转化的发生。因此，在绝经后女性发生的 AGCT 中出现上述异常改变时，要注意发生高级别转化的可能，因为

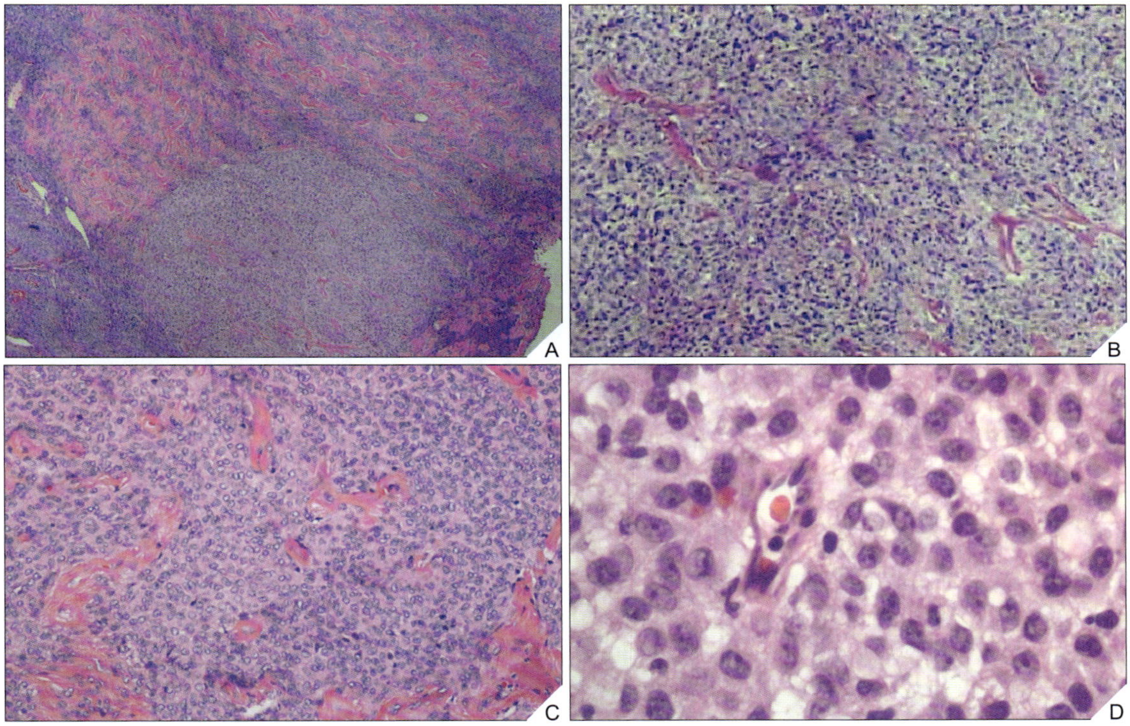

图 28-14　黄素化的 AGCT

A. 低倍镜下见肿瘤呈结节状分布；B. 局部间质伴黏液变性；C. 瘤细胞有丰富的嗜酸性胞质；D. 核沟不明显，可见明显的核仁

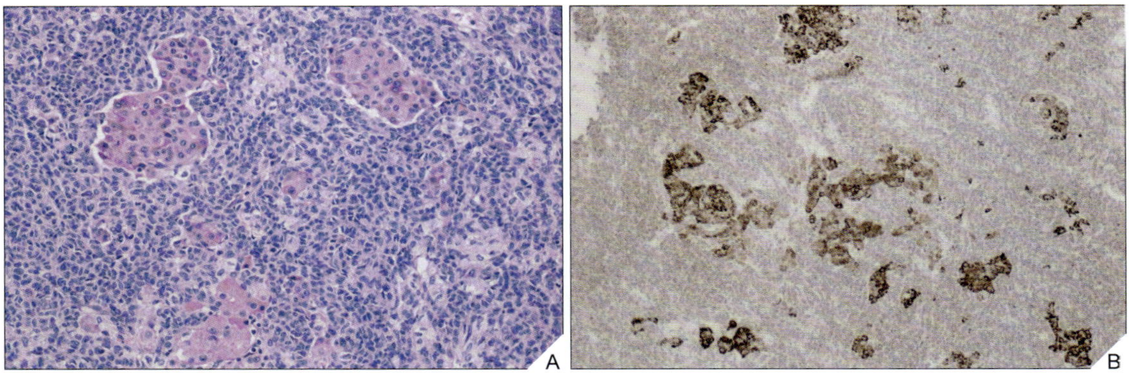

图 28-15　AGCT 伴灶状肝样分化

A. 细胞呈小巢状分布，胞质嗜酸性；B. 免疫组化显示 AGCT 中肝样分化细胞阳性表达 AFP

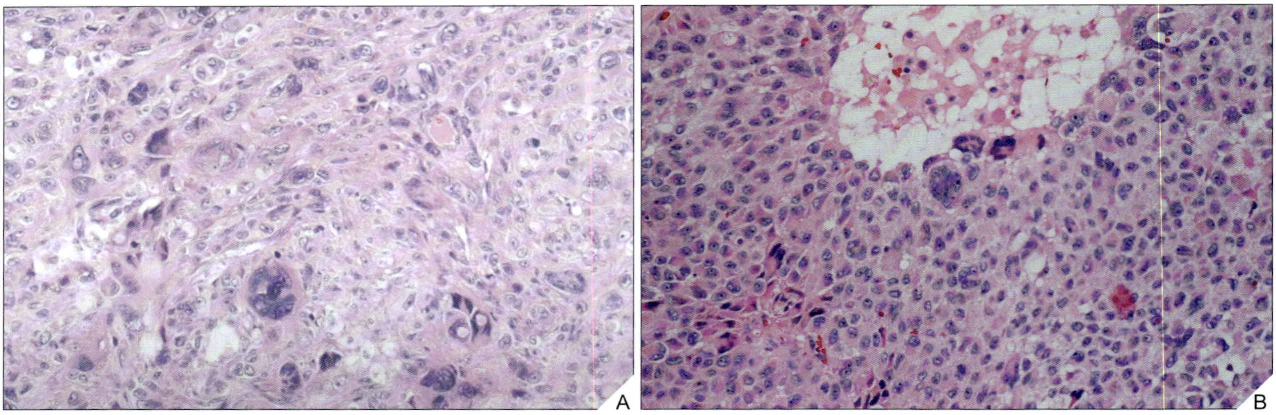

图 28-16 伴奇异核细胞的 AGCT，未见分裂象

A. 奇异核细胞核大，核形不规则，单核或多核；B. 多形性更明显，见花环状的奇异核细胞，染色质粗糙、颗粒状

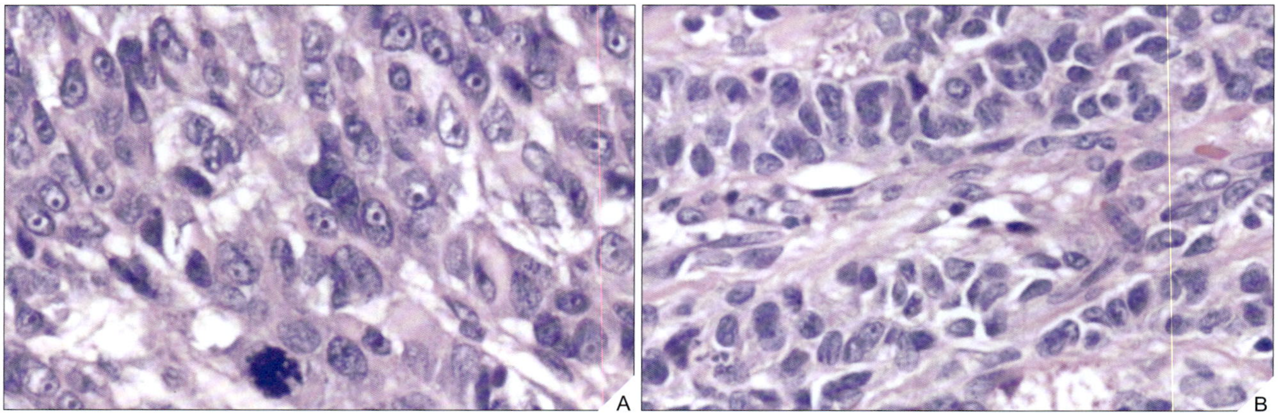

图 28-17 AGCT 伴高级别转化

A. 肿瘤中见典型的低级别 AGCT 形态，细胞呈梁索状排列，可见核沟，无明显异型性；B. 同一肿瘤中高级别转化区域，瘤细胞呈实性片状生长，细胞增大，核仁明显，分裂象易见

这种少见的病变往往提示肿瘤具有更高的侵袭性。

AGCT 中核分裂象数目的变化较大，大多数（75%）病例 <3/10HPFs，发生高级别转化时可 >15/10HPFs。如果出现许多核分裂象或病理性核分裂象，诊断 AGCT 就应非常谨慎，尤其在冰冻诊断中其是与其他恶性肿瘤鉴别的重要依据 [20]。

AGCT 病例偶尔也可出现灶状支持 - 间质细胞瘤成分。AGCT 的间质成分多少不等，间质可能富于血管、纤维或水肿，偶尔可见含有 Reinke 结晶的间质细胞，少数合并有黏液样上皮成分 [21, 22]，或散在脂肪分化 [14]，或出现灶状横纹肌分化等。伴有横纹肌分化的 AGCT 预后较差。以上这些成分的出现可能类似支持 - 间质细胞瘤异源性成分。

【免疫组化及特染】

AGCT 表达 inhibin-α、Calretinin、WT1、SF-1、CD56、FOXL2、CD10、PR 和 CD99。血清 inhibin-α 的水平与肿瘤大小有很好的相关性。另外粒层细胞瘤还可表达 vimentin、米勒管抑制物（Müllerian inhibitor substance）、雌二醇（estradiol）、睾酮（testosterone）和（或）孕酮等激素受体。大部分还可呈片巢状表达广谱角蛋白、SMA，但一般不表达 CK7、CK20 或 EMA（表 28-4）。临床上比较常用的鉴别诊断标志物组合是 SF-1、inhibin-α、Calretinin、CD99（膜染色）阳性，EMA、CK7 阴性。

特殊染色显示网织纤维染色通常包绕肿瘤细胞巢（图 28-12D）。

【分子遗传学】

少数 AGCT 可有 12 号染色体三体 [23]。目前，*FOXL2*（Forkhead box L2）与粒层细胞及 AGCT 的关系已比较明确。绝大多数（97%～100%）的 AGCT 中存在 *FOXL2* 密码子 134（402C>G）的体细胞错义突变（somatic missense mutations），且较特异 [24]，可作为原发及转移性 AGCT 诊断的重要指标。罕见 AGCT 病例伴有 *DICER1*、*TERT*（*C228T*）和 *TP53* 基因突变 [25]。

需要注意的是，与基因突变状态的敏感性相

反，FOXL2 阳性的免疫表型并非 AGCT 肿瘤所特有，FOXL2 可表达于各种性索 - 间质肿瘤、子宫内膜样间质肿瘤和其他罕见肿瘤。与 AGCT 的体细胞突变相比，*FOXL2* 的胚系突变则与睑裂狭小、上睑下垂和伴或不伴卵巢功能早衰的内眦赘皮综合征（epicanthus inversus syndrome）相关[7, 26-28]。

【预后】

手术切除是 AGCT 的主要治疗手段，绝经后女性患者一般行全子宫双附件和网膜切除、淋巴结清扫、腹膜活检和腹腔冲洗液细胞学检查；年轻女性早期肿瘤患者，为保留生育功能手术范围可相对保守。90% 以上 AGCT 确诊时为 FIGO Ⅰ期，早期患者 5 年生存率可达 94%～100%，10 年生存率不同报道差别很大，为 60%～90%。AGCT 为低度恶性肿瘤，具有远期复发或转移的特点[11, 12, 29]，一般发生在初次诊断后 5～20 年，如出现高级别转化，侵袭性可能会增强。盆腔内或下腹腔内扩散最常见，少数可转移至腹膜后淋巴结，罕见通过血行转移至肺、肝、脑等。一旦转移则预后不良。一般认为，预后较差的指征是临床分期晚（Ⅱ期或以上）或Ⅰ期肿瘤发生自发性破裂（spontaneous repture），其他提示可能预后不良的因素还有核分裂象 >10/10HPFs、弥漫的细胞异型性增大、肿瘤最大径 >15cm 及 TERT（C228T）突变，Ki-67 指数增大等，但尚未有一致性结论[30]。

成年型粒层细胞瘤的诊断要点见表 28-5。

表 28-4　不同免疫组化标志物在 AGCT 中的表达率

常用免疫组化标志物	表达率
Calretinin	81%
inhibin-α	80%
CD56	100%
SF-1	100%
FOXL-2	97%
WT1	70%
ER	60% 局灶 +
PR	98% 弥漫 +
CD99	88%
AE1/AE3	35%
EMA	0%
CK7	0%
Chromogranin	0%
Synaptophysin	0%
SALL-4	0%

（二）幼年型粒层细胞瘤

【临床特征】

幼年型粒层细胞瘤（juvenile granulosa cell tumor，JGCT）罕见，约占所有粒层细胞瘤的 5%。患者平均年龄 13 岁（1～65 岁），其中 20 岁以下占 87%，30 岁以上仅占 3%。80% 以上的青春期前患者出现

表 28-5　成年型粒层细胞瘤的诊断要点

大体表现
• 单侧发生（90%），体积大（平均直径 12.7cm），实性，伴不同程度的囊性变和出血 • 肿瘤包膜完整，切面淡黄色，质地较硬 • 手术时肿瘤破裂并不少见 • 令人担忧的特征：肿瘤体积大（直径 >15 cm），实性
镜下特点
• 结构多样：弥漫性、梁索状、岛状、腺样、条索状、微滤泡结构、巨滤泡结构、缎带样、假乳头状、结节状、肉瘤样和囊状 • 少 - 中度的细胞密度 • 由上皮样细胞或梭形细胞构成的器官样结构或弥漫性生长 • 胞质少、淡染 • 细胞核呈卵圆形，染色质均匀，见核沟，核分裂象少 • Call-Exner 小体（微滤泡结构）：瘤细胞围绕中心腔排列，腔内为嗜酸性分泌物 • 间质为纤维血管性的或水肿的 • 令人担忧的特征：核分裂象增加，包膜及血管 / 淋巴管侵犯
标志物
• 阳性：inhibin-α（94%），Calretinin（81%），WT1（78%），SF-1（100%），CD56（100%），FOXL2（98%），CD10（90%），CD99（88%），PR（98%） • *FOXL2* 基因体细胞突变（97%） • 阴性：EMA、CK7

同性假性性早熟[1]，囊性JGCT更容易出现雄激素升高[31]，较年长的患者可有腹痛、腹胀，有时出现月经过多，或闭经。约10%的患者伴有腹水[32]，另约10%的患者可因肿瘤破裂致急腹症。JGCT偶可伴发Ollier病[33]、Maffucci综合征[34]、DICER1综合征（DICER1 syndrome）[35]，或性腺发育异常。

【大体病理学】

JGCT大体表现与AGCT基本相同，呈实性、囊实性（图28-18），少数呈囊性（图28-19），出血、坏死较AGCT更明显，累及双侧卵巢更罕见，约占2%。肿瘤直径3～32cm，平均12.5cm。

【组织病理学】

肿瘤以均一实性区为主，伴明显的不规则滤泡样结构。实性区瘤细胞弥漫成片、无定向排列，部分区域可见数量不等的卵泡膜细胞成分将实性区分隔成结节状，甚至可见硬化区，出血、坏死较常见。妊娠患者往往显示程度不等的水肿。滤泡结构常与弥漫实性

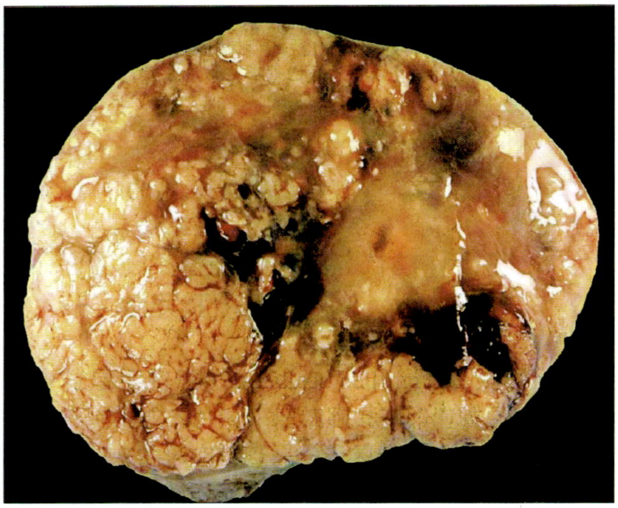

图28-18 幼年型粒层细胞瘤
呈实性，伴局部出血、坏死

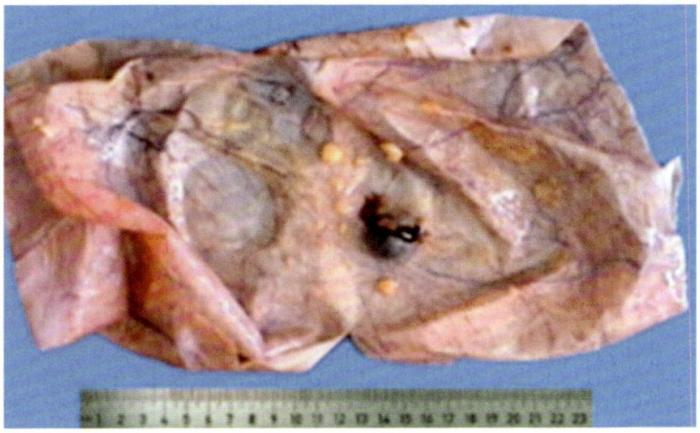

图28-19 幼年型粒层细胞瘤
呈囊性，囊内壁光滑，局部见小的凸起

区移行，一般为中等大小，圆形或卵圆形，腔内含嗜酸/嗜碱性液体或缺如，Call-Exner小体不见或极少见。JGCT另一特点是常见显著黄素化。瘤细胞体积均匀一致，胞质丰富，嗜酸或透亮，核呈圆形，染色深，罕见核沟，核分裂象常>5/10HPFs（图28-20）。部分病例核异型性显著。部分JGCT可以囊性形态为主，囊壁内衬覆的粒层细胞层数不等，可于囊内形成乳头或突起结节，陷入囊壁内则形成不规则的滤泡结构或细胞巢，滤泡内可含嗜酸/嗜碱性液体（图28-21），偶见间质黏液样变。卵泡膜成分在肿瘤中的含量不等，可以衬覆在囊壁细胞下，也可出现在各种不同结构之间[31]，但内卵泡膜层一般是缺失的。

【免疫组化及特染】

JGCT免疫表型和网织染色同AGCT，另外还可以表达Fli-1，但是没有*EWSR1*基因的重排[36]。

【分子遗传学】

大部分JGCT与12号染色体三体有关，约60%的病例伴有*ALK1*基因改变，30%出现*GNAS*激活，10%左右可发生*DICER1*的体细胞突变[37，38]。与AGCT中*FOXL2*体细胞突变为主不同，JGCT中*FOXL2*突变仅有10%。其他少见的基因改变散见于个案报道，如*TP53*和*PTEN*的胚系共突变[39]，或与结节性硬化相关[40]。罕见JGCT与内生软骨瘤病（multiple endophytic chondromatosis）（Ollier病）、Mafucci综合征和异常核型相关。

【预后】

主要为手术切除，对于Ⅰa期患者可行患侧附件切除以保留生育功能。如果发现对侧卵巢增大，应先做活检。无生育要求者，行全子宫加双附件切除术。对于转移和复发患者辅以化疗，但化疗疗效尚不确切。

JGCT绝大多数为Ⅰa期，临床经过呈良性过程。临床Ⅰ期总生存率为97%。仅少部分为恶性，一般于术后3年内复发或转移，这与AGCT远期复发的特点迥异。研究表明，预后差的因素主要与临床分期晚有关，与瘤体大小或核分裂象多少无关。JGCT中FOXL2免疫组化的表达和*FOXL2*基因的突变可能提示预后不良[41]。

幼年型粒层细胞瘤的诊断要点见表28-6。

（三）粒层细胞瘤的鉴别诊断

1. AGCT与JGCT　两者的临床特征和组织学改变都有明显不同，甚至两者分子发病机制都不相同。但需要强调的是，成年型粒层细胞瘤与幼年型粒层细胞瘤的患者发病年龄跨度有部分交叉，所以患者

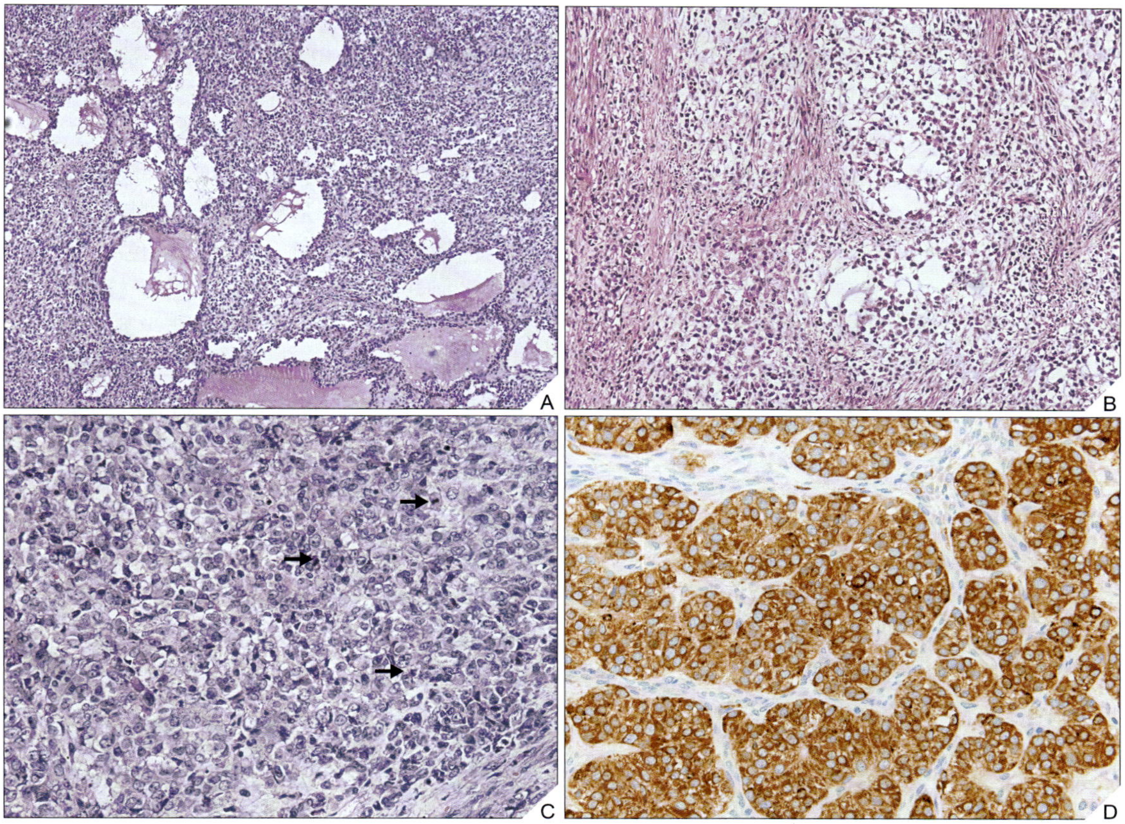

图 28-20　幼年型粒层细胞瘤

A. 不规则滤泡内见嗜酸性液体；B. 肿瘤细胞黄素化；C. 核分裂象多见（箭头）；D. 免疫组化显示瘤细胞 inhibin-α 阳性表达

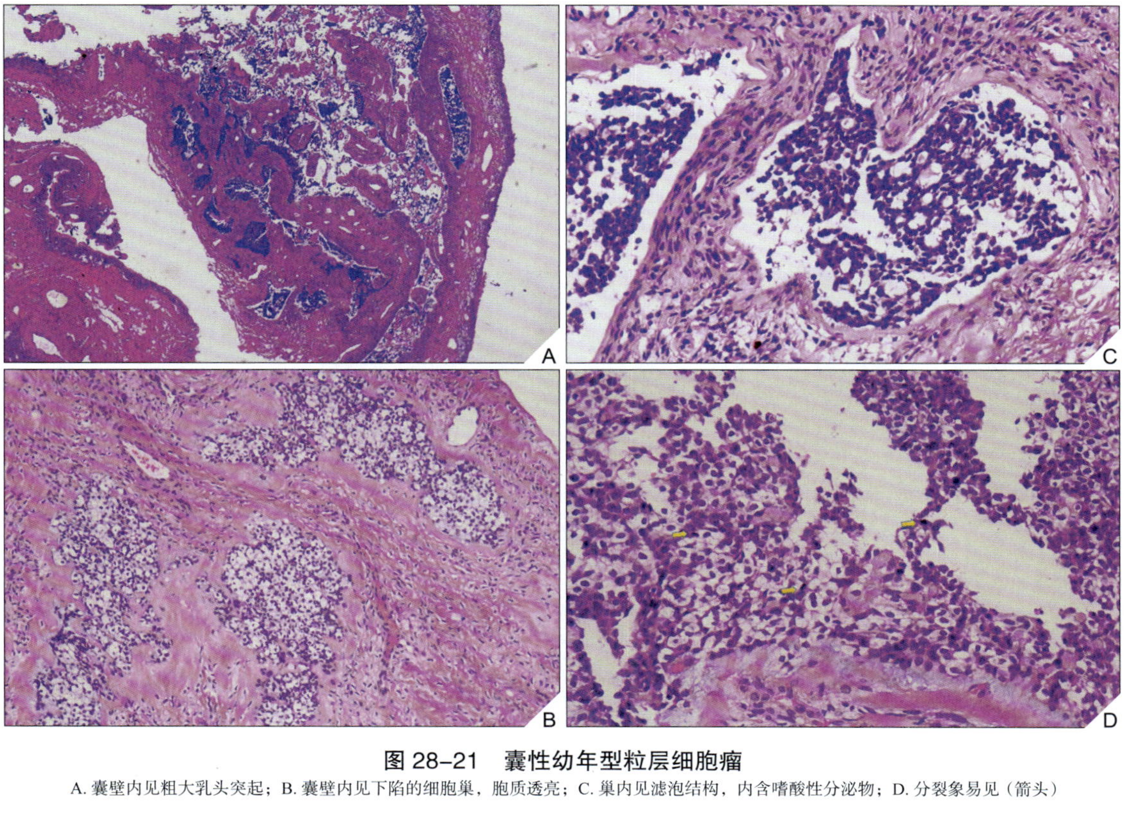

图 28-21　囊性幼年型粒层细胞瘤

A. 囊壁内见粗大乳头突起；B. 囊壁内见下陷的细胞巢，胞质透亮；C. 巢内见滤泡结构，内含嗜酸性分泌物；D. 分裂象易见（箭头）

表 28-6　幼年型粒层细胞瘤的诊断要点

大体表现	
• 类似于成年型粒层细胞瘤（见上文）	
镜下特点	
• 黏液水肿性间质内呈结节状或弥漫性生长，见滤泡样囊腔分隔	
• 滤泡样的囊腔内见蛋白样物质聚集，腔内衬覆粒层细胞	
• Call-Exner 小体罕见或不见	
• 胞质丰富嗜酸性或空泡状	
• 无核沟，细胞核呈圆形、大而深染，伴有不同程度的异型性（轻 - 重度）	
• 核分裂象易见	
标志物	
• 同成年型粒层细胞瘤（见上文），并且 Fli-1 阳性	
• *ALK1* 基因改变（60%），*GNAS* 激活（30%），*DICER1* 突变（10%）	
• 仅 10% 的病例伴 *FOXL2* 基因体细胞突变	

年龄只是一个参考指标，两者的区分主要是根据组织学特征不同（表 28-7）。*FOLX2* 基因检测是鉴别两者较有效的手段。

2. 弥漫型 AGCT 与卵泡膜瘤、富于细胞性纤维瘤　形态学鉴别有时非常困难，一般认为肿瘤内出现板块状的胶原成分是卵泡膜瘤的特征之一。免疫组化染色辅助作用有限，但网织染色是一种简单且实用的鉴别方法（图 28-22）。而分子检测 *FOXL2* 基因突变也有助于把 AGCT 与后两者鉴别开。

3. 弥漫型 AGCT 与低分化支持 - 间质细胞瘤　低分化支持 - 间质细胞瘤少见，两者形态学上有时非常难以区分，且免疫表型相似。但所有支持 - 间质细胞瘤，即使是低分化，充分取材都可发现小管状结构，瘤细胞核多呈一端细，另一端粗。罕见病例可以同时出现 AGCT 和支持 - 间质细胞瘤（图 28-23），即“两性母细胞瘤”（gynandroblastoma）。

4. 黄素化 AGCT 的鉴别诊断　需要与卵泡膜瘤和类固醇细胞瘤 / 莱迪细胞瘤鉴别。网织纤维染色可以

表 28-7　成年型粒层细胞瘤与幼年型粒层细胞瘤的组织学特征比较

	成年型粒层细胞瘤	幼年型粒层细胞瘤
年龄特点	平均年龄 50 岁，<1% 发生在青春期前，30 岁以上者常见	平均年龄 13 岁，50% 发生在青春期前，30 岁以上者罕见
组织排列	大、小滤泡，条索状和岛状等各种排列均有，可见 Call-Exner 小体	实片排列为主，并可见含黏液性物质的不成熟滤泡，中等大小，比较一致
瘤细胞	胞质少，核淡染，异型性小，可见核沟，很少黄素化	胞质丰富，核呈圆形、深染，有异型性，无核沟，黄素化常见
核分裂	除肉瘤型外，一般少见	较多
复发情况	25%，多为晚期复发	8%，多为近期复发

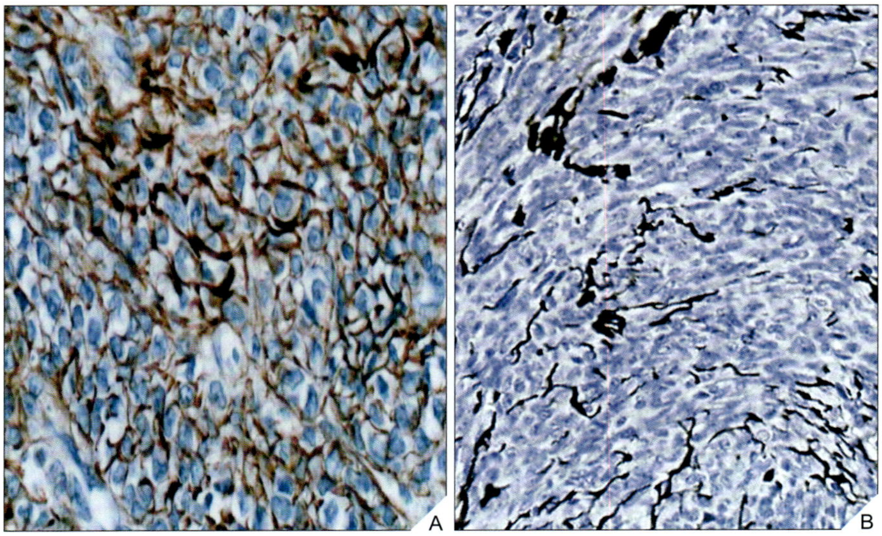

图 28-22　卵泡膜瘤与弥漫型成年型粒层细胞瘤的网织染色

A. 卵泡膜瘤网织纤维丰富，包绕单个瘤细胞；B. 弥漫型成年型粒层细胞瘤内见网织纤维较少，且包绕瘤细胞巢

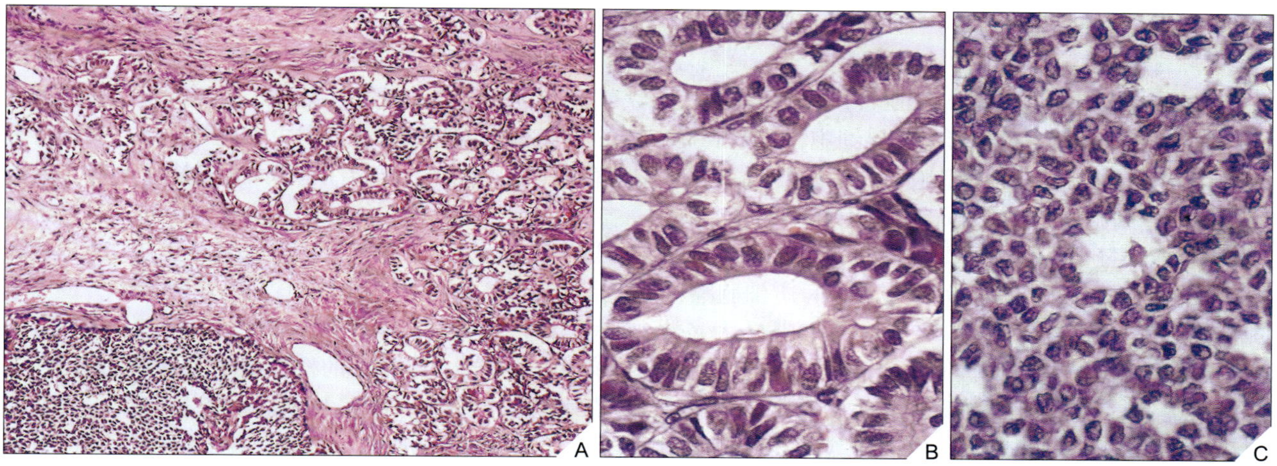

图 28–23　两性母细胞瘤

粒层细胞巢（A，左下）与支持细胞（A，右上）混合存在；局部放大的支持细胞小管结构（B）；粒层细胞的微滤泡结构（C）(张祥盛教授惠赠）

帮助区分卵泡膜瘤，包括出现明显的胶原斑块，多是卵泡膜瘤的特征。类固醇细胞瘤 / 莱迪细胞瘤多伴有男性化的特征，瘤细胞巢呈膨胀性生长，细胞核小、居中，较一致，免疫组化不表达 FOLX2，与 AGCT 均不同，莱迪细胞瘤中可见的 Reinke 结晶也不见于 AGCT。*FOLX2* 基因突变是 AGCT 特征性改变。

5. AGCT 与子宫内膜样癌　AGCT 的 Call-Exner 小体与子宫内膜样癌的腺管结构有时非常相似，但是后者可见其他内膜样癌结构，常伴鳞化、黏液上皮或腺腔内黏液，细胞核没有核沟，有些病例伴发子宫内膜异位症。免疫表型为 EMA、CK7 阳性，而 inhibin-α、Calretinin、WT1 等阴性。另外，90% 的子宫内膜样癌表达 PAX8，而在 AGCT 仅有 11% 出现灶状弱阳性。在免疫表型中，EMA 和 inhibin-α 最有鉴别价值。

6. AGCT 与岛状型类癌　当卵巢类癌出现岛状或梁索状生长方式时，可能与 AGCT 混淆。但类癌的细胞界限清晰，胞质明显嗜酸，核比粒层细胞瘤更圆而规则，核染色质细腻，可伴有畸胎瘤成分。免疫组化示 CgA、Syn 阳性，而 inhibin、WT1 等性索标志物阴性。

7. AGCT 与转移性肿瘤　转移性乳腺癌或转移性恶性黑色素瘤有时可能与 AGCT 混淆。转移瘤以双侧卵巢受累更常见，结合临床病史及免疫组化可以提供帮助。转移性乳腺癌表达 EMA 和 GATA3，恶性黑色素瘤一般表达 HMB45 和 melan-A，但两者均不表达 Calretinin 或 inhibin-α。

8. JGCT 与未分化小细胞癌（undifferentiated small cell carcinoma）　JGCT 需和卵巢未分化小细胞癌，即伴有高钙血症的小细胞癌（small cell carcinoma of the ovary，hypercalcemic type，SCCOHT）鉴别。两者均可见滤泡样结构，瘤细胞均以“小、蓝、圆”为特征，且均多为年轻女性发病，后者年龄略大。但 SCCOHT 不呈结节状生长，滤泡样结构不规则、大小不一致，癌细胞核仁明显，60% 伴有高钙血症。SCCOHT 可局灶表达 CgA、EMA 和 CK，不表达 inhibin-α、SF-1、PAX8、FOXL2，很少表达 CD99 或 Calretinin。SMARCA4（BRG1）失表达是 SCCOHT 的特征性标记[42]。

9. 粒层细胞瘤显著囊性变时的鉴别诊断　囊性 AGCT 须注意与滤泡囊肿区分。后者一般不出现性激素异常表现，囊壁衬覆细胞层次较少，分布均匀，不出现囊壁凸起或附壁结节，罕见 Call-Exner 小体样结构；而囊性 AGCT 瘤常伴雄激素升高，细胞层次往往较多，厚薄分布不均，偶尔仅见单层细胞，但常见 Call-Exner 小体及囊壁内子囊形成，且内卵泡膜层结构消失。

少数 JGCT 也可呈囊性。因瘤细胞往往显著黄素化而显得胞质透亮，有时容易与透明细胞癌混淆。前者瘤细胞分布可呈结节状，而囊性透明细胞癌往往以管囊状结构为主，充分取材可发现其他典型形态。后者免疫组化示角蛋白和 EMA 阳性，大多数表达 HNF-1β 及 Napsin A，不表达性索 - 间质相应的标志物。另外结合患者年龄，有助于作出正确诊断。

当粒层细胞瘤囊性变不完全时，可以形成假乳头结构，可能与卵巢移行上皮病变混淆。交界性及恶性 Brenner 瘤可形成真正的粗大乳头。免疫表型呈 CK7、p63、GATA3 阳性，但 SF-1、inhibin-α 等阴性。伴有假乳头结构的粒层细胞瘤，乳头周围多有坏死碎屑，被覆细胞呈放射状排列，核淡染，核仁不明显。

二、支持细胞瘤

支持细胞瘤（Sertoli cell tumor）指完全或几乎完全由形成实性或空心小管的支持细胞构成的肿瘤，间质可伴极少或没有间质细胞，分化好的以往也称管状睾丸母细胞瘤（tubular orchioblastoma）。

【临床特征】

支持细胞瘤仅占所有卵巢支持-间质细胞瘤的1%以下[43]，可发生于任何年龄，平均30岁。大多数支持细胞瘤无分泌功能，不足1/3的患者可能伴有激素异常症状，以雌激素增高为多见，少数可分泌雄激素甚至孕激素[44-47]，术后能恢复正常。与支持-间质细胞瘤一样，患者常伴生殖器发育异常。少数患者可伴有Peutz-Jeghers综合征[47]，这些患者常出现少见的组织学特征，如瘤细胞富于脂质或呈嗜酸性。

【大体病理学】

瘤体大小不一，一般为4～12cm。常为单侧，实性，质硬，包膜完整。切面黄色或灰白色，偶见小的囊腔、出血、坏死。

【组织病理学】

肿瘤由形态较一致的扭曲的实心或空心小管构成，可为单纯性或复杂性结构，有些病例仅在局部见小管结构。单纯性的小管中央为透明小体，周围由基底膜样物质包绕；复杂性小管可形成多个囊腔，腔内含透明小体，周围包绕厚的基底膜样物质，且可融合成透明变性区。小管衬覆一层或多层立方形至柱状细胞，胞质嗜酸或空泡状，核深染、呈卵圆形，位于基底，核仁不明显，核分裂象罕见（图28-24），但有的年轻患者可能出现较多的核分裂象（>9/10HPFs）。支持细胞常含脂滴，有些肿瘤脂质含量较多，瘤细胞膨胀，胞质呈空泡状，形成“富于脂质的支持细胞瘤”（lipid-rich Sertoli cell tumor）（图28-25），少数肿瘤细胞胞质丰富而嗜酸（图28-26）。肿瘤间质常水肿或玻璃样变，不含或仅含极少间质细胞。除了小管状结构，还常见梁索状排列和弥漫性结构，梁索由1～3层细胞构成，往往较短并相互融合。其他一些少见的结构包括假乳头状、网状、小岛或腺泡状排列和梭形细胞（图28-27）。

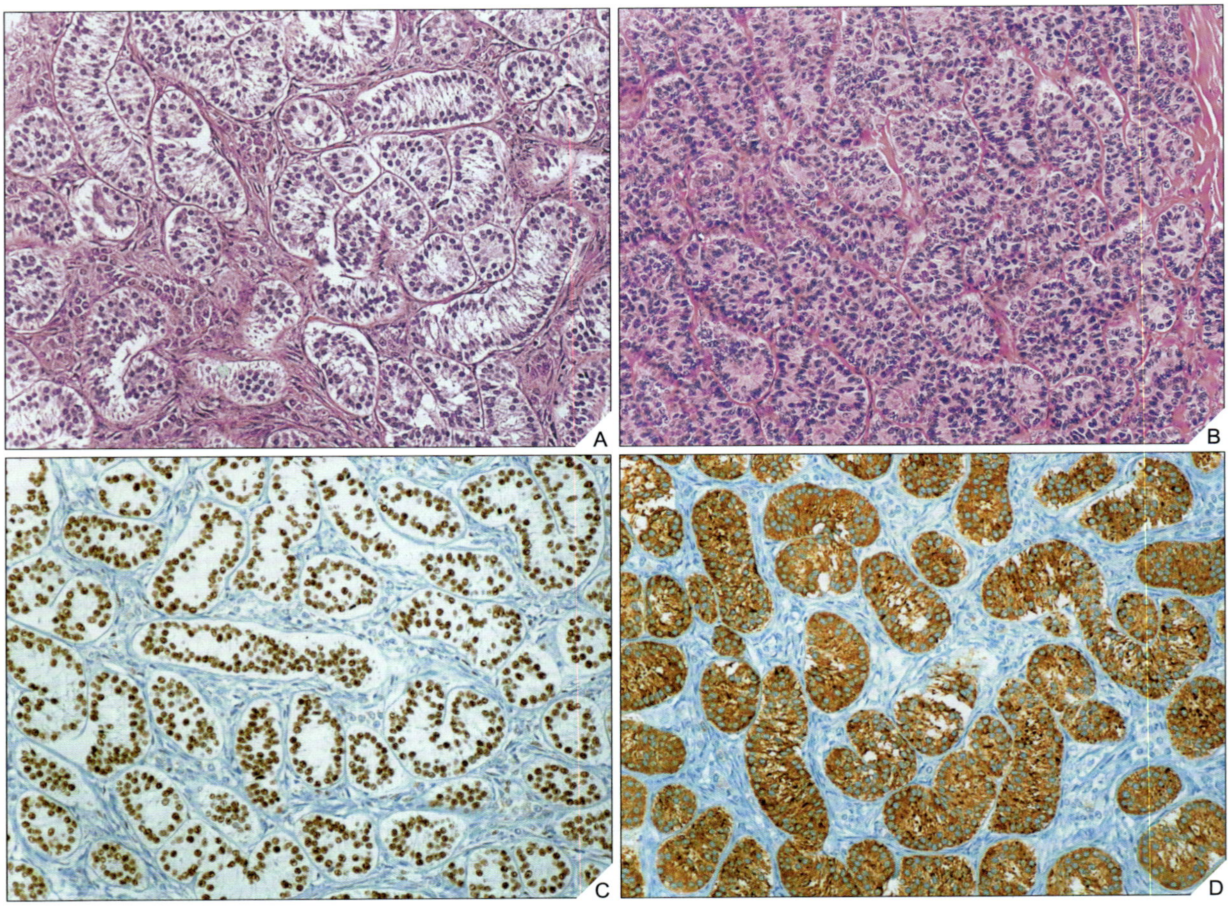

图28-24 支持细胞瘤

A.空心小管结构，管周见基底膜样物包绕；B.实心小管结构，胞质嗜酸，核位于基底，分裂象罕见；C.瘤细胞WT1阳性；D.inhibin-α 强阳性

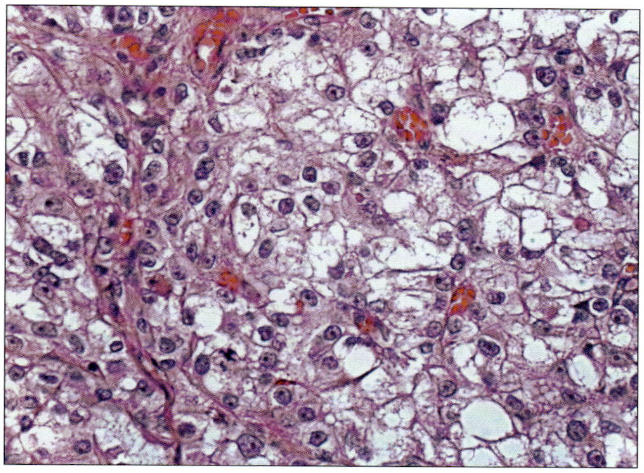

图 28-25　富于脂质的支持细胞瘤

瘤细胞富含脂质，呈空泡状

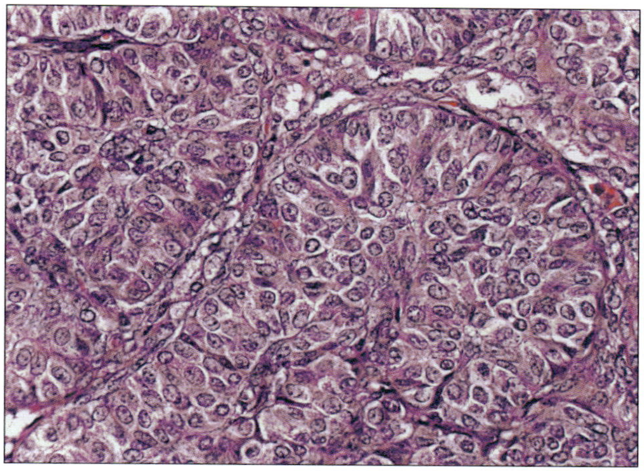

图 28-26　支持细胞瘤

瘤细胞胞质丰富且嗜酸

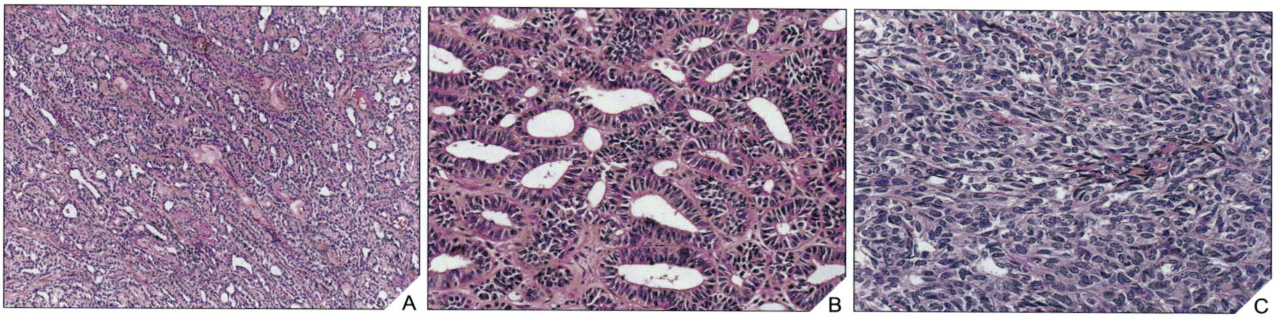

图 28-27　支持细胞瘤的几种少见结构

A. 网状结构，梁索间相互吻合；B. 子宫内膜样腺体结构；C. 梭形细胞呈管状或条索状结构

【免疫组化及特染】

支持细胞瘤 WT1、SF-1 常呈阳性表达[48]，部分病例表达 vimentin（94%）、CD99（86%）、inhibin-α（82%）、Calretinin（50%）、NSE（50%）、CD10（44%）、SMA（22%）；对于上皮性标志物，部分可以局部或表达 AE1/AE3（65%）、CAM5.2（65%），但是不表达 EMA、CK7；绝大多数肿瘤 ER、CgA 也阴性。

【分子遗传学】

少数病例与 Peutz-Jeghers 综合征相关，伴有 *STK11/LKB1* 突变。其他分子遗传学相关性尚不明确。

【鉴别诊断】

1. 支持 - 间质细胞瘤（Sertoli-Leydig cell tumors，SLCT）　SLCT 中有明显的间质细胞成分。当出现网状结构或异源性成分（heterogenic component）时也符合 SLCT。

2. 梁状型类癌　当支持细胞瘤以实心小管和（和）梁索状结构为主时，需注意与类癌（carcinoid）鉴别。后者瘤细胞索或巢在制片过程中常收缩，而与周围间质分离，出现特征性的空隙；免疫组化神经内分泌标志物阳性。类癌往往与畸胎瘤（teratoma）、黏液性肿瘤、卵巢甲状腺肿（struma ovarii）等相关。

3. 子宫内膜样癌　当支持细胞瘤以空心管状 / 腺样结构为主时，需与子宫内膜样癌鉴别，特别是性索样亚型，也可出现紧密排列的腺管结构，但后者以老年人发病为主，多取材可见典型腺癌结构，伴桑葚样或黏液化生，免疫组化 inhibin-α 等性索标志物阴性，而 CK7 和 EMA 阳性。

4. 沃尔夫管起源的女性附件肿瘤（female adnexal tumor of Wolffian origin，FATWO）　FATWO 在阔韧带常见，但很少发生在卵巢。实性小管与椭圆形细胞核可能类似于支持细胞瘤。然而，FATWO 的特点是多种组织学结构混合存在，如裂隙状囊腔外观。应用 CD10、CK7、CK19、GST-μ 阳性可能有助于 FATWO 的诊断。值得注意的是，FATWO 瘤组织可能表达 FOXL2 蛋白，但没有 *FOXL2* 基因突变[7]。

【预后】

支持细胞瘤一般为 FIGO Ⅰ期肿瘤，行单纯肿瘤切除，预后较好，临床呈良性经过。偶见分期较高的肿瘤，预后欠佳[49]。

支持细胞瘤的诊断要点见表 28-8。

表 28-8 支持细胞瘤的诊断要点

大体表现
• 单侧发生，中等大小（平均直径 9cm），实性或分叶状，淡黄色、黄褐色或棕色
镜下特点
• 分化好的空心或实性管状结构，类似于青春期前睾丸
• 其他结构有腺泡状、假乳头状、小梁状、梭形细胞或弥漫性
• 在约 50% 的病例中见到由 1～3 层细胞构成的短的或相互吻合的细胞条索及小梁结构
• 40% 的病例中可见无小管结构分化的弥漫区域
• 立方形或柱状细胞伴有嗜酸性、淡染或空泡状的胞质
• 核位于基底部，呈圆形，偶见核沟
• 轻度细胞异型性，核分裂象少
• 间质不等，罕见钙化
• 可能出现少量的间质细胞或粒层细胞成分（不是诊断混合性性索 - 间质细胞肿瘤的依据）
• 诊断恶性的标准：肿瘤体积大（直径 >5cm），核分裂象增加（>5/10HPFs），核异型性和坏死
标志物
• 阳性：inhibin-α (82%)、Calretinin (50%)、CD99 (86%)、WT1 (100%)、SF-1 (100%)、vimentin (94%)、AE1/AE3 (65%)、CAM5.2 (65%)、CD10 (44%)
• 阴性：EMA、CK7、CgA

三、环状小管性索瘤

环状小管性索瘤（sex cord tumor with annular tubule，SCTAT）由性索成分排列成简单和复杂的环状小管构成。

【临床特征】

各年龄段均可发生，病例报道的最小患者仅 6 个月大，与 Peutz-Jeghers 综合征（PJS）相关[50]。根据是否伴有 PJS，将该肿瘤分为两类，两者临床及病理特点各不相同。没有 PJS 的患者多见，平均发病年龄 34 岁，50% 的患者可以出现腹部 / 盆腔明显肿块，可能导致真性雌雄同体发育异常[51]及并发子宫内膜增生症。有 PJS 者发病较早，平均年龄 27 岁，而且大多数患者有胃肠道息肉病（gastrointestinal stromal tumor）和黏膜皮肤黑斑[52]。两类环状小管性索瘤的临床特征比较见表 28-9。

【大体病理学】

没有 PJS 的 SCTAT 往往单侧发生，罕见累及双侧卵巢，大小悬殊，切面出血坏死偶见。伴 PJS 者仅有 28% 可见单发或多发小结节（一般不超过 3cm），切面淡黄色。

【组织病理学】

不伴 PJS 的环状小管性索瘤，瘤细胞排列复杂，由环状小管多次盘绕而成，小管内有基底膜样物质构成的透明小结节状的核心（图 28-28）。小管结构有两排对极排列的核，核常为圆形、卵圆或瓜子形，

表 28-9 两类环状小管性索瘤的临床特征比较[53-58]

	不伴有PJS	伴有PJS
发生比例	>2/3	<1/3
年龄（岁）	6～76（平均 34）	4～57（平均 27）
腹部肿块	常见	罕见
雌激素增多症状	常见	罕见
双侧受累及多灶发生	罕见	常见
肿瘤体积	大	小，有时仅光镜下可见
合并宫颈微偏腺癌	未见报道	可见
肿瘤本质	真性肿瘤	错构性微瘤［卵巢发育不良（dysgenesis）和两性畸形之卵睾内有相似结构］
生物学行为	10%～25% 恶性	一般良性

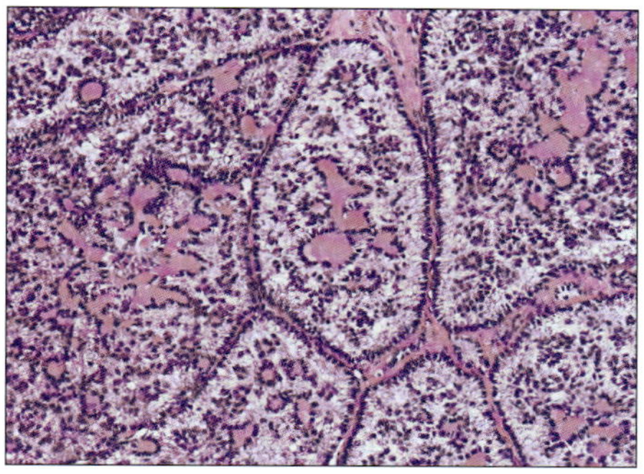

图 28-28　无 Peutz-Jeghers 综合征的环状小管性索瘤

复杂的环状小管结构，"大管套小管"，周围细胞呈栅栏状排列，小管内为嗜酸性无结构物，间质玻璃样变

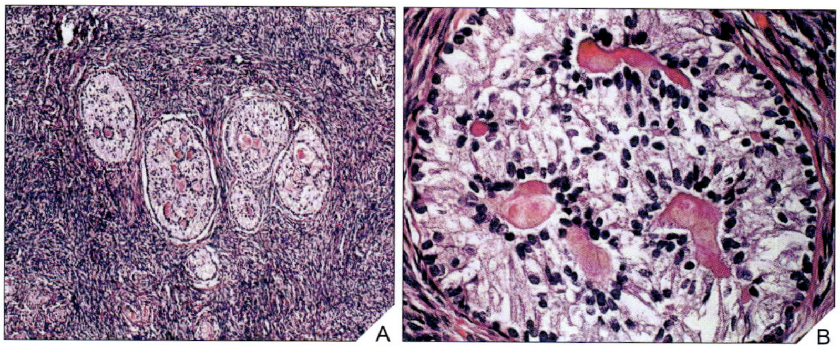

图 28-29　伴有 Peutz-Jeghers 综合征的环状小管性索瘤

上皮岛内见环状 / 实心小管结构，岛周为丰富的纤维性间质（A）；上皮岛局部放大（B）

与支持细胞瘤的核相似，但也有的病例中有核沟，出现类似粒层细胞瘤的核，胞质一般较丰富且淡染。局灶可见微滤泡型粒层细胞瘤样分化和（或）支持细胞瘤样实心小管状区。间质玻璃样变有时较明显，伴有上皮退变。有时可见凝固性坏死。当见到浸润性生长或核分裂象 >3/10HPFs 时，应考虑为恶性 SCTAT。

伴 PJS 的环状小管性索瘤，肿瘤环状小管结构较简单，由环状 / 实心小管构成界限分明的圆形或卵圆形上皮岛。单个小管围绕玻璃样嗜酸性 PAS 阳性物质或多个小管互相吻合。纤维性卵巢间质含黄素化细胞灶，局部玻璃样变明显（图 28-29）。

【免疫组化】

SCTAT 表达 inhibin-α（100%）、Calretinin（100%）、WT1（100%）和 CD56（100%）。约 67% 的病例 AE1/AE3 阳性。CD10、EMA 和 Melan-A/MART-1 阴性。

【鉴别诊断】

1. 成年型粒层细胞瘤　AGCT 出现的 Call-Exner 小体为瘤细胞单层或假复层排列，没有"大环套小环"结构；SCTAT 的瘤细胞胞质丰富，淡染或透明，细胞核呈明显的栅栏状排列，小管围绕的嗜酸性玻璃样物比 Call-Exner 小体大，不含核碎屑，且结构较复杂。借此可与粒层细胞瘤鉴别。

2. 支持细胞瘤　两者瘤细胞形态相似，但支持细胞瘤主要由空心小管构成，无复杂的吻合或"套叠"结构。

3. 性腺母细胞瘤（gonadoblastoma）　主要由大、小两种细胞（即原始生殖细胞及性索样成分）组成，其中性索样成分为小而深染的细胞，呈团或放射状排列，更像 Call-Exner 小体，但不形成环管结构；SCTAT 不出现体积较大的原始生殖细胞成分。

【预后】

不伴 PJS 的 SCTAT 大约有 15% 临床表现为恶性，可以复发转移（3 个月至 20 年不等），其中半数死于肿瘤。伴有 PJS 者，卵巢肿瘤一般为良性，但患者可能死于合并的宫颈微偏腺癌（表 28-9）。

环状小管性索瘤的诊断要点见表 28-10。

表 28-10　环状小管性索瘤的诊断要点

大体表现
伴有 Peutz-Jeghers 综合征者
• 双侧（>50%），多发，体积小（直径可达 3cm），黄色结节
不伴 Peutz-Jeghers 综合征者
• 单侧，体积大（大者直径达 20cm）
镜下特点
伴有 Peutz-Jeghers 综合征者
• 界限清楚的环状 / 实心小管细胞巢，周围包绕透明的基底膜样物质
• 小管单独或成簇分布，罕见巢状及网状结构
• 位于卵巢皮质或髓质
• 细胞核位于小管的外周，包绕透明物质
• 卵巢间质中常见钙化（半数以上有）
不伴 Peutz-Jeghers 综合征者
• 与伴有 Peutz-Jeghers 综合征者的肿瘤相似
• 拉长的小管结构（网状结构），胞质淡染；实性巢状（粒层细胞分化）常见
• 胞质丰富的柱状细胞
• 圆形或卵圆形核位于基底部，偶见核沟及单个核仁
• 罕见细胞异型，核分裂象少见
• 罕见钙化
免疫组化标志物
• 阳性：inhibin-α(100%)、Calretinin (100%)、WT1 (100%)、CD56 (100%)、AE1/AE3 (67%)
• 阴性：CD10、EMA、CK5/6、MART-1

第三节 单纯间质分化肿瘤

一、纤维性肿瘤

这组肿瘤包括纤维瘤（fibroma）、核分裂活跃的富于细胞性纤维瘤（mitotically active cellular fibroma，MACF）、纤维肉瘤（fibrosarcoma）。纤维瘤是由产生大量胶原的梭形细胞构成的肿瘤。当纤维瘤细胞丰富、密集，甚至出现核分裂象（<3/10HPFs），但无细胞异型性时，称为富于细胞性纤维瘤。当核分裂象≥4/10HPFs，但细胞无异型性，称为核分裂活跃的富于细胞性纤维瘤。当纤维性肿瘤瘤细胞具有中度或明显的异型性，且伴增高的核分裂象及病理性核分裂象时，则称为纤维肉瘤。需要强调的是卵巢原发的纤维肉瘤极为少见。

（一）纤维瘤

【临床特征】

纤维瘤是最常见的性索-间质肿瘤，占卵巢性索-间质肿瘤的70%，占卵巢所有肿瘤的4%。绝大多数（>90%）纤维瘤发生年龄在30岁以上，平均发病年龄48岁，据报道最小年龄为7个月[59]。瘤体较小时常无任何症状，瘤体较大的患者可出现腹痛、腹胀等症状，约5%可因肿瘤蒂扭转出现急腹症[60，61]。Meigs综合征（Meigs syndrome）出现在1%～2%的卵巢纤维瘤患者，肿瘤切除后胸腔积液、腹水自然消退。随着肿瘤体积的增大，出现腹水的概率也相应增加，直径10cm以上的纤维瘤患者10%～20%可出现腹水。水肿明显的纤维瘤比伴有硬化或富于细胞性纤维瘤更有可能伴有腹水；个别患者可出现大腿、腹壁和外阴水肿，肿瘤标志物CA125上升，这种生化改变可能是由于腹水压力过高刺激腹膜及腹膜间皮导致的反应性升高，此时临床容易误认为卵巢癌或子宫内膜异位，但前者会随肿瘤切除而消退。少数患者有雌激素增多症状，这可能由肿瘤伴发的间质增生所致。有痣样基底细胞癌综合征（nevoid basal cell carcinoma syndrome）或称Gorlin综合征的患者发生卵巢纤维瘤的概率增大（约75%），这是一种常染色体显性遗传病（autosomal dominant hereditary disease），患者往往较年轻，肿瘤常为双侧性或多灶性，瘤体钙化明显。

【大体病理学】

纤维瘤多为单侧发生，双侧发生者占8%～10%。约1/3的纤维瘤直径小于3cm，但大者可超过15cm，平均6cm。肿瘤表面光滑或呈结节状凸起，质地硬韧。切面一般呈实性，灰白色，旋涡状，常伴有囊性变，有的甚至形成囊壁不规则充满浆液的大囊（图28-30，图28-31）。其他退行性变（如钙化）偶见。

【组织病理学】

纤维瘤由成纤维细胞和纤维细胞构成，呈羽毛状、编织状或旋涡状排列，与卵巢皮质有几分相似，偶见席纹状排列。瘤细胞呈长梭形，胞质内可含少量脂质，但一般不产生类固醇激素。核小，呈长梭形，核分裂象罕见，偶见奇异核细胞[62]。胶原纤维丰富，瘤体较大者常有玻璃样变（图28-32）、间质水肿，偶伴钙化和（或）骨化。瘤旁卵巢或对侧卵巢可伴发结节状或弥漫性间质增生。有时可合并卵巢表面上皮性肿瘤[63]，如黏液性囊腺瘤、Brenner瘤及浆液性囊腺瘤。

【免疫组化】

卵巢纤维性肿瘤除了表达vimentin外，很多还可以微弱或局部表达inhibin-α和（或）Calretinin，但一般不会有广泛强表达[64]。此外，可见表达的标志物包括CD56、WT1和SF-1。

【分子遗传学】

部分卵巢纤维瘤及富于细胞性纤维瘤常有12号染色体三体[65]。伴有Gorlin综合征者，通常发生*PTCH*基因突变，该基因位于9q22.3[66]。有报道纤维瘤和富于细胞性纤维瘤可发生9q22.3的杂合性缺

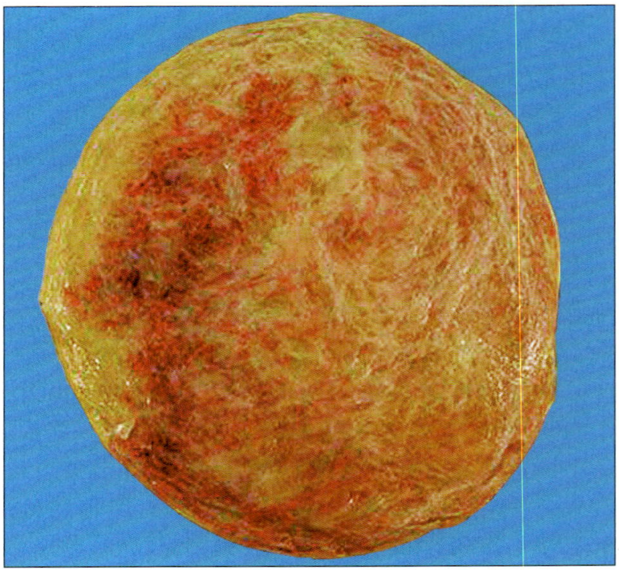

图28-30 卵巢纤维瘤
肿瘤切面呈灰白色，质韧

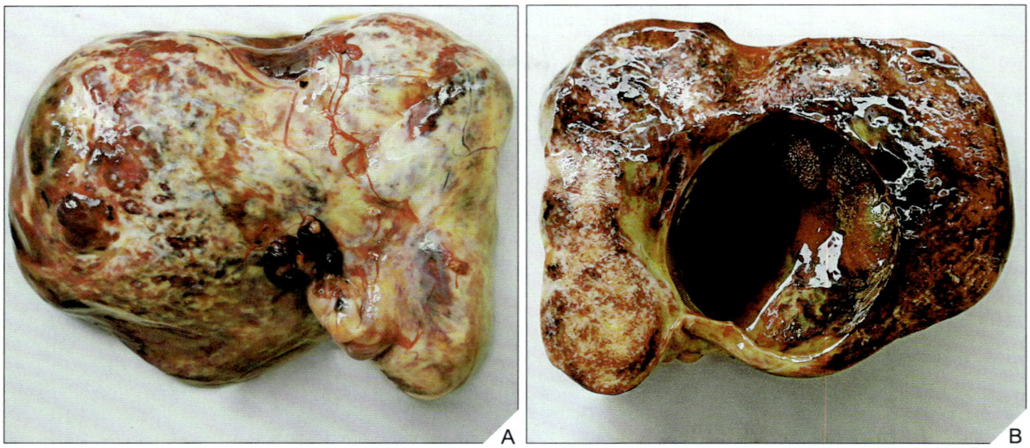

图 28-31
卵巢纤维瘤
A. 肿瘤蒂扭转，表面淤血严重；B. 切面可见纤维走行，并有囊性变，伴出血、坏死

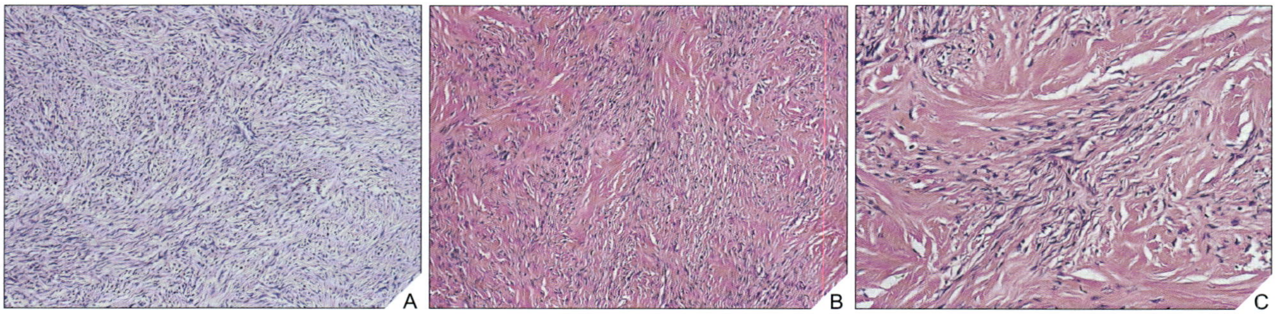

图 28-32　卵巢纤维瘤
A. 瘤细胞呈长梭形，交错排列；B. 胶原斑块形成；C. 高倍视野

失（loss of heterozygosity）[67]。

【鉴别诊断】

1. 卵泡膜瘤　纤维瘤与卵泡膜瘤形态特征有交叉，后者更易伴有雌激素升高，但典型的卵泡膜瘤镜下可见到含有中度或大量脂质胞质的细胞，经临床或实验室证实有类固醇激素分泌。两者形态上交叉不易分辨时也可诊断为“纤维卵泡膜瘤”，但不建议过度使用该诊断名词，如果临床上无激素相关症状，卵泡膜成分小于 10% 且 inhibin-α 仅灶状弱表达时，则建议直接诊断为纤维瘤。

2. 含少量性索成分的间质瘤（stromal tumor with minor sex-cord element）　纤维瘤或卵泡膜瘤背景中可出现散在的不同分化程度的性索细胞巢，呈粒层细胞样、支持细胞样、未分化性索样，簇状分布，每一灶性索细胞巢不大于 0.5mm，性索成分所占比例远远小于瘤体的 10%。这些性索成分对于整个肿瘤而言“微不足道”，对患者预后和临床处理不造成任何影响，了解该特点后，可按一般纤维瘤或卵泡膜瘤诊断。

3. 巨块性水肿（massive edema）　当纤维瘤水肿明显时，需和卵巢巨块性水肿鉴别。后者属于瘤样病变。患者年龄几乎全部小于 30 岁，常以腹痛为主要临床症状。整个卵巢弥漫水肿，但卵巢正常结构保留，间质有时可见黄素化细胞。

4. 卵巢皮质纤维瘤病（fibromatosis）或卵泡膜增生症（hyperthecosis）　属于瘤样病变。主要见于青少年或年轻女性，卵巢可轻度增大，皮质纤维组织和卵泡膜细胞增生，略呈结节样分布，可见内陷的卵泡，但不形成明显的肿块。

5. 平滑肌瘤（leiomyoma）　卵巢平滑肌瘤罕见，与子宫或阔韧带等部位平滑肌瘤形态相同。其梭形瘤细胞束状排列，瘤细胞胞质红染，细胞核呈杆状，两端钝圆，而纤维瘤胞质少，核拉长、两端纤细。免疫组化有助于鉴别，虽然两者均可表达 SMA，但平滑肌瘤弥漫表达 desmin 和 h-caldesmon，而纤维瘤一般不表达。

【预后】

卵巢纤维瘤为良性，单纯切除即可治愈。罕见情况下，纤维瘤可蔓延至卵巢外，与软组织发生的纤维瘤病相似。

卵巢纤维瘤的诊断要点见表 28-11。

（二）富于细胞性纤维瘤

【临床特征】

富于细胞性纤维瘤比较少见，包括核分裂象活

表 28-11 卵巢纤维瘤的诊断要点

大体表现
• 单侧多见 (91%)，体积较小，灰白色，表面光滑或分叶状
• 常见钙化
镜下特点
• 稀疏或中等细胞密度
• 温和的梭形成纤维细胞呈漩涡状排列
• 成纤维细胞间有丰富的胶原性基质
• 细胞核细长，两端尖，无细胞异型性，核分裂象少
• 常见钙化及水肿
免疫组化标志物
• 阳性：inhibin-α (70%), Calretinin (100%), CD56 (100%), WT1 (80%), SF-1 (100%), FOXL2 (100%)，但表达强度不等，可能仅是局灶弱表达
• 阴性：CD99, CK5/6, CD10, EMA

跃的富于细胞性纤维瘤，约占纤维瘤的 10%，大部分此类肿瘤都表现为良性临床经过，但可复发[5, 60]，与卵巢肿瘤自发破裂及卵巢外粘连相关。因此，此类肿瘤属于低度恶性潜能范畴[68]。

【大体病理学】

与一般的纤维瘤相比，富于细胞性纤维瘤的瘤体略大，平均直径 8cm（1.5～21.5cm），核分裂象活跃的富于细胞性纤维瘤（MACF）平均直径 9.6cm（1～18cm）。因细胞成分丰富，质地往往较普通的纤维瘤偏软，其他特点与纤维瘤无明显差别。

【组织病理学】

富于细胞性纤维瘤大部分区域瘤细胞丰富，排列紧密呈束状，偶见栅栏状排列，胞质界限不清，偶见胞质内嗜酸性小球，核染色质增加、呈圆形或卵圆形，无或仅有轻度异型性，核分裂象（1～3）/10HPFs，胶原成分较少（图 28-33）。MACF 的核分裂象 ≥ 4/10HPFs，大多为（4～9）/10HPFs，15% 的病例能达到（10～19）/10HPFs，平均 6.7/10HPFs，但不见病理性核分裂（图 28-34）。细胞无异型性或仅轻度异型性。

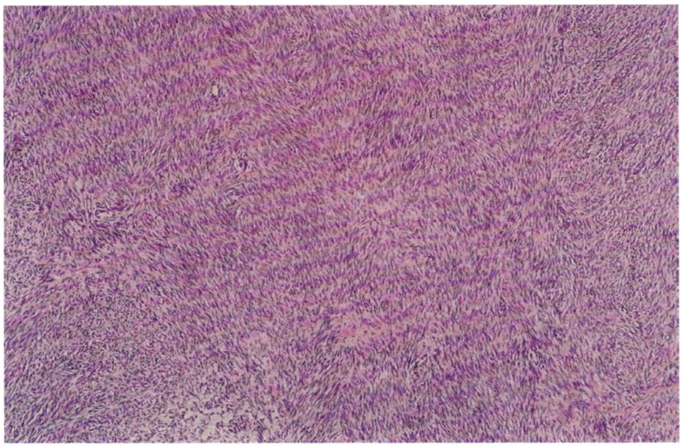

图 28-33 富于细胞性纤维瘤

瘤细胞鱼骨样或人字形排列。细胞核呈淡褐色，呈椭圆形，有平滑的核轮廓，染色质分布均匀，无明显的核仁

【鉴别诊断】

1. 卵泡膜瘤　与富于细胞性纤维瘤比较，卵泡膜瘤细胞胞质宽而淡染，细胞核更肥胖或呈卵圆形，免疫组化呈 inhibin-α、CD56、Calretinin 等阳性。

2. 纤维肉瘤　较富于细胞性纤维瘤的瘤细胞异型性显著增加，病理性核分裂象易见，并可见出血、坏死。有时纤维瘤伴有蒂扭转，坏死区周围瘤细胞会出现反应性的核分裂象增多，此时尤其需要与纤维肉瘤鉴别，因此正确判断坏死的性质非常重要。

3. 原发或继发的子宫内膜（样）间质肉瘤　瘤细胞小，细胞核呈圆形或椭圆形，胞质少，有时可与富于细胞性纤维瘤相似，但后者无螺旋动脉样厚壁小血管，且 CD10 阴性。子宫内膜间质肉瘤多 CD10 阳性。

4. 胃肠间质瘤（gastrointestinal stromal tumor，GIST）　胃肠或胃肠外 GIST 或可累及卵巢，以单纯梭形细胞为主时，需要与富于细胞性纤维瘤鉴别。GIST 表达 CD117、CD34 和（或）DOG1。

【预后】

富于细胞性纤维瘤一般也呈良性临床经过，但具有低度恶性潜能，偶有病例（1%）局部复发，若肿瘤切除时与邻近组织粘连或破裂，则复发危险性增加，复发时间可迟至术后 10 年以上。MACF 的预

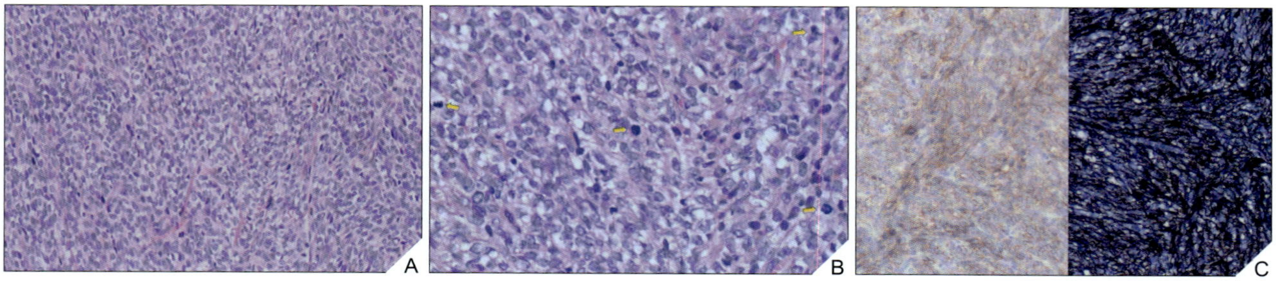

图 28-34　核分裂象活跃的富于细胞性纤维瘤

A. 瘤细胞密集，轻度异型性；B. 核分裂象易见（箭头）；C. 肿瘤细胞表达 CD56（左图），网织染色包绕单个细胞（右图）

后同富于细胞性纤维瘤，偶有复发。

（三）纤维肉瘤

【临床特征】

卵巢纤维肉瘤罕见，一般为老年发病，年龄42～73 岁，平均 58 岁，个别报道发生于儿童，而且伴痣样基底细胞癌综合征。也有报道伴发 Maffuci 综合征。

【大体病理学】

纤维肉瘤体积一般较大，直径 9～35cm，平均17.5cm。表面光滑，呈分叶状，切面呈灰白色，质软，常伴有明显出血、坏死。

【组织病理学】

与软组织纤维肉瘤相似，瘤细胞极其丰富，呈编织状排列。瘤细胞中-重度异型性，胞质嗜酸，界限不清，核呈圆形或梭形，染色质丰富，核仁显著，核分裂象多见，平均大于 4/10HPFs（图 28-35）。并可见病理性核分裂象、出血、肿瘤性坏死等。少数肿瘤可见纤维瘤与纤维肉瘤移行区[69]。上皮样纤维肉瘤的形态也曾有报道[70]，玻璃样变的间质将上皮样肿瘤细胞团分隔形成结节样及巨大菊形团样结构，类似硬化性上皮样纤维肉瘤及低度恶性纤维黏液样肉瘤。

【免疫组化】

纤维肉瘤缺乏特异性免疫标志物，除 vimentin 阳性外，其他如 pan-CK、SMA、desmin 等均不表达。Ki-67 增生指数高，甚至可达 30%～40%。

【分子遗传学】

纤维肉瘤可有 8 号和 12 号染色体三体。

【鉴别诊断】

1. MACF　MACF 的瘤细胞丰富、核分裂象多见，但是瘤细胞没有明显异型性，无病理性核分裂象及肿瘤性坏死。

2. 平滑肌肉瘤　卵巢原发或继发的平滑肌肉瘤均罕见，瘤细胞胞质较红染，免疫组化染色 SMA、desmin 和 h-caldesmon 阳性，可辅助鉴别。

3. 子宫内膜样间质肉瘤　卵巢的子宫内膜样间质肉瘤可以原发，也可以继发，其瘤细胞有的主要呈短梭形时，需要与纤维肉瘤鉴别。丛状分布的螺旋动脉样厚壁小血管是其特点之一。另外，子宫内膜样间质肉瘤 CD10 常呈弥漫阳性。多取材发现子宫内膜异位灶，提示卵巢原发性子宫内膜样间质肉瘤。

4. 肉瘤样成年型粒层细胞瘤　梭形肿瘤细胞弥

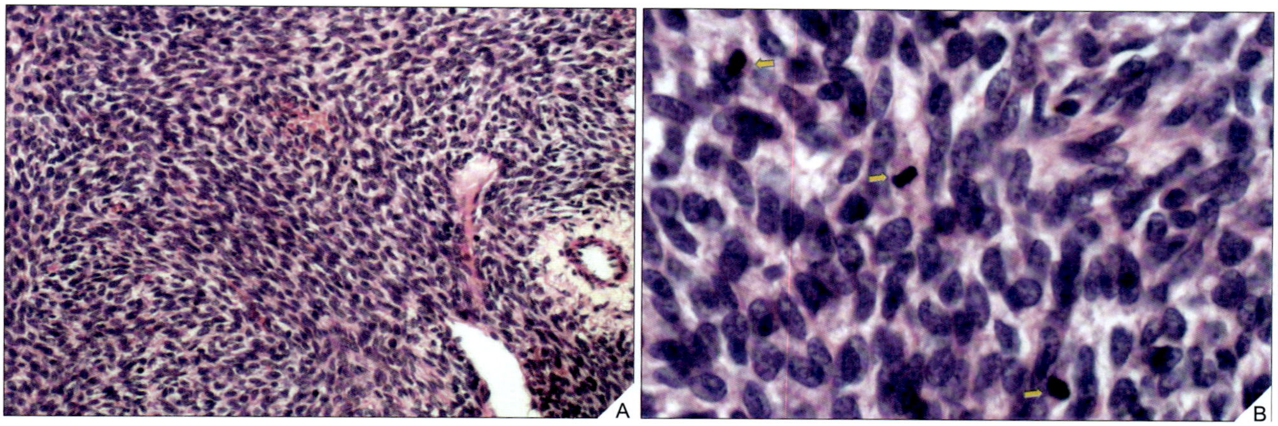

图 28-35　卵巢纤维肉瘤

A. 瘤细胞高度密集伴弥漫中度以上的异型性；B. 高倍镜下可见核分裂象多见（箭头），核深染

漫分布，可见坏死、出血及核分裂象。需要多取材，仔细寻找典型 AGCT 区域。瘤细胞核可以见核沟。网织染色及免疫组化有助于两者的鉴别（详见本章第一节）。

【预后】

手术切除及术后放化疗是纤维肉瘤的主要治疗手段。此肿瘤预后极差，仅少数报道生存 5 年以上[71, 72]。

卵巢纤维肉瘤的诊断要点见表 28-12。

表 28-12　卵巢纤维肉瘤的诊断要点

大体表现
• 单侧多见，体积大，质软，黄褐色，囊性至实性不一
• 出血及坏死常见
镜下特点
• 细胞密度增加
• 梭形细胞呈漩涡状或鱼骨状排列
• 中 - 重度异型性
• 核分裂象增多，病理性核分裂象易见
免疫组化标志物
• 主要用于排除其他高级别梭形细胞恶性肿瘤

二、卵泡膜瘤

卵泡膜瘤（thecoma）是由肥胖的梭形和短梭形细胞构成的肿瘤，瘤细胞形态与内层卵泡膜细胞相似，胞质内含脂质。根据临床及组织形态学特点，卵泡膜瘤出现灶状的黄素化并无特异性，而明显黄素化的卵泡膜瘤少见，但常与硬化性腹膜炎相关，故独立分类。因此卵泡膜瘤可分为普通的卵泡膜瘤和伴有硬化性腹膜炎的黄素化卵泡膜瘤。

（一）普通的卵泡膜瘤

【临床特征】

卵泡膜瘤罕见，占所有卵巢肿瘤的 1% 以下，占卵巢性索 - 间质肿瘤的 15% 左右。一般发生于 40 岁以上女性，75% 发生在绝经后，10% 可发生在 30 岁以下，青春期前罕见，平均发病年龄 57~63 岁[73]。卵泡膜瘤最常见内分泌症状为雌激素增多引起的绝经后阴道出血（约 60%）或月经不规律，患者常因此而就诊，少部分患者可伴有子宫内膜增生症或子宫内膜癌。偶有男性化表现[74]。部分患者可无任何临床症状，偶然发现盆腔包块。个别报道，卵泡膜瘤可合并假 Meigs 综合征[75]。

【大体病理学】

肿瘤一般为单侧发生，仅 3% 为双侧。大小悬殊，小至无任何临床症状，大至数厘米，罕见很大者，大多为 5～10cm，平均 7cm。切面呈实性，灰白、淡黄色（图 28-36，图 28-37）。无包膜，但与周围组织界限清楚。个别病例可出现钙化和囊性改变（图 28-38）。

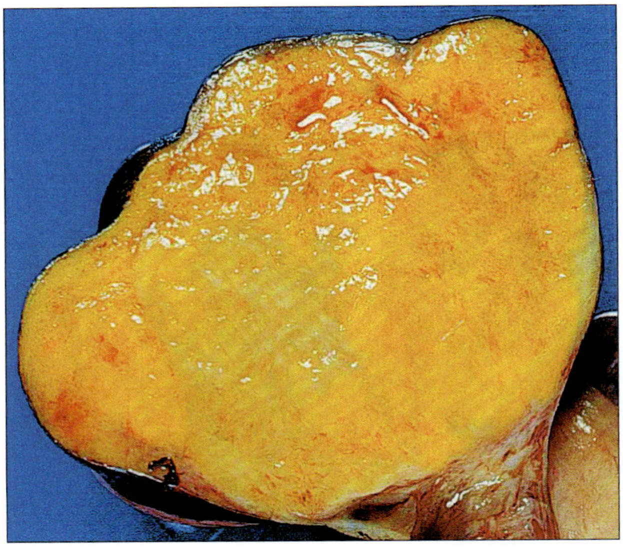

图 28-36　卵泡膜瘤
切面呈实性，淡黄色

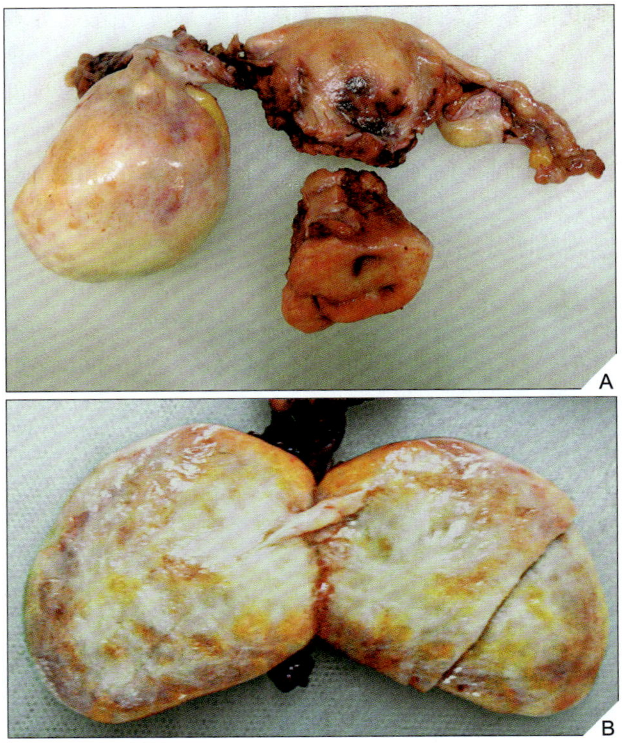

图 28-37　卵泡膜瘤
A. 肿瘤结节状，表面光滑；B. 切面灰白间灰黄色，质韧

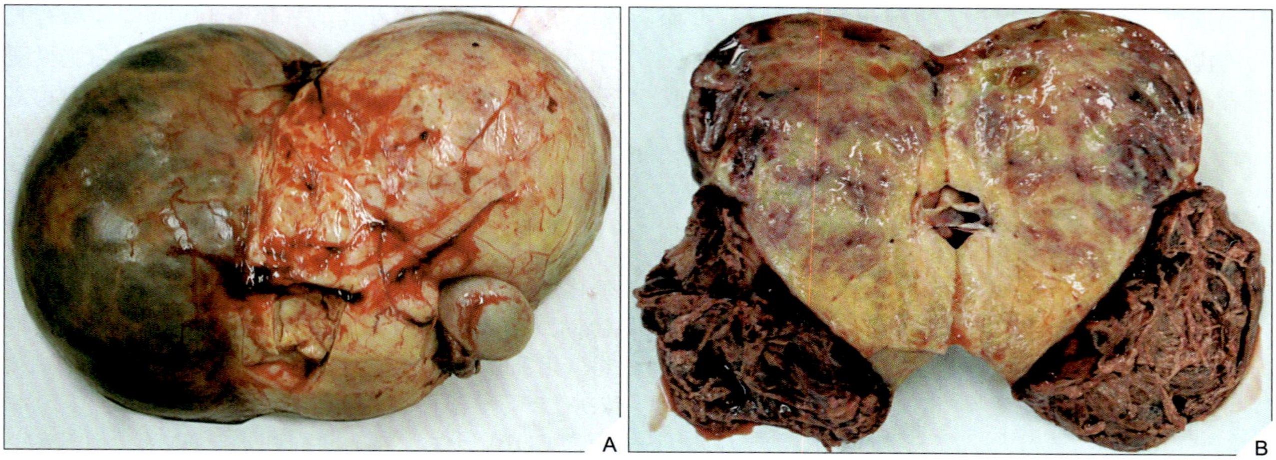

图 28-38 卵泡膜瘤

A. 肿瘤蒂扭转，部分淤血坏死；B. 切面呈囊实性，局部坏死明显

【组织病理学】

卵泡膜瘤略呈结节状分布，由产生胶原的梭形成纤维细胞分隔，并常有玻璃样变斑块。瘤细胞一致，呈胖梭形或卵圆形，界限不清，胞质较丰富，可呈空泡状。核小，呈圆形或卵圆形，淡染居中，无核沟。核分裂象罕见（<1/10HPFs）（图 28-39），有时也可见分裂象活跃的富细胞性黄素化卵泡膜瘤[76]。肿瘤间质常见水肿或黏液变（图 28-40）；有些肿瘤可

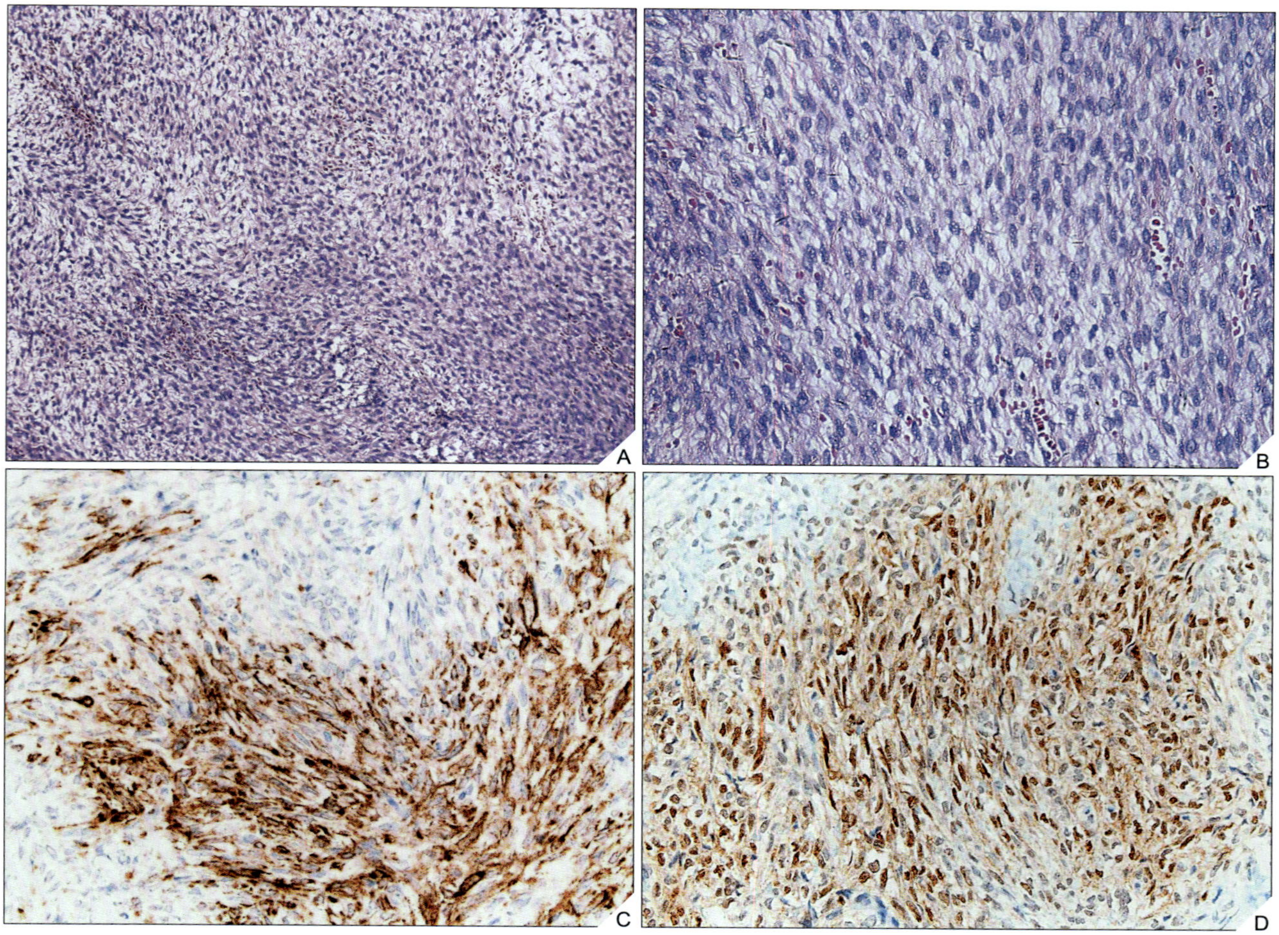

图 28-39 卵泡膜瘤

A. 瘤细胞呈卵圆形，胞质嗜伊红或淡染；B. 高倍镜下可见胞质界限不清；C. IHC 示 inhibin-α 阳性；D. Calretinin 阳性

见局部钙化灶，甚至骨化，当钙化较弥漫时，可称为钙化性卵泡膜瘤（calcified thecoma）[76]，非常少见，患者一般都较年轻（<30 岁）。瘤旁残余卵巢部分或

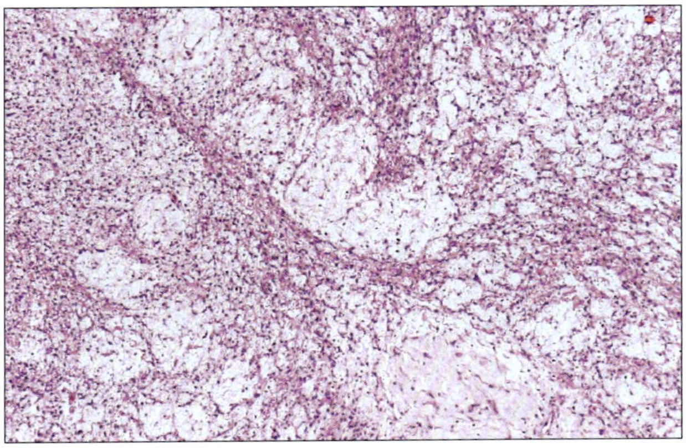

图 28–40　卵泡膜瘤
肿瘤局部间质水肿明显

对侧卵巢可呈现弥漫或结节状增生。卵泡膜瘤背景中可出现巢状或散在的载脂黄素化细胞，细胞界限清楚，胞质中等至较丰富，嗜酸性，或呈空泡状富含脂质（图 28-41）。个别病例报道在卵泡膜瘤中可见异源性脂肪分化 [3]。

【特染及免疫组化】

冰冻切片油红 O 染色可显示卵泡膜瘤细胞胞质内含丰富的脂质。网织染色显示单个瘤细胞周围的网织纤维（reticular fibre）包绕（图 28-42）。免疫组化 inhibin-α、CD56、Calretinin、SF-1、WT1 和 FOXL2 均呈阳性表达（图 28-39），另外部分（70%）肿瘤 CD10 阳性，可不同程度表达 SMA，但 EMA、CK 阴性。

【分子遗传学】

卵泡膜瘤与纤维瘤、成年型粒层细胞瘤一样，可检出 12 号染色体三体 [23]，目前尚未证实卵泡膜瘤

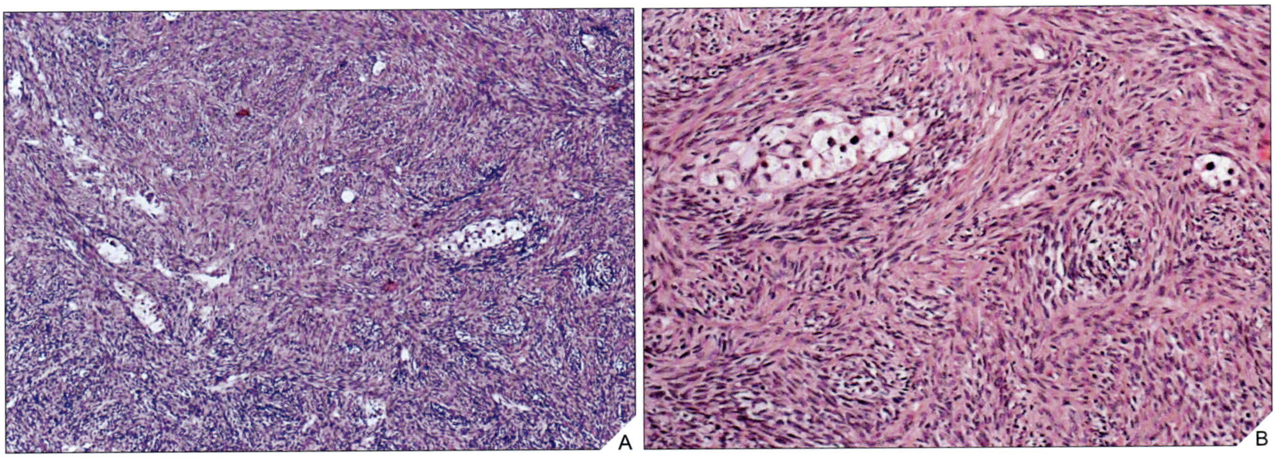

图 28–41　卵泡膜瘤
A. 卵泡膜瘤背景中见巢状黄素化细胞；B. 局部放大

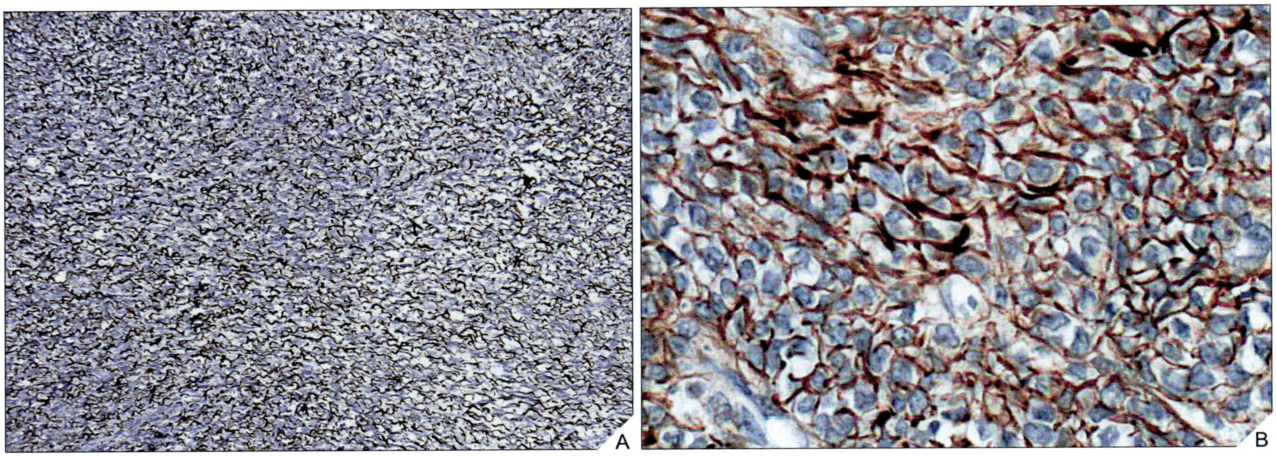

图 28–42　卵泡膜瘤网织染色
A. 网织纤维丰富；B. 高倍镜下见网织纤维包绕单个瘤细胞

有特异性的分子改变。

【鉴别诊断】

1. 纤维瘤 纤维瘤的胞质比卵泡膜瘤少，瘤细胞及胞核更细长，间质胶原生成较多。卵泡膜瘤细胞淡染，核呈卵圆形。纤维瘤与卵泡膜瘤之间组织学特征有交叠，对于一些难以区分的病例，可称为纤维卵泡膜瘤（fibrothecoma）。纤维卵泡膜瘤表现为大部分瘤细胞为胖梭形的成纤维细胞，间插部分纤维细胞和胶原纤维（图 28-43）。胶原成分，特别是围绕血管处偶有玻璃样变。间质水肿常见。瘤中的卵泡膜细胞成分数量不等，一般不发生黄素化。因该肿瘤的内分泌症状较典型卵泡膜瘤者少见，发病年龄、临床症状、病理形态特征也与卵巢纤维瘤相似。如果没有典型的含脂质的卵泡膜细胞，而且 inhibin-α 阴性或仅局灶阳性，则应诊断为纤维瘤。

2. 弥漫性 AGCT 瘤细胞缺乏淡染或嗜酸性胞质，网织纤维染色比免疫组化更有助于鉴别卵泡膜瘤和 AGCT。卵泡膜瘤中网织纤维比较均一地包绕单个瘤细胞，而 AGCT 中网织纤维包绕瘤细胞巢团。*FOXL2* 基因突变也是鉴别两者的重要依据，以往散在报道伴有 *FOXL2* 基因突变的卵泡膜瘤最终也未能排除 AGCT 的诊断。

3. 硬化性间质瘤（sclerosing stromal tumor，SST） 卵泡膜瘤和 SST 低倍镜下观察，都可以呈结节状生长，富细胞区瘤细胞胞质宽。但是 SST 血管丰富，有血管外皮瘤样特征；而且 SST 主要发生于 30 岁以下的年轻女性，一般没有激素升高的表现。

【预后】

绝大多数卵泡膜瘤属于良性肿瘤，单纯肿瘤切除或患侧附件切除即可治愈。个别卵泡膜瘤中可见局灶奇异核细胞，但其生物学行为呈良性，因此单纯的核异型性本身不能作为恶性的指标。若瘤细胞表现中度或以上非典型性，核分裂象大于 4/10HPFs，伴肿瘤性坏死，提示为恶性。真正的恶性卵泡膜瘤极罕见，以前报道的恶性卵泡膜瘤病例实际上多为纤维肉瘤或弥漫型 AGCT [71，77]。

（二）伴有硬化性腹膜炎的黄素化卵泡膜瘤

【临床特征】

伴有硬化性腹膜炎的黄素化卵泡膜瘤（luteinized thecoma associated with sclerosing peritonitis，LTSP）多发生于年轻女性，平均发病年龄 36 岁，中位年龄 27 岁[78]。关于硬化性腹膜炎与黄素化卵泡膜瘤的关系并不十分清楚。患者症状主要为腹膜病变引起腹胀、腹水及肠道梗阻。另有研究认为硬化性腹膜炎合并卵巢病变的发生与抗癫痫药物的使用有一定关联[79]。

【大体病理学】

大多数 LTSP 为双侧卵巢受累，结节状或脑回状，灰白色，切面均质，偶有出血。腹膜病变有大量的褐色到白色的结节状纤维粘连。

【组织病理学】

病变主要位于卵巢皮质，梭形瘤细胞增生，可见单个或呈簇分布的卵圆形黄素化细胞，常出现间质水肿。核分裂象比普通型卵泡膜瘤多见（图 28-44，图 28-45）。由于病变主要位于卵巢皮质并可见残存卵泡，有学者认为这种病变属于卵泡膜瘤（thecoma），而非真性肿瘤。

腹膜病变由增生的纤维细胞或成纤维细胞组成，可见炎症细胞浸润。成纤维细胞胞质纤细、略嗜酸性，细胞核细长，脂肪小叶间纤维增生使病变呈分

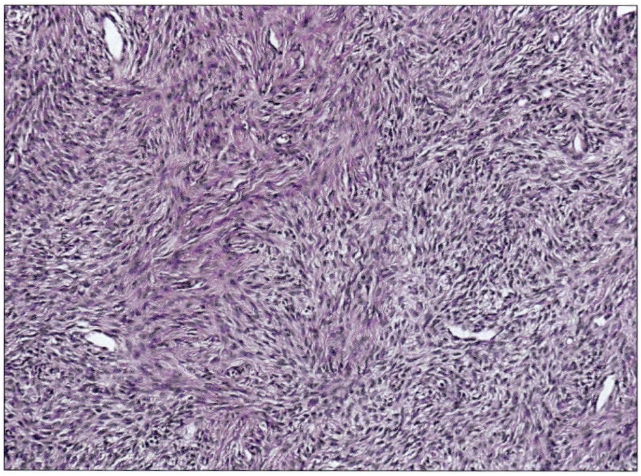

图 28-43 纤维卵泡膜瘤

形态介于卵泡膜瘤和纤维瘤之间，部分细胞呈胖梭形，胞质较丰富

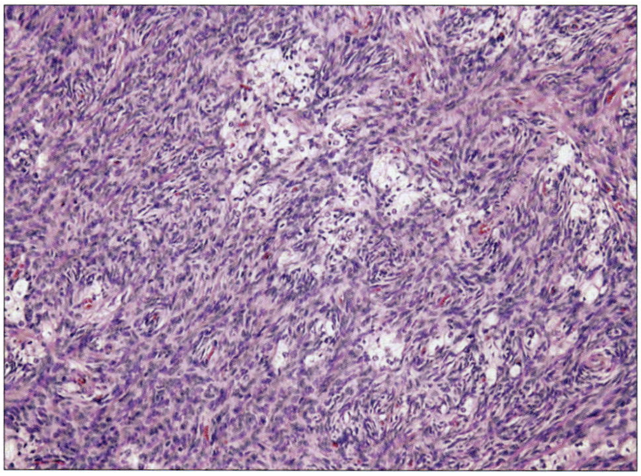

图 28-44 伴有硬化性腹膜炎的黄素化卵泡膜瘤

肿瘤由束状排列的梭形细胞组成，在肿瘤细胞中散布着含有泡状胞质的黄素化细胞簇

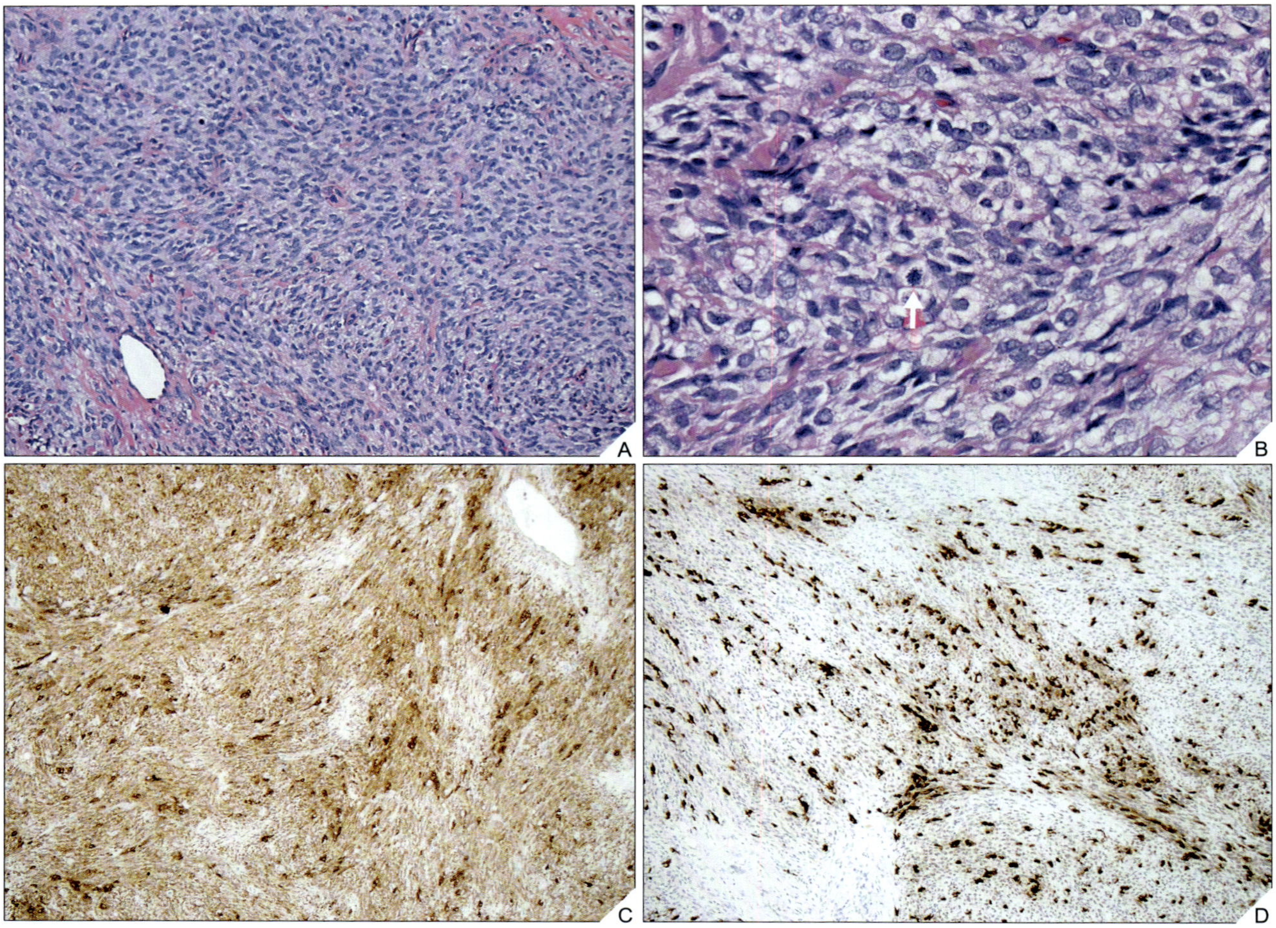

图 28-45 伴有硬化性腹膜炎的黄素化卵泡膜瘤

示胖梭形细胞，胞质丰富，可见核仁及核分裂象增多（A，B，箭头）。瘤细胞表达 inhibin-α（C）和 Calretinin（D）

叶状间质黏液样或水肿[78]。

【免疫组化】

卵巢病变梭形细胞偶有 AE1/AE3、SMA、desmin、CD117、ER 和 PR 阳性，而 EMA、inhibin-α、Calretinin、CD56、β-catenin、TGF-β 和 CD34 阴性，其中黄素化的细胞可表达 inhibin-α、Calretinin、CD56。腹膜病变中增生的成纤维细胞则可以表达 AE1/AE3 和 CD34[80, 81]。

【鉴别诊断】

1. 间质增生症和间质卵泡膜增生症（stromal hyperplasia and stromal hyperthecosis） 这些非肿瘤病变几乎都是双侧发生的。间质增生症通常引起雌激素或雄激素增多，而间质卵泡膜增生症通常产生过量的雄激素。尽管这些病变是弥漫生长的，但有时会形成明显肿块。间质增生症的特征是间质细胞弥漫性或结节性增生，其间散在少量单个或簇状黄素化细胞（图 28-46）。如果黄素化细胞形成明显结节，则称为间质卵泡膜增生症（图 28-47）。两者不出现间质水肿或明显的核分裂象，也不伴有硬化性腹膜炎。

2. 类固醇细胞瘤（steroid cell tumor） 增生的类固醇细胞为肿瘤的主要成分，纤维成分稀少（10%），而 LTSP 以纤维及卵泡膜成分为主。

3. 间质黄体瘤（stromal luteoma） 一般见于老年人，卵泡膜增生症背景中出现显著增大的结节，可能为卵泡膜增生症的一种特殊表现，或者是类固醇细胞瘤退行性变，已不再作为单独类型诊断。

4. 妊娠黄体瘤（luteoma of pregnancy） 发病年龄与 LTSP 相似，而且约 50% 的妊娠黄体瘤是多发的，但妊娠黄体瘤无纤维瘤样背景，可有滤泡样结构。

5. 含少量性索成分的间质瘤 典型的纤维瘤或卵泡膜瘤背景中出现小灶散在的分化程度不等的粒层细胞巢或不成熟支持细胞围成的管状结构，这些性索样成分有一定结构，与 LTSP 中黄素化成分完全不同。因其含量极少，诊断治疗上可忽略不计。

【预后】

虽然 LTSP 核分裂象增加，但卵巢肿瘤本身属于

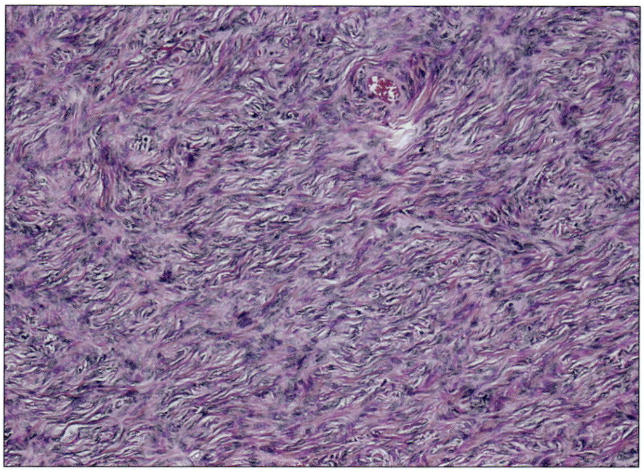

图 28-46　卵巢间质增生症

卵巢间质细胞弥漫增生

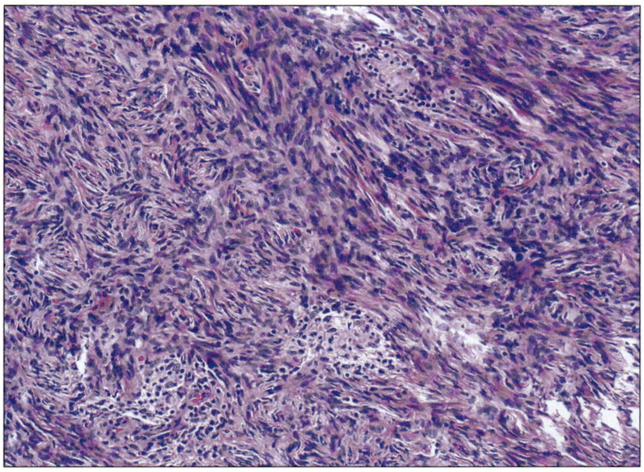

图 28-47　间质卵泡膜增生症

非肿瘤性病变由结节状增生的间质细胞构成，其中夹杂一些小巢黄素化细胞

良性病变。然而，患者可因腹膜硬化、肠梗阻等原因致死。

卵泡膜瘤及伴有硬化性腹膜炎的黄素化卵泡膜瘤的诊断要点见表 28-13。

表 28-13　卵泡膜瘤及伴有硬化性腹膜炎的黄素化卵泡膜瘤的诊断要点

大体表现
卵泡膜瘤
• 单侧多见（97%），体积较小（平均直径 7cm），质中，光滑，淡黄色，分叶状
伴有硬化性腹膜炎的黄素化卵泡膜瘤
• 双侧多见，息肉样，分叶状或脑回样，黄褐色、灰白色或灰粉色，伴有腹膜纤维化
镜下特点
卵泡膜瘤
• 细胞较丰富
• 梭形细胞区域与透明变性区域相交替
• 广泛或局部呈结节状
• 细胞膜边界不清，胞质淡染
• 小的泡状核，核膜清
• 无细胞异型性，核分裂象罕见
• 常见钙化及瘢痕样的硬化区
伴有硬化性腹膜炎的黄素化卵泡膜瘤
• 梭形细胞背景中出现散在的胞质丰富的黄素化细胞
• 细胞密度增加伴水肿
• 核分裂象易见
• 病变位于卵巢皮质
免疫组化标志物
卵泡膜瘤
• 阳性：inhibin-α (100%), Calretinin (100%), CD56 (100%), WT1 (100%), SF-1 (100%), FOXL2 (100%)（梭形细胞及黄素化细胞均阳性）, CD10 (70%)
• 阴性：CD99, EMA, β-catenin, MART-1, CD34
• 网织染色包绕单个细胞
伴有硬化性腹膜炎的黄素化卵泡膜瘤
• 阳性：inhibin-α, Calretinin, CD56（黄素化细胞阳性，梭形细胞阴性）
• 腹膜病变 AE1/AE3 阳性，但很少表达 ER 和 PR

三、硬化性间质瘤

硬化性间质瘤（sclerosing stromal tumor，SST）是由成纤维细胞和圆形 / 多边形细胞构成，以富于细胞的假小叶为特征的良性间质性肿瘤。圆形或多边形的肿瘤细胞起源于卵泡外层卵泡膜中的肌样间质细胞。假小叶之间为细胞成分稀疏的硬化或水肿区。

【临床特征】

大多数（约 75%）患者发病年龄小于 30 岁，平均年龄 24 岁，一般没有性激素分泌异常症状，仅少数情况下有雌激素或雄激素水平升高，肿瘤切除后即可恢复正常。患者可有盆腹腔包块、腹痛、腹胀等非特异表现，罕见腹水或异常阴道出血。

【大体病理学】

肿瘤一般单侧发生，偶见双侧[82]，大小 3～20cm，平均 10cm。切面灰白色，实性，质韧或软，具有分叶结构，局灶可见灰黄色区域或出血灶，少数可有囊性变，甚至可形成单个大囊肿，罕见病例伴有钙化（图 28-48）。

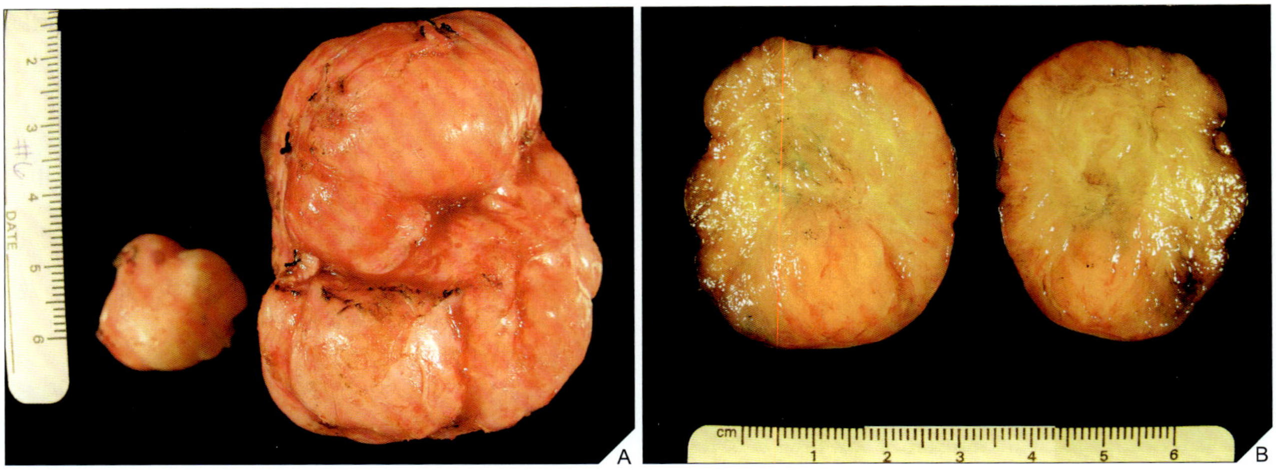

图 28-48　硬化性间质瘤

A. 肿瘤表面分叶状；B. 切面实性，钙化明显

【组织病理学】

肿瘤由富细胞的假小叶和少细胞的硬化 / 水肿带相间构成。假小叶大小不一，边界不规整并与周围硬化 / 水肿区相移行（图 28-49）。间质细胞大小、形态多样，胞质嗜酸性或空泡状，甚至印戒状，妊娠期可能伴有显著的黄素化反应[82]。有时核仁明显，但核分裂象少见，罕见核分裂象活跃者［可达（7～12）/10HPFs］[83]（图 28-50）；个别肿瘤可出现

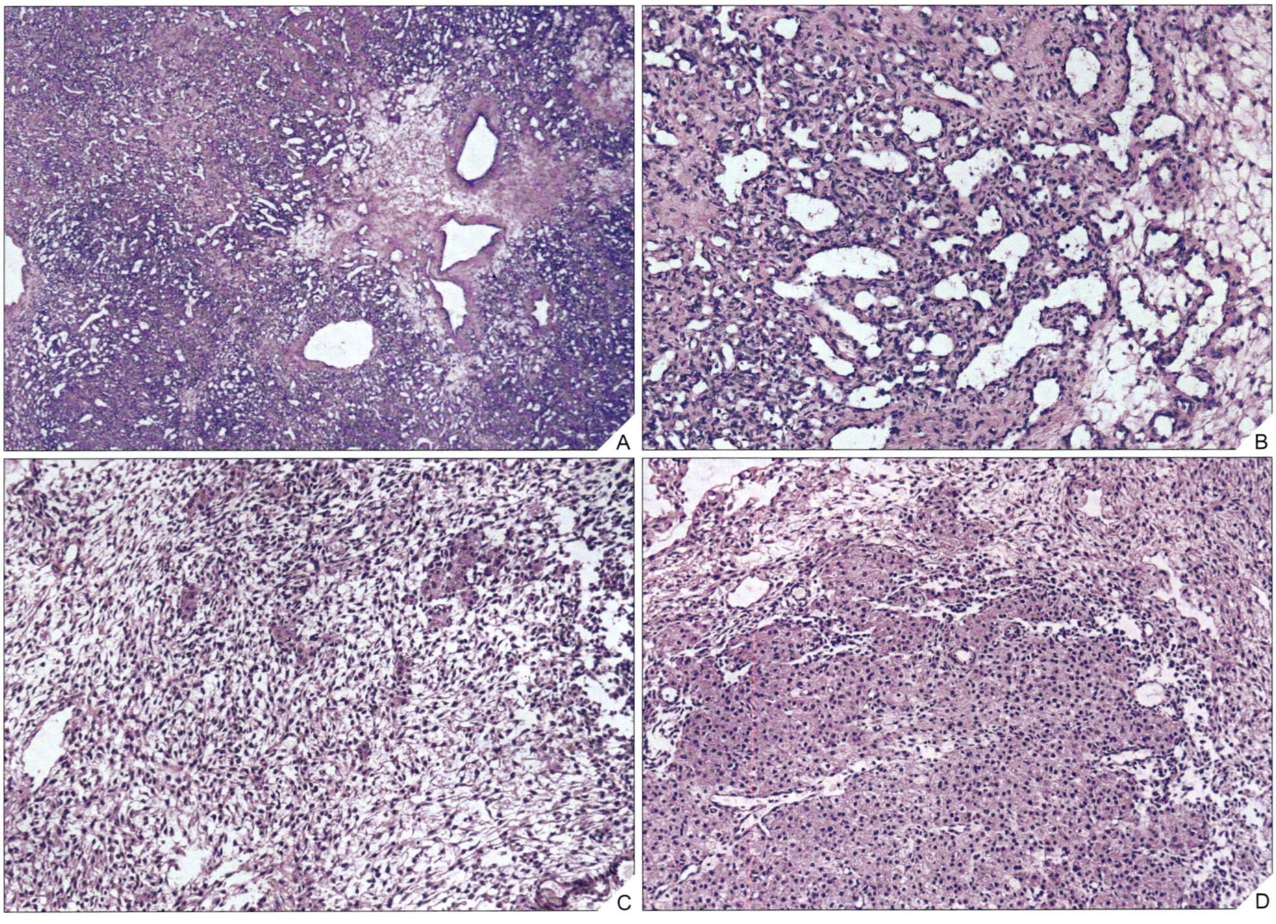

图 28-49　硬化性间质瘤

假小叶内常见管腔大小不均的薄壁血管分支（A，B）；部分瘤细胞胞质嗜酸性或空泡状（C，D）

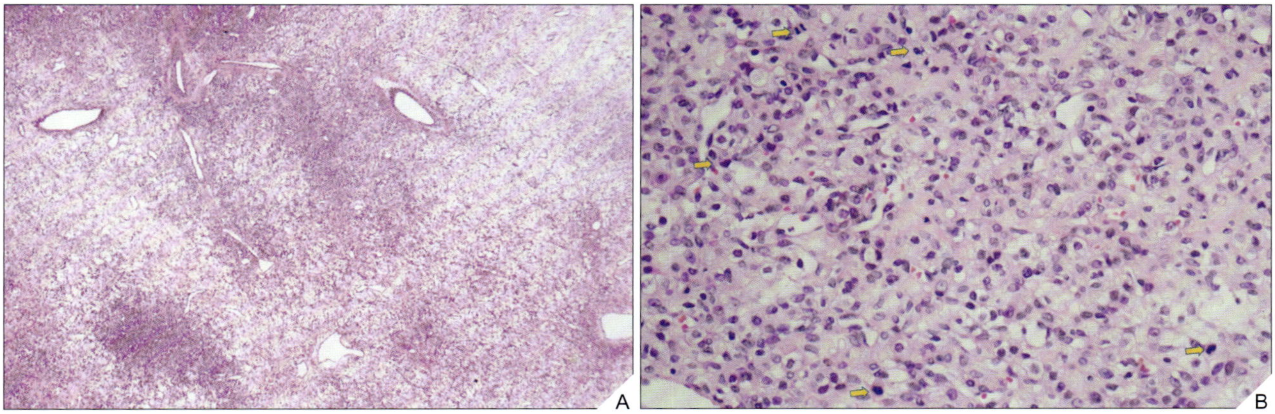

图 28-50　硬化性间质瘤，此例患者血清雌激素轻度升高

A. 低倍镜下见典型的富细胞假小叶和少细胞水肿带相间；B. 部分瘤细胞有黄素化特点，部分区域核分裂象易见（箭头）

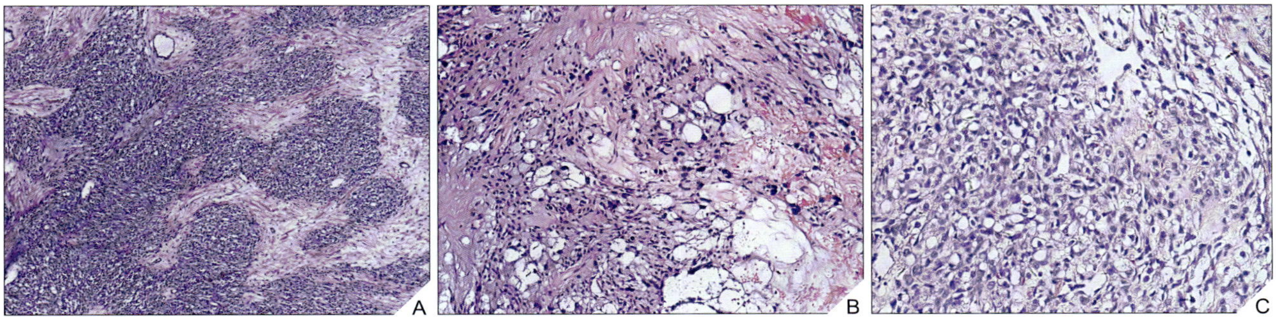

图 28-51　硬化性间质瘤

A. 假小叶结构与硬化 / 水肿区相间；B. 肿瘤内出现多形性怪异细胞；C. 印戒样间质细胞

多形性怪异细胞，核深染，可能为退变的表现（图 28-51）。除间质细胞外，假小叶内混合有梭形成纤维细胞，有的见肥大细胞浸润，且常见较多管腔大小不均的薄壁血管分支。

【免疫组化】

绝大多数病例，肿瘤细胞表达 vimintin、inhibin-α、Calretinin、SMA、CD10，约半数可弱表达 MSA，但 desmin、pan-CK、CK7、ER、S-100、CD34 几乎总是阴性。有研究[84]发现多数的硬化性间质瘤免疫组化表达 TFE3（但 FISH 检测证实并不存在 *TEF3* 基因的易位，其蛋白的异常表达可能涉及其他机制），这在其他常见性索 - 间质肿瘤中几乎不表达，可能作为一个比较好的鉴别诊断标志物。

【分子遗传学】

分子遗传学研究提示部分 SST 有 12 号染色体三体，*GLI2* 基因重排和 *FHL2-GLI2* 及 *DYNLL1-GLI2* 基因融合[85]。

【鉴别诊断】

1. SST 要注意与纤维瘤和卵泡膜瘤鉴别，后两者一般都比 SST 外观更均一，假小叶结构及硬化或水肿分区不明显，无圆形空泡细胞，无明显的血管结构，而且患者发病年龄一般在 30 岁以上，中老年人居多。谷胱甘肽转移酶在 SST 胞质、胞核均呈阳性，但在纤维瘤仅胞核为阳性，在胞质为阴性。

2. 孤立性纤维性肿瘤（solitary fibrous tumor，SFT）中的血管外皮瘤样结构，可能导致与 SST 中的薄壁分支血管结构混淆，但前者没有假小叶特点，且免疫组化显示 CD34 和 STAT6 阳性，可资鉴别。

【预后】

SST 为良性肿瘤，手术切除肿瘤或患侧附件即可治愈。如伴核分裂象活跃，建议诊断中提示可能复发风险[83]。

硬化性间质瘤的诊断要点见表 28-14。

四、印戒细胞间质瘤

印戒细胞间质瘤（signet ring stromal tumor，SRST）是由印戒样间质细胞和数量不等的梭形间质细胞构成的良性肿瘤。

【临床特征】

此肿瘤极为罕见，迄今仅有 10 多例文献报道[86-88]。患者发病年龄 4～76 岁，可以有盆腔包块、

表 28-14 硬化性间质瘤的诊断要点

大体表现
• 有包膜，中等大小（平均直径 10cm），光滑，分叶状，实性
• 常见囊性变
镜下特点
• 假小叶结构，细胞密集区与水肿稀疏区交替
• 血管外皮瘤样的血管网
• 梭形、圆形或卵圆形细胞，泡状核，胞质嗜酸
• 无细胞异型性，核分裂象少
免疫组化标志物
• 阳性：vimentin (100%)，SMA(100%)，glutathione S-transferase (100%)，Calretinin(100%)，inhibin-α (90%)，CD10(90%)
• 阴性：S-100, desmin, CD34

腹痛、不规则阴道出血等非特异症状。一般无性激素分泌异常表现，偶见雄激素症状 [89]。

【大体病理学】

肿瘤局限于单侧卵巢，直径 2.5～13cm（平均 9.4cm）。表面光滑，切面呈囊实性或实性，灰白色或间淡黄色，质韧。个别病例局灶出血、坏死。

【组织病理学】

肿瘤由印戒细胞及纤维瘤样区域以不同比例构成，印戒细胞占肿瘤的 15%～95%，瘤细胞较一致，呈圆形或卵圆形，胞质呈空泡状，细胞核偏位，似印戒样，偶见核沟。细胞核缺乏异型性，一般无核分裂象（图 28-52）。纤维瘤样区域类似富细胞性纤维瘤，可见胶原或伴水肿。个别病例，瘤细胞内或外可见嗜酸性玻璃样小球。电子显微镜下可见胞质空泡是吞噬了细胞外水肿性基质后形成的假包涵体（pseudo-inclusion body），而玻璃样小球为退变的溶酶体（lysosome）。瘤细胞不含黏液、糖原或脂质。

【免疫组化及特染】

组织化学染色油红 O、PAS、奥新蓝、黏液卡红等阴性，证明胞质内不含脂质、糖原或中性 / 酸性黏多糖，但网织纤维染色显示每个瘤细胞周围均见网织纤维围绕。免疫组化显示瘤细胞可表达 SF-1、vimentin 和 CD56，但不表达 WT1、S-100、desmin，上皮性标志物，如 AE1/AE3、CK7、CK20、CEA 等阴性。有趣的是，个别研究 [89] 发现核表达 β -catenin 的肿瘤几乎不表达 Calretinin 和 inhibin-α，但不表达 β -catenin 的肿瘤可以不同程度地表达 Calretinin 和 inhibin-α。对于该肿瘤是否有 β -catenin 核阳性表达，目前尚无明确定论，有部分研究认为伴有 β -catenin 核阳性的 SRST 可能是微囊性间质瘤的特殊形态变异，而有的病例中则未见 *CTNNB1* 的突变，分子改变更接近纤维瘤 [30]。这些研究结论推测 SRST 有可能代表了从纤维瘤到微囊性间质瘤的某种形态谱系，需要进一步的研究。

【鉴别诊断】

1. Krukenberg 瘤（Krukenberg tumor） 60% 以上双侧卵巢受累，癌细胞内含黏液，PAS 染色阳性，免疫组化 AE1/AE3 阳性。癌细胞排列呈巢状、条索状，或伴有腺管形成，可见核分裂象。临床病史可发现其他部位黏液腺癌。

2. 硬化性间质瘤 SST 局灶可出现印戒细胞，但其特征是假小叶（或结节）与硬化区交错，富于鹿角样血管。

3. 黏液（杯状）细胞类癌 [mucinous（goblet）cell

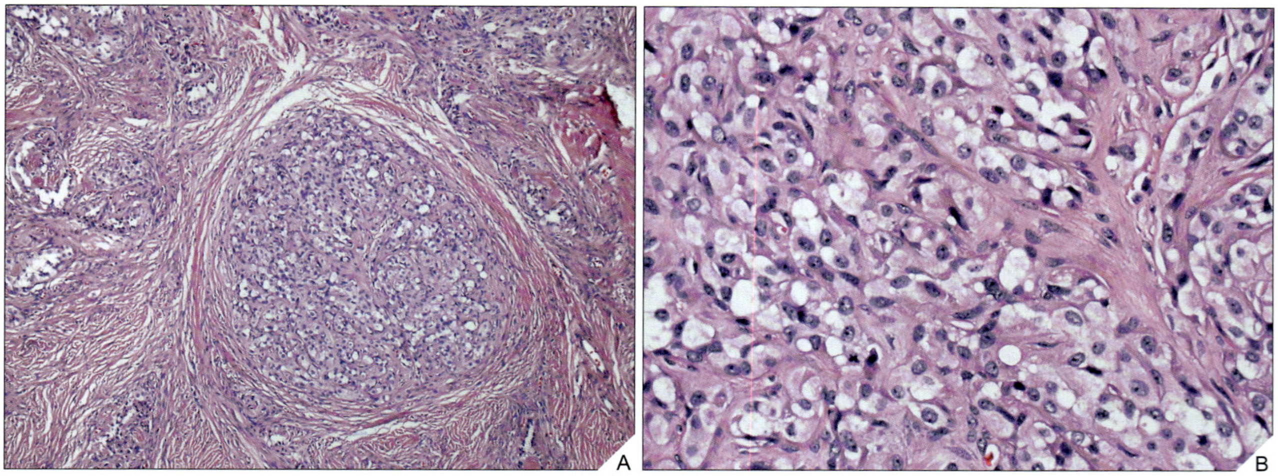

图 28-52 印戒细胞间质瘤

A. 肿瘤呈结节性生长模式；B. 瘤细胞胞质含有液泡，核偏位、呈卵圆形，无异型性或核分裂象

carcinoid]　可以含有印戒细胞，PAS 阳性。肿瘤常双侧发生，有卵巢外肿瘤病灶或病史。镜下可见肿瘤细胞形成腺泡或腺管结构，表达神经内分泌标志物和 CK20。而印戒细胞间质瘤不表达这些标志物。

【预后】

临床经过均为良性。肿瘤剔除术或患侧附件切除即可治愈。

印戒细胞间质瘤的诊断要点见表 28-15。

表 28-15　印戒细胞间质瘤的诊断要点

大体表现
• 单侧发生，中等大小（平均直径 9.4cm），光滑，实性，灰白、黄褐或淡黄色，伴有或不伴有囊性结构
• 可以表现为胶样外观
镜下特点
• 温和的梭形细胞与胞质空泡状的细胞融合生长
• 印戒细胞在肿瘤中可弥漫或局部出现
• 印戒细胞胞质表现为一个大的空泡
• 细胞温和无异型性，核分裂象少
• 无上皮增生
• 无结缔组织增生或肿瘤性坏死
标志物
• 阳性：vimentin (100%), SF-1, CD10; β-catenin、Calretinin、inhibin 表达不定
• 阴性：EMA, CEA, desmin, AE1/AE3, CK7, CK20, S-100, PAS, 黏液卡红、奥新蓝

五、微囊性间质瘤

微囊性间质瘤（microcystic stromal tumor，MST）是以瘤组织形成不规则的微囊为特征的良性间质肿瘤。

【临床特征】

微囊性间质瘤最早由 Irving 和 Young 于 2009 年首次报道[90]。此肿瘤罕见，多为个案报道。患者发病年龄 26～63 岁（平均 45 岁），可以有盆腔包块，极少部分（约 15%）患者有雌激素升高的症状。罕见情况下，此肿瘤是家族性腺瘤性息肉病（familial adenomatous polyposis）的肠外表现。

【大体病理学】

肿瘤单侧发生，肿瘤平均直径 8.7cm（2～27cm）。瘤体多呈囊实性、实性伴蜂窝状外观，个别报道显著囊性变，可见灶状出血坏死[90]。

【组织病理学】

肿瘤表现为微囊、实性富细胞区和纤维性间质三种成分以不同比例共存，形态变化较多样[91]，可呈巢状、管状、条索状排列，局部亦可见印戒细胞。微囊呈卵圆形或不规则形，囊液略嗜碱或透亮，常见胞质内空泡。有时肿瘤以富细胞的实性生长为主，但一般至少局灶可见微囊结构形成。纤维性间质常伴透明变性，在实性区内形成分隔。细胞胞质淡染或嗜酸性，界限不清，细胞核温和，呈卵圆形，罕见呈梭形[91]，染色质细腻，核仁不明显，核分裂象少见（<2/10HPFs）（图 28-53）。奇异核细胞在微囊性间质瘤中很常见，冰冻诊断时可能会误认为恶性肿瘤，但此类细胞往往不伴有核分裂象，可能是一种退行性改变。

【免疫组化】

瘤细胞 β-catenin 核阳性，CD10、WT1、cyclin D1、FOXL2 和 vimentin 强阳性（图 28-54），大多数表达 SF1，但 inhibin-α 和 Calretinin 一般阴性或弱阳性。ER、PR 阴性，但 AR 阳性表达。上皮标志物 EMA 阴性。

【分子遗传学】

多数卵巢的微囊性间质瘤有 *CTNNB1* 基因体细胞错义点突变[92]。IHC 显示异常的 β-catenin 核表达，这在其他性索-间质肿瘤中罕见。此外，Wnt/β-catenin 通路调节异常可能与 MST 的肿瘤发生有关，并可能与 β-catenin 的激活和 cyclin D1 的上调有关[93, 94]。少数病例与 *APC* 基因的胚系突变相关[95, 96]，

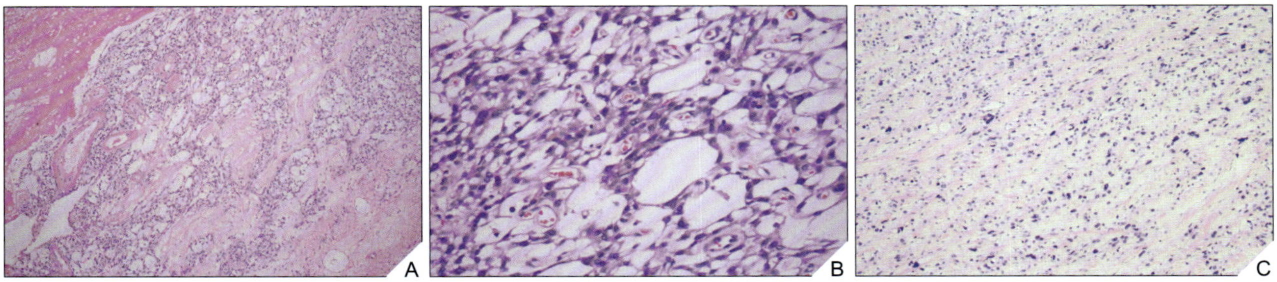

图 28-53　微囊性间质瘤

A. 微囊结构，囊液略嗜碱或透亮；B. 高倍镜所见；C. 局部见奇异核细胞

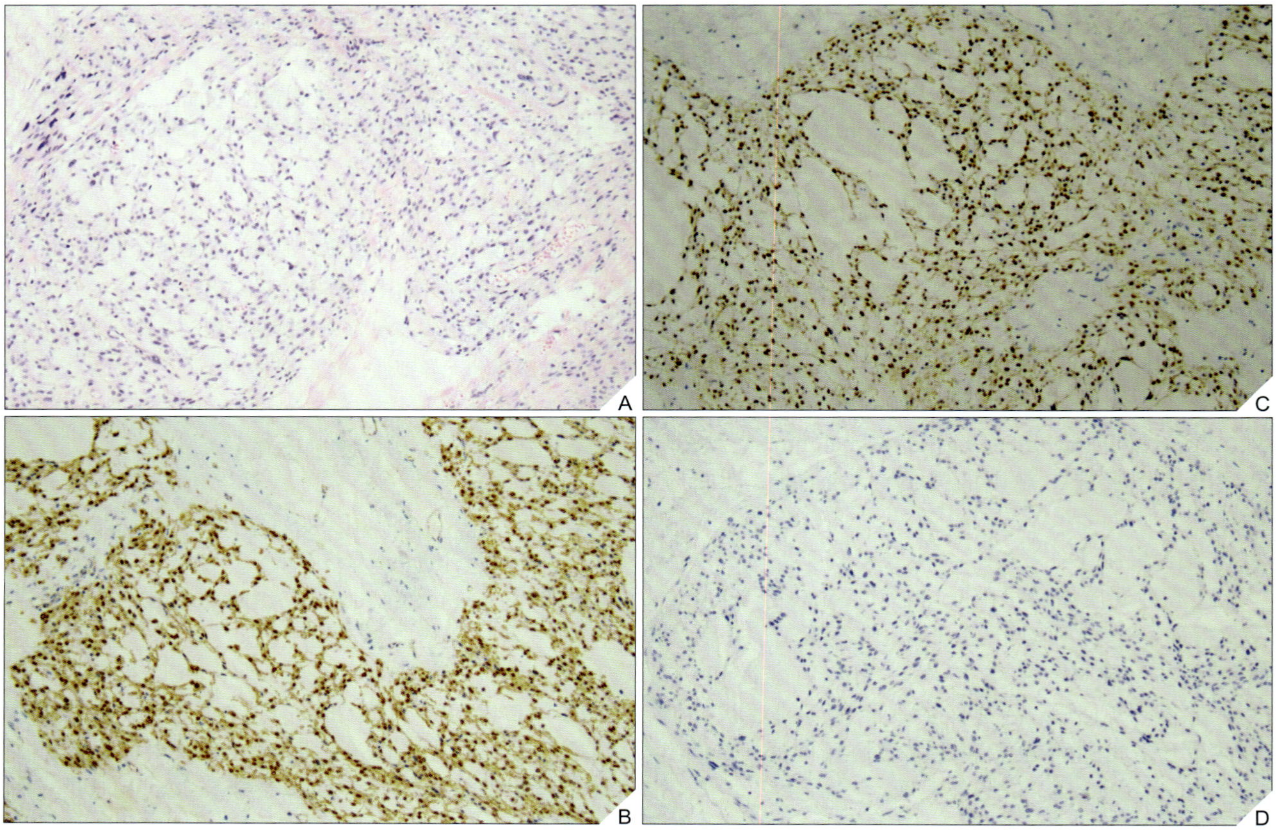

图 28-54 微囊性间质瘤

A.HE；免疫组化表达 β-catenin（B）和 cyclin D1（C），Calretinin 阴性（D）

且不伴 *CTNNB1* 突变，遇到此类病例需提示临床结合患者家族史及临床特征判断是否存在家族性腺瘤性息肉病的可能。

【鉴别诊断】

1. 硬化性间质瘤 SST 微囊结构不明显，但是鹿角样薄壁血管较丰富。肿瘤细胞呈圆形或多边形，胞质可有透亮空泡细胞核偏位，其中夹杂着成纤维细胞和黄素化细胞。inhibin-α 和 Calretinin 通常阳性。

2. 印戒细胞间质瘤 SRST 可以有局部微囊结构，但其特征性改变是出现印戒细胞，圆形细胞核偏位，胞质含水肿液，混杂增生的成纤维细胞成分。

【预后】

临床经过绝大多数呈良性，少有复发和转移[97, 98]。单纯肿瘤切除预后良好。

微囊性间质瘤的诊断要点见表 28-16。

六、类固醇细胞瘤

类固醇细胞瘤（steroid cell tumor）是由分泌类固醇激素细胞构成的肿瘤。瘤细胞呈圆形或多边形间质，形态酷似黄体细胞、睾丸间质细胞或肾上腺皮质细胞，但不含 Reinke 结晶，也称为非特异性类固醇细胞瘤（steroid cell tumor，NOS）。

【临床特征】

卵巢类固醇细胞瘤占卵巢性索 - 间质肿瘤的 1% 以下。大多发生于育龄妇女，年龄范围广（2.5～80 岁），平均年龄 43 岁，绝经后少见，儿童偶见，可引起患儿假性性早熟（10%）。约 50% 的患者有渐进性男性化（闭经、去女性化），少数出现 Cushing 综合征（Cushing syndrome），此应属于异位激素分泌。少数（10%）有雌激素升高症状。其他可见腹痛、腹胀、盆腹部包块等非特异性症状。罕见病例报道与 von Hippel-Lindau 综合征（von Hippel-Lindau syndrome）相关[99]。

【大体病理学】

绝大多数肿瘤单侧发生，双侧者只占 5%。瘤体一般呈球形，少数可呈分叶状，界限清楚，多为实性，偶见局灶囊性变及囊内出血。瘤体大小悬殊，直径 1.2～45cm，平均 8cm[100]。新鲜标本切面向外膨出，色泽因瘤细胞内脂质和脂色素含量的多寡而异，从浅黄、棕红甚至暗棕绿色不等。较大肿瘤中可有坏死、出血（图 28-55）。

表 28-16　微囊性间质瘤的诊断要点

大体表现
• 单侧发生，中等大小（平均直径 8.7cm），实性，伴囊性变，质较硬，黄褐色至黄色
镜下特点
• 三种结构：微囊结构、实性富细胞区和纤维性间质
• 微囊主要与分叶状的实性富细胞区并见，伴有水肿的纤维性间质
• 微囊结构是小的圆形或卵圆形空腔
• 常见胞质内空泡
• 胞质嗜酸性细颗粒状
• 细胞核形态温和，呈圆形、卵圆形或梭形，染色质细腻，核仁不明显；常见奇异核细胞
• 核分裂象少
• 无上皮、畸胎瘤或生殖细胞成分
• 排除了其他已知的可伴有微囊结构的肿瘤
标志物
• 阳性：CD10 (100%), vimentin (100%), cyclin D1 (100%), WT1 (100%), FOXL2 (100%), β -catenin（核，100%), SF-1 (80%), CK (25%, 局部），AR
• 多数伴 *CTNNB1* 基因体细胞突变，少数伴 *APC* 基因胚系突变
• 阴性：EMA, inhibin-α（6% 的病例中弱阳性），Calretinin (6% 的病例中弱阳性），ER、PR

【组织病理学】

肿瘤呈膨胀性生长，挤压周围组织。瘤细胞呈片状、巢状或条索状排列，细胞呈圆形或多边形，细胞界限清晰，胞质中等或丰富，可以呈嗜酸性颗粒状，或富于脂质、泡沫状（图 28-56，图 28-57）。细胞内脂色素（脂褐素，lipofuscin）颗粒多少不等。细胞核小、居中，大多数核异型性小，核分裂象 <2/10HPFs。也有部分核异型性较大，同时核分裂象增加。肿瘤间质稀少，毛细血管网和血窦样结构丰富。个别病例间质水肿或黏液变显著，瘤细胞疏松分布其中。

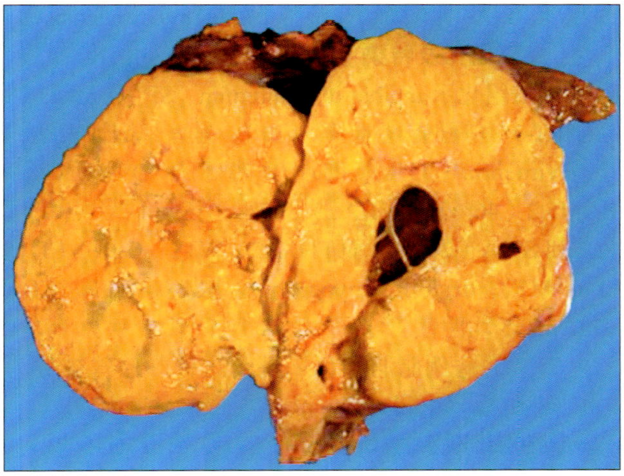

图 28-55　非特异性类固醇细胞瘤
肿瘤切面呈分叶状，亮黄色，局部伴囊性变

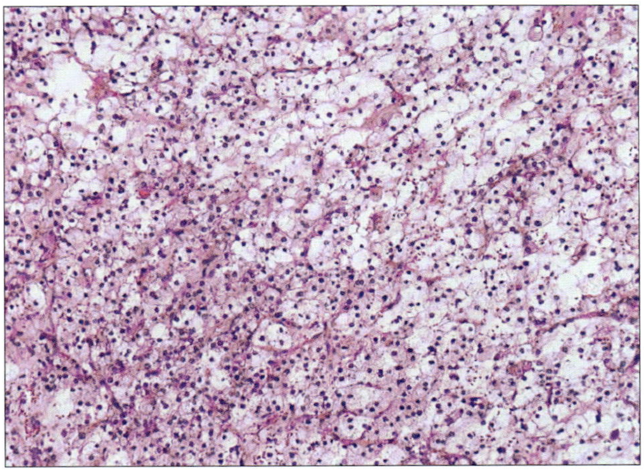

图 28-56　类固醇细胞瘤
肿瘤间质稀少，血窦丰富，部分胞质红染，部分透亮

有些瘤体比较小的病例（直径 0.5～3.0cm），特别是绝经后女性，可能发生退行性变（图 28-58），曾称为“间质黄体瘤”(stromal luteoma)。部分则属于局灶黄素化间质细胞增生，是瘤样病变而非真性肿瘤。同侧或对侧卵巢内见散在的或结节状黄素化卵泡膜

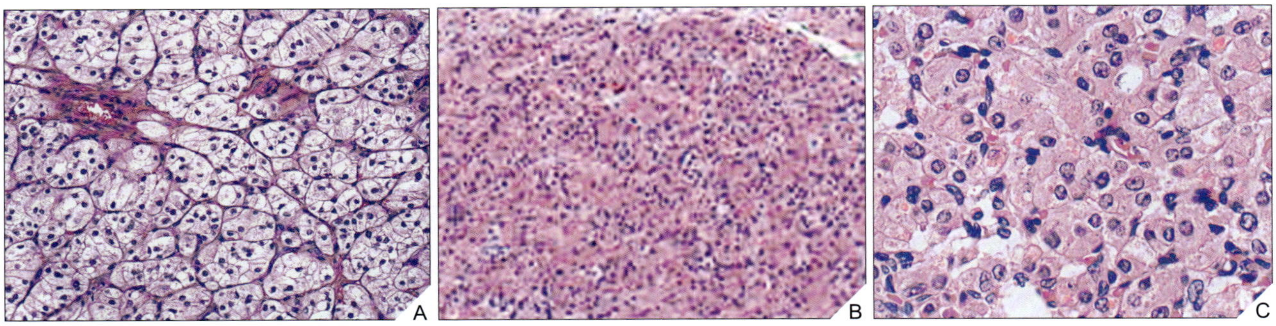

图 28-57　类固醇细胞瘤
A. 瘤细胞呈巢状排列，胞质泡沫状；B. 嗜酸性胞质；C. 高倍镜下示胞质内脂色素颗粒

细胞巢 - 间质卵泡膜增生症（stromal hyperthecosis）。

【免疫组化及特染】

免疫组化示 inhibin-α、Calretinin、SF-1、Melan-A（MART-1）等强阳性（图 28-59）。另外，阳性表达的还有 vimentin（75%）、CD10（70%）、CD99（32%）、CAM5.2（46%）、AE1/AE3（37%，核旁局灶点状着色）和 SMA（29%）。而 FOXL2、WT1、CgA、CD15（Leu-M1）、desmin、myoglobin、EMA、AFP、CEA 和 HMB45 均阴性。

75% 的病例脂肪染色阳性，这种肿瘤曾被称为"脂质细胞瘤"（lipid cell tumor）。

【鉴别诊断】

1. 莱迪细胞瘤（Leydig cell tumor） 出现 Reinke 结晶是其特征性改变，也是与非特异性类固醇细胞瘤鉴别的主要线索。

2. 妊娠黄体瘤 是一种发生于妊娠期的瘤样病变，可呈双卵巢、多发结节，核分裂象较多，但瘤体在产后可自行消退。

3. 门细胞结节性增生（hilar cell nodular hyperplasia）是一种瘤样病变，表现为卵巢门部局限的多发病灶，与正常卵巢无明显边界，可伴有男性化症状。

4. 透明细胞癌 完全实性的卵巢透明细胞癌极少见，多伴有腺囊或乳头结构，细胞异型性明显。免疫组化可资鉴别。

5. 卵巢转移性肾细胞癌（metastatic renal cell carcinoma） 特征是胞质透亮或嗜酸性。患者无内分泌异常，结合病史及免疫组化可资鉴别。

【预后】

若瘤体小且限于一侧卵巢内，包膜完整时，单侧附件切除即可。若瘤体大于 8cm 或有卵巢外扩散时，应扩大切除。大多数类固醇细胞瘤确诊时处于 FIGO Ⅰ期，预后比较好。但部分肿瘤（10%～40%）确诊时或术后出现腹部扩散，远处转移。恶性者年龄较大（>50 岁），平均比良性者大 16 岁，20 岁以前未见有恶性的报道。与恶性行为有关的病理指征：瘤体直径 >7cm（78% 恶性），核分裂象 >2/10HPFs（92% 恶性），坏死、出血较明显（86% 恶性），细胞中 - 重度异型性（64% 恶性）[101]。但只有出现局部侵犯才能从形态学上判定恶性。

类固醇细胞瘤的诊断要点见表 28-17。

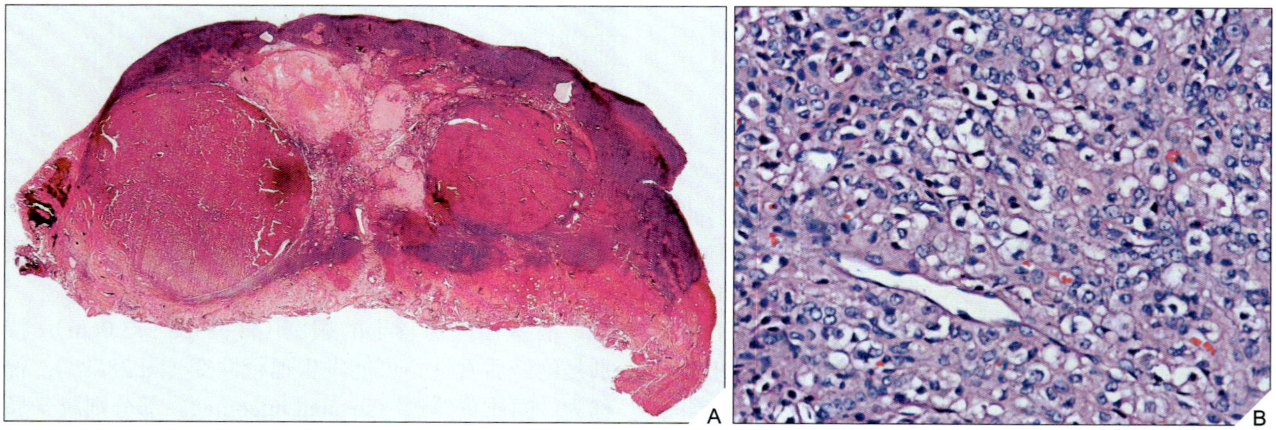

图 28-58 类固醇细胞瘤

A. 瘤细胞退行性变，旧称"间质黄体瘤"，卵巢内见两个红棕色结节，直径 2～3cm，边界清楚，无包膜；B. 瘤细胞胞质嗜酸或空泡状，间质见血窦样结构

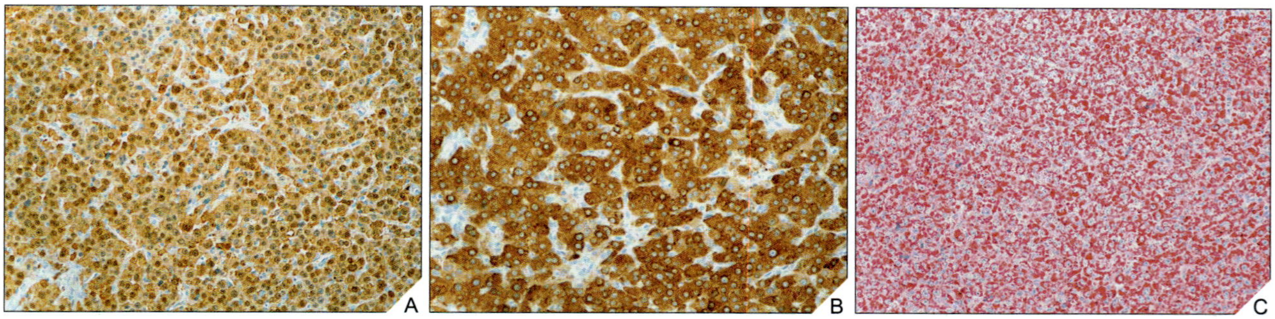

图 28-59 类固醇细胞瘤

A. Calretinin 阳性；B. inhibin-α 阳性；C. MART-1 阳性（AEC 显色）

表 28–17　类固醇细胞瘤的诊断要点

大体表现

- 单侧发生（95%），中等大小（平均直径 8cm），界限清楚
- 分叶状或结节状，可伴出血、坏死及囊性变

镜下特点

- 瘤细胞弥漫成片，仅见纤细的富于血管的纤维性分隔
- 大小不等的多角形细胞伴有嗜酸性颗粒状胞质或泡沫样胞质
- 细胞边界清楚，核大小一致、居中，核仁明显伴轻度异型性
- 没有 Reinke 结晶
- 恶性特征：体积大（直径 >7cm），核分裂象多（>2/10HPFs），坏死、出血，显著的核异型性，临床分期高

免疫组化标志物

- 阳性：inhibin-α(100%), Calretinin (100%), SF-1 (100%), MART-1 (96%), CD99 (32%), vimentin (75%), CAM5.2 (46%, 局部), AE1/AE3 (37%, 局部), CD10 (70%), SMA (29% 弥漫阳性)
- 阴性：FOXL2, WT1, CgA, HMB45

七、莱迪细胞瘤

莱迪细胞瘤（Leydig cell tumor）是一种主要由含 Reinke 结晶的间质细胞构成的特殊类型的类固醇细胞肿瘤。

【临床特征】

卵巢莱迪细胞瘤罕见。平均发病年龄 58 岁（32～75 岁），绝大多数为单侧发生。患者大多有雄激素增多症状，患者血睾酮升高，75% 出现男性化，虽然男性化症状较支持 - 间质细胞瘤者轻，但出现后往往不易消退。个别可有雌激素增多表现，这可能与肿瘤分泌雌激素，或雄激素外周转化为雌激素，或间质卵泡膜增生等因素有关。

【大体病理学】

瘤体直径大多数 <5cm，平均 2.4cm(1.3～5cm)，呈边界清楚的孤立结节，质软，切面呈黄色、红棕色或暗棕色，甚至黑色（图 28-60 ）。较大的肿瘤内可以出现出血、坏死。有些学者将其进一步分为门细胞瘤（ hilar cell tumor）和非门细胞性莱迪细胞瘤（non-hilar cell Leydig cell tumor）。两者的区别主要在于发生部位不同，前者多见，主要位于卵巢门部或卵巢系膜区，后者少见，位于卵巢髓质区。若瘤体较大，无法判定部位时，则很难将两者区别开来。

【组织病理学】

瘤细胞呈多边形，弥漫或巢状排列，有时可见细胞核呈簇状聚集，与无细胞区交替分布。瘤细胞胞核呈圆形，居中，常深染，可含单一小核仁。核的大小、形态可有轻 - 中度变异，偶尔可见奇异核或多核瘤细胞，核分裂象罕见。胞质丰富，大多嗜酸性或因含大量脂质而呈淡染或泡沫状，许多细胞内尚见黄棕色脂褐素。细胞质内假包涵体为间质细胞分化的特征性表现之一，其着色特征与红细胞有几分相似，有的包涵体呈半球形，可能是 Reinke 结晶的前体。半数以上的病例可以出现典型的 Reinke 结晶，表现为嗜酸性的棒状包涵物（图 28-61），但在常规制片中往往溶解掉，因此须仔细观察方能查见。血管壁的纤维素样坏死是其较特征性的改变。

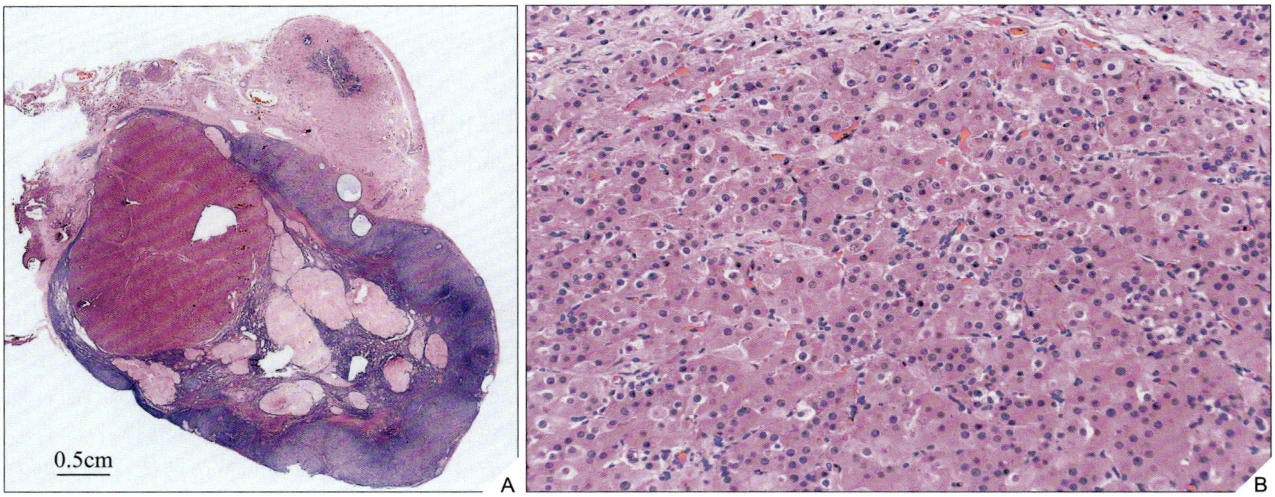

图 28–60　莱迪细胞瘤

A. 卵巢内含有 2.5cm 边界清晰、质软肿物，切面呈红棕色；B. 瘤细胞呈多边形，弥漫或巢状排列

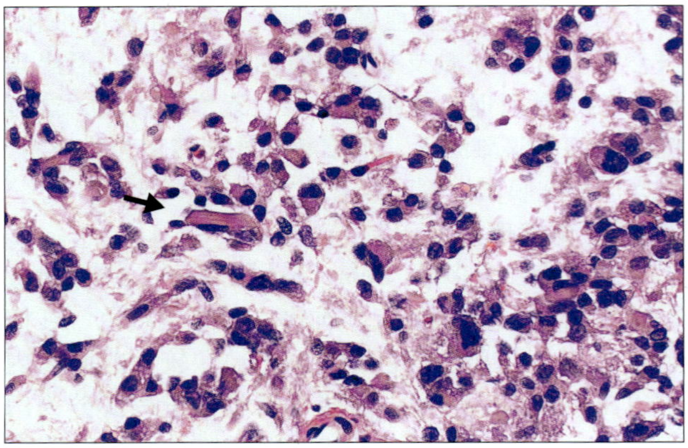

图 28-61 莱迪细胞瘤

瘤细胞胞质丰富、嗜酸，可见棒状的 Reinke 结晶（箭头）

【免疫组化及特染】

免疫组化表达与类固醇细胞瘤相同，inhibin-α 和 Calretinin 呈弥漫强阳性，绝大多数 MART-1 也阳性，但 WT1、EMA 阴性。

磷钨酸苏木精染色（phosphotungstic acid hematoxylin staining）或铁苏木精染色有助于 Reinke 结晶或假包涵体的发现。

【鉴别诊断】

1. 类固醇细胞瘤 Reinke 结晶的出现与否是区分两者的关键。

2. 门细胞增生（间质细胞增生） 莱迪细胞瘤与门细胞增生有时很难鉴别[102]，但门细胞增生往往累及双侧卵巢，无明显瘤块，呈簇或结节状分布。周围卵巢组织无受挤压改变。

3. 其他需要与类固醇细胞瘤鉴别的肿瘤，同样需要注意与莱迪细胞瘤鉴别。

【预后】

几乎所有莱迪细胞瘤临床经过都是良性的。手术切除即可治愈。

莱迪细胞瘤的诊断要点见表 28-18。

表 28-18 莱迪细胞瘤的诊断要点

大体表现
• 单侧多见，体积小 (平均直径 2.4cm)，实性，边界清楚
• 位于卵巢门部者相对多见
镜下特点
• 类似于伴有 Reinke 结晶的类固醇细胞瘤
• Reinke 结晶是位于胞质或细胞核的棒状或球形的嗜酸性结构
免疫组化标志物
• 与类固醇细胞瘤基本相同

第四节 混合性性索-间质肿瘤

一、支持－间质细胞瘤

支持-间质细胞瘤（Sertoli-Leydig cell tumors，SLCT）是一组由分化程度不等的支持细胞、睾丸间质细胞、网状上皮细胞及非特异的性腺间质细胞以不同比例混合构成的肿瘤。SLCT 曾称睾丸母细胞瘤（orchioblastoma）或男性母细胞瘤（arrhenoblastoma）。

为避免引起歧义或混淆，本章将睾丸间质细胞音译为莱迪细胞，以便与非特异性间质细胞（stromal cell）区分开来。

【临床特征】

卵巢 SLCT 占所有卵巢肿瘤的 0.5% 以下，但却是最常见的混合性性索-间质肿瘤。有些可伴内生殖器发育异常。患者发病年龄 75% 在 30 岁以下，平均 25 岁，约 10% 为 50 岁以后。30%～50% 的患者出现去女性化和（或）男性化：月经稀发或闭经，乳房萎缩，皮下脂肪减少；然后出现多毛，声音变粗，喉结增大等症状（图 28-62）。肿瘤切除后往往很快恢复女性特征，但男性特征的消退则较缓慢。少数也可有雌激素分泌增多，这可能是肿瘤本身分泌雌激素，也可能是分泌的雄激素转换成雌激素所致。20% 的 SLCT 患者出现血清 AFP 略增高。与肾上腺肿瘤引起的男性化相反，SLCT 患者尿中 17-甾酮水平一般正常，或仅轻微升高。网状型肿瘤患者有两点不同于一般的 SLCT：一是常发生在更年轻女性（平均年龄 15 岁）；二是较少有男性化表现[103]。极少数卵巢 SLCT 与宫颈胚胎性横纹肌肉瘤伴发[104]。

【大体病理学】

SLCT 约 98% 位于一侧卵巢内，界限清楚，平均直径为 13cm。切面实性，可见小囊或局灶出血，质硬，灰黄色，结节状。中-低分化者瘤体平均直径 15cm，切面呈囊实性，内含透明黄色液体，囊内壁有时可见息肉状突起，实性区常呈分叶状，出血坏死较明显。网状型 SLCT 体积比一般的 SLCT 大，平均直径 17cm，部分切面呈海绵状，伴出血，常有囊腔形成，囊壁光滑或见乳头状或息肉状突起（图 28-63）。含异源成分的 SLCT 体积较大，有时切面可见明显的出血、坏死（图 28-64），灰黄色，质脆。当异源性成分以黏液性上皮为主时，瘤体可呈多房囊性，囊内充满黏液，与黏液性肿瘤类似。

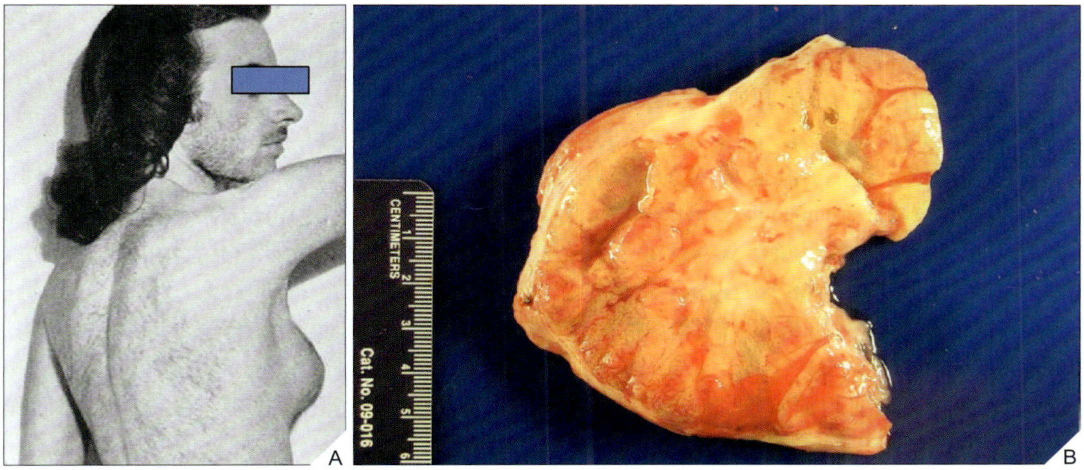

图 28-62　支持－间质细胞瘤
A. 该患者 28 岁，出现明显的男性化症状；B. 一侧卵巢有 SLCT，最大直径 9cm，切面淡黄色，结节状

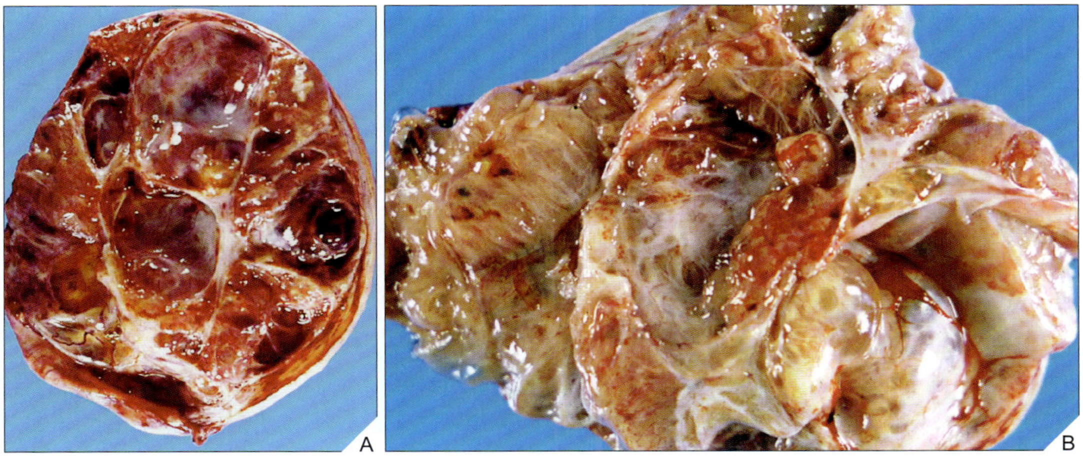

图 28-63　支持－间质细胞瘤
此两者肿瘤均呈囊实性，并伴局部出血、坏死。局部出血较明显，肿瘤实质亮黄（A），肿瘤呈淡黄色（B）

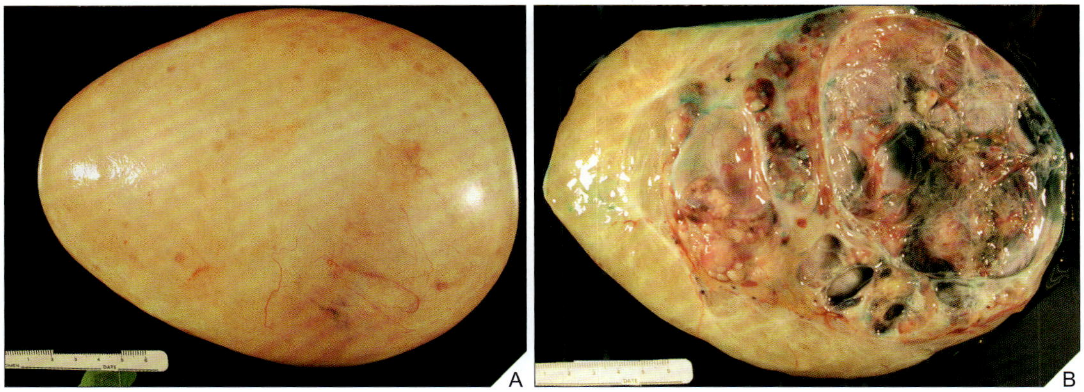

图 28-64　支持－间质细胞瘤
A. 瘤体巨大，表面较光滑，灰黄色；B. 切面结节状，局部出血、坏死

【组织病理学】

根据瘤组织的特点，SLCT可进一步分为高分化SLCT（11%）、中分化SLCT（54%）、低分化SLCT（11%）、网状型SLCT（15%）及伴异源性成分的SLCT（Sertoli-Leydig cell tumor with heterologous element）（9%）[103]。分化越差，支持细胞的管状结构越不明显，间质细胞成分越少，而原始的性腺间质成分越多。

1. 高分化支持-间质细胞瘤　肿瘤由一致的实性或空心小管结构组成，衬以分化较好的支持细胞，管内可见嗜酸性分泌物（eosinophilic secretions）。间质内间质细胞含量不等，一般呈巢状分布于小管间，少数也可呈片块状排列（图28-65）。细胞无异型性，核分裂象罕见。20%的病例可在间质细胞中发现Reinke结晶。

2. 中分化支持-间质细胞瘤　瘤细胞常呈结节状或小叶状分布，由疏松的纤维性或纤维黏液样间质分隔。瘤细胞排列呈窄而短的条索状（与胚胎期睾丸性索相似）、空心小管状或轮廓不清的片块状（图28-66）。瘤细胞呈柱状、圆形、多边形，细胞质少或淡染，核小、呈圆形或有棱角，典型的呈高柱状，葵花子样，一端尖细，一端钝圆。支持细胞和间质细胞可以含胞质内脂质空泡，核异型性不明显，偶尔也见奇异核，核分裂象少（约5/10HPFs）。纤维性间质中可见较成熟的间质细胞成簇、单个或成片分布（图28-67）。

3. 低分化支持-间质细胞瘤　肿瘤细胞一般呈短梭形（肉瘤样）、圆形或卵圆形，片状排列，核分裂象多见，一般>10/10HPFs。肉瘤样区域类似于“原始卵巢间质成分”，形态上看不到明确的性索或间质细胞分化。除了肉瘤样区域之外，局部可见葵花子样细胞形成不规则巢团或条索，或腺管样结构形成趋势（图28-68），有时这些支持细胞分化成分与肉瘤样区域有移行过渡。在工作中，无论肿瘤分化程度如何，诊断都用SLCT一词，但在低分化SLCT中，典型的间质细胞极少，甚至不易查见，有时会分布在疏松间质区，须仔细检查才可能见到（图28-69）。从这个意

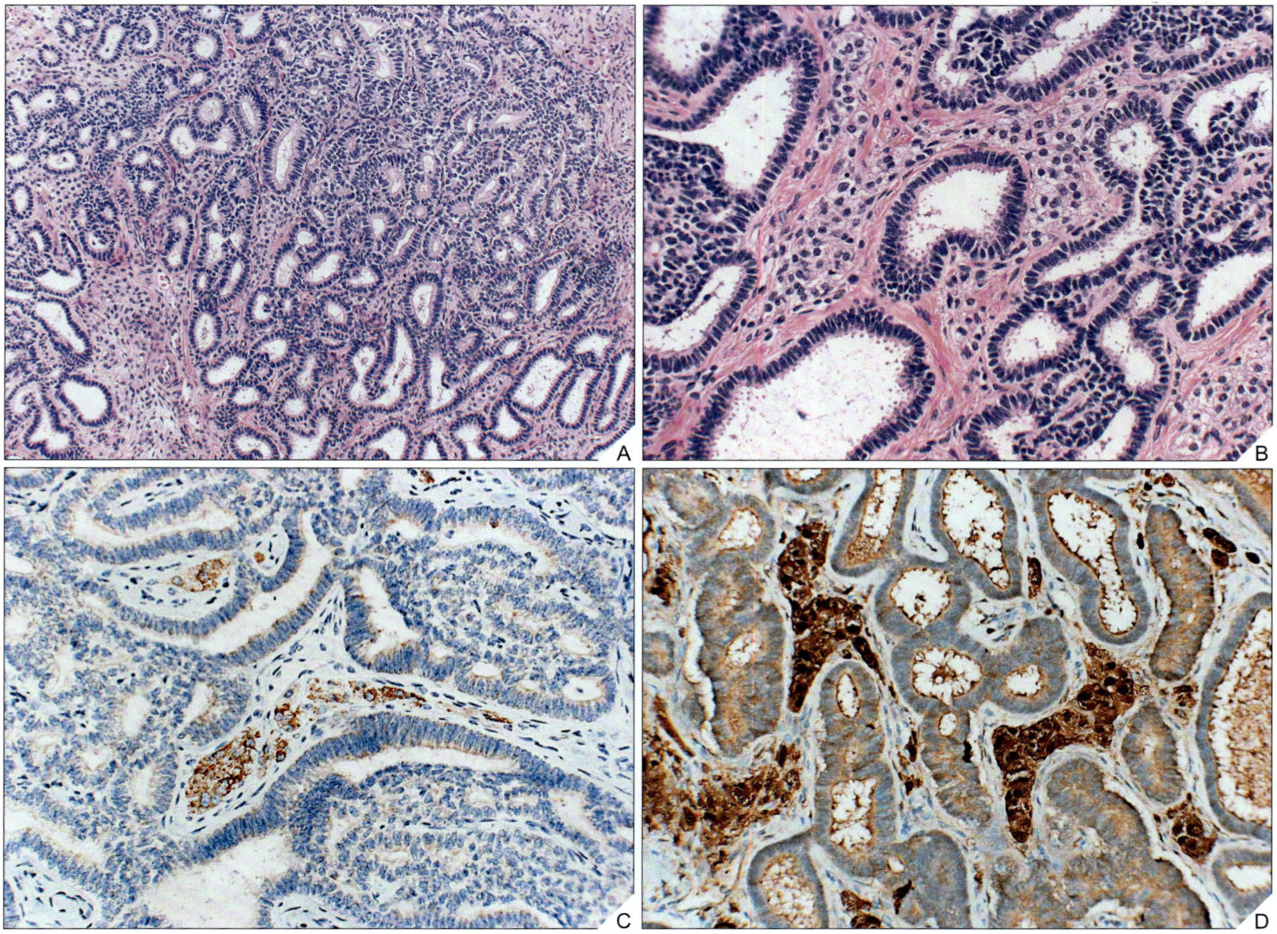

图28-65　高分化支持-间质细胞瘤

A. 小管结构，管内见少量嗜酸性分泌物，间质内见间质细胞；B. A图局部放大；C. inhibin-α和Calretinin阳性；D. 间质细胞的染色强度更强

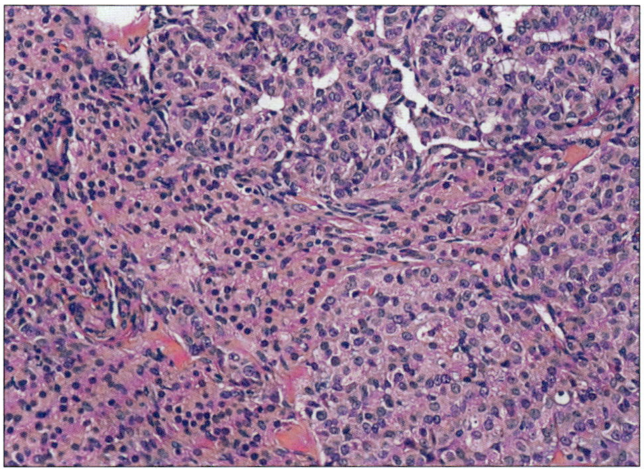

图 28-66　中分化支持－间质细胞瘤

瘤细胞呈片状分布，局部见不典型的小管结构

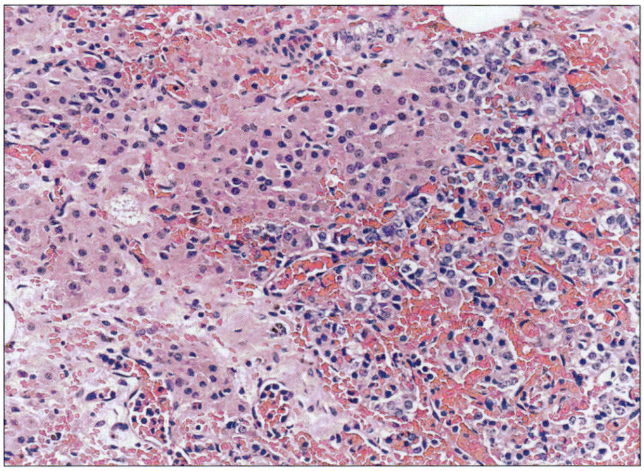

图 28-67　中分化支持－间质细胞瘤

间质内成片的间质细胞簇，胞质丰富，嗜酸性

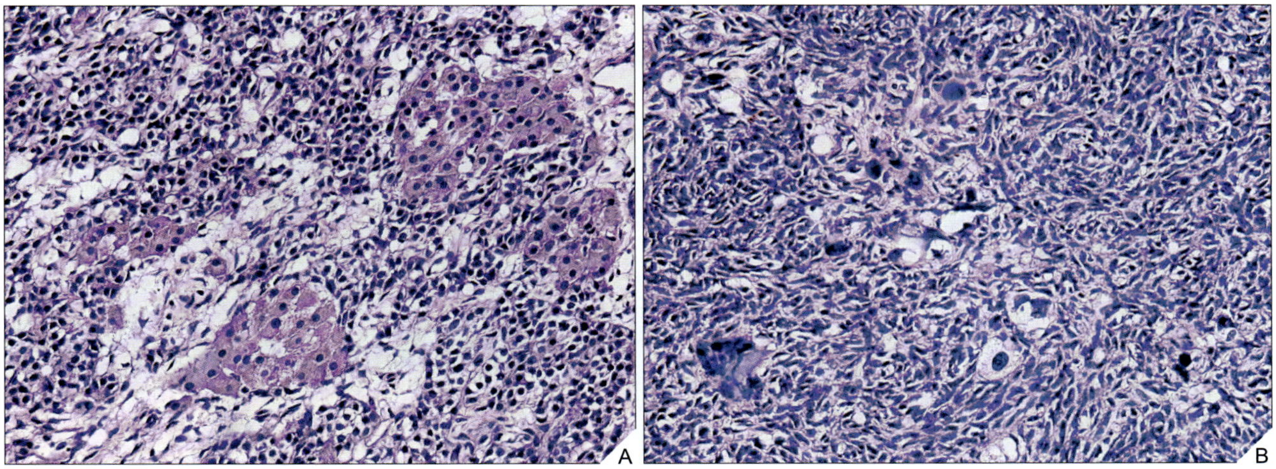

图 28-68　低分化支持－间质细胞瘤

A. 弥漫分布的瘤细胞内见小灶间质细胞；B. 局部见异型性明显的瘤细胞

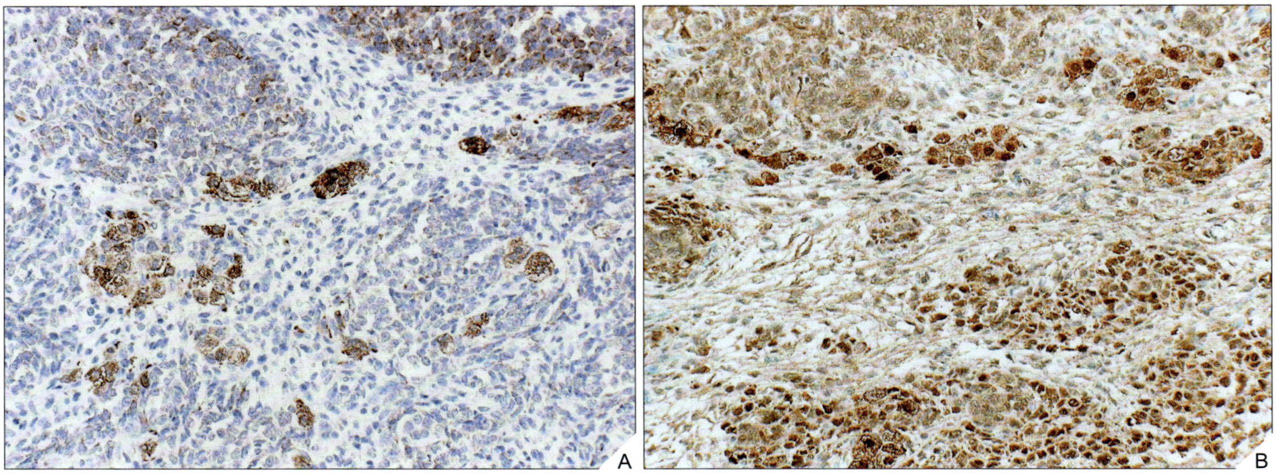

图 28-69　低分化支持－间质细胞瘤

IHC 染色示 inhibin-α（A）和 Calretinin（B）阳性，间质细胞着色较强

义上讲，或许“Sertoli-stroma cell tumor”更确切，也更能反映其性索与间质混合存在的本质。

中、低分化SLCT组织学表现有一定交叠，通常在同一肿瘤不同部位可显示不同分化。

4. 网状型支持-间质细胞瘤（retiform Sertoli-Leydig cell tumor） 所谓网状型是指肿瘤组织呈相互吻合的裂隙样腔隙结构，与睾丸网或卵巢网有相似之处。一般见于中、低分化SLCT，且当网状成分占整个瘤体的90%以上时，才诊断为网状型SLCT；若网状成分不足90%，则诊断为“SCLT伴网状成分”。网状腔隙衬以扁平、立方形和（或）柱状细胞，细胞质少，细胞核有不典型性；腔隙内常含有浓缩的嗜酸性胶样物，并见乳头突起，乳头大小不一，可有分支（图28-70），三种乳头类型包括：①小而圆钝的乳头，间质常透明变性；②球状膨出的粗大乳头，间质水肿；③被覆复层上皮的纤细分支和细胞芽，与浆液性乳头状肿瘤相似（图28-71）。肿瘤间质为纤维性组织或类似于卵巢皮质样，可夹杂有间质细胞成分。局灶可见不成熟的支持细胞呈条索状或带状排列。

5. 伴异源性成分的支持-间质细胞瘤（Sertoli-

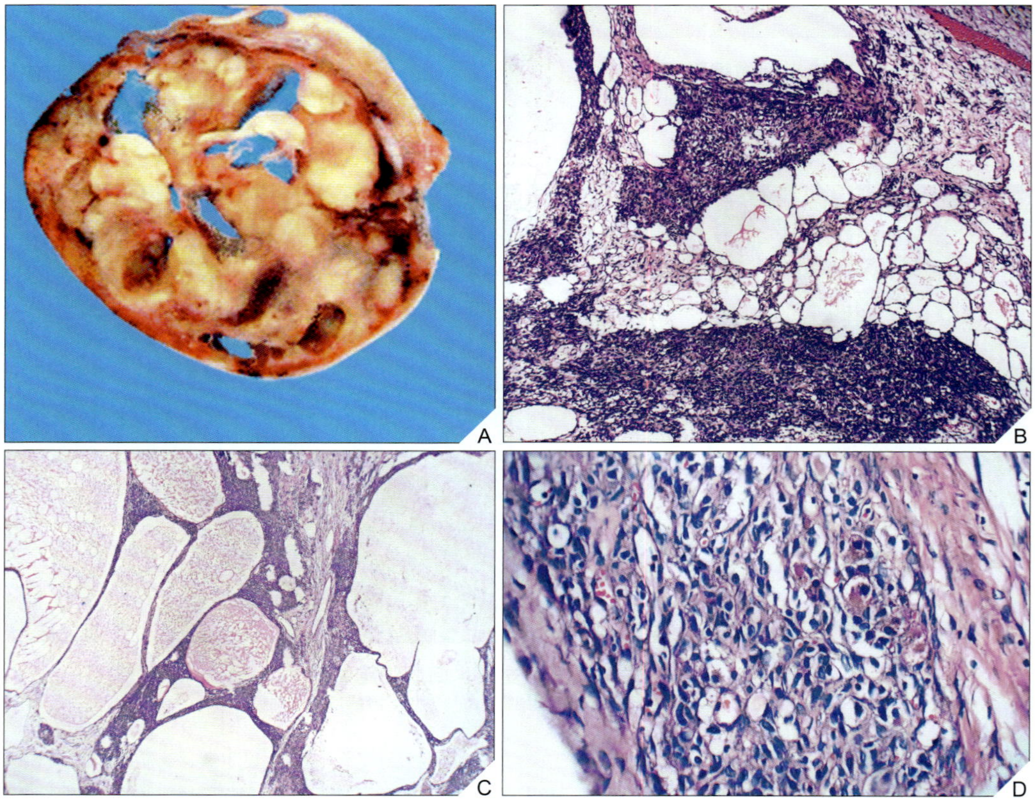

图28-70 网状型支持-间质细胞瘤

A. 大体肿瘤显示囊实性结构；B. 镜下显示网状和实性区域交替，在网状区域腺腔内见嗜酸性内容物；C. 腔内衬覆扁平、立方形细胞；D. 实性区域局灶见胞质嗜酸的间质细胞

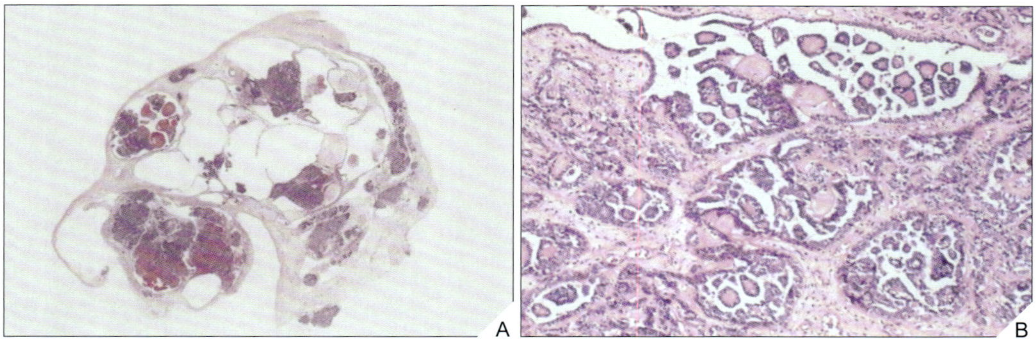

图28-71 网状型支持-间质细胞瘤

A. 低倍镜下见网状结构形成大小不等的腔隙，其内见乳头状突起；B. 放大看网状结构中的乳头结构极似浆液性上皮样细胞肿瘤

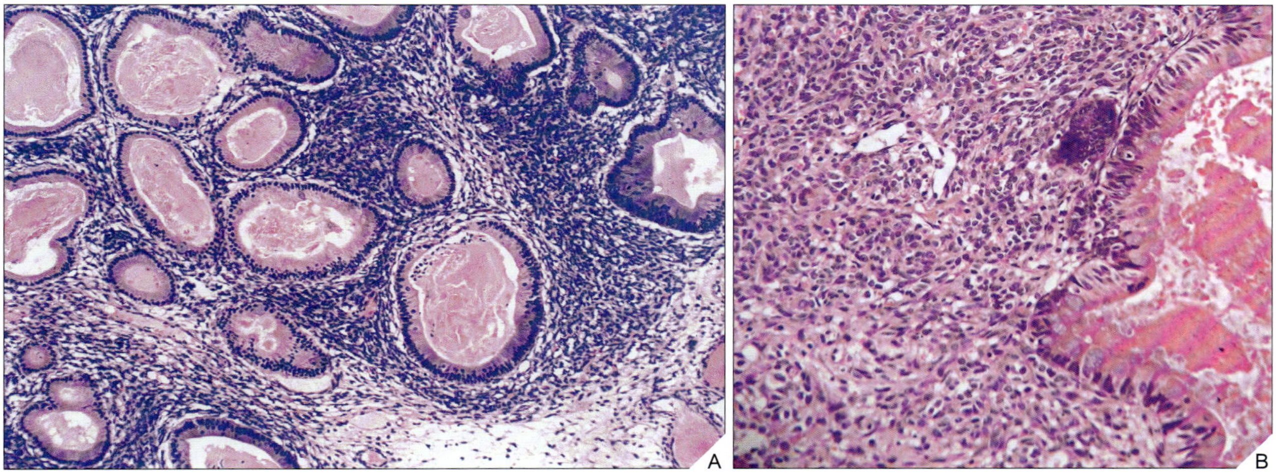

图 28-72 伴异源性成分的支持－间质细胞瘤

A. 肿瘤内见多量胃肠道黏液上皮成分；B. 另一例局部含有胃肠道黏液杯状上皮

Leydig cell tumor with heterologous element） 约 20% 的中、低分化及网状型 SLCT 中可见异源性成分，而在高分化 SLCT 中不会出现异源性成分。最多见的异源性成分是胃肠道型黏液上皮（图 28-72）。黏液上皮大多数分化良好表现为良性形态，少数上皮增生表现为交界性甚至恶性形态。黏液上皮成分在肿瘤中所占的比例相差较大，少者只是镜下小灶发现，多者可占瘤组织绝大部分。除黏液上皮外，其他异源性成分的相对比例和分化程度亦相差悬殊，包括骨骼肌、不成熟软骨岛（图 28-73）、骨、平滑肌、脂肪、肝细胞、子宫内膜或子宫内膜样腺纤维瘤，甚至含横纹肌肉瘤、神经母细胞瘤、类癌等成分。当异源性成分为黏液上皮时，支持－间质细胞常为中等分化，而当出现间叶（mesenchyme）成分或肉瘤时，支持－间质细胞亦往往分化较差。

【免疫组化及特染】

支持细胞和间质细胞及其他梭形间质细胞成分通常均可表达 inhibin-α、WT1、Calretinin、SF-1、CD56、CD99、CD10、vimentin、SMA、广谱角蛋白（AE1/AE3）、低分子量角蛋白（CAM5.2），但不表达 EMA、CK7。此外，支持细胞还表达 FOXL2，并常可检测出雌二醇、睾酮，少数含孕酮；间质细胞一般含睾酮，少数含雌二醇，偶尔还表达孕酮。血清 AFP 升高者，肿瘤细胞也可呈 AFP 阳性。

【分子遗传学】

DICER1 突变是支持－间质细胞瘤相对特征性的分子异常。大多数（60%～98%）支持－间质细胞瘤存在 *DICER1* 基因体细胞错义突变，几乎都发生在中、低分化 SLCT，最常见的突变“热点”包括 p.D1709N（c.5125G>A）和 p.E1705K（c.5113G>A）。*DICER1* 突变与有无异源性成分没有明显相关性[9，105，106]，但与 SLCT 患者出现男性化密切相关[107]。*DICER1* 基因突变不仅发生在 SLCT，还见于少数幼年型粒层细胞瘤、非特异性索－间质肿瘤、卵黄囊瘤、混合性生殖细胞肿瘤、无性细胞瘤、宫颈横纹肌肉瘤及睾丸生殖细胞肿瘤[9，105，106，108]。

DICER1 的胚系突变主要是截短突变（truncating mutation）。若患者发生 *DICER1* 胚系突变，则可能出现家族性 DICER1 综合征，该类患者除了支持－间质细胞肿瘤，还可能发生结节性甲状腺肿（nodular goiter）、囊性肾瘤（cystic nephroma）及胸膜肺母细胞瘤（pleuropulmonary blastoma）[109]。此外，*DICER1* 胚系突变也会增加这些患者罹患宫颈胚胎性横纹肌肉瘤、髓上皮瘤（medulloepithelioma）、垂体母细胞瘤（pituitary blastoma）、宫颈神经外胚层肿瘤、肠道错构瘤（intestinal hamartoma）及肾母细胞瘤

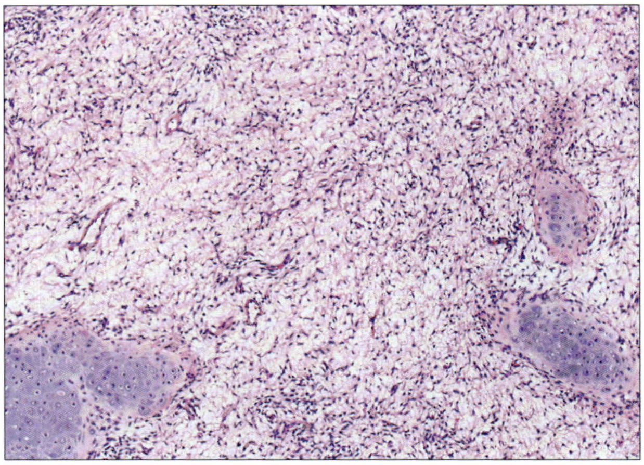

图 28-73 伴异源性成分的支持－间质细胞瘤

左下角及右侧均见软骨成分

（nephroblastoma）的风险[110]。因此，推荐所有 SLCT 患者进行相关基因检测。*DICER1* 胚系突变的 SLCT 患者发病更早，并且肿瘤可能具有 JGCT 的形态及异源成分[109]。

【分子分型】

在所有的性索-间质肿瘤中，只有 SLCT 有分子分型，包括三种分子类型（表 28-19）。① *DICER1* 突变型：患者更年轻，中-低分化肿瘤，见网状或异源性成分；② *FOXL2* 突变型：多为绝经后女性，中-低分化肿瘤，可有网状或异源性成分；③ *DICER1/FOXL2* 野生型：年龄中等，包括所有的高分化肿瘤，无网状或异源性成分。

表 28-19 支持-间质细胞瘤的分子改变与临床病理特点的对应

	DICER1 突变型	*FOXL2* 突变型	*DICER1/FOXL2* 野生型
年龄	年轻	绝经后	前两者之间
肿瘤分级	中-低分化	中-低分化	高、中、低分化均可
网状或异源性成分	有	有	无

【鉴别诊断】

1. 成年型粒层细胞瘤（AGCT） 低分化 SLCT 需与 AGCT 鉴别。前者瘤细胞核深染、短束状或弥漫分布的瘤细胞间可见实心或空心小管、条索结构，并可见丛状间质细胞。后者瘤细胞核淡染、束状或弥漫分布区域内可见微滤泡结构，不见或少见黄素化细胞散在分布。SLCT 的临床表现以雄激素增高为主，AGCT 则以雌激素增高多见。AGCT 中可能出现类似支持细胞样的排列，而类似粒层细胞瘤中的滤泡结构也可以出现在 SLCT 中，说明性索-间质肿瘤在形态上会有一定的重叠[111]，这也是令诊断工作常陷入困境的原因之一，必要时可借助分子检测帮助明确诊断。

2. 幼年型粒层细胞瘤（JGCT） SLCT 中也可出现滤泡样分化（图 28-74），此时需要与 JGCT 鉴别。血清雄激素升高，仔细寻找发现典型的空心/实心小管结构及簇状的间质细胞提示为 SLCT，如分子检测有 *DICER1* 基因突变则支持 SLCT 的诊断。

3. 浆液性肿瘤 网状型 SLCT 需与浆液性乳头状囊腺癌鉴别。网状型 SLCT 的乳头轴心常明显玻璃样变，有时呈上皮血管套结构。不成熟支持细胞成分的出现有助于与浆液性癌的鉴别。免疫组化示浆液性癌 EMA、PAX8 和 CK7 均阳性，inhibin-α、Calretinin 阴性。另外，浆液性癌常发生在绝经后，而 SLCT 一般发生在青年女性。

4. 子宫内膜样癌 一些 SLCT 可见腺样小管结构，而有些卵巢子宫内膜样癌可含有性索样结构和黄素化细胞。两者有相似之处，但免疫组化（CK7、EMA、inhibin-α、Calretinin 等）很容易将两者鉴别开。需要注意的是有些卵巢子宫内膜样癌可能刺激间质细胞显著增生，冰冻中易误认为高分化的 SLCT，需结合患者年龄及其他形态特征仔细鉴别。

5. 黏液性肿瘤 异源性成分以囊腺性增生的黏液上皮为主时需要与黏液性肿瘤鉴别，后者无论良性、交界性或恶性，成分均比较单一，不出现性索或其他特殊间质成分，并且免疫组化很容易将两者鉴别开。

6. 畸胎瘤 中-低分化 SLCT 中的异源性成分不像畸胎瘤中的组织类型那样繁多，特别是成熟性畸胎瘤的皮脂、毛发，未成熟性畸胎瘤的原始神经管、不成熟神经胶质等成分，这些均不出现于 SLCT 中，因而易于鉴别。

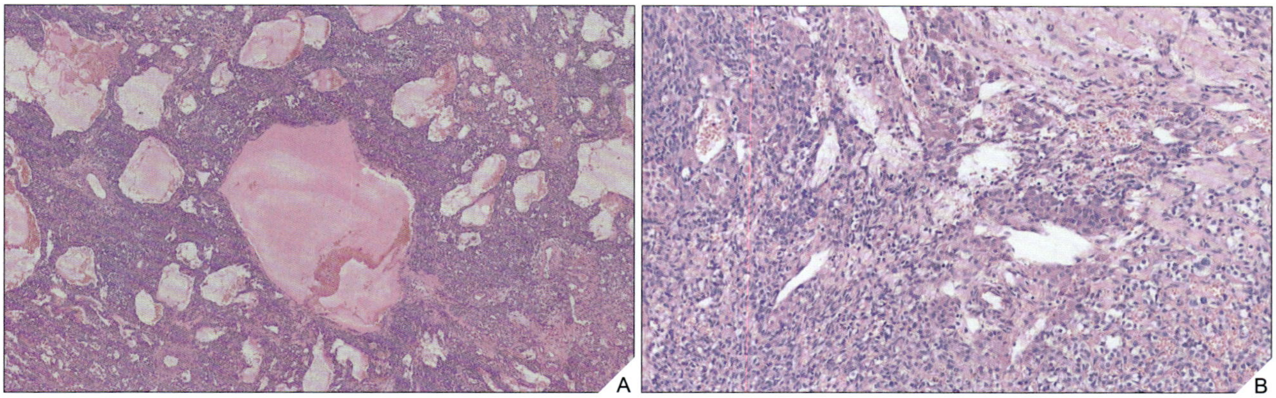

图 28-74 具有滤泡分化的中分化支持-间质细胞瘤，分子检测证实具有 DICER1 第 26 号外显子错义突变

A. 肿瘤内见大小不等的滤泡样结构，内含嗜酸性液体；B. 其他区域可见簇状分布的间质细胞（徐祎教授惠赠）

7. 卵黄囊瘤　网状型 SLCT 内所见到的裂隙状结构易与卵黄囊瘤的“网状结构”混淆，且两者都发生在年轻女性。但 SLCT 中无卵黄囊瘤所特有的星网状、卵黄囊样结构和透明小体等。SALL4、GPC-3 和 AFP 等阳性，有助于诊断卵黄囊瘤。

8. 梁状型类癌　与中分化的 SLCT 容易混淆，但类癌细胞成分及形态较单一。免疫组化 CgA、Syn 可助鉴别。

9. 癌肉瘤（carcinosarcoma）一般见于老年女性，肿瘤内有明确的癌成分，以浆液性或子宫内膜样癌多见，肉瘤成分异型性和多形性大，有时可辨特定分化的肉瘤成分。另外免疫组化可以提供帮助。

【预后】

支持－间质细胞瘤的分化程度与预后明显相关。高分化者一般临床经过为良性，而约 10% 的中分化和 60% 的低分化肿瘤表现为恶性，特别是出现网状结构、异源性成分或明显间质增生者预后差。总体 5 年生存率为 70%～90%。

绝大多数（85% 以上）SLCT 诊断时为 Ⅰa 期。Ⅰa 期和高分化肿瘤患者复发非常少见。肿瘤若发生复发和转移多在 12 个月内，通常小于 6 个月，临床表现患者男性化症状加重。转移部位一般为网膜、腹腔淋巴结或肝脏，肺、骨、肠、肾、纵隔和脑部转移也有报道。预后差的指征是卵巢外扩散，或剖腹探查时已发生转移。

支持－间质细胞瘤的诊断要点见表 28-20。

二、非特异性索－间质肿瘤

当肿瘤具备性索－间质肿瘤的部分特点，但没有明确的分化方向，很难将其归入上述各类时，则可诊断为非特异性索－间质肿瘤（sex cord-stromal tumors not otherwise specified，SCST-NOS）。也称为不能分类的性索－间质肿瘤（unclassified SCST）[112]。

【临床特征】

此类肿瘤占 5%～10% 的卵巢性索－间质肿瘤。患者平均年龄 49 岁（12～83 岁），可表现雌激素或雄激素升高症状，也可能无内分泌功能。其他包括盆腹部包块、腹胀、异常子宫出血等非特异症状。

【大体病理学】

单侧发生。肿瘤大小平均 16cm，瘤体表面光滑，呈灰白色、灰黄色，切面实性或囊实性，质韧，偶为囊性，局部可出血和坏死。

【组织病理学】

肿瘤细胞结节状生长，结节性的富细胞区与黏液

表 28-20　支持－间质细胞瘤的诊断要点

大体表现
• 单侧（98%），体积大（平均直径 13cm），实性，分叶状，灰黄色，伴或不伴囊性变
• 网状型的常为囊性肿物
• 高级别肿瘤常伴明显的出血和坏死
• 含有黏液性异源性成分的肿瘤可能是多房囊性的，含有黏液性内容物
镜下特点
• 分型：高分化、中分化、低分化、网状型和伴异源性成分的支持－间质细胞瘤
高分化：
• 空心小管结构，管腔内衬一致的富含脂质或嗜酸性胞质的支持细胞
• 拉长的细胞核垂直于基底膜排列
• 间质细胞分布于整个肿瘤中
• 没有异源性分化及网状结构
中分化：
• 细胞稀疏区和富于细胞区呈小叶状交替分布
• 片状、小管状、巢状、条索状或微囊结构
• 细胞质稀少，核小而圆
• 间质细胞位于结节间和细胞稀疏的区域
• 可出现异源性成分
低分化：
• 低分化实片状生长的肿瘤细胞可以呈上皮样或肉瘤样
• 局部见典型的支持－间质细胞瘤结构
• 高级别细胞核型，核分裂象多
• 间质细胞少见或缺失
• 可出现异源性成分
异源性成分：
• 最常见的是胃肠道型黏液上皮
• 黏液上皮成分可以是良性、交界性或浸润性黏液性癌
• 罕见骨骼肌、骨、软骨和其他间叶性成分
网状结构：
• 不规则的分支状、细长、狭窄的小管结构
• 管腔内息肉状突起衬覆上皮样细胞
• 不同程度的细胞复层和异型性
• 息肉状突起可能是：①小而圆钝的（常伴透明变）；②大的球状的（常伴水肿）；③纤细分支状的（衬覆复层细胞）
• 间质可以是水肿性、透明变或富于细胞的
标志物
• 阳性：inhibin-α (100%), Calretinin (89%), WT1 (100%), AE1/AE3 (100%), CD56 (100%), SF-1 (100%), CD99（只有支持细胞阳性；50% 的病例）, FOXL2（只有支持细胞阳性；50% 的病例）, CD10 (44%)
• 阴性：CK5/6, EMA
• 60% 的中－低分化者可有 *DICER1* 基因体细胞突变

样或水肿的疏细胞区交错分布，局部可囊性变。富细胞区瘤细胞呈梭形、编织状或束状排列，细胞核呈梭形、卵圆形，粒层细胞和支持细胞巢呈梁状、条索状、管状分布。纤维卵泡膜瘤样或网状结构可见。

【分子遗传学】

少数 SCST-NOS 可检测到 *DICER1* 体细胞突变[105, 113]。是否属于 SLCT 的变异类型，尚不明确。

【预后】

类似于 AGCT，5 年生存率约 90%[114]。

三、两性母细胞瘤

“两性母细胞瘤”（gynandroblastoma）也属于混合性性索 - 间质肿瘤，指同时具有男性及女性分化的性索 - 间质肿瘤，且对每种成分没有比例要求。

【临床特征】

罕见，仅见不足 30 例的病例报道，患者平均年龄 24.5 岁（14～80 岁），常见激素异常的相关表现，40% 伴有血清雄激素升高，可见下腹痛等非特异性症状。

【大体病理学】

肿瘤通常单侧发生，偶见双侧卵巢受累[115]，体积较大，平均直径 11cm（5.5～20cm），切面实性或囊实性，灰白至淡黄色。

【组织病理学】

典型的两性母细胞瘤兼具男性（支持细胞瘤）及女性（成年型或幼年型粒层细胞瘤）分化的性索成分，但两种成分的形态常有较大的重叠。在组织学上表现为典型的 SLCT（80% 为中分化），小叶间间质疏松，出现粒层细胞瘤常见的滤泡结构，所占比例不等（5%～40%），内含嗜酸性或嗜碱性液体[116]。

【分子遗传学】

部分两性母细胞瘤中男性及女性性索成分均具有 *DICER1* 突变，但未见 *FOXL2* 和 *AKT1* 突变[117]，提示两性母细胞瘤可能是 SLCT 瘤的变异类型。

【预后】

预后与分期相关，Ⅰa 期肿瘤预后较好，而肿瘤分化差和肿瘤限制性 *DICER1* 突变是不良预后因素[118]。另外，出现低分化 SLCT 成分、坏死及核分裂象增多可能与增加恶性潜能有关[115]。

第五节　其他尚未分类的少见病变

一、卵巢黏液瘤（ovarian myxoma）

近年来，黏液瘤作为一种独立类型的卵巢间质肿瘤出现，被认为可能是卵巢纤维 - 卵泡膜肿瘤谱系中的一种特殊类型[119]。

黏液瘤以单侧发生为主，患者平均年龄 33 岁，一般无特殊临床症状。肿瘤平均直径 11cm，大体实性或伴囊性变，有时可见腔内充满血液[120]。组织形态上类似软组织的黏液瘤，表现为梭形及星芒状细胞伴显著的黏液样背景，细胞中等密度，常见出血、坏死。此类组织形态在卵泡膜瘤及硬化性间质瘤中也可局部出现。免疫组化表达 vimentin 及 SMA，但不表达 CK、desmin 及其他间叶性标志物。目前报道病例均为良性预后。

二、卵巢外性索－间质增生（extra ovarian sex cord-stromal proliferations）

这是一种镜下偶然发现的非肿瘤性良性病变，多出现在其他肿瘤或非肿瘤性病变手术切除标本中的卵巢外部位，输卵管较常见，尤其是输卵管伞端。病变也可见于卵巢外结缔组织、盆壁、阑尾浆膜、子宫内膜异位症的间质成分中和卵巢上皮性肿瘤囊壁周围的间质中[121, 122]。出现此现象的原因，可能与胚胎发育过程中性索 - 间质的异常迁移有关，也可能由排卵时卵巢实质暴露与输卵管伞端密切接触所致。

此类病变的平均发病年龄 23～79 岁[123]。增生的部分可以是卵巢皮质成分的局灶性增生，呈纤维瘤样改变，甚至可以表现为腺纤维瘤及囊腺纤维瘤样；也可以是性索成分的增生，模拟镜下的成年型粒层细胞瘤，或者支持细胞瘤样[124]。性索样成分排列成边界清楚的小巢状或筛状，可见微滤泡结构（图 28-75），核呈圆形或卵圆形，甚至可见核沟，无细胞异型性及核分裂象。免疫组化可证实其性索 - 间质来源（inhibin-α、Melan-A、SF-1 均阳性）。目前未发现有明确的基因改变。之所以称之为增生性病变，是因为这类病灶都很微小，直径仅 1～7mm，缺乏肿瘤性生长证据，预后均良好。

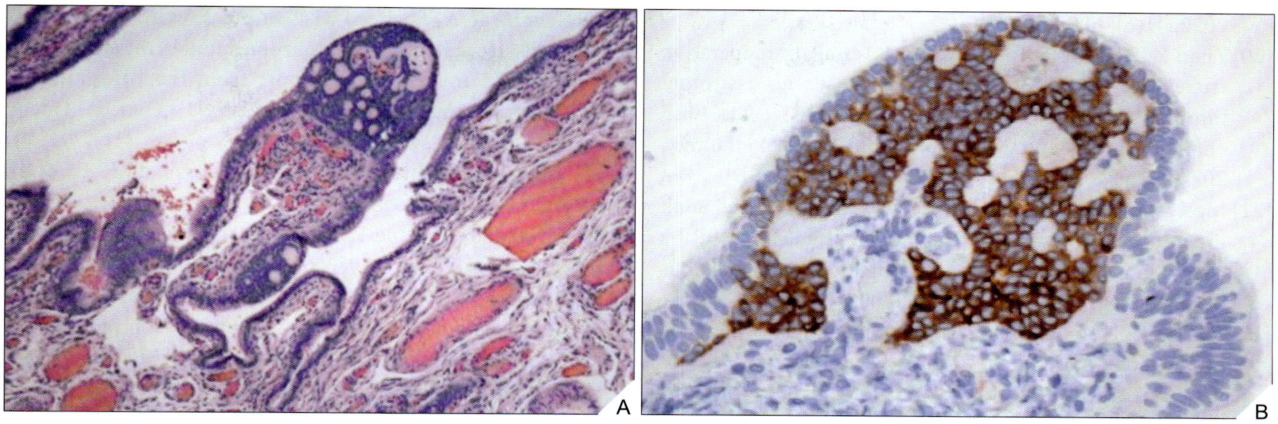

图 28-75 卵巢外粒层细胞增生

A. 输卵管伞端的粒层细胞增生；B. 免疫组化示 inhibin-α 阳性（Dr. WG McCluggage 惠赠）

参·考·文·献

[1] Young R H, Dickersin G R, Scully R E. Juvenile granulosa cell tumor of the ovary. A clinicopathological analysis of 125 cases[J]. Am J Surg Pathol, 1984, 8(8): 575-596.

[2] Maity P, Das N, Chatterjee U, et al. Sex-cord tumor with annular tubules with unusual morphology in an infant with peutz-jeghers syndrome[J]. Fetal Pediatr Pathol, 2022, 41(2): 306-311.

[3] Burandt E, Young R H. Thecoma of the ovary: a report of 70 cases emphasizing aspects of its histopathology different from those often portrayed and its differential diagnosis[J]. Am J Surg Pathol, 2014, 38(8): 1023-1032.

[4] Young R H, Scully R E.Scully Ovarian sex cord-stromal tumors. Problems in differential diagnosis[J]. Pathol Annu, 1988, 23 Pt 1: 237-296.

[5] Irving J A, Alkushi A, Young R H, et al. Cellular fibromas of the ovary: a study of 75 cases including 40 mitotically active tumors emphasizing their distinction from fibrosarcoma[J]. Am J Surg Pathol, 2006, 30(8): 929-938.

[6] Zhao C, Vinh T N, McManus K, et al.Identification of the most sensitive and robust immunohistochemical markers in different categories of ovarian sex cord-stromal tumors[J]. Am J Surg Pathol, 2009, 33(3): 354-366.

[7] Al-Agha O M, Huwait H F, Chow C, et al. FOXL2 is a sensitive and specific marker for sex cord-stromal tumors of the ovary[J]. Am J Surg Pathol, 2011, 35(4): 484-494.

[8] D'Angelo E, Mozos A, Nakayama D, et al. Prognostic significance of FOXL2 mutation and mRNA expression in adult and juvenile granulosa cell tumors of the ovary[J]. Mod Pathol, 2011, 24(10): 1360-1367.

[9] Hanley K Z, Mosunjac M B. Practical review of ovarian sex cord-stromal tumors[J]. Surg Pathol Clin, 2019, 12(2): 587-620.

[10] Lim D, Oliva E. Ovarian sex cord-stromal tumours: an update in recent molecular advances[J]. Pathology, 2018, 50(2): 178-189.

[11] Fotopoulou C, Savvatis K, Braicu E I, et al. Adult granulosa cell tumors of the ovary: tumor dissemination pattern at primary and recurrent situation, surgical outcome[J]. Gynecol Oncol, 2010, 119(2): 285-290.

[12] Ayhan A, Salman M C, Velipasaoglu M, et al. Prognostic factors in adult granulosa cell tumors of the ovary: a retrospective analysis of 80 cases[J]. J Gynecol Oncol, 2009, 20(3): 158-163.

[13] Ganesan R, Hirschowitz L, Baltrušaitytė I, et al. Luteinized adult granulosa cell tumor: a series of 9 cases: revisiting a rare variant of adult granulosa cell tumor[J]. Int J Gynecol Pathol, 2011, 30(5): 452-459.

[14] Andrade L A L A, Alame M, Truffaux N, et al. Adult granulosa cell tumour with heterologous adipocytic differentiation: report of a unique case[J]. Int J Gynecol Pathol, 2023, 42(5): 508-513.

[15] Nogales F F, Concha A, Plata C, et al. Granulosa cell tumor of the ovary with diffuse true hepatic differentiation simulating stromal luteinization[J]. Am J Surg Pathol, 1993, 17(1): 85-90.

[16] Ahmed E, Young R H, Scully R E. Adult granulosa cell tumor of the ovary with foci of hepatic cell differentiation: a report of four cases and comparison with two cases of granulosa cell tumor with Leydig cells[J]. Am J Surg Pathol, 1999, 23(9): 1089-1093.

[17] Gaffey M J, Frierson H F Jr, Iezzoni J C, et al. Ovarian granulosa cell tumors with bizarre nuclei: an immunohistochemical analysis with fluorescence in situ hybridization documenting trisomy 12 in the bizarre component[corrected][J]. Mod Pathol, 1996, 9(3): 308-315.

[18] Fashedemi Y, Coutts M, Wise O, et al. Adult granulosa cell tumor with high-grade transformation: report of a series with FOXL2 mutation analysis[J]. Am J Surg Pathol, 2019, 43(9): 1229-1238.

[19] Dahoud W, Handler J, Parimi V, et al. Adult granulosa cell tumor with sarcomatous transformation: a case study with emphasis on molecular alterations[J]. Int J Gynecol Pathol,

2022, 41(6): 600-607.
[20] Zhao Z T, Wong S L, Chng J K S, et al. Intraoperative frozen section evaluation of ovarian sex cord-stromal tumours and their mimics: a study of 121 cases with emphasis on potential diagnostic pitfalls[J]. Pathology, 2024, 56(6): 842-853.
[21] McKenna M, Kenny B, Dorman G, et al. Combined adult granulosa cell tumor and mucinous cystadenoma of the ovary: granulosa cell tumor with heterologous mucinous elements[J]. Int J Gynecol Pathol, 2005, 24(3): 224-227.
[22] Subrahmanya N B, Kapadi S N, Junaid T A. Mucinous cystadenoma coexisting with adult granulosa cell tumor in the ovary: is it a composite tumor or heterologous mucinous elements in a granulosa cell tumor?[J]. Int J Gynecol Pathol, 2011, 30(4): 386-390.
[23] Fletcher J A, Gibas Z, Donovan K, et al. Ovarian granulosa-stromal cell tumors are characterized by trisomy 12[J].Am J Pathol,1991, 138(3): 515-520.
[24] Jamieson S, Butzow R, Andersson N, et al. The FOXL2 C134W mutation is characteristic of adult granulosa cell tumors of the ovary[J]. Mod Pathol,2010, 23(11): 1477-1485.
[25] Roze J, Monroe G, Kutzera J, et al. Whole genome analysis of ovarian granulosa cell tumors reveals tumor heterogeneity and a high-grade TP53-specific subgroup[J]. Cancers(Basel), 2020, 12(5): 1308.
[26] Kim T, Sung C O, Song S Y, et al. FOXL2 mutation in granulosa-cell tumours of the ovary[J]. Histopathology, 2010, 56(3): 408-410.
[27] Shah S P, Köbel M, Senz J, et al. Mutation of FOXL2 in granulosa-cell tumors of the ovary[J]. N Engl J Med, 2009, 360(26): 2719-2729.
[28] Crisponi L, Deiana M, Loi A, et al. The putative forkhead transcription factor FOXL2 is mutated in blepharophimosis/ptosis/epicanthus inversus syndrome[J]. Nat Genet, 2001, 27(2): 159-166.
[29] Iyibozkurt A C, Topuz S, Gungor F, et al. Factors affecting recurrence and disease-free survival in granulosa cell tumors of the ovary[J]. Eur J Gynaecol Oncol, 2010, 31(6): 667-671.
[30] Ordulu Z. Update on ovarian sex cord-stromal tumors[J]. Clin Lab Med, 2023, 43(2): 245-274.
[31] Boyraz B, Watkins J C, Soubeyran I, et al. Cystic granulosa cell tumors of the ovary: an analysis of 80 cases of an often diagnostically challenging entity[J]. Arch Pathol Lab Med, 2022, 146(12): 1450-1459.
[32] Kaur H, Bagga R, Saha S C, et al. Juvenile granulosa cell tumor of the ovary presenting with pleural effusion and ascites[J]. Int J Clin Oncol, 2009, 14(1): 78-81.
[33] Shafieyoon S, Tahririan M A, Hekmatnia A,et al. Ollier's disease associated with ovarian juvenile granulosa cell tumor and triple X syndrome: A letter to the editor[J]. J Res Med Sci, 2022, 27: 41.
[34] Tanaka Y, Sasaki Y, Nishihira H, et al. Ovarian juvenile granulosa cell tumor associated with Maffucci's syndrome[J]. Am J Clin Pathol, 1992, 97(4): 523-527.
[35] Schultz K A, Pacheco M C, Yang J, et al. Ovarian sex cord-stromal tumors, pleuropulmonary blastoma and DICER1 mutations: a report from the International Pleuropulmonary Blastoma Registry[J]. Gynecol Oncol, 2011, 122(2): 246-250.
[36] Jarboe E A, Hirschowitz S L, Geiersbach K B, et al. Juvenile granulosa cell tumors: immunoreactivity for CD99 and Fli-1 and EWSR1 translo'cation status: a study of 11 cases[J]. Int J Gynecol Pathol, 2014, 33(1): 11-15.
[37] Bessière L, Todeschini A L, Auguste A, et al. A hot-spot of in-frame duplications activates the oncoprotein AKT1 in juvenile granulosa cell tumors[J]. EBioMedicine, 2015, 2(5): 421-431.
[38] Kalfa N, Ecochard A, Patte C, et al. Activating mutations of the stimulatory g protein in juvenile ovarian granulosa cell tumors: a new prognostic factor?[J]. J Clin Endocrinol Metab, 2006, 91(5): 1842-1847.
[39] Plon S E, Pirics M L, Nuchtern J, et al. Multiple tumors in a child with germ-line mutations in TP53 and PTEN[J]. N Engl J Med, 2008, 359(5): 537-539.
[40] Guo H, Keefe K A, Kohler M F, et al. Juvenile granulosa cell tumor of the ovary associated with tuberous sclerosis[J]. Gynecol Oncol, 2006, 102(1): 118-120.
[41] Jung D, Almstedt K, Battista M J, et al. Immunohistochemical markers of prognosis in adult granulosa cell tumors of the ovary - a review[J]. J Ovarian Res, 2023, 16(1): 50.
[42] Witkowski L, Carrot-Zhang J, Albrecht S, et al. Germline and somatic SMARCA4 mutations characterize small cell carcinoma of the ovary, hypercalcemic type[J]. Nat Genet, 2014, 46(5): 438-443.
[43] Ray-Coquard I, Morice P, Lorusso D, et al. Non-epithelial ovarian cancer: ESMO Clinical Practice Guidelines for diagnosis, treatment and follow-up[J].Ann Oncol, 2018, 29(Suppl 4): iv1-iv18.
[44] Shalev E, Zuckerman H, Risescu I. Estrogen-producing Sertoli cell tumor of the ovary: a case report[J]. Gynecol Oncol, 1984, 19(3): 348-354.
[45] D'Souza L, Burgis J T, Bacon J L, et al. A pure Sertoli cell tumor of the ovary in a 10-year-old female[J]. J Pediatr Adolesc Gynecol, 2007, 20(4): 257-259.
[46] Tracy S L, Askin F B, Reddick R L, et al. Progesterone secreting Sertoli cell tumor of the ovary[J]. Gynecol Oncol, 1985, 22(1): 85-96.
[47] Oliva E, Alvarez T, Young R H. Sertoli cell tumors of the ovary: a clinicopathologic and immunohistochemical study of 54 cases[J]. Am J Surg Pathol, 2005, 29(2): 143-156.
[48] Zhao C, Bratthauer G L, Barner R, et al. Diagnostic utility of WT1 immunostaining in ovarian Sertoli cell tumor[J]. Am J Surg Pathol, 2007, 31(9): 1378-1386.
[49] Zizi-Sermpetzoglou A, Petrakopoulou N, Tepelenis N, et al. Pure Sertoli cell tumor. a case report and review of the literature[J]. Eur J Gynaecol Oncol, 2010, 31(1): 117-119.
[50] Maity P, Das N, Chatterjee U, et al. Sex-cord tumor with annular tubules with unusual morphology in an infant with peutz-jeghers syndrome[J]. Fetal Pediatr Pathol, 2022,

41(2): 306-311.

[51] Shi S, Tang M, Li W,et al. True hermaphroditism with sex cord tumor with annular tubules (SCTAT): a rare case report and review of the literature[J]. BMC Womens Health, 2022, 22(1): 551.

[52] Scully R E. Sex cord tumor with annular tubules a distinctive ovarian tumor of the Peutz-Jeghers syndrome[J]. Cancer, 1970, 25(5): 1107-1121.

[53] Shah S N. Bilateral sex cord tumor with annular tubules of ovary without Peutz-Jeghers syndrome: a case report[J]. J Pathol Microbiol, 2007, 50(2): 401-403.

[54] Zumkeller W, Krause U, Holzhausen H J, et al. Ovarian sex cord tumor with annular tubules associated with precocious puberty[J]. Med Pediatr Oncol, 2000, 35(2): 144-146.

[55] Lele S M, Sawh R N, Zaharopoulos P, et al. Malignant ovarian sex cord tumor with annular tubules in a patient with Peutz-Jeghers syndrome: a case report[J]. Mod Pathol, 2000, 13(4): 466-470.

[56] Puls L E, Hamous J, Morrow M S, et al. Recurrent ovarian sex cord tumor with annular tubules: tumor marker and chemotherapy experience[J]. Gynecol Oncol, 1994, 54(3): 396-401.

[57] Shen K, Wu P C, Lang J H, et al. Ovarian sex cord tumor with annular tubules: a report of six cases[J]. Gynecol Oncol, 1993, 48(2): 180-184.

[58] Young R H, Welch W R, Dickersin G R, et al. Ovarian sex cord tumor with annular tubules: review of 74 cases including 27 with Peutz-Jeghers syndrome and four with adenoma malignum of the cervix[J]. Cancer, 1982, 50(7): 1384-1402.

[59] Chen Y J, Hsieh C S, Eng H L, et al. Ovarian fibroma in a 7-month-old infant: a case report and review of the literature[J]. Pediatr Surg Int, 2004, 20(11-12): 894-897.

[60] Bucella D, Limbosch J F, Buxant F, et al. Recurrence of mitotically active cellular fibroma of the ovary[J]. Obstet Gynecol Int, 2009, 2009: 803062.

[61] Chechia A, Attia L, Ben Temime R B, et al. Incidence, clinical analysis, and management of ovarian fibromas and fibrothecomas[J]. Am J Obstet Gynecol, 2008, 199(5): 473. e1-473.e4.

[62] Salibay C, Fadare O. Ovarian fibroma with bizarre nuclei: a rare finding[J]. Int J Surg Pathol, 2021, 29(3): 298-299.

[63] Balhara K, Mallya V, Khurana N, et al. Coexisting ovarian serous cystadenoma with fibroma: a very unusual combination[J]. J Cancer Res Ther, 2023, 19(5): 1474-1476.

[64] Deavers M T, Malpica A, Liu J, et al. Ovarian sex cord-stromal tumors: an immunohistochemical study including a comparison of calretinin and inhibin[J]. Mod Pathol, 2003, 16(6): 584-590.

[65] Leung W Y, Schwartz P E, Ng H T, et al. Trisomy 12 in benign fibroma and granulosa cell tumor of the ovary[J]. Gynecol Oncol, 1990, 38(1): 28-31.

[66] Gorlin R J. Nevoid basal-cell carcinoma syndrome[J]. Medicine, 1987, 66(2): 98-113.

[67] Tsuji T, Catasus L, Prat J. Is loss of heterozygosity at 9q22.3 (PTCH gene) and 19p13.3 (STK11 gene) involved in the pathogenesis of ovarian stromal tumors?[J]. Hum Pathol, 2005, 36(7): 792-796.

[68] Matsuda K, Tateishi S, Akazawa Y, et al. Rapid growth of mitotically active cellular fibroma of the ovary: a case report and review of the literature[J]. Diagn Pathol, 2016, 11(1): 101.

[69] Lee H Y, Ahmed Q. Fibrosarcoma of the ovary arising in a fibrothecomatous tumor with minor sex cord elements. A Case report and review of the literature[J]. Arch Pathol Lab Med, 2003, 127(1): 81-84.

[70] Watanabe K, Suzuki T. Epithelioid fibrosarcoma of the ovary[J]. Virchows Arch, 2004, 445(4): 410-413.

[71] Choi W J, Ha M T, Shin J K, et al. Primary ovarian fibrosarcoma with long-term survival: a report of two cases[J]. J Obstet Gynaecol Res, 2006, 32(5): 524-528.

[72] Cinel L, Taner D, Nabaei S B, et al. Ovarian fibrosarcoma with five-year survival: a case report[J]. Eur J Gynaecol Oncol, 2002, 23(4): 345-346.

[73] Nocito A L, Sarancone S, Bacchi C, et al. Ovarian thecoma: clinicopathological analysis of 50 cases[J].Ann Diagn Pathol, 2008, 12(1): 12-16.

[74] Gaspari L, Paris F,Taourel P, et al. Adolescent ovarian thecoma presenting as progressive hyperandrogenism: case report and review of the literature[J]. Gynecol Endocrinol, 2020, 36(9): 839-842.

[75] Renaud M C, Plante M, Roy M. Ovarian thecoma associated with a large quantity of ascites and elevated serum CA 125 and CA 15-3[J]. J Obstet Gynaecol Can, 2002, 24(12): 963-965.

[76] Mellembakken J R, Engh V, Tanbo T, et al. Mitotically active cellular luteinized thecoma of the ovary and luteinized thecomatosis associated with sclerosing peritonitis: case studies, comparison, and review of the literature[J]. Pathol Res Pract, 2010, 206(11): 744-748.

[77] Nosov V, Silva I, Tavassoli F, et al. Predictors of recurrence of ovarian granulosa cell tumors[J]. Int J Gynecol Cancer, 2009, 19(4): 628-633.

[78] Staats P N, McCluggage W G, Clement P B, et al. Luteinized thecomas (thecomatosis) of the type typically associated with sclerosing peritonitis: a clinical, histopathologic, and immunohistochemical analysis of 27 cases[J]. Am J Surg Pathol, 2008, 32(9): 1273-1290.

[79] Levavi H, Sabah G, Heifetz M, et al. Sclerosing peritonitis associated with bilateral luteinized thecoma, linked to anticonvulsant therapy[J]. Eur J Gynaecol Oncol, 2009, 30(6): 695-700.

[80] Altman A D, Bentley J R, Rittenberg P V, et al. Luteinized thecomas (“thecomatosis”) with sclerosing peritonitis (LTSP): report of 2 cases and review of an enigmatic syndrome associated with a peritoneal proliferation of specialized (vimentin+/keratin+/CD34+) submesothelial fibroblasts[J]. J Obstet Gynaecol Can, 2016, 38(1): 41-50.

[81] Clement P B, Young R H, Hanna W, et al. Sclerosing peritonitis associated with luteinized thecomas of the

ovary. A clinicopathological analysis of six cases[J]. Am J Surg Pathol, 1994, 18(1): 1-13.
[82] Bennett J A, Oliva E, Young R H. Sclerosing stromal tumors with prominent luteinization during pregnancy: a report of 8 cases emphasizing diagnostic problems[J]. Int J Gynecol Pathol, 2015, 34(4): 357-362.
[83] Goebel E A, McCluggage W G, Walsh J C. Mitotically active sclerosing stromal tumor of the ovary: report of a case series with parallels to mitotically active cellular fibroma[J]. Int J Gynecol Pathol, 2016, 35(6): 549-553.
[84] Zhao L, Yang Z, Zhou Y, et al. TFE3 nuclear expression as a novel biomarker of ovarian sclerosing stromal tumors and associated with its histological morphology[J]. J Ovarian Res, 2023, 16(1): 152.
[85] Kim S H, Da Cruz Paula A, Basili T, et al. Identification of recurrent FHL2-GLI2 oncogenic fusion in sclerosing stromal tumors of the ovary[J]. Nat Commun, 2020, 11(1): 44.
[86] Forde G K, Harrison C, Doss B J, et al. Bilateral and multinodular signet-ring stromal tumor of the ovary[J]. Obstet Gynecol, 2010, 116(Suppl 2): 556-558.
[87] He Y, Yang K X, Jiang W, et al. Sclerosing stromal tumor of the ovary in a 4-year-old girl with characteristics of an ovarian signet-ring stromal tumor[J]. Pathol Res Pract, 2010, 206(5): 338-341.
[88] Matsumoto M, Hayashi Y, Ohtsuki Y, et al. Signet-ring stromal tumor of the ovary: an immunohistochemical and ultrastructural study with a review of the literature[J]. Med Mol Morphol, 2008, 41(3): 165-170.
[89] Tchrakian N, Oliva E, Chong A S, et al. Ovarian signet-ring stromal tumor: a morphologic, immunohistochemical, and molecular study of 7 cases with discussion of the differential diagnosis[J]. Am J Surg Pathol, 2022, 46(12): 1599-1610.
[90] Irving J A, Young R H. Microcystic stromal tumor of the ovary: report of 16 cases of a hitherto uncharacterized distinctive ovarian neoplasm[J]. Am J Surg Pathol, 2009, 33(3): 367-375.
[91] McCluggage W G, Chong A S, Attygalle A D, et al. Expanding the morphological spectrum of ovarian microcystic stromal tumour[J]. Histopathology, 2019, 74(3): 443-451.
[92] Maeda D, Shibahara J, Sakuma T, et al. β-catenin (CTNNB1) S33C mutation in ovarian microcystic stromal tumors[J]. Am J Surg Pathol, 2011, 35(10): 1429-1440.
[93] Irving J A, Lee C H, Yip S, et al. Microcystic stromal tumor: a distinctive ovarian sex cord-stromal neoplasm characterized by FOXL2, SF-1, WT-1, cyclin D1, and β-catenin nuclear expression and CTNNB1 mutations[J]. Am J Surg Pathol, 2015, 39(10): 1420-1426.
[94] McCluggage W G, Irving J A, Chong A S, et al. Ovarian microcystic stromal tumors are characterized by alterations in the beta-catenin-APC pathway and may be an extracolonic manifestation of familial adenomatous polyposis[J]. Am J Surg Pathol, 2018, 42(1): 137-139.
[95] Lee S H, Koh Y W, Roh H J, et al. Ovarian microcystic stromal tumor: a novel extracolonic tumor in familial adenomatous polyposis[J]. Genes Chromosomes Cancer, 2015, 54(6): 353-360.
[96] Liu C, Gallagher R L, Price G R, et al. Ovarian microcystic stromal tumor: a rare clinical manifestation of familial adenomatous polyposis[J]. Int J Gynecol Pathol, 2016, 35(6): 561-565.
[97] Donthi D, Chen H, Peng Y, et al. Ovarian microcystic stromal tumor with intraovarian recurrence and peritoneal and omental spread: a case report with morphological, immunohistochemical, and molecular analysis[J]. Int J Gynecol Pathol, 2023, 42(5): 491-495.
[98] Zhang Y, Tao L, Yin C, et al. Ovarian microcystic stromal tumor with undetermined potential: case study with molecular analysis and literature review[J]. Hum Pathol, 2018, 78: 171-176.
[99] Wagner M, Browne H N, Linehan W, et al. Lipid cell tumors in two women with von Hippel-Lindau syndrome[J]. Obstet Gynecol, 2010, 116(Suppl 2): 535-539.
[100] Ye L, Wu X L, Xu L, et al. Ovarian steroid cell tumor, not otherwise specified: a clinicopathologic study[J]. Zhonghua Bing Li Xue Za Zhi, 2007, 36(8): 516-520.
[101] Hayes M C, Scully R E. Ovarian steroid cell tumors (not otherwise specified). A clinicopathological analysis of 63 cases[J]. Am J Surg Pathol, 1987, 11(11): 835-845.
[102] Zafrakas M, Venizelos I D, Theodoridis T D, et al. Virilizing ovarian hilus (Leydig) cell tumor with concurrent contralateral hilus cell hyperplasia: a rare diagnosis[J]. Eur J Gynaecol Oncol, 2009, 30(3): 338-340.
[103] Young R H, Scully R E. Ovarian Sertoli - Leydig cell tumors[J]. Am J Surg Pathol, 1985, 9(8): 543-569.
[104] McClean G E, Kurian S, Walter N, et al. Cervical embryonal rhabdomyosarcoma and ovarian Sertoli-Leydig cell tumour: a more than coincidental association of two rare neoplasms?[J]. J Clin Pathol, 2007, 60(3): 326-328.
[105] Goulvent T, Ray-Coquard I, Borel S, et al. DICER1 and FOXL2 mutations in ovarian sex cord-stromal tumours: a GINECO Group study[J]. Histopathology, 2016, 68(2): 279-285.
[106] Conlon N, Schultheis A M, Piscuoglio S, et al. A survey of DICER1 hotspot mutations in ovarian and testicular sex cord-stromal tumors[J]. Mod Pathol, 2015, 28(12): 1603-1612.
[107] Kato N, Kusumi T, Kamataki A, et al. DICER1 hotspot mutations in ovarian Sertoli-Leydig cell tumors: a potential association with androgenic effects[J]. Hum Pathol, 2017, 59: 41-47.
[108] Heravi-Moussavi A, Anglesio M S, Grace Cheng S W, et al. Recurrent somatic DICER1 mutations in nonepithelial ovarian cancers[J]. N Engl J Med, 2012, 366(3): 234-242.
[109] Robertson J C, Jorcyk C L, Oxford J T. DICER1 syndrome: DICER1 mutations in rare cancers[J]. Cancers, 2018, 10(5): 143.
[110] Slade I, Bacchelli C, Davies H, et al. DICER1 syndrome: clarifying the diagnosis, clinical features and management

implications of a pleiotropic tumour predisposition syndrome[J]. J Med Genet, 2011, 48(4): 273-278.

[111] Young R H, Scully R E. Differential diagnosis of ovarian tumors based primarily on their patterns and cell types[J]. Semin Diagn Pathol, 2001, 18(3): 161-235.

[112] Stewart C J R, Alexiadis M, Crook M L, et al. An immunohistochemical and molecular analysis of problematic and unclassified ovarian sex cord-stromal tumors[J]. Hum Pathol, 2013, 44(12): 2774-2781.

[113] Witkowski L, Mattina J, Schönberger S, et al. DICER1 hotspot mutations in non-epithelial gonadal tumours[J]. Br J Cancer, 2013, 109(10): 2744-2750.

[114] Seidman J D. Unclassified ovarian gonadal stromal tumors. A clinicopathologic study of 32 cases[J]. Am J Surg Pathol,1996, 20(6): 699-706.

[115] Maraqa B, Al-Ashhab M, Kamal N, et al. Mixed sex cord–stromal tumor (gynandroblastoma) with malignant morphology involving both ovaries: a case report[J]. J Int Med Res, 2023, 51(7):3000605231187796.

[116] Ordulu Z, Young R H. Sertoli-leydig cell tumors of the ovary with follicular differentiation often resembling juvenile granulosa cell tumor[J]. Am J Surg Pathol, 2020, 45(1): 59-67.

[117] Wang Y, Karnezis A N, Magrill J, et al. DICER1 hot-spot mutations in ovarian gynandroblastoma[J]. Histopathology, 2018, 73(2): 306-313.

[118] Schultz K A P, Harris A K,Finch M,et al.DICER1-related Sertoli-Leydig cell tumor and gynandroblastoma: Clinical and genetic findings from the International Ovarian and Testicular Stromal Tumor Registry[J]. Gynecol Oncol, 2017, 147(3): 521-527.

[119] Costa M J, Morris R, DeRose P B, et al. Histologic and immunohistochemical evidence for considering ovarian myxoma as a variant of the thecoma-fibroma group of ovarian stromal tumors[J]. Arch Pathol Lab Med, 1993, 117(8): 802-808.

[120] Eichhorn J H, Scully R E. Ovarian myxoma: clinicopathologic and immunocytologic analysis of five cases and a review of the literature[J]. Int J Gynecol Pathol, 1991, 10(2): 156-169.

[121] Talia K L, McCluggage W G. Microscopic sertoliform sex cord proliferations: a rare incidental finding associated with endometriosis and ovarian epithelial neoplasia[J]. Int J Gynecol Pathol, 2023, 42(1): 70-77.

[122] McCluggage W G, Stewart C J, Iacobelli J, et al. Microscopic extraovarian sex cord proliferations: an undescribed phenomenon[J]. Histopathology, 2015, 66(4): 555-564.

[123] Longworth A, Ganesan R, Yoong A K H, et al. Microscopic heterotopic extraovarian sex cord-stromal proliferations: expanding the histologic spectrum[J]. Int J Gynecol Pathol, 2018, 37(1): 35-43.

[124] Crespo-Lora V, Cruz-Viruel N, Goia M, et al. Microscopic tubal sex-cord proliferations with a Sertoli cell tumour pattern and ovarian-type stromal transformation of the fimbriae[J]. Histopathology, 2017, 71(6): 1017-1019.

第二十九章

卵巢继发性肿瘤
Secondary Tumors of the Ovary

蒋艳霞　刘爱军　宁　燕　郑文新（Wenxin Zheng）

第一节　概　　述

卵巢继发性肿瘤是指从卵巢外部扩散到卵巢的肿瘤。卵巢是女性生殖系统中继发或转移性肿瘤最多的器官，这些肿瘤常来自输卵管、子宫等与卵巢邻近的生殖器官，亦可来自胃肠道与乳腺等其他多个系统与器官。肿物常常是卵巢继发性肿瘤最突出的表现或首发症状，并可表现为与卵巢原发性肿瘤（primary tumor）相似的大体结构、镜下形态及临床特征，导致卵巢原发性与继发性肿瘤鉴别诊断困难，存在巨大的诊断挑战。

以往对卵巢癌的认识存在重大误区，即将卵巢表面上皮视为卵巢上皮性肿瘤的主要起源地，由此以肿瘤的大小与分布作为区分卵巢原发性与继发性肿瘤的主要标准，导致相当多的卵巢继发性肿瘤被误诊为原发瘤。近年研究表明，输卵管伞端存在与浆液性癌有关的早期与谱系性病变，卵巢高级别浆液性癌多数继发于伞端病变的扩散，这成为继 20 世纪 80 年代认识到卵巢和腹膜黏液性腺癌大多为继发性之后的另一划时代进展。

由于传统理论影响及研究方法和病例来源的差异，文献中卵巢继发性肿瘤的发生率各家报道不一（表 29-1），国内相关报道不多。据以往资料统计，卵巢继发性肿瘤占卵巢恶性肿瘤的 15%～25%。原发于子宫内膜、结直肠、阑尾、胃肠道、胰腺和乳腺的肿瘤最容易发生卵巢转移，我国胃肠道肿瘤中胃癌转移至卵巢最常见，其次为结直肠癌和阑尾肿瘤，小肠和食管肿瘤转移至卵巢的情况很少。但这些数据几乎均忽略了输卵管伞端病变。如果将伞端病变纳入判断卵巢继发性浆液性癌的标准，继发性肿瘤不仅在卵巢癌中的比例将大大增加，且其起源地的分布也将重新排位，输卵管无疑是其中最重要的部位之一。

表 29-1　各器官原发肿瘤累及卵巢的发生率

项目	Yada-Hashimoto等的数据[1]	Demopoulos等的数据[2]
总例数	64	76
米勒系统	26（41%）	17（22%）
子宫内膜	15	14
输卵管	2	1
子宫颈	9	2
非米勒系统	38（59%）	59（78%）
胃	15	6
乳腺	9	32
结肠	7	12
小肠	—	2
阑尾	—	1
胆囊	—	1
肺	—	1
膀胱	—	1
其他	7	3

卵巢继发性肿瘤的预后较差，总体 5 年生存率仅约 20%[1，2]。患者被诊断时的年龄似乎与原发肿瘤的起源和典型年龄分布有关[3]。对于一些最常见的转移性肿瘤（肠、胃和乳腺），有卵巢侵犯的患者平均年龄低于没有卵巢扩散患者的平均年龄，这表明年轻女性卵巢血管的增加使她们更容易发生肿瘤转移[4]。

临床上，卵巢转移性肿瘤可以是有症状或无症状的，也可以与卵巢外原发肿瘤同步或异时出现。卵巢转移性肿瘤在达到一定大小之前，一般都是无症状的。多数病例在发现卵巢肿瘤时已有原发肿瘤的病史或肿瘤在其他部位的扩散，但亦有部分病例以卵巢肿瘤为首发症状而就诊。约 70% 的患者出现的症状是非特异性的，与原发卵巢肿瘤没有明显区别[5]。与卵巢肿块和晚期疾病相关的症状可能包括腹痛、体重减轻和腹围增加。与卵巢原发肿瘤一样，卵巢继发肿瘤可诱导卵巢间质黄体生成，患者可能经历雌激素、孕激素或雄激素升高带来的影响，包括异常子宫出血、男性化和多毛症[6]。更为重要的是，卵巢肿瘤作为首发症状可能是临床上隐蔽的小的非卵巢原发肿瘤（如胃癌）的疾病征兆。

卵巢继发性肿瘤可来自肿瘤的直接种植、蔓延、扩散或淋巴系统与血道转移等多种途径，其中原发器官远离卵巢的肿瘤主要通过淋巴系统和血液系统途径转移，而来自邻近器官如输卵管、子宫、结肠和直肠的肿瘤则主要通过种植、直接蔓延等方式转移。输卵管与卵巢具有解剖与功能上的密切联系，因此成为输卵管本身或子宫内膜等生殖系统恶性肿瘤向卵巢扩散的重要路径。当生殖系统的恶性肿瘤通过输卵管腔播散到卵巢表面时，输卵管腔中常可见到癌细胞簇。子宫和卵巢的血管在阔韧带上部存在广泛吻合亦有利于两个器官间肿瘤扩散。发生于泌尿生殖道、结直肠、胃和乳腺的恶性肿瘤均可通过淋巴系统转移到卵巢。此外，发生于腹腔内脏的恶性肿瘤侵及器官浆膜面时，瘤细胞可从浆膜面脱落并种植于卵巢和其他盆腔及腹腔器官的表面。卵巢继发性肿瘤多为双侧性，在文献报道中双侧受累者占 60%～80%。受累卵巢可呈正常大小或不同程度增大，有增大者甚至如 6 个月妊娠子宫大小。其病灶常位于卵巢表面和表浅皮质。常在卵巢表面形成肉眼可见的多个结节，镜下见结节间有正常卵巢组织分隔，结节周围纤维组织增生，并可见单个或成簇的肿瘤细胞浸润。通过血液系统转移的肿瘤可在卵巢门、卵巢系膜、输卵管系膜血管内形成瘤栓。淋巴管受累亦较常见。

卵巢继发性肿瘤以高级别浆液性癌与肠型黏液腺癌居多，前者主要来自输卵管伞端，应注意全面规范的伞端取材（SEE-FIM 方法，详见第二十一章）以发现伞端病变。后者主要来源于结直肠癌的转移。在判断卵巢肿瘤是否为继发性时，还应特别注意寻找有无良性、交界性肿瘤或子宫内膜异位症等前驱性病变，它们的存在提示肿瘤倾向卵巢原发性，对肿瘤进行的遗传学与免疫组化检查也有辅助价值。

来自胃肠道的卵巢继发性黏液腺癌多保持卵巢原有外形，呈肾形或卵圆形，表面光滑，与周围组织、器官无粘连，常可见结节状隆起，呈灰黄色，切面湿润有光泽（图 29-1）。少数病例受累卵巢表面发生破裂，可有出血、坏死。切面多呈实性，常见黏液渗出，形成透明的胶冻样物，在实性的肿瘤组织中弥散分布，使切面湿润、发亮。此外，部分卵巢切面呈囊实性，可见蜂房状结构或多个大小不等的囊腔，内含黏液，间质疏松。部分病例卵巢纤维反应增生明显，切面实性、质硬，呈灰白色，纤维交织呈旋涡状，其间可见小囊腔，内含黏液。

卵巢继发性肿瘤存在许多共性，综合上述可总结为以下几个方面。肉眼观察对于鉴别卵巢原发性和继发性肿瘤很有帮助，其鉴别要点如下：①转移性黏液性肿瘤的体积（一般直径 10cm 或更小）较原

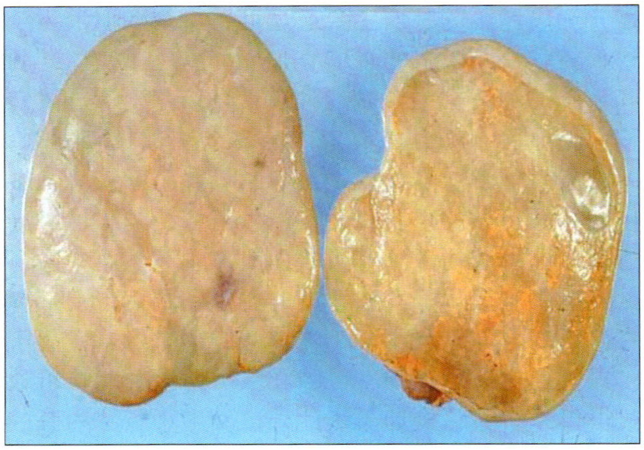

图 29-1 卵巢继发性黏液腺癌

受累卵巢呈肾形或卵圆形，表面光滑，可见结节状隆起，切面湿润有光泽

发性肿瘤（直径一般 20～30cm）小；②继发性肿瘤多累及双侧，而原发性肿瘤多是单侧；③卵巢表面肿瘤呈多结节状的外观（图 29-2），表面种植提示转移性肿瘤的可能；④转移至卵巢的乳腺癌、印戒细胞癌和淋巴瘤常导致卵巢间质的均质性扩张，且不形成囊腔，这一特征在卵巢原发的上皮性肿瘤中罕见；⑤结直肠癌转移至卵巢时，其转移癌常见明显的坏死和出血。

与肉眼观察的鉴别要点类似，卵巢继发性肿瘤在显微镜下也有其共性，主要鉴别点包括：①印戒细胞的存在；②浸润性生长模式，伴有间质结缔组织增生；③不同区域的生长模式存在显著差异；④卵巢原发灶组织形态异常；⑤多结节的生长模式；⑥肿瘤细胞累及卵巢表面和浅层皮质；⑦累及卵巢门部和（或）卵巢外淋巴血管间隙。

其他有助于鉴别原发与继发卵巢肿瘤的要点：①即使卵巢外原发肿瘤的病史久远，也应怀疑卵巢转移性肿瘤的可能；②卵巢转移性肿瘤体积可能非常大，并伴有类似于原发性卵巢肿瘤的薄层囊壁[4]；③如果肿瘤是双侧卵巢均发生，且形态是黏液性-子宫内膜样/子宫内膜样肿瘤，则转移的可能性增加，因为双侧卵巢同时发生的黏液性和子宫内膜样原发肿瘤相对较少；④具有黏液形态且处于晚期或与腹膜假黏液瘤相关的癌可能是转移性的；⑤对于子宫内膜样肿瘤，腺纤维瘤背景或子宫内膜异位症的存在支持卵巢原发性肿瘤起源；⑥组织学表现为良性和低级别增生的黏液性上皮（交界性/非典型增生特征）并不代表一定是卵巢原发，这在转移性肿瘤中也会出现，是非特异性的；⑦在不同部位的转移瘤中都可以看到小管状和滤泡样区域，并且可以模仿卵巢原发性肿瘤的形态特点——特别是性索间质肿瘤的生长模式[7]；⑧卵巢间质黄素化（stromal luteinization）和由功能性间质产生的激素表现是非特异性的，在原发或转移的肿瘤中均可以出现。

综上所述，继发性与原发性肿瘤常有重叠的形态和临床特征，从而混淆诊断。因此，除了仔细地大体取材和显微镜观察外，当诊断不明确时，临床信息十分重要。免疫组化染色（IHC）在许多情况下有助于鉴别诊断。见下文详述。

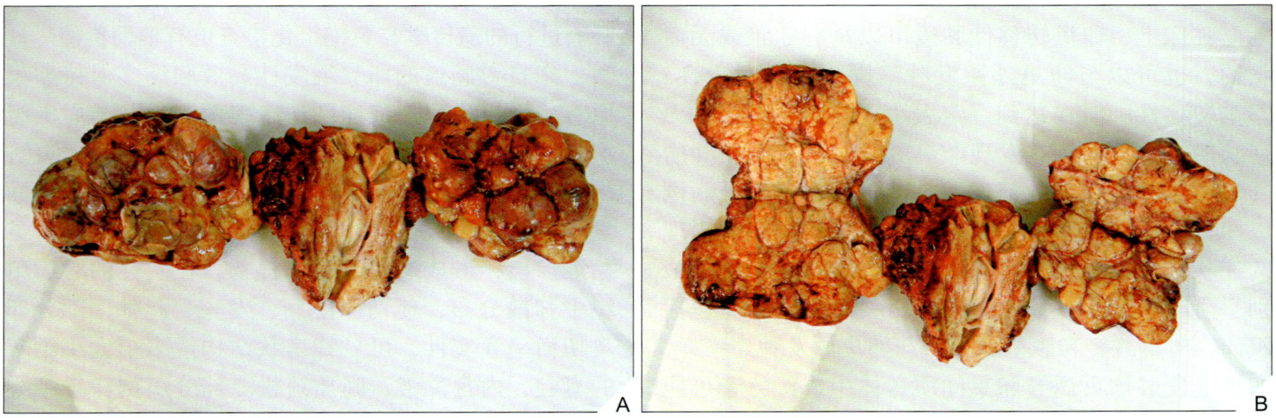

图 29-2 卵巢继发性腺癌

受累卵巢表面呈多结节状（A），切面实性，结节状（A，B）

第二节　来源于胃肠道的卵巢继发性肿瘤

一、胃癌

【临床和病理学特征】

胃癌（gastric cancer）常发生卵巢的转移，形成所谓的 Krukenberg 瘤。少见情况下，Krukenberg 瘤的原发灶可能在乳腺、结直肠、胰腺和胆道等其他器官。

肿瘤大体形态特征：双侧卵巢形成实性肿块，卵巢不同程度增大，但亦有外观正常或轻微增大，偶见增大明显，切面黏液样发亮（图 29-3）。组织学形态特征：常有纤维组织反应性增生，低倍镜下的形态似纤维瘤或其他梭形细胞肿瘤，瘤细胞可有结节状分布的特点（图 29-4A）；高倍镜下可见特征性的印戒样肿瘤细胞（图 29-4B），肿瘤细胞还可排列成小管状结构（图 29-4C），与印戒样肿瘤细胞混合或以其为主，形成所谓小管状 Krukenberg 瘤[8]。有

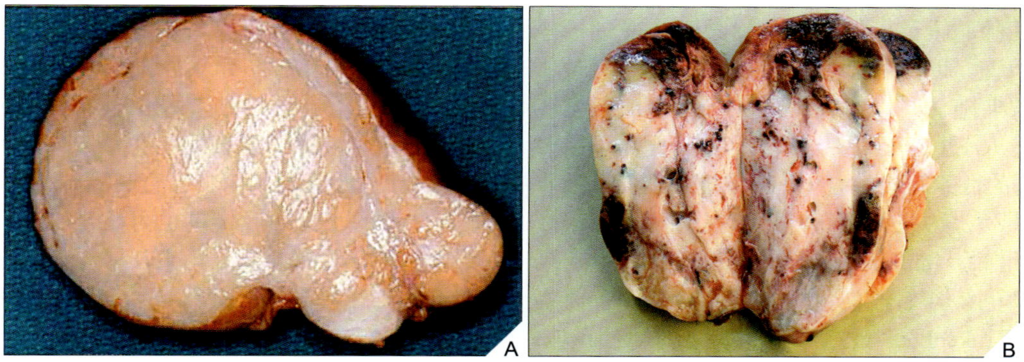

图 29-3　胃癌转移至卵巢（Krukenberg 瘤）

A. 卵巢体积明显增大，仔细观察可见大小不等转移性肿瘤（淡黄色）结节；B. 肿物质硬，灰白色，水肿样，有局灶出血坏死

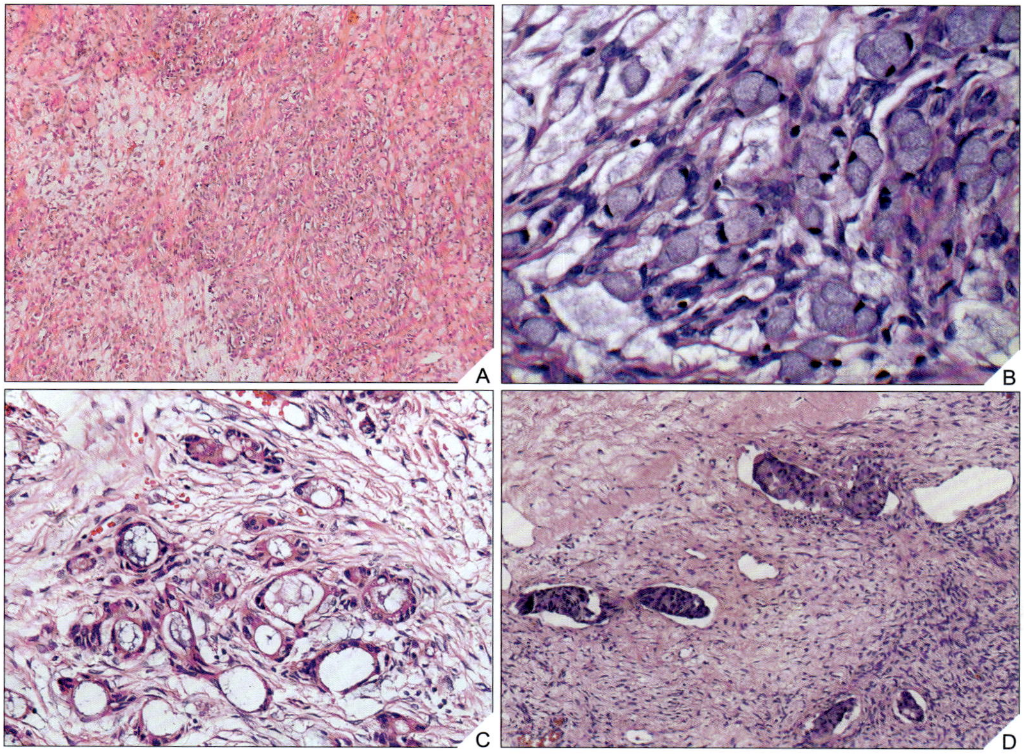

图 29-4　卵巢 Krukenberg 瘤

A. 印戒样细胞呈结节状分布；B. 高倍镜下见印戒样肿瘤细胞；C . 瘤细胞排列成小管状结构；D. 卵巢组织内可见较多脉管癌栓

时，在肿瘤组织中还可见肿瘤细胞排列成灶性囊状结构，类似于卵巢原发的黏液性囊腺癌（mucinous cystadenocarcinoma）[9]。部分病例卵巢组织内可见较多脉管癌栓（图 29-4D）。对于肿瘤细胞较分散的病例，黏液染色、免疫组织化学 EMA 和 CKpan 染色都有助于发现肿瘤细胞。

胃的原发肿瘤体积可以较小或广泛累及胃壁。对于较小的原发肿瘤可能难以在胃镜下发现，造成卵巢的继发性肿瘤（Krukenberg 瘤）先于原发肿瘤被发现。此外，妊娠期胃癌更容易发生卵巢的转移[10]。

【鉴别诊断】

在文献中亦有与 Krukenberg 瘤形态极其相似的卵巢原发性肿瘤报道，但作出此诊断时需要进行仔细的临床检查，以排除其他原发灶的可能；同时还需要进行长期随访，以排除隐匿性胃癌早期卵巢转移的可能[9]。另外，还需要与卵巢印戒样间质细胞瘤或其他类型的性索间质肿瘤（如纤维瘤或硬化性间质瘤）鉴别[11, 12]，这些肿瘤有时也可在局灶出现印戒样细胞。此时，inhibin-α、Calretinin 和 EMA 免疫组织化学染色结合黏液染色容易将其区分开。需要强调的是，Krukenberg 瘤的反应性增生的间质细胞亦呈 inhibin-α 和 Calretinin 阳性，因此必须结合形态学，确定是哪一种细胞为阳性。此外，大多数胃癌来源肿瘤细胞呈 CK7 阳性，CK20 阴性、灶性或弥漫阳性[13, 14]，此点与来自结直肠的转移癌不同。部分小管状 Krukenberg 瘤形态上可与支持 - 间质细胞瘤（Sertoli-Leydig cell tumor）相似。后者的组织中可见黄素化的卵巢间质细胞，以此可以鉴别[8]，IHC 染色也有一定帮助。

二、结直肠癌

【临床特征】

结直肠癌（colorectal cancer）是最容易累及卵巢的肿瘤。患者就诊时，多数有明确的结直肠癌病史，也可没有结直肠癌的病史或症状，而以卵巢包块就诊。转移到卵巢的结直肠癌在形态上与卵巢原发性子宫内膜样癌或黏液性腺癌相似，应注意区分。支持为继发性肿瘤的特征包括双侧累及、表面浸润、淋巴管受累、血管受累等。卵巢原发的子宫内膜样癌和黏液性腺癌双侧少见，因此对双侧性肿瘤首先要排除转移性肿瘤的可能。相对于其他器官转移到卵巢的肿瘤，结直肠癌转移到卵巢更容易伴有卵巢间质细胞黄素化，并可导致雄激素和雌激素水平增高的临床症状。

【病理学特征】

结直肠癌累及卵巢常形成囊实性的包块，有时很大。其组织形态与卵巢原发的子宫内膜样癌相似（图 29-5）。其特征性的节段性且背景“肮脏”坏死（图 29-6），以及肿瘤细胞“花环”状（图 29-7）或筛状的排列方式提示来自结直肠癌转移[15]。但有时，卵巢原发的子宫内膜样癌也可出现上述特征。若肿瘤组织中出现鳞状上皮化生、有腺纤维瘤样的成分及合并子宫内膜异位症则支持卵巢原发性的诊断。

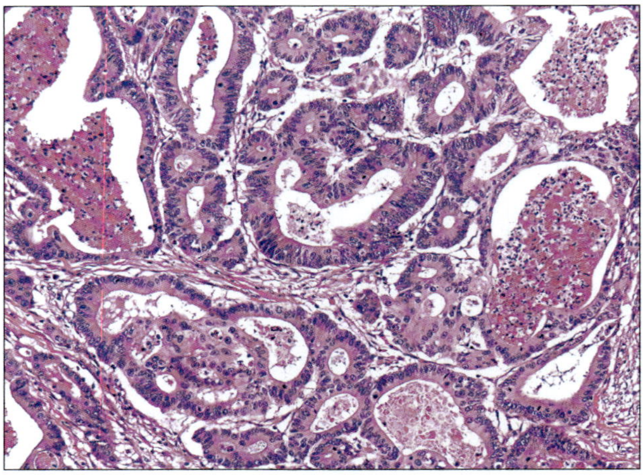

图 29-5　卵巢继发性结直肠癌腺上皮排列类似子宫内膜样癌

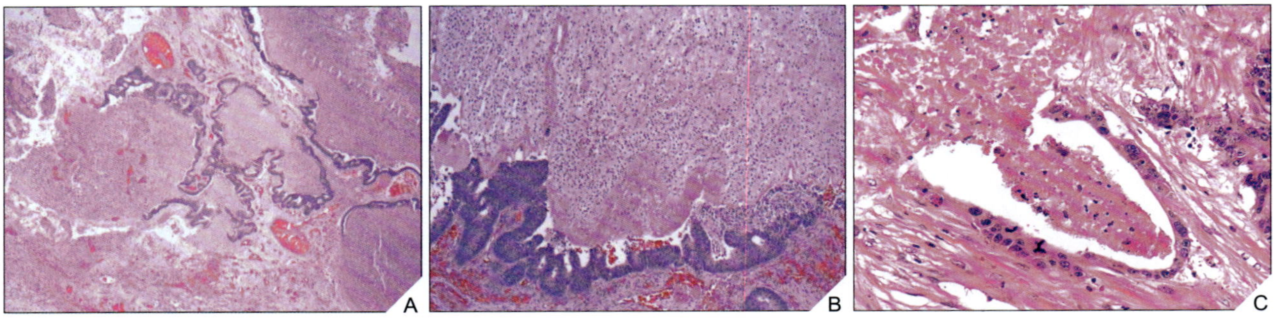

图 29-6　卵巢继发性结直肠癌

镜下可见所谓的“肮脏”坏死。A. 低倍镜；B. 高倍镜；C. 癌性腺体节段性坏死，腺上皮异型性明显

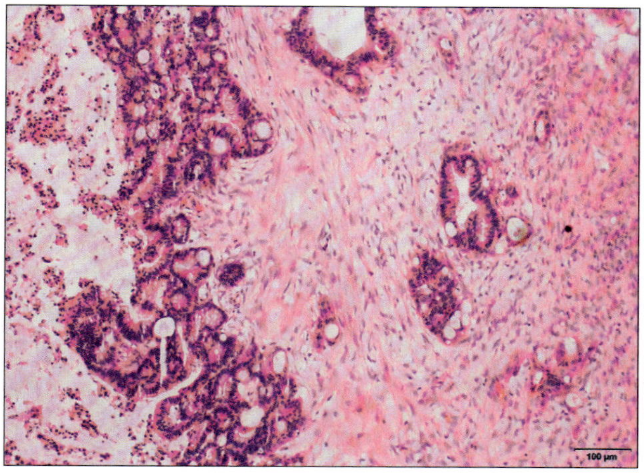

图 29-7　卵巢继发性结直肠癌
镜下可见肿瘤细胞呈“花环”状排列，囊腔内见坏死

此外，相对于卵巢原发的子宫内膜样癌，继发性结直肠癌的肿瘤细胞异型性更大，其细胞核染色质更加浓聚。免疫组织化学染色对于二者的鉴别很有帮助：一般来说，卵巢原发性子宫内膜样癌呈 CK7、PAX8、ER、PR 阳性，而 CK20、CDX2、SATB2 和 CEA 阴性；而继发性结直肠癌的免疫组织化学结果则相反[16-18]（图 29-8）（表 29-2）。

卵巢继发性结直肠癌呈囊实性的大体形态，与卵巢原发黏液性腺癌十分相似，组织学上亦可出现良性、交界性和恶性黏液性肿瘤的区域（图 29-9），与后者难以区别，故这些形态并不能作为确定卵巢原发肿瘤的特征。二者的鉴别需要综合判断（表 29-3）。

IHC 对二者的鉴别作用有限。因为卵巢原发的黏液性腺癌存在肠型分化，也可能部分肿瘤起源于卵巢畸胎瘤向肠道分化的组织，所以这些原发瘤也可呈 CK20 灶性或弥漫阳性。此外，部分结直肠黏液腺癌亦可呈 CK7 灶性阳性。总体上讲，卵巢原发的黏液腺癌呈 CK7 弥漫阳性，CK20 阴性或灶性阳性，少数病例亦可呈 CK20 弥漫阳性，总的来说，CK7 的阳性多于 CK20。而继发性结直肠黏液腺癌的免疫组织化学结果与之相反。最近一些新的标志物被引入，如 SATB2、黏液相关基因 MUC5AC 和 MUC2[16, 17, 19]。Moh 等[16]研究发现，在卵巢转移性肿瘤中，大约 75% 的结直肠癌、80% 的阑尾低级别黏液性肿瘤（low-grade mucinous neoplasm of the appendix）和 100% 的阑尾高级别腺癌（high grade adenocarcinoma of the appendix）SATB2 呈阳性表达，而起源于胰腺、胃、胆囊及宫颈的肿瘤不表达 SATB2。具有黏液性

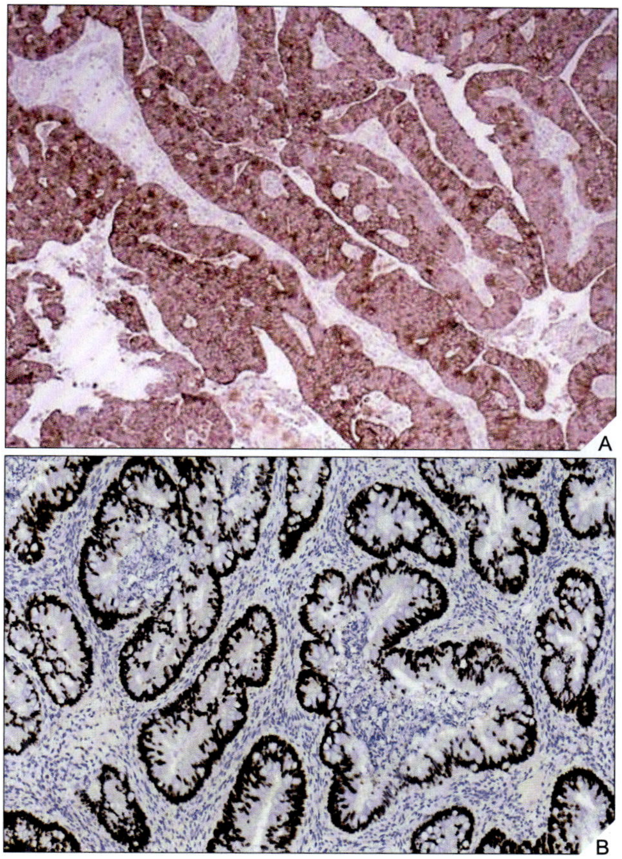

图 29-8　卵巢继发性结直肠癌
免疫组化染色示 CK20 阳性（A）；SATB2 阳性（B）

表 29-2　卵巢原发性子宫内膜样癌与卵巢继发性结直肠癌的鉴别

项目	卵巢原发性子宫内膜样癌	卵巢继发性结直肠癌
临床表现	常仅累及卵巢	常有卵巢外累及
	常单侧性	常双侧性
镜检表现	“肮脏”坏死不常见	“肮脏”坏死常见
	节段性腺体坏死不常见	节段性腺体坏死常见
	核有低级别异型性	核有高级别异型性
	鳞状细胞分化常见	鳞状细胞分化罕见
免疫组化	CK7、PAX8 阳性，CK20、CEA、CDX2、SATB2 阴性	CK7、PAX8 阴性，CK20、CEA、CDX2、SATB2 阳性

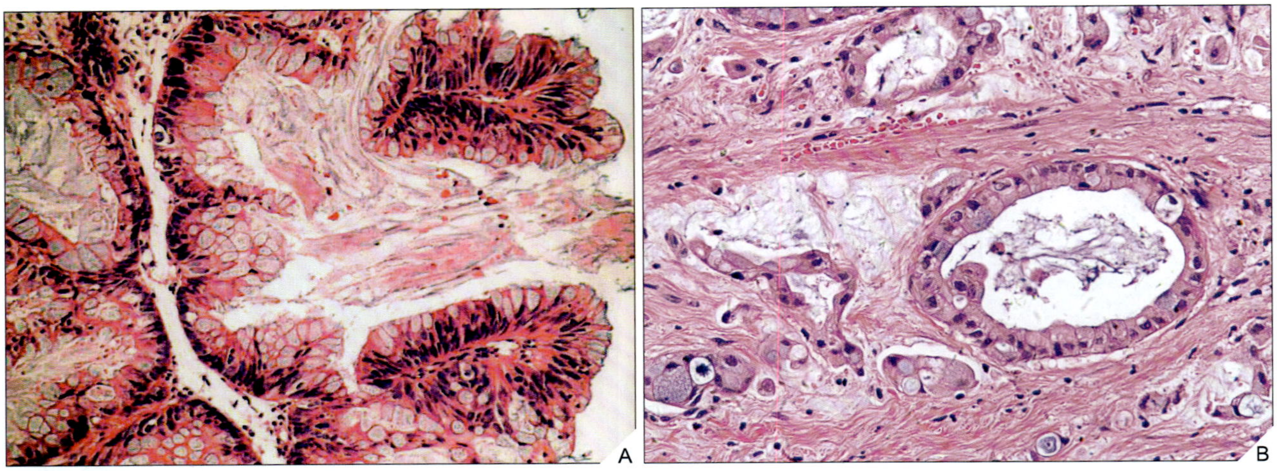

图 29-9　卵巢继发性结直肠癌

A. 在转移性结肠黏液腺癌灶中，有时可见良性或交界性黏液上皮区域；B. 其他区域显示破坏性间质浸润

表 29-3　卵巢原发性黏液腺癌与继发性结直肠癌的鉴别

项目	原发性黏液腺癌	继发性结直肠癌
临床表现	单侧性多见	双侧性多见
	如有扩散，多为腹膜转移且病灶表浅	其他转移常见，如淋巴结和肝等
巨检表现	囊性成分突出	多为结节的实性病变
	轻至中度坏死	坏死常显著，形成假囊肿
镜检	常有厚的无细胞性纤维包膜	周边无包膜
	常见良性或交界性与恶性上皮移行	不常有上皮移行
	间质黄素化不常见	常有间质黄素化

或子宫内膜样特征的卵巢肿瘤，若 SATB2 阳性表达 SATB2，应考虑到结直肠或阑尾来源，并除外伴有卵巢成熟性畸胎瘤的成分。MUC5AC 在卵巢原发的黏液性腺癌表达，而结直肠黏液性腺癌不表达 [19]。此外，Chou 等 [20] 的研究表明，83% 继发性结直肠黏液腺癌呈 β-catenin 阳性，而有 9% 的卵巢原发黏液腺癌亦可呈阳性。但是这些新标志物也并不完全特异，其在卵巢继发性和原发性肿瘤中的表达可有重叠。在鉴别卵巢继发性结直肠黏液性肿瘤和卵巢原发性黏液性肿瘤时，需要结合临床、病理、影像、血清学检查等多学科的资料才能做出正确的判断。

极罕见的情况下，累及卵巢的继发性结直肠癌可以呈现类似透明细胞癌的形态特征，需要与卵巢原发的透明细胞癌和分泌型子宫内膜样癌鉴别 [21]。广泛取材常可发现继发性黏液腺癌的典型区域。而卵巢原发的透明细胞癌和子宫内膜样癌常由卵巢子宫内膜异位症恶变而来，若发现子宫内膜异位症病灶则支持是卵巢原发性肿瘤。免疫组织化学染色，卵巢原发的透明细胞癌或子宫内膜样癌呈 CK7、HNF-1β 和 Napsin A 阳性，CK20、CEA 和 CDX2 阴性；而具有透明细胞形态特征的结直肠转移癌则相反。

三、小肠癌

【临床特征】

卵巢继发性小肠肿瘤绝大多数为类癌（carcinoid），属于神经内分泌分化的肿瘤，可分为神经内分泌肿瘤（NET，G1、G2、G3）和神经内分泌癌（NEC，小细胞神经内分泌癌和大细胞神经内分泌癌），其中 NET G1 相当于类癌。Strosberg 等 [22] 研究发现，53% 的卵巢继发性类癌患者有类癌综合征，且大多数合并其他部位的转移。

【病理学特征】

肿瘤多累及双侧卵巢，形成表面光滑的实性包块，切面呈白色或黄色的结节样外观。镜下，肿瘤细胞排列呈特征性的岛状结构（图 29-10），但亦可

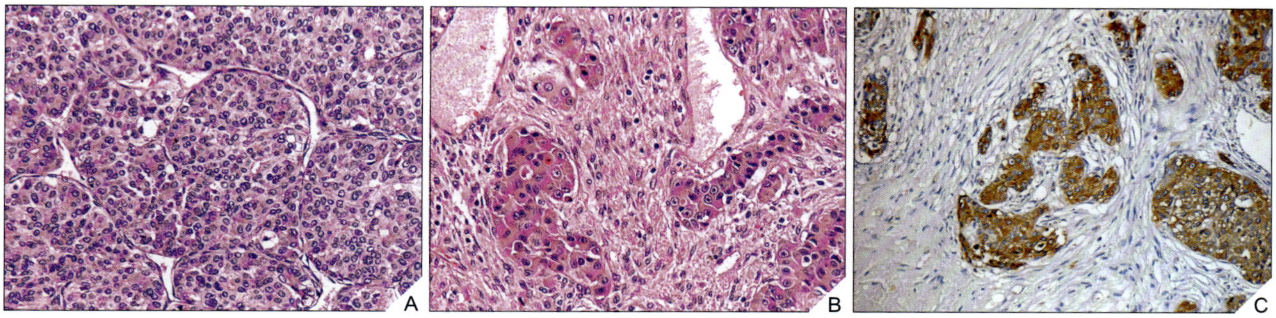

图 29-10　卵巢继发性类癌

A. 排列呈岛状结构；B. 癌细胞排列呈巢，胞质嗜酸性；C. 免疫组化染色示 Syn 阳性

形成其他组织结构，在岛状结构的边缘可见腺泡样的腔隙。部分病例可见杯状细胞与类癌细胞混合存在，即杯状细胞类癌，肿瘤组织中常可见明显的纤维间质。

【鉴别诊断】

鉴别诊断包括卵巢原发性类癌（primary carcinoid tumor）、支持细胞肿瘤、粒层细胞瘤和腺纤维瘤。当肿瘤组织中存在明显的透明细胞成分时，常易与卵巢原发的透明细胞癌和分泌型子宫内膜样癌相混淆。特异的神经内分泌免疫组织化学染色可以帮助诊断和鉴别诊断。肿瘤组织中缺乏其他生殖细胞肿瘤成分和卵巢双侧受累也支持转移性的诊断（表 29-4）。

此外，文献报道中亦有原发于小肠的腺癌和黏液腺癌累及卵巢的报道[23, 24]。小肠黏液腺癌形态特征与结直肠转移至卵巢的黏液腺癌相似，包括：肿瘤细胞形成花环状的腺腔、筛状结构、坏死及间质中的黏液渗出等。其与卵巢原发肿瘤的鉴别要点与结直肠转移到卵巢的黏液腺癌相似。

四、阑尾肿瘤

阑尾肿瘤扩散到卵巢，常使卵巢单侧或双侧受累，形成囊性包块。若单侧受累，由于右侧卵巢与阑尾毗邻，其被累及的概率高于左侧。

当阑尾原发肿瘤为低级别黏液性肿瘤时，其扩散到卵巢的肿瘤组织学形态（图 29-11）常与卵巢原发的交界性黏液性肿瘤相似，亦可见腺瘤样区域与腺癌样区域共存。当阑尾原发性肿瘤为黏液性腺癌时，其卵巢转移性肿瘤呈黏液腺癌的特征，如印戒样肿瘤细胞、腺样排列、破坏性的间质浸润，以及淋巴管、血管浸润等（图 29-12），需要与卵巢原发的和其他部位转移到卵巢的黏液性肿瘤鉴别。当阑尾原发肿瘤较小，而卵巢继发性肿瘤体积较大时，鉴别尤其困难。免疫组织化学染色可以帮助鉴别：卵巢原发性肿瘤多呈 CK7 弥漫强阳性、CK20 阴性或局灶阳性，来自阑尾的继发性肿瘤多呈 CK20 弥漫强阳性，CK7 阴性或灶性阳性。此外，SATB2 和 MUC2 在继发性阑尾肿瘤中呈阳性，而在卵巢原发肿瘤中呈阴性或灶性阳性。

阑尾的黏液性肿瘤与单侧或双侧的卵巢黏液性肿瘤共存的病例在文献中多有报道。当伴有腹腔大量黏液性积液时，临床上称之为腹腔假黏液瘤（pseudomyxoma peritonei，PMP）（图 29-13～图 29-15）。以前认为 PMP 是由原发于卵巢的黏液性肿瘤破

表 29-4　卵巢原发性类癌与继发性类癌的鉴别

项目	原发性类癌	继发性类癌
临床表现	无肠道肿瘤	80% 的患者原发部位明确
	卵巢外播散不常见	常有腹膜种植和腹腔转移
	复发率低	复发早，进展快
巨检表现	均为单侧性	几乎均为双侧病变
	切面均质	切面结节状，呈杂色
镜检	常有畸胎瘤成分	无畸胎瘤成分

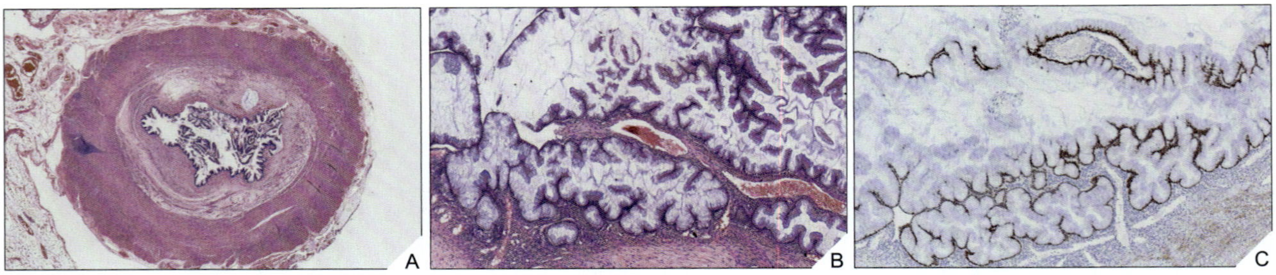

图 29-11 阑尾低级别黏液性肿瘤转移至卵巢

A. 阑尾原发灶；B. 卵巢转移灶：注意在卵巢转移灶中，这种低级别肿瘤细胞经常表现为高柱状黏液细胞，在 SATB2 和 CDX2 染色时尤为明显；C. 卵巢转移灶免疫组化 SATB2 阳性

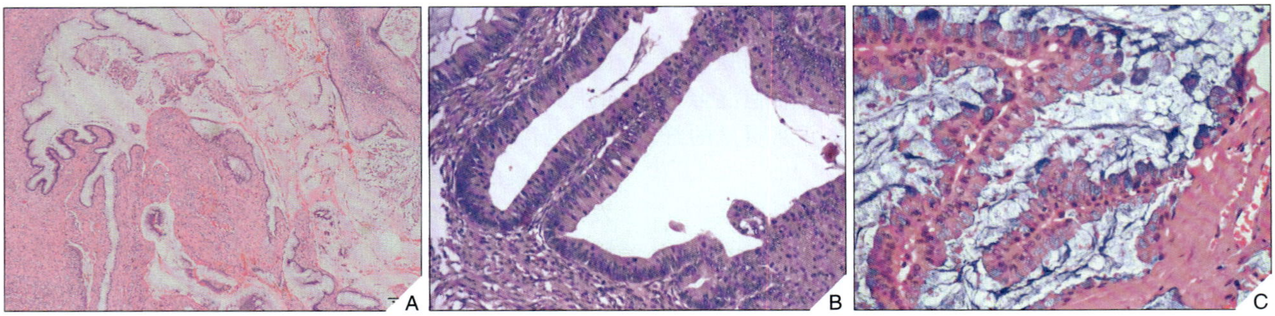

图 29-12 阑尾黏液性腺癌转移至卵巢

A. 上皮异型性不明显，但呈破坏性间质浸润；B. 癌性腺上皮具有一定异型性，无明显杯状细胞；C. 显示明显的黏液及杯状细胞

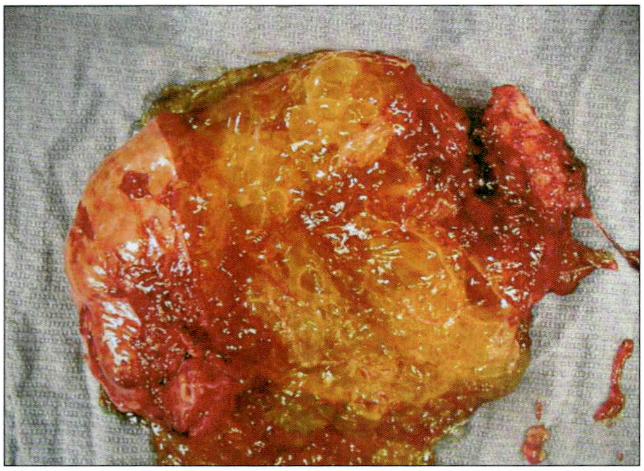

图 29-13 PMP 累及网膜

网膜组织形成胶冻样饼状的黏结块

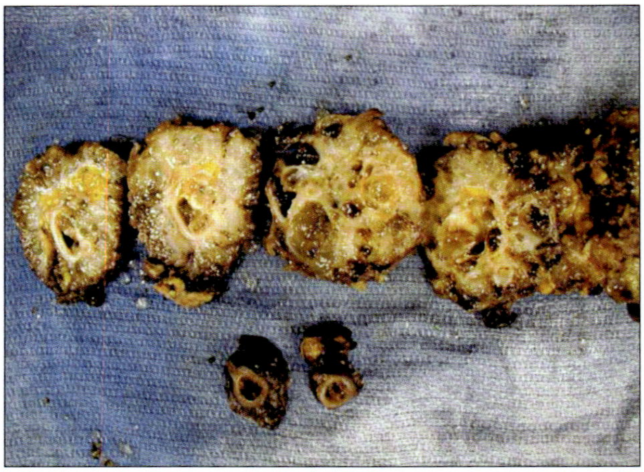

图 29-14 PMP 累及肠管

胶冻样粘连肿块围绕于肠腔

裂而造成的。近年来的研究表明，绝大多数 PMP 是阑尾来源，仅有极少数是结肠或直肠来源；而卵巢的黏液性肿瘤是通过直接扩散或种植的方式转移而来的。很多免疫组织化学和分子生物学的研究都支持这一观点[25, 26]。如阑尾、卵巢及腹腔中的黏液性肿瘤成分均呈 CK20 弥漫阳性，而 CK7 阴性或灶性阳性。而分子生物学的研究表明 PMP 患者的阑尾和卵巢肿瘤存在相同的 *K-RAS* 基因突变[27]。

对于 PMP 的患者，即使存在明确的卵巢黏液性肿瘤，也需要将阑尾切除送检。因为在部分病例中，阑尾在大体上外观正常，但在病理组织学检查时发现存在微小的黏液性肿瘤。此外，部分病例由于阑尾与其周围的组织紧密粘连、融合，造成阑尾无法确定。对于 PMP 的手术标本，病理医师应仔细寻找阑尾，并将其全部取材制片，在显微镜下仔细寻找隐匿的微小腺瘤。一般来说，当 PMP 为良性或交界形态时，其原发部位多是阑尾；而 PMP 为腺癌形态时，其原发部位可能是阑尾、结肠或直肠。

阑尾类癌（NET，G1）（图 29-16），类似于小肠类癌，也可转移至卵巢，需要与继发性腺癌和卵巢原发性类癌鉴别。支持继发性类癌的特征包括：双侧受累、表面种植等特征（如前述）。而如发现有畸胎瘤并存，则是卵巢原发类癌的证据。免疫组织化学染色可以确定肿瘤的神经内分泌分化（neuroendocrine differentiation）。但需要注意的是，一些来源于胃的转移性腺癌亦可呈灶性的神经内分泌分化。

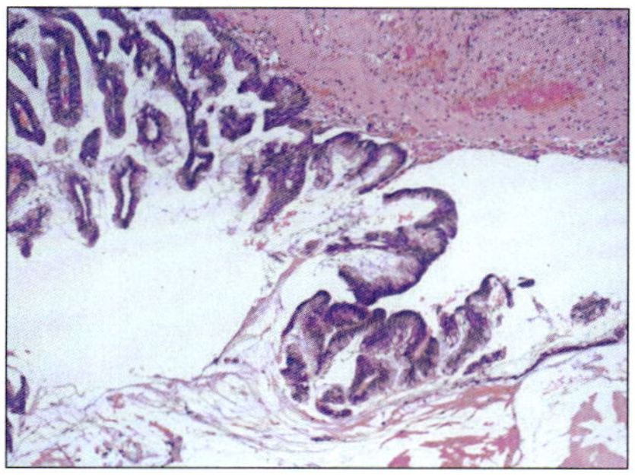

图 29-15　PMP 显示恶性黏液腺体

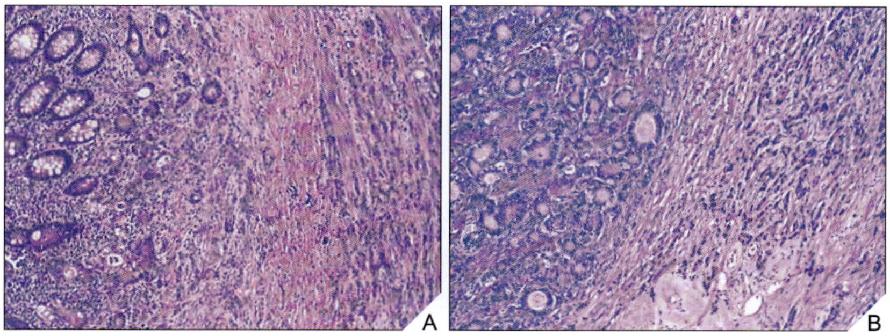

图 29-16　阑尾类癌转移至卵巢

A. 阑尾原发灶，肿瘤细胞在阑尾壁浸润；B. 卵巢继发性类癌，排列呈条索状结构（右侧），亦可见腺腔样排列（左侧）

第三节　来源于胰腺及胆道的卵巢继发性肿瘤

胰腺癌（pancreatic cancer）出现卵巢转移时，多表现为双侧卵巢实性肿瘤，亦可呈体积较大的、分叶状的囊实性包块，但较少见。其组织形态与卵巢原发的黏液性肿瘤相似（图 29-17），并常可见黏液性囊腺瘤（mucinous cystadenoma）和交界性黏液性肿瘤的区域。支持继发性肿瘤的特征与其他器官来源的继发性肿瘤相似，包括结节状生长、表面种植及淋巴管、血管累及等。由于卵巢原发的黏液性肿瘤多为单侧发生，且临床分期较早，当出现卵巢双侧受累的黏液性肿瘤，或出现网膜、腹膜受累时，要考虑到继发性肿瘤的可能。胰腺癌 CK7 呈弥漫阳性，CK20 可阴性、灶性或弥漫阳性，故免疫组织化学在鉴别诊断时的价值有限。由于约 50% 的胰腺癌不表达细胞核转录因子 Dpc4，而卵巢原发的黏液腺癌呈 Dpc4 阳性，因此 Dpc4 染色对鉴别有帮助[28]。胰腺的腺泡细胞癌发生卵巢转移罕见[29]，组织学形态和免疫组织化学染色可以与卵巢原发性肿瘤鉴别。

胆囊和胆管的腺癌转移到卵巢罕见，常常累及双侧卵巢[30]，呈实性包块，平均直径 11.8cm，镜下肿瘤组织中见肿瘤细胞排列呈小腺体弥漫浸润，有

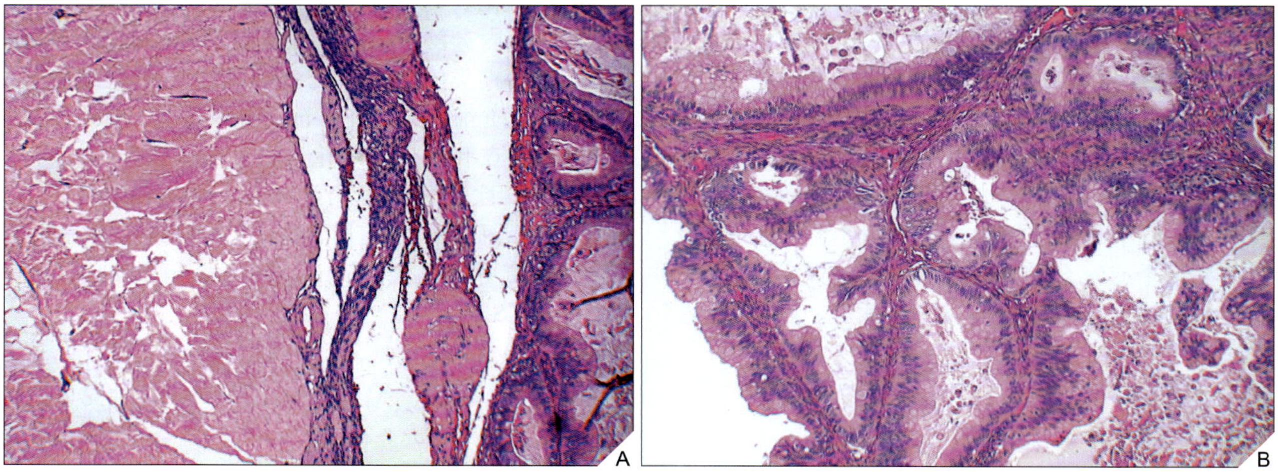

图 29-17　胰腺癌转移至卵巢

A. 左侧见卵巢残存白体，右侧见继发性黏液性腺癌；B. 周边见典型的黏液性腺癌组织特征

时亦可形成体积较大的腺体或囊腔，呈囊内乳头状和微乳头增生（图 29-18），肿瘤细胞呈假复层或多层排列，异型性明显，核分裂象易见，与卵巢的子宫内膜样癌或交界性黏液性肿瘤、黏液性腺癌极为相似且容易误诊。胆囊癌或胆管癌 CK7 亦呈弥漫阳性，CK20 阴性，故免疫组化的鉴别诊断价值有限。

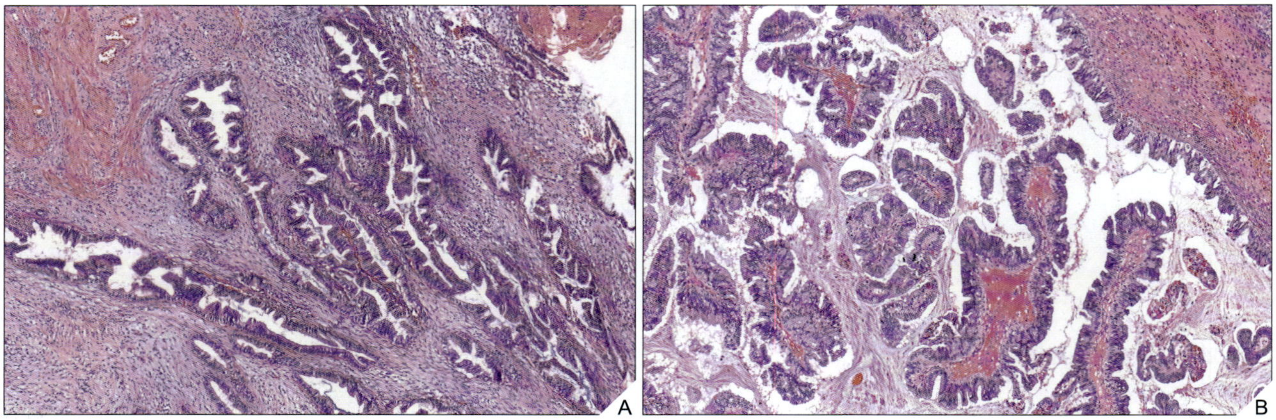

图 29-18　胆囊腺癌转移至卵巢

A. 胆囊腺癌：肿瘤呈大的腺管状，腔内乳头状和微乳头增生，可见黏液产生，浸润至胆囊壁肌层；B. 右侧卵巢转移性腺癌：肿瘤呈囊内乳头状和微乳头结构，细胞呈假复层或多层排列，异型性明显，伴黏液产生，右上角可见卵巢间质

第四节　转移性神经内分泌肿瘤

神经内分泌肿瘤是一组起源于肽能神经元和神经内分泌细胞的异质性肿瘤，可发生于全身许多器官，其中胃肠道和胰腺神经内分泌肿瘤最多见。神经内分泌肿瘤转移至卵巢极为少见，多数转移性神经内分泌肿瘤来源于小肠，偶尔来源于结直肠、胰腺、阑尾、胃和肺等器官[31-33]，大约 90% 的病例伴有卵巢外转移。

神经内分泌肿瘤一般分为神经内分泌肿瘤（NET，G1、G2 和 G2）和神经内分泌癌（NEC，小细胞 NEC 和大细胞 NEC），其中 NET（G1）相当于典型类癌，NET（G2）相当于不典型类癌[34]。卵巢原发性神经内分泌肿瘤占所有神经内分泌肿瘤的 0.5%～1.7%，多数是单发的，而转移性神经内分泌肿瘤几乎双侧卵巢受累。转移性类癌（NET，G1）肿瘤体积一般中等大小，少数较大，实性，表面光滑，切面呈单个或融合的灰白灰黄结节，偶尔见大小不等的囊腔，可出现灶性出血、坏死等。其镜下形态类似于卵巢原发性类癌，但无畸胎瘤成分，常呈岛状、小梁状、带状和混合性结构，可形成腺泡样结构，腺泡内含有致密分泌物，有时钙化。细胞大小较一致，体积小而圆，细胞核圆形，染色质粗。间质常较丰富，呈纤维瘤样或透明样变性。

转移性类癌需要与卵巢原发性类癌和其他肿瘤进行鉴别。转移性类癌往往缺乏畸胎瘤成分，一般双侧多发，是与卵巢原发性类癌的主要鉴别点。二者免疫组化表达基本一致，若卵巢外其他器官同时存在神经内分泌肿瘤，往往支持卵巢肿瘤是转移性的。转移性类癌还需要与卵巢发生的粒层细胞瘤、支持 - 间质细胞瘤及 Brenner 瘤等鉴别，依据组织学形态特点和免疫组织化学检测可以鉴别。转移性类癌可阳性表达神经内分泌标志物（INSM1、Syn 和 CgA），而粒层细胞瘤、支持 - 间质细胞瘤等性索间质肿瘤可阳性表达 inhibin-α、Calretinin、CD99、FOXL2、SF-1 等。

第五节　来源于生殖道的卵巢继发性肿瘤

一、子宫内膜癌

子宫内膜可通过输卵管与卵巢联系，子宫体与卵巢间又存在广泛的淋巴管和血管交通，这为恶性肿瘤的转移提供了条件。

子宫内膜与一侧或双侧卵巢同时发现子宫内膜样癌（endometrioid carcinoma），这种情况有三种可能：子宫内膜和卵巢均为独立发生的肿瘤；子宫内膜肿瘤转移到卵巢；卵巢肿瘤转移到子宫内膜，后者最少见[35]。在实际工作中确定其相互间的关系十分重要，因为不同的判断可能导致完全不同的临床分期和治疗。例如，子宫内膜早期高分化子宫内膜样癌合并卵巢原发高分化子宫内膜样癌时，临床分期为Ⅰ A3（FIGO2023），预后良好。而如果是子宫内膜癌转移到卵巢则为临床Ⅲ A1 期（FIGO2023），显著改变预后，需要辅助化疗和（或）放疗[36]。

广泛、充分的取材和仔细的病理检查是进行区分的关键，尤应注意寻找子宫内膜或卵巢有无癌相关的前驱病变。子宫内膜增生是原发性子宫内膜样癌的前驱病变，如两者共存提示子宫内膜癌为原发性。而卵巢子宫内膜样癌最常见的前驱病变是子宫内膜异位症，癌旁组织中发现子宫内膜异位症支持该肿瘤可能为卵巢原发性（图 29-19）。

子宫内膜癌大约有 0.8% 伴有卵巢转移[35]，子宫内膜原发而卵巢继发的子宫内膜样癌表现以下特征：子宫内膜癌有广泛的子宫深肌层浸润；在淋巴管和血管内发现癌栓；肿瘤累及卵巢表面及其周围组织。当子宫的肿瘤主要位于子宫壁近浆膜侧，而很少累及子宫内膜时，则提示子宫肿瘤可能是继发性。极其少见的情况下会发生单纯的子宫腺肌症恶变，则子宫内膜样癌可以主要位于肌壁而很少累及子宫内膜。同时发生的子宫和卵巢低级别及早期子宫内膜样癌，可能为各自独立原发。一般需要满足以下所有标准：①两种肿瘤均为低度恶性（FIGO 1 级或 2 级）；②小于 50% 的肌层浸润；③没有任何其他部位受累（即子宫内膜肿瘤局限于子宫内膜，卵巢肿瘤局限于一侧卵巢，没有表面受累）；④没有广泛的淋巴管浸润。在这种情况下，将肿瘤分类为独立原发灶。附加标准是卵巢肿瘤是单侧的，没有表面受累或破裂。这些判断标准需要严格把握，在不能确定或刚超出诊断标准，如肌层浸润为 55%～60% 时，需要多学科综合治疗小组讨论，以免过度治疗[37]。

由于原发性和继发性子宫内膜样癌在免疫表型上缺少明显差异，免疫组织化学染色在二者的鉴别上也没有帮助。然而，最近的分子研究表明，子宫体和卵巢中的这些肿瘤都是单克隆性的，这表明它们是从一个部位到另一个部位的转移，通常是从子宫内膜转移到卵巢[38，39]。这一发现的意义重大，因为这些克隆相关的肿瘤可能代表着从子宫内膜的转移，通常有一个极好的预后，因此，FIGO 2023 将其定义为双原发肿瘤[36]。分子生物学的类同和克隆性生长在这种特殊情况下有其局限性，判断原发双癌以病理为主[37]。

子宫内膜浆液性癌（endometrial serous carcinoma，

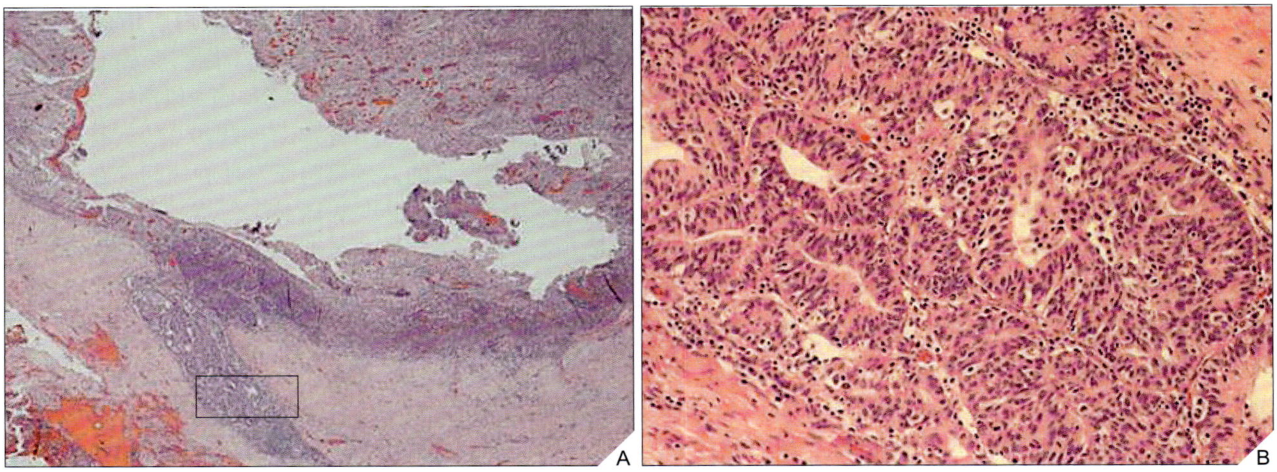

图 29-19　卵巢原发性子宫内膜样癌
在卵巢内可见子宫内膜异位病灶图中上方显示内膜异位灶，内膜样癌位于左下（A），其（方框内）放大后显示典型的内膜样癌（B）

ESC）具有高度侵袭性，极易发生远处转移。当累及卵巢时，需与卵巢/输卵管/腹膜高级别浆液性癌（HGSC）相鉴别。ESC在宫内的原发灶可很小、范围局限且尚未发生深部浸润时也可通过输卵管转移至卵巢等腹腔其他部位[40]。镜下找到ESC的前驱病变如内膜浆液性上皮内癌（SEIC）或内膜异型增生（EmGD）有助于诊断（具体详见第十七章）。

当原发于子宫外的HGSC累及子宫时，常在子宫浆膜面浸润，少有穿透子宫肌层累及内膜的。此外，WT1 IHC染色对一些疑难病例的鉴别可提供帮助：宫外HGSC细胞常呈广泛的WT1核阳性；而ESC常呈WT1阴性或灶性阳性（约10%）。

二、宫颈癌

宫颈癌（cervical cancer）转移至卵巢的概率较低，宫颈鳞状细胞癌和腺癌都可以发生卵巢转移，宫颈鳞状细胞癌转移至卵巢的概率为0～17.4%，宫颈腺癌转移至卵巢的概率为2%～28.6%[41]，以腺癌更为多见。患者多有明显的宫颈癌症状，因此容易确定宫颈为肿瘤的原发部位。仅有极少数的病例以卵巢包块就诊，罕见宫颈原位腺癌或微浸润鳞状细胞癌转移到卵巢（见下文），造成诊断困难。

卵巢继发性鳞癌应与卵巢原发性鳞癌鉴别，后者多来自皮样囊肿恶变，或继发于卵巢子宫内膜异位症，两者均有明显的卵巢肿块。皮样囊肿癌变时，肿瘤中可见皮脂毛发等成熟的畸胎瘤组织，而肿瘤中存在子宫内膜样腺体与间质，以及慢性反复性出血的痕迹支持来自子宫内膜异位症。卵巢继发性鳞癌大多表现为卵巢表浅和微小的病灶，或局限于卵巢门。

宫颈腺癌转移到卵巢，形成囊性肿物，组织形态与卵巢原发的黏液性肿瘤十分相似，包括良性、交界性和恶性（图29-20），且往往双侧卵巢受累，因此对于双侧性卵巢黏液性肿瘤者，以及宫颈和卵巢同时或先后发现黏液性肿瘤者，都要考虑宫颈癌转移到卵巢的可能[41,42]。在宫颈和卵巢同时存在黏液性肿瘤的病例中，卵巢肿瘤中形态类似良性的上皮曾被认为是卵巢原发的证据，但是这种情况也有可能是继发性肿瘤中与良性肿瘤相似的成分，不能据此轻易做出卵巢原发的诊断。继发性黏液性腺癌的其他特征还包括：卵巢周围或表面有种植、播散；结节状生长；淋巴管、血管浸润等（图29-21）。CK7和CK20染色对于鉴别黏液性肿瘤是宫颈原发还是卵巢原发没有帮助，原发于宫颈和卵巢的黏液性肿瘤均呈CK7阳性，而CK20阴性或灶性阳性，宫颈原发黏液腺癌p16和CEA可呈弥漫强阳性，而vimentin和PR阴性。现在宫颈腺癌分为HPV相关性和非相关性腺癌[43]。在HPV相关性腺癌中，HPV原位杂交是最重要的诊断方法，而在HPV非相关性腺癌中，主要是胃型腺癌，可用HIK1083、MUC6、CEA、ER和PR辅助诊断。要注意的是HIK1083的敏感性低，MUC6的特异性差。根据笔者团队自己的经验，Alcian blue-PAS染色可作为相对简单而有效的辅助诊断方法（具体见第十二章）。

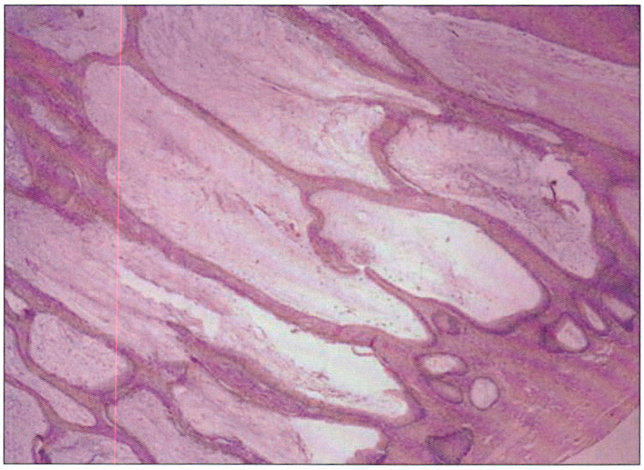

图29-20 宫颈黏液腺癌转移至卵巢
大量黏液腺体，核异形性小，其组织形态与卵巢原发肿瘤相似

宫颈腺癌的扩散除大多表现为经间质侵犯，导致毗邻的盆腔结构与淋巴结累及外，近年发现另一不常见的途径，即黏膜内扩散的方式，肿瘤以宫颈黏膜→子宫内膜→输卵管黏膜的顺序向盆腔扩散[44]。已有8例报道宫颈原位腺癌累及卵巢，在宫颈病灶仅有微小或无间质侵犯时，继发卵巢转移，提示宫颈HPV相关肿瘤的上皮可以通过上行途径向卵巢扩散。值得注意的是，宫颈病变黏膜内扩散病例的预后优于宫颈癌的间质扩散病例，1例已存活12年[44]。

HPV的检测经常对诊断宫颈癌（包括鳞癌、腺癌和原位腺癌）累及卵巢有帮助（图29-22）。有研究表明，转移到卵巢的宫颈癌与原发性肿瘤间存在相同的HPV感染类型（16型或18型）[45,46]。此外，p16在宫颈鳞癌和高分化腺癌的鉴别诊断中也有帮助[46]。

三、子宫肉瘤

在发生于子宫的肉瘤中，最常播散到卵巢的是子宫内膜间质肉瘤（endometrial stromal sarcoma），其次是平滑肌肉瘤（leiomyosarcoma）。应注意卵巢继发性子宫内膜间质肉瘤与卵巢原发的子宫内膜间质肉瘤和

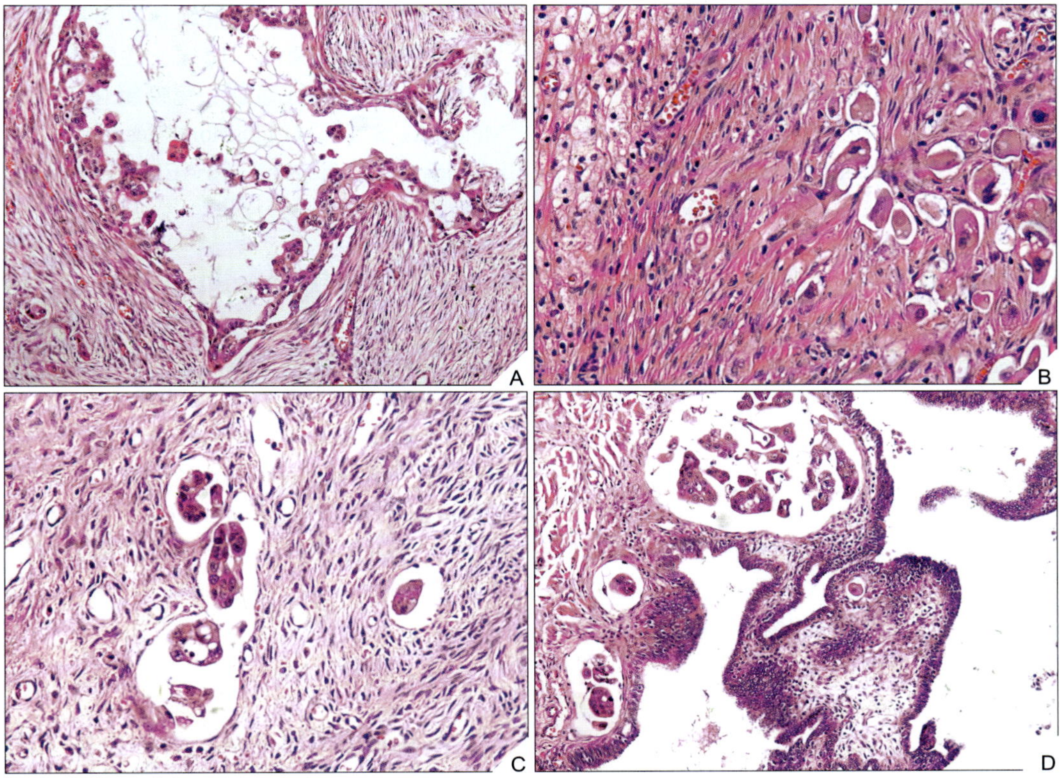

图 29-21　宫颈癌转移至卵巢

A. 宫颈原发癌，可见间质淋巴管癌栓；B. 卵巢转移灶，瘤细胞单个或呈簇状排列；C. 卵巢髓质淋巴管癌栓；D. 输卵管黏膜下淋巴管癌栓

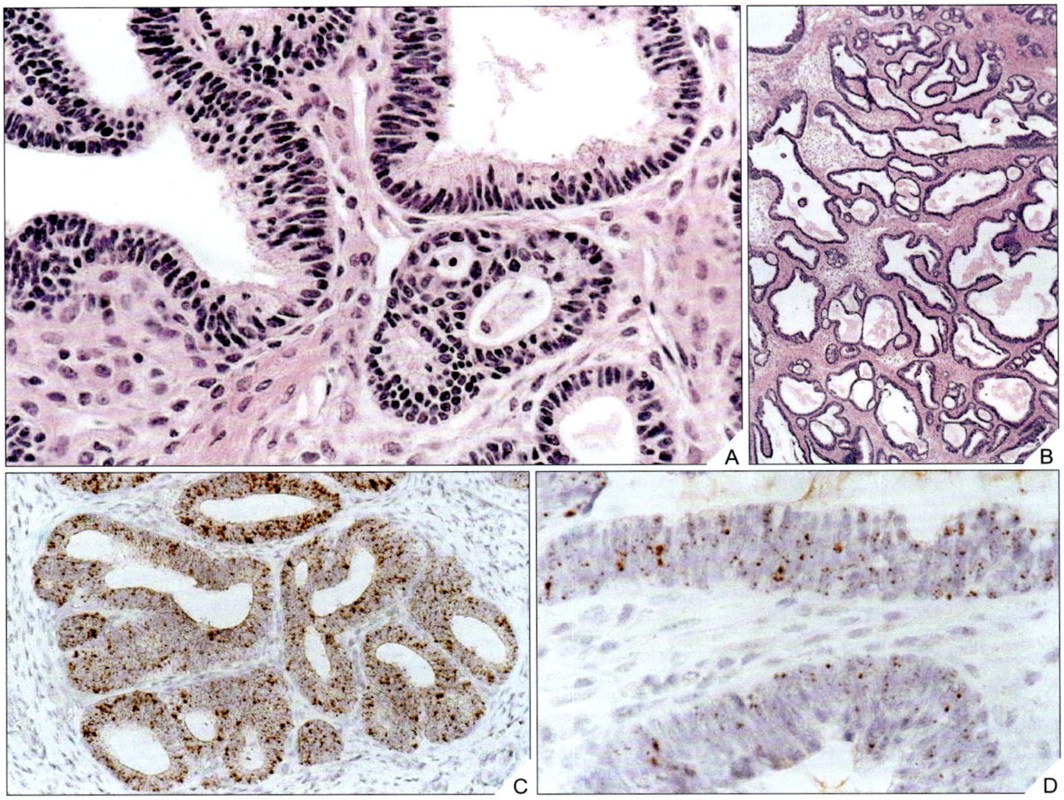

图 29-22　宫颈腺癌转移至卵巢

宫颈腺癌原发灶（A）；卵巢转移性腺癌（B）；原发灶（C）和转移灶（D）均呈 HPV18 型原位杂交阳性

性索间质肿瘤的鉴别。子宫平滑肌肉瘤转移到卵巢的发生率仅约 3.9%。在临床外检工作中遇到卵巢的平滑肌肉瘤或子宫内膜间质肉瘤时，需要排除子宫原发肿瘤转移至卵巢的可能。少数情况下子宫体原发的血管周上皮样细胞肿瘤（PEComas）也可转移至卵巢[47]，主要依据肿瘤形态学、组织学和免疫组化特征与卵巢原发的子宫内膜间质肉瘤、性索间质肿瘤和其他间叶源性肿瘤进行鉴别。免疫组化可选择 HMB45、Melan-A、SMA、Caldesmon、desmin、CD10、S-100、inhibin-α、Cathepsin K 和 AE1/AE3 等辅助诊断。

第六节 其他来源的卵巢继发性肿瘤

一、乳腺癌

【临床特征】

乳腺癌可出现卵巢转移，尤其是伴有 *BRCA1* 和 *BRCA2* 基因胚系突变的患者[48]。乳腺导管癌和小叶癌都可以发生卵巢转移[49]，并可见于早期乳腺癌，甚至卵巢继发癌先于乳腺癌被发现。在因乳腺癌而预防性切除的卵巢标本中，有时可在镜下发现微小的转移灶。

【病理特征】

卵巢继发性乳腺癌常累及双侧卵巢。受累卵巢呈轻到中度增大，表面光滑，呈结节样。乳腺小叶癌转移到卵巢时其大体形态和组织形态多样；乳腺导管癌累及卵巢时其组织形态可与卵巢的子宫内膜样癌、类癌及性索间质肿瘤相似，肿瘤细胞可呈巢团状、条索状、腺管样排列或单个细胞浸润卵巢间质，可伴有钙化灶形成（图 29-23A～D）。

【免疫组化】

卵巢转移性乳腺癌的免疫组织化学染色呈 GATA3、Mammaglobin（图 29-23E，图 29-23F）、CK7、ER、PR 及 GCDFP-15 阳性，CK20、PAX8 及 WT1 阴性[50]。上述免疫组织化学标志物染色可以帮助诊断和鉴别诊断。

二、肺癌

肺癌转移卵巢的病例并不少见，发病年龄为 26～76 岁，中位年龄为 47 岁[4, 51]。肺癌的所有组织学亚型均可发生卵巢转移，最常见的为小细胞癌，其次为大细胞癌和腺癌，转移性鳞状细胞癌和类癌也有罕见报道[51, 52]。结合其临床特征和组织学特点，可与卵巢原发性肿瘤相鉴别。有肺癌病史、双侧卵巢受累、肿瘤呈结节样生长和淋巴管、血管浸润支持转移性肺癌（图 29-24）。免疫组织化学标志物中

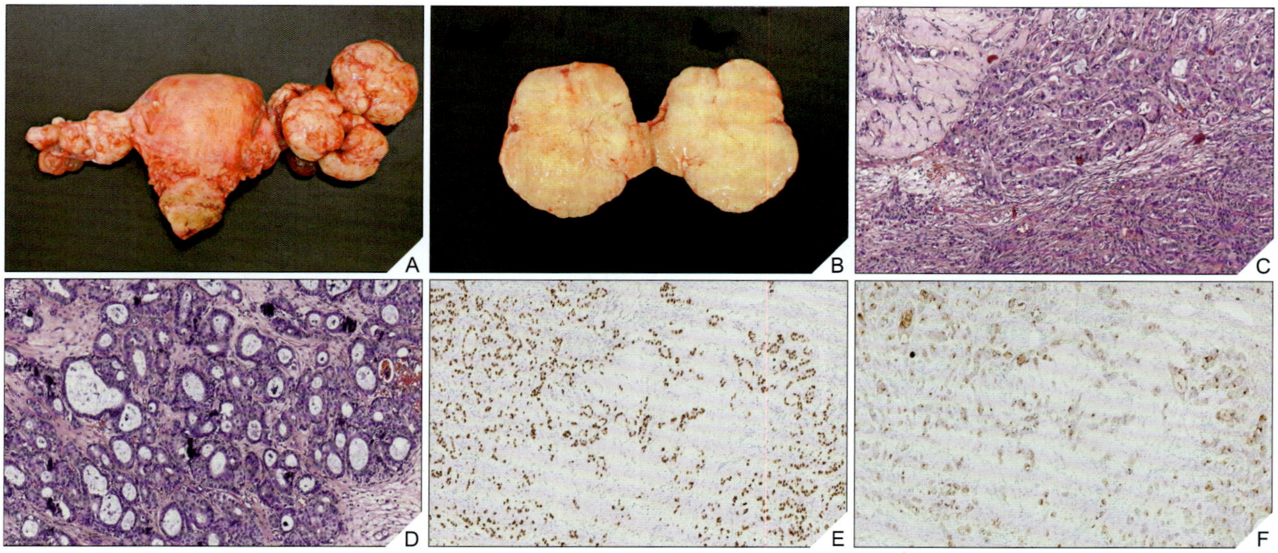

图 29-23 乳腺导管癌转移至卵巢

A. 双侧卵巢可见多个大小不等的结节状肿物；B. 切面结节状外观；C. 卵巢转移灶：肿瘤细胞呈巢团状、条索状和腺管样排列，浸润卵巢间质，左上角可见部分白体；D. 卵巢转移灶：肿瘤细胞呈腺管样结构，可见多处钙化灶；E. GATA3 阳性（中央未染色处为白体）；F. Mammaglobin 阳性

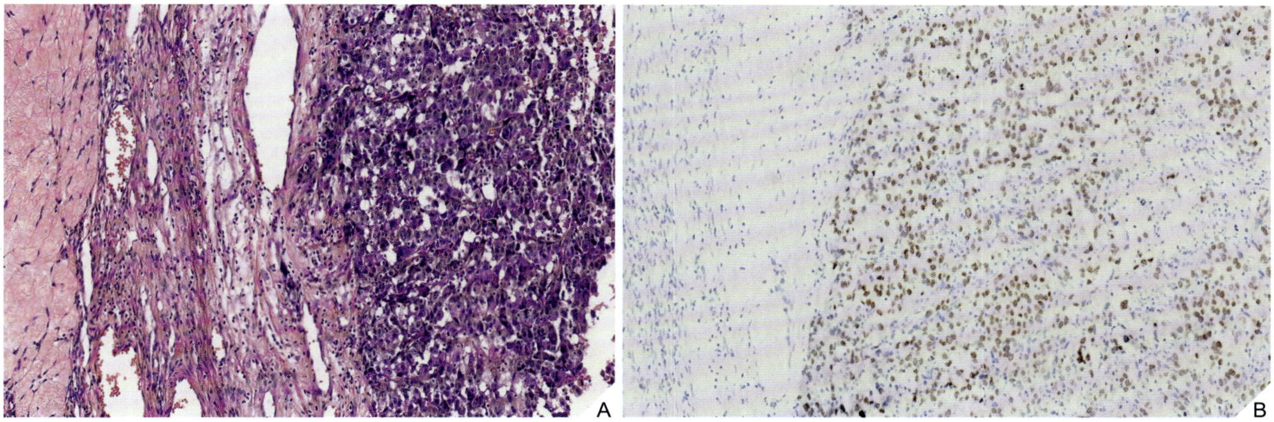

图 29-24　肺腺癌转移至卵巢

A. 肿瘤呈结节状浸润，肿瘤细胞体积较大，异型性明显，左侧为卵巢白体；B. TTF-1 阳性

的 TTF-1 很有帮助，TTF-1 在绝大多数原发于肺的腺癌中均呈阳性 [53]，而在多数卵巢原发上皮性肿瘤中呈阴性。此外，卵巢原发的伴有高钙血症的小细胞癌呈 TTF-1 阴性，可与继发性小细胞肺癌鉴别。肺转移性腺癌 Napsin A、CK7 阳性，CK20 阴性。在鉴别诊断时，结合 TTF-1、Napsin A、CK7、CK20 和 PAX8 免疫组织化学染色可与绝大多数卵巢原发性肿瘤鉴别。

三、肾癌

肾癌（renal cancer）很少转移到卵巢，文献多为个案报道 [54-56]。转移到卵巢的肾细胞癌组织学类型中，透明细胞肾细胞癌（图 29-25）是最常见的类型，其次为乳头状肾细胞癌。透明细胞肾细胞癌与卵巢原发性透明细胞癌在形态学上有重叠，部分病例以卵巢肿瘤首发，其组织学鉴别要点包括：卵巢原发透明细胞癌肿瘤组织中管状、囊状结构和鞋钉样的肿瘤细胞多见，以及 PAS 染色阳性的囊腔黏液和出现透明膜样的物质，而透明细胞肾细胞癌肿瘤细胞的排列以巢状和腺泡状结构为主，可以见到特征性的窦状毛细血管。如在肿瘤周围组织中发现存在子宫内膜异位症病灶，则支持卵巢原发性透明细胞癌。

免疫组织化学可帮助鉴别诊断：卵巢原发透明细胞癌 CK7、NapsinA 和 HMWK 阳性；而转移性的肾细胞癌呈 CD10、CA Ⅸ和肾细胞癌标志物（renal cell carcinoma marker，RCCM）阳性，而 CK7 和 HMWK 阴性。此外，少数卵巢原发透明细胞癌可呈 ER、PR 阳性，而透明细胞肾细胞癌多为阴性 [57, 58]。除此之外，继发性的透明细胞肾细胞癌还要与卵巢类固醇细胞瘤鉴别，后者免疫组织化学染色呈 inhibin-α、SF-1、Melan-A、Calretinin 等强阳性，而前者呈阴性。

四、膀胱或输尿管癌

膀胱尿路上皮细胞癌（urothelial carcinoma of bladder）或输尿管尿路上皮细胞癌（urothelial carcinoma of ureter）累及卵巢较少见 [31,59]。当累及时，要与卵巢原发的恶性 Brenner 瘤或未分化癌鉴别。继发性的尿路上皮癌多累及双侧卵巢。如在肿瘤组织中发现存在良性或交界性的 Brenner 瘤成分，则支持是卵巢原发性肿瘤。此外，在卵巢原发性恶性 Brenner 瘤和未分化癌的肿瘤组织中，常可见到良性 Brenner 瘤和卵巢其他上皮性肿瘤的成分，因此充分的取材有助于鉴别诊断。

免疫组织化学染色也有一定辅助鉴别价值。卵巢原发的恶性 Brenner 瘤多呈 CK7 阳性、CK20 阴性 [60, 61]，而从泌尿道转移来的尿路上皮癌呈 CK7、CK20、Uroplakin-Ⅲ和 GATA3 阳性。

五、恶性黑色素瘤

【临床特征】

卵巢的恶性黑色素瘤（malignant melanoma）绝大多数是继发性的，仅极少数原发于卵巢成熟性畸胎瘤 [31, 62]。

【病理特征】

卵巢继发性恶性黑色素瘤多累及双侧，形成黑色或棕色的包块。镜下见肿瘤由上皮样或梭形细胞组成，肿瘤细胞排列呈层状或巢状，亦可形成滤泡样的腔隙，腔隙内可见嗜酸性物质，上皮样细胞具有中等或大量嗜酸性胞质，胞质内可见色素颗粒，

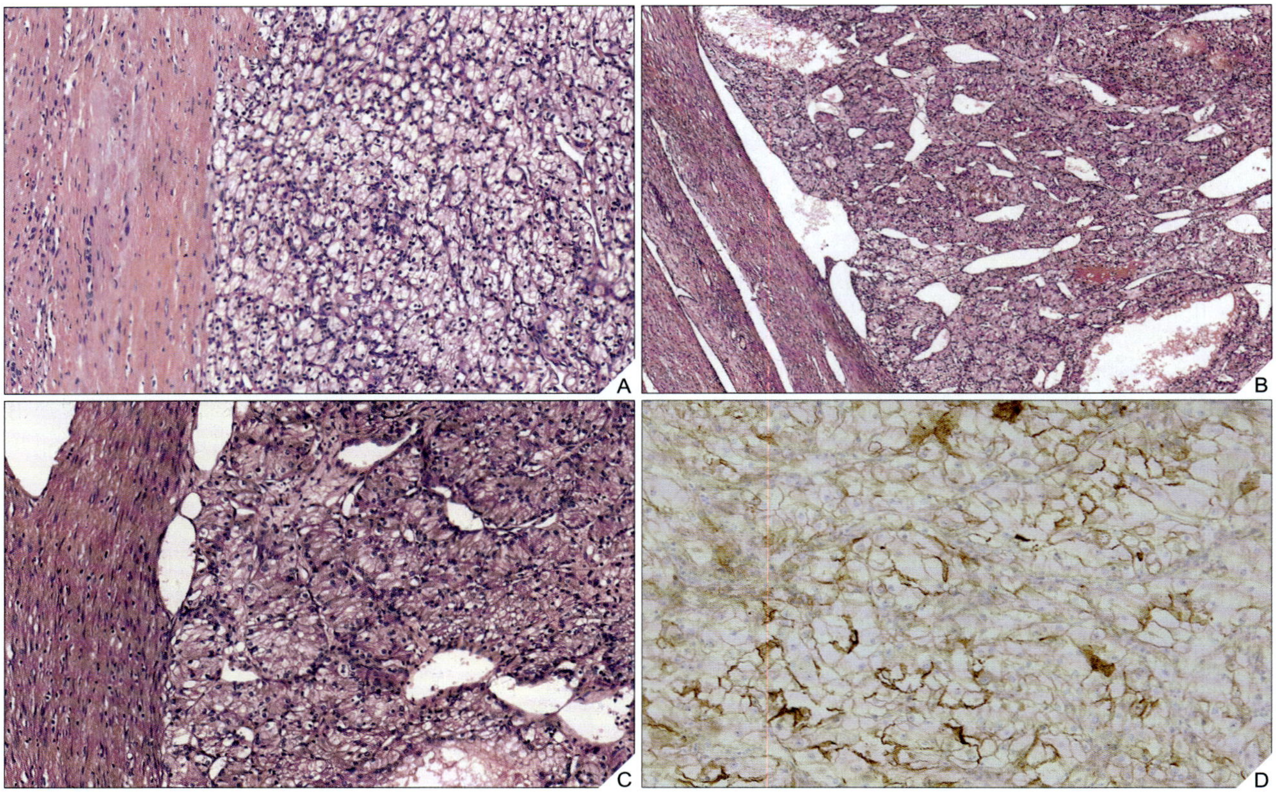

图 29-25 透明细胞肾细胞癌转移至卵巢

A. 肾脏原发性透明细胞肾细胞癌：肿瘤细胞呈巢状和腺泡状结构，胞质透亮，间质小血管丰富；B. 卵巢转移灶（低倍镜）：肿瘤呈结节状浸润，肿瘤细胞呈巢状和腺泡状排列，间质小血管丰富（左侧为卵巢组织，右侧为癌组织）；C. 卵巢转移灶（中倍）：肿瘤细胞质透亮或嗜酸性，间质小血管丰富；D. 卵巢转移灶免疫组化 CD10 阳性

核仁明显，并可见核内假包涵体。有时肿瘤细胞体积较小，胞核呈圆形或椭圆形，或呈现明显的梭形细胞特征。多核细胞、大量核分裂象和坏死均可出现。恶性黑色素瘤组织形态多样，存在多种变异型，因此当遇到与卵巢原发肿瘤组织形态不符合的肿瘤时，需要考虑恶性黑色素瘤的可能。鉴别诊断包括卵巢原发或转移的癌、肉瘤、淋巴瘤、性索间质肿瘤、类固醇肿瘤（其可出现色素）、妊娠黄体瘤、生殖细胞肿瘤（尤其是卵黄囊瘤）和卵巢原发的与畸胎瘤相关的黑色素瘤。

【免疫组化】

S-100、Melan-A 和 HMB45 免疫组织化学染色可以帮助确定恶性黑色素瘤的诊断。但需要注意卵巢性索 - 间质肿瘤也可呈 S-100 和 Melan-A 阳性。而恶性黑色素瘤亦可呈 inhibin-α 和 Calretinin 灶性阳性，使二者不易鉴别，但性索 - 间质肿瘤呈 HMB45 阴性。HMB45 是相对较为特异的恶性黑色素瘤的标志物，但有的类固醇肿瘤亦可呈 HMB45 阳性。CK、LCA、PLAP 及 AFP 阴性可以排除癌、淋巴瘤和生殖细胞肿瘤。当未发现畸胎瘤成分时，诊断卵巢原发性恶性黑色素瘤要十分小心，需仔细排除转移的可能。

六、骨及软组织肉瘤

发生于软组织和骨组织的肉瘤如横纹肌肉瘤（rhabdomyosarcoma）、平滑肌肉瘤（leiomyosarcoma）、血管肉瘤、纤维肉瘤、神经源性肉瘤、骨肉瘤、软骨肉瘤和尤因肉瘤（Ewing sarcoma）[63] 等均仅有少数卵巢转移的病例报道。在最大的一宗报道中，3 例卵巢的转移灶早于原发灶发现，11 例转移灶与原发灶同时被发现，7 例在发现原发灶之后 7 个月至 9 年内发现卵巢转移。在这 21 例病例中，10 例原发于非生殖道的器官，其余 11 例原发于子宫，包括 3 例平滑肌肉瘤和 8 例子宫内膜间质肉瘤 [64]。

详细的临床资料、充分取材、典型的形态学特征及特殊的免疫组织化学标志物仍是鉴别诊断的主要手段和依据。当肉瘤组织中发现有畸胎瘤的成分时，卵巢原发的可能性很大。

七、小蓝细胞肿瘤

转移至卵巢的小蓝细胞肿瘤有多种类型，多发生于儿童和青年女性 [65]。鉴别诊断包括横纹肌肉瘤、腹腔内结缔组织增生性小圆细胞肿瘤（intra-abdominal desmoplastic small round cell tumor，IADSRCT）、尤因肉瘤或原始神经外胚层肿瘤（primitive neuroectodermal tumor，PNET）和神经母细胞瘤（neuroblastoma）等。

发生于儿童的原发性横纹肌肉瘤有三种：胚胎性、腺泡状和多形性。以胚胎性横纹肌肉瘤为多见，腺泡状和多形性横纹肌肉瘤相对少见，而卵巢转移性横纹肌肉瘤中三种类型都可有，以前两种为多。胚胎性横纹肌肉瘤的组织学特点如下：在黏液样间质中，小圆形和小梭形肿瘤细胞弥漫浸润，横纹肌母细胞不易见到。腺泡状横纹肌肉瘤则由未分化的肿瘤细胞构成，其细胞核较大，可见横纹肌母细胞及形成花环样核的多核巨细胞，其间可见纤维结缔组织分隔。三种类型的横纹肌肉瘤都呈 desmin、myogenin 和 myoD1 阳性。此外，在腺泡状横纹肌肉瘤中多存在 2 号和 13 号染色体异位，1 号和 13 号染色体间也存在，但其发生率较前者低。而在胚胎性横纹肌肉瘤中发现存在 11 号染色体缺失的情况。

腹腔内结缔组织增生性小圆细胞肿瘤常发生于青年女性，累及腹腔。其临床表现及影像学检查特征与双侧卵巢肿瘤伴有腹膜和网膜转移相似[66，67]。这类患者常因妇科肿瘤而进行手术，在手术中发现广泛的腹膜、网膜和腹腔肿瘤。其典型的组织学特征是：肿瘤由呈片状或巢状排列的小细胞组成，核染色质深染，胞质稀少，核分裂象多见，肿瘤细胞巢周围纤维结缔组织增生明显。亦有一些变异型的报道，如肿瘤细胞可具有丰富的嗜酸性胞质；有时可见腺样结构及呈梭形的肿瘤细胞成分；罕见病例肿瘤细胞丰富，间质成分较少（图 29-26）等。主要与性索 - 间质肿瘤和伴高钙血症的卵巢小细胞癌（ovary small cell carcinoma of hypercalcemic type，OSCCHT）鉴别。免疫组织化学很有帮助，IADSRCT 呈 inhibin-α 阴性，据此与性索 - 间质肿瘤鉴别。IADSRCT 呈 CK、EMA、vimentin 和 desmin 弥漫阳性，而 OSCCHT 多呈细胞核旁的点状阳性，SMARCA4 蛋白缺失对 OSCCHT 诊断具有高度敏感性和特异性。此外，IADSRCT 呈抗 WT1 C 端抗体阳性，而 OSCCHT 呈抗 WT1 N 端抗体阳性。分子生物学研究表明，IADSRCT 存在 t（11：22）(p13：q12）基因转位。

尤因肉瘤 /PNET 肿瘤细胞体积小，呈圆形或椭圆形，其核染色质浓缩，染色深，核分裂多见。肿瘤细胞常排列呈玫瑰花结样结构。肿瘤组织中常见坏死。此类肿瘤中存在特征性的 11 号和 22 号染色体的平衡易位 t（11；22）(q24；q12），具有诊断价值。此外，肿瘤细胞 CD99 弥漫膜阳性对诊断有帮助。

国外的尸检资料表明：约 25% 肾上腺神经母细胞瘤患者存在卵巢累及。罕见情况下，神经母细胞瘤可以在早期发生卵巢转移。神经母细胞瘤由小圆细胞构成，具有染色质浓聚的核，肿瘤细胞常呈不规则的分叶状或巢状，其间有纤细的纤维分隔，间质中有多少不一的纤维素样物质沉积。有时可见肿瘤细胞排列呈玫瑰花结样，其中心有纤维素样物质。免疫组织化学染色 NSE、CgA 阳性具有相对特异性的价值，尤其是 NSE 阳性对于神经母细胞瘤具有高度特异性和敏感性，其升高往往提示晚期及预后不良。

八、恶性间皮瘤

恶性间皮瘤（malignant mesothelioma）可累及卵巢。当其累及卵巢时，往往伴有腹腔的广泛转移（图 29-27），仅在极少见的情况下出现以卵巢受累为主的情况。此外，卵巢原发的恶性间皮瘤亦有报道[68]。由于原发性和继发性的恶性间皮瘤具有相同的形态学和免疫组织化学特征，因此二者的鉴别诊断较困难。但一般情况下，继发性恶性间皮瘤多累及双侧卵巢且有广泛的腹膜转移。由于恶性间皮瘤可呈上皮样、肉瘤样或双相性分化，需要与卵巢的上皮性肿瘤、肉瘤和性索 - 间质肿瘤进行鉴别。恶性间皮瘤肿瘤细胞排列呈管状或乳头状结构，与浆液性癌相似，需要与之鉴别。浆液性癌具有更大的细胞异型性，核分裂象和坏死更多见。卵巢原发的透明细胞癌亦可形成乳头，但其细胞异型性大、具有透明细胞成分及常伴发子宫内膜异位症可帮助鉴别。

免疫组织化学亦可帮助鉴别。其中，Ber-EP4 和 Calretinin 两个标志物对于鉴别最有帮助。浆液性癌呈 Ber-EP4 阳性，Calretinin 阴性；恶性间反瘤则相反[69]。此外，凝血调节蛋白（thrombomodulin）和 CK5/6 阳性支持是恶性间皮瘤。WT1 鉴别作用有限，恶性间皮瘤和浆液性癌均可呈阳性。

九、淋巴造血系统肿瘤

淋巴瘤累及卵巢：卵巢原发性淋巴瘤是指缺乏其他部位淋巴增殖性紊乱表现而原发于卵巢的淋巴瘤。卵巢原发性淋巴瘤极其罕见，据文献报道，其发生率占非霍奇金淋巴瘤总数的 0.1%[70]。地方性的 Burkitt 淋巴瘤是儿童常见的卵巢淋巴瘤。卵巢原发性淋巴瘤最常见的类型是弥漫大 B 细胞淋巴瘤、Burkitt

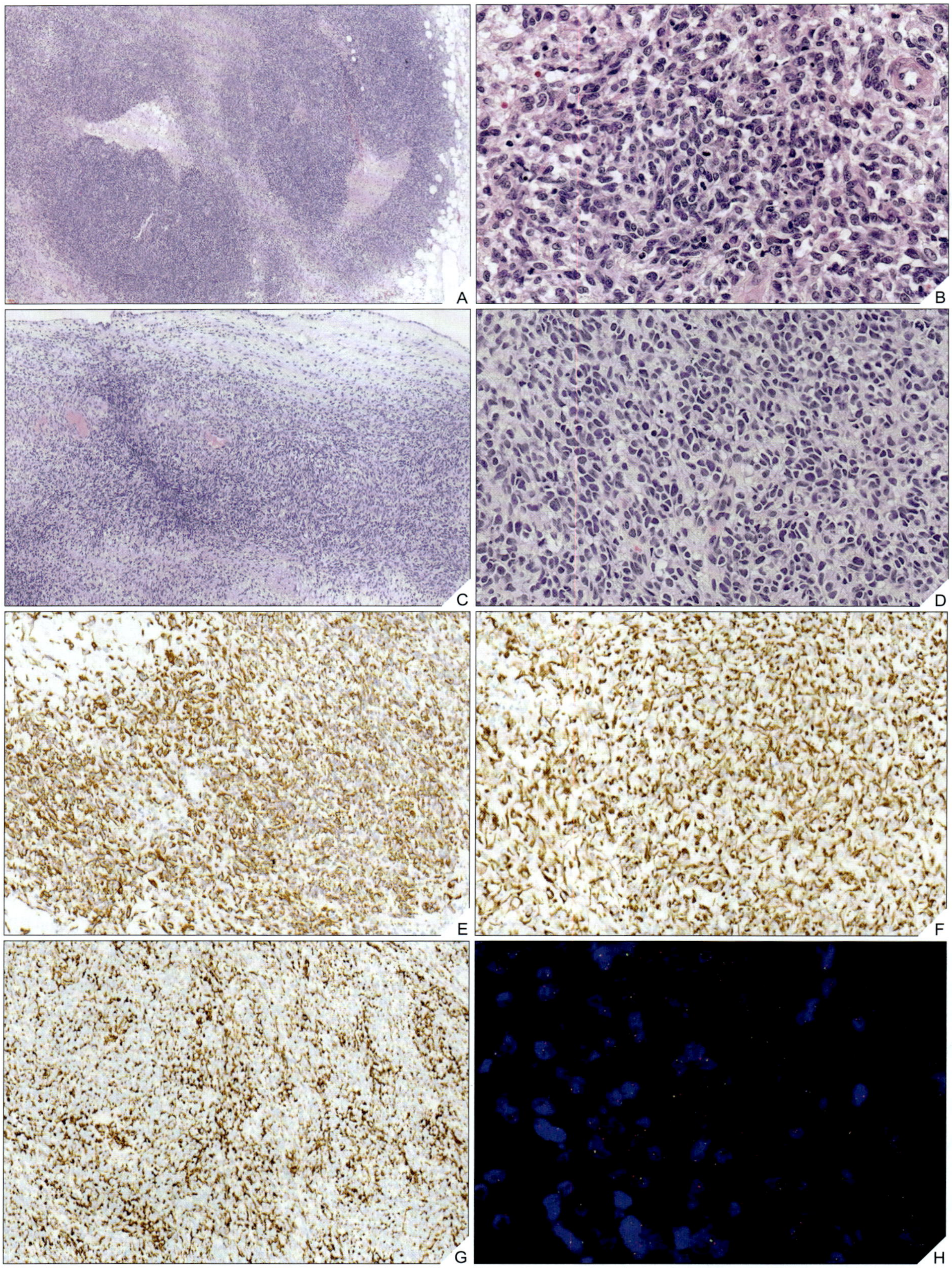

图 29-26　腹腔内结缔组织增生性小圆细胞肿瘤累及卵巢

A. 腹腔原发肿瘤（低倍镜）：肿瘤呈弥漫片状或结节状增生，伴灶状坏死，间质成分较少，浸润周围脂肪组织；B. 腹腔原发灶（高倍镜）：肿瘤细胞体积较小，呈圆形和短梭形，细胞质少，细胞核呈圆形或卵圆形，可见核分裂象，偶见核仁。C. 卵巢转移灶（低倍镜）：肿瘤弥漫片状浸润卵巢组织，间质血管丰富，表面被覆间皮；D. 卵巢转移灶（高倍镜）：肿瘤细胞形态学改变同原发灶相似；卵巢转移灶，免疫组化示 CK 阳性（E）；desmin 阳性（F）；WT1 阳性（G）；H. FISH 检测结果：显示肿瘤细胞内有红绿信号分离，有 *EWSR1* 基因相关异位

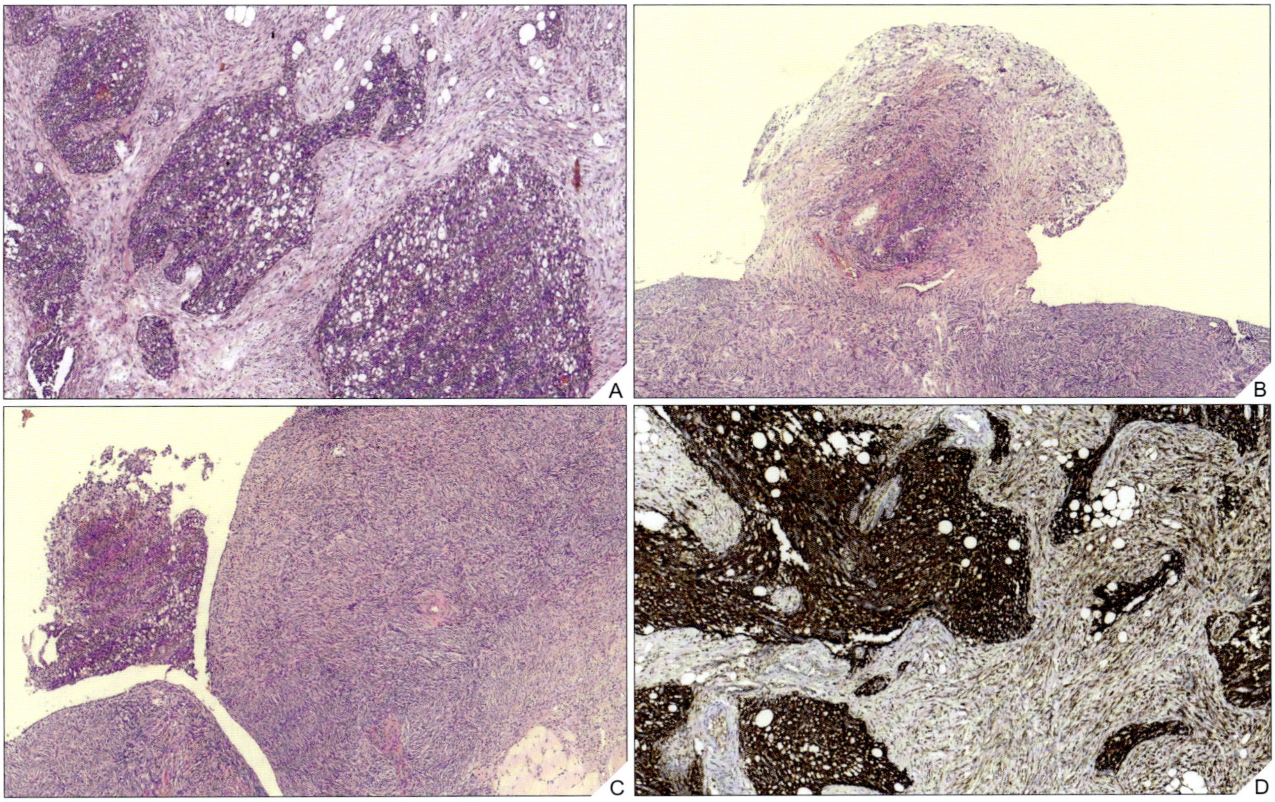

图 29-27　盆腔恶性间皮瘤累及卵巢

A. 盆腔原发灶，肿瘤细胞呈上皮样巢团状与梭形细胞肉瘤样双相分化；B. 肿瘤累及左侧卵巢，卵巢表面见一小结节；C. 肿瘤累及右侧卵巢，卵巢表面见一小结节；D. 原发灶免疫组化：Calretinin 阳性

淋巴瘤和滤泡性淋巴瘤；而卵巢继发性淋巴瘤最常见的是弥漫大 B 细胞淋巴瘤。Freeman 等[71]研究发现，多达 25% 的播散性淋巴瘤在尸检时累及一侧或双侧卵巢。卵巢继发性淋巴瘤的病例往往伴有腹腔或盆腔淋巴结受累，有明确的卵巢外淋巴瘤诊断。

淋巴瘤累及卵巢，可以呈小肿块或体积较大肿块，通常表面光滑完整，切面灰白灰褐色，质韧或质硬，多呈实性，少数可见囊性变，出血或坏死[72]。组织学形态同淋巴结发生的淋巴瘤相似，肿瘤细胞可呈弥漫性、巢团状、小梁状、单个细胞浸润性生长，可伴有卵巢间质纤维组织增生。

鉴别诊断：卵巢继发性弥漫大 B 细胞淋巴瘤需要与无性细胞瘤鉴别。其他需要鉴别的疾病：卵巢粒层细胞瘤、高钙血症型小细胞癌、髓系肉瘤、未分化癌和乳腺转移癌。可以借助组织学形态特征及免疫组化标志物辅助鉴别诊断。

白血病累及卵巢：白血病分为髓系白血病和淋系白血病，分别又分为急性白血病和慢性白血病。相对于淋巴瘤，白血病累及卵巢更为罕见。Barcos 等[73]在 1987 年对 1206 例急性和慢性白血病患者的尸检研究中发现，累及卵巢的患者，11% 为急性髓系白血病，9% 为慢性髓系白血病，21% 为急性淋巴细胞白血病，22% 为慢性淋巴细胞白血病。白血病累及卵巢，可以导致卵巢体积变大或形成肿块，切面质韧或呈鱼肉样；组织学特点同原发瘤相似，肿瘤弥漫性浸润生长，或假腺泡样，列兵样排列；肿瘤细胞中等大小，细胞核呈圆形或不规则形，胞质少或中等量。需要与卵巢原发的小细胞恶性肿瘤鉴别，包括淋巴瘤、粒层细胞瘤、高钙血症型小细胞癌、黑色素瘤、未分化癌和乳腺转移癌等。可借助免疫组化和基因检测以鉴别诊断。

十、其他罕见转移性肿瘤

几乎任何肿瘤都可以发生卵巢转移，除了上述讨论的肿瘤外，其他类型的卵巢转移性肿瘤罕见，一般只是在尸检中发现。当遇到卵巢肿瘤的细胞学或组织学结构特征不支持常见的卵巢原发性肿瘤时，考虑到卵巢转移性肿瘤至关重要。

头颈部甲状腺、涎腺和鼻窦肿瘤起源：头颈部肿瘤很少发生卵巢转移。甲状腺肿瘤罕见发生卵巢转移，即使在尸检中，也很少有甲状腺滤泡癌和甲状腺乳头状癌转移的报道。在最近的一项研究中，通过尸检的45例患者，发现2%的患者有间变性甲状腺癌发生卵巢转移[74]。因为甲状腺组织可以作为畸胎瘤或单胚层畸胎瘤的组成部分发生在卵巢，所以只有充分取材未发现其他畸胎瘤成分，排除卵巢原发性甲状腺恶性肿瘤后，才可考虑甲状腺恶性肿瘤发生卵巢转移。

涎腺肿瘤发生卵巢转移极其罕见，Longacre等[75]报道1例颌下腺腺样囊性癌女性患者，其左侧卵巢有10cm转移灶，初诊10年后，右侧卵巢又发现一小的转移结节。还有1例食管腺癌和1例筛窦未分化癌发生卵巢转移的报道[4]。总之，临床上有重要的肿瘤病史，即使相隔部位较远、时间较长，在评估组织学结构不常见的卵巢肿瘤时，都有可能是转移性的。

皮肤肿瘤转移至卵巢，除恶性黑色素瘤外罕见发生卵巢转移，Eichhorn等[76]报道1例Merkel细胞癌发生卵巢转移。近期Rubio等[77]报道1例罕见病例，卵巢畸胎瘤内的肺型小细胞癌发生对侧卵巢转移。

参·考·文·献

[1] Yada-Hashimoto N, Yamamoto T, Kamiura S, et al. Metastatic ovarian tumors: a review of 64 cases[J]. Gynecol Oncol, 2003, 89(2): 314-317.

[2] Demopoulos R I, Touger L, Dubin N. Secondary ovarian carcinoma: a clinical and pathological evaluation[J]. Int J Gynecol Pathol, 1987, 6(2): 166-175.

[3] Kubeček O, Laco J, Špaček J, et al. The pathogenesis, diagnosis, and management of metastatic tumors to the ovary: a comprehensive review[J]. Clin Exp Metastasis, 2017, 34(5): 295-307.

[4] Lerwill M F, Young R H. Metastatic tumors of the ovary[M]. Cham: Springer, 2019: 1151-1222.

[5] Bruchim I, Ben-Harim Z, Piura E, et al. Preoperative clinical and radiological features of metastatic ovarian tumors[J]. Arch Gynecol Obstet, 2013, 288(3): 615-619.

[6] Kiyokawa T, Young R H, Scully R E. Krukenberg tumors of the ovary: a clinicopathologic analysis of 120 cases with emphasis on their variable pathologic manifestations[J]. Am J Surg Pathol, 2006, 30(3): 277-299.

[7] Clement P, Young R. Metastatic tumors of the ovary (including Pseudomyxoma Peritonei, Hematolymphoid neoplasms, and tumors with functioning stroma)[M] //Clement P, Stall J, Young R. Atlas of Gynecologic Surgical Pathology. Philadelphia: Saunders-Elsevier, 2013.

[8] Bullón A Jr, Arseneau J, Prat J, et al. Tubular Krukenberg tumor A problem in histopathologic diagnosis[J]. Am J Surg Pathol, 1981, 5(3): 225-232.

[9] Doğanay M, Topçu H O, Kokanali M K, et al. Krukenberg carcinoma metastasized from stomach resembling mucinous cystadenocarcinoma of the ovary[J]. J Exp Ther Oncol, 2015, 11(1): 23-26.

[10] McCluggage W G, Wilkinson N. Metastatic neoplasms involving the ovary: a review with an emphasis on morphological and immunohistochemical features[J]. Histopathology, 2005, 47(3): 231-247.

[11] Dickersin G R, Young R H, Scully R E. Signet-ring stromal and related tumors of the ovary[J]. Ultrastruct Pathol, 1995, 19(5): 401-419.

[12] Vang R, Bagué S, Tavassoli F A, et al. Signet-ring stromal tumor of the ovary: clinicopathologic analysis and comparison with Krukenberg tumor[J]. Int J Gynecol Pathol, 2004, 23(1): 45-51.

[13] Park S Y, Kim H S, Hong E K, et al. Expression of cytokeratins 7 and 20 in primary carcinomas of the stomach and colorectum and their value in the differential diagnosis of metastatic carcinomas to the ovary[J]. Hum Pathol, 2002, 33(11): 1078-1085.

[14] Matsushita H, Watanabe K, Wakatsuki A. Metastatic gastric cancer to the female genital tract[J]. Mol Clin Oncol, 2016, 5(5): 495-499.

[15] Lash R H, Hart W R. Intestinal adenocarcinomas metastatic to the ovaries. A clinicopathologic evaluation of 22 cases[J]. Am J Surg Pathol, 1987, 11(2): 114-121.

[16] Moh M, Krings G, Ates D, et al. SATB2 expression distinguishes ovarian metastases of colorectal and appendiceal origin from primary ovarian tumors of mucinous or endometrioid type[J]. Am J Surg Pathol, 2016, 40(3): 419-432.

[17] Perez Montiel D, Arispe Angulo K, Cantú-de León D, et al. The value of SATB2 in the differential diagnosis of intestinal-type mucinous tumors of the ovary: primary vs metastatic[J]. Ann Diagn Pathol, 2015, 19(4): 249-252.

[18] Ates Ozdemir D, Usubutun A. PAX2, PAX8 and CDX2 expression in metastatic mucinous, primary ovarian mucinous and seromucinous tumors and review of the literature[J]. Pathol Oncol Res, 2016, 22(3): 593-599.

[19] Albarracin C T, Jafri J, Montag A G, et al. Differential expression of MUC2 and MUC5AC mutin genes in primary ovarian and metastatic colonic carcinoma[J]. Hum Pathol, 2000, 31(6): 672-677.

[20] Chou Y Y, Jeng Y M, Kao H L, et al. Differentiation of ovarian mucinous carcinoma and metastatic colorectal adenocarcinoma by immunostaining with beta-catenin[J]. Histopathology, 2003, 43(2): 151-156.

[21] Young R H, Hart W R. Metastatic intestinal carcinomas simulating primary ovarian clear cell carcinoma and

secretory endometrioid carcinoma: a clinicopathologic and immunohistochemical study of five cases[J].Am J Surg Pathol, 1998, 22(7): 805-815.

[22] Strosberg J, Nasir A, Cragun J, et al. Metastatic carcinoid tumor to the ovary: a clinicopathologic analysis of seventeen cases[J]. Gynecol Oncol, 2007, 106(1): 65-68.

[23] Mitsushita J, Netsu S, Suzuki K, et al. Metastatic ovarian tumors originating from a small bowel adenocarcinoma - A case report and brief literature review[J]. Int J Gynecol Pathol, 2017, 36(3): 253-260.

[24] Yemelyanova A V, Vang R, Judson K, et al. Distinction of primary and metastatic mucinous tumors involving the ovary: analysis of size and laterality data by primary site with reevaluation of an algorithm for tumor classification[J]. Am J Surg Pathol, 2008, 32(1): 128-138.

[25] Ronnett B M, Zahn C M, Kurman R J, et al. A clinicopathologic analysis of 109 cases with emphasis on distinguishing pathologic features, site of origin, prognosis, and relationship to "pseudomyxoma peritonei"[J]. Am J Surg Pathol, 1995, 19(12): 1390-1408.

[26] Mittal R, Chandramohan A, Moran B. Pseudomyxoma peritonei: natural history and treatment[J]. Int J Hyperthermia, 2017, 33(5): 511-519.

[27] Gleeson E M, Feldman R, Mapow B L, et al. Appendix-derived pseudomyxoma peritonei (PMP): molecular profiling toward treatment of a rare malignancy[J]. Am J Clin Oncol, 2018, 41(8): 777-783.

[28] Ji H, Isacson C, Seidman J D, et al. Cytokeratins 7 and 20, Dpc4, and MUC5AC in the distinction of metastatic mucinous carcinomas in the ovary from primary ovarian mucinous tumors: Dpc4 assists in identifying metastatic pancreatic carcinomas[J]. Int J Gynecol Pathol, 2002, 21(4): 391-400.

[29] Callata-Carhuapoma H R, Pato Cour E, Garcia-Paredes B, et al. Pancreatic acinar cell carcinoma with bilateral ovarian metastases, panniculitis and polyarthritis treated with FOLFIRINOX chemotherapy regimen. A case report and review of the literature[J]. Pancreatology, 2015, 15(4): 440-444.

[30] Corr B R, Mantia-Smaldone G, Cantor J, et al. Metastatic cholangiocarcinoma to the ovary: a case series[J]. Int J Gynecol Pathol, 2013, 32(6): 562-565.

[31] Lobo J, Machado B, Vieira R, et al. The challenge of diagnosing a malignancy metastatic to the ovary: clinicopathological characteristics vary and morphology can be different from that of the corresponding primary tumor[J]. Virchows Arch, 2017, 470(1): 69-80.

[32] Yao W Q, Wu X, Li G D, et al. ACTH-secreting pancreatic neuroendocrine carcinoma with ovarian and pelvic metastases causing Cushing's syndrome: a case report[J]. Int J Clin Exp Pathol, 2015, 8(11): 15396-15401.

[33] Mark J, Bush S, Glazer E, et al. Metastatic VIPoma presenting as an ovarian mass[J]. Int J Surg Case Rep, 2015, 17: 167-169.

[34] CREE IA M, MCCLUGGAGE WG. WHO Classification of Tumours Editorial Board. WHO Classification of Tumours: Female Genital Tumours[M]. 5th ed. Lyon(France): IARC, 2020: 451.

[35] Lin K Y, Miller D S, Bailey A A, et al. Ovarian involvement in endometrioid adenocarcinoma of uterus[J]. Gynecol Oncol, 2015, 138(3): 532-535.

[36] Berek J S, Matias-Guiu X, Creutzberg C, et al. FIGO staging of endometrial cancer: 2023[J]. Int J Gynaecol Obstet, 2023, 162(2): 383-394.

[37] Zheng W. Molecular classification of endometrial cancer and the 2023 FIGO staging: exploring the challenges and opportunities for pathologists[J]. Cancers(Basel), 2023, 15(16): 4101.

[38] Schultheis A M, Ng C K, De Filippo M R, et al. Massively parallel sequencing-based clonality analysis of synchronous endometrioid endometrial and ovarian carcinomas[J]. J Natl Cancer Inst, 2016, 108(6): djv427.

[39] Anglesio M S, Wang Y K, Maassen M, et al. Synchronous endometrial and ovarian carcinomas: evidence of clonality[J]. J Natl Cancer Inst, 2016, 108(6): djv428.

[40] McCluggage W G, Sumathi V P, McManus D T. Uterine serous carcinoma and endometrial intraepithelial carcinoma arising in endometrial polyps: report of 5 cases, including 2 associated with tamoxifen therapy[J]. Hum Pathol, 2003, 34(9): 939-943.

[41] Reyes C, Murali R, Park K J. Secondary involvement of the adnexa and uterine corpus by carcinomas of the uterine cervix: a detailed morphologic description[J]. Int J Gynecol Pathol, 2015, 34(6): 551-563.

[42] Young R H, Scully R E. Mucinous ovarian tumors associated with mucinous adenocarcinomas of the cervix. A clinicopathological analysis of 16 cases[J]. Int J Gynecol Pathol, 1988, 7(2): 99-111.

[43] Herrington C S, Kong C S, et al. Tumours of the uterine cervix//WHO Classification of Tumours Editorial Board. Female Genital Tumours [M]. 5th ed. Lyon(France): IARC, 2020: 335.

[44] Chang M C, Nevadunsky N S, Viswanathan A N, et al. Endocervical adenocarcinoma in situ with ovarian metastases: a unique variant with potential for long-term survival[J]. Int J Gynecol Pathol, 2010, 29(1): 88-92.

[45] Elishaev E, Gilks C B, Miller D, et al. Synchronous and metachronous endocervical and ovarian neoplasms: evidence supporting interpretation of the ovarian neoplasms as metastatic endocervical adenocarcinomas simulating primary ovarian surface epithelial neoplasms[J]. Am J Surg Pathol, 2005, 29(3): 281-294.

[46] Plaza J A, Ramirez N C, Nuovo G J. Utility of HPV analysis for evaluation of possible metastatic disease in women with cervical cancer[J]. Int J Gynecol Pathol, 2004, 23(1): 7-12.

[47] Fitzpatrick M, Pulver T, Klein M, et al. Perivascular epithelioid cell tumor of the uterus with ovarian involvement: a case report and review of the literature[J]. Am J Case Rep, 2016, 17: 309-314.

[48] Yadav B S, Sharma S C, Robin T P, et al. Synchronous primary carcinoma of breast and ovary versus ovarian metastases[J]. Semin Oncol, 2015, 42(2): e13-e24.

[49] Gagnon Y, Tětu B. Ovarian metastases of breast carcinoma.

A clinicopathologic study of 59 cases[J]. Cancer, 1989, 64(4): 892-898.
[50] Espinosa I, Gallardo A, D'Angelo E, et al. Simultaneous carcinomas of the breast and ovary: utility of Pax-8, WT-1, and GATA3 for distinguishing independent primary tumors from metastases[J]. Int J Gynecol Pathol, 2015, 34(3): 257-265.
[51] Irving J A, Young R H. Lung carcinoma metastatic to the ovary: a clinicopathologic study of 32 cases emphasizing their morphologic spectrum and problems in differential diagnosis[J]. Am J Surg Pathol, 2005, 29(8): 997-1006.
[52] Young R H, Scully R E. Ovarian metastases from cancer of the lung: problems in interpretation: a report of seven cases[J]. Gynecol Oncol, 1985, 21(3): 337-350.
[53] Jerome Marson V, Mazieres J, Groussard O, et al. Expression of TTF-1 and cytokeratins in primary and secondary epithelial lung tumours: correlation with histological type and grade[J]. Histopathology, 2004, 45(2): 125-134.
[54] Porfyris O, Alexandrou P, Masaoutis C, et al. Ovarian metastasis of renal cell carcinoma: clinical and pathological presentation of a case[J]. Turk J Urol, 2019, 45(2): 150-153.
[55] Petru E, Pickel H, Heydarfadai M, et al. Nongenital cancers metastatic to the ovary[J]. Gynecol Oncol, 1992, 44(1): 83-86.
[56] Insabato L, De Rosa G, Franco R, et al. Ovarian metastasis from renal cell carcinoma: a report of three cases[J]. Int J Surg Pathol, 2003, 11(4): 309-312.
[57] Cameron R I, Ashe P, O'Rourke D M, et al. A panel of immunohistochemical stains assists in the distinction between ovarian and renal clear cell carcinoma[J]. Int J Gynecol Pathol, 2003, 22(3): 272-276.
[58] Liang L, Huang H, Dadhania V, et al. Renal cell carcinoma metastatic to the ovary or fallopian tube: a clinicopathological study of 9 cases[J]. Hum Pathol, 2016, 51: 96-102.
[59] Young R H, Scully R E. Urothelial and ovarian carcinomas of identical cell types: problems in interpretation. A report of three cases and review of the literature [J]. Int J Gynecol Pathol, 1988, 7(3): 197-211.
[60] Soslow R A, Rouse R V, Hendrickson M R, et al. Transitional cell neoplasms of the ovary and urinary bladder: a comparative immunohistochemical analysis[J]. Int J Gynecol Pathol, 1996, 15(3): 257-265.
[61] Logani S, Oliva E, Amin M B, et al. Immunoprofile of ovarian tumors with putative transitional cell (urothelial) differentiation using novel urothelial markers: histogenetic and diagnostic implications[J]. Am J Surg Pathol, 2003, 27(11): 1434-1441.
[62] Ahmad M, Kew F M, Perunovic B. Malignant melanoma metastatic to ovary: a diagnostic dilemma[J]. J Obstet Gynaecol, 2011, 31(2): 197-198.
[63] Sullivan H C, Shulman S C, Olson T, et al. Unusual presentation of metastatic Ewing sarcoma to the ovary in a 13 year-old: a case report and review[J]. Fetal Pediatr Pathol, 2012, 31(3): 159-163.
[64] Young R H, Scully R E. Sarcomas metastatic to the ovary: a report of 21 cases[J]. Int J Gynecol Pathol, 1990, 9(3): 231-252.
[65] McCluggage W G. Ovarian neoplasms composed of small round cells: a review[J]. Adv Anat Pathol, 2004, 11(6): 288-296.
[66] Young R H, Eichhorn J H, Richard Dickersin G R, et al. Ovarian involvement by the intra-abdominal desmoplastic small round cell tumor with divergent differentiation: a report of three cases[J]. Hum Pathol, 1992, 23(4): 454-464.
[67] Elhajj M, Mazurka J, Daya D. Desmoplastic small round cell tumor presenting in the ovaries: report of a case and review of the literature[J]. Int J Gynecol Cancer, 2002, 12(6): 760-763.
[68] Clement P B, Young R H, Scully R E. Malignant mesotheliomas presenting as ovarian masses. A report of nine cases, including two primary ovarian mesotheliomas [J]. Am J Surg Pathol, 1996, 20(9): 1067-1080.
[69] Attanoos R L, Webb R, Dojcinov S D, et al. Value of mesothelial and epithelial antibodies in distinguishing diffuse peritoneal mesothelioma in females from serous papillary carcinoma of the ovary and peritoneum[J]. Histopathology, 2002, 40(3): 237-244.
[70] Lagoo A S, Robboy S J. Lymphoma of the female genital tract: current status[J]. Int J Gynecol Pathol, 2006, 25(1): 1-21.
[71] Freeman C, Berg J W, Cutler S J. Occurrence and prognosis of extranodal lymphomas[J]. Cancer, 1972, 29(1): 252-260.
[72] Monterroso V, Jaffe E S, Merino M J, et al. Malignant lymphomas involving the ovary. A clinicopathologic analysis of 39 cases[J]. Am J Surg Pathol, 1993, 17(2): 154-170.
[73] Barcos M, Lane W, Gomez G A, et al. An autopsy study of 1206 acute and chronic leukemias (1958 to 1982)[J]. Cancer, 1987, 60(4): 827-837.
[74] Besic N, Gazic B. Sites of metastases of anaplastic thyroid carcinoma: autopsy findings in 45 cases from a single institution[J]. Thyroid, 2013, 23(6): 709-713.
[75] Longacre T A, O'Hanlan K, Hendrickson M R. Adenoid cystic carcinoma of the submandibular gland with symptomatic ovarian metastases[J]. Int J Gynecol Pathol, 1996, 15(4): 349-355.
[76] Eichhorn J H, Young R H, Scully R E. Nonpulmonary small cell carcinomas of extragenital origin metastatic to the ovary[J]. Cancer, 1993, 71(1): 177-186.
[77] Rubio A, Schuldt M, Chamorro C, et al. Ovarian small cell carcinoma of pulmonary type arising in mature cystic teratomas with metastases to the contralateral ovary[J]. Int J Surg Pathol, 2015, 23(5): 388-392.

第三十章

腹膜和阔韧带疾病

Lesions of Peritoneum and Broad Ligament

高 英 姜彦多 郑文新（Wenxin Zheng）

腹膜是多种肿瘤性和非肿瘤性疾病的发病部位，包括炎症和反应性病变，以及良性、交界性和恶性肿瘤。女性腹膜病变除典型的间皮形态外，还常表现出与米勒管型上皮相似的特征。因此，讨论腹膜病变不仅包括认识腹膜自身的病变，还涉及与女性生殖道相关疾病的诊断和鉴别诊断。米勒管型病变在腹膜病变中占很大比重，以往认为这些病变均来自所谓的“第二米勒系统”上皮化生，将它们统称为“第二米勒系统”疾病，这一概念近年受到质疑。许多研究表明，腹膜浆液性病变及至少一部分子宫内膜异位病变可能主要源自输卵管上皮，为此 WHO 分类对其中的肿瘤性病变采用了米勒管型上皮性肿瘤的术语[1]。

为了方便叙述，我们将对腹膜的间皮肿瘤、米勒管型上皮性肿瘤、腹膜特定的间叶性肿瘤、瘤样病变和继发性肿瘤分别进行讨论。

阔韧带可以出现广泛的病理变化，需要与多种其他病变进行鉴别诊断。这些病变在手术前可被临床医师认为是附件或子宫病变。有些阔韧带病变的形态与其他部位（卵巢和子宫等）的米勒管型病变相似，但也有一些是独特的病变。

第一节　腹膜的结构和功能

一、腹膜的胚胎学

腹膜的胚胎发育开始于妊娠第5周的原肠胚期，在这一阶段，出现了内胚层、外胚层和中胚层。中胚层可分化为侧板中胚层、中间中胚层和近轴中胚层。侧板中胚层分为壁板和内脏板，分别覆盖羊膜和卵黄囊。壁板中胚层与外胚层一起形成胚胎体壁，包括形成壁腹膜。内脏板中胚层和内胚层形成胚胎肠壁，最终形成脏腹膜[2, 3]。在内脏板和壁板中胚层之间的腔隙形成胚胎体腔（即胚胎内腔）。体腔被间皮膜完全覆盖。间皮膜的壁层排列在腹膜、胸膜和心包腔的外面，并分泌浆液。间皮膜的脏层覆盖腹腔内器官，包括肝、脾、胃、肠，以及女性生殖器官。双层腹膜形成肠系膜，将肠管悬挂在腹壁上，并为进出器官的血管、神经和淋巴管提供通道。在妊娠第5～7周，胚胎体腔进一步被横膈膜和胸腹膜分隔开，形成心包腔、胸膜腔和腹膜腔。同时，在妊娠第5周，体腔腹膜壁层增厚，与中间中胚层结合形成双侧性腺嵴。在妊娠第6周，性腺嵴增生，上皮细胞通过下面的间质迁移，导致性腺和性索的分化。壁层间皮形成未来的卵巢或睾丸的表面上皮，间质则由体腔下中间中胚层发育而来。在女性，未来的卵巢分裂后，性腺扩大，一直到它们融合，最终发育成膀胱和生殖器官，包括子宫、输卵管和阴道上部。在男性，性腺增生并形成未来的睾丸。在这一发育过程中，性腺的壁层间皮不断地与下面发育中的器官折叠，形成一层完整覆盖的腹膜[2-4]。

当原肠形成完成时，腹膜的血管系统开始发育。中胚层细胞在胚胎和胚外中胚层分化为成血管细胞，然后分化为内皮细胞，这一过程被称为血管生成。血管生成在大多数胚胎血管的形成，以及内胚层和外胚层起源器官的血管化过程中起着重要的作用。血管生成受多种生长因子的调控，如成纤维细胞生长因子、转化生长因子-β（TGF-β）和血管内皮生长因子（VEGF）等。其他信号通路也参与血管生成[3-5]。

二、腹膜的解剖学和组织学

（一）解剖学

腹膜是人体最大的浆膜。腹膜的表面积约为1.8 m^2，与人体皮肤表面积的大小相似。腹膜分为壁腹膜和脏腹膜，前者覆盖于腹壁、膈、腹膜后脏器及盆腔的表面，后者覆盖于大部分肠道和腹腔脏器表面。子宫和输卵管位于直肠与膀胱之间，这些器官最初位于腹膜下和腹膜后间隙，被脏腹膜覆盖。随着这些器官的发育，它们突入腹腔内，因此大部分被壁腹膜覆盖[3]。

子宫、输卵管和卵巢被壁腹膜覆盖。与女性生殖器官相邻的腹膜在整个输卵管上形成深的平行的褶皱，这样形成的韧带从骨盆壁延伸到子宫，统称为阔韧带。卵巢表面的腹膜也称为卵巢表面上皮，该上皮与输卵管表面的壁腹膜连续。卵巢表面上皮起源于体腔间皮，具有与腹膜间皮相似的形态学、免疫组织化学和分子特征[3]。与男性腹腔为封闭性不同，女性腹腔是一个开放的系统，连续的腹膜中断于两侧输卵管伞端，形成特有的子宫-输卵管-腹腔结构。此种解剖学特点使之在完成生理功能的同时，非常容易成为病原体上行性传播的渠道，有可能使来自子宫腔及下生殖道的生理与病理性物质通过输卵管至腹腔，导致一些疾病的发生。

在盆腔和脏器之间可以分出几个虚拟空间，男性表现为直肠-膀胱陷凹，女性为膀胱-子宫陷凹和直肠-子宫陷凹。直立时，直肠-膀胱陷凹和直肠-子宫陷凹是腹膜腔的最低点[5]。因此，腹内液体，如腹膜液、腹水和血液往往积聚在这里。脏、壁腹膜在肠管侧壁相互融合形成肠系膜，其中含有丰富的血管、淋巴管和神经[6]。

（二）组织学

脏腹膜和壁腹膜具有相似的结构，多数学者认为腹膜由3层结构组成：间皮、基底膜和间皮下基质[3, 4]（图30-1）。在整个腹腔，间皮和基底膜形态相似，而间皮下基质的厚度不同。也有学者认为腹膜就是单层间皮细胞，不包括基底膜和间皮下基质[5]，由于基底膜及间皮下基质中的血管和淋巴管在生理和病理过程中具有重要作用，下文按照3层结构讨论腹膜的组织学。

1. 间皮　间皮是腹膜的最内层，与腹腔接触。间皮细胞起源于中胚层，具有上皮细胞和间叶细胞的特征。间皮细胞有三种类型：扁平间皮细胞见于肠膜、网膜和壁腹膜，立方型间皮细胞见于脏腹膜，而中间型间皮细胞见于膈和胃腹膜[3, 4]。形态学异质性提示不同解剖部位间皮细胞的功能存在差异。超微结构观察，立方型间皮细胞含有更多的线粒体和内质网、发达的高尔基体、微管和微丝，表明这些细胞的代谢活性增加。间皮细胞有顶端致密连接、桥粒、长的表面微绒毛和张力原纤维，其中以长的表面微绒毛最有特征（图30-2），可用来鉴别转移性腺癌。

免疫组织化学染色后正常间皮细胞表达多种细胞角蛋白（cytokeratin），有些角蛋白（如CK5/6）可用于与其他上皮，包括表皮、腺上皮及移行上皮进行鉴别。间皮细胞相对特异性的标志物包括Calretinin（图30-3）、thrombomodulin和MC等，几乎不表达EMA、CEA和Leu-M1（CD15）。其他的免疫标记蛋白如Ber-EP4和B72.3通常为阴性。间皮细胞具有双向分化潜能，在特殊情况下可向间叶表型转化，即所谓的间皮-间叶转化，原有的立方形细胞可转化为梭形成纤维细胞样细胞，并表达vimentin、desmin、SMA和Fibronectin等间叶性标志物。这一特征有助于解释一些腹膜病变或肿瘤的特殊形态。最近的研究表明，间皮细胞有一定的干细胞特性，也可以分化为脂肪细胞等[7]。

2. 基底膜　基底膜的厚度小于100nm，由细胞外基质组成，主要由Ⅳ型胶原纤维和层粘连蛋白组成。Ⅳ型胶原纤维网是基底膜的骨架，而层粘连蛋白通过半桥粒为间皮细胞的黏附提供结合位点。间皮细胞与基底膜的结合很弱，轻微的损伤会导致间皮细胞脱落[3, 4]。

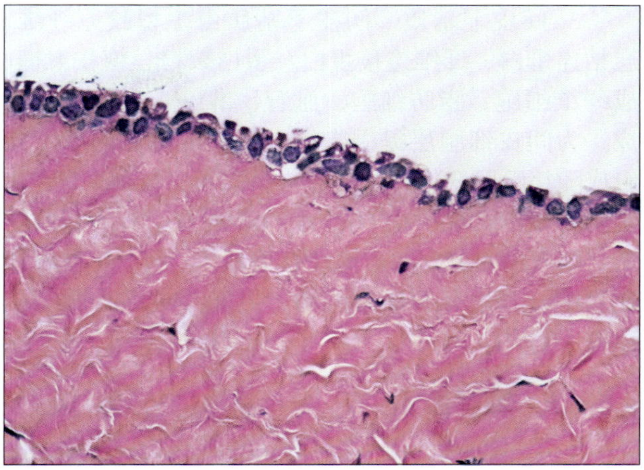

图30-1　间皮细胞的组织学形态（×400）

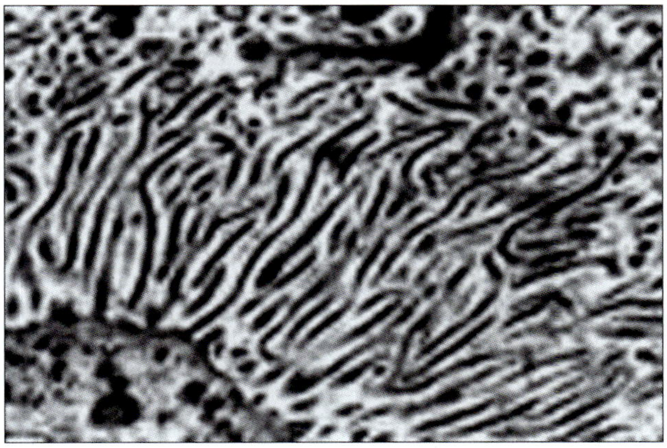

图30-2　间皮细胞的超微结构

电镜显示表面微绒毛

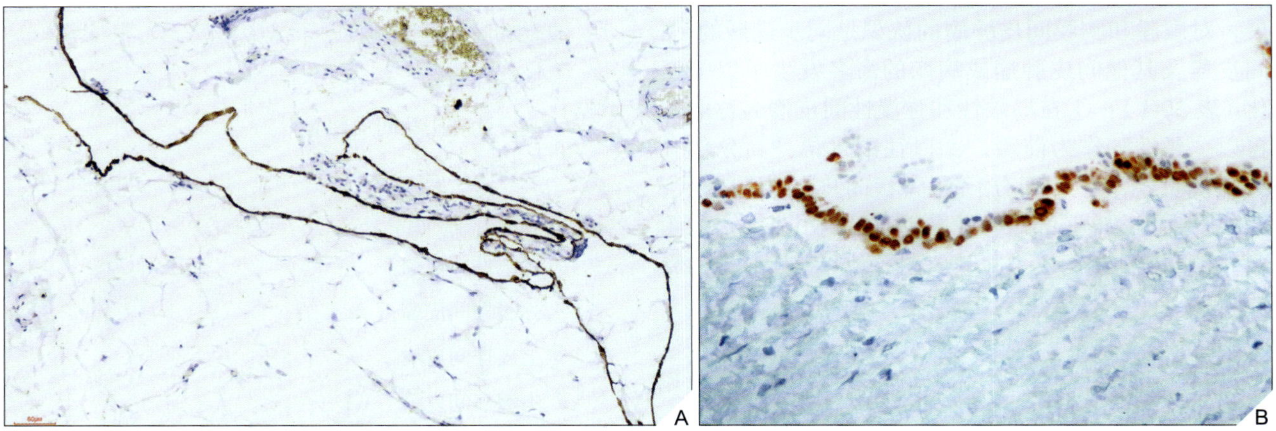

图30-3　间皮细胞表达细胞角蛋白（A）和Calretinin（B）(×400）

3. 间皮下基质　间皮下基质由Ⅰ型胶原纤维、层粘连蛋白、纤维连接蛋白、蛋白聚糖、糖胺聚糖、成纤维细胞、脂肪细胞、血管、淋巴管和神经等组成，为间皮细胞层提供支持。间皮下基质的厚度和组成随年龄而变化，并会随着疾病的发生而改变。在基质内有连续的弹力纤维，称为弹力层。弹力板的厚度与腹膜覆盖器官的运动性有关系[4]。间皮下基质存在间隙，其中有间质液流动，可能与炎症和肿瘤扩散有关[2，4]。

（三）腹膜液

在健康状况下，腹膜腔内生理性地存在5～20ml的腹膜液，是血浆渗出液和卵巢渗出液的混合物。此外，输卵管液、月经逆行和巨噬细胞分泌也会间接产生腹膜液。腹膜液可以湿润腹膜表面，并在腹膜液和血浆之间交换物质和免疫细胞。腹膜液中含有各种类型的免疫细胞，如巨噬细胞、自然杀伤细胞、淋巴细胞、嗜酸性粒细胞、间皮细胞和肥大细胞[8]。在病理状态下，腹膜液分泌和排出之间的平衡被破坏，导致腹膜腔内液体积聚，称为腹水。

三、腹膜的功能和功能障碍

腹膜具有重要的生理和病理作用，不仅具有润滑功能，其主要功能是调节腹腔内的稳态平衡，其他功能包括液体运输、抗炎、抗原呈递和组织修复。此外，腹膜在子宫内膜异位症、间皮瘤和腹膜癌等腹膜疾病的发生中起着重要作用。

腹膜的结构和功能可受到以下病理过程的影响[2-4]：①组织修复和粘连形成常见于外科手术、腹膜炎或子宫内膜异位。腹膜粘连可引起盆腔疼痛、肠梗阻和女性不育，并使腹部手术干预复杂化。尽管有广泛的研究，但腹膜粘连仍然是一个重要的临床挑战，目前还没有明确的对策来防止其形成。发生腹膜粘连的易感性方面存在相当大的个体差异。此外，粘连的形成可能受到手术中或手术后缺氧水平的影响。在腹腔镜手术中，二氧化碳被用于腹膜腔的充气，由于二氧化碳的使用和腹内压力的增加，毛细血管的压迫和血流量的减少，气腹可能引起局部组织缺氧。缺氧伴随氧化应激、自由基产生和血管生成，可诱导腹膜粘连的形成。②腹膜纤维化和间皮-间叶转化（mesothelial-to-mesenchymal transition，MMT）腹膜纤维化常见于炎症或长期接受腹膜透析的患者。腹膜纤维化以间皮下增厚、血管病变和自分泌增生为特征。间皮细胞的上皮-间叶转化是由转化生长因子（TGF-β1）、白细胞介素（IL-1β）和肝细胞生长因子（HGF）等细胞因子及生长因子引发的，并在腹膜纤维化中起核心作用。在间皮-间叶转化时，间皮细胞失去细胞间附着、微绒毛和极性。然后转化为具有肌成纤维细胞表型的迁移和侵袭细胞。③妇科和胃肠道恶性肿瘤播散到腹膜，可引起腹水和肠功能障碍。腹膜粘连和纤维化尚不能有效治疗和预防，腹膜转移癌的机制和生物学行为也不甚清楚。

第二节　间皮肿瘤

在过去十年中，对间皮肿瘤的认识有了很大进展，对腹膜和胸膜间皮肿瘤的认识是同步进展的[9]。间皮瘤及其他间皮肿瘤或病变的命名发生了以下变化（表30-1）：①在局限性和弥漫性间皮瘤名称前不再以“恶性”作为前缀；②以往的术语“高分化乳头状间皮瘤”被“高分化乳头状间皮肿瘤”替代；③“原位间皮瘤”的概念被采用并得到了进一步的阐明；④重申使用术语“腹膜包涵囊肿”替代“良性囊性间皮瘤”[1，10]。

表30-1　间皮肿瘤的分类

良性和浸润前肿瘤
腺瘤样瘤
高分化乳头状间皮肿瘤
原位间皮瘤
间皮瘤
局限性间皮瘤
弥漫性间皮瘤
上皮样间皮瘤
肉瘤样间皮瘤
双相性间皮瘤

一、腺瘤样瘤

腺瘤样瘤（adenomatoid tumor）是来源于间皮的

具有独特形态的良性肿瘤[1]。在女性，常见于子宫、输卵管和阔韧带[11]，偶尔也见于卵巢门和卵巢，很少累及生殖器以外的腹膜（小肠系膜、回盲部和疝囊等），并且可以是多发性的[12]。

【临床特征】

肿瘤通常无症状，在因其他疾病进行手术时偶然发现。也可以表现为肿块或在子宫内膜刮除时被发现。发生在子宫的腺瘤样瘤可能与免疫抑制有关，通常表现为大的或多灶性 / 弥漫性肿瘤[1，13]。

【大体病理学】

多数肿瘤界限不甚清楚，切面通常为灰白色，质硬，结节状。输卵管肿瘤通常位于浆膜下，大小1～2cm。多数子宫肿瘤位于浆膜下或肌层，常为孤立性，< 4cm，实性，少数为多结节性或弥漫性、体积较大（可达 11cm）。有些肿瘤部分或全部呈囊性[11，12]。

【组织病理学】

典型的肿瘤呈裂隙状、小管状、微囊性分支状腔隙和实性区等多种结构，混有多少不等的纤维或平滑肌束。囊性肿瘤中可见短的乳头。肿瘤对周围组织无侵袭性。肿瘤细胞嗜酸性，立方形或扁平，有轻至中度非典型性，核分裂很少或没有（图 30-4）。也可见印戒样细胞、空泡状脂肪母细胞样细胞和淋巴细胞浸润。肿瘤表面有时呈乳头状结构，局灶可类似高分化乳头状间皮肿瘤[11]。

【免疫组化】

肿瘤细胞 Calretinin、WT1、D2-40，细胞角蛋白 AE1/AE3、CAM5.2 阳性，BAP1 和 MTAP 的表达保留[11，14]。72%～100% 的肿瘤表达 *TRAF7* 突变标志物 L1CAM[14，15]。多数腺瘤样瘤的诊断并不需要免疫组化染色。

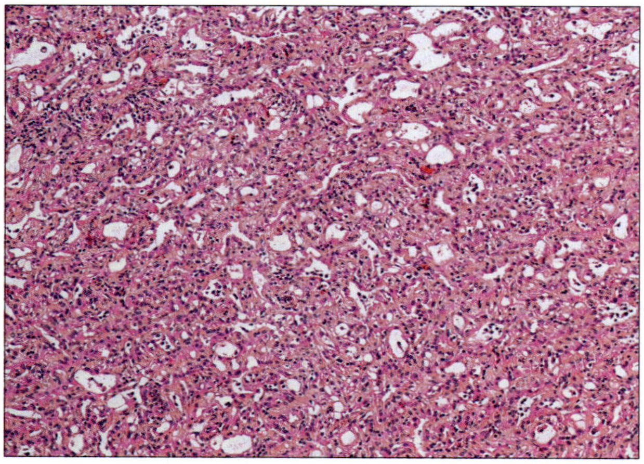

图 30–4　腺瘤样瘤
肿瘤呈假血管样或假腺样排列

【分子遗传学】

84%～100% 的腺瘤样瘤显示 *TRAF7* 基因的体细胞错义突变，类似于高分化乳头状间皮肿瘤。肿瘤细胞 *BAP1* 核表达完整 / 保留，缺乏大多数间皮瘤特征性的 *BAP1*、*CDKN2A* 和 *NF2* 突变或缺失[13，14]。

【鉴别诊断】

多数腺瘤样瘤体积较小，形态学典型，诊断并不困难，少数肿瘤需要与平滑肌瘤、腺癌、高分化乳头状间皮肿瘤、腹膜包涵囊肿和具有腺瘤样结构的间皮瘤等鉴别。

1. 间皮瘤　腹膜腺瘤样瘤有时累及多个部位，类似间皮瘤，而间皮瘤中也可出现局灶性或弥漫性腺瘤样结构。浸润深部组织、细胞异型性增加，核仁和核分裂活性明显、BAP1 免疫组化表达缺失是间皮瘤的显著特征。

2. 多房性腹膜包涵囊肿　囊性腺瘤样瘤常被误诊为包涵囊肿。与腺瘤样瘤相比，间皮包涵囊肿往往有间质炎症，偶见鳞状化生。大多数患者既往有腹部手术史、盆腔炎症或子宫内膜异位症。

3. 腺癌　腺瘤样瘤与周围平滑肌交错在一起，低倍镜下观察相似于肌纤维组织中的癌组织浸润性生长，尤其是肿瘤呈实性团块，且见胞质内空泡似印戒细胞时，容易误诊为腺癌。但细胞无非典型性，核分裂象少，黏液染色阴性，透明质酸酶阳性。免疫组织化学染色：CK 和间皮标志物阳性，CEA 阴性。

4. 平滑肌瘤　上皮样平滑肌瘤的瘤细胞呈条索状排列时，可以类似腺瘤样瘤，但无分支状间隙。大体标本观察和肿瘤部位也很重要。腺瘤样瘤多在浆膜下，切面无编织样结构。

5. 淋巴管瘤　有时腺瘤样瘤中的腔隙呈囊性，类似淋巴管瘤。免疫组化：CK 和间皮标志物阳性，有助于与淋巴管瘤鉴别。

【预后】

腺瘤样瘤是良性肿瘤，没有复发或转移危险。

二、高分化乳头状间皮肿瘤

高分化乳头状间皮肿瘤（well-differentiated papillary mesothelial tumor，WDPMT）是间皮起源的良性乳头状肿瘤，是腹膜间皮性肿瘤中罕见的类型[10，16]。

【临床特征】

WDPMT 主要影响女性腹膜，约 80% 发生在育龄期，中位年龄 47 岁（23～75 岁），通常无重症，在手术时偶然发现。部分患者有腹痛或腹水，影像学检查有时可见肠壁或肠系膜增厚。少数患者伴有腹膜包涵囊肿、腺瘤样瘤和子宫内膜异位[16]。

【大体病理学】

呈灰色到白色的乳头状或结节状病变，质地硬，直径从几毫米到几厘米，通常小于2cm。肿瘤通常单发，但也可以呈多灶性或弥漫性分布。常累及网膜、腹腔或盆腔腹膜，也有的肿瘤累及胃、肠和肠系膜。肿瘤为非浸润性，倾向在组织表面生长[10]。

【组织病理学】

肿瘤典型表现为分化良好的外生性乳头状结构，具有宽的纤维血管轴心，被覆单层立方或扁平的间皮细胞，无间质浸润（图30-5A）。有些乳头轴心可以出现黏液样变、纤维化或透明变性。其他组织形态还包括管状乳头状、腺瘤样及有分支的索状结构。肿瘤细胞形态一致且温和，没有或偶有轻度非典型性，缺乏或罕见核分裂，无大核仁及坏死（图30-5B）。有些病例还可见间质多核巨细胞和沙砾体[16, 17]。

【免疫组化】

肿瘤表达间皮标志物：Calretinin、WT1、CK5/6、D2-40，EMA、CK7和HBME1阳性表达，而癌的标志物阴性：通常不表达CEA、B72.3、Ber-EP4、LeuM1、ER、PR和MOC31。肿瘤细胞核表达BAP1。需要注意的是，61%～94%的腹膜WDPMT表达PAX8，而在胸膜病变中仅偶有表达。PAX8阳性在WDPMT中比在间皮瘤中更常见[16]。L1CAM（CD171）在42.8%～90%的WDPMT中阳性，但53%～70%的间皮瘤也表达L1CAM，因此，L1CAM对于二者的鉴别意义不大[13, 14]。

【分子遗传学】

大多数WDPMT显示*TRAF7*基因的体细胞错义突变，没有*TRAF7*突变的WDPMT存在*CDC42*基因的错义突变[17]。

【鉴别诊断】

1. 间皮瘤　弥漫性间皮瘤中有时出现乳头状结构，常位于肿瘤的表面或附近区域，酷似WDPMT，出现明显的核仁，尤其是细胞多形性，提示可能是间皮瘤。需要注意的是，WDPMT也偶见明显的核仁。出现间质浸润、实性生长、融合和复杂的乳头、广泛的核假复层排列、核增大、轻度以上核非典型性或核分裂增加支持间皮瘤的诊断[11, 16]。恶性证据不明确时，结合临床术中所见和影像学检查结果可以提供有价值的信息。免疫组化和分子检测有助于二者的鉴别。间皮瘤中BAP1的表达通常丢失，而WDPMT则始终保留核表达。WDPMT具有*TRAF7*或*CDC42*体细胞错义突变，但缺乏*BAP1*、*NF2*、*CDKN2A*、*DDX3X*、*SETD2*突变[17]。

WDPMT与间皮瘤的鉴别相当重要，因为两者的预后明显不同。虽然WDPMT的外观很少与间皮瘤或浸润性病变一致，但对多发病变应分别进行取材，取材要包括病变深部的组织，以确保用于病理诊断的组织具有代表性。WDPMT的诊断必须严格遵循核无异型和缺少组织浸润的标准。伴有任何浸润性成分的肿瘤临床上很可能表现出侵袭性，需要警惕其预后。小活检标本诊断WDPMT时应特别谨慎，需要除外浸润性病变的存在。

2. 间皮增生　与WDPMT一样，间皮增生缺乏间质浸润。乳头状结构在间皮增生中罕见，有时可在局灶出现，其乳头非常小，完全由间皮细胞组成，或含有非常纤细的纤维轴心，与WDPMT明显的宽纤维轴心乳头不同。间皮增生与周边的间皮细胞有延续并常见反应性/炎症性改变，而WDPMT中没

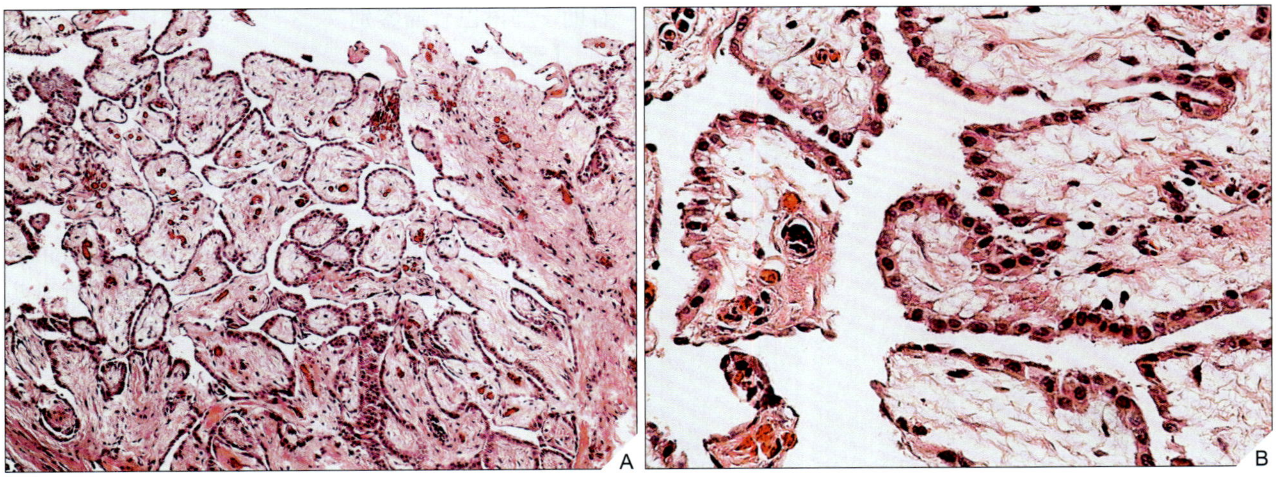

图30-5　高分化乳头状间皮肿瘤

A. 低倍镜下可见宽的纤维血管轴心，被覆单层立方到扁平的间皮细胞；B. 高倍镜下肿瘤细胞形态一致且温和，无核分裂或大核仁

有这种变化。

3. 原位间皮瘤　详见本节“四、原位间皮瘤”。

4. 浆液性肿瘤　WDPMT与浆液性肿瘤（浆液性表面乳头状瘤、浆液性交界性肿瘤、低级别浆液性癌）的区别比较容易，但在实际工作中将WDPMT误诊为浆液性交界性肿瘤的情况并不少见，特别是在冰冻切片诊断中。浆液性肿瘤具有乳头状结构，衬覆立方形细胞至柱状细胞，类似WDPMT。但浆液性肿瘤的乳头结构复杂，以柱状细胞为主，立方形细胞较少，细胞复层排列伴有分支状上皮簇，浆液性交界性肿瘤和低级别浆液性癌的细胞异型性更明显。免疫表型方面：WDPMT与浆液性肿瘤均可表达PAX8，但浆液性肿瘤表达多种上皮标志物，通常不表达Calretinin，而WDPMT不表达ER和PR。

【预后】

WDPMT是良性肿瘤，虽然偶有复发，但预后良好。极少数呈侵袭性过程的病例可能是误诊的间皮瘤[16]。对于多灶性肿瘤、肿瘤直径>2cm、出现任何程度的细胞异型性及有症状的病例，诊断WDPMT应特别慎重，要警惕间皮瘤可能。由于存在取样误差或将间皮瘤误诊为WDPMT的可能，所有的WDPMT病例在手术切除后均需长期随访。

三、间皮瘤

间皮瘤（mesothelioma）是起源于间皮的恶性肿瘤。绝大多数肿瘤呈弥漫性生长，称为弥漫性间皮瘤，少数（<1%）呈局限性结节状生长，称为局限性间皮瘤。间皮瘤以往被称为恶性间皮瘤，目前的术语，在间皮瘤名称前不再以“恶性”作为前缀[1, 18]。

【病因和流行病学】

间皮瘤主要发生于胸膜，腹膜间皮瘤较少见，主要发生于中老年女性，儿童罕见，诊断时的中位年龄为52岁（3～85岁）。在女性，腹膜间皮瘤占所有间皮瘤的15%～20%[9, 11]。

女性腹膜间皮瘤是否与石棉接触有关存在争议，与石棉有接触史的女性患者少见[19]。腹膜间皮瘤可见于综合征或胚系突变，如BAP1肿瘤易感综合征和（或）BAP1胚系突变携带者、林奇综合征，*TP53*突变/Li-Fraumeni综合征、McCune-Albright综合征，以及*BRCA2*、*ATM*、*NF2*、*SDHA*、*APC*和*RASALI*突变携带者[11]。与该疾病相关的其他因素包括治疗性照射和既往手术引起的腹膜刺激、克罗恩病、盆腔和腹部炎症、子宫内膜异位症及长期留置腹腔内导管[9, 20, 21]。

【临床特征】

临床表现与卵巢或腹腔其他恶性肿瘤相似，如腹部不适、腹胀、腹痛、消化不良和体重减轻，多数患者可以出现腹水。有些患者无症状，是在手术中偶然发现。罕见情况下表现为腹膜后、肠道或盆腔肿瘤、嵌顿疝或脐区皮下深部结节，但不伴有颈部或腹股沟淋巴结增大。当卵巢广泛累及时，可能与伴有腹腔播散的原发卵巢肿瘤混淆。最终诊断需病理检查，有些病例通过腹水细胞学检查而确诊。

【大体病理学】

弥漫性间皮瘤呈弥漫性生长，通常累及多个部位，表现为脏腹膜和壁腹膜表面大小不等的灰白色结节或斑块，肿瘤大小从几毫米到几厘米不等。严重时可融合呈团块状或腹膜弥漫性增厚，常包裹甚至浸润内脏器官。可出现出血和坏死，也可见囊肿或乳头状突起。局限性间皮瘤仅累及一个部位，呈局限性结节状生长，界限相对清楚。少见的大体所见包括“粘连”、凝胶状或软骨样结节、伴有黏液性腹水或淋巴结受累[9, 19]。

【组织病理学】

间皮瘤的诊断需要结合形态学和免疫组化，必要时结合分子检测。腹膜间皮瘤的镜下形态与胸膜间皮瘤的组织学特征相似。根据组织学形态，间皮瘤分为上皮样、肉瘤样和双相性三种主要亚型（表30-2），其中上皮样间皮瘤有多种形态学变异类型，肉瘤样间皮瘤包括梭形细胞型、促结缔组织增生型和伴有异源性分化的间皮瘤。腹膜间皮瘤中最常见的是上皮样亚型，双相性间皮瘤少见，肉瘤样间皮瘤罕见。

1. 上皮样间皮瘤　间皮瘤的特征是恶性间皮细胞浸润腹膜下组织。上皮样间皮瘤最常见的组织结构包括小管状、乳头状/管状乳头状、索状、实性片状/巢状或单个细胞，常见多种结构混合存在（图30-6）。乳头通常融合、复杂，但无分支。小管和乳头通常被覆单层肿瘤细胞，很少有复层和细胞出芽。肿瘤细胞呈多角形、立方形或低柱状，具有少量或中等数量的嗜酸性或嗜双色胞质，偶见胞质空泡。通常具有轻度至中度核异型性，核分裂多少不等（图30-7）。局部可出现腺瘤样瘤、WDPMT和腹膜包涵囊肿的区域[19]。间质呈纤维性、玻璃样和黏液样变，可见淋巴细胞、浆细胞和泡沫状组织细胞浸润，沙砾体常见。

除了上述亚型外，上皮样间皮瘤还有多种变异类型，熟悉这些变异类型对诊断和预后有意义。①蜕膜样型：好发于腹膜，偶见于胸膜。特征为多边形肿

表 30-2　间皮瘤的主要组织学类型与形态特征

类型	描述	形态特征	预后较好的特征	预后不良的特征
上皮样间皮瘤	由圆形上皮样细胞组成，通常有黏附性，但也可见单个瘤细胞位于纤维基质中	组织结构：管状乳头状、梁状、腺瘤样、实性、微乳头状 细胞特征：横纹肌样、蜕膜样、小细胞、透明细胞、印戒样、淋巴组织细胞样、多形性 间质特征：纤维性、黏液样	组织结构：管状乳头状、梁状、腺瘤样 细胞特征：淋巴组织细胞样、低级别核 间质特征：黏液样基质中实性区＜50%	组织结构：实性区≥50%、微乳头 细胞特征：横纹肌样、蜕膜样、多形性、高级别核、坏死
肉瘤样间皮瘤	由细长的梭形细胞组成（长度＞宽度的2倍），呈实性片状排列或位于纤维间质中	细胞特征：淋巴组织细胞样、移行细胞样、多形性 间质特征：促结缔组织增生、伴有异源性分化	细胞特征：淋巴组织细胞样	
双相性间皮瘤	同时可见上述两种成分。在完整切除标本上，每种成分至少占10%方可诊断。在较小标本（包括活检和细胞学标本）中，诊断时不考虑每种成分的比例			

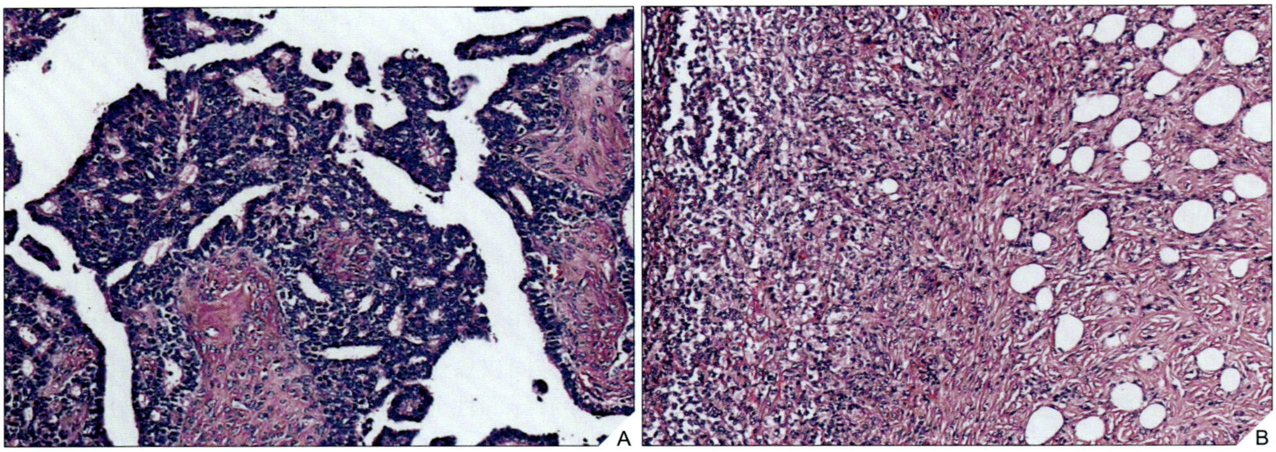

图 30-6　间皮瘤
可见管状与乳头状结构（A）或呈实性片状（B）

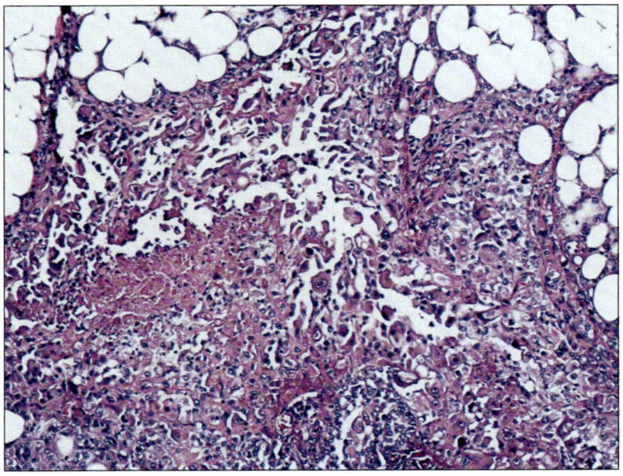

图 30-7　间皮瘤
瘤细胞显示明显的蜕膜样变

瘤细胞呈实性片状，细胞边界清晰，胞质丰富，嗜酸性，核仁明显（图 30-8）。这种独特类型的间皮瘤2/3发生于女性，部分为青少年女性，具有很高的侵袭性，短期内致死率高。②微乳头型：肿瘤细胞形成微小乳头，无纤维血管轴心，容易侵犯淋巴管发生转移。③多形型：肿瘤细胞有明显多形性的细胞核，核分裂象易见，预后较差。④淋巴组织细胞样型：少数肿瘤可伴有显著的炎症细胞浸润（图 30-9），包括伴有淋巴滤泡、肉芽肿或大量富于脂质的泡沫状组织细胞，有时肿瘤可被显著的纤维组织取代，容易被误诊为淋巴瘤或炎症性病变。⑤其他罕见形态：印戒细胞样、小细胞及腺样囊性型等。

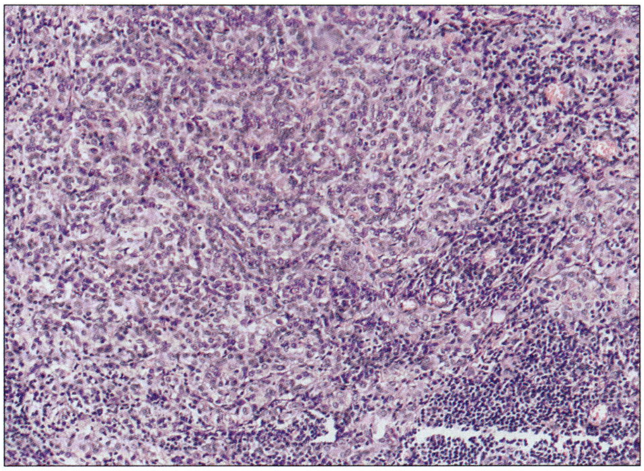

图 30–8　间皮瘤，蜕膜样型
细胞中度异型，呈片状或似腺样排列

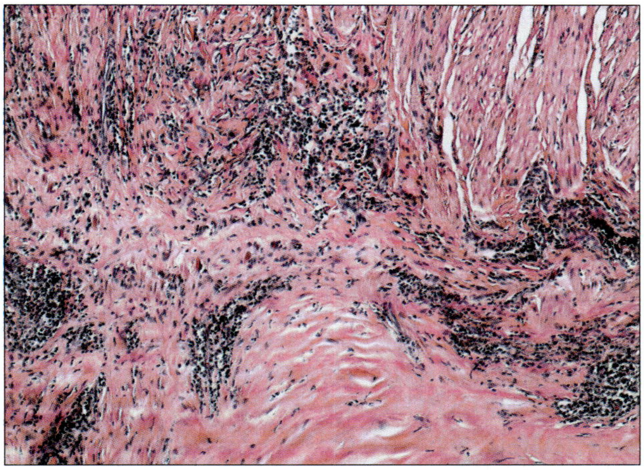

图 30–9　间皮瘤
肿瘤可伴有显著的炎症细胞浸润和纤维化

2. 肉瘤样间皮瘤　肉瘤样间皮瘤罕见，包括梭形细胞型间皮瘤、促结缔组织增生性间皮瘤和伴有异源性分化的间皮瘤。异源性分化主要表现为软骨肉瘤与骨肉瘤分化，偶有横纹肌肉瘤及血管肉瘤[9，22]。

3. 双相性间皮瘤　双相性间皮瘤少见，由上皮样和肉瘤样两种成分混合组成，每种成分至少占肿瘤的 10%。

局限性间皮瘤少见，文献报道的病例主要位于胸膜，罕见位于腹膜。在局部呈孤立性结节状生长，其组织学形态、免疫表型和超微结构均与弥漫性间皮瘤相同，多数为上皮样间皮瘤。局限性间皮瘤具有局限性表现和更好的预后。目前尚不清楚这些肿瘤是弥漫性间皮瘤的早期表现还是一种独特的肿瘤[23]。

2021 年 WHO 胸膜肿瘤分类正式提出了弥漫性上皮样间皮瘤的分级系统[10]，并建议对于弥漫性上皮样间皮瘤的活检和切除标本常规报告肿瘤核分级，以帮助识别可能更具侵袭性的肿瘤。该分级系统结合核异型性、核分裂计数和有无坏死，将肿瘤分为低级别和高级别（表 30-3）。如果肿瘤中不同区域的级别不同，则按级别最高的区域进行分级。所有Ⅰ级核肿瘤（伴或不伴坏死）和不伴坏死的Ⅱ级核肿瘤为低级别，伴有坏死的Ⅱ级核肿瘤和Ⅲ级核肿瘤（伴 / 不伴坏死）为高级别。该分级系统对弥漫性上皮样间皮瘤具有预后意义[24]。

表 30–3　弥漫性上皮样间皮瘤的核分级

核级别	
核异型性评分	轻度为 1 分，中度为 2 分，重度为 3 分
核分裂计数评分	低（核分裂计数≤ 1 个/$2mm^2$）为 1 分 中（核分裂计数 2～4 个/$2mm^2$）为 2 分 高（核分裂计数≥ 5 个/$2mm^2$）为 3 分
总分	2 分或 3 分为Ⅰ级核，4 分或 5 分为Ⅱ级核，6 分为Ⅲ级核
坏死	有 / 无
总级别	
低级别	Ⅰ级核伴 / 不伴坏死，或Ⅱ级核不伴坏死
高级别	Ⅱ级核伴坏死，或Ⅲ级核伴 / 不伴坏死

【免疫组化】

几乎所有的上皮样间皮瘤广谱 CK 阳性，多数肉瘤样间皮瘤广谱 CK 阳性，但伴有软骨肉瘤和骨肉瘤分化时可能阴性。腹膜间皮瘤通常表达 CK7（93%）、Calretinin（97.6%～100%）（图 30-10）、WT1（94%～100%）、CK5/6（86.7%～89%）、D2-40（80%～91.6%）、间皮素（88%）、血栓调节蛋白（85.7%），约 58% 的间皮瘤表达 GATA3。有些腹膜间皮瘤表达米勒管型和非米勒管型癌的标志物，如 PAX-8（6%～23%）、Ber-EP4（7%～16%）、MOC31（14%）、ER（2%～13%）、PR（7%～12%）、B72.3（3%）、CEA（2%～5%）、CD15（5%）和 p63（5%），腹膜间皮瘤 claudin-4 阴性。上述免疫标志物包括间皮分化的免疫标志物，如 Calretinin、CK5/6 和 D2-40；米勒管型肿瘤相关的标志物，如 PAX-8、ER 和 PR。需要注意的是，Calretinin 在胞质明显透明的肿瘤中可能阴性[19，25]。

BAP1 核表达的缺失与 *BAP1* 基因突变相关，甲基硫腺苷磷酸化酶（*MTAP*）胞质表达缺失与 *CDKN2A* 基因丢失相关，BAP1 和 MTAP 是诊断间皮瘤的可靠标志物。腹膜间皮瘤中，50%～76% 有

BAP1 核表达缺失，约 17% 有 MTAP 胞质表达缺失。而腺瘤样瘤、WDPMT、反应性间皮增生和浆液性癌保留 BAP1 的表达，有助于与间皮瘤的鉴别。需要注意的是，有些非间皮恶性肿瘤也存在 BAP1 或 MTAP 表达缺失，因此，这两个标志物必须与其他标志物相结合，以明确是否为间皮肿瘤。另外，并非在所有间皮瘤都存在 BAP1 和 MTAP 表达缺失，二者表达存在的情况下也不能排除间皮瘤的诊断 [25-27]。

49%～54% 的腹膜间皮瘤表达 PD-L1，多数病例是低表达（≥1% 的肿瘤细胞呈膜着色），仅有 20% 的阳性病例高表达（≥50% 的肿瘤细胞呈膜着色）[9]。

【超微结构】

间皮细胞具有特征性的长纤细微绒毛，而腺癌细胞则为短的单一的微绒毛。间皮瘤胞质内含糖原，但不含黏液。有些病例在核旁浓聚区可见中间丝。

【分子遗传学】

大约 10% 的间皮瘤患者与 BRCA-1 相关蛋白 1 基因（*BAP1*）胚系突变有关（BAP1 肿瘤易感性综合征）。40%～80% 的间皮瘤患者存在 *BAP1* 基因的体细胞双等位基因突变或纯合性缺失，29%～51% 的患者存在周期蛋白依赖性激酶抑制剂 2A（*CDKN2A*，编码 p16 和 p14）纯合性缺失，少数患者有 *NF2*、*SETD2* 和 *DDX3X* 基因突变。在儿童和年轻患者，肿瘤通常没有 *BAP1* 和 *NF2* 失活，但有 *ALK* 或 *EWSR1/FUS-ATF1* 基因融合 [28, 29]。主要见于腹膜腺瘤样瘤和 WDPMT 的 *TRAF7* 突变，也偶见于腹膜间皮瘤，而且 *TRAF7* 突变的间皮瘤没有 *BAP1* 突变 [30]，因此，仅有 *TRAF7* 突变不能用于鉴别 WDPMT 和腹膜间皮瘤。

【鉴别诊断】

间皮瘤中局部可出现类似腺瘤样瘤、WDPMT 和腹膜包涵囊肿的区域，需要与上述肿瘤或病变鉴别，其鉴别要点详见相应章节。此外，还需要与以下肿瘤和瘤样病变鉴别。

1. 米勒管型肿瘤　浆液性交界性肿瘤、低级别和高级别浆液性癌与腹膜间皮瘤的形态有重叠，需要免疫组化染色，如 MOC-31、Ber-EP4、claudin-4、PAX-8、ER 和 PR，以及间皮瘤标志物，以证实上皮和米勒管分化。此外，BAP1 免疫染色和 CDKN2A 原位杂交有助于鉴别，大约在 65% 的腹膜间皮瘤 BAP1 丢失，但在浆液性癌几乎没有丢失。近一半的腹膜间皮瘤有 *CDKN2A* 纯合性缺失，约 15% 的低级别浆液性癌也有缺失，但浆液性交界性肿瘤中没有缺失。最后，高级别浆液性癌有明显的核多形性和高增殖活性，在腹膜间皮瘤中是罕见的。腹膜透明细胞癌虽然罕见，但也与腹膜间皮瘤的形态有重叠。

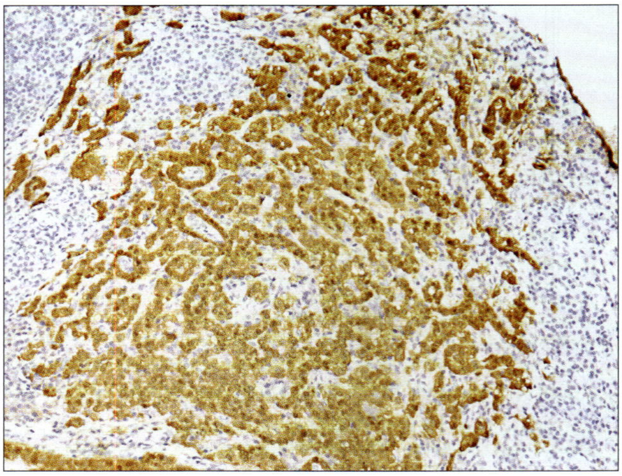

图 30–10　间皮瘤
免疫组化 Calretinin 阳性

联合使用透明细胞癌阳性标志物（PAX-8、MOC-31、Ber-EP4、claudin-4、HNF1β、Napsin A 和 AMACR）和间皮瘤标志物（Calretinin、WT1 和 D2-40）有助于正确诊断。

2. 腹膜间皮瘤的蜕膜样变异型需要与腹膜的异位蜕膜反应相鉴别　前者有肿块形成，伴有明显恶性细胞学特点及免疫组化 CK 阳性。这些可以排除异位蜕膜反应。

3. 间皮增生　间皮瘤与间皮增生的鉴别详见间皮增生章节。

4. 其他　①上皮样间皮瘤可能被误认为各种癌，特别是在既往或同时有癌病史的情况下，或者间皮瘤中出现印戒样细胞、透明细胞或嗜酸性细胞时；②有分支状小管或“血湖”的间皮瘤可被误认为是孤立性纤维性肿瘤或血管肿瘤；③网状型支持 - 间质细胞瘤不仅具有间皮瘤的一些组织学特征，而且广谱 CK、Calretinin、inhibin-α 和 WT1 阳性；④双相性和伴有异源性分化间皮瘤可能被误认为是癌肉瘤或滑膜肉瘤；⑤肉瘤样间皮瘤虽然罕见，但可能与肉瘤样癌、孤立性纤维性肿瘤和各种肉瘤混淆；⑥间皮瘤有明显的炎症细胞浸润时可被误认为无性细胞瘤、淋巴瘤或组织细胞反应。正确使用免疫组化，必要时使用原位杂交和其他分子检测可以做出正确诊断。需要注意：GATA3 通常被用于确认乳腺和尿路上皮肿瘤，但在间皮瘤也可能阳性；由于肉瘤样间皮瘤不表达 Calretinin 和 D2-40，免疫组化应包括 AE1/AE3、OSCAR、CK18 或 CAM 5.2[9]。

【治疗和预后】

对于可以手术的腹膜间皮瘤，其标准治疗是减瘤术（cytoreductive surgery，CRS），以减少肿瘤负担，其次是腹腔内化疗（HIPEC），以消灭微小病灶。是否辅助化疗应根据每个患者的情况而定。对于肿瘤无法切除或拒绝手术的患者、双相性或肉瘤样间皮瘤患者、有腹腔外扩散或机体状态不佳的患者，可给予全身化疗。新辅助化疗的使用因人而异。两种抗 PD-L1 药物，即帕博利珠单抗（pembrolizumab）和纳武单抗（nivolumab），可以作为间皮瘤的补救性治疗，但前者的使用需要肿瘤细胞表达 PD-L1，后者的使用不考虑 PD-L1 的免疫组化结果[9]。

腹膜间皮瘤的生物学行为具有异质性，其预后好于胸膜间皮瘤。CRS 和 HIPEC 提高了患者的生存率，5 年生存率为 36%～47%[31]。女性患者的 5 年生存率约为 85.3%，显著高于男性患者[19]。

间皮瘤的生物学行为和预后与很多因素有关。近年提出的基于核异型性、核分裂计数和有无坏死的间皮瘤分级系统被认为是胸膜和腹膜弥漫性上皮样间皮瘤独立的预后因素[32]，但还需要更多的研究进一步验证。其他与预后较好相关的因素包括：上皮样型、无腹膜外扩散、无淋巴结转移、完全 CRS、年龄 <40 岁、使用顺铂与丝裂霉素 C 的 HIPEC，以及有胚系突变[9, 11]。*BAP1* 突变和 BAP1 免疫组化表达丢失对腹膜间皮瘤预后的影响仍存在争议[32]。

四、原位间皮瘤

原位间皮瘤（mesothelioma in situ，MIS）是浸润性间皮瘤的前驱肿瘤，在最新版 WHO 肿瘤分类中是一个新的类型。其特征是单层相对温和的间皮细胞沿胸膜或腹膜表面生长，没有间质浸润，免疫组化显示 BAP1 和（或）MTAP 表达丢失，FISH 显示 *CDKN2A* 纯合性缺失。患者通常有不明原因的腹水或胸腔积液，影像学检查一般未发现肿瘤[18, 33, 34]。

女性腹膜 MIS 少见，显微镜下可见腹膜表面有单层肿瘤细胞，没有间质浸润。肿瘤细胞通常呈立方形，没有或有轻微非典型性，核仁不明显，通常没有核分裂象。极少数病例有明显非典型性。少数病例可见小的乳头状突起或小结节，类似 WDPMT，但仍被覆单层细胞。诊断 MIS 必须首先除外浸润性间皮瘤。如果间皮细胞增大、非典型性明显，或间皮细胞增生沿腹膜表面堆积，或向表面形成外生性乳头状结构，更可能是并发浸润性间皮瘤的表面扩散。仅仅依靠小活检或细胞学标本检查不能区分 MIS 与浸润性间皮瘤。需要在腹膜不同的区域多点取样，其诊断需要组织学、免疫组织化学、遗传学、临床和影像学的多学科合作。仅基于形态学不可能识别原位间皮瘤。一些辅助检查如 *BAP1* 和（或）MTAP 的免疫组化和（或）*CDKN2A* 纯合缺失 FISH 检测，是明确诊断的必要条件。*BAP1* 失活和 *CDKN2A* 纯合子缺失被认为是间皮瘤发展的早期事件[34-36]。

MIS 的诊断具有挑战性，容易漏诊或误诊，其鉴别诊断主要包括 WDPMT 和伴有微浸润或表面扩散的间皮瘤（表 30-4）。

【治疗和预后】

MIS 可进展为侵袭性间皮瘤，中位随访 5 年后约 70% 进展为侵袭性间皮瘤。活检诊断 MIS 后进展为侵袭性间皮瘤的时间是 12～92 个月（中位时间 60 个月）[16]。MIS 的预后取决于进展为侵袭性间皮瘤的风险，由于潜伏期长且不确定，目前没有可行的筛查指南或影像学策略用于指导实践[35, 36]。如果病理诊断结果不确定，需对患者进行常规 CT 随访，以确保在初始检查中不遗漏侵袭成分。此后，可在多学科协作情况下根据需要对患者进行随访。

表 30-4　腹膜原位间皮瘤（MIS）的鉴别诊断

特征	平坦型MIS	乳头状MIS	WDPMT	间皮瘤
形态学	单层温和的间皮细胞，通常为立方形	与 WDPMT 相同，可见平坦型 MIS	乳头状病变伴有黏液样或纤维轴心，被覆单层温和间皮细胞	浸润性间皮细胞，多种组织结构，表面偶见少量乳头状结构
免疫组化	BAP1 和（或）MTAP 丢失	BAP1 和（或）MTAP 丢失	BAP1 和（或）MTAP 没有丢失	BAP1 和（或）MTAP 丢失
FISH	*CDKN2A* 纯合性缺失	*CDKN2A* 纯合性缺失	无 *CDKN2A* 纯合性缺失	*CDKN2A* 纯合性缺失
预后	多数病例进展为间皮瘤	多数病例进展为间皮瘤，相对惰性	良性	侵袭性行为，生存期短

第三节 腹膜米勒管型上皮性肿瘤

一、腹膜浆液性交界性肿瘤

腹膜浆液性交界性肿瘤（serous borderline tumor of the peritoneum, SBT）是一种非浸润性低级别增生性浆液性上皮肿瘤，原发于腹膜，不累及卵巢[1]。腹膜浆液性交界性肿瘤具有类似卵巢同型肿瘤的组织形态。大部分病例起源于腹腔内的输卵管内膜异位。同时伴有卵巢和腹膜SBT的病例，可能是卵巢原发SBT及继发腹膜受累，也可能是各自独立的原发肿瘤。大部分腹膜SBT与同时发生的卵巢SBT一样，具有 *KRAS*/*BRAF* 突变。

【临床特征】

患者的症状可有腹腔/盆腔肿块，常见不孕、慢性盆腔疼痛。患者平均年龄31～33岁。病变可能是局部的，也可能弥漫整个腹腔/盆腔。可能出现腹水和粘连。

【大体病理学】

病灶局限或弥漫性，呈粟粒状或颗粒状，伴有盆腹腔腹膜和网膜纤维性粘连。卵巢与输卵管保持正常形态或仅表面受累。

【组织病理学】

肿瘤镜下为典型的浆液性交界性肿瘤形态，可见乳头状结构，细胞复层，伴小簇状细胞增生，常见散落的细胞簇、核异型与核分裂，但无间质浸润（图30-11）。其形态类似于卵巢SBT的非浸润性种植或非浸润性促纤维组织增生性种植，但更常见沙砾体。常伴有输卵管内膜异位。

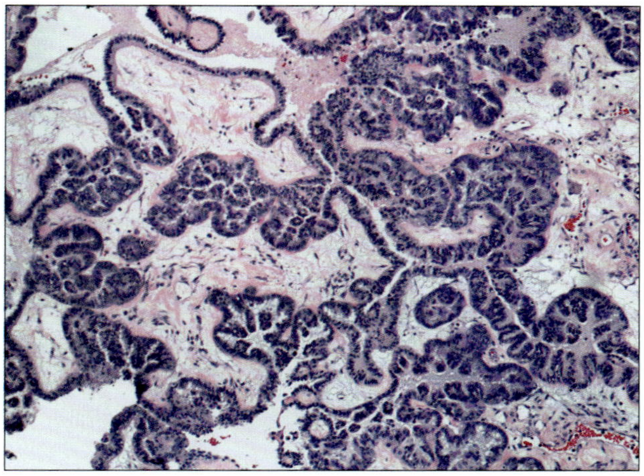

图 30-11 腹膜浆液性交界性肿瘤

显示与卵巢浆液性交界性肿瘤相同的组织形态

根据定义，腹膜SBT与卵巢SBT无关。重要的是诊断需排除既往卵巢SBT。“种植”一词应限于伴有卵巢SBT的病例。此外，要注意区分腹膜SBT与腹膜低级别浆液性癌，特别是沙砾体明显的病例。

有关卵巢SBT腹膜种植的相关内容详见第二十四章第五节。种植需要与低级别浆液性癌鉴别（图30-12，图30-13，图30-14），详见表30-5。

【预后】

原发性腹膜浆液性交界性肿瘤比低级别浆液性癌有更好的预后，但在长期随访中有复发和进展为低级别浆液性癌的风险。

二、腹膜低级别浆液性癌

腹膜低级别浆液性癌（peritoneal low-grade serous carcinoma，P-LGSC）是具有低级别恶性特征的浸润性浆液性肿瘤，在卵巢中没有病变。P-LGSC可以是原发（de novo），也可以来自腹膜SBT，MAPK通路可能在该肿瘤的发病机制中有作用[1]。

【临床特征】

患者平均年龄50多岁，表现为腹痛和（或）肿块，高达40%的患者为偶然发现。

【大体病理学】

腹膜和网膜通常可见大小不等的多发性结节，或腹膜明显增厚变硬及沙砾状，但卵巢与输卵管无明显异常。

【组织病理学】

P-LGSC显示肿瘤细胞相对均匀，显示轻至中度细胞学异型性和低核分裂活性，缺乏高级别核的特点。可见多种结构模式，包括乳头状、微乳头状、筛网状、实状、腺状、巢状及单个肿瘤细胞（图30-15）。可见胞质外或胞质内黏蛋白，以及数目不定的沙砾体。肿瘤侵犯网膜、盆腔组织或腹部/盆腔器官等底层组织，和（或）淋巴管血管，没有卵巢受累。腹膜LGSC与腹膜SBT的不同主要是有间质浸润和融合性生长。在极少数情况下，LGSC可能会发展为高级别浆液性癌。

腹膜沙砾体癌（psammocarcinoma）是LGSC的一个亚型，特点为75%以上的乳头和细胞巢内含沙

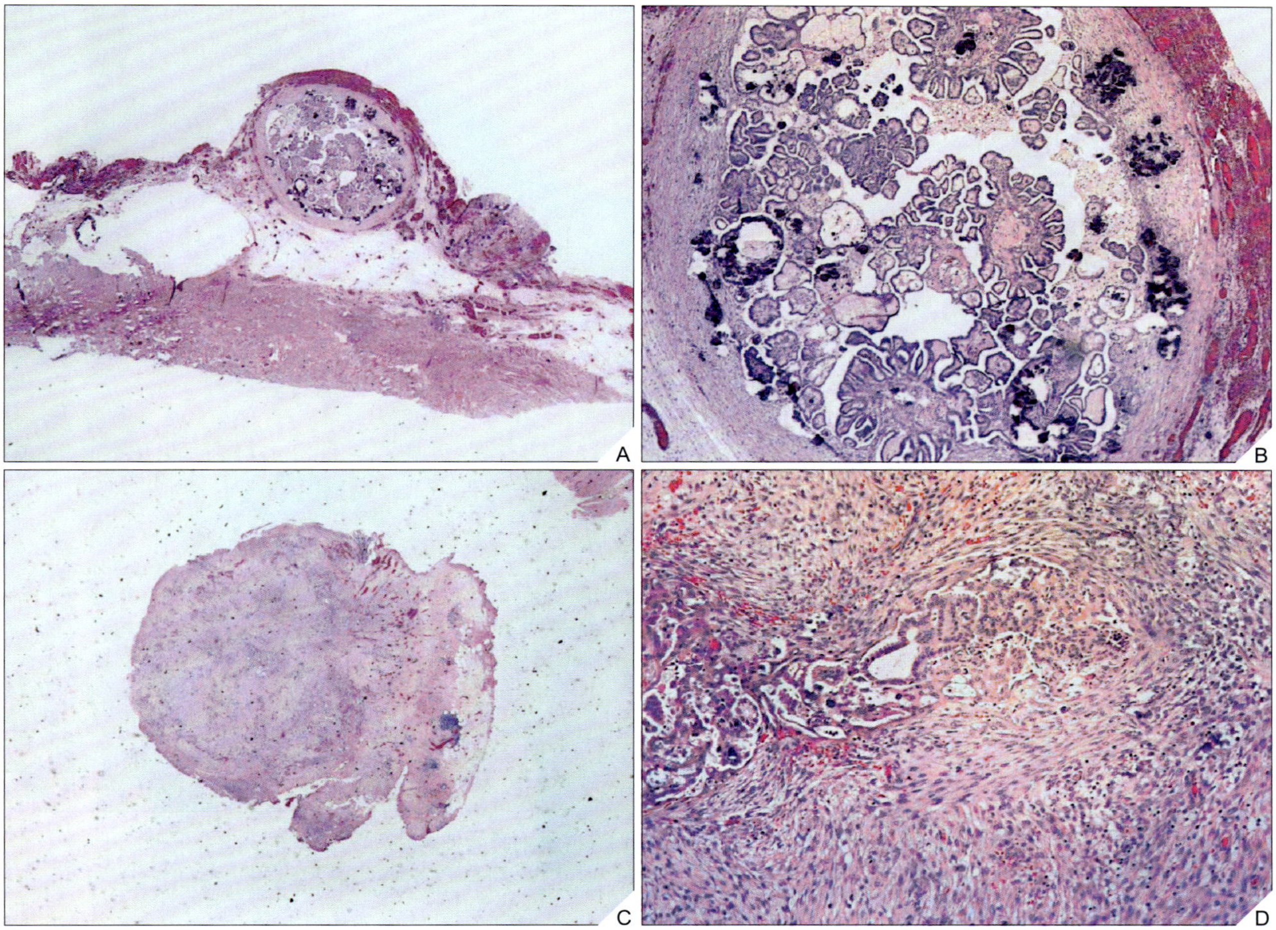

图 30-12　非浸润性种植

A. 腹膜表面见孤立性种植结节；B. 放大后见典型的浆液性交界性肿瘤形态；C. 促纤维间质反应性非浸润性种植；D. 放大后见显著的纤维组织和小细胞团或单细胞，无组织浸润

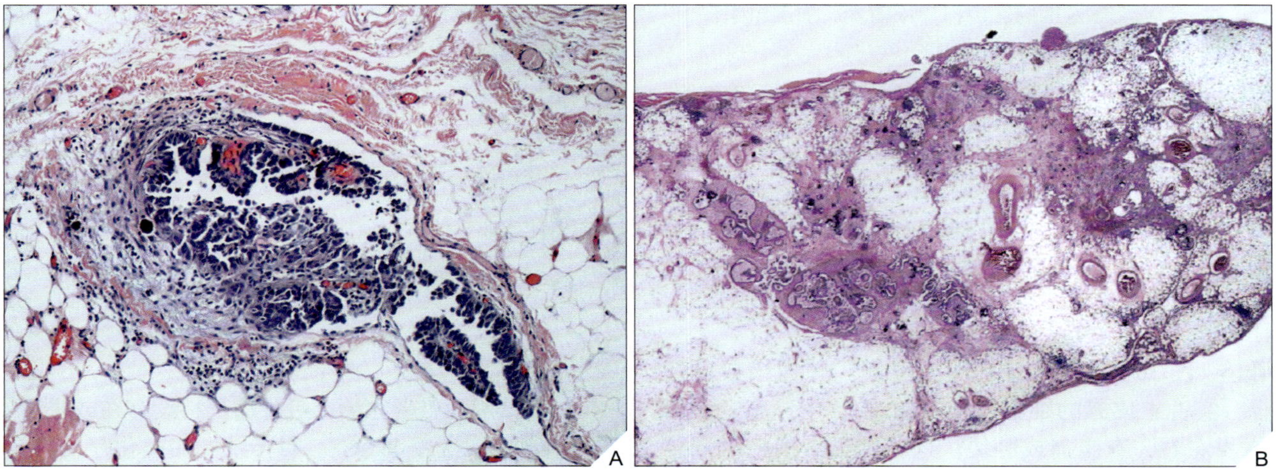

图 30-13　非浸润性种植与浸润性种植（低级别浆液性癌）的比较

A. 网膜小叶间隙有乳头状上皮增生，无脂肪组织浸润 - 非浸润性种植；B. 网膜内有大量的肿瘤生长，破坏小叶结构 - 浸润性种植

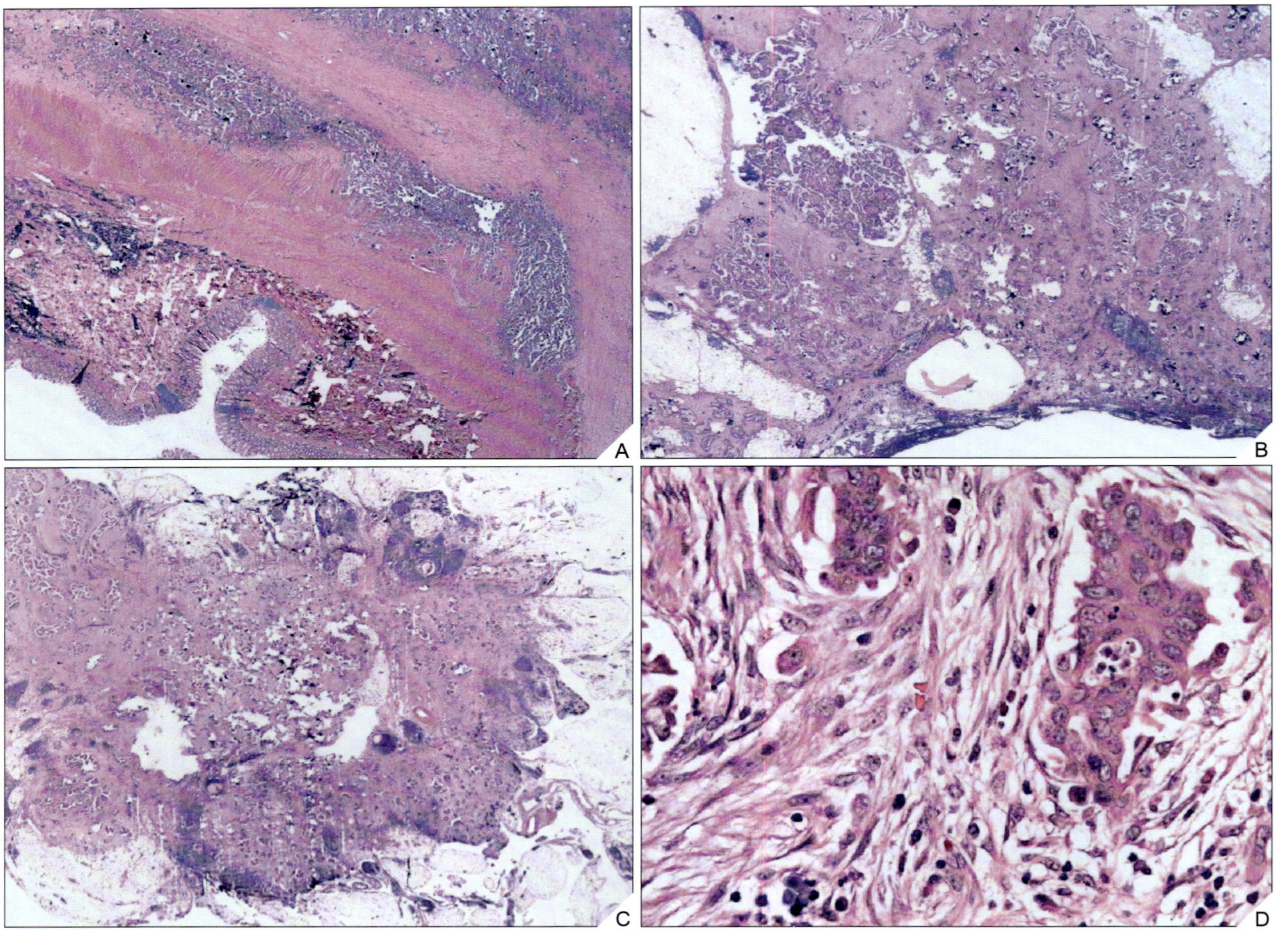

图 30-14 浸润性种植灶（低级别浆液性癌）
A. 种植灶浸润性生长于肠肌壁中；B、C. 弥散生长于网膜脂肪组织中；D. 放大后肿瘤细胞形态与低度恶性浆液性癌无异，周围有裂隙

表 30-5 非浸润性种植与浸润性种植（低级别浆液性癌）的鉴别

	种植	低级别浆液性癌
结构特征	肿瘤与其下组织界限清楚	不规则浸润壁腹膜、脏腹膜或网膜脂肪组织（破坏性生长）
	累及网膜间隙，界限清楚，周围组织保留正常的小叶结构	网膜脂肪小叶间隙广泛生长，正常结构消失，反应性间质包裹脂肪细胞
	常无实性或筛状结构，可见小巢致密细胞或单个细胞	肿瘤片状伴或不伴筛状结构，有时迅速延伸到促纤维间质反应外组织；肿瘤细胞周围裂隙
细胞学特征	核异型无到中度，核分裂罕见	可见较显著核异型，核分裂多，有时为非典型性核分裂
辅助检查	DNA 二倍体（整倍体）	DNA 二倍体或非整倍体
手术剥离	容易	困难，常伴有出血或空腔器官的穿孔

砾体（图 30-16），且伴有间质浸润。肿瘤核异型性轻，实性上皮巢的细胞连续不超过 15 个。患者多为 40 岁左右，有腹痛或肿块。这种肿瘤做病检时需要仔细取材，排除混有高级别的浆液性癌。

【预后】

约 72% 的患者在治疗后肿瘤仍持续存在或进展。与卵巢肿瘤一样，P-LGSC 对传统的铂类化疗反应较低。腹膜 SBT 和 P-LGSC 中出现 *KRAS* 突变似乎是预后不良的因素 [37]。

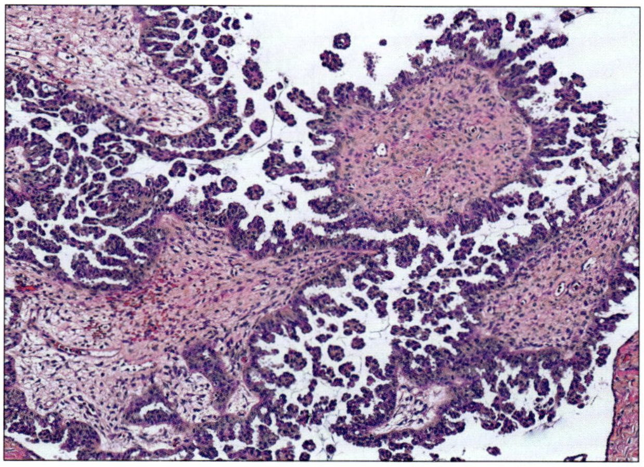

图 30-15　腹膜低级别浆液性癌

肿瘤细胞呈少量团状和乳头状浸润于纤维间质中

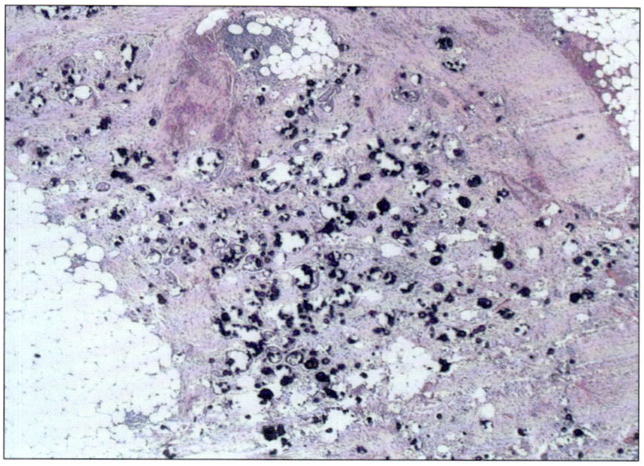

图 30-16　腹膜沙砾体癌

沙砾体远远多于癌细胞

三、腹膜高级别浆液性癌

腹膜高级别浆液性癌（peritoneal high-grade serous carcinoma of the peritoneum，P-HGSC）是一种恶性浆液性上皮性肿瘤，具有显著的细胞异型性和高核分裂计数，起源于腹膜，卵巢或输卵管无肉眼或显微镜下病变。与卵巢 / 输卵管 HGSC 一样，大多数 P-HGSC 有 *TP53* 突变。肿瘤可能来自输卵管内膜异位或腹腔内米勒管上皮 [1]。

【临床特征】

患者一般为 50～60 岁，临床表现无特异性，出现腹胀、胃胀、腹围增加和便秘。体格检查时常可触及腹腔和盆腔包块，可伴有腹水。血清 CA125 通常升高。

【大体病理学】

网膜呈饼状，腹膜表面可见灰白色易碎的粟粒状结节和（或）散在腹膜肿块。

【组织病理学】

组织学形态和免疫表型与输卵管 / 卵巢 HGSC 相同，大多数肿瘤位于腹膜表面，浸润其下间质，尤其是网膜脂肪组织（图 30-17），卵巢组织和输卵管黏膜正常。某些亚型中，肿瘤仅在腹膜表面生长，不伴有其下组织浸润，可能与弥漫性间皮瘤或原发灶不明的腹膜癌相混淆。鉴别要点已在间皮瘤章节讨论。

大多数盆腔 HGSC 起源于输卵管的前驱病变（浆液性输卵管上皮内癌）或卵巢，真正的原发性腹膜 HGSC 是罕见的 [38]。诊断腹膜 HGSC 首先应排除继发于输卵管或卵巢的 HGSC，以及来自子宫内膜的浆液性癌及宫颈癌转移。2020 年 WHO 肿瘤分类提出了盆腔高级别浆液性癌原发部位的评估标准 [1]，见表 30-6。实际上，腹膜 HGSC 与卵巢 / 输卵管 HGSC 的鉴别并不重要，因为它们的生物学行为和治疗相似。

【治疗和预后】

腹膜高级别浆液性癌的预后与卵巢同型肿瘤相似，手术及术后治疗也相同，详见第二十四章第七节。

四、宫颈型黏液性肿瘤

腹膜宫颈型黏液性肿瘤发生在卵巢外，尤其是腹膜后，缺乏卵巢原发肿瘤。肿瘤形成大的囊性肿块，形态上类似卵巢黏液性囊腺瘤、交界性肿瘤或黏液腺癌。某些肿瘤壁上可见卵巢型间质，提示这些肿瘤有可能来源于异位的卵巢组织，这种情况极为少见。大部分认为这些肿瘤直接来源于腹膜。发生机制不详。

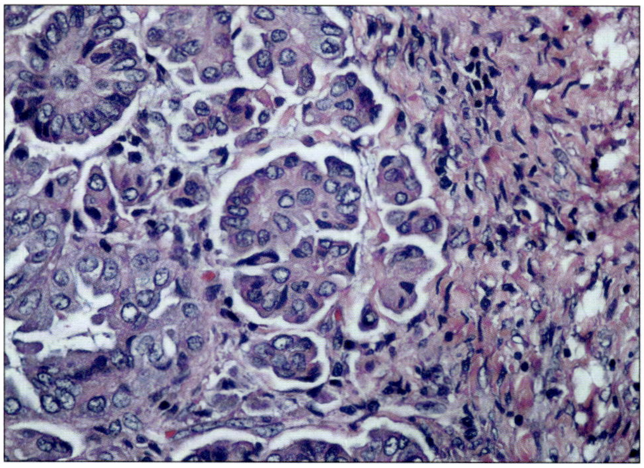

图 30-17　腹膜高级别浆液性癌

肿瘤细胞形成实性或乳头状结构，细胞核高度异型

表 30-6 子宫外盆腔 HGSC 原发部位的评估标准

原发部位	诊断标准	备注
输卵管（任一情况）	可见 STIC 可见输卵管黏膜 HGSC 部分或整个输卵管与输卵管 - 卵巢肿物融合	无论是否有卵巢和腹膜病变及大小
卵巢	双侧输卵管与卵巢肿瘤分离，并且输卵管未见 STIC 或无 HGSC 累及	双侧输卵管可见，并通过 SEE-FIM 方法进行全面检查，无论腹膜病变的存在和大小
腹膜	双侧输卵管和卵巢进行完全检查后，大体和镜下均未见 STIC 或 HGSC	应在化疗前取样的标本中作出诊断
输卵管 - 卵巢	无法对输卵管和卵巢进行完整检查，通过小样本、腹膜 / 大网膜活检、细胞学或化疗后诊断为子宫外 HGSC	应该有临床病理结果支持，包括免疫组化排除类似病变，主要是排除子宫浆液性癌

注：SEE-FIM，sectioning and extensively examining the fimbriated end，对伞端进行切片和广泛检查。

第四节 腹膜间叶性肿瘤

一、播散性腹膜平滑肌瘤病

播散性腹膜平滑肌瘤病（disseminated peritoneal leiomyomatosis）为罕见的良性增生性疾病，以腹腔内形成多发性平滑肌结节为特征。大体形态类似于广泛播散的恶性肿瘤。其发生原因不明，推测可能起源于腹膜间皮下的间质细胞向平滑肌细胞化生，妊娠、内源或外源性激素刺激可能与之相关。妊娠后或外科去势后病变体积减小，病变细胞常表达孕激素受体，而且在动物实验中证明病变细胞有雌激素或雌孕激素产生，提示这些病例很有可能与激素有关。

【临床特征】

患者大多为育龄期妇女，70% 的患者为孕妇、产褥期妇女或口服避孕药者。常在剖宫产或输卵管结扎时偶然发现，偶见于绝经后妇女。患者可扪及结节或出现类似子宫肌瘤引起的压迫症状。特殊情况下有潜在的伴雌激素分泌的卵巢肿瘤。

【大体病理学】

腹腔表面有许多结节性肿物，大小不一，多数小于 1cm，个别较大，甚至可达 10cm。结节散在分布于腹膜、网膜及腹腔脏器表面，常无蒂，表面光滑，切面类似于典型平滑肌瘤。

【组织病理学】

结节状增生的平滑肌形态类似于典型平滑肌瘤或富于细胞的平滑肌瘤，细胞学呈良性特征，无明显核异型性和核分裂，不伴坏死（图 30-18）。妊娠患者的结节中可见蜕膜样细胞及平滑肌和蜕膜样细胞的过渡形态。约 10% 情况下结节与子宫内膜异位和输卵管内膜异位并存。对于细胞温和、核分裂增多但不符合平滑肌肉瘤的标准的腹膜肿瘤，可按子宫平滑肌肿瘤的标准作诊断[1]。

【分子遗传学】

播散性腹膜平滑肌瘤病大多有 *MED12* 突变，但在不同的肌瘤结节之间，以及伴发的子宫肌瘤中，*MED12* 的突变状态可能不同[1]。

【治疗和预后】

即使不完全切除，腹膜播散性平滑肌瘤病多为自限性的。偶尔有复发，个别转变为平滑肌肉瘤导致患者死亡。某些持续性的腹膜播散性平滑肌瘤病可以用促性腺激素释放激素治疗。

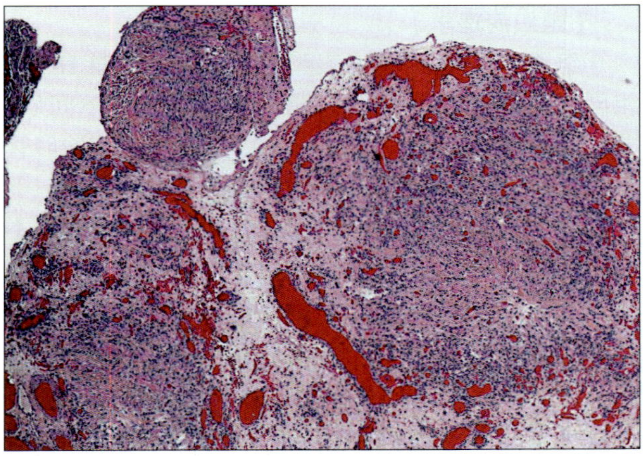

图 30-18 播散性腹膜平滑肌瘤病

病变含有许多由平滑肌组成的肿瘤结节

二、韧带样纤维瘤病

韧带样纤维瘤病（desmoid fibromatosis）是一种局部侵袭性但非转移性的深部（肌）成纤维细胞肿瘤，呈浸润性生长，可以局部复发[1]。

【临床特征】

韧带样纤维瘤病并不常见，最常见于盆底。患者平均年龄30岁（17～62岁）。多达50%的患者表现为疼痛，而泌尿系统症状是一小部分患者的主要症状，妊娠患者可能出现难产。近1/3的病例无症状。肿瘤平均大小为11cm（3～30cm）。

【大体病理学】

肿瘤呈单发，实性，质硬，边缘粗糙，界限相对清楚。切面漩涡状，灰白色，偶尔呈黏液样改变，或伴囊性变。

【组织病理学】

镜下成纤维细胞/肌成纤维细胞浸润性增生，排列呈束状，并表现为不同程度核分裂活性。肿瘤边缘常出现淋巴样细胞聚集，也可呈广泛的玻璃样变或瘢痕样胶原。肿瘤细胞对actin呈阳性反应，偶有desmin阳性。绝大多数肿瘤显示β-catenin的核表达（图30-19）。

【分子遗传学】

CTNNB1（编码β-catenin的基因）的激活突变和*APC*的失活突变导致蛋白体降解减少，β-catenin的核积累增加，最终通过上调WNT/β-catenin通路促进细胞增殖和存活[39]。由于大多数散发病例携带*CTNNB1*点突变，当形态特征不能诊断和β-catenin免疫组织化学不明确时，突变分析可能有用。

【预后】

约40%的肿瘤在手术后复发，通常在2年内，但自然过程不可预测。目前，建议保守治疗，并在病情进展时进行药物治疗（抗激素或靶向治疗、化疗）。对于可切除但不损害功能的病例，可考虑手术。*CTNNB1*（β-catenin）突变可能预示肿瘤复发[1]。

三、钙化纤维性肿瘤

钙化纤维性肿瘤（calcifying fibrous tumor，CFT）是一种良性病变，由丰富的玻璃样胶原、淋巴浆细胞浸润和钙化组成[1]。不建议使用钙化纤维性假瘤一

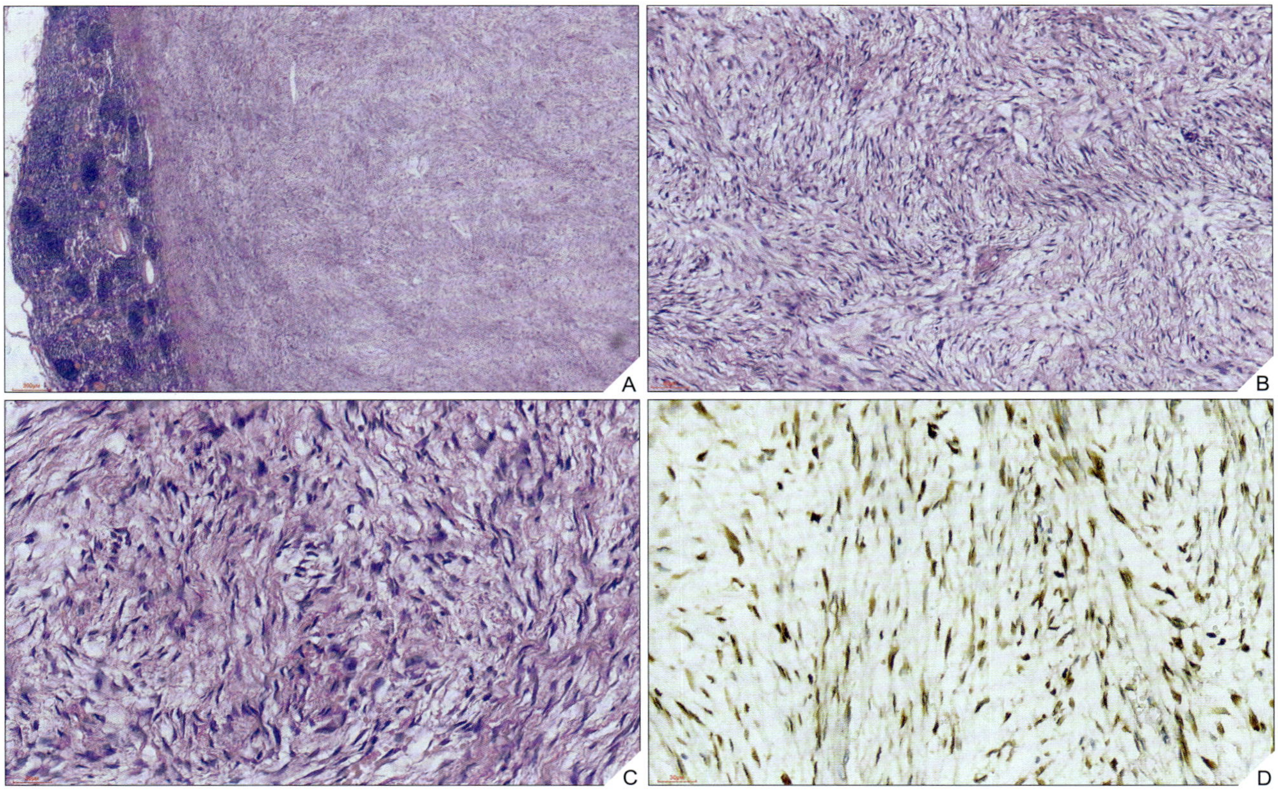

图30-19　韧带样纤维瘤病

A. 肿瘤边缘出现淋巴样细胞聚集；B. 温和的成纤维细胞和肌成纤维细胞排列呈束状；C. 高倍镜下细胞核缺乏异型性；D. 免疫组化β-catenin核表达

词。通常情况下是在胃肠道、腹膜、胸膜、肠系膜偶然发现，偶见于输卵管壶腹[40]。

【临床特征】

女性多见，最常见于婴儿、幼儿和年轻人。腹膜是继胃、小肠、胸膜和肠系膜之后的第五常见部位[41]。

【大体病理学】

大多数病变是单发，但也可多发。大体表现为界限清楚的实性肿块，平均大小 4.6cm，有的直径可达 20cm。切面呈棕白色，有沙砾感。

【组织病理学】

镜下特征为致密的透明变胶原纤维呈同心圆排列，混有散在的良性成纤维细胞，以及淋巴细胞和浆细胞，并可见局部小的钙化如沙砾体或不规则的营养不良性钙化（图 30-20）。肿瘤细胞通常弥漫表达 XⅢa 和 CD34。

【预后】

CFT 是良性的，可通过局部手术切除治愈，但复发率约为 10%[41]。

四、胃肠道外间质瘤

胃肠道外间质瘤（extra-gastrointestinal stromal tumor，E-GIST）是一种具有不同生物学行为的间质细胞肿瘤，但发生在胃肠道外[1]。

【临床特征】

主要发生于网膜、肠系膜和腹膜后，少数情况下，可累及肝脏和胰腺。可以发生于任何年龄，患者通常表现为腹盆腔肿块、腹部不适和（或）疼痛。无症状的小肿瘤是在手术或放射检查中偶然发现的。

【大体病理学】

肿瘤单发或多发，体积可以很大。切面可呈实性或囊性，伴有出血和坏死。

【组织病理学】

E-GIST 与胃肠道 GIST 的组织病理学特征相似。单发肿瘤与胃 GIST 相似。而多结节性 E-GIST 更相似于小肠 GIST 的组织学特征。组织学类型包括梭形、上皮样、空泡样、巢状和黏液样[42，43]。

【免疫组化】

免疫表型方面，>90% 的肿瘤 KIT（CD117）阳性。DOG1 抗体可以帮助诊断多达 50% 的 KIT 阴性的 E-GIST。大多数梭形细胞 E-GIST 表达 CD34，而上皮样 E-GIST 则阳性率不一[42，43]（图 30-21）。

【分子遗传学】

大约 70% 的 E-GIST 具有 *KIT* 或 *PDGFRA* 基因突变[42，43]。

【分级和预后】

风险分层优于解剖学分期。不能手术的 E-GIST 预后较差。具有小肠胃肠道间质瘤特征的肿瘤更有可能具有侵袭性病程。核分裂活跃和坏死也是预后不良的因素[44]。

五、孤立性纤维性肿瘤

孤立性纤维性肿瘤（solitary fibrous tumor，SFT）是一种向成纤维细胞分化的肿瘤，有明显的分支状薄壁血管和 *NAB2-STAT6* 基因重排[1]。

【临床特征】

可发生于躯干多个部位，常见于胸膜，发生在腹膜者与发生在胸膜者具有相似的临床病理特征及免疫组化特征，多生长缓慢，极少数可复发。恶性孤立性纤维性肿瘤具有明显的侵袭性行为，复发率及转移率高。

【大体病理学】

肿瘤呈类圆形，直径为 1～30cm，常边界清晰，部分具有假纤维性包膜。恶性者可边界不清，伴出血、坏死。

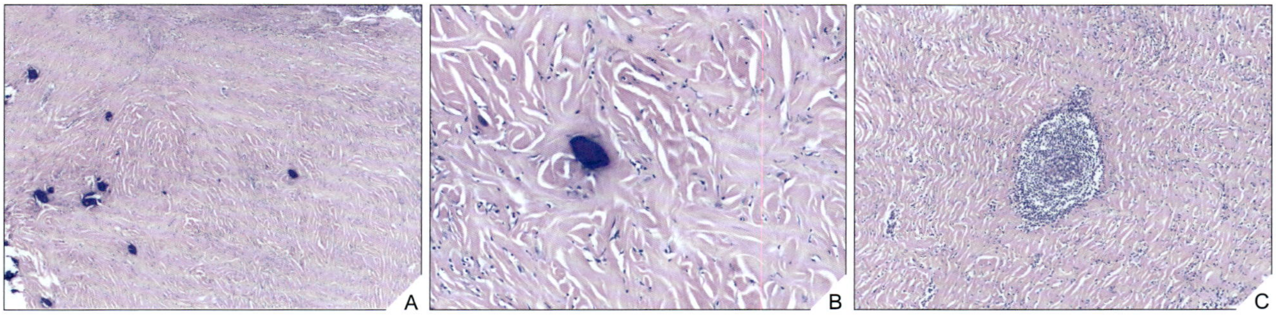

图 30-20 钙化纤维性肿瘤

A. 瘤细胞稀疏分布，伴有透明变胶原纤维和钙化；B. 致密的胶原性间质内可见散在的沙砾钙化；C. 常伴淋巴浆细胞浸润，淋巴滤泡形成

【组织病理学】

肿瘤由细胞丰富区和细胞稀疏区交替构成，细胞丰富区肿瘤细胞呈卵圆形或短梭形，胞质少，核染色质细腻；细胞稀疏区内瘤细胞呈纤细的梭形；两种细胞均无明显的异型，核分裂象少。瘤细胞多无明显的排列方式，部分呈席纹状、条束状、血管外皮瘤样、栅栏状或波浪状（图 30-22A）。另一形态学特征表现为瘤细胞间具有粗细不等、形态不一的胶原纤维（图 30-22B）。肿瘤内血管丰富，常见血管壁胶原变性。约 10% 病例为恶性，表现为细胞密度增加，异型性明显，核分裂象增多，可见出血、坏死，并伴有浸润性边界（图 30-23），此型称为非典型性和恶性孤立性纤维性肿瘤[45]。

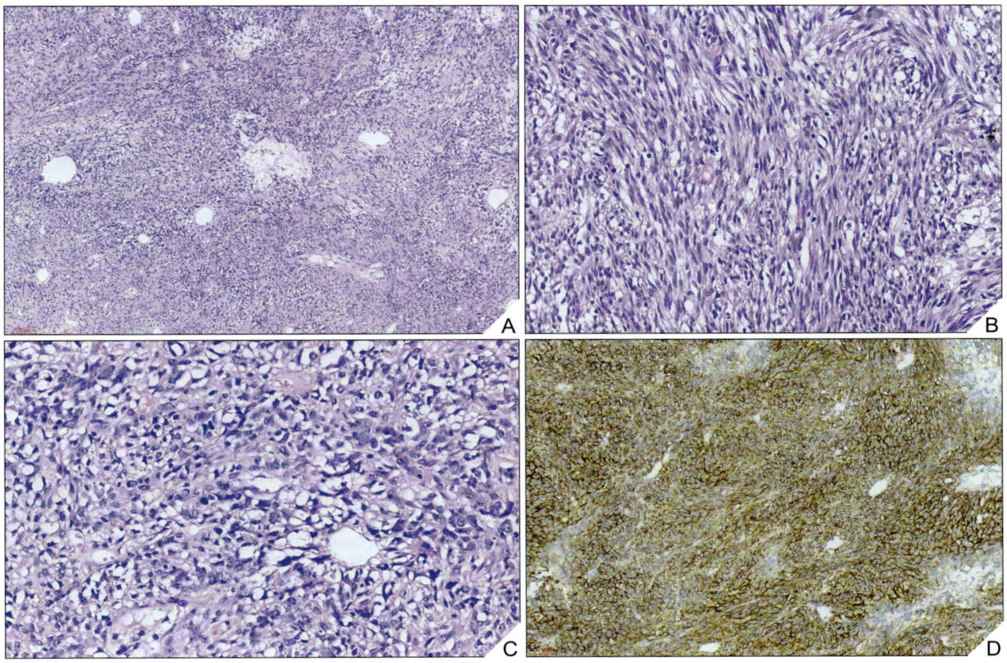

图 30-21
胃肠道外间质瘤
A. 原发腹膜胃肠道间质瘤，梭形细胞和上皮样细胞混合；B. 梭形细胞区域；C. 上皮样区域；D. DOG1 免疫组化呈阳性

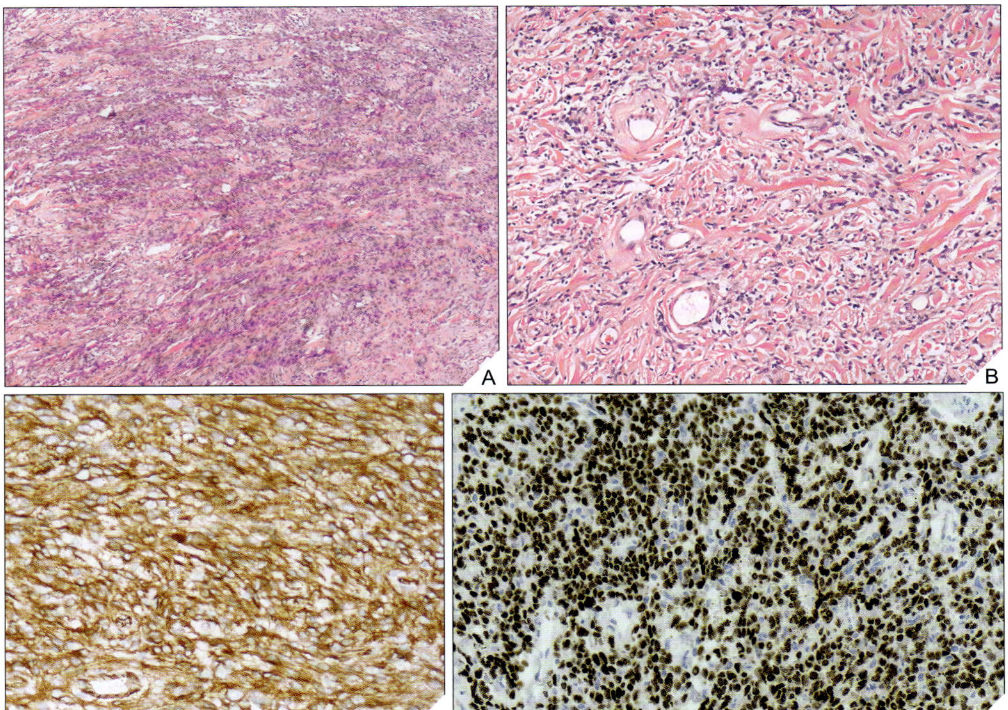

图 30-22
孤立性纤维性肿瘤
A. 细胞较丰富，排列杂乱或略呈条束状、席纹状；B. 瘤细胞间见粗细不等、形态不一的胶原纤维；C. 孤立性纤维性肿瘤 CD34 阳性；D. 孤立性纤维性肿瘤 STAT6 阳性

【免疫组化】

肿瘤细胞表达CD34（图30-22C）、Bcl-2、CD99及STAT6（图30-22D），灶性或弱表达actin、desmin。这些免疫标志物有助于与促纤维增生性间皮瘤相鉴别。孤立性纤维性肿瘤还需要与胃肠道间质瘤（GIST）鉴别，后者表达c-kit（CD117）。

【分子遗传学】

SFT中存在*NAB2-STAT6*基因融合，其他与侵袭性行为和去分化相关的改变包括端粒酶逆转录酶启动子突变和*TP53*的缺失或突变[46]。

【治疗和预后】

SFT大多数呈良性过程，极少数因肿瘤未完全切除而复发。复发（远处或局部）发生在10%～30%的SFT中，报告5年后复发率为10%～40%和15年后的罕见复发。恶性SFT则具有明显的侵袭性行为，复发及转移率高，多转移至肺、骨和肝。第五版WHO骨与软组织肿瘤分类推荐使用Demicco EG等改进的SFT风险分层标准（表30-7），根据临床（患者年龄）和病理（肿瘤大小、核分裂和坏死）标准的综合评估，肿瘤被划分为低、中、高风险状态（特别是转移）[47]。

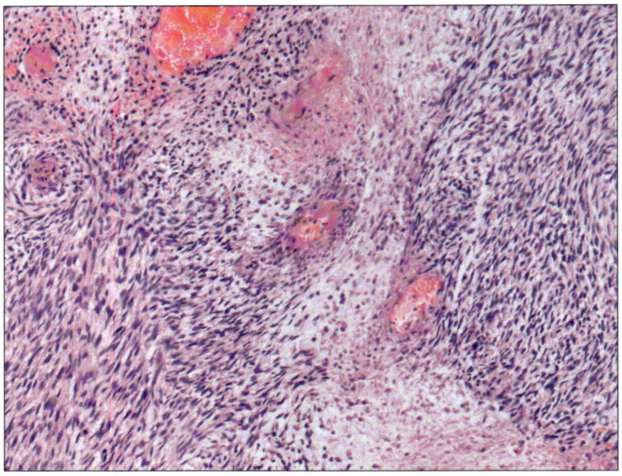

图30-23 非典型性和恶性孤立性纤维性肿瘤

细胞密度增加，异型性明显，核分裂象增多，>4/10HPFs，可见出血、坏死

表30-7 孤立性纤维性肿瘤转移风险评估量化表

风险因素	cut-off	评分	
		3层模型	4层模型
发病年龄（岁）	＜55	0	0
	≥55	1	1
核分裂/mm^2 (/10HPFs)	0(0)	0	0
	0.5～1.5(1～3)	1	1
	≥2(≥4)	2	2
肿瘤大小（cm）	0～4.9	0	0
	5～9.9	1	1
	10～14.9	2	2
	≥15	3	3
肿瘤坏死	＜10%	不适用	0
	≥10%	不适用	1
风险分级	低	0～2分	0～3分
	中	3～4分	4～5分
	高	5～6分	6～7分

六、结缔组织增生性小圆细胞肿瘤

结缔组织增生性小圆细胞肿瘤（desmoplastic small round cell tumor，DSRCT）是恶性间叶性肿瘤，由小圆形肿瘤细胞组成，伴有明显的间质纤维组织增生、多表型分化和*EWSR1-WT1*基因融合[1]。

【临床特征】

大多数肿瘤发生在腹腔内，偶见于胸膜、睾丸旁、颅内、肝、肺、纵隔、卵巢等。男性发病多于女性（男女比例4∶1），多见于青少年和年轻人，平均年龄为25岁。典型临床症状包括腹胀、疼痛和可扪及的包块，有时还可出现腹水。如果肿瘤局限在盆腔，可能与原发性卵巢肿瘤混淆。

【组织病理学】

肿瘤由小的上皮样细胞聚集成团巢状。肿瘤细胞团大小从小簇到圆形或不规则岛状不等，可见条索状、梁状或腺样排列结构。细胞团之间有丰富的纤维间质分隔，伴有玻璃样变性是其特征，故而得名（图30-24A，图30-24B）。另外，低倍镜下常见坏死，高倍镜下肿瘤细胞形态一致，胞质稀少，细胞界限不清，有时肿瘤细胞表现为横纹肌样细胞，有丰富的嗜酸性细胞质和偏心核。核分裂象易见，常见单个细胞坏死和淋巴血管浸润（图30-24C）。

【免疫组化】

免疫组织化学证实DSRCT显示不同方向分化。几乎所有肿瘤表达上皮标记蛋白CAM5.2和AE1/AE3，而不表达CK20。约4/5的肿瘤表达EMA、NSE、desmin（核周点状分布，图30-24D）和vimentin（图30-24E）。2/5～2/3的肿瘤表达Ber-EP4、CD57（Leu-7）、CD15（LeuM1）和CA125。少数病例表达CgA、Syn。另外90%的病例WT1阳性。腹腔内结缔组织增生小圆细胞肿瘤对WT1（C端）起反应，而卵巢/输卵管浆液性癌和间皮瘤通常对WT1（N端）起反应。这种免疫组化标记组合是该肿瘤的特征，有助于与其他肿瘤区分[1]。

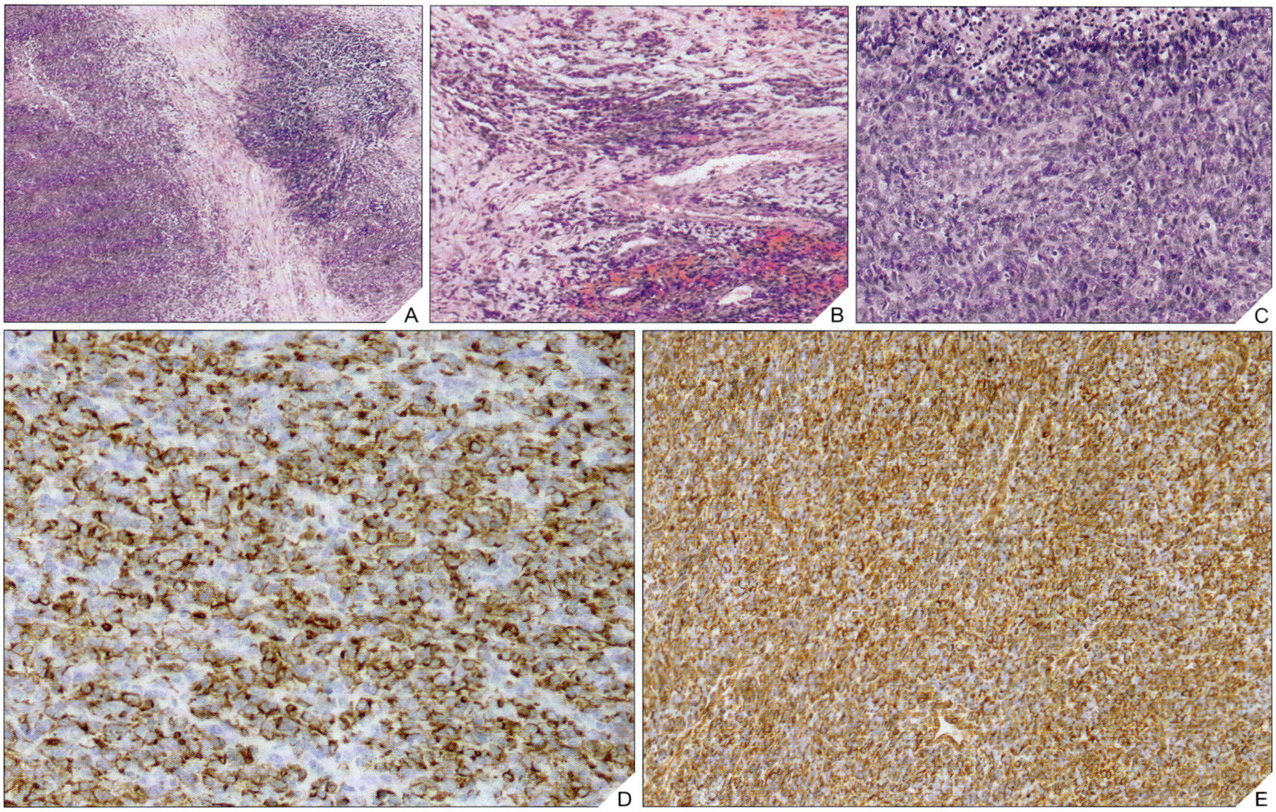

图 30–24　结缔组织增生性小圆细胞肿瘤

A、B. 低倍镜下肿瘤由数量不等的小圆蓝细胞团组成，细胞团之间由丰富的纤维间质分隔；C. 高倍镜下肿瘤细胞形态一致，胞质稀少，细胞界限不清；D. 肿瘤细胞呈特征性 desmin 核周点状分布；E. 肿瘤细胞呈 vimentin 弥漫阳性

【分子遗传学】

90% 以上病例含有特征性的 t（11；22）（p13；q12）易位导致 22 号染色体的 *EWSR1* 基因与 11 号染色的 Wilms 肿瘤抑制基因（WT1）相融合[48]。融合基因 *EWSR1-WT1* 可以通过 RT-PCR 或 FISH 进行检测，具有较高的敏感性和特异性。

【鉴别诊断】

DSRCT 需要同所有其他可以累及腹腔的小蓝细胞肿瘤鉴别，包括神经母细胞瘤、骨外尤因肉瘤 / 原始神经外胚层肿瘤、未成熟性畸胎瘤、淋巴瘤、横纹肌肉瘤、横纹肌样瘤、低分化的支持 - 间质细胞瘤、成人型和幼年型粒层细胞瘤及伴高钙血症小细胞癌。一般来说，腹腔内结缔组织增生性小圆细胞肿瘤的发病年龄、缺乏腹腔外的原发肿瘤、肿瘤分布特点、典型的镜下特点和免疫标记特征可以同绝大多数其他肿瘤鉴别。DSRCT 与 WT1 的 C 端反应有助于与其他肿瘤区分，因为其他肿瘤与 WT1 的 N 端反应。RT-PCR 检测到 *EWSR1-WT1* 基因融合，支持 DSRCT 的诊断。少数病例显示一些不同寻常的结构特征，如管状、腺样、囊腔、乳头状、吻合的梁状和单细胞条索，这时诊断比较困难，但检查特定性的染色体易位具有诊断价值[49]。

【治疗和预后】

DSRCT 手术切除后需进行化疗和放疗。化疗可采用新辅助治疗方式。但其侵袭性高，病情进展迅速，预后差。

七、炎性肌成纤维细胞性肿瘤

炎性肌成纤维细胞性肿瘤（inflammatory myofibroblastic tumor，IMT）是具有低度恶性潜能的成纤维细胞肿瘤，具有明显的炎症细胞浸润，主要是淋巴细胞和浆细胞[1]。

【临床特征】

可发生在不同的部位，如肺、肠系膜、网膜、腹膜后及盆腔。炎性肌成纤维细胞性肿瘤多见于年龄小于 20 岁的女性。患者出现不明原因的发热、包块、身体衰竭或体重减轻、慢性贫血、血小板增多症等。

【大体病理学】

病变呈结节状或分叶状，直径为 1～20cm，质韧，可伴有黏液样变性、灶性出血和坏死。

【组织病理学】

由增生的梭形成纤维细胞及肌成纤维细胞构成，呈束状或漩涡状排列，间质有大量炎症细胞浸润，多为成熟的浆细胞、淋巴细胞和嗜酸性粒细胞，少数为中性粒细胞。除梭形细胞外，还可见类圆形的组织细胞样细胞；部分病例还可见一些不规则形、多边形或奇异形细胞，类似节细胞。炎性肌成纤维细胞性肿瘤具有三种基本的组织学图像：①间质黏液水肿样，类似结节性筋膜炎；②梭形成纤维细胞和肌成纤维细胞密集成束，可见纤维组织细胞样细胞及炎症细胞浸润，类似纤维组织细胞瘤或平滑肌瘤（图 30-25A，图 30-25B）；③瘤细胞稀疏，细胞间伴不同程度的胶原化，明显时呈瘢痕疙瘩样，类似于纤维瘤病。近年来还报道了一种上皮样亚型，主要发生在成人，好发于腹腔、肠系膜和大网膜，主要由大圆形细胞构成，核呈空泡状，核仁明显，核分裂象易见，部分病例也可见梭形细胞（图 30-26A，图 30-26B）。此型临床进展快，预后不佳，被称为上皮样炎性肌成纤维细胞性肉瘤（epithelioid inflammatory myofibroblastic sarcoma）。

【免疫组化】

所有病例均表达 vimentin，多数表达 SMA 或 desmin，约 50% 表达 ALK（胞质阳性，图 30-25C），D5F3 克隆已显示出更高的敏感性、染色强度和相关性，上皮样亚型特征性地表达核膜阳性（图 30-26C）。CD10 也通常阳性，但 CK、KIT、DOG1(ANO1)、CD34、S-100、SOX10 和 EMA 常阴性，p53 野生型表达[1]。

【分子遗传学】

约 2/3 的炎性肌成纤维细胞性肿瘤具有酪氨酸激酶受体基因重排，最常见的是与不同的融合伴侣在 2p23 上的 *ALK* 基因重排。上皮样炎性肌成纤维细胞性肿瘤通常有 *RANBP2-ALK* 融合，或罕见 *RRBP1-ALK* 融合。大约 5% 的炎性肌成纤维细胞性肿瘤具有 *ROS1* 基因融合[50]；其他罕见融合包括 *NTRK3*、*PDGFRB* 和 *RET*[51]。

【治疗和预后】

通常局部广泛切除。本病是一种低度恶性肿瘤，但位于腹腔者有局部复发倾向，少数病例经多次复发后可转化为肉瘤。上皮样炎性肌成纤维细胞性肉瘤预后不佳。某些病理特征与侵袭性预后相关，包括肿瘤细胞坏死、肿瘤大、异型性、高核分裂活性（>10/10HPFs）和浸润性边界。

八、腹膜子宫内膜样间质肉瘤

腹膜子宫内膜样间质肉瘤（peritoneal endometrioid stromal sarcoma，P-ESS）是一种类似增殖期子宫内膜间质的低度恶性间叶性肿瘤[1]。肿瘤通常与子宫内膜异位有关，目前尚不清楚其是否与子宫的同类型肿瘤具有相同的分子改变[52]。排除了宫内 ESS 病史后可诊断。

【临床特征】

肿瘤常累及腹部 / 腹膜、肠壁、腹膜后及其他部位（发病率依次降低）。通常有与盆腔 / 腹部肿块相关的体征和症状，其次是胃肠和泌尿系统症状，但肿瘤可偶然发现。

【大体病理学】

肿瘤可累及一个或多个部位，大小不等（可达 25cm），典型的浸润底层器官或组织。肿瘤实性均质，切面黄褐色，可伴囊性变，特别是在子宫内膜异位的情况下。

【组织病理学】

与子宫同类肿瘤不同，镜下肿瘤可能缺乏典型的舌状浸润，但肿瘤细胞往往呈多结节性生长，表

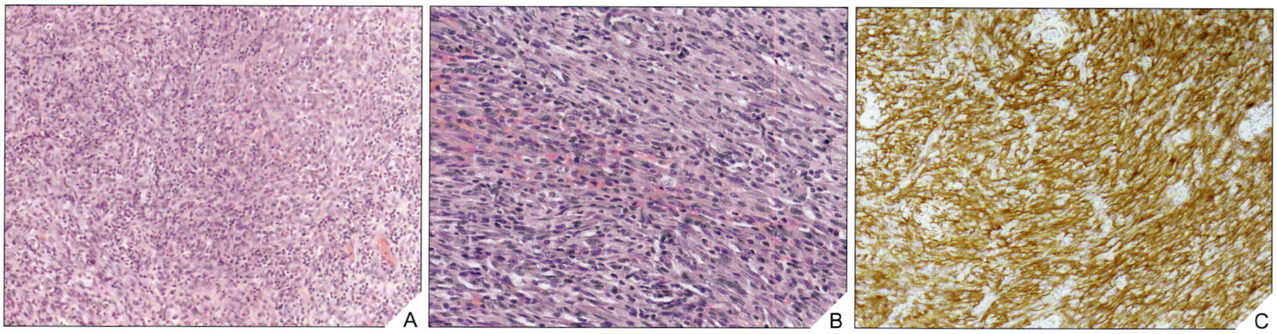

图 30-25 炎性肌成纤维细胞性肿瘤

A. 梭形成纤维细胞和肌成纤维细胞密集，伴大量炎症细胞浸润；B. 梭形成纤维细胞和肌成纤维细胞密集成束；C. ALK（5A4）显示肿瘤细胞胞质弥漫阳性

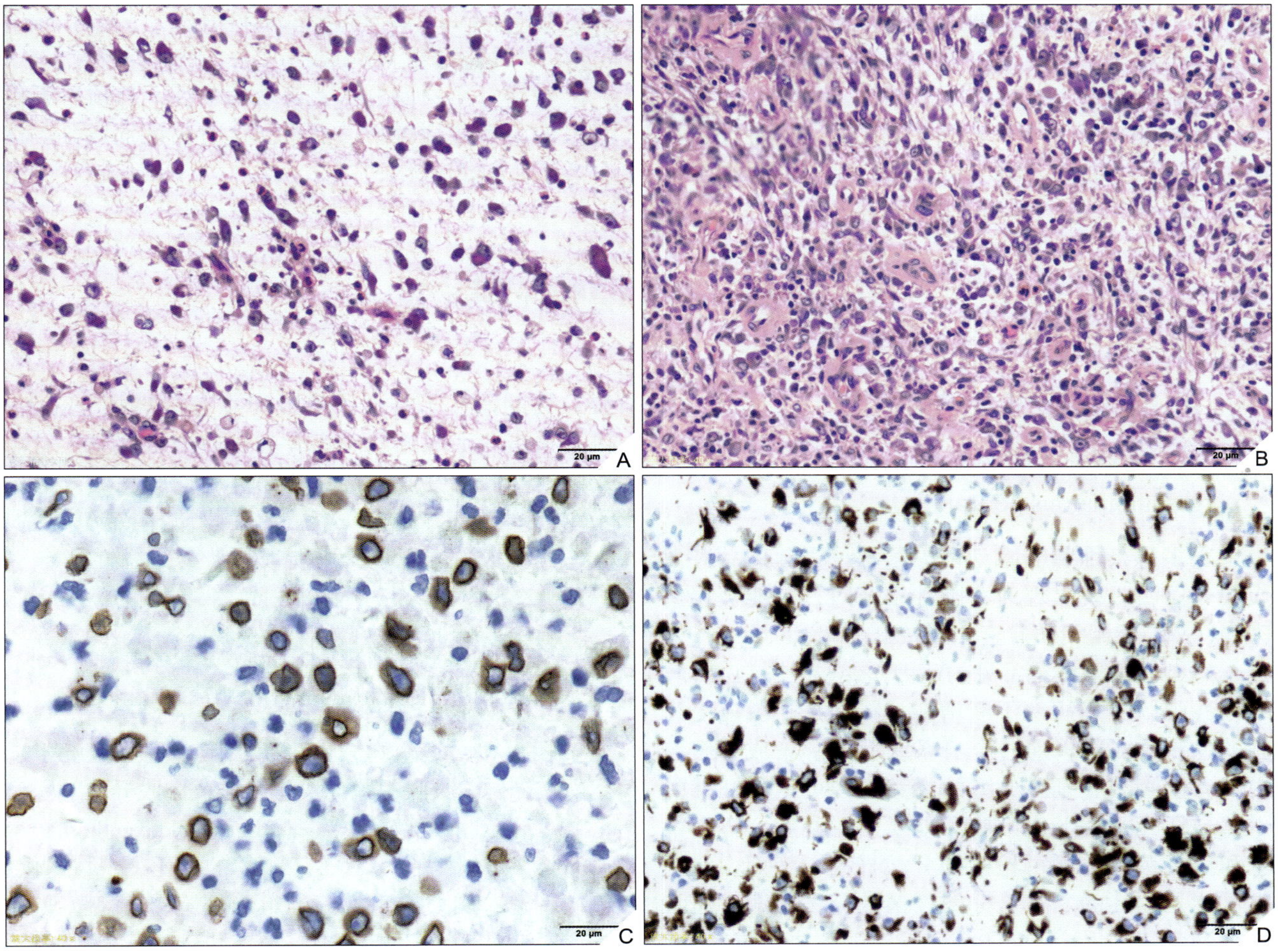

图 30–26　上皮样炎性肌成纤维细胞性肉瘤

A. 肿瘤背景黏液样，瘤细胞呈大圆形，核染色质呈空泡状，核仁明显；B. 瘤细胞呈短梭形或多角形，间质有淋巴细胞、浆细胞等炎症细胞浸润；C. 免疫组化 ALK（D5F3）显示肿瘤核膜阳性；D. 免疫组化 desmin 肿瘤细胞质阳性

现为均匀一致的小细胞弥漫性生长，胞质少，核淡染，不同程度的核分裂象，类似于增殖期子宫内膜间质。但是可以出现纤维瘤背景（如在卵巢中报道）（图 30-27）。其他特征包括透明斑块、性索样分化、子宫内膜样腺体、平滑肌分化、假乳头状生长，黏液样变和泡沫样组织细胞。肿瘤细胞围绕典型的小

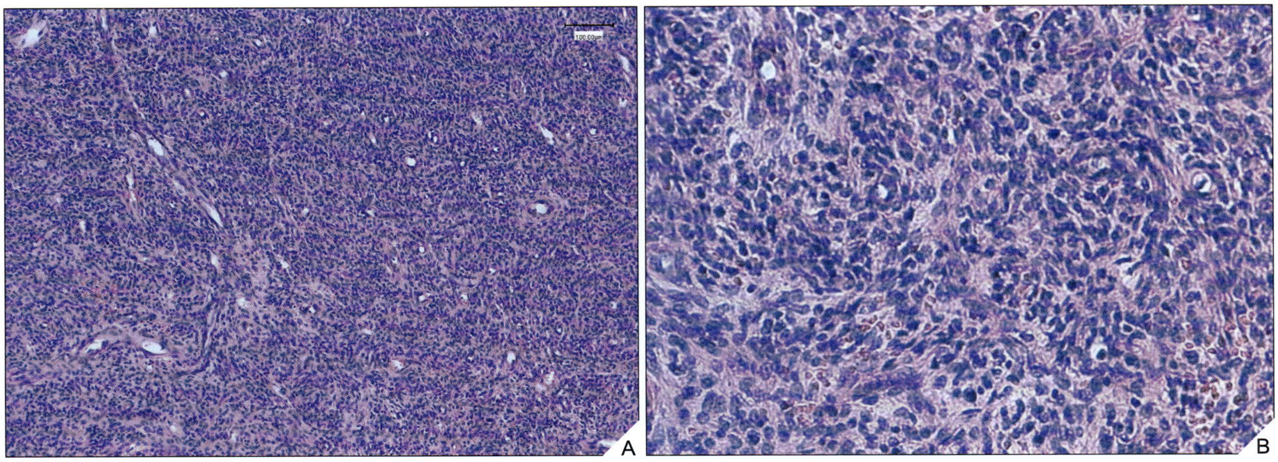

图 30–27　腹膜子宫内膜样间质肉瘤

A. 肿瘤低倍镜下类似增殖期子宫内膜间质；B. 肿瘤由均匀的卵圆形细胞组成，细胞质稀少，伴有小血管增生

动脉样血管，可伴透明变。肿瘤可能会转化为更高级别的肉瘤[53]。

【免疫组化】

肿瘤通常CD10、ER和PR阳性，可能表达平滑肌标志物（actin和desmin）和角蛋白，而性索分化区通常inhibin-α 和Calretinin阳性。

【预后】

肿瘤常复发但总体上表现为惰性，与预后不良相关的因素包括胃肠道受累和伴有高级别成分。核分裂活性与预后无关[54]。

第五节 腹膜瘤样病变

一、炎症和修复性病变

（一）肉芽肿性腹膜炎 (granulomatous peritonitis)

很多感染性和非感染性因素都可引起肉芽肿性腹膜炎。当腹膜出现肉芽肿性结节时，可能被误诊为癌，只有靠组织学检查才能做出正确诊断。

感染性因素中最常见的病因是结核（图30-28）。结核性腹膜炎发病率不断增加，特别是在免疫受抑制的患者中，可以通过全身系统性的感染或者腹腔内的感染直接蔓延。典型的肉芽肿内可见特征性的干酪样坏死、类上皮细胞和朗汉斯巨细胞。抗酸染色和免疫荧光检测可检测到分枝杆菌。然而，它们也可能是阴性的。对于分枝杆菌的分子检测，通常通过聚合酶链反应（PCR）可以帮助解决疑难病例。罕见情况下肉芽肿性腹膜炎也可由真菌感染引起。

非感染性肉芽肿一般由非病原性物质引起，如外科手套的滑石粉、缝线、造影剂和其他医源性药物。消化道穿孔导致的粪便、胰液、肠道分泌物及胆汁等物质溢出，以及肿瘤破裂、卵巢皮样囊肿或卵巢囊肿破裂均可成为非感染性肉芽肿的诱因。值得一提的是，子宫内膜癌或卵巢癌伴鳞状分化者，以及角蛋白形成畸胎瘤患者的腹腔内可偶见含有角化物的异物肉芽肿。罕见的肉芽肿性腹膜炎可继发于结节病和克罗恩病。当外源性物质导致反应过度时，可形成盆腔肿块，可能被误认为是恶性肿瘤[55]（图30-29）。

（二）非肉芽肿性组织细胞病变 (non-granulomatous histiocytic lesions)

腹膜和网膜的弥漫性组织细胞增生可继发于子宫内膜异位、腹膜蜕膜样反应及宫颈内膜异位。

1. 坏死性假黄瘤结节（necrotic pseudoxanthomatous nodules，NPN） NPN病变由中心的坏死组织与钙化、包绕着含有脂质或脂褐素的组织细胞（假黄瘤细胞）及透明变性组织组成，这一形态可能代表燃尽的子宫内膜异位病灶。多数NPN邻近可发现典型的子宫内膜异位灶。NPN与恶性黑色素瘤的不同在于细胞缺少恶性特征及黑色素，困难的病例可通过特殊染色或免疫组化协助诊断。

2. 色素性组织细胞增生（pigmentary histiocytosis） 很少见，继发于黑色素沉积（称为腹

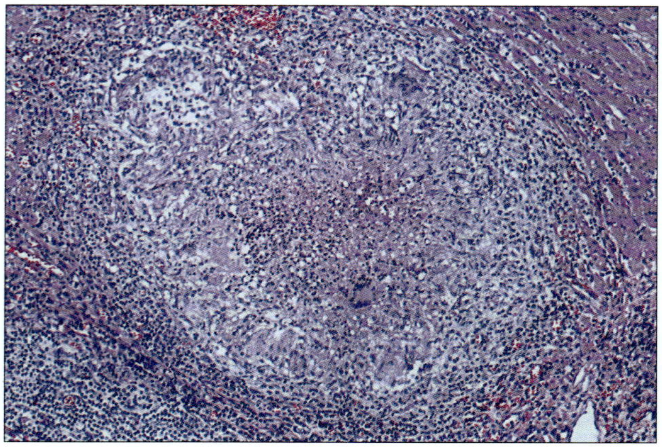

图30-28 结核性腹膜炎

表现为典型的肉芽肿，由特征性的干酪样坏死和朗汉斯巨细胞组成

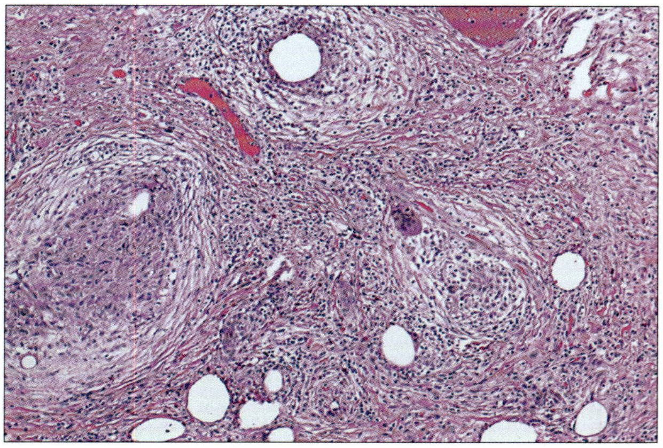

图30-29 异物性肉芽肿

除炎症细胞和异物巨细胞外，可见滑石粉空泡

膜黑变病)，迄今所有文献报道的病例均与卵巢成熟性囊性畸胎瘤破裂有关。富含黑色素的组织细胞缺乏细胞异型性，可以帮助与恶性黑色素瘤相鉴别。

(三) 腹膜纤维化 (peritoneal fibrosis)

腹膜纤维化为多种原因引起的反应性改变，组织过度的炎性与修复反应导致组织瘢痕化、严重变形与重塑，引起肠梗阻等相应部位的功能异常。当腹腔弥漫纤维化时称为硬化性腹膜炎（sclerosing peritonitis)(图 30-30)，这种情况大部分为特发性。

【临床特征】

腹膜纤维化常并发于炎症和腹腔手术，硬化性腹膜炎见于合并卵巢黄素化卵泡膜细胞瘤或粒层细胞瘤，为肿瘤伴发的临床综合征表现之一[1]。患者通常为年轻育龄女性，合并腹痛、腹胀、腹水、肠梗阻及盆腔肿块。有报道称服用抗惊厥药、有石棉接触史、类癌综合征、肝硬化、肺结核、结节病、慢性腹膜透析及使用 β 受体阻滞剂等与发病有关。

【大体病理学】

病变范围大小不一，可累及腹膜、大网膜、表面浆膜及肠系膜。腹膜增厚，网膜与系膜变硬，伴纤维性粘连，并可形成灰白色结节或透明斑块，有石棉接触史的患者，局灶性透明斑块可出现在肝脏或脾脏表面。腹腔或盆腔脏器可因纤维胶原组织的包绕而变形。

【组织病理学】

成纤维细胞增生，排列呈束状与席纹状，并伴有多少不等的胶原组织。网膜小叶间隔增宽。细胞形态温和，无明显异型，罕见核分裂。可合并间皮增生与慢性炎症细胞浸润。

【鉴别诊断】

当纤维化程度很明显时，有可能与促纤维增生性腹膜间皮瘤相混淆。形态学诊断困难的病例，辅助免疫组化和分子检测有助于二者的鉴别。

【预后】

为良性病变。

(四) 自身免疫性腹膜炎 (autoimmune peritonitis)

自身免疫性腹膜炎除可发生于肺、心、腹腔等脏器表面的浆膜外，亦可见于腹膜。由于自身抗原无法清除，受损组织反复发生修复、纤维化、肉芽组织形成、纤维蛋白溶解及抗纤维化的周期性改变。患者通常伴有克罗恩病、家族性地中海热及系统性红斑狼疮等自身免疫性疾病。

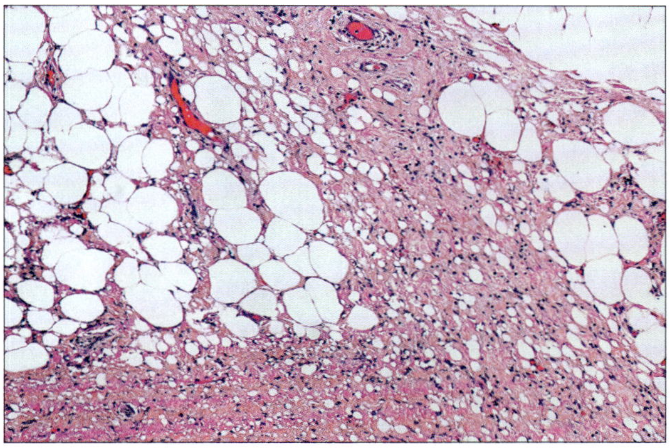

图 30-30 硬化性腹膜炎

低倍镜下网膜表面由纤维组织取代，可见炎症细胞浸润

(五) 罕见类型的腹膜炎

其他罕见类型的腹膜炎包括嗜酸性腹膜炎、胎脂性腹膜炎、胎粪性腹膜炎、食物肉芽肿，胶原血管性疾病（包括系统性红斑狼疮）也可引起腹膜炎。

二、间皮增生

间皮增生（mesothelial hyperplasia）是指非肿瘤性间皮增生[1]，可因任何腹腔损伤与刺激（如腹腔出血、腹水和炎症、子宫内膜异位及肿瘤）导致，通常在因其他疾病病理检查时偶然发现，但其组织形态有时类似间皮肿瘤，应特别加以区分。

【大体病理学】

间皮增生通常是局部和轻度的，大体常无明显特殊所见。偶尔增生显著时可形成孤立性结节或多个小结节，这种情况下有可能与间皮瘤混淆。

【组织病理学】

增生的间皮细胞可排列呈小的实性片状、梁状、管状、乳头状或管状乳头状（图 30-31）。如果乳头状或管状乳头状排列很明显，有可能与浆液性交界性肿瘤或转移性腺癌相混淆。增生的间皮细胞可在一定范围内伸入其下组织，增加鉴别诊断的难度。

增生的间皮细胞（图 30-32）形态取决于增生程度和结构的复杂性。反应程度轻时，细胞核小，规则，呈圆形或椭圆形，核仁居中，胞质丰富嗜酸性或含少量空泡。随着反应程度增大，间皮细胞可能出现多核，核变大，染色质增多，核仁变显著，并可有核分裂象增多及轻中度细胞异型性，类似腺癌。但增生的间皮细胞形态大小一致，胞质丰富，缺少显著多形性与病理性核分裂。

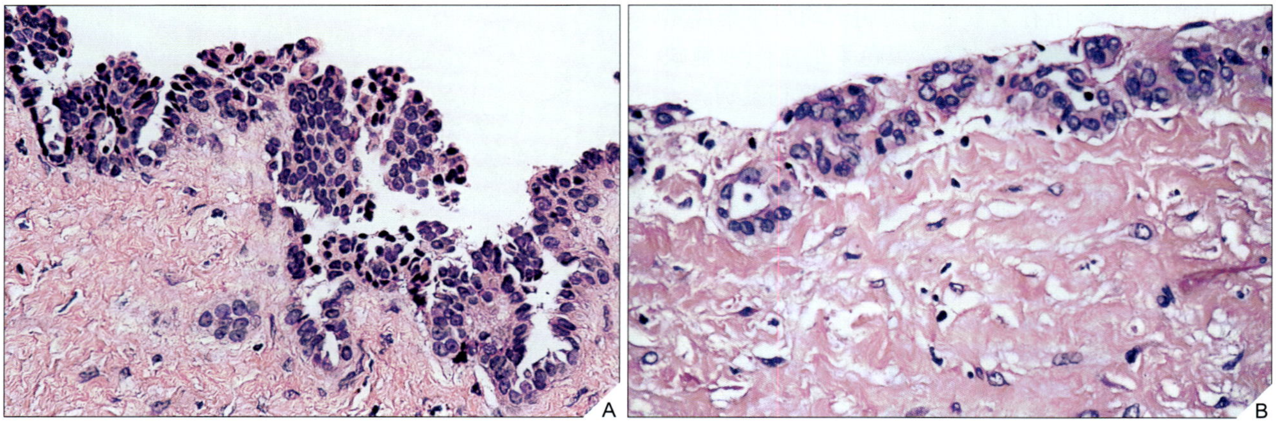

图 30-31　间皮增生

间皮细胞呈多层片状和乳头状生长（A）和小管状生长（B）

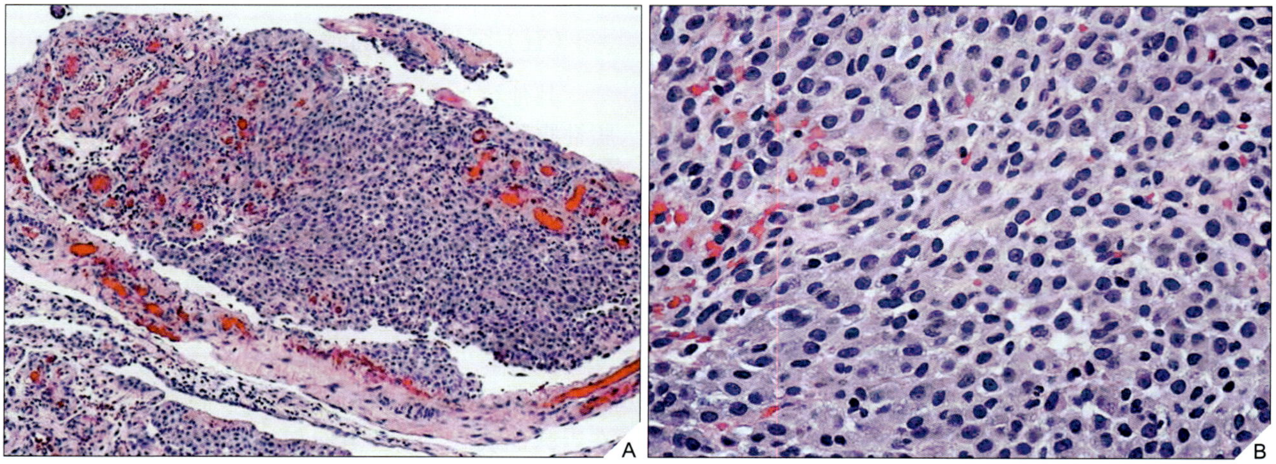

图 30-32　反应性间皮细胞

反应性间皮细胞有时可呈片状（A），但细胞一致、形态温和，无核异型性且胞质丰富（B）

【免疫组化】

间皮细胞 Calretinin、desmin 阳性，EMA、GLUT-1 和 IMP3 阴性，间皮瘤呈相反的染色模式。与高分化乳头状间皮肿瘤不同，间皮增生缺乏 L1CAM 的表达。与间皮瘤不同，间皮增生 BAP1 免疫组化无丢失[9]。

【鉴别诊断】

1. 腺癌　有明确的间质浸润，可出现重度细胞异型、核质比明显增高及病理性核分裂。

2. 弥漫性间皮瘤　旺盛的间皮增生需与弥漫性间皮瘤鉴别，主要特征总结于表 30-8。

出现肉眼可见的瘤样结节、坏死、明显的胞质空泡、显著的核多形性和深部组织浸润者支持弥漫性间皮瘤。以往认为，与增生性间皮相比，间皮瘤常表达 p53 和 EMA，但目前的研究显示，大多数增生的间皮也有 p53 和 EMA 的表达，而一些恶性间皮瘤却不表达 p53 和 EMA。葡萄糖转运蛋白 1（glucose transporter 1，GLUT-1）在间皮瘤表达，而不表达于反应性间皮细胞。胰岛素样生长因子Ⅱ mRNA 结合蛋白 3（insulin-like growth factor Ⅱ mRNA-binding protein 3，IMP3）在间皮瘤的阳性率为 73%，而在反应性增生的间皮中无表达。66% 的胸膜和腹膜间皮瘤中 *EZH2* 过表达（>50% 的细胞呈核阳性）。在有挑战性的情况下，免疫组化 BAP1 和 FISH 检测 *CDKN2A* 缺失可能有助于区分间皮增生和间皮瘤[9]。

三、腹膜包涵囊肿（peritoneal inclusion cysts）

腹膜包涵囊肿比较少见，是指衬覆良性间皮的囊肿，可为单房或多房囊肿，后者也称为多房性腹膜包涵囊肿（multilocular peritoneal inclusion cysts,

表 30-8　间皮增生与弥漫性间皮瘤的鉴别

	显著的间皮增生	弥漫性间皮瘤
肉眼变化	常不可见	可见，坏死
组织结构	简单乳头、单层上皮或疏松的片状，生长相对一致	复杂乳头，复层上皮，膨胀性结节状生长，排列杂乱
细胞形态	多数情况下，细胞温和	可以温和或明显异型
胞质特点	丰富，嗜酸性或空亮，少量泡状	显著的空泡
组织浸润	无或表浅假浸润	深部浸润
炎症反应	有	无
免疫组化	GLUT-1–，IMP3–，BAP1+，MTAP+，EZH2–	GLUT-1+，IMP3+，BAP1–，MTAP–，EZH2+

MPIC)。本病发病原因不清，与既往腹腔 / 盆腔手术、炎症、妊娠和子宫内膜异位有关，可能是反应性病变[1]。

【临床特征】

本病多见于生育年龄妇女，大多数病例为腹腔手术时偶然发现，有些患者伴下腹疼痛与盆腔包块。通常不伴有腹水。多房性腹膜包涵囊肿常体积较大，伴有腹部包块，类似卵巢肿瘤。

【大体病理学】

这种囊肿由单发或多发透明囊肿融合而形成，排列呈葡萄簇状，附着在腹膜或盆腔器官如卵巢表面，罕见位于疝囊内、淋巴结或腹膜后。囊肿直径从数毫米到 30cm 大小不等，MPIC 的平均直径为 13cm。囊内含清亮或淡黄色液体，亦可为胶样或血性。

【组织病理学】

囊肿内壁衬覆单层或复层扁平、立方形间皮细胞，细胞学良性或有轻度核异型性（图 30-33）。增生的间皮突向腔内时可形成乳头、腺样或腺瘤样及筛状结构，而位于增生的纤维间质中时可呈巢状、小管状、索状、单个细胞或印戒细胞样。多房囊肿由纤维间隔分隔，偶尔内衬上皮伴有灶性或广泛的间皮增生、腺瘤样改变或鳞状上皮化生。

【免疫组化】

Calretinin、CK5/6 和 BAP1 阳性，PAX8、ER 和 PR 可不同程度阳性。

【鉴别诊断】

单房性腹膜包涵囊肿通常较易诊断，多房性腹膜包涵囊肿易与间皮瘤、囊性淋巴管瘤和多囊性腺瘤样瘤混淆，鉴别要点详见表 30-9。

1. 间皮瘤　常表现为乳头状或管状乳头状生长，肿瘤细胞具有明显核多形性、显著的增殖活性及浸润性生长。

2. 囊性淋巴管瘤　主要发生于儿童和青少年的先天性疾病，发生部位几乎只限于盆腔外的小肠系膜、网膜、结肠系膜和腹膜后。其囊泡以细海绵状为特征，由内皮细胞衬覆，通常囊壁内含平滑肌和

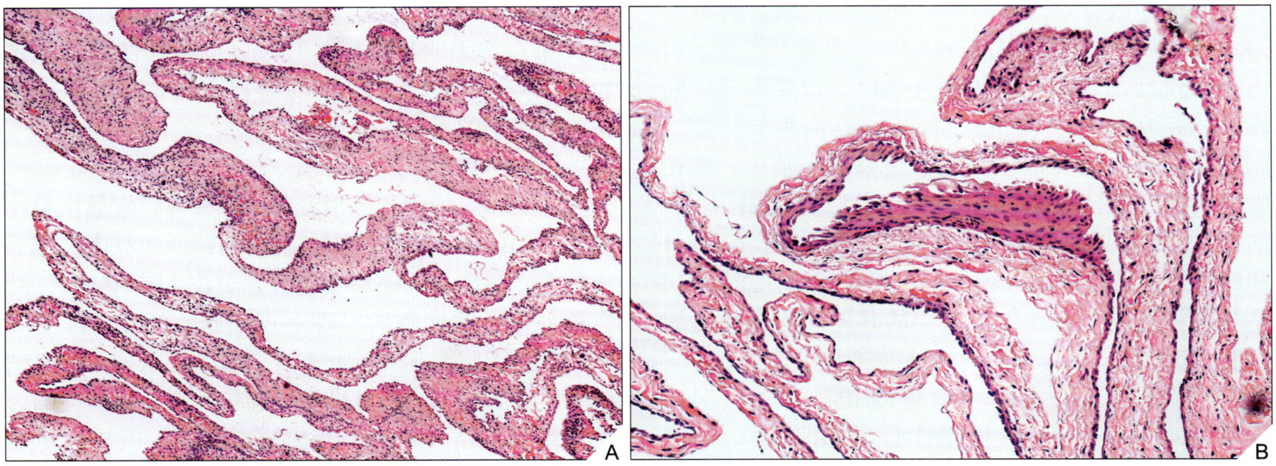

图 30-33　多房性腹膜包涵囊肿

囊肿由纤维间隔分隔，内壁衬覆单层扁平间皮细胞（A），可伴鳞状上皮化生（B）

表 30-9 多房性腹膜包涵囊肿的鉴别诊断

病变	形态
间皮瘤	乳头状或管状乳头状生长，杂乱排列，细胞异型更为明显，常见浸润性生长及典型的非囊性肿瘤区域
囊性淋巴管瘤	主要发生于儿童和青少年，几乎只限于盆腔外的小肠系膜、网膜、结肠系膜和腹膜后。其囊泡以细海绵状为特征，衬覆内皮细胞，含乳糜状液体。囊壁可见平滑肌和淋巴细胞
多囊性腺瘤样瘤	常累及输卵管和子宫肌壁，含有典型的腺瘤样瘤区域，缺乏明显的炎症细胞浸润

淋巴细胞，而多房性腹膜包涵囊肿没有这些特点。

3. 多囊性腺瘤样瘤 多房性腹膜包涵囊肿与多囊性腺瘤样瘤的鉴别相对比较容易，后者常累及输卵管和子宫肌壁，含有典型的腺瘤样瘤区域，以及缺乏明显的炎症细胞浸润。

【预后】

为良性经过，从治疗角度来说可选择观察或手术切除，约 50% 的病例可复发[1]。

四、米勒管型上皮异位

1. 子宫内膜异位（endometriosis） 是指子宫内膜腺体和（或）间质出现在子宫内膜和子宫肌层以外，大多数见于育龄期女性及无症状的绝经后妇女。最常见的部位是卵巢、子宫骶韧带、圆韧带和阔韧带、直肠阴道隔、直肠子宫陷凹及子宫、输卵管、直肠、乙状结肠、输尿管和膀胱浆膜面。

子宫内膜异位症由良性的子宫内膜样腺体和不同数量的腺体周围含有小动脉的子宫内膜样型间质组成。上皮细胞可表现出各种化生变化，包括纤毛细胞、黏液细胞、鞋钉样细胞、嗜酸性细胞、鳞状细胞和透明细胞。通常可见出血或含铁血黄素沉积和并发炎症改变。通常以同时出现两种或三种成分（米勒管型腺体、子宫内膜样间质、出血）作为子宫内膜异位症的诊断依据（图 30-34）。重要的是，间质可能是唯一的组成部分（间质子宫内膜异位症）。间质性子宫内膜异位症在盆腔腹膜较为常见，常在腹膜表面形成显微镜下的结节，而且经常诊断不足。如有需要，内膜样型间质细胞可用 CD10、IFITM1 和雌激素受体（ER）染色标记。但是需要注意 CD10 是非特异性的，女性生殖道中的其他间质细胞可能对 ER 呈阳性。更详细的内容见第三十一章。

2. 输卵管子宫内膜异位（endosalpingiosis） 是指输卵管外出现衬覆良性输卵管型上皮的腺体。腹膜输卵管子宫内膜异位的发病机制尚不完全清楚，可能来源于输卵管化生、输卵管上皮脱落直接种植或

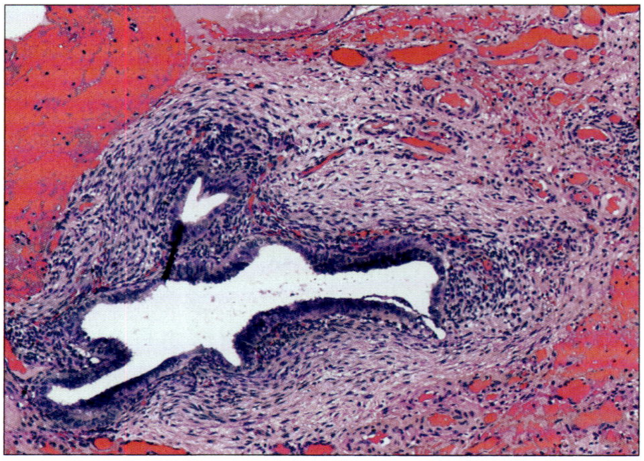

图 30-34 子宫内膜异位
内膜样上皮周围有典型的内膜样间质细胞

经淋巴管运送。输卵管内膜异位症在腹膜中的发生率多达 12.5%，是子宫内膜异位症的 10 倍[1]。

【临床特征】

通常是偶然发现。与子宫内膜异位不同，输卵管子宫内膜异位多发生在育龄期女性，平均年龄为 29 岁。

【大体病理学】

病变最常见于覆盖子宫、输卵管、卵巢和直肠子宫陷凹的盆腔腹膜、腹膜下、腹膜后及淋巴结。大体检查常无明显发现，有时可见多发性白色或黄色小斑点（1～2mm），病变器官表面有时可见不透明或半透明的囊肿或颗粒。

【组织病理学】

可见多发或单个圆形或卵圆形腺体，常显示囊性扩张，腺体轮廓可不规则、轻度拥挤或向腔内突起形成乳头。腺体衬覆单层输卵管型上皮（图 30-35），具有类似正常输卵管的三种上皮细胞：淡染的纤毛细胞、分泌细胞及其变异形态——暗的杆状插入或钉细胞。所有细胞都无明显异型性和核分裂。腺体周围为结缔组织围绕，缺乏子宫内膜样间质，可见稀疏的单核炎症细胞浸润，腺腔或邻近间质组织可见沙砾体。偶尔可见上皮簇状生长，或可能看到更复杂的

上皮生长，这些病变称为“增殖性输卵管内膜异位（proliferative endosalpingiosis）”[56]。

罕见情况输卵管子宫内膜异位伴有上皮的非典型性变化，称为非典型性输卵管子宫内膜异位，表现为上皮复层并有不同程度的细胞异型，但缺乏浆液性交界性肿瘤的特征。这些病变常伴随并可与腹膜浆液性交界性肿瘤同时存在。如何在非典型性输卵管子宫内膜异位和浆液性交界性肿瘤之间划界线，以及这种区分的临床意义尚有争论。单纯输卵管子宫内膜异位与浆液性交界性肿瘤的鉴别见表30-10。

【鉴别诊断】

输卵管子宫内膜异位有时应与中肾管残件鉴别。后者常出现在输卵管旁或阔韧带内，特征性表现为被平滑肌环绕，衬覆单层、无纤毛、低柱状或立方形细胞。

【预后】

良性，罕见浆液性肿瘤与输卵管子宫内膜异位有关。

3. 宫颈内膜异位（endocervicosis）指腹膜出现良性的宫颈型腺体。这种情况很罕见，有累及子宫后侧浆膜、直肠子宫陷凹、阴道顶端、宫颈外壁和膀胱的个例报道。当膀胱受累时多发生在膀胱后壁和膀胱穹窿，镜下表现为良性的宫颈型腺体位于固有层平滑肌之间（图30-36）。报道中有几例显示腺体浸润性生长、轻微上皮异型和腺体周围反应性间质变化，这些变化有可能被误诊为高分化腺癌。宫颈内膜异位发病机制目前还有争议。

五、异位蜕膜（ectopic decidua）

异位蜕膜是指位于子宫外的蜕膜组织。通常是无症状的偶然发现。多发生于育龄妇女妊娠或使用孕激素期间，通常于产后退化。在显微镜下，它发生在所有妊娠妇女中；大体上，它可以在多达10%的孕妇中看到。异位蜕膜可能起源于子宫内膜异位症的蜕膜化，还可能起源于浆膜下间叶细胞或经淋巴管播散的子宫内膜细胞的蜕膜化生。大体表现为不同颜色的单个或多个小结节，大小0.2～2cm，少见情况下可以更大一些。镜下多边形或局灶梭形细胞呈实性生长，边界清晰。胞质嗜酸性、嗜碱性或嗜双色性，核染色质细腻，核仁明显（图30-37）。可见坏死、低核分裂活性、印戒细胞、局灶核深染、多形。免疫组化显示ER和PR阳性，角蛋白和Calretinin阴性。

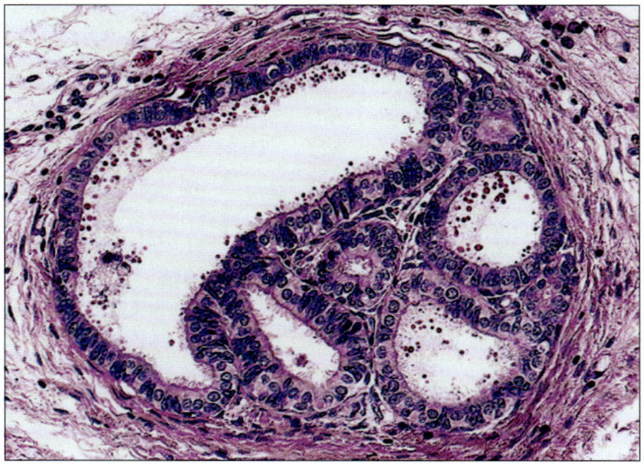

图30-35　输卵管子宫内膜异位
腺体有明显的输卵管上皮特征，纤毛易见

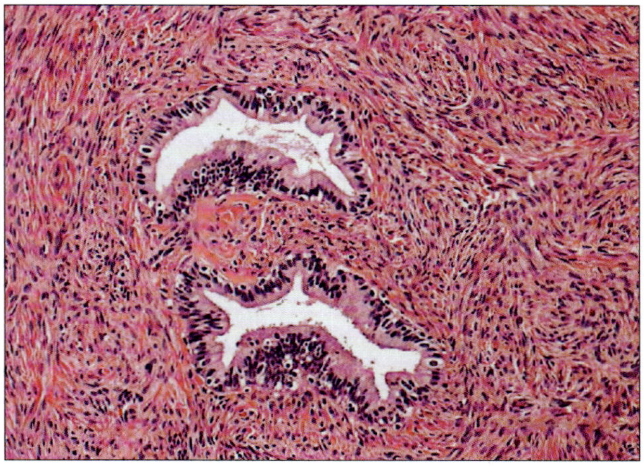

图30-36　宫颈内膜异位
腺体具有明显宫颈腺上皮分化

表30-10　输卵管子宫内膜异位与浆液性交界性肿瘤的鉴别

	输卵管子宫内膜异位	浆液性交界性肿瘤（原发和种植）
部位	表面和腹膜下	表面和腹膜下
结构	单个的圆形或卵圆形腺体	单个腺体，常伴灶性或聚集的乳头状上皮细胞簇、脱落的细胞团和沙砾体
细胞形态	无异型性	轻至中度异型，复层化
间质反应	无或灶性透明变性	无促纤维增生反应

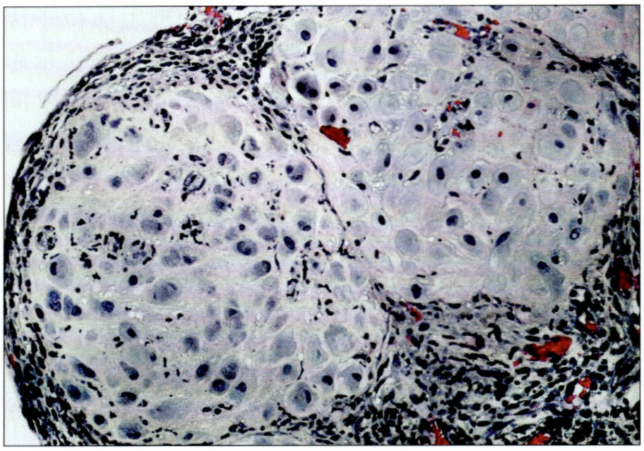

图 30-37 异位蜕膜

六、脾种植
(splenosis)

脾种植指脾以外的腹腔内出现脾组织。通常见于脾外伤性破裂后由存活的脾组织自行种植而成。一般无临床症状，常在脾切除数月到数年后因为腹腔手术或在尸检时偶然发现。有些女性患者有腹部疼痛、肠梗阻、出血，其临床表现与结节的大体形态类似于子宫内膜异位、附件肿瘤或腹膜播散性癌。脾结节呈暗红色至蓝色，大小与数目不一，直径从镜下可见数厘米不等，数量甚至可多达 100 个以上。小结节仅见红髓，被类似于脾包膜的纤维组织包裹，但其内缺乏平滑肌和弹力纤维。大结节则通常含有正常脾脏的所有组织成分。此病变常引起腹腔内粘连，严重粘连时可导致肠梗阻。

脾种植与异位副脾的区别很容易，后者是先天性状态，有特定的分布区（左胃系膜腹侧），数量有限（少于 6 个），从几毫米到 2～3cm，有真正的被膜和微小脾门存在，无粘连和脾外伤史。

七、滋养细胞种植
(trophoblastic implants)

腹腔内发生弥散性滋养细胞种植不常见，估计发生率约为 3.6%，见于腹腔妊娠或输卵管妊娠术后。发生率与手术方式有关，腹腔镜手术多于剖腹手术，输卵管造口术多于输卵管切除术。临床表现为异位妊娠病灶清除后血 hCG 短暂下降后出现反弹，以及腹痛与腹腔内出血。镜下在滋养细胞继发性种植的部位可见存活的滋养细胞，也可能见到绒毛结构（图 30-38）。避免这种情况最好的办法是切除输卵管妊娠组织后全面仔细清理腹腔。

八、肠脂肪垂梗死
(infarcted appendix epiploica)

肠脂肪垂是由脂肪组织形成的息肉样小结节，多见于大肠尤其是横结肠和乙状结肠浆膜表面，可发生扭转和梗死，钙化后形成质硬的肿块，脱落后附着或游离于腹腔。病变后期结节由层状透明变性的结缔组织包绕中心坏死和钙化带形成，其内可见梗死脂肪组织（图 30-39）。

九、其他瘤样病变

1. 移行细胞化生（transitional cell metaplasia） 是间皮向移行上皮的改变，类似尿路上皮。通常发生于输卵管 - 腹膜交界处、输卵管浆膜、输卵管伞端、

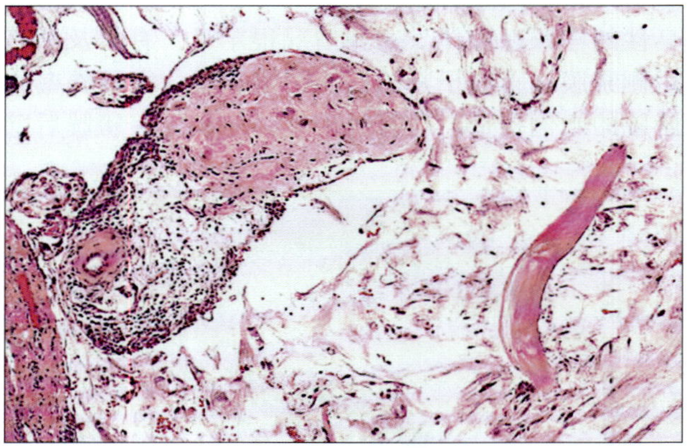

图 30-38 腹腔滋养细胞种植
可见数个中间滋养细胞在纤维化的间质中，其外围有间皮细胞覆盖。患者有异位妊娠破裂史

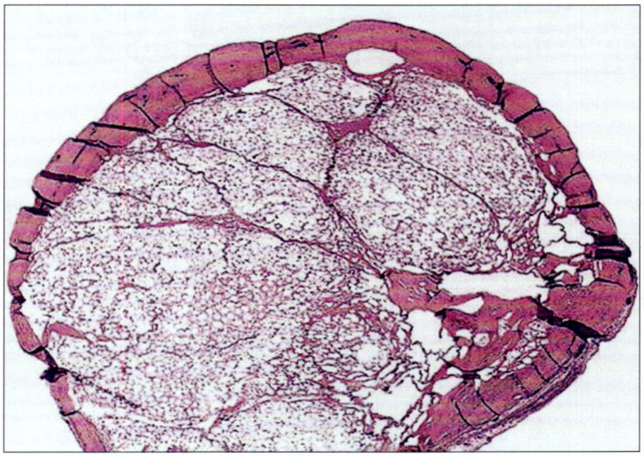

图 30-39 肠脂肪垂梗死

输卵管系膜和卵巢网，偶见于卵巢表面。由移行细胞化生形成的巢或囊肿称为 Walthard 巢。患者年龄 40～70 岁，常常是偶然发现，病因不明。镜下病变由温和的移行上皮组成，可见明显的小核仁，但无核异型性，核深染，可见大核、核分裂象或凋亡小体。偶可见微囊或小囊肿，伴嗜双性胞质或伞细胞。

2. 鳞状化生或软骨化生　是指间皮转化为鳞状上皮或成熟的透明软骨，由盆腔疾病患者腹膜透析时对腹膜的刺激所致。鳞状化生通常为 2～3mm 结节，软骨化生形成的结节更大，约 2.5cm。镜下鳞状化生可呈弥漫或微结节模式，前者与腹膜透析患者表面下的带状纤维化有关，而后者常伴炎症。

3. 组织细胞结节　是腹膜中良性组织细胞的聚集。也称为结节性组织细胞增生或结节性组织细胞聚集。由损伤（包括创伤）、炎症或肿瘤的非特异性反应引起。通常是偶然发现，患者年龄 6～70 岁。大体表现为粉黄色小结节，直径 <1cm，或呈孤立、薄膜状粘连。镜下组织细胞致密结节性聚集，可混有间皮细胞。组织细胞含中等量嗜双性、嗜酸性或嗜碱性胞质，椭圆形或肾形核，可见核沟。有时还可见纤维素性物质。免疫组化组织细胞表达 CD68、CD16、CD163、溶菌酶、CD4 和 CD64。但与间皮不同，不表达 Calretinin 和 CK5/6。

4. 腹膜角蛋白肉芽肿（peritoneal keratin granulomas）是由于腹腔内其他来源的角蛋白碎片种植引起的局部反应而形成的。这种情况常见于子宫内膜腺癌或卵巢癌伴鳞状分化或卵巢成熟囊性畸胎瘤（皮样囊肿）破裂。角蛋白可通过子宫内膜 - 输卵管 - 骨盆途径到达腹部。偶尔也会由宫颈鳞状细胞癌或子宫非典型性息肉样腺肌瘤引起。肉芽肿由层状角化物构成，有时伴有鳞状细胞残影，周围见异物巨细胞、炎细胞和纤维组织（图 30-40），放疗后偶见由残余的角蛋白或无活性的细胞残影组成。

肉芽肿多见于附件、子宫、结肠和阑尾的浆膜，可能被误诊为转移性肿瘤。一些小样本研究发现，如果角化肉芽肿内没有存活的肿瘤细胞，不影响患者预后，但应仔细进行病理检查，以排除任何存活的肿瘤细胞。

十、淋巴结病变

1. 输卵管内膜异位　根据手术中淋巴结取材数目及组织学取材不同，淋巴结内输卵管内膜异位发生率为 2%～41%。几乎所有都是在盆腔恶性肿瘤手术切除的盆腔和主动脉旁淋巴结中偶然发现。腺体位于外周或表浅皮质淋巴滤泡之间，组织学上与其他部位的输卵管子宫内膜异位相同（图 30-41）。需要警惕的是，有时难以与继发性卵巢低级别浆液性肿瘤相鉴别。

2. 淋巴结内蜕膜反应（intranodal decidua）与子宫内膜异位无关的淋巴结内蜕膜反应很罕见，常是对妊娠妇女子宫颈癌行广泛子宫切除时，在主动脉旁和盆腔淋巴结中偶然镜下发现。盆腔其他部位也可同时出现浆膜下异位蜕膜反应（图 30-42）。

3. 平滑肌瘤病（leiomyomatosis）盆腔和主动脉旁淋巴结中偶然可见良性外观的平滑肌结节（图 30-43）。患者常同时伴有典型的子宫平滑肌瘤，少数情况下伴有播散性腹膜平滑肌瘤病或伴肺部平滑肌瘤结节。可能发生机制如下：①源于内陷的体腔下间质化生或淋巴结内蜕膜组织被肌成纤维细胞机

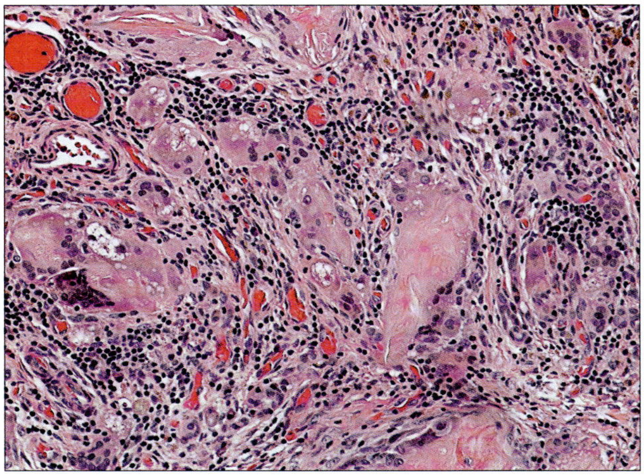

图 30-40　腹膜角蛋白肉芽肿
可见角化物与鳞状细胞的残影，周围为异物巨细胞与炎症细胞

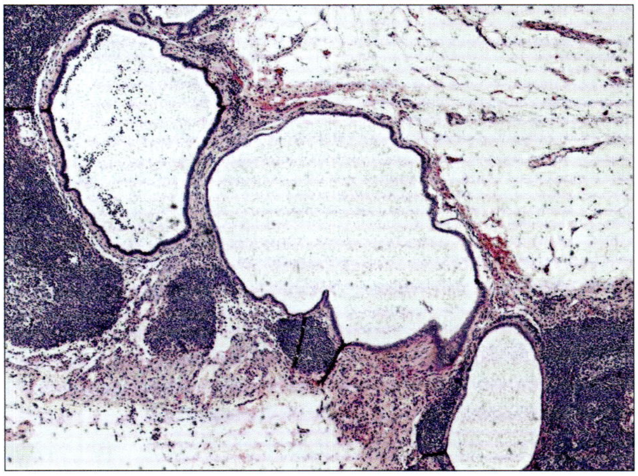

图 30-41　腹腔淋巴结输卵管子宫内膜异位
淋巴结见多个腺样结构

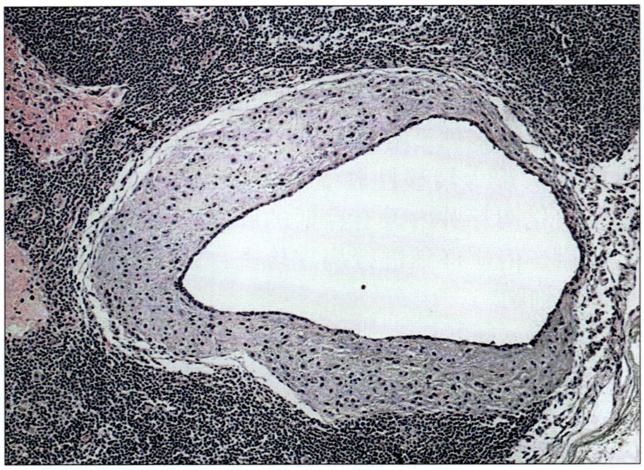

图 30–42　淋巴结内蜕膜反应

中间的腺样结构提示该淋巴结内蜕膜反应可能来源于内膜异位症

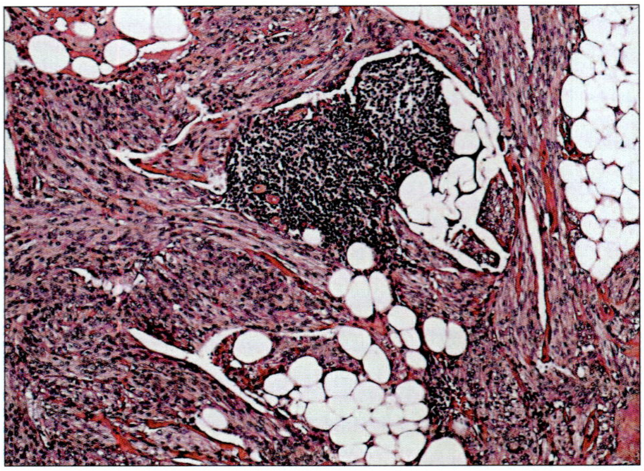

图 30–43　淋巴结平滑肌瘤病

此淋巴结已大多被平滑肌所取代，中间仅见少量淋巴组织

化；②继发于子宫的平滑肌瘤通过淋巴转移（所谓的良性转移性平滑肌瘤）；③淋巴管肌瘤病；④转移性低级别子宫平滑肌肉瘤。发生机制为淋巴管肌瘤病时，患者常伴有结节样硬化症并累及肺部。总的来说，在淋巴结中发现平滑肌组织不是很常见，病检时应该与临床相结合。

第六节　腹膜继发性肿瘤

一、转移性癌和肉瘤

腹膜转移性癌和肉瘤是扩散到腹膜的恶性肿瘤。可累及腹腔的所有部位（包括网膜和内脏）。临床特征通常是非特异性的，包括腹部不适、肠梗阻、腹水和体重减轻等症状。50%～80% 的晚期卵巢癌、结直肠癌、胰腺癌和胃癌患者存在腹膜转移。腹膜肉瘤病与腹腔内肉瘤的复发密切相关，腹腔内肉瘤约占所有软组织肉瘤的 1/3，在儿童中比在成人中更常见[1]。

转移到腹膜的癌和肉瘤主要来源于腹盆腔器官，如卵巢、输卵管、子宫、结直肠、胰腺、胆道和胃，以及腹膜后，较少见来源于乳腺、肺、肝、宫颈或四肢。腹膜之所以是肿瘤常见的转移部位，是因为其面积大，存在可流动的腹膜液。癌细胞可以通过腹膜液直接向腹膜内扩散或通过淋巴血管途径向腹膜扩散。它们黏附于间皮，通过间皮的上皮和间质渗透，并在有利的肿瘤微环境中增殖[57]。

大体上腹膜转移性癌常常呈小而浅表的灰白色结节。腹膜肉瘤则呈大小不等的离散肿块或腹膜表面弥漫性增厚。

组织病理学与原发性恶性肿瘤相同，包括各种癌和肉瘤。卵巢来源的腹膜癌多为浆液性癌。在宫颈癌中，胃型腺癌有向腹膜和大网膜播散的趋势。以黏液形态为主伴散在肿瘤细胞的病例，鉴别诊断时应考虑腹膜假黏液瘤。腹膜继发性黏液性肿瘤通常为伴有破坏性侵袭的转移性高级别结直肠腺癌。常含丰富的具有高度核异型的上皮细胞，有时为印戒细胞，可见明显的组织浸润（图 30-44）。当有印戒细胞出现时，还应仔细鉴别胃癌或乳腺浸润性小叶癌。

腹膜转移性癌和肉瘤的预后取决于原发肿瘤的特征，并可能受到局部并发症（如肠梗阻和出血）的影响。无论原发或复发疾病还是多模式治疗，预后都很差。来源于黏液腺癌的患者很可能伴有淋巴结和肝脏转移，存活时间很短。目前的手术方案以肿瘤清扫并尽可能保留受累器官功能为目的，而不推荐切除大器官如胃和直肠。对于有明显恶性肿瘤的患者，可选择根治性、半根治性或肿瘤减灭术，也可行术中腹腔内化疗。

二、腹膜假黏液瘤

“腹膜假黏液瘤（pseudomyxoma peritonei，PMP）”是临床术语，指腹腔内黏液性肿瘤沉积，继发于产生黏液的上皮性肿瘤。多数病例源自阑尾黏液性肿瘤的腹膜播散，阑尾外原发部位包括结直肠、

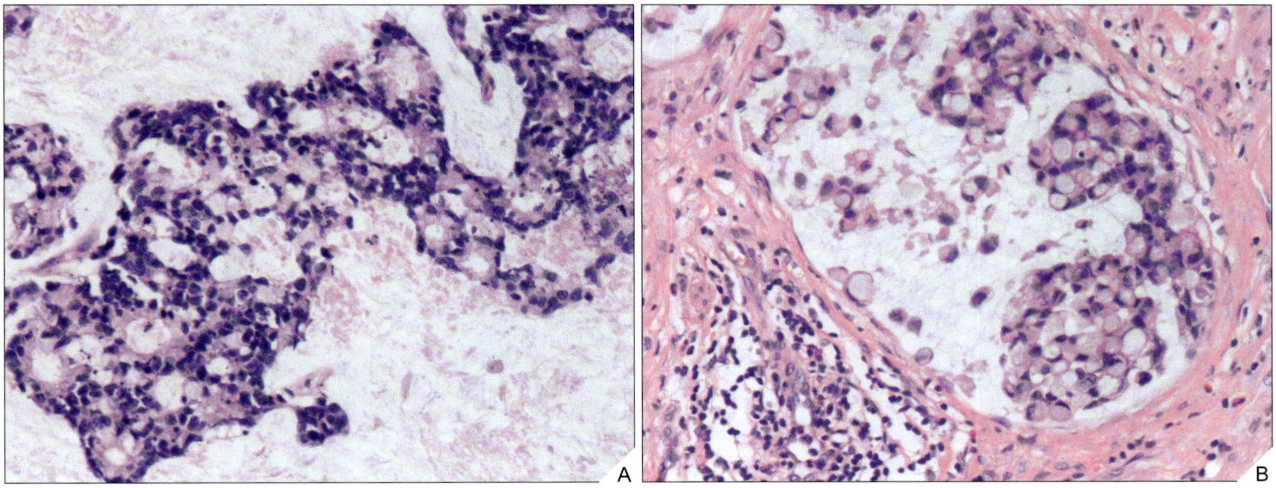

图 30–44　高级别黏液性肿瘤导致的腹膜继发性黏液性肿瘤

A. 肿瘤细胞为高度核异型的上皮细胞；B. 高倍镜下可见肿瘤细胞呈印戒样

脐尿管、胰腺和胆道[1]。少数腹膜假黏液瘤与卵巢黏液交界性肿瘤合并卵巢成熟囊性畸胎瘤有关[11]。大多数 PMP 表达 MUC2 蛋白，这种蛋白一般只在胃肠道的杯状细胞中表达，而卵巢黏液性肿瘤不表达此蛋白。腹腔的所有部位均可受累。黏液性肿瘤沉积物可因重力作用而聚积在盆腔的相关区域，或聚积在腹水被吸收的部位，如网膜和右侧膈肌，这种模式被称为再分配现象。

【临床特征】

该肿瘤大多发生在女性，通常发生在 33～82 岁的患者，平均发病年龄为 47 岁。临床症状无特异性，初期可表现为腹胀和疼痛。随着病情进展，腹腔内黏液不断聚集导致腹腔明显肿大，伴随机械性和功能性胃肠道梗阻。少部分患者是由于外科怀疑阑尾炎或疝气时偶然发现。

【大体病理学】

大量胶样物与半透明的黏液球附着在腹膜、大网膜、卵巢或其他盆腔脏器表面，可形成胶样肿块。肿瘤黏液球的黏稠度取决于纤维化程度和肿瘤细胞密度，从水样黏液到固体黏液团块不等。

【组织病理学】

肿瘤含丰富的黏蛋白（至少占肿瘤的 50%），并伴不同程度的肿瘤细胞。上皮成分形态各异，这种形态差异也决定了临床病程和预后。低级别肿瘤通常表现为无细胞黏液或少量、淡染、含黏液的上皮细胞漂浮在黏液池中（图 30-45A），细胞形态类似于结肠增生性息肉或低级别黏液性肿瘤（图 30-45B）。腹膜病灶可伴有显著的成纤维细胞反应和反应性间皮细胞。大量的黏液常累及卵巢，黏液分割卵巢间质可形成大量无细胞的黏液池（图 30-46）。

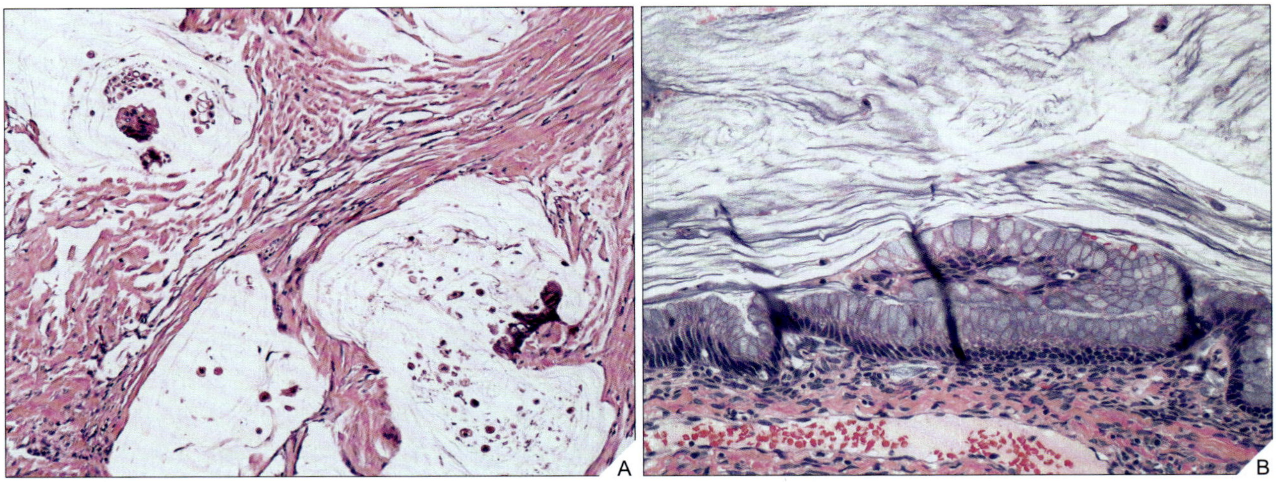

图 30–45　低级别黏液性肿瘤导致的腹膜假黏液瘤

A. 少数肿瘤细胞漂浮于黏液池中；B. 有时可见肠上皮

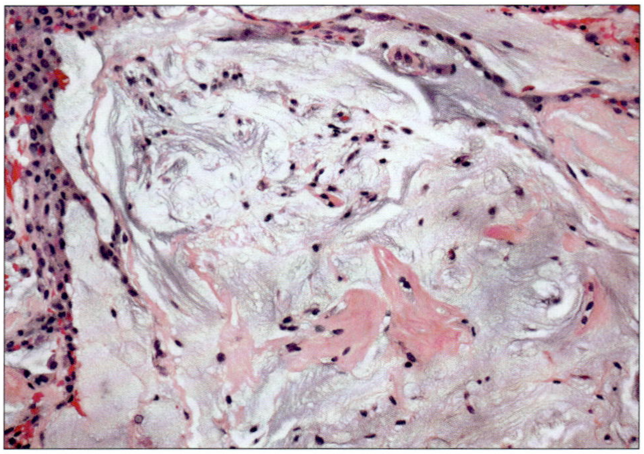

图 30–46　卵巢继发性黏液性肿瘤
黏液分割卵巢间质形成大量无细胞的黏液池

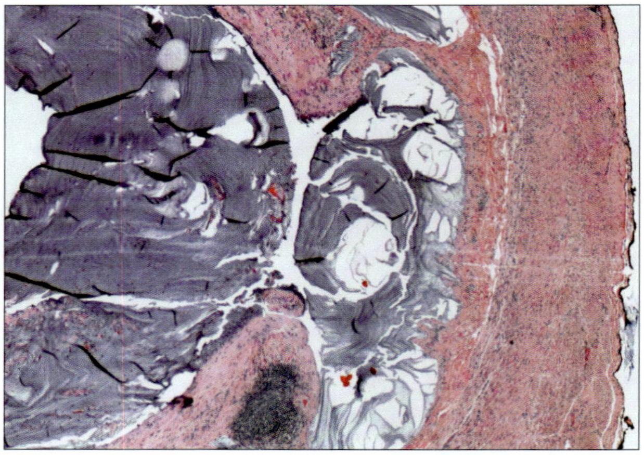

图 30–47　阑尾黏液性肿瘤
低倍镜下见黏液在阑尾肌层浸润

阑尾黏液性肿瘤是导致腹膜继发性黏液性肿瘤的最主要来源（图 30-47）。任何类型的阑尾黏液性病变都可引起良性、低级别黏液性肿瘤及浸润性腺癌[11]。

值得一提的是，腹膜继发性黏液性肿瘤常累及双侧卵巢，其形态类似卵巢原发的良性黏液性囊腺瘤、肠型黏液性交界性肿瘤或黏液性腺癌，肿瘤横切面可显示许多大小不等的囊肿，含有丰富的黏液。一些转移到卵巢的黏液性肿瘤可能经历“反向成熟”，导致其上皮与黏液性囊腺瘤相似。

腹膜继发性黏液性肿瘤的组织取材很重要，所有病变必须进行广泛取材。即使术中阑尾外观无异常，仍应切除并进行彻底的组织学检查，其目的是对任何上皮病变的性质进行准确的评估，并寻找肿瘤来源。必要时可辅助免疫组织化学和分子生物学检查，以协助确定肿瘤来源。

【免疫组化】

大多数腹膜继发性黏液性肿瘤的免疫组化染色与阑尾黏液性肿瘤相似，表达 CK20、CDX2、SATB2 及 MUC2，不表达 CK7。偶尔阑尾肿瘤可能同时呈不同数量的 CK7 和 CK20 阳性。如果染色是弥漫强阳性，支持与其他部位的鉴别；但在某些情况下，染色是不明确的。

【分子遗传学】

PMP 的遗传学改变反映了原发肿瘤。大多数病例与阑尾肿瘤扩散到腹膜有关。绝大多数低级别肿瘤有 *KRAS* 突变，大多数有 *GNAS* 基因突变，导致 PKA 通路的结构性激活。高级别肿瘤通常具有与低级别肿瘤相似的突变，但具有更高的突变频率和更高的肿瘤突变负荷。通常也有其他基因的突变，包括 *TP53*、*SMAD4*、*MYC*、*DAXX* 和 *MYB*。值得注意的是，*GNAS* 突变在高级别肿瘤中不太常见，这表明高级别肿瘤不一定起源于低级别肿瘤[11]。

【PMP 的分类和分级】

PMP 是临床术语，不应该在病理报告中作为诊断术语。PMP 主要来源于阑尾黏液性肿瘤，尽管具有恶性行为，但由于肿瘤细胞形态具有低级别特征，PMP 和阑尾黏液性肿瘤的术语和组织学分类一直存在争议。

腹膜表面肿瘤协作组国际联盟（PSOGI）2016 年提出了腹膜及阑尾黏液性肿瘤的术语和分类共识，并被 2020 年 WHO 女性生殖道肿瘤分类采用[1, 58]。与其他肿瘤不同，PMP 的分类是根据腹膜疾病的组织学特征，而不是根据原发肿瘤的特征。PSOGI 和 WHO 分类根据肿瘤细胞密度、细胞和结构异型性，以及是否存在印戒细胞将 PMP 分为 3 级，并额外增加了“无细胞黏液”类别（表 30-11）。1 级肿瘤由少细胞黏液组成，散在的黏液上皮条索包埋在间质内或围绕在黏液池周围，缺乏间质浸润。上皮细胞呈高柱状，核小，无明显的非典型性，也可以出现少量杯状细胞。2 级肿瘤由富细胞黏液组成，在 20 倍物镜下观察，超过 10% 的肿瘤细胞显示高级别细胞学特征。在结缔组织间质中可观察到破坏性侵袭，复杂的腺体生长，或大量含细胞簇的黏液池。3 级肿瘤由印戒细胞或成片肿瘤细胞组成，印戒细胞可漂浮在黏液池中或浸润间质。黏液池中的印戒细胞对预后的重要性可能不如侵入组织的印戒细胞。

该分类没有设定印戒细胞百分比的下限。漂浮在黏液中的局灶性印戒细胞应与低级别肿瘤中滑入黏液池的退化单个细胞（假印戒细胞）相区别。在某些病例中，腹膜中是印戒细胞，原发性阑尾肿瘤可能是杯状细胞腺癌。腹腔内没有黏液上皮细胞的黏

表 30-11　腹膜假黏液瘤的组织学分型及分级

WHO分类	PSOGI分类	常见原发肿瘤	组织学标准
仅有无细胞黏液（不分级）	无细胞黏液	低级别阑尾黏液性肿瘤，不同部位的 1 级黏液癌	腹膜腔内无细胞黏液，未见黏液上皮细胞
PMP，1 级（腹膜黏液癌，1 级）	腹膜低级别黏液癌	低级别阑尾黏液性肿瘤，不同部位的 1 级黏液癌	黏液沉积伴少量细胞，肿瘤上皮成分由条带状低级别黏液上皮组成
PMP，2 级（腹膜黏液癌，2 级）	腹膜高级别黏液癌	高级别阑尾黏液性肿瘤，不同部位的 2 级黏液癌	20 倍放大后可见富细胞黏液沉积；>10% 的肿瘤细胞呈高级别特征；侵袭性浸润，特征为促结缔组织性间质中成角的腺体、复杂的腺体结构，或大量含肿瘤细胞簇的黏液池
PMP，3 级（腹膜黏液癌，3 级）	腹膜高级别黏液癌伴印戒细胞	不同部位的印戒细胞癌，阑尾杯状细胞腺癌	黏液性肿瘤伴印戒细胞或成片的肿瘤细胞

液池被定义为无细胞黏液，不适用于该分级。

一般来说，腹膜肿瘤的分级与原发肿瘤的分级是一致的。如果不一致，则应分别记录原发性肿瘤和腹膜肿瘤的分级。腹膜肿瘤的分级比原发肿瘤对预后的影响更大[11]。

【分期】

PMP 的分期取决于肿瘤的原发部位。对于阑尾原发者，腹膜假黏液瘤的分期取决于黏液沉积物中是否存在黏液上皮（表 30-12）。

表 30-12　阑尾起源腹膜假黏液瘤的分期

分期	标准
pM1a	除阑尾 / 阑尾系膜外的腹膜表面存在无细胞黏液
pM1b	除阑尾 / 阑尾系膜外的腹膜表面存在细胞性黏液性肿瘤沉积
pM1c	黏液性肿瘤沉积到腹膜以外的部位

【治疗和预后】

PMP 的预后因素包括组织学分级、疾病范围及是否能实现完全的细胞减灭。现在认为减瘤手术联合腹腔热化疗（HIPEC）是治疗 PMP 的标准方法。腹腔内沉积物无肿瘤性上皮细胞或黏液上皮无明显异型的患者进展缓慢。PMP 患者的 5 年生存率为 44%～86%，取决于肿瘤的分级。1 级低肿瘤和完全细胞减灭患者的中位生存时间为 59～170 个月，而 2 级和 3 级肿瘤患者的中位生存时间分别为 45～59 个月和 18.9～26 个月[59，60]。

三、腹膜神经胶质瘤病

腹膜神经胶质瘤病（gliomatosis peritonei）的特点是腹膜中存在成熟的神经胶质组织，它与未成熟性畸胎瘤、成熟性囊性畸胎瘤、混合性生殖细胞肿瘤和脑室 - 腹腔分流术有关，也可能源于多潜能的苗勒干细胞或腹膜间质细胞的化生[1]。

【临床特征】

患者通常有卵巢畸胎瘤的相关症状。然而，由于肿块的形成，神经胶质瘤病可引起腹部 / 盆腔疼痛，或者当神经胶质瘤病作为卵巢未成熟性畸胎瘤治疗后的复发性疾病而患者血清标志物正常时，影像学检查可发现异常。在这种情况下，神经胶质瘤病成为所谓生长性畸胎瘤综合征的一部分。神经胶质瘤病发病年龄广泛，但在年轻患者中更常见。

【大体病理学】

通常表现为粟粒性病变，大小几毫米，但也可见较大的病变。

【组织病理学】

成熟的神经胶质组织呈离散的结节，完全由胶质组织构成，不含其他畸胎瘤成分（图 30-48）。有时与炎症、出血和骨折有关。神经胶质瘤病与子宫内膜异位有关的情况并不多见。免疫组化显示 GFAP 和 SOX2 阳性，S-100 表达可变。需要注意的是，对腹膜胶质成分应进行单独的病理分级，以决定是否需要后续治疗。

【治疗和预后】

大多数腹膜神经胶质瘤病种植灶为 0 级或 1 级（图 30-49），患者预后良好，无须治疗。复发或恶变偶尔见于 2 级或 3 级患者中，需要辅助化疗以控制疾病的发展。

四、分碎术后种植性平滑肌瘤

腹腔镜微创手术由于其术后住院时间短、患者

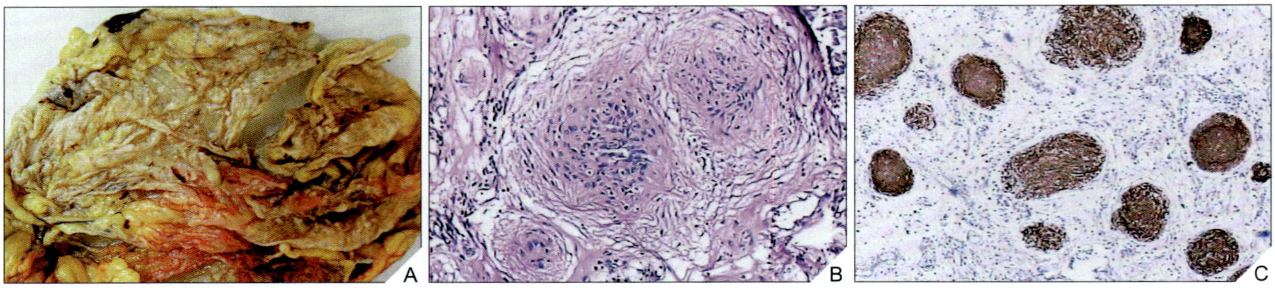

图 30-48 腹膜神经胶质瘤病

A. 腹腔内大网膜上可见很多小结节，由成熟胶质组织种植形成；B. 小结节分布于典型的神经纤维基质中；C. GFAP 染色阳性

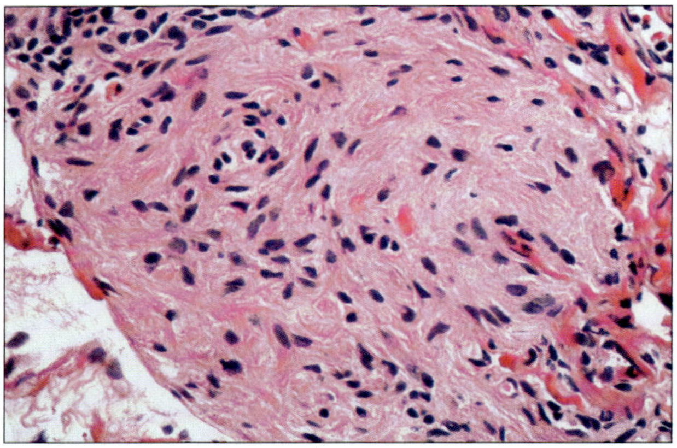

图 30-49 腹膜神经胶质瘤病

由成熟的形态均一的胶质细胞组成（0 级）

恢复快等优点，近些年在国内外得到了普及。腹腔镜子宫分碎术是腹腔镜微创手术的一种，通过分碎术可以在腹腔内将有平滑肌瘤的子宫切成更小的碎片，并通过在前腹壁上开一个较小的开口将碎片从体内取出。在这些分碎术标本中偶尔会报告一些恶性肿瘤，其次是腹膜的种植性平滑肌瘤（图 30-50A）。这些平滑肌瘤通常是偶然发现的，甚至在最初的腹腔分碎术多年以后出现。腹膜平滑肌瘤扭转时患者可能表现为急腹症（图 30-50B）。

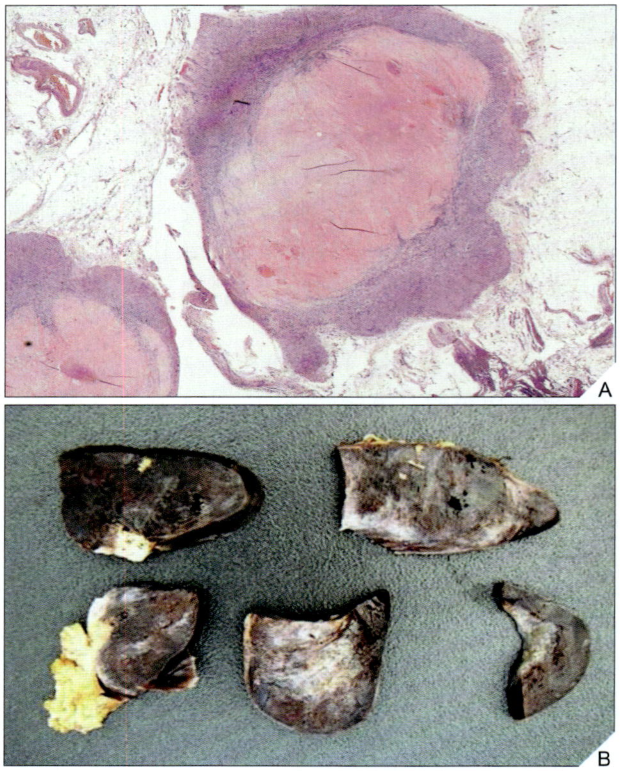

图 30-50 分碎术后种植性平滑肌瘤

A. 腹腔镜子宫分碎术后植入的平滑肌瘤（HE 染色，×20）；B. 9 年前分碎前的平滑肌瘤，显示局部梗死

第七节 阔韧带和其他子宫韧带疾病

阔韧带肿瘤不常见，发病率约为卵巢肿瘤的 1/5，其中仅 2% 为交界性或恶性，临床表现类似卵巢肿瘤。大多数阔韧带肿瘤是间叶性或混合性上皮 - 间叶性肿瘤，类似于子宫相同类型肿瘤。平滑肌瘤和腺肌瘤是最常见的良性肿瘤，平滑肌肉瘤是最常见的肉瘤。虽然阔韧带乳头状囊腺瘤罕见，但由于其与 von Hippel-Lindau 综合征密切相关，可能是某些患者的前哨肿瘤，因此对该肿瘤的认识具有重要的临床意义。沃尔夫管肿瘤和近年报道的 STK11 附件肿瘤在形态学上与多种卵巢上皮性肿瘤及性索间质肿瘤相似，其诊断具有挑战性 [1, 61]。

一、米勒管型上皮性肿瘤

浆液性囊腺瘤与囊腺纤维瘤是最常见的类型，其与非肿瘤性的浆液性囊肿的不同在于它的囊壁较厚，富于纤维细胞或似卵巢皮质样间质，但缺乏生殖细胞和卵泡成分可与卵巢同型肿瘤区分。浆液性交界性肿瘤是阔韧带第二常见的肿瘤，临床病理特征与卵巢同型肿瘤相同，预后优于卵巢同型肿瘤，几乎均为良性经过。

阔韧带的癌可为子宫内膜样癌、透明细胞癌和浆液性癌。临床病理特征类似卵巢相应肿瘤。有些肿瘤尤其是子宫内膜样癌和透明细胞癌可能伴随或者起源于子宫内膜异位。

二、沃尔夫管肿瘤

沃尔夫管肿瘤（Wolffian tumor）推测是由中肾（沃尔夫）管起源的肿瘤。

【临床特征】

肿瘤主要位于阔韧带、输卵管系膜和卵巢门等中肾管沿线部位，有少数报道在卵巢或腹膜后。近年超微结构研究及免疫组化表达 CK 和 inhibin-α 均支持其为中肾管来源，本瘤罕见，患者年龄 19～83 岁，表现为腹痛、包块或偶然发现[61]。

【大体病理学】

肿瘤为单侧，其边界清楚，有或无包膜。位于阔韧带或以带蒂肿物突出于输卵管浆膜，直径为 0.8～30cm（平均 6～10cm），肿瘤切面实性、囊性或囊实混合，棕褐色至黄色，质硬或韧，有时有小囊腔和钙化（图 30-51）。出血和坏死不常见。

【组织病理学】

本病有三种主要的组织学形态：①筛网状结构，见大小形状不一的小梁和小管，有时伴囊性扩张，类似腺瘤样瘤（图 30-52）；②致密管状结构，呈现紧密实性外观，管腔紧密排列，空心或无管腔（图 30-53）；③弥漫型，实性细胞巢伴模糊的梭形外观。这三种结构常以不同比例混合存在。有时明显的纤维间质分隔管样结构形成分叶状形态，间质可出现明显的玻璃样带（呈结节样外观）。高倍镜下，肿瘤细胞胞质稀少，嗜酸性，显示典型上皮样特征，但偶尔可见梭形形态。细胞核小，相对一致，淡染，圆形或卵圆形，染色质细腻，核仁不明显，核分裂罕见或无（≤ 4/10HPFs）。可出现嗜酸性腔内分泌物。极少数肿瘤局部可见显著的细胞异型伴核分裂增加，可能与临床表现恶性的肿瘤有关。坏死和淋巴血管侵犯少见。

【免疫组化】

免疫组化特征是非特异性的，可以表达上皮和性索间质标志物及激素受体。大多数肿瘤广谱 CK、vimentin 和 CD10 阳性，约 80% 表达 CK7，但不到 20% 表现为局灶性 EMA 阳性。性索间质标志物，如 Calretinin、WT1 和 inhibin-α 分别有约 75%、60% 和 50% 的比例表达。FOXL2、SF-1、ER 和 PR 有不同程度的表达，78% 的肿瘤 AR 阳性。PAX8 和 GATA3 通常为阴性或局灶弱阳性，TTF-1 始终为阴性，PAX2 表达缺失[61-63]。

【超微结构】

肿瘤细胞有厚的管周基底膜，缺乏或少见纤毛。高尔基复合体、分泌颗粒和糖原的存在支持肿瘤起源于沃尔夫管。

【分子遗传学】

该肿瘤缺乏通常涉及中肾 / 中肾样腺癌（*KRAS*，*NRAS*）、子宫内膜样癌（*PIK3CA*，*ARID1A*）、性索间质肿瘤（*FOXL2*，*DICER1*）和间皮瘤（*BAP1*，*NF2*）

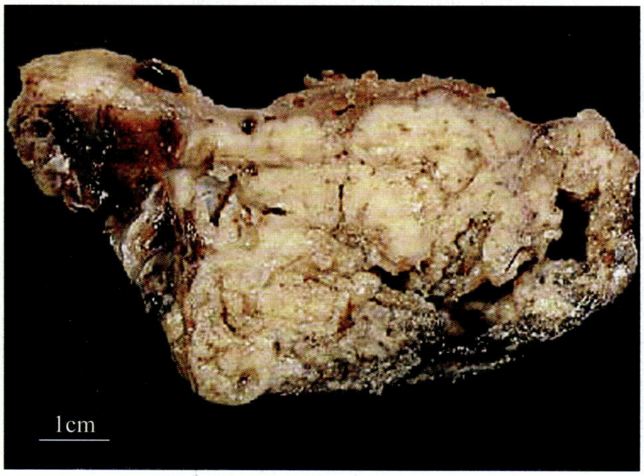

图 30-51　沃尔夫管肿瘤

肿瘤切面质硬，以实性为主

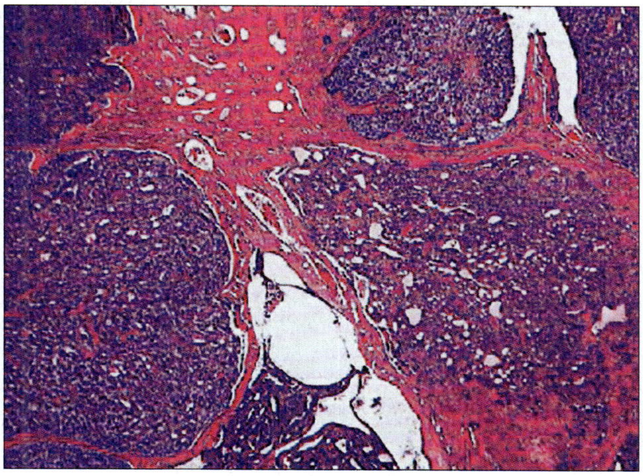

图 30-52　沃尔夫管肿瘤

肿瘤表现以实性为主，同时有少量筛网状结构

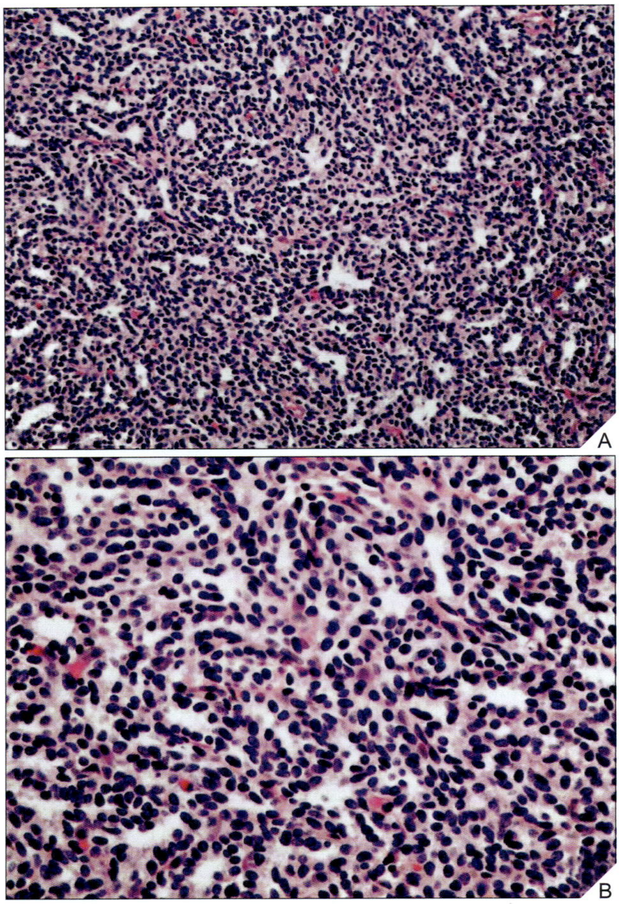

图 30-53 沃尔夫管肿瘤

A. 肿瘤筛网状结构为主，可见大小形状不一的管腔伴囊性扩张；B. 放大后见细胞异型性小

的基因改变。*STK11* 是唯一检测到的重复突变，这组肿瘤现在已命名为 STK11 附件肿瘤，历史上曾被错误地归类为沃尔夫管肿瘤[64]。在有限的研究中目前尚未发现其他特异性的基因改变。

【鉴别诊断】

沃尔夫管肿瘤的主要鉴别诊断包括中肾样腺癌、内膜样癌、性索间质肿瘤、间皮瘤和 STK11 附件肿瘤。鉴别诊断包括关键的形态、免疫组化及分子差异。输卵管的内膜样癌，尤其是伴有梭形细胞和微腺泡结构时，有时会与沃尔夫管肿瘤混淆。然而子宫内膜样腺癌具有真性腺体，常伴灶性鳞化、管腔内黏液，而且常位于输卵管腔面，有别于 FATWO。其他鉴别诊断包括支持 - 间质瘤和其他卵巢表面上皮间质肿瘤。值得一提的是，inhibin-α 不能区分 FATWO 与支持 - 间质细胞肿瘤，因为两者通常都为阳性[62, 63]。

【预后】

沃尔夫管附件肿瘤大多数表现为良性，在沃尔夫管肿瘤中确定恶性肿瘤的预测特征具有挑战性。回顾沃尔夫管恶性肿瘤的文献，许多是具有不寻常特征的 STK11 附件肿瘤或子宫内膜样癌。尚没有可靠的组织形态特征能预测恶性表现。极少数病例表现为反复局部复发和发生致命性转移[64]。可能与恶性肿瘤相关的特征包括细胞丰富、多形性和核分裂象增多，但形态学上温和的肿瘤也有复发，复发肿瘤与原发肿瘤在组织形态上相似。

三、STK11 附件肿瘤

STK11 附件肿瘤（STK11 adnexal tumor）是最近被描述的一种肿瘤，在过去可能被错误地归类为其他肿瘤类型，最常见的是沃尔夫管肿瘤和子宫内膜样癌，对它的认识还在不断地积累中[64, 65]。

【临床特征】

患者平均年龄 40 岁（17～66 岁），与沃尔夫管肿瘤不同，多数患者是有症状的（腹腔疼痛和子宫异常出血），缺乏激素表现。50% 和 80% 的患者可分别出现转移和复发。该肿瘤与 Peutz-Jeghers 综合征显著相关（约 50%）[64]。

【大体病理学】

大多数 STK11 附件肿瘤发生于输卵管旁软组织，可延伸至卵巢或输卵管，少数起源于卵巢或腹盆腔软组织。肿瘤直径 4.5～25.5cm（平均 12.4cm），颜色各异，典型为实性或囊实性，常伴有出血和坏死[65]。

【组织病理学】

STK11 附件肿瘤有多种组织结构，大部分特征是由均匀的非典型细胞组成的相互吻合的条索和小梁，其间是黏液水肿的间质，类似唾液腺肿瘤。其他形态包括管状、囊状、筛状、微腺泡、巢状、结节状、乳头状、滤泡状和实性。细胞常呈立方形或柱状，偶尔呈梭形。胞质嗜酸性至细小泡状或透明，核圆形至卵圆形，染色质为空泡状，核仁明显，缺乏明显的核多形性（图 30-54）。核沟通常可见，但不明显。核分裂范围为（2～20）/10HPFs（平均 10/10HPFs）。少见形态包括细胞排列呈漩涡状、鳞状外观、印戒样细胞、肾小球样结构或混合黏液上皮。间质从稀少到丰富不等，可呈黏液样、水肿、松散胶原或透明变。与沃尔夫管不同，腔内分泌物更常见嗜碱性而非嗜酸性。坏死不常见[64, 65]。

【免疫组化】

STK11 附件肿瘤具有非特异性免疫组化特征，表达广谱 CK（强且程度不同）、性索间质标志物（WT1

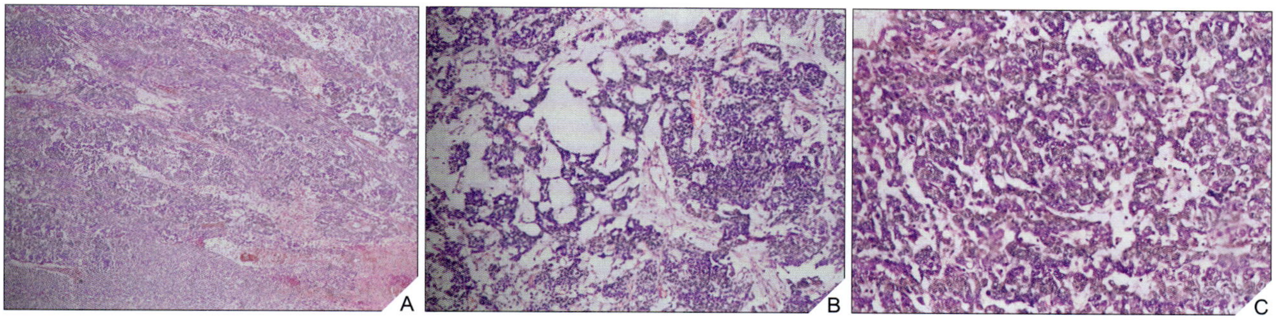

图 30-54 STK11 附件肿瘤

A. 肿瘤细胞呈实性，小梁状或筛网状，可出现坏死；B. 间质水肿及黏液样变；C. 胞质丰富、红染，核分裂少见

和 Calretinin 强阳性且呈弥漫性，inhibin-α 通常是中度和局灶性的）（图 30-55）、激素受体（ER 中度到强度且呈弥漫性，PR 中度至强度，程度不一，AR 弱至中度，程度不一）、CD10（局灶性）和 D2-40（程度不一）。60% 的肿瘤 CK7 局灶阳性，而 SF-1、EMA、PAX8 在 <30% 肿瘤中局灶性表达。FOXL2、claudin-4 和 TTF-1 阴性，偶见 GATA3 局灶弱阳性[64, 65]。

【分子遗传学】

已报道的 *STK11* 突变包括致病突变、意义不确定的变异和缺失，因此，包括突变和拷贝数改变的二代测序对于诊断非常重要。杂合性缺失是常见的，大多数表现为野生型等位基因的缺失。循环拷贝数变化包括 1p 和 11q 的缺失，1q、15q 和 15p 的获得。报告的非重复性突变包括 *PIK3C3*、*GNAQ*、*KMT2C*、

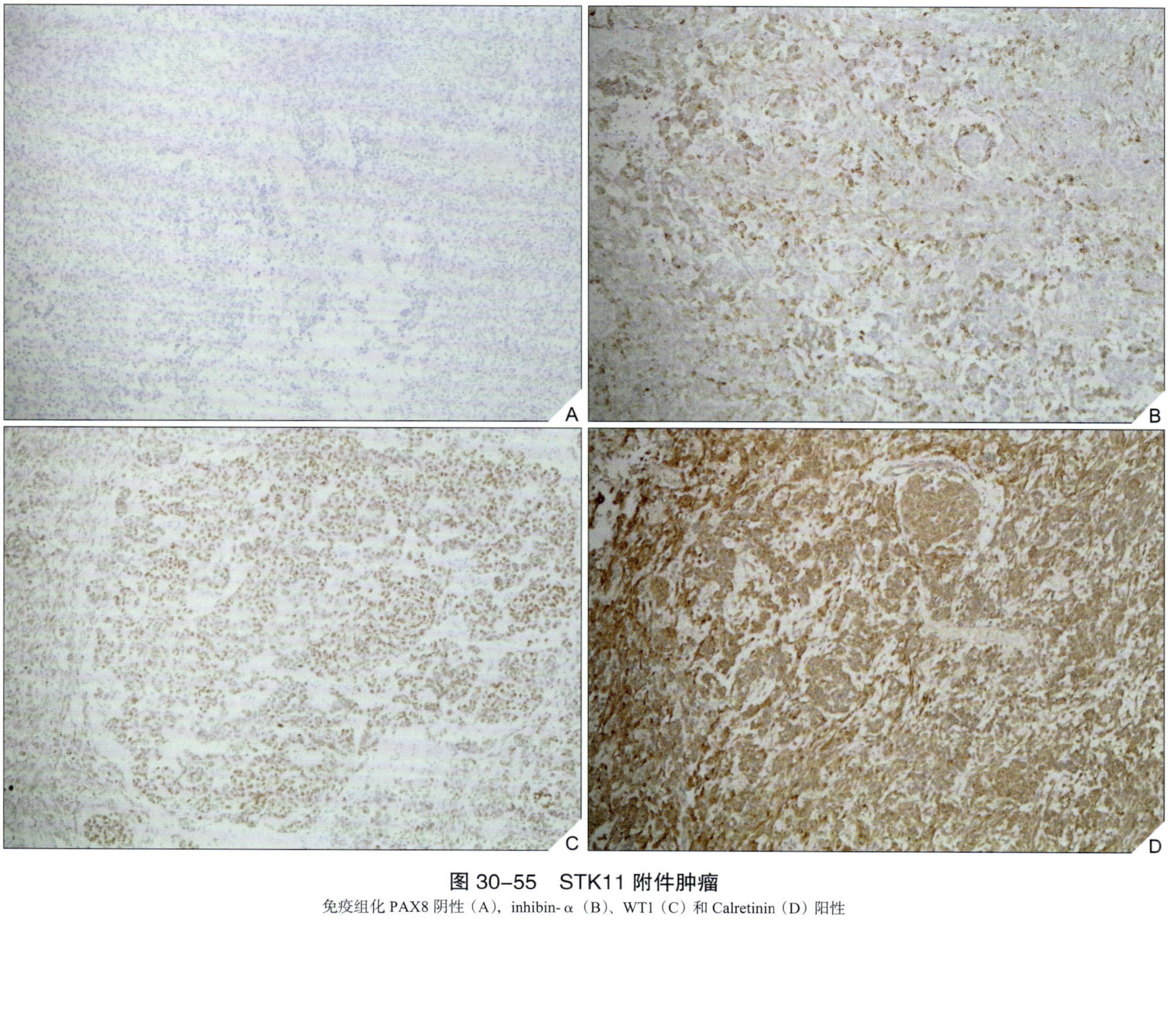

图 30-55 STK11 附件肿瘤

免疫组化 PAX8 阴性（A），inhibin-α（B）、WT1（C）和 Calretinin（D）阳性

ARID1B、*RAD51B*、*PCDH15*[64，65]。

【鉴别诊断】

STK11 附件肿瘤的主要鉴别诊断包括沃尔夫管肿瘤、中肾样腺癌、内膜样癌、性索间质肿瘤和间皮瘤。STK11 附件肿瘤很少与子宫内膜样癌相混淆，更常见的是与伴有梭形细胞或类似性索间质肿瘤的沃尔夫管肿瘤鉴别（表 30-13）。广泛地取样发现内膜样癌的典型特征（形态良好的腺体、子宫内膜异位症、鳞状分化等），以及免疫组织化学和分子分析应有助于这种鉴别诊断。对于性索间质肿瘤，结合肿瘤部位、临床和血清学信息、具有挑战性的病例结合分子分析是最有帮助的。然而，值得注意的是，少数性索肿瘤（11%）可能与 Peutz-Jeghers 综合征有关 [64]。肿瘤分布、*BAP1* 缺失 /*BAP1* 基因组改变和电子显微镜都有助于 STK11 附件肿瘤和间皮瘤的鉴别诊断。对于 STK11 附件肿瘤与沃尔夫管肿瘤的诊断，形态和免疫组化很难有帮助，主要靠 *STK11* 基因的检测。

【治疗和预后】

40% 的患者带病存活，20% 的患者死于疾病（中位随访 3 年）[64，65]。

四、乳头状囊腺瘤

乳头状囊腺瘤（papillary cystadenoma）是良性乳头状囊性肿瘤，可能起源于中肾管，通常与 von Hippel-Lindau 综合征相关 [1]。好发于成年人的子宫韧带，可伴有腹痛，有的病例是偶然发现。患者预后良好。

肿瘤呈囊性或囊实性，有厚的纤维包膜，直径一般小于 5cm（<1～8cm）。显微镜下呈复杂的管状乳头状结构，有大小不等的分支，间质玻璃样变。衬覆立方形或低柱状无纤毛上皮，有少量透明或嗜酸性胞质，细胞核无明显异型。上皮有清楚的基底膜，上皮下血管丰富。肿瘤细胞 CK7、PAX8、PAX2、CD10 阳性，WT1 和 Calretinin 不同程度阳性，ER 和 PR 阴性 [1]。

五、室管膜瘤

阔韧带室管膜瘤（ependymoma）极度罕见。报道中的病例患者平均年龄为 38 岁（13～45 岁）[1]，表现为盆腔包块或急性腹痛。

表 30-13 沃尔夫管肿瘤、STK11 附件肿瘤及中肾样腺癌的临床病理特征

特征	沃尔夫管肿瘤	STK11附件肿瘤	中肾样腺癌（卵巢）
遗传倾向	未见报道	约 50% 伴 Peutz-Jeghers 综合征	未见报道
部位	阔韧带；罕见于卵巢、输卵管和软组织	阔韧带；罕见于卵巢、输卵管和软组织	卵巢；罕见于输卵管和其他盆腔部位
前驱病变	少数与中肾残余相关	未知	子宫内膜异位症、米勒管肿瘤
组织结构	管状、实性、筛状	相互吻合的条索和梁状，涎腺肿瘤样	管状、腺样、乳头状、实性
细胞特征	低级别，偶见核分裂	一致的非典型性，核仁明显，核分裂多少不等，但可能活跃	甲状腺乳头状癌样核特征，核分裂象多少不等，可变
免疫组化	阳性：AE1/AE3，CAM5.2，CD10，vimentin，CK7，FOXL2（67%），Calretinin(75%)，WT1（60%），inhibin-α (50%)，ER（不定），PR（不定），SF-1(不定) 阴性：EMA，PAX8，GATA3，TTF-1	阳性：AE1/AE3，CAM5.2，WT1，Calretinin，inhibin-α，CK7，ER，PR，AR，CD10，D2-40 阴性：PAX8，EMA，SF-1，GATA3，FOXL2，TTF-1，claudin-4	阳性：PAX8，CK7，GATA3，TTF-1，Calretinin(35%)，CD10（20%） 阴性：ER，PR，WT1
分子改变	无重复性改变	*STK11* 改变(突变、不确定意义的变异、缺失) 获得：1q，15q，15p 缺失：1p，11q	*KRAS/NRAS* *PIK3CA*（40%） 获得：1q，2，10，12 缺失：1p
预后	通常良性 恶性特征不明确	40% 带病存活，20% 死于疾病，80% 复发率	5 年无进展生存率 68%，5 年疾病特异性生存率 71%

【大体病理学】

这些肿瘤可以是实性、多囊性或多结节状，大小不一。肿瘤切面质软，伴片状出血和坏死。

【组织病理学】

肿瘤与发生在中枢神经系统的同类型肿瘤组织形态相似。由乳头状、紧密排列的管样和实性区域构成。乳头或管样结构由扁平或柱状纤毛细胞衬覆，核位于中央或顶端，呈圆形或细长形。可见真性血管周菊形团、沙砾体和小灶成熟软骨。

【鉴别诊断】

主要鉴别诊断是乳头状浆液性癌，因为两者都有乳头状结构且可以含有沙砾体。血管周菊形团和GFAP阳性支持室管膜瘤。

【治疗和预后】

由于罕见，治疗选择方案和预后的信息比较有限。有些肿瘤出现时已经发生转移。复发有时见于几十年后。

六、其他肿瘤

1. 平滑肌瘤　起源于阔韧带和其他子宫韧带的平滑肌瘤是良性的平滑肌肿瘤，其表现与子宫平滑肌瘤相似（见子宫平滑肌瘤），这些肿瘤常与子宫平滑肌瘤共存。有的病例伴卵巢大量水肿和假Meigs综合征。肿瘤起源于肠系膜下平滑肌层，或者从子宫肌层的外层到骨盆底及圆韧带发展而来。

大多数肿瘤是局限性实性肿块，类似于子宫平滑肌瘤。有些可表现出明显的水肿和囊性退行性改变。组织学改变的范围与子宫平滑肌瘤相同，包括组织学类型，如伴奇异核的平滑肌瘤、伴上皮样形态的平滑肌瘤及伴脂肪瘤分化的平滑肌瘤。大多数肿瘤是良性的。对于该部位的恶性肿瘤，可采用子宫恶性平滑肌肿瘤的诊断标准。

2. 腺肌瘤　是由子宫内膜型腺体（伴或不伴子宫内膜间质）和明显的平滑肌成分混合形成的肿块。这是一种少见的良性肿瘤，患者的平均年龄约为50岁，但也有一些病例发生于年轻女性。患者可表现为腹痛、盆腔肿块和（或）阴道出血。罕见情况下肿瘤在子宫切除术和双侧输卵管卵巢切除术多年后发现。子宫外腺肌瘤可能是米勒管未完全融合的结果，偶尔也与其他先天性泌尿生殖系统异常有关。也可能是由于体腔化生。一些病变被认为是围绕子宫内膜异位症的局灶性平滑肌化生。

大体上，腺肌瘤与周围组织界限清楚。中位大小为5.5cm。腺肌瘤类似于平滑肌瘤，切面呈漩涡状，但也有散在的小囊肿或出血灶。镜下由散布在平滑肌背景中的子宫内膜型腺体和间质组成。具有奇异核的平滑肌细胞已被描述过。子宫内膜型上皮和间质形成中心性囊肿，周围被平滑肌包围，这类病例可能类似于子宫（所谓的子宫样肿块）。腺肌瘤是良性的，但已有报道罕见的腺癌病例。

3. 腺肉瘤　是由良性上皮和恶性间质组成的双相肿瘤。患者常表现为盆腔疼痛。患者多见于生育年龄女性（比子宫腺肉瘤患者年轻得多），常伴有子宫内膜异位症。子宫外腺肉瘤很少累及阔韧带，大多数病例发生在盆腔腹膜、直肠子宫陷凹或腹膜后。

大体表现为子宫韧带肿块性病变。镜下结节呈宽的分叶状、乳头状分枝或腺周型，非肿瘤性的米勒管腺体在恶性肉瘤间质中随意分布，类似乳腺叶状肿瘤。上皮是良性的，通常为子宫内膜样或输卵管型。间质成分通常是低级别的，腺体周围间质细胞丰富。也可见间质过度生长、异源成分或性索成分的存在。常见子宫内膜异位症。肿瘤可能复发，特别是存在肉瘤过度生长时。

4. 平滑肌肉瘤　该部位的平滑肌肉瘤是起源于子宫韧带的恶性平滑肌肿瘤。大多数患者围绝经期出现盆腔疼痛。平滑肌肉瘤是最常见的阔韧带肉瘤，虽然总体上很少见。组织学上这些肿瘤与子宫中的肿瘤相似。大多数为梭形细胞型，表现为弥漫性核异型，核分裂象活跃，肿瘤细胞坏死。破骨样巨细胞和横纹肌样细胞也有报道。建议采用子宫平滑肌肿瘤诊断标准对阔韧带平滑肌肿瘤进行分类。这类侵袭性肿瘤，大约50%的患者在确诊后的12个月内死亡。破骨样巨细胞和横纹肌样细胞的存在是不利因素。

5. 其他间叶性和混合性肿瘤　阔韧带和圆韧带的罕见肿瘤包括那些被认为起源于沃尔夫管或卵巢残余的肿瘤，如异位骨形成的纤维瘤、带有少量性索成分的纤维瘤和纤维肉瘤。各种良性间质肿瘤包括脂肪平滑肌瘤、孤立性纤维性肿瘤和血管肌成纤维细胞瘤。肉瘤包括子宫内膜间质肉瘤、腺泡软组织肉瘤、恶性纤维组织细胞瘤、黏液样脂肪肉瘤、尤因肉瘤、恶性上皮样血管周细胞肿瘤和低级别纤维黏液样肉瘤。也有几例横纹肌肉瘤的报道，包括1例潜在的*DICER1*突变病例。

七、瘤样病变

（一）胚胎性残件

阔韧带最常见的胚胎残件是中肾管残件，为中空的小管，内衬无纤毛的立方上皮，常含有腔内嗜酸性分泌物。基底膜明显，周围常有袖套状围绕的平滑肌。极少数情况下，该部位的残留可表现为附睾样外观，特征为内衬假复层纤毛柱状上皮的较大的管腔。免疫组化AE1/AE3、CAM5.2、vimentin和CK7通常呈阳性，大多数EMA、CD10呈阳性，inhibin-α、Calretinin常为阴性，GATA3的强度和程度通常较弱且为局灶性。

如果对阔韧带仔细取材，超过20%的女性在腹膜下邻近卵巢静脉的位置可见异位肾上腺皮质细胞巢。异位肾上腺细胞和正常肾上腺皮质细胞一样，排列呈条索状，类似于肾上腺的束状带（图30-56）。罕见情况下，异位肾上腺细胞受分泌促肾上腺皮质激素的垂体肿瘤刺激而产生增生反应。

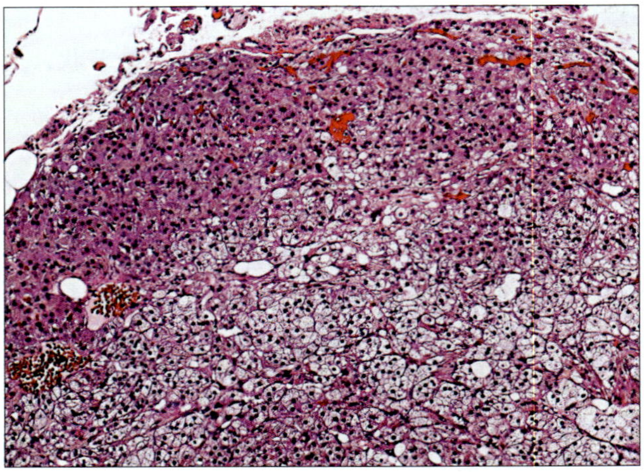

图30–56 异位肾上腺细胞巢

（二）阔韧带囊肿

阔韧带囊肿大小相差很大，从镜下可见到20cm甚至更大。外观半透明，切面通常单房，内含清亮液体。囊壁较薄，内壁光滑。衬覆扁平、立方或低柱状上皮，可有纤毛。大的囊肿常无特异性而无法进一步分类。总体上，多数囊肿可能来自米勒管，少数来自间皮，中肾管来源的可能性最小。纤毛细胞的存在可能有助于区分米勒管源性囊肿与间皮或中肾管囊肿。并发症包括囊肿扭转、梗死和感染。

（三）子宫内膜异位

子宫内膜异位可累及阔韧带，常伴随盆腔其他部位子宫内膜异位。具体的临床病理特征和发病机制参见第三十一章。

参·考·文·献

[1] WHO Classification of Tumours Editorial Board. Female Genital Tumors. Lyon (France): International Agency for Research on Cancer 2020.

[2] van Baal J O A M, van Noorden C J F, Nieuwland R, et al. Development of peritoneal carcinomatosis in epithelial ovarian cancer: a review[J]. J Histochem Cytochem, 2018, 66(2): 67-83.

[3] van Baal J O A M, Van de Vijver K K, Nieuwland R, et al. The histophysiology and pathophysiology of the peritoneum[J]. Tissue Cell, 2017, 49(1): 95-105.

[4] Kastelein A W, Vos L M C, de Jong K H, et al. Embryology, anatomy, physiology and pathophysiology of the peritoneum and the peritoneal vasculature[J]. Semin Cell Dev Biol, 2019, 92: 27-36.

[5] Blackburn S C, Stanton M P. Anatomy and physiology of the peritoneum[J]. Semin Pediatr Surg, 2014, 23(6): 326-330.

[6] Coffey J C, O'Leary D P. The mesentery: structure, function, and role in disease[J]. Gastroenterol Hepatoly, 2016, 1(3): 238-247.

[7] Chau Y Y, Bandiera R, Serrels A, et al. Visceral and subcutaneous fat have different origins and evidence supports a mesothelial source[J]. Nat Cell Biol, 2014, 16(4): 367-375.

[8] Gazvani R, Templeton A. Peritoneal environment, cytokines and angiogenesis in the pathophysiology of endometriosis[J]. Reproduction, 2002, 123(2): 217-226.

[9] Malpica A. Peritoneal mesothelioma-an update[J]. Adv Anat Pathol, 2023, 30(4): 262-274.

[10] Sauter J L, Dacic S, Galateau-Salle F, et al. The 2021 WHO classification of tumors of the pleura: advances since the 2015 classification[J]. J Thorac Oncol, 2022, 17(5): 608-622.

[11] Kiyokawa T. Peritoneal pathology review: Mullerian, mucinous and mesothelial lesions[J]. Surg Pathol Clin, 2022, 15(2): 259-276.

[12] Karpathiou G, Hiroshima K, Peoc'h M. Adenomatoid tumor: a review of pathology with focus on unusual presentations and sites, histogenesis, differential diagnosis, and molecular and clinical aspects with a historic overview of its description[J]. Adv Anat Pathol, 2020, 27(6): 394-407.

[13] Goode B, Joseph N M, Stevers M, et al. Adenomatoid tumors of the male and female genital tract are defined by TRAF7 mutations that drive aberrant NF-kB pathway activation[J]. Mod Pathol, 2018, 31(4): 660-673.

[14] Itami H, Fujii T, Nakai T, et al. TRAF7 mutations and immunohistochemical study of uterine adenomatoid tumor compared with malignant mesothelioma[J]. Hum Pathol, 2021, 111: 59-66.

[15] Karpathiou G, Casteillo F, Dridi M, et al. L1CAM expression in cystic mesothelial lesions: a comparison

with adenomatoid tumours, well-differentiated papillary mesothelial tumours and malignant mesotheliomas[J]. Histopathology, 2021, 79(2): 272-274.

[16] Churg A, Galateau-Salle F. Well differentiated papillary mesothelial tumor: a new Name and new problems[J]. Mod Pathol, 2022, 35(10): 1327-1333.

[17] Stevers M, Rabban J T, Garg K, et al. Well-differentiated papillary mesothelioma of the peritoneum is genetically defined by mutually exclusive mutations in TRAF7 and CDC42[J]. Mod Pathol, 2019, 32(1): 88-99.

[18] WHO Classification of Tumors Editorial Board: Thoracic Tumors. Lyon(France): International Agency for Research on Cancer, 2021.

[19] Malpica A, Euscher E D, Marques-Piubelli M L, et al. Malignant mesothelioma of the peritoneum in women: a clinicopathologic study of 164 cases[J]. Am J Surg Pathol, 2021, 45(1): 45-58.

[20] Malpica A, Euscher E D, Marques-Piubelli M L, et al. Malignant peritoneal mesothelioma associated with endometriosis: a clinicopathologic study of 15 cases[J]. Int J Gynecol Pathol, 2022, 41(1): 59-67.

[21] Mujahed T, Tazelaar H D, Sukov W R, et al. Malignant peritoneal mesothelioma arising in young adults with long-standing indwelling intra-abdominal shunt catheters[J]. Am J Surg Pathol, 2021, 45(2): 255-262.

[22] Pavlisko E N, Liu B, Green C, et al. Malignant diffuse mesothelioma in women: a study of 354 cases[J]. Am J Surg Pathol, 2020, 44(3): 293-304.

[23] Malpica A, Euscher E D, Marques-Piubelli M L, et al. Localized malignant peritoneal mesothelioma (LMPeM) in women: a clinicopathologic study of 18 cases[J]. Am J Surg Pathol, 2022, 46(10): 1352-1363.

[24] Schulte J J, Husain A N. Updates on grading mesothelioma[J]. Histopathology, 2024, 84(1): 153-162.

[25] Hung Y P, Chirieac L R. Molecular and immunohistochemical testing in mesothelioma and other mesothelial lesions[J]. Arch Pathol Lab Med, 2024, 148(5): e77-e89.

[26] Churg A, Naso J R. The separation of benign and malignant mesothelial proliferations: new markers and how to use them[J]. Am J Surg Pathol, 2020, 44(11): e100-e112.

[27] Berg K B, Dacic S, Miller C, et al. Utility of methylthioadenosine phosphorylase compared with BAP1 immunohistochemistry, and CDKN2A and NF2 fluorescence in situ hybridization in separating reactive mesothelial proliferations from epithelioid malignant mesotheliomas[J]. Arch Pathol Lab Med, 2018, 142(12): 1549-1553.

[28] Wang L M, Shi Z W, Wang J L, et al. Diagnostic accuracy of BRCA1-associated protein 1 in malignant mesothelioma: a meta-analysis[J]. Oncotarget, 2017, 8(40): 68863-68872.

[29] Singhi A D, Krasinskas A M, Choudry H A, et al. The prognostic significance of BAP1, NF2, and CDKN2A in malignant peritoneal mesothelioma[J]. Mod Pathol, 2016, 29(1): 14-24.

[30] Hung Y P, Dong F, Torre M, et al. Molecular characterization of diffuse malignant peritoneal mesothelioma[J]. Mod Pathol, 2020, 33(11): 2269-2279.

[31] Greenbaum A, Alexander H R. Peritoneal mesothelioma[J]. Transl Lung Cancer Res, 2020, 9(suppl 1): S120-S132.

[32] Chapel D B, Schulte J J, Absenger G, et al. Malignant peritoneal mesothelioma: prognostic significance of clinical and pathologic parameters and validation of a nuclear-grading system in a multi-institutional series of 225 cases[J]. Mod Pathol, 2021, 34(2): 380-395.

[33] Churg A. New developments in mesothelial pathology[J]. Histopathology, 2024, 84(1): 136-152.

[34] Churg A, Galateau-Salle F, Roden A C, et al. Malignant mesothelioma in situ: morphologic features and clinical outcome[J]. Mod Pathol, 2020, 33(2): 297-302.

[35] Symes E, Tjota M, Cody B, et al. Mesothelioma in situ of the peritoneum: report of three cases and review of the literature[J]. Histopathology, 2024, 84(3): 492-506.

[36] Galateau-Salle F, Hamilton T, MacNeill A, et al. Mesothelioma in situ mimicking well-differentiated papillary mesothelial tumor[J]. Am J Surg Pathol, 2023, 47(5): 611-617.

[37] Zuo T, Wong S, Buza N, et al. KRAS mutation of extraovarian implants of serous borderline tumor: prognostic indicator for adverse clinical outcome[J]. Mod Pathol, 2018, 31(2): 350-357.

[38] Casey L, Singh N. Metastases to the ovary arising from endometrial, cervical and fallopian tube cancer: recent advances[J]. Histopathology, 2020, 76(1): 37-51.

[39] Nusse R, Clevers H. Wnt/β-catenin signaling, disease, and emerging therapeutic modalities[J]. Cell, 2017, 169(6): 985-999.

[40] Xiao P, Peng J J, Li Y, et al. Unusual calcifying fibrous tumor in the fallopian tube: review and discussion of the differential diagnosis[J]. Int J Gynecol Pathol, 2014, 33(1): 40-44.

[41] Chorti A, Papavramidis T S, Michalopoulos A. Calcifying fibrous tumor: review of 157 patients reported in international literature[J]. Medicine, 2016, 95(20): e3690.

[42] WHO Classification of Tumours Editorial Board. Digestive system tumours. Lyon (France): International Agency for Research on Cancer, 2019.

[43] Dermawan J K, Rubin B P. Molecular pathogenesis of gastrointestinal stromal tumor: a paradigm for personalized medicine[J]. Annu Rev Pathol, 2022, 17: 323-344.

[44] Sbaraglia M, Bellan E, Dei Tos A P. The 2020 WHO Classification of Soft Tissue Tumours: news and perspectives[J]. Pathologica, 2021, 113(2): 70-84.

[45] Tariq M U, Din N U, Abdul-Ghafar J, et al. The many faces of solitary fibrous tumor; diversity of histological features, differential diagnosis and role of molecular studies and surrogate markers in avoiding misdiagnosis and predicting the behavior[J]. Diagn Pathol, 2021, 16(1): 32.

[46] Machado I, Nieto-Morales G, Cruz J, et al. Controversial issues in soft tissue solitary fibrous tumors: a pathological

and molecular review[J]. Pathol Int, 2020, 70(3): 129-139.
[47] Park H K, Yu D B, Sung M, et al. Molecular changes in solitary fibrous tumor progression[J]. J Mol Med, 2019, 97(10): 1413-1425.
[48] Sun M, Shao M, Jiang X, et al. Desmoplastic small round cell tumor of the head and neck: a clinicopathological, immunohistochemical and molecular analysis of three cases with literature review[J].Int J Surg Pathol, 2023, 31(5): 742-750.
[49] WHO Classification of Tumours Editorial Board.Paediatric tumours. Lyon(France): International Agency for Research on Cancer 2022.
[50] Bennett J A, Wang P, Wanjari P, et al. Uterine inflammatory myofibroblastic tumor: First report of a ROS1 fusion[J]. Genes Chromosomes Cancer, 2021, 60(12): 822-826.
[51] Karpathiou G, Devouassoux-Shisheboran M, Stolnicu S, et al. Uterine inflammatory myofibroblastic tumor[J]. Pathol Res Pract, 2023, 242: 154335.
[52] Masand R P. Unusual presentations of gynecologic tumors: primary, extrauterine, low-grade endometrioid stromal sarcoma[J]. Arch Pathol Lab Med, 2018, 142(4): 536-541.
[53] McCarthy A J, Clarke B A, McGilvray I, et al. Metastatic low-grade endometrial stromal sarcoma of uterus presenting as a primary pancreatic tumor: case presentation and literature review[J]. Diagn Pathol, 2019, 14(1): 30.
[54] Zhang Y, Li Y, Huang H, et al. Low-grade endometrial stromal sarcoma and uterine adenosarcoma: a comparison of clinical manifestations and outcomes[J]. J Cancer, 2019, 10(15): 3352-3360.
[55] Ahmed Z, El-Zaatari Z M, Schwartz M R, et al. Histoplasmosis with diffuse granulomatous peritonitis in Crohn's disease: a mimic of peritoneal carcinomatosis[J]. ACG Case Rep J, 2022, 9(7): e00766.
[56] Quddus M R, Sung C J, Zhang C, et al. The presence and location of epithelial implants and implants with epithelial proliferation may predict a higher risk of recurrence in serous borderline ovarian tumors: a clinicopathologic study of 188 cases[J]. Hum Pathol, 2012, 43(5): 747-752.
[57] Soong T R, Howitt B E, Horowitz N, et al. The fallopian tube, "precursor escape" and narrowing the knowledge gap to the origins of high-grade serous carcinoma[J]. Gynecol Oncol, 2019, 152(2): 426-433.
[58] Carr N J, Cecil T D, Mohamed F, et al. A consensus for classification and pathologic reporting of pseudomyxoma peritonei and associated appendiceal neoplasia: the results of the peritoneal surface oncology group international (PSOGI) modified Delphi process[J]. Am J Surg Pathol, 2016, 40(1): 14-26.
[59] Govaerts K, Lurvink R J, De Hingh I H J T, et al. Appendiceal tumours and pseudomyxoma peritonei: Literature review with PSOGI/EURACAN clinical practice guidelines for diagnosis and treatment[J]. Eur J Surg Oncol, 2021, 47(1): 11-35. [LinkOut]
[60] Narasimhan V, Wilson K, Britto M, et al. Outcomes following cytoreduction and HIPEC for pseudomyxoma peritonei: 10-year experience[J]. J Gastrointest Surg, 2020, 24(4): 899-906.
[61] Shalaby A, Shenoy V. Female adnexal tumor of probable wolffian origin: a review[J]. Arch Pathol Lab Med, 2020, 144(1): 24-28.
[62] Mirkovic J, Dong F, Sholl L M, et al. Targeted genomic profiling of female adnexal tumors of probable wolffian origin (FATWO)[J]. Int J Gynecol Pathol, 2019, 38(6): 543-551.
[63] Bennett J A, Ritterhouse L L, Furtado L V, et al. Female adnexal tumors of probable Wolffian origin: morphological, immunohistochemical, and molecular analysis of 15 cases[J]. Mod Pathol, 2020, 33(4): 734-747.
[64] Bennett J A, Oliva E. The complex and often confusing history, histology and histogenesis of mesonephric, STK11 adnexal tumour and mesonephric-like neoplasms of the upper female genital tract (including broad ligament)[J]. Histopathology, 2022, 81(3): 280-296.
[65] Bennett J A, Young R H, Howitt B E, et al. A distinctive adnexal (usually paratubal) neoplasm often associated with peutz-jeghers syndrome and characterized by STK11 alterations (STK11 adnexal tumor): a report of 22 cases[J]. Am J Surg Pathol, 2021, 45(8): 1061-1074.

第三十一章

子宫内膜异位症及其相关肿瘤

Endometriosis and Endometriosis-Associated Neoplasms

申　彦　宋　艳　于秀杰　郑文新（Wenxin Zheng）

子宫内膜异位症（endometriosis，EMs）是一种常见病，由异位生长的子宫内膜样腺体与间质组成，影响全球5%～10%的育龄妇女[1]。异位的子宫内膜样组织在局部浸润性生长与反复出血，偶尔累及远隔部位或淋巴结，引起相应的组织学改变与临床症状。子宫内膜样组织除了异位种植，还有可能出现细胞学形态改变或基因突变，继发良性或恶性肿瘤，尤其是发生在卵巢或腹膜的子宫内膜异位症相关的恶性肿瘤受到更加广泛的关注。近年随着研究的不断深入，子宫内膜异位症被认为是一种全身性疾病，不仅影响肝脏脂肪组织代谢，导致全身炎症，还可改变大脑中导致疼痛敏感和情绪障碍的基因表达。但这种疾病的全部影响尚未得到充分认识[1]。本章重点讨论子宫内膜异位症的一般特征、特殊表现及与肿瘤相关的问题。

第一节　子宫内膜异位症概述及发病机制

一、定义与术语

子宫内膜异位症是一组综合征、一种慢性疾病，通常指子宫内膜腺体及间质异位生长于宫腔在位内膜与子宫肌层以外的部位。子宫腺肌病不再属于子宫内膜异位症范畴，也不赞成继续使用内在性与外在性子宫内膜异位症术语，因为二者在发生机制、流行病学、临床表现和病理形态等方面都不相同。

但目前对上述定义仍存在争议，因其涵盖了虽然出现在子宫以外，但缺少病理意义的改变或生理性变异，如输卵管结扎术后的子宫内膜样化生及正常输卵管黏膜中的一些子宫内膜样组织。一些专家建议，子宫内膜异位症的定义除了要求其生长在异常部位，还需具备病灶有功能活性或影响正常生理功能，这一提议已被不少流行病学家采纳。

近年发现，传统的子宫内膜异位性病变是异质性疾病，其中包括了一部分肿瘤，尤其是伴有囊肿与肿块的病变。由此在保留异位子宫内膜这一定义的前提下，对子宫内膜异位性病变再次进行了区分，将其中一些病变划分至肿瘤范畴。

子宫内膜异位性病变主要发生于盆腔及女性生殖系统各部位，从解剖学角度分为以下三种主要临床病理类型。

1. 表浅子宫内膜异位（superficial endometriosis） 多位于腹膜与盆腔脏器表面，又称为表浅腹膜子宫内膜异位，病变凸向腹腔生长，不浸润下方的组织。表浅子宫内膜异位亦可见于输卵管黏膜与宫颈。

2. 深部子宫内膜异位（deep endometriosis） 又称为深部浸润性或深部结节状子宫内膜异位。主要累及生殖道与盆腔的纤维肌性或肌性结构与器官，以局部浸润盆腔组织并形成结节为特征。以往定义为病灶浸润深度≥5mm，但这一标准有可能将略深的表浅内膜异位包括在内，最近提出应将其定义为类似于子宫外腺肌病的病变，即伴有结节形成。据此标准，绝大多数深部子宫内膜异位为孤立性病变，偶见2～3处病变。近年发现，深部子宫内膜异位不仅在组织形态上有别于一般子宫内膜异位，还可与子宫内膜异位囊肿一样，出现与肿瘤相关的分子异常，包括*ARID1A*、*PIK3CA*、*KRAS*及*PPP2R1A*体细胞突变。但与卵巢子宫内膜异位囊肿不同，深部子宫内膜异位罕见恶变，切除后无复发，推测可能与该型病变的微环境不同于卵巢、不利于恶性肿瘤生长有关。目前对深部子宫内膜异位的了解还不够清晰，有学者认为其应属于良性肿瘤，如何定义尚无一致意见。

3. 子宫内膜异位囊肿（endometriotic cyst） 为子宫内膜异位症的囊性形式，多见于卵巢，可单侧或双侧发生，占子宫内膜异位症的17%～55%[2]。卵巢子宫内膜异位囊肿与一些卵巢上皮性癌的发生相关，不仅常出现在卵巢子宫内膜样癌或透明细胞癌等相关肿瘤的邻近组织中或与之移行，还可在形态正常的上皮中发现与子宫内膜样癌或透明细胞癌相同的分子学改变，如*ARID1A*与*PIK3CA*突变、*PTEN*杂合性缺失。为此，现在的分类对其进行了重新定位，将卵巢子宫内膜异位囊肿列在良性子宫内膜样肿瘤的条目之中，这与长期以来将所有异位的良性子宫内膜组织均视为非肿瘤性病变的传统观念有很大不同，符合英文名称“endometrioma”（子宫内膜样囊肿）的定义。其实，长期以来，“endometriotic cyst”和“endometrioma”二词在欧美病理界经常互用。

上述三种类型的子宫内膜异位性病变可单独或混合出现，但究竟代表病变不同的发展阶段或表型，还是发生在不同部位的子宫内膜异位性病变还不清楚。子宫内膜异位囊肿与深部内膜异位具有一些共同特征：形成肿物（实性结节或囊肿），伴有纤维组织与平滑肌增生，以及上皮细胞的分子异常，提示存在反复的组织损伤与修复，发病机制可能相似。推测分子异常在此类病变的发生与发展中起着重要作用，病变的差异可能是不同的微环境所致。2014年WHO女生殖肿瘤分类将子宫内膜异位囊肿归类于子宫内膜样肿瘤、2020年WHO女生殖肿瘤分类将子宫内膜异位及其相关肿瘤独立成章，这是该领域的两次重要进步，弥补了长期以来子宫内膜异位与相关癌之间良性肿瘤缺失的现象，对于进一步认识子宫内膜异位灶及其相关肿瘤，以及对不同性质的病变选择恰当的治疗方式都很有帮助。

二、病因

（一）遗传因素

子宫内膜异位症主要是一种获得性疾病，但有研究表明，子宫内膜异位症具有明显的遗传倾向。双胞胎研究显示，同卵双胞胎较异卵双胞胎的子宫内膜异位症进展一致性更高[3, 4]。另有研究发现，若母亲经手术证实患有子宫内膜异位症，其女儿患该病的风险增加1倍以上[5]。甚至有研究发现子宫内膜异位症患者的一级亲属的发病风险是无家族史患者的7倍，且临床症状明显重于无家族史者[6]，这种相关性可以延伸到一级亲属之外[5]。

有学者为了确定候选基因，开展了不同人群的全基因组关联研究，试图通过比较有和没有子宫内膜异位症患者的基因组，以确定候选基因，尽管发现了大量遗传变异，但与遗传有关的仅占很小一部分[7, 8]。同时，通过对众多候选基因的分析初步确定了几个靶标，包括DNA错配修复、细胞信号转导和癌症相关基因[9-13]。在一项对24名子宫内膜异位症患者的研究中发现了癌症相关基因（*KRAS*、

ARID1A、*PIK3CA* 和 *PPP2R1A*）的体细胞突变，为病变具有侵袭性提供了解释 [12]。在子宫内膜异位症中也发现了许多表观遗传学改变 [14-17]，并提示遗传与表观遗传的结合可能会导致子宫内膜异位症，但需要进一步研究证实。另有研究发现，一些患者可出现染色体异常，如 16 号染色体单倍体、11 号染色体三倍体、17 号染色体非整倍体等，或出现某些染色体长短臂和杂合性缺失，其中以 1p、22q、17q 序列丢失最常见。

（二）性激素影响

子宫内膜异位症是一种雌激素依赖性疾病，并具有孕酮抵抗特性，病灶局部雌、孕激素的合成及与受体的相互作用在 EMs 的发生和进展中起重要作用。越来越多的证据表明，EMs 病灶中雌激素水平升高，而血液中雌激素水平并无明显改变 [18]，说明异位内膜的生长主要依赖于病灶局部的高雌激素环境。局部高雌激素环境有利于异位内膜细胞的增殖、迁移、黏附和侵袭，促进 EMs 的进展甚至恶变。孕激素抵抗是分泌期子宫内膜孕激素依赖基因亚群的表达受到干扰，导致其对孕激素反应低或无反应，在位或异位子宫内膜始终保持生长和存活的能力。另外，DNA 甲基化作为重要的表观遗传修饰之一，可以调控雌孕激素受体与编码基因的表达。

雌激素受体（estrogen receptor，ER）有两种异构体即 ERα 和 ERβ，其异常表达会导致孕激素抵抗。正常子宫内膜中，ERα 的表达水平高于 ERβ；而在异位子宫内膜中，ERβ 表达上调，高于 ERα 的表达水平 [19]；ERα 和 ERβ 比例异常，尤其 ERβ 的高表达在 EMs 的局部雌激素调节中具有重要作用。孕激素受体（progesterone receptor，PR）负责调控孕酮应答基因的表达，包括 PR-A 和 PR-B 两种异构体，其中 PR-A 是 PR-B 的主要抑制因子，而 PR-B 是孕酮应答的强激活因子。在伴有 EMs 的子宫内膜中表达均较低，特别是 PR-B 的表达缺失，导致刺激性 PR-B 和抑制性 PR-A 的比值降低，这种差异性的表达可能是 EMs 孕激素抵抗的原因 [20]。总之，在 EMs 病理中，ER 表达水平高，以 ERβ 表达更为强烈；而 PR 表达水平低，以 PR-B 表达抑制更明显。

（三）免疫因素、炎症及其他

免疫机制在 EMs 发生发展的各个环节起重要作用。大部分妇女有经血逆流现象，而仅有 5%～10% 的妇女患子宫内膜异位症，这一现象使人们开始关注 EMs 与免疫缺陷的关系。近年研究表明，免疫异常对异位内膜的种植、黏附、增生具有直接或间接作用。EMs 患者免疫排斥机制异常，其清除盆腔异位内膜细胞的能力减低，表现为 NK 细胞、巨噬细胞活性降低，对自体同源内膜细胞毒性降低。由于免疫监视机制未能成功地清除异位内膜，异位内膜在黏附因子诱导下定位、种植，此时免疫调节作用进一步失控转化为免疫促进。表现为被激活的免疫细胞分泌各种炎性介质、细胞因子及生长因子，促进异位内膜的增殖、生长。此外，在患者的外周血及腹腔液中检测到多种自身抗体，尤其是抗子宫内膜和卵巢的抗体对 EMs 的发病均有重要作用。这些结果表明 EMs 具有与自身免疫性疾病相似的特征。这种联系得到了一项荟萃分析的进一步支持，即 EMs 与系统性红斑狼疮、舍格伦综合征、类风湿关节炎、乳糜泻、多发性硬化症或炎症性肠病中的至少一种自身免疫性疾病存在统计学上的显著关联 [21]。

炎症是子宫内膜异位症的一个基本特征，异位子宫内膜通过产生细胞因子、趋化因子和前列腺素引起局部免疫和炎症反应。因此患者盆腹腔液中白细胞，特别是活性巨噬细胞、生长因子及血管生成因子均有增加。然而，炎症究竟是引发疾病过程的一部分，还是疾病持续存在的原因尚不清楚。细胞因子在 EMs 中异常增多，大量研究表明 EMs 患者血清中 IL-1β、IL-6、IL-8、TNFα、CCL2、CCL5 和 VEGF 浓度均有升高 [21-27]。促炎细胞因子的流入激活了活化 B 细胞的核因子 kappa 轻链增强子，从而加重了炎症反应并拮抗孕酮的作用 [28]。另有研究观察到免疫细胞分布的异常，尽管血液中淋巴细胞总数不变，但腹腔液中淋巴细胞数量增加 [29]。

此外，EMs 的囊肿中出现大量含有铁质的色素性组织细胞，病灶局部的铁质聚集具有致癌性，可能参与了子宫内膜异位相关肿瘤的发生 [30]。

三、发病机制

子宫内膜异位症的发病机制尚未完全明确，仍在不断探讨中。传统学说主要包括子宫内膜碎片异位种植、多潜能的体腔上皮化生及干细胞诱导理论等，另外，输卵管可能以自身上皮种植的方式参与子宫内膜异位症的发生，这对进一步研究子宫内膜异位症的发生与发展有重要启示。各种学说的要点见表 31-1，分别叙述如下。

表 31-1 子宫内膜异位症组织发生学说

理论	注释
子宫内膜种植	
经血逆流	经输卵管种植于腹膜
血管与淋巴管播散	可解释淋巴结与肺部病灶
直接种植	见于子宫颈表浅异位、腹壁切口、会阴侧切
原位化生	
体腔上皮化生	缺乏实验证据
干细胞	
来自子宫内膜基底层	脱离基底层，在异地增殖与分化
来自骨髓	异地转化
输卵管上皮种植	经伞端种植于卵巢和盆腔腹膜，伴子宫内膜样化生而成

（一）子宫内膜种植理论

子宫内膜种植理论是目前被广泛接受、易于理解且有大量数据支持的理论，子宫内膜种植有多种途径，最主要的方式是经血逆流。

1. 经血逆流学说 早在 1927 年 Sampson[31] 就提出经血逆流学说，即子宫内膜细胞在经期可通过输卵管逆流入腹腔，并在腹膜表面种植与生长。经血逆流 - 子宫内膜细胞种植需满足 3 个条件：①子宫内膜细胞必须通过输卵管进入腹腔；②经血碎片中存在有活性的子宫内膜细胞，能够种植于盆壁并在该处生长；③子宫内膜异位在盆腔的解剖学分布必须与脱落细胞的种植部位一致。

大量证据表明经血逆流不仅确实存在，而且相当普遍。腹腔镜检查发现超过 90% 的月经期妇女腹腔内积存有血液，然而育龄妇女患子宫内膜异位症的概率仅有 10%～15%。动物实验显示经血碎片中确有存活的子宫内膜细胞，如将月经产物注入动物的前腹壁皮下，几周后在注射部位活检，少数可发现类似于子宫内膜异位的病变。此外，骶韧带与卵巢是临床上所见子宫内膜异位最常见的部位，两者与输卵管口位置接近。但是所有这些都不是直接证据。该理论长期以来受到许多挑战，其他理论应运而生。

2. 血管与淋巴管播散 此理论是种植理论的延伸，也是由 Sampson 提出的，有助于解释盆腔外及罕见部位的子宫内膜异位。肺实质发生的子宫内膜异位通常被认为是血管播散的结果，动物实验显示，将家兔的子宫内膜细胞注入宿主动物的耳静脉中，后者肺中子宫内膜异位的发生率为 79%。约少于 5% 的子宫内膜异位妇女的淋巴管中可发现子宫内膜碎片，淋巴结中也偶见子宫内膜异位[32-34]，可用经淋巴管播散解释。然而此种机制相对罕见，不是子宫内膜异位发生的主要方式。有研究表明淋巴管的播散可能与在位子宫内膜中促淋巴管生成生长因子及其受体的表达失调有关。VEGF-C 和 VEGF-D 是血管内皮生长因子家族中对淋巴管生成起重要作用的因子，可被促炎细胞因子 IL-1β、TNFα、IL-7 和 CD74 上调[35]，进而造成其与受体的表达失调。此外，子宫内膜异位症患者在位子宫内膜的淋巴微血管密度也有增加，这些变化共同促进子宫内膜组织进入淋巴循环。

3. 直接种植 此理论多与医源性因素有关，手术造成生殖道局部组织损伤，日后在该部位发生子宫内膜异位。一些病例有宫腔操作，子宫内膜碎片在术中被手术操作带出并直接种植在切口部位，如剖宫产术后的腹壁切口瘢痕子宫内膜异位。也有不少病例并无宫腔操作，子宫内膜组织是在术后随宫腔血液或分泌物流出并种植于下生殖道的损伤部位，如发生在宫颈锥切或其他物理治疗及会阴侧切等部位的子宫内膜异位。该理论比经血逆流更易被接受，主要原因是直接种植的内膜是活组织，而逆流的经血主要是退变的内膜和血。

（二）体腔上皮化生理论

体腔上皮化生理论由 Meyer 于 1919 年首先提出，他认为原始体腔上皮可化生成典型的子宫内膜腺体与间质。卵巢表面上皮、盆腔腹膜、胸膜都是由胚胎期具有高度分化潜能的体腔上皮分化而来。体腔上皮在反复受到经血、慢性炎症或持续卵巢激素刺激后，可被激活并由间皮衍化为典型的子宫内膜样组织而形成子宫内膜异位。这一理论被用于解释初潮前女性子宫内膜异位症、远隔部位如胸部子宫内膜异位症及发生在男性等罕见的子宫内膜异位症，但缺少细胞学与分子生物学基础。

1972 年 Lauchlan 提出了“第二米勒系统”的概念，当时假定体腔上皮具有分化米勒管型上皮的潜能。该理论不仅长期被用于解释卵巢上皮性肿瘤的起源，也用于解释卵巢型子宫内膜异位症的发生，然而这一理论终未获证实。近年大量证据表明输卵管是卵巢上皮性肿瘤的主要起源地，如果把第二米勒系统理解为输卵管和子宫外的米勒管型上皮，输卵管子宫内膜异位则无须经过体腔上皮化生，则仍然不失为有意义的传统理论。

（三）干细胞理论

子宫内膜干细胞已被广泛研究，并已证明将干细胞迁移到骨盆有助于子宫内膜异位症的发生。子宫内膜中存在多个体细胞干细胞群，包括上皮细胞、间质细胞和混合性细胞群[36, 37]。这些细胞的主要功能是组织的重塑、再生和稳态。上皮干细胞存在于基底层，在增殖期负责功能层的再生，间质干细胞位于基底层和功能层的血管周围区域，负责功能性间质的生成[36, 38]。不同的研究发现，异位子宫内膜组织可能来自存在于子宫内膜基底层的干细胞。首先，已在经血中发现了子宫内膜干细胞[37]，当这些细胞随着经血逆流入盆腔时，可能在局部微环境的作用下发生增殖与分化，形成子宫内膜异位病灶。与未患子宫内膜异位症的女性相比，患有子宫内膜异位症的女性在月经期间的基底样细胞数量更多，并且这些细胞可以分化成子宫内膜样结构[39, 40]。其次，有研究认为干细胞向异位部位迁移的机制是女性生殖道器官发生过程中细胞的异常迁移，这与*WNT*和*HOX*基因的异常表达有关[37]。最后，子宫内膜来源的干细胞在月经期间被动进入淋巴血管间隙并具有在循环中移动的能力[36]，迁移期结束后，干细胞黏附并开始形成子宫内膜病变。有学者将子宫内膜干细胞植入免疫功能低下的NOD-SCID小鼠的肾被膜下方，导致该部位发生子宫内膜异位症[41]。说明这些子宫内膜干细胞可能在异位病变的建立中起一定作用。

另外，骨髓或其他来源的干细胞亦与子宫内膜异位症的发病有关[42-47]。来自骨髓的干细胞通过血液循环可定位于子宫内膜以再生组织，当其定位错误时，可导致子宫内膜异位的发生。最近研究发现CXCL12/CXCR4轴可参与募集骨髓源性干细胞，该轴的故障会导致干细胞的错误定位[36]。Taylor等将具有错配单HLA抗原的供体对白血病患者进行骨髓移植，受体在宫腔内出现子宫内膜再生，通过RT-PCR及免疫组化方法证实其中有来自供体的子宫内膜上皮与间质细胞。再生的子宫内膜不仅具有类似于子宫内膜上皮与间质的组织学形态，而且表达相应提示子宫内膜细胞分化的标志物。在位子宫内膜可能来源于骨髓中的干细胞，因此有理由相信，子宫内膜异位症及子宫内膜癌有可能来源于这种细胞。基于此种思路，Taylor团队建立了小鼠子宫内膜异位症的实验模型。LacZ转基因小鼠在骨髓移植后，于腹腔内发现了异位子宫内膜，并在异位子宫内膜中检测到表达LacZ的细胞[43]。以上证据表明子宫内膜异位症可以来源于骨髓干细胞的异位转化。另有研究提示，SDF-1是一种参与造血干细胞和间充质干细胞迁移的趋化因子[48]。子宫内膜异位灶中雌激素会增加SDF-1的表达，随后优先将干细胞吸引到这些异位灶[46, 49]。阻断SDF-1受体（CXCR4或CXCR7）可抑制动物模型中病变的生长，表明阻断干细胞迁移是子宫内膜异位症的潜在治疗方法[50]。子宫内膜异位症来源的干细胞在小鼠模型中的研究提示，经血液传播与子宫内膜异位症相关的干细胞可能广泛存在，并可解释远离腹腔的内膜异位症的产生。但不论如何，干细胞理论并不完美。

（四）输卵管上皮种植理论

输卵管无疑在子宫内膜异位症发生中起重要作用，以往认为其主要是作为经血向盆腔逆流的通道，笔者提出另一大胆推测，即输卵管有可能以自身上皮种植的方式直接参与子宫内膜异位症的发生。Wenxin Zheng团队经过系列研究，描绘出与卵巢子宫内膜异位发生相关的两个关键性环节：①卵巢上皮包涵腺体衍化为初始子宫内膜异位；②卵巢上皮包涵腺体主要来自输卵管黏膜上皮。并进一步通过分子基因学与免疫组化方法发现卵巢子宫内膜异位可能为异源性病变，具有宫腔子宫内膜与输卵管上皮双重来源。这些发现突破了长期以来认为子宫内膜异位均来自宫腔内膜种植或体腔上皮化生等传统认识，引导大家从新的视角审视子宫内膜异位的发生。

1. 初始子宫内膜异位（initial endometriosis）的概念　2005年Wenxin Zheng等对卵巢子宫内膜异位进行了详细的组织形态学研究，发现相当多的卵巢子宫内膜异位发生在卵巢表面输卵管型上皮或上皮包涵腺体的基础上，最早出现的形态学改变被定义为初始子宫内膜异位，表现为卵巢表面与包涵腺体中的输卵管型上皮直接向子宫内膜上皮转化，伴随周围的卵巢间质逐渐转变为子宫内膜样间质，输卵管型上皮与初始子宫内膜异位在组织学上有移行（图31-1，图31-2）[51]。这一发现提供了卵巢子宫内膜异位来自输卵管上皮的形态学证据。

2. 卵巢上皮包涵腺体（ovarian epithelial inclusions）的来源　长期以来认为其来自卵巢表面上皮（间皮）的内陷与化生，困惑的是包涵腺体大多为输卵管型上皮，可见分泌细胞与纤毛细胞，很少呈扁平的间皮形态（图31-3）。Wenxin Zheng小组的研究发现，成年女性的卵巢表面可见间皮与输卵管上皮两种类型被覆，包涵腺体也可分为间皮型与输

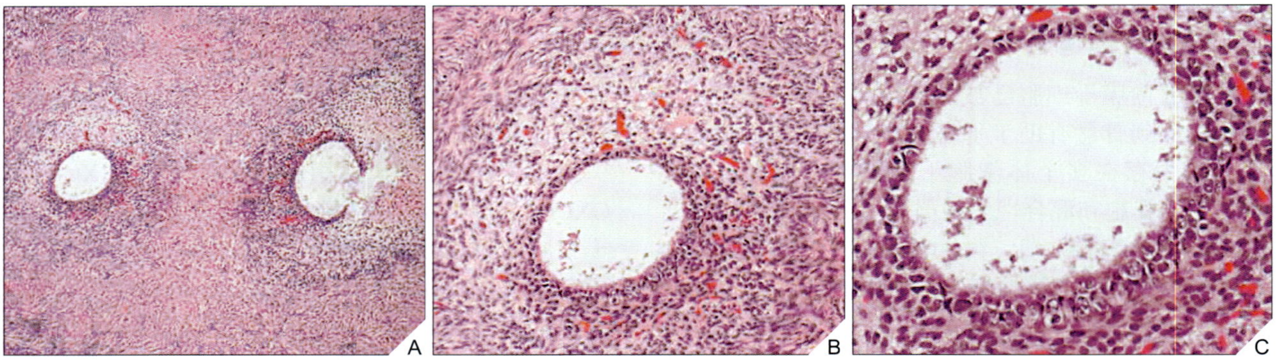

图 31-1　初始子宫内膜异位

A～C 示输卵管型上皮包涵腺体向子宫内膜样上皮的转化，周围的卵巢间质逐步变为内膜样间质，毛细血管丰富但无出血痕迹

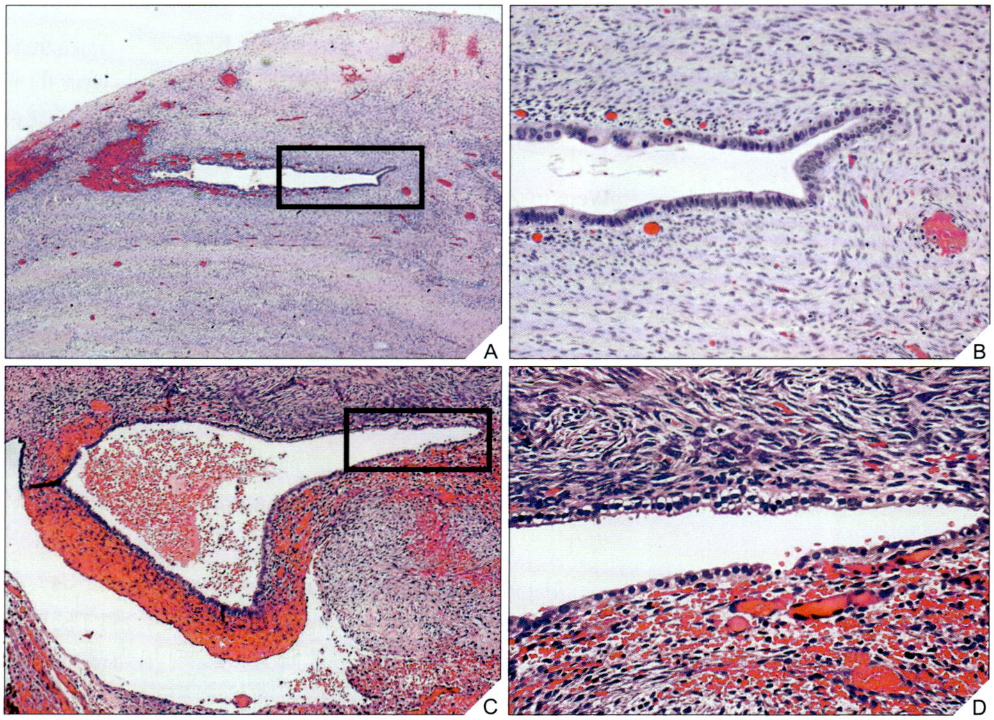

图 31-2　初始子宫内膜异位

卵巢上皮包涵腺体衍化为子宫内膜样上皮与间质；A、B 示子宫内膜样上皮周围已有少量内膜样间质；C、D 示子宫内膜样间质有丰富的毛细血管，与卵巢间质（图 C 右上，图 D 上方）有明显不同

卵管型，它们具有各自的免疫组化表型。间皮细胞 PAX8 与 tubulin 阴性 /Calretinin 阳性，输卵管型上皮 PAX8 或 tubulin 阳性 /Calretinin 阴性。综合光镜形态与免疫组化结果，显示卵巢表面被覆绝大多数是间皮（96%），也有少许输卵管上皮（4%）。卵巢包涵腺体则相反，大多为输卵管型（80%），少数为间皮型（20%）（图 31-4）。包涵腺体与卵巢固有表面上皮的细胞类型存在很大不一致，提示上皮包涵腺体主

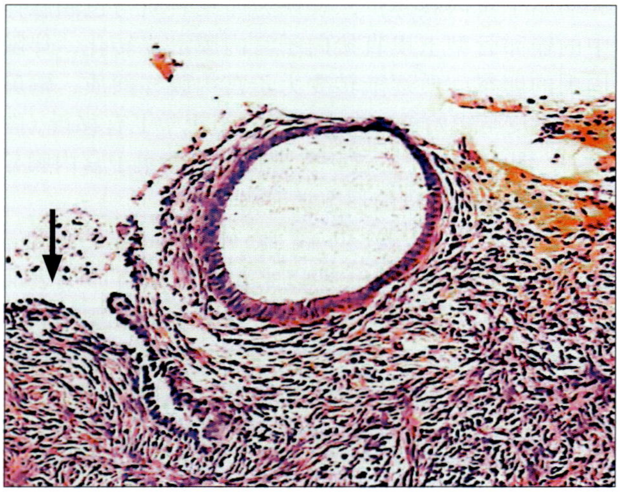

图 31-3　卵巢上皮包涵腺体

包涵腺体衬覆输卵管型上皮，它们来自输卵管上皮种植（左侧凹陷处），并与卵巢表面固有上皮（间皮，箭头）相连接。提示卵巢固有表面上皮可被输卵管上皮取代，逐步发展成输卵管型包涵腺体，提示该病例可能伴有子宫内膜异位，包涵腺体周围有陈旧出血

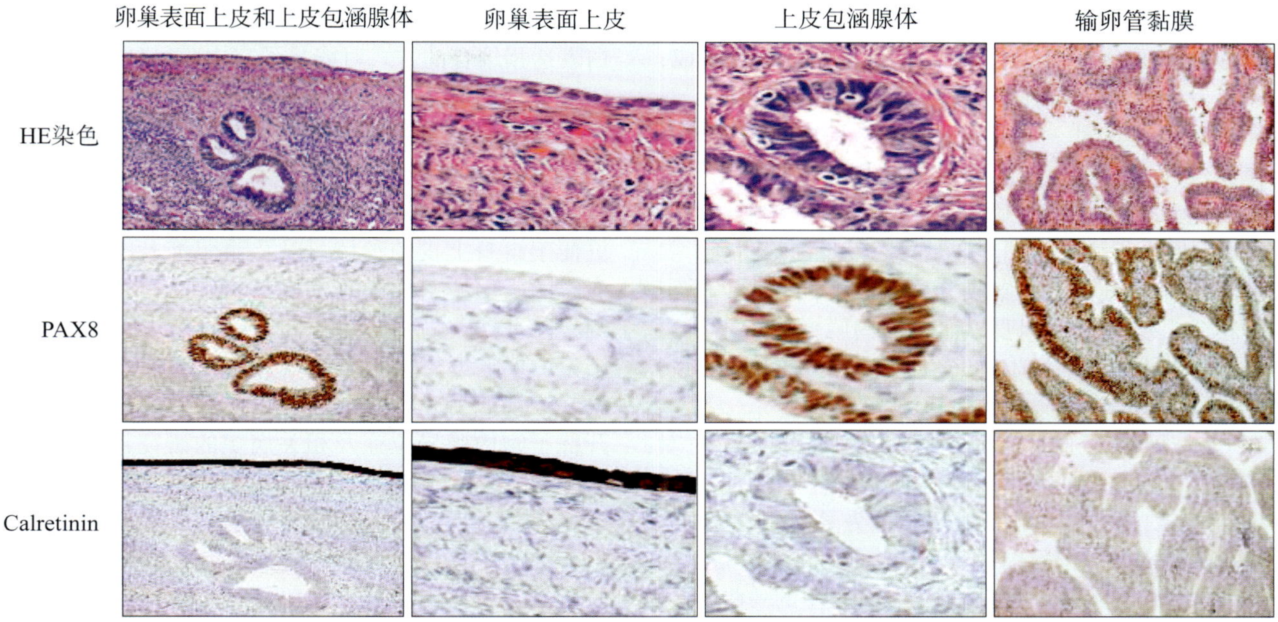

图 31-4　卵巢表面上皮与上皮包涵腺体或皮质包涵囊肿

卵巢表面上皮 PAX8 阴性 /Calretinin 强阳性，与输卵管黏膜上皮相反；但卵巢上皮包涵腺体或皮质包涵囊肿 PAX8 强阳性 /Calretinin 阴性，与输卵管黏膜上皮完全一致

要来自输卵管，而不是以往认为的来自卵巢固有表面上皮（间皮）[52, 53]，输卵管在卵巢包涵腺体形成中起关键性的作用。上皮包涵腺体可发展为初始子宫内膜异位，见图 31-1 和图 31-2。

3. 输卵管伞端与卵巢的关系　许多学者，包括笔者团队，均观察到输卵管伞端可直接贴附在卵巢表面，一些上皮因缺少间质支撑易于向盆腔与卵巢表面脱落，在各种原因切除的输卵管管腔与皱襞间常见脱落的上皮，这些细胞可种植于盆腔和卵巢，形成输卵管黏膜上皮异位和上皮包涵腺体。笔者团队观察到输卵管上皮较卵巢表面的间皮细胞更具增殖活性[53]，也有报道在培养的输卵管冲洗液中很容易获得上皮细胞。这些解剖与细胞学特性均为输卵管上皮盆腔种植提供了便利。盆腔输卵管子宫内膜异位大多位于盆腔腹膜与大网膜表面，其分布与子宫内膜异位病灶一致，印证输卵管上皮种植是形成包涵腺体与输卵管子宫内膜异位的直接路径（图 31-5）。

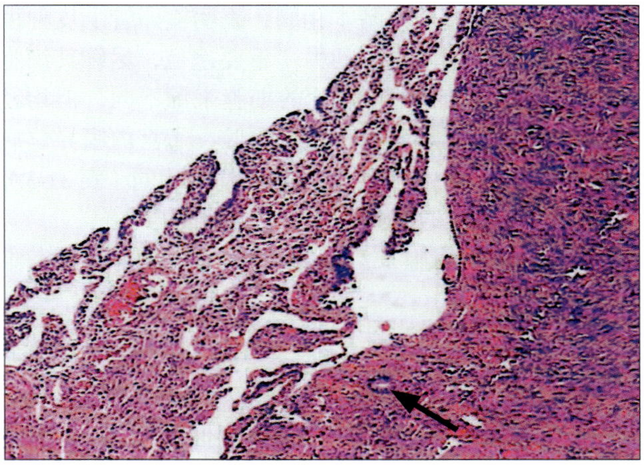

图 31-5　输卵管伞端与卵巢关系密切

伞端黏膜（左侧）直接贴附在卵巢表面（右侧），卵巢皮质浅层有一很小的上皮包涵腺体

4. 盆腔或卵巢的异位输卵管上皮易于转化为子宫内膜样组织的解释　输卵管黏膜与子宫内膜同源，所以具有向子宫内膜组织化生的潜能。实际上输卵管、子宫内膜及宫颈内膜 3 个部位的米勒管型腺上皮相互转化现象在 40 多年前病理学家 Lauchlan 已有描述。正常输卵管中可出现子宫内膜型腺上皮，一组研究显示其在间质部的比例达 25%，在峡部与壶腹部达 10%[54]，属于输卵管的正常成分。其来源可能是子宫内膜直接延续至输卵管近端（子宫内膜与输卵管黏膜的组织学交界可低于解剖学交界），亦可能由化生而来。另一例是在输卵管结扎后的近端，输卵管黏膜常可出现子宫内膜样化生。

需要说明的是，输卵管上皮向子宫内膜样组织的转化发生于米勒管型上皮之间，具有组织学基础和形态学证据，而传统的体腔上皮化生是指发生在间皮与米勒管型上皮之间，至今缺少有说服力的证据。但如前面所说的，把第二米勒系统直接与米勒管上皮连在一起，就给第二米勒系统理论赋予了新的生命。

5. 输卵管源性卵巢子宫内膜异位灶的形成　这一过程可大致分为输卵管上皮种植、初始子宫内膜异位及形成典型子宫内膜异位病灶3个阶段（表31-2）。典型内膜异位灶由子宫内膜样腺上皮与间质组成，如何发展而来仍有许多不解之谜。笔者团队在实践和研究中观察到一些重要现象，一是在初始子宫内膜异位灶中已有子宫内膜样上皮与间质的分化，后者表现为毛细血管密度增加和（或）间质细胞逐渐由梭形变圆，但两者是同步还是异时发生尚不明确；二是病灶中的间质与上皮成分可能有不同来源，子宫内膜样上皮来自输卵管，而子宫内膜样间质不表达输卵管黏膜间质的标志物FMO3，提示它们可能是病灶原位由周围的卵巢间质衍化而来[55]。

6. 对传统经血逆流-种植理论的质疑和补充　对于子宫内膜异位的发生，经血逆流-种植理论长期居统治地位，原位子宫内膜几乎被视为子宫内膜异位的唯一细胞来源。但目前认识到，输卵管上皮具备了直接参与盆腔与卵巢型子宫内膜异位症发生的一些要素：与盆腔腹膜和卵巢直接相通；黏膜上皮细胞易于脱落，可向盆腔和卵巢种植，有化生为子宫内膜样组织的潜能。上述条件除了化生仅见于输卵管上皮，其余与宫腔源的子宫内膜异位基本相同，表明输卵管上皮种植是子宫内膜异位发生中的另一重要途径，尽管其细胞来源与经血逆流-种植理论的细胞来源不同，但均经输卵管上皮向下洒落及种植于盆腔，子宫内膜异位病灶的分布与经血逆流种植的部位基本相同（表31-3），成为对传统经血逆流与种植理论的修正与补充。

两种不同细胞来源的异位子宫内膜光镜形态难以区分，Wenxin Zheng小组通过分子基因检测与蛋白表达相结合的方式对卵巢子宫内膜异位进行分析，证实子宫内膜为异质性来源，该组病例中可能源自输卵管黏膜的病例超过子宫内膜源者（分别为56%与44%）。这可能与以下因素有关：伞端黏膜接近盆腔腹膜与卵巢表面，排卵期可直接覆盖于卵巢创口，更便于自身上皮的种植，以及输卵管上皮较月经期崩解的表层子宫内膜碎片更具增殖活性等。这些推测有待证实，尚不能对输卵管的种植方式得出肯定结论，但输卵管特别是伞端黏膜作为一种盆腔与卵巢浆液性病变及子宫内膜异位的重要来源，无疑会开辟子宫内膜异位症及相关病变的研究新方向，并影响今后的防治策略。

需要说明的是，尽管关于子宫内膜异位症的发生存在诸多理论，但迄今还没有一种理论能够独自对所有的子宫内膜异位现象进行解释或完全取代的其他理论。更有可能的是，不同类型的子宫内膜异位症可能通过不同的机制发展而来，这些机制可能不同或有部分重叠。这表明子宫内膜异位的发生是一个复杂的多环节过程，需要更深入的研究。

四、子宫内膜异位症对全身的影响

子宫内膜异位症是一种病因及发病机制极其复杂的疾病。尽管子宫内膜异位症被认为主要是一种盆腔疾病，但过去十几年的研究已经证实了子宫内

表31-2　输卵管源性卵巢子宫内膜异位灶的形成过程

阶段	形成过程
输卵管上皮种植	输卵管伞端上皮洒落→种植于盆腔或卵巢表面，形成输卵管黏膜异位或包涵腺体
初始子宫内膜异位	① 输卵管型包涵腺体的上皮向子宫内膜样上皮转化，由部分腺上皮发展至整个腺体 ② 子宫内膜样腺体周围的卵巢间质向子宫内膜样间质转化，显示早期的子宫内膜异位雏形
形成典型子宫内膜异位病灶	由子宫内膜样上皮与间质组成，具有功能与生物活性

表31-3　子宫内膜异位症异质性细胞来源

特点	输卵管上皮	子宫内膜上皮
解剖学	输卵管位于盆腔高位，与盆腔相通	宫腔与输卵管相通
细胞来源	伞端上皮易于向下洒落；脱落的细胞具有增殖活性，可化生为子宫内膜样组织	子宫内膜碎片随经血逆流至盆腔；脱落的细胞具有增殖活性，并有可能会影响局部微环境
可能路径	① 输卵管上皮异位或包涵腺体 ② 输卵管上皮向子宫内膜样组织转化（初始子宫内膜异位）→间接形成子宫内膜异位	子宫内膜细胞异位种植→直接形成子宫内膜异位
共同点	① 上皮细胞均经播散，种植于盆腔，病灶分布相似 ② 最后均发展为含有子宫内膜样上皮与间质的子宫内膜异位灶，具有与激素相关的功能活性	

膜异位症的全身影响[56-59]。首先，促炎细胞因子的存在和循环免疫细胞群的变化形成了广泛的炎症环境，并延伸到骨盆外。其次，大量循环的 microRNA（miRNA）调节相关基因的表达[60-62]。此外，动物模型的数据提示，子宫内膜异位病变的细胞可以迁移到其他器官，包括肺、肝、脾和脑[56]。

文献显示，子宫内膜异位症患者的全身性疾病患病率高于预期。心血管、神经、代谢和免疫功能的改变已得到充分证实。与未罹患子宫内膜异位症的女性相比，罹患子宫内膜异位症的女性心血管疾病的风险显著增高[63]，这可能与子宫内膜异位症患者活性氧浓度和促炎细胞因子浓度升高有关[64]。

神经系统症状在患有子宫内膜异位症的女性中很常见，包括疲劳、疼痛过敏、焦虑和抑郁。疲劳见于 50%～87% 的子宫内膜异位症患者[65, 66]。Li 等[57]应用子宫内膜异位症小鼠模型来确定其对中枢神经系统功能的影响，发现患有子宫内膜异位症的小鼠对疼痛敏感性增加的同时，抑郁和焦虑也增加了。越来越多的证据表明，患有子宫内膜异位症的女性会出现类似的神经系统变化。As-Sanie 等[58]采用 MRI 测量灰质的变化，发现子宫内膜异位症患者大脑中与情绪和感觉神经处理相关的区域体积显著减少。对小鼠模型的进一步研究提示，中枢疼痛过敏是巨噬细胞诱导神经纤维形成导致的神经敏感和疼痛[67]。子宫内膜异位症对神经系统的影响是一个重大且经常被忽视的盆腔外负担。虽然还有待于更多的前瞻性研究，但现有证据表明子宫内膜异位症与大脑重塑之间存在很强的关联。

患有子宫内膜异位症的女性的体重指数（BMI）低于平均水平。动物研究表明，子宫内膜异位症会引起代谢变化，从而导致 BMI 较低。Goetz 等[68]的研究表明，引发小鼠子宫内膜异位症可致体重降低，并显示肝脏基因表达发生改变，从而引起厌食。另一项研究发现，子宫内膜异位症通过 miR-342-3p 和 let-7b 可改变患者脂肪细胞中代谢基因的表达[69]。

总的来说，越来越多的证据表明子宫内膜异位症不仅仅是一种局部盆腔疾病，还会影响肝脏和脂肪组织的新陈代谢，并与全身性炎症和大脑改变有关，从而可能导致痛觉、情绪障碍及焦虑症增加。

第二节　子宫内膜异位症的临床特征

一、流行病学

子宫内膜异位症影响 5%～10% 的育龄妇女，全球约有 1.9 亿女性患有子宫内膜异位症[70, 71]。子宫内膜异位症多见于 50%～80% 的盆腔疼痛妇女、近 50% 的不孕症妇女[1]，无症状女性的患病率为 2%～11%[70]。杜克大学医学中心 1980～1999 年妇科标本中子宫内膜异位症的检出率为 2.4%[72]，国外一组非病例对照的研究显示，10.4 万例妇科标本中子宫内膜异位症的检出率为 6.2%，天津市中心妇产科医院统计的 2005～2010 年 10.9 万余例妇产科病理标本中子宫内膜异位症的检出率为 6.5%，提示国内子宫内膜异位症的发病率与国外类似。有报道子宫内膜异位症在妇科腹腔手术标本中约为 15%，在不孕症妇女中为 25%～50%。目前，子宫内膜异位症被认为是一个全球性的问题，严重影响女性生殖健康及生活质量。

二、临床特征

本病主要发生于育龄期，以 30～45 岁居多，随着腹腔镜技术的广泛应用，很多病灶小、尚无明显症状或仅表现不孕的患者被发现子宫内膜异位，受生育推迟影响，30 岁左右的患者增多。与卵巢子宫内膜异位囊肿比较，深部子宫内膜异位更多见于年长患者。本病亦见于青少年与老年妇女，青春期患者中约 1/3 合并生殖道发育异常，经血受阻是发生子宫内膜异位症的高危因素。绝经后子宫内膜异位症有可能是因为绝经前存在的病变未完全萎缩，其他因素包括激素替代治疗或乳腺癌术后服用他莫昔芬等外源性激素，体内的雄激素转化也可能参与其中。因此，子宫内膜异位症主要是一种获得性疾病。

子宫内膜异位症的主要临床症状包括盆腔疼痛、痛经、性交痛、月经异常、非经期盆腔疼痛、不孕症、盆腔包块等[2]，亦可因其他原因手术偶然发现。与子宫内膜异位症相关的其他疾病和症状包括肠易激综合征、膀胱疼痛综合征、腹痛、偏头痛、疲劳等[73]。国内观察超过 70%～80% 的患者有不同程度的疼痛，典型表现为继发性并逐渐加剧的痛经、非经期腹痛（慢性盆腔疼痛）或性交痛。病灶累及或压迫肠道或泌尿道时，可出现大便次数增多、便秘、便血与排便痛，或尿频、血尿与腰痛等相关异常。症状因人而异，可为周期性或持续性，受多种因素影响，与病变程度不一定成正比。症状也与病变类型有关，深部子宫内膜异位患者伴有剧烈疼痛的比例高达96%。这些临床症状主要始于病灶部位的周期性出血，其后伴随局部纤维组织增生、粘连及瘢痕形成，可压迫或牵拉病灶局部的组织与神经，甚至使一些脏器变形，导致相应的症状与功能异常。病灶出血有时难以完全吸收，形成大小不一的囊性肿物，尤其是在卵巢。但并非所有的子宫内膜异位病灶均为进展性，许多病灶在一段时间发展后可呈相对静止的状态，不少子宫内膜异位囊肿与深部内膜异位病变的大小也可长期没有明显变化，但在一些刺激或影响因素作用下可能再次活跃。

尽管子宫内膜异位症患病率很高，但疾病识别并不充分，因患者常常难以清楚描述症状，疾病诊断时间为4～11年不等，65%的女性最初被误诊。目前要求手术诊断，通常通过诊断性腹腔镜检查，但手术诊断远非完美的金标准，有可能会漏诊疾病。慢性盆腔疼痛患者和无症状女性（45%～50%）的子宫内膜异位症患病率（包括显微镜组织学诊断）很高。此外，没有可见病变或阴性组织学并不能排除子宫内膜异位症的诊断；隐匿性子宫内膜异位症已在随机腹膜活检标本中得到证实。

目前，子宫内膜异位症分期的全球标准是1985年由美国生殖医学会（American Society for Reproductive Medicine，ASRM）制定的ASRM分期系统，并于1997年修订[74]。其根据病灶大小、深浅、颜色等一系列量化的指标对子宫内膜异位症进行分期（Ⅰ～Ⅳ期），尽管得到广泛应用，但ASRM系统仍存在不足，因为它与疼痛症状、不孕症相关性较差，并且排除了盆腔以外的病变。由于缺乏对深部浸润性子宫内膜异位症、腹膜后病变的描述，2005年提出了Enzian分期系统并将其作为对ASRM系统的补充[75，76]。然而，世界子宫内膜异位症协会（World Endometriosis Society）发表了一份共识声明，强调这两种分期系统均未与疼痛症状相关联；观察到的体征和症状表明，子宫内膜异位症具有全身性广泛影响。由于病变的存在，盆腔经常发生疼痛，但子宫内膜异位症不是一种局限于盆腔的疾病。

三、病灶分布

子宫内膜异位症主要发生在盆腔，最常见的部位是卵巢，据国内外统计，36%～87%的子宫内膜异位症有卵巢病灶，其他常见的部位包括子宫骶韧带、子宫浆膜、盆腔腹膜、直肠子宫陷凹、膀胱腹膜反折、直肠、输卵管与腹壁。子宫内膜异位病灶还见于乙状结肠、膀胱、输尿管周围、阔韧带、圆韧带等几乎所有盆腔器官和组织，以及子宫颈、阴道与会阴。罕见内膜异位症发生于脐区、乳晕、胸腔，甚至心脏、大脑与四肢等远隔部位。表31-4为2020年WHO女性生殖肿瘤分类中对子宫内膜异位症病灶分布及发病率的描述。

多数子宫内膜异位症表现为多部位受累，病灶分布不对称，盆腔多于腹腔，腹腔病灶以右侧居多，而盆腔病灶则表现出下部多于上部、后半部多于前半部及左侧多于右侧的特点。国外一组报道称，盆底前和后陷窝区的病灶发生率相差20倍（3% vs 64%）。国内一组报道称腹膜病灶80%位于盆腔后半部，卵巢子宫内膜异位囊肿左侧明显高于右侧（46.6% vs 27.3%），子宫骶韧带、肠道和输尿管等部位的子宫内膜异位灶也以左侧更多。病灶为何多见于盆腔后部与左侧，机制不明，有以下几种解释：①盆腔下部与后部处于低位，直肠子宫陷凹的底部明显低于子宫膀胱陷凹，解剖学上盆腔后部空间相对狭小，后倾子宫多

表31-4 子宫内膜异位症：病灶分布与发病率

部位	在子宫内膜异位症中的占比（%）
盆腔（2%～30%的育龄女性）	
卵巢	17～65
子宫韧带（子宫骶韧带＞阔韧带＞腹股沟韧带）	3～69
输卵管	10～44
浅表腹膜	6.4～15.2
盆腔神经[a]	比预期高
盆腔外[b]（0.25%～3.6%的育龄女性）	
腹腔	
胃肠道（乙状结肠＞直肠＞回肠＞阑尾＞盲肠）	3.8～37
尿道（膀胱＞输尿管＞肾脏＞尿道）	0.3～12
膈肌	0.7～1
胸腔（膈＞胸膜＞肺＞心包膜）	0.01～0.7
皮肤（包括脐部）	0.5～1
外生殖器（阴道＞会阴＞外阴）	0.3～1.4
其他（肌肉，乳腺，脑等）	罕见

a 盆腔神经包括坐骨神经、闭孔神经、股神经、阴部神经和下腹神经丛、腰骶神经丛。

b 盆腔外：<12%盆腔子宫内膜异位症患者伴有盆腔外疾患（如肝、胆囊或胰腺）；典型的盆腔外子宫内膜异位症伴有盆腔疾患。

见，受重力影响，逆流的经血容易在盆腔底部与后部存留，不容易被腹腔液稀释和被免疫细胞清除，增加了子宫内膜碎片种植的机会；②盆腔左侧有乙状结肠，可与左侧附件一起阻挡逆流经血的扩散，使之易于在局部停留；③左侧卵巢较右侧排卵少，局部孕激素水平可能低于右侧；④由于盆腔血管生成左右侧不对称，以及受脏器位置和功能影响的腹腔液静水压等，也可能与子宫内膜异位病灶的分布有关。

第三节　子宫内膜异位症的病理形态

子宫内膜在异位生长并具有功能活性，受体内甾体激素的影响而发生周期性出血，周围组织伴炎性反应及增生，常形成表面粘连与瘢痕。子宫内膜异位症形态多样化，不同形态与病灶部位及病变持续时间有关，往往几种类型混合存在，多灶性病变十分常见。了解这些临床病理形态有助于对子宫内膜异位组织形态的理解。

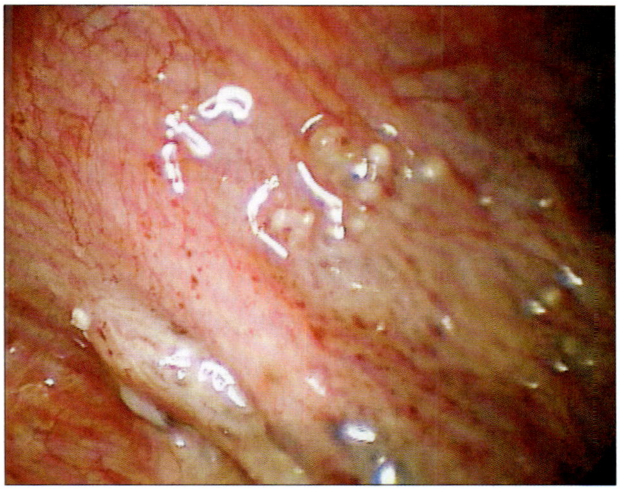

图 31-6　腹膜子宫内膜异位
腹腔镜下可见透明的囊泡（陈震医师惠赠）

一、常见病理类型

（一）表浅子宫内膜异位

表浅子宫内膜异位主要发生于腹膜，常为多灶性，主要分布于盆腔腹膜或脏器表面，单个散在、群集或融合，外观表现为煤渣或丘疹样、囊泡、息肉状，表面隆起或形成斑块。

腹膜子宫内膜异位灶的颜色随病变进展而不同，最早为无色素性的 2～3mm 的小囊泡（图 31-6），以后变为色素性，不同程度地增大。不同阶段的病灶被形象地描述为红色、黑色与白色病变，反映了异位内膜组织的生长、血管生成、反复出血吸收，以及炎症、纤维化等组织反应。一些研究观察了其发展过程发现，水泡状病灶至瘢痕样的蓝色球形囊肿通常需 4～10 年；透明的无色素性病变到红色再至黑色病变可能需 7～10 年；20 年时，黑色瘢痕样病变的比例从 23% 上升至 63%。

红色病变反映子宫内膜异位的早期改变，病灶有活跃的血管生成与出血（图 31-7），有学者提出红色病变中可能包括一些生理性改变，因为经血

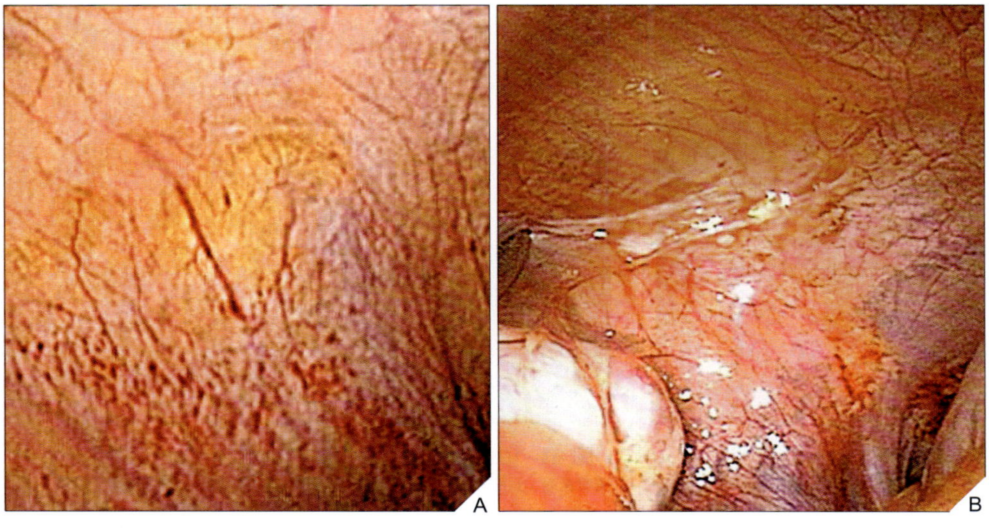

图 31-7　子宫内膜异位症的红色病变
腹腔镜下可见腹膜充血，有红色斑点（A）与斑块（B，右下↗）（陈震医师惠赠）

逆流几乎见于所有妇女，并非全部是子宫内膜异位症。黑色病变为子宫内膜异位症的典型表现，慢性周期性出血，伴随炎性反应和不同程度的纤维化，病灶可呈紫蓝色、棕色、棕黑色等不同颜色，黄棕色代表含铁血黄素的沉积，又称“咖啡牛奶斑”，黑色背景加上组织纤维化很像火药灼伤（图 31-8，图 31-9）。白色病变为病灶中出血逐步被吸收，广泛纤维化与瘢痕形成，可为黄色、白色或白色透明，伴局部粘连与组织缺损（图 31-10）。严重时浆膜表面凹凸不平，致密粘连致使脏器变形，送检标本可见不规则的手术剥离痕迹。病灶边缘不整，有时与周围组织界限模糊，甚至形成结构不清的粘连性团块。不同颜色的异位子宫内膜组织在活检标本中的检出率不同，红色病变达 95%，黑色与白色病变为 50%～60%（表 31-5）。

（二）深部子宫内膜异位

病变发生于有纤维肌性组织的盆腔器官，如子宫骶韧带、子宫卵巢韧带、膀胱、直肠及直肠阴道隔、阴道穹等部位。异位的子宫内膜腺体与间质沿着疏松的结缔组织浸润至肌层，伴出血及平滑肌与纤维增生，形成腹膜、浆膜及黏膜下的圆形结节或肿块，通常表现为实性结节，偶尔形成囊肿，边界止于下方的脂肪组织。其直径从微小至近 20cm，大小相差很大，通常 >1cm，一些有黏膜下层的器官如阴道、直肠或膀胱易形成较大的结节，状似肿瘤（图 31-11～图 31-13）。偶见神经受累，多数肠道病变有淋巴结受累。

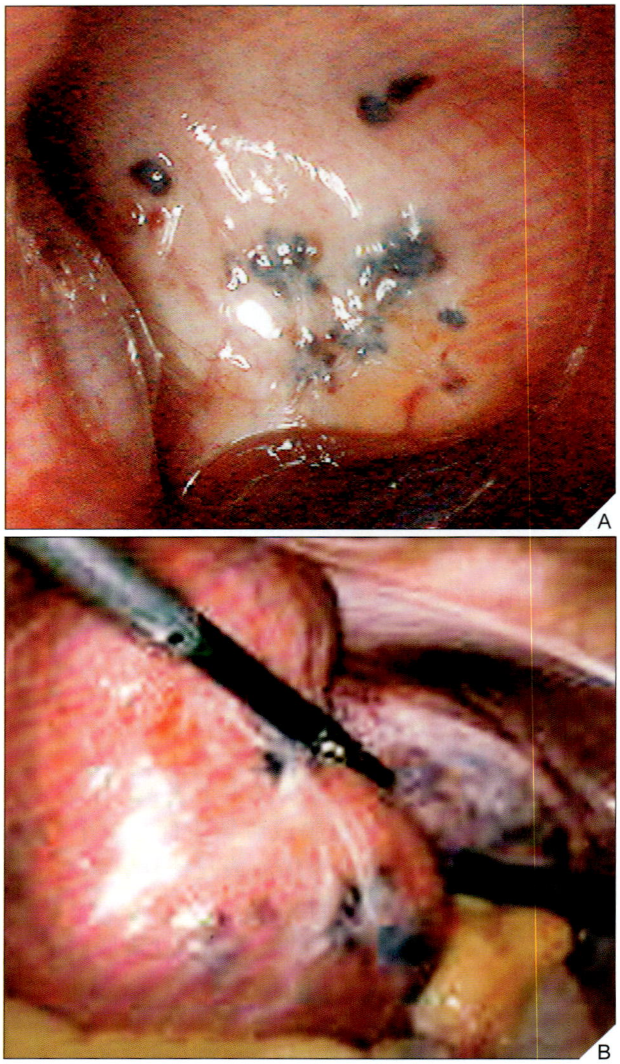
A
B

图 31-9　子宫内膜异位症
腹腔镜下可见腹膜（A）与卵巢表面（B）紫蓝色病变，局灶有融合的趋势（陈震医师惠赠）

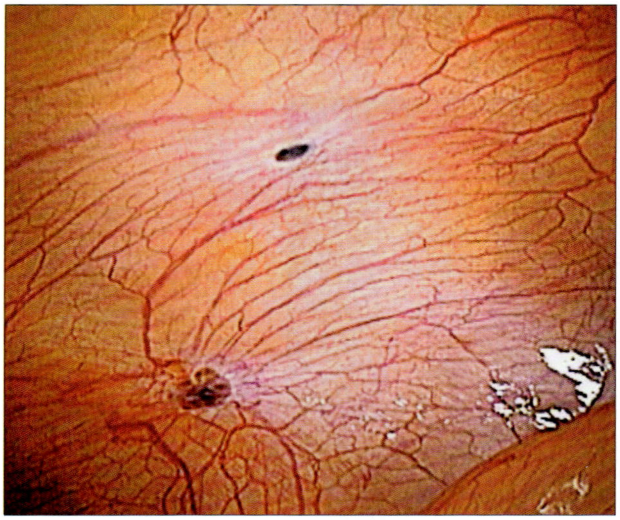

图 31-8　子宫内膜异位症
腹腔镜下可见黑色（上方）与紫色（下方）的斑点，后者周围出血更明显，提示较上方的病灶新鲜（陈震医师惠赠）

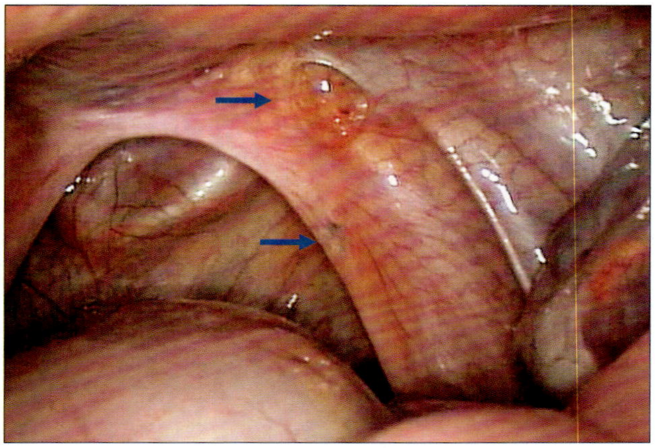

图 31-10　腹膜子宫内膜异位症 – 不同阶段的病灶形态
透明囊泡（上方箭头）为出血前期，2 个紫蓝色小斑点（下方箭头）为活跃期，拱形的腹膜环形缺损（腹膜袋）为愈合期

表 31-5　腹膜子宫内膜异位症的临床病理形态

类别	病灶状态	外观
无色素	出血前	透明无色的小水疱、囊泡或局部隆起
红色	早期	颗粒状、息肉样红色或黄红色凸起
黑色	活跃期	火药烧灼样或皱褶状
白色	愈合期	局部粘连、斑块与缺损

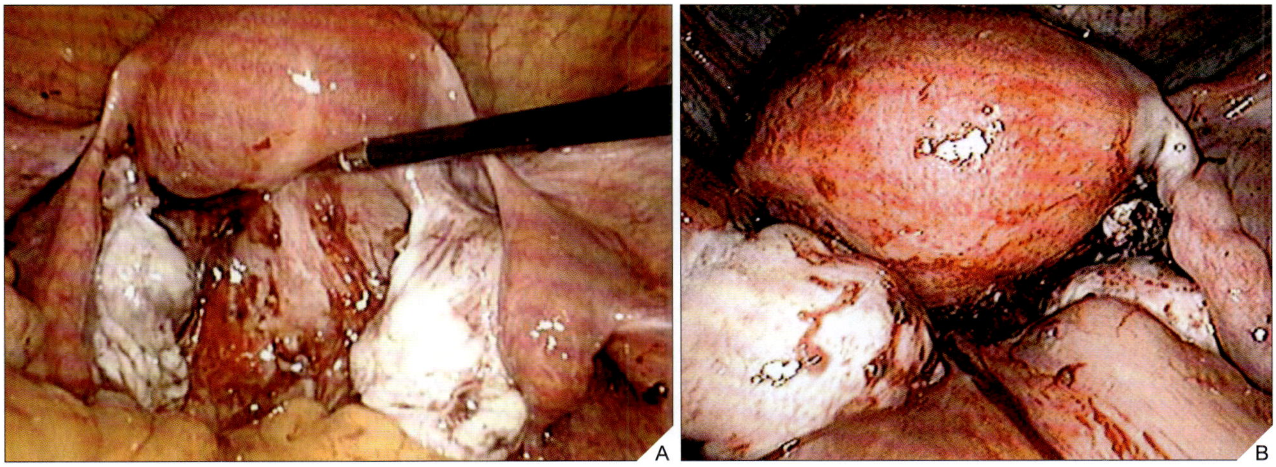

图 31-11　深部子宫内膜异位

A. 子宫后下方直肠子宫陷凹内见灰红色隆起；B. 另一病例，显示直肠子宫陷凹封闭（陈震医师惠赠）

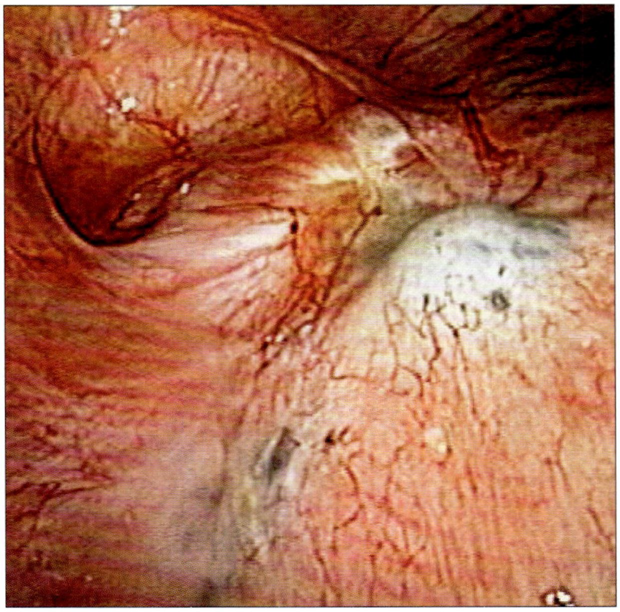

图 31-12　深部子宫内膜异位合并表浅内膜异位

盆腔局部形成结节状隆起，并见表面有不规则的紫蓝色斑点、粘连与瘢痕（中部）

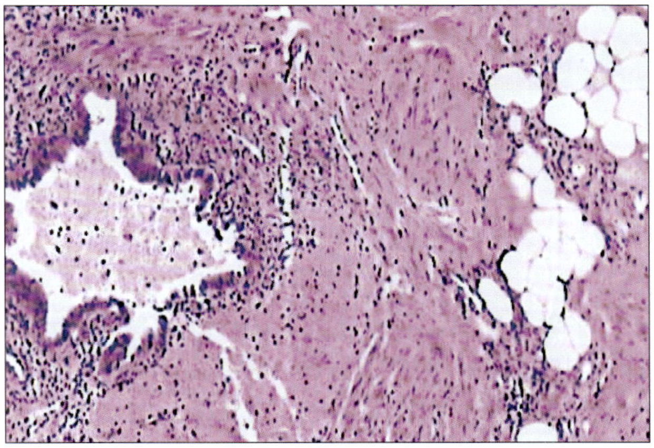

图 31-13　深部子宫内膜异位

子宫内膜样腺体与间质浸润骶韧带生长，伴平滑肌增生，病变不累及脂肪组织

在对子宫内膜异位标本进行切检时应注意：①相对薄软的出血性囊壁为早期病变，易于寻找到比较新鲜的子宫内膜样腺体与间质；②不应忽略对厚韧囊壁的取材，此种病变经历了较长时间，异位的宫内膜上皮被瘢痕中的纤维胶原包绕，更可能出现增生或非典型增生；③内膜异位可与肿瘤并存，尤其是囊性病变，多房病变应将所有子房都剖开，仔细观察有无其他改变，如囊壁内有无乳头状物或质糟的结节，内容物是否含有胶样或稀水样液体等，以免遗漏伴发的肿瘤性病变。

（三）子宫内膜异位囊肿

子宫内膜异位囊肿最常见于卵巢，为子宫内膜异位症的囊性形式，在卵巢常形成单个或多个囊性肿物。囊内陈旧出血浓缩后黏稠似巧克力状，又称为巧克力囊肿（图 31-14），但这一名称不应用于病理诊断，其描述的是大体形态，并非组织学改变。双侧卵巢子宫内膜异位囊肿严重时在子宫后方相互粘连，呈对吻形态，又称“kiss 征”（图 31-15）。切面单房或多房，囊壁厚薄不一，与病变时间及纤维化程度有关，内壁较粗糙，常见嵴状凸起，沉积的血不易剥除干净（图 31-16）。

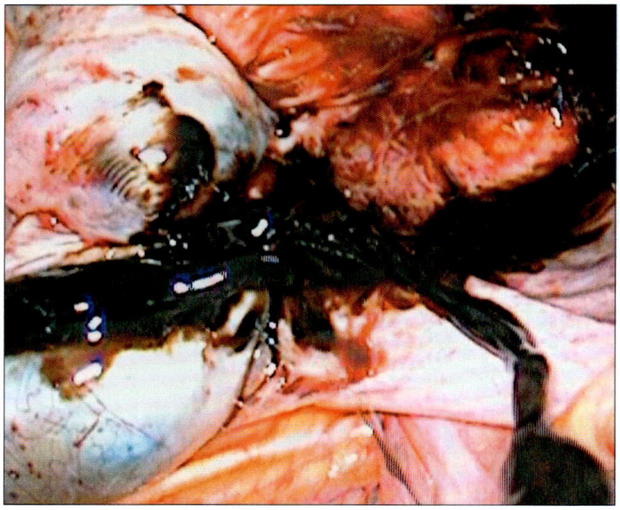

图 31–14　卵巢子宫内膜异位囊肿

囊肿位于子宫侧后方，流出黏稠的咖啡色液体（陈震医师惠赠）

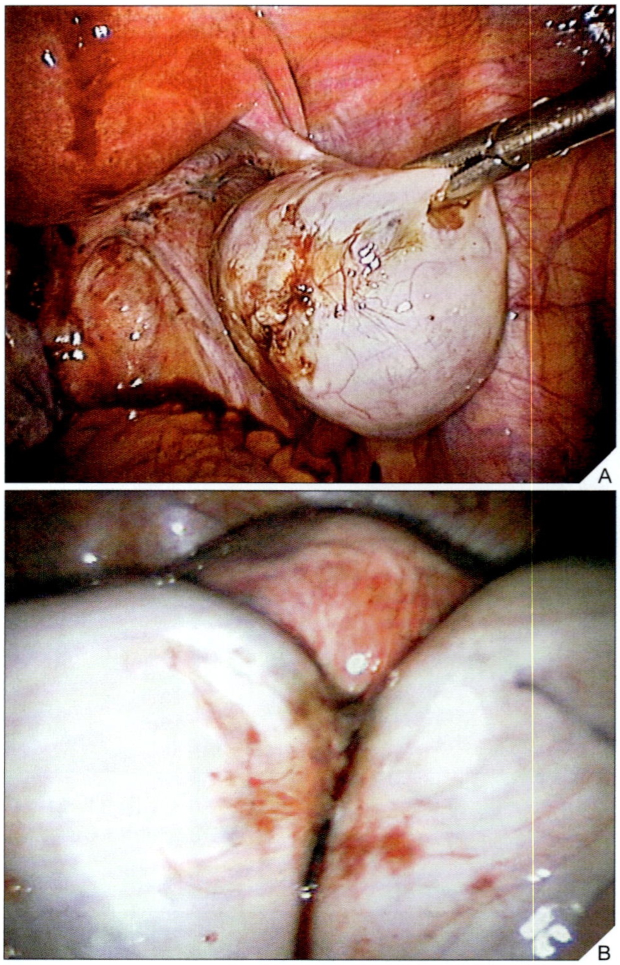

图 31–15　卵巢子宫内膜异位囊肿

为单侧（A）或双侧，两侧囊肿互相粘连形成对吻形态（“kiss 征”）(B)(陈震医师惠赠)

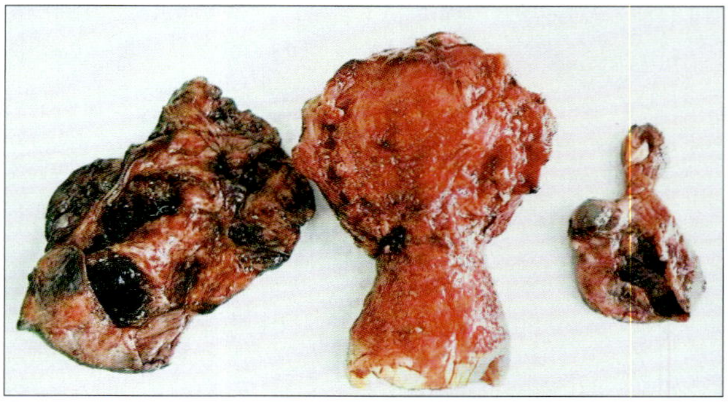

图 31–16　子宫内膜异位症

子宫浆膜粘连、粗糙与剥离面；双侧卵巢子宫内膜异位囊肿，大囊肿壁厚韧，内壁有嵴状突起，小囊肿壁似为双房，囊壁较薄

二、镜下形态

子宫内膜异位症由子宫内膜样腺体与围绕的内膜样间质组成，两种成分多少不一，常伴有出血、纤维与平滑肌组织增生。形态受患者年龄、激素波动、病灶部位及病程时间长短等因素影响。异位灶多呈分散不规则的小岛状或小片状，表浅子宫内膜异位常仅见孤立的腺体或少数腺管，异位囊肿衬覆的典型子宫内膜样上皮与间质通常较薄，少见连续大片的子宫内膜样组织（图 31-17）。实际上，许多子宫内膜样间质被含铁血黄素沉着与纤维增生所掩盖，这些组织呈环状或带状围绕在子宫内膜样上皮与间质周围，分布范围通常较典型的子宫内膜样间质广泛（表 31-6）。

子宫内膜样腺体的大小与轮廓不一，大多不活跃，类似增殖期形态，周期性改变不如宫腔在位内膜显著。一些腺体形状不规则，有锯齿形腔缘或管腔扩张，少数随月经周期出现分泌反应（图 31-18）。腺体数量一般不多，在子宫内膜样间质中零星散在，甚至缺如，囊肿内壁有时仅见子宫内膜样间质与断续的子宫内膜样表面上皮。

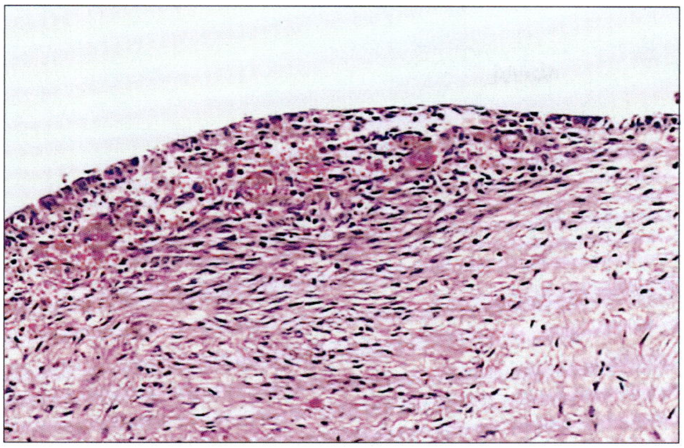

图 31-17 子宫内膜异位症

子宫内膜异位囊肿的囊壁，可见子宫内膜样腺上皮与典型的内膜样间质，伴螺旋小动脉分化与红细胞外渗

需要说明的是，对于子宫内膜异位病灶中的上皮成分，不要求区分究竟是子宫内膜型还是输卵管型，因为正常情况下两者的形态就有重叠，均为米勒管型柱状细胞并可有纤毛，在不同的条件下可相互转化，单从上皮细胞形态很难严格区分。关键在于需观察此类上皮是否伴有内膜样间质，如与内膜样间质关系密切，并伴有陈旧出血等其他条件，就可视为子宫内膜样组织中的上皮成分，直接诊断为子宫内膜异位症。

子宫内膜样间质在判断内膜异位症中有重要作用，它们环绕在子宫内膜样上皮周围或呈带状衬覆在出血性囊壁内侧。当子宫内膜样表面上皮脱落后，子宫内膜样间质裸露于囊腔。典型的子宫内膜样间质由一致的卵圆形或小梭形细胞组成，胞核突出，胞质不明显。间质中的螺旋小动脉与丰富的血管网也有助于对子宫内膜样间质的辨认。免疫组化 CD10 染色内膜样间质细胞阳性，对困难病例的鉴别有意义（图 31-19）。

色素性组织细胞是子宫内膜异位病灶的特征性形态之一，包括吞噬含铁血黄素的巨噬细胞和吞噬脂褐素的泡沫状巨噬细胞（假黄瘤细胞），后者尤为常见。这是因为异位病灶中常同时存在退变脱落的子宫内膜样上皮与红细胞，当组织细胞的胞质中有大量细胞膜碎片时，表现为假黄瘤细胞（图 31-20），观察

表 31-6 异位子宫内膜的组织形态特点

项目	组成	特点
上皮成分	子宫内膜样或输卵管型	柱状细胞，与子宫内膜样间质关系密切
	腺管	大多稀疏，常类似增殖期腺体
	表面上皮	连续性或间断性覆盖在内膜样间质表面
间质成分	子宫内膜样间质细胞	常被纤维组织、组织细胞、含铁血黄素掩盖
	螺旋小动脉与血管网	片状或零星散于间质中
	两种色素性组织细胞	吞噬脂褐素与含铁血黄素的巨噬细胞
继发改变	表面粘连	组织或脏器变形
	纤维平滑肌增生、瘢痕化	环绕在异位内膜周围或不同程度替代异位内膜组织

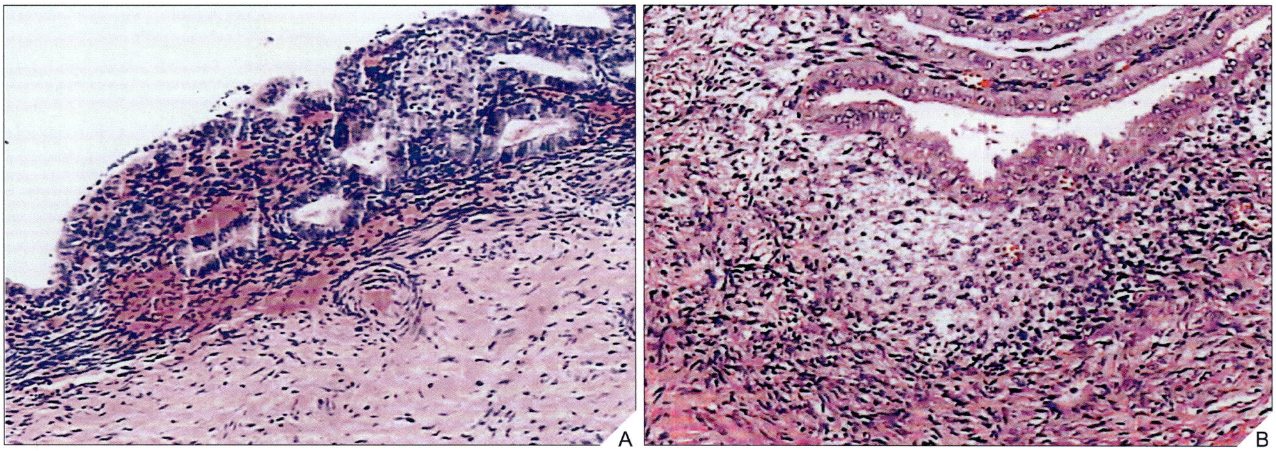

图 31-18 子宫内膜异位的腺体形态

腺体形态可类似增殖期（A）或分泌期（B）

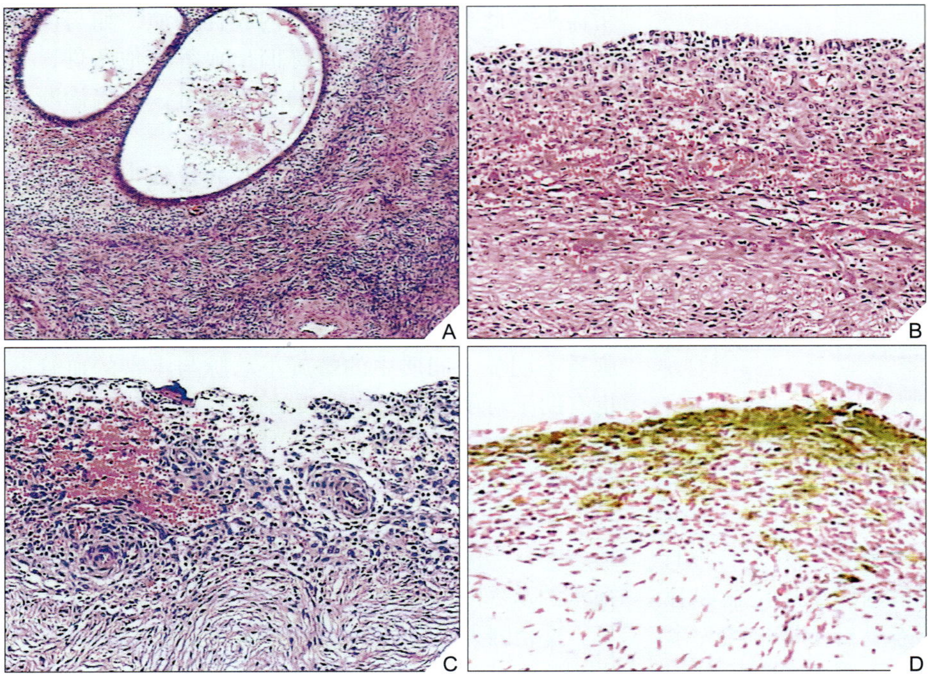

图 31-19
子宫内膜异位的间质形态
内膜样间质细胞围绕在腺体周围（A），间质中有丰富的血管网（B），可见小动脉（C），免疫组化CD10子宫内膜样间质阳性，腺上皮阴性（D）

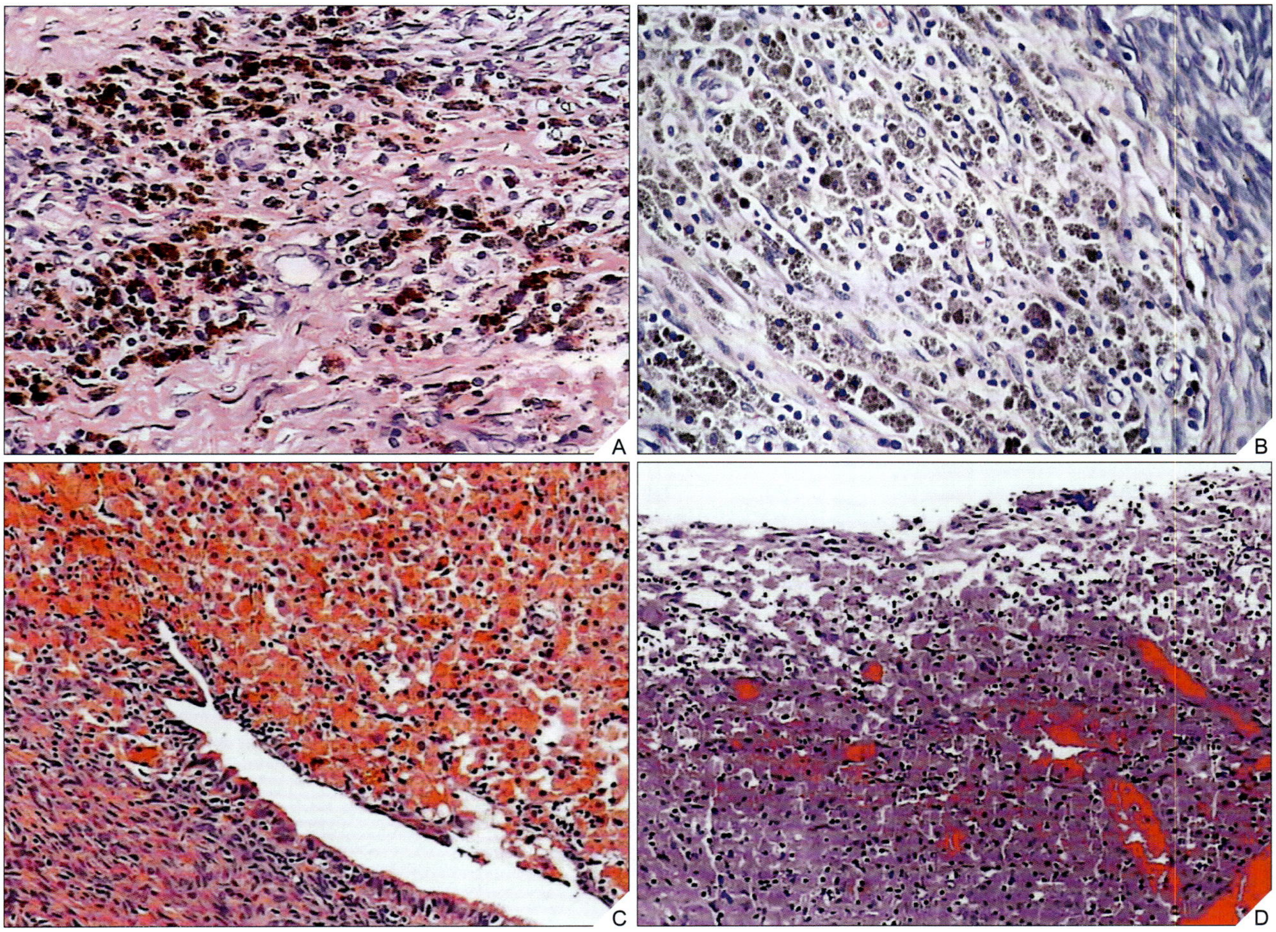

图 31-20 子宫内膜异位病灶中的色素细胞
A、B. 吞噬含铁血黄素的巨噬细胞，呈深棕色，胞质内颗粒粗，并有折光性；C、D. 假黄瘤细胞色泽较浅，胞质内颗粒细，无折光性

胞质中颗粒物的不同特征可对两种色素性组织细胞进行区分（表 31-7）。子宫内膜异位灶中的两种色素性组织细胞常混杂分布，但在不少病灶中可见带状分层表现，假黄瘤细胞发生于病变较早的阶段，倾向位于病灶内侧或中心出血区；吞噬含铁血黄素的巨噬细胞见于陈旧病变，趋向位于病灶外侧或底层（图 31-21，图 31-22），混杂或接近下方的纤维化与瘢痕组织，这可能与含铁血黄素难以吸收、需经历更长时间并不断刺激周围组织纤维化有关。色素组织细胞的分层表现提示其来自不同时期的反复出血，这与黄体一次性出血有明显不同。色素性组织细胞有时十分突出，甚至可完全遮盖或取代病灶中的子宫内膜样间质。总之，假黄瘤细胞是子宫内膜异位症相对特异的病理改变之一。

病灶中的纤维组织和平滑肌增生与部位及病变时间有关，子宫内膜异位囊肿壁常有纤维胶原化和

表 31-7　两种色素性组织细胞的形态特征

特征	吞噬含铁血黄素的巨噬细胞	吞噬脂褐素的巨噬细胞（泡沫状巨噬细胞，假黄瘤细胞）
胞质形态		
质地	较粗，颗粒状	较细，泡沫状
颜色	深棕色	淡灰色或浅棕色
折光性	有	无
细胞分布	病灶外侧或底层	病灶内侧或中心
Fontana-Masson 染色	阴性	强阳性

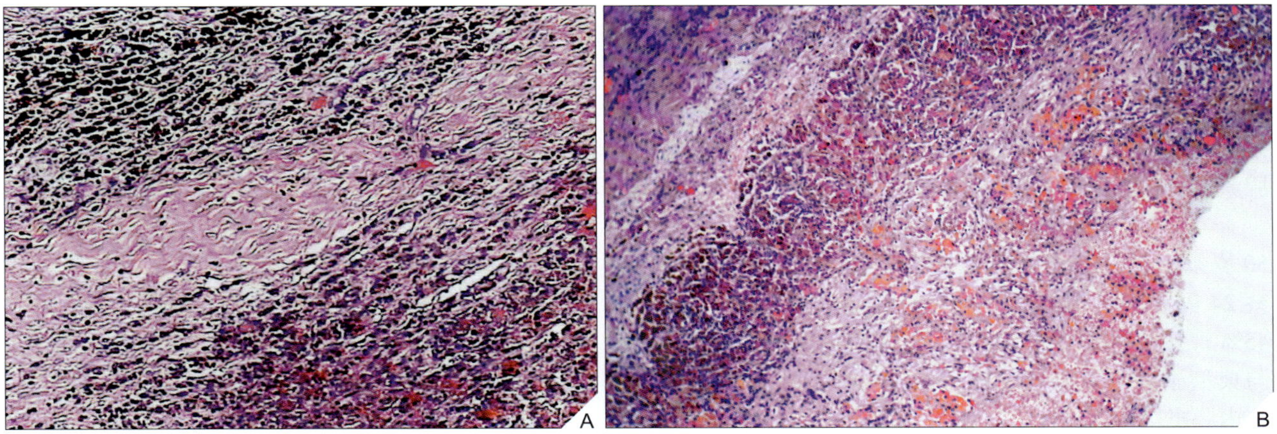

图 31-21　子宫内膜异位病灶中的色素细胞

病灶中带状分布的色素细胞，吞噬含铁血黄素的巨噬细胞主要位于外侧（A、B，左上方），假黄瘤细胞趋向位于病灶中心（A、B，右下方）

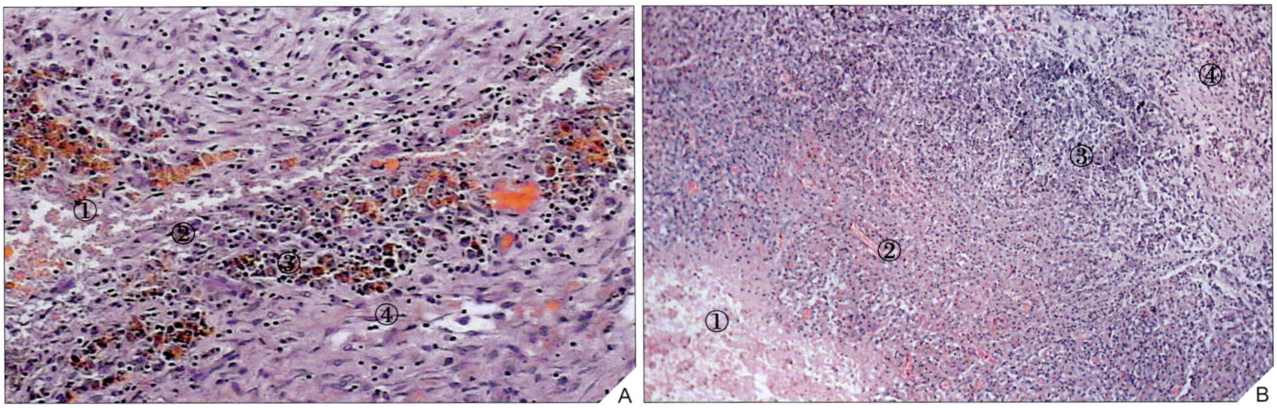

图 31-22　子宫内膜异位病灶的分层形态

A、B. 从病灶的中心至外侧依次为①出血；②假黄瘤细胞；③吞噬含铁血黄素的巨噬细胞；④纤维胶原与瘢痕组织；腺上皮一般位于病灶内层（A 的①、②之间）或中间区域

弹力纤维，有时病灶中的腺上皮与子宫内膜样间质无法辨认，仅见纤维化的间质、吞噬含铁血黄素的巨噬细胞及周围环绕的纤维胶原与平滑肌，它们提示曾有反复性出血，推测可能为子宫内膜异位病灶。而深部子宫内膜异位如子宫韧带与肌性器官常有较明显的平滑肌增生。

一些生理或病理状态可被误诊为子宫内膜异位，常见于有出血或腺样结构的情况，但通常缺少子宫内膜样间质及反复性出血的痕迹，与子宫内膜异位症不同（表 31-8，图 31-23，图 31-24）。

三、特殊类型

（一）息肉样子宫内膜异位（polypoid endometriosis）

息肉样子宫内膜异位为罕见的子宫内膜异位变异类型，病变以类似子宫内膜息肉的形态生长，较一般宫内膜异位活跃，很易误诊为恶性肿瘤或与其他病变混淆。目前报道的病例最多见于直肠和乙状结肠，其次为卵巢、子宫浆膜、宫颈与阴道，个别见于输尿管、输卵管、大网膜和腹膜后等部位[77]。发生原因不明，一些研究提示部分病例与外源性激素应用有关，如他莫昔芬、无拮抗的雌激素或促性腺激素释放激素。

本病更多见于老年人，半数以上患者年龄在 50 岁以上，只有少数患者是年轻女性[77]。Parker 观察 24 例患者，其中 60% 年龄 >50 岁（23～78 岁），45% 曾接受外源性激素。该类型临床与病理特征均与典型子宫内膜异位不同[78]。少数病例合并在位子宫内膜息肉。

【大体病理学】

大体表现多样，如囊性肿物、多发结节、息肉样肿物、半实性肿物和巨大的分叶状肿物，病灶大小不一（0.4～14cm），单个或多个，约 1/3 为多灶性。切面多为实性，亦可有不同程度的囊性变，常伴出血。

【镜下形态】

病变由良性子宫内膜样上皮与间质混合而成，常伴有丰富的纤维间质和厚壁血管，组织学形态较普通子宫内膜异位更为旺盛（图 31-25）。常见囊性扩张的腺体，类似不规则增生或单纯性增生，亦可出现复杂性增生，甚至非典型增生等多种形态，合并非典型增生时应在病理报告中特别注明。上皮化生十分常见，最常见输卵管上皮化生，亦有鳞化、黏液性化生或合体细胞乳头状化生等。相邻组织或其他部位大多能见到典型的普通型子宫内膜异位。据报道，息肉样子宫内膜异位可伴有宫内膜样癌、米勒管黏液性交界性肿瘤和低级别子宫内膜间质肉瘤（LGESS）。

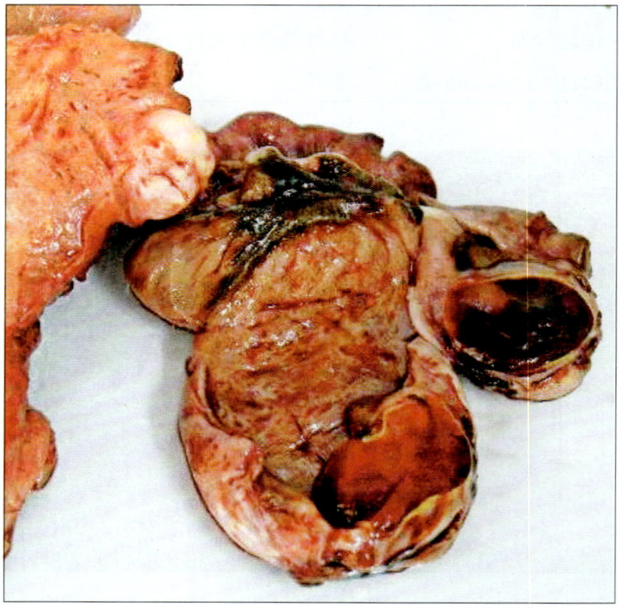

图 31-23　卵巢子宫内膜异位囊肿与黄体

子宫内膜异位囊肿壁厚韧，含陈旧出血，提示历经较长时间；其边缘为早期黄体，囊壁金黄色，含新鲜血液，来自最近的排卵出血

表 31-8　子宫内膜异位症的鉴别

病变	相似点	不同点
黄体囊肿	出血性囊腔与囊壁的纤维增生	一次性出血，而不是反复出血；黄彩样轮廓与特征性的脑回样结构，边缘可见黄素化的卵泡膜细胞而不是带状纤维化；无子宫内膜样上皮与间质
输卵管子宫内膜异位	部位与子宫内膜异位症相同，有腺管状结构	缺少子宫内膜样间质；无反复出血的证据与纤维化
间皮增生	可出现腺样或囊状结构，以及周围粘连	衬覆立方形间皮细胞，常伴有炎症或输卵管妊娠；无子宫内膜样上皮与间质，无反复出血
异位蜕膜	片状蜕膜样细胞	缺乏腺上皮，周围无带状纤维化，无陈旧出血
网状残体	腺样结构	位于卵巢门附近，呈分支与迷路样，上皮呈立方形或低柱状；缺少子宫内膜样上皮、间质与出血

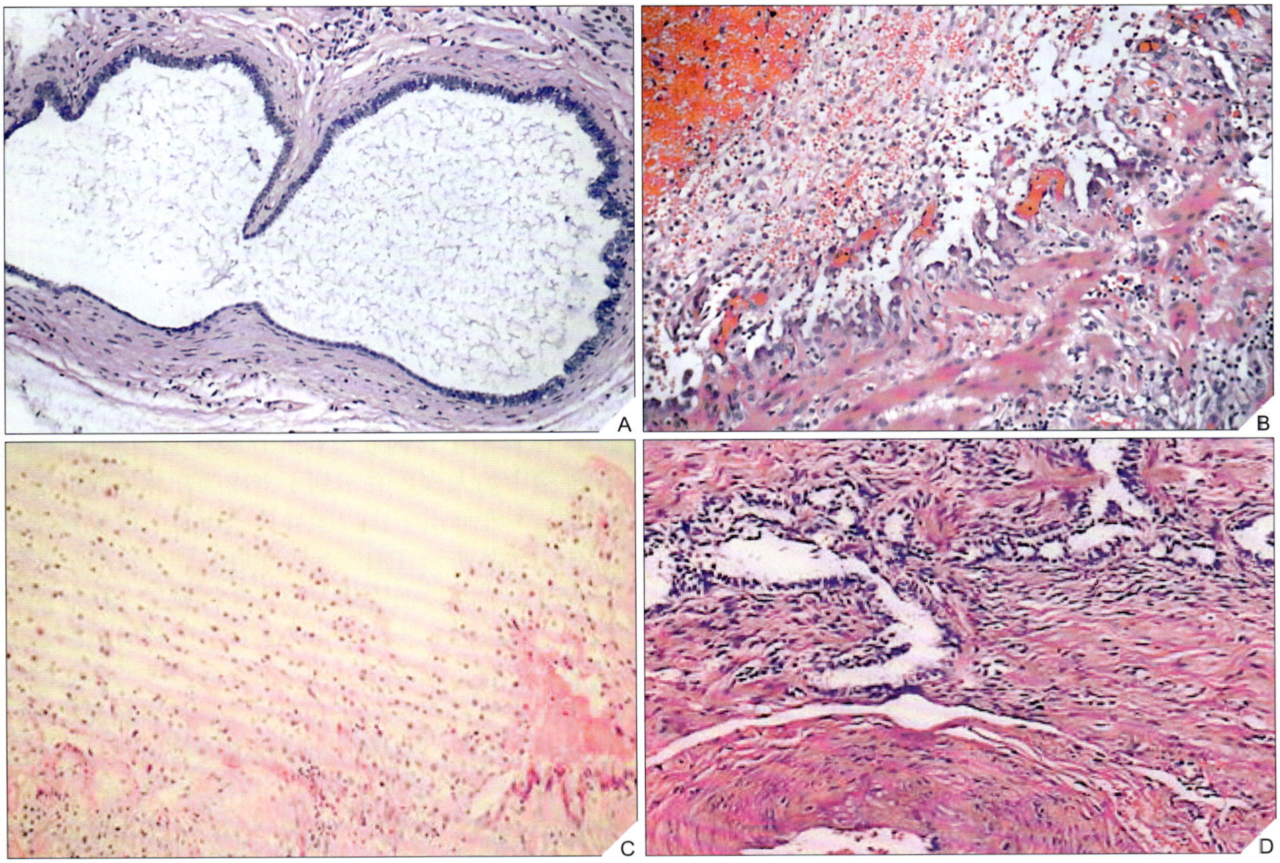

图 31-24 子宫内膜异位症的鉴别诊断

A. 输卵管子宫内膜异位，腺体周围无子宫内膜样间质；B. 间皮增生，细胞呈立方形，伴新鲜出血与炎症细胞浸润；C. 异位蜕膜，缺少内膜样腺上皮；D 卵巢网状残体，不规则的腺样结构，位于卵巢门附近，下方可见大血管；A～D. 这些病变均缺少反复出血的证据与纤维瘢痕

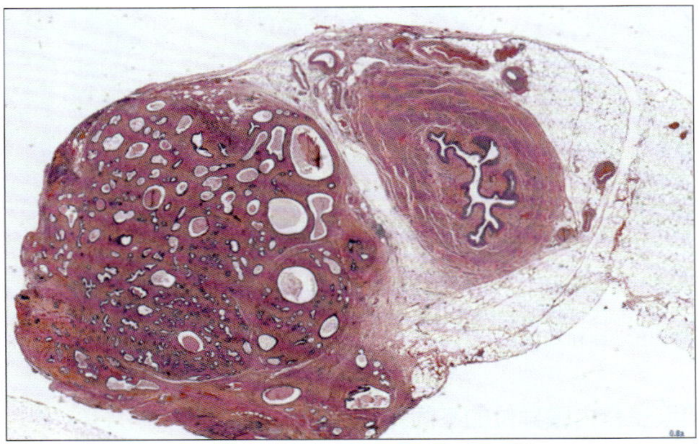

图 31-25 息肉样子宫内膜异位

病变位于输卵管浆膜下，由增生的子宫内膜样腺体与间质组成，部分腺体囊状扩张，显示较一般子宫内膜异位活跃的形态

【鉴别诊断】

息肉样子宫内膜异位应与女生殖道多种息肉样病变进行鉴别，首先应除外腺肉瘤，其次应与纤维上皮息肉、腺肌瘤样息肉、米勒管乳头状瘤等病变进行区分。

腺肉瘤：子宫内膜样间质围绕腺体，易被误解为腺肉瘤的套袖样结构。腺肉瘤的典型特征是具有明显的叶状结构和间质细胞呈乳头状突向腺腔内。除了套袖样特征，腺体周围的间质细胞通常有一定程度的核异型性和核分裂象，此时区分二者可能很困难，因为其中一些特征，如突向腺腔内的间质细胞乳头状增生，偶尔可见于息肉样子宫内膜异位。

【预后】

良性经过，与普通型子宫内膜异位相同。

（二）间质子宫内膜异位

（stromal endometriosis）

“间质子宫内膜异位”的名称曾被用于不同性质的病变，通常指变异的子宫内膜异位，是子宫内摸异位症的特殊形式。在一些早期文献中也用于间质肿瘤，即低级别子宫内膜间质肉瘤。为避免混淆，对肿瘤性病变不应继续使用间质子宫内膜异位的名称。

间质子宫内膜异位由子宫内膜样间质组织组成，缺少或罕见腺体，通常但不总是伴有典型的子宫内膜异位腺体和间质。病变主要发生在盆腔腹膜，亦见于卵巢、宫颈和其他部位。一组研究显示间质子宫内膜异位在伴有子宫内膜异位症的腹膜活检中发生率高达 44.9%，提示这一病变实际上很常见，但经常被忽略或被误诊为淋巴样细胞或其他间质细胞[79]。其发生在卵巢或宫颈时，与其他部位的子宫内膜异位无关。间质子宫内膜异位的发生机制不明确，有学者推测来自腹膜间皮或卵巢间质细胞的化生。

【大体病理学】

病变多很表浅，与周围边界清楚。腹膜病变典型表现为多发、小的球状结节，少数呈斑片状，因此又被称为微结节性间质子宫内膜异位。少数病灶位于组织深部或表现为单个结节。卵巢表浅的间质子宫内膜异位类似腹膜病变，少数位于卵巢间质。

【镜下形态】

间质子宫内膜异位病灶表面通常覆盖间皮，有时伴有间皮增生或炎性反应。最初表现为间皮下小片伴有卵圆形核、稀少胞质的梭形间质细胞，呈漩涡状排列。发育良好的结节或斑片由类似增殖期的子宫内膜样间质细胞组成，细胞形态温和，伴有小动脉分化与血管网（图 31-26）。间质子宫内膜异位具有功能性，可见出血与含铁血黄素沉着；服用外源性激素，可发生蜕膜样变或黏液样变。

【免疫组化】

虽然 CD10 是一个相当非特异性的标志物，ER 在女性生殖道源的其他间质细胞均可阳性，但 CD10 和 ER 可标记出腹膜或卵巢间质中形态不典型的子宫内膜样间质，有助于诊断。CD10 对宫颈病变的鉴别意义存在不同意见，使用时需参照邻近宫颈间质的反应进行综合考虑。

【鉴别诊断】

1. 典型子宫内膜异位　伴有子宫内膜样腺体，但外检中绝大多数看不到子宫内膜样腺体或上皮的病变，并非间质子宫内膜异位，而是一般子宫内膜异位，尤其是子宫内膜异位囊肿，其上皮成分在病灶反复出血与损伤中很易脱落或被掩盖。病灶常为带状，广泛出血与纤维化，子宫内膜样间质裸露于囊腔或腹膜，表现出与间质子宫内膜异位不同的特征（表 31-9）。另一情况是斜切子宫内膜异位灶所形成的人工假象，这些都并非真性间质子宫内膜异位。

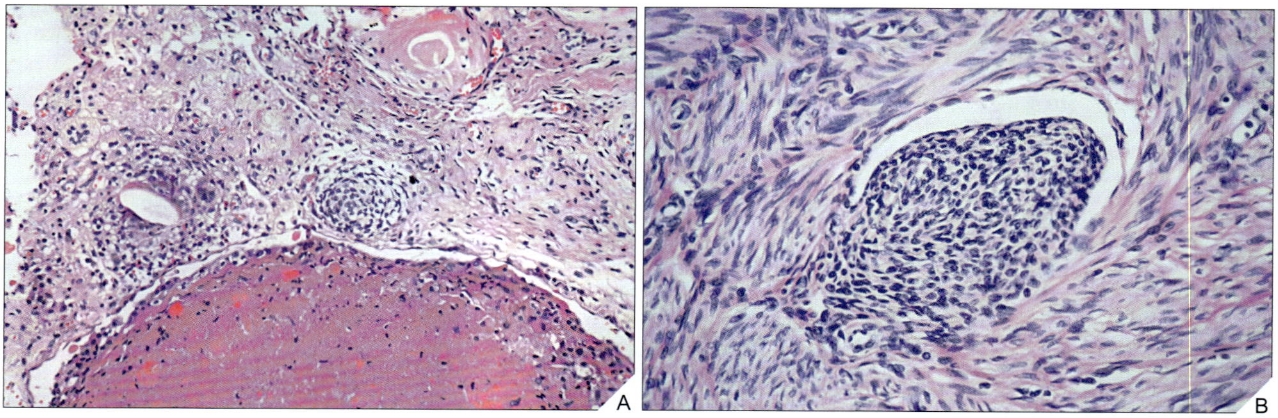

图 31-26　间质子宫内膜异位

蓝色的球状小结节，由子宫内膜样间质细胞组成，缺少子宫内膜样腺上皮（A，B 中部），结节周围可见出血与泡沫细胞（A，上方）；放大后在结节中可见小动脉分化，结节周围的空隙考虑与制片中组织收缩有关（B）

表 31-9　间质子宫内膜异位与典型子宫内膜异位的不同特征

病灶	间质子宫内膜异位	典型子宫内膜异位
成分	子宫内膜样间质	子宫内膜样间质与上皮
囊肿形成	无	常有
病灶大小与排列	微小结节或斑片	大小不一，灶性与带状
位置	大多表浅	位置不定
周围组织纤维化	不明显	明显
与间皮关系	密切	不密切

2. 低级别子宫内膜间质肉瘤（low-grade endometrial stromal sarcoma，LGESS）　间质子宫内膜异位大体表现为多发结节时，需与 LGESS 鉴别；反之，LGESS 扩散到子宫外，形成类似间质子宫内膜异位的微小结节时，有可能被误诊为间质子宫内膜异位。LGESS 子宫外的结节通常较大，子宫内有明显的肿块或病史，镜下边缘呈舌状、浸润性生长，常累及脉管。极少数情况下，可通过分子检测证明 LGESS 的特征性分子改变。

3. Kaposi 肉瘤　与间质子宫内膜异位相似，也是由短梭形细胞形成的细胞结节和渗出的红细胞组成。前者通常表现为束状结构，核分裂象更活跃，并可见透明小球。间质子宫内膜异位 CD10 和 ER 染色阳性，Kaposi 肉瘤 HHV-8 染色阳性有助于鉴别诊断。

【预后】

良性经过，与一般子宫内膜异位相同。

（三）与激素有关的改变

妊娠与大剂量孕激素治疗后，子宫内膜异位灶有明显的蜕膜样改变，间质成分特别突出，腺体被挤压呈长条状或裂隙状，腺上皮萎缩，细胞由柱状变为扁平状，似脉管内皮，很容易被忽略，免疫组化 CK 可标记出腺上皮，证实为子宫内膜异位（图 31-27）。

腺上皮表现过度分泌的“A-S”反应，间质伴有黏液样变。有时缺少腺上皮，蜕膜样组织间夹杂色素性组织细胞，无退化黄体的花彩结构，加上瘢痕背景，提示为子宫内膜异位（图 31-28）。绝经后异位子宫内膜组织逐渐萎缩，病灶变小，腺上皮萎缩，间质致密纤维化。但异位宫内膜组织并非与在位内膜同步，有些绝经后病例异位内膜的组织学表现较在位内膜更为活跃。

（四）上皮化生

子宫内膜异位症上皮细胞的化生十分常见，可出现在典型或非典型子宫内膜异位中。Fukunaga 观察到上皮化生在典型子宫内膜异位中的比例高达 63%[80]，笔者团队观察在非典型子宫内膜异位中达 50%。在位子宫内膜的各种化生类型均可出现在异位内膜中，以纤毛细胞化生与嗜酸细胞化生最为多见，其次为黏液性化生与鞋钉状细胞化生，偶有透明细

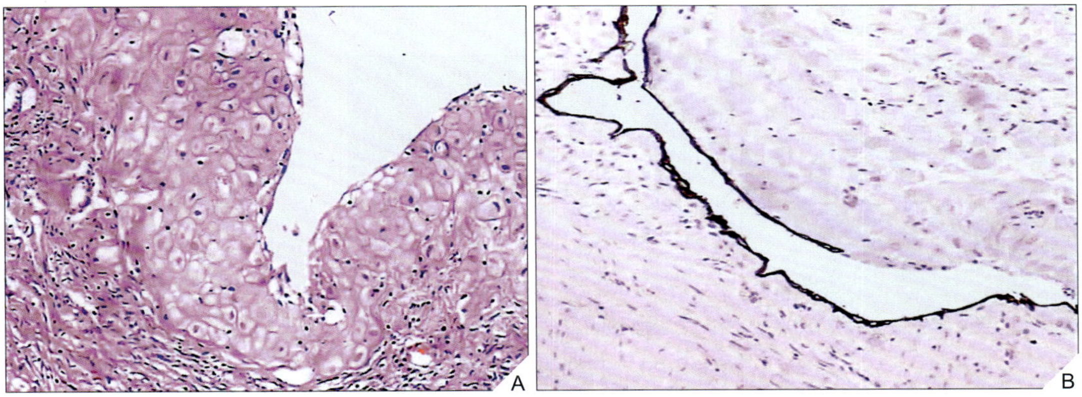

图 31-27　妊娠期子宫内膜异位囊肿

A. 显示间质显著蜕膜样变，表面上皮扁平，很容易被忽略；B. 免疫组化上皮细胞 CK 阳性

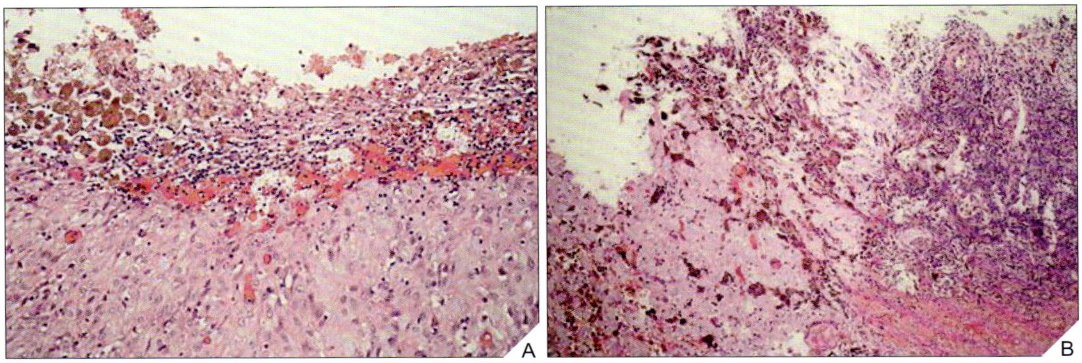

图 31-28　缺少腺上皮的内膜异位囊肿

子宫内膜样囊肿的间质蜕膜样变，尽管缺少腺上皮，但伴有吞噬含铁血黄素的巨噬细胞。A、B. 蜕膜样变的细胞很像黄体细胞，但无黄体的花彩状轮廓；B. 局部有瘢痕样的背景

胞化生与鳞化（图 31-29，图 31-30）。黏液性化生主要表现为宫颈型上皮，少有杯状细胞。上皮化生大多为局灶性，且大多出现于异位囊肿的表面上皮，但它们是否为真性化生还有争议，因纤毛细胞正常存在于子宫内膜的表面上皮，内膜异位也常表现为表面上皮形式，而嗜酸细胞改变或许代表一种胞质变化，同样是非典型细胞的常见特征。

子宫内膜异位症伴肿瘤时合并上皮化生的比例明显增多，甚至可达 100%[80]，表明化生与肿瘤存在一定的相关性。应注意将化生与肿瘤鉴别，前者上皮下有子宫内膜样间质，而肿瘤则缺少子宫内膜样间质成分（详见本章第五节）。

（五）伴有子宫内膜异位的间皮增生

腹膜间皮增生很常见，通常程度较轻。子宫内膜异位症、盆腔炎、卵巢脓肿或扭转、卵巢肿瘤等均可能导致腹膜或卵巢表面间皮增生，其中以累及卵巢表面的间皮增生最常见，它与子宫内膜异位症密切相关。

【镜下形态】

累及卵巢表面的间皮增生的典型形态学特征如下：温和的上皮样细胞形成小管、巢状和索状结构，呈线性排列，嵌于纤维组织中。有时呈拥挤的小管和乳头状结构，甚至可见沙砾体，类似浆液性上皮增生；有时可类似淋巴血管侵犯；旺炽型间皮增生甚至可以出现真正的淋巴血管侵犯。低倍镜下易被忽略。

【免疫组化】

结合上皮和间皮标志物的免疫组化检测有助于识别间皮细胞。首选 Ber-EP4 和 Calretinin，间皮细胞 Calretinin 呈阳性表达、Ber-EP4 阴性表达。如果需要与浆液性上皮增生鉴别，建议应用标志物套餐：Ber-EP4、ER 和 PAX8（浆液性上皮呈阳性表达），Calretinin 和 CK5/6（间皮细胞呈阳性表达），WT1 无法鉴别浆液性上皮和间皮细胞。

【诊断】

认识旺炽型间皮增生是正确诊断的关键。虽然间皮细胞增生最常累及卵巢表面，但也可累及卵巢外组织，如输卵管浆膜、盆腔腹膜或大网膜。子宫内膜异位症的存在是间皮良性增生的线索；而子宫内膜异位症病灶可能非常局限，只有通过充分取材才能发现。

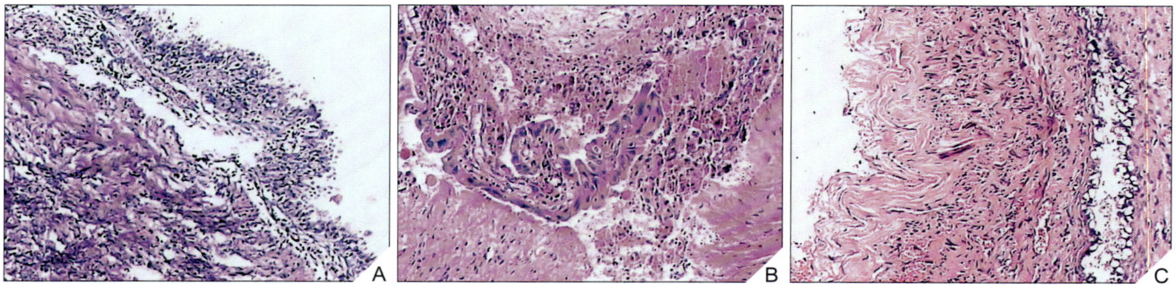

图 31-29 子宫内膜异位伴上皮化生

A. 纤毛细胞化生，上皮细胞的腔面有许多纤毛；B. 嗜酸细胞化生，胞质显著嗜酸性，伴有细胞核的非典型性；C. 透明细胞化生

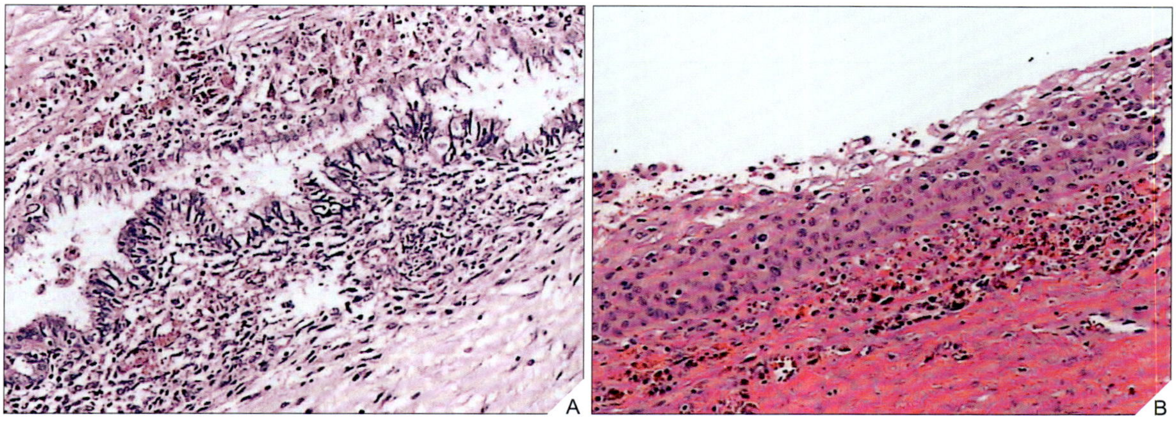

图 31-30 子宫内膜异位伴上皮化生

A. 黏液细胞化生（上方）与纤毛细胞化生（下方）；B. 鳞状细胞化生；A、B 上皮下方有典型的子宫内膜样间质与陈旧出血

（六）罕见形态

子宫内膜异位可出现或伴有一些少见的形态学变化，很易被忽略或误认为包括肿瘤在内的其他病变。

1. 间质弹力纤维变性（stromal elastosis）　是子宫内膜异位病变中少见的间质反应性改变，主要见于受子宫内膜异位累及的肠道或膀胱等中空肌性器官，也见于子宫浆膜下，个别发生在卵巢。此种形态对于子宫内膜异位的诊断同样具有提示意义。

病灶中的子宫内膜样间质局灶或广泛被弹力纤维所取代，弹力纤维显著嗜酸性，位于子宫内膜样间质组织之中或邻近子宫内膜样间质组织，子宫内膜样腺体不受破坏，可被弹力纤维包绕。伴有间质弹力纤维变性的子宫内膜异位需与瘢痕及白体相鉴别，一般瘢痕缺少陈旧出血、子宫内膜样间质与上皮；而白体呈花彩状轮廓，无子宫内膜样间质与上皮。

2. 利泽冈环（Liesegang ring）　是指一种无细胞的、同心排列的、圆形或卵圆形环状结构，通常见于与炎症、坏死、出血及纤维化等相关的病变，文献报道见于许多部位，在女性生殖道偶见于卵巢子宫内膜异位囊肿、输卵管旁囊肿及慢性输卵管炎，个别见于与子宫内膜异位相关的卵巢子宫内膜样癌。

镜下表现为多发或无数的环状结构，由同心圆排列的嗜酸性基底膜样物质组成，与周围界线清楚，中心有无定形物质形成的小窝，形成特征性的小环样形态，PAS染色阳性，EMA呈阴性表达。应与寄生虫和异物相鉴别。

3. 坏死性假黄瘤性结节（necrotic pseudoxanthomatous nodules）　假黄瘤细胞在子宫内膜异位病灶中十分常见，但坏死性假黄瘤性结节极为罕见，病变见于腹膜、大网膜或卵巢，发生机制不明，多数病灶可能代表子宫内膜异位的终末形态，但报道过1例发生在子宫内膜异位囊肿破裂行附件切除术后7周，提示可能是由子宫内膜异位囊肿破裂导致的特殊反应性改变。

患者多为中老年妇女（37～72岁），均合并子宫内膜异位，多因其他原因手术于术中偶然发现，有时被疑为转移癌。

本病为多发性的结节，附着在腹膜上或偶尔游离于腹腔。镜下显示为肉芽肿性病变，由中心的坏死与钙化及围绕的泡沫组织细胞（假黄瘤细胞）、色素性组织细胞与透明变性的纤维结缔组织组成（图31-31）。结节本身无或罕见子宫内膜异位腺体与间质，但提示子宫内膜异位。结节也可衬覆在子宫内膜异位囊肿壁或与子宫内膜异位组织有移行。

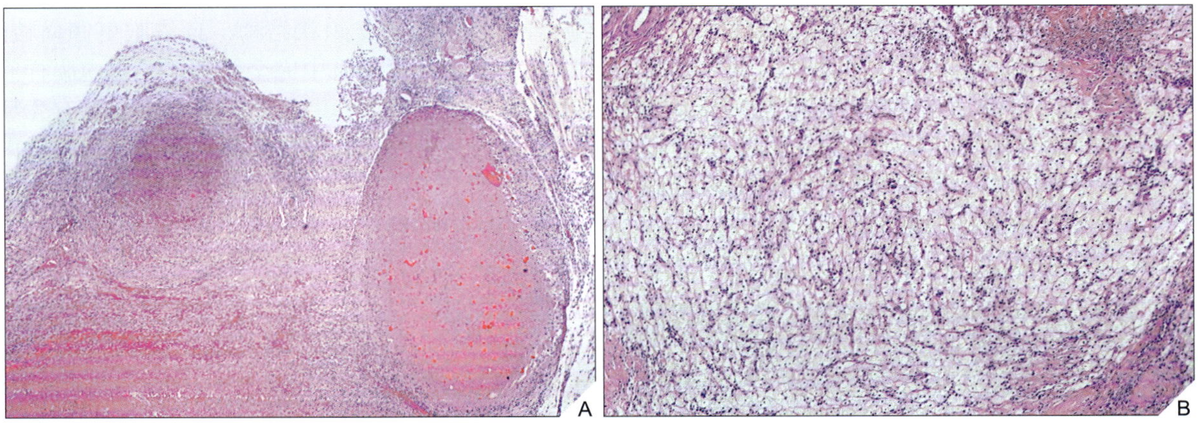

图31-31　坏死性假黄瘤性结节

A. 结肠表面可见2个结节，中心为出血坏死，围绕着泡沫组织细胞；B. 高倍镜下可见泡沫组织细胞与周围的纤维结缔组织

第四节　不同部位的良性子宫内膜异位症

一、卵巢

卵巢是子宫内膜异位症发病率最高的部位，也是子宫内膜异位灶中主要以囊肿形成为特点的器官。自Sampson1927年描述卵巢以来已近百年，其独特的形态与发生发展仍备受关注。近年研究显示卵巢子宫内膜异位囊肿与一些上皮性肿瘤的发生有密切关系，使之成为子宫内膜异位性病变中最为重要的部位。

正常卵巢无米勒管型腺上皮，卵巢子宫内膜异位的发病机制不清，虽有多种理论进行推测，但没有直接的形态学证据。2005 年 Wenxin Zheng 等 [51] 在耶鲁大学的研究观察到 31% 的卵巢内膜异位可见“初始内膜异位”（initial endometriosis）灶，即卵巢内输卵管子宫内膜异位上皮向子宫内膜样上皮的早期转化与移行，以及其周围的梭形卵巢间质细胞转化为圆形与卵圆形子宫内膜样间质的形态学特征。初始内膜异位的发现提供了卵巢子宫内膜异位来自化生的最直接的形态学证据。笔者团队观察到卵巢上皮包涵腺体不仅大多衬覆输卵管型上皮，其免疫表型也与之相同（详见本章第二节）。

卵巢子宫内膜异位可表现为表浅子宫内膜异位，也可形成囊腺瘤及腺纤维瘤等相关良性肿瘤性病变。

（一）大体表现

子宫内膜异位可发生在卵巢表面、皮质与实质中。卵巢轻度或中度增大，表面常有粘连，伴有不规则的紫蓝色结节或囊泡状突起。剥除的囊肿表面粗糙，无假包膜，一般为小至中等大，很少超过 15cm，双侧发生占 1/3～1/2。子宫内膜异位囊肿切面形态多样，可见反复出血与纤维化的特征。单房囊肿的内壁常有纤维性间隔或隆起，多房囊肿的大囊与小囊常不规则相通，多发小囊间为纤维或正常卵巢组织。囊内充满陈旧出血，褐色糊状似巧克力，但“巧克力囊肿”一词并非诊断性术语。囊壁厚薄不一，部分纤维化而质韧，内壁大多粗糙，有褐色陈旧出血附着，较新鲜的囊壁薄软。位于卵巢表面的子宫内膜异位灶常因纤维增生在卵巢皮质上方形成斑片状的“壳”或小结节。典型病变见图 31-32 及图 31-33。

值得注意的是，尽管子宫内膜异位囊肿可部分或全部替代卵巢，但几乎都有残存的正常卵巢组织，如绝大多数囊壁由卵巢皮质组成，囊肿周围与间隔中有正常卵巢间质及黄体、白体等滤泡系统衍化的组织，表明子宫内膜异位症累及的卵巢仍有内分泌功能。

（二）镜下形态

1. 表浅子宫内膜异位　卵巢表面粗糙，可见子宫内膜样腺体与间质。病灶通常呈小灶性分布，伴有出血与纤维粘连（图 31-34，图 31-35）。

2. 子宫内膜异位囊肿　典型的异位囊肿大致由三部分组成，由内向外依次为陈旧出血、子宫内膜样上皮与间质、肉芽与增生的纤维组织，它们分别代表子宫内膜异位症的功能性产物，即反复出血、病变的组织学基础及周围组织的修复反应（图 31-36）。子宫内膜样腺上皮与间质是诊断子宫内膜异位症的必要条件，囊肿内壁衬覆柱状上皮或腺上皮形成腺管样结构。多数异位囊肿的子宫内膜样上皮很薄，常仅部分衬覆内壁。当衬覆上皮细胞由柱状变为立方形，下方也无腺管结构时很易漏诊。异位囊肿慢性、反复性出血决定了其形态，间质细胞常不同程度地被假黄瘤细胞及吞噬含铁血黄素的组织细胞取代。子宫内膜样间质与卵巢间质有时难区分，后者有特征性的交织状结构，且细胞更倾向梭形。一些上皮在反复出血中完全脱落，子宫内膜样间质也不典型，易造成诊断困难，应结合病灶有无反复出血的痕迹及周围的间质反应推测是否为子宫内膜异位。

病灶中的肉芽与增生的纤维组织可似鞘样围绕

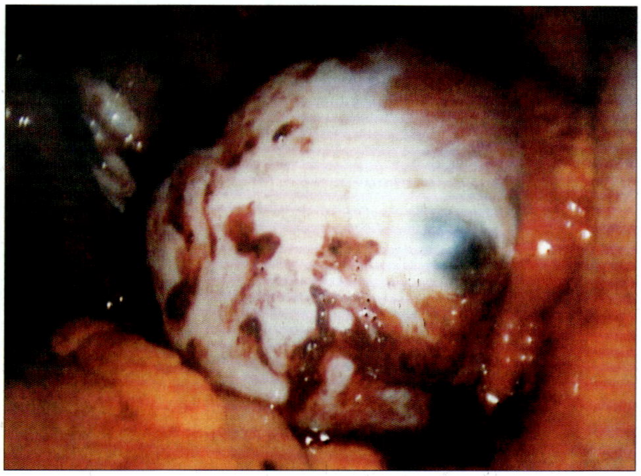

图 31-32　卵巢子宫内膜异位囊肿
表面粗糙粘连与不规则隆起，伴出血

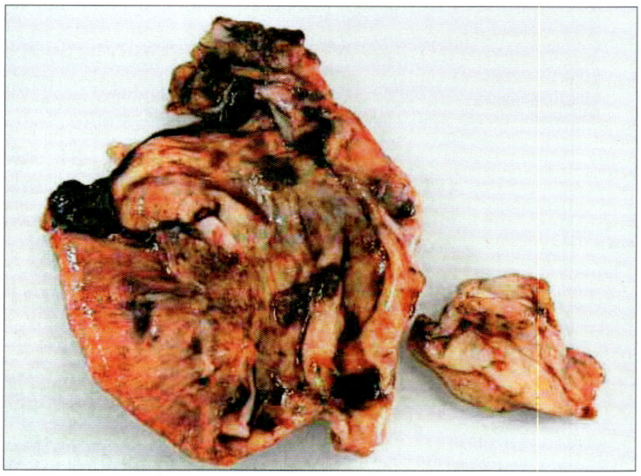

图 31-33　卵巢子宫内膜异位囊肿
表面粗糙粘连，囊壁纤维性，内壁有陈旧出血

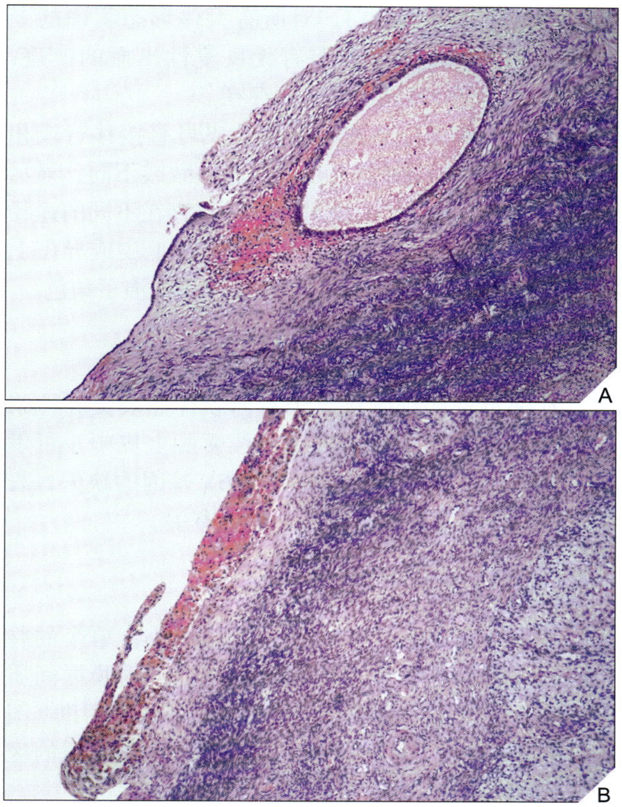

图 31-34　卵巢表浅子宫内膜异位

卵巢表面可见初始子宫内膜异位灶（A），并有表面粘连组织与色素性组织细胞（B）

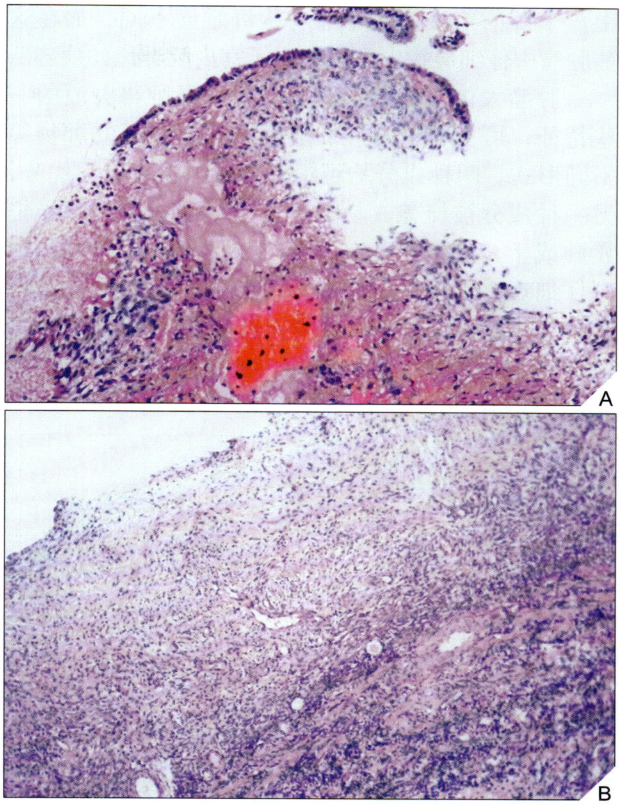

图 31-35　卵巢表浅子宫内膜异位

A. 病灶出血期，内膜样组织开始脱卸；B. 增生的纤维组织似“壳状”覆盖在卵巢皮质表面，始基卵泡被压至下方

着子宫内膜样组织，成为囊壁的组成部分，也可弥漫大片，将子宫内膜样腺体与间质包裹、夹杂在内（图 31-37）。纤维组织可致密或形成透明变性的胶原与瘢痕，表明病灶经历了长时期的出血、损伤与修复，与卵巢生理性囊肿周围可见卵泡膜细胞或正常卵巢间质不同。

3. 上皮增生与化生　不同程度的上皮细胞增生见于 20% 以上的病例，尤其是在纤维性囊壁中，绝大多数表现为细胞核轻度至中度增大，深染，但结构简单，单层排列，细胞稀疏，核分裂象不多，且无异常核分裂象（图 31-38）。轻、中度细胞异型增生大多为反应性改变或退行性变，为良性经过。对于细胞显著异型合并上皮细胞复层或明显增生的病例，应警惕非典型子宫内膜异位的可能（详见本章第五节）。

子宫内膜异位囊肿的上皮可见到各种化生，以纤毛上皮化生居多，常见于囊肿衬覆的表面上皮，一般为局灶性或间断性。广泛性的上皮化生应与上皮性肿瘤区分，这些肿瘤可单独出现，也可在子宫内膜异位的基础上发生，注意观察上皮化生的范围，以及下方是否有子宫内膜样间质以助鉴别。建议在诊断子宫内膜异位的病理报告中提供更多信息（表 31-10）。

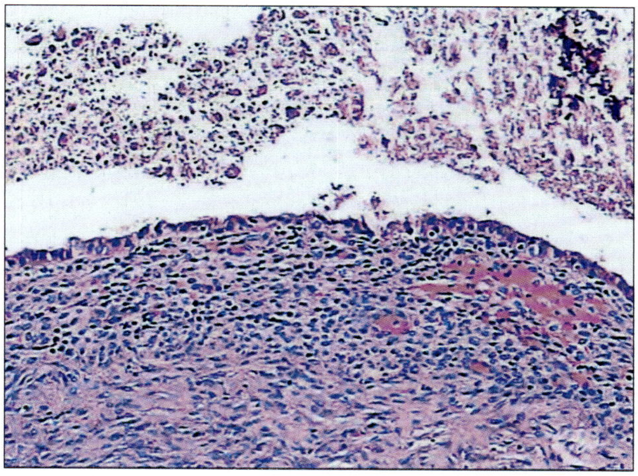

图 31-36　卵巢子宫内膜异位囊肿

囊腔内有陈旧出血，囊壁有子宫内膜样上皮与间质。与周围卵巢间质相比，子宫内膜样间质细胞更短小，且富于血管网

4. 子宫内膜异位相关囊腺瘤与腺纤维瘤　囊腺瘤与腺纤维瘤的发生率远低于子宫内膜异位囊肿，组织类型包括子宫内膜样、浆黏液性、透明细胞性。子宫内膜异位囊肿是与子宫内膜样囊腺瘤同等级的病变。浆黏液性或透明细胞肿瘤可在子宫内膜异位的基础上发生或合并子宫内膜异位囊肿。与输卵管

上皮来源的浆液性囊腺瘤与腺纤维瘤不同，如在这些肿瘤中仔细寻找，常可发现子宫内膜异位的痕迹。

肿瘤大体常兼具子宫内膜异位囊肿与肿瘤的一些特征，可为单个囊腔、多房或两个分开的肿物等不同形式。两种成分均可很典型或一种成分占优势，另一种成分被掩盖，易被诊为单纯的子宫内膜异位囊肿或上皮性肿瘤，镜下才发现存在另一种成分。应仔细观察肿物的囊壁与内容物，当内容物性状有所改变时应警惕。子宫内膜异位囊肿均为陈旧出血，但合并上皮性肿瘤时则有相应的产物，如浆液性或黏液性液体（图 31-39）。对所有大体形态明确的上皮性囊肿，也应注意囊壁有无反复性出血的痕迹，以免忽略子宫内膜异位病变的存在。

子宫内膜异位上皮与肿瘤上皮可直接移行或相邻在囊壁两侧，与肿瘤上皮的类型一致或不同，显示子宫内膜异位与肿瘤的演进方式可能存在不同的途径（图 31-40）。一些病例可见典型的异位上皮或异位上皮伴化生，提示化生可能在肿瘤发生中扮演了角色。

（三）分子遗传学

在邻近透明细胞癌、子宫内膜样癌及交界性浆黏液性肿瘤的卵巢子宫内膜异位囊肿上皮中，可发现 *ARID1A* 与 *PIK3CA* 突变及 *PTEN* 基因的缺失，表明这些分子异常可能与肿瘤的发生有关。

（四）诊断及鉴别诊断

卵巢表面子宫内膜异位病灶较浅小，单个的腺体突出时易被错误地解释为包涵腺体，内膜样间质在判断是否为子宫内膜异位病灶方面有很大帮助（图 31-41，图 31-42），子宫内膜样间质与卵巢间质的区分见表 31-11。

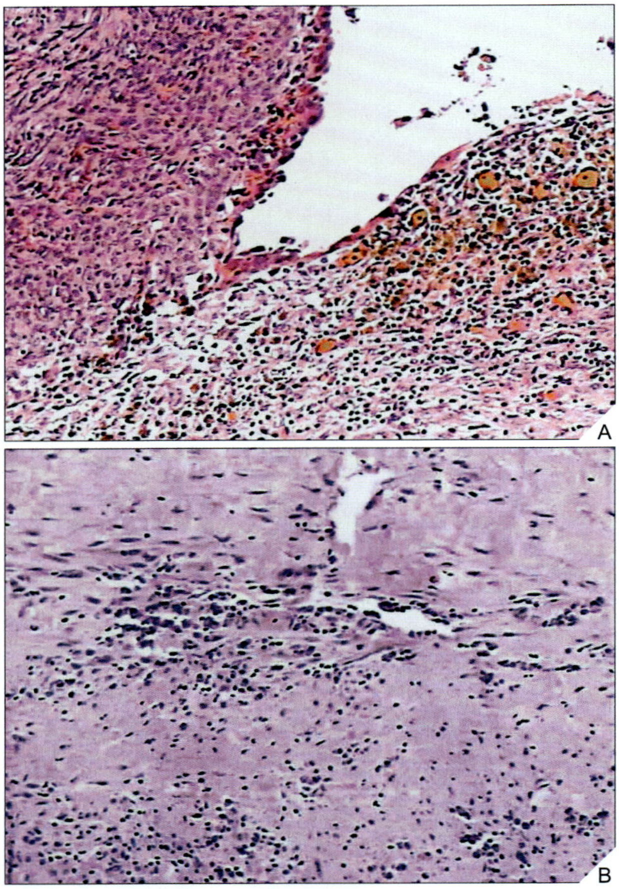

图 31-37 卵巢子宫内膜异位囊肿

A. 间质细胞部分被肉芽组织与色素性组织细胞取代；B. 大片纤维胶原组织夹杂零星的腺上皮是更为老化的病变

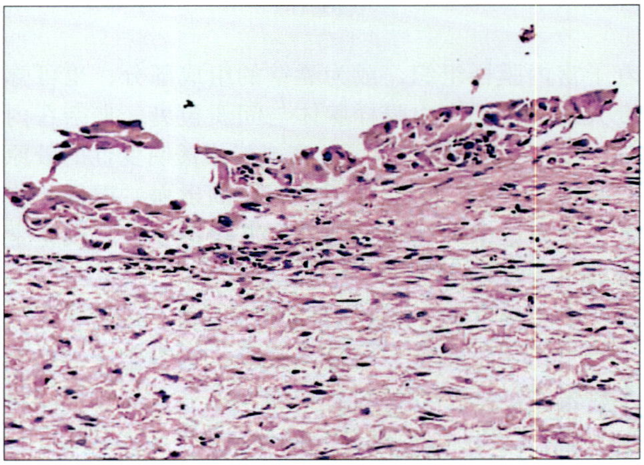

图 31-38 子宫内膜异位伴上皮反应性改变

上皮细胞深染，但排列稀疏，未见核分裂象

表 31-10 有关卵巢子宫内膜异位的病理报告内容

类别	内容
子宫内膜异位囊肿	① 子宫内膜异位囊肿或符合子宫内膜异位囊肿；② 上皮增生，反应性增生或非典型子宫内膜异位；③ 上皮化生，具体类型如局灶性、广泛性；④ 其他上皮改变，如蜕膜反应
子宫内膜异位（非囊肿性）	① 卵巢表面子宫内膜异位或表浅子宫内膜异位；② 上皮增生，反应性增生或非典型子宫内膜异位
合并的其他肿瘤	① 组织类型：子宫内膜样、透明细胞及浆黏液性；② 性质：良性或交界性囊腺瘤 / 腺纤维瘤、癌

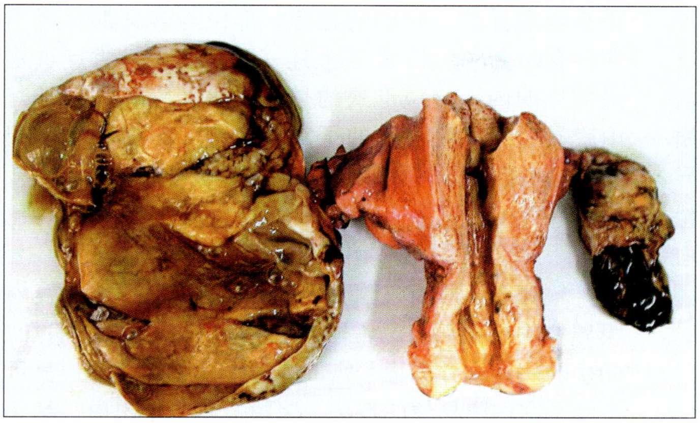

图 31–39　双侧卵巢非典型子宫内膜异位合并浆黏液性肿瘤

右侧合并交界性囊腺瘤，切面可见褐色胶样物；左侧合并良性囊腺瘤，浓稠的深褐色液体有反光

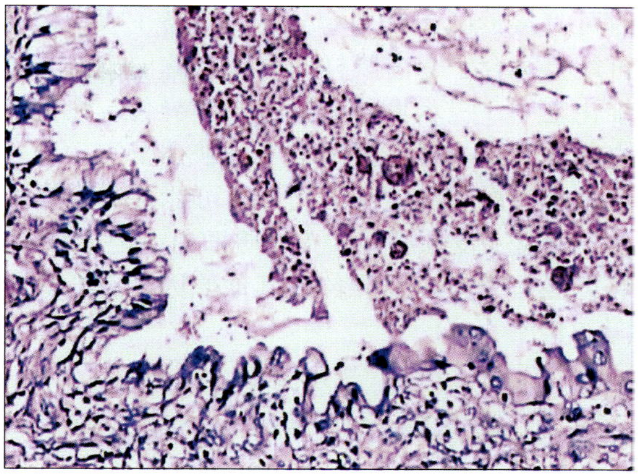

图 31–40　卵巢浆黏液性囊腺瘤

源自子宫内膜异位囊肿，囊内陈旧出血；肿瘤上皮部分为黏液性上皮（左侧），部分为浆液性（下方）、良性上皮特征

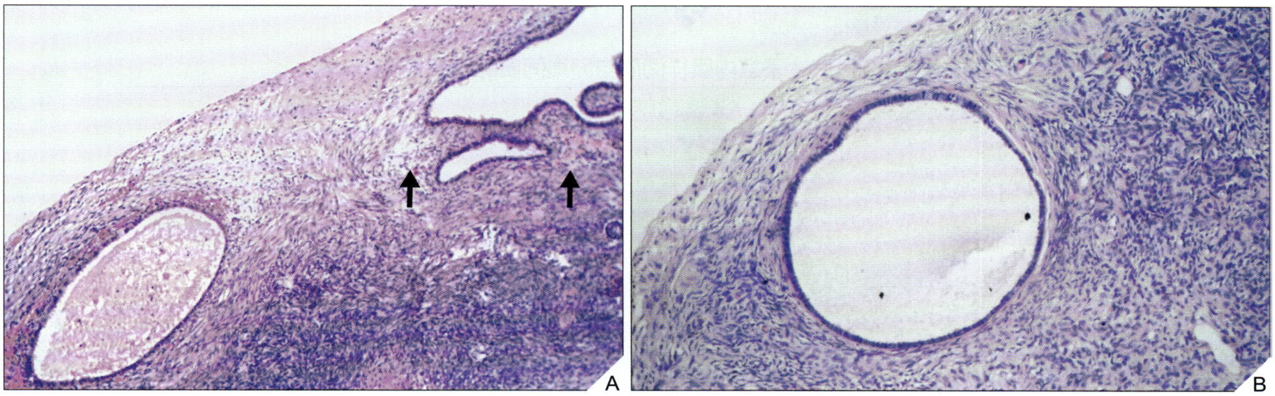

图 31–41　子宫内膜异位与包涵腺体的鉴别

A. 子宫内膜异位，左下方为初始子宫内膜异位，右上病灶很像包涵腺体，仔细观察可见周围有内膜样间质与散在的色素组织细胞（箭头）；B. 包涵腺体，被清晰的皮质纤维环绕

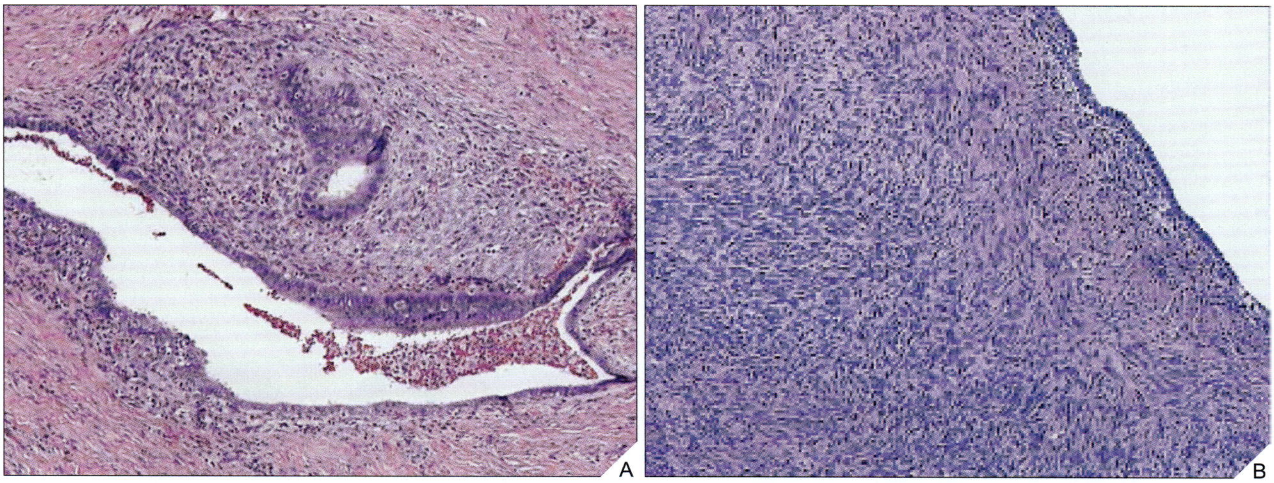

图 31–42　子宫内膜样间质与卵巢间质的比较

A. 子宫内膜样间质细胞呈卵圆形，比下方的皮质间质细胞更密集，有丰富的血管网；B. 卵巢间质则以梭形细胞为主，毛细血管不明显

卵巢子宫内膜异位囊肿的形态经常发生一些改变，诊断时可参照以下指标综合判断：子宫内膜样上皮；子宫内膜样间质；陈旧出血和带状纤维化。陈旧出血的证据是在卵巢间质中发现含铁血黄素及假黄瘤细胞。带状纤维化是指出现在囊壁上、不同于花彩状结构的纤维化。上述指标中，具备≥2 项

时可直接诊断子宫内膜异位。具备1项指标有多种可能：符合子宫内膜样间质或有陈旧出血与带状纤维化之一，提示可能为子宫内膜异位。典型的子宫内膜样上皮衬覆于囊壁，下方缺少子宫内膜样间质或陈旧出血与带状纤维化，很可能并非子宫内膜异位，而是上皮性肿瘤。单一陈旧出血但无纤维化时，有可能是子宫内膜异位或其他原因导致的卵巢出血（表31-12）。

二、输卵管

输卵管子宫内膜异位（tubal endometriosis）的名称被用于以下几种情况：浆膜及浆膜下子宫内膜异位、黏膜衬覆子宫内膜型组织及继发于结扎术后的子宫内膜异位。它们的起源、部位与含义都有所不同，有时会产生歧义 。上述三种病变中被肯定也是最常见的内膜异位形式的是位于输卵管浆膜的子宫内膜异位，黏膜衬覆的子宫内膜型组织多属于生理变异，少数为子宫内膜异位。

（一）输卵管浆膜及浆膜下子宫内膜异位

输卵管浆膜及浆膜下子宫内膜异位是腹膜子宫内膜异位的组成部分，常同时存在盆腔其他部位病灶，50%的病例合并卵巢子宫内膜异位。病灶较小，显示表浅子宫内膜异位的特征，浆膜及浆膜下出血、粘连与增厚，通常不累及输卵管肌壁与黏膜（图31-43）。镜下呈典型的子宫内膜异位病变，但很少有大片的纤维增生与胶原化，平滑肌增生也不突出（图31-44）。

表31-11　子宫内膜样间质与卵巢间质的形态特征

特点	子宫内膜样间质	卵巢间质
腺体周围的间质	袖套状环绕	束状或编织状
与周围皮质间质细胞形态	不一致，更趋于卵圆形	一致，呈梭形
小动脉或血管网	有	无或不明显
出血或色素细胞	有	无
CD10染色	阳性	阴性
伴卵巢表面粘连	有	无

表31-12　卵巢子宫内膜异位囊肿的诊断与参考指标

诊断	子宫内膜样上皮	子宫内膜样间质	陈旧出血与带状纤维化
子宫内膜异位	+	+	+/−
	+	−	+
	−	+	+
可能子宫内膜异位	−	+	−
	−	−	+
不确定	−	−	有陈旧出血，无纤维化
上皮性肿瘤	+	−	−

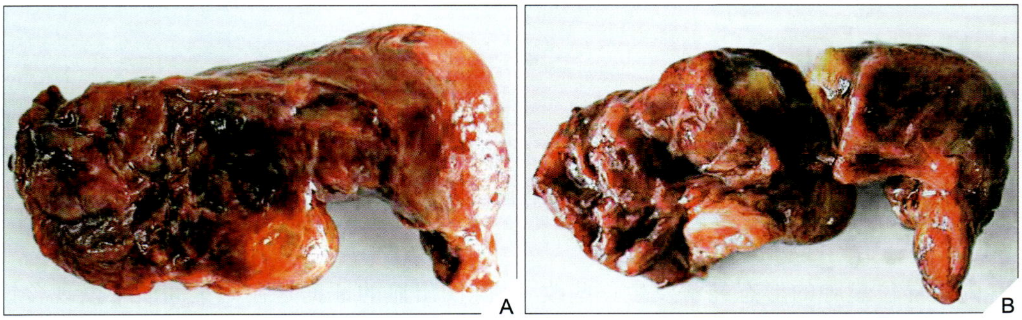

A　　　B

图31-43　输卵管浆膜子宫内膜异位

A. 输卵管表面重度粘连，可见陈旧出血；B. 切面管腔无明显增粗，下方有一泡状附件

（二）输卵管黏膜中的子宫内膜型组织

输卵管黏膜中的子宫内膜样组织并不少见，文献统计可达 10%～25%，主要分布在间质部，与子宫内膜直接延续，也见于峡部与壶腹部。子宫内膜样组织局部或广泛替代输卵管黏膜，被称为子宫内膜化（endometrialization），也可穿插于输卵管上皮之间，不伴组织粘连与增生（图 31-45，图 31-46）。由于输卵管与子宫间特殊的解剖与组织学关系，一般视为正常输卵管黏膜受到内膜微环境的影响化生所致，代表了正常的病理变异，而不是来自内膜的异位种植。其他原因也可导致输卵管黏膜子宫内膜异位或化生，尤其是慢性输卵管炎。

镜下可见典型的子宫内膜样上皮与间质，有或无出血；管腔扩张，肌壁通常无显著平滑肌与纤维组织增生；常表现为多种形态，包括输卵管子宫内膜

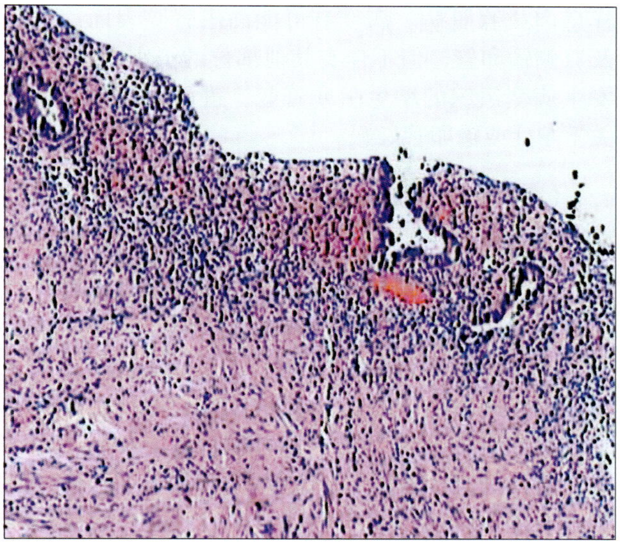

图 31-44　输卵管浆膜子宫内膜异位

病灶位于管壁表面，下方可见输卵管肌层

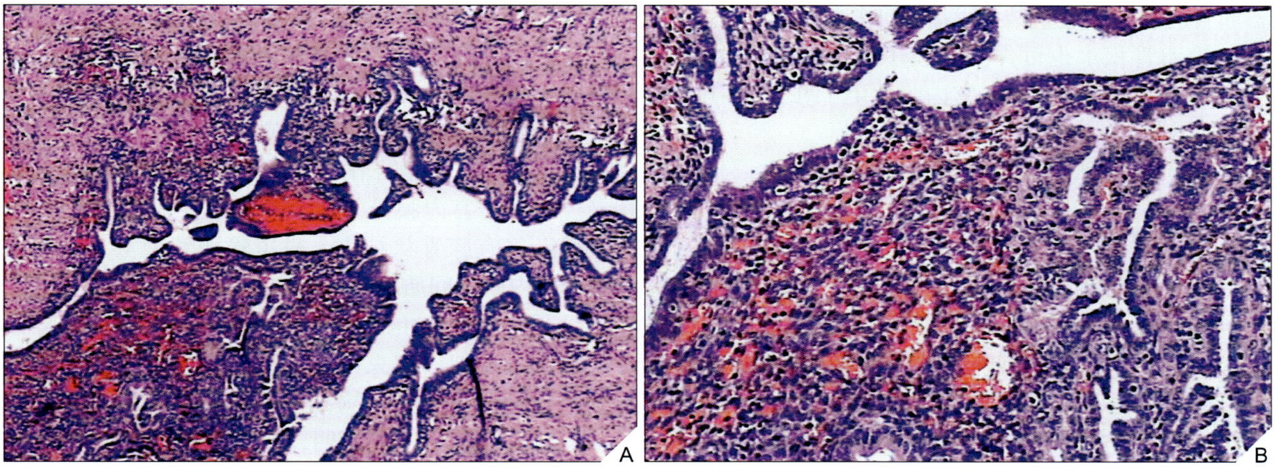

图 31-45　输卵管黏膜子宫内膜化生

子宫内膜样上皮与间质呈息肉状凸向管腔，与周围的输卵管黏膜皱襞无粘连（A，B）

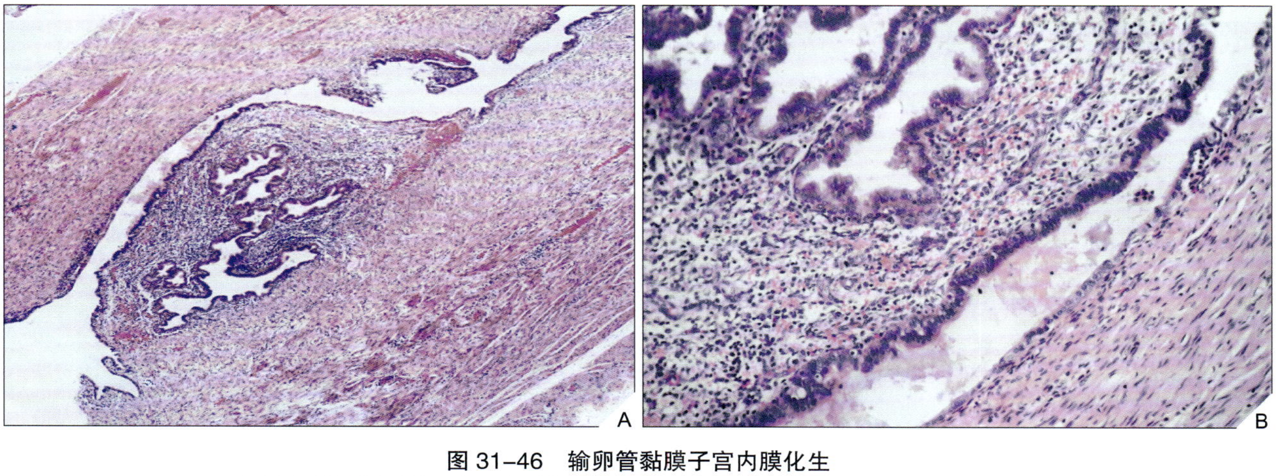

图 31-46　输卵管黏膜子宫内膜化生

管腔息肉状的子宫内膜样上皮与间质，腺体伴分泌反应，与周围无粘连，也无明显的纤维组织增生（A，B）

样息肉或腺肌病。病变有可能凸出管腔表面，或累及双侧输卵管，但不伴有其他部位的子宫内膜异位。发生病变组织的增生阻塞管腔，进而导致输卵管相关不孕症或输卵管妊娠。

（三）结扎术后与输卵管积水伴发的子宫内膜化生

输卵管结扎术后，输卵管近侧残端黏膜出现子宫内膜化生的发病率高达 20%～50%，多见于结扎术后 1～4 年，特别是残端过短与采用电凝结扎术式的病例，经血逆流可能是促其发生的原因之一，但主要也是输卵管黏膜在子宫内膜微环境影响下化生为子宫内膜样组织所致。输卵管近侧盲端常有轻度积水或形成瘢痕，组织学发现子宫内膜样腺体与间质替代部分黏膜皱襞，可从黏膜延伸到肌层，甚至达浆膜，类似输卵管腺肌病（图 31-47），也有患者合并峡部结节性输卵管炎。结扎术后一些病例可形成输卵管腹膜瘘或发生结扎术后输卵管妊娠。

输卵管积水也可伴发黏膜子宫内膜化生，其发生机制类似结扎术后的子宫内膜化生（图 31-48）。

三、子宫浆膜与腹膜

（一）子宫浆膜

子宫内膜异位病灶以子宫后壁居多，尤其在接近子宫下段与子宫骶韧带处更为显著。病变累及浆膜与浆膜下，从针尖或米粒大小的紫蓝色突起到大部分浆膜，甚至整个子宫表面（图 31-49）。早期浆膜仅轻度粘连与粗糙，其后明显增厚或形成不规则的结节，散在紫蓝色点状或孔隙状出血，镜下常可见到典型的子宫内膜异位腺体与间质（图 31-50）。

作为肌性器官的一部分，子宫浆膜子宫内膜异位常伴显著的平滑肌增生，有时形成较大的结节，在向外突出的同时也向内延伸到外层肌壁（图 31-51）。浆膜的子宫内膜异位常合并腺肌病，但需与之鉴别。前者来自浆膜病灶向内扩展，浆膜有出血、粘连与瘢痕。后者来自子宫肌层内层，表面有光滑完整的浆膜和正常肌层。

（二）腹膜

腹膜子宫内膜异位病灶通常多发、散在，以子宫与附件为中心。可致盆腔脏器广泛粘连，结构不清，或在子宫浆膜、骶韧带及直肠阴道隔等部位形成结节或肿块（图 31-52），镜下大多可见典型的子宫内膜样腺体与间质。此外，对于缺少典型子宫内膜样上皮与间质的病灶，如发现间皮下漩涡排列或微结节状的梭形间质细胞巢，也提示子宫内膜间质异位，这些细胞伴有圆形或卵圆形的核，其间可有薄壁小血管或微血管及红细胞外渗，类似子宫内膜样间质细胞，但发育尚不完全。免疫组化表达与子宫内膜样间质相同，ER 与 CD10 阳性。偶有形成含有坏死物、大量泡沫组织细胞与金黄色或黄褐色色素沉着的结节，称为坏死性假黄瘤结节，应与其他疾病进行鉴别。

腹膜子宫内膜异位常合并输卵管子宫内膜异位，但后者仅有腺管状结构，衬覆输卵管型上皮，周围无子宫内膜样间质与反复出血的痕迹。

子宫样肿块（uterus-like mass）与子宫内膜异位囊肿形态近似，中央出血，周围包绕子宫内膜样组织与平滑肌，但其结构高度器官化，很像一个小子宫（图 31-53）。来源不明，多倾向先天发育异常或米勒系统多潜能的间叶细胞的化生。文献曾报道 3 例发生于腹膜平滑肌瘤病的结节中，3 例出现于腹膜

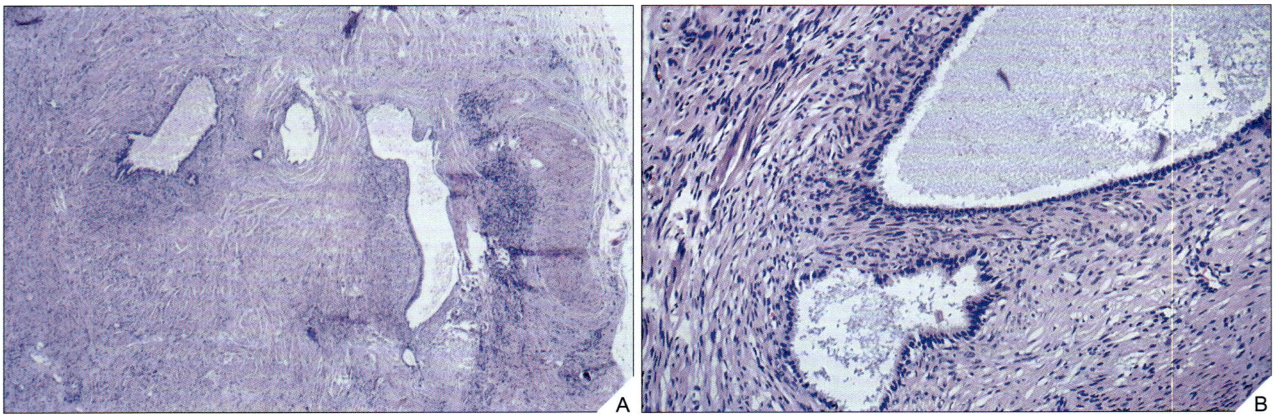

图 31–47　结扎术后的子宫内膜化生

A. 输卵管近端切面可见不规则的子宫内膜样腺体与间质，腺腔内有陈旧出血；B. 另一区域为输卵管腺上皮，腔内积存浆液样液体

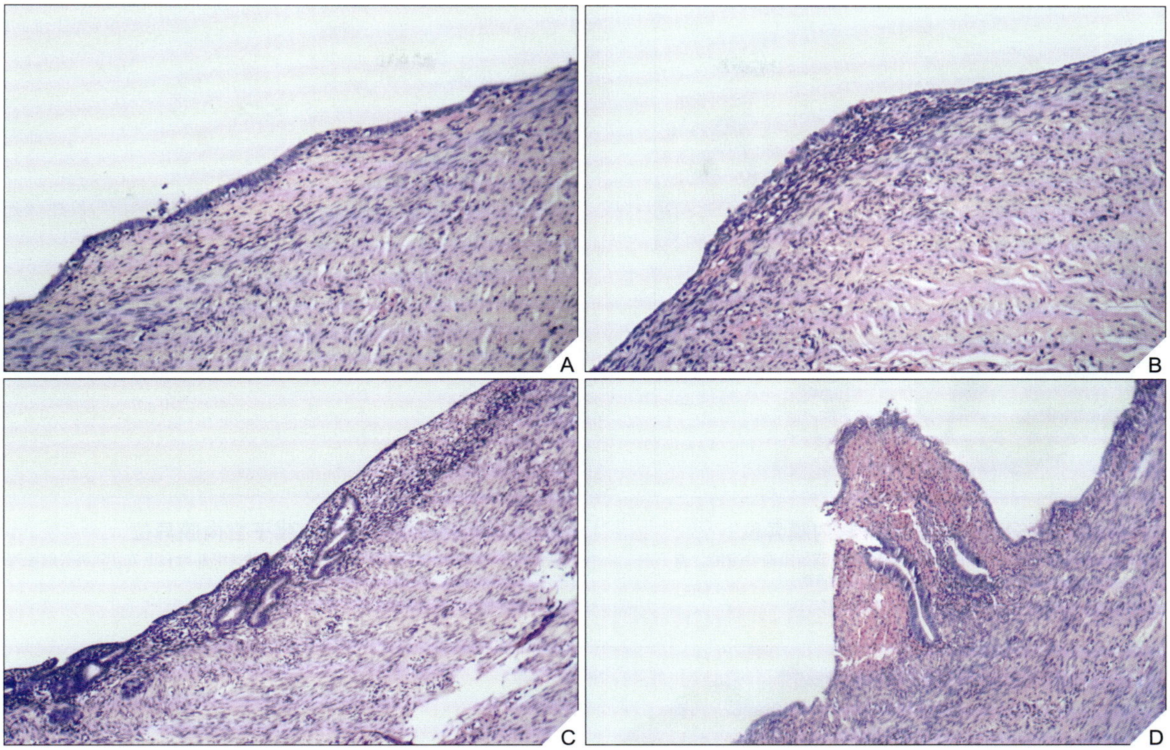

图 31-48　输卵管积水伴黏膜子宫内膜化生

扩张的输卵管，内衬黏膜衍化为子宫内膜；A、B. 类似初始子宫内膜异位；C、D. 成熟的子宫内膜组织

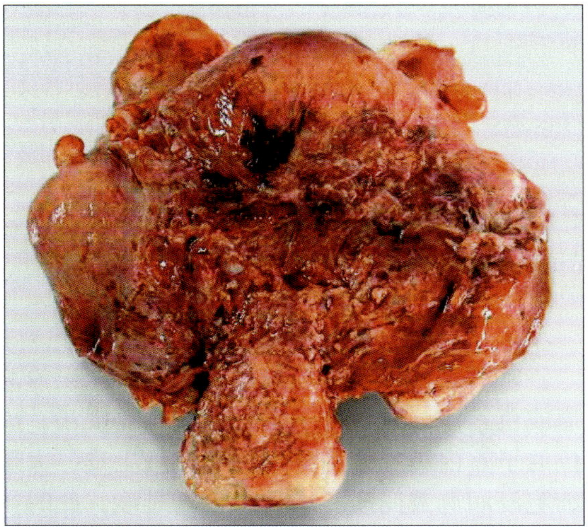

图 31-49　子宫浆膜子宫内膜异位

子宫后壁广泛粘连与剥离面

胶质瘤病的胶质结节中，可能来自腹膜第二米勒系统的多向性化生。

四、宫颈与阴道

宫颈与阴道的子宫内膜异位表现相似，分为表浅与深部子宫内膜异位两种类型，前者的发生与局

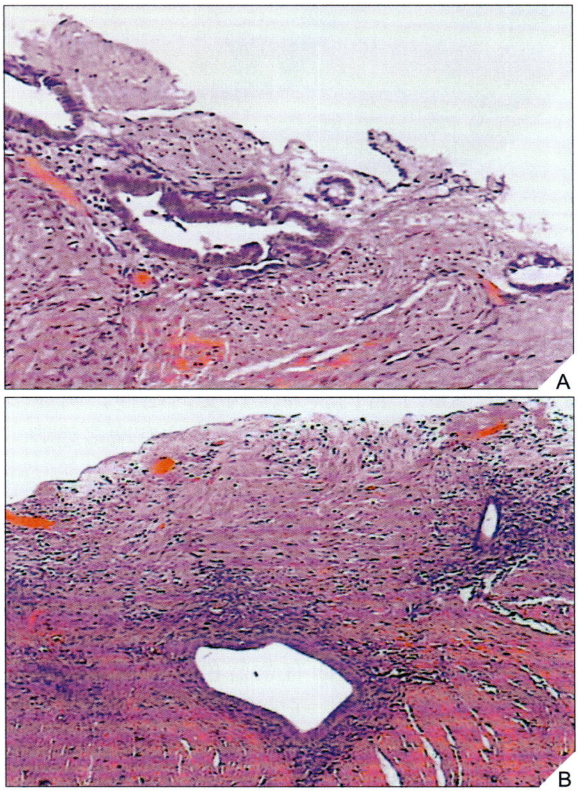

图 31-50　子宫浆膜子宫内膜异位

病变位于子宫外层，可见典型的子宫内膜腺体与间质，伴浆膜粘连、纤维组织增生与瘢痕，下方的子宫肌层正常（A、B）

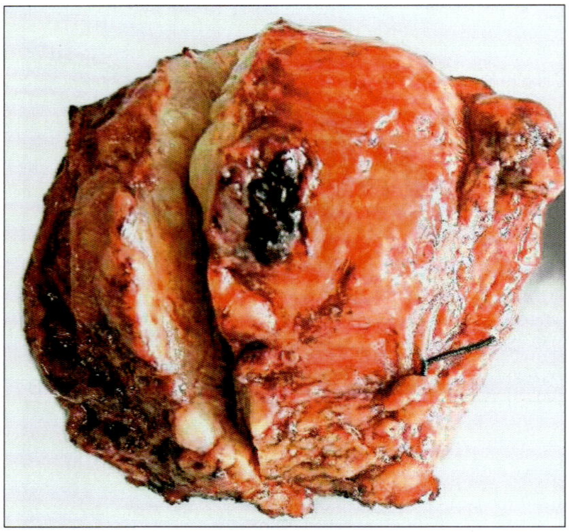

图 31-51　子宫浆膜子宫内膜异位

子宫后壁广泛粘连与出血，切面见不规则的结节与出血性空隙，看不到正常浆膜与浆膜下的正常肌壁

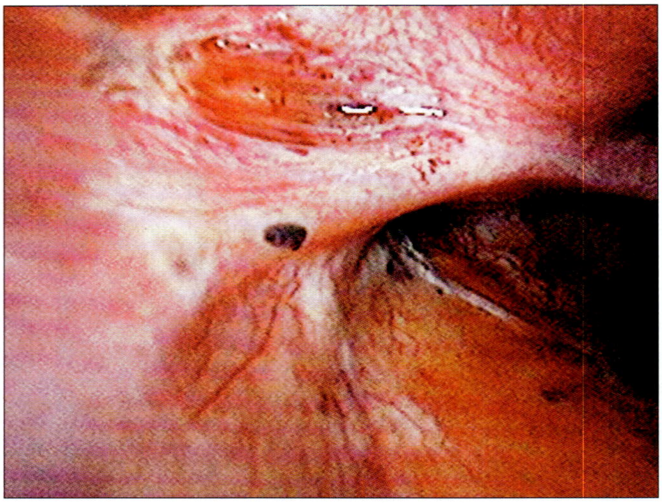

图 31-52　腹膜子宫内膜异位

腹膜充血，骶韧带增粗，表面可见蓝色斑块（中部与右下方）(陈震医师惠赠)

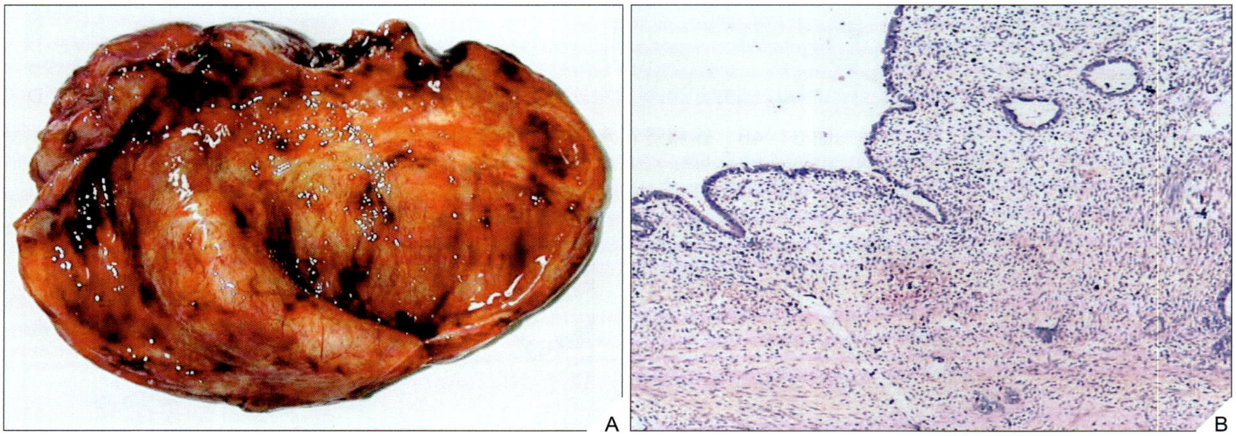

图 31-53　阔韧带子宫样肿块

A. 单房性厚壁囊肿；B. 镜下见类似宫腔结构的子宫黏膜与肌层

部创伤有关，缺少与其他部位子宫内膜异位的关联，后者大多为盆腔子宫内膜异位病变的延伸，明显多于表浅型。近年宫颈表浅子宫内膜异位有增多趋势。

（一）宫颈

1. 表浅子宫内膜异位　病变主要位于宫颈阴道部鳞状上皮下，偶尔位于颈管黏膜腺上皮下，大多有宫颈手术、物理治疗或局部创伤史，平均年龄 37 岁。阴道镜下见宫颈表面有紫蓝色或红色突起，个别可见瘢痕（图 31-54）。子宫内膜样腺体与间质紧邻表面上皮（图 31-55），异位的腺体甚至可直接开口于表面。病灶一般限于宫颈管肌壁内 1/3，个别延伸至中层或阴道表浅部位。病灶周围的纤维平滑肌增生不明显，可能与病灶表浅、出血较少潴留有关。

宫颈表浅子宫内膜异位有时被临床误诊为血管瘤或色素痣，并易与子宫颈原位腺癌混淆，因为异位的子宫内膜腺体为深染的非黏液上皮，大量炎症细胞浸润遮盖间质，增大了诊断难度，此时寻找子宫内膜样间质对于证实诊断十分必要。另外，子宫颈原位腺癌的腺体结构更为密集与复杂，核分裂象活跃，细胞异型性明显，见到正常与异常上皮的移行有助于诊断。个别情况下，宫颈子宫内膜异位合并腺上皮肿瘤或癌前病变。在缺乏子宫内膜样间质的情况下，单纯的良性子宫内膜样腺体为子宫内膜样上皮化生，不是子宫内膜异位（图 31-56）。

2. 深部子宫内膜异位　病灶位于宫颈深部（子宫颈肌壁外 1/3），属盆底 - 膀胱 - 直肠 - 骶韧带 - 宫颈区的一部分，常合并盆腔其他部位子宫内膜异位，并

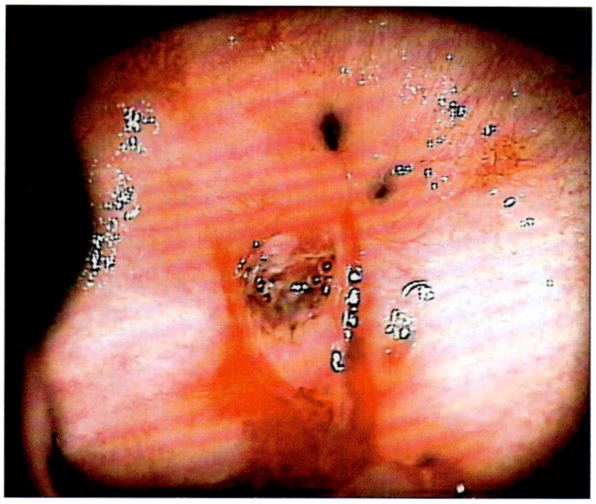

图 31-54　宫颈表浅子宫内膜异位

宫颈阴道部可见紫蓝色的斑点（杨丽红医师惠赠）

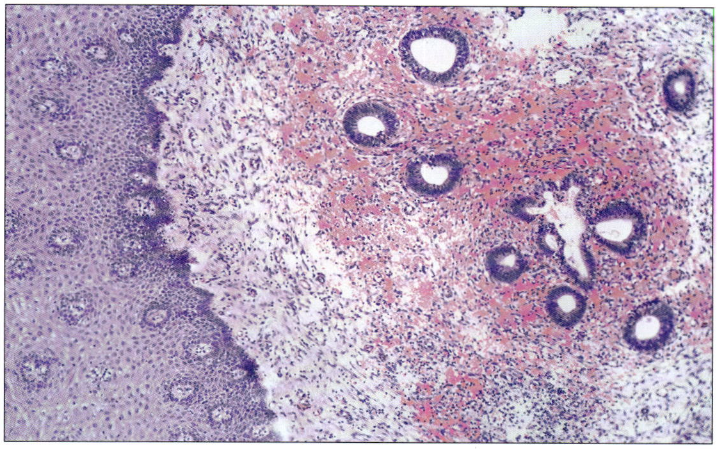

图 31-55　宫颈表浅子宫内膜异位

鳞状上皮下可见子宫内膜样腺体与间质，伴出血

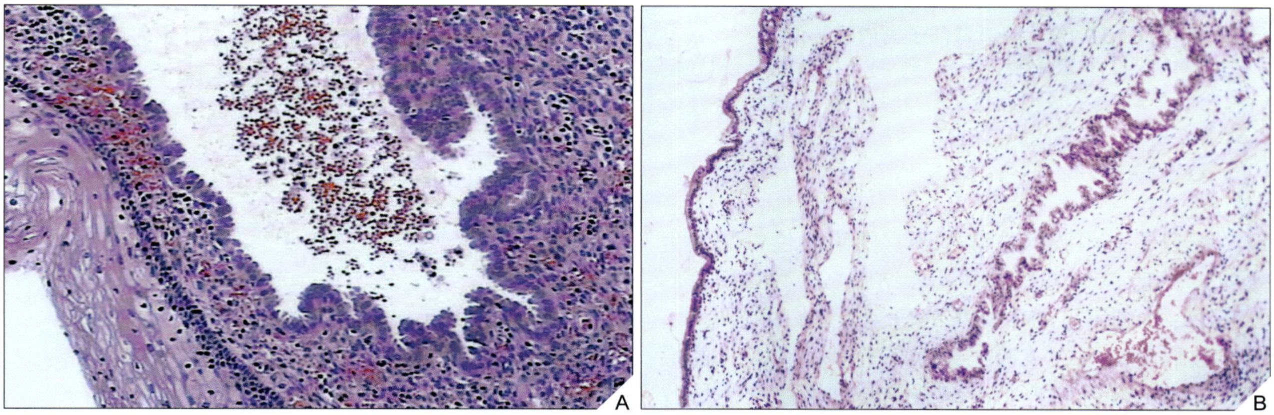

图 31-56　宫颈表浅子宫内膜异位与子宫内膜样上皮化生

A. 表浅子宫内膜异位，病灶位于宫颈阴道部鳞状上皮下，可见扩张的子宫内膜样腺体与间质；B. 宫颈息肉伴子宫内膜样上皮化生，间质中可见类似分泌期的子宫内膜样腺体，但缺少内膜样间质

可与之相连，处理较表浅型子宫内膜异位复杂。病灶在宫颈壁间蔓延，尤其是后壁，并可向宫颈阴道部扩展。常形成不规则的结节性肿物与出血性小囊腔，个别形成厚壁囊肿，一般不大，宫颈黏膜侧的上皮与间质正常（图 31-57）。

（二）阴道

阴道子宫内膜异位表浅型主要位于阴道穹及局部有过创伤处，如阴道撕裂、会阴切开与阴道手术的部位（图 31-58）。应注意与腺病鉴别，两者都为子宫内膜型腺体，但腺病缺少子宫内膜样间质与反复出血的特征。典型的阴道深部子宫内膜异位位于阴道后穹隆，来自直肠子宫陷凹病变的直接蔓延，常同时有直肠阴道隔受累。

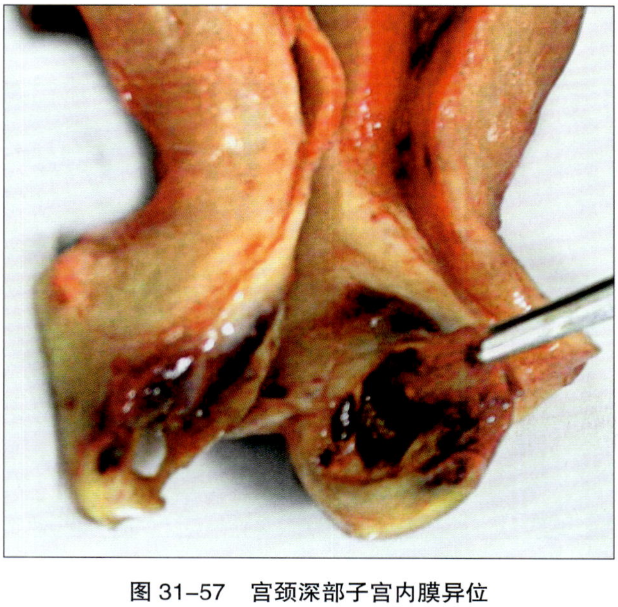

图 31-57　宫颈深部子宫内膜异位

示宫颈深部出血性囊腔，宫颈管黏膜正常

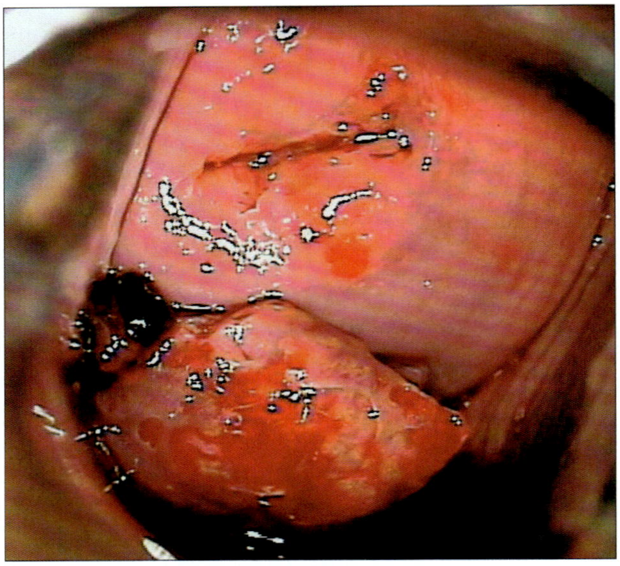

图 31-58 阴道穹部子宫内膜异位
病灶位于宫颈下方，形成肿块，并流出咖啡色液体（杨丽红医师惠赠）

五、肠道

肠道子宫内膜异位症在子宫内膜异位中的发生率约为5%，70%在直肠和乙状结肠，少数在回盲部与阑尾，小肠不足7%，80%的病例合并妇科症状[81]。大多数病变局限在浆膜与浆膜下，表面粗糙，并形成肠袢间的纤维粘连带。纤维化与平滑肌增生导致肠壁增厚，结节性病灶常分布在肠系膜游离缘，融合后环绕肠壁，导致肠道狭窄。一般情况下黏膜光滑，即使子宫内膜异位结节突向黏膜下，此时肠道内镜活检表浅黏膜呈非特异性慢性炎改变（图31-59）。

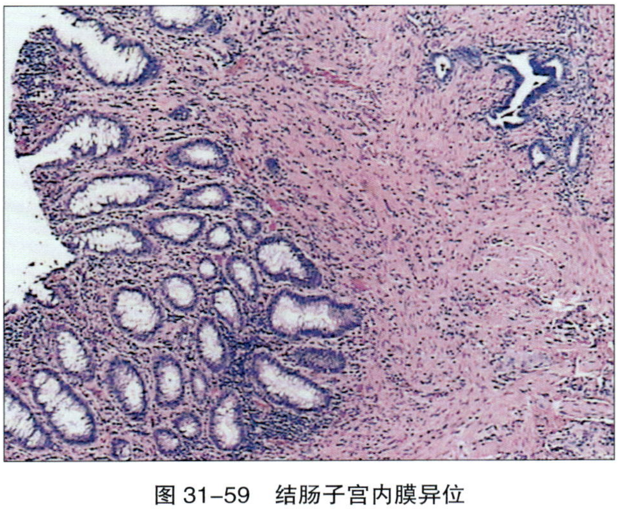

图 31-59 结肠子宫内膜异位
肠壁形成出血性结节，右上可见子宫内膜样腺体，周围散在炎症细胞浸润，肠黏膜光滑

少见肠黏膜受累情况，病灶可似息肉状，大体形态似结肠癌。罕见情况下可并发肠穿孔，尤其是在妊娠期，异位子宫内膜发生蜕膜反应时易于发生。

镜下诊断一般不困难，小块活检与病变不典型时应注意与其他病变鉴别，如慢性结肠炎、肠黏膜脱垂、孤立性直肠溃疡及结肠的缺血性与腺瘤样病变等。肠道子宫内膜异位可发生恶变（详见本章第五节），其临床表现与病理形态很像原发性结肠癌，应注意区分。

六、腹壁

腹壁子宫内膜异位大多继发于剖宫产或子宫切开术后，偶见于羊膜腔穿刺的针孔、子宫切除或阑尾切除术后，个别见于无手术史或与手术无关的部位如脐部。病灶在局部形成肿块，可累及腹壁皮下、筋膜与肌层，甚至深达腹膜（图31-60）。

腹壁瘢痕子宫内膜异位的发生有多种解释，除

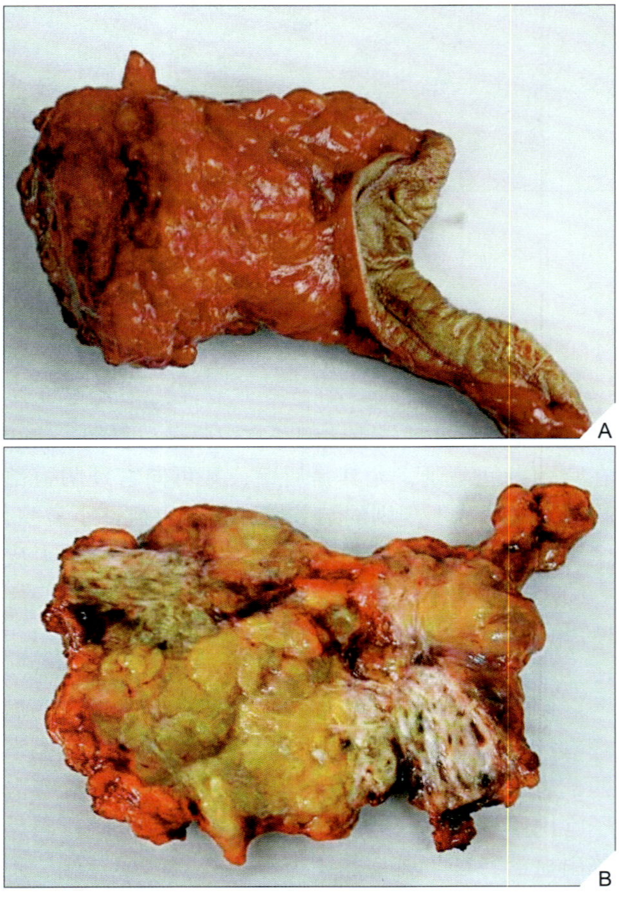

图 31-60 腹壁瘢痕子宫内膜异位
A. 切口瘢痕下方可见结节；B. 切面见纤维增生，并有出血性孔隙

医源性种植理论，还可能与子宫壁的缺陷有关，类似腺肌病的发生。瘢痕组织中的淋巴管阻塞也使其中的子宫内膜组织易于在局部停留，至于手术瘢痕子宫内膜异位为何绝大多数来自产科手术后的“蜕膜种植”，还难以解释。

七、其他罕见部位

（一）胸腔

胸腔子宫内膜异位罕见，右侧占85%，原因不清。一种推测认为其来自腹腔，经膈肌缺损或膈肌淋巴管进入胸腔。但胸腔内膜异位合并盆腔内膜异位的比例仅有18%，不支持其来自盆腔病灶，可能分别由不同部位的干细胞分化而来。

早期症状为与月经期相关的周期性咯血，病变限于肺实质，X线显示肺部结节状浸润性病灶；之后发展到经期脏胸膜破裂，表现为月经性气胸；血胸为胸腔子宫内膜异位的后期表现，表明异位的子宫内膜组织在脏胸膜与壁胸膜大量种植。

（二）泌尿道

泌尿道子宫内膜异位多见于膀胱和输尿管表面，一般不伴有症状。有症状者常为病变累及膀胱或输尿管壁所致，罕见情况下可导致肾积水和肾衰竭等并发症。肾脏和尿道的子宫内膜异位很少见。

（三）淋巴结

子宫内膜异位偶见于淋巴结（图31-61），在肠道周围时应注意与转移癌区分，还应与更常见的米勒管型包涵腺体鉴别，它们多见于盆腔或主动脉旁淋巴结，无子宫内膜样间质。

（四）腹股沟

非皮肤的子宫内膜异位继发于腹膜外的圆韧带病变，表现为局部疝气样肿块，疼痛与月经期有关。

（五）其他部位

子宫内膜异位罕见于深部软组织、远处骨骼肌、网膜和坐骨神经鞘（图31-62）。

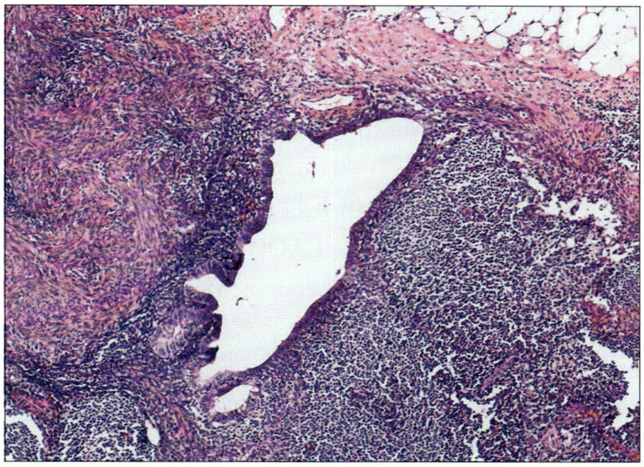

图31-61　淋巴结中可见子宫内膜样腺体与间质

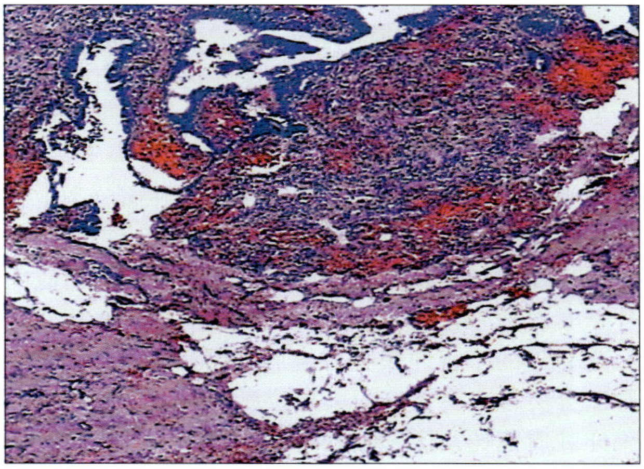

图31-62　大网膜子宫内膜异位
异位的子宫内膜样组织位于脂肪组织中，伴出血

第五节　子宫内膜异位症相关性卵巢癌及前驱病变

一、概述

子宫内膜异位症（EMs）形态学上呈良性表现，但临床却具有恶性肿瘤的生物学行为，如生长、侵袭、远处转移及血管生成等。1925年，Sampson报道了第1例EMs疑似恶变的病例，首次提出EMs和卵巢癌的组织学联系。后续研究发现，异位子宫内膜均可发生恶变，但确切的恶变发生率难以统计，一般报道为1.1%～3%，其中大约80%出现在卵巢，其次为腹膜等其他部位。年龄增加、绝经后状态、CA125水平较高、EMs肿物直径>8cm和EMs病程超过5年是卵巢EMs恶变的高危因素[82]。非典型

EMs 是良性 EMs 恶变的过渡状态，卵巢外 EMs 恶变风险较低 [83]。

随着 EMs 研究的深入，在越来越多的分子学与组织学证据支持下，子宫内膜异位症相关肿瘤（endometriosis-associated neoplasms，EANs）的概念被提出，即由 EMs 引起的肿瘤。EANs 大部分为透明细胞和子宫内膜样肿瘤（最常见的是恶性，偶尔为交界性或良性肿瘤），其次为浆黏液性肿瘤（多为交界性），相对少见的是腺肉瘤、LGESS 和癌肉瘤。EANs 多与卵巢 EMs 相关，与卵巢外 EMs 相关的病变相对少见。

子宫内膜异位症相关性卵巢癌（endometriosis associated ovarian cancer，EAOC）是指与卵巢型子宫内膜异位症（ovarian endometriosis，OE）恶变有关的卵巢上皮性癌，卵巢子宫内膜样癌（ovarian endometrioid carcinoma，OEC）和卵巢透明细胞癌（ovarian clear cell carcinoma，OCCC）是最常见的 EAOC 组织学类型，中肾样腺癌是最近被认识的一个与 EMs 相关的恶性肿瘤。由于 EAOC 大多经过良性、交界性与恶性的序贯性进展 [84]，占比超过 70%，因此卵巢型子宫内膜异位症是卵巢子宫内膜样和透明细胞癌最主要的前期病变，并成为继输卵管伞端上皮是卵巢浆液性癌主要细胞来源之后，有关卵巢上皮性肿瘤发生的另一重要发现。

子宫内膜异位症相关卵巢肿瘤主要为上皮性，组织类型包括 2020 年 WHO 女性生殖肿瘤分类中的子宫内膜样、浆黏液性与透明细胞肿瘤，它们常伴有 *ARID1A*、*PIK3CA* 及 *PTEN* 基因的突变。相似的分子学改变不仅见于 EAOC，也见于交界性病变及与之邻近的子宫内膜异位囊肿，因此 2014 年 WHO 肿瘤分类首次将子宫内膜异位囊肿归入良性子宫内膜样肿瘤范畴，这一改变纠正了长期以来将所有子宫内膜异位均视为非肿瘤性病变的错误概念。目前研究认为，EMs 患者罹患 OCCC 和 OEC 的风险分别是普通女性的 3.05 倍和 2.04 倍；即使绝经及临床症状消失后，EMs 恶变风险仍然存在 [85]；EMs 病史超过 10 年、EMs 合并不孕症的患者罹患卵巢癌的风险进一步增加，分别是普通女性的 2.51 倍和无子宫内膜异位症原发不孕症女性的 2.72 倍 [86]。

严格意义上，EMs 恶变的诊断应符合下列标准：①癌与子宫内膜异位见于同一器官；②两者在组织学上具有相关性；③癌发生于该组织，而不是来自其他部位肿瘤的侵犯；④组织类型与已知的在位内膜肿瘤类型相同；⑤上皮有良性至恶性的移行或至少在肿瘤邻近的子宫内膜异位病灶中有非典型改变 [72]。

二、恶变机制

EMs 恶变时，组织学经历良性→非典型增生→恶性的演变谱系，此过程的机制尚未完全阐明，目前研究认为可能与雌激素过多、炎症和免疫反应、氧化应激等微环境，以及特定基因突变和分子改变有关。

（一）雌激素过多

EMs 是一种激素依赖性疾病，主要表现为雌激素依赖及孕激素抵抗。雌激素水平过高或孕激素相对不足均会增加 EAOC 的风险，主要是由于高雌激素可促进 EMs 病灶中细胞增殖、积累 DNA 损伤及致癌改变；并可增强子宫内膜上皮细胞的迁移和侵袭能力，从而起促癌作用。已发现接受无拮抗雌激素治疗的患者，卵巢、阴道、肠道等部位 [87] 有可能继发子宫内膜异位灶癌变。良性 EMS 到非典型 EMs 再到 EAOC 的恶性转化过程中，ERβ（ESR2）的表达逐渐升高，ERα（ESR1）和 PR 的表达水平逐渐降低，在 EMs 的激素失调及恶性转化中起核心作用 [36]。

（二）炎症与免疫反应

EMs 的盆腔长期处于炎症状态，EMs 的病灶中可见炎性改变，EMs 的患者血清中相应炎症因子也处于活跃状态，由此推测慢性炎症可能潜在推动了炎症所诱导的癌变。有研究显示，IL-8、IL-10 的血清表达水平在卵巢良性疾病组和恶性肿瘤组显著高于健康对照组，且与疾病分期成正比 [88]。免疫细胞可释放各种细胞因子及炎症介质，在促进 EMs 病灶的存活、生长、侵袭、分化、血管生成和免疫逃逸等方面也起重要作用。肿瘤相关炎症反应通过招募免疫细胞、表达促进肿瘤的趋化因子和细胞因子，以及诱导血管生成，来促进肿瘤生长和癌细胞存活；同时诱导抑制针对肿瘤的免疫反应，降低肿瘤的免疫监视作用。因此，慢性炎症及免疫失调是 EMs 重要的微环境和病理生理特点。

（三）氧化应激反应

卵巢 EMs 通常形成巧克力囊肿，囊肿中有含过多铁的陈旧血液。研究发现，铁代谢参与 EMs 的恶性转化分为两步，先是血红素代谢的副产物诱导反应性氧化物质的形成和氧化应激，然后合成具有抗凋亡和促肿瘤发生作用的抗氧化剂。氧化应激和抗氧化剂之间的失衡有利于 EAOC 的发生。与 OEC 相比，OCCC 与氧化应激耐受关系最为密切 [89]。

（四）基因突变

研究发现*KRAS*、*ARID1A*、*PIK3CA*、*PTEN*、*β-Catenin*、*TP53*、*HNF-1β*等基因突变或表达异常与EAOC相关，且在卵巢子宫内膜异位病灶中发现有相同的基因突变；其中，*KRAS*、*ARID1A*、*PIK3CA*、*PTEN*是卵巢子宫内膜异位中研究相对较多的基因。基因测序和免疫组织化学研究显示，这些与癌症相关的基因突变可能是OE恶性转化的早期事件，且良性病变和癌之间存在克隆关系，从而可以证实癌是由EMs引起的[90]。但同时发现，虽然相当一部分异位上皮细胞已经获得了癌相关基因的突变，甚至部分突变的基因已达到克隆状态，但外观上仍保持良性，由此推测，可能单一的基因突变不足以使细胞发生癌变，需要其他基因突变的积累才可实现恶性转化。

*KRAS*是编码KRAS蛋白的癌基因，KRAS蛋白与细胞分裂有关，*KRAS*突变使KRAS蛋白在活性形式与非活性形式之间的转换受损，从而导致细胞增殖失调。最初认为这种癌基因与EMs的发生有关，但随后研究证明并没有相关性，*KRAS*突变是EAOC进展中的晚期事件，其活性增加可能有助于异位内膜的存活和对孕激素治疗诱导细胞凋亡的抵抗[36]。EMs中虽可能发生*KRAS*突变，但很少被激活。EMs中KRAS蛋白高表达，提示良性病变有可能向OCCC恶性转化[91]。

*PTEN*是维持基因组稳定的抑癌基因，通过调节细胞增殖、存活、迁移、侵袭和血管生成等发挥抑癌作用。在各种类型的癌症中都发现*PTEN*的突变和10q23.3的频繁杂合性丢失（LOH）。有研究报道*PTEN*的LOH在EMs、非典型EMs及EAOC中的发生率达25%～40%[92, 93]。Ponandai-Srinivasan等[94]发现，与在位内膜干细胞相比，卵巢子宫内膜异位干细胞中PTEN表达显著下调；而与健康子宫内膜干细胞相比，伴有卵巢子宫内膜异位的在位内膜干细胞中PTEN表达上调，这些变化可能与EAOC发展有关。*PTEN*突变及表达缺失可能是EAOC发生的早期驱动因素，但仅伴有PTEN表达缺失的EMs并不足以发生恶性转化。

*ARID1A*是编码BAF250a蛋白的抑癌基因，BAF250a是染色质重塑中起重要作用的SWI-SNF复合体的一个关键成分，*ARID1A*突变通过染色质重塑功能障碍诱导多个基因（*CDKN1A*、*SMAD3*、*MLH1*和*PIK3IP1*）表达的改变，促进肿瘤的发生。研究发现，*ARID1A*功能缺失突变伴随BAF250a表达缺失不仅见于EAOC病灶邻近的非典型EMs，甚至典型EMs病变中也可以见到，因此*ARID1A*功能缺失突变伴随BAF250a表达缺失被认为是EAOC最重要的驱动因素之一。但Yachida等[95]最新研究结果同样发现，EMs和一些OCCC中单个*ARID1A*功能缺失突变不足以导致BAF250a表达缺失，伴有*ARID1A*功能缺失突变的EMs的恶变可能还需要进一步的驱动因素。

*PIK3CA*体细胞突变和扩增是EAOC中常见的分子遗传学改变，通常不单独发生突变，常与*PTEN*或*ARID1A*突变共存，特别是与*ARID1A*突变协同作用可能是卵巢子宫内膜异位恶变所必需的。因此，*PIK3CA*基因突变可能发生在EMs相关OCCC的早期阶段，对EMs患者进行*PIK3CA*免疫组织化学染色可能是鉴别卵巢子宫内膜异位与OCCC的一种辅助方法[91]。

综上，与EAOC相关的单一基因突变或表达异常尚不能主导EMs的恶性转化，此过程还需其他驱动因素的协助，其间的内在联系也是未来EANs研究的方向。

三、子宫内膜异位症相关性卵巢癌

（一）定义

子宫内膜异位症相关性卵巢癌是与卵巢EMs恶变有关的卵巢上皮性癌。癌组织直接来自异位的子宫内膜，可见两者的移行或在同一部位或其邻近的组织中有子宫内膜异位病灶。总体来说，这类肿瘤临床过程相对惰性[84, 96]。

（二）一般特征

患者平均年龄较不伴EMs的同型癌患者小5～10岁，近来一组报道有半数病例患者年龄<40岁[97]。患者伴有盆腔疼痛、性交困难等EMs常见的临床表现，以及消化道症状、腹胀不适等不常见的EMs表现，原发不孕症的比例增高。

EAOC常表现为透明细胞癌、子宫内膜样癌，中肾样腺癌少见。一般认为源自EMs的癌以透明细胞癌更为多见，也有研究发现源自卵巢外EMs的癌主要是子宫内膜样型。以往研究报道42%的子宫内膜样癌和50%的透明细胞癌与EMs有关。最近统计这一比例在透明细胞癌中最高可达70%。随着对EMs的重视，充分取材可能会在肿瘤中发现更多的子宫内膜异位证据。黏液性癌与EMs无关。混合性卵巢癌罕见，最常见的是透明细胞癌和子宫内膜样癌，此现象不难理解，因为这两种类型均常伴有EMs，且均与*ARID1A*突变及PI3K通路相关，肿瘤常以一种类型占优势。

子宫内膜异位症相关恶性肿瘤绝大多数发生在卵巢，卵巢外最常见的部位是直肠阴道隔，阴道、盆腔腹膜、直肠、胸腔、输尿管等其他部位也偶有报道。肿瘤典型表现为早分期与低级别，少数为进展期。卵巢癌合并子宫体子宫内膜样癌大多见于卵巢子宫内膜样癌，FIGO 分期（2023）已对低级别子宫内膜样腺癌同时累及子宫内膜与卵巢的分期标准进行了明确的定义（详见第十八章、第二十五章）。

（三）病理类型

肿瘤体积较大，平均直径 10cm，可见含有咖啡色血液的囊腔，或在邻近组织发现子宫内膜异位的痕迹。肿瘤可单侧或双侧发生，切面呈囊性、实性或囊实性，囊腔内常有实性区或乳头状物。镜下常见癌与典型或非典型子宫内膜异位的移行，或在邻近部位发现残存的子宫内膜样上皮、间质及纤维胶原，而非 EAOC 的上皮性肿瘤则见不到 EMs 特有的子宫内膜样上皮、出血及纤维胶原三层结构，大体检查应注意寻找有无子宫内膜异位的痕迹。

1. 卵巢子宫内膜样癌（ovarian endometrioid carcinoma，OEC） 肿瘤以囊性为主，囊壁增厚，向腔内凸起息肉样结节或乳头状物。镜下形态与非 EAOC 的子宫内膜样癌相同，可有各种亚型与鳞状分化，多表现为高分化形态，见图 31-63～图 31-65。卵巢子宫内膜样癌较子宫内膜的宫内膜样癌更容易出现一些变异模式，如伴性索样结构或梭形细胞结构等。卵巢低分化癌，如果在肿瘤中见到典型的子宫内膜样癌、子宫内膜异位症、子宫内膜样腺纤维瘤、黏液性上皮和鳞状分化时，支持低分化子宫内膜样癌的诊断。

应与良性或其他肿瘤鉴别，如罕见的息肉样子宫内膜异位，镜下表现为活跃的腺体增生，易误诊为子宫内膜样癌。直肠子宫内膜异位来源的子宫内膜样癌有时易与直肠癌混淆，在肿瘤中寻找到残存的子宫内膜异位有助于诊断。

须特殊说明的是，2014 年 WHO 女性生殖系统肿瘤分类将卵巢浆黏液性癌（ovarian seromucinous carcinoma）列为单独的肿瘤类型，但学术界对此及其名称都有争议[98]，2020 年 WHO 分类中取消了浆黏液性癌，尽管笔者团队并不赞同这种将其归入子宫内膜样癌中分类的改变，但保留了良性及交界

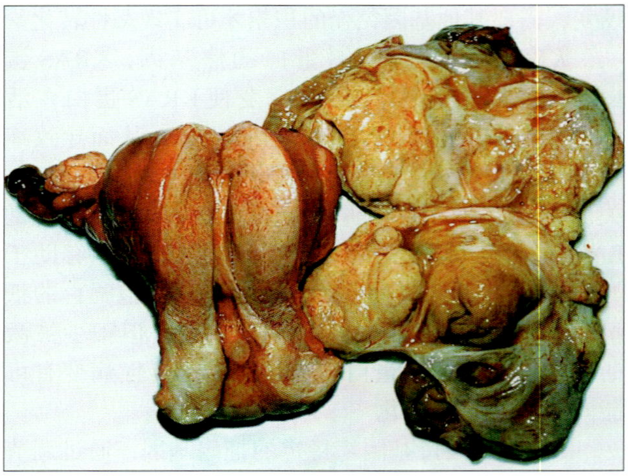

图 31-63　左侧卵巢子宫内膜样癌

肿瘤囊实性，源自子宫内膜异位囊肿，可见陈旧出血与厚的纤维性囊壁

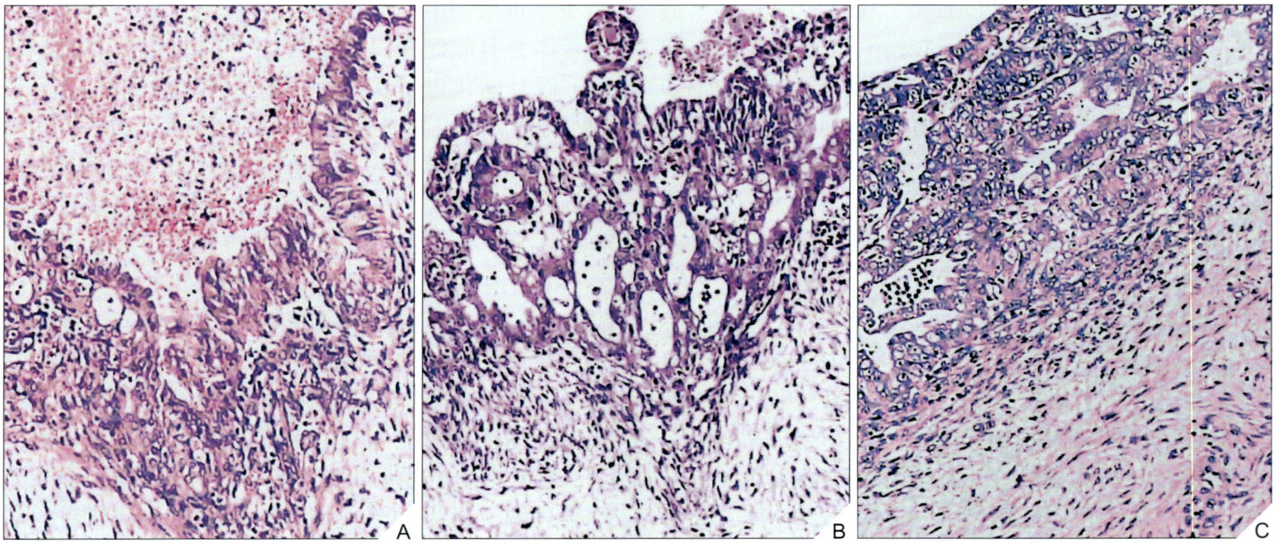

图 31-64　卵巢子宫内膜样癌

可见非典型子宫内膜异位（A）、交界性改变（B）与子宫内膜样癌（C）的区域

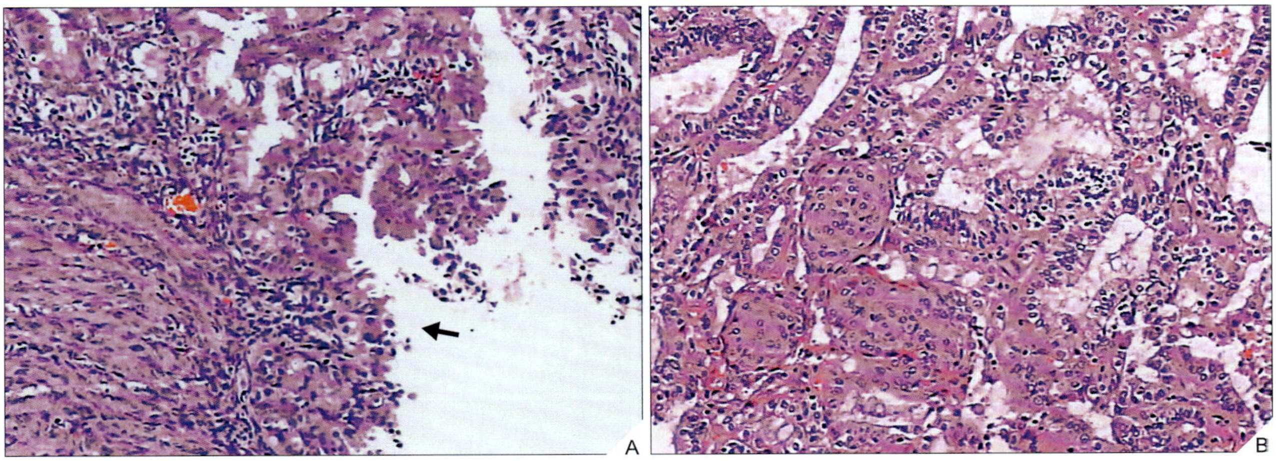

图 31-65　卵巢子宫内膜样癌

边缘有少许残存的异位子宫内膜样组织（A，箭头），桑葚状鳞化（B）

性浆黏液性肿瘤。浆黏液性癌的组织来源、病理形态与分子学改变都与胃肠型黏液癌不同，反而与子宫内膜样癌和透明细胞样癌相似，30%～53% 的病例合并子宫内膜异位，属于子宫内膜异位症相关肿瘤。肿瘤单侧或双侧性，上皮排列与低级别浆液性癌相似，典型表现为复杂的乳头状结构，并见腺样、微腺样及实性形态（图 31-66）。多种类型的上皮以不同比例混杂，主要为颈管型黏液上皮与浆液性上皮，并可见透明细胞、宫内膜样等其他米勒管型上皮分化。细胞形态温和，核分裂象多≤ 5/10HPFs（图 31-67）。肿瘤的免疫表型和分子学改变与宫内膜样癌和透明细胞癌近似。

需要强调的是，OEC 可能表现出变异模式，有时甚至比较弥漫，导致诊断困难，此时需要借助免疫组化染色支持子宫内膜样癌的诊断，但有时会出现“异常”（不寻常）的免疫表型，致使诊断更加困难。这里

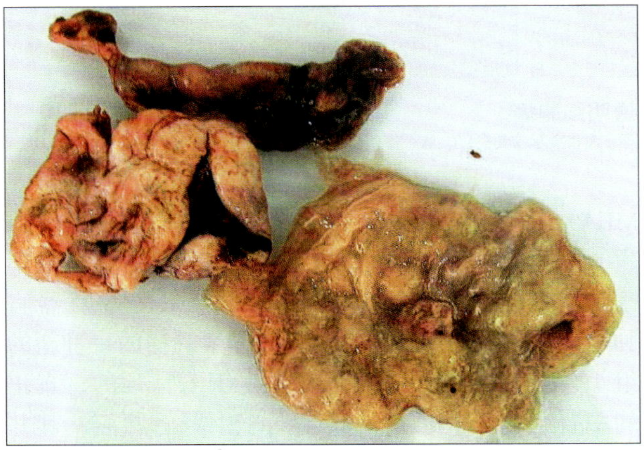

图 31-66　卵巢子宫内膜样腺癌

肿瘤单房，内壁可见乳头状突起，囊内含有黏液样物

要强调的是“异常”的免疫组化染色模式[99]：

（1）OEC 中米勒管来源的标志物 CK7、PAX8、CA125 和 ER 呈阳性。

（2）OEC 中 CK20、CDX2、SATB2、TTF-1 和 WT1 阴性；WT1 通常被认为是输卵管 - 卵巢浆液性癌（低级别和高级别）的标志物，但在卵巢子宫内膜样癌中阳性率可高达 14%，尤其 WT1 在低级别 OEC 中呈阳性，很容易误诊为浆液性癌。

2. 卵巢透明细胞癌（ovarian clear cell carcinoma，OCCC）　透明细胞癌是女性生殖道肿瘤中容易造成困惑的类型，以往认为其类似于高级别浆液性癌，误区的产生源自将卵巢真正的透明细胞癌与高级别浆液性癌中伴有透明细胞特征的肿瘤相混。近年研究已确认，EMs 是透明细胞癌的重要来源与前驱病变，在大部分透明细胞癌中可发现子宫内膜异位的证据，两者相关性高于其他类型的卵巢癌。透明细胞癌继发于卵巢子宫内膜异位时多伴有粘连与瘢痕，与Ⅰ型癌发展模式相同，是Ⅰ型癌中的高级别癌，绝大多数为Ⅰ期，预后优于不伴子宫内膜异位的同型癌[100]。

卵巢透明细胞癌可大致分为囊性与腺纤维瘤样两大类别，最新一组研究表明，两者在病理发生与行为上有所不同[101]。子宫内膜异位相关透明细胞癌 80% 为囊性，占囊性透明细胞癌的 90% 以上。其余 20% 为非囊性，呈腺纤维瘤样或中间形态，典型形态见图 31-68。卵巢囊性透明细胞癌的 5 年生存率达 90%，明显优于腺纤维瘤型。

子宫内膜异位相关透明细胞癌组织学上更多表现为乳头状结构，亦有小管 - 小囊或实性形态；细胞形态与非 EAOC 透明细胞癌无明显不同。典型与非典型子宫内膜异位在透明细胞癌中易见，尤其是在

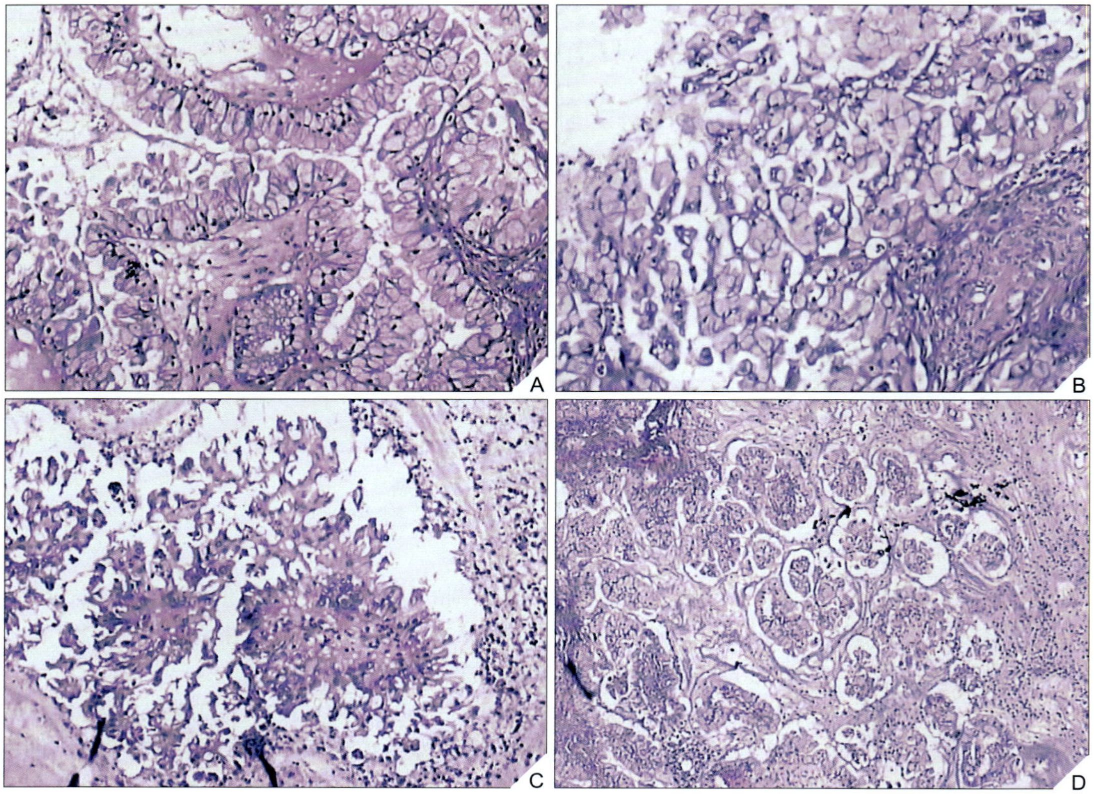

图 31-67 卵巢子宫内膜样癌

A、B. 镜下显示米勒管型黏液上皮；C、D. 与浆液性上皮分化；D. 不同的上皮混杂；B、C. 伴炎症细胞浸润

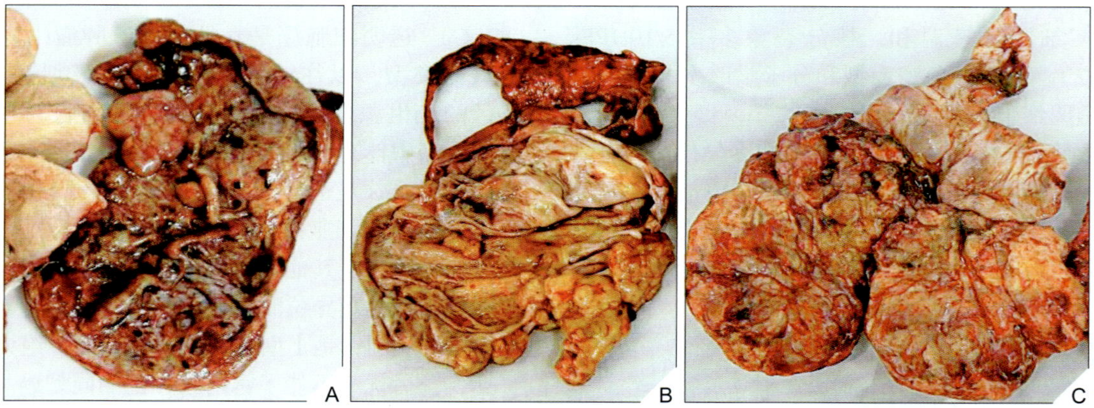

图 31-68 卵巢透明细胞癌

A、B. 囊性肿瘤，伴出血，腔内可见大小不等息肉状突起或乳头；C. 腺纤维瘤样

囊性肿瘤中更易观察到，它们可直接相接或逐步过渡（图 31-69）。免疫组化标志物 HNF-1β 呈阳性表达，但不特异，因为许多类型的卵巢癌都可以阳性表达；Napsin A 的特异性强于 HNF-1β，但透明细胞癌并不是都呈阳性表达，相反，子宫内膜样癌伴透明细胞化生时，有时可局灶呈阳性表达；而 WT1 与 ER 阴性，表现出与高级别浆液癌不同的免疫表型[102]。

3. 中肾样腺癌（mesonephric-like adenocarcinoma, MLA） 卵巢 MLA 患者平均年龄 61 岁（范围 36～81 岁），39% 就诊时为进展期（Ⅱ～Ⅳ期）。MLA 最早于 2016 年[103]被描述，2020 版 WHO 女性生殖器官肿瘤分类中，其作为子宫内膜和卵巢肿瘤的一种新的组织学类型被纳入，形态与发生于子宫颈的、真正的中肾管腺癌相似，但又不同于中肾管腺癌，其并不来自正常或增生的中肾残余物，基于目前的研究，推测其可能来源于沿中肾线分化的米勒管基质[104]，是米勒管来源的癌出现了异常的中肾转化。同时发现 MLA 与 EMs 具有组织形态学的相关性。例如，有报道 5 例卵巢 MLA，其中 3 例伴有同一卵巢的 EMs[103]；还有报道 2 例卵巢 MLA，形态学上均可见 EMs 及 MLA 的移行[105]，据此不仅可以推测它可能是另一种子宫内膜异位相关性肿瘤（图 31-70），这还进一步支持卵巢 MLA 的米勒管来源。除此还有 MLA 合并低级别浆液性癌[106]、子宫内膜样癌[107]、高级别浆液性癌[108]、生殖细胞肿瘤[108]的报道，并发现不同成分之间存在相同的突变及其克隆性关系。

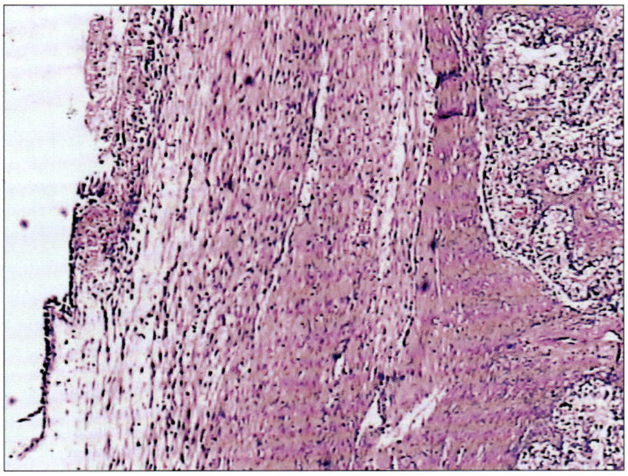

图 31-69　卵巢透明细胞癌

子宫内膜异位（左侧）与透明细胞癌（右侧）相邻

【大体病理学】

肿物直径 4～32cm，主要为实性和囊性，切面为灰白色或黄褐色，与其他肿瘤相比，无特征性的大体表现。

【镜下形态】

MLA 组织学表现多样，但具有特征性，主要以小腺体和小管结构为主（图 31-71A），腺腔或管腔内伴嗜酸性胶样物（图 31-71B），可混杂有乳头状、导管样、肾小球样、裂隙样、网状、实性或梭形细胞结构（图 31-71C）。肿瘤细胞为立方形或柱状，胞质少到中等，具有轻度或中度非典型的泡状核，常成角或重叠，具有类似甲状腺乳头状癌的特征（图 31-71D），有时可见核沟但通常不明显，核分裂象可见。有时也可见鞋钉样细胞，通常不伴有鳞化、纤毛化生及黏液分化。有时细胞核呈卵圆形或梭形，尤其是实性区，需要注意

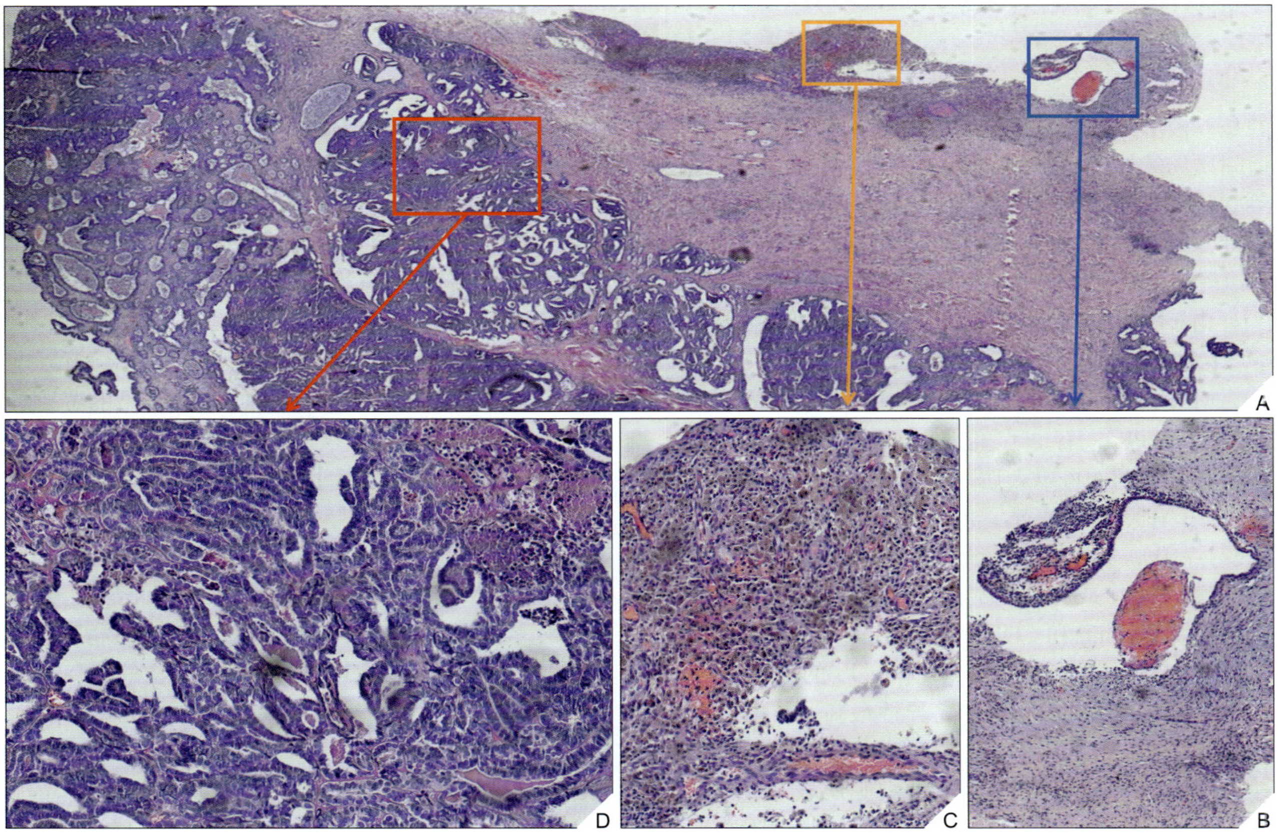

图 31-70　卵巢中肾样腺癌

A. 子宫内膜异位（右上）与中肾样腺癌（左下）相邻；B. 高倍镜可见子宫内膜异位上皮，周围伴内膜间质；C. 部分间质内有显著陈旧出血；D. 左下较大面积癌组织，以小腺体和小管结构为主

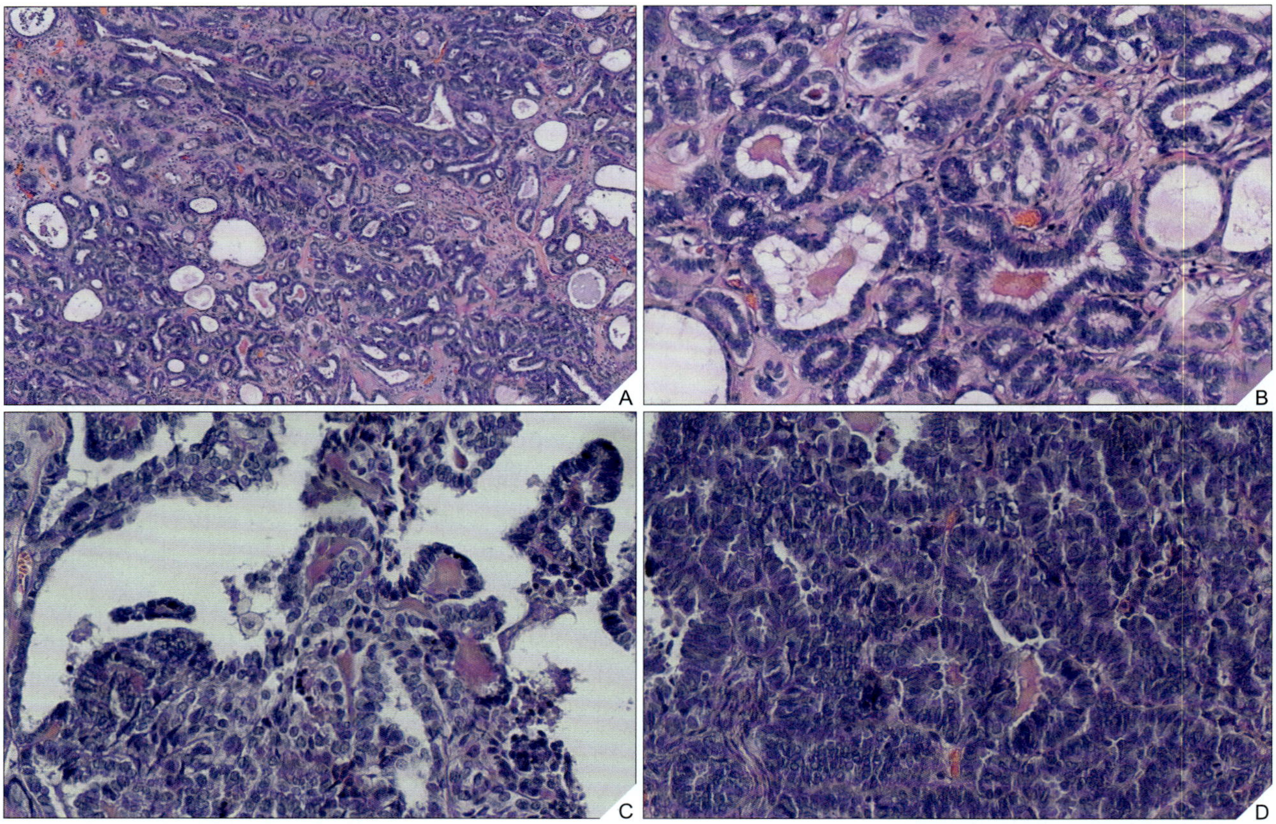

图 31–71 卵巢中肾样腺癌

A. 显示以小管结构为主；B. 部分腺腔内可见嗜酸性胶样物；C. 局部可见腺腔内乳头及偏实性区域；D. 高倍镜示毛玻璃样细胞核，类似甲状腺乳头状癌

的是，梭形细胞不应被诊断为中肾样癌肉瘤。有时肿瘤间质局灶伴有明显的透明变性，其内包含索状或小梁状排列的肿瘤细胞，但具有 MLA 典型的免疫表型（见下文），与索状伴透明样变的子宫内膜样癌相似，故可以解释为索状伴透明样变的 MLA[109]。

由于卵巢 MLA 是高级别癌，不需要进行分级[110]。

【免疫组化】

MLA 与真正的中肾管腺癌相似，不表达激素受体（ER 和 PR），有一点需要注意，激素受体（尤其 ER）在某些病例可以表达，而中肾管腺癌绝对阴性表达；p53 呈野生型表达，PAX8、CK7 通常阳性表达（图 31-72B），这一点也支持米勒管起源。肿瘤细胞特征性的局灶或弥漫阳性表达 GATA3（图 31-72C）、TTF-1、Calretinin 和 CD10（腔缘）（图 31-72D），其中同一区域 GATA3 和 TTF-1 呈互斥的表达模式，GATA3 对 MLA 的敏感性和特异性最高，与中肾管腺癌相比，MLA 的 TTF-1 阳性率较高，Calretinin 的阳性表达见于部分病例[111]。肿瘤细胞还表达 MMR 蛋白，不表达 CK20、WT1，p16 呈局灶表达或阴性。

【分子遗传学】

真正的中肾管腺癌易出现 *KRAS*、*NRAS* 突变，而米勒管腺癌易出现 *PIK3CA*、*PTEN*、*ARID1A* 突变，分子学检测显示，MLA 通常与 *KRAS* 和 *PIK3CA* 基因突变相关[109]，该分子特征不仅提示中肾管腺癌、MLA、米勒管腺癌间存在微妙的内在联系，似乎也支持了 MLA 名称的恰当性。

【鉴别诊断】

子宫内膜异位症相关性卵巢癌，即卵巢 MLA 与子宫内膜样癌、透明细胞癌、中肾样腺癌的鉴别诊断见表 31-13。

【生物学行为及预后】

中肾样腺癌是一种罕见的高级别癌，具有侵袭性生物学行为，易发生远处扩散，尤其是肺。42% 的卵巢 MLA 患者出现复发，5 年 DSS（疾病特异性生存期）为 71%。鉴于 MLA 具有温和的形态学，但高度侵袭性的生物学行为，因此被称为“披着羊皮的狼”[112]。

（四）分子遗传学

EAOC 常可以检测到 *KRAS*、*ARID1A*、*PIK3CA*、*PTEN*、*β-Catenin*、*TP53*、*HNF-1β* 等在内的多种基因突变或表达异常，而且通常不单独存在，常与几个基因突变共存的分子遗传学特点尚需进一步研究。

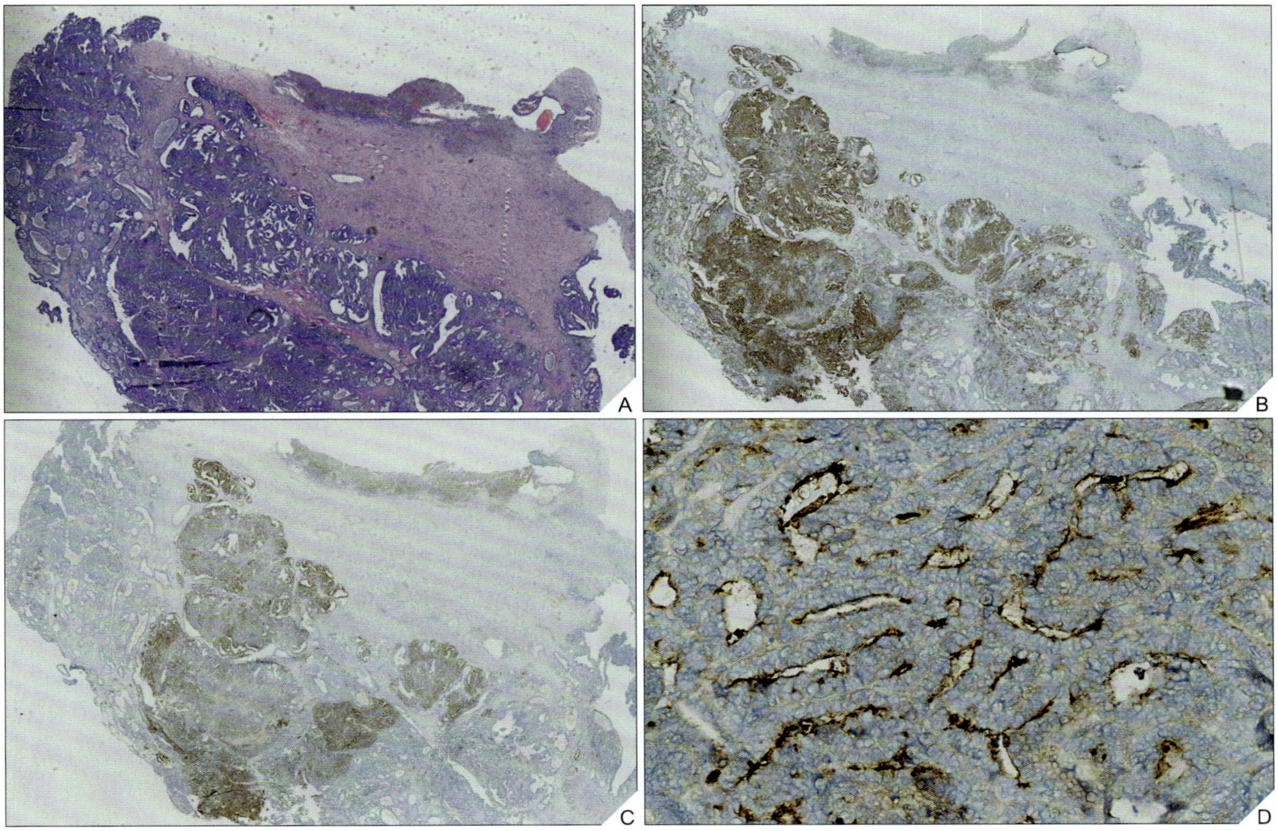

图 31-72　卵巢中肾样腺癌

A. 合并子宫内膜异位（右上）；B. 免疫组化染色示 PAX8 较多区域核阳性；C. 免疫组化染色示 GATA3 较多区域核阳性；D. 免疫组化染色示 CD10 部分区域腔缘阳性

表 31-13　子宫内膜异位症相关性卵巢癌的鉴别诊断

	特征描述	子宫内膜样癌	透明细胞癌	中肾样腺癌
临床特征	平均年龄	58 岁	55 岁	61 岁
	伴 EMs	42%	50%～70%	数据有限
	FIGO Ⅰ期	＞80%	35%～60%	71%
	伴子宫体子宫内膜样癌	15%～20%	—	—
病理特征	结构特点	大小不等的腺体相互融合或背靠背	乳头状结构为主，管囊状结构可见	小腺体、小管结构为主，腺腔或管腔内伴嗜酸性胶样物质
	形态特点	细胞异形不显著；可伴鳞化、纤毛化生或黏液分化或分泌改变等多种变异模式	鞋钉样、立方形或扁平；细胞核异形显著、核仁明显；胞质透亮或嗜酸	立方形或柱状；泡状核，常成角或重叠、核仁不明显；不伴鳞化、纤毛化生或黏液分化
	免疫表型	ER、PR + TTF-1、GATA3 可 + MMR 可出现表达缺失	ER、PR – NapsinA + MMR 可出现表达缺失	ER、PR–/ 局灶 + CD10、TTF-1、GATA3 + MMR 表达完整
分子特征	*ARID1A* 突变	33%	46%～57%	—
	PTEN 突变	23.9%	5%	—
	PIK3CA 突变	40%	33%～43%	28%～43%
	KRAS 突变	33%	4.7%～7%	89%～100%

（五）生物学行为及预后

既往认为，EAOC 具有确诊年龄早、FIGO 分期早、进展慢、复发率低、组织学为 I 型癌，并与癌前病变共存等临床病理特点。结合当前的研究，EMs 对于卵巢癌患者的预后是否提示一个相对较好的结局存在争议。Cai 等 [113] 研究发现，40 岁以下患者，EMs 与 OEC 和 OCCC 的预后无关。荷兰的一项队列研究 [85] 显示，EAOC 患者总生存期更长，其预后显著改善，即便在调整了混杂因素后也是如此。这可能与 EMs 患者就诊及时、具有更为活跃的免疫系统及口服避孕药治疗有关，也不能除外 EAOC 本身即是一种特殊类型的、具有更好预后特征的卵巢癌。因此，还需要进行更多大规模、设计良好的前瞻性研究，以判断 EAOC 的预后。

四、子宫内膜异位症相关恶性肿瘤的前驱病变

（一）浆黏液性交界性肿瘤（seromucinous borderline tumor，SMBT）

2014 版 WHO 女性生殖器官肿瘤分类中，卵巢浆黏液性肿瘤作为卵巢上皮性肿瘤的一个新类别被引入，这类肿瘤通常发生在 EMs 中，包括良性、交界性和恶性。但 2020 版 WHO 分类考虑到浆黏液性癌诊断重复性差，与其他类型的肿瘤明显重叠，尤其是子宫内膜样癌，而将其作为子宫内膜样癌的特殊变异亚型，只保留了良性与交界性浆黏液性肿瘤，但在组织学上我们不得不承认常可以看到交界性浆黏液性肿瘤与子宫内膜样癌的共存或过渡，分子遗传学上可以检测到 SMBT 与同时发生的卵巢癌（包括透明细胞癌）存在基因突变的克隆关系 [114]。需要说明的是，SMBT 并不都合并 EMs，其中合并 EMs 的约占 50%。

【大体病理学】

浆黏液性交界性肿瘤 40% 的病例累及双侧，平均大小 9cm，肿瘤常为单房、囊性、表面光滑，囊内壁含有脆而易碎的乳头状赘生物，偶见实性区域。

【镜下形态】

肿瘤内部与肿瘤间组织学形态的异质性较大，主要由具有逐级分支的乳头状结构组成（图 31-73A），纤维性间质轴心伴有不同程度的水肿（图 31-73B），还可见少量腺体或微腺体或实片排列；乳头被覆温和、复层的上皮，可形成上皮簇；典型者为不

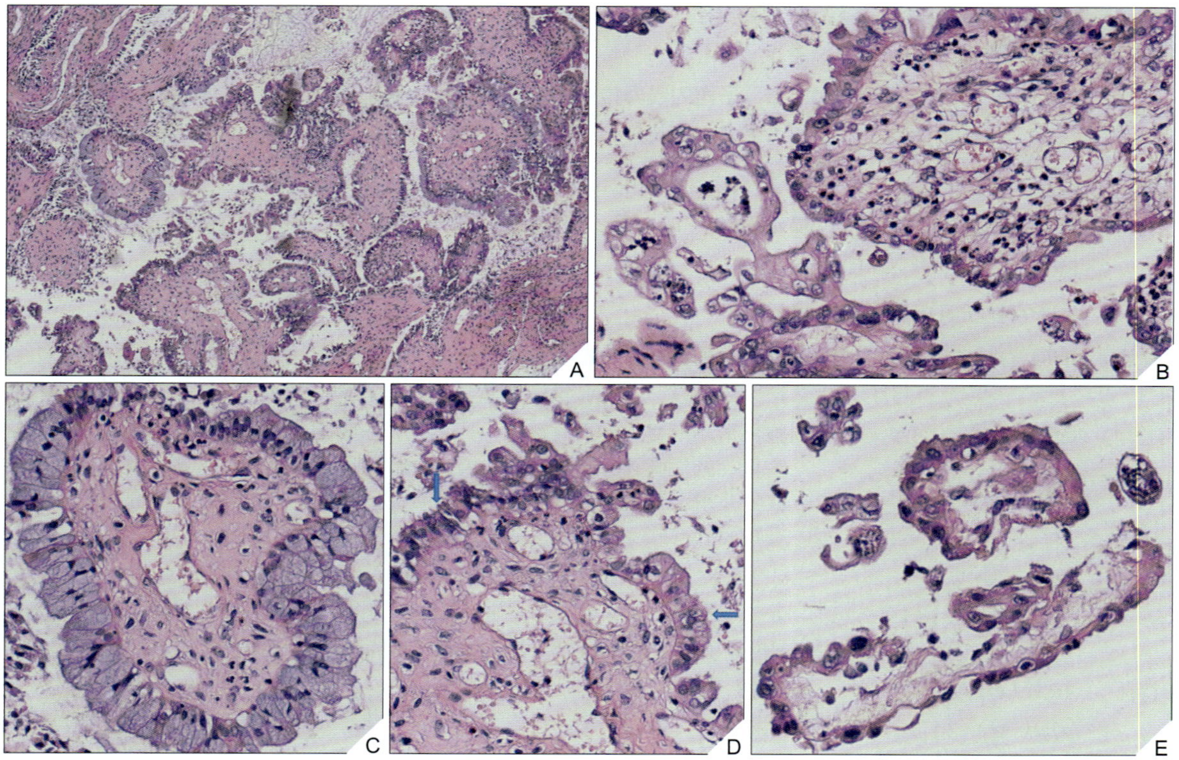

图 31-73 卵巢浆黏液性交界性肿瘤

A. 可见逐级分支的乳头状结构；乳头间质内中性粒细胞浸润比较明显；B. 高倍镜示乳头内纤维性间质轴心伴有不同程度的水肿；C. 高倍镜示宫颈管型黏液性上皮；D. 高倍镜示伴纤毛的浆液性细胞，蓝色箭头处示细胞外纤毛；E. 高倍镜示鞋钉样细胞

同比例混合的米勒管型上皮，包括子宫内膜样上皮（局灶伴有鳞化和黏液分化）、宫颈管型黏液性上皮（图 31-73C）、纤毛细胞（图 31-73D）、鞋钉样细胞（图 31-73E）和透明细胞，以及印戒细胞和嗜酸性细胞；中性粒细胞浸润比较明显（图 31-73A）；有时可伴有间质微小浸润，典型形式是小群细胞，细胞伴有丰富的嗜酸性胞质且周围有空隙。

【免疫组化】

上皮细胞一般 PAX8、ER、PR、CK7、CA125 阳性表达，p53 呈野生型表达，WT1 通常阴性表达，但也可以局灶阳性，CEA、CK20、CDX2 阴性表达。

最近有研究发现 [115]，伴有 EMs 的 SMBT 与不伴 EMs 的 SMBT 虽然临床表现与肿瘤复发差异无统计学意义，但免疫组化显示，伴有 EMs 的 SMBT，PAX2、PR 常呈阳性表达，PAX8 呈阴性表达；不伴有 EMs 的 SMBT，反之，两组间 ER、WT1、CK20 和 CDX2 的表达无差异。

【分子遗传学】

SMBT 的分子特征研究有限，有研究显示 [114, 116]，普遍存在 *KRAS* 突变和频繁的 *PIK3CA* 突变，很少出现 *PTEN* 突变和 DNA 错配修复缺陷；并提出 [114] 此分子遗传学特征与 EAOC 明显不同：有别于卵巢子宫内膜样癌，很少发现 *CTNNB1* 突变、*PTEN* 表达缺失或 DNA 错配修复缺陷；有别于透明细胞癌，未发现 *TERT* 启动子突变，却常伴有 *KRAS* 突变。鉴于有限的分子特征研究与形态学的相关性，未来还需深入研究其与 EAOC 的内在联系，有助于确定浆黏液性肿瘤是否可以作为卵巢上皮性肿瘤的一个独立组织学亚型而出现。

（二）非典型子宫内膜异位症（atypical endometriosis，AEM）

AEM 的概念于 1979 年由 Czernobilsky 和 Morris 等首先提出，这一名称已被许多学者接受，但应用场景比较混乱，标准尚未统一。AEM 病理学上分为细胞学异型性和结构异型性（即增生），二者的临床意义不同。细胞学异型性可能是对出血、炎症的反应性改变，而增生才真正代表了 EMs 恶变中更重要的风险因素 [117]，后者更多见于卵巢癌患者，与预后不良相关。

有研究发现，12%～35% 的卵巢子宫内膜异位囊肿中可见 AEM；出现 AEM 时，超过 2/3 进展为 EAOC[118]。AEM 保留子宫内膜样间质，但组织形态与交界性病变常有重叠，分子学改变与后者一致，可伴发或继发多种类型的肿瘤，尤其是恶性上皮性肿瘤。大量研究所显示的 EMs-AEM-EAOC 组织空间上的直接过渡 [36]，以及 EAOC 与其邻近 AEM 的共同分子遗传学改变，均表明 AEM 是 EMs 恶变的重要中间环节及重要证据，应被视为 EAOC 的癌前病变。但目前有关 AEM 的组织学标准及临床处理模式有待统一，诊断的关键是如何与反应性增生进行鉴别。

【定义】

AEM 是指在子宫内膜异位基础上，腺上皮伴有明显的细胞学非典型性与结构异型性，在子宫内膜异位谱系性病变中，相当于典型子宫内膜异位至子宫内膜异位相关癌（endometriosis-associated carcinoma）的中间阶段，为癌前病变。

【一般特征】

AEM 主要发生在卵巢，偶见于其他部位。由于尚未获得足够的重视，发病率不清，文献数据为 1.2%～12.2%，甚至更高 [119, 120]。天津市中心妇产科医院曾报道其发生率为 4.38%（来自 3724 例子宫内膜异位症病例），其中卵巢 AEM 的发生率为 6.81%。患者多较年轻，近半数 AEM 患者的年龄小于 40 岁，较卵巢子宫内膜样癌和透明细胞癌患者年轻 5～10 岁 [121]，临床表现不具特征性。

AEM 伴发肿瘤的概率较典型子宫内膜异位明显升高，多数发生在卵巢。笔者团队观察 AEM 伴发肿瘤的比例近 16%，而典型子宫内膜异位仅 2.3%，并且其伴发的肿瘤中恶性显著多于交界性，与 AEM 相关的肿瘤组织学类型并不限于子宫内膜样型，还包括透明细胞及浆黏液型。

【大体病理学】

形态与典型子宫内膜异位囊肿相似，据笔者团队观察，AEM 多发生在较为“老化”的病灶，囊肿内壁常有嵴状突起，壁厚薄不等，部分囊壁质韧，内含褐色血液。

【镜下形态】

病变在保留子宫内膜样上皮与间质及陈旧出血的同时，腺上皮呈现显著增生与异型，使之兼具典型子宫内膜异位与肿瘤性病变的一些特征，又与两者不同。AEM 中的子宫内膜样组织多数较薄，腺体拥挤，类似在位“子宫内膜增生，不伴有（或伴有）非典型增生”形态，或称“异位子宫内膜增生”（图 31-74，图 31-75）。此时腺体轮廓可能不完整，一些腺体在间质的挤压下呈裂隙状。多数病灶可见到腺上皮出芽，40% 以上可见乳头状结构（图 31-75，图 31-76）。上述形态是真正具有潜在癌前病变的形态，在子宫内膜样癌的癌旁组织中可以见到；当仅出现上述特征时，建议广泛取材以排除子宫内膜样癌。也

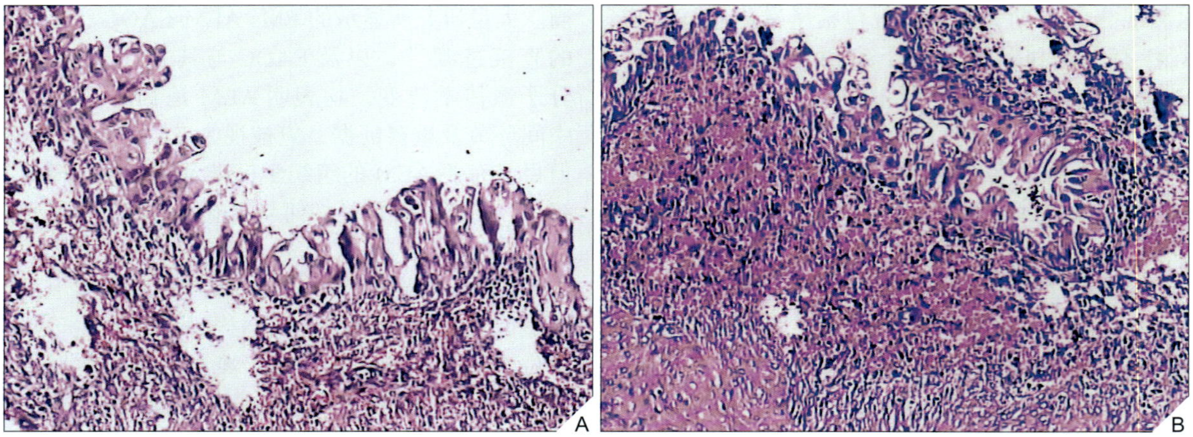

图 31-74 非典型子宫内膜异位

子宫内膜异位灶，腺上皮复层，细胞显著异型，胞质嗜酸性（A，B）

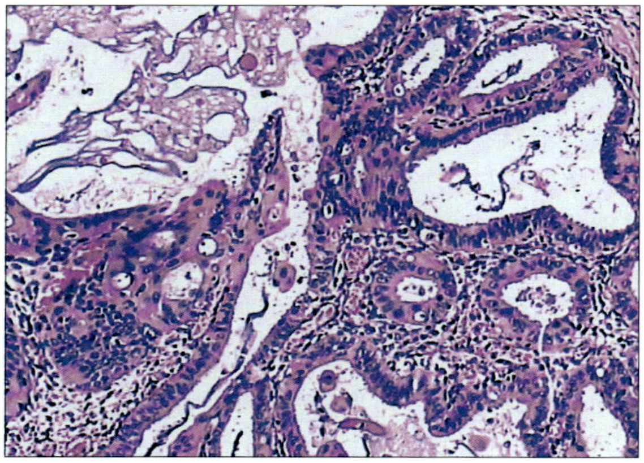

图 31-75 非典型子宫内膜异位

腺体密集，可见上皮芽，保留内膜样间质

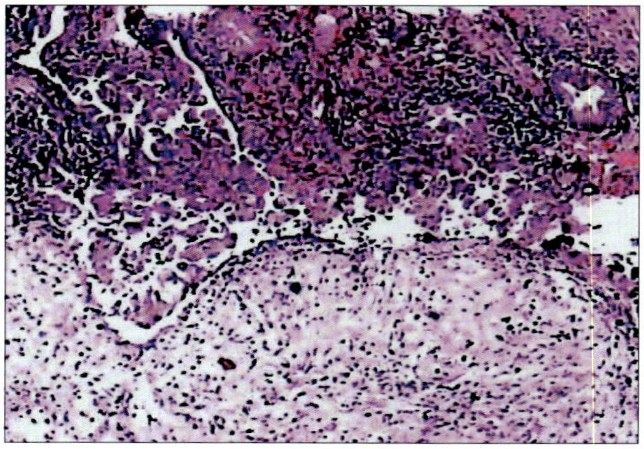

图 31-76 非典型子宫内膜异位

腺上皮形成乳头与细胞蕾，下方为大片纤维胶原组织

有学者建议将类似在位子宫内膜非典型增生的形态归类为交界性子宫内膜样肿瘤[99]。AEM 可见多种上皮化生，最常见的类型是纤毛细胞化生、黏液细胞化生及嗜酸细胞化生，常伴有对侧卵巢与盆腔其他部位的 EMs。

EMs 形成囊肿时，囊壁衬覆的上皮细胞细胞核常出现一定程度的异型，包括卵巢子宫内膜异位囊肿；通常异型比较温和，有时比较显著；病变呈局灶性、多灶性或广泛受累。异型的细胞通常呈鞋钉样，核增大，核仁突出，染色质深染，胞质丰富、嗜酸性或透明，核质比较低；细胞呈复层排列，可伴有小的微乳头状结构。如果仅出现上述形态，而没有结构的异型性，建议仅描述为“核具有异型性”，而不使用“非典型 EMs”的术语，并注明这是一个反应性过程[99]。

AEM 的囊壁大多有厚纤维组织，显示瘢痕化背景，但炎性背景不突出。不少异型的上皮位于纤维化组织表面，甚至夹杂在纤维瘢痕组织中，提示其经历了反复的损伤、修复与瘢痕形成（图 31-77）。由于 AEM 可出现在囊壁的白色“老化”部分，有必要对异位灶的瘢痕部位进行取材。

AEM 可合并良性、交界性与恶性肿瘤，肿瘤的类型与之相同（子宫内膜样）或不同，显示其是 EAOC 共同的前期病变。Fukunaga 报道 AEM 合并的卵巢肿瘤中交界性与恶性肿瘤分别占 12% 与 88%，36% 的透明细胞癌和 23% 的子宫内膜样癌可见 AEM[119]。据笔者团队观察，AEM 合并的卵巢肿瘤中良性、交界性与恶性分别为 11%、33%、55%[122]，其中良性与交界性肿瘤均为米勒管型的浆黏液性肿瘤，恶性肿瘤主要为子宫内膜样癌与透明细胞癌；而且 AEM 多位于肿瘤一侧或边缘的囊性部分，亦可与肿瘤组织相互夹杂；由于观察到 AEM 与肿瘤性上皮有的二者紧邻并可见移行，有的却位于相邻囊壁或囊壁两侧，从而推测 AEM 与肿瘤的演变方式可为直接性或间接性。

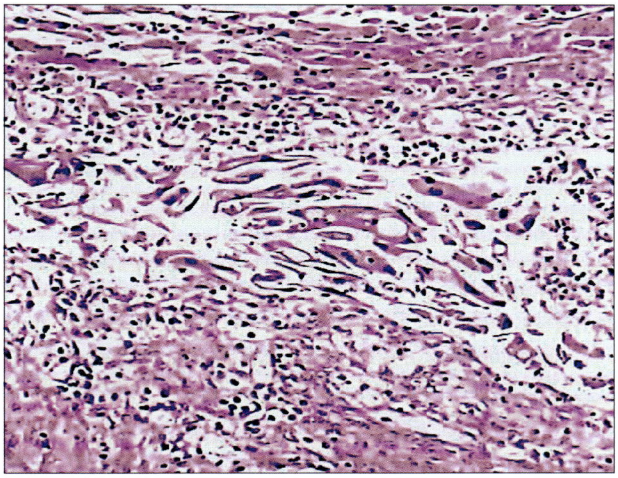

图 31-77　非典型子宫内膜异位

异型的乳头状腺上皮与散落的上皮夹杂在陈旧出血与纤维组织中

【免疫表型】

AEM 的免疫表型与典型子宫内膜异位有明显的差别，更接近 EAOC，如 PTEN 表达缺失，PR 表达下降，Ki-67 中度升高。

【诊断标准】

目前 AEM 的诊断标准尚未统一，一般要求符合下列标准：可见子宫内膜样上皮与间质；细胞排列杂乱、复层，伴有明显的中至重度异型性，细胞核明显增大、深染，核质比失调；腺体拥挤，可见上皮细胞蕾或乳头状结构；不同于癌，不伴有间质浸润（表 31-14）[120，123]。从笔者过去 20 多年的经验来看，应更注重结构的异常，因为不伴有结构异常的异型性细胞在子宫内膜异位症中很常见。进一步临床病理研究对细化诊断标准会有帮助。

【鉴别诊断】

鉴于不同程度的细胞异型在子宫内膜异位中并不少见，应严格掌握 AEM 的诊断标准。大量炎症细胞、轻度细胞异型和有极性的上皮提示反应性改变。上皮细胞核深染不应作为单独指标，当缺少复杂结构，仅有少数单层稀疏排列的上皮细胞核深染时，更可能为反应性改变而不是 AEM。

当肿物内混有坏死、黏液与胶样物，以及伴有实性结节与乳头状突起时，可能合并肿瘤。有弥漫的 AEM 病变及 AEM 病变伴密集的腺体时，应警惕癌变，充分取材，避免漏诊。

【临床处理】

对 AEM 应长期随访，特别是对于 AEM 囊肿剔除的病例。术后盆腔复发性肿物在短期增长迅速、囊实性或有实性结节等应除外肿瘤尤其是恶性肿瘤的可能。

五、其他肿瘤

已观察到 EMs 患者黑色素瘤、非霍奇金淋巴瘤、甲状腺癌和子宫内膜癌的风险增加，但证据不太一致[70]。此外，一项荟萃分析显示患有 EMs 的女性患多种自身免疫性疾病的风险增加，但仍需进一步研究。

表 31-14　非典型子宫内膜异位的组织学特征

子宫内膜异位	上皮细胞异型	结构异常
子宫内膜样腺体与间质	中至重度异型	上皮细胞拥挤、复层
	细胞核增大、深染	上皮出芽或乳头状结构
	核质比增加	无间质浸润

参・考・文・献

[1] Taylor H S, Kotlyar A M, Flores V A. Endometriosis is a chronic systemic disease: clinical challenges and novel innovations[J]. Lancet, 2021, 397(10276): 839-852.

[2] Wang P H, Yang S T, Chang W H, et al. Endometriosis: part I. basic concept[J]. Taiwan J Obstet Gynecol, 2022, 61(6): 927-934.

[3] Treloar S A, O'Connor D T, O'Connor V M, et al. Genetic influences on endometriosis in an Australian twin sample. sueT@qimr.edu.au[J].Fertil Steril, 1999, 71(4): 701-710.

[4] Saha R, Pettersson H J, Svedberg P, et al. Heritability of endometriosis[J]. Fertil Steril, 2015, 104(4): 947-952.

[5] Dalsgaard T, Hjordt Hansen M V, Hartwell D, et al. Reproductive prognosis in daughters of women with and without endometriosis[J]. Hum Reprod, 2013, 28(8): 2284-2288.

[6] Malinak L R, Buttram V C Jr, Elias S, et al. Heritage aspects of endometriosis. Ⅱ. Clinical characteristics of familial endometriosis[J]. Am J Obstet Gynecol, 1980,

137(3): 332-337.
[7] Bulun S E, Yilmaz B D, Sison C, et al. Endometriosis[J]. Endocr Rev, 2019, 40(4): 1048-1079.
[8] Manolio T A, Collins F S, Cox N J, et al. Finding the missing heritability of complex diseases[J]. Nature, 2009, 461(7265): 747-753.
[9] Bau D T, Hsieh Y Y, Wan L, et al. Polymorphism of XRCC1 codon arg 399 Gln is associated with higher susceptibility to endometriosis[J]. Chin J Physiol, 2007, 50(6): 326-329.
[10] Zanatta A, Rocha A M, Carvalho F M, et al. The role of the Hoxa10/HOXA10 gene in the etiology of endometriosis and its related infertility: a review[J]. J Assist Reprod Genet, 2010, 27(12): 701-710.
[11] Camargo-Kosugi C M, da Silva I D, Sato H, et al. The V109G polymorphism in the p27 gene is associated with endometriosis[J]. Eur J Obstet Gynecol Reprod Biol, 2009, 145(2): 180-183.
[12] Anglesio M S, Papadopoulos N, Ayhan A, et al. Cancer-associated mutations in endometriosis without cancer[J]. N Engl J Med, 2017, 376(19): 1835-1848.
[13] Yoo J Y, Kim T H, Fazleabas A T, et al. KRAS activation and over-expression of SIRT1/BCL6 contributes to the pathogenesis of endometriosis and progesterone resistance[J]. Sci Rep, 2017, 7(1): 6765.
[14] Lee B, Du H, Taylor H S. Experimental murine endometriosis induces DNA methylation and altered gene expression in eutopic endometrium[J]. Biol Reprod, 2009, 80(1): 79-85.
[15] Naqvi H, Ilagan Y, Krikun G, et al. Altered genome-wide methylation in endometriosis[J]. Reprod Sci, 2014, 21(10): 1237-1243.
[16] Guo S W. Epigenetics of endometriosis[J]. Mol Hum Reprod, 2009, 15(10): 587-607.
[17] Nasu K E, Kawano Y, Tsukamoto Y, et al. Aberrant DNA methylation status of endometriosis: epigenetics as the pathogenesis, biomarker and therapeutic target[J]. J Obstet Gynaecol Res, 2011, 37(7): 683-695.
[18] Mori T, Ito F, Koshiba A, et al. Local estrogen formation and its regulation in endometriosis[J]. Reprod Med Biol, 2019, 18(4): 305-311.
[19] Chantalat E, Valera M C, Vaysse C, et al. Estrogen receptors and endometriosis[J]. Int J Mol Sci, 2020, 21(8): 2815.
[20] Vázquez-Martínez E R, Bello-Alvarez C, Hermenegildo-Molina A L, et al. Expression of membrane progesterone receptors in eutopic and ectopic endometrium of women with endometriosis[J]. Biomed Res Int, 2020, 2020: 2196024.
[21] Shigesi N, Kvaskoff M, Kirtley S, et al. The association between endometriosis and autoimmune diseases: a systematic review and meta-analysis[J]. Hum Reprod Update, 2019, 25(4): 486-503.
[22] Tseng J F, Ryan I P, Milam T D, et al. Interleukin-6 secretion in vitro is up-regulated in ectopic and eutopic endometrial stromal cells from women with endometriosis[J]. J Clin Endocrinol Metab, 1996, 81(3): 1118-1122.
[23] Mori H, Sawairi M, Nakagawa M, et al. Peritoneal fluid interleukin-1 beta and tumor necrosis factor in patients with benign gynecologic disease[J]. Am J Reprod Immunol, 1991, 26(2): 62-67.
[24] Akoum A, Jolicoeur C, Boucher A. Estradiol amplifies interleukin-1-induced monocyte chemotactic protein-1 expression by ectopic endometrial cells of women with endometriosis[J]. J Clin Endocrinol Metab, 2000, 85(2): 896-904.
[25] Khorram O, Taylor R N, Ryan I P, et al. Peritoneal fluid concentrations of the cytokine RANTES correlate with the severity of endometriosis[J].Am J Obstet Gynecol, 1993, 169(6): 1545-1549.
[26] Arici A, Seli E, Zeyneloglu H B, et al. Interleukin-8 induces proliferation of endometrial stromal cells: a potential autocrine growth factor[J]. J Clin Endocrinol Metab, 1998, 83(4): 1201-1205.
[27] Arici A, Oral E, Attar E, et al. Monocyte chemotactic protein-1 concentration in peritoneal fluid of women with endometriosis and its modulation of expression in mesothelial cells[J]. Fertil Steril, 1997, 67(6): 1065-1072.
[28] González-Ramos R, Van Langendonckt A, Defrère S, et al. Involvement of the nuclear factor-κB pathway in the pathogenesis of endometriosis[J]. Fertil Steril, 2010, 94(6): 1985-1994.
[29] Slabe N, Meden-Vrtovec H, Verdenik I, et al. Cytotoxic T-cells in peripheral blood in women with endometriosis[J]. Geburtshilfe Frauenheilkd, 2013, 73(10): 1042-1048.
[30] Seidman J D, Woodburn R. Pseudoxanthomatous salpingitis as an ex vivo model of fallopian tube serous carcinogenesis: a clinicopathologic study of 49 cases[J].Int J Gynecol Pathol, 2015, 34(3): 275-280.
[31] Sampson J A. Metastatic or embolic endometriosis, due to the menstrual dissemination of endometrial tissue into the venous circulation[J].Am J Pathol, 1927, 3(2): 93-110.43.
[32] Li J, Liu Y, Du K, et al. Endometriosis in Para-aortic lymph node resembling a malignancy: a case report and literature review[J]. BMC Womens Health, 2022, 22(1): 101.
[33] Parag D J, Vijayanand K M, Lakshmi K. Gastrointestinal deep infiltrative endometriosis with lymph node involvement[J]. Indian J Pathol Microbiol, 2021, 64(1): 213-215.
[34] Law Y Y, Patel R, Yorke R, et al. A case of infiltrative cecal endometriosis with appendiceal obliteration and lymph node involvement[J]. J Surg Case Rep, 2020, 2020(10): rjaa396.
[35] Jerman L F, Hey-Cunningham A J.The role of the lymphatic system in endometriosis: a comprehensive review of the literature[J]. Biol Reprod, 2015, 92(3): 64.
[36] Wang Y, Nicholes K, Shih I M. The origin and pathogenesis of endometriosis[J]. Annu Rev Pathol, 2020, 15: 71-95.
[37] Djokovic D, Calhaz-Jorge C. Somatic stem cells and their dysfunction in endometriosis[J]. Front Surg, 2015, 1: 51.

[38] Signorile P G, Viceconte R, Baldi A. New insights in pathogenesis of endometriosis[J]. Front Med (Lausanne), 2022, 9: 879015.
[39] Hapangama D K, Drury J, Da Silva L, et al. Abnormally located SSEA1+/SOX9+ endometrial epithelial cells with a basalis-like phenotype in the eutopic functionalis layer may play a role in the pathogenesis of endometriosis[J]. Hum Reprod, 2019, 34(1): 56-68.
[40] Gargett C E, Schwab K E, Deane J A. Endometrial stem/progenitor cells: the first 10 years[J]. Hum Reprod Update, 2016, 22(2): 137-163.
[41] Cervelló I, Mas A, Gil-Sanchis C, et al. Reconstruction of endometrium from human endometrial side population cell lines[J]. PLoS One, 2011, 6(6): e21221.
[42] Sasson I E, Taylor H S. Stem cells and the pathogenesis of endometriosis[J]. Ann N Y Acad Sci, 2008, 1127: 106-115.
[43] Du H, Taylor H S. Contribution of bone marrow-derived stem cells to endometrium and endometriosis[J]. Stem Cells, 2007, 25(8): 2082-2086.
[44] Sakr S, Naqvi H, Komm B, et al. Endometriosis impairs bone marrow-derived stem cell recruitment to the uterus whereas bazedoxifene treatment leads to endometriosis regression and improved uterine stem cell engraftment[J]. Endocrinology, 2014, 155(4): 1489-1497.
[45] Hufnagel D, Li F, Cosar E, et al. The role of stem cells in the etiology and pathophysiology of endometriosis[J]. Semin Reprod Med, 2015, 33(5): 333-340.
[46] Moridi I, Mamillapalli R, Cosar E, et al. Bone marrow stem cell chemotactic activity is induced by elevated CXCl12 in endometriosis[J]. Reprod Sci, 2017, 24(4): 526-533.
[47] Li F, Alderman M H 3rd, Tal A, et al. Hematogenous dissemination of mesenchymal stem cells from endometriosis[J]. Stem Cells, 2018, 36(6): 881-890.
[48] Janssens R, Struyf S, Proost P. The unique structural and functional features of CXCL12[J]. Cell Mol Immunol, 2018, 15(4): 299-311.
[49] Wang X, Mamillapalli R, Mutlu L, et al. Chemoattraction of bone marrow-derived stem cells towards human endometrial stromal cells is mediated by estradiol regulated CXCL12 and CXCR4 expression[J]. Stem Cell Res, 2015, 15(1): 14-22.
[50] Pluchino N, Mamillapalli R, Shaikh S, et al. CXCR4 or CXCR7 antagonists treat endometriosis by reducing bone marrow cell trafficking[J]. J Cell Mol Med, 2020, 24(4): 2464-2474.
[51] Zheng W, Li N, Wang J, et al. Initial endometriosis showing direct morphologic evidence of metaplasia in the pathogenesis of ovarian endometriosis[J]. Int J Gynecol Pathol, 2005, 24(2): 164-172.
[52] Li J, Fadare O, Xiang L, et al. Ovarian serous carcinoma: recent concepts on its origin and carcinogenesis[J]. J Hematol Oncol, 2012, 5: 8.
[53] Li J, Abushahin N, Pang S, et al. Tubal origin of 'ovarian' low-grade serous carcinoma[J]. Mod Pathol, 2011, 24(11): 1488-1499.
[54] Clement P B. The pathology of endometriosis: a survey of the many faces of a common disease emphasizing diagnostic pitfalls and unusual and newly appreciated aspects[J]. Adv Anat Pathol, 2007, 14(4): 241-260.
[55] Yuan Z, Wang L, Wang Y, et al. Tubal origin of ovarian endometriosis[J]. Mod Pathol, 2014, 27(8): 1154-1162.
[56] Samani E N, Mamillapalli R, Li F, et al. Micrometastasis of endometriosis to distant organs in a murine model[J] Oncotarget, 2019, 10(23): 2282-2291.
[57] Li T, Mamillapalli R, Ding S, et al. Endometriosis alters brain electrophysiology, gene expression and increases pain sensitization, anxiety, and depression in female mice[J]. Biol Reprod, 2018, 99(2): 349-359.
[58] As-Sanie S, Harris R E, Napadow V, et al. Changes in regional gray matter volume in women with chronic pelvic pain: a voxel-based morphometry study[J]. Pain, 2012, 153(5): 1006-1014.
[59] As-Sanie S, Harris R E, Harte S E, et al. Increased pressure pain sensitivity in women with chronic pelvic pain[J]. Obstet Gynecol, 2013, 122(5): 1047-1055.
[60] Abe W, Nasu K, Nakada C, et al. MiR-196b targets c-myc and Bcl-2 expression, inhibits proliferation and induces apoptosis in endometriotic stromal cells[J].Hum Reprod, 2013, 28(3): 750-761.
[61] Cho S, Mutlu L, Zhou Y,et al. Aromatase inhibitor regulates let-7 expression and let-7f–induced cell migration in endometrial cells from women with endometriosis[J]. Fertil Steril, 2016, 106(3): 673-680.
[62] Cosar E, Mamillapalli R, Ersoy G S, et al. Serum microRNAs as diagnostic markers of endometriosis: a comprehensive array-based analysis[J].Fertil Steril, 2016, 106(2): 402-409.
[63] Mu F, Rich-Edwards J, Rimm E B, et al. Endometriosis and risk of coronary heart disease[J]. Circ Cardiovasc Qual Outcomes, 2016, 9(3): 257-264.
[64] Alderman M H 3rd, Yoder N, Taylor H S. The systemic effects of endometriosis[J]. Semin Reprod Med, 2017, 35(3): 263-270.
[65] Surrey E S, Soliman A M, Agarwal S K, et al. Impact of elagolix treatment on fatigue experienced by women with moderate to severe pain associated with endometriosis[J]. Fertil Steril, 2019, 112(2): 298-304. e3.
[66] Ramin-Wright A, Schwartz A S K, Geraedts K, et al. Fatigue–a symptom in endometriosis[J]. Hum Reprod, 2018, 33(8): 1459-1465.
[67] Forster R, Sarginson A, Velichkova A, et al. Macrophage-derived insulin-like growth factor-1 is a key neurotrophic and nerve-sensitizing factor in pain associated with endometriosis[J]. FASEB J, 2019, 33(10): 11210-11222.
[68] Goetz T G, Mamillapalli R, Taylor H S. Low body mass index in endometriosis is promoted by hepatic metabolic gene dysregulation in mice[J]. Biol Reprod, 2016, 95(6): 115.
[69] Zolbin M M, Mamillapalli R, Nematian S E, et al. Adipocyte alterations in endometriosis: reduced numbers of stem cells and microRNA induced alterations in

adipocyte metabolic gene expression[J]. Reprod Biol Endocrinol, 2019, 17(1): 36.
[70] Zondervan K T, Becker C M, Missmer S A.Endometriosis [J]. N Engl J Med, 2020, 382(13): 1244-1256.
[71] Lamceva J, Uljanovs R, Strumfa I. The main theories on the pathogenesis of endometriosis[J]. Int J Mol Sci, 2023, 24(5): 4254.
[72] Stern R C, Dash R, Bentley R C, et al. Malignancy in endometriosis: frequency and comparison of ovarian and extraovarian types[J]. Int J Gynecol Pathol, 2001, 20(2): 133-139.
[73] Tennfjord M K,Gabrielsen R,Tellum T. Effect of physical activity and exercise on endometriosis-associated symptoms: a systematic review[J]. BMC Womens Health, 2021, 21(1): 355.
[74] Revised American Society for Reproductive Medicine classification of endometriosis: 1996[J]. Fertil Steril, 1997, 67(5): 817-821.
[75] Haas D, Chvatal R, Habelsberger A, et al. Comparison of revised American Fertility Society and ENZIAN staging: a critical evaluation of classifications of endometriosis on the basis of our patient population[J]. Fertil Steril, 2011, 95(5): 1574-1578.
[76] Haas D, Oppelt P, Shebl O, et al. Enzian classification: does it correlate with clinical symptoms and the rASRM score?[J]. Acta Obstet Gynecol Scand, 2013, 92(5): 562-566.
[77] Ling R, Jin H, Yang Y, et al. Polypoid endometriosis of the rectum and vagina in an adolescent[J]. J Pediatr Adolesc Gynecol, 2020, 33(5): 581-585.
[78] Parker R L, Dadmanesh F, Young R H, et al. Polypoid endometriosis: a clinicopathologic analysis of 24 cases and a review of the literature[J]. Am J Surg Pathol, 2004, 28(3): 285-297.
[79] Boyle D P, McCluggage W G. Peritoneal stromal endometriosis: a detailed morphological analysis of a large series of cases of a common and under-recognised form of endometriosis[J]. J Clin Pathol, 2009, 62(6): 530-533.
[80] Fukunaga M, Ushigome S. Epithelial metaplastic changes in ovarian endometriosis[J]. Mod Pathol, 1998, 11(8): 784-788.
[81] Lattarulo S, Pezzolla A, Fabiano G, et al. Intestinal endometriosis: role of laparoscopy in diagnosis and treatment[J]. Int Surg, 2009, 94(4): 310-314.
[82] Dahiya A, Thomas V. Response: Endometriosis and malignancy-The intriguing relationship[J]. Int J Gynaecol Obstet, 2021, 153(3): 558-559.
[83] Bulun S E, Wan Y, Matei D. Epithelial mutations in endometriosis: link to ovarian cancer[J]. Endocrinology, 2019, 160(3): 626-638.
[84] Kurman R J, Shih Ie M. The dualistic model of ovarian carcinogenesis revisited, revised, and expanded[J].Am J Pathol, 2016, 186(4): 733-747.
[85] Hermens M, van Altena A M, van der Aa M, et al. Ovarian cancer prognosis in women with endometriosis: a retrospective nationwide cohort study of 32, 419 women[J]. Am J Obstet Gynecol, 2021, 224(3): 284. e1-284. e10.
[86] 郎景和.对子宫内膜异位症认识的历史、现状与发展[J]. 中国实用妇科与产科杂志, 2020, 36(3): 193-196.
[87] Yantiss R K, Clement P B, Young R H. Neoplastic and pre-neoplastic changes in gastrointestinal endometriosis: a study of 17 cases[J]. Am J Surg Pathol, 2000, 24(4): 513-524.
[88] Crispim P C A, Jammal M P, Antão P K A, et al. IL6, IL8, and IL10 in the distinction of malignant ovarian neoplasms and endometriomas[J]. Am J Reprod Immunol, 2020, 84(6): e13309.
[89] Amano T, Murakami A, Murakami T, et al. Antioxidants and therapeutic targets in ovarian clear cell carcinoma[J]. Antioxidants (Basel), 2021, 10(2): 187.
[90] Suda K, Cruz Diaz L A, Yoshihara K, et al. Clonal lineage from normal endometrium to ovarian clear cell carcinoma through ovarian endometriosis[J]. Cancer Sci, 2020, 111(8): 3000-3009.
[91] Bastu E, Onder S, Demiral I, et al. Distinguishing the progression of an endometrioma: Benign or malignant?[J]. Eur J Obstet Gynecol Reprod Biol, 2018, 230: 79-84.
[92] Ali-Fehmi R, Khalifeh I, Bandyopadhyay S, et al. Patterns of loss of heterozygosity at 10q23.3 and microsatellite instability in endometriosis, atypical endometriosis, and ovarian carcinoma arising in association with endometriosis[J]. Int J Gynecol Pathol, 2006, 25(3): 223-229.
[93] Obata K, Hoshiai H. Common genetic changes between endometriosis and ovarian cancer[J]. Gynecol Obstet Invest, 2000, 50(Suppl 1): 39-43.
[94] Ponandai-Srinivasan S, Andersson K L, Nister M, et al. Aberrant expression of genes associated with stemness and cancer in endometria and endometrioma in a subset of women with endometriosis[J]. Hum Reprod, 2018, 33(10): 1924-1938.
[95] Yachida N, Yoshihara K, Suda K, et al. ARID1A protein expression is retained in ovarian endometriosis with ARID1A loss-of-function mutations: implication for the two-hit hypothesis[J]. Sci Rep, 2020, 10(1): 14260.
[96] Kurman R J, Shih I M. Pathogenesis of ovarian cancer: lessons from morphology and molecular biology and their clinical implications[J]. Int J Gynecol Pathol, 2008, 27(2): 151-160.
[97] Taylor J, McCluggage W G. Ovarian seromucinous carcinoma: report of a series of a newly categorized and uncommon neoplasm[J]. Am J Surg Pathol, 2015, 39(7): 983-992.
[98] Rambau P F, McIntyre J B, Taylor J, et al. Morphologic reproducibility, genotyping, and immunohistochemical profiling do not support a category of seromucinous carcinoma of the ovary[J]. Am J Surg Pathol, 2017, 41(5): 685-695.
[99] McCluggage W G. Endometriosis-related pathology: a discussion of selected uncommon benign, premalignant and malignant lesions[J]. Histopathology, 2020, 76(1): 76-92.

[100]Orezzoli J P, Russell A H, Oliva E, et al. Prognostic implication of endometriosis in clear cell carcinoma of the ovary[J]. Gynecol Oncol, 2008, 110(3): 336-344.
[101]Veras E, Mao T L, Ayhan A, et al. Cystic and adenofibromatous clear cell carcinomas of the ovary: distinctive tumors that differ in their pathogenesis and behavior: a clinicopathologic analysis of 122 cases[J]. Am J Surg Pathol, 2009, 33(6): 844-853.
[102]Köbel M, Kalloger S E, Carrick J, et al. A limited panel of immunomarkers can reliably distinguish between clear cell and high-grade serous carcinoma of the ovary[J]. Am J Surg Pathol, 2009, 33(1): 14-21.
[103]McFarland M, Quick C M, McCluggage W G. Hormone receptor-negative, thyroid transcription factor 1-positive uterine and ovarian adenocarcinomas: report of a series of mesonephric-like adenocarcinomas[J]. Histopathology, 2016, 68(7): 1013-1020.
[104]Da Silva E M, Fix D J, Sebastiao A P M, et al. Mesonephric and mesonephric-like carcinomas of the female genital tract: molecular characterization including cases with mixed histology and matched metastases[J]. Mod Pathol, 2021, 34(8): 1570-1587.
[105]Chang C S, Carney M E, Killeen J L. Two cases of mesonephric-like carcinoma arising from endometriosis: case report and review of the literature[J]. Int J Gynecol Pathol, 2023, 42(1): 101-107.
[106]d'Amati A, Pezzuto F, Serio G, et al. Mesonephric-like carcinosarcoma of the ovary associated with low-grade serous carcinoma: a case report[J]. Diagnostics (Basel), 2021, 11(5): 827.
[107]Yano M, Shintani D, Katoh T, et al. Coexistence of endometrial mesonephric-like adenocarcinoma and endometrioid carcinoma suggests a Müllerian duct lineage: a case report[J]. Diagn Pathol, 2019, 14(1): 54.
[108]Deolet E, Arora I, Van Dorpe J, et al. Extrauterine mesonephric-like neoplasms: expanding the morphologic spectrum[J]. Am J Surg Pathol, 2022, 46(1): 124-133.
[109]McCluggage W G. Mesonephric-like adenocarcinoma of the female genital tract: from morphologic observations to a well-characterized carcinoma with aggressive clinical behavior[J]. Adv Anat Pathol, 2022, 29(4): 208-216.
[110]Pors J, Segura S, Chiu D S, et al. Clinicopathologic characteristics of mesonephric adenocarcinomas and mesonephric-like adenocarcinomas in the gynecologic tract: a multi-institutional study[J]. Am J Surg Pathol, 2021, 45(4): 498-506.
[111]Pors J, Cheng A, Leo J M, et al. A comparison of GATA3, TTF1, CD10, and calretinin in identifying mesonephric and mesonephric-like carcinomas of the gynecologic tract[J]. Am J Surg Pathol, 2018, 42(12): 1596-1606.
[112]Deolet E, Van Dorpe J, Van de Vijver K. Mesonephric-like adenocarcinoma of the endometrium: diagnostic advances to spot this wolf in sheep's clothing. A review of the literature[J]. J Clin Med, 2021, 10(4): 698.
[113]Cai Y, Yin J, Jin Y, et al. Endometriosis-associated ovarian cancer is not a distinct clinical entity among young patients: a 12-year cohort study[J]. Eur J Surg Oncol, 2020, 46(5): 876-882.
[114]Wu R C, Chen S J, Chen H C, et al. Comprehensive genomic profiling reveals ubiquitous KRAS mutations and frequent PIK3CA mutations in ovarian seromucinous borderline tumor[J]. Mod Pathol, 2020, 33(12): 2534-2543.
[115]Yun B S, Won S, Kim J H, et al. PAX2, PAX8, and PR are correlated with ovarian seromucinous borderline tumor with endometriosis[J]. J Ovarian Res, 2022, 15(1): 41.
[116]Kim K R, Choi J, Hwang J E, et al. Endocervical-like (Müllerian) mucinous borderline tumours of the ovary are frequently associated with the KRAS mutation[J]. Histopathology, 2010, 57(4): 587-596.
[117]Varga J, Reviczká A, Háková H, et al. Predictive factors of endometriosis progression into ovarian cancer[J]. J Ovarian Res, 2022, 15(1): 5.
[118]Králíčková M, Laganà A S, Ghezzi F, et al. Endometriosis and risk of ovarian cancer: what do we know?[J]. Arch Gynecol Obstet, 2020, 301(1): 1-10.
[119]Fukunaga M, Nomura K, Ishikawa E, et al. Ovarian atypical endometriosis: its close association with malignant epithelial tumours[J]. Histopathology, 1997, 30(3): 249-255.
[120]Van Gorp T, Amant F, Neven P, et al. Endometriosis and the development of malignant tumours of the pelvis. A review of literature[J]. Best Pract Res Clin Obstet Gynaecol, 2004, 18(2): 349-371.
[121]Nilbert M, Pejovic T, Mandahl N, et al. Monoclonal origin of endometriotic cysts[J]. Int J Gynecol Cancer, 1995, 5(1): 61-63.
[122]郭东辉, 庞淑洁, 申彦. 非典型子宫内膜异位症163例临床病理分析[J]. 中华妇产科杂志, 2008, 43(11): 831-834.
[123]Wei J J, William J, Bulun S. Endometriosis and ovarian cancer: a review of clinical, pathologic, and molecular aspects[J]. Int J Gynecol Pathol, 2011, 30(6): 553-568.

第三十二章

妊娠早期并发症与妊娠滋养细胞疾病

Complications of Early Pregnancy and Gestational Trophoblastic Diseases

叶品正（Philip PC Ip） 罗斐斐 张雅贤（Annie NY Cheung）

胎盘对胎儿的发育起着至关重要的作用。它将胎儿与母体的循环系统相连，能够向胎儿提供氧气和营养物质，同时去除二氧化碳和代谢产物。胎盘也为妊娠提供了必需的激素，并且能够对胎儿进行免疫保护以防止感染及逃避母体免疫系统的识别和排斥。本章将讨论妊娠早期并发症及妊娠滋养细胞疾病的病理学。妊娠滋养细胞疾病包括来自各种类型的胎盘滋养细胞的一系列侵袭性肿瘤、非肿瘤性病变和具有恶性潜能的病变，可能导致日常病理学的鉴别诊断困难。分子遗传学分析逐渐应用于妊娠滋养细胞疾病的诊断和临床结果预测。本章还将重点介绍子宫妊娠滋养细胞肿瘤的标准化报告数据集，以及预后评分和肿瘤分期（tumor staging）的最新更新。

第一节 早期胎盘发育

一、胎盘植入

卵子在输卵管受精后通过细胞分裂形成桑葚胚（morula）和囊胚（blastocyst）（图 32-1）。受精后 1 周，囊胚到达子宫。定位后，滋养细胞开始附着并侵入子宫内膜（图 32-2），至第 2 周，整个囊胚将完全包裹于子宫内膜组织中，这一过程称为植入（implantation）。囊胚的内细胞团分化发育成胚胎（embryo）、卵黄囊、羊膜和脐带（umbilical cord），而外层的滋养细胞层形成胎盘和绒毛膜[1]。

在植入期间，滋养细胞层分化为外层分裂不活跃的合体滋养层和内层分裂活跃的细胞滋养层。合体滋养细胞以指状方式侵入子宫内膜，在合体滋养细胞聚集体中形成腔隙结构。腔隙中充满了母体的血液，这些血液来源于被滋养细胞侵蚀的子宫血管，这就形成了最基本的子宫胎盘循环。同时，子宫内膜蜕膜化对胚胎提供了免疫保护作用。

初级绒毛是在妊娠第 2 周末形成的，由细胞滋养细胞向其表面的合体滋养细胞内增生形成，随后初级绒毛内间充质长入，形成次级绒毛（intermediate villi），

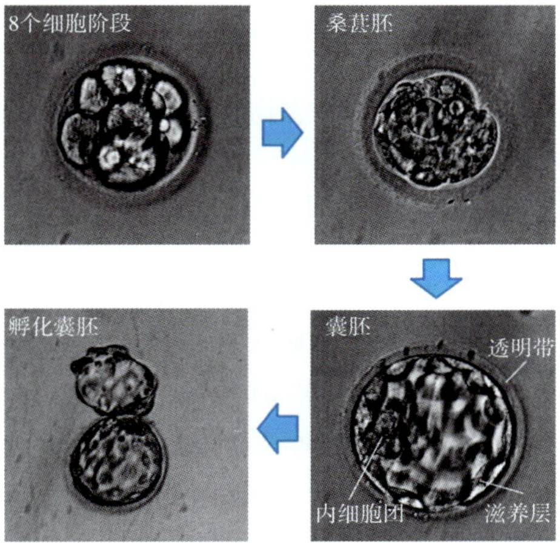

图 32-1　从 8 个细胞阶段到囊胚的人类胚胎发育

本图片由香港大学妇产科 Niu Ziru、Ye TM 和 Philip Chiu 博士提供

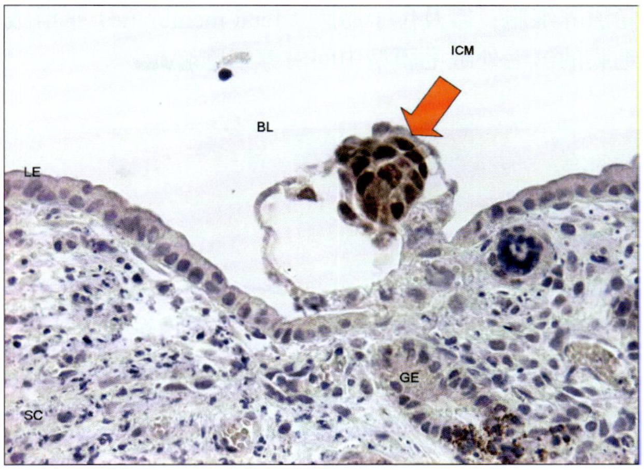

图 32-2　囊胚在小鼠子宫内膜附着

本图片由香港大学妇产科 Niu Ziru、Ye TM 和 Philip Chiu 博士提供

LE，腔面上皮；GE，腺上皮；SC，间质细胞；BL，囊胚；ICM，内细胞团

它完全覆盖绒毛膜囊的表面。绒毛间质内出现毛细血管和红细胞后，形成三级绒毛。妊娠第 3 周末，胎儿心脏和绒毛毛细血管之间出现血液流动，使得在绒毛间隙中的母体血液与在绒毛毛细血管中的胎儿血液间可以进行氧气、二氧化碳、养分和代谢废物等的交换。同时通过细胞滋养细胞的增生形成细胞滋养细胞壳，延伸通过合体滋养细胞并黏附于子宫内膜。锚定绒毛或干绒毛是指那些通过细胞滋养细胞壳与子宫内膜接触的绒毛。从干绒毛分支出终末绒毛（terminal villi），浸在充满母体血液的绒毛间隙中，使得胎儿与母体间的循环得以更高效地交换。

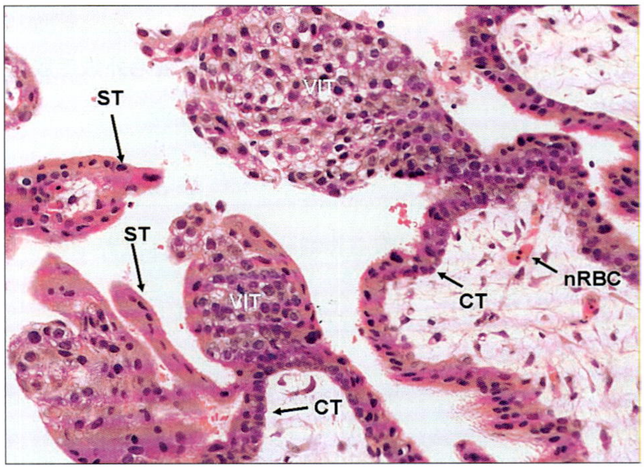

图 32-3　显微照片显示绒毛的细胞滋养细胞（CT）、合体滋养细胞（ST）和绒毛中间滋养细胞（VIT），血管中含有核红细胞（nRBC）

二、滋养细胞的分类

人类滋养细胞根据细胞形态和所处的位置可以分为：细胞滋养细胞（cytotrophoblast cell，CT）、合体滋养细胞（syncytiotrophoblast cell，ST）和中间滋养细胞（intermediate trophoblast cell，IT）[2-5]（图 32-3～图 32-5，表 32-1）。细胞滋养细胞是中间滋养细胞和合体滋养细胞的前体，细胞小，呈多角形，胞质透明，细胞界限清楚，单个空泡状核位于细胞中央。合体滋养细胞是一种终末分化的、分裂不活跃的细胞，胞质嗜双染或嗜酸性、有多个小的核，负责产生和分泌激素如人绒毛膜促性腺激素（human chorionic gonadotrophin，hCG）和人胎盘催乳素（human placental lactogen，hPL）。中间滋养细胞的组织学特点介于细胞滋养细胞与合体滋养细胞之间。根据所在的位置，中间滋养细胞进一步分为绒毛细胞滋养柱的绒毛中间滋养细胞（villous intermediate trophoblast）；位于胎盘植入部位的绒毛外胎盘部位中

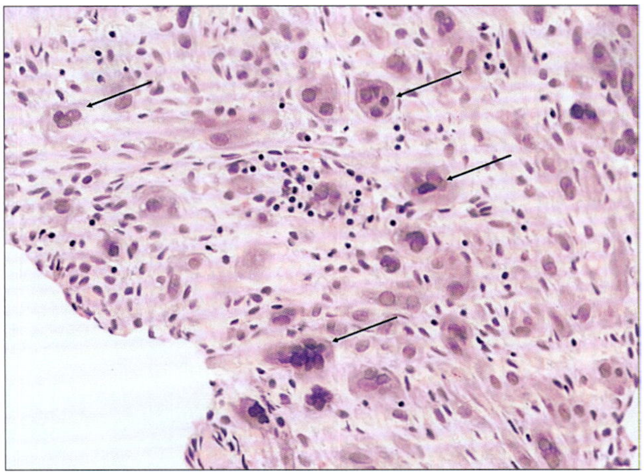

图 32-4　显微照片显示绒毛外胎盘部位中间滋养细胞（箭头所示）生理性向蜕膜浸润

间滋养细胞；以及位于胎膜（fetal membrane）平滑绒毛膜的绒毛外绒毛膜型中间滋养细胞。

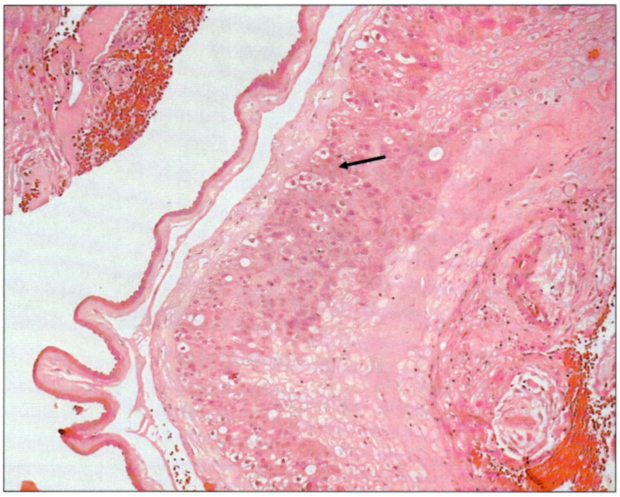

图 32-5 显微照片显示在胎盘绒毛膜上的绒毛外绒毛膜型中间滋养细胞（箭头所示）

三、滋养细胞的生物学标志物

滋养细胞生物学标志物在常规临床病理诊断和胚胎学研究中都非常有用。在临床诊断中，滋养细胞生物学标志物可以支持特定位置的妊娠；在胚胎学研究中有助于划定滋养细胞谱系（表 32-1）[8, 9]。

除了传统的妊娠相关激素标志物（如 hCG 和 hPL）外，更多的滋养细胞生物标志物已被发现，其中包括 inhibin-α、黑色素瘤细胞黏附分子（melanoma cell adhesion molecule，Mel-CAM，又称为 MUC18）、人类白细胞抗原 G（human leukocyte antigen G，HLA-G）、HSD3B1，c-mos 和 p63 基因[4-6, 10-14]。在滋养细胞亚群中存在个体标志物的差异表达。

在外科标本特别是子宫诊刮的标本中确定是否存在妊娠产物，对确定宫内妊娠（intrauterine pregnancy）、除外异位妊娠非常重要。在未发现绒毛或滋养细胞的标本中，应用细胞角蛋白（cytokeratin）（尤其是 CK7）或敏感而且特异的滋养细胞生物学标

表 32-1 不同类型滋养细胞的表型[6, 7]

	细胞滋养细胞	合体滋养细胞	中间滋养细胞		
			绒毛	胎盘部位	绒毛膜型
	绒毛			绒毛外	
形态					
形状	圆形，单一，相对较小	大合胞细胞	多面体的形状	多形性，较大	圆形和多面体
细胞核	单核	多核	单核	单核，偶尔多核，核膜不规则	单核，偶尔多核
细胞标志物（免疫组化）					
hCG	–	++++	–	–/+	–
hPL	–	+++	–/+	++++	–/+
inhibin-α	–	+++	–	–/+	++
p63	+++	–	+	–	+++
Mel-CAM	–	–	–/++++	++++	–/+
PLAP	–	–/+	–	–/+	+++
c-mos	–	+++	++	–	–
HLA-G	–	–	+++	+++	+++
HSD3B1	–	+++	+/–	++	++
SALL4	–	+++	–	–	–
GATA3	++	–	++	+++	+++
病变					
潜在恶性	葡萄胎				
恶性	绒毛膜癌			胎盘部位滋养细胞肿瘤	上皮样滋养细胞肿瘤
非肿瘤性				胎盘部位过度反应	胎盘部位结节、斑块 / 不典型胎盘部位结节

志物是有帮助的。另外，滋养细胞生物学标志物还可以帮助鉴别女性生殖道的滋养细胞疾病和非滋养细胞病变，后者包括多种上皮性肿瘤和平滑肌肿瘤。有关妊娠滋养细胞疾病的内容将在本章第三节进一步说明。

四、病理医生面临的挑战

准确的诊断对于及时和正确处理与早孕有关的疾病非常重要，包括自然流产、异位妊娠和妊娠滋养细胞疾病。妊娠早期疾病的诊断和处理需要病理医生与妇产科医生的密切配合。主要解决以下问题：①自然流产或习惯性流产（habitual abortion），病理学检查主要是确认是否为宫内妊娠或提示异位妊娠的可能性。只有少数病例可以通过病理学检查发现流产的确切原因（如巨细胞病毒感染）。②异位妊娠，育龄期女性送检的标本，均应考虑妊娠的可能，而且每个病例都应考虑到异位妊娠的可能性。临床医师与病理医师应密切配合，及时确诊、处理。③有无葡萄胎或其他滋养细胞肿瘤。

第二节　妊娠早期并发症

一、自然流产

【临床表现与危险因素】

自然流产（spontaneous abortion）是指在达到胎儿存活条件前的流产，通常在妊娠 24 周之前停止妊娠 [15]。大多数自然流产是散发的。习惯性流产可以被定义为连续 3 次或 3 次以上的妊娠失败 [16]。

在流行病学上，母亲年龄和先前流产次数是预测进一步流产的两个主要危险因素。据报道，吸烟、酗酒和肥胖等环境因素也会增加习惯性流产的风险，尽管剂量依赖性证据报道不一。母体因素包括宫颈功能不全和子宫异常等。而习惯性流产病因中最有可能被治疗改善的是存在抗磷脂抗体（antiphospholipid antibody），包括狼疮抗凝物导致的血栓性疾病。因此，评估子宫畸形和抗磷脂综合征被认为是治疗习惯性流产的关键 [17]。

遗传因素包括胚胎和父母的染色体异常。核型异常是导致孕早期流产的主要原因。最常见的核型异常包括三体、X 单体和三倍体。据估计，胚胎染色体异常占习惯性流产的一半。另外，在 2%～5% 的习惯性流产夫妇中，其中一方可能是平衡结构染色体异常的携带者，通常是平衡互变或罗伯逊易位 [16]。多中心研究还报道称，与散发性或习惯性流产患者相比，葡萄胎和流产的患者发生非整倍体流产的风险更高，这表明常见的女性种系遗传缺陷对非整倍体非葡萄胎流产和葡萄胎有影响 [18]。

近年来研究发现，*NLRP7*（NOD-like receptor，pyrin domain containing 7）基因经隐性遗传，与习惯性葡萄胎或自然流产有关 [19-21]。*NLRP7* 突变患者相关的死产胎儿和活产婴儿胎盘可显示不同程度的胎盘异常 [20]。

大多数自然流产病例通常不需要对细胞遗传学、解剖学、激素、免疫学和其他异常进行调查。另外，有习惯性流产的妇女应在专科就诊，由专家来处理以上检查，为后续的妊娠提供指导。

【大体病理学】

流产的胎盘组织呈淡粉色或灰白色，呈海绵状或天鹅绒状。如果肉眼可以识别胎盘或胎儿成分，一般来说胎盘组织和蜕膜的组织学取材、检查应该是足够的。若肉眼检查无明确的妊娠产物，要将所有送检组织包埋，进行组织学检查。病理医生尤其要认真检查凝血块内有无囊泡或透明组织。

如果临床或超声检查发现可疑的葡萄胎，可对新鲜标本进行细胞遗传学分析。另外，通过对甲醛溶液固定及石蜡包埋的胎盘组织进行形态学、免疫组化评估及分子病理学检测，可以很容易地对葡萄胎进行诊断和分类。

【组织病理学】

病理特征：胚胎死亡以后出现绒毛水肿（villi edema）和黏液样变性、绒毛纤维化和硬化，最终形成无血管绒毛（图 32-6）。如果绒毛明显水肿，也称水肿性流产（hydropic abortion），需要与葡萄胎鉴别，则所有绒毛均需进行组织学检查。

与葡萄胎相比，自然流产的绒毛较规则，可显示不同程度的水肿和纤维化。很少出现大绒毛，中央水池罕见。大多数病例绒毛血管较少或无血管，少数血管中含有胎儿红细胞。滋养细胞显著减少，但部分绒毛可见正常极向，以及由细胞滋养细胞和绒毛中间滋养细胞构成的细胞滋养层细胞柱。

胎儿染色体异常，如三体，可伴有绒毛轻度异常

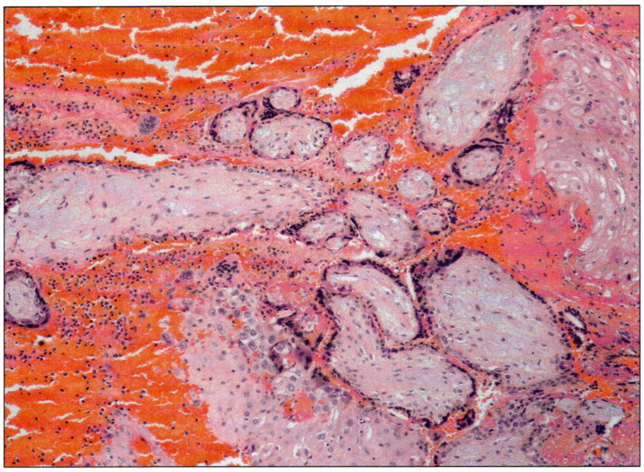

图 32–6 妊娠早期自然流产伴黏液样和纤维变性的绒毛

和滋养细胞增生（trophoblastic hyperplasia）（图 32-7），但必须依靠遗传学分析才能确诊。大多数流产标本中都包含胎盘种植部位（implantation site intermediate trophoblast）中间滋养细胞（图 32-4），有时旺盛增生的滋养细胞浸润蜕膜和子宫肌层，并可能出现非典型性，病理医生要了解这属于非肿瘤性生理过程，不要误诊为滋养细胞肿瘤。

在某些情况下，流产原因可通过显微镜下对绒毛进行检查来确定。例如，可观察到病毒感染［如巨细胞病毒（图 32-8）或细小病毒］的形态学表现，继发于 B 组链球菌或李斯特菌（Listeria）等感染的流产可能表现为蜕膜和绒毛的重度急性炎症。另外，子宫内膜炎症和坏死是自然流产中常见的继发性变化，不应被视为感染并发症的证据。

二、异位妊娠

【临床特征和危险因素】

异位妊娠（ectopic pregnancy）是指受精卵种植在子宫外或子宫内异常部位的所有病理情况。最常发生于输卵管，其次为卵巢、子宫角、宫颈、阴道，甚至其他器官。输卵管妊娠主要发生于壶腹部，其次是峡部和伞端 [15]。

近年来，异位妊娠的发病率明显升高，据研究表明，已从 0.4% 上升到 1.6%[22]。危险因素包括输卵管手术史、性传播疾病、自然或治疗性流产、高龄孕妇、使用宫内节育器及吸烟。此外，输卵管结构异常也是重要的危险因素，包括先天性缺陷、慢性输卵管炎、输卵管结扎术后再通及纤毛功能障碍。慢性输卵管炎包括非肉芽肿性（特别是沙眼衣原体和支原体）和肉芽肿性（特别是结核分枝杆菌）输卵管炎。

辅助生殖的应用也可能增加异位妊娠的发生率。据估计，辅助生殖术后发生输卵管妊娠的概率为 2%～10%，原因不明。可能是由于外源性促性腺激素诱导的激素水平的二次变化，或者由不孕症引起的疾病 [23]。其他可能解释异位妊娠发病率增加的原因还包括在瘢痕形成和不完全阻塞阶段治疗输卵管炎症。而且影像及实验室技术的高敏感性使得更多的异位妊娠可以更早期诊断。

输卵管妊娠常见症状包括腹痛、不规则阴道出血、伴有闭经史。部分患者可能因腹腔出血而出现休克。但是一定要注意，不典型的病史和阴性体征不能完全排除异位妊娠可能。特别是未破裂的异位妊娠在检查时可能没有腹痛甚至附件区压痛。阳性妊娠测试可以支持妊娠的诊断，但无法区分异常的宫内妊娠和异位妊娠。

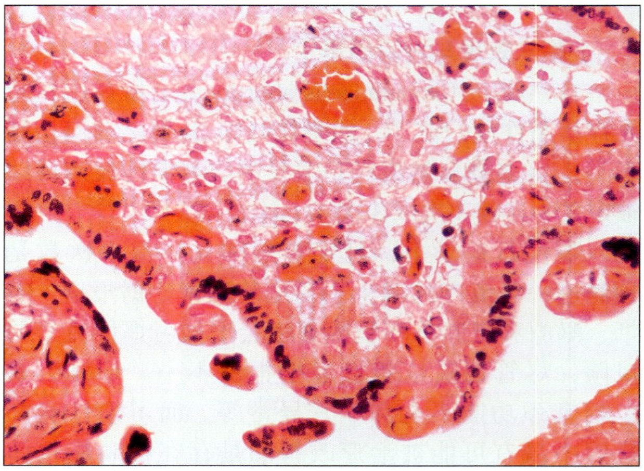

图 32–7 在产前筛查中被诊断出患有 21 三体综合征的妊娠中期胎盘

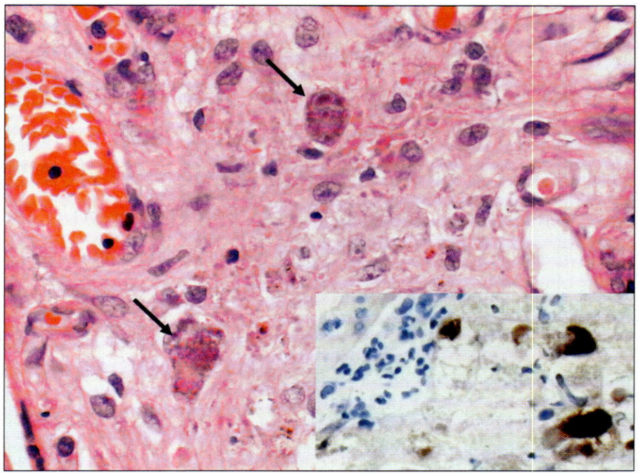

图 32–8 一个宫内死亡的病例中，胎盘绒毛膜可见巨细胞病毒包涵体（箭头）。免疫组化证实巨细胞病毒抗原（右下嵌图）

【临床诊断原则和处理】

超声检查有助于异位妊娠的诊断和确认宫内妊娠。宫内妊娠的诊断可以排除异位妊娠。因为宫内妊娠和异位妊娠同时发生是极为罕见的。可采取多种处理方式，包括使用甲氨蝶呤和（或）切开或切除输卵管的手术治疗。据报道，如果残留滋养细胞已经侵入输卵管壁肌层或其他部位持续生长，可能引起持续性疼痛和不规则阴道出血，血液和尿液中 hCG 持续升高，这可能被描述为持续性异位妊娠[24]。

【输卵管标本的检查】

（1）大体检查：应对由于异位妊娠而切除的输卵管进行全面的检查，包括输卵管是否已破裂、有无胚胎组织等。输卵管可能表现出不同程度局灶性或弥漫性扩张和浆膜充血。血块和胎盘组织可能从破裂口突出。病理医生应仔细检查血块中是否有羊膜囊或胚胎组织。如果在破裂处不能发现胚胎和胎盘组织，应切开整个输卵管进行检查。将可疑的部分全部取材，获取足够量组织块进行显微镜下观察。

（2）显微镜下检查：最重要的是在可能的异位妊娠部位找到绒毛组织。如果绒毛不存在，绒毛外胎盘种植部位中间滋养细胞的存在也可以证实异位妊娠的诊断。这种滋养细胞常见于输卵管壁的平滑肌束中，可浸润浆膜及血管壁。输卵管妊娠的绒毛也许形态正常。一些绒毛形态学改变的病例可能与胚胎死亡有关，如绒毛纤维化、水肿和水肿退行性变（图 32-9）。尽管不能忽视罕见的异位葡萄胎和绒毛膜癌的可能，但避免过度诊断同样重要[25, 26]。在输卵管异位妊娠中可能会出现水肿的绒毛伴具有极性的滋养细胞旺炽型增生，以及绒毛外胎盘种植部位中间滋养细胞广泛聚集。对于缺乏环周性的绒毛滋养细胞增生和明显的间质细胞核碎裂的病例，应对异位葡萄胎的诊断提出怀疑。所有送检组织应全部取材，并辅助免疫组化和分子检查，通常可以进行正确的诊断。

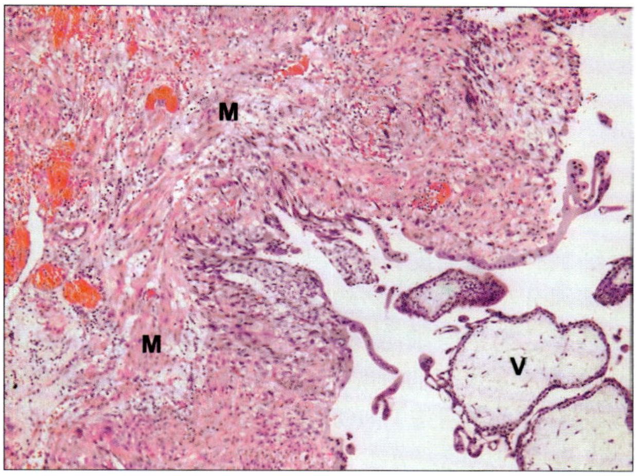

图 32–9　输卵管内水肿的绒毛（V）伴滋养细胞紧贴平滑肌壁（M）

第三节　妊娠滋养细胞疾病

妊娠滋养细胞疾病（gestational trophoblastic diseases，GTD）为一组具有不同形态、临床表现和不同细胞来源的滋养细胞疾病（表 32-2）。其可以源自绒毛中间滋养细胞、胎盘部位中间滋养细胞或绒毛膜型中间滋养细胞[14, 27]，与潜在的染色体异常密切相关[4, 5, 27, 28]。它们可能被视为具有纯粹或主要的父系来源的移植物，有时以不受控制的方式侵入母体，葡萄胎是 GTD 最常见的类型，一般清宫后大部分会消退。但是，15%～20% 的葡萄胎可能导致血清中 hCG 持续性升高，有可能会进一步发展为绒毛膜癌，因此需考虑进行治疗。这些病例和 GTD 家族中的明显恶性成员一起归于妊娠滋养细胞肿瘤(gestational trophoblastic neoplasia，GTN)（表 32-2）[29]。值得注意的是，妊娠滋养细胞肿瘤可以发生在非葡萄胎妊娠后，包括自然流产、异位妊娠甚至足月妊娠并进行活体分娩。

分子基因分型正在发挥重要作用：近年来，GTD 的主要进展是对各种 GTD 及相关病变的基因图谱信息有了更多的了解[7, 29, 30]。目前，最常用的 DNA 基因分型方法是从甲醛溶液固定、石蜡包埋的绒毛和母体组织（蜕膜、患者存档样本）中提取 DNA，经过人工显微切割，然后进行多重 PCR 反应和毛细管电泳，对短串联重复（STR）多态性进行评估或微卫星分析。目前市场上有多种 STR 基因分型试剂盒，可对多个位点的可变重复序列进行评估。

STR 基因分型现在被认为是明确诊断部分性葡萄胎的关键。虽然形态学和 p57 免疫组化可以帮助诊断几乎所有的完全性葡萄胎，但 STR 基因分型可以区分双精完全性葡萄胎和单精完全性葡萄胎，这两种葡萄胎具有不同的 GTN 发病风险。基因分型也适用于 p57 免疫反应相互矛盾的病例和罕见的复发性 / 家族性葡萄胎。对于包括绒毛膜癌、胎盘部位滋

表 32-2 妊娠滋养细胞疾病 WHO 分类[30]

妊娠滋养细胞疾病	WHO 分类
葡萄胎妊娠	完全性葡萄胎
	部分性葡萄胎
	侵袭性葡萄胎
异常的（非葡萄胎）绒毛病变	
非肿瘤性病变	胎盘部位过度反应
	胎盘部位结节或斑块/不典型胎盘部位结节
肿瘤	绒毛膜癌
	胎盘部位滋养细胞肿瘤
	上皮样滋养细胞肿瘤
	混合性滋养细胞肿瘤

养细胞肿瘤和上皮样滋养细胞肿瘤在内的 GTN，分子基因分型有助于区分这些妊娠肿瘤和类似的非妊娠肿瘤，如生殖细胞或体细胞来源的肿瘤。基因分型还能区分致病的妊娠并确定妊娠后发生肿瘤的间隔期，而间隔期是 WHO/FIGO 最新风险评分系统中一个重要的风险评分参数。

一、滋养细胞疾病的分类

主要病理改变发生在绒毛的 GTD 包括完全性葡萄胎、部分性葡萄胎和侵袭性葡萄胎。近来，引入了“异常绒毛形态（病变）”这个术语来描述模拟部分性葡萄胎的非葡萄胎绒毛异常病变[27]。非葡萄胎流产和葡萄胎发生 GTN 的概率不同并需要进行持续监测，因此鉴别非葡萄胎流产和葡萄胎，以及区分完全性葡萄胎和部分性葡萄胎具有重要的临床意义[31]。表 32-3 比较了这些病变的临床、病理和遗传学特征[4, 5, 27]。

在妊娠滋养细胞肿瘤中，如绒癌、胎盘部位滋养细胞肿瘤和上皮样滋养细胞肿瘤，是见不到绒毛结构的[27]。在超常胎盘部位和胎盘部位结节、斑块中，非肿瘤性绒毛外滋养细胞出现增生[27]。

二、流行病学

非洲、亚洲和拉丁美洲等国家的 GTD 发病率高于白种人地区。据估计，GTD 在亚洲的发病率为（2～13）/1000，而在美国和欧洲为（0.5～1.84）/1000[32-42]。值得注意的是，葡萄胎和持续性滋养细胞疾病的诊断定义可能有所不同。此外，一些刮宫标本或临床诊断为稽留流产患者的阴道流出组织并没有进行病理学检查，导致葡萄胎被漏诊。由于缺乏诊断性组织活检来鉴别葡萄胎后绒毛膜癌和侵袭性葡萄胎，绒毛膜癌的发生率往往难以评估。据报道，在 4 万次妊娠中发生 1～9 次[43]。胎盘部位滋养细胞肿瘤和上皮样滋养细胞肿瘤的发生率低于绒毛膜癌。

导致 GTD 风险增加的主要因素包括母亲年龄 <15 岁或 >40 岁、曾有葡萄胎病史、饮食和社会经济状况等[18, 33, 35, 41, 44-47]。实际上，亚洲的葡萄胎发病率已明显下降[48, 49]。出生率的降低，以及饮食和经济的改善被认为发挥了重要作用。

三、葡萄胎

（一）完全性葡萄胎

（complete hydatidiform mole）

【定义】

在完全性葡萄胎中，绒毛呈水肿改变，很少或没有胚胎发育。通常为仅有父系基因组的二倍体[27, 50, 51]（46XX 或 46XY）(图 32-10）。

【临床特征】

过去，患者通常出现妊娠中期阴道出血，子宫大小大于妊娠月份，伴有明显血清 hCG 水平的升高[52]。可能出现妊娠剧吐和先兆子痫、甲状腺功能亢进、黄体过度反应[53, 54]。偶尔会有从阴道排出葡萄胎囊泡或转移的症状。然而，由于早期就诊，如今这种症状和体征并不常见，患者通常会出现稽留流产的症状。妊娠早期可出现超声扫描异常，不见胎心搏动[55]。在这样的早期病例中，B 超中经典的“暴风雪”改变并不明显，临床常诊断为稽留流产[56, 57]。

【病理学特征】

非常经典的囊泡状外观可能并不太明显，尤其是在妊娠早期。如果囊泡可见，通常是大小不等的葡萄状，半透明（图 32-11）。有些囊泡直径可达 1cm 或更大。囊泡经常与血块和蜕膜混合，除非是双胎妊娠，一般不会发现正常的胎盘或胚胎组织[58]。

组织学上，绒毛大小和形状不规则，有些绒毛明显水肿（图 32-12），有些可表现为杵状的基质突起（图 32-13）[59, 60]。血管结构缺如，并伴中央水池形成。可见大量的小血管，免疫组化 CD31 染色可以更明显[61, 62]。核碎屑非常明显，尤其是在早期葡萄胎中（图 32-14）[52, 59, 61]。完全性葡萄胎的间质细胞凋亡指数高于正常胎盘绒毛及部分性葡萄胎[62]。

妊娠早期，中央水池较小或缺如，在 HE 染色

表 32-3　葡萄胎与伴有水肿绒毛的非葡萄胎疾病[4, 5, 7, 30]

	完全性葡萄胎	早期完全性葡萄胎	部分性葡萄胎	异常绒毛病变
临床特征	妊娠中期阴道出血，高 hCG 水平	妊娠早期，稽留流产	妊娠早期近中期时，稽留流产	妊娠早期近中期时，稽留流产
大体特征	组织量较多伴有显著的水泡	通常正常	很少有水泡，孕囊可能存在	组织量较少，孕囊可能存在
胚胎组织	缺乏	缺乏	存在，但可能异常	通常缺乏
绒毛种类	大小不一的水肿性绒毛	主要为小的水肿性绒毛	可见水肿性和非水肿性两类绒毛	大小一致
绒毛形状	圆形，球状	显著的杵状外形	不规则	圆形，边缘平滑
扇贝样绒毛轮廓	罕见	罕见	显著	罕见
滋养细胞包涵体	常见，不规则	缺乏	常见，圆形	偶见，单个细胞
绒毛滋养细胞增生	显著，呈环绕性生长，显著的细胞非典型性	轻度，有极性，轻度至中度非典型性	轻度，伴滋养细胞结节，局灶轻度非典型性	通常缺乏，如果有增生，具有极性，没有非典型性
中央水池	常见	不显著	妊娠早期不显著	缺乏
间质特征	黏液样，蓝染，无纤维化	黏液样，蓝染，富于细胞并可见不成熟的星状细胞	非水肿绒毛纤维化，伴扩张的血管	不定
间质中的核碎屑	常见	显著	缺乏	缺乏
有核红细胞	无	无	存在	存在
绒毛外滋养细胞	增生，显著的细胞非典型性，可出现超常胎盘部位	轻度增生，轻度非典型性	正常，无非典型性	正常，无非典型性
p57 免疫组化*	阴性	阴性	阳性	阳性
核型 / 细胞遗传学	散发性病例中的双雄二倍体（46XX, 46XY）；家族性双亲完全性葡萄胎中的 *NALP7* 或 *KHDC3L* 基因突变		双雄三倍体 (69XXY, 69XXX)	双亲二倍体 (46XX, 46XY) 双雌单雄三体；21 三体综合征和其他三体综合征；11 号染色体父源性单亲同二体等。大多数情况下未知
持续性 / 侵袭性葡萄胎风险	15%～20%		0.5%～5%	无
绒毛膜癌风险	2%～3%		0.015%	无

* p57 免疫组化聚焦于绒毛细胞滋养细胞和间质细胞。

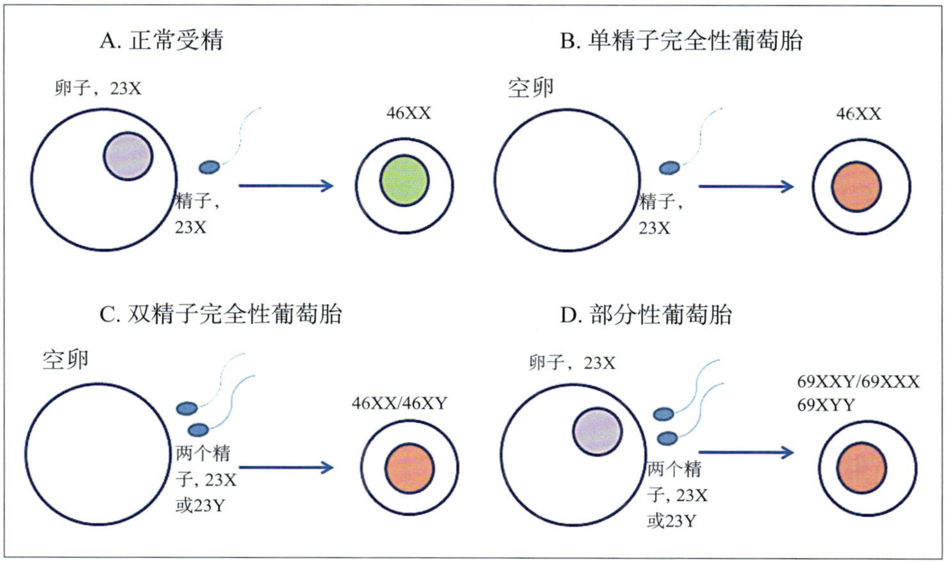

图 32-10　正常胚胎和葡萄胎中染色体组成

正常受精包括父亲和母亲的一个单倍体染色体融合（A）。二倍体染色体组成也见于大多数完全性葡萄胎。在单精子完全性葡萄胎（B）中，一个精子进入一个空卵（没有母体染色体）进行复制。在双精子完全性葡萄胎（C）中，两个精子进入一个空卵后结合。相反，父亲染色体两个单倍体（haploid）与完整的母亲染色体单倍体相融合，形成部分性葡萄胎的三倍体（D）[53]

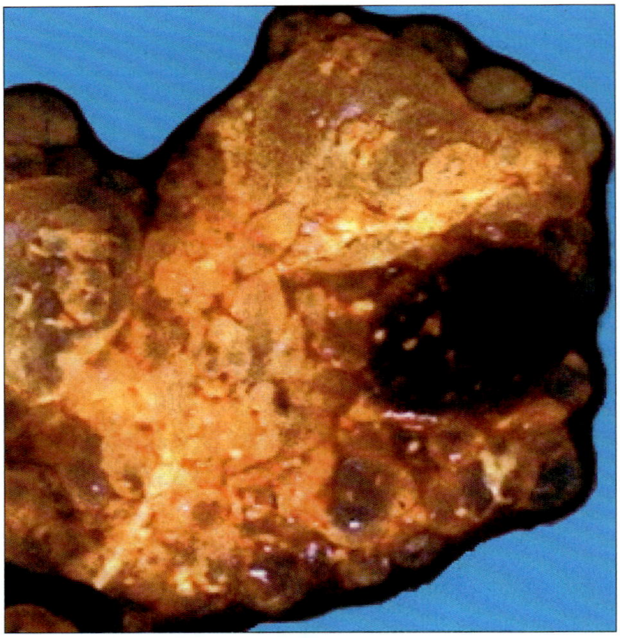

图 32-11　一例完全性葡萄胎可见显著的囊泡

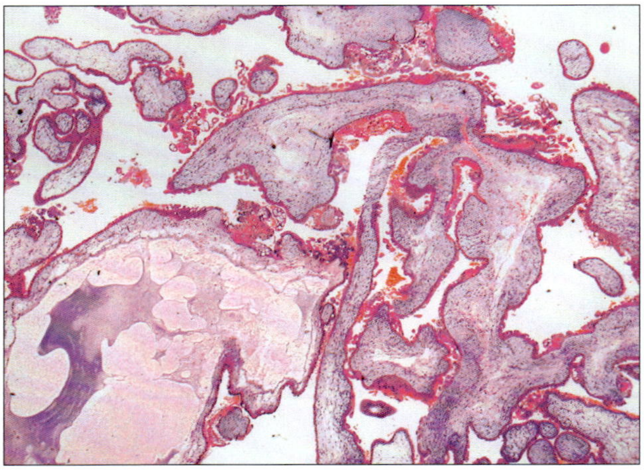

图 32-12　完全性葡萄胎具有显著的中央水池和绒毛周围滋养细胞增生

的切片中，绒毛间质黏液样变呈苍白至蓝色（图 32-15），纤维化不明显，绒毛内的滋养细胞假包涵体可见，但不常见。绒毛周围的细胞滋养细胞、绒毛中间滋养细胞和合体滋养细胞均增生。合体滋养细胞可含有胞质空泡，表面形成花边状突起。绒毛外滋养细胞也明显增生。低倍镜下，增生的滋养细胞常常出现明显的细胞核非典型性、深染。细胞核的多形性程度与绒癌无法区别。

【生物学标记】

p57 免疫组织化学（图 32-16）[63, 64] 已被证实与基因分型相关，可作为诊断完全性葡萄胎的可

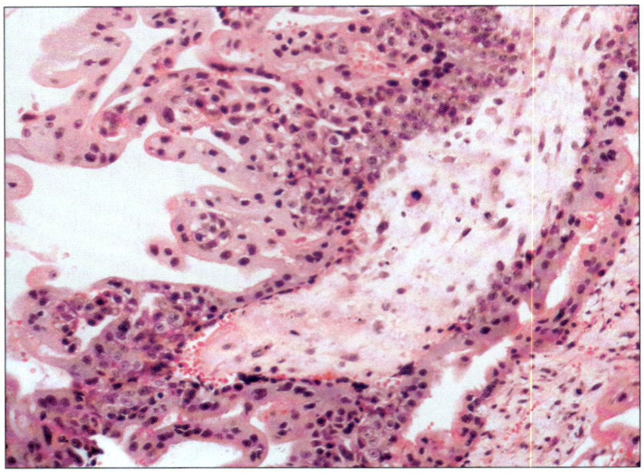

图 32-13　完全性葡萄胎可见杵状外形的绒毛并伴有滋养细胞显著增生

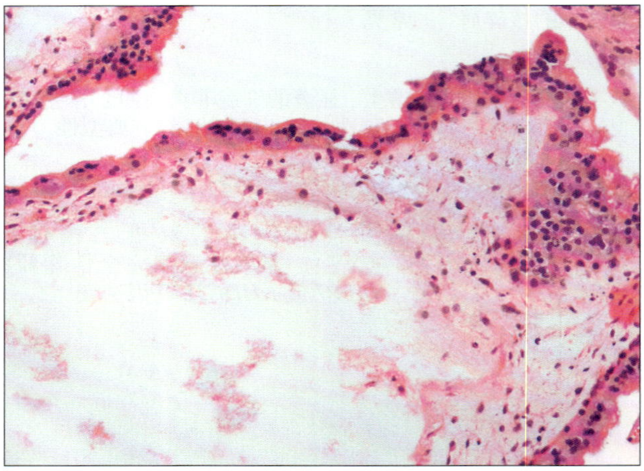

图 32-14　完全性葡萄胎可见中央水池形成及间质细胞凋亡

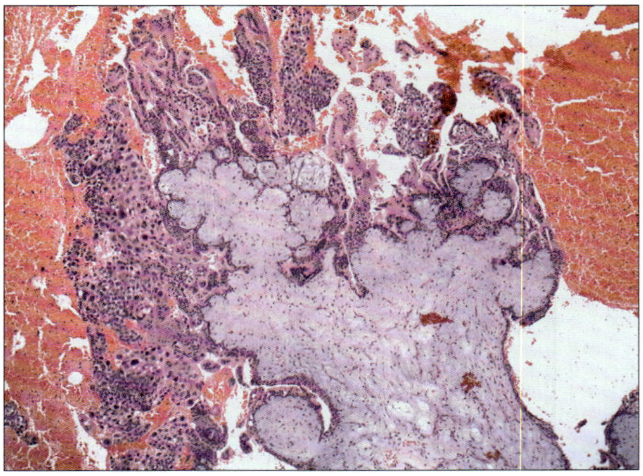

图 32-15　早期完全性葡萄胎绒毛呈杵状，间质黏液样变，中央水池不明显

靠指标，也可以鉴别嵌合体妊娠[65]。p57是染色体11p15.5上的细胞周期蛋白依赖激酶抑制剂1C（*CDKI1C*）基因（p57，Kip2）的蛋白产物，是父亲印记、母体表达的基因。完全性葡萄胎缺乏母体染色体，因此在绒毛滋养细胞和间质细胞中p57表达缺失。p57在绒毛中间滋养细胞和蜕膜中的绒毛外种植部位中间滋养细胞呈阳性表达，可作为内部阳性对照。几乎所有的完全性葡萄胎p57呈阴性。然而，在其他情况下也可能出现p57表达缺失的情况，包括11号染色体父源性单亲二倍体、部分性葡萄胎中母系p57等位基因缺失或非葡萄胎妊娠中母系p57基因的等位基因变异，以及偶尔出现的Beckwith-Wiedemann综合征病例[31]。

在一些特殊情况下，了解异常的p57表达也是非常重要的[31]。个别完全性葡萄胎病例中，三体可能由于保留了11号染色体的母体拷贝而出现p57的异常表达。在雄性/双亲嵌合/嵌合体（其可显示典型的完全性葡萄胎形态学特征或缺乏滋养细胞增生）中，同一绒毛的细胞滋养细胞和间质细胞中p57可能表达不同。例如，细胞滋养细胞呈阳性表达，而间质细胞呈阴性，反之亦然[65, 66]。在双胎妊娠中p57表达不一致，其中完全性葡萄胎的绒毛中p57不表达，但在非葡萄胎绒毛中正常表达[67]。由于p57基因印记的松弛，在完全性葡萄胎中偶尔会发现局灶性p57核表达。与*NLRP7*突变相关的家族性双亲二倍体妊娠/完全性葡萄胎可显示不同水平的p57表达和胎儿发育的证据，以及类似于三倍体部分性葡萄胎的轻度滋养细胞增生。特别是在复发性葡萄胎妊娠的病例中，应该注意这种鉴别诊断。

【分子遗传学】

完全性葡萄胎是一个由一个精子（单精子）或两个精子（双精子）与空卵受精而产生的双雄二倍体基因组（两套父亲染色体）（图32-10）。80%～90%是由一个空卵和一个精子（纯合体）受精，10%～20%是由一个空卵和两个精子（杂合体）受精，伴母体染色体的缺失或随后丢失。然而，母体的线粒体DNA存在[68]。母体等位基因的这种缺失使用微卫星分析有助于完全性葡萄胎的诊断（图32-17）。极少数情况下，它们是四倍体（含有4个父系单倍体染色体，具有92 XXXX核型）[50, 69-71]。

双亲来源完全性葡萄胎（biparental complete hydatidiform mole）：罕见的复发性完全性葡萄胎病例是双亲二倍体（与雄性二倍体相反），被认为是家族性起源。已证明其与*NLRP7*或*KHDC3L*基因中的母系突变有关[19, 20, 72-74]。*NLRP7*和*KHDC3L*是在卵细胞或受精卵中表达的母系效应基因，在胚胎基因组激活之前对胚胎发育至关重要[21]。这些突变导致在印记位点未能建立母系标志并且印记基因（imprinted gene）表达异常。最近的一项研究估计分别有55%和5%的复发性葡萄胎患者被发现有隐性*NLRP7*或*KHDC3L*突变[73]。对来自这些患者的葡萄胎组织进行基因分型，证实组织均是双亲二倍体，并且具有

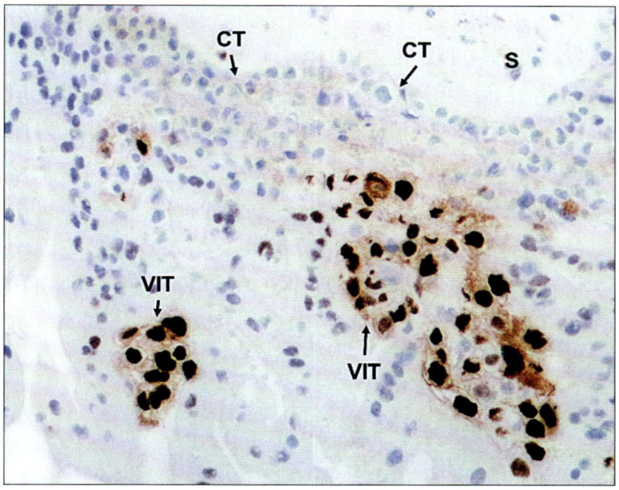

图32-16 完全性葡萄胎中的细胞滋养细胞（CT）、间质细胞（S）的p57免疫组化细胞核呈阴性而绒毛中间滋养细胞（VIT）可以是强阳性的

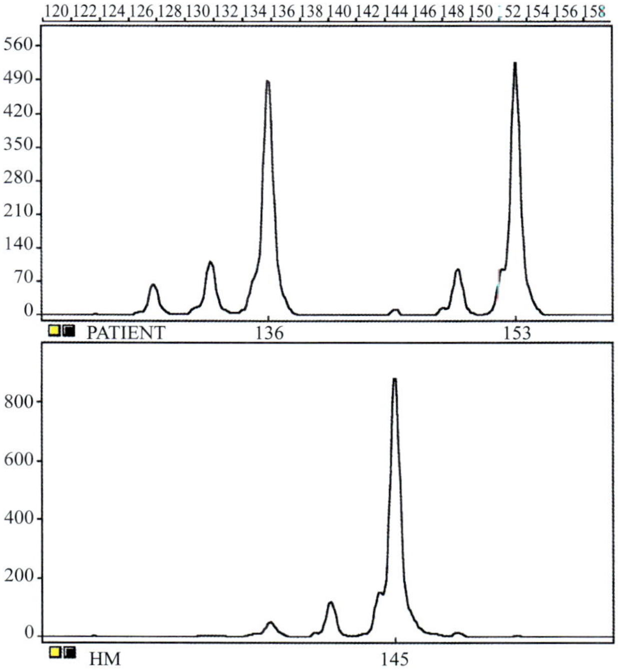

图32-17 完全性葡萄胎蜕膜（上图）和绒毛（下图）的微卫星多态性分析

患者对于产生136 bp和153 bp的等位基因的标记是杂合性的。葡萄胎绒毛产生的145 bp等位基因是纯合性的

这些已知基因的隐性突变。另外，通过STR基因分型发现明显的双亲二倍体组成可能会误诊为正常非葡萄胎妊娠。但是，通过结合基因分型（双亲二倍体）、形态学（葡萄胎的特征）和p57免疫组化（细胞滋养细胞和绒毛间质细胞表达缺失）可提高双亲来源完全性葡萄胎诊断的可能性。这种遗传易感性可以通过测序检测种系*NLRP7*和（或）*KHDC3L*基因突变来确定。有经验的检测中心可以提供适当的遗传咨询和辅助生育。曾有报道隐性突变患者的活产（妊娠率为7%～15%），因此认为卵子捐献对该类患者是有帮助的[75]。

事实上，在一项对有两个*NLRP7*等位基因缺陷的妊娠产物研究中，所有的胚胎均是双亲二倍体（图32-18，图32-19）。发现p57（KIP2）可以出现各种表达方式[74]。在*NLRP7*错义突变的病例中，p57呈阳性表达，并且与内细胞团起源的胚胎组织和轻度滋养细胞增生存在显著相关。通常认为该特征支持诊断三倍体部分性葡萄胎。相比之下，截断蛋白质*NLRP7*突变的病例p57（KIP2）呈阴性表达，并显示缺乏胚胎组织和过度滋养细胞增殖[74]。

【鉴别诊断】

鉴别诊断的挑战包括正确识别早期完全性葡萄胎，以及区分完全性葡萄胎与具有异常绒毛形态但保留了母体遗传成分的情况，如水肿性流产、部分性葡萄胎、11三体和胎盘间质发育不良等[28]。

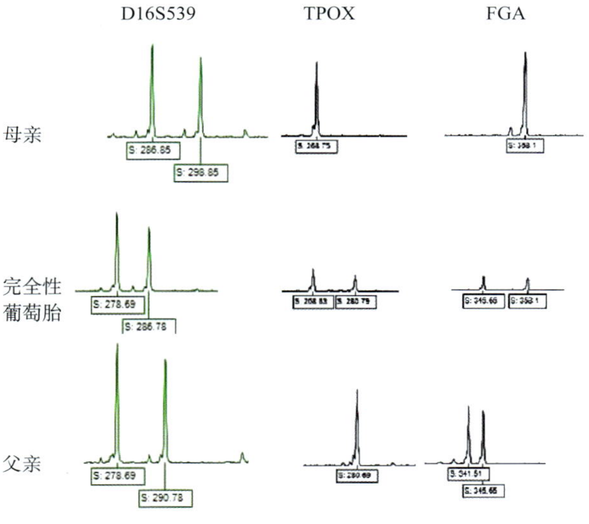

图32-18 在*NLRP7*中具有双等位变异的患者的二倍体双亲来源完全性葡萄胎的多重短串联重复基因分析结果。显示3个信息标记的基因型

在3个标记的每一处都显示从母亲遗传的一个等位基因和从父亲遗传的另一个等位基因的存在。例如，在标记D16S539处，完全性葡萄胎有一个来自父亲的278bp的等位基因和来自母亲的286bp的等位基因（本图片由麦吉尔大学的Rima Slim教授提供）

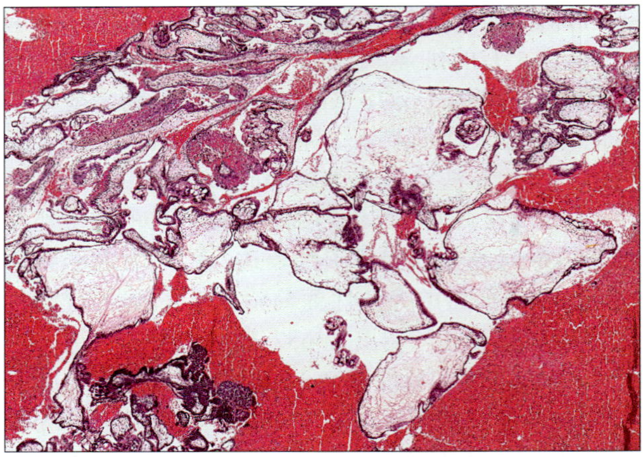

图32-19 具有双亲二倍体双等位基因*NLRP7*突变患者的葡萄胎

本图片由麦吉尔大学的Rima Slim教授提供

在早期葡萄胎中，中央水池发育不完善，水肿的绒毛通常呈杵状，具有基质球状突起，间质通常富含星状细胞，伴有显著的间质核碎裂[62]。有一个显著的迷宫样绒毛基质小管网络。与中期妊娠的完全性葡萄胎相比，滋养细胞增生通常是局灶性的，可发生在绒毛表面和绒毛膜板。即使在早期阶段，细胞学非典型性也是显而易见的[59]。绒毛滋养细胞和间质细胞中p57表达阴性证实了完全性葡萄胎的诊断。

水肿性流产和部分性葡萄胎可能含有水肿的绒毛，但缺乏完全性葡萄胎中杵状基质突起和间质细胞核碎裂[59-61，76，77]。虽然早期流产可能表现出一定程度周围滋养细胞增生，但通常缺乏完全性葡萄胎的细胞核非典型性。绒毛滋养细胞和间质细胞中p57免疫反应阳性有助于支持该诊断[64]。在雄性/双亲嵌合体妊娠或双胞胎妊娠中，可能会出现葡萄胎绒毛和非葡萄胎绒毛两种并存及不同的p57染色模式的情况，其中双胞胎中的一个会出现完全性葡萄胎。在进行STR基因分型之前，必须通过显微切割明确分离不同的绒毛，以避免误诊为部分性葡萄胎[31]。

三体胎盘可模拟葡萄胎[31，78，79]。在染色体11三体中，组织学外观可能特别类似完全性葡萄胎。然而三重染色体11（*CDKI1C*基因所在的同一染色体）可导致p57的表达保留[64，80]。

胎盘间质发育不良可能与葡萄胎混淆，因为它通常也具有水肿的绒毛和中央水池。与葡萄胎不同，胎盘间质发育不良的水肿变化通常涉及绒毛干，而不是终末绒毛。绒毛血管壁增厚伴有纤维肌性增生。免疫组化p57显示不一致的染色模式，在绒毛滋养细胞表达，但不在间质细胞中表达。胚胎可能正常或显示Beckwith-Wiedemann综合征的特征[81，82]。

病理医生还可能遇到捐卵妊娠流产组织的诊断问题。水肿的绒毛及偶见的滋养细胞假包涵体可能怀疑是部分性葡萄胎。STR 基因分型可能显示患者蜕膜中不存在等位基因的特征，从而解释为仅有父系的双雄基因组，并错误诊断为双精杂合型完全性葡萄胎[83，84]。这是因为与父系基因组一起接受评估的是捐献者的基因组，而不是受体（患者）的基因组。对形态学、p57 免疫组化和基因分型的结果进行综合分析可以避免误诊。

【预后和结局】

15%～20% 的完全性葡萄胎在最初清宫后血清 hCG 不能恢复到正常，而进一步发展成为持续性妊娠滋养细胞疾病[36，42，85]。值得注意的是，用于监测妊娠滋养细胞肿瘤的 hCG 测定应该能够检测到所有形式的 hCG，包括 β-hCG、核心 hCG、C 端 hCG、β-核心 hCG、无缺口的 β-hCG 及可能的高糖基化形式[29]。事实上，GTD 患者偶尔也会有妊娠检测阴性的报道[86]。通常可在反复的刮宫标本中发现残留的葡萄胎绒毛成分。

孕妇年龄 >40 岁，曾有葡萄胎病史，且 hCG 水平 >100 000mIU/ml，子宫明显增大，先兆子痫、子痫前期、甲状腺功能亢进或者滋养细胞栓子的患者发生持续性妊娠滋养细胞疾病的风险更高[67]。据报道，与单独葡萄胎妊娠（15%～20%）相比，葡萄胎妊娠和正常妊娠并存时（27%～46%）发生妊娠滋养细胞肿瘤的概率更高[29]。那些具有杂合基因型的人也可能有更高风险[87-89]。研究发现，雄性二倍体完全性葡萄胎比双精三倍体部分性葡萄胎后续发生妊娠滋养细胞肿瘤的可能性更高。此外，据报道，与单精雄性完全性葡萄胎相比，双精雄性完全性葡萄胎发生高危妊娠滋养细胞肿瘤和绒毛膜癌的风险更高[18]。因此，建议在条件允许的情况下，对形态学和 p57 免疫组化相符的完全性葡萄胎也进行 DNA 基因分型，以便识别风险更大的双精杂合型完全性葡萄胎。

据报道，完全性葡萄胎继发绒毛膜癌的风险为 2%～3%，而亚洲人群的风险高达 13%（参见后续“四、绒毛膜癌”的章节）[36，90]。风险评分系统将在后面的章节中讨论。

有少数关于微小浸润和静止性 GTD 的描述，指的是伴有 hCG 升高但随访后降低的病例。需要除外 hCG 假阳性的情况，是否需要化疗有争议[91，92]。

复发性完全性葡萄胎是指在化疗缓解后发现新的妊娠滋养细胞疾病。占之前发生过一次葡萄胎患者的 1%～1.8%，占之前发生过两次葡萄胎患者的 10%～18%[93，94]。

在完全性葡萄胎的病例中，STR 基因分型可以通过仅显示雄性基因组来明确诊断，并通过区分双精杂合型和单精纯合型完全性葡萄胎来预测预后，前者被认为具有较高进展为妊娠滋养细胞肿瘤的风险。

（二）部分性葡萄胎（partial hydatidiform mole）

【定义】

部分性葡萄胎显示双雄三倍体（一个母系和两个父系染色体）。它具有正常大小和扩大的水肿绒毛，并伴有局灶轻度滋养细胞增生[81，95，96]。

【临床特征】

患者通常在妊娠早期近中期时出现阴道出血或流产。妊娠期血清 hCG 通常偏低或正常[52，57]。先兆子痫可能晚于完全性葡萄胎[97]。超声扫描显示子宫的大小正常或略小于妊娠周数，胚胎存在，胎盘局灶囊性变[98]。

【病理学特征】

大体改变取决于胎龄。妊娠早期（前 3 个月）的部分性葡萄胎可能与正常妊娠难以区分。在典型的病例中，通常有明显水肿的囊泡和正常胎盘组织的混合物（图 32-20）。可以看到胚胎和一个完整的孕囊[81]。

组织学上，可见到水肿和正常大小两类绒毛（图 32-21）。水肿的绒毛至少比正常的绒毛大 2～3 倍[81]，可见中央水池，但比完全性葡萄胎少见。绒毛通常形状不规则，有扇贝样边缘和滋养细胞假包涵体（绒毛间质中内陷的滋养细胞）。滋养细胞的增生与完全性葡萄胎相比，通常是局灶性和轻度的（图 32-22），其特征为在绒毛表面伸出细胞结节。周

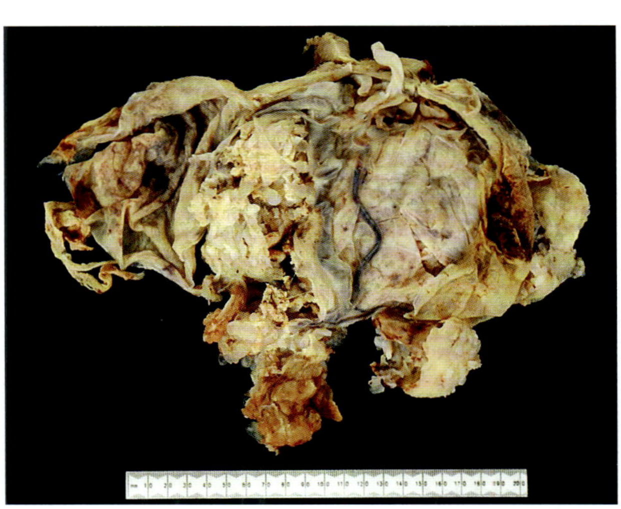

图 32-20 部分性葡萄胎，一部分胎盘中可见囊泡

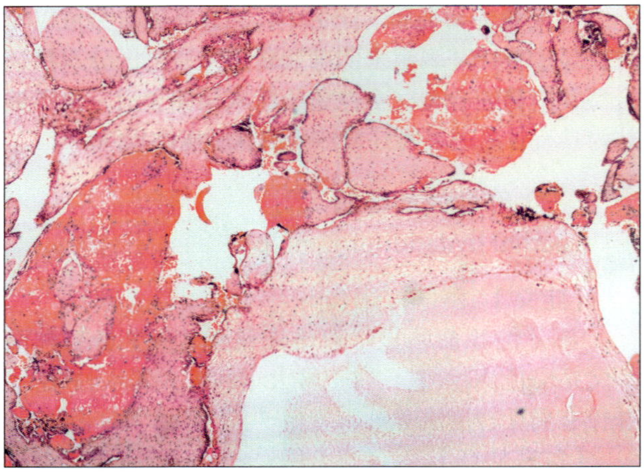

图 32-21　部分性葡萄胎，大小相对正常的硬化性绒毛和伴有水池形成的水肿绒毛共存

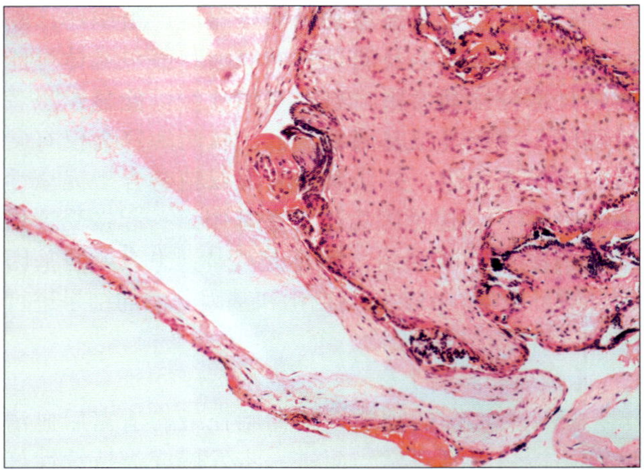

图 32-22　部分性葡萄胎，滋养细胞轻度增生

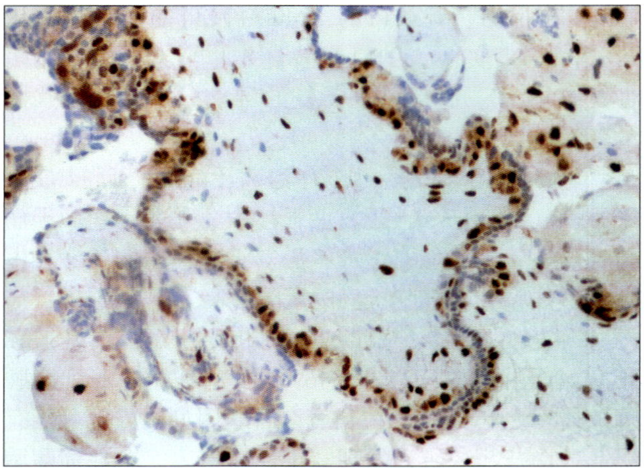

图 32-23　部分性葡萄胎的细胞滋养细胞和间质细胞的 p57 免疫组化细胞核呈阳性

围绒毛性滋养细胞增生不太常见。大多数增生细胞是合体滋养细胞，当细胞排列呈片状时，通常含有显著的胞质内空泡和花边状外观。在绒毛间质中，可见含有有核红细胞（nucleated red blood cell）的胎儿血管，一些血管可能会出现扩张。正常大小的绒毛通常具有纤维性间质 [60, 81]。典型的部分性葡萄胎的形态学特征可能并不总是存在，不同的病例表现不同，其主要取决于胎龄。例如，在早期的部分性葡萄胎中，可能只有非常少的水肿绒毛，滋养细胞增生可能不存在，胚胎组织、绒毛膜、羊膜和脐带组织都可能存在 [76, 77]。

【生物学标记】

没有特异的免疫组织化学标志物用于诊断部分性葡萄胎。在部分性葡萄胎中，绒毛滋养细胞和间质细胞可以表达 p57（图 32-23）[76]。p57 在水肿性流产也有表达，因此该标志物不能用于鉴别水肿性流产和部分性葡萄胎 [63, 64, 67, 95]。

【分子遗传学】

几乎所有的部分性葡萄胎都具有三倍体核型 [76, 77, 96]（图 32-10），由两个精子与一个卵子受精形成双雄单雌结构。大部分是 69XXY（70%），其次是 69XXX（27%），最少见的是 69XYY（3%）[96, 99]。不到 5% 的部分性葡萄胎是由单倍体精子与卵子结合后发生复制或由减数分裂错误产生的二倍体精子造成的 [81, 96]。罕见有四倍体（其有三套父系和一套母系染色体）[100]。值得注意的是，虽然几乎所有的部分性葡萄胎都是三倍体，但不是所有的三倍体都是部分性葡萄胎（详见下述“鉴别诊断”）[101]。

【鉴别诊断】

主要的鉴别诊断包括各种出现异常绒毛的情形，绒毛水肿伴或不伴绒毛形态的异常 [28]，包括完全性葡萄胎、水肿性流产、妊娠伴染色体异常、胎盘间质发育不良、双胎妊娠，以及家族性双亲二倍体 POG/ 完全性葡萄胎伴 *NLRP7* 的错义突变。

早期完全性葡萄胎可能显示不成熟的水肿绒毛，没有发育良好的中央水池（见完全性葡萄胎）。存在胎儿血管和有核红细胞，p57 染色阳性支持部分性葡萄胎或水肿性流产 [76]。

DNA 基因分型是鉴别葡萄胎和非葡萄胎妊娠的最佳方法，也是明确诊断部分性葡萄胎的必要方法 [30, 64, 102, 103]（图 32-24）。

尽管大多数三倍体核型异常都是部分性葡萄胎（两套父系和一套母系染色体组），但罕见情况可能是三倍体妊娠（两套母系和一套父系染色体组），其中可能存在类似部分性葡萄胎的异常绒毛形态 [77, 104]。

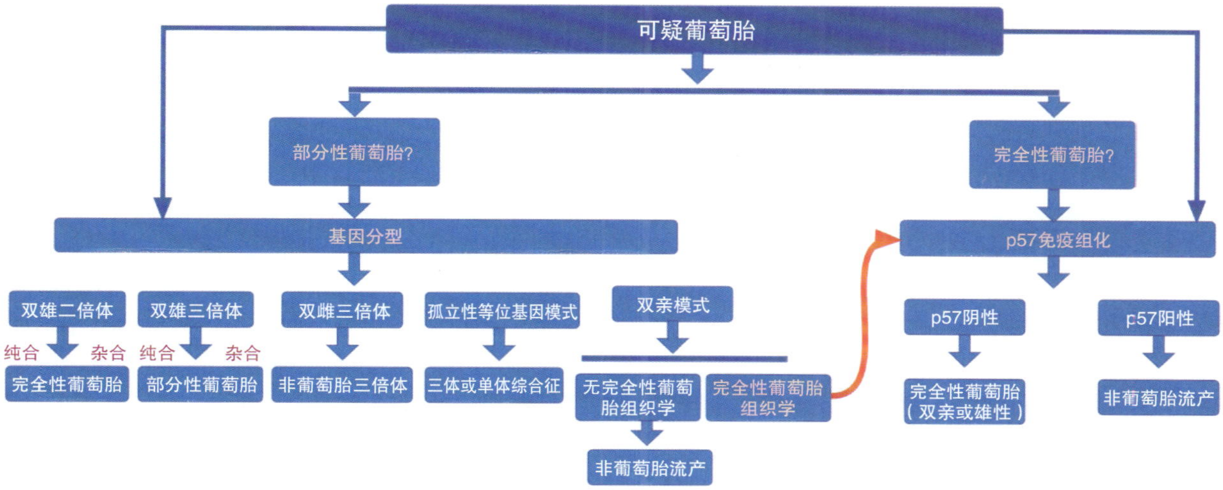

图 32-24 疑似葡萄胎的诊断流程图[31]

此外，三体胎盘，尤其是 7、8、13、15、16、18、21 和 22 号染色体三体胎盘，由于其绒毛水肿或构型及滋养细胞假包涵体或增生，可能会模拟部分性葡萄胎形态[31, 78, 79]。因此，DNA 基因分型对部分性葡萄胎的准确诊断至关重要，它除了能显示特征性分子特征外，还能显示二倍体、三倍体。即使产前检测已发现胎儿三倍体，基因分型也仍是必要的[30, 31, 64, 70, 102]。另外，如果产前分析已经诊断出特定的胎儿三体，则可能不需要进行 DNA 基因分型[31]。

基因分型的应用因病理科实验室的条件不同而异。如果可能，应对所有怀疑为葡萄胎的病例进行 STR 基因分型。另外，如果组织病理特征显示为完全性葡萄胎，可先进行 p57 免疫组化。细胞滋养细胞和绒毛间质细胞 p57 的阴性表达支持完全性葡萄胎的诊断。基因分型可用于 p57 阳性并怀疑为部分性葡萄胎的病例[31]。

【预后及结局】

持续性妊娠滋养细胞疾病发生在 0.5%～5% 的部分性葡萄胎患者中[67, 85, 105]，伴或不伴转移[106]。随后发展成绒毛膜癌的风险 <0.5%[90, 107]。

（三）侵袭性葡萄胎
（invasive hydatidiform mole）

【定义】

若完全性或部分性葡萄胎侵犯子宫肌层和（或）伴血管侵犯，或者存在子宫以外部位的转移，则称为侵袭性葡萄胎。

【临床特征】

侵袭性葡萄胎发生于 5%～10% 的完全性葡萄胎患者，特别是双精杂合型[108]。少数情况下，侵袭性葡萄胎继发于部分性葡萄胎[106]。侵袭性葡萄胎的患者通常表现为持续阴道出血，清宫后血清中 hCG 持续保持高水平，重复刮宫没有发现绒毛组织[109]。与绒毛膜癌鉴别困难。

【病理学特征】

明确诊断是通过发现侵入子宫肌层和（或）肌层血管的绒毛组织（图 32-25，图 32-26），或者通过涉及其他盆腔部位（阔韧带、阴道和外阴）及远处转移（通常在肺组织）的组织学证据（存在绒毛组织）来证实。

【鉴别诊断】

大部分临床可疑的侵袭性葡萄胎并没有进行子宫切除，因此病理诊断比较困难。在重复刮宫的标本中，除非有足够的子宫肌层来评价是否有侵入，否则不能进行侵袭性葡萄胎的诊断。

在侵入性胎盘（placenta accreta）和植入性胎盘情况下，有一个正常的胎盘，但它没有完整的蜕膜

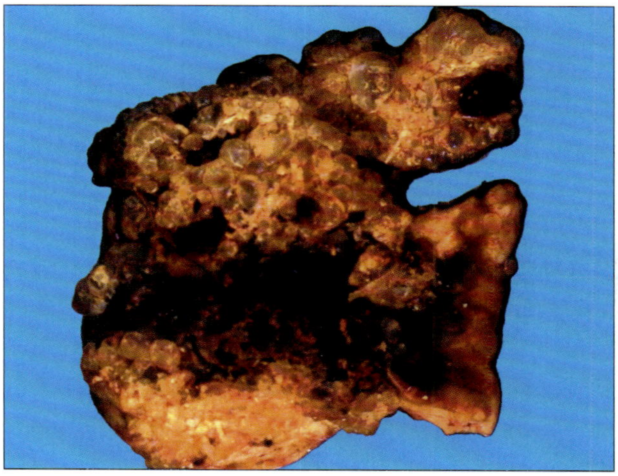

图 32-25 侵袭性葡萄胎，子宫内结构被广泛的水泡所取代

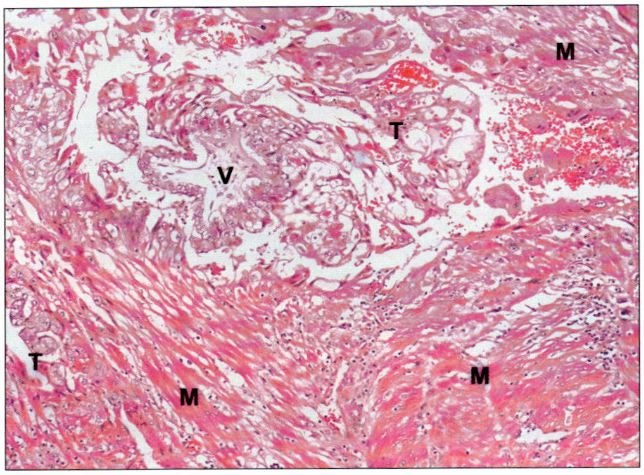

图 32-26 侵袭性葡萄胎，伴有滋养细胞（T）显著增生的水肿绒毛（V）侵入子宫肌层（M）

层使得绒毛植入子宫肌层。在这种情况下，胎盘绒毛没有显示在葡萄胎中特征性的水肿改变或滋养细胞增生的特征，如果怀疑侵袭性完全性葡萄胎，p57染色阴性的免疫组化是有帮助的。

【预后及结局】

侵袭性葡萄胎通常是一个临床诊断。患者通常具有持续性升高的 hCG 水平，但在反复刮宫标本中没有发现残留的绒毛组织。这些病例被认为是持续性妊娠滋养细胞疾病或妊娠滋养细胞肿瘤，因为通常不可能将侵袭性 / 转移性葡萄胎与绒毛膜癌相鉴别。尽管如此，大部分患者接受化疗后都可以治愈 [27]。

（四）水肿绒毛诊断中存在的问题和处理

在常规外科病理诊断中，绒毛水肿改变在刮宫样本中常见。难点在于鉴别水肿性流产和葡萄胎。即使非常有经验的妇科亚专科病理医生之间，其在形态学诊断方面也存在着显著的观察者间的差异 [67, 77, 110]。表 32-3 列出了具有水肿改变绒毛的相似点和不同点。

从实际的角度出发，当最初的组织学切片显示绒毛水肿改变时，应将剩余标本全部取材，除外葡萄胎的可能。所有近期的刮宫标本切片应再次复阅。p57 免疫组化应用有助于除外大部分完全性葡萄胎的病例，除了雄性 / 双亲嵌合体 / 嵌合体和双胎妊娠外（见完全性葡萄胎）[66]。在 p57 表达模式不明确的疑难情况下，分子基因分型可以用来作出明确的诊断 [63, 64, 70, 77, 102]。水肿性流产显示典型的双亲二倍体，而完全性和部分性葡萄胎分别显示雄性二倍体（androgenetic diploidy）和双雄三倍体（diandric triploidy）(见完全性和部分性葡萄胎)。

在有问题的水肿性流产中，绒毛的异常从小的纤维化绒毛（fibrotic chorionic villi）到大的水肿绒毛不等，与部分性葡萄胎类似 [76, 77, 81]。水肿性流产的绒毛通常不会超过背景小绒毛的 2～3 倍，没有典型的中央水池形成。不要把扩张的干绒毛过度解释为中央水池（图 32-27）。另一个支持水肿性流产的线索包括表面滋养细胞的退变（而不是增生）。绒毛滋养细胞增生常见于染色体核型异常的非葡萄胎流产。例如，三体、双雌三倍体（digynic triploid）妊娠和胎盘绒毛间质发育不良 [76, 80, 81]。STR 基因分型有助于区分部分性葡萄胎和非葡萄胎流产。如果基因分型不容易获得，可以将这些病变诊断为“异常绒毛形态，具有部分性葡萄胎不确定的特征”（图 32-28）[27]。对于这些患者，需短期内监测血清 hCG 水平直至正常。

四、绒毛膜癌

【定义】

绒毛膜癌（choriocarcinoma）是一种恶性滋养细胞肿瘤，其中有中间滋养细胞、细胞滋养细胞和合体滋养细胞同时增生。细胞来源为绒毛滋养细胞。

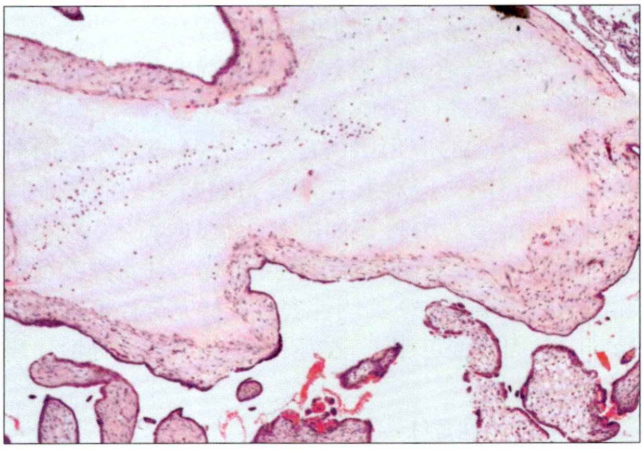

图 32-27 自然流产中干绒毛扩张可能被误认为中央水池

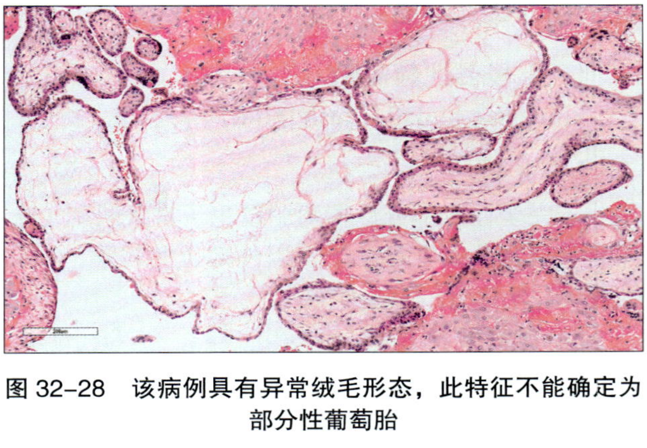

图 32-28 该病例具有异常绒毛形态，此特征不能确定为部分性葡萄胎

【临床特征】

绒毛膜癌见于育龄期妇女，青少年和绝经后妇女少见[111]。非白种人比白种人发病率高2倍，亚洲、非洲和拉丁美洲的发病率最高[34, 112-119]。常见的表现是阴道异常出血或转移部位的宫外出血，血清hCG水平升高[111, 120]。大部分绒毛膜癌发生于完全性葡萄胎（50%）、流产（25%）、正常妊娠（22.5%）和异位妊娠（2.5%）后[56, 90, 107, 119, 121, 122]。肿瘤通常具有几个月至超过14年的潜伏期（完全性葡萄胎后平均13个月，正常妊娠后1～3个月）[56, 90, 107, 111, 121]，其余病例发生在部分性葡萄胎后。葡萄胎后的绒毛膜癌的风险：完全性葡萄胎2%～3%，部分性葡萄胎<0.5%。很罕见的情况下，在足月的胎盘标本中，显微镜下检查偶然发现绒毛膜癌[123, 124]。识别胎盘绒毛膜癌重在进一步调查和随访，因为母亲和胎儿都有明显的转移风险。绒毛膜癌也可能发生在异位妊娠的输卵管或卵巢。

【病理学特征】

大体观察，肿瘤呈典型的出血性改变，鱼肉状区域与坏死区域交替存在（图32-29）。肿瘤可以很大，累及子宫内膜、子宫肌层并延伸至宫颈，伴有广泛的组织破坏[125]。包括输卵管和卵巢在内的异位妊娠发生绒毛膜癌并不常见[126, 127]。组织学上，肿瘤细胞呈片状，弥漫、浸润性侵入子宫肌层或周围结构中。单核的中间滋养细胞和细胞滋养细胞通常被多核的合体滋养细胞围绕，形成丛状结构（图32-30，图32-31）[27, 120]。所有肿瘤细胞在低倍镜下都可以观察到明显的细胞学异型性，核深染，具有明显的核仁和丰富的核分裂象。有些细胞，尤其是中间滋养细胞，可以出现很显著的透亮胞质。肿瘤性坏死和出血往往是一个突出的特点。在术前化疗的病例中，肿瘤内合体滋养细胞的数量比例可能比中间滋养细胞和细胞滋养细胞的比例小，但可以通过hCG免疫组化突出显示（图32-32）[128]。极少数绒毛膜癌病例中可能存在少量的胎盘部位滋养细胞肿瘤或上皮样滋养细胞肿瘤成分[129]。

【生物学标记】

所有的滋养细胞都可以显示细胞角蛋白（cytokeratin）阳性染色。合体滋养细胞弥漫表达hCG（图32-32）、inhibin和HSD3B1。MIB1增生指数（Ki-67）>90%。中间滋养细胞和细胞滋养细胞对这些抗体也呈阳性反应，但染色强度较弱。中间滋养细胞也特征性表达hPL、Mel-CAM（CD146）、HLA-G和MUC-4。细胞滋养细胞对Mel-CAM呈阴性表达[12, 13, 130-133]。SALL4在合体滋养细胞中呈阳性表达[7]。

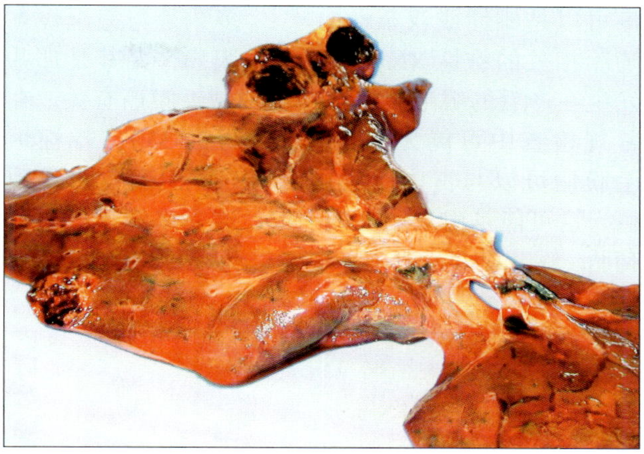

图32-29　肺转移性绒毛膜癌见出血性结节

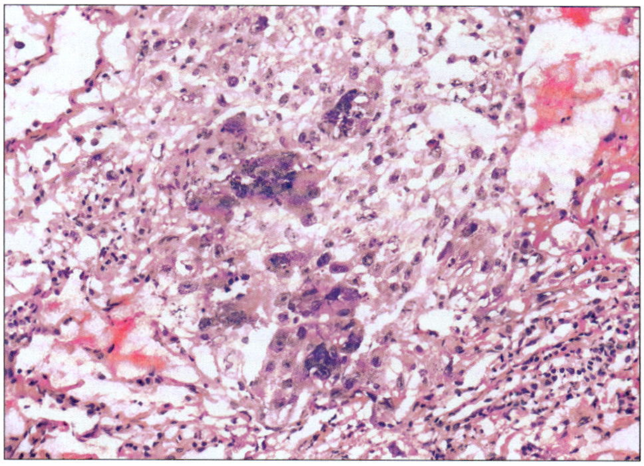

图32-30　肺结节的冰冻切片显示为转移性绒毛膜癌

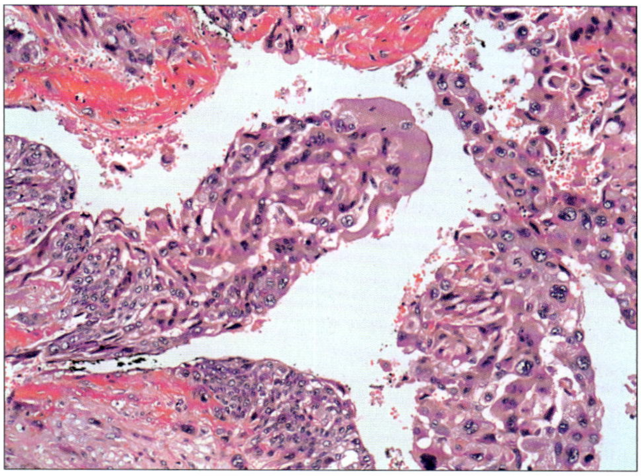

图32-31　绒毛膜癌中癌细胞呈丛状排列，同时可见单核的细胞滋养细胞和多核的合体滋养细胞

【分子遗传学】

大多数绒毛膜癌具有XX性染色体组成[134]。已报道了7q21-q31扩增和8p12-p21丢失的复杂核型[135, 136]。最近的基因分型研究表明，妊娠绒毛膜

癌可以是雄性或双亲性的[137]。多数是与完全性葡萄胎相关的雄性XX。双亲绒毛膜癌，尤其是那些发生在产后的绒毛膜癌与胎盘内绒毛膜癌有关，在常规检查中可能无法检测到（图32-33）。雄性绒毛膜癌可以与宫内胎盘同时存在，但胎盘未发现癌，这可能是由双胎妊娠引起，或是来源于妊娠葡萄胎。

【鉴别诊断】

鉴别诊断包括其他妊娠滋养细胞肿瘤、非妊娠性绒毛膜癌、高级别癌伴滋养细胞分化、完全性葡萄胎和其他非肿瘤性滋养细胞病变[28，138]（表32-4和表32-5）。

绒毛膜癌与其他妊娠滋养细胞肿瘤的区别在于非常高的血清hCG（绒毛膜癌比胎盘部位滋养细胞肿

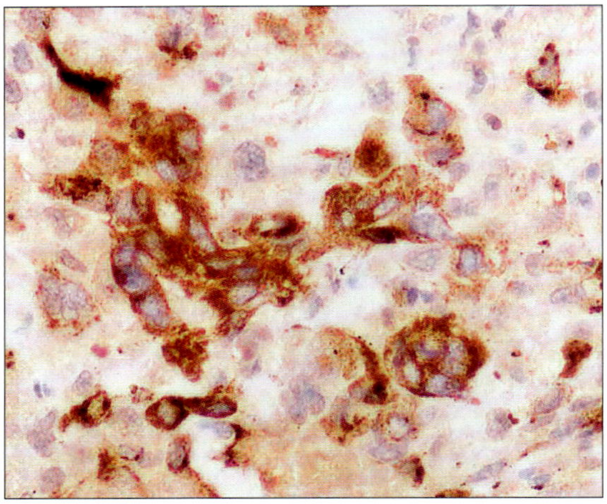

图32-32　绒毛膜癌中的合体滋养细胞，细胞质呈免疫组化hCG阳性

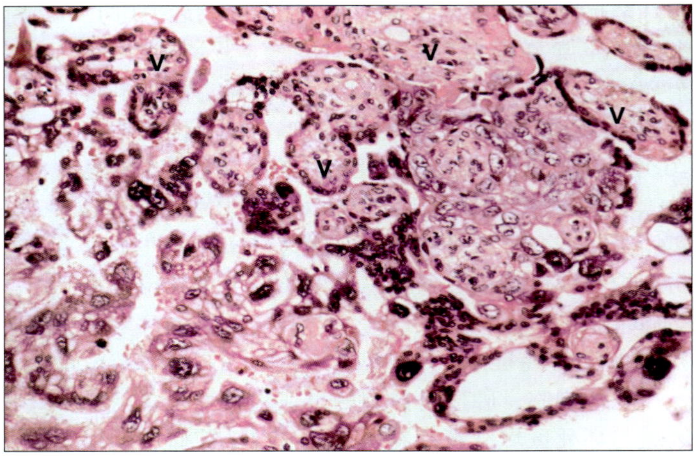

图32-33　从胎盘绒毛（V）延伸出的胎盘内绒毛膜癌
本图片由曼彻斯特大学的Harold Fox教授提供

表32-4　妊娠滋养细胞病变的组织病理学特征[30]

	EPS	PSN	APSN	CCA	ETT	PSTT
形成肿块	–	–	–	+	+	+
绒毛结构	存在	缺乏	缺乏	缺乏	缺乏	缺乏
细胞密度	低	低	增加	高	高	高
细胞核非典型	低	低	增加	高	存在	高
纤维蛋白样物质	+	+	+	–	–	+
血管侵犯	+	–	–	+	+/–	+
绒毛外滋养细胞	+	+	+	–	+	+
合体滋养细胞	+	–	–	+	–	–
核分裂象	无/罕见	无/罕见	+/–	+	+	+
细胞角蛋白CKpan	+	+	+	+	+	+
hCG	+	局灶+	局灶+	+（合体滋养细胞）	局灶+	局灶+
hPL	+	局灶+	局灶+	+（中间滋养细胞）	局灶+	+
inhibin-α	+	+	+	+（合体滋养细胞）	局灶+	+
Mel-CAM	+	局灶+	局灶+	+（中间滋养细胞）	局灶+	+
p63	–	+	+	+	+	–
SALL4	+	–	–	+	–	–
Ki-67	<5%	<5%	5%～10%	>90%	10%～25%	>10%

注：EPS，胎盘部位过度反应；PSN，胎盘部位结节/斑块；APSN，不典型胎盘部位结节；CCA，绒毛膜癌；ETT，上皮样滋养细胞肿瘤；PSTT，胎盘部位滋养细胞肿瘤。

表 32-5　绒毛膜癌鉴别诊断[30]

	绒毛膜癌	胎盘部位滋养细胞肿瘤	上皮样滋养细胞肿瘤	非妊娠性绒毛膜癌（生殖细胞肿瘤）	高级别癌伴滋养细胞分化	完全性葡萄胎
年龄	生育年龄	生育年龄	生育年龄	儿童及青少年	通常是老年 / 绝经后	生育年龄
血清 hCG 水平	明显增高	轻至中度增高	轻至中度增高	明显增高	轻度增高	明显增高
绒毛结构	缺乏	缺乏	缺乏	缺乏	缺乏	存在
细胞构成	CT, ST, IT	胎盘种植部位 IT	绒毛膜型 IT	CT, ST, IT	上皮性肿瘤细胞	CT, ST, IT
hCG	+++	+（局灶）	+（局灶）	+++	+	+++
hPL	+++	+++	+/–	+++	–	+++
p63	+++	+/–	+++	+++	–*	+++
SALL4	+++	–	–	+++	–*	+++
DNA 基因分型	致病妊娠的父系等位基因	致病妊娠的父系等位基因	致病妊娠的父系等位基因	双等位或纯合型#	双等位型	父系（单精或双精）

注：CT，细胞滋养细胞；ST，合体滋养细胞；IT，中间滋养细胞。
* 取决于癌的组织学类型。
# 取决于生殖细胞所处的阶段。

瘤和上皮样滋养细胞肿瘤水平更高），存在由三种细胞类型组成的独特的丛状生长模式，且 MIB1（Ki-67）增生指数 >90%。

非妊娠生殖细胞源性绒毛膜癌通常发生于儿童或年轻人的卵巢。通过广泛取材可能会发现其他生殖细胞肿瘤成分，如无性细胞瘤、卵黄囊瘤或畸胎瘤，从而诊断混合性生殖细胞肿瘤。

在其他部位有典型癌特征的肿瘤，血清 hCG 轻度升高和 hCG 免疫组化染色弱表达有助于鉴别具有滋养细胞分化的体细胞癌和绒毛膜癌[4]。滋养细胞分化可能表现为散在的合体滋养细胞样多核巨细胞，也可能出现绒毛膜癌形态。这种异位 hCG 产生已经在肺癌、乳腺癌、黑色素瘤和淋巴瘤中报道[2, 3]。

发生在子宫的单纯非妊娠性绒毛膜癌罕见。但需要注意的是，肿瘤的位置、患者的年龄、月经史和生育史对于区分非妊娠性和妊娠性绒毛膜癌可能并不可靠。hCG、hPL、inhibin 或 GATA3 等生物学标志物只能确定滋养细胞的分化情况，不能区分妊娠性与非妊娠性绒毛膜癌。甚至在妊娠性绒毛膜癌和生殖细胞源性绒毛膜癌中都能发现 SALL4 的表达。DNA 基因分型有助于解决棘手的病例，如可以识别出患者组织中不存在“外来”的父系遗传成分。区分妊娠性和生殖细胞源性绒毛膜癌及具有滋养细胞分化的体细胞癌非常重要，因为它们采取的化疗方案不同，对化疗的反应和临床过程也不同。

完全性葡萄胎的滋养细胞可能显示与绒毛膜癌相似的显著核异型性，但存在绒毛结构，即使很少，也支持完全性葡萄胎[64]。在完全性或侵袭性葡萄胎中发现的早期绒毛膜癌或绒毛膜内绒毛膜癌越来越受到重视[108, 137, 139]。葡萄胎绒毛周围有明显非典型的滋养细胞增生，其局部双相模式与绒毛膜癌相似[30, 139]。

在小而有限的子宫刮出物标本中遇到非肿瘤性滋养细胞病变，可能导致诊断困难。尤其是病理医生不知道患者有妊娠或流产史的病例，此时可以见到不伴有绒毛结构的孤立退化的滋养细胞，细胞核通常模糊，常常伴有纤维素沉积（参见后续胎盘部位结节和斑块部分）。

【预后及结局】

绒毛膜癌具有侵袭性，具有远处转移的倾向，通常转移部位是脑、肺和肾[140]。发病距分娩后超过 4 个月，治疗前 hCG 水平 >100 000mIU/ml，诊断时已发生肝或脑转移提示预后不良[36, 141, 142]。利用现代化疗方案使本病预后大大改善，治愈率高达 90% 以上[107, 118, 119]。

五、胎盘部位滋养细胞肿瘤

【定义】

胎盘部位滋养细胞肿瘤（placental site trophoblastic tumor，PSTT）是中间滋养细胞形成的滋养细胞恶性肿瘤。细胞来源被认为是胎盘植入部位的滋养细胞[143]。

【临床特征】

好发人群为育龄期妇女（平均年龄 30 岁），最常见的症状是异常阴道出血，但有些可能出现闭经、腹胀，类似于正常妊娠。极少数出现在绝经后妇女。2/3以上的患者有足月妊娠史，中位潜伏期为18个月。其余的继发于非葡萄胎流产[143-147]。PSTT患者偶尔会发现包括狼疮性肾炎在内的肾小球疾病[148, 149]。

【病理学特征】

肿瘤可累及子宫内膜和肌层，表现为1～10cm的浸润性肿块，在<10%的病例中发现宫颈受累（图32-34）。>50%的病例侵入子宫肌层的深度超过1/2，有时可侵犯浆膜层。切面通常呈鱼肉状，灰白和黄色实性区域交替存在。常常出现坏死和出血，但与绒毛膜癌相比程度较轻。很多时候用于诊断的标本是刮宫标本（图32-35），浸润几乎整个肌层的病例中可能发生手术相关的穿孔。显微镜下，肿瘤细胞排列呈片状并渗透肌层平滑肌束。经典的特征是肿瘤细胞群形成血管中心性-血管浸润模式，所累及的血管壁显示纤维素样改变并伴有肿瘤细胞浸润到血管腔内（图32-36）。常见凝固性肿瘤坏死和梗死型坏死。大多数肿瘤细胞为单核，多边形，部分可呈梭形。少量肿瘤细胞也可能是双核或多核，与标本不充分的绒毛膜癌的鉴别非常重要。细胞胞质嗜酸性或透亮，核多形性明显，核内假包涵体和核仁明显，核分裂象很低，平均每10个高倍视野可见5个分裂象（图32-37）。背景中子宫内膜显示蜕膜变和（或）Arias-Stella反应[143, 147, 150]。

【生物学标记】

细胞角蛋白、hPL（图32-38）、CD10、inhibin、Mel-CAM（CD146）和HLA-G均为阳性。p63通常阴性（图32-39）。hCG染色通常仅限于多核细胞（图32-40）。MIB1增生指数（Ki-67）通常>10%[6, 130, 150]。

【分子遗传学】

PSTT总是存在一个父系的X染色体。偶尔会出现遗传不平衡的情况[134, 151-154]。

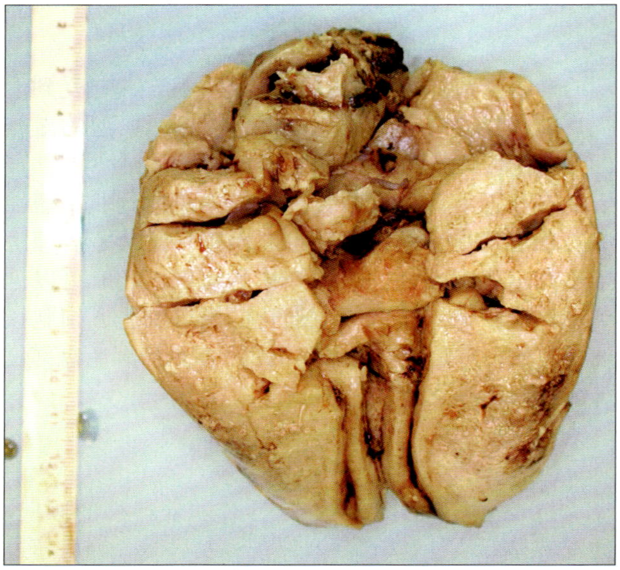

图32-34 子宫切除的标本中可见PSTT结节

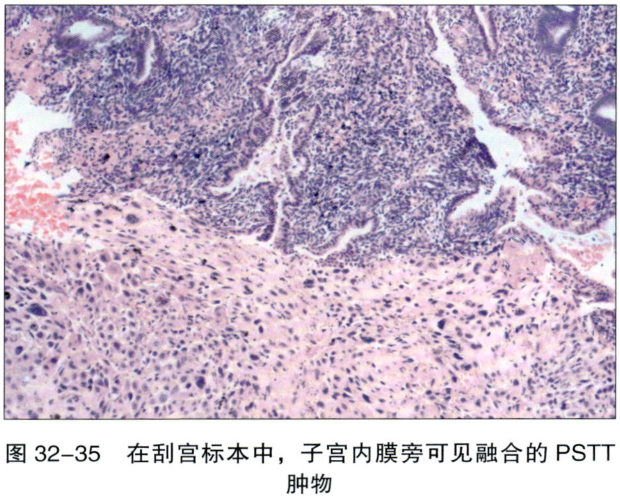

图32-35 在刮宫标本中，子宫内膜旁可见融合的PSTT肿物

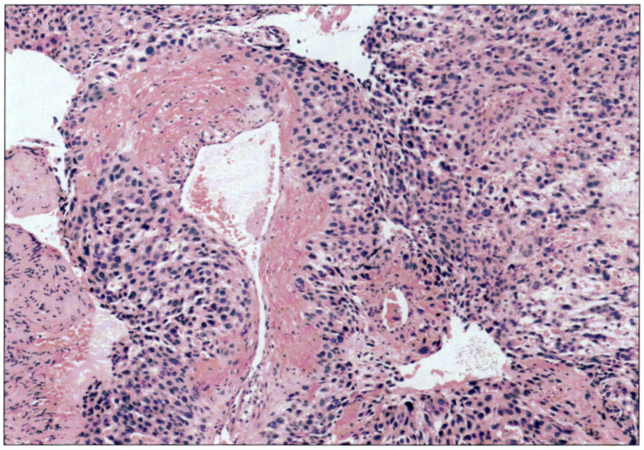

图32-36 PSTT中显著的血管周围生长伴纤维素沉积

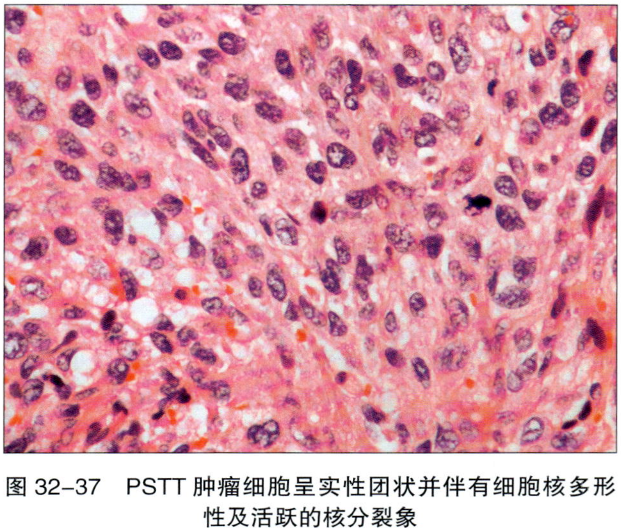

图32-37 PSTT肿瘤细胞呈实性团状并伴有细胞核多形性及活跃的核分裂象

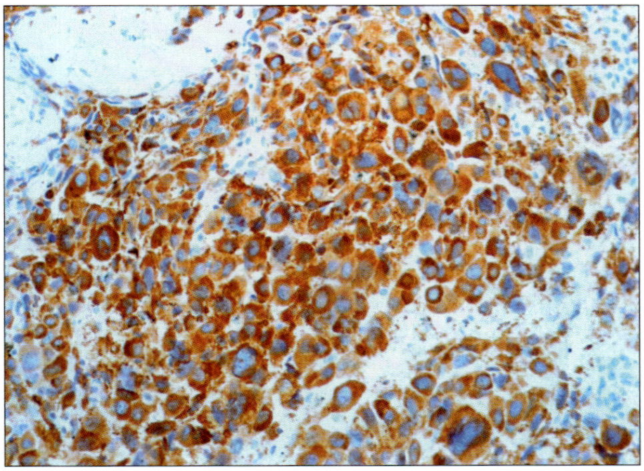

图 32-38　PSTT 肿瘤细胞胞质 hPL 阳性

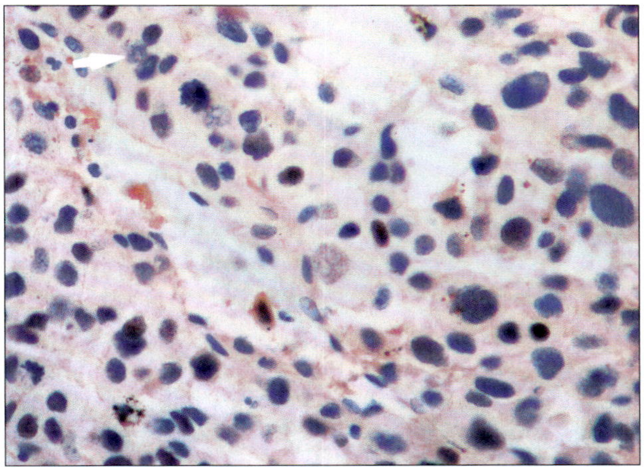

图 32-39　PSTT 肿瘤细胞细胞核 p63 常呈阴性，在宫颈活检中可以与低分化非角化性癌相鉴别

【鉴别诊断】

鉴别诊断包括绒毛膜癌、上皮样平滑肌肉瘤、低分化癌、黑色素瘤和超常胎盘部位反应[28]（表 32-4 和表 32-6）。

与胎盘部位滋养细胞肿瘤不同，绒毛膜癌通常具有非常高的血清 hCG、出血性肿块、丛状生长的结构，但缺乏胎盘部位滋养细胞肿瘤的血管中心和血管浸润模式（参见绒毛膜癌的鉴别诊断）的特征组合。分化差的胎盘部位滋养细胞肿瘤可能与某些绒毛膜癌难以区分。

特别是在冰冻切片或小活检时，可能难以区分平滑肌肉瘤、低分化癌和子宫体或子宫颈的黑色素瘤（图 32-41，图 32-42）。更典型的病理学特征和

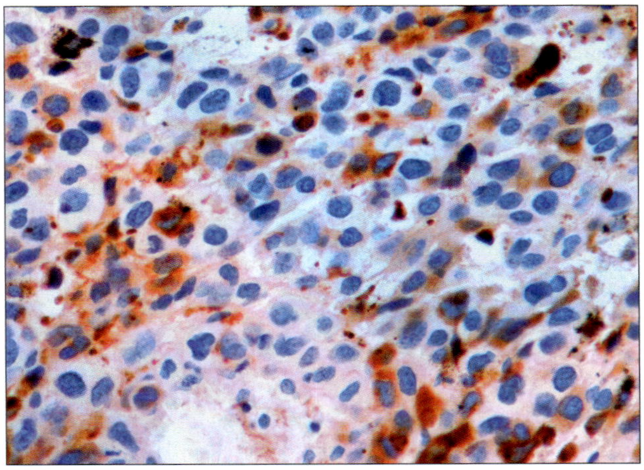

图 32-40　PSTT 可局灶 hCG 呈阳性

表 32-6　胎盘部位滋养细胞肿瘤的鉴别诊断[30]

	胎盘部位滋养细胞肿瘤	绒毛膜癌	上皮样平滑肌肉瘤	低分化癌
血清 hCG 水平	轻度增高	明显增高	正常	正常
结构特征	血管中心和血管浸润的模式	出血性肿块，丛状生长的结构	片巢状、索状，可形成丛状结构	片巢状、索状
肿瘤细胞来源	中间滋养细胞	细胞滋养细胞、合体滋养细胞和绒毛中间滋养细胞	平滑肌源性	上皮源性
纤维素样沉积物	+	–	–	–
hCG 免疫组化	+	+++	–	–
hPL	+++	++	–	–
SALL4	+++	+++	–	–*
细胞角蛋白（CKpan）免疫组化	+	+	–	+
肌源性标志物免疫组化	–	–	+	–

* 取决于癌的组织学类型。

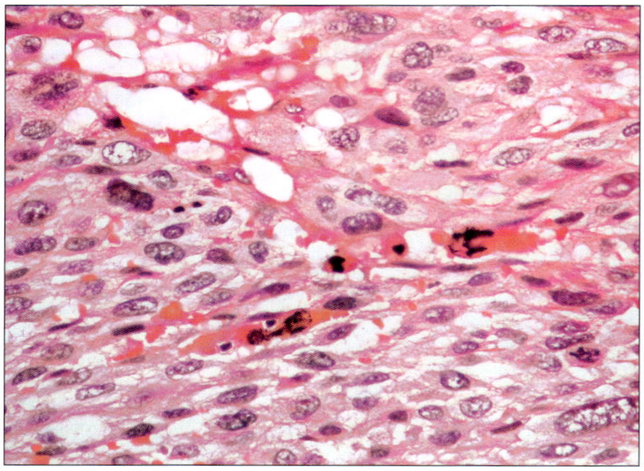

图 32-41 梭形 PSTT 细胞，细胞伴嗜酸性退变，类似于宫颈角化性鳞状细胞癌

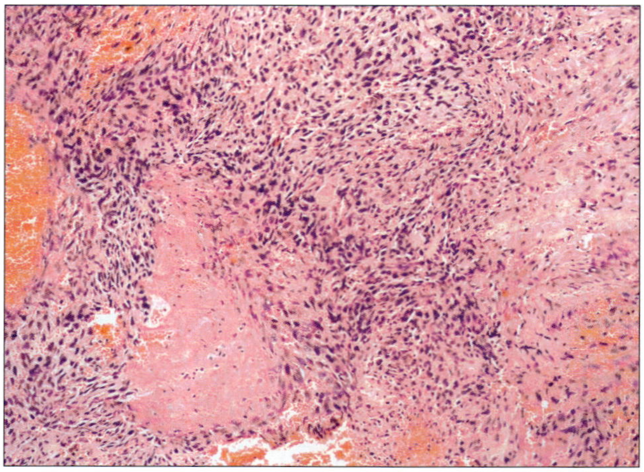

图 32-42 梭形 PSTT 细胞，类似于平滑肌肉瘤

免疫组化分析有助于鉴别诊断。胎盘部位滋养细胞肿瘤通常表现为血管壁的浸润，将保存完好的肌层分开，纤维素样沉积物明显。上皮样平滑肌肉瘤缺乏胎盘部位滋养细胞肿瘤的独特血管模式，免疫标志物高分子量钙调素结合蛋白（h-caldesmon）、结蛋白（desmin）和肌动蛋白（actin）阳性，以及 hPL 和 inhibin 阴性可证实。分化差的癌通常在组织学上可以显示一部分上皮分化的证据（鳞状细胞或腺体）和 hPL/hCG/inhibin 阴性的免疫表型。

DNA 基因分型有助于区分胎盘部位滋养细胞肿瘤与体细胞肿瘤（如宫颈鳞状细胞癌或子宫肌瘤），但不能区分胎盘部位滋养细胞肿瘤与其他妊娠肿瘤（绒毛膜癌、上皮样滋养细胞肿瘤）或非肿瘤性滋养细胞病变（胎盘部位过度反应）。

【预后】

大部分患者为 FIGO 分期Ⅰ期 [143]。大约有 30% 是高分期，并伴有其他盆腔部位的累及，转移到淋巴结、肺和肝脏。这些患者中有一半可能死于肿瘤。转移和复发性肿瘤对化疗反应差，常导致死亡。与不良预后相关的病理特征包括肿瘤体积大、广泛的坏死，具有透亮的细胞质，深肌层浸润，累及浆膜和核分裂 >2.5/mm^2（等于核分裂象 > 5/10HPFs）。在多变量分析中，对于 FIGO 分期Ⅲ / Ⅳ期患者，自上次妊娠以来≥ 2 年的潜伏期和透明细胞的存在是独立的不良预后指标 [144, 155-159]。

六、上皮样滋养细胞肿瘤

【定义】

上皮样滋养细胞肿瘤（epithelioid trophoblastic tumor，ETT）是中间滋养细胞恶性肿瘤。细胞起源被认为是绒毛膜型滋养细胞 [160]。

【临床特征】

好发人群通常与胎盘部位滋养细胞肿瘤相似（平均年龄 36 岁），最常见的症状是阴道异常出血和血清 hCG 轻度升高。除了子宫体，50% 的肿瘤通常出现在子宫下段和子宫颈，通常与前次妊娠有较长的间隔（平均 6 年），可能是足月妊娠、流产或葡萄胎 [160-164]。

【病理学特征】

大体上，肿瘤细胞呈浸润性结节，常常累及黏膜，形成溃疡 [160, 165]。切面可见坏死和出血。在显微镜下，肿瘤细胞被丰富的细胞外嗜酸性透明样物质分隔为膨胀性结节、巢状和条索状（图 32-43）[160, 161, 166]。地图状坏死和肿瘤细胞围血管生长非常显著。在某些情况下，可在外围发现蜕膜样改变的间质细胞。肿瘤细胞为单核，细胞膜清晰，大小一致，伴有嗜酸性或透亮胞质。细胞核呈中度异型性，核分裂数较少（每 10 个高倍视野 0～10 个核分裂数，平均

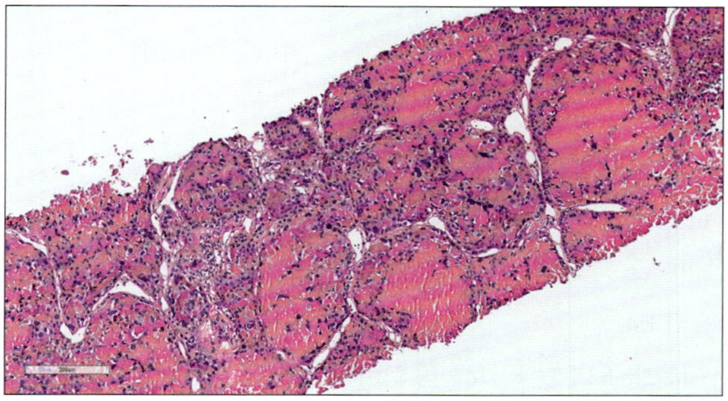

图 32-43 转移性上皮样滋养细胞肿瘤，显示为肺结节。细胞呈结节或巢状，被大量细胞外嗜酸性物质分隔

值为 2 个）[150]。

【生物学标记】

免疫组化 HSD3B1、CD10、cyclin E、细胞角蛋白、EMA 和 p63（图 32-44）呈阳性反应。其他滋养细胞生物学标志物，如 hPL、hCG、inhibin、Mel-CAM 和 HLA-G 可呈局灶阳性。MIB1 增生指数（Ki-67）为 10%～25%[6, 13, 130, 167, 168]。

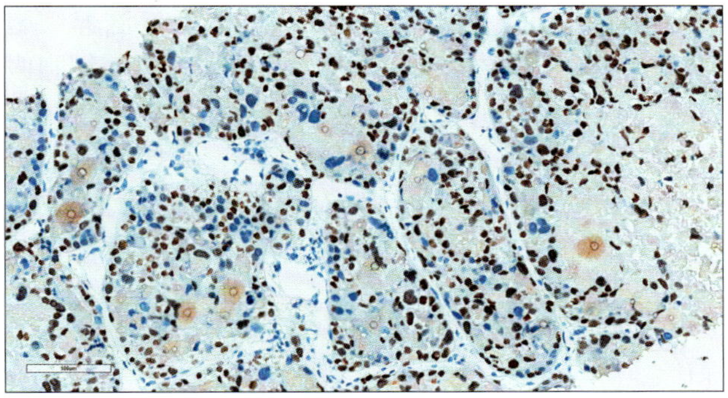

图 32-44　上皮样滋养细胞肿瘤细胞 p63 阳性

【分子遗传学】

大多数病例缺乏 Y 染色体补体[134]，优先需要父系 X 染色体。极少数比较基因组杂交研究显示了未受干扰的基因组[151, 169]。有一些提示有预先存在的胎盘部位结节恶性转化[170]。

【鉴别诊断】

包括鳞状细胞癌、上皮样平滑肌肉瘤和其他妊娠滋养细胞肿瘤[28]（表 32-4）。在小活检中，与胎盘部位结节的区别可能非常困难。

一些上皮样滋养细胞肿瘤的大体改变（宫颈黏膜受累）、镜下特征（上皮受累类似于高级别鳞状上皮内病变，嗜酸性透明物质）和免疫组化特征（细胞角蛋白阳性染色，EMA 和 p63）都类似鳞状细胞癌的特征。明确的鳞状分化、没有滋养细胞生物标志物表达和血清 hCG 水平正常支持鳞状细胞癌的诊断[161, 171, 172]。

上皮样平滑肌肉瘤通常包含更典型的平滑肌肿瘤分化的部分，并对平滑肌标志物呈阳性反应。与上皮样滋养细胞肿瘤相比，胎盘部位滋养细胞肿瘤呈更明显的浸润性生长，具有典型的血管中心性和血管侵袭的模式，HPL 和 Mel-CAM 染色阳性，p63 阴性。上皮样滋养细胞肿瘤可与其他妊娠滋养细胞肿瘤共存为混合瘤。一些化疗后的绒毛膜癌可能显示退变特征，很难与一些上皮样滋养细胞肿瘤区分[173]。

胎盘部位结节是细胞较少的、弥漫玻璃样变的病变。细胞核分裂不活跃，cyclin E 阴性，MIB1 增生指数小于 5%。不典型胎盘部位结节（atypical placental site nodule）是介于胎盘部位结节和上皮样滋养细胞肿瘤特征之间的一个术语[167, 170]。

DNA 基因分型有助于区分上皮样滋养细胞肿瘤与体细胞肿瘤，但不能区分上皮样滋养细胞肿瘤与其他妊娠肿瘤（绒毛膜癌、胎盘部位滋养细胞肿瘤）或非肿瘤性滋养细胞病变（胎盘部位结节、不典型胎盘部位结节）。

【预后】

无转移的患者预后良好。25% 的患者出现血道转移，其中一半通常死于肿瘤[161, 174-177]。上皮样滋养细胞肿瘤伴核分裂象 >5/10HPFs，自上次妊娠起潜伏期≥ 2 年，子宫深部肌层侵犯和子宫浆膜受累，预后较差[7, 174, 175]。

七、混合性滋养细胞肿瘤

混合性滋养细胞肿瘤（mixed trophoblastic tumor）指两种或两种以上的滋养细胞肿瘤（绒毛膜癌、PSTT 或 ETT）同时存在。最常见的形态是绒毛膜癌和 ETT 混合型，最不常见的形态是绒毛膜癌、PSTT 和 ETT 混合型。临床进展通常以绒毛膜癌成分为主[7, 129, 178]。

原发性子宫妊娠滋养细胞肿瘤的标准化报告数据集：国际癌症报告协作组织（International Collaboration on Cancer Reporting，ICCR）为包括原发性子宫妊娠滋养细胞肿瘤在内的每种癌症制定了具有循证学依据的、标准化的报告数据集，强调了病理报告中应包含的核心（必需）和非核心（推荐）的数据参数（表 32-7）[7]。

核心（必需）参数包括手术方式、标本完整性、肿瘤部位和尺寸、肿瘤组织学类型、其他组织 / 器官受累情况、浸润至浆膜、切缘和淋巴结状态，以及临时病理分期。

非核心（推荐）参数包括临床信息、组织块的识别、核分裂计数、淋巴管血管侵犯、同时存在的非肿瘤性滋养细胞病变、切缘状态、病理证实的远处转移、临时病理分期（TNM）和辅助检查。

【预后及肿瘤分期】

世界卫生组织（WHO）/ 国际妇产科联盟（FIGO）建立了风险评分系统，用于评估侵蚀性葡萄胎和绒毛膜癌患者的预后和指导治疗（表 32-8）。这些参数包括前次妊娠的类型（葡萄胎、非葡萄胎流产或足月妊娠），以及从前次妊娠到 GTN 发生的间隔时间。因此，对目前的侵蚀性葡萄胎或绒毛膜癌及可能的前次妊娠进行 DNA 基因分型，对于确定这两个关键参数非常重要。然而，该风险评分系统不适用于 ETT 和 PSTT[29]。

WHO/FIGO 风险评分指数（表 32-9）也可纳入 TNM 分期和解剖学的 FIGO 分期（表 32-8）[7，29]。目前 FIGO 分期包括每个患者的分期和风险评分。分期用罗马数字Ⅰ、Ⅱ、Ⅲ或Ⅳ表示，然后用冒号将其与所有风险评分的总和隔开，后者用阿拉伯数字表示（例如，Ⅱ期：4；Ⅳ期：9）[7，29]。

八、异常（非葡萄胎）绒毛病变

【定义】

异常（非葡萄胎）绒毛病变［abnormal（nonmolar）villous lesions］是指组织学特征与部分性葡萄胎（PHM）相似的各种非葡萄胎的绒毛病变。

【临床特征】

患者可能会出现流产的症状和体征。产前超声检查结果可能异常。

【病理学特征】

大体上，可能看起来类似正常妊娠，但有时会发现囊泡。显微镜下，经常可以观察到绒毛增大伴大小和形状不规则，可能会出现局部轻度滋养细胞增生（包括合体滋养细胞增生）和偶尔的滋养细胞假包涵体。在近足月的胎盘间质发育不良病例中，可发现绒毛干囊性扩张和血管壁增厚，有些可能与宫内生长受限和 Beckwith-Wiedemann 综合征有关[180]。

表 32-7 妊娠滋养细胞肿瘤病理报告应包括的核心参数和非核心参数[7]

核心参数	非核心（推荐）参数
• 手术方式	• 临床信息
• 标本完整性	• 组织块的识别
• 肿瘤部位	• 核分裂计数
• 肿瘤尺寸	• 淋巴管血管侵犯
• 肿瘤组织学类型	• 同时存在的非肿瘤性滋养细胞病变
• 其他组织 / 器官受累情况	• 辅助检查
• 浸润至浆膜	• 切缘状态
• 切缘	• 病理证实的远处转移
• 淋巴结状态	• 临时病理分期（TNM）
• 临时病理分期 (FIGO)	

表 32-8 基于预后因素的 WHO/FIGO 侵蚀性葡萄胎和绒毛膜癌预后评分系统[29，179]

WHO / FIGO 分数	0	1	2	4
年龄（岁）	< 40	> 40	—	—
妊娠史	葡萄胎	流产	足月妊娠	
妊娠间隔时间（月）	< 4	4～6	7～12	> 12
治疗前 hCG（mIU/ml）	< 10^3	> 10^3～10^4	> 10^4～10^5	> 10^5
最大肿瘤直径，包括子宫（cm）	—	3～4	≥ 5	—
转移部位	肺	脾，肾	胃肠道	脑，肝
确定的转移灶数目	—	1～4	5～8	> 8
既往化疗失败	—	—	单一药物	两种药物或更多

表 32-9 肿瘤分期和风险评分[7，179]

TNM 分期	FIGO 分期	结合风险评分的分期
T1M0	Ⅰ（严格局限于子宫体）	Ⅰ：风险评分
T2M0	Ⅱ（延伸至附件或阴道，但是局限于生殖器官）	Ⅱ：风险评分
任何 TM1a	Ⅲ（延伸至肺，生殖道受累或不受累）	Ⅲ：风险评分
任何 TM1b	Ⅳ（其他所有部位转移）	Ⅳ：风险评分

p57 和 Ki-67 免疫组化不能区分异常（非葡萄胎）绒毛病变和 PHM[181]。

【分子遗传学】

各种染色体或基因改变可能是病因，包括三体综合征、单体综合征、二倍体三倍体病例和胎盘间质发育不良[76, 80, 182]。一些病例的病因仍然不明。

【鉴别诊断】

主要的鉴别诊断是部分性葡萄胎。明确的鉴别取决于分子基因分型是否能证明部分性葡萄胎中的双雄三倍体。

【预后】

这是一种非葡萄胎妊娠，因此与无异常特征的妊娠相比，患持续性妊娠滋养细胞疾病的风险并不高。发现异常（非葡萄胎）绒毛病变的患者，如果不能进行基因分型，可监测 hCG 直至正常[183]。

九、胎盘部位过度反应

【定义】

胎盘部位过度反应（exaggerated placental site，EPS）指植入部位中间滋养细胞在胎盘植入部位异常明显增生（同义词：胎盘部位超常反应）[150, 184]。

【病理学特征】

EPS 可能出现在妊娠早期人工或自然流产中，提示其与潜伏性葡萄胎的相关性更高（图 32-45）[184]。通常没有肉眼可见的病变。正常的或 EPS 的区别是不明确的和主观的。在一个明确的 EPS 病例中，子宫内膜和子宫肌层中间滋养细胞数量明显增加，呈巢状、片状或单个细胞存在，没有破坏性肌层浸润，从而保留了子宫肌层的解剖结构。在低倍镜下可以观察到细胞核深染、具有非典型性及多核的细胞[185]。通常核分裂不活跃[14, 150]。

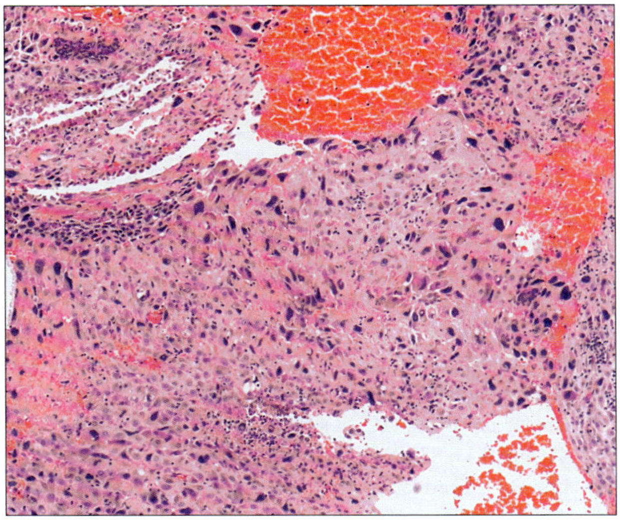

图 32-45　在完全性葡萄胎中出现的胎盘部位过度反应

【生物学标记】

中间滋养细胞对细胞角蛋白、hPL、inhibin、Mel-CAM（CD146）呈阳性反应，MIB1 增生指数（Ki-67）<1%[132, 133, 186]。

【鉴别诊断】

胎盘部位滋养细胞肿瘤通常存在肿块（临床或放射学）、高血清 hCG 水平、破坏性的肌层浸润、典型的血管浸润模式、肿瘤坏死和 MIB1 增生指数（Ki-67）>10%。低 MIB1 指数、蜕膜和绒毛的存在倾向诊断 EPS。

【预后】

EPS 通常自发退化。没有证据表明它与胎盘部位滋养细胞肿瘤有遗传关系，特别是没有恒定的 XX 基因组[151, 187]。

十、胎盘部位结节 / 斑块

【定义】

胎盘部位结节 / 斑块（placental site nodule/plaque，PSN）是由绒毛膜型中间滋养细胞组成的具有丰富的玻璃样基质的界限清楚的结节或斑块[150, 188-190]。

【病理学特征】

通常患者因其他妇科疾病（如异常子宫出血）接受检查时，在子宫切除术或刮宫标本中发现结节或斑块。患者通常处于生育年龄，既往妊娠可追溯至 8 年前（平均 3 年）。很罕见的情况是因绝经后出血进行检查时发现。最常累及的部位是子宫下段内膜及宫颈内膜[188]。只有 25% 的病变大体可见，呈灰白至棕褐色实性结节。

在显微镜下，病变细胞较少，呈簇状或单个细胞排列，具有丰富的嗜酸性透明化间质（图 32-46）。通常会出现分区模式，外围的细胞较多，中心的细胞较少。胞质嗜酸性或透亮，核不规则，多形性，核染色质不清。通常看不到核分裂象。一些细胞质内可能存在嗜酸性透明物质。纤维素样坏死和营养不良性钙化常见。个别病例可见坏死或退变的绒毛[7, 189]。

世界卫生组织第五版（WHO 5th Edition）提到的不典型胎盘部位结节（APSN）分类显示了典型 PSN 和 ETT 之间的特征（表 32-4）。APSN 体积较大（5～10mm），细胞增多，核不典型，有丝分裂活跃，Ki-67 指数在 5%～10%。然而，明确的诊断标准仍未确定。一般认为，APSN 可能是 ETT 和 PSTT 的

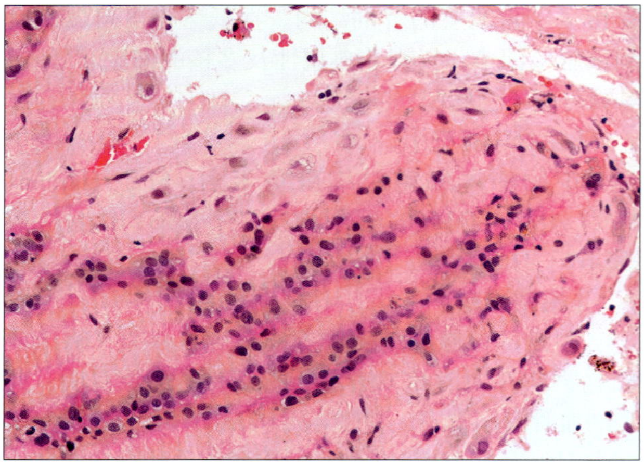

图 32-46 刮宫标本中偶然发现的胎盘部位结节，其间细胞稀疏，伴显著的玻璃样变间质

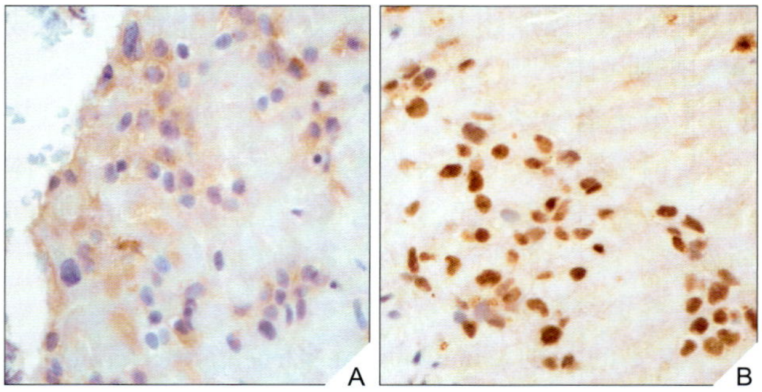

图 32-47 胎盘部位结节中绒毛膜中间滋养细胞 inhibin 大部分为阴性（A），但 p63 阳性（B）

前驱病变，应通过影像学检查和连续 hCG 检测进行监测[7]。

【生物学标记】

细胞角蛋白、EMA、CD10、p63 和 inhibin（图 32-47）呈阳性反应。植入部位滋养细胞生物学标志物如 hPL 和 Mel-CAM 较少阳性。MIB1 增生指数（Ki-67）<5%[7]。与上皮样滋养细胞肿瘤不同，结节对于 cyclin E 是阴性的[12, 14, 133, 167, 191]。

【鉴别诊断】

蜕膜反应可能类似胎盘部位结节。蜕膜间质细胞的大小、形态通常较为均匀，缺乏核深染。它们不表达胎盘部位结节的免疫标记。EPS 少见玻璃样变，边界不太清楚。

不同于胎盘部位结节，胎盘部位滋养细胞肿瘤中的细胞是种植部位中间型滋养层，其免疫表型也不同。胎盘部位滋养细胞肿瘤常常是一种 MIB1 增生指数高的浸润性肿块。

胎盘部位结节与上皮样滋养细胞肿瘤（其具有相同类型的中间滋养细胞）的区别可能是困难的，尤其是在清宫术标本中。胎盘部位结节通常细胞较少，具有更弥漫的玻璃样变区域，cyclin E 阴性，且 MIB1 增生指数（Ki-67）<5%。在不能区别胎盘部位结节和肿瘤的情况下，有人建议使用术语“不典型胎盘部位结节”[167, 170]。

胎盘部位结节的其他鉴别诊断包括鳞状细胞癌和上皮样平滑肌肿瘤，已在上皮样滋养细胞肿瘤内容中进行讨论。

【预后】

属于良性病变，对这些患者随访未发现不良预后。不典型胎盘部位结节被认为是上皮样滋养细胞肿瘤的前期病变[170, 192]。对于不典型胎盘部位结节的患者，应通过影像学检查评估，以排除肿块的存在，并应密切连续监测 hCG 水平。

参・考・文・献

[1] Moore K L. Before we are born : essentials of embryology and birth defects[M]. 9th ed.Elsevier: Saunders, 2016.

[2] Paradinas F J, Elston C W. Gestational trophoblastic diseases. [M]//Fox H, Wells M, editors. Haines & Taylor Obstetrical and Gynaecological Pathology. Edinburgh: Churchill Livingstone, 2003, 1359-1430.

[3] Mazur M T, Kurman R J. Gestational trophoblastic disease and related lesions[M]. New York: Springer, 2002.

[4] Cheung A. Gestational Trophoblastic Disease[M]// Robboy S, Mutter G, Prat J, et al. Robboy's Pathology of the Female Reproductive Tract. Edinburgh: Churchill Livingstone, 2009: 881-907.

[5] Lage J M. Gestational trophoblastic diseases[M]// Robbey S, Russel R. Pathology of the Female Reproductive Tract. London: Elsevier, 2001.

[6] Singer G, Kurman R J, McMaster M T, et al. HLA-G immunoreactivity is specific for intermediate trophoblast in gestational trophoblastic disease and can serve as a useful marker in differential diagnosis[J]. Am J Surg Pathol, 2002, 26(7): 914-920.

[7] Hui P, Webster F, Baergen R N, et al. Dataset for the reporting of gestational trophoblastic neoplasia: recommendations from the international collaboration on cancer reporting (ICCR)[J]. Int J Gynecol Pathol, 2022, 41(Suppl 1): S34-S43.

[8] Lee C Q, Gardner L, Turco M, et al. What is trophoblast? A combination of criteria define human first-trimester trophoblast[J]. Stem Cell Reports, 2016, 6(2): 257-272.

[9] Mittal K, Soslow R, McCluggage W G. Application of immunohistochemistry to gynecologic pathology[J]. Arch Pathol Lab Med, 2008, 132(3): 402-423.

[10] Xue W C, Khoo U S, Ngan H Y, et al. C-mos immunoreactivity aids in the diagnosis of gestational trophoblastic lesions[J]. Int J Gynecol Pathol, 2004, 23(2): 145-150.

[11] Zhang H J, Xue W, Siu M K, et al. P63 expression in gestational trophoblastic disease: correlation with proliferation and apoptotic dynamics[J]. Int J Gynecol Pathol, 2009, 28: 172-178.

[12] Shih I M, Nesbit M, Herlyn M, et al. A new Mel-CAM (CD146)-specific monoclonal antibody, MN-4, on paraffin-embedded tissue[J]. Mod Pathol, 1998, 11(11): 1098-1106.

[13] Mao T L, Kurman R J, Jeng Y M, et al. HSD3B1 as a novel trophoblast-associated marker that assists in the differential diagnosis of trophoblastic tumors and tumorlike lesions[J]. Am J Surg Pathol, 2008, 32(2): 236-242.

[14] Shih I M. Trophogram, an immunohistochemistry-based algorithmic approach, in the differential diagnosis of trophoblastic tumors and tumorlike lesions[J]. Ann Diagn Pathol, 2007, 11(3): 228-234.

[15] Xue W C, Cheung A N. Complications of early pregnancy, including trophoblastic neoplasia//Zheng W. Pathology of Obstetrics and Gynaecology: Pathology of Obstetrics and Gynaecology; 2010.

[16] Gynaecologists R.The investigation and treatment of couples with recurrent first-trimester and second-trimester miscarriage[J]. RCOG Green-top Guideline No 17, 2011: 1-18.

[17] Giouleka S, Tsakiridis I, Arsenaki E, et al. Investigation and management of recurrent pregnancy loss: a comprehensive review of guidelines[J]. Obstet Gynecol Surv, 2023, 78(5): 287-301.

[18] Khawajkie Y, Mechtouf N, Nguyen N M P, et al. Comprehensive analysis of 204 sporadic hydatidiform moles: revisiting risk factors and their correlations with the molar genotypes[J]. Mod Pathol, 2020, 33(5): 880-892.

[19] Slim R, Ao A, Surti U, et al. Recurrent triploid and dispermic conceptions in patients with NLRP7 mutations[J]. Placenta, 2011, 32(5): 409-412.

[20] Messaed C, Chebaro W, Di Roberto R B, et al. NLRP7 in the spectrum of reproductive wastage: rare non-synonymous variants confer genetic susceptibility to recurrent reproductive wastage[J]. J Med Genet, 2011, 48(8): 540-548.

[21] Murdoch S, Djuric U, Mazhar B, et al. Mutations in NALP7 cause recurrent hydatidiform moles and reproductive wastage in humans[J]. Nat Genet, 2006, 38(3): 300-302.

[22] Bouyer J, Coste J, Shojaei T, et al. Risk factors for ectopic pregnancy: a comprehensive analysis based on a large case-control, population-based study in France[J]. Am J Epidemiol, 2003, 157(3): 185-194.

[23] Fernandez H, Gervaise A. Ectopic pregnancies after infertility treatment: modern diagnosis and therapeutic strategy[J]. Hum Reprod Update, 2004, 10(6): 503-513.

[24] Zhang Y, Chen J, Lu W,et al. Clinical characteristics of persistent ectopic pregnancy after salpingostomy and influence on ongoing pregnancy[J]. J Obstet Gynaecol Res, 2017, 43(3): 564-570.

[25] Burton J L, Lidbury E A, Gillespie A M, et al. Over-diagnosis of hydatidiform mole in early tubal ectopic pregnancy[J]. Histopathology, 2001, 38(5): 409-417.

[26] Sebire N J, Lindsay I, Fisher R A, et al. Overdiagnosis of complete and partial hydatidiform mole in tubal ectopic pregnancies[J]. Int J Gynecol Pathol, 2005, 24(3): 260-264.

[27] Kurman R J, Carcangiu M L, Herrington C S, et al. WHO Classification of Tumours of Female Reproductive Organs[M]. Lyon: IARC Press, 2014, 155-168.

[28] Clement P, Young R. Trophoblastic lesions, miscellaneous primary uterine neoplasms, hematopoietic neoplasms, and metastatic neoplasms to the uterus[M]. Atlas of Gynecologic Surgical Pathology. Amsterdam: Elsevier, 2008, 236-261.

[29] Ngan H Y S, Seckl M J, Berkowitz R S, et al. Diagnosis and management of gestational trophoblastic disease: 2021 update[J]. Int J Gynaecol Obstet, 2021, 155(Suppl 1): 86-93.

[30] WHO Classification of Tumours Editorial Board. Female Genital Tumours. 5th Edition ed. Lyon, France: IARC Press; 2020.

[31] Buza N, Hui P. Genotyping diagnosis of gestational trophoblastic disease: frontiers in precision medicine[J]. Mod Pathol, 2021, 34(9): 1658-1672.

[32] Atrash H K, Hogue C J, Grimes D A. Epidemiology of hydatidiform mole during early gestation[J]. Am J Obstet Gynecol, 1986, 154(4): 906-909.

[33] Bagshawe K D, Dent J, Webb J. Hydatidiform mole in England and Wales 1973-83[J]. Lancet, 1986, 328(8508): 673-677.

[34] Buckley J D. The epidemiology of molar pregnancy and choriocarcinoma[J]. Clin Obstet Gynecol, 1984, 27(1): 153-159.

[35] Hayashi K, Bracken M B, Freeman D H Jr, et al. Hydatidiform mole in the United States (1970–1977): a statistical and theoretical analysis[J]. Am J Epidemiol, 1982, 115(1): 67-77.

[36] Ngan H Y, Kohorn E I, Cole L A,et al. Trophoblastic disease[J]. Int J Gynaecol Obstet, 2012,119 Suppl 2:S130-S136.

[37] Ngan H Y S, Tam K F, Lam K W, et al. Relapsed gestational trophoblastic neoplasia: a 20-year experience[J]. J Reprod Med, 2006, 51(10): 829-834.

[38] Hando T, Ohno M, Kurose T. Recent aspects of gestational trophoblastic disease in Japan[J]. Int J Gynaecol Obstet, 1998, 60(Suppl 1): S71-S76.

[39] Kim J H, Park D C, Bae S N, et al. Subsequent reproductive experience after treatment for gestational trophoblastic disease[J].Gynecol Oncol, 1998, 71(1): 108-112.

[40] Altieri A, Franceschi S, Ferlay J, et al. Epidemiology and

aetiology of gestational trophoblastic diseases[J]. Lancet Oncol, 2003, 4(11): 670-678.
[41] Palmer J R. Advances in the epidemiology of gestational trophoblastic disease[J]. J Reprod Med, 1994, 39(3): 155-162.
[42] Ngan H Y, Seckl M J, Berkowitz R S, et al. Update on the diagnosis and management of gestational trophoblastic disease[J]. Int J Gynaecol Obstet, 2015, 131(Suppl 2): S123-S126.
[43] Lurain J R. Gestational trophoblastic disease I: epidemiology, pathology, clinical presentation and diagnosis of gestational trophoblastic disease, and management of hydatidiform mole[J]. Am J Obstet Gynecol, 2010, 203(6): 531-539.
[44] La Vecchia C, Parazzini F, Decarli A, et al. Age of parents and risk of gestational trophoblastic disease[J]. J Natl Cancer Inst, 1984, 73(3): 639-642.
[45] Sebire N J, Foskett M, Fisher R A, et al. Risk of partial and complete hydatidiform molar pregnancy in relation to maternal age[J]. BJOG, 2002, 109(1): 99-102.
[46] Matsuura J, Chiu D, Jacobs P A, et al. Complete hydatidiform mole in Hawaii: an epidemiological study[J]. Genet Epidemiol, 1984, 1(3): 271-284.
[47] Martin P M. High frequency of hydatidiform mole in native Alaskans[J]. Int J Gynaecol Obstet, 1978, 15(5): 395-396.
[48] Cheung A. Gestational Trophoblastic Diseases//Ho F, Wu P, editors. Topics in Pathology for Hong Kong. Hong Kong: Hong Kong University Press; 1995, 147-163.
[49] Martin B H, Kim J H. Changes in gestational trophoblastic tumors over four decades. A Korean experience[J]. J Reprod Med, 1998, 43(1): 60-68.
[50] Kajii T, Ohama K. Androgenetic origin of hydatidiform mole[J]. Nature, 1977, 268(5621): 633-634.
[51] Lawler S D, Povey S, Fisher R A, et al. Genetic studies on hydatidiform moles. Ⅱ. The origin of complete moles[J]. Ann Hum Genet, 1982, 46(3): 209-222.
[52] Paradinas F J, Browne P, Fisher R A, et al. A clinical, histopathological and flow cytometric study of 149 complete moles, 146 partial moles and 107 non-molar hydropic abortions[J]. Histopathology, 1996, 28(2): 101-110.
[53] Szulman A E. Syndromes of hydatidiform moles. Partial vs. complete[J]. J Reprod Med, 1984, 29(11): 788-791.
[54] Garner E I, Goldstein D P, Feltmate C M, et al. Gestational trophoblastic disease[J]. Clin Obstet Gynecol, 2007, 50(1): 112-122.
[55] Fowler D J, Lindsay I, Seckl M J, et al. Histomorphometric features of hydatidiform moles in early pregnancy: relationship to detectability by ultrasound examination[J]. Ultrasound Obstet Gynecol, 2007, 29(1): 76-80.
[56] Berkowitz R S, Goldstein D P. Chorionic tumors[J]. N Engl J Med, 1996, 335(23): 1740-1748.
[57] Berkowitz R S, Goldstein D P. Clinical practice: molar pregnancy[J]. N Engl J Med, 2009, 360: 1639-1645.
[58] Baergen R N, Kelly T, McGinniss M J, et al. Complete hydatidiform mole with a coexistent embryo[J]. Hum Pathol, 1996, 27(7): 731-734.
[59] Keep D, Zaragoza M V, Hassold T, et al. Very early complete hydatidiform mole[J]. Hum Pathol, 1996, 27(7): 708-713.
[60] Sebire N J, Fisher R A, Rees H C. Histopathological diagnosis of partial and complete hydatidiform mole in the first trimester of pregnancy[J]. Pediatr Dev Pathol, 2003, 6(1): 69-77.
[61] Kim K R, Park B H, Hong Y O, et al. The villous stromal constituents of complete hydatidiform mole differ histologically in very early pregnancy from the normally developing placenta[J].Am J Surg Pathol, 2009, 33(2): 176-185.
[62] Kim M J, Kim K R, Ro J Y, et al. Diagnostic and pathogenetic significance of increased stromal apoptosis and incomplete vasculogenesis in complete hydatidiform moles in very early pregnancy periods[J]. Am J Surg Pathol, 2006, 30(3): 362-369.
[63] LeGallo R D, Stelow E B, Ramirez N C, et al. Diagnosis of hydatidiform moles using p57 immunohistochemistry and HER2 fluorescent in situ hybridization[J]. Am J Clin Pathol, 2008, 129(5): 749-755.
[64] McConnell T G, Murphy K M, Hafez M, et al. Diagnosis and subclassification of hydatidiform moles using p57 immunohistochemistry and molecular genotyping: validation and prospective analysis in routine and consultation practice settings with development of an algorithmic approach[J]. Am J Surg Pathol, 2009, 33(6): 805-817.
[65] Banet N, DeScipio C, Murphy K M, et al. Characteristics of hydatidiform moles: analysis of a prospective series with p57 immunohistochemistry and molecular genotyping[J]. Mod Pathol, 2014, 27(2): 238-254.
[66] Lewis G H, DeScipio C, Murphy K M, et al. Characterization of androgenetic/biparental mosaic/chimeric conceptions, including those with a molar component: morphology, p57 immnohistochemistry, molecular genotyping, and risk of persistent gestational trophoblastic disease[J]. Int J Gynecol Pathol, 2013, 32(2): 199-214.
[67] Ronnett B M, DeScipio C, Murphy K M. Hydatidiform moles: ancillary techniques to refine diagnosis[J]. Int J Gynecol Pathol, 2011, 30(2): 101-116.
[68] Chiu P M, Liu V W, Ngan H Y,et al. Detection of mitochondrial DNA mutations in gestational trophoblastic disease[J]. Hum Mutat, 2003, 22(2): 177.
[69] Murphy K M, Descipio C, Wagenfuehr J, et al. Tetraploid partial hydatidiform mole: a case report and review of the literature[J].Int J Gynecol Pathol, 2012, 31(1): 73-79.
[70] Lipata F, Parkash V, Talmor M, et al. Precise DNA genotyping diagnosis of hydatidiform mole[J].Obstet Gynecol, 2010, 115(4): 784-794.
[71] Fukunaga M, Endo Y, Ushigome S. Clinicopathologic study of tetraploid hydropic villous tissues[J]. Arch Pathol Lab Med, 1996, 120(6): 569-572.

[72] Brown L, Mount S, Reddy R, et al. Recurrent pregnancy loss in a woman with NLRP7 mutation: not all molar pregnancies can be easily classified as either "partial" or "complete" hydatidiform moles[J]. Int J Gynecol Pathol, 2013, 32(4): 399-405.
[73] Nguyen N M, Slim R. Genetics and epigenetics of recurrent hydatidiform moles: basic science and genetic counselling[J]. Curr Obstet Gynecol Rep, 2014, 3(1): 55-64.
[74] Nguyen N M, Zhang L, Reddy R, et al. Comprehensive genotype-phenotype correlations between NLRP7 mutations and the balance between embryonic tissue differentiation and trophoblastic proliferation[J]. J Med Genet, 2014, 51(9): 623-634.
[75] Nguyen N M P, Khawajkie Y, Mechtouf N, et al. The genetics of recurrent hydatidiform moles: new insights and lessons from a comprehensive analysis of 113 patients[J]. Mod Pathol, 2018, 31(7): 1116-1130.
[76] Buza N, Hui P. Partial hydatidiform mole: histologic parameters in correlation with DNA genotyping[J]. Int J Gynecol Pathol, 2013, 32(3): 307-315.
[77] Chew S H, Perlman E J, Williams R, et al. Morphology and DNA content analysis in the evaluation of first trimester placentas for partial hydatidiform mole (PHM)[J]. Hum Pathol, 2000, 31(8): 914-924.
[78] van Lijnschoten G, Arends J W, Geraedts J P. Comparison of histological features in early spontaneous and induced trisomic abortions[J]. Placenta, 1994, 15(7): 765-773.
[79] Redline R W, Hassold T, Zaragoza M. Determinants of villous trophoblastic hyperplasia in spontaneous abortions[J]. Mod Pathol, 1998, 11(8): 762-768.
[80] Sebire N J, May P C, Kaur B, et al. Abnormal villous morphology mimicking a hydatidiform mole associated with paternal trisomy of chromosomes 3, 7, 8 and unipaternal disomy of chromosome 11[J]. Diagn Pathol, 2016, 11: 20.
[81] Genest D R. Partial hydatidiform mole: clinicopathological features, differential diagnosis, ploidy and molecular studies, and gold standards for diagnosis[J]. Int J Gynecol Pathol, 2001, 20(4): 315-322.
[82] Paradinas F J, Sebire N J, Fisher R A, et al. Pseudo-partial moles: placental stem vessel hydrops and the association with Beckwith-Wiedemann syndrome and complete moles[J]. Histopathology, 2001, 39(5): 447-454.
[83] Buza N, Hui P. Egg donor pregnancy: a potential pitfall in DNA genotyping diagnosis of hydatidiform moles[J]. Int J Gynecol Pathol, 2014, 33(5): 507-510.
[84] Joseph N M, Pineda C, Rabban J T. DNA genotyping of nonmolar donor egg pregnancies with abnormal villous morphology: allele zygosity patterns prevent misinterpretation as complete hydatidiform mole[J]. Int J Gynecol Pathol, 2018, 37(2): 191-197.
[85] Niemann I, Petersen L K, Hansen E S, et al. Predictors of low risk of persistent trophoblastic disease in molar pregnancies[J]. Obstet Gynecol, 2006, 107(5): 1006-1011.
[86] Yeung C W, Cheung A N Y. Negative pregnancy test in patients with trophoblastic diseases[J]. Curr Obstet Gynecol Rep, 2014, 3(1): 102-106.
[87] Baasanjav B, Usui H, Kihara M, et al. The risk of post-molar gestational trophoblastic neoplasia is higher in heterozygous than in homozygous complete hydatidiform moles[J]. Hum Reprod, 2010, 25(5): 1183-1191.
[88] Cheung A N, Sit A S, Chung L P, et al. Detection of heterozygous XY complete hydatidiform mole by chromosome in situ hybridization[J]. Gynecol Oncol, 1994, 55(3 Pt 1): 386-392.
[89] Zheng X Z, Qin X Y, Chen S W, et al. Heterozygous/dispermic complete mole confers a significantly higher risk for post-molar gestational trophoblastic disease[J]. Mod Pathol, 2020, 33(10): 1979-1988.
[90] Matsui H, Iizuka Y, Sekiya S. Incidence of invasive mole and choriocarcinoma following partial hydatidiform mole[J]. Int J Gynaecol Obstet, 1996, 53(1): 63-64.
[91] Agarwal R, Teoh S, Short D, et al. Chemotherapy and human chorionic gonadotropin concentrations 6 months after uterine evacuation of molar pregnancy: a retrospective cohort study[J]. The Lancet, 2012, 379(9811): 130-135.
[92] Cheung A N, Chan K K. Perplexing hCG profile after evacuation of hydatidiform mole[J]. Lancet, 2012, 379(9811): 98-100.
[93] Garrett L A, Garner E I, Feltmate C M, et al. Subsequent pregnancy outcomes in patients with molar pregnancy and persistent gestational trophoblastic neoplasia[J].J Reprod Med, 2008, 53(7): 481-486.
[94] Sebire N J, Fisher R A, Foskett M, et al. Risk of recurrent hydatidiform mole and subsequent pregnancy outcome following complete or partial hydatidiform molar pregnancy[J]. BJOG, 2003, 110(1): 22-26.
[95] Hui P, Martel M, Parkash V. Gestational trophoblastic diseases: recent advances in histopathologic diagnosis and related genetic aspects[J]. Adv Anat Pathol, 2005, 12(3): 116-125.
[96] Lawler S D, Fisher R A, Pickthall V J, et al. Genetic studies on hydatidiform moles. I. The origin of partial moles[J]. Cancer Genet Cytogenet, 1982, 5(4): 309-320.
[97] Jauniaux E. Partial moles: from postnatal to prenatal diagnosis[J]. Placenta, 1999, 20(5-6): 379-388.
[98] Fine C, Bundy A L, Berkowitz R S, et al. Sonographic diagnosis of partial hydatidiform mole[J]. Obstet Gynecol, 1989, 73(3 Pt 1): 414-418.
[99] Jacobs P A, Szulman A E, Funkhouser J, et al. Human triploidy: relationship between parental origin of the additional haploid complement and development of partial hydatidiform mole[J]. Ann Hum Genet, 1982, 46(3): 223-231.
[100] Sundvall L, Lund H, Niemann I, et al. Tetraploidy in hydatidiform moles[J]. Hum Reprod, 2013, 28(7): 2010-2020.
[101] Golubovsky M D. Postzygotic diploidization of triploids as a source of unusual cases of mosaicism, chimerism and twinning[J].Hum Reprod, 2003, 18(2): 236-242.
[102] Bifulco C, Johnson C, Hao L, et al. Genotypic analysis of

hydatidiform mole: an accurate and practical method of diagnosis[J]. Am J Surg Pathol, 2008, 32(3): 445-451.
[103] Ronnett B M. Hydatidiform moles: ancillary techniques to refine diagnosis[J]. Arch Pathol Lab Med, 2018, 142(12): 1485-1502.
[104] DeScipio C, Haley L, Beierl K, et al. Diandric triploid hydatidiform mole with loss of maternal chromosome 11[J]. Am J Surg Pathol, 2011, 35(10): 1586-1591.
[105] Rice L W, Berkowitz R S, Lage J M, et al. Persistent gestational trophoblastic tumor after partial hydatidiform mole[J]. Gynecol Oncol, 1990, 36(3): 358-362.
[106] Hancock B W, Nazir K, Everard J E. Persistent gestational trophoblastic neoplasia after partial hydatidiform mole incidence and outcome[J]. J Reprod Med, 2006, 51(10): 764-766.
[107] Seckl M J, Fisher R A, Salerno G, et al. Choriocarcinoma and partial hydatidiform moles[J]. Lancet, 2000, 356(9223): 36-39.
[108] Bynum J, Murphy K M, DeScipio C, et al. Invasive complete hydatidiform moles: analysis of a case series with genotyping[J]. Int J Gynecol Pathol, 2016, 35(2): 134-141.
[109] Gaber L W, Redline R W, Mostoufi-Zadeh M, et al. Invasive partial mole[J]. Am J Clin Pathol, 1986, 85(6): 722-724.
[110] Fukunaga M, Katabuchi H, Nagasaka T, et al. Interobserver and intraobserver variability in the diagnosis of hydatidiform mole[J].Am J Surg Pathol, 2005, 29(7): 942-947.
[111] Ober W B, Edgcomb J H, Jr Price E B. The pathology of choriocarcinoma[J]. Ann N Y Acad Sci, 1971, 172(10): 299-426.
[112] Llewellyn-Jones D. Trophoblastic tumors; geographical variations in incidence and possible aetiological factors[J]. J Obstet Gynaecol Br Commonw, 1965, 72: 242-248.
[113] Shanmugaratnam K, Muir C S, Tow S H, et al. Rates per 100, 000 births and incidence of choriocarcinoma and malignant mole in Singapore Chinese and Malays. Comparison with Connecticut, Norway and Sweden[J]. Int J Cancer, 1971, 8(1): 165-175.
[114] Nakano R, Sasaki K, Yamoto M, et al. Trophoblastic disease: analysis of 342 patients[J]. Gynecol Obstet Invest, 1980, 11(4): 237-242.
[115] Poen H T, Djojopranoto M. The possible etiologic factors of hydatidiform mole and choriocarcinoma Preliminary report[J]. Am J Obstet Gynecol, 1965, 92(4): 510-513.
[116] Brinton L A, Bracken M B, Connelly R R. Choriocarcinoma incidence in the United States[J].Am J Epidemiol, 1986, 123(6): 1094-1100.
[117] Ringertz N. Hydatidiform mole, invasive mole and choriocarcinoma in Sweden 1958-1965[J]. Acta Obstet Gynecol Scand, 1970, 49(2): 195-203.
[118] Smith H O. Gestational trophoblastic disease epidemiology and trends[J]. Clin Obstet Gynecol, 2003, 46(3): 541-556.
[119] Soper J T. Gestational trophoblastic disease[J]. Obstet Gynecol, 2006, 108(1): 176-187.
[120] Smith H O, Kohorn E, Cole L A. Choriocarcinoma and gestational trophoblastic disease[J]. Obstet Gynecol Clin North Am, 2005, 32(4): 661-684.
[121] Lurain J R, Brewer J I, Torok E E, et al. Natural history of hydatidiform mole after primary evacuation[J]. Am J Obstet Gynecol, 1983, 145(5): 591-595.
[122] Bagshawe K D, Golding P R, Orr A H. Choriocarcinoma after hydatidiform mole. studies related to effectiveness of follow-up practice after hydatidiform mole[J]. Br Med J, 1969, 3(5673): 733-737.
[123] Jacques S M, Qureshi F, Doss B J, et al. Intraplacental choriocarcinoma associated with viable pregnancy: pathologic features and implications for the mother and infant[J]. Pediatr Dev Pathol, 1998, 1(5): 380-387.
[124] Sebire N J, Lindsay I, Fisher R A, et al. Intraplacental choriocarcinoma: experience from a tertiary referral center and relationship with infantile choriocarcinoma[J]. Fetal Pediatr Pathol, 2005, 24(1): 21-29.
[125] Fu Y, Lu W, Zhou C, et al. Primary cervical choriocarcinoma: report of four cases and literature review[J]. Int J Gynecol Cancer, 2007, 17(3): 715-719.
[126] Chan D P, Wong W P. Extrauterine gestational choriocarcinoma. Report of two cases[J]. Obstet Gynecol, 1970, 35(5): 730-733.
[127] Ober W B, Maier R C. Gestational choriocarcinoma of the fallopian tube[J]. Diagn Gynecol Obstet, 1981, 3(3): 213-231.
[128] Mazur M T. Metastatic gestational choriocarcinoma. Unusual pathologic variant following therapy[J]. Cancer, 1989, 63(7): 1370-1377.
[129] Shen D H, Khoo U S, Ngan H Y, et al. Coexisting epithelioid trophoblastic tumor and choriocarcinoma of the uterus following a chemoresistant hydatidiform mole[J]. Arch Pathol Lab Med, 2003, 127(7): e291-e293.
[130] Kalhor N, Ramirez P T, Deavers M T, et al. Immunohistochemical studies of trophoblastic tumors[J]. Am J Surg Pathol, 2009, 33(4): 633-638.
[131] Mao T L, Kurman R J, Huang C C, et al. Immunohistochemistry of choriocarcinoma: an aid in differential diagnosis and in elucidating pathogenesis[J]. Am J Surg Pathol, 2007, 31(11): 1726-1732.
[132] Shih I M, Kurman R J. Ki-67 labeling index in the differential diagnosis of exaggerated placental site, placental site trophoblastic tumor, and choriocarcinoma: a double immunohistochemical staining technique using Ki-67 and Mel-CAM antibodies[J]. Hum Pathol, 1998, 29(1): 27-33.
[133] Shih I M, Kurman R J. Immunohistochemical localization of inhibin-alpha in the placenta and gestational trophoblastic lesions[J]. Int J Gynecol Pathol, 1999, 18(2): 144-150.
[134] Yap K L, Hafez M J, Mao T L, et al. Lack of a y-chromosomal complement in the majority of gestational trophoblastic neoplasms[J]. J Oncol, 2010, 2010: 364508.

[135] Rodriguez E,Melamed J,Reuter V,et al.Chromosomal abnormalities in choriocarcinomas of the female[J]. Cancer Genet Cytogenet, 1995, 80(1): 9-12.
[136] Sheppard D M,Fisher R A,Lawler S D. Karyotypic analysis and chromosome polymorphisms in four choriocarcinoma cell lines[J]. Cancer Genet Cytogenet, 1985, 16(3): 251-258.
[137] Savage J, Adams E, Veras E, et al. Choriocarcinoma in women: analysis of a case series with genotyping[J].Am J Surg Pathol, 2017, 41(12): 1593-1606.
[138] Cheung A N, Zhang H J, Xue W C, et al. Pathogenesis of choriocarcinoma: clinical, genetic and stem cell perspectives[J]. Future Oncol, 2009, 5(2): 217-231.
[139] Hui P. Gestational trophoblastic tumors: a timely review of diagnostic pathology[J]. Arch Pathol Lab Med, 2019, 143(1): 65-74.
[140] Morgan J M, Lurain J R. Gestational trophoblastic neoplasia: an update[J]. Curr Oncol Rep, 2008, 10(6): 497-504.
[141] Kohorn E I. The new FIGO 2000 staging and risk factor scoring system for gestational trophoblastic disease: description and critical assessment[J]. Int J Gynecol Cancer, 2001, 11(1): 73-77.
[142] Rodabaugh K J, Bernstein M R, Goldstein D P, et al. Natural history of postterm choriocarcinoma[J]. J Reprod Med, 1998, 43(1): 75-80.
[143] Baergen R N, Rutgers J L, Young R H, et al. Placental site trophoblastic tumor: a study of 55 cases and review of the literature emphasizing factors of prognostic significance[J]. Gynecol Oncol, 2006, 100(3): 511-520.
[144] Hassadia A, Gillespie A, Tidy J, et al. Placental site trophoblastic tumour: clinical features and management[J]. Gynecol Oncol, 2005, 99(3): 603-607.
[145] Chang Y L, Chang T C, Hsueh S, et al. Prognostic factors and treatment for placental site trophoblastic tumor—report of 3 cases and analysis of 88 cases[J].Gynecol Oncol, 1999, 73(2): 216-222.
[146] Scully R E, Young R H. Trophoblastic pseudotumor: a reappraisal[J]. Am J Surg Pathol, 1981, 5(1): 75-76.
[147] Young R H, Scully R E. Placental-site trophoblastic tumor: current status[J].Clin Obstet Gynecol, 1984, 27(1): 248-258.
[148] Young R H, Scully R E, McCluskey R T. A distinctive glomerular lesion complicating placental site trophoblastic tumor: Report of two cases[J]. Hum Pathol, 1985, 16(1): 35-42.
[149] Mazzucco G, Colla L, Monga G. Kidney involvement in a patient affected by placental site trophoblastic tumor[J]. Am J Kidney Dis, 2011, 57(3): 516-520.
[150] Shih I M, Kurman R J. The pathology of intermediate trophoblastic tumors and tumor-like lesions[J]. Int J Gynecol Pathol, 2001, 20(1): 31-47.
[151] Hui P, Wang H L, Chu P, et al. Absence of Y chromosome in human placental site trophoblastic tumor[J]. Mod Pathol, 2007, 20(10): 1055-1060.
[152] Hui P, Riba A, Pejovic T, et al. Comparative genomic hybridization study of placental site trophoblastic tumour: a report of four cases[J]. Mod Pathol, 2004, 17(2): 248-251.
[153] Hui P, Parkash V, Perkins A S, et al. Pathogenesis of placental site trophoblastic tumor may require the presence of a paternally derived X chromosome[J]. Lab Invest, 2000, 80(6): 965-972.
[154] Xue W C, Guan X Y, Ngan H Y, et al. Malignant placental site trophoblastic tumor: a cytogenetic study using comparative genomic hybridization and chromosome in situ hybridization[J]. Cancer, 2002, 94(8): 2288-2294.
[155] Feltmate C M, Genest D R, Wise L, et al. Placental site trophoblastic tumor: a 17-year experience at the new England trophoblastic disease center[J]. Gynecol Oncol, 2001, 82(3): 415-419.
[156] Papadopoulos A J, Foskett M, Seckl M J, et al. Twenty-five years' clinical experience with placental site trophoblastic tumors[J]. J Reprod Med, 2002, 47(6): 460-464.
[157] Finkler N J. Placental site trophoblastic tumor. Diagnosis, clinical behavior and treatment[J]. J Reprod Med, 1991, 36(1): 27-30.
[158] Schmid P, Nagai Y, Agarwal R, et al. Prognostic markers and long-term outcome of placental-site trophoblastic tumours: a retrospective observational study[J].Lancet, 2009, 374(9683): 48-55.
[159] Zhang Y, Zhang S, Huang W, et al. Intermediate trophoblastic tumor: the clinical analysis of 62 cases and prognostic factors[J]. Arch Gynecol Obstet, 2019, 299(5): 1353-1364.
[160] Fadare O, Parkash V, Carcangiu M L, et al. Epithelioid trophoblastic tumor: clinicopathological features with an emphasis on uterine cervical involvement[J]. Mod Pathol, 2006, 19(1): 75-82.
[161] Shih I M, Kurman R J. Epithelioid trophoblastic tumor: a neoplasm distinct from choriocarcinoma and placental site trophoblastic tumor simulating carcinoma[J]. Am J Surg Pathol, 1998, 22(11): 1393-1403.
[162] Palmer J E, MacDonald M, Wells M, et al. Epithelioid trophoblastic tumor: a review of the literature[J]. J Reprod Med, 2008, 53(7): 465-475.
[163] Kuo K T, Chen M J, Lin M C. Epithelioid trophoblastic tumor of the broad ligament: a case report and review of the literature[J]. Am J Surg Pathol, 2004, 28(3): 405-409.
[164] Hamazaki S, Nakamoto S, Okino T, et al. Epithelioid trophoblastic tumor: Morphological and immunohistochemical study of three lung lesions[J]. Hum Pathol, 1999, 30(11): 1321-1327.
[165] Meydanli M M, Kucukali T, Usubutun A, et al. Epithelioid trophoblastic tumor of the endocervix: a case report[J]. Gynecol Oncol, 2002, 87(2): 219-224.
[166] Cheung A N. Pathology of gestational trophoblastic diseases[J].Best Pract Res Clin Obstet Gynaecol, 2003, 17(6): 849-868.
[167] Mao T L, Seidman J D, Kurman R J, et al. Cyclin E and p16 immunoreactivity in epithelioid trophoblastic tumor:

an aid in differential diagnosis[J]. Am J Surg Pathol, 2006, 30(9): 1105-1110.

[168] Shih I M, Kurman R J. p63 expression is useful in the distinction of epithelioid trophoblastic and placental site trophoblastic tumors by profiling trophoblastic subpopulations[J]. Am J Surg Pathol, 2004, 28(9): 1177-1183.

[169] Xu M L, Yang B, Carcangiu M L, et al. Epithelioid trophoblastic tumor: comparative genomic hybridization and diagnostic DNA genotyping[J].Mod Pathol, 2009, 22(2): 232-238.

[170] Tsai H W, Lin C P, Chou C Y, et al. Placental site nodule transformed into a malignant epithelioid trophoblastic tumour with pelvic lymph node and lung metastasis[J]. Histopathology, 2008, 53(5): 601-604.

[171] Lewin S N, Aghajanian C, Moreira A L, et al. Extrauterine epithelioid trophoblastic tumors presenting as primary lung carcinomas: morphologic and immunohistochemical features to resolve a diagnostic dilemma[J]. Am J Surg Pathol, 2009, 33(12): 1809-1814.

[172] Narita F, Takeuchi K, Hamana S, et al. Epithelioid trophoblastic tumor (ETT) initially interpreted as cervical cancer[J]. Int J Gynecol Cancer, 2003, 13(4): 551-554.

[173] Deavers M T, Kalhor N, Silva E G. Diagnostic problems with trophoblastic lesions[J]. Arch Pathol Lab Med, 2008, 132(2): 168-174.

[174] Lurain J R. Gestational trophoblastic disease Ⅱ: classification and management of gestational trophoblastic neoplasia[J]. Am J Obstet Gynecol, 2011, 204(1): 11-18.

[175] Davis M R, Howitt B E, Quade B J, et al. Epithelioid trophoblastic tumor: a single institution case series at the New England Trophoblastic Disease Center[J]. Gynecol Oncol, 2015, 137(3): 456-461.

[176] Brown J, Naumann R W, Seckl M J, et al. 15years of progress in gestational trophoblastic disease: Scoring, standardization, and salvage[J]. Gynecol Oncol, 2017, 144(1): 200-207.

[177] Kim J H, Lee S K, Hwang S H, et al. Extrauterine epithelioid trophoblastic tumor in hysterectomized woman[J]. Obstet Gynecol Sci, 2017, 60(1): 124-128.

[178] Tse K Y, Chiu K W H, Chan K K L, et al. A case series of five patients with pure or mixed gestational epithelioid trophoblastic tumors and a literature review on mixed tumors[J]. Am J Clin Pathol, 2018, 150(4): 318-332.

[179] Ngan H Y S, Seckl M J, Berkowitz R S, et al. Update on the diagnosis and management of gestational trophoblastic disease[J]. Int J Gynaecol Obstet, 2018, 143(Suppl 2): 79-85.

[180] Pawoo N, Heller D S. Placental mesenchymal dysplasia[J]. Arch Pathol Lab Med, 2014, 138(9): 1247-1249.

[181] Alwaqfi R, Chang M C, Colgan T J. Does ki-67 have a role in the diagnosis of placental molar disease?[J]. Int J Gynecol Pathol, 2020, 39(1): 1-7.

[182] Buza N, McGregor S M, Barroilhet L, et al. Paternal uniparental isodisomy of tyrosine hydroxylase locus at chromosome 11p15.4: spectrum of phenotypical presentations simulating hydatidiform moles[J]. Mod Pathol, 2019, 32(8): 1180-1188.

[183] Fisher R A, Tommasi A, Short D, et al. Clinical utility of selective molecular genotyping for diagnosis of partial hydatidiform mole; a retrospective study from a regional trophoblastic disease unit[J]. J Clin Pathol, 2014, 67(11): 980-984.

[184] Young R H, Kurman R J, Scully R E. Proliferations and tumors of intermediate trophoblast of the placental site[J]. Semin Diagn Pathol, 1988, 5(2): 223-237.

[185] Wan S K, Lam P W, Pau M Y, et al. Multiclefted nuclei. A helpful feature for identification of intermediate trophoblastic cells in uterine curetting specimens[J].Am J Surg Pathol, 1992, 16(12): 1226-1232.

[186] Yeh I T, O'Connor D M, Kurman R J. Intermediate trophoblast: further immunocytochemical characterization[J]. Mod Pathol, 1990, 3(3): 282-287.

[187] Dotto J, Hui P. Lack of genetic association between exaggerated placental site reaction and placental site trophoblastic tumor[J]. Int J Gynecol Pathol, 2008, 27(4): 562-567.

[188] Young R H, Kurman R J, Scully R E. Placental site nodules and plaques A clinicopathologic analysis of 20 cases[J]. Am J Surg Pathol, 1990, 14(11): 1001-1009.

[189] Huettner P C, Gersell D J. Placental site nodule: a clinicopathologic study of 38 cases[J]. Int J Gynecol Pathol, 1994, 13(3): 191-198.

[190] Shih I M, Seidman J D, Kurman R J. Placental site nodule and characterization of distinctive types of intermediate trophoblast[J].Hum Pathol, 1999, 30(6): 687-694.

[191] Shitabata P K, Rutgers J L. The placental site nodule: an immunohistochemical study[J]. Hum Pathol, 1994, 25(12): 1295-1301.

[192] Chen B J, Cheng C J, Chen W Y. Transformation of a post-cesarean section placental site nodule into a coexisting epithelioid trophoblastic tumor and placental site trophoblastic tumor: a case report[J]. Diagn Pathol, 2013, 8: 85.

第三十三章

胎盘总论

Overview of Placenta

陶　祥　王爱春　顾依群

第一节　胎盘的发生和发育过程

胎盘病理学与其他各个外科病理学分支相比，有其特别之处，这主要是因为其他器官病理均以肿瘤性病变为主，胎盘的肿瘤极其罕见，而病理医生在一个失用器官中诊断炎症或梗死就会疑惑诊断的意义有多大。所以初学者必须了解胎盘病理的特殊性，只有在明确诊断目的基础上再加以特殊诊断思维的训练，才能胜任胎盘病理的诊断工作。胎盘病理诊断的目的是通过对胎盘病变的识别来揭示妊娠期胎儿和孕妇的健康状态，并给产后新生儿和产妇的健康管理提供依据，而并非针对胎盘这一器官本身进行诊断[1]。在诊断过程中，需要关注以下几个特殊方面。

首先，需要把握胎盘的正常结构和组织学。理由如下：①胎盘的生长周期短暂，在近 10 个月的形成和生长中，胎盘的结构和组织学经历了巨大的变化，每一时期也会存在相对好发的疾病谱系；②胎盘的组织学结构复杂，不同的部位行使不同的生理功能，同一类型的病变发生在不同的部位其意义可能是截然不同的；③胎盘虽然是胎儿的器官，胎儿借助胎盘与母体进行营养和代谢物交换，但是母体的组织也参与了胎盘的形成，所以它是两个个体形成的器官，只有通过判断病变发生于母体还是胎儿，才能判断哪一方存在健康问题。因此对胎盘的结构和功能的认识是有效地开展胎盘病理诊断的基础，特别是了解早、中、晚孕期的正常胎盘结构特点，将有助于胎盘诊断的学习。

其次，胎盘诊断的首要任务是评估胎盘的功能状态是否适应胎儿的生长需求。胎盘是胎儿赖以从母体获取各类营养物质、氧气的器官，同时还通过胎盘排泄代谢产物。所以在诊断过程中，需要考虑胎盘的功能是否受到影响或在多大程度上受到影响。胎盘的体积很大，有足够的冗余以适应胎儿的一般应激状态，假设在一个足月胎盘发现位于边缘部位的孤立性陈旧性梗死，则其损失的功能早已被周围的正常组织所代偿而无任何的临床表现[2]。

最后，病理医生需要密切联系临床表现才能做出正确的胎盘诊断[3]。临床表现提供了胎盘诊断的思考方向，有些胎盘病变极其细微，容易忽视，掌握临床病史可以给诊断医生提前的警示。胎儿是宫内死亡还是分娩后死亡，以及是自然死亡还是引产所致，不同的原因会导致同一种胎盘形态出现截然不同的解释。这也揭示病理医生需要熟悉产科临床的一些最基本概念和重点疾病的发生机制，如子痫前期、胎膜早破、胎盘早剥等。

因此，如果单单从临床需求的迫切性来说，胎盘病理确实不如肿瘤病理重要，病理医生可轻松地写出一份信息量约为零的报告而不会有任何负担，但想要出具一份合格的胎盘病理报告实属不易，它是病理医生追求真知和真心服务患者的体现，在此过程中，病理医生也可以打下扎实的病理基础并培养严密的逻辑分析能力。

一、胎盘发生

不同哺乳动物的胎盘在结构上存在显著的差异，根据滋养层细胞与母体血液之间的间隔成分，分为①绒毛膜 - 上皮型（epitheliochorial），如偶蹄类、奇蹄类和一些原猴类动物，此类动物的胎盘生长于子宫内膜表面，间隔以母体子宫内膜的表面上皮；②绒毛膜 - 内皮型（endotheliochorial），如大多数食肉动物、低等灵长类动物，此类动物的胎盘种植于子宫内膜内，但滋养层细胞与母体循环之间仍间隔以一层内皮细胞；③绒毛膜 - 血型（hemochorial），如啮齿动物和人类，这类动物的胎盘不但种植于子宫内膜内，而且滋养层细胞直接与母血接触[4]。虽然人类胎盘与啮齿动物同属一类，但结构上仍有较大的差异，人类胎盘没有啮齿动物胎盘中的迷路结构。虽然如此，但不同类型的胎盘有一点是共性的，就是存在两个独立且有关联的循环系统，即母体 - 胎盘循环和胎儿 - 胎盘循环。

因为母体血液流入胎盘发生于孕早、中期过渡的时间，即孕 14 周左右，这标志着人类胎盘真正意义上的功能形成。在此之前，胎盘的生长过程是依赖于子宫腺体分泌的黏液及母体血液滤过的血浆成分来提供营养的。从受精开始的第 4 天，由桑葚胚期的一团无差别的原始细胞分化成两群独立的细胞，此时细胞团内形成液体聚积的囊性结构，称为胚泡（blastocyst），包绕于胚泡腔外周的为单层的滋养细胞，是形成胎盘的前体细胞，在后续的发育过程中又掺入胚内来源的中胚层成分，共同发育成胎盘绒毛膜。位于胚泡内部定位在一极的为内细胞团，未来将发育成胚胎及其附属的羊膜囊、卵黄囊和尿囊结构。胚泡经输卵管的传送进入宫腔，于受精后的第 5～6 天与子宫内膜接触，并在 1 天内完成植入子宫内膜的过程，子宫内膜的表面上皮修复植入孔，于是整个胚囊种植于子宫内膜层中。

当滋养外胚层接触到蜕膜后，滋养层细胞迅速增生，并分化为内、外两层，外层为合胞体样细胞，称为合体滋养细胞；内层细胞呈单核立方状，是滋养层干细胞，负责向多种类型的滋养细胞分化。滋养层内形成一些腔隙，来自母体的营养物质包括内膜腺体的分泌物和血浆滤出物填充其间并提供营养。进而腔隙逐渐扩大，分割滋养层细胞形如柱状，称为初级绒毛（受精后约第 14 天）。同时内细胞团也不断地发育，出现三胚层的胚盘结构，即外胚层、中胚层和内胚层，其中中胚层的间质细胞向滋养细胞层迁移，长入初级绒毛中央，形成了绒毛的间质，即胚外中胚层，周围被滋养细胞包绕，即次级绒毛（受精后第 17～18 天）（图 33-1）。继而由绒毛间质中分化出内皮细胞形成毛细血管，并与卵黄囊和（或）尿囊的血管连接，血管内出现有核红细胞，即三级绒毛的形成（受精后约第 18 天）（图 33-2），此时环绕胚囊的绒毛向四周的生长速度相似。但随

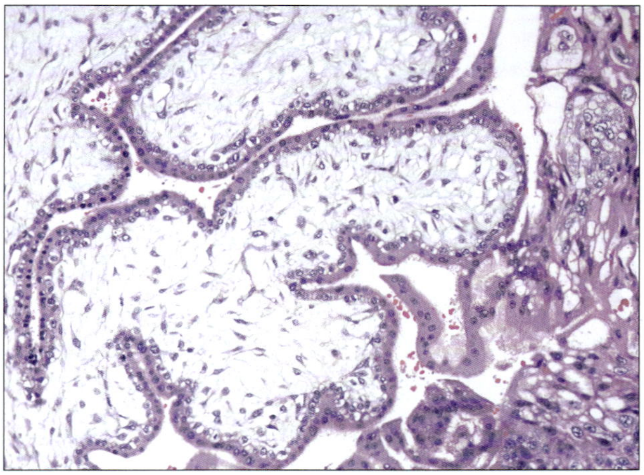

图 33–1 次级绒毛

绒毛的间质内充满幼稚的成纤维细胞，绒毛表面可见内层的细胞滋养细胞和外层的合体滋养细胞

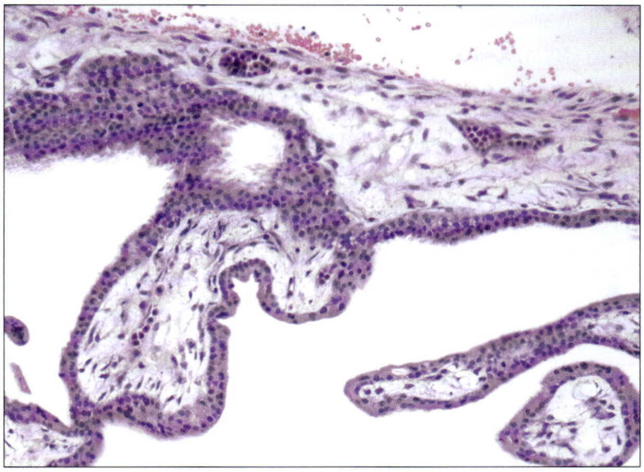

图 33-2　三级绒毛

绒毛间质内见毛细血管形成，充满有核红细胞

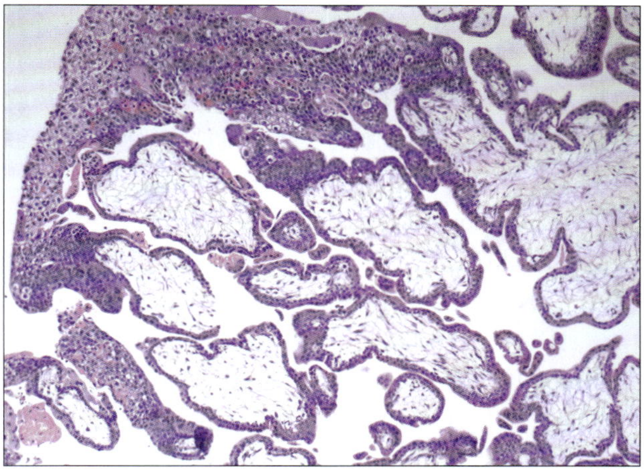

图 33-3　细胞滋养层细胞柱和细胞滋养层壳

孕早期绒毛最远端细胞滋养细胞向中间滋养细胞分化，形成柱状结构，相邻的细胞滋养层细胞柱相连形成细胞滋养层壳

着胚囊周围的蜕膜类型差异而出现的差别化营养供应，使靠近子宫肌层一侧由于母体营养供应丰富，绒毛获得更有利的生长环境，绒毛密度逐渐加大，形成丛密绒毛膜（chorion frondosum），即胎盘实质的部分。而靠近宫腔一侧的绒毛由于包蜕膜缺乏营养，逐渐形成平滑绒毛膜（chorion leave），由机化的绒毛间质残影和周围的滋养细胞逐渐分化形成的带状分布的绒毛膜型中间滋养细胞（chorionic intermediate trophoblast）构成。

二、孕早期胎盘发育

形成三级绒毛后的丛密绒毛膜开始逐渐增生，形成更多的绒毛分支，这些绒毛发育到最末端时，滋养细胞向远端增生，形成实性的柱状结构，称为细胞滋养层细胞柱（cytotrophoblast column）。相邻的细胞滋养层细胞柱彼此靠近、相连，最终形成完整的一层，称为细胞滋养层壳（cytotrophoblast shell）（图 33-3）[5]，胎盘借由细胞滋养层壳与母体的子宫内膜相接触。细胞滋养层壳内的滋养细胞的增殖活性由近端向远端逐渐降低，与蜕膜接触后最终失去增生能力，并从壳层脱离为单个细胞形式，侵入子宫内膜间质中，称为间质型种植部位中间滋养细胞（intermediate trophoblast of placental site）（图 33-4），一部分与内膜的螺旋动脉开口相接触者侵入血管腔，称为血管内型种植部位中间滋养细胞，形成滋养细胞栓子（图 33-5），阻挡血中有形成分流出，仅过滤出血浆成分以充填绒毛之间的间隙，并与内膜腺体分泌的营养物质共同给早期绒毛提供营养。栓子会在孕中期起始时开始溶解，之后，母体血管才和绒

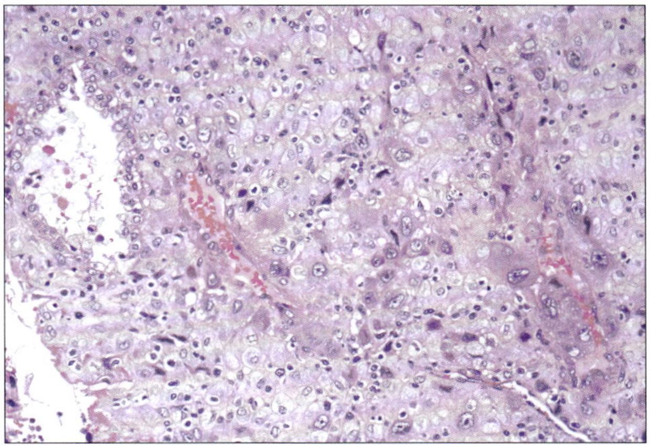

图 33-4　种植部位中间滋养细胞

单核的中间滋养细胞和少量的多核滋养细胞散布于蜕膜内，部分围绕血管分布或替代血管内皮。滋养细胞的细胞核有异型性，核仁明显，胞质淡染。多核细胞的细胞核固缩，胞质嗜双色性。图左方见一内膜腺体

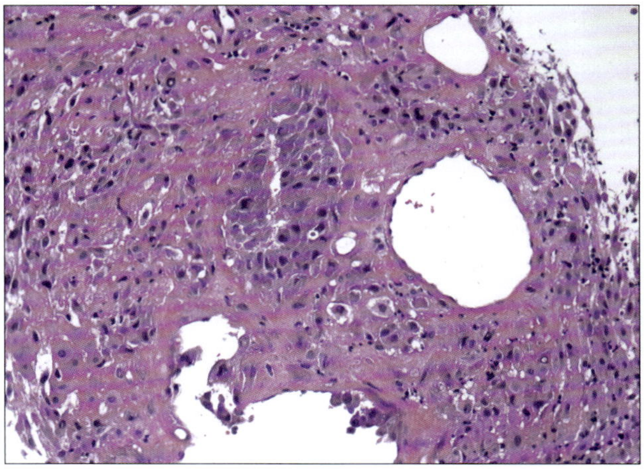

图 33-5　血管内型种植部位中间滋养细胞及血管壁生理性重塑

孕早期的蜕膜血管内可见到中间滋养细胞充填血管腔形成栓子（图中部），其下方的一个血管腔内的栓子已经大部分溶解。这些血管的管壁可见滋养细胞的侵蚀，原先的平滑肌层坏死，形成环绕管腔的少许纤维素样物质沉积

毛间隙（intervillous space）形成闭合的环路，建立真正意义上的母-胎直接的营养交换。在内膜内的滋养细胞（间质型种植部位中间滋养细胞）会向子宫螺旋动脉管壁游走，破坏血管壁平滑肌层，使平滑肌细胞出现纤维素样坏死，此过程称为蜕膜血管生理性重塑（physiological remodeling of arterioles），经历重塑的螺旋动脉管腔扩张，且不受甾体激素水平的调控，达到为胎盘稳定供血的目的。

卵黄囊（yolk sac）、尿囊（allantois）发育：卵黄囊与尿囊同属于内胚层的结构，卵黄囊和胚胎的中肠相连，形成完整的球形，卵黄囊的结构为内层的柱状上皮和外层的扁平上皮，分别来自内胚层和原始体腔上皮。两层之间是疏松结缔组织，有丰富的毛细血管网及其中的红系造血细胞。其尾侧间质中还可见到原始生殖细胞（图 33-6）[6]，卵黄囊的残迹被包绕于脐带中，能同时见到卵黄囊所附属的成对的卵黄囊血管（图 33-7）。卵黄囊的远端完全钙化，呈扁平的约 5 mm 的灰白斑块，出现于胎盘表面，脐带附着点附近的羊膜与绒毛膜之间。尿囊连接胚胎的膀胱顶部，脐带形成后被包绕进脐带中，偶尔在脐带的断面中见到尿囊的残迹（图 33-8）。与尿囊相伴行的血管最终演化为脐动脉和脐静脉。这些在脐带中见到的残迹均无明确的临床意义。

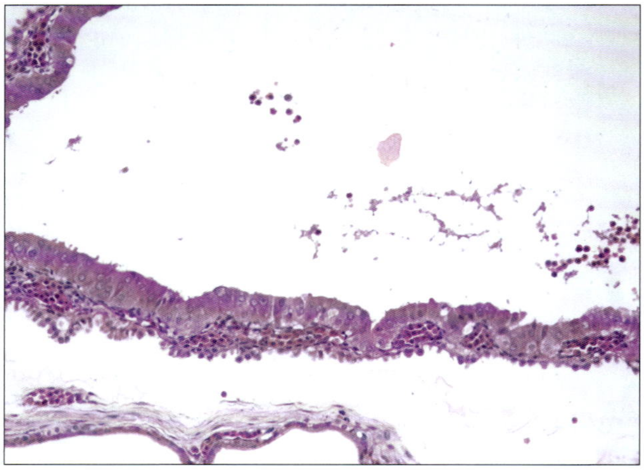

图 33-6　卵黄囊

在绒毛膜囊（图下方显示局部）内，卵黄囊呈双侧的上皮细胞及之间的丰富的毛细血管，充满有核红细胞，靠右侧高柱状上皮细胞内有个别胞质淡染的原始生殖细胞

三、孕中、晚期胎盘发育

（1）绒毛的发育：经过孕早期（孕 14 周前）的发育，胎盘基本形成了类圆形的雏形，当母体血流直接进入胎盘实质——绒毛间隙中，绒毛间隙里的氧浓度提高了 3 倍左右，胎盘的功能显著地提升，胎儿也完成了胚期的各个胚层的分化，此时胎盘能够支持胎儿的各个器官开始迅速增生。胎盘的绒毛不断分支，形成不同类型的绒毛。首先垂直于绒毛膜板的初级绒毛的血管周形成平滑肌，称为初级干绒毛（stem villi），随后初级干绒毛分支，形成平行于绒毛膜板的次级干绒毛，再进一步分支形成诸多三级干绒毛。三级干绒毛又称为中间型绒毛（intermediate villi），分为两种，一种为不成熟性中间型绒毛（immature intermediate villi），可增殖为更多数量的不成熟性中间型绒毛（图 33-9）。另一种为成熟性中间型绒毛（mature intermediate villi），在孕晚期大量出现，再分支形成终末绒毛单位（图 33-10）。中间型绒毛和干绒毛在整个孕期中稳定增加，而孕 20 周后，随着终末绒毛的急剧增加，胎盘的体积及

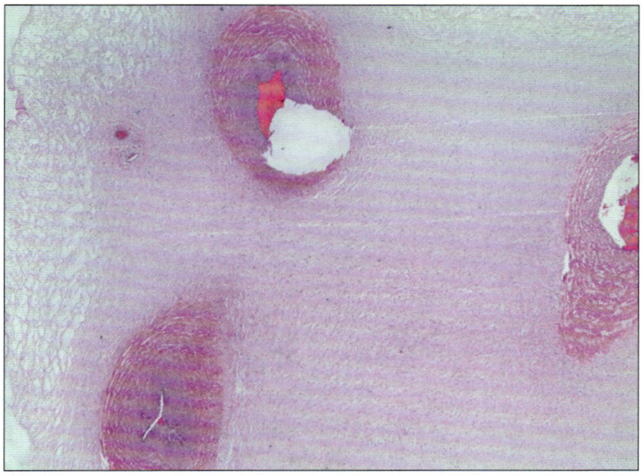

图 33-7　脐带中的卵黄囊血管

常位于两根脐动脉之间

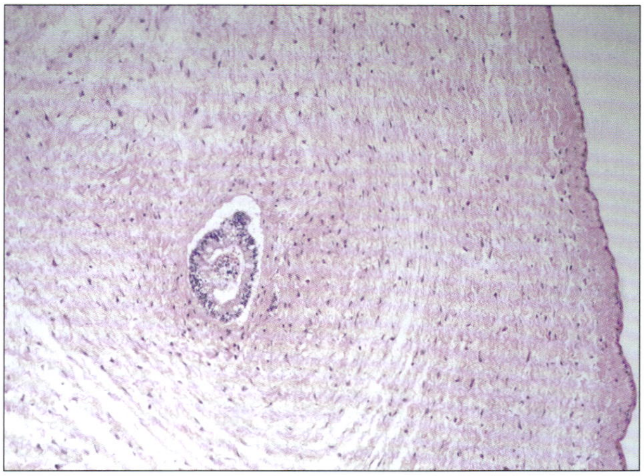

图 33-8　脐带中的尿囊残迹

此例显示的为黏液上皮，常位于两根脐动脉之间。上皮类型也为移行细胞

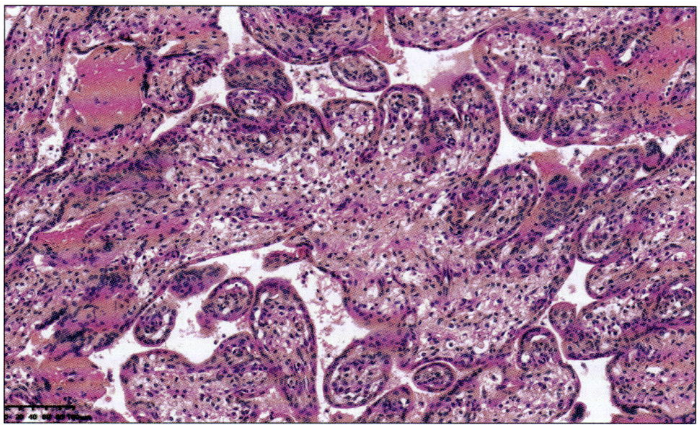

图 33-9　不成熟性中间型绒毛

孕中期以这一类型的绒毛为主，间质疏松，分化为各级的干绒毛

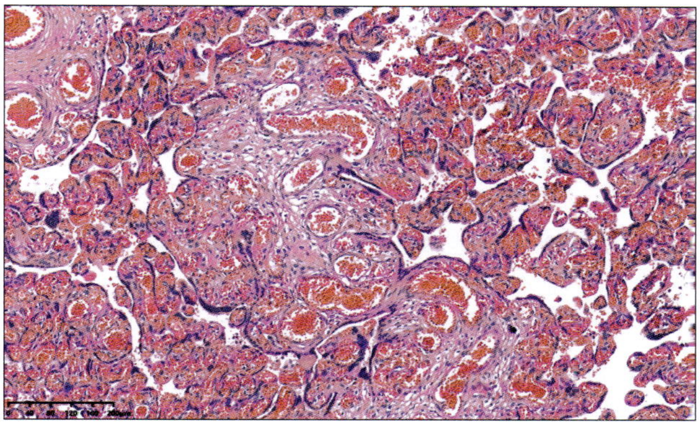

图 33-10　成熟性中间型绒毛

孕晚期胎盘中常见，为干绒毛最终末段，并分支形成终末绒毛

绒毛整体的表面积呈指数性增长，由于滋养层总体表面积的增加，细胞滋养细胞的密度显著下降，孕晚期几乎在 HE 染色切片中难以发现，而合体滋养细胞也因平铺的面积增大而明显变薄（图 33-11）。

（2）绒毛内血管的发育：绒毛的血管生成开始于受孕后的第 20～21 天，间质中形成实性的血管内皮索，这些索条状结构彼此相连，其中央出现裂隙，形成原始毛细血管网。初期的血管网的形成不依赖胎儿循环系统，也不与胎儿循环相连接，而是在受精后的第 4～5 周，绒毛的血管网才与胎儿循环接通[7]。这一现象提示绒毛膜的血管发生是独立于胎儿的，所以即使在无胚胎发育的完全性葡萄胎，早期阶段的绒毛内血管是存在的[8]（图 33-12）。孕中期（自孕 14 周起）的绒毛血管外膜逐渐分化形成平滑肌，逐级分支形成干绒毛血管。在孕 24 周左右，绒毛血管从不断分支形成新血管的形式转变为血管延长的新毛细血管形成，血管分支不明显。由于毛细血管的长度明显超过绒毛的分支长度，所以蜿蜒迂曲走行于新形成的终末绒毛中[5]（图 33-13）。孕晚期终末绒毛血管占比增高，血管也更接近于绒毛表面，这些因素均有利于胎儿和母体循环之间的交换。两种循环之间的交换屏

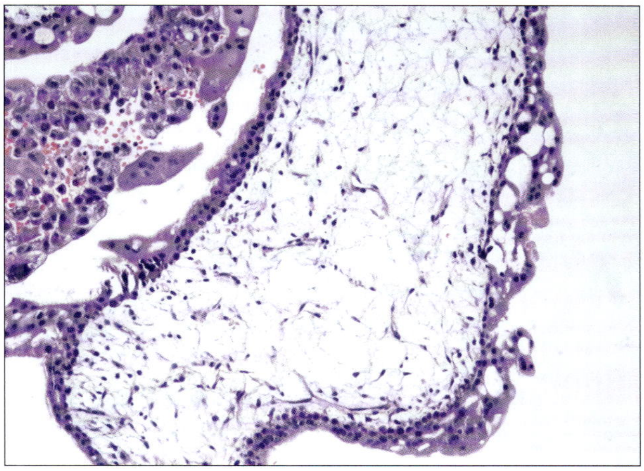

图 33-12　一例早期完全性水泡状胎块

绒毛间质内可见裂隙样的毛细血管。部分间质细胞已经坏死，形成核碎屑

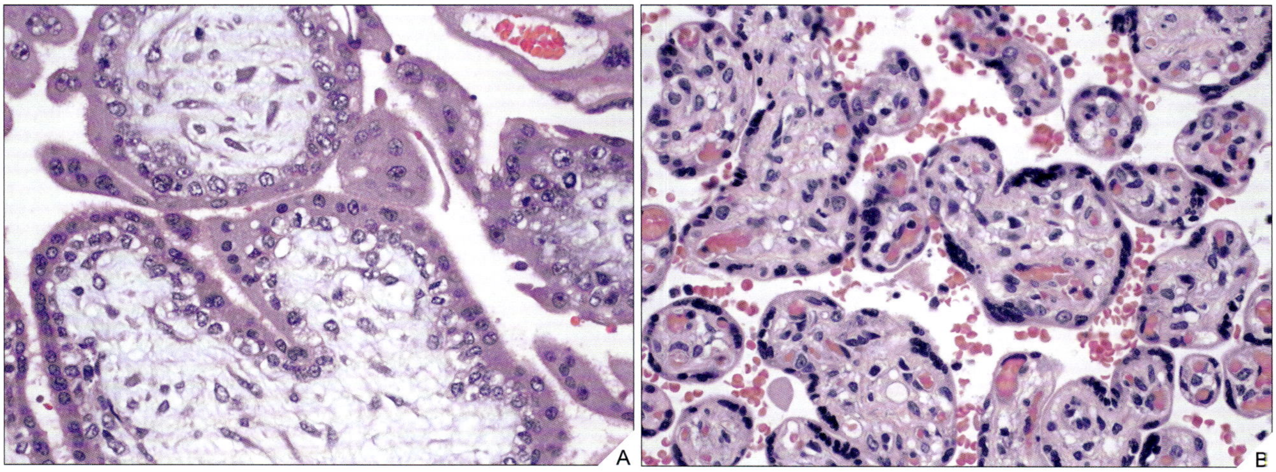

图 33-11　细胞滋养细胞在不同孕周的表现

A. 孕早期时细胞滋养细胞形成连续的一层，位于合体滋养细胞与间质之间；B. 孕晚期的绒毛已经难以见到细胞滋养细胞

障称为血管合体膜（vesosyncytial membrane，VSM），营养物质从母血到胎儿血先后要经过：合体滋养细胞、细胞滋养细胞（孕中、晚期这一层已经不明显）、滋养细胞基底膜、绒毛间质、绒毛毛细血管内皮细胞。这一扩散距离从刚刚建立母胎血液交换的孕2个月时的50～100μm，减少到足月时的4～5μm[9]（图33-14）。

（3）胎盘隔（placental septum）和滋养细胞岛（trophoblast island）：底蜕膜组织向胎盘实质方向生长，形成围绕数个绒毛（一般1～3根初级干绒毛）的胎盘隔结构（图33-15），胎盘隔与包绕的绒毛形成胎盘小叶，胎盘隔与绒毛膜板仍有距离，所以胎盘小叶之间并非完全隔断。胎盘隔虽然与底蜕膜相连，但通常缺乏血液循环，因此有学者认为胎盘隔只是胎盘生长时内陷于胎盘实质中的蜕膜，共同参与了绒毛固着。与胎盘隔相连的固着绒毛所形成的中间滋养细胞团由于悬浮于胎盘，称为滋养细胞岛（图33-16）。

（4）胎盘膜（placental membrane）：由于胚泡完整植入子宫内膜后，滋养外胚层向四周生长出绒毛组织，位于子宫壁一侧的绒毛营养供应好，形成丛密绒毛膜，即胎盘的实质部分，而近宫腔侧绒毛缺乏营养供应，则逐步退化，周围的绒毛间隙消退，形成绒毛残影及中间滋养细胞带，并与其上方的蜕膜（包蜕膜）相融合。在孕10周左右，由于羊膜腔的增大几乎填充了绒毛膜囊，羊膜与绒毛膜囊的间质相接触。在此之后，羊膜囊逐渐向宫腔方向膨出，在孕15～20周时，包蜕膜渐与着床对面的壁蜕膜融合。由于胎盘分娩过程宫缩的剪切力作用，壁蜕膜的功能层整体从子宫上剥离，造成送检的胎盘膜包含羊膜、平滑绒毛膜、包蜕膜和壁蜕膜共4层，其

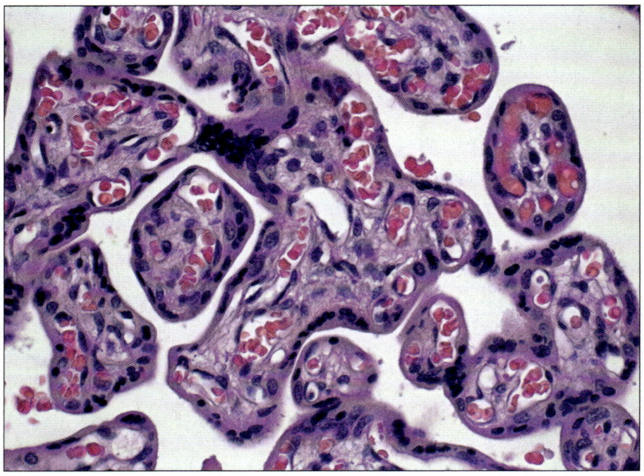

图33-13 绒毛毛细血管

足月胎盘的终末绒毛，血管迂曲走行于绒毛中，因为没有分支，所以血管的断面均为类圆形，见不到成角的结构

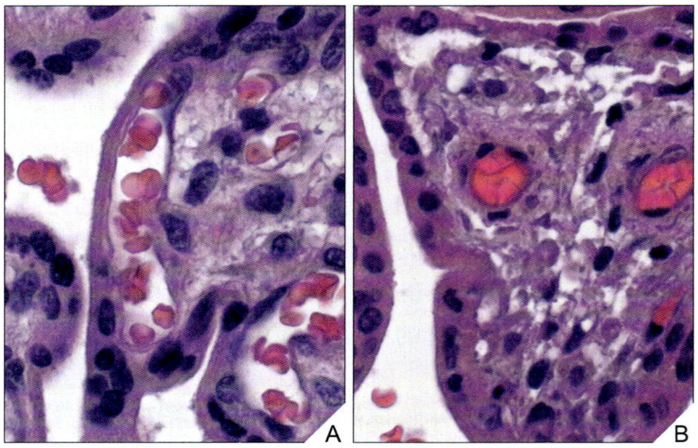

图33-14 血管合体膜

由滋养细胞层、其下方的基底层、绒毛间质、内皮细胞构成，为母胎间营养和气体交换的途径。A. 足月胎盘，血管长轴平行于绒毛表面并紧贴滋养细胞层，合体滋养细胞形成合体结节（绒毛下方），无核的部分胞质菲薄，为母胎交换最有效的状态。B. 一例孕中期的胎盘，血管稀少，位于绒毛内部，此时的血管合体膜形成不良

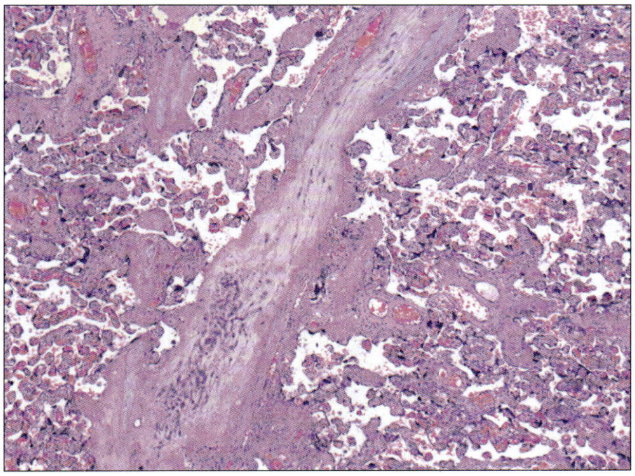

图33-15 胎盘隔

由蜕膜间质细胞、中间滋养细胞组成，两侧有绒毛附着

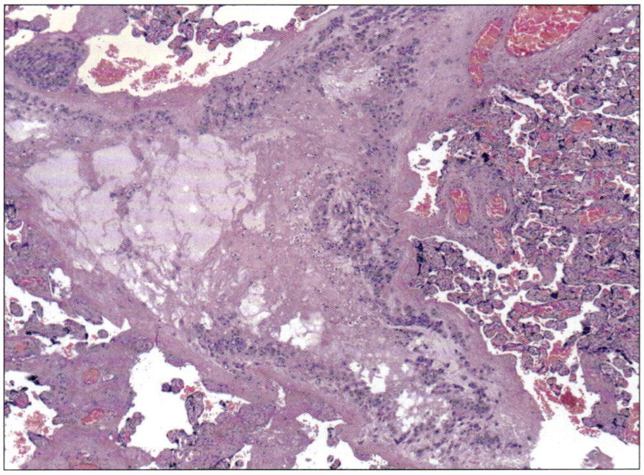

图33-16 滋养细胞岛

由中间滋养细胞及其分泌的纤维素样物质形成，此图中央出现囊性变

中两层蜕膜在镜下难以区分（图 33-17）。足月的胎盘膜 200～300μm，胎盘膜的主要功能是机械性保护羊膜囊，但研究认为其也参与了羊水与母体的交换功能和羊水 pH 的调节功能[10]。

（5）脐带发育：脐带是连接胎儿和胎盘循环的枢纽。在孕早期，随着羊膜腔的扩张，羊膜包绕了胚胎表面部分，在腹侧，包裹在胚内中胚层向胎盘的胚外中胚层相延续的部位，这一由羊膜包裹、由中胚层形成的柱状结构称为连接柄，之后，随着羊膜腔的扩张和胎儿的运动，连接柄逐渐增长，形成脐带（umbilical cord）[5]。脐带一端在胎儿脐部与胎儿皮肤相移行，另一端一般情况下附着于胎盘的表面。其中的 2 根脐动脉和 1 根脐静脉，形成了胎儿 - 胎盘循环中最为薄弱的一部分（图 33-18）。

（6）胎盘发育依赖的子宫内膜环境：胚胎在子宫内膜种植前，子宫内膜发生蜕膜化这一与种植相适应的改变。这是由来自卵巢黄体分泌的大量孕激素所造成的子宫内膜间质细胞肥大，在细胞质中积累糖原、糖蛋白和脂质，子宫内膜的腺体形成高度分泌，分泌的糖蛋白提供了早期胚胎发育的营养支持。蜕膜的表面血管通透性增加，使炎症细胞，如中性粒细胞、自然杀伤细胞和巨噬细胞在着床部位的间质中浸润，形成特有的胎盘部位的炎症微环境。这一炎症微环境允许作为半异体的胎儿细胞的存在，形成免疫耐受；另外，炎症细胞也阻止胎盘的滋养细胞无限制地向子宫内膜浸润[11]。

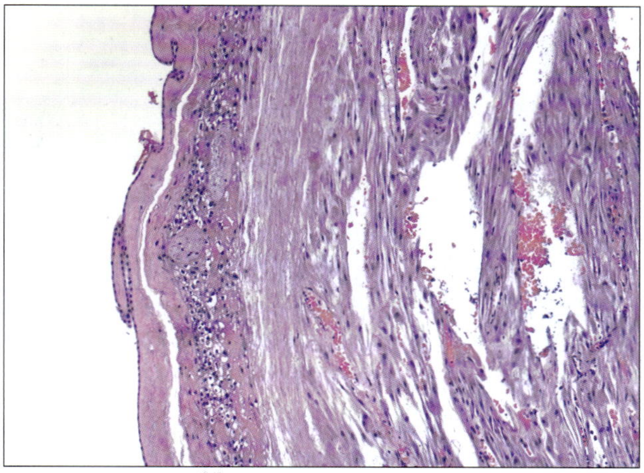

图 33–17　胎盘膜

从左至右依次为羊膜层、羊膜下方的疏松结缔组织、平滑绒毛膜、一层坏死的蜕膜（包蜕膜）和壁蜕膜。平滑绒毛膜内可见绒毛残影及胞质透亮或嗜酸的绒毛膜型中间滋养细胞

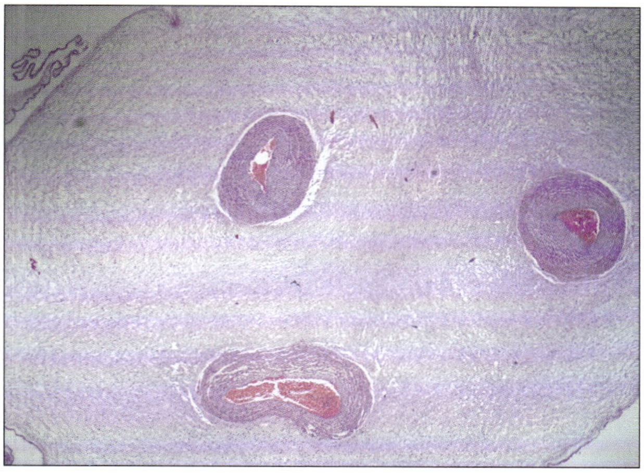

图 33–18　脐带的横断面

可见到在疏松的结缔组织——华通胶包绕的 3 根脐血管，上方 2 根壁厚，近似圆形，为脐动脉，下方 1 根壁稍薄，管腔不规则为脐静脉

第二节　胎盘的解剖

一、胎盘实质

大多数足月分娩的胎盘呈圆形到椭圆形，轮廓规则。近 10% 的胎盘形状异常，如双叶胎盘、三叶胎盘、膜状胎盘等。正常足月胎盘平均直径为 22cm，离体后平均厚度为 2.5cm，平均重量为 470g。

（1）胎儿面：胎儿面对着羊膜腔，由于羊膜上皮表面完好，外观光滑，可以在绒毛膜板上轻微移动。羊膜覆盖胎盘实质表面，并延伸到胎膜和脐带表面。透过羊膜，可观察到绒毛膜板内自脐带附着位置分支呈放射状分布的胎儿血管。在动脉和静脉交叉的地方，动脉分支通常从表面横跨静脉，可以通过这一规律来明确双胎存在血管吻合支时的吻合类型。因为伴随着血管的胶原纤维数量增加，较大的血管周围通常不透明，而无血管区域的绒毛膜板区域大多是透明的，可见下方绒毛间隙中母体血液而呈紫蓝色。如果绒毛膜板下方有纤维素沉积，则该部分呈稍隆起的灰白色（图 33-19）。

在近胎盘边缘，绒毛膜血管逐渐消失，绒毛膜板的透明度降低，这是细胞滋养细胞和胶原纤维增加的结果，逐渐向胎膜过渡。然而由于轮廓胎盘的边缘区由一层结构上完整的平滑绒毛膜折叠了一次，覆盖在边缘，导致此处的胎儿面缺乏血管，且透明度明显下降（图 33-20）。

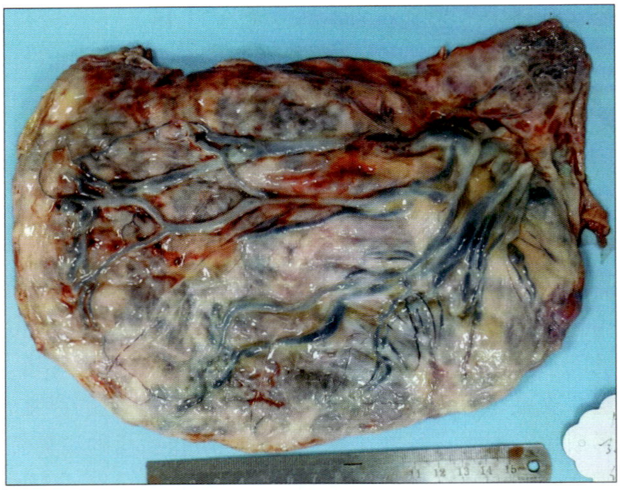

图 33-19　胎儿面的大体图像

脐带已剪除，通过血管走行可判定其根部位于右上角。透过表面的羊膜，可见到下方斑块状的灰白色区域，为绒毛膜板下方较多的纤维素沉积

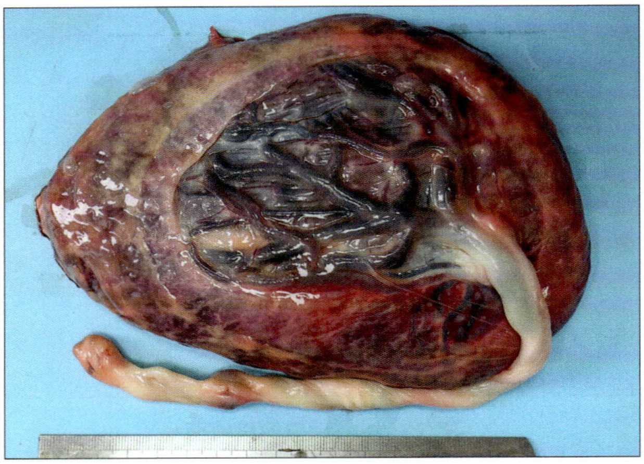

图 33-20　轮廓胎盘的胎儿面

与中央区有血管分布的正常区域不同，边缘轮廓以外缺乏血管的分布，透明程度也有所下降

（2）母体面：母体面又称底板（basal plate）。胎盘的母体面是和子宫相接触的，大体上呈暗红色，高低不平，然而因为留有一层菲薄的底蜕膜，所以相对密实平整，而没有底蜕膜的区域则由于绒毛的暴露而呈疏松破碎外观。母体面有清晰程度不一的不规则凹槽，将底板划分为 10～40 个轻微隆起的区域，称为胎盘小叶（图 33-21）。

（3）剖面：检查完胎盘外观后，需要用锋利的刀将胎盘实质每隔 1cm 左右平行切开。新鲜状态下的断面呈暗红色，质软，稍粗糙。胎儿面可见到绒毛膜板中间穿行的血管断面，注意血管内的血凝块会掉落到下面的胎盘实质表面，会被误认为是胎盘间隙的血栓，但其可被轻轻拨除。断面的最下方有一层致密而纤薄的蜕膜层（底板），在绒毛膜板与底板之间是胎盘实质（图 33-22）。正常的胎盘实质呈深浅不一的红色，相对均匀，可能因为平放时间较长而出现一面相对血多而颜色略深，也因为胎盘小叶的绒毛分布不均，出现小叶中央较浅、边缘较深的规律性分布（图 33-23），注意不要误认为异常，而且这种血液的分布并不伴随质地的变化。近胎儿面由于干绒毛较多，一些粗大的干绒毛呈灰白条状，大致垂直于胎儿面。而近母体面的胎盘隔也呈灰白线样的大致垂直分布，但较干绒毛更纤细。胎盘实质中常常可见到大小不等的囊性结构，直径为 1～5mm，内衬光滑，对应

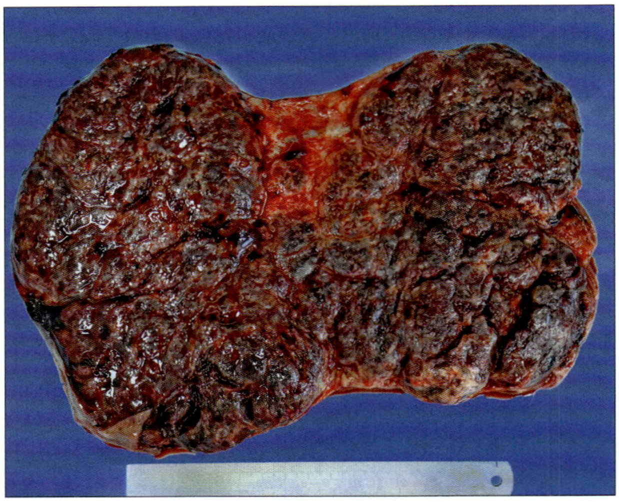

图 33-21　胎盘的母体面

这例面积较大的胎盘母体面高低不平，有些凹痕将胎盘分为若干小叶

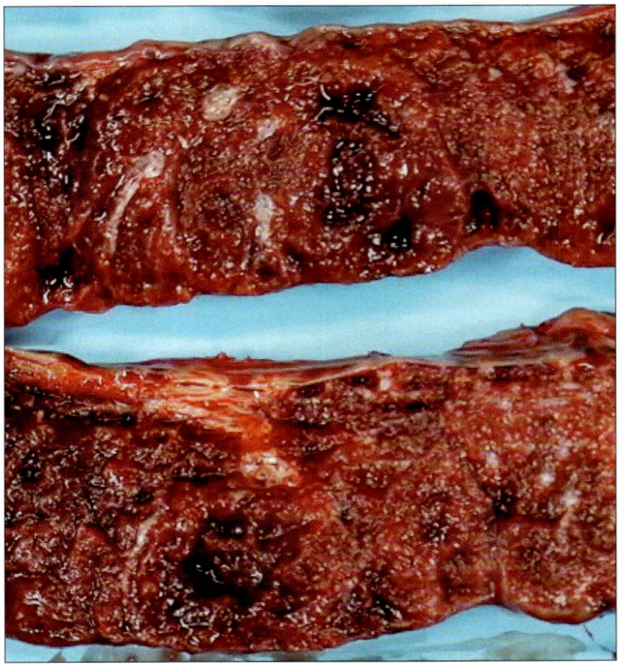

图 33-22　胎盘的切面

每个断面的上方为胎儿面的绒毛膜板，可见血管断面，下面隐约可见菲薄的底板。胎盘实质中，上面的一个断面中明显的白色条纹为干绒毛，下面的偏左侧从母体面向上延伸的为胎盘隔，暗红色区域为可疑病灶所在，镜下证实为新鲜血栓

的镜下形态是囊性扩张的滋养细胞岛（图 33-24）。除此之外的不规律出现的色泽变浅和变深，并伴随着质地的改变则提示该处存在病变的可能，需要进行取材，以在镜下证实（图 33-25）。足月胎盘的边缘部分常有少量的梗死，呈瓷白色，质地较韧，有时会因为钙化而呈沙砾感，这反映正常胎盘的成熟过程，即胎盘的功能足以满足胎儿的需要，故边缘区自然退变（图 33-26）。所以对正常足月的胎盘取材时，可尽量避免取有钙化组织，以减少制片难度。

二、脐带

由于胚泡在着床时已经形成外层的滋养细胞和内细胞团，着床时内细胞团相对子宫内膜的位置决定了脐带的附着位置，人类胎盘内细胞团通常位于内膜这一侧，发育后连接胎儿的脐带就位于胎盘的表面。如果内细胞团位于胚泡内与内膜相反的一侧，则最终脐带的附着点将位于胎膜上（图 33-27）。脐带在胎膜上的附着位置还受到母体 - 胎盘循环的影响，如果胎盘的某一部位缺血而导致绒毛退变，原有的胎盘实质变为类似于平滑绒毛膜时，则会导致原先近边缘的脐带附着点移到边缘，或离胎盘实质不远的帆状附着（图 33-28）。

足月的正常脐带长度平均约 60cm（30～129cm）[12]，因有长短不一的一段留在婴儿脐部，故病理科接收的并非全长。脐带直径 1～1.5cm。脐带附着点多位于胎盘表面偏心位置，位于中央、边缘及胎膜上（帆状附着）者少见。胎盘和胎膜表面的羊膜层可以比较容易地剥离，但在脐带根部开始与脐带表面形成致密连接，无法剥离。脐带的表面可以看到血管旋转的痕迹，正常情况下脐动脉螺旋式围绕中央的脐静脉，大约每 10cm 旋转 2 圈，大部分的螺旋方向是左旋，即脐动脉的痕迹向左上方向走行。向右上方向走行更多地出现于不良的妊娠结局。左旋和右旋的比例约为 7∶1[13]。脐带的断面上可见到脐血管，一般为 3 根，血管周围包绕的是华通胶（Wharton's

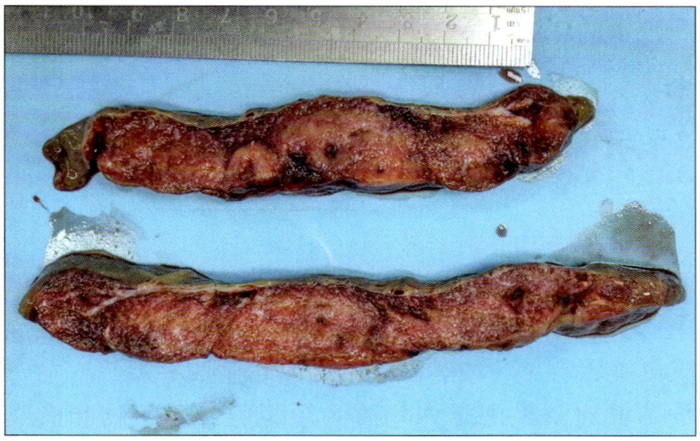

图 33-23　胎盘的切面

由于血液在小叶不同部位的含血量差异，而形成深浅不同的但有一定规律的分布特征

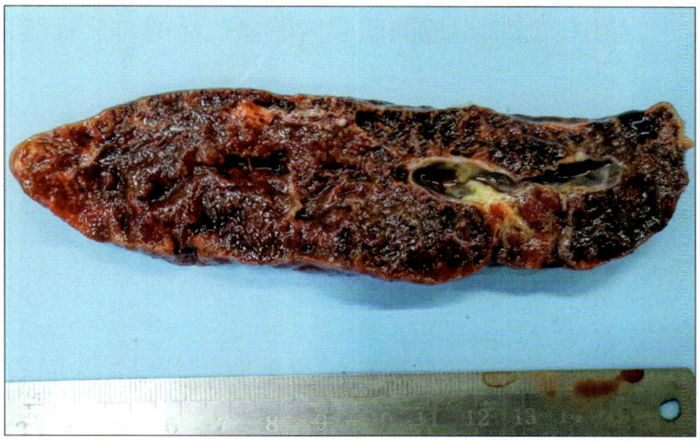

图 33-24　胎盘切面的滋养细胞囊肿

囊内壁含清亮液体，囊内壁光滑

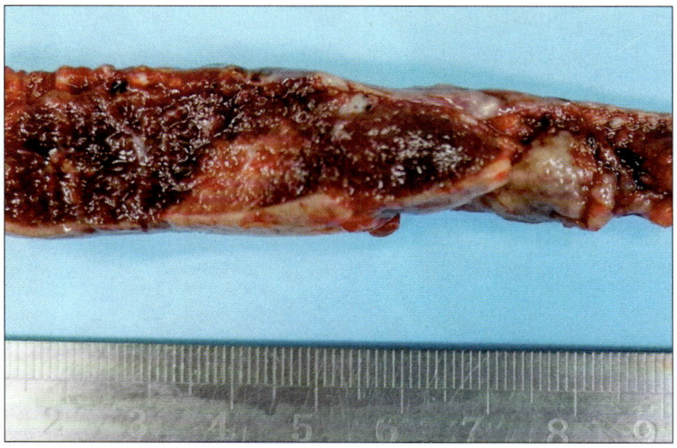

图 33-25　胎盘切面中可疑的病灶

近母体面灶性的颜色变浅，显示与周围的胎盘相比，含血量降低，镜下证实为大片的无血管绒毛

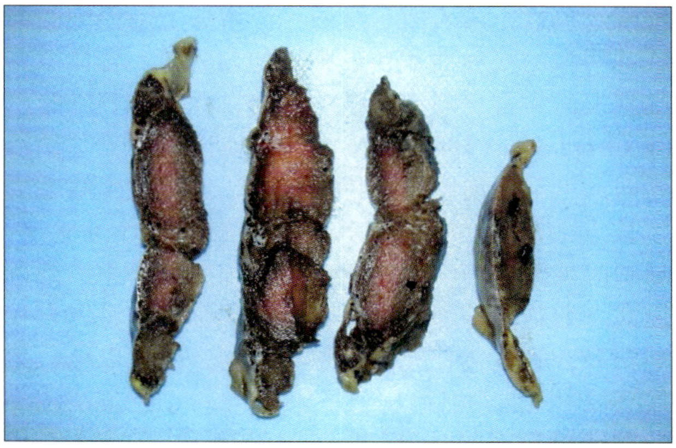

图 33-26　足月胎盘的切面

示边缘部分的灰白色梗死区域，属于正常的退变

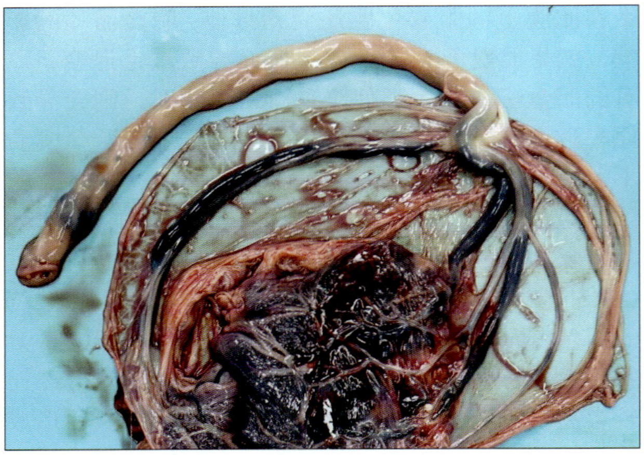

图 33-27 脐带附着部位远离胎盘边缘的帆状胎盘
形成的原因更可能是内细胞团在着床时位于着床部位的对侧

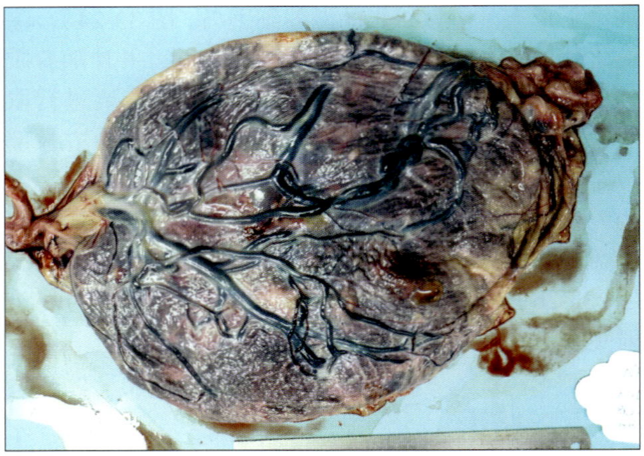

图 33-28 脐带附着部位接近胎盘边缘的帆状胎盘
位于左侧，形成的原因主要是边缘的胎盘出现梗死而使附着部位看似在胎膜上

jelly)，呈半透明胶冻样状态，颜色均匀，如果出现颜色发白，则提示存在脐带炎的可能。

三、胎膜

孕中、晚期形成的胎膜为胎盘边缘的自然延续，像穹窿一样包绕整个胎儿及羊水。胎膜正常情况下是完整的，仅有穹窿顶部的胎儿娩出时所形成的破口。以往采用破口距离胎盘边缘最近的距离来反映是否存在低置胎盘或前置胎盘，但常常因分娩后临床检查胎盘时的人为破坏而难以辨认，目前由于超声技术的广泛应用，这一检查的意义已经不大了。

第三节 胎盘组织学

一、孕早期胎盘

能在组织学上观察到的孕早期胎盘通常为间质含有血管的三级绒毛，且维持到孕早期结束。三级绒毛也称为间质型绒毛，虽然有少量的绒毛分支，但绒毛的大小几乎相似。绒毛自外向内为合体滋养细胞和细胞滋养细胞，合体细胞的胞质合为一体，呈嗜双色性，其表面有微绒毛，增加了滋养细胞与绒毛间隙的接触面积，细胞核均匀分布。合体滋养细胞表面常常出现细胞核的聚集，称为滋养细胞出芽（trophoblast sprouting），与孕晚期出现的合体结节不同，出芽的细胞核染色质清晰，这是新生绒毛的生长点（图 33-29）[14]。其下方为细胞滋养细胞层，细胞膜界限清晰，细胞质淡染，细胞核居中，染色质淡。细胞滋养细胞是滋养层的干细胞，可以自我更新和合胞体化补充合体滋养细胞，也可以分化为绒毛外中间滋养细胞。

绒毛间质由成纤维细胞及其分泌的胶原成分构成，成纤维细胞彼此通过细胞表面突起相搭桥，形成网状结构，网状结构内常常见到悬浮于其间的组织细胞，即 Hofbauer 细胞（Hofbauer's cell）（图 33-30），这些细胞具有多种功能，可能与胎盘抗感染屏障有关，或与绒毛内的血管生成有关[15]。

此时绒毛间隙内物质为蜕膜腺体分泌物和血浆渗出物，为绒毛提供营养，所以正常情况下绒毛间

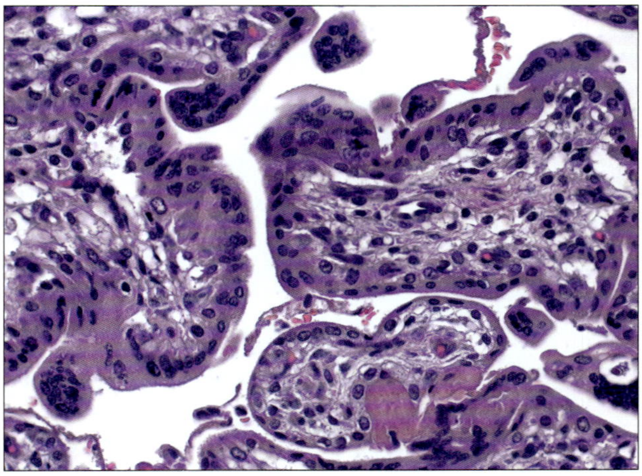

图 33-29 滋养细胞出芽
绒毛表面出现的合体滋养细胞的细胞核聚集，受切面的影响，部分位于绒毛间隙内。细胞核染色质清晰，为新绒毛的生长点

隙没有母体血液或由纤维素沉积[16]。如绒毛间隙内有凝血块，可以通过相邻的绒毛滋养细胞的状态来鉴别是真性纤维素还是凝血块。如果为凝血，则合体滋养细胞变性或死亡，最初会出现胞质变红，然后逐渐形成核固缩和核溶解（图 33-31）。这是孕早期自然流产常见的表现，可能反映了种植部位滋养细胞功能的异常[17]。

绒毛膜囊（chorionic sac）：绒毛均由绒毛膜囊发出，孕 10 周前的绒毛膜囊中央充填水分，而胚胎成分很小或由于遗传异常不发育而不能见到，此时扩张的绒毛膜囊及周围正常大小的绒毛可被误认为中央水池形成的部分性水泡状胎块（图 33-32）。孕 10 周后，由于羊膜囊的扩张，羊膜组织与绒毛膜板的内层间质细胞相贴附（图 33-33），此后的形态结构则不会被误诊。

二、孕中、晚期胎盘

胎盘经历孕早期的发育过程，从孕 14 周左右建立了母体 - 胎盘的循环后，胎盘的结构基本定型，绒毛在数量上增多并逐渐向成熟胎盘过渡。

（1）胎盘实质：早期的间质型绒毛逐渐在血管周围出现平滑肌分化而形成动、静脉血管，间质的成纤维细胞分泌更多的胶原成分，形成早期的未成熟性中间型绒毛，这些绒毛的周边部分形成的新生绒毛分支存在毛细血管，以吸收绒毛间隙内的营养。从孕中期开始，母体的螺旋动脉内的血液直接进入绒毛间隙，直接向绒毛提供氧气、营养物质，带走二氧化碳和代谢产物。绒毛不断出芽形成新的分支，在绒毛树的边缘部分形成成熟性中间型绒毛，并进一步成熟分化为末端干绒毛和终末绒毛。干绒毛的特征为血管存在平

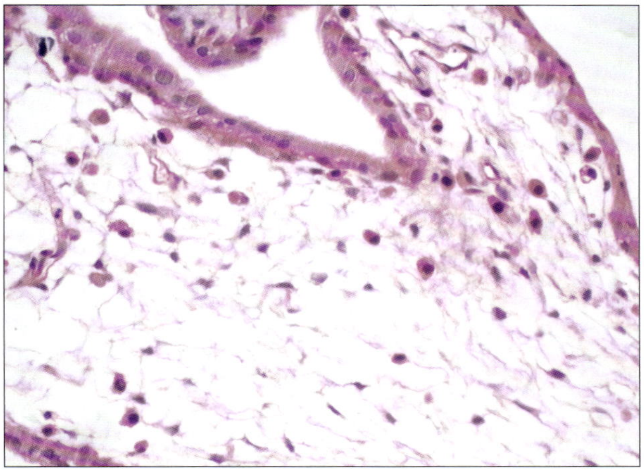

图 33-30 Hofbauer 细胞

一例孕早期的绒毛，间质内可见多个类圆形细胞

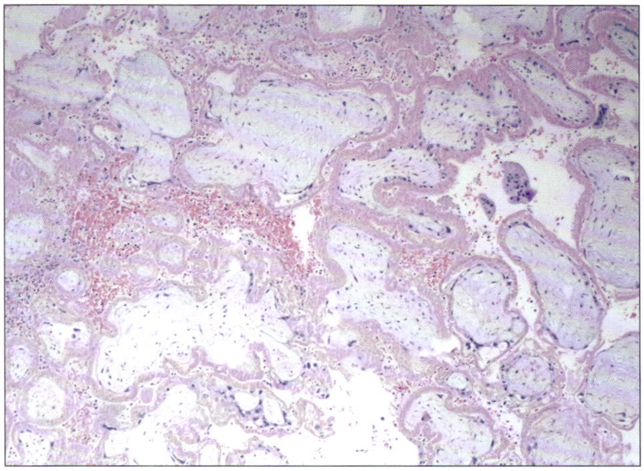

图 33-31 一例孕早期的自然流产绒毛

可见纤维素在绒毛间隙中沉积，并可见滋养细胞纤维素样坏死

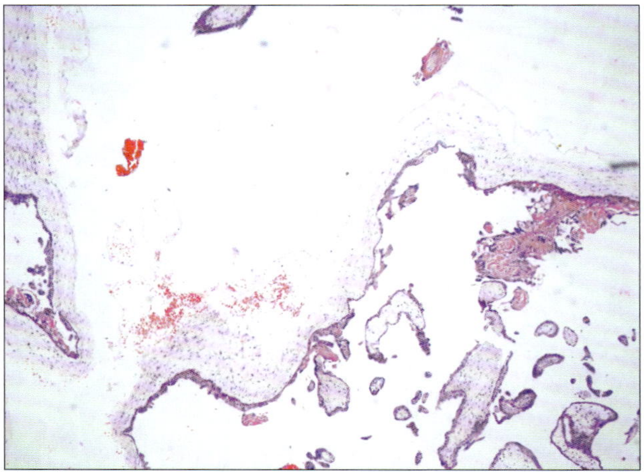

图 33-32 孕 10 周前的绒毛膜囊

因为羊膜囊尚未与其贴合，其形似一个中央水池形成的大绒毛，与周围的正常绒毛体积差异明显，易被误认为部分性水泡状胎块

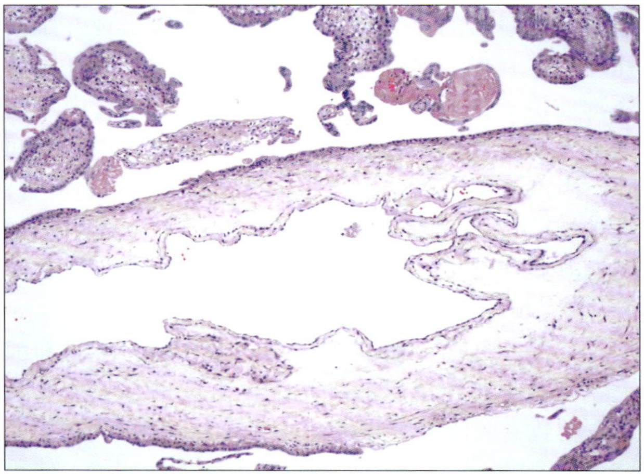

图 33-33 孕 10 周后的绒毛膜囊

可见羊膜囊衬附于内侧

滑肌，主要起血流输送作用，而终末绒毛内为毛细血管，主要起营养物质的交换作用。随着孕周的增加，绒毛的分支逐渐增多，终末绒毛的比例不断增加，至足月时，终末绒毛所占的胎盘比例达到60%[18]。绒毛内的毛细血管也由孕中期的分支性血管增生转变为非分支性血管增生，即血管长度的延长，过长的毛细血管则蜿蜒迂曲在终末绒毛内，形成扩张的窦状毛细血管，并靠向滋养细胞表面，增加了交换面积，减小了交换距离。滋养细胞随孕周也发生变化，首先是细胞滋养细胞数量的下降，在孕中期已经不连续出现，至孕晚期则几乎见不到细胞滋养细胞。而由于绒毛的变多，表面积的极速增加，合体滋养细胞变薄，细胞核逐渐汇聚在一起，并伴有细胞核的退变过程，形成合体结节（图 33-34），使得合体细胞层中无核区域明显增多，使母胎的交换距离进一步减少。

终末绒毛的数量受到来自母体和胎儿自身的状态的影响，如果母体血供长期偏少，则绒毛趋向于代偿性地过度成熟，形成大量的成熟性中间型绒毛和终末绒毛，绒毛的分支增多（图 33-35）。若进一步持续母体血供减少，则胎盘由于缺乏营养，导致终末绒毛生成障碍，绒毛的分支减少，以干绒毛为主，终末绒毛长而直，相应的绒毛间隙狭窄，则称为终末绒毛发育不良（图 33-36）。而胎儿可能由于基因的异常，导致发育迟缓，氧需求量下降，终末绒毛的发育也受到抑制。

（2）母体面：母体面又称底板，包括细胞滋养层壳、纤维素样沉积层和底蜕膜。细胞滋养层壳为中间滋养细胞，为固着绒毛远端滋养细胞分化形成，孕早期细胞滋养层壳完整，在孕中、后期，壳层逐渐出现纤维素样物质的沉积而分散。这些纤维素称为尼氏层。壳层滋养细胞在远端分散，进入蜕膜，侵蚀蜕膜的血管壁，使血管平滑肌出现纤维素样坏死，表现为血管周围薄层的、不均一的纤维素样物质沉积，血管腔增宽（图 33-37）。血管内型的中间滋养细胞填塞血管，阻止母体血流进入绒毛间隙。当进入孕中期后，血管内的滋养细胞逐渐溶解，至孕 20 周左右基本不可见。如果在孕 20 周后仍见到明显的血管内滋养细胞栓子，则提示母胎灌注异常。

（3）胎儿面：胎儿面自上向下分别为羊膜和绒毛膜板。羊膜由单层的柱状或立方或扁平上皮及其下方的致密胶原纤维组成，其下方为一层极为疏松的结缔组织层，与下方的绒毛膜板的间质相间隔，使羊膜可以在绒毛膜板表面轻微滑动，因此羊水在胎儿运动或孕妇活动而产生波动时，这种轻微的位移可以缓

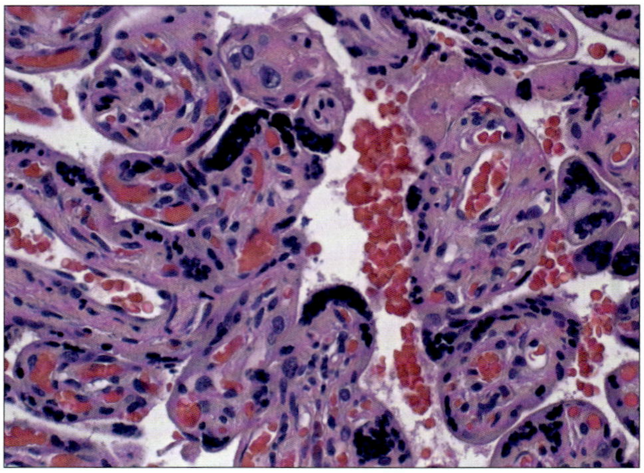

图 33-34　合体结节

孕晚期的终末绒毛，合体滋养细胞的核聚集。核染色如墨团，缺乏清晰的染色质结构

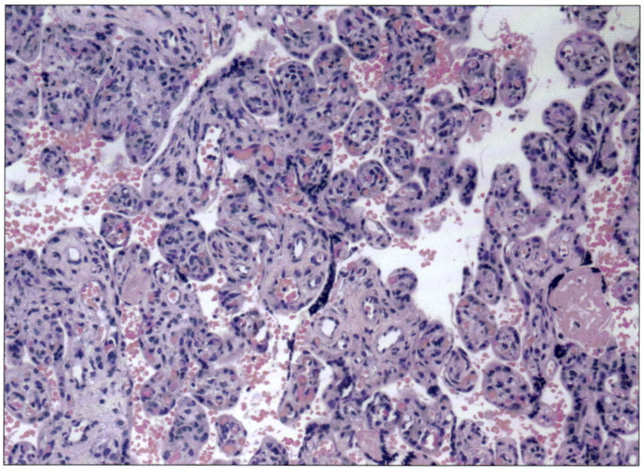

图 33-35　终末绒毛增生

绒毛的轮廓不规则，提示在三维结构上的分支较多

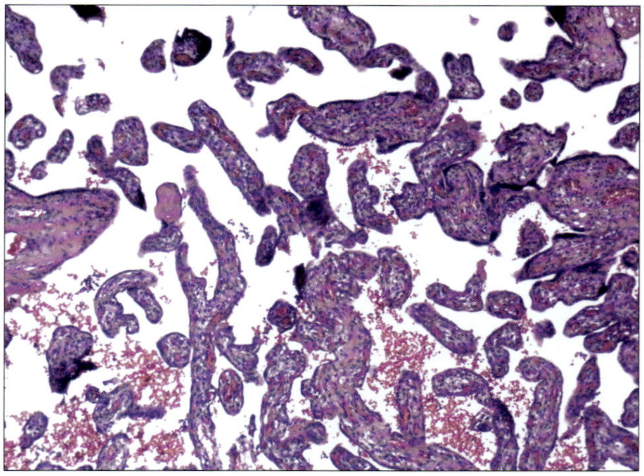

图 33-36　终末绒毛发育不良

绒毛细长，或形成规则的类圆形的断面。提示在三维结构上缺乏分支

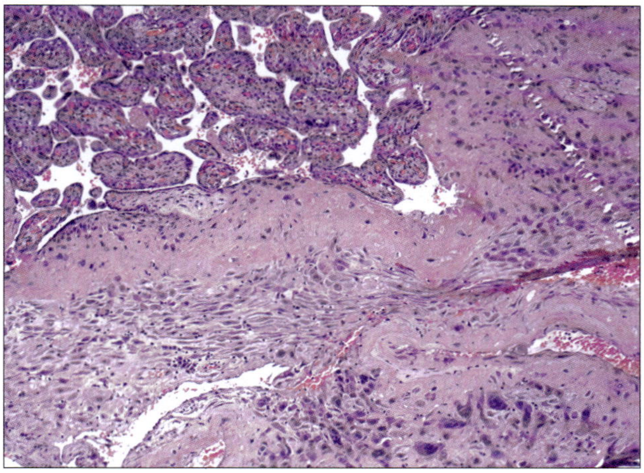

图 33-37　绒毛与底板的结构

绒毛与底蜕膜之间见纤维素的沉积，细胞滋养层壳已退变而不明显，蜕膜内见正常被重塑的血管

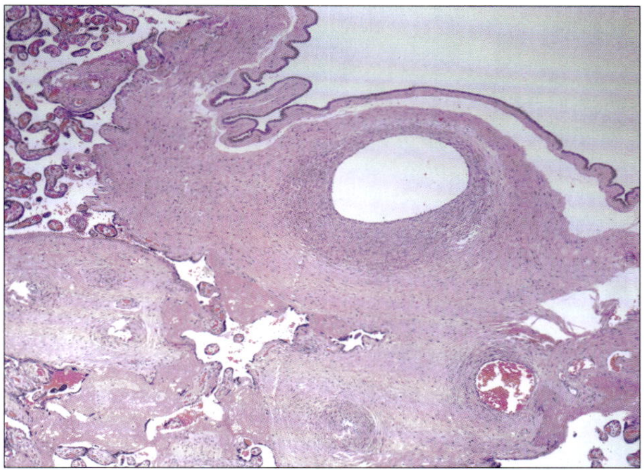

图 33-38　胎盘实质的绒毛膜板结构

最表面为羊膜，绒毛膜板中走行胎儿的大血管，这些血管再向其下方的干绒毛分支

冲羊膜的冲击力，使羊膜不易撕破。绒毛膜板的胶原成分较多，其中走行由脐带分支的血管在不同的干绒毛处分支形成绒毛血管（图 33-38）。绒毛膜板内含较多的成纤维细胞和少量组织细胞，在羊膜腔胎粪污染时，组织细胞的量会增多，并吞噬胎粪。绒毛膜板下方是绒毛间隙，相对于母体面，这里的绒毛间隙由于干绒毛在此部位分支较少而相对较宽，由于绒毛间隙血流在此处触碰到绒毛膜板下方而折返，易形成涡流，正常情况下会有少量的纤维素沉积，如果肉眼不可见，仍属于正常的范畴，对胎盘功能的影响小。绒毛膜板下方正常情况下有一层至数层中间滋养细胞，但当纤维素沉积明显时，滋养细胞层消失（图 33-39）。

（4）滋养细胞岛：细胞岛是绒毛末梢极向增生的中间滋养细胞形成的细胞团。在特定的切面上可以见到这些滋养细胞团直接与胎盘隔及绒毛的细胞滋养细胞连续，此时细胞岛很可能代表与基底板分离的锚定绒毛的近端部分。在出现母胎灌注不良的孕中、晚期胎盘，可见到滋养细胞岛明显增加，这些细胞团常常被纤维素样物质包裹，同时伴随绒毛间隙大量纤维素的沉积，这些沉积的纤维素中能够看到绒毛的细胞滋养细胞转变为中间滋养细胞并向其中浸入，所以这时的滋养细胞岛可能是纤维素沉积的一种局部表现（图 33-40）。后者常常表达绒毛膜型中间滋养细胞的标志物（图 33-41）。滋养细胞岛中的滋养细胞可分泌浆液性液体而呈囊性变，有时这些囊肿可增大至肉眼可见，内含清亮液体，壁光滑。扩大的囊肿本身意义不大，但可以对局部的母体血流产生物理上的阻隔，而导致周围绒毛的梗死（图 33-42）。

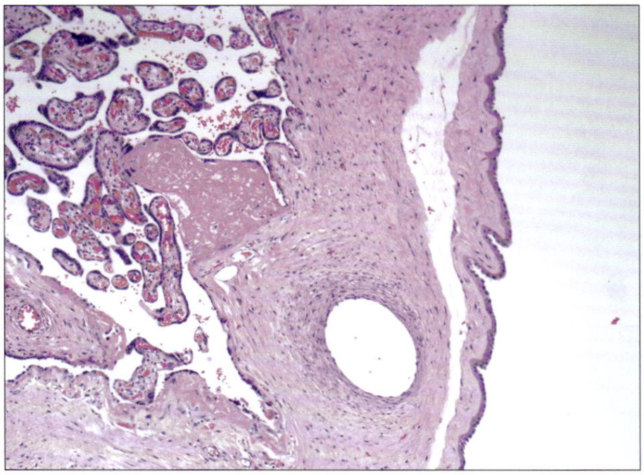

图 33-39　绒毛膜板下方可见一层滋养细胞

部分区域形成纤维素沉积，如果没有肉眼病灶，则可忽略

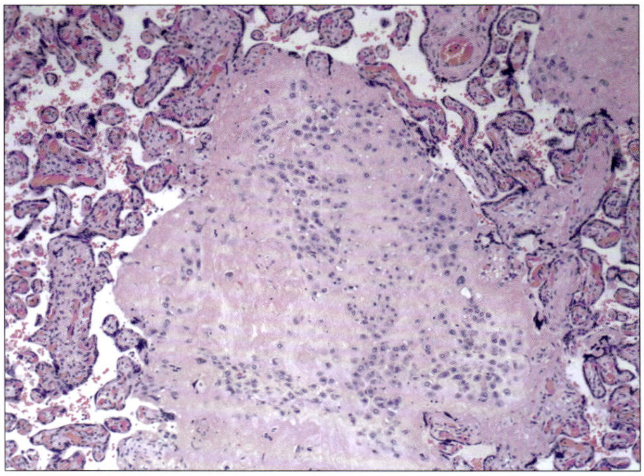

图 33-40　滋养细胞岛

绒毛间隙由于母体血栓形成，邻近绒毛的细胞滋养细胞分化为中间滋养细胞，散布于纤维素内

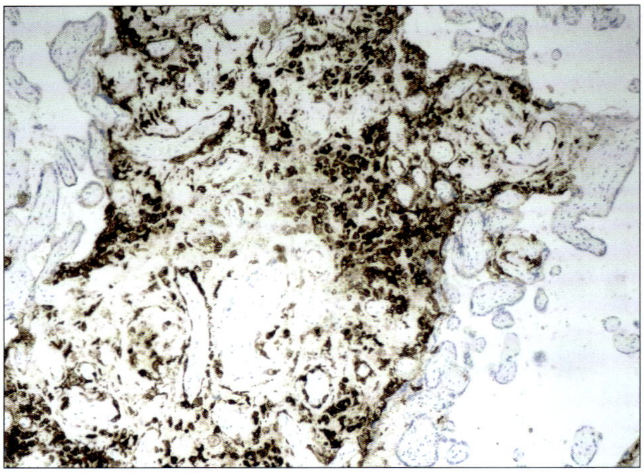

图 33-41　这些转变的滋养细胞出现 HLA-G
这一中间滋养细胞标志物的阳性表达

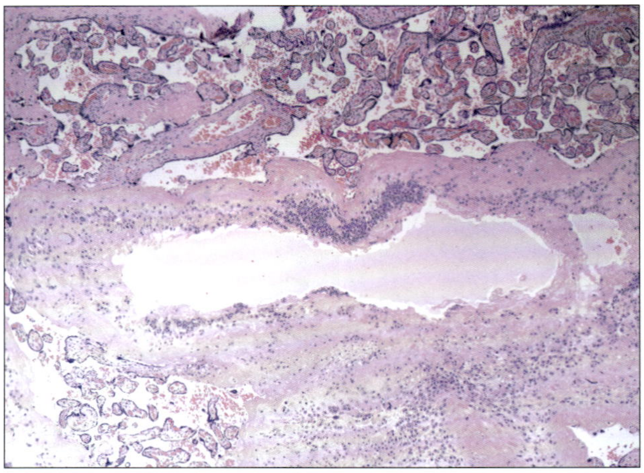

图 33-42　滋养细胞岛可出现继发的囊肿形成

（5）胎盘隔（placental septum）：从底板突出到绒毛间隙的延伸部分的蜕膜组织，可以见到与底板相似的纤维素层和细胞滋养层壳，类似于底板，绒毛通过细胞滋养层细胞柱依附于其表面。胎盘隔可以帮助判断该部分的绒毛组织位于小叶边缘，这一部分的绒毛通常比小叶中央的绒毛成熟，表现为终末绒毛比例高、绒毛直径小，中间型绒毛为成熟性，绒毛间隙相对狭窄。

三、胎膜

胎膜是由胎盘实质的边缘自然延伸出来的膜样组织，孕中期时羊膜囊不大，对壁蜕膜挤压作用小，故此时流产的胎膜通常较厚。但也可能此时的壁蜕膜与包蜕膜尚未完全融合，以致分娩的胎盘中胎膜不包括壁蜕膜而非常菲薄，同时可另见到排出的游离壁蜕膜。

胎膜的胎儿面仍为羊膜及其下的疏松结缔组织层，其下方的绒毛膜则萎缩形成平滑绒毛膜，该处的绒毛膜板为致密的胶原成分，细胞量极少，缺乏血管。如果出现血管，则提示可能为脐带帆状附着，或是出现于近胎盘边缘的胎膜内异常走行的血管（图 33-43）。要注意这些血管是否断裂或有血栓形成。绒毛膜板下方是呈带状分布的绒毛膜型中间滋养细胞，细胞一致，胞质透亮至嗜酸性，无核分裂象。其间可见到绒毛的残影。再下方为蜕膜组织，孕晚期时为包蜕膜与壁蜕膜相融合组成，往往出现近滋养细胞处一层厚薄不等的梗死蜕膜及下方的血供正常的蜕膜组织，这一层蜕膜内可见到螺旋动脉，在妊娠期高血压性疾病，特别是原发性高血压合并妊娠时，可有明显的血管壁增厚（图 33-44）。

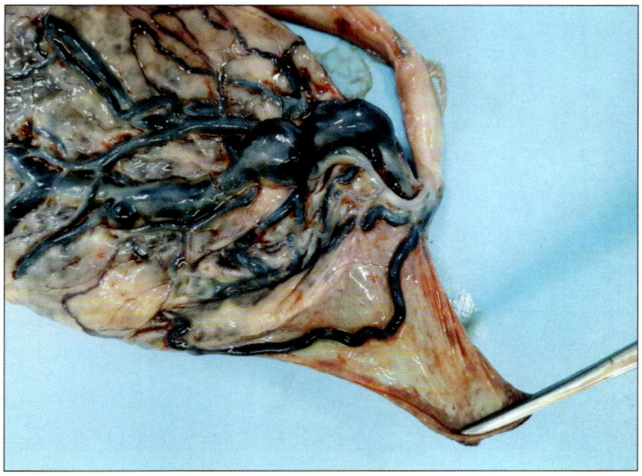

图 33-43　一例脐带边缘附着的胎盘
一根血管走行于胎膜上，大体取材时应注意这些血管的完整性

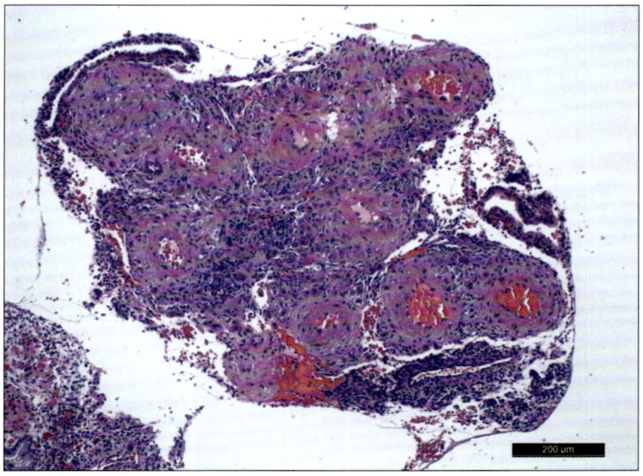

图 33-44　壁蜕膜的螺旋动脉
在这一例妊娠合并高血压的胎盘中，壁蜕膜的螺旋动脉管壁明显增粗

四、脐带

脐带表面的羊膜上皮延续自胎盘表面的羊膜，但不同于羊膜易于从绒毛膜板上撕脱，这层羊膜上皮与脐带间质表面是致密连接的。在脐附近，逐渐移行为腹壁的复层鳞状上皮。上皮下方的结缔组织称为华通胶（Wharton's Jelly），源自胚胎外中胚层。构成华通胶的分子有透明质酸、具有糖基和甘露糖基的碳水化合物、蛋白聚糖和各种肽类生长因子。华通胶的主要功能则是保护脐血管，防止外界的挤压直接作用于脐血管而导致胎儿 - 胎盘循环的中断。

人的脐带通常有两根动脉和一根静脉。脐血管数量的异常通常见于单脐动脉，可能与多种胎儿畸形有关，单脐动脉还可能与孕早期的脐动脉血栓形成后闭锁或是两根脐动脉局部融合有关。偶有第二脐静脉残留所形成的 4 根脐血管。多余的血管还可能来自卵黄囊血管。脐带动脉的平均活体内直径约为 3 mm，靠近胎盘处轻微增粗。静脉直径约为该尺寸的 2 倍。脐血管缺乏营养血管，其营养完全来自脐血管血液内营养成分的外渗作用。

脐带内的残迹与胎盘病理诊断的关系不大，在两根脐动脉之间可出现卵黄管残迹和尿囊残迹，以及相关的血管，这些血管可能会继发增生形成血管瘤的形态。

第四节 胎盘的功能与形态的关系

胎盘病理诊断的目的主要是反映妊娠期母体和胎儿的健康状态，所以在做出胎盘病理诊断时，应将胎盘生理功能的评估作为重点。即使在检查到器质性病变时，也需要同时考虑该病变实际上造成绒毛数量的损失，以及在理论上与胎盘功能的影响。例如，在识别出胎盘内的圆形血肿时，由于血肿直接导致局部血液循环障碍，这部分胎盘的交换功能受到影响，这与血肿的大小、血肿的形成时长、血肿的位置在胎盘的中央区或边缘区有关。同时，从圆形血肿的形成机制来看，其来源于蜕膜母体血管的出血，可能是子痫前期导致的胎盘早剥的表现，那么在理论上有胎盘整体性的母体灌注量不足。胎盘是一个具有复杂生理功能的器官，从病理诊断的实用角度来说，能够关注到胎盘的交换功能和免疫调节功能已能够满足诊断的需要。内分泌功能是胎盘重要的功能组成部分，能够分泌多种类型的甾体类和肽类激素，调节妊娠期的生理作用[19]，然而，内分泌功能与病理诊断关系不大。这三种功能相互间也存在联系，且这三种功能依赖于胎盘实质内两个相互独立且又相互联系的母体循环、胎儿循环系统。而作为两种循环界面的，合体滋养细胞起着关键性作用。

胎盘中的胎儿循环起自两根脐动脉，向胎盘输注血流，继而分支形成放射状分布于胎盘表面的绒毛膜板的大动脉，再流经各级绒毛，回流至绒毛膜板的静脉，最终经汇入脐静脉回到胎儿体内。母体循环的起始为子宫动脉，分流至子宫内膜下方的弓形动脉、再垂直分支出螺旋动脉进入绒毛间隙，血流在绒毛间隙中与绒毛相接触，进行氧气和营养物质的交换，再回流至蜕膜的静脉和胎盘周围的边缘窦，回到子宫静脉。这两条循环是物理隔绝的，从母体血到胎儿血，依次由滋养层细胞、滋养细胞基底膜、绒毛间质、内皮细胞所构成，这一屏障被称为血管合体膜（vasculosyncytial membrane，VSM）。胎盘实质内的母血走行于封闭的绒毛间隙内，这一封闭空间可被视为母体循环特殊的一部分，类似于一个不规则的血管腔，这样才能保障母体循环在胎盘不会出血。在母胎界面，即胎盘和蜕膜的交界面处，是由中间滋养细胞形成的细胞滋养层壳，以及由纤维素样物质沉积的尼氏层构成的封闭球壳；在胎盘实质内，则是完整的合体滋养层细胞。VSM 的厚度在妊娠期经历逐渐减小、面积逐渐增加的过程，这将有利于为孕晚期胎儿的迅速生长提供更多的营养支持。然而，胎盘病变，如大面积的梗死、较高比例的慢性绒毛炎会降低总体 VSM 的面积，而绒毛血管增生性疾病会导致不同程度的平均 VSM 降低，如绒毛膜血管瘤、绒毛膜血管瘤病和终末绒毛血管增生，表现为大量的绒毛内血管不能形成 VSM，这些流经病变绒毛的胎儿血无法有效获取母体的营养和氧气，造成脐静脉回流血中氧含量的下降，造成胎儿缺氧。

胎盘的交换功能分为气体的交换和营养物质的交换。气体为氧气和二氧化碳，气体的交换依赖于母胎血液循环之间的分压差，只要存在分压差，气体可以自由地跨 VSM 扩散。

营养物质的转运较为复杂，存在自由转运，如水、电解质；依赖于转运蛋白的易化转运，如葡萄糖；也有耗能的主动转运，如氨基酸、某些维生素等；免疫球蛋白的转运依赖于合体滋养细胞表达的Fc受体。如果胎盘发育过小、母胎灌注不足、胎儿循环异常，或由于弥漫性病变破坏了大量的绒毛，则会影响到气体和营养物质的交换，如果这一影响发生得较早，则胎儿的生长受到限制，出现宫内生长受限的表现；如果胎盘功能的影响发生较晚，则胎儿前期的发育不受影响，胎盘会因缺氧形成代偿性的过度成熟以获取更多的营养，但也可能由于胎盘代偿能力不足而导致胎儿宫内死亡，特别是在一些急性疾病时，如胎盘早剥，代偿机制不能立即起效，对胎儿会产生致命性打击。水的自由流动也可以解释部分临床现象，如母胎镜像综合征（母、胎同时出现水肿的表现），即母体循环的过多的水分会增加循环的静水压和降低循环的胶体渗透压，则胎儿相对有较低的静水压和较高的胶体渗透压，这就会驱使水分由母体向胎儿转移，过多的胎儿水分则会积聚于组织间隙或体腔，形成胎儿水肿，同时也会在胎盘局部形成水肿。相反，当母体存在易栓症时，因母体的胶体渗透压上升，以及绒毛间隙形成血栓后局部的静水压下降而导致胎儿的水分向母体流出，则会继发形成胎儿的高凝状态，可在绒毛中发现血栓或无血管绒毛的表现[9]。

胎盘的分泌功能包括合成甾体类激素（如雌激素、孕激素）、肽类激素（如hCG、hPL、胎盘生长素、人胎盘催乳素等）。然而，通过临床和动物研究，这些血浆内的胎盘激素除了hCG外，其生理功能并不清楚，且血浆浓度对疾病的预测作用有限。与病理诊断的联系不大。

胎盘和胎儿对于母体来说，其遗传背景只有一半来自母体，而来自父亲的基因与母体无关，所以胎儿正常宫内存活依赖于生理性的母体免疫耐受。胎盘的滋养细胞形成了胎儿与母体的接触面，研究表明，滋养细胞表达HLA-G诱导了母体对胎盘的免疫耐受[20]。在着床部位，中间滋养细胞向子宫肌层方向浸润，可达到子宫的浅1/3肌层，正常的情况下，这些滋养细胞形成对螺旋动脉肌壁的破坏，使血管扩张，形成对胎盘的稳定供血，这一过程也会受到蜕膜局部的母体免疫的耐受和免疫监控失衡的影响。例如，在母体存在自身免疫性疾病时，滋养细胞的重塑功能常常不佳，继而形成妊娠高血压相关的疾病。在胎盘实质中，母体免疫耐受被打破是形成病因不明的慢性绒毛炎、组织细胞性绒毛间隙炎的原因。

绒毛的合体滋养细胞与母体的血液直接接触，能够通过母血获得足够的营养物质保持活性，研究显示，葡萄糖运输的膜蛋白GLUT-1在绒毛的表面表达量是基底膜处的6倍，提示吸收的大量葡萄糖直接被合体滋养细胞利用[9]。这些合体滋养细胞替代了母体的内皮细胞功能，一旦其完整性被破坏，则母体的凝血系统被激活，会在绒毛间隙形成不同程度的纤维素沉积。这种破坏的发生原因包括：母体的炎症细胞攻击绒毛所形成的合体滋养细胞不完整；患妊娠高血压时，绒毛发育不良形成较宽的绒毛间隙，减小了血液阻力，导致流速加快，会对合体滋养细胞形成剪切力而导致完整性破坏；长期的母胎灌注不足而导致的合体滋养细胞过度衰老过程[21]。

第五节 胎盘取材规范

足月的胎盘很大，如果按照一般外科病理学的取材标准，会取非常多的蜡块。然而胎盘病理检测的特殊目的，即通过胎盘来反映母、胎孕期的健康状况，所以胎盘的取材有其特殊之处，规范的取材可以在基本不漏诊的基础上，提高诊断的效率。《阿姆斯特丹胎盘工作小组共识》[22]里对胎盘取材有清晰的描述。

胎盘的取材可以是新鲜取材或固定后取材，但即使是固定后取材，也建议最好在固定前对胎盘的胎儿面、母体面进行初步的观察，记录胎盘的径线，并称取胎盘重量。因胎盘的外形和重量在固定前后会有较大的改变。

对胎盘的描述应先记录特殊外形的胎盘，如有缘胎盘、轮廓胎盘、帆状胎盘、膜状胎盘、副胎盘等。再观察胎盘母体面是否有缺损，较大的缺损会影响对胎盘重量和胎盘厚度的评估，记录缺损区域大小，如较大，可记录缺损占胎盘的比例。胎盘的径线分别为①胎盘实质表面的最长径线，即长度；②与最长径相垂直的最大径线，即宽度；③中央区的平均厚度。在母体面没有缺损的前提下，如果胎盘的厚度有明显的差异，记录厚度的区间值。

脐带的相关描述，包括脐带的插入点位置，孕晚期胎盘插入点距边缘3cm以上，记录为中央附着或偏心附着；3cm以内为近边缘附着，可能对胎儿循环造成影响，记录距胎盘边缘的距离；直接附着于胎盘边缘则记录为边缘附着；如果是附着于胎膜上，有脐带引出的血管走行于胎膜上，则记录为帆状附着，并记录距胎盘边缘的距离，同时仔细观察胎膜上走行的血管是否有破裂。记录脐带的长度，由于并非全长的脐带送病理检查，不要仅通过脐带长度做出脐带过短的诊断。记录脐带的直径和脐带螺旋的方向和个数。判断螺旋时，将脐带垂直摆放于面前，此时向左上方向为左旋，向右上方向为右旋。因为螺旋是脐动脉绕脐静脉形成，所以每个螺旋的突出处可看到平行的两根血管痕迹，如果脐带螺旋痕迹细微，可用手去触摸以确定华通胶里的盘旋排列的脐动脉。计数脐带全长的螺旋个数，按每 10 cm 平均的螺旋数量评估是否存在螺旋过少或过多。平均为 2 个 /10 cm，如果小于 1 个或大于 3 个，则分别判为螺旋过少或过多。有的脐带会出现局部的螺旋过多而另一段无螺旋的情况，应作分别记录，无螺旋处可能为绕颈或绕身处。自插入点 5cm 处切断脐带，做一组织块，在近游离缘处再取一个切面，如果有外观的异常，再相应取材，注意游离缘处常有临床钳夹或结扎的痕迹，往往伴有出血，此为假象，不需要在此处取材。

胎膜的记录包括胎膜完整性、破口距胎盘边缘的距离，以反映是否存在胎膜的残留和是否有低置胎盘，但胎膜极易在分娩后因人为因素破损，所以这些异常发现需要结合临床诊断和产前的超声检查。胎膜表面的颜色一般呈透明色，能够透过表面看到下方紫蓝色的胎盘实质，记录其他异常的颜色改变，如感染时常见的灰白色、胎粪污染时的灰黄色、死胎时的暗红色等。从破裂口向胎盘边缘做间隔 5cm 宽的平行切口，用镊子夹着胎膜的游离缘向胎盘边缘卷，在镊子缝隙间插入大头针固定，拔出镊子后在大头针两边切去多余的胎膜，制备约 3mm 厚的胎膜卷。可以带少许的边缘区胎盘组织以供定位。制好胎膜卷后沿胎盘边缘一圈剪除胎膜，进行胎盘的称重，称重前还需要检查母体面有无游离的血块，也需先行清理，称得的胎盘重量能够大致反映有交换功能的胎盘的量。但应注意，如果母体面血块附着较牢固，则不要勉强剥除，这可能是胎盘早剥造成的胎盘后血肿。

胎盘实质每隔 1cm 做一平行切面，依次对胎盘切面进行肉眼观察，以发现由于局部血流减少所形成的浅色区或新鲜血栓的暗红色区。每个病变区域要记录颜色、质地特征，大小可采用：①较小的近似球形的病灶描述直径；②较大病灶描述 3 个径线，分别为最大面上的长和宽，以及累及多少个切面估出的厚度；③如为更弥漫且散在的相似质地病变，可描述病变占胎盘实质的比例。需要认识正常的胎盘切面上出现的特征，如与胎儿面相连的干绒毛；与母体面相连的胎盘隔；小叶中央相对于小叶边缘颜色稍深；足月胎盘边缘区常见到部分胎盘因退变而形成的少量梗死和钙化，不需要特别取材。

因为要评估病变的形成来自胎儿或母体，所以对胎盘实质的取材要包括胎儿面和母体面全层。如果全层太厚，则有 3 种办法：①分别做两个蜡块；②取 1/3 胎儿面，1/3 母体面，中间一部分丢弃；③全层取细长些，一分为二放入一个包埋盒。选取的蜡块包括：①胎盘中央区，即中间 1/3 区域随机取 1 块无肉眼异常处，注意是与脐带附着位置无关的；②旁中央区域，1/3～2/3 之间区域取 1 块无肉眼异常处；③边缘区，即外 1/3 处。另外，在每一种类型的病变处各取 1 块，也需要包括胎儿面和母体面，如果病变较大，不需要涵盖完整病变，但要包括一些周围的正常部分。

第六节　异常单胎胎盘的大体表现

一、脐带异常的大体表现

足月儿的脐带长 40～60cm，直径 1.5～2cm，透过脐带表面的羊膜，可见内部盘曲缠绕的血管，两根脐动脉围绕中央走行的脐静脉。一般偏心或近中央附着在胎盘绒毛板上。临床工作中可见以下特殊表现。

（一）脐带螺旋异常

（abnormal umbilical cord coiling）

胎儿活动可以使正常的脐带呈螺旋状态，平均每 10cm 脐带可有 2 个螺旋，生理性螺旋可达 6～11 周，可自由伸缩以利于胎儿活动。由于全长脐带并非都能送检，并且固定后会影响脐带的长度，评估螺旋卷曲程度的最佳方法一直存有争议，一般认为正常的脐带螺旋（2 个 /10cm）时两根动脉围绕中央走行的静脉，可以有效保护静脉不被挤压。若螺旋 >3 个 /10cm，称为螺旋过多［又称为脐带扭转（torsion of umbilical cord)］，螺旋 <1 个 /10cm，则称为螺旋过少（图 33-45）。螺旋过多或过少均可能使脐静脉受到挤压。螺旋方向分为左旋和右旋（图 33-46），其中左旋最为常见，节段性或局部的螺旋异常都应该记录。Ernst 等 [23] 将螺旋过多的脐带根据形态又分为四种类型。①波浪型：表现为不规则的松散螺旋，螺旋间无明显的凹陷；②绳型：表现为表面平整，螺旋紧密；③节段型：脐带紧密螺旋之间有凹陷，凹陷深度小于螺旋直径的 50%；④链条型：脐带紧密螺旋之间有凹陷，凹陷深度大于螺旋直径的 50%（图 33-47）。节段型及链条型与死产关系较为密切 [24]。脐带过度螺旋可导致脐轮部变细或扭闭，引起血管闭塞或伴血栓存在，胎儿可因血液运输中断而死亡（图 33-48）。脐带螺旋异常发生的确切原因不明，可能与脐带发育不良、华通胶局部薄弱有关，极易引起胎儿宫内窘迫及猝死 [25]。

（二）脐带附着部位异常

挪威霍克兰大学医院总结了 634 741 例新生儿胎盘及临床病理资料，发现在单胎妊娠中有 7.8% 脐带附着部位异常（6.3% 边缘附着，1.5% 帆状附着），辅助生殖技术妊娠后单胎胎盘发生边缘附着和帆状附着的风险分别是自然受孕的 2.5 倍和 1.6 倍。而在双胎妊娠中，16.9% 脐带附着部位异常（6.0% 边缘附着，10.9% 帆状附着），但辅助生殖技术并没有增加

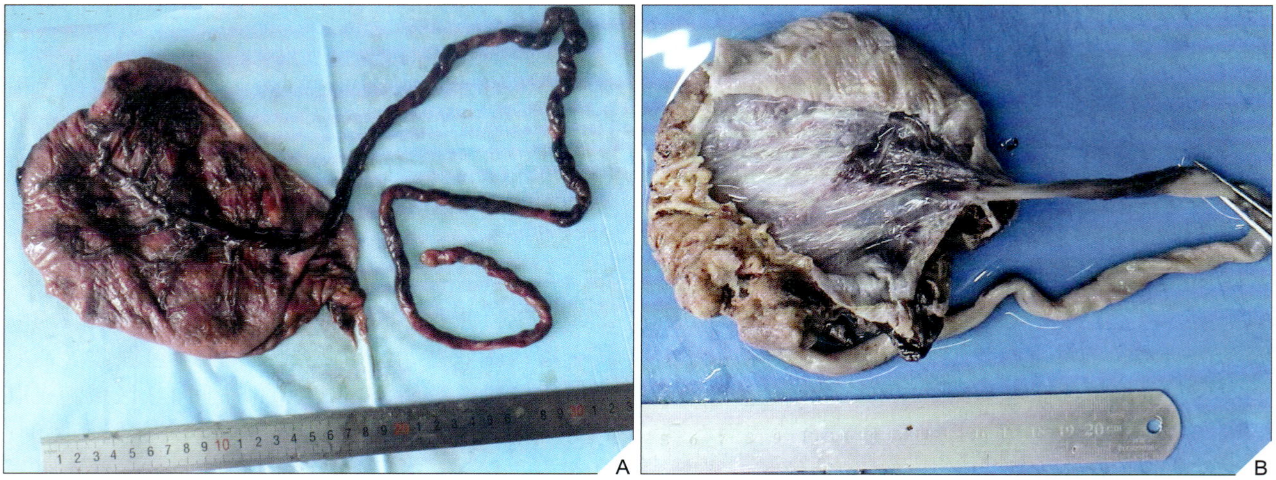

图 33-45　脐带螺旋异常

A. 螺旋过多：脐带呈螺旋状扭转；B. 脐带局部螺旋过少：部分脐带无螺旋

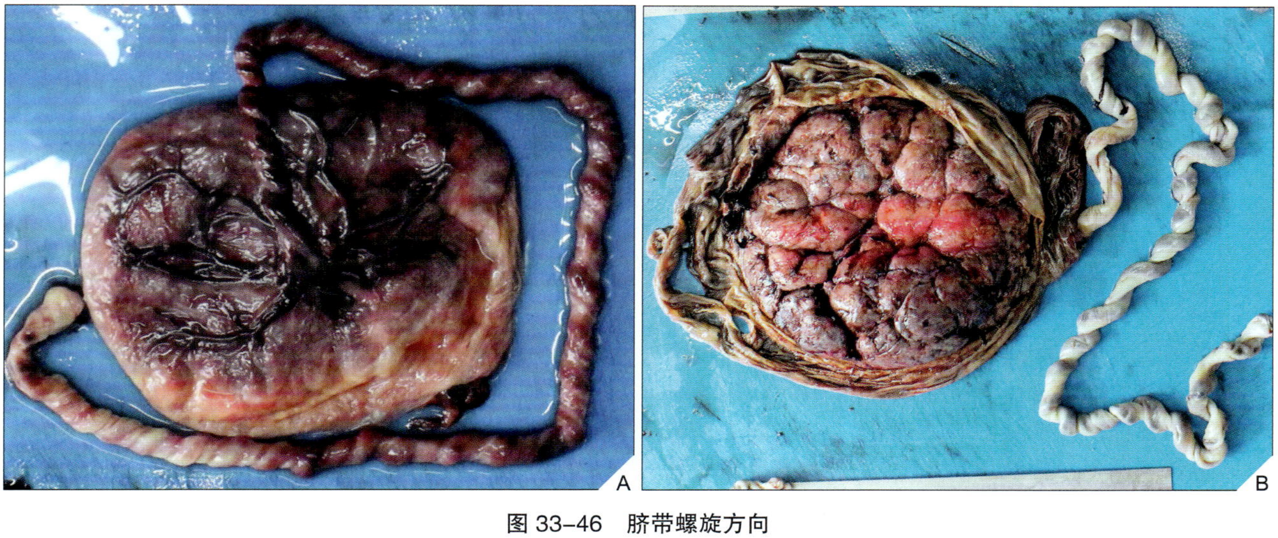

图 33-46　脐带螺旋方向

A. 左旋：螺旋凹陷的方向为从左上向右下；B. 右旋：螺旋凹陷的方向为从右上向左下

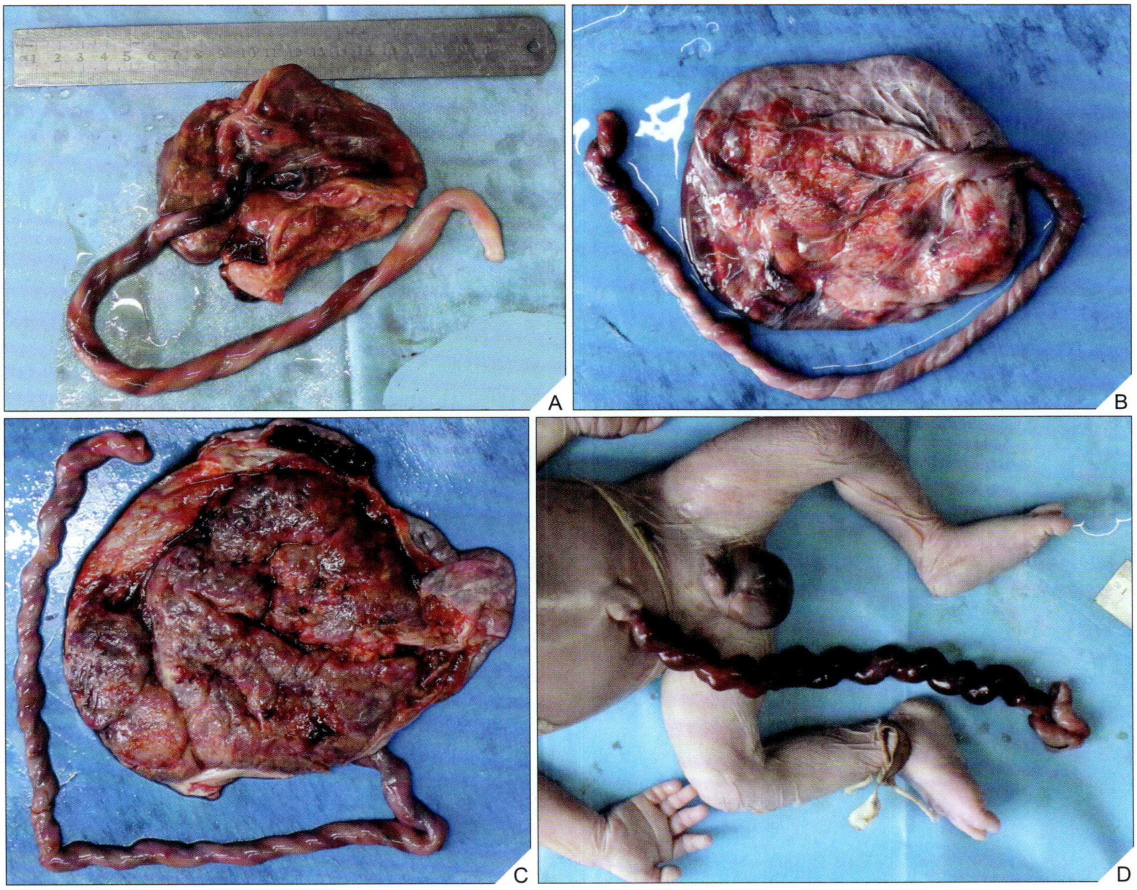

图 33-47 脐带螺旋过多分型

A. 波浪型：不规则的松散螺旋，螺旋间无明显的凹陷；B. 绳型：表面平整，螺旋紧密；C. 节段型：脐带紧密螺旋之间有凹陷，凹陷深度小于螺旋直径的 50%；D. 链条型：脐带紧密螺旋之间有凹陷，凹陷深度大于螺旋直径的 50%（足月胎儿，胎死宫内）

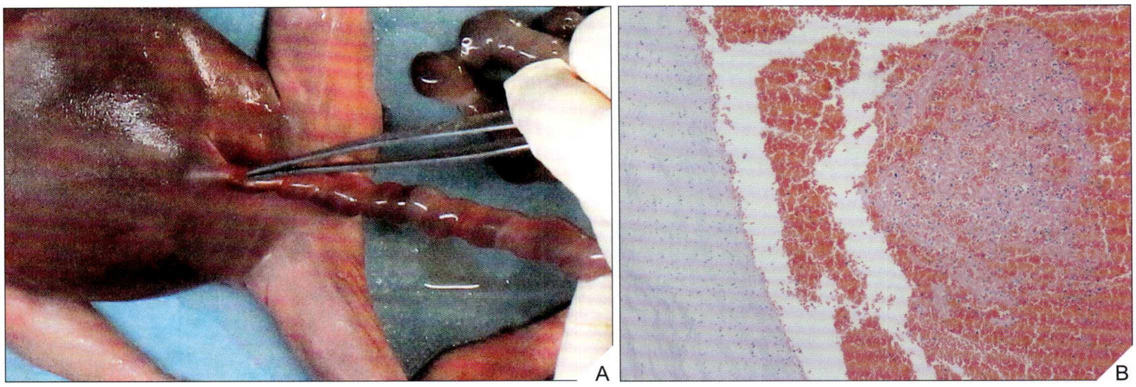

图 33-48 脐带过度螺旋

A. 脐带扭转伴根部扭闭，导致胎死宫内；B. 脐静脉血栓形成

妊娠后脐带附着部位异常发生的风险[26, 27]。

1. 边缘附着（marginal insertion） 又称球拍状附着（battledore insertion），正常胎盘脐带附着于胎盘胎儿面的近中央区或偏心性附着，如果脐带附着于胎盘边缘上（离最近的边缘≤ 1cm），外观形似球拍，又被称为球拍状胎盘（图 33-49）。球拍状胎盘比较少见，发生率为 0.1%～15%，产前超声诊断困难，一般在产后胎盘检查时被发现。球拍状胎盘一般无太大临床意义，少数情况下，可能与胎儿宫内发育迟缓、宫内窘迫等不良妊娠结局有关。例如，脐带附着点恰在胎盘下缘近宫颈处，可受胎儿先露部的压迫，产生胎儿宫内窘迫甚至死亡。

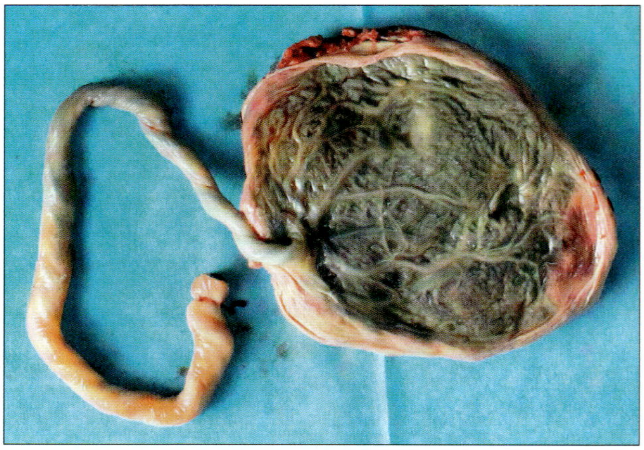

图 33–49 脐带边缘附着

脐带附着在胎盘边缘，外观形似球拍，又称球拍状胎盘

2. 帆状附着（velamentous insertion） 指脐带附着胎膜上，脐带血管通过羊膜与绒毛膜之间进入胎盘（图 33-50），常见于多胎妊娠、早产、流产及高龄产妇病例中，是提示胎盘功能低下及胎儿宫内生长受限的软指标 [28]。帆状胎盘形成原因不明，一种理论解释为：受精卵着床时有一定方向性，即着床的胚泡其内细胞群面向子宫内膜面，这样脐带位于胎盘中心，如果着床时方向上下颠倒，则脐带必然附着于胎膜上，即形成帆状胎盘。另一种理论解释为：开始时脐带附着正常，在以后的胎盘发育过程中，由于子宫内膜发育不良或内膜炎，囊胚附着部位营养条件或血供不好，叶状绒毛向侧方生长，脐带附着部位因营养不良、绒毛萎缩而变为平滑绒毛膜，脐带则形成帆状附着。由于脐带血管缺乏华通胶保护和绒毛膜板支持，血管穿过子宫下段或胎膜跨过子宫颈内口时则成为前置血管，前置血管如被胎先露部压迫，易形成血栓，造成胎儿宫内缺氧，甚至胎死宫内 [29-31]。经阴道分娩时，前置血管可随胎膜破裂而造成血管破裂出血，导致新生儿急性失血性休克或死亡。新近文献对 9 项队列研究和 2 项病例对照研究进行 meta 分析，发现脐带帆状附着在单胎中的发生率约为 1.4%，与妊娠高血压疾病及胎儿宫内发育迟缓、死产、早产等不良妊娠结局相关 [32]。

3. 膜性血管（membranous vessel） 指脐带部分血管分支在胎膜内走行，这种血管既没有绒毛膜板的支撑，也失去华通胶保护，容易受压或受牵扯引起破裂出血，尤其是血管前置时。脐带帆状附着时血管是常见的膜性血管，除此之外，脐带其他附着部位，如球拍状附着、偏心附着也可发生 [33]（图 33-51）。

4. 脐带间位附着（interposition insertion） 是膜性附着的一种特殊类型，较罕见，脐带先在胎膜内走行短距离后再插入胎盘绒毛板内（图 33-52）。与帆状附着相似，不同之处在于胎膜段走行仍然有华通胶的保护，一般不会造成严重的临床后果，需要警惕胎膜段走行的部分脐带血管，少数血管前置的情况下，也会破裂出血。

5. 脐带分叉附着（furcate insertion） 较为罕见，文献报道发生率约为 0.16%，表现为脐带血管在进入胎盘之前就分离或从脐带基质中分开，脐带主要血管分支呈分叉状，游离在绒毛膜板外。这些血管失去了华通胶的支撑，也失去了绒毛膜板的保护，容易受压力或牵拉等因素影响，造成血流受阻、血栓形成、血管断裂等不良后果 [34-37]（图 33-53）。尤其在妊娠晚期，缺氧时胎儿躁动不安或胎头下降时的牵拉，都可引起血管破裂，是造成胎儿急性死亡的主要因素。有学者曾对德国柏林夏里特医学院 1993～2016 年的 132 例脐带分叉附着病例进行回顾性分析，7 例发生了胎儿宫内死亡 [38]。

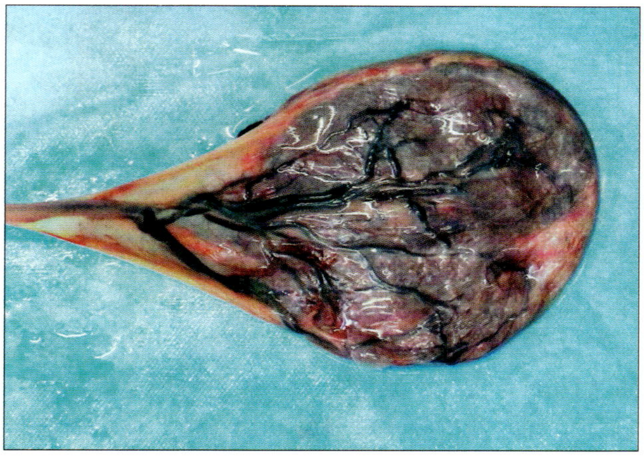

图 33–50 脐带帆状附着

脐带主要血管分支呈分叉附着，部分游离在绒毛膜板之外，缺乏华通胶保护

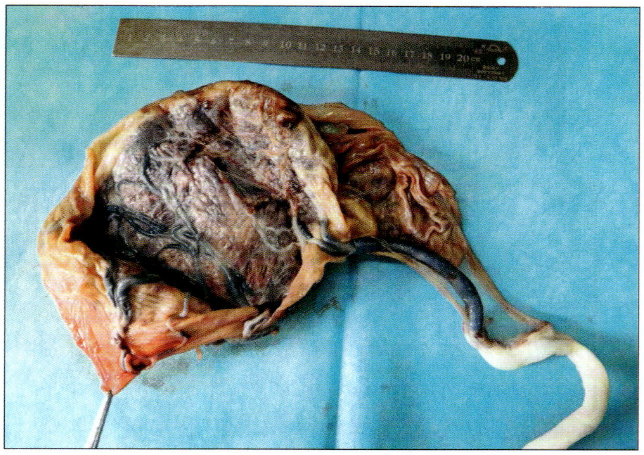

图 33–51 膜性血管

脐带血管在胎膜中走行，缺乏华通胶保护，血管内血栓形成

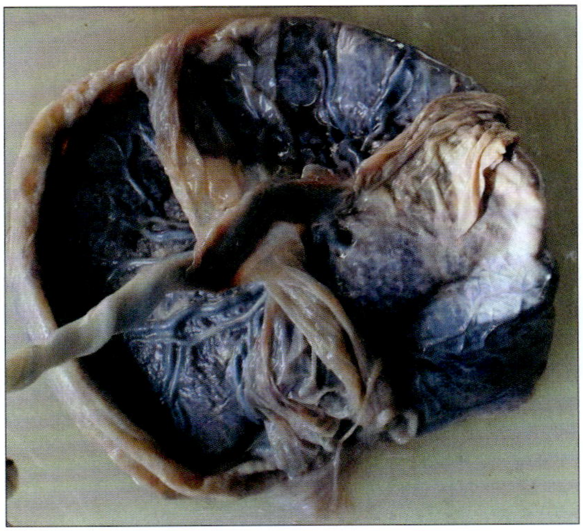

图 33–52　脐带间位附着

脐带进入绒毛板附着之前，部分走行在胎膜上，血管仍有华通胶保护

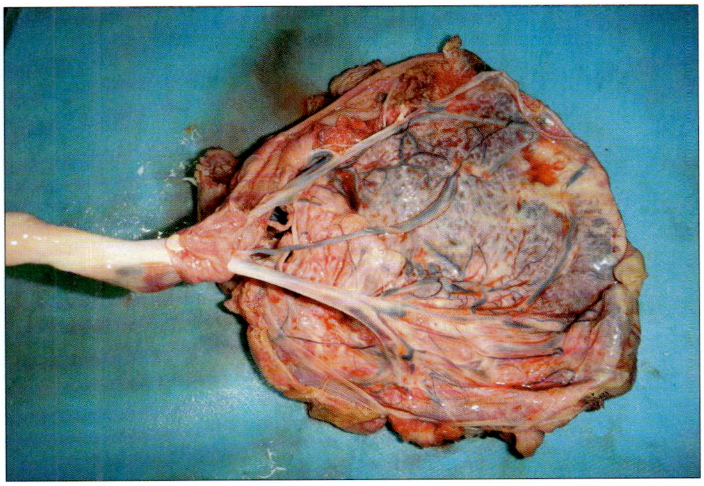

图 33–53　脐带分叉附着

脐带主要血管分支呈分叉附着，部分游离在绒毛膜板之外，缺乏华通胶保护

（三）脐带打结（umbilical cord knot）

脐带打结可分为真结和假结两种。脐带真结较为少见，为妊娠早期（3～4 个月）因脐带过长，脐带在宫腔内形成环套，胎儿活动穿越环套所致，发生率为 0.5%～3%，文献报道羊水过少、羊水过多、脐带绕颈和单绒毛膜单羊膜双胎分别是单胎、双胎脐带真结的高危因素[39]。脐带真结形成后，如果结节未拉紧，血流通畅，对胎儿影响较小，如拉紧后胎儿血液循环受阻，可致胎儿发育不全或胎死宫内[40]。可根据结节两侧的脐带颜色和水肿程度来判断对血流循环影响的程度，处于真结下游的脐带由于缺乏血供往往呈现为苍白而水肿，时间长了可发生缺血坏死。总之，结节系得越紧，时间越长，两侧脐带颜色及直径差别越大（图 33-54）。脐带假结指因脐血管较脐带长，部分静脉迂曲，形成结节样（图 33-55），大体观察脐带切面血管时要避开假结处，以免影响对脐带血管数量的判定，误诊为脐带血管增多。脐带假结一般对胎儿影响较小，若假结数量过多或过度迂曲扩张，会造成血液回流受阻，引起胎儿缺氧。

（四）单脐动脉（single umbilical artery）

单脐动脉指脐带内仅见一条脐静脉及一条脐动脉，发生机制为脐动脉原发性发育不全或继发性闭锁（图 33-56）。在单胎中，单脐动脉的发生率为 0.25%～1.0%，在双胎妊娠中高达 4.6%。据统计，单脐动脉在自然流产胎儿中发生率为 1.5%，在合并染色体畸形的胎儿中发生率为 7%，双胎妊娠单脐动脉发生率为单胎妊娠的 3～4 倍[41-44]，单脐动脉是孕中、晚期常见的超声胎儿软指标。大多数情况下为

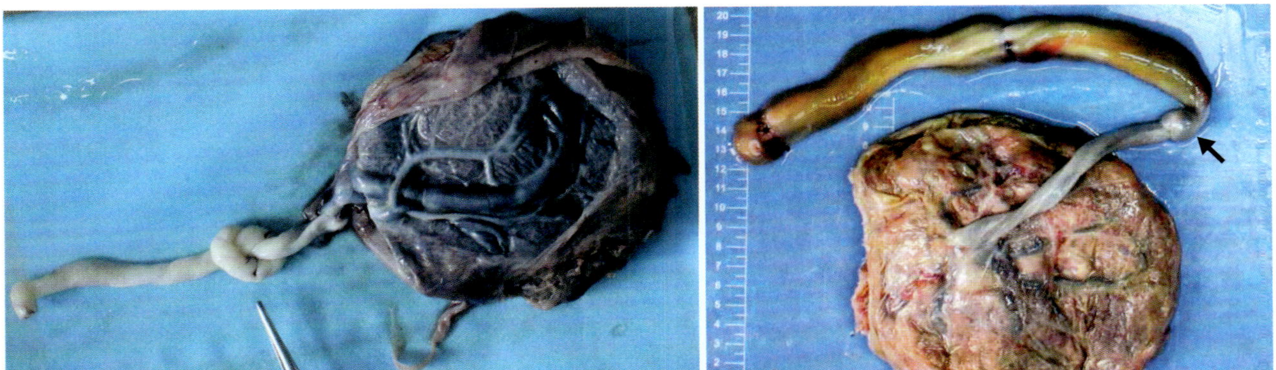

图 33–54　脐带真结

A. 结节未拉紧，真结两侧脐带颜色未见明显差异，部分血流受阻，绒毛膜板内血管明显扩张；B. 结节拉紧，血流中断，结节下游脐带明显水肿，局部坏死（妊娠 30^{+5} 周胎死宫内）

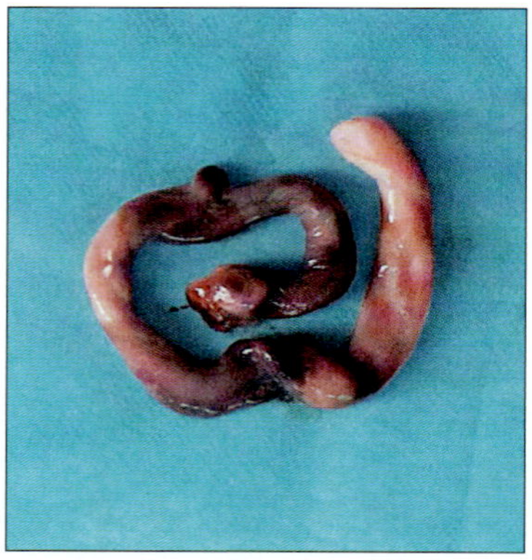

图 33–55 脐带假结

脐血管多处迂曲，形成结节样

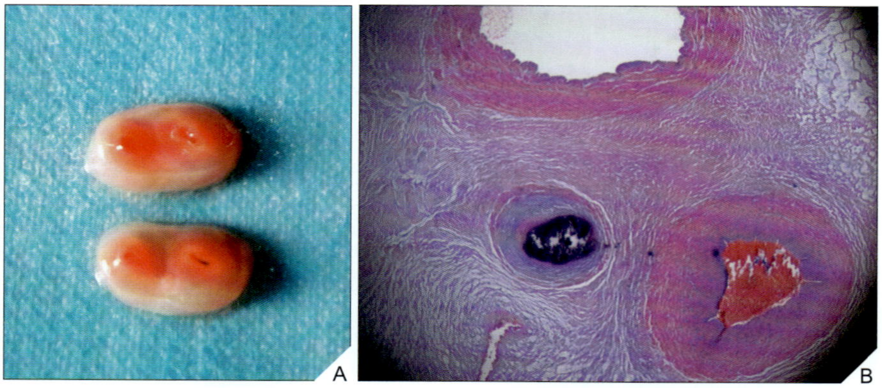

图 33–56 单脐动脉

A. 原发性单脐动脉，切面两根血管；B. 功能性单脐动脉，其中一枚脐动脉继发性闭锁

孤立性（单纯性）单脐动脉，指不伴有其他系统畸形及其他高危因素的单脐动脉，对胎儿发育影响较小，有文献报道与胎儿宫内生长受限有关[45, 46]。少数病例与先天性结构异常或染色体异常并存，单脐动脉合并畸形以心血管系统畸形最常见，单脐动脉合并染色体异常，以 18- 三体综合征及 13- 三体综合征最为常见[47]。

（五）脐带过粗或过细

脐带直径主要取决于华通胶的水分含量，脐带过粗又称脐带水肿（edema of umbilical cord），直径 >3cm，常见于胎儿水肿及胎儿浸软者，特点为受累脐带明显肿胀、增粗，有光泽，切面疏松，果冻状，由透明的黏液胶质组成（图 33-57）。产妇多有子宫内膜炎或糖尿病史，可导致胎盘早剥、胎膜早破、胎儿畸形、死胎及死产等[48, 49]。产生的原因与胎儿渗透压低、脐带与胎盘中的静水压升高及胎盘中总水容量增加有关。水肿若靠近脐轮处，断脐结扎时易断裂，尤应引起注意。脐带过细，指足月的脐带在 2 个或以上的切面直径 <0.8cm，常见于宫内发育迟缓或单脐动脉的胎儿，可增加脐血流阻力，影响胎儿血管灌注功能。

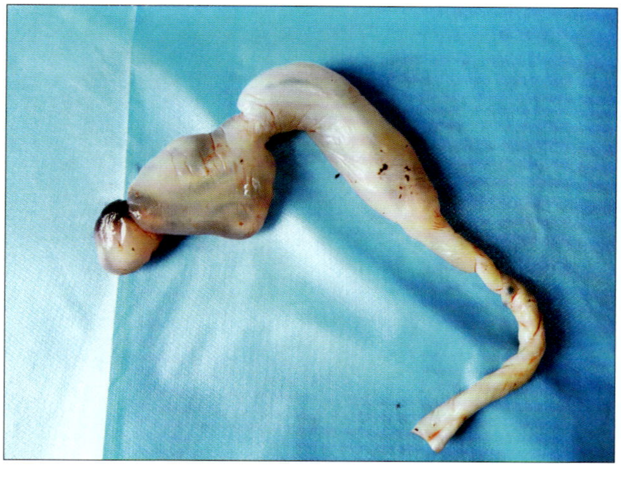

图 33–57 脐带水肿

脐带明显增粗，华通胶增多，呈黏液样

（六）脐带过短或过长

脐带正常长度在 40～60cm，平均长度为 55cm，一般脐带长度 <30cm 称为脐带过短，脐带长度 >70cm 称为脐带过长。最好在新鲜状态时测量脐带长度，随着甲醛溶液固定时间的增加，脐带长度会不同程度缩短。脐带过短时，临产后可被牵拉过紧致使胎儿下降及血液循环受阻，可引起胎盘早剥或脐带撕裂等不良后果。过长的脐带易造成绕颈、绕体、打结及脱垂等不良后果，相较于物理性长度，功能性长度更重要，绕颈、绕体可造成功能性长度变短。

（七）脐带囊肿及肿瘤

脐带囊肿的发病率为 0.4%～3.4%，分为真性囊肿和假性囊肿，真性囊肿有一层上皮细胞，起源于早期胚胎结构（尿囊管和脐肠系膜管），通常位于脐带胎儿端。假性囊肿最常见，缺乏上皮细胞覆盖，由局部华通胶水肿、液化或黏液变性所致。部分假性囊肿与染色体异常有关，主要是 18- 三体。王文迪等[50]曾对 109 例脐带囊肿病例进行回顾性分析，发现孤立性脐带囊肿预后相对较好，脐带囊肿合并超声软指标和合并胎儿畸形可能发生不良预后，合并胎儿畸形者不良预后发生率更高，还发现脐带囊肿的数目与预后无关，而脐带囊肿的位置和多胎妊娠与预后有关，多胎脐带囊肿胎儿不良结局发生率更高。胎盘端、游离段、胎儿端脐带囊肿胎儿合并其他超声异常的发生率依次升高。笔者曾遇到较为少见的脐带囊肿一例，囊肿位于脐带近胎盘端，表面光滑，内含血性液体（图 33-58）。脐带肿瘤较为罕见，陆续有文献报道脐带发生血管瘤、畸胎瘤、黏液瘤[51-53]。笔者曾遇脐带血管黏液瘤一例，此肿瘤为脐带的良性真性肿瘤，极为少见。肿瘤多位于脐带近胎盘端，显微镜下由许多毛细血管组成，可含有脐带的黏液成分（图 33-59）。可并发羊水过多，通常对胎儿无影响。如瘤体过大压迫脐带，可引起胎儿供氧不足而出现胎心改变。

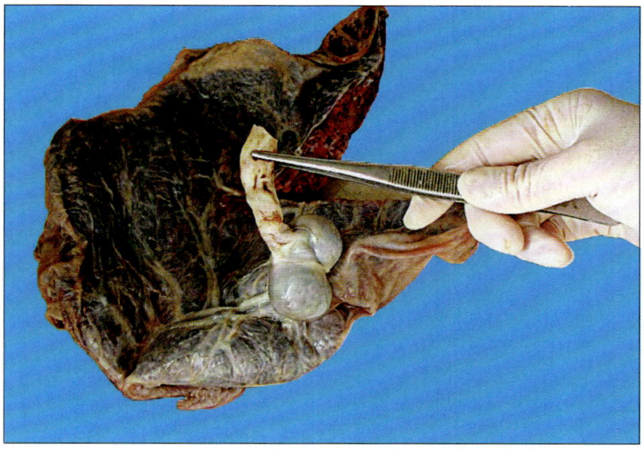

图 33-58　脐带囊肿

囊肿位于脐带近胎盘端，表面光滑，内含大量血性液体

二、胎膜异常的大体表现

（一）胎粪污染（meconium contamination）

常见于胎儿宫内窘迫的病例，由胎儿宫内缺氧引起，与胎儿 - 新生儿感染和产妇围产期感染密切相关。大体表现为胎膜水肿，污秽、易分层，呈黄色或棕绿色，有时肉眼可见胎粪颗粒，镜下表现为由无定型物和无核的鳞状上皮组成的胎粪颗粒，见含有胎粪的吞噬细胞，多呈球形、泡沫样，颜色浅黄色或深褐色（图 33-60）。含胎粪吞噬细胞在胎膜中出现的部位可反映胎粪中暴露的时间：胎粪暴露 1～3 小时，含胎粪吞噬细胞出现在羊膜或绒毛膜间质；胎粪暴露 3～6 小时，含胎粪吞噬细胞出现在绒毛膜的上皮和蜕膜，若出现在华通胶，提示胎粪暴露时间 >6 小时；若出现胎粪性血管坏死，提示胎粪暴露时间 >12～16 小时[54]。重度胎粪污染对胎儿 - 新生儿可造成多方面的损害，如宫内窘迫、胎儿吸入、新生儿败血症甚至死胎、死产等[55]。

（二）羊膜结节（amnion nodosum）

羊膜结节常见于严重的羊水过少，胎膜早破时间过长、多胎妊娠及死胎等病例[56]。大体上表现为羊膜表面形成小的斑块，白色或浅黄色（图 33-61）。结节成分来源于胎儿皮肤，由鳞状上皮、毳毛、胎脂、嗜酸性碎片等混合物组成。

（三）羊膜带综合征（amniotic band syndrome）

羊膜带综合征也称羊膜粘连带阻断序列征，是由于羊膜破裂形成的纤维带缠绕胎儿体某部位，致该处发育受阻或坏疽，造成的序列畸形。羊膜带综合征造成的畸形有三大类：肢体畸形、颅裂面裂及腹壁缺损（图 33-62）。包括肢体及指（趾）的狭窄环或截断、马蹄内翻足畸形、双侧肢体不对称和不定形的脑膨出、面部缺损、鼻异常、唇裂及腹裂等[57, 58]。

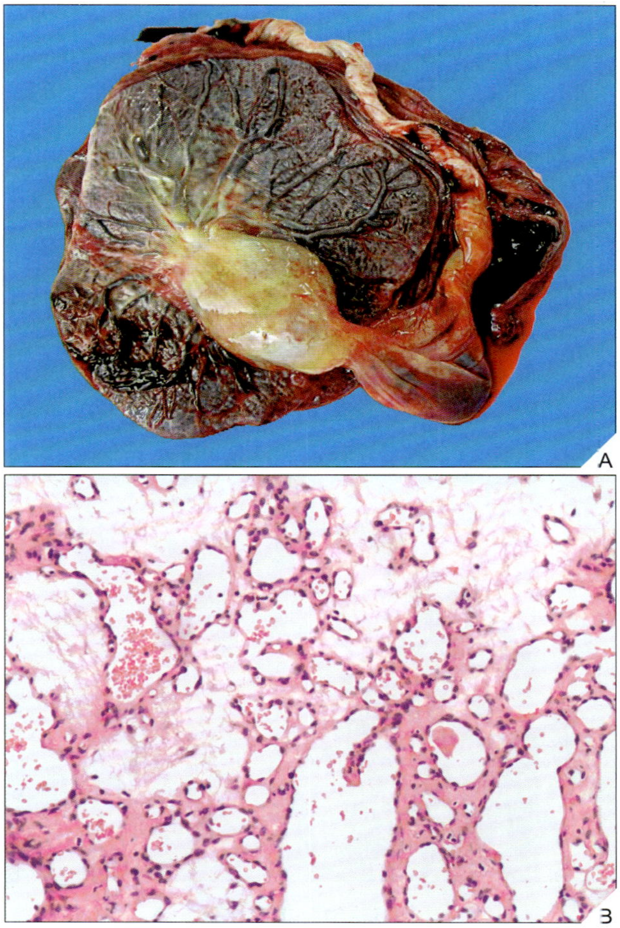

图 33-59　脐带血管黏液瘤

A. 肿瘤位于脐带近胎盘端；B. 由许多毛细血管组成，含有脐带的黏液成分

三、胎盘异常的大体表现

90% 的妊娠足月胎盘呈圆盘样，胎膜面积足够大，可完全包裹住胎儿。约 10% 的病例胎盘形状异

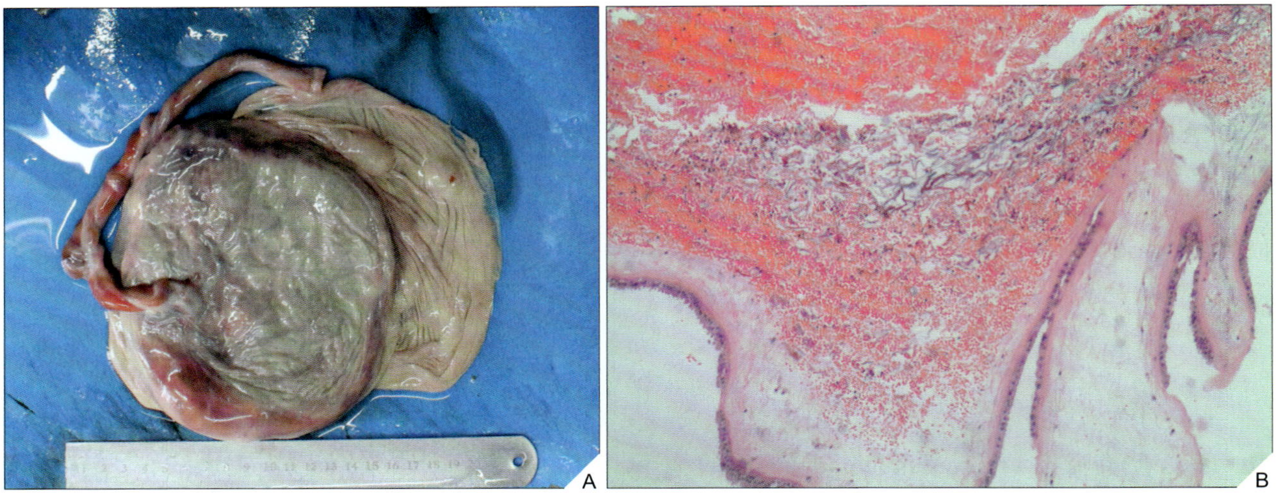

图 33-60　胎粪污染

A. 胎膜黄色、污秽、水肿增厚；B. 羊膜下间隙内见胎粪成分，由较多无定型物及角化的鳞状上皮组成

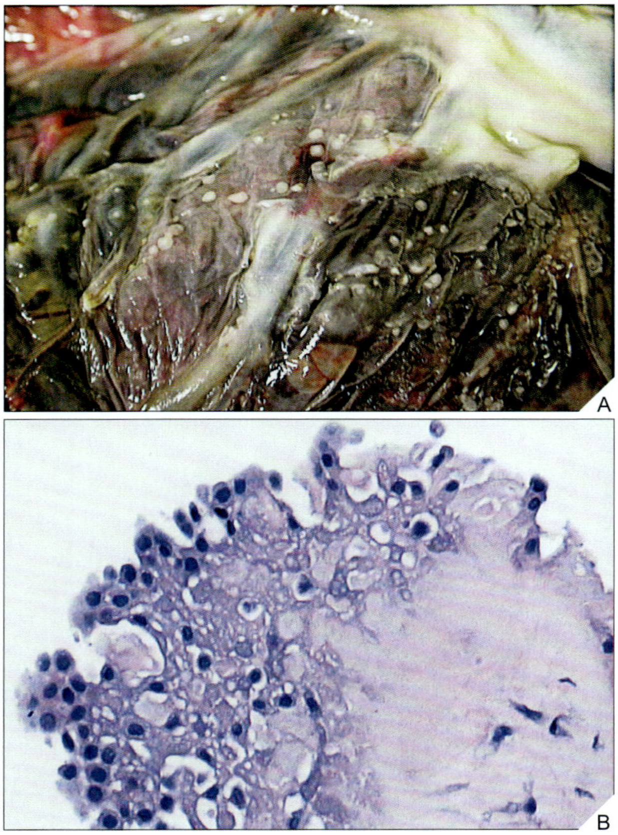

图 33-61　羊膜结节

A. 胎盘表面见较多米粒大小的白色斑块，分布较为广泛；B. 镜下可见复层鳞状上皮及较多纤维素成分

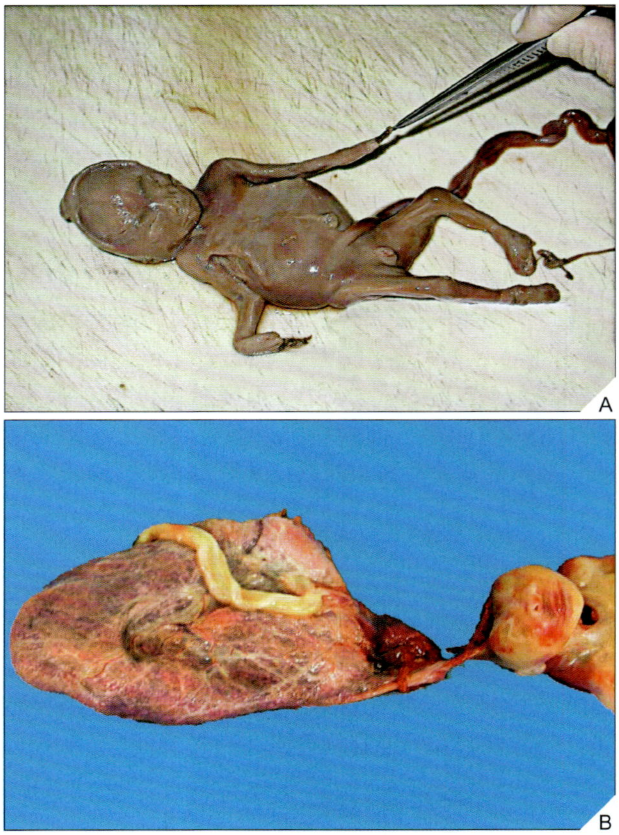

图 33-62　羊膜带综合征

A. 胎儿肢体被羊膜带切断；B. 胎儿颅面部缺损畸形

常，包括多叶胎盘、副胎盘、轮廓胎盘、膜样胎盘等。

（一）胎盘形状异常

1. 多叶胎盘（multilobed placenta）　单胎妊娠应仅有一个胎盘，但当受精卵着床后，胚泡种植到子宫血液灌注不足的部位，如种植在既往手术瘢痕区、子宫肌瘤区及近宫角区等，由于绒毛生长的趋营养性，血液灌注良好的部位绒毛优势生长，灌注不足的区域绒毛萎缩或梗死，从而导致多叶胎盘的形成。最常见的是由大小一致的两个圆形叶组成，两叶可以相连，也可以完全分开。脐带可以附着在两叶之中的任一叶上，也可以呈帆状附着在两叶之间的胎膜上。若胎盘分离不完全，且大部分血管在未会合形成脐带血管前由一叶伸展到另一叶，两叶大小相差不多称为双叶胎盘（bilobed placenta）（图 33-63）。若两叶完全分离，且血管在进入脐带时才开始会合，也称为复胎盘（placenta duplex）（图 33-64），为双叶胎盘的一种。偶尔胎盘可由界限分明的三叶所组成，称三叶胎盘（placenta triplex；tripartite P.），但少见。由于双叶胎盘的脐带往往附着在双叶之间的胎膜上，脐带的血管分支走行在胎膜里或者呈分叉附着在胎膜上，这些血管由于缺乏华通胶保护，尤其是血管前置或分娩过度牵拉时，容易破裂出血，从而导致胎儿早产、宫内窘迫甚至死亡等不良结局[59]。

2. 副胎盘（succenturiate placenta）　主胎盘周围另有一个或多个小副叶在胎膜内以一定间隔发育，称为副胎盘，其间通常有胎儿血管相连，属于多叶胎盘的另一种形式（图 33-65）。副胎盘较为常见，发生率约为 3%，在多胎妊娠、高龄产妇（年龄大于 35 岁）及人工受孕的产妇人群中多见[60, 61]。副胎盘一般不影响胎盘的功能，但在分娩时部分副叶，尤其是与主叶相距较远的小副叶可能会残留宫内，引起子宫复旧不全和产后出血。因而在胎盘娩出后应详细检查，注意观察胎盘的外形是否规则，并仔细查看邻近胎膜上有无断裂的血管，以便尽早发现残留副叶。

3. 轮廓胎盘（circumvallate placenta）　和有缘胎盘（marginate placenta）均属于绒毛膜外胎盘，大体表现为绒毛膜板小于底板，胎膜与胎盘的相接处不在胎盘的边缘，而与边缘有一定的间距，导致胎盘周围的绒毛组织裸露在绒毛膜板边界外，发生率为 1.0%～6.5%。发病机制不清，多数学者认为早期胎

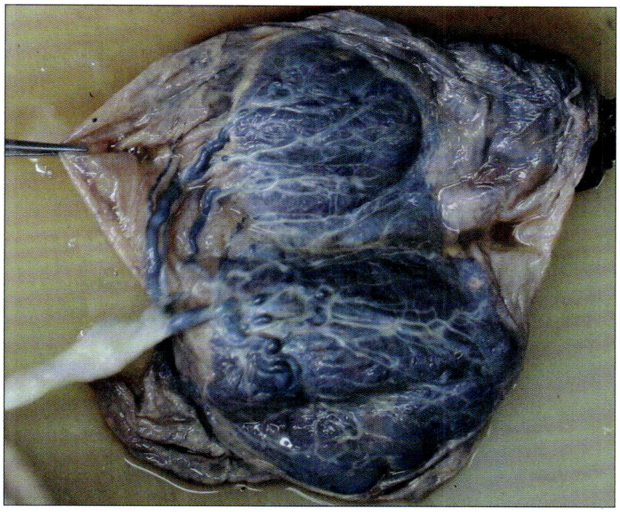

图 33-63　双叶胎盘

两叶不完全分离，大部分血管在未会合进入脐带前由一叶伸展到另一叶，脐带根部靠近其中一叶边缘附着，部分血管膜性附着

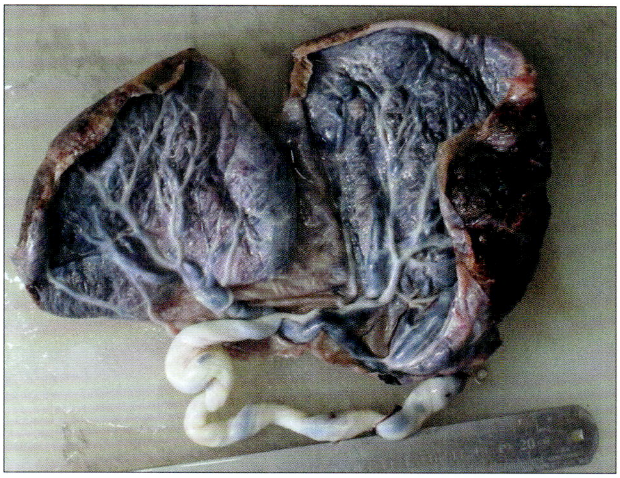

图 33-64　复胎盘

两叶完全分离，血管直至进入脐带时才开始会合，脐带帆状附着在两叶之间的胎膜上

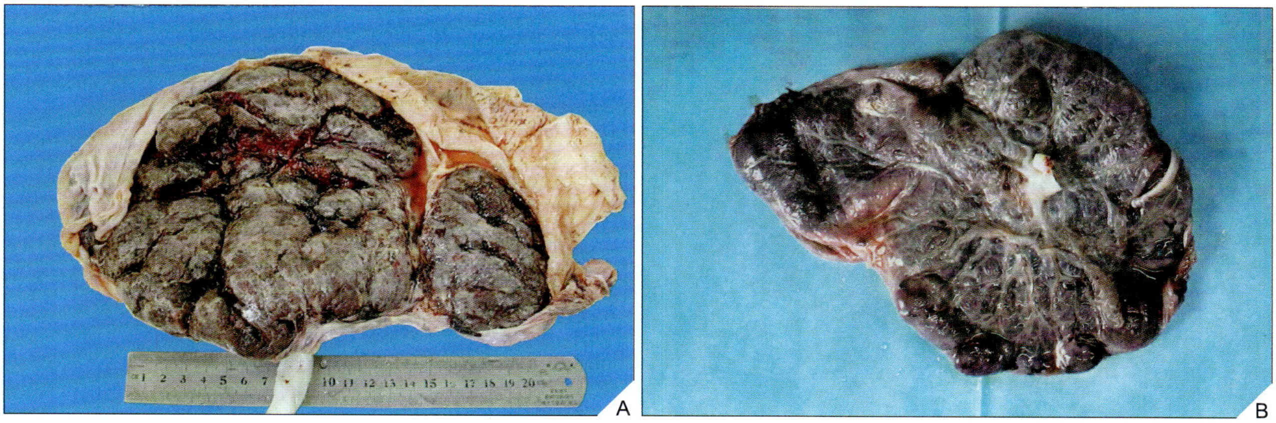

图 33-65　副胎盘

A. 胎盘主叶周围可见小的胎盘副叶；B. 副胎盘，有血管与主叶相连

盘边缘剥离引起的静脉出血的原因为在绒毛膜板下将胎膜推向内侧或引起胎膜反折。如果反折的胎膜是平整的，未明显增厚，称为有缘胎盘（图 33-66）；如果胎膜折叠增厚，形成隆起的嵴，则称为轮廓胎盘。轮廓胎盘可分为完全型（形成一个完整的胎盘组织环）（图 33-67）与部分型（形成不完整的胎盘组织环）（图 33-68）两类，部分型轮廓胎盘不引起任何胎儿异常，而完全型轮廓胎盘与胎盘早剥、胎膜早破、早产、FGR、胎儿畸形、围生儿病死率增高有关，但完全型轮廓胎盘少见[62，63]。

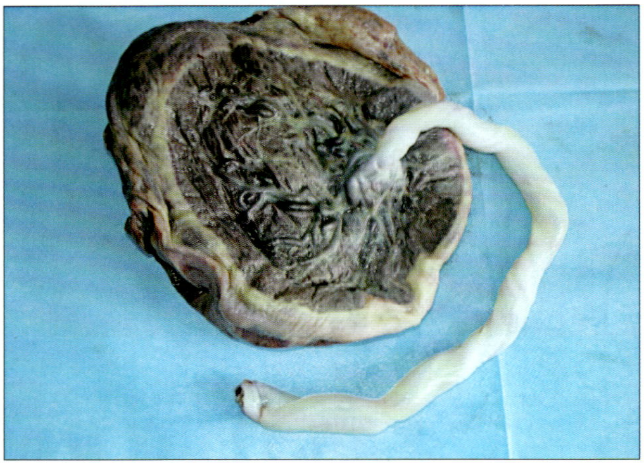

图 33-66 有缘胎盘
胎盘绒毛膜板面积小于胎盘底板，周围环无明显增厚

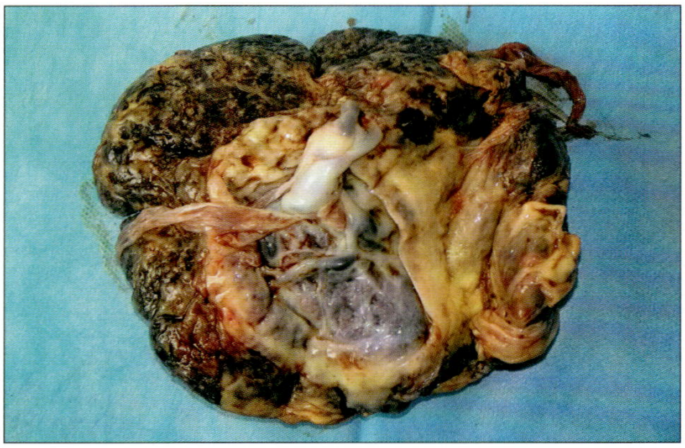

图 33-67 轮廓胎盘（完全型）
胎盘绒毛膜板小于底板，中央内凹，周围环绕增厚的组织

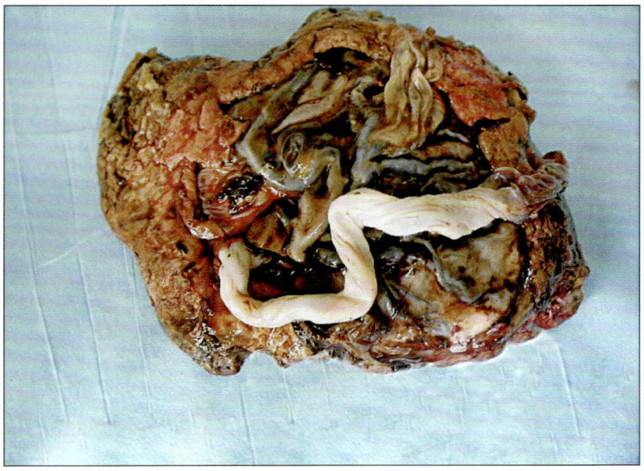

图 33-68 轮廓胎盘（部分型）
胎盘绒毛膜板小于底板，中央内凹，部分环绕增厚的组织

4. 膜状胎盘（placenta membranacea） 较为少见。由于包蜕膜血运丰富，以致平滑绒毛膜不退化，受精卵周围包绕一层功能绒毛，形成面积大而薄，类似薄膜的胎盘（图 33-69）。其发生可能与子宫内膜炎、蜕膜血管发育不良、平滑绒毛膜持续存在有关。因膜状胎盘面积较大，常导致胎盘前置或低位，反复出现阴道出血，也容易引起侵入性胎盘或植入性胎盘，分娩时也不易剥离而发生大出血，可以导致早产、胎儿生长受限甚至胎儿死亡等不良结局[64，65]。

5. 有窗胎盘（fenestrated placenta） 其胎盘中央或近中央区有一缺损，无胎盘绒毛组织（图 33-70），发生原因不明，可能继发于种植在平滑肌瘤上或宫角输卵管开口处，若缺损区靠近脐带根部，可影响胎儿发育。若中央部分缺损面积较大，则胎盘代偿性扩大可延伸至子宫下段，使胎盘低置而胎头衔接受阻，导致胎位异常；若缺损区发生在胎盘母体面，可能会误认为胎盘小叶剥离不全，从而进行不必要的宫腔探查。

6. 环状胎盘（ring-shaped placenta） 又称筒状胎盘或带状胎盘，极其罕见，主要由胎盘部分绒毛萎缩造成，大体表现为一个空心圆柱体状或完整的环形，

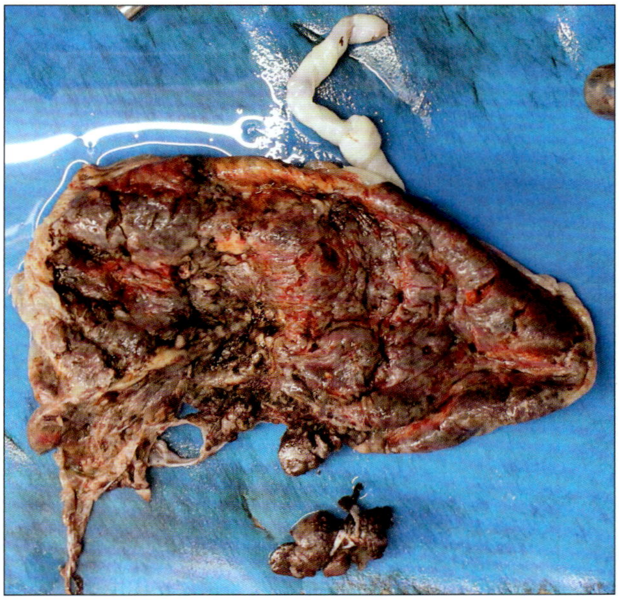

图 33-69 膜状胎盘
胎盘面积较大，组织较薄

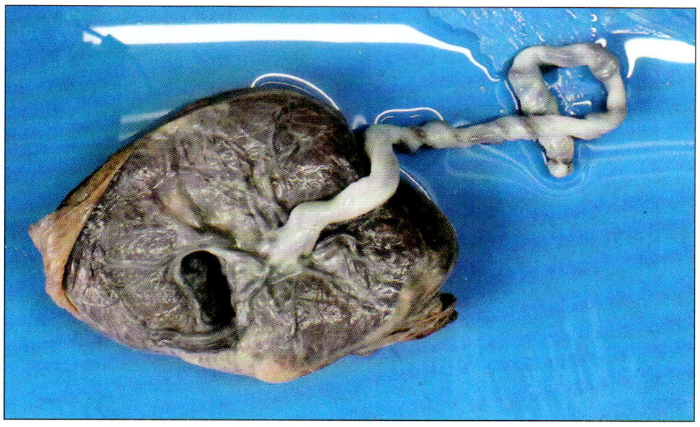

图 33–70　有窗胎盘

胎盘近中央区绒毛膜板及部分绒毛缺损，形成空洞样结构

或者胎盘小叶部分萎缩，胎盘呈马蹄形（图 33-71）。形成原因可能与囊胚种植部位的子宫内膜营养不良、子宫内膜炎性改变、子宫蜕膜血管形成不全等因素有关，也有观点认为环状胎盘是膜状胎盘的一种变异型。临床经常表现为中央性前置胎盘，可并发产前出血、产后出血、胎儿生长受限、胎盘粘连和继发感染等[66]。

（二）胎盘重量异常

一般认为，正常胎盘重量约为胎儿体重的 1/6（500～600g）。但多个因素均可直接影响胎盘的重量，如脐带钳夹的时间、贮藏时间及固定时间的长短。分娩时如果脐带钳夹较早，胎盘内可存留相当量的血液，而若脐带钳夹较晚，则胎盘内含血量较少。有研究报道，胎盘重量与母亲 BMI 指数及胎儿出生体重呈正相关[67]。用甲醛溶液固定后，胎盘重量会增加，

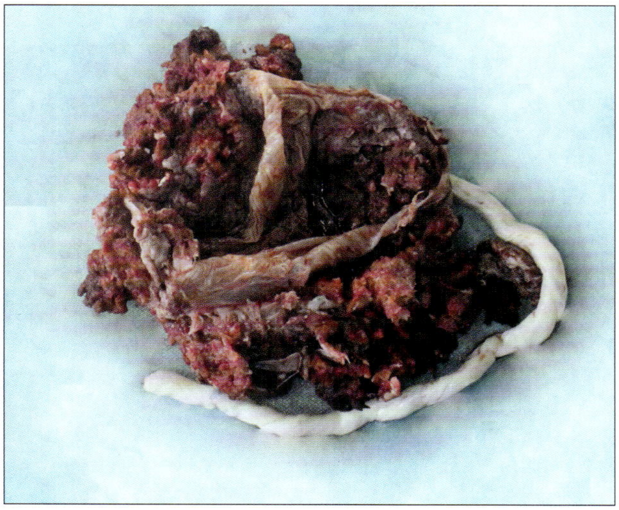

图 33–71　环状胎盘

胎盘中央区小叶萎缩，近周边一圈绒毛发育，呈环形分布

结合笔者工作实践，固定 24 小时后胎盘重量增加 5%～10%。胎盘重量直接反映胎盘功能状态，目前胎盘重量的分布区间缺乏国内多中心大样本数据，仍参考国外数据（详见本章第十节附表），一般认为若胎盘重量＜第 10 百分位数或＞第 90 百分位数，均视为胎盘重量异常，一般伴有某种疾病，应引起注意。

1. 大胎盘　胎盘重量超过 800g 为大胎盘，与胎盘过度代偿、胎盘水肿或胎盘自身发育异常有关，大胎盘常见于生活在海拔较高地区的女性，也可见于患有糖尿病的女性、Rh 血型不相容、胎儿水肿、母体和胎儿贫血，以及某些慢性宫内感染，如梅毒螺旋体、先天性结核病、弓形体病、巨细胞病毒感染等，常伴随不良妊娠结局。

2. 小胎盘（small placenta）　胎盘重量小于 400g，多见于早产、未成熟产或胎儿功能发育迟缓者，产妇多合并妊娠并发症，如早发型子痫前期、心脏病、慢性高血压、肾病综合征等（图 33-72），胎盘实质往往发生退行性改变，如绒毛周围大量纤维素沉积、钙化、梗死等，是反映胎盘功能不足的重要指标。

（三）胎盘颜色异常

正常胎盘的胎儿面呈灰紫色，胎膜半透明状，透过胎膜可以看到血管存在，在宫腔感染的情况下，可出现颜色和厚度的变化，如呈现黄绿色及绿色的外观，透明度下降（图 33-73），若胎膜和绒毛膜板呈红褐色，则提示存在出血的可能性，如慢性胎盘剥脱或隐匿性血管破裂等（图 33-74）。

（四）胎盘胎儿面异常

胎盘胎儿面主要由绒毛膜板和羊膜组成，足月时绒毛膜板周边由于纤维蛋白样物质增多而呈白色环状，属于生理性退变，一般无临床意义。

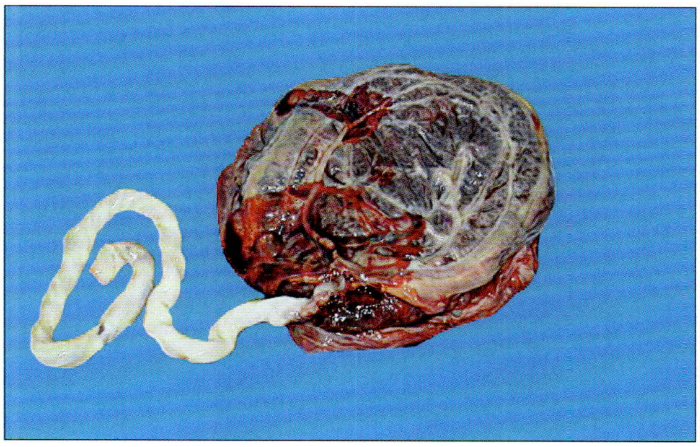

图 33–72　小胎盘

妊娠合并高血压的孕 34 周胎盘，胎盘重量、面积及厚度均明显小于正常值范围

1. 胎盘表面囊肿　包括羊膜囊肿和绒毛膜下囊肿，两者均为偶然发生；前者多见于胎盘胎儿面，多为羊膜皱褶粘连所形成，多单发，直径数毫米至数厘米不等，表面光滑，壁菲薄，囊内含清亮羊水（图33-75）。后者见于绒毛膜板下及胎盘叶间隔绒毛膜端，囊肿呈圆形或卵圆形，囊壁较薄，囊液多为无色透明或淡黄色液体，偶呈血性（图33-76）。大多数胎盘囊肿较小，不影响胎盘功能，体积较大的绒毛膜下囊肿可能压迫脐带或绒毛膜血管，或在分娩过程中存在发生破裂、出血风险[68]。

2. 绒毛膜板下血栓形成　大的绒毛膜板下血栓，又称为Breus胎块或Breus血肿，大体呈红色结节状，界限清楚，突出于胎儿面，也可以伸入到胎盘实质中，颜色因形成时间不同而呈红色或黄白色。血栓将绒毛膜板与其下的绒毛隔开，成层纤维蛋白黏附于绒毛间隙顶部。镜检：病变由平行于绒毛膜板的成层纤维蛋白组成，新鲜血栓中有母体红细胞，几乎均无绒毛组织（图33-77）。绒毛膜下血栓对妊娠的影响取决于血栓的大小、位置及出现的时间，妊娠早期或中期出现的巨大血栓会导致宫内发育迟缓等不良妊娠结局[69]。

3. 胎盘肿瘤　比较常见的为胎盘绒毛膜血管瘤，可表现为胎儿面外凸性肿物（详见第三十四章第五节）。

（五）胎盘母体面异常

正常成熟胎盘有40～60个绒毛叶，主要由绒毛

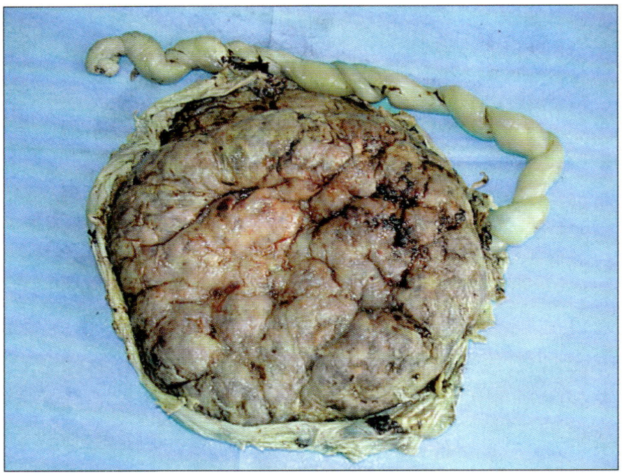

图33-73　宫内感染胎盘
胎盘外观黄绿色，明显水肿，胎膜糟脆

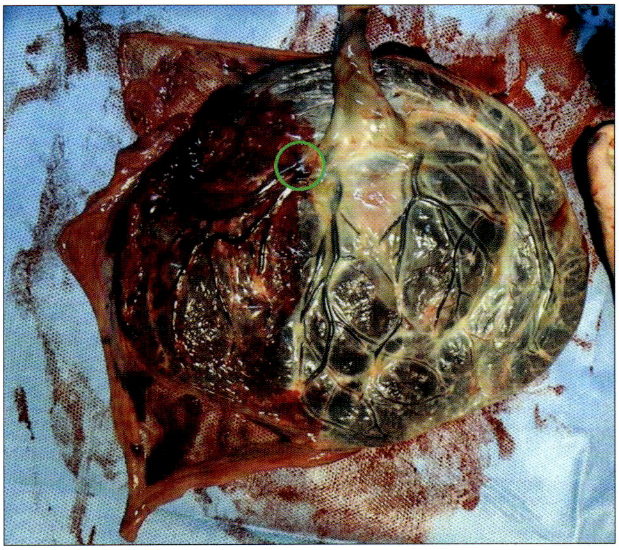

图33-74　绒毛膜板血管破裂
绒毛膜板及胎膜之间见较多出血，近脐根部一根血管分支破裂，破口隐匿（绿圈内）

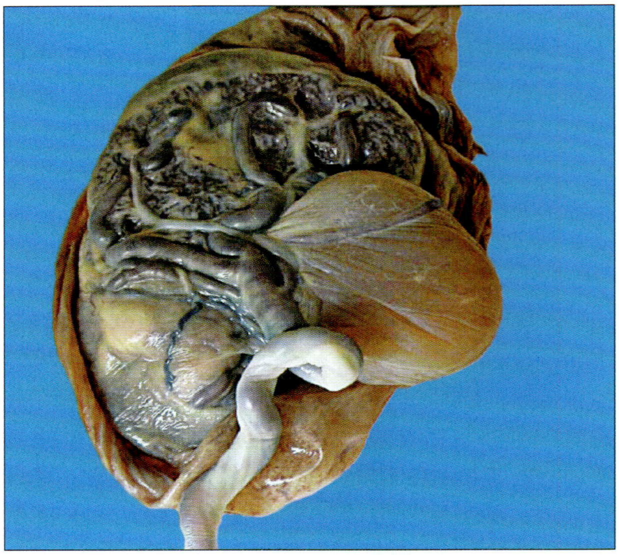

图33-75　胎盘羊膜下囊肿
囊肿突出于胎儿面，壁菲薄，仅由一层羊膜构成，内含清亮羊水

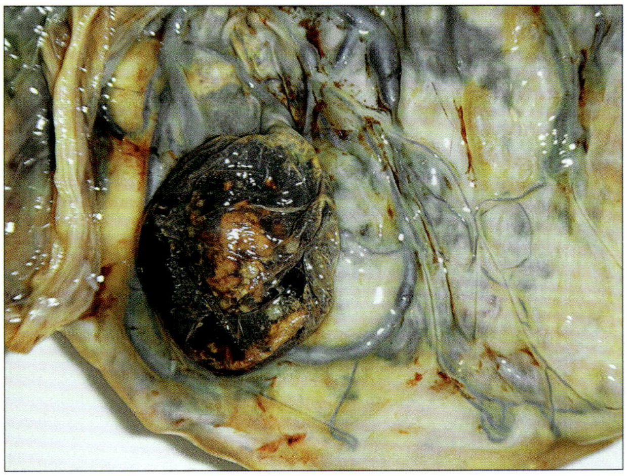

图33-76　胎盘绒毛膜下囊肿
囊肿位于绒毛膜板下，呈圆形，囊壁较薄，内含大量血性液体

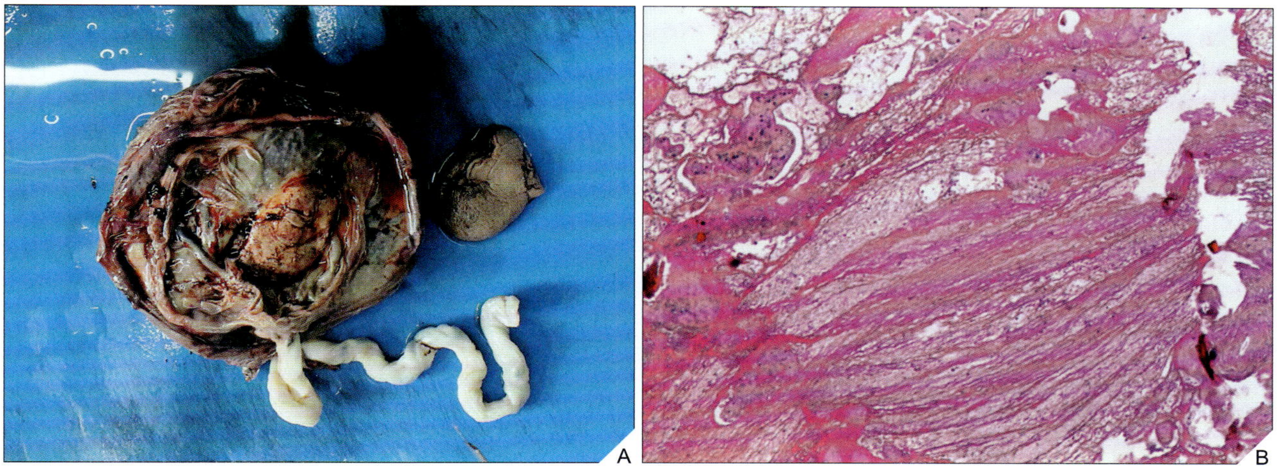

图 33–77　绒毛膜板下较大的血栓形成
A. 血栓呈灰黄色，结节状；B. 镜下：纤维蛋白组成，平行于绒毛膜板，分层排列

小叶组成，胎盘约有 200 个绒毛小叶，2～4 个绒毛干及其所属的分支构成绒毛小叶。绒毛组织呈红色到红褐色，呈海绵状，颜色几乎完全取决于胎儿血液的含量。胎儿血液丰富，颜色呈深色，胎儿血液含量低，往往呈水肿苍白色（图 33-78）。足月胎盘常可见较多细小钙化灶（图 33-79），周边组织较薄，并可见绒毛梗死，但这种不是真性梗死，而是由于周围循环差使绒毛萎缩。

1. 胎盘母体面破碎　常见于侵入性胎盘或植入性胎盘的情况，胎盘从子宫壁剥离困难，母体面部分底板缺失，小叶较破碎伴出血（图 33-80），需特别注意有无胎盘小叶宫腔残留，可引起子宫复旧不全及产后出血。

2. 胎盘后血肿（retroplacental hemorrhage）　由于底蜕膜内母体血管受损引起破裂，血液积聚在底蜕膜及胎盘之间，常见于胎盘早剥的病例。大体检查：血肿位于胎盘的母体面，一般呈圆形，颜色随出血时间发生变化。新鲜的血肿质软、鲜红色、易与胎盘分离，尤其是 2 小时以内新鲜的胎盘后血肿，与疏松附着的血块形似，不易分辨；几小时后，胎盘后血肿黏附于胎盘母体面，其下方的绒毛受压，形成明显压痕，大体检查容易辨认。随时间的延长，血肿颜色从棕色最后变为黄白色，血块周围的胎盘绒毛受压淤血及出血，最终变成梗死（图 33-81）。对母胎的影响取决于出血的时间、位置、面积及持续时间等，可造成流产、早产甚或胎死宫内等不良妊娠结局[70]。

（六）胎盘切面异常

每间隔 1～2cm 将胎盘组织连续作切面，在切

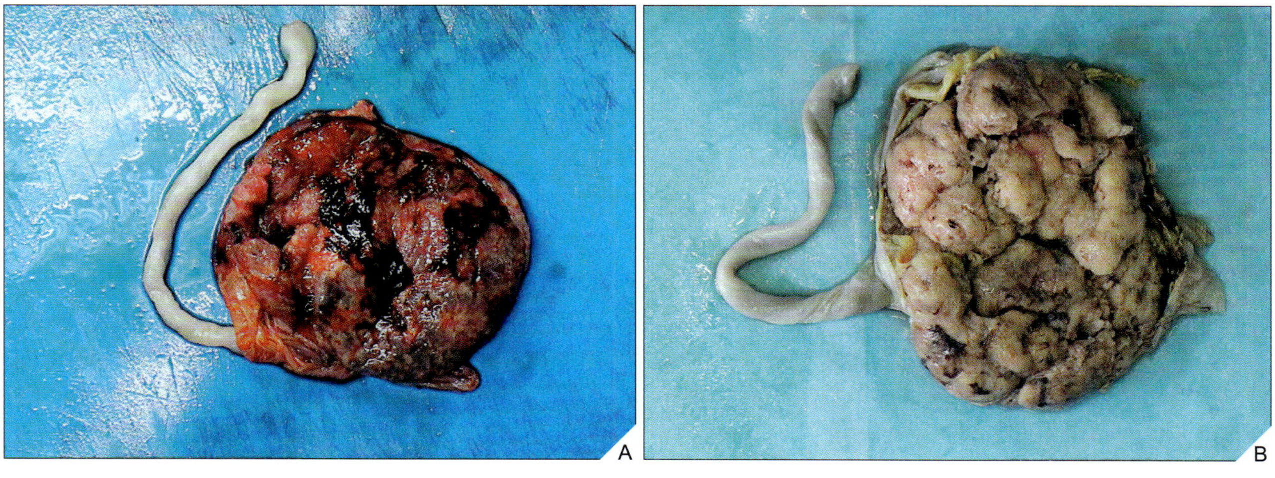

图 33–78　足月胎盘母体面
A. 胎儿血液丰富（深红色）；B. 胎儿血液含量低（水肿苍白色）

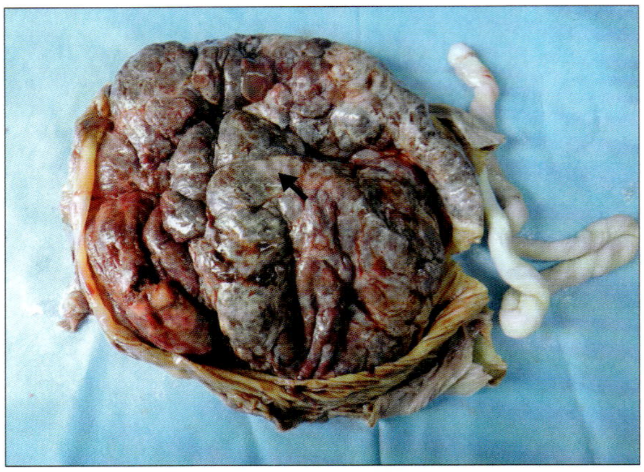

图 33–79　足月胎盘母体面

散在细小白色钙化灶（箭头）

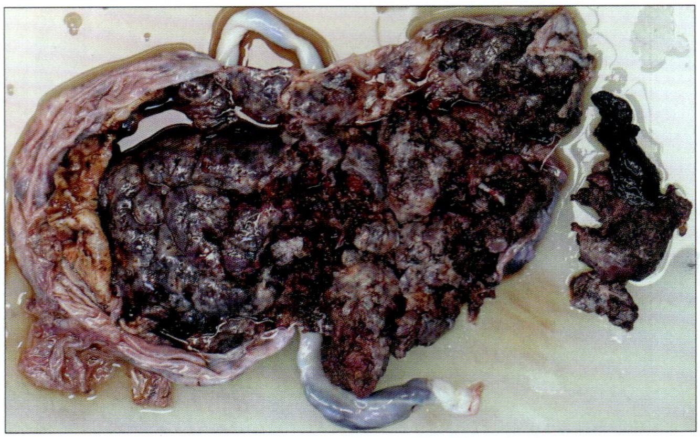

图 33–80　胎盘母体面破碎

胎盘部分底板缺失，小叶较破碎

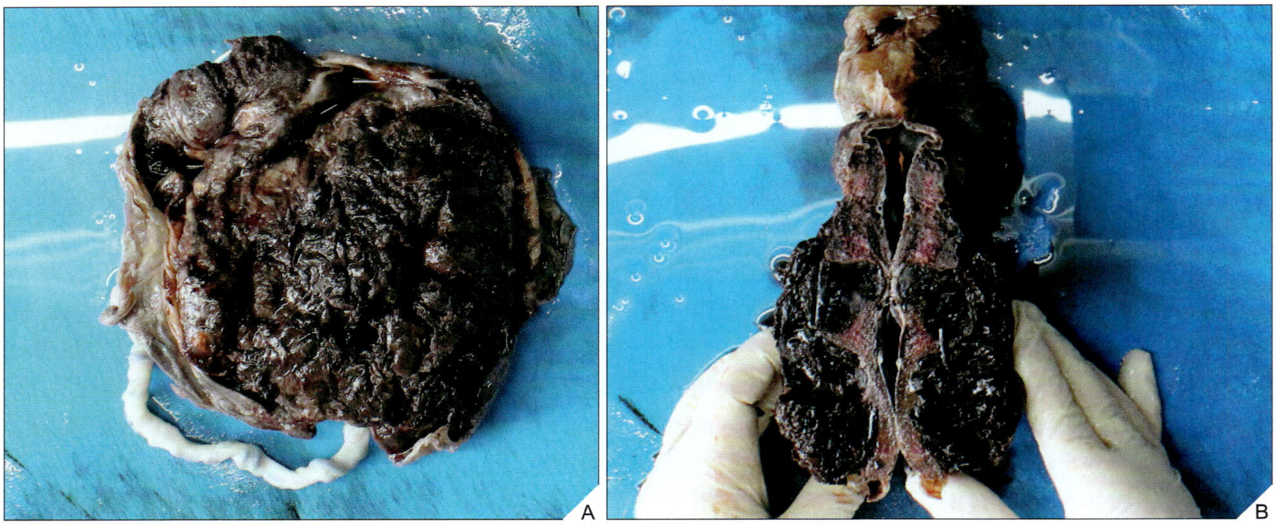

图 33–81　胎盘后血肿

A. 暗红色，范围较大，界限欠清；B. 切面示血肿压迫周围绒毛组织

面上，绒毛组织是红色到红褐色，呈海绵状。其颜色几乎完全取决于胎儿血液的含量。如果胎儿血液丰富，则绒毛组织是深色和充血的；如果胎儿血液含量低，则绒毛组织是苍白的。

1. 梗死（infarction）　胎盘梗死通常是由母体血流灌注停止造成的，梗死面积 <10% 时，一般不会影响胎盘灌注功能，而 >30% 时则可造成胎盘灌注功能不足。新鲜梗死灶往往呈细颗粒样、深红色，时间较长者可呈褐色及黄白色，边界清楚，质地坚硬，常与底板相连，很少延伸至绒毛膜板（图 33-82）。组织学上，急性梗死绒毛结构消失，绒毛间隙变窄，红细胞外渗，随后绒毛间隙被纤维素填塞，陈旧性梗死即表现为绒毛残影，周围有大量纤维素包绕。

2. 绒毛周围大量纤维蛋白沉积（massive perivillous fibrin deposition）　正常足月胎盘都有不同程度的绒毛周围纤维蛋白样物质沉积，一般位于胎盘的周边。当沉积广泛时可形成不规则或卵圆形的斑块，质硬，切面灰白色、颗粒状或光滑无结构，与周围正常组织界限清楚。组织学表现为变性的绒毛周围围绕大量粉染的纤维蛋白样物（图 33-83）。按绒毛、绒毛间隙累及程度分成 3 型：经典型、边缘型、透壁型，大量沉积使母体向绒毛间隙的血流灌注减少，阻碍母胎交换，导致胎儿生长受限、神经系统发育障碍等，严重者可危及胎儿存活[71，72]。

3. 绒毛间隙血栓（thrombosis in the interstitial space of villi）　胎盘实质内灰红色不规则物，边缘成角，质地和颜色类似凝血块，镜下呈分层状结构，对周围绒毛生长影响较小（图 33-84）。绒毛间隙血栓往往由胎儿血管出血造成，提示胎儿血管完整性受损。

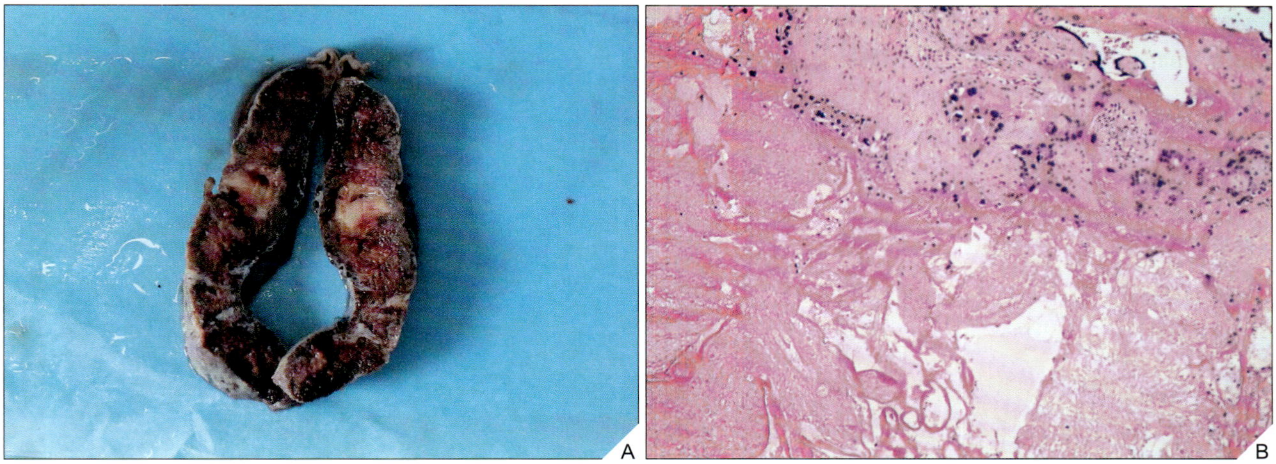

图 33-82　胎盘绒毛陈旧性梗死

A. 梗死灶呈黄白色，界限较清；B. 镜下见绒毛结构消失，绒毛残影周围有纤维素包绕

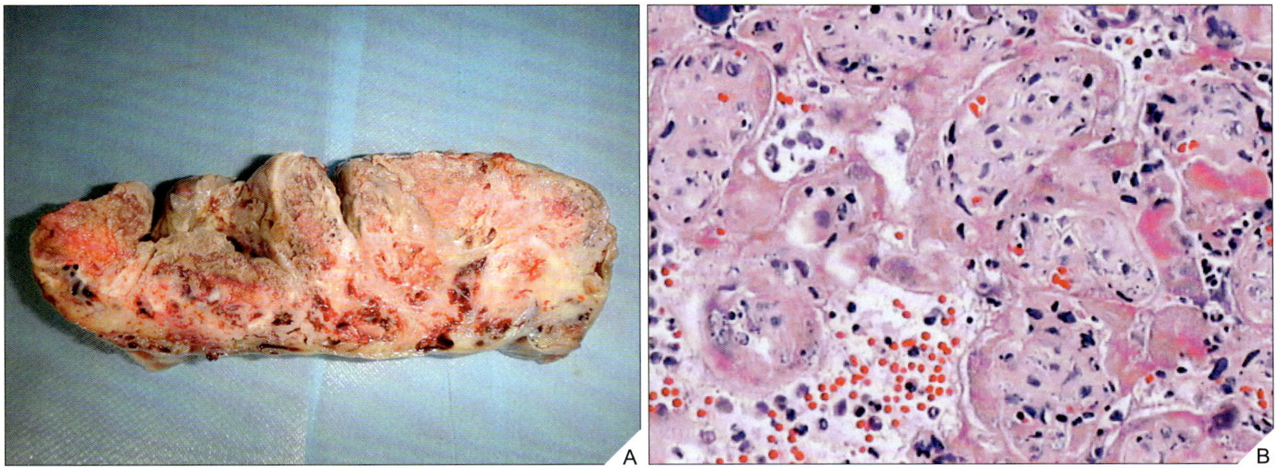

图 33-83　胎盘绒毛周围大量纤维蛋白沉积

A. 切面呈灰白色，形状不规则；B. 镜下见胎盘绒毛变性，周围环绕大量粉染的纤维蛋白样物

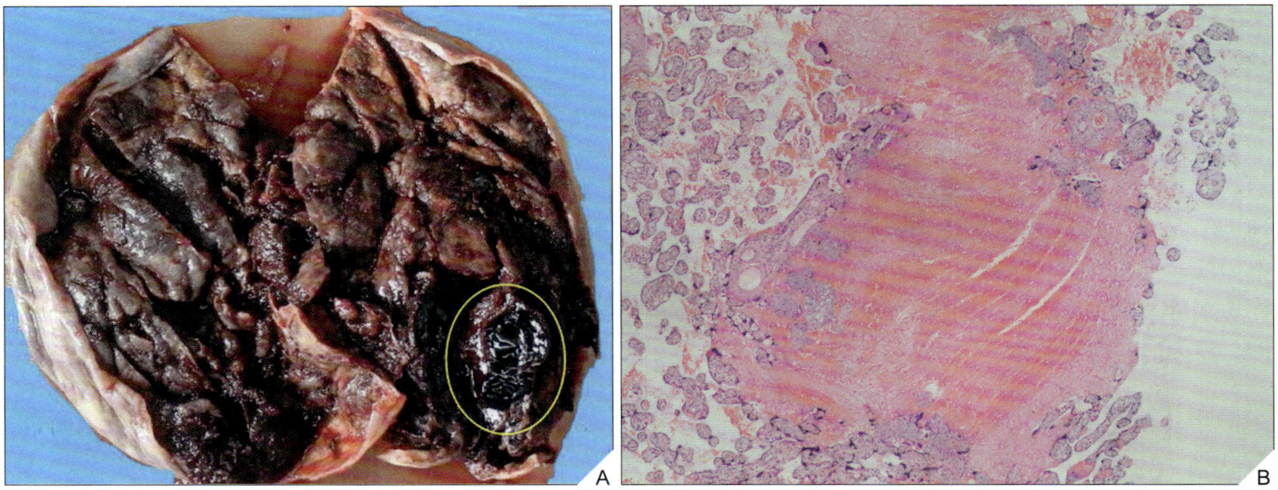

图 33-84　绒毛间隙血栓

A. 胎盘切面见暗红色不规则物，外观形似凝血块（黄圈内）；B. 镜下血栓呈明显分层，血栓周围绒毛未见明显梗死

4. 胎盘内圆形血肿（rounded intraplacental hematoma） 胎盘实质内边界清楚的灰红色圆形结节，镜下多为血肿，很少分层，会影响周围绒毛生长，常伴5层以上的绒毛梗死（图33-85）。一般认为圆形血肿是由母体血管缺血再灌注引起的，是母体血管灌注不良的表现。

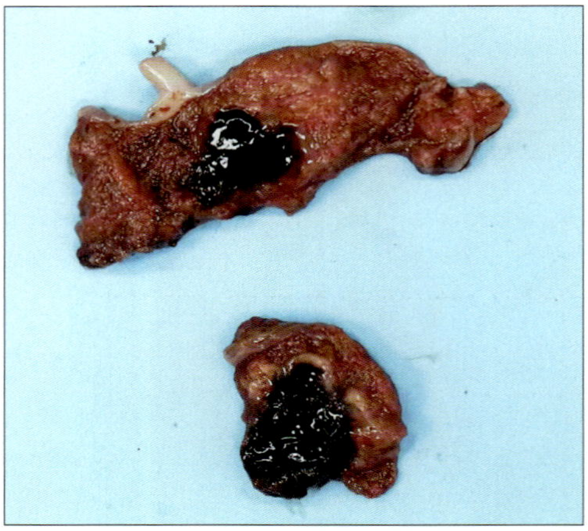

图 33–85 胎盘内圆形血肿
胎盘实质内边界清楚的鲜红色圆形结节，周围绒毛梗死

第七节 多胎妊娠胎盘大体检查及表现

一、双胎及多胎的形成

随着辅助生殖技术的发展，双胎及双胎以上的多胎妊娠越来越常见。来自一个受精卵的双胎称为单卵双胎，来自两个受精卵的双胎称双卵双胎。几乎2/3的双胎为双卵双胎，发生率为7‰～11‰，随孕妇年龄的增长而升高。双卵双胎，两个胎儿有各自独立的胎膜和胎盘，但有时因为两个胚胎在子宫的植入部位很近而使两个胎盘及两个羊膜相互融合。即双卵双胎的胎盘可以分开也可以融合，以融合的居多。单卵双胎的发生率只有3‰～4‰，是一个早胚一分为二的结果。若分裂发生在卵裂早期，两个胎儿就会有各自独立的胎盘、绒毛膜囊和羊膜囊；如果在胚泡早期的内细胞群分裂为二，两个胎儿会共用一个胎盘、一个绒毛膜囊，但具有各自独立的羊膜囊；如果在原条形成期分离，两个胎儿就会共用一个胎盘、一个绒毛膜囊和一个羊膜囊（图33-86）。

三胎以上的多胎的发生率很低，三胎的发生率约为1/7600，四胎以上的发生率更低。来自一个受精卵的多胎称为单卵多胎，来自多个受精卵的多胎称为多卵多胎，如果多胎中既有单卵性也有多卵性的，称为混合性多胎。

二、多胎胎盘的大体检查注意事项及方法

多胎妊娠的并发症（如早产）、围生儿发病率、围生儿死亡率和畸形的发生率比单胎妊娠显著增高，因此对于病理医师来说，对多胎胎盘更应该仔细进行大体检查，除需观察与单胎胎盘相同的内容外，还应探究胎盘与胎儿间的复杂关系。参照胎盘病理学专著[74, 75]，结合我国医院实际情况，建议多胎胎盘的检查应关注以下几个方面（以双胎为例）：①正确识别并标记分娩的婴儿及其各自所属的胎盘，这一步一般在产房内由产科医师或助产士完成；②分别检查已标识清楚的脐带，包括附着部位、长度、直

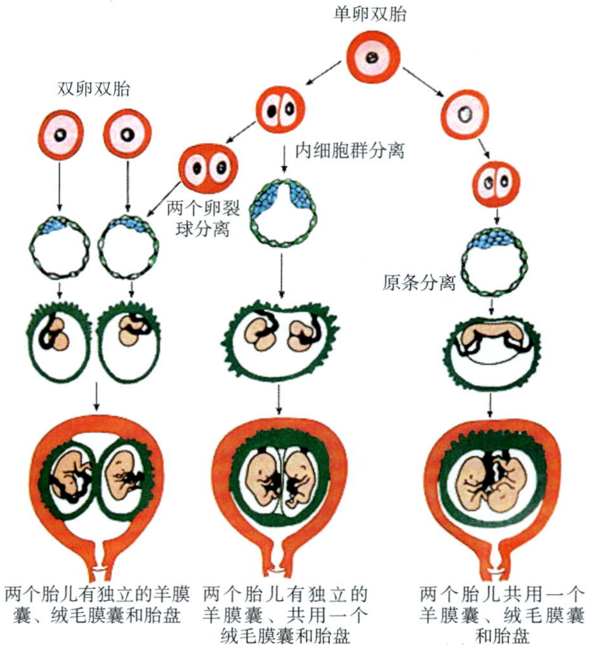

图 33–86 双胎形成类型及其与胎膜、胎盘关系模式图[73]

径、血管数量等，脐带异常在多胎妊娠较单胎妊娠更为常见，包括脐带边缘附着、帆状附着及单脐动脉等；③检查胎盘的相互关系，确定胎盘类型；④检查血管的吻合情况。

双胎胎盘表现为双羊膜 - 双绒毛膜、双羊膜 - 单绒毛膜及单羊膜 - 单绒毛膜胎盘三种类型，受精卵分裂的时间决定两个胎儿共享成分的多少，以及相应的胎盘形态。而三胎及三胎以上的胎盘则可为任何单卵或双卵双胎胎盘的组合。检查应包括羊膜和绒毛膜的数目，以确定胎盘类型。

两个胎盘完全分离提示双绒毛膜胎盘（图 33-87），对于这种胎盘，可以按照两个单个胎盘那样进行病理学评估（即无须担心双胎输血综合征或双胎间血管吻合等）。如果仅为一个胎盘，可以是单绒毛膜，也可以是双绒毛膜。该问题可通过仔细检查隔离膜（界膜）而解决，在单绒毛膜胎盘，隔离膜由两层羊膜构成，较为透明（图 33-88），而在双绒毛膜胎盘，隔离膜由两层羊膜及两侧绒毛膜四层组织构成，相对较厚，略透明（图 33-89）。但在实际工作中，由于受炎症及人为牵扯等因素影响，肉眼很

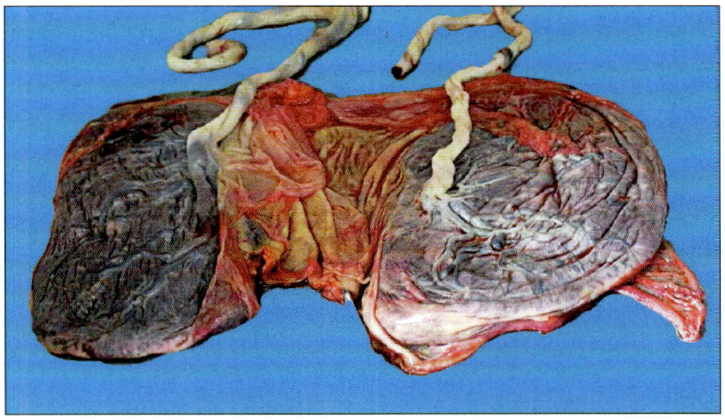

图 33–87　双绒毛膜胎盘

两个独立胎盘、独立绒毛膜囊和羊膜囊

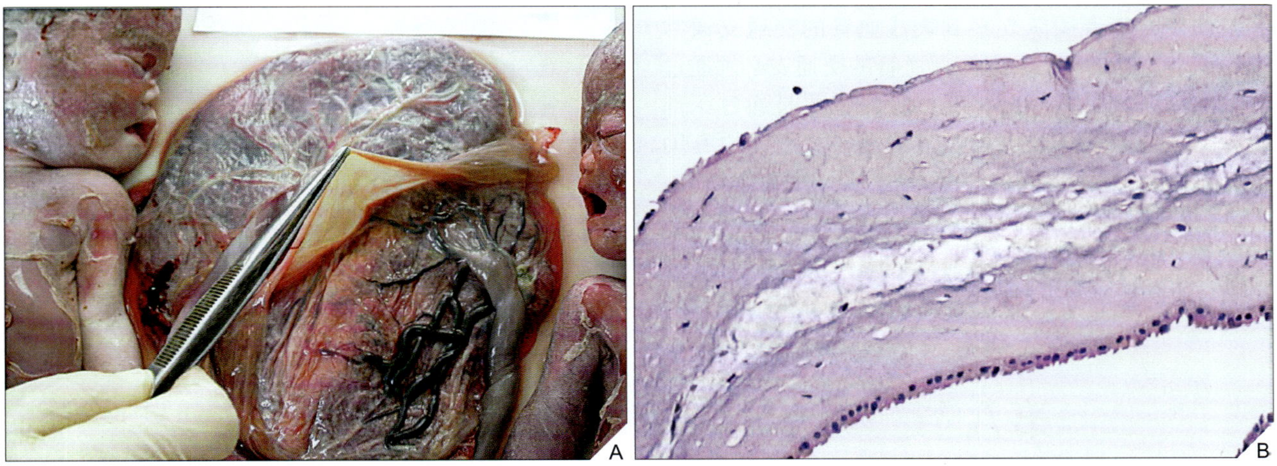

图 33–88　双羊膜 – 单绒毛膜胎盘

A. 单个胎盘，界膜为两层羊膜构成，较为透明；B. 双羊膜 - 单绒毛膜胎盘隔离膜显微镜下为两层羊膜构成

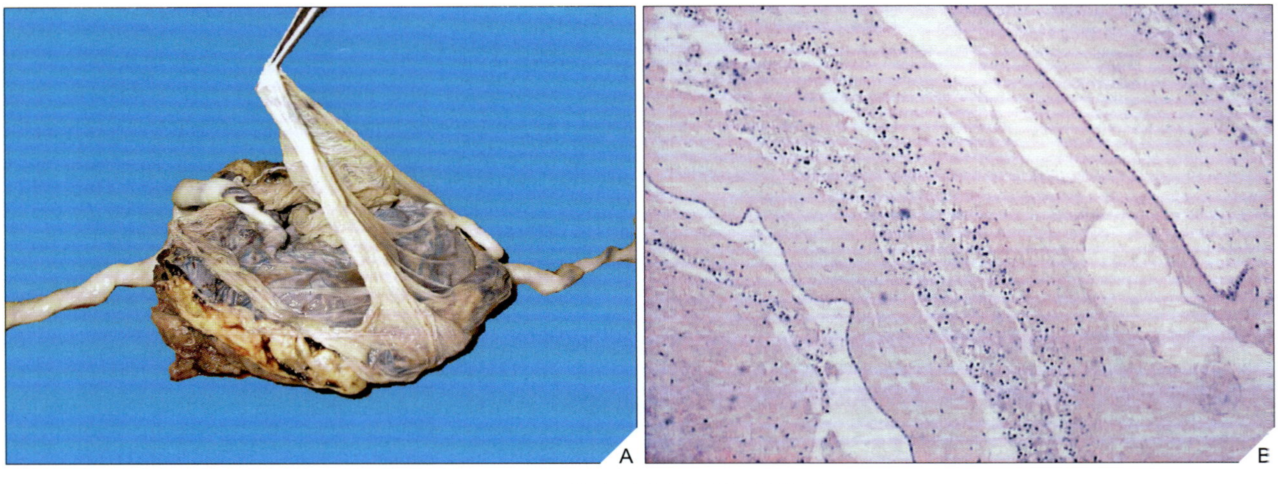

图 33–89　胎盘融合的双绒毛膜胎盘

A. 两个胎盘融合，界膜由两层羊膜及两侧绒毛膜四层组织构成，相对较厚，略透明；B. 胎盘融合的双绒毛膜胎盘界膜则由两层羊膜及两侧绒毛膜四层组织构成

难确定隔离膜的性质，需要取材进行组织学评价。一般主张对隔离膜进行“果冻卷”样或“T”形取材方式，其中“T”的竖形结构代表隔离膜，横形结构代表界膜两边的胎膜组织。单羊膜-单绒毛膜胎盘是单卵双胎中最少见的类型，两个胎儿共享一个羊膜囊与绒毛膜囊，中间缺少界膜，两个脐带的附着部位通常彼此靠近，应测量并记录它们之间的距离。

如果是双羊膜-单绒毛膜双胎胎盘，需要高度警惕双胎输血综合征的可能，仔细检查血管分布及交通支的情况。为了更好地观察血管交通支情况，一般采取血管灌注的方法，即通过向两边胎盘血管灌注不同颜色的液体或染料来观察血管吻合情况，较为通用的方法为向两个脐动脉及静脉中分别注入1%不同颜色的琼脂，也可以用亚甲蓝或牛奶代替。但也有学者认为去除羊膜后，胎盘的血管交通支大多数时候清晰可见，并不主张常规做血管灌注。在实际工作中，笔者团队观察到表浅血管的交通支通常较易识别（图33-90），但深部血管的交通支必须通过血管灌注来辅助观察，而双胎输血主要是通过深部血管交通支来完成，因此，常规做血管灌注更有助于有无血管交通支的诊断。无论是否采用血管灌注，均应详细观察并记录血管交通支情况，包括交通支的数量、部位（表浅、深部）及性质（静脉-静脉、静脉-动脉或动脉-动脉）。需要注意的是，血管灌注必须在胎盘新鲜状态下完成。

双胎胎盘的取材：①双绒毛膜双羊膜胎盘，若胎盘分离，则按照2个单胎盘的取材规范进行，若胎盘融合，增加界膜取材，其余按照2个单胎盘的取材规范进行。②单绒毛膜双羊膜胎盘，重点观察血管吻合支情况，取材根据两个胎儿分属的胎盘区域，参照双绒毛膜双羊膜胎盘（融合的）。③单绒毛膜单羊膜胎盘，重点观察两个脐带情况及测量两者之间的距离，脐带分别取材，胎膜及胎盘参照单个胎盘规范，酌情增加取材块数。

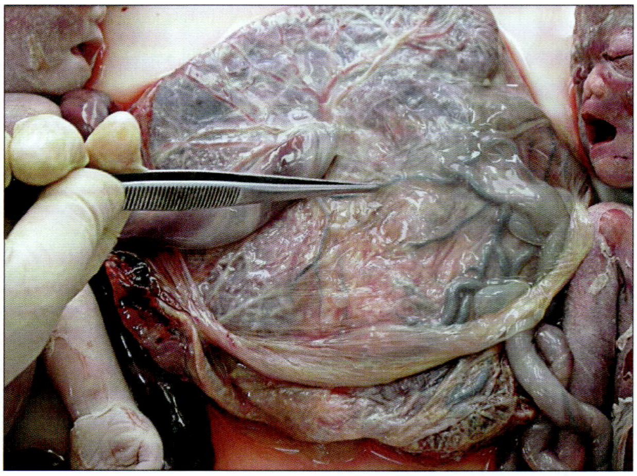

图33–90 双羊膜–单绒毛膜胎盘
表浅血管交通支（镊子所指处）

第八节 死胎胎盘的大体及组织学表现

引起胎儿宫内死亡的原因很多，据统计，胎盘发育异常往往占第一位，其次为先天性畸形、宫腔感染等[76, 77]。笔者曾对105例围产期死亡病例结合尸体解剖及胎盘病理检查，进行死亡原因综合分析，发现与脐带/胎盘病理因素相关的病例高达81.9%（86/105），其次为宫腔感染（9.5%，10/105），胎儿自身因素引起的死亡占比很少（5.7%，6/105）[78]。胎儿宫内死亡后，胎盘组织可以出现特异性病理学改变及相伴随的继发性改变，胎盘病理检查对分析胎儿死亡时间、死亡过程及死亡原因有重要意义。例如，血管破裂出血、胎盘急性早剥、胎盘急性水肿、脐带真结往往引起胎儿的急性死亡。亚急性死亡可由脐带螺旋过多伴根部扭细、胎盘亚急性早剥、胎盘肿瘤等引起。慢性死亡多由胎盘长期灌注不足引起，常见的胎盘病理改变有大面积梗死、绒毛周围较多纤维素沉积、大量无血管绒毛等。新近的一篇述评分析了三项关于死胎胎盘病理的队列研究，发现绒毛膜血管炎、真菌感染等感染相关的胎盘病变，在妊娠31周之前的活产中比在死胎中更为常见，胎盘后血肿在妊娠24周后更常见，绒毛发育不成熟、绒毛梗死和胎儿血管等形态学改变更常见于32周后的死胎胎盘[79]。

一、原发性胎盘异常

原发性胎盘异常是指胎儿死亡后进行胎盘病理检查时，所见到的特异性胎盘改变，需要特别注意的是，胎盘病理检查时一定要密切结合临床情况，临床表现是寻找致死原因的重要线索。例如，临床提示阴道出血或血性羊水时，一定要注意观察有无胎盘后血肿，重点检查血管有无破裂情况，尤其是脐带附着部位异常（帆状附着、分叉附着等），要在脐带根部血管或根部周围绒毛膜板内大血管仔细寻找破裂口，有时候破口较为隐匿，肉眼不易辨认，需要组织切片辅助判断（图 33-91）。胎儿死亡相关的常见病变有以下几种。

（1）脐带病变：包括脐带扭转伴扭细、脐带附着部位异常（如帆状附着、分叉附着、间位附着等）、脐带真结、脐带血管破裂等。

（2）胎盘因素：包括胎盘早剥、前置性胎盘、胎盘功能低下（包括多发性胎盘梗死、胎盘绒毛大量钙化及纤维素沉积等）及原发性胎盘肿瘤等。

（3）感染性因素：如急性 / 亚急性绒毛膜羊膜炎、慢性绒毛炎等。

二、胎儿死亡后的胎盘继发性改变

胎儿死亡后可导致胎盘发生一系列的病理学改变，正确识别这些变化，对于判断胎儿死亡时间、排除一些并非造成胎儿死亡的假象至关重要。

【大体病理学】

胎盘及胎膜均呈红褐色，均有不同程度的自溶现象（图 33-92）。

【组织病理学】

主要表现为胎儿血管进行性的改变。

（1）绒毛间质毛细血管内出现核碎裂颗粒，染色较深（图 33-93），主要来源于退变的白细胞，在胎儿死亡 6 小时以后出现上述改变。

（2）脐带血管平滑肌细胞变性，血管平滑肌变性包括细胞变长呈波浪状，核嗜碱性减弱及核固缩等（图 33-94），胎儿死亡后 12 小时左右的病例脐带血管平滑肌均可出现上述改变。

（3）绒毛间质血管腔异常改变，主要表现为血管腔的分隔及纤维性硬化而阻塞管腔。前者表现为纤细的纤维组织连接，把血管腔分隔为多个不规则的腔隙，腔隙内可见血细胞并偶见血栓（图 33-95）。而纤维性硬化则表现为血管内皮细胞的缺失、血管肌壁的增厚及血管腔的进行性闭塞（图 33-96）。如果上述变化是多灶的，并出现于 10%～25% 的干绒

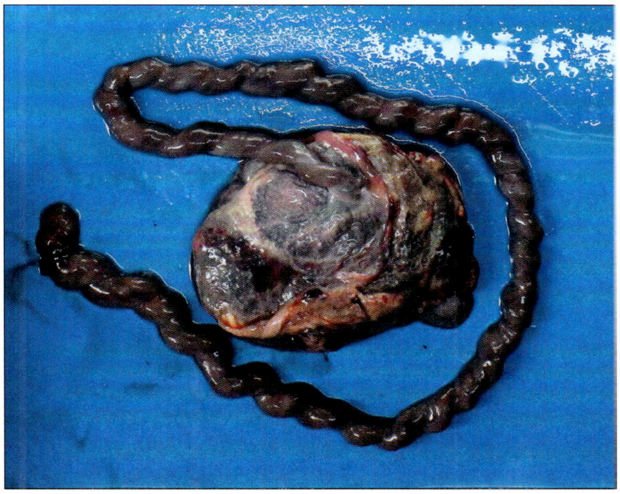

图 33–92　胎死宫内胎盘

胎盘、胎膜及脐带均呈红褐色伴自溶现象

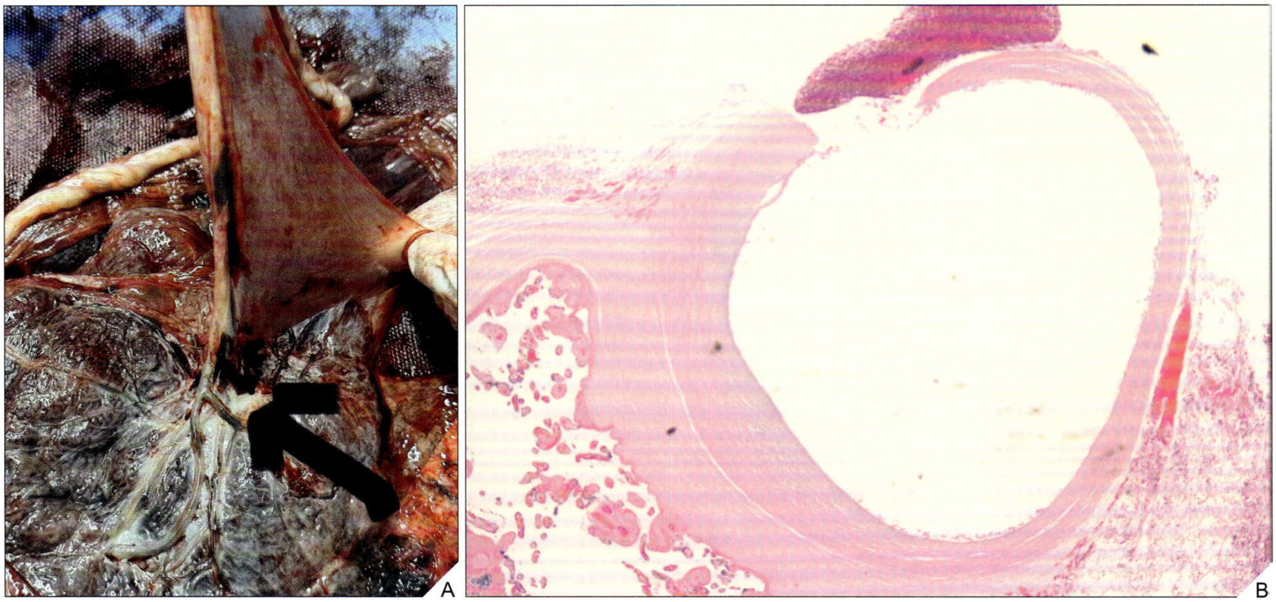

图 33–91　绒毛膜板内血管隐匿性破裂

A. 破口靠近脐带根部羊膜下方（黑箭头），大体检查不易发现；B. 镜下见绒毛膜内血管壁部分发育较薄，较薄处破裂伴出血

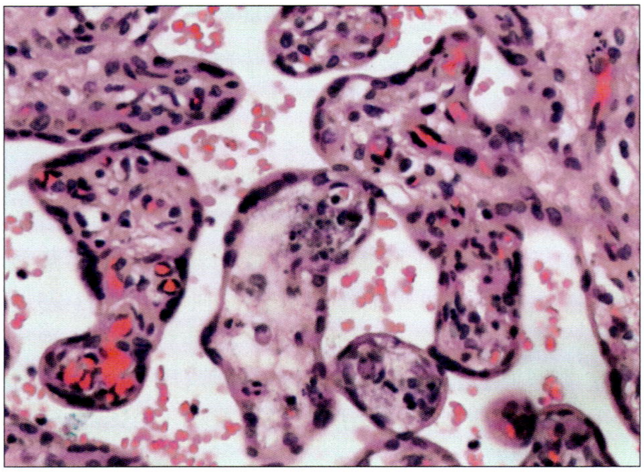

图 33-93　胎死宫内的胎盘毛细血管内出现核碎裂颗粒

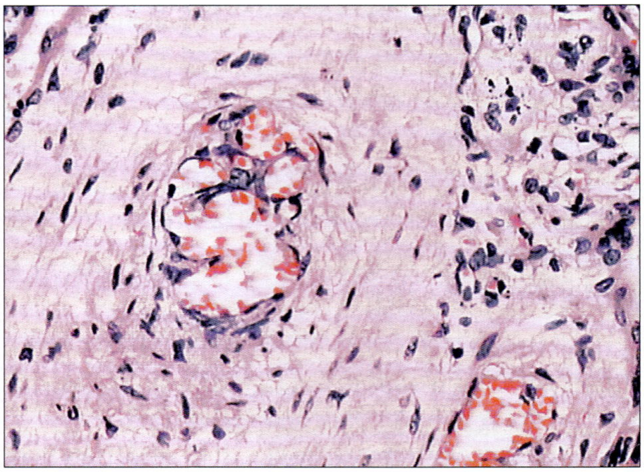

图 33-95　胎死宫内的胎盘绒毛

干绒毛间质血管由纤维结缔组织分隔为多个不规则腔隙，腔隙内可见红细胞，血管部分内皮细胞消失，血管壁硬化

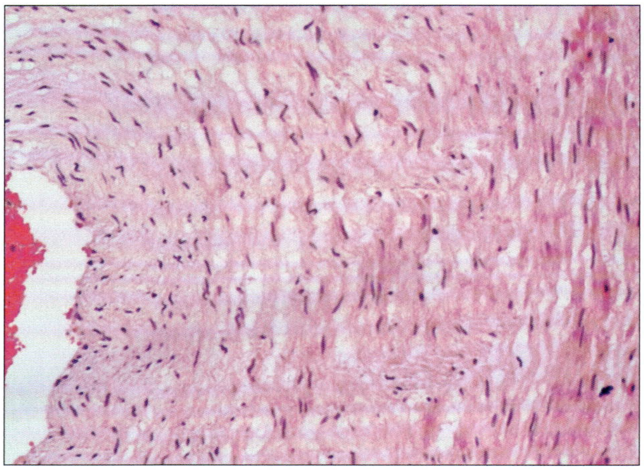

图 33-94　胎死宫内的脐带

脐带血管平滑肌细胞变细，呈长波浪形，细胞核固缩

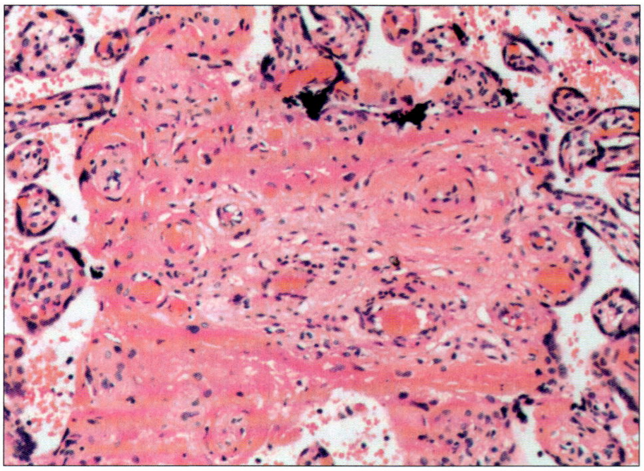

图 33-96　胎死宫内的胎盘绒毛

绒毛间质血管腔进行性闭塞

毛，则胎儿死亡至少 48 小时。

（4）绒毛间质纤维化，绒毛间质的广泛纤维化表示胎儿死亡时间在 14 天以上。

（5）其他非特异性改变，如绒毛周围合体结节增加、绒毛间质的微小钙化、滋养细胞的基底膜增厚及华通胶的退行性改变等。

第九节　胎盘病理与临床联系及胎盘报告内容

一、胎盘病理诊断与临床的联系

胎盘病理诊断是借助胎盘的形态学改变来评估其功能是否受损，以间接反映妊娠期母体和胎儿的健康状态，究其根本胎盘病理是溯因性诊断，是为查找孕妇或胎儿产生不良妊娠结局的原因提供帮助的，与肿瘤性诊断不同，胎盘病理诊断大多数情况下是弱证据，而非“金标准”。因此，胎盘病理诊断的思维方式与肿瘤性诊断大为不同，胎盘是一个形态及功能都在时刻动态变化的器官，胎盘病理诊断医生不仅要充分掌握不同发育阶段胎盘的形态学特点，还要具备有效整合临床表现、影像学及实验室检查资料并给予综合性科学分析的能力，只有一份整合性的胎盘病理报告才能具备对产科疾病诊疗的指导作用。概括来讲，胎盘病理诊断对临床诊疗工作发挥着以下重要作用[80]：①解释不良妊娠结局产生的原因，尤其是在解释围产期死亡原因方面发挥着重要作用，国外一项研究曾对 512 例胎儿死亡病例进行检查分析，发现 64.6% 的病例通过胎盘病理检查找到死亡原因，其次是胎儿尸体解剖（42.4%）[81]。笔者曾对 105 例围产期死亡胎儿资料进行分析，发现与脐带 / 胎盘病理因素相关的病例高达 81.89%[78]。②预测可能重复出现的产科疾病，有效指导下次妊娠进行早期筛查和干预。例如，出现弥漫性绒毛间隙内大量纤维素沉积，提示产妇可能患有妊娠期易栓症，该疾病是由各种遗传性或获得性因素导致的血栓栓塞风险增加的病理状态，产妇往往多次妊娠并反复出现宫内发育迟缓或胎死宫内等不良妊娠结局。若在妊娠期尽早进行筛查及临床干预，则可以明显改善妊娠结局。③指导产妇和新生儿的即时治疗或随访，如李斯特菌、巨细胞病毒等病原体引起的宫腔感染，可有效指导临床治疗。④验证某些影像学阳性发现，主要为超声影像学的阳性声像图征象。例如，超声提示的胎儿面存在一个不均质实性回声团，胎盘病理检查证实为绒毛膜血管瘤。⑤提示某些遗传学异常，如出现较多畸形绒毛或胎盘间叶发育不良，往往提示胎儿存在染色体异常的可能。⑥法律学证据，少数情况下，在医疗诉讼案件中胎盘病理检查报告是重要的法律文书。

需要和临床充分沟通的重要事情就是胎盘病理检查，尤其注重申请单中临床信息的填写，包括孕周、临床病史、临床诊断及阳性的检查影像学或实验室检查结果等，一份填写完整的申请单可以指导大体取材有的放矢，是保证胎盘病理检查有效性的第一步。另外，还需要注意胎盘病理形态学改变和临床症状并非一一对应关系。例如，胎盘绒毛梗死可以出现在子痫前期、妊娠糖尿病甚或正常足月的胎盘中；不同的早发型子痫前期的胎盘病理改变也不尽相同。另外，很多情况下胎盘改变严重程度和临床症状严重程度是分离的，如急性胎盘早剥的病例，剥离面积较大时甚或危及母亲和胎儿的生命，而胎盘大体检查时仅在母体面见出血或一些新鲜血块附着；有时胎盘病理检查见重度的急性绒毛膜羊膜炎，而产妇并没有出现发热或白细胞总数升高的症状。

总之，胎盘病理诊断在国内尚处于摸索及经验积累的阶段，对大多数病理医生来讲都是一个较大的挑战，必须要具备整合医学的思维，需要和产前诊断、产科及影像科等多个学科不断沟通磨合、提炼升华，才能真正发挥对临床的指导价值。

二、胎盘病理学报告内容和格式

胎盘病理报告是回应临床需求的重要载体，大多数是描述性诊断。周先荣 [82] 教授推荐的胎盘病理报告内容应包含以下几个方面，见表 33-1，表中胎盘临床病理分析部分并非必需报告内容，可根据每个医院临床病理协作情况自行决定，因为这部分内

表 33-1　胎盘病理报告推荐内容 [82]

一般信息：姓名、年龄、住院号 / 门诊号、联系地址、电话等	
孕产妇基本情况	
	孕周、孕期基本情况
	妊娠合并症及治疗情况
	孕期监护（血生化、B 超、MRI 等）
	遗传学检查（外周血、无创产前检测、羊水等）
妊娠结局：新生儿（体重、Apgar 评分等）、死产、死胎	
大体检查	
	测量：大小、重量（新鲜标本，去除胎膜、脐带称重）
	大体形态异常，有意义的形态发现（最好标注取材图示）
镜检（可以镜检图代替）	
	成熟程度评估
	有意义的形态学异常
病理学提示（应包含的内容）	
	孕 ×× 周，大小 ××cm，重量 ×××g，脐带长度 ××cm，血管组成（2A1V）（1A1V）
	胎盘成熟程度评估（不成熟、成熟前、成熟胎盘）
	不能反映在镜检中的有意义的大体发现（脐带附着异常、形状异常等）和进一步印证镜检发现的大体异常（胎粪污染、脐带打结等）
	支持诊断（或提示）的有意义阴性发现
	有意义的病变归纳，避免无目的的形态罗列
	有提示意义的阴性发现
临床病理学联系	
	能够肯定为死亡原因的应明确指出
	能够通过尸检 + 胎盘临床（产科 +B 超监护 + 遗传等）综合分析，相互印证，可以给出明确结论的应明确指出
	孤立证据仅能作为弱证据提示

容取决于病理医师对产科临床的了解程度，在缺乏临床知识的情况下，强行做分析容易误导临床甚或引起不必要的纠纷。周教授强调在病因明确的情况下，应给予明确的诊断，在均为弱证据的情况下，应充分结合临床情况、影像学或其他实验室检查资料，综合给予提示或可能的原因分析。

既往由于诊断术语不统一，限制了临床与病理的交流，2016 年国际胎盘工作小组制定了《阿姆斯特丹胎盘工作小组共识》，规范了胎盘取材和报告术语，将常见的胎盘病理改变划分为四大类相对独立的疾病范畴，包括绒毛膜羊膜炎、母体血管灌注不良、胎儿血管灌注不良和病因不明的慢性绒毛炎，在很大程度上提高了胎盘病理诊断的规范性[22]。目前，报告格式可按照《阿姆斯特丹胎盘工作小组共识》，镜下病理特点按照四大类病变归类并具体记录，采用格式化的报告模板。亦可根据胎盘组织结构进行归类报告，即脐带、胎膜、胎儿面、绒毛、绒毛间隙、母体面蜕膜等，这种报告格式属于比较传统的胎盘病理报告，有利于病理医师操作，但不利于临床医师理解及进一步交流沟通，已逐步被以《阿姆斯特丹胎盘工作小组共识》为基本框架的格式化报告模板所替代，推荐报告模板格式如下。

（一）单胎胎盘诊断报告模板

孕 __ 周单胎胎盘，重 __g（位于 __～__ 百分位数区间内 /<10%/>90% 区间），胎盘外形正常 / 异常（__），成熟度与孕周相符 / 过度成熟 / 欠成熟，脐带血管数目（__）

1. 感染性疾病

（1）母体炎症反应：无 / 有，急性 / 亚急性绒毛膜羊膜炎 / 急性绒毛膜板炎 / 急性绒毛膜板下炎 / 坏死性绒毛膜羊膜炎（__ 期 __ 级）

（2）胎儿炎症反应：无 / 有，绒毛膜板血管炎 / 脐静脉炎 / 脐动脉炎 / 环血管周围炎 / 坏死性脐带炎（__ 期 __ 级）

（3）特异性感染性炎症（病原体 __）

2. 母体血管灌注不良相关病变（整体部分性 / 节段完全性）

绒毛过度成熟 / 绒毛发育不良 / 蜕膜血管病 / 胎盘浅着床 / 胎盘内圆形血肿 / 绒毛间隙纤维素增多 / 绒毛梗死

3. 胎儿血管灌注不良相关病变（整体部分性 / 节段完全性，低级别 / 高级别）

脐带螺旋异常（过多、过少、无螺旋）/ 单脐动脉 / 绒毛膜板血管扩张 / 绒毛干血栓形成 / 干绒毛血管闭塞 / 血管壁纤维素沉积 / 无血管绒毛

4. 病因不明绒毛炎

（1）低级别（局灶性 / 多灶性）

（2）高级别（斑片状 / 弥漫性）

5. 其他疾病

侵入性胎盘 / 植入性胎盘 / 胎盘后血肿 / 慢性组织细胞性绒毛间隙炎 / 胎盘水肿 / 绒毛膜血管瘤 / 绒毛膜血管瘤病 / 绒毛膜血管病 / 胎粪污染 / 绒毛内有核红细胞增多 / 底板梗死 / 代谢性疾病相关 / 羊膜结节等疾病

备注：临床 - 病理联系

（二）双胎胎盘诊断报告模板

孕 __ 周双胎胎盘，单 / 双绒毛膜囊，单 / 双羊膜囊，双胎胎盘重 __g，（位于 __～__ 百分位数区间 /<10%/>90% 区间），两胎盘间见动脉 - 动脉 / 静脉 - 静脉 / 动脉 - 静脉吻合血管

A 胎盘约占 __%，胎盘外形正常 / 异常（__），成熟度与孕周相符 / 过度成熟 / 欠成熟，脐带血管数目（__）

其他诊断内容同单胎胎盘

B 胎盘约占 __%，胎盘外形正常 / 异常（__），成熟度与孕周相符 / 过度成熟 / 欠成熟，脐带血管数目（__）

其他诊断内容同单胎胎盘

备注：临床 - 病理联系

第十节　常用胎盘重量参考表（单胎、双胎）

不同孕周单胎、双胎胎盘重量参考值见表 33-2 和表 33-3。

表 33-2　不同孕周单胎胎盘重量参考值

孕周	例数	均值	标准差	百分位数								
				3	5	10	25	50	75	90	95	97
22	19	189	89	—	99	107	130	166	206	285	499	—
23	16	190	41	—	—	127	168	188	208	262	—	—

续表

孕周	例数	均值	标准差	百分位数								
				3	5	10	25	50	75	90	95	97
24	16	190	42	—	—	128	157	192	222	252	—	—
25	26	197	70	—	105	128	153	184	216	299	400	—
26	22	226	100	—	107	138	179	200	259	281	570	—
27	22	240	77	—	119	130	166	242	310	332	381	—
28	41	223	66	103	128	140	173	214	261	321	361	371
29	37	269	96	124	135	161	214	252	309	352	496	629
30	42	324	88	185	190	208	269	316	374	433	502	570
31	57	314	105	142	152	175	246	313	360	417	479	579
33	117	351	83	190	224	252	286	352	413	446	475	504
35	260	411	99	232	250	291	344	401	471	544	600	626
36	538	447	110	270	291	320	369	440	508	580	628	679
37	1103	467	107	303	324	349	390	452	531	607	660	692
38	2469	493	103	320	335	365	420	484	560	629	675	706
39	3932	500	103	330	350	379	426	490	564	635	683	713
40	4114	510	100	340	360	390	440	501	572	643	685	715
41	1982	524	100	358	379	403	452	515	583	655	705	738
42	321	532	99	370	388	412	460	525	592	658	700	771

注：①本表引自 Kraus FT，Redline RW，Gersell DJ，et al. Placental Pathology [M]. Washington D.C.：ARP Press，2004.

②数据来自美国斯普林菲尔德市某医学中心 15 463 例单胎胎盘，数据包括了不同种族的人群，数据中不包括宫内死胎、明显的生长发育异常（如染色体三倍体）及不完整的胎盘。

③胎盘去除胎膜及脐带后新鲜称重。

④胎盘小于第 3 百分位数或第 5 百分位数时，通常新生儿存在明显疾病，大于第 95 百分位数或第 97 百分位数时，需要慎重对待，但新生儿发生疾病的可能性偏小。

表 33-3　不同孕周双胎胎盘重量参考值

孕周	百分位数					例数	孕周	百分位数					例数
	90	75	50	25	10			90	75	50	25	10	
19	263	239	212	185	161	2	31	758	683	600	516	441	13
20	270	245	218	190	166	3	32	815	734	644	554	472	29
21	286	260	231	202	176	2	33	870	783	687	590	503	27
22	310	282	251	219	191	5	34	923	830	727	624	531	53
23	343	311	276	241	210	2	35	971	873	764	656	558	52
24	382	346	307	267	232	3	36	1014	912	798	684	582	66
25	426	386	341	297	257	5	37	1051	945	827	708	602	58
26	475	430	380	330	284	4	38	1082	972	850	728	619	54
27	528	478	421	365	314	8	39	1105	993	868	743	631	38
28	584	527	464	401	345	7	40	1118	1005	879	753	639	47
29	641	579	509	439	377	12	41	1123	1009	882	756	642	12
30	700	631	554	478	409	17							

注：①本表引自 Pinar H，Sung CJ，Oyer CE，et al. Reference values for single ton and twin placental weights [J]. Pediatr Pathol Lab Med，1996，16（6）：901-907.

②本表数据排除了宫内死胎或明显生长缺陷（如三倍体）和不完整的胎盘，也排除了三胎及以上的多胎妊娠和体重差异大的双胎。

参・考・文・献

[1] Redline R W. The clinical implications of placental diagnoses[J]. Semin Perinatol, 2015, 39(1): 2-8.

[2] Nikkels P G, Evers A C, Schuit E, et al. Placenta pathology from term born neonates with normal or adverse outcome[J]. Pediatr Dev Pathol, 2021, 24(2): 121-130.

[3] Redline R W, Ravishankar S, Bagby C M, et al. Four major patterns of placental injury: a stepwise guide for understanding and implementing the 2016 Amsterdam consensus[J]. Mod Pathol, 2021, 34(6): 1074-1092.

[4] Rebecca N B, Graham J B, Cynthia G K.Benirschke's Pathology of the Human Placenta[M]. Switzerland:Springer,2022:23-38.

[5] Turco M Y, Moffett A. Development of the human placenta[J]. Development, 2019, 146(22): dev163428.

[6] Collins A. Developmental Biology of Hematopoietic Stem Cells//Polin R A, Rowitch D H, Abman S H, et al. Fetal and Neonatal Physiology, Wilmington: Elsevier, 2021: 1082-1092.

[7] Dempsey E W. The development of capillaries in the villi of early human placentas[J]. Am J Anat, 1972, 134(2): 221-237.

[8] Keep D, Zaragoza M V, Hassold T, et al. Very early complete hydatidiform mole[J].Hum Pathol, 1996, 27(7): 708-713.

[9] Lewis R M, Cleal J K. Mechanisms of Transfer Across the Human Placenta//Polin R A, Rowitch D H, Abman S H, et al. Fetal and Neonatal Physiology. Wilmington: Elsevier, 2021: 1082-1092.

[10] Petroff M G, Jones H. Placental Development.//Polin R A, Rowitch D H, Abman S H, et al. Fetal and Neonatal Physiology. Wilmington, Elsevier, 2021: 1082-1092.

[11] Ander S E, Diamond M S, Coyne C B. Immune responses at the maternal-fetal interface[J]. Sci Immunol, 2019, 4(31): eaat6114.

[12] Kaplan C G, Anatomy and Pathology of the Umbilical Cord//Baergen R N, Burton G J, Kaplan C G, et al. Benirschke's Pathology of the Human Placenta. Switzerland: Springer, 2021: 23-38.

[13] Lacro R V, Jones K L, Benirschke K. The umbilical cord twist: origin, direction, and relevance[J]. Am J Obstet Gynecol, 1987, 157(4 Pt 1): 833-838.

[14] Castellucci M, Kosanke G, Verdenelli F, et al. Villous sprouting: fundamental mechanisms of human placental development[J]. Hum Reprod Update, 2000, 6(5): 485-494.

[15] Goudreau A D, Everest C, Tanara L, et al. Characterization of Hofbauer cell polarization and VEGF localization in human term placenta from active and inactive pregnant individuals[J]. Physiol Rep, 2023, 11(11): e15741.

[16] Foidart J M, Hustin J, Dubois M, et al. The human placenta becomes haemochorial at the 13th week of pregnancy[J]. Int J Dev Biol, 1992, 36(3): 451-453.

[17] Redline R W. Early pregnancy loss with abnormal karyotype[M]//Redline R W, Boyd T K, Roberts D J, eds. Placental and Gestational Pathology. Cambridge: Cambridge University Press, 2018: 16-20.

[18] Fox H. The development and structure of the placenta.// Fox H, Sebire N J, et al. Pathology of Placenta. London: Saunders, 2007: 17-32.

[19] Penn A A. Endocrine and paracrine function of the human placenta[M].Fetal and Neonatal Physiology, Amsterdam: Elsevier, 2017: 134-144.e4.

[20] Rouas-Freiss N, Paul P, Dausset J, et al. HLA-G promotes immune tolerance[J]. J Biol Regul Homeost Agents, 2000, 14(2): 93-98.

[21] Redman C W G, Staff A C, Roberts J M. Syncytiotrophoblast stress in preeclampsia: the convergence point for multiple pathways[J]. Am J Obstet Gynecol, 2022, 226(2S): S907-S927.

[22] Khong T Y, Mooney E E, Ariel I, et al. Sampling and definitions of placental lesions: Amsterdam placental workshop group consensus statement[J]. Arch Pathol Lab Med, 2016, 140(7): 698-713.

[23] Ernst L M, Minturn L, Huang M H, et al. Gross patterns of umbilical cord coiling: Correlations with placental histology and stillbirth[J]. Placenta, 2013, 34(7): 583-588.

[24] Slack J C, Parra-Herran C. Life after Amsterdam: placental pathology consensus recommendations and beyond[J]. Surg Pathol Clin, 2022, 15(2): 175-196.

[25] Bendon R W, Brown S P, Ross M G. In vitro umbilical cord wrapping and torsion: possible cause of umbilical blood flow occlusion[J]. J Matern Fetal Neonatal Med, 2014, 27(14): 1462-1464.

[26] Ebbing C, Johnsen S L, Albrechtsen S, et al. Velamentous or marginal cord insertion and the risk of spontaneous preterm birth, prelabor rupture of the membranes, and anomalous cord length, a population-based study[J]. Acta Obstet Gynecol Scand, 2017, 96(1): 78-85.

[27] Ebbing C, Kiserud T, Johnsen S L, et al. Prevalence, risk factors and outcomes of velamentous and marginal cord insertions: a population-based study of 634, 741 pregnancies[J]. PLoS One, 2013, 8(7): e70380.

[28] de Los Reyes S, Henderson J, Eke A C. A systematic review and meta-analysis of velamentous cord insertion among singleton pregnancies and the risk of preterm delivery[J].Int J Gynaecol Obstet, 2018, 142(1): 9-14.

[29] Ebbing C, Kiserud T, Johnsen S L, et al. Third stage of labor risks in velamentous and marginal cord insertion: a population-based study[J].Acta Obstet Gynecol Scand, 2015, 94(8): 878-883.

[30] Salafia C M, Yampolsky M, Misra D P, et al. Placental surface shape, function, and effects of maternal and fetal vascular pathology[J]. Placenta, 2010, 31(11): 958-962.

[31] Yampolsky M, Salafia C M, Shlakhter O, et al. Centrality of the umbilical cord insertion in a human placenta influences the placental efficiency[J]. Placenta, 2009,

30(12): 1058-1064.
[32] Siargkas A, Tsakiridis I, Pachi C, et al. Impact of velamentous cord insertion on perinatal outcomes: a systematic review and meta-analysis[J]. Am J Obstet Gynecol MFM, 2023, 5(2): 100812.
[33] Bohîlțea R E, Cîrstoiu M M, Ciuvica A I, et al. Velamentous insertion of umbilical cord with Vasa praevia: case series and literature review[J]. J Med Life, 2016, 9(2): 126-129.
[34] Fujita Y, Yumoto Y, Kato K. Prenatal diagnosis of abnormal umbilical cord insertion: a rare case of furcate insertion[J]. J Med Ultrason (2001), 2017, 44(2): 203-205.
[35] Lamale-Smith L M, Snuttjer M J, Harper T C. Furcate umbilical cord insertion: disparate outcomes of a rare obstetrical finding. A case report[J]. J Reprod Med, 2015, 60(7/8): 365-368.
[36] Cohen B, Wilson M, Cohen A, et al. Prenatal diagnosis of a furcate placenta[J]. Obstet Gynecol, 2020, 135(4): 960-963.
[37] Belli G, Scotti L, Andrello L, et al. A case of intrauterine fetal death related to furcate cord insertion: a brief review of the literature and professional liability considerations[J]. Int J Legal Med, 2023, 137(4): 1093-1096.
[38] Kosian P, Henrich W, Entezami M, et al. Furcate insertion of the umbilical cord: pathological and clinical characteristics in 132 cases[J]. J Perinat Med, 2020, 48(8): 819-824.
[39] 吴茜子, 徐晓燕, 艾国, 等. 单胎与双胎脐带真结的临床分析[J]. 华中科技大学学报(医学版), 2023, 52(3): 356-362.
[40] Bohîlțea R E, Turcan N, Cîrstoiu M. Prenatal ultrasound diagnosis and pregnancy outcome of umbilical cord knot-debate regarding ethical aspects of a series of cases[J]. J Med Life, 2016, 9(3): 297-301.
[41] Beharier O, Sheiner E, Sergienko R, et al. Isolated single umbilical artery poses neonates at increased risk of long-term respiratory morbidity[J]. Arch Gynecol Obstet, 2017, 296(6): 1103-1107.
[42] Gurram P, Figueroa R, Sipusic E, et al. Isolated single umbilical artery and fetal echocardiography: a 25-year experience at a tertiary care city hospital[J]. J Ultrasound Med, 2018, 37(2): 463-468.
[43] Shen N, Zhang W, Li G. Impact of isolated single umbilical artery on pregnancy outcome and delivery in full-term births[J]. J Obstet Gynaecol Res, 2016, 42(4): 399-403.
[44] Xu Y, Ren L, Zhai S, et al. Association between isolated single umbilical artery and perinatal outcomes: a meta-analysis[J]. Med Sci Monit, 2016, 22: 1451-1459.
[45] Contro E, Larcher L, Lenzi J, et al. Changes in artery diameters and fetal growth in cases of isolated single umbilical artery[J]. Diagnostics(Basel), 2023, 13(3): 571.
[46] 申南, 张为远. 单纯性单脐动脉足月分娩的围产结局[J]. 中华围产医学杂志, 2015(4): 275-278.
[47] Ebbing C, Kessler J, Moster D, et al. Single umbilical artery and risk of congenital malformation: population-based study in Norway[J]. Ultrasound Obstet Gynecol, 2020, 55(4): 510-515.
[48] Brooks K, Guileyardo J, Le D, et al. Giant cystic umbilical cord associated with patent urachus and intrauterine fetal demise[J]. Proc (Bayl Univ Med Cent), 2017, 30(2): 209-210.
[49] Haac B, Garcia A, Moore J. Urachal remnant presenting as a giant, cystic umbilical cord[J]. Pediatr Surg Int, 2017, 33(3): 393-395.
[50] 王文迪, 吴青青, 王晶晶. 产前超声诊断脐带囊肿合并胎儿结构异常的预后: 109例分析[J]. 中华围产医学杂志, 2023, 26(2): 97-102.
[51] 郭文芬, 王小平. 脐带根部畸胎瘤1例[J]. 现代妇产科进展, 2008,(3): 164.
[52] Zhang L, Delisle M F, Hendson G, et al. Umbilical cord hemangioma with significant cord edema[J]. J Obstet Gynaecol Can, 2023, 45(11): 101785.
[53] Wanyonyi S, Nyagaka F, Okiro P, et al. Umbilical cord hemangioma and pseudocyst with favorable fetal outcome[J]. Clin Case Rep, 2023, 11(7): e7656.
[54] 赵澄泉, 陶祥, 李娟, 等. 胎盘诊断病理学[M]. 2022, 北京: 北京科学技术出版社.
[55] 刘敬. 羊水胎粪污染与宫内感染的相关性[J]. 中华实用儿科临床杂志, 2023, 38(3): 203-206.
[56] Adeniran A J, Stanek J. Amnion nodosum revisited: clinicopathologic and placental correlations[J]. Arch Pathol Lab Med, 2007, 131(12): 1829-1833.
[57] Eren E, Buyukyavuz I, Ayata A. Amniotic band syndrome associated with sacral meningocele and anal atresia[J]. Pediatr Int, 2010, 52(3): 505-506.
[58] Obdeijn M C, Offringa P J, Bos R R, et al. Facial clefts and associated limb anomalies: description of three cases and a review of the literature[J]. Cleft Palate Craniofac J, 2010, 47(6): 661-667.
[59] Giouleka S, Siargkas A, Tsakiridis I, et al. Prenatal diagnosis of bilobate placenta: incidence, risk factors and impact on pregnancy outcomes[J]. J Perinat Med, 2023, 51(9): 1132-1138.
[60] Suzuki S, Igarashi M. Clinical significance of pregnancies with succenturiate lobes of placenta[J]. Arch Gynecol Obstet, 2008, 277(4): 299-301.
[61] Suzuki S, Igarashi M, Inde Y, et al. Abnormally shaped placentae in twin pregnancy[J]. Arch Gynecol Obstet, 2010, 281(1): 65-69.
[62] Suzuki S. Clinical significance of pregnancies with circumvallate placenta[J]. J Obstet Gynaecol Res, 2008, 34(1): 51-54.
[63] Taniguchi H, Aoki S, Sakamaki K, et al. Circumvallate placenta: associated clinical manifestations and complications-a retrospective study[J]. Obstet Gynecol Int, 2014, 2014: 986230.
[64] Matsuzaki S, Ueda Y, Matsuzaki S, et al. Relationship between abnormal placenta and obstetric outcomes: a meta-analysis[J]. Biomedicines, 2023, 11(6): 1522.
[65] Ravangard S F, Henderson K, Fuller K. Placenta membranacea[J]. Arch Gynecol Obstet, 2013, 288(3): 709-

712.
[66] 仲伟国, 古航, 张华, 等. 环状胎盘6例分析[J]. 上海交通大学学报(医学版), 2006, 26(12): 1423-1424.
[67] Kawasaki K, Kondoh E, Minamiguchi S, et al. Live-born diploid fetus complicated with partial molar pregnancy presenting with pre-eclampsia, maternal anemia, and seemingly huge placenta: a rare case of confined placental mosaicism and literature review[J]. J Obstet Gynaecol Res, 2016, 42(8): 911-917.
[68] 陈璐, 贺晶, 张晓飞, 等. 妊娠合并胎盘囊性病变48例临床特征及围产结局分析[J]. 中华妇产科杂志, 2021, 56(9): 598-608.
[69] 何泽生, 郑良楷, 周巧蓉, 等. 绒毛膜板下巨大血栓性血肿2例临床病理观察[J]. 诊断病理学杂志, 2021, 28(9): 713-716.
[70] 王娟, 曹锐, 李宏. 胎盘后血肿和绒毛膜下血肿的临床特征及妊娠结局的对比分析[J]. 实用妇产科杂志, 2018, 34(7): 531-535.
[71] Faye-Petersen O M, Ernst L M. Maternal floor infarction and massive perivillous fibrin deposition[J]. Surg Pathol Clin, 2013, 6(1): 101-114.
[72] 夏晓娟. 绒毛周围大量纤维蛋白样物质沉积的研究进展[J]. 现代妇产科进展, 2018, 27(8): 632-634.
[73] 李和,李继承, 肖岚.组织学与胚胎学[M]. 2016, 北京: 人民卫生出版社.
[74] Kindelberger D W, Sirois K F, Boyd T K. Evaluation of the placenta[M]//Diagnostic Gynecologic and Obstetric Pathology. Amsterdam: Elsevier, 2011: 1045-1084.
[75] Robboy S J, Mutter G L, Prat J, et al. Robboy's Pathology of the Female Reproductive Tract. London: Churchill Livingstone Elsevier, 2008.
[76] Korteweg F J, Erwich J J H M, Holm J P, et al. Diverse placental pathologies as the main causes of fetal death[J]. Obstet Gynecol, 2009, 114(4): 809-817.
[77] Page J M, Christiansen-Lindquist L, Thorsten V, et al. Diagnostic tests for evaluation of stillbirth: results from the stillbirth collaborative research network[J].Obstet Gynecol, 2017, 129(4): 699-706.
[78] 王爱春, 谢俊玲, 汪颖南, 等. 围产期死亡胎儿105例尸体解剖及胎盘病理学检查分析[J]. 中华病理学杂志, 2022, 51(5): 431-436.
[79] Graham N, Heazell A E P. When the fetus goes still and the birth is tragic: the role of the placenta in stillbirths[J]. Obstet Gynecol Clin North Am, 2020, 47(1): 183-196.
[80] 陶祥, 周先荣. 胎盘病理的临床意义[J]. 中华妇产科杂志, 2022, 57(5): 389-391.
[81] Page J M, Silver R M. Evaluation of stillbirth[J]. Curr Opin Obstet Gynecol, 2018, 30(2): 130-135.
[82] 周先荣. 胎盘病理学检查的意义和基本原则[J]. 中华病理学杂志, 2020, 49(8): 779-781.

第三十四章

妊娠疾病和胎盘

Gestational Disease and Placenta

李　娟　孙笑非　张慧娟　顾依群

第一节　胎盘绒毛组织学及成熟度评估

胎盘随着孕龄的增加逐渐发育成熟，正常的绒毛成熟对于优化胎盘功能、适应胎儿的氧气和营养需求至关重要。

一、绒毛成熟度评估

绒毛成熟度（placental villous maturation）评估是结合孕龄对绒毛表面滋养细胞及绒毛间质、血管成分的综合分析。

绒毛表面存在合体滋养细胞和细胞滋养细胞，部分绒毛表面尚可见中间滋养细胞。早期合体滋养细胞的核较大，有相对明显的核仁，足月时合体细胞的核仁小而不清楚。合体结节（syncytial knot）是指老化的合体滋养细胞融合，合体结节的出现和增多是胎盘逐步成熟的标志[1]，足月胎盘（孕 37～40 周）中约 1/3（28%）的终末绒毛可见合体结节，在孕 26～36 周胎盘能见合体结节的绒毛比例为 10%～22%，而在孕 20～25 周则 <10%。计数合体结节时应避开胎盘底

板、绒毛膜板及切片的边缘地区，只计数切片中央区的终末绒毛，诊断标准如下：①≥ 5 个合体细胞突出于绒毛表面；②这些细胞与周围绒毛无连接；③染色质浓缩，核膜扭曲，核仁不规则（图 34-1A）。胎盘低灌注等病理情况下合体结节显著增高，并见合体细胞凋亡（图 34-1B）。合体结节应与合体出芽（syncytial sprout）相鉴别，后者最多见于妊娠早期，虽然在妊娠晚期小叶周边及绒毛板处偶尔也能见到，合体出芽的细胞核较大，有相对明显的核仁，无核退变（图 34-1C）。细胞滋养细胞在妊娠早期绒毛中是连续的，随着孕龄的增加逐渐减少，妊娠晚期时分散排列不易判读，可用 p63 作标记识别[2]（图 34-1D）。

随着绒毛的发育和成熟，绒毛间质中的间叶细胞及基质成分逐渐减少，间质中的血管从原始血管向肌性小动静脉分化，并最终全部发育成血窦状充盈血液的毛细血管。妊娠晚期时 50% 的绒毛毛细血管充盈并逐步向周边靠近，毛细血管壁与无核合体膜紧贴共同形成母胎交换的功能结构——血管合体膜（vasculosyncytial membrane，VSM）（图 34-2）。每个正常妊娠晚期终末绒毛中可见 2～3 个血管合体膜，其厚度为（2.56 ± 1.07）μm，子痫前期（preeclampsia）等病理情况下血管合体膜形成减少，厚度增加[3]。

绒毛成熟度异常的诊断依赖于临床准确的胎龄，以及对正常绒毛成熟的认识，通过几种绒毛亚型的分布和绒毛结构来诊断。应该注意的是正常胎盘小叶中央氧浓度高于小叶边缘，因此绒毛发育常呈异质性，表现为小叶中央区绒毛发育常迟缓于小叶边缘。

二、绒毛成熟迟缓

绒毛成熟迟缓（delayed villous maturation，DVM）[4] 是由染色体、基因和发育环境等异常所导致的一种发育缺陷，妊娠晚期未成熟绒毛增加，累及一个全层切片中 30% 以上的绒毛。常与孕妇糖尿病、糖耐量异常、肥胖有关，也见于母体吸入毒品、胎儿脐带高度螺旋、染色体异常和宫内生长受限等。

大体检查胎盘可能较大，胎儿 / 胎盘重量比下降。镜下表现为绒毛直径增大，特征性毛细血管位

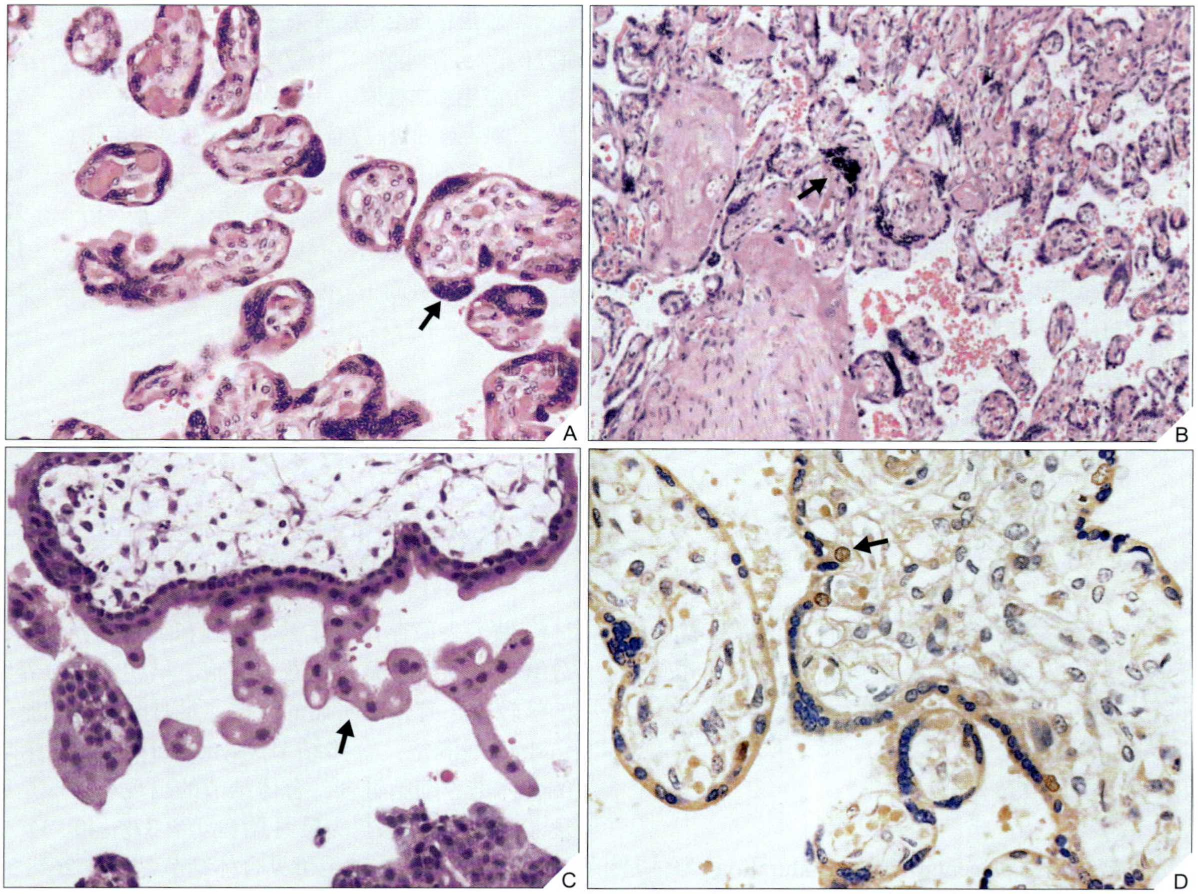

图 34–1　绒毛滋养细胞

A. 妊娠晚期绒毛合体结节；B. 凋亡合体滋养细胞；C. 妊娠早期合体出芽；D. 免疫组化 p63 标记内层细胞滋养细胞

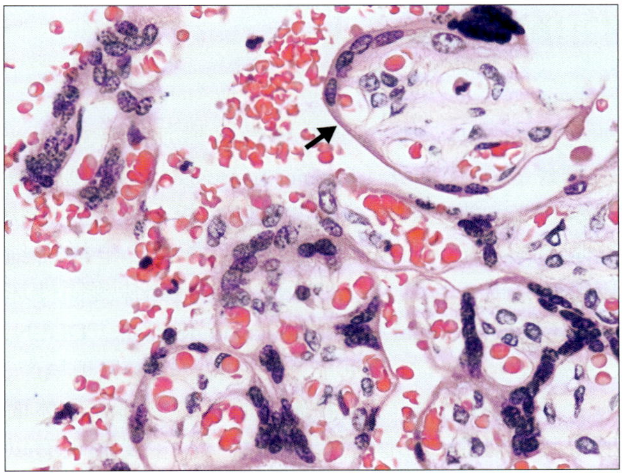

图 34–2　正常足月成熟绒毛的血管合体膜

于绒毛中央位置（非边缘性毛细血管），毛细血管内皮细胞未能与滋养层细胞贴合，使血管合体膜形成不良；部分绒毛细胞滋养层细胞数量增多，出现连续分布；间质细胞增加，未成熟性中间型绒毛 / 终末绒毛值增加（图 34-3）。不建议对小于 34 周的胎盘进行诊断。

与绒毛正常发育的胎盘相比，绒毛成熟迟缓血管合体膜的缺乏导致气体和营养交换效率低下，胎儿对缺氧的耐受性降低，与不良围产期结局的风险增加相关，如宫内胎儿死亡、胎儿生长受限、新生儿缺血缺氧性脑病和神经系统预后不良[5]。

三、绒毛成熟加速

绒毛成熟加速（accelerated/advanced villous maturation，AVM）是绒毛发育超过该孕龄，出现更为短小过度成熟的绒毛，通常伴有合体结节的增加（图 34-4）。AVM 是胎盘对母体血流低灌注的一种适应性改变，常见于早产、子痫前期和胎儿生长受限[6]。

AVM 胎盘大体可能正常或较小，有时伴有梗死。镜下常伴有合体结节和绒毛间纤维蛋白的增加。在绒毛加速成熟的过程中部分区域绒毛稀少，间隙增宽，终末绒毛细长而缺少分支，合体结节显著增加，可以呈波浪状，被称为远端绒毛发育不良（distal villous hypoplasia）[7]（图 34-5），是胎盘缺氧状态下绒毛为增加母胎交换表面积而呈现的一种过度适应性改变。应该注意的是，AVM 在足月胎盘中可能难以识别，不要在梗死区附近进行诊断。

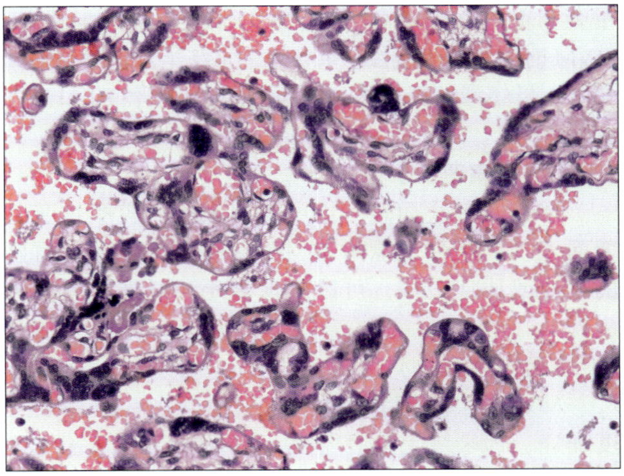

图 34–4　绒毛成熟加速

孕 34^{+4} 周自发性早产胎盘，中间型绒毛和终末绒毛均加速成熟如孕 39～40 周绒毛，绒毛间质内毛细血管普遍扩张充血

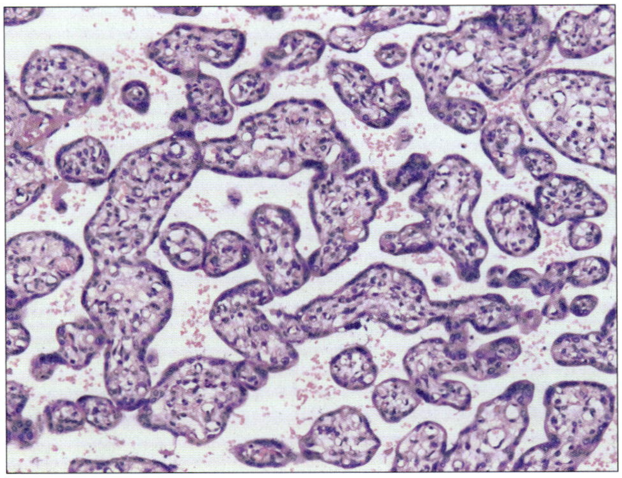

图 34–3　绒毛成熟迟缓

孕 39 周胎盘绒毛，唇腭裂及其他多发畸形，新生儿死亡

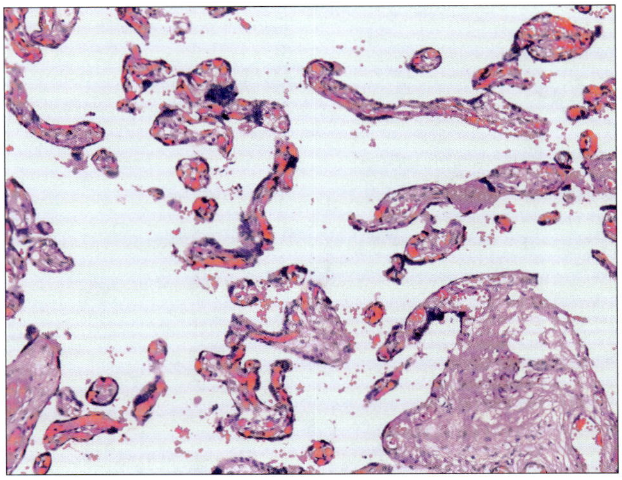

图 34–5　远端绒毛发育不良

孕 36^{+4} 周，胎膜早破，胎儿生长受限（2237g）胎盘，绒毛细长，稀少，绒毛间隙宽

第二节 胎盘损伤的主要模式

对胎盘损伤的诊断有利于了解妊娠期疾病的发病机制、解释胎儿为何发生宫内窘迫，有时甚至在医学司法鉴定中发挥重要作用。2016年发表的《阿姆斯特丹胎盘工作小组共识》将胎盘损伤主要分为四种类型，母体血管灌注不良、胎儿血管灌注不良、急性绒毛膜羊膜炎和病因不明的绒毛炎，四种损伤可以单独出现，也可以同时或者先后发生。

一、母体血管灌注不良

母体血管灌注不良（maternal vascular malperfusion，MVM）是指由于绒毛外滋养细胞对母体螺旋小动脉的侵袭和重塑存在缺陷，而导致的胎盘灌注减少状态。MVM时胎盘处于慢性缺氧状态，常与早发型胎儿生长受限、母体慢性高血压、子痫前期/子痫和HELLP综合征有关[8]。

【大体病理学】

胎盘一般小而轻，也可能因为胎盘实质过度退变而表现为脐带边缘附着。胎盘切面可能没有明显的改变或质地疏松，可以出现梗死和纤维素沉积的表现。

【组织病理学】

MVM典型的特征包括蜕膜血管病、绒毛成熟度加速、远端绒毛发育不良，以及小动脉闭塞导致绒毛非边缘性梗死及小动脉破裂导致的胎盘后出血。而蜕膜中见大量多核滋养细胞团（图34-6A），绒毛外滋养细胞岛、平滑绒毛膜微囊增加（图34-6B），胎膜蜕膜层状坏死（laminar necrosis，LN）则具有提示意义。当与绒毛接触的蜕膜底板出现大片带状凝固性坏死（图34-7A），坏死灶中见灰尘样白细胞核碎片时，称为弥漫性蜕膜白细胞碎片凝固性坏死（diffuse decidual leukocytoclastic necrosis，DDLN）（图34-7B）。DDLN除见于急性缺氧，还多见于早产。

1. 蜕膜血管病　主要累及胎盘中央部分母体面底蜕膜的血管和胎膜壁蜕膜的血管。主要表现有以下4个方面。

（1）底蜕膜螺旋动脉持续肌化，导致管腔变小，血管阻力增加。

（2）壁蜕膜动脉壁肥厚，管壁肥厚的厚度大于血管周径的30%，病变血管腔直径小于该血管总截面直径的1/3（图34-8A）。

（3）血管壁纤维囊性坏死，常位于血管壁中膜，呈粉红色到红色，玻璃样或蜡状改变。

（4）急性动脉粥样硬化（图34-8B），血管壁增厚，壁内见大量泡沫样吞噬细胞，病变血管周围可以见到淋巴细胞呈袖套样聚集，可以看到血管内皮损伤及急性动脉粥样硬化，管壁破裂，甚至造成胎盘的血肿。

2. 远端绒毛发育不良　是一种绒毛发育异常，其特征是终末绒毛数量减少，绒毛间隙增宽，导致绒毛分支减少、细长。严重时表现为绒毛间质密度增加、覆盖绒毛的滋养细胞变薄，以及绒毛血管密

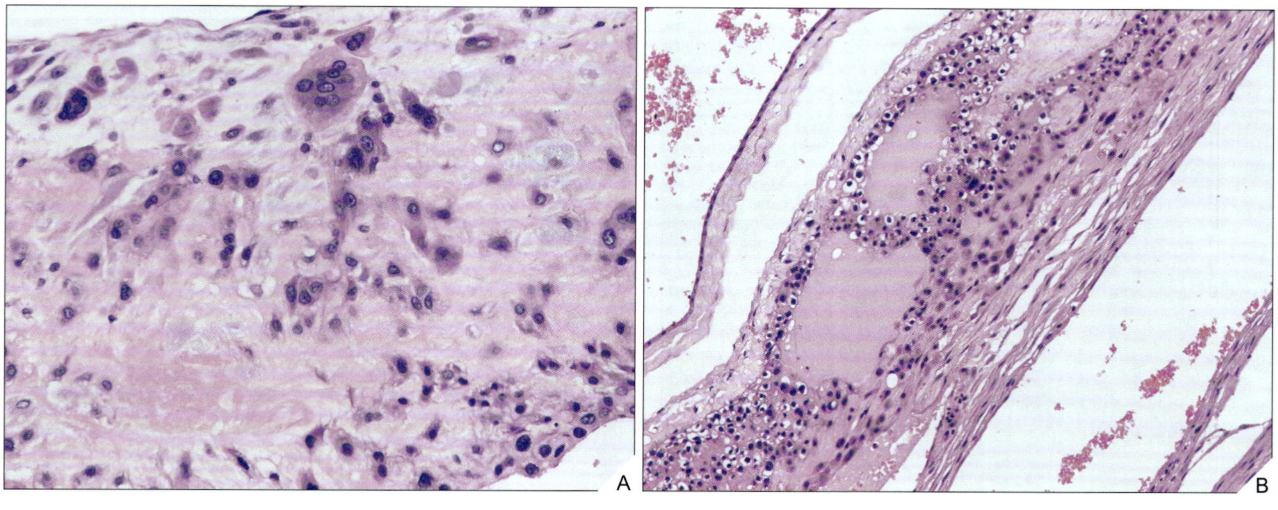

图34-6　MVM部分组织学改变

A. 重度子痫前期蜕膜中见多核滋养细胞团；B. 胎儿宫内生长受限早产胎膜上绒毛膜微囊

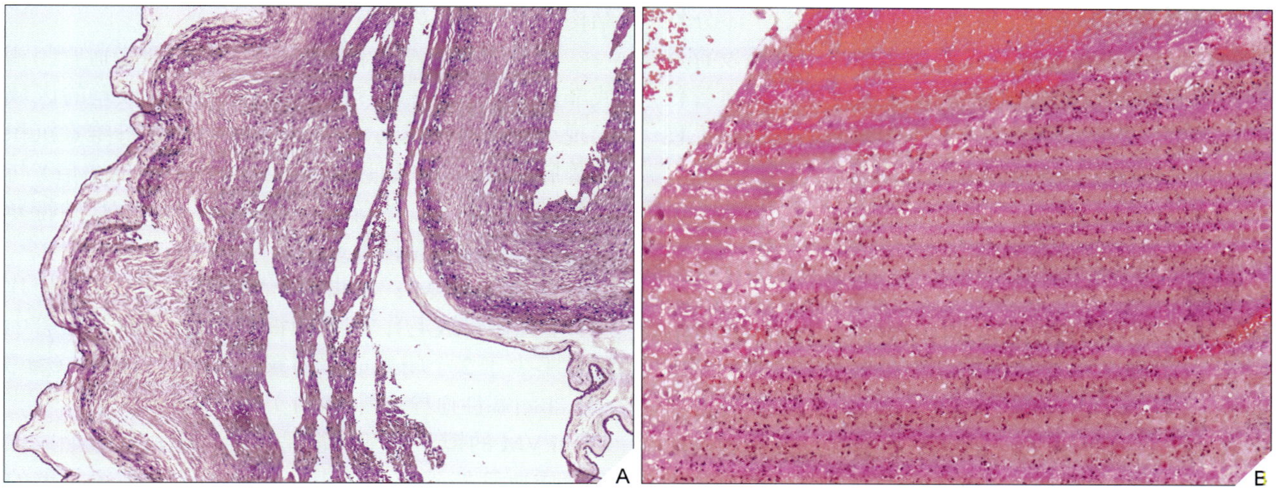

图 34-7　急性缺氧的组织学改变

A. 胎膜层状凝固性坏死（LN）；B. 底蜕膜凝固性坏死中见大量白细胞碎屑

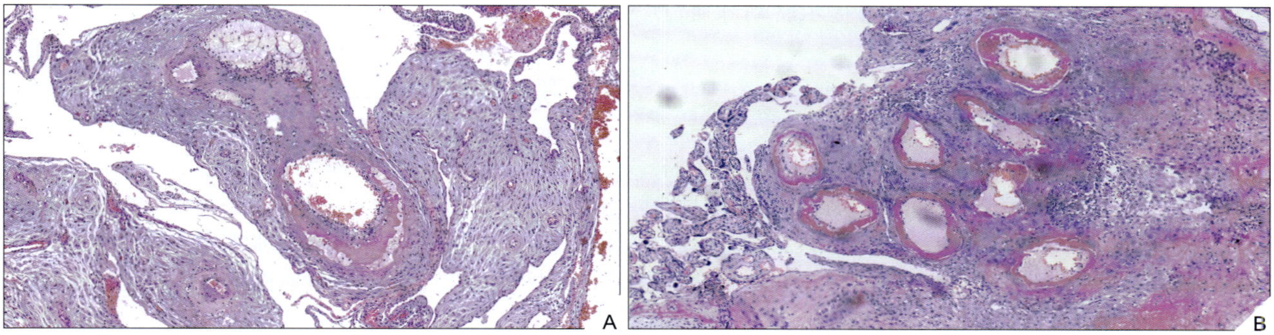

图 34-8　母体蜕膜血管病变

A. 肥厚性蜕膜血管病：左下方血管壁增厚，管腔狭窄，中间血管发生粥样硬化；B. 蜕膜血管动脉粥样硬化：成簇的蜕膜血管壁坏死呈粉红色，内皮细胞消失

度减小。远端绒毛发育不良可以表现为弥漫显著，也可表现为局部性改变[7]。

由于绒毛发育程度在胎盘小叶的不同部位存在差异，评估远端绒毛发育不良需要在绒毛发育最完全的区域进行，避开绒毛膜板下及小叶中央区域，如果当胎盘下 2/3 实质的绒毛出现连续性或多灶性远端绒毛发育不良的稀疏，则应仔细观察是否存在远端绒毛发育不良（DVH）。在《阿姆斯特丹胎盘工作小组共识》中，如果胎盘全层切片中 30% 及以上区域有上述改变，则诊断为远端绒毛发育不良（图 34-9），仅累及一张切片时诊断为局限性远端绒毛发育不良，累及两张或以上切片时则诊断为弥漫性远端绒毛发育不良。低倍镜下，绒毛间隙的扩张是最明显的特征，终末绒毛的数量明显减少，视野中干绒毛明显且相互靠近。高倍镜下，绒毛小而细长，分支减少，一般随着间质密度的增加而减少。绒毛滋养层细胞可变薄，但细胞的核密度增加，并形成增多不等的合体细胞结节，在一些病例中，合体结节的增多会非常显著。远端绒毛发育不良合并合体细胞结节显著增多，形成一类独特的病理形态学改变，称为“波浪状”合体细胞结节。

3. 绒毛成熟度加速　在本章第一节具体讲述。

4. 胎盘后出血 / 血肿及梗死　在本章第三节、第四节具体讲述。

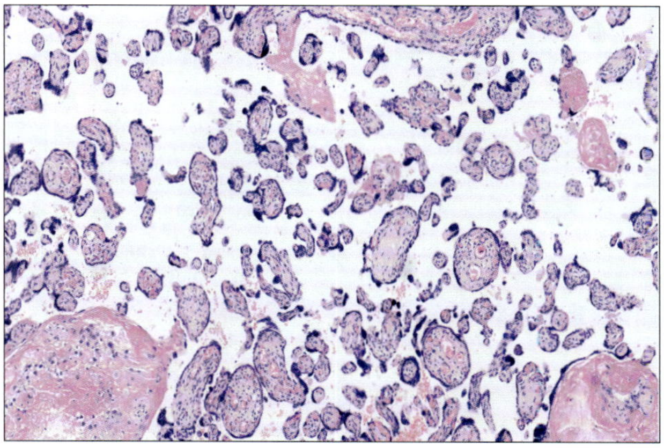

图 34-9　远端绒毛发育不良

非绒毛膜板区域绒毛分布稀疏，绒毛纤细分支少，合体结节呈波浪状

MVM 可以分为 2 种类型：①弥漫性 / 部分性 MVM，主要表现为绒毛成熟加速和终末绒毛发育不全，大多数母体蜕膜血管有病理学改变，但血管仅部分闭塞。②节段性 / 完全性 MVM，表现为绒毛梗死，而且梗死区的螺旋动脉完全闭塞。

二、胎儿血管灌注不良

胎儿血管灌注不良（fetal vascular malperfusion，FVM），以前文献中称为胎儿血栓血管性疾病（fetal thrombotic vasculopathy，FTV），反映了脐血流的淤积或停滞[9]。FVM 大多是由胎儿血流阻塞引起的胎盘病变，导致早期绒毛间质血管核碎裂（以前称为出血性血管内炎），晚期为无血管绒毛[10]。常与脐带长度、直径及螺旋、附着等异常有关，偶见于胎儿先天性凝血功能失调。超声多普勒常提示脐动脉血流阻力增加、舒张期末端血流缺失。

【大体病理学】

常见脐带过长、脐带脱垂、脐带真结、脐带超螺旋、脐带帆状附着、脐带狭窄等，也可以见到脐带血管数目异常，脐带或绒毛膜板血管内白色条状、质硬的血栓形成，胎盘内呈现一个灰白色界限清楚、近三角形的区域，基底指向底板，顶端指向阻塞的干绒毛血管。固定后标本更容易观察到。

【组织病理学】

FVM 分为节段性（segmental）和整体性（global）两种模式，这两种模式可以同时存在。

1. 节段性 FVM（图 34-10A） 由于绒毛膜板血管或干绒毛血管血栓形成，呈现下游大灶无血管绒毛（>15 个）。在病变区域的顶端可能发现栓塞的动脉，血栓可出现不同程度机化或再通。血栓形成很久后，血管可以完全闭塞，形成一个圆形纤维肌性结构，很难辨认为血管。

2. 整体性 FVM（图 34-10B） 由于脐带血管闭塞或非闭塞性血栓，表现为靠近底板灌注最差的区域出现小灶无血管绒毛（2～4 个），血管壁纤维素沉积及静脉血管扩张（超过周围正常血管腔径的 4 倍）与此种模式更相关。中等大小（5～15 个）病灶的特异性较低，可伴随整体性或节段性 FVM。

高级别 FVM：是指多个无血管绒毛（3 张切片 >45 个无血管绒毛）；绒毛膜板和（或）干绒毛血管中可见不少于 2 个闭塞或非闭塞性血栓；多发性（≥ 3 个）非闭塞性血栓（图 34-11）。

FVM 的镜下典型特征是多灶性无血管绒毛或伴有间质血管核碎裂的绒毛。无血管绒毛被覆完整的滋养层，但间质中基质呈透明，完全没有毛细血管。间质血管核碎裂被认为是无血管绒毛的早期改变（图 34-12）。

大多数 FVM 病例是散发性的，复发风险较低，常与死胎、胎儿生长受限、缺血缺氧性脑病、脑瘫等神经系统不良结局有关，尤其是高级别 FVM，无论类型如何，都与中枢神经系统异常密切相关。临床医生要提高对 FVM 的敏感性，对一些有可能发生法律医疗纠纷的病例，应先对脐带和胎盘胎儿面的大血管进行肉眼和触摸检查，对可疑血栓者，必须送胎盘病理。

三、急性绒毛膜羊膜炎

急性绒毛膜羊膜炎（acute chorioamnionitis，ACA）指病原体感染时母体和胎儿对感染的炎症反应，中性粒细胞在胎盘、胎膜和脐带不同部位有不同程度的浸润。根据 Redline 等[11]建议，ACA 组织病理诊断标准分为母体炎症反应和胎儿炎症反应两类，均为三期二级，分期体现炎症持续时间，而分级体现严重程度。

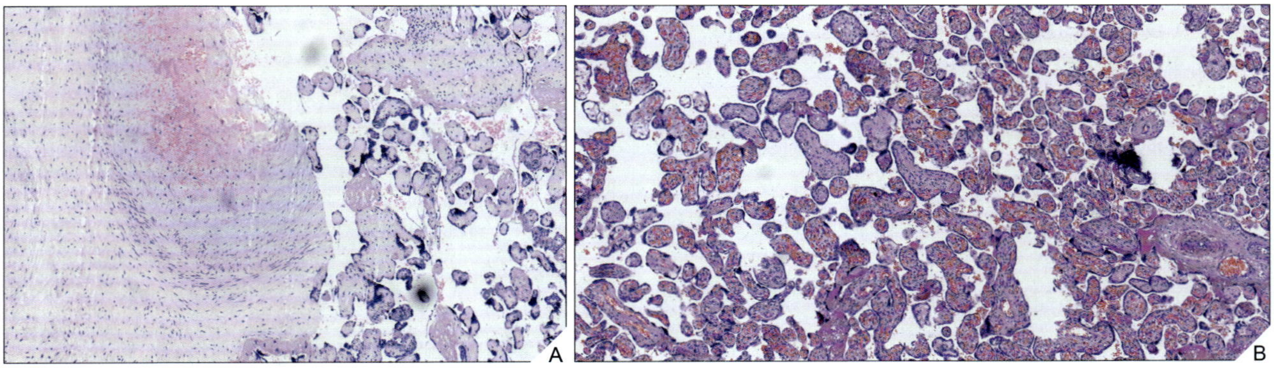

图 34–10 FVM 组织病理

A. 节段性 FVM：左侧干绒毛血栓，右侧大灶无血管绒毛；B. 整体性 FVM：中间有小灶无血管绒毛，合体滋养细胞尚存活，间质纤维化

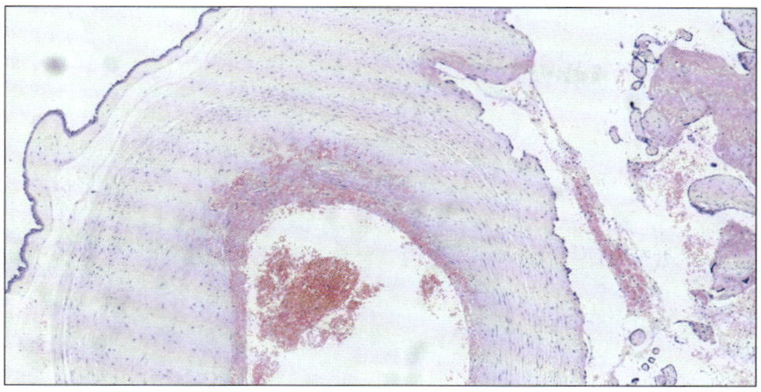

图 34-11 非闭塞性血栓

绒毛膜板血管管腔存在，但血管壁内皮细胞消失，有散在红细胞渗出

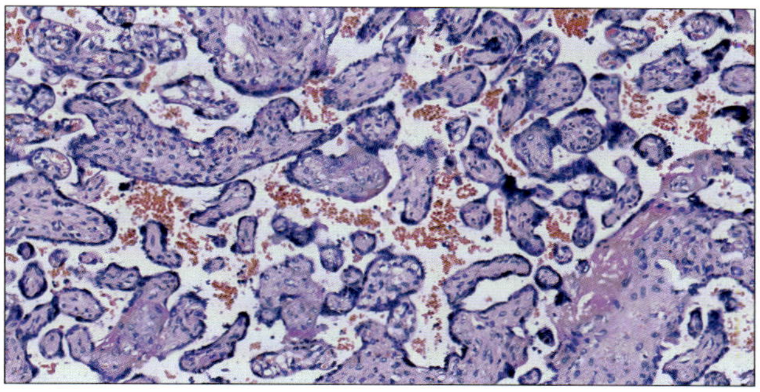

图 34-12 绒毛间质血管核碎裂

绒毛间质中血管大部分破坏，出现核碎裂

【大体病理学】

胎膜及绒毛膜板呈灰黄色、灰白色或墨绿色，不透明及胎儿血管模糊时，常提示绒毛膜羊膜炎的存在（图 34-13）。若炎症严重且持续时间较长，表面可变成黄色或绿色，黏滑感。胎粪污染时脐带和胎膜也可呈绿色改变，肉眼有时难以区分。而当念珠菌感染时，脐带及胎膜上有散在的黄白色小斑点，不易刮除。

【组织病理学】

1. 母体炎症反应（maternal inflammatory response）分为三期二级，Ⅰ期为炎症反应早期，表现为急性绒毛膜板下炎（acute subchorionitis）：中性粒细胞从绒毛间隙弥散分布至绒毛膜板下纤维蛋白中（图 34-14A）；或表现为急性绒毛膜炎（acute chorionitis）：中性粒细胞从蜕膜小血管渗出弥漫至平滑绒毛膜的滋养细胞层，但未到纤维层。Ⅱ期见中性粒细胞进入绒毛膜板中，或平滑绒毛膜纤维层（图 34-14B）或羊膜。Ⅲ期为炎症反应晚期，又称为坏死性绒毛膜羊膜炎（necrotizing chorioamnionitis）（图 34-14C），镜下见中性粒细胞固缩坏死、羊膜坏死、羊膜基膜增厚。炎症又分为两个级别：Ⅰ级为轻度、中度炎症；Ⅱ级为重度炎症。

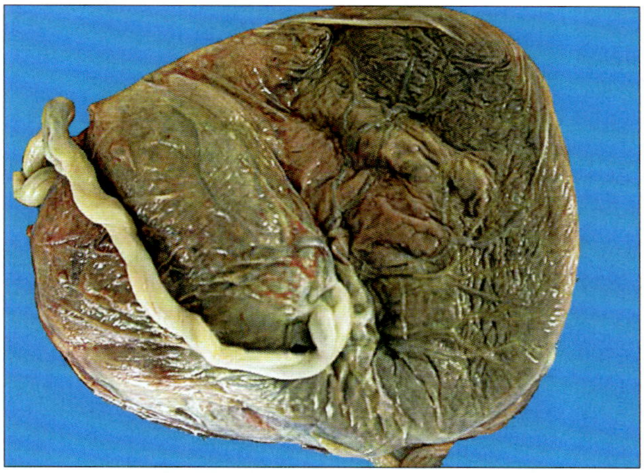

图 34-13 胎盘感染大体

重度胎盘感染（placental infection），有异味，绒毛膜板呈墨绿色及污秽状、血管模糊

2. 胎儿炎症反应（fetal inflammatory response）Ⅰ期属于胎儿早期炎症反应，中性粒细胞在绒毛膜板血管壁浸润（图 34-15A）和（或）脐静脉血管壁浸润，分别称为急性绒毛膜血管炎（acute chorionic vasculitis）和脐静脉炎（umbilical phlebitis）。Ⅱ期属于胎儿中期炎症反应，中性粒细胞在脐动脉管壁中浸润（图 34-15B），同时可见脐静脉管壁浸润，可累及 3 根脐血管。

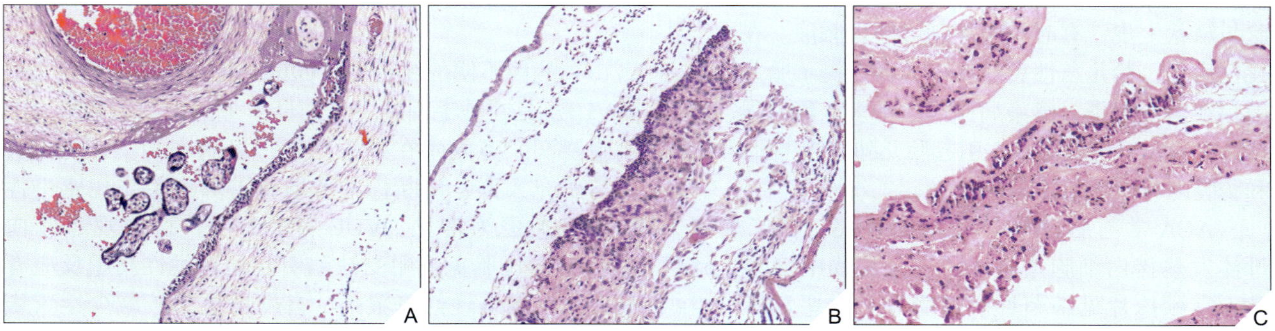

图 34-14 母体炎症反应

A. Ⅰ期：中性粒细胞在绒毛膜板下；B. Ⅱ期：中性粒细胞突破滋养细胞层达羊膜下结缔组织；C. Ⅲ期：全层累及，羊膜坏死脱落，中性粒细胞呈碎片状

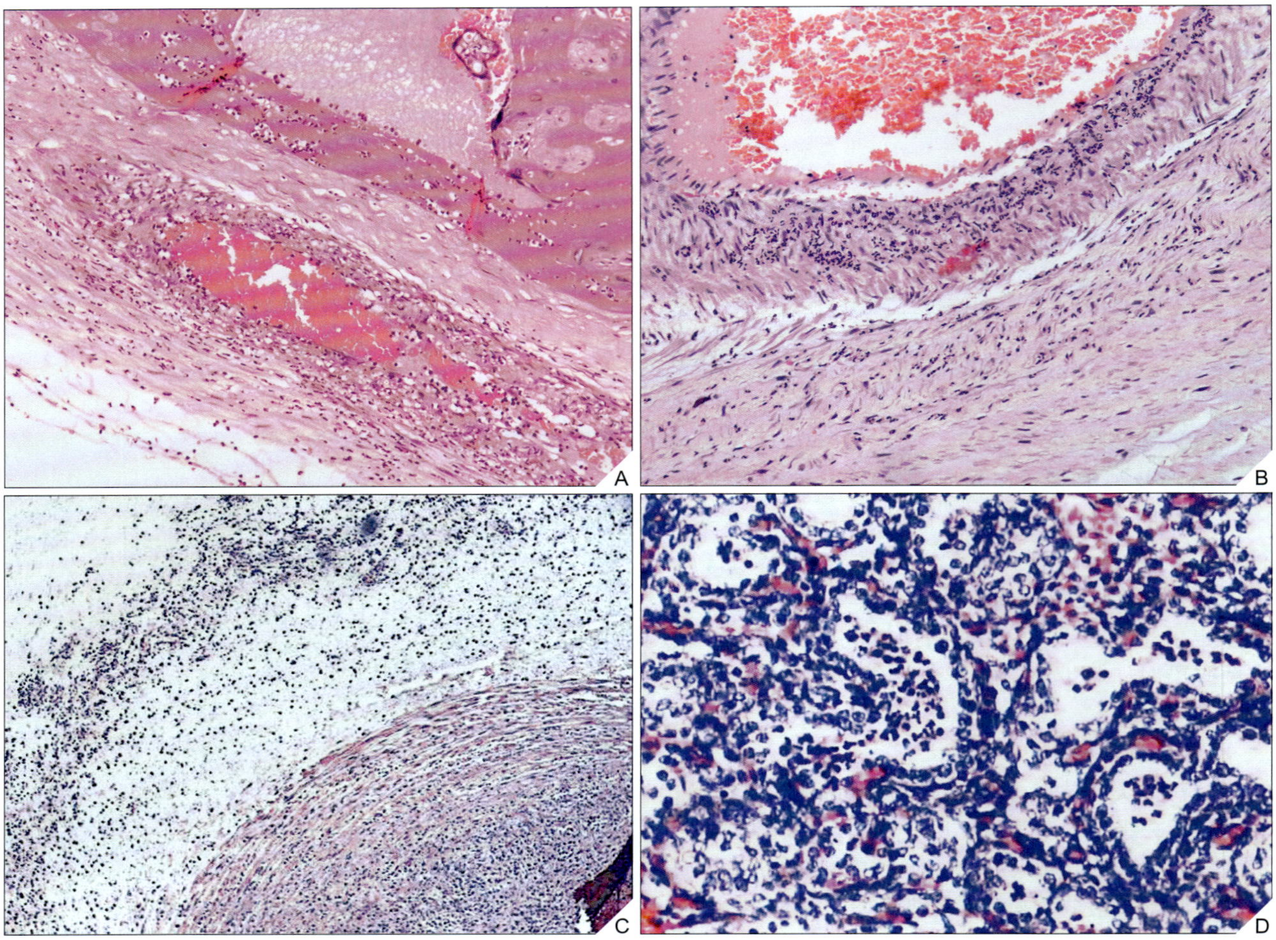

图 34-15　胎儿炎症反应
A. Ⅰ期：绒毛膜板血管炎；B. Ⅱ期：脐动脉炎；C. Ⅲ期：坏死性脐带炎；D. 重度炎症时胎儿肺泡腔中见中性粒细胞浸润

Ⅲ期属于胎儿晚期炎症反应，又称为坏死性脐带炎（necrotizing funisitis）（图 34-15C），脐血管周围形成同心空晕带，并在其中见到坏死碎屑组织。如中性粒细胞浸润融合伴管壁平滑肌细胞退变坏死则为重度胎儿炎症反应。脐带炎时，脐静脉是最早受累的血管，炎症细胞首先从脐静脉迁移出来，并向羊膜表面迁移，很少向脐带的中央迁移。新生儿伴发脐带炎者，往往亦伴发绒毛膜羊膜炎，胎儿肺及胃内可吸入中性粒细胞与鳞状上皮，有时羊膜穿刺可吸到脓液。在围产儿死亡病例，胎儿急性炎症反应的存在提示胎儿死亡之前存在宫内感染，感染病原体数量多，毒力强，感染持续时间长可感染胎儿，引起胎儿肺泡腔（图 34-15D）和肠腔内炎症细胞浸润。

ACA 常与胎膜早破和早产有关，临床表现为母体发热伴白细胞增高、阴道分泌物中培养出致病菌、宫颈抹片见细菌性阴道病和羊水恶臭等。组织学 ACA 的诊断与临床羊膜腔感染并不完全一致，与细菌培养结果也不一致，往往随着孕周的增加，培养的阳性率越来越低。ACA 是早产、围生期疾病和围生儿死亡的主要原因，与早产儿脑部受损和神经发育迟缓也存在一定相关性。研究表明，绒毛膜板组织学炎症反应与宫腔细菌培养的符合率显著超过胎膜组织学炎症反应，因此，对绒毛膜板应加强关注。

四、病因不明的绒毛炎

病因不明的绒毛炎（villitis of unknown etiology，VUE）是在绒毛间质中见到母体 T 淋巴细胞和组织细胞浸润。多发生在妊娠晚期，患病率为 2%～34%，与研究人群、诊断标准及取材差异有关，比感染性绒毛炎更为常见。VUE 病因不明，目前观点倾向 VUE 与母胎免疫耐受缺陷引起的迟发性高敏反应有关，在系统性红斑狼疮、自发性血小板减少性紫癜和系统性硬化孕妇胎盘中易见到 VUE 支持了这个观点，另一种观点认为部分病理与病毒感染有关[12, 13]。

【大体病理学】

目前没有已知的大体特征，胎盘可以很小，特别是在高度或弥漫性病变或无血管绒毛情况下。在绒毛周围纤维素沉积增加的情况下，胎盘可能很重。

【组织病理学】

VUE镜下容易识别，绒毛呈破坏性改变，间质细胞增多，血管减少，见淋巴细胞浸润，浆细胞罕见，常伴有纤维蛋白沉积、干绒毛血管闭塞及无血管绒毛（图34-16A）。靠近蜕膜底板的绒毛炎又称底板慢性绒毛炎（basal chronic villitis）（图34-16B），常与慢性蜕膜炎（chronic deciduitis）和慢性绒毛间隙炎（chronic intervillositis）共存（图34-16C）。VUE没有特定感染源的排除性诊断，但目前没有针对常见感染性原因的特定检查方案，其鉴别诊断有时比较困难，可以应用免疫组化染色来鉴别：绒毛间质中淋巴细胞CD8阳性（图34-16D），而CD138阴性。与感染性慢性绒毛炎集中在某个区域的病理学特征不同，VUE常散在分布于不同的绒毛树，且即使在重度VUE（每个区域有超过10个绒毛累及），其病变占整个胎盘绒毛的比例也不超过10%。可呈局部、节段性或弥漫性。

VUE很重要的临床特征是在以后的妊娠中重复发生并导致胎儿生长受限。当合并无血管绒毛时，死胎、脑瘫、新生儿癫痫发作和脑卒中的发生率显著增高。所以对于有自身免疫缺陷性疾病、前次妊娠胎儿生长受限病史的母体，强调一定要进行胎盘送检。

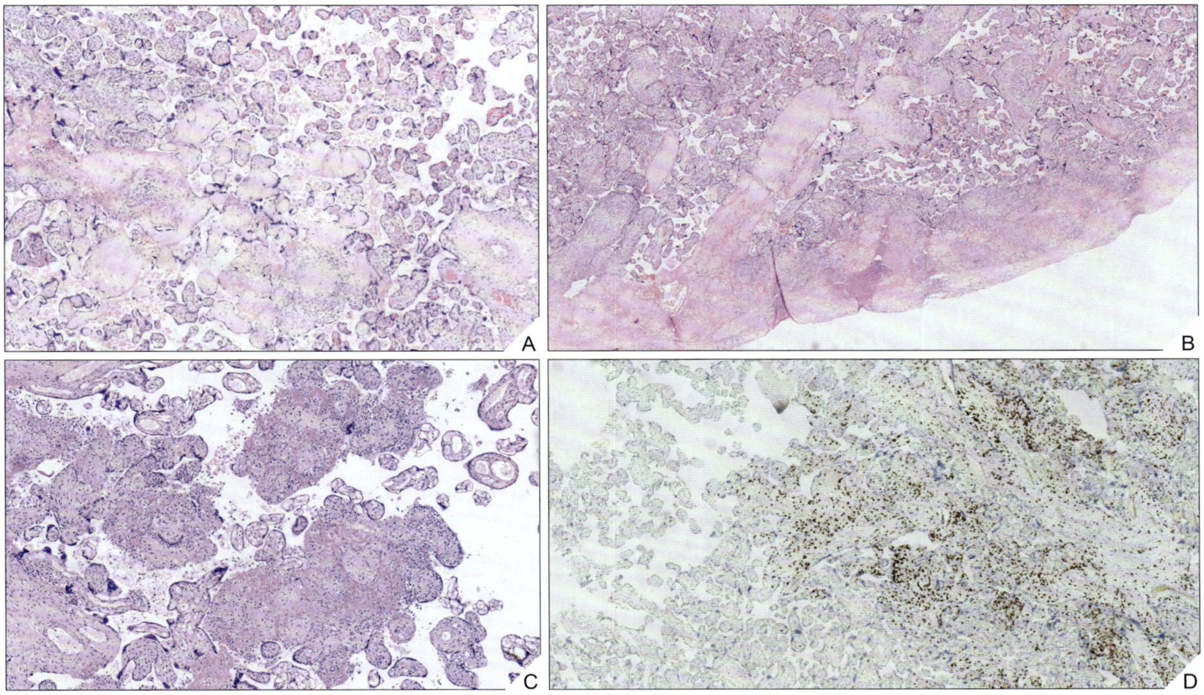

图34-16 VUE组织病理

A. VUE伴无血管绒毛：左上方绒毛间质被淋巴细胞破坏，中间绒毛滋养细胞存在，间质血管消失；B. 底板亚型VUE：底板呈慢性蜕膜炎，锚定绒毛间质由淋巴细胞浸润；C.VUE伴绒毛间隙炎：绒毛间质淋巴细胞浸润伴有绒毛间隙慢性炎症细胞浸润；D. 免疫组化染色：绒毛间质中淋巴细胞CD8阳性

第三节 异常胎盘病理

一、流产和引产胎盘

【自发性流产】

自发性流产分为难免流产、完全性流产、不全流产（incomplete abortion）和稽留流产。早期妊娠流产中染色体异常占妊娠早期自然流产的40%～70%，多为数目异常。对妊娠早期自然流产标本的病理检查应确认宫内妊娠，并为妊娠丢失的原因提供可能的线索。晚期自发性流产（孕12～20周）的蜕膜则多见炎症性改变，在母胎界面可观察到蜕膜炎→绒毛间隙炎→绒毛炎的进展过程。平滑绒毛膜薄而萎缩，细胞退变而稀疏（图34-17A），丛密绒毛膜/胎

盘绒毛呈现各种特征。

（1）绒毛水肿：绒毛间质呈网格状水肿，水肿严重者部分网格可形成中央水池样结构，但池边欠光滑，绒毛滋养细胞退变不增生（图 34-17B），此型绒毛需与部分性水泡状胎块相鉴别，后者中央水池边较光滑，滋养细胞增生，间质内见包涵体。

（2）绒毛间质血管闭塞、间质纤维化，晚期自发流产绒毛中多见胶原化间质。

（3）绒毛滋养细胞呈纤维素样坏死（图 34-17A），游离于绒毛间隙中的滋养细胞核固缩、退变，有时可见凋亡。

（4）基膜钙化（图 34-17C），常见于稽留流产，反映局部微环境代谢改变。

【妊娠早期药物流产】

绒毛滋养细胞呈纤维素样坏死、细胞胞质空泡变、核固缩、绒毛间质内血管显著减少、间质纤维化绒毛增多。在药物流产不全，再次清宫送检的组织中绒毛常重度退变，绒毛仅存轮廓包绕于完全性退变坏死的滋养细胞及纤维素样坏死物中，称为鬼影绒毛（ghost villi）(图 34-18）。

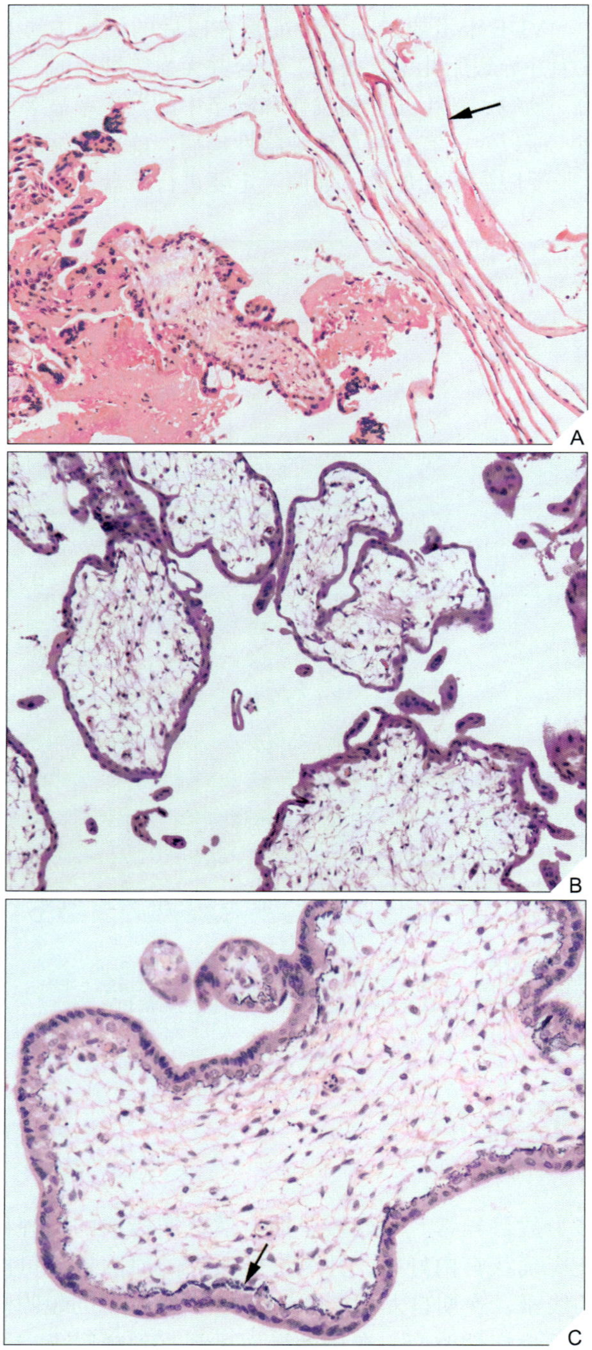

图 34–17　流产标本组织学特征

A. 平滑绒毛膜极度萎缩退变（右上箭头处），绒毛间质纤维化，绒毛滋养细胞呈纤维素样坏死；B. 绒毛间质呈网格状水肿；C. 基膜钙化

二、绒毛周围大量纤维蛋白沉积

绒毛周围大量纤维蛋白沉积（massive perivillous fibrin deposition，MPFD）是指大体检查或镜下切片中纤维蛋白累及超过 50% 胎盘实质。其确切发病机制至今尚未完全明了，有学者认为可能与母体对胎儿的排斥反应或母体易栓症有关。当病变严重时，会严重影响母胎血气交换而导致胎儿死亡，常与反复流产、早产、胎儿生长受限等产科异常情况密切相关。

大体上呈不规则网格状分布，致密、灰白色。镜检：纤维蛋白样坏死物质呈网格状包绕每个绒毛(图 34-19A)，沉积初期绒毛结构正常，滋养细胞尚存活，后期滋养细胞退变甚至完全消失，绒毛间质血管闭塞、纤维化，此时镜下难与陈旧性梗死相鉴别。前者绒毛间隙正常或较宽，常伴有绒毛外滋养细胞增生（图 34-19B），后者绒毛间隙变窄。MPFD 具有

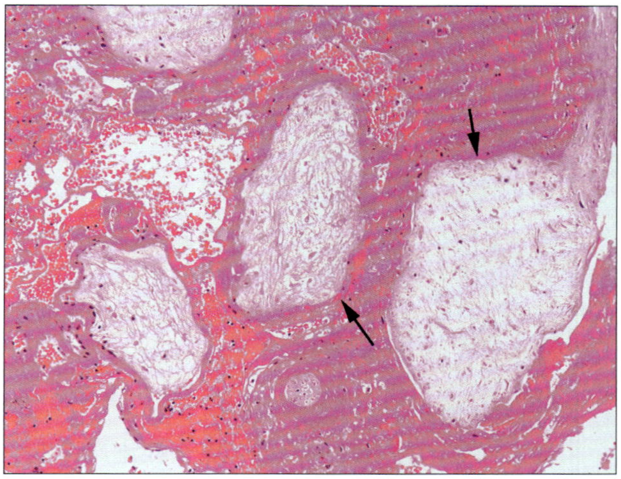

图 34–18　鬼影绒毛

药物流产失败再次清宫标本，仅见绒毛轮廓

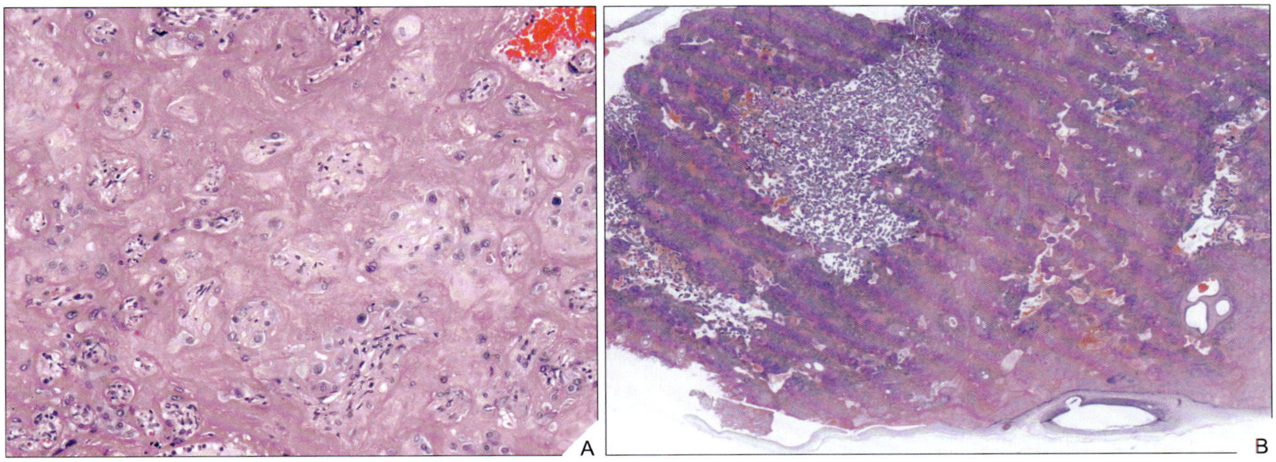

图 34–19 MPFD 病理

A. 纤维蛋白样物质沉积包绕每个绒毛，母胎交换中断；B. 绒毛周围大量纤维素沉积：胎盘自子体面到母体面绒毛间隙被纤维素沉积填塞，残存少量正常绒毛

一定的复发率。Chaiworapongsa（2016）等[14]报道，前次妊娠死胎胎盘绒毛周围大片纤维蛋白沉积的孕妇服用普伐他汀（pravastatin），可通过改变血管功能和血液成分，从而有效减少下次妊娠的不良结局，尤其是减少下次妊娠死胎的发生。在下次妊娠的胎盘中，纤维蛋白沉积量也显著减少。

三、胎盘后出血 / 血肿

胎盘后出血（retroplacental hemorrhage）或血肿是指发生在20周妊娠后胎儿娩出前，母体血管出血导致在子宫与胎盘底板之间形成的积血。临床诊断为胎盘早剥，但临床诊断与病理诊断并不完全一致。

镜下主要是底蜕膜及邻近绒毛发生改变，并且与出血时间有关。非常新鲜的胎盘后出血引起的镜下改变轻微，急性出血处底蜕膜中见红细胞，常伴有中性粒细胞浸润，绒毛血管扩张出血、绒毛间质出血（图 34-20A）；随着时间延长，底蜕膜坏死，凝血块中可以见到蜕膜碎片、绒毛间隙塌陷、绒毛梗死。亚急性胎盘早剥（图 34-20B）可能临床表现不明显，需要仔细大体检查，胎膜或底蜕膜常伴有含铁血黄素颗粒。

四、绒毛间隙血栓

绒毛间隙血栓（intervillous thrombus，IVT）是绒毛间隙内形成的血栓，通常呈多边形分层，取代邻近的滋养层绒毛，并包含直的平行层叠层（Zahn线）。血栓位置不同，其发生的意义可能有所不同。胎盘实质中绒毛间隙血栓（图 34-21A）常被认为是胎儿血管出血造成的，而绒毛膜板下血栓可能与母体血管出血相关（图 34-21B）。胎盘内圆形血肿（或梗死性血肿）被认为与母体血管灌注不良有关，具有圆形轮廓，缺少血栓层压，周围绒毛梗死（图 34-21C）。

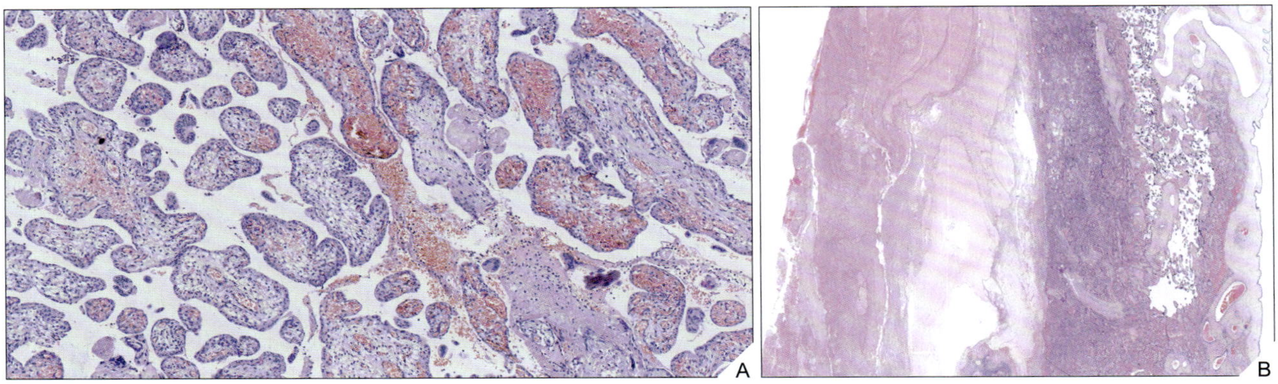

图 34–20 胎盘后出血

A. 绒毛间质出血：部分绒毛间质血管破裂，红细胞进入间质血管外，右侧为著；B. 亚急性胎盘早剥：底板表面陈旧性血块，蜕膜细胞散布其中，血块下方绒毛发生早期梗死

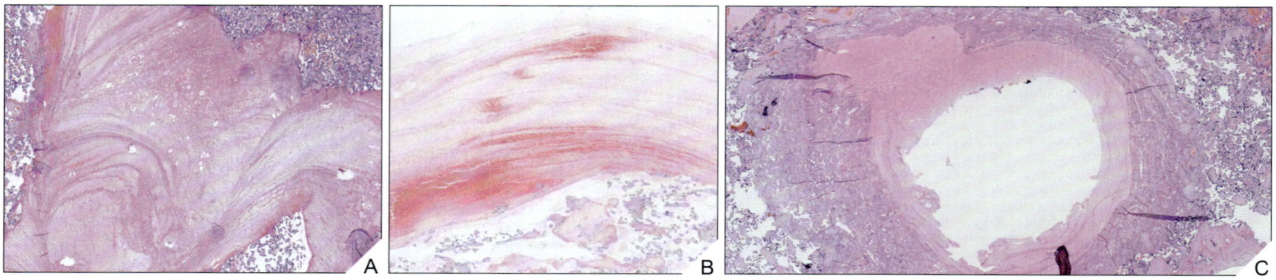

图 34-21 绒毛间隙血栓

A. 胎盘实质绒毛间隙血栓：血栓右侧呈直线，与周围绒毛分界清晰，血栓内有明显分层；B. 绒毛膜板下绒毛间隙血栓：沿着绒毛膜板呈带状分布，具有一定厚度的血栓，明显分层；C. 胎盘圆形血肿：低倍镜下明显呈圆形，靠近底板，周围 5 层以上绒毛梗死呈环状

五、绒毛间质纤维化

胎儿胎盘血管减少或闭塞时绒毛间质中的血管和细胞成分逐步被纤维蛋白替代，绒毛间质纤维化（villous fibrosis）由局部→弥漫→全部胎盘实质大约需要一周的时间，因此，通过观察死胎胎盘中间质纤维化绒毛的程度和范围可大致推测胎儿死亡发生的时间。

六、胎盘出血性血管内膜炎

胎盘出血性血管内膜炎（hemorrhagic endovasculitis，HEV）是一种血管的破坏性改变，可累及绒毛树的各级绒毛和各种管径的血管，诊断学标准：绒毛间质内血管壁坏死伴出血、见红细胞碎片及其他细胞的核浆碎片[15, 16]（图 34-22）。当病变累及成熟性中间型绒毛及终末绒毛时称为出血性绒毛炎（hemorrhagic villitis）。弥漫广泛的 HEV，特别是出血性绒毛炎是胎儿死前的一种病理性改变，临床意义重大。局部而温和的 HEV 则常为胎儿死后血管对胎儿胎盘血供中断的一种反应性改变，不能明确其是致死性病理改变。研究发现，活胎胎盘也可见 HEV，但常呈非弥漫性局部或节段性改变，与胎儿生长受限及婴幼儿的神经发育障碍有关。在《阿姆斯特丹胎盘工作小组共识》中，建议用绒毛间质 - 血管核碎裂（villous stromal-vascular karyorrhexis）替代 HEV，因为 HEV 并非真正的炎症性病变。

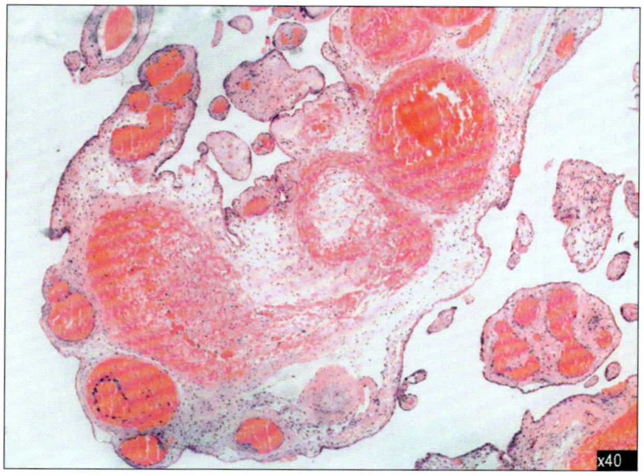

图 34-22 胎盘出血性血管内膜炎

中孕期死胎胎盘，广泛弥漫性出血性绒毛炎

七、慢性绒毛炎

胎盘慢性炎症反应病变[17]是指胎盘、胎膜和脐带中出现淋巴细胞（主要是 T 淋巴细胞，也可有 B 淋巴细胞）、自然杀伤细胞、浆细胞和组织细胞。合体滋养细胞是覆盖于绒毛树表面的母胎屏障（maternal-fetal barrier），正常合体滋养细胞表面缺乏主要组织相容性复合体Ⅱ（MHC Ⅱ），可免受 T 细胞介导免疫反应的攻击，慢性绒毛炎（chronic villitis）时，病原体和炎症细胞可上调 MHC Ⅱ 表达，从而破坏屏障进入绒毛间质。

感染性慢性炎症病原体主要包括 TORCH 相关病原体（弓形体、梅毒螺旋体、风疹病毒、巨细胞病毒和单纯疱疹病毒）、HIV 病毒、HPV 病毒、细小病毒 B19 和寨卡病毒等。通过 PCR、原位杂交、病原体特殊性染色和免疫组化等方法，可以检测出病原体（图 34-23A）。有些病原体感染胎盘可有特征性表现，如梅毒和细小病毒 B19 感染，胎盘常苍白而水肿；风疹病毒感染，滋养细胞或内皮细胞内可见嗜酸性包涵体；单纯性疱疹病毒感染，除包涵体外还可见到“毛玻璃样核”；巨细胞病毒感染，包涵体（图 34-23B）的存在为其确诊感染的金标准等。梅毒性胎盘易出现干绒毛闭塞性动脉内膜炎和血管周围炎，引起血供障碍，形成多处梗死灶，导致胎盘功能严重障碍[18]。

八、慢性绒毛膜羊膜炎

淋巴细胞浸润胎膜或绒毛膜板胎儿面时称为慢性绒毛膜羊膜炎（chronic chorioamnionitis），炎症细胞常位于绒毛膜细胞层与蜕膜之间，呈跳跃性分布（图 34-24）。如果慢性绒毛膜羊膜炎与慢性绒毛炎及慢性绒毛间隙炎同时存在，应考虑母体迟发性自体免疫存在的可能性。

九、慢性组织细胞性绒毛间隙炎

慢性组织细胞性绒毛间隙炎（chronic histiocytic intervillositis，CHI）是一种少见的病变，可能发生在妊娠任何时期（图 34-25A）。镜下见母体单核细胞浸润于绒毛间隙，细胞核呈肾形，通常伴有绒毛周围纤维蛋白的增加，有时单核细胞少，需要仔细寻找，必要时可行免疫组化染色标记 CD68（图 34-25B）。一项研究中超过一半的[8]病例碱性磷酸酶水平升高。CHI 易发生流产和胎儿生长受限，而且具有高复发率，达 67%～100%，与病因不明的慢性绒毛炎、大量绒毛周围纤维素沉积被认为是三种不良结局相关的复发性病变，对下次妊娠的指导具有重要意义。

十、脐血管肌坏死（umbilical vascular mynecrosis）

足月和足月后宫内胎粪排出比较常见，可能是生理性的也可能是由于胎儿窘迫，长时间暴露于胎粪可能导致脐血管平滑肌坏死。镜下胎膜中见含胎粪的巨噬细胞，呈黄棕色，胎粪暴露时间越长，吞噬细胞越靠近蜕膜，常伴有羊膜上皮的退行性改变（图 34-26）；在脐带中表现为肌纤维细胞核变圆，收

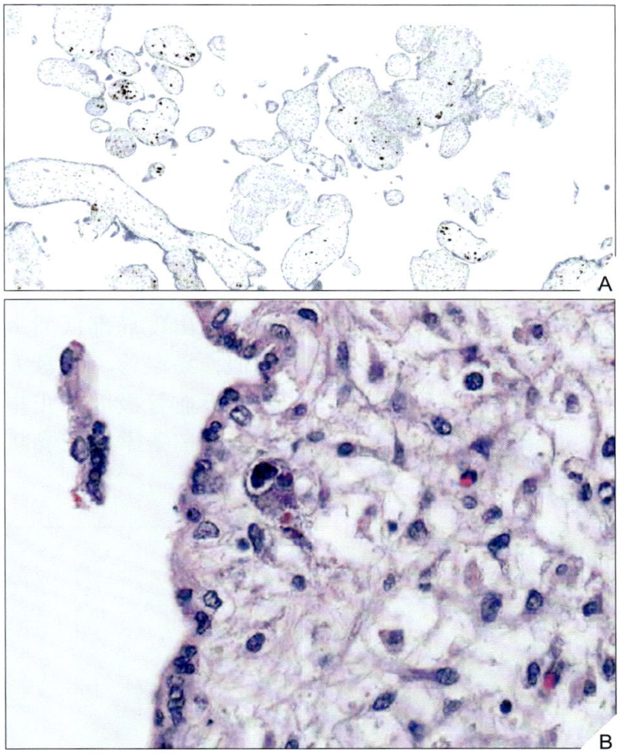

图 34-23 慢性绒毛炎

A. 巨细胞病毒免疫组化染色：绒毛间质中巨细胞病毒染色阳性；B. 胎盘绒毛间质中见巨细胞病毒包涵体（郑文新教授惠赠）

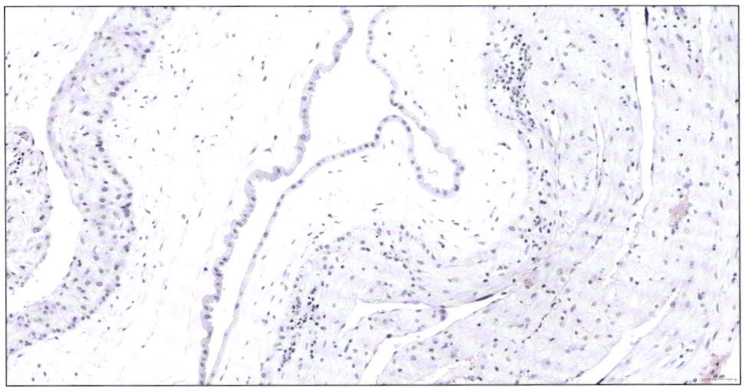

图 34-24 慢性绒毛膜羊膜炎

游离胎膜的绒毛膜与蜕膜层之间有慢性炎症细胞浸润，呈跳跃性分布

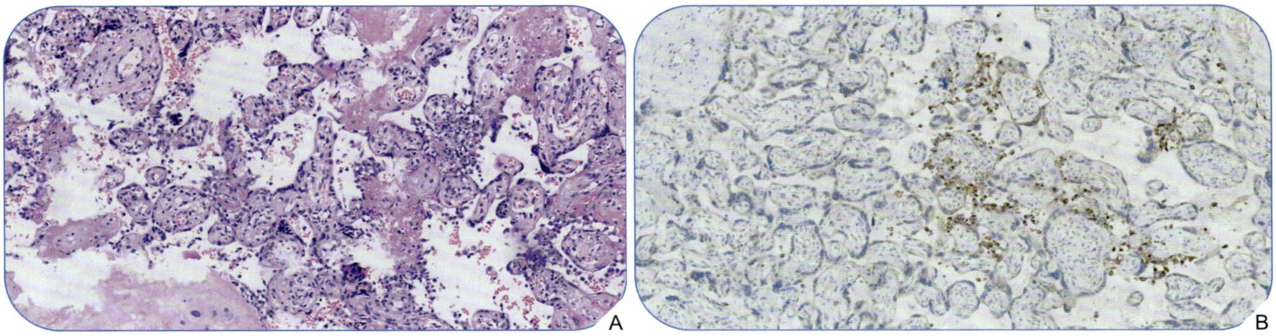

图 34-25 慢性组织细胞性绒毛间隙炎（CHI）

A. 绒毛间隙中组织细胞浸润，但绒毛间质中没有明显的淋巴细胞破坏；B.CHI 免疫组化 CD68 染色：绒毛间隙组织细胞 CD68 阳性

缩、固缩或缺失。脐带血管性肌坏死与宫内感染、胎儿生长受限、胎儿死亡有关。

十一、胎盘间叶发育不良

胎盘间叶发育不良（placental mesenchymal dysplasia，PMD）是一种罕见的胎盘血管发育畸形，由 Moscoso 等[19]于 1991 年首次报道，其发病少见，发病率难以统计。产前超声胎盘内出现局部低回声暗区，与部分性水泡状胎块相似，易误诊。胎盘大体肥厚，胎儿面血管怒张，绒毛板血管极度扩张扭曲，靠近绒毛膜板区域内见多量灰白条索状或囊状扩张的厚壁血管，有时可合并血肿区（图 34-27）。病变累及大部分干绒毛，干绒毛扩张水肿，形成肉眼可见的“葡萄状”囊泡。

镜下可见干绒毛水肿、扩张，间叶成纤维细胞过度增生，血管极度扩张，部分血管壁异常增厚，有时可见到血管内血栓形成，但无滋养细胞增生，可与水泡状胎块有滋养细胞增生相鉴别，终末绒毛发育可正常（图 34-28）。PMD 多见胎儿生长受限、死胎，但也可分娩正常儿，产前难以诊断，易与有胎儿发育的部分性葡萄胎混淆，如影像学、生化指标和遗传学等结果提示胎儿正常，可在密切监护下保胎、继续妊娠。一旦发现异常，应及时终止妊娠。

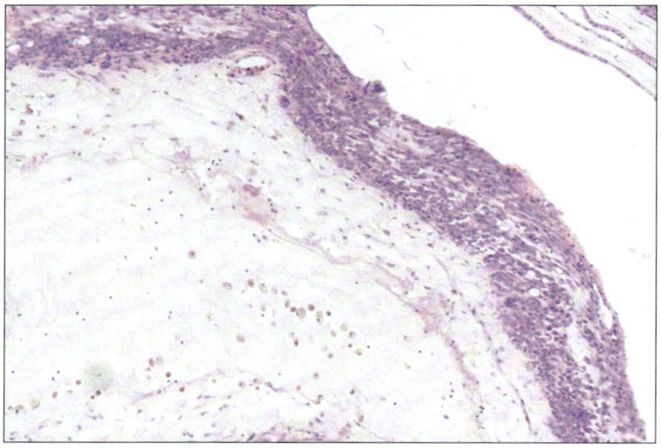

图 34-26　胎粪污染

游离胎膜羊膜下较多含胎粪的巨噬细胞，呈淡黄色

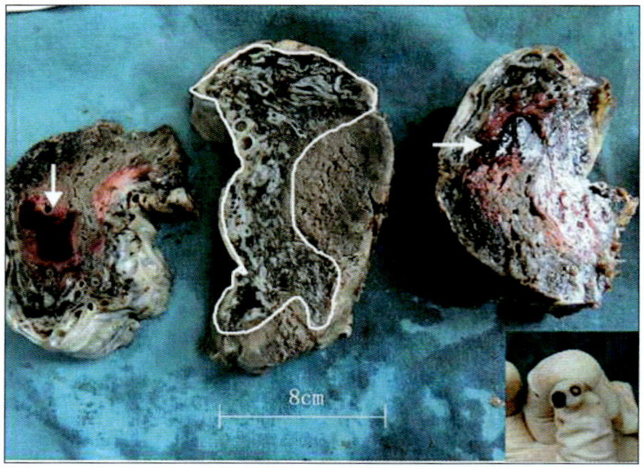

图 34-27　PMD 胎盘大体

孕 36^{+6} 周，绒毛板血管极度扩张扭曲，见多量灰白条索状或囊状扩张的厚壁血管（白线勾勒区）及血肿区，最大直径 4cm（箭头）；脐血管外出血（右下角小图）

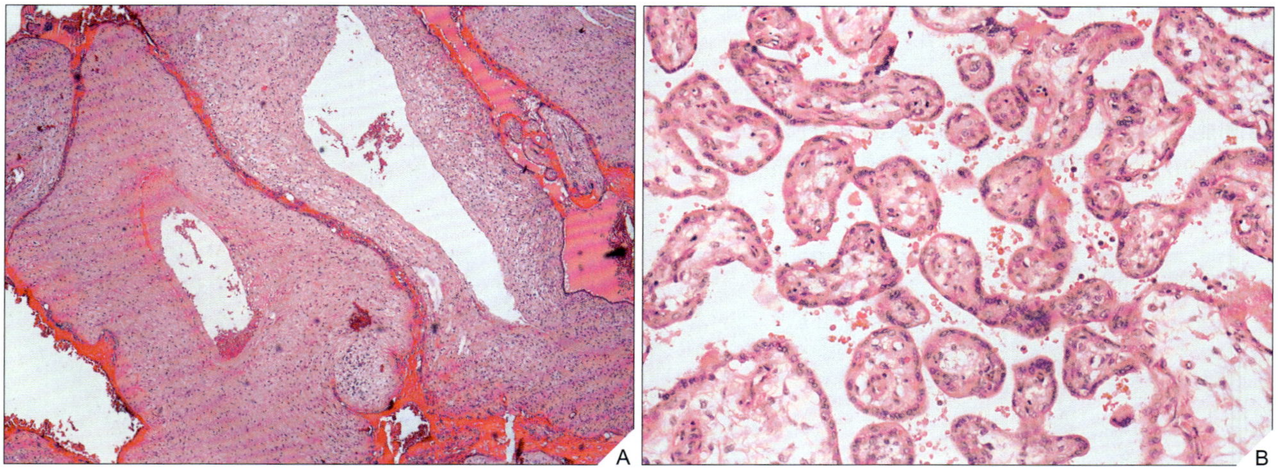

图 34-28　PMD 胎盘镜检

A. 干绒毛极度扩张的大血管，管壁增厚，间叶细胞过度生长；B. 终末绒毛发育正常

第四节　妊娠相关疾病

一、妊娠期高血压疾病

妊娠期高血压疾病（hypertensive disorders in pregnancy，HDP）是产科常见的并发症，严重威胁母胎健康和安全，也是孕产妇死亡的重要原因之一。目前，将妊娠相关高血压疾病概括为4类，包括妊娠高血压（gestational hypertension）、子痫前期-子痫（preeclampsia-eclampsia）、妊娠合并慢性高血压、慢性高血压伴发子痫前期（chronic hypertension with superimposed preeclampsia）[20]。其中，子痫前期-子痫是导致孕产妇及围生儿病死率升高的主要原因之一。

【病因及发病机制】

妊娠期高血压疾病的孕妇发病背景复杂，尤其是子痫前期-子痫，存在多因素、多机制、多通路发病综合征性质。妊娠期高血压疾病的病理生理改变包括慢性子宫胎盘缺血、免疫不耐受、脂蛋白毒性、遗传印记、滋养细胞凋亡和坏死增多及孕妇过度耐受滋养细胞炎性反应等。子痫前期高危因素包括肥胖、慢性高血压、糖尿病、多胎妊娠、年龄大于35岁、抗磷脂综合征、高血压家族史。目前广泛接受“两阶段”学说：第一阶段为临床前阶段，绒毛外滋养细胞植入过浅或功能不良，导致螺旋动脉生理性转化失败（重塑障碍），螺旋动脉不能扩张，呈高阻力低血流状态，胎盘缺血缺氧，释放多种组织因子（如表皮生长因子、胰岛素样生长因子等）。第二阶段，因子宫胎盘长期缺血缺氧，母胎界面处于较强的氧化应激状态，胎盘释放的因子进入母体血液循环，损伤血管内皮细胞并激活系统性炎症反应导致母体出现高血压、蛋白尿等一系列临床症状。一些血管源性因素如低氧诱导因子1α（HIF-1α）、可溶性血管内皮生长因子受体1（sFlt-1）、可溶性内皮糖蛋白（sEng）、血管内皮生长因子（VEGF）、胎盘生长因子（PIGF）等可能参与子痫前期的发病过程。另外，母体免疫调节异常和遗传异质性因素也与子痫前期的发病机制有关。

【临床特征及意义】

子痫前期为妊娠期所特有，在妊娠的最后3个月中，发病率约为6%，尤其是初产妇发病率更高，可达7.5%，可严重威胁母胎健康。可能引起胎儿生长受限、宫内窘迫、早产、死胎、死产或新生儿死亡等，围生儿死亡率可高达15%～30%。临床上按照子痫前期患者发病时间的不同分为：①早发型，即发病孕周≤32周；②晚发型，即发病孕周>32周。也有文献报道以孕34周作为早发型与晚发型的分界。早发型重度子痫前期（severe preeclampsia）的临床症状常较为严重，应积极治疗，延长分娩孕周，降低围生儿死亡风险。10%～20%的严重子痫前期和子痫患者可发生HELLP综合征（溶血、肝酶升高、血小板减少），20%的病例在妊娠晚期发生，30%发生在产后期，50%的HELLP综合征病例为早产。

【病理学表现】

胎盘病变与母体症状严重性之间的相关性差，与子痫前期有关的胎盘异常有两种类型：第一种最常见，表现为小胎盘伴蜕膜血管病（decidual vasculopathy），严重者可出现急性动脉粥样硬化。特征性的病理表现是胎盘灌注不良和脐带变细。第二种少见，为大胎盘伴一组异质性病变，包括糖尿病、多胎妊娠及胎盘水肿。

1. 大体病理学　大部分子痫前期的胎盘较正常妊娠胎盘小，小部分胎盘较大，极偶尔为水肿胎盘。胎盘可具各种形状，以椭圆形为主，在较为严重的子痫前期，胎盘可呈“U”形，厚度常常增加。胎儿面血管充血明显，管腔增宽为正常的2～3倍，以至于胎儿面动静脉难以分辨。母体面小叶间沟不明显，分叶不清。大约1/3的重度子痫前期胎盘可出现广泛梗死（超过胎盘实质的10%），而正常妊娠胎盘中的梗死面积较小（小于胎盘实质的5%）且常处于胎盘边缘区。切面显示病变胎盘较正常胎盘颜色深，表明胎儿的血液浓缩。胎盘后血肿比较常见。轻度子痫前期胎盘变化较轻。

2. 组织病理学

（1）蜕膜的血管变化：主要指底蜕膜和包蜕膜中螺旋动脉蜕膜段的病变，这些病变是其他胎盘的变化如梗死和早剥的根本原因，病变分为轻度及重度血管变化。轻度血管变化主要指螺旋动脉缺乏生理性转化，血管仍保持小的管腔及厚的管壁（图34-29）。重度血管变化见于早发型重度子痫前期，如血管肌细胞的增生与血管内皮的损害，血管中层纤维蛋白样坏死及蜕膜血管的血栓形成；血管内皮下可见含有吞噬脂肪的巨噬细胞聚集，出现急性动脉粥样硬化（图34-30）。胎盘底板随分娩及取材情况的不同，底蜕膜的含量多少不一，因此较难在胎盘底板中发现血管变化，可在胎盘边缘胎膜处多取材，以发现包蜕膜中血管的病理性改变。

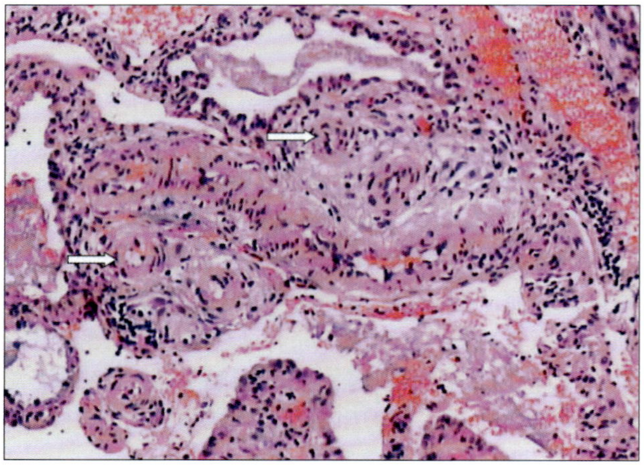

图 34-29 螺旋动脉重塑失败

螺旋动脉血管小而圆，血管壁增厚，伴玻璃样变性（箭头）

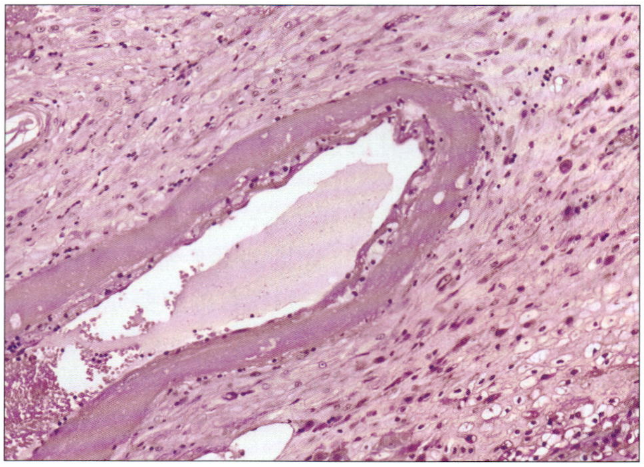

图 34-30 重度螺旋动脉血管病变

血管壁呈纤维蛋白样坏死，并见脂质沉积

（2）胎盘梗死：梗死通常由蜕膜螺旋动脉血栓引起，其次由病变的螺旋小动脉破裂和胎盘早剥引起，是母体血液流向绒毛间隙局部受阻而导致的一种胎盘组织损害性改变。早期梗死（图 34-31A）病灶呈暗红色细颗粒状，质地稍韧，切面均质性，有较为实性的表现。在新鲜标本中由于梗死病灶与周围胎盘绒毛很相近，有时会被忽略，但在甲醛溶液固定的标本中，可以观察到两者有清楚的分界。随时间推移，梗死灶变得干燥、坚硬，颜色变为棕黄色或灰白色（图 34-31B）。

早期梗死（图 34-32A）绒毛间隙变窄，使得绒毛显得拥挤而密集，绒毛间质血管扩张充血，绒毛周围可见纤维素样的条带分隔，合体滋养细胞聚集成小结，细胞核模糊，继而核固缩、核碎裂（图 34-32B）；陈旧性梗死时，绒毛结构消失，仅见绒毛轮廓（图 34-33A），绒毛残影间为纤维蛋白样物沉积，局灶可伴钙化，梗死边缘偶尔可见有急性炎症细胞浸润（图 34-33B），胎盘梗死不发生“机化”，也从无“机化的”纤维组织侵入，因而一般不出现类似于心或脾梗死后的纤维瘢痕，在最后的进展中梗死只会变成萎缩。注意与胎盘内的血肿相鉴别，后者由凝血块组成，大体上具有层状外观，切面更为平滑，显微镜下可见大量红细胞，绒毛被推挤到血肿的周边。

如果梗死不在胎盘边缘，特别是随机分布时，几乎一定有灌注不良。在妊娠早期和妊娠中期的胎盘中，任何部位的梗死都是不正常的。足月妊娠时小的边缘梗死，通常是胎盘组织萎缩而不是真性梗死。

（3）胎盘早剥：胎盘从其蜕膜的部位脱离。出血从蜕膜的血管病变开始，蜕膜小动脉的血栓形成，导致坏死和其后的静脉出血，造成病理性的胎盘后血肿，其底板经常有血块附着，血块剥离后可见压迹，附近的绒毛组织有出血及梗死表现。

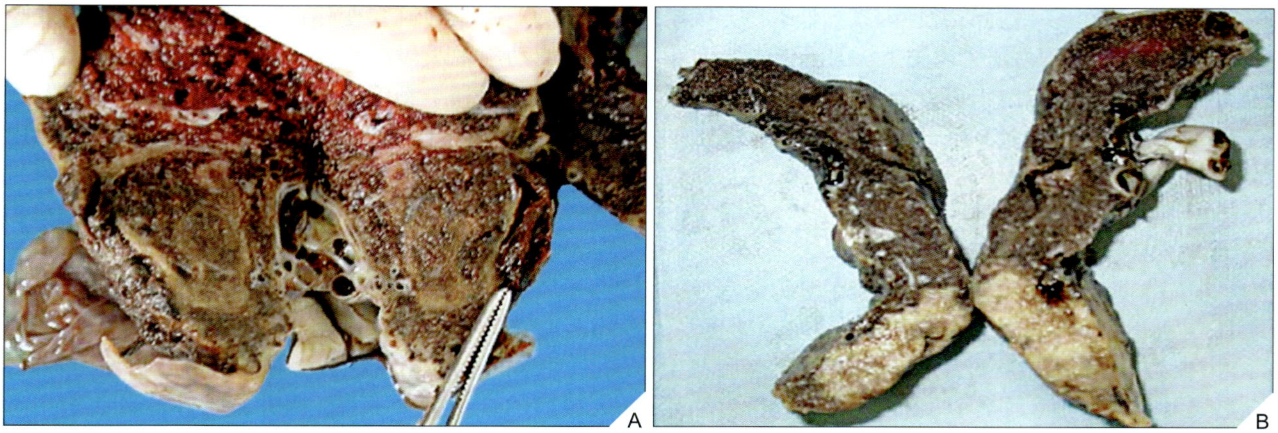

图 34-31 梗死大体表现

A. 早期梗死呈暗红色细颗粒状，与周围组织分界清楚；B. 陈旧性梗死呈灰白色，干燥、质硬

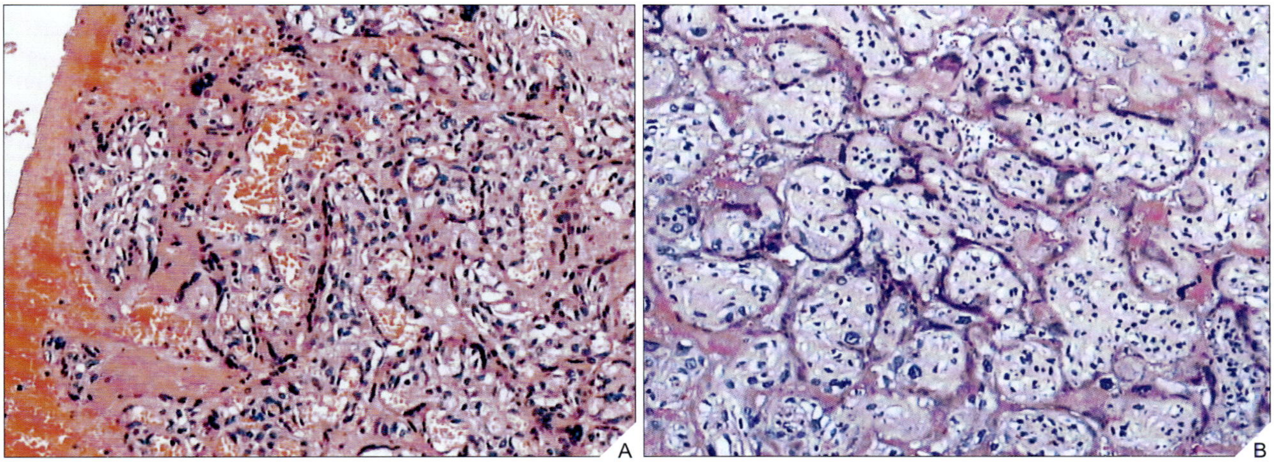

图 34-32　胎盘梗死早期镜下表现

A. 绒毛毛细血管淤血及绒毛内出血；B. 绒毛凝集，绒毛间隙变窄、塌陷，绒毛间隙纤维蛋白样物沉积，滋养叶细胞核模糊

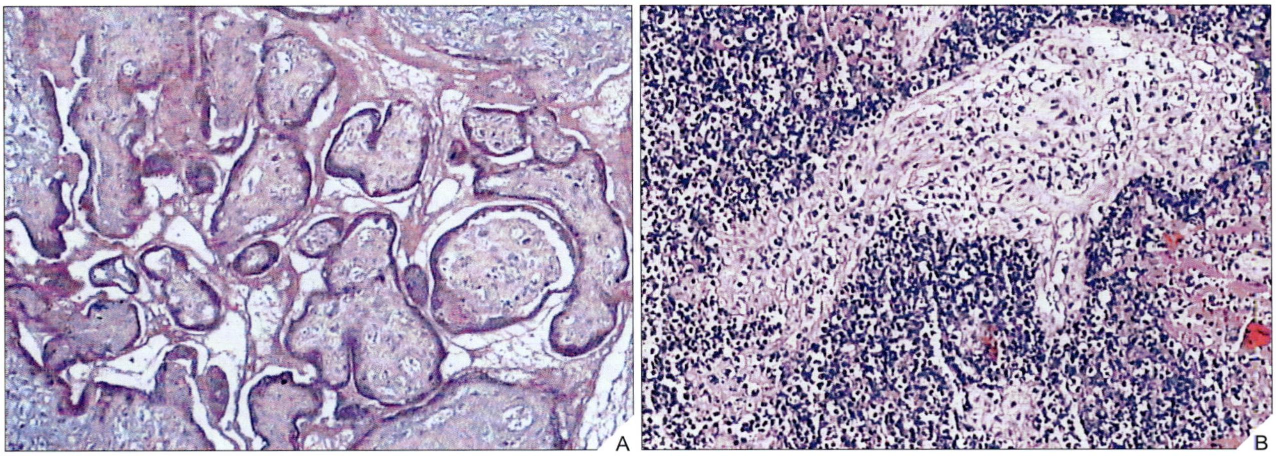

图 34-33　陈旧性梗死镜下表现

A. 鬼影绒毛；B. 梗死边缘可见急性炎症细胞浸润

（4）绒毛发育不良：早发型重度子痫前期的绒毛发育常呈异质性改变，见远端绒毛发育不良，其特征是终末绒毛数量减少，绒毛间隙增宽，导致绒毛分支减少、细长。绒毛合体结节（超过终末绒毛的30%）增多（图 34-34），有时合体结节极度增多呈过成熟状态。

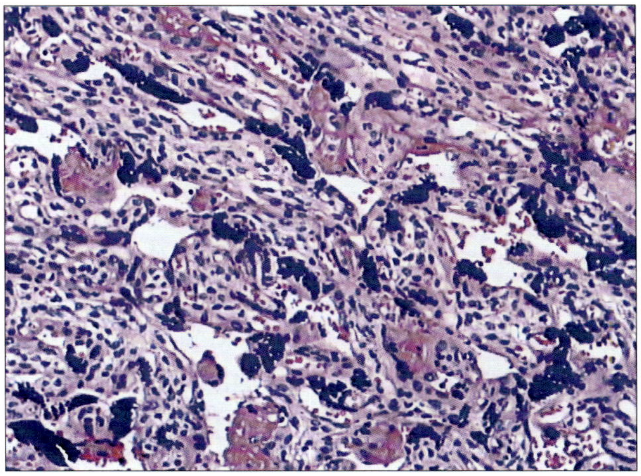

图 34-34　合体结节

子痫前期母体血流低灌注处胎盘，显示绒毛合体结节显著增多

母体血管灌注不良最常与妊娠期高血压疾病相关，但并非所有先兆子痫患者的胎盘均有母体血管灌注不良证据，也不是所有母体血管灌注不良胎盘均来自先兆子痫患者。此外，已知在重度早发型子痫前期病例中，母体血管灌注不良的患病率更高，进一步突出了导致早发型与晚发型子痫前期的生物学过程存在差异。子痫前期与胎盘损伤的其他相关模式联系起来的研究，特别是胎儿血管灌注不良和病因不明的绒毛炎，仍然在出现先兆子痫相关胎盘

的病理学检查中显示出异质性结果，表明可能进一步细分（亚类）。在胎盘损伤的特定组织病理学模式中，先兆子痫可根据特定的细胞和分子缺陷进行亚分类，允许识别可能用于诊断和治疗目的的途径[21]。

二、妊娠期糖代谢异常

妊娠期糖代谢异常（abnormal glucose metabolism during pregnancy）为妊娠后所出现的糖代谢异常，为一种常见的妊娠并发症。包括妊娠期糖耐量受损（gestational impaired glucose tolerance，GIGT）和妊娠糖尿病（gestational diabetes mellitus，GDM）两种状态[22]，GIGT 为血糖正常与 GDM 之间的中间过渡状态。妊娠前糖代谢正常，妊娠期才出现的糖尿病，称为妊娠糖尿病，糖尿病孕妇中 90% 以上为 GDM，糖尿病合并妊娠不足 10%。

【病因及发病机制】

GDM 的发病机制较复杂，其中胰岛素抵抗和胰岛素分泌受限是 GDM 发病的重要环节。研究发现，GDM 患者妊娠期胰岛素抵抗指数较正常孕妇明显升高，也可能是胰岛素分泌能力与胰岛素抵抗之间的关系不平衡。遗传学观点认为，胰岛素抵抗可能与胰岛素受体后信号转导障碍有关，也可能是肥胖者内脏脂肪组织的慢性系统性炎症引起的一种严重并发症，此外，一些免疫因子可能也参与了 GDM 的发病。

【临床特征及意义】

GDM 是一种多基因遗传的内分泌代谢性疾病，是妊娠期最常见的内科并发症。2011 年美国糖尿病协会报道的 GDM 发病率为 1%～14%。中国广州和南京局部地区调查结果显示，GDM 的发病率分别为 13.20% 和 19.65%。目前研究表明，年龄、肥胖、种族、不良生育史和糖尿病家族史是影响 GDM 的主要因素。如果控制不良可导致严重的母胎近远期并发症和合并症。由于在妊娠最后 2 周内胎儿的死亡率高，所以许多 GDM 患者在足月前就分娩。GDM 主要并发症包括巨大儿、产伤、新生儿低血糖、低血钙、高胆红素血症和红细胞增多症等。周期性的高血糖可引起胎儿多尿和羊水过多。另外，GDM 可合并一种较特异的胎儿畸形：骶骨发育不全（尾部退化综合征），而胎盘无特殊异常。目前，随着我国普遍三孩政策的落实，高龄产妇逐渐增加，GDM 对母儿所造成的危害日益突出，必须重视其早期预测和防控。

【病理学表现】

GDM 胎盘的典型病理变化见表 34-1。

表 34-1 妊娠糖尿病胎盘的典型病理变化

巨检
胎盘较大、增厚、多血、水肿
镜检
成熟障碍（成熟绒毛与不成熟绒毛混合）
绒毛水肿、直径增大
细胞滋养细胞增加，基膜增厚
绒毛间质血管增多
轻度的蜕膜血管病（增厚 / 玻璃样变性）
有核的胎儿红细胞
单脐动脉

1. 大体病理学　与其他同期妊娠的胎盘相比，血糖控制不佳的孕妇胎盘表现为体积较大、增厚和多血，并且较重。但是，当母体血管病变严重，累及子宫血管，影响子宫胎盘血供时，胎盘重量不但不增加，反而低于正常。GDM 胎盘中胶原和黏多糖含量低，因此胎盘质地很脆，呈水肿状，脐带也可因水肿而增粗。胎盘切面可以呈充血状态。GDM 患者的羊膜结节及单脐动脉的发病率稍增加，其中单脐动脉的发生率为 3%～5%，而正常平均发生率为 1%。

2. 组织病理学　绒毛出现成熟障碍或不成熟（图 34-35），间质轻度水肿，绒毛直径增大，细胞滋养细胞明显增加，滋养细胞的基膜也可增厚，这是绒毛相对不成熟的证据，大的终末绒毛可见增多的中央毛细血管、巨噬细胞和组织间液积聚；蜕膜血管病（图 34-36）；绒毛间质血管明显增多较常见，甚至会达到绒毛膜血管病（chorioangiosis）的标准（图 34-37）。在绒毛的毛细血管中常可见胎儿的有核红细胞；脐带

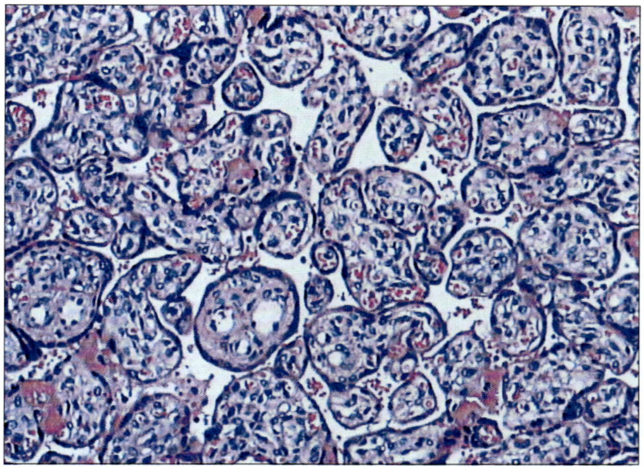

图 34-35　GDM 足月胎盘

绒毛发育不成熟

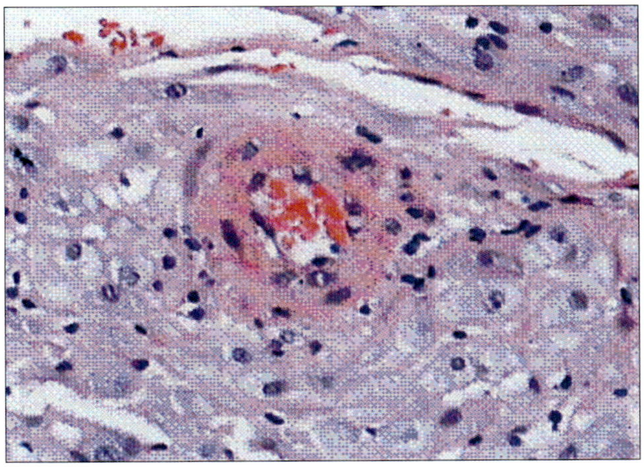

图 34-36　GDM 胎盘

蜕膜血管壁增厚，玻璃样变性

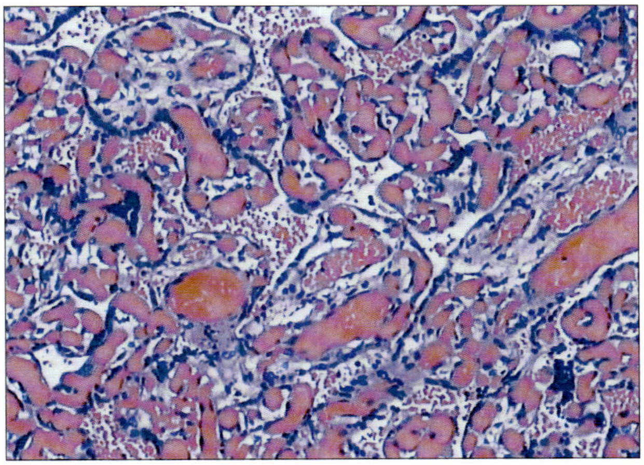

图 34-37　GDM 胎盘

绒毛膜血管病，绒毛中毛细血管数达 10 个以上

常为水肿性，胎盘内常发生血栓，这是糖尿病伴有血栓形成倾向的一种表现。

三、早产

结束于 37 周前的妊娠称为早产（preterm labor），早产是一种多因素综合征，羊膜内感染曾被认为是早产发生的主要因素，但越来越多的证据表明感染或许在 32 周前的早产中扮演重要角色，而 32 周后的早产则与胎盘功能不足（placental insufficiency）有更多关联，即使在一些所谓的自发性早产（spontaneous preterm birth）病例中，其发生也与胎盘功能不足密切相关。

胎盘功能不足影响了 10%～15% 的妊娠，是引起晚期流产、子痫前期、早产、胎儿宫内生长受限和胎盘早剥的主要原因，近年有学者将以上各种异常产科情况合称为大产科综合征（great obstetrical syndrome），因为涉及相同的发病机制，即蜕膜因子及绒毛外滋养细胞在妊娠早中期对螺旋动脉浸润改造能力下降→胎盘着床浅、螺旋动脉重塑不足→母体供应胎盘的血流量减少→胎盘功能不足。正常妊娠中，胎盘床约含 100 支螺旋动脉，其蜕膜段及肌层近内膜段均呈现良好重塑，胎盘中央区的重塑程度高于边缘区。对大产科综合征的分组研究表明，各种产科异常均存在螺旋动脉完全或部分不重塑（缺乏生理性转化），子痫前期合并胎儿生长受限时重塑度最低，尚可见到动脉粥样硬化及管壁纤维蛋白样坏死等（详见本节“一、妊娠期高血压疾病”）。多胎、高原妊娠和巨大儿等所致的相对性胎盘功能不足，也是早产发生的原因之一。

早产胎盘处于宫内慢性缺氧状态，绒毛成熟加速，甚至过成熟，胎盘有这种适应性改变的胎儿临床结局往往较好，而慢性缺氧如引起绒毛梗死和钙化，则临床预后差。研究表明，胎盘有钙化的早产儿产前脐动脉阻力指数增加、舒张末期血流缺失或倒置、剖宫产率增加。

根据 WHO 和联合国儿童基金会的估计，尽管一些国家在 2010～2020 年降低了早产率，但在过去十年中，全球早产率一直停滞在 10% 左右。2020 年，在 37 周前出生的 1340 万新生儿中，约有 100 万死于早产并发症。早产和早产新生儿存活率的地域差异依然存在。随着冲突、气候变化、2019 新型冠状病毒感染和生活成本危机等挑战的迫近，应采取国家主导的行动和社区行动，特别是对妇女和新生儿护理方面的改善 [23]。

四、胎儿生长受限（fetal growth restriction，FGR）

小于胎龄儿（small for gestational age infant，SGA）是指胎儿出生体重低于同胎龄平均体重的第 10 百分位数。FGR 是指胎儿估计体重低于第 10 百分位数 [24]。严重的 FGR 被定义为胎儿的体重小于第 3 百分位数，同时伴有多普勒血流的异常。有 25%～60% 是因为种族、产次或父母身高体重等因素而造成的“健康小样儿”。这部分胎儿除体重及体格发育较小外，各器官无功能障碍，无宫内缺氧表现。

FGR 可由多种原因所致，可以分为母体因素、胎儿因素和胎盘因素（表 34-2）。

表 34-2 宫内胎儿生长受限的病因

母体因素	胎儿因素	胎盘因素
人群特征	遗传	胎盘
生育年龄过小	染色体三体：21- 三体、18- 三体、13- 三体	胎盘早剥
种族	特纳综合征	胎盘植入
孕前低体重	染色体缺失 4 号染色体、5 号染色体	胎盘梗死
孕期体重增加过少	遗传综合征	轮廓胎盘
两胎分娩间隔时间短	先天畸形	局限性的胎盘嵌合
有 SGA 病史	感染	胎盘绒毛膜血管瘤
行为 / 环境	TORCH	弥漫性慢性绒毛炎
吸烟	疟疾	绒毛闭塞
酒精	其他	脐带
药物	衣原体	脐带帆状附着
高海拔	支原体	单脐动脉
系统性疾病	李斯特菌	
高血压（慢性高血压，子痫）	结核病	
孕前糖尿病	多胎妊娠	
贫血		
肺部疾病		
先天性心脏病		
自身免疫性疾病		
抗磷脂综合征		
胃肠道疾病（克罗恩病，溃疡性结肠炎）		
营养不良		
肾移植		
其他		
辅助生殖技术		
子宫因素（子宫肌瘤，米勒系统异常）		
药物（抗惊厥药，β 受体阻滞剂）		
血管紧张素基因突变		

【临床特征及意义】

FGR 发病率在发达国家为 4%～8%，在发展中国家为 6%～30%，我国的发病率平均为 6.39%。新生儿死亡率为 1%，较同孕龄出生的正常体重儿病死率高 0.2%。FGR 是围产期预后差和死胎的重要风险因素。FGR 和多种并发症密切相关，会对新生儿出生后的生长发育造成影响，同时还是成年期各种代谢综合征，包括 2 型糖尿病、冠心病和高血压等的高危因素。子痫前期、FGR 及胎儿缺氧三者之间的病因、病理特征可能各不相同，但可能会出现不同程度的重叠。FGR 胎儿对缺氧的耐受力较差，难以耐受分娩过程中子宫收缩时的缺氧状态，故常采取剖宫术助产。

【病理学表现】

1. 大体病理学　胎盘一般较小，大多数肉眼检查无明显异常，有些可以看到胎盘间隙血肿、血栓、胎盘梗死，胎盘母体面及胎儿面灰黄、灰白色，巨大的或多发的胎盘血管瘤等。

2. 组织病理学　因为 FGR 病因和轻重程度不一，约 25% 的病例镜下无异常改变，其余 75% 可呈宫前型、子宫型和宫后型多种形态，但普遍表现为三级绒毛直径变小，微绒毛萎缩，毛细血管变细变直，这些均提示胎儿微血管阻力增加，使得胎盘中的物质交换功能受到一定限制。合体结节增多在

FGR 中尤为明显，有些合体结节甚至呈帽状盖于绒毛表面，称为巨合体结节（图 34-38）。部分病例局部区域远端绒毛发育不良，这些绒毛细长，有些呈笔杆状（图 34-39）。在宫内性缺氧的 FGR 胎盘中，绒毛间质增生、纤维化，纤维素性坏死增多，间质内毛细血管形成差，血管减少甚至消失，部分血管壁增厚，管腔狭窄，甚至闭塞。FGR 其余病理学改变包括母体蜕膜血管性病变、胎儿血栓血管性病变及不明原因的慢性绒毛炎等。

【FGR 背景下其他的病理性评估】

1. 限制性胎盘嵌合体（confined placental mosaicism，CPM） 是指胎盘内同时存在染色体正常和异常的细胞系，而胎儿染色体正常的情况。此种胎盘核型与胎儿核型不同的情况是引起 FGR 和流产的一个原因。其发生机制不清，可能是由特异性的染色体异常所致。因为光镜检查尚无可靠诊断标准，所以诊断还需进一步检查，如荧光原位杂交或比较基因杂交或核酸测序等。Wilkins-Haug 等[25]采用荧光原位杂交法检测 FGR 胎盘，发现其染色体核型异常的比例（25%）显著高于正常胎儿胎盘（8.3%）。对于原因不明的 FGR，建议在分娩时对胎盘组织多点取材进行染色体分析，对于 CPM 患者胎儿的生长发育应予以重视。

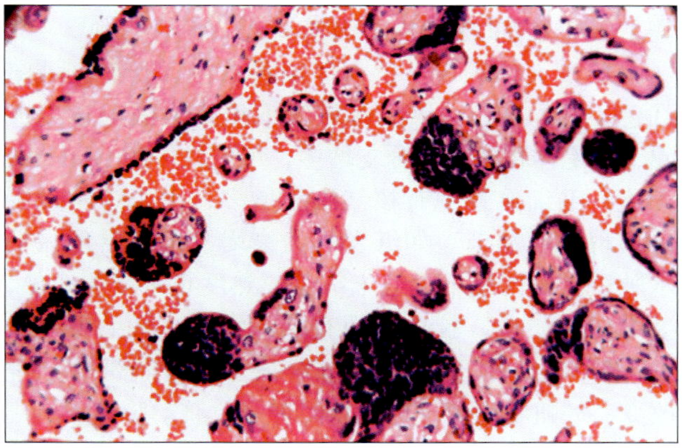

图 34-38 FGR 胎盘

绒毛巨合体结节，呈帽状盖于绒毛表面

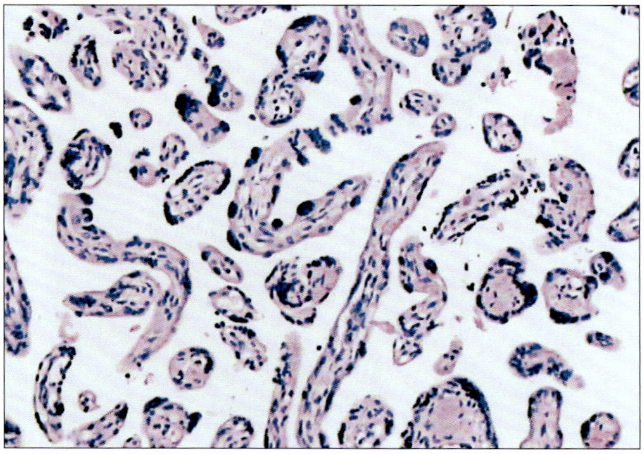

图 34-39 FGR 胎盘

远端绒毛发育不良，绒毛细而长，有些绒毛小

2. 舒张末期血流缺失或逆转 众所周知，脐带是连接胎儿和胎盘的通道，脐血流变化直接反映胎儿－胎盘的循环状态。舒张末期脐血流缺失或舒张末期反向脐血流常与 FGR 合并存在，可伴或不伴子痫前期和子痫。子宫内缺氧是其病因之一。可经多普勒超声检测，舒张末期血流缺失可致小绒毛成熟加速，绒毛直径及绒毛横切面所占面积减小，有时可见仅含一个或两个毛细血管的小绒毛。光镜下可见细胞滋养细胞减少、合体结节数量增加、基底膜增厚及间质纤维化。

3. 胎盘易栓症（thrombophilia） 胎盘血栓形成往往有异常的检测结果，包括活化蛋白 C 耐受或缺乏、凝血酶原基因突变、抗凝血酶Ⅲ缺乏、蛋白 S 缺乏和高同型半胱氨酸血症［同型的二甲基四氢叶酸还原酶（MTHFR）缺乏］。最常见的缺陷是凝血因子Ⅴ基因中的点突变（凝血因子Ⅴ Leiden 突变）导致的活化蛋白 C 耐受。有文献报道母体具有血栓形成者，其自然流产、FGR 及死胎的发生率均增加，并且子痫前期的发生率也相应增加。胎盘血栓形成所导致的病理学改变包括绒毛间血栓、绒毛间纤维蛋白样物质沉积、胎儿血栓性血管病变。有时还可见子痫前期的部分病理改变，如动脉粥样硬化、梗死和合体结节增多等，但并不是所有上述病理改变都会出现。

总之，以上几种病变几乎都与血管血流异常、血栓形成及缺氧有关，可造成 FGR 及死胎的发生率增加。及时准确地检测出 FGR 仍十分具有挑战性。母体血液生物学标志物，如可溶性 fms 样酪氨酸激酶 -1（sFlt-1）可能辅助超声检测。目前还没有改善胎儿在子宫内生长的治疗方法，目前的治疗方法是在宫内死亡或发生不可逆的器官损伤之前分娩胎儿。这在早发性 FGR 中尤其具有挑战性，因为分娩会给极早产的婴儿带来额外的风险，并伴有短期和长期并发症[26]。

五、胎母输血综合征

胎母输血综合征（fetomaternal hemorrhage，FMH）是妊娠期由各种原因导致胎盘屏障破坏，胎儿血液或部分成分进入母体循环系统，引起胎儿不同程度贫血及母体和胎儿类似溶血性输血反应的一组临床症候群。该病少见，是胎儿非免疫性水肿的主要病因之一。由于此类病变发病隐匿，缺乏特异性先驱症状，临床上产前早期诊断困难，发现的时候大多处于晚期，治疗不及时，会给母婴带来严重损害，其围产儿死亡率高达33%～50%[27]。

【病因及发病机制】

FMH的发病原因目前尚不完全清楚，正常情况下，胎儿血液无法通过胎盘屏障进入母体血液循环。目前认为可能的原因是，胎儿脐动脉与绒毛间隙的压力差导致胎儿血液直接进入绒毛间隙并逆流进入母体血液循环。其发生的高危因素包括：①母体因素，如妊娠期高血压疾病、多次分娩、母体创伤、吸烟等；②胎盘因素，如胎盘早剥、绒毛膜血管瘤、胎盘植入、前置血管等；③医源性因素，如外倒转术、脐血穿刺术、羊水穿刺术等；④绒毛膜破损，可能由孕晚期胎儿体积增大、活动增多所致。目前发现，妊娠晚期胎儿宫内活动增加可能是引起绒毛破损的诱因[28]，新生儿凝血酶原基因突变也可能是FMH隐性起病的诱因[29]。FMH分为急性FMH和慢性FMH，其临床表现和病情严重程度取决于胎儿失血的速度和失血量。若处于失血量少的代偿期，可以没有异常临床表现。有研究表明，96%～98%的孕妇母体血中含有少量成分的胎儿红细胞，于分娩时超50%的母体血液循环中可以检测到胎儿红细胞，但是没有临床症状。

【临床特征及意义】

FMH是一种发病率较低的产科疾病，它的发生不可预测，症状缺乏特异性，早期诊断困难。当出现经典的FMH三联征（即胎动减少、胎心监护正弦波、彩色多普勒发现胎儿水肿）时，往往已经到了FMH失代偿期，病情急转直下，可能发生胎动消失、胎死宫内。对临床一线医生需加强胎心监护的培训，提高识别异常及不典型胎心监护的水平，积极处理，改善围产儿结局[30]。对于FMH的治疗主要是输血，包括宫内胎儿输血和新生儿输血。

FMH相关的实验室检查包括红细胞酸洗脱染色（Kleihauer-Betke，KB试验）、流式细胞仪技术（准确率高于KB试验）、母体甲胎蛋白（AFP）测定等项目。但是,FMH发病率低，国内多应用于科研或辅助诊断。

【病理学表现】

胎盘母体面及切面实质苍白，胎盘绒毛发育不成熟，绒毛间质水肿，绒毛间血管可见有核红细胞，绒毛间隙也可见少量有核红细胞，绒毛间血栓形成，胎儿有核红细胞通常在妊娠第3个月末消失，若在胎盘组织检查中见到有核红细胞的增加，则提示出现宫内缺氧。有研究表明，妊娠合并FMH存在胎盘绒毛发育不良、胎盘绒毛不成熟及绒毛水肿等[31]。

六、双胎胎盘特殊疾病
（special diseases of the placenta of twins）

（一）双胎输血综合征

双胎输血综合征（twin-twin transfusion syndrome，TTTS）是双胎妊娠中一种严重的并发症，一般发生于单绒毛膜双羊膜双胎，发生机制目前尚不完全清楚，TTTS一般发生在单卵双胎，多在妊娠中期发现，胎儿性别为女性者多见。胎盘浅表存在至少1条动脉静脉（arteriovenous anastomoses，AV）吻合血管，是单绒毛膜双胎妊娠并发TTTS的前提条件，而允许血流双向输送的动脉-动脉（arterio-arterial anastomoses，AA）吻合血管对TTTS的发生具有保护作用。通过计算机数学模型模拟TTTS的研究证明，在供血儿失衡血容量的补偿方面，与需要经过绒毛膜小叶交换血液的反向AV相比，AA血流阻力较小，可以更加有效地补充供血儿失衡的血容量，部分解释了AA为TTTS的保护因素[32-34]。

胎盘大体表现：供血区域苍白色，受血区域暗红色（图34-40）。供血区域镜下见终末绒毛过度成熟，绒毛体积较大，分支增多，可见较多的Hofbauer细胞，毛细血管中有核红细胞增多，由于羊水过少易出现羊膜结节。如继发心力衰竭，可以出现绒毛水肿；受血区镜下见终末绒毛成熟度正常或欠成熟，毛细血管淤血，较少出现有核红细胞，绒毛可有水肿（图34-41）。双胎输血综合征多伴有脐带的异常改变，如帆状附着、球拍状附着及单脐动脉等。

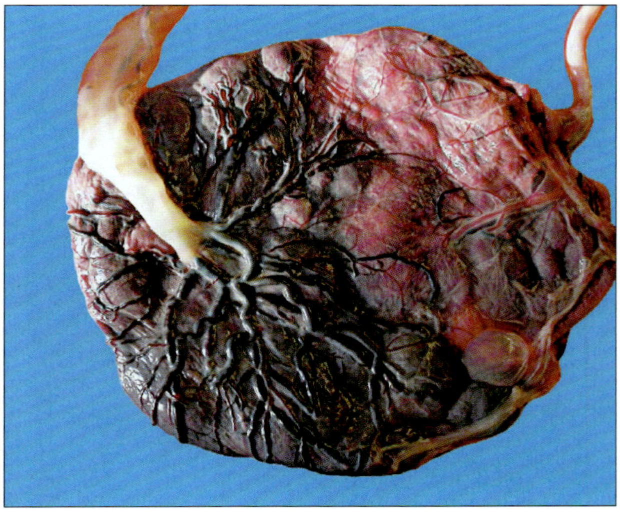

图34-40 双胎输血综合征胎盘大体表现
供血区域苍白色，受血区域暗红色

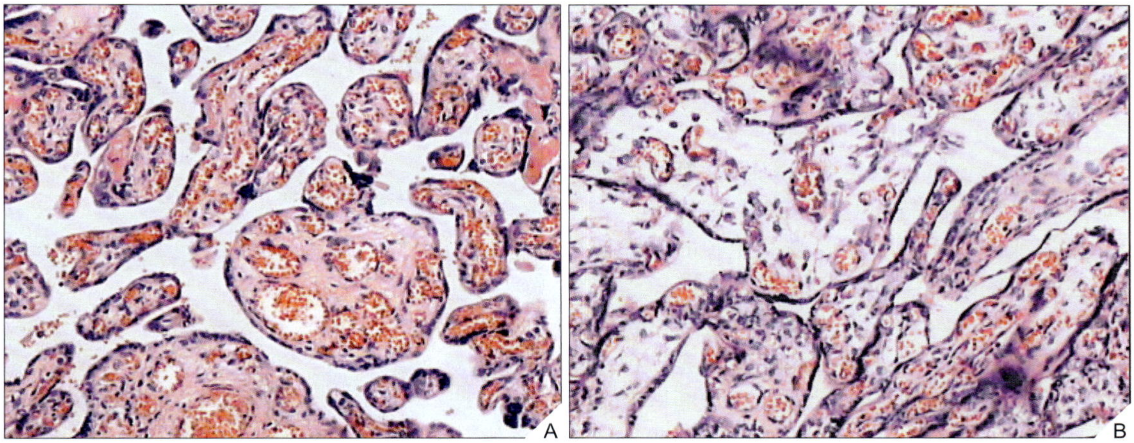

图 34-41　双胎输血综合征胎盘镜下表现

A. 胎盘供血区：绒毛体积较小，合体结节增多，绒毛发育更趋于成熟；B. 胎盘受血区：绒毛发育相对不成熟，绒毛体积较大，间质水肿

慢性双胎输血综合征一般表现为双胎儿生长发育显著不一致，供血儿身材较小，体重较轻，全身皮肤苍白，呈贫血貌，各器官大小及重量远低于预期水平，受血儿身材较长，体重较重，全身皮肤暗红，呈多血貌（图 34-42），供血儿往往以低血容量和心力衰竭而死亡，受血儿则以充血性心力衰竭而死亡。

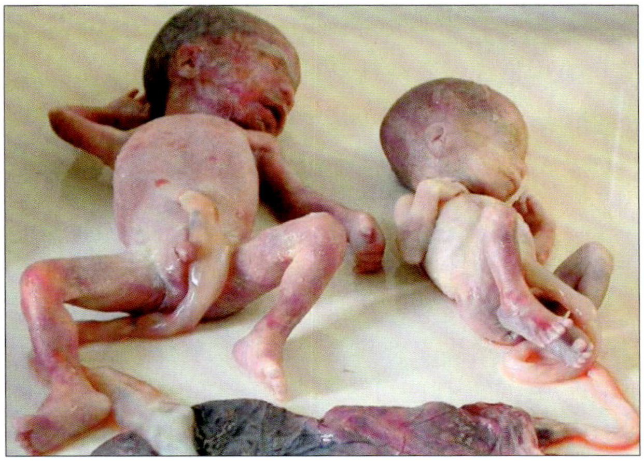

图 34-42　双胎输血综合征双胎外观

较大胎儿（受血儿）皮肤外观为暗红色，多血貌，常伴水肿；较小胎儿（供血儿）皮肤外观为苍白色，贫血貌

在所有单绒毛膜双羊膜囊的双胎中，当一个胎儿宫内死亡时，都会发生某种程度的逆向急性双胎输血，如果是小的血管吻合，死亡胎儿的胎盘会逐渐萎缩及梗死，如果是大的血管吻合，则会引起较为特殊的改变，两胎完全反过来，表现为初始受血儿外表苍白色、贫血貌，而初始供血儿外观暗红色、多血貌，同时初始受血儿内脏器官呈失血表现，而初始供血儿内脏器官反而呈淤血改变（图 34-43）。对于出现这种现象的原因，大多数解释为供血儿死亡后，其胎盘血

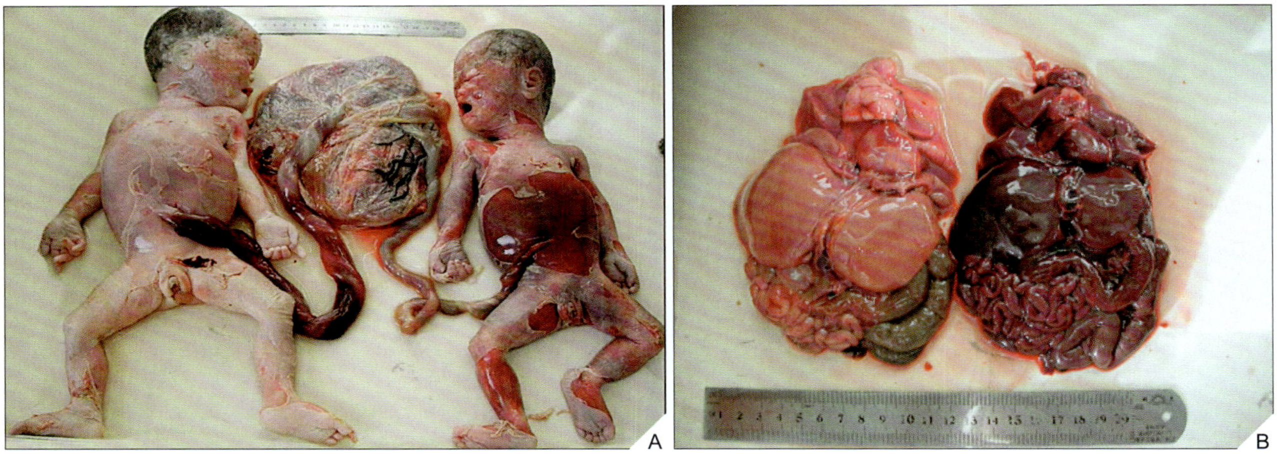

图 34-43　慢性双胎输血综合征合并逆向急性双胎输血综合征

A. 两胎儿外观颜色完全反过来，表现为大胎儿（初始受血儿）外表苍白色、贫血貌，而小胎儿（初始供血儿）外观暗红色、多血貌；B. 胎儿的内脏器官改变，大胎儿（初始受血儿）内脏器官呈失血表现，而小胎儿（初始供血儿）内脏器官反而呈淤血改变

管床压力降低，存活胎儿通过血管吻合支向死亡胎儿放血。

（二）纸样胎

纸样胎（fetus papyraceous）为双胎或多胎妊娠发育畸形中的一种，比较罕见。在多胎妊娠中，当一个胎儿早期死亡，而另一胎儿继续生长时，随着死胎滞留在宫内的时间不同，死胎可能逐渐压缩变扁形成纸样胎（图 34-44）。一些纸样胎容易辨认，而另一些形状不规则，坏死严重的纸样胎容易被忽略。有时，代表眼睛的有色斑点成为诊断纸样胎的唯一线索。通常纸样胎的胎盘是苍白色的，质地略硬，厚度变薄。镜下可见胎盘绒毛间质内缺乏血管伴纤维化，胎盘绒毛周围可见纤维蛋白沉积。甚至有些病例根本就看不见胎盘。纸样胎临床非常少见，有些病例仅是在常规病理检查中发现。存活胎儿很多会有中枢神经系统畸形，死胎血中含高凝血活酶，流入活体内可导致活胎和（或）母体发生 DIC。

（三）无心畸胎

无心畸胎（acardia fetus）是指单合子双胎或更多多胎中的一个胎儿没有心脏或有一个严重畸形的心脏，外形多怪异，从难以辨认的无定形团块到有头，但伴有诸多发育异常，圆顶状躯体的无头无心形态最常见，有些可以有发育较好的下肢及会阴（图 34-45）。无心畸胎的病因及病理尚不明确，得到较为广泛支持和认同的是“动脉反流灌注”理论：无心畸胎的发生是由于单绒毛膜胎盘中存在两种主要的血管吻合，一种是动脉 - 动脉吻合，将正常双胎的血液带至畸形胎，而静脉 - 静脉吻合又将畸形胎儿的血液带回。正常胎儿以一种反向的方式向畸形胎儿提供血流，这种反向血流的存在已被多普勒超声检查所证明。亦称双胎反向动脉灌注综合征（twin reversed arterial perfusion sequence，TRAPS）[35]。

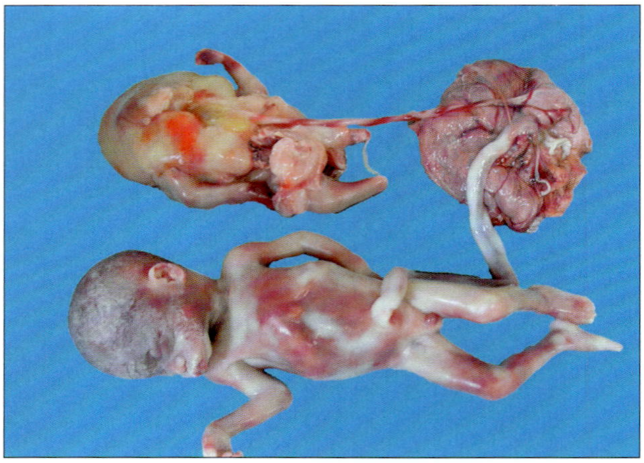

图 34-45　双胎之一无心畸胎

躯体呈圆顶状，无头、无心脏发育，四肢可辨

（四）双胎之一葡萄胎

双胎之一葡萄胎主要指葡萄胎同时合并一个正常胎儿，非常少见。发生率为 1/（2 万～10 万）。笔者所在科室曾经诊断过 3 例，均为一个正常的胎儿合并完全性葡萄胎。一般在产前 B 超检查时发现胎儿与葡萄胎的胎盘共存，流产或刮宫的病例中很难见到完整的正常胎盘和胎儿。如果是引产病例，可见到完整的葡萄样组织及一个正常胎盘和胎儿[36, 37]（图 34-46）。

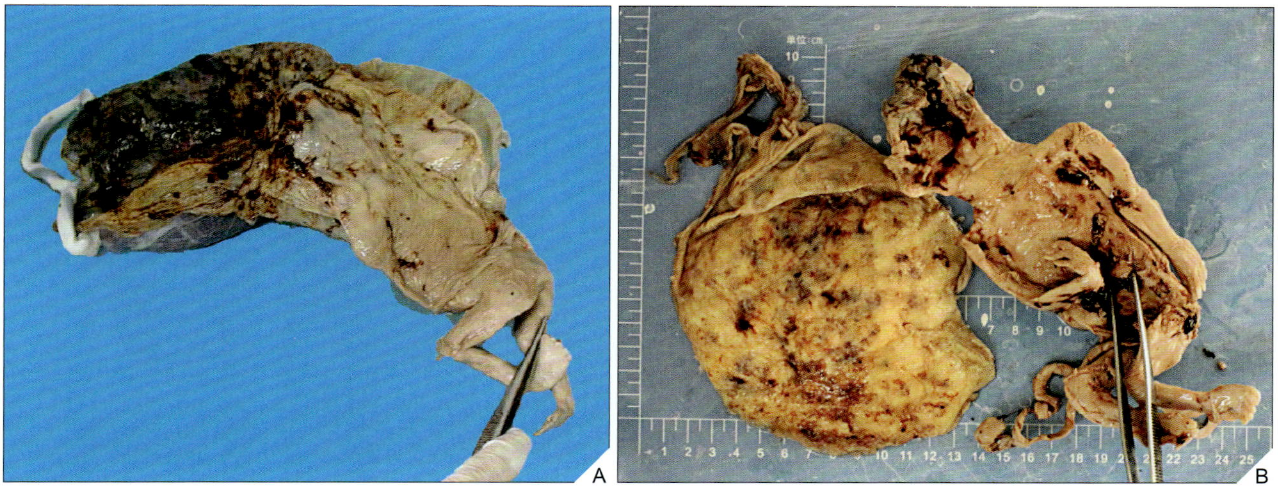

图 34-44　纸样胎

A. 死胎逐渐被压缩变扁，薄片状，躯干、双下肢可辨；B. 胎盘呈黄色，躯干及四肢轮廓清晰

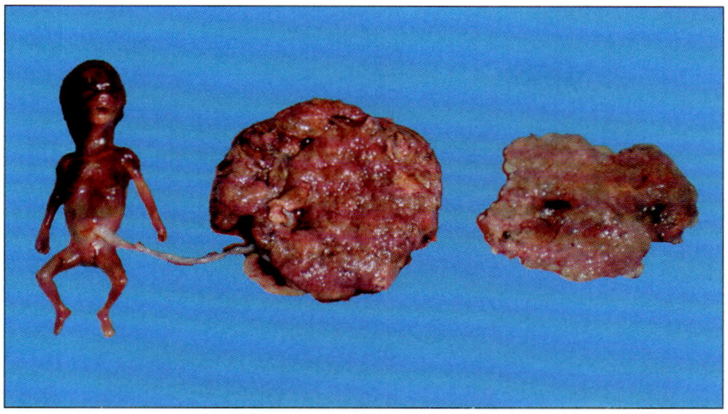

图 34-46　双胎之一完全性葡萄胎
左为正常胎儿，右为水泡状胎块

七、胎盘粘连相关疾病
（diseases associated with placental adhesions）

胎盘植入性疾病（placenta accreta spectrum disorders，PAS）是指异常胎盘形成的一种形式，导致分娩时胎盘部分或完全滞留，包括粘连性胎盘、植入性胎盘、穿透性胎盘。产科大出血可导致产妇发病和死亡，通常需要输血和（或）子宫切除术。PAS 发生率在世界范围内呈上升趋势[38]。底板黏附肌层纤维（basal plate with adherent myometrial fibers，BPMF）：平滑肌肌纤维附着于胎盘底板（适用于分娩的胎盘或产后刮宫标本），一些情况下，BPMF 被认为是支持临床诊断胎盘粘连疾病（隐匿性胎盘粘连）的证据，PAS 系统包含 BPMF[39]。

【病因及发病机制】

关于 PAS（粘连性胎盘、植入性胎盘和穿透性胎盘）病因学的主要假设是子宫瘢痕导致的子宫内膜－肌层界面缺陷，正常蜕膜化失败，从而使胎盘绒毛异常深度锚定。一些人推测绒毛外滋养层（extravillous trophoblast，EVT）的侵袭特性存在异常，血管内滋养细胞主要位于胎盘粘连区，间质 EVT 毗邻损伤的平滑肌在植入性胎盘[40]。

【临床特征及意义】

BPMF：偶然发现，临床表现缺乏特征性，部分病例因分娩过程中的胎盘滞留，需要临床医师手工剥离或分娩后胎盘残留，临床医师疑似为胎盘粘连疾病。再次妊娠时，胎盘粘连疾病的风险增加。

PAS：产前主要依靠超声学诊断，MRI 也逐渐应用于临床诊断。胎盘剥离困难，可能引起产后大出血、休克及弥散性血管内凝血，产妇死亡率约为 4%[39]。

【病理学表现】

BPMF：肉眼不容易见到，少数病例胎盘底板可见附着的少许肌性组织。镜下最低诊断标准为子宫肌层平滑肌纤维黏附于胎盘底板，无论其间是否存在蜕膜组织。分为 2 期，其中 1 期有蜕膜，若肌层与胎盘绒毛间隔≤ 2 层蜕膜，提示但不足以诊断胎盘粘连疾病；2 期无蜕膜，符合胎盘粘连疾病（隐匿性胎盘粘连）诊断。

PAS：主要应用于子宫切除标本的评估，偶然情况下应用于局部肌层切除的手术标本。其诊断性的病理组织学特征为绒毛与子宫肌层之间缺乏蜕膜。根据绒毛组织侵入子宫体深度，可分为以下三类。

（一）粘连性胎盘
（placenta adherence）

绒毛膜的绒毛种植在没有蜕膜介入的子宫肌层，但在子宫肌层与绒毛之间有纤维蛋白样物质和绒毛外滋养细胞（EVT 细胞）（图 34-47）。诊断的要点是胎盘与子宫肌层交界处相对平整，保留原来的正常轮廓，肌层为正常厚度，EVT 植入限于 1/3 肌层内，缺乏蜕膜而不是直接种植在子宫肌层上。不要将 EVT 细胞与蜕膜细胞混淆，否则会遗漏一部分粘连性胎盘。采用免疫组化染色方法可加以区分，前者细胞角蛋白呈强阳性，并且种植部位的滋养细胞还常常表达胎盘催乳素（HPL），相反，蜕膜细胞不表达上述抗体。

（二）植入性胎盘
（placenta increta）

绒毛在粘连的基础上进一步侵入子宫肌层，深在性的植入性胎盘表面仅有薄的肌层覆盖（图 34-48），大体检查上可见子宫浆膜面充血、出血呈隆起状。若确系植入性胎盘，在分娩时胎盘往往会断裂，或有绒毛叶缺失，因此应仔细检查胎盘母体面的完整性。植入性胎盘在全子宫标本中不难做出诊断，但在刮宫标本中诊断常有一定难度，若送检的刮出物包括子宫肌层和胎盘组织，镜下见肌层组织与绒毛交叉混杂，并见部分绒毛插入平滑肌中，则可确诊为植入性胎盘。应注意在粘连性胎盘中子宫肌层内有胎盘部位滋养细胞，不能将之误认为绒毛而诊断为植入性胎盘。诊断的要点是胎盘与子宫肌层交界处相对不平整，超出正常轮廓。肌层明显变薄，EVT 大多减少或消失。

（三）穿透性胎盘
（placenta percreta）

绒毛组织更进一步贯穿子宫浆膜。必须确保在检查前不会因粗心处理标本而损坏浆膜。结合临床病史

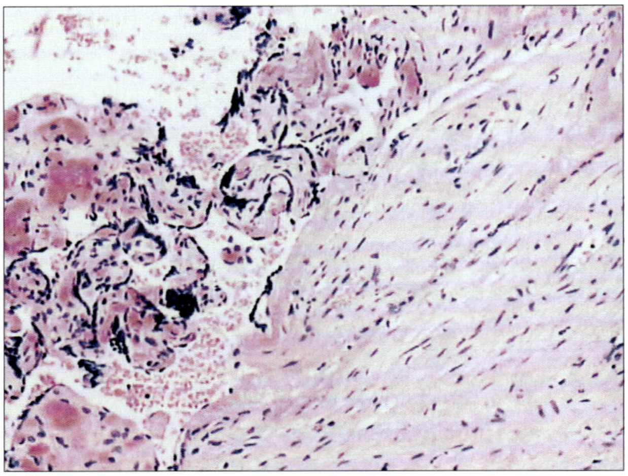

图 34-47 粘连性胎盘

绒毛和肌层间无蜕膜，但可见嗜伊红纤维蛋白样物

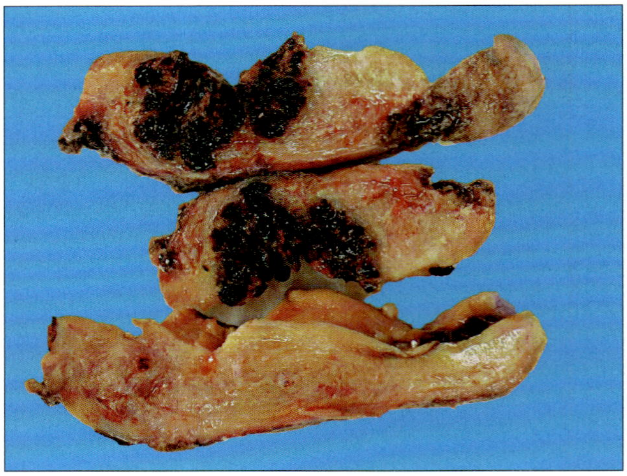

图 34-48 植入性胎盘

胎盘绒毛侵入子宫肌层，但未穿透子宫浆膜（沈丹华教授惠赠）

有助于对这些病例的诊断。穿透性胎盘甚至可至盆腔的其他组织上，如前腹壁、膀胱等处。镜检可见绒毛组织已生长到或进入子宫肌层并长入浆膜外，子宫内膜也缺乏蜕膜化。诊断的要点是子宫肌层消失，可累及邻近组织和器官，EVT 明显减少或消失。

前置胎盘是指胎盘位于宫颈内口上方，由于子宫下段蜕膜形成不良，特别是缺乏蜕膜海绵层，故易导致前置胎盘与肌层粘连，形成粘连性前置胎盘，常并发胎盘早剥、胎儿异常和产后出血，剖宫产率高。

病理学可为放射学和手术提供反馈，参与评价临床管理策略，因此，病理学家参与多学科团队并提供标准化诊断评估至关重要[41]。

第五节 胎 盘 肿 瘤

一、绒毛膜血管瘤

绒毛膜血管瘤（chorioangioma）是最常见的胎盘良性肿瘤，来源于胎盘原始的绒毛间质，文献报道其发生率为 0.04%～1%[42, 43]。

【大体病理学】

大多数绒毛膜血管瘤是单发的，也可多发，常邻近绒毛膜板（图 34-49）或胎盘边缘（图 34-50）。肿瘤大小不一，圆形、椭圆形或肾形，大者超过 20cm，小的仅在显微镜下才能发现，有的肿瘤可与

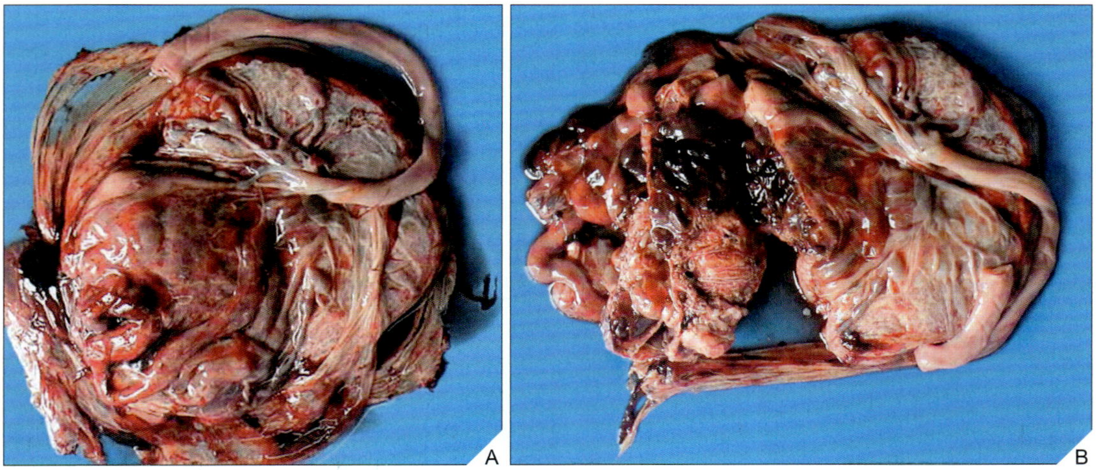

图 34-49 胎盘绒毛膜血管瘤

A. 肿瘤体积较大，靠近绒毛膜板，向胎儿面突出；B. 切面呈暗红色，有出血（注：孕 38 周胎儿胎盘，肿瘤血管破裂致胎死宫内）

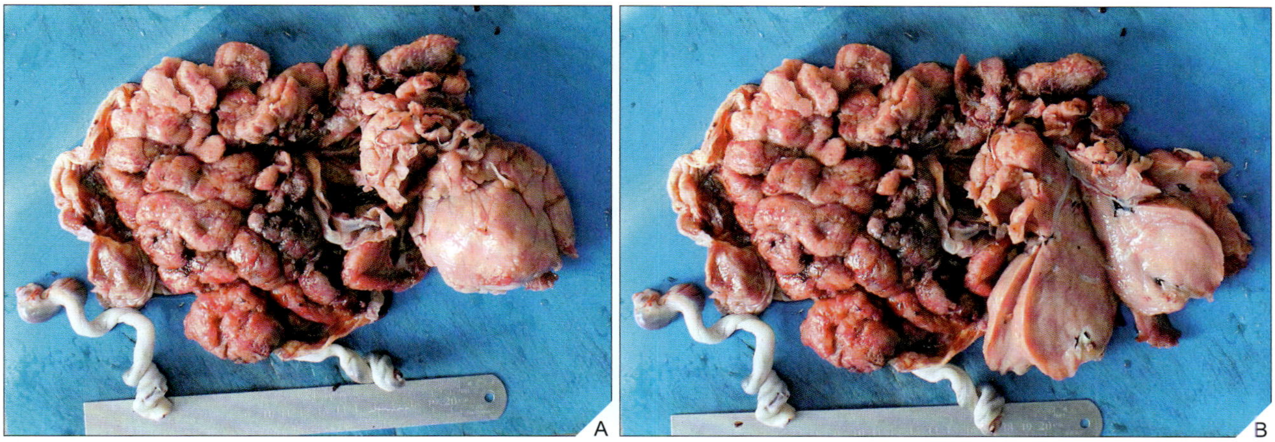

图 34–50　胎盘绒毛膜血管瘤

A. 胎盘边缘可见边界清楚的肿瘤结节；B. 切面呈粉红色，质韧

胎盘剥离。肿瘤呈结节状病变，与周边界限清楚，可有纤维性包膜或假包膜，常向胎盘的胎儿面突出，偶见于胎膜内。色泽和质地多变，胶冻状或黏液样，黄褐色或暗红色，质地较软，也可呈灰白色质硬外观。常有坏死、钙化。

【组织病理学】

绒毛膜血管瘤发生在大的干绒毛，由胎儿毛细血管的吻合网、血管周细胞和结缔组织组成（图 34-51A，图 34-51B），周围通常被增生的滋养细胞包绕。当血管瘤延伸到相邻的多个干绒毛时，为“局限性绒毛膜血管瘤病（localized chorioangioma）”；而弥漫性分布的血管瘤占胎盘实质总体积的 80%，极为罕见，被称为“多发性绒毛膜血管瘤综合征”（multiple chorioangioma syndrome），肿瘤可有退行性改变，如黏液样变、玻璃样变、梗死、钙化、血栓形成（图 34-51C，图 34-51D）。

【鉴别诊断】

1. 绒毛膜血管病　为产前慢性缺氧的代偿性改变，胎盘大体检查无结节性病变，一般累及终末绒毛，指绒毛间质中毛细血管弥漫增多，诊断标准为在胎盘的 3 个不同的非梗死区，用 10 倍物镜检查 10 个视野，每个视野内观察 10 个绒毛，每个绒毛内有 10 个或更多的毛细血管，具有连续的基膜。

2. 绒毛膜血管瘤病　多发生在干绒毛和未成熟性中间型绒毛的边缘，小毛细血管融合，但不形成肉眼可见的结节性肿物，无连续的基膜。

【临床意义】

较小的绒毛膜血管瘤，多在胎盘检查中偶然发现，没有明确的临床意义，中等大小的肿瘤可能与 FGR 有关。>5cm 的绒毛膜血管瘤可引起羊水过多、胎儿水肿（hydrops fetalis）、低蛋白血症、贫血、充血性心力衰竭[44]、脑动脉栓塞[45]、FGR、胎膜早破、早产、胎盘早剥，严重者可导致胎儿死亡[46]。可见瘤体的大小是影响胎儿结局的重要因素。但也有文献报道肿瘤的大小、部位与并发症无关，肿瘤内的血管化程度是妊娠结局的决定性因素[47]，富于血管的肿瘤易发生并发症，甚至危及胎儿，临床上应予高度重视。探测血流变化对判断妊娠预后极其重要，可及时发现胎儿贫血和早期心力衰竭的表现，从而确定最佳分娩的时机，降低围生儿的死亡率。大部分绒毛膜血管瘤不需要特殊治疗，也有少数采取了产前处理，目前尚没有足够的大样本病例数据对治疗的意义给出可靠的结论。

二、绒毛膜血管癌 / 伴滋养细胞增生的绒毛膜血管瘤

绒毛膜血管癌（choriocarcinoma）是一种罕见的胎盘肿瘤，但已报道的病例并没有明确的恶性行为，可能最好描述为伴滋养细胞增生的绒毛膜血管瘤（chorangioma with trophoblasticproliferation）[48，49]。

【大体病理学】

肿瘤多类似梗死，肿瘤结节硬而韧，质地致密，呈灰黄色、灰白色。

【组织病理学】

肿瘤与典型绒毛膜血管瘤相似，由致密的血管组成，但肿瘤内见增生异型核分裂象活跃的滋养细胞。病变主要累及绒毛干，邻近的绒毛组织常出现梗死或是较多的纤维素沉积（图 34-52）。免疫组化显示这些滋养细胞 CK 强阳性，hCG 和 hPL 局灶阳

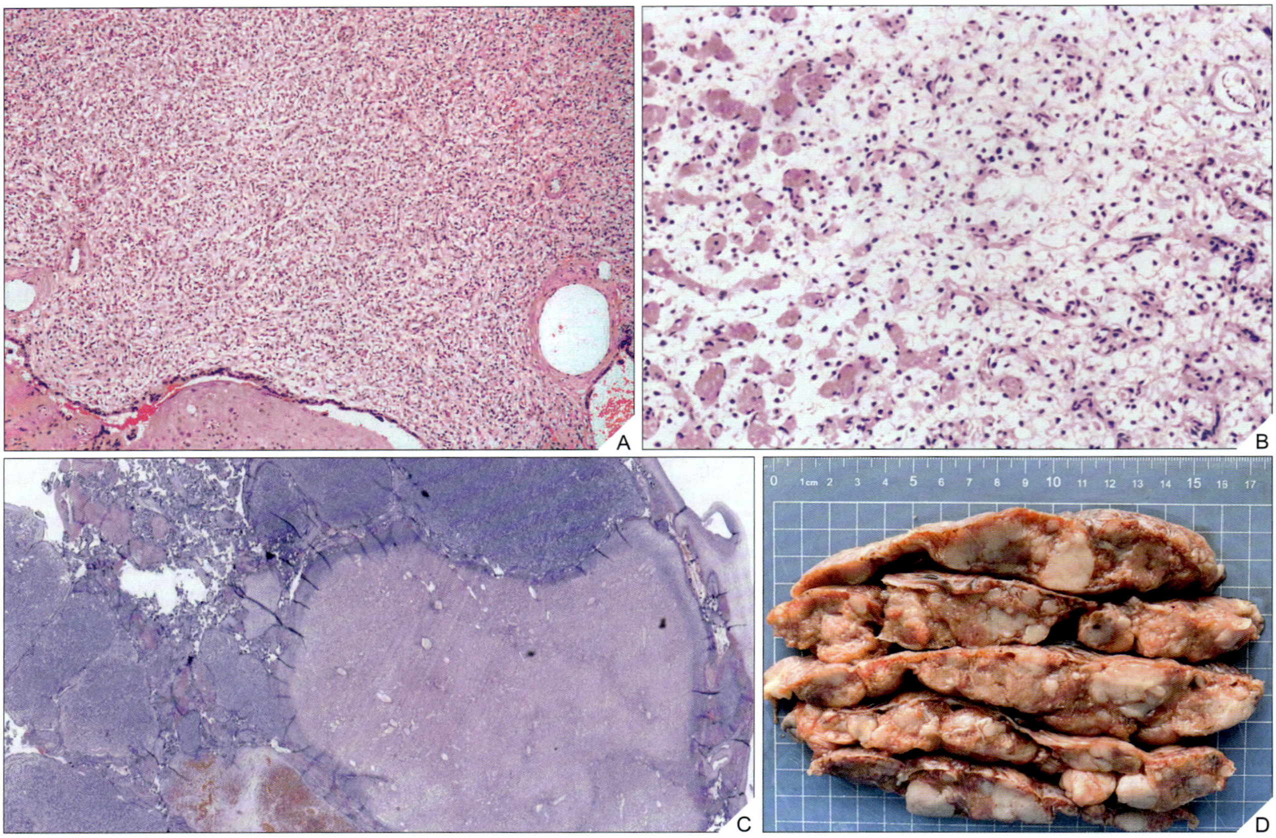

图 34-51 绒毛膜血管瘤

A. 肿瘤由小的毛细血管组成；B. 肿瘤由扩张的海绵状血管瘤组成；C. 多发性绒毛膜血管瘤综合征镜下，大小血管瘤相邻，部分发生退变、梗死、出血，血管瘤周围滋养细胞增生明显；D. 多发性绒毛膜血管瘤综合征大体：胎盘实质内弥漫分布着大小不等的绒毛膜血管瘤百余个

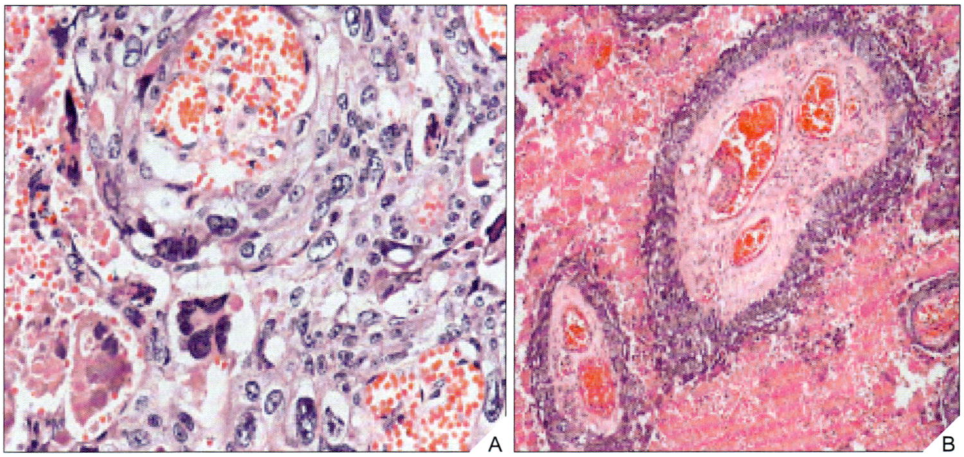

图 34-52 绒毛膜血管癌

A. 表面被覆增生的滋养细胞，具有非典型性，核分裂活跃；B. 肿瘤细胞主要累及干绒毛，围绕干绒毛增生，周围有坏死（郑坚教授惠赠）

性。绒毛间质和母体绒毛间隙未见浸润。

【临床病理意义】

至今在 PubMed 上检索到的关于绒毛膜血管癌的报道仅有 6 例，因而对其生物学行为的认识极为有限，Faes 等 [50] 总结了 1988～2012 年的 5 例文献报道，未见 1 例发生远处转移，故认为绒毛膜血管癌可能是绒毛膜血管瘤的一种变异型。但 Huang 等报道 1 例胎盘绒毛膜血管癌，分娩后 16 个月母亲肺部发生转移。由于生物学行为不明确，病理诊断名称上也有不同，近年有学者提出称这种病变为“不典型绒毛膜血管瘤” [44, 51]，国内曾报道 1 例不典型富于细胞的绒毛膜血管瘤，产后随访 15 个月，母婴均未见异常 [52]。

三、胎盘内绒毛膜癌
（intraplacental choriocarcinoma）

接近足月或足月妊娠的胎盘内的绒毛膜癌（简称绒癌），又称原位绒毛膜癌。这种病变很可能是许多足月妊娠后发生绒毛膜癌的来源。

【病理学表现】

1. 大体病理学　绒癌一般大体表现为大的出血坏死结节，类似血肿或血块。然而，胎盘的绒癌大体上不易被发现或表现不明显，易被误认为孤立的梗死灶，因此胎盘的广泛取材非常重要。胎盘的绒癌病灶可以小于1cm，也可达数厘米，少数病例呈多发、散在的灰白色小结节。

2. 组织病理学　胎盘的绒癌表现特殊，病变常主要由梗死的绒毛组成，在绒毛周围，细胞滋养细胞、中间滋养细胞和合体滋养细胞混杂增生（图 34-53），具有明显的异型性，有丝分裂活跃，可累及绒毛间隙或浸润胎儿血管。

【鉴别诊断】

1. 葡萄胎　绒毛水肿，绒毛间质中常见大的中央水池形成，细胞滋养细胞呈环状增生为主，周围伴有成堆增生的中间滋养细胞和合体滋养细胞从绒毛表面向外放射状排列。注意有时胎盘绒癌可伴有部分性葡萄胎。

2. 胎盘绒毛外滋养细胞岛　胎盘实质内未成熟性绒毛外滋养细胞聚集成团，偶尔出现细胞异型，核增大、深染，周围常伴有纤维素沉积，不要将其与绒癌混淆。这种病变本身没有临床意义，是一种变性改变，而非肿瘤性增生，病变周围没有出血、坏死，增生细胞也不浸润周围组织及血管。

【临床意义】

发生在胎盘内的绒癌不易查出，但其对于母亲和胎儿的威胁很大，可播散到母体或胎儿的全身，导致母婴均死亡。如临床早期未出现症状，由于肿瘤不明显，大体检查时会被忽视，造成漏诊。但随后，已经转移到新生儿的肿瘤有可能发病，有时母婴可同时发生转移性绒癌，胎盘内绒癌也可导致胎死宫内[53]。原发绒癌的胎盘可同时伴发部分性葡萄胎[54]，近年有多例报道胎盘内绒癌引起弥漫性母胎出血和新生儿贫血（胎儿红细胞漏入母体血液循环）[55，56]。胎盘部位的绒癌较为少见，且大体病变不明显，因此对于原因不明的胎儿宫内窘迫甚至胎死宫内及不明原因的新生儿贫血，均应仔细检查胎盘组织，特别是对于类似梗死及血肿的病灶都应取材，以除外胎盘内绒癌的可能性。

四、先天性白血病

先天性白血病（congenital leukemia）指出生后至第 4 周内发生的白血病，以急性髓细胞白血病为主，占出生后第一年白血病的 0.5%～1.0%。病因与发病机制尚不明确，可能与遗传及体质异常有关，常伴有先天性畸形及染色体异常，如 21- 三体综合征、Turner 综合征等[57]。

【大体病理学】

胎盘一般较正常孕周增大，可无其他特殊异常改变，笔者曾遇到 1 例孕 35 周胎儿，因胎死宫内行

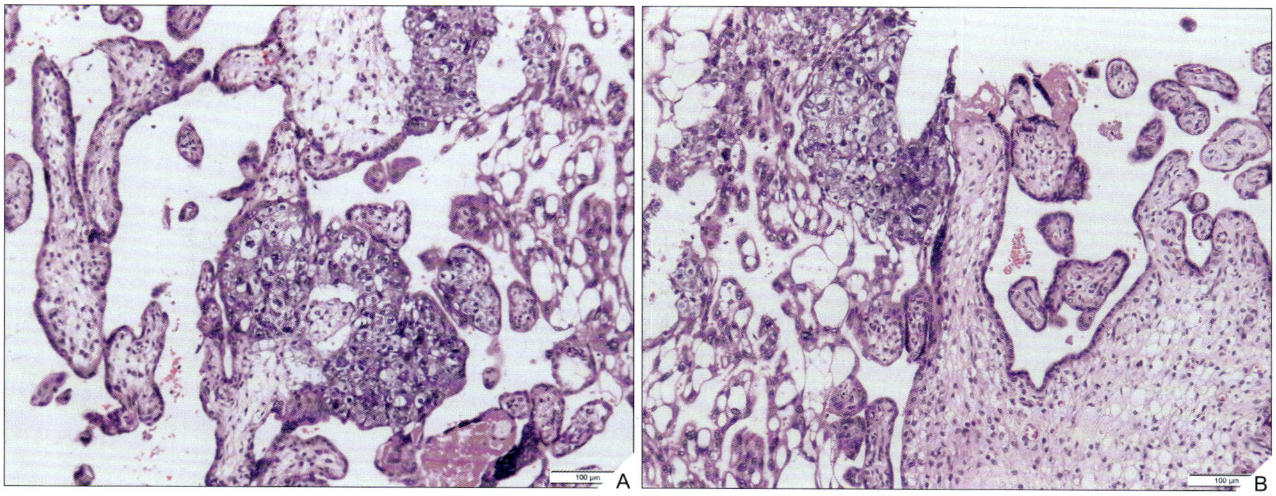

图 34-53　胎盘内绒癌

A. 低倍镜下肿瘤细胞呈团索状排列在绒毛周围，周围见纤维化的正常绒毛；B. 绒癌组织由细胞滋养细胞、中间滋养细胞和合体滋养细胞组成

尸体解剖及染色体检查，发现肝、脾明显增大，肝下缘达脐水平线以下（图 34-54A）。染色体检查结果为 21- 三体。胎盘体积及重量增加，胎儿面血管明显扩张，绒毛膜板下纤维素沉积，余无明显异常改变（图 34-54B）。

【组织病理学】

脐带血管及绒毛间质血管内充满幼稚的造血细胞，细胞体积大，胞质嗜酸性颗粒，核大，类圆形，有核仁，并浸润到绒毛间质（图 34-55）。肝脏肿瘤细胞弥漫性增生，破坏正常肝细胞索、汇管区结构，肿瘤细胞免疫组化染色髓过氧化物酶（MPO）阳性（图 34-56）。

【鉴别诊断】

主要与类白血病反应鉴别，类白血病反应是指机体受某些髓外因素刺激后，造血系统出现一种异常的血液反应，常由感染性因素引起，如细菌、病毒等也可由非感染性因素引起，如溶血、染色体异常等。

【临床意义】

先天性白血病多见于合并染色体畸形的患儿，可能是引起死胎的原因之一，多发生于妊娠 34～38 周。资料表明 21- 三体综合征儿童急性白血病的发病率为 2.7%，是非 21- 三体综合征儿童的 14～30 倍[58]。21- 三体综合征患儿以急性髓细胞白血病为主，而非 21- 三体综合征患儿以急性粒细胞白血病为主。出生时皮肤表现为紫癜及 0.2～0.3cm 的白血病结节、肝脾大、呼吸困难，患儿在诊断后数天至数月内死于呼吸衰竭。

五、转移性肿瘤

（一）母体肿瘤转移到胎盘

母体肿瘤转移至胎盘的比较罕见。其中黑色素

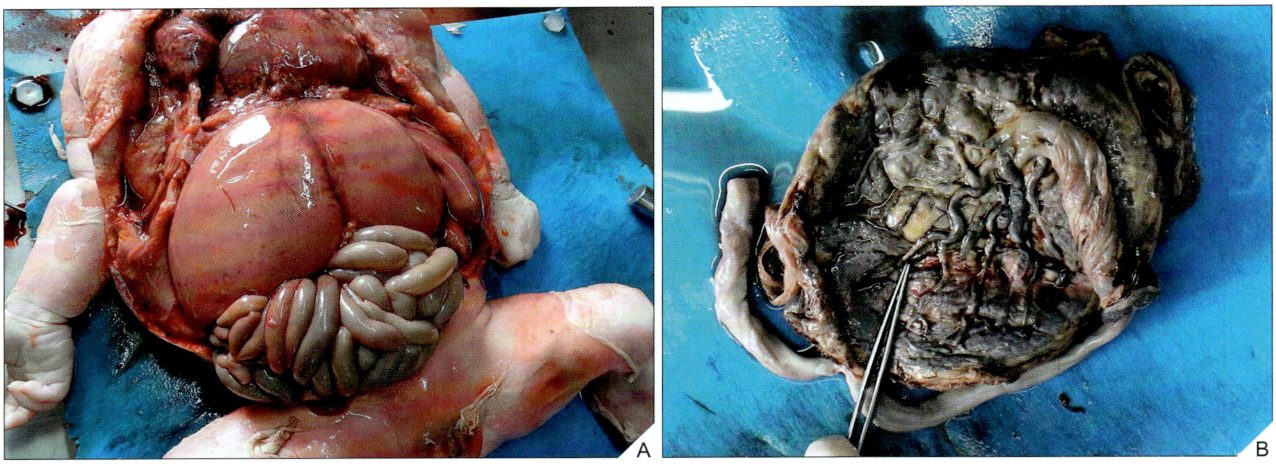

图 34–54　先天性白血病

A. 胎儿肝、脾明显增大，肝下缘达脐水平线以下；B. 胎盘体积增大，胎儿面血管扩张，绒毛膜板下纤维素沉积

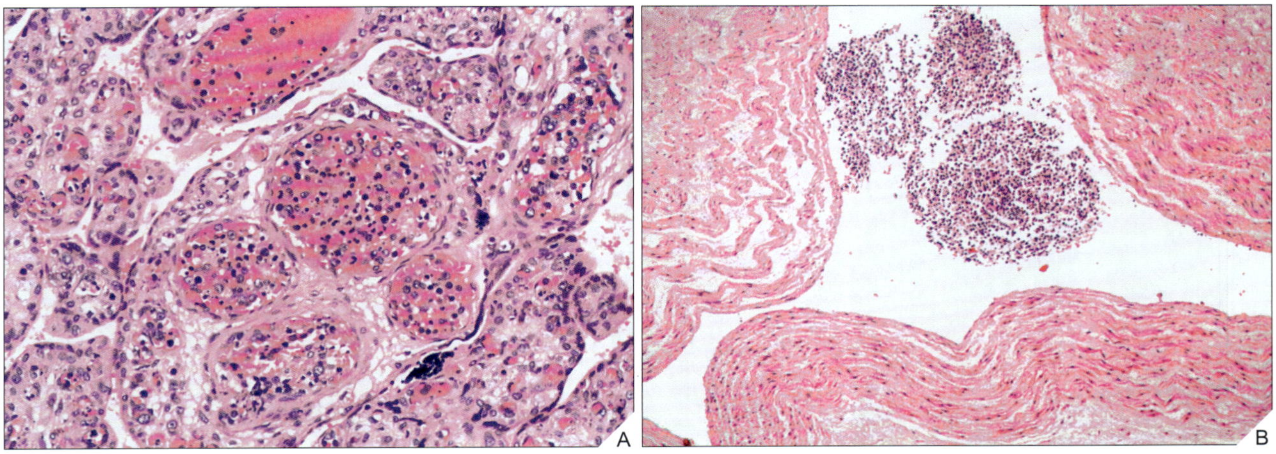

图 34–55　先天性白血病

A. 绒毛间质血管内白血病细胞，并浸润到绒毛间质；B. 脐带血管内白血病细胞

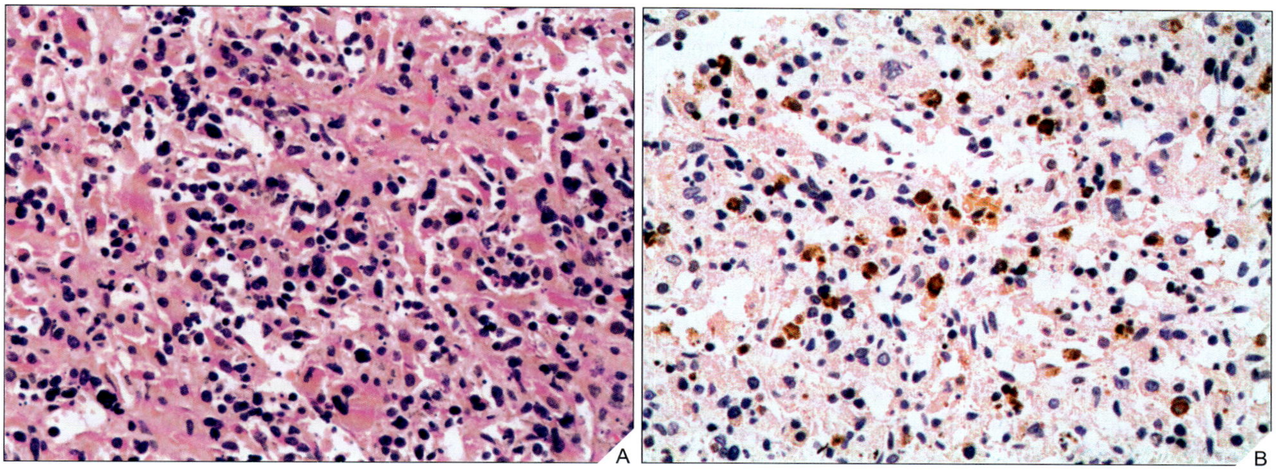

图 34–56　先天性白血病

该病例为 21- 三体综合征患儿，病理诊断为与 21- 三体综合征相关的粒细胞白血病。A. 肝脏肿瘤细胞弥漫性增生，破坏正常肝细胞索及汇管区结构；B. 肿瘤细胞免疫组化染色 MPO 阳性

瘤最常见（约占 30%），之后依次是乳腺癌（占 18%）、造血系统恶性肿瘤（占 13%），还有直肠癌、胃癌、胰腺癌、尤因肉瘤的报告[59-61]。转移到胎盘的肿瘤，大体检查时表现不明显，体积稍大的可类似梗死灶，黑色素瘤转移到胎盘时，可见大小不一的黑色和棕色的结节。显微镜下，黑色素瘤累及的部位一般在绒毛间质，并可以转移到胎儿。其余肿瘤多侵犯绒毛间隙，表现为绒毛间隙出现恶性肿瘤细胞团块。偶见病例有胎盘绒毛、胎儿血管浸润。一旦发现转移，应与母体肿瘤进行比较，可通过免疫组化进一步检测确定肿瘤细胞的来源。

（二）胎儿肿瘤转移到胎盘

胎儿先天性肿瘤主要有神经母细胞瘤、肝母细胞瘤、肺腺癌、淋巴瘤、白血病、脑肿瘤和畸胎瘤，但转移到胎盘的很少见。神经母细胞瘤由于肿瘤压迫静脉使回流受阻，可能导致胎儿水肿、心力衰竭甚至死亡。神经母细胞瘤大体检查时，胎盘增大、水肿，显微镜下见绒毛增大水肿、间质 Hofbauer 细胞增多、细胞滋养细胞持续存在。在绒毛血管内见神经母细胞瘤细胞，有些显示玫瑰花环样结构，并且这种细胞可以侵犯绒毛组织。

参・考・文・献

[1] Loukeris K, Sela R, Baergen R N. Syncytial knots as a reflection of placental maturity: reference values for 20 to 40 weeks' gestational age[J]. Pediatr Dev Pathol, 2010, 13(4): 305-309.

[2] Zhang H J, Xue W C, Siu M K,et al. P63 expression in gestational trophoblastic disease: correlation with proliferation and apoptotic dynamics[J]. Int J Gynecol Pathol, 2009, 28(2): 172-178.

[3] Sankar K D, Bhanu P S, Kiran S, et al. Vasculosyncytial membrane in relation to syncytial knots complicates the placenta in preeclampsia: a histomorphometrical study[J]. Anat Cell Biol, 2012, 45(2): 86-91.

[4] Al-Adnani M, Marnerides A, George S, et al. “Delayed villous maturation” in placental reporting: concordance among consultant pediatric pathologists at a single specialist center[J].Pediatr Dev Pathol, 2015, 18(5): 375-379.

[5] Redline R W. Cerebral palsy in term infants: a clinicopathologic analysis of 158 medicolegal case reviews[J].Pediatr Dev Pathol, 2008, 11(6): 456-464.

[6] Morgan T K, Tolosa J E, Mele L, et al. Placental villous hypermaturation is associated with idiopathic preterm birth[J]. J Matern Fetal Neonatal Med, 2013, 26(7): 647-653.

[7] Khong T Y, Mooney E E, Ariel I, et al. Sampling and definitions of placental lesions: Amsterdam placental workshop group consensus statement[J]. Arch Pathol Lab Med, 2016, 140(7): 698-713.

[8] Stanek J. Hypoxic patterns of placental injury: a review[J]. Arch Pathol Lab Med, 2013, 137(5): 706-720.

[9] Redline R W. Clinical and pathological umbilical cord abnormalities in fetal thrombotic vasculopathy[J]. Hum Pathol, 2004, 35(12): 1494-1498.

[10] Chisholm K M, Heerema-McKenney A. Fetal thrombotic vasculopathy: significance in liveborn children using proposed society for pediatric pathology diagnostic criteria[J]. Am J Surg Pathol, 2015, 39(2): 274-280.

[11] Redline R W, Faye-Petersen O, Heller D, et al. Amniotic

infection syndrome: nosology and reproducibility of placental reaction patterns[J]. Pediatr Dev Pathol, 2003, 6(5): 435-448.

[12] Redline R W. Villitis of unknown etiology: noninfectious chronic villitis in the placenta[J]. Hum Pathol, 2007, 38(10): 1439-1446.

[13] Stanek J. Placental infectious villitis versus villitis of unknown etiology[J]. Pol J Pathol, 2017, 68(1): 55-65.

[14] Chaiworapongsa T, Romero R, Korzeniewski S J, et al. Pravastatin to prevent recurrent fetal death in massive perivillous fibrin deposition of the placenta (MPFD)[J].J Matern Fetal Neonatal Med, 2016, 29(6): 855-862.

[15] Menghrajani P, Osterheld M C. Significance of hemorrhagic endovasculitis in placentae from stillbirths[J]. Pathol Res Pract, 2008, 204(6): 389-394.

[16] Sander C M, Gilliland D, Richardson A, et al. Stillbirths with placental hemorrhagic endovasculitis: a morphologic assessment with clinical implications[J]. Arch Pathol Lab Med, 2005, 129(5): 632-638.

[17] Katzman P J. Chronic inflammatory lesions of the placenta[J]. Semin Perinatol, 2015, 39(1): 20-26.

[18] Russell P, Atkinson K, Krishnan L. Recurrent reproductive failure due to severe placental villitis of unknown etiology[J]. J Reprod Med, 1980, 24(2): 93-98.

[19] Moscoso G, Jauniaux E, Hustin J. Placental vascular anomaly with diffuse mesenchymal stem villous hyperplasia. A new clinico-pathological entity?[J]. Pathol Res Pract, 1991, 187(2-3): 324-328.

[20] 中华医学会妇产科学分会妊娠期高血压疾病学组. 妊娠期高血压疾病诊治指南(2020)[J]. 中华妇产科杂志, 2020, 55(4): 227-238.

[21] Horii M, To C, Morey R, et al. Histopathologic and transcriptomic profiling identifies novel trophoblast defects in patients with preeclampsia and maternal vascular malperfusion[J]. Mod Pathol, 2023, 36(2): 100035.

[22] Di Bonito P, Pacifico L, Chiesa C, et al. Impaired fasting glucose and impaired glucose tolerance in children and adolescents with overweight/obesity[J]. J Endocrinol Invest, 2017, 40(4): 409-416.

[23] Harris E. “Silent emergency” of preterm birth, report warns[J]. JAMA, 2023, 329(22): 1908.

[24] Raymond W.Redline,Theonia K.Boyd, Drucilla J.Roberts. 胎盘和产科病理学[M]. 陶祥, 李娟, 译. 北京: 北京科学技术出版社, 2020.

[25] Wilkins-Haug L, Roberts D J, Morton C C. Confined placental mosaicism and intrauterine growth retardation: a case-control analysis of placentas at delivery. Am J Obstet Gynecol, 1995,172: 44-50.

[26] Spencer R, Ambler G, Brodszki J, et al. EVERREST prospective study: a 6-year prospective study to define the clinical and biological characteristics of pregnancies affected by severe early onset fetal growth restriction[J]. BMC Pregnancy Childbirth, 2017, 17(1): 43.

[27] 刘莹. 产前母血胎儿有核红细胞、甲胎蛋白水平与胎母输血综合征的相关性分析[J]. 中国妇幼保健, 2017, 32(20): 4963-4965.

[28] Suzuki S, Kuwajima T, Murata T, et al. A case of maternal reaction due to fetomaternal transfusion[J].J Nippon Med Sch, 2003, 70(5): 447-448.

[29] Stanchev H, Philips M, Villoutreix B O, et al. Prothrombin deficiency caused by compound heterozygosity for two novel mutations in the prothrombin gene associated with a bleeding tendency[J]. Thromb Haemost, 2006, 95(1): 195-198.

[30] 倪萍, 蔡敏, 黄利辉,等. 6例胎母输血综合征早期识别及救治[J]. 实用妇产科杂志, 2022, 38(9): 715-718.

[31] Lewis N E, Marszalek L, Ernst L M. Placental pathologic features in fetomaternal hemorrhage detected by flow cytometry[J]. Pediatr Dev Pathol., 2017, 20(2): 142-151.

[32] de Villiers S F, Slaghekke F, Middeldorp J M, et al. Arterio-arterial vascular anastomoses in monochorionic placentas with and without twin–twin transfusion syndrome[J]. Placenta, 2012, 33(8): 652-654.

[33] Slaghekke F, Zhao D P, Middeldorp J M, et al. Antenatal management of twin-twin transfusion syndrome and twin anemia-polycythemia sequence[J].Expert Rev Hematol, 2016, 9(8): 815-820.

[34] Stagnati V, Zanardini C, Fichera A, et al. Early prediction of twin-to-twin transfusion syndrome: systematic review and meta-analysis[J]. Ultrasound Obstet Gynecol, 2017, 49(5): 573-582.

[35] Nizyaeva N V, Kostyukov K V, Gladkova K A, et al. Role of twin reversed arterial perfusion syndrome in the development of fetus acardius[J]. Arkh Patol, 2016, 78(4): 54-57.

[36] Matsui H, Sekiya S, Hando T, et al. Hydatidiform mole coexistent with a twin live fetus: a national collaborative study in Japan. Hum Reprod, 2000, 15(3): 608-611.

[37] Fishman D A, Padilla L A, Keh P, et al. Management of twin pregnancies consisting of a complete hydatidiform mole and normal fetus. Obstet Gynecol, 1998, 91(4): 546-550.

[38] Hecht J L, Baergen R, Ernst L M, et al. Classification and reporting guidelines for the pathology diagnosis of placenta accreta spectrum (PAS) disorders: recommendations from an expert panel[J]. Mod Pathol, 2020, 33(12): 2382-2396.

[39] 赵澄泉, 陶祥, 李娟, 等. 胎盘诊断病理学[M]. 北京: 北京科学技术出版社, 2022.

[40] Cramer S F, Heller D S. Placenta accreta and placenta increta: an approach to pathogenesis based on the trophoblastic differentiation pathway[J]. Pediatr Dev Pathol, 2016,19(4): 320-333.

[41] Jauniaux E, Hussein A M, Zosmer N, et al.A new methodologic approach for clinico-pathologic correlations in invasive placenta previa accreta[J].Am J Obstet Gynecol, 2020, 222(4): 379.e1-379.e11.

[42] Amer H Z M, Heller D S. Chorangioma and related vascular lesions of the placenta: a review[J]. Fetal Pediatr Pathol, 2010, 29(4): 199-206.

[43] 王爱春, 马亚琪, 王昀, 等. 胎盘绒毛膜血管瘤25例临床病理分析[J]. 中华病理学杂志, 2015, 44(8): 600-602.

[44] Ozer E A, Duman N, Kumral A, et al. Chorioangiomatosis

presenting with severe anemia and heart failure in a newborn[J].Fetal Diagn Ther, 2008, 23(1): 5-6.
[45] Das S, Ankola P, Chiechi M, et al. Perinatal cerebral arterial infarction associated with a placental chorioangioma[J].Am J Perinatol, 2008, 25(6): 381-383.
[46] Imdad A, Sheikh L, Malik A. A large chorioangioma causing intrauterine foetal demise[J]. J Pak Med Assoc, 2009, 59(8): 580-581.
[47] Duro E A, Moussou I. Placental chorioangioma as the cause of non-immunologic hydrops fetalis; a case report[J]. Iran J Pediatr, 2011, 21(1): 113-115.
[48] Ariel I, Boldes R, Weintraub A, et al. Chorangiocarcinoma: a case report and review of the literature[J]. Int J Gynecol Pathol, 2009, 28(3): 267-271.
[49] Khong T Y. Chorangioma with trophoblastic proliferation[J].Virchows Arch, 2000, 436(2): 167-171.
[50] Faes T, Pecceu A, Van Calenbergh S, et al. Chorangiocarcinoma of the placenta: a case report and clinical review[J]. Placenta, 2012, 33(8): 658-661.
[51] Huang B, Zhang Y P, Yuan D F, et al. Chorangiocarcinoma: a case report and clinical review[J].Int J Clin Exp Med, 2015, 8(9): 16798-16802.
[52] 廖谦和, 吴楠, 徐丹. 胎盘不典型性富于细胞的绒毛膜血管瘤一例[J].中华病理学杂志, 2012, 41(11): 769-770.
[53] Nagel H T, Vandenbussche F P, Smit V T, et al. Intraplacental choriocarcinoma as an unexpected cause of intrauterine death at term[J]. Int J Gynecol Cancer, 2007, 17(6): 1337-1339.
[54] Medeiros F, Callahan M J, Elvin J A, et al. Intraplacental choriocarcinoma arising in a second trimester placenta with partial hydatidiform mole[J]. Int J Gynecol Pathol, 2008, 27(2): 247-251.
[55] Aso K, Tsukimori K, Yumoto Y, et al. Prenatal findings in a case of massive fetomaternal hemorrhage associated with intraplacental choriocarcinoma[J]. Fetal Diagn Ther, 2009, 25(1): 158-162.
[56] Henningsen A K, Maroun L L, Havsteen H, et al. Massive fetomaternal hemorrhage caused by an intraplacental choriocarcinoma: a case report[J]. Case Rep Med, 2010, 2010: 767218.
[57] 冉云霓, 于洁, 宪莹, 等. 21-三体综合征相关急性白血病: 21例报告[J].南方医科大学学报, 2016, 36(3): 433-436.
[58] Maloney K W, Taub J W, Ravindranath Y, et al. Down syndrome preleukemia and leukemia[J]. Pediatr Clin North Am., 2015, 62(1): 121-137.
[59] Baker A M, Haeri S, Shafer A, et al. Maternal gastric carcinoma metastatic to the placenta[J]. Eur J Obstet Gynecol Reprod Biol, 2010, 153(2): 225-226.
[60] Thelmo M C, Shen E P, Shertukde S. Metastatic pulmonary adenocarcinoma to placenta and pleural fluid: clinicopathologic findings[J]. Fetal Pediatr Pathol, 2010, 29(1): 45-56.
[61] Al-Adnani M, Kiho L, Scheimberg I. Maternal pancreatic carcinoma metastatic to the placenta: a case report and literature review[J]. Pediatr Dev Patho, 2007, 10(1): 61-65.

第三十五章

术中妇科病理诊断要点

Key Points of Intraoperative Consultation in Gynecologic Pathology

明　健　姜彦多　郑文新（Wenxin Zheng）

第一节　概　　述

女性生殖系统疾病术中快速病理诊断技术包括冰冻切片、快速石蜡切片、组织印片及细胞学涂片等多种方式，其中最主要也最准确的是冰冻切片病理诊断，该方法可基本确定大多数病变的性质与组织学类型，并在判断病变范围、肿瘤恶性程度、分期与分级等方面为临床医师提供信息，是术中确定手术方案的重要依据。构成妇科的不同器官通常需要不同类型的分析来帮助完成这一目标：卵巢癌肿块的诊断，子宫内膜癌的术中分期，以及外阴的切缘评估等。需要强调的是，尽管目前术中冰冻切片与最后石蜡切片的诊断符合率已超过90%，但术中快速诊断仍属于初步诊断，仅具有向临床医师提供参考性病理诊断的价值，确诊疾病必须经术后石蜡切片证实。

近年来术中快速病理诊断的数量在有条件开展的医院已显著增多，且标本来源也多样化，除了传统冷刀切除外，还有高频电刀、微创等方式。术中快速病理诊断的标本以卵巢疾病最多，约占75%，其次为子宫、输卵管、盆腔包块，外阴、阴道很少。卵巢疾病以卵巢囊性肿物占多数，最常见上皮性肿瘤（尤其是浆液性和黏液性肿瘤），另外如子宫内膜异位性囊肿、畸胎瘤、生理性囊肿也较为常见，而其他类型肿瘤如卵泡膜细胞瘤、粒层细胞瘤及少见肿瘤类型也都可能遇到。子宫病变以平滑肌肿瘤最多见，其次为子宫腺肌症。输卵管炎性病变以输卵管 - 卵巢积脓为多。产科病例在手术中做冰冻切片较少，多数是在剖宫时发现盆腔肿块送检冰冻切片。

一、术中病理诊断的意义

术中病理诊断是病理科应临床科室要求，在患者手术过程中对切除组织进行的紧急会诊，通过以下几方面为临床医生术中确定手术方案提供帮助。

（1）确定病变性质及组织学类型，对恶性肿瘤初步判别恶性程度，核对术前活检病理诊断。

（2）协助临床医师了解恶性肿瘤扩散的范围，如肿瘤的浸润深度（depth of invasion）、是否侵犯邻近组织或器官、有无区域淋巴结受累等。

（3）评估切缘或盆腔淋巴结有无病变 / 肿瘤组织侵犯，以确定病变是否被切除干净，并有助于临床对肿瘤进行分期。

（4）手术中辨认组织 / 器官类型或起源。例如，位于圆韧带后方的输尿管偶尔会被误认为输卵管而导致误伤，因此在盆腔手术中，建议对具有腔隙的结构做冰冻切片诊断，以判断组织类型。

（5）确定是否有足够的送检组织用于病理诊断。

（6）了解意外发现或为特殊检查项目（如流式细胞仪检测等）留取新鲜组织标本。

二、术中病理诊断的准确率和局限性

（一）准确率

一般而言，冰冻切片诊断的准确率很高，与石蜡切片诊断的符合率可达90%～97%。冰冻切片诊断错误常见于卵巢肿瘤，尤其是卵巢黏液性交界性肿瘤，其原因常为取材数量不足。除了黏液性交界性肿瘤，其他交界性肿瘤的冰冻切片诊断准确率都在90%以上[1]。在所有的卵巢肿瘤中，良性上皮性肿瘤的冰冻切片正确诊断率最高，其次为生殖细胞肿瘤、性索间质肿瘤、恶性上皮性肿瘤和转移性肿瘤[2]。

（二）局限性

冰冻切片属于快速病理活检，受取材、制片技术和时间等条件的制约，存在局限性。

（1）如果制片质量不佳，很容易造成人工假象，出现假阳性与假阴性的错误诊断。

（2）取材局限，不能代表整个病变的全貌，或根本没取到病变组织。这类情况无论是发生于临床术中送检标本环节，还是发生于病理取材冰冻标本环节，均会导致术中病理诊断与术后石蜡切片诊断的不符合。

（3）时间限制。术中冰冻通常要求在接到标本后30分钟内发出报告，最迟不超过40分钟，病理医师在做病理诊断时缺少充足的时间思考或查阅资料。

（4）并非所有的标本都适于进行冰冻切片。组织过小（≤ 0.2mm）可能导致制片失败；含有大量脂肪的标本制片困难；含有骨组织或钙化的标本不能制备冰冻切片；对于术前易于活检的标本，如子宫内膜与宫颈，不建议进行冰冻切片。

（5）对于一些疑难病例和交界性肿瘤病例，有时做石蜡切片诊断都很困难，在冰冻切片上诊断更为困难。遇到此类情况时，建议尽可能给临床提供倾向性建议，或者延迟诊断待石蜡切片结果确定。

（6）前哨淋巴结活检被认为是肿瘤外科的重要进展之一，但在妇科病理领域，对于术中进行淋巴结评估的临床价值尚存在争议，对于外阴和子宫颈肿瘤，前哨淋巴结冰冻诊断的预后价值低于乳腺癌。由于新鲜淋巴结剖开时会产生变形，淋巴结被膜外翻，中央区域凸出，导致该区域的转移灶可能被遗漏。另外，冰冻后细胞的形态变形容易造成微小转移灶漏诊。

三、术中病理诊断的基本原则

鉴于术中病理诊断不可避免的局限性，要求参与术中冰冻诊断的病理医师必须有坚实的病理学诊断基础和诊断经验，熟悉各系统的常见病及多发病，掌握良性肿瘤与恶性肿瘤的分类，对诊断和鉴别诊断要点做到心中有数，同时还需要有一定的临床和影像学知识，有能力对临床医师提出的问题做出有说服力的回答，在诊断过程中思路清晰、考虑周密，报告书写准确、恰当。有条件的科室，建议至少安排两名高年资医师参与冰冻会诊值班；当对冰冻诊断存在疑问或与临床诊断不符时，建议请专科病理医师会诊或进行科室内部的会诊，尽可能给临床医生提供有价值的建议。总之，术中冰冻诊断既要实事求是地结合临床，也要坚持立足于组织学和细胞学改变，不能盲目依从或者完全脱离临床诊断，这是病理医师必须遵循的基本原则，只有这样，才能减少“过诊断”和“低诊断”的发生。

四、提高术中病理诊断准确性的策略

（一）加强临床-病理联系，充分了解患者临床资料和临床医师关注的问题

1. 临床医师应该向病理医师提供患者相关的临床信息，主要包括以下内容。

（1）患者的年龄、主要临床症状与体征；家族史、近期或当前妊娠史、内分泌紊乱情况、外源性内分泌类药物治疗（孕激素、雌激素、他莫昔芬、醋酸亮丙瑞林等），以及既往手术、化疗或其他治疗（如血管栓塞术）史。

（2）重要的辅助诊断结果（如影像学、血清肿瘤标志物检查等）。

（3）术中所见、标本来源（部位、侧别）等。

（4）申请术中冰冻的目的、主要临床诊断和鉴别诊断等。

患者的临床信息是病理医师在诊断中需要了解的基础资料。随着良性疾病应用微创治疗及药物/内分泌类药物治疗的逐渐增多，一些医源性因素会对正常组织及肿瘤的形态学产生显著影响。因此病理医师需要了解当前临床的治疗方法及这些治疗引发的组织学改变[3]，其中内分泌类药物治疗、既往手术史、化疗或放疗史等对于病理医师识别是生理性病变还是病理性病变尤为重要。例如，在外源性孕激素或促性腺激素释放激素激动剂的作用下，内膜组织可能出现各种改变，如果临床医生在送检单中提供明确用药史，病理医师就会考虑到医源性改变，并对治疗效果进行评估。

2. 病理医师应该重视与临床医师的合作交流，具备相关疾病的临床知识　由于女性生殖系统疾病的发生和发展与内分泌、肿瘤学、免疫及遗传学等密切相关，如果病理医生缺乏相关临床知识、未建立与临床的有效沟通，很难想象如何对这些疾病进行正确的病理诊断。此外，随着许多先进的检查方法与技术、诊疗措施和理念被临床医师广泛采用，手术方式也更为多样化，病理医师应了解病理标本来自何种术式、有无药物影响及相应的组织改变。例如，腹腔镜下切除肿瘤，可使原有的组织学结构被破坏；术中广泛使用的电凝止血也会对局部组织产生热效应；内分泌治疗、介入治疗、放疗和化疗也均会导致相应的组织学变化。因此，病理医师只有不断充实自己的临床知识，才能更准确地诊断疾病。

（二）全面仔细地检查大体标本，力求达到准确取材

（1）冰冻切片诊断错误绝大多数是取材不准确或数量不足所致。对于一个体积巨大的肿瘤，必须进行多切面观察，全面取材，对于病变可疑处或者明显处，更应注意取材。

（2）由于微创手术（包括腹腔镜等）的大力推广，临床常常把大块标本切成很多小块组织送检，导致取材难度增加，一方面需要仔细选择组织进行冰冻切片，另一方面也需要全面取材石蜡标本，如果石蜡诊断与冰冻诊断不一致，必须将标本全部取材进行综合评估。

（3）虽然强调冰冻诊断必须依据大体改变，但是不能根据大体标本检查进行病理诊断，应将大体标本检查与组织学观察结合起来，最终确诊的关键依然是组织病理学。

（三）提高病理诊断水平，掌握妇科疾病的诊断和鉴别诊断，熟悉冰冻切片诊断中的陷阱

病理医师评估任何标本最重要的第一步是问自己，外科医生想知道什么，然后如何处理这个标本来回答这个问题？合格的冰冻切片诊断医生必须经过严格及扎实的石蜡切片诊断培训，其病理诊断水平建立在石蜡切片诊断的基础上。对于疑难病例和交界性肿瘤的诊断，需实事求是告知临床，待术后免疫组化或电镜确诊，如果勉强做出诊断，容易发生误诊。此外，病理医师也需要牢记术中病理诊断中可能存在的陷阱。

（1）卵巢转移性印戒细胞癌的间质出现大量梭形细胞时，类似纤维肉瘤。

（2）剖宫产时，卵巢、大网膜及腹膜间质细胞的蜕膜反应或细胞退变，类似印戒细胞，易被误诊为转移性印戒细胞癌。

（3）畸胎瘤中脑组织成分在冰冻切片中辨认较为困难，但是病理诊断中需要注明有无胶质细胞成分。成熟神经胶质细胞亦可以腹膜种植形成腹膜胶质瘤病，当腹膜种植的胶质细胞呈梭形细胞形态时，易被误诊为恶性纤维组织细胞或平滑肌细胞肿瘤。

（4）卵黄囊瘤冰冻取材如果以网状、囊状结构为主（尤其是多囊泡型），因细胞成分少、间质疏松，容易被误诊为良性肿瘤。另外，有些良性肿瘤因出血形成红细胞凝集成团，在冰冻切片中容易被错判

为嗜酸性小体，导致被误诊为卵黄囊瘤。

（5）卵巢性索间质肿瘤形态多样，分化好的粒层细胞瘤可有菊形团样结构，易被误诊为腺癌；高分化支持细胞瘤呈腺管状结构，易被误诊为腺瘤；肉瘤型粒层细胞瘤和间质细胞瘤容易与淋巴瘤混淆；硬化性间质瘤可呈假小叶结构，有时瘤细胞似印戒细胞样，易被误诊为转移性印戒细胞癌。此外，正常卵泡由于切片的不同角度（斜切方向），粒层细胞层和卵泡膜细胞结构层次紊乱（尤其在细胞增生、具有核分裂象时），容易被误诊为肿瘤。在少数情况下，恶性纤维上皮性肿瘤在冰冻切片中若查见核沟，可能被误诊为粒层细胞瘤。

（6）卵巢类胶质样物质在很多肿瘤和瘤样病变（如粒层细胞瘤、妊娠黄体瘤等）中均可见到，如果不熟悉这些病变，很容易将其误认为卵巢甲状腺肿。

（7）富于黏液的肿瘤（黏液性腺癌、平滑肌肿瘤黏液变性、神经源性肿瘤，以及横纹肌肉瘤、脂肪肉瘤和畸胎瘤等），若冰冻切片诊断大量黏液中仅查见少量肿瘤细胞，有时难以界定病变的良恶性，对此建议进行描述性诊断或诊断为“富含黏液的肿瘤，待石蜡切片确诊”。如果勉强做出诊断，容易造成临床医生选择不恰当的手术方式和（或）手术范围。

（8）容易被误诊为恶性的子宫内膜良性病变：包括子宫内膜合体乳头状化生或桑葚样化生、盆腔淋巴结米勒管上皮（子宫、输卵管和宫颈管内膜）异位，这三种病变在冰冻切片和石蜡切片上均可能被误诊为恶性肿瘤，造成不必要的过度治疗。

（9）输卵管慢性炎症近年来已由以结核病变为主演变为以输卵管 - 卵巢脓肿为主，其伞端的结核病灶易粘连形成肿块，若冰冻切片中结核性肉芽肿结构不典型，且输卵管黏膜上皮出现乳头状或腺样增生，容易被误诊为癌；输卵管 - 卵巢脓肿尽管以炎症细胞浸润、间质水肿为特征，但也可出现腺上皮假癌性增生，需要引起警惕。

（四）提高冰冻切片的质量

（1）术中冰冻，要求尽量缩短时间，成功制成优质冰冻切片，这一点极为重要。

（2）送检标本切忌用生理盐水浸泡或用湿纱布包裹组织。由于组织经液体浸泡后，水分增加，易造成冰冻后冰晶形成增多，而在制片过程中冰晶溶解，导致细胞内空泡增多，尤其是含水分多的脑组织，大量冰晶形成可导致细胞结构难以辨认，无法诊断。病理医师应熟悉这种人为假象，避免误诊。

（3）冰冻切片组织黏附剂的选择以无水分的黏附剂为佳。

（4）由于冰冻切片机的型号不同，需要了解本单位冰冻切片机的最佳性能。

五、术中冰冻切片诊断的常规程序

（一）临床方面

（1）临床医生术前应向患者和（或）家属说明术中冰冻切片诊断的临床意义和局限性，并签署知情同意书。

（2）在手术前一天向病理科递交冰冻切片申请书，填写患者相关的临床资料和提请病理医师特别关注的问题等。

（二）病理方面

（1）临床医生应了解患者的大致临床资料，包括年龄、肿瘤的侧别、病变范围，是否存在其他疾病，是否经过微创治疗和药物 / 内分泌治疗等。

（2）对送检标本进行大体检查、拍照、取材及制片，并对检查及取材结果进行记录。

（3）组织学诊断。

（4）通过电话、传真或电子病历平台等方式告知手术医生冰冻切片诊断结果。

第二节　卵巢肿瘤

一、大体标本的一般特征及检查注意事项

（一）大体标本的一般特征

卵巢肿瘤组织学类型较多，包括上皮性肿瘤、生殖细胞肿瘤、性索间质肿瘤、间叶肿瘤及淋巴瘤等，这些肿瘤不仅在患者发病年龄上有所不同（表 35-1），而且累及双侧卵巢的概率也存在差异（表 35-2）。此外，在大体改变上，不同组织学类型的肿瘤常具有其特征性改变。

1. 实性、质硬、灰白色或少数为灰黄色的肿瘤

（1）纤维瘤、纤维 - 卵泡膜瘤和卵泡膜瘤。

（2）良性 Brenner 瘤（图 35-1）。

（3）平滑肌瘤：起源于卵巢和腹膜后的平滑肌瘤极为罕见，盆腹腔内的平滑肌瘤首先要除外子宫

表 35-1 各年龄段卵巢肿瘤的组织学类型

组织学类型	诊断时患者年龄占比（%）		
	<30岁	30～64岁	≥65岁
交界上皮性肿瘤	28.3	12.3	4.4
恶性上皮性肿瘤	33.4	83.7	92.2
生殖细胞肿瘤	33.6	1.6	0.3
性索间质肿瘤	2.3	1.4	0.8
间叶肿瘤	0.9	0.3	0.3
淋巴瘤	1.1	0.1	0.2
未分类	0.4	0.6	1.8

和胃肠道来源（图 35-2）。

（4）播散性腹膜平滑肌瘤病：很少见，多发生于生育期妇女。腹膜、大网膜散在多发性小结节。临床上呈良性经过，有文献报道可在几十年后复发[4]。

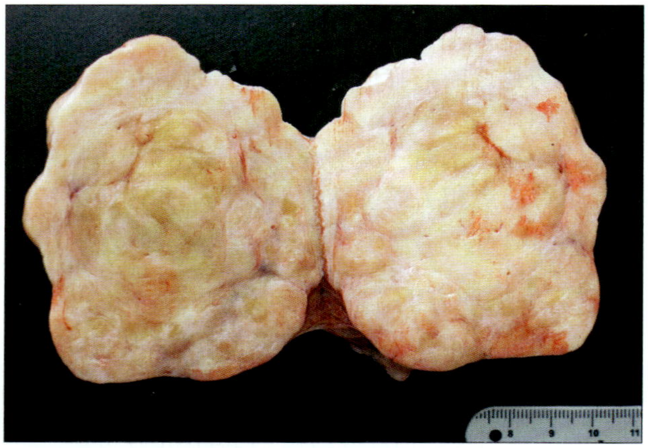

图 35-1 卵巢 Brenner 瘤
肿瘤呈实性、质硬，切面灰白色或黄白色

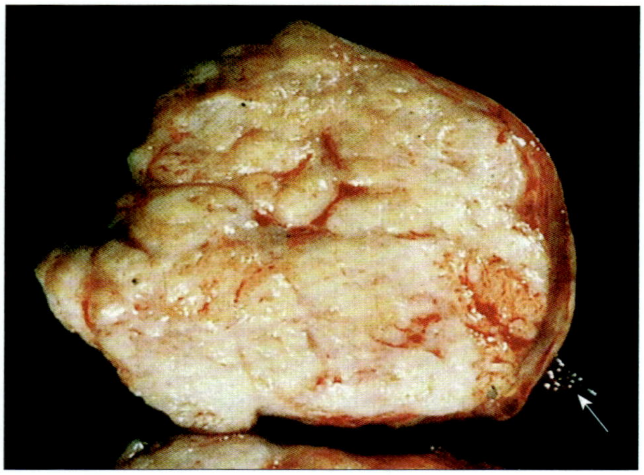

图 35-2 卵巢平滑肌瘤
肿瘤切面灰白色、编织状，与周围界限清楚

表 35-2 一些常见肿瘤累及双侧卵巢的概率

组织学类型	累及双侧卵巢的概率（%）
转移性肿瘤	65～75
浆液性癌	38～90
浆液性交界性肿瘤	20～55
浆液性囊腺瘤	10～20
子宫内膜样肿瘤	10～28
透明细胞肿瘤	0～8
黏液性交界性肿瘤	0～6
黏液性癌	0～5
黏液性囊腺瘤	0～5
Brenner 瘤（良性）	0～6
成熟性囊性畸胎瘤	8～15
纤维瘤 / 卵泡膜瘤	3～10

2. 实性、质软或肉质样、灰白色或灰黄色的肿瘤

（1）低级别子宫内膜样间质肿瘤（图 35-3）。

（2）粒层细胞瘤。

（3）支持 - 间质细胞肿瘤（图 35-4）。

（4）生殖细胞肿瘤：如无性细胞瘤（图 35-5）、混合性生殖细胞肿瘤（图 35-6）。

3. 实性、质软伴出血及坏死的肿瘤

（1）绒毛膜癌：以广泛出血坏死为主要特征，犹如凝血块。

（2）幼年性粒层细胞瘤。

（3）卵黄囊瘤：实性、质脆的肿瘤，呈灰白色与暗红色相间。

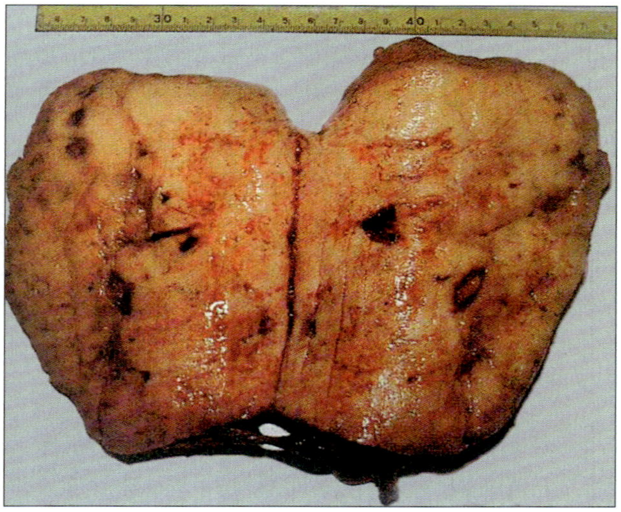

图 35-3 卵巢低级别子宫内膜样间质肿瘤
肿瘤呈实性，切面淡黄色、棕色或灰白色，质地较细腻

4. 黄色的肿瘤

（1）黄素化卵泡膜细胞瘤（图 35-7）、硬化性间质瘤。

（2）支持 - 间质细胞肿瘤（图 35-8）。

（3）类固醇细胞瘤（图 35-9）。

5. 囊性的肿瘤　完全囊性的肿瘤大部分是良性（据统计约为 96%），但囊实性肿瘤大多为恶性，实性肿瘤特别是实性质脆的肿瘤一般是恶性上皮性肿瘤。

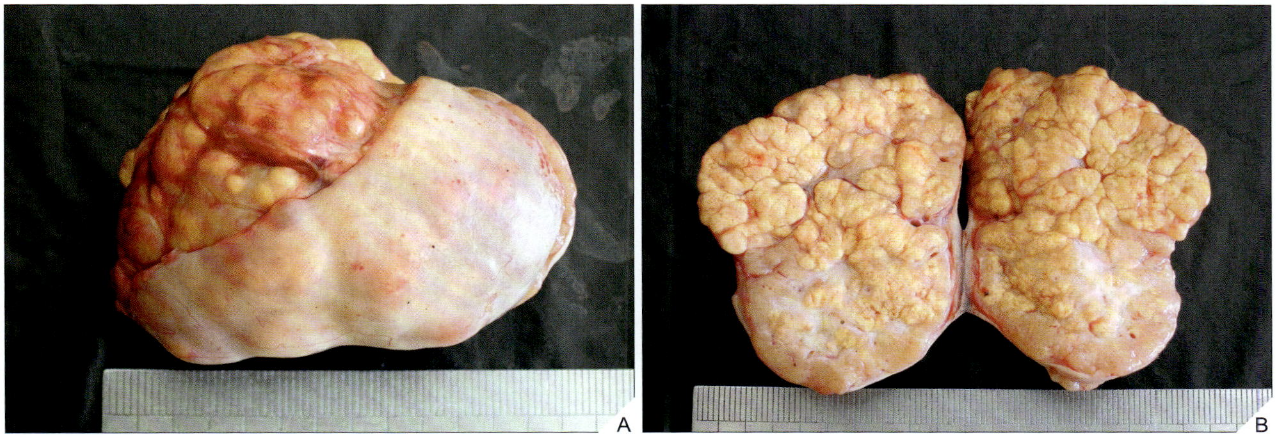

图 35–4　卵巢支持 – 间质细胞肿瘤

A. 卵巢表面呈结节状，有薄层包膜；B. 肿瘤切面呈实性、结节状，呈灰黄色或灰白色

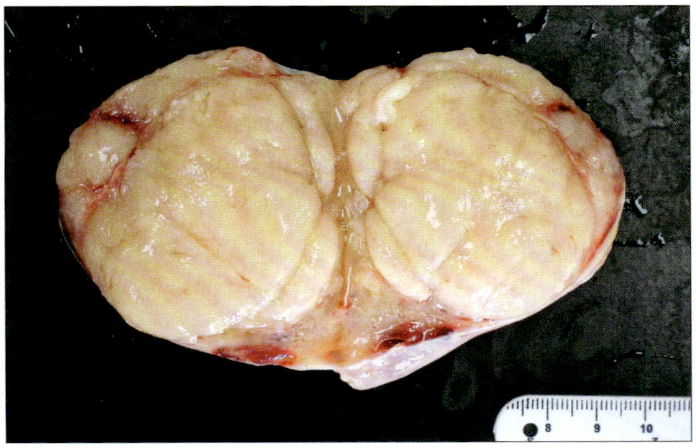

图 35–5　卵巢无性细胞瘤

肿瘤切面呈实性、鱼肉样，呈分叶状，有灶状出血

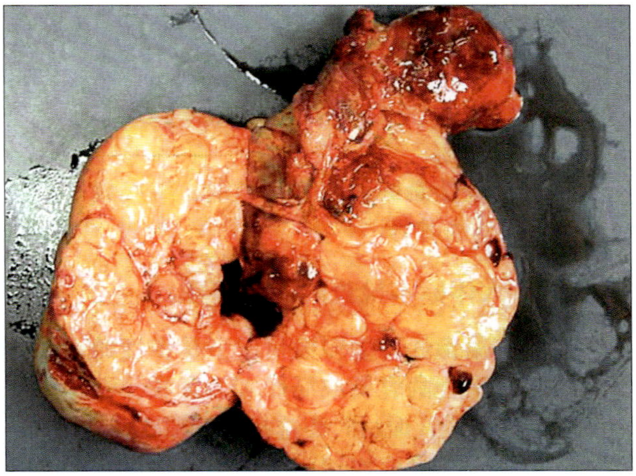

图 35–6　卵巢混合性生殖细胞肿瘤

肿瘤主要为无性细胞瘤区域，局部区域（上部）为卵黄囊瘤

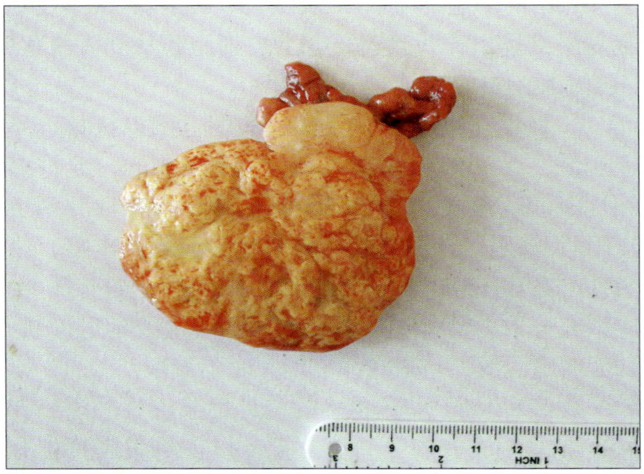

图 35–7　卵泡膜细胞瘤

肿瘤切面呈实性，淡黄色

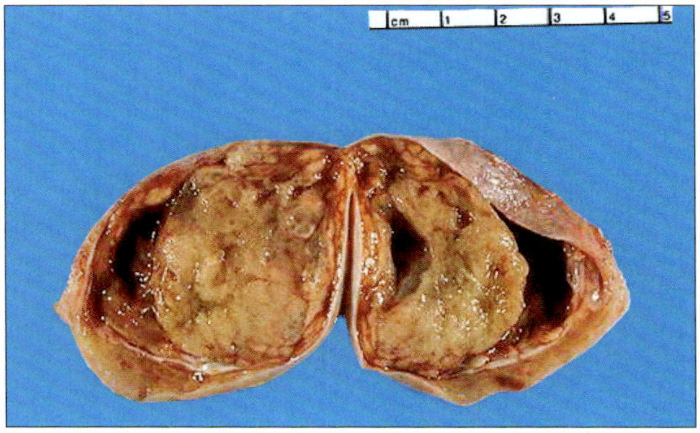

图 35–8　卵巢支持 – 间质细胞肿瘤

肿瘤呈囊实性，切面灰黄色

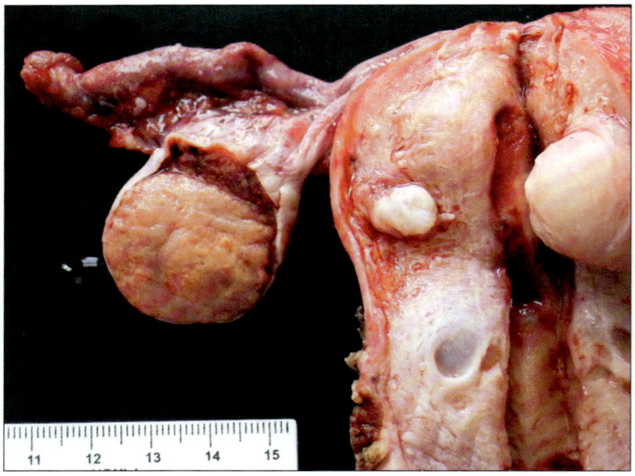

图 35-9　卵巢类固醇细胞瘤
肿瘤界限清楚，结节状，棕褐色间灰黄色

单房壁薄的肿瘤一般不需要做冰冻切片诊断，如果囊壁不规则或增厚，都应进行冰冻切片送检。

（1）子宫内膜异位囊肿的囊腔内常充以暗红色巧克力样黏稠液体。

（2）多房性囊肿多数是黏液性囊腺瘤。在未经固定的新鲜标本中，切面可能呈现实性肉质样肿瘤，容易被误诊为恶性肿瘤，经甲醛溶液固定后才出现多房蜂窝样表现。

（3）生理性囊肿，如囊状卵泡、卵泡囊肿或闭锁卵泡、黄体血肿等。

（二）大体标本检查的注意事项

（1）卵巢囊性肿瘤多数情况下是良性的，如果其中有大片融合的乳头或局灶实性区域，应注意伴有恶性变的可能，取材时要选择实性和（或）囊壁增厚的区域。实性肿瘤如切面质韧，常为良性，如质地细腻、呈鱼肉样，可能是恶性 [5]。

（2）对于体积较大的肿瘤，建议间隔 1cm 左右连续多切面切开，冰冻样本应在囊性与实性交界处取材，以确定良性肿瘤有无恶性变。

（3）良性实性肿瘤常包膜完整，质地较韧。

（4）恶性肿瘤常具有显著出血及坏死，质软而脆，肿瘤可具有包膜，或肿瘤突破包膜向盆腹腔生长。

（5）囊性或实性肿瘤要注意观察有无乳头状结构，应重点取材具有乳头的区域。

二、卵巢上皮性肿瘤

上皮性肿瘤是最常见的卵巢肿瘤，包括良性、交界性和恶性。术中诊断最常见的是浆液性和黏液性囊腺瘤、交界性肿瘤和癌 [6，7]。在女性生殖系统疾病中，冰冻切片的误诊也多见于卵巢肿瘤，尤其是黏液性肿瘤（mucinous tumor）[8-10]。卵巢术中病理诊断最常见的三个问题：①交界性肿瘤的诊断，主要是浆液 / 黏液性交界性肿瘤与浆液 / 黏液性癌的鉴别；②原发性上皮性肿瘤与转移性肿瘤的鉴别；③上皮性肿瘤与性索间质肿瘤和生殖细胞肿瘤的鉴别。

由于卵巢各种类型的肿瘤（如上皮性肿瘤、生殖细胞肿瘤、性索间质肿瘤）的诊断及鉴别诊断均在前面各章节中有详尽的阐述，本章的内容集中于如何在冰冻切片诊断中解决“①交界性肿瘤的诊断，主要是浆液 / 黏液性交界性肿瘤与浆液 / 黏液性癌的鉴别；②原发性上皮性肿瘤与转移性肿瘤的鉴别；③上皮性肿瘤与性索间质肿瘤和生殖细胞肿瘤的鉴别”这三个常见问题上。

（一）浆液性肿瘤

浆液性肿瘤中约 70% 为良性，5%～10% 为交界性，20%～25% 为癌。

良性浆液性肿瘤（benign serous tumor）冰冻切片诊断通常不困难，主要组织学类型包括浆液性囊腺瘤、浆液性腺纤维瘤与浆液性表面乳头状瘤，其中囊腺瘤最常见，不同类型可以相互组合或混合出现。大约 15% 的肿瘤间质可有沙砾体。少数浆液性囊腺瘤可以出现局灶非典型性、上皮复层或出芽，但范围要少于 10%，这种情况下可能要延迟诊断，应等待石蜡切片充分取材，以除外交界性肿瘤（图 35-10，图 35-11）。

浆液性交界性肿瘤（serous borderline tumor）具有较宽的形态学谱系，其诊断标准缺乏量化，一般认为在无真正间质浸润的前提下，只要至少满足以下 4 点中的 2 点即可诊断：①乳头状结构；②上皮细胞复层或呈出芽状簇集；③上皮细胞簇从乳头脱落；④瘤细胞有异型性或核分裂活性。

浆液性交界性肿瘤伴微浸润的上限以往标准不完全统一，一般采用单灶最大直径 <5mm，允许多灶性浸润。微浸润的组织学特征是在交界性肿瘤上皮附近出现上皮芽或孤立的细胞巢，胞质丰富，嗜酸性。在冰冻切片中诊断微浸润很困难，如有怀疑，应该充分取材除外更大的浸润灶，通常要延迟诊断。如无明确浸润，一般在冰冻切片时不诊断。

腹膜种植可见于 40% 的交界性浆液性肿瘤，有外生性表面成分的肿瘤更常见。以往将腹膜种植分为非浸润性和浸润性，一般将前者称为种植，而将后者称为低级别浆液性癌。腹膜浸润性种植常伴有

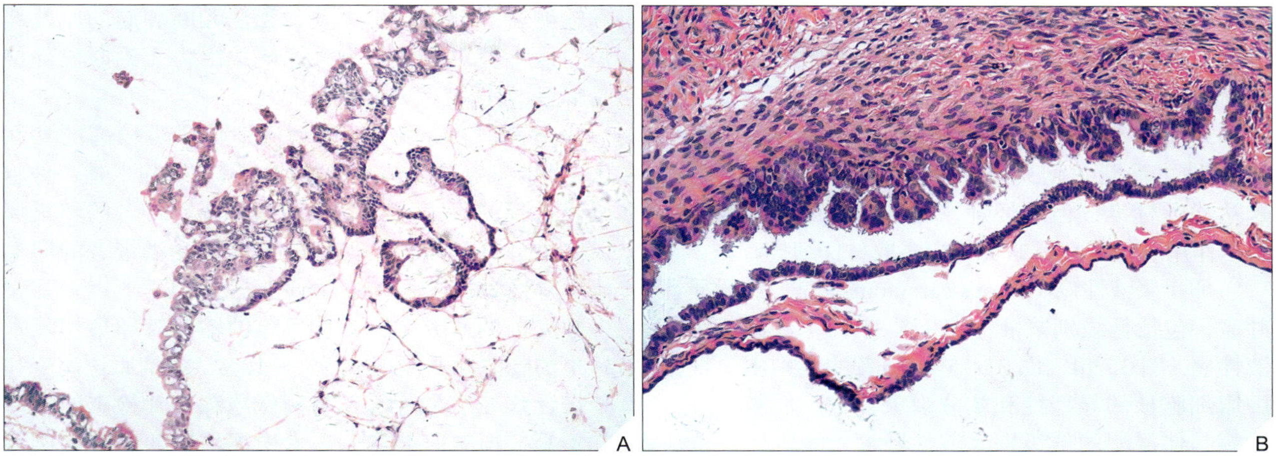

图 35-10　浆液性囊腺瘤局灶出现交界成分

A. 冰冻切片；B. 石蜡切片，图示浆液性囊腺瘤出现局灶非典型性、上皮复层或出芽

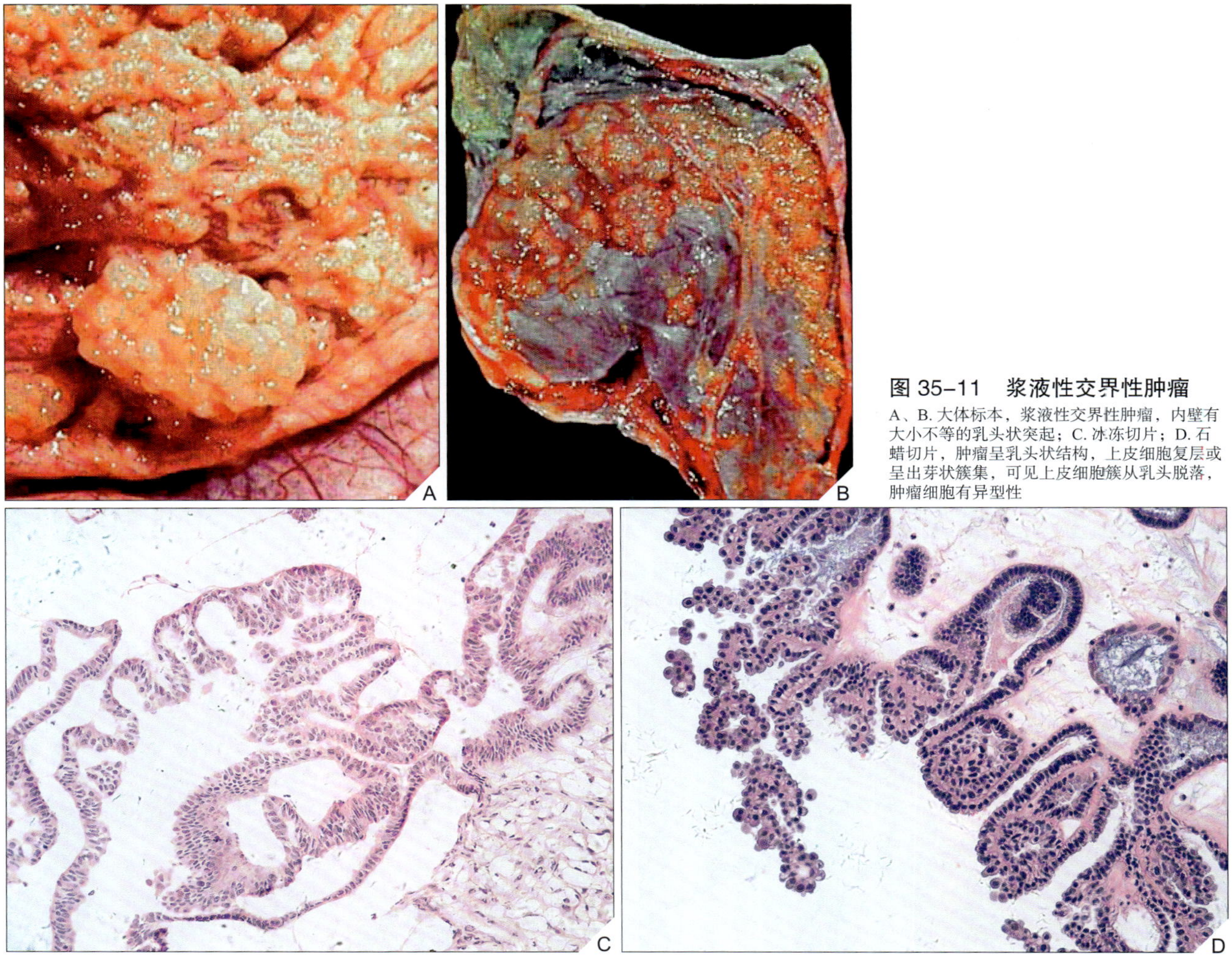

图 35-11　浆液性交界性肿瘤

A、B. 大体标本，浆液性交界性肿瘤，内壁有大小不等的乳头状突起；C. 冰冻切片；D. 石蜡切片，肿瘤呈乳头状结构，上皮细胞复层或呈出芽状簇集，可见上皮细胞簇从乳头脱落，肿瘤细胞有异型性

卵巢非浸润性微乳头癌，因此，当卵巢交界性肿瘤伴腹膜浸润性种植时，卵巢肿瘤应充分取材，以免遗漏卵巢中的微乳头癌或隐匿性的低级别腺癌。非浸润型种植分为上皮性和促纤维组织增生性两个亚型。在冰冻切片中，非浸润促纤维组织增生性种植与浆液性癌的鉴别非常困难，可以与临床医生交流，询问其剥离种植灶有无困难，如有困难，高度怀疑浸润性种植（低级别浆液性癌），反之则否。

微乳头型浆液性肿瘤的特点是从粗大的没有分支的乳头表面直接分出细长的丝状乳头结构，也可表现为筛状或实性结构，如果微乳头或筛状病灶的最大径达到或超过 5mm，或多于 10% 的肿瘤区域（多个切片），即可诊断微乳头型交界性肿瘤（图 35-12）。若未达诊断标准，但有怀疑，可告知临床医生，达到警示作用，但需在石蜡切片中多取材仔细排查。

卵巢浆液性癌（serous carcinoma）是一组异质性肿瘤，包括低级别浆液性癌（图 35-13）和高级别浆液性癌（图 35-14，图 35-15），两者的鉴别主要根据肿瘤细胞核的异型性和核分裂象计数。低级别浆液性癌是伴浸润的低级别浆液性肿瘤。沙砾体癌也属于低级别癌[11]。高级别浆液性癌即传统分类中的中低分化癌。低级别浆液性癌与高级别浆液性癌的临床表现和病理形态有很大不同，见表 35-3。

大部分浆液性癌发现时已为晚期，卵巢、腹膜和输卵管等部位均被累及，无法判断肿瘤的原发部位。这不会对患者有太大影响，因为无论原发部位是哪里，其治疗和预后都相似。

目前，在卵巢 / 输卵管癌遗传风险较高的女性中，预防性 / 降低风险的输卵管卵巢切除术是一种越来越常见的手术。*BRCA1* 基因突变携带者的卵巢癌风险估计高达 46%，*BRCA2* 基因突变携带者的卵巢癌风险约为 *BRCA1* 基因突变携带者的一半[12]。在大多数先前的研究中，降低风险的输卵管卵巢切除术标本的隐匿性恶性率在 5%～10%，包括原位病变和侵袭性病变。尽管这种病例做冰冻切片检查的概率并不高，但有时会遇到。术中评估这些高危病例为识别临床未发现的恶性肿瘤，特别是高级别浆液性癌提供了独特的机会，允许立即进行手术分期，并有助于避免二次手术。然而，它提出了几个挑战和潜在的诊断陷阱。术前影像可能具有误导性，因为

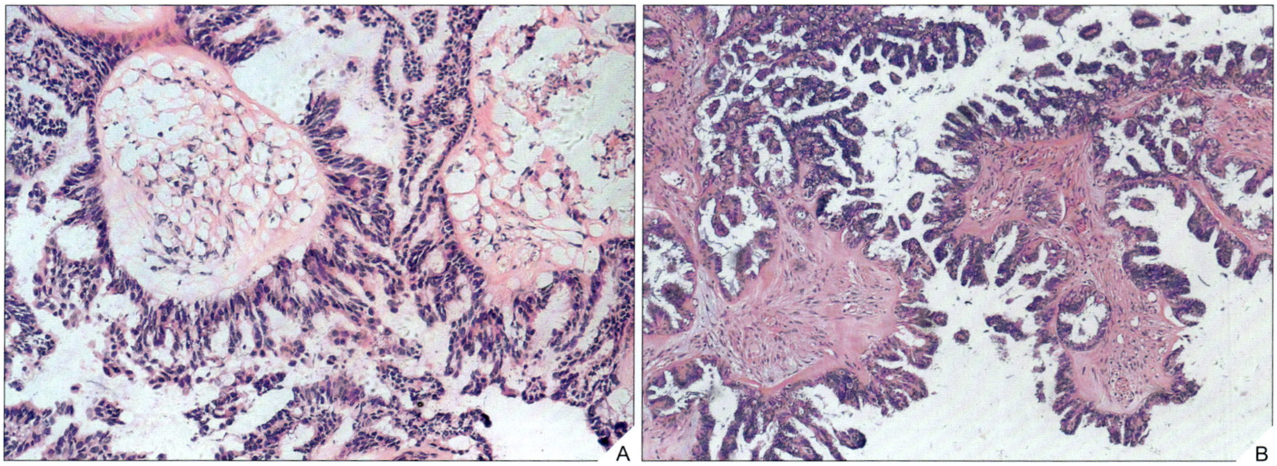

图 35-12　卵巢微乳头型交界性囊腺瘤

A. 冰冻切片；B. 石蜡切片，丝状微乳头附着于较粗的纤维性隆起处，即“水母头样结构”

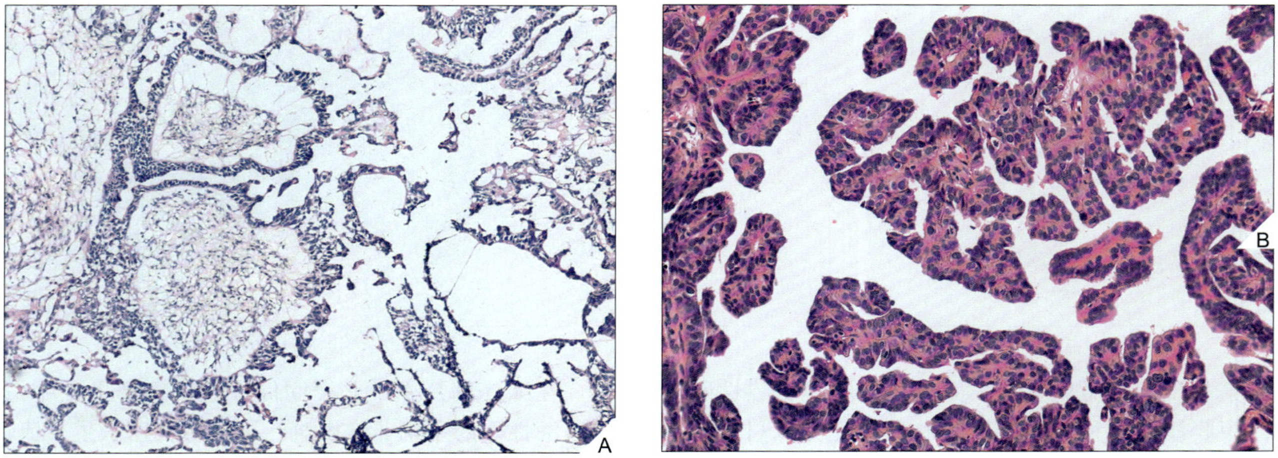

图 35-13　卵巢低级别浆液性癌

A. 冰冻切片，图示粗乳头和微乳头结构；B. 石蜡切片，图示为乳头结构

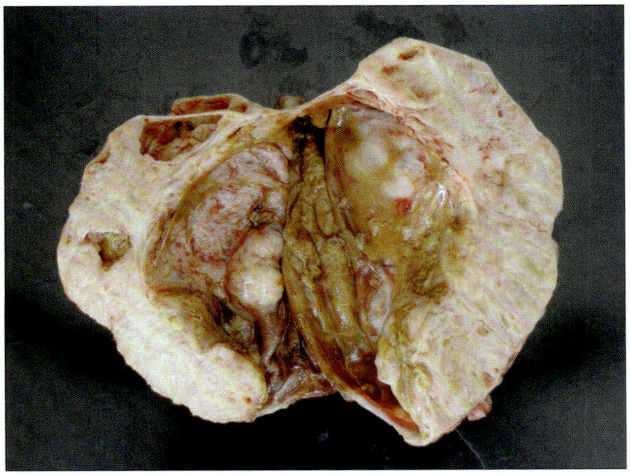

图 35-14　卵巢高级别浆液性癌

大体标本：卵巢呈囊实性，实性区质脆，灰白色

它可能无法正确识别盆腔肿块的起源，即子宫 / 肌层和附件。此外，很大一部分患者有乳腺癌的临床病史，在这种情况下，当冰冻切片评估中遇到形态上具有挑战性或意想不到的肿瘤时，转移性乳腺癌的高可疑指数可能导致更支持转移性乳腺癌。

与 *BRCA* 突变相关的高级别浆液性癌被描述为具有特征性的实性、假性子宫内膜样癌和移行细胞癌样的形态特征，这可能是因为转移性乳腺导管癌的筛状模式重叠，进一步使冰冻切片评估复杂化。此外，*BRCA1* 相关的肿瘤与非 *BRCA* 相关的肿瘤相比，具有更高的分裂指数、地图样或粉刺样坏死，以及更多的肿瘤浸润性淋巴细胞。具有筛状结构的其他肿瘤类型、成人粒层细胞瘤和类癌等也应在鉴别诊断时考虑（表 35-4）。其他部位的转移性肿瘤

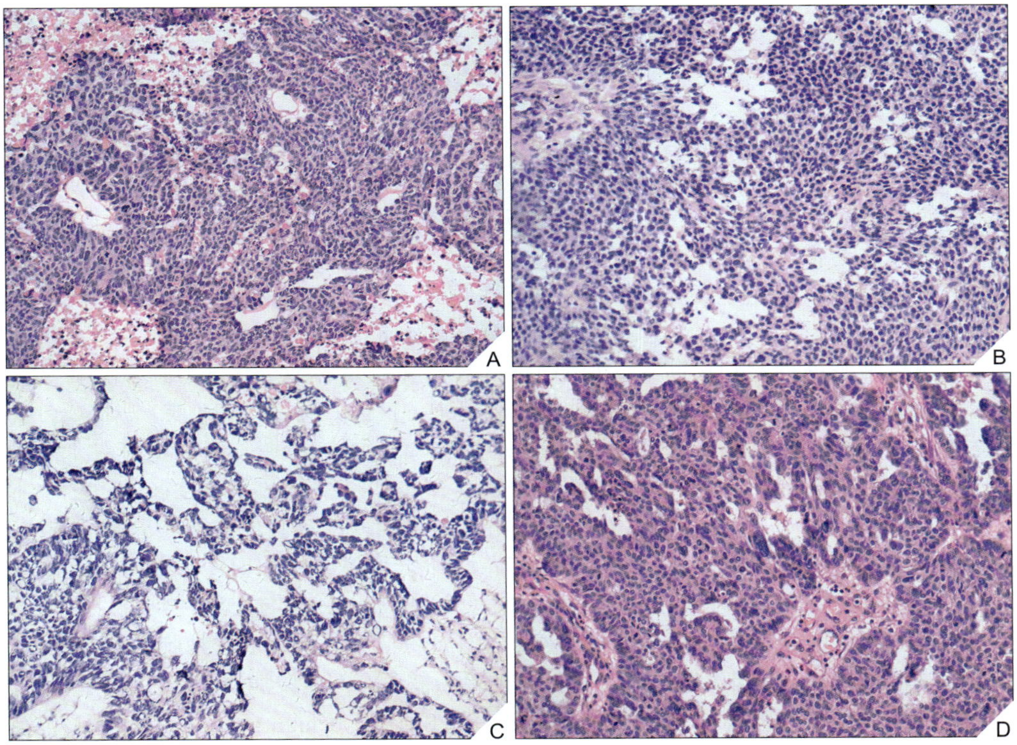

图 35-15　卵巢高级别浆液性癌

A. 冰冻切片，实性呈裂隙样空隙；B. 冰冻切片，实性或微囊结构；C. 冰冻切片，筛状和乳头状结构；D. 石蜡切片，图示高级别癌细胞核异形性明显

表 35-3　低级别与高级别浆液性癌的临床病理特征

	低级别浆液性癌	高级别浆液性癌
平均发病年龄（岁）	45～57	55～65
双侧发生率	75% 左右	84%
生长方式	主要表现为丰富的微乳头，少数可见巨乳头或其他形态	较大乳头伴复杂分支、腺样、筛状、裂隙状或实性，偶见微乳头
细胞大小	一致	不一致
细胞核	低级别	高级别（大小与形状相差 3 倍以上）
核分裂指数	低	高
坏死	缺乏	常见

表 35-4 具有筛状结构的卵巢肿瘤的鉴别诊断

	高级别浆液性癌（BRCA相关的伴SET）	转移性乳腺癌	内膜样癌	成年粒层细胞瘤	类癌（原发）
年龄	50～60 岁（*BRCA* 相关的肿瘤相对年轻）	50～70 岁	50～60 岁（平均 58 岁）	常见于绝经后（平均年龄 50～55 岁）	14～79 岁（平均年龄 53 岁）
双侧	常见	常见	≤ 17%	很少见	很少见（如果双侧考虑转移）
平均肿瘤大小（cm）	大小不等，<1～20	常 <5	15	10～12	大小不等
临床症状	无症状 / 盆腔肿块、疼痛、肿胀	无症状 / 罕见的盆腔肿块	无症状或盆腔包块 / 疼痛	骨盆包块 / 疼痛；激素（雌激素 > 雄激素）	可能是偶然的；1/3 的患者患有类癌综合征
核特征	明显的异型性，核仁突出；可见多核或奇异形核	中度至明显非典型性（IDC）或均匀小核（ILC）	核异型性不定；无核沟	最常见的是带有膜状皱褶和核沟的均匀淡染的细胞核	均匀的小而圆的核，染色质细颗粒状
细胞质和其他特征	可能存在空泡化；可见沙砾体	胞质内有“类靶”样物或印戒样细胞（ILC）	细胞质中等至丰富，可呈鳞化或黏液化生	细胞质少，细胞膜不清（黄素化肿瘤除外）	中等量胞质；可能显示黏液分化（杯状细胞癌）
坏死	常见	可见（ILC）	常见	可见	无

注：IDC，浸润性导管癌；ILC，浸润性小叶癌。

虽然不常见，但也可能与卵巢高级别浆液性癌相似，在冰冻切片时对诊断构成挑战。彻底回顾患者的临床病史和原发性肿瘤形态学对于避免潜在的陷阱至关重要。当有疑问时，保守的方法通常更有利，诊断的不确定性应该与外科医生沟通，以避免不必要的大规模分期手术。

小结：在冰冻切片上对卵巢肿瘤进行鉴别诊断时首先要考虑患者的年龄和肿瘤的大体表现。生育年龄或绝经后女性出现复杂的卵巢肿块时，临床医师可能怀疑是恶性肿瘤，然而，这些女性中有 75% 卵巢病变是良性的。

交界性肿瘤是病理医师在显微镜下的诊断。长期以来，由于病理医师对交界性肿瘤有不同的理解，诊断标准的掌握不一致，在实际工作中会出现诊断意见的不同，冰冻切片诊断与石蜡切片诊断不完全符合的情况时有发生。因此，对于交界性肿瘤的认识和诊断标准的掌握十分重要。

由于交界性肿瘤常含有良性区域，如果是大的囊性肿物，需要仔细检查囊内容物的颜色和黏稠度、囊壁厚度及囊内有无实性病灶。在术中取材有限，难以确定是否为癌浸润或上皮的内翻，报告时要留有余地，待石蜡切片多处取材检查以除外恶性。对于未婚、未孕或需要保留生育功能的女性，术中诊断交界性肿瘤涉及临床是否要切除子宫时，更要谨慎。

（二）黏液性肿瘤

卵巢黏液性肿瘤中约 80% 为良性，其余的大部分为交界性，黏液性癌在原发性卵巢癌中不足 5%。临床上，卵巢黏液性肿瘤有时具有内分泌表现，多数是由邻近肿瘤的卵巢肿瘤或间质分泌类固醇激素所致。

黏液性肿瘤是卵巢肿瘤中体积最大的，尤其是交界性肿瘤，直径常达 15～30cm，重量常≥4000g。其组织学的突出特点是肿瘤分化的异质性，在交界性肿瘤和腺癌中，良性、交界性和（或）恶性成分经常出现在同一肿瘤的不同区域。广泛取材对于准确诊断非常重要，尤其是结节区和实性区。由于手术中难以充分取材，因此，与其他类型卵巢肿瘤相比，黏液性交界性肿瘤和腺癌冰冻切片诊断的准确率较低，通常是低诊断[13]。良性与交界性黏液性肿瘤的区分主要依据组织结构复杂和上皮细胞的增生程度，浸润性癌的诊断需要有间质浸润或膨胀性生长。

良性黏液性肿瘤（benign mucinous tumor）包括黏液性囊腺瘤（图 35-16）、黏液性腺纤维瘤和黏液性囊腺纤维瘤，冰冻切片诊断通常不困难。黏液性肿瘤中常见腺体或囊腔破裂，形成黏液性肉芽肿，应该注意与卵巢假黏液瘤和间质微浸润鉴别[14-16]。少数黏液性囊腺瘤可以出现局灶非典型性，但范围要少于 10%，这种情况下可能要延迟诊断，待石蜡切片充分取材以除外交界性肿瘤。大约 25% 的病例最终诊断结果由良性肿瘤变为交界性肿瘤。

黏液性交界性肿瘤（mucinous borderline tumor）的定义与浆液性交界性肿瘤相同，即肿瘤上皮增生程度超过良性肿瘤，但不伴有间质浸润（图 35-17）。

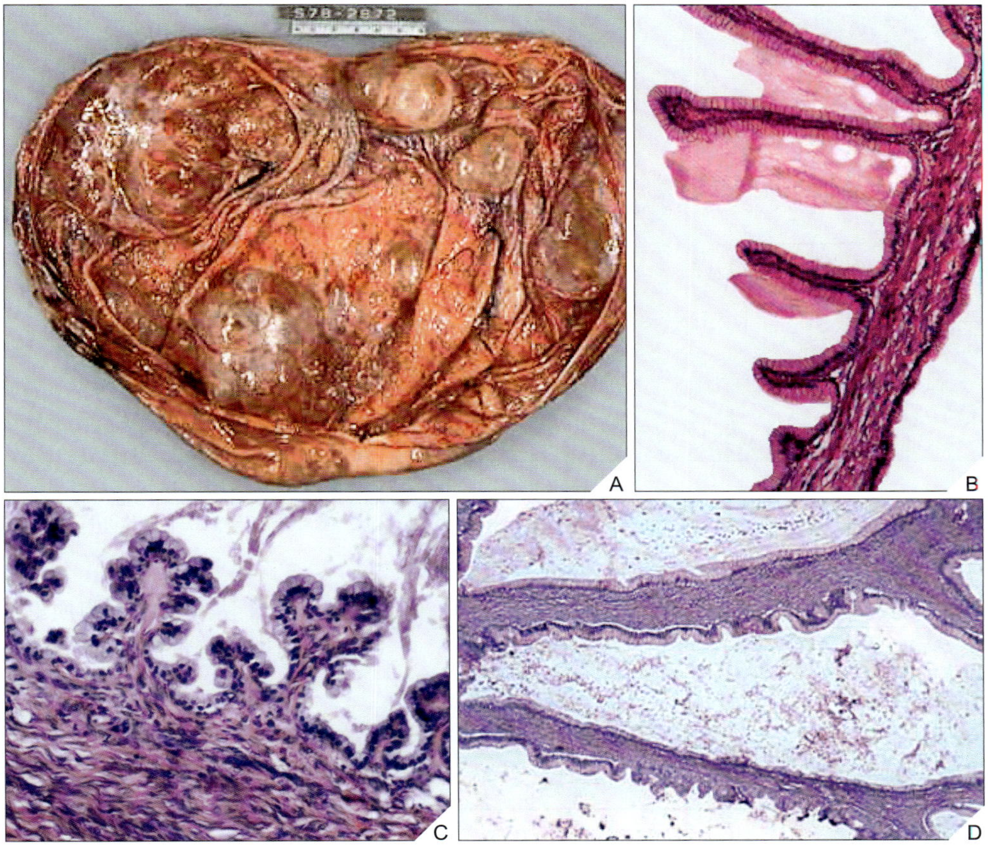

图 35–16　卵巢黏液性囊腺瘤

A. 大体所见，肿瘤为多房；B. 冰冻切片，图示单层高柱状黏液上皮；C. 冰冻切片，图示肠型或宫颈内膜上皮；D. 冰冻切片，图示伴或不伴乳头状结构

大体特征与良性和恶性黏液性肿瘤外观很难区别。

10%～25% 的黏液性交界性肿瘤伴有上皮内癌，是指黏液性交界性肿瘤中局部区域显示癌的细胞学特征，但无间质浸润（图 35-18）。尽管不同的研究中其诊断标准稍有不一致，但均认为有重度细胞异型性的非浸润性肿瘤为上皮内癌。此外，肿瘤中通常有明显细胞复层，并在腺腔内呈实性、乳头状或筛状结构，以及缺乏间质的细胞性乳头，核分裂象相对增多。但是，如果仅有上述生长方式，而无重度细胞异型性，不应视为上皮内癌。对于伴有上皮内癌者，要充分取材，以除外浸润癌，这在冰冻切片诊断时难以做到，通常要延迟诊断。

约 10% 的黏液性交界性肿瘤有间质微浸润。浸润灶有一个或多个，每个浸润灶的最大径均 <5mm。微浸润的组织学特征：①不规则腺体伴成纤维细胞性或水肿性间质；②间质内小的肿瘤细胞巢混有细胞外黏液；③透明腔隙内孤立的瘤细胞或微小的细胞巢。符合上述任何一项均可诊断。在冰冻切片中诊断微浸润有一定困难，应该充分取材除外更大的浸润灶，通常要延迟诊断。另外，肿瘤性腺体破裂形成黏液肉芽肿时，溢入间质内的黏液常含有肿瘤性上皮，

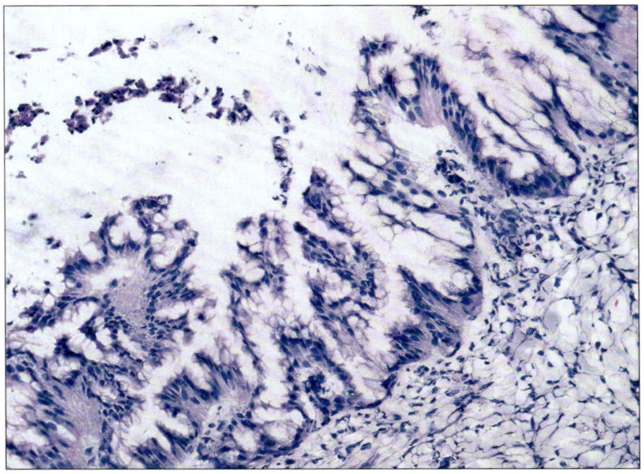

图 35–17　卵巢黏液性交界性肿瘤

冰冻切片，腺体内衬复层黏液上皮，局部拥挤

容易误诊为微浸润。

卵巢原发黏液性癌（mucinous carcinoma）很少见，所以对黏液性癌的诊断原则是先排除转移可能，然后考虑原发。卵巢转移与原发黏液性癌的区别见表 35-5。如果按表 35-5 的原则判断，在看切片前可正确判断 75% 的病例。原发癌一般为大的多房囊性

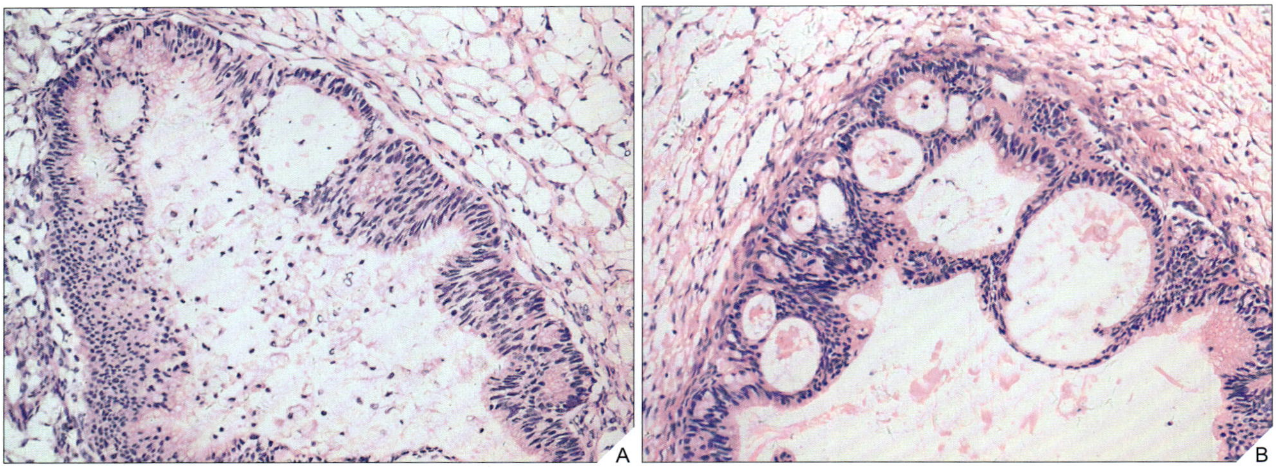

图 35–18 卵巢黏液性交界性肿瘤伴上皮内癌

A. 冰冻切片，图右侧为上皮内癌，细胞具有显著异型性；B. 石蜡切片

表 35–5 卵巢原发与转移黏液性癌的区别

	原发	转移
肿瘤大小	>10cm	<10cm，常 <5cm
双侧性	少见	常见
伴有腹膜假黏液瘤	一般无	常见

肿瘤，内含黏液。常有乳头状突起、结节或实性区，以及灶状出血、坏死（图 35-19）。卵巢黏液性癌按其分化程度不同，镜下所见相差很大，约 80% 的腺癌中同时可见交界性或良性囊腺瘤的成分，仅有 20% 的肿瘤全部由恶性成分组成。肿瘤的间质浸润 ≥ 5mm。高分化黏液性癌富含黏液，仅从细胞学难以辨认是恶性肿瘤细胞，必须要根据浸润性生长方式判断（图 35-20）。低分化黏液性腺癌恶性程度高，胞质含黏液较少，胞质红染而不透亮，在冰冻切片诊断中是有价值的形态学指征（图 35-21）。

良性、交界性和恶性黏液性肿瘤均可伴有附壁结节（mural nodules），结节可以是良性、恶性（包括未分化癌或肉瘤）或两者混合，绝大多数属于良性反应性改变。在冰冻切片中要对囊壁和附壁结节分别取材，并按部位分别报告。在少见情况下，如破裂后的卵巢黏液性肿瘤伴腹膜假黏液瘤（pseudomyxoma peritonei），指的是腹腔内存在广泛的胶冻样黏液。

通常来说，腹膜黏液性肿瘤绝大多数为继发性，绝大多数来自胃肠道，尤其是阑尾黏液性肿瘤。腹膜假黏液瘤是临床术语，不应作为病理诊断。但见到间质内黏液时，可与临床交流，排除转移可能。

腹膜黏液性肿瘤可以继发于任何类型的阑尾黏液性病变，包括上皮增生、不典型增生及浸润性腺

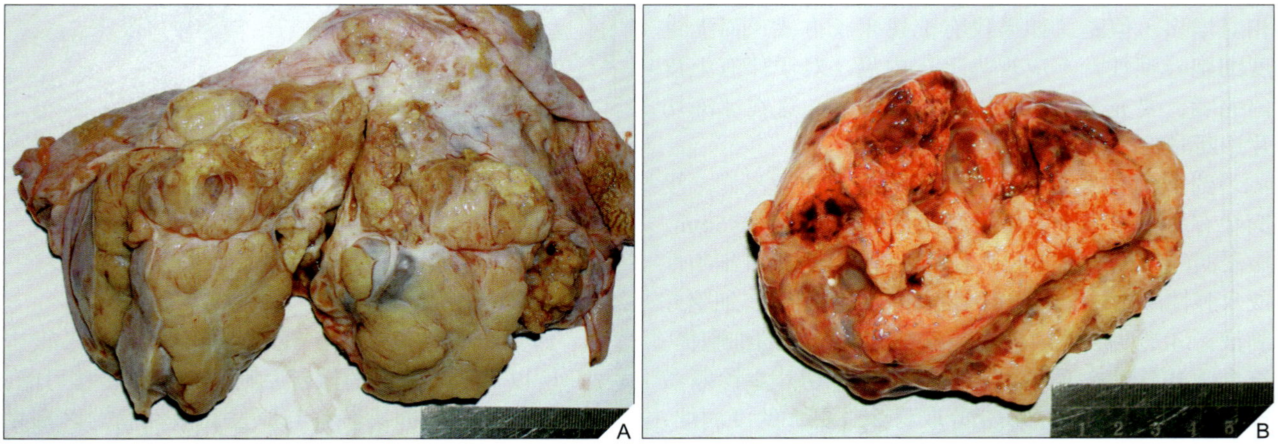

图 35–19 卵巢黏液性癌

A. 囊内多个乳头状突起或实性结节；B. 肿瘤局部有出血坏死

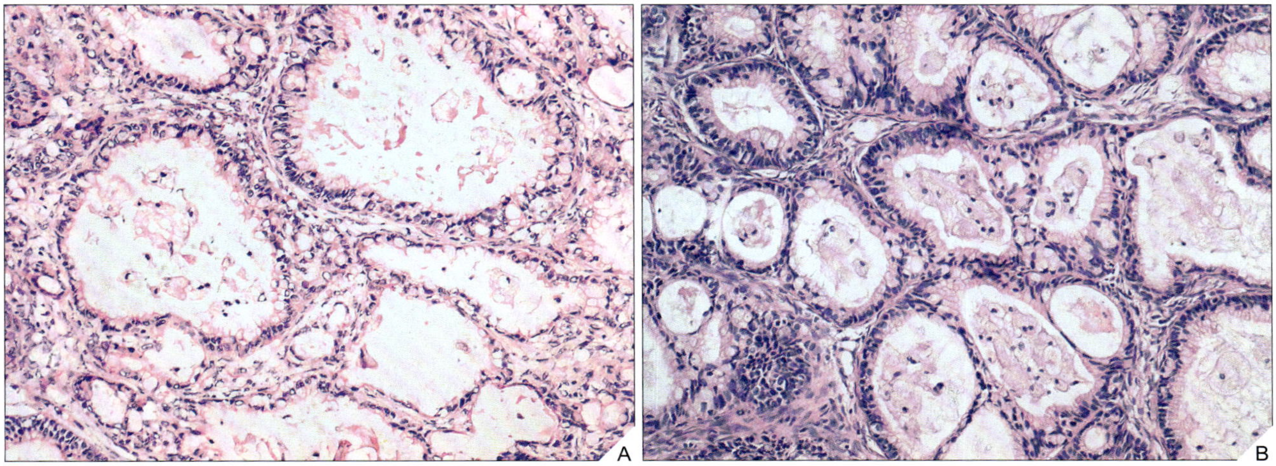

图 35-20　卵巢高分化黏液性癌

A. 冰冻切片；B. 石蜡切片，细胞形态貌似良性或交界性

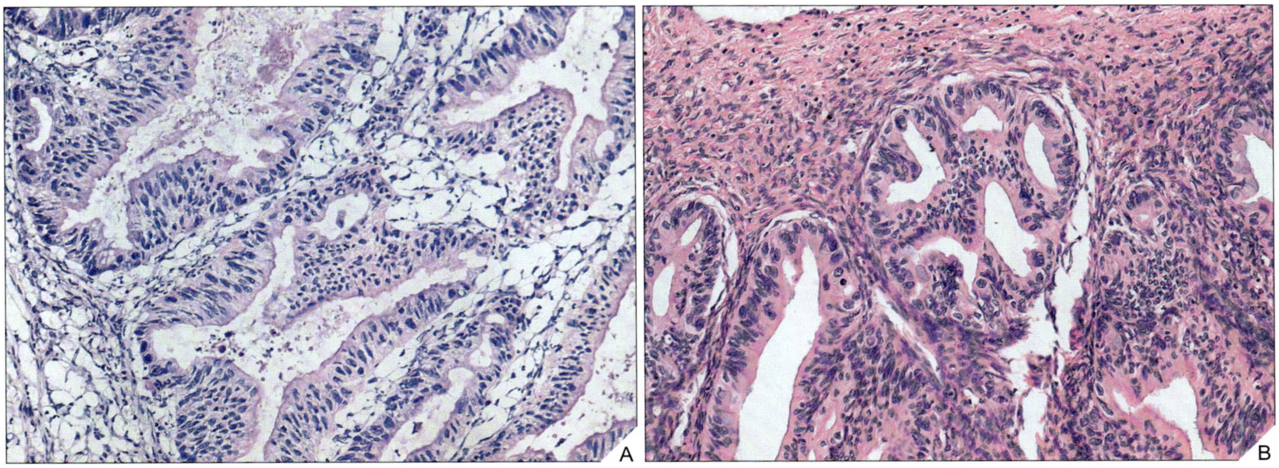

图 35-21　卵巢低分化黏液性癌

A. 冰冻切片，细胞异型性明显，细胞黏液较少，核复层，类似子宫内膜样癌；B. 石蜡切皮，图示肿瘤浸润性生长

癌，常累及一侧或双侧卵巢，其形态类似卵巢原发的黏液性囊腺瘤、肠型黏液性交界性肿瘤或黏液性癌（图 35-22）。需要与原发黏液性肿瘤破裂形成的无细胞黏液池鉴别。

腹膜黏液性肿瘤的预后取决于有无肿瘤性上皮及肿瘤细胞的形态。①如果腹腔沉积物中无肿瘤性上皮细胞，则临床通常表现为良性，预后较好；②如果上皮成分少，漂浮于黏液中，细胞形态类似于结

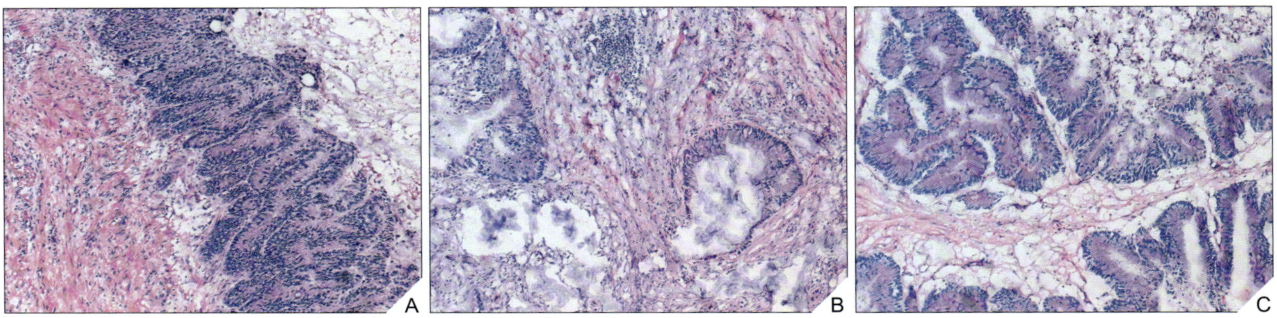

图 35-22　阑尾黏液性腺癌转移

A. 冰冻切片，图示阑尾黏液性腺癌；B. 冰冻切片，图示阑尾黏液性腺癌转移到卵巢；C. 冰冻切片，图示阑尾黏液性腺癌转移到网膜

肠增生性息肉或低级别腺瘤，则为低级别黏液性肿瘤，其行为是交界性；③中级别黏液性肿瘤与低级别肿瘤类似，但上皮细胞较后者丰富，至少部分细胞有中度到重度的核非典型性；④高级别黏液性肿瘤常可见大量具有高度核非典型性的上皮细胞，有时可见印戒细胞和明显的浸润。后两种形态的腹膜病变应该诊断为癌。

腹膜黏液性肿瘤的取材很重要，需要广泛取材。即使阑尾外观无异常，也应该进行彻底的组织学检查，以对病变中的上皮性质进行准确评估，并寻找肿瘤来源。如果伴有卵巢肿瘤，应该区分良性、交界性或恶性，并需要指出有无破裂。在术中冰冻切片诊断时，难以充分取材，有时需要等待石蜡切片。

小结：卵巢黏液性交界性肿瘤和癌有时难以鉴别，主要困难在于有无明显的间质浸润或膨胀性浸润。对于囊性肿瘤，所有的囊腔都要剖开进行肉眼检查，用于制作冰冻切片的组织应从实性区取材，并避开坏死区。在实性区域最有可能存在癌性病变。在黏液性肿瘤，实性结节中可能存在高级别恶性肿瘤，最常见的是间变性癌。如果肿瘤主要呈乳头状结构，应该在乳头融合的区域取材，显微镜下检查发现明显的间质浸润时可以诊断癌。同时，细胞明显恶性或弥散性生长时，也可诊断为癌。由于这些肿瘤需要广泛取材才能做出准确诊断，术中无法明确诊断时，冰冻切片可以诊断为“至少交界性肿瘤，或黏液性肿瘤性质待石蜡”。

很多非黏液性肿瘤含有黏液上皮（表 35-6），有些肿瘤黏液上皮占明显优势，以致掩盖肿瘤的性质，尤其是 Brenner 瘤和伴有异源性成分的支持 - 间质细胞肿瘤及浆黏液性肿瘤。在冰冻切片中鉴别困难，常常需要发倾向性诊断报告。

转移性黏液癌的大体和镜下表现多种多样，有的类似于原发性黏液癌，有的酷似良性或交界性肿瘤，充分取材可能发现诊断线索。提示转移癌的特征除表 35-5 所列指标外，常可见表面种植、异质性结节、血管浸润及明显的卵巢外病变。

（三）子宫内膜样肿瘤

卵巢子宫内膜样肿瘤常合并盆腔或卵巢子宫内膜异位，一些肿瘤可见两者的移行。良性和交界性子宫内膜样肿瘤主要呈腺纤维瘤结构（图 35-23，图 35-24）。交界性内膜样肿瘤尚没有明确的诊断标准，在实践中可以参照子宫内膜不典型增生的标准进行诊断。恶性者组织学类似子宫的内膜样腺癌。

卵巢子宫内膜样癌大体标本多数为囊实性，有的类似于囊腺瘤的表现，貌似良性，在冰冻切片取材时需注意（图 35-25）。

很多肿瘤中可以出现子宫内膜样腺体结构（表 35-7），术中诊断有两种情况容易误诊：一种是

表 35-6　含有黏液上皮的卵巢肿瘤

原发性肿瘤
肠型和子宫内膜样囊性肿瘤
伴有黏液性成分的混合细胞性上皮性肿瘤
黏液性类癌
畸胎瘤
伴有异源性成分的支持 - 间质细胞肿瘤
高钙血症型小细胞癌
Brenner 瘤
转移性肿瘤
发生于女性生殖道其他部位的黏液性癌
来自结肠、阑尾、小肠、胃、胰、胆管、膀胱和脐尿管的黏液性癌
来自阑尾的低级别黏液性肿瘤
黏液性类癌

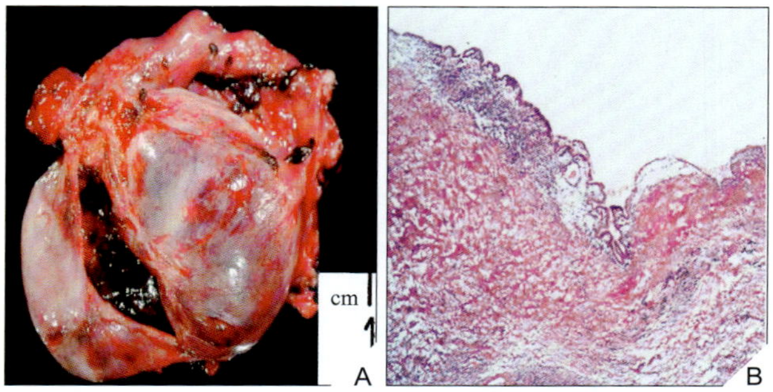

图 35-23　卵巢良性囊性子宫内膜样肿瘤
A. 大体标本，囊性肿物，内见血液；B. 冰冻切片，囊壁内衬子宫内膜样腺体和间质

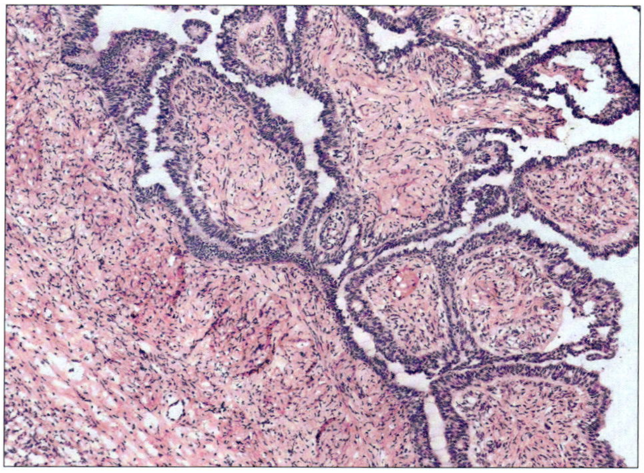

图 35-24　卵巢交界性子宫内膜样腺纤维瘤
冰冻切片，图示粗大乳头，被覆上皮类似子宫内膜不典型增生腺体

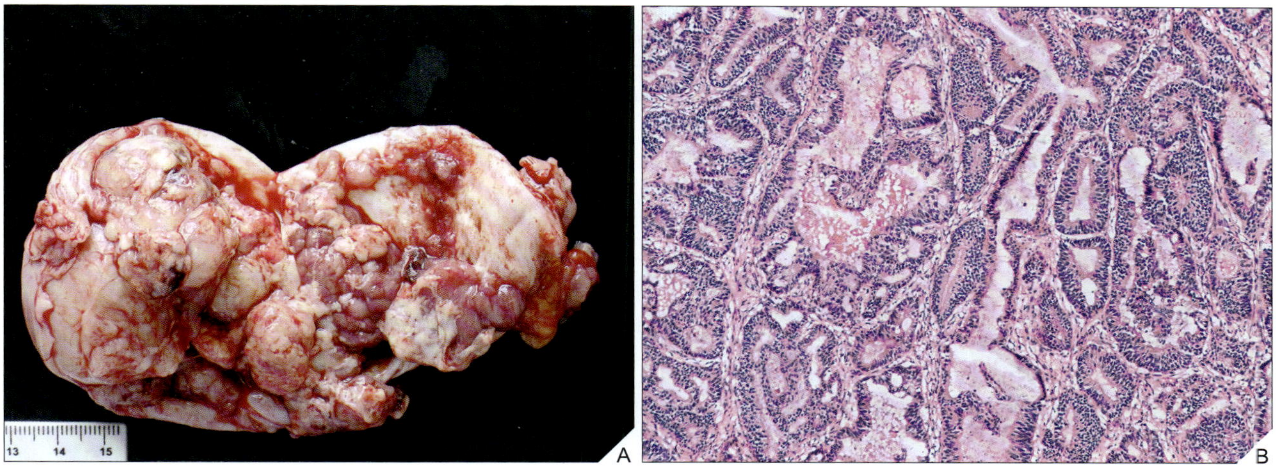

图 35-25　卵巢子宫内膜样癌

A. 大体标本，囊实性肿物，实性区切面灰白，局灶可见出血，囊性区囊内可见结节性或乳头状突起，还可见到内膜异位灶；B. 冰冻切片，类似子宫内膜样腺癌

表 35-7　可能出现子宫内膜样腺体结构的卵巢肿瘤

原发性肿瘤
子宫内膜样癌
黏液稀少的黏液性癌
子宫内膜样卵黄囊瘤
支持 - 间质细胞肿瘤
Wolffian 管来源的肿瘤
室管膜瘤
转移性肿瘤
发生在女性生殖道其他部位或子宫内膜异位症的子宫内膜样癌
典型和透明细胞性肠腺癌
胃肠道和其他部位，胰、胆道腺癌
来源于其他部位黏液稀少的黏液腺癌
乳腺癌

高分化内膜样癌；另一种是微腺型腺癌，有时与性索间质肿瘤，特别是粒层细胞瘤或支持细胞瘤相似。它们都可以出现索状和小梁状结构，腺体可能类似支持细胞小管，核可能有核沟，可伴有间质黄素化。内膜样癌多发生在 50 岁以上，出现鳞化有助于鉴别。取材时要特别注意识别囊性区，因为这些区域可能出现子宫内膜异位病灶。

还有一种少见的亚型，即性索样内膜样癌。性索样内膜样癌的平均发病年龄为 60 岁，其中 17% 的病例为双侧。术中肉眼见切面分叶状、实性、黄褐色、局灶出血，冰冻切片显示相对均匀一致的小肿瘤细胞在明显的纤维瘤样间质中形成腺管状、索状结构。肿瘤细胞具有轻度至中度的核多形性，核仁小，细胞质丰富，嗜酸性，核分裂活性低。管状结构的管腔内常可见致密的嗜酸性物质。

性索样内膜样癌的主要鉴别诊断是支持 - 间质细胞肿瘤，这是一种罕见的卵巢性索间质肿瘤，占所有卵巢肿瘤的不到 0.5%[17]。支持 - 间质细胞肿瘤绝大多数是单侧的。超过一半的患者有雄激素过多的表现：多毛症、阴蒂肿大和闭经。支持 - 间质细胞肿瘤的组织形态特征、生物学行为和临床意义因肿瘤分化的不同而有很大不同。在冰冻切片上识别间质细胞可以极大地帮助诊断，特别是在中分化和低分化的肿瘤中。间质细胞有圆形的细胞核和丰富的嗜酸性细胞质，含有脂褐色素。

性索样内膜样癌的鉴别诊断还应包括 Krukenberg 瘤，它通常是双侧的，可能主要表现为管状结构，也可能与间质激素的产生有关，类似性索样内膜样癌甚至支持 - 间质细胞肿瘤（表 35-8）。卵巢甲状腺肿具有微滤泡模式，可能很难与卵巢的内膜样癌相鉴别，尤其是在冰冻切片上。然而，缺乏核异型性、管腔内胶体物质和草酸钙晶体的识别通常可以解决诊断的不确定性。

冰冻切片诊断的直接临床意义取决于鉴别诊断中考虑的支持 - 间质细胞肿瘤分化，以及患者的年龄和未来生育的愿望。在老年患者中，支持 - 间质细胞肿瘤（中分化或低分化）和性索样内膜样癌都要进行完整的外科分期手术。然而，对于 I 期高分化支持 - 间质细胞肿瘤的年轻患者来说，保留生育手术可能是一种选择。

（四）透明细胞肿瘤

良性透明细胞肿瘤罕见。交界性透明细胞肿瘤不足卵巢交界性肿瘤的 1%，其组织学形态类似于

表 35-8 伴有性索样结构的卵巢子宫内膜样癌的鉴别诊断

	子宫内膜样癌	转移性印戒细胞癌（管状Krukenberg 肿瘤）	性索间质细胞瘤	卵巢甲状腺肿（伴微滤泡模式）
年龄	50～60 岁（平均 58 岁）	>50 岁（中位 68 岁）	常见于年轻女性（平均 25～30 岁）	最常见于生育年龄
双侧	≤ 17%	常见，约见于 60% 的病例	非常少见	少见
平均肿瘤大小（cm）	15	常 <10～12	12～14	<10
临床症状	无症状或盆腔包块 / 疼痛	与原发肿物相关的症状，不太常见盆腔肿块 / 疼痛	常见的激素表现（雄激素 > 雌激素）	盆腔包块 / 疼痛
鳞化	常见	无	无	无
黏液分化	不常见（无杯状细胞）	常见（有杯状细胞）	少见（胃型或肠型异源性成分）	无
坏死	常见	常见	可见（见于分化差的）	无

良性透明细胞腺纤维瘤，但腺体数量明显增多。小管或小囊衬覆细胞偶可复层，突向腔内或形成小的实性细胞团，可有轻到中度非典型性，核分裂象可达 3/10HPFs。当肿瘤中腺体明显增多并有实性细胞团和乳头状结构时，要考虑间质浸润的可能。由于理论上缺乏透明细胞癌和交界性透明细胞肿瘤之间腺体数量的界定，在石蜡切片和冰冻切片上二者均难以区别，在这种情况下，建议用倾向性诊断。这在术中诊断很有用，有利于及时做合理的分期手术，并进一步确定恶性特征。在少数情况下，内膜异位囊肿可见胞质透明的非典型细胞，有时与交界性透明细胞肿瘤很难鉴别，术中只能是倾向性诊断。

透明细胞癌（clear cell carcinoma）常见 4 种组织结构和 3 种主要癌细胞。组织结构包括囊管型、乳头状、团块型及混合型；细胞主要为透明细胞、鞋钉样细胞和嗜酸性细胞。此外，也可有立方细胞、扁平细胞或印戒样细胞，约 25% 的病例出现透明小体（图 35-26，图 35-27）。50% 或更多的透明细胞癌伴有子宫内膜异位，约 30% 的透明细胞癌起源于子宫内膜异位，这种类型的癌多为囊性。

乳头状透明细胞癌在冰冻切片甚至石蜡切片中均容易被误诊为浆液性交界性肿瘤或浆液性癌，因为后者更常见。透明细胞癌的诊断线索是出现均质的圆形小乳头，纤维血管轴心常发生玻璃样变。在术中鉴别困难时，可用“交界性上皮性肿瘤，不能

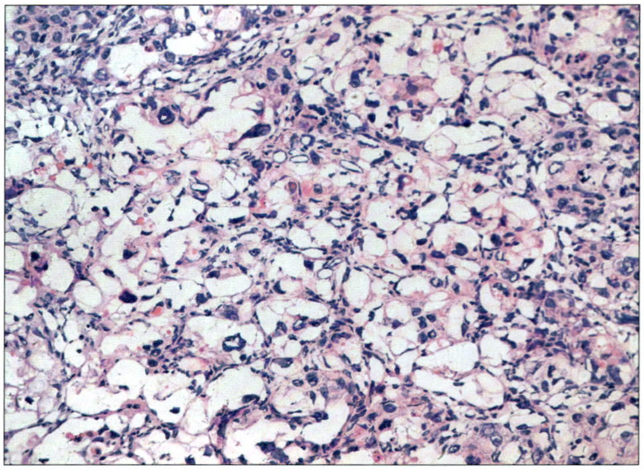

图 35-27 卵巢透明细胞癌

冰冻切片，透明细胞呈实性片状排列

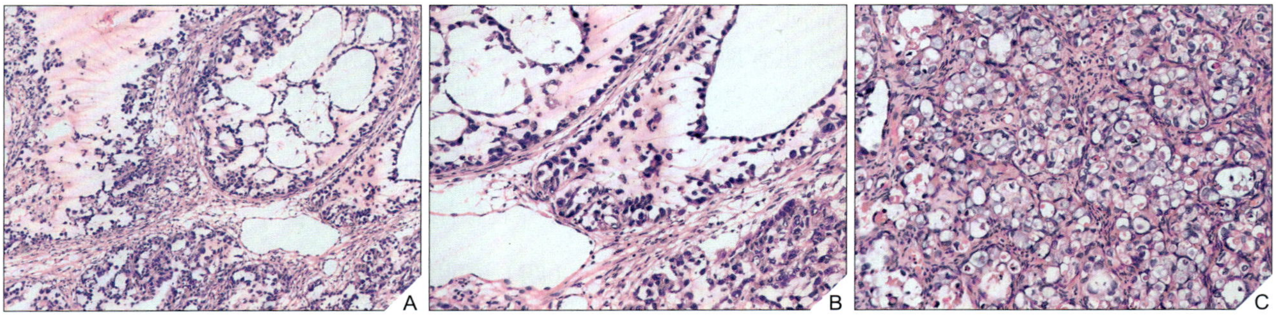

图 35-26 卵巢透明细胞癌

A，B. 冰冻切片，图示管囊状结构，腔内乳头及鞋钉样细胞；C. 石蜡切片，图示小腺腔内的“靶样小体”

除外透明细胞癌”的诊断，以促使分期手术的及时进行。团块型呈实性片块结构，主要为透明细胞和嗜酸性细胞。在冰冻切片诊断中较容易肯定诊断为恶性肿瘤，需要与转移性肾透明细胞癌鉴别。后者有丰富的血窦样血管，没有鞋钉样细胞。嗜酸性细胞型主要或完全由嗜酸性细胞构成，在冰冻切片中，胞质嗜酸性不容易辨认，诊断中难以确诊组织学类型。混合型为上述类型混合存在，偶尔出现与卵黄囊瘤相似的网状结构，在冰冻切片中取材有限，有时难以区别，甚至在石蜡切片中也难以确诊，需多处取材，做免疫组化以资鉴别（表 35-9，表 35-10）。总之，冰冻诊断透明细胞癌要非常谨慎，诊断除常受上述因素影响外，还受冰冻脱水影响。许多时候不需要特别指出透明细胞癌，只要鉴别良恶性便可。但当出现囊腺型透明细胞癌时，很容易与良性肿瘤混淆，此时注意至少要给临床这样的提示。

（五）Brenner 瘤

这是一类向尿路上皮或其肿瘤分化的上皮性肿瘤，分为①良性：包括 Brenner 瘤和化生亚型；②交界性 Brenner 瘤；③恶性 Brenner 瘤。卵巢是否存在真正原发的移行细胞癌受到质疑，2014 年 WHO 卵巢上皮性肿瘤分类中取消了移行细胞癌的名称。对于镜下显示的移行细胞样形态的肿瘤，应注意是否为高级别浆液性癌、内膜样癌及继发性肿瘤等[18, 19]。

Brenner 瘤妇科检查为质硬的肿瘤，超声检查为实性或囊实性肿物。手术中所见为实性肿瘤，质硬。临床上难以确定肿瘤性质，因此常常在手术中送检冰冻切片。典型 Brenner 瘤组织学诊断不困难，有两种组成成分——上皮巢与致密纤维结缔组织。约 30% 的肿瘤伴黏液性或浆液性囊腺瘤，偶尔伴成熟囊性畸胎瘤（图 35-28）。

交界性 Brenner 瘤的诊断标准在文献中不一致，冰冻切片诊断比较困难，常常需要延迟诊断。主要诊断标准是呈乳头状的移行上皮增生并突入囊腔，

表 35-10　可能出现透明细胞的卵巢肿瘤和瘤样病变

原发性肿瘤
透明细胞癌
子宫内膜样癌
高级别浆液性癌
Brenner 瘤
无性细胞瘤
卵黄囊瘤
卵巢甲状腺肿
恶性黑色素瘤
支持细胞瘤
类固醇细胞瘤
上皮样平滑肌肿瘤
转移性肿瘤
发生在女性生殖道其他部位的透明细胞癌
肾细胞癌
肠透明细胞癌
恶性黑色素瘤
瘤样病变
子宫内膜异位症的 Arias-Atella 反应
上皮性包涵腺体和囊肿伴有水肿改变

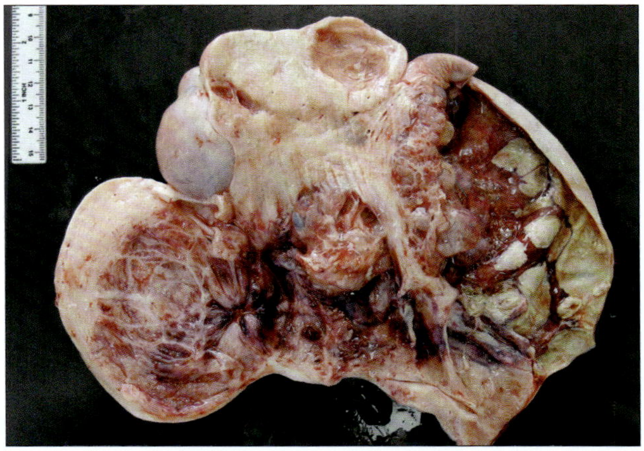

图 35-28　卵巢 Brenner 瘤伴黏液性囊腺瘤
图上方灰白色区域为 Brenner 瘤

表 35-9　卵巢透明细胞癌与卵黄囊瘤的鉴别诊断

	卵黄囊瘤	透明细胞癌
易发人群	儿童和年轻女性	老年女性
鞋钉样细胞	少	多
透明细胞	少	多
乳头结构	单个、单一，无分支	多个而复杂的分支结构
	突入一个不规则网状间隙	乳头突入一规则的囊内或管内，乳头轴心有嗜伊红玻璃样变性的结缔组织

或普通 Brenner 瘤的上皮巢细胞有核非典型性，但无间质浸润。

恶性 Brenner 瘤与交界性 Brenner 瘤的区别在于出现了间质浸润。组织学上，恶性 Brenner 瘤有两种表现：①肿瘤中除了良性或交界性 Brenner 瘤成分外，可见恶性上皮成分间质浸润，最常见的是类似尿路浸润性移行细胞癌，也可以是鳞癌或未分化癌；② Brenner 瘤合并黏液性囊腺瘤，黏液上皮恶性变，呈黏液腺癌改变。由于此瘤的上皮细胞见有核沟，在术中诊断时可能误诊为粒层细胞瘤。

（六）浆黏液性肿瘤

浆黏液性肿瘤是指由两种或两种以上米勒管上皮构成的肿瘤。通常由浆液性和宫颈内膜型黏液上皮构成，有时也可出现子宫内膜样细胞、透明细胞或鳞状细胞。

浆黏液性交界性肿瘤一般直径平均 10cm，常表现为乳头状囊腺瘤，单房或有 3～4 个房，内壁有乳头状突起。有时可见子宫内膜异位灶。镜下所见类似浆液性交界性肿瘤，常呈现复杂而明显的乳头状结构，上皮细胞排列呈复层或出芽状簇集。细胞类型主要是宫颈内膜样柱状黏液细胞及多边形细胞，常混有其他米勒管型细胞，如浆液性（纤毛细胞）、子宫内膜样和鳞状上皮。核轻到中度异型，核分裂少见。几乎所有肿瘤中都可见中性粒细胞浸润。可显示微乳头结构、间质微浸润和淋巴结受累，但无胃肠上皮分化，不伴发腹膜假黏液瘤。

（七）中肾管样腺癌和混合型癌

中肾管样腺癌是一种呈现中肾样分化，最近认知的卵巢腺癌，其发病机制不明，有学者认为，部分肿瘤发生于卵巢旁区域的中肾残迹，其他肿瘤可能来自米勒管癌并呈现继发性中肾样分化，具体形态特征和诊断要点参阅第二十五章。冰冻切片检查时，不要求明确诊断，只要诊断为恶性上皮性肿瘤即可。

（八）卵巢转移性肿瘤

肿瘤从卵巢外播散而来，又称继发性肿瘤，常来自输卵管、子宫等邻近的生殖道部位，亦可来自胃肠道与乳腺等多个器官。卵巢转移瘤通常发生在原发性肿瘤诊断后的几年内，是恶性肿瘤的晚期表现，但输卵管癌是一个例外，经常以卵巢肿瘤为首发症状。

1. 病理特征　卵巢转移性肿瘤大体特征变化很大。最有帮助的特征是双侧卵巢受累，以及卵巢实质或表面出现多发的大结节（图 35-29）。转移性肿瘤中 65%～75% 为双侧性，原发性浆液性和未分化癌也常为双侧，但黏液性和子宫内膜样肿瘤双侧发生比例少于 15%。因此，当双侧肿瘤为黏液性或子宫内膜样癌时，多数为转移性肿瘤。

双侧卵巢转移性肿瘤常常大小和质地各异，较大者可见出血和坏死区。当转移瘤较小时，卵巢外观上可表现正常。转移性肿瘤可为实性或囊性，尽管囊性结构更可能为原发性肿瘤，但不能排除转移。有时原发性肿瘤为实性，转移瘤却呈囊性。

来自输卵管伞端的卵巢继发性浆液性腺癌多表现为双侧卵巢肿物，绝大多数伴有盆腔多脏器浆膜受累。相比之下，输卵管往往表现温和而隐匿，只在很少的病例中形成显著的大肿物。

转移性肿瘤绝大多数是腺癌，其组织学形态主要取决于其原发性肿瘤的部位与类型，常见的特征是多结节性生长和卵巢表面出现肿瘤种植。卵巢表

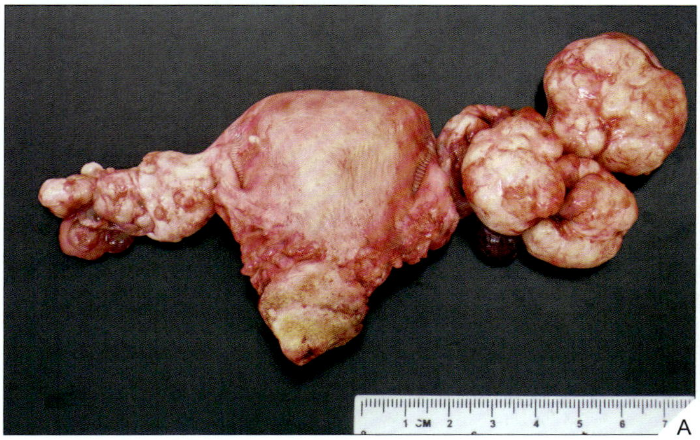

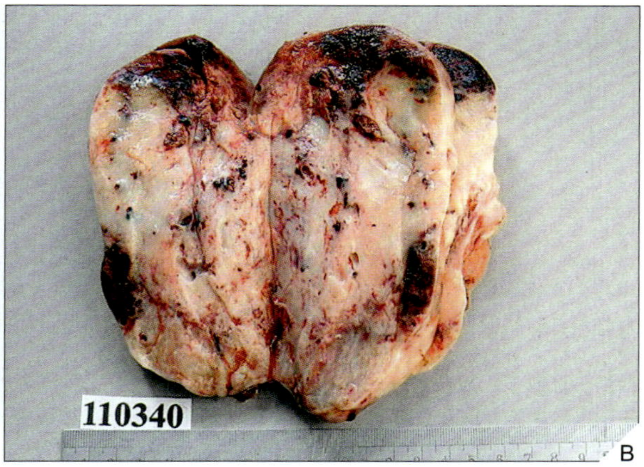

图 35-29　卵巢转移癌大体标本

A. 双侧卵巢出现大小不等的结节；B. 肿瘤有出血和坏死

面种植主要为局灶性结节，结节周围纤维组织增生，也可表现为单个或成簇的癌细胞浸润。出现瘤组织侵犯淋巴管或血管常提示转移性病变。其他特征为局限于髓质的小肿瘤，可以浸润卵泡结构。转移性肿瘤没有从良性增生到恶性的过渡。肿瘤结节周围出现明显的黄素化应怀疑转移癌。

表 35-11 归纳了卵巢原发性和转移性肿瘤的大体和组织学特征，根据这些特征，可对 81%～90% 的卵巢黏液性癌和低级别腺癌做出正确分类[20]。

2. 手术中病理诊断难点

（1）卵巢转移性肿瘤常常引起间质黄素化，可有不规则子宫出血或男性化等内分泌表现，可能导致临床上原发性肿瘤的假象，误导手术中病理诊断。

（2）有些转移性肿瘤主要呈囊性，大体上与原发性肿瘤无法区别。

（3）有些转移性肿瘤，尤其是转移性黏液性肿瘤，可能出现交界性或良性上皮的形态，与原发性肿瘤极其相似（图 35-30）。

（4）很多转移性肿瘤中出现腺管状或滤泡样腔隙，类似于原发性肿瘤，特别是性索间质肿瘤。

（5）转移性肿瘤引起卵巢间质纤维组织增生呈纤维肉瘤样结构，而肿瘤细胞较少时，在冰冻切片上不易识别，需要术后充分取材并结合免疫组化染色方能明确诊断（图 35-31）。

（6）在很多情况下，卵巢中可能出现印戒样细胞（表 35-12），在冰冻切片上有时难以明确其性质。

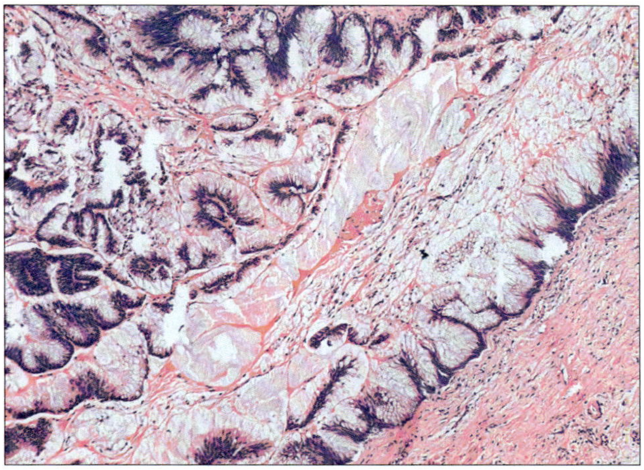

图 35-30 卵巢转移性阑尾黏液腺癌

石蜡切片，形态与卵巢原发性黏液性交界性肿瘤相似

3. 手术中病理评估的注意事项

（1）卵巢转移性肿瘤的诊断在不同程度上取决于临床病史，如果已知存在卵巢外恶性肿瘤，出现一个或多个卵巢肿瘤时，就容易做出正确诊断。

（2）术中病理诊断时要仔细评估卵巢肿瘤的大体和镜下特征，如果出现卵巢原发性肿瘤不常见的播散方式，尤其是出现卵巢外肿瘤，如肺、肝及腹膜等部位肿瘤，则应该考虑到转移性肿瘤的可能性，并在术中或术后寻找卵巢外原发性肿瘤。

表 35-11 有助于鉴别卵巢原发性肿瘤和转移性肿瘤的临床、大体和组织学特征

特征	转移性肿瘤	原发性肿瘤
卵巢外原发性肿瘤病史或临床证据	常有 *	少有 **
卵巢外病变	常见	少见
双侧性	常见	少见
肿瘤 >10cm	少见	常见
镜下见表面受累或表面黏液	常见	少见
多结节浸润性生长	常见	少见
胶样外观	有时可见	少见
血管淋巴管浸润	有时可见	少见
单个细胞浸润间质	有时可见	少见
出现米勒管型上皮	少见	有时可见
伴有畸胎瘤、子宫内膜异位、腺纤维瘤或 Brenner 瘤 #	少见	有时可见
附壁结节	无	有时可见

* 有些病例的原发性肿瘤最初可能是隐匿的，经临床检查才能发现。
** 原发性肿瘤的可能性总是存在的。
# 其他肿瘤也可以转移到这 4 种肿瘤中。

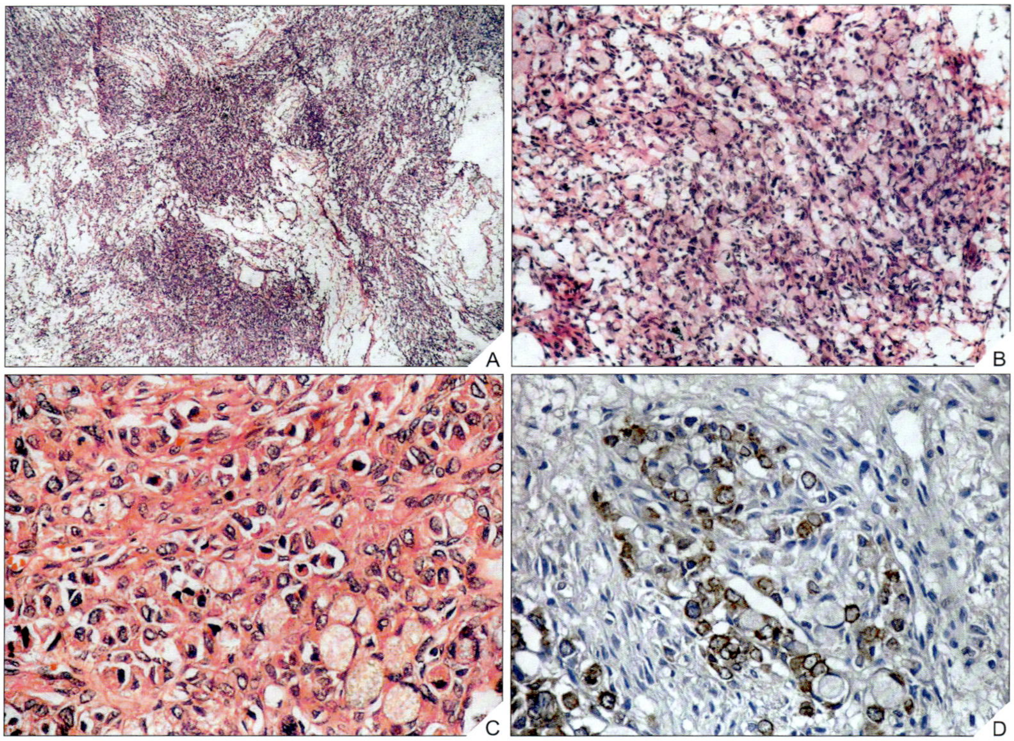

图 35-31　卵巢转移性胃印戒细胞癌

A. 冰冻切片，图示大量梭形细胞，间质水肿；B. 冰冻切片，梭形细胞中有柱状印戒样细胞；C. 石蜡切片，图示印戒样细胞；D. 免疫组化染色，印戒样细胞 CK 阳性

表 35-12　含有或可能出现印戒样细胞的卵巢病变

转移性肿瘤
纯粹或主要由印戒细胞构成的肿瘤（Krukenberg 瘤）
来源于胃
来源于肠
来源于阑尾
来源于胆道系统
来源于乳腺
来源于其他部位
原发性肿瘤
上皮性癌
黏液性神经内分泌癌
硬化性间质瘤
印戒细胞间质瘤
微囊性间质瘤
支持 - 间质细胞肿瘤
腺瘤样瘤
恶性间皮瘤
上皮样平滑肌肿瘤
高钙血症型小细胞癌
其他少见和罕见肿瘤
瘤样病变
嗜黏液卡红性组织细胞增生症
伴有水肿改变的表面上皮腺体和囊肿
异位蜕膜

（3）应该仔细检查卵巢表面，寻找是否有散在的种植病灶。

（4）如果卵巢邻近的附件组织有分离的结节，则卵巢肿瘤可能是转移性的。

（5）术中评估时由于取材有限，有时难以确定肿瘤是原发性还是转移性，甚至导致错误诊断。

4. 小结　对卵巢肿瘤作冰冻切片诊断时，首先要知道病变是单侧性还是双侧性，这一点对于黏液性肿瘤尤为重要。如果双侧卵巢受累，应考虑是否为转移性肿瘤。转移性肿瘤通常小于 10cm，但也有例外。Seidman 等报道仅根据肿瘤大小（大于 10cm 或小于 10cm）和是否为双侧性，可以将 90% 的卵巢黏液性肿瘤分类[21]。仔细检查卵巢的表面非常重要，然而囊壁光滑并不能除外转移性肿瘤。如果在卵巢表面或腹腔内其他部位有丰富的黏蛋白（腹膜假黏液瘤），肿瘤的起源最有可能是阑尾，即使阑尾大体上没有明显的病变[22, 23]。肿瘤切面呈多结节状生长，伴有实性和囊性区及大量的坏死时支持转移性肿瘤。浸润性生长、肿瘤结节形态多样，单个细胞浸润和印戒细胞的出现通常提示为转移性肿瘤；然而，上述特征单独出现时并不能诊断为转移性肿瘤。

在结肠癌和肠型胃癌，其他有用的组织学特征包括花环状和筛状生长、腺体节段坏死及腔内污秽的坏死物，以及低级别组织结构背景下的高级别核。

当发现印戒细胞时，应首先考虑 Krukenberg 瘤，并告知外科医生可能的原发部位，依次为胃、结肠、乳腺、胆道等。原发性卵巢腺纤维瘤性肿瘤中可能出现印戒样细胞，与 Krukenberg 瘤比较，在这些肿瘤中印戒样细胞排列更规则并且不出现淋巴管浸润。管状 Krukenberg 瘤有时与性索间质肿瘤非常相似，二者均具有明显的纤维瘤性 / 成纤维细胞性背景、小管状排列的印戒样细胞，以及常有明显的间质黄素化[24-27]。

转移性胰腺癌和胆管癌也需要与原发性卵巢肿瘤相鉴别，二者无论是大体还是显微镜下表现都很相似。良性、交界性与癌的区域常常并存，类似的组织学形态通常出现在原发性卵巢黏液性肿瘤中。最后，在具有高分化组织结构的肿瘤中出现高级别核时，应该怀疑为转移性肿瘤。尽管具有这些有用的特征，但冰冻切片在鉴别原发性和转移性恶性肿瘤的准确率仅达到中等程度。

三、性索间质肿瘤

卵巢性索间质肿瘤（ovarian sex cord stromal tumor，SCST）是一组由不同分化程度的粒层细胞、卵泡膜细胞、支持细胞（Sertoli cell）、间质细胞、纤维细胞和各种黄素化细胞等性索间质成分单独或混合构成的肿瘤[28]，占全部卵巢肿瘤的 5%～10%。此类肿瘤有以下特点[17]。

（1）由于性索是一种特殊化间质，具有向男性性索和女性性索分化的能力，发生肿瘤时，其形态表现比较复杂多样，所以组织学亚型比较多。

（2）性索间质细胞可以单独或混合构成肿瘤。向女性性索分化的肿瘤中，粒层细胞与卵泡膜细胞常常合并在一起，而向男性性索分化的肿瘤中，支持细胞与间质细胞也可同时存在。不同类型肿瘤由于肿瘤细胞不同而有各种不同的临床表现。

（3）部分卵巢性索间质肿瘤具有内分泌功能，但其内分泌特征复杂多样，形态与功能表现并非完全一致。患者可出现雌激素或雄激素分泌紊乱的症状。

（4）此类肿瘤的临床经过一般呈良性或低度恶性，其生物学行为主要根据肿瘤细胞分化程度来确定。例如，分化良好的支持细胞瘤属于良性肿瘤，而分化差的肉瘤型则为恶性肿瘤。粒层细胞的生物学特性和分化程度亦有关系，除肉瘤型粒层细胞瘤外，一般认为是低度恶性的肿瘤。

值得注意的是，幼年型粒层细胞瘤的病理形态学表现有细胞异型性，核分裂象增多，容易误认为恶性肿瘤，而 95% 的幼年型粒层细胞瘤在临床上呈良性经过，仅 5% 表现为恶性。因此，在病理诊断时要结合患者年龄等相关信息。

卵巢质硬的实性肿瘤在手术中送检快速病理诊断有五种：①腺纤维瘤；② Brenner 瘤；③卵泡膜瘤；④纤维瘤；⑤硬化性间质瘤。其共同特点是细胞呈梭形，胶原成分多，多为良性肿瘤。鉴别要点见相关章节。

（一）粒层细胞瘤

粒层细胞瘤（granulosa cell tumor）分为成年型和幼年型，两者有不同的临床和病理特征。

1. 成年型粒层细胞瘤（adult granulosa cell tumor） 占粒层细胞瘤的 95%。多发生在绝经后妇女，极少数发生于青春期前。临床表现为绝经后出血，发生在青年前期的儿童时，大约 75% 的病例伴有女性假性性早熟。

肿瘤大小差异很大，平均直径 12.5cm，表面有包膜，光滑或分叶状；切面：微黄色或褐色，多数为囊实性或实性肿瘤，极少数为囊性肿瘤。在大的肿瘤内常有出血，但坏死少见。质地较韧，有别于高度恶性肿瘤。

成年型粒层细胞瘤冰冻切片诊断要点：①准确辨认粒层细胞，典型的粒层细胞为多角形或卵圆形，常有核沟，大小形态较一致，偶见奇异形核，核分裂象不常见，有的可见 1～2/10HPFs。一般胞质稀少，有的胞质较宽，嗜酸性或淡染（黄素化）。②粒层细胞呈“石榴籽”样排列。③有不同的生长方式与组织学类型，如滤泡型（图 35-32）、小梁状、岛屿状、水绸状、脑回状和弥漫型（肉瘤样）等，在同一肿瘤中可能以某一种类型为主或几种类型同时存在。弥漫型（肉瘤样）为低度分化的肿瘤，瘤细胞呈肉瘤样，核沟不明显。此型成年型粒层细胞瘤在石蜡切片诊断时都很困难，在冰冻切片诊断中，常常要延迟诊断。

成年型粒层细胞瘤有多种组织结构，可能在诊断上出现许多问题（表 35-13～表 35-17）。

2. 幼年型粒层细胞瘤（juvenile granulosa cell tumor） 较少见，约占卵巢粒层细胞瘤的 5%。患者平均年龄 13 岁（0～65 岁），其中 30 岁以下占 97%。大多数患者在发病早期有女性假性性早熟表现。

幼年型粒层细胞瘤大体表现与成年型粒层细胞瘤相似，呈实性或囊实性，少数为囊性，出血和坏死更明显。显微镜下可见肿瘤大部分区域出现大小和形状不同的滤泡样结构。细胞弥漫性生长，有的

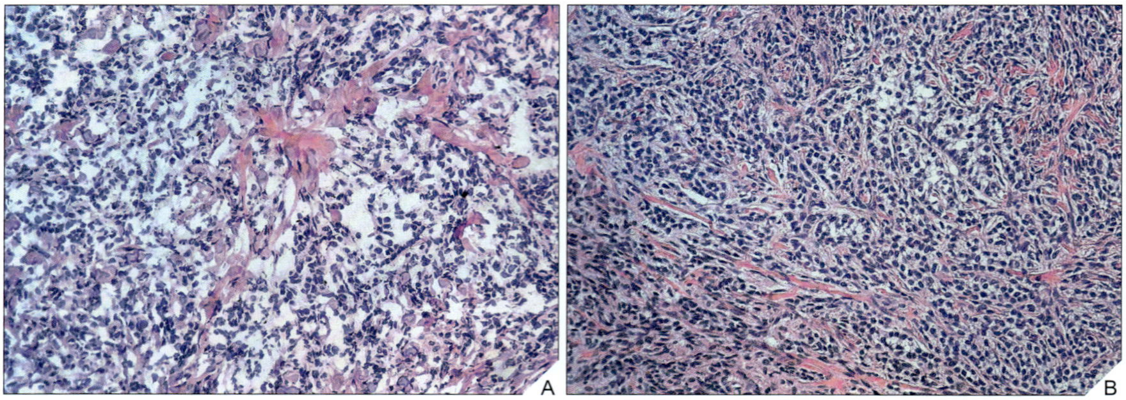

图 35-32 卵巢粒层细胞瘤

A. 冰冻切片，图示假菊形团结构；B. 石蜡切片，图示粒层细胞瘤假菊形团结构及周围间质细胞增生

区域呈结节状，或以小滤泡结构为主，Call-Exner 小体少见。核沟不明显，核异型性明显，核分裂象易见，黄素化明显。

幼年型粒层细胞瘤有时需要与成年型粒层细胞瘤相鉴别，两者的临床表现和组织学特征都有明显不同（表 35-18）。由于患者的发病年龄有部分交叉，所以年龄只是一个参考指标。当幼年型粒层细胞瘤的滤泡衬覆类似于鞋钉样细胞时，容易与管囊型透明细胞癌混淆（表 35-19）。

（二）卵泡膜瘤

卵泡膜瘤通常表现为质地坚硬的实性肿瘤，切面淡黄色或灰白色，有的见编织样结构。个别病例出现钙化和囊性变。组织学上分为典型的卵泡膜瘤（thecoma）和黄素化卵泡膜瘤（luteinized thecoma）。

表 35-13 可能出现岛屿状结构的卵巢肿瘤

原发性肿瘤
粒层细胞瘤
子宫内膜样癌
类癌
Brenner 瘤
鳞状细胞癌
未分化癌
恶性黑色素瘤
转移性肿瘤
类癌
乳腺癌
胰腺“微小腺癌”、神经内分泌肿瘤和腺泡细胞癌
来自肺、宫颈及其他部位的小细胞癌
恶性黑色素瘤

表 35-14 伴有小腺泡的卵巢肿瘤

原发性肿瘤
子宫内膜样癌
Brenner 瘤
支持 - 间质细胞肿瘤
类癌
卵巢甲状腺肿
粒层细胞瘤
转移性肿瘤
乳腺癌
胃腺癌
类癌

表 35-15 可能出现滤泡或滤泡样腔隙的卵巢肿瘤

原发性肿瘤
粒层细胞瘤
支持 - 间质细胞肿瘤
高钙血症型小细胞癌
类癌
卵巢甲状腺肿
发生在皮样囊肿的垂体腺瘤
恶性黑色素瘤
转移性肿瘤
类癌
恶性黑色素瘤
来自不同部位的小细胞癌
腹腔内纤维组织增生性小圆细胞肿瘤
淋巴瘤
腺泡状横纹肌肉瘤
瘤样病变
妊娠黄体瘤
滤泡囊肿

表 35-16 可能出现条索和柱状结构的卵巢肿瘤

原发性肿瘤
子宫内膜样癌
子宫内膜样间质肉瘤
粒层细胞瘤
支持 - 间质细胞肿瘤
无性细胞瘤
梁状类癌
甲状腺类癌
转移性肿瘤
转移性乳腺小叶癌
转移性类癌
淋巴瘤与白血病

表 35-17 可能出现腺管和腺管样结构的卵巢肿瘤

原发性肿瘤
子宫内膜样癌
支持细胞瘤和支持 - 间质细胞肿瘤
环状小管性索瘤
粒层细胞瘤
类癌
卵巢甲状腺肿
可能为 Wolffian 管来源的卵巢肿瘤
转移性肿瘤
Krukenberg 瘤
类癌
乳腺癌
子宫内膜样癌

表 35-18 幼年型粒层细胞瘤（JGCT）与成年型粒层细胞瘤（ AGCT）的区别

特征	JGCT	AGCT
发病年龄	97% 在 30 岁以下	大多数在 40 岁以上
临床症状	女性假性早熟，乳晕色素沉着，乳腺发育	多数表现为雌激素分泌异常增多，月经量增多或绝经后不规则阴道出血
瘤细胞排列结构	弥漫为主，有的呈结节状，以小滤泡结构居多	大滤泡型、小滤泡型、小梁状、脑回状、岛屿状等。结构多样化
Call-Exner 小体	少见	多见
核染色与异型性	淡染，有异型性	深染，一般无异型性
核沟	不明显	明显
黄素化	明显	不明显
黏液样结构	多见	少见

表 35-19 幼年型粒层细胞瘤（JGCT）与透明细胞癌（管囊型）的区别

特征	JGCT	透明细胞癌（管囊型）
发病年龄	30 岁以下	40 岁以上
肿瘤颜色	微黄色或橙褐色	灰白色
肿瘤坏死	少见	常见
胞质透亮程度	部分胞质空，部分嗜酸性	透亮明显
小管结构	不常见	常见

卵巢纤维瘤由产生大量胶原纤维的梭形细胞构成，与卵泡膜瘤的组织学特征有交叉（表 35-20）。二者难以区分时可以诊断为纤维卵泡膜瘤或卵泡膜纤维瘤[29]。

在冰冻切片上，卵泡膜瘤与弥漫型粒层细胞瘤难以鉴别，需要等待石蜡切片及网织纤维染色结果。

（三）硬化性间质瘤

卵巢硬化性间质瘤（ovarian sclerosing stromal tumor）不常见，多数患者发病年龄小于 30 岁，一般没有内分泌异常症状，少数患者有雌激素或雄激素增高表现。肿瘤通常单侧发生，大小不等。切面灰白色，

表 35-20　可能出现局灶性纤维瘤性或卵泡膜瘤样表现的卵巢肿瘤

原发性肿瘤
腺纤维瘤伴有明显纤维瘤成分
Brenner 瘤
内膜样间质肉瘤
腺肉瘤
类癌
粒层细胞瘤
纤维肉瘤
硬化性间质瘤
微囊性间质瘤
可能为 Wolffian 管来源的女性附件肿瘤
转移性肿瘤
子宫内膜间质肉瘤
Krukenberg 瘤
类癌

实性，质硬，呈分叶状，局灶可见灰黄色区或出血。少数可有囊性变，甚至形成单个大囊肿（图 35-33）。

组织学上，硬化性间质瘤表现为假小叶结构，小叶内有众多大小不一的薄壁血管与大小不等的腔隙（图 35-34）。小叶内的细胞胞质较宽，核偏心，

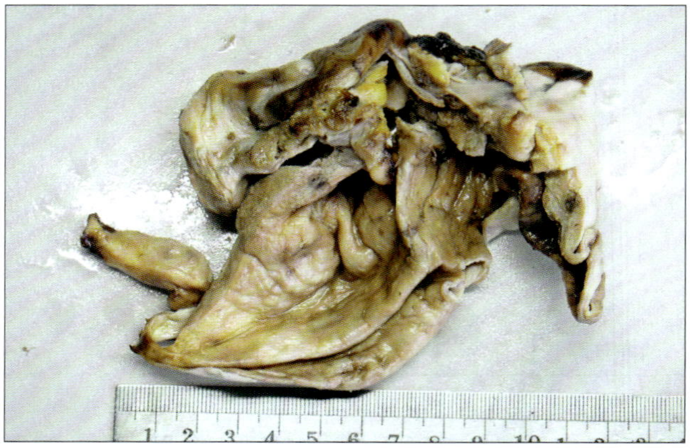

图 35-33　卵巢硬化性间质瘤

肿瘤呈囊性，囊壁淡黄色

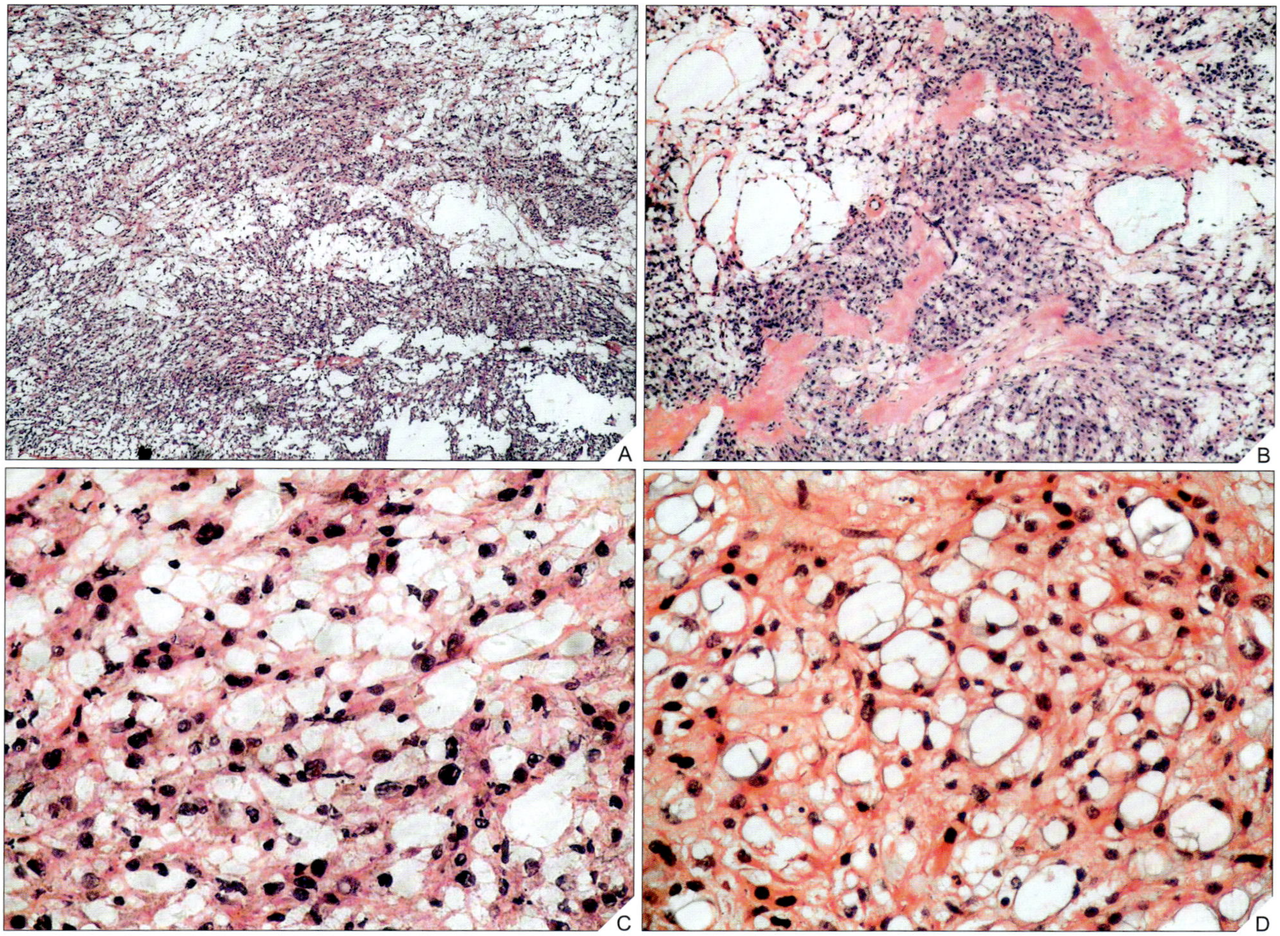

图 35-34　卵巢硬化性间质瘤

A. 冰冻切片，示假小叶结构；B. 冰冻切片，大小不一的薄壁血管和透明变性的纤维组织；C. 冰冻切片，可见印戒样细胞；D. 石蜡切片，图示印戒样细胞

似印戒细胞，少数肿瘤可见有细胞异型性，胞核深染。如果不熟悉此组织像，在冰冻切片诊断中可能误诊为印戒细胞癌。肿瘤中还可见多量纤维结缔组织增生伴透明变性。

【鉴别诊断】

1.Krukenberg 瘤（Krukenberg tumor）　硬化性间质瘤中可见印戒样细胞，在冰冻切片诊断中容易发生误诊。需要结合其他细胞学特征与大体标本所见综合诊断。

2. 其他恶性肿瘤如腺癌、恶性卵泡膜瘤等　由于硬化性间质瘤细胞的退行性变，一些细胞胞核固缩、深染、有明显非典型性，可能被误认为恶性肿瘤细胞。存在假小叶结构是硬化性间质瘤的基本形态特征和诊断依据（表 35-21）。

3. 粒层细胞瘤黄素化　年轻女性临床表现有内分泌改变，冰冻切片见胞质空的黄素化细胞时，很容易误诊为粒层细胞瘤黄素化。后者为低度恶性肿瘤，必须要慎重。如果有假小叶结构和多数毛细血管的背景，首先要考虑硬化性间质瘤的诊断（表 35-21）。

4. 纤维瘤、平滑肌瘤与肉瘤　某些病例纤维组织增生明显呈束状排列，酷似纤维瘤或平滑肌瘤，有的胞核深染，可能误诊为恶性，但核分裂象罕见。出现富有毛细血管裂隙和分叶状结构有助于鉴别诊断。有的病例需要延迟诊断，等待免疫组化染色辅助确诊。

（四）支持 - 间质细胞肿瘤

支持 - 间质细胞肿瘤分为支持 - 莱迪细胞瘤（Sertoli-Leydig cell tumor）、支持细胞瘤（Sertoli cell tumor）和莱迪细胞瘤（Leydig cell tumor）三类。后两种比较少见。

支持 - 莱迪细胞瘤是一类向睾丸方向分化的卵巢性索间质肿瘤，又称为男性母细胞瘤或睾丸母细胞瘤，该肿瘤可分为 3 个不同的分子亚型。① *DICER1* 基因突变型：年轻女性，肿瘤呈中 - 低分化，可以伴有网状或异源性成分；② *FOXL2* 基因突变型：绝经后女性，肿瘤呈中 - 低分化，不伴有网状或异源性成分；③ *DICER1* 或 *FOXL2* 基因野生型：中年女性，肿瘤多呈高分化，不伴有网状或异源性成分。患者的年龄多在 20～30 岁，10% 在 50 岁以后[30]。有 30%～50% 的患者出现去女性化和（或）男性化。根据肿瘤组织学特征，可将肿瘤分为高分化型、中分化型、低分化型、网状型、伴有异源性成分的和混合型。肿瘤的预后与分化程度明显相关。高分化型一般临床经过为良性，约 10% 的中分化肿瘤和 60% 的低分化肿瘤表现为恶性，尤其是出现网状结构、异源性成分或明显间质增生者预后差。

支持 - 间质细胞肿瘤手术中冰冻切片诊断要点：①大体标本观察，肿瘤颜色呈金黄色。②辨认清楚支持细胞与间质细胞（图 35-35）。③按肿瘤结构不

表 35-21　卵巢硬化性间质瘤与腺癌和粒层细胞瘤的鉴别

特征	硬化性间质瘤	腺癌（包括印戒细胞癌）	粒层细胞瘤黄素化
假小叶结构	明显	无	无
大小不一薄壁血管	多	少	少
印戒样细胞	可见	明显	可见
纤维结缔组织增生	明显	癌性间质反应	少

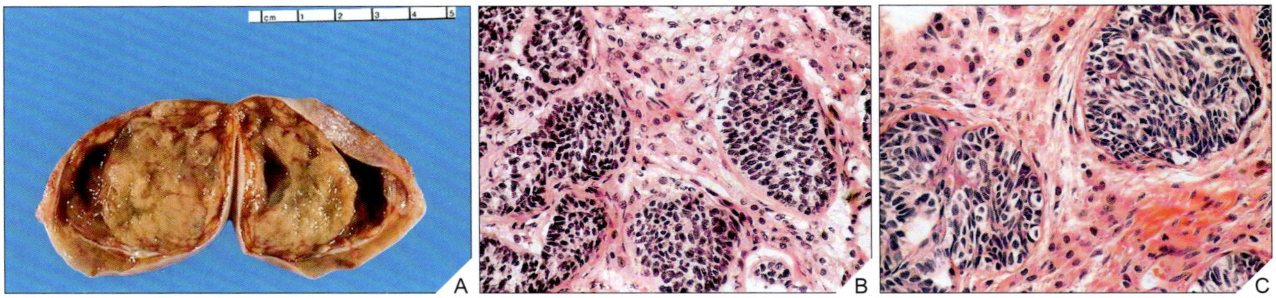

图 35-35　卵巢支持 - 间质细胞肿瘤

A. 大体标本：肿瘤呈囊实性，实性区切面黄色；B. 冰冻切片；C. 石蜡切片，图示支持细胞和间质细胞。支持细胞呈柱状，葵花籽样；间质细胞为圆形或椭圆形，胞质较丰富，红染

同，分为高分化、中分化、低分化，从而决定肿瘤的良性与恶性。④与此瘤鉴别的病种较多，高分化型须与腺癌鉴别，中分化型须与低分化腺癌鉴别，低分化弥漫型呈肉瘤结构，须与梭形细胞肉瘤鉴别（图 35-36），如纤维肉瘤与平滑肌肉瘤等。此外，囊性变区囊壁见鞋钉样细胞须与幼年型粒层细胞瘤鉴别，除了全面观察细胞形态之外，结合临床症状和实验室检查结果鉴别十分重要。

（五）类固醇细胞瘤

类固醇细胞瘤（steroid cell tumor）较少见，是一组由弥漫分布的大细胞构成的肿瘤，瘤细胞的形态酷似间质黄体细胞、间质细胞或肾上腺皮质细胞，且这种细胞成分不少于 90%。

卵巢类固醇细胞瘤是性索间质肿瘤中较少见的一种（图 35-37），此瘤大多数是良性，细胞形态较特殊，相似于肾上腺束状带，有的像肝细胞，容易误诊。需要鉴别的肿瘤主要是妊娠黄体瘤和莱迪细胞瘤等（表 35-22）。由于胞质内类固醇含量的不同，有的细胞胞质透亮似泡沫细胞，有的胞质呈嗜酸性颗粒状，须与来自肾、肾上腺、肝脏的转移性肿瘤相鉴别。在冰冻切片诊断中取一块组织，有时确诊困难，需要结合大体标本与临床资料确诊。

（六）两性母细胞瘤

两性母细胞瘤（gynandroblastoma）包含女性成分（ACCT 或 JGCT）和男性成分（支持细胞瘤或支持 - 间质细胞肿瘤），最常见的组合形式是含有较多的支持 - 间质细胞肿瘤成分和较少的 JGCT 成分。大多数两性母细胞瘤是良性的，罕见复发。

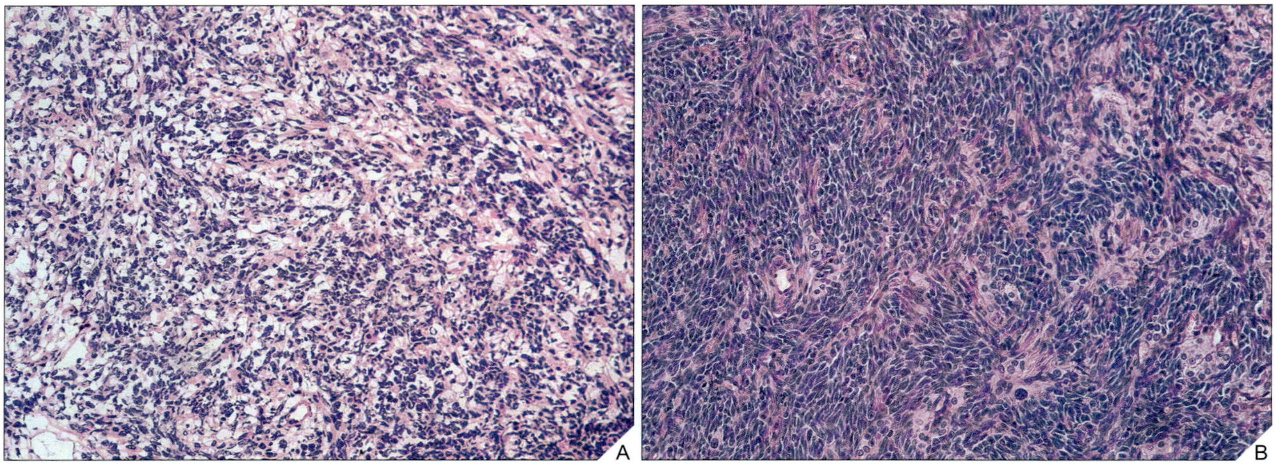

图 35-36 卵巢支持 - 间质细胞肿瘤（中分化至低分化）

A. 冰冻切片；B. 石蜡切片：肿瘤细胞呈梭形，其间见红染的间质细胞

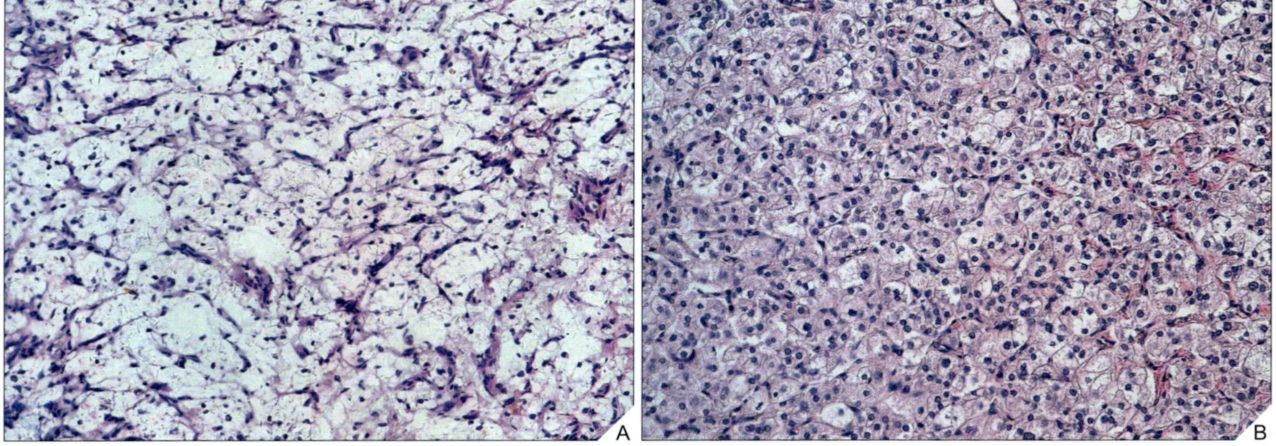

图 35-37 卵巢类固醇细胞瘤

A. 冰冻切片，肿瘤细胞呈多边形，其间有多量毛细血管；B. 石蜡切片，图示肿瘤细胞呈多边形，胞质内有嗜酸性颗粒

表 35-22　卵巢含有嗜酸性细胞的肿瘤和瘤样病变

原发性癌
透明细胞癌
子宫内膜样癌
肝样癌
生殖细胞肿瘤（单纯性或伴有皮样囊肿）
卵巢甲状腺肿
皮样囊肿中的垂体性肿瘤
恶性黑色素瘤
皮样囊肿中的大汗腺癌
鳞状细胞癌
肝样卵黄囊瘤
性索间质肿瘤
黄素化粒层细胞瘤，成年型和幼年型
黄素化卵泡膜细胞瘤
嗜酸性支持细胞瘤
类固醇细胞瘤
副神经节瘤
间质性肿瘤
转移性肿瘤
黑色素瘤
肝细胞癌
乳腺癌
大细胞肺癌
类癌
胰腺神经内分泌癌
恶性间皮瘤
瘤样病变
妊娠黄体瘤
结节性卵泡膜细胞增生症
卵巢门细胞增生
软化斑
间皮增生

四、生殖细胞肿瘤

（一）概述

生殖细胞肿瘤（germ cell tumor）约占卵巢原发性肿瘤的 30%，仅次于上皮性肿瘤。其中 95% 为成熟囊性畸胎瘤，此外还包括少见的原始生殖细胞肿瘤和未成熟性畸胎瘤，以及罕见的成熟囊性畸胎瘤恶变。

1. 生殖细胞肿瘤的共同特征

（1）生殖细胞是多潜能细胞，具有多向分化特征，既可向胚外结构分化，也可向胚内结构分化。因此，在发生肿瘤后，可以出现多种组织结构，如卵黄囊瘤或绒毛膜癌的结构，在不同部位取材还可以见到畸胎瘤结构。肿瘤的确诊与肿瘤取材多少有关。由于在手术中冰冻切片诊断时取材有限，而多处取材石蜡切片时可见到多种成分，有可能造成冰冻切片与石蜡切片诊断不一致。

（2）肿瘤组织结构和细胞形态多样，鉴别诊断困难。一种基本病变可见于多种肿瘤，如胚胎样小体结构可见于多胚瘤、卵黄囊瘤和未成熟性畸胎瘤中，其中血管上皮套的结构对于卵黄囊瘤有确诊意义。

（3）此大类肿瘤除成熟型囊性畸胎瘤外，恶性肿瘤占多数，而且恶性度高，约占全部卵巢恶性肿瘤的 3%。手术中送检的病例大多数为畸胎瘤，因为肿瘤质硬，临床上容易误认为恶性肿瘤。

2. 诊断注意事项　生殖细胞肿瘤可以模拟各种分化阶段的组织，包括正在发育中的和已经发育成熟的任何组织结构，这些排列混杂的组织会给诊断带来很大的困惑。正确诊断取决于三个方面：①熟悉肿瘤中组织的分布模式；②辨认出分化不成熟的组织，要熟悉一些胚胎学知识；③识别继发于成熟组织的恶性变。

在畸胎瘤的冰冻切片诊断中需要注意以下几点。

（1）要辨认神经胶质细胞，并在病理报告中注明肿瘤中有无胶质细胞，这对于临床治疗和评估患者预后有意义。

（2）诊断未成熟性畸胎瘤最可靠的形态学特征是原始神经管结构。并按其数量分级，级别越高，恶性度越大。

（3）未成熟性畸胎瘤发生转移后更趋向于成熟分化，很容易误诊为良性肿瘤。因此，在手术中诊断时，必须注意结合临床病史和复查原来手术的病理切片。综合分析诊断未成熟性畸胎瘤的复发转移。

（二）畸胎瘤

1. 成熟性畸胎瘤（mature teratoma）　完全由成熟组织构成，含有至少 2 个或 3 个胚层的组织成分。绝大多数是成熟囊性畸胎瘤（mature cystic teratoma）（皮样囊肿），约占所有卵巢肿瘤的 25%，成熟型实性畸胎瘤罕见。

几乎所有成熟囊性畸胎瘤病例都可以根据大体形态作出诊断（图 35-38），多数病例不需要做冰冻切片。有的病例要确定畸胎瘤中有无神经组织时，需要做冰冻切片诊断。

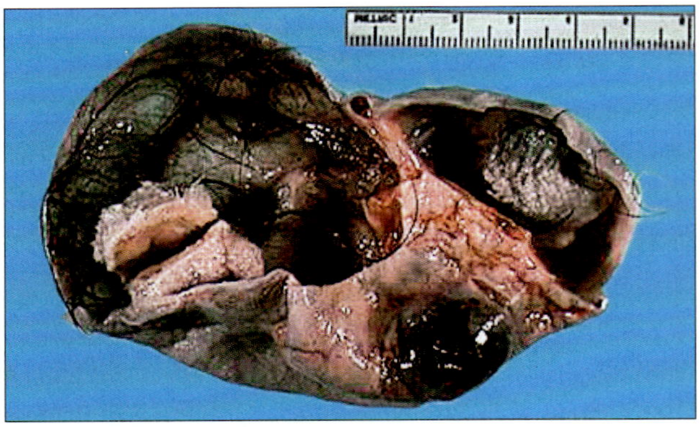

图 35-38　卵巢成熟囊性畸胎瘤
大体标本，肿瘤表面光滑，切面囊性，腔内充满油脂样物和毛发，囊内可见由脂肪等组织构成的头节，头节表面可见毛发

如果在成熟性畸胎瘤中发现显著的甲状腺成分，最好在报告中标明。因为有一部分患者在肿瘤切除后可能会出现甲状腺功能减退的症状，并影响术后伤口的愈合。

有 1%～2% 的成熟囊性畸胎瘤继发恶变，主要是癌变，以鳞状细胞癌最常见，其他恶性成分包括腺鳞癌、黏液表皮样癌、基底细胞癌等，少数为肉瘤或黑色素瘤（图 35-39）。成熟性畸胎瘤恶变不包括与卵巢单胚层畸胎瘤相关的恶性肿瘤，如甲状腺癌和类癌，也不包括恶性生殖细胞肿瘤。如果在囊内出现结节状或菜花样突起，或囊壁显著增厚，切面细腻、质脆或伴有出血与坏死时，应该在这些区域取材，以排除继发恶性肿瘤的可能性。

成熟性畸胎瘤中神经胶质细胞的诊断意义在于罕见情况下有成熟神经胶质细胞腹膜种植的可能，大多数是一个良性的临床经过，但少数患者有腹水。因此，在病理诊断中要注明畸胎瘤是否伴有神经胶质成分，有利于临床随诊观察患者。在冰冻切片中辨认神经组织有一定的困难，取决于切片质量。

2. 未成熟性畸胎瘤（immature teratoma）　较少见，多发生在 20 岁以下的妇女。约 1/3 的未成熟畸胎瘤在手术时已经播散到卵巢外。

未成熟性畸胎瘤的大体标本特点与其他卵巢恶性肿瘤相同，有出血坏死，不能根据大体观察做诊断。组织学以肿瘤中有胚胎性组织特别是神经组织和原始神经管结构为特征（图 35-40）。在冰冻切片中，甚至在石蜡切片中，要清楚地辨认各种胚胎组织有一定困难，需要有一定的胚胎组织学基础。

未成熟性畸胎瘤根据显微镜下未成熟神经上皮的数量进行分级，具体见第二十九章。冰冻切片时无须分级，见到未成熟神经上皮即可作诊断。

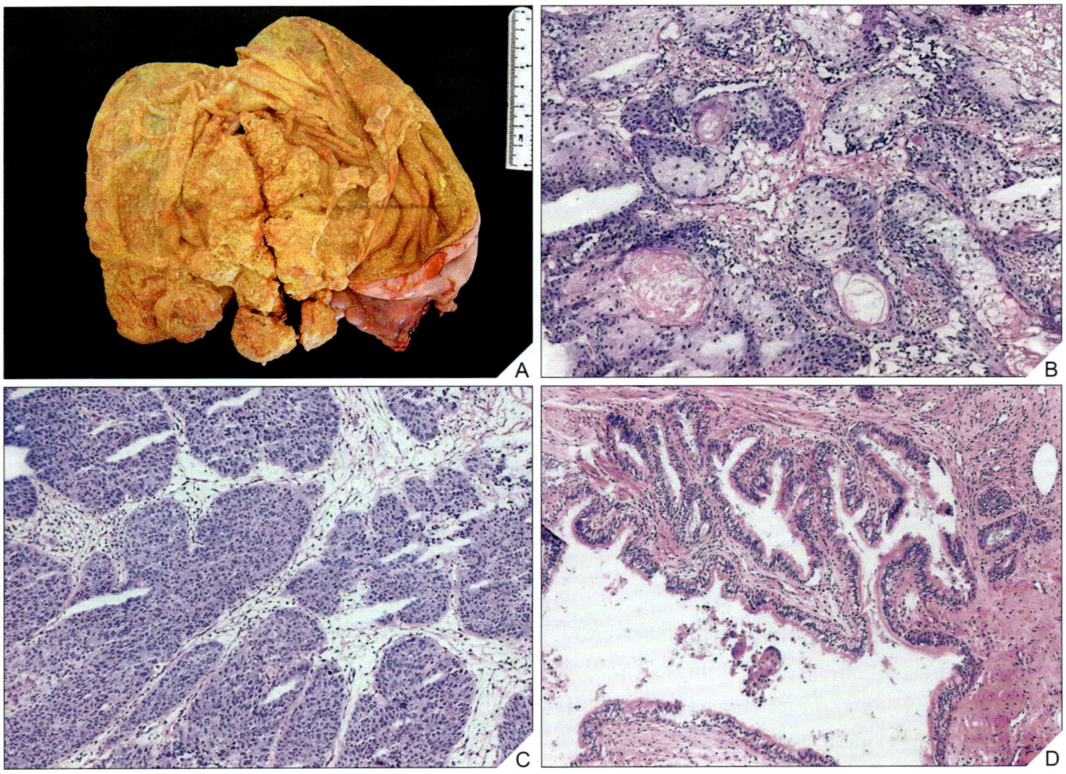

图 35-39　卵巢畸胎瘤癌变（皮脂腺癌）
A. 大体标本，肿瘤呈囊性，囊壁可见黄白色或淡黄色结节；B、C. 冰冻切片，图示皮脂腺癌；D. 石蜡切片，图示残存的畸胎瘤成分

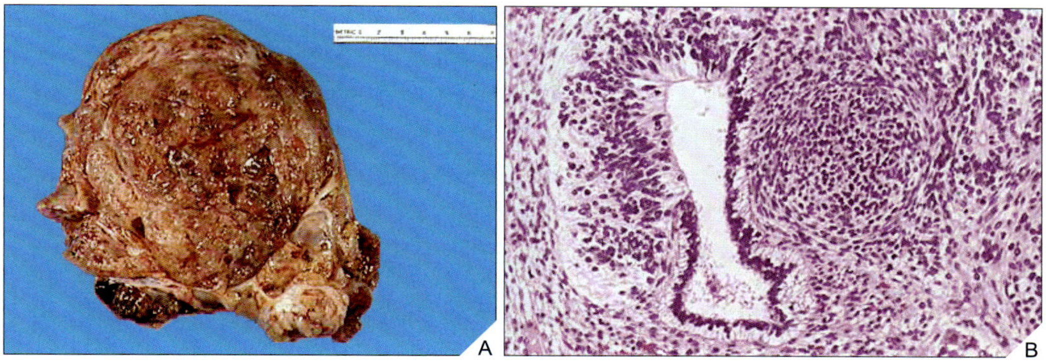

图 35-40 卵巢未成熟性畸胎瘤

A. 大体标本，肿瘤切面灰黄色与灰红色相间；B. 冰冻切片，图示原始神经管

鉴别诊断：主要与癌肉瘤和原始神经外胚层肿瘤相鉴别。这些肿瘤均为高度恶性肿瘤，手术治疗方案都相同。

（三）单胚层畸胎瘤

单胚层畸胎瘤（monodermal teratoma）较少见，主要有三种：甲状腺肿、类癌，以及类癌与甲状腺肿混合。

1. 卵巢甲状腺肿（struma ovarii） 是最常见的单胚层畸胎瘤。多发生在 40～50 岁。肿瘤大小不一，表面光滑，切面可为实性、囊实性或囊性。实性部分质地均匀一致，细腻，棕褐色或棕红色，具有甲状腺胶质的特征性表现。

卵巢甲状腺肿是良性经过，完全或主要由成熟的甲状腺组织组成（在成熟性畸胎瘤中的比例超过50%）。术中病理诊断大体标本见富有类胶质的特征性表现（图 35-41），病理诊断不困难；如果仅看显微镜下表现，由于肿瘤组织经冰冻后呈条索状或实性片块区的结构，类胶质不明确，容易误诊为恶性肿瘤（表 35-23）。所以冰冻切片必须结合大体标本确诊。

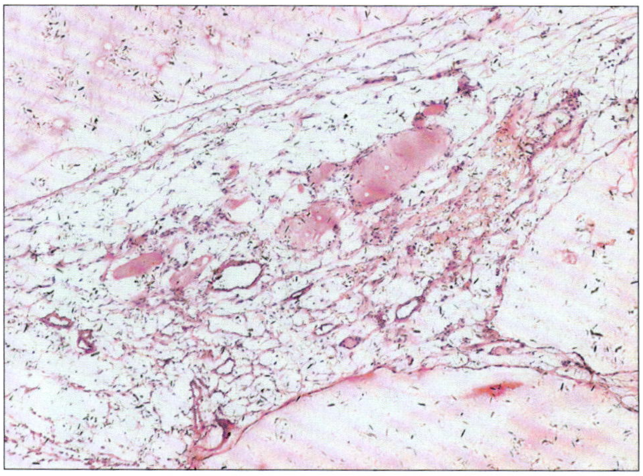

图 35-41 卵巢甲状腺肿

冰冻切片，肿瘤内见大小不等的滤泡，滤泡内见胶冻样物

有的卵巢甲状腺肿组织学表现为富于细胞、小滤泡或无滤泡，与甲状腺胚胎性肿瘤相似，容易误认为恶性肿瘤，有时需要延迟诊断，待石蜡切片确诊。表现为嗜酸性细胞或透明细胞甲状腺瘤者，可能误认为类固醇细胞瘤，在冰冻切片中难以鉴别，需要做免疫组化染色来鉴别。少数病例有乳头状癌结构。

2. 类癌（carcinoid tumor） 是仅次于甲状腺肿的第二种常见的卵巢单胚层畸胎瘤，多见于绝经后妇女。临床上可能表现为内分泌紊乱症状和类癌综合征，取决于肿瘤大小与组织细胞类型。此类肿瘤具有低度恶性潜能，个别病例发现有转移。有时类癌可以

表 35-23 含有类胶质或类胶质样物质（甲状腺肿样）的卵巢病变

原发性肿瘤
卵巢甲状腺肿
子宫内膜样癌
黏液性癌
透明细胞癌
支持 - 间质细胞肿瘤
幼年型粒层细胞瘤
卵黄囊瘤
发生在皮样囊肿的垂体腺瘤
高钙血症型小细胞癌
Wolffian 管来源的卵巢肿瘤
转移性肿瘤
肾细胞癌
肠透明细胞腺癌
其他
瘤样病变
妊娠黄体瘤

合并其他肿瘤成分，如类癌合并支持细胞瘤。

原发类癌一般为单侧，54%～80% 伴有成熟性畸胎瘤或黏液性囊腺瘤，类癌通常表现为囊内实性结节或囊壁局部增厚。甲状腺肿类癌时，偶尔可辨认出甲状腺与类癌组织。根据组织学形态可将类癌分为四种：①岛状类癌；②小梁状类癌；③黏液性（杯状细胞）类癌；④甲状腺肿类癌，由不同比例的甲状腺组织和类癌构成（图 35-42）。

类癌的组织学类型较多，鉴别诊断较复杂。在术中，冰冻切片诊断为恶性肿瘤足以满足临床治疗的需要，待充分取材后做免疫组化染色才能确诊。主要与以下肿瘤鉴别。

（1）支持 - 间质细胞肿瘤：临床常有男性化表现。组织学上可有类似小梁状类癌的索条状结构，但类癌的小梁往往较长、较粗，而且排列有序。此外，类癌有时出现的实性小管与支持细胞瘤或支持 - 间质细胞肿瘤的实性支持细胞小管相似，但后者无类癌的细胞学特征。值得注意的是，少数情况下类癌可以发生在伴有黏液性异源性成分的支持 - 间质细胞肿瘤中。

（2）粒层细胞瘤：该瘤有岛状、小梁状结构及巨滤泡，但也出现不见于类癌的其他结构，如弥漫性和滤泡性结构。Call-Exner 小体与类癌中真正腺泡腔的区别是其周边细胞和核排列无规则；而类癌腺腔或细胞巢周边细胞呈放射状排列，内含水样嗜酸性分泌物或钙盐沉积，瘤细胞没有核沟。

（3）Krukenberg 瘤：有些黏液性类癌酷似 Krukenberg 瘤。后者常为双侧受累，细胞多呈印戒样，常伴有黏液湖形成，缺乏皮样囊肿成分。在冰冻切片上两者有时难以鉴别。

（4）转移性类癌：原发性和转移性类癌的组织学没有区别。如果见到类癌与囊性畸胎瘤、黏液性肿瘤、卵巢甲状腺肿或支持 - 间质细胞肿瘤共同存在，则几乎可以除外转移性类癌；若在肠道发现原发性肿瘤，则为转移性类癌。如果没有这些有力的线索，双侧性是最有用的鉴别点。在手术中鉴别卵巢原发性和转移性类癌对于临床手术方案的确定极为重要。

（四）无性细胞瘤

无性细胞瘤（dysgerminoma）占卵巢原始生殖细胞肿瘤的 50%。多发生于 20～30 岁生育期妇女。

无性细胞瘤 90% 为单侧性，10% 为双侧性。当出现沙砾样钙化时，提示可能伴有性腺母细胞瘤。组织学上，肿瘤由单一增生的原始生殖细胞构成，纤维结缔组织间隔中有数量不等的淋巴细胞和巨噬细胞。约 5% 的病例出现滋养叶细胞成分，患者出现尿 hCG 升高。

在冰冻切片中，典型的卵巢无性细胞瘤由两种细胞组成。肿瘤细胞较大，且大小和形态明显一致，胞质丰富、透明，核大而圆，核仁清楚；淋巴细胞多少不等，分布不均（图 35-43）。有的病例未见淋巴细胞，对确诊有一定困难。

需要鉴别的肿瘤。①恶性淋巴瘤：无性细胞瘤和淋巴瘤有相似的外观。出现输卵管壁增厚提示可能是淋巴瘤。由于肿瘤中均可见淋巴细胞和大的细胞核，二者的鉴别很困难。纤维间隔的存在支持无性细胞瘤的诊断。另外，淋巴瘤常是全身性疾病，单独卵巢恶性淋巴瘤很少见。②粒层细胞瘤：粒层细胞排列似“石榴籽”样，粒层细胞有核沟。临床表现多数有内分泌紊乱。③小细胞癌：少见，多发生于

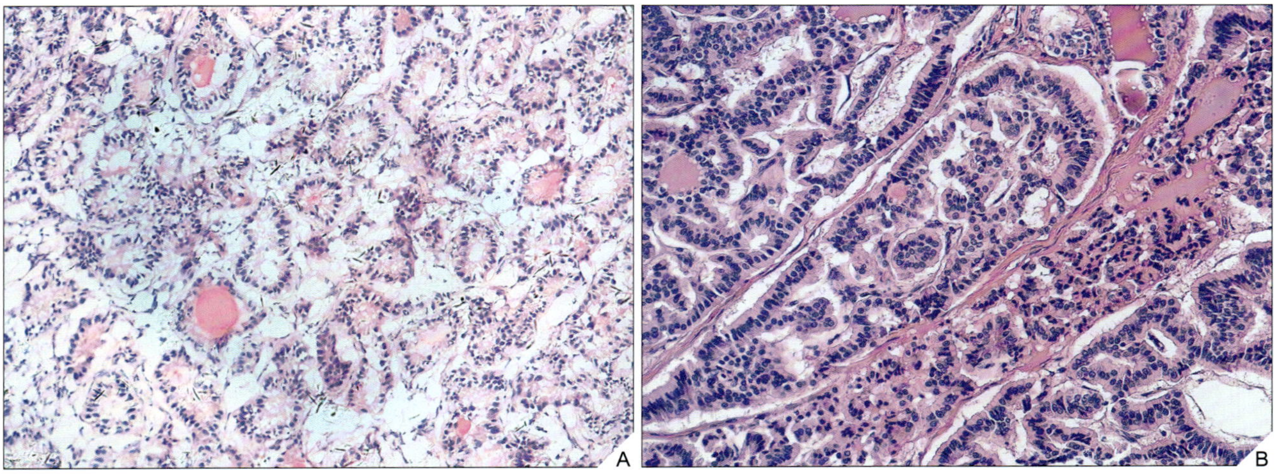

图 35-42　卵巢甲状腺肿类癌

A. 冰冻切片；B. 石蜡切片：甲状腺滤泡与类癌成分混合存在，滤泡腔内有类胶质，类癌为小梁状与腺样结构

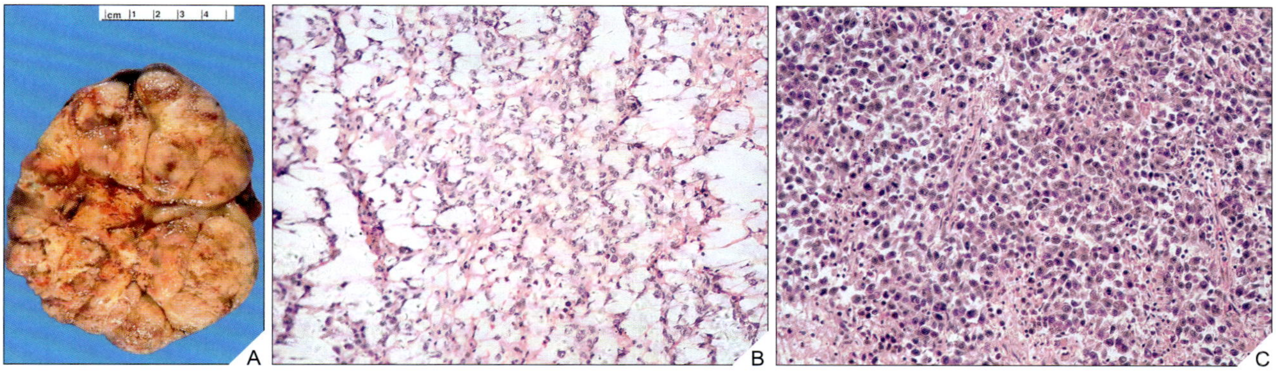

图 35-43　卵巢无性细胞瘤

A. 大体标本，卵巢切面呈分叶状，棕褐色间杂白色，质韧；B. 冰冻切片，图示肿瘤细胞较大，弥漫分布，细胞呈圆形，胞质透亮，核居中，核仁清楚，可见多少不等的淋巴细胞；C. 石蜡切片，图示肿瘤细胞呈巢状分布，细胞间有纤维间隔，核分裂象常见

老年妇女，无大细胞，核仁不明显。④与卵黄囊瘤、胚胎癌共同存在，为混合性生殖细胞瘤或性腺母细胞瘤的组成成分之一。⑤合并未成熟性畸胎瘤。

（五）卵黄囊瘤

卵黄囊瘤（yolk sac tumor）为高度恶性肿瘤，常发生于年轻妇女，平均年龄 18 岁。患者术前的血清 AFP 水平几乎均增高。

肿瘤几乎全部为单侧发生，一般较大，表面光滑，切面实性，灰红色或灰黄色，质脆或鱼肉样，常有出血坏死。部分呈囊性变，可产生蜂窝样外观。

卵黄囊瘤显示多种不同的组织学结构，通常以一种或两种为主。其组织学形态可见以下类型：①微囊或疏松的筛网状结构，是卵黄囊瘤最常见的结构（图 35-44）；② S-D 小体（Schiller-Duval body）(图 35-45)；③透明小体和基底膜样物质（图 35-46）；④腺样结构、乳头结构或实性片块结构，与癌的表现相似；⑤多囊状结构；⑥巨囊结构；⑦其他结构，包括实性、肝样、体壁型、间叶样（黏液瘤样）卵黄囊瘤。

上述组织学特征中，最具有诊断价值的是筛网状结构、S-D 小体、透明小体和基底膜样物质。卵黄囊组织结构很复杂，不同病例有不同表现，甚至在同一肿瘤中不同部位亦有不同结构。在诊断中需要综合 2～3 项主要的形态学指征，以其中某一项形态改变难以确诊。在冰冻切片中结合大体标本所见，诊断为恶性肿瘤比较有把握，唯有呈多囊状结构的卵黄囊瘤容易被误诊为良性囊腺瘤。

卵黄囊瘤诊断困难之处有以下几种情况。

1. 肝样卵黄囊瘤和腺样卵黄囊瘤　肝样卵黄囊瘤局部伴有肝样分化，与卵巢的肝样癌不同，后者为卵巢上皮性肿瘤的一种类型，两者都需要与肝细胞癌鉴别。腺样卵黄囊瘤需要与子宫内膜样癌鉴别，依据冰冻切片难确诊，需要延迟诊断，AFP 阳性有助于鉴别。

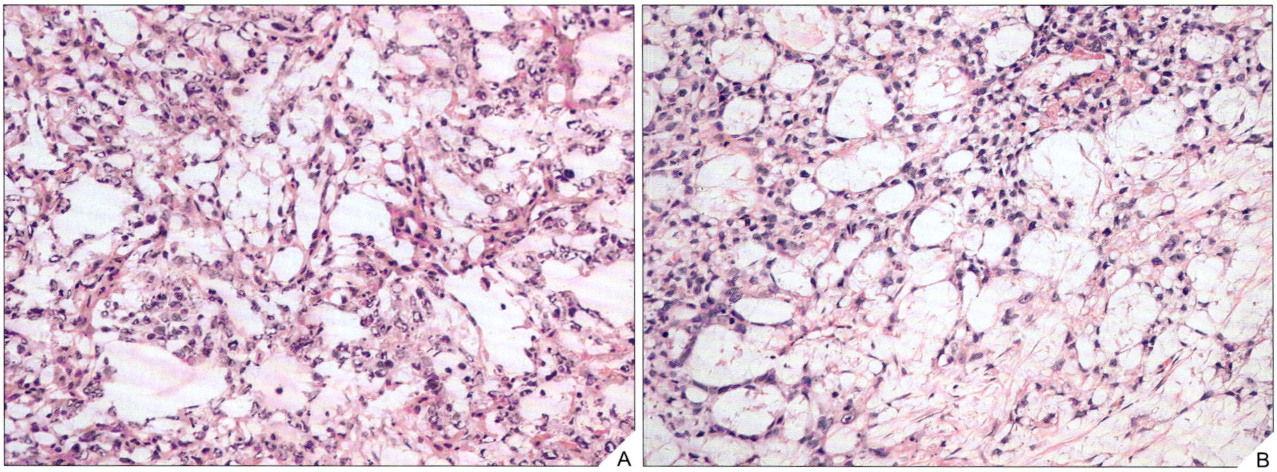

图 35-44　卵黄囊瘤

A. 冰冻切片；B. 石蜡切片，图示微囊和疏松网状结构

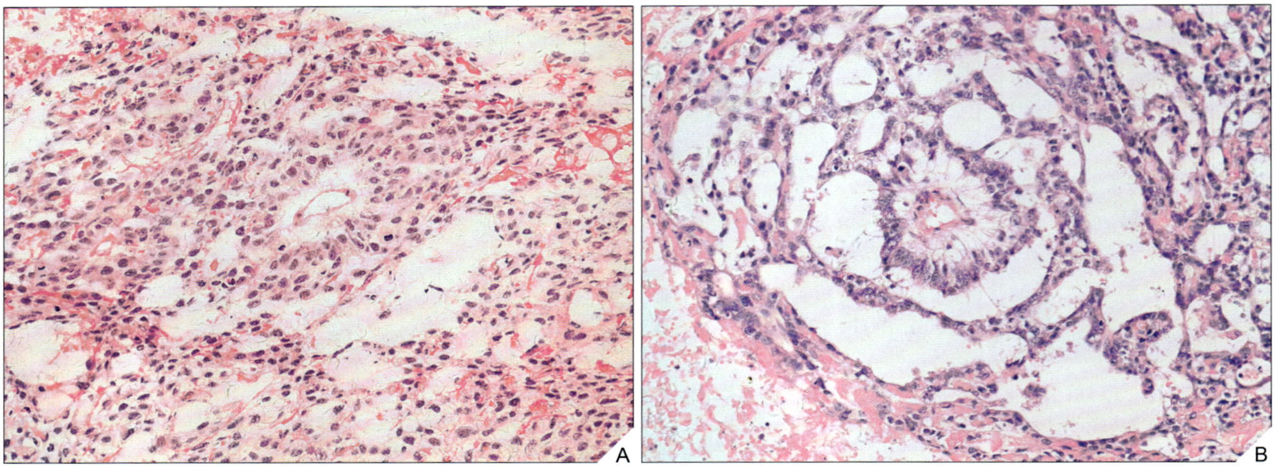

图 35-45 卵黄囊瘤

A. 冰冻切片；B. 石蜡切片，图示 S-D 小体

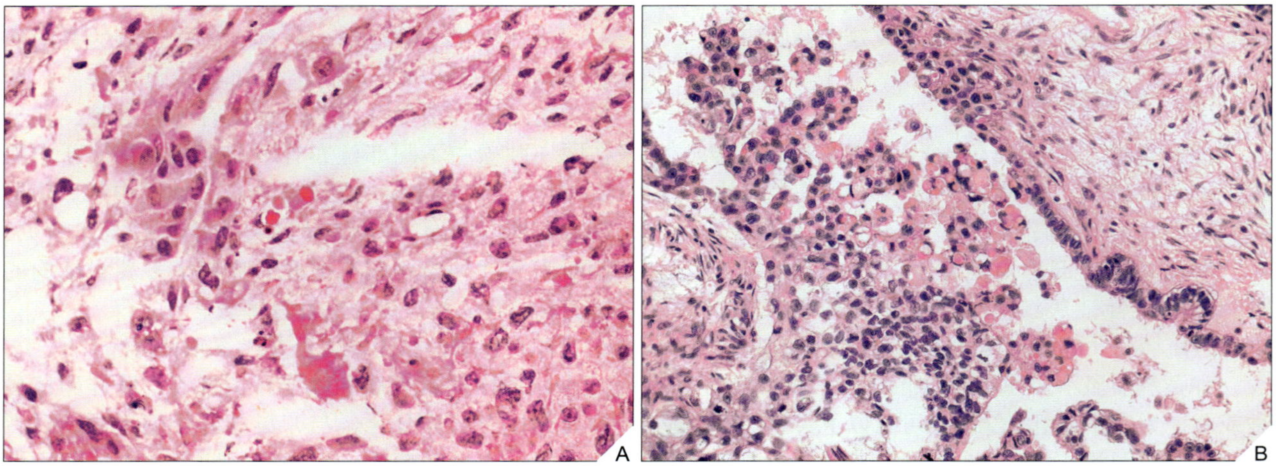

图 35-46 卵黄囊瘤

A. 冰冻切片；B. 石蜡切片，图示透明小体

2. 卵黄囊瘤与其他生殖细胞肿瘤常常混合存在 卵黄囊瘤的筛网状结构和S-D小体等，也可见于其他类型生殖细胞肿瘤中。特征性表现的胚胎样小体结构，在卵黄囊瘤中亦可见到。此外，少数卵黄囊瘤中可见性索间质成分。

3. 以多囊状结构为主和腺囊型的卵黄囊瘤 容易被误诊为良性肿瘤，无论是在冰冻切片还是在石蜡切片诊断中，均可能误诊。

4. 卵黄囊瘤常见有透明细胞和“鞋钉”样细胞，需要与透明细胞癌相鉴别 涉及生殖细胞来源肿瘤和上皮源性肿瘤临床化疗方案的不同，两者的鉴别很重要，鉴别要点参见表 35-9。

5. 微囊型卵黄囊瘤和幼年型粒层细胞瘤 均可以出现不规则的滤泡样结构，且都有明显的核分裂活性。由于取材有限，这些重叠的特征使二者使用冰冻切片鉴别有时很困难。然而，卵黄囊瘤的典型特征是更原始的细胞核及非常疏松的间质，肿瘤细胞在疏松的背景下形成相互连接的腔隙。而幼年型粒层细胞瘤在实性背景下（有时是纤维卵泡膜瘤样）有不规则但界限清楚的滤泡样结构。

6. 卵黄囊瘤可以发生在婴幼儿和性腺外部位 多见于腹膜后和纵隔，其组织学表现与卵巢的卵黄囊瘤不同，需要做 AFP 免疫组化染色确诊。因此，临床医师在填写病理申请单时要写明患者年龄和肿瘤的确切部位。

（六）混合性生殖细胞肿瘤

混合性生殖细胞肿瘤是两种或两种以上不同的生殖细胞肿瘤成分构成的肿瘤，其中至少一种成分是原始生殖细胞肿瘤，不包括成熟囊性畸胎瘤恶变、性腺母细胞瘤和混合性生殖细胞 - 性索间质肿瘤。本组肿瘤中的成分均应为恶性。肿瘤的大小和成分是影响预后的主要因素。

混合性生殖细胞肿瘤最常见的成分是无性细胞瘤和卵黄囊瘤的混合。其他肿瘤性成分包括未成熟性畸胎瘤、胚胎性癌和绒毛膜癌等。在肿瘤中，不同的成分可相互混杂，也可相连或被纤维间质分隔。应对肿瘤广泛取材，仔细观察，并在病理报告中注明肿瘤的每一种成分及其比例。由于冰冻切片诊断时取材有限，难以准确判断有几种成分混合，可能造成冰冻切片与石蜡切片诊断不一致。

五、卵巢非肿瘤性病变

（一）非肿瘤性囊肿

卵巢囊肿切除术的主要目的是更好地保留生育功能。囊肿多数为功能性囊肿或良性病变。肉眼仔细观察囊壁是非常重要的，尤其是增厚或有结节的囊壁。术中见到的囊性肿物包括非肿瘤性囊肿和肿瘤性囊肿。卵巢非肿瘤性囊肿包括滤泡囊肿、黄体囊肿、包涵囊肿、子宫内膜异位囊肿、输卵管 - 卵巢囊肿等 [31]。大多数情况下，肉眼可以辨认是良性，确认哪一种类型的囊肿对手术中治疗方案影响不大，但有以下几种情况值得注意。

1. 滤泡囊肿（follicle cyst） 正常囊性滤泡与滤泡囊肿的区别主要是其大小，如果囊肿直径超过 3cm，镜下所见腔内壁被以薄层粒层细胞，则诊断为滤泡囊肿。在临床上一般无症状，少数患者因滤泡破裂引起急腹症，临床上有时起初以阑尾炎做手术。

粒层细胞瘤显著囊性变时需注意与滤泡囊肿区别。后者囊壁衬覆细胞层次较少，分布均匀，不出现 Call-Exner 小体，并在外周可见卵泡膜细胞层围绕。而囊性粒层细胞瘤细胞层次较多，厚薄分布不均，并可见 Call-Exner 小体。外周无卵泡膜细胞层围绕。用冰冻切片鉴别二者有时很困难。

另一种特殊类型的滤泡囊肿为多囊卵巢综合征。临床表现有去女性化特征或男性化性征。术中见双侧卵巢增大，白膜厚呈乳白色，多数情况下临床诊断很明确，不需要做冰冻切片，有时大体标本所见不典型，需要做冰冻切片。镜下皮质层内见众多不同发育阶段的滤泡结构，卵泡膜细胞有增生现象。手术中取材较小，有的仅见几个滤泡，但是要特别注意白膜是否增厚及卵泡膜细胞有无增生。一般认为，卵泡膜细胞有分泌雄激素的功能，因此可解释临床上出现男性性征的表现。

2. 黄体囊肿（corpus luteum cyst） 大体标本有特征性表现，即囊壁呈黄色的花彩，或囊内壁附有小的黄色颗粒状物。镜下特点为囊内壁有胞质丰富透明的黄体细胞，胞核固缩深染，如果不熟悉组织学改变，可能误诊为恶性肿瘤细胞。在妊娠妇女，黄体囊肿需与囊性黄体区别。

3. 阔韧带囊肿 大多表现为浆液性囊腺瘤，形态与卵巢同型肿瘤完全相同，唯一不同的是部位，正常卵巢存在。有的阔韧带内囊性淋巴管瘤，由于淋巴回流障碍，淋巴液中少量淋巴细胞沉积成团，在冰冻切片中可见大量淋巴细胞，容易误诊为小细胞性肿瘤，包括卵巢粒层细胞瘤和生殖细胞瘤、恶性淋巴瘤等。必须结合肿瘤部位和术中所见，询问临床正常卵巢是否存在，最后做出正确诊断。

4. 子宫内膜异位囊肿（endometriotic cyst） 临床上也称为巧克力囊肿，而病理学上不以巧克力囊肿作为诊断名称，因为任何囊肿有陈旧性出血时均可呈“巧克力囊肿”的外观。子宫内膜异位至卵巢和盆腔，形成囊肿，因内膜周期性剥脱，上皮脱落，所以在冰冻切片或石蜡切片诊断上均有困难，但必须注意间质细胞的存在，有时间质细胞变为吞噬含铁血黄素的圆形细胞，可以作为诊断的依据。如果不熟悉此组织学图像，有可能漏诊。在妊娠妇女，子宫内膜异位的间质细胞变为蜕膜细胞，而腺上皮成分因萎缩变得扁平难以辨认，很易误诊为卵巢间质蜕膜变。

内膜异位的上皮细胞可以发生各种化生或伴有肿瘤。冰冻切片诊断时应注意化生与肿瘤的鉴别，前者上皮下有内膜样间质，而肿瘤则缺少内膜样间质成分。有时，内膜异位囊肿的内衬细胞出现鞋钉样细胞化生、嗜酸细胞化生或透明细胞化生，并伴有不同程度的非典型性，不要将其误诊为透明细胞癌。由于反复出血和纤维化，内膜异位的内膜样间质可能不清楚，与肿瘤鉴别困难时，合理的方法是推迟诊断。

5. 输卵管 - 卵巢囊肿 与慢性炎症有关，临床上表现为盆腔包块，手术见附件包块，粘连明显，临床医师难以辨认是卵巢囊肿还是输卵管积液，切除整个囊性肿物送病理检查。大体标本可见囊壁厚薄不均，囊腔有分隔，互相沟通，囊壁见有输卵管组织和卵巢组织。因此，要在囊肿不同厚度部位分别取材，这对于确诊很重要。

组织学观察可见囊内壁被覆扁平或立方上皮，囊壁内见有成束的平滑肌组织或见有米勒管上皮，此为输卵管组织的特点。同时见有卵巢组织，如卵巢滤泡、黄体、白体或致密的卵巢间质纤维结缔组织等。

6. 上皮包涵囊肿（inclusion cyst） 一般无临床表现，大体上未见囊肿，常因卵巢肿瘤切除时，在显微镜下见卵巢皮质内有一些散在囊腔被覆米勒管型上皮。容易误诊为子宫内膜异位。两者的鉴别点：上皮包涵囊肿的周围没有内膜间质细胞。

7. Walthard 细胞巢（Walthard cell nest） 在手术中见卵巢输卵管和韧带浆膜表面散在白色小点，妇科医师容易误诊为粟粒结核或转移癌，因此，术中可能取小结节送检冰冻切片。镜下见实性细胞巢，细胞呈卵圆形，大小形状一致，有的中央有囊性变或鳞状上皮化生。

（二）妊娠相关病变

由于高水平妊娠相关激素的影响，孕妇和产后妇女病变的冰冻切片诊断是一种挑战。最复杂的病变包括妊娠黄体瘤、高反应性黄体、妊娠和产褥期的孤立性黄素化滤泡囊肿。出现双侧多发性卵巢病变时，临床酷似恶性病变。关键是在妊娠和剖宫产发现卵巢肿块时，诊断恶性要非常小心。当不能明确为哪种非恶性病变时，只需诊断良性病变即可。

1. 妊娠黄体瘤（luteoma of pregnancy） 一般在剖宫产或产后绝育手术时偶然发现。约半数病例是双侧性或多灶性。约 25% 的患者出现多毛、声音变粗等男性化体征，分娩后症状逐渐消失。

妊娠黄体瘤通常表现为卵巢皮质出现多发的、棕色、界限清楚的结节。结节大小从几毫米至 20cm，质软、灰黄色，常伴灶状出血（图 35-47）。产后数周内开始退变，质软、苍白，常有坏死。组织学上由黄素化细胞聚集形成结节。细胞大小介于黄素化粒层细胞和卵泡膜细胞之间，胞质丰富，嗜酸性，其间可见许多纤细血管，常形成滤泡样结构（图 35-48）。可有轻度核多形性和核分裂象。

妊娠黄体瘤需要与卵巢间质细胞瘤、类固醇细胞瘤、妊娠黄体等鉴别。如果妊娠黄体瘤表现为双侧卵巢多灶结节状病变，则需要与转移性癌（Krukenberg 瘤）鉴别，但前者发生于妊娠期，无腺管和印戒样细胞，无原发性肿瘤灶。在妊娠期，特别是剖宫产时见到这样的肿瘤，冰冻诊断的基本原则是保守，不过度诊断。

2. 高反应性黄体 具有独特的外观，但如果伴有妊娠黄体瘤，大体表现可能会令人担忧，倾向恶性肿瘤，卵巢由多个含有水样液体的薄壁囊肿所取代。显微镜下，形态温和的黄素化细胞形成囊肿或存在于水肿的间质中，显示良性的表现。

3. 妊娠期和产褥期大的孤立性黄素化卵泡囊肿 可能会与单房囊性粒层细胞瘤混淆。除了妊娠期或产褥期病史外，一个重要的线索是没有雄激素相关症状（男性化），这是幼年型粒层细胞瘤的常见特征，或在增厚的囊壁没有局灶性滤泡结构。此外，囊壁衬覆黄素化细胞可能会出现细胞学非典型性；然而，诊断良性的线索是丰富的细胞质和奇异的细胞核呈退行性改变。

4. 异位蜕膜 可以在卵巢表面、腹膜或淋巴结形成非常明显的小结节或斑块，这可能导致临床医师认为是转移性病变需要清扫淋巴结，尤其是有宫颈浸润性鳞状细胞癌的妊娠患者。蜕膜细胞位于淋巴结被膜下或梁旁窦内，与转移癌相似。然而，妊娠史和温和的细胞学特征对正确诊断有很大帮助。

在极少数情况下，局灶蜕膜细胞的核表现为多形性和深染，胞质空泡状，似印戒细胞，有时伴出血坏死，容易误诊为癌。

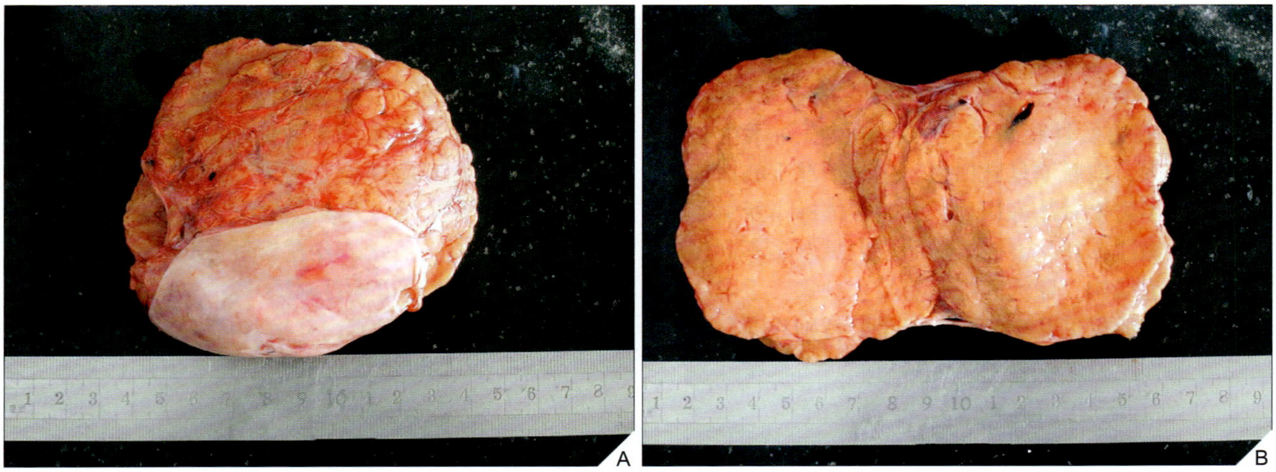

图 35-47 妊娠黄体瘤（大体标本）

A. 为界限清楚的结节状肿物；B. 切面实性，质软，棕色或棕黄色

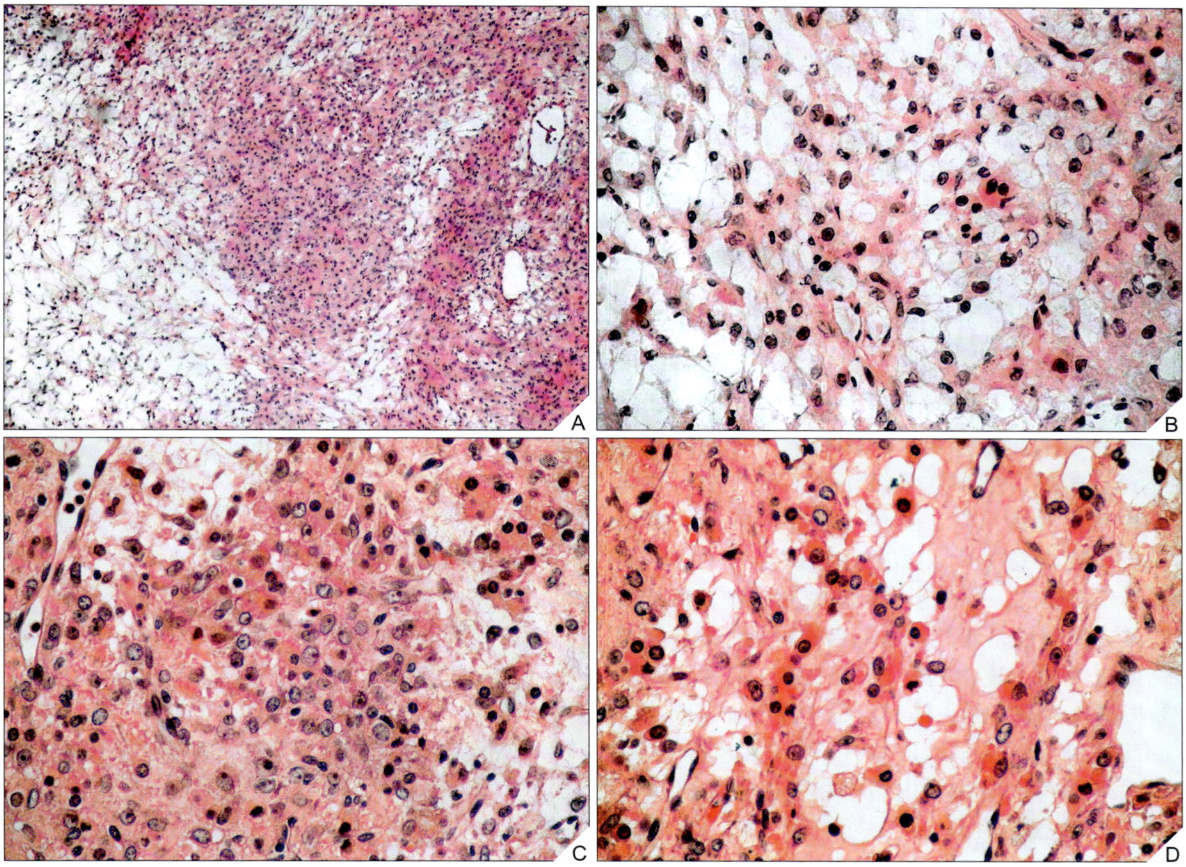

图 35-48　妊娠黄体瘤

A、B. 冰冻切片，瘤细胞呈巢状分布，胞质丰富，嗜酸性；C、D. 石蜡切片，早期退行性改变，图示核固缩和胞质内空泡增多

（三）出血性卵巢

出血性卵巢是令外科医师和病理医师担忧的问题，很难诊断。3 种最常见与出血性卵巢相关的原因包括扭转、成年型粒层细胞瘤破裂和绒毛膜癌（最常见于妊娠期）。卵巢扭转通常表现为切面均匀一致，并经常流出淡红色、稀薄液体。成年型粒层细胞瘤破裂大体仍为黄色到黄褐色，由于肿瘤显示特征性的组织排列方式，显微镜下诊断是没有问题的。最后，绒毛膜癌是极为罕见的肿瘤，显示细胞滋养层细胞和合体滋养层细胞同时增生并伴有广泛出血。

（四）其他瘤样病变

1. 间质卵泡膜细胞增生　是在增生的梭形细胞间质中散在增生的卵泡膜细胞，富于类脂质，胞质透亮，有时误认为腺癌细胞浸润。

鉴别要点：增生的细胞不形成瘤块，细胞无异型性改变，无核分裂象。在冰冻切片诊断中常因其他原因切除卵巢时偶尔被发现，往往需要延迟诊断。

2. 纤维瘤病（fibromatosis）　少见，一侧或两侧卵巢中等或明显增大，间质纤维组织增生，围绕正常的成熟卵泡，有别于纤维瘤。

第三节　子宫体肿瘤和瘤样病变

一、子宫内膜癌

全子宫和双侧附件切除术是早期子宫内膜癌（endometrial carcinoma）的首选治疗方式，但是对于有淋巴结转移风险的患者，还需要进行分期手术（staging surgery），包括盆腔和主动脉旁淋巴结摘除。淋巴结转移风险与肿瘤分级、肌层浸润深度、宫颈或附件受累、脉管浸润及肿瘤的组织学类型有关。

子宫内膜癌通常在术前通过活检或刮宫已经确定了肿瘤的组织学类型和分级，但无法评估肿瘤的分期（tumour staging）。经阴道超声检查、MRI 和 CT 扫描等检查方法虽然可以初步提供肿瘤大小和肌层浸润等信息，但是不能明确界定肿瘤的浸润深度和范围。因此手术中冰冻切片诊断仍被广泛应用。

冰冻诊断的目的是为临床医师决定手术范围提供参考。根据送检标本的不同，病理医师在冰冻诊断时可能提供以下信息：肿瘤的性质、组织学类型、分级、肌层浸润深度、宫颈及附件是否受累等。尽管文献报道的冰冻切片对子宫内膜癌分级和分期的准确性差异较大，冰冻切片诊断对术中分期的指导意义还存在争议，但多数学者认为，该方法对临床医师术中评估肿瘤风险、避免不必要的分期手术仍具有一定的指导意义[32]。需要注意的是，了解术前活检诊断是必要的，但由于受标本取材限制，活检诊断可能具有局限性，尤其是术前活检可疑癌时（如不典型增生或内膜上皮内瘤变），术中冰冻切片诊断依然需要根据送检标本的大体和组织学改变加以明确。

临床医师应该了解冰冻切片诊断的适应证和局限性，病理医师也应该对内膜癌相关的手术范围有所了解（详见表 35-24）。

表 35-24　子宫内膜癌冰冻切片诊断与手术方式的选择

冰冻切片诊断	手术切除范围
不典型增生 /EIN	全子宫
内膜样癌（完全满足） 肌层浸润 <50% FIGO Ⅰ期 宫颈管或附件未受累	全子宫 + 双附件
内膜样癌（任何一项） 肌层浸润≥50% FIGO Ⅱ期或Ⅲ期 宫颈管或附件受累	全子宫 + 双附件 + 分期手术
非内膜样癌（任何一项） 浆液性癌（含浆液性上皮内癌） 透明细胞癌 癌肉瘤 未分化癌 / 去分化癌	全子宫 + 双附件 + 分期手术 + 大网膜

注：EIN，内膜样上皮内瘤变。

（一）大体标本检查和取材

1. 对于全子宫与附件切除标本，在检查时必须首先确认子宫前后壁和附件侧别，其解剖标志有以下几点：①卵巢在子宫的后方；②圆韧带在子宫的前方；③子宫腹膜返折以上呈光滑面，没有腹膜覆盖处为粗糙面。子宫前面是膀胱子宫陷凹，位置较高；后面是直肠子宫陷凹，位置较低，子宫前面腹膜返折面高于后面，因此，子宫前面的粗糙面高于后面，以这个解剖标志进行定位更为可靠。在国内，一般沿子宫前壁剖开子宫，但最好采用沿 3 点和 9 点处将子宫剖开，这样可以充分暴露子宫腔（图 35-49）。

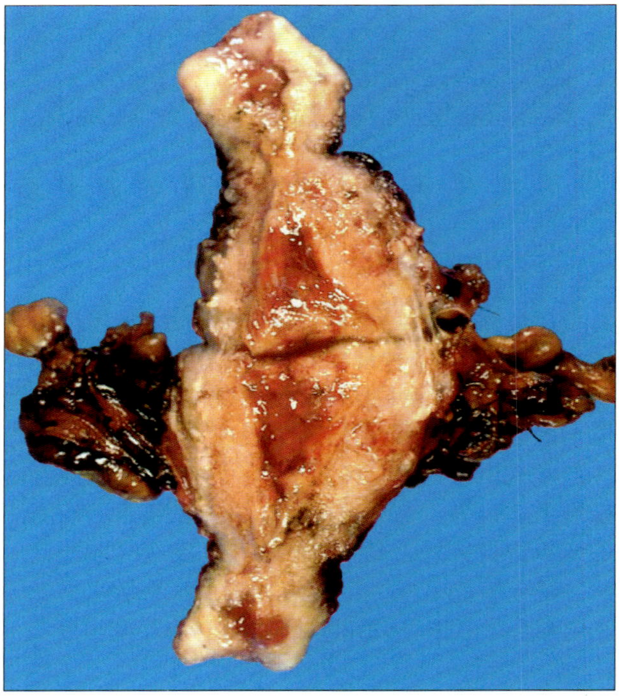

图 35-49　子宫

图示沿 3 点和 9 点处将子宫剖开

2. 对子宫颈、子宫表面和附件要进行仔细的大体检查，任何可疑的区域都应该取材，以发现子宫颈和子宫外是否受累。对全切子宫标本大体检查可见浸润性肿瘤时，肌层浸润深度最好在大体检查时测量，在浸润最深处做冰冻切片检查。宫颈及阴道穹（如果送检）如发现可疑区域，应当仔细检查并取材[33]。应采用每 3～4mm 横切（注意观察切面色泽）剖开子宫，每切一刀，即刻用刀刮清洁切面，观察浸润情况。当大体检查未发现明确的肌层浸润时，病理医师取材有很大的盲目性。较好的方法是沿 3 点和 9 点处将子宫分为两半，检查宫内膜，然后以 3～4mm 间隔从黏膜面到浆膜面做连续全层切面，肉眼估计肌层浸润深度，通常做 1～4 张冰冻切片。肌层颜色和一致性的变化可能提示隐匿的或弥漫性浸润。许多机构仅凭借在大体肿瘤侵袭最大的区域的单张切片评估浸润深度，这与最终结果的一致性不太理想。一般在卵巢和输卵管大体正常，以及大体子宫内膜肿瘤小于 2cm 的情况下，冰冻至少 2 块最大侵袭深度的子宫内膜用于评估。

3. 有些病例没有肉眼可见的肿瘤 / 病变，需要充分暴露子宫角，并仔细检查子宫腔、宫颈及附件，可能会发现以前活检的部位，该部位也要做切片检查，并且需要对子宫内膜及靠近子宫下段的宫颈内膜随机取材做切片检查。如果子宫壁较薄，应该做全层切片；如果肌层较厚，选择最深处的病灶做冰冻切片检查，在接近浆膜面时，需要用墨水染浆膜来明确是否累及。

4. 子宫下段和宫颈管黏膜的异常区域也应该做冰冻切片检查。

5. Lynch 综合征患者如果在每年或两年一次的常规子宫内膜活检筛查中诊断出病理异常，冰冻切片评估应遵循子宫内膜疾病患者冰冻切片评估的通常方法。在接受预防性子宫切除术和输卵管卵巢切除术的患者中，由于子宫内膜癌的风险增加，术中大体评估可能是谨慎的，显微冰冻切片评估仅限于有明显可见内膜病变时。

6. 随着微创手术包括腹腔镜手术的大力推广，常常把大块标本切成很多的小块组织送检，这使病理医师的诊断难度增加。要仔细选择组织做冰冻切片，尽管如此，经充分取材做石蜡切片时，有可能诊断与冰冻切片诊断不一致，发生这种情况不能认为是病理医师的责任。

7. 虽然强调冰冻切片诊断中大体标本观察的重要性，但是不能根据大体标本检查发诊断报告。

（二）内膜不典型增生和高分化子宫内膜样癌的冰冻切片诊断

子宫内膜不典型增生（atypical hyperplasia）或子宫内膜样上皮内瘤变（endometrioid intraepithelial neoplasia，EIN）组织学诊断的可重复性较差。内膜活检诊断为不典型增生的患者，行子宫切除术后，有 17%～52% 的病例经病理学检查发现内膜癌。因此，对于内膜活检诊断为不典型增生的患者，临床处理上面临两个问题，其一，对于需要保留生育功能的患者，可能延误内膜癌的治疗时机；其二，对于行全子宫切除的患者，如果术后发现内膜癌，其切除范围可能是不够的。

手术中冰冻切片检查有助于发现内膜癌。Morotti 等报道，内膜活检诊断为不典型增生而行子宫切除的病例中，术中冰冻切片和术后石蜡切片诊断为内膜癌的比例分别是 43.9% 和 56%[34]。冰冻切片诊断内膜癌的特异度和阳性预测值较高，而敏感度和阴性预测值较低。冰冻切片对于淋巴结高转移风险的内膜癌（深肌层浸润、浅肌层浸润伴中 - 低分化子宫内膜样癌、浆液性癌、透明细胞癌、癌肉瘤）诊断率较高，可达 94.1%，而对淋巴结低转移风险的内膜癌（高分化癌累及浅肌层或局限于内膜）诊断率较低，仅为 55%。冰冻切片的假阴性诊断多数是低风险的癌，这些肿瘤与不典型增生的形态有很大重叠[35]。

手术中冰冻切片对于鉴别不典型增生和低分化癌或深肌层浸润的癌比较容易，鉴别不典型增生和浅表的高分化癌有一定困难。但在术中没必要做出明确诊断，因为二者的手术方式是一样的[36]。肌层浸润是诊断浸润癌的有力证据，然而缺乏肌层浸润也不能除外浸润癌，因为约 30% 的浸润癌局限于内膜。在辨认癌组织肌层浸润时，要注意子宫内膜的组织学特点。早期肌层浸润的评估比较困难，因为子宫内膜没有基底膜，内膜和肌层的交界并不呈现一条直线，而是不规则的交错状态。癌仅位于内膜时，内膜和肌层交界更加不规则，类似早期肌层浸润，这就使诊断更为困难。

手术中诊断内膜不典型增生或内膜癌时，还要注意与内膜腺体嗜酸性改变、合体细胞乳头状改变、黏液性改变和 Arias-Stella 反应等鉴别[37]。

（三）评估肿瘤浸润深度

冰冻切片判断肿瘤分级和子宫肌层浸润（myometrial invasion）深度的目的是指导临床是否摘除淋巴结，并决定治疗方案和评估预后[35]。但利用冰冻切片实现该目的比较耗费时间，并且冰冻评估的准确率约为 85%[38]。事实上，有肌层浸润的 FIGO 2 级或 3 级内膜癌患者与浸润深度大于 50% 的 FIGO 1 级内膜癌患者一样，均具有中高度的临床风险（即患者可能有淋巴结转移）。

子宫内膜癌肌层浸润可以表现为以下方式。①不规则浸润：癌性腺体、细胞巢、条索或单个肿瘤细胞与肌层具有不规则的边界，常常伴有炎症性、水肿 / 黏液样或促纤维组织增生性间质反应。②膨胀性或推挤性浸润：与子宫肌层界限清楚，几乎没有间质反应。在这种病例中，如果切片上不包含正常内膜与肌层交界区域，则很难识别肌层浸润。③“恶性腺瘤样”浸润：可见于浆液性癌和内膜样癌，其特点是单个腺体广泛分布于肌层内，几乎没有间质反应。这种肌层浸润方式需要与腺肌病鉴别，腺体周围没有子宫内膜间质、出现核分裂象、子宫内膜可见癌灶、其他部位没有腺肌病等都有助于做出正确诊断。在绝经后女性，腺肌病的间质可能萎缩并且几乎无法辨别，鉴别可能会困难。④ MELF 方式：即微囊性（microcystic）、伸长的（elongated）、碎片的（fragmented）方式。特点是微囊性或裂隙样腺体表现为从典型的内膜样腺体“折断”的现象。其内衬细胞常常出现嗜酸性胞质，一般为扁平细胞（“内皮样”）。常常有明显的水肿或黏液样间质反应，这是肿瘤存在的线索。成团或单个嗜酸性肿瘤细胞可位于腺腔内，当腺腔呈裂隙样并内衬扁平的肿瘤细胞时，容易被误认为是脉管浸润。小的肿瘤细胞簇和单个细胞可能位于更深的肌层，有时难以发现，从而低估肌层浸润的深度。

单独依靠大体检查很难评估肌层浸润深度，尤其是对于高级别肿瘤，准确性不到 70%。偶尔，FIGO Ⅰ期内膜样癌已经浸润至深肌层，但大体检查并没有明显异常。

肿瘤早期肌层浸润时，通常表现为完好的腺体呈膨胀性浸润，并不引起间质反应。见到浅肌层内肿瘤性腺体周围的内膜间质细胞或残存的良性腺体有助于确定肿瘤局限于子宫内膜，也可以将发生肿瘤的内膜与邻近的没有肿瘤的内膜进行比较。对于早期肌层浸润，有时难以与无肌层浸润相区别，在冰冻时可诊断为“可能伴浅肌层浸润”。临床处理无区别。

对于外生性息肉样肿瘤，判断是否有肌层浸润及浸润深度也可能很困难。如果只从肿瘤的中心取材，会误认为肿瘤已取代部分肌层，尤其是在肌层变薄和受压的情况下。当肿瘤的外生部分出现平滑肌纤维时，可能会认为发生了肌层浸润。取材应包括外生性肿瘤及相邻的非肿瘤性子宫内膜和肌层。

判断肿瘤范围是否超出了肌层厚度的 1/2 也是冰冻切片诊断的难题。在肿瘤的边缘取材时，应包括非肿瘤性子宫内膜和肌层，组织块的准确定向是非常必要的。在不能明确肿瘤是否超出了肌层 1/2 的情况下，可以测量肌层的厚度及肿瘤浸润的深度，计算肿瘤的范围。弓状血管丛主要位于肌层的外 1/2，在镜下表现为厚壁大血管，当癌组织浸润到厚壁血管丛中或其周围时，通常标志着肌层浸润深度 >50%。如果肿瘤没有浸润血管丛，浸润肌层的深度应参照对侧子宫壁肌层厚度来计算。

（四）评估肿瘤组织学类型和分级

冰冻切片评估内膜癌组织学亚型的准确性说法不一，有的文献为 76.23%[38]，有的文献报道可达 87%～96%[39]。与石蜡切片诊断相比，冰冻切片诊断常见的问题是诊断过低，包括将没有或仅有浅肌层浸润的 FIGO Ⅰ期内膜样癌诊断为不典型增生、将透明细胞癌（clear cell carcinoma）或浆液性癌（serous carcinoma）诊断为内膜样癌等，主要原因是病灶较局限、取材不充分和对癌细胞的异型性把握不好。FIGO Ⅲ期内膜样癌有时被误诊为浆液性癌或透明细胞癌[40]。

在术中取材时可能遗漏体积较小的浆液性癌。要注意浆液性癌和浆液性上皮内癌的特殊性，即使在肌层的浸润不深甚至没有浸润，也可能出现腹腔内播散。

术中评估内膜癌分级的准确度为 58%～98%，常见的问题是分级过低，通常是由取材不当所致。此外，内膜样癌中出现透明细胞、梭形细胞或性索样结构时，也容易导致分级过高。当诊断有困难时，可诊断为高级别腺癌，当怀疑但不明确浆液性或透明细胞癌时，可与临床医生交流，说明自己的观点。

（五）其他

1. 宫颈受累（cervical involvement） 子宫内膜癌累及宫颈的评估是妇科病理学中棘手的问题之一。FIGO 没有相应的病理学评估指南。子宫内膜癌累及宫颈的诊断重复性差，尤其是宫颈黏膜受累及其与间质受累的区别。在许多病例中，子宫颈受累在临床上、影像学或大体标本的检查中并不明显，只能通过显微镜的观察来识别。

冰冻切片评估宫颈受累的难点在于：子宫下段与宫颈内膜的交界没有明确界限，在组织学上也没有明确的标志。在交界处带纤毛的子宫下段，内膜腺体和黏液性宫颈内膜腺体混合存在，不能明确哪里是宫颈的开始，哪里是子宫下段的结束。诊断子宫内膜癌累及宫颈，必须见到明确的宫颈浸润，而不仅仅是子宫下段受累。

判断宫颈受累是局限于宫颈黏膜还是累及间质时，也可能出现问题。正常的宫颈内膜上皮及受累的表面上皮会内陷，在宫颈间质的浅层形成腺体。因此，肿瘤可能存在于宫颈间质内但仍然局限于宫颈黏膜层内，此时很难判断间质内的肿瘤是否局限于原来的黏膜，尤其是在子宫内膜腺癌累及宫颈间质而不引起间质反应时。子宫内膜癌累及宫颈间质时，多数病理很容易通过显微镜观察识别出来。主要指标是正常宫颈腺体位于癌组织的浅表部位，表示有间质浸润，相反则无浸润。然而，在判断是宫颈上部的间质受累还是子宫下段间质受累时可能存在问题。子宫内膜样癌浸润宫颈间质时，可能与宫颈腺体癌前病变或癌并存。浸润宫颈的肿瘤通常在细胞学上较温和，有时，浸润的腺体与正常宫颈腺体混合存在。鉴别诊断包括中肾残留、输卵管子宫内膜化生、原位腺癌，尤其是当表面浸润的腺体与正常的宫颈腺体混合时。

2. 淋管血管浸润（lymphovascular invasion，LVI）是子宫内膜癌独立的预后因素，在所有肌层浸润的患者均可出现。偶尔，肿瘤浸润局限于肌层的内1/2，而血管浸润在肌层的外1/2，根据2009年FIGO分期系统，这种情况仍然属于ⅠA期肿瘤，但要认识到LVI出现在肌层的外1/2可能与预后相关[38]。如果宫颈或附件的血管内出现肿瘤，而血管外没有肿瘤累及时，也不能提高肿瘤的分期。不提倡在冰冻切片时做出LVI的诊断，主要是因为诊断正确性不高，术中临床指导意义不大。

3. 输卵管受累（fallopian tube involvement）对于内膜样癌，大多数情况下，肿瘤的累及局限在输卵管的黏膜层，或肿瘤细胞游离于输卵管腔内，表明肿瘤是经过输卵管播散，而不是同时发生的癌。肿瘤位于输卵管腔内而没有黏附于输卵管上皮时，不应视为输卵管受累，但提示术后要对输卵管进行更广泛的取材，以确定是否有真正的肿瘤累及。对于子宫浆液性癌和累及输卵管上皮的浆液性肿瘤，最大的可能性就是其中一个是转移癌，但由于在冰冻切片上难以鉴别，术后WT1染色可能有助于确定二者的关系。子宫角部附近的肿瘤阻塞输卵管口时，可导致输卵管扩张及上皮反应性非典型性改变，类似输卵管受累。

4. 淋巴结转移（lymph node metastasis）子宫内膜癌患者盆腔和腹主动脉旁淋巴结转移的发生率分别为5%～34%和5%～25%。是否有淋巴结转移与肿瘤的分期和预后有密切关系[41，42]。前哨淋巴结（sentinel lymph node）活检是肿瘤外科的重要进展之一，但在妇科病理领域手术中评估淋巴结的价值存在争议。术中冰冻切片诊断淋巴结转移的敏感性较低，而假阴性率较高。

病理医师根据淋巴结的大小、颜色和质地等选取“可疑的”淋巴结作冰冻切片检查，诊断的准确性取决于是否触摸到淋巴结。淋巴结能否被触摸到取决于淋巴结的大小和促纤维组织增生性间质反应，后者导致淋巴结变硬。淋巴结转移癌冰冻切片漏诊的原因如下：①阳性的淋巴结没有被扪及。对于内膜癌，手术中通过触诊检查淋巴结是不可靠的，50%的淋巴结转移可能会被漏诊，因为有淋巴结转移的病例，表现为淋巴结增大者不到10%。②淋巴结转移灶较小。在手术中容易漏诊微小转移和孤立的肿瘤细胞。③内膜癌发生淋巴结转移时，可以没有或仅有轻度促纤维组织增生性反应，不像宫颈鳞癌的阳性淋巴结那样明显。④新鲜淋巴结剖开时会产生变形，切面淋巴结被膜外翻，中央区域凸出，这样，该区域的转移灶可能被遗漏。⑤冰冻后组织和细胞的形态变形，肿瘤细胞有时难以辨认。

另外，需要注意的是，淋巴结内良性的间皮细胞或米勒管包涵上皮也可能被误认为转移癌。这也是在妇科病例的术中病理诊断时不建议用细胞印片的原因。

二、子宫内膜间质肿瘤

子宫内膜间质肿瘤（endometrial stromal tumor）包括内膜间质结节、低级别内膜间质肉瘤、高级别内膜间质肉瘤和未分化肉瘤[43]。不同类型肿瘤的生长方式不同，大体标本和病理组织学表现各异，其恶性程度亦不相同。其手术中冰冻切片诊断必须综合大体标本所见与组织学表现来区分良性与恶性肿瘤[44，45]。

此类肿瘤呈微黄色，质地软、细腻，似脑组织。有以下生长方式：①呈息肉样向子宫腔内生长，表现为内膜间质结节或低度恶性肿瘤；②肿瘤向脉管内生长是内膜间质肉瘤的特性之一，大体标本表现为子宫壁内肿瘤呈“蠕虫”样穿行肌壁；③弥漫性生长，表现为高度恶性肿瘤（图35-50）。

【鉴别诊断】

1. 内膜间质结节　内膜间质肉瘤在大体检查时也可能界限清楚，与内膜间质结节相似。肌层浸润和脉管浸润是二者鉴别的两个最重要特征。对于绝大多数病例，子宫内膜刮除、息肉切除或部分切除标本中是不可能做出确切诊断的，除非肿瘤被完全刮除。只有在子宫切除标本上才能可靠鉴别，标本取材必须取到足够的肿瘤-肌层交界处，以评估肿瘤浸润肌层的程度。有些病例即使在子宫切除标本上，二者也不易鉴别。

2. 平滑肌瘤　在冰冻切片中，子宫内膜间质肿瘤与平滑肌瘤的鉴别大体标本观察十分重要。内膜间质肿瘤质地细腻，质软，似脑组织，呈淡黄色，而典型的平滑肌瘤切面呈灰白色编织样结构。但富于细胞性平滑肌瘤在大体和组织学检查时可能与内膜间质肿瘤相似。二者的外观均为黄色或黄褐色，质软，均质。共同的组织学特征包括丰富的细胞和明显的血管，在有些病例还可以见到肿瘤与周围肌层之间的不规则边缘。对鉴别诊断有帮助的组织学

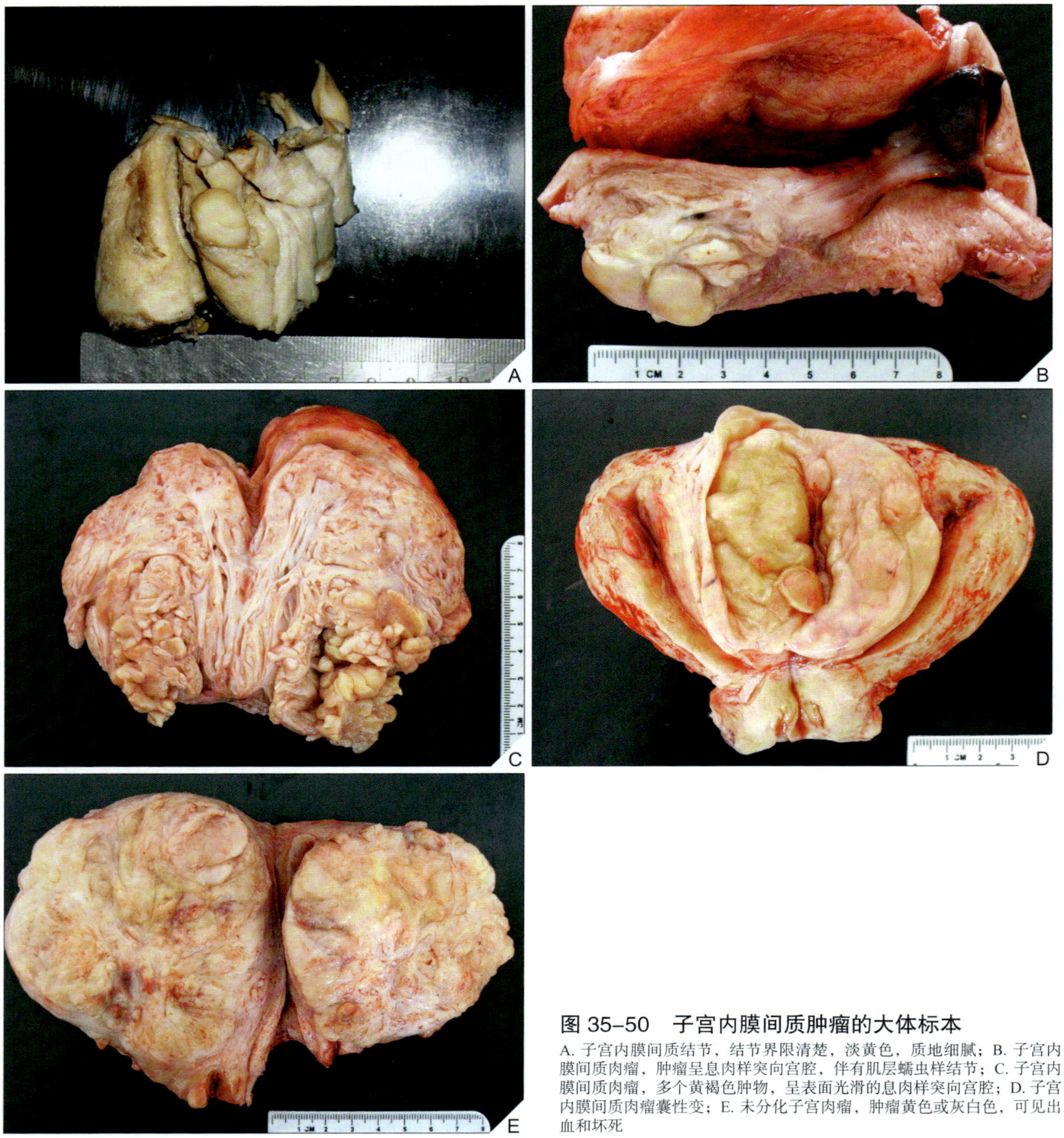

图 35–50　子宫内膜间质肿瘤的大体标本

A. 子宫内膜间质结节，结节界限清楚，淡黄色，质地细腻；B. 子宫内膜间质肉瘤，肿瘤呈息肉样突向宫腔，伴有肌层蠕虫样结节；C. 子宫内膜间质肉瘤，多个黄褐色肿物，呈表面光滑的息肉样突向宫腔；D. 子宫内膜间质肉瘤囊性变；E. 未分化子宫肉瘤，肿瘤黄色或灰白色，可见出血和坏死

线索有以下几点：①平滑肌瘤局部可以见到富于细胞区与平滑肌肿瘤典型的束状区相移行，在肿瘤周围区更常见；②平滑肌瘤中可见大的、管壁厚的肌性血管。而内膜间质肿瘤中是丰富的小动脉，偶尔在与肌层交界处见到一些大的厚壁血管；③平滑肌瘤中可见裂缝样腔隙，有些是受压的血管，有些是水肿所致。两者的鉴别有时很困难，仅能提出一个倾向性意见，待石蜡切片确诊，有时石蜡切片诊断亦很困难。

肿瘤呈蠕虫样在子宫肌壁内穿行，不要误认为肿瘤转移，有时也容易与血管内平滑肌瘤病混淆。

3. 其他　内膜间质肿瘤中有时出现多少不等的子宫内膜样腺体，需要与腺肌病和腺肉瘤鉴别。间质体积和腺体数量之间差异显著，间质细胞的形态和广泛的血管浸润倾向能够与腺肌病鉴别，见到典型的内膜间质肿瘤成分有助于诊断。腺肉瘤的上皮成分通常与间质成分关系紧密，形成特征性的腺体周围间质细胞套；而内膜间质肿瘤没有这种特征，腺体通常较少且杂乱分布。此外，腺肉瘤很少有明显的肌层浸润，除非有肉瘤成分过度生长。

在具有平滑肌分化的内膜间质肿瘤中，间质成分和平滑肌成分可形成不规则的指状交错，如果将平滑肌成分误解为子宫肌层，容易误诊为内膜间质肉瘤浸润。鉴别时需要结合大体和镜检，并且要知道组织块取自何处。重要的是认识到肿瘤中的平滑肌是化生性的，并不是来自正常肌层，并且要注意切片是取自肿瘤内部，而不是取自与周围肌层的交界处。

内膜间质肿瘤伴有性索样分化时，细胞呈条索状或小管状排列，容易误诊为腺癌。

三、平滑肌肿瘤

（一）手术中检查子宫平滑肌肿瘤的方法

术中做冰冻切片评估平滑肌肿瘤较常见。典型的良性平滑肌瘤切面隆起，呈编织状或漩涡状结构，灰白色，界限清楚。分为黏膜下平滑肌瘤、肌壁间和浆膜下平滑肌瘤，以及多发性平滑肌瘤。在大多数病例，仔细的大体检查可以确定肿物的良性性质，不一定要做冰冻切片。有的肌瘤伴有继发性改变，如囊性变、出血（红色变性）、脂肪变性、黏液变性等，使其外观不同于典型的平滑肌瘤。临床医师关心的是生长迅速或有不寻常外观的平滑肌肿瘤。常见平滑肌瘤的大体标本类型见图 35-51。

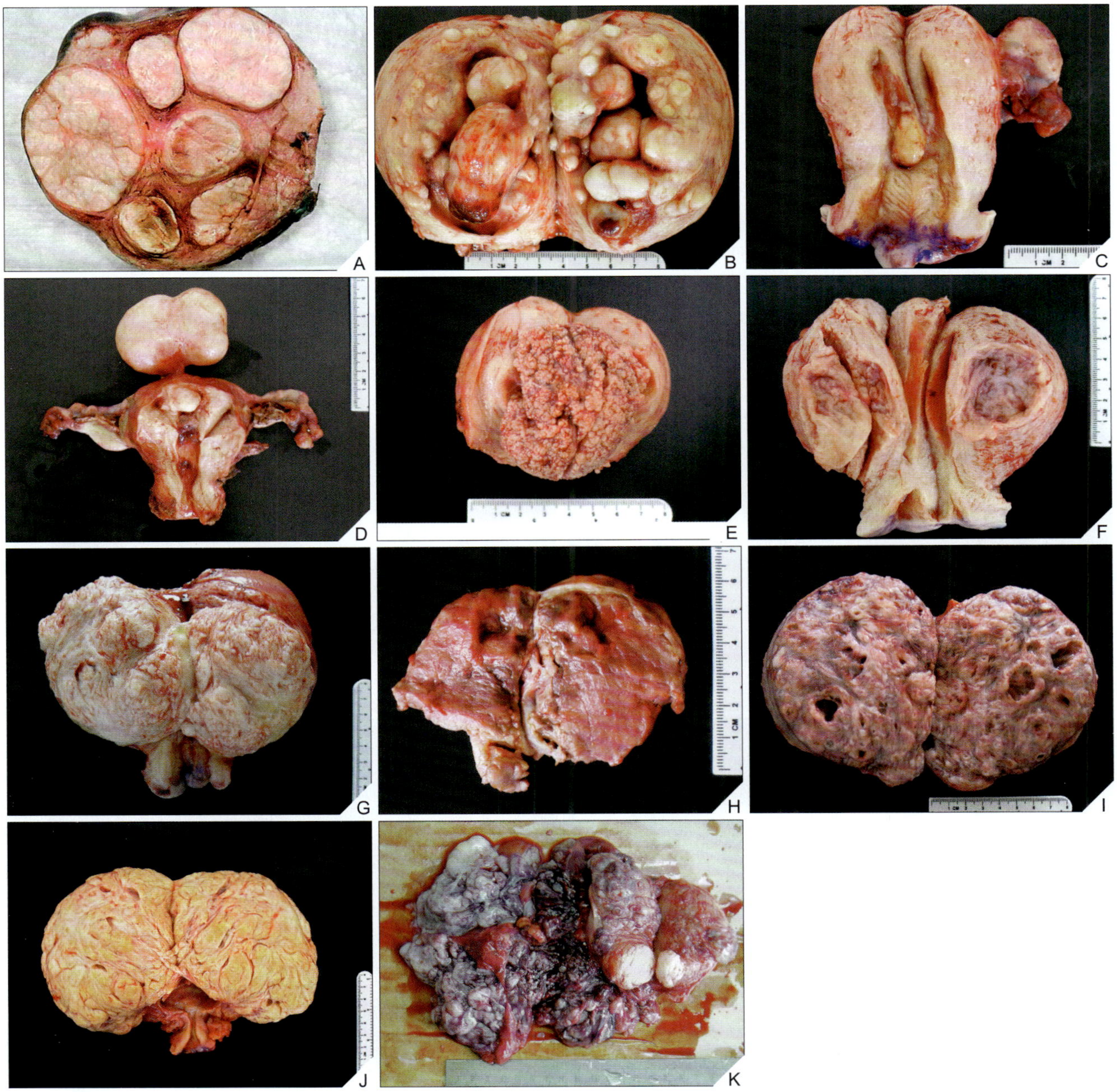

图 35–51　子宫平滑肌瘤大体标本的各种表现

A. 肌壁间平滑肌瘤，肿瘤切面隆起，灰白色，编织状，界限清楚；B. 弥漫性平滑肌瘤病，大量相互融合、大小不等的结节累及肌层；C. 黏膜下平滑肌瘤；D. 有蒂浆膜下平滑肌瘤；E. 水肿性平滑肌瘤，肿瘤表面呈大小不等的颗粒状；F. 平滑肌瘤囊性变；G. 黏液样变性；H. 红色变性，肿瘤切面为红色，肉样，质软，编织状结构消失；I. 红色变性和囊性变；J. 脂肪平滑肌瘤，含脂肪的区域切面呈淡黄色；K. 绒毛叶状分割性平滑肌瘤，肿瘤从子宫壁延伸到阔韧带，界限不清楚，呈肉瘤样或胎盘样外观与平滑肌瘤相比，平滑肌肉瘤颜色较深，质软，编织状结构不清楚，切面隆起不明显。由于肿瘤出血坏死使其切面表现不一[46]（图 35-52）。充分辨认这些特质非常重要，对于含有许多平滑肌肿瘤的子宫，可以用于指导选取组织块进行组织学检查。如果大体检查发现任何异常特征，如边缘不规则、质软、均质肉样、呈褐色或黄色、有出血或坏死区等，应该从这些区域取材做冰冻切片检查，通常一张切片不足以明确诊断。如果存在非典型性特征，可以诊断"具有非典型特征的平滑肌肿瘤"，待充分取材后在石蜡切片中做出明确诊断[47]。

子宫平滑肌肉瘤可以单独发生，也可以合并平滑肌瘤，而且比平滑肌瘤单独发生的可能性更大。因此，对于子宫多发性肿瘤，病理医师必须切开每一个肿瘤检查其切面和质地。

有时在有典型肌瘤的子宫中偶然发现"蠕虫样"组织。尽管血管浸润常见于子宫内膜间质肉瘤，但是平滑肌肿瘤，尤其是静脉内平滑肌瘤病和平滑肌肉瘤，常出现肉眼可见的子宫外血管受累。当血管腔内出现梭形细胞增生时，即使富于细胞或伴有玻璃样变，也通常是平滑肌肿瘤。对于任何可疑的肿瘤，都应该与其他恶性肿瘤鉴别，包括子宫内膜间质肉瘤、腺肉瘤和癌肉瘤等。如果送检的病变组织来自子宫外，应该询问临床医师子宫有何发现，因为子宫外病变通常来自子宫。

（二）冰冻切片诊断的难点

在手术中病理诊断中，良恶性肿瘤难以肯定诊断，甚至在石蜡切片诊断中亦有困难的病例，大致有以下几种情况。

1. 富于细胞性平滑肌瘤（cellular leiomyoma）必须与平滑肌肉瘤和子宫内膜间质肿瘤相鉴别。富于细胞性平滑肌瘤核分裂象 <10/10HPFs，无凝固性肿瘤细胞坏死和浸润边缘，细胞核非典型性不明显。与子宫内膜间质肿瘤的鉴别见本节"二、子宫内膜间质肿瘤"，二者有时很难鉴别。

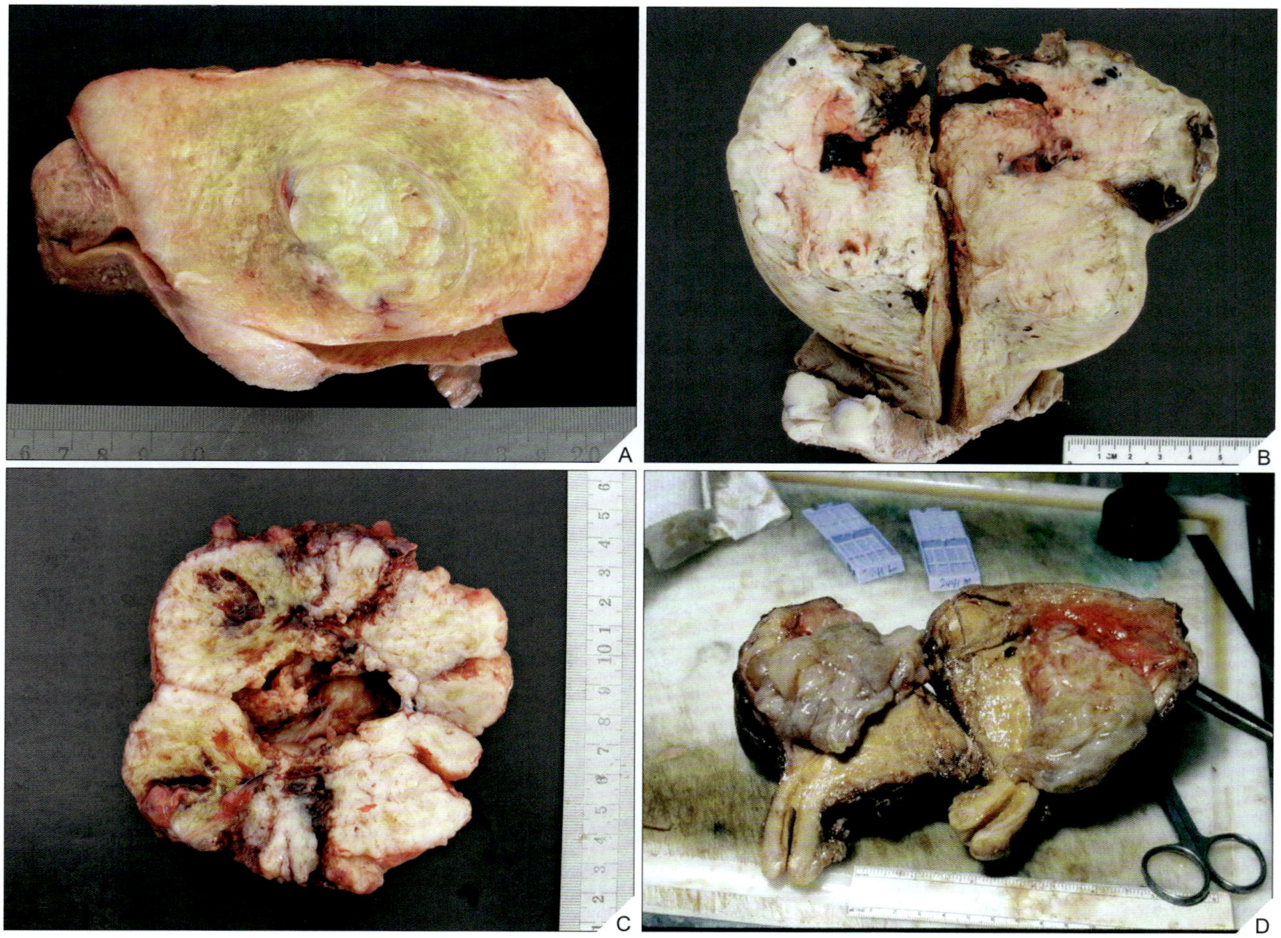

图 35-52 子宫平滑肌肉瘤的大体表现

A. 肿瘤体积较大，切面呈灰白色、黄色或棕黄色；B. 肿瘤边缘不规则，具有浸润性，出血明显；C. 切面可见出血坏死；D. 黏液样平滑肌肉瘤，肿瘤呈胶冻样外观

2. 伴奇异形核平滑肌瘤（leiomyoma with bizarre nuclei） 以往也称为奇异性平滑肌瘤（bizarre leiomyoma）或不典型平滑肌瘤。此瘤大体标本通常与普通的平滑肌瘤没有明显区别。有些肿瘤与普通的平滑肌瘤相比颜色更黄或呈褐色，质地变软，也可以出现出血、黏液样变性或囊性变。镜下特征是出现奇异形和多形性肿瘤细胞伴有细胞核非典型性，这些细胞多少不等，呈局灶性、多灶性或弥漫性分布。核分裂象一般（0～4）/10HPFs，几乎没有非典型核分裂象。此外，还可见一些固缩和碎裂的细胞核，在冰冻切片上类似异常核分裂象（图 35-53）。

此型肿瘤容易误诊为平滑肌肉瘤。如果非典型平滑肌细胞呈多灶性或弥漫性分布，伴有核分裂活性增加（>10/10HPFs）；或者出现地图状肿瘤细胞凝固性坏死，则应该诊断平滑肌肉瘤。当肿瘤无坏死，且核分裂象在（5～9）/10HPFs，不足以诊断肉瘤时，诊断非典型平滑肌瘤应特别慎重，尤其是在弥漫性中 - 重度细胞异型或有非典型核分裂的肿瘤，可能有复发风险，最好归在不能确定恶性潜能的平滑肌肿瘤范畴。

需要强调的是，对于所有伴有细胞核非典型性的平滑肌肿瘤都要广泛取材，包括与正常子宫交界的部位，这在手术中很难做到，有时仅能提出一个倾向性意见，待石蜡切片确诊。

3. 静脉内平滑肌瘤病（intravenous leiomyomatosis） 镜下见肿瘤细胞可以呈不同平滑肌瘤的类型，如梭形细胞、上皮样、黏液样、奇异性或脂肪平滑肌瘤等，偶尔还出现内膜成分。瘤组织可与血管壁完全分离，也可部分与血管壁粘连，常具有分叶状轮廓并伴有间质水肿和透明变性。静脉内平滑肌瘤一般不超出血管外，但在肺部有可能见到血管外病变。

大多数静脉内平滑肌瘤可从子宫壁静脉扩展到盆腔静脉，如果不予以切除，病变可以延伸到腔静脉甚至心脏。笔者见到 1 例右心房肿瘤，心外科以心房黏液瘤做手术，术中发现肿瘤根部延续到盆腔，病理诊断为静脉内平滑肌瘤。

静脉内平滑肌瘤病应该与平滑肌肉瘤和子宫内膜间质肉瘤鉴别。与平滑肌肉瘤的区别是缺乏核分裂活性、非典型性和凝固性坏死。与子宫内膜间质肿瘤的鉴别见内膜间质肿瘤章节，有时很难鉴别，需要等待石蜡切片和免疫组织化学染色。

4. 普通型（梭形细胞）平滑肌肉瘤（leiomyosarcoma） 平滑肌肉瘤通常有三个主要的组织学特征，即明显的非典型性、丰富的核分裂象（≥ 10/10HPFs）和肿瘤细胞坏死。具备上述三个特征中的两个就可以诊断平滑肌肉瘤。然而，仅仅根据组织学所见也很难预测其生物学行为，还要考虑年龄、肿瘤大小、大体表现、镜下检查肿瘤边缘的形态、有无血管浸润，以及临床因素（妊娠、月经状况、使用影响生长潜能的外源性激素或药物）等。诊断的关键在于如何辨认和综合分析各项诊断参数。

子宫平滑肌肉瘤尚无完全统一的组织学诊断标准，但基本上都遵循 Bell 等（1994）提出的标准[48]。Bell 等诊断子宫平滑肌肿瘤的方法是首先检查并确定肿瘤细胞（核）有无非典型性，其次是评估有无坏死及坏死的类型。如果非典型性不明显（无或轻度），又没有凝固性坏死，则无须计数核分裂象，将其诊断为平滑肌瘤；如果非典型性明显（中度到重度），又有凝固性坏死，即可诊断为平滑肌肉瘤，也无须计数核分裂象；只有处于中间状态的肿瘤才需要计数核分裂象，并且参考核分裂象做出不同的诊断。

5. 上皮样平滑肌肉瘤（epithelioid leiomyosarcoma） 在冰冻切片诊断时，上皮样平滑肌肉瘤容易被误诊为未分化癌（图 35-54）。有的肿瘤表现为嗜酸细胞或横纹肌样形态，应该与子宫癌肉瘤、横纹肌肉瘤、内膜间质肉瘤、PEComa 和横纹肌样瘤鉴别。少数上皮样平滑肌肉瘤表现为圆形或多角形细胞排列呈条索状或巢状，类似丛状肿瘤，或有明显的黏液样变

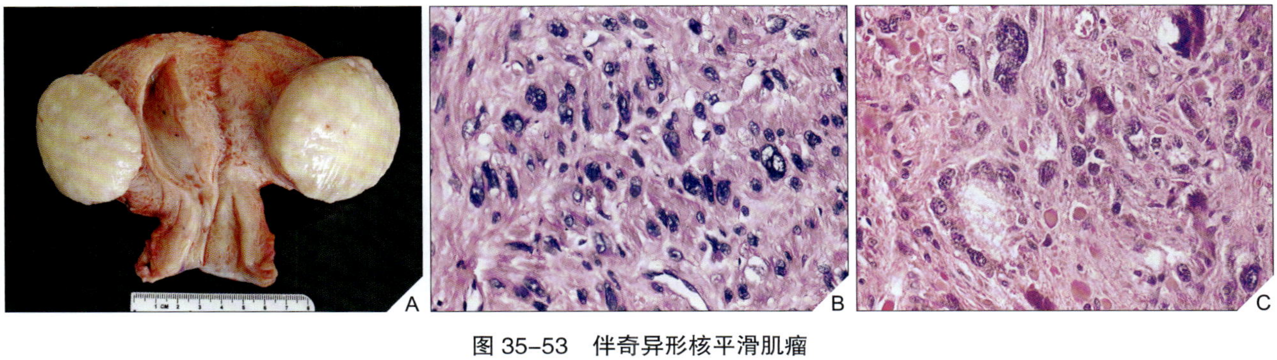

图 35-53　伴奇异形核平滑肌瘤

A. 肿瘤局部呈淡黄色；B. 灶状分布的奇异性和多形性肿瘤细胞；C. 瘤细胞胞质红染，细胞核单个或多个，有的细胞核固缩

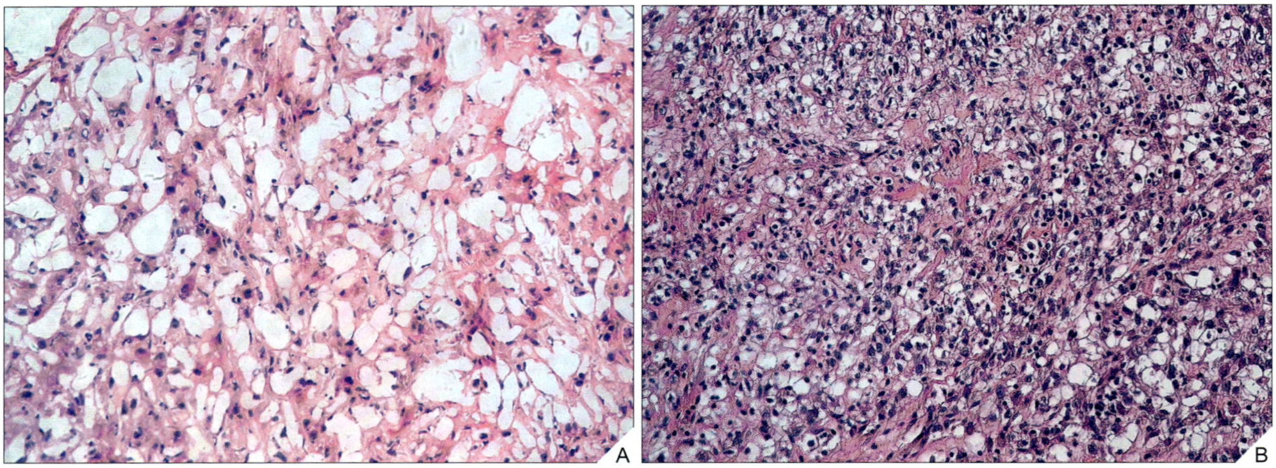

图 35-54 上皮样平滑肌肉瘤

A. 冰冻切片，图示肿瘤细胞核呈圆形或多边形，背景淡染；B. 石蜡切片，肿瘤细胞胞质透亮或粉染，瘤细胞有异型性，核分裂象少

性、玻璃样变性、水肿等，在冰冻切片中难以确诊，通常要延迟诊断。

6. 黏液样平滑肌肉瘤（myxoid leiomyosarcoma）黏液样平滑肌肉瘤需要与黏液样平滑肌瘤和水肿性平滑肌瘤鉴别。

黏液样平滑肌瘤和平滑肌肉瘤的大体所见相似。但良性平滑肌瘤出现黏液样变性很少见，当出现明确黏液时，要警惕恶性可能。镜下观察，平滑肌瘤界限清楚，但是可见黏液样和非黏液样区交替，可能被误认为是边缘向肌层浸润，在低倍镜下观察识别肿瘤的边缘是非常重要的。更重要的是广泛取材以便发现有非典型性和核分裂象的区域。最后，当肿瘤中出现黏液样区和非黏液样区时，平滑肌肉瘤的非黏液样区通常有明显的核非典型性和核分裂活性（图 35-55）。多数黏液样平滑肌肉瘤体积较大（平均 >10cm），当较大的黏液样肿瘤具有任何核分裂活性或浸润性边缘时，最好视为具有恶性潜能。由于取材有限，在冰冻切片上鉴别困难时，应该推迟诊断。

黏液样平滑肌肉瘤手术中也可能会误诊为黏液腺癌，在冰冻切片中常以黏液性恶性肿瘤发出报告。

7. 水肿性平滑肌瘤（hydropic leiomyosarcoma）水肿性平滑肌瘤的大体所见有时类似黏液样平滑肌肿瘤，但大多数病例呈一致的灰白色外观，挤压时有水样液体流出，有助于水肿性平滑肌瘤的诊断。水肿性平滑肌瘤的水肿变性通常是局灶性的并伴有玻璃样变性，但有时水肿的范围广泛，并延伸到肌瘤以外的区域，类似黏液样平滑肌肉瘤的浸润。然而，

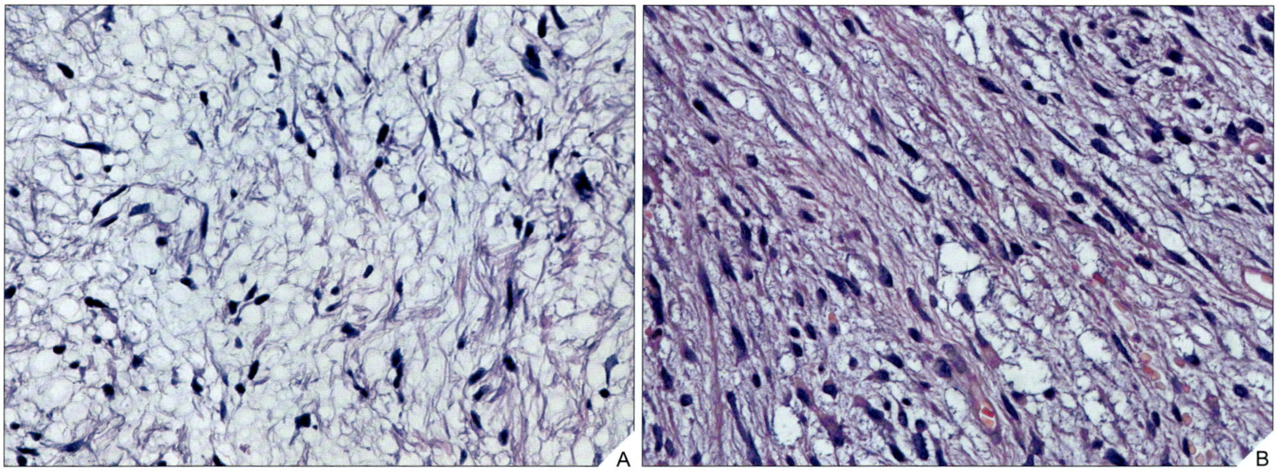

图 35-55 黏液样平滑肌肉瘤

A. 肿瘤细胞数量较少，有丰富的黏液样基质；B. 肿瘤细胞具有轻度到中度非典型性

水肿变性表现为稀薄、淡染的嗜酸性液体；而黏液样基质是嗜碱性的。如果肿瘤呈黏液样且冰冻切片没有明显的恶性特征，最好推迟诊断，广泛取材。

8. 恶性潜能未定的平滑肌肿瘤（smooth muscle tumors of uncertain malignant potential，STUMP）是指根据一般应用的标准不能可靠地诊断为良性或恶性的平滑肌肿瘤。子宫梭形细胞平滑肌肿瘤符合以下标准之一可以诊断为 STUMP[49]：①有局灶 / 多灶或弥漫的核非典型性，核分裂象 2～4 个 /mm^2［相当于（6～9）/10HPFs］，无肿瘤细胞坏死；②有肿瘤细胞坏死，没有其他任何危险特征；③没有肿瘤细胞坏死，没有细胞非典型性，核分裂象 >6 个 /mm^2（相当于 >15/10HPFs）；④有弥漫的核非典型性，由于有明显的核碎裂，核分裂象难以计数。

9. 延胡索酸水化酶缺陷型平滑肌瘤（fumarate hydratase-deficient leiomyoma）由体系或胚系 *FH* 基因突变引起，其是遗传性平滑肌瘤病和肾细胞癌综合征的一部分，具有相对特殊的形态学特征，可见到鹿角状血管、肺泡型水肿、散在奇异形的细胞核、嗜酸性胞质包涵体，以及突出的嗜酸性核仁被核周空晕包围。这些病例在所有病例中只占少数，冰冻切片难以明确诊断，我们也不建议冰冻时做出这样的诊断，只做出“不典型平滑肌瘤，待石蜡”即可。

四、其他肿瘤

1. 血管周上皮样细胞肿瘤（perivascular epithelioid cell tumor）是少见的子宫间叶性肿瘤，临床术前几乎均诊断为平滑肌瘤。大多数为散发患者，约 10% 与结节性硬化症和淋巴管平滑肌瘤病综合征有关。多数病例表现为子宫孤立性肿物，发生在肌壁间，少数为浆膜下或黏膜下，个别为多发。切面呈灰白色到棕褐色或黄色，边界清楚或浸润性生长。

形态学改变包括肿瘤胞质透明或嗜酸性颗粒状，细胞巢周围有薄壁血管。尽管子宫 PEComa 的组织学形态与其他部位相似，但已证明子宫 PEComa 具有与其他部位不同的恶性肿瘤诊断标准。

子宫血管周上皮样细胞肿瘤的大体标本与上皮样平滑肌肿瘤和内膜间质肉瘤相似，鉴别主要依靠组织学，但在冰冻切片上通常难以鉴别，明确诊断需要结合石蜡切片和免疫组织化学染色。冰冻时，只要做出倾向性诊断即可。

2. 子宫腺瘤样瘤（uterine adenomatoic tumor）子宫腺瘤样瘤临床上手术前难以诊断，一般在临床诊断其他疾病切除子宫时偶然发现。此瘤通常发生在接近子宫角的浆膜下部位。大体所见酷似平滑肌瘤，其区别在于：体积一般不超过 2cm，切面编织样结构不甚清楚，呈淡黄色。镜下所见腺瘤样瘤分为三型：丛状型（以实性上皮细胞团块或上皮条索为主）、腺样型和脉管型。由于肿瘤细胞穿插在平滑肌组织中，冰冻切片取一块组织观察，容易误认为肿瘤组织浸润于肌层，有的病例见“印戒”样细胞，容易误诊为腺癌或“印戒”细胞癌。

鉴别要点：细胞学基本呈良性细胞特征，有的部分上皮细胞有异型性，同时要结合大体标本观察，可资鉴别。

第四节　外阴、阴道和宫颈疾病

阴道原发性肿瘤极少见，其中最常见的是鳞状细胞癌，因此很少做冰冻切片检查。

外阴标本也很少做冰冻切片检查。以往曾应用冰冻切片评估鳞状细胞癌的切缘和淋巴结状态，但由于鳞状细胞癌具有多灶性的特点，该方法目前已经很少应用。基底细胞癌偶尔需要评估切缘，准确定位标本各切缘对于保证评估的准确性非常重要[50]。

冰冻切片评估 Paget 病的切缘时，应仔细检查上皮细胞，关键是识别增大的、有些苍白的细胞是 Paget 病的征兆。但至少 1/3 的病例不准确，并且显微镜下切缘阳性与局部复发无关。因此不主张用冰冻切片评估 Paget 病的切缘[51]。

黑色素瘤是高度恶性肿瘤，如果怀疑此病，不主张局部活检，最好局部扩大切除做病理检查。由于冰冻切片导致细胞形态变形、不能准确判断浸润深度和细胞异型程度，因此也不建议行冰冻切片检查。

宫颈标本行冰冻切片检查仅限于术中需要确定是否改变手术方式的病例。如果术前 / 术中已明确浸润性鳞状细胞癌的患者，应该行子宫切除术。由于存在冰冻引发的人工假象，不主张依靠冰冻切片评估鳞状上皮内病变的级别。出现以下情况时，如术前活检不能确定是否存在浸润、浸润深度不确定或者涉及生育问题等，临床医生可能要求评估鳞状细胞癌的浸润深度。

尽管对锥切标本进行冰冻切片检查发现和评估浸润性病变准确率较高，但是比较费时，一般仅用于以往做过诊断性活检的病例。值得注意的是，应将冰冻诊断与术前诊断相结合，如果二者结果不一致，应该延迟治疗，等待石蜡切片结果。另外，如果病变非常小，经冰冻检查后的病变可能消失[52]。因此，对锥切活检组织进行冰冻切片诊断的临床作用目前还具有争议，对宫颈腺癌的诊断价值也尚不清楚，多数学者认为对此类标本最好做石蜡切片诊断[53]。

第五节 妊娠滋养细胞疾病

一、胎盘部位滋养细胞肿瘤

胎盘部位滋养细胞肿瘤（placental trophoblastic tumor，PSTT）由单一形态胎盘部位中间滋养细胞增生，形成瘤块，呈息肉状凸向宫腔，或在单个及束状平滑肌纤维间浸润，但不破坏肌细胞。有的可以浸润至浆膜或宫旁组织。肿瘤细胞形态多样，呈多角形、圆形或梭形，胞质嗜酸性，有些畸形细胞类似合体细胞。瘤细胞浸润血管壁很常见。肿瘤通常无明显出血坏死。

在冰冻切片上，胎盘部位滋养细胞肿瘤与分化差的癌和肉瘤，尤其是上皮样平滑肌肉瘤、绒毛膜癌或黑色素瘤的鉴别非常困难，通常只能提倾向性意见，明确诊断需要结合石蜡切片和免疫组织化学染色。对诊断有帮助的线索是血管浸润、肿瘤细胞将肌束分隔开及纤维蛋白样物质沉积[54, 55]。

胎盘部位滋养细胞肿瘤需要与胎盘部位过度反应鉴别，后者没有明确的肿块形成，存在正常绒毛，以及混合存在的单核中间滋养细胞和多核滋养细胞。在刮宫标本较少时难以明确鉴别。

二、上皮样滋养细胞肿瘤

上皮样滋养细胞肿瘤（epithelioid trophoblastic tumor，ETT）来源于绒毛膜型中间滋养细胞，通常界限清楚，常在肌层内形成结节状隆起，可有出血或囊性变。50% 发生于子宫下段或宫颈管。镜下可见相对一致的单核绒毛膜中间滋养细胞巢或细胞条索，周边可见广泛坏死和玻璃样物质，形成特征性的地图样结构。

发生于宫颈的 ETT，由于细胞呈上皮样且玻璃样物质与角化物相似，容易误诊为鳞状细胞癌。累及宫颈管腺体的上皮样滋养细胞肿瘤与 CIN 相似。与 PSTT 相比，肿瘤细胞相对较小，缺乏核的多形性及核分裂象，浸润肌层不显著。

三、绒毛膜癌

绒毛膜癌（choriocarcinoma）是一种恶性的滋养细胞肿瘤，主要由细胞滋养细胞和合体滋养细胞构成（可以其中一种成分为主），还有少量中间滋养细胞。其特点是滋养细胞失去了原来绒毛或葡萄胎的结构，而散在地侵入子宫肌层，造成局部严重破坏，并由此转移到其他脏器或组织。

在手术中病理诊断时，由于取材有限，有的绒毛膜癌仅看到合体滋养细胞成分，类似分化差的癌，尤其是在子宫以外的部位，冰冻切片诊断非常困难。

绒癌需要与 PSTT 或 ETT 等中间滋养细胞肿瘤鉴别。虽然中间滋养细胞肿瘤可以出现与合体滋养细胞相似的多核细胞，但缺少绒毛膜癌典型的合体滋养细胞与细胞滋养细胞混合存在的特征，也缺乏显著出血的表现。

四、胎盘部位过度反应和胎盘部位结节或斑块

胎盘部位过度反应（exaggerated placental site）和胎盘部位结节或斑块（placental site nodule or plaque）均为中间滋养细胞（IT）的良性病变，非真性肿瘤。大体检查无肿物，病变为镜下诊断。

胎盘部位过度反应多发生在子宫下段，临床上可表现为子宫出血。组织学表现为大量胎盘部位中间滋养细胞在蜕膜或浅肌层聚集。与 PSTT 不同的是：局灶性中间滋养细胞浸润内 1/3 肌层，甚至可侵犯血管，但不融合成片块。在临床上，胎盘部位过度反应患者常有新近的妊娠史，少数病例表现为出

血，手术中送检冰冻切片诊断难以与绒癌鉴别，须待石蜡切片及免疫组化染色确诊。

胎盘部位结节或斑块无近期妊娠史，与前次妊娠平均间隔3年。胎盘部位结节或斑块需要与PSTT、ETT和鳞状细胞癌鉴别，支持前者的特征包括病变较小、界限清楚、多发、显著的透明变性、细胞退行性变及低核分裂活性。

第六节　输卵管疾病

输卵管作为输卵管-卵巢切除术标本的一部分，最常用于术中冰冻切片评估。输卵管标本通常来自子宫及双附件切除、输卵管结扎或输卵管吻合。原发性疾病部位有时可能不能准确地通过术前影像学检查或外科医生的术中评估来确定，并且作为卵巢/附件肿物送到病理科的标本偶尔可能会显示原发性输卵管疾病的过程。最常见的原发性输卵管病变包括上皮肿瘤（良性、交界性或恶性）、输卵管旁囊肿、子宫内膜异位症、炎症性病变和异位妊娠。当大体检查不能确定肿瘤原发部位是卵巢与输卵管或病变位于输卵管内时，需要进行输卵管的冰冻切片检查。输卵管与盆腔浆液性癌和其他浆液性肿瘤的发生相关，因此，彻底检查输卵管的形态尤其是伞端黏膜，能提高早期输卵管癌和癌前病变的检出率。当主要病变为原发性卵巢或子宫起源时，对输卵管进行术中彻底的大体评估通常是足够的。输卵管卵巢切除标本术中输卵管评估的作用和最佳病理学方案目前尚无标准化指标。

对输卵管疾病进行冰冻切片诊断时，应该注意以下事项。

1. 在冰冻切片上诊断浆液性输卵管上皮内癌（STIC）（即仅靠形态学表现，没有辅助诊断措施）是非常冒险的，为了避免过度诊断，保守的诊断或延期待石蜡切片诊断是合理的。也不需要在冰冻切片上指出那些不符合STIC形态学标准的非典型上皮病变，因为它们不需要进一步手术。对于在急性和（或）慢性炎症背景下的上皮非典型性应谨慎对待，以避免过度诊断。

2. 由其他妇科原发性肿瘤（卵巢或子宫内膜）直接扩散或转移到输卵管的肿瘤可能与原发STIC相似。如果以前或术中确定了卵巢或子宫内膜恶性肿瘤的诊断，输卵管受累（无论是继发还是同时原发的肿瘤）通常对手术方式都没有显著影响。来自非妇科的转移性肿瘤也可能与STIC相似，但它们通常也累及输卵管间质和其他器官。

3. 腺瘤样瘤是间皮起源的良性肿瘤，要注意与血管瘤、淋巴管瘤和转移性腺癌，特别是印戒细胞癌鉴别。出现明显的细胞核异型、单个细胞间质浸润和促纤维增生性间质反应均不是腺瘤样瘤的特征，应考虑是否为转移性腺癌。如果有恶性肿瘤的病史，应与以前的标本进行形态学比较。

4. 输卵管炎伴假癌性增生（salpingitis with pseudocarcinomatous hyperplasia）可以表现为以下组织学形态，在冰冻及石蜡切片诊断中均有可能误诊为癌：①输卵管黏膜皱襞粘连、互相融合形成背靠背的假腺样结构；②微囊间隙吻合、形成筛状结构；③炎症导致上皮增生、肌层内陷，浆膜面间皮细胞增生呈腺样结构，上述情况均可形成假浸润现象。

反应性输卵管上皮增生与输卵管癌的鉴别：前者缺乏实性区，细胞轻到中度非典型性，核分裂象稀少，并常伴有大量炎症细胞浸润；而腺癌常伴有实性区域，细胞中到重度异型，核仁明显，核分裂象常见。

5. 预防性双侧输卵管卵巢切除术（RRSO）可以使*BRCA*突变携带者的卵巢癌风险降低90%，乳腺癌风险降低50%[56]。除*BRCA1*和*BRCA2*突变携带者外，林奇综合征或乳腺癌和卵巢癌家族史的患者接受输卵管卵巢切除术也可降低发病风险。

RRSO标本中输卵管癌（上皮内和侵袭性）的报道率为5%～10%，上皮内癌仅占0.6%～6%[57-60]。RRSO标本中的大多数肿瘤很小，大体检查不能发现。为了加强对RRSO标本早期病变的检测，许多机构提出并通过了一项大体检查方案，称为“伞端切片和全面检查”（SEEFIM）方案[61,62]。需要注意的是，新鲜RRSO标本可能导致切片不均匀，组织质量不佳；术中冰冻切片评估可能会耗尽病变组织。如果术中冰冻切片诊断高级别浆液性癌（输卵管或卵巢），患者可能即刻行分期手术。

第七节　腹膜疾病

一、间皮病变

间皮病变可包括从增生性病变到高级别间皮瘤等一系列间皮改变。

反应性（乳头状）间皮增生是一种常见的组织学改变，很少有肉眼可见的肿物。它通常由相对温和的多边形细胞组成，排列在大网膜或腹膜表面，形成簇状或乳头，有时可出现坏死，但不应出现严重的非典型性。大多数病例最多表现为轻度非典型性。一些病变可能会出现纺锤状生长，缺乏核异型性。在大多数情况下，如既往手术、炎症或子宫内膜异位症是间皮增生的原因。

高分化乳头状间皮肿瘤是一种罕见的良性乳头状间皮源性肿瘤。肿瘤通常单发，但也可能多发，灰色到白色的乳头状或结节状病变，通常直径几毫米到几厘米。显微镜下特征是一种外生性乳头状病变，具有广泛的纤维轴心，衬覆单层扁平或立方的间皮细胞，没有间质侵犯。可出现乳头状、分支或腺样结构。肿瘤细胞细胞核温和，偶尔伴轻度异型性，核分裂象罕见。

【鉴别诊断】

（1）间皮瘤：恶性间皮瘤的乳头状结构很常见，但间质浸润、实性生长、合并复杂的乳头、广泛的核复层、核异型性明显、核分裂增多支持恶性间皮瘤。间皮瘤相对少见，但需要与大多数低级别（和一些高级别）浆液性癌鉴别。这些肿瘤通常体积较大，分布广泛，可能类似于高级别浆液性癌。此外，它们经常出现明显核异型性、高的有丝分裂活性、腹膜侵犯和坏死。有时，高级别间皮瘤可能出现乳头状、实性、管状 - 乳头状和肉瘤样型生长方式使鉴别更加复杂。最终明确诊断需要依靠组织切片和免疫组织化学染色。

（2）间皮增生：与高分化间皮瘤一样，间皮增生没有侵袭到下面的间质，有时可以有乳头结构，但它的乳头非常小，完全由间皮细胞组成，或包含非常薄的纤维轴心，与高分化间皮瘤的宽大纤维核心不同。间皮细胞增生与邻近浆膜的反应性 / 炎性改变有关，这在高分化间皮瘤中不存在。当与间皮增生有许多共同的组织学特征时，在冰冻切片中可能不易区分它们。如果怀疑为高分化间皮瘤，需要跟临床沟通提示临床不除外肿瘤的可能，应考虑手术的可能性，并对肿瘤进行大量切片以进行组织学评估。

（3）浆液性交界性肿瘤：这种病变的特点是乳头状，纤维核心由立方到柱状的肿瘤细胞组成，有轻微的细胞学异型性，与高分化间皮瘤类似。然而，浆液性交界性肿瘤的肿瘤细胞具有特征性的上皮簇，柱状细胞更常见，立方细胞较少。在具有挑战性的病例中，需要等待术后石蜡切片及免疫组化来明确诊断。

二、子宫内膜异位

子宫内膜异位通常包括典型的子宫内膜样腺体和间质两种成分，很容易进行病理诊断。偶尔形成含有大量组织细胞与黄褐色色素沉着的结节，称为坏死性假黄瘤结节，应与其他疾病鉴别。

腹膜子宫内膜异位常合并输卵管子宫内膜异位，但后者仅有腺管状结构，衬覆输卵管型上皮，周围没有子宫内膜样间质和反复出血的痕迹。

累及肠壁的子宫内膜异位有时被临床医师误认为肠原发性肿瘤。

三、浆液性病变

腹膜浆液性病变包括输卵管子宫内膜异位及浆液性肿瘤，其定义、发生及相互关系有很多争议。

1. 输卵管子宫内膜异位（endosalpingiosis） 是指在腹膜、腹膜下组织和腹膜后淋巴结出现衬覆输卵管型上皮的良性腺体，可在镜下偶然发现。输卵管子宫内膜异位一般在冰冻诊断时不困难，然而以下特殊情况值得关注。旺炽型囊性输卵管子宫内膜异位（florid cystic endosalpingiosis），可累及多个部位，如盆腔、下腹部、肠系膜，偶见囊性瘤样包块，累及宫颈和子宫体的全层，容易误诊为微偏性腺癌。大体标本见多囊性肿物，囊腔大小不等且不规则。大者直径可达 14cm，腔内充以暗红棕色的液体。镜下所见，腺体和囊壁被以输卵管型上皮，单层扁平或柱状和假复层，上皮细胞异型性不明显。囊壁由纤维血管结缔组织组成，偶见沙砾体，无内膜样间质或假黄瘤细胞。有的在子宫体或宫颈肌壁内见多数不规则囊腔及腺上皮呈乳头状增生，容易被误诊为高分化腺癌浸润。鉴别要点：细胞无异型性改变，未见核分裂象，腺体轮廓较规则，无出芽浸润性生长。

2. 腹膜浆液性交界性肿瘤（peritoneal serous borderline tumor）　腹膜浆液性交界性肿瘤的组织形态与卵巢同型肿瘤类似。85% 的患者伴有输卵管子宫内膜异位。肿瘤常有卵巢外腹膜广泛播散，病灶局限或弥漫性，呈粟粒状或颗粒状，伴有盆腔腹膜和网膜纤维性粘连。

腹膜散在肿瘤结节常常需要做冰冻切片以判断：①肿瘤的性质；②是腹膜原发瘤，还是转移性肿瘤；③如果是转移性肿瘤，需要回答临床医师原发瘤在何处。这些问题对临床医师手术方案的确定十分关键，病理医师要回答临床医师的问题十分困难。

病理医师在镜下观察时还有以下难点：①伴有显著促纤维间质反应时，卵巢浆液性交界性肿瘤的腹膜种植与原发浆液性癌的鉴别；②鉴别浸润性和非浸润性种植，尤其是伴有显著促纤维间质反应时；③非典型输卵管子宫内膜异位与浆液性交界性肿瘤的鉴别。处理时，临床医师要详细描述手术中所见，特别是双侧输卵管、卵巢及胃肠道是否有肿瘤，见到沙砾体有助于诊断。

3. 腹膜浆液性癌　多数为继发性，其中高级别浆液性癌（HGSC）主要来自输卵管伞端浆液性病变的扩散，低级别浆液性癌（LGSC）来自卵巢微乳头癌的种植。诊断时与卵巢 / 输卵管浆液性癌无异，冰冻时无须诊断来源。

四、黏液性病变

1. 宫颈子宫内膜异位（endocervicosis）很少见，是指腹膜出现良性宫颈型腺体。可以累及子宫后侧浆膜、直肠子宫陷凹、阴道顶端、膀胱等。有的病例腺体上皮细胞显示轻度异型性，伴有周围反应性间质，容易误诊为高分化腺癌转移。鉴别要点：细胞无明显异型性，无核分裂象，腺体轮廓较规则，无出芽浸润性生长。

2. 黏液性肿瘤　腹膜黏液性肿瘤绝大多数为继发性，以往称为腹膜假黏液瘤（pseudomyxoma peritonei，PP），指的是腹腔内存在广泛的胶冻样黏液。近年认识到绝大多数 PP 来自胃肠道，尤其是阑尾黏液性肿瘤，少数来自结直肠黏液腺癌或成熟囊性畸胎瘤中的黏液性成分，罕见来自胰腺和胆道肿瘤。腹膜假黏液瘤是临床术语，不应作为病理诊断。PP 可伴有肿瘤细胞，肿瘤细胞很少时，可仅见黏液。重要的是在冰冻时见到 PP，强烈提示转移性肿瘤，应及时与临床交流。

第八节　可疑妊娠评估

一、术中冰冻切片评估的目的

在可疑妊娠的情况下，评估目标是通过识别胎盘绒毛和（或）植入部位来确定妊娠是宫内妊娠还是输卵管妊娠。如果证实宫内妊娠，可以实施保守治疗。应该密切监测患者，当无法确认是否妊娠时，可能需要手术干预。

有血清学证据表明妊娠（hCG 升高）和阴道出血或盆腔疼痛可能是异位妊娠。快速 hCG 水平和经阴道超声检测可以确诊大多数异位妊娠，但最可靠的是通过组织学证实排除异位妊娠。

二、大体标本处理

大多数提交的术中冰冻切片诊断的标本是子宫内膜刮除组织，它有非常高的敏感性和特异性。通常，提交的组织包括子宫内膜活检或阴道穹组织。可以使用特殊的方法来识别绒毛，包括用生理盐水冲洗标本除去血液，以检查白色绒毛组织，并将标本漂浮在含有生理盐水的培养皿中用肉眼或在显微镜下检查疏松的组织。绒毛应该是白色的，具有复杂的结构和尖锐的分支。选择最有可能是绒毛的组织并提交冰冻切片。继续提交组织进行冰冻评估，直到确认宫内妊娠或提交所有组织为止。如果样本很小，则提交整个样本进行冰冻评估。值得注意的是，在提交的血栓中可能经常发现绒毛；因此，在寻找绒毛组织时不应丢弃或忽略这些组织。

三、诊断和报告

在这种情况下，病理医生主要镜下寻找绒毛和（或）胎盘植入部位，报告中直接说见到“绒毛和（或）胎盘植入部位”即可，不必拘泥于有无“宫内妊娠”的判断。从理论上讲，发现胎盘植入部位基本等同于宫内妊娠，而发现绒毛则不一定，主要是少量的绒毛有时可从输卵管异位妊娠而来。蜕膜化子宫内膜的存在可见于任何妊娠，包括异位妊娠，因此不能单独提示宫内妊娠。

第九节 远程冰冻切片诊断

远程病理（telepathology，TP）[63]指通过数字图像处理和通信技术提供远程病理服务。随着计算机多媒体技术的迅猛发展，TP已经从静态转化为全切片图像（whole slide image，WSI）。现在，一些病理机构或医院将TP应用在常规外科诊断、带教、科研、质控中，有些应用于术中冰冻切片诊断。TP作为一种病理诊断工作中的创新技术，尚没有得到广泛应用。冰冻切片术中TP诊断的平均准确率超过90%[64]。

一、远程病理诊断的意义

远程病理诊断是借助于现代通信技术来传递病理切片信息，实现远距离快速准确诊断的一种方式。随着技术的发展，远程病理诊断也日趋完善，其优势也越发明显。它不仅克服了地域（区域）的限制，缩短了诊断的时间，还增加了病理同行间的交流，促进了基层病理医生的再教育。远程病理诊断的出现有效地解决了基层医院病理科人手不足、技术水平差、诊断困难等问题，提高了病理诊断能力，这对于提高医院整体医疗水平和降低医疗风险具有非常重要的作用。在远程会诊时，基层病理医生通过与会诊专家一起读片和阅片，讨论和交流，诊断水平不断得到提高，同时也认识到病理切片质控的重要性，有助于以后改进和提高病理切片质量，完善质量控制指标，以得到更加准确的病理诊断。对患者来说，远程病理诊断不仅减轻了其经济负担，还更好地满足了其临床诊疗需求。

二、远程病理诊断模式

远程病理诊断大致经历了三种模式：静态图像诊断模式、遥控自动化显微镜诊断模式及数字化病理切片远程诊断模式。

1. 静态图像诊断模式　是指申请医生以电子邮件或共享存储的方式将数码相机拍摄的病变部位图片传送给指定的病理专家，从而得到诊断结果的一种诊断模式。该模式不需要双方同时在线，便捷、经济，且对硬件和软件的要求较低。但是其缺点也是显而易见的，图像的采集取决于申请医生的业务水平，通常带有较强的主观性，而且图像局限性大，缺乏连续性，这些都影响了诊断的准确性。很多学者就静态图像远程病理会诊的准确性做了大量研究，发现其总体准确率较传统光学显微镜低。分析认为一方面与申请医生图像采集和切片选择的偏差有关，另一方面是由于会诊专家接受的图像是分散的、不连续的，导致对某些病例的严重性估计不足。静态图像远程诊断由于准确性原因逐步被动态图像远程病理会诊所取代。

2. 遥控自动化显微镜诊断模式　是指会诊专家通过专业软件远程操作客户端的显微镜，采用平移切片、镜头倍率转换、视野亮度调整和镜头聚焦等方式实时调整图像，会诊过程中，专家与申请人员同时在线，相互交流，避免了静态图像的主观性和片面性，从而降低了漏诊和误诊的发生率，但其耗时是光学显微镜检查的3～4倍。可见，该模式优势明显，诊断准确性较高，但对硬件和软件要求较高，且需要双方人员同时在线，耗时、耗力、效率低下，不利于远程病理诊断的广泛开展。

3. 数字化病理切片远程诊断模式　是指利用全自动显微镜扫描平台，将传统的玻璃切片进行扫描和无缝拼接，生成包括传统玻璃切片内所有信息的WSI，即一张全视野的WSI，可以方便地在网络上传输，并利用专门的WSI读片软件，实现全球在线同步远程会诊或离线远程会诊。WSI对诊断的价值等同于显微镜观察，可使病理医生脱离传统的显微镜阅片模式，是目前主要的理想的远程病理会诊模式。数字化病理切片具有前两者不可比拟的功能与优点：①切片是全信息、全视野、超高清的图像。从肉眼观察，接近光学分辨率。②利用专用软件来浏览图像，可以选择切片任意位置进行任意倍数的放大、缩小，不会产生图像信息失真。③数字化病理切片便于集体阅片或讲座教学，便于集体讨论，不受显微镜下视野限制。④数字化病理切片存储、浏览容易，检索迅速，无时间、地域限制，便于共享。研究报道数字化病理切片用于初次诊断或会诊的准确率为94%～99%，与传统显微镜阅片比较，表现出较好的一致性，误诊原因大多是临床资料不全和使用者经验缺乏。

三、远程冰冻切片诊断的应用

术中冰冻切片会诊是指临床医师在手术过程中就与手术方案有关的疾病诊断问题请求病理医师进行快速的诊断，为其手术方式提供决定性意见。冰冻切片诊断要在短时间内完成取材、制片、阅片、诊断整个流程，要求又快又精准。由于时间仓促，取材局限，制片质量不如常规石蜡切片，加之医生水平有限，冰冻切片延迟诊断或误诊时有发生，因此二级甲等医院包括某些三级甲等医院都未开展术中冰冻切片诊断，使相关医院手术的开展受到极大影响。远程病理诊断应用于术中冰冻病理诊断后，基层医生只需负责制片和扫描工作，阅片诊断由会诊专家来完成。远程病理诊断对于术中冰冻切片的诊断结果非常可靠，准确率高，相比于另两种诊断模式，数字切片远程会诊更具有优势，阅片更快，诊断用时更短，准确率更高，与传统显微镜诊断一致性高[65-67]。

数字化切片是今后冰冻切片诊断中的应用方向。数字切片扫描仪能在短时间内完成单张切片扫描，在15mm×15mm范围、20倍下一般于1分钟内可以完成，绝大部分TP冰冻切片诊断用20倍扫描即可满足诊断，极少数病例需用40倍扫描，一般在3～4分钟内完成。在扫描完成后，专家即可在远程会诊系统中浏览切片，保证了术中远程病理诊断的时效性。

四、远程冰冻切片诊断展望

远程病理诊断把病理切片从显微镜下“搬”到互联网上，是由专家进行异地诊断的一种新的病理工作模式，实现了医学病理资源、技术设备资源和医学科技成果信息资源共享，破解了长期以来我国基层医疗病理诊断水平低下的难题，在我国具有很好的应用前景。

远程病理诊断虽不在传统光学显微镜下观察，但准确的取材和良好的切片质量同样是正确诊断的前提。当前，有些基层医院设备依然老旧，技术人员业务较差，导致切片质量无法保证，影响远程病理的图像质量，进而影响诊断的准确性。会诊专家的业务水平及其对数字化技术的熟悉程度也直接影响诊断的准确性和及时性。因此在开展远程病理诊断的同时，各级医疗机构应加强对基层病理技术人员的培训，积极筛选专家团队，建立有效的培训机制和科学的考核体系，为远程病理诊断发展打下良好基础。

虽然远程数字病理术中冰冻切片诊断准确率和及时率都很高，具有可行性，但还没有一个完善和统一的质量控制标准体系，不利于此方法的广泛应用。远程病理诊断涉及远程病理学管理、风险责任分配、数据安全、个人隐私、会诊专家权益和等效诊断效能等法律、法规问题，尚待完善。此外，远程病理诊断标准化一直也是国内外关注的问题。目前，美国、加拿大等相继出台了远程病理会诊指南，相关的法律和监管问题也逐步出台。国内目前还没有相关的法律和相应的指南。在实践过程中会出现一些意外情况，如网络问题及设备故障等，数字切片扫描质量差或上传不成功，如玻片不平、封片不佳均可引起数字切片部分区域对焦不好而影响诊断，但病理医生对这种方法的适应是其发展的主要问题。随着数字和网络技术的迅速发展及政府的大力支持，TP或数字病理在冰冻切片诊断中起着越来越重要的作用。相信在不久的将来，远程术中冰冻切片诊断将成为数字病理甚至远程医疗的重要组成部分。

参·考·文·献

[1] Shah J S, Mackelvie M, Gershenson D M, et al. Accuracy of intraoperative frozen section diagnosis of borderline ovarian tumors by hospital type[J]. J Minim Invasive Gynecol, 2019, 26(1): 87-93.

[2] Zaiem F, Deirawan H, Kherallah R, et al. Accuracy and reproducibility of frozen section diagnosis in ovarian tumors[J]. Arch Pathol Lab Med, 2022, 146(5): 626-631.

[3] Wiggett A, Fischer G. Intraoperative communications between pathologists and surgeons: do we understand each other?[J]. Arch Pathol Lab Med, 2023, 147(8): 933-939.

[4] Fallon M A, Wilbur D C, Prasad M. Ovarian frozen section diagnosis: use of whole-slide imaging shows excellent correlation between virtual slide and original interpretations in a large series of cases[J]. Arch Pathol Lab Med, 2010, 134(7): 1020-1023.

[5] Akbarzadeh-Jahromi M, Aslani F S, Raeisi H, et al.

Comparison of frozen and permanent section diagnosis in ovarian neoplasms: analysis of factors affecting accuracy[J]. Int J Gynecol Pathol, 2022, 41(4): 327-336.
[6] Yoshida H, Tanaka H, Tsukada T, et al. Diagnostic discordance in intraoperative frozen section diagnosis of ovarian tumors: a literature review and analysis of 871 cases treated at a Japanese cancer center[J]. Int J Surg Pathol, 2021, 29(1): 30-38.
[7] Asp M, Peber E, Kannisto P, et al. Ovarian tumor frozen section, a multidisciplinary affair[J]. Acta Oncol, 2022, 61(7): 785-792.
[8] De Decker K, Jaroch K H, Bart J, et al. Borderline ovarian tumor frozen section diagnoses with features suspicious of invasive cancer: a retrospective study[J]. J Ovarian Res, 2021, 14(1): 139.
[9] De Decker K, Jaroch K H, Edens M A, et al. Frozen section diagnosis of borderline ovarian tumors with suspicious features of invasive cancer is a devil's dilemma for the surgeon: a systematic review and meta-analysis[J].Acta Obstet Gynecol Scand, 2021, 100(8): 1369-1376.
[10] Palakkan S, Augestine T, Valsan M K, et al. Role of frozen section in surgical management of ovarian neoplasm[J]. Gynecol Minim Invasive Ther, 2020, 9(1): 13-17.
[11] Grisham R N, Chui M H. Advancements in low-grade serous carcinoma of the ovary and peritoneum[J]. Curr Oncol Rep, 2022, 24(11): 1549-1555.
[12] Finch A,Shaw P,Rosen B,et al.Clinical and pathologic findings of prophylactic salpingo-oophorectomies in 159 BRCA1 and BRCA2 carriers[J]. Gynecol Oncol, 2006, 100(1): 58-64.
[13] Park J Y, Lee S H, Kim K R, et al. Accuracy of frozen section diagnosis and factors associated with final pathological diagnosis upgrade of mucinous ovarian tumors[J]. J Gynecol Oncol, 2019, 30(6): e95.
[14] Nomura N, Sugiyama T, Tajiri T, et al. Accuracy of imprint cytology and frozen section histology for intraoperative diagnosis of ovarian epithelial tumors: a comparative study and proposed algorithm[J]. Diagn Cytopathol, 2021, 49(6): 682-690.
[15] Kumar A S, Chander V, Parthasarathy J. Diagnostic accuracy of intraoperative frozen section analysis in correlation with histopathological diagnosis of ovarian tumors in a tertiary care center - A retrospective study[J]. Cancer Invest, 2021, 39(2): 153-158.
[16] Karataşlı V, Can B, Çakır İ, et al. Effect of tumor size on the accuracy of frozen section in the evaluation of mucinous borderline ovarian tumors[J]. J Gynecol Obstet Hum Reprod, 2020, 49(6): 101765.
[17] Ordulu Z. Update on ovarian sex cord–stromal tumors[J]. Surg Pathol Clin, 2022, 15(2): 235-258.
[18] Muruthapongsatorn P, Inploy N, Prommas S, et al. The evaluation of intra-operative frozen section diagnosis accuracy of ovarian tumors; old fashioned not out of fashion[J]. Asian Pac J Cancer Prev, 2019, 20(12): 3697-3701.
[19] Dundr P, Bártů M, Bosse T, et al. Primary mucinous tumors of the ovary: an interobserver reproducibility and detailed molecular study reveals significant overlap between diagnostic categories[J]. Mod Pathol, 2023, 36(1): 100040.
[20] Dundr P, Singh N, Nožičková B, et al. Primary mucinous ovarian tumors vs. ovarian metastases from gastrointestinal tract, pancreas and biliary tree: a review of current problematics[J]. Diagn Pathol, 2021, 16(1): 20.
[21] Seidman J D, Kurman R J, Ronnett B M. Primary and metastatic mucinous adenocarcinomas in the ovaries: incidence in routine practice with a new approach to improve intraoperative diagnosis[J]. Am J Surg Pathol, 2003, 27(7): 985-993.
[22] Yoshida H, Tanaka H, Tsukada T, et al. Gross mucinous multinodular appearance aids in the identification of ovarian metastases in low-grade appendiceal mucinous neoplasms during intraoperative consultation[J]. Ann Diagn Pathol, 2021, 50: 151641.
[23] Zhang W, Tan C, Xu M, et al. Primary appendiceal mucinous neoplasm: Gynecological manifestations, management, and prognosis[J]. Gynecol Oncol, 2020, 156(2): 357-362.
[24] Thornblade L W, Han E, Fong Y. Colorectal cancer ovarian metastases[J]. Int J Gynecol Cancer, 2021, 31(8): 1137-1144.
[25] Kajiyama H, Suzuki S, Utsumi F, et al. Comparison of long-term oncologic outcomes between metastatic ovarian carcinoma originating from gastrointestinal organs and advanced mucinous ovarian carcinoma[J]. Int J Clin Oncol, 2019, 24(8): 950-956.
[26] Xie H, Erickson B J, Sheedy S P, et al. The diagnosis and outcome of Krukenberg tumors[J]. J Gastrointest Oncol, 2021, 12(2): 226-236.
[27] Zhang C, Hou W, Huang J, et al. Effects of metastasectomy and other factors on survival of patients with ovarian metastases from gastric cancer: a systematic review and meta-analysis[J]. J Cell Biochem, 2019, 120(9): 14486-14498.
[28] Dashora A, Wagner T, Berney D M. Testicular tumors new developments in germ cell and sex cord stromal tumors[J]. Surg Pathol Clin, 2022, 15(4): 729-743.
[29] Haghayeghi K, Hansen K, Quddus M R. Luteinized fibrothecoma[J]. Int J Surg Pathol, 2019, 27(6): 654-655.
[30] Mertz M, Banet N. Sertoli-Leydig cell tumors: an overview of key findings[J]. Int J Gynecol Cancer, 2024, 34(7): 1111-1112.
[31] Medeiros F, Bell D A. Pseudoneoplastic lesions of the female genital tract[J]. Arch Pathol Lab Med, 2010, 134(3): 393-403.
[32] Škapa P, Pluta M. Intraoperative consultation in gynecologic pathology[J]. Cesk Patol, 2018, 54(3): 105-118.
[33] Ghaemmaghami F, Aminimoghaddam S, Modares-Gilani M, et al. Assessment of gross examination and frozen section of uterine specimen in endometrial cancer

patients[J]. Arch Gynecol Obstet, 2010, 282(6): 685-689.
[34] Morotti M, Menada M V, Moioli M, et al. Frozen section pathology at time of hysterectomy accurately predicts endometrial cancer in patients with preoperative diagnosis of atypical endometrial hyperplasia[J]. Gynecol Oncol, 2012, 125(3): 536-540.
[35] Kumar S, Medeiros F, Dowdy S C, et al. A prospective assessment of the reliability of frozen section to direct intraoperative decision making in endometrial cancer[J]. Gynecol Oncol, 2012, 127(3): 525-531.
[36] Turan T, Oguz E, Unlubilgin E, et al. Accuracy of frozen-section examination for myometrial invasion and grade in endometrial cancer[J]. Eur J Obstet Gynecol Reprod Biol, 2013, 167(1): 90-95.
[37] Ip P P, Irving J A, McCluggage W G, et al. Papillary proliferation of the endometrium: a clinicopathologic study of 59 cases of simple and complex papillae without cytologic atypia[J]. Am J Surg Pathol, 2013, 37(2): 167-177.
[38] Doğan Durdağ G, Alemdaroğlu S, Aka Bolat F, et al. Accuracy of intra-operative frozen section in guiding surgical staging of endometrial cancer[J]. Arch Gynecol Obstet, 2021, 304(3): 725-732.
[39] Clarke B A, Gilks C B. Endometrial carcinoma: controversies in histopathological assessment of grade and tumour cell type[J]. J Clin Pathol, 2010, 63(5): 410-415.
[40] Furukawa N, Takekuma M, Takahashi N, et al. Intraoperative evaluation of myometrial invasion and histological type and grade in endometrial cancer: diagnostic value of frozen section[J]. Arch Gynecol Obstet, 2010, 281(5): 913-917.
[41] Pristauz G, Bader A A, Regitnig P, et al. How accurate is frozen section histology of pelvic lymph nodes in patients with endometrial cancer?[J]. Gynecol Oncol, 2009, 115(1): 12-17.
[42] Adib T, Barton D P. The sentinel lymph node: relevance in gynaecological cancers[J]. Eur J Surg Oncol, 2006, 32(8): 866-874.
[43] Chiang S, Oliva E. Recent developments in uterine mesenchymal neoplasms[J]. Histopathology, 2013, 62(1): 124-137.
[44] Cui R, Yuan F, Wang Y, et al. Clinicopathological characteristics and treatment strategies for patients with low-grade endometrial stromal sarcoma[J]. Medicine (Baltimore), 2017, 96(15): e6584.
[45] Adiga C P, Gyanchandani M, Goolahally L N, et al. Endometrial stromal sarcoma: an aggressive uterine malignancy[J].J Radiol Case Rep, 2016, 10(9): 35-43.
[46] Lim D, Alvarez T, Nucci M R, et al. Interobserver variability in the interpretation of tumor cell necrosis in uterine leiomyosarcoma[J]. Am J Surg Pathol, 2013, 37(5): 650-658.
[47] Ly A, Mills A M, McKenney J K, et al. Atypical leiomyomas of the uterus: a clinicopathologic study of 51 cases[J]. Am J Surg Pathol, 2013, 37(5): 643-649.
[48] Bell S W, Kempson R L, Hendrickson M R. Problematic uterine smooth muscle neoplasms. A clinicopathologic study of 213 cases[J]. Am J Surg Pathol, 1994, 18(6): 535-558.
[49] WHO Classification of Tumours Editorial Board. WHO classification of tumours: female genital tumours[M]. Lyon (France): IARC Publications, 2020: 279-280.
[50] Smith-Zagone M J, Schwartz M R. Frozen section of skin specimens[J]. Arch Pathol Lab Med, 2005, 129(12): 1536-1543.
[51] Black D, Tornos C, Soslow R A, et al. The outcomes of patients with positive margins after excision for intraepithelial Paget's disease of the vulva[J]. Gynecol Oncol, 2007, 104(3): 547-550.
[52] Gu M, Lin F. Efficacy of cone biopsy of the uterine cervix during frozen section for the evaluation of cervical intraepithelial neoplasia grade 3[J]. Am J Clin Pathol, 2004, 122(3): 383-388.
[53] Park K J, Soslow R A, Sonoda Y, et al. Frozen-section evaluation of cervical adenocarcinoma at time of radical trachelectomy: Pathologic pitfalls and the application of an objective scoring system[J]. Gynecol Oncoly, 2008, 110(3): 316-323.
[54] Lurain J R. Gestational trophoblastic disease Ⅰ: epidemiology, pathology, clinical presentation and diagnosis of gestational trophoblastic disease, and management of hydatidiform mole[J].Am J Obstet Gynecol, 2010, 203(6): 531-539.
[55] Lurain J R. Gestational trophoblastic disease Ⅱ: classification and management of gestational trophoblastic neoplasia[J].Am J Obstet Gynecol, 2011, 204(1): 11-18.
[56] Roukos D H, Briasoulis E. Individualized preventive and therapeutic management of hereditary breast ovarian cancer syndrome[J]. Nat Clin Pract Oncol, 2007, 4(10): 578-590.
[57] Loboda A P, Adonin L S, Zvereva S D, et al. BRCA mutations-the Achilles heel of breast, ovarian and other epithelial cancers[J]. Int J Mol Sci, 2023, 24(5): 4982.
[58] Talwar V, Rauthan A. BRCA mutations: Implications of genetic testing in ovarian cancer[J].Indian J Cancer, 2022, 59(Supplement): S56-S67.
[59] Gasparri M L, Bellaminutti S, Farooqi A A, et al. Endometrial cancer and BRCA mutations: a systematic review[J]. J Clin Med, 2022, 11(11): 3114.
[60] Powell C B, Chen L M, McLennan J, et al. Risk-reducing salpingo-oophorectomy (RRSO) in BRCA mutation carriers: experience with a consecutive series of 111 patients using a standardized surgical-pathological protocol[J]. Int J Gynecol Cancer, 2011, 21(5): 846-851.
[61] Lee Y, Medeiros F, Kindelberger D, et al. Advances in the recognition of tubal intraepithelial carcinoma: applications to cancer screening and the pathogenesis of ovarian cancer[J]. Adv Anat Pathol, 2006, 13(1): 1-7.
[62] Gwin K, Wilcox R, Montag A. Insights into selected genetic diseases affecting the female reproductive tract and

their implication for pathologic evaluation of gynecologic specimens[J]. Arch Pathol Lab Med, 2009, 133(7): 1041-1052.

[63] Weinstein R S, Bloom K J, Rozek L S. Telepathology and the networking of pathology diagnostic services[J]. Arch Pathol Lab Med, 1987, 111(7): 646-652.

[64] Evans A J, Chetty R, Clarke B A, et al. Primary frozen section diagnosis by robotic microscopy and virtual slide telepathology: the University Health Network experience[J]. Hum Pathol, 2009, 40(8): 1070-1081.

[65] Rahman M J, Rahman M M, Matsuyama R, et al. Feasibility and acceptability of telepathology system among the rural communities of Bangladesh: a pilot study[J]. J Family Med Prim Care, 2022, 11(6): 2613-2619.

[66] Turashvili G, Gjeorgjievski S G, Wang Q, et al. Intraoperative assessment of axillary sentinel lymph nodes by telepathology[J]. Breast Cancer Res Treat, 2023, 202(3): 423-434.

[67] Dietz R L, Hartman D J, Pantanowitz L. Systematic review of the use of telepathology during intraoperative consultation[J]. Am J Clin Pathol, 2020, 153(2): 198-209.

第三十六章

妇科细胞学

Gynecologic Cytology

李再波（Zaibo Li） 平 波 张雅贤（Annie NY Cheung） 赵澄泉（Chengquan Zhao） 梅 平

第一节 宫颈阴道脱落细胞学

一、宫颈癌筛查的历史

宫颈癌筛查是医学史上最经久有效的癌症筛查项目。尼古拉斯·乔治·帕帕尼古劳（George N. Papanicolaou）医生在其著名的《癌症的新诊断》（1928 年）及其 1943 年出版的《采用阴道涂片诊断子宫癌》一书中介绍了宫颈涂片的制备和报告方式[1]。从 20 世纪 50 年代起，巴氏筛查成为应用最为广泛的癌症筛查方法。

在大规模应用细胞学筛查的国家，宫颈癌的发病率显著下降。据估计，宫颈细胞学筛查使宫颈癌的死亡率下降了 70%～80%，尤其是鳞状细胞癌的死亡率。宫颈癌死亡率降低不仅得益于早期宫颈癌的检出率增加，更重要的是得益于癌前病变的检出和及时的治疗[2, 3]。传统宫颈细胞学方法检测 CIN2 以上病变的敏感度和特异度分别为 44%～80% 和 91%～96%。筛查使宫颈鳞状细胞癌的发病率显著下降，然而其对腺癌发病率的影响没有这么明显，这可能是因为后者多发生于颈管较深的部位[2, 3]。随着液基细胞学技术的应用，腺上皮病变的检出率得到了一定的提高。值得一提的是，宫颈涂片还能发现子宫体的肿瘤，偶尔还能发现输卵管、卵巢甚至生殖系统以外的肿瘤。然而，宫颈细胞学并不用于这些恶性肿瘤的筛查。

二、正常细胞形态

从宫颈阴道部及阴道穹部取材的细胞学检查，主要是利用生殖道黏膜脱落下来的细胞进行诊断。上皮细胞分为两大类：来自宫颈阴道部、阴道的复层鳞状上皮，以及来自宫颈管内膜、子宫内膜和输卵管黏膜的柱状上皮。

（一）鳞状上皮细胞

根据细胞形态及成熟度，复层鳞状上皮可分为四层，从上皮最底层到表面依次为基底层细胞、旁基底细胞、中层细胞和表层细胞。

基底层细胞（图 36-1）来自上皮基底层，也被称为生发层细胞。这种细胞在涂片中极为少见，只有当重度炎症、上皮糜烂和溃疡影响基底部时才能见到。旁基底细胞（图 36-1）又称副基底细胞或外基底细胞，较多出现在雌激素低下和宫颈感染或炎症时。中层细胞（图 36-2）由旁基底细胞分化而成，呈多角形。卵巢功能正常的生育期年龄女性，涂片中最多见的是一种多边形细胞，其细胞核小，亦称为角化前细胞。

妊娠时，阴道上皮受孕激素影响，增生活跃而角化受到抑制，以中层细胞为主，表现为舟状细胞特别多，其特点是胞质显得厚而透亮，在细胞边缘尤为明显，细胞核椭圆，偏于一侧，核周透亮。表层细胞（图 36-3）亦称角化鳞状上皮细胞。中层细胞和表层细胞都可呈多边形，但前者的核不萎缩而后者的核萎缩。涂片中也可见到一种完全角化的鳞状细胞（图 36-4），通常在细胞死亡、子宫脱垂等过度角化的病理状况下出现。

（二）柱状上皮细胞

女性生殖道的柱状上皮细胞（colummar epithelial cell）主要覆盖在宫颈管移行带以上部位。在组织学上，柱状上皮与基底膜垂直，厚度可以从单层到假复层。上皮细胞的形态根据其功能（保护、分泌、吸收）而有所不同。宫颈涂片中脱落于宫颈或阴道中的子宫内膜细胞随月经周期的变化不明显。

脱落的宫颈管柱状上皮细胞在涂片中往往成堆出

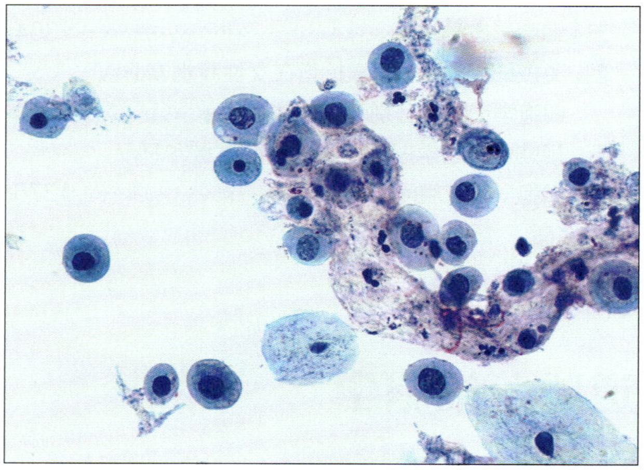

图 36–1　宫颈基底层细胞和旁基底细胞

基底细胞小而圆，直径 12~15μm。胞质嗜碱性，细胞核居中、圆形，染色质呈均匀的网状结构，偶尔可见小圆形核仁。细胞核与胞质比例约为 1∶1。旁基底细胞呈圆形或椭圆形，胞质厚而浓染，嗜碱性，巴氏染色下呈蓝绿色。细胞核居中或稍偏位，形态、大小和染色质与基底细胞相似，核质比介于（1∶6）~（1∶2）

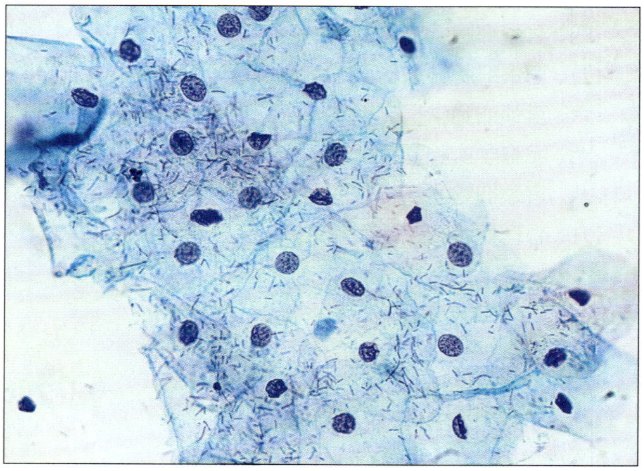

图 36–2　宫颈鳞状上皮中层细胞

细胞常呈椭圆形、舟形或多边形。细胞质嗜碱、较薄。核大，多位于中央，也可偏位。核质比大约 1∶6 或稍大。在正常卵巢功能影响下，涂片中最多见的就是一种多边形细胞，细胞核不萎缩，亦称为角化前细胞

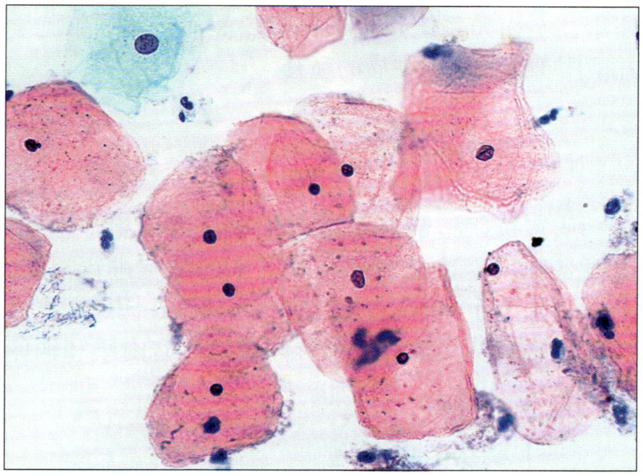

图 36–3　宫颈表层细胞

细胞扁平，多边形，有时边缘有皱褶或褶卷。胞质极薄，嗜酸性，偶尔嗜碱性；细胞核固缩、致密，直径约 6μm 或更小，核质比大于 1∶10

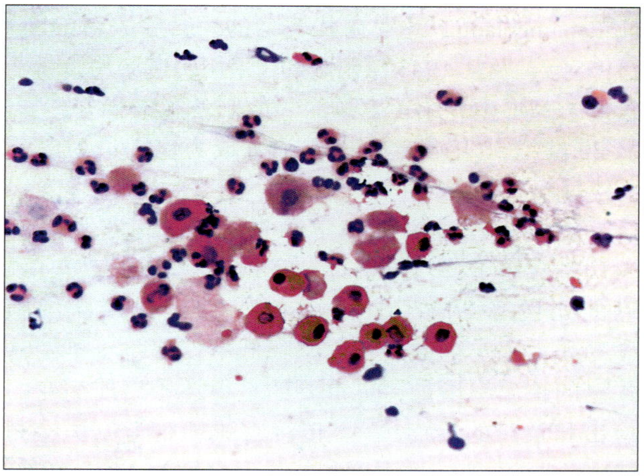

图 36–4　宫颈角化鳞状细胞

胞质极薄嗜酸，无核或仅有核阴影或呈颗粒状的核碎片

现。片状排列是最常见的一种排列方式（图 36-5），可呈蜂窝状和栅栏状两种形态。当柱状细胞“竖立”在玻片上时，呈现蜂窝状排列；当细胞“平躺”在玻片上时，则呈栅栏状排列。腺泡状排列较为少见。该图像特点是外形如腺体，细胞方向都朝中心，基底膜朝外。

涂片中的柱状上皮细胞为细长的圆柱状或圆锥形。细胞核位于细胞的基底部，圆形或椭圆形，染色质均匀，细颗粒状。核仁比较明显，有时可出现多个核仁。胞质丰富、嗜碱。依据形态可分为黏液分泌细胞和纤毛细胞两类（图 36-6）。输卵管上皮化生可能出现，输卵管上皮化生的细胞核可能增大，而与宫颈腺上皮不典型增生相似。

阴道或宫颈细胞学检查中，可在月经周期的开始直到周期第 10～12 天出现子宫内膜细胞（图 36-7）。但在使用宫内节育器时，可以在月经周期的中间期（第 12 天以后）出现子宫内膜细胞。有时内膜上皮细胞与间质细胞可伴随出现，相比之下，后者的细胞核略长。

（三）正常涂片中的非上皮细胞

正常宫颈涂片中也可见到中性粒细胞、组织细胞或吞噬细胞（图 36-8）、精子（图 36-9）及正常的阴道细菌。在绝经妇女的宫颈细胞涂片中，主要为旁基底层和基底细胞（图 36-10）。可能会发现与细胞退变有关的蓝色斑点和裸核。在妊娠妇女宫颈细胞涂片中，可能见到蜕膜细胞（图 36-11），并可能误诊为恶性肿瘤细胞，也可能见到滋养细胞（图 36-12）。因此，临床病史是非常重要的。

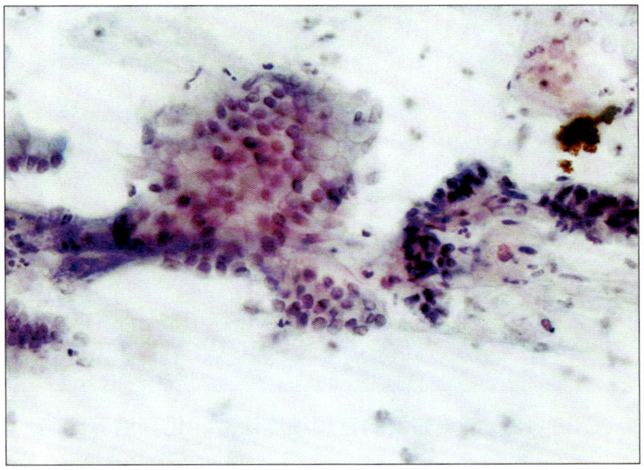

图 36–5　宫颈管柱状细胞

呈蜂窝状和栅栏状的片状排列

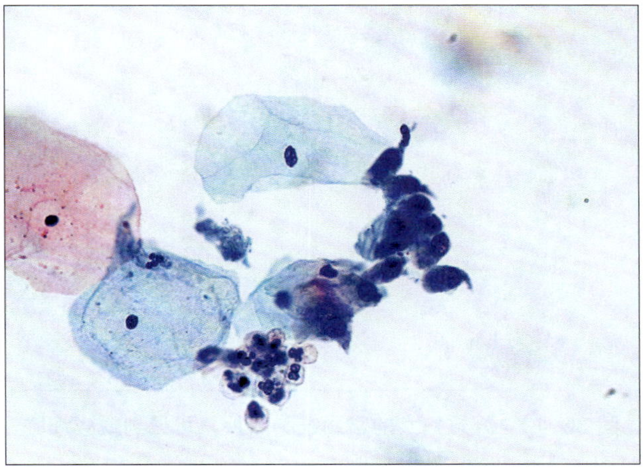

图 36–6　宫颈管细胞

可见黏液分泌细胞和纤毛细胞

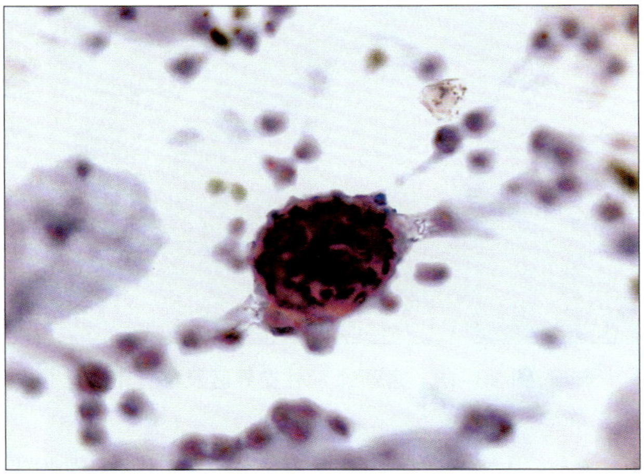

图 36–7　宫颈涂片中的子宫内膜细胞

呈小簇状分布，胞质比宫颈柱状细胞少，细胞边缘不清晰，有大小不一的空泡。细胞核为圆形、椭圆形或肾形，染色质排列有轻度不规则。HE 染色

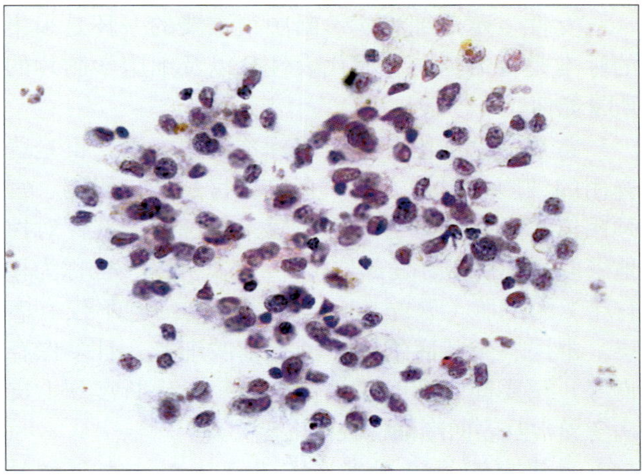

图 36–8　宫颈细胞涂片中的巨噬细胞

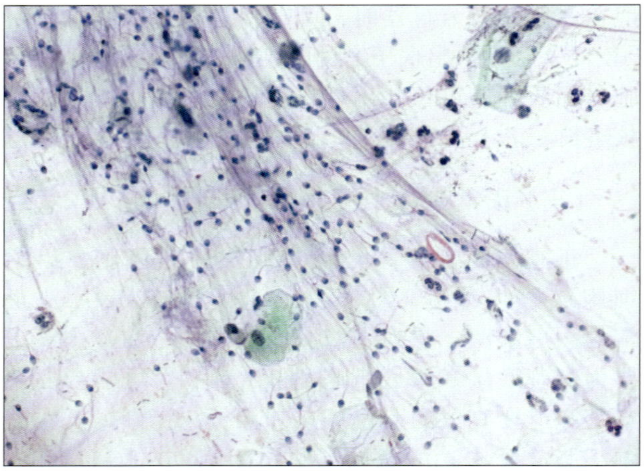

图 36-9　性交后宫颈细胞涂片中可以发现精子

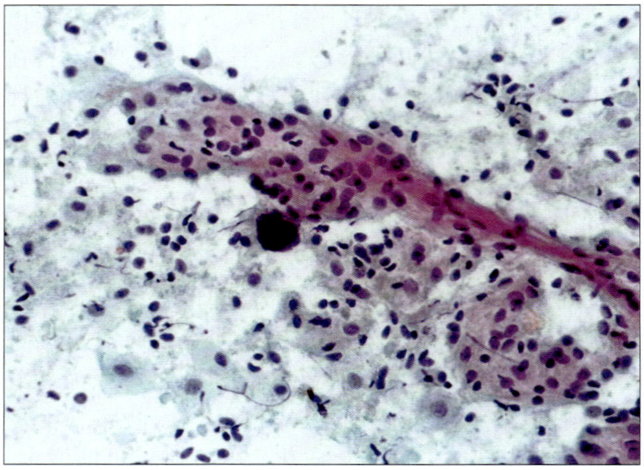

图 36-10　萎缩的细胞涂片，发现旁基底层和基底细胞，以及与细胞退化性有关的蓝色斑点和裸核

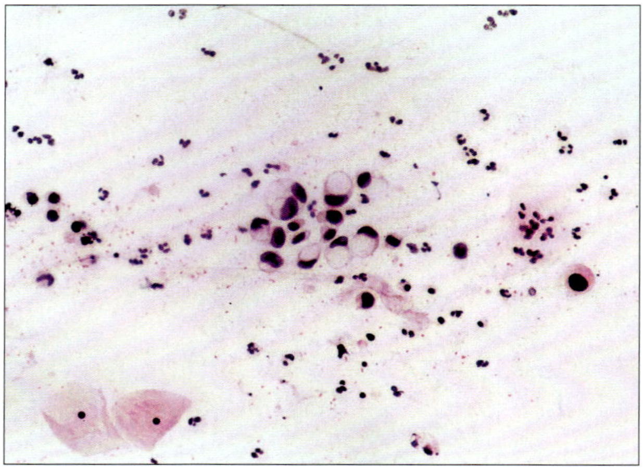

图 36-11　妊娠妇女的宫颈细胞涂片，可见到蜕膜细胞

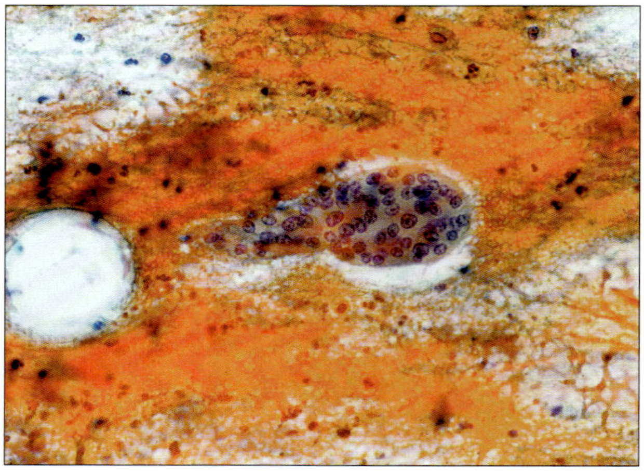

图 36-12　妊娠妇女的宫颈细胞涂片，见到滋养细胞

三、宫颈阴道细胞学标本的采集

女性生殖道细胞学诊断中很重要的一环是采集的标本是否恰当、有无代表性，以及细胞学制片的质量如何。

常规宫颈细胞学诊断的标本采集方法，也是普查用的细胞学采集方法。直接从宫颈外口周围、宫颈阴道部及一部分宫颈管黏膜采取细胞，有针对性地采取宫颈病变好发部位（鳞-柱交界区，也称为移行带）的细胞（图 36-13）。采取到的细胞不仅有表层、中层、旁基底细胞，也有基底细胞，且多保存良好。只要固定及时、染色恰当，对诊断宫颈上皮病变异常及癌的准确性较高。

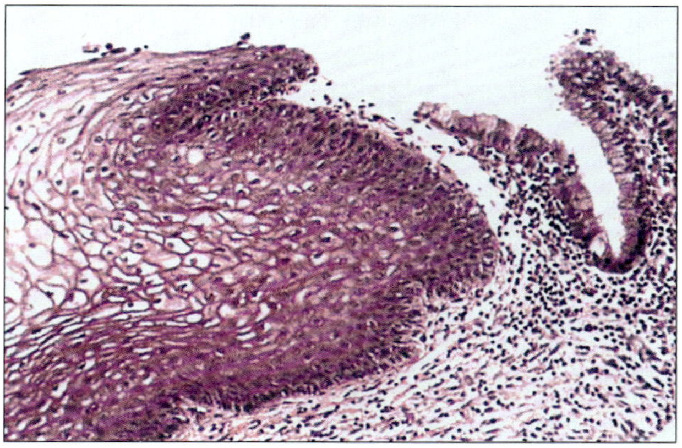

图 36-13　宫颈鳞-柱交界区及移行带

采集方法经过了多次改进，从 Ayre 木制刮片到改良的宫颈刮板加上颈管刷，已经使用多年。直至 20 世纪 90 年代，当液基细胞学（liquid-based cytology，LBC）发明并广泛应用于宫颈脱落细胞学检查时，无疑其采用的扫帚式毛刷能更好地完成这一使命。最初开发 LBC 是用以满足细胞学自动化检

查的需要。这样的样本能够对单个细胞进行分析，以适应计算机筛查的需要。后来人们发现液基细胞学除了适用于自动化筛查外，与传统涂片相比，可增加异常上皮细胞检测的敏感性[4-6]。美国宫颈液基细胞学检查已取代传统巴氏涂片（将在下一节详细比较），本章中将尽可能采用液基细胞学的形态学图片。

四、宫颈细胞学筛查的发展

宫颈细胞学的应用成功地降低了宫颈癌的发病率和死亡率，但由于诸多因素的影响，细胞学阴性结果并不能完全排除肿瘤[7, 8]。因此细胞学检查存在一定的假阴性。有关“假阴性涂片”的诉讼案例开始只限于美国，逐渐蔓延至其他国家，但也推动了宫颈细胞学的改进。

宫颈细胞学筛查的成功有赖于定期细胞学检查及有质量保证的细胞学报告。因为从 HPV 持续感染到发展成宫颈上皮内瘤变（CIN），进而进展为浸润癌常需数年甚至数十年之久。一个组织、设计完善的筛查方案对于确保宫颈细胞学筛查成功是至关重要的，这包括良好的人群覆盖、足够的合格的细胞学技术员 / 病理医生、相应的管理和随访体系，以及有质量保证的取样、细胞学报告等。近年来宫颈癌筛查技术得到了快速的发展，HPV 检测、分子标志物的应用、人工智能等技术均应用于宫颈癌的筛查。

五、宫颈细胞学报告系统的进展

人乳头瘤病毒与宫颈癌相关性的确立，以及将细胞异型和原位癌纳入 CIN 范畴等因素都影响了宫颈细胞学报告系统的进展。自 1943 年著名的巴氏 5 级（Ⅰ～Ⅴ级）分类系统问世至今，已有不同的报告系统被采用（表 36-1），包括细胞异型分级系统、三级上皮内瘤变系统及目前的世界卫生组织分类系统。英国宫颈细胞学命名协会分别在 1986 年和 2008 年先后提出了细胞核异型的三级分类体系和两级分类体系，第四版 Bethesda 系统（TBS）由美国细胞病理学会分别在 1988 年、1991 年、2001 年、2014 年出版，其中鳞状上皮内病变的两级分类法被采用。低级别鳞状上皮内病变所指的异常细胞包括 HPV 感染 /CIN 1，而高级别鳞状上皮内病变包括 CIN 2 和 CIN 3[9-11]。2001 年专家们对 Bethesda 系统进行了修订，增加了标本的处理方法、辅助技术及自动化筛查设备的应用[12-14]。相比于 2001 版 Bethesda 系统，2014 版 Bethesda 系统（表 36-2）变动不大，所有的报告名称都没有变化，只是把报告正常子宫内膜细胞的年龄从 40 岁提高到 45 岁[15-19]。尽管相比于其他报告系统，TBS 是否堪称完美仍存在争议，但其已成为世界上应用最为广泛的宫颈细胞学报告系统。

专业术语的统一对于细胞病理医生与妇科医生之间及各细胞学实验室之间的交流至关重要。国际细胞学学会提出：细胞学报告应以书面形式出具，不应使用数字化的诊断分级系统；还需包括包含在细胞学处理指南中的规范取样及对临床医生的培训。如针对 Bethesda 系统中不同的报告类别，美国阴道镜及宫颈病理协会（ASCCP）编写了相应的处理指南。

六、宫颈细胞学报告系统

（一）基本内容

《子宫颈细胞学 Bethesda 报告系统》一书是专门阐述 TBS 分类的细胞学实用指南[15]。TBS-2014（The Bethesda System 2014）的分类和 TBS-2001 一样，采用描述性诊断替代巴氏分级诊断。

表 36-1　报告异常鳞状细胞的巴氏系统和 Bethesda 系统[9-12]

细胞学特点	巴氏系统	Bethesda系统	提示的组织病理学诊断
正常	Ⅰ级	在正常范围内	正常
不典型	Ⅱ级	ASC-US	反应性，CIN
HPV 所致细胞病理学改变	Ⅱ级	LSIL	尖锐湿疣、LSIL 或 CIN 1
轻度异型	Ⅱ级	LSIL	LSIL 或 CIN 1
中度异型	Ⅲ级	HSIL	HSIL 或 CIN 2
高度异型	Ⅲ级	HSIL	HSIL 或 CIN 3
原位癌	Ⅳ级	HSIL	CIN 3
浸润癌	Ⅴ级	浸润癌	浸润癌

注：ASC-US，意义不明确的不典型鳞状细胞；LSIL，低级别鳞状上皮内病变；HSIL，高级别鳞状上皮内病变。

表 36-2 2014 版 Bethesda 系统 [15]

标本满意度评估
标本满意
标本不满意
— 说明拒收或不能制片的详细原因
— 标本已进行制片和检查，应说明何种原因引起无法满意地对上皮细胞异常做出评估
总的分类
阴性
上皮细胞异常
其他
判读结果
阴性
— 微生物
— 其他非肿瘤性发现，如炎症、放疗、宫内节育器
— 子宫切除后腺细胞
— 萎缩
上皮细胞异常
鳞状上皮细胞异常
— 不典型鳞状上皮细胞（ASC）
无明确意义（ASC-US）
不除外高度鳞状上皮内病变（ASC-H）
— 低度鳞状上皮内病变（LSIL）
— 高度鳞状上皮内病变（HSIL）
— 鳞状细胞癌
腺上皮细胞异常
— 不典型腺上皮细胞（AGC）（宫颈管、子宫内膜或非特异性）
— 不典型腺上皮细胞，倾向瘤变（宫颈管或非特异性）
— 宫颈原位腺癌（AIS）
— 腺癌
其他
大于 45 岁妇女的子宫内膜细胞
计算机辅助阅片或其他辅助检测
备注和建议

（1）无上皮内病变或恶性病变（NILM），其中包括多种微生物、炎症、宫内节育器及放疗后的反应性和修复性改变。

（2）鳞状细胞异常（squamous cell abnomality），包括：①非典型鳞状细胞（atypical squamous cell），包括 ASC-US 及 ASC-H 两类；②低级别鳞状上皮内病变（LSIL），相当于 HPV 感染 /CIN 1 的细胞学改变；③高级别鳞状上皮内病变（HSIL），相当于 CIN 2、CIN 3 的细胞学改变；④鳞状细胞癌。

（3）腺细胞异常（glandular cell abnormality），包括：①非典型腺细胞，可标明来自宫颈管或子宫内膜；②原位腺癌；③腺癌，子宫颈管来源或子宫内膜来源；④来源于子宫外的各种肿瘤。

这里应指出的是，TBS 特别强调标本质量的重要性，认为标本质量的评估是 Bethesda 系统中最重要的质量保证之一，也是判定各实验室是否规范的重要指标。为此 TBS 书中单独列出一章，专门阐述标本满意度，并提出了传统涂片及液基涂片中最低的鳞状细胞数量标准；分析了干扰制片的因素并列举了报告标本质量的各种模式。此外，TBS 还提出了各种细胞学结果的相应处理建议。

（二）特点

1. 增加的内容　为适应液基细胞学已基本取代传统涂片的需要，增添了传统涂片与液基细胞学区别的说明，并提供了更多的液基细胞学图片，有利于学习液基细胞学的判读。由于近 20 年来 HPV 检测的飞速发展及对宫颈癌筛查的重要性，TBS-2014 也增加了一些相关内容。

2. 修正的内容　与上一版相比，TBS-2014 没有对诊断术语做任何改动，只是将报告正常子宫内膜细胞的年龄从 40 岁提高到 45 岁。

（三）宫颈良性病变的细胞学改变

1. 炎症

（1）炎症的发生及途径：女性下生殖道的炎症很常见，可由不同病原微生物如细菌、念珠菌、病毒等所致。在下生殖道上皮引起反应性改变，感染可同时累及鳞状上皮和宫颈腺上皮。尤其是慢性炎症伴发上皮改变可引起组织学及细胞学的异常，有时需与恶性病变相鉴别。

（2）炎症的细胞学改变：大量炎性渗出物的存在是急性炎症的证据（图 36-14），但也需排除月经前及月经时的涂片，于宫颈黏液栓中见到大量的多形核白细胞属于生理性表现。

鳞状细胞周围常有密集成团的多形核白细胞，整个涂片由于炎性渗出物、坏死细胞碎屑、菌团或滴虫存在而使阴道涂片显得“污秽”。病变使鳞状上皮和宫颈内膜细胞的核深染而表现出一定的不规则，可能联想肿瘤性改变，但核的大小、核质比在正常范围，可资鉴别。

因炎症导致的细胞学改变，其核周围形成窄的透明胞质带（或晕），有时也可出现双核或轻度细胞核体积增大。也常见到裸核细胞，与保存好的宫颈内膜细胞的核比较，可辨认出是这种细胞的胞质脱失留下的裸核。

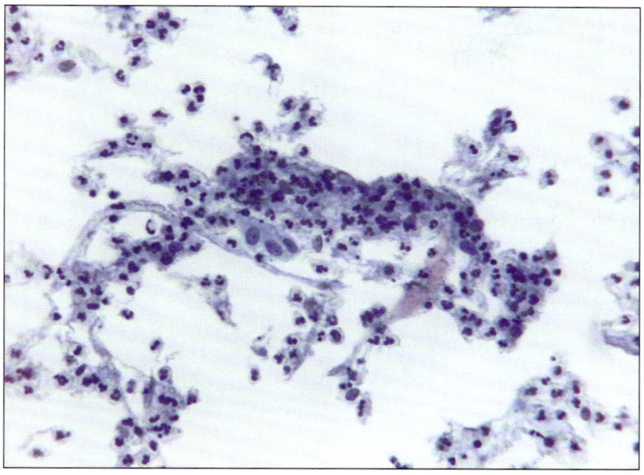

图 36–14　萎缩性阴道炎，涂片中发现大量炎症细胞

（3）慢性炎症的细胞学改变：宫颈内膜细胞及其下方的储备细胞（reserve cell）亦可增生，涂片中表现为成团、胞质很少的宫颈内膜细胞，核的大小形状稍不一致，可见核分裂象。

鳞状上皮化生（squamous metaplasia）（图 36-15）是指正常宫颈内膜上皮在某些持续性刺激因素作用下，由鳞状上皮细胞替代宫颈内膜细胞的现象。鳞状上皮化生是由宫颈内膜柱状上皮下的储备细胞的增生而逐渐分化为鳞状上皮来完成的。被覆于增生的储备细胞上的单层柱状上皮可在储备细胞分化为成熟的鳞状细胞（成熟化生期）后脱落。慢性炎症性病变常伴有宫颈内膜的鳞化，但两者的关系并不一定是因果关系，因为在毫无炎症改变的情况下也常见鳞化。

宫颈内膜鳞化时由于增生活跃，可出现不典型性（异型性），表现为细胞及核的体积增大，核呈多形性、染色质增多、深染等改变，有时甚至可见明显的核仁。细胞的排列、组织结构也可有不同程度的不规则性，此时容易与上皮细胞的异型增生（dysplasia）相混淆。

因造成损伤的原因不同，如慢性宫颈炎、宫颈息肉、电灼、冷冻、放射线治疗等的损伤方式及损伤程度均有不同，所引起的组织修复形态也有所不同。但共同点是上皮与间叶细胞均参与修复过程（图 36-16）。

（4）滤泡性宫颈炎（follicular cervicitis）：宫颈上皮下有成熟淋巴滤泡形成是其特点（图 36-17）。常见于绝经后妇女，但各年龄组女性均可发生。涂片中可见成团的淋巴细胞，有时淋巴细胞大小形状不一（淋巴细胞与滤泡中心细胞混合）。滤泡中心细胞单核、体积较大，具空泡状胞质及泡状核是其特点，可见较多核分裂象，巨噬细胞可见吞噬现象。根据涂片中出现单一性良性小淋巴细胞可以诊断。大小不一的滤泡中心细胞，需与宫颈恶性淋巴瘤、白血病累及宫颈相鉴别，后两者则由一致的恶性淋巴细胞弥漫分布而无成团现象。

（5）肉芽组织的细胞学表现：宫颈黏膜组织受损伤时经常继发感染，导致上皮的再生修复因肉芽组织形成而延迟。肉芽组织中有大量成纤维细胞及幼稚毛细血管形成，以及白细胞、淋巴细胞、巨噬细胞（单核或多核）浸润（图 36-18）。细胞学上，可见明显炎症反应及保存不佳的上皮细胞、伸长的成纤维细胞及大量巨噬细胞。巨噬细胞的核增大、深染，多核细胞可酷似多核的癌细胞，但前者的核结构一致，倾向位于细胞边缘，而癌细胞的多核倾向位于细胞中心。有吞噬现象，背景常有出血。

2. 微生物感染

（1）细菌

1）乳酸杆菌（lactobacillus）（图 36-19）：是女性下生殖道常见且正常的寄生菌。嗜氧革兰氏阳性杆

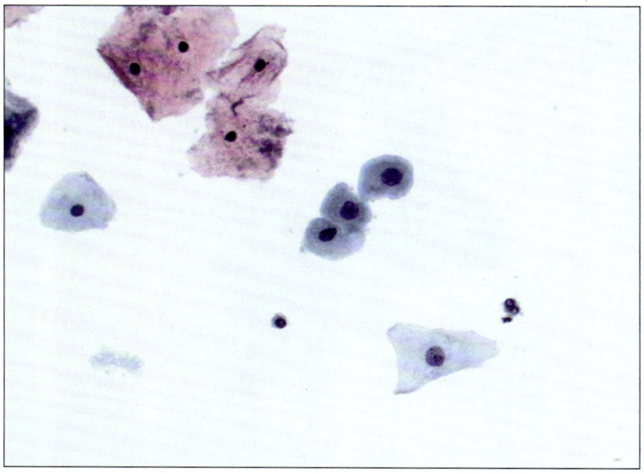

图 36–15　宫颈腺上皮细胞鳞状上皮化生

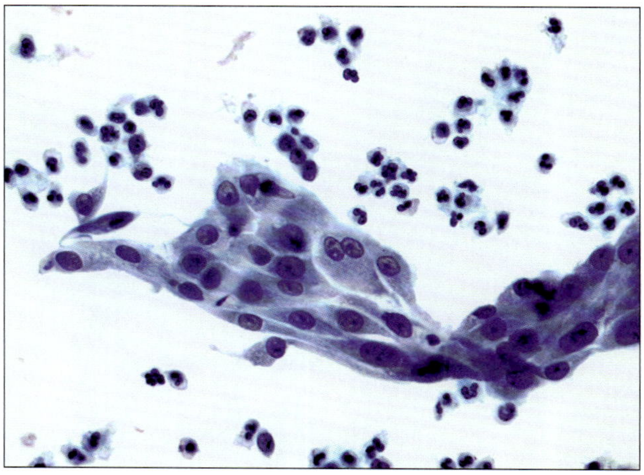

图 36–16　修复细胞

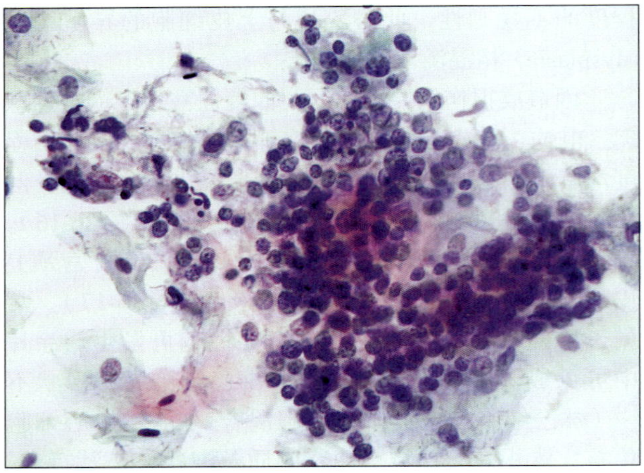

图 36-17　滤泡性宫颈炎

涂片中可见大量的淋巴细胞和一些易染体巨噬细胞

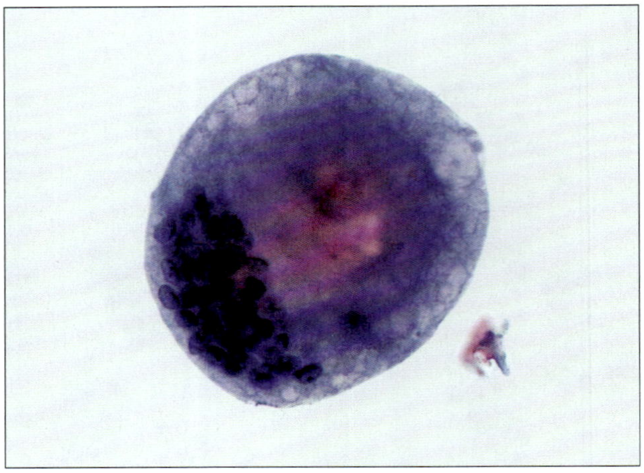

图 36-18　巨大的多核巨噬细胞

菌可溶解含糖原的鳞状细胞；表层最成熟的鳞状细胞常不溶解，主要是在中层细胞最多的部位发生细胞溶解。旁基底细胞因糖原含量低而似对溶解有抵抗。巴氏染色阴道涂片中，乳酸杆菌呈细长杆状、嗜碱性，分布于背景中或细胞表面。

2）阴道嗜血杆菌（vaginal hemophilus）：约 6% 的生育年龄女性阴道内有嗜血杆菌，为革兰氏阴性或染色不定的短小杆菌，巴氏染色深蓝染，可引起阴道炎和宫颈炎。杆菌易聚集在鳞状细胞表面，并出现有诊断特征性的“线索细胞”（clue cell），此时背景中无乳酸杆菌。

3）革兰氏阳性球菌：常见，可造成女性生殖道化脓性感染，也常合并其他细菌和滴虫。但大多数需用细胞培养方法进行分类，最常见的是葡萄球菌和链球菌，尤以表皮的葡萄球菌最多见。巴氏染色中呈小圆形、卵圆形深蓝染或灰色的菌团或菌链，菌团多时涂片显得“污秽”。

4）革兰氏阴性球菌：淋球菌（neisseria gonorrhoeae）是革兰氏阴性双球菌，为引起急、慢性淋病的病原菌。巴氏染色涂片可见中间型鳞状细胞或旁基底细胞胞质内呈咖啡豆样物成对存在，需油镜观察。结核病（tuberculosis）：女性生殖道结核一般是肺结核病播散病变之一，常见的是结核性输卵管炎及子宫内膜炎，但也可在感染过程中蔓延到宫颈或阴道。巴氏染色涂片不能检出抗酸性结核杆菌。放线菌属（*Actinomyces*）（图 36-20）：偶见。有研究报道在用子宫内节育器的女性中发现合并放线菌。形态学上微生物的丝状物中间有“球”状结构，呈“破棉球”样，向外有单条细丝伸展，丝的尖端可呈粗棒状。常见伴有多形核白细胞的急性炎症反应。

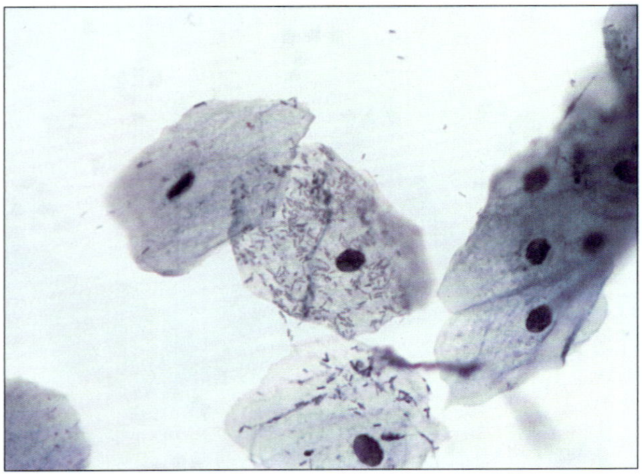

图 36-19　乳酸杆菌

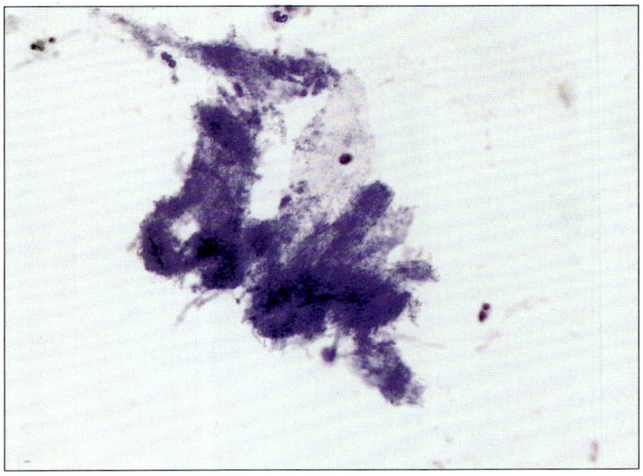

图 36-20　丝状的放线菌

（2）霉菌

1）白念珠菌（candida albicans）：女性生殖道霉菌感染中最常见的致病类型，可引起霉菌性阴道炎。糖尿病、妊娠、广谱抗生素的长期应用、免疫抑制患者、阴道酸度下降都是有利于念珠菌感染的因素。

2）细胞片中可见两种形态：一是酵母型（顶端芽孢），为很小有包膜的圆形、卵圆形微生物（图 36-21），包膜薄而不明显，可见芽生现象；二是霉菌型，由长而细的丝状物附着在长竹竿状孢子（假菌丝）上。细胞学改变呈炎症表现，无特殊性。

（3）寄生虫：阴道毛滴虫病（trichomoniasis vaginalis），常见。月经前及月经中阴道酸度下降有利于寄生虫生长。细胞片中滴虫呈灰绿色圆形或椭圆形梨状结构，大小为 8～20μm，核卵圆形偏位。鳞状上皮表层细胞、旁基底细胞出现一定程度的核增大、大小不一或双核，染色质增多，核固缩、碎裂，胞质嗜伊红染色，溶解而界限变模糊，似虫蚀状，既有增生性改变又有细胞退变现象（图 36-22）。由于鳞状上皮乳头血管增加而促使鳞状细胞成熟，绝经后妇女出现类似激素水平升高的表现时，应仔细寻找有无滴虫感染。

（4）病毒

1）单纯疱疹病毒Ⅱ型（herpes simplex virus Ⅱ，HSV-Ⅱ）：生殖器疱疹是常见的女性生殖道病毒感染性疾病（图 36-23），HSV-Ⅱ可通过性接触传播或垂直传播。疱疹病毒感染的细胞学改变具有特征性，且更易侵犯鳞状上皮，容易确诊。病变早期，鳞状细胞的核可中 - 重度增大，也可见多核。核增大、增多形成的多核细胞可以很大，偶尔可超过 60μm 直径的细胞。嗜伊红或嗜碱性的核内包涵体浓缩，比核仁大

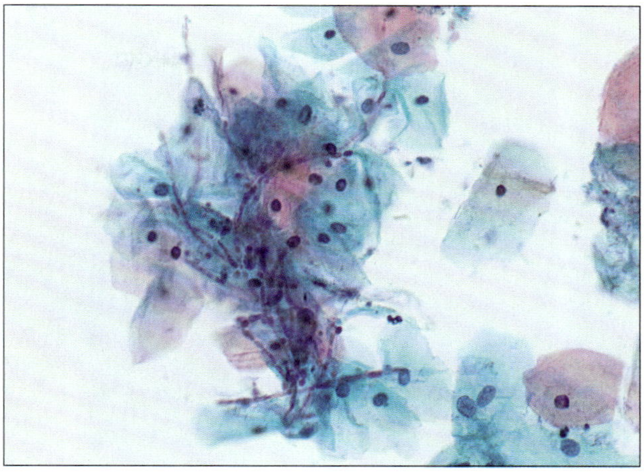

图 36-21 念珠菌芽孢与假菌丝

而且伴有空晕，是重要的诊断依据。

2）人乳头瘤病毒（human papilloma virus，HPV）：有关 HPV 与宫颈癌发生的联系，研究颇多，也较深入，比各种其他感染因素所致病变的病因学更为明确，因此放在下面具体描述。挖空细胞（koilocyte）是复制生产性的 HPV 感染的特点，细胞核增大而深染，核膜不规则，可见双核或多核，核周有空泡化区（图 36-24）。

3. 其他良性疾病 宫内节育器（IUD）对宫颈细胞学可有一定的影响。IUD 对宫颈内膜上皮的机械作用可导致因空泡变而增大的子宫内膜细胞脱落（图 36-25），空泡内偶见中性白细胞浸润而形似腺癌。细胞学表现为类似的鳞化和修复性改变。同时也可见到脱落的子宫内膜细胞，单个或成群，异型性可明显，胞质内充满黏液及略深染的核容易被怀疑为癌细胞。

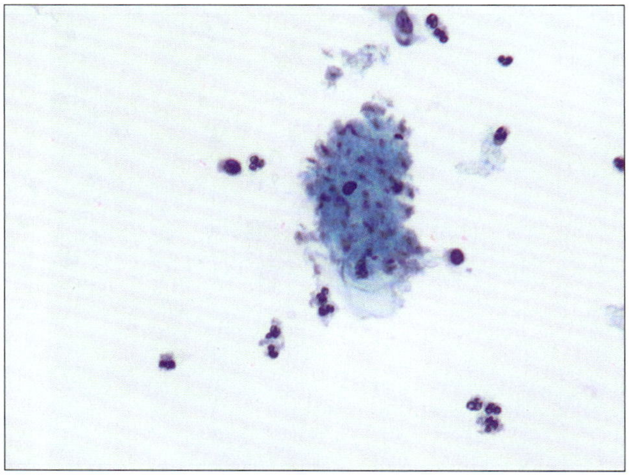

图 36-22 滴虫

呈灰绿色圆形或椭圆形梨状结构，核卵圆形偏位

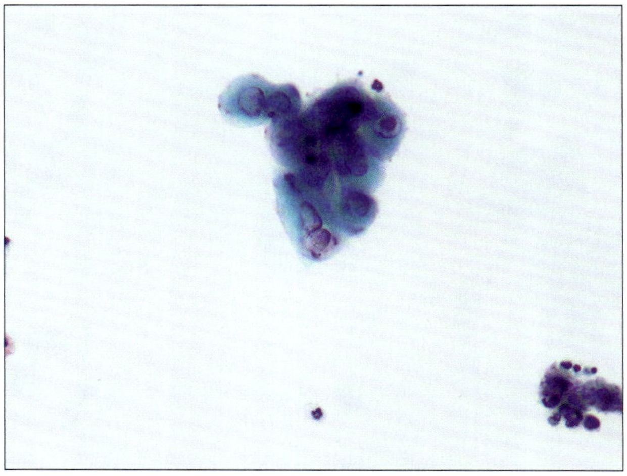

图 36-23 单纯疱疹病毒Ⅱ型

感染细胞核内包涵体浓缩

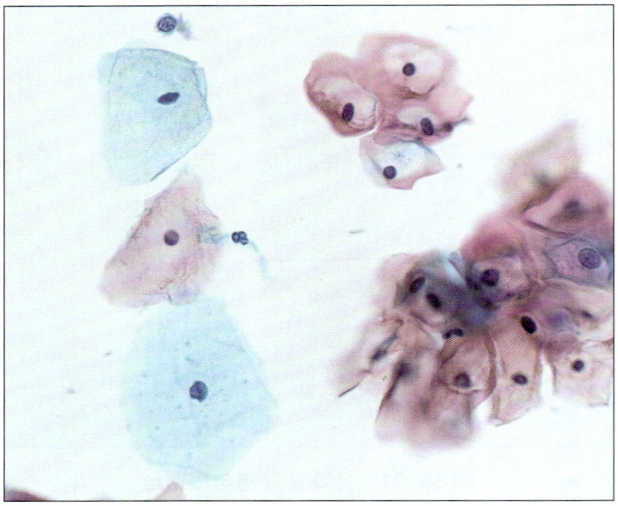

图 36-24 挖空细胞
核增大深染，核膜不规则，核周有空泡化区

各类治疗也可能会产生宫颈细胞学变化。放疗后，宫颈上皮细胞的变化包括增大的细胞核、细胞质空泡化、细胞变性（图 36-26）。这种变化应区别于癌前病变。激素治疗也可导致细胞学特征的变化。腺上皮细胞在孕妇或孕激素治疗的妇女中可能会显示 Arias-Stella 现象，呈现复杂的腺体结构和鞋钉样核（图 36-27）。在萎缩涂片中出现的异型细胞，可增加对正常细胞与异常细胞的鉴别难度，局部雌激素治疗能促进宫颈上皮细胞的成熟，有利于发现其中的异常细胞（图 36-28，图 36-29）。TBS-2001 系统提出，在接受子宫切除术后妇女的涂片中可能会发现良性腺细胞（图 36-30）。此时不可诊断为腺癌，良性腺细胞形态温和、良善。

宫颈阴道涂片中也可能见到异物。最常见的是检查者手套上的粉剂消毒物，呈小而多角形结晶

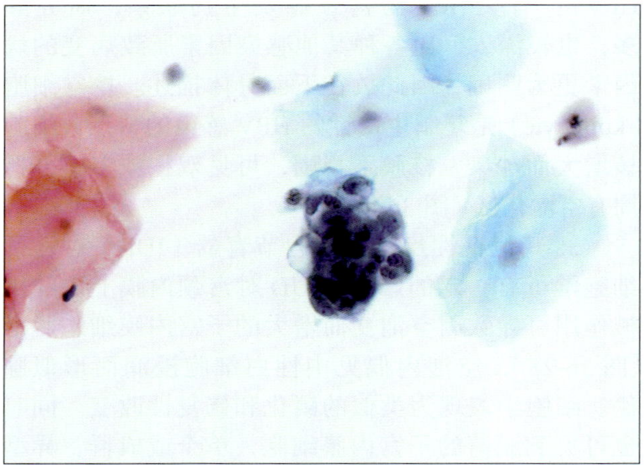

图 36-25 有宫内节育器的妇女宫颈涂片
可见细胞核增大的子宫内膜细胞

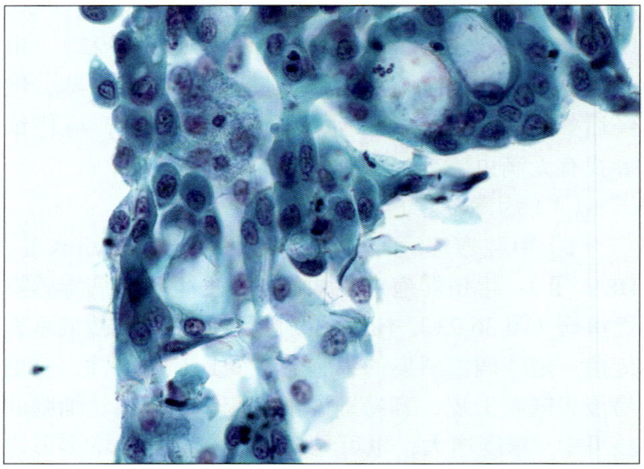

图 36-26 放疗引起的宫颈上皮细胞改变

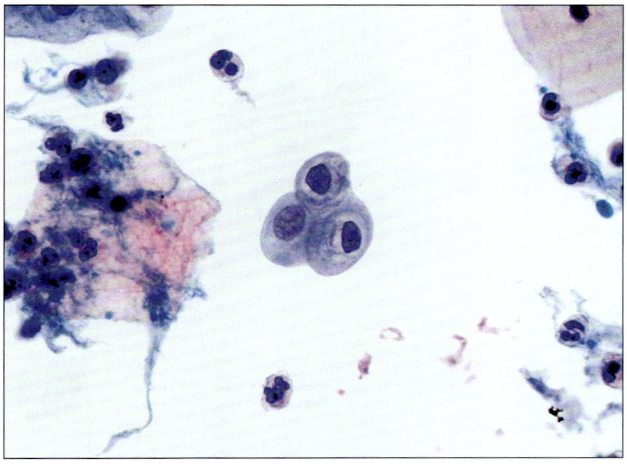

图 36-27 宫颈腺细胞的 Arias-Stella 现象

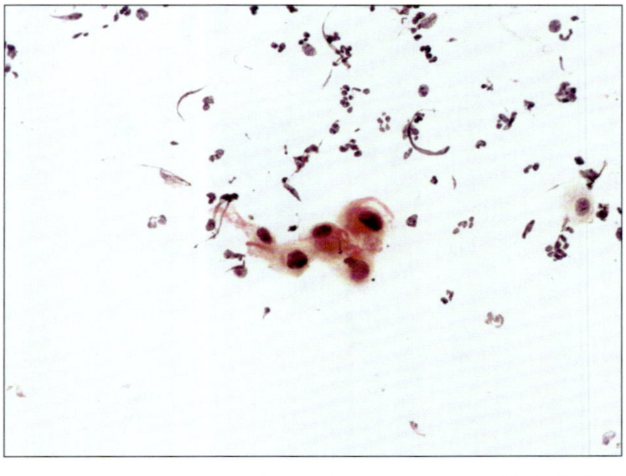

图 36-28 绝经后女性宫颈涂片，意义不明确的非典型鳞状细胞（ASC-US）

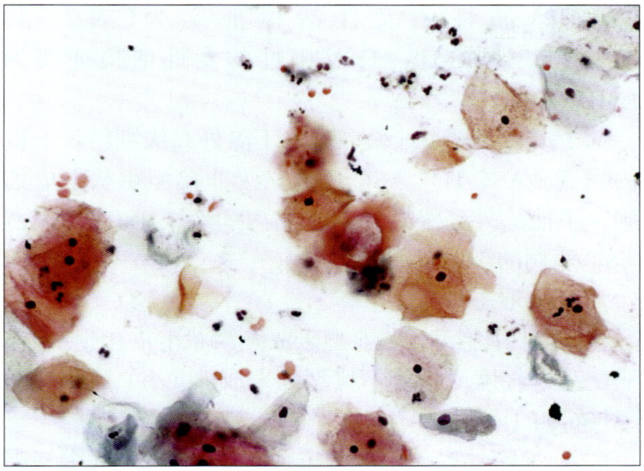

图 36-29　雌激素治疗后的细胞变化

上述患者在接受局部雌激素治疗后采集的细胞涂片。检测到低度鳞状上皮内病变 (LSIL)

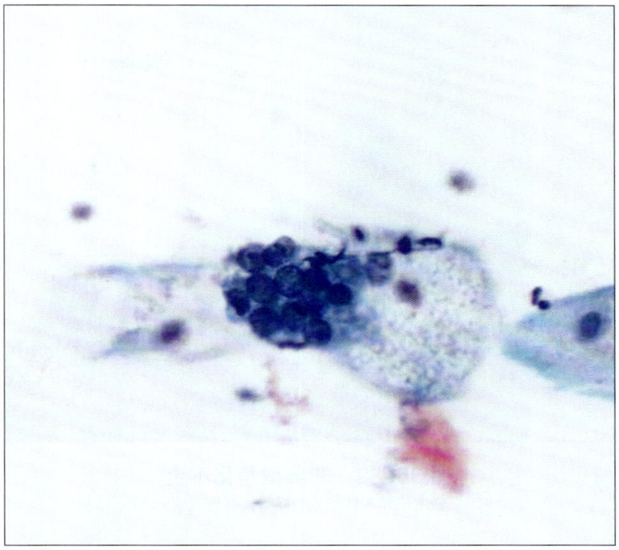

图 36-30　子宫切除术后的良性腺细胞

5 年前因子宫肌瘤接受子宫切除术的患者，阴道穹涂片中发现良性腺细胞

状，或呈淡紫色无结构的淀粉样物质。另外，使用润滑胶或阴道塞药的妇女，涂片中可出现模糊不清的背景。

（四）鳞状细胞异常

1. 意义不明确的非典型鳞状细胞（ASC-US）

（1）定义：ASC-US 指提示可能为 LSIL 或 SIL 但在定性或定量上不足以诊断的细胞学改变，包括与 HR-HPV 高危型 HPV 感染和肿瘤形成无关的变化，以及可能存在的潜在的鳞状上皮内病变（SIL）和罕见恶性肿瘤的可能。很多情况下的非肿瘤性病变也会产生类似的细胞学改变而判读为 ASC-US，包括炎症、空气干燥、萎缩和其他人工假象等。一般来讲，ASC-US 大约占 ASC 的 90%[20-27]。

（2）形态学：正常中层鳞状细胞核的面积约为 $35\mu m^2$，可用来区分非典型鳞状细胞核。ASC-US 细胞可能显示以下一些特征（图 36-31）。

1）核是正常中层鳞状细胞核面积的 2.5～3 倍。

2）核质比（N / C）略有增加。

3）核膜光滑或略微不规则。

4）核轻度深染。

5）染色质呈细颗粒状，分布均匀或轻度不规则。

6）核仁 / 染色体不明显或不存在。

7）非典型角化不全：轻度核异常伴胞质的强嗜橘红色改变（图 36-32）。

8）可能存在提示 HPV 感染所致的改变和（或）双核，但不够 LSIL 的标准。

（3）ASC-US 包括以下类型：

1）成熟的中层鳞状细胞，其变化类似于挖空细

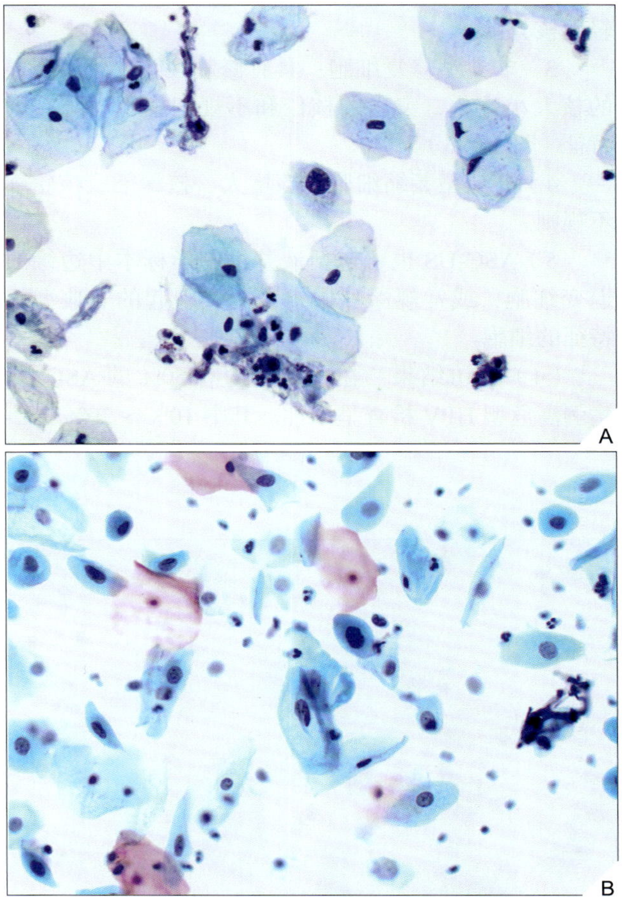

图 36-31　ASC-US

细胞核增大至正常中层鳞状细胞核面积的 2.5～3 倍，核质比（N / C）略有增加，核轻度深染，核膜光滑或略微不规则

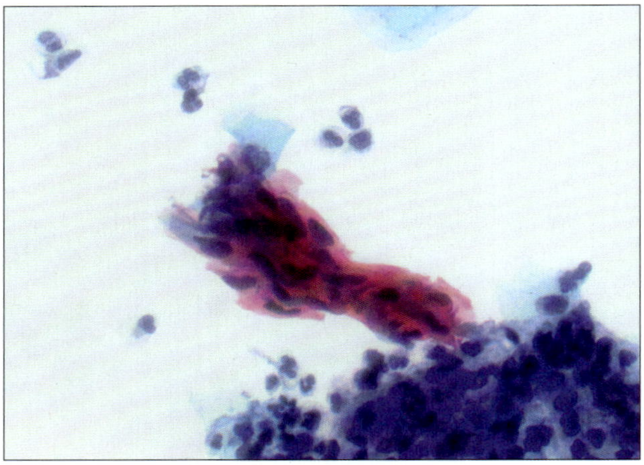

图 36-32 非典型角化不全
轻度核异常伴胞质的强嗜橘红色改变

胞，但缺乏典型的挖空细胞的所有特征（如明确的核深染，清晰的核周晕或双核）。

2）非典型角化不全：胞质的强嗜橘红色改变，轻度核异常。

3）非典型修复细胞：具有修复细胞变化，明显的核大小变化，突出的核仁和不规则染色质分布的特征（图 36-33）。

4）非典型萎缩细胞：核增大、核深染或核轮廓不规则。

5）ASC-US 也可包括液基细胞学标本中边缘的退变细胞，或常规涂片中空气干燥引起的非典型核特征的细胞。

（4）随访结果：在美国，约有 50% 的 ASC-US 病例高危型 HPV 检查呈阳性。其中 10%～20%ASC-US / HPV 阳性的女性活检证实为 CIN 2～3，30%～50%ASC-US / HPV 阳性的女性活检证实为 LSIL（CIN 1）[28]。

2. 非典型鳞状上皮细胞 - 不除外高级别鳞状上皮内病变（ASC-H） ASC-H 定义为非典型鳞状上皮细胞，不能除外高级别鳞状上皮内病变（HSIL），应占 ASC 病例的 10% 以下[25，29-32]。

（1）形态学

1）小细胞型（非典型未成熟鳞状上皮化生）：核质比高，轻度或中度不典型的未成熟（小）鳞状细胞（图 36-34）。

A. 细胞常稀疏、单个出现，或呈少于 10 个细胞的小片状。

B. 细胞大小等同于化生细胞。

C. 细胞核比正常细胞核大 1.5～2.5 倍。

D. 光滑至轻微不规则的核膜。

E. 核质比增高，接近于 HSIL。

F. 细粒状均匀分布的染色质。

G. 核仁不明显或不见。

2）深染拥挤细胞群（hyperchromatic crowded group）型（图 36-35）。

A. 细胞簇边缘锐利的拥挤细胞群。

B. 细胞多边形，排列极向丧失，细胞质致密。

（2）随访结果：30%～50% 的 ASC-H 病例证实在随访活检中有 CIN 2 或 CIN 3[30-32]。

单次细胞学为 ASC-H 时，HPV 感染状况对 CIN 3+ 风险也有较大的影响，尽管 ASC-H/HPV（–）者 CIN 3+ 风险未达到转诊阴道镜的阈值，但宫颈癌的风险较高，因此建议转诊阴道镜。

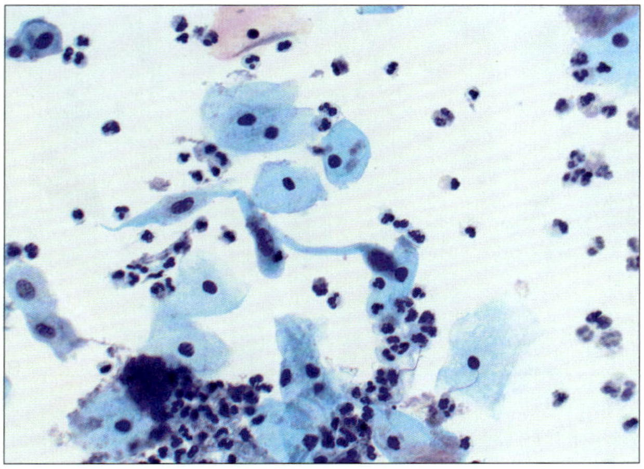

图 36-33 非典型修复细胞

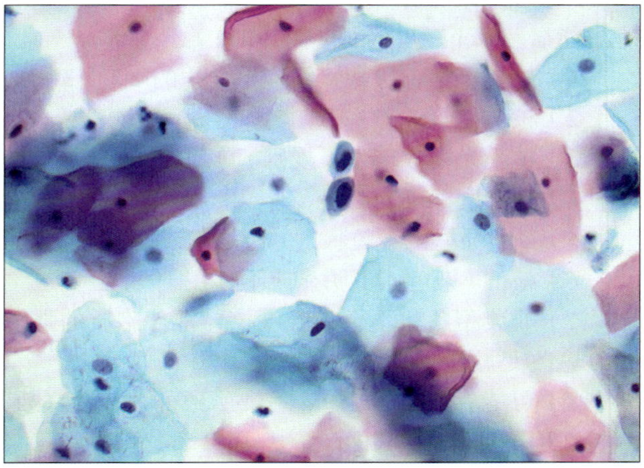

图 36-34 ASC-H
核质比高，轻度或中度不典型的未成熟小鳞状细胞

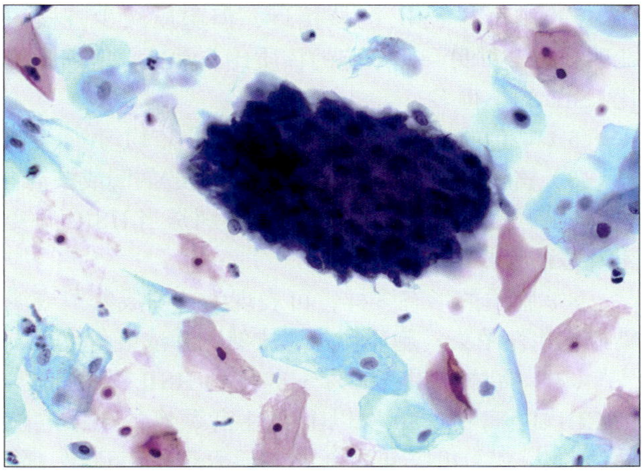

图 36-35　深染拥挤细胞群

3. 低级别鳞状上皮内病变（LSIL）

（1）定义：LSIL 代表由低风险和高风险的 HPV 感染引起的轻度异型改变的鳞状细胞，其中代表性的为挖空细胞。大多数 LSIL 代表短暂的 HPV 感染，通常在 1～2 年内恢复正常。如果不治疗，只有不到 2% 的 LSIL 将会进展为侵袭性宫颈癌 [20, 33, 34]。

（2）形态学（图 36-36）

1）细胞单个或成片排列。

2）胞质"成熟"或为表层型胞质的细胞。

3）细胞体积大，胞质多而成熟，边界清楚。

4）核增大，核面积大于正常中层细胞核的 3 倍，核质比轻度增加。

5）核呈不同程度的深染，伴大小及核形状的变化。

6）核膜光滑至稍不规则。

7）双核或多核常见。

8）核染色质均匀分布但常呈粗颗粒状，有时呈煤球样或浓缩不透明。

9）一般无核仁，即使有也不明显。

10）核周空腔（挖空细胞化）是由边界清楚的核周透亮区及浓染的边缘胞质组成，它是 LSIL 的特

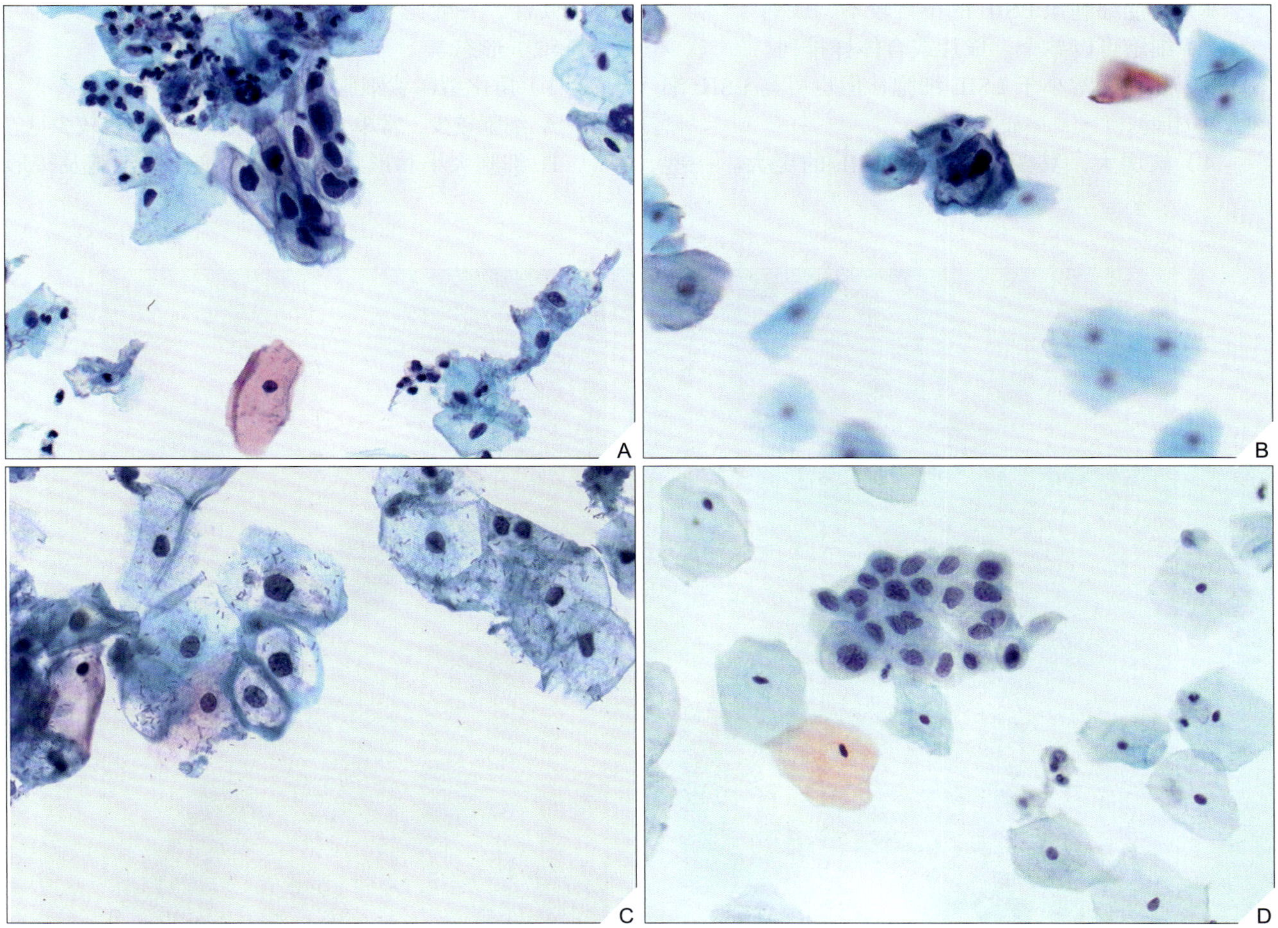

图 36-36　LSIL 的挖空细胞

核增大深染，核膜不规则，有核周空晕（A～D）

征之一，但不是必需的，有时，胞质浓稠呈橘黄色（角化）。

（3）随访结果：15%～25% 的 LSIL 病例证实在随访活检期间具有组织学 CIN 2 或 CIN 3[33，34]。

4. LSIL-H（LSIL 不除外 HSIL）（图 36-37）：LSIL-H 是指 LSIL 病例中也包含一些可疑为 HSIL 但不足以诊断的细胞。研究发现，与仅为 LSIL 的女性相比，这些具有 LSIL-H 的女性在组织检查中发现高级别上皮内病变的可能性明显较高。具有 LSIL-H 女性的 HPV 阳性率也高于仅为 LSIL 的女性[35]。LSIL-H 可作为一个独特的类别，具有不同于其他类别的 HPV 阳性率和 CIN 2/3 的诊断率。虽然 LSIL-H 不包括在 2014 版 TBS 分类中，但也被一些实验室使用。

5. 高级别鳞状上皮内病变（HSIL）

（1）定义：大多数 HSIL 是由持续的高危 HPV 感染引起的，因此更有可能进展为浸润性癌。大约 1.4% 的 HSIL 病例将进展为浸润性鳞状细胞癌[36-40]。

（2）形态学（图 36-38）

1）病变细胞比 LSIL 的小且较不“成熟”。

2）细胞可以单个、成片或合体样排列。

3）细胞通常小于 LSIL 细胞，但也可与 LSIL 细胞大小相近。

4）核增大，其变化程度比 LSIL 的更大。一些 HSIL 的核可与 LSIL 的核接近，但胞质减少，核质比明显升高；另一些细胞的核质比非常高，但细胞核比 LSIL 的小得多。

5）染色质呈纤细或粗颗粒状，分布均匀。

6）核膜轮廓很不规则并常有明显的内凹或核沟。

7）一般无核仁，或偶见，特别是当 HSIL 病变累及宫颈管腺体时。

8）胞质的形态多样，可表现为“不成熟”或淡染或化生性浓染；胞质偶尔“成熟”并浓染角化。

（3）随访结果：60%～80% 的 HSIL 病例证实为 CIN 2+ 病变。30 岁以上女性宫颈癌的 5 年危险性为 8%[36-40]。2012 年更新的共识管理指南建议，除了特殊人群，细胞学为 HSIL 的妇女应该进行阴道镜检查或者直接行宫颈管切除术，临床上大多先选用阴道镜检查。使用反馈性 HPV 检测或单独重复细胞学是不可接受的[41]。

6. 鳞状细胞癌

（1）定义：鳞状细胞癌代表具有鳞状分化的恶性癌症细胞。子宫颈鳞状细胞癌通常发生于 40～55 岁的女性，一般比上皮内病变晚 10 年左右。

（2）形态学

1）角化型鳞状细胞癌（图 36-39）

A. 细胞较少，常单个存在，聚集的细胞团较少见。

B. 细胞大小和形状差异大，“拖尾”细胞及梭形

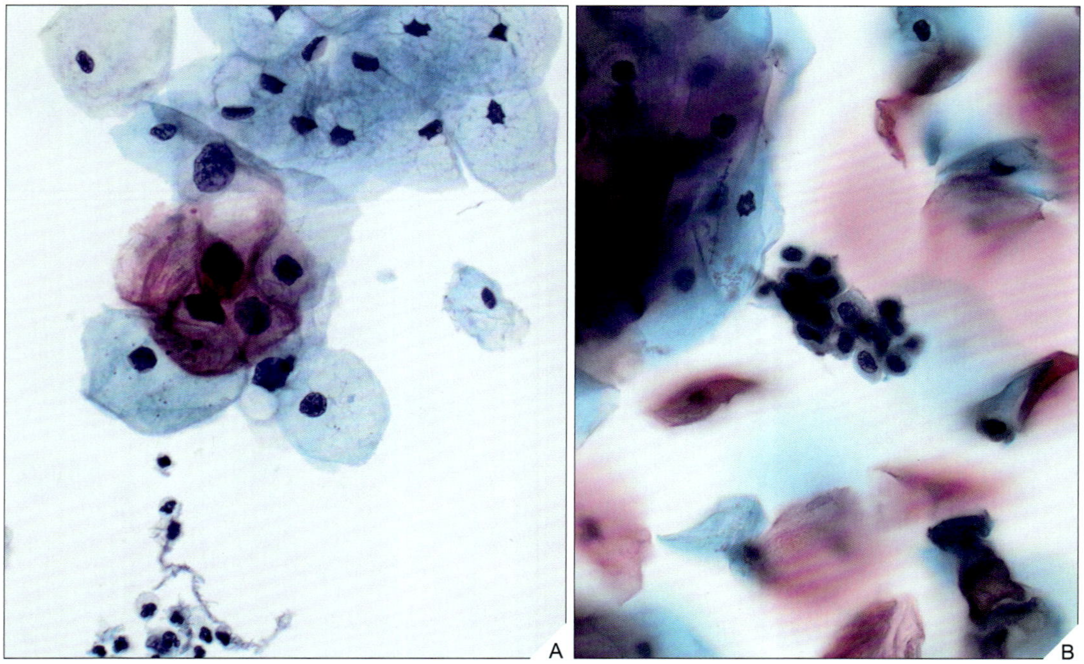

图 36-37　LSIL 细胞和 ASC-H

细胞同时存在（A. LSIL；B. ASC-H）

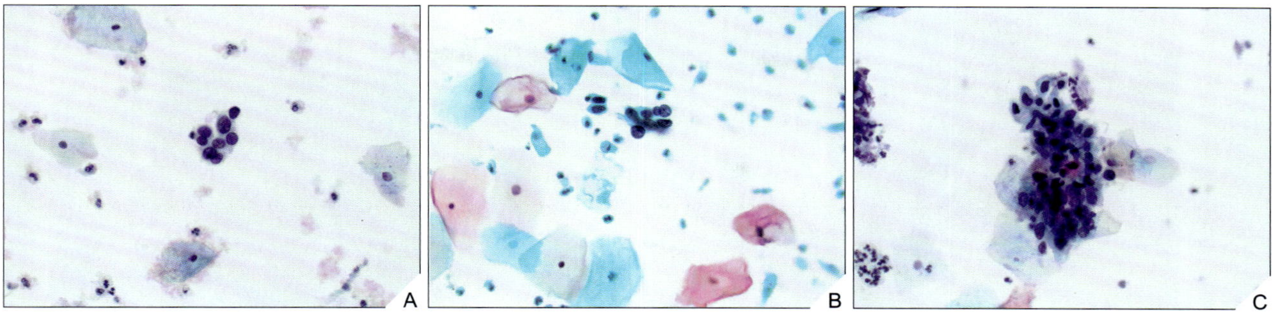

图 36-38　HSIL

核增大深染，核膜轮廓很不规则，核质比高（A～C）

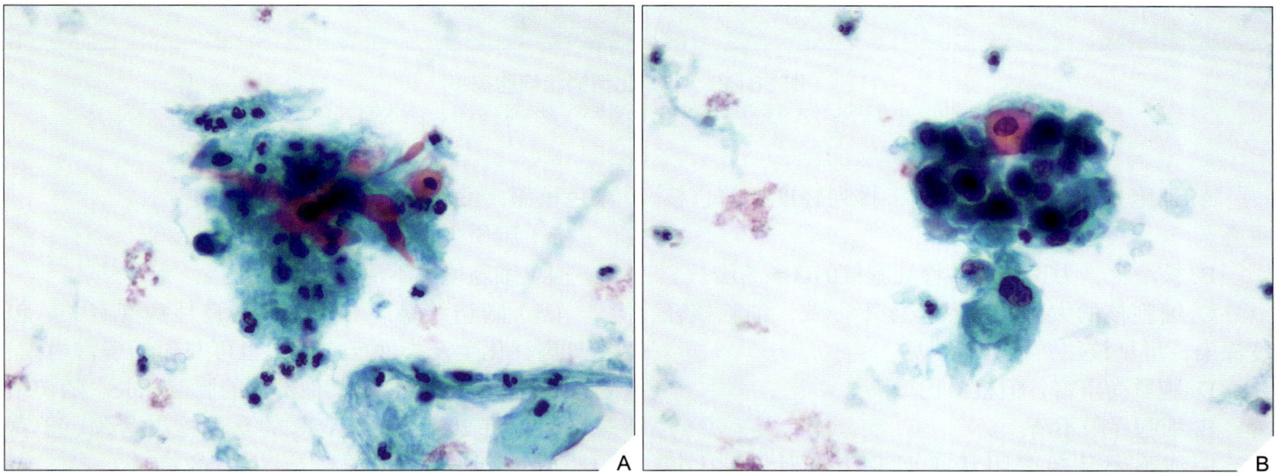

图 36-39　角化型鳞状细胞癌

细胞大小和形状差异大，染色质呈粗颗粒状、分布不匀，可见“拖尾”细胞和梭形细胞，常可见嗜橘红色的胞质，有时可见肿瘤素质及细胞角化（A，B）

细胞常有强嗜橘红色胞质。

C. 胞质大小差异大，核膜不规则，常可见多个浓染不透明的细胞核。

D. 染色质呈粗颗粒状，不规则分布，有透亮的旁染色质。

E. 可见大核仁，但较非角化型鳞状细胞癌少见。

F. 角化性改变（“角化亢进”或“多形性角化不全”）可见，但若缺乏核异型，不足以判读为癌。

G. 可见肿瘤素质（肿瘤组织发生出血坏死时，涂片中有细胞碎片、炎性渗出物、陈旧性或新鲜出血），但通常比在非角化鳞状细胞癌少见（黏附素质：液体制剂中细胞周边的坏死物质）。

2）非角化型鳞状细胞癌（图 36-40）

A. 细胞单个或为界限不清的合胞体样。

B. 细胞一般比许多 HSIL 的细胞小，但有 HSIL 的大多数特点。

C. 核染色质呈粗块状，分布很不均匀。

D. 肿瘤素质常见，包括坏死性碎屑和陈旧血。

E. 大细胞型非角化鳞状细胞癌可显示，嗜碱性胞质，大而显著的核仁。

（五）腺细胞异常

1. 非典型腺细胞（atypical glandular cell, AGC）

（1）定义：非典型腺细胞代表一些具有形态学变化的腺细胞，但其定量或定性不够诊断为腺癌。它可以分为 AGC-NOS（非典型腺细胞，无特别所指）、AGC-EC（非典型腺细胞，宫颈管来源）和 AGC-EM（非典型腺细胞，子宫内膜来源）。AGC 代表一些增加了肿瘤风险水平的细胞，而不是特定的前体病变。

（2）形态学

1）非典型宫颈管腺细胞是指具有一些形态学变化的宫颈细胞，但其定量或定性不足以诊断为原位腺癌或浸润性腺癌（图 36-41）。

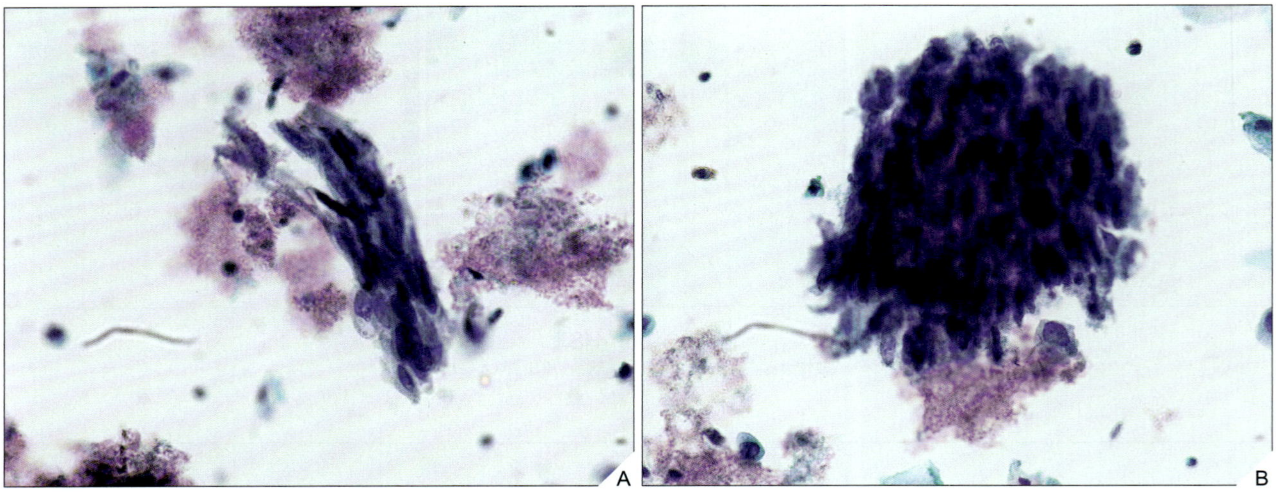

图 36–40　非角化型鳞状细胞癌

细胞一般比 HSIL 细胞小，但有 HSIL 的大多数特点，核染色质呈粗块状，分布很不均匀，可见大核仁，肿瘤素质常见（A，B）

A. 细胞呈片状或带状排列，排列轻度拥挤，核重叠。

B. 核增大，为正常宫颈管细胞核的 3～5 倍。

C. 细胞核的大小和形状轻度不一致，细胞核轻度深染，可见核仁，核分裂罕见。

D. 胞质尚丰富，但核质比增高。

E. 细胞界限不清。

F. 细胞团呈菊蕊团状或羽毛状排列，但比较少见。

2）非典型子宫内膜腺细胞是指一些具有形态学变化的子宫内膜细胞，但其定量或定性不够诊断为子宫内膜腺癌（endometrial adeno carcinoma）(图 36-42）。

A. 细胞团小，每团常为 5～10 个细胞。

B. 核与正常子宫内膜细胞相比，轻度增大，核染色稍深，可见小核仁。

3）胞质少，偶有空泡形成。

4）细胞境界不清。

（3）随访结果：AGC 大多与良性病变有关，包括息肉、化生及炎性反应等，也可与包括子宫内膜、宫颈、卵巢、输卵管和其他部位的腺癌相关。随访结果显示，有 20%～30%AGC 的女性检出宫颈、子宫内膜或转移性病变，包括 6% 左右的 CIN 2～3，2% 的宫颈原位腺癌和浸润性癌，6% 的子宫内膜癌[42-44]。

尽管年龄 35 岁以下 AGC 女性的癌症风险较低，但 CIN 2+ 的风险较高，因此对所有年龄段的 AGC 患者都需要进行进一步的临床和组织学检查。研究表明在 9% 30 岁以上的 AGC 患者中发现 CIN 3+，浸润性癌占 3%[42-44]。

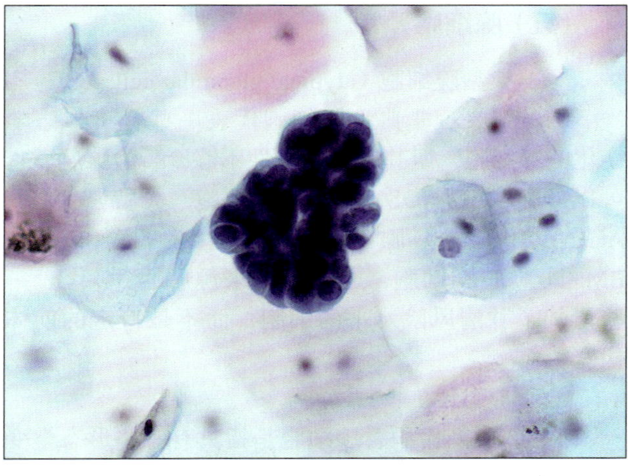

图 36–41　非典型宫颈管腺细胞

细胞排列轻度拥挤，细胞界限不清，核增大重叠、轻度深染

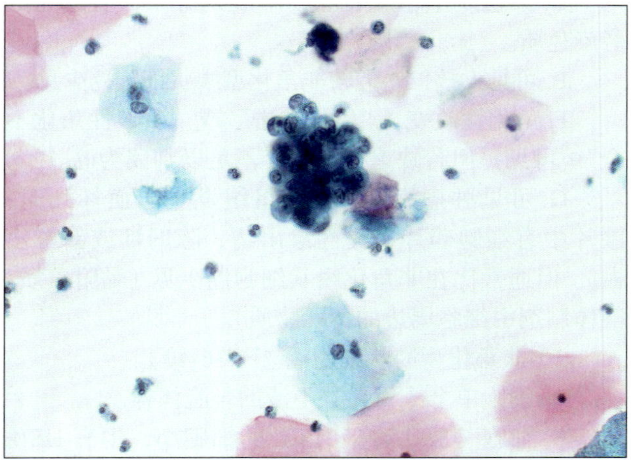

图 36–42　非典型子宫内膜腺细胞

细胞成团，界限不清，核与正常子宫内膜细胞相比轻度增大，核染色稍深

2. 原位宫颈腺癌（AIS）

（1）定义：原位宫颈腺癌是尚未浸润的原位肿瘤，比浸润性腺癌早10～15年。由于AIS也与HPV感染有关，因此在20%～50%的患者中与CIN共存。在细胞学检查中，AIS的诊断并不能排除浸润性腺癌，因此组织学检查对于确定诊断是必要的[45-47]。

（2）形态学（图36-43）

1）细胞团呈菊形团或羽毛状排列，细胞拥挤成团和（或）分层。

2）细胞边界不清楚。

3）胞质可含空泡。

4）核质比增加。

5）细胞核细长，核膜可光滑或不规则。

6）染色质可细致或粗粒状，一般均匀分布。

7）核仁不明显，可见核分裂象。

（3）随访结果：除了腺癌外，20%～50%的有AIS细胞的女性可见CIN 2～3[45-47]。

3. 腺癌　在细胞学检查中检测到的腺癌细胞可来自宫颈管、子宫内膜或子宫外来源（阴道、卵巢、输卵管和转移）。

（1）宫颈管腺癌（图36-44）

1）大量异常细胞，典型细胞呈柱状，细胞可单个散在，二维片状或三维簇团结构，合体聚集现象常见。

2）核增大、核多形性、染色质分布不均，染色质旁区空亮，核膜不规则，可见巨大核仁。

3）胞质通常有细小空泡。

4）可见肿瘤坏死素质。

5）还可出现异常鳞状细胞，表明同时存在鳞状上皮病变或腺癌伴有局部鳞状上皮分化。

（2）子宫内膜腺癌（图36-45）

1）细胞一般为单个或紧密的小簇团。

2）高分化腺癌的细胞与非肿瘤细胞相比，细胞核仅轻度增大，并随肿瘤的级别升高而增大。

3）核大小不一，核极向明显消失。核中度深

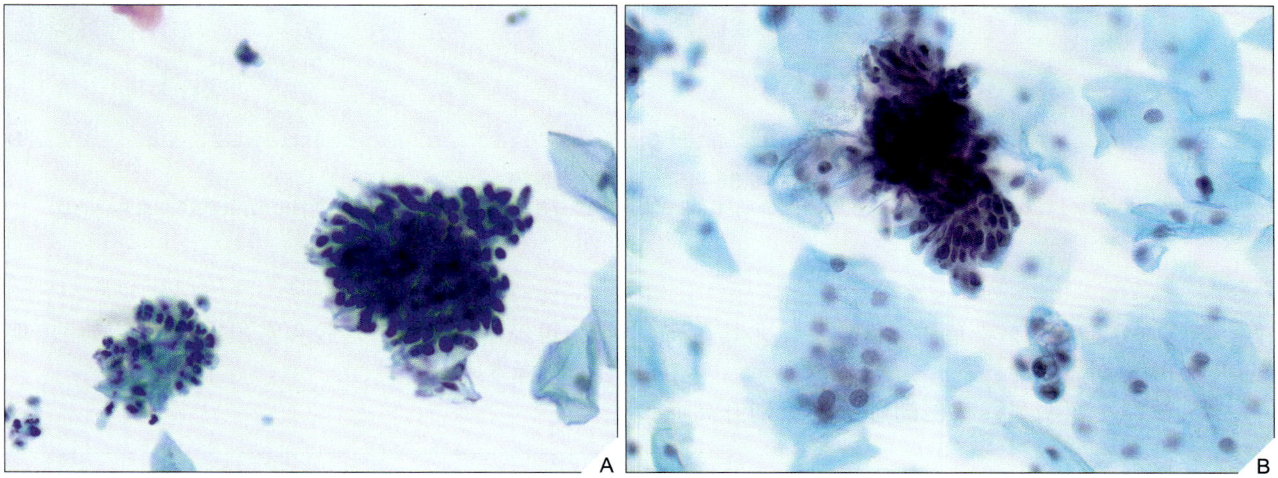

图36-43　原位宫颈腺癌

细胞团呈菊形团或羽毛状排列，细胞拥挤成团和（或）分层，细胞核细长，核膜可光滑或不规则（A，B）

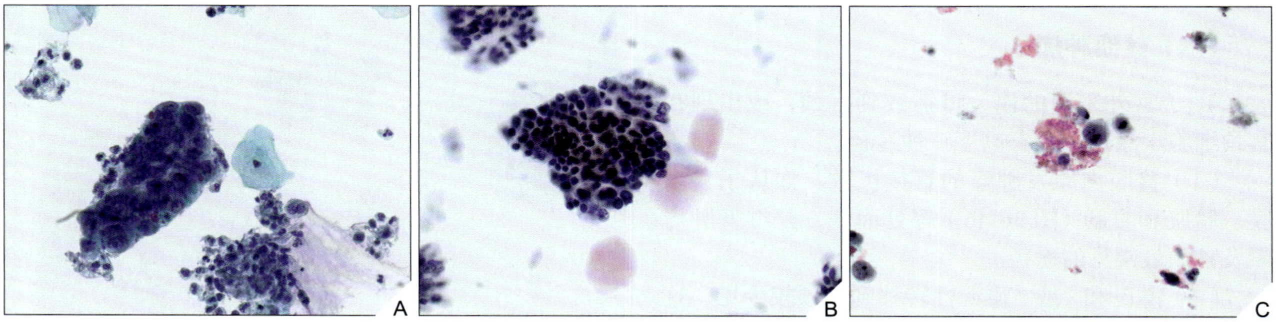

图36-44　宫颈管腺癌

核增大、核多形性、染色质分布不均，染色质旁区空亮，核膜不规则，可见巨大核仁，胞质通常有细小空泡，可见肿瘤坏死素质（A～C）

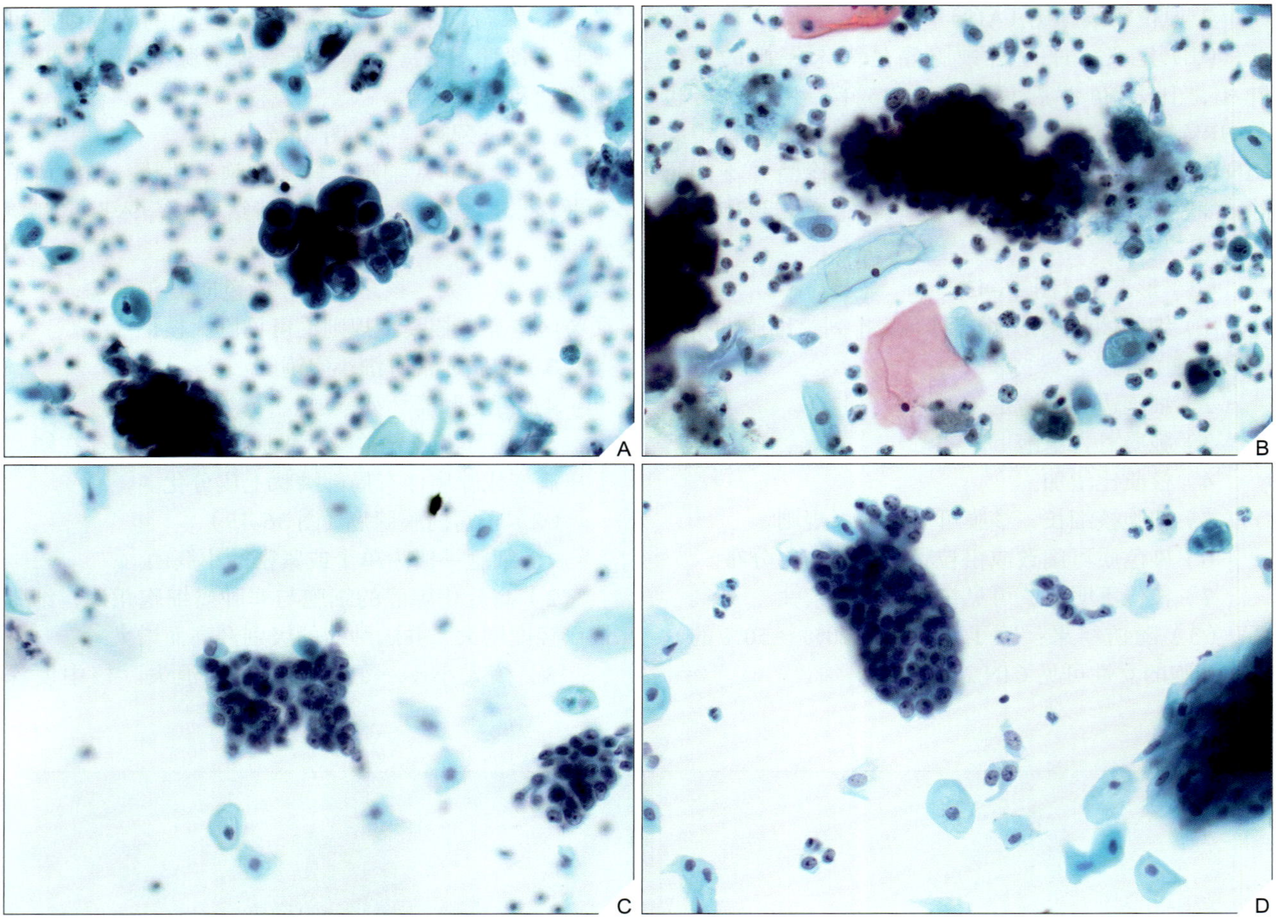

图 36–45 子宫内膜腺癌

细胞一般单个或紧密小簇团存在，核大小不一，核极向明显消失。核中度深染，染色质分布不均，染色质旁区空亮，胞质相比子宫颈管腺癌细胞少（A～D）

染，染色质分布不均，染色质旁区空亮，尤其在高级别腺癌中更明显。

4）核仁小而明显，核仁随肿瘤的级别升高而增大。

5）典型的细胞胞质少，嗜碱性，常有空泡，胞质内常见中性粒细胞。

6）细颗粒状或"水样"肿瘤素质不一定出现。

（六）其他肿瘤

1. 子宫外来源的癌　可播散到宫颈，或出现在宫颈细胞学涂片中，有以下三种途径。

（1）盆腔内原发肿瘤的直接扩散，如从子宫内膜、膀胱和直肠（图 36-46）等处而来，是继发肿瘤累及宫颈最常见的途径。

（2）淋巴和（或）血源性转移到宫颈较少见，这类肿瘤最常见的原发部位是胃肠道、卵巢和乳腺。

（3）从卵巢肿瘤或恶性肿瘤性腹水而来的脱落细胞可经由输卵管、宫腔和宫颈管内口，最后出现在宫颈标本中。

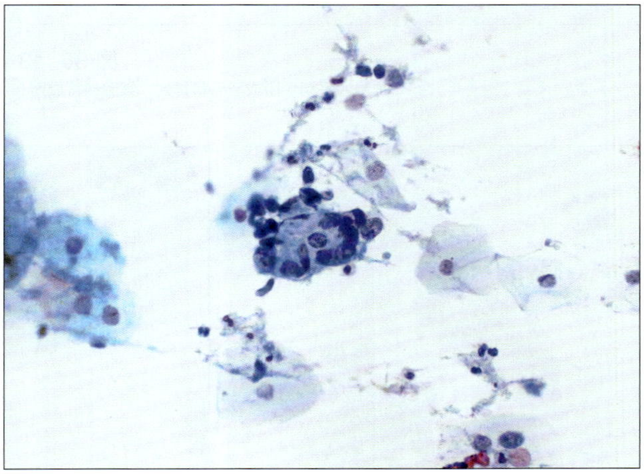

图 36–46 来自子宫外的腺癌细胞

50 岁妇女的宫颈涂片中发现腺癌细胞，之后发现有结肠癌大多数宫颈细胞学涂片中发现的转移性肿瘤的患者都曾有先前恶性疾病的病史，这有助于正确地判读。多数转移性肿瘤的特点是背景干净或很少出现肿瘤素质。来源于女性生殖道（包括卵巢和输卵管）的肿瘤，后者较少见。尽管无特异性结构，但有乳头状簇团和沙砾体存在时提示是卵巢癌。鉴别要点见表 36-3。

表 36-3　部分来源于子宫外肿瘤的细胞学特点

原发部位	细胞学特点
乳腺	印戒细胞 / 细胞内细胞（瘤细胞吞噬瘤细胞）
胃	印戒细胞 / 细胞内细胞
卵巢和输卵管	大细胞 / 紧密乳头簇 / 沙砾体
结肠	高柱状细胞 / 含有黏液
肾	大细胞 / 大圆形核 / 有大核仁 / 胞质丰富淡染
膀胱	与鳞化上皮相似 / 浓稠胞质

2. 少见的宫颈和子宫体原发肿瘤　在细胞学检查中偶尔可见到宫颈和子宫体少见肿瘤，这包括一些罕见的宫颈腺癌，如胃型腺癌、肠型腺癌、子宫内膜样宫颈腺癌、透明细胞癌、浆液性癌、中肾管腺癌、腺鳞癌、腺样囊性癌、腺样基底细胞癌及其他类型的恶性肿瘤。例如，小细胞癌（图 36-47）、大细胞神经内分泌癌、乳腺外佩吉特病、恶性黑色素瘤（图 36-48）、淋巴瘤、腺肉瘤、癌肉瘤（图 36-49）、横纹肌肉瘤（图 36-50）、平滑肌肉瘤、尤因肉瘤和妊娠滋养细胞疾病等，这些肿瘤都罕见。

（七）宫颈细胞学筛查异常的管理

ASCCP 针对宫颈癌筛查异常后的管理，共提出了四次共识指南，第一次共识会议于 2001 年召开，随后分别于 2006 年和 2012 年进行了更新。2015 年 ASCCP 发布了一版过渡指南，主要针对 HPV 初筛提出了管理建议。

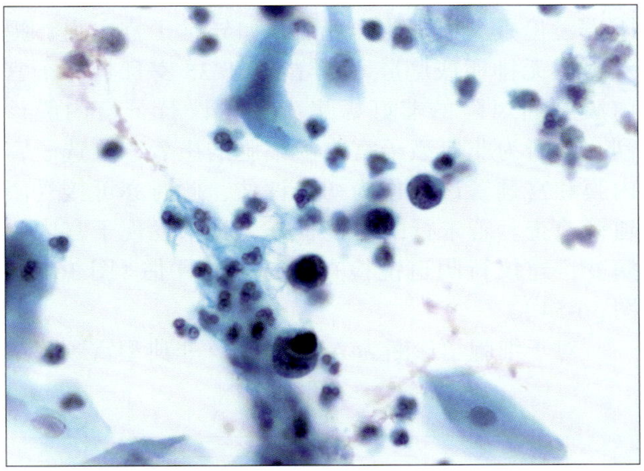

图 36-47　宫颈小细胞癌细胞

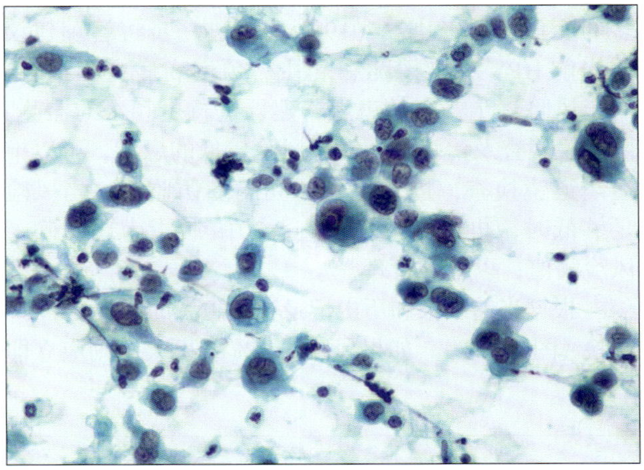

图 36-48　恶性黑色素瘤细胞

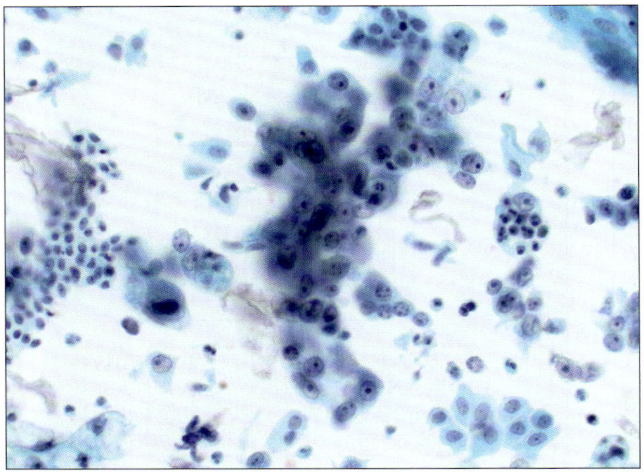

图 36-49　癌肉瘤细胞

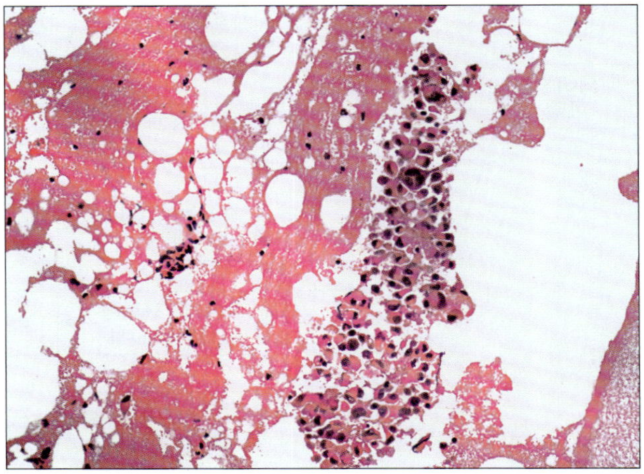

图 36-50　横纹肌肉瘤细胞

2019 年 ASCCP 再次更新指南，此版与之前版本的关键区别在于其基于风险值的量化和细化，引进了“阈值”这一概念：同等风险，同等管理。如既往指南中对于 HPV 阳性的 ASC-US、LSIL 建议进行阴道镜检查，2019 版改变为“基于风险”的指南：即提出根据既往筛查和此次筛查结果发生 CIN 3+ 的风险，若风险在 4.0% 以上，建议对这些女性进行阴道镜检查。风险评估基于目前的筛查结果和既往筛查史（包括未知史）进行评估，并形成评估表，这个评估表来自凯撒医疗机构（KPNC）的一项前瞻性纵向队列研究，该研究对 150 多万名患者进行了 10 年以上的随访，将当前筛查结果和过去的病史设计为数据表，生成患者的评估风险值。Egemen 等详细描述了所有风险指标对此指南中评估不同指导方针决策的意义[48]。

“同等风险、同等管理”的原则于 2012 年由 ASCCP 首次提出，即对 5 年内发生宫颈高级别及以上病变（CIN 3+）的风险进行分层管理。随后由于对以前研究结果的风险有了更长期的数据，发现有更多的变量需要考虑，2019 版指南进一步将管理建议与当前 HPV 感染情况和既往宫颈病变病史相结合。对于风险逐步升高的患者，建议进行更频繁的监测、阴道镜检查及治疗；而对于风险较低的患者，可以推迟阴道镜检查，进行更长时间的随访监测，当风险足够低时，再回到常规筛查。2019 版指南还明确了风险阈值，以指导管理[49]。

根据当前结果和历史记录评估患者的即刻 CIN 3+ 风险（图 36-51）。如果风险为 4% 或更大，则应立即行阴道镜检查或即刻进行治疗。如果即刻风险低于 4%，则评估患者的 5 年 CIN 3+ 风险，以确定患者是否应在 1 年、3 年或 5 年内复查（图 36-51）。

根据最初的筛查结果评估即刻 CIN 3+ 的风险，若即刻风险≥ 4%，立即行阴道镜检查。阴道镜检查为 CIN 2 以下患者的 5 年风险为 3.2%，1 年后复查。1 年随访时，再次 HPV 阳性的 ASC-US 患者即刻 CIN 3+ 的风险为 3.1%，1 年后复查。如果患者在下一次随访中还出现异常的筛查结果，则建议阴道镜检查。如果 HPV 的检测阴性且细胞学阴性，因其 5 年的风险无法预测，建议 3 年内复查（图 36-52）。

所有年龄段的 AGC、AIS 的非妊娠患者（诊断为非典型子宫内膜细胞的女性除外），无论 HPV 检测结果如何，都建议行阴道镜检查；除妊娠期外，建议在初次阴道镜检查时行宫颈管诊刮。不建议用高危型 HPV 检测进行分流，重复细胞学检查也是不可取的。35 岁或以上各类 AGC 和 AIS 的非妊娠患者，建议同时行子宫内膜及宫颈管诊刮，以及行阴道镜检查。根据临床指征（如异常子宫出血、提示慢性无排卵或肥胖），年龄小于 35 岁且具有子宫内膜肿瘤风险的非妊娠患者也建议行子宫内膜诊刮。诊断为非典型子宫内膜细胞的患者，首选子宫内膜和宫颈管诊刮作为初步评估，此时亦可接受阴道镜检查。若未行阴道镜检查，且未发现子宫内膜病变，建议行阴道镜检查进行额外评估（图 36-53，图 36-54）。

对于细胞学诊断为 AGC-NOS（非典型宫颈管细

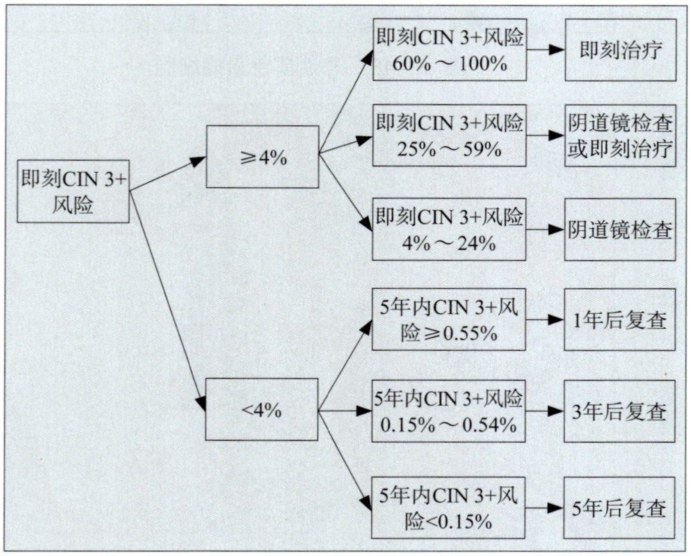

图 36-51 根据当前结果和历史记录评估即刻 CIN 3+ 的风险

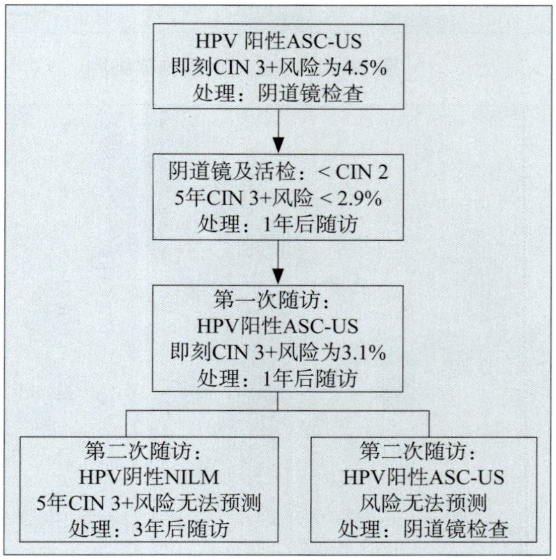

图 36-52 对 HPV 阳性 ASC-US 患者的管理

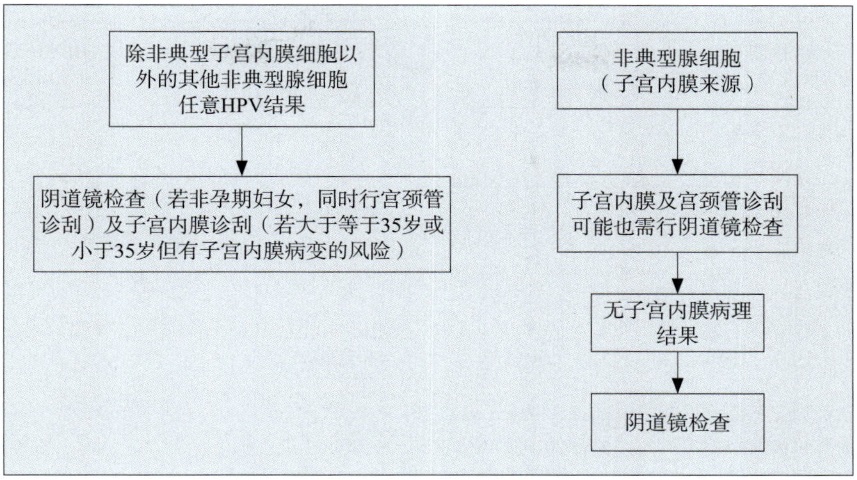

图 36-53　细胞学检查为 AGC 的管理

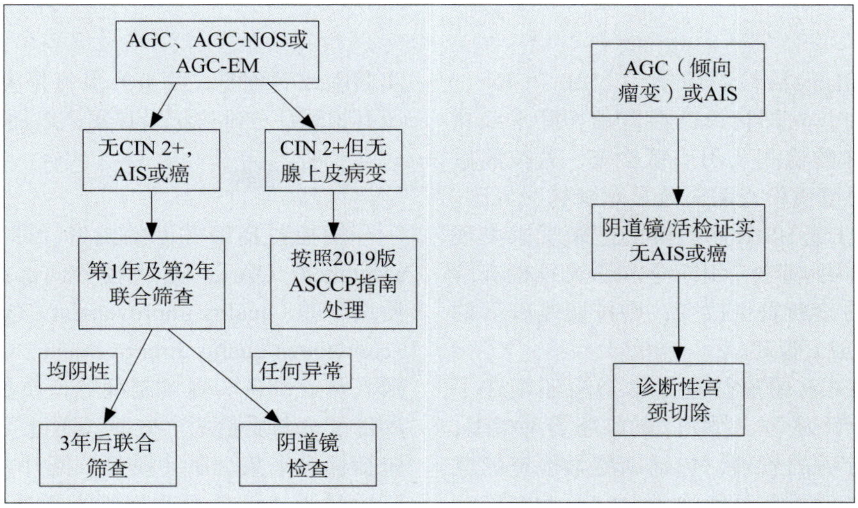

图 36-54　宫颈腺上皮病变经图 36-53 的流程处理后的进一步管理

胞，无特别所指）的患者，如果组织学无 HSIL、AIS 或癌，建议在第 1 年和第 2 年行宫颈细胞学及高危型 HPV 联合检测。如联合检测为阴性，建议 3 年后再次行联合检测。如出现任何异常，则建议行阴道镜检查。

AGC-NOS（非典型宫颈管细胞，无特别所指）及非典型子宫内膜细胞患者，如果其组织学结果为 CIN 2 或 CIN 3 但无腺上皮病变，则按照 2019 版 ASCCP 指南进行管理。非典型腺细胞或非典型宫颈管细胞 - 倾向瘤变或宫颈管 AIS 患者，如在最初的阴道镜检查中未发现浸润性癌，建议行宫颈诊断性切除术，且保证切除标本具有可供评估的切缘。

对于细胞学检查结果不满意且 HPV 阴性、未知或无 HPV 检测结果的患者，建议在 2～4 个月内重复行基于年龄的筛查（细胞学、联合检测或 HPV 初筛）。不建议用 HPV 检测进行分流。重复细胞学检查之前，当存在特定感染时，可以接受治疗后再复查。25 岁及以上的患者，如果细胞学检测不满意，且 HPV 阳性，但未行基因分型，可接受 2～4 个月的重复细胞学检查或阴道镜检查。HPV16 型或 HPV18 型阳性患者，建议直接转诊阴道镜检查（图 36-55）。

HSIL 和 ASC-H 细胞学检查后组织学诊断为 LSIL（CIN 1）的患者 1 年 CIN 3+ 风险分别为 3.9% 和 1.4%，表明 HSIL 细胞学检查比 ASC-H 细胞学检查风险更高。细胞学为 HSIL 的患者，若阴道镜检查未能检测到 CIN 2+ 并不意味着排除了 CIN 2+，因此，对没有立即进行诊断性宫颈切除的细胞学 HSIL 患者，需密切随访。另外，需要注意的是，当宫颈未发现病变时，必须检查阴道和外阴是否有上皮内瘤变。

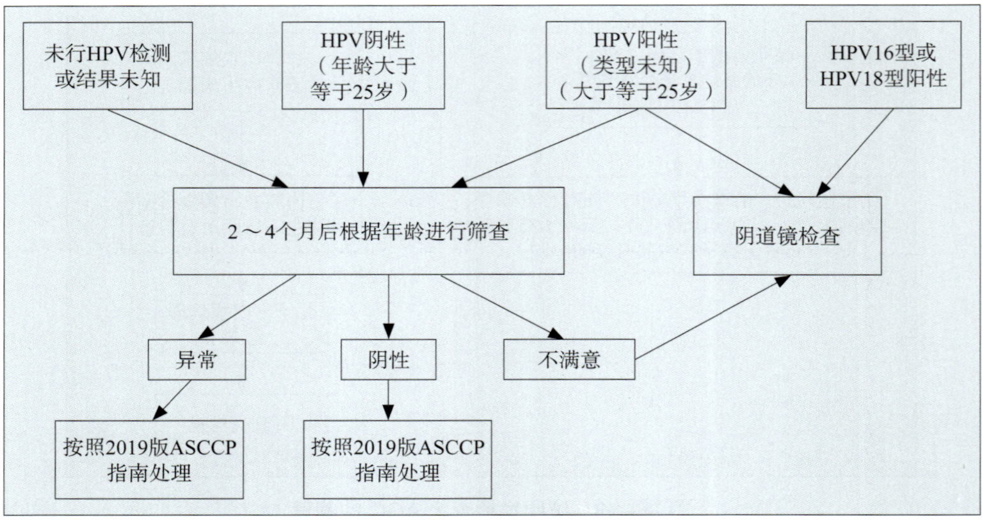

图 36–55 不满意标本的临床管理

细胞学为 HSIL 但活检组织学为 LSIL（CIN 1）或更轻微的情况时，立即行诊断性宫颈切除术或在 1 年时行基于 HPV 的检测及阴道镜检查，若按照后一种情况处理，阴道镜检查需充分显示鳞柱交界区。当细胞学为 ASC-H 或 HSIL 而后续的组织学未发现 CIN 2+ 时，可回顾细胞学、组织学和阴道镜检查结果。如果复查后的诊断发生改变，则按照复查后的结果进行治疗和（或）管理。

2019 版 ASCCP 宫颈癌筛查异常指南还阐述了特殊女性（年龄小于 25 岁、孕妇）的临床管理指南，并对宫颈病变治疗后的管理，包括细胞学检查的应用进行了阐述，体现了宫颈细胞学在宫颈病变诊疗全流程中的作用和价值。

七、细胞学实验室管理

（一）宫颈细胞学实验室的组建

为确保宫颈细胞学报告的准确可靠，必须有良好的宫颈细胞学实验室管理体系保障。实验室的人员组成、设计、操作流程、质控、工作人员的工作量限制、考核及员工的继续教育等都需要很好的规划和管理。细胞病理医师需具有临床执业医师资格、经过住院医师规范化培训。细胞室 / 细胞病理亚专科负责人负责细胞学工作的管理，包括人员的培训、质量管理等。

开展工作前，必须对相关人员，包括细胞学技术员进行培训和适当的评估。如果需要开展新技术，如液基细胞学或人工智能细胞学辅助诊断系统，相关人员均应进行适当的培训。对有细胞学筛查员的实验室或病理科，筛查人员每年应该有评估或测评，所有检测评分都应记录在案，以便回顾。

（二）质控

质控包括四方面的内容，即质量保证（quality assurance，QA）、质量控制（quality control，QC）、质量改进（quality improvement，QI）和持续质量改进（continuous quality improvement，CQI）。质量保证包括人员、设备、规章制度等；质量控制则包括标本质量及诊断质量两个方面。通过质控进行持续改进，包括标本采集、制片质量、阅片相关的检查等以保证质量。持续质量改进则需要通过完善组织架构、定期的内部审查等形式达到改进的目的。质控工作需要检查 / 监测细胞学工作流程的每一个环节。

分析前主要步骤：①标本采集及运输；②标本接收和登记。

分析中主要步骤：①标本的制备和染色；②阅片。

分析后主要步骤：①报告签发；②各类标本的统计、分析及评估。

工作量监控：细胞学实验室需要有足够的有资质的工作人员来处理大量各类细胞学病例。应该有文件记录各岗位的工作职责和工作量相关的制度，并进行定期评估。美国《临床实验室改进法案修正案》（CLIA’88）规定：每位细胞病理医生每天阅片数不得超过 100 张。美国 FDA 批准应用 TIS 后的每天（8 小时）最大工作量为 200 张玻片，用 FocalPoint 后的每天（8 小时）最大工作量为 170 张玻片。

细胞学实验室需要定期进行相关数据的统计、分析，包括：标本不满意率，制片 / 染色质量，各类病变（非典型鳞状上皮、低度鳞状上皮内病变、高度鳞状上皮内病变、鳞状细胞癌、腺上皮病变、非典型鳞状上皮与鳞状上皮病变）的比值；如果 HPV 也在病理科检测，可统计非典型鳞状上皮病变中高危型 HPV 的阳性率、高度鳞状上皮内病变及以上病变的组织学结果等，并对统计的数据进行分析。

实验室的标本处理区应有良好的照明与通风，在染色和封片区还需配备有效的排风系统和足够的隔断空间。阅片区需有良好的照明和通风，且无噪声干扰。显微镜需定期保养。为保障实验室的人员安全，必须严格遵守健康和消防条例，定期进行环境中二甲苯、甲醛等的监测。

实验室应建立有关标本采集、处理、保存、检测、质量控制、考核和教育、安全、信息系统及人员管理等方面的标准化操作流程（SOP）。应定期内部审查，必要时更新，终止使用的文件应保留记录。

阅片环节的质控是宫颈细胞学工作的一个重要的环节。①发出报告前抽取阴性病例的 10% 进行复阅。②部分医院 / 实验室采用快速复查（rapid rescreening）的方法：即对全部病例进行 100% 快速复阅，该方法可能优于 10% 的随机复查，能更有效地降低假阴性率。③抽取的 10% 阴性病例需关注既往有宫颈病变病史或以前有过细胞学异常的病例。④若本次细胞学阴性，要复阅其近 5 年的细胞学涂片。⑤高度鳞状上皮内病变及以上病变的组织学对照。对上述数据进行分析，并提出必要的改进措施。

（三）实验室认证

应鼓励参加实验室认证，这是关于实验室是否有能力进行检测的官方认证。实验室认证旨在通过教育性及回顾性的检查，来判断实验室对已建立的操作标准及质量控制体系的遵从度，从而判断这个实验室是否随时都能提供一份精确、及时、可靠的报告。这项检查可确保实验室达到了那些标准，并应用了适当的质量控制和质量保证措施，最终使患者受益。

比较熟悉的临床实验室认证机构：CAP（美国病理学家学会）、CNAS（中国合格评定国家认可委员会）；另外，还有一些其他的临床实验室认证机构：IANZ（新西兰国际认证机构）、CPA（英国临床病理认证机构）、SINGLAS（新加坡实验室认证服务机构）、HOKLAS（香港实验室认证服务机构）。

CNAS ISO 15189 医学实验室认证是目前中国大多数实验室申请的认证，也有非常少数的病理科 / 实验室通过了 CAP 认证。

八、宫颈细胞学新技术的发展

（一）发展驱动力

研究显示假阴性病例大约 2/3 是由采样或制片造成，1/3 是由阅片环节造成的。采样方面如病灶很小或病灶位置隐蔽都可能导致异常细胞没有被取样刷取到。样本保存条件差或者样本中混有大量血液或炎症细胞也会影响样本的质量。筛查失误指未能识别出异常细胞或者对异常细胞的归类出现大的偏差，导致对患者的处理有很大的不同。

近年来出现了一些新的技术，用于辅助宫颈癌筛查，这些技术的应用有助于提高宫颈细胞学筛查的敏感性和特异性；下面介绍其中的部分技术。每一种技术均有其特点，我们需要了解各类技术的优缺点，并合理、恰当地应用。在没有条件开展新技术的基层医疗机构，并非一定要引进昂贵的设备或技术。重视规范的取材、标本固定、制片和染色，提高病理医生的阅片能力，做好实验室的管理和质量控制，这些更为重要。

（二）液基细胞学技术

取样或制片过程不当会显著影响细胞学报告的准确性[8]。为解决这些问题，液基细胞学在 20 世纪 90 年代应运而生。在细胞学的历史中，一个重要的里程碑是 1996 年美国 FDA 批准 ThinPrep™（Hologic，Marlborough，MA）代替传统宫颈阴道涂片。1998 年，FDA 又批准了 AutoCyte Prep™（现称为 SurePath™；Becton Dickinson/TriPath，Burlington）。目前美国 ThinPrep™ 占有率超过 80%，中国约 2/3 的医疗机构使用 ThinPrep™，SurePath™ 占 20%～25%。

传统涂片的取样器是一根木刮板，将刮下的细胞直接涂抹在载玻片上，丢弃的刮板上还残留相当多的细胞，真正涂在载玻片上的细胞只占刮板上细胞的 6.5%～62.5%。液基细胞学制片是将取样刷浸泡在固定液里，将取样刷上的细胞充分漂洗到固定液中，再制成薄层涂片，这样转移到载玻片上用于细胞学诊断的细胞数量就增加了，且更具代表性，获取的细胞可直接转移到固定液中，消除了细胞未及时固定导致的细胞退变问题。

传统涂片中的血细胞和炎症细胞的堆积、覆盖是影响诊断的一个重要因素，而涂片太厚常使得异常细胞不易看清，更增加了诊断的难度。液基细胞制片可清除背景中的血细胞和炎症细胞，从而消除这些干扰因素（图 36-56）。几乎所有传统涂片与液基细胞学技术的比较研究均发现液基细胞学的质量

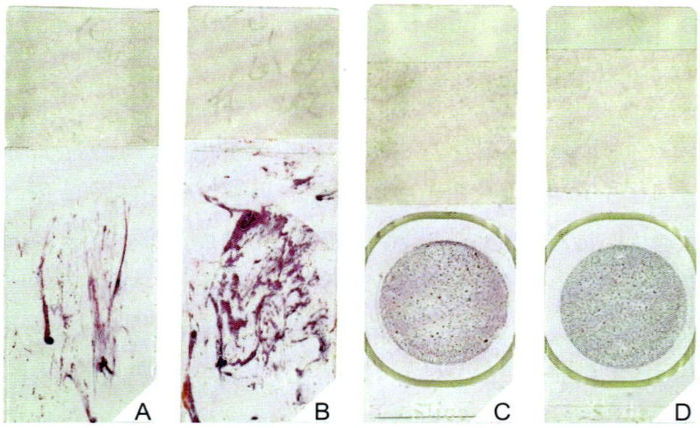

图 36-56 传统涂片（A、B）与液基宫颈细胞学（C、D）

提高，不满意率下降。液基细胞学对高级别鳞状上皮内病变及以上病变的检出更为有效。一些研究还发现液基细胞学的应用使其中微生物的检出率也提高了。液基细胞学还提高了细胞学实验室的工作效率和工作满意度。液基细胞学也为其他宫颈癌筛查辅助技术的应用提供了可能[4-6]。液基细胞片干净的背景和最少的细胞重叠使其可用于图像分析，还可以用于分子标志物的检测，其中 HPV 分子检测的应用尤为广泛。对于液基细胞中的微生物，如衣原体、淋球菌的分子检测，已被美国 FDA 审批通过。传统涂片和液基细胞学的比较见表 36-4。

（三）宫颈细胞学人工智能辅助诊断

宫颈癌筛查的目标是发现癌前病变的女性，使其能在肿瘤发展为侵袭性癌症之前得到治疗。我国人口众多，每年有数千万宫颈细胞学筛查任务，而细胞病理医师从业人员不足，不能满足筛查的需求。另外，我国地域广阔，经济和医疗水平发展不平衡，也影响了宫颈癌细胞学筛查的质量。近年来，随着计算机技术和人工智能技术的飞速发展，计算机辅助智能阅片取得了较大的进步，并逐步进入临床。

现阶段，宫颈细胞学人工智能可以协助细胞病理医生进行宫颈细胞学辅助诊断和初筛。其大致工作流程如下：扫描仪扫描物理玻片为数字片；人工智能模型对数字片进行系列分析，包括制片质量分析、自动识别细胞、对细胞进行分类，最后整合所有信息并提供参考的诊断 / 建议；病理医生参考人工智能提供的疑为异常的细胞图像及参考诊断建议，再进行阅片及诊断，最终发出诊断报告。

宫颈细胞学人工智能辅助诊断系统在临床应用前需要获得医疗仪器注册或相应的批准，国家药品监督管理局医疗器械技术审评中心（CMDE）2023 年

表 36-4 传统涂片和液基细胞学的比较

技术指标	传统涂片	液基细胞学
取样	木制的匙状小竹板、细胞刷	塑料板、细胞刷、宫颈刷
固定	手工喷雾固定；延迟固定会造成干燥假象	即刻固定、固定均匀
实验室处理	不需其他处理即可染色	半自动化仪器制片及在制片前需要手工处理才可染色
染色		标准化的细胞分布，均一染色
背景	不干净，细胞会被红细胞和炎症细胞遮盖	相对干净
样品收集的有效性	80% 以上的细胞被丢弃	100% 样品保存在小瓶中
细胞保存	有差异	好
细胞分布	常不均匀	均匀一致
人工假象	常见	少见
细胞是否分布均匀	否	是
阅片	困难	较易
额外制片	不可以	多数可以（取决于标本细胞量）
制作细胞蜡块	不可以	可能
人乳头瘤病毒检测	不可以	可能
自动化	不可以	可能
费用	便宜	较贵
检测敏感性	较低	较高

7 月发布了《病理图像人工智能分析软件性能评价审评要点》，明确了此类产品需要按照第三类医疗器械进行管理。非辅助决策预期用的产品，按照第二类医疗器械管理。目前在全球范围，仅有几款产品获得了医疗仪器注册证或相应的批准。

TriPath 在 1998 年获得 FDA 批准，是最早获得批准的此类产品。TriPath 公司在 2006 年被 BD 公司收购，更名为 BD FocalPoint Slide Profiler。根据 FDA 的批准，该系统可识别约 25% 的细胞片为正常而无须进一步确认；其余 75% 则分为五种有异常风险的类别。同时该系统还可用于质量控制。FocalPoint™ 玻片分析仪在浏览完整批玻片后根据潜在异常程度对细胞进行分级，可使一定比例（25%）的涂片免于复查，余下的需细胞学医生人工复片。美国 FDA 批准应用 FocalPoint 后的每天（8 小时）最大工作量为 170 张玻片。

Cytyc 公司开发的具有计算机预筛分的交互系统是另一款较早的产品，该系统可筛选出 ThinPrep 玻片上的异常细胞，以供细胞学医生进一步明确诊断。2003 年该系统获得了 FDA 批准，2007 年被 Hologic 公司收购为 ThinPrep® Imaging System（TIS，Hologic Marlborough，MA），Hologic 公司研发的 Genius™ Digital Diagnostics System 于 2020 年底获得了 CEIVD（欧盟认证），与 TIS 相比，其性能及操作均得到了很大的提升，其对 HSIL+/ASC-H 的敏感性和对 LSIL 和 HSIL 的特异性优于 TIS，而筛查时间明显缩短 [50]。美国 FDA 批准应用 TIS 后的每天（8 小时）最大工作量为 200 张玻片。该产品目前在中国大陆地区有超过 100 家医疗机构使用。

另外，还有 CytoProcessor™（DATEXIM，Caen，France）、CellSolutions（Greensboro，NC）的 BestCyte® 等细胞学筛查系统均显示出对病变的高敏感性、特异性并显著提高了工作效率。

国内宫颈癌筛查相关的人工智能产品也逐年增多，多款宫颈细胞学辅助诊断系统相关产品取得了长足的进步，个别产品还获得了三类医疗器械注册证。

目前，人工智能在宫颈癌筛查领域的发展进步很快，但仍不能取代病理医生，尤其是经验丰富的病理医生。另外，该产品如何与现有的规范、法规相适应，也是需要面对的问题。

总之，宫颈细胞学人工智能辅助诊断系统可显著加快阅片速度，提高工作效率，有效地解决中国细胞病理医师严重不足和诊断水平参差不齐的问题。随着技术的进一步发展，其将在中国宫颈癌的筛查/防治方面发挥重要的作用。

（四）宫颈癌检测中分子及免疫细胞化学标记的应用

近年来，分子生物学技术和免疫细胞化学技术逐渐应用于宫颈细胞学筛查领域，下面做一简要介绍。

1. HPV 检测在宫颈癌筛查中的应用　目前已发现 200 多种 HPV，其中与女性生殖道感染有关的有 50 多种。根据与宫颈癌及其癌前病变的关系，HPV 被分为高危型和低危型。低危型 HPV 主要见于生殖器疣，包括 6、11、40、42、43、44、54、61、72、81 和 89 型。高危型 HPV 因常与癌前病变和宫颈癌有关而被认为是致癌因子，包括 16、18、31、33、35、39、45、51、52、56、58、59、66 和 68 型 [51-54]。

与细胞学比较，HPV 检测具有高度的重复性，检测结果客观，且易于自动化。目前中国优生科学协会阴道镜和子宫颈病理学分会等多个国内学术团体及美国癌症协会（ASC）均推荐高危型 HPV DNA 检测作为健康体检人群初筛首选，或细胞学与高危型 HPV 联合筛查 [55，56]。

需要注意的是，对于有症状人群或疑为宫颈病变的女性，则需根据具体情况，选择单独细胞学检查或 HPV 检测或联合检测。HPV 检测可使用残余的液基细胞学样本，因此最好两种检测都在病理科进行，若细胞学检测为异常且需要 HPV 检测进行分流时，可直接用细胞学剩余的标本，减少患者再次取样或可能的患者流失。

另外，HPV 检测还可以用于宫颈细胞学筛查后的分流、宫颈病变治疗后的复查等。

HPV 检测试剂对检测结果影响巨大，产品质量的可靠性尤其重要。需要指出的是，目前我国市场上的 HPV 检测产品种类繁多，质量良莠不一。因此，初筛使用的 HPV DNA 检测试剂须经国家药品监督管理局严格的临床验证，被证实用于宫颈癌筛查结果可靠的产品方可使用。

FDA 批准的基于 HR-HPV 的检测包括：①第二代杂交捕获法（Hybrid Capture 2）；② Cervista 高危型 HPV 检测；③ Cervista HPV16/18 基因分型检测；④ Cobas 4800 HPV 检测；⑤ HPV E6 和 E7 mRNA 的 Aptima HPV 检测；⑥ Aptima HPV 16/18/45 基因型检测；⑦ BD Onclarity HPV 检测技术。所有这些测试都被批准可用于在 PreservCyt 溶液（ThinPrep；Hologic，MA）中收集的样本，近年 FDA 也批准了 Cobas 4800 HPV 检测可用于在 SurePath 溶液中收集的样本。

2. p16/Ki-67 双染免疫细胞化学标记　p16 是一

种抑癌基因，在细胞周期调节中发挥着抗增殖的作用。高危型 HPV 持续感染时，HR-HPV E7 蛋白介导 pRb 功能失活，细胞出现过度增殖，进而引起 p16 过度表达。生理条件下，p16 和 Ki-67 相互排斥，若同一细胞内二者同时表达，可作为细胞周期失调控的一个指标，提示宫颈上皮高级别病变，是一种不依赖于形态学的客观标志物。该技术对应的产品分别于 2015 年和 2020 年获得了中国国家食品药品监督管理总局和美国 FDA 的批准[57，58]。

研究显示，p16/Ki-67 双染可用于：HPV 初筛阳性的女性、联合筛查结果不一致（细胞学阴性 /HPV 阳性）的女性、细胞学初筛结果为 ASC-US/LSIL 的女性、年轻有生育需要或老年宫颈萎缩的女性，其细胞学阳性或 HPV 阳性却无法行阴道镜检查者，均可借助 p16/Ki-67 双染协助诊断，以指导下一步治疗[59]。

3. 其他　有研究者提出，HPV DNA 甲基化检测可用于细胞学异常或 HPV 阳性女性的分流与分层管理。另外，随着以核苷酸为基础的检测方法的大量出现，被开发并可能应用于液基细胞学样本中的检测如下：沙眼衣原体（CT）和淋病奈瑟球菌（NG）、单纯疱疹病毒、B 组链球菌、阴道毛滴虫和囊性纤维化等的检测。

九、心理社会因素的影响

妇科医生或宫颈专科医生应意识到异常的宫颈细胞学或 HPV 检测结果对女性所产生的潜在心理社会学上的影响。HPV 感染是最常见的性传播疾病，HPV 阳性或诊断为 HPV 相关性疾病的女性，除了产生对癌症的恐惧外，还可能有负罪和愤怒的情绪。例如，中国香港的研究显示香港女性对宫颈癌或 HPV 及 HPV 相关疾病的了解有限，对宫颈癌和 HPV 感染相关性的理解有一定难度，因此，启用 HPV 疫苗意义重大。然而，相对高昂的疫苗成本、自觉感染概率不大、家人反对，以及对疫苗安全性和有效性的认识不足等因素都阻碍了疫苗的应用。

研究显示大多数女性是从媒体上学习有关 HPV 的知识，但是她们更愿意相信专业的医务人员 / 医生提供的 HPV 相关知识，因此专业的医务人员 / 医生应积极学习有关 HPV 的知识并传达给公众。社区也应组织一些有关的教育活动，普及相关知识。例如，目前上市的 HPV 疫苗仅为预防性质，不具有治疗作用，应尽可能在首次性生活前接种；年轻女性接种 HPV 疫苗的好处；无论是否接种 HPV 疫苗，均应定期进行宫颈癌筛查；等等。

十、展望

从传统的巴氏涂片到液基细胞学、人工智能辅助诊断技术、HPV 检测和生物标志物检测，宫颈癌筛查在过去的几十年里已经发生了令人惊叹的变化，这要感谢各学科专家的共同努力。这些检测旨在可靠地确定那些可能发展为宫颈癌的高风险人群，而不过度干预那些无风险或风险极低的人群。

宫颈癌预防的重大突破是 HPV 疫苗的问世。细胞学筛查方法及效率、阴道镜检查，甚至 HPV 检测都会因此受到影响。当然，影响的大小取决于疫苗接种的覆盖面。随着疫苗的应用越来越广泛，严重病变将会减少，细胞学的异常可能就是低度病变或模棱两可的细胞学改变。由 HPV16 型引起的阴道镜下异常也将逐渐减少，当然 HPV 检测的阳性率也将会下降。

HPV 后疫苗时代的未来发展将可能是高通量 HPV 基因分型的应用，以及在液基细胞学样本上整合多种技术的一站式检测。尖端先进技术的发展确实是提高筛查效率的关键，但是作为健康专家，我们需要继续让公众了解宫颈癌是可以预防的，以及尽管有 HPV 疫苗，筛查也是相当重要的。我们必须牢记在宫颈癌预防和筛查中的多种因素，以及涉及全流程的质量控制的重要性，如资源的合理分配、行政组织、政策的制定等，以及制片、阅片和阴道镜等的质控。

第二节　腹水及盆腹腔冲洗液细胞学

一、概述

腹腔是人体浆膜腔的一部分，被覆有浆膜，后者由间皮细胞和起支持作用的结缔组织组成。生理状态下，腹腔内仅含有少量液体，起润滑作用。肿瘤、炎症、感染或循环障碍等病理状态可导致腹腔内大量积液，称为腹水。

依据腹水形成机制可将其分为漏出液和渗出液，其各有特点（表 36-5）。通常，漏出液由循环障碍流体静压和胶体渗透压失衡所致，如由肝硬化、肾病

表 36-5　漏出液与渗出液的比较

	蛋白含量	相对密度	凝固	蛋白电泳谱	黏蛋白定性	葡萄糖定量	细胞数
漏出液	<3g/100ml	<1.015	不易	白蛋白为主 球蛋白低于血浆	阴性	与血浆一致	$<0.1\times10^9$/L
渗出液	>3g/100ml	>1.015	容易	与血浆相似	阳性	低于血浆	$>0.2\times10^9$/L

和充血性心力衰竭等引起。与肿瘤相关的漏出液性质的腹水较少见，如涉及卵巢纤维瘤等良性肿瘤的经典型 Meigs 综合征，可同时伴有胸腔积液和腹水，多数为漏出液[60]。渗出液则因浆膜损伤所致，恶性肿瘤发生于腹膜、累及或转移至腹膜所引起的腹水通常为渗出液，外伤、感染、炎症、红斑狼疮和类风湿等全身性疾病可引起渗出液，子宫内膜异位症和卵巢过度刺激征等引起的腹水亦为渗出液[60]。

血性腹水可由恶性肿瘤引起，外伤、炎症及子宫内膜异位等良性疾病引起的腹水亦可为血性。此外，良性疾病中异位妊娠及卵巢囊肿破裂均可导致腹腔积血。

腹水可通过经皮腹腔穿刺术、经阴道后穹穿刺术、剖腹手术或腹腔镜手术等途径获取后进行细胞病理学检查。除此以外，另一种腹腔液体细胞病理学标本则为盆腹腔冲洗液（abdominopelvic washings，APW），一般为剖腹手术或腹腔镜手术时向盆腹腔内注入生理盐水冲洗后吸出所得，该检查方法在 20 世纪 50 年代即有文献描述[61]。

妇科领域内腹水 /APW 细胞病理学检查虽然也可用于非肿瘤性病变的诊断，但其主要应用价值在于检测肿瘤，并结合免疫表型和分子检测等手段尽可能明确肿瘤的组织学类型、器官起源和分子特征，以达到诊断和鉴别诊断、辅助判断肿瘤分期和预后，以及指导治疗决策等目的。例如，对于部分进展期肿瘤患者，在手术介入前，腹水细胞学可能为新辅助化疗开展提供病理依据。

关于肿瘤分期判断，卵巢、输卵管和腹膜癌现行国际妇产科联盟（FIGO）分期（2014 年版及其更新）和 TNM 分期中均需使用腹水 /APW 细胞学检查[62, 63]。对于其他特征符合 FIGO Ⅰ期的卵巢或输卵管癌，腹水 /APW 中出现肿瘤细胞则为ⅠC 期（ⅠC3），等同于 TNM 分期的 T1c3N0M0[62, 63]。子宫内膜癌 1988 年版 FIGO 分期中，腹水 /APW 细胞学阳性曾是ⅢA 期的诊断依据之一，但因有文献对阳性细胞学是否为独立预测因子有所质疑，2009 年版 FIGO 分期不再将此作为分期依据，细胞学阳性需要报告而不影响分期[64]，2023 年版依然未将腹水 /APW 细胞学作为分期依据[65]。然而，对此尚存争议，无论是早期还是晚期子宫内膜癌，均有研究表明腹腔细胞学阳性是独立的不良预后指标[66, 67]，Prat 等因此提议将腹水 /APW 细胞学阳性的 FIGO Ⅰ期子宫内膜癌升级至ⅡA 期[68]。早期（Ⅰ/Ⅱ期）子宫内膜癌（甚至局限于内膜层者）肿瘤细胞出现于 APW 中的可能途径是经输卵管逆行迁徙[69, 70]。此外，关于子宫内膜癌患者宫腔镜检查后是否增加腹腔细胞学阳性率甚至影响生存期，存在相左研究结论，有荟萃分析指出Ⅰ/Ⅱ期患者术前宫腔镜检查不影响内膜癌细胞腹腔播散风险，该风险增加可能和术前宫腔镜检查时宫腔压力超过 80mmHg 有关[71]。虽腹腔细胞学未被视为宫颈癌分期工具，腹水 /APW 阳性与预后相关性的结论也有差异，但有研究报道宫颈腺癌 APW 阳性率高于鳞癌[72, 73]。

二、标本处理及制备

（一）标本保存及运送

目前尚无公认一致的腹腔细胞学标本保存和运送条件的规定，故以下将介绍常用方式和较为普遍接受的观点，特别应注意腹水和 APW 处理方法的差异性。原则上新鲜标本离体后应尽快送病理检查，如无法及时送检或制备标本，可于 4°C 下冷藏适当时间，切勿冷冻[74]。由于富含天然蛋白，新鲜腹水采集后短时间内送细胞学检查通常不固定，4°C 下新鲜标本可保存若干天[75]，一般情况下，过夜及周末并无影响，甚至有报道可保存长达 14 天而不影响细胞形态学诊断、免疫细胞化学 / 免疫组织化学（immunocytochemistry/ immunohistochemistry，ICC/IHC）和 DNA 水平的分子研究[76]。不同于天然形成的腹水，由于使用无平衡缓冲保护作用的等渗溶液生理盐水冲洗而获得，新鲜 APW 极易发生细胞退变，务必强调妥善保存并即刻送检制片[77]。腹腔液体细胞学标本如需长时间送检且无法于 4°C 保存转运，可酌情加入保存液，如等体积 50% 乙醇和液基保存液等[75, 78]，然而有固定作用的上述保存液处理后将导致 Romanowsky 染色和包括流式细胞免疫表型分析在内的辅助检查无法开展或受到一定程度的干扰。此外，有实验室使用肝素或枸橼酸钠等抗凝剂以避免血液过多导致的标本凝结和诊断困难[78, 79]

（二）大体观察

应对送检标本进行质地、颜色和体积等的大体观察，并做记录。大体性状的差异与病变种类和显微镜下表现可具有一定程度的关联。

（三）标本分配及制片

腹水 / APW 标本可制成传统涂片、细胞离心涂片机制片、液基细胞学制片（LBC）及细胞块切片后进行显微镜下观察。这些制片方式均需先经过离心获取细胞沉渣。对于血液过多的标本，应吸取离心后出现的中间白膜层或作溶血处理，以便获取有诊断意义的细胞。将上述细胞沉渣适量吸取至玻片上，用推片法制成均匀的传统涂片。细胞离心涂片机和 LBC 制片系统均采用薄层制片技术，操作参见相关仪器设备使用说明。

对于传统涂片和细胞离心涂片机制作的玻片，推荐使用两大类固定染色方法[79]，即配套湿固定方法（最常用 95% 乙醇固定）的 HE 染色 / 巴氏染色，以及配套空气干燥后甲醇固定的 Romanowsky 染色，常用的包括 May-Grünwald Giemsa（MGG）染色和商品化试剂 Diff-Quik 及刘氏染色。HE 染色 / 巴氏染色的优点为胞核和胞质对比鲜明，核形态包括染色质和核仁等细节清晰，染液渗透力强，能用于较厚及含大量液化坏死物质的涂片。Romanowsky 染色的优点为对胞质、黏液和其他细胞外物质的染色效果更好，尤其适合怀疑淋巴造血系统病变的体腔积液的诊断。基于膜式滤过和沉降式密度梯度离心两种不同原理，LBC 技术分为两大类别，均可做到有效减少过多的红细胞、炎症细胞、黏液和坏死物质等能覆盖诊断线索的成分，并将液体标本最终制作成分布集中、背景清晰、细胞鲜有重叠的薄层片，从而提高制片质量，并缩短阅片时间。然而 LBC 需使用有湿固定作用的保存液收集细胞，故不适合需空气干燥的 Romanowsky 染色和需未固定标本检测的流式细胞免疫表型分析。

细胞块（cell block）是利用诸如琼脂、促凝血酶原激酶和 10% 中性甲醛溶液等促凝物质使离心细胞沉渣（包括 LBC 剩余标本）凝固成块，经石蜡包埋后，将组织学切片染色方法应用于细胞学标本的一种技术。细胞块优势：除与组织学切片有较好可比性外，还可使细胞学标本长期以石蜡块形式保留，若细胞量足够，可多张连续切片，用于回顾性辅助检查。

腹水 /APW 标本常用辅助检查在蛋白水平为 ICC/IHC 和流式细胞免疫表型分析。细胞块切片、细胞离心涂片机和 LBC 制片均可行 ICC/IHC。对于怀疑淋巴造血系统肿瘤的病例，应留取新鲜未固定标本送流式细胞免疫表型分析。细胞块、剩余新鲜标本或 LBC 制片剩余标本均可行分子遗传学检测，包括液体离心后获取的沉渣和可提取游离核酸的上清液均可检测，用于帮助靶向药物选择和科研工作等[80]。其他辅助检查尚包括 DNA 倍体分析、电镜、微生物培养及标本离心上清液的生物标志物检测等[79]。因此，腹水 /APW 标本处理分配应充分考虑到细胞形态学，以及蛋白和分子层面等综合诊断，以满足准确诊断和临床治疗的需求。

三、细胞形态学诊断

（一）正常及良性病变

1. 正常和反应性间皮细胞　掌握正常或反应性间皮细胞的形态特点是腹水 /APW 良恶性诊断，以及鉴别间皮与非间皮来源细胞的关键。尽管上述病变及细胞间存在一定的形态重叠，但只要熟悉良性间皮细胞的形态范畴，必要时配合辅助检查并结合临床情况，仍能得出可靠的细胞学诊断。

间皮细胞起自中胚层，生理情况下由单层多边形的扁平细胞组成。感染、炎症、损伤、系统性疾病及放疗等多种刺激因素可引起间皮细胞反应性增生，细胞呈立方状且可增大，组织结构上可见层次增多，形成乳头状突起、实性巢状或小管状结构[81, 82]。

自然脱落于腹水中的良性间皮细胞在细胞学涂片 / 液基片中虽然数量不一，但多为单个散在分布，或由少量细胞组成小簇状分布（图 36-57A）。由于间皮细胞因表面存在微绒毛，细胞边缘可见蕾丝裙边样结构或小空泡（图 36-57A），相邻细胞间可见“窗”样狭长裂隙（图 36-57B），良恶性间皮细胞均有此表现，可用于和非间皮来源细胞的形态鉴别，但并非高度特异，如“窗”也可见于相邻的腺癌细胞之间。相邻间皮细胞还可见所谓“镶嵌”或“细胞内吞（拥抱）细胞”状的排列方式[83]，即胞质向两边伸出并向内逐渐聚合，环抱相邻的另一细胞（图 36-57B）。Cibas 曾总结良性体腔积液中超过 12 个间皮细胞组成的“大细胞团”极少见[69]，因此体腔积液发现大量“大细胞团”要考虑包括间皮瘤在内的恶性肿瘤的可能，虽然尚无公认的“大细胞团”细胞数量的精确定义。自然脱落于体腔积液中的间皮细胞外观多呈

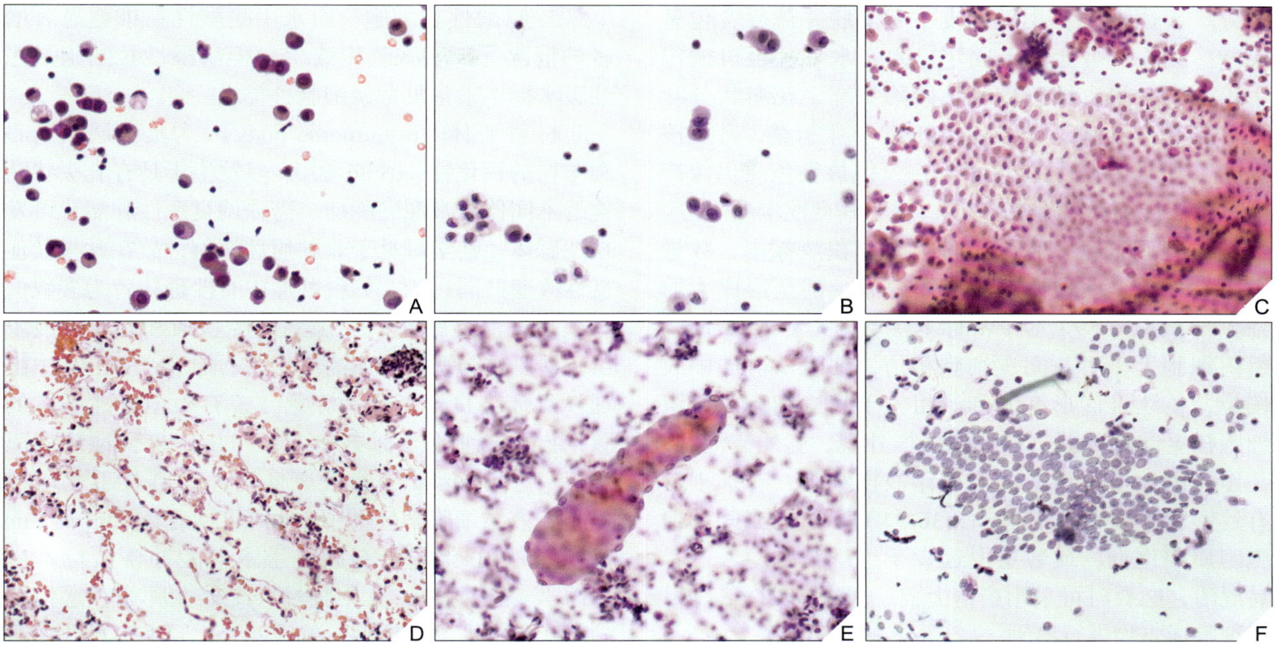

图 36-57　腹水 /APW 中的良性间皮细胞

A. 腹水中良性间皮细胞常见单个散在分布或小簇状分布，细胞边缘可见蕾丝裙边样结构；B. 相邻间皮细胞间可见“窗”样狭长裂隙和“细胞内吞（拥抱）细胞”的非列方式，左下方见胞质空泡状的组织细胞；C. APW 液基片中常见的因剥脱而形成的大片单层扁平片状排列的间皮细胞，边缘卷起；D. 细胞块切片内间皮细胞呈串珠弄排列；E. 单层间皮细胞包裹中央无结构物质所形成的“胶原球”；F. 间皮细胞核可发生凹陷皱缩，呈花瓣状，并可见核沟，核染色质细腻且核仁细小

圆形，直径为 15～30μm[81]，细胞核居中或近中，可见双核或多核细胞。良性间皮细胞核圆形或椭圆形，核轮廓光滑，核染色质均匀细腻，可见细小核仁及核分裂象。反应性增生的间皮细胞可见核大小不一、频见核分裂象及核仁增大等表现，甚至可有轻度的非典型性，当伴有乳头状增生时易被误诊为上皮来源的肿瘤（图 36-58A，图 36-58B）。体腔积液内间皮细胞也可见因退变、脂质或糖原等引起的胞质内空泡形成[81]，有时需与组织细胞鉴别。

APW 中的良性间皮细胞因受到冲洗的机械损伤，可大片剥脱，涂片 / 液基片中可见单层平铺片状排列的间皮细胞，并可卷起折叠（图 36-57C），细胞块经切片后单层间皮细胞相应可呈串珠样（图 36-57D）。腹水中自然脱落的良性间皮几乎无此排列方式。另外，冲洗液中常见所谓的“胶原球（collagen ball）”，即由单层间皮细胞包裹中央无结构物质所构成的球状物（图 36-57E），因其无结构核心一度被视为胶原而获命名，目前认为该核心是间皮下的基质

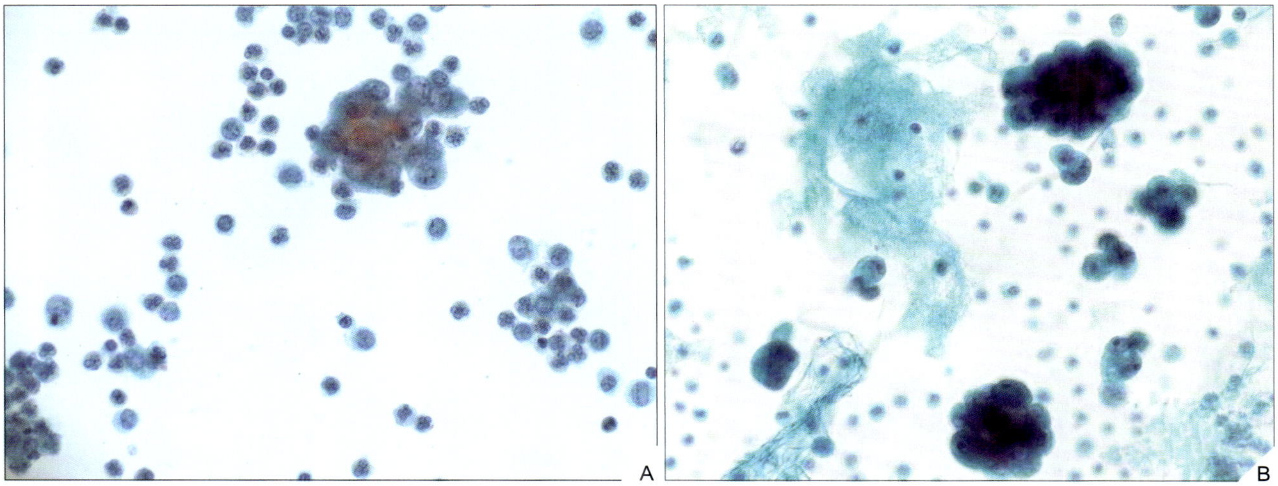

图 36-58　间皮细胞增生

细胞核大小不一的反应性增生间皮细胞（A），具乳头状排列方式且有显著核仁的间皮细胞非典型增生（B）

成分[78]，因冲洗作用随间皮一起剥脱并被后者包裹成球。此外，可能由于固定、激素水平甚至机械作用等因素，间皮细胞核可见凹陷皱缩、花瓣状分叶（即“雏菊”细胞，“daisy” cell）、核膜折叠，甚至核沟[69, 84, 85]，也可见核大小不一，但核染色质仍保持细腻，核仁细小（图 36-57F），提示其良性本质。

2. 组织细胞　频见于各类体腔积液标本，数量不一。可单个散在或疏松成簇分布，甚至形成大的细胞簇（图 36-59）。APW 标本常可见大量组织细胞。组织细胞大小可与间皮细胞相仿，细胞核可居中或偏位，核淡染而形态温和。相较于间皮细胞，组织细胞核更常见卵圆、拉长或豆样外观，胞质空泡状，甚至可因大空泡形成而出现印戒样细胞，有别于具有致密胞质的间皮细胞（图 36-57B）。然而当间皮细胞胞质空泡变，或数量上远少于组织细胞时，二者易混淆，必要时可采用广谱上皮、间皮或 CD68 等组织细胞标志物进行鉴别。

3. 淋巴细胞　几乎可见于所有的体腔积液标本，淋巴细胞数量不一。反应性淋巴细胞常表现为与间皮细胞及组织细胞等夹杂出现的小淋巴细胞，可见浆细胞。盆腹腔结核引起的腹水可见大量成熟的小淋巴细胞，以 T 细胞为主，仅有少量间皮细胞夹杂其中，占比大多低于 10%[81]，几乎无肉芽肿的证据。当出现显著的淋巴细胞成分时，应进一步评价淋巴细胞的细胞形态和类别组成，形态学鉴别诊断困难时，免疫表型分析（流式细胞 /ICC/IHC）和分子遗传学检测等辅助检查是良恶性鉴别的重要方法。

4. 中性粒细胞　腹水中出现大量中性粒细胞可因腹膜炎或胰腺炎等引起，但仍需仔细阅片除外转移性恶性肿瘤伴急性炎症的情况。

5. 嗜酸性粒细胞　腹水中嗜酸性粒细胞显著增多的情况远少于胸腔积液[69]，但嗜酸性粒细胞是恶性腹水标本中常见背景细胞种类之一。

6. 沙砾体（psammoma body）　为具有层状同心圆结构的钙化物（图 36-60），多发生于具有乳头状结构的不同器官来源的肿瘤。需强调良恶性肿瘤皆可发现沙砾体，甚至可见于非肿瘤性病例，故在此与其他良性改变共同讨论。妇科肿瘤中有沙砾体者为多数但不限于浆液性肿瘤[86]。虽然胸腔积液和心包积液中出现沙砾体与恶性肿瘤高度相关，但腹水 /APW 中出现沙砾体为良性者较为频繁。曾有报道含沙砾体的腹水 /APW 细胞学标本中 1/3～1/2 来自良性疾病患者[86, 87]。Fanning 等曾报道良性患者剖腹手术所得盆腹腔液体细胞学标本中 5% 可见沙砾体[88]，而 Sun 等报道的 10 年间所有妇科手术盆腔冲洗液标本中 3.6% 发现沙砾体，其中良性、交界性肿瘤和恶性肿瘤患者分别占 53%、14% 和 33%[87]。这些良性改变主要包括卵巢囊腺瘤 / 腺纤维瘤，子宫 / 输卵管内膜异位及间皮乳头状增生等[86, 87]。此外，发现沙砾体但细胞学良性的腹水也可见于卵巢或子宫癌症患者[88]。因此腹水 /APW 细胞学检查不能将发现沙砾体等同于恶性或肿瘤，同时亦应高度警惕肿瘤的存在。

7. 良性非肿瘤性腺上皮细胞　无论腹水或 APW 是否为肿瘤性，女性患者标本中尚有机会发现良性非肿瘤性的腺上皮细胞，主要是子宫内膜或输卵管类型的细胞。

子宫内膜异位症（endometriosis）可无症状，但常有盆腔疼痛、痛经、不孕等临床表现，甚至可形成盆腔内肿块、盆腔脏器表面结节、腹膜和网膜结节，出现腹水和胸腔积液，并因腹膜刺激而导致血

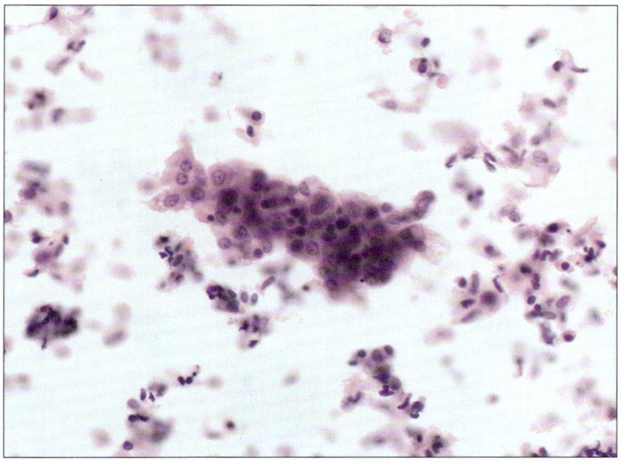

图 36–59　APW 中的组织细胞

液基片内见组织细胞呈大团状排列，细胞团边缘细胞可见空泡状胞质

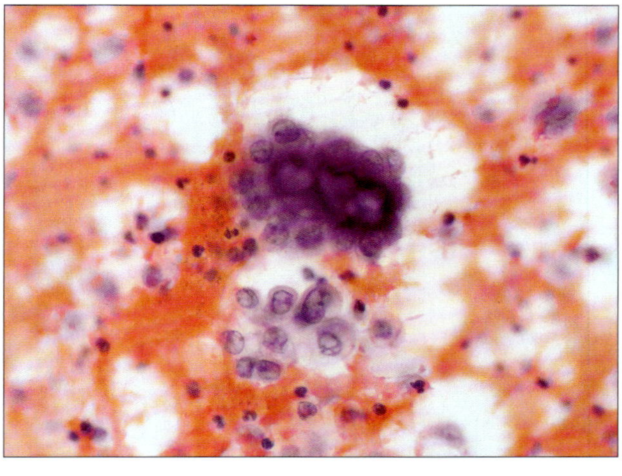

图 36–60　腹水中的沙砾体

卵巢浆液性交界性肿瘤所伴有的沙砾体，为具有层状同心圆结构的钙化物

清 CA125 水平升高，以致临床和影像学上与妇科恶性肿瘤难以区别 [89]。腹水和 APW 涂片中异位子宫内膜细胞（图 36-61A、图 36-61B）常呈球状紧密排列，细胞小，形态温和，胞质稀少，核轮廓光滑，核染色质细，可有轻度非典型性，但无明显恶性特征，背景除血细胞外，常见吞噬含铁血黄素的巨噬细胞，可见沙砾体。此外，也有发现经期的 APW 中出现从输卵管途径流出的子宫内膜成分和吞噬含铁血黄素的巨噬细胞 [90]。

与腹水相比，输卵管类型的细胞在 APW 中更多见，可脱落自输卵管，也可来自输卵管子宫内膜异位（endosalpingiosis）[81]。输卵管内膜异位常无症状 [78]，常见于卵巢表面、子宫浆膜、腹膜、网膜和盆腔淋巴结等，组织学形态和输卵管上皮相仿 [91]。细胞学形态为低柱状或立方状细胞，并呈规则有极性的蜂窝片状、管状或乳头状排列，后者通常结构简单，可伴有沙砾体。虽然未必总能出现，如果发现纤毛通常不支持恶性（图 36-61C，图 36-61D），但非绝对，仍应配合是否有良性细胞形态 [78, 91, 92]。良性输卵管上皮细胞核形态温和，核轮廓光滑，核染色质分布均匀，偶见小核仁，核分裂象很少见，也可出现轻度的非典型性（图 36-61C），但同样无中度到重度的非典型性或恶性特征 [69, 92]。诊断难点主要为不易与浆液性交界性肿瘤（serous borderline tumor，SBT）或低级别浆液性癌（low-grade serous carcinoma，LGSC）区分，尤其是伴有这些肿瘤的患者。除瘤细胞可有更加剧的非典型性外，SBT 或浆液性癌更容易出现大的有复杂分支的乳头，细胞块中更易于辨别 [91, 93]。

育龄期女性病例如有上述临床表现和（或）细胞形态，鉴别诊断要考虑到良性非肿瘤性腺上皮的可能，忌轻易诊断为肿瘤，即使 ICC/IHC 符合女性生殖系统来源的腺上皮细胞，尤其是伴有女性生殖系统或腹膜来源肿瘤的患者。必要时与组织学原发肿瘤的形态、术中及离体标本大体发现进行对比，如有疑问，APW 报告亦可等待组织学结果，然后权衡考量，以避免假阳性报告，影响正确的分期及临床处理。

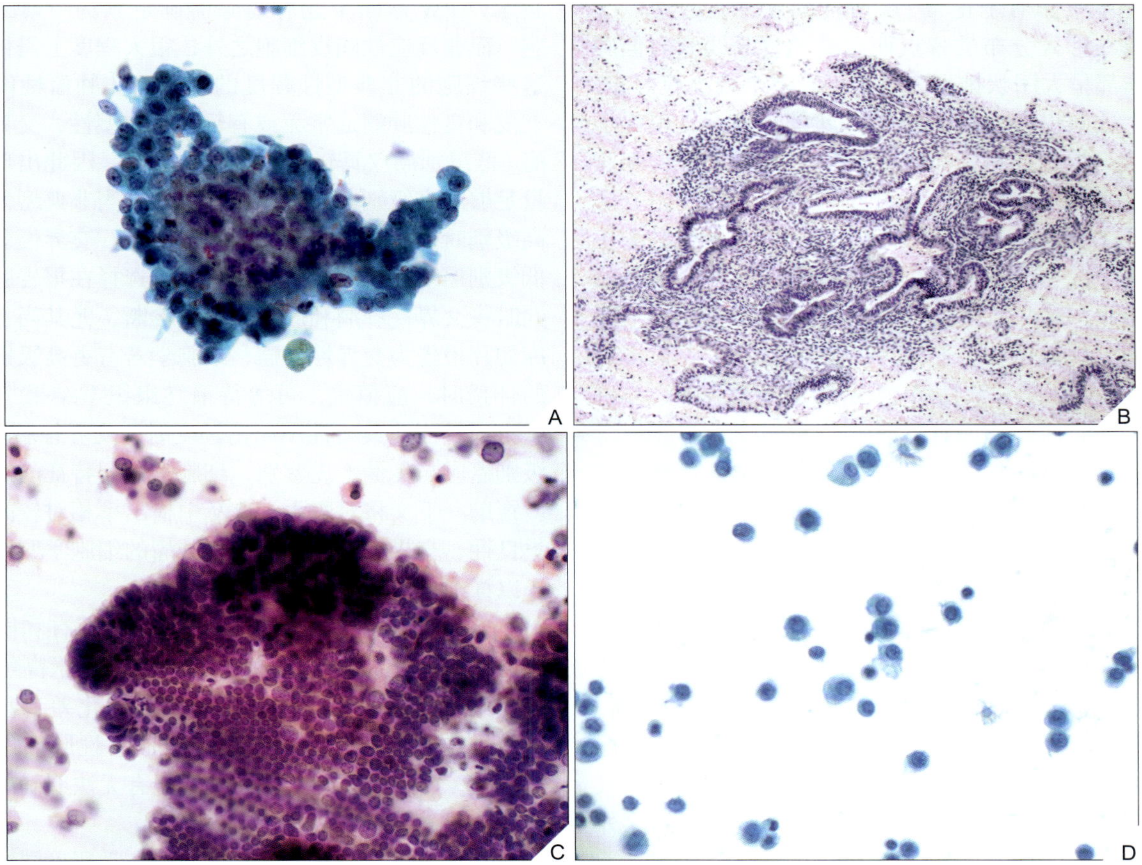

图 36-61　腹水 /APW 中的良性腺上皮细胞

子宫内膜异位症所见的子宫内膜成分及吞噬含铁血黄素的巨噬细胞（A），相应组织学对照（B）。良性输卵管类型的上皮细胞，组织片段边缘形成乳头状突起，且其中部分细胞可见纤毛及终板，并可见细胞核大小不一且排列略拥挤等轻度的非典型性（C）。此外，纤毛柱状上皮纤毛端断裂形成的纤毛簇（ciliated-tufts）亦可脱落于腹腔细胞学标本中（D）

图 A 和图 B 由南卡罗来纳医科大学（Medical University of South Carolina）病理与检验医学系杨旭（Jack Yang）教授惠赠

（二）常见肿瘤

腹水/APW 细胞学检查的首要目的在于判断是否有肿瘤细胞，其次为识别肿瘤的组织类型，同时探讨可能的原发部位。细胞形态学诊断肿瘤的主要思路如下。

（1）细胞类型和数量的识别：首先，是否有间皮细胞、组织细胞、淋巴细胞和粒细胞等正常和反应性细胞以外的细胞类型存在，所谓“第二种细胞”的寻找，是将间皮细胞作为背景细胞来比较，目的是发现有别于间皮细胞的非间皮来源的肿瘤和良性上皮，鉴别要点前，必要时辅以 ICC/IHC 检测帮助判断。其次，应当判断各型别细胞的数量比例，如间皮或淋巴造血系统来源细胞异乎寻常地大量出现时，要考虑是否有肿瘤可能，因部分间皮瘤和淋巴造血系统肿瘤细胞本身非典型性可不甚明显，应进一步行辅助检查帮助良恶性鉴别。

（2）细胞排列方式的识别：是否出现明确的大的细胞团，真正的大团细胞要考虑肿瘤，这是体腔积液标本中相对于正常/反应性间皮细胞通常以小簇或散在形式分布的特点而总结的诊断线索。但肿瘤并非都呈大团状排列，经常可有单个或小簇分布，甚至少数间皮瘤亦是如此[83]。此外，是否发现提示肿瘤组织类型的特殊排列方式，如腺癌常可见腺腔样和乳头状等提示腺上皮分化的排列，神经内分泌肿瘤可有核镶嵌/列兵样排列，淋巴造血系统肿瘤主要为单个散在分布，间皮瘤相邻细胞间有窗样裂隙等。然而，这些线索的特异度和灵敏度均存在不同程度的欠缺。例如，腹水/APW 标本中乳头状排列方式不仅可见于浆液性癌/交界性浆液性肿瘤，亦可见于非肿瘤性的输卵管内膜异位和间皮细胞旺炽增生（图 36-58B）等[94]，仍需结合其他形态线索（尤其是细胞非典型程度、与明确的间皮细胞的形态差异和背景成分等）、辅助检查、组织学结果，甚至临床情况来综合鉴别诊断。

（3）细胞非典型性的识别：是否有核轮廓不规则、核大小不一、核深染等非典型性的存在，以及后者的程度，显著的高级别非典型性提示恶性肿瘤，非典型程度轻微者若非间皮来源，则要谨慎诊断恶性，勿将子宫/输卵管内膜异位、放化疗反应等导致的良性非典型改变过度诊断为恶性肿瘤，并要除外交界性肿瘤的可能。

（4）特殊细胞形态特征的识别：某些肿瘤细胞具有一些相对特异而有助于判断组织类型的形态特征，如恶性黑色素瘤细胞胞质中的黑色素颗粒、间皮瘤细胞边缘的蕾丝裙边样结构、神经内分泌肿瘤的椒盐样核，以及间变性大细胞淋巴瘤的胚胎样核等。

（5）背景和细胞外物质的识别：如是否有真正的黏液，黏液数量及质地，以辅助某些分泌黏液的疾病的诊断。

（6）诊断线索的综合判断：应谨防依赖单一形态线索的诊断，所谓“特殊”的形态线索被不同肿瘤甚至非肿瘤性病变共享者并不少见，形态诊断困难者尚需综合免疫表型、分子遗传及临床线索。

1. 腺上皮来源的肿瘤　腹水/APW 中常见的女性生殖和第二米勒系统来源的腺上皮肿瘤在细胞学诊断中有其特殊性。

首先，妇科上皮性肿瘤常分类为良性、交界性和恶性，虽然因组织和器官类型的不同，分类标准略有差异，但简单而言，上述病变组织学鉴别诊断需依赖上皮细胞的非典型性程度及组织学结构的差异，后者主要包括腺上皮的组织学排列分布方式，以及是否存在组织学定义上的“种植”或“浸润”等。由于细胞学标本中识别应用组织学结构标准极为困难，腹水/APW 诊断上述肿瘤除需确定其为“第二种细胞”而非反应性间皮细胞之外，很大程度上需依赖对这些细胞的非典型性程度的判断。非肿瘤性的良性上皮和良性肿瘤通常无或有轻度非典型性，交界性肿瘤/低级别癌仅具轻到中度非典型性，因此出现质和量足够的高级别非典型性可考虑癌，当非典型性未达高级别时，应谨慎诊断为癌。一方面，交界性肿瘤与低级别癌细胞学鉴别极其困难，可选择在报告肿瘤的同时将交界性肿瘤和癌列入鉴别诊断，尤其当术中冰冻切片报告为交界性肿瘤，细胞学若有更高级别肿瘤的怀疑时，应慎重，可等待最终组织学结果[93]。另一方面，当非典型性不超出轻度时，交界性肿瘤/低级别癌应与良性上皮鉴别，细胞学排列特征的观察有所帮助。下文将对腹水/APW 中检出率相对较高的卵巢良性、交界性和恶性浆液性肿瘤的细胞学鉴别诊断予以详细描述，以展示上述原则。

其次，虽然交界性和分化好的癌具有和同组织起源的良性上皮的形态相似性，然而提示高级别腺癌组织类型的特异性线索常欠缺，分化差者甚至失去腺上皮分化特征，与腺癌之外的恶性肿瘤发生形态重叠，ICC/IHC 有所帮助，但仍有无法明确肿瘤类型的情况。

最后，依靠腹水/APW 细胞形态学明确同组织类型肿瘤原发部位极为困难，特别是同组织类型的妇科上皮性肿瘤可原发于输卵管、卵巢、子宫和腹膜等不同解剖部位，或有多原发部位，即使辅以 ICC/IHC 检查也难明确，某些情况下这也是组织学诊断的难点。

女性患者腹水/APW细胞学诊断应重视上述问题，缺乏足够证据时不过度诊断，不勉强判断肿瘤组织学类型和原发部位，尤其APW发现的肿瘤的类型可通过组织学确定，必要时应结合术中大体、冰冻切片和最终组织学诊断结果。

（1）浆液性肿瘤：起自女性生殖系统和腹膜等不同解剖部位。以最常见的卵巢原发为例，分类为良性、交界性与恶性，后者又分类为低级别和高级别浆液性癌（high-grade serous carcinoma，HGSC）[95]。

良性卵巢浆液性肿瘤腹水/APW细胞学通常为阴性发现，除非取样前已经破裂[90，96]。如标本中出现这些肿瘤细胞，瘤细胞形态与输卵管内膜异位相仿，单凭细胞形态几乎难以区分，需结合术中发现和组织学结果[83，90]。

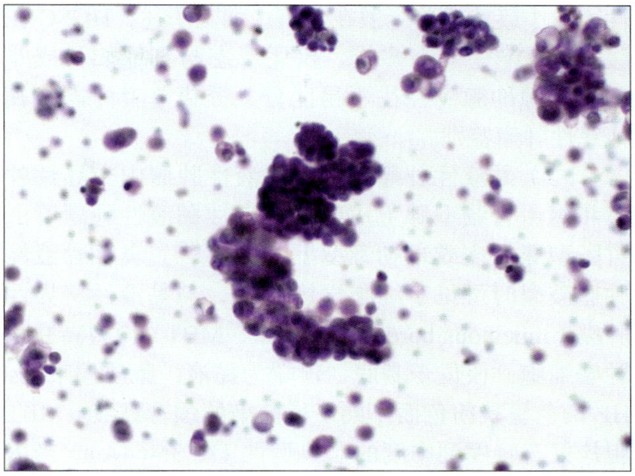

图 36-62　腹水中的卵巢 SBT

液基片内见乳头状排列的肿瘤细胞，可见分支，瘤细胞核质比增高

SBT（图36-62）与LGSC均可有轻度到中度的非典型性。细胞形状更接近良性输卵管上皮，可为立方状、柱状或多边形，SBT甚至常可见纤毛。虽然二者出现所谓超过轻度的非典型性，包括核多形性更显著、核质比增高、核染色质深染，以及可见小而明显的核仁等，有助于区别良性输卵管上皮[92]，然而判断仍具主观性，更无须提及具轻度非典型性的良性上皮与SBT和LGSC在细胞形态上的重叠。细胞学排列方式上的鉴别线索主要指良性输卵管上皮仅可见简单的乳头状排列，鲜有单个分布的细胞，而SBT和LGSC既可有简单的乳头状排列，亦可见复杂而有分支的乳头状排列，常见单个分布的瘤细胞[92]。鉴于上述细胞学诊断线索的重叠及主观性，腹水/APW在良性输卵管上皮、SBT和LGSC三者的鉴别诊断中存在一定难点，已被诸多文献公认[91-93]。事实上，综合考虑患者的临床具体情况对APW诊断极为重要，必要时应结合术中大体、冰冻切片和最终石蜡切片结果。如果患者术中冰冻切片提示卵巢SBT，其APW中若发现乳头状低级别肿瘤细胞，细胞学可报告为“肿瘤”，鉴别诊断可包括SBT和LGSC，并建议结合术后组织学结果。

HGSC具有重度异型性（图36-63A），腹水/APW中若出现肿瘤细胞，则易诊断为恶性。HGSC瘤细胞通常核染色质深染，核大小不一，可见大核、多核和形状奇异的核，核仁通常明显，核分裂象频见。在腹水/APW中因退变所致的HGSC胞质内空泡常见，显著者甚至易被误认为黏液腺癌（图36-63B）[81，83]。此外，瘤细胞可呈乳头状、腺腔样、实

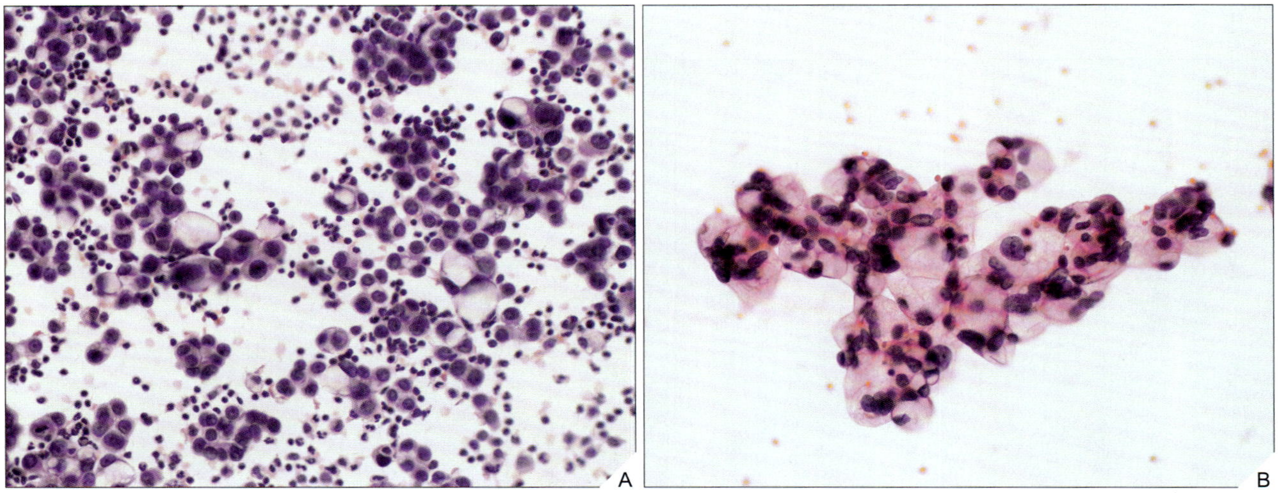

图 36-63　腹水中的卵巢 HGSC

A. 瘤细胞具高级别非典型性，核深染，核大小不一；B. 瘤细胞因退变而出现显著的胞质内空泡，易被误认为黏液腺癌

性团、小簇状或单个散在分布。如上所述，HGSC在腹水/APW中形态多变，仅凭形态与其他妇科或非妇科来源的腺癌往往不易区分，分化差者尚需与其他恶性肿瘤鉴别。

（2）黏液性肿瘤：卵巢黏液性肿瘤中交界性肿瘤和癌由胃肠型腺上皮组成，良性黏液性肿瘤可由胃肠型腺上皮或米勒管型上皮组成[97]。良性黏液性肿瘤破裂时可见于细胞学标本[90]，与黏液性交界性肿瘤（mucinous borderline tumor，MBT）均为高柱状肿瘤细胞，核位于基底，顶端为黏液，胞质偏嗜酸，HE染色呈淡粉色而不同于偏蓝染的颈管黏液。MBT胞核仅有轻度到中度的非典型性（图36-64A）。当出现核的高级别非典型性则易诊断为癌，然而仅凭细胞形态做出黏液性癌的类型及器官起源判断较为困难。腹水/APW中黏液性癌排列方式可有乳头状、腺腔样、片状、大团状、小簇状或单个散在分布，并无特异[81]。肿瘤细胞内黏液在腹水/APW中虽可不甚明显，但常可导致胞质呈空泡状，可见细小空泡或形成印戒样细胞（图36-64B）。真正的黏液空泡与退变或糖原导致的胞质空泡鉴别并不易，非黏液腺癌如妇科浆液性、透明细胞和子宫内膜样癌均可出现胞质内空泡，甚至大量出现，鳞癌也可见胞质空泡。此外，黏液腺癌的印戒样细胞与非肿瘤性的胞质退变空泡状的间皮细胞或组织细胞的鉴别主要在于癌细胞核轮廓不规则且核深染。另外，判断腹水/APW中的黏液腺癌是妇科或非妇科来源，后者常来自消化道、乳腺和肺等，有赖于对临床原发灶的寻找，以及ICC/IHC结果等的综合分析。如腹腔中出现大量黏液，即所谓腹膜假黏液瘤（pseudomyxoma peritonei，PP），大体上黏液有稠厚胶冻样外观，细胞学镜下黏液中可见间皮细胞、组织细胞和间叶来源的梭形细胞，绝大多数能发现多少不一的上皮细胞[98, 99]，通过评价上皮细胞的非典型性程度，进一步判断是否为低级别或高级别黏液性肿瘤。虽然文献报道PP相关的黏液性肿瘤低级别者几乎均为阑尾原发，高级别者也主要以胃肠道为原发[99]，但鉴于两者在形态上几乎难以区分，必要时仍应结合ICC/IHC等结果除外妇科原发肿瘤。此外，PP是一种与黏液性肿瘤高度相关的异常表现，即使黏液中未发现上皮细胞，亦应予以描述，并做出怀疑肿瘤的诊断[69, 78]。

（3）子宫内膜样癌：是子宫体癌中最常见的类型，占子宫内膜癌的70%～80%，卵巢癌中子宫内膜样癌比例可达10%～15%[100]。不同原发部位的子宫内膜样癌在腹水/APW中细胞形态相仿。低级别的子宫内膜样癌细胞核通常呈圆形或卵圆形，可有不规则核，但多形性不显著，可见黏附性较好的三维紧密团块和小腺腔样排列（图36-65），细胞块切片

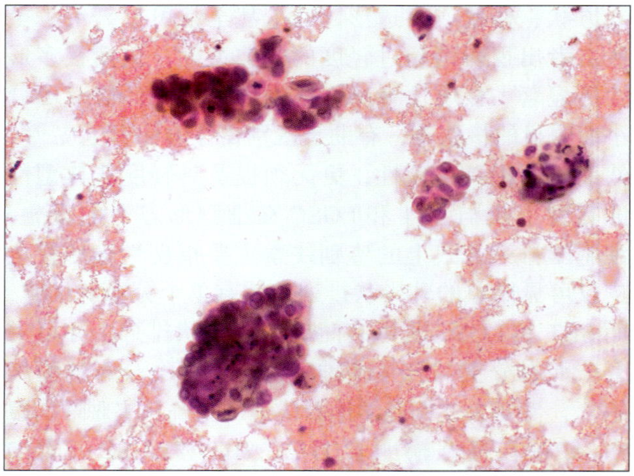

图36-65 APW中的子宫内膜样癌

子宫内膜样癌Ⅰ级，瘤细胞多形性不显著，可见腺腔样排列

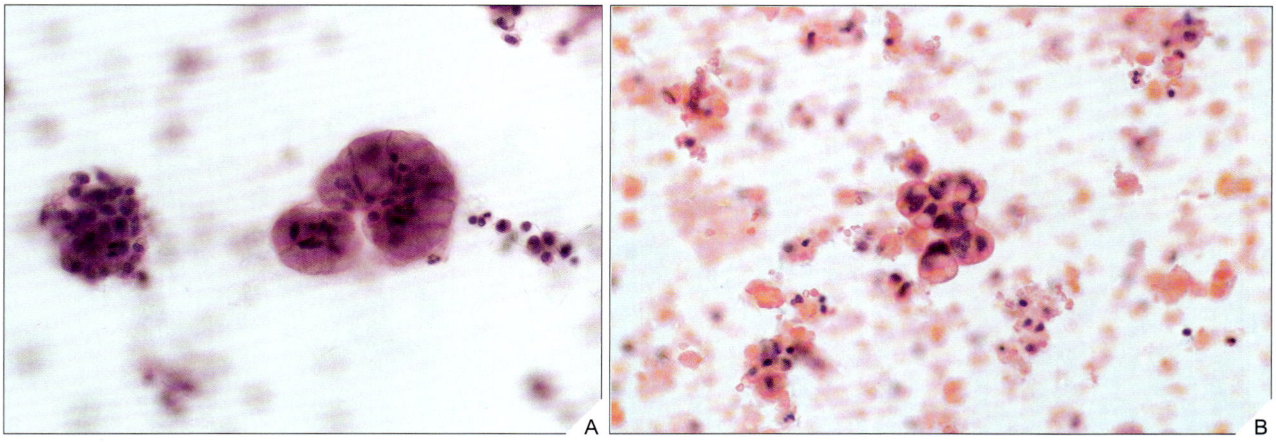

图36-64 APW中的卵巢黏液性肿瘤

A. 具轻度非典型性的MBT，瘤细胞核位于基底，顶端为黏液；B. 具高级别非典型性的黏液腺癌，瘤细胞胞质呈空泡状，形成印戒样细胞

有助于发现鳞状分化现象[69]，应注意与增生间皮细胞和良性子宫内膜异位细胞的鉴别[83，90]。具有高级别核非典型性的子宫内膜样癌易诊断为恶性，表现为核增大、核轮廓不规则，出现有显著多形性的核，并可见大核仁[101]，胞质多少不一，亦可出现胞质内空泡[90]。分化差者瘤细胞黏附性下降，单个散在分布的瘤细胞增多或可为主要排列方式。此时单凭形态与其他高级别腺癌区分困难，甚至需与非上皮来源的恶性肿瘤鉴别。

（4）透明细胞癌：为米勒系统起源。从细胞本身形态而言，如同其名，典型者瘤细胞胞质因富含糖原而"透明"无色或淡染，然而也可见胞质嗜伊红的瘤细胞，尤其在腹水 /APW 中。女性生殖道来源的子宫内膜样癌（分泌型及富含糖原的鳞状分化区域）、生殖细胞肿瘤、浆液性和黏液性肿瘤，以及非生殖道来源的肾细胞癌、黏液腺癌和间皮瘤等均可能出现透明胞质或空泡状胞质而需与真正的透明细胞癌鉴别[81]。鞋钉样细胞（hobnail cell）为又一提示透明细胞癌的特殊形态线索，虽在细胞学中未必如组织学明显[81，102]。在腹水 /APW 中鞋钉样细胞往往以单层形式衬覆腺腔，由于胞质释放糖原后减少而使胞核位居细胞顶端，并向腺腔外突起（图 36-66A）[103]。透明细胞癌胞核非典型性程度则可从轻度到高度不等，作为高级别腺癌，高级别的核几乎总能在肿瘤中发现[103]，此外可见核内包涵体[102]。在组织学结构上，透明细胞癌以管状囊性、实性或细小的乳头状生长方式为特征，其中乳头纤维血管核心常具玻璃样变，折射到细胞学中表现为所谓"红莓小体（raspberry body）"或"玻璃球镜结构（mirror ball pattern）"，由单层柱状或鞋钉样肿瘤细胞衬覆的腺腔和腔内的玻璃样变物质组成，后者 HE 染色嗜伊红（图 36-66B），Romanowsky 染色具异染性（metachromasia），出现在腹水 /APW 中有一定提示透明细胞癌的作用[104]，但类似结构亦可见于间皮瘤或粒层细胞肿瘤[81]。细胞外背景中也可见到嗜伊红的玻璃样变小体，尚可见沙砾体。因而，透明细胞癌有一定类型相关的细胞学特征，但仍可能与其他肿瘤发生形态重叠，必要时仍应借鉴 ICC/IHC 和组织学检查结果。

（5）其他腺癌：女性腹水转移性腺癌最常来自妇科脏器，此外常见者来自乳腺（图 36-67）、胃肠道（图 36-68）、胰腺、肺和肾等[69，105]。对于这些腺癌的细胞学诊断，重点在于结合形态、ICC/IHC、分子检查和临床做出正确的组织类型诊断，尽力识别原发灶，并为个体化治疗提供依据。

2. 鳞癌　转移至体腔积液的鳞癌极为少见，非常有限的病例研究提示腹水中鳞癌最常原发于女性生殖道，主要为宫颈鳞癌[106]，非女性生殖道原发的鳞癌如头颈部、食管和肺鳞癌等亦有发现[106，107]。APW 中宫颈鳞癌虽然远少于宫颈腺癌，但依然可出现。腹水 /APW 中分化好的角化型鳞癌相对更易被正确识别为鳞癌，因具有角化胞质、浓染胞核，蝌蚪状或梭形细胞等（图 36-69）。角化不明显或分化差的鳞癌通常容易被诊断为恶性，难点在于肿瘤类型的鉴别。这些少见而不易累积诊断经验的肿瘤可以呈光滑的团状、小簇或单个散在分布，且可见胞质内空泡，容易被误诊为体腔积液中最常见的腺癌，ICC/IHC 可以对二者做出区分。另外，有报道体腔积液中相邻鳞癌细胞间发现类似间皮细胞的"窗"样狭长裂隙或者"拥抱"式的排列，鳞癌的高级别核

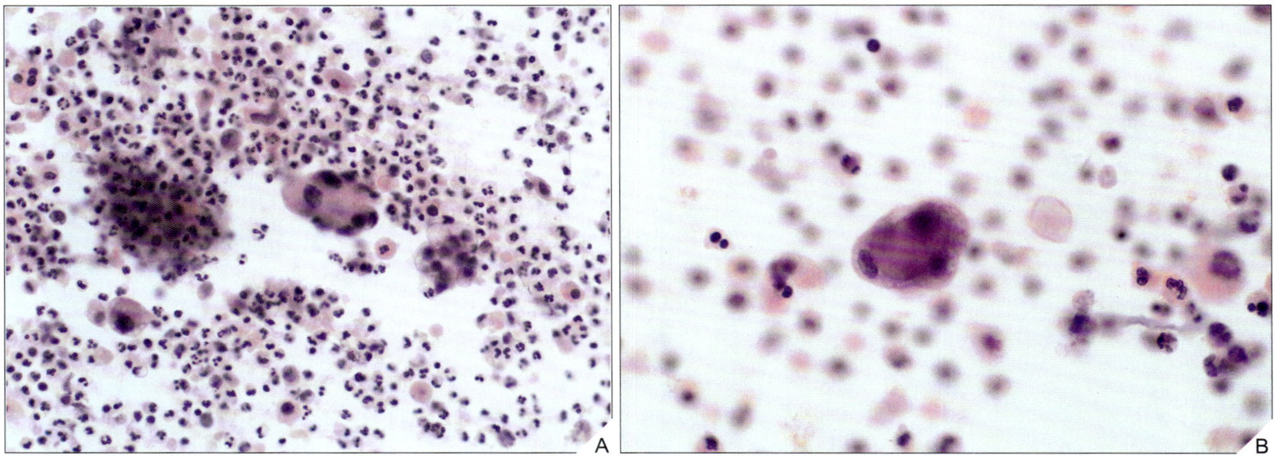

图 36-66　APW 中的卵巢透明细胞癌

A. 瘤细胞具高级别非典型性，部分胞质透明，部分胞质嗜酸，可见鞋钉样细胞；B. 腺腔内见玻璃样变物质，HE 染色呈现为嗜伊红

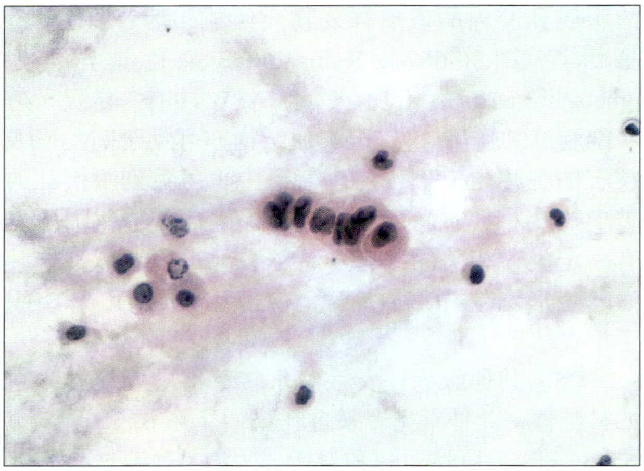

图 36-67　腹水中的转移性乳腺癌
瘤细胞呈列兵样（脊柱状）排列

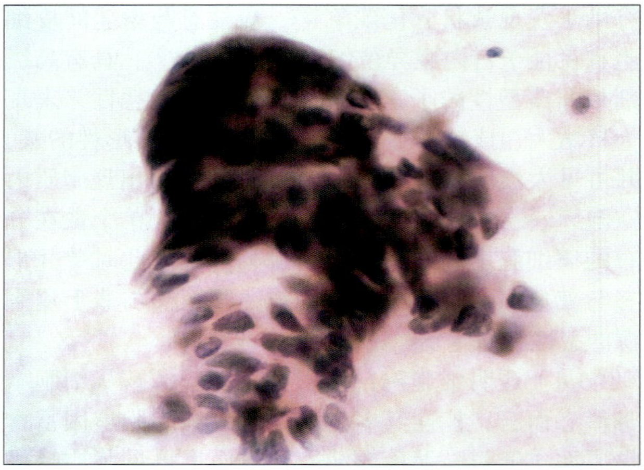

图 36-68　腹水中的转移性结肠腺癌
瘤细胞排列拥挤，核大小不一且核轮廓不规则，柱状上皮形态依然可辨

形态有助于与间皮瘤或反应性间皮细胞鉴别[81]。最为困难的是与转移性高级别尿路上皮癌的鉴别，在腹水中这些肿瘤与分化差的鳞癌有很大的形态重叠，甚至ICC/IHC特征在这些分化差的肿瘤亦可相仿，如尿路上皮癌中阳性率较高的GATA3，也可以在鳞癌中表达，且并不是之前认为的少见，在分化差的宫颈鳞癌中曾有报道出现弥漫表达，而鳞癌通常阴性的CK20在浸润性或转移性尿路上皮癌中的表达也不到50%[108]，甚至HPV亦无绝对的特异性。此外，鳞癌的原发灶单纯凭借病理特征判断较困难。所幸，这些肿瘤在腹水/APW中检出时多数原发灶已知或能通过组织学检查发现，因此结合形态、ICC/IHC及临床的综合诊断极为重要。

3. 神经内分泌肿瘤　腹腔细胞学标本中出现神经内分泌肿瘤较少见，多数为转移性高级别神经内分泌癌，包括小细胞和大细胞神经内分泌癌，除来自胰腺和肺等非妇科器官外，妇科原发者主要为宫颈小细胞神经内分泌癌[109, 110]，原发灶来源难以凭借形态加以区分。小细胞神经内分泌癌通常核质比极高，核轮廓不规则，核深染或可见椒盐样核，核仁不甚明显。在体腔积液中依然可保留提示神经内分泌分化的经典的“核镶嵌”“列兵样”（或称“脊柱状”）“洋葱皮样”及“玫瑰花环”等排列方式（图36-70），亦可出现单个散在分布和大团状分布。大细胞神经内分泌癌以出现明显的核仁和更丰富的胞质为区别特征，然而细胞学标本中常可因胞质脱落而影响对核质比的准确评价，Romanowsky染色则较易显示胞质[111]。当以单个散在分布为主要排列方式时，需与淋巴造血系统恶性肿瘤和分化差的恶性肿瘤进行鉴别，“列兵样”排列也可见于腺癌，具

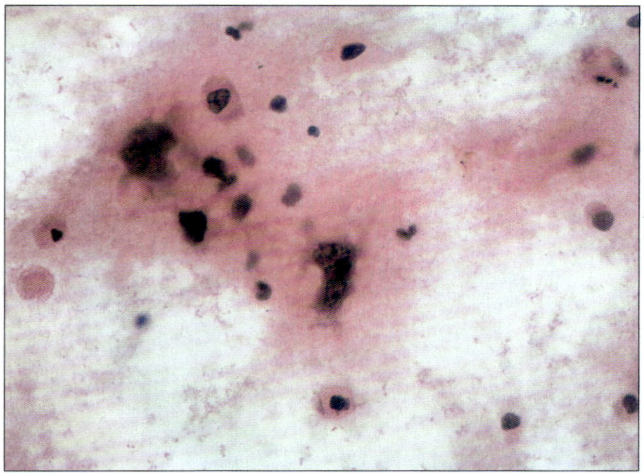

图 36-69　腹水中的转移性宫颈鳞癌
瘤细胞核轮廓明显不规则，部分细胞核浓染，胞质依稀有角化迹象

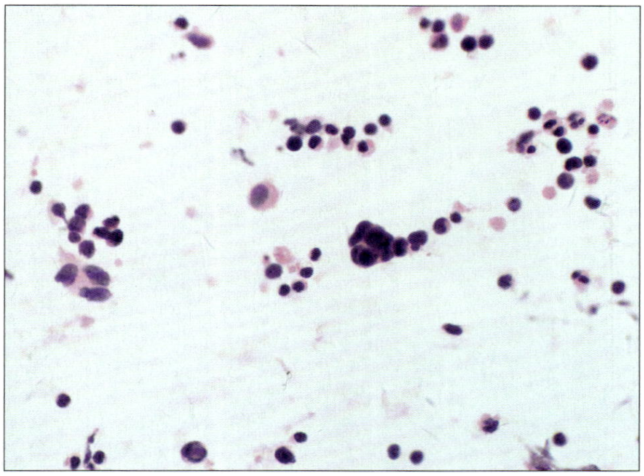

图 36-70　腹水中的转移性宫颈小细胞神经内分泌癌
瘤细胞核质比极高，核轮廓不规则，核深染，可见核镶嵌

神经内分泌分化的其他小圆细胞恶性肿瘤更易与神经内分泌癌发生较大程度的形态重叠，ICC/IHC 及 FISH 等分子遗传学检查有助于区分肿瘤类型。

4. 间皮瘤　既往使用的“高分化乳头状间皮瘤”术语目前已被替换为“高分化乳头状间皮肿瘤（well-differentiated papillary mesothelial tumor，WDPMT）”，间皮瘤（mesothelioma）因不再包括 WDPMT 这一类罕见的恶性潜能未定的肿瘤而皆为恶性，故“恶性间皮瘤”的名称已不必要存在[112]。腹膜间皮瘤发生率约占所有间皮瘤的 30%，虽男性患者更多见，但女性患者也有报道约占 43.8%[113]，与石棉暴露的相关性则弱于胸膜间皮瘤[112，114]。体腔积液细胞学检查所能诊断的间皮瘤主要为上皮样间皮瘤，肉瘤样间皮瘤等特殊类型由于不易脱落于积液中而难以通过细胞学得以诊断。虽然细胞学无法评价是否有间质、脂肪和骨骼肌侵犯等组织学诊断间皮瘤的结构特征，但通过细胞形态学和辅助检查诊断间皮瘤已有大量经验总结，简言之，需获得“恶性”和“间皮来源”两方面的确切证据[79]。除少数分化差的间皮瘤具有明显的恶性核特征，通过形态判断其为间皮来源相对较困难，绝大多数上皮样间皮瘤细胞本身形态与非肿瘤性间皮细胞较接近，前述正常 / 反应性间皮细胞段落内描述的提示间皮来源的形态学证据同样适用于上皮样间皮瘤，并可使用成组提示和排除间皮来源的抗体行 ICC/IHC 予以证实。虽然易于判断其间皮属性，但多数上皮样间皮瘤细胞本身非典型性并不醒目，主要表现为细胞增大、核增大、出现明显的大核仁[115]。细胞学中出现大团状排列的细胞为提示肿瘤的重要证据，因为非肿瘤性间皮通常无此排列方式。然而间皮瘤亦可主要以单个或小簇形式见于涂片 / 液基片中，Kho-Duffin 等认为这种分布方式的间皮瘤细胞与旺炽增生的反应性间皮细胞的鉴别要点在于此类间皮瘤可见非典型性极为明显的巨大细胞，可为单核或多核，核仁显著且核质比低[116]。当形态线索难以与反应性间皮细胞区分时，ICC/IHC 和分子检测有所帮助，虽尚存局限性。近期文献主要提倡的辅助检查包括：①针对 *BAP1* 基因异常和相应的蛋白缺失表达的分子，以及 ICC/IHC 检测，腹膜间皮瘤 50%～76% 可见 BAP1 蛋白核表达缺失，可能与约 10% 的患者存在 *BAP1* 基因胚系突变及 40%～70% 的患者存在双等位基因体系突变或纯合子缺失相关[95，112]；②针对涉及染色体 9p21 位点的 *p16INK4a* 基因纯合性缺失的 FISH 检测，此外，*p16INK4a* 基因纯合性缺失可导致其邻近的 *MTAP* 基因共同缺失，相应 MTAP 蛋白胞质表达缺失则可作为替代标志物[112]。上述检测在鉴别腹膜间皮细胞良恶性方面均存在灵敏度低而特异度高的特点。例如，胸膜间皮瘤 *p16INK4a* 缺失率可高达 60%～74%，然而腹膜间皮瘤缺失率却仅为 25%～35%[114，117]，虽原因尚不明了，但应了解其在腹水 /APW 中的应用价值可能与胸腔积液有别。值得注意的是，有报道 MTAP 蛋白表达缺失可见于 48% 的卵巢 SBT 和 66% 的 LGSC[118]。事实上，与笔者常规工作所见相同，不少研究者曾提出 desmin 蛋白的缺失可有效区分间皮细胞的良恶性[119]，另外，提示间皮起源免疫标志物的不同程度表达缺失也可作为间皮瘤鉴别诊断的线索。相对少见的间皮瘤更常需与腺癌这类体腔积液中最常见的恶性肿瘤进行鉴别，多数是分化好而核非典型性不显著的腺癌。此时观察排列方式和胞质特征的差异有助于形态学的鉴别，间皮瘤细胞除更易发现上述“窗”样裂隙、“细胞内吞（拥抱）细胞”、蕾丝边样细胞边缘等间皮细胞特征外，当瘤细胞呈大团状出现时，间皮瘤细胞团外围轮廓为扇贝壳样（scalloped）[或称浆果样（cherry-like）]（图 36-71），而腺癌细胞团轮廓则相对光滑平整。成组抗体的 ICC/IHC 检测有助于区分。

5. 淋巴造血系统恶性肿瘤　以小淋巴细胞为主要组成成分的淋巴细胞肿瘤的细胞学诊断难点在于易误诊为良性。例如，低级别 B 淋巴细胞性肿瘤和淋巴母细胞性肿瘤等，流式细胞免疫表型分析有助于明确诊断。以中细胞或大细胞为主的淋巴造血系统恶性肿瘤则易诊断为恶性，但肿瘤类型常难仅凭细胞形态得以明确，并常需与非淋巴造血系统的恶

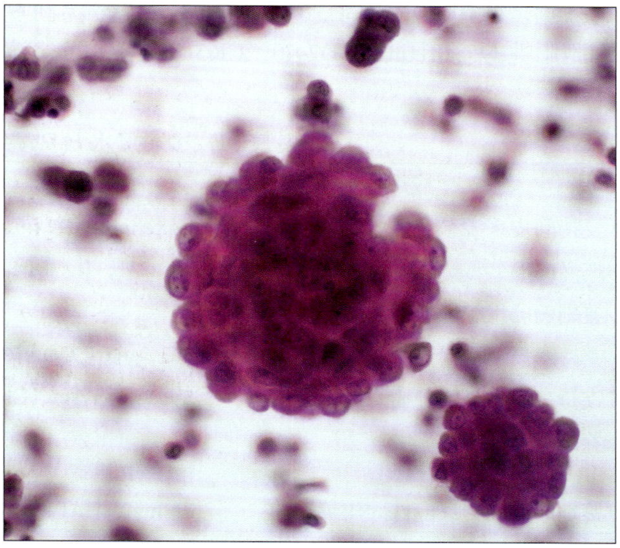

图 36-71　腹水中的上皮样间皮瘤

瘤细胞呈大团状排列，外围轮廓为扇贝壳样（或称浆果样）

性肿瘤加以区分，如弥漫大B细胞淋巴瘤、Burkitt淋巴瘤、间变性大细胞淋巴瘤和粒细胞肉瘤等。除流式细胞免疫表型分析外，ICC/IHC和分子遗传学检查亦为有价值的辅助鉴别方法。

6. 其他恶性肿瘤 生殖细胞肿瘤、恶性黑色素瘤和软组织神经来源的恶性肿瘤等均可能在腹水/APW中发现，但较少见。虽然某些肿瘤在体腔积液中仍保留一些符合其组织类型的形态特征，但这些线索往往特异度或灵敏度并不理想，而且在体腔积液中尚可能丢失一些在穿刺或印片等非液体标本中可见的重要细胞学特征，加之病例少见，故尽管易诊断恶性，但肿瘤类型的鉴别常成为诊断难点，较易被误诊为更常见的癌。例如，无性细胞瘤在腹水/APW中可见空泡状核及明显的大核仁，胞质易碎（图36-72），但却难发现淋巴细胞、肉芽肿改变及虎皮样背景[90]。除依赖ICC/IHC和分子遗传等辅助检查外，诊断务必结合临床信息，包括既往史和年龄等，以便进行综合判断。

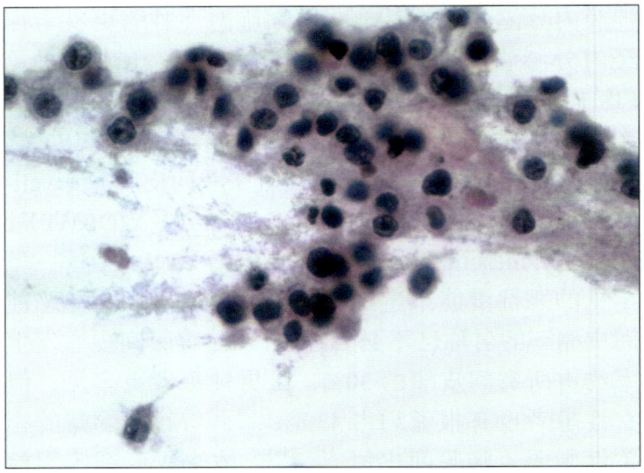

图 36-72 腹水中的卵巢无性细胞瘤

瘤细胞核圆形，其中部分可见有明显核仁的空泡状核，胞质显示不清

四、免疫细胞/组织化学检查在女性腹水/APW细胞学诊断及鉴别诊断中的应用

腹水/APW通常可以制成细胞离心涂片、液基片或细胞块切片行ICC/IHC检查，抗体表达含义与组织学相仿，主要用途如下。

第一，鉴别间皮和非间皮细胞。通过使用成组提示或排除间皮起源的抗体，可区分间皮瘤和非间皮来源的恶性肿瘤，更多用于证实非间皮来源的恶性肿瘤或细胞的存在，尤其是当形态证据仅有所怀疑时，可利用免疫表型检测提供发现“第二种细胞”的依据。常用于支持间皮来源的标志物主要为间皮细胞阳性的Calretinin、D2-40、CK5/6和WT1（浆液性肿瘤亦广泛表达，详见下文）等。常用于排除间皮来源的标志物，在体腔积液中应用最广的是所谓癌或上皮细胞相关标志物，主要利用其阳性表达支持癌或上皮，而非间皮。其中部分抗体在鳞癌和腺癌均有较高表达率，如EpCAM（MOC31和Ber-EP4分别为其不同克隆号）、BG8和claudin-4等[120, 121]，为所谓“广义癌标志物（overall carcinoma marker）”[122]。另外，部分抗体则可用于判断癌的组织和器官起源，在不同类型的癌中表达有差异，因而仅当目标细胞阳性时可考虑排除间皮。

第二，鉴别非间皮来源恶性肿瘤的组织和器官起源。在体腔积液细胞学中主要指腺癌与包括鳞癌和神经内分泌癌在内的其他恶性肿瘤的鉴别，以及腺癌的原发灶判断。女性腹水/APW常见腺癌原发灶鉴别常用抗体见表36-6，具体抗体表达含义可参见本书相关章节，在此不予赘述。

表 36-6 女性腹水/APW细胞学标本常用ICC/IHC标志物

应用	有用的抗体
支持间皮来源	Calretinin，D2-40，CK5/6，WT1
广义的癌/上皮细胞标志物	MOC31，Ber-EP4，BG8，claudin-4，CD15[a]，B72.3[a]
鉴别癌的组织和器官起源	
支持鳞癌	p63，p40，CK5/6[b]
支持神经内分泌肿瘤	Synaptophysin，Chromogranin，CD56，INSM1
鉴别腺癌原发灶	CK7，CK20，PAX8，WT1[b]，p53，ER，PR，CEA，CDX2、SATB2，TTF-1，Napsin A，GATA3，TRPS1，GCDFP15，Mammaglobin
鉴别间皮瘤与反应性间皮细胞	desmin，BAP1，MTAP

a CD15和B72.3在鳞癌中表达率相对略低，分别约为30%和40%[120]。

b CK5/6和WT1同时为间皮标志物，此处不能仅凭标志物本身达到鉴别目的，但结合目标细胞形态和其他标志物表达情况，仍有合理使用的机会。

第三，鉴别间皮瘤与反应性间皮细胞。虽然二者细胞形态学鉴别有可靠诊断线索，然而依然存在鉴别困难的病例，加之间皮瘤与腺癌之间的形态重叠，且间皮瘤发生与石棉接触之间的相关性易引起法律纠纷诉讼，故诊断需极为谨慎。国际间皮瘤学会（International Mesothelioma Interest Group，IMIG）建议所有间皮瘤病例都需 ICC/IHC 证实[79]，常用抗体见前文及本书其他相关章节，这些抗体均因灵敏度和（或）特异度有不同程度的欠缺，在临床工作中仍有相当的局限性。

使用 ICC/IHC 时应注意以下问题。首先，单一抗体通常不具有 100% 的灵敏度或特异度。以间皮标志物为例，WT1 同时亦为输卵管 / 卵巢 / 腹膜浆液性肿瘤标志物，广泛表达于 SBT、LGSC 和 HGSC，在腹水 /APW 转移性浆液性癌中，WT1 表达率为 89%～93%[123]。另外，D2-40 和 CK5/6 在腹水 /APW 转移性浆液性癌中表达率也分别高达 13%～65% 和 22%～35%[123]。CK5/6 又兼为鳞状上皮和间皮标志物。值得重视的是，鉴别间皮和女性生殖道起源腺癌的重要标志物 PAX8 和 ER/PR 在少数病例中也可表达于腹膜间皮（图 36-73）[90，124，125]，甚至 PAX8 可表达于 6%～23% 的腹膜间皮瘤[112]。文献中提出的假设包括这些腹膜间皮获得了某些米勒系统上皮的性质[124]，以及位于输卵管 - 腹膜交界区的上皮可能向间皮分化等[125]。因此，建议 ICC/IHC 使用成组抗体检测，而非依靠单个抗体表达情况进行诊断。此外，判断阴性或阳性需结合形态，并观察目标细胞（如肿瘤细胞或非典型细胞）而非任意或无关细胞的抗体表达情况，细胞块连续切片有助于比较同一簇目标细胞的不同抗体表达。其次，应掌握抗体的阳性定义，包括胞核 / 胞质 / 胞膜定位、表达强弱和比例规定，甚至特殊疾病中的特别定义。例如，妇科肿瘤 p53 蛋白异常表达被定义为出现 3 种表达方式之一，即①完全无着色（需有阳性内对照）；②出现弥漫（>80% 的肿瘤细胞）而强的核着色；③明确的胞质着色[126]。如能根据病情和细胞形态有选择地使用抗体组合，并结合这些抗体在目标细胞的表达情况共同判断结果，有助于加强 ICC/IHC 的可靠性。

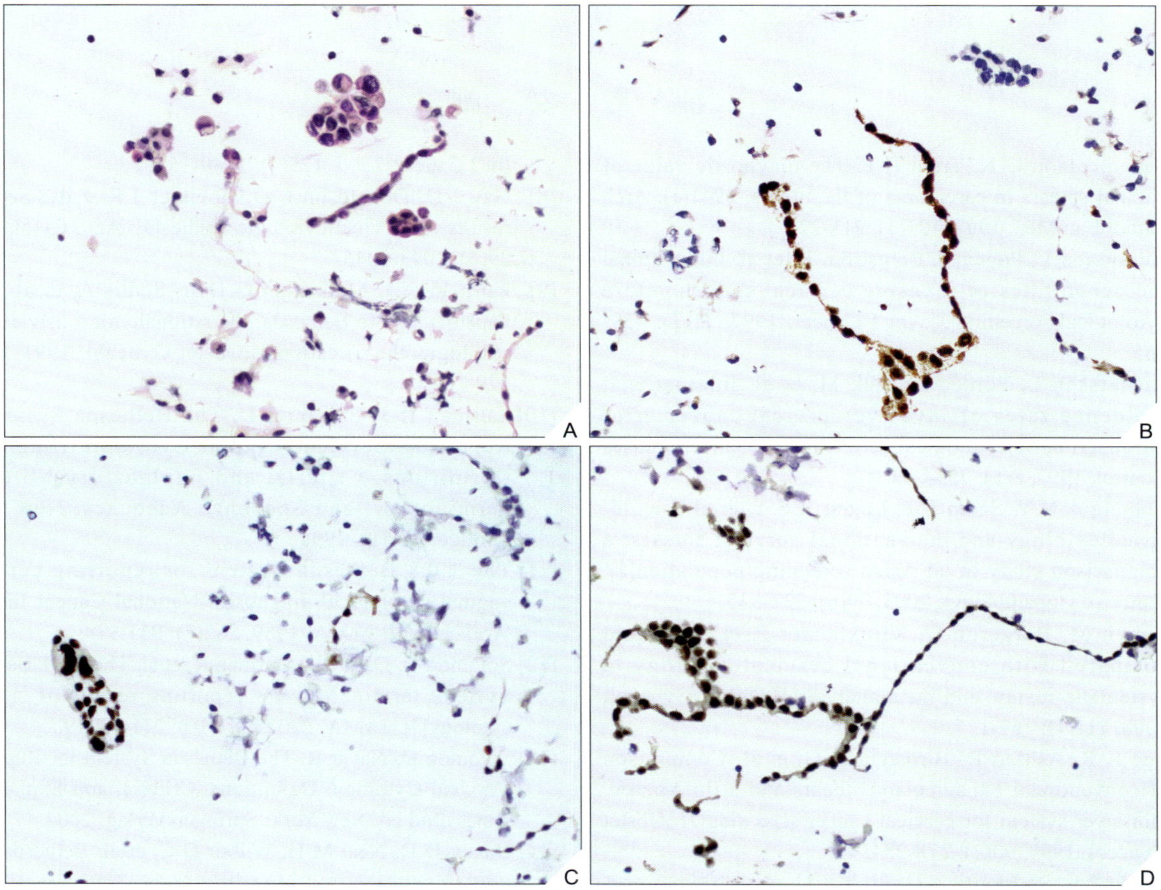

图 36–73　APW 中的宫颈腺癌

细胞块切片内见腺癌细胞及间皮细胞，HE 染色（A）；Calretinin：瘤细胞 –，间皮细胞 +（B）；PAX8：瘤细胞 +，间皮细胞部分 +（C），并可见强阳性的间皮细胞（D）

五、规范化细胞学报告系统在女性腹水 / APW 细胞学中应用问题的探讨

采用统一规范的格式化细胞学报告系统有助于病理及临床医生对报告的正确理解，便于多方沟通，因此近年来国际细胞病理学界协同撰写了若干细胞病理学报告系统，其中之一为《浆膜腔积液细胞病理学国际报告系统》(以下简称“国际系统”)[75]，针对我国实际情况，中华医学会病理学分会细胞病理学组编写的《浆膜腔积液细胞病理学检查专家共识》(以下简称“中国系统”)业已出版[74]。二者均采用 5 级报告方式（表 36-7）。对于女性腹水 /APW 细胞学而言，关注点之一可能在于对性质不确定的上皮细胞如何归类，主要涉及Ⅲ级和Ⅳ级。若出现轻度至中度细胞本身形态或排列方式的非典型性，诊断更偏向交界性 / 低级别肿瘤者宜被归类至Ⅲ级，如鉴别诊断更纠结于交界性 / 低级别肿瘤与高级别癌，则宜被归类至Ⅳ级。此外，良性腺上皮肿瘤可能因完全无法与非肿瘤性的腺上皮细胞区分，而被归类至Ⅱ级，即使中国系统Ⅱ级的文字标题为“未见肿瘤细胞”，就女性腹水 /APW 范畴而言，这通常也并不影响后续的临床处理。

如上所述，现代腹水 /APW 细胞学已演变为结合临床、细胞形态学、免疫表型和分子遗传学检测的综合诊断方法，并应适时加强与组织病理学的关联，包括结合术中大体、冰冻切片和术后石蜡切片诊断，以最终得出可靠的结论，并采用规范的诊断术语和报告系统准确表达，为患者提供更为精准的诊疗依据。

表 36-7 《浆膜腔积液细胞病理学国际报告系统》和中国《浆膜腔积液细胞病理学检查专家共识》诊断类别的对照[74, 75]

级别	国际系统	中国系统
Ⅰ	无法诊断	样本不满意
Ⅱ	未见恶性细胞	未见肿瘤细胞
Ⅲ	不典型细胞，不能明确意义	不典型细胞，不能明确意义
Ⅳ	可疑恶性肿瘤	可疑（恶性）肿瘤细胞
Ⅴ	恶性肿瘤	恶性肿瘤细胞

参・考・文・献

[1] Papanicolaou G N, Traut H F. The diagnostic value of vaginal smears in carcinoma of the uterus. 1941[J]. Arch Pathol Lab Med, 1997, 121(3): 211-224.

[2] Gustafsson L, Pontén J, Bergström R, et al. International incidence rates of invasive cervical cancer before cytological screening[J]. Int J Cancer, 1997, 71(2): 159-165.

[3] Gustafsson L, Pontén J, Zack M, et al. International incidence rates of invasive cervical cancer after introduction of cytological screening[J]. Cancer Causes Control, 1997, 8(5): 755-763.

[4] Cheung A N Y, Szeto E F, Leung B S Y, et al. Liquid-based cytology and conventional cervical smears: a comparison study in an Asian screening population[J]. Cancer(Cytopathology), 2003, 99(6): 331-335.

[5] Arbyn M, Bergeron C, Klinkhamer P, et al. Liquid compared with conventional cervical cytology: a systematic review and meta-analysis[J].Obstet Gynecol, 2008, 111(1): 167-177.

[6] Lee K R, Ashfaq R, Birdsong G G, et al. Comparison of conventional Papanicolaou smears and a fluid-based, thin-layer system for cervical cancer screening[J]. Obstet Gynecol, 1997, 90(2): 278-284.

[7] Castle P E, Rodríguez A C, Burk R D, et al. Neither one-time negative screening tests nor negative colposcopy provides absolute reassurance against cervical cancer[J]. Int J Cancer, 2009, 125(7): 1649-1656.

[8] Gay J D, Donaldson L D, Goellner J R. False-negative results in cervical cytologic studies[J]. Acta Cytol, 1985, 29(6): 1043-1046.

[9] Kurman R J, Malkasian G D Jr, Sedlis A, et al. From Papanicolaou to Bethesda: the rationale for a new cervical cytologic classification[J].Obstet Gynecol, 1991, 77(5): 779-782.

[10] Kurman R J, Solomon D. The Bethesda System for Reporting Cervical/Vaginal Cytologic Diagnoses: Definitions, Criteria, and Explanatory Notes for Terminology and Specimen Adequacy. New York: Springer-Verlag, 1994.

[11] The 1988 Bethesda System for reporting cervical/vaginal cytological diagnoses. National Cancer Institute Workshop[J]. JAMA, 1989, 262(7): 931-934.

[12] Solomon D, Davey D, Kurman R, et al. The 2001 Bethesda System: terminology for reporting results of cervical cytology[J]. JAMA, 2002, 287(16): 2114-2119.

[13] Solomon D, Nayar R. The Bethesda System for Reporting Cervical Cytology: Definitions, Criteria, and Explanatory Notes. 2nd ed. New York: Springer-Verlag, 2004.

[14] Davey D D, Neal M H, Wilbur D C, et al. Bethesda 2001 implementation and reporting rates: 2003 practices of participants in the College of American Pathologists Interlaboratory Comparison Program in Cervicovaginal

Cytology[J]. Arch Pathol Lab Med, 2004, 128(11): 1224-1229.
[15] Nayar R, Wilbur D C. The Bethesda System for Reporting Cervical Cytology: Definitions, Criteria, and Explanatory Notes. 3rd ed. Cham: Springer, 2015.
[16] Wilbur D C, Nayar R. Bethesda 2014: improving on a paradigm shift[J]. Cytopathology, 2015, 26(6): 339-342.
[17] Nayar R, Wilbur D C. The Pap Test and Bethesda 2014: "The reports of my demise have been greatly exaggerated. (after a quotation from Mark Twain)"[J]. Acta Cytol. 2015, 59(2): 121-132.
[18] Nayar R, Wilbur D C. The Pap Test and Bethesda 2014: "The reports of my demise have been greatly exaggerated. (after a quotation from Mark Twain)"[J]. J Low Genit Tract Dis, 2015, 19(3): 175-184.
[19] Nayar R, Wilbur D C. The Pap test and Bethesda 2014[J]. Cancer Cytopathol, 2015, 123(5): 271-281.
[20] Schiffman M, Solomon D. Findings to date from the ASCUS-LSIL triage study (ALTS)[J]. Arch Pathol Lab Med, 2003, 127(8): 946-949.
[21] Cheung A N, Szeto E F, Ng K M, et al. Atypical squamous cells of undetermined significance on cervical smears: follow-up study of an Asian screening population[J]. Cancer, 2004, 102(2): 74-80.
[22] Kline M J, Davey D D. Atypical squamous cells of undetermined significance qualified: a follow-up study[J]. Diagn Cytopathol, 1996, 14(4): 380-384.
[23] Davey D D, Nielsen M L, Naryshkin S, et al. Atypical squamous cells of undetermined significance. Current laboratory practices of participants in the College of American Pathologists Interlaboratory. Comparison Program in Cervicovaginal Cytology[J]. Arch Pathol Lab Med, 1996, 120(5): 440-444.
[24] Davey D D, Naryshkin S, Nielsen M L, et al. Atypical squamous cells of undetermined significance: interlaboratory comparison and quality assurance monitors[J]. Diagn Cytopathol, 1994, 11(4): 390-396.
[25] Davey D D. Cytopathology update on atypical squamous cells[J]. J Low Genit Tract Dis, 2005, 9(2): 124-129.
[26] Tao X, Austin R M, Zhang H, et al. Pap test reporting rates for conventional smear and liquid-based cervical cytology from the largest academic women's hospital in China: analysis of 1, 248, 785 pap test reports[J]. Acta Cytol, 2015, 59(6): 445-451.
[27] Zheng B, Austin R M, Liang X, et al. Bethesda System reporting rates for conventional Papanicolaou tests and liquid-based cytology in a large Chinese, College of American Pathologists-certified independent medical laboratory: analysis of 1394389 Papanicolaou test reports[J]. Arch Pathol Lab Med, 2015, 139(3): 373-377.
[28] Armah H, Austin R M, Dabbs D, et al. Follow-up findings for women with human papillomavirus–positive and atypical squamous cells of undetermined significance screening test results in a large women's hospital practice[J]. Arch Pathol Lab Med, 2009, 133(9): 1426-1430.
[29] Davey D D, Greenspan D L, Kurtycz D F, et al. Atypical squamous cells, cannot exclude high-grade squamous intraepithelial lesion: review of ancillary testing modalities and implications for follow-up[J]. J Low Genit Tract Dis, 2010, 14(3): 206-214.
[30] Zhao C, Moriarty A T, Ghofrani M, et al. Human papillomavirus testing and reporting rates in 2012: results of a College of American Pathologists national survey[J]. Arch Pathol Lab Med, 2015, 139(6): 757-761.
[31] Zhao C, Moriarty A T, Ghofrani M, et al. Human papillomavirus testing and reporting rates in 2012: results of a College of American Pathologists national survey[J]. Arch Pathol Lab Med, 2015, 139(6): 757-761.
[32] Bandyopadhyay S, Austin R M, Dabbs D, et al. Follow-up of patients with HPV-negative ASC-H results yielded very low rates of detectible CIN2/3 (1.6%) and no diagnoses of cervical cancer. Triage of study patients with HPV-negative ASC-H results to routine HPV and cytology cotesting at 1 year was a safe follow-up option[J]. Arch Pathol Lab Med, 2008, 132(12): 1874-1881.
[33] Cohen D, Austin R M, Gilbert C, et al. Follow-up outcomes in a large cohort of patients with human papillomavirus-negative ASC-H cervical screening test results[J]. Am J Clin Pathol, 2012, 138(4): 517-523.
[34] Barron S, Austin R M, Li Z, et al. Follow-up outcomes in a large cohort of patients with HPV-negative LSIL cervical screening test results[J]. Am J Clin Pathol, 2015, 143(4): 485-491.
[35] Barron S, Li Z, Austin R M, et al. Low-grade squamous intraepithelial lesion/cannot exclude high-grade squamous intraepithelial lesion (LSIL-H) is a unique category of cytologic abnormality associated with distinctive HPV and histopathologic CIN 2+ detection rates[J]. Am J Clin Pathol, 2014, 141(2): 239-246.
[36] Tao X, Austin R M, Zhang H, et al. Histopathologic follow-up and HPV test results with HSIL Papanicolaou test results in China's largest academic women's hospital[J]. Cancer Cytopathol, 2017, 125(12): 947-953.
[37] Wadehra V, Johnson S J. An audit of the positive predictive value of high-grade dyskaryosis in cervical smears: 2001-2002[J]. Cytopathology, 2003, 14(3): 107-114.
[38] Blanks R G. ABC3 Part Ⅱ: a review of the new criteria for evaluating cervical cytology in England[J]. Cytopathology, 2012, 23(6): 360-370.
[39] Ashman D, Zhang H, Li J, et al. HPV detection rates and histopathologic follow-up of patients with HSIL cytology in a large academic women's hospital laboratory[J]. J Am Soc Cytopathol, 2020, 9(6): 550-555.
[40] Zhao C, Crothers B A, Ghofrani M,et al. Misinterpretation rates of high-grade squamous intraepithelial lesion in the college of American pathologists gynecologic PAP education and PAP proficiency test program[J]. Arch Pathol Lab Med, 2016, 140(11): 1221-1224.
[41] Massad L S, Einstein M H, Huh W K, et al. 2012 updated consensus guidelines for the management of abnormal cervical cancer screening tests and cancer precursors[J]. J Low Genit Tract Dis, 2013, 17(Supplement 1): S1-S27.

[42] Tam K F, Cheung A N, Liu K L, et al. A retrospective review on atypical glandular cells of undetermined significance (agus) using the Bethesda 2001 classification[J]. Gynecol Oncol, 2003, 91(3): 603-607.
[43] Patadji S, Li Z,Pradhan D, et al. Significance of high-risk HPV detection in women with atypical glandular cells on Pap testing: Analysis of 1857 cases from an academic institution[J]. Cancer Cytopathol, 2017, 125(3): 205-211.
[44] Pradhan D, Li Z, Ocque R, et al. Clinical significance of atypical glandular cells in Pap tests: an analysis of more than 3000 cases at a large academic women's center[J]. Cancer Cytopathol, 2016, 124(8): 589-595.
[45] Krane J F, Granter S R, Trask C E, et al. Papanicolaou smear sensitivity for the detection of adenocarcinoma of the cervix: a study of 49 cases[J]. Cancer, 2001, 93(1): 8-15.
[46] Lee K R, Minter L J, Granter S R. Papanicolaou smear sensitivity for adenocarcinoma in situ of the cervix. A study of 34 cases[J]. Am J Clin Pathol, 1997, 107(1): 30-35.
[47] Zhao C, Crothers B A, Tabatabai Z L, et al. False-negative interpretation of adenocarcinoma in situ in the college of American pathologists gynecologic PAP education program[J]. Arch Pathol Lab Med, 2017, 141(5): 666-670.
[48] Egemen D, Cheung L C, Chen X, et al. Risk estimates supporting the 2019 ASCCP risk-based management consensus guidelines[J]. Journal of Lower Genital Tract Disease, 2020, 24(2): 132-143.
[49] Perkins R B, Guido R S, Castle P E, et al. 2019 ASCCP risk-based management consensus guidelines for abnormal cervical cancer screening tests and cancer precursors[J].J Low Genit Tract Dis, 2020, 24(2): 102-131.
[50] Ikenberg H, Lieder S, Ahr A,et al.Comparison of the Hologic Genius Digital Diagnostics System with the ThinPrep Imaging System—A retrospective assessment[J]. Cancer Cytopathol, 2023, 131(7): 424-432.
[51] zur Hausen H. Papillomaviruses in the causation of human cancers—a brief historical account[J]. Virology, 2009, 384(2): 260-265.
[52] Lizano M, Berumen J, García-Carrancá A. HPV-related carcinogenesis: basic concepts, viral types and variants[J]. Arch Med Res, 2009, 40(6): 428-434.
[53] de Villiers E M, Fauquet C, Broker T R,et al. Classification of papillomaviruses[J]. Virology, 2004, 324(1): 17-27.
[54] Schiffman M, Rodriguez A C, Chen Z,et al. A population-based prospective study of carcinogenic human papillomavirus variant lineages, viral persistence, and cervical neoplasia[J]. Cancer Res, 2010, 70(8): 3159-3169.
[55] 国家卫生健康委办公厅.关于印发宫颈癌筛查工作方案和乳腺癌筛查工作方案的通知（国卫办妇幼函〔2021〕635号）.2021.
[56] 中国医师协会妇产科分会阴道镜及子宫颈病变专业委员会,《中华健康管理学杂志》编辑委员会. HPV DNA检测应用于健康体检人群子宫颈癌初筛的专家共识[J]. 中华健康管理学杂志, 2022, 16(10): 665-672.
[57] Reuschenbach M, Seiz M, von Knebel Doeberitz C, et al. Evaluation of cervical cone biopsies for coexpression of p16INK4a and Ki-67 in epithelial cells[J]. Int J Cancer, 2012, 130(2): 388-394.
[58] Bergeron C, Ikenberg H, Sideri M, et al. Prospective evaluation of p16/Ki-67 dual-stained cytology for managing women with abnormal Papanicolaou cytology: PALMS study results[J]. Cancer Cytopathol, 2015, 123(6): 373-381.
[59] Clarke M A, Cheung L C, Castle P E, et al. Five-year risk of cervical precancer following p16/ki-67 dual-stain triage of HPV-positive women[J]. JAMA Oncol, 2019, 5(2): 181-186.
[60] Cheng M H, Yen M S, Chao K C, et al. Differential diagnosis of gynecologic organ-related diseases in women presenting with ascites[J]. Taiwan J Obstet Gynecol, 2008, 47(4): 384-390.
[61] Keettel W C, Elkins H G. Experience with radioactive colloidal gold in the treatment of ovarian carcinoma[J]. Am J Obstet Gynecol, 1956, 71(3): 553-568.
[62] Prat J. FIGO's staging classification for cancer of the ovary, fallopian tube, and peritoneum: abridged republication[J]. J Gynecol Oncol, 2015, 26: 87-89.
[63] Berek J S, Renz M, Kehoe S, et al. Cancer of the ovary, fallopian tube, and peritoneum: 2021 update[J]. Int J Gynaecol Obstet, 2021, 155 Suppl 1(Suppl 1): 61-85.
[64] Haltia U M, Bützow R, Leminen A, et al. FIGO 1988 versus 2009 staging for endometrial carcinoma: a comparative study on prediction of survival and stage distribution according to histologic subtype[J]. J Gynecol Oncol, 2014, 25(1): 30-35.
[65] Berek J S, Matias-Guiu X, Creutzberg C, et al. FIGO staging of endometrial cancer: 2023[J]. Int J Gynaecol Obstet, 2023, 162(2): 383-394.
[66] Garg G, Gao F, Wright J D, et al. Positive peritoneal cytology is an independent risk-factor in early stage endometrial cancer[J]. Gynecol Oncol, 2013, 128(1): 77-82.
[67] 任玉兰, 王华英, 单波儿, 等. 子宫内膜癌患者腹腔细胞学阳性的临床意义及对预后的影响[J]. 中华妇产科杂志, 2011, 46(8): 595-599.
[68] Maheshwari A, Gupta S, Prat J. A proposal for updating the staging of endometrial cancer[J]. Int J Gynaecol Obstet, 2019, 145(2): 245-252.
[69] Cibas E S, Ducatman B S. Cytology: Diagnostic Principles and Clinical Correlates. 4th ed. Philadelphia: Saunders/Elsevier, 2014.
[70] Gu M, Shi W, Barakat R R, et al. Peritoneal washings in endometrial carcinoma. A study of 298 patients with histopathologic correlation[J]. Acta Cytol, 2000, 44(5): 783-789.
[71] Dong H, Wang Y, Zhang M, et al. Whether preoperative hysteroscopy increases the dissemination of endometrial cancer cells: A systematic review and meta-analysis[J]. J Obstet Gynaecol Res, 2021,47(9): 2969-2977.
[72] Takeshima N, Katase K, Hirai Y, et al. Prognostic value of peritoneal cytology in patients with carcinoma of the

uterine cervix[J]. Gynecol Oncol, 1997, 64(1): 136-140.
[73] Zuna R E, Hansen K, Mann W. Peritoneal washing cytology in cervical carcinoma. Analysis of 109 patients [J]. Acta Cytol, 1990, 4(5): 645-651.
[74] 编写组中国浆膜腔积液细胞病理学检查专家共识年版与中华医学会病理学分会细胞病理学组, 浆膜腔积液细胞病理学检查专家共识[J]. 中华病理学杂志, 2020, 49(6): 539-543.
[75] Chandra A, Grothers B, Kurtycz D, et al. The International System for Serous Fluid Cytopathology. Switzerland: Springer Nature Switzerland AG, 2020.
[76] Manosca F, Schinstine M, Fetsch P A, et al. Diagnostic effects of prolonged storage on fresh effusion samples[J]. Diagn Cytopathol, 2007, 35(1): 6-11.
[77] Gill G W. Salt Solutions//Gill G W. Cytopreparation: Principles & Practice. New York: Springer, 2013: 33-40.
[78] Ali S Z, Cibas E S, Serous Cavity Fluid and Cerebrospinal Fluid Cytopathology. New York: Springer, 2012: 287.
[79] Hjerpe A, Ascoli V, Bedrossian C W M, et al. Guidelines for the cytopathologic diagnosis of epithelioid and mixed-type malignant mesothelioma. Complementary statement from the International Mesothelioma Interest Group, also endorsed by the International Academy of Cytology and the Papanicolaou Society of Cytopathology[J]. Acta Cytol, 2015, 59(1): 2-16.
[80] Werner B, Yuwono N, Duggan J, et al. Cell-free DNA is abundant in ascites and represents a liquid biopsy of ovarian cancer[J]. Gynecol Oncol, 2021, 162(3): 720-727.
[81] Davidson B P, Firat P, Michael C W. Serous effusions etiology, diagnosis, prognosis and therapy[M]. 2012, London: Springer. 258.
[82] 刘彤华, 诊断病理学[M].3 版. 2013, 北京: 人民卫生出版社.
[83] DeMay R M. Practical Principles of Cytopathology. Revised Edition. Chicago: American Society for Clinical Pathology, 2007: 49-71.
[84] Shield P. Peritoneal washing cytology[J]. Cytopathology, 2004, 15(3): 131-141.
[85] Sturgis C D, Pointon M J. Beautifully benign: mesothelial “daisy” cells, a potential pelvic washing pitfall[J]. Diagn Cytopathol, 2015, 43(8): 629-631.
[86] Parwani A V, Chan T Y, Ali S Z. Significance of psammoma bodies in serous cavity fluid: a cytopathologic analysis[J]. Cancer, 2004,102(2): 87-91.
[87] Sun T, Pitman M B, Torous V F.Determining the significance of psammoma bodies in pelvic washings: A 10-year retrospective review[J]. Cancer Cytopathol, 2021, 129(1): 83-89.
[88] Fanning J, Markuly S N, Hindman T L, et al. False positive malignant peritoneal cytology and psammoma bodies in benign gynecologic disease[J]. J Reprod Med, 1996, 41(7): 504-508.
[89] 单波儿, 王华英, 涂小予, 等. 内异症合并胸腹水一例报告及文献复习[J]. 中华妇产科杂志, 2012, 47(4): 303-307.
[90] Schulte J J, Lastra R R. Abdominopelvic washings in gynecologic pathology: a comprehensive review[J]. Diagn Cytopathol, 2016, 44(12): 1039-1057.
[91] Selvaggi S M. Diagnostic pitfalls of peritoneal washing cytology and the role of cell blocks in their diagnosis[J]. Diagn Cytopathol, 2003, 28(6): 335-341.
[92] Sneige N, Fanning C V. Peritoneal washing cytology in women: diagnostic pitfalls and clues for correct diagnosis[J]. Diagn Cytopathol, 1992, 8(6): 632-640; discussion 640-642.
[93] Lin O.Challenges in the interpretation of peritoneal cytologic specimens[J]. Arch Pathol Lab Med, 2009, 133(5): 739-742.
[94] Ventura K C, Yang G C, Levine PH.Atypical papillary proliferation in gynecologic patients: a study of 32 pelvic washes[J]. Diagn Cytopathol, 2005, 32(2): 76-81.
[95] WHO Classification Of Tumours Editorial Board, Female Genital Tumours. WHO Classification of Tumours. 5th ed. WHO Classification of Tumours. Vol. 4. 2020, Lyon: International Agency for Research on Cancer (IARC).
[96] Sharifi S, Ducatman B S, Wang H H, et al.Peritoneal washing cytology is unnecessary in gynecologic surgery for benign diseases[J]. Cancer, 1999,87(5): 259-262.
[97] Talia K L, Parra-Herran C, McCluggage W G. Ovarian mucinous and seromucinous neoplasms: problematic aspects and modern diagnostic approach[J]. Histopathology, 2022, 80(2): 255-278.
[98] Shin H J, Sneige N. Epithelial cells and other cytologic features of pseudomyxoma peritonei in patients with ovarian and/or appendiceal mucinous neoplasms: a study of 12 patients including 5 men[J]. Cancer, 2000, 90(1): 17-23.
[99] Jackson S L, Fleming R A, Loggie B W, et al. Gelatinous ascites: a cytohistologic study of pseudomyxoma peritonei in 67 patients[J]. Mod Pathol, 2001, 14(7): 664-671.
[100]Kurman R J, Carcangiu M L, Herrington C S, et al. WHO classification of tumours of female reproductive organs. 4th ed. 2014, Lyon: International Agency for Research on Cancer (IARC): 307.
[101]Zaino R J, Kurman R J, Diana K L, et al. The utility of the revised International Federation of Gynecology and Obstetrics histologic grading of endometrial adenocarcinoma using a defined nuclear grading system. A gynecologic oncology group study[J]. Cancer, 1995, 75(1): 81-86.
[102]Naka M, Ohishi Y, Kaku T, et al.Identification of intranuclear inclusions is useful for the cytological diagnosis of ovarian clear cell carcinoma[J]. Diagn Cytopathol, 2015, 43(11): 879-884.
[103]Kurman R J, Ellenson, HL.Ronnett,Blaustein’s pathology of the female genital tract[M]. New York: Springer, 2011.
[104]Ito H, Hirasawa T, Yasuda M, et al. Excessive formation of basement membrane substance in clear-cell carcinoma of the ovary: diagnostic value of the “raspberry body” in ascites cytology[J]. Diagn Cytopathol, 1997, 16(6): 500-504.
[105]Thrall M J. Body cavity fluids[J]. Cancer Treat Res, 2014, 160: 185-210.

[106]Huang C C, Michael C W. Cytomorphological features of metastatic squamous cell carcinoma in serous effusions[J]. Cytopathology, 2014, 25(2): 112-119.
[107]Adhikari L J, Elkins C T, Wakely P E Jr. Squamous cells in effusions: a study of 24 cases[J]. J Am Soc Cytopathol, 2014, 3(1): 21-28.
[108]Amin M B, Trpkov K, Lopez-Beltran A, et al. Best practices recommendations in the application of immunohistochemistry in the bladder lesions: report from the International Society of Urologic Pathology consensus conference[J]. Am J Surg Pathol, 2014, 38(8): e20-e34.
[109]Khalbuss W E, Yang H, Lian Q, et al. The cytomorphologic spectrum of small-cell carcinoma and large-cell neuroendocrine carcinoma in body cavity effusions: a study of 68 cases[J]. CytoJournal, 2011, 8: 18.
[110]Khunamornpong S, Siriaunkgul S, Suprasert P. Cytology of small-cell carcinoma of the uterine cervix in serous effusion: a report on two cases[J]. Diagn Cytopathol, 2001, 24(4): 253-255.
[111]Wiatrowska B A, Krol J, Zakowski M F. Large-cell neuroendocrine carcinoma of the lung: proposed criteria for cytologic diagnosis[J]. Diagn Cytopathol, 2001. 24(1): 58-64.
[112]Malpica A. Peritoneal Mesothelioma-An Update[J]. Adv Anat Pathol, 2023, 30(4): 262-274.
[113]Ullah A, Waheed A, Khan J, et al. Incidence, survival analysis and future perspective of primary peritoneal mesothelioma (PPM): a population-based study from SEER database[J]. Cancers (Basel), 2022, 14(4): 942.
[114]Krasinskas A M, Bartlett D L, Cieply K, et al. CDKN2A and MTAP deletions in peritoneal mesotheliomas are correlated with loss of p16 protein expression and poor survival[J]. Mod Pathol, 2010, 23(4): 531-538.
[115]Nguyen G K. Cytopathology of pleural mesotheliomas[J]. Am J Clin Pathol, 2000, 114 Suppl: S68-S81.
[116]Kho-Duffin J, Tao L C, Cramer H, et al. Cytologic diagnosis of malignant mesothelioma, with particular emphasis on the epithelial noncohesive cell type[J]. Diagn Cytopathol, 1999, 20(2): 57-62.
[117]Chiosea S, Krasinskas A, Cagle P T, et al.Diagnostic importance of 9p21 homozygous deletion in malignant mesotheliomas[J]. Mod Pathol, 2008, 21(6): 742-747.
[118]Nilforoushan N, Moatamed N A. Evaluation of MTAP immunohistochemistry loss of expression in ovarian serous borderline tumors as a potential marker for prognosis and progression[J]. Ann Diagn Pathol, 2020, 48: 151582.
[119]Hasteh F, Lin G Y, Weidner N, et al. The use of immunohistochemistry to distinguish reactive mesothelial cells from malignant mesothelioma in cytologic effusions[J]. Cancer Cytopathol, 2010, 118(2): 90-96.
[120]Ordóñez N G. The diagnostic utility of immunohistochemistry in distinguishing between epithelioid mesotheliomas and squamous carcinomas of the lung: a comparative study[J]. Mod Pathol, 2006, 19(3): 417-428.
[121]Kushitani K, Amatya V J, Okada Y, et al. Utility and pitfalls of immunohistochemistry in the differential diagnosis between epithelioid mesothelioma and poorly differentiated lung squamous cell carcinoma[J]. Histopathology, 2017, 70(3): 375-384.
[122]Husain A N, Colby T, Ordonez N, et al. Guidelines for pathologic diagnosis of malignant mesothelioma: 2012 update of the consensus statement from the international mesothelioma interest group[J]. Arch Pathol Lab Med, 2013, 137(5): 647-667.
[123]Husain A N, Colby T V, Ordóñez N G, et al. Guidelines for pathologic diagnosis of malignant mesothelioma: a consensus statement from the International Mesothelioma Interest Group[J]. Arch Pathol Lab Med, 2009, 133(8): 1317-1331.
[124]Nakayama K, Masuzawa H, Li SF, et al. Immunohistochemical analysis of the peritoneum adjacent to endometriotic lesions using antibodies for Ber-EP4 antigen, estrogen receptors, and progesterone receptors: implication of peritoneal metaplasia in the pathogenesis of endometriosis[J]. Int J Gynecol Pathol, 1994, 13(4): 348-358.
[125]Chapel D B, Husain A N, Krausz T, et al.PAX8 Expression in a Subset of Malignant Peritoneal Mesotheliomas and Benign Mesothelium has Diagnostic Implications in the Differential Diagnosis of Ovarian Serous Carcinoma[J]. Am J Surg Pathol, 2017, 41(12): 1675-1682.
[126]Parkash V, Aisagbonhi O, Riddle N, et al. Recent Advances in the Classification of Gynecological Tract Tumors: Updates From the 5th Edition of the World Health Organization “Blue Book”[J]. Arch Pathol Lab Med, 2023, 147(10): 1204-1216.

附录1

女性生殖道恶性肿瘤的FIGO分期

章宜芬　刘爱军　郑文新（Wenxin Zheng）

恶性肿瘤分期是理解患者临床状态、预测疾病进程及制订合适治疗方案的核心因素。从20世纪30年代起，妇科肿瘤学家包括妇科病理学家一直在寻求共识，使用规范用语，为患者提供科学的诊断，更好地促进健康专业人员之间的交流，以利于制订临床诊疗方案。成立于1954年的国际妇产科联盟（FIGO）率先发展了自己的分类和分期系统，随后，国际抗癌联盟（UICC）和美国癌症联合委员会（AJCC）相继于1966年和1976年公布了各自的分期系统。从此，这三大学术组织一直致力于相关分期系统的应用与更新，并共同作出决断。随着医学研究的不断深入，对肿瘤的病理学及分子特征的认识也在不断提高，积累了大量数据，尤其是与病理和手术发现相关的新疗法、临床试验结果，以及预后和生存数据。鉴于此，FIGO及其他肿瘤学会认为有必要修改部分妇科恶性肿瘤临床分期，以更好地指导临床进行治疗决策。特别是FIGO，其一直致力于收集、研究、分析与女性生殖道恶性肿瘤的治疗、预后和存活相关的新的明确的证据，包括肿瘤的病理及分子特征，不断总结并修订分期，分别于2019年、2021年和2023年对宫颈癌、外阴癌、子宫内膜癌的分期再次进行了修订，更好地定义了预后分组和亚分期，以便临床采用更合适的手术、放疗和系统性治疗方案。

目前使用的AJCC分期为2017年开始使用的第八版，因此，除了最近几年更新的宫颈癌、外阴癌及子宫内膜癌，我们把FIGO分期与其他恶性肿瘤的相应的UICC、AJCC病理分期结合起来，以便实际使用。

TNM分期常用缩写：

原发肿瘤（T）

- Tx——原发肿瘤不能评估
- T0——无原发肿瘤的证据
- Tis——原位癌（浸润前癌）
- T1～T4——浸润癌

区域淋巴结转移 (N)

- Nx——不能评估是否有区域淋巴结转移
- N0——无区域淋巴结转移
- N1——有区域淋巴结转移

远处转移 (M)

- Mx——不能评估是否有远处转移
- M0——无远处转移
- M1——有远处转移

一、外阴癌 FIGO 手术病理分期（2021 年）[1]

Ⅰ期	肿瘤局限于外阴
ⅠA	肿瘤≤2cm，间质浸润≤1.0mm*
ⅠB	肿瘤＞2cm 或间质浸润＞1.0mm*
Ⅱ期	任何大小肿瘤累及下 1/3 尿道、下 1/3 阴道、下 1/3 肛门，无淋巴结转移
Ⅲ期	任何大小肿瘤累及邻近会阴部位的上部，或伴任意数目的非固定、非溃疡性淋巴结转移
ⅢA	任何大小肿瘤累及上 2/3 尿道、上 2/3 阴道、膀胱黏膜、直肠黏膜或区域淋巴结** 转移≤5mm
ⅢB	区域淋巴结** 转移＞5mm
ⅢC	区域淋巴结** 转移伴包膜外侵犯
Ⅳ期	任何大小固定于骨，或固定/出现溃疡的区域淋巴结** 转移，或远处转移
ⅣA	固定于盆骨，或固定/出现溃疡的区域淋巴结** 转移
ⅣB	远处转移

* 肿瘤的浸润深度测量：从最深的、邻近的、异型增生、无肿瘤的上皮嵴（rete ridge）的基底膜［或最近的异型增生的钉突（rete peg）］至浸润最深点。

** 区域淋巴结指腹股沟和股三角区淋巴结。

二、阴道癌 FIGO 手术病理分期（2009 年）[2, 3, 4]*

Ⅰ	肿瘤局限于阴道壁
Ⅱ	肿瘤侵及阴道周围组织但未侵及骨盆壁
Ⅲ	肿瘤侵及骨盆壁
Ⅳ	肿瘤浸润超出真性盆腔或侵及膀胱或直肠黏膜，大泡状水肿不归为Ⅳ期
ⅣA	肿瘤侵及膀胱和（或）直肠黏膜和（或）直接蔓延至真性盆腔外
ⅣB	远处转移

* 如果肿瘤侵及宫颈口，即使大部分肿瘤在阴道也归类为宫颈癌。如果肿瘤侵及外阴，则归类为外阴癌。

FIGO 分期	AJCC/UICC 分期		
Ⅰ期	T1	N0	M0
Ⅱ期	T2	N0	M0
Ⅲ期	T3	N0	M0
	T1～T3	N1	M0
ⅣA期	T4	任何 N	M0
ⅣB期	任何 T	任何 N	M1

三、宫颈癌 FIGO 手术病理分期（2018 年更新，2019 年略作修订）[4-7]

Ⅰ	肿瘤局限于宫颈（扩散至子宫体不予考虑）
ⅠA	仅在显微镜下可见浸润性癌，最大浸润深度≤5mm*
ⅠA1	间质浸润深度≤3mm
ⅠA2	间质浸润深度＞3mm 但≤5mm
ⅠB	浸润性癌最大浸润深度＞5mm，超过ⅠA 期；癌灶仍局限于宫颈，测量肿瘤最大径**
ⅠB1	浸润性癌最大浸润深度＞5mm 但最大径≤2cm
ⅠB2	浸润性癌最大径＞2cm 但≤4cm
ⅠB3	浸润性癌最大径＞4cm
Ⅱ	肿瘤侵犯超出子宫，但未累及阴道壁下 1/3 或未达盆壁
ⅡA	肿瘤未累及宫旁组织，累及阴道上 2/3
ⅡA1	浸润性癌最大径≤4cm
ⅡA2	浸润性癌最大径＞4cm
ⅡB	肿瘤侵犯宫旁组织，但未达骨盆壁
Ⅲ	肿瘤累及下 1/3 阴道和（或）蔓延至骨盆壁和（或）导致肾盂积水或无功能肾，和（或）盆腔淋巴结，和（或）腹主动脉旁淋巴结转移
ⅢA	肿瘤累及下 1/3 阴道但未达骨盆壁
ⅢB	肿瘤蔓延至骨盆壁和（或）导致肾盂积水或无功能肾（除外其他因素所致）
ⅢC	盆腔淋巴结和（或）腹主动脉旁淋巴结转移（包括微转移）***，无论肿瘤大小与范围（采用 r 或 p 标记）****
ⅢC1	仅盆腔淋巴结转移
ⅢC2	腹主动脉旁淋巴结转移
Ⅳ	肿瘤蔓延至真性骨盆外或累及膀胱黏膜和（或）直肠黏膜（活检证实），大泡状水肿不归为Ⅳ期
ⅣA	蔓延至邻近器官
ⅣB	播散至远处器官

注：如分期存在争议，应归于更早的期别。

* 所有分期均可在临床检查的基础上，根据可获得的影像学和病理学检查结果对肿瘤大小和范围进行补充。病理学发现应优先于影像学和临床检查。

** 淋巴血管间隙（LVSI）浸润不改变分期，间质浸润宽度不再纳入分期标准。

*** 孤立肿瘤细胞簇不改变分期，但需记录其存在。

**** ⅢC 期需注明为 r（影像学）和 p（病理学）发现以表明分期的依据。如为影像学发现盆腔淋巴结转移，则分期应注明为ⅢC1r；如为病理学证实者则分期应为ⅢC1p。需记录所用的影像学方法和病理技术。

四、子宫内膜癌 FIGO 分期（2023 年）[8]

Ⅰ	肿瘤局限于子宫体和卵巢
ⅠA	肿瘤局限于子宫内膜，或非侵袭性组织学类型*，浸润 <1/2 子宫肌层，无或仅有局灶淋巴血管间隙浸润（LVSI）**；或预后良好的病变
ⅠA1	非侵袭性组织学类型局限于子宫内膜息肉或局限于子宫内膜
ⅠA2	非侵袭性组织学类型浸润 <1/2 子宫肌层，无或仅有局灶 LVSI
ⅠA3	低级别子宫内膜样癌，局限于子宫和单侧卵巢内
ⅠB	非侵袭性组织学类型，浸润≥1/2 子宫肌层，无或仅有局灶 LVSI
ⅠC	侵袭性组织学类型*局限于子宫内膜息肉或局限于子宫内膜
Ⅱ	侵犯子宫颈间质但无子宫外蔓延，或有大量 LVSI**，或侵袭性组织学类型侵犯子宫肌层
ⅡA	非侵袭性组织学类型侵犯子宫颈间质
ⅡB	非侵袭性组织学类型伴大量 LVSI
ⅡC	侵袭性组织学类型侵犯任何深度的子宫肌层
Ⅲ	任何组织学亚型肿瘤的局部和（或）区域扩散
ⅢA	直接侵犯或转移至子宫浆膜和（或）附件
ⅢA1	扩散至卵巢或输卵管（符合ⅠA3 期***标准的除外）
ⅢA2	累及子宫浆膜下或通过子宫浆膜扩散
ⅢB	转移或直接扩散至阴道和（或）宫旁或盆腔腹膜
ⅢB1	转移或直接扩散至阴道和（或）宫旁
ⅢB2	转移至盆腔腹膜
ⅢC	转移至盆腔和（或）腹主动脉旁淋巴结
ⅢC1	转移至盆腔淋巴结
ⅢC1i	微转移****
ⅢC1ii	宏转移****
ⅢC2	转移至腹主动脉旁淋巴结，伴或不伴盆腔淋巴结转移
ⅢC1i	微转移
ⅢC2ii	宏转移
Ⅳ	肿瘤扩散至膀胱黏膜和（或）肠黏膜和（或）远处转移
ⅣA	侵犯膀胱黏膜和（或）小肠 / 大肠黏膜
ⅣB	盆腔外的腹部腹膜转移
ⅣC	远处转移，包括转移至肾血管水平以上的任何腹腔外或腹腔内的淋巴结、肺、肝、脑或骨

* 非侵袭性组织学类型即低级别（1 级和 2 级）子宫内膜样癌；侵袭性组织学类型包括高级别子宫内膜样癌（3 级）、浆液性癌、透明细胞癌、未分化癌、混合性癌、中肾样癌、胃肠型黏液性癌和癌肉瘤，以及最近认知的毛发基质样高级别内膜样癌[9]。

** WHO 2021 年分类标准中 LVSI 的定义：≥5 个 LVSI 为广泛 / 大量 LVSI。

*** ⅠA3 期标准：①仅侵犯浅表（<1/2）子宫肌层；②无或仅有局灶 LVSI；③无其他部位转移；④单侧卵巢肿瘤，局限于卵巢内，无包膜侵袭 / 破裂（相当于 pT1a）。

**** 根据第八版 AJCC 分期[3]，转移灶 >2mm 为宏转移，转移灶 0.2～2mm 和（或）>200 个细胞为微转移，转移灶≤0.2mm 且≤200 个细胞为孤立性肿瘤细胞巢（ITC）。

分子分型的子宫内膜癌 FIGO 分期（2023 年）*[8]

分期	早期子宫内膜癌患者的分子特征（手术分期：Ⅰ期及Ⅱ期）
Ⅰ$\text{Am}_{\text{POLEmut}}$	POLEmut 子宫内膜癌，局限于子宫体或蔓延至子宫颈，不计 LVSI 程度或组织学类型
Ⅱ$\text{Cm}_{\text{p53abn}}$	p53abn 子宫内膜癌，局限于子宫体，侵犯任何深度子宫肌层，伴或不伴子宫颈侵犯，不计 LVSI 程度或组织学类型

* 在可行的情况下，将分子亚型添加至分期标准中可更好地预测预后。尽管 FIGO 2023 推荐对所有子宫内膜癌均进行完全分子分类（POLEmut、MMRd、NSMP、p53abn），以进行预后风险组分层，并作为辅助或全身治疗决策的考虑因素，但我们要强调的是这可能并不适于大多有妇科病理专业的单位，选择性地使用分子分型更有实用价值[9]，哪些合适做，哪些不合适做，可参考本书第十八章。可在活检组织中进行分子分型，不需要在子宫切除标本上重复检测。如进行了分子分类，所有分期肿瘤的分子分类均应记录在案。

预后良好：致病性 *POLE* 突变（POLEmut）。

预后中等：错配修复缺陷（MMRd）/ 微卫星不稳定性高（MSI-H）、无特定分子谱（NSMP）。

预后不良：p53 异常（p53abn）。

当分子分类已知时：基于手术 / 解剖和组织学结果的 FIGO Ⅰ期和Ⅱ期肿瘤，分子分类为 POLEmut 或 p53abn，则 FIGO Ⅰ期和Ⅱ期需进行修正，即通过添加“m”来表示分子分类，并添加下标注明 POLEmut 或 p53abn 状态；而 MMRd 或 NSMP 不改变 FIGO Ⅰ期和Ⅱ期的分期，但需记录下来以便收集数据，即记录为Ⅰm_{MMRd} 期或Ⅰm_{NSMP} 期、Ⅱm_{MMRd} 期或Ⅱm_{NSMP} 期。

基于手术 / 解剖学结果的 FIGO Ⅲ期和Ⅳ期肿瘤，分子分类不修订分期，但需记录下来以便收集数据，即应记录为Ⅲm 期或Ⅳm 期，并添加相应分子分类下标。如分子分类为 p53abn 者，应记录为Ⅲm_{p53abn} 或Ⅳm_{p53abn}。

五、子宫肉瘤 FIGO 手术病理分期（2008 年）[2, 4, 10, 11]

（一）平滑肌肉瘤及子宫内膜间质肉瘤

Ⅰ	肿瘤局限于子宫
ⅠA	肿瘤最大径≤ 5cm
ⅠB	肿瘤最大径＞5cm
Ⅱ	肿瘤浸润超出子宫，但局限于盆腔内
ⅡA	肿瘤侵及附件
ⅡB	肿瘤侵及其他盆腔组织
Ⅲ	肿瘤侵及腹腔内组织（不仅是突入腹腔）或转移至盆腔和（或）腹主动脉旁淋巴结
ⅢA	肿瘤侵及腹腔内一个部位
ⅢB	肿瘤侵及腹腔内一个以上部位
ⅢC	肿瘤转移至盆腔和（或）腹主动脉旁淋巴结
Ⅳ	肿瘤侵及膀胱和（或）直肠和（或）远处转移
ⅣA	肿瘤侵及膀胱和（或）直肠
ⅣB	远处转移

注：子宫体和卵巢 / 盆腔同时发生与卵巢 / 盆腔子宫内膜异位症相关的子宫内膜间质肉瘤，应视为独立的原发性肿瘤进行分期。

FIGO 分期	AJCC / UICC　分期		
Ⅰ	T1	N0	M0
ⅠA	T1a	N0	M0
ⅠB	T1b	N0	M0
Ⅱ	T2	N0	M0
ⅡA	T2a	N0	M0
ⅡB	T2b	N0	M0
ⅢA	T3a	N0	M0
ⅢB	T3b	N0	M0
ⅢC	T1～T3	N1	M0
ⅣA	T4	任何 N	M0
ⅣB	任何 T	任何 N	M1

（二）腺肉瘤

Ⅰ	肿瘤局限于子宫
ⅠA	肿瘤局限于子宫内膜 / 宫颈内膜，无肌层浸润
ⅠB	肿瘤浸润≤1/2 肌层
ⅠC	肿瘤浸润＞1/2 肌层
Ⅱ	肿瘤浸润超出子宫，但局限于盆腔内
ⅡA	肿瘤侵及附件
ⅡB	肿瘤侵及其他盆腔内组织
Ⅲ	肿瘤侵及腹腔内组织（不仅是突入腹腔）或转移至盆腔和（或）腹主动脉旁淋巴结
ⅢA	肿瘤侵及腹腔内一个部位
ⅢB	肿瘤侵及腹腔内一个以上部位
ⅢC	转移至盆腔和（或）腹主动脉旁淋巴结
Ⅳ	肿瘤侵及膀胱和（或）直肠和（或）远处转移
ⅣA	肿瘤侵及膀胱和（或）直肠
ⅣB	远处转移

FIGO 分期	AJCC / UICC　分期		
Ⅰ	T1	N0	M0
ⅠA	T1a	N0	M0
ⅠB	T1b	N0	M0
ⅠC	T1c	N0	M0
Ⅱ	T2	N0	M0
ⅡA	T2a	N0	M0
ⅡB	T2b	N0	M0
ⅢA	T3a	N0	M0
ⅢB	T3b	N0	M0
ⅢC	T1～T3	N1	M0
ⅣA	T4	任何 N	M0
ⅣB	任何 T	任何 N	M1

六、卵巢、输卵管和腹膜癌 FIGO 手术病理分期（2013 年）[2, 4, 12]

Ⅰ	肿瘤局限于卵巢或输卵管
ⅠA	肿瘤局限于一侧卵巢（包膜完整）或输卵管；卵巢或输卵管表面无肿瘤；腹腔冲洗液和腹水中无恶性细胞
ⅠB	肿瘤局限于双侧卵巢（包膜完整）或输卵管；卵巢或输卵管表面无肿瘤；腹腔冲洗液和腹水中无恶性细胞
ⅠC	肿瘤局限于一侧或双侧卵巢或输卵管，具有以下特征：
ⅠC1	术中包膜破裂（手术肿瘤溢出）
ⅠC2	术前包膜破裂或卵巢或输卵管表面有肿瘤
ⅠC3	腹水或腹腔冲洗液中见恶性细胞
Ⅱ	肿瘤侵及一侧或双侧卵巢或输卵管伴有盆腔内侵犯或原发腹膜癌
ⅡA	侵及和（或）种植到子宫和（或）输卵管和（或）卵巢
ⅡB	侵及其他盆腔腹膜内组织
Ⅲ	肿瘤侵及一侧或双侧卵巢或输卵管，或原发腹膜癌，细胞学或组织学证实播散至盆腔外腹膜，和（或）转移至腹膜后（盆腔或主动脉旁）淋巴结
ⅢA	腹膜后淋巴结转移，伴或不伴显微镜下盆腔外腹膜累及
ⅢA1	仅腹膜后淋巴结转移（细胞学或组织学证实）
ⅢA1(i)	转移灶最大径≤10mm
ⅢA1(ii)	转移灶最大径>10mm
ⅢA2	显微镜下盆腔外腹膜累及，伴或不伴腹膜后淋巴结转移
ⅢB	肉眼盆腔外腹膜转移灶最大径≤2cm，伴或不伴腹膜后淋巴结转移*
ⅢC	肉眼盆腔外腹膜转移灶最大径>2cm，伴或不伴腹膜后淋巴结转移*
Ⅳ	除外腹膜的远处转移
ⅣA	胸腔积液细胞学阳性
ⅣB	腹腔外器官转移（包括腹股沟淋巴结及腹腔外淋巴结）、肝/脾等器官的实质转移、肠道透壁性累及**

* 包括肝、脾被膜侵犯但未累及任一器官实质。

** 实质转移、浸润肠壁达黏膜及内脏器官的透壁性累及均为ⅣB期。

FIGO 分期	AJCC / UICC 分期		
Ⅰ	T1	N0	M0
ⅠA	T1a	N0	M0
ⅠB	T1b	N0	M0
ⅠC	T1c	N0	M0
ⅠC1	T1c1	N0	M0
ⅠC2	T1c2	N0	M0
ⅠC3	T1c3	N0	M0
Ⅱ	T2	N0	M0
ⅡA	T2a	N0	M0
ⅡB	T2b	N0	M0
ⅢA1	T1/T2	N1	M0
ⅢA2	T3a	N0/N1	M0
ⅢB	T3b	N0/N1	M0
ⅢC	T3c	N0/N1	M0
Ⅳ	任何 T	任何 N	M1
ⅣA	任何 T	任何 N	M1a
ⅣB	任何 T	任何 N	M1b

注：BRCA+ 高级别浆液性癌起自输卵管或腹膜的假说，以及不管是卵巢、输卵管还是腹膜起源，这些肿瘤的临床处理相似，因此大多数 FIGO 协会成员认为卵巢、腹膜及输卵管癌应作为一个系统进行分期，应尽可能注明原发灶（即卵巢、输卵管或腹膜）。有些不能明确原发部位者，应归入“不能注明”。

七、妊娠滋养叶细胞肿瘤 FIGO 分期（2000 年）[2, 3, 4]

Ⅰ	肿瘤局限于子宫
Ⅱ	肿瘤转移或直接侵犯其他生殖器官（卵巢、输卵管、阴道、阔韧带）
Ⅲ	肿瘤转移至肺，累及或不累及生殖器官
Ⅳ	肺以外其他部位远处转移

注：每一期又根据危险因素积分进一步分为低危组和高危组（见下表“与 FIGO 分期相关的危险因素评分”）

FIGO 分期	AJCC / UICC　分期	
Ⅰ 期	T1	M0
Ⅱ 期	T2	M0
Ⅲ 期	任何 T	M1a
Ⅳ 期	任何 T	M1b

与 FIGO 分期相关的危险因素评分

危险因素	评分			
	0	1	2	4
年龄（岁）	<40	≥40	–	–
既往妊娠状况	葡萄胎	流产	足月妊娠	–
与最后妊娠间隔的月份	<4	4～6	7～12	>12
治疗前 hCG 水平（U/ml）	$<10^3$	10^3～$<10^4$	10^4～$<10^5$	$\geq 10^5$
最大肿瘤尺寸（包括子宫）	<3cm	3～4cm	≥5cm	–
肿瘤转移部位	肺	脾、肾	胃肠道	脑、肝
转移灶数量（个）	–	1～4	5～8	>8
既往失败的化疗	–	–	单一药物	两种或多种药物

注：积分≤6 分为低危组；积分≥7 分为高危组（2002 年）。

参・考・文・献

[1] Olawaiye A B, Cotler J, Cuello M A, et al. FIGO staging for carcinoma of the vulva: 2021 revision[J]. Int J Gynaecol Obstet, 2021, 155(1): 43-47.

[2] Pecorelli S, Ngan H Y S, Hacker N F. 26th Annual Report on the Results of Treatment in Gynecologic Cancer[J]. Int J Gynecol Obstet 2006, 95: S1-S257.

[3] FIGO Committee on Gynecologic Oncology. Current FIGO staging for cancer of the vagina, fallopian tube, ovary, and gestational trophoblastic neoplasia[J].Int J Gynaecol Obstet, 2009, 105(1): 3-4.

[4] Amin B M, Edge S, Greene F, et al. AJCC Cancer Staging Manual[M]. 8th ed. Berlin: Springer, 2017.

[5] Bhatla N, Berek J S, Fredes M C, et al. Revised FIGO staging for carcinoma of the cervix uteri[J]. Int J Gynecol Obstet, 2019, 145(1): 129-135.

[6] Bhatla N, Aoki D, Sharma D N, et al. Cancer of the cervix uteri[J]. Int J Gynaecol Obstet, 2018, 143 Suppl 2: 22-36.

[7] Corrigendum to “Revised FIGO staging for carcinoma of the cervix uteri” [Int J Gynecol Obstet 145(2019) 129-135] [J]. Int J Gynaecol Obstet, 2019, 147(2): 279-280.

[8] Berek J S, Matias-Guiu X, Creutzberg C, et al. FIGO staging of endometrial cancer: 2023[J]. Int J Gynecol Obstet, 2023, 162(2): 383-394.

[9] Zheng W.Molecular classification of endometrial cancer and the 2023 FIGO staging: exploring the challenges and opportunities for pathologists[J]. Cancers (Basel), 2023, 15(16): 4101.

[10] FIGO Committee on Gynecologic Oncology. FIGO staging for uterine sarcomas. Int J Gynecol Obstet, 2009, 104(3): 179.

[11] Prat J. FIGO staging for uterine sarcomas[J]. Int J Gynaecol Obstet, 2009, 104(3): 177-178.

[12] Mutch D G, Prat J. 2014 FIGO staging for ovarian, fallopian tube and peritoneal cancer[J]. Gynecol Oncol, 2014, 133(3): 401-404.

附录2

模板化病理诊断报告

章宜芬　沈丹华　郑文新（Wenxin Zheng）

病理报告应包括疾病的病理诊断、与疾病治疗方案及预后相关的所有信息，如肿瘤病理分期、必要的免疫组化结果等。病理诊断报告模板在美国及其他一些西方国家已经被提倡使用很多年了，它既包括临床医师制订下一步治疗及处理所需要的必要资料，又可以更好地实行标准化信息管理和应用（Robboy, et al., 1998）。但是，在中国病理界这种方法相对少见，这可能是限制中国病理学与国际接轨的因素之一。美国病理学家学会（College of American Pathologists，CAP）推出了一套适用于各器官的病理诊断报告模板，其资料项目是根据美国外科学会对各种肿瘤的治疗要求而制定的。本附录中的妇科肿瘤的模板是根据CAP所公布的材料（www.cap.org）、中华医学会病理学分会女性生殖系统疾病学组等发表的相关肿瘤病理诊断规范中推荐的病理诊断报告书内容及格式、作者的工作经验和国内一些医院常用的病理诊断报告格式而撰写，我们列出了主要妇科肿瘤的病理报告范例供参考，国内仍常将格式化报告合并简化，这种合并简化报告适用于有经验的妇科病理医生。需要强调的是，手术病理分期仅是对切除组织标本的评估，不包括细胞学、影像学检查、临床或者术中所见结果。病理分期仅是决定临床分期的一个因素。最终分期通常是在获得完整的临床资料后，在肿瘤多学科综合治疗会议上得到确定。

使用病理报告模板的优势如下。

（1）有助于病理报告的标准化。

（2）有助于简化病理报告的信息管理。

（3）有助于临床医师为患者制订标准的治疗方案。

（4）有助于为临床病理研究提供丰富的资源。

随着病理诊断标准化在中国的进展，病理报告的标准化和模板化也必将成为趋势。本附录所列范例有许多不全之处，能起到抛砖引玉的效果即可。当您想参考本章模板和范例，但仍然有问题时，欢迎与编者联系。

病理报告模板及范例

外阴癌

外阴____________________，外阴部分切除术
（送检组织部位） （手术类型）

- 浸润性____________________癌
  （组织学类型）
- 肿瘤部位：____________________
- 组织学分级：____________________（FIGO 1，2，3，如适用）
- 肿瘤大小：__________cm × __________cm × __________cm
- 浸润深度：__________cm，占送检组织（包括皮下组织）厚度的__________%
- 淋巴管/血管受累：____________________
- 切缘：____________________
  阴道壁断端：____________________
  肛门：____________________
  阴性切缘与肿瘤的最小距离：__________cm
- 肿瘤周围上皮：____________________
- 其他发现：____________________
- 左腹股沟浅淋巴结，清扫：__________淋巴结，__________转移癌（__________/__________）
- 右腹股沟浅淋巴结，清扫：__________淋巴结，__________转移癌（__________/__________）

其他部位淋巴结

FIGO 和（或）AJCC 分期：可与本单位妇科肿瘤医生共同决定是否把分期放入病理报告中

注：可把特殊情况在备注中说明。

范例

A. 右侧大阴唇部分切除术：

1. 右侧大阴唇鳞状细胞癌，角化型，肿瘤位于大阴唇中部
2. 组织学分级：高分化（FIGO 1 级）
3. 肿瘤大小：3.5cm × 3.0cm × 1.0cm
4. 浸润深度：0.5cm，占送检组织（包括皮下组织）的 33%
5. 淋巴管/血管受累：无
6. 切缘：阴性
   阴性切缘与肿瘤的最小距离：1.2cm
7. 肿瘤周围上皮：硬化性苔藓与鳞状上皮内病变
8. 其他发现：无

B. 右腹股沟浅淋巴结切除：6 枚，均未见癌组织转移（0/6）

C. 左腹股沟浅淋巴结切除：7 枚，1 枚见癌组织转移（1/7），转移灶最大径 4mm

简化报告范例

右侧大阴唇部分切除术和腹股沟浅淋巴结切除术：

1. 右侧大阴唇角化型高分化鳞状细胞癌，肿瘤位于大阴唇中部，大小 3.5cm × 3.0cm × 1.0cm，间质浸润深度 0.5cm，无淋巴管/血管累及，切缘未见癌组织残留。
2. 左侧腹股沟浅淋巴结 1/7 枚见转移癌（1/7），转移灶最大径 4mm；右侧腹股沟浅淋巴结 6 枚均未见转移癌（0/6）。

阴道癌

阴道____________________，阴道部分切除术
（送检组织部位） （手术类型）

- ____________________癌
  （组织学类型）
- 肿瘤部位：____________________
- 组织学分级：____________________（FIGO 1，2，3，如适用的话）
- 肿瘤大小：__________cm × __________cm × __________cm
- 浸润深度：__________cm，占送检组织（包括皮下组织）厚度的__________%
- 淋巴管/血管受累：____________________
- 切缘：____________________（如有累及，注明位置）
  与无瘤切缘的最近距离：____________________
- 肿瘤周围黏膜：____________________
- 其他：____________________
- __________淋巴结，清扫：__________淋巴结，__________转移癌（__________/__________）
- __________淋巴结，清扫：__________淋巴结，__________转移癌（__________/__________）

FIGO 和（或）AJCC 分期：可与本单位妇科肿瘤医生共同决定是否把分期放入病理报告中

注：可把特殊情况在备注中说明。

宫颈癌

宫颈早期 / 微小 / 浅表浸润癌

宫颈，LEEP，宫颈锥切，宫颈切除术，____________________子宫切除术：

- 宫颈早期/微小/浅表浸润性____________________癌
- 最大浸润深度：__________mm
- 浸润宽度：__________mm，多个浸润病灶需注明病灶数目，累及象限，累加__________mm，最大病灶宽度__________mm
- 淋巴管/血管受累：__________
- 切缘：
  宫颈内口：____________________
  宫颈外口：____________________
  深部（基底切缘）：____________________
- 其他：____________________

范例

宫颈 LEEP 切除：

1. 宫颈微小浸润性鳞状细胞癌，位于前唇（0 点至 3 点）
   最大浸润深度：3mm，可见两处病灶（标注具体点位）
   浸润宽度：5mm（最大浸润灶）
   淋巴管/血管受累：未查见
2. 切缘：
   a. 宫颈内口：未查见癌组织（建议描述癌组织距离切缘的距离）
   b. 宫颈外口：未查见癌组织
   c. 深部（基底切缘）：阴性
3. 其他：宫颈多灶性高度鳞状上皮内病变，并见一处原位腺癌

简化报告范例

宫颈 LEEP 切除标本：

1. 宫颈微小浸润性鳞状细胞癌，位于前唇（0 点至 3 点），间质浸润深度 3mm，最大宽度 5mm，可见两处病灶。
2. 宫颈 LEEP 标本的内口、外口切缘及深部（基底切缘）阴性。未见淋巴管 / 血管受累。
3. 宫颈多灶性高级别鳞状上皮内病变，并见一处原位腺癌。

宫颈浸润癌

子宫体、宫颈、筋膜内 / 筋膜外次全 / 次广 / 广泛全子宫切除术，部分阴道、盆腔淋巴结清扫、盆腔脏器廓清术（前盆、后盆、全盆）：

- 宫颈浸润性____________________癌
  （组织学类型）
- HPV 相关性/非相关性
- 肿瘤部位：____________________（前唇中心为12点，顺时针确定部位）
- 组织学分级：__________________（FIGO 1，2，3，如适用的话）
- 肿瘤大小：__________cm × __________cm × __________cm
- 浸润深度：__________mm（该处子宫颈壁的厚度），占子宫颈壁厚度的三分比（即浸润深度达管壁内1/3层、中1/3层或外1/3层）
- 淋巴管/血管受累：____________________
- 阴道穹：____________________；阴道壁断端切缘（阳性/阴性）
- 阴性切缘与肿瘤的最近距离：__________mm
- 宫旁组织：__________（如有累及，标明哪一侧）
- 子宫内膜：__________
- 子宫肌层：__________
- 子宫浆膜层：__________
- 其他：____________________
- __________淋巴结，清扫：__________淋巴结，__________转移癌（__________ / __________）
- __________淋巴结，清扫：__________淋巴结，__________转移癌（__________ / __________）

FIGO 和（或）AJCC 分期：可与本单位妇科肿瘤医生共同决定是否把分期放入病理报告中

注：可把特殊情况在备注中说明。例如，HPV 相关性宫颈腺癌，在浸润深度之后，注明浸润模式（采用 WHO 推荐的 Silva 分类系统）：A（非破坏性浸润）、B（早期 / 局灶破坏性浸润）、C（弥漫破坏性浸润）；浸润类型不明确时，可作出说明。

范例

全子宫，部分阴道，盆腔多组淋巴结切除：

1. 宫颈腺癌，HPV 相关性
   组织学分级：中分化（FIGO 2 级）
   肿瘤部位：2 点至 10 点
   肿瘤大小：4.0cm × 3.0cm × 1.8cm
   浸润厚度：1.8cm（该处宫颈壁厚度 2.5cm），达管壁外 1/3 层
   浸润类型：B（早期 / 局灶破坏性浸润）
   淋巴管 / 血管受累：未查见
   阴道断端：切缘阴性
   阴性切缘：距肿瘤 2cm
2. 宫旁组织：阴性
3. 子宫内膜：增殖期
4. 子宫肌层：肌壁间平滑肌瘤
5. 子宫浆膜：局灶性粘连

盆腔淋巴结可见转移癌（1/31）

左髂总 1/3，右髂总 0/3；左髂内 0/3，右髂内 0/2；左髂外 0/2，右髂外 0/1；左腹股沟深 0/3，右腹股沟深 0/3；左闭孔深 0/2，右闭孔深 0/3；左闭孔浅 0/2，右闭孔浅 0/2；腹主动脉旁 0/2

简化报告范例

全子宫，部分阴道，盆腔多组淋巴结切除：

宫颈 HPV 相关性、中分化腺癌（FIGO 2 级），肿瘤大小 4.0cm × 3.0cm × 1.8cm，累及宫颈 2/3 周（2 点至 10 点），浸润深度为 1.8cm（浸润宫颈壁厚度 80%），浸润模式 B（早期 / 局灶破坏性浸润），脉管内未查见癌栓。阴道穹及子宫体未累及，阴道断端切缘未见癌，阴性切缘与肿瘤最近距离 2cm。

增殖期子宫内膜；子宫体肌壁间平滑肌瘤。

双侧宫旁组织未见癌组织。

盆腔淋巴结可见转移癌（1/31）。

左髂总 1/3，右髂总 0/3；左髂内 0/3，右髂内 0/2；左髂外 0/2，右髂外 0/1；左腹股沟深 0/3，右腹股沟深 0/3；左闭孔深 0/2，右闭孔深 0/3；左闭孔浅 0/2，右闭孔浅 0/2；腹主动脉旁 0/2。

子宫内膜癌（不包括肉瘤，但包括癌肉瘤）

全子宫，双侧卵巢输卵管切除：(改良式或者广泛性）全子宫切除术 + 双侧附件切除术

- 子宫内膜____________________（组织学类型）
- FIGO分级：____________________（适用于子宫内膜样癌）
    - 分子分型
        - POLE致病性超突变 __________
        - MMRd __________
        - NSMP __________
        - p53 异常型 __________
- 核分级：__________（适用于非子宫内膜样癌，同时不采用FIGO分级）
- 肿瘤部位：______________________________
- 肿瘤最大径：__________cm（当大体未见肿瘤，但镜下肿瘤累及大部分宫腔内膜时，可用宫腔长度，从子宫下段到宫底长度，作为肿瘤最大径。这种情况需在备注中说明）
- 肌层浸润：__________cm，该处肌层厚度__________cm，占肌壁厚度<1/2或≥1/2
- 无肌层浸润
- 子宫浆膜：____________________
- 宫旁组织：____________________（用于广泛或改良根治术）
- 阴道壁断端：____________________（用于广泛或改良根治术）
- 子宫体下段：____________________
- 宫颈浸润：____________________（标明是黏膜还是间质浸润，浸润深度）
- 淋巴管/血管受累：____________________（未见、局灶受累、广泛/大量受累）
- 非癌性子宫内膜：____________________
- 左卵巢：____________________
- 右卵巢:____________________
- 左输卵管：____________________
- 右输卵管：____________________
- 其他发现：______________________________

FIGO 和（或）AJCC 分期：可与本单位妇科肿瘤医生共同决定是否把分期放入病理报告中

注：可把特殊情况在备注中说明，如果做了分子检测，特别是 POLE 的检测，可以加上分子分型内容，但对于分子分型，有条件或必要时可做，但非必需。分子分型大多用于高级别内膜样癌，也可用于透明细胞癌、癌肉瘤、未分化 / 去分化癌和混合性癌。一般不用于 I A 期高分化内膜样癌、浆液性癌和中肾样癌。

范例

子宫、宫颈、卵巢、输卵管：全子宫＋双侧附件切除术

1. 子宫内膜浆液性癌
   核分级：3 级
   肿瘤部位：位于宫体后壁
   肿瘤最大径：2.5cm
   浸润深度：2.2cm，累及全肌层
   子宫浆膜：阳性
   子宫体下段：受累
   淋巴管 / 血管：广泛受累
   非癌性子宫内膜：静止期，局灶性浆液性上皮内癌和内膜腺体异型增生
2. 宫颈间质浸润：阴性
3. 双侧卵巢：未见异常
4. 双侧输卵管：左侧输卵管系膜囊肿

简化报告范例

全子宫＋双侧附件切除术：

1. 子宫内膜浆液性癌，位于宫体后壁，肿瘤最大径 2.5cm，浸润子宫肌壁全层达浆膜，子宫下段受累，淋巴管 / 血管广泛受累。周围子宫内膜可见局灶性浆液性上皮内癌和内膜腺体异型增生。
2. 宫颈间质未见癌浸润。
3. 双侧卵巢及输卵管未见明显病变。
4. 如有其他病变，可记录。

卵巢癌（非生殖细胞肿瘤）

全子宫 + 双侧附件切除术：

- __________侧卵巢__________癌（组织学类型。如有混合，注明每种组织的百分比）
- FIGO分级或浆液性癌高/低级别分级：____________________
- 肿瘤大小：__________cm × __________cm × __________cm
- 实性区域占__________%，囊性区域占__________%
- 卵巢表面：____________________
- 对侧卵巢：____________________
- 卵巢外肿瘤累及：____
- 良性或交界性肿瘤区域：____
- 淋巴管/血管受累：_______________________
- 宫颈：__________________________________
- 子宫内膜：______________________________
- 子宫肌层：______________________________
- 子宫浆膜：______________________________
- 其他：__________________________________

FIGO 和（或）AJCC 分期：可与本单位妇科肿瘤医生共同决定是否把分期放入病理报告中

注：可把特殊情况在备注中说明。对于高级别浆液性癌，需注明有无 STIC。

范例

全子宫 + 双侧附件切除术：

1. 右卵巢浆液性囊腺癌
   肿瘤分级：低级别
   肿瘤大小：8.5cm × 6.0cm × 5.5cm
   实性区域：10%；囊性区域：90%
   卵巢表面：受累
   良性或交界性肿瘤区域：可见
   淋巴管/血管受累：未见
2. 左侧卵巢：包涵上皮囊肿
3. 双侧输卵管：未见明显病变
4. 大网膜：可见单灶非浸润性种植
5. 子宫内膜：增殖期
6. 子宫肌层：子宫肌壁间平滑肌瘤
7. 子宫浆膜：局灶子宫内膜异位
8. 宫颈：慢性炎症

附注：对肿瘤的 FIGO 分期需在明确盆腔淋巴结和大网膜病变的基础上才能确定。淋巴结清扫格式见淋巴结诊断模板。

简化报告范例

全子宫 + 双侧附件切除术：

1. 右侧卵巢低级别浆液性乳头状囊腺癌，可见良性与交界性肿瘤区域，肿瘤大小 8.5cm × 6.0cm × 5.5cm，卵巢表面受累。
2. 子宫体肌壁间平滑肌瘤。
3. 子宫浆膜局灶子宫内膜异位。
4. 增殖期子宫内膜。
5. 慢性宫颈炎。
6. 左侧卵巢包涵上皮囊肿。
7. 双侧输卵管未见明显异常。
8. 大网膜可见单灶非浸润性种植。

输卵管癌

全子宫 + 双侧附件切除术：

- ______________侧输卵管__________________癌（组织学类型）
- FIGO分级或浆液性癌高/低级别分级：____________________
- 肿瘤部位：____________________（伞端，壶腹部，漏斗部，峡部）
- 浸润深度：仅累及黏膜/累及肌层/累及输卵管壁全层（包括浆膜）
- 与同侧卵巢的关系：______________________________
- 伞端状态：关闭/通畅
- 对侧输卵管：______________________________
- 对侧卵巢：______________________________
- 送检组织的完整性：完整/缺损/破碎
- 淋巴管/血管受累：______________________________
- 宫颈：______________________________
- 子宫内膜：______________________________
- 子宫肌层：______________________________
- 子宫浆膜：______________________________
- 其他：______________________________

FIGO 和（或）AJCC 分期：可与本单位妇科肿瘤医生共同决定是否把分期放入病理报告中

注：可把特殊情况在备注中说明。对于高级别浆液性癌，需注明有无浆液性输卵管上皮内癌（STIC）。

范例

全子宫 + 双侧附件切除术：

1. 右侧输卵管高级别浆液性癌
2. 肿瘤部位：伞端
3. 浸润深度：黏膜、肌层与浆膜
4. 伞端状态：开放
5. 淋巴管 / 血管受累：未见
6. 左侧输卵管：黏膜上皮增生
7. 双侧卵巢：继发性浆液性癌
8. 宫颈：慢性炎症
9. 子宫内膜：增殖期
10. 子宫肌层：腺肌病
11. 子宫浆膜：继发性浆液性癌
12. 其他：腹膜与大网膜继发性浆液性癌

简化报告范例

全子宫 + 双侧附件切除术：

1. 右侧输卵管伞端高级别浆液性癌，侵犯管壁全层，未见淋巴管 / 血管受累。
2. 双侧卵巢、子宫浆膜、腹膜与大网膜可见继发性浆液性癌。
3. 增殖期子宫内膜。
4. 子宫腺肌病。
5. 慢性宫颈炎。
6. 左侧输卵管黏膜上皮增生。

妊娠滋养细胞疾病

全子宫 + 双侧附件切除术：

- 组织学类型：____________________
- 肿瘤大小：__________cm × __________cm × __________cm
- 肿瘤部位：____________________
- 浸润深度：__________cm，占宫壁厚度的__________%
- 切缘：__________（如阳性，注明部位）
- 阴性切缘与肿瘤的最近距离：__________cm
- 淋巴管/血管受累：____________________
- 残存内膜：____________________
- 左右卵巢：____________________
- 左右输卵管：____________________
- 胎儿组织：见/未见
- 其他发现：____________________
- FIGO分期：____________________
- AJCC分期：____________________

FIGO 和（或）AJCC 分期：可与本单位妇科肿瘤医生共同决定是否把分期放入病理报告中

注：可把特殊情况在备注中说明。

外阴恶性黑色素瘤

- 外阴____________（送检组织部位）
- 肿瘤切除术式：________________________________
- 恶性黑色素瘤：组织学类型
- Breslow 厚度：____________mm
- Clark 水平：____________（Ⅰ～Ⅴ）
- 水平（放射状）生长：____________（有/无）
- 垂直生长：____________（有/无）
- 溃疡：____________（有/无）
- 核分裂象/mm^2：____________/mm^2
- 退化：____________（有/无）
- 淋巴细胞浸润：____________（无，明显，不明显）
- 周围切缘：阳性/阴性 距最近的周围切缘____________mm
- 深部切缘：阳性/阴性 距最近的深部切缘____________mm
- 微卫星灶：____________（有/无）
- 神经浸润：____________（有/无）
- 血管浸润：____________（有/无）
- AJCC 分期：____________________________________
- 其他发现：______________________________________

FIGO 和（或）AJCC 分期：可与本单位妇科肿瘤医生共同决定是否把分期放入病理报告中

注：可把特殊情况在备注中说明。

范例

外阴，肿瘤切除术：

恶性黑色素瘤：表浅扩散性恶性黑色素瘤
Breslow 厚度：0.8mm
Clark 水平：Ⅳ
水平（放射状）生长：有
垂直生长：有
溃疡：有
核分裂象 /mm^2：2/mm^2
退化：无
淋巴细胞浸润：不明显
周围切缘：阴性 距最近的周围切缘 5mm
深部切缘：阳性
微卫星灶：无
神经浸润：无
血管浸润：有
AJCC 分期：T1bN0M0

淋巴结（可用于所有妇科恶性肿瘤）

左盆腔淋巴结，清扫:__________淋巴结,__________转移癌（__________/__________）
右盆腔淋巴结，清扫:__________淋巴结,__________转移癌（__________/__________）
左腹主动脉旁淋巴结，清扫:__________淋巴结,__________转移癌（__________/__________）
右腹主动脉旁淋巴结，清扫:__________淋巴结,__________转移癌（__________/__________）
左腹股沟浅淋巴结，清扫:__________淋巴结,__________转移癌（__________/__________）
右腹股沟浅淋巴结，清扫:__________淋巴结,__________转移癌（__________/__________）

注：需注明宏转移 / 微转移（子宫内膜癌）；最大转移灶最大径（mm）

参·考·文·献

[1] Robboy S J, Bentley R C, Krigman H, et al. Synoptic reports in gynecologic pathology[J]. Int J Gynecol Pathol, 1994, 13(2): 161-174.

[2] 中华医学会病理学分会女性生殖系统疾病学组. 宫颈癌及癌前病变病理诊断规范[J]. 中华病理学杂志, 2019, 48(4): 265-269.

[3] 中华医学会病理学分会女性生殖疾病学组.子宫内膜癌病理诊断规范[J].中华病理学杂志, 2020, 49(3): 214-219.

[4]《肿瘤病理诊断规范》项目组,肿瘤病理诊断规范(卵巢癌及交界性上皮性肿瘤)[J].中华病理学杂志, 2018, 47(5): 324-327.

附录3

妇产科病理学常用术语英汉对照

张　静　沈丹华　郑文新（Wenxin Zheng）

妇产科病理学常用术语英汉对照表

英文术语	中文术语	涉及章节
A		
abdominopelvic washings	盆腹腔冲洗液	36
abnormal (nonmolar) villous lesion	异常（非葡萄胎）绒毛病变	32
abnormal umbilical cord coiling	脐带螺旋异常	33
abnormal uterine blooding	异常子宫出血	17
absence of cervix	宫颈缺如	1
acantholytic (adenoid/pseudoangiosarcomatous) squamous carcinoma	棘层松解型（腺样或假血管肉瘤样）鳞状细胞癌	5
acanthosis	棘层肥厚 / 棘皮病	5
acardia fetus	无心畸胎	33
accelerated villous maturation/advanced villous maturation	绒毛成熟加速	34
accessory ovary	副卵巢	1、22
acquired immunodeficiency syndrome	获得性免疫缺陷综合征	8
Actinomyces	放线菌属	36
actinomycosis	放线菌病	22
acute chorioamnionitis	急性绒毛膜羊膜炎	34
acute chorionitis	急性绒毛膜炎	34
acute salpingitis	急性输卵管炎	21
acute subchorionitis	急性绒毛膜板下炎	34
adenocarcinoma admixed with neuroendocrine carcinoma	腺癌混合神经内分泌癌	13
adenocarcinoma in situ, AIS	原位腺癌	6、13、36
adenocarcinoma in situ, HPV-associated, HPVA AIS	HPV 相关性原位腺癌	13
adenocarcinoma of mammary gland type	乳腺型腺癌	6

续表

英文术语	中文术语	涉及章节
adenocarcinoma	腺癌	6、11
adenocarcinoma, HPVI, NOS	HPV 非依赖性宫颈腺癌，非特殊类型	13
adenofibroma	腺纤维瘤	20、24、31
adenogenesis	腺体发生	1
adenoid basal cell carcinoma	腺样基底细胞癌	5、6、13
adenoid cystic carcinoma	腺样囊性癌	6、13
adenoma malignum	恶性腺瘤	13
adenoma malignum-like invasion	恶性腺瘤样浸润	18
adenomatoid tumor	腺瘤样瘤	20、21、26、30
adenomyoma	腺肌瘤	20
adenomyomatous polyps	腺肌瘤样息肉	19
adenomyosis	腺肌病	1、20
adenomyosis-like invasion	腺肌病样浸润	18
adenosarcoma with sarcomatous overgrowth	腺肉瘤伴肉瘤成分过生长	20、25
adenosarcoma	腺肉瘤	14、20、25
adenosis	腺病	9、10
adenosquamous carcinoma	腺鳞癌	6、13、31
adrenal cortical rests	肾上腺皮质残留	22
adrenogenital syndrome	肾上腺生殖综合征	1
adult gramlosa cell tumor	成年型粒层细胞瘤	28、35
agenesis of the ovary	卵巢不发育	1
aggressive angiomyxoma	侵袭性血管黏液瘤	8、9、10
allergic contact dermatitis	过敏性接触性皮炎	2
alveolar rhabdomyosarcoma	腺泡状横纹肌肉瘤	29
alveolar soft part sarcoma	腺泡状软组织肉瘤	8、14、20
amelanotic spindle cell malignant melanoma	无色素性梭形细胞恶性黑色素瘤	7
American Joint Committee on Cancer, AJCC	美国癌症联合委员会	5
American Registry of Pathology Fascicle, ARPF	美国病理学分类登记处	5
American Society for Colposcopy and Cervical Pathology, ASCCP	美国阴道镜和子宫颈病理学会	5
amnion nodosum	羊膜结节	33
amnion	羊膜	32
amniotic band syndrome	羊膜带综合征	33
amoebiasis	阿米巴病	3
amyloidosis	淀粉样变性	14
anal folds	肛褶	1
anaplastic carcinoma	间变癌	26
androgen insensitivity syndrome	雄激素不敏感综合征	1
androgen	雄激素	28

续表

英文术语	中文术语	涉及章节
androgenetic diploidy	雄性二倍体	32
angiokeratoma	血管角皮瘤	8
angiomyofibroblastoma	血管肌成纤维细胞瘤	8、9、10
angiosarcoma	血管肉瘤	8
anovulatory bleeding	无排卵性出血	17
anovulatory cycle	无排卵性周期	15
anti-Müllerian hormone	抗米勒管激素	1
antiphospholipid antibody	抗磷脂抗体	32
apolipoprotein B mRNA-editing catalytic polypeptide-like protein	载脂蛋白 B mRNA 编辑酶催化多肽样蛋白	11
apoplectic leiomyoma	卒中性平滑肌瘤	20
arcuate uterus	弓形子宫	1
argininosuccinate synthetase1, ASS1	精氨酸代琥珀酸合成酶 -1	18
Arias-Stella reaction	Arias-Stella 反应 /A-S 反应	13、15、17
arrhenoblastoma	男性母细胞瘤	28
artifactual changes	人工假象	17
assistant reproductive technology	辅助生殖技术	32
assisted reproduction	辅助生殖	15
atopic dermatitis	特应性皮炎	2
atresia of vagina	阴道闭锁	1
atretic follicle	闭锁卵泡	22
atrophic vaginitis	萎缩性阴道炎	9、10
atrophy endometrium	萎缩性子宫内膜	17
atypical adenosis	非典型腺病 / 不典型腺病	9、10
atypical carcinoid	非典型类癌	14
atypical endometriosis	非典型子宫内膜异位症 / 不典型子宫内膜异位症	25、31
atypical glandular cell	非典型腺细胞 / 不典型腺细胞	36
atypical glandular cell-NOS	不能明确来源的非典型腺细胞	36
atypical hyperplasia	非典型增生 / 不典型增生	16、17、35
atypical leiomyoma	非典型平滑肌瘤	20
atypical lobular endocervical glandular hyperplasia, aLEGH	非典型小叶状宫颈内膜腺体增生	13
atypical melanocytic nevus of the genital type	生殖道型非典型性黑色素细胞痣	7
atypical mucinous proliferation	非典型黏液腺体增生 / 不典型黏液腺体增生	19
atypical placental site nodules	不典型胎盘部位结节	32
atypical polypoid adenomyoma	非典型息肉样腺肌瘤	14、17、20
atypical proliferating tumor	非典型增生性肿瘤 / 不典型增生性肿瘤	26
atypical proliferative serous tumor	非典型增生性浆液性肿瘤	24
atypical seromucinous proliferative tumor	非典型增生性浆黏液性肿瘤	26

续表

英文术语	中文术语	涉及章节
atypical squamous cell	非典型鳞状细胞 / 不典型鳞状细胞	36
atypical squamous cells with undetermined significance, ASC-US	意义不明确的非典型鳞状细胞	36
atypical stromal cell	非典型间质细胞 / 不典型间质细胞	14
atypical uterine polyps	非典型子宫息肉	19
autoimmune oophritis	自身免疫性卵巢炎	22
autoimmune peritonitis	自身免疫性腹膜炎	30
autoimplants	自体种植	24
autosomal dominant hereditary disease	常染色体显性遗传病	28
B		
bacillary angiomatosis	杆菌性血管瘤病	3
bacillary epithelioid angiomatosis	杆菌性上皮样血管瘤病	3
bacterial vaginosis	细菌性阴道病	3、9
Bartholin gland cyst	前庭大腺囊肿 /Bartholin 腺囊肿	4
basal cell carcinoma	基底细胞癌	5
basal cell hyperplasia	基底细胞增生	12
basal cell	基底细胞	5
basal layer/stratum basale	基底层	15
basaloid carcinoma	基底细胞样癌	5
basaloid squamous cell carcinoma	基底细胞样鳞状细胞癌	12、14
basaloid/undifferentiated type	基底细胞样（未分化）型	5
basosquamous cell carcinoma	基底鳞状细胞癌	5
battledore insertion	球拍状附着	33
benign hyperplasia	良性增生	17
benign papillary proliferation	良性乳头状增生	19
bicornuate uterus	双角子宫	1
bilobed palcenta	双叶胎盘	33
biological marker	生物学标志物	15
biparental complete hydatidiform mole	双亲来源完全性葡萄胎	32
bizarre leiomyoma	奇异形平滑肌瘤	35
blastocyst	囊胚	32、33
blepharophimosis-ptosis-epicanthus inversus syndrome	睑裂狭小 - 内眦赘皮 - 上睑下垂综合征 / 遗传性常染色体显性睑裂综合征	1
blue nevus	蓝痣	7、14
borderline Brenner tumor	交界性 Brenner 瘤	26
borderline mucinous tumor	交界性黏液性肿瘤	26
bowenoid dysplasia	鲍温样异型增生	5
breakthrough bleeding	突破性出血	15
breast cancer	乳腺癌	29

续表

英文术语	中文术语	涉及章节
Brenner tumor	Brenner 瘤	26、28、29
bud growth	芽状生长	12
C		
cadherin	钙黏素	15
calcification	钙化	20
calcified thecoma	钙化性卵泡膜瘤	28
calcifying fibrous pseudotumor	钙化纤维性假瘤	30
calcifying fibrous tumor, CFT	钙化纤维性肿瘤	30
Call-Exner body	Call-Exner 小体	28
cambium layer	生发层	14
cancer stem cell	肿瘤干细胞	16
cancerous eczema	癌性湿疹	6
candida albicans	白念珠菌	36
carcinoid/carcinoid tumor	类癌	14、27、28、29、35
carcinoids with mixed patterns	混合性类癌	27
carcinoma in situ, CIS	原位癌	12、36
carcinosarcoma	癌肉瘤	16、18、20、25、28
Carnegie stages	卡内基分期	1
cell adhesion molecule	细胞黏附分子	16
cell block	细胞块	36
cellular angiofibroma	细胞性血管纤维瘤	4、8
cellular blue nevus	细胞性蓝痣	7
cellular fibroma	富于细胞性纤维瘤	28
cellular leiomyoma	富于细胞性平滑肌瘤	20、35
central cistern	中央池	33
cervical cancer	宫颈癌	29
cervical eosinophilic dysplasia, CED	宫颈嗜酸性异型增生	12
cervical glandular intraepithelial neoplasia	宫颈腺上皮内瘤变	13
cervical intraepithelial neoplasia, CIN	宫颈上皮内瘤变	11、12
cervical involvement	宫颈受累	35
cervical/endocervical adenocarcinoma，EAC	宫颈腺癌	13，29、36
chancroid	软下疳	3
childhood asymmetric labium majus enlargement	儿童不对称性大阴唇增大	1
chlamydial infection	衣原体感染	3
chondroid syringoma	软骨样汗管瘤	4
chorangiocarcinoma	绒毛膜血管癌	34
chorangioma	绒毛膜血管瘤	34
chorangiosis	绒毛膜血管病	34
choriocarcinoma	绒毛膜癌	14、32、35

续表

英文术语	中文术语	涉及章节
chorion frondosum	丛密绒毛膜	33
chorion leave	平滑绒毛膜	33
chorionic gonadotropin	绒毛膜促性腺激素	15
chorionic intermediate trophoblast	绒毛膜型中间滋养细胞	32
chromogranin A，CgA	嗜铬蛋白 A	6
chronic chorioamnionitis	慢性绒毛膜羊膜炎	34
chronic deciduitis	慢性蜕膜炎	34
chronic intervillositis	慢性绒毛间隙炎	34
chronic salpingitis	慢性输卵管炎	21
chronic villitis	慢性绒毛炎	34
chronic vulva dystrophy	外阴营养不良	2
ciliated metaplasia/tubal metaplasia	纤毛化生 / 输卵管化生	17
circumvallate placenta	轮廓胎盘	33
clear cell adenofibroma	透明细胞腺纤维瘤	25
clear cell borderline tumor	透明细胞交界性肿瘤	25
clear cell carcinoma	透明细胞癌	5、11、18、23、25、28、29、35
clear cell cystadenoma	透明细胞囊腺瘤	25
clear cell leiomyoma	透明细胞平滑肌瘤	20
clear cell metaplasia	透明细胞化生	17
clear cell renal cell carcinoma	透明细胞肾细胞癌	29
clear cell tumors	透明细胞肿瘤	25
clitoris	阴蒂	4
clitoromagly	阴蒂肥大	1
cloaca	泄殖腔 / 一穴肛	1、6
cloacal fold	泄殖腔褶	1
cloacal remnant	泄殖腔残余	6
cloacogenic carcinoma	泄殖腔源性癌	6
cloacogenic neoplasm	泄殖腔源性肿瘤	6
cloacogenic polyp	泄殖腔源性息肉	6
clue cell	线索细胞	3、36
coagulative necrosis	凝固性坏死	20
coelomic epithelium	体腔上皮	1
COL1A1-PDGFB fusion uterine sarcoma	COL1A1-PDGFB 融合子宫肉瘤	14
collagen ball	胶原球	36
College of American Pathologists, CAP	美国病理学家协会	5
colorectal cancer	结直肠癌	29
colposcopy	阴道镜	11
columnar epithelial cell	柱状上皮细胞	36

续表

英文术语	中文术语	涉及章节
common blue nevus	普通型蓝痣	7
common melanocytic nevus	普通型黑色素细胞痣	7
compaction	致密化作用	23
complete androgen insensitivity syndrome, CAIS	完全型雄激素不敏感综合征	1
complete hydatidiform mole	完全性葡萄胎	32
complete response, CR	完全缓解	17、18
complex hyperplasia	复杂性增生	17
complex papillae	复杂乳头	19
complex papillary hyperplasia	复杂性乳头状增生	19
compound nevus	复合痣	7
condyloma acuminatum	尖锐湿疣	3、9、10、12
confined placental mosaicism	限制性胎盘嵌合体	34
confluent growth	融合性生长	12
congenital absence of the uterus	先天性子宫缺如	1
congenital adrenal hyperplasia	先天性肾上腺皮质增生	1
congenital atresia of cervix	先天性宫颈闭锁	1
congenital vaginal agenesis	先天性无阴道	1
corded and hyalinized	梁状 - 玻璃样变形态	25
corpus albicans cyst	白体囊肿	22
corpus luteum cyst	黄体囊肿	22、35
cortical cord	皮质索	28
corticosteroid	皮质类固醇	15
cotyledonoid dissecting leiomyoma	绒毛叶状分割性平滑肌瘤	20
Cowden syndrome/multiple hamartoma syndrome	Cowden 综合征 / 多发性错构瘤综合征	16
Cowden-like syndrome	Cowden 样综合征	18
cribiform growth	筛状生长	18
crystals of Reinke	Reinke 结晶	28
C-type natriuretic peptide	C 型利尿钠肽	22
Cushing syndrome	Cushing 综合征	28
cyclist’s nodule	骑车人结节	8
cyst breakdown	囊肿破裂	1
cystadenoma	囊腺瘤	31
cystic corpora lutea	囊状黄体	22
cystic fibrosis transmembrane regulator	囊性纤维化跨膜转导调节子	11
cystic granulosa cell tumor	囊性粒层细胞瘤	22
cystic nephroma	囊性肾瘤	28
cytokeratin	细胞角蛋白	12、32
cytomegalic inclusion disease	巨细胞包涵体病	3
cytomegalovirus	巨细胞病毒	3、32

续表

英文术语	中文术语	涉及章节
cytospin	细胞离心涂片机	36
cytotrophoblast cell	细胞滋养细胞	32
D		
danazol	达那唑	15
decidua	蜕膜	34
decidual change	蜕膜样变	17
decidual vasculopathy	蜕膜血管病	34
dedifferentiated carcinoma	去分化癌	18
deep Nabothian cysts	深在性子宫颈腺囊肿 / 深在性纳氏囊肿	13
deep/aggressive angiomyxoma	深部（侵袭性）血管黏液瘤	8
delayed villous maturation	绒毛成熟迟缓	34
depth of invasion	浸润深度	35
dermatofibrosarcoma protuberans	隆突性皮肤纤维肉瘤	8
dermoid cyst	皮样囊肿	29
desmoid fibromatosis	韧带样纤维瘤病	30
desmoplastic reaction pattern	结缔组织增生模式	18
desmoplastic small round cell tumor	结缔组织增生性小圆细胞肿瘤	26
desmoplastic type non-invasive implants	促纤维组织增生型非浸润性种植	24
desquamative inflammatory vaginitis	脱屑性阴道炎	9
diandric triploidy	双雄三倍体	32
DICER1 syndrome	DICER1 综合征	28
diethylstilbestrol	己烯雌酚	11
differentiated-type vulvar intraepithelial neoplasia, dVIN	分化型外阴上皮内瘤变	5
diffuse decidual leukocytoclastic necrosis	弥漫性蜕膜白细胞碎片凝固性坏死	34
diffuse leiomyomatosis	弥漫性平滑肌瘤病	20
diffusion-weighted imaging	弥散加权成像	23
digynic triploid	双雌三倍体	32
dilatation and curettage, D&C	诊断性刮宫	18
disorder of sex development	性发育紊乱	1
disordered proliferative endometrium	子宫内膜不规则增殖期	17
dissecting gonadoblastoma	分割型性腺母细胞瘤	27
dissecting leiomyoma	分割性平滑肌瘤	20
disseminated peritoneal leiomyomatosis	播散性腹膜平滑肌瘤病	30
distal villous hypoplasia	远端绒毛发育不良	34
divergent differentiation	多向分化	20
DNA polymerase epsilon	DNA 聚合酶 ε	16
Donovanosis	杜诺凡病	3
double vagina	双阴道	1
driver gene	驱动基因	20

续表

英文术语	中文术语	涉及章节
dualilstic model of ovarian carcinogenesis	卵巢癌二元论发病模型	23
dysfunctional uterine bleeding	功能失调性子宫出血	15
dysgenesis of the ovary	卵巢发育不良	1
dysgerminoma	无性细胞瘤	1、27、35
dysmenorrhea	痛经	17
dysplasia	异型增生	18、36
dysplastic nevus	非典型性痣	7
E		
early invasive adenocarcinoma	早期浸润性腺癌	13
early pregnancy	妊娠早期	32
E-cadherin	上皮 - 钙黏蛋白	23
eclampsia	子痫	34
ectopic breast tissue	异位乳腺组织	4
ectopic decidua reaction	异位蜕膜反应	14
ectopic decidua	异位蜕膜	22、30
ectopic ovary	异位卵巢	1、22
ectopic pregnancy	异位妊娠	32
eczema	湿疹	2
edema of umbilical cord	脐带水肿	33
EEC with villoglandular/villous architecture	子宫内膜样癌伴绒毛腺 / 绒毛结构	18
embryo	胚胎	32
embryonal carcinoma	胚胎性癌	27
embryonal rhabdomyosarcoma	胚胎性横纹肌肉瘤	9、10、29
endocervical adenocarcinoma, usual type	普通型宫颈腺癌	13
endocervical adenomyoma	宫颈内膜型腺肌瘤	14
endocervical curettage	宫颈管刮除术	12
endocervical dysplasia	宫颈内膜异型增生	13
endocervical glandular dysplasia	宫颈腺体异型增生	13
endocervical polyp	宫颈息肉	13
endocervicosis	宫颈内膜异位	13、23、26、30
endocycle	核内周期	23
endodermal sinus pattern	内胚窦型	27
endogenous spongiotic dermatitis	内源性棘层水肿性皮炎	2
endometrial clear cell carcinoma, ECC	子宫内膜透明细胞癌	18
endometrial neuroendocrine cancer, ENC	子宫内膜神经内分泌癌	18
endometrial adenocarcinoma	子宫内膜腺癌	36
endometrial breakdown	子宫内膜崩解	15
endometrial carcinoma	子宫内膜癌	15、18、28、29、35
endometrial curettage	子宫内膜诊刮	17

续表

英文术语	中文术语	涉及章节
endometrial giant cell carcinoma，EGCC	子宫内膜巨细胞癌	18
endometrial glandular dysplasia, EmGD	子宫内膜腺体异型增生	16、18
endometrial hyperplasia	子宫内膜增生症	15、28
endometrial metaplasia	子宫内膜化生	19
endometrial primary gastric or gastrointestinal-type mucinous carcinoma	子宫内膜原发性胃 / 肠型黏液性癌	18
endometrial serous carcinoma, ESC/serous endometrial carcinoma	子宫内膜浆液性癌	16、18
endometrial squamous cell carcinoma, ESCC	子宫内膜鳞状细胞癌	18
endometrial stromal nodule	子宫内膜间质结节	20
endometrial stromal sarcoma	子宫内膜间质肉瘤	28、29
endometrial stromal tumor with sex cord-like element	伴有性索样成分的子宫内膜间质肿瘤	20
endometrial stromal tumor with smooth muscle differentiation	伴有平滑肌分化的子宫内膜间质肿瘤	20
endometrial stromal tumor	子宫内膜间质肿瘤	20、35
endometrial yolk sac tumor，EYST	子宫内膜卵黄囊瘤	18
endometrioid adenocarcinoma	子宫内膜样腺癌	13、18
endometrioid adenofibroma	子宫内膜样腺纤维瘤	25
endometrioid borderline tumor	子宫内膜样交界性肿瘤	25
endometrioid borderline tumor, EBT	子宫内膜样交界性肿瘤	25
endometrioid carcinoma mimicking ovarian serous borderline tumor	子宫内膜样癌伴卵巢浆液性交界性肿瘤样改变	18
endometrioid carcinoma with a glycogen-rich squamous component	子宫内膜样癌伴富含糖原的鳞状分化成分	18
endometrioid carcinoma with Arias-Stella-like reaction	子宫内膜样癌伴 A-S 样反应	18
endometrioid carcinoma with ciliated cell differentiation	子宫内膜样癌伴纤毛细胞分化	18
endometrioid carcinoma with clear cell changes, NOS	子宫内膜样癌伴透明细胞改变，非特指	18
endometrioid carcinoma with corded and hyalinized variant	子宫内膜样癌伴条索和透明样变	18
endometrioid carcinoma with cytoplasmic clearing	子宫内膜样癌伴细胞质透明	18
endometrioid carcinoma with heterologous elements	子宫内膜样癌伴异源性成分	18
endometrioid carcinoma with morular differentiation，MD	子宫内膜样癌伴桑葚样分化	18
endometrioid carcinoma with mucinous differentiation	子宫内膜样癌伴黏液分化	18
endometrioid carcinoma with non-specific surface papillation	子宫内膜样癌伴非特异性表面乳头状突起	18
endometrioid carcinoma with papillation	子宫内膜样癌伴乳头状突起	18
endometrioid carcinoma with psammoma bodies	子宫内膜样癌伴沙砾体	18
endometrioid carcinoma with secretory change	子宫内膜样癌伴分泌性改变	18
endometrioid carcinoma with Sertoli-like or sex cord-like elements	子宫内膜样癌伴支持细胞样或性索样成分	18
endometrioid carcinoma with small non-villous papillae，ECSP	子宫内膜样癌伴非绒毛状小乳头	18
endometrioid carcinoma with spindle cell	内膜样癌伴梭形细胞	18

续表

英文术语	中文术语	涉及章节
endometrioid carcinoma with spindle cell	子宫内膜样癌样梭形细胞	18
endometrioid carcinoma with squamous differentiation	子宫内膜样癌伴鳞状分化	18
endometrioid carcinoma	子宫内膜样癌	13、16、23、25、26
endometrioid cyst	子宫内膜样囊肿	31
endometrioid cystadenoma	子宫内膜样囊腺瘤	25
endometrioid endometrial carcinoma，EEC	子宫内膜样癌	18
endometrioid intraepithelial neoplasia，EIN	子宫内膜样上皮内瘤变	16、18、35
endometrioid stromal sarcoma	子宫内膜样间质肉瘤	14
endometrioid tubal intraepithelial carcinoma	子宫内膜样输卵管上皮内癌	21
endometrioid tumor	子宫内膜样肿瘤	25
endometriosis	子宫内膜异位症	4、9、10、13、23、26、29、30、31、36
endometriosis-associated carcinoma	子宫内膜异位相关癌	31
endometriosis-associated tumors	子宫内膜异位相关肿瘤	25、31
endometriotic cyst/endometrioma	子宫内膜异位囊肿	22、25、31、35
endometritis	子宫内膜炎	15、19
endometrium polyp	子宫内膜息肉	17
endomitosis	核内有丝分裂	23
endoreplication	核内复制	23
endosalpingiosis	输卵管子宫内膜异位	21、23、26、30、36
endotheliochorial	绒毛膜 - 内皮型	33
entoderm	内胚层	28
eosinophilic changes	嗜酸性改变	13
eosinophilic clear cell carcinoma	嗜酸性透明细胞癌	25
eosinophilic metaplasia	嗜酸性化生	17、19
eosinophilic secretions	嗜酸性分泌物	28
ependymoma	室管膜瘤	30
epiblast	上胚层	1
epicanthus inversus syndrome	内眦赘皮综合征	28
epidermal inclusion cyst	表皮包涵囊肿	4
epidermoid cyst	表皮样囊肿	26
epithelial metaplasia	上皮化生	15、18
epithelial non-invasive implants	上皮型非浸润性种植	24
epithelial-mesenchymal transition, EMT	上皮 - 间叶转化	5、23
epithelial-myoepithelial carcinoma	上皮样 - 肌上皮癌	6
epitheliochorial	绒毛膜 - 上皮型	33
epithelioid angiomatosis	上皮样血管瘤病	3
epithelioid blue nevus	上皮样蓝痣	7
epithelioid inflammatory myofibroblastic sarcoma	上皮样炎性肌成纤维细胞性肉瘤	30

续表

英文术语	中文术语	涉及章节
epithelioid leiomyoma	上皮样平滑肌瘤	20
epithelioid leiomyosarcoma with progesterone receptor (PGR) rearrangement	PGR 重排上皮样平滑肌肉瘤	20
epithelioid leiomyosarcoma	上皮样平滑肌肉瘤	20、35
epithelioid sarcoma	上皮样肉瘤	8
epithelioid trophoblastic tumor	上皮样滋养细胞肿瘤	14、32、35
epophoron	卵巢冠	1
Epstein-Barr virus infection	EB 病毒感染	3
estradiol	雌二醇	28
estrogen receptor alpha	雌激素受体 - α	23
estrogen receptor, ER	雌激素受体	16
estrogen replacement therapy	雌激素替代治疗	18
estrogen	雌激素	15、28
estrogen-related uterine bleeding	雌激素相关性子宫出血	15
European Medicines Agency	欧洲药品管理局	23
European Society for Gynaecological Endoscopy,ESGE	欧洲妇科内镜学会	1
European Society of Human Reproduction and Embryology, ESHRE	欧洲人类生殖与胚胎学学会	1
Ewing family tumors	尤因家族肿瘤	14
Ewing sarcoma	尤因肉瘤	29
exaggerated placental site	胎盘部位过度反应	14、32、35
exogenous hormone	外源性激素	15
exogenous spongiotic dermatitis	外源性棘层水肿性皮炎	2
expansile growth	膨胀性生长	18
extragastrointestinal stromal tumor, EGIST	胃肠道外间质瘤	30
extramammary Paget disease	乳腺外 Paget 病	5
extraovarian sex cord-stromal proliferations	卵巢外性索 - 间质增生	28
extravillous trophoblast	绒毛外滋养层	32、33、34
F		
fallopian pregnancy	输卵管妊娠	32
fallopian tube endometrioid polyp	输卵管子宫内膜样息肉	21
fallopian tube serous carcinoma	输卵管浆液性癌	21
fallopian tube	输卵管	1
familial adenomatous polyposis	家族性腺瘤性息肉病	28
Fanconi anemia, FA	范科尼贫血	1
fatty degeneration	脂肪变性	20
female adnexal tumor of Wolffian origin, FATWO	沃尔夫管起源的女性附件肿瘤	25、26
female pseudohermaphroditism	女性假两性畸形	1
fenestrated placenta	有窗胎盘	33
fetal growth restriction	胎儿生长受限	34

续表

英文术语	中文术语	涉及章节
fetal inflammatory response	胎儿炎症反应	34
fetal membrane	胎膜	32
fetal thrombotic vasculopathy	胎儿血栓血管性疾病	34
fetal vascular malperfusion	胎儿血管灌注不良	34
fetus papyraceous	纸样胎	33
fibroblastic metaplasia	成纤维细胞化生	18
fibroepithelial polyp	纤维上皮性息肉	9、10
fibroma	纤维瘤	28、29
fibromatosis	纤维瘤病	35
fibromyxoid stromal response	纤维黏液样间质反应	5
fibrosarcoma	纤维肉瘤	28、29
fibrothecoma	纤维卵泡膜瘤	28
fibrotic chorionic villi	纤维化绒毛	32
flat condyloma	扁平湿疣	12
flat lesions with surface atypia and inconspicuous halos	核异型轻微的扁平不成熟病变	12
florid cystic endosalpingiosis	旺炽性囊性输卵管内膜异位症	13
florid deep glands	旺炽性深在性腺体	13
follicle cyst	滤泡囊肿	35
follicle degeneration	卵泡退化	15
follicle initiation or activation	卵泡启动或卵泡激活	1
follicle persistence	卵泡持续	15
follicle stimulating hormone	卵泡刺激素	15
follicular cervicitis	滤泡性宫颈炎	36
follicular occlusion triad	毛囊阻塞三联征	3
follicular phase	卵泡期 / 滤泡期	15
folliculitis	毛囊炎	3
Fontana-Masson staining	Fontana-Masson 染色	14
Food and Drug Administration, FDA	美国食品药品监督管理局	23
fumarate hydratase deficient uterine leiomyoma	延胡索酸水合酶缺陷型子宫平滑肌瘤	20
fumarate hydratase	延胡索酸水合酶	20
functionalis layer/stratum functionalis	功能层	15
furcate insertion	分叉附着	33
G		
Gartner duct	Gartner 管	1
gastric type adenocarcinoma	胃型腺癌	11
gastric type-AIS, gAIS	胃型原位腺癌	11、13
gastrointestinal polyposis	胃肠息肉病	28
gastrointestinal stromal tumor	胃肠间质瘤	28
generalized condyloma with immunosuppression	与免疫抑制相关的广泛性尖锐湿疣	3

续表

英文术语	中文术语	涉及章节
genital herpes	生殖器疱疹	3、36
genital ridges	生殖嵴	1
genital tubercle	生殖结节	1
germ cell tumor	生殖细胞肿瘤	27、35
germinal epithelium	生殖上皮	1
germline mutation	胚系突变	18
gestational diabetes mellitus	妊娠糖尿病	34
gestational hypertension	妊娠高血压	34
gestational trophoblastic diseases	妊娠滋养细胞疾病	32
gestational trophoblastic neoplasia, GTN	妊娠滋养细胞肿瘤	32
ghost villi	鬼影绒毛	34
giant condyloma	巨大尖锐湿疣	3
gland-poor endometriosis	腺体缺乏的子宫内膜异位症	14
glandular cell abnormality	腺细胞异常	36
glandular epithelium	腺上皮	1
glassy cell carcinoma	毛玻璃细胞癌	13、18
gliomatosis peritonei	腹膜神经胶质瘤病	30
glomus tumor	血管球瘤	8
goblet cell carcinoid	杯状细胞类癌	26、29
gonadal ridge	性腺嵴	1
gonadial ridge	生殖腺嵴	28
gonadoblastoma with malignant germ cell tumor	性腺母细胞瘤伴恶性生殖细胞肿瘤	27
gonadoblastoma	性腺母细胞瘤	1、27
gonadotropin releasing hormone	促性腺激素释放激素	15
gonorrhea	淋病	3、9
Gorlin syndrome/nevoid basal cell carcinoma syndrome	Gorlin 综合征 / 痣样基底细胞癌综合征	28
granular cell tumor	颗粒细胞瘤	8
granuloma inguinale	腹股沟肉芽肿	3
granulomatous endometritis	肉芽肿性子宫内膜炎	19
granulomatous peritonitis	肉芽肿性腹膜炎	30
granulosa cell tumor	粒层细胞瘤	29、35
granulosa cells	粒层细胞	28
greater vestibular glands carcinoma/Bartholin gland carcinoma	前庭大腺癌 /Bartholin 腺癌	6
growing teratoma syndrome	畸胎瘤生长综合征	27
growth factor	生长因子	15
gubernaculum	引带	1
gynandroblastoma	两性母细胞瘤	28
Gynecologic Cytology	妇科细胞学	36

续表

英文术语	中文术语	涉及章节
Gynecologic Oncology Group, GOG	妇科肿瘤学组	5
H		
habitual abortion	习惯性流产	32
haploid	单倍体	32
heave menstrual bleeding/menorrhagia	月经过多	17
hemangioma	血管瘤	8
hemangiosarcoma/angiosarcoma	血管肉瘤	20、29
hemochorial	绒毛膜 - 血型	33
hemorrhagic endovasculitis	出血性血管内膜炎	34
hemorrhagic leiomyoma	出血性平滑肌瘤	20
hemorrhagic villitis	出血性绒毛炎	34
hepatoid carcinoma	肝细胞样癌	26
hereditary leiomyomatosis and renal cell carcinoma syndrome	遗传性平滑肌瘤病和肾细胞癌综合征	20
hereditary non-polyposis colorectal cancer	遗传性非息肉病性结直肠癌	25
hermaphroditism	两性畸形	1
herpes	疱疹	9
herpes simplex virus	单纯疱疹病毒	3、36
heterogeneous tumors	异质性肿瘤	16、18
heterogenic component	异源性成分	28
hidradenitis suppurativa	化脓性汗腺炎	2
high grade adenocarcinoma of the appendix	阑尾高级别腺癌	29
high throughput	高通量	18
high-grade endometrial carcinoma	高级别子宫内膜癌	18
high-grade endometrial stromal sarcoma	高级别子宫内膜间质肉瘤	20
high-grade endometrioid stromal sarcoma	高级别子宫内膜样间质肉瘤	25
high-grade serous carcinoma	高级别浆液性癌	23、24、29、36
high-grade squamous intraepithelial lesion, HSIL	高级别鳞状上皮内病变	3、5、12、36
hilar cell nodular hyperplasia	门细胞结节性增生	28
hilar cell tumor/hilus cell tumor	门细胞瘤	22、28
hilus cell hyperplasia/Leydig cell hyperplasia	门细胞增生症 /Leydig 细胞增生症	22
hilus cell	门细胞	1
hobnail cell	鞋钉样细胞	25
homeobox	同源异形盒	23
homosexual precocity/same sex precocious puberty	同性性早熟	28
hormone dependent	激素依赖性	17、18
hormone independent/non-hormone dependent	非激素依赖性	17、18
HPV independent endocervical adenocarcinomas, HPVI EAC	HPV 非依赖性宫颈腺癌	13
HPV independent, HPVI	HPV 非依赖性	12
HPV-associated endocervical adenocarcinomas, HPVA ECA	HPV 相关性宫颈腺癌	13

续表

英文术语	中文术语	涉及章节
HPV-associated, HPVA	HPV 相关性	12
HPV-independent, p53-wild-type verruciform acanthotic vulvar intraepithelial neoplasia，HPVi(p53wt)vaVIN	非 HPV 相关，TP53 野生型疣状棘层增生性 VIN	5
human androgen receptor gene	人类雄激素受体基因	23
human chorionic gonadotrophin	人绒毛膜促性腺激素	32
human herpes virus	人类疱疹病毒	8
human immunodeficiency virus	人类免疫缺陷病毒	3
human leukocyte antigen G, HLA-G	人类白细胞抗原 G	32
human papilloma virus, HPV	人乳头状瘤病毒	5、29、36
human placental lactogen	人类胎盘催乳素	32
hyaline degeneration/hyalinization	透明变性 / 玻璃样变性	18、20
hyaline necrosis	透明坏死 / 玻璃样坏死	20
Hybrid Capture 2	第二代杂交捕获法	36
hydatidiform mole	水泡状胎块 / 葡萄胎	14、32、34
hydatids of Morgagni	莫氏小泡	1
hydropic abortion	水肿性流产	32
hydropic degeneration	水性变性	20
hydropic leiomyoma	水肿性平滑肌瘤	20、35
hydrops fetalis	胎儿水肿	34
hymen	处女膜	1、4
hyperchromatic crowded group	深染拥挤的细胞群	36
hyperkeratosis	角化过度	5
hyperplasia without atypia	无非典型增生 / 无不典型增生	17
hyperreaction luteinalis	高反应黄体	22
hyperthecosis	卵泡膜增生症	28
hypertrophy of labia minora	小阴唇肥大	1
hypoplasia of uterus	子宫发育不全	1
hypothalamic-pituitary-gonadal axis, HPGA	下丘脑 - 垂体 - 性腺轴	1
I		
idiopathic lymphoplasmacellular mucositis-dermatitis	特发性淋巴浆细胞性黏膜炎 - 皮炎	2
idiopathic primary amenorrhea	特发性原发闭经	1
idiopathic primary ovarian insufficiency	特发性原发性卵巢功能不全	1
immature condyloma	不成熟湿疣	12
immature intermediate villi	不成熟型中间型绒毛	33
immature papillary squamous metaplasia	不成熟乳头状鳞状上皮化生	3
immature squamous metaplasia	未成熟鳞状上皮化生	13
immature teratomas	未成熟性畸胎瘤	27、35
immune checkpoint	免疫检查点	23
immunocytochemistry/immunohistochemistry, ICC/IHC	免疫细胞化学 / 免疫组织化学	36
imperforate hymen	处女膜闭锁	1

续表

英文术语	中文术语	涉及章节
implantation of fertilized egg	受精卵着床	15
implantation site intermediate trophoblast	胎盘种植部位中间滋养细胞	32
implantation	植入	32
implants	种植	24
imprinted gene	印记基因	32
inclusion cyst	包涵囊肿	35
incomplete abortion	不全流产	34
indeterminate grade serous carcinoma	不能确定分级的浆液性癌	24
indifferent gonad	未分化性腺	1
infantile uterus	幼稚子宫	1
infarct type necrosis	梗死型坏死	20
infarcted appendix epiploica	肠脂肪垂梗死	30
infectious disorders of the lower genital tract	下生殖道感染性病变	3
infiltrative pattern of invasion	侵袭性浸润	5
inflammatory myofibroblastic tumor	炎性肌成纤维细胞性肿瘤	20、30
inhibin	抑制素	23
initial endometriosis	初始子宫内膜异位	23、31
insular carcinoid	岛状类癌	27
insulin-like growth factor Ⅱ mRNA-binding protein 3, IMP3	胰岛素样生长因子Ⅱ mRNA 结合蛋白 3	16、18
integrin	整合素	15
intercellular bridging	细胞间桥	1、5、18
intermediate mesoderm	间介中胚层	1
intermediate trophoblast cell	中间滋养细胞	32
intermediate trophoblast of placental site	种植部位中间滋养细胞	33
intermediate villi	次级绒毛	32
International Agency for Research on Cancer, IARC	国际癌症研究机构	11、14
International Collaboration on Cancer Reporting, ICCR	国际癌症报告合作组织	5、18、25
International Endocervical Adenocarcinoma Criteria and Classification, IECC	国际宫颈腺癌标准和分类	13
International Federation of Gynecology and Obstetrics, FIGO	国际妇产科联盟	5、13、36
International Mesothelioma Interest Group, IMIG	国际间皮瘤学会	36
International Society for the Study of Vulvovaginal Disease, ISSVD	国际外阴阴道疾病研究协会	5
interposition insertion	间位附着	33
interval phase	间期	15
intervillous space	绒毛间隙	33
intestinal hamartoma	肠道错构瘤	28
intestinal metaplasia/differentiation	肠型化生 / 分化	18
intestinal type	肠型	13

续表

英文术语	中文术语	涉及章节
intra-abdominal desmoplastic small round cell tumor, IADSRCT	腹腔内结缔组织增生性小圆细胞肿瘤	29、30
intradermal nevus	皮内痣	7
intraepithelial carcinoma	上皮内癌	24
intraepithelial neoplasia, IN	上皮内瘤变	5
intranodal decidua	淋巴结内蜕膜反应	30
intraplacental choriocarcinoma	胎盘内绒毛膜癌	34
intrauterine device	宫内节育器	15、36
intrauterine pregnancy	宫内妊娠	32
intravenous leiomyomatosis	静脉内平滑肌瘤病	20、35
invasive hydatidiform mole	侵袭性葡萄胎	32
invasive implants	浸润性种植	24
invasive squamous cell carcinoma	浸润性鳞状细胞癌	12
invasive stratified mucinous carcinoma, ISMC	浸润性复层黏液性癌	13
iron hematoxylin staining	铁苏木精染色	28
irregular shedding	不规则脱卸	15
irritant contact dermatitis	刺激性接触性皮炎	2
isochromosome 12p, i12p	12p 等臂染色体	27
J		
junctional nevus	交界痣	7
juvenile granulosa cell tumor	幼年型粒层细胞瘤	28、35
K		
Kaposi sarcoma	卡波西肉瘤	8
keratin pearl	角化珠	18
keratinizing carcinoma	角化型癌	5
keratinizing high-grade squamous intraepithelial lesion	角化型高级别鳞状上皮内病变	12
keratinizing squamous cell carcinoma	角化型鳞状细胞癌	12
keratoacanthoma	角化棘皮瘤	5
keratoacanthoma-like carcinoma	角化棘皮瘤样癌	5
Klinefelter syndrome	Klinefelter 综合征	1
koilocyte	挖空细胞	11、12、36
Krukenberg tumor	Krukenberg 瘤	28、35
L		
labia majora	大阴唇	1
labia minora	小阴唇	1
labioscrotal swelling	阴唇阴囊隆起	1
labium fusion	阴唇融合	1
lactobacillus	乳酸杆菌	36
laminar necrosis	层状坏死	34

续表

英文术语	中文术语	涉及章节
large cell neuroendocrine carcinoma，LCNEC	大细胞神经内分泌癌	14、18
large solitary luteinized follicule cysts	孤立性巨大黄素化滤泡囊肿	22
leiomyoblastoma	平滑肌母细胞瘤	20
leiomyoma with bizarre nuclei	伴奇异形核平滑肌瘤	20、35
leiomyoma with lymphoid infiltration	伴淋巴样浸润的平滑肌瘤	20
leiomyoma with sex-cord like pattern	具有性索样结构的平滑肌瘤	20
leiomyoma with vascular invasion	平滑肌瘤伴有血管浸润	20
leiomyoma	平滑肌瘤	8、14、20、28
leiomyomatosis	平滑肌瘤病	30
leiomyosarcoma with osteoclast-like giant cell	伴破骨细胞样巨细胞的平滑肌肉瘤	20
leiomyosarcoma	平滑肌肉瘤	6、8、14、20、28、29、35
leukemia	白血病	14、29
Leydig cell hyperplasia	间质细胞增生	22
Leydig cell tumor	莱迪细胞瘤	28
Leydig cell	间质细胞	1、28
lichen planus	扁平苔藓	2
lichen sclerosus/lichen sclerosis	硬化性苔藓	2、5
lichen simplex chronicus	慢性单纯性苔藓	2、5
Liesegang ring	Liesegang 环	31
lineage infidelity	谱系失真	23
lipid cell tumor	脂质细胞瘤	28
lipid-rich Sertoli cell tumor	富于脂质的支持细胞瘤	28
lipoblastoma-like tumor of the vulva	外阴脂肪母细胞瘤样肿瘤	8
lipofuscin	脂褐素	28
lipoleiomyoma	脂肪平滑肌瘤	20
lipoma	脂肪瘤	8
liposarcoma	脂肪肉瘤	8
liquid-based cytology	液基细胞学	36
listeria	李斯特菌	32
lobual endocervical glandular hyperplasia, LEGH	小叶状宫颈内膜腺体增生	11、13
lobulated ovary	分叶状卵巢	1
long control region	长控制区	11
long interspersed nuclear element 1 encoded protein	长散在核成分 1 编码蛋白	5
longitudinal septum of vagina	阴道纵隔	1
loss of heterozygosity	杂合性缺失	28
Lower Anogenital Squamous Terminology Standardization Project for HPV-Associated Lesions, LAST	肛门与下生殖道 HPV 相关鳞状上皮病变术语的标准化项目	5
lower uterine segment	子宫下段	15
low-grade endometrial carcinoma, LGEC	低级别子宫内膜癌	18

续表

英文术语	中文术语	涉及章节
low-grade endometrial stromal sarcoma with limited infiltration	伴有限浸润的低级别子宫内膜间质肉瘤	20
low-grade endometrial stromal sarcoma	低级别子宫内膜间质肉瘤	20
low-grade endometrioid stromal sarcoma	低级别子宫内膜样间质肉瘤	25
low-grade mucinous neoplasm of the appendix	阑尾低级别黏液性肿瘤	29
low-grade serous carcinoma	低级别浆液性癌	23、24、36
low-grade squamous intraepithelial lesion, LSIL	低级别鳞状上皮内病变	3、5、12、36
low-volume metastasis, LVM	低体积转移	18
luteal insufficiency	黄体功能不足	15
luteal persistence	黄体持续	15
luteal phase defect	黄体期功能缺陷	15
luteal phase	黄体期	15
luteinization	黄素化	28
luteinized follicular cyst	黄素化卵泡囊肿	22
luteinized thecoma associated with sclerosing peritonitis	伴有硬化性腹膜炎的黄素化卵泡膜瘤	28
luteinized thecoma	黄素化卵泡膜瘤	35
luteinizing hormone	黄体生成素	15
luteoma of pregnancy	妊娠黄体瘤	22、28、35
lymphangioma	淋巴管瘤	8
lymphoepithelioma-like carcinoma	淋巴上皮瘤样癌	12
lymphogranuloma venereum	性病淋巴肉芽肿	3
lymphoma	淋巴瘤	14、20、29
lymphoma-like lesion	淋巴瘤样病变	14
lymphoplasmacytic stromal response	淋巴浆细胞间质反应	5
lymphovascular invasion	淋巴血管浸润	5、18、35
lymphovascular space invasion, LVSI	淋巴血管间隙浸润	12、18
Lynch syndrome related endometrial cancer	Lynch 综合征相关性子宫内膜癌	18
Lynch syndrome/hereditary nonpolyposis colorectal cancer syndrome	Lynch 综合征 / 遗传性非息肉性结直肠癌综合征	16、18
lysosome	溶酶体	28
M		
macrofollicular	巨滤泡	28
macropapillary serous carcinoma	巨乳头型浆液性癌	24
Maffucci syndrome/cartilage dystrophy-hemangioma syndrome	Maffucci 综合征 / 软骨营养障碍 - 血管瘤综合征	28
malakoplakia	软斑病	3、4、9、14
male pseudohermaphroditism	男性假两性畸形	1
malignant Brenner tumor	恶性 Brenner 瘤	23
malignant lymphoma	恶性淋巴瘤	14
malignant melanoma	恶性黑色素瘤	7、14、26、28、29

续表

英文术语	中文术语	涉及章节
malignant mesothelioma	恶性间皮瘤	29、30
malignant mixed mesodermal tumor	恶性中胚叶混合瘤	25
malignant mixed Müllerian tumor	恶性混合性米勒管肿瘤	16、23、25
malignant peripheral nerve sheath tumor	恶性外周神经鞘瘤	14
marginal insertion	边缘附着	33
marginate placenta	有缘胎盘	33
masculinization	男性化	28
massive edema	巨块性水肿	28
massive perivillous fibrin deposition	绒毛周围大量纤维蛋白沉积	34
maternal inflammatory response	母体炎症反应	34
maternal vascular malperfusion	母体血管灌注不良	34
maternal-fetal barrier	母胎屏障	34
mature cystic teratomas	成熟性囊性畸胎瘤	27、35
mature intermediate villi	成熟性中间型绒毛	33
mature solid teratomas	成熟性实性畸胎瘤	27
mature teratomas	成熟畸胎瘤	35
Mayer-Rokitansky-Kuster Syndrome	Mayer-Rokitansky-Kuster 综合征	1
meconium contamination	胎粪污染	33
medulloepithelioma	髓上皮瘤	28
Meigs syndrome	Meigs 综合征	28
melanocytic lesions	黑色素细胞病变	14
melanocytic nevus	黑色素细胞痣	7
melanocytic tumor	黑色素细胞肿瘤	27
melanoma cell adhesion molecule	黑色素瘤细胞黏附分子	32
melanosis	黑变病	7
membranous intermediate trophoblast	绒毛膜型中间滋养细胞	33
membranous vessel	膜性血管	33
menarche	初潮	15
menopausal gonadotropin	绝经期促性腺激素	15
menopause	更年期	15
menstrual cycle disorders	月经周期紊乱	15
menstrual cycle	月经周期	15
menstrual phase	月经期	15
Merkel cell cancinoma	Merkel 细胞癌	6
mesenchymal differentiation	间叶分化	18
mesenchymal neoplasms/mesenchymal tumor	间叶性肿瘤	20、25
mesenchyme	间叶	28
mesonepheric tubule	中肾小管	1
mesonephric adenocarcinoma	中肾腺癌	11、13

续表

英文术语	中文术语	涉及章节
mesonephric cyst	中肾管囊肿	4、9、10
mesonephric duct	中肾管	1
mesonephric hyperplasia	中肾管增生	13
mesonephric remnant	中肾残件	1、13
mesonephric ridge	中肾嵴	28
mesonephric-like adenocarcinoma, MLA	中肾样腺癌	17、18、24、25
mesonephros	中肾	1
mesothelial hyperplasia	间皮增生	30
mesothelioma in situ	原位间皮瘤	30
mesothelioma	间皮瘤	26
mesovarium	卵巢系膜	1、30
metachromasia	异染性	36
metaplastic papillary tumor	化生性乳头状瘤	21
metastasizing leiomyoma	转移性平滑肌瘤	20
metastatic carcinoma	转移癌	6、26
metastatic renal cell carcinoma	转移性肾细胞癌	28
metatypical basal cell carcinoma	变异型基底细胞癌	5
Michaelis-Gutmann body	Michaelis-Gutmann 小体	14
microcystic adnexal carcinoma	微囊性附属器癌	4
microcystic stromal tumor	微囊性间质瘤	28
microcystic, elongated, and fragmented	微囊性、伸长及碎片状	16、18
microfollicular	微滤泡	28
microglandular hyperplasia	微小腺体增生	13
microinvasion	微小浸润	11、24
microinvasive carcinoma	微小浸润癌	12、24
micropapillary type	微乳头状亚型	13
microphthalmia-associated transcription factor	小眼畸形相关转录因子	14、20
microRNA/miRNA	微小 RNA	11、16
microsatellite instability hypermutated	微卫星不稳定高突变型	16
microsatellite instability ultra-mutated	微卫星不稳定超突变	18
microsatellite instability	微卫星不稳定性	11、16、18
mifepristone	米非司酮	15
mild androgen insensitivity syndrome	轻型雄激素不敏感综合征	1
minichromosome maintenance protein 2, MCM2	微小染色体维持蛋白 2	12
minimal deviation adenocarcinoma	微偏腺癌	11、13、28
minimal uterine serous carcinoma	微小子宫浆液性癌	16
mirror ball pattern	玻璃球镜结构	36
mismatch repair genes	错配修复基因	16、23
mitogen-activated protein kinase	丝裂原活化蛋白激酶	23

续表

英文术语	中文术语	涉及章节
mitotic activity	核分裂活性	20
mitotic index	核分裂指数	18
mitotically active cellular fibroma	核分裂活跃的富于细胞性纤维瘤	28
mitotically active leiomyoma	核分裂活跃的平滑肌瘤	20
mixed endometrial carcinoma, MEC	混合性子宫内膜癌	18
mixed endometrial-endocervical polyps	混合性子宫内膜 - 宫颈管内膜息肉	19
mixed epithelial and mesenchymal tumor	混合性上皮和间叶肿瘤	20、25
mixed germ cell tumors	混合性生殖细胞肿瘤	27
mixed germ cell-sex cord-stromal tumors	混合性生殖细胞和性索 - 间质肿瘤	27
mixed gonadal dysgenesis	混合型性腺发育不全	1
mixed trophoblastic tumor	混合性滋养细胞肿瘤	32
modified radical vulvectomy	改良根治性外阴切除术	5
molluscum contagiosum virus, MCV	传染性软疣病毒	3
molluscum contagiosum	传染性软疣	3
monoclonal hyperplasia	单克隆性增生	17
monoclonicity	单克隆性	16
monodermal cystic teratoma	单胚层囊性畸胎瘤	27
monodermal teratoma	单胚层畸胎瘤	35
morula	桑葚胚	32
morular changes	桑葚样改变	25
morular metaplasia	桑葚状化生	17
mucinous adenocarcinoma	黏液腺癌	6、29
mucinous borderline tumor with intraepithelial carcinoma	黏液性交界性肿瘤伴上皮内癌	26
mucinous borderline tumor with microinvasion	黏液性交界性肿瘤伴微浸润	26
mucinous borderline tumor	黏液性交界性肿瘤	29、35、36
mucinous carcinoid	黏液性类癌	27
mucinous carcinoma	黏液性癌	13、23、26、35
mucinous cell carcinoid	黏液细胞类癌	28
mucinous cyst	黏液囊肿	4
mucinous cystadenocarcinoma	黏液性囊腺癌	29
mucinous cystadenoma	黏液性囊腺瘤	29
mucinous cystadenoma/mucinous adenofibroma	黏液性囊腺瘤 / 黏液性腺纤维瘤	26
mucinous metaplasia	黏液化生	15、17、19、21
mucinous tumor	黏液性肿瘤	35
mucinous type, NOS	非特殊黏液亚型	13
mucinous-type endocervical carcinoma	黏液型宫颈腺癌	13
mucoepidermoid carcinoma	黏液表皮样癌	13
mucosal lentigo malignant melanoma	黏膜雀斑样恶性黑色素瘤	7
mucosal melanoma	黏膜黑色素瘤	14

续表

英文术语	中文术语	涉及章节
Müllerian adenosarcoma	Müllerian 腺肉瘤 / 米勒管腺肉瘤	25
Müllerian inhibitor substance	Müllerian 抑制物 / 米勒管抑制物	28
Müllerian papilloma	米勒管乳头状瘤	9、10
Müllerian tubercle	Müllerian 结节 / 米勒管结节 / 副中肾管结节	1
multilobed placenta	多叶胎盘	33
multiple luteinized follicular cyst	多发性黄素化滤泡囊肿	22
multipotential embryonic stem cell	多潜能胚胎干细胞	6
multispectral fluorescence imaging	多光谱荧光成像	23
multrcentricity theory	多中心理论	23
mural nodules	附壁结节	26、35
mutation	突变	16
myeloid neoplasm	髓样肿瘤	14
myoepithelioma-like tumors of the vulvar	外阴肌上皮瘤样肿瘤	8
myofibroblastoma	肌成纤维细胞瘤	9、10
myometrial invasion	肌层浸润	35
myometrial myxoid change	肌层黏液样变	20
myxoid degeneration	黏液样变	20
myxoid leiomyoma	黏液样平滑肌瘤	20
myxoid leiomyosarcoma with PLAG1 rearrangement	PLAG1 重排黏液样平滑肌肉瘤	20
myxoid leiomyosarcoma	黏液样平滑肌肉瘤	20、35
myxoid material	黏液样物质	18
myxoid	黏液样	27
N		
necrobiosis	渐进性坏死	20
necrotic pseudoxanthomatous nodules	坏死性假黄瘤结节	30、31
necrotic tumor debris, NTD	坏死性肿瘤碎片	13
necrotizing chorioamnionitis	坏死性绒毛膜羊膜炎	34
necrotizing fasciitis	坏死性筋膜炎	3
necrotizing funisitis	坏死性脐带炎	34
neisseria gonorrhoeae	淋球菌 / 淋病奈瑟菌	36
nephroblastoma	肾母细胞瘤	28
nested pattern of invasion	巢状式浸润	5
neuroblastoma	神经母细胞瘤	29
neuroectodermal-type tumors	神经外胚层型肿瘤	27
neuroendocrine carcinoma, NEC	神经内分泌癌	6、14、29
neuroendocrine differentiation	神经内分泌分化	29
neuroendocrine neoplasm, NENs	神经内分泌肿瘤	14、29
neuroendocrine tumors, NETs	神经内分泌瘤	14

续表

英文术语	中文术语	涉及章节
neurofibroma	神经纤维瘤	8
neurofibromatosis type 1, NF1	Ⅰ型神经纤维瘤病	14
neuron-specific enolase, NSE	神经元特异性烯醇化酶	26
nevoid basal cell carcinoma syndrome	痣样基底细胞癌综合征	28
no response, NR	无反应	17、18
no specific molecular profile, NSMP	无特异性分子谱	23
nodular fasciitis-like stroma and large cystic growth	结节性筋膜炎样间质和大囊性生长模式	18
nodular goiter	结节性甲状腺肿	28
nodular hyperplasia of the Bartholin gland	前庭大腺结节状增生	4
non-endometrioid carcinoma, NEEC	非子宫内膜样癌	16、18
non-gestational choriocarcinoma	非妊娠性绒毛膜癌	27
non-granulomatous histiocytic lesions	非肉芽肿性组织细胞病变	30
non-hilar cell Leydig cell tumor	非门细胞性莱迪细胞瘤	28
non-invasive low-grade serous carcinoma	非浸润性低级别浆液性癌	23、24
non-keratinizing carcinoma	非角化型癌	5
non-keratinizing squamous cell carcinoma	非角化型鳞状细胞癌	12
non-luteinized follicular cyst	非黄素化的卵泡囊肿	22
non-specific immune escape	非特异性免疫逃逸	11
nonspecific steroid cell tumor	非特异性类固醇细胞瘤	28
NTRK rearrangement uterine sarcoma	NTRK 重排子宫肉瘤	20
NTRK-rearranged spindle cell tumor	NTRK 重排的梭形细胞肿瘤	14
nuclear atypia	核非典型性 / 核不典型性	20
nuclear groove	核沟	28
nuclear molding	铸型核	18
nucleated red blood cell	有核红细胞	32
null-like	缺失样	5
O		
occult carcinoma	隐匿性癌	5
Ollier disease/multiple endophytic chondromatosis	Ollier 病 / 内生软骨瘤病	28
oogonial nest	卵原细胞巢	1
open tumor ring	开放肿瘤环	25
opportunistic salpingectomy	机会性输卵管切除术	23
orchioblastoma	睾丸母细胞瘤	28
ovarian atrophy	卵巢萎缩	22
ovarian cortex	卵巢皮质	22
ovarian cortical fibromatosis	卵巢皮质纤维瘤病	28
ovarian dysfunction	卵巢功能紊乱	15
ovarian endometrioid stromal sarcoma	卵巢子宫内膜样间质肉瘤	25

续表

英文术语	中文术语	涉及章节
ovarian epithelial carcinomas	卵巢上皮性癌	23
ovarian epithelial inclusion	卵巢上皮包涵体	22、23、26
ovarian granulose cell proliferations of pregnancy	妊娠期卵巢粒层细胞增生	22
ovarian hilus	卵巢门	22
ovarian hypoplasia	卵巢发育不全	1
ovarian inclusion cyst	卵巢上皮包涵囊肿	23
ovarian infection	卵巢感染	22
ovarian medulla	卵巢髓质	22
ovarian myxoma	卵巢黏液瘤	28
ovarian pregnancy	卵巢妊娠	22
ovarian remnant syndrome	卵巢残体综合征	22
ovarian stromal hyperplasia	卵巢间质增生	22
ovarian surface epithelium	卵巢表面上皮	23
ovarian torsion and infarction	卵巢扭转和梗死	22
overall carcinoma markers	广义癌标志物	36
ovigerous cord	卵细胞索	1
ovulation induction	排卵诱导	15
P		
p53 missense mutations	p53 错义突变	5
p53 nonsense mutation	p53 的“无”表达模式	5
p53 signature	p53 印述	21、23
Paget’s disease	Paget 病	6
pagetoid vulvar intraepithelial neoplasia, pagetoid VIN	Paget 样型外阴上皮内瘤变 /Paget 样型 VIN	5
pancreatic cancer	胰腺癌	29
Pap smear	巴氏涂片	11
papillary hidradenoma	乳头状汗腺瘤	4
papillary metaplasia	乳头状化生	15
papillary proliferation of the endometrium	子宫内膜乳头状增生	19
papillary squamous carcinoma	乳头状鳞状细胞癌	12
papillary syncytial metaplasia	乳头状合体细胞化生	17
papillary tubal hyperplasia	乳头状输卵管增生	21
papilloma	乳头状瘤	21
parabasal cell	旁基底细胞	5
parakeratosis	角化不全	5
paramesonephric cyst	副中肾管囊肿	9、10
paramesonephric duct	副中肾管 / 中肾旁管	1
parasitic leiomyoma	寄生性平滑肌瘤	20
parietal pattern	体壁型	27

续表

英文术语	中文术语	涉及章节
partial androgen insensitivity syndrome, PAIS	不完全型雄激素不敏感综合征	1
partial hydatidiform mole	部分性葡萄胎	32
partial response, PR	部分缓解	17、18
patient-derived xenografts, PDX	人源肿瘤异种移植	23
pattern A	模式 A	13
pattern B	模式 B	13
pattern C	模式 C	13
pediculosis pubis/pubic lice	阴虱病	3
pelvic inflammatory disease	盆腔炎	19
pemphigus vegetans	增殖型天疱疮	2
pemphigus vulgaris	寻常型天疱疮	2
periclitoral abscess	阴蒂周围脓肿	3
perimenopause	围绝经期	17
peripheral neuroectodermal tumor	周围神经外胚层肿瘤	6
peritoneal fibrosis	腹膜纤维化	30
peritoneal high-grade serous carcinoma	腹膜高级别浆液性癌	30
peritoneal inclusion cysts	腹膜包涵囊肿	30
peritoneal low-grade serous carcinoma	低级别腹膜浆液性癌	30
perivascular epithelioid cell tumor, PEComa	血管周上皮样细胞肿瘤	14、18、20、21、29
persistence	持续	17
persistert cloaca	先天性泄殖腔 / 变异一穴肛	1
Peutz-Jeghers syndrome	Peutz-Jeghers 综合征 / 黑斑息肉综合征	11、28
phoshatase and tensin homolog	磷酸酶 - 张力蛋白同源物	16
phosphotungstic acid hematoxylin staining	磷钨酸苏木精染色	28
phyllodes tumor	叶状肿瘤	6
phylogenetic tree	进化树	16
picket fence	栅栏状排列	18
pigmentary histiocytosis	色素性组织细胞增生	30
pilomatrix-like high-grade endometrioid carcinoma, PiHGEC	毛母质样高级别子宫内膜样癌	18、25
pituitary adenoma	垂体腺瘤	27
pituitary blastoma	垂体母细胞瘤	28
placenta accreta	侵入性胎盘	32、33
placenta increta	植入性胎盘	34
placenta membranacea	膜状胎盘	33
placenta percreta	穿透性胎盘	34
placenta triplex	三叶胎盘	33
placenta	胎盘	32
placental accreta	粘连性胎盘	34
placental alkaline phosphatase	胎盘碱性磷酸酶	1

续表

英文术语	中文术语	涉及章节
placental infection	胎盘感染	34
placental insufficiency	胎盘功能不足	34
placental maturation defect	胎盘成熟障碍	34
placental mesenchymal dysplasia	胎盘间叶发育不良	34
placental site nodule/plaques	胎盘部位结节 / 斑块	12、14、32
placental site trophoblastic tumor	胎盘部位滋养细胞肿瘤	14、32、35
placental villous maturation	胎盘绒毛成熟度	34
plasma cell vulvitis	浆细胞性外阴炎	2
pleuropulmonary blastoma	胸膜肺母细胞瘤	28
plexiform tumor	丛状肿瘤	20
plexiform tumorlet	丛状小瘤	20
pneumatic vaginitis	气肿性阴道炎	9
POLE ultramutated	POLE 超突变	18
polycystic ovarian syndrome	多囊卵巢综合征	17、22、35
polymorphic high-grade squamous intraepithelial lesion	多形性高级别鳞状上皮内病变 / 多形性 HSIL	12
polyomavirus	多瘤病毒	6
polyploidy giant cancer cell	多倍体肿瘤巨细胞	23
polypoid endometriosis	息肉样子宫内膜异位	31
polyps associated with tamoxifen	他莫昔芬相关息肉	19
postmenopausal bleeding	绝经后出血	17
postoperative spindle cell nodule	手术后梭形细胞结节	8、9
precancer	癌前病变	16、17、18
preeclampsia	子痫前期	34
pregranulosa cell	前粒层细胞	1
premature ovarian failure	卵巢功能早衰	15、22
premature puberty	性早熟	1
preovulatory follicle	排卵前卵泡	22
prepubertal fibroma of vulva	外阴青春期前纤维瘤	8
preterm labor	早产	34
primary carcinoid tumor	原发性类癌	29
primary carcinoma	原发癌	6
primary follicle	初级卵泡	1、22
primary sex cord	初级性索	1、28
primary tumor	原发性肿瘤	29
primitive neuroectodermal tumor, PNET	原始神经外胚层肿瘤	27、14、29
primordial follicle	始基卵泡	1、22
primordial germ cell	原始生殖细胞	1、27、28
primordial uterus	始基子宫	1

续表

英文术语	中文术语	涉及章节
progesterone receptor, PR	孕激素受体	16
progesterone	孕酮 / 孕激素	15、28
progesterone-related uterine bleeding	孕激素相关性子宫出血	15
progestin therapy	孕激素治疗	17
progestin	孕激素	16
progestin-resistant endometrial endometrioid carcinoma	孕激素抵抗性子宫内膜样癌	16
programmed cell death-ligand 1, PD-L1	程序性死亡配体 -1	12
progression	进展	17
prolapse of the urethra	尿道脱垂	4
proliferative endosalpingiosis	增殖性输卵管内膜异位	30
proliferative phase	增殖期	15、17
proliferative reaction	增殖反应	15
prolonged pregnancy	过期妊娠	34
psammoma body	沙砾体	18、36
pseudocarcinomatous hyperplasia	假癌性增生	21、35
pseudoepitheliomatous hyperplasia	假上皮瘤样增生	5
pseudohermaphroditism	假两性畸形	1
pseudo-inclusion body	假包涵体	28
pseudomembranous endometritis	假膜性子宫内膜炎	19
pseudomyxoma peritonei	腹膜假黏液瘤	26、29、30、35、36
psoriasis	银屑病	2
puerperal endometritis	产后子宫内膜炎	19
pure gonadal dysgenesis	单纯型性腺发育不全	1
pushing border	推挤状边界	18
pyoderma gangrenosum	坏疽性脓皮病	2
R		
radiation effect	放射治疗导致的改变	12
radiation-induced atypical changes	放疗引起的非典型性改变	13
radical local resection	根治性局部切除术	5
raloxifene	雷洛昔芬	15
raspberry body	红莓小体	36
reactive and reparative changes	反应性和修复性改变	13
reactive epithelial changes	上皮反应性改变	12
recurrence	复发	17
red degeneration	红色变性	20
Reiter syndrome	Reiter 综合征	2
renal cancer	肾癌	29
reserse cell	储备细胞	36
resistant ovary syndrome	卵巢抵抗综合征	22

续表

英文术语	中文术语	涉及章节
resting endometrium	静止期内膜	16、18
rete ovarii	卵巢网	1、22、28
rete ridge	棘突 / 上皮脚	5
rete testis	睾丸网	28
reticular fibre	网织纤维	28
retinal anlage tumors	视网膜原基肿瘤	27
retinoblastoma	视网膜母细胞瘤	11
retinoic acid	视黄酸	1
retrodifferentiation	逆向分化	27
retroplacental hemorrhage	胎盘后出血	34
rhabdomyoma	横纹肌瘤	8、9、10、14
rhabdomyosarcoma	横纹肌肉瘤	8、14、20、29
ring-shaped placenta	环状胎盘	33
rounded intraplacental hematoma	胎盘内圆形血肿	33
rudimentary uterine horn	残角子宫	1
S		
saddle form uterus	鞍状子宫	1
salpingitis isthmica nodosa	峡部结节性输卵管炎	21
sarcoma botryoides	葡萄状肉瘤	8、9、10
sarcoma-like nodule	肉瘤样结节	26
sarcomas	肉瘤	26
sarcomatoid carcinoma	肉瘤样癌	12
sarcomatoid squamous cell carcinoma	肉瘤样鳞状细胞癌	5
sarcomatous overgrowth	肉瘤过度生长	14
scabies	疥疮	3
Schiller-Duval body	S-D 小体	35
schistosomiasis	血吸虫病	3
schwannoma/nerve sheath tumor	神经鞘瘤	8、14
sclerosing stromal tumor	硬化性间质瘤	28、29、35
sebaceous tumors	皮脂腺肿瘤	27
seborrheic keratosis	脂溢性角化病	5
secondary follicle	次级卵泡	22
secondary oocyte	次级卵母细胞	1
secondary sex cord	次级性索	28
secondary tumors	继发性肿瘤	29
secretory cell expansion	分泌细胞扩增	21
secretory cell outgrowth	分泌细胞过度生长	21
secretory insufficiency	分泌不足	15

续表

英文术语	中文术语	涉及章节
sectioning and extensively examining the FIMbria	侧重伞端的输卵管全面切检	23
selectin	选择素	15
selective estrogen receptor modulator	选择性雌激素受体调节剂	15
self-renewal ability	自我更新能力	16
seminiferous tubules	曲细精管	28
seminoma	精原细胞瘤	27
senile endometritis	老年性子宫内膜炎	19
sentinel lymph node	前哨淋巴结	35
septate uterus	纵隔子宫	1
seromucinous adenofibroma	浆黏液性腺纤维瘤	26
seromucinous borderline tumor	浆黏液性交界性肿瘤	26
seromucinous cystadenoma	浆黏液性囊腺瘤	26
seromucinous tumors	浆黏液性肿瘤	26
serous adenocarcinoma	浆液性腺癌	13
serous adenofibroma	浆液性腺纤维瘤	21
serous borderline tumor - micropapillary variant	浆液性交界性肿瘤 - 微乳头变异型	24
serous borderline tumor of the peritoneum	腹膜浆液性交界性肿瘤	30
serous borderline tumor	浆液性交界性肿瘤	23、24、35、36
serous carcinoma	浆液性癌	23、35
serous cystadenoma	浆液性囊腺瘤	24
serous endometrial intraepithelial carcinoma, SEIC	浆液性子宫内膜上皮内癌	16、18
serous intraepithelial carcinoma	浆液性上皮内癌	18
serous psammocarcinoma	浆液性沙砾体癌	24
serous tubal intraepithelial carcinoma, STIC	浆液性输卵管上皮内癌	21、23
serous tubal intraepithelial lesion	浆液性输卵管上皮内病变	21
serous tubal intraepithelial neoplasia	浆液性输卵管上皮内瘤变	21
serous tumor	浆液性肿瘤	24、35
serous-like adenocarcinoma	浆液样腺癌	13
Sertoli cell tumor	支持细胞瘤	29、35
Sertoli cell	支持细胞	1、28、35
Sertoli-Leydig cell tumor with heterologous element	伴异源性成分的 Sertoli-Leydig 细胞瘤	28
Sertoli-Leydig cell tumors	支持 - 间质细胞肿瘤	26、28、29、35
severe preeclampsia	重度子痫前期	34
sex cord tumor with annular tubule	环状小管性索瘤	28
sex cord-stromal tumor	性索 - 间质肿瘤	28、35
sex determining region on Y	Y 染色体性别决定区	1
sex reversal syndrome	性逆转综合征	1
sex reversal	性逆转	1
sex steroid hormone	性类固醇激素	16

续表

英文术语	中文术语	涉及章节
sexual gland	性腺	28
sexually transmitted disease, STD	性传播疾病	3
side population cell	侧群细胞	16
signal way	信号通路	16
signet ring cell carcinoma	印戒细胞癌	18
signet ring stromal tumor	印戒细胞间质瘤	28、29
signet-ring-like cell	印戒细胞	25
simple cyst	单纯性囊肿	22
simple gastric (pyloric) metaplasia, SGM	单纯性胃（幽门）化生	13
simple hyperplasia	简单性增生	17
simple lentigo nevus	单纯性雀斑样痣	7
simple papillae	简单乳头	19
single umbilical artery	单脐动脉	33
Skene carcinoma/paraurethral gland carcinoma	Skene 腺癌 / 尿道旁腺癌	6
Skene gland cyst/paraurethral gland cyst	Skene 腺囊肿 / 尿道旁腺囊肿	4、9
skin appendage adenocarcinomas	皮肤附属器腺癌	6
small cell carcinoma，hypercalcemic type	小细胞癌，高血钙型	26
small cell carcinoma，pulmonary type	小细胞癌，肺型	26
small cell neuroendocrine carcinoma，SCNEC	小细胞神经内分泌癌	14、18
small placenta	小胎盘	33
SMARCA4-deficient uterine sarcoma	SMARCA4 缺失子宫肉瘤	20
smooth muscle tumor of uncertain malignant potential	恶性潜能未定的平滑肌肿瘤	8、20、35
smooth muscle tumors	平滑肌肿瘤	20
Society of Gynecologic Oncologist, SGO	妇科肿瘤学会	12
solitary fibrous tumor	孤立性纤维性肿瘤	8、30
somatic cell	体细胞	1
somatic missense mutations	体细胞错义突变	28
specific endometritis	特异性子宫内膜炎	19
specific immune escape	特异性免疫逃逸	11
spherule-like acelluar stroma	球形无细胞性间质	25
spindle cell or sarcomatoid squamous cell carcinoma	梭形细胞或肉瘤样鳞状细胞癌	5
Spitz nevus/juvenile benign melanoma	Spitz 痣 / 幼年良性黑素瘤	7
splenic-gonadal fusion	脾 - 性腺融合	1、22
splenosis/implantation of splenic tissue	脾种植	30
spongiotic dermatitis	棘层水肿性皮炎	2
spontaneous abortion	自然流产	32
spontaneous preterm birth	自发性早产	34
spontaneous repture	自发性破裂	28
spray bud growth	“迷芽状”生长	12

续表

英文术语	中文术语	涉及章节
squamotransitional cell carcinoma	鳞状移行细胞癌	12
squamous cell abnomality	鳞状细胞异常	36
squamous cell carcinoma with tumor giant cells	巨细胞性鳞状细胞癌	5
squamous cell carcinoma	鳞状细胞癌	5、6、11、12、18、29、36
squamous cell inclusion cyst	鳞状上皮包涵囊肿	9
squamous cell tumors	鳞状细胞肿瘤	26、36
squamous columnar junction	鳞 - 柱交界	11
squamous epithelial cell	鳞状上皮细胞	36
squamous intraepithelial lesion, SIL	鳞状上皮内病变	5、12
squamous metaplasia	鳞状上皮化生	15、19、36
squamous papilloma	鳞状上皮乳头状瘤	9、10
staging surgery	分期手术	35
staining heterogeneity	染色异质性	17
steak gonads	胚条状性腺	1
stem cell	干细胞	16
stem villi	干绒毛	32、33、34
steroid cell tumor	类固醇细胞瘤	22、28、29、35
steroid hormone	类固醇激素	28
steroidogenic factor 1	类固醇合成因子 -1	23、28
STK11 adnexal tumor	STK11 附件肿瘤	21、30
storiform pattern	席纹状排列	25
stratified mucin-producing intraepithelial lesion, SMILE	复层产生黏液的上皮内病变	13
stratum compactum	致密层	15
stratum spongiosum	海绵层	15
stromal elastosis	间质弹力纤维变性	31
stromal endometriosis	间质子宫内膜异位	31
stromal hyperplasia	间质增生	28
stromal hyperthecosis	间质卵泡膜增生症	28
stromal luteinization	间质黄素化	29
stromal luteoma	间质黄体瘤	28
stromal tumor with minor sex-cord element	含少量性索成分的间质瘤	28
struma ovarii	卵巢甲状腺肿	27、28、35
strumal carcinoid	甲状腺肿类癌	27
succenturiate placenta	副胎盘	33
superficial angiomyxoma	浅表性血管黏液瘤	10
superficial myofibroblastoma	浅表肌成纤维细胞瘤	8
superficial spreading melanoma	浅表扩散型恶性黑色素瘤	7
superficially invasive squamous cell carcinoma	浅表浸润性鳞状细胞癌	5、12

续表

英文术语	中文术语	涉及章节
supernumerary ovary	额外卵巢	1、22
suprabasilar pattern	基底上型	5
surface papilloma	表面乳头状瘤	24
Swyer syndrome/XY gonadal dysgenesis	Swyer 综合征 /XY 性腺发育不全	1
symplastic leiomyoma	合体细胞性平滑肌瘤	20
synaptophysin, Syn	突触素	6、26
syncytial knot	合体结节	34
syncytial nest	合胞巢	1
syncytial papillary metaplasia	合体细胞乳头状化生	19
syncytial sprout	合体出芽	34
syncytiotrophoblast cell	合体滋养细胞	32、34
syphilis	梅毒	3
syringoma	汗管瘤	4
T		
tamoxifen, TAM	他莫昔芬	6、15、17、18、20
targetoid bodies	靶样小体	25
telepathology, TP	远程病理	35
teratoid carcinosarcoma	畸胎样癌肉瘤	25
teratoma with malignant transformation	畸胎瘤恶性变	27
teratoma	畸胎瘤	28、29
terminal villi	终末绒毛	32、33
testis determining factor	睾丸决定因子	28
testosterone	睾酮	28
TFE3 translocation-associated PEComa	TFE3 易位相关的 PEComa	20
The Bethesda System for Reporting Cervical Cytology	Bethesda 宫颈细胞学报告系统	5
the Cancer Genome Atlas, TCGA	癌症基因组图谱	11、23
the dormancy following therapeutic stress	治疗应激后的休眠	23
the secondary Müllerian system	第二米勒系统	23
theca cells	卵泡膜细胞	28
thecoma	卵泡膜瘤	28、35
thecomatosis	卵泡膜瘤病	28
thin high-grade squamous intraepithelial lesion	薄层高级别鳞状上皮内病变 / 薄层 HSIL	12
thinprep cytologic test	液基细胞学检测	11
thrombosis in the interstitial space of villi	绒毛间隙血栓	33、34
tinea cruris	股癣	3
tongues growth	“舌状”生长	12
topoisomerase Ⅱ - a , TOP2A	染色体拓扑异构酶 2A	12
torsion of the tube	输卵管扭转	21

续表

英文术语	中文术语	涉及章节
torsion of umbilical cord	脐带扭转	33
trabecular carcinoid	小梁状类癌	27
trans-differentiation	转分化	25
transformation zone/T-Zone	移行带 / 转化带	11、12
transitional cell carcinoma/transitional carcinoma	移行细胞癌	6、26
transitional cell metaplasia/transitional metaplasia	移行细胞化生	9、21、30
transverse septum of vagina	阴道横隔	1
trichilemmal tumor	毛根鞘瘤	4
trichoepithelioma	毛发上皮瘤	4
trichomonas vaginalis	阴道滴虫病	3
trichomoniasis	滴虫病	9
triploid	三倍体	32
trophoblastic hyperplasia	滋养细胞增生	32
trophoblastic implants	滋养细胞种植	30
true hermaphroditism	真两性畸形	1
truncating mutation	截短突变	28
tubal dysplasia	输卵管上皮异型增生	23
tubal hyperplasia	输卵管增生	21
tubal metaplasia	输卵管化生	13、15、21
tubal prolapse	输卵管脱垂	9、10、21
tubal submucosal Leydig cell hyperplasia	输卵管黏膜下 Leydig 细胞增生	21
tube-peritoneal junction	输卵管 - 腹膜交界	21
tuberculosis	结核病	3、14
tuberous sclerosis complex	结节性硬化综合征	14
tubo-endometrioid metaplasia, TEM	输卵管子宫内膜化生	13
tubo-ovarian abscess	输卵管 - 卵巢脓肿	21、22
tubular androblastoma	小管状睾丸母细胞瘤	28
tubular Krukenberg tumor	小管状 Krukenberg 瘤	29
tubulosquamous polyp	管状鳞状上皮息肉	9
tubulovillous adenoma	管状绒毛状腺瘤	6
tumor cell necrosis	肿瘤细胞坏死	20
tumor nuclear grade, TNG	肿瘤细胞核分级	13
tumor staging	肿瘤分期	32
tumor heterogeneity	肿瘤异质性	16
tumors associated with rete ovarii	卵巢网相关肿瘤	26
tumors of low malignant potential	低度恶性潜能肿瘤	26
tunnel clusters	隧道样腺丛	11、13
Turner syndrome	Turner 综合征	1
twin-twin transfusion syndrome	双胎输血综合征	33

续表

英文术语	中文术语	涉及章节
U		
umbilical cord knot	脐带打结	33
umbilical cord	脐带	32
umbilical phlebitis	脐静脉炎	34
unclassified adenocarcinoma	未分类腺癌	26
unclassified sex cord-stromal tumors	未分类的性索 - 间质肿瘤	27
undifferentiated carcinoma	未分化癌	14、18、23、26
undifferentiated small cell carcinoma	未分化小细胞癌	28
undifferentiated uterine sarcoma	未分化子宫肉瘤	20
unicornuate uterus	单角子宫	1
unilateral Müllerian agenesis	单侧副中肾管发育不全	1
unopposed estrogen stimulation	无拮抗性雌激素刺激	17
urethral caruncle	尿道肉阜	4
urethral groove	尿道沟	1
urethrovaginal fistula	尿道阴道瘘	1
urogenital fold	尿生殖褶	1
urogenital ridge	尿生殖嵴	28
urothelial carcinoma of ureter	输卵管尿路上皮细胞癌	29
usual-type vulvar intraepithelial neoplasia	普通型外阴上皮内瘤变	5
uterine hypoplasia	子宫发育不全	1
uterine didelphys	双子宫	1
uterine sex cord-like tumor	子宫性索样肿瘤	20
uterine surface carcinoma	子宫内膜表面癌	16
uterine tumor resembling ovarian sex-cord tumor	类似卵巢性索肿瘤的子宫肿瘤	20
uterus-like mass	子宫样肿块	1、22
V		
vaginal adenosis	阴道腺病	1
vaginal bleeding	阴道出血	17
vaginal hemophilic	阴道嗜血杆菌	36
vaginal intraepithelial neoplasia, VaIN	阴道上皮内瘤变	9
vaginal plate	阴道板	1
vaginal stones	阴道结石	9、10
vaginal stromal sclerosis	阴道间质硬化病	9
varicella	水痘	3
varicella-zoster virus	水痘 - 带状疱疹病毒	3
vascular-syncytial membrane	血管合体膜	33、34
velamentous insertion	帆状附着	33
verrucous carcinoma	疣状癌	5、12
verrucous	疣状型	5

续表

英文术语	中文术语	涉及章节
very small embryonic-like stem cells	极小胚胎样干细胞	23
villi edema	绒毛水肿	32
villitis of unknown etiology	病因不明的绒毛炎	34
villoglandular adenocarcinoma	绒毛腺管状腺癌	13
villous intermediate trophoblast	绒毛中间滋养细胞	32
villous stromal-vascular karyorrhexis	绒毛间质 - 血管核碎裂	34
von Hippel-Lindau syndrome	von Hippel-Lindau 综合征	28
vulval benign adnexal tumor	外阴良性附属器肿瘤	4
vulval intraepithelial neoplasia with mucinous differentiation	VIN 伴黏液分化	5
vulvar aberrant maturation, VAM	外阴异常成熟	5
vulvar acanthosis with altered differentiation, VAAD	伴分化改变的外阴棘皮病	5
vulvar intraepithelial neoplasia, VIN	外阴上皮内瘤变	5
vulvar vestibule	外阴前庭	4
vulvitis circumscripta plasmacellularis	浆细胞性局限性外阴炎	2
vulvovaginal candidiasis	外阴阴道念珠菌病	3
vulvovaginal candidiasis, VVC	外阴阴道念珠菌病	3
vulvo-vaginal-gingival syndrome	外阴 - 阴道 - 齿龈综合征	2
W		
Walthard cell nest	Walthard 细胞巢	21、23、35
warty carcinoma/condylomatous carcinoma	湿疣样癌	5
warty dyskeratoma	疣状角化不良瘤	2
warty/condylomatous type	湿疣样型	5
well-differentiated papillary mesothelial tumor, WDPMT	高分化乳头状间皮肿瘤	30、36
Wharton's Jelly	华通胶	33
whole slide image, WSI	全切片图像	35
wide local excision	局部扩大切除术	5
withdrawal bleeding	撤退性出血	15、17
Wolffian duct	沃尔夫管	1
Y		
yolk sac tumor	卵黄囊瘤	27、28、35
yolk sac	卵黄囊	28、32
Z		
zoster	带状疱疹	3